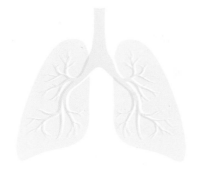

呼吸病学

第 3 版

主　　编	陈荣昌　钟南山　刘又宁
副 主 编	（按姓氏笔画排序）
	王　辰　王广发　李为民
	邱海波　沈华浩　陈良安
	周　新　康　健　蔡柏蔷
	瞿介明
编写秘书	陈如冲　王文熙

人民卫生出版社

PEOPLE'S MEDICAL PUBLISHING HOUSE

·北京·

图书在版编目（CIP）数据

呼吸病学 / 陈荣昌，钟南山，刘又宁主编 . —3 版
. —北京：人民卫生出版社，2022.3 (2024.9 重印)
　　ISBN 978-7-117-31906-5

　　Ⅰ.①呼⋯　　Ⅱ.①陈⋯ ②钟⋯ ③刘⋯　　Ⅲ.①呼吸系
统疾病-诊疗　　Ⅳ.① R56

中国版本图书馆 CIP 数据核字 (2021) 第 160944 号

人卫智网　www.ipmph.com　医学教育、学术、考试、健康,购书智慧智能综合服务平台
人卫官网　www.pmph.com　人卫官方资讯发布平台

呼吸病学　　　　第 3 版
Huxibingxue

主　　编：陈荣昌　钟南山　刘又宁
出版发行：人民卫生出版社 (中继线 010-59780011)
地　　址：北京市朝阳区潘家园南里 19 号
邮　　编：100021
E - mail：pmph @ pmph.com
购书热线：010-59787592　010-59787584　010-65264830
印　　刷：三河市宏达印刷有限公司
经　　销：新华书店
开　　本：889×1194　1/16　　印张：79
字　　数：3160 千字
版　　次：2003 年 1 月第 1 版　　2022 年 3 月第 3 版
印　　次：2024 年 9 月第 4 次印刷
标准书号：ISBN 978-7-117-31906-5
定　　价：398.00 元
打击盗版举报电话：010-59787491　E-mail: WQ @ pmph.com
质量问题联系电话：010-59787234　E-mail: zhiliang @ pmph.com

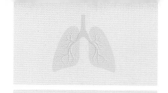

编　者
（按姓氏笔画排序）

王　辰　中国医学科学院北京协和医学院

王　臻　首都医科大学附属北京朝阳医院

王广发　北京大学第一医院

王明贵　复旦大学附属华山医院

王春燕　广州医科大学附属第一医院

王秋萍　中国人民解放军东部战区总医院

王慎临　广州医科大学附属第一医院

巨春蓉　广州医科大学附属第一医院

邓　力　广州市妇女儿童医疗中心

卢文菊　广州医科大学附属第一医院

叶　枫　广州医科大学附属第一医院

叶　俏　首都医科大学附属北京朝阳医院

申昆玲　首都医科大学附属北京儿童医院

田禾燊　广州医科大学附属第一医院

冉丕鑫　广州医科大学

代华平　中日友好医院

白春学　复旦大学附属中山医院

印　洁　中国人民解放军东部战区总医院

冯　靖　天津医科大学总医院

冯玉麟　四川大学华西医院

巩雪芳　广州医科大学附属第一医院

伍筱梅　广州医科大学附属第一医院

华　潞　中国医学科学院阜外医院

刘　杰　广州医科大学附属第一医院

刘　妮　广州医科大学附属第一医院

刘又宁　中国人民解放军总医院

刘秀云　首都医科大学附属北京儿童医院

刘春丽　广州医科大学附属第一医院

刘晓青　广州医科大学附属第一医院

刘家兴　广州医科大学附属第一医院

刘镜愉　北京大学第三医院

关　里　北京大学第三医院

关伟杰　广州医科大学附属第一医院

江　颖　广州医科大学附属第一医院

江霜霜　广州医科大学附属第一医院

许文兵　中国医学科学院北京协和医院

孙丽红　广州医科大学附属第一医院

严洪珍　中国医学科学院北京协和医学院

苏　欣　中国人民解放军东部战区总医院

李　培　中国人民解放军东部战区总医院

李　雯　浙江大学医学院附属第二医院

李　强　同济大学附属东方医院

李　靖　广州医科大学附属第一医院

李为民　四川大学华西医院

李时悦　广州医科大学附属第一医院

李狄非　广州医科大学附属第一医院

李杰英　广州医科大学附属第一医院

李征途　广州医科大学附属第一医院

李树强　北京大学第三医院

李晓聪　广州医科大学附属第一医院

李海潮　北京大学第一医院

李惠萍　同济大学附属上海市肺科医院

李静文　广州医科大学附属第一医院

李慧灵　中国人民解放军总医院海南医院

杨子峰　广州医科大学附属第一医院

杨达伟　复旦大学附属中山医院

杨媛华　首都医科大学附属北京朝阳医院

时　旭　广州医科大学附属第一医院

吴　健　广东省人民医院

吴天一　青海省高原医学科学研究院

吴晓东	同济大学附属东方医院	林俊宏	广州市妇女儿童医疗中心
邱海波	东南大学附属中大医院	林耀广	中国医学科学院北京协和医院
何建行	广州医科大学附属第一医院	欧雪梅	四川大学华西医院
应颂敏	浙江大学医学院附属第四医院	卓　超	广州医科大学附属第一医院
汪金林	广州医科大学附属第一医院	罗　炜	广州医科大学附属第一医院
沈华浩	浙江大学医学院附属第二医院	罗　群	广州医科大学附属第一医院
宋　伟	中国医学科学院北京协和医学院	周　新	上海交通大学附属第一人民医院
张　怡	同济大学附属上海市肺科医院	周文良	中山大学生命科学学院
张艺林	中山大学生命科学学院	周玉民	广州医科大学附属第一医院
张予辉	首都医科大学附属北京朝阳医院	周宇麒	中山大学附属第三医院
张圣芳	广州医科大学附属第一医院	郑　波	北京大学第一医院
张国桢	复旦大学附属华东医院	郑则广	广州医科大学附属第一医院
张珍祥	华中科技大学同济医学院附属同济医院	郑劲平	广州医科大学附属第一医院
张挪富	广州医科大学附属第一医院	赵金垣	北京大学第三医院
张晓兵	重庆医科大学附属第一医院	赵蓓蕾	中国人民解放军东部战区总医院
张清玲	广州医科大学附属第一医院	赵赞梅	北京大学第三医院
张雁林	北京大学第三医院	荆志成	中国医学科学院北京协和医院
陈　淮	广州医科大学附属第一医院	胡　洁	复旦大学附属中山医院
陈　愉	广州医科大学附属第一医院	胡必杰	复旦大学附属中山医院
陈小波	广州医科大学附属第一医院	胡杰英	广州医科大学附属第一医院
陈汉章	广州医科大学附属第一医院	钟长镐	广州医科大学附属第一医院
陈如冲	广州医科大学附属第一医院	钟南山	广州医科大学附属第一医院
陈志华	浙江大学医学院附属第二医院	俞森洋	中国人民解放军总医院第二医学中心
陈良安	中国人民解放军总医院第一医学中心	施　毅	中国人民解放军东部战区总医院
陈绍亮	复旦大学附属中山医院	施焕中	首都医科大学附属北京朝阳医院
陈荣昌	深圳市人民医院	姜玉新	中国医学科学院北京协和医院
陈莉延	深圳禾正医院	洪　城	广州医科大学附属第一医院
陈晓文	广东省人民医院	洪群英	复旦大学附属中山医院
陈爱欢	广州医科大学附属第一医院	姚婉贞	北京大学第三医院
陈敬贤	上海交通大学医学院附属瑞金医院	夏　云	重庆医科大学附属第一医院

夏　宇　中国医学科学院北京协和医院

夏　旸　浙江大学医学院附属第二医院

顾　问　上海交通大学医学院附属新华医院

钱桂生　中国人民解放军陆军军医大学第二附属医院

徐　荣　广州医科大学附属第一医院

徐　凌　上海市第六人民医院

徐　鑫　广州医科大学附属第一医院

徐小勇　中国人民解放军东部战区总医院

徐永昊　广州医科大学附属第一医院

徐永健　华中科技大学同济医学院附属同济医院

徐远达　广州医科大学附属第一医院

徐作军　中国医学科学院北京协和医院

徐希娴　北京大学第三医院

徐英春　中国医学科学院北京协和医院

徐凯峰　中国医学科学院北京协和医院

徐金富　同济大学附属上海市肺科医院

徐莉莉　首都医科大学附属北京朝阳医院

殷凯生　江苏省人民医院

高　怡　广州医科大学附属第一医院

高占成　北京大学人民医院

郭文亮　广州医科大学附属第一医院

郭叶辉　广州医科大学附属第一医院

郭雪君　上海交通大学医学院附属新华医院

唐可京　中山大学附属第一医院

唐纯丽　广州医科大学附属第一医院

康　健　中国医科大学附属第一医院

曹　彬　中日友好医院

曹鄂洪　中国人民解放军东部战区总医院

韩　芳　北京大学人民医院

韩　茜　广州医科大学附属第一医院

程远雄　南方医科大学第三附属医院

程德云　四川大学华西医院

程璘令　广州医科大学附属第一医院

曾庆思　广州医科大学附属第一医院

曾运祥　广州医科大学附属第一医院

谢灿茂　中山大学附属第一医院

谢燕清　广州医科大学附属第一医院

赖克方　广州医科大学附属第一医院

解立新　中国人民解放军总医院

蔡　闯　杭州市红十字会医院

蔡　宙　广州医科大学附属第一医院

蔡柏蔷　中国医学科学院北京协和医院

谭守勇　广州市胸科医院

鲜　墨　广州医科大学附属第一医院

廖纪萍　北京大学第一医院

翟　侃　首都医科大学附属北京朝阳医院

翟振国　中日友好医院

黎毅敏　广州医科大学附属第一医院

颜伏归　浙江大学医学院附属第二医院

瞿介明　上海交通大学医学院附属瑞金医院

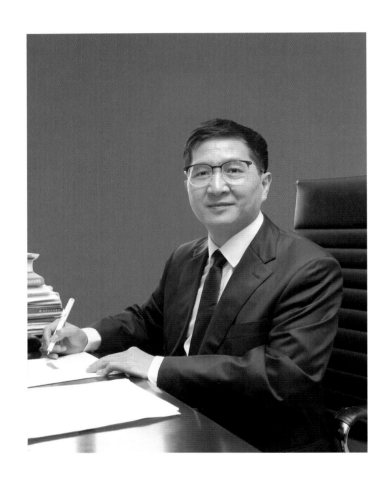

陈荣昌

主任医师，教授，博士研究生导师。国务院政府特殊津贴专家。深圳市呼吸疾病研究所所长，广州呼吸健康研究院前任院长。中华医学会呼吸病学分会第十届主任委员，中国医师协会呼吸医师分会第五届副会长，中国医学装备协会呼吸病学装备技术专业委员会第一届主任委员，中国医师协会呼吸医师分会教育工作委员会副主任委员，中华预防医学会呼吸病预防与控制专业委员会副主任委员，美国胸科医师学会资深会员，国际慢性阻塞性肺疾病联盟执行委员会成员。

长期从事呼吸力学与机械通气、呼吸与危重症医学、慢性阻塞性肺疾病等领域的临床与研究工作。担任"973"计划项目分题以及国际合作项目等多个科研项目的负责人。在临床科研方面创造多项国内首创：率先开展呼吸肌肉功能与呼吸系统疾病关系的研究，创新性应用运动膈肌功能试验证明早期慢性阻塞性肺疾病患者可出现膈肌疲劳的表现；率先开展无创人工通气的研究和临床应用；率先在华南地区开展支气管激发试验和气道高反应性的研究等。其提出的"以呼吸力学为导向，针对急性呼吸窘迫综合征患者的个体化肺保护通气"策略被同行广泛接受。

先后获国家科学技术进步奖二等奖和三等奖、教育部自然科学奖一等奖、广东省科学技术进步奖一等奖和二等奖。获得第十一届中国医师奖、全国卫生计生系统先进工作者、第五届广州医师奖、全国医德标兵、全国优秀科技工作者、第四届中国呼吸医师奖、卫生部有突出贡献中青年专家、广东省劳动模范、广东省抗击"非典"一等功、全国卫生系统抗击"非典"先进个人、全国师德先进个人等多个荣誉及称号。

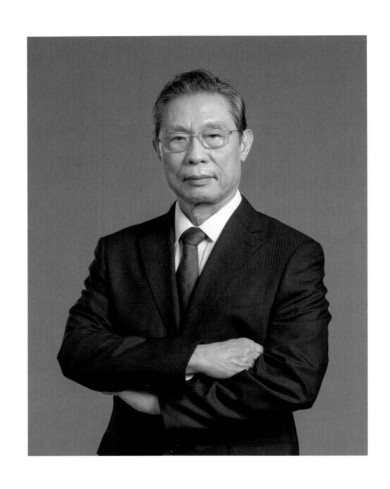

钟南山

主任医师，教授，博士研究生导师，中国工程院院士。国家呼吸系统疾病临床医学研究中心主任，国家呼吸医学中心荣誉主任，"973"计划首席科学家。中华医学会第 23 届会长。爱丁堡大学荣誉教授，伯明翰大学科学博士，英国皇家内科学会高级会员。

我国支气管哮喘、慢性咳嗽、慢性阻塞性肺疾病、重大呼吸道传染性疾病（如 SARS 及 H1N1、H5N6、H7N9、MERS、SARS-CoV-2 等病毒引起的感染）防治的领军人物。在新型冠状病毒肺炎疫情期间，担任国家卫生健康委高级别专家组组长、新冠肺炎疫情联防联控工作机制科研攻关专家组组长。致力于推动国家重大呼吸道传染病防控体系的建设，牵头带领团队建立国际先进的新发特发呼吸道重大传染病"防 - 监 - 治 - 控"链式周期管理体系。

主持国家"973""863""十五""十一五""十二五"科技攻关、国家自然科学基金重大项目、世界卫生组织（WHO）/ 慢性阻塞性肺疾病全球倡议（GOLD）科学委员会协作课题等多项重大课题。在《新英格兰医学杂志》《柳叶刀》等国际权威刊物发表 SCI 论文 230 余篇，总引用次数超过 9 000 次；主编《呼吸病学》（第 2 版）、《内科学》（全国规划教材）等各类著作 20 余部；获得发明专利 60 余项，实用新型专利 30 余项。

先后获国家科学技术进步奖二等奖、教育部科学技术进步奖一等奖、中国工程院光华工程科技奖成就奖、吴阶平医学奖、南粤功勋奖、广东省科学技术进步奖特等奖等奖项 20 余项。获得共和国勋章、白求恩奖章、改革先锋、新中国最美奋斗者等荣誉及称号。

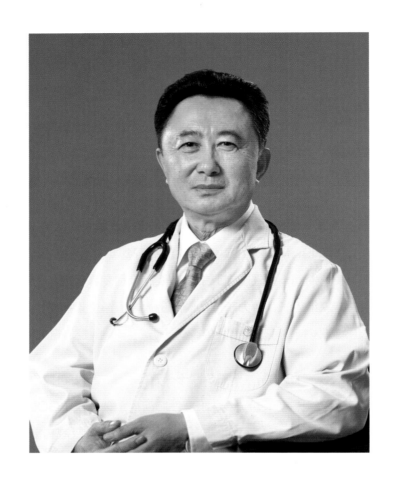

刘又宁

主任医师，教授，博士研究生导师。国务院政府特殊津贴专家。抗击新冠肺炎疫情军队援鄂医疗队前方专家组组长，中国人民解放军呼吸病研究所原所长，国家重点学科学术带头人。中华医学会内科学分会第十二届主任委员，中华医学会呼吸病学分会第七届主任委员，中国医药教育协会名誉会长，中国医药教育协会感染疾病专业委员会（IDSC）第一届主任委员，中国老年保健医学研究会呼吸病学分会第一届主任委员，第七届、第八届国家药典委员会委员，《中华结核和呼吸杂志》总编辑，《中华内科杂志》副总编辑。

长期从事临床呼吸系统疾病的医疗、科研、教学和保健工作。牵头完成我国首次大样本社区获得性肺炎流行病学调查，制定符合我国实际情况的诊治指南。首次为国外提出的细菌耐药新观点——防耐药变异浓度（mutant prevention concentration,MPC）学说提供了动物体内和临床证据。

我国临床机械通气规范化应用的开拓者之一，主编我国第一部系统论述机械通气的专著《机械通气与临床》，主持建立了我国最早的呼吸重症监护病房（respiratory intensive care unit，RICU），举办我国最早的机械通气学习班，对机械通气技术进行了多项创新。发表 SCI 等论文 200 余篇，主编专著 10 余部。

获国家科学技术进步奖二等奖 2 项、军队科学技术进步奖二等奖 4 项、军队医疗成果奖二等奖 1 项、解放军干部保健工作特殊贡献奖 1 项、北京市科学技术进步奖二等奖 1 项；获得全国有突出贡献的回国留学人员、国家有突出贡献中青年专家、全国防治非典型肺炎优秀科技工作者、全国优秀科技工作者、全军优秀教师、中国人民解放军杰出专业技术人才等荣誉称号。被中央军事委员会记二等功 1 次。

随着学科的发展、技术的进步和环境的变化，呼吸系统疾病已经成为社会高度关注和对人民健康影响大的常见多发病。《2020 中国卫生健康统计年鉴》中关于我国 2019 年城市和农村居民前 10 位主要疾病死亡率及死因构成的统计数据显示，呼吸系统疾病（不包括肺结核、肺癌和肺源性心脏病）在城市和农村的死亡率分别为 65.02/10 万和 74.61/10 万，死因构成分别为 10.36% 和 10.79%，均排第 4 位，疾病负担沉重。同时，由于严重的大气污染、吸烟、工业生产相关的理化因子及人口老龄化等因素，近年来呼吸系统疾病患病率不断增加。

2019 年肺癌死亡率在城市和农村分别为 48.65/10 万和 46.29/10 万，位于肿瘤病死率排名之首位。以慢性阻塞性肺疾病（简称慢阻肺）、哮喘和支气管扩张为代表的慢性气道疾病，是我国重要的慢性疾病。2018 年我国报道 40 岁以上人群慢阻肺患病率为 13.7%，比 2007 年研究报道的 8.2% 增长了 67%。肺部感染仍然是临床常见问题，致病原耐药性日趋严重。老的传染病——肺结核患病率仍然维持在较高的水平，在新发的急性传染病中，呼吸道传染病是最常见和严重的问题。2002 年底暴发的严重急性呼吸综合征（severe acute respiratory syndrome，SARS），给人民健康和社会安定带来严重的威胁。十多年来，还出现了各种禽流感病毒（H5N1、H7N9、H5N6 等）及新甲型流感病毒（H1N1 等）导致的呼吸系统感染，同样对人民的生命健康、日常生活、畜牧业和全社会带来明显的影响。2019 年底出现的新型冠状病毒肺炎在全球大流行，至 2021 年 5 月已经有过亿人感染，全球累计死亡人数超过 300 万，并不断攀升，对全球的人类健康、社会稳定、旅游出行、经济等造成重大的影响。在上述这些急性呼吸道传染病中，呼吸系统是重要的靶器官，其功能紊乱也是导致死亡的重要原因之一。呼吸病学领域的医务人员需要承担疾病的早期诊断与鉴别、常规的诊疗和危重症患者的救治等重大任务，是抗击突发的急性呼吸道传染病的主力军。据不完全统计，2020年初有4 000余名呼吸病学领域的医务人员不顾个人安危，从全国各地驰援武汉，奋战在抗疫的最前线；全国留守在当地的呼吸病学领域的同道，也是区域疫情防控的中坚力量。另外，非感染性肺部疾病的负担同样不容轻视，间质性肺疾病、肺血管疾病、全身病肺部表现、免疫功能低下患者的肺部病变、药物相关肺损害等都成为了临床常见的问题。国家卫生健康委员会发布的首批121种罕见病目录中，呼吸系统占6种，这些疾病的诊治在临床上都具有较高的挑战性。可见，我国呼吸系统疾病的防治任重而道远。

随着研究和技术的进步，呼吸系统疾病的诊治能力不断提升。从基础研究的角度，对发病机制的深入认识探索出不少新的诊断方法和治疗靶点。肺部肿瘤的生物靶向治疗、免疫治疗、难治性哮喘的分子靶向药物治疗等，都已经或将要成为临床工作常规。基因诊断逐步进入临床，对疑难罕见病、遗传相关疾病和感染病原学等的诊断能力得到提升，对临床治疗决策也起到重要的指导作用。气道内介入诊治技术在近十多年有了飞跃式的发展，如气道内超声、导航、跨壁针吸、冷冻活检等在诊断方面的进展，气道内激光、冷冻、射频等在治疗方面的进展。各种类型气道内支架、多种气道内肺减容技术、支气管热成形术、新型硬质气管镜等的应用，大大拓展了气道内介入诊治能力。肺血管成像与血管内介入操作、微创胸肺外科手术的进步，全方位的生命支持技术在呼吸危重症救治中的应用，以及针对呼吸病的新药物不断出现，全面提高了呼吸系统疾病的诊治水平。更多的手段、更多的指标、更多的治疗选择，对呼吸系统疾病诊治提出了新的要求——个体化精准诊疗。

面对呼吸系统疾病的繁重负担，我们需要更强大的学科建设、更专业的人才队伍，掌握和用好新的诊治技术，满足老百姓对现代医疗的更高需求。经过几代"呼吸人"的共同努力，逐步建成与之相适应的现代呼吸病学科——呼吸与危重症医学科。学科的发展，需要有学科建设的标准和人才培养的体系。2016 年 12 月，国家卫生健康委员会正式发文，把"呼吸与危重症医学科"纳入首批试点的专科医师培训体系。

顺应学科发展、人才培养和临床工作的需求，《呼吸病学》应运而生。2003 年 1 月朱元珏和陈文彬教授主编的《呼吸病学》出版，本书凝聚了众多造诣精湛的呼吸病学专家渊博的学识和宝贵的临床经验，得到同行专家们的高度评价，培养了众多新一代的呼吸病学专业人才，成为很多呼吸内科医师必读之书。

为了把新的学术和技术进一步囊括在《呼吸病学》中，2012 年钟南山和刘又宁教授在第 1 版的基础上主编了第 2 版《呼吸病学》，百余名全国著名专家参与了编写，其特点有：①增补新进展，在注意与国际上诊治规范接轨的同时，也重视适合我国的"简便、有效、安全、价廉"的医疗技术和药物；②增加临床病种及诊治部分的内容，特别是增加了少见病种的叙述；③添加急性突发性呼吸道传染病防治的相关内容，如 SARS、禽流感与甲型 H1N1 流感病毒感染等；④重视肺与全身的关系，例如，结缔组织疾病的肺部表现、其他器官与系统疾病对呼吸系统的影响等；⑤在诊治模式上更强调早诊、早治和个体化治疗。

近几年来，呼吸病学在学科建设标准、新的诊断技术和治疗药物与方法方面都有了较大的进步，有必要把这些新的进展纳入《呼吸病学》中。因此，我们决定撰写第3版《呼吸病学》。第3版在沿用第2版基本结构的基础上，强调5个方面的特色：①学科创新和标准建设，力求为临床医师提供可以指导临床实践的知识或指引；②新理论、新技术、新进展；③新型冠状病毒肺炎防控理论和实践创新内容；④中医药防控疾病的中国特色；⑤内容全面实用，符合临床实践需求。在遴选作者过程中，力求邀请在相应领域"有研究、有经验和行业中有影响力"的专家，尤其是涉及操作新技术方面的内容，邀请有具体操作经验的青年骨干撰写。在编写过程中还安排了书稿的专家交互审阅，力求本书的内容能够代表多数学者的观点。希望本书的出版对呼吸与危重症专科医师的培训、临床工作和相关的临床研究有所裨益。

此书的出版，凝聚了全国170余名专家学者的辛勤付出。在此，我们对参与此书出版的所有专家同道表示衷心的感谢和崇高的敬意。

学海无涯，医学研究领域充满了未知，在临床工作中总有无法诊断和治疗失败的案例，本书亦不可能完美无瑕，期待同道们的批评与指正。

陈荣昌　钟南山　刘又宁

2021 年 5 月

　　自 2003 年 1 月朱元珏和陈文彬教授主编的《呼吸病学》出版以来，得到同行专家们的高度评价，并深获广大读者的赞誉，成为很多呼吸内科医生必读的参考书。但是也要看到，近九年来，我国对呼吸系统疾病的防治任务不但没有减轻，反而更加繁重了。其一，《2010 中国卫生统计年鉴》中关于我国 2009 年城市和农村居民前 10 位主要疾病死亡率及死因构成的统计数字显示，呼吸系统疾病（不包括肺结核、肺癌和肺源性心脏病）在城市和农村的死亡率分别为 65.4/10 万和 98.16/10 万，死因构成分别为 10.54% 和 14.96%，均排第 4 位。其二，由于严重的大气污染、吸烟、工业经济发展导致理化因子、生物因子的吸入，以及人口年龄老化等因素，近年来呼吸系统疾病患病率不断增加。肺癌已在城市肿瘤病死率排名中居首位。支气管哮喘的患病率较 20 年前增加一倍。慢性阻塞性肺疾病居高不下，40 岁以上人群患病率为 8.2%。活动性肺结核仍为世界上患病率最高的疾病之一（居第二位，2010 年为 459/10^5）。肺部感染性疾病致病原耐药性日趋严重。肺血栓栓塞症已构成肺部危重疾病的重要病因。其三，自 2002 年底以来，我国及世界范围内暴发的传染性非典型肺炎（SARS）、禽流感（H5N1）及新甲型 H1N1 流感的疫情对全球的社会稳定和经济发展带来了很多冲击，而呼吸系统正是这些突发性传染病作用的首个系统。因而在我国，呼吸系统疾病防治的研究任重道远。

　　经过 21 世纪第一个十年的艰苦努力，临床及医学科技工作者对呼吸系统疾病的病因和发病机制的认识有很大的提高，诊断技术进一步精确和简化，治疗方法更加多样化。也就是说，呼吸系统疾病的防治研究进一步纳入了现代医学的 4P（预测性、预防性、个体化和参与性）模式。知识的更新较快，为了总结这十年来的防治研究经验，我们在朱元珏、陈文彬两位教授编写的第1版基础上撰写了第2版《呼吸病学》。经广泛征求读者的意见，我们在第2版的内容中作了一些调整与补充。第一，由于本书主要面向广大临床工作者，所以在内容上适当减少基础理论部分，增加临床病种及诊治部分，特别是增加了少见病的病种叙述。因为许多"少见病"在大医院已非少见。第二，在结构上，采取临床医师更容易理解及接受的形式，如肺部感染性炎症，摒除以病原学为主的肺部感染描述，而根据患者罹患的地区分为社区获得性、医院获得性及卫生保健相关性肺炎，在此基础上针对最可能感染的病原进行诊治。第三，在需求上增加了急性突发性传染病防治的相关内容，如 SARS、禽流感与新甲型 H1N1 流感病毒感染及常见的上呼吸道感染。第四，在整体上更加重视肺与全身的关系，例如全身疾病的肺内表现、结缔组织疾病的肺部表现、其他器官与系统疾病对呼吸系统的影响等。第五，在诊治模式上更强调早诊、早治和个体化治疗；注意与国际上疾病的诊治规范接轨；展示我国近期发展的"简便、有效、安全、价廉的医疗技术和药物"等。

第2版的《呼吸病学》是集全国 100 多名专家的智慧和经验撰写而成，我们对全体作者的辛勤劳动表示感谢和敬意。希望本书对临床医生及科技工作者有所裨益，也期待同道们的批评及指正。

钟南山　刘又宁

2012 年 8 月

《呼吸病学》经过各位作者、编委和出版社的努力终于和读者见面了。我们希望它能概括呼吸系统疾病的各个方面，在临床诊断治疗工作中能有实际的帮助，希望读者会喜欢它。

我们自己在组织、编写这本书的过程中，再次深切地认识到我们终身从事的这项工作，包括诊断和治疗呼吸系统疾病，是多么复杂。有那么多我们并未清楚、需要更深入了解和认识的地方。在刚过去的 20 世纪中，医学科学有了巨大的进展，呼吸系统疾病从基础理论到临床实践都出现了许多变化，丰富、繁多的新信息令人目不暇接，如何吸收消化为我们所用？读懂是第一步。所幸本书的作者都能根据自己的经验和体会，结合最新的前沿进展，撰写有关章节。在本书中无论章节篇幅的大小，作者都是写在实处，而不只是别人经验的复述。第一篇有关基础部分各章节的作者都是从事基础理论研究的专家，把他们认为临床工作者应当熟悉通晓和在解决临床实际工作中相关和有用的知识尽量详尽写出，此无疑对临床工作者会有所裨益。而第二、三、四篇有关临床诊治原则和各种呼吸系统疾病的阐述也都是各位临床专家的经验总结，可供临床工作时借鉴和参考。

我们在编辑这本书时，希望尽量涵盖呼吸系统各个方面，务求其"全"，希望能够反映近期的进展和可能的前景，以达其"新"，更求书的内容准确和实用，以谓之 "实"。我们想本书不但能作为工具帮助我们找到答案，也希望它像一把钥匙，启迪我们思索，帮助我们打开取之不尽的知识宝库。但是，遗憾的是限于我们的水平和知识的局限，书中重复、疏漏、谬误之处肯定不少，务请读者指正。

由于此书编写历时较长，在此新的世纪中，信息瞬息万变，在撰写期间有些重要疾病的发病机制理论，尤其是诊断治疗原则也有改变，我们征得中华医学会呼吸病学分会的同意，《中华结核和呼吸杂志》编辑部的支持，将呼吸病学分会近年来经过讨论、已经发表公布的十余个诊治指南附于书后，供读者参考和核对之用，希望能弥补一些不足。

我们向为本书付出辛勤劳动的作者们致以最衷心的感谢，也要感谢帮助我们完成此书的编辑们和出版社。我们更等待着读者们对《呼吸病学》的批评和指正。

朱元珏　陈文彬

2002 年 8 月

目　录
CONTENTS

第三篇
呼吸系统疾病治疗学 353

第一篇
呼吸病学基础

第一章
呼吸系统应用解剖学及应用生理学

呼吸系统是由鼻、咽、喉、气道、肺、胸廓和呼吸肌群等组成。其重要功能是呼吸和气体交换,通过呼吸运动驱动肺的通气,在肺泡内摄取氧气(O_2)和排出二氧化碳(CO_2),来维持生命的重要功能。呼吸系统由上、下呼吸道及肺、胸廓和呼吸肌等组成了一个完善的"呼吸泵",驱动空气进出入肺内;肺脏中数量众多的肺泡提供广阔的表面使血液和肺泡气进行 O_2 和 CO_2 的交换。要理解呼吸系统的正常生理功能,首先应了解呼吸系统的结构。

呼吸系统可以划分为四大功能区域。①呼吸道:由具有弹性的、不易塌陷的管道组成,气体通过呼吸道进出肺部,主要起传导气体的功能。以喉的环状软骨下缘为界将其划分为上呼吸道和下呼吸道。随着气道在肺内的深入,气道逐级分支、变细,最终到达肺泡。②肺脏:肺脏由呼吸性细支气管、肺泡囊和肺泡组成,构成了呼吸膜的肺泡侧。③肺血液循环:肺动脉和肺静脉的终末分支包绕于肺泡周围,形成密集的毛细血管网,肺泡周围毛细血管网构成了呼吸膜的血液侧。呼吸膜是机体与外界进行气体交换的场所。④胸廓和呼吸肌群:呼吸肌的收缩驱动胸廓的运动,从而带动肺通气。

第一节
呼吸系统应用解剖学

一、呼吸道

呼吸道以环状软骨下缘为界,通常可分为上、下呼吸道两大部分。从功能的角度,也有将鼻、咽、气管、支气管、段支气管、细支气管至终末细支气管统称为传导气道(conducting airway);将呼吸性细支气管、肺泡管和肺泡囊称为呼吸区(respiratory zones)。

（一）上呼吸道　　上呼吸道由鼻、鼻窦、咽和喉构成,除作为气体通道外,还有加温、湿化和过滤空气等作用,使进入肺部的气体适合人体的生理需要。在呼吸道解剖无效腔中,上呼吸道占了一半;呼吸道的阻力约45%来自鼻与喉。

1. 鼻　　成人的鼻腔容积约为20ml,鼻腔两侧各有上、中、下三个鼻甲,曲折的黏膜使表面积约有$160cm^2$。由于鼻甲呈不规则形状,吸入气在鼻腔内产生湍流,大大增加气体与黏膜表面接触机会。黏膜下丰富的毛细血管和表面衬液,是鼻腔的加温和增湿功能的解剖学基础。吸入的冷空气经过上呼吸道后温度接近体温,到达咽部的气体相对湿度可达80%以上。鼻腔还有截留吸入气体内的异物的作用,由于湍流形成,增加其沉落机会,95%～98%直径在$15\mu m$以上的微粒可在鼻腔内被清除。

2. 咽　　咽是呼吸道与消化道的共同通道,上起颅底,下达环状软骨的下缘,相当于第六颈椎和食管的入口平面,成人全长12～14cm。咽腔一般可分为鼻咽部、口咽部和喉咽部三个部分。鼻咽部通过咽鼓管咽口与左、右中耳相连,咽鼓管咽口周围有丰富的淋巴组织,口咽部是呼吸道与消化道的共同入口。分隔气体与食物进入呼吸道与消化道的重要结构是会厌。自会厌软骨上缘水平,至环状软骨下缘间为喉咽部,向后为食管,前方为喉。在两侧杓状会厌皱襞的外下方各有一深窝,称为梨状窝,此窝前壁黏膜下有喉上神经喉内支进入喉。咽是气体进入下呼吸道的门户,也是食物通过的必经之路,咽部功能的正常对保证食物及口腔分泌物不流入呼吸道起重要作用。

应用有创呼吸机的患者因需要气管插管或气管切开,影响吞咽功能,常使咽部分泌物流入气管内,成为院内获得性肺炎的一个重要原因。另外,外界气体不经过上呼吸道而直接进入下呼吸道,上呼吸道的正常加温、加湿和过滤等功能完全丧失,可损伤气管黏膜的防御功能,增加肺部感染的风险。

3. 喉　　声门的活动度直接影响着呼吸、咳嗽和气道保护功能,此外还有发声功能。正常情况下,吸气时声门开放,呼气时声门缩小,这是导致呼气时气道阻力较吸气时气道阻力高的原因之一。当喉部病变致声门狭窄,气流不能顺利通过时,可出现严重吸气期和呼气期气流阻塞,常可危及患者生命。喉底部的环状软骨血供较少,是紧急气管穿刺或气管切开放置导管的部位。在严重喉痉挛、水肿或痰堵窒息的紧急情况下,为保持气流通畅或排出呼吸道分泌物,可直接在此处穿刺或置管,以利通气、排痰或吸引。

头部的位置对咽喉部的弯曲和通畅程度有一定的影响。正常直立位时,口腔或鼻腔与气管形成大约90°的夹角,头部弯曲时,该夹角小于90°,气道阻力增加;只有当头部充分后仰,口腔或鼻腔与气道接近形成一条直线时,气道阻力可明显下降,使呼吸、异物清除及气管插管更容易进行。

（二）下呼吸道　从气管向下逐级分支,通常是一分为二;每分一级,尽管每个支气管的管径变细,但其总面积比上一级要大 20% 左右。从总气管到肺泡囊,通常分为23级(图 1-1-1)。根据功能的不同,下呼吸道可分为传导气道和呼吸区。根据与胸廓的解剖关系和是否受胸膜腔压力的影响,将气管位于胸腔外部分称为胸外气道,而胸廓上口内部分称为胸内气道。胸内的气管和肺外部分主支气管称为中心气道,因其有软骨环支撑,其管径受呼吸影响较小。在吸气状态下,管径>2mm 的气道称为大气道,包括叶、段支气管;管径≤2mm 的气道则称为小气道。

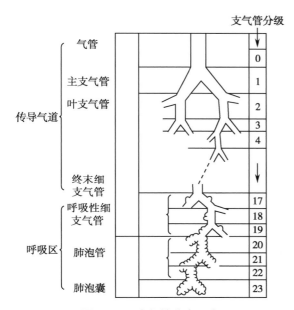

图 1-1-1　支气管分支示意

气管、支气管和细支气管无气体交换功能的部位（0～16级）为传导气道；呼吸性细支气管、肺泡管和肺泡囊含有肺泡（半球状小泡），能进行气体交换，为呼吸区（17～23级）。

1.传导气道　由气管分支的前16级组成,包括气管、支气管、细支气管和终末细支气管。此区所占路径长,其功能为气体的传导,并对吸入气进一步加温、加湿。气体在进入气管和最初二级支气管时被加温到37℃,吸入气体约3/4的水分是上呼吸道加入的,另外 1/4 的水分是在气管和支气管内加入的。

（1）组织结构

1）黏膜:气管的黏膜上皮为假复层柱状纤毛上皮,包括杯状细胞,与支气管腺一起分泌黏液。炎症时,杯状细胞数目增多,黏液分泌增加。在细支气管变为单层立方上皮时,分泌黏液的细胞亦减少。到终末细支气管,纤毛和杯状细胞均消失。近年来发现支气管上皮细胞包括有分泌功能的细胞,可能有参与调节气道和血管口径的作用。

黏膜下层为疏松的结缔组织层。黏膜下层中紧附于基

底膜处有一毛细血管网,还有弹力纤维纵行成束沿黏膜皱襞分布,并与黏膜和纤维软骨层中的软骨以环形弹力纤维相连接。到细支气管时,黏膜下层与肺泡的弹力纤维相连。

2）软骨:在气管、主支气管及下叶支气管为"C"字形;缺口位于背面,由平滑肌束和结缔组织连接,构成膜壁。上叶、舌叶及肺段支气管为不完全软骨环,越往下软骨环越不完全,到细支气管则消失。

3）平滑肌:气管及主支气管平滑肌仅在软骨缺口部,随着气管逐渐分支,在软骨减少的过程中,平滑肌随之增多,到细支气管时平滑肌呈螺旋网状围绕。细支气管的平滑肌纤维最多。平滑肌的功能是通过张力和收缩调节支气管口径,进行通气量的调节,使肺泡开放的程度和血流相适应。

4）支气管腺体:黏膜腺位于气管和支气管的黏膜下层,以中等大小的支气管中的腺体数目最多。腺体导管横行并开口于管腔,排出的分泌物分布于黏膜表面。腺体的分泌物主要为酸性和中性多糖,此外还有白蛋白和球蛋白,以及某些特异的抗体等。黏液腺的分泌除源于直接刺激外,还可受迷走神经反射调节。乙酰胆碱可促进黏液腺分泌,但对杯状细胞无影响。而 M 受体拮抗剂,如阿托品,能减少黏液腺体分泌。

5）支气管纤毛:纤毛位于黏膜纤毛细胞的表面,纤毛的规律摆动形成波浪运动,可将气道黏膜表面的颗粒、病原体等排出呼吸道。纤毛运动受到黏膜的湿度、温度、炎症等众多因素的影响。黏液分泌过量时也可影响纤毛运动和气道清除的效能。

（2）气管及各级支气管的结构特点

1）气管:气管为一扁圆形的管状结构,部分在颈部,部分在胸腔内,上端固定于喉部,下端与主支气管相连接,并通过斜行的结缔组织纤维进入心包的背侧面并固定在纵隔内,位置相当于第六颈椎到第五、六胸椎之间,长度 10～12cm,前后径 1.5～2.0cm,左右径 2.0～2.5cm,女性的气管口径和长度较男性略小。躯体的位置和活动对气管的位置和长度均有影响。气管上段居颈前正中,气管自第 10 软骨环以下,渐向右偏并稍向右下,进入纵隔。气管下端分叉处为气管隆嵴(即气管隆突),多位于第五胸椎上部水平,体表相应于胸骨角或其稍下水平。气管软骨环通常有 14～16 个(12～19 个),气管切开一般在第 2～4 软骨环进行。软骨的完整面向前,后面的缺口占周长的 1/4～1/3,为平滑肌与纤维膜组成的膜部,有伸缩余地,以适应食物在气管后食管内的下行。对气管长度及分叉位置的了解,有助于把握和判断气管插管和气管切开的深度和位置。

2）主支气管:右主支气管较短而宽,长度 1.0～2.5cm,外径 1.2～1.5cm,角度与轴线偏斜较小,为 30°～36°。左主支气管较长而细,长 4.5～5.2cm,外径 0.9～1.4cm,角度与轴线偏斜较大,为 45°～60°。气管插管与异物多易滑入右主支气管。

3）支气管树:左、右支气管在肺门处分为肺叶支气管(2 级支气管)。左肺分上、下叶支气管,右肺则分为上、中、下三支叶支气管。叶支气管再分为肺段支气管(3 级支气

管）。肺段支气管再依次分支为亚段、各级支气管、细支气管、终末细支气管（图 1-1-2）。

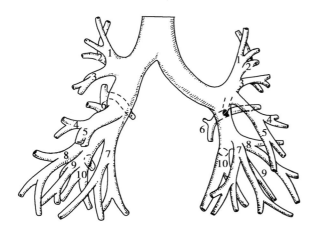

图 1-1-2　肺段支气管
1. 上叶尖段支气管；2. 上叶后段支气管；3. 上叶前段支气管；4. 中叶外侧段支气管或上舌段支气管；5. 中叶内侧段支气管或下舌段支气管；6. 下叶上段支气管；7. 下叶内侧底段支气管；8. 下叶前底段支气管；9. 下叶外侧底段支气管；10. 下叶后底段支气管。

主支气管与肺叶支气管有软骨环维持一定的硬度，向下逐级分支，软骨减少的同时，平滑肌渐取而代之。胸膜腔内压对支气管内径有明显影响，尤其是肺气肿患者。用力呼气，当胸膜腔内压增高时，一些支气管可被压闭。正常情况下，下呼吸道的主要阻力在肺段支气管。

4）小支气管（5~11 级）：共 7 级，直径在 1.0~3.5mm。正常人肺泡与小支气管间阻力不大。

5）细支气管（12~16 级）：支气管的结构在 11 级以后有明显改变。直径<1mm 的细支气管，由于管壁软骨的消失，其本身结构的坚固程度不再是维持气道通畅的主要因素。基底膜下疏松结缔组织与毛细血管间的弹性支架及肺泡间隔的弹性回缩，对保持气道通畅起重要作用，气道口径主要受肺容量影响。

由细支气管向下，分支数目明显增多，一个细支气管可分成 18 个最后一级终末细支气管，因此总截面积大增，气管截面积 5cm²，而呼吸道末端总截面积达 1 000cm²，较气管面积增加 200 倍之多。直径<2mm 的小气道阻力，仅占呼吸道总阻力的 1/10。由于气道结构上的这些特点，气流速度在通过各级支气管时逐渐变慢，气体分布在肺泡内基本达到均匀。另外，小气道管腔狭窄，管壁菲薄，又无软骨支撑，易扭曲陷闭。细支气管发生炎症后，也易产生黏液阻塞小气道。

2. 呼吸区
（1）呼吸性细支气管（17~19 级）：是细支气管向肺泡过渡的阶段。从第一级呼吸性细支气管起，管壁开始有部分肺泡，具有部分气体交换功能。黏膜分别由立方上皮与肺泡上皮组成，经过逐渐分支，呼吸性细支气管上皮由立方渐变扁平，到肺泡管则全为扁平上皮，整个表面均有气体交换功能。

呼吸性细支气管继续分支，管径无大变化。总共数万终末细支气管可分出数十万最后一级呼吸性细支气管，总截面积大增，因此吸入气到此流速大减，气体的运输改为主要靠弥散作用进行。从功能观点上讲，此区也是吸入气与肺泡气的混合过渡区。

（2）肺泡管（20~22 级）：从终末呼吸性细支气管分出，一个终末呼吸性细支气管，至少有 40 个肺泡管和囊。每个肺泡管壁约有 20 个肺泡，不再有黏膜结构。成人肺泡的直径约 300μm，肺泡间有间隔。

（3）肺泡囊（23 级）：是呼吸道分支的最后一级，其结构与肺泡管相同，但为盲端，不再继续分支。每个肺泡囊约有 17 个肺泡。

（4）腺泡：是终末细支气管以下肺的功能单位，由移行区与呼吸区肺组织构成，平均直径 7.4mm。一个腺泡可包括 400 个肺泡管和肺泡囊。终末细支气管管壁有平滑肌，调节终末细支气管的开闭和腺泡的通气量，是维持通气流量比例的重要机制之一。

（三）呼吸道的生理功能
1. 呼吸道分泌液和黏膜上皮的纤毛运动　呼吸道黏膜上皮细胞间隙中有杯状细胞分泌黏液，黏膜下有黏膜腺分泌黏液和浆液。分泌液中含有免疫球蛋白，主要来自黏膜下浆细胞。呼吸道分泌物的功能为：维持呼吸道表面的水电解质平衡（衬液）；与黏膜细胞之间形成一道物理屏障，较少吸入时对气道上皮无刺激；分泌物组成一黏液毯，通过纤毛作用将颗粒物质排出体外；对病原体通过抗体或某些特异性免疫因子而起到抗感染作用，但在病理状态下，如慢性阻塞性肺疾病时黏液腺分泌过多和/或黏稠度改变，降低黏液的清除能力；过量的黏液还可能阻塞细支气管并增加感染的风险。

吸气时，外环境中的空气由鼻孔进入呼吸道，空气中所含较大的粉尘颗粒首先被鼻毛所阻挡，剩下较小的颗粒也将被上、下呼吸道黏膜表面的黏液所黏着，故到达肺泡的气体比较洁净。气管管壁特别是上呼吸道鼻黏膜的血管极为丰富，血流量较多，故吸入气经过鼻腔中弯曲的通道时可加温加湿，达到体温和成为饱和水蒸气，适宜于保持下呼吸道及肺泡的水电解质平衡，维持正常生理功能。

除鼻孔、咽后壁及声带黏膜外，呼吸性小支气管以上的气道（以及鼻旁窦、耳咽管）上皮是纤毛上皮，每一上皮细胞约有 200 条纤毛，纤毛长度为 6~7μm，浸浴于黏膜表面的浆液中，有规律协同性的纤毛摆动。纤毛向前运动时，挺直坚硬，动作有力，向后运动时弯曲柔软。故纤毛运动的作用，能将纤毛顶部大约 5μm 厚的黏液层连同附着在黏液中的小颗粒异物朝着一个方向推送，下呼吸道纤毛运动向上，鼻黏膜纤毛运动向后，都朝向咽部，或被吞下，或被吐出。故呼吸道的分泌液及纤毛运动对呼吸系统有重要的保护作用。

纤毛运动需要适当的生理条件。假如黏膜太干燥或黏液分泌过多，纤毛运动不能有效进行。吸入有害气体（如氨、二氧化硫）、吸烟或病毒感染等，都抑制纤毛运动，甚至引起上皮细胞脱落,保护作用受到损害。呼吸道黏膜下有丰富的传入神经纤维末梢,是机械和化学感受器,受到机械或化学刺激时,引起喷嚏和咳嗽反射,以高速度的气流将异物排出口鼻外,是呼吸道黏膜保护作用的另一重要机制。

2. 呼吸道的口径和平滑肌 影响呼吸道口径的因素大致如下:

(1)机械因素:①肺内各级支气管的外侧有弹性纤维与肺组织相联系,弹性纤维牵引支气管壁向外扩张,特别是在吸气时牵引力较大,故吸气时呼吸道较扩张,呼气时缩小。②肺内与肺外胸膜腔之间有压力差,呼吸道容量也随之缩小。在病理情况下例如支气管发生炎症时,黏膜肿胀、水肿、充血,黏液腺肿胀变大,黏液分泌增加,以及异物等因素可缩小呼吸道内腔的空间,增加阻力。

(2)生理因素:呼吸道平滑肌的舒缩活动是影响呼吸道口径和气流阻力的重要因素。在气管和较大的支气管,半环状软骨的缺口部分借平滑肌互相连接。平滑肌收缩时软骨两端互相接近,其内侧的黏膜层皱缩内陷,使管道口径缩小。较小的支气管软骨片内侧有环状平滑肌层,特别是细支气管的平滑肌层相对最为丰富,终末细支气管平滑肌纤维作螺旋式排列。

呼吸道平滑肌通称支气管平滑肌,其紧张性受神经体液因素的调节。迷走神经和乙酰胆碱引起支气管平滑肌收缩,交感神经和肾上腺素引起支气管平滑肌舒张。呼吸周期中呼吸道口径在吸气时较大,呼气时较小。除前述机械因素外,平滑肌紧张性的变化可能是另一原因。呼吸道黏膜受到强烈的化学刺激时,可通过反射作用引起细支气管平滑肌的痉挛性收缩。

组胺、5-羟色胺、缓激肽和内皮素(endothelin)及由抗原抗体反应所产生的"慢反应物质",对支气管平滑肌有强烈收缩作用。

二、肺脏

肺是呼吸系统中进行气体交换的器官,位于纵隔的两侧,是有弹性的海绵状器官,形似圆锥,上端称为肺尖,下端称为肺底,内侧面称为纵隔面,外侧面称为胸肋面。其表面有胸膜脏层,光滑、湿润而有光泽。右肺因膈下有肝脏,较左肺宽而短。左肺因心脏而偏左,较右肺窄而长。肺内侧的纵隔面上有一凹陷称为肺门,是支气管、血管、淋巴管和神经出入肺之处。这些结构被结缔组织包成一束,称为肺根。左、右肺根内,自前向后依次为肺静脉、肺动脉和支气管。自上而下左肺根内为肺动脉、支气管和肺静脉,右肺根内为支气管、肺动脉和肺静脉。左肺借斜裂分为上、下两叶,右肺借斜裂和右肺副裂(水平裂)分为上、中、下三叶。

(一)支气管肺段 每一肺段支气管及其所属的肺组织,称为一个支气管肺段,简称肺段。每一肺段由一个肺段支气管分布,肺动脉分支与支气管分支相伴进入肺段,肺静脉的属支则位于两肺段之间。肺段在解剖结构和功能上均可被认为是一个独立单位。肺段略似圆锥形,锥尖指向肺门,锥底朝向肺表面。轻度感染可局限于一个肺段内,感染严重时可向其他肺段蔓延。如病变局限在某肺段之内,可作肺段切除术。左、右肺根据肺段支气管的分布,各可分为 10 个肺段。但左肺上叶的尖段和后段支气管及下叶的内侧(心)段和前底段支气管常可共干,因此左肺可分为 8 个肺段(图 1-1-3)。

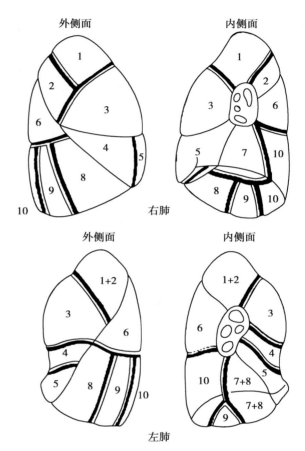

图 1-1-3 肺和肺段

右肺:1. 上叶尖段;2. 上叶后段;3. 上叶前段;4. 中叶外侧段;5. 中叶内侧段;6. 下叶上段;7. 内侧底段;8. 前底段;9. 外底段;10. 后底段。

左肺:1、2. 上叶尖后段;3. 上叶前段;4. 上舌段;5. 下舌段;6. 下叶上段;7、8. 前底段;9. 外侧底段;10. 后底段。

(二)肺组织结构 肺组织分实质和间质两部分。间质为结缔组织及血管、淋巴管和神经等。实质即肺内支气管的各级分支及其终端的大量肺泡,主支气管经肺门进入肺内,顺序分支为叶支气管、段支气管、小支气管、细支气管、终末细支气管、呼吸性细支气管、肺泡管、肺泡囊和肺泡。其中从叶支气管至终末细支气管为肺的导气部,呼吸性细支气管以下的分支为肺的呼吸部。每一细支气管连同它的分支和肺泡,组成一个肺小叶。肺小叶呈锥形,尖朝向肺门,底朝向肺表面,在肺的表面可见其轮廓,每叶肺有50~60个肺小叶,是肺的结构单位。

1. 肺泡的结构和功能 肺泡是气体交换的场所,肺泡为半球状囊泡，平均直径为 0.10~0.25mm，大小可因呼吸深度而异。全肺约有 3 亿个肺泡，总肺泡面积约为 70m² 。肺泡的内壁由单层上皮细胞所构成。肺泡上皮细胞有两种，大多数为扁平上皮细胞（Ⅰ型肺泡细胞），少数为较大的分泌上皮细胞（Ⅱ型肺泡细胞）。肺泡与相邻肺泡之间为肺泡隔，隔内有毛细血管网及少量胶原纤维、弹性纤维和平滑肌纤维。故呼吸道、肺泡管和肺泡囊都有扩张性与弹性（图 1-1-4）。

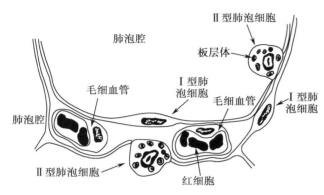

图 1-1-4　肺泡结构示意

组成肺泡壁的上皮细胞和组成毛细血管壁的内皮细胞都极薄，两层细胞之间的基膜与间质也极窄。这三层组织合称为肺泡-毛细血管膜（简称"肺泡膜"或"呼吸膜"），其总厚度平均不到 1μm，有很大的通透性，故肺泡气与血液之间的气体交换极为方便。

在肺水肿、肺炎等情况下，肺泡壁与毛细血管壁之间的液量增加，肺泡膜的总厚度加厚。如肺泡内也渗出液体，则肺泡内气体与毛细血管内血液之间的距离更增大，使气体交换速度减慢。

肺泡隔毛细血管网间隙中往往有直径为 10~15μm 的圆形或椭圆形小孔，故肺泡中气体有可能通过小孔与相邻肺泡的气体建立有限的联系。在肺气肿患者中，肺泡隔组织损毁，小孔扩大，直至许多肺泡互相融合成为少数大肺泡，可供气体交换的肺泡膜面积大幅缩小，严重损害气体交换功能。如果膜的面积小于健康人的 1/3 或 1/4 时，气体交换速度甚至不能满足静息时机体新陈代谢的需要。

肺泡隔有巨噬细胞，可以吞噬进入肺泡中的极小颗粒粉尘，称为尘细胞。进入肺泡的病菌则为中性粒细胞所消灭。

2. 肺泡细胞

（1）Ⅰ型肺泡细胞：根据其特点亦称膜样细胞或肺上皮细胞，为直径 50~60μm 的扁平细胞，细胞质甚薄，它们覆盖大约 96% 的肺泡表面，组成肺泡的最外层，仅约 0.1μm 厚。上皮下有一层基底膜，可与邻近的毛细血管内皮基底膜融合为一。此处即为肺泡腔与毛细血管血流内气体交换的场所，也称为血流空气屏障，只允许气体通过，正常情况下液体则不能由血管内向肺泡腔内渗出。

（2）Ⅱ型肺泡细胞：亦称分泌细胞或颗粒细胞，直径 10μm，位于多面形肺泡的成角处，立方形，形体小，只占肺泡壁小部分，但在数目上占肺泡细胞总数的 60%，与表面活性物质的生成有关。

（3）毛细血管内皮细胞：组成肺毛细血管床，厚度仅约 0.1μm，除气体交换外尚有重要代谢功能。

（4）肺泡巨噬细胞：在肺泡液内，数量多，细胞内含有多种酶，可吞噬进入肺泡的微生物和尘粒。肺泡巨噬细胞是由血液内单核细胞迁移至肺泡间隔后演变而来的。现认为肺泡巨噬细胞有相当多的生物活性，能生成和释放多种细胞因子，如白介素-1（IL-1）、血小板衍生生长因子（PDGF）等，这些因子在肺部免疫和疾病的发病过程中起了重要作用。

（5）肥大细胞：主要在胸膜下区域，可分泌多种代谢活性物质。

3. 肺泡的表面张力和表面活性物质　肺泡是半球形小囊泡，肺泡中是气体，肺泡内壁则有一层液体，所以液体与气体的交界面上就具有表面张力。肺泡表面张力的作用是使囊泡的表面面积缩至极小。故肺泡表面张力和肺泡隔的弹性纤维都是使肺泡回缩的力量。

肺泡壁分泌上皮细胞能分泌一种表面活性物质（surfactant），其化学成分为二软脂酰卵磷脂，涂敷于肺泡及呼吸道的内壁，其作用为降低肺泡的表面张力。如取肺组织的浸出液或肺水肿液，测定其表面张力，可发现它的表面张力小于纯粹血清的表面张力，就因为肺组织浸出液中除血清的成分外还含有表面活性物质。

当肺泡在扩张状态时，活性物质只是肺泡内壁液体表面上一层单分子薄膜，降低表面张力的作用较小；肺泡容积缩小时，肺泡内壁的面积缩小，表面活性物质的厚度相对增加，所以它降低表面张力的作用加大。故肺泡在扩张时，表面张力较大，肺泡在缩小时，表面张力较小。因此在吸气时，肺泡扩大，表面张力增加，回缩力量增加；在呼气时，肺泡缩小，表面张力减少，回缩力量减小。由此可见，表面活性物质的特殊生理功能是在呼气时期肺泡容量缩小时，降低和延缓其缩小趋势，避免完全萎缩。

因此，虽然体内亿万肺泡大小并不一致，有些肺泡较大，有些肺泡较小，但由于有了表面活性物质和随肺泡容积大小改变表面张力的特性，故可防止小肺泡的陷缩和大肺泡的扩张，保持大小肺泡容积的相对稳定性。

肺泡表面活性物质是肺泡壁分泌上皮细胞的氧化代谢所产生，不断产生，也不断被清除和代谢。肺组织缺血等因素，可能损害肺泡壁分泌上皮细胞的分泌功能，故失血性休克或体外循环手术后肺表面活性物质生成减少，患者有可能出现肺不张。

（三）肺间质　肺泡上皮细胞的基底膜和毛细血管内皮细胞的基底膜间存在一广大的空间间隙。某些区域由于两基底膜融合，空隙不复存在，此间隙不是连续性的。在有间隙的地方充填着弹力纤维、胶原纤维、网状纤维和基质，这些构成肺间质（也就是肺泡间隔），是肺毛细血管网的支撑结构。它们与邻近小支气管、小叶间隔中的结缔组织相延续，形成周围性和轴性结缔组织，从而使结缔组织成为遍布于肺脏内的连续体。周围性结缔组织与脏层胸膜相连结，形成纤维束在各肺段、亚段、肺小叶和腺泡之间构成不完整的隔膜，它还横向与肺静脉和淋巴管相连。轴性结缔组织在肺门形成纤维鞘，包裹在支气管-肺动脉结构的外围，当达到腺泡中央时，即转化为肺泡管和肺泡囊外围的网织结构，将肺泡着于网眼内。因此，一般认为肺间质在肺内起着十分重要的支撑作用，肺泡毛细血管间的气体交换和呼吸生理的通气功能与肺间质的支撑作用分不开。现在对间质内各种细胞成分，尤其是细胞外基质的深入探索，如胶原、糖胺聚糖、结构蛋白等成分的研究，揭示出肺间质不仅是惰性的支持物，更主动参与细胞的增生、分化、黏附等细胞行为，不但与胚胎发育、生物老化等生理过程有关，也在相关肺部疾病的发病中起重要作用。

三、肺血液循环

肺由双重循环系统供应血液，一为肺循环，全身各器官回心静脉血均流经肺循环，在肺内进行气体交换，由肺动脉干及其分支、毛细血管和肺静脉组成；另一为支气管循环，包括支气管动脉和静脉，是肺、气道和胸膜等的营养血管。肺循环与支气管循环之间存在少量动脉-动脉和静脉-静脉交通支。因此当肺动脉分支阻塞时，交通支扩张，其所支配的区域可由支气管动脉供血。肺动脉和静脉是构成正常胸部X线片中肺纹理的主要成分。肺动脉和支气管在肺小叶的中心部相伴走行，而肺静脉的分支则延伸在肺小叶间、肺段间隔中并行进至肺门部。在肺的中心部，肺动、静脉的口径与相邻支气管内径相仿，但至肺表面时血管直径变细较支气管快。在肺周边2cm左右处，肺血管直径仅约1mm。

（一）肺循环系统

1. 肺动脉　起自右心室动脉圆锥部，并由肺动脉主干分为左、右肺动脉。右肺动脉在右上叶支气管的前下方行进，而左肺动脉则在左上叶支气管的上方。当右肺动脉分出肺动脉前干、左肺动脉分出上叶动脉后即称右、左中间动脉。中间动脉再分出中叶和舌叶动脉，即为基底动脉，分布到下叶基底部。肺动脉与支气管树相对应逐级分支，直到终末小动脉分布至肺腺泡。终末小动脉为终端动脉，分为肺毛细血管在肺泡间隔内形成毛细血管网。

2. 肺静脉　最小的静脉血管从肺泡管的远端开始，为毛细血管后支，再聚成微静脉（venules），在肺小叶周边部分进入小叶间隔，集合成为小叶间静脉，直径 $20\sim30\mu m$。最后逐渐聚合在肺门部，每侧形成两支主干，上肺静脉由上叶及中叶或舌叶血管合成，下肺静脉收集自下叶回流的血液。两侧上、下静脉干各以两支肺静脉注入左心房。

肺动脉与体循环的动脉不同点在于肺动脉内流通的是静脉血，分支较多，壁较薄，弹性较大，具有较大的扩展性。因而肺动脉压较体循环压力低，平均 2.93/1.07kPa（22/8mmHg）。由于肺循环具有较大的扩展性，血容量的变异也较大。而肺静脉的特点为携带的是动脉血，无瓣膜，不与肺动脉伴行。

3. 毛细血管　肺泡间隔内毛细血管网由两部分组成。流入毛细血管直径约 $40\mu m$，在动、静脉间形成粗网，为静息状态下的血管床。毛细血管网平均直径约 $10\mu m$，在肺泡周围形成细网，当工作负荷加大如每分钟心排血量增加时，该血管网则容纳增加的循环量。上述两部分均参与气体交换，毛细血管网面积巨大，血液在其中行进时，几乎如同连续的血薄膜，对肺泡与血液间的 O_2 和 CO_2 的迅速交换极为有利。毛细血管系统中的血容量约为肺中总血容量的半数，其余则在肺动脉和肺静脉中。

（二）支气管循环　支气管动脉供应支气管壁和肺组织的营养，其血容量为左心室输出量的 $1\%\sim2\%$。

1. 支气管动脉　一般从胸主动脉腹侧相当于气管分叉部位分出，有时也从肋间、锁骨下或内乳动脉分出。支气管动脉在支气管周围的结缔组织中伴随支气管而分支，直到终末细支气管的远端，供应支气管和直到呼吸性细支气管水平肺组织的营养。更远侧的肺小叶由肺动脉支配。

2. 支气管动脉丛　支气管动脉在支气管壁外膜组织中形成动脉丛，并由此发出分支穿透肌层进入黏膜下层，再分支形成细的毛细血管丛，以营养黏膜。静脉末梢则起源于毛细血管丛，穿透肌层到达外膜形成静脉丛。自此起源的静脉引流注入肺静脉。于是在支气管肌层外侧有一动静脉丛，而在肌层内侧有一毛细血管丛。血液在不同血管丛中流过并穿过肌层。当肌肉收缩时由于动脉丛由体循环供血，可仍有血流通向毛细血管丛，但毛细血管受阻不能流入静脉丛，这可能就是造成哮喘患者黏膜水肿、支气管腔狭窄的原因之一。

3. 支气管静脉　分深、浅两种，深支气管静脉起自肺内的细支气管、肺泡管的毛细血管网，并同肺静脉相吻合，最后常形成一支，注入肺静脉或左心房。浅支气管静脉一般每侧有两支，引流肺外支气管、脏层胸膜和肺内淋巴结的静脉血，右侧支气管静脉注入奇静脉，左侧一般注入副奇静脉或左最上肋间静脉。来自支气管动脉的血液只有一部分经由支气管静脉血流入体循环的静脉而入右心房，另一部分则经由肺静脉入左心房。

终末小动脉间不相交通，但可能与肺静脉间有交通支。正常时，血液主要流经肺毛细血管，流经交通支的血量一般很少。在肺纤维化、支气管扩张症、支气管肺癌等疾病时，肺动脉和静脉间的毛细血管前交通支和支气管、肺动脉间的交通支较正常时明显增多。肝硬化时也可见到上述交通支的增多和扩张。支气管扩张症时，由于扩张的支气管动脉系受体循环支配而压力高，所以一旦咯血常常量大且严重。

（三）肺毛细血管网和终末肺单位　终末肺单位代表的是一功能性结构概念，不仅指解剖上的肺泡，还包括由呼吸性细支气管分出的肺泡管和肺泡。正常成年人肺约有150 000个终末肺单位，而被病理学家熟悉的解剖学单位——腺泡则包含 $10\sim12$ 个终末肺单位。在功能上，终末肺单位与毛细血管网紧密相邻，氧分子由气相弥散入血液循环、二氧化碳分子由血液循环透入气相就在终末肺单位中进行。影响肺泡-毛细血管气体交换的因素，除了病理学结构上的气血屏障增厚外，临床上最常见的原因是毛细血

管血流量灌注与肺泡通气量的不均衡。肺血管内膜表面的内皮细胞是非常值得重视的肺细胞，内皮细胞直接与血液接触，具有多种重要的生理功能，诸如物质交换、抗凝促凝作用、抗血栓形成等，并通过代谢、转运和分泌体液因子在维持内环境稳定中起着重要作用。近年来的研究揭示内皮细胞通过产生和释放内皮依赖性因子参与血管平滑肌舒缩活动的调节，分泌促进平滑肌细胞增殖的物质使血管结构发生变化。内皮细胞的损伤与肺动脉高压、高血压、动脉粥样硬化等疾病的发生、发展有着重要的作用。

（四）肺的淋巴　　除肺泡外，肺组织和胸膜均具有丰富的淋巴管，肺淋巴管由深、浅两个淋巴管丛组成。

浅丛位于脏层胸膜内面，深丛与各级支气管及肺血管的分支伴行。肺深部淋巴管在呼吸性支气管区域开始，并始于盲端，有高度通透性的结构，而在肺泡壁中未见淋巴毛细管，但这并不影响肺泡区域的淋巴引流。细支气管和小动脉周围的淋巴网引流自小叶中心，静脉周围的淋巴管引流到肺小叶的周边部。

深浅丛淋巴管在胸膜和肺门处相互交流。随着血管和支气管的节律持续性运动，与之紧密相连的淋巴管中的淋巴液流向引流的淋巴结。在支气管分支处可见到淋巴组织的聚集，最末级呼吸性支气管分支（称为肺泡管处）是可以见到淋巴组织聚集的最边远地区，真正的淋巴结在肺叶支气管分支处才能看到，即支气管肺淋巴结。在主支气管分支的双外侧及下方的淋巴结，组成气管支气管上和下两组淋巴结。一般气管支气管上淋巴结，右侧较左侧大。左侧的气管支气管上淋巴结有一两个淋巴结因主动脉和主肺动脉走行的缘故而与上组分开，又称主动脉旁淋巴结，这组淋巴结和喉返神经、迷走神经、动脉、韧带的关系密切。主支气管两侧的支气管旁淋巴结与喉返神经紧密相邻。

一般称肺根部的淋巴结为肺门淋巴结，其中主要是肺叶支气管周围淋巴结。其他胸腔内淋巴结有：在前胸壁内侧面沿内乳动脉分布的胸骨淋巴结，靠近肋骨小头的肋间淋巴结，以及前纵隔和后纵隔淋巴结。当淋巴管癌病或肺水肿时，肺内丰富的淋巴管清晰可见，这时扩张的淋巴管和其间吻合支才有可能在胸部X线片上见到。支气管源性癌（肺癌）的分期对治疗方案的制订和预后判断都有帮助，淋巴结是否累及是分期的重要考虑因素。2009年，国际肺癌研究协会（International Association for the Study of Lung Cancer，IASLC）提出新的肺部淋巴结分布图，参见图1-1-5和肺部淋巴结分布图注释（表1-1-1）。

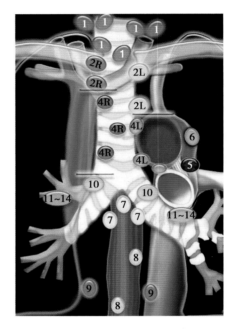

图1-1-5　肺部淋巴结示意

表1-1-1　肺部淋巴结分布图注释

分区	淋巴结	位置描述
锁骨上区淋巴结（1组）		
1区	锁骨上区淋巴结	包括下颈部、锁骨上与胸骨颈静脉切迹淋巴结。上界：环状软骨下缘；下界：锁骨和胸骨柄上缘。气管中线是1L与1R的分界线
上纵隔区淋巴结2～4区（6组）		
2R区	右上气管旁淋巴结	淋巴结向气管左外侧缘延伸。上界：胸骨柄上界；下界：无名（头臂）静脉尾端与气管交叉点的横断面
2L区	左上气管旁淋巴结	淋巴结位于气管左侧缘的左侧。上界：胸骨柄上缘；下界：主动脉弓上缘
3A区	血管前淋巴结	不靠近气管，位于血管前方
3P区	气管后淋巴结	不靠近气管，位于食管之后、椎体之前
4R区	右下气管旁淋巴结	从无名（头臂）静脉尾端与气管交叉点的横断面到奇静脉下界，淋巴结自气管右侧缘至气管左侧缘
4L区	左下气管旁淋巴结	位于气管左侧缘左侧。包括所有位于肺动脉韧带内侧的气管旁淋巴结，左下气管旁，自主动脉弓上缘至左侧主肺动脉上缘

续表

分区	淋巴结	位置描述
		AP 区（主动脉肺动脉区）5～6 区（2 组）
5 区	主动脉弓下淋巴结	又称主动脉-肺动脉窗淋巴结,位于肺动脉韧带外侧或主动脉外侧或左肺动脉外侧,处于左肺动脉第一分支的近端,由纵隔胸膜包绕 AP 窗里淋巴结位于肺动脉韧带的外侧,不在主动脉和肺动脉干之间,而在这些血管的侧面
6 区	主动脉旁淋巴结	升主动脉或膈淋巴结,淋巴结位于升主动脉和主动脉弓的侧前方,主动脉弓上下缘之间
		下纵隔淋巴结 7～9 区（3 组）
7 区	隆突下淋巴结	位于气管隆突末端,与下叶支气管或肺内动脉无关。右侧淋巴结延伸至右肺中叶支气管下端末端,左侧淋巴结延伸至左肺下叶支气管上缘末端
8 区	食管旁淋巴结	位于隆突下淋巴结之下,直至膈肌
9 区	肺韧带淋巴结	位于肺韧带之间的淋巴结,包括下肺静脉下段和后壁的淋巴结。肺韧带是包绕肺门的纵隔胸膜反折后向下的延伸
		N1 淋巴结（肺门区、叶间区、周围区）10～14 区（5 组）
10 区	肺门淋巴结	包括邻近主支气管与肺门血管淋巴结。右侧肺门淋巴结自奇静脉下缘至叶间区域,左侧肺门淋巴结自肺动脉上缘至叶间区域
11 区	叶间区淋巴结	叶支气管开口之间,11s 位于右侧上叶和中间干支气管之间,11i 位于右侧中叶和下叶支气管之间
12 区	肺叶淋巴结	紧邻叶支气管淋巴结
13 区	肺段淋巴结	段支气管周围淋巴结
14 区	亚段淋巴结	紧邻亚段支气管淋巴结
10～14 区		淋巴结都是 N1 淋巴结,不在纵隔内

四、胸膜

胸膜覆盖在肺表面、胸廓内面、膈上面及纵隔的表面。其中,覆盖在肺表面和叶间裂的胸膜称脏层胸膜（又称脏胸膜）;覆盖在胸廓内面、膈上面及纵隔的胸膜称壁层胸膜（又称壁胸膜）。两者于肺门处会合,向下延伸为肺韧带。胸膜的脏、壁两层在肺根部互相反折延续,围成两个封闭的胸膜腔,腔内为负压。

（一）脏层胸膜 脏层胸膜覆盖于肺表面,在脏层胸膜的间皮细胞下,依次有一层薄的结缔组织（胶原和弹力纤维）,一层纤维层,最深层是含丰富血管的结缔组织并与其深处的小叶间隔相连续。当胸膜伸入左、右肺上叶与下叶之间时,即形成叶间胸膜,可在侧位 X 线片上呈现斜行细线条影,此斜线影即为斜裂,自第三胸椎棘突水平斜行,沿胸侧壁第六肋软骨抵达膈下缘,距胸骨约 5cm。当胸膜伸入右肺中叶与上叶之间时也形成叶间胸膜,形成沿第四肋软骨水平的一水平线。此线与斜裂在腋后线相遇,此线标志中叶的上限,吸气时可略下降。脏层胸膜主要由支气管动脉供血,其深处尚有少数肺动脉的分支分布。营养胸膜的

动脉终端形成毛细血管网,此毛细血管比肺毛细血管粗约 10 倍,称为巨大毛细血管。脏层胸膜由内脏运动神经支配,其淋巴引流入肺淋巴结。

（二）壁层胸膜 壁层胸膜因其所贴附部位不同,可分为肋胸膜、纵隔胸膜、膈胸膜和胸膜顶四部分。肋胸膜衬贴于肋骨及肋间肌内面,由于肋胸膜与肋骨和肋间肌之间有胸内筋膜存在,故较易剥离;纵隔胸膜衬贴在纵隔的两侧面,其中部包绕肺根后移行于脏层胸膜;膈胸膜覆盖在膈的上面,与膈紧密相贴,不易剥离;胸膜顶在肺尖的上方,突入颈根,高出锁骨内侧 1/3 段上方约 2.5cm,是由肋胸膜与纵隔胸膜上延至胸廓上口平面以上形成的穹窿状结构。

壁层胸膜在镜下观察,其浆膜中无基膜,系由间皮细胞直接覆盖在结缔组织层之上构成。表层细胞的胞核呈椭圆形,含深染的核仁。不同部位的胸膜其结缔组织层的成分和厚度不同。在心包表面处,结缔组织几乎都是胶原纤维,而覆盖膈肌的结缔组织则以弹力纤维为主。

壁层胸膜主要由肋间动脉和胸廓内动脉的分支营养,膈胸膜和纵隔胸膜由心包膈动脉和支气管动脉供给血液。静脉伴同名动脉而行,分别注入奇静脉、半奇静脉和副半奇

静脉及头臂静脉等。壁层胸膜的淋巴分别注入胸骨淋巴结、肋间淋巴结、膈淋巴结、纵隔前后淋巴结及支气管肺淋巴结。壁层胸膜的神经来自脊神经,肋胸膜和膈胸膜的周围部由肋间神经支配;胸膜顶、纵隔胸膜及膈胸膜的中央部由膈神经支配。所以,在前者范围内,其疼痛沿肋间神经向胸壁和腹壁放射,而在后者范围内,其疼痛沿膈神经向颈部和肩部放射。

（三）胸膜腔　　胸膜腔是由脏、壁两层胸膜围成的间隙,左、右各一,位于肺的周围。一般左胸膜腔低于右胸膜腔。胸膜腔只是一个潜在的腔隙,正常情况下腔内只含少量浆液,主要起减少脏层、壁层胸膜摩擦的作用。平静呼气末,腔内平均压力低于大气压,而腔内的不同部位压力也不同,主要与肺脏的重力导致的压力梯度有关。壁层胸膜相互移行转折之处的胸膜腔,即使在深吸气时,肺缘也不能充填此空间,这部分胸膜腔称为胸膜隐窝。其中,肋胸膜与膈胸膜相互转折处的胸膜隐窝称为肋膈隐窝,位于胸膜腔的最低部位,胸膜腔积液时液体首先聚集于此。在肋胸膜与纵隔胸膜前缘之间,肺前缘不能伸入,称为肋纵隔隐窝,由于左肺前缘有心切迹存在,故左侧肋纵隔隐窝较大。在左胸膜腔,膈胸膜与纵隔胸膜之间,由于心尖向左侧突出,所以构成的膈纵隔隐窝一般都很小。

五、胸廓

（一）胸廓形状和骨骼　　胸廓是由 12 块胸椎、12 对肋骨、1 块胸骨及骨连接、肌肉、血管和神经组成的。成人的胸廓近似圆锥形,前后径小于横径,上窄下宽,容纳胸腔脏器。胸廓有上、下两口和前、后、外侧壁。胸廓上口较小,由胸骨柄上缘、第 1 肋和第 1 胸椎体围成,是胸腔与颈部的通道。胸廓下口宽而不整,由第 12 胸椎、第 11 和 12 肋前端、肋弓和剑突围成,由膈肌封闭而使胸腔与腹腔相隔。胸廓具有足够的坚硬度以保护其内的胸腔器官,同时由于肌肉的作用使肋和膈上升或下降,从而改变胸腔容积而产生呼吸运动。

女性胸廓短而圆,胸骨较短,上口更为倾斜,胸廓容积较男性小。老年人因肋软骨钙化,弹性减小,胸廓下塌且变扁变长。佝偻病儿童的胸骨和肋骨发育生长异常,形成胸廓畸形,例如"鸡胸"等。肺气肿和气喘病的老年人,因长期咳喘,胸廓各径均增大而成为"桶状胸"。胸廓的形态异常将会影响到胸廓功能和肺通气功能。

（二）胸廓肌肉

1. 肋间肌　　相邻两肋之间的间隙称肋间隙,肋间隙内有三种肋间肌。

（1）肋间外肌:位于肋间隙的浅层,起自肋骨下缘,肌纤维向下向前,止于下一肋骨上缘,在肋软骨连接处移行为肋间外膜,作用为提肋助吸气。

（2）肋间内肌:位于肋间外肌的深面,肌束方向与肋间外肌相反,前部肌束达胸骨外侧缘,后部肌束只到肋角,自肋角向后移行为肋间内膜,作用为降肋助呼气。

（3）肋最内肌:位于肋间内肌的深层,肌束方向和作用与肋间内肌相同。

2. 膈肌　　膈肌是位于胸、腹腔之间,封闭胸廓下口的肌肉,呈穹窿形,由外周肌肉部和中心腱膜部组成。膈的肌部起自胸廓下口的周缘,依其部位可分为胸骨部、肋部和腰部,肌纤维向中央移行形成中心腱。胸骨部由两个小的肌束组成,起自剑突后面,束之间有一不明显的裂隙;肋部为膈的最大起点,起自下 6 对肋骨和肋软骨的内面,肌纤维在起始部呈齿状,各自连接中心腱;腰部起自上 4 个腰椎,从此处向下延伸的肌束按其位置自内而外分为内侧脚、中间脚和外侧脚。两侧内侧脚的腱纤维在主动脉前相互交错会合而成一伸长的主动脉裂孔,主动脉和胸导管自此通过。由于孔周围有腱纤维性结构,膈肌收缩时不会压迫穿过其中的血管。两侧内侧脚的部分肌束交错后又向前上方分开,在正中腱的后缘处围成一孔,为食管裂孔,食管和迷走神经由此通过。中间脚起自第二腰椎椎体侧面,与内侧脚之间隔以裂隙,裂隙内通过内脏大神经、奇静脉、半奇静脉等。外侧脚与中间脚之间隔以交感神经干,肌纤维起自腰大肌表面的腰肋内侧弓和腰方肌表面的腰肋外侧弓。

上述三部分起点之间往往有三角形的小空隙,为薄弱区,空隙的尖段指向中心腱,底向周围。在胸骨部与肋部起点之间的空隙称胸肋三角,这些空隙与胸膜腔之间仅隔两层胸膜,比较薄弱,是膈疝容易发生的部位。胸腔感染也可经此蔓延至腹腔,反之亦然。膈的中心腱位于中央部,向上凸起,分为前叶和两侧叶,系光滑坚韧的腱膜,由腱纤维束错综交织而成。这些腱纤维束一部分独立存在,一部分与来自各方面的纤维束相延续。在右叶前叶交界处有腔静脉孔,下腔静脉通过其中。膈的左、右均呈圆顶状,一般右膈顶在第 5 肋前端至第 6 前肋间水平,通常右膈顶比左膈顶高 1~2cm。膈的圆顶偏内侧及前方,所以呈内高外低、前高后低的形状。

六、纵隔

纵隔是左、右纵隔胸膜之间的所有器官、结构与结缔组织的总称。其自然位置略偏向左侧,上窄下宽、前短后长,其前界为胸骨及部分肋软骨,后界为脊柱胸段,两侧为纵隔胸膜,向上达胸廓上口,向下达膈。解剖学上通常从胸骨角平面(平对第 4 胸椎椎体下缘)将纵隔分为上纵隔与下纵隔,下纵隔又以心包为界,分为前纵隔、中纵隔和后纵隔。

（一）上纵隔　　上界为胸腔上口,下界为通过胸骨角和第 4 胸椎椎体下缘的平面,前界为胸骨柄、胸骨舌骨肌和胸骨甲状肌的起始端,后界为第 1~4 胸椎体及椎间盘和颈长肌下部,两侧为纵隔胸膜。其中有出入心脏的大血管,即主动脉及其三大支、上腔静脉的上部和左、右头臂静脉,以及迷走神经、膈神经和左喉返神经。另外还有胸导管、胸腺或胸腺残迹,以及食管、气管、气管淋巴结和部分气管支气管淋巴结。胸腺瘤是上纵隔较常见的肿瘤。

（二）下纵隔　　上界即上纵隔的下界,下界为膈,两侧界为纵隔胸膜。

1. **前纵隔**　为胸骨体与心包间的狭窄区,内有胸廓内动脉的纵隔支、纵隔前淋巴结、淋巴管、胸腺的下部、胸骨心包韧带和少量脂肪与结缔组织。

2. **中纵隔**　为纵隔下部最宽阔部分,内有心包、心脏及出入心脏的大血管、奇静脉弓、神经、支气管起始部和淋巴结。

3. **后纵隔**　为心包与脊柱下部胸椎之间的部分,其中有胸主动脉,半奇静脉,奇静脉,迷走神经和内脏大、小神经,食管,胸导管,以及纵隔后淋巴结等。由于纵隔中不同解剖部位所含器官不同,常可借以判断纵隔内病变的性质(图1-1-6)。

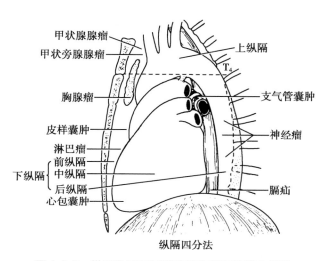

图 1-1-6　纵隔分区和某些疾病在纵隔的发生部位

（蔡柏蔷）

第二节
呼吸系统应用生理学

一、呼吸力学

正常情况下,呼吸运动是在神经中枢驱动调节下,呼吸肌肉收缩引起胸膜腔内压的变化,胸膜腔内压的变化引起肺内压的变化,肺内压变化引起肺泡的通气。从物理力学观点研究呼吸的运动过程,不但能更全面地了解呼吸生理,而且也为了解呼吸系统疾病的病理生理学和探索干预措施奠定基础。

（一）胸廓的机械运动　胸廓由胸椎、胸骨、肋骨、肋间肌和膈肌等所组成。在神经的支配下胸廓可随意或有规律地进行呼吸活动。胸廓的形状类似于中空的圆锥体,上小下大。由上到下,肋骨逐渐加长,并且逐渐自后向前下斜,故肋骨和胸骨上举时,可以增大胸廓的前后径和左右径。膈肌是胸廓的底部,收缩时穹窿顶向下移动(安静吸气

时约下降1.5cm,深吸气时可达7cm),可增大胸廓的上下直径。胸廓的前后、左右和上下直径增大,则胸腔与肺容积扩大,构成吸气动作。肋骨与胸骨下降,膈肌弛缓,穹窿顶又向上回位,则胸廓的前后、左右和上下直径减小,胸腔与肺缩小,构成呼气动作。

肋骨之间有肋间肌,肋间外肌纤维的走向是从后上到前下,肋间内肌纤维则从前上到后下,故外肌缩短则肋骨上举,内肌缩短则肋骨下垂。吸气时肋间内肌弛缓,外肌收缩;平静呼气时肋间外肌弛缓,内肌并不收缩;用力呼气时则肋间内肌发生收缩,使肋骨更下垂,胸廓横径更缩小。故膈肌和肋间外肌是吸气肌肉,肋间内肌是呼气肌肉。膈肌和肋间肌共同参与了呼吸活动。

当膈肌收缩产生吸气时,腹腔脏器下移,腹内压升高,腹壁向外凸出;膈肌弛缓产生呼气时,腹腔脏器上移回位,腹壁收敛。故膈肌运动总是伴随着腹壁的运动。平静呼吸时膈肌移动度约为1cm,深呼吸时膈肌可上移2~3cm、下移3~4cm。如呼吸运动主要由于膈肌活动,则腹壁的起落动作将更显著,称为腹式呼吸。反之,在妊娠后期、肥胖、胃肠道胀气及腹膜炎症等情况下膈肌运动受阻碍时,则主要依靠肋间肌进行呼吸运动,称为胸式呼吸。通常的呼吸运动均不是纯粹腹式或胸式呼吸。

用力吸气时,除加强肋间外肌和膈肌的收缩强度外,其他辅助吸气肌肉也参与收缩。控制第一对肋骨和胸骨运动的胸锁乳突肌及斜角肌是辅助吸气肌,在平静呼吸时它们的作用仅是固定第一对肋骨和胸骨柄的位置,使肋间外肌收缩时不向下移动。用力吸气时,胸锁乳突肌及斜角肌参加收缩,可使胸骨柄及第一对肋骨向上向外提起以扩展胸廓上部。用力呼气时肋间内肌和腹壁肌肉参与收缩,使胸腔容量进一步缩小,此时的呼气已不再是被动动作而是主动动作了。在用力呼气时,腹壁肌肉是重要的呼气肌肉。在呼吸困难时,呼吸肌肉的收缩更强烈,躯干许多其他肌肉也参与活动。

（二）胸膜腔内压和肺内压变化

1. **胸膜腔**　肺密闭在胸腔内,其压力取决于肺的弹性回缩力和胸壁的弹性回缩力之间的综合作用力。肺泡内气体则通过呼吸道与体外空气相连通。故在呼吸气流为零、呼吸道畅通无阻时,肺泡内的气压与体外大气压力相等。

（1）胸膜腔负压:胸膜腔负压随呼吸周期而变化,正常人安静吸气末负压约为-10.6cmH$_2$O(1cmH$_2$O=0.098kPa),安静呼气末约为-2.7cmH$_2$O,平均大约为-6.7cmH$_2$O。用力呼吸时变化更大。在直立姿势时,由于肺的重力作用,胸膜腔顶端的负压大于胸膜腔底部,差距约有-5.3cmH$_2$O。胸膜腔负压对胸腔内各个柔软器官如静脉、淋巴管等都有影响,食管内的压力也随胸膜腔内压力的变化而变化,在临床上即用食管内中下1/3交界处压力代表胸膜腔内压。

（2）胸膜腔负压的来源及其生理意义:胸膜腔负压是出生以后发展起来的。胎儿出生后胸廓由于弹性而舒展开来,肺也被动扩张,肺组织有弹性,在被动扩张时产生弹性回缩力;进入肺泡内的空气也使肺泡壁具有表面张力。这

两种向内牵引的力量都倾向于使脏层胸膜与壁层胸膜相分离。由于胸膜是一密闭腔，空气不能进入，肺的回缩力量仅造成胸膜腔负压，两层胸膜由于浆液的吸附力，仍互相贴附，不能分离。胸膜腔负压的生理意义是使肺维持扩张状态，不致由于回缩力而完全萎缩。婴儿时期胸膜腔负压很小，随着胸壁和肺组织的成长发育，胸膜腔负压逐渐加大。

在每一呼吸周期中，胸膜腔负压随胸腔和肺的容量变化而发生相应变化。吸气时胸廓扩大，肺组织被动扩张，回缩力加大，胸膜腔负压也加大；呼气时胸廓和肺缩小，肺的回缩力减小，负压也减小。

胸膜腔负压不但作用于肺组织，也作用于胸廓。胸廓有一定的自然容量，其大小主要由胸廓本身的解剖结构所决定。肋骨关节韧带和肋软骨具有弹性。当胸廓容量被外力所张大时，弹性回缩力量趋向于使胸廓回缩到自然容量；反之，如胸廓容量被外力所压缩时，胸廓容量并不是本身自然的容量，因胸廓被胸膜腔负压所吸引，向内收敛。此时胸廓和肺的弹性力量是相反的：肺的弹性要使肺回缩，胸廓的弹性要使胸廓扩大。胸膜腔负压反映这两种对抗力量的动态平衡。

胸膜腔负压也作用于胸腔内的心脏和大静脉，降低中心静脉压，有助于静脉回流和右心充盈。开放性气胸不但损害呼吸功能，也阻碍静脉和淋巴液回流，增加心脏的工作负担。

2. 肺内压（又称肺泡内压）　正常人在呼吸暂停、声带开放、气道通畅时，肺内压与大气压相等，此时呼吸道气体停止流动。吸气时，胸膜腔负压增加，牵引肺脏向外扩张伸展，肺的容量扩大，肺内压降低，造成肺内压与呼吸道开口（鼻）之间的压力差，体外空气仍按压力差由呼吸道进入肺泡，直至肺泡内压力上升到与呼吸道开口的气压相等方始停止流动。呼气时，胸膜腔负压减小，肺脏回缩，肺内压升高，高于呼吸道开口的气压，肺泡内空气因压力差由呼吸道呼出体外，直至压力差消失才始停止流动。故吸气时肺内压低于大气压，呼气时高于大气压。

呼吸时胸内与肺内压力变化的大小与呼吸道是否通畅及呼吸运动的强度有直接关系。如紧闭声门，或紧闭呼吸道的开口，然后用力吸气，胸膜腔内压与肺内压可低至$-106 \sim -40 cmH_2O$；在同样条件下用力呼气，胸膜腔内压与肺内压可高至$80 \sim 133 cmH_2O$。咳嗽、打喷嚏的压力有时可超过$133 cmH_2O$。

（三）呼吸运动　吸气时，吸气肌肉收缩的力量用于克服两种阻力以使肺的容量扩大：第一是胸壁和肺组织的弹性阻力，第二是以呼吸道气流摩擦阻力为主的非弹性阻力。如阻力增大，则实现一定的肺泡通气量所需要的肌肉收缩力量相应加大。相反，如阻力减小，则所需要的收缩力量亦可减小。呼吸系统疾病往往导致弹性或非弹性阻力增加，加重呼吸肌肉的工作量，成为呼吸困难的原因之一。

平静呼气之末，呼吸肌肉完全静息时，肺并不完全萎缩，仍存有大约相当于肺总量40%的功能残气量。此时肺组织的向内弹性力量与胸廓壁的向外弹性力量相等，两种

力量造成胸膜腔负压，保持肺的一定容量。在此基础上要吸入空气，就必须用吸气肌肉的收缩力量扩张胸廓，在胸膜腔内造成更大的负压，这是负压吸气式的呼吸。在呼吸肌麻痹时则用口对口人工呼吸方法或机械呼吸机将空气压入肺内，使肺扩张，吸入空气，吸气后除去压力，借胸廓和肺脏弹性力量又使肺内空气流出体外，造成呼气，这是间歇性正压吸气式呼吸。正压吸气与负压吸气共同的原理，都是增加肺内外的压力差（或称跨肺压）：正压吸气时是肺内压高于肺外（胸廓外）大气压，负压吸气时是肺外（胸膜腔）压低于肺内压。

1. 呼吸系统的压力-容积曲线　跨肺压是指肺内压与肺外压（胸膜腔内压）的压力差，其变化与肺的容量变化之间有依从关系，压力越高，肺容量越大。代表两者之间数量关系的曲线称为呼吸系统压力-容积曲线（图1-2-1）。

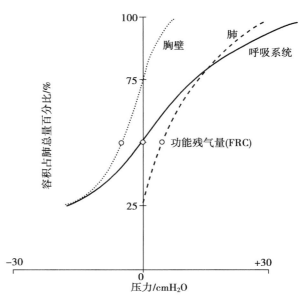

图 1-2-1　呼吸系统压力-容积曲线

从呼吸系统（肺+胸廓）的压力-容积曲线可以看到，在肺容量为功能残气量位（大约等于肺总量的40%）时，肺内压为"零"，即肺内压与大气压相等。这时，肺脏向内缩回的弹性力量数值与胸廓向外张开的弹性力量数值相等，方向相反，互相平衡。在肺容量大约等于肺总量的67%时，胸廓是在它的自然中立位置上，不表现弹性力量（此时的胸膜腔负压仅反映肺脏的回缩力）；在肺容量超过肺总量的67%时，胸廓与肺脏的弹性回缩力都向内，方向相同，共同构成肺扩张的阻力。在功能残气基础上用力呼气，使肺容量小于肺总量40%时，需要呼气肌肉的收缩力量克服胸廓向外张开的弹性力量。

2. 呼吸系统的压力梯度　肺脏是一个"相对"被动运动的器官，当呼吸系统内有一定压力梯度（Pao−Ppl）存在时，肺脏就扩张。胸膜腔负压的存在，使气体进入肺脏；正压机械通气时气道内压高于大气压，能把气体送入肺部。故胸膜腔、肺泡和呼吸道内所产生的压力变化，成为呼吸运动时影响和促进通气的动力因素（图1-2-2）。

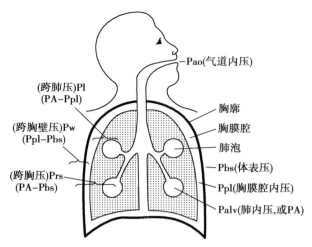

图 1-2-2　呼吸系统的压力示意

气道内压（Pao）与体表压（Pbs）之间的压力差决定呼吸系统的流量和容量扩张。肺内压（Palv）和气道内压（Pao）之间的压力梯度影响气道内的流量。当胸膜-肺泡间存在压力梯度时，肺脏产生扩张。胸壁运动受胸膜腔和体表压之间的压力梯度（Ppl-Pbs）所支配。

（1）胸膜腔内压（Ppl）：胸膜腔内压直接受呼吸肌活动的影响，正常时功能残气位的胸膜腔内压为-5cmH₂O，吸气时负压增加，呼气时减少。胸膜腔负压作用于胸腔内大静脉，有利于静脉血液回流；因重力的作用，直立位时胸膜腔负压从肺尖部到肺底部逐渐减少。

（2）肺内压（PA）：肺内压与气道内压的差值决定呼吸道的气流。吸气时，因胸膜腔负压的增加超过了肺弹性收缩压的增加，使肺内压低于大气压，气体进入肺内，直至肺内压与大气压相平衡，气流停止。呼气时，吸气肌松弛，胸膜腔负压减少至低于肺弹性收缩压，肺内压上升超过大气压，气体流向肺外。肺内压也直接作用于肺泡周围毛细血管，引起局部血流的改变。机械通气时，肺内压直接受呼吸机的吸气压力的影响，通气压力过高可造成肺损伤及对循环功能的影响。

（3）气道内压（也称气道开口压，Pao）：在吸气或呼气末，气流停止时，从肺泡到鼻、口腔，气道各处的压力相等。吸气时从口、鼻腔到肺泡的压力递减，呼气时则递增。在呼吸运动中，气道内任意两点间的压力差，决定于其间气道阻力的大小及气流的速度。

（4）跨胸压（Prs）：相当于肺泡与胸廓外大气压之差（Prs=PA-Pbs，呼吸肌肉完全休息状态下），是扩张或压缩胸廓、肺脏的总压力。正常呼吸时由呼吸肌肉收缩来改变Prs，机械通气时呼吸机通过改变气道内压和肺内压来改变Prs。

（5）跨肺压（Pl）：相当于肺内压与胸膜腔内压之差（PA-Ppl），是扩张或收缩肺的压力。跨肺压的大小，主要与肺顺应性有关，肺顺应性减低时跨肺压增大。

（6）跨胸壁压（Pw）：相当于胸膜腔内压与胸廓外大气压之差（Ppl-Pbs，呼吸肌肉完全休息状态下），是扩张或压缩胸壁的压力，其大小决定于胸壁的顺应性。

（7）跨气道壁压：相当于气道内外压力之差，胸腔内气道的经气道压，也是胸膜腔内压与气道内压之差。机械通气时，有时可通过增加呼气阻力或呼气末压力的方法，来增加呼气时或呼气末的气道内压，减少跨气道壁压以防止气道陷闭。

3. 顺应性

（1）顺应性的基本概念：顺应性（compliance）是一个物理学概念，是弹性物体的共同特性，指单位压力改变时所引起的容积的变化。呼吸系统顺应性的研究是呼吸力学中的一个重要指标。肺脏是一个具有弹性的器官，肺顺应性与肺脏的物理学特性密切相关。肺弹性除与肺的弹性组织有关外，还受表面张力的影响。此外，肺血容积等因素也影响肺组织的弹性。

在呼吸生理中表达肺的弹性（E）和压力（P）、体积（V）的关系时，肺的弹性可用下列方程式来表示：

$$E = \Delta P / \Delta V$$

呼吸系统的弹性阻力在呼吸功能测定中以顺应性（C）表示，顺应性为弹性阻力的倒数，两者的关系是：

$$C = 1/E$$

顺应性通常以单位压力改变所产生的体积改变来表示：

肺顺应性（C_L）= 呼吸容量变化（L）/压力差（cmH₂O）

压力差可以采用不同的压力指标，反映不同的顺应性。如果采用跨肺压[肺内压（气道内压代替）与胸膜腔内压（以食管压力代替）的差值]，就可以计算出肺顺应性。正常时肺的顺应性甚好，就是说较小的压力可引起较大的体积改变。顺应性测定必须在静态条件下，即无气流条件下测定，以排除气道阻力对检测的影响。

呼吸系统的总顺应性约 1.1L/kPa（0.11L/cmH₂O），它包括胸廓的顺应性与肺组织的顺应性，三者关系是：

1/总顺应性 = 1/肺顺应性 + 1/胸廓顺应性

胸廓顺应性与肋骨骨架、肋间肌和胸壁组织有关，肺顺应性与肺泡表面张力（尤其是低肺容量时）和肺组织（肺泡、呼吸道、血管、肺间质等）的特性有关。

总顺应性受胸廓和呼吸肌的影响，只能在一定程度上反映肺病变情况，但由于在机械通气患者中比较容易测定（正压通气和呼吸肌肉放松条件下，跨胸压为吸气末与呼气末的气道内压差值），是有创机械通气患者中常用的检测。

临床上，总顺应性有三种不同表示方法：

1）静态顺应性：指分段改变肺容量，气流暂时阻断，即在流量为零的条件下检测的压力-容积曲线，计算出相应的顺应性，它反映肺和胸廓的弹性。

2）有效动态顺应性：在应用呼吸机过程中测得的顺应性。由于测定不是在气流阻断的流速为零条件下进行的，除了反映肺和胸廓弹性外，还包括克服气道阻力成分。通常有效动态顺应性比静态顺应性小 10%~20%。

3）比顺应性（specific compliance）：肺容量的大小对顺

应性有一定的影响。例如,同样的压力改变对成人肺引起的容积变化要比婴儿为大,这显然是由于婴儿肺脏较小所致。同理,肺叶切除后肺顺应性亦减小。为确切了解肺的弹性特点,采用单位肺容量对顺应性进行标化,称作比顺应性。即把测定的顺应性除以功能残气量(C_L/FRC),此值在不同性别与不同年龄之间基本相同。

(2)顺应性的影响因素

1)生理因素。①肺容积:肺顺应性与肺容积相关(见前)。②性别:肺顺应性的测定显示男性比女性高40%,但男性的肺总量、功能残气量等也较女性高30%~40%。因此,实质上不同性别之间肺组织的弹性无内在的差异。③年龄:自儿童至成人期,肺顺应性逐渐增加,这与肺弹性纤维网的变化有关;另外,胸廓与肺脏生长的不平行,胸廓增长较肺脏快,因此对肺组织的牵拉作用也增加。④身高:动态、静态肺顺应性与身高呈明显的正相关关系。肺顺应性随身高增长而增加。⑤体位:肺顺应性在坐位最高,俯卧位次之,仰卧位最低。⑥运动:运动时较平静呼吸时,肺顺应性有明显的增加。

2)病理因素:肺弹性阻力减低时顺应性增加,如肺气肿;肺弹性阻力增加时顺应性减小,如肺水肿、炎症、肺不张及间质纤维化等。①肺气肿:肺气肿患者的静态肺顺应性增加,这与肺弹性阻力下降有关。肺弹性阻力的异常是由于肺胶原纤维和弹力纤维排列和结构的变化;另与肺泡气腔体积的增大相关。②支气管哮喘:支气管哮喘患者也可发生上述类似改变。③肢端肥大症:因有肺容积的增加,静态肺顺应性成比例地增加,而肺弹性阻力正常。④弥漫性肺间质纤维化:动态和静态肺顺应性均减低,最大静态肺弹性阻力通常是增加的。这与肺容积的减少和肺泡的"硬化"有关。⑤肺外疾病:肺外的许多疾病,如脊髓灰质炎、胸廓成形术、胸膜疾病、膈肌抬高、肥胖和胸壁肌肉疾病等,肺和胸壁的顺应性均可降低。⑥心脏疾病:许多心脏疾病如二尖瓣狭窄、间隔缺损等,均有肺顺应性的下降。这与心脏扩大、胸腔积液和肝大所致的功能肺单元的数量减少有关,间质性肺水肿可影响肺组织的弹性,肺动脉高压也参与了一定的作用。⑦发生急性呼吸窘迫综合征(acute respiratory distress syndrome,ARDS)、肺水肿和肺炎等时,正常肺泡气腔减少,使肺顺应性下降。

(3)顺应性下降对患者的影响:①肺顺应性下降后,为了维持原有的潮气量,就必须增加跨肺压,因而使吸气力增加,呼吸肌做功也增加,严重时可导致呼吸衰竭。②由于肺部疾病所致的顺应性下降,在肺内各部分的变化并不一致。不同的顺应性可影响肺内气体分布,造成通气血流比例(ventilation perfusion ratio,V/Q)失调,引起低氧血症。③肺水肿时,肺顺应性下降,吸气时血管周围组织的压力变负,致使流体自血管内流向血管周围组织。④顺应性下降后,肺泡扩张受限,为了维持静息每分钟通气量(简称每分钟通气量),患者的呼吸表现为浅而快。

(4)顺应性增加对患者的影响:顺应性增加后,患者在潮气量呼吸时所需的跨肺压较小,呼吸功也较小。由于跨肺压对维持小气道的通畅具有重要作用,跨肺压的下降可

使小气道狭窄闭锁,增加气道阻力,导致肺内气体分布不均,使呼气流速受限。如肺气肿患者的肺顺应性增加,功能残气量也增加,患者在肺过度充气的情况下进行呼吸。残气量和肺总量之比增加,影响肺功能,严重者可导致呼吸衰竭。

(5)顺应性在机械通气和呼吸监护中的应用:①指导呼气末正压通气(positive end expiratory pressue,PEEP)水平设置。优化PEEP压力设置方法之一是依据"最大顺应性"的设置方法。②判断调整PEEP后的治疗反应和ARDS的严重程度分级。③辅助诊断机械通气的并发症。肺顺应性的突然变化提示可能出现并发症,需要及时进行检查和评估。④客观评价胸部物理治疗的效果。胸部物理治疗后肺顺应性的增加,可能与小气道分泌物的清除与功能肺单元的增加有关。

4. 阻力　气道阻力(airway resistance,Raw)是非弹性阻力的主要成分,占呼吸总阻抗的30%。次要成分为组织阻力,占5%。气道阻力是气体在流动过程中与呼吸道内壁之间发生摩擦所造成。气流愈快,管径愈细,阻力愈大。气道阻力通常以单位流量(常用L/s)所产生的压力差来表示:

$$气道阻力(Raw)=压力差(kPa)/流量(L/s)$$

(注:压力差为口腔与肺泡的压差)

多数呼吸机可测定出气体流量,从而计算出Raw=(峰压力-平台压力)/气体流量。

由上述可知,当气道阻力增大时,为了维持流速不变,需要更大的压力差,在自主呼吸患者需增加吸气力量,应用呼吸机时要加大驱动压力。气道阻力的正常平均值在成人吸气时为0.17kPa/(L·s)[1.7cmH₂O/(L·s)],呼气时为0.19kPa/(L·s)[1.9cmH₂O/(L·s)]。支气管平滑肌痉挛、黏膜水肿、充血和分泌物的充塞,导致管径变窄,产生湍流,均可使气道阻力明显增加。

肺容量对气道阻力有重要影响,肺容量减少时,由于气道内径偏小,阻力增大,在很低肺容量时,特别是在肺底,呼气时小气道可完全闭合,使部分气体滞留于肺泡内,影响气体交换。高肺容量时,由于肺扩张,支气管内径增加,阻力减小。

下列情况时气道阻力可增加:

(1)支气管哮喘:哮喘发作时气道阻力增加,呼气时气道阻力较吸气时为高,支气管扩张剂可以缓解气道痉挛,从而降低气道阻力。

(2)慢性阻塞性肺疾病(简称慢阻肺):气道阻力常常增加,但受支气管扩张剂的影响并不明显。其机制与慢性气道炎症导致的小气道狭窄、肺结构破坏导致的肺气肿等因素有关。此外,呼气时气道萎陷,用力呼气时胸腔内形成正压对支气管的压迫,肺泡排空并不一致致使增大的肺泡压迫周围肺泡管等因素,都与慢阻肺患者的气道阻力增加相关。

(3)其他阻塞性通气障碍:由于肿瘤、瘢痕组织等原因引起的阻塞性通气障碍,均可引起气道阻力的增加。

(4)医源性气道阻力的增加:气管插管或气管切开管

的过长或过细,或管道内有痰痂阻塞时,均可引起气道阻力的增加。

5. 气体陷闭　正常人在平静呼吸时,呼气主要靠肺泡弹性回缩力,不需要呼气肌用力。当呼气流速增加或支气管阻塞时,则需要呼气肌用力,以增加气道两端的压力差,增加呼气流速。最大呼气流速是由呼气肌的收缩力(表现为胸膜腔内压)、肺泡弹性回缩力与气道阻力三者决定的,其中前两者的作用可以增加肺内压,即驱动气体外流之力。

安静呼气末期,正常人的胸膜腔内仍有 $-2.7cmH_2O$ 的轻微负压,胸膜腔和气道内压差小于吸气时,气道内径较吸气时略窄,但仍保持开放。用力呼气或气道阻塞时,胸膜腔内压增大为正值,在呼气过程中气道内压力由于阻力的消耗也逐渐下降。当呼气到一定程度时,气道内压从大于胸膜腔内压到等于胸膜腔内压的交界处,即在等压点。当气道内压再继续减小时,跨气道壁压与管壁坚固程度共同决定气道是否被压闭。小气道闭合可导致肺泡内气体陷闭(gas trapping)。呼吸道阻塞时,如哮喘患者,气道阻力增大,易于发生气体滞留。

二、肺循环生理

(一)肺循环的功能特点

1. 肺血容量与分布　成人肺血容量为 $204\sim314ml/m^2$(平均 $271ml/m^2$),约为体循环的10%。在静态下,毛细血管床含量为 $60\sim100ml$;在运动时,可增至 $150\sim250ml$。肺血流量与分布受重力、胸膜腔内压与肺容积等因素的影响。立位时,因重力关系,肺尖部和肺底部血流量有差异,分别为 $0.6L/min$ 和 $3.4L/min$,相差约5倍;在平卧位,这种差异则不存在。运动时,无论上肺部或下肺部,血流量均增大,局部差异减小。胸膜腔内压和肺容积的改变,亦可影响肺血流量。吸气时,由于胸膜腔负压增大,较大的肺动脉和肺静脉扩张,而在呼气时,胸膜腔负压减小,两者均缩小。毛细血管与肺泡组织密切接触,在吸气时,由于肺泡增大,毛细血管受到压缩,而致血管内阻力增加,血量减少。由于同时发生的较大动脉在吸气时的扩张和肺泡表面张力的限制作用,在一定程度上,毛细血管血流受限较小。

2. 双重供血　如前所述,肺脏具有肺动脉和支气管动脉双重供血。支气管动脉分支分布于终末细支气管以上各级支气管、淋巴组织和脏层胸膜。在终末细支气管末端,分出毛细血管网,与位于呼吸性细支气管周围的、由肺动脉灌注的肺泡毛细血管相结合。支气管动脉血量,虽仅为心排血量的1%～2%,但肺脏的双重供血,有重要的生理意义。

3. 气体交换　肺血液循环,在结构上,保证了非常有效的气体交换的进行。在终末肺单元,亿万毛细血管紧密地依附在肺泡周围。为了满足充分氧化的生理需要,静脉血流经仅容一个红细胞通过的纤细的毛细血管,扩散到面积达 $70m^2$ 的广阔区域内,在 0.75 秒的流经时间内,气体交换在短短 0.3 秒中,即可达到平衡。

4. 低压、低阻　平静呼吸时,肺动脉压约为 $3.07/1.07kPa(23/8mmHg)$,为体循环压力的 $1/6$。在运动过程中,因肺血管阻力低、扩张能力强,即使在心排血量急剧增加的情况下,肺循环压力一般并不明显增高。肺循环阻力远较大循环阻力低。从毛细血管末端到左房的压力下降的梯度仅为 $0.13kPa(1mmHg)$,说明肺静脉系统阻力也很小。

5. 非呼吸功能　肺循环的主要功能是输送血液完成气体交换,除气体交换外,还具有其他功能。

(1)滤过功能:肺毛细血管可以滤过悬浮在返心静脉血内的癌细胞或其他微粒,而使脑、肾等重要器官免受损伤。

(2)代谢功能:肺脏可以合成、储存、释放、激活或灭活多种具有生物活性的化学物质,例如,一氧化氮、内皮素、胺类、前列腺素类、血管紧张素转换酶等。这些过程大部分在肺血管内皮细胞进行。

(3)贮血功能:通过肺内毛细血管的舒缩或开闭,调节肺内血量,起到缓解肺动脉压的波动和贮血功能。这种情况可见于激烈运动时,或由立位转换为平卧位,血液从肢体回流入右心系统,然后进入肺部时,肺动脉压维持相对稳定。

6. 液体转运　正常情况下,肺内毛细血管的液体不断溢出到肺间质、不断引流,保持着动态平衡。病理状态下,特别是在毛细血管流体静水压增加,或毛细血管内皮细胞通透性增高的情况下,肺内液体的溢出和引流的动态平衡遭到破坏,在临床上出现肺水肿。影响液体转运有关的各种因素如下:

(1)毛细血管内皮细胞通透性:液体可以通过内皮细胞间裂隙或饮泡而外溢,亦可直接通过细胞膜而渗出。在病理状态下,例如,在缺氧、吸入有毒气体、氧中毒等,内皮细胞胞质突起可以回缩,裂隙因而扩大,或由于血液容量增加,毛细血管内流体静水压增高,裂隙也可以扩大。这些均可导致毛细血管内皮的通透性增高。

(2)毛细血管流体静水压和胶体渗透压:正常情况下毛细血管流体静水压约为 $1.33kPa(13.6cmH_2O)$,胶体渗透压约为 $3.3kPa(33.6cmH_2O)$。

(3)间质流体静水压和胶体渗透压:间质流体静水压为负压,为 $-0.67\sim-0.40kPa(-6.8\sim-4cmH_2O)$,因此毛细血管的跨壁压为 $[1.33-(-0.67\sim-0.40kPa)]kPa$ 或 $1.73\sim2.00kPa$。间质的胶体渗透压约为 $2.53kPa(25.8cmH_2O)$,较血液渗透压为低。

(4)淋巴引流:淋巴循环分布于胸膜表面和支气管-血管周围,最后流向肺门。位于肺泡附近的淋巴组织称"邻近肺泡淋巴管(juxta-alveolar lymphatics)"。后者可以抽吸附近的间质积液,转送到深层淋巴循环。

肺水肿发生机制主要有4个方面:①肺毛细血管内皮细胞通透性增强;②肺毛细血管流体静水压增高;③肺毛细血管胶体渗透压降低;④肺淋巴引流障碍。这4种因素中,任何一种发生障碍,均可导致间质水肿或肺泡水肿。

7. 肺的水平衡　在肺泡仅有约 $0.5\mu m$ 的薄层将肺毛细血管的血液与肺泡气体隔开,使肺泡不被液体充满,这对正常气体交换很重要。根据 Starling 定律的计算,肺内液体从毛细血管流向间质,在正常成人大约每小时20ml,这些肺泡周围间质内的液体去向通常是经血管周围和支气管周围的淋巴被送到肺门淋巴结,病理情况下则积聚为间质肺水肿,进而穿过肺泡上皮进入肺泡。

任何原因,凡能使将液体排出到肺毛细血管外的力增加,或将液体"吸入"到肺毛细血管内的力减少的因素,均可促使液体进入间质和肺泡,进一步则发展为肺水肿。如过量输液、左心衰竭时肺静脉压增加,先天性心脏病患者肺血流量过高,气管切开患者吸痰时负压过大(使肺内压下降)均可导致肺水肿。此外,血浆蛋白下降、肺毛细血管通透性增加(感染因素、胃内容物误吸、氧中毒、呼吸窘迫综合征等)均是肺水肿的原因。此外,肺表面活性物质减少也是导致肺水肿的一个重要因素。

运动或体力劳动时,肺循环(包括肺毛细血管)压力增加,将液体"吸入"肺毛细血管内的力将减小,在心功能本已不正常的患者,易致肺水肿。临床上中枢神经系统病变如颅脑损伤、脑水肿等亦可产生急性肺水肿,可能是脑缺氧使交感神经中枢活动亢进,反射性地造成肺小静脉痉挛的结果。

(二)肺循环的压力

1. 血管内压力　肺循环压力甚低,正常人主肺动脉平均压力仅 2kPa(15mmHg),而主动脉的平均压力为 13.3kPa(100mmHg),后者比前者高近 6 倍,但左、右房的压力差别并不大,分别为 0.27kPa 与 0.67kPa(2mmHg 与 5mmHg)。据此,肺循环的驱动压力为 1.33kPa(10mmHg),体循环的驱动压力为 13kPa(98mmHg)。

肺循环的低压由其功能决定。从减轻右心负担角度而言,肺动脉压只要能克服重力,将血液推向肺的不同部位(包括肺尖),即可满足气体交换的要求。

2. 跨壁压力(transmural pressure)　跨壁压力即血管内与外周的压差,与体循环不同,肺循环受血管周围压力影响甚大。肺毛细血管被气体所包围,易受肺内压的影响而被压缩。正压呼吸对循环系统的影响之一,就是由于跨壁压力增大,影响了肺循环血流。

3. 肺动脉高压　在吸入低浓度氧时肺动脉压增高,当动脉氧饱和度降至 77% 时,肺动脉压增加 0.67kPa(5mmHg),但血流增加较少,表明同时出现肺血管阻力增加。肺组织局部缺氧时有上述同样表现,其临床意义在于将血液引离缺氧的局部,以减少 V/Q 失调的程度。此外肺血量增加(如室间隔缺损)、肺换气总面积减少(因肺气肿破坏)、肺循环阻力加大(如肺小动脉栓塞)和呼吸性酸中毒时均可使肺动脉压增高。较严重的肺动脉高压,对右心是重大负担,可引起心力衰竭,慢性的长时间的肺动脉高压,可形成慢性肺源性心脏病(简称肺心病)。

(三)肺血流的分布特点

1. 肺血流的分布　肺血管有较大的可扩张性,重力作用对肺各部血流有明显影响。肺不同部位的血流量,几乎与其高度呈直线关系,越向上流量越小,肺尖与肺底的距离有 30cm,其压差可有 3kPa(即相当于 23mmHg 或 30cmH₂O),与

肺动脉压数值甚接近。肺各部位的血流量,决定于肺动脉压和肺静脉压的关系,直立位在肺的上、中、下三带和底部,有 4 种不同情况(图 1-2-3)。

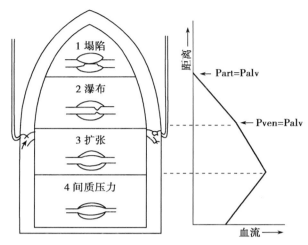

图 1-2-3　肺血流的分布示意
Part,肺动脉压力;Palv,肺内压;Pven,肺静脉压力。

(1)第一区(上带):从肺尖到向下约 4cm 处,肺内压大于肺动脉压,无血流通过肺泡,形成无效腔样呼吸。正常人此区范围较小或不存在,但当肺动脉压下降(如休克)或肺内压增加(如机械通气时正压通气)时,此区范围可能扩大。

(2)第二区(中带):此区肺动脉压大于肺内压,但肺静脉压仍低于肺内压,此处的肺血流量决定于肺动脉与肺泡的压力差(而不是通常的动静脉压差),随着位置的下移,肺动脉压增加,肺内压基本不变,开放的肺毛细血管增多,肺血流量也加大。

(3)第三区(下带):此区肺静脉压超过肺内压,血流量由肺动静脉压差决定,由于血管内压的增加,原来关闭的毛细血管亦将开通,原已开放的毛细血管,因重力作用亦更扩张,肺血流量较中带更大。

(4)第四区(底部):由于间质内重力形成的压力作用,使肺泡外血管受压,血管阻力大,导致此区血流减小。

以上是立位时肺血流分布情况,平卧位时则有所改变,身体靠下的部位血流量将偏多。病理情况下,如肺泡过度膨胀,气体滞留,或应用呼吸机时正压过大,可使大部分肺转向二区或一区,使肺血流量明显减少。另一些病理情况,如血管周围间质水肿、左心衰竭、缺氧等可造成肺毛细血管渗漏,由于血管阻力加大,血流减少,可使靠下的肺大都成为四区。

肺血流分布对换气功能有重要影响,肺血流及其分布的主要调节是血管运动性调节,它同时受体液因素和神经反射的影响。区域性肺血流的调节,可能与该区域的某些细胞(如肥大细胞)释放的血管活性物质有关。

2. 影响肺血流分布的因素

(1)运动:运动时,肺血流量能从静息时的 5.4L/min 增至 30~40L/min。当大量的血液回到右心室时,心室扩张更大,从而增加了心室的收缩力量,使心室输出更多的血

液。此外,在运动时,原先关闭的肺血管开放,阻力血管口径加大。

(2)肺容积:在正常潮气容积范围内,肺血流分布基本上是均匀的。在功能残气量时,肺底部血流量大于肺尖部。在残气量时,肺尖部的血流量反而大于肺底部。在肺总量时,肺血流量从第二前肋间向肺底部递增,接近肺底部时又减少。

(3)低氧和高碳酸血症:低血氧时,肺血管收缩,通气不良的肺区血流减少,而转向通气良好的肺区。低氧对肺血管平滑肌的收缩作用可能与去极化和钾离子的释放有关。高碳酸血症时,肺血管也收缩,肺血流量减少,这可能与局部 H^+ 浓度的增高有关。

(4)神经调节:交感神经兴奋时,肺血管收缩,血流分布减少。副交感神经兴奋时,与之相反。

三、肺脏的换气功能

肺脏要进行气体交换,首先需将气体自外界吸入肺内,并将已经交换过的气体自肺泡呼出,此过程称为通气;同时肺泡内气体还要与流经肺脏的血液内气体交换,此过程称为换气。通气功能与换气功能互相联系,互不可分。影响换气功能的因素包括 V/Q、肺内分流和弥散等几方面。

(一)通气血流比例(V/Q)　　肺内要进行正常的气体交换,依赖于单位时间内肺泡的通气量与流经肺泡的血流量有适当比例。理想的情况应是,肺内 3 亿个独立的气体交换单元,其通气和血流均可以得到完美的匹配,也就是每个肺泡的通气量恰好能满足流经该肺泡的血液气体交换的要求,两者比例 1:1,因而可以得到最佳的气体运输。但实际上几亿肺泡都达到这一比例是不可能的,正常人在直立位由于受重力影响,肺上部血流少,肺下部血流多,虽然肺的通气量在底部也高于上部,但下部血流按比例仍偏多,因此 V/Q 即每分钟通气量与每分钟血流量之比值在肺下部偏低,在肺上部偏高,这表明在肺上部相对地灌注不足,下部相对地通气不足。正常人总的 V/Q 为 0.8,这是肺的不同区域,不平均的 V/Q 的综合结果。由于 V/Q 的不同,肺上下部的气体交换与血气成分也就有相当的差异。正常青年人的肺,V/Q 为 0.6~3.0,平均为 0.8。随着年龄的增加,V/Q 不均的程度也增加。

病理情况下最普遍的换气功能障碍的原因就是 V/Q 失调,通气与血流改变的比例可有各种不同改变,也就是,V/Q 可从 0 到无穷大。两个极端的结果是:肺单元内通气完全停止但灌注存在(其结果与静动脉分流相似)和肺单元内有通气存在但无灌注(其结果与解剖无效腔相似)。前者肺内分流可使动脉血氧分压(PaO_2)普遍下降。后者若有足够的通气量代偿,并不一定引起动脉二氧化碳分压($PaCO_2$)的改变。不同部位,V/Q 的改变可以不一,下面分述不同 V/Q 改变对血液气体的影响。

1. V/Q>0.8　　多因流经该区肺泡的血流量不足所致,

这类改变增加无效腔通气。此种情况见于过度通气或灌注不佳的肺单元。高 V/Q 在肺气肿患者中常见。这些患者由于肺内结构的重组,通气和血流均可下降,但肺血流的下降程度更为显著。肺栓塞后,栓子阻塞的远端肺区,因肺血流的减少也可出现 V/Q 的增加。机械通气的患者,如通气压力过高,肺部充气过度,而使肺血流转移,也可出现这种 V/Q 的增加。V/Q 失衡对气体交换可产生显著的影响,但大多数情况只产生低氧血症而无高碳酸血症。

2. V/Q<0.8　　因该区肺泡通气不足而血流增加,流经该区的血得不到充分的气体交换,肺静脉的氧合状态介于动脉血与静脉血之间,取决于 V/Q 失调的严重程度。由于动、静脉血 PO_2 差别大和氧离曲线的 S 形特征,而 PCO_2 差别小和 CO_2 解离曲线近似于直线,故低 V/Q 可以导致 PO_2 明显下降,PCO_2 稍有上升。此种情况见于哮喘,因支气管痉挛通气量显著减少。肺不张时,肺内无气,V/Q 等于 0。

3. 通气过度对通气不足的代偿　　由于支气管阻塞等因素,可使阻塞的肺泡通气量减少,未阻塞的肺泡通气量偏大,形成肺内气体分布不平均,结果高 V/Q 与低 V/Q 并存,此时对 CO_2 和 O_2 的影响是不同的。

(1)PCO_2:流经高 V/Q 区域的血液 PCO_2 偏低,可对流经低 V/Q 区域血液的 PCO_2 偏高起代偿作用,两种血混合后其 PCO_2 正常或近于正常。但若高 V/Q 区的血流量过少,或 PCO_2 近于正常,则难以代偿低 V/Q 区较多血量所造成的 PCO_2 增高。

(2)PO_2:由于正常的血氧分压 13.3kPa(100mmHg)是在氧血红蛋白解离曲线的平坦部分,血液流经通气过度的肺泡,虽然 PO_2 可以有所提高,但氧饱和度上升有限,难以代偿通气不足部分引起的 PO_2 下降,两部分血液相混,PO_2 将有较大程度的下降。

最终血气改变的结果是 PO_2 下降,PCO_2 正常或稍偏低,这是肺病变的早期,轻度和中度 V/Q 失调比较普遍的现象。当病变加重,通气不足的肺泡增多,余下的肺泡又难以代偿时,PCO_2 亦将升高。

4. 氧疗对 V/Q 的影响　　严重的低氧血症和高碳酸血症,尤其为慢性发病时,氧疗有可能导致 $PaCO_2$ 的上升。既往常常将这一现象归结于吸氧抑制了由低氧所驱动的呼吸中枢。但是对慢阻肺患者的研究证实:吸氧浓度增加所致的 $PaCO_2$ 上升,并不存在肺通气量的明显下降。另外其他两种因素参与了 $PaCO_2$ 的增加,其中最为重要的是 V/Q 不同程度的加重。因为吸氧后缓解了血管低氧性收缩,致使通气不佳的肺单元的血流灌注又增加。此外,由于血氧饱和度的增加,血红蛋白对 CO_2 的亲和力下降,这一现象称为霍尔丹(Haldane)效应。

氧疗所致的高碳酸血症,其临床处理取决于 CO_2 增加的程度和患者的临床表现。$PaCO_2$ 的少量增加且患者的神志无明显变化,通常不需要干预。如果有进行性的高碳酸

血症或出现 CO_2 麻醉的症状,则需要机械通气。通常不采取降低吸氧浓度的方法来纠正高碳酸血症,因为这将导致更为严重的生理功能紊乱。进行性的高碳酸血症虽然是严重的临床表现,需积极处理,但很少会导致患者死亡。然而严重的低氧血症可使患者发生死亡。避免发生这一现象的最好方法为"控制性氧疗",即通过控制吸氧浓度的少量增加,来达到可接受的 PaO_2。

5. 年龄对 V/Q 的影响　V/Q 随年龄而发生变化,老年人自肺尖到肺底血流的差别较年轻人为小,可能与肺动脉压随年龄增加有关。由于肺动脉压的增加而使肺血流分布更为均匀。但老年人肺下部通气较年轻人差,这是由于老年人肺弹性减弱使胸膜腔负压减少,因而气道在高肺容量时即闭合,致使肺下部的通气减少。V/Q 也减低,这可以解释老年人血氧饱和度减低的原因。

6. 影响 V/Q 的病理因素

(1) 哮喘:哮喘患者的低氧血症主要是由于 V/Q 失调,而不是由于分流或弥散障碍所致。急性 V/Q 失调主要原因为小气道的黏膜水肿和黏液,而非气道狭窄。

(2) 慢阻肺:慢阻肺的红喘型患者常常有异常高的 V/Q 区,但无异常低的 V/Q 区,可有轻度分流存在。异常高的 V/Q 区与肺气肿肺泡扩大及有通气而无血流有关。慢阻肺的紫肿型患者则表现为异常低的 V/Q 区,发生机制与哮喘相似,是由小气道的黏液、水肿或扭曲引起的阻塞所致。

(3) 肺间质纤维化:肺间质纤维化的患者 V/Q 相对比较正常,但有低 V/Q 区或 V/Q 为 0 的区域存在,一般占心排血量的 10%~20%,因而不能解释患者严重的低氧血症。此类患者常常有心排血量的下降、混合静脉血氧分压的减低和弥散功能障碍,与严重的低氧血症有关。

(4) 急性呼吸窘迫综合征:急性呼吸窘迫综合征患者可有完全分流(V/Q=0)、低 V/Q 区和高 V/Q 区同时存在。完全分流的发生机制为:肺泡内有渗出液存在;肺不张;通过卵圆孔开放的右向左的分流存在。低 V/Q 区可能与肺泡内被渗出液所充盈和远端气道阻塞或局部顺应性降低有关。高 V/Q 区的发生机制为:机械通气对肺内压所产生的影响,呼吸机产生的高吸气压或 PEEP 使顺应性较好的肺单元过度充气,压迫肺泡毛细血管使血流量减少,因而 V/Q 增高;此外,肺微血管阻塞或肺栓塞也可造成 V/Q 增高。

(5) 肺栓塞:常有异常高的 V/Q 区,显然为肺血管栓塞所致;同时有低 V/Q 区出现,系由于肺不张所致的肺内分流增加。另外,患者发生肺栓塞后常有一定程度的心排血量降低和混合静脉血氧饱和度降低,也与低氧血症有关。

(二) 肺内分流　肺内分流是指流经肺部的血未进行气体交换便直接与经过气体交换、动脉化的血相混合,使血氧下降,其性质类似于先天性心脏病患者的"右向左分流",但不是在心血管水平,而是在肺内,故名肺内分流。测定肺内分流大小和动态变化有助于了解肺部的病理生理改变,常用 Qs/Qt 来表示。Qs/Qt 是指每分钟从右心室排出的血流中,未经过肺内氧合而直接进入左心室的血流量(分流量)和心排血量的比例。实际上,包括解剖分流和肺内分流。

正常人支气管静脉和心最小静脉(Thebesian 静脉)的血不经气体交换直接进入左心,形成肺内分流,但其量占心排血量的 2% 以下,肺内还有少部分静动脉交通支,其量甚微,但老年人可增加。

V/Q 失调时,通气量少于血流量,即可引起不同程度的静动脉血混合,或肺内分流样改变;如通气完全停止,而血流继续,则形成病理的肺内分流,这是换气功能障碍中最严重的一种,也是呼吸衰竭时,尤其是急性呼吸窘迫综合征时,引起严重血氧下降的主要原因。肺炎、肺不张、肺水肿等凡使毛细血管内血流不能与肺泡气接触者均可形成肺内分流,严重的肺内病变时,Qs/Qt 可多达 30%~50%。病理情况下支气管循环的血管可以增生,使肺内分流加大,见于支气管癌和某些严重的先天性心脏病。伴有肺动脉高压的先天性心脏病,还可能因静动脉交通支的开放而使肺内分流量增加。肺内分流引起血氧下降的基本原因是静脉血混入动脉血中,因此当心排血量下降(此时静脉血氧含量将更低),肺内分流引起的血氧下降也将更严重。肺内分流所致血氧下降的严重性在于单纯给氧方法不能改善 PaO_2(但用 PEEP 给氧的方法可改善 PaO_2),这是由于氧解离曲线的特点所致,提高通气良好部分的氧分压,并不能使该部分血液的血红蛋白"过饱和"地携带氧,而难以代偿未进行气体交换血液的血氧下降,但通过吸氧后氧分压的改变,可对换气功能障碍的性质和肺内分流的程度进行测定。总之,肺内分流所致的低氧血症,不能用提高吸入氧浓度来纠正。

1. Qs/Qt 的临床意义　肺内分流的大小可直接反映肺换气功能的损害程度。

(1) Qs/Qt<5%~10%:属于正常范围。

(2) Qs/Qt=10%~19%:说明肺内存在病理分流,但对呼吸功能影响较少。

(3) Qs/Qt=20%~29%:反映肺功能损害严重,如患者同时有心血管系统功能异常,则这一水平的分流量可能需要机械通气支持,甚至危及患者生命。

(4) Qs/Qt>30%:提示患者预后危重,需积极进行心肺支持治疗。

2. Qs/Qt 的计算

$$Qs/Qt=(CcO_2-CaO_2)/(CcO_2-CvO_2)$$

CcO_2 为肺毛细血管末端血氧含量,CaO_2 为动脉血氧含量。CvO_2 为混合静脉血氧含量。

由于 CcO_2 在临床上几乎无法测定,通常采用吸入 100% 纯氧 20 分钟后,用简略估算公式计算肺内分流:

$$Qs/Qt=(700-PaO_2)\times5\%$$

3. 影响 Qs/Qt 的因素

(1) 心排血量:心排血量的变化可显著影响肺内分流。心排血量下降越显著,Qs/Qt 就越小,反之亦然。肺血流量的增加,如使用多巴胺、多巴酚丁胺和异丙肾上腺素静脉滴注时,Qs/Qt 可增加。其原因为原已闭锁的肺血管又重新开放,但一般变化范围不超过 5%。

(2)肺血管阻力:因缺氧性肺血管收缩时,肺血管阻力增加,可使 Qs/Qt 降低。

(3)肺容量:增加肺容量可使 Qs/Qt 下降。急性呼吸窘迫综合征患者在机械通气时应用 PEEP,能增加呼气末压力,使塌陷的肺泡重新开放,增加呼吸末肺容量,使只有血流灌注的肺组织恢复通气,因此 Qs/Qt 降低。

(4)肺不张、肺水肿、支气管炎、支气管扩张、急性呼吸窘迫综合征和其他各种肺实质病变时,Qs/Qt 增加。

（三）弥散 肺泡-毛细血管膜(或肺泡膜)气体交换是通过物理弥散过程进行的,除膜的厚度外,气体弥散速度还受以下 4 种因素的影响:①肺泡与肺毛细血管血液之间的气体分压差;②弥散气体在肺泡间质中的溶解度;③肺泡毛细血管膜弥散面积;④弥散气体分子量的大小(弥散速度与分子量平方根成反比);⑤血流通过肺毛细血管的时间。

实际上,O_2 的弥散过程还要复杂一些,因为氧分子不但要通过肺泡-毛细血管膜,进入血浆后还得通过红细胞膜才能与血红蛋白分子相结合,故 O_2 的有效弥散面积除肺泡膜本身的面积外还得将红细胞的数量考虑进去,红细胞数量增多则 O_2 弥散也增加。

肺泡膜两侧弥散气体的分压差也不是恒定的,而是随血流从肺毛细血管动脉端向静脉端递减。分压差变化的梯度大小还受到各弥散气体解离曲线特性的影响。

在静息条件下,血流通过肺毛细血管的时间估计为 0.75 秒,当肺动脉血液进入毛细血管动脉端时,血液氧分压很低(约 40mmHg,1mmHg=0.133kPa),肺泡与血液之间氧分压差最大,氧离曲线陡直部分在起作用,故有大量氧分子通过肺泡膜进入血液与血红蛋白相结合。血液由肺毛细血管动脉端流向静脉端时氧分压越来越高。血流未达毛细血管的半程即可完成弥散量的 90% 左右,0.75 秒完毕全程时,分压差几乎消失。

二氧化碳分子在肺泡膜间质体液的溶解度为氧分子溶解度的 20 倍,故理论上 CO_2 的弥散速度较 O_2 更迅速。

弥散量是测定肺泡膜弥散功能的生理指标,即在一定时间内(1 分钟)单位分压差(1mmHg)条件下能够通过肺泡膜的气体量(ml)。

临床上多以一氧化碳(CO)作为测定肺泡膜弥散量的气体。因为 CO 与血红蛋白有很大的亲和力,吸入少量 CO,通过肺泡膜进入血浆后,很快进入红细胞,与血红蛋白牢固结合,血浆中 CO 分压接近零值,可以忽略不计,故 CO 弥散量算式可简化为:

$$CO 弥散量=每分钟 CO 吸收量/肺泡气 CO 分压$$
$$[ml/(mmHg \cdot min)]$$

每分钟的 CO 吸收量的测定比较简单,肺泡气 CO 分压

可取肺泡气(呼气末的气样)直接分析计算。求得 CO 弥散量后即可间接计算出 O_2 弥散量。因为气体弥散速度与它在体液中的溶解度成正比,与气体分子量的平方根成反比。通过计算和实际试验,已知 O_2 在肺的弥散量等于 CO 弥散量乘以 1.23。

健康成人静息时 CO 弥散量平均值约为 27ml/(mmHg·min),折合 O_2 弥散量为 33ml/(mmHg·min)。弥散量随肺脏的生长发育而增加,故儿童肺的 O_2 弥散量小于青年。但老年人由于肺泡气肿,肺泡膜退行性变化使 O_2 弥散量减少。弥散量与身高、体表面积、性别(男性大于女性)等因素相关。吸气深度亦可影响弥散量,深吸气可扩张肺毛细血管,增加肺血容量,使弥散量增加。仰卧位弥散量大于直立位,运动时弥散量大于静息时,这些都可能是肺中血容量变化的后果。

以下临床情况中,凡能影响肺泡毛细血管面积、肺泡毛细血管床容积、弥散膜的厚度等因素,均能影响 CO 弥散量。

1. 肺间质疾病 其弥散功能障碍较其他疾病严重,其原因与肺组织广泛病理变化使弥散面积减少,或肺泡膜增厚,以及 V/Q 不均等均有关系。

2. 慢性阻塞性肺疾病 由于肺泡壁的破坏引起肺毛细血管床的减少,肺毛细血管内病变等都会减损肺弥散功能。此外,V/Q 失调也是导致弥散功能降低的重要原因。

3. 肺部感染 弥散量减低系由于肺容积减低与 V/Q 不均所致。

4. 肺充血 肺循环血流量增加则可使弥散量增加。故临床上常有心脏病患者经治疗后,心力衰竭缓解,肺充血消退,肺弥散量反而减少的情况。

5. 肺泡出血综合征 有新鲜出血时,肺泡内摄取 CO 的能力增加,因而 CO 弥散量检测结果增加,但并不代表实际的弥散能力增高。

（四）混合静脉血 PO_2 肺泡内气体的压力及动脉血内的气体分压,均受到混合静脉血的影响。PCO_2 的变化主要受肺通气量的影响,混合静脉血中的 PO_2(PvO_2)对肺泡以至于动脉血中的 PO_2 均可产生重要影响。这种影响程度取决于每个肺单元中的 V/Q。在肺内分流存在时,静脉血液直接混入动脉血液中,这对 PaO_2 的影响最大。V/Q 为 0~1 的肺单元中,V/Q 越低,则 PvO_2 对 PaO_2 的影响越大;V/Q 大于 1 时,混合静脉血 PvO_2 的影响可忽略不计。很明显,PvO_2 的影响程度取决于肺内分流量或 V/Q 不均的程度。

PvO_2 反映了氧输送(TO_2)和氧利用之间的关系。氧利用可用氧摄取率来表示,氧摄取的增加可导致 PvO_2 的下降,常见于心排血量下降时、为满足机体代谢需要时或见于动脉血氧含量不降时。在运动时或能量需求增加时,PvO_2 降低属于正常的代偿机制。正常人活动后并不产生低氧血症,因为 V/Q 的平均值增加,抵消了 PvO_2 下降的影响。

在某些心肺疾病中，PvO_2 的降低为运动诱发的低氧血症的机制之一，也参与肺动脉高压时发生的低氧血症的发病过程。急性心肺功能障碍时，除了肺功能恶化，PvO_2 的改变也是低氧血症的重要原因之一。

（蔡柏蔷）

参考文献

[1] 吕永利. 呼吸系统应用解剖学 [M]// 钟南山，刘又宁. 呼吸病学. 2 版. 北京：人民卫生出版社. 2012: 3-17.

[2] 蔡柏蔷. 呼吸系统的临床解剖和生理功能 [M]// 蔡柏蔷，李龙云. 协和呼吸病学. 2 版. 北京：中国协和医科大学出版社，2011: 3-35.

[3] 朱元珏. 呼吸系统的临床解剖学 [M]// 罗慰慈. 现代呼吸病学. 北京：人民军医出版社，1997: 3-28.

[4] 罗慰慈. 呼吸的调节 [M]// 罗慰慈. 现代呼吸病学. 北京：人民军医出版社，1997: 27-29.

[5] GRANT BJB. SALTZMAN AR. Respiratory functions of the lung [M]// BAUM GL. WOLINSKY E. Textbook of pulmonary diseases. 5th ed. Boston: Little Brown and Company. 1994: 139-154.

第二章
呼吸系统免疫学

第一节
呼吸道黏膜免疫系统

一、概述

黏膜覆盖在胃肠道、呼吸道、泌尿生殖道的内表面及一些外分泌腺,面积超过 $400m^2$,是病原体进入人体的主要门户,而且人体黏膜免疫细胞占所有免疫细胞的 80%,因此黏膜免疫在机体免疫中占有非常重要的地位。完整的黏膜免疫系统包括组织、淋巴系统、黏膜相关的细胞和固有效应分子如黏蛋白(mucin)、防御素(defensin)及获得性的效应分子如抗体等。这些抗体分子(主要是 IgA)通过与各种细胞因子(cytokine)、化学趋化因子(chemokine)及它们的受体共同作用,并与固有免疫系统协同,从而在黏膜免疫系统中发挥关键作用。根据功能与分布,可将黏膜免疫系统分成两部分,即黏膜免疫诱导部位(inductive site)和黏膜免疫效应部位(effector site)。在免疫诱导部位可发生抗原的摄取、处理及提呈,并诱导免疫应答。此部位包括肠道的 Peyer 结(Peyer's patche,PP)及肠道相关淋巴组织(gut-associated lymphoid tissue,GALT),呼吸道内则由咽淋巴环(Waldeyer's ring)、腺体构成的鼻相关淋巴组织(nasal-associated lymphoid tissue,NALT)及高度发达的支气管相关淋巴组织(bronchial-associated lymphoid tissue,BALT)组成。GALT、NALT 及 BALT 构成完整的黏膜相关淋巴组织(mucosal-associated lymphoid tissue,MALT)网络。黏膜固有层的弥散淋巴组织及上皮内淋巴细胞(intraepithelial lymphocyte,IEL)则构成黏膜免疫的效应部位。在这里,抗原经提呈后,与各种分化的免疫细胞相互作用,分泌抗体,产生细胞因子,并产生细胞毒性 T 细胞(cytotoxic T cell,CTL)的杀伤效应。黏膜诱导部位持续地产生抗原特异性的记忆性 B 细胞和 T 细胞,并扩散到黏膜的效应部位,这种淋巴细胞的迁移是整个黏膜免疫系统的基础。结合本书的特色,本章节主要介绍呼吸黏膜免疫系统相关内容。

二、鼻相关淋巴组织（NALT）的结构

NALT 指的是由鼻腔至咽部黏膜的淋巴样组织,包括鼻咽扁桃体、双侧咽淋巴环、双侧咽鼓管、腭扁桃体和双侧舌扁桃体。其表面由特定的囊泡相关上皮细胞(follicle associated epithelial cell,FAE cell)所覆盖,其中 10%～20% 是膜性细胞(M 细胞),也称微皱褶细胞(microfold cell)。这些膜性细胞形成口袋状,其内含有大量的淋巴细胞,如 B 细胞和 T

细胞、树突状细胞(dendritic cell,DC)和巨噬细胞。这类 M 细胞为特化的扁平上皮,具有特殊的细胞形态,形状无规则,纤毛短且稀疏,其胞内含丰富的囊泡小体和线粒体,但溶酶体较少,主要摄取和运转各种颗粒性抗原,包括可溶性的蛋白和小微粒抗原性物质如病毒、细菌、小寄生虫和微球体等。通常情况下 M 细胞不表达主要组织相容性复合体(major histocompatibility complex,MHC)Ⅱ类分子,因而认为该型细胞不具有抗原提呈能力。但最近的研究观察到某些内吞物可活化 M 细胞并促进其表达 MHC-Ⅱ类分子,而且已证明 M 细胞的胞质中有酸性的内体-溶酶体结构,表明在一定的条件下 M 细胞可能具有加工和提呈抗原的功能。除 M 细胞外,扁桃体中存在所有已知类型的抗原提呈细胞(antigen-presenting cell,APC),包括 DC、朗格汉斯细胞、巨噬细胞、表达Ⅱ类分子的 B 细胞,以及生发中心的滤泡 DC 等。

NALT 包括 B 细胞聚集的伴有很多生发中心(germinal center)的滤泡(follicle)区域,以及 T 细胞富集的滤泡周围(parafollicular)区域。滤泡存在于 NALT 的主体下面,含有大量的生发中心。这些生发中心包含很大部分的 IgA⁺ 的 B 细胞,在这里,各种同型 B 细胞变成 IgA⁺ 且伴随亲和力的增加。然而,不同于外周淋巴结和脾脏等免疫器官,浆细胞在这里的生长效率很低。所有子类型的 T 细胞都存在于滤泡周围区域,这些 T 细胞都是成熟的 T 细胞,其中超过 97% 都具有二聚体形式的 T 细胞受体(T-cell receptor,TCR)。大约 2/3 的 TCR⁺ 的 T 细胞是 CD4⁺,且具有 Th1 和 Th2 型 T 细胞的特性,均支持 IgA 抗体反应。调节性 T 细胞(regulatory T cell,Treg cell)和 Th17 型细胞也都存在于该部位。最近的文献报道一类新型的滤泡辅助性 T 细胞(follicular helper T cell,Tfh),也主要存在于淋巴组织的滤泡内,其主要功能为辅助 B 细胞参与体液免疫。NALT 中大约 1/3 的 T 细胞是 CD8⁺,该类型 T 细胞中包含有 CTL 的前体细胞。相关淋巴组织的免疫组化研究表明,在滤泡周围区域的上皮下有一层密集的 CD11c⁺ 与 CD11b⁺ 及 CD8⁻ 的不成熟 DC,这些细胞表达较低水平的 MHC 分子和共刺激分子,但却有着很强的细胞内吞活性。CD11c⁺、CD11b⁻ 及 CD8⁺ 的成熟 DC 具有较低的细胞内吞活性,但高表达 MHC-Ⅰ类和Ⅱ类及 B7 分子,这些 DC 在诱导气道黏膜的免疫反应、免疫耐受和炎症发生中都起到非常重要的作用。

三、鼻相关淋巴组织（NALT）的免疫细胞

（一）黏膜上皮细胞　上皮细胞不仅起黏液-纤毛系统的物理屏障作用,而且能对吸入的各种刺激因子产生相应的代谢反应。由于这些细胞处于呼吸系统与外界接触

的第一道防线,其结构和功能异常在气道炎症形成中起重要作用。作为气道机械屏障的重要组成部分,上皮细胞首先受到吸入性异物的直接侵害。加上后期炎症细胞释放出的炎症介质刺激,上皮细胞会表现出损伤和脱落的病理改变。同时,上皮细胞也可作为效应细胞起作用。受刺激的上皮细胞能通过吞噬异物刺激分子、分泌黏液和杀菌物质等方式提高局部的防御能力,并选择性表达黏附分子、白细胞介素、集落刺激因子和细胞趋化因子等激活机体免疫系统,最终导致异常的气道炎症反应。上皮细胞在修复中还能释放表皮生长因子(epidermal growth factor,EGF)、转化生长因子(transforming growth factor,TGF)和纤维连接蛋白等细胞外基质,这些因子和基质在促进上皮细胞修复的同时,也促进成纤维细胞和平滑肌细胞的增生并释放胶原分子,从而导致气道重构。气道上皮细胞通常不表达 MHC-Ⅱ类分子,但当其内吞外来性抗原后,气道上皮细胞在处理抗原时,也会出现 MHC-Ⅱ类分子的表达,因而它也具备诱导抗原特异性 CD4$^+$ T 细胞活化的能力。

(二)上皮内淋巴细胞(intraepithelial lymphocyte,IEL)

IEL 位于黏膜上皮细胞的基底侧,超过 80% 的 IEL 为 CD3$^+$ CD103$^+$ T 细胞及自然杀伤(NK)细胞,只有 6% 为 CD20$^+$ B 细胞。至于 T 细胞表型,63%～80% 为 CD8$^+$ T 细胞,少数为 CD4$^+$ T 细胞。研究表明,IEL 具有与 CTL 及 NK 细胞相似的胞内颗粒如穿孔素、粒酶和丝氨酸酯酶,故 IEL 的主要功能是细胞杀伤作用。IEL 也可分泌淋巴细胞因子如 TNF-α、IFN-γ、IL-2,从而在防御气道病原体入侵方面发挥重要作用,例如杀死细菌,清除被病毒感染的上皮细胞。另外,有研究表明肠道 IEL 可以抑制黏膜部位的过敏反应,但呼吸道黏膜 IEL 在过敏反应中的作用及机制不太明确。

IEL 呈多样化的特点,其生物活性也是多样化的。概括为:①在细菌、病毒通过黏膜侵入体内而引起全身感染时起防御作用,而这种防御作用是 CD8$^+$ 与 CD4$^+$ T 细胞通过产生 CTL 活性和 INF-γ 而实现的。②辅助体液免疫。无论单阳性 T 细胞或双阳性 T 细胞都可以通过分泌相关细胞因子而辅助 B 细胞产生特异性 IgG、IgM 抗体。③通过 Th2 因子依赖的抗原特异性 IgA 反应,从而介导全身免疫应答。④维持上皮细胞的生长功能。通过产生胶原细胞生长因子从而促进上皮细胞的生长和更新。

(三)上皮内专职 APC(professional APC)

在黏膜的复层上皮及一些单层上皮中,由于大分子抗原不能自由扩散,故黏膜免疫系统必须通过其专职 APC 主动摄取抗原。目前已经证明 DC 与巨噬细胞是两种专职 APC,它们与上皮细胞紧密相连。DC 在呼吸道和口腔上皮特别丰富,可形成类似皮肤的黏膜 DC 网络。它们可表达 MHC-Ⅱ类分子,是主要的 APC。上皮中的 DC 可迁移至黏膜表面,并直接与外界接触,在摄取抗原后回到黏膜淋巴组织并诱导免疫应答。呼吸道黏膜 DC 网络还发挥免疫监视作用,可监测吸入的抗原。在急性炎症期间,DC 前体可回归并停滞在呼吸道黏膜中,并进一步分化成熟为定居性 DC。巨噬细胞在肺部大量存在,下呼吸道的定居性肺泡巨噬细胞是弱抗原提呈细胞。在 DC、肺泡巨噬细胞及 T 细胞之间存在复杂的相互调节作用,肺泡巨噬细胞通过产生信使分子一氧化氮(NO)可负向调节 DC 的功能,并抑制呼吸道黏膜中 T 细胞的增殖。肺泡上皮细胞虽然表达 MHC-Ⅰ类和Ⅱ类分子,但不表达共刺激分子 B7-1 和 B7-2,因而不能直接激活肺部特异性 CD4$^+$ T 细胞,但可诱导抗原特异性 T 细胞无反应,从而下调肺部的免疫应答。

(四)固有层淋巴细胞(lamina propria lymphocyte,LPL)

LPL 位于黏膜固有层,具有丰富的 T 细胞和 B 细胞。肠道黏膜固有层缺乏重组激活基因(recombination activating gene,RAG)1 和 RAG2 表达,表明该处无 T 细胞发生,其 T 细胞来源于 Peyer 结,但呼吸道黏膜固有层的 T 细胞来源尚不明确。LPL 主要由 CD4$^+$ T 细胞组成,CD8$^+$ T 细胞的含量较少,且超过 30% 的 CD8$^+$ T 细胞是 CD8αβ。γδ 型 T 细胞明显比上皮少,仅占 2%。CD4$^+$ CD8$^+$ T 细胞明显比上皮多,占 14%。B 细胞以 IgA 分泌细胞为主,IgG、IgM 分泌细胞则较少。除此之外,固有层也含有丰富的肥大细胞、粒细胞和巨噬细胞。

研究已证实黏膜部位的免疫应答以 Th2 型为主,定居在固有层的 CD4$^+$ Th2 细胞可分泌多种 Th2 型细胞因子如 TGF-β、IL-4、IL-5、IL-6 和 IL-10。由于 IL-4 可激活静止期 B 细胞,故在诱导局部及全身抗体免疫应答中均起关键作用,而 IL-5 和 IL-6 则主要在黏膜部位发挥特殊作用。IL-6 可促进呼吸道 IgA 免疫应答,而 IL-5 则主要调节 IgE 产生并诱导嗜酸性粒细胞免疫应答。IL-4、IL-5 和 IL-6 可协同诱导 SIgA$^+$ B 细胞分化成为 IgA$^+$ 浆细胞。因此,固有层是黏膜免疫应答的主要效应场所,浆细胞所分泌的大量 IgA 可通过分泌片的介导而进入黏膜表面,并中和抗原物质,起到清除外来抗原保护机体的作用。

(五)固有淋巴细胞(innate lymphoid cell,ILC)

近年来,随着区域免疫研究兴起,人们在人和小鼠的黏膜系统相继发现新型免疫细胞群体,这些新亚群不表达 TCR 或者 BCR,在发育形态上属于淋巴细胞谱系,与过去人们发现的 NK 细胞和淋巴组织诱导细胞(lymphoid tissue inducer,LTi)一起统称为固有淋巴细胞(innate lymphoid cell,ILC)。按照辅助性 T 细胞的分类方法,按照细胞因子分泌和转录因子的不同,ILC 家族又被分为三大类:ILC1、ILC2 和 ILC3。目前已知不同 ILC 亚型在不同病原刺激和不同呼吸系统疾病中起到不同的调控作用,但其产生部位、产生机制、与其他免疫细胞之间的相互调控作用,以及其与疾病发生发展的关系等,仍有待进一步的研究。

(陈志华　沈华浩)

参考文献

[1] KIYONO H, FUKUYAMA S. NALT-versus Peyer's-patch-mediated mucosal immunity[J]. Nat Rev Immunol, 2004, 4(9): 699-710.

[2] NOCHI T, KIYONO H. Innate immunity in the mucosal immune system [J]. Curr Pharm Des, 2006, 12(32): 4203-4013.

[3] MJÖSBERG J, SPITS H. Human innate lymphoid cells [J]. J Allergy Clin Immunol, 2016, 138(5): 1265-1276.

[4] SPITS H, DI SANTO JP. The expanding family of innate lymphoid cells: regulators and effectors of immunity and tissue remodeling [J]. Nat Immunol, 2011, 12(1): 21-27.

[5] TANGYE SG, MA CS, BRINK R. et al. The good, the bad and the ugly-TFH cells in human health and disease [J]. Nat Rev Immunol, 2013, 13(6): 412-426.

[6] MOLDAVER DM, LARCHÉ M, RUDULIER CD. An update on lymphocyte subtypes in asthma and airway disease [J]. Chest, 2017, 151 (5): 1122-1130.

第二节 参与呼吸系统疾病的主要免疫细胞及分子

一、概述

呼吸道黏膜免疫系统中存在多种免疫细胞,包括巨噬细胞和树突状细胞、肥大细胞、淋巴细胞等。一方面,它们在维持呼吸系统免疫结构和免疫生理功能的稳定性中发挥重要作用;另一方面,许多呼吸系统疾病的产生也与免疫系统效应细胞和免疫分子的参与相关。肥大细胞、嗜碱性粒细胞、嗜酸性粒细胞是过敏性炎症中的主要效应细胞和免疫分子,在过敏性疾病、固有免疫和获得性免疫中均扮演关键角色。本节主要讨论呼吸系统疾病中的巨噬细胞、树突状细胞、肥大细胞、嗜碱性粒细胞、嗜酸性粒细胞和淋巴细胞。

二、巨噬细胞和树突状细胞

（一）巨噬细胞（macrophage）

巨噬细胞是一种吞噬细胞,发现于19世纪80年代,在获得性体液免疫和细胞免疫中作为抗原提呈细胞（antigen presenting cell, APC）发挥重要作用。

巨噬细胞源自单核细胞,而单核细胞又由骨髓中的造血祖细胞分化而来。单核细胞释放入血液,随后迁移至各组织器官并分化为巨噬细胞和树突状细胞。肺部的巨噬细胞包括支气管巨噬细胞、肺泡巨噬细胞（alveolar macrophage, AM）及肺间质巨噬细胞（interstitial macrophage, IM）。

肺泡巨噬细胞位于肺泡腔中,在维持肺组织环境稳态的过程中发挥重要作用,它的主要功能包括:吞噬坏死和凋亡的细胞,清除吸入的病原体和颗粒物质,清除表面活性剂,抑制对无害吸入物的炎症反应和免疫应答。肺泡巨噬细胞是呼吸道抵御外来病原体和颗粒物质的第一道防线。它们吞噬病原体和吸入颗粒,将其包裹在细胞内囊泡吞噬体中,并与初级或次级溶酶体融合形成吞噬溶酶体。肺泡巨噬细胞表面表达多种受体,与配体结合后能介导肺泡巨噬细胞的激活、迁移和吞噬作用。其中最重要的是Toll样受体（Toll-like receptor, TLR）,它是一种模式识别受体（pattern recognition receptor）,能识别细菌细胞壁脂质、DNA重复序列及其他病原体成分。Toll样受体不仅在固有免疫中提供抗原识别功能,并与白细胞分化抗原14（cluster of differentiation 14, CD14）、IL-1、IL-6、TNF-α等细胞因子释放有关,是连接固有免疫与获得性免疫的桥梁。除Toll样受体外,巨噬细胞表面还表达NOD样受体（NOD-like receptor, NLR）、C型凝集素受体（C-type lectin receptor, CLR）等。入侵病原体也可以通过Fcγ受体识别,经由调理素介导的吞噬作用清除。另外,肺泡巨噬细胞能分泌众多细胞因子和趋化因子,通过表面受体与其他细胞和分子直接发生作用,这些细胞因子在控制细胞内病原体（如结核分枝杆菌）感染中是不可或缺的。作为抗原提呈细胞,巨噬细胞能前往区域淋巴结致敏T淋巴细胞和B淋巴细胞;巨噬细胞本身释放的多种细胞因子和花生四烯酸代谢物也能够影响T淋巴细胞、B淋巴细胞、内皮细胞和成纤维细胞的功能。

（二）树突状细胞（dendritic cell, DC）

树突状细胞由Steinman于1973年发现,是目前所知的最强的抗原提呈细胞,因其成熟时伸出许多树突样或伪足样突起而得名。

树突状细胞起源于造血干细胞,其表面表达主要组织相容性复合体（major histocompability complex, MHC）、共刺激因子（CD80、CD86、CD40）、黏附因子、固有免疫受体（TLR、NLR、CLR）、前列腺素受体及识别损伤相关分子模式（damage-associated molecular pattern, DAMP）蛋白的炎症受体等。这些分子和受体能感知、摄取、处理吸入的病原体和颗粒物质,使树突状细胞迁移到附近淋巴结进行抗原提呈,从而成为连接固有免疫和获得性免疫的桥梁。在淋巴结中,树突状细胞将MHC提呈给幼稚T细胞表面的T细胞受体（T-cell receptor, TCR）,在细胞表面共刺激分子和局部微环境中细胞因子的适当刺激下,幼稚T细胞被激活并增殖。若缺乏适当的共刺激或细胞因子,树突状细胞和T细胞的相互作用则会引起对抗原的免疫耐受,从而避免对无害吸入物进行免疫应答。

树突状细胞可被分为常规DC（conventional DC, cDC）、浆细胞样DC（plasmacytoid DC, pDC）和炎性DC（inflammatory DC, iDC）。其中,iDC通常不存在于肺中;在炎症或感染存在的情况下,循环中的单核细胞衍生的CD11b⁺树突状细胞可以被迅速募集到肺部作为炎性树突状细胞响应入侵。树突状细胞在呼吸道上皮内和上皮下结构之间形成一个严密的监视网络,参与判断吸入物,介导免疫反应或免疫耐受。可见,树突状细胞依赖于周围的气道结构细胞（如上皮细胞）来决定抗原特异性免疫反应的类型,气道上皮-树突状细胞相互作用在肺免疫稳态和从固有免疫向特异性免疫转化的过程中起到关键作用。

三、肥大细胞

肥大细胞(mast cell,MC)是一种起源于造血系统而分布于外周组织的炎症细胞,通过即刻和延迟释放炎症介质在固有和获得性免疫中发挥重要作用。肥大细胞不仅在速发型变态反应(immediate hypersensitivity)、晚发型变态反应(late-phase reaction,LPR)及肥大细胞增多症(mastocytosis)中具有核心作用,而且还参与病原体感染、自身免疫性疾病、纤维化等过程中的宿主免疫反应。

(一)肥大细胞的形态、表型、起源、分化和发育

肥大细胞外观为卵圆形或不规则狭长形,直径约 20μm,有卵圆核,富含异染性的胞质颗粒。肥大细胞分为两个亚型:胞质颗粒含有胰蛋白酶(tryptase)的为 MC$_T$ 细胞;含有胰蛋白酶和肥大细胞特异的类糜蛋白酶(chymase)的为 MC$_{TC}$ 细胞。胰蛋白酶染色是鉴定组织肥大细胞的主要方法。MC$_T$ 细胞主要位于呼吸道和胃肠道黏膜,黏膜炎症时其数量会显著增加。MC$_{TC}$ 细胞主要位于结缔组织如真皮层、胃肠道的黏膜下层。

肥大细胞起源于 CD34$^+$ 的多潜能造血干细胞,除少数长期存在于骨髓中,通常其分化成熟的场所是外周组织,聚集部位在组织器官,在肺部尤其丰富,人肺的肥大细胞浓度为 500～4 000/mm^3。外周血液循环中仅有少量的肥大细胞前体,其迁移到组织后发育为成熟的肥大细胞。当发生 IgE 相关的免疫应答或慢性炎症刺激时,肥大细胞在局部大量增殖,这表明成熟的肥大细胞也具有分裂能力。

成熟的肥大细胞及其前体均表达酪氨酸激酶 c-kit,其配体为干细胞因子(stem cell factor,SCF),后者为肥大细胞发育成熟和生存所必需。很多细胞包括成纤维细胞、血管内皮细胞和骨髓基质细胞等细胞表面都表达 SCF。目前尚不清楚肥大细胞迁移到特定组织的具体机制。许多细胞因子如 IL-4、IL-5 及 IFN-γ 均可诱导肥大细胞的表型及生物学行为的改变:IL-4 可上调肥大细胞免疫球蛋白 E Fc 段受体 Ⅰ(receptor Ⅰ for the Fc fragment of IgE,FcεR Ⅰ)的表达;IL-5 在 SCF 存在下促进肥大细胞增殖;IFN-γ 可使肥大细胞的数量减少。

(二)肥大细胞的活化、分布和不均一性

抗原通过抗原提呈细胞激活 T 细胞,而活化的辅助性 T 细胞(T helper cell,Th cell)(主要是 Th2 细胞)可产生 IL-4、IL-5、IL-13 等细胞因子进一步激活 B 细胞,后者合成特异性 IgE 并与肥大细胞表面的 IgE 受体结合。若变应原再次进入体内,可与肥大细胞表面的 IgE 发生交联,从而使其活化并释放多种炎症介质。在 IgE 介导的速发型变态反应如变应性鼻炎和支气管哮喘中,肥大细胞的数量可增加 7 倍。增加游离 IgE 水平会上调肥大细胞表面 FcεR Ⅰ 的表达,且在 IL-4 的作用下可显著增强肥大细胞的活化。此外,补体 C3a、C5a 和 Toll 样受体的配体均可作用于相关受体从而诱导肥大细胞的活化。局部微环境中的一些细胞因子能够调节肥大细胞活化,如细胞外的腺苷三磷酸(adenosine triphosphate,

ATP)及其下游的产物腺苷是人体肺组织肥大细胞(human lung mast cell,HLMC)脱颗粒的调节因子。

肥大细胞广泛分布于全身结缔组织,通常见于与外界环境接触的呼吸道、消化道的黏膜上皮或小血管、淋巴管周围,正常情况下亦少量分布于骨髓和淋巴组织。肥大细胞的不均一性是指其在形态、理化特征、介质含量及对药物和刺激物反应的可变性和多样性。人和多种实验动物来源的肥大细胞均呈此种特点,表现为在不同肥大细胞亚群的胞质颗粒中,胰酶样蛋白酶的类型和含量差别很大,FcεR Ⅰ 活化后所释放的脂质介质及细胞因子分泌谱皆不尽相同。

(三)肥大细胞产生的介质及其病理意义

肥大细胞合成的介质包括效应介质、脂质介质及细胞因子和趋化因子。效应介质包括组胺、丝氨酸蛋白酶类(类胰蛋白酶和类糜蛋白酶)、羧肽酶 A 及蛋白聚糖(肝素和硫酸软骨素)。一旦肥大细胞活化,胞质颗粒与胞膜融合并在数分钟内将颗粒内容物释放到细胞外环境中。组胺是肥大细胞介导的标志性炎症物质,对气道平滑肌、内皮细胞、神经末梢和黏液分泌均有作用。

肥大细胞胞质颗粒的蛋白主要由中性蛋白酶构成,包括胰蛋白酶、类糜蛋白酶、组织蛋白酶 G、羧肽酶 A 及蛋白聚糖。人肺组织胰蛋白酶在每个肥大细胞中浓度为 11pg。胰蛋白酶包括 α、β 两种亚型,α 亚型持续以非活化的形式分泌,代表总体肥大细胞的负荷;活化的 β 亚型被包装在分泌颗粒内并在过敏性反应时明显升高。类糜蛋白酶在支气管哮喘和其他疾病中的作用还不甚清楚,可能参与气道重构的发生发展。人肺组织蛋白酶 G 的浓度为 100～700ng/10^6 细胞。

肥大细胞释放的脂质介质花生四烯酸代谢产物在支气管哮喘发作早期阶段有重要作用,如引起气道平滑肌收缩、增加血管通透性、促进气道黏液分泌等。肥大细胞合成的环加氧酶代谢产物,如大量前列腺素 D2(prostaglandin D2,PGD2)及少量血栓素 A2 是主要的支气管收缩剂。此外,释放的 PGD2 可募集嗜酸性粒细胞、嗜碱性粒细胞及 Th2 细胞,增加毛细血管渗透性和促进血管的舒张。

HLMC 合成及释放 Th2 细胞因子 IL-5 和 IL-13,它们在晚发型变态反应中起核心作用。TNF-α 是肥大细胞储存及释放的主要细胞因子,可上调上皮细胞及内皮细胞黏附分子的表达,增加支气管的反应性和抗肿瘤作用。近来的研究显示 HLMC TNF-α 的表达上调与支气管哮喘气道炎症及严重程度相关。

(四)肥大细胞在肺部疾病中的作用

肥大细胞参与多种肺部疾病的发病,其作用取决于肥大细胞在疾病所累及组织中的数量及其释放介质的浓度。肥大细胞主要位于气道上皮、气道黏液腺和平滑肌。

肥大细胞与过敏性气道反应有关。通过 FcεR Ⅰ 介导的肥大细胞活化是过敏性疾病如变应性鼻炎、过敏性哮喘发病的关键。活化的肥大细胞可启动 Ⅰ 型变态反应(速发型超敏反应)及延迟型炎症反应。早期肥大细胞表面 IgE 与抗

原交联,肥大细胞释放效应性介质、脂质介质介导速发型变态反应,包括平滑肌收缩、血管通透性增高导致的水肿、黏液高分泌等,导致上呼吸道出现喷嚏及卡他症状,下呼吸道出现咳嗽、支气管痉挛、水肿及黏液分泌的症状,可持续30~60分钟;在几小时内,新合成和释放的细胞因子介导和早期阶段的延迟效应共同作用,导致气道阻塞。肥大细胞还介导气道上皮通透性变化,促进抗原穿透上皮并进入更深层的气道平滑肌和黏液腺,从而进一步促进支气管收缩和黏液分泌。此外,肥大细胞来源的细胞因子及趋化因子诱导延迟型炎症反应,表现为水肿、白细胞浸润,进而导致慢性持续性哮喘的发生。

肥大细胞与哮喘有关。哮喘患者气道平滑肌内常见HLMC。即便是非常轻微的哮喘患者也表现出支气管黏膜持续肥大细胞脱颗粒,而经变应原激发的哮喘患者支气管肺泡灌洗液(bronchoalveolar lavage fluid,BALF)中组胺、胰蛋白酶和PGD2含量均明显增高。此外,肥大细胞还能合成和释放与弥漫性肺纤维化有关的重要介质。

四、嗜碱性粒细胞

嗜碱性粒细胞(basophil)起源于CD34[+]多潜能造血干细胞,在骨髓中分化成熟,随后进入血液循环。无论在骨髓或外周血,嗜碱性粒细胞的数量都很少(<0.1%),正常情况下亦不出现在组织中。然而在病理状态下,嗜碱性粒细胞可由外周血进入病变组织,在多种免疫反应性炎症,特别是IgE相关的晚发时相和慢性炎症病变中皆可有嗜碱性粒细胞浸润。嗜碱性粒细胞与肥大细胞有许多共同点,但其具有多个独立的特征以区别于肥大细胞,其中最显著的是嗜碱性粒细胞可快速有效地合成IL-4和IL-13。

(一)嗜碱性粒细胞的形态、表型和活化　嗜碱性粒细胞直径5~8μm,具有分段浓缩的细胞核,并特异性地被碱性染料着色。嗜碱性粒细胞表达多种细胞因子受体(如IL-3R、IL-5R)、趋化因子受体(chemokine receptor,CCR)(CCR2及CCR3)、免疫球蛋白Fc受体(FcεRⅠ及FcγRⅡb)。IL-13是最主要的促嗜碱性粒细胞分化的细胞因子。抗原特异性IgE与嗜碱性粒细胞表面的FcεRⅠ结合,之后遭受同类抗原攻击时会导致嗜碱性粒细胞脱颗粒,释放炎症介质。补体C3a及C5a亦可直接活化嗜碱性粒细胞。IL-3、IL-5、粒细胞-巨噬细胞集落刺激因子(granulocyte macrophage colony-stimulating factor,GM-CSF)及多种趋化因子均可与FcεRⅠ协同促进嗜碱性粒细胞脱颗粒IL-4、IL-13的分泌,但不能单独直接活化嗜碱性粒细胞。

(二)细胞介质　同肥大细胞一样,嗜碱性粒细胞也合成效应介质、脂质介质及细胞因子和趋化因子。效应介质主要是组胺,脂质介质包括白三烯C4(leukotriene C4,LTC4)及其裂解肽白三烯D4(leukotriene D4,LTD4)和白三烯E4(leukotriene E4,LTE4),这三种白三烯均为强有力的支

气管收缩剂,可增加血管通透性;但嗜碱性粒细胞不合成PGD2。嗜碱性粒细胞合成的细胞因子包括IL-4、IL-13及GM-CSF,它们在Th2细胞的分化及IgE合成的扩增中具有重要作用。

(三)嗜碱性粒细胞在肺部疾病中的作用　嗜碱性粒细胞可在肺部迟发相过敏反应中聚集,尸检发现支气管哮喘患者肺部嗜碱性粒细胞数量明显增加。嗜碱性粒细胞通过MHC-Ⅱ类分子的表达及IL-4的合成在抗原提呈和Th2细胞反应的诱导中发挥直接作用。

五、嗜酸性粒细胞

自1879年发现嗜酸性粒细胞(eosinophil)始,随着对其结构和功能的深入研究,已经认识到嗜酸性粒细胞是一种多功能的白细胞,它参与多种炎症反应的启动及发展过程,并参与调节固有免疫和获得性免疫。嗜酸性粒细胞主要分布于机体组织,其数量在组织与外周血的比例为100:1或更高。在正常情况下,嗜酸性粒细胞主要聚集于胃肠道的黏膜固有层,而肺部仅有极少量嗜酸性粒细胞。但在过敏性疾病、寄生虫感染或其他病理状态下,大量的嗜酸性粒细胞可迁移到肺部,释放多种炎症介质及细胞因子,导致组织损伤及功能异常。

(一)嗜酸性粒细胞的发育、分化及迁移　嗜酸性粒细胞起源于骨髓CD34[+]造血祖细胞,其定向分化至嗜酸性粒细胞需要依赖于其表面受体CD34、IL-5受体、CCR3及转录因子珠蛋白转录因子1(GATA1)、转录因子PU.1、转录因子CCAAT-增强子结合蛋白(CCAAT-enhancer-binding proteins,C/EBP)的表达,其中转录因子GATA1对嗜酸性粒细胞的分化成熟起核心作用。IL-5、IL-13及GM-CSF均可刺激嗜酸性粒细胞的发育,其中IL-5可特异性地促进骨髓嗜酸性粒细胞的发育、分化和成熟及向外周血的释放。此外,变应原的攻击或者嗜酸性粒细胞活化趋化因子(eotaxin)-1的刺激亦可促进骨髓嗜酸性粒细胞的成熟及其前体的释放。Eotaxin-1(C-C motif chemokine 11,CCL11)、eotaxin-2(C-C motif chemokine 26,CCL26)在嗜酸性粒细胞由外周向炎症组织的迁移中扮演最关键的角色。此外,其他有效的嗜酸性粒细胞趋化因子包括血小板活化因子(PAF)、LTD2、C5a、CCL5(RANTES)。

(二)嗜酸性粒细胞的形态、表型及活化　成熟嗜酸性粒细胞的直径12~17μm,有高度浓缩染色质的二叶细胞核及特征性胞质颗粒,这些胞质颗粒经伊红染色后着黄-淡红色,电镜下能清楚鉴定。胞质颗粒包括初级颗粒和次级颗粒。初级颗粒是一种无结晶状的核心颗粒,富含夏科-莱登结晶(Charcot-Leyden crystal);次级颗粒具有特征性的超微结构,含有电子致密核及阳离子蛋白,赋予嗜酸性粒细胞特殊的染色特征。次级颗粒的阳离子蛋白包括主要碱性蛋白(major basic protein,MBP)、嗜酸性粒细胞过氧化物酶

（eosinophil peroxidase，EPO）、嗜酸性粒细胞阳离子蛋白（eosinophil cationic protein，ECP）、嗜酸性粒细胞来源的神经毒素（eosinophil-derived neurotoxin，EDN）。

嗜酸性粒细胞表达多种细胞表面受体，包括免疫球蛋白 IgG 受体 FcγRⅡ/CD32，IgA 受体 FcαRⅠ/CD89，补体受体（CR1/CD35、CR3、CD88），细胞因子受体（IL-3、IL-5、GM-CSF、IL-1α、IL-2、IL-4、IFN-α、TNF-α 的受体），趋化因子受体（CCR1、CCR3），白三烯受体（LT1R、CysLT2R），前列腺素受体，PAF 受体及 Toll 样受体。这些受体与配体结合后介导嗜酸性粒细胞活化，表现为嗜酸性粒细胞脱颗粒、合成释放脂质介质及活性氧产物。CD69 是嗜酸性粒细胞活化的特异性标志，但表达 CD69 并不一定意味着嗜酸性粒细胞活化。嗜酸性粒细胞仅表达少量的 FcεRⅠ，且在嗜酸性粒细胞活化中无显著作用。

嗜酸性粒细胞活化的主要分子机制目前尚不清楚，IL-3、IL-5、GM-CSF、CC 趋化因子及 PAF 均可活化嗜酸性粒细胞，不同的活化嗜酸性粒细胞因子可导致嗜酸性粒细胞不同的脱颗粒方式及介质释放。

（三）嗜酸性粒细胞的细胞产物

1. 颗粒介质　嗜酸性粒细胞包含多种阳离子颗粒蛋白如 MBP、ECP、EDN，对寄生虫、RNA 病毒及宿主细胞有毒性作用。其中，MBP 占嗜酸性粒细胞阳离子颗粒蛋白的大半，对曼森血吸虫（*Schistosoma mansoni*）及旋毛线虫（*Trichinella spiralis*）的幼虫具有直接毒性效应。此外，MBP 可抑制气道纤毛功能，对气道上皮细胞具有毒性效应，血清 MBP 水平与气道高反应性相关，故 MBP 可能参与哮喘发病。ECP 和 EDN 在体外对寄生虫、RNA 肺炎病毒（包括呼吸道合胞病毒）有毒性效应。EPO 可催化卤族化合物及 NO 氧化产物，对微生物及宿主细胞产生毒性效应。

2. 脂质介质　嗜酸性粒细胞合成并释放多种脂质介质，包括 LTC4、PGE2、血栓素及 PAF。LTC4 在胞外转化为 LTD4 及 LTE4，起到刺激支气管收缩、促进黏液分泌与 Th2 细胞因子合成和气道重构的作用。

3. 细胞因子及趋化因子　嗜酸性粒细胞至少合成并释放 35 种细胞因子及趋化因子，包括 TGF-β、IL-3、IL-4、IL-5、IL-8、IL-10、IL-12、IL-13、IL-16、IL-18、TNF-α、CCL5 及 CCL11。这些细胞因子可诱导哮喘、鼻炎及其他炎症性疾病的免疫反应。在特定情况下，嗜酸性粒细胞还可以是 TGF-β 的主要细胞来源，并在哮喘的气道重构中发挥关键作用。与 T 细胞不同，嗜酸性粒细胞合成的细胞因子贮存在胞质颗粒内，并在脱颗粒时迅速释放，从而发挥效应介的作用。

（四）嗜酸性粒细胞在肺部疾病中的作用
外周血嗜酸性粒细胞血症及嗜酸性粒细胞性肺部炎症涉及多种肺部疾病，包括哮喘、变应性支气管肺曲霉病（allergic bronchopulmonary aspergillosis，ABPA）、变应性肉芽肿性血管炎（allergic granulomatous angiitis，AGA）、单纯性肺嗜酸性粒细胞浸润症、急性嗜酸性粒细胞性肺炎及慢性嗜酸性粒细胞性肺炎。除了常见的嗜酸性粒细胞肺部疾病之外，人呼吸道合胞病毒（human respiratory syncytial virus，HRSV）感染也会促使嗜酸性粒细胞在肺组织的募集和脱颗粒，嗜酸性粒细胞在促进 HRSV 清除中发挥重要作用。特发性肺纤维化（idiopathic pulmonary fibrosis，IPF）的 BALF 中嗜酸性粒细胞数目的升高与不良预后有关。

在上述疾病中，最常见的和研究最多的嗜酸性粒细胞肺部疾病是支气管哮喘。既往研究阐明了嗜酸性粒细胞与支气管哮喘发病之间存在直接因果关系，为目前国际上针对嗜酸性粒细胞靶向治疗哮喘药物研发提供了坚实的理论基础。研究者将嗜酸性粒细胞植入 IL-5 敲除小鼠后用卵清蛋白（ovalbumin，OVA）诱导，发现这些小鼠 BALF 中 Th2 相关细胞因子水平和野生型相同，且细胞内上皮黏液恢复，气道高反应性得以发展。另外，CD4+ T 细胞介导的炎症信号可能与源自嗜酸性粒细胞的信号共同作用于气道过敏反应，包括气道高反应性的形成。进一步地，用抗 CCR3 抗体或地塞米松治疗哮喘小鼠，其机制在于通过调节嗜酸性粒细胞活化趋化因子/CCR3 通路抑制 CD34+ 造血祖细胞的迁移和分化；研究还证实骨髓嗜酸性粒细胞祖细胞可迁移至气道并原位产生嗜酸性粒细胞，且嗜酸性粒细胞趋化因子受体中和抗体可抑制骨髓嗜酸性粒细胞祖细胞途径从而治疗哮喘。这些研究都揭示了哮喘发病的骨髓嗜酸性粒细胞祖细胞调控机制。动物实验表明嗜酸性粒细胞缺陷小鼠能免于变应原激发的气道高反应性、变应性气道炎症、黏液高分泌和细支气管周围胶原沉积。哮喘患者的嗜酸性粒细胞及其特异性产物（如 ECP）在气道内的水平于急性发作或变应原激发期间显著增高，并且痰中的嗜酸性粒细胞数量和 ECP 水平与哮喘严重程度呈正相关。哮喘控制或治疗有效后，嗜酸性粒细胞及其产物水平也随之下降。糖皮质激素作为有效的哮喘药物，具有抗嗜酸性粒细胞作用。近年来，抗 IL-5 单克隆抗体作为靶向抗嗜酸性粒细胞药物，已获得美国食品药品监督管理局（FDA）批准上市，能减少重度哮喘患者的哮喘发作次数和激素用量。

六、中性粒细胞

（一）中性粒细胞的发育、分化和迁移
中性粒细胞来源于骨髓，需要粒细胞集落刺激因子（granulocyte colony-stimulating factor，G-CSF）刺激增殖并分化为成熟形式。当存在感染时，中性粒细胞从骨髓中动员到血液，最终趋化至感染部位。在此过程中，中性粒细胞被激活，产生自由基，释放颗粒，参与微生物的吞噬和降解。

中性粒细胞在疾病中的作用可概括为以下几方面：中性粒细胞能对多种颗粒和可溶性物质产生反应，能被 IL-8、GM-CSF、PAF、活性氧物质等启动或预激活；中性粒细胞包含有毒氧自由基和蛋白水解酶，能用于抵抗入侵病原体，在感染的固有免疫反应中起重要作用；中性粒细胞由感染部位产生的趋化因子介导，进入感染灶完成中性粒细胞浸润和组织募集。

（二）中性粒细胞在肺部疾病中的作用
从骨髓中

释放后,中性粒细胞寿命有限,一般会随炎症或疾病的清除在几小时内被清除;然而在慢性肺部疾病中,中性粒细胞可被持续募集到肺部。研究认为,募集的肺组织中的中性粒细胞相比循环中的中性粒细胞寿命更长;若中性粒细胞在较长时间内不受控制地释放颗粒物质,可能导致肺组织损伤。

嗜酸性粒细胞性气道炎症是支气管哮喘最常见的疾病表型,但中性粒细胞性气道炎症在重度哮喘中占有重要位置。临床经验表明,糖皮质激素对嗜酸性粒细胞性气道炎症有效,但中性粒细胞性气道炎症对激素反应不佳。有研究已证明气道中性粒细胞抗凋亡在激素抵抗型哮喘发病中起关键作用,并发现抗肿瘤新药磺酰胺类化合物(ABT-737)通过靶向诱导气道中性粒细胞凋亡,对激素抵抗型难治性哮喘动物有治疗作用。

七、淋巴细胞

淋巴细胞分布于肺组织的不同部位,包括支气管肺泡表面、间质和上皮内,支气管相关淋巴组织和血管内池。淋巴细胞通过与肺内皮细胞相互作用从淋巴结转移至血液并进入肺。肺中的淋巴细胞主要具有四项功能:①产生抗体;②细胞毒效应,包括对病毒感染细胞、已结合抗体的细胞、肿瘤细胞的裂解;③产生细胞因子;④参与免疫耐受的形成。

(一)T淋巴细胞　　T淋巴细胞起源于胸腺,参与获得性免疫。由于T淋巴细胞能产生细胞因子,它已经成为肺部慢性炎症性疾病研究的焦点。动物实验已经发现了两种不同的Th类型。小鼠Th1细胞分泌IL-2、TNF-β和IFN-γ,而Th2细胞分泌IL-4、IL-5、IL-10和IL-13。Th1细胞在迟发型超敏反应中起重要作用,是吞噬介导的宿主防御反应的主要效应细胞,而Th2细胞亚群是引起过敏性疾病的主要效应细胞。

Th2细胞的产生在慢性气道疾病发病中起着重要的作用。由Th2细胞产生的重要细胞因子包括IL-2、IL-4、IL-5、IL-6、IL-9、IL-10、IL-13、IL-16和GM-CSF。IL-5促进嗜酸性粒细胞的分化、活化并延长其存活时间。IL-4和IL-13促进B细胞产生IgE并促使嗜酸性粒细胞向内皮细胞滚动和黏附。IL-5和嗜酸性粒细胞趋化因子吸引嗜酸性粒细胞募集到靶器官。IL-3、IL-4、IL-9、IL-10等细胞因子是肥大细胞和嗜碱性粒细胞生成和成熟的关键因素。

Th2细胞因子在哮喘患者气道重塑中起着重要的作用。例如,IL-4、IL-9、IL-13刺激黏液细胞化生和黏液腺体高分泌。IL-4和IL-13刺激成纤维细胞生长和细胞外基质(extracellular matrix,ECM)的合成;IL-5、IL-6和IL-9通过与TGF-β的联合作用引起哮喘患者气道上皮下纤维化和气道重塑。

调节性T细胞(Treg细胞)和Th17细胞是近年来引起广泛关注的两种T淋巴细胞,在黏膜免疫系统中可能起到重要作用。由转录因子Foxp3调节的天然CD4$^+$CD25$^+$的Treg细胞占所有CD4$^+$T细胞的5%~10%。这些Treg细胞在建立和维持机体自我免疫耐受、调节自身免疫性疾病及控制哮喘等慢性炎症性疾病中起到重要作用。与其他器官相比,黏膜免疫组织中存在大量Treg细胞,可能抑制外源性刺激物引起的免疫反应。Treg细胞主要通过抑制效应性T细胞的增生、细胞因子的产生和APC(主要是DC)的成熟起到免疫抑制作用。它能在黏膜表面产生抗炎因子,介导Treg细胞的免疫抑制作用。

Th17细胞生成发育依赖于TGF-β,在宿主防御中起重要作用。它主要分泌IL-17A、IL-17F、IL-22等细胞因子,在多种呼吸道病原体(如肺炎克雷伯菌、肺炎支原体、结核分枝杆菌、铜绿假单胞菌和耶氏肺孢子菌等)的宿主防御中起调节作用。同时,通过对IL-17缺陷小鼠的研究发现,Th17细胞在接触性迟发型超敏反应和气道过敏反应中也起到明显的调控作用。除此之外,IL-17还能促进黏液分泌,从而参与慢性呼吸系统疾病如支气管哮喘和慢性阻塞性肺疾病的发展。

T淋巴细胞在呼吸道针对入侵细菌、病毒、真菌的宿主反应中发挥重要作用。在肺部感染中,CD4$^+$T淋巴细胞的作用是产生细胞因子,消灭病原体;CD8$^+$T淋巴细胞除消灭病原体外,还能杀死感染细胞。不同的病原体导致不同T细胞亚群募集。Th1细胞产生IFN-γ,介导巨噬细胞活化,促进杀菌,促进抗病毒酶分泌;它参与分枝杆菌、肺炎衣原体、土拉热弗朗西丝菌、流感病毒、呼吸道合胞病毒、肺炎克雷伯菌、隐球菌、组织胞浆菌感染。Th2细胞参与蠕虫感染。Th17细胞则参与肺炎克雷伯菌、铜绿假单胞菌、肺炎衣原体、肺炎支原体和各种真菌感染。

T细胞与支气管哮喘有关。支气管哮喘患者的BALF和气道活检标本中能检出CD4$^+$T细胞产生的细胞因子,且这些细胞因子与动物和人类哮喘的气道高反应性和气道嗜酸性粒细胞增多有关。经变应原刺激后,哮喘患者气道中Th2细胞水平增加。由于Th2细胞相关细胞因子在哮喘发病中起重要作用,这些基因的单核苷酸多态性(single nucleotide polymorphism,SNP)是研究的重点,目前已发现数个与哮喘风险增加、哮喘易感性相关的位点。除Th2细胞,Th17细胞和相关细胞因子如IL-17A和IL-17F也参与哮喘发病。Th17细胞及其细胞因子在哮喘患者的气道、痰液和血液中水平均升高。然而,由于IL-17A和IL-17F细胞因子均参与中性粒细胞募集,目前认为Th17细胞可能与中性粒细胞性哮喘相关。同时,它还参与气道重构。

Th2细胞还参与过敏反应。研究发现,细胞外基质蛋白(extracellular matrix protein,EMP)-1控制Th2细胞迁移,且EMP-1缺陷会引起Th2细胞应答受损,从而引起体内变应性气道炎症减少。研究发现树突状细胞释放的胸腺基质淋巴细胞生成素(thymic stromal lymphopoietin,TSLP)在脂多糖引发的变应性气道炎症中与Th2细胞分化有关。阻断TSLP信号通路后,哮喘小鼠表现出树突状细胞成熟下降、嗜酸性粒细胞性气道炎症减轻、Th2相关细胞因子减少的特点。这些可能与TSLP相关的树突状细胞成熟、迁移及它启动的CD4$^+$T细胞应答相关。因此TSLP通路可能是哮喘治疗的有效靶点。研究者将TSLP单抗用于治疗变应性哮喘,发现变应原介导的气道收缩减轻,且变应原暴露前后的气道炎症反应也有所减轻,但 TSLP 单抗的临床价值有待进一步研究。

既往研究认为,*Foxp3* 基因突变所得的 Foxp3⁺ Treg 细胞决定了对变应原的早期致敏反应。动物实验已表明 *Foxp3* 基因突变小鼠会表现出变应性气道疾病、高 IgE 水平、嗜酸性粒细胞增多和 Th1/Th2 细胞因子反应紊乱等;支气管哮喘患者 *Foxp3* mRNA 水平较低,而吸入激素后外周血 *Foxp3* mRNA 水平增加。综上所述,可以认为 Treg 细胞反应受损也能作用于支气管哮喘和变应性疾病的发展。

(二)B 淋巴细胞   在人类肺组织中,B 细胞存在于支气管相关淋巴样组织或引流淋巴结中。B 细胞的主要作用是产生免疫球蛋白。目前,B 细胞在肺中的作用仍未明确,但已经有证据表明,它在变应性肺泡炎、慢性阻塞性肺疾病、自身免疫性结缔组织病和特发性肺纤维化等疾病中有所作用。

(李雯 夏旸)

参考文献

[1] YU C, CANTOR AB, YANG H, et al. Targeted deletion of a high-affinity GATA-binding site in the GATA-1promoter leads to selective loss of the eosinophil lineage in vivo[J]. J Exp Med, 2002, 195(11): 1387-1395.

[2] WU X, LI Y, CHEN Q, et al. Association and gene-gene interactions of eight common single-nucleotidepolymorphisms with pediatric asthma in middle China[J]. J Asthma, 2010, 47(3): 238-244.

[3] WOOLLEY KL, ADELROTH E, WOOLLEY MJ, et al. Effects of allergen challenge on eosinophils, eosinophil cationic protein, and granulocyte-macrophage colony-stimulating factor in mild asthma[J]. Am J Respir Crit Care Med, 1995, 151(6): 1915-1924.

[4] WANG Q, LI H, YAO Y, et al. The overexpression of heparin-binding epidermal growth factor is responsible for Th17-induced airway remodeling in an experimental asthma model[J]. J Immunol, 2010, 185(2): 834-841.

[5] WALSH GM, SEXTON DW, BLAYLOCK MG. Corticosteroids, eosinophils and bronchial epithelial cells: new insights into the resolution of inflammation in asthma[J]. J Endocrinol, 2003, 178(1): 37-43.

[6] WALSH ER, SAHU N, KEARLEY J, et al. Strain-specific requirement for eosinophils in the recruitment of T cells to the lung during the development of allergic asthma[J]. J Exp Med, 2008, 205(6): 1285-1292.

[7] WALKER C, KAEGI MK, BRAUN P, et al. Activated T cells and eosinophilia in bronchoalveolar lavages from subjects with asthma correlated with disease severity[J]. J Allergy Clin Immunol, 1991, 88(6): 935-942.

[8] TORGERSON TR, OCHS HD. Immune dysregulation, polyendocrinopathy, enteropathy, X-linked: forkhead box protein 3 mutations and lack of regulatory T cells[J]. J Allergy Clin Immunol, 2007, 120(4): 744-752.

[9] TIAN BP, XIA LX, BAO ZQ, et al. Bcl-2 inhibitors reduce steroid-insensitive airway inflammation [J]. J Allergy Clin Immunol, 2017, 140 (2): 418-430.

[10] SHI L, LEU SW, XU F, et al. Local blockade of TSLP receptor alleviated allergic disease by regulating airway dendritic cells[J]. Clin Immunol, 2008, 129(2): 202-210.

[11] SHEN HH, OCHKUR SI, MCGARRY MP, et al. A causative relationship exists between eosinophils and the development of allergic pulmonary pathologies in the mouse[J]. J Immunol, 2003, 170(6): 3296-3305.

[12] SHEN H, O'BYRNE PM, ELLIS R, et al. The effects of intranasal budesonide on allergen-induced production of interleukin-5 and eotaxin, airways, blood, and bone marrow eosinophilia, and eosinophil progenitor expansion in sensitized mice[J]. Am J Respir Crit Care Med, 2002, 166(2): 146-153.

[13] SCHRODER K, HERTZOG PJ, RAVASI T, et al. Interferon-gamma: an overview of signals, mechanisms and functions[J]. J Leukoc Biol, 2004, 75(2): 163-189.

[14] ROBINSON DS, HAMID Q, YING S, et al. Predominant Th2-like bronchoalveolar T-lymphocyte population in atopic asthma[J]. N Engl J Med, 1992, 326(5): 298-304.

[15] RICEVUTI G. Host tissue damage by phagocytes[J]. Ann N Y Acad Sci, 1997, 832(1): 426-448.

[16] RAY A, COHN L. Th2 cells and GATA-3 in asthma: new insights into the regulation of airway inflammation[J]. J Clin Invest, 1999, 104(8): 985-993.

[17] QIN XJ, ZHANG GS, ZHANG X, et al. Protein tyrosine phosphatase SHP2 regulates TGF-beta 1 production in airway epithelia and asthmatic airway remodeling in mice[J]. Allergy, 2012, 67(12): 1547-1556.

[18] QIAN F, ZHANG Q, ZHOU L, et al. Association between polymorphisms in IL17F and male asthma in a Chinese population[J]. J Investig Allergol Clin Immunol, 2012, 22(4): 257-263.

[19] PIZZICHINI E, LEFF JA, REISS TF, et al. Montelukast reduces airway eosinophilic inflammation in asthma: a randomized, controlled trial[J]. Eur Respir J, 1999, 14(1): 12-18.

[20] PAVORD ID, KORN S, HOWARTH P, et al. Mepolizumab for severe eosinophilic asthma (DREAM): a multicentre, double-blind, placebo-controlled trial[J]. Lancet, 2012, 380(9842): 651-659.

[21] PARKIN J, COHEN B. An overview of the immune system[J]. Lancet, 2001, 357(9270): 1777-1789.

[22] LÖNNKVIST K, HELLMAN C, LUNDAHL J, et al. Eosinophil markers in blood, serum, and urine for monitoring the clinical course in childhood asthma: impact of budesonide treatment and withdrawal[J]. J Allergy Clin Immunol, 2001, 107(5): 812-817.

[23] LIN W, TRUONG N, GROSSMAN WJ, et al. Allergic dysregulation and hyperimmunoglobulinemia E in Foxp3 mutant mice[J]. J Allergy Clin Immunol, 2005, 116(5): 1106-1115.

[24] LI YL, LI HJ, JI F, et al. Thymic stromal lymphopoietin promotes lung inflammation through activation of dendritic cells[J]. J Asthma, 2010, 47(2): 117-123.

[25] LEE JJ, DIMINA D, MACIAS MP, et al. Defining a Link with asthma in mice congenitally deficient in eosinophils[J]. Science, 2004, 305(5691): 1773-1776.

[26] KOH YY, KANG H, KIM CK. Ratio of serum eosinophil cationic protein/blood eosinophil counts in children with asthma: comparison between acute exacerbation and clinical remission[J]. Allergy Asthma Proc, 2003, 24(4): 269-274.

[27] KOH GC, SHEK LP, GOH DY, et al. Eosinophil cationic protein: is it useful in asthma? A systematic review[J]. Respir Med, 2007, 101(4): 696-705.

[28] HUMBLES AA, LLOYD CM, MCMILLAN SJ, et al. A critical role for eosinophils in allergic airways remodeling [J]. Science, 2004, 305 (5691): 1776-1779.

[29] HASHIMOTO T, AKIYAMA K, KOBAYASHI N, et al. Comparison of IL-17 production by helper T cells among atopic and nonatopic asthmatics and control subjects[J]. Int Arch Allergy Immunol, 2005, 137 Suppl 1: 51-54.

[30] HALDAR P, BRIGHTLING CE, HARGADON B, et al. Mepolizumab and exacerbations of refractory eosinophilic asthma[J]. N Engl J Med, 2009, 360(10): 973-984.

[31] GAUVREAU GM, O'BYRNE PM, BOULET LP, et al. Effects of an anti-TSLP antibody on allergen-induced asthmatic responses[J]. N Engl J Med, 2014, 370(22): 2102-2110.

[32] COHN L, ELIAS JA, CHUPP GL. Asthma: mechanisms of disease persistence and progression[J]. Annu Rev Immunol, 2004, 22: 789-815.

[33] CHEN ZH, WANG PL, SHEN HH. Asthma research in China: a five-year review[J]. Respirology, 2013, 18 Suppl 3: 10-19.

[34] CHEN J, DENG Y, ZHAO J, et al. The polymorphism of IL-17 G-152A was associated with childhood asthma and bacterial colonization of the hypopharynx in bronchiolitis[J]. J Clin Immunol, 2010, 30(4): 539-545.

[35] BULLENS DM, TRUYEN E, COTEUR L, et al. IL-17 mRNA in sputum of asthmatic patients: linking T cell driven inflammation and granulocytic influx? [J]. Respir Res, 2006, 7(1): 135.

[36] BEN S, LI X, XU F, et al. Treatment with anti-CC chemokine receptor 3 monoclonal antibody or dexamethasone inhibits the migration and differentiation of bone marrow CD34 progenitor cells in an allergic mouse model[J]. Allergy, 2008, 63(9): 1164-1176.

[37] BASU S, FENTON MJ. Toll-like receptors: function and roles in lung disease[J]. Am J Physiol Lung Cell Mol Physiol, 2004, 286(5): L887-L892.

[38] ABRAHAM E. Neutrophils and acute lunginjury[J]. Crit Care Med, 2003, 31(4 Suppl): S195-S199.

第三节 免疫应答与呼吸系统疾病

肺脏-气道是与外界环境相通的开放系统，承担气体交换、宿主防御、免疫、内分泌等重要生理功能。肺脏-气道相对完善的免疫机制在保护其抵御机体内外有害物质侵袭中发挥重要作用。

一、肺脏-气道的免疫相关组织和解剖学特点

整个呼吸道间质与肺实质均分布有淋巴细胞和单核巨噬细胞。气道旁淋巴结、肺门淋巴结和纵隔淋巴结是肺的重要淋巴结，它们接受来自气道黏膜和肺实质的淋巴引流，是发生肺部免疫应答的重要场所。

人体各种腔道黏膜上皮细胞下存在无包膜的淋巴组织和散在的淋巴细胞，称为黏膜相关淋巴组织（mucosa-associated lymphoid tissue，MALT），其中以肠道相关淋巴组织（GALT）和支气管相关淋巴组织（BALT）最为重要。此外，咽部的扁桃体和弥散的淋巴组织构成呼吸道和消化道入口处的防御结构，称为咽淋巴环（Waldeyer's ring）。

（一）支气管相关淋巴组织 BALT是一种黏膜的次级淋巴组织，大部分位于支气管分叉处，与肠黏膜淋巴组织功能类似，是黏膜免疫系统的一部分。BALT基本结构包括中心的淋巴滤泡，其上覆盖黏膜上皮细胞及某些变异的上皮细胞（M细胞）。淋巴滤泡内主要为B细胞，周围存在成熟的小淋巴细胞，滤泡边缘区域分布高内皮细胞小静脉（high endothelial venule，HEV）。滤泡内B细胞主要表达IgA和IgM。BALT还混合少量CD4+T细胞和巨噬细胞。CD4+T细胞还可见于HEV、冠状区和上皮组织周围。滤泡中也可见DC、Ki-67阳性细胞及许多HLA-DR阳性细胞。

BALT滤泡内无传入淋巴管，淋巴细胞通过传出淋巴管流向局部支气管淋巴结，此与其他非黏膜组织次级淋巴组织的滤泡不同。HEV是淋巴细胞迁入BALT的唯一途径，其细胞表面高表达血管细胞黏附分子1（vascular cell adhesion molecule 1，VCAM-1），而其他次级淋巴组织不表达VCAM-1。

目前认为BALT并非以组织结构存在于所有哺乳动物中（小鼠和人类中尤其如此），而是由于在微生物刺激或其他肺部炎症反应的诱导下才出现。这些诱导型组织，可以更准确地称为第三级淋巴组织或异位淋巴组织，并被称为诱导型BALT（iBALT），iBALT可位于整个肺，通常邻近肺小动脉。iBALT形成的重要部位是充满着动脉周围毛细血管的血管周围间隙。

BALT的免疫功能可受神经内分泌调节；BALT中分布有肽能神经，以及P物质、血管活性肠肽和降钙素基因相关肽等，均可影响淋巴细胞生理和功能；BALT中还发现儿茶酚胺神经纤维和相关的β肾上腺素受体。上述某些神经的数量随年龄增长而减少，其活性也随之降低。

（二）呼吸道黏膜的免疫细胞组成 呼吸道黏膜免疫系统存在多种免疫细胞，包括T细胞、B细胞、上皮内淋巴细胞、固有层淋巴细胞、巨噬细胞、有黏膜特殊功能的上皮细胞和微皱褶细胞（M细胞）等，它们的功能在维持呼吸系统免疫结构和免疫生理稳定中发挥重要作用，也参与许多呼吸系统疾病的发生。

1. 气道上皮细胞 气道上皮细胞在经声门到传导气道和肺实质的免疫防御中发挥重要作用。纤毛柱状上皮细胞覆盖于传导气道直至终末细支气管，而呼吸性细支气管则无纤毛柱状上皮细胞。肺泡上皮细胞可分为两类：①扁平的Ⅰ型上皮细胞，组成绝大部分肺泡表面；②类似立方形的Ⅱ型上皮细胞，可产生肺泡表面活性物质、表面活性物质相关蛋白，并参与组成肺的上皮下结构。上皮细胞分泌的某些产物可被转运至气道腔表面，以便与外环境物质相互作用。气道上皮细胞间分布有神经纤维，若上皮损伤，则神经末梢即暴露于外界刺激物作用下，从而释放某些气道高反应性相关的介质。传导气道经典的防御机制是黏液纤毛系统，可驱使沉积于气道上皮表面的微生物向上移动并排出至肺外。

纤毛系统和呼吸道上皮液内的抗菌成分（如溶菌酶、乳铁蛋白和β防御素等）参与构成宿主的屏障，它们不依赖于对特定微生物的识别机制，亦不需激活。另外，呼吸道和肺泡上皮细胞可表达模式识别受体，识别入侵的病原体，启动

相关信号转导,参与气道上皮细胞抗感染防御机制。例如:呼吸道上皮细胞可通过 TLR9 识别非甲基化的细菌 DNA,激活 NF-κB,产生 IL-6、IL-8、β₂ 防御素等;肺泡上皮细胞不能直接对脂多糖产生反应,但肺泡腔内的肺泡巨噬细胞接触细菌或其产物,可分泌 TNF-α 和 IL-1β,进而诱导肺泡上皮细胞产生趋化因子。

气道上皮局部固有免疫可介导适应性免疫应答,例如:尘螨 β-(1,3)-葡聚糖可刺激气道上皮细胞产生 CCL20,进而募集未成熟 DC 到气道内;气道上皮细胞可直接影响肺 DC 功能,进而介导 Th2 细胞应答;气道上皮细胞可产生胸腺基质淋巴细胞生成素、GM-CSF、IL-1β、IL-25、IL-33、骨桥蛋白,从而激活 DC。

综上所述,气道上皮细胞在病原体外界物质刺激下,通过募集和激活固有免疫细胞(中性粒细胞、巨噬细胞等),继而激活 DC 并启动 T 细胞应答,在抵御病原体感染中发挥重要作用。

2. 巨噬细胞(MΦ)　MΦ 分布于呼吸道-肺泡表面,是支气管肺泡灌洗液(BALF)中数量最多的细胞,占 BALF 细胞总数的 90% 以上。呼吸道-肺泡 MΦ 与定居于其他组织的 MΦ 具有基本相同的生物学特征,但在支气管、肺组织的分布特点决定其是最早、最易接触抗原的细胞。另外,呼吸道 MΦ 参与支气管哮喘发病,肺部 MΦ 具有抗肿瘤作用。

3. 树突状细胞(DC)　肺内 DC 依据其起源、解剖部位及功能不同,可分为若干亚型:①常规 DC(cDC),高表达 CD11c,可进一步分为 CD11b⁺ 和 CD11b⁻,稳态条件下传导气道内衬丰富的上皮内 DC(多为 CD11b⁻)形成树突状网络,并通过与支气管上皮细胞形成紧密连接而将树突延伸至气道管腔内;②浆细胞样 DC(pDC),表面表达唾液酸结合的免疫球蛋白凝集素-H、骨髓间质抗原-1,其解剖学定位尚不清楚,有报道可在肺泡间隔中发现,亦可从大气道提取物中分离;③CD11b⁺ DC 亚群(单核细胞来源),可在炎症条件下(如病毒感染、变应原或脂多糖刺激)被募集,且表面 CD11c 表达上调(但保留单核细胞来源的 Ly6C 表型);④杀伤性 DC(IKDC),同时拥有 NK 细胞与 DC 的功能(如分泌 Ⅰ 型和 Ⅱ 型干扰素;有效识别、杀伤肿瘤细胞;表达 MHC-Ⅱ 类分子,具有抗原提呈功能),被视为联系固有免疫和适应性免疫的重要免疫监视细胞。

肺内 DC 在肺部免疫应答中发挥独特功能:①借助表面模式识别受体(C 型凝集素受体、TLR、NOD 样受体等),识别、摄取吸入的抗原(病原体、变应原等)和损伤相关的分子模式;②表达神经肽受体,与气道黏膜及黏膜下有突触、无髓神经末梢相联系;③表达前列腺素受体,调控细胞迁移和成熟。

4. 肥大细胞(mast cell,MC)　MC 广泛分布于全身结缔组织,常见于与外界环境接触的呼吸道、消化道黏膜上皮或小血管、淋巴管周围。MC 分为两个亚型:①MC_T,胞质颗粒含胰蛋白酶,主要位于呼吸道和胃肠道黏膜,肺部 90% 的 MC 为此型;②MC_TC,胞内含胰蛋白酶和 MC 特异性类糜蛋白酶,主要位于结缔组织如真皮层、胃肠道黏膜下层。

MC 通过(即刻或延迟)释放炎症介质,在固有免疫和适应性免疫中发挥重要作用。MC 参与多种肺部疾病发生,其致病程度取决于 MC 在病灶及组织中聚集的数量及所释放介质的浓度。通过 FcεR Ⅰ 介导 MC 活化是变应性疾病(如变应性鼻炎、变应性哮喘)发病机制的关键。活化的 MC 可启动两类疾病:①MC 快速合成并释放效应性介质、脂质介质,可诱发速发型超敏反应,导致上呼吸道的喷嚏及卡他症状;②MC 产生细胞因子及趋化因子,诱导迟发型炎症反应,出现于速发型超敏反应后 6~24 小时,如慢性持续性哮喘。

另外,MC 是参与弥漫性纤维化的主要细胞组分,机制为:MC 可合成、释放 TGF-β、碱性成纤维细胞生长因子(hFGF)等致纤维化的细胞因子,在哮喘气道上皮下纤维化过程中起重要作用。

5. 嗜酸性粒细胞(eosinophil,Eos)　Eos 是一种多功能白细胞,约占组织与外周血白细胞的 1% 或更高,正常情况下主要聚集于胃肠道黏膜固有层,肺部仅有极少量 Eos。变应性疾病、寄生虫感染或其他病理状态下,大量 Eos 迁移至肺部及其他组织,通过释放多种炎症介质及细胞因子,导致组织损伤及功能异常。

Eos 参与多种炎症反应的启动及发展,并参与调节固有免疫和适应性免疫。在哮喘等肺部疾病中,Eos 不仅是效应细胞,更具有重要的免疫调节作用,可诱导 Th2 细胞向肺炎症局部聚集。另外,Eos 可分泌、释放多种活性介质,发挥不同病理、生理效应,例如:①颗粒介质(如多种阳离子颗粒蛋白),对寄生虫、RNA 病毒及宿主细胞有毒性作用;②脂质介质,包括 LTC4、PGE2、血栓素及 PAF,其中白三烯可刺激支气管收缩,促进黏液分泌、Th2 细胞因子合成和气道重构;③细胞因子及趋化因子,如 TGF-β、IL-3、IL-4、IL-5、IL-8、IL-10、IL-12、IL-13、IL-16、IL-18、TNF-α、CCL5 及 CCL11 等,参与哮喘、鼻炎及其他炎症性疾病发生。

6. T 细胞　Th2 细胞在慢性气道疾病发病中起重要作用。Th2 细胞可产生多种细胞因子,发挥不同效应,例如:IL-5 可促进 Eos 分化、活化,并延长其存活时间;IL-4 和 IL-13 促进 B 细胞产生 IgE,并促使 Eos 向内皮细胞滚动和黏附;IL-5 和嗜酸性粒细胞趋化因子(eotaxin)可募集 Eos 到靶器官;IL-3、IL-4、IL-9 和 IL-10 是诱导肥大细胞生成和成熟的关键因子。另外,Th2 细胞产生的多种细胞因子尤其在哮喘患者气道重塑中起重要作用,例如:IL-4、IL-9 和 IL-13 可刺激黏液细胞化生和腺体高分泌黏液;IL-4、IL-13 可刺激成纤维细胞生长和细胞外基质(ECM)合成;IL-5、IL-6 和 IL-9 可与 TGF-β 协同,参与哮喘患者气道上皮下纤维化和气道重塑。

二、肺部免疫微环境与免疫应答

在哺乳动物与外界接触的所有黏膜表层中,肺部的黏膜表层所占面积最大也最脆弱。一个成年人的肺部黏膜表层面积大约有 70m²,其中呼吸道远端的黏膜厚度通常小于 1μm,以保证足够的气体交换面积。在一天(24 小时)内,肺部黏膜表层要接触多达 15 000L 含有各种有机和无机污染物的外界空气。在人的一生中,肺部黏膜表层不间断地暴露于外界的各种抗原之下。这些抗原绝大多数是来自各种动植物的非致病抗原，如花粉、动物的毛发皮屑和昆虫产物等；但是，其中也掺杂着来自各种微生物的潜在的致病抗原。肺部的免疫系统担负着准确区分这些无害和有害抗原刺激的职责，以使 T 细胞能够针对某种抗原做出正确的反应。而且，这种反应的强度和时间的长短必须被精确地控制，以保证呼吸道黏膜脆弱的、血管丰富的上皮的完整性，尤其是有气体交换功能的呼吸道终末端和肺泡上皮。

（一）呼吸道黏膜免疫系统　　在整个呼吸道的内表面都有完整的黏膜覆盖，同时，这也是病原体侵入的主要入口。因此，呼吸道黏膜免疫组织对于机体的免疫来说就显得非常重要。呼吸道黏膜免疫系统由免疫诱导、活化和效应三部分组成。支气管相关淋巴组织（BALT）是主要存在于大、中气道的黏膜下层的淋巴样小结，气管、支气管分叉处分布尤多，它们主要由淋巴滤泡组成。鼻相关淋巴组织（NALT），是指鼻腔至咽部黏膜的淋巴样组织，包括扁桃体、咽淋巴环，其中有扁平的膜性细胞，可以摄取和运送多种抗原。BALT 和 NALT 主要在免疫诱导部位对抗原进行摄取、处理和提呈，并诱导免疫应答。效应系统主要是黏膜固有层的弥散淋巴组织及上皮内淋巴细胞。其作用是经抗原提呈后，分泌抗体及产生细胞因子，并产生细胞毒效应。正常肺实质中很少有淋巴组织，远端气道周围及其间隔中有少量淋巴样组织，当肺组织发生炎症时这些淋巴样组织即可产生免疫防御作用。

（二）肺部固有免疫的特点　　肺脏是一个与外界环境相通的开放系统，肩负气体交换、宿主防御、免疫、内分泌等重要的生理功能。肺脏相对完善的免疫机制在保护其免受或少受机体内外有害物质的侵袭中起到重要作用。可直接接触外界微生物和异物抗原，为维持机体内环境稳定，其固有免疫模式识别及应答必然有自身特点。

肺的固有免疫系统主要由组织屏障（如气道上皮细胞）、固有免疫细胞（如吞噬细胞、中性粒细胞、树突状细胞、肥大细胞）、固有免疫分子（防御素、溶菌酶、补体）和固有免疫受体组成。

1. 组织屏障　　气道上皮细胞之间的桥粒、紧密连接等，在维持气道上皮腔面完整性中起重要作用。这些结构含有细胞黏附分子的许多蛋白质，使上皮细胞形成了连续性的界面，提供了生理性的屏障作用。气道上皮在防止微生物入侵方面，也提供了一个有效的屏障。特别在下气道，上皮屏障的完整性能有效地防止病原菌的感染。气道上皮细胞存在多种机制抑制微生物的生长：纤毛上皮细胞的摆动促进黏液和颗粒物质的清除；呼吸道腔内的液体含有可溶性蛋白质能抑制或杀灭细菌，包括溶菌酶、乳铁蛋白和抗菌防御素，它们不依赖于对特定微生物的识别机制，亦不需激活。气道上皮细胞表达低水平的 CD24、TLR1 ~ TLR6 和 TLR9，可以通过 TLR 识别纤毛黏膜处的细菌。与模式识别受体的结合增强了气道上皮细胞抗微生物防御素的产生，刺激了上皮细胞产生 CXC 和 CC 趋化因子，这两者可以募集

中性粒细胞到气管腔。气道上皮细胞还产生 IL-1β、IL-6、IL-8、RANTES、GM-CSF、TGF-β 等促炎性细胞因子参与免疫反应。

一旦气道上皮表面的局部破损，细菌就可以在上皮上附着。随着细胞外基质的损伤，病菌就可生长。病毒感染，尤其如流感病毒的感染可造成上皮损伤，细菌在气道上皮的附着增加，同时破坏气道纤毛，使得黏液纤毛清除的能力大为减弱，由此大大增加了病原菌感染的发生率。

2. 固有免疫细胞　　肺泡巨噬细胞（alveolar macrophage，AM）是肺部固有免疫最主要的细胞，肺内 AM 总数保守估计也在 10^9 ~ 10^{10}，广泛存在于肺泡、间质、血管床及气道。巨噬细胞具有吞噬杀菌、清除颗粒物质、移除大分子残渣、维持和修复正常的肺基质成分等作用。当抗原被吸入后，AM 在数小时内将自身数量增加数倍，并发挥其强大的吞噬功能。

巨噬细胞还能通过分泌生物活性物质参与肺组织的免疫应答反应。巨噬细胞产生的促炎细胞因子，如 IL-8 和其相关的 CXC 趋化因子，能募集肺毛细血管网中的中性粒细胞到达炎症部位。AM 是无抗原提呈作用的细胞，在有大量 AM 存在的条件下，正常人气道中不仅 T 细胞而且树突状细胞提呈抗原的能力也受到明显的抑制。与外周血中 T 细胞相比，从 BALF 分离出的肺 T 细胞显示出显著低下的增殖能力。消除大部分常驻 AM 之后，上述肺 T 细胞迅速恢复了免疫活性。这就提示 AM 具有抑制 T 细胞活性和 B 细胞产生抗体的能力，其意义可能在于避免过度的免疫反应引起肺组织的破坏。但是它可以把微生物抗原携带到肺泡间隙和局部淋巴结，在那里抗原被特异性的树突状细胞摄取提呈给效应淋巴细胞并且启动适应性免疫反应。AM 还有一项重要作用就是产生 CC 趋化因子，例如单核细胞趋化蛋白-1（MCP-1）与调节活化的正常 T 细胞表达和分泌的因子（RANTES），后者可以募集活化的单核细胞和淋巴细胞进入肺部的炎症部位。

3. 固有免疫受体　　模式识别受体（PRRs）是固有免疫受体的代表，PRRs 与配体专一性地结合后能传递识别信号，信号转导将放大病原体感染的效应，使得炎症细胞得以活化和通过相应基因的转录激活并分泌多种促炎症因子。Toll 样受体（TLR）是 PRRs 中研究最早、参与固有免疫的一类重要蛋白质分子，也是连接固有免疫和适应性免疫的桥梁。TLR 监视和识别不同疾病相关分子模式，是机体抵抗感染性疾病的第一道屏障。在肺部，巨噬细胞、树突状细胞、肺上皮细胞及内皮细胞都表达 TLR。不同类型的细胞表达不同的 TLR 亚型，同一细胞可表达数种 TLR 亚型，例如 AM 表达 TLR1、TLR2、TLR4、TLR6、TLR7、TLR8，但是不表达 TLR3、TLR5 和 TLR9。浆细胞样树突状细胞则高表达 TLR7 和 TLR9，髓样树突状细胞则表达 TLR1 ~ TLR4。气管、支气管、肺泡上皮均能检测到 TLR1 ~ TLR6 及 TLR9 的表达。肺内皮细胞表达 TNR2、TLR4 及 TLR8。

（三）肺部适应性免疫应答的特点

1. 外界异物侵入呼吸道上皮的途径　　当抗原通过传导气道时，空气动力学机制能滤过绝大部分的吸入抗原（>

95%），呼吸道纤毛黏液系统的清除、黏膜屏障的阻挡、吞噬细胞的吞噬等防御功能能够清除大部分侵入呼吸道的微生物、异物及抗原物质，使越接近气管-支气管树远端的气道所接触的抗原数量越少。只有极少部分的抗原可能逃脱以上清除机制而侵入黏膜和肺泡上皮之下，与驻守在那里的以树突状细胞为主的抗原提呈细胞（APC）相遇。APC 吞噬入侵的抗原，并将其消化降解成含抗原决定簇的肽链，与细胞表面的主要组织相容性复合体（MHC）结合。这些携带抗原-MHC 复合物的 APC 游走至支气管肺泡周围的引流淋巴结，将抗原提呈给淋巴结中的 T 细胞和 B 细胞，引发 T、B 细胞介导的免疫反应。

2. 肺部摄取、处理抗原的 APC 的类型　大分子抗原不能自由扩散，黏膜免疫系统要通过相应专职 APC 来主动摄取抗原。广义上讲，凡能表达 MHC 或相关分子（如 CD1）并结合抗原肽链进而被某种 T 细胞识别的任何细胞都可称之为 APC。就肺部而言，树突状细胞、B 淋巴细胞、肺泡巨噬细胞，以及近几年提出的嗜酸性粒细胞都是专业的 APC。非专职 APC 一般不表达 MHC-Ⅱ类分子，如支气管上皮细胞、成纤维细胞及血管内皮细胞，但在系统或局部的因素刺激下，都可诱导其表达 MHC 分子，从而具备抗原提呈的能力。

（1）树突状细胞：以树突状细胞为主的 APC 在肺部形成了一个网络状的分布格局，守卫在气道黏膜、血管周围的结缔组织及胸膜周围，它们在维护肺内的自身免疫稳定方面发挥着决定性的作用。

在正常的肺组织中，树突状细胞虽仅占全部肺组织细胞的 1%，但广泛地分布在呼吸系统的黏膜层，从鼻腔、大气道一直到肺泡腔的黏膜上皮下，均可见到形似树突状的细胞。而且，在胸膜及肺部血管周围的结缔组织中也发现有树突状细胞。驻守在气道黏膜上皮下的树突状细胞吞噬入侵的抗原，并将其消化降解成含抗原决定簇的肽链，与细胞表面的 MHC 分子结合，进而沿引流淋巴管道游走至支气管肺泡周围的引流淋巴结。与 T 淋巴细胞相遇后，树突状细胞表面的抗原-MHC 复合物与 T 细胞表面的 T 细胞受体结合，同时，树突状细胞表面的辅助刺激分子（如 CD80、CD86）与 T 细胞表面相应的受体（如 CD28）结合而产生辅助刺激信号，导致淋巴结 T 细胞增殖分化并开始向肺周边组织移动，引发 T 细胞介导的免疫反应。

（2）B 淋巴细胞：虽然肺部的 B 淋巴细胞的主要功能是分泌在局部抗微生物防御中起主要作用的免疫球蛋白，但是也具有 APC 的功能。像树突状细胞一样，B 细胞本身表达 MHC-Ⅱ蛋白，但是，其表达水平仅是树突状细胞的 1/5，进一步比较树突状细胞与 B 淋巴细胞刺激 CD4+ T 细胞的能力，发现树突状细胞的抗原提呈能力是 B 细胞的 10~30 倍。肺 B 细胞没有消化和处理完整抗原蛋白的能力，只能提呈经过处理的抗原肽链，而且其抗原提呈能力明显低于肺树突状细胞。进一步的细胞表型分析发现肺 B 细胞所表达的辅助刺激分子（如 MHC-Ⅱ、CD80、CD86 及 CD54 等）也明显低于树突状细胞，这在一定程度上解释了肺部 B 细胞抗原提呈功能的低下，同时也衬托了树突状细胞作为肺内主要的 APC 的地位。B 细胞通过其产生的抗体与特异性抗原结合，促进 B 细胞的增殖分化及扩增，进一步产生具有高亲和能力的特异性免疫球蛋白，介导体液免疫。

（3）肺泡巨噬细胞：人的肺泡巨噬细胞表达 HLA-DR，但是，关于人肺泡巨噬细胞的抗原提呈功能的研究结果不尽一致。更多的证据支持这样的结果：肺泡巨噬细胞的抗原提呈作用有限，有时甚至抑制树突状细胞的抗原提呈能力。75% 的正常人的肺泡巨噬细胞对抗原诱导的淋巴细胞增殖无辅助作用，随着巨噬细胞与淋巴细胞比例的增加，有50% 正常人的肺泡巨噬细胞甚至抑制淋巴细胞的增殖反应，提示肺泡巨噬细胞可能释放某些免疫抑制因子，这对防止肺部可能发生的过度的免疫反应所引起的肺组织损伤、保护气体交换有一定的作用。另外，肺泡的树突状细胞对颗粒性抗原和微生物的吞噬能力极其有限，而其邻近的巨噬细胞却是吞噬和处理此类抗原的能手。所以，肺泡巨噬细胞可能会将吞噬后的上述抗原传递给邻近肺组织中的树突状细胞，然后再由树突状细胞将其提呈给 T 细胞。

（4）嗜酸性粒细胞：嗜酸性粒细胞起源于骨髓 CD34+ 造血祖细胞，近来研究发现嗜酸性粒细胞也具有抗原提呈的功能。嗜酸性粒细胞完全符合专职的 APC 的条件，能够表达 MHC-Ⅱ蛋白分子，能够吞噬并进一步消化抗原成肽链，并能表达一些能够与 T 细胞表面相应受体结合的蛋白以产生 T 细胞激活所必需的辅助刺激信号。嗜酸性粒细胞能够表达多种细胞表面受体，这些受体与配体结合后，能够介导嗜酸性粒细胞的活化，且不同的活化因子可介导嗜酸性粒细胞产生不同的脱颗粒方式及介质释放。外周血嗜酸性粒细胞血症及嗜酸性粒细胞肺部炎症与多种肺部疾病有关，包括哮喘、变应性肉芽肿性血管炎、变应性支气管肺曲霉病和急、慢性嗜酸性粒细胞性肺炎。

值得注意的是，肺内的树突状细胞和 B 细胞主要处理和提呈吸入的可溶性抗原，而嗜酸性粒细胞与巨噬细胞相似，能够吞噬和降解颗粒性抗原。因为肺泡巨噬细胞的抗原提呈能力极其有限，所以在处理和提呈肺吸入的颗粒性抗原中，嗜酸性粒细胞的作用就显得尤为重要。树突状细胞、肺泡巨噬细胞和 T 细胞之间不是彼此独立的，它们之间存在非常复杂的相互作用调节，进而调控肺部的免疫应答。

3. 肺部适应性免疫应答的类型（Th1、Th2、Th17、Treg）及效应特点　细胞介导的适应性免疫应答有助于抵御各种类型的病原微生物，在抵抗病毒、分枝杆菌、真菌和卡氏肺孢子虫等方面发挥着重要作用。适应性应答的发生依赖于以下三种细胞之间的相互作用：T 细胞、自然杀伤（NK）细胞和树突状细胞（DC）。特异性黏附分子和趋化因子的不同表达调节这些相互作用的部位和时间。初级适应性应答由不成熟的骨髓 DC 引发，其可将抗原从肺部带到局部淋巴结。成熟 DC 所提呈的抗原是激活初始 CD4 细胞的必要条件，它们在产生极化的 1 型或 2 型效应器反应及强大的免疫记忆中有着极其重要的作用。次级免疫应答的加速是因为记忆性 T 细胞可以直接迁移到感染组织处并被激活；此外，先前的肺部感染或免疫反应能够增加肺部 DC 的数目，并使记忆性 B 细胞克隆和 T 细胞克隆寄居于肺部，这就使得机体能对感染做出迅速有效的应答。

（1）肺适应性免疫应答的特点：适应性免疫应答是指机体受抗原刺激后，抗原特异性淋巴细胞对抗原分子的识别、自身活化、增殖、分化，并表现出一定生物学效应的全过程。该过程是由多种膜分子（受体及黏附分子）、细胞因子参与 APC、T 细胞、B 细胞间的相互作用而完成的。T 细胞能够介导适应性细胞免疫应答，B 细胞可介导适应性体液免疫应答。呼吸道的免疫应答可发生在气道黏膜和肺实质，以下简述两者各自特点。

1）气道黏膜的免疫应答：主要由黏膜下和黏膜固有层淋巴细胞发生应答。当进入气道的抗原突破黏膜屏障进入黏膜下，被该处的 MA、DC 等 APC 捕获，经抗原加工处理后，可与局部的 T、B 细胞发生反应，并产生抗体。抗体以 IgA 为主，当 IgA 二聚体向黏膜上皮分泌时，获得分泌片（secretory piece，SP），组合成分泌型 IgA（SIgA），继而通过上皮细胞进入分泌液。在局部也可合成 IgM 和 IgE，运到黏膜表面，但 IgG 主要由血液循环而来。SIgA 在气道黏膜表面免疫应答中的主要功能在于从黏膜排出抗原、防止感染和引起不适当的局部与全身的免疫应答。IgM 和 IgG 则具有激活补体溶解靶抗原及调理吞噬的作用。IgE 除了参与 Ⅰ 型超敏反应外，还参与抗寄生虫感染和抗病毒感染。

2）肺实质的免疫应答：未被各种清除机制清除而进入肺泡内的吸入性颗粒抗原，由 APC 转运经淋巴管到达肺门淋巴结，该处具有免疫应答所需的全套淋巴细胞。抗原经 APC 加工处理后，在细胞膜上表达肽/MHC-Ⅱ类分子复合物，提呈给有相应 TCR 的 Th 细胞，Th 细胞经双信号活化后克隆增殖，前迟发性变态反应 T 细胞（delayed type hypersensitivity T cells，Td cell）、前毒性 T 细胞（cytotoxic T cells，Tc cell）分化成熟为效应性 Td、Tc 细胞，一部分分化为记忆性 T 细胞（memory T cell，Tm cell），并辅助激活 B 细胞和 NK 细胞。此等效应性 T、B 细胞及 Tm 细胞、记忆性 B 细胞（memory B cells，Bm cell）进入再循环池。通过血管内皮细胞黏附、趋化吸引或受体介导等多种机制，Tc、Td 细胞从再循环池进入肺部炎灶，发挥免疫效应。机体如受相同抗原的再次刺激，则主要由肺内或来自再循环池的 Tm、Bm 细胞介导再次免疫应答。

（2）适应性免疫应答的类型：呼吸道中的 APC 有的不能直接激活初始的 T 细胞，如巨噬细胞，有的能够直接活化初始 T 细胞，如 DC，它能够促使初始 T 细胞向 Th1 方向分化。APC 通过外、内源性抗原的提呈途径（MHC-Ⅱ 和 MHC-Ⅰ 类分子途径）在其表面形成抗原肽及 MHC 分子的复合物，以便 CD4+ 和 CD8+ T 细胞识别，进而产生抗原识别信号。辅助性 CD4+ T 细胞是肺内适应性免疫主要的组成部分。这种细胞是通过 MHC-Ⅱ 型抗原而被诱导产生的（第一信号）。进一步的活化则是通过共刺激分子与表达在抗原提呈细胞和 T 细胞上的受体相互结合而实现的（第二信号）。第二信号对抗原特异性效应性 T 细胞和记忆细胞的产生都起着决定性的作用。最后的效应功能取决于细胞因子/生长因子直接相关的 T 细胞的分化（第三信号）。后者的分化取决于细胞系特异性转录因子及染色体重建中的改变。

1）Th1 细胞：Th1 细胞最初是 Mossman 和 Coffman 通过其能分泌 γ 干扰素（IFN-γ）的功能来定义的。CD4+ Th1 细胞的分化是由转录因子 T-bet 和信号转导及转录激活因子 4（STAT4）控制的。分化还受控于 IL-12p35 和 IL-12p40 亚单位的异二聚体 IL-12p70。然而，无论是体内还是体外，Th1 细胞的分化都可以不依赖 IL-12。一条重要的 IL-12 非依赖途径是在特定环境中通过诱导 Ⅰ 型干扰素的产生而促进 Th1 细胞的分化。IFN-γ 与由两条 IFN-γR1 链和两条 IFN-γR2 链组成的受体复合物结合产生信号，从而通过自分泌旁分泌的形式进一步扩大 Th1 分化和细胞系的形成。IFN-γ 的受体广泛表达于多种细胞，包括髓样细胞如巨噬细胞和树突状细胞，以及肺内结构细胞如上皮细胞和成纤维细胞。IFN-γR1 和 IFN-γR2 可活化 Janus 相关激酶 1 和 2（JAK1/2），其可磷酸化 STAT1。STAT1 经过同源二聚体结合，转入细胞核，与 DNA 编码的 γ 活化序列（GAS）结合，从而控制基因的转录。

IFN-γ 在介导许多胞内感染的免疫和宿主抵抗中发挥着重要的作用，比如结核分枝杆菌、李斯特菌属和鼠伤寒沙门菌。IL-12p40、IFN-γ、IL-12 受体或者 IFN-γ 受体发生突变的患者，对细胞内感染的易感性有所增加。IFN-γ 受体突变的患者可产生卡介苗（BCG）的播散性感染，BCG 对抗生素和 IFN-γ 治疗产生耐药性。IL-12p40 突变也可引起 BCG 或鼠伤寒沙门菌感染，但是理论上 IFN-γ 治疗是有效的。总之，事实证明这条通路对于人类控制胞内病原菌的感染至关重要。

2）Th2 细胞：Th2 CD4+ T 细胞的分化由核转录因子 GATA3、STAT6 共同引导。Th2 细胞分泌的效应细胞因子包括 IL-4、IL-5 和 IL-13。在支气管上皮，IL-13 是呼吸道黏液产生和杯状细胞分化的主要作用因子。通过 STAT6 活化的 IL-13 信号可导致呼吸道对醋甲胆碱（乙酰甲胆碱）的高反应性。抗 IL-5 抗体治疗后，除了嗜酸性粒细胞数量减少，哮喘的症状和第 1 秒用力呼气容积（FEV₁）并没有明显的改善，目前仅被推荐用于治疗重度哮喘。既往关于抗 IL-13 抗体治疗哮喘的临床研究结果也为阴性，但是，近期研究显示，通过对 IL-13 诱导的哮喘患者进行分层［通过对血液中骨膜蛋白（periostin，POSTN）水平的评估，发现 POSTN 基因是存在于肺上皮细胞中的 IL-13 调节基因］，可以预测患者对抗 IL-13 治疗的疗效。

Th2 细胞还可以促进 B 细胞的分化及 T 细胞依赖性蛋白抗原的抗体应答，包括抗 IgE 反应的发生发展。近来发现 Th2 细胞的分化不仅受到 IL-4 的调节，还受到肺上皮细胞产生的细胞因子的调节，比如胸腺间质淋巴细胞生成素（TSLP）、IL-25 和 IL-33。最近研究指出 IL-33 及其受体 ST2 的多形性与哮喘相关，进一步说明了 Th2 细胞，尤其是 IL-33 ST2 信号途径与哮喘的高度相关性。

3）Th17 细胞：Th17 细胞分泌 IL-17A、IL-17F、IL-21、IL-22 和 IL-26（后者表达于人类细胞）。Th17 细胞是在 IL-6 和 TGF-β 的诱导下，由初始 CD4+ 细胞分化而来，其后续的克隆扩增和维持依赖 IL-23，其转录因子为 RORγt。Th17 细胞和 Treg 细胞的分化过程紧密相关，人类 Treg 细胞可以在一定条件下转化为 Th17 细胞，事实上，Th17 细胞的分化发生以一种相互促进的方式与 Treg 细胞的分化发生紧密相关，因为 IL-6 和 TGF-β 都参与了两者的分化过程。

在原发感染中，固有淋巴细胞、NK 或 NK/T 细胞、T 细胞是早期 IL-17 和 IL-22 的来源。疫苗接种可在肺组织中诱导产生 CD4[+] Th17 细胞，可对抗多种病原微生物的感染，包括胞内菌、胞外菌及真菌。例如，结核分枝杆菌 ESAT-6 疫苗可诱导产生 Th17 细胞，显著增加抵御结核感染的 Th1 细胞的聚集。在结核病患者和潜伏感染者中，Th17 细胞参与针对结核分枝杆菌的获得性免疫反应，结核感染后的 Th17 和 Th1 免疫调节对增强结核分枝杆菌疫至关重要，并可以阻止疾病进一步发展。

4）调节性 T 细胞：调节性 T 细胞的主要功能是抑制机体的自身反应性 T 细胞的活化和功能发挥。人和鼠的天然型调节性 T（nTreg）细胞均为 CD4 阳性，其特点是组成性表达高水平的 CD25 和核转录因子 Foxp3。这些细胞对于介导肺内吸入性抗原的耐受是非常必要的。如果敲除这些细胞或者阻抑它们的效应分子（包括 IL-10 和 TGF-β），可防止呼吸道对变应原及过敏性炎症的敏感性。这些细胞可抑制许多辅助性 T 细胞亚群的效应性活化，其可由胸腺衍生而来（nTreg）或者由外周诱导而来（iTreg）。

三、重要肺脏-气道疾病的免疫学发病机制

（一）呼吸道过敏性疾病——支气管哮喘

支气管哮喘是慢性变态反应性气道炎症，T 细胞在哮喘发病中起重要作用。

1. CD4[+] Th2 细胞　Th2 型细胞因子在过敏性支气管哮喘发病及演变中发挥重要作用，例如：IL-4 在促进 B 细胞产生 IgE 中起关键作用；IL-5、IL-13 等可募集嗜酸性粒细胞，并介导气道高反应性（AHR）；IL-4、IL-5、IL-13 可激活肥大细胞、嗜酸性粒细胞及肺泡巨噬细胞并分泌多种炎症介质（组胺、前列腺素、白三烯等）、趋化因子（嗜酸性粒细胞趋化因子、中性粒细胞趋化因子）和细胞因子（转化生长因子、血小板活化因子等），从而介导气道收缩、黏液分泌增加、血管渗出增多等。

2. Th17 细胞　此类 T 细胞亚群的重要生物学效应之一是募集中性粒细胞。已发现，中性粒细胞所致气道炎症在部分非嗜酸性粒细胞性哮喘及慢性重度哮喘发病中起重要作用。

3. Treg 细胞　可抑制 Th2 细胞对变应原的应答，从而对支气管哮喘发挥负调节作用。目前认为，Treg 细胞异常导致 Th2 细胞分化和功能失控，可能是导致过敏性哮喘发病的机制之一。

（二）慢性阻塞性肺疾病

慢性阻塞性肺疾病（chronic obstructive pulmonary disease，COPD）的重要病因是吸烟，其病理特征是累及气道、肺实质及肺血管的慢性炎症和组织结构重塑。临床研究显示，T 细胞介导的气道炎症是 COPD 发病的关键因素之一。甚至认为 COPD 可能是由吸烟所引发的自身免疫病。

1. COPD 相关的固有免疫应答　香烟所产生的有毒气体和颗粒可导致上皮细胞损伤、死亡及基质组织分解，释放某些损伤相关分子模式（DAMP）［如高迁移率族蛋白 1（HMGB1）、热激蛋白（HSP）、透明质酸、蛋白多糖等］，通过与肺部上皮细胞和固有免疫细胞（巨噬细胞、树突状细胞及中性粒细胞等）表面模式受体结合（TLR4、TLR2 等），促使上皮细胞、巨噬细胞、树突状细胞及中性粒细胞等激活，释放炎症因子和蛋白酶等，导致呼吸道炎症反应并加剧肺组织损伤。

2. COPD 相关的适应性免疫应答　多种适应性免疫细胞参与 COPD 和肺气肿发病，且 COPD 发展及严重程度与树突状细胞激活 T 细胞的能力相关：活化树突状细胞产生的 IL-12 活化 STAT4，从而使肺组织浸润的 CD4[+]T 细胞出现向 Th1 细胞偏移，后者通过分泌相应细胞因子介导免疫炎症。而 COPD 气流受限的程度与 STAT4、γ 干扰素水平及 CD4[+] T 细胞分化具有相关性。在 COPD 吸烟者肺中，CD8[+]、CD4[+] T 细胞表达组织特异性趋化因子受体，如 CXCR3、CCR5、CXCR6 等，但并不表达 CCR3 或 CCR4。而气道和肺动脉的结构细胞强烈表达 CXCR3 及其配体 CXCL9、CXCL10，而无 COPD 的吸烟者及非吸烟者中则无此现象；而且这些受体和配体的表达明显与 COPD 的病情严重程度相关。

CD8[+] CTL 发挥细胞毒作用，其活化的固有免疫细胞（通过氧化应激和释放蛋白酶）协同介导细胞坏死和凋亡；病程不同阶段，免疫细胞产生的多种细胞因子分别参与组织损伤、气道重塑和肺气肿，且肺内 CD8[+]T 细胞的数量与气流受限程度及肺气肿程度相关。

Treg 细胞和 γδT 细胞可通过调节适应性免疫应答的强度而影响 COPD 进程；B 细胞应答所产生的抗体介导组织损伤和补体沉积。另外，Th17 细胞也可能参与 COPD 和介导肺气肿的慢性炎症。

（三）胸腔积液

正常脏层胸膜和壁层胸膜构成的闭合腔隙内有一层稀薄的浆膜腔液，在呼吸运动中起润滑作用，其生成和吸收处于相对平衡之中，称为胸膜腔液。病理状态下，胸膜腔液的动态平衡被打破，产生病理性液体积聚，称为胸腔积液。胸腔积液按其不同性质，分为漏出液和渗出液。漏出液常因血浆胶体渗透压降低及静水压升高引起，常见于充血性心力衰竭、肝硬化、肾病综合征胸膜透析、尿毒症等。渗出液是由于胸膜血管通透性增加、淋巴管引流障碍等因素，导致胸膜腔液生成过快和/或吸收减慢，过多的细胞成分和蛋白质的渗出液积聚于胸膜腔。恶性肿瘤、结核性胸膜炎、肺炎是渗出性胸腔积液的主要原因。胸腔积液中淋巴细胞的数量占白细胞总数的 50% 以上，恶性胸腔积液和结核性胸膜炎是其主要的病因，占 90% 以上。恶性胸腔积液是多种恶性肿瘤尤其是肺癌晚期发生胸膜转移的结果，由于缺乏有效治疗手段，所以预后较差，肺癌胸腔积液患者的中位生存期约为肺癌无胸腔积液患者的 1/2，其中位生存期仅 4~6 个月。结核性胸膜炎是结核病的一种类型，虽然可以进行治疗，但随着多重耐药性结核分枝杆菌感染增多、免疫相关疾病患病率增加等因素的出现，目前仍

属于社会负担较重的疾病。早前研究显示 Th1/Th2 细胞之间的动态平衡能够影响胸膜疾病的病理进程。

1. 恶性胸腔积液 恶性胸腔积液中的细胞成分以 $CD4^+T$ 细胞为主,初始 $CD4^+T$ 细胞接受抗原信号后可分化为 Th1 或 Th2 细胞。近年来的研究发现,调节性 T 细胞(Treg 细胞)、Th17 细胞、Th22 细胞、Th9 细胞、B 细胞都可在恶性胸腔积液的发生发展中起免疫调节作用。

(1) Treg 细胞:Treg 细胞不同于 Th1 和 Th2 的 $CD4^+$ T 细胞,具有免疫抑制功能。Treg 细胞依据不同的特点,可分为传统的 $CD4^+CD25^+$ Treg 细胞、Treg1 细胞和 Th3 细胞。$CD4^+CD25^+$ Treg 细胞高表达 CD25 并表达特异性转录因子 Foxp3,在正常人和小鼠的外周血及脾组织中占 $CD4^+$ T 细胞的 5%~10%,分泌 TGF-β、IL-10、IL-35。Treg1 细胞多在 IL-10 的诱导下生成,分泌 IL-10、IL-35。恶性胸腔积液中的 Treg 细胞数量显著高于早期肺癌患者胸腔灌洗液及外周血,且这些细胞受到恶性胸腔积液中 CCL2 的募集作用浸润至胸膜腔,Treg 细胞可以明显地抑制自身反应性 T 细胞的增殖,Treg 细胞发挥免疫抑制活性依赖于细胞毒性 T 淋巴细胞相关蛋白-4(CTLA-4)协同刺激通路的参与。Treg 细胞抑制反应性 T 细胞可促进肺癌细胞浸润和扩散至胸膜,因此,影响 Treg 细胞的抑制活性可能改变恶性胸腔积液患者的预后。

(2) Th17 细胞:Th17 细胞由初始 Th 细胞在 IL-6 和 TGF-β 的共同刺激下分化而来,继而在 IL-23 的刺激下维持克隆扩增和亚群稳定,且特异性表达核心转录因子 RORγt。恶性胸腔积液中的 Th17 细胞的比例远高于自身外周血。恶性胸腔积液中某些细胞因子的浓度,比如 IL-1β、IL-6、TGF-β1,显著高于自身血清,这其中某些细胞因子也能单独地促进初始 $CD4^+$ T 细胞向 Th17 分化和扩增。恶性胸腔积液中,细胞因子组合 IL-1β、IL-6、IL-23 是初始 $CD4^+$ T 细胞向 Th17 细胞分化更加适合的条件。IFN-γ 减弱 STAT3 信号通路来抑制 Th17 细胞的发生和分化。胸膜腔局部产生的趋化因子 CCL20 和 CCL22 动员外周血 Th17 细胞浸润到恶性胸腔积液中。恶性胸腔积液中的 Th17 细胞数量增加预示患者预后改善。

(3) Th22 细胞:Th22 细胞即分泌 IL-22 的 $CD4^+$ T 细胞,核转录因子芳香烃受体(aryl hydrocarbon receptor,AHR)参与调节 Th22 细胞的分化。恶性胸腔积液中 Th22 细胞比例明显高于自身外周血,单独的 IL-1β、IL-6、TNF-α 或其组合均可促使初始 $CD4^+$ T 细胞分化为 Th22 细胞。IFN-γ 抑制 Th22 细胞的发生。恶性胸腔积液中 CCL20、CCL22 和 CCL27 浓度均高于自身血清,且外周血和恶性胸腔积液中 Th22 细胞表面均高表达 CCR6、CCR4 和 CCR10。CCL20/CCR6、CCL22/CCR4 和/或 CCL27/CCR10 驱化轴参与 Th22 细胞募集浸润到胸膜腔的过程。恶性胸腔积液中大部分 Th22 细胞高表达 CD45RO 而低表达 CD45RA 和 CD62L。CCR7 的表达使接触抗原后 $CD45RA^-$ T 细胞具有淋巴细胞归巢能力,因此,恶性胸腔积液患者外周血中 Th22 细胞表达相对低水平 CCR7,也使得其较易向胸膜腔募集。Th22 细胞分泌 IL-22,显著促进肿瘤细胞的增殖,且抑制 IFN-γ 诱导的肿瘤细胞凋亡,并加强肿瘤细胞向胸膜间皮细胞方向的迁移。

(4) Th9 细胞:Th9 细胞由初始 $CD4^+$ T 细胞在 TGF-β 和 IL-4 的共同刺激下分化而来,分泌 IL-9 和 IL-10。IL-25、IL-21 和 Ⅰ型 IFN 均参与 Th9 细胞的分化调节,PU.1 和 IRF4 是 Th9 细胞发生和分化过程中的核心转录因子。恶性胸腔积液中 Th9 细胞比例明显高于自身外周血,促炎细胞因子和 Treg 细胞可促进恶性胸腔积液中 Th9 细胞分化。恶性胸腔积液中由 Th9 细胞分泌的 IL-9 可激活 STAT3 信号通路而促进癌细胞增殖,抑制由 IFN-γ 诱导的癌细胞凋亡,促进肿瘤细胞向胸膜迁移。恶性胸腔积液中 Th9 细胞增多预示患者生存期缩短。

(5) B 细胞:B 细胞在免疫应答中的功能研究主要集中在探讨 B 细胞分化为浆细胞产生抗体,介导抗原特异性体液免疫。20 世纪 70 年代,科学家们首次描述了一种起免疫抑制作用的调节性 B 细胞(regulatory B cell,Breg cell),其分泌 IL-10、TGF-β 和 IL-35,未发现影响 Breg 细胞发育的特异性转录因子。Breg 细胞可影响 T 细胞的分化,缺失 IL-10 的 B 细胞可诱导 Treg 细胞分化发生缺陷。Breg 细胞通过调节树突状细胞分泌促炎细胞因子来抑制 Th1 和 Th17 细胞的分化。脂多糖活化的 Breg 细胞分泌 TGF-β 可诱导 $CD4^+$ T 细胞凋亡,活化 $CD8^+$ T 细胞。Breg 细胞可靶向调节多种免疫细胞从而发挥其免疫抑制功能。恶性胸腔积液中,Breg 细胞的比例显著增高,初始 B 细胞的比例显著降低,Breg 细胞可促进 Th1 细胞的分化。

2. 结核性胸腔积液(tuberculous pleural effusion,TPE) 结核性胸腔积液是由于结核分枝杆菌感染胸膜腔所致,其特征是炎症细胞在胸膜腔慢性聚集,$CD4^+$ T 细胞是结核性胸腔积液中的主要细胞种类。

(1) Treg 细胞:结核性胸腔积液中的 Treg 细胞数量显著高于自身外周血及健康人的外周血中的数量,且结核病患者外周血中 Treg 细胞数量也显著高于正常人外周血。结核性胸腔积液中的 Treg 细胞对 $CD4^+CD25^-$ T 细胞的增殖具有抑制作用,且结核性胸腔积液中 Treg 细胞的抑制效应显著高于结核性胸腔积液患者和正常人的外周血中 Treg 细胞。结核性胸腔积液中 Treg 细胞的数量增多及其抑制功能增强会导致免疫反应/免疫耐受的失衡,降低活动性结核中 T 细胞对结核分枝杆菌的特异性免疫应答强度。

(2) Th17 细胞:与健康志愿者相比,结核性胸腔积液患者外周血中的 Th17 细胞比例显著增高,且结核性胸腔积液中的 Th17 细胞数量显著高于自身外周血。人类 Treg 细胞可在一定条件下转化成为 Th17 细胞。尽管结核性胸腔积液中 Th17 细胞和 Treg 细胞均显著增高,但在结核性胸腔积液中 Th17 细胞数量相对少于 Treg 细胞,且呈负相关。TGF-β 是参与调节 Th17 细胞和 Treg 细胞分化的细胞因子。TGF-β 最初来源于 TGF-β 的前体亚基,经过同二聚化后裂解成两部分:C 末端部分为成熟的 TGF-β,N 末端为潜在型结合肽(LAP)。成熟的 TGF-β 和 LAP 通过非共价键结合形成前体 TGF-β。由于 LAP 可阻止 TGF-β 与其受体结合发挥功能,所以前体 TGF-β 不具有生物学活性。胸膜腔 Treg 细胞可表达 LAP,抑制 Th17 细胞的发生和分化。在结核感染后的 Th17 细胞和 Th1 细胞免疫调节对增强结核免疫非常重要,可阻止疾病进一步发展。

（3）Th22 细胞：结核性胸腔积液中 Th22 细胞的比例高于自身外周血，且大部分 Th22 细胞呈现效应记忆性细胞表型，即高表达 CD45RO，低表达 CD45RA 和 CD62L。单独的 IL-1β、IL-6、TNF-α 或其组合均可促使结核性胸腔积液来源的初始 $CD4^+$ T 细胞分化为 Th22 细胞。Th22 细胞可分化为具有膜表面分泌 IL-22 功能的细胞，其与结核分枝杆菌特异反应性的效应性细胞之间发挥相互调节作用，IL-22 也可显著增强胸膜间皮细胞的损伤修复。

（4）Th9 细胞：TGF-β 对结核性胸腔积液和配对外周血中的初始 $CD4^+$ T 细胞分化为 Th9 细胞是至关重要的，其诱导 IL-9 的分泌是浓度和时间依赖性的，使用 IL-4、IL-1β、IL-6 则可进一步增强 IL-9 的分泌，IFN-γ 可显著抑制 TGF-β 诱导的 IL-9 的分泌。虽然结核性胸腔积液中存在较高浓度的 IFN-γ，但是结核性胸腔积液中 Th9 细胞数量显著高于自身外周血，因此，结核性胸腔积液中肯定存在其他复杂的细胞因子网络调节 Th9 细胞的分化。结核性胸腔积液患者胸膜间皮细胞和胸腔积液中表达较高水平的 CCL20，而结核性胸腔积液及配对外周血的 Th9 细胞均高表达趋化因子 CCR6，因此 CCL20/CCR6 轴参与结核性胸腔积液中 Th9 细胞的累积。结核性胸腔积液中的 Th9 细胞与 Th17 细胞呈正相关，可能是由于 IL-9 联合 TGF-β 可促进初始 $CD4^+$ T 细胞分化为 Th17 细胞的原因。

（四）呼吸系统感染性疾病

1. 肺结核（pulmonary tuberculosis，TB）　参与宿主抗结核分枝杆菌免疫的细胞主要为单核巨噬细胞和 T 淋巴细胞。$CD4^+$ T 和 $CD8^+$ T 细胞在抗结核分枝杆菌感染中均发挥重要作用。而与结核保护性密切相关的主要为 Th1 类细胞因子。但近年研究表明，B 细胞可多方面调控抗结核免疫反应，如产生抗体直接作用于病原体，作为抗原提呈细胞产生细胞因子并影响白细胞内的杀伤机制等，故认为 B 细胞介导的体液免疫等在结核发病过程中也可能起着很重要的作用。

（1）常规 T 细胞免疫反应：APC 主要包括巨噬细胞和树突状细胞，巨噬细胞是结核分枝杆菌的栖居场所，也是抗菌效应细胞，通过自身的 MHC-Ⅱ 类因子，将抗原提呈给 $CD4^+$ T 细胞的抗原识别受体，使之致敏、增殖，当抗原再次进入时，致敏的结核特异性 $CD4^+$ T 细胞活化，产生各种细胞因子如 IL-8、IFN-γ 等，从而导致单核巨噬细胞向患处趋化、聚集，发挥其抗微生物活性。$CD4^+$ Th1 细胞产生的 IFN-γ 是激活巨噬细胞抗结核活性的中心活性因子，因此对抗结核保护免疫是至关重要的。

$CD8^+$ T 细胞在机体抗结核免疫中也担负着重要作用。$CD8^+$ T 细胞主要通过毒性分子发挥细胞毒效应，$CD8^+$ T 细胞可释放 Th1 类细胞因子，如 IFN-γ，与巨噬细胞协同杀菌。受染巨噬细胞的直接 MHC-Ⅰ 类抗原加工在急性感染期是主要的，这样能促使 $CD8^+$ T 细胞集中攻击受染靶细胞。

（2）非常规 T 细胞免疫反应：除了经典的 TCR 抗原 MHC-Ⅰ 提呈途径，$CD8^+$ T 细胞还存在 CD1 分子提呈抗原的新途径。与 MHC-Ⅰ 不同，CD1 只表达在专职 APC 表面，它是一种与 $β_2$ 微球蛋白相连的非多态性穿膜糖蛋白，该类分子可将脂抗原提呈给 T 细胞。由 CD1 分子提呈的针对结核糖脂抗原的 T 细胞反应在人类结核免疫中具有独特作用。CD1 分子提呈的糖脂质在结核胞壁中大量存在，如甘露糖苷、脂阿拉伯甘露聚糖（LAM）、分枝菌酸、磷脂酰肌醇等。CD1 分子在树突状细胞上表达丰富，而在巨噬细胞中缺乏，因此来自受染巨噬细胞的结核糖脂转移到旁侧树突状细胞构成了促进 CD1 提呈的抗原提呈重要途径。

在活动性肺结核血液和胸腔积液中，Th17 细胞数明显少于健康受试者或肺结核潜伏感染者。通过相关分析发现，Th17 反应的减低与 $CD4^+$ T 细胞上表达的 IL-6R 的减少相关，而与 TGF-β 和 IL-6 无关，而且在体外实验中也观察到结核分枝杆菌产物可抑制 IL-6R 表达。所以，认为通过下调 IL-6R 的表达而抑制 Th17 细胞反应，是活动性肺结核发生发展的一种重要机制。

近年研究表明：Treg 细胞通过抑制 Th1 细胞免疫，导致 Th1 细胞因子如 IFN-γ 分泌的减少，影响结核分枝杆菌感染的巨噬细胞的激活，从而削弱了机体免疫系统对感染结核分枝杆菌的清除，使得感染慢性化。但与此同时，Treg 细胞通过抑制过强的 Th1 细胞免疫反应对机体造成免疫病理损害。

2. 人感染禽流感　人感染禽流感是由禽流感病毒引起的人类疾病。禽流感病毒，属于甲型流感病毒（influenza A virus，IAV）。由于禽流感病毒的血凝素结构等特点，一般感染禽类，病毒在复制过程中发生基因重配，致使结构发生改变，获得感染人的能力，才可能造成人感染禽流感疾病的发生。高致病性 H5N1 亚型和 2013 年 3 月在人体首次发现的新禽流感病毒 H7N9 亚型尤为引人关注，不仅造成了人类的伤亡，同时重创了家禽养殖业。

禽流感病毒侵入人体时首先在呼吸道黏膜上皮细胞内快速增长，并复制产生大量的病毒，继而感染肺泡巨噬细胞和局部树突状细胞，继而中性粒细胞和单核巨噬细胞浸润至肺内参与对流感病毒感染的应答。而病毒通过细胞膜内、外 PRRs 识别特定入侵的病原体相关分子模式（PAMPs）启动固有免疫应答。研究发现 TLR、维甲酸诱导基因 Ⅰ（RIG-Ⅰ）和 RIG-Ⅰ 样受体（RLR）三个 PRRs 家族成员均参与了流感病毒的识别，相互协调共同参与病毒感染的免疫应答。研究发现主要有两种类型的先天免疫细胞因子反应，即促炎症因子反应和抗病毒因子反应，参与了对流感病毒感染的应答。促炎症因子反应可能与招募免疫效应细胞帮助清除病毒和参与适应性免疫有关。上调促炎症因子反应，可以导致严重的病毒性肺炎和继发严重的感染等并发症。抗病毒因子反应是通过诱导干扰素、干扰素介导的抗病毒信号和干扰素刺激基因（ISGs）产生的抗病毒细胞因子的反应，进而有利于控制细胞内病毒复制。

而对禽流感的适应性免疫主要包括流感特异性 B 细胞和 T 细胞。免疫性 B 细胞通过分泌抗体中和病毒而有效地阻止感染。针对可变的表面糖类抗原［血凝素（HA）和神经氨酸酶（NA）］的抗体为基础的疫苗，是对付季节性流感的最有效方法。但是疫苗需要每年随着 HA 和 NA 抗原的变化而更新。T 细胞因能识别病毒内保守的成分而可产生对流感病毒的多种免疫力。预先存在的 CD8[+] T 细胞针对病毒保守区域通过促炎症细胞因子的产生和直接杀伤病毒感染细胞而促进更快的恢复。这种由 CD8[+] T 细胞介导的交叉保护作用,可以减轻疾病的严重程度,并改善临床预后。

高致病性禽流感病毒(highly pathogenic avian influenza virus,HPAIV)H5N1 亚型诱发人类严重的疾病,可能是固有免疫应答过度诱导的结果。利用体外细胞模型的研究表明,H5N1 诱导原代内皮细胞及多种免疫细胞如巨噬细胞和树突状细胞等产生高浓度的细胞因子和趋化因子,这表明强大的细胞因子诱导可能是由这些细胞介导的。H5N1 的多种物质与固有免疫应答的诱导或抑制有关,并且在体内感染的不同阶段,这些不同因素可能导致固有免疫应答的失败而不能控制病毒传播和随后的促炎暴发所致的组织损伤。在感染 H5N1 的情况下感染的平衡常由于较高的病毒复制和细胞因子的产生而被打破,从而导致更严重的疾病如全身炎症反应综合征和急性呼吸窘迫综合征。

有关 H5N1 感染的急性损伤和严重病情被认为是在患者中观察到的高细胞因子血症的结果,这表明免疫调节剂的药物治疗可能有助于减少组织损伤和减轻症状。所以有人提出使用类固醇,但是没有证据表明其抗炎疗法的益处,并且剂量水平应仔细斟酌,因为过高剂量可能有害。目前用于抗 H5N1 病毒的最新药物是奥司他韦,已被证明是有效的,并尽可能在感染的早期使用,特别是在发生呼吸衰竭之前使用。然而,对于新的、更优化的抗病毒方案或联合药物方案的研究,特别是对于在该疾病的晚期阶段才诊断的患者的治疗,尚需进行更多研究工作。

3. 严重急性呼吸综合征　严重急性呼吸综合征(severe acute respiratory syndrome,SARS)是一种由 SARS 冠状病毒(SARS-CoV)引起的急性呼吸道传染病,于 2002 年年底出现并扩散至全球,直至 2003 年年中疫情才被逐渐消灭,中国首例报告病例见于广东。

SARS-CoV 为 Ⅱ 组冠状病毒,在感染过程中,SARS-CoV 和固有免疫系统之间的相互作用似乎保持着紧密的平衡。SARS-CoV 与宿主相互作用和反应结果高度依赖于感染细胞类型、病毒浓度,以及是体内试验或体外实验。SARS-CoV 感染可诱导小鼠、猕猴和人的巨噬细胞、树突状细胞及上皮细胞系不同程度地表达 Ⅰ 型干扰素,并能明显诱导许多下游细胞因子和趋化因子的基因的激活。

(翟侃　施焕中)

参考文献

[1] HAMMAD H, LAMBRECHT BN. Dendritic cells and airway epithelial cells at the interface between innate and adaptive immune responses[J]. Allergy, 2011, 66(5): 579-587.

[2] LAMBOTIN M, RAGHURAMAN S, STOLL-KELLER F, et al. A look behind closed doors: interaction of persistent viruses with dendritic cells[J]. Nat Rev Microbiol, 2010, 8(5): 350-360.

[3] PABST R, TSCHERNIG T. Bronchus-associated lymphoid tissue: an en-try site for antigens for successful mucosal vaccinations? [J]. Am J Respir Cell Mol Biol Vol, 2010, 43(2): 137-141.

[4] HEIER I, MALMSTRÖM K, SAJANTILA A, et al. Characterisation of bronchus-associated lymphoid tissue and antigen-presenting cells in central airway mucosa of children[J]. Thorax, 2011, 66(2): 151-156.

[5] FINN PW, BIGBY TD. Innate immunity and asthma[J]. Proc Am Thorac Soc, 2009, 6(3): 260-265.

[6] PAVORD ID. Non-eosinophilic asthma and the innate immune response [J]. Thorax, 2007, 62(3): 193-194.

[7] BRUSSELLE GG, JOOS GF, BRACKE KR. New insights into the immu-nology of chronic obstructive pulmonary disease [J]. Lancet, 2011, 378 (9795): 1015-1026.

[8] COSIO MG, SAETTA M, AGUSTI A. Immunologic aspects of chronic ob-structive pulmonary disease[J]. N Engl J Med, 2009, 360(23): 2445-2454.

[9] DI STEFANO A, CARAMORI G, GNEMMI I, et al. T helper type 17-relat-ed cytokine expression is increased in the bronchial mucoga of stable chron-ic obstructive pulmonary disease patients[J]. Clin Exp Immunol, 2009, 157 (2): 316-324.

[10] PARK SH, BENDELAC A. CD1-restricted T-cell responses and microbia infection[J]. Nature, 2000, 406(6797): 788-792.

[11] MAGLIONE PJ, CHAN J. How B cells shape the immune response against Mycobacterium tuberculosis [J]. Eur J Immunol, 2009, 39 (3): 676-686.

[12] CHEN X, ZHANG M, LIAO M, et al. Reduced Th17 response in pa-tients with tuberculosis correlates with IL-6R expression on CD4[+] T cells [J]. Am J Respir Crit Care Med, 2010, 181(7): 734-742.

[13] VALKENBURG SA, RUTIGLIANO JA, ELLEBEDY AH, et al. Immunity to seasonal and pandemic influenza a viruses[J]. Microbes Infect, 2011, 13 (5): 489-501.

[14] RAMOS I, FERNANDEZ-SESMA A. Innate immunity to H5N1 influenza viruses in humans[J]. Viruses, 2012, 4(12): 3363-3388.

[15] FRIEMAN M, BARIC R. Mechanisms of severe acute respiratory syn-drome pathogenesis and innate immunomodulation [J]. Microbiol Mol Biol Rev, 2008, 72(4): 672-685.

[16] MARTIN TR, FREVERT CW. Innate immunity in the lungs[J]. Proc Am Thorac Soc, 2005, 2(5): 403-411.

[17] CURTIS JL. Cell-mediated adaptive immune defense of the lungs[J]. Proc Am Thorac Soc, 2005, 2(5): 412-416.

[18] OPITZ B, VAN LAAK V, EITEL J, et al. Innate immune recognition in infectious and noninfectious diseases of the lung[J]. Am J Respir Crit Care Med, 2010, 181(12): 1294-1309.

[19] CHEN K, KOLLS JK. T cell-mediated host immune defenses in the lung[J]. Annu Rev Immunol, 2013, 31: 605-633.

[20] KOLLS JK. CD4[+] T-cell subsets and host defense in the lung[J]. Im-munol Rev, 2013, 252(1): 156-163.

第四节
变态反应与呼吸系统疾病

变态反应(allergy)又称过敏反应或超敏反应(hypersen-sitivity),是一类不正常的免疫反应,指机体受到某些变应原刺激时出现生理功能紊乱或组织细胞损伤的异常适应性免疫应答。1963 年 Gell 和 Coombs 根据变态反应的发生机制和临床特征将其分为 Ⅰ、Ⅱ、Ⅲ 和 Ⅳ 型。Ⅰ 型变态反应即过敏反应；Ⅱ 型变态反应，即细胞毒型或细胞溶解型超敏反应；Ⅲ 型变态反应，即免疫复合物型或血管炎型超敏反应；Ⅳ 型变态反应即迟发型超敏反应。由于传染病在全球范围内已得到有效的控制，目前国内外由变态反应引起的疾病的发病率明显上升。变态反应在许多肺部疾病的发病机制和病理生理改变中起主要的作用，而与变态反应有关的肺部疾病主要有支气管哮喘（bronchial asthma）、过敏性肺炎（hypersensitivity pneumonitis）、变应性支气管肺曲霉病（allergic bronchopulmonary aspergillosis，ABPA）及结核分枝杆菌等分枝杆菌诱发的肺部感染等。

一、相关术语定义

（一）变应原（allergens）　某些抗原物质能选择性激活 CD4$^+$Th2 细胞及 B 细胞，诱导产生 IgE 抗体，导致超敏反应发生，此类抗原称为变应原。

（二）Ⅰ 型变态反应（hypersensitivity type Ⅰ）　主要由特异性 IgE 抗体介导产生，肥大细胞和嗜碱性粒细胞是关键的效应细胞，其释放的生物活性介质是引起各种临床表现的重要分子基础，可发生于局部，亦可发生于全身。

（三）Ⅱ 型变态反应（hypersensitivity type Ⅱ）　称为细胞溶解型或细胞毒型超敏反应，其特点是发作较快，抗体（IgG 或 IgM）直接与靶细胞表面抗原结合，在补体、吞噬细胞和 NK 细胞参与下导致靶细胞溶解。

（四）Ⅲ 型变态反应（hypersensitivity type Ⅲ）　是可溶性免疫复合物沉积于局部或全身多处毛细血管基底膜后，通过激活补体，并在中性粒细胞、血小板、嗜碱性粒细胞等效应细胞参与下，引起的以充血水肿、局部坏死和中性粒细胞浸润为主要特征的炎症反应和组织损伤。

（五）Ⅳ 型变态反应（hypersensitivity type Ⅳ）　是抗原诱导的一种 T 细胞免疫应答；是效应 T 细胞与特异性抗原结合后，引起的以单个核细胞浸润和组织损伤为主要特征的炎症反应。此型变态反应发生较慢，通常在接触相同抗原后 24~72 小时出现炎症反应，因此又称迟发型超敏反应。

（六）过敏性哮喘（allergic asthma）　因吸入花粉、尘螨、真菌和毛屑等变应原或呼吸道病原微生物感染而引起。过敏性哮喘是临床常见的呼吸道过敏反应。

（七）职业性哮喘（occupational asthma）　是一种由于对工作场所接触的介质过敏而引起的可变的气流受限性疾病。

（八）变应性休克（anaphylactic shock）　又称过敏性休克，是一种严重的有生命威胁的全身性的即刻发生的超敏反应，若不及时抢救可导致死亡，常常由某些变应原或致敏物质诱发。

（九）肺出血-肾炎综合征（Goodpasture's syndrome）　是患者产生了针对基底膜抗原的自身 IgG 类抗体。肺泡基底膜和肾小球基底膜之间存在共同抗原，此种抗体可同两种组织的基底膜结合，激活补体或通过调理吞噬作用导致肺出血和肾炎。

（十）过敏性肺炎（hypersensitivity pneumonitis，HP）　是一组吸入了大量生物粉尘、低分子量化学物和药物后非 IgE 介导的变态反应在肺部的表现，该种肺部疾病的病理改变累及肺间质、肺泡和终末细支气管。

二、Ⅰ 型变态反应

Ⅰ 型变态反应也称过敏反应（anaphylaxis）。主要由特异性 IgE 抗体介导产生，可发生于局部，亦可发生于全身。其主要特征是：①过敏反应发生快，消退亦快；②常引起生理功能紊乱，几乎不发生严重组织细胞损伤；③具有明显个体差异和遗传倾向。

（一）发生机制

1. 变应原　变应原（allergens）是指能够选择性诱导机体产生特异性 IgE 抗体的免疫应答，引起速发型超敏反应的抗原物质。

临床常见的变应原主要有：①某些药物或化学物质，如青霉素、磺胺、普鲁卡因、有机碘化合物等。其本身没有免疫原性，但进入机体后可作为半抗原，与某种蛋白结合而获得免疫原性，成为变应原。②吸入性变应原，如花粉颗粒、尘螨及其排泄物、真菌菌丝及孢子、昆虫毒液、动物皮毛等。③食物变应原，如牛奶、鸡蛋、鱼虾、蟹贝等食物蛋白或部分肽类物质。④近年来还发现有些酶类物质可作为变应原引发 Ⅰ 型变态反应，如：尘螨中的半胱氨酸蛋白可引起呼吸道过敏反应；细菌酶类物质（枯草菌溶素）可引起支气管哮喘发作。

2. 机体致敏　变应原进入机体后，可选择诱导变应原特异性 B 细胞产生 IgE 类抗体应答。IgE 抗体可在不结合抗原的情况下，以其 Fc 段与肥大细胞或嗜碱性粒细胞表面相应的 FcεRI 结合，而使机体处于对该变应原的致敏状态。表面结合特异性 IgE 的肥大细胞和嗜碱性粒细胞称为致敏的肥大细胞和致敏的嗜碱性粒细胞。通常致敏状态可维持数月甚至更长。如长期不接触相应变应原，致敏状态可逐渐消失。

3. IgE 交叉连接引发细胞活化　处于对某变应原致敏状态的机体再次接触相同变应原时，变应原与致敏的肥大细胞或嗜碱性粒细胞表面 IgE 抗体特异性结合。研究表明，单独 IgE 同 FcεRI 的结合，并不能刺激细胞活化；只有变应原与致敏细胞表面的 2 个或 2 个以上相邻 IgE 抗体结合,并与 FcεRⅠ交联成复合物,才能启动活化信号。活化信号通过 FcεRⅠ中 β 链和 γ 链胞质区免疫受体酪氨酸激活基序(immunoreceptor tyrosine-based activation motif,ITAM)所引发,通过多种酶的刺激,使活化的 T 细胞核内因子(nuclear factor of activated T-cells,NFAT)和激活蛋白-1(activator pro-tein-1,AP-1)转录因子活化,钙离子内流,导致细胞生物学活性介质的释放。IgE 通过多种机制上调 FcεRⅠ的表达,IgE 与抗原结合后可使结合在细胞表面的受体更加牢固,阻止了受体的内化和降解;此外结合状态下的 IgE 可使循环利用的 FcεR 和新合成的 FcεR 预先形成一个受体池以备用。除了上述高亲和力受体 FcεRⅠ的作用,还存在低亲和力受体 FcεRⅡ(CD23),它主要参与 B 细胞分化、凋亡和调节 IgE 合成的作用,而可溶性 CD23(sCD23)水平与哮喘病情呈负相关。基于此基本原理研制出的抗 IgE 单克隆抗体可与游离 IgE 非特异性结合,阻止它们与 FcεRⅠ结合,并且抑制单核细胞活化,从而治疗重度哮喘。近年还发现免疫球蛋白样受体 Allergin-1 可抑制 IgE 介导的肥大细胞活化,从而阻止过敏性休克发生。

4. 释放生物活性介质　致敏的肥大细胞或嗜碱性粒细胞活化后释放介导Ⅰ型变态反应的生物活性介质包括两类,即预先形成储备在颗粒内的介质,以及细胞活化后新合成的介质。

(1)预先形成储备的介质及其作用:此类介质是在肥大细胞和嗜碱性粒细胞活化后脱颗粒释放的,主要为组胺和激肽原酶。

1)组胺:组胺一旦释放出来就会与组胺受体结合,发挥其生物学效应。目前知道的组胺受体有 4 种,称为 H1、H2、H3 和 H4,分布于不同组织细胞,与组胺结合后发挥不同的生物学效应。组胺与 H1 结合诱导肠道和支气管平滑肌收缩,使小静脉通透性增加和杯状细胞黏液分泌增多;组胺与 H2 结合诱导血管扩张和使通透性增强,刺激外分泌腺的分泌。但如果与肥大细胞和嗜碱性粒细胞上的 H2 结合,则发挥负反馈调节作用,抑制脱颗粒。组胺与肥大细胞上 H4 结合具有趋化作用。组胺的产生和代谢失平衡状态称为"组胺不耐受"(histamine intolerance,HIT),食物过敏、酒精过敏、药物反应等临床常见的过敏性疾病均由组胺不耐受引起。近年来发现维生素 E 可以抑制肥大细胞释放炎症因子,从而阻止组胺引起的一系列临床症状。

2)激肽原酶:激肽原酶可作用于血浆中激肽原使之生成具有生物活性的激肽。其中缓激肽的主要作用是:刺激平滑肌收缩,使支气管痉挛;引起毛细血管扩张,通透性增强;吸引嗜酸性粒细胞、中性粒细胞等向致敏部位趋化。

(2)新合成的介质及其作用:活化的肥大细胞和嗜碱性粒细胞可新合成多种介质,主要有白三烯类(leukotrienes,LTs)、前列腺素 D2(PGD2)、血小板活化因子(PAF)及多种细胞因子。

1)LTs:LTs 是花生四烯酸经脂氧合酶途径形成的介质,其主要作用是使支气管平滑肌强烈而持久地收缩,也可

使毛细血管扩张、通透性增强,促进黏膜腺体分泌增加。虽然目前白三烯受体拮抗剂药物广泛应用并在气道炎症控制中有良好效果,但具体作用机制被临床忽视;近年用白三烯 D4(LTD4)支气管激发试验发现存在 LTD4 哮喘亚型的患者,但初步研究发现单用 LTD4 激发试验并不能评估白三烯受体拮抗剂的短期疗效。

2)PGD2:PGD2 是花生四烯酸经环氧合酶途径形成的产物,其主要作用是刺激支气管平滑肌收缩,使血管扩张和通透性增加。

3)PAF:PAF 是羟基化磷脂酶 A2 和乙酰转移酶作用后形成的产物,主要参与晚期反应,可凝聚和活化血小板使之释放组胺、5-羟色胺等血管活性物质,增强Ⅰ型变态反应。

4)细胞因子:IL-1 和 TNF-α 参与全身过敏反应,增加血管内皮细胞的黏附分子的表达;IL-4 和 IL-13 促进 B 细胞产生 IgE 抗体;IL-3、IL-5、IL-10、TGF-β 和 GM-CSF 等介导不同的生物学效应。近年发现 IL-33 与真菌致敏的严重哮喘密切相关,通过激活巨噬细胞、CD4+ T 细胞等一系列作用可导致 IgE 介导的气道炎症急性加重和气道重塑,并与 IgE 共同形成恶性循环导致哮喘患者气道可逆性下降,IL-33 或可成为未来真菌致敏哮喘的靶点。

(二)局部或全身型Ⅰ型变态反应的发生　活化的肥大细胞和嗜碱性粒细胞释放的生物活性介质作用于效应组织和器官,引起局部或全身性的过敏反应。根据反应发生的快慢和持续时间的长短,可分为即刻/早期反应(imme-diate reaction)和晚期反应(late-phase reaction)两种类型。即刻/早期反应通常在接触变应原后数秒内发生可持续数小时。该种反应主要由组胺、前列腺素等引起,表现为血管通透性增强,平滑肌快速收缩。晚期反应主要发生在变应原刺激后 4~6 小时,可持续数天或更长时间。晚期反应常是一种局部的以嗜酸性粒细胞、中性粒细胞、巨噬细胞、Th2 细胞和嗜碱性粒细胞浸润为特征的炎症反应。嗜酸性粒细胞约占局部聚集炎症细胞的 30%。早期反应中肥大细胞等释放的嗜酸性粒细胞趋化因子(eotaxin)、IL-3、IL-5 和 GM-CSF 等多种细胞因子,一方面可吸引大量的嗜酸性粒细胞到达反应部位,另一方面又可促进嗜酸性粒细胞的增殖和分化。活化的嗜酸性粒细胞可释放白三烯、主要碱性蛋白、血小板活化因子、嗜酸性粒细胞源性神经毒素等,这些介质在晚期反应中,特别是在持续性哮喘和支气管黏膜的炎症反应及组织损伤中起重要作用。另外,中性粒细胞被肥大细胞释放的中性粒细胞趋化因子作用也在反应部位聚集,释放溶酶体酶等物质,参与晚期反应。变应原气道激发试验是对变应原诱发的上下气道变态反应性炎症机制及哮喘新药研发很有价值的研究方法。Ⅰ型变态反应发生机制如图 2-4-1 所示。

(三)常见疾病

1. 哮喘

(1)普通过敏性哮喘:常因吸入花粉、尘螨、真菌和毛屑等变应原或呼吸道病原微生物感染引起。过敏性鼻炎和

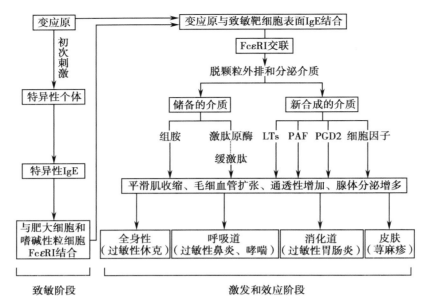

图 2-4-1　Ⅰ型变态反应发生机制示意

过敏性哮喘是临床常见的呼吸道过敏反应。过敏性哮喘有早期和晚期反应两种类型,前者发生快,消退也快;后者发生慢,持续时间长,同时局部出现以嗜酸性粒细胞浸润为主的炎症反应。嗜酸性粒细胞的活化状态决定是否出现气道高反应,最新研究显示气道组织内嗜酸性粒细胞持续增多与 IL-5、IL-3、GM-CSF 等多种细胞因子增加,凋亡相关基因表达异常,嗜酸性粒细胞表面 IL-5、IL-3、GM-CSF 受体表达异常增加有关;另外在哮喘缓解期肥大细胞有持续炎症介质漏出,造成气道炎症和肺功能下降持续进展。这种长期持续气道炎症最终导致哮喘的气流受限不完全可逆及气道重塑。

（2）职业性哮喘:职业性哮喘是一种由于对工作场所接触的介质过敏而引起的可变的气流受限性疾病。大量的、不断增加的职业性致敏物质已被报道能引起哮喘。工作场所中发现的 200 多种介质已经被确定,包括多种变应原,例如动物皮毛、小麦面粉、车前草、酶等;它们都通过 IgE 介导的反应引起气道痉挛。而一些化学物质,像铂盐作为半抗原通过结合白蛋白阻断 IgE 抗体发挥作用。相反,其他的化学物质,包括一些低分子量物质,如异氰酸盐、酸酐、乙醇胺、复杂的胺类和大侧柏酸等都是与特异性 IgE 或 IgG 抗体的关系还不明确的职业性致敏物质。然而,低分子量致敏物质如甲苯异氰酸酯,在缺乏 IgE 时对 CD8⁺ T 细胞起着重要的作用。当有特应质的个体在实验室吸入化学致敏物时,通常可出现早期哮喘样的反应,与变应原诱导的反应类似,接着可以出现一种迟发的哮喘样反应,然而吸入性变应原和化学致敏物质引起的反应可能有所不同。例如,单独发生的早期反应是不常见的,迟发型反应的发生比变应原诱发得早,单独发生迟发型反应的发生率比普通变应原的高,职业性致敏物质引起的气道炎症反应与其他的环境变应原没有表现出明显的不同,各种职业性致敏物质暴露也会促发过敏性哮喘。职业性哮喘的诊断需要详细的病史及

变应原检测。个人防护措施对哮喘发作有一定效果,但不能逆转肺功能下降,关键是要完全脱离工作环境。消除职业性哮喘的急性加重需要患者、医师及企业工厂代表一起协商处理。

2. 其他系统疾病　包括全身过敏反应性疾病如药物过敏性休克、血清过敏性休克,以及局部过敏反应性疾病如消化道过敏反应和皮肤过敏性反应。

三、Ⅱ型变态反应

Ⅱ型变态反应是由 IgG 或 IgM 类抗体与靶细胞表面相应抗原结合后,在补体、吞噬细胞和 NK 细胞参与下,引起的以细胞溶解或组织损伤为主的病理性免疫反应。

（一）发生机制

1. 靶细胞及其表面抗原　正常组织细胞、改变的自身组织细胞和被抗原或抗原表位结合修饰的自身组织细胞,均可成为Ⅱ型变态反应中被攻击杀伤的靶细胞。靶细胞表面的抗原主要包括:①正常存在于血细胞表面的同种异型抗原,如 ABO 血型抗原、Rh 抗原和人类白细胞抗原（HLA）;②外源性抗原与正常组织细胞之间具有的共同抗原,如链球菌胞壁的成分与心脏瓣膜、关节组织之间的共同抗原;③感染和理化因素所致改变的自身抗原;④结合在自身组织细胞表面的药物抗原表位或抗原-抗体复合物。

2. 抗体、补体和效应细胞的作用　参与Ⅱ型变态反应的抗体是 IgG 和 IgM 类抗体。针对靶细胞表面抗原的抗体通过与补体和效应细胞（巨噬细胞、中性粒细胞及 NK 细胞）相互作用,杀伤靶细胞。其主要杀伤机制如下:

（1）IgG 或 IgM 抗体与靶细胞表面抗原结合后,通过激活补体活化的经典途径使靶细胞溶解,以及通过补体裂解产物 C3b、C4b、iC3b 介导的调理作用,使靶细胞溶解

破坏。

（2）IgG 抗体与靶细胞特异性结合后，通过其 Fc 段与效应细胞表面的 Fc 受体结合，调理吞噬和/或抗体依赖细胞介导的细胞毒作用，溶解破坏靶细胞。Ⅱ型变态反应发生机制如图 2-4-2 所示。

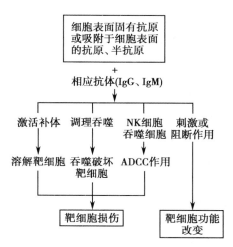

图 2-4-2　Ⅱ型变态反应发生机制示意

（二）常见疾病　肺出血-肾炎综合征（Goodpasture's syndrome）是患者产生了针对基底膜抗原的自身 IgG 类抗体。肺泡基底膜和肾小球基底膜之间存在共同抗原，此种抗体可同两种组织的基底膜结合，激活补体或通过调理吞噬作用，导致肺出血和肾炎。抗基底膜抗体最初攻击的是肺毛细血管系统，与Ⅳ型胶原蛋白 α3 链 NC1 区域结合导致损伤。最新研究显示，基因异常在发病机制中有重要作用，具有特异性 HLA 等位基因，尤其是高表达 HLA-DR15（特别是 DRB1＊1501 和 1502）、DRB1＊03、DRB1＊04，低表达 DRB1＊01、DRB1＊07 时可发病，另外环境高危因素如呼吸道病毒感染、吸烟、金属粉尘等均可诱发本病。肺出血-肾炎综合征可以缓慢起病损伤肺和肾脏，也可以急性起病，60%～80% 会同时有肺和肾损害表现，20%～40% 只有肾损害表现，10% 单有肺部表现。肺受累最主要表现为咯血，可伴有咳嗽、气促，肺部出血量较大时会发生窒息及呼吸衰竭。肾脏受累表现为血尿、蛋白尿、肢体水肿，甚至尿毒症。诊断包括病史、查体、血尿常规、血清抗基底膜抗体和抗中性粒细胞胞质抗体检测、病理活检（首选经皮肾穿刺）。病理组织经免疫荧光可见到抗 IgG 抗体沿肾小球基底膜或肺泡基底膜沉积。鉴别诊断包括同时累及肺和肾的疾病，如韦格纳肉芽肿、系统性红斑狼疮、显微镜下多血管炎，嗜酸性肉芽肿性多血管炎及其他未分类的风湿结缔组织疾病。治疗上可以采用糖皮质激素冲击、免疫抑制剂、血浆置换等并去除诱因，对本病只要及早诊断、及早治疗可明显改善患者预后，1 年生存率超过 75%，5 年生存率达 80%，只有不到 30% 患者需要长期透析维持。

其他疾病包括输血反应、新生儿溶血症、自身免疫性溶血性贫血、药物过敏性血细胞减少症及甲状腺功能亢进。

四、Ⅲ型变态反应

Ⅲ型变态反应是可溶性免疫复合物沉积于局部或全身多处毛细血管基底膜后，通过激活补体，并在中性粒细胞、血小板、嗜碱性粒细胞等效应细胞参与下，引起的以充血水肿、局部坏死和中性粒细胞浸润为主要特征的炎症反应和组织损伤（图 2-4-3）。

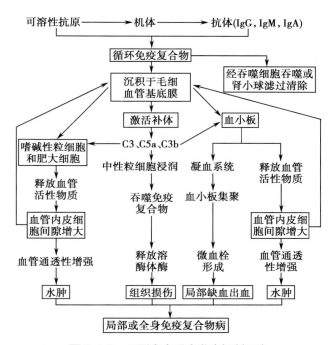

图 2-4-3　Ⅲ型变态反应发生机制示意

（一）发生机制

1. 变应原　职业或环境变应原暴露是引起Ⅲ型变态反应性疾病发病的最常见诱因，其主要吸入抗原包括微生物（细菌、真菌，以及其组成部分）、动物蛋白（宠物皮毛、分泌物、排泄物等）及低分子量化合物（二异氰酸酯等）。

2. 可溶性免疫复合物的形成与沉积　存在于血液循环中的可溶性抗原与相应的 IgG 或 IgM 类抗体结合，可形成可溶性抗原抗体复合物，即免疫复合物（immune complex, IC）。正常情况下，免疫复合物的形成有利于机体通过单核巨噬细胞吞噬将抗原性异物清除。但在某些情况下，受到一些因素的影响，可溶性免疫复合物不能被有效地清除，可沉积于毛细血管基底膜引起炎症反应的组织损伤。

多种因素能影响可溶性免疫复合物的清除和组织内的沉积。导致清除可溶性免疫复合物能力降低的因素可包括：①补体功能障碍或补体缺陷；②免疫复合物的量过大或吞噬细胞功能异常或缺陷，不能有效清除等。易于使免疫复合物沉积的因素主要有：①血管通透性增加。免疫复合物可激活补体产生过敏毒素（C3a 和 C5a）和 C3b，使肥大细胞、嗜碱性粒细胞和血小板活化，也可直接与血小板表面 FcεR 结合使之活化，释放组胺等血管活性物质。高浓度血管活性物质可使血管内皮细胞间隙增大，血管通透性增加，有助于免疫复合物向组织内沉积。②血管内高压及形成涡流。肾小球基底膜和关节滑膜等处的毛细血管血压较高，约为其他部位毛细血管压力的4倍，血流缓慢；动脉交叉口、脉络膜丛和眼睫状体等易产生涡流。血管内高压与涡流均有助于免疫复合物向组织内沉积。

3. 免疫复合物沉积引起的组织损伤

（1）补体的作用：免疫复合物通过经典途径激活补体，产生补体裂解片段 C3a 和 C5a。C3a 和 C5a 与肥大细胞或嗜碱性粒细胞上的 C3a 和 C5a 受体结合，使其释放组胺等炎症介质，致局部毛细血管通透性增加，渗出增多，出现水肿。C3a 和 C5a 同时又可趋化中性粒细胞至免疫复合物沉积部位。

（2）中性粒细胞的作用：聚集的中性粒细胞在吞噬免疫复合物的同时，还释放许多溶酶体酶，包括蛋白水解酶、胶原酶和弹性纤维酶等，可水解血管及局部组织。

（3）血小板和嗜碱性粒细胞的作用：肥大细胞或嗜碱性粒细胞活化释放的 PAF 可使局部血小板聚集、激活，促进血栓形成，引起局部出血、坏死。血小板活化还可以释放血管活性胺类物质，进一步加重水肿。

（二）常见疾病　　过敏性肺炎（hypersensitivity pneumonitis，HP）是一组吸入了大量生物粉尘、低分子量化学物和药物后非 IgE 介导的变态反应在肺部的表现，该种肺部疾病的病理改变累及肺间质、肺泡和终末细支气管；一般认为过敏性肺炎的发病机制是Ⅲ型变态反应，其亚急性期/慢性期亦涉及Ⅳ型（细胞免疫）变态反应。悬浮的有机物粉尘如真菌孢子、细菌产物、动物蛋白质或昆虫抗原、化工制剂、药物和植物如草或树木的叶子等通过呼吸道进入人体往往是引起过敏反应的主要途径：直径≤5μm 的粉尘颗粒可以吸入至肺泡并沉淀，从这些沉积物中被吸收的可溶性抗原可能是引起免疫性器质性疾病的重要原因。临床上，对过敏性肺炎患者可能敏感的、环境暴露而致病的变应原诊断有助于患者避免再次接触敏感变应原及减少疾病进展风险。常规暴露人群只有不到 10% 发病，大多数暴露人群仅有正常的抗体反应，提示人群易感性在过敏性肺炎发病中亦具有一定作用。该病的诊断需要典型影像学（高分辨率 CT）检查、变应原暴露/环境接触史、细胞学（支气管肺泡

灌洗液）检查，甚至病理学检查，并需排除感染等疾病。治疗上，主要使用糖皮质激素、免疫调节剂，慢性期患者可使用抗纤维化药物，重症患者需肺移植治疗。

其他系统疾病包括阿蒂斯（Arthus）反应、类 Arthus 反应、血清病、链球菌感染后肾小球肾炎及类风湿关节炎等。

五、Ⅳ型变态反应

Ⅳ型变态反应是抗原诱导的一种 T 细胞免疫应答。效应 T 细胞与特异性抗原结合作用后，引起的以单个核细胞浸润和组织损伤为主要特征的炎症反应。此型变态反应发生较慢，通常在接触相同抗原后 24~72 小时出现炎症反应，因此又称迟发型超敏反应。此型变态反应的发生与抗体和补体无关，而与效应 T 细胞和吞噬细胞及其产生的细胞因子或细胞毒性介质有关（图 2-4-4）。

（一）发生机制

1. 抗原与相关致敏细胞　　引起Ⅳ型变态反应的抗原主要有胞内寄生菌、病毒、寄生虫和化学物质。这些抗原物质经过抗原提呈细胞（APC）摄取、加工处理成 MHC-Ⅰ/Ⅱ类分子——抗原肽复合物，表达于 APC 表面，提供给具有特异性抗原受体的 T 细胞识别，并使之活化和分化成为效应 T 细胞，或称致敏 T 细胞。效应 T 细胞主要为 CD4[+] Th1 细胞，但也有 CD8[+] CTL 的参与。巨噬细胞除作为 APC 起作用外，在Ⅳ型变态反应的发生中也是重要的效应细胞。

2. T 细胞介导炎症反应和组织损伤

（1）Th1 细胞介导的炎症反应和组织损伤：效应 Th1 细胞识别抗原后活化、释放多种细胞因子，如 IFN-γ、TNF-α、LT-α、IL-3、GM-GSF、MCP-1 等。MCP-1 可趋化单个核细胞到达抗原部位；TNF-α 和 LT-α 可使局部血管内皮细胞黏附分子的表达增加，促进巨噬细胞和淋巴细胞至抗原存在部位聚集，并可直接对靶细胞及其周围组织细胞产生细胞毒作用，引起组织损伤；IFN-γ 和 TNF-α 可使巨噬细胞活化，活化的巨噬细胞进一步释放促炎因子 IL-1、IL-6、IL-8 和 TNF-α 等加重炎症反应。Th1 细胞还可借助 FasL 杀伤表达 Fas 的靶细胞。

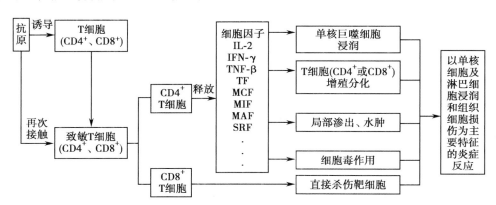

图 2-4-4　Ⅳ型变态反应发生机制示意

（2）CTL 介导的细胞毒作用：效应 CTL 细胞与特异性抗原结合被活化后，通过释放穿孔素和颗粒酶介质，使靶细胞溶解或凋亡；或通过其表面表达的 FasL 与靶细胞表面表达的 Fas 结合，导致靶细胞发生凋亡。

（二）常见疾病

1. 感染性迟发型超敏反应　多发生于胞内寄生物感染，如结核分枝杆菌等分枝杆菌和某些原虫感染等。胞内感染有结核分枝杆菌的巨噬细胞在 Th1 细胞释放的细胞因子 IFN-γ 作用下被活化，可将结核分枝杆菌杀死。如果结核分枝杆菌抵抗活化巨噬细胞的杀伤效应，则可发展为慢性感染，形成肉芽肿（granuloma）。肉芽肿的中央是由巨噬细胞融合所形成的巨细胞，在缺氧和巨噬细胞的细胞毒作用下，可形成干酪样坏死。结核菌素试验为典型的实验性迟发型超敏反应。肺结核病的诊断主要依靠病原学检查，而治疗原则遵循国际公认的早期、规律、联合、足量、足疗程抗感染治疗，目前耐药结核菌甚至多耐药结核菌的感染使得抗结核治疗难度增加，根据药敏结果进行治疗可有效提高治疗效果。

2. 变应性支气管肺曲霉病（allergic bronchopul-monary aspergillosis，ABPA）　ABPA 是机体对寄生于支气管内的烟曲霉发生变态反应的非感染性、炎症性气管肺部疾病。该病常在患有慢性哮喘或囊性纤维化患者的基础上发生。ABPA 的发病机制作为重要的致病模式，使我们可以了解肺部免疫系统对支气管黏膜表面寄生真菌的免疫反应是如何导致支气管扩张及末梢细支气管纤维化的。ABPA 的变态反应机制包括速发的 I 型变态反应、形成抗原抗体复合物的 III 型变态反应及以嗜酸性粒细胞浸润为主的 IV 型变态反应。ABPA 患者可经历三个临床阶段：早期激素敏感性哮喘/喘息，中期激素依赖性哮喘/喘息，晚期肺纤维化、蜂窝肺；相应的病理改变早期主要表现为支气管壁大量单核细胞和嗜酸性粒细胞浸润，但不发生组织侵袭；以后出现黏液嵌塞、中心性支气管扩张和嗜酸性粒细胞性肺炎，进一步发展为慢性细支气管炎和非干酪性支气管肉芽肿；晚期则出现广泛肺纤维化。ABPA 的诊断需与支气管哮喘、支气管扩张症、过敏性肺炎鉴别。ABPA 的治疗常规使用糖皮质激素和抗真菌药物。目前已有不少报道奥马珠单抗治疗 ABPA 不仅可以降低血清 IgE 抗体水平、降低患者急性加重率、减少激素的使用，还可以明显改善哮喘/喘息症状，提高肺功能，其疗效尚需更多双盲随机对照临床研究验证。

六、小结

根据发生机制可将变态反应分为四种类型，但临床实际情况是复杂的，有些变态反应性疾病可由多种免疫损伤机制引起。同一抗原在不同条件下可引起不同类型的变态反应。I 型、II 型和 III 型变态反应主要由抗体介导。其中 I 型变态反应主要由 IgE 类抗体介导，可通过患者血清被动转移；II 型变态反应主要由 IgG 或 IgM 类抗体介导；III 型变态反应主要由 IgG 类抗体介导。IV 型变态反应是由细胞免疫介导的，主要由 T 细胞介导。粒细胞、单核巨噬细胞、NK 细胞、淋巴细胞、血小板、肥大细胞及补体成分等均可参与各型变态反应的炎症性损伤，但所起作用的大小不尽相同。肥大细胞、嗜碱性粒细胞和嗜酸性粒细胞在 I 型变态反应中起主要作用。补体、巨噬细胞和 NK 细胞在引起的以细胞溶解和组织损伤为主的 II 型变态反应中起主要作用。补体和血小板、嗜碱性粒细胞、中性粒细胞在引起的以充血水肿、中性粒细胞浸润致血管炎性反应和组织损伤为主的 III 型变态反应中起主要作用。而单核巨噬细胞和淋巴细胞则在致 IV 型变态反应的炎症和组织损伤中发挥主要作用（表 2-4-1）。

表 2-4-1　四种类型变态反应的比较

项目	I 型	II 型	III 型	IV 型
抗体与效应 T 细胞	IgE（少数为 IgG4） 肥大细胞 嗜碱性粒细胞 嗜酸性粒细胞	IgG、IgM 补体 吞噬细胞 NK 细胞	IgG 补体 中性粒细胞 血小板 嗜碱性粒细胞	Th1、CTL
抗原	可溶性抗原	细胞性抗原	可溶性抗原	可溶性抗原、细胞性抗原
效应机制	变应原与结合在肥大细胞和嗜碱性粒细胞上的 IgE 抗体结合并发生交联，使细胞释放生物活性介质，使平滑肌收缩、血管扩张、通透性增强、黏膜腺体分泌增加	抗体与靶细胞表面抗原结合，在吞噬细胞、NK 细胞参与下通过激活补体和抗体依赖细胞介导的细胞毒作用破坏细胞	抗原抗体复合物沉积于组织，通过活化补体、聚集中性粒细胞和活化血小板导致炎症性组织损伤	致敏 Th1 细胞释放细胞因子活化细胞毒性 T 细胞和巨噬细胞，导致局部组织损伤；CTL 也可直接识别细胞性抗原杀伤靶细胞

续表

项目	Ⅰ型	Ⅱ型	Ⅲ型	Ⅳ型
常见呼吸系统疾病	支气管哮喘包括普通过敏性哮喘、职业性哮喘及变应性支气管肺曲霉病等	肺出血-肾炎综合征	过敏性肺炎、变应性支气管肺曲霉病等	结核分枝杆菌等分枝杆菌的肺部感染、变应性支气管肺曲霉病等
常见其他系统疾病	药物过敏性休克、花粉症、食物过敏症、湿疹等	输血反应、新生儿溶血症、药物过敏性血细胞减少症等	Arthus 反应、血清病、肾小球肾炎、类风湿关节炎等	接触性皮炎等

（李　靖）

参考文献

[1] ROSENWASSER LJ. Mechanisms of IgE inflammation[J]. Curr Allergy Asthma Rep, 2011, 11(2): 178-183.

[2] LI J, KANG J, WANG C, et al. Omalizumab improves quality of life and asthma control in Chinese patients with moderate to severe asthma: a randomized phase Ⅲ study[J]. Allergy Asthma Immunol Res, 2016, 8(4): 319-328.

[3] ASSAYAG M, MOSHEL S, KOHAN M, et al. The effect of omalizumab treatment on the low affinity immunoglobulin E receptor (CD23/fc epsilon RII) in patients with severe allergic asthma[J]. Allergy Asthma Proc, 2018, 39(1): 36-42.

[4] HITOMI K, TAHARA-HANAOKA S, SOMEYA S, et al. An immunoglobulin-like receptor, allergin-1, inhibits immunoglobulin E-mediated immediate hypersensitivity reactions[J]. Nat Immunol, 2010, 11(7): 601-607.

[5] HANUSKOVÁ E, PLEVKOVÁ J. Histamine intolerance[J]. Cesk Fysiol, 2013, 62(1): 26-33.

[6] TETTAMANTI L, CARAFFA AL, MASTRANGELO F, et al. Different signals induce mast cell inflammatory activity: inhibitory effect of vitamin E[J]. J Biol Regul Homeost Agents, 2018, 32(1): 13-19.

[7] TAMADA T, ICHINOSE M. Leukotriene receptor antagonists and antiallergy drugs[J]. Handb Exp Pharmacol, 2017, 237: 153-169.

[8] GUAN WJ, ZHENG JP, GAO Y, et al. Leukotriene D4 and methacholine bronchial provocation tests for identifying leukotriene-responsiveness subtypes[J]. J Allergy Clin Immunol, 2013, 131(2): 332-338. e1-e4.

[9] GUAN WJ, SHI X, ZHENG JP, et al. Leukotriene D4 inhalation challenge for predicting short-term efficacy of montelukast: a pilot study[J]. Clin Respir J, 2015, 9(1): 111-120.

[10] MIZUTANI N, NABE T, YOSHINO S. Interleukin-33 and alveolar macrophages contribute to the mechanisms underlying the exacerbation of IgE-mediated airway inflammation and remodelling in mice[J]. Immunology, 2013, 139(2): 205-218.

[11] MIZUTANI N, NABE T, YOSHINO S. IgE/antigen-mediated enhancement of IgE production is a mechanism underlying the exacerbation of airway inflammation and remodelling in mice[J]. Immunology, 2015, 144(1): 107-115.

[12] CASTANHINHA S, SHERBURN R, WALKER S, et al. Pediatric severe asthma with fungal sensitization is mediated by steroid-resistant IL-33[J]. J Allergy Clin Immunol, 2015, 136(2): 312-322.

[13] GAUVREAU GM, EL-GAMMAL AI, O´BYRNE PM, et al. Allergen-induced airway responses[J]. Eur Respir J, 2015, 46(3): 819-831.

[14] WANG W, XIAN M, XIE Y, et al. Aggravation of airway inflammation and hyper-responsiveness following nasal challenge with dermatophagoides pteronyssinus in perennial allergic rhinitis without symptoms of asthma[J]. Allergy, 2016, 71(3): 378-386.

[15] BOULET LP, GAUVREAU G, BOULAY ME, et al. The allergen broncho-provocation model: an important tool for the investigation of new asthma anti-inflammatory therapies[J]. Allergy, 2007, 62(10): 1101-1110.

[16] ILMARINEN P, KANKAANRANTA H. Eosinophil apoptosis as a therapeutic target in allergic asthma[J]. Basic Clin Pharmacol Toxicol, 2014, 114(1): 109-117.

[17] ESNAULT S, KELLY EA. Essential mechanisms of differential activation of eosinophils by IL-3 compared to GM-CSF and IL-5[J]. Crit Rev Immunol, 2016, 36(5): 429-444.

[18] SALUJA R, KHAN M, CHURCH MK, et al. The role of IL-33 and mast cells in allergy and inflammation[J]. Clin Transl Allergy, 2015, 5: 33.

[19] WILSON SJ, RIGDEN HM, WARD JA, et al. The relationship between eosinophilia and airway remodelling in mild asthma[J]. Clin Exp Allergy, 2013, 43(12): 1342-1350.

[20] DAO A, BERNSTEIN DI. Occupational exposure and asthma[J]. Ann Allergy Asthma Immunol, 2018, 120(5): 468-475.

[21] HENDERSON SR, SALAMA AD. Diagnostic and management challenges in Goodpasture´s (anti-glomerular basement membrane) disease[J]. Nephrol Dial Transplant, 2018, 33(2): 196-202.

[22] GRECO A, RIZZO MI, DE VIRGILIO A, et al. Goodpasture´s syndrome: a clinical update[J]. Autoimmun Rev, 2015, 14(3): 246-253.

[23] SHIFERAW B, MIRO V, SMITH C, et al. Goodpasture´s disease: an uncommon disease with an atypical clinical course[J]. J Clin Med Res, 2016, 8(1): 52-55.

[24] TAKEMURA T, AKASHI T, OHTANI Y, et al. Pathology of hypersensitivity pneumonitis[J]. Curr Opin Pulm Med, 2008, 14(5): 440-454.

[25] VASAKOVA M, MORELL F, WALSH S, et al. Hypersensitivity pneumonitis: perspectives in diagnosis and management[J]. Am J Respir Crit Care Med, 2017, 196(6): 680-689.

[26] SALISBURY ML, MYERS JL, BELLOLI EA, et al. Diagnosis and treatment of fibrotic hypersensitivity pneumonia. Where we stand and where we need to go[J]. Am J Respir Crit Care Med, 2017, 196(6): 690-699.

[27] TIBERI S, BUCHANAN R, CAMINERO JA, et al. The challenge of the new tuberculosis drugs[J]. Presse Med, 2017, 46(2): e41-e51.

[28] LI JX, FAN LC, LI MH, et al. Beneficial effects of Omalizumab therapy in allergic bronchopulmonary aspergillosis: a synthesis review of published literature[J]. Respir Med, 2017, 122: 33-42.

第三章
肺损伤与修复

第一节
肺损伤的炎症机制

一、概述

急性肺损伤(acute lung injury, ALI)与急性呼吸窘迫综合征(acute respiratory distress syndrome, ARDS)是肺部遭受感染或物理化学因素损伤后所表现出的特征性反应。原发于肺部的损伤称为直接肺损伤(direct lung injury),通常表现为局部的呼吸上皮受损,其诱因包括肺炎(细菌、病毒、真菌、寄生虫感染)、胃内容物吸入、气压性损伤、容积性损伤、肺部挫伤、溺水、脂肪栓塞、再灌注损伤等。由肺外区域病变(如系统性疾病)导致的继发性损伤则称为间接肺损伤(indirect lung injury),通常表现为弥漫性血管内皮受损,其原因主要包括脓毒血症(sepsis)、非胸部外伤、急性胰腺炎、药物过量、烧伤等。

肺损伤的主要特征包括弥漫性肺泡上皮与血管内皮屏障破坏、失衡的炎症反应、肺水肿、中性粒细胞等白细胞的异常积累与活化、凝集素相关信号通路的异常激活等。需注意的是,中性粒细胞的聚集并非 ALI 发生发展的必要条件,对于中性粒细胞减少症患者而言,肺损伤发生时可能无法观察到中性粒细胞积累现象。通常情况下,当肺组织遭受损伤后,受损区域肺泡 I 型上皮细胞会出现广泛坏死,这将导致基底膜的暴露并形成富含蛋白质的透明膜。随着肺泡上皮细胞紧密连接完整性的缺失,大量富含蛋白质的水肿液将聚于组织间隙与肺泡腔中。同时,随着多种促炎细胞因子与趋化因子的持续合成与释放,肺泡巨噬细胞与中性粒细胞等免疫细胞从循环系统被募集至受损组织区域,并随着肺泡毛细血管通透性增加而转移并浸润于肺泡间隙。中性粒细胞等免疫细胞在受到充分激活后可产生大量炎症介质,进一步破坏肺泡上皮细胞液体转运与表面活性物质的合成,并在局部与整体水平启动、放大并持续性推动炎症反应的进行,诱导受损细胞的凋亡(由炎症介质所诱导)与坏死(由毒素或蛋白酶所介导)。与此同时,血管内皮功能障碍所引起的组织因子上调及激活将导致毛细血管栓的形成与血管外纤维蛋白沉积,而这种局部促凝状态则加剧了肺功能障碍与炎症反应过程。在正常生理情况下,炎症反应持续一段时间后将逐渐减弱,此时促炎细胞因子与趋化因子的合成将逐渐减少,抗炎介质的分泌则逐渐增多,进而促进肺泡吞噬细胞对细胞残骸与中性粒细胞等炎症细胞的清除,并伴随着肺泡水肿液重吸收。同时,机体还将合成多种生长因子,促进肺泡上皮细胞增殖分化与上皮屏障的

重构,帮助组织修复与再生,使肺部恢复正常的生理功能。由此可见,适度的免疫应答与炎症反应是维持肺组织正常功能及损伤后再生、修复的前提与基本保证(图 3-1-1)。

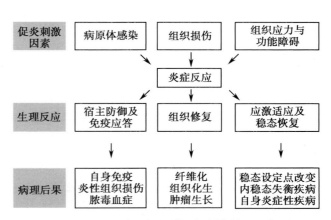

图 3-1-1　炎症在肺损伤病理机制中的重要作用

二、肺损伤所致炎症的分子机制

(一)概述　炎症(inflammation)在肺损伤的病理机制中扮演着至关重要的角色,炎症的本质是一种防御反应,是机体在遭受感染或伤害性刺激后所进行的保护性措施,对维持组织稳态平衡具有十分重要的意义。在不同因素的刺激下,肺损伤所引起的炎症反应可能由不同的信号通路所介导。例如,细菌等病原微生物所产生的抗原物质可通过激活 Toll 样受体(Toll-like receptors, TLR)推动炎症反应;化学性伤害则通过引起细胞膜受损与氧化应激反应,导致细胞内特定激酶的激活与炎症反应。为了高效识别这些伤害性刺激因子,机体建立了一套识别"异己"的系统。其中,病原微生物所共有的一套结构高度保守的分子结构被称为病原体相关分子模式(pathogen-associated molecular pattern, PAMP)。除外源性刺激因子外,组织受损后死亡细胞与局部免疫细胞(例如肺泡巨噬细胞)也可以释放多种与细胞损伤相关的内源性分子,这一系列分子被称为损伤相关分子模式(damage-associated molecular pattern, DAMP)。PAMP 与 DAMP 可被呼吸道上皮细胞或肺泡巨噬细胞等免疫细胞表面或内部的模式识别受体(pattern recognition receptor, PRR)识别,进而启动后续促炎信号通路。

(二)模式识别受体及其下游信号通路
1. Toll 样受体简介
(1)Toll 样受体家族及其配体:TLR 家族是目前研究最

为透彻的一类 PRR,已被证实广泛表达于呼吸道上皮细胞与免疫细胞等细胞或内膜上,其分子结构及信号通路与白介素-1 受体相类似。TLR 家族包括多名成员,不同成员可单独或通过相互作用识别特定类型的配体。例如,TLR2 可通过与 TLR1 或 TLR6 组成异源二聚体进而参与识别细菌脂蛋白,TLR3 可识别病毒双链 RNA,TLR4 可识别细菌脂多糖(lipopolysaccharide,LPS),TLR5 可识别细菌鞭毛蛋白(flagellin),TLR7 可通过与 TLR8 组成异源二聚体参与识别病毒单链 RNA,TLR9 可识别细菌 CpG DNA 等。其中,TLR2-TLR1、TLR2-TLR6、TLR4、TLR5 定位于细胞表面,而 TLR3、TLR7-TLR8、TLR9 则定位于内膜系统。除了 PAMP 外,有报道指出空气污染物如柴油机尾气颗粒物、臭氧等也通过激活 TLR 引起非感染性肺部疾病。此外,有研究报道机体内还存在多种内源性分子,可作为"配体"激活 TLR,具体包括以下四类物质:①炎性蛋白或多肽,如热激蛋白(heat shock protein,HSP)60、高迁移率族蛋白 1(high mobility group box 1,HMGB1)等蛋白或可通过激活 TLR2 和/或 TLR4,介导炎症反应的进行;②凝集素分子,如表面活性蛋白 A(surfactant protein-A)可通过激活 TLR4 引起 NF-κB 信号通路活化;③哺乳动物源核酸,如哺乳动物 DNA 或 RNA 可分别激活 TLR9 或 TLR7,进而介导 α 干扰素的生成;④黏多糖的降解产物,如一些低聚糖也可激活 TLR4。但需指出的是,目前关于机体内存在内源性 TLR 配体的观点仍有争议,需要更多证据以排除外源性污染物的影响,并进一步确定内源性配体与 TLR 结合的位点。

（2）Toll 样受体信号通路:通常情况下,当 TLR 家族受体被相应配体激活后,信号接头蛋白髓样分化因子 88(myeloid differentiation factor 88,MyD88)或 β 干扰素 Toll 样/白介素-1 受体结构域衔接蛋白(Toll/interleukin-1 receptor domain-containing adaptor protein inducing IFN-β,TRIF)可被招募至受体处并与之结合。随后,白介素-1 受体相关激酶(interleukin-1 receptor-associated kinase,IRAK)可与受体聚合物互动,引起肿瘤坏死因子受体相关因子(tumor necrosis factor receptor-associated factor,TRAF)的募集,并形成 IRAK/TRAF 复合物。之后,该复合物自 TLR 处脱离,与转化生长因子-β 活化激酶 1(transforming growth factor β-activated kinase 1,TAK1)/TAK1 结合蛋白 1(TAK1-binding protein 1,TAB1)/TAB2 复合物互动,通过蛋白聚泛素化作用介导 TAK1 的激活,并最终导致有丝分裂原活化蛋白激酶(mitogen-activated protein kinase,MAPK)信号通路与转录因子的活化。核因子-κB(nuclear factor-κB,NF-κB)与干扰素调节因子(interferon regulatory factor,IRF)是 TLR 下游信号中两类最重要的转录因子。此外,环腺苷酸应答元件结合蛋白(cyclic AMP-responsive element-binding protein,CREB)与活化因子蛋白 1(activator protein 1,AP1)也是参与 TLR 信号通路的重要转录因子。

2.其他模式识别受体简介　除 TLR 外,上皮细胞与免疫细胞表达有多种 PRR,包括核苷酸结合寡聚结构域(nucleotide-binding oligomerization domain,NOD)样受体(NOD-like receptor,NLR)、维甲酸诱导基因Ⅰ(retinoic acid-induc-

ible geneⅠ,RIG-Ⅰ)样受体(RIG-Ⅰlike receptor,RLR)、晚期糖基化终末产物(advanced glycation end,AGE)受体(receptor for AGE,RAGE)等,这些受体也积极参与了宿主对特定 PAMP 或 DAMP 的识别过程。

（1）核苷酸结合寡聚结构域样受体(NLR):NLR 是一种胞质型 PRR,可介导多种信号转导通路的活化过程,参与多种病原体感染所致宿主免疫反应。目前已鉴定出 NLR 家族的五种亚家族成员,包括含酸激活结构域(acidic activation domain,AD)的 NLRA、含杆状病毒 IAP 重复(baculoviral IAP repeat,BIR)结构域的 NLRB、含胱天蛋白酶募集结构域(caspase recruitment domain,CARD)的 NLRC、含热蛋白结构域(pyrin domain,PYD)的 NLRP,以及与其他 NLR 成员 N 末端同源性较低的 NLRX。其中 NLRC1、NLRC2 可被细菌肽聚糖激活,通过与受体相互作用蛋白激酶 2(receptor-interacting protein kinase 2,RIPK2)互动,介导 MAPK 与 NF-κB 信号通路的激活。值得注意的是,一些 NLR 家族成员,如 NLRP1、NLRP3、NLRC4 等,可与多种蛋白结合,形成大分子复合物,该复合物即被称为炎症小体。炎症小体可通过招募胱天蛋白酶 1(caspase 1)前体,产生活化的半胱氨酸蛋白酶 1,进而介导 IL-1β、IL-18 等促炎细胞因子由前体形式转化为活化形式,并推动后续炎症反应的发生发展,甚至可导致宿主细胞发生炎性坏死,即细胞焦亡(pyroptosis)。

（2）维甲酸诱导基因Ⅰ样受体(RLR):RLR 是另一类胞质型 PRR,可作为细胞内的核酸感应器,识别位于细胞质中的病毒 RNA,参与呼吸道病毒性病原体的宿主防御反应。除 RIG-Ⅰ外,RLR 家族成员还包括黑色素瘤分化相关基因 5(melanoma differentiation associated gene 5,MDA5)与遗传和生理学实验室蛋白 2(laboratory of genetics and physiology 2,LGP2)。这些成员均含有一个可与 RNA 结合的 DEX/DH 框 RNA 酶解旋结构域。当 RIG-Ⅰ与 MDA5 被活化后,可结合到接头分子线粒体抗病毒信号蛋白(mitochondrial antiviral signaling protein,MAVS),进而导致下游 IRF 与 NF-κB 信号通路的活化,导致干扰素与促炎细胞因子的合成与分泌,最终抑制病毒的复制与传播。

（3）晚期糖基化终末产物受体(RAGE):RAGE 是一种可识别内源性 AGE 的 PRR,表达于气道上皮细胞与肺泡Ⅰ型上皮细胞,可与 TLR 互相作用,介导炎症反应的发生。作为一种多配体受体,RAGE 可与 AGE、HMGB1 等配体结合,引起下游 MAPK 家族成员的激活并导致活性氧(reactive oxygen species,ROS)产生增多,最终促使 NF-κB 信号通路活化,引起促炎细胞因子的合成与分泌。同时,NF-κB 信号通路的激活可进一步引起 RAGE 表达上调,通过正反馈方式推动炎症反应的发生发展。

（三）细胞内下游炎症信号通路简介

1.NF-κB 信号通路　转录因子 NF-κB 是目前公认的炎症核心调节因子,可通过介导炎症相关基因的表达、参与调控炎症小体的活化等方式控制炎症反应的进程。在哺乳动物中,NF-κB 蛋白家族含有 5 个成员,分别为 RelA(p65)、RelB、c-Rel、NF-κB1(又称为 p105,即 p50 前体)及 NF-κB2

（又称为 p100，即 p52 前体）。这些蛋白均含有保守性"Rel 同源性结构域"，经同源/异源配对可形成特定组合的 NF-κB 二聚体，并表现出不同的转录特性。在静息状态下，NF-κB 通常与 NF-κB 抑制蛋白（inhibitor of NF-κB，IκB）家族成员相结合，由于 IκB 上存在有特殊的锚蛋白重复序列，可与 NF-κB 的 Rel 同源性结构域相互作用，使得 NF-κB 上的核定位序列受到覆盖，从而滞留于细胞质中。此外，NF-κB1 与 NF-κB2 也具有与 IκB 相类似的结构，因此其具有抑制 NF-κB 的功能。NF-κB 的激活包括经典与非经典两种信号转导途径。经典的 NF-κB 激活涉及 IκB 的降解与 NF-κB 的转位入核。目前已知多种促炎刺激物，包括 PAMP、DAMP、颗粒刺激物、促炎细胞因子等，可通过与 PRR、细胞因子受体、TNF 受体超家族成员、T 细胞受体或 B 细胞受体等相结合，通过特定信号通路（例如 LPS-TLR4-MyD88-TRAF6 信号通路）引起 TAK1 的激活。TAK1 可通过磷酸化作用进一步引起 IκB 激酶（IκB kinase，IKK）复合体的活化。IKK 复合体由调节亚基 NEMO（NF-κB essential modulator，又称为 IKKγ）、催化亚基 IKKα 及 IKKβ 共同组成。IKK 复合体受到激活后，可通过介导 IκB 磷酸化推动其发生聚泛素化与蛋白酶体介导的蛋白降解，最终导致 NF-κB 的释放。游离的 NF-κB 进入细胞核后，可以与特定靶基因启动子或增强子中的 κB 位点结合，一方面促进包括 IL-1β、IL-6、IL-8、肿瘤坏死因子-α（tumor necrosis factor-α，TNF-α）等促炎细胞因子与趋化因子的合成与释放，另一方面还可推动其他炎症信号通路相关分子，如表面黏附分子、可产生次级炎症介质（如前列腺素）的酶的表达等，最终导致炎症反应的增强与扩大。与经典的 NF-κB 激活信号通路不同，非经典的 NF-κB 激活主要由特定的促炎刺激物（如某些 TNF 受体超家族成员的配体）诱导发生，且不涉及 IκBα 的降解。当非经典 NF-κB 激活发生时，特定促炎刺激物可通过与相应受体结合，引起 NF-κB 诱导激酶（NF-κB-inducing kinase，NIK）的活化，进而通过激活 IKKα 引起 NF-κB2 的磷酸化与泛素化，导致其 IκB 样结构降解并形成非经典 NF-κB 复合物 p52/RelB。之后 p52/RelB 将发生核转位，进一步介导与适应性免疫相关的基因转录。

2. 其他炎症相关信号通路　除 NF-κB 外，炎症相关信号通路还包括 Janus 激酶/信号转导与转录激活因子（Janus kinase/signal transducer and activator of transcription，JAK/STAT）信号通路、MAPK 信号通路、IRF 信号通路等。JAK 是一类非受体型酪氨酸受体激酶（tyrosine receptor kinase，PTK），可由细胞因子受体超家族介导活化，进而导致转录因子 STAT 的激活及其二聚体的装载，随后 STAT 二聚体可转位入核，通过调控相关基因的表达对炎症反应产生重要的调控作用。MAPK 是一类丝氨酸/苏氨酸蛋白激酶家族，其成员包括细胞外信号调节激酶（extracellular signal regulated protein kinase，ERK）、c-Jun 氨基末端激酶（c-Jun amino-terminal kinase，JNK）/应激激活蛋白激酶（stress activated protein kinase，SAPK）与 p38。其中，p38 与炎症信号通路关系最为密切，可被多种促炎刺激物所激活，并参与包括 LPS、IL-1、IL-6、TNF-α 在内的多种促炎刺激物的信号转导过程。

MAPK 信号转导遵循三级激酶级联传递模式，即刺激物通过相应受体依次激活 MAPK 激酶激酶与 MAPK 激酶，继而导致 MAPK 的磷酸化与下游信号通路的活化。IRF 是一类可与 IFN-Ⅰ的病毒诱导类增强子元件结合并诱导其表达的转录因子，在病毒性病原体宿主防御与细胞因子信号转导等方面发挥着重要的作用。IRF 信号通路与 TLR 密切相关，其机制主要涉及 PAMP 所介导的 TLR-TRAF3-IRF 级联放大反应与 IFN-Ⅰ的生成。

（四）中性粒细胞的募集及其介导的炎症机制　肺损伤发生后，呼吸道上皮细胞与肺泡巨噬细胞等免疫细胞可分泌大量的促炎细胞因子（包括 IL-1β、IL-4、IL-13 等）、生长因子（包括 TGF-β、FGF、胰岛素样生长因子Ⅰ等）及包括 CXCL1、CXCL2、CXCL5、CXCL8（即 IL-8）、生长调节致癌基因（growth-regulated oncogene，GRO）相关肽等在内的多种趋化因子，这些趋化因子可通过与中性粒细胞上的 CXC 趋化因子受体（CXC chemokines receptor，CXCR）结合，介导后者的募集并浸润于肺组织间隙。目前已知两种 CXCR 参与了这一过程，分别为 CXCR1 和 CXCR2。其中 CXCR1 可高亲和性地与 CXCL6 和 CXCL8 相结合，而 CXCR2 除了与 CXCL6 和 CXCL8 相结合外，还可与 CXCL1-3、CXCL5、CXCL7、GRO-α、GRO-β、GRO-γ 等多种趋化因子相结合。中性粒细胞受到激活后，可产生大量炎性产物，包括促炎细胞因子、蛋白酶及 ROS 等，进一步推动炎症反应的进行。值得注意的是，中性粒细胞所分泌的蛋白酶除具有重要的抗菌功能外，还可通过刺激促炎细胞因子的合成或降解抗炎蛋白，引起炎症反应的持续化发展。例如中性粒细胞所分泌的一类锌依赖的肽链内切酶——基质金属蛋白酶（matrix metalloproteinase，MMP）即在炎症反应进程的调节过程中发挥着重要作用，同时还可对中性粒细胞募集及上皮细胞与内皮细胞的完整性产生影响。

三、肺损伤所致炎症的调控

如前所述，适度的炎症是机体抵抗外界有害刺激与损伤修复过程中必不可少的一个环节，具有重要的生理意义。在肺损伤发生的前期阶段，IL-1β、IL-6、IL-8、TNF-α 等促炎细胞因子与趋化因子通常会显著升高，而 IL-10 等抗炎细胞因子则显著下降。当肺损伤进入消退期时，炎症细胞及其渗出物须自肺泡腔中有效清除，否则将导致炎症反应的持续进行。可见，机体固有免疫与适应性免疫在保护性与伤害性效应之间的平衡决定了肺损伤所致炎症的发展方向，当其受到严密的控制时，可有效保证病原体的控制与清除。与之相反，若其失去控制过度发展，则可能转化为持续而过度的慢性反应，造成严重的负面影响，甚至导致慢性炎症性疾病的发生。

为避免炎症反应的过度进行，机体通过多种途径对炎症反应的进程与强度进行控制，包括抗炎介质的合成与释放，以及对 NF-κB 信号通路的动态调控等。IL-1、IL-6 与 TNF 是肺损伤过程中较早参与响应的促炎细胞因子。有趣的是,这些促炎细胞因子的特异性受体拮抗物或可溶性受体,如可溶性 IL-1 拮抗物、可溶性 IL-1 受体、可溶性 IL-6 受体、可溶性 TNF-α 受体等,也被证实存在于机体内。这些拮抗物或可溶性受体可竞争性地抑制促炎细胞因子与其相应的表面受体结合,进而发挥抗炎的作用。另外,细胞内存在着多种 NF-κB 的负调控因子,如去泛素化酶 A20 与 IκB 等,这些调控因子在 NF-κB 信号通路的反馈调节过程中发挥着重要作用。大量证据表明,当慢性炎症发生时,NF-κB 信号通路存在着异常活化的现象,且已证实 NF-κB 信号通路的异常与多种慢性炎症疾病密切相关。然而,慢性炎症中 NF-κB 信号通路紊乱的具体机制尚未彻底阐明。此外,机体内还存在其他可对炎症反应进行调控的信号通路。如一些脂质介质,包括脂氧素(lipoxin)A4 与消退素(resolvin)E1,可通过修饰作用对炎症反应的消退产生重要推动作用。而在肺损伤修复期,肺泡巨噬细胞对中性粒细胞、单核细胞等炎症细胞的清除作用,其分子机制则与 CD4$^+$CD25$^+$ 调节性 T 细胞所介导的 TGF-β 信号通路激活密切相关。对于病毒感染或脓毒血症所引起的肺损伤而言,1 型与 2 型血管紧张素转换酶之间的平衡也可对炎症反应的程度产生影响。

综上所述,炎症作为肺损伤免疫应答过程中的一把"双刃剑",受到了多种因素的精密调控,其稳态失衡与慢性炎症疾病的发生密切相关。因此,深入探究肺损伤所致炎症的内在机制及其调控信号网络具有重要的理论与临床转化意义。

(周文良　张艺林)

参考文献

[1] MOKRA D, KOSUTOVA P. Biomarkers in acute lung injury[J]. Respir Physiol Neurobiol, 2015, 209: 52-58.

[2] PROUDFOOT AG, MCAULEY DF, GRIFFITHS MJ, et al. Human models of acute lung injury[J]. Dis Model Mech, 2011, 4(2): 145-153.

[3] SHAVER CM, BASTARACHE JA. Clinical and biological heterogeneity in acute respiratory distress syndrome: direct versus indirect lung injury[J]. Clin Chest Med, 2014, 35(4): 639-653.

[4] MATTHAY M, WARE LB, ZIMMERMAN GA. The acute respiratory distress syndrome[J]. J Clin Invest, 2012, 122(8): 2731-2740.

[5] WHITSETT JA, ALENGHAT T. Respiratory epithelial cells orchestrate pulmonary innate immunity[J]. Nat Immunol, 2015, 16(1): 27-35.

[6] AKIRA S, UEMATSU S, TAKEUCHI O. Pathogen recognition and innate immunity[J]. Cell, 2006, 124(4): 783-801.

[7] KAWAI T, AKIRA S. Signaling to NF-κB by Toll-like receptors[J]. Trends Mol Med, 2007, 13(11): 460-469.

[8] JIANG D, LIANG J, LI Y, et al. The role of Toll-like receptors in non-infectious lung injury[J]. Cell Res, 2006, 16(8): 693-701.

[9] O'NEILL LA, GOLENBOCK D, BOWIE AG. The history of Toll-like receptors-redefining innate immunity[J]. Nat Rev Immunol, 2013, 13(6): 453-460.

[10] SHAW MH, REIMER T, KIM YG, et al. NOD-like receptors (NLRs): bona fide intracellular microbial sensors[J]. Curr Opin Immunol, 2008, 20(4): 377-382.

[11] STROWIG T, HENAO-MEJIA J, ELINAV E, et al. Inflammasomes in health and disease[J]. Nature, 2012, 481(7381): 278-286.

[12] YONEYAMA M, KIKUCHI M, NATSUKAWA T, et al. The RNA helicase RIG-I has an essential function in double-stranded RNA-induced innate antiviral responses[J]. Nat Immunol, 2004, 5(7): 730-737.

[13] SCHMIDT AM, YAN SD, YAN SF, et al. The multiligand receptor RAGE as a progression factor amplifying immune and inflammatory responses[J]. J Clin Invest, 2001, 108(7): 949-955.

[14] DIAMOND G, LEGARDA D, RYAN LK. The innate immune response of the respiratory epithelium[J]. Immunol Rev, 2000, 173: 27-38.

[15] OECKINGHAUS A, HAYDEN MS, GHOSH S. Crosstalk in NF-κB signaling pathways[J]. Nat Immunol, 2011, 12(8): 695-708.

[16] GROMMES J, SOEHNLEIN O. Contribution of neutrophils to acute lung injury[J]. Mol Med, 2011, 17(3/4): 293-307.

[17] MEDZHITOV R. Inflammation 2010: new adventures of an old flame[J]. Cell, 2010, 140(6): 771-776.

[18] WULLAERT A, BONNET MC, PASPARAKIS M. NF-κB in the regulation of epithelial homeostasis and inflammation[J]. Cell Res, 2011, 21(1): 146-158.

[19] HAWORTH O, LEVY BD. Endogenous lipid mediators in the resolution of airway inflammation[J]. Eur Respir J, 2007, 30(5): 980-992.

第二节
氧化应激与肺损伤

活性氧(reactive oxygen species,ROS)是一种氧代谢副产物,在分子组成上含有氧且化学性质比氧自身活泼。细胞内 ROS 水平的有效调节对细胞稳态的维持至关重要。低水平的 ROS 可以作为信号分子,维持细胞的增殖、分化,调节炎症反应。过多的 ROS 则会损害胞内的 DNA、蛋白质及脂质等生物活性分子。正常生理状况下,机体内活性氧的生成与抗氧化过程处于平衡状态。氧化应激(oxidative stress)是指机体 ROS 生成过多和/或抗氧化能力降低,氧化和抗氧化系统平衡紊乱,从而导致潜在性损伤的病理过程。

一、ROS 的种类

ROS 包括氧自由基如超氧阴离子($\cdot O_2^-$)、羟自由基($\cdot OH$),以及非自由基含氧物如过氧化氢(H_2O_2)、单线态氧($^1O_2$)、次氯酸($HClO$)等。自由基是指最外层轨道含有一个或多个不配对电子并能独立存在的分子、离子、原子和原子团。在生物医学中有重要作用的 ROS 主要包括以下几种:

(一)超氧阴离子(superoxide,$\cdot O_2^-$)　是在由 NADPH(还原型辅酶 Ⅱ)氧化酶系、黄嘌呤氧化酶(xanthine oxidase)等介导的氧分子单电子还原反应中形成的氧自由基。

$$NADPH+H^++2O_2 \longrightarrow NADP^++2H^++2\cdot O_2^-$$
$$次黄嘌呤+H_2O+2O_2 \longrightarrow 黄嘌呤+2H^++2\cdot O_2^-$$

$$\text{黄嘌呤}+H_2O+2O_2 \longrightarrow \text{尿酸}+2H^++2\cdot O_2^-$$

过氧化氢（hydrogen peroxide，H_2O_2）是由超氧阴离子（$\cdot O_2^-$）在超氧化物歧化酶（superoxide dismutase，SOD）歧化作用下形成的。

$$2\cdot O_2^-+2H^++2O_2 \longrightarrow H_2O_2+O_2$$

（二）羟自由基（hydroxyl radical，·OH）

·OH 在体内主要是由 H_2O_2 通过芬顿反应（Fenton reaction）生成，是体内活性最强的 ROS，一旦形成则立即与周围的靶分子反应。因此，·OH 对组织的危害很大。

$$Fe^{2+}+H_2O_2 \longrightarrow Fe^{3+}+OH^-+\cdot OH$$

（三）单线态氧（singlet oxygen，$^1O_2$）

$^1O_2$ 是电子激发态的氧分子，虽然不含未配对电子，但它是一种毒性氧。$^1O_2$ 的主要攻击靶标是多不饱和脂肪酸和 DNA 的鸟嘌呤。

（四）一氧化氮（NO）和二氧化氮（NO_2）

含奇数电子，因此也是自由基。NO_2 是一种很强的氧化剂，而 NO 则是一种弱还原剂，是一种内皮源性舒张因子（endothelium-derived relaxing factor，EDRF），对机体有保护作用。但 NO 可与 O_2 反应形成中间产物过氧化氮（$ONOO^-$），后者是一种强氧化剂，可分解并释放·OH。

$$\cdot O_2^-+NO \longrightarrow ONOO\cdot$$

二、ROS 的来源

ROS 可来源于外部，也可在机体内产生。外源性主要来源于烟草烟雾和大气污染；内源性 ROS 是组织氧代谢的中间产物。

（一）组织细胞来源的 ROS

上皮细胞、组织巨噬细胞、内皮细胞及炎症细胞如中性粒细胞、嗜酸性粒细胞、单核细胞、淋巴细胞等，在受到外源刺激因子刺激时，都会产生 ROS。激活的巨噬细胞、中性粒细胞及嗜酸性粒细胞首先产生·O_2^-，·O_2^- 在 SOD 的催化下，转化为 H_2O_2。当 Fe^{2+} 存在时，Fe^{2+} 会与 H_2O_2 反应生成·OH。在慢性肺部炎症疾病中，由炎症部位的吞噬细胞产生的 ROS 是肺部细胞和组织损伤的主要诱因。

胞内 ROS 主要由线粒体代谢、细胞色素 P450、NADPH 氧化酶系、黄嘌呤氧化酶、花生四烯酸代谢等途径产生。NADPH 氧化酶同时存在于吞噬细胞及非吞噬细胞中，是位于膜上的多组分酶复合体。除 NADPH 氧化酶之外，吞噬细胞还包含其他的 ROS 生成酶，如血红素过氧化物酶、髓过氧化物酶（myeloperoxidase，MPO）及嗜酸性粒细胞过氧化物酶。相较于中性粒细胞，嗜酸性粒细胞具有更强的 ROS 生成能力。首先，嗜酸性粒细胞具有更大的·O_2^- 及 H_2O_2 载荷；其次，嗜酸性粒细胞容纳的嗜酸性粒细胞过氧化物酶的数量远大于中性粒细胞容纳的 MPO。因此，在哮喘患者的气道中，嗜酸性粒细胞是 ROS 的主要来源。

（二）香烟烟雾及吸入性氧化物

香烟烟雾中的挥发性物质和极细颗粒物都可能促进 ROS 水平的升高。香烟烟雾或大气污染物中包含的氧化性气体（如 O_3 及 SO_2）与固体颗粒物既可以直接导致肺损伤也可以激活肺部的炎症反应。香烟烟雾中包含 4 700 多种化合物，其中包括多种高浓度的氧化物。香烟烟雾引起氧化应激的分子机制相对复杂，至今仍未完全阐明。香烟烟雾中存在·O_2^- 及 NO，两者又可以进一步反应生成高活性的过氧亚硝基（$ONOO^-$）。香烟焦油中含有半醌自由基，可以与·O_2^- 反应生成·OH 和 H_2O_2。香烟烟雾与肺部 MPO 的浓度呈正相关。

大气吸入性颗粒物表面通常吸附有氧化物，进入呼吸系统后能够促进氧自由基的产生并激活氧化应激。此外，大气颗粒物还能够引起肺上皮细胞氧化性 DNA 损伤。

（三）脂质过氧化

羟基可以中和多不饱和脂肪酸上的一个氢原子，从而导致脂质自由基的形成，脂质自由基可以进一步与氧反应生成脂质过氧化物。与氧自由基不同，脂质过氧化物可以在细胞中稳定存在，并可以在细胞内扩散或者从细胞内游离出来，攻击其他细胞。脂质过氧化物不仅具有细胞毒性，其在炎症反应中也具有一定的信号转导作用。

三、ROS 引起肺损伤的机制

ROS 参与了肺损伤发病过程。在肺损伤患者的尿液及呼出气中可检出高浓度的 H_2O_2，在其支气管肺灌洗液中抗氧化蛋白（主要是谷胱甘肽）、维生素 C、维生素 E 的表达水平降低，并可检出脂质过氧化标志物（4-HNE 及脂褐质）。ROS 可以引发脂质过氧化、影响蛋白质功能及诱导 DNA 损伤，进而激活相应细胞信号通路，引起炎症因子、趋化因子及黏附分子的释放，造成肺损伤。

（一）引发脂质过氧化

ROS 对机体最大的危害就是引发脂质过氧化，形成新的、更多的自由基，这种新生自由基造成的组织损伤占自由基损伤作用的 90%。因此，脂质过氧化作用既造成组织损伤又扩散自由基反应，后者是致伤的主要环节。

细胞质膜上的多不饱和脂肪酸是 ROS 的主要靶标，多不饱和脂肪酸的过氧化产物会激活膜上受体，引起气道高反应性。脂肪酸过氧化的副产物包括丙二醛及人中性粒细胞蛋白酶（4-HNE），丙二醛是高效的 DNA 损伤诱导剂，4-HNE 可以激活多种信号通路。ROS 可以激活 MAPKs、JNK、ERK 等信号分子，并最终激活 NF-κB、AP-1、c-Jun、c-Fos 及 ATF-2 等转录因子，引起炎症因子、趋化因子及黏附分子的表达及释放。此外，有研究报道，4-HNE 还可以激活 PI3-K 及其下游激酶 B/Akt。转录因子 Nrf2 可以激活抗氧化物及细胞保护蛋白的表达,臭氧、香烟烟雾、大气颗粒物及高氧等会抑制 Nrf2 的表达,从而加重氧化应激,增加细胞凋亡及炎症水平。

（二）影响蛋白质结构和功能

蛋白质和酶是 ROS 的重要靶分子。ROS 可与蛋白质中的色氨酸、酪氨酸、苯丙氨酸、组氨酸、甲硫氨酸和半胱氨酸等残基起反应,破坏蛋白质的一级结构和功能,使含有这些氨基酸的蛋白质、酶和受体等的功能受到影响。如 α1-抗胰蛋白酶（alpha 1-antitrypsin,α1-AT）中甲硫氨酸残基被氧化后,其抑制中性粒细胞弹性蛋白酶的作用减弱,从而增加蛋白溶解酶的活性。

（三）诱导 DNA 损伤

ROS 可以介导产生单链 DNA 和双链 DNA 断裂及 DNA 加合物聚集。研究报道,臭氧暴露之后,肺部巨噬细胞及上皮细胞 DNA 损伤水平明显增加,而应用抗氧剂维生素 E 后,可以抑制 DNA 损伤的产生。当细胞内积累过多的 DNA 损伤而又难以修复时,将引起细胞衰老或凋亡。

四、抗氧化系统在肺损伤中的作用

生理状态下,机体保持活性氧（自由基）类高活性分子的生产与清除的生理平衡。当活性氧的生成速度高于清除速度时就会引起氧化平衡的紊乱,并导致各种大分子的破坏,如 DNA、蛋白质、脂质等,引起衰老与多种疾病。机体的抗氧化系统是一个复杂的系统,由多种成分组成,主要包括抗氧化酶系统,如超氧化物歧化酶、过氧化氢酶、线粒体细胞色素氧化酶系统、谷胱甘肽抗氧化系统、谷胱甘肽过氧化物酶、N-乙酰半胱氨酸、肌肽、α-硫辛酸、醌氧化还原酶 1、血红素加氧酶、葡萄糖-6-磷酸脱氢酶、辅酶 Q 等。另外还有非酶抗氧化剂,如硒、锌;水溶性抗氧化剂,如维生素 C、尿酸;脂溶性维生素,如胡萝卜素与类胡萝卜素、维生素 E 等。目前主流观点认为,氧化/抗氧化失衡导致的氧化应激反应在急慢性肺损伤的发生发展中扮演重要角色。

（一）抗氧化酶类系统

1. 超氧化物歧化酶（SOD）   1938 年超氧化物歧化酶（SOD）首次从牛红细胞中分离得到,1968 年 McCord 等发现了这种蛋白的生物活性。SOD 在生物体内广泛存在,是重要的抗氧化酶,也是体内氧自由基的主要清除者。SOD 可按照含有的金属辅基不同分为三大类：①含铜-锌的金属辅基,主要存在于细胞质内;②含锰的金属辅基,主要存在于原核生物与真核生物的线粒体内;③含铁的金属辅基,主要存在于原核细胞内。SOD 目前作为重要的抗氧化剂,广泛应用于保健品与化妆品的添加剂中。SOD 除抗氧化外还显示了抗炎作用。目前观点认为 SOD 和肺气肿、急性肺损伤及缺血再灌注引起的肺损伤与急性呼吸窘迫综合征等相关。

2. 过氧化氢酶（CAT）   CAT 可以分解过氧化氢为氧和水,主要存在于细胞的过氧化物体内。几乎所有的生物体内都含有 CAT。CAT 的主要作用就是催化过氧化氢,使机体免受过氧化氢的损坏。另外 CAT 也能催化甲酸、甲醛、苯酚和乙醇等。CAT 在食品工业中作为抗氧化剂有广泛的应用。

（二）线粒体细胞色素氧化酶系统

1930 年 Keilin 第一次在心肌提取物中发现这种酶。细胞色素氧化酶（cytochrome oxidase）主要存在于线粒体中。细胞色素氧化酶复合物是一种大型蛋白质,位于线粒体内膜上。它可以传递四个来自细胞色素 C 的电子到一个氧分子上,并将氧气转化为两个水分子,从而使细胞色素 C 上的 Fe^{2+} 恢复 Fe^{3+} 的氧化状态,从而阻止 ROS 的产生。目前对细胞色素 C 及其亚基的研究主要集中在高氧引起的肺损伤、肺癌与肺纤维化等领域。

1. 谷胱甘肽（GSH）   GSH 是一种巯基依赖型抗氧化酶,广泛存在于各种动植物体内。GSH 是由三个氨基酸组成的小分子肽,是体内重要的抗氧化酶。GSH 的 SH 基团可以保护体内的蛋白巯基不被氧化,另外也可以与体内自由基结合并排出体外。有研究表明 GSH 可以保持气道上皮细胞完整,抵御肺损伤与炎症。GSH 对放射线引起的白细胞减少等症状有保护作用,所以可以保护放射性肺损伤。

2. 谷胱甘肽过氧化物酶（GSH-Px）   硒半胱氨酸是 GSH-Px 的重要组成成分,可以催化 GSH 变为 GSSG,并还原过氧化物为羟基化合物,并保护细胞膜的结构与功能。GSSG 为氧化型谷胱甘肽,可在谷胱甘肽还原酶的作用下还原为 GSH。

3. N-乙酰半胱氨酸（N-acetylcysteine，NAC）   NAC 是细胞内还原型谷胱甘肽的前体,具有抗氧化活性。NAC 分子中含有的硫醇自由基可以使糖蛋白中的二硫键（S—S）断裂,从而可以降低黏液的黏滞性。另外硫醇自由基也可以降低 ROS 的反应活性,从而保护细胞免于 ROS 损伤。NAC 也可以阻止白细胞的激活,并直接调节炎性因子的释放,例如 IL-10 与 IL-12。目前对 NAC 与吸入性肺损伤及 ARDS 的保护机制研究较多。

4. 肌肽（carnosine）   肌肽是由 β-丙氨酸和 L-组氨酸组成的二肽,并具有特征性的咪唑环。肌肽在肌肉与脑组织中的浓度较高,可以清除细胞膜的脂肪酸过度氧化产生的 ROS 与 α-β 不饱和醛。肌肽具有强大的清除自由基的能力。

5. α-硫辛酸（α-lipoic acid）   α-硫辛酸是一种存在于线粒体的辅酶,也是一种 B 族维生素,参与三羧酸循环。α-硫辛酸在丙酮酸脱氢酶复合物和 α-酮戊二酸脱氢酶复合物的相关酶促反应中起重要作用。硫辛酸含有双硫五元环结构,电子密度高,具有亲电子性与自由基反应的能力,具有螯合金属离子、清除活性氧及修复氧化损伤的能力。

6. 醌氧化还原酶 1（quinone oxidoreductase 1，NQO1）   NQO1 在生物体内主要作用是传递氢原子或作为电子供体。NQO1 可以催化醌类并可以还原内源性与外源性醌为氢醌,抑制 ROS 的生成。

7. 血红素加氧酶（heme oxygenase，HO）   血

红素加氧酶是一种可以催化血红素降解为游离铁、胆红素与一氧化氮的一种关键酶。HO 可以与血红素结合形成复合物,细胞色素 P450 可以还原亚铁血红素形成氧化铁。血红素加氧酶有三种同工酶,即血红素加氧酶 1(HO-1)、血红素加氧酶 2(HO-2)与血红素加氧酶 3(HO-3)。其中 HO-1 具有抗氧化作用,可以增加 GSH、SOD 与 CAT 从而降低 ROS。

8. 葡萄糖-6-磷酸脱氢酶(G6PDH) G6PDH 可以催化葡萄糖-6-磷酸生成 NADPH,并可以为 GSH 提供还原当量发挥抗氧化作用。

9. 其他酶类抗氧化物质 其他肺上皮覆盖液中的抗氧化物质还有乳铁蛋白表面活性物质及血清蛋白中的白蛋白、铜蓝蛋白、转铁蛋白和牛磺酸。乳铁蛋白、转铁蛋白、铜蓝蛋白和白蛋白均可结合过渡金属离子(transition metal ion)如 Fe^{3+},从而减少或阻止牛磺酸与次氯酸(HOCl)反应生成牛磺氯胺,从而起到抗氧化作用。

(三)非酶抗氧化剂

1. 维生素 E 是一种脂溶性维生素,其水解产物生育酚是重要的抗氧化剂之一。维生素 E 的抗氧化机制是向超氧阴离子自由基提供氢离子,使脂质过氧化反应中断,保护细胞膜抵御过氧化物与自由基。维生素 E 在体内外都具有强大的抗氧化能力。维生素 E 对肺部有保护作用。有研究表明,缺乏维生素 E 小鼠的肺对氧、臭氧及 CO_2 的敏感性增高,肌内注射维生素 E 可以改善呼吸窘迫综合征。维生素 E 可以上调哮喘小鼠的 γ 干扰素水平。

2. β 胡萝卜素 是维生素 A 的前体,可以在体内转化为维生素 A,但是只会在人体需要的时候才转化成维生素 A,所以是安全地补充维生素 A 的途径。β 胡萝卜素的抗氧化机制是由于其分子中的多个共轭多烯双键可以与含氧自由基生成稳定的碳核自由基,碳核自由基可以与氧反应生成带链的过氧化自由基。其他 β 胡萝卜素类如番茄红素与虾青素也显示了清除自由基等抗氧化作用。

3. 维生素 C 是水溶性维生素,广泛存在于细胞内外,是血浆中最有效的抗氧化剂。维生素 C 可以在细胞内外同时与 $\cdot O_2^-$、HOO^- 及 OH^- 反应,生成半脱氢抗坏血酸,并还原硫自由基。而超氧化物歧化酶、谷胱甘肽、过氧化酶等抗氧化剂只能在细胞内起作用。虽然维生素 C 有强大的抗氧化作用,但是目前主流观点认为维生素 C 对肺脏的保护作用并不明确,还需要进一步研究。

4. 生物类黄酮(bioflavonoids)或维生素 P 生物类黄酮的主要作用是维持毛细血管通透性。另外生物类黄酮也在抗炎、抗过敏、抗肿瘤及提高记忆与神经认知表现中显示了积极的作用。生物类黄酮显示的往往不是直接的抗氧化作用,而是通过生物类黄酮解聚和排泄引起的尿酸产物起作用。类黄酮类化合物可以在神经细胞中激活内源性的抗氧化因子,从而抑制脂质过氧化。

5. 辅酶 Q10(coenzyme Q10) 辅酶 Q10 属于泛醌类,是一种脂溶性维生素样抗氧化剂,广泛存在于动物与大部分细菌中,主要存在于细胞的线粒体中。辅酶 Q10 是物质氧化产生能量过程中的氧化磷酸化呼吸链的电子传递体,能抑制脂质和蛋白氧化作用的启动和传递。

6. 尿酸(uric acid,UA) 尿酸是血浆中浓度最高的抗氧化剂。尿酸是一种由黄嘌呤通过黄嘌呤氧化酶产生的抗氧化剂,是嘌呤代谢的中间产物。尿酸对血浆中的自由基有一定的清除作用,是一种水溶性抗氧化剂。但是目前发现尿酸也有促氧化作用。尿酸可以通过多种途径影响机体的氧化还原平衡。

7. 硒 硒是人体必需的微量元素,具有直接清除自由基的作用,也是体内多种含硒酶包括 GSH-Px 的重要组成成分。

8. 锌 锌是铜-锌超氧化物歧化酶的重要组成部分。铜-锌超氧化物歧化酶主要存在于细胞质中,是氧自由基的主要清除者。

(四)引起肺损伤的其他抗氧化系统
Keap1-Nrf2/ARE 抗氧化系统:转录因子 Nrf2 介导的细胞防御机制在机体对各种环境和内源性氧化应激的反应中发挥重要作用。Nrf2 和 Keap1 是机体细胞抗氧化反应的重要因子,Nrf2 与 Keap1 偶联可以抑制其活性,在氧化应激作用下,Nrf2 与 Keap1 解偶联后转移入核,并与 ARE 结合,启动 ARE 调控的抗氧化酶基因的表达,增加细胞对氧化应激的反应。目前对 Nrf2 介导的抗氧化系统对高氧肺损伤、脓毒症急性肺损伤、慢性阻塞性肺疾病等的研究正在深入。

氧化应激与肺损伤的相关机制研究近期逐渐成为热点。抗氧化系统在分子水平的调控机制是十分复杂的。深入研究氧化应激与抗氧化系统的相互作用机制,对明确氧化应激引起的肺部及其他器官疾病的发病机制并采取有效的干预措施具有重要的意义。

(应颂敏)

参考文献

[1] CHOW CW, HERRERA AM, SUZUKI T, et al. Oxidative stress and acute lung injury[J]. Am J Respir Cell Mol Biol, 2003, 29(4): 427-431.

[2] CORTÉS-JOFRÉ M, RUEDA JR, CORSINI-MUÑOZ G, et al. Drugs for preventing lung cancer in healthy People[J]. Cochrane Database Syst Rev, 2012, 10: CD002141.

[3] PAPAIAHGARI S, KLEEBERGER SR, CHO HY, et al. NADPH oxidase and ERK signaling regulates hyperoxia-induced Nrf2-ARE transcriptional response in pulmonary epithelial cells[J]. J Biol Chem, 2004, 279(40): 42302-42312.

[4] DE PAEPE ME, MAO Q, CHAO Y, et al. Hyperoxia-induced apoptosis and Fas/FasL expression in lung epithelial cells[J]. Am J Physiol Lung Cell Mol Physiol, 2005, 289(4): L647-L659.

[5] BHANDARI V, CHOO-WING R, LEE CG, et al. Hyperoxia causes angiopoietin 2-mediated acute lung injury and necrotic cell death[J]. Nat Med, 2006, 12(11): 1286-1293.

[6] VAN DER VLIET A, SMITH D, O'NEILL CA, et al. Interactions of peroxynitrite and human plasma and its constituents: oxidative damage and

antioxidant depletion[J]. Biochem J, 1994, 303(Pt 1): 295301.

[7] JIANG L, YANG KH, TIAN JH, et al. Efficacy of antioxidant vitamins and selenium supplement in prostate cancer prevention: a meta-analysis of randomized controlled trials[J]. Nutr Cancer, 2010, 62(6): 719-727.

[8] NISBET RE, GRAVES AS, KLEINHENZ DJ, et al. The role of NADPH oxidase in chronic intermittent hypoxia-induced pulmonary hypertension in mice[J]. Am J Respir Cell Mol Biol, 2009, 40(5): 601-609.

[9] SANDBERG AS. Bioavailability of minerals in legumes[J]. Br J Nutr, 2002, 88 Suppl 3: S281-S285.

[10] RHEE SG. Cell signaling. H_2O_2, a necessary evil for cell signaling[J]. Science, 2006, 312(5782): 1882-1883.

[11] RENDEIRO C, VAUZOUR D, RATTRAY MA, et al. Dietary levels of pure flavonoids improve spatial memory performance and increase hippocampal brain-derived neurotrophic factor [J]. PLoS One, 2013, 8 (5): e63535.

[12] RAGHUNATH A, SUNDARRAJ K, NAGARAJAN R, et al. Antioxidant response elements: discovery, classes, regulation and potential applications [J]. Redox Biol, 2018, 17: 297-314.

[13] ÁLVAREZ-LARIO B, MACARRÓN-VICENTE J. Uric acid and evolution [J]. Rheumatology (Oxford), 2010, 49(11): 2010-2015.

[14] DAS KC. Hyperoxia decreases glycolytic capacity, glycolytic reserve and oxidative phosphorylation in MLE-12 cells and inhibits complex I and II function, but not complex IV in isolated mouse lung mitochondria[J]. PLoS One, 2013, 8(9): e73358.

[15] XU P, QU JM, XU JF, et al. NAC is associated with additional alleviation of lung injury induced by invasive pulmonary aspergillosis in a neutropenic model[J]. Acta Pharmacol Sin, 2009, 30(7): 980-986.

[16] UCHIDA K, SHIRAISHI M, NAITO Y, et al. Activation of stress signaling pathways by the end product of lipid peroxidation. 4-hydroxy-2-nonenal is a potential inducer of intracellular peroxide production[J]. J Biol Chem, 1999, 274(4): 2234-2242.

[17] PARK HS, KIM SR, LEE YC. Impact of oxidative stress on lung diseases[J]. Respirology, 2009, 14(1): 27-38.

[18] CHURCH DF, PRYOR WA. Free-radical chemistry of cigarette smoke and its toxicologicalimplications [J]. Environ Health Perspect, 1985, 64: 111-126.

[19] PRYPR WA, STONE K. Oxidants in cigarette smoke. Radicals, hydrogen peroxide, peroxynitrate, and peroxynitrite[J]. Ann N Y Acad Sci, 1993, 686: 12-27.

[20] ZANG LY, STONE K, PRYOR WA. Detection of free redicals in aqueous extracts of cigarette tar by electron spin resonance [J]. Free Radic Biol Med, 1995, 19(2): 161-167.

[21] SARMA JV, WARD PA. Oxidants and redox signaling in acute lung injury[J]. Compr Physiol, 2011, 1(3): 1365-1381.

第三节
气道上皮、肺泡上皮、肺血管内皮损伤与异常修复

气道上皮覆盖于大小气道表面，具有重要的屏障作用及调节通气和防御功能。肺泡上皮覆盖于肺泡表面，维持外界环境和血液间正常的气体交换。肺血管内皮分布于肺动脉主要分支、肺泡内皮、肺静脉等血管内表面，将循环血液和外围组织分隔，具有通过限制大分子物质流动而动态调节体液平衡、免疫细胞局部分布及血管张力的重要作用。细菌或病毒感染、炎症、过敏反应（哮喘）、暴露于外源性化学物质（如吸烟）或粉尘颗粒、物理创伤（如机械通气）、氧化应激、癌症或不明原因的病理改变（如特发性肺纤维化）等因素可引起气道、肺泡上皮和/或肺血管内皮的损伤。正常情况下，气道、肺泡上皮和肺血管内皮都具有一定的修复能力，以维持肺结构和功能的稳态平衡。但在广泛肺损伤或致病因子持续存在的情况下，正常的修复机制紊乱，这些部位单独或普遍呈现异常修复状态，导致慢性阻塞性肺疾病、哮喘、肺纤维化、肺动脉高压等常见肺疾病在气道黏膜、肺泡和/或肺血管壁结构和功能上的病理改变。

一、气道上皮损伤与异常修复

（一）气道上皮正常结构与功能　　成人的气道表面由连续的上皮层覆盖。气道上皮细胞在大气道为假复层，在小气道为柱状和立方状，在细小支气管变为连续的上皮细胞床。上皮细胞层与间质之间通过基底膜分隔开。气道上皮的主要细胞类型包括纤毛细胞、杯状细胞、基底细胞、分泌细胞和克拉拉（Clara）细胞，另外还有少量肺神经内分泌细胞（pulmonary neuroendocrine cell, PNEC）和免疫细胞。其中，纤毛细胞、基底细胞和 Clara 细胞具有祖/干细胞的功能，在上皮损伤后修复重建中发挥关键作用。正常情况下，气道上皮细胞群体的比例随着气道分支和功能的变化而改变。大气道中纤毛细胞比例占 60%，杯状细胞占 20%；随着气道分级的增加，两种细胞的比例逐渐减少或消失，代之以分泌细胞和 Clara 细胞。在没有外界损伤时气道上皮的正常更新速度是 30~50 天，每天只有约 1% 的上皮被更新。气道上皮除具有隔离外界气体环境与机体的屏障功能外，也通过产生和分泌大量活性介质（如细胞因子、炎症趋化因子、生长因子、一氧化氮、氧自由基等）及持续的细胞更新，甚至是通过在感染或损伤部位募集免疫细胞来应对各种损伤。目前认为，气道上皮也是免疫系统的重要组成部分，并发挥联系及协调先天免疫系统和适应性免疫系统的作用。

（二）气道上皮的损伤和修复机制　　细菌或病毒感染、暴露于外源性化学物质（如吸烟）或粉尘颗粒、物理创伤（如机械通气）、炎症、过敏反应（哮喘）、氧化应激、癌症等因素均可引起气道上皮的损伤。遗传因素可能直接影响气道上皮功能（如原发性气道上皮纤毛不动症），但更多地影响上皮损伤的强度和持续时间。健康状态下，气道上皮在发生损伤时获得很强的损伤后修复能力，以维持上皮结构和功能的稳态平衡。损伤反应诱导邻近缺损部位的上皮细胞（主要是纤毛细胞）迁移并迅速覆盖损伤部位，继而发生去分化、增殖和再分化，修复伤口。目前气道内的损伤修复过程和控制它们的信号仍不完全清楚。研究表明，骨形成蛋白（bone morphogenetic protein, BMP）能够通过调节上皮-间充质转化（epithelial mesenchymal transiton, EMT）从而促进上

皮细胞的损伤恢复：气道上皮细胞在损伤后,伤口边缘的气道上皮细胞获得 EMT 样表型,上皮钙黏蛋白(epithelial cadherin,E-cadherin)、波形蛋白和 α-平滑肌肌动蛋白(α-SMA)等蛋白表达水平发生变化,BMP 信号促进气道上皮细胞迁移,促进气道黏膜伤口闭合。Erjefalt 等在豚鼠体内研究中发现,一个 800μm 宽的伤口在损伤后 15 分钟即见到伤口边缘的分泌型细胞和纤毛细胞去分化、扁平化,并迁移覆盖整个伤口区域,30 小时后见到细胞增殖,5 天内分化完好的再生上皮即形成。损伤后完整上皮组织的修复对于恢复肺内环境稳定非常关键。正常气道上皮的损伤后修复涉及急性炎症反应、免疫细胞募集、细胞因子释放、胞外基质反应、早期免疫反应、巨噬细胞反应、临时胞外基质形成、伤口收缩、上皮再生、祖细胞分化、完全修复等过程。损伤引起促进修复作用的因子的释放,包括如表皮生长因子和成纤维细胞生长因子家族成员(TGF-β、KGF、HGF)、趋化因子(MCP-1)、白介素(IL-1、IL-2、IL-4、IL-13)和前列腺素(PGE2)。这些因子协调包括整合素、基质(纤维结合蛋白、胶原、层粘连蛋白)、基质金属蛋白酶(MMP-1、MMP-7、MMP-9)、局部黏附、细胞骨架结构等来一起促进细胞扩展和迁移。在调节修复过程中,Shh 蛋白、Rho GTPases、MAP 激酶、STAT3 和 Wnt 等信号通路发挥重要作用。

（三）疾病状态下的异常修复　在慢性阻塞性肺疾病(COPD)、哮喘、肺纤维化等疾病状态下,持续损伤使得损伤和修复反复交替进行,修复过程不能有效关闭损伤过程,造成气道上皮的异常修复,导致气道上皮结构和功能的异常及基因表达发生显著变化。在 COPD 起病过程中,反复暴露于感染因素和香烟烟雾可能通过诱导上皮细胞老化、破坏上皮细胞间的紧密连接使得气道上皮细胞的完整性受到破坏。香烟烟雾还促使 COPD 患者气道上皮内凋亡细胞增多、肺内清除凋亡细胞的能力下降,凋亡细胞进而促进炎症发展,影响正常修复。COPD 患者气道上皮在大气道呈现杯状细胞增生、黏膜老腺肥厚、纤毛细胞数目减少和功能丧失;外周细支气管上皮呈片状剥落、炎症细胞浸润和管壁增厚。正常情况下无杯状细胞分布的细支气管上皮中杯状细胞数目增多,黏液分泌增加,同时由于缺乏纤毛细胞,不能清除所分泌的黏液,因而大量黏液滞留在小气道,电镜下可见小气道被连续的黏液层覆盖,而健康人黏液层呈断续的片状分布。在香烟诱导的气道病理改变中,小气道的改变最为显著。COPD 患者气道阻力的增加主要是由于小气道阻力显著增加所造成。在哮喘患者中,气道上皮直接接触变应原,参与哮喘发病。哮喘中存在气道上皮异常修复,气道上皮在结构和功能上都发生异常改变。从结构上看,上皮细胞显示出损伤的表现,伴随黏液细胞增生和化生。从功能上来说,受损上皮细胞释放多种前炎症细胞因子及细胞因子参与调节气道高反应性。重度哮喘患者的气道上皮细胞异常增生,气道上皮增厚引起气道重塑和肺功能急剧下降。此外,气道上皮细胞还可分泌 IL-6 和 IL-8,导致支气管平滑肌细胞的增殖和迁移,加重气道重塑。这些研究结果证明在哮喘气道重塑进程中气道上皮细胞具有重要的作用,干预气道上皮细胞损伤后的异常修复过程是影响哮喘气道重塑的关键点之一。越来越多的证据表明,在急性损伤后,非纤毛上皮细胞在修复细支气管上皮中也发挥重要作用。Clara 细胞是气道上皮祖细胞。Clara 细胞的持续耗竭导致持续的气道上皮鳞状化生,缺乏正常的上皮细胞,导致支气管周围纤维化。而在慢性炎症刺激下,气道上皮和基底膜完整性受损、巨噬细胞释放 TGF-β₁ 增加、促进上皮细胞基质转化、活化上皮下成纤维细胞被认为是造成胞外基质沉积过多、引起肺纤维化的另一重要机制。

二、肺泡上皮损伤与异常修复

（一）肺泡上皮的正常结构和功能　正常肺泡上皮由两种超微结构不同的细胞型组成,肺泡 I 型上皮细胞(AT1 细胞)和肺泡 II 型上皮细胞(AT2 细胞)。AT1 细胞是一种大而薄的细胞,覆盖肺泡表面积的 98%,在气体交换、肺泡液体调节及诱导调节表面活性物质的分泌方面起重要作用。立方形的 AT2 细胞体积小,位于 AT1 细胞之间,在它们的细胞质和顶端微绒毛含有特征性的板层状分泌小体,内含肺表面活性物质。AT2 细胞有许多已知功能,包括合成和分泌肺表面活性物质维持肺泡表面张力、液体运输及宿主防御反应。目前普遍认为 AT2 细胞是兼性祖细胞,在肺损伤之后有增殖、分化为 AT1 细胞的潜能。肺泡上皮细胞间的连接为紧密连接,由蛋白质和脂类构成,与紧密连接相关的蛋白包括 ZO-1、ZO-2、闭合蛋白(Occludin)等,Occludin 的羧基末端与 ZO-1 相结合构成紧密连接的基本结构。肺表面活性物质、紧密连接、钠水转运系统、肺泡上皮细胞构成了肺泡上皮屏障,具有选择性通透功能、液体主动转运功能。

（二）肺泡上皮的损伤和修复机制　肺泡上皮的损伤常见于各种急慢性肺损伤性疾病,如细菌毒素、病毒和机械通气引起的急性肺损伤、COPD、肺气肿等。其致损伤因素与气道上皮相似。肺表面活性物质、紧密连接区、钠水转运系统、肺泡上皮细胞作为肺泡上皮屏障的主要成分,各种直接或间接的肺损伤因素都会导致它们的结构与功能发生改变。肺泡上皮屏障受到严重损害时,紧密连接区被破坏,对蛋白的通透性增加,肺泡上皮的肺水清除率降低,并伴随两种钠转运蛋白数量的绝对减少及活性的丧失,导致肺水肿。各种直接的或间接的肺损伤因素会导致肺泡上皮细胞的破坏,而破坏导致的死亡包括凋亡或坏死两种形式。上皮细胞的损伤,引起成纤维细胞的增殖及胶原形成,从而导致肺纤维化形成。肺泡上皮的损伤后修复是在 AT2 细胞的增殖、分化和多种生长因子的参与下完成的。肺损伤的恢复需要重建完整的内皮屏障和功能性肺泡上皮屏障,能够分泌表面活性物质和去除肺泡水肿液。正常情况下,AT2 细胞的周转率在成人肺是相当低的,每天约 4%,在急性肺损伤后增加。AT1 细胞是许多肺损伤的靶标,包括呼吸机相关肺损伤。肺损伤后,AT1 细胞被剥离,留下裸露的基底膜,AT2 细胞有丝分裂活性增加,从子细胞分化为新的 AT1 细胞,裸露的表面重新被覆盖。AT1 细胞被认为是终末分化细胞,生存期大约 120 天。有学者在体外实验中也观察到 AT1 细胞的增殖活性,且有浆膜细胞损伤修复的能力。还有一项研究表明,一小部分特异性表达同源域特有蛋白基因(*HOPX*)的 AT1 细胞在局部肺切除后,能够分化增殖为 AT2 细胞。AT1 细胞在肺泡损伤修复中的作用有待深入研究。Ding 等采用单侧肺切除术首次证明了上皮细胞和内皮细胞之间的相互作用启动和维持肺损伤后的肺泡再生。实验证实具有促进肺泡上皮细胞迁移作用的几乎所有的细胞因子都是肝素硫酸盐结合蛋白,如 EGF、TGF-α、角质细胞生长因子(keratinocyte growth factor,KGF)、肝细胞生长因子(hepatocyte growth factor,HGF)和 FGF。这些细胞因子普遍存在于肺损伤后和进展期的肺组织中,与肺泡上皮重塑相关。TGF-β 是参与肺泡上皮修复的另一种细胞因子,能够有效促进肺泡上皮细胞增殖、调节基质蛋白成分及整合素分子的表达。γ 干扰素(IFN-γ)可通过上调 IL-2 受体表达促进 IL-2 诱导的肺泡上皮细胞生长。

（三）肺泡上皮的异常修复及机制　　在急、慢性肺疾病状态下,肺泡-毛细血管膜损伤过程常引起基底膜完整性丢失,肺泡上皮细胞黏附、伸展和迁移失败甚至凋亡脱落,使肺泡上皮细胞反复受到损伤,释放多种细胞因子,导致成纤维细胞的增殖失调,成纤维细胞/成肌纤维细胞活化,最终导致纤维化。上皮细胞脱落过程与凋亡相关,因为上皮细胞和它们基质环境之间接触的丢失能够诱导细胞凋亡。凋亡促进因子 p53、WAF-1（野生型 p53 活化片段）和 Bax 在急性弥漫性肺泡损伤的肺泡上皮细胞中呈上调状态。Fas-Fas 配体相互作用,引起广泛的肺泡上皮细胞凋亡及随后的肺纤维化。

三、肺血管内皮损伤与修复

（一）肺血管内皮结构和功能　　和其他器官的血管内皮一样,肺血管内皮是一个半透性屏障,分布于血管内表面,由一层扁平细胞构成,介于血液和血管平滑肌之间,具有限制大分子物质流动而动态调节体液平衡、参与免疫应答、调节血管张力、调节凝血和纤溶系统的重要作用。肺血管内皮在肺动脉主要分支、肺泡内皮、肺静脉等不同区域的功能具有异质性,例如血液和肺泡间气体自由交换主要部位是在肺泡毛细血管内皮;与大分支肺血管相比,肺微血管内皮在理化因素和炎性刺激条件下均表达更高水平的趋化因子（CX3C、IL-8、MCP-2 等）。近 30 年来发现,血管内皮不是一个被动和惰性的组织,而是极为活跃的具有多种代谢功能的组织,是维持血管稳态和对疾病的反应不可缺少的部分。近来发现,人体 50% 的血小板是由肺血管内巨核细胞生成的。这种单层内皮细胞充当血小板和白细胞不粘连的表面,通过产生多种重要的调节因子,如前列腺素和 NO 等,调节血管的张力。内皮细胞间连接主要包括黏附连接、紧密连接和缝隙连接,而细胞连接在维持内皮屏障完整性中具有重要作用。研究发现,依赖于 Cav-1 磷酸化的 H_2O_2 刺激跨细胞转运和内皮间连接的打开,Cav-1 磷酸化调节内皮细胞黏附连接的稳定性,是细胞旁通透性增加的启动信号,在血管高通透性及炎症性肺损伤的形成和发展中发挥了重要作用。

（二）肺血管内皮损伤和修复机制　　常见肺疾病如急性肺损伤（ALI）、肺纤维化、肺动脉高压、哮喘、COPD 等都存在血管内皮的损伤和异常。肺血管内皮损伤主要包括内皮结构的改变和分泌功能的改变,进而导致体液平衡失调、免疫细胞局部分布异常、血管张力紊乱、凝血系统激活等,最终可导致肺水肿、肺动脉高压形成,血管内皮栓形成,严重时发生弥散性血管内凝血。在炎症状态下,炎症中募集的巨噬细胞、中性粒细胞释放溶酶体中的各种酶类,中性粒细胞弹性蛋白酶破坏微血管屏障完整性,可能涉及蛋白质的分解。如弹性蛋白酶通过分解钙黏素,降解血管内皮细胞间连接蛋白,影响内皮细胞的细胞间连接,破坏微血管屏障完整性;肺血管内皮细胞凋亡也破坏了细胞结构的完整性,这些皆导致内皮结构改变。而血管内皮细胞在缺血缺氧条件及炎症因子的刺激下,血小板活化因子分泌增多,一氧化氮合成增加,内皮素-1 分泌增加,分泌功能改变。

血管内皮的修复指内皮细胞屏障功能和内皮完整性的恢复,实验证据表明它对于逆转急慢性肺损伤的组织学和功能异常具有明确的作用。在健康状态下,内皮细胞周转的基础水平低下,循环中仅有极少量血管壁来源的内皮细胞（1~3 个/ml）。在应激性急性肺损伤时,外周血液中的内皮细胞数量迅速增加,损伤内皮可能通过对内皮细胞的趋化募集和邻近内皮细胞的局部增殖而再生和复原。在炎性损伤时,对内皮细胞的趋化作用来自单核巨噬细胞或间质细胞产生的生长因子和血管再生因子,损伤的内皮细胞本身也可产生一些生长因子对损伤内皮进行修复。内皮细胞还可能合成和释放纤维粘连蛋白、血小板反应素、弹性蛋白原、硫酸肝素、硫酸皮肤素、硫酸软骨素等胞外基质成分,并释放胶原酶与抑制胶原酶的蛋白,从而对基底膜进行降解与改进。内皮损伤修复的关键是血管内皮细胞的增殖。然而成熟的内皮细胞增殖能力低下,它们修复损伤内皮的能力有限,内皮细胞的修复可能需要具有祖/干细胞功能的其他类型细胞的支持,如血管壁内皮细胞祖细胞、外周血内皮细胞祖细胞（endothelial progenitor cell,EPC）、骨髓基质细胞和胚胎干细胞。研究报告显示,在人肺中 c-kit⁺ 干细胞是多能的,并在移植到小鼠受损的肺部 7 天后再生为肺上皮和血管内皮。由于考虑到移植实验可能无法揭示在生理条件下干细胞的实际作用,因此另有研究通过遗传谱系追踪测试 c-kit⁺ 细胞的潜能,发现 c-kit⁺ 细胞在稳态和修复过程中对肺上皮不起作用,而是起维持血管内皮细胞功能作用。还有研究发现通过颈内静脉输注人脐血来源的内皮克隆形成细胞,在肺形成后恢复了肺功能,促进肺泡和肺血管的生长,肺动脉高压减轻。

血管生成,新血管从现有血管中长出,是血管修复的一个重要途径。血管内皮生长因子（vascular endothelial growth

factor，VEGF)是最有效的促血管增生因子之一。VEGF 受体
（VEGFR）的表达不局限于内皮细胞，可以由许多其他的细胞类型来表达，这些细胞类型涉及损伤修复。最近一项研究发现低氧诱导的肺动脉内皮细胞血管生成与 PDGF-BB/KLF4/VEGF 信号通路水平的提高有关，这有助于肺血管重建。动物实验发现，肺组织中的单核巨噬细胞和中性粒细胞系统也呈现促进血管新生的作用，而淋巴细胞起抑制作用。中性粒细胞可能通过产生 MMP-9 而促进血管新生；在有 VEGF 或 FGF-2 存在时，CD14$^+$ 单核细胞可以分化成有功能的内皮细胞；单核巨噬细胞缺失的转基因小鼠呈现内皮损伤再生障碍。

（三）肺血管内皮的异常修复　　在肺动脉高压时，肺血管内皮细胞异常增殖、迁移，并产生和释放异常数量的血管活性介质，如一氧化氮、前列环素、内皮素-1、5-羟色胺等。哮喘的气道存在以血管新生、扩张和微血管泄漏为特征的血管重构，血管新生主要影响小血管（直径<25μm）。VEGF 等促血管新生因子在哮喘肺内的表达异常升高。VEGF 过表达转基因小鼠的气道出现炎症、血管新生和哮喘样症状。在 COPD 时，肺血管内皮存在形态和功能的双重异常，最终常导致肺动脉高压；肺血管内皮呈现广泛的剥落和凋亡，产生内皮型一氧化氮合酶（endothelial nitric oxide synthase，eNOS）和内皮素-1 等血管活性介质失衡，肺内 eNOS 蛋白的表达水平与 COPD 的严重程度存在负相关，前列环素合成酶在严重肺气肿患者的肺动脉中表达降低，而内皮素-1 在 COPD 继发肺动脉高压患者的肺动脉中的表达异常增高，这些因素共同导致血管张力失控。

综上所述，气道上皮、肺泡上皮和肺血管内皮的正常结构对于维持正常肺防御和肺通气功能具有决定性作用。肺组织具有很强的内在损伤修复能力。肺损伤启动包括炎症反应、因子释放、细胞再生、基质重建等一系列复杂的修复过程，力图重建结构和恢复功能。过度损伤或损伤因素持续存在引起肺异常修复，导致 COPD、哮喘、肺动脉高压、肺纤维化等慢性肺疾病。及时干预和去除致病因素，以及有效干预修复过程、防止正常修复向异常修复方向的转化可能是防治这些疾病的根本，而利用干细胞对损伤肺组织进行修复，为肺疾病治疗提供了新方法，值得关注。

（卢文菊　蔡宙　巩雪芳）

参考文献

[1] KNIGHT DA, HOLGATE ST. The airway epithelium: structural and functional properties in health and disease[J]. Respirology, 2003, 8(4): 432-446.

[2] CRYSTAL RG, RANDELL SH, ENGELHARDT JF, et al. Airway epithelial cells: current concepts and challenges[J]. Proc Am Thorac Soc, 2008, 5(7): 772-777.

[3] WANNER A, SALATHÉ M, O'RIORDAN TG. Mucociliary clearance in the airways[J]. Am J Respir Crit Care Med, 1996, 154(6 Pt 1): 1868-1902.

[4] LOZEWICZ S, WELLS C, GOMEZ E, et al. Morphological integrity of the bronchial epithelium in mild asthma[J]. Thorax, 1990, 45(1): 12-15.

[5] BOWDEN DH. Cell turnover in the lung[J]. Am Rev Respir Dis, 1983, 128(2 Pt 2): S46-S48.

[6] HONG KU, REYNOLDS SD, GIANGRECO A, et al. Clara cell secretory protein-expressing cells of the airway neuroepithelial body microenvironment include a label-retaining subset and are critical for epithelial renewal after progenitor cell depletion[J]. Am J Respir Cell Mol Biol, 2001, 24(6): 671-681.

[7] SMYTH RL. The airway epithelium in health and disease: "calm on the surface, paddling furiously underneath"[J]. Thorax, 2009, 64(4): 277-278.

[8] LAMBRECHT BN, HAMMAD H. The airway epithelium in asthma[J]. Nat Med, 2012, 18(5): 684-692.

[9] MCCORMACK N, MOLLOY EL, O'DEA S. Bone morphogenetic proteins enhance an epithelial-mesenchymal transition in normal airway epithelial cells during restitution of a disrupted epithelium[J]. Respir Res, 2013, 14(1): 36.

[10] ERJEFÄLT JS, ERJEFÄLT I, SUNDLER F, et al. In vivo restitution of airway epithelium[J]. Cell Tissue Res, 1995, 281(2): 305-316.

[11] GARDNER A, BORTHWICK LA, FISHER AJ. Lung epithelial wound healing in health and disease[J]. Expert Rev Respir Med, 2010, 4(5): 647-660.

[12] STEILING K, LENBURG ME, SPIRA A. Airway gene expression in chronic obstructive pulmonary disease[J]. Proc Am Thorac Soc, 2009, 6(8): 697-700.

[13] TSUJI T, AOSHIBA K, NAGAI A. Cigarette smoke induces senescence in alveolar epithelial cells[J]. Am J Respir Cell Mol Biol, 2004, 31(6): 643-649.

[14] OLIVERA DS, BOGGS SE, BEENHOUWER C, et al. Cellular mechanisms of mainstream cigarette smoke-induced lung epithelial tight junction permeability changes in vitro[J]. Inhal Toxicol, 2007, 19(1): 13-22.

[15] HENSON PM, VANDIVIER RW, DOUGLAS IS. Cell death, remodeling, and repair in chronic obstructive pulmonary disease[J]? Proc Am Thorac Soc, 2006, 3(8): 713-717.

[16] COSIO MG, HALE KA, NIEWOEHNER DE. Morphologic and morphometric effects of prolonged cigarette smoking on the small airways[J]. Am Rev Respir Dis, 1980, 122(2): 265-221.

[17] NIEWOEHNER DE, KLEINERMAN J, RICE DB. Pathologic changes in the peripheral airways of young cigarette smokers[J]. N Engl J Med, 1974, 291(15): 755-758.

[18] JEFFERY PK. Structural and inflammatory changes in COPD: a comparison with asthma[J]. Thorax, 1998, 53(2): 129-136.

[19] NAKAGOME K, NAGATA M. Pathogenesis of airway inflammation in bronchial asthma[J]. Auris Nasus Larynx, 2011, 38(5): 555-563.

[20] COHEN L, E X, TARSI J, et al. Epithelial cell proliferation contributes to airway remodelina in severe asthma[J]. Am J Respir Crit Care Med, 2007, 176(2): 138-145.

[21] KUO PL, HSU YL, TSAI MJ, et al. Nonylphenol induces bronchial epithelial apoptosis via Fas-mediated pathway and stimulates bronchial epithelium to secrete IL-6 and IL-8, causing bronchial smooth muscle proliferation and migration[J]. Basic Clin Pharmacol Toxicol, 2012, 110(2): 178-186.

[22] PERL AK, RIETHMACHER D, WHITSETT JA. Conditional depletion of airway progenitor cells induces peribronchiolar fibrosis[J]. Am J Respir Crit Care Med, 2011, 183(4): 511-521.

［23］ STRIETER RM. What differentiates normal lung repair and fibrosis? Inflammation, resolution of repair, and fibrosis［J］. Proc Am Thorac Soc, 2008, 5(3): 305-310.

［24］ BOROK Z, CRANDALL ED. More life for a "terminal" cell［J］. Am J Physiol Lung Cell Mol Physiol, 2009, 297(6): L1042-1044.

［25］ JAIN R, BARKAUSKAS CE, TAKEDA N, et al. Plasticity of Hopx$^+$ type Ⅰ alveolar cells to regenerate type Ⅱ cells in the lung［J］. Nat Commun, 2015, 6: 6727.

［26］ DING BS, NOLAN DJ, GUO P, et al. Endothelial-derived angiocrine signals induce and sustain regenerative lung alveolarization［J］. Cell, 2011, 147(3): 539-553.

［27］ CROSBY LM, WATERS CM. Epithelial repair mechanisms in the lung［J］. Am J Physiol Lung Cell Mol Physiol, 2010, 298(6): L715-L731.

［28］ BECK GC, YARD BA, BREEDIJK AJ, et al. Release of CXC-chemokines by human lung microvascular endothelial cells(LMVEC) compared with macrovascular umbilical vein endothelial cells［J］. Clin Exp Immunol, 1999, 118(2): 298-303.

［29］ SUN Y, HU G, ZHANG X, et al. Phosphorylation of caveolin-1 regulates oxidant-induced pulmonary vascular permeability via paracellular and transcellular pathways［J］. Circ Res, 2009, 105(7): 676-685.

［30］ CARDEN D, XIAO F, MOAK C, et al. Neutrophil elastase promotes lung microvascular injury and proteolysis of endothelial cadherins［J］. Am J Physiol, 1998, 275(2 Pt 2): H385-H392.

［31］ TOYA SP, MALIK AB. Role of endothelial injury in disease mechanisms and contribution of progenitor cells in mediating endothelial repair［J］. Immunobiology, 2012, 217(5): 569-580.

［32］ KAJSTURA J, ROTA M, HALL SR, et al. Evidence for human lung stem cells［J］. N Engl J Med, 2011, 364(19): 1795-1806.

［33］ LIU Q, HUANG X, ZHANG H, et al. C-kit$^+$ cells adopt vascular endothelial but not epithelial cell fates during lung maintenance and repair［J］. Nat Med, 2015, 21(8): 866-868.

［34］ ALPHONSE RS, VADIVEL A, FUNG M, et al. Existence, functional impairment, and lung repair potential of endothelial colony-forming cells in oxygen-induced arrested alveolar growth［J］. Circulation, 2014, 129(21): 2144-2157.

［35］ LIANG S, YU H, CHEN X, et al. PDGF-BB/KLF4/VEGF signaling axis in pulmonary artery endothelial cell angiogenesis［J］. Cell Physiol Biochem, 2017, 41(6): 2333-2349.

［36］ WAGNER EM, SÁNCHEZ J, MCCLINTOCK JY, et al. Inflammation and ischemia-induced lung angiogenesis［J］. Am J Physiol Lung Cell Mol Physiol, 2008, 294(2): L351-357.

［37］ FUJIYAMA S, AMANO K, UEHIRA K, et al. Bone marrow monocyte lineage cells adhere on injured endothelium in a monocyte chemoattractant protein-1-dependent manner and accelerate reendothelialization as endothelial progenitor cells［J］. Circ Res, 2003, 93(10): 980-989.

［38］ STEINMETZ M, NICKENIG G, WERNER N. Endothelial-regenerating cells: an expanding universe［J］. Hypertension, 2010, 55(3): 593-599.

［39］ LEE YC, LEE HK. Vascular endothelial growth factor in patients with acute asthma［J］. J Allergy Clin Immunol, 2001, 107(6): 1106.

［40］ LEE CG, LINK H, BALUK P, et al. Vascular endothelial growth factor (VEGF) induces remodeling and enhances Th2-mediated sensitization and inflammation in the lung［J］. Nat Med, 2004, 10(10): 1095-1103.

第四章
呼吸系统疾病的遗传学基础

第一节
医学遗传学基本概念

一、遗传性疾病的概述

（一）遗传性疾病的定义　按经典概念，遗传性疾病或遗传病是指其发生需要有一定遗传基础，并通过这种遗传基础按一定方式传于后代的疾病。随着对疾病传递规律的深入研究，遗传性疾病的范畴也有了很大的变化。现代医学中，凡是由于遗传物质改变所致的疾病均称为遗传性疾病。遗传因素不仅仅是一些疾病的病因，也与环境因素一起在疾病的发生、发展及转归中起着关键的作用。因此，在了解医学遗传学时，既要把握经典遗传性疾病的概念，也要对遗传病的新进展有所认识。

（二）遗传性疾病的特点　遗传性疾病往往有先天性特点，而先天性疾病有的是遗传的，有的是后天获得的。遗传性疾病与传染性、营养性疾病不同，它不延伸至无亲缘关系的个体，在人群中，一般以"垂直"方式出现。遗传性疾病有家族性的特点，患者在亲祖代和子孙中是以一定数量比例出现的，通过特定的数量关系，可以了解疾病的遗传特点和发病规律，预测再发风险。

二、遗传的物质基础

（一）遗传的细胞生物学基础　细胞是生命活动的基本单位，细胞的绝大部分遗传物质存在于细胞核内。核内最主要的成分为核蛋白，有的以分散的状态存在，称为常染色质（euchromatin），有的以浓聚的状态存在，称为异染色质（heterochromatin）。在细胞分裂时，染色质经过螺旋化、折叠、包装，称为染色体（chromosome），为显微镜下可见的具有不同形状的小体。自 1973 年以来，遗传学家已弄清了染色体的基本结构，提出了核小体"串珠模型"（beads-on-a-string）理论。核小体的核心由 8 分子组蛋白（即 H_2A、H_2B、H_3、H_4 各两对）组成，DNA 分子缠绕核心 1¾ 圈，长度约为 147bp。相邻的核小体之间由长度为 50~80bp 的 DNA 相连，这段 DNA 称为接头 DNA，与组蛋白 H_1 结合。核小体和接头 DNA 进一步盘绕形成中空的螺线管，螺线管进一步螺旋化，称为超螺线管。超螺线管折叠盘绕后，形成染色单体，两条染色单体在着丝粒处相连，组成一条染色体。人类细胞的细胞核中有 46 条染色体，包括 22 对常染色体和一对性染色体。男性的性染色体由一条 X 染色体和一条 Y 染色体组成，女性的性染色体由两条 X 染色体组成。

细胞通过细胞分裂产生两个相同的子细胞，将遗传物质及细胞质成分分配到两个子细胞中。细胞从上一次分裂结束开始到下一次分裂结束为止所经历的全过程，称为细胞周期（cell cycle）。细胞周期由一个较长的间期（interphase）和一个分裂期（mitotic phase）组成。在间期，细胞的主要成分（DNA、RNA 和蛋白质）都活跃地进行合成或准确地倍增。间期分为 G_1 期、S 期和 G_2 期，G_1 期主要合成大量的 RNA 和蛋白质，为细胞进入 S 期提供物质基础；在 S 期，细胞主要进行 DNA 复制、组蛋白和非组蛋白合成；G_2 期染色质进行凝聚和螺旋化。经过间期的充分物质准备后，细胞进入分裂期，即 M 期。在这一时相，细胞的 RNA 合成停止、蛋白质合成减少、染色体高度螺旋化。细胞分裂主要包括有丝分裂和减数分裂两种方式。有丝分裂产生两个和亲代细胞完全相同的子代细胞。减数分裂时由于 DNA 复制了一次而细胞分裂了两次，产生的子代细胞含有亲代细胞一半的染色体，即单倍型基因组。

（二）遗传的分子基础　早在 19 世纪 60 年代，现代遗传学的奠基人孟德尔（Mendel）通过豌豆实验证明生物的性状由遗传因子决定。20 世纪初，丹麦遗传学家 Johannsen 将遗传因子更名为基因（gene）。现代遗传学认为，基因是决定一定功能产物的 DNA 序列，这种功能产物主要是蛋白质和 RNA。遗传物质的化学本质是 DNA，DNA 是遗传信息的载体，基因则是 DNA 的片段。

DNA 分子含有磷酸、脱氧核糖和碱基。DNA 分子中的碱基有嘌呤和嘧啶两类，各种 DNA 分子都含有腺嘌呤（adenine，A）、鸟嘌呤（guanine，G），以及胸腺嘧啶（thymine，T）、胞嘧啶（cytosine，C）。不同 DNA 分子的差别在于嘌呤与嘧啶的含量及其排列顺序不同。碱基与脱氧核糖形成脱氧核苷，脱氧核苷与磷酸结合形成脱氧核苷酸，每个脱氧核苷酸通过其 5'C 位的磷酸与相邻核苷酸的 3'C 的羟基，以酯键相连，形成多聚核苷酸。DNA 分子是由两条多聚核苷酸链，遵循碱基互补配对原则，以右手螺旋方式绕着同一中心轴盘旋组成的聚合物。

DNA 分子通过自我复制将遗传信息由父代传给子代。DNA 分子的两条单链通过碱基对之间的氢键相连接，氢键断裂后，螺旋分开，以每条 DNA 单链为模板，合成一条与原链碱基互补的新链。每个分子中都含有一条亲代链和一条子代链，此为 DNA 的半保留复制（semiconservative replication）。

将 DNA 所含的遗传信息传递给 RNA 的过程称为转录（transcription）。RNA 分子含核糖而不是脱氧核糖，常以单链形式存在，RNA 含尿嘧啶（uracil，U）而不含胸腺嘧啶（T）。真核生物以 DNA 的反编码链为模板，以碱基互补的方式合成 RNA，经过剪接、加帽、加尾等转录后加工，形成成熟的信使 RNA（messenger RNA，mRNA）。以 mRNA 为模板指导蛋白质合成的过程称为翻译（translation）。mRNA 的碱基顺序中，每三个相邻的核苷酸编码一个密码子。不同的核苷酸组合构成不同的密码子，决定了氨基酸在蛋白质中的位置。除了 mRNA 外，参与蛋白质生物合成的还有转运 RNA（transfer RNA，tRNA）和核糖体 RNA（ribosome RNA，rRNA），但氨基酸序列完全由 mRNA 决定。tRNA 携带氨基酸，以 mRNA 链上的核苷酸序列为模板，以肽键依次连接形成多肽链，此为蛋白质的一级结构。多肽链卷曲、折叠、聚合形成特定的空间结构，即蛋白质的二、三、四级结构。

Crick 在 1958 年提出了分子遗传学的中心法则（central dogma）。中心法则的要点如下：①包含在 DNA 核苷酸序列中的遗传信息通过 DNA 的复制，将所含的遗传信息传递到新的 DNA 分子中；②DNA 所含的遗传信息通过转录传递给 mRNA，再通过翻译将 mRNA 分子中的信息传递给蛋白质；③遗传信息的传递可以由 DNA 到 DNA、DNA 到 RNA、RNA 到蛋白质、RNA 到 RNA 或 RNA 到 DNA，但是不能由蛋白质到 DNA、RNA 或者蛋白质。

（三）基因突变   基因突变（gene mutation）是指基因的 DNA 序列发生改变，小至单个核苷酸的变化，大至几百万个核苷酸的变化。在遗传学中，将自然界中普遍出现的性状，或指定研究用的某一品系的性状，称为"野生型"，与这种性状相关的等位基因称为野生型等位基因，与之相对应的为突变型等位基因。

DNA 中单碱基置换引起的突变称为点突变（point mutation）。单碱基置换可分为两种：一是颠换，指一个嘌呤被一个嘧啶取代，或一个嘧啶被一个嘌呤取代；二是转换，指一种嘌呤被一种嘌呤取代，一种嘧啶被一种嘧啶取代。点突变的类型有错义突变、无义突变、同义突变、终止密码突变和调控突变等。除了点突变以外，基因突变还包括 DNA 序列的插入、倒位、融合、缺失等。基因节段或整个基因的缺失、倒位、重复和易位，会引起基因序列的重排。如果在编码序列中增加或缺失一个或几个核苷酸（非 3 的倍数）就会造成读码框的移动，称为移码突变（frameshift mutation）。上述突变均属于静态突变，而串联重复的三核苷酸序列随着世代的传递而拷贝数逐代累加的突变方式称为动态突变。由动态突变引起的疾病称为三核苷酸重复扩增疾病，这种突变多与神经系统的遗传病有关。

随着分子生物学的发展，尤其是 DNA 测序技术的出现，因单个核苷酸碱基置换而形成的核酸序列的遗传多态性称为单核苷酸多态性（single nucleotide polymorphism，SNP）。SNP 既可能在基因序列内，也可能在基因以外的非编码序列上，当出现在基因外显子中，可导致基因产物的异常而发生疾病；出现在基因内含子中，可影响基因的表达调控和个体对药物的反应。SNPs 在基因组中具有高密度和高保守的特点，它是人类可遗传的变异中最常见的一种，目前已成为

第三代 DNA 分子标记，这些遗传标记已被广泛应用于基因定位、基因遗传病的诊断、全基因组关联分析等。

（四）遗传的基本规律   遗传学三大基本定律是孟德尔（Mendel）、摩尔根（Morgan）分别提出的。三大基本定律分别是基因分离律、基因自由组合律、基因连锁与交换律。

1. 基因分离律   生物在生殖细胞形成过程中，等位基因会随着同源染色体的分离而分开，成对基因彼此分离进入不同的生殖细胞，每个生殖细胞含有亲代成对基因中的一个，此为分离律或孟德尔第一定律。

2. 基因自由组合律   生物在生殖细胞形成的过程中，当具有两对（或更多对）相对性状的亲代进行杂交，在形成子代时，等位基因分离的同时，非同源染色体上的非等位基因表现为自由组合，此为自由组合律或孟德尔第二定律。

3. 基因连锁与交换律   生物在生殖细胞形成的过程中，同一条染色体上的不同基因连在一起不分离称为连锁（linkage）；同源染色体在配对联会时发生交换，使同一连锁群中的各对基因之间也随之交换，此为连锁与交换律或孟德尔第三定律。

三、遗传性疾病的分类

遗传性疾病目前主要可以分为五类：

（一）单基因遗传病（monogenic disorders）
单基因遗传病是由单一突变基因导致的疾病，突变基因对疾病的发生有决定性影响。单基因遗传病在上下代之间的传递遵循孟德尔定律，所以也称孟德尔式遗传病。根据突变基因在染色体和基因的显性或隐性关系的不同，一般可分为五种：①常染色体显性；②常染色体隐性；③X 连锁显性；④X 连锁隐性；⑤Y 连锁。

临床上判断遗传病的遗传方式，常用系谱分析法（pedigree analysis）。系谱是医师确诊第一个遗传病患者后，详细调查其家族成员的患病情况，用特定的系谱符号，按一定方式将调查结果绘制而成的图谱。系谱中不仅包括患病个体，也包括全部健康的家族成员。根据系谱，可以对家系进行回顾性分析，以便发现某一疾病在家系中是否有遗传因素的作用及可能的遗传方式；还可以对某一遗传病家系进行前瞻性遗传咨询，评估家庭成员的患病风险和再发风险。

（二）多基因遗传病（polygenic disorders）
多基因遗传病是由多个基因与多种环境因素共同作用而导致的疾病，又称多因子病（multifactorial disease）。由于还受到环境因素的影响，因此又称为复杂性疾病（complex disease）。常见的多基因遗传病有糖尿病、原发性高血压、精神分裂症、老年性痴呆等。

多基因遗传病是一类患病率高、发病较为复杂的疾病。多基因遗传的理论基础是多基因遗传的性状或疾病受到许多微效基因的控制，这些微效基因彼此之间没有显性和隐性之分，为共显性，有累加效应，并常常表现为家族聚集倾

向,不表现为典型的孟德尔遗传方式。这是多基因遗传与单基因遗传的不同之处。然而,各对基因也遵循分离律和自由组合律。

多基因遗传病中,遗传因素的作用大小可以用遗传度来衡量。遗传度是指多基因的累加效应对疾病易患性的作用大小,一般用百分率(%)表示。遗传度越大,表明遗传因素对疾病的作用越大。在分析和研究多基因遗传病的发病机制及再发风险评估时,不仅要分析遗传因素,同时还要考虑环境遗传因素的影响。由于环境对多基因遗传病可产生较大的影响,因此将遗传因素和环境因素共同作用决定个体患某种疾病的可能性称为易患性。群体中的易患性变异呈正态分布,大部分个体都接近平均值。易患性正态分布下的面积代表总人群,其易患性超过阈值的那部分面积为患者所占的百分数,即患病率。

目前,大多数多基因遗传病的环境因素和与之共同作用的基因并不完全清楚。特别是近年在单基因遗传病的研究中,常常发现其并不仅限于一种基因突变;这些疾病有些表现为常染色体显性,有些表现为常染色体隐性,有些表现为X连锁,有些甚至还有多基因遗传病的特点。也许将来单基因遗传病的数量会减少,而有更多的多基因遗传病出现。

（三）染色体病（chromosomal disorders）

人类正常细胞有46条(23对)染色体,第1~22对为常染色体,第23对为性染色体。男性和女性的常染色体相同,每对染色体的两条染色体称为同源染色体,正常情况下,一条来自父亲,一条来自母亲。男性的性染色体为XY,女性的性染色体为XX。同源染色体在有丝分裂时通过复制平均分配到两个子细胞中,使每个子细胞获得与亲代相同的染色体。生殖细胞则进行减数分裂,染色体复制一次而细胞分裂两次,其同源染色体分离,分别进入一个子细胞,使子细胞只有亲代细胞一半的染色体,获得的性细胞为单倍体。精细胞和卵细胞结合后又恢复为46条染色体。

染色体病又称染色体异常综合征。染色体异常包括整套染色体组(n)在正常二倍体染色体数($2n=46$)的基础上成倍增减、个别染色体整条或者某个节段的增减,以及由于染色体个别节段改变位置造成的染色体结构上的改变。染色体异常可分为两种:染色体数目异常和染色体结构异常。染色体异常可发生于常染色体,也可发生于性染色体。染色体异常以染色体数目异常更为常见,染色体数目异常包括整倍体异常、非整倍体异常、染色体不分离和染色体丢失。染色体的结构异常包括染色体片段缺失、染色体倒位、易位、插入、重复,环状染色体和等臂染色体等。例如,唐氏综合征(又称21-三体综合征)即多一条21号染色体。先天性卵巢发育不全,又称为Turner综合征,缺失性染色体X,患者核型为45,X。

（四）体细胞遗传病（somatic cell genetic disorders）

单基因、多基因和染色体病的异常可发生在人体所有的细胞包括生殖细胞(精子和卵子)的DNA中,并传递给下一代。体细胞遗传病只在特异的体细胞中发生,体细胞基因突变是此类疾病发生的基础。在经典的遗传病中,并不包括这一类疾病。这类疾病包括恶性肿瘤、白血病、自身免疫性疾病及衰老等。恶性肿瘤是体细胞遗传病典型的例子。突变基因通常是癌基因和肿瘤抑癌基因。未发生突变时,它们在控制细胞的增殖、生长、凋亡中起重要的调控作用;而当它们发生突变或调控失常时可发生功能异常,最终形成肿瘤。

（五）线粒体遗传病（mitochondrial disorders）

线粒体遗传病是线粒体功能障碍所致的疾病。线粒体内有双链环状的DNA分子,称为线粒体DNA(mitochondrial DNA,mtDNA)。研究证明,真核细胞的线粒体中普遍存在mtDNA,除了核基因组外,线粒体具有独立的线粒体基因组,具备了DNA复制、转录和翻译所需的因子。人线粒体基因组被称为第25号染色体,共37个基因,包括2个rRNA基因(12S rRNA,16S rRNA)、22个tRNA基因和13个编码氧化磷酸化呼吸链复合体多肽的基因。

mtRNA突变率极高,mtRNA突变主要包括单碱基置换及缺失、插入和拷贝数变异。①mtRNA单碱基置换突变包括错义突变与和蛋白质生物合成有关的基因突变。错义突变发生于mRNA相关的基因上,主要影响多肽链的合成,进而影响氧化磷酸化相关的酶的结构及活性,使细胞氧化磷酸化功能下降。与蛋白质生物合成有关的基因突变,如tRNA和rRNA基因突变,可影响mRNA编码的多肽链的翻译过程,从而导致呼吸链中多种酶合成障碍。②mtRNA缺失发生的原因往往是由于mtRNA的异常重组或在复制过程中异常滑动所致。插入突变在mtRNA中较少见。③拷贝数异常通常指mtRNA拷贝数大大低于正常,可为常染色体显性或隐性遗传,提示是由于核基因缺陷所致的线粒体功能障碍。

线粒体的遗传方式属于母系遗传,具有半自主复制、遗传瓶颈、阈值效应和线粒体DNA突变发生率高等特征。①由于有性生殖中受精方式的限制,在精卵结合时,卵母细胞拥有相对较多的mtDNA拷贝,精子中只有很少的拷贝,为数不多的mtDNA进入受精卵还会被卵母细胞的核酸酶消化。因此,受精卵中的mtDNA几乎全部来自卵子,表现为母系遗传。②核基因编码线粒体DNA聚合酶,调控mtDNA复制。mtDNA重链和轻链有不同的复制起点,一条链先开始复制,另一条链向相反方向复制,而后产生两个新的mtDNA分子。当线粒体内有足够的mtDNA拷贝、膜面积和膜蛋白时,便分裂为两个新的线粒体。线粒体不仅可以彼此融合,还能相互交换遗传物质。③人类的每个卵细胞中大约有10万个mtDNA,卵母细胞成熟时,绝大多数mtDNA会丧失,数目可能会随机减少到100个以下,甚至不到10个,这种卵母细胞形成期mtDNA数量剧减的过程称遗传瓶颈效应。遗传瓶颈效应限制了下传的mtDNA的数量及种类,造成子代个体间明显的异质性差异。通过遗传瓶颈保留下来的突变型mtDNA具有复制优势,经过逐渐积累,形成只有突变型mtDNA的同胞质细胞,最终影响组织功能。④同一细胞内存在野生型和突变型mtDNA,称为异胞质性。异胞质性细胞的表现型依赖于细胞内突变型和野生型 mtDNA 的相对比例,当突变型 mtDNA 的数量达到和超过一定阈值时,就能引起特定的组织器官功能障碍。⑤mtDNA 突变率比核基因组 DNA(nuclear DNA,nDNA)高 10~20 倍,原因如下:mtDNA 基因排列紧凑,任何 mtDNA 突变都会影响基因组内的重要功能区域;mtDNA 是裸露分子,缺乏组蛋白保护;mtDNA 处于高超氧化物的环境下,更易受到损伤;mtDNA 复制频率高,且复制不对称,易导致点突变;mtDNA 缺乏有效的 DNA 修复机制,只能通过切除和转移进行有限的修复。

四、医学遗传学及其分支

孟德尔在 1865 年发表的《植物杂交实验》一文揭示了生物遗传性状的分离和自由组合规律,这是科学意义上遗传学诞生的标志。现代医学遗传学认为疾病是一个涉及内在(遗传)与外在(环境)的复杂事件,必须综合全面地探讨和分析遗传因素在疾病发生、发展、转归过程中的作用。真正使医学遗传学发生革命性变化的是 20 世纪 90 年代开始的人类基因组计划。人类基因组计划的研究目标是从整体上阐明人类遗传信息的组成和表达,包括遗传图绘制、物理图构建、测序、转录图绘制和基因鉴定等方面的工作,为人类遗传多样性研究提供基本数据,揭示致病基因和疾病易感基因,建立各种新的诊治方法,从而推动整个生命科学和医学领域的发展。

医学遗传学按研究对象和研究方法的侧重,从不同视角,又形成了许多分支学科。其中与呼吸系统疾病相关的医学遗传学分支学科列举如下:

(一)表观遗传学(epigenetics)

表观遗传学是经典遗传学内容的重要延伸,研究在人类基因的核苷酸序列不发生改变的情况下,基因表达水平变化的遗传规律。即基因型未发生变化而表型却发生了改变,且这种改变在发育和细胞增殖过程中能稳定遗传。表观遗传学主要研究 DNA 序列上的可遗传修饰,包括 DNA 修饰(DNA 甲基化)、组蛋白修饰(如组蛋白甲基化、乙酰化、磷酸化、泛素化等)、染色质重塑和非编码 RNA 等。

1. DNA 甲基化　DNA 甲基化(DNA methylation)是 DNA 的一种天然修饰方式,指在 DNA 甲基转移酶的催化下,以 S-腺苷甲硫氨酸(S-adenosylmethionine,SAM)为甲基供体,将甲基转移到特定碱基上的一种反应。DNA 甲基化在细胞的有丝分裂和减数分裂的过程中能够稳定传递。DNA 甲基化状态也可以动态变化,可以出现去甲基化。大量研究表明,DNA 甲基化状态的改变是恶性肿瘤的共同特征,可表现为基因组整体甲基化水平降低,以及基因启动子区 CpG 岛局部甲基化水平异常升高。

2. 组蛋白修饰　几乎所有的蛋白质要经过翻译后修饰才成为有功能的蛋白,这些翻译后修饰包括蛋白质的磷酸化、甲基化、乙酰化、泛素化、糖基化等。组蛋白是真核细胞染色质的主要组成成分,通过翻译后修饰,可以具有调节转录或基因沉默的功能,从而影响生长发育的正常生理过程

及肿瘤的形成和发展等病理过程。组蛋白翻译后修饰与 DNA 甲基化共同作用,实现对基因组功能的调控。

3. 染色质重塑　染色质重塑(chromatin remodeling)主要指核小体的结构变化对基因活性的影响,包括核小体在 DNA 上的排列方式和核小体之间的聚合或解聚方式。核小体聚合,形成致密的染色质即异染色质,可阻止基因转录;反之,核小体解聚,形成疏松的染色质即常染色质,可促使基因发生转录。这形成了基因转录相对关闭和开放的区域。

4. 非编码 RNA　非编码 RNA(non-coding RNA,ncRNA)指不被翻译成蛋白质的 RNA,如 tRNA 和 rRNA 等。除此之外,还有微小 RNA(microRNA,miRNA)、干扰小 RNA(small interfering RNA,siRNA)、核仁小 RNA(small nucleolar RNA,snoRNA)等。这些 RNA 虽然不被翻译成蛋白质,但是在转录调控中发挥重要的作用。

(二)免疫遗传学(immunogenetics)

免疫遗传学主要研究免疫现象的遗传本质和免疫应答过程的基因调控。这一学科无论对阐明人体免疫功能的调节、研究免疫性疾病的防治及对人类遗传学和分子遗传学等基础研究都有重要价值。呼吸系统疾病,例如哮喘、结节病等,都与机体的免疫应答有关,因此用免疫遗传学的方法进行研究,可以更好地阐明疾病的发病机制。

(三)肿瘤遗传学(cancer genetics)

肿瘤遗传学是遗传学与肿瘤学的交叉学科,是应用遗传学的基本原理和方法,从遗传方式、遗传流行病学、细胞遗传学、分子遗传学等不同角度,探讨肿瘤发生与遗传的关系。主要研究的内容包括:①恶性肿瘤易患性的遗传背景;②遗传物质的变化或遗传信息表达的异常与恶性肿瘤发生发展的关系;③以遗传学的方法分析环境中导致恶性肿瘤发生的因素。

在细胞水平上,染色体数目畸变是肿瘤细胞重要遗传学特征之一,大多数恶性肿瘤,尤其是晚期恶性肿瘤常为非整倍体。染色体结构畸变包括染色体片段在染色体内的排列发生了改变,或者染色体遗传物质发生增多或者减少的改变。

在分子水平上,原癌基因激活成为有恶性转化能力的癌基因。癌基因可分为五类:生长因子、生长因子受体、信号转导分子、转录因子及其他(包括细胞周期及凋亡调节因子等)。一些原癌基因的产物是具有酪氨酸激酶活性的生长因子受体,称为酪氨酸激酶受体(receptor tyrosine kinases,RTKs)。RTKs 是最大的一类酶联受体,它们既是受体,能同配体结合,又具有酪氨酸激酶(TK)活性,可使靶蛋白的酪氨酸残基磷酸化。生长因子受体对细胞的正常生长具有调控作用,它们的突变或异常表达可使其转变为癌基因。例如表皮生长因子受体(epidermal growth factor receptor,*EGFR*)突变与非小细胞肺癌的发生有关,*EGFR* 基因 TK 区域的突变,使酪氨酸残基持续磷酸化,磷酸化的酪氨酸部位与胞内的信号转导蛋白结合,形成信号转导蛋白复合物,同时信号转导蛋白被激活,持续活化的 EGFR 通路将向肿瘤细胞内传

递生长、增殖和抗凋亡信号。除了原癌基因的激活,肿瘤抑制基因的失活也可导致细胞增殖失控和肿瘤生长。肿瘤抑制基因大多属于对细胞增殖发挥负调控作用的基因,肿瘤抑制基因发生点突变、缺失、启动子区 CpG 岛甲基化及 miR-NAs 等介导的基因沉默作用等,均可使其功能丧失,导致细胞恶性转化而发生肿瘤。

在表观遗传学水平上,表观遗传学修饰整体水平异常是肿瘤的标志之一。目前已经发现,病理性的表观遗传学异常,例如整体水平的 DNA 低甲基化、肿瘤抑制基因启动子区 CpG 岛的高度甲基化、染色质修饰的改变及基因组印记丢失,与突变和染色体畸变一样,可以破坏基因的功能,并在肿瘤形成中发挥重要的作用。

目前,临床上数种蛋白标志物已被应用于肿瘤的筛查,而肿瘤的个体化靶向治疗也在不断开展中。除了蛋白标志和表观遗传学标志,肿瘤的基因标志、标志染色体、基因表达谱等均为肿瘤的遗传标志。检测与某些疾病相关的遗传标志,可以用来评估患遗传性疾病的风险,对临床病情诊断、疗效评估和预后判断都有巨大作用。

(郭雪君)

第二节
常见呼吸系统疾病的遗传机制

与遗传有关的呼吸系统疾病,已知有 40 余种,如 α1-抗胰蛋白酶缺乏症、家族性原发性肺动脉高压、先天性肺泡蛋白沉积症等。呼吸系统与体外环境相通,受环境致病因素影响较多,但研究发现,在相同环境因素的影响下,不同人群的发病并不相同。例如,哮喘是一种复杂的多基因遗传病,哮喘的发生、发展,由宿主的遗传易感性和环境暴露相互作用决定。因此,深刻理解基本的遗传学原理和疾病遗传学研究的方法对于呼吸科医师的医疗实践非常有益。

一、气管和支气管疾病

(一)支气管哮喘　哮喘是由多种细胞(如嗜酸性粒细胞、肥大细胞、T 淋巴细胞、气道上皮细胞等),以及各种细胞组分参与的气道慢性炎症性疾病,这种气道慢性炎症与气道高反应性相关,通常出现广泛而多变的可逆性气流受限,随着病情迁延,可出现一系列气道结构的改变,即气道重塑。目前全球哮喘患者至少有 3 亿,中国哮喘患者约3 000 万,且近年的患病率呈逐渐上升的趋势。哮喘的病因还不是十分清楚,目前认为哮喘是一种多基因遗传病,受遗传和环境因素的双重影响,其遗传度估计为 35%~95%。哮喘的遗传学证据主要有:①哮喘的发生具有家族聚集性特点,调查资料表明,哮喘患者亲属患病率高于群体患病率,并且亲缘关系越近,患病率越高;患者病情越重,其亲属患病率也越高。②同卵双生的同病率高于异卵双生的双胞胎,双生子研究普遍显示无论如何抚养(分开或一起抚养长大),同卵双生儿的哮喘发病一致率明显高于异卵双生儿。

早在 20 世纪 90 年代,使用全基因组连锁分析的方法在大样本家族中筛选到 10 个染色体区域与哮喘的发病有关。目前,至少有 20 个染色体区域被证明与哮喘及其相关症状连锁,其中重复性最高并被多个国家证实和公认的染色体位点有 2p、4q、5q21-33、6p24-21、11q13-21、12q21-24、13q12-14、16q21-23 和 19q 等。染色体 5q 上有众多哮喘候选基因,其中最重要的一组候选基因位于 5q31-33,又称为 IL-4 细胞因子簇,可编码各种细胞炎症因子,主要为 Th2 细胞分泌的细胞因子,包括 IL-3、IL-4、IL-5、IL-9、IL-12、IL-13,这些因子与炎症调控有关。气道高反应性是哮喘的标志,相关基因主要位于染色体 5q 和 11q。染色体 6p 上有编码 HLA 和 TNF-α 的基因,在抗原提呈和炎症调控中起重要作用。

随着复杂疾病遗传研究手段的提高和分析方法的进步,用全基因组关联分析(genome-wide association study,GWAS)的方法筛选与疾病相关的 SNPs 位点,目前已筛选出 100 多个哮喘候选基因,可分为免疫识别基因、转录因子基因、受体基因、细胞因子基因和调节因子基因五大类。研究比较明确的基因有 IL-4、IL13、IL1RL1、DPP10、ADRB2、TNF、HLA-DR/DQ、FCER1A、ADAM33、ORMDL3 等。通过 GWAS,一些基因被证明与哮喘相关的表型及病情严重程度有关。较早被定位的 ADAM33 基因,位于染色体 20p13,与哮喘气道高反应性和肺功能降低有关,ADAM33 与哮喘及肺功能间的相关性在不同种族多个人群中得到验证;位于染色体 17q21 的 ORMDL3 基因,编码血清类黏蛋白 1 样蛋白 3,与儿童哮喘发病有关;FCER1A 基因与血清 IgE 水平有关(表 4-2-1)。

表 4-2-1　哮喘候选基因及在哮喘发病中的作用机制

基因符号	染色体位点	作用机制
ADAM33	20p13	哮喘气道高反应性
DPP10	2q14	细胞因子、炎症趋化因子的外端酶切
FCER1A	1q23	血清 IgE 水平
ORMDL3	17q21	婴幼儿早期哮喘发作
HLA-G	6p21	气道高反应性、变态反应
IL-4	5q31	哮喘气道炎症
TNF	6p21	抗原提呈、炎症反应
IRAK3	12q14	早发,持续性哮喘
MAML3	4q31	哮喘气道高反应性

基因型又称遗传型,是某一生物个体全部基因组合的总称,在不同的环境条件下,相同的基因型也可以出现不同的表型。表型是指生物体可观察特征,是基因和环境因素相互作用的结果,也是能将生物体分为不同独立类群的一系列特征。哮喘发病机制复杂多样,临床表现各不相同,治疗效果及预后因人而异,表现出明显的异质性。2009 年,全球哮喘防治创议(GINA)的哮喘防治指南第一次提出哮喘"表型"这一概念。过去按照指南根据病情严重程度,将哮

喘分为轻、中、重度。NHLBI 的重度哮喘研究计划（Severe Asthma Research Program，SARP）中，将哮喘又进一步分为五种临床表型。表型 1 出现症状早，肺功能正常，通常使用两种以下控制用药即可；表型 2 出现症状早，肺功能尚可，但需要逐渐增加到三种以上药物控制；表型 3 为晚发型，以肥胖女性为主，肺功能中度降低，需要频繁使用吸入性糖皮质激素控制病情加重；表型 4 和表型 5 均表现为严重的气流受限伴气道高反应性，区别在于肺功能能否恢复、发病年龄、特应性症状，以及是否需要口服糖皮质激素。有趣的是表型 4 表现为更明显的咳痰症状，而表型 5 逐渐发展成为固定的气流受限，临床特征更像 COPD 但是发生于非吸烟患者。除了临床表型之外，还有哮喘炎症表型和内在表型等分类方法。为了进一步深入研究哮喘候选基因，哮喘表型分析尤为重要，且其有助于判断哮喘严重程度、指导哮喘治疗及进行疾病预后判断。

传统的遗传学研究不能完全解释哮喘的遗传易感性，随之兴起的表观遗传学研究涵盖 DNA 修饰、组蛋白修饰、染色质重塑和非编码 RNA 调控等，构成一个复杂的表观遗传学调控网络。DNA 甲基化是最早发现的哮喘表观遗传学改变，表观遗传学在哮喘 T 细胞分化中有重要作用。基因启动子区 CpG 岛高甲基化导致基因转录沉默，反之，低甲基化则上调基因转录水平。在初始 $CD4^+T$ 细胞中，IL-4 和 IFN-γ 的基因启动子区的 CpG 岛广泛甲基化。在环境因素或变应原刺激下，IFN-γ 启动子区保持高甲基化，IL-4 启动子区甲基化降低，造成初始 $CD4^+$ T 细胞向 Th1 细胞分化减少，向 Th2 细胞分化增加，促进哮喘发病。除此之外，DNA 甲基化修饰也广泛参与了调控免疫炎症反应的基因修饰。组蛋白修饰包括组蛋白乙酰化、甲基化、磷酸化和泛素化，以乙酰化最为重要。组蛋白乙酰化主要参与哮喘 Th1/Th2 细胞分化的调控。非编码 RNA 调控，目前主要有微小 RNA（microRNA，miRNA）和长链非编码 RNA（long non-coding RNA，lcRNA）调控。总的来说，哮喘的表观遗传学修饰参与调控哮喘 T 细胞分化、炎症反应、免疫调节及气道平滑肌收缩等。表观遗传学研究有可能为哮喘特异性治疗开辟新的途径。

（二）慢性阻塞性肺疾病　慢性阻塞性肺疾病（chronic obstructive pulmonary disease，COPD）是一种常见的、可预防和治疗的疾病，以持续性的呼吸道症状和气流受限为主要特征，主要原因是毒性颗粒或气体引起的气道和/或肺泡异常。COPD 是一个复杂的多基因疾病，受多种因素影响，包括遗传、环境及遗传与环境共同作用。目前，COPD 确切的病因并不十分清楚，有害气体和颗粒、职业粉尘和化学物质、空气污染、呼吸道感染都是 COPD 的发病因素。吸烟被公认是导致 COPD 的最重要的环境因素，COPD 患者中有 80%～90% 为吸烟者，但吸烟者中却只有 10%～20% 发展成为有症状的 COPD。肺功能下降与吸烟有明显的关系，但吸烟对第 1 秒用力呼气容积（FEV_1）水平下降仅起到 15% 的作用。这表明不同个体对香烟损伤易感性存在差异，与机体的遗传因素有关。COPD 的遗传易感性表现在种族差异，COPD 在不同种族人群有着不同的发病率，这可能与某些基

因频率不同有关。同时，COPD 有家族聚集倾向，早在 20 世纪 70 年代就有研究发现家族内 COPD 发病有增高的现象，在 Framingham 研究中，通过对 1 000 多个家庭的 5 000 多人的分析显示，在排除吸烟后，多基因效应及其他环境因素决定着 FEV_1。遗传因素也影响到肺功能，单卵双胎较双卵双胎肺功能更为接近，且单卵双胎两者都吸烟并同时发生气道阻塞的危险性，比双卵双胞胎高。

根据 COPD 发病机制，主要从三个方面研究基因遗传机制：

1. 蛋白酶和抗蛋白酶失衡　目前，已有众多基因被选定为 COPD 分子遗传研究的候选基因。编码 α1-抗胰蛋白酶（AAT 或 α1-AT）的基因是首先被确定的 COPD 相关基因，该基因位于 14q32.1，基因符号为 SERPINA1。其基因变异主要分为 F、M、S 和 Z 型，M 为野生型，主要存在于 90% 的人群中。ZZ 纯合子的突变所致的 AAT 缺乏最为严重，该基因型个体（尤其是吸烟者）可严重缺乏 AAT，早期即可发展成为 COPD，称为 α1-抗胰蛋白酶缺乏症（α1-antitrypsin deficiency，AATD）。根据研究，人群中 ZZ 基因型频率为 0.3%～4.5%，主要发生于白种人，仅占 COPD 患者的 1%～2%。

AAT 是人血浆中最重要的蛋白酶抑制剂，其主要作用是保护机体正常细胞和器官不受蛋白酶的损伤，抑制感染和炎症，维持机体内环境稳定。α1-抗胰蛋白酶缺乏症（AATD）是世界范围内最为普遍的遗传病之一，是一种常染色体隐性遗传病，主要表现为肺气肿、肝硬化、肝癌等。AAT 缺乏是引起 COPD 肺气肿的原因之一。AAT 主要抑制肺组织弹性蛋白酶的活性，保护肺弹性纤维不被蛋白酶水解，防止肺气肿的发生。

AAT 由一组常染色体共显性等位基因所编码，编码 AAT 的基因座称为 Pi，目前识别的等位基因有至少 90 种。常见的正常等位基因为 PiM，表现为正常血清 AAT。最为常见的类型为 Z 和 S，PiZZ 突变是 AAT 缺乏症最常见的原因，约占 96%，其编码产物的 342 位由带负电荷的谷氨酸变为带正电的赖氨酸，使 AAT 不能在内质网糖基化而发生错误折叠，沉积于内质网并被降解，无法转运到细胞表面，导致血清 AAT 水平比正常降低 85%～90%，常常导致阻塞性肺气肿和幼年型肝硬化。另外 4% 与 PiSZ 基因型相关；PiMS 目前未发现引起 AAT 缺乏相关的临床表现；PiMZ 和 PiSS 是否引起 AAT 缺乏症仍有争议。总的来说，根据基因产物的改变，AAT 的突变类型主要有三类：导致蛋白酶表达缺失的改变，基因产物功能发生改变的突变，蛋白酶无功能的突变。

2. 细胞炎症因子和气道炎症反应　COPD 存在慢性炎症过程，其中有多种炎症细胞、细胞因子和黏附分子参与。肿瘤坏死因子-α（TNF-α）可促进中性粒细胞黏附，通过激活 NF-κB，启动 IL-8 转录，增加气道炎症反应。IL-13 的过度表达可使气道黏液分泌亢进，气道及肺组织炎症反应增加。另外还有 TGF-β1、IL-8、IL-10 等细胞因子。编码基质金属蛋白酶 9 的基因 MMP9 及其组织金属蛋白酶抑制物 2 的基因 TIMP2，在 COPD 发生中较为受到重视。MMP9 能破坏气道和肺组织结构，包括细胞外基质和基底组织，加重肺气肿，造成不可逆的气流受限。TIMP2 启动区多态性和编码

区的多态性可能与 COPD 发展有关。

3. 氧化和抗氧化失衡　研究发现,谷胱甘肽 S 转移酶、微粒体环氧化物水解酶、细胞外超氧化物歧化酶、细胞色素 P450 及血红素氧合酶等编码基因多态性与 COPD 氧化抗氧化失衡有关。

通过 GWAS,又发现了许多与 COPD 发病相关的基因区域。通过多个大型的队列研究,包括 GenKOLS、NETT/NAS、COPDGene 研究等,发现了染色体 15q25 有一个 SNP (rs8034191)附近有多个基因,包括 *CHRNA3*、*CHRNA5* 和 *IREB2* 基因。*CHRNA3/5* 基因与 COPD 肺气肿、肺癌发生及尼古丁成瘾有关。*IREB2* 基因编码铁结合蛋白,调控细胞铁代谢和供氧,在 COPD 组织中高表达,但目前机制仍不十分清楚。ECLIPSE 研究发现 *IREB2* 与 COPD 肺动脉高压有关。此外 *CHRNA3/5* 和 *IREB2* 可能和 COPD 患者的血和痰样本检测结果有关。位于 4q31 染色体区域的 *HHIP* 基因与肺气肿程度和肺功能密切相关,可能是 COPD 的重要风险位点。*FAM13A* 是 COPD 另一个重要的候选基因,位于染色体 4q22,对 COPD 肺气肿有影响,与 COPD 慢性支气管炎型关系更为密切。*FAM13A* 在信号转导中发挥作用,近年研究表明,FAM13A 通过增强 β-联蛋白(β-catenin)的稳定性激活 Wnt 信号通路;FAM13A 的磷酸化受 Akt 调控,通过 Akt 信号通路,参与 COPD 发病。染色体的 6p21 区域有数个基因位点,包括 *TNXB*、*PPT2*、*AGER* 和 *NOTCH4*。*AGER* 基因(SNP 位点 rs2070600),目前被研究得最多,与 COPD 肺气肿和肺功能相关,可能通过调控 COPD 炎症和细胞凋亡起作用。*AGER* 基因产物 RAGE 蛋白在 COPD 气道和肺泡组织中高表达,在 *RAGE* 基因敲除鼠中,香烟刺激造成的肺泡巨噬细胞炎症反应被减弱。其他候选基因还包括染色体 19q13 区域的 *CYP2A6*、*RAB4B*、*MIA* 和 *EGLN*,位于 4q24 的 *GSTCCD* 和 *INTS12* 基因,这些基因表达于肺组织和气道细胞,可被气道平滑肌细胞的 TGF-β1 改变;位于 5q33 的 *ADAM19* 与肺功能有关(表 4-2-2)。通过 GWAS 进行候选基因筛选的研究仍在进行中,有望为寻找 COPD 药物治疗靶点提供依据。

表 4-2-2　COPD 候选基因及在 COPD 发病中的作用机制

基因符号	染色体位点	作用机制
CHRNA3/5	15q25	肺气肿,对尼古丁成瘾
IREB2	15q25	与肺动脉高压有关
HHIP	4q31	肺气肿程度,肺功能
FAM13A	4q22	激活 Wnt 信号通路,受 Akt 调控
AGER	6p21	调控炎症通路,促进肺泡细胞凋亡
BICD1	12p11	肺气肿
GSTCCD	4q24	受 TGF-β1 调控
ADAM19	5q33	肺功能

在 COPD 中表观遗传学修饰主要集中在组蛋白乙酰化和 DNA 甲基化。在 COPD 发病时,组蛋白脱乙酰化酶(histone deacetylase,HDAC)和组蛋白乙酰转移酶(histone acetyltransferase,HAT)失衡,可能是 COPD 发病机制之一。香烟刺激可以上调 HAT 的表达,下调 HDAC-2 的表达及转录后修饰,启动后续炎症反应。在 COPD 肺组织中,HDAC-2、-3、-5 和 8 表达下降,HDAC-4 和 6 表达升高。HDAC-2 与吸烟有关,与巨噬细胞中 TNF-α、CXCL8 的表达及对地塞米松敏感性有关,并且和疾病的严重程度密切相关。在 DNA 甲基化的研究中,有 330 个基因的 349 个 CpG 岛存在甲基化状态改变,与 COPD 疾病状态和肺功能异常有关。例如,编码 α1-抗胰蛋白酶的 *SERPINA1* 基因的 CpG 岛附近,存在去甲基化状态。目前也发现了一些非编码 RNA,主要是 miRNA 与 COPD 发病有关,包括 miR146a、miR135b、miR101、let-7、miR452 等。Let-7 在 COPD 中表达降低,与其调控的靶基因肿瘤坏死因子受体 2(tumor necrosis factor receptor 2,TNFR2)呈负相关;miR146a 与细胞炎症和对糖皮质激素的反应有关,增加环氧合酶-2(COX-2)的表达;miR452 的低表达与 MMP12 的表达增加有关。

COPD 与哮喘相似,具有明显异质性,用肺功能评估[第 1 秒用力呼气容积占预计值百分比(FEV$_1$%/pred)]不能反映其异质性,因此对 COPD 进行临床表型分类,有助于疾病的治疗及预后判断。目前临床表型分类方法多样,从临床表现、影像学、COPD 急性加重、系统性炎症、合并症等不同角度进行探讨,但都具有局限性。GOLD 在 2011 年提出 COPD 稳定期综合评估方法,根据症状和急性加重频率对 COPD 进行综合评估后分为 A、B、C 和 D 组四组,引入了更为个体化的临床治疗路径。GOLD 2018 仍强调 COPD 的综合评估和个体化治疗,但对于急性加重期风险的判断及基于 COPD 患者临床表型的个体化治疗,并没有给出明确的阐述。COPD SNP 位点及候选基因的筛选,最终有望用于疾病临床表型分类和指导临床治疗。

(三)原发性纤毛运动不良症　原发性纤毛运动不良症(primary ciliary dyskinesia,PCD)是由于纤毛结构或功能缺陷引起多发性异常的遗传性疾病。最早由 Kartagener 系统描述了这种疾病,认为这是一种常染色体隐性遗传病,因此又被称为 Kartagener 综合征(Kartagener syndrome,KS)。随着研究的深入,发现 KS 只是本病的一个亚型,KS 特指具有内脏逆位-鼻窦炎-支气管扩张综合征的 PCD 患者,约占 50%。PCD 发生于近亲婚配的后代的临床表现常包括支气管扩张、内脏反位、慢性鼻-鼻窦炎、中耳炎及男性不育等。已确定的 PCD 有 30 余种,以常染色体隐性遗传为主,X 染色体上常见的突变基因有 *DNAH5*、*DNAI1*、*DNAH11*、*OFD1*、*TNXDC3*、*RSPH9* 等。PCD 可能与纤毛发生或者结构中涉及的一种或多种蛋白的编码基因突变有关,纤毛结构缺陷导致纤毛运动异常,纤毛运动异常导致纤毛清除功能障碍,以致反复发生呼吸道感染。

二、肺部疾病

（一）肺泡蛋白沉积症

肺泡蛋白沉积症（pulmonary alveolar proteinosis，PAP），是一组以肺泡及终末呼吸性细支气管内富含过碘酸希夫（periodic acid-Schiff，PAS）染色阳性磷脂和蛋白质样物质沉积为特征的少见疾病。PAP 发病机制不明，目前认为可能是由于肺泡表面活性物质代谢异常或清除障碍，肺泡巨噬细胞功能异常，导致肺泡表面活性物质利用障碍。近年的研究显示，粒细胞-巨噬细胞集落刺激因子（granulocyte-macrophage colony stimulating factor，GM-CSF）抗体在 PAP 发病机制中有重要作用，与编码集落刺激因子受体的基因变异，或机体产生抗体有关。

PAP 可根据病因分为先天性及获得性两种类型，获得性又分为继发性和特发性，继发性肺泡蛋白沉积症可能与肺泡巨噬细胞功能和数量有关，也可能与粉尘或化学物质吸入引起机体的特异性反应或自身免疫机制障碍有关。特发性肺泡蛋白沉积症是指各种继发因素以外的原因不明的病例，90%病例属于特发性肺泡蛋白沉积症。先天性肺泡蛋白沉积症主要在儿童或婴幼儿中发病，有明显的家族遗传史，大部分是由于产生肺泡表面活性物质的基因突变所致，通过新一代测序技术，目前发现的基因有 *SFTPA1*、*SFTPB*、*SFTPC*、*SFTPD*、*ABCA3* 和 *NKX2-1*，以及 GM-CSF 受体基因（CSF2 α-chain receptor，*CSF2RA* 或 CSF2 β-chain receptor，*CSF2RB*）。先天性肺泡蛋白沉积症主要分五型，即肺泡表面活性蛋白代谢功能障碍 1~5（SMDP1~5）。SMDP1 是由位于 2p12-p11.2 处编码 *SFTPB* 基因突变所致。SMDP2 是由位于 8p21 的 *SFTPC* 基因突变所致。SMDP3 是由位于 16p13.3 处编码 *ABCA3* 基因突变所致。SMDP4 是由位于 Xp22.32 编码 *CSF2RA* 基因突变所致。SMDPS5 是由位于 22q12.3 的 *CSF2RB* 基因突变所致。SMDP4 为 X 连锁隐性遗传，其他四型为常染色体隐性遗传。

除了 PAP 之外，*SFTPB*、*ABCA3* 和 *SFTPC* 基因突变还会引起新生儿呼吸窘迫，或者儿童弥漫性间质性肺疾病。*NKX2-1* 可能与肺组织发育分化，肺泡表面活性蛋白 SPB、SPC、SPD 及 ABCA3 的表达有关，但目前尚未完全明确。

（二）特发性肺纤维化

特发性肺纤维化（idiopathic pulmonary fibrosis，IPF）是原因不明的慢性间质性肺疾病中较为常见的代表性疾病，归属于特发性间质性肺炎（idiopathic interstitial pneumonia，IIP）的分类中，病理表现为普通型间质性肺炎（usual interstitial pneumonia，UIP）。IPF 临床起病隐匿，以干咳和进行性呼吸困难为主要表现。确诊后病情进展迅速，中位生存期为 2.5~3.5 年。

研究表明，遗传因素[如编码 TGF-β、TNF-α、主要组织相容性复合体（MHC），血管紧张素转换酶（ACE）等蛋白的基因]参与了肺纤维化的发生，而环境暴露，使得部分人群遗传易感性增加。IPF 可分为家族性 IPF 和散发性 IPF，遗传方式是不完全外显的常染色体显性遗传，但遗传机制尚不清楚。研究发现，与 IPF 相关的基因有 *MUC5B*、*SFFTPC*、*SFTPA2*、*RTEL1*、*TERT* 和 *hTR* 等。编码肺泡表面活性蛋白 C（surfactant pulmonary-associated protein C，SFTPC）和编码肺泡表面活性蛋白 A2（surfactant pulmonary-associated protein A2，SFTPA2）的基因 *SFTPC* 和 *SFTPA2* 突变，导致肺泡 Ⅱ 型上皮细胞内质网应激增加。编码端粒酶逆转录酶（telomerase reverse transcriptase，TERT）的基因 *TERT* 和编码端粒酶 RNA 组分的基因 *TERC* 突变会使 IPF 端粒缩短，耗竭肺干细胞。多项独立队列研究应用全基因组连锁分析的方法发现 *MUC5B* 基因一个启动子区位点 rs35705950 突变与家族性和散发性 IPF 相关。目前，已明确 11 个基因位点与 IPF 发病相关。表观遗传学研究显示，COX-2、趋化因子 IP-10、Thy-1 和 α-SMA 基因的表观遗传学修饰与 IPF 发病相关，主要涉及的是 DNA 甲基化修饰。

（三）囊性纤维化

囊性纤维化（cystic fibrosis，CF）是一种侵犯多脏器的常染色体隐性遗传病，由一种编码囊性纤维化跨膜传导调节蛋白（cystic fibrosis transmembrane conductance regulator，CFTR）的基因 *CFTR* 发生突变引起。主要表现为外分泌腺功能紊乱，黏液腺增生等，肺、气道、胰腺、肠道、胆道、输精管等均可受累，以呼吸系统损害最为突出。

CFTR 基因位于染色体 7q31.2，基因组 DNA 长约 190kb，有 27 种外显子，编码产物为 1 480 个氨基酸组成的多肽链，是一种氯离子通道蛋白，调控离子通道、pH、凋亡发生等。目前 *CFTR* 突变达到 2 000 余种，并不断地更新，记录在囊性纤维化基因分析联盟数据库（Cystic Fibrosis Genetic Analysis Consortium，CFGAC）中。*CFTR* 的突变包括了 40% 的错义突变、16% 的移码突变、12% 的剪接突变和 8% 左右的无义突变等。突变位点分布在全部基因编码区和启动子区，内含子区偶有分布。最常见的是 F508del 位点突变，占全球囊性纤维化病例的 70%，另外 4 个突变位点 G542X、N1303K、G551D 和 W1282X 发生率约为 1%。囊性纤维化发病率各文献报道不一，欧美白种人居多。

（四）肺癌

又称原发性支气管肺癌（primary bronchogenic carcinoma），是起源于支气管黏膜或腺体的恶性肿瘤。肺癌是世界上发病率和死亡率最高的恶性肿瘤之一，且呈进行性上升趋势。肺癌分小细胞肺癌（small cell lung carcinoma，SCLC）和非小细胞肺癌（non-small cell lung carcinoma，NSCLC），NSCLC 包括鳞癌、腺癌、腺鳞癌、大细胞癌、类癌等，占所有肺癌病例的 80%~90%。

肺癌不仅具有独特的组织学差异，还具有类似而又不同的遗传学特点。肺癌有家族聚集现象。有 80%~90% 的肺癌病例与吸烟相关，然而只有 10%~15% 的吸烟者会发生肺癌。这种个体间的显著差异是由不同的遗传易感性造成的。除了吸烟之外，一些环境因素，例如职业致癌因子、空气污染、电离辐射、饮食与营养等也与肺癌发生有关。

肺癌是一种异质性疾病，基因突变在肺癌发生发展中起至关重要的作用。肿瘤基因组改变极其复杂，基因组的遗传学变异信息主要包括 DNA 水平的单核苷酸变异、染色体拷贝数变异（包括基因扩增和大段缺失）、基因重排等，以及 RNA 水平的转录变异,另外还包含基因突变引起的表观遗传学改变。

驱动基因是指一些在诱发和维持恶性肿瘤中起关键作用的分子改变,近 10 年,尤其是随着新一代测序技术(next generation sequencing,NGS)的应用,肺癌驱动基因研究及相应的靶向治疗,取得了重大的进展。常见的驱动基因如下:

1. 表皮生长因子受体　目前,在肺癌众多驱动基因中,研究最多的一个分子靶点就是表皮生长因子受体(epidermal growth factor receptor,*EGFR*)基因。EGFR 是跨膜受体,编码酪氨酸激酶,对跨细胞膜的信号通路转导起调控作用,包括细胞增殖、细胞凋亡和血管生成。包括 NSCLC 在内的恶性肿瘤细胞中,EGFR 的活性处于失控状态,主要表现为表达上调、基因扩增和突变。突变最常发生在 18~21 外显子,占所有突变的 85%~90%。EGFR 的酪氨酸激酶抑制剂(tyrosine kinase inhibitor,TKI)的作用是阻止酪氨酸激酶结构域与 ATP 相接触,阻碍下游通路转导。第一批针对 EGFR-TKI 的药物主要有吉非替尼、厄洛替尼,已被广泛应用于临床治疗。但使用 EGFR-TKI 药物后又出现了继发性耐药,主要有 T790M 突变、*PI3KCA* 突变、*MET* 和 *HER2* 基因扩增等,目前第二代、第三代 EGFR-TKI 药物也开始使用。

2. *ALK* 与 *ROS1* 基因　在 NSCLC 中发现有间变性淋巴瘤激酶基因(*ALK*)重排,之后又发现了棘皮动物微管相关蛋白样 4-间变性淋巴瘤受体酪氨酸激酶基因(*EML4-ALK*)融合基因,在 NSCLC 的突变率约为 5%。原癌基因 *ROS1* 编码来自胰岛素受体家族的酪氨酸激酶受体。研究表明,NSCLC 中 *ROS1* 与 *ALK* 重排具有明显的氨基酸同源性,多见于年轻的、不吸烟或少吸烟的肺腺癌患者。目前,针对 *EML4-ALK* 融合突变的靶向药物主要是克唑替尼、色瑞替尼,对 *ROS1* 重排阳性的肺癌患者也同样有效。

EGFR 突变、*ALK* 及 *ROS1* 重排已纳入肺腺癌标准治疗方案,对于三阴(*EGFR*、*ALK*、*ROS1*)肺腺癌的其他分子靶点,例如 *KRAS*、*RET*、*MET*、*HER2*、*BRAF* 和 *PI3KCA* 等的基因治疗研究正在涌现。尤其是 *KIF5B-RET* 融合基因已成为非常热门的一个新型靶点。目前正在研究的肺鳞癌的潜在靶点包括:*FGFR1* 扩增、*PIK3CA* 突变或扩增、*PTEN* 突变/缺失、*DDR2* 基因突变、*SOX2* 基因扩增、*HER2* 扩增等。*FGFR1* 基因扩增成为肺鳞癌个体化治疗靶点的首要选择。

表观遗传学修饰引起的基因表达失活也是肺癌发生的一个重要途径。肿瘤组织中存在基因组普遍低甲基化和局部区域过度甲基化现象,由此引起原癌基因及促进细胞生长基因激活、抑癌基因及错配修复基因失活、染色体不稳定等,进而导致细胞的恶性转化及肿瘤发生发展。在 SCLC 和 NSCLC 中,有多种功能的基因,如与细胞周期、DNA 损伤修复、凋亡、RAS 通路等有关的基因,均发生高甲基化。在 NSCLC 中有多种基因发生甲基化,包括编码药物代谢酶的基因(如 *CYP1A1* 和 *GSTP1*),肿瘤抑制基因(如 *p14*、*p15*、*p16*、*p73*、*APC*、*BRCA1*),DNA 修复基因(如 *MLH1*、*MGMT*、*ERCC1*)和分化基因(*GATA1*、*RARB*)等。肺癌的研究在组蛋白甲基化、泛素化及磷酸化方面涉及较少,组蛋白脱乙酰化酶(*HDAC*)基因的低表达与肺癌有关,原因可能与 HDAC 抑制肺癌进展中的关键基因有关。

三、肺血管和淋巴管疾病

遗传性肺动脉高压(heritable pulmonary arterial hypertension,HPAH)属于原发性肺动脉高压,又称肺动脉高压(pulmonary arterial hypertension,PAH),是一种以肺小动脉丛样病变为特点的常染色体显性遗传病,可导致肺动脉压进行性升高、右心衰竭,甚至死亡。目前研究发现多种基因突变和肺动脉高压发病相关,包括:骨形成蛋白 Ⅱ 型受体(*BMPR2*)基因、激活素受体样激酶-1(*ACVRL1*)基因、*ALK-1* 基因、*ENC* 基因、*SMAD8/9* 基因、pH 敏感性钾离子通道蛋白(*KCNK3*)基因、小窝蛋白-1(*CAV1*)基因等。超过 70% 有家族史的肺动脉高压患者有 *BMPR2* 基因突变。*BMPR2* 基因位于 2q33-q34,全长 198 425bp,有 16 个外显子,编码的 BMPR2 含 1 038 个氨基酸,包括 26 个氨基酸的信号肽和 1 012 个氨基酸的成熟 BMPR2。迄今,已发现的 *BMPR2* 基因突变有 140 多种。目前认为 *BMPR2* 与其配体结合后,通过激活血管平滑肌细胞内 SMAD 信号通路,对 MAPK14 依赖的信号转导通路产生抑制作用,从而发挥抗增生效应。*BMPR2* 基因突变后,SMAD 信号通路部分阻断,抗增生效应减弱,出现血管平滑肌增生与凋亡失衡,最终导致肺血管病。*ACVRL1* 基因突变,能使患有典型遗传性毛细血管扩张症的患者易于患上 PAH。此外编码 5-羟色胺转运蛋白的基因 *SLC6A4* 启动子区多态性也参与了 PAH 的发病。

四、胸膜疾病

原发性自发性气胸是一种少见的遗传病,家族中有 2 人或 2 人以上患有自发性气胸,有的反复发作。原发性自发性气胸可能伴发于几种单基因遗传病,如马方综合征、α1-抗胰蛋白酶缺乏、淋巴管肌瘤病等。目前原发性自发性气胸已确定的致病基因是编码雌酮的基因 *FLCN*,*FLCN* 基因位于 17p11.2,包括 14 个外显子,其中 4~14 号外显子均有突变报道。*FLCN* 及其产物在肺组织中可能参与肺泡发育过程中基质的降解和重塑,其突变造成肺内弹性纤维破坏、肺泡表面活性物质减少,最终造成肺泡张力过大而易破裂,形成气胸。此外,HLA 单体型,包括 HLA-A2B40、HLA-A2B16、HLA-A2B70 可能与自发性气胸也有关。

五、其他

阻塞型睡眠呼吸暂停低通气综合征(obstructive sleep apnea-hypopnea syndrome,OSAHS)是指各种原因导致睡眠状态下反复出现呼吸暂停和/或低通气,引起低氧血症、高碳酸血症、睡眠中断,从而使机体发生一系列病理生理改变的临床综合征。国内外研究表明,OSAHS 具有明显的家族聚集性,是一种由多个基因与环境因素交互作用引起的多基因遗传性疾病。研究发现,性别差异、肥胖和相关代谢综合征、颅面结构异常、心血管疾病相关因素等都与 OSAHS 的发病有关,这些因素均有相关的遗传易感因素。已发现可能与 OSAHS 发生相关的基因有:编码瘦蛋白(leptin)的基因 LEP 和编码瘦蛋白受体的基因 LEPR、编码肿瘤坏死因子-α 的基因 TNF-α、编码食欲肽的基因 HCRT 和编码食欲肽受体的基因 HCRTR2、编码 5-羟色胺转运蛋白的基因 SLC6A4、编码载脂蛋白 E 的基因 APOE、编码血管紧张素 I 转换酶的基因 ACE 等。

(顾问　郭雪君)

第三节
呼吸系统疾病的基因诊断及治疗

一、基因诊断

应用分子生物学方法检测患者体内遗传物质,包括 DNA 或 RNA 的结构或表达水平的变化来辅助临床诊断的技术,称为基因诊断(gene diagnosis),又称为分子诊断。以 DNA 为基础的方法学是最基本,同时也是最直接的基因诊断学。它通过检测 DNA 的缺陷,例如单核苷酸置换、缺失、插入、重复、延伸和倒位,来达到诊断目的。目前已有超过 1 200 种遗传病可通过检测患者的 DNA 进行基因诊断,可链接 GeneTests 网站检索。

常用的基因诊断方法:

1. 核酸杂交　是核酸分子混合液中检测特定大小的核酸分子的传统方法。其原理是双链的核酸分子在某些理化因素作用下双链解开,在条件恢复后又根据碱基配对原则形成双链结构。根据检测样品的不同,可分为 DNA 印迹杂交(southern blot)、RNA 印迹杂交(northern blot)、点杂交和原位杂交。

2. 聚合酶链反应　聚合酶链反应(polymerase chain reaction)是 20 世纪 80 年代出现的一种体外核酸扩增方法。多重 PCR(multiplex PCR)是将针对不同目标区段的多对 PCR 引物放在同一反应体系中进行扩增。临床上目前已广泛使用多重 PCR 进行疾病诊断,例如应用等位基因特异性 PCR 进行携带者筛查,结合寡核苷酸连接分析法用于囊性纤维化常见突变的筛查。实时定量 PCR(real time quantitative PCR,real time PCR)和一般的 PCR 不同,在 PCR 过程中,将每一循环所产生的产物的量都记录下来。PCR 扩增产物量和产物效率可用于估算样本中模板 DNA 的相对量。新一代的 PCR 技术可对多个目标同步扩增,反应体系微量化,操作自动化。对一段或多段特定区域扩增的 PCR 技术包括微颗粒 PCR 和数字 PCR,同样也可进行全基因组扩增(whole genome amplification,WGA)。

3. DNA 测序　测定 DNA 的核苷酸序列是分析基因结构与功能关系的前提,是检测基因突变、研究遗传性疾病的"金标准"。它能够准确检出单碱基置换导致的错义突变、无义突变、启动子区和剪接区突变及小片段碱基缺失、插入和重复。最初的 DNA 测序法是双脱氧核酸链终止测序法,基于此原理,诞生了"Sanger 自动测序法",目前已被广泛应用于遗传病的临床检验和基础研究。近十年来,新一代测序法(NGS)又迅速发展起来,它适用于对多个基因甚至全基因组测序(whole genome sequencing,WGS),将测序的速度提高了数百倍至数千倍,测序成本大幅度降低。利用 NGS 技术除了进行全基因组序列分析,还可以用于靶向基因组测序、RNA 测序、DNA 甲基化测序和蛋白翻译的分析等。

4. 基因芯片　基因芯片技术即 DNA 微阵列(DNA microarray),又称 DNA 阵列或 DNA 芯片,近年来发展迅速,是大规模、高通量的分子检测技术。其基本原理是核酸杂交,其基本过程是将许多特点的核苷酸片段或基因片段作为探针,有规律地排列固定于支架物上,形成矩阵点。样品 DNA/RNA 通过 PCR 扩增、体外转录等技术掺入荧光标记分子,然后按碱基配对原理进行杂交,再通过荧光检测系统等对芯片进行扫描,并配以计算机系统对每一探针上的荧光信号进行比较和检测,得出所要的信息。基于核酸杂交原理的 DNA 微阵列技术有一定不足之处,近年有一种微阵列技术与 PCR 相结合的方法问世。

目前临床上常用的微阵列技术有两类:CGH 微阵列和 SNP 微阵列。CGH 微阵列是通过比较患者和正常对照 DNA 的基因拷贝数差异,来检测基因组中拷贝数量差异。CGH 不仅能检测到基因组中大片段和复杂的基因重组,也能检测到小到单个外显子或部分外显子的缺失或重复,准确确定断裂点位置。CGH 微阵列的局限性是不能检测到不引起拷贝数改变的平衡易位。SNP 微阵列是利用 SNP 基因来确定 DNA 序列的拷贝数。它的探针含有数千个单核苷酸多态,因而不但能检测基因组中拷贝数的差异,还能进行基因型分型。SNP 微阵列的优势在于能检测出不引起拷贝数改变的基因组异常,它的局限性是在基因组中稀有 SNP 区域探针分布稀少,不利于小片段缺失或重复的检出。

目前基因芯片检测费用高,还没有在临床广泛使用,但基因芯片可进行多基因、多位点、大规模、微量化、高度自动化检测,既可以检测基因突变,又可以检测基因多态性,临床应用前景广阔。

二、基因治疗

基因治疗(gene therapy)是运用重组 DNA 技术,将具有正常基因及其表达所需的序列导入病变细胞或体细胞中,以替代或补偿缺陷基因的功能,或抑制基因的过度表达,从而达到治疗遗传性疾病的目的。基因治疗的策略有基因修正、基因替代或增强、基因抑制或失活、靶细胞定向灭活。基因治疗的类型目前可分为生殖细胞基因治疗和体细胞基因治疗。由于生殖细胞基因治疗受到伦理等的影响,目前仍是禁区,而体细胞基因治疗只涉及体细胞的遗传改变,不影响下一代,方法易于实施,目前被广泛接受。基因治疗需要基因传递系统,可用于基因传递的载体分病毒载体和非病毒载体两大类,常用的为病毒载体。病毒基因传递系统转移效率高,所有病毒都能攻击感染宿主细胞,将其遗传物质注入宿主细胞,或直接将自己的基因插入宿主基因组中,进一步合成蛋白,并复制、增殖。另一种传递系统为非病毒基因传递系统,通过裸 DNA 注射、基因枪、电穿孔等物理方法,或者阳离子脂质体、阳离子多聚体等化学方法进行。非病毒基因传递系统操作简单、高产、免疫原性低,但是转染率低,基因表达量低。

目前的基因治疗中,肿瘤基因治疗所占的比例最高,且已取得较大的成就。对肿瘤基因治疗分为对宿主细胞的修饰和对肿瘤细胞的修饰。肿瘤基因治疗可分为三类:免疫治疗、溶瘤治疗和基因转移。免疫治疗是通过增强患者的免疫功能来杀灭和清除肿瘤细胞的治疗方法。通过导入目的基因,主要是细胞因子,包括 IL-1、IL-2、TNF-α 等,以增强肿瘤的免疫原性,从而被机体的免疫系统识别。溶瘤治疗是使用溶瘤载体,一般是重组病毒,例如腺病毒、牛痘病毒、单纯疱疹病毒或逆转录病毒等,通过病毒的增殖和细胞毒性蛋白的表达来靶向地裂解和诱导肿瘤细胞的死亡,而不影响其他细胞。基因转移是将外来基因引入肿瘤细胞或其周围组织细胞内,是肿瘤基因治疗最常见的类型。基因转移根据目的不同而选用不同功能的基因。例如,自杀基因、抑制血管生成基因、细胞增殖停滞基因等。基因转移治疗需要使用基因载体。

另一种越来越受到重视的治疗方法是干细胞治疗。基因治疗成功的必需条件是目的基因能长期稳定表达,而干细胞自我更新和分化的特点使其成为极具吸引力的基因递送平台。干细胞是一类具有自我更新、高度增殖和多向分化潜能的细胞群体,通过细胞分裂维持细胞的数量,同时可以进一步分化为各种不同的组织细胞,构成机体各种组织和器官。早期的研究主要集中在间充质干细胞上。2006年,日本 Yamanaka 研究小组将逆转录病毒介导的 Oct4、Sox2、Klf4 和 Myc 等 4 种转录因子转入鼠成纤维细胞,使其重新编程为类似胚胎干细胞的具有多分化潜能的干细胞,并命名为诱导多能干细胞(induced pluripotent stem cell,iPS)。iPS 技术使成体干细胞突破胚胎层限制,分化成其他组织的功能细胞成为可能。虽然这种方法能够持续稳定地表达,但是临床应用的安全性还有待评价。

三、常见呼吸系统疾病的基因治疗

部分呼吸系统疾病的基因治疗研究已进入临床试验阶段,或取得初步结果。例如,α1-抗胰蛋白酶缺乏是一种累及多器官的疾病,应用腺病毒运载体把 α1-抗胰蛋白酶基因转移到呼吸道上皮,可延缓阻塞性肺病的发展。用腺病毒载体携带 CFTR 基因来治疗囊性纤维化,但由于机体对重组腺病毒载体存在免疫反应,囊性纤维化局部黏液大量分泌及严重炎症反应等,影响了目的基因的表达,临床疗效有限。

许多呼吸系统疾病基因治疗的动物实验仍在进行中。在博来霉素诱导的小鼠肺纤维化模型中,以腺病毒为载体构建角质细胞生长因子(KGF),通过气道注入小鼠体内,可促进肺泡上皮细胞增生,增加肺顺应性。利用带有人 CFTR 基因的辅助病毒依赖性腺病毒载体(HdAd-hCFTR),借助纤维支气管镜通过雾化形式投送到猪的气道内,发现有较好

的宿主耐受性,目的基因能够稳定表达于气道上皮和黏膜下腺体,蛋白能定位于细胞膜,优于早期的 CFTR 腺病毒载体。在哮喘小鼠动物模型中,使用腺病毒载体携带 IL-12 或 IL-10 基因,可以减轻哮喘小鼠气道高反应性和气道炎症。过氧化物酶生长激活受体 γ(PPAR-γ)激动剂细胞因子可抑制气道平滑肌细胞增生,降低白细胞活化和趋化。NK-κB 抑制剂、p38MAPK 抑制剂、呼吸性反义核酸(ASONs)等治疗,都有一定作用。

基因治疗在肺癌的实验研究及临床试验中应用最为广泛。肺癌基因治疗的目的原则包括抑制肺癌细胞的生长、抑制肺癌细胞的转移和杀死肺癌细胞。针对肺癌的发生、发展和转移等各个阶段及治疗靶位的不同,基因疗法可概括为下列几种类型:

1. 靶向抑制癌基因表达　原癌基因的突变激活是肺癌发生的充分条件,原癌基因或其启动子区的突变可导致原癌基因高水平表达,最终导致肺癌细胞的恶性生长。靶向抑制癌基因的表达可通过应用反义核酸技术,抑制 DNA 的转录、翻译,抑制 RNA 水平的转录后修饰、mRNA 输送、与核糖体的结合等。设计特异的反义 RNA 或 siRNA 进行 RNA 干扰,可以抑制原癌基因过度表达。针对的靶基因主要有 myc、neu、ras 等。抑制原癌基因过量表达可以抑制肺癌生长,但不能杀死肿瘤细胞。

2. 引入抑癌基因　研究表明,细胞内抑癌基因的丢失、失活或突变将会导致细胞恶变。利用分子生物学的技术,将正常的抑癌基因导入肿瘤细胞,替代原有突变失活的抑癌基因,或干扰抑癌基因突变造成的信号转导通路的失调,可抑制肿瘤细胞生长和转移。常用的抑癌基因包括 p53、p16、p21、p27 和 RB 等,以 p53 应用最广。

3. 靶向杀伤特异细胞　是通过靶基因(可以是"自杀基因"或药物前体基因)的导入特异杀伤肿瘤细胞,从而达到治疗目的。自杀基因治疗常采用病毒载体,故又称为病毒介导的酶解药物前体疗法,是通过将表达外源性酶活性的基因导入肿瘤细胞,随后在体内稳定表达的活性酶将肿瘤细胞周围无毒性的药物催化为仅对肿瘤细胞具有细胞毒性的药物,达到杀死肿瘤细胞的目的。在肺癌中研究运用最多的是胸腺嘧啶激酶基因/丙氧鸟苷系统(TK/GCV)和胞苷脱氨酶/5-氟胞嘧啶系统(CD/5-FC)。但自杀基因治疗仅杀伤 S 期细胞,自杀基因靶向导入的效率是主要的限制因素。

4. 免疫基因治疗　是将外来抗原或细胞因子基因导入肿瘤细胞中,使其高水平表达相关的细胞因子或 MHC 抗原,从而激活抗肿瘤的特异性免疫作用。目前研究常用的细胞因子包括 IL-2、INF-γ、TNF-α 等,提高这些细胞因子的表达水平从而提高机体免疫系统对肿瘤细胞的识别作用,增强组织相容性抗原等位基因表达,诱导机体的免疫反应。

5. 抗血管生成基因治疗　主要通过抑制肿瘤血管的生成,从而抑制肿瘤的生长和转移。目前抗血管生成基因治疗主要针对包括 VEGF 及其受体 VEGFR、血管抑制素(vasostatin)、内皮细胞抑制素(endostatin)等。其中以 VEGF 诱导肿瘤血管生成作用最强,为抗血管生成基因治疗首选。

目前，肺癌的个体化治疗越来越受到重视，从病理分型、免疫表型、遗传学特点和药物基因组学方面进行筛选评估，可使肺癌患者获益。*EGFR* 基因突变患者一线选择酪氨酸激酶抑制剂治疗，已广泛应用于临床。*ALK* 和 *MET* 基因或其变异体的双重阻断剂克唑替尼推荐用于局部晚期或转移性 EML4-ALK 阳性 NSCLC 的一线治疗。近年来，肿瘤免疫治疗成为继分子靶向治疗之后的新热点，其中以 PD-1（programmed cell death-1，程序性死亡受体 1）及其配体 PD-L1（programmed cell death-ligand 1，程序性死亡配体 1）为靶点的免疫治疗药物在临床药物试验中显示出较好的疗效和耐受性。目前有较多的 PD-1/PD-L1 已经上市。2018 年 6 月，纳武利尤单抗在中国获批上市，目前获批的适应证为 *EGFR* 和 *ALK* 基因突变阴性的局部晚期或转移性 NSCLC 成人患者。此外，通过联合治疗，例如联合放疗、化疗、血管靶向治疗，联合另一种免疫治疗药物或者联合溶瘤病毒治疗等方法，也使得肿瘤患者获益，提高生存率。

通过表观遗传治疗肺癌是一个新的研究热点。利用药物逆转抑癌基因的高甲基化状态，使抑癌基因恢复表达，或是增加肿瘤组织对化疗的敏感性，从而解决肿瘤耐药性来提高肺癌的治愈率。核苷酸 DNA 甲基转移酶抑制剂如阿扎胞苷是目前研究较多的表观遗传治疗药物，在美国已被批准用于肺癌的临床试验，有望在实体肿瘤治疗上获得突破。而非核苷酸甲基转移酶抑制剂 EGCG、普鲁卡因胺、肼屈嗪等药均有抑制 DNA 甲基转移酶的作用，在临床试验中也有应用。但因表观遗传的可逆性，以及长时间或大剂量使用可能引起的不可预知的不良反应，临床有效性和安全性仍需进一步探索。

随着基因诊断技术和基因治疗策略的不断完善，作为一种特异性强、靶向性好的新型临床治疗方法，基因治疗将会不断扩大临床治疗范围，提高治疗效率，取得更大获益。

（顾问　郭雪君）

参考文献

[1] 钟南山, 刘又宁. 呼吸病学 [M]. 2 版. 北京: 人民卫生出版社, 2012: 51-59.

[2] 杜传书. 医学遗传学 [M]. 3 版. 北京: 人民卫生出版社, 2014: 679-697.

[3] 左伋. 医学遗传学 [M]. 4 版. 北京: 人民卫生出版社, 2004: 141-261.

[4] 孙开来. 人类发育与遗传学 [M]. 北京: 科学出版社, 2004: 475-496.

[5] BRASIER AR. Heterogeneity in asthma[M]. 4th ed. New York: Humana Press, 2014: 132-205.

[6] 叶文婧, 宋琳, 郭雪君, 等. 支气管哮喘表型分型的研究进展[J]. 临床肺科杂志, 2015, 20(12): 2291-2296.

[7] 刘志成, 施毅. 腺病毒载体在呼吸系统疾病基因治疗中的应用[J]. 国际呼吸杂志, 2015, 35(9): 713-716.

[8] SCOTT RM, HENSKE EP, RABY B, et al. Familial pneumothorax: towards precision medicine[J]. Thorax, 2018, 73(3): 270-276.

[9] MATHIAS RA. Introduction to genetics and genomics in asthma: genetics of asthma[J]. Adv Exp Med Biol, 2014, 795: 125-155.

[10] BONADIA LC, DE LIMA MARSON FA, RIBEIRO JD, et al. CFTR genotype and clinical outcomes of adult patients carried as cystic fibrosis disease[J]. Gene, 2014, 540(2): 183-190.

[11] GARCIA-RIVAS G, JERJES-SÁNCHEZ C, RODRIGUEZ D, et al. A systematic review of genetic mutations in pulmonary arterial hypertension[J]. BMC Med Genet, 2017, 18(1): 82.

[12] MACHADO RD, EICKELBERG O, ELLIOTT CG, et al. Genetics and genomics of pulmonary arterial hypertension[J]. J Am Coll Cardiol, 2009, 54(1 Suppl): S32-S42.

[13] KABESCH M, ADCOCK IM. Epigenetics in asthma and COPD[J]. Biochimie, 2012, 94(11): 2231-2241.

[14] MIRRA V, WERNER C, SANTAMARIA F. Primary ciliary dyskinesia: an update on clinical aspects, genetics, diagnosis, and future treatment strategies[J]. Front Pediatr, 2017, 5: 135.

[15] SCHWARTZ DA. Idiopathic pulmonary fibrosis is a complex genetic disorder[J]. Trans Am Clin Climatol Assoc, 2016, 127: 34-45.

[16] BARNES KC. Genetic studies of the etiology of asthma[J]. Proc Am Thorac Soc, 2011, 8(2): 143-148.

[17] RÖTIG A. Genetics of mitochondrial respiratory chain deficiencies[J]. Rev Neurol (Paris), 2014, 170(5): 309-322.

[18] LU J, WANG W, XU M, et al. A global view of regulatory networks in lung cancer: an approach to understand homogeneity and heterogeneity[J]. Semin Cancer Biol, 2017, 42: 31-38.

[19] SUNDAR IK, RAHMAN I. Gene expression profiling of epigenetic chromatin modification enzymes and histone marks by cigarette smoke: implications for COPD and lung cancer[J]. Am J Physiol Lung Cell Mol Physiol, 2016, 311(6): L1245-L1258.

[20] SUZUKI T, SAKAGAMI T, YOUNG LR, et al. Hereditary pulmonary alveolar proteinosis: pathogenesis, presentation, diagnosis, and therapy[J]. Am J Respir Crit Care Med, 2010, 182(10): 1292-1304.

[21] HOFFMAN TW, VAN MOORSEL CHM, BORIE R, et al. Pulmonary phenotypes associated with genetic variation in telomere-related genes[J]. Curr Opin Pulm Med, 2018, 24(3): 269-280.

[22] HAZARI YM, BASHIR A, HABIB M, et al. Alpha-1-antitrypsin deficiency: genetic variations, clinical manifestations and therapeutic interventions[J]. Mutat Res, 2017, 773: 14-25.

[23] BASHIR A, SHAH NN, HAZARI YM, et al. Novel variants of SERPIN1A gene: interplay between alpha1-antitrypsin deficiency and chronic obstructive pulmonary disease[J]. Respir Med, 2016, 117: 139-149.

[24] QIN B, SUN Z, LIANG Y, et al. The association of 5-HT2A, 5-HTT, and LEPR polymorphisms with obstructive sleep apnea syndrome: a systematic review and meta-analysis[J]. PLoS One, 2014, 9(4): e95856.

[25] NIEUWENHUIS MA, VONK JM, HIMES BE, et al. PTTG1IP and MAML3, novel genomewide association study genes for severity of hyperresponsiveness in adult asthma[J]. Allergy, 2017, 72(5): 792-801.

[26] KIM WJ, LEE SD. Candidate genes for COPD: current evidence and research[J]. Int J Chron Obstruct Pulmon Dis, 2015, 10(1): 2249-2255.

第二篇
呼吸系统疾病的诊断学

第五章
呼吸系统疾病症状学

第一节
呼吸系统疾病的病史采集和体格检查

临床实践中，对呼吸系统疾病的正确诊断是建立在患者临床表现的基础上。通过详尽询问患者的症状，以及系统而仔细的体格检查，对多数疾病即可做出初步诊断，并据此安排进一步的检查，为判断患者的疾病及其严重程度提供线索。因此，每位呼吸科医师均应熟练地对所诊治的患者进行病史采集和体格检查，以获取有价值的临床资料，从而做出可能性的诊断。

一、病史采集

病史采集（history taking）是医师通过与患者及其家属进行交谈和讨论，获得准确病史资料的过程。这是了解患者的重要症状及其时间的唯一手段和重要步骤，通过问诊（inquiry）得以实现。经过系统的问诊，可了解疾病的发生、发展情况，诊治经过，既往健康状况和所患疾病等。在临床工作中，通过不断学习和实践，可以丰富自己的问诊技巧，从而获得有临床价值的病史资料。具有丰富医学知识和临床经验的医师，常可在问诊过程中对患者的疾病做出相当准确的判断，对疾病早期，仅有功能性障碍时，患者的症状明显，但体征和组织器官形态学改变尚缺少的阶段，如支气管炎，问诊显得尤为重要，获得的资料能更早地成为诊断的依据。

在开始进行病史采集时，往往由于医患之间的不了解，或患者存在紧张情绪，或涉及患者隐私方面的内容，致使患者不能顺畅叙述自己的症状及其演变过程。因此，应首先进行过渡性交谈，通过语言和行为的交流，创造出轻松的气氛，消除患者的不安情绪，如问"您哪儿不舒服？""您想让我为你解决什么问题？"，等等。在病史采集过程中，医师一方面要有效地倾听病史，让患者平静、有条理而自由地叙述，获取病史中重要的资料，避免进行诱问和逼问等；另一方面，适当地引导整个交谈的过程，避免漫长而无用的题外话，即开始以普通问题进行询问后，再了解确切的问题，从而可清晰地获悉患者的病史。同时，病史采集者应对患者的病情叙述表现出关心和认真听取的态度，不应表现出厌烦或漠不关心；应注意交谈时多使用通俗用语，避免使用特殊的医学术语，以免患者感到困扰或不易理解，应让其感到所交谈和讨论的内容，确实是在关心和探讨其所患的疾病。

这样，就可在医患之间获得和谐的气氛，使患者更好地配合，从而顺利地完成病史采集。

通过初步的交谈，应首先明确患者的主诉，即促使患者就诊的主要症状和时间。准确的主诉常可提示患者病情的轻重与缓急，并为诊断提供有价值的线索。但在临床上，常可遇见患者诉说其胸部 X 线片或其他实验室检测出现异常而来就诊。对于这类患者，非常重要而明智的做法是明确为何进行这些检查，是如何完成的，其价值如何，如为常规检查，与其以前的检查结果相比有何变化。

一旦明确患者的主要症状和时间，即应从患者最初出现不适的时间开始按年月顺序了解其症状的发生和发展、伴随的症状、过去和现在用药情况、食物或药物过敏情况，以及传染病接触史等；并了解其家庭成员或同事有无类似症状，询问以前有关检查或诊断试验的资料，如对疑诊为结核的患者，其以前的结核菌素皮肤试验是一条非常重要而有用的线索；对咳嗽变异性哮喘患者，其支气管激发试验亦具有同样的价值。患者的个人史、职业史和社会经历中，如果有与目前症状密切相关的内容，亦可纳入现病史内。

除应对患者呼吸系统疾病的症状及其时间进行全面的了解外，亦应对呼吸系统以外的症状进行了解，因为这类症状可能与呼吸系统疾病密切相关。如肺癌患者可因脑转移而诉说头痛或癫痫样发作，因脊柱椎体转移而诉说腰背疼痛；对疑诊肺栓塞的患者，存在踝部水肿或下肢损伤对考虑诊断具有重要价值。又如心功能不全、肺源性心脏病或肝脏疾病患者均可出现腹水和下肢水肿，以及胸部 X 线片出现异常征象；肥大性肺性骨关节病也可引起关节疼痛。对患者的症状有无季节性变化亦应详细询问，特别是对于疑诊为过敏性肺炎、鼻窦炎、过敏性支气管哮喘等疾病的患者。

既往的病史和手术史应予采集和记录，因为它们可能与现在的疾病有关。例如：早产儿和低体重儿可能是呼吸系统疾病发生的重要诱因；儿童时期的麻疹或百日咳病史可以是支气管扩张症的病因；儿童时期的哮喘，虽可在青春期消失，但在成年后可再次出现。结核患者常在儿童期有家庭接触史。既往手术或活检史可为再次检查其病变标本提供线索。如能获得既往的胸部 X 线片或 CT 片，则应将之与最近的胸部 X 线片或 CT 片进行对比。

职业或其他有害物质接触史应进行详细询问。吸烟可以引起多种呼吸系统疾病，故有无吸烟史对确立呼吸系统疾病的诊断极为重要。目前已经认识到，家庭内部被动吸烟，是那些父母吸烟的儿童出现呼吸道症状的重要原因。被动吸烟亦可导致呼吸道感染性疾病的发生率增加。因此，对吸烟患者的吸烟时间和摄入量应进行详细询问，并按包年(1 包年＝1 包/d×1 年)进行记录。

由于呼吸系统是一个开放的系统,肺脏持续地与环境密切接触,肺部疾病患者的职业史对确立诊断具有重要的价值。应鼓励患者按年月顺序谈及其工作经历。但应注意,职业接触可能在很多年以前,如接触石棉者,在停止接触 25 年或更长时间后亦可出现胸膜间皮瘤。在询问接触史时,应对患者作业时的防护情况进行了解,如所使用的防护衣罩的性能、防护措施及空气源等。有些建筑工人虽不直接接触危险作业,但可能处于有害物质存在的环境中,如木工、管工及焊工等常在有喷砂作业的工地工作,喷砂工虽得到了很好的防护,但其附近的其他工人可受到影响。

有些毒物的反应可不表现为肺部症状,如进行电镀作业者可表现为恶心、呕吐或其他全身症状;接触发霉干草或甘蔗渣的工人,由于嗜热放线菌感染所致的肺泡炎,可表现为发热、不适、头痛和干咳等。应询问有关刺激性气味或上呼吸道症状,因为毒性气体通常先影响眼、鼻和咽部,这些为化学性损伤的最初征象。上呼吸道症状在毒性烟雾吸入者中常见。

有些毒性物质接触不易引起患者的注意,如空调(或湿化器)或木质家具被真菌芽孢污染可引起使用人员出现过敏性肺炎等。

家族史对诊断亦有较大帮助,如肺囊性纤维化和原发性纤毛运动不良具有明显的遗传征象;哮喘患者常有过敏性鼻炎或其他过敏性疾病的家族史。此外,家庭成员由于密切接触可出现多数成员患病,如结核病常由家庭接触而传播,病毒性呼吸道感染常累及家庭的多数成员。

二、体格检查

体格检查(physical examination)是医师用自己的感官或检查器具来了解机体正常或异常征象的诊断方法。体格检查的基本要求是进行细致而全面的检查,此可为临床诊断和治疗提供第一手的资料。进行体格检查时,医师应仪表端庄、态度和蔼、举止大方,并按照系统全面、重点突出的方式完成检查。对有传染性疾病的患者如肺结核、严重急性呼吸综合征(SARS)或流感患者,应做好消毒、隔离的工作。首先应对患者的一般情况、体形及营养状态,急性疾病的表现如呼吸困难、神志障碍,或慢性疾病的表现如体重降低或衰竭等进行评价。

呼吸系统的体格检查包括视诊、触诊、叩诊和听诊四种基本方法。一般采取卧位或坐位,按视、触、叩、听顺序对患者进行全面而系统的检查。通常先检查前胸部和双侧胸部,再检查背部。为提高检查的准确性,医师应反复进行训练,并熟练掌握胸廓上的自然标志、人为的画线及胸内器官在体表上的投影。有些体征可通过不同的方法查出,如胸廓活动度可用视诊和触诊进行检查;胸壁语音的传导可经触诊和听诊进行检查。在进行胸部检查时,应时刻想到胸廓是一个基本对称的结构,每项检查均应进行双侧对比,这样易检出异常征象,如张力性气胸表现为同侧胸廓膨隆,伴鼓音和呼吸音降低。

(一) 视诊　　视诊(inspection)时,应结合体表标志对头部、颈部和胸部进行仔细观察,以便对病变进行准确定位。头颈部检查中,重点检查耳、鼻、咽部,因为下呼吸道病变常与上呼吸道病变有关,如过敏性哮喘患者常存在过敏性鼻炎,支气管扩张症患者常合并慢性鼻窦炎等。过敏性鼻炎常见流涕,鼻黏膜苍白、水肿等;呼吸系统疾病患者常可发现鼻息肉;咽部感染、吸入有害气体的患者,可见咽部充血、水肿。肺炎患者常有病毒性或细菌性上呼吸道感染,亦常见咽部红肿,约 30% 的患者可出现口唇周围或鼻周疱疹。吸入糖皮质激素或应用抗生素治疗者,有时可发生口咽部念珠菌感染,这种情况亦可见于免疫功能低下者。口咽部肿瘤、狭窄或炎症均可导致患者严重呼吸困难,可见到患者明显发绀、呼吸辅助肌参与呼吸运动及三凹征;肺脓肿或脓胸患者,其口腔卫生一般极差,呼出气常带有恶臭味。结节病常可累及唾液腺和泪腺,视诊时可见口腔黏膜和眼结膜干燥;结节病累及腮腺时,尚可发生面神经瘫痪。但应注意,口腔黏膜干燥亦可见于服用抗胆碱药如阿托品的患者或风湿性疾病如干燥综合征等。

对肺部疾病患者,应注意检查颈部的静脉。右心衰竭和严重阻塞性气道疾病患者,常可见颈静脉充盈。有气道阻塞时,常可见吸气时颈静脉塌陷。上腔静脉阻塞的患者,可见颈静脉明显扩张,并伴头颈部、眼睑和双上肢水肿,以及前胸壁静脉或毛细血管扩张。

成年人胸廓的前后径较左右径为短,其比例约为 1:1.5。慢性阻塞性肺疾病患者或矮胖体形者,可见前后径增大而形成桶状胸(barrel chest);而慢性消耗性疾病,如肺结核或晚期肿瘤患者或瘦长体形者,前后径更小,形成扁平胸(flat chest)。大量胸腔积液、气胸或一侧严重代偿性肺气肿患者,可见一侧胸廓膨隆;肺不张、肺纤维化及胸膜明显增厚患者,则见一侧胸廓平坦或塌陷。脊柱侧凸为限制性肺部疾病的一个原因,脊柱结核患者常可导致脊柱畸形。还应注意胸廓活动度的强弱,是否对称。慢性阻塞性肺疾病和哮喘发作时,除胸廓饱满或呈桶状外,还可由于膈肌降低而出现吸气时胸壁内陷(Hoover 征)。对咳嗽的患者,应观察其咳嗽的特征(持续或发作性、咳嗽时间)、咳嗽是否费力、是否咳痰、痰液的量及性状等。

视诊时应注意患者的呼吸运动。正常男性和儿童以腹式呼吸为主,胸廓下部和上腹部的动度较大;女性则以胸式呼吸为主。肺部或胸膜疾病如肺炎或胸膜炎,可表现为胸式呼吸减弱而腹式呼吸增强;腹腔内疾病则可引起腹式呼吸减弱,胸式呼吸增强。应观察呼吸频率和节律性有无改变。静息状态下,正常成人的呼吸频率为 16~18 次/min,呼吸与脉搏之比为 1:4。如呼吸频率>24 次/min,称为呼吸过速(tachypnea);如呼吸频率<12 次/min,称为呼吸过慢(bradypnea)。并注意有无呼吸深度的变化,包括呼吸浅快、呼吸深快等。对呼吸节律应仔细观察,有无呼吸间停、叹息样呼吸、潮式呼吸,危重患者有无呼吸停止。

(二) 触诊　　触诊(palpation)对疾病的部位和性质判定有一定帮助。鼻窦炎患者常有额窦、筛窦和上颌窦压痛。应检查气管的位置和活动度，纵隔移位可引起气管移位，但肿瘤或纵隔纤维化所致的纵隔固定则导致气管活动度降低。从前方触诊，通过比较气管与两侧锁骨头的距离即可查明气管的位置。从后方触诊，较易查出颈部或锁骨上结节或肿块。锁骨上淋巴结肿大多为肺癌或胃癌转移的征象，但亦见于良性疾病如淋巴结结核和结节病等。肿瘤转移性淋巴结肿大常较坚硬，且活动度差。肿大淋巴结有时很小，不易触及，故应仔细地采用滑动触诊进行检查。但需注意，勿将皮下其他组织如肌腱等误认为淋巴结肿大。

皮肤或皮肤下结节，对结节病的诊断具有较大的价值，亦可见于皮肤结核病、恶性肿瘤、结节性动脉周围炎及肺吸虫病等，故应仔细进行触诊。

胸壁触诊时，应注意有无压痛。近期有外伤或胸痛者，应仔细触诊检查有无捻发感，以判断是否存在皮下气肿，以双手挤压胸廓判定是否存在肋骨骨折。通过触诊，可对胸廓活动度和语音传导进行评价，若一侧胸廓活动度降低和语音传导减弱，见于大量胸腔积液、气胸、胸膜增厚及肺不张等；对有胸痛的患者应仔细检查有无胸膜摩擦感，在双侧胸廓下前侧部较易检出。肺部触诊时，不应忽视语音震颤的检查。语音震颤的改变受到气道通畅程度及胸壁传导性能的影响。语音震颤的改变对鉴别肺部实变和肺不张及胸腔积液具有重要价值，肺部实变时语音震颤增强，而肺不张及胸腔积液则可引起语音震颤减弱。

（三）叩诊 由于胸内存在含有气体和液体密度的结构，在疾病状态下它们的关系发生变化，叩诊（percussion）可以准确地判定这类病变。胸部叩诊常采用间接叩诊法，亦可采用直接叩诊法。根据音响的频率及振幅的不同，胸部叩诊音可分为清音、过清音、鼓音、浊音和实音。胸壁组织结构的变化可影响叩诊音，应加以注意。正常胸部叩诊为清音。胸腔积液、肺实变、肺不张或巨大胸内肿瘤，叩诊呈现浊音或实音。肺脏过度含气如慢性阻塞性肺疾病或哮喘发作时，叩诊为过清音，提示肺内含气量增多；气胸或肺内巨大空腔性病灶叩诊则呈鼓音。必须注意，严重慢性阻塞性肺疾病患者，由于明显的过清音，可使小量气胸的征象不明显而造成漏诊。

膈肌活动度可在最大吸气和呼气时进行叩诊而确定，这种方法可客观地评价膈肌的活动情况。慢性阻塞性肺疾病患者，其膈肌下降，活动度降低。叩诊时亦能对肺界进行判定。

（四）听诊 正常人休息时，呼吸周期中，吸气相约占1/3，呼气相约占2/3。气体流经支气管或肺泡时产生的声音称为呼吸音。检查者应非常熟悉正常听诊音。在听诊（auscultation）过程中，进行双侧对比非常重要。在不同部位听诊所闻及的呼吸音有所不同，分为肺泡呼吸音、支气管肺泡呼吸音、支气管呼吸音和气管呼吸音。听诊时应嘱患者进行均匀的呼吸，必要时行深呼吸或在其咳嗽后进行。呼吸音的强弱受到气道内气流流速和胸壁组织传导性的影响。如以气流受限为特征的慢性阻塞性肺疾病患者，存在

有呼吸音降低。一般在胸部表面听诊只能闻及肺泡呼吸音。肺部较小或散在分布的实变则可闻及支气管肺泡呼吸音。较大范围肺实变且气道通畅的患者，语音传导增强，伴支气管呼吸音。语音传导降低见于存在影响呼吸音传导的病变，如支气管阻塞、气胸或胸腔积液。

异常呼吸音包括：①异常肺泡呼吸音，如肺泡呼吸音减弱或消失、肺泡呼吸音增强及呼气音延长等；②异常支气管呼吸音，即正常肺泡呼吸音的部位闻及支气管呼吸音，多见于肺组织实变；③异常支气管肺泡呼吸音，即正常肺泡呼吸音的部位出现支气管肺泡呼吸音，多见于支气管肺炎、肺结核等。

啰音是呼吸音以外的附加音，分为干啰音和湿啰音两种。

干啰音（rhonchi）是一种连续性声音，其持续时间较长，通常>250毫秒，具有音乐性质，为气体急速通过狭窄的气道而产生。引起气道狭窄的原因包括气道痉挛，黏膜充血、水肿，肿瘤及分泌物滞留等。根据其性质又可分为：①产生于中小气道、音调较高的哮鸣音；②产生于大气道、音调较低的鼾音。哮鸣音通常为支气管痉挛所致，是哮喘的重要体征。有时，哮鸣音的出现伴一个短暂的湿啰音，继之出现一个高调的哮鸣音，这种短暂的湿啰音为吸气时气道开放所致，被称为"辅音性湿啰音"，其意义与哮鸣音相同。鼾音常见于病情较重的患者，大气道存在狭窄、异物、肿瘤或分泌物潴留时；咳嗽后消失者提示鼾音为大气道内痰液潴留所致。局限性鼾音，咳嗽后仍然存在，或经多次检查持续不变者，提示为大气道器质性病变，如气管或主支气管肿瘤或结核等。

湿啰音（moist rale）为一种不连续性声音，其持续时间短，不具音乐性质，为气体通过液体面而产生。一般分为细湿啰音和粗湿啰音两种。波形分析提示，湿啰音出现的时相非常重要，有助于疾病的判断，见表5-1-1。出现于吸气早期的湿啰音，往往提示气道阻塞。吸气早期出现细湿啰音为呼气末期小气道闭合所致，并可在数次深呼吸后消失。吸气早期的粗湿啰音通常为支气管炎或支气管肺炎所致。若吸气中晚期均出现湿啰音，则见于支气管扩张。发生于吸气晚期的细湿啰音（Velcro啰音），通常见于限制性通气功能障碍性疾病，如特发性间质性肺疾病（特别是特发性肺纤维化）、石棉沉着病（又称石棉肺）和结节病等。

表5-1-1 湿啰音出现的时相与临床疾病

早期湿啰音	晚期湿啰音
慢性支气管炎	弥漫性肺间质纤维化
支气管哮喘	肺泡炎
慢性阻塞性肺疾病	肺充血和肺水肿
肺不张性湿啰音	结节病
支气管肺炎	硬皮病
	类风湿关节炎相关肺病
	石棉沉着病

此外,尚有几种其他附加音。如心包或纵隔存在气体时,可闻及一种粗湿啰音称为纵隔嘎吱音(crunch),其特点为与心脏收缩期同步发生,并可伴有心包摩擦音。胸膜摩擦音是一种伴随呼吸活动的摩擦音,通常粗大而近耳;可在吸气相或呼气相出现,但通常见于吸气末期和呼气初期;如患者伴有胸膜炎样胸痛,应让其指出疼痛部位,并仔细检查这些部位,则较易检出胸膜摩擦音。心包摩擦音与胸膜摩擦音相似,出现于心房和心室收缩和舒张时;最易闻及的部位为胸骨左缘第三肋间。心包摩擦音与胸膜摩擦音的鉴别,可让患者暂停呼吸,心包摩擦音仍可闻及,胸膜摩擦音则否。当然,心包摩擦音和胸膜摩擦音可同时存在。肺动静脉存在交通或先天性畸形,如动静脉瘘等,则可出现血管杂音,其性质为喷射性。

(五)肺外体征　　肺部疾病患者可出现较多的肺外体征。

低氧血症患者,当其毛细血管内还原血红蛋白≥50g/L时,常有发绀。中枢性发绀提示肺内气体交换异常,表现为全身性发绀,如舌和四肢同时出现发绀;周围性发绀多提示循环功能障碍,如血管痉挛或休克。

杵状指(趾)(acropachy)是手指或足趾的末端膨大,指(趾)甲根部的角度消失,可见于多种肺部疾病,如肺癌、特发性肺纤维化、支气管扩张症和肺脓肿,亦可见于其他器官疾病,如肝脏疾病或先天性心脏病,一些家族中,杵状指与遗传有关,并非由疾病所致。判定杵状指最可靠的依据是测定甲根部手指直径与远端指节间关节直径之比,正常人该比值始终小于1,如大于1则提示为杵状指,见图5-1-1;亦可通过测定甲床的角度来判断有无杵状指,正常人甲床角度应在160°以内,如甲床角度大于180°则提示为杵状指,见图5-1-2。

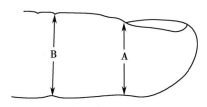

图5-1-1　杵状指检查方法1
以甲根部手指直径(A)与远端指节间关节直径(B)之比判断杵状指。

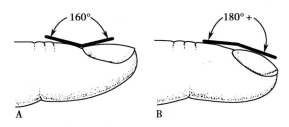

图5-1-2　杵状指检查方法2
测定甲根部甲床角度判断杵状指。　A. 正常手指;B. 杵状指。

肺癌患者可出现一系列副肿瘤综合征,通常与肿瘤细胞的类型有关。肺尖部肺癌侵犯颈交感神经节时,可出现Horner综合征,表现为同侧眼球内陷,眼睑下垂,瞳孔缩小和额部及胸壁无汗等;臂丛神经受累时可出现同侧肩关节疼痛、萎缩和功能丧失;喉返神经受累时可出现声音嘶哑;还可出现黑色棘皮症及硬皮症等。

(程德云)

参考文献

[1] 朱元珏, 陈文彬. 呼吸病学[M]. 北京: 人民卫生出版社, 2003: 267-272.

[2] 钟南山, 刘又宁. 呼吸病学[M]. 2版. 北京: 人民卫生出版社, 2012: 81-84.

[3] SEIDEL HM, BALL JW, DAINS JE, et al. Mosby's guide to physical examination[M]. 4th ed. St. Louis: Mosby Inc, 1999: 352-408.

[4] BURKI NK. Lee LY. Mechanisms of dyspnea[J]. Chest, 2010, 138 (5): 1196-1201.

第二节
咳嗽病因及诊断流程

咳嗽是呼吸道疾病的最常见症状,是一种保护性生理反射,具有清除呼吸道分泌物和有害因子的作用,但频繁或剧烈的咳嗽则对患者的工作、生活造成严重的干扰,同时引起诸多并发症,如胸痛、头痛、腹痛、呕吐、尿失禁或晕厥等。调查显示,将近50%的女性患者因慢性咳嗽诱发尿失禁。从流行病学上看,咳嗽可导致含有致病原的分泌物播散,导致传染性呼吸系统疾病的传播。

咳嗽是一种神经反射过程,感觉神经末梢(咳嗽感受器)受到刺激后,神经冲动沿迷走神经传入神经传到延髓咳嗽中枢,信号整合后经传出神经传递至效应器(膈肌、喉、胸部和腹肌群等),引起咳嗽动作。大脑皮质对咳嗽中枢有调节作用。与咳嗽反射有关的气道传入神经末梢主要包括有髓鞘的Aδ纤维和无髓鞘的C纤维,其末梢突触可以划分为对机械刺激敏感的机械感受器及对化学刺激敏感的化学感受器。C纤维对化学刺激十分敏感,能被辣椒素、缓激肽、柠檬酸、高渗盐水及二氧化硫所激活。咳嗽感受器在咽部和气管隆突分布最多且敏感度高,如喉、气管、主支气管的病变多有明显咳嗽,而小气道及肺泡病变通常不以咳嗽为主要症状。

咳嗽动作首先表现为快速、短促的吸气,横膈下降,声门迅速关闭,腹肌、肋间肌收缩,横膈迅速收缩上移,声门下的气道内压力急剧上升,与外界形成巨大的压力差,而后声门迅速开放,呼气肌持续收缩,声门下的高压空气迅速排出,并振动声带发出典型的咳嗽音。

多数的呼吸系统疾病都有不同程度的咳嗽症状,部分患者有其他明显的伴随症状,亦有一些以咳嗽为主要症状。其他如胃食管反流病、鼻炎、鼻窦炎等表现为咳嗽症状,其至是唯一的症状。咳嗽的治疗包括两个方面,一是对症治疗,二是病因治疗,病因诊断和病因治疗是咳嗽治疗,特别是慢性咳嗽治疗的基础,亦是治疗成功的关键。因此,对咳嗽患者,应注意咳嗽的性质、类型、时相、伴随症状、用药史、职业史,在此基础上,选择相关检查,获得初步诊断,治疗成功后明确诊断。

一、病史询问

(一)咳嗽的时间与分型 咳嗽通常按病程分为三类:急性咳嗽、亚急性咳嗽和慢性咳嗽。急性咳嗽<3周,亚急性咳嗽3~8周,慢性咳嗽≥8周。急性咳嗽若迁延不愈则可转变为亚急性或慢性咳嗽,急性、亚急性咳嗽病因相对简单,急性咳嗽以普通感冒、急性支气管炎多见,亚急性咳嗽则主要见于感染后咳嗽。临床上通常将以咳嗽为唯一症状或主要症状、时间超过8周、胸部X线检查无明显异常者称为慢性咳嗽。现在广义定义将以咳嗽为主要症状,时间超过8周,无论胸部X线检查是否异常者均称为慢性咳嗽。慢性咳嗽的常见病因为嗜酸性粒细胞性支气管炎(eosinophilic bronchitis,EB)、上气道咳嗽综合征(upper airway cough syndrome,UACS,曾称鼻后滴漏综合征)、咳嗽变异性哮喘(cough variant asthma,CVA)、变应性咳嗽、胃食管反流性咳嗽等。

(二)咳嗽的性质

1. 干咳 咳嗽无痰或仅咳少量白色黏液痰,多见于非感染性疾病或感染性疾病初期,如嗜酸性粒细胞性支气管炎、咳嗽变异性哮喘、变应性咳嗽、胃食管反流性咳嗽、急性咽喉炎、慢性咽喉炎、急性气管-支气管炎初期、喉及肺结核、喉癌、二尖瓣狭窄、原发性肺动脉高压、气管或支气管分叉部受压迫刺激(如淋巴结结核、肿瘤或主动脉瘤)、气管或支气管肿瘤、气管或支气管异物、胸膜炎、气胸等,亦可见于肺炎早期、轻度肺水肿、间质性肺炎、外耳道受刺激及心理性咳嗽等。

2. 湿咳 即有痰的咳嗽,多见于感染性疾病,如支气管扩张、肺炎、肺脓肿、空洞性肺结核、急性肺水肿、急性支气管炎、慢性支气管炎、脓胸伴支气管胸膜瘘、弥漫性泛细支气管炎、肺寄生虫病等。

(三)咳嗽的时相

1. 晨间咳嗽 见于慢性支气管炎、支气管扩张、肺脓肿。

2. 日间咳嗽 多数病因的咳嗽均以白天咳嗽为主。胃食管反流性咳嗽、上气道咳嗽综合征主要表现为白天咳嗽。

3. 夜间咳嗽 见于咳嗽变异性哮喘、肺结核、支气管结核、心力衰竭等。

4. 运动后咳嗽 提示运动性哮喘。

5. 进食相关性咳嗽 指患者进食期间及进食2小时内诱发咳嗽或咳嗽加重,多在进食酸性、油炸、高脂肪食物时出现。见于胃食管反流性咳嗽、慢性咽炎、食管-气管瘘。

6. 咳嗽伴呕吐 注意百日咳的可能。

(四)咳嗽与体位的关系

1. 夜间变动体位时咳嗽或咳嗽加剧 多见于慢性支气管炎、支气管扩张、肺脓肿等,急性支气管炎、感染后咳嗽、部分不明原因咳嗽亦有此表现。

2. 站立位较卧位咳嗽减轻 见于胃食管反流性咳嗽。

(五)咳嗽的声音特征

1. 嘶哑性咳嗽 见于声带炎症、喉炎、喉结核、喉癌、纵隔肿瘤或纵隔淋巴结肿大(转移性肿瘤)侵犯喉返神经。

2. 犬吠样咳嗽(阵发性连续剧咳伴有高调吸气回声) 见于百日咳、气管异物、主动脉瘤或纵隔淋巴结肿大或肿瘤压迫气管,亦可见于喉水肿或会厌声带肿胀、心理性咳嗽等。

3. 高音调金属音咳嗽 见于支气管结核、纵隔肿瘤、主动脉瘤或支气管癌、淋巴瘤或结节病压迫气管、心理性咳嗽等。

4. 咳嗽声音低微 见于极度衰弱或声带麻痹者。

(六)咳痰的性状 不同的痰液颜色对咳嗽有一定的提示诊断价值,详见表5-2-1。

表 5-2-1 咳痰的临床表现特点及其诊断意义

临床特点	提示疾病
白色黏液痰	慢性支气管炎、支气管哮喘、肺炎早期、肺泡细胞癌
浆液性痰	气道过敏性疾病、弥漫性肺泡癌
大量脓性痰	支气管扩张症、肺脓肿、支气管胸膜瘘
脓痰伴恶臭	厌氧菌感染
黏液脓性痰	慢性支气管炎急性加重期、肺结核伴感染、哮喘合并感染
血性痰	支气管扩张症、肺或气管(支气管)结核、中心性肺癌
脓血痰	肺脓肿、金黄色葡萄球菌肺炎、支气管扩张症
铁锈色痰	肺炎链球菌肺炎、肺血栓栓塞症
灰黄色黏痰	烟曲霉感染
果酱样痰	肺吸虫病
黄绿色痰	铜绿假单胞菌感染
巧克力色痰	阿米巴原虫感染
砖红色胶冻样痰	克雷伯菌感染
痰中硫磺样颗粒	肺放线菌感染
粉红色浆液泡沫痰	急性左心衰竭
白色黏痰牵拉成丝	白念珠菌感染
暗黄绿色稠厚痰团粒	空洞性肺结核
灰色或黑色痰	肺尘埃沉着病、硅沉着病、煤肺病
棕色痰	肺含铁血黄素沉着症、左心衰竭
痰中结石	支气管结石症
痰中支气管管型	纤维素性支气管炎,真菌感染或过敏
大量稀薄浆液痰含粉皮样物	棘球蚴病

（七）伴随症状

1. 发热 多见于肺部感染、胸膜炎、肺结核等,高热者应考虑肺炎、肺脓肿、脓胸等。

2. 胸痛 见于肺血栓栓塞症、胸膜疾病、自发性气胸和肺炎、肺脓肿累及胸膜。

3. 咯血 见于肺结核、支气管扩张症、肺脓肿、肺癌、二尖瓣狭窄、肺含铁血黄素沉着症等,伴大量咯血首先考虑支气管扩张及空洞性肺结核。

4. 呼吸困难 见于咽喉部病变(喉水肿、喉肿瘤)、支气管哮喘、慢性阻塞性肺疾病、重症肺炎、肺结核、间质性肺炎、大量胸腔积液、气胸、心功能不全、肺水肿、支气管异物等。

5. 喘鸣音 见于支气管哮喘、左心衰竭(肺水肿)等。吸气期喘鸣注意气管与支气管结核、异物误吸、气管肿瘤。

6. 声嘶 见于声带炎症、喉炎、喉结核、喉癌或纵隔肿块压迫、侵犯喉返神经。

7. 杵状指 常见于支气管扩张症、肺脓肿、支气管肺癌、脓胸、特发性肺纤维化等。

8. 呕吐 小儿百日咳、气管内异物、肺结核等。

9. 反流相关症状 包括胸骨后烧灼感、反酸、嗳气等,提示胃食管反流性咳嗽的可能。若存在进食相关性咳嗽则可能性更大。

10. 鼻炎相关症状 如喷嚏、鼻痒、鼻塞、流涕、清喉、咽后壁黏液附着感、鼻后滴流感,提示上气道咳嗽综合征。

11. 鼻窦炎相关症状 鼻塞、流脓涕、头痛或头昏、嗅觉异常。

（八）既往疾病及用药史 变应性鼻炎、非变应性鼻炎、鼻旁窦炎、慢性咽喉炎可致上气道咳嗽综合征;开胸手术、剖腹手术(上腹部)、甲状腺切除术、五官科手术等,可致手术后咳嗽;降血压药物血管紧张素转换酶抑制剂（ACEI)类可诱发顽固性咳嗽。

（九）职业接触史和家居环境 接触职业性致敏物如谷尘、木尘、面粉、动物皮毛、半抗原或单纯的刺激物等,生产性粉尘如硅尘等,刺激性气体如氯气、二氧化硫等,职业性致癌物如石棉、砷等及噪声、粉尘等有害刺激均可致职业性咳嗽。接触职业性致喘物如异氰酸酯类、苯酐类等可致职业性哮喘。家居环境中的尘螨、油烟、动物毛屑、蚕丝、真菌等可诱发哮喘性咳嗽。

二、体格检查

（一）啰音 双侧肺底或弥漫性湿啰音,提示慢性支气管炎、心功能不全、间质性肺炎。肺尖部局限性细湿啰音,提示浸润性肺结核。局限性下肺野湿啰音,常提示支气管扩张。局限性上肺野响性粗中湿啰音,常提示空洞性肺结核。干啰音或哮鸣音、支气管哮喘的喘鸣音常较广泛对称,以呼气相为主,而支气管结核、异物则以吸气相为主,较为局限。颈部吸气期干啰音应注意大气道的病变,例如

核、肿瘤等累及大气道。

（二）其他 上腔静脉阻塞综合征提示纵隔肿块、中央型肺癌。颈部及锁骨上淋巴结肿大者应考虑肺癌、肺结核。慢性咳嗽伴杵状指须注意支气管扩张、慢性肺脓肿、支气管肺癌。同时也要注意心界是否扩大,瓣膜区有无器质性杂音等心脏体征。

三、辅助检查

（一）血常规 白细胞计数增加和/或中性粒细胞比例增高,提示细菌感染性病变;嗜酸性粒细胞增多,提示过敏性疾病或寄生虫感染。淋巴细胞增多,见于百日咳杆菌、结核分枝杆菌感染。

（二）血清学检查 血清总 IgE 或特异性 IgE 增高可协助过敏性疾病如变应性咳嗽、咳嗽变异性哮喘、支气管哮喘的诊断。血清结核抗体、支原体抗体检测、肺孢子菌肺炎血清特异性免疫学检查对肺结核、支原体肺炎及肺孢子菌肺炎的诊断有重要辅助诊断价值。怀疑急性风湿热、风湿性肺炎应做抗链球菌溶血素"O"测定。结缔组织病引起的间质性肺炎应进行血清相关自身抗体检查。

（三）痰液检查

1. 一般性状检查 了解痰的量、颜色、性状及气味有诊断价值。

2. 诱导痰细胞学检查 多数慢性咳嗽患者为干咳。对不能自然咳痰的患者可进行高渗盐水雾化获得痰液,最早用于肺结核和支气管肺癌脱落细胞学的诊断,现在诱导痰细胞学检查已成为慢性咳嗽病因诊断的主要方法,同时用于评估哮喘、慢性阻塞性肺疾病患者的气道炎症状况。诱导痰检测作为一种无创、安全和可靠的气道炎症评价方法正日益受到重视,在慢性咳嗽的病因诊断中发挥了重要作用,细胞学检查嗜酸性粒细胞增高是诊断嗜酸性粒细胞性支气管炎的主要指标。正常人痰液的细胞学检查以巨噬细胞为主,占 60% ~ 90%,中性粒细胞<30%,嗜酸性粒细胞比例正常值<3%,国内嗜酸性粒细胞比例正常值≤2.5%。

3. 直接涂片检测 ①白细胞:正常痰内可见少量白细胞。中性粒细胞增多,可见于感染、过敏与哮喘;嗜酸性粒细胞增多,见于支气管哮喘、嗜酸性粒细胞性支气管炎、嗜酸性粒细胞性肺炎等;淋巴细胞增多见于肺结核、病毒性感染、间质性肺炎等患者。②红细胞:脓性痰中可见少量红细胞,支气管扩张患者的血性痰或脓血痰中可见多量红细胞。③上皮细胞:正常情况下痰中可有少量来自口腔的鳞状上皮细胞或来自呼吸道的柱状上皮细胞。在炎症或患其他呼吸系统疾病时大量增加。④肺泡巨噬细胞:吞噬炭粒者成为炭末细胞,见于炭末沉着症;吞噬含铁血黄素的含铁血黄素细胞,又称心力衰竭细胞,见于心力衰竭引起的肺淤血、肺血栓栓塞症及肺出血患者。⑤硫磺样颗粒:肉眼可见的黄色小颗粒,将该颗粒放在载玻片上压平,镜下检查中心部

位可见菌丝放射状排列呈菊花形,称放线菌,见于放线菌病。⑥寄生虫及虫卵:找到肺吸虫卵可诊断为肺吸虫病,找到溶组织阿米巴滋养体,可诊断为阿米巴肺脓肿或阿米巴肝脓肿穿破入肺。偶可见钩虫蚴、蛔虫蚴及肺包虫病的棘球蚴等。⑦革兰氏染色可用来检测细菌;抗酸染色用于检测结核/非结核分枝杆菌感染;荧光染色用于检测真菌和支原体等。

4. 细菌培养   根据所患疾病有目的地进行细菌、真菌和支原体的培养。结核分枝杆菌培养为结核病诊断的金标准。

5. PCR 检查   临床上用于结核/非结核分枝杆菌的分子诊断,敏感度高于痰涂片找抗酸杆菌。

(四)呼出气一氧化氮检测   呼出气一氧化氮(fractional exhaled nitric oxide,FeNO)是一种新型的气道炎症标志物,主要反映嗜酸细胞性气道炎症。FeNO 检测具有无创、快速、简单、重复性好等优点,作为诱导痰细胞学检查的重要辅助手段,FeNO 检测有助于哮喘等慢性气道炎症性疾病的病因诊断和气道炎症的评估。对于慢性咳嗽患者,咳嗽变异性哮喘(CVA)及嗜酸性粒细胞性支气管炎(EB)较其他病因 FeNO 水平显著增高,高水平的 FeNO 有助于 CVA 的诊断[≥33.5ppb(1ppb = 1×10^{-9} mol/L),敏感度为69.6%,特异度为85.1%],但用于诊断 EB 的意义不大(敏感度为69.8%,特异度为76.2%)。同时,FeNO≥32ppb 提示激素敏感性咳嗽的可能性大(敏感度为54.0%,特异度为91.4%)。

(五)影像学检查   胸部 X 线片能确定肺部病变的部位、范围与形态,甚至可确定其性质,得出初步诊断,指导经验性治疗和相关实验室检查。不同细菌所致的细菌性肺炎,其 X 线表现常有差异,如胸部 X 线片示肺叶或肺段实变,无空洞见于肺炎球菌肺炎;胸部 X 线片示肺野或肺段实变,蜂窝状脓肿、叶间隙下坠见于肺炎克雷伯菌肺炎。胸部 X 线片见卷发状阴影,考虑支气管扩张症。胸部 X 线片如无明显病变,则按慢性咳嗽诊断程序进行检查(见后文图 5-2-1)。胸部 CT 检查有助于发现纵隔前后肺部病变、肺内小结节、纵隔肿大淋巴结。高分辨率 CT 有助于诊断早期间质性肺疾病和非典型支气管扩张。MRI 能较 CT 更好地鉴别肺门附近的结节状病灶是血管断面还是肺癌病灶。

(六)食管 24 小时 pH 监测   是目前诊断和鉴别胃食管反流性咳嗽最为敏感和特异的方法。正常情况下,食管腔内 pH≥4。当发生胃酸反流时,食管腔内 pH<4。通过动态监测食管 pH 的变化,获得食管 pH<4 占总的检测时间的百分比,立位、卧位时食管 pH<4 的时间百分比,24 小时食管 pH<4 的次数,最长反流时间,反流时间>5 分钟的次数等 6 项参数,最后以 Demeester 积分表示反流程度。检查时实时记录反流相关症状,可以获得反流与咳嗽症状的相关概率(symptom association probability,SAP),明确反流时相

与咳嗽的关系。国外健康人正常 Demeester 积分<14.72,国内参考值<12.70,SAP<95%。在少数情况下,患者可能存在非酸或弱酸反流,若有条件可进行食管 24 小时 pH-多通道阻抗监测来判断非酸性胃食管反流性咳嗽。

(七)通气功能+气道反应性   有助于诊断和鉴别气道阻塞性疾病,如哮喘、慢性阻塞性肺疾病等。如果肺通气功能正常、支气管激发试验阴性,诱导痰检查嗜酸性粒细胞增高,可初步诊断为嗜酸性粒细胞性支气管炎。慢性咳嗽患者常规肺功能正常,支气管激发试验阳性,可初步诊断为咳嗽变异性哮喘。

(八)变应原检查   有助于过敏性疾病患者的病因(如变应性咳嗽)诊断,指导避免变应原接触和脱敏治疗,方法包括体外检测(检测患者的特异性 IgE)和在体试验(主要为皮肤变应原测试),包虫皮内试验及补体结合试验用于诊断肺包虫病。

(九)支气管镜与鼻咽镜检查   支气管镜不作为常规检查,能有效诊断气管腔内的病变,如支气管肺癌、异物、结核等。鼻咽镜检查如见鹅卵石样征和咽部黏液附着征可协助诊断上气道咳嗽综合征。

(十)咳嗽敏感性检查   常用辣椒素吸入进行咳嗽激发试验,咳嗽敏感性增高是慢性咳嗽的重要病理生理特征和临床特征。

四、急性咳嗽病因诊断

普遍认为普通感冒是急性咳嗽最常见的病因,其次为急性支气管炎。普通感冒还可合并诱发一些上呼吸道感染性疾病,如急性鼻窦炎、急性鼻炎、急性扁桃体炎、急性咽喉炎等。除了感染性疾病,理化刺激因子和变应原的急性暴露亦可能导致急性咳嗽。肺炎、肺栓塞、胸膜炎、气胸、心功能不全等疾病早期亦可表现为咳嗽。作为急性咳嗽的诊断程序,临床上首先要根据病史和体格检查的结果,判断急性咳嗽是否属于严重疾病或是普通疾病的一种表现,除了咳嗽外,普通感冒常表现为鼻塞、流涕、打喷嚏、咽喉痛等。值得注意的是,严重细菌性肺炎或病毒性肺炎早期亦可表现为感冒样症状。病史体征典型者可直接做出诊断,必要时可进行检查。若患者急性咳嗽伴咳脓痰时,多提示急性气管-支气管炎,常为普通感冒诱发。支气管哮喘、支气管扩张、慢性支气管炎或慢性阻塞性肺疾病急性发作,根据病史常不难判断。

五、亚急性咳嗽病因诊断

亚急性咳嗽的病因分布研究资料较少,通常认为感染后咳嗽是最常见的原因。Kwon 观察了 184 例亚急性咳嗽患者的病因诊断情况,发现感染后咳嗽占48%,而咳嗽变应性

哮喘仅占 16%。笔者研究表明,感染后咳嗽占亚急性咳嗽的 38%,咳嗽变异性哮喘、嗜酸性粒细胞性支气管炎(亚急性阶段)亦是重要原因。亚急性咳嗽通常始于急性上呼吸道感染,病程不断迁延,最终转归为感染后咳嗽。导致此类咳嗽的机制可能包括持续性鼻后滴流、上气道刺激、分泌物积聚、气道高反应性等。另外,持续的刺激物或变应原暴露、某些非典型病原体感染、慢性支气管炎或慢性阻塞性肺疾病急性加重等亦可能导致亚急性咳嗽。年老体弱或婴幼儿,由于免疫力低下或排痰障碍,需要注意迁延性感染性咳嗽的可能。

六、慢性咳嗽病因诊断程序

慢性咳嗽是内科门诊患者最常见的病症,与典型支气管哮喘、肺部感染、肺纤维化和支气管肺癌等疾病不同,由于缺乏典型的相关症状,胸部 X 线片检查无异常,一些临床医师简单地给患者戴上"支气管炎或慢性支气管炎"的帽子,给予止咳祛痰药或反复使用多种抗生素治疗均无效果。我们进行的流行病学调查显示,72% 的慢性咳嗽患者被诊为"支气管炎、慢性支气管炎或慢性咽喉炎"。实际上,慢性咳嗽的常见病因为咳嗽变异性哮喘、嗜酸性粒细胞性支气管炎、上气道咳嗽综合征、胃食管反流性咳嗽等,这些病因占了慢性咳嗽病因的 77%,而慢性支气管炎仅占 4%。另外,一些患者由于诊断不明,长期得不到有效治疗,反复进行胸部 X 线片、CT 等各种无意义的检查,不仅给患者的工作生活乃至心理带来极大的困扰,也导致医疗资源的严重浪费,是抗菌药物滥用的重灾区。

按照慢性咳嗽病因诊断程序,大部分患者可以获得明确的病因诊断,根据病因进行特异性治疗能够取得良好的治疗效果。根据我们国内的研究结果和临床实践,提出了慢性咳嗽病因诊断流程,如图 5-2-1 所示。

1. 病史和查体　通过病史询问缩小诊断范围,有时病史可直接提示相应病因,如吸烟史、暴露于环境刺激因素或正服用 ACEI 类药物。详细了解咳嗽性质、节律和咳嗽时间,以及其发作性特征及诱发因素,了解咳痰液的数量、颜色、气味及性状对诊断咳嗽具有重要的诊断价值。痰量较多、咳脓性痰者应首先考虑呼吸道感染性疾病,刺激性干咳者多为非感染性病变,如咳嗽变异性哮喘、嗜酸性粒细胞性支气管炎、变应性咳嗽等。除了呼吸系统症状,还应仔细询问肺外伴随症状,如咽痒、鼻塞、流涕、嗅觉,伴随鼻部/咽部症状者要考虑上气道咳嗽综合征或上气道咳嗽综合征。有反流相关症状者,如烧心、反酸、嗳气,特别是进食相关性咳嗽时,应注意胃食管反流性咳嗽的可能。所谓进食相关性咳嗽是指患者进食期间及进食 2 小时内诱发咳嗽或咳嗽加重,多在进食酸性、油炸、高脂肪食物时出现。咳嗽伴有纳差、盗汗、低热或痰中带血时需考虑支气管结核的可能,目前伴有典型结核中毒症状的患者越来越多。长期吸烟的中年患者出现刺激性咳嗽、原有咳嗽加重或出现痰中带血时,需高度怀疑支气管肺癌。查体闻及呼气性哮鸣音时,提示支气管哮喘的诊断,如闻及吸气性哮鸣音,要警惕中心性肺

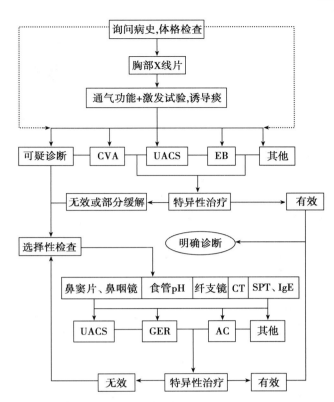

图 5-2-1　慢性咳嗽病因诊断流程

①CVA: 咳嗽变异性哮喘; UACS: 上气道咳嗽综合征; EB: 嗜酸性粒细胞性支气管炎; SPT: 变应原皮试; IgE: 免疫球蛋白 E; GER: 胃食管反流; AC: 变应性咳嗽; 纤支镜: 纤维支气管镜。 ②本流程仅为 X 线检查无明显异常的慢性咳嗽病因诊断使用。 ③虚线表示对于经济条件受限或普通基层医院的患者,可根据病史和咳嗽相关症状,进行病因诊断性治疗。 如果试验(1~2 周)无效,则应及时到有条件的医院进行检查诊断,以免延误病情。 (图片来源:广州呼吸健康研究院)

癌或支气管结核。

2. 胸部 X 线片检查　胸部 X 线片是慢性咳嗽患者的常规检查。胸部 X 线片有明显病变者,可根据病变的形态、性质选择进一步检查。胸部 X 线片无明显病变者,如有吸烟、环境刺激物或服用血管紧张素转换酶抑制剂等情况,则戒烟、脱离刺激物的接触或停药观察 4 周。若咳嗽仍未缓解或无上述诱发因素,则进入下一步诊断程序。

3. 肺功能与气道炎症检测　以诊断和鉴别哮喘。如果肺通气功能正常、激发试验阴性,诱导痰检查嗜酸性粒细胞增高,可初步诊断为嗜酸性粒细胞性支气管炎。因为咳嗽变异性哮喘和嗜酸性粒细胞性支气管炎均是慢性咳嗽最常见的病因,通气功能和支气管激发试验是诊断咳嗽变异性哮喘的关键方法,诱导痰细胞分类是诊断嗜酸性粒细胞性支气管炎的关键方法,因此在诊断程序中将肺功能+支气管激发试验、诱导痰检查均列为一线检查。没有条件进行诱导痰细胞学检查的单位,可进行呼出气一氧化氮(FeNO)检查,如果 FeNO 水平大于 32ppb,提示存在嗜酸性粒细胞炎症可能性大。

4. 呼气峰值流量变异率（PEFR）动态检测　在少数患者，支气管激发试验为阴性，但临床不能排除哮喘时，可采用呼气峰流速仪动态检查。若 PEFR 最大变异率>20% 或平均日间变异率>10%，提示存在气流阻塞可逆性，可用于哮喘的评价。但慢性咳嗽患者的基础肺功能基本正常，其对咳嗽变异性哮喘的诊断价值尚不明确。

5. 病史存在鼻后滴流或频繁清喉时，可先按上气道咳嗽综合征治疗，联合使用第一代 H1 受体拮抗剂和鼻减充血剂。对变应性鼻炎可加用鼻腔吸入糖皮质激素。治疗 1~2 周症状无改善者，可行鼻窦 CT 或鼻咽镜检查。如有慢性鼻窦炎，加用抗菌药物治疗，必要时行鼻内镜手术。

6. 如上述检查无异常，或患者伴有反流相关症状，可考虑进行食管 24 小时 pH 值监测。无条件进行 pH 值监测，高度怀疑者可进行经验性抗反流治疗。

7. 如诱导痰检查和支气管激发试验阴性，怀疑变应性咳嗽者，可行变应原皮试、血清 IgE 和咳嗽敏感性检测，或经验性使用抗组胺药和糖皮质激素治疗。

8. 通过上述检查仍不能确诊，或试验治疗仍继续咳嗽者，应考虑做高分辨率 CT、支气管镜或心血管系统检查等，以除外支气管扩张、支气管结核、气管肿瘤及充血性心功能不全等疾病。

9. 经相应治疗后咳嗽缓解，病因诊断方能确立，另外部分患者可同时存在多种病因。如果患者治疗后，咳嗽症状部分缓解，应考虑是否合并其他病因。经过详细检查和病因治疗后，患者咳嗽仍不缓解者，考虑不明原因咳嗽或难治性咳嗽。

（赖克方）

参考文献

[1] LAI K, PAN J, CHEN R, et al. Epidemiology of cough in relation to China[J]. Cough, 2013, 9(1): 18.

[2] 赖克方, 李斌恺, 王法霞, 等. 慢性咳嗽患者的诊疗现状调查[J]. 中华哮喘杂志: 电子版, 2011, 5(1): 8-10.

[3] 杨存珍, 陈如冲, 李斌恺, 等. 女性慢性咳嗽患者生活质量及尿失禁调查[J]. 中华哮喘杂志: 电子版, 2010, 4(4): 252-255.

[4] 赖克方, 陈如冲, 刘春丽, 等. 不明原因慢性咳嗽的病因分布及诊断程序的建立[J]. 中华结核和呼吸杂志, 2006, 29(2): 96-99.

[5] MORICE AH, JAKES AD, FARUQI S, et al. A worldwide survey of chronic cough: a manifestation of enhanced somatosensory response[J]. Eur Respir J, 2014, 44(5): 1149-1155.

[6] LAI K, CHEN R, LIN J, et al. A prospective, multicenter survey on causes of chronic cough in China[J]. Chest, 2013, 143(3): 613-620.

[7] IRWIN RS, CORRAO WM, PRATTER MR. Chronic persistent cough in the adult: the spectrum and frequency of causes and successful outcome of specific therapy[J]. Am Rev Respir Dis, 1981, 123(4 Pt 1): 413-417.

[8] IRWIN RS, CURLEY FJ, FRENCH CL. Chronic cough. The spectrum and frequency of causes, key components of the diagnostic evaluation, and outcome of specific therapy[J]. Am Rev Respir Dis, 1990, 141(3): 640-647.

[9] PRATTER MR. Overview of common causes of chronic cough: ACCP evidence-based clinical practice guidelines[J]. Chest, 2006, 129(1 Suppl): 59S-62S.

[10] 马洪明, 朱礼星, 赖克方, 等. 不明原因慢性咳嗽的诊断探讨[J]. 中华结核和呼吸杂志, 2003, 26(11): 675-678.

[11] PALOMBINI BC, VILLANOVA CA, ARAÚJO E, et al. A pathogenic triad in chronic cough: asthma, postnasal drip syndrome, and gastroesophageal reflux disease[J]. Chest, 1999, 116(2): 279-284.

[12] 赖克方, 陈如冲, 林玲, 等. 不同病因慢性咳嗽临床特征的诊断价值[J]. 中华结核和呼吸杂志, 2009, 32(6): 418-421.

[13] LUO W, CHEN Q, CHEN R, et al. Reference value of induced sputum cell counts and its relationship with age in healthy adults in Guangzhou, Southern China[J]. Clin Respir J, 2018, 12(3): 1160-1165.

[14] SCHNEIDER A, SCHWARZBACH J, FADERL B, et al. FENO measurement and sputum analysis for diagnosing asthma in clinical practice[J]. Respir Med, 2013, 107(2): 209-216.

[15] WESTERHOF GA, KOREVAAR DA, AMELINK M, et al. Biomarkers to identify sputum eosinophilia in different adult asthma phenotypes[J]. Eur Respir J, 2015, 46(3): 688-696.

[16] YI F, CHEN R, LUO W, et al. Validity of fractional exhaled nitric oxide in diagnosis of corticosteroid-responsive cough[J]. Chest, 2016, 149(4): 1042-1051.

[17] SONG WJ, KIM HJ, SHIM JS, et al. Diagnostic accuracy of fractional exhaled nitric oxide measurement in predicting cough-variant asthma and eosinophilic bronchitis in adults with chronic cough: a systematic review and meta-analysis[J]. J Allergy Clin Immunol, 2017, 140(3): 701-709.

[18] GIBSON PG, FUJIMURA M, NIIMI A. Eosinophilic bronchitis: clinical manifestations and implications for treatment[J]. Thorax, 2002, 57(2): 178-182.

[19] DENG HY, LUO W, ZHANG M, et al. Initial empirical treatment based on clinical feature of chronic cough[J]. Clin Respir J, 2016, 10(5): 622-630.

[20] DICPINIGAITIS PV. Chronic cough due to asthma: ACCP evidence-based clinical practice guidelines[J]. Chest, 2006, 129(1 Suppl): 75S-79S.

[21] IRWIN RS. Chronic cough due to gastroesophageal reflux disease: ACCP evidence-based clinical practice guidelines[J]. 2006, 129(1 Suppl): 80S-94S.

[22] MORICE AH, FONTANA GA, SOVIJARVI AR, et al. The diagnosis and management of chronic cough[J]. Eur Respir J, 2004, 24(3): 481-492.

[23] 中华医学会呼吸病学分会哮喘学组. 咳嗽的诊断与治疗指南（草案）[J]. 中华结核和呼吸杂志, 2005, 28(11): 738-744.

[24] 中华医学会呼吸病学分会哮喘学组. 咳嗽的诊断与治疗指南（2009 版）[J]. 中华结核和呼吸杂志, 2009, 32(6): 407-413.

[25] 中华医学会呼吸病学分会哮喘学组. 咳嗽的诊断与治疗指南（2015 版）[J]. 中华结核和呼吸杂志, 2016, 39(5): 323-354.

第三节
咯血病因及诊断流程

咯血（hemoptysis）指喉及喉以下呼吸系统任何部位的组织出血，经口腔排出的一种临床症状。少量咯血时可以仅见痰中夹杂血丝或可见少许暗红色或红色血液咳出，大咯血时可见大量鲜血从口中甚至鼻孔中涌出，常可阻塞呼吸道造成窒息。临床一般认为，24 小时内咯血量少于 100ml

者为少量咯血,100~500ml 者为中量咯血,大于 500ml 或一次性咯血量大于 100ml 者为大量咯血。咯血尤其是大量咯血可以导致多种并发症危及生命,是内科急症之一。

一、咯血的病因

咯血可由多种疾病引起,除呼吸系统疾病外,还可由循环系统、血液系统及全身性疾病等所致。为临床工作方便,

常将导致咯血的主要疾病按照表 5-3-1 所示进行分类。

（一）呼吸系统疾病

1. 肺结核　可有低热、乏力、盗汗和消瘦等结核中毒症状及慢性咳嗽、咳痰、咯血和胸痛等呼吸系统症状,约半数有不同程度咯血,咯血可为首发症状,出血量多少不一,病变多位于双肺上野,影像学和痰液检查有助于诊断。气管或支气管结核也可出现咯血,需通过纤维支气管镜确诊。

表 5-3-1　导致咯血的主要疾病

疾病分类	主要疾病
1. 呼吸系统疾病	
（1）气管、支气管疾病	支气管扩张,支气管肺癌,支气管结核,急、慢性支气管炎,支气管腺瘤,支气管结石,支气管囊肿,支气管黏膜非特异性溃疡,支气管静脉曲张,支气管异物等
（2）肺部疾病	肺结核、肺炎、肺脓肿、肺淤血、肺梗死、肺真菌病、肺寄生虫病(肺吸虫病、肺阿米巴病、肺包虫病等)、肺动脉发育不全、肺囊肿、肺隔离症、肺转移性肿瘤、肺含铁血黄素沉着症、肺尘埃沉着病等
2. 循环系统疾病	风湿性心脏病(二尖瓣狭窄)、左心衰竭、肺动脉高压、细菌性心内膜炎、先天性心脏病(如房间隔缺损、动脉导管未闭)、肺动静脉瘘、左房黏液瘤、主动脉夹层破裂、遗传性出血性毛细血管扩张等
3. 其他疾病	血小板减少性紫癜、白血病、再生障碍性贫血、血友病、弥散性血管内凝血等
（1）血液系统疾病	结节性多动脉炎、血管炎、系统性红斑狼疮、白塞病,Wegener 肉芽肿、原发性气管支气管淀粉样变等
（2）结缔组织疾病	流行性出血热、肺出血型钩端螺旋体病、肺鼠疫等
（3）传染性疾病	抗凝治疗过量、支气管-肺活检、支气管镜检查损伤、气管内支架、导管及手术治疗等
（4）医源性原因	慢性肾衰竭、IgA 肾病、肺出血肾炎综合征(Goodpasture 综合征)、外伤、吸入有毒气体、子宫内膜异位症、药物(如青霉胺可引起肺出血)等
（5）其他	

2. 支气管扩张　多有长期咳嗽、咳脓痰病史,部分患者可无咳嗽、咳痰,而仅表现为反复咯血,咯血量由少至多,咯血间隔由长变短,咯血间期全身情况较好。

3. 支气管肺癌　多见于 40 岁以上患者,常有吸烟史,可伴有咳嗽、咳痰、胸痛,咯血小量到中量,多为痰中带血,呈持续性或间断性,大咯血较少见,影像学检查、痰涂片细胞学检查、气管镜活检等有助于诊断。

4. 肺部感染　各种肺炎均可引起咯血。一般为少量到中量咯血,根据典型的临床表现,如畏寒、发热、胸痛、咳嗽、咳脓性痰等及影像学检查可以做出诊断。急性肺脓肿起病急,早期有肺炎的症状,继之出现大量脓痰,可痰中带血,大量咯血者极少。慢性肺脓肿有长期脓血痰或有大量咯血,并有杵状指(趾)表现。

5. 肺栓塞　有咳嗽、胸痛、呼吸困难,可有晕厥,主要依靠凝血功能、D-二聚体检查、蛋白 C、蛋白 S、抗凝血酶Ⅲ、狼疮凝集物、心电图、心肌酶、超声心动图、下肢静脉超声及肺动静脉增强 CT 或肺动脉造影协助诊断,明确病因。

6. 其他呼吸系统疾病　如过敏性肺炎、肺真菌病、肺寄

生虫病、肺尘埃沉着病、肺含铁血黄素沉着症、肺囊肿及支气管结核、支气管结石、支气管异物等都可引起咯血。应根据临床表现和客观检查予以鉴别。

（二）循环系统

1. 二尖瓣狭窄　咯血量可多可少,以中青年患者多见,有心脏病史和心脏杂音等。咯血的特点为起初肺淤血时咯血量少,一般为暗红色,并发肺水肿时咳大量浆液性粉红色泡沫样痰。

2. 高血压病　在血压过高时,可引起肺支气管循环毛细血管破裂出血。

3. 其他　先天性心脏病或肺血管疾病导致肺动脉高压时,可发生咯血。

（三）其他少见病
血液系统疾病如血小板减少性紫癜、白血病、血友病、再生障碍性贫血等;传染病如流行性出血热、钩端螺旋体病及肺吸虫病等;风湿性疾病如结节性动脉周围炎、白塞病等;尿毒症、肺出血肾炎结合征和呼吸

道内子宫内膜异位症等。

肺脏95%的循环血液来自肺动脉及其分支,5%来自支气管动脉,主要向气道和支撑结构供血。除非有外伤、肉芽肿、钙化的淋巴结或肿瘤破坏了某一大的肺动脉,一般出血均来自体循环的支气管动脉。上述病因所致咯血机制各不相同,常见咯血机制有:支气管肺毛细血管损伤、血管壁通透性增高或黏膜下血管破裂造成咯血;炎症、结核、肿瘤等疾病可侵及血管,破坏支气管黏膜或病灶处的毛细血管,使得黏膜下血管破裂或毛细血管通透性增加,一般咯血量较小,病变侵袭小血管引起血管破溃常常出现中等量的咯血;病变引起小动脉、小动静脉瘘或曲张的黏膜下静脉破裂,或因为严重而广泛的毛细血管炎症造成血管的破坏或通透性增加,往往表现为大咯血。肺动静脉压力增高导致动静脉血管瘤破裂;凝血因子缺陷或凝血机制障碍等也可造成咯血。另外,一些疾病的咯血机制尚未明确,如肺出血肾炎综合征、替代性月经等。

二、咯血的诊断流程

对于临床主诉"咯血"者,首先应排除上呼吸道(如鼻腔)组织出血和口腔出血,特别是有少数上呼吸道出血患者,其血液向下流至咽部,在夜间熟睡时甚至向下流入气管,然后再经口腔将血液咳出,极易误诊为咯血。此外,应注意咯血与呕血的鉴别。仔细进行病史询问和体检可提供鉴别诊断的重要依据,必要时可行鼻咽镜、纤维喉镜、胃镜等检查以明确诊断。

(一)病史采集和体格检查　详细询问病史并认真进行体检对于咯血的诊断和鉴别诊断具有重要意义,是咯血诊断流程中最基础的第一个步骤。

1. 咯血性质　咯血前常有喉部痒感、胸闷、咳嗽等,血色鲜红,血中混有痰液及泡沫,呈碱性,出血后常有血痰数日,若持续时间较长,血色呈暗红。如咯血咽下,可有黑便。鼻出血多自前鼻孔流出,常在鼻中隔前下方发现出血灶;鼻腔后部出血经后鼻孔沿咽后壁下流,可用鼻咽镜检查确诊;喉部炎症及肿瘤出血、口腔溃疡、牙龈出血等不难诊断。呕血为上消化道出血,常见病有消化性溃疡、肝硬化、急性胃黏膜病变、胆管出血等,呕血前常有上腹部不适、恶心、呕吐等,可为喷射状呕出,血色呈棕黑、暗红,有时亦呈鲜红,血中常混有食物残渣及胃液,反应呈酸性,常伴黑便及柏油样便,呕血停止后仍持续数日,有时与咯血鉴别较为困难。

2. 咯血量　咯血量多少取决于原发疾病及病变性质,不一定与疾病的严重程度一致。大量咯血多见于支气管扩张、空洞性肺结核或动脉瘤破裂。持续痰中带血应考虑支气管肺癌可能。

3. 病史　幼年有麻疹或百日咳病史并长期反复咳嗽、咳脓痰者应考虑支气管扩张;有食生蟹等海鲜史者应考虑肺吸虫病可能;有去疫区史者应除外流行性出血热或钩端螺旋体病等;咯血与月经有关应考虑子宫内膜异位症及替代性月经等;有长期有害粉尘作业史者应考虑肺尘埃沉着病可能。

4. 年龄及性别　青壮年咯血多见于肺结核、支气管扩张、肺源性心脏病等;40 岁以上有长期大量吸烟史者,应警惕支气管肺癌可能;青年女性反复咯血应考虑支气管结核、支气管腺瘤等;周期性咯血者应考虑子宫内膜异位症等。

5. 咯血的颜色和性状　咯血为鲜红色常见于肺结核、支气管扩张、肺脓肿、支气管结核、出血性疾病等;暗红色多见于二尖瓣狭窄;粉红色泡沫样血痰常见于左心衰竭肺水肿时;黏稠暗红色血痰见于并发肺梗死时;铁锈色痰主要见于大叶性肺炎或肺吸虫病;砖红色胶冻样血痰主要见于肺炎克雷伯菌肺炎。

6. 咯血的伴随症状　咯血伴发热,见于肺结核、支气管扩张、肺脓肿、流行性出血热、肺梗死等;伴胸痛,见于肺炎、肺梗死、肺结核、支气管肺癌等;伴呛咳,见于支气管肺癌、支原体肺炎等;伴脓痰,见于肺脓肿、支气管扩张、空洞性肺结核并发感染、化脓性肺炎等;伴皮肤黏膜出血,见于血液系统疾病、流行性出血热、肺出血型钩端螺旋体病、风湿病等;伴黄疸,见于肺出血型钩端螺旋体病、中毒性肺炎、脾梗死等;伴口腔及外生殖器黏膜溃疡,见于结缔组织疾病等。

7. 咯血的并发症　大咯血可引起严重并发症,应提高警惕,及时发现及治疗。常见有肺不张、吸入性肺炎、失血性休克、窒息等。

(二)胸部 X 线片和胸部 CT 检查　咯血患者都应拍摄胸部 X 线片,条件许可者应行胸部 CT 和多排 CT 血管造影(multidetector CT-angiography, MDCTA)扫描,注意肺动脉和支气管动脉。对于大多数疑因呼吸系统疾病所致的咯血,胸部 X 线片和胸部 CT 检查可以明确导致出血的解剖部位,即明确"定位诊断",这对于下一步诊治具有重要价值,例如,准确的定位诊断可为手术救治危及生命的大咯血者提供最关键的信息。胸部 X 线片和胸部 CT 检查尚可为"定性诊断"(即病因诊断)提供重要依据,例如,结核病多位于上肺,病灶密度常不均匀,甚至可有空洞存在;支气管扩张症可见双轨征和印戒征,并可见病变肺叶容积缩小;肺癌患者可见肺内结节影或块状影,可有分叶、毛刺等征象。对于疑因循环系统疾病所致的咯血,胸部 X 线片和胸部 CT 检查也可提供有价值的资料,如风湿性心脏病二尖瓣狭窄患者在胸部 X 线片上可见左心房双心房影,尚可见肺淤血的各种征象。MDCTA 近年来已替代数字减影血管造影(digital subtraction angiography, DSA)的支气管动脉造影检查,作为一项无创、安全有效的检查用于发现支气管动脉的病变及肺动静脉的病变,对于其他系统疾病所致的咯血,胸部 X 线片和胸部 MDCTA 检查虽不能直接显示原发疾病,但可显示肺脏出血的部位、范围和严重程度,可为临床判断病情轻重提供重要资料。

对于疑因肺栓塞致肺梗死而咯血者,应行肺动脉增强 CT 造影,可以清晰地显示肺血管病变,现多认为应将该项检查列为临床怀疑肺栓塞可能性大时首选的确诊性检查手段。

少数疑因呼吸系统疾病所致的咯血,其胸部 X 线片和胸部 CT 检查可呈阴性表现。对这些患者应积极考虑行支气管镜检查。

（三）支气管动脉造影　　对于少数疑因呼吸系统疾病所致的咯血而胸部 X 线片和胸部 CT 检查又呈阴性表现者,特别是咯血量比较大者,可考虑行支气管动脉造影检查明确出血部位和出血原因,同时对于中大量咯血经药物治疗效果欠佳者,可于造影后行支气管动脉栓塞止血治疗,对大部分患者有效。

（四）支气管镜检查　　对于因呼吸系统疾病所致咯血的患者,经胸部 X 线片和胸部 CT 检查明确了定位诊断后,常常还需考虑行支气管镜检查以协助明确出血的部位和病因诊断。例如,支气管镜活检对于支气管结核、肺结核和支气管管腔相通的肺癌等具有很高的诊断价值;对于由支气管异物所致的支气管扩张并咯血,支气管镜可明确诊断,并可取出异物,消除病因;支气管肺泡灌洗液（BALF）细菌培养对于明确下呼吸道感染的病原菌具有一定参考价值。对于胸部 X 线片和胸部 CT 检查呈阴性表现的呼吸系统疾病所致咯血者,支气管镜有时可以明确出血的原因,如支气管息肉出血者。

对于咯血患者行支气管镜检查的时机问题目前尚有争议,但多主张以大量咯血停止、仅有少许痰中带血者为最佳检查时机。以往曾主张对正在大量咯血者行支气管镜检查,以明确出血部位,并可进行局部注药止血等处理,但实践中发现,正在大量咯血时往往多个支气管内均有红色血液,不易确定原发出血部位,对明确诊断帮助不大,而检查本身可因导致患者紧张、咳嗽等而加重出血。所以对于中大量咯血而药物综合止血效果欠佳者,建议行 DSA 支气管动脉造影下出血责任血管的栓塞术,止血后再考虑行支气管镜检查。

（五）心脏彩超　　可发现心脏病变和大血管异常。如对于风湿性心脏病二尖瓣狭窄等心脏疾病所致咯血者,心脏彩超检查可为明确诊断提供重要依据。

（六）各种实验室诊断技术　　众多的实验室诊断技术可为咯血的病因诊断提供有益信息,如红细胞计数与血红蛋白测定有助于判断出血程度,嗜酸性粒细胞增多提示寄生虫病的可能,血小板计数及凝血功能测定有助于出凝血性疾病的诊断;痰涂片找抗酸杆菌阳性、痰结核分枝杆菌基因（TB-DNA）阳性、痰培养抗酸杆菌（X-Spert）阳性或痰结核分枝杆菌培养阳性对肺结核病具有确诊意义;痰细胞学检查发现癌细胞对明确肺癌诊断帮助甚大;风湿免疫指标测定能提供结缔组织病的线索;骨髓细胞学检查对血液系统疾病所致咯血的病因诊断具有关键意义。

（七）临床随访观察　　有极个别咯血患者（特别是少量咯血患者）,虽经采用各种诊断技术积极寻找原因,仍未能明确病因诊断,经验性抗感染治疗和各种止血药物治疗也未能消除咯血症状。此时只能进行随访观察,定期复诊。

咯血病因诊断流程见图 5-3-1。

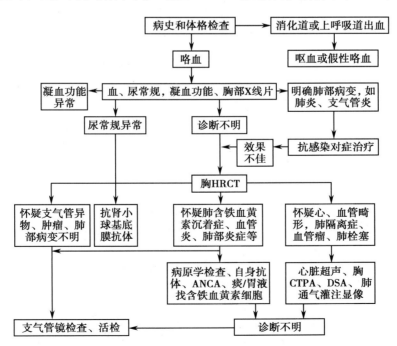

图 5-3-1　咯血病因诊断流程

HRCT,高分辨率 CT;ANCA,抗中性粒细胞胞质抗体;CTPA,CT 肺动脉造影;DSA,数字减影血管造影。

三、咯血的治疗原则

对小量咯血患者应积极进行相关检查,争取尽早明确病因诊断,以便采取针对性的措施治疗导致咯血的原发疾病。

对中量和大量咯血患者首先应采取综合性措施控制咯血,患者应卧床休息,可选用各种止血药物,在无禁忌证的前提下酌情使用镇咳镇静治疗,及时清理呼吸道分泌物保持呼吸道通畅,一侧肺疾病致大出血时应向患侧侧卧,以保持健侧呼吸道通畅;对于考虑可能为肺部感染性疾病(如支气管扩张症、肺脓肿等)所致咯血者,可经验性使用抗生素。同时,应在保证综合性止血措施落实、患者安全的前提下,积极开展各项检查,以图尽早明确诊断。对于大咯血经药物治疗等综合性止血措施积极处理仍不能止血者,可考虑行支气管动脉造影检查及栓塞止血,对部分患者能帮助明确出血部位,并发挥止血效果。

手术治疗适用于有明确病因诊断且有手术适应证的患者,如肺癌、肺段支气管扩张。对于反复大量咯血者,如果对于肺部疾病的定位诊断明确,有时尽管病因诊断尚不够清楚,也可考虑手术切除出血的肺组织以挽救生命。

对于大量咯血阻塞呼吸道导致窒息的患者应分秒必争地进行急救。

(张挪富)

参考文献

[1] 钟南山, 刘又宁. 呼吸病学[M]. 2版. 北京: 人民卫生出版社, 2012: 72-74.

[2] 蔡柏蔷, 李龙芸. 协和呼吸病学[M]. 2版. 北京: 中国协和医科大学出版社, 2011: 196-200.

[3] 中华医学会儿科学分会呼吸学组. 儿童咯血诊断与治疗专家共识[J]. 中华实用儿科临床杂志, 2016, 31(20): 1525-1530.

[4] CORDOVILLA R, BOLLO DE MIGUEL E, NUÑEZ ARES A, et al. Diagnosis and treatment of hemoptysis [J]. Arch Bronconeumol, 2016, 52 (7): 368-377.

[5] GAGNON S, NICHOLAS Q, HERVE É, et al. Approach to hemoptysis in the modern era[J]. Can Respir J, 2017, 2017: 1565030.

第四节
胸痛病因及诊断流程

一、概述

胸痛是临床上的常见症状,是一种主观感受。胸痛的表现复杂多变,其严重程度与病情轻重不一定完全一致。引起胸痛的疾病种类繁多,几乎涉及胸部的所有器官,少数腹腔器官病变及精神心理障碍也可表现为胸痛,对其发病诱因和疾病病理生理机制全面了解、认真分析、仔细检诊,这对胸痛的诊断及鉴别有重要意义。致死性胸痛(主要包括急性心肌梗死、主动脉夹层、肺栓塞、张力性气胸)可严重威胁患者的生命,需要快速识别和及时正确处理,才能有效提高救治的成功率。

二、胸痛的发生机制

各种物理、化学因素及炎症因子刺激胸部的感觉神经产生痛觉冲动,传至大脑皮质的痛觉中枢产生胸痛。胸部的感觉神经分布大致有:①肋间神经支配胸壁各层结构、肋胸膜、膈肌周边部分;②交感神经支配心脏及大血管;③迷走神经支配气管、支气管及食管;④膈神经的感觉神经纤维支配膈肌中央部分、心包膈面。

由于体表感觉传入神经纤维与内脏感觉传入神经纤维在脊髓后角发生突触联系,内脏的痛觉传入可放射至相应的体表区域,即放射痛。内脏痛通常定位不清、分布弥散,不同部位疾病可能出现相似的放射部位疼痛。

三、引起胸痛的常见疾病及特点

引起胸痛的常见疾病见表5-4-1。

(一)胸壁病变　常见共同特征是:①疼痛固定于病变部位;②局部常有压痛;③深呼吸、咳嗽、举臂或转动躯干等动作使胸部活动时可诱发或加重伤痛。通过细致的体格检查,不难做出诊断。

1. 皮肤及皮下组织病变

(1)急性皮炎、皮下蜂窝织炎:皮肤和/或皮下组织急性炎症时,局部可出现明显的红、肿、热、痛及压痛,较易诊断。

(2)带状疱疹:是一种病毒感染性疾病,最常见的肋间带状疱疹,可引起剧烈胸痛,多为单侧,疼痛常沿发生疱疹的肋间神经分布。

2. 周围神经病变

(1)肋间神经炎:常为病毒感染、毒素、机械损伤、压迫等原因引起肋间神经炎而导致胸痛,多为持续性刺痛或灼痛,常沿肋间神经分布,转身、深呼吸、咳嗽均可使疼痛加重,局部有压痛,以脊椎旁、腋中线及胸骨旁较明显。

(2)肋间神经肿瘤:良、恶性肋间神经肿瘤或肿瘤转移侵犯均可引起肋间神经痛,为持续性剧痛,胸部CT等检查可发现肿瘤存在。

(3)脊神经根痛:多种病因导致胸段脊髓及神经根受到压迫而引起胸部肋间神经根痛,多为刺痛或锐痛,打喷嚏、咳嗽、弯腰、举臂、转身可使疼痛加重,按压相应的椎体可使疼痛减轻。常见于强直性脊柱炎、骨关节炎、脊椎结核、椎间盘突出、脊髓硬膜外脓肿、脊髓和椎管内肿瘤等。脊柱X线、MRI及造影有助于诊断。

3. 肌肉病变

(1)外伤和肌肉韧带劳损:受累局部有明显的压痛,与疼痛部位的活动密切相关,局部使用麻醉药多可使疼痛消失,较易诊断。

表 5-4-1　引起胸痛的常见疾病

疾病分类	主要疾病
1. 胸壁疾病	
（1）皮肤及皮下组织病变	急性皮炎、皮下蜂窝织炎、带状疱疹、胸骨前水肿、痛性肥胖症、系统性硬化病
（2）周围神经病变	肋间神经炎、肋间神经肿瘤、神经根痛、胸段脊髓压迫症、多发性硬化
（3）肌肉病变	外伤和肌肉韧带损伤、肌炎及皮肌炎、流行性胸痛
（4）骨骼及关节病变	强直性脊柱炎、颈椎病、结核性胸椎炎、化脓性骨髓炎、非化脓性肋软骨炎、骨肿瘤、急性白血病、嗜酸性肉芽肿、外伤
2. 胸腔脏器疾病	
（1）心脏及主动脉疾病	
冠状动脉与心肌疾病	心绞痛、心肌梗死、特纳综合征、心肌梗死后综合征、管状动脉瘤、梗阻性肥厚型心肌病
心瓣膜病	二尖瓣膜病、二尖瓣脱垂综合征、主动脉瓣膜病
心包疾病	急性心包炎
先天性心血管病	房间隔缺损、法洛三联症、法洛四联症、先天性特发性肺动脉扩张、原发性肺动脉高压症
主动脉疾病	胸主动脉瘤、主动脉窦动脉瘤、主动脉夹层破裂
（2）呼吸系统疾病	
胸膜疾病	胸膜炎、胸膜肿瘤、自发性气胸、血气胸
气管及支气管疾病	支气管炎、原发性支气管肺癌
肺部疾病	肺炎、肺结核
肺动脉疾病	肺栓塞与肺梗死、肺动脉高压症
（3）胸腺疾病	
（4）纵隔疾病	纵隔炎、纵隔肿瘤、纵隔气肿、食管炎、胃食管反流、食管裂孔疝、食管癌
3. 腹腔脏器疾病	膈下脓肿、急性胆囊炎、急性胰腺炎、急性胃穿孔、消化性溃疡、脾梗死
4. 其他原因	过度通气综合征、痛风、胸廓出口综合征、精神心理障碍

（2）肌炎及皮肌炎：疼痛常于咳嗽或运动时加剧。

4. 骨骼及关节病变

（1）凡破坏胸骨、肋骨、脊椎骨的疾病，均可因为骨膜反应而导致局部出现明显的疼痛及压痛，如结核性胸膜炎、化脓性骨髓炎、非化脓性肋软骨炎、原发或转移骨肿瘤、多发性骨髓瘤。

（2）外伤：累及骨膜，可引起局部疼痛；发生骨折，则在胸廓运动时，骨折两端相互摩擦，使疼痛加剧。根据外伤史、体检及 X 线检查即可诊断。

（3）急性白血病：由于白血病细胞浸润胸骨，常有胸骨的压痛。

（4）嗜酸性肉芽肿：好发于肋骨及其他扁平骨，引起胸痛及病变骨肿胀。

（二）胸腔脏器疾病

1. 呼吸系统疾病　呼吸系统疾病所致胸痛的常见共同特点是：①常伴有呼吸系统的常见症状，如咳嗽、咳痰；②胸痛常因咳嗽或深呼吸而加剧；③胸壁局部没有压痛；④伴有原发病的症状、体征；⑤胸部体格检查与 X 线检查可发现相应病变。

（1）胸膜病变

1）胸膜炎：由于各种病因所致的胸膜炎的胸痛，在呼吸时加剧，尤其是深呼吸时更明显。干性胸膜炎呈刺痛或撕裂痛，多位于胸廓下部腋前线与腋中线附近。膈胸膜炎可引起下胸部疼痛，可伴有腹壁紧张及压痛而误诊为腹部疾病。渗出性胸膜炎早期为干性胸膜炎，深呼吸时有胸痛，可触及胸膜摩擦感，闻及胸膜摩擦音。随渗出液的增加胸痛逐渐消失，出现胸腔积液体征。

2）胸膜肿瘤：胸膜的原发性或继发性肿瘤均可引起胸痛，尤其是胸膜间皮细胞瘤，其早期为钝痛、刺痛，晚期侵犯肋间神经时出现难以忍受的剧烈疼痛。

患者有如下特点时有助于间皮细胞瘤的诊断：①患者有石棉接触史；②年龄一般多在 40 岁以上；③大约 60% 患者有胸腔积液，其中 75% 为血性胸腔积液伴有进行性胸痛、呼吸困难、乏力、体重减轻或刺激性干咳；④胸腔积液的透明质酸含量升高，大于 250mg/L；⑤胸部 X 线片检查显示胸膜呈不规则状、波浪状起伏，或结节状影，来自胸膜的孤立性肿块，密度高，边缘光滑，呈分叶状；⑥胸腔积液检查可发现恶性间皮细胞瘤细胞。胸部 CT 和 MRI 可评价胸壁和纵隔的受累情况。胸腔镜直视下活检是确诊的主要手段。

3）自发性气胸、血气胸：青壮年多发，男性多于女性。常在突然用力后出现一侧剧烈胸痛，伴有呼吸困难，表现为气胸或胸腔积液的体征。部分患者上述症状、体征不明显，易漏诊。胸部 X 线检查有助于本病的诊断。

（2）气管、支气管疾病

1）支气管炎：急性支气管炎时因剧烈咳嗽，常引起胸骨后隐痛或紧迫感。慢性支气管炎引起胸痛者少见。

2）原发性支气管肺癌：早期患者仅有胸闷不适感，随着病情的发展，支气管肺癌侵犯胸膜、肋骨，压迫脊神经根时可出现胸痛，多为持续性钝痛，夜间为重。可出现放射痛，常见于头部和肩部，若放射痛范围广泛，常提示肺癌已有转移。凡中年以上吸烟患者，出现不明原因的胸痛，伴有刺激性干咳或血痰，应考虑本病的可能。胸部 X 线片、胸部 CT 扫描、痰及胸腔积液检查癌细胞、纤维支气管镜检查等可进一步确诊。

（3）肺部疾病：累及胸膜及胸壁时均可引起胸痛。如各种原因引起的肺炎、肺结核等，表现为胸膜炎样胸痛。

（4）肺动脉疾病

1）肺栓塞：常发生于下肢深静脉血栓形成、心脏病、外科手术后、下肢骨折、恶性肿瘤、肿瘤静脉化疗、长期卧床、老年肥胖症患者。典型的肺栓塞可突然发病，表现为心绞痛样胸痛或胸膜炎性胸痛，出现呼吸困难、晕厥、发绀、咯血、休克、右心衰竭等。心电图、胸部 X 线片、螺旋 CT、放射性核素肺灌注和通气扫描、磁共振成像、肺动脉造影有助于明确诊断。本病早期引起的疼痛、呼吸困难和心电图改变，应注意与心肌梗死鉴别。

2）肺动脉高压症：胸骨后压榨感或紧缩感，可放射至颈部和上肢。听诊可闻及肺动脉瓣第二心音亢进及分裂，心电图、胸部 X 线片、超声心动图及多普勒超声检查均有助于诊断。

2. 心血管系统疾病

（1）冠心病：稳定型心绞痛和急性冠脉综合征均可出现明显的胸痛，常表现为胸部压迫或紧缩感。疼痛多位于胸骨后或心前区，可向左上臂、左肩或背部放射。有时疼痛部位不典型，可在颈部、咽部、下颌部等出现疼痛。心绞痛有明确诱因，如活动、情绪激动、饱餐、受凉等，持续 3～5 分钟，休息或舌下含服硝酸甘油后可缓解。绝大多数患者胸痛发作时，心电图出现特征性的缺血性改变，平静时若心电图正常可做运动负荷试验。急性冠脉综合征疼痛持续在 20 分钟以上，通常是剧烈的压榨样疼痛或有紧迫、烧灼感，常伴有呼吸困难、出汗、恶心、呕吐或眩晕等。特征性的心电图改变和心肌坏死标志物的检出是确立诊断的重要依据，冠状动脉造影及 CT 是诊断的金标准。

（2）急性心包炎：常为突然发作的胸骨后中下段或心前区疼痛，可放射至左肩、左颈及左上肢，呈锐痛或压迫感，随吞咽、咳嗽、呼吸、心跳而加重，前倾坐位可减轻胸痛，听诊可闻及心包摩擦音，若有心包积液，则出现心脏压塞症状及心包积液的相应体征，胸部 X 线片、心电图、心脏超声有助于诊断。

（3）主动脉夹层动脉瘤：是疼痛最为剧烈的疾病之一，但也有患者表现不典型。患者往往有高血压病史。发病急骤，其特征为运动后突然出现心前区或胸骨后撕裂痛或剧烈的烧灼痛，放射至头、颈、上肢、背、腰、中下腹部甚至下肢，常伴有呼吸困难等其他症状。本病易误诊为急性心肌梗死。主动脉夹层动脉瘤时的胸痛放射范围更为广泛，且在剧烈疼痛时仍能维持较高的血压。如夹层动脉瘤引起无名动脉或左锁骨下动脉阻塞，可致该侧上肢血压较低，脉搏较弱。主动脉 CT 及 MRI 检查，对主动脉夹层有很高的检出率。

3. 食管疾病所致胸痛　常见共同特征：①疼痛多位于胸骨后；②呈持续性隐痛或钻痛；③吞咽常使疼痛加剧；④常伴有吞咽困难。CT、MRI 有助于食管肿瘤等原发病的诊断及与其他疾病鉴别；食管 24 小时 pH 监测有助于胃食管反流的诊断。

（三）腹腔脏器病变的胸痛　常见特征：①常表现为下胸部疼痛或胸腹痛，罕见情况下只表现为胸痛；②病变累及膈肌中央部位时可放射至颈、肩部；③往往与进食有关；④有原发病的症状、体征。上消化道内镜检查有助于消化性溃疡的诊断，腹部 B 超、CT 可显示病变的脏器。

四、有助于鉴别诊断的要点

（一）病史　发病年龄，疼痛部位及性质，疼痛时间及影响疼痛的因素，疼痛的伴随症状，以及有助于诊断的其他病史，如先天性或风湿性心脏病病史、冠状动脉粥样硬化的高危因素、下肢静脉血栓形成的高危因素等。

（二）体格检查　首先要注意患者的生命体征，怀疑主动脉夹层时应测四肢血压。注意颈部有无血管异常搏动，如颈静脉充盈或怒张、气管有无偏移。重点检查胸部体征：有无单侧隆起，有无局部皮肤异常，有无触、压痛，肺部叩诊音有无改变，有无呼吸音的改变，有无啰音，有无胸膜摩擦音，有无心前区异常搏动，心界大小是否正常，有无心音改变，有无杂音及心包摩擦音。腹部检查：有无压痛，尤其是剑突下、胆囊区。对怀疑肺栓塞的患者，要检查下肢有无肿胀。

（三）辅助检查　根据病史及体格检查收集的资料形成对疾病的初步印象，再选择合适的辅助检查可帮助确立或排除诊断。血常规检查可协助判断是否存在感染，心电图、心肌坏死标志物是确诊心肌梗死的重要手段，D-二聚体对急性肺栓塞的诊断有较好的支持价值，动脉血气分析和胸部 X 线检查有助于判断有无气胸、肺栓塞，腹部 B 超可以帮助判断腹腔脏器病变，心脏超声、主动脉螺旋 CT 造影或磁共振检查对主动脉夹层有很高的检出率，冠状动脉造影是诊断冠心病的金标准，肺通气灌注成像有助于诊断肺栓塞。

（四）诊断流程　具体的诊断流程见图 5-4-1。

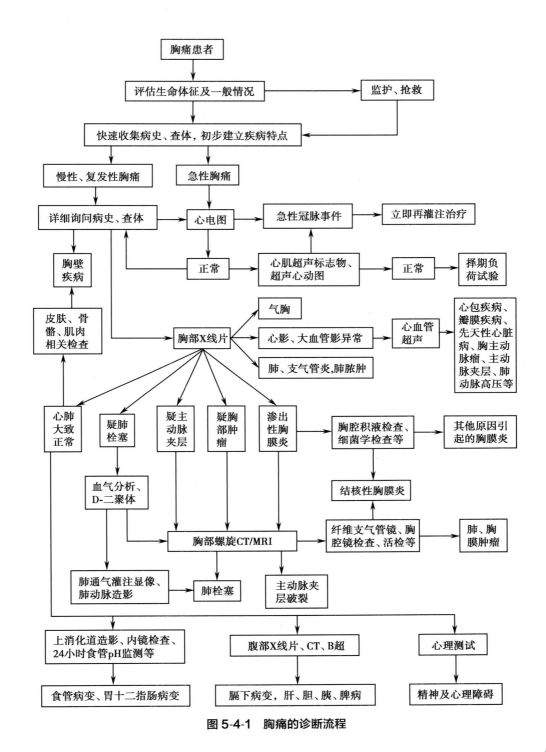

图 5-4-1　胸痛的诊断流程

（程远雄）

参考文献

[1] HORN B. Chest pain[J]. Ther Umsch, 2015, 72(1): 62-65.

[2] FRIELING T. Differential diagnosis "non-cardiac chest pain" [J]. Dtsch Med Wochenschr, 2015, 140(15): 1166-1172.

[3] BRIMS FJ, DAVIES HE, LEE YC. Respiratory chest pain: diagnosis and treatment[J]. Med Clin North Am, 2010, 94(2): 217-232.

[4] YELLAND M, CAYLEY WE, Jr. VACH W. An algorithm for the diagnosis and management of chest pain in primary care [J]. Med Clin North Am, 2010, 94(2): 349-374.

[5] 邝贺龄, 胡品津. 内科疾病鉴别诊断学[M]. 5 版. 北京: 人民卫生出版社, 2007: 213-238.

第五节
呼吸困难病因及诊断流程

一、概述

呼吸困难是常见的、非特异的临床症状, 患者常因"气短、气促、呼吸觉得困难或不顺畅"等不同表述而就医, 其病因复杂, 包括多种器质性、功能性或者心因性疾病。因此, 呼吸困难是一组异质性疾病的临床表现, 有轻度和重度、急性和慢性等不同表现, 不同病因引起的呼吸困难的类型、程度及发病机制不尽相同; 对一些罹患心肺疾病的患者而言, 呼吸困难是反映患病率、急诊和住院率、生活质量和死亡率的预测因子, 它不依赖于老化、吸烟、肺功能降低, 是慢性阻塞性肺疾病(简称慢阻肺)、冠心病、癌症死亡的独立危险因素(HR 1.3~2.9)。一项荟萃分析显示, 初级医疗单位全科医师普遍缺乏对呼吸困难的病情、病因、预后的诊治经验。呼吸困难易被临床医师低估, 患者实际情况与报告存在偏差, 临床诊断和鉴别诊断较困难, 故尽早准确评估、明确病因诊断、及时针对性处理诱因, 才能提高临床诊治的效果。

二、定义

2012 年美国胸科协会(American Thoracic Society, ATS)专家共识将呼吸困难定义为: "呼吸困难是一个用来描述由强度不同、性质不同的感觉组成的呼吸不适的主观体验的术语; 该体验来源于多种生理、心理、社会和环境因素的相互作用, 并可能引起继发性生理和行为反应。"2014 年我国《呼吸困难诊断、评估与处理的专家共识》将呼吸困难定义为: "呼吸困难指患者的某种不同强度、不同性质的自感空气不足、呼吸不畅、呼吸费力及窒息等呼吸不适感的主观体验, 伴或不伴呼吸费力表现, 如张口呼吸、鼻翼扇动、呼吸肌辅助参与呼吸运动等, 也可伴有呼吸频率、深度与节律的改变, 患者的精神状况、生活环境、文化水平、心理因素及疾病性质等对其呼吸困难的描述具有一定的影响"。ATS 和欧洲呼吸学会(European Respiratory Society, ERS)强调采用多维度方法评估呼吸困难, 主要包含三个维度: 感觉-知觉区域、情感痛苦和症状的影响或负担。

三、发病机制

呼吸困难的病理生理基础是呼吸功能紊乱, 正常呼吸是一个复杂的呼吸控制系统整合的过程, 包括意识(大脑皮质)、自主神经(脑干)和情绪的调节。

呼吸困难产生的机制复杂, 尚未完全阐明。呼吸系统的机械负荷增加、神经肌肉功能下降、呼吸驱动异常增加、神经反射异常或上述多种因素共同作用导致呼吸困难。脑成像研究还证实, 呼吸困难的感受与大脑边缘系统尤其与大脑岛区有关。目前呼吸困难产生的机制被认为是: 各种呼吸不适的感觉系统被激活, 一种或多种感受器可以单独或集中将各种来源的传入冲动上传至中枢神经系统大脑皮质, 经大脑边缘系统和感觉运动皮质区的感觉中枢处理, 脑干和皮质运动中枢传出信号增强或伴随放电, 直接作用于呼吸系统并驱动通气, 若呼吸肌力减退、麻痹或机械负荷增加, 即产生通气异常、呼吸不适的感受信号。呼吸困难可理解为传入信号和传出信号不匹配及大脑呼吸运动驱动和机械反应的分离(图 5-5-1)。呼吸系统受到作用在感觉神经元到中枢网络的各种激动性、抑制性神经肽的持续调节。内源性鸦片类物质可降低呼吸驱动、减慢呼吸节律并降低痛觉敏感度, 这是在有选择的顽固性呼吸困难患者中使用小剂量鸦片类药物减轻呼吸困难的机制。

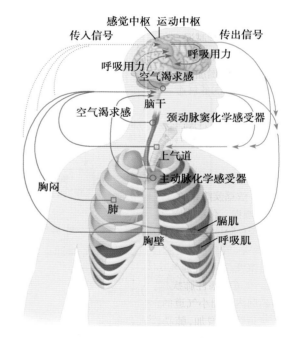

图 5-5-1　呼吸困难的主要发生机制
绿色实线表示运动中枢到感觉中枢; 绿色虚线表示脑干到感觉中枢; 红色实线表示传入信号在传导到感觉中枢前经过脑干; 红色虚线表示部分传入信号可以跨过脑干直接抵达感觉中枢; 蓝色实线表示传出信号。

呼吸困难的某些性质可能与特定的病理机制相关, 如劳力性(work/effort)呼吸困难可能与气流受限、呼吸肌力减退有关; 胸部发紧感(tightness)可能与支气管收缩、气道感受器刺激增加有关;空气渴求感/吸气不足感(air hunger/un-satisfied inspiration)可能与呼吸驱动增加有关。应强调的是,呼吸困难的感受亦受情绪、社会、行为、心理的调节,可能与个人的感受经验有关,并与患者的精神状况及所处环境有密切联系,同时也与患者的表述方式有关,是社会、文化心理及各种环境因素的综合作用结果。

四、病因及特点

呼吸困难在临床上常见,其病因错综复杂,多种病因(包括器质性、功能性或者心因性疾病)可共存,其中心肺疾病和心因性因素占85%。尽管产生呼吸困难的病理情况不止一种,然而,呼吸费力的感觉绝大多数由哮喘、慢阻肺、充血性心力衰竭、间质性肺疾病和神经肌肉疾病引起。低氧血症和高碳酸血症屡见于呼吸困难的各种病症中,在严重急性加重期和呼吸衰竭中尤为常见。

(一)依据病理机制,呼吸困难的常见病因

1. 呼吸阻抗增加导致的通气功能障碍　①腹部或胸部巨大肿块;②支气管哮喘、肺气肿、支气管炎;③气管内肿瘤;④肺间质纤维化;⑤脊柱后凸及侧弯;⑥淋巴管性肿瘤;⑦肥胖;⑧中枢及外周气流受限;⑨胸膜肥厚或胸腔积液;⑩气胸;⑪胸壁及膈肌活动受限或膈肌麻痹;⑫肺扩张受限;⑬胸壁烧伤后焦痂形成;⑭气管或喉头水肿或狭窄。

2. 呼吸泵功能减退　①重度过度充气;②神经肌肉疾病;③肥胖;④脊髓灰质炎。

3. 呼吸驱动增加　①心排血量减少;②有效血红蛋白减少,如中毒等;③低氧血症;④肾脏疾病;⑤肺内呼吸感受器兴奋增加。

4. 无效通气　①肺毛细血管毁损;②肺大血管阻塞。

5. 心理异常因素　①焦虑;②躯体化障碍;③抑郁;④诈病。

(二)依据疾病系统,呼吸困难的常见病因

1. 肺源性　包括哮喘、成人呼吸窘迫综合征、阻塞性肺疾病、囊性纤维化、间质性肺疾病、原发性肺癌或转移灶、胸腔积液、肺炎、气胸、肺动脉高压、肺栓塞、放射性肺炎等。可分为阻塞性、限制性通气功能障碍和肺血管性疾病。

(1)气道阻塞性肺疾病:气流受限可发生于从胸腔外大气道到肺内外周小气道的任何部位。特点是吸气相或呼气相的气道阻力增加,肺功能检测显示动态肺容积降低。按解剖部位,可分为:

1)上气道狭窄:常见于食物或异物吸入、会厌炎、声门过敏性水肿和声带功能性紊乱,常有咳嗽、喘鸣、哮鸣的体征和上气道发紧的症状。声带麻痹单侧多见于喉返神经损伤,双侧可造成明显的呼吸困难、喉鸣和吸气相三凹征。狭窄也可见于气管肿瘤、肿大或异位甲状腺压迫、插管或术后气管瘢痕形成、复发性多软骨炎或正常人的惊恐发作。

2)下气道阻塞:常见于支气管哮喘、慢阻肺、肺癌。哮喘常在接触变应原后喘鸣、胸闷发作,双肺听诊可闻及哮鸣音,支气管舒张剂或激素治疗后症状缓解。慢阻肺患者长期咳嗽、咳痰、气促,有吸烟史,肺功能表现为不可逆的气流受限,主诉呼吸困难最常见,70%慢阻肺患者上一层楼后觉呼吸困难。研究发现长效支气管扩张剂可减轻慢阻肺患者的呼吸困难。较少见病因有局部支气管内阻塞、气管支气管软化、支气管扩张、细支气管炎、机化性肺炎、闭塞性细支气管炎、支气管内肉瘤。

(2)肺实质(间质)疾病:由肺及其周围结构的限制造成的通气障碍,表现为肺总量、肺容积的减少和弥散功能的下降。肺部疾病包括肺不张、肺炎、浸润性肺部疾病、肺纤维化、尘肺、肺肿瘤、肺切除后。肺炎和肺纤维化致肺的顺应性下降,肺水肿致肺水容量增加。

(3)肺血管疾病:肺栓塞、原发性肺动脉高压、慢性血栓栓塞性疾病、肺内分流(肺动静脉畸形)均可致呼吸困难。急性肺栓塞的临床症状从休克或持续性低血压到轻度气促不等,右室功能不全、右室低排血量或扩张,脑钠肽(brain natriuretic peptide,BNP)、肌钙蛋白是死亡的危险因素。肺动脉高压的呼吸困难多见于年轻女性,60%为首发症状,98%病程中可见。较少见病因有肺血管炎、服避孕药、人类免疫缺陷病毒(HIV)感染、继发性肺动脉高压。

(4)胸膜和胸廓疾病:胸腔积液、气胸、脊柱后凸侧弯、胸膜间皮瘤、胸廓成形术、胸膜增厚;也可见于过度肥胖和不适应(deconditioning)状态。

2. 心血管源性　常见于心力衰竭、先天性心脏病和上腔静脉综合征。呼吸困难是心力衰竭的最主要症状,休息时好发,应与肺源性活动后发作区别,其机制涉及肺血管压力增加、呼吸肌衰弱、支气管高反应性、肺通气对运动的反应增强。其呼吸困难分五类:心包(心包积液和心脏压塞、缩窄性心包炎)、心肌(收缩性或舒张性心功能不全、心肌梗死)、心内膜(瓣膜病变、心房黏液瘤、房间隔缺损等)、大血管疾病(主动脉缩窄、动脉导管未闭、冠状动脉疾病/局部缺血),心律失常(心房颤动、不适当的窦性心动过速、病态窦房结综合征/心动过缓),联合病变较常见。

3. 神经肌肉源性　呼吸困难并不少见,急性双侧膈肌麻痹可导致严重呼吸困难,甚至有危及生命的通气衰竭。常见于肌萎缩性侧索硬化症、肌营养不良症、多发性硬化症、重症肌无力、功能失调,还包括肌炎、吉兰-巴雷综合征、声带麻痹、脊髓灰质炎病变累及颈髓。

4. 心因性　惊恐发作(高通气综合征)、焦虑、抑郁、过度通气、神经症、创伤后应激障碍、躯体化障碍可出现呼吸困难的感觉。多见于精神压力大的年轻人,常自觉胸痛、压迫感、气促、呼吸不够深,可伴头晕和过度通气的症状如手指末端、口周感觉异常。

5. 其他　贫血、高血容量、过敏反应、高原空气氧含量低、代谢性疾病(糖尿病酮症酸中毒、肾衰竭)、甲亢危象、发热、败血症、肝肺综合征、误吸、胃食管反流、孕产妇也可出现。与呼吸困难有关的药物因素:胺碘酮(肺炎)、阿司匹林过量、β受体拮抗剂(可能会加重气道阻塞性疾病)、甲氨蝶呤(肺纤维化)、呋喃妥因(肺炎)。

五、评估和诊断流程

（一）呼吸困难的评估

病因未明前,需评估患者的状态,包括:①窘迫(distress)伴生命体征不稳定;②窘迫伴生命体征稳定;③无窘迫且生命体征稳定。

严重程度的评估是呼吸困难评估中的难点。不同疾病的呼吸困难评估方法也有不同,目前尚无通用的评估方法。呼吸困难的评估包括临床感知情况评估、呼吸困难感受严重程度评估及呼吸困难症状的影响和负担等三方面。潜在心肺疾病的严重程度和类型与患者的呼吸困难描述有关。需注意的是,呼吸困难的严重程度与导致呼吸困难疾病的严重程度常不一致,呼吸困难严重程度评估不能代替不同疾病的严重程度的评估。

采用一些测量工具对呼吸困难严重程度进行评估。较常用的有:改良的英国医学委员会的呼吸困难量表(mMRC)、Borg量表、视觉模拟评分法(VAS)、世界卫生组织(WHO)呼吸困难问卷、ATS呼吸困难评分、基线呼吸困难指数(BDI)、变化呼吸困难指数(TDI)等。呼吸困难是急性心力衰竭的最常见症状,较难客观评价急诊治疗后症状的好转或恶化。一项关于紧急呼吸困难治疗的多中心的观察性研究,采用VAS测评呼吸困难的差异,超过最小临床重要差值(MCID)时被判断其变化具有临床重要意义,结果发现,在最初评估6小时后,76%患者报告急性心力衰竭呼吸困难有改善,仰卧位的MCID是(14.5±2.0)mm,大于坐立位的MCID(10.5±1.6)mm($P<0.05$),说明仰卧位呼吸困难的症状比坐立位表现更明显。

若呼吸困难伴有下述情况应视为患者症状紧急,应立即给予相应处理:心力衰竭患者静息或轻微活动时呈现呼吸困难;冠心病患者出现急性胸痛、多汗、心动过速或心动过缓、高血压或低血压及晕厥;肺栓塞患者静息时即有呼吸困难、发热、低氧血症、心动过速及出现低血压;肺炎患者出现血氧饱和度降低、感觉虚弱气短、呼吸频率过快(>30次/min)、心动过速、血压降低、高/中度的肺炎严重度评分等;气胸患者出现躁动不安;慢阻肺和支气管哮喘患者呼气峰值流量(peak expiratory flow,PEF)占预计值百分比<50%,出现三凹征、奇脉、寂静肺;急性胰腺炎、严重创伤(如胸腹部外伤、截肢、巨大创面及骨折)患者,出现呼吸频率>20次/min、进行性发绀、烦躁不安等。

（二）呼吸困难的诊断流程（图5-5-2）

1. 诊断及鉴别诊断的一般原则　病史、伴随症状和体格检查对急慢性呼吸困难的诊断十分重要。详细询问病史是缩小鉴别诊断范围的关键,尤其需注意:①持续时间。慢性或进行性主要是原发性心肺疾病;急性发作可能是哮喘发作,感染,肺栓塞,急性心功能不全,心因性或吸入刺激物、变应原、异物。②发病情况。突然发病可能是肺栓塞或自发性气胸;骨折、外科手术、制动和肿瘤等患者突发呼吸困难、胸痛、咯血甚至猝死,需高度怀疑肺栓塞。间歇性发作多见于可逆性疾病,如支气管痉挛、胸腔积液、充血性心力衰竭(CHF)、慢性反复血栓栓塞;进行性加重见于慢阻

肺、神经肌肉疾病、肺间质性疾病。③体位改变。端坐呼吸可出现于左心衰竭、慢阻肺、神经肌肉病变;夜间阵发性呼吸困难多见于左心衰竭,也见于慢阻肺。④外伤。须排除血(气)胸、肺泡出血、心包积液及心脏压塞。⑤伴随症状。咳嗽提示哮喘或肺炎,咳嗽、咳痰性状改变可能是慢阻肺急性加重。咳嗽、咳痰和发热更倾向于感染性。发热、咽喉痛、急性呼吸困难考虑会厌炎。呼吸困难伴胸痛可见于冠心病或胸膜疾病;胸膜性胸痛多见于气胸、肺栓塞、肺炎和胸膜炎。消化不良提示胃食管反流、误吸。⑥流行病史。呼吸系统感染表现伴有严重的急性呼吸困难,需注意流行病学史,警惕人感染高致病性禽流感、严重急性呼吸综合征(SARS)。⑦体格检查应集中在颈、胸、肺、心、下肢、神经系统。颈部异常体征有气管偏移、甲状腺肿、颈静脉充盈、淋巴结肿大;喘鸣音提示哮喘或左心衰竭(心源性哮喘)或其他原因导致的严重气流受限。心脏听诊S3奔马律、心尖搏动移位、颈静脉扩张同时存在考虑心力衰竭;深大和快速的库斯莫尔呼吸(Kussmaul breathing)见于糖尿病酮症酸中毒、肾衰竭引起的代谢性酸中毒。下肢不对称肿胀、P2亢进、右心功能不全的体征提示下肢深静脉血栓合并肺栓塞。

诊断性试验应有选择性、有针对性、有序地进行。对大部分患者,基于病史和体检的几种检查就可排除一些诊断并建立初步的诊断印象,初步治疗本身也利于诊断。如一例端坐呼吸、双肺吸气相湿啰音、S3奔马律的患者,利尿剂治疗后呼吸困难减轻,更支持心力衰竭的诊断。

建议的辅助检查:静息和活动后指脉氧测定可了解氧合情况,判断病情轻重情况;胸部X线片检查常可发现气胸、胸腔积液、骨折、肺癌、膈肌异常,过度充气和肺大疱提示慢阻肺,肺血管充血、心脏增大、间质纹理增粗、肺水肿和胸腔积液提示左心衰竭,肺间质纹理粗乱提示炎症或纤维化;心电图可评估心肌缺血、心律失常或左室肥厚;肺通气功能用于诊断气道阻塞、鉴别阻塞性和限制性通气功能障碍,支气管舒张试验判断气流受限的可逆性;对于怀疑有间质性肺疾病或其他原因引起的通气限制,应进行肺容积和弥散功能的测定;超声心动图可以评估心室、心瓣膜的功能和肺动脉压力;血常规可区别贫血或提示感染;肌酐、电解质可提示酸中毒或肾功能不全;BNP不高有助于排除心力衰竭,<50pg/ml的假阴性率<5%,≥500pg/ml的18个月全因死亡率是<500pg/ml的2.6倍,BNP有助于区分心力衰竭和肺源性呼吸困难。

额外的辅助检查:基本检查后病因仍不明确时可进行此类检查。常包括:①胸部CT,可提高间质病变的诊断准确率;②肺动脉增强CT或造影、下肢深静脉加压彩色多普勒或CT增强、超声心动图、核素肺通气灌注显像、D-二聚体的动态观察,可明确有无肺栓塞和下肢深静脉栓塞、心脏瓣膜疾病;③肌钙蛋白、心肌酶、24小时动态心电图、冠状动脉CT或导管检查可发现心肌梗死、心律失常;④心肺运动试验可鉴别心源性、肺源性、肥胖/去适应和心因性的呼吸困难;⑤动脉血气分析对于评定血液氧合、识别过度通气和高碳酸血症是必需的;⑥侵袭性检查如心导管和肺活检,只适用于诊断不明且有助于指导治疗或评价预后的情况;⑦甲状

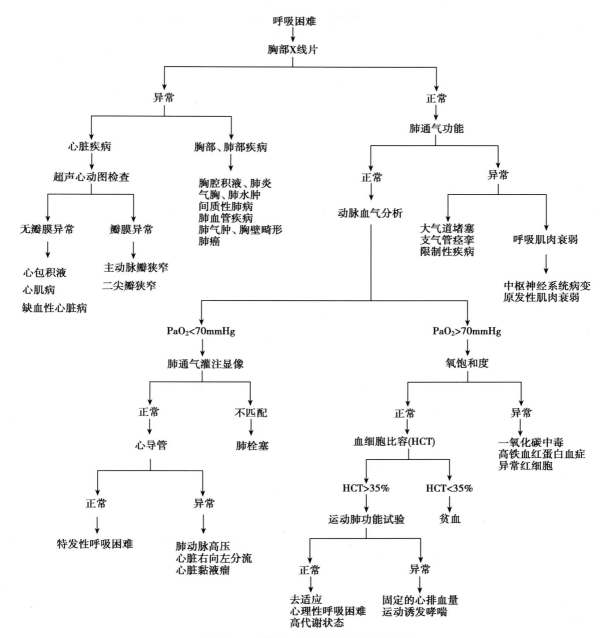

图 5-5-2　呼吸困难常见病因的诊断流程

腺功能(隐匿性甲状腺功能亢进或低下)或镓扫描(结节病肉芽肿或淋巴结)等检查不常用。

2. 急性呼吸困难的常见病因、临床特点及诊断与鉴别诊断(表5-5-1、表5-5-2) 应确定呼吸困难涉及的最主要的器官系统,可能是肺脏、心脏、两者均有或两者均不是。哮喘、充血性心力衰竭、心肌缺血、慢阻肺、间质性肺疾病、肺炎和心因性疾病约占所有呼吸困难病因的85%。在老年患者中,呼吸困难通常归因于以下五种主要病因:①心脏疾病;②呼吸道疾病;③不适应/肥胖;④呼吸肌功能障碍;⑤心理障碍。呼吸困难的诊断及鉴别诊断必须考虑患者的年龄、与同龄人的差距、日常活动、总体健康水平及任何其他医疗问题。

第一,需区分为器质性和心因性呼吸困难,必要的检查

和仔细的问诊有助于两者的鉴别,需注意两者重叠及相互影响。在大多数患者中,呼吸困难可以通过病史和体格检查来确定常见病因,特别是心脏、肺部原因。在某些情况下,可能需要进行特定的诊断测试或咨询以确定或确认诊断。

第二,区分急性、慢性和发作性呼吸困难(急性与发作性较难区别);对于呼吸困难发作,需区分病因未明的新发疾病、原有慢性疾病的恶化或加重及其原因,以及是否合并新的疾病;诊疗思维应围绕急、慢性呼吸困难的常见病因,全面了解患者病情的基础,急性呼吸困难是指发生于数分钟至数小时内的气促,几分钟内起病,持续时间小于3周。鉴别诊断应包括心肌梗死、肺栓塞、过敏反应、异物吸入、肺水肿和急性心脏压塞。急性冠脉综合征常有胸痛和出汗,

表 5-5-1　急性呼吸困难的鉴别诊断

器官系统	危险诊断	紧急诊断	非紧急诊断
肺源性	气道阻塞	自发性气胸	胸腔积液
	肺栓塞	哮喘	肿瘤
	非心源性水肿	肺源性心脏病	肺炎（CAP 评分<70）
	过敏性反应	误吸	慢性阻塞性肺疾病
	通气衰竭	肺炎（CAP 评分≥70）	
心源性	肺水肿	心包炎	先天性心脏病
	心肌梗死		心脏瓣膜病
	心脏压塞		心肌病
主要与呼吸驱动增加相关			
腹部		机械干扰	怀孕
		低血压	腹水、肥胖
		内脏破裂引起败血症肠梗阻	
		炎症或感染过程	
心因性			过度换气综合征
			躯体化障碍
			惊恐发作
代谢或内分泌	毒物摄入	肾衰竭	发热
	糖尿病酮症酸中毒	电解质紊乱	甲状腺疾病
		代谢性酸中毒	
感染	会厌炎	肺炎（CAP 评分≥70）	肺炎（CAP 评分<70）
创伤	张力性气胸	单纯性气胸、血胸	肋骨骨折
	心脏压塞	膈肌破裂	
	连枷胸		
血液性	一氧化碳中毒	贫血	
	急性胸部综合征		
主要与呼吸泵功能减退相关			
神经肌肉	脑血管意外	多发性硬化症	肌萎缩性侧索硬化
	颅内损伤	吉兰-巴雷综合征	多发性肌炎
	有机磷中毒	脾性麻痹	卟啉病

表 5-5-2　急性呼吸困难常见病因及特点

病因	病史	体格检查	胸部 X 线片	辅助检查
心脏：心力衰竭，急性冠脉综合征，心律失常，心包炎	胸痛、端坐呼吸、阵发性夜间呼吸困难、水肿、心悸	发绀、湿啰音，水肿，颈静脉充盈，杂音（S3 或 S4），肝颈静脉回流	心脏扩大、胸腔积液、间质水肿	心电图、脑钠肽（BNP）、心肌酶、肌钙蛋白、超声心动图、动态心电图、CT 或冠脉造影、同位素、右心导管
慢性阻塞性肺疾病急性加重	气促加重，痰变多变脓	缩唇呼吸，哮鸣，桶状胸，呼吸音减低，呼气延长	肺过度充气、肺大疱	血气分析、肺通气功能+弥散功能、薄层 CT

续表

病因	病史	体格检查	胸部 X 线片	辅助检查
哮喘急性加重	哮喘病史,过敏史,对 β 支气管扩张剂敏感,胸紧	哮鸣,咳嗽,心动过速,呼气延长	肺过度充气	血气分析,肺通气功能+舒张试验,呼气峰值流量变异率(PEFR),变应原、IgE
肺炎	发热,咳嗽,脓痰,胸痛	发热,湿啰音,呼吸音减弱,震颤增加	肺实质浸润	血白细胞、C 反应蛋白、降钙素原、细菌学检查,CT
肺栓塞	胸膜性胸痛,下肢肿胀/疼痛,危险因素	哮鸣,摩擦音,下肢肿胀、心动过速、气促、低热	正常,肺不张,胸腔积液,楔形阴影	D-二聚体、心电图、肺泡-动脉血氧分压差、肺动脉造影、螺旋 CT、下肢静脉多普勒、通气/灌注显像、超声心动图、磁共振静脉造影
气胸	胸膜性胸痛	单侧鼓音,呼吸音消失,气管移位	胸腔积气,肺压缩,纵隔移位	CT、超声、胸腔压力测定
上气道阻塞:喉痉挛、异物吸入	窒息史,气过水音呼吸,持续肺炎	喉鸣,哮鸣	可见异物,气体陷闭,过度充气	喉 X 线片、CT、喉镜、气管镜、流量-容积曲线和肺通气功能
心因性	情绪不稳定,临近末日感,神经质	叹气	正常	排除器质性,焦虑、抑郁评分

1/3~1/2 患者出现呼吸困难,并可以是唯一的症状,尤其是女性;肺栓塞患者常伴低氧、胸膜性胸痛、心动过速、喘鸣、下肢水肿;在慢阻肺和慢性呼吸困难患者中一旦出现急性呼吸困难加重,1/5 患者确诊为肺栓塞。慢性呼吸困难常持续 3 周以上,若慢性呼吸困难患者在静息时出现呼吸困难,需警惕出现新的疾病或原有基础疾病急性加重。如慢阻肺、心力衰竭、心肌病、肺纤维化、肺动脉高压、慢性贫血和侧索硬化症等神经肌肉疾病患者均要注意鉴别。

第三,遵循"系统、有序、快捷、准确"的原则进行呼吸困难的鉴别诊断。所谓"系统",即呼吸困难不仅涉及呼吸系统疾病,还应扩大鉴别思路,包括肺外疾病,如心血管系统(心功能不全)、神经系统(神经病变)、运动系统(肌肉疾病)和血液系统疾病等。所谓"有序",即在呼吸困难鉴别诊断中应注意疾病的轻重缓急,依照一定的原则顺序进行,如先注意排除对生命威胁较大的急症和重症,如心脏疾病(急性心功能不全、心肌梗死及心脏压塞等)、气道内异物、自发性气胸、肺栓塞等,再进行其他慢性疾病的鉴别诊断。所谓"快捷",即应尽快判断是否为危及患者生命的急症、重症,以减少呼吸困难鉴别过程中存在的危险性。所谓"准确",即应在系统检查基础上,力求准确判断呼吸困难的性质和程度,尽早针对呼吸困难的病因进行有效治疗。

3. 慢性呼吸困难常见病因、临床特点和诊断流程 见表 5-5-3 和图 5-5-3。

表 5-5-3 慢性呼吸困难常见病因及特点

疾病	病史	体格检查	胸部 X 线片	辅助检查
右心或左心衰竭	胸痛,端坐呼吸,阵发性夜间呼吸困难,水肿	发绀,湿啰音,水肿,颈静脉充盈,杂音(S3 或 S4),肝颈静脉回流	心脏扩大、胸腔积液、间质水肿	心电图,脑钠肽,超声心动图,心肌酶,肌钙蛋白,冠脉造影,同位素,右心导管,心肺运动试验
慢性阻塞性肺疾病	吸烟史,慢性咳嗽	缩唇呼吸,喘息,桶状胸,呼吸音减低	肺过度充气、肺大疱	血气分析,肺通气功能+弥散功能,薄层 CT
哮喘	儿童病史,过敏史,职业、运动诱发	哮鸣,咳嗽	肺过度充气	肺通气功能+舒张试验,PEFR,支气管激发试验、变应原、IgE、嗜酸性粒细胞

续表

疾病	病史	体格检查	胸部 X 线片	辅助检查
间质性肺疾病	渐进性气促,职业或和环境暴露	吸气相细啰音	肺容积减小、间质病变、纤维化	薄层 CT、支气管肺泡灌洗、肺活检、肺容积+弥散功能、肺顺应性、胶原结缔组织、血管炎等指标
肺恶性肿瘤	咳嗽,咯血、气促、疲乏、发热,盗汗,消瘦	呼吸音减弱,杵状指	肺部肿块、肺门淋巴结肿大、局部肺不张	螺旋 CT、同位素、PET/CT、气管镜、癌胚抗原等肿瘤指标、胸腔镜、气管超声、肺活检
心理性:高通气,焦虑、惊恐发作	情绪不稳定,临近末日感,神经质	叹气	正常	排除器质性疾病,焦虑、抑郁评分
贫血	疲乏,活动后气促	心动过速,结膜苍白	正常	

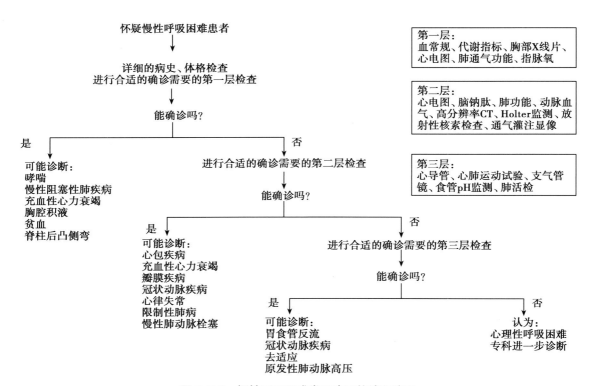

图 5-5-3　慢性呼吸困难常见病因的诊断流程

综上所述,鉴别呼吸困难原因的步骤可依据呼吸困难的特征进行,包括起病方式、诱因、伴随症状、缓解情况、体征,并了解精神心理状态、用药、职业暴露、外伤史及家族史,推测可能的病因,在此基础上进行有针对性的检查,根据检查结果确定或除外某种疾病。

（吴健　陈晓文）

参考文献

[1] PESOLA GR, AHSAN H. Dyspnea as an independent predictor of mortality[J]. Clin Respir J, 2016, 10(2): 142-152.

[2] ABIDOV A, ROZANSKI A, HACHAMOVITCH R, et al. Prognostic significance of dyspnea in patients referred for cardiac stress testing[J]. N Engl J Med, 2005, 353(18): 1889-1898.

[3] BANZETT RB, SCHWARTZSTEIN RM. Dyspnea: don't just look, ask! [J]. Am J Respir Crit Care Med, 2015, 192(12): 1404-1406.

[4] VINIOL A, BEIDATSCH D, FRESE T, et al. Studies of the symptom dyspnoea: a systematic review[J]. BMC Fam Pract, 2015, 16: 152.

[5] PARSHALL MB, SCHWARTZSTEIN RM, ADAMS L, et al. An official American Thoracic Society statement: update on the mechanisms, assessment, and management of dyspnea[J]. Am J Respir Crit Care Med, 2012, 185(4): 435-452.

[6] 呼吸困难诊断、评估与处理的专家共识组. 呼吸困难诊断、评

估与处理的专家共识[J]. 中华内科杂志, 2014, 53(4): 337-341.

[7] LAVIOLETTE L, LAVENEZIANA P, ERS RESEARCH SEMINAR FACULTY. Dyspnoea: a multidimensional and multidisciplinary approach[J]. Eur Respir J, 2014, 43(6): 1750-1762.

[8] CAMPBELL ML. Dyspnea[J]. Crit Care Nurs Clin North Am, 2017, 29(4): 461-470.

[9] MCKAY LC, EVANS KC, FRACKOWIAK RS, et al. Neural correlates of voluntary breathing in humans[J]. J Appl Physiol (1985), 2003, 95(3): 1170-1178.

[10] WIDDICOMBE J. Lung afferent activity: implications for respiratory sensation[J]. Respir Physiol Neurobiol, 2009, 167(1): 2-8.

[11] MANNING HL, SCHWARTZSTEIN RM. Pathophysiology of dyspnea[J]. N Engl J Med, 1995, 333(23): 1547-1553.

[12] MAHLER DA, O'Donnell DE. Recent advances in dyspnea[J]. Chest, 2015, 147(1): 232-241.

[13] FERRI FF. Ferri's Practical guide: fast facts for patient care[M]. 9th ed. Philadelphia: Elsevier Mosby, 2014: 2, 35-52.

[14] CROUCHER B. The challenge of diagnosing dyspnea[J]. AACN Adv Crit Care, 2014, 25(3): 284-290.

[15] THEODORE X, O'CONNELL. Instant work-ups: a clinical guide to medicine[M]. 2nd ed. Philadelphia: Elsevier Saunders, 2016: 16, 100-105.

[16] MARX J, HOCKBERGER R, WALLS R. Rosen's emergency medicine[M]. 8th ed. Philadelphia: Elsevier Saunders, 2014: 2, 36-49.

[17] PANG PS, LANE KA, TAVARES M, et al. Is there a clinically meaningful difference in patient reported dyspnea in acute heart failure? An analysis from URGENT dyspnea[J]. Heart Lung, 2017, 46(4): 300-307.

[18] CHRIST M, THUERLIMANN A, LAULE K, et al. Long-term prognostic value of B-type natriuretic peptide in cardiac and non-cardiac causes of acute dyspnoea[J]. Eur J Clin Invest, 2007, 37(11): 834-841.

[19] SPIRO SG, SELVESTRI GA, AGUSTI A, et al. Clinical respiratory medicine[M]. 4th ed. Philadelphia: Elsevier Saunders, 2012: 54, 79-91.

第六章
呼吸系统疾病微生物学

感染性疾病并没有像人类曾经所预料的那样随着抗感染化疗时代的到来而逐一销声匿迹。相反,由于 H5N1 和 H7N9、SARS-CoV-2 等的出现、产碳青霉烯酶(Carbapenemase,KPC)和新型 Ddlhi 金属 β-内酰胺酶(new Ddlhi metallo-β-lactamase,NDM-1)等碳青霉烯类耐药的肠杆菌目细菌的肆虐、广泛耐药甚至全耐药的铜绿假单胞菌和鲍曼不动杆菌等在临床标本中检出率的持续攀升,各种曲霉菌、念珠菌和隐球菌等条件致病真菌引起的侵袭性真菌感染病例不断增加,近十年来感染性疾病又重新成为人类关注的热点。世界卫生组织(WHO)呼吁各成员国积极采取行动,共同抵御病原体的耐药性。在担心提前步入抗生素后时代的同时,不少专家又开始研制疫苗以应对感染性疾病的抬头。然而,医学教学体系存在微生物基础课程与临床实际相脱节的情况,不少临床医师对常见的病原微生物及其检测技术缺乏了解,这对临床合理使用抗菌药物和对危重患者的抢救十分不利。呼吸系统感染是当前感染性疾病中病原谱最广、病原学诊断最复杂、耐药菌检出最多、造成死亡人数最多的感染类型。掌握临床微生物基础知识包括病原体分类与临床意义、微生物标本的采集方法和药敏测试技术等,对提高呼吸系统感染性疾病的临床处理能力十分必要。

第一节
常见病原微生物种类与特性

引起呼吸系统感染的病原谱甚广,包括细菌、真菌、病毒、支原体、衣原体、立克次体等微生物及较少见的原虫、吸虫、绦虫等多种寄生虫。虽然细菌和病毒仍被认为是呼吸系统感染最常见的病原体,但由于抗菌药物的广泛应用、免疫受损宿主的增加和人口老龄化等导致易感人群结构改变,以及人类生活方式改变如广泛使用中央空调系统、旅游活动频繁、与野生动物接触增加等因素,肺部感染的病原谱已趋于多元化。病原学检测技术的发展也使得部分以往不易或不能检出的病原体如军团菌、肺炎衣原体等,变得颇为多见。

感染部位(上呼吸道或下呼吸道)、感染类型(社区获得或医院内获得)、宿主免疫功能、年龄、肺部基础疾病、先前抗生素应用等状况均影响病原体的种类。上呼吸道感染中病毒感染所占比例较高,细菌引起的鼻窦炎、中耳炎、化脓性咽喉炎、扁桃体炎中,常见病原体为肺炎链球菌、化脓性链球菌、流感嗜血杆菌、卡他莫拉菌、金黄色葡萄球菌和厌氧菌。下呼吸道感染病原体中细菌更为常见,在免疫功能正常的儿童或青壮年的社区获得性肺炎中,病原体主要为肺炎链球菌、流感嗜血杆菌、肺炎支原体、肺炎衣原体、卡他莫拉菌、军团菌、厌氧菌及多种呼吸道病毒等;医院内获得性肺炎中则耐药细菌甚至真菌所占比例增加,病原体除肺炎链球菌、流感嗜血杆菌在早发性(入院后96小时内发生)感染中仍较常见以外,革兰氏阴性杆菌如肠杆菌科中产超广谱 β-内酰胺酶(ESBL)的肺炎克雷伯菌和大肠埃希菌、非发酵菌中的多重耐药铜绿假单胞菌和鲍曼不动杆菌及耐甲氧西林金黄色葡萄球菌(methicillin-resistant Staphylococcus aureus,MRSA)占较大比例。在免疫抑制患者中曲霉菌和巨细胞病毒等病原体感染比例明显增加。由于生物学特性的差别,流行病学资料显示,不同临床标本所分离的细菌,其临床意义不尽相同,见表 6-1-1。

表 6-1-1　常见微生物标本分离细菌的临床意义

分类	菌种名称	临床意义(标本类型:污染、定植、非致病或致病)
革兰氏阳性球菌	金黄色葡萄球菌 (甲氧西林敏感/耐药) *Staphylococcus aureus* (MSSA/MRSA)	**脑脊液**: 皮肤污染、致病(安置有脑脊液分流管道) **血**: 皮肤污染、致病(来自皮肤软组织或骨感染、脓肿、输液通道、急性心内膜炎、人工瓣膜心内膜炎) **痰**: 定植、致病(金黄色葡萄球菌性肺炎少见,常见于流感病毒感染后) **尿**: 皮肤污染、致病(少见) **粪**: 定植、致病(肠炎) **伤口**: 皮肤污染、定植、致病(脓肿、蜂窝织炎)

续表

分类	菌种名称	临床意义（标本类型：污染、定植、非致病或致病）
革兰氏阳性球菌	凝固酶阴性葡萄球菌 （如表皮葡萄球菌） coagulase-negative staphylococci （e. g. *Staphylococcus epidermidis*）	**脑脊液**：皮肤污染、致病（安置有脑脊液分流管道） **血**：皮肤污染、致病（来自皮肤软组织或骨感染、感染的植入物、人工瓣膜心内膜炎、罕见引起自然瓣膜心内膜炎） **痰**：定植 **尿**：皮肤污染、致病（腐生葡萄球菌 *Staphylococcus saprophyticus*） **粪**：定植、致病（肠炎） **伤口**：皮肤污染、定植、致病（脓肿、蜂窝织炎）
	粪肠球菌 *Enterococcus faecalis* 屎肠球菌 *Enterococcus faecium*	**脑脊液**：非致病（多数情况）、致病（脑室-腹腔分流管感染或与粪小杆线虫的重叠感染） **血**：皮肤污染、致病（胃肠道或生殖道来源、亚急性心内膜炎） **痰**：非致病 **尿**：污染、致病 **粪**：非致病 **伤口**：定植、致病（蜂窝织炎）
	草绿色链球菌群（米勒链球菌、轻型链球菌、变异链球菌、血链球菌和唾液链球菌等） *Viridans Streptococci*（*S. milleri*, *S. mitis*, *S. mutans*, *S. sanguis*, *S. salivarius*）	**脑脊液**：非致病（多数情况）、致病（合并有亚急性心内膜炎） **血**：皮肤污染、致病（败血症或亚急性心内膜炎） **痰**：非致病 **尿**：非致病 **粪**：非致病 **伤口**：非致病
	肺炎链球菌 *Streptococcus pneumoniae*	**脑脊液**：致病（急性化脓性脑膜炎） **血**：致病（呼吸系统来源） **痰**：定植、致病 **尿**：非致病 **粪**：非致病 **伤口**：致病（仅见于系统性红斑狼疮患者的蜂窝织炎）
革兰氏阴性球菌	脑膜炎奈瑟菌 *Neisseria meningitis*	**脑脊液**：致病（急性化脓性脑膜炎） **血**：致病 **痰**：定植、致病（仅见于封闭性强的人群，如军人） **尿**：定植、致病（罕见） **粪**：非致病 **伤口**：非致病
革兰氏阳性杆菌	棒状杆菌 *Corynebacteria*	**脑脊液**：皮肤污染、致病（安置有脑脊液分流管道） **血**：皮肤污染、致病（来自输液通道） **痰**：非致病 **尿**：非致病 **粪**：非致病 **伤口**：皮肤污染、定植、致病（脓肿、蜂窝织炎）
	单核细胞性李斯特菌 *Listeria monocytogenes*	**脑脊液**：致病（急性化脓性脑膜炎） **血**：致病（败血症和亚急性心内膜炎） **痰**：非致病 **尿**：非致病 **粪**：非致病 **伤口**：非致病

续表

分类	菌种名称	临床意义(标本类型:污染、定植、非致病或致病)
革兰氏阴性杆菌: 肠杆菌目细菌	大肠埃希菌 *Escherichia coli*	脑脊液:致病(急性化脓性脑膜炎) 血:致病(源自胃肠道和泌尿生殖道) 痰:致病(呼吸机相关性肺炎,罕见引起社区获得性肺炎) 尿:定植、致病 粪:定植、致病 伤口:致病(蜂窝织炎)
	肺炎克雷伯菌 *Klebsiella pneumoniae* 产酸克雷伯菌 *Klebsiella oxytoca*	脑脊液:致病(急性化脓性脑膜炎) 血:致病(源自呼吸系统、胃肠道和泌尿生殖道) 痰:定植、致病(社区获得性肺炎和呼吸机相关性肺炎) 尿:定植(安置尿管后)、致病 粪:非致病 伤口:定植、致病
	弗氏枸橼酸菌 *Citrobacter freundii*	脑脊液:皮肤污染、致病(与脑外科手术相关) 血:皮肤污染、致病(常来源于输液管道和尿路) 痰:非致病(很少导致肺炎) 尿:定植、致病(来源于尿路侵袭性操作) 粪:非致病 伤口:定植(常见)、致病(罕见于免疫受抑者)
	阴沟肠杆菌 *Enterobacter cloacae* 产气肠杆菌 *Enterobacter aerogenes*	脑脊液:皮肤污染、致病(与脑外科手术相关) 血:皮肤污染、致病(常来源于输液管道和尿路) 痰:非致病(很少导致肺炎) 尿:定植、致病(来源于尿路侵袭性操作) 粪:非致病 伤口:定植(常见)、致病(罕见于免疫受抑者)
	黏质沙雷菌 *Serratia marcescens*	脑脊液:致病(与脑外科手术相关) 血:致病(常来源于输液管道和尿路) 痰:定植(多见)、致病(少见,呼吸机相关性肺炎) 尿:定植、致病(来源于尿路侵袭性操作) 粪:非致病 伤口:定植(常见)、致病(少见)
	奇异变形杆菌 *Proteus mirabilis*	脑脊液:非致病 血:致病(源自尿路) 痰:定植(很少导致肺炎) 尿:定植、致病(来源于尿路侵袭性操作) 粪:非致病 伤口:定植、致病(伤口感染)
革兰氏阴性杆菌: 非发酵菌	铜绿假单胞菌 *Pseudomonas aeruginosa*	脑脊液:致病(少见) 血:致病(源自呼吸道和泌尿生殖道) 痰:定植(多见)、致病(少见,呼吸机相关性肺炎) 尿:定植、致病(来源于尿路侵袭性操作) 粪:非致病 伤口:定植(几乎总是定植)
	鲍曼不动杆菌 *Acinetobacter baumannii* 洛菲不动杆菌 *Acinetobacter lwoffi*	脑脊液:皮肤污染、致病(急性化脓性脑膜炎) 血:致病(来源于输液通道、肺或尿路) 痰:定植、致病(呼吸机相关性肺炎) 尿:定植、致病(导管相关性尿路感染) 粪:非致病性 伤口:定植(多见)、致病(少见)

续表

分类	菌种名称	临床意义（标本类型：污染、定植、非致病或致病）
革兰氏阴性杆菌：非发酵菌	洋葱伯克霍尔德菌 *Burkholderia cepacia*	脑脊液：非致病 血：致病（常来自输液管道和尿路） 痰：非致病（并非呼吸相关性肺炎的病原菌） 尿：定植 粪：非致病 伤口：非致病
	嗜麦芽窄食单胞菌 *Stenotrophomonas maltophilia*	脑脊液：定植、致病（与脑外科手术相关） 血：皮肤污染、致病（常来源于输液管道和泌尿生殖道） 痰：定植（非呼吸机相关性肺炎病原体） 尿：定植、致病（来源于尿路侵袭性操作） 粪：非致病 伤口：定植（常见）、致病（罕见于免疫受抑者）
	木糖氧化产碱杆菌 *Alcaligenes xylosoxidans*	脑脊液：致病（罕见） 血：致病（尿路来源） 痰：非致病 尿：致病（导管相关性尿路感染） 粪：非致病 伤口：致病（少见，蜂窝织炎）
	脑膜脓毒性黄杆菌 *Flavobacterium meningosepticum*	脑脊液：致病（急性化脓性脑膜炎） 血：致病（常来源于输液管道和人工瓣膜心内膜炎） 痰：非致病 尿：定植、致病（来源于尿路侵袭性操作） 粪：非致病 伤口：定植、致病（蜂窝织炎）
革兰氏阴性杆菌：其他	嗜水气单胞菌 *Aeromonas hydrophila*	脑脊液：非致病 血：致病（来源于伤口、尿路或胃肠道） 痰：非致病 尿：定植、致病（导管相关性尿路感染） 粪：致病 伤口：致病（蜂窝织炎）
	流感嗜血杆菌 *Hemophilus influenzae* 副流感嗜血杆菌 *Hemophilus parainfluenzae*	脑脊液：致病（急性化脓性脑膜炎） 血：致病（源自呼吸系统和心脏） 痰：定植、致病（社区获得性肺炎） 尿：非致病 粪：非致病 伤口：致病

　　限于篇幅，下面简要介绍引起呼吸系统感染或呼吸道标本中的常见细菌、真菌、病毒的主要种类及其生物学特性。

一、细菌

　　细菌最早的分类法是根据生物学特性来确定的。如按细菌形状可分为球菌或杆菌等；按革兰氏染色特性分革兰氏阳性菌或革兰氏阴性菌；按生长时对氧气的需求分需氧菌、厌氧菌和兼性厌氧菌。完整的分类需根据 DNA 相似性分析进行归类。临床细菌检验常根据形态和染色等生物学特性做大致归类，如革兰氏阳性球菌和革兰氏阴性杆菌，然后根据进一步生化试验等特性确定细菌的科、属、种。

　　（一）革兰氏阳性球菌　　与人类感染有关的需氧或兼性厌氧的革兰氏阳性球菌有触酶阳性的微球菌科和触酶阴性的链球菌科。前者包括葡萄球菌属、微球菌属及少见的口腔球菌属、动性球菌属，后者则包括链球菌属、肠球菌属及少见的乳球菌属、气球菌属、无色藻菌属、平面球菌属和孪生球菌属。

　　1. 葡萄球菌属（*Staphylococcus*）　　葡萄球菌系革兰氏阳性球菌，隶属于微球菌科，成单、成双或葡萄状排列，营养要求低,绝大多数为兼性厌氧菌,触酶阳性,可利用多种碳水化合物产酸,无鞭毛,无芽孢,一般不形成荚膜。最适宜生长温度和 pH 为 30~37℃和 7.4~7.5,但在 6.5~40℃和 pH 4.2~9.3 均可生长。耐盐性较强,在含 10%~15%氯化钠的培养基中仍能生长。葡萄球菌属至少有 35 个种,17 个亚种。呼吸道标本中上常见的有金黄色葡萄球菌(S. aureus)、表皮葡萄球菌(S. epidermidis)、溶血葡萄球菌(S. haemolyticus)、人型葡萄球菌(S. hominis)、腐生葡萄球菌(S. saprophyticus)等。金黄色葡萄球菌是最重要的致病葡萄球菌。

按细菌是否产血浆凝固酶将其分为凝固酶阳性葡萄球菌和凝固酶阴性葡萄球菌(coagulase negative staphylococcus,CNS)。前者如为人类标本分离株可确定是金黄色葡萄球菌,不论是否产溶血素或金黄色素。CNS 则通常指除金黄色葡萄球菌外的所有葡萄球菌,以表皮葡萄球菌最常见,其他尚包括腐生葡萄球菌、人型葡萄球菌、溶血葡萄球菌等。鉴于一般临床细菌室条件的限制和临床实际应用价值,对 CNS 多不做进一步鉴定,而简单报告为 CNS。对血液或通常为无菌部位分离出的细菌,或医院感染标本需要追踪传染源时,应进一步鉴定至菌种水平。

葡萄球菌的致病力取决于其产生毒素和酶的能力,以金黄色葡萄球菌致病性最强,致病株能产生溶血素(α、β、γ、δ 四种)、杀白细胞素、肠毒素、血浆凝固酶、DNA 酶、溶纤维蛋白酶、透明质酸酶等。CNS 是人类正常菌群的主要菌种,大多数菌种如表皮葡萄球菌和腐生葡萄球菌,基本不产生对人体具有毒性的毒素和酶。

葡萄球菌是最常见的化脓性球菌,可引起皮肤、血液、呼吸道、泌尿道、消化道等很多部位的感染。在手术部位感染、导管相关血流感染、皮肤烧伤感染和重症监护病房、青壮年、昏迷或严重创伤人群的医院获得性肺炎中相当常见。在社区感染如皮肤软组织感染中金黄色葡萄球菌是常见病原体。据报道静脉吸毒人群中金黄色葡萄球菌引起的细菌性心内膜炎相当常见。在社区获得性肺炎中金黄色葡萄球菌也占一定比例,多数继发于病毒性肺部感染(麻疹、流感)后或系由皮肤感染经血流播及肺部,后者在农村地区较为多见。

一般认为非致病菌的 CNS,在免疫功能正常人群中较少引起感染。近年来,随着静脉留置导管的广泛应用和各类免疫抑制患者的增加,CNS 引起的血液感染发病率出现上升趋势,在不少医院已成为医院内血液感染最常见的病原体。

葡萄球菌耐药性是临床医疗的一大难题。目前在中国,临床分离的 90%以上菌株对青霉素耐药。其原因通常是细菌产生青霉素酶(β-内酰胺酶),破坏青霉素类抗生素。甲氧西林、苯唑西林等半合成青霉素和头孢菌素对此青霉素酶相当稳定。然而,1961 年首先在欧洲出现了 MRSA 感染,并很快扩散至全球,之后分离率逐年增加,成为医院感染重要的革兰氏阳性细菌。国内监测显示我国早期临床分离菌株中 MRSA 比例呈直线上升,1977—1979 年上海地区 200 株金黄色葡萄球菌中 MRSA 占 5%;1985—1986 年 125 株金黄色葡萄球菌中 MRSA 占 24%;2000—2001 年有报道

MRSA 和耐甲氧西林凝固酶阴性葡萄球菌(methicillin-resistant coagulase-negative staphylococcus,MRCNS)分别占金黄色葡萄球菌和 CNS 的 62.7%和 76.9%,在呼吸机相关性肺炎中甚至报道高达 90%以上。不过近年来国内外监测数据显示,MRSA 在金黄色葡萄球菌中所占的比例没有进一步上升,MRCNS 在 CNS 中所占比例却逐渐升高。CHINET 监测数据显示,2016—2017 年 MRSA 和 MRCNS 分别占金黄色葡萄球菌和 CNS 的 35.3%和 80.3%。

近年来,社区获得性 MRSA(CA-MRSA)感染的报道不断增加,研究显示其多携带 Panton-Valentine 杀白细胞素(PVL)基因,以感染健康青少年为主,能引起浅表皮肤软组织感染和深部组织及脏器感染如骨髓炎、筋膜炎。耐甲氧西林葡萄球菌(methicillin-resistant staphylococcus,MRS)的主要耐药机制是细菌获得称为葡萄球菌盒式染色体(staphylococcal cassette chromosome mecelement,SCCmec),并由 mecA 基因编码产生一种与 β-内酰胺类抗生素亲和力低的青霉素结合蛋白 2a(penicillin-binding protein 2a,PBP2a)。由于 MRS 除对甲氧西林耐药外,对所有青霉素、头孢菌素(除头孢洛林外)和其他 β-内酰胺类抗生素均耐药,同时对某些氨基糖苷类抗生素、红霉素、氯霉素、四环素和林可霉素也耐药,所以感染的病死率高。有些 MRS 菌株,体外药敏试验显示其对头孢菌素敏感,但临床治疗通常失败,故 MRS 不论体外药敏试验结果如何,均应认为其对头孢菌素耐药。MRS 对利福平、某些氨基糖苷类抗生素(如庆大霉素、奈替米星)、褐霉素敏感,有些菌株对喹喏酮类和甲氧苄啶/磺胺甲噁唑具有一定敏感性,但耐药菌株居多。MRS 对万古霉素、替考拉宁、利奈唑胺极少耐药,对严重 MRS 感染者,这些药物应列为首选药物。

2. 链球菌属(Streptococcus)　为革兰氏阳性球菌,直径为 0.5~1.0μm,较葡萄球菌小。常成双或短链状排列,在液体培养基上可呈长链。营养要求较高,但菌种间差别较大。菌落小、较坚硬。多数为兼性厌氧菌,触酶阴性,无鞭毛和芽孢。链球菌在幼龄培养中常可见到透明质酸酶形成的荚膜,持续培养后消失。最适宜生长温度和 pH 为 37℃和 7.4~7.5。对热及化学消毒剂很敏感,易被杀灭。近年来随着 16S rRNA 序列分析和质谱等技术的应用,分类和归属上发生了很大变化,但传统的链球菌分类方法对于指导临床诊断和经验治疗仍然是有价值的。传统方法有以下两种:

(1)按溶血情况分类:根据链球菌在血平板上溶血情况即部分溶血、完全溶血和不溶血,分为三种类型。①甲型(α)溶血性链球菌,又称草绿色链球菌。肺炎链球菌也呈甲型溶血。②乙型(β)溶血性链球菌,简称溶血性链球菌。③丙型(γ)溶血性链球菌,又称非溶血性链球菌。此分类方法简便、易行,但由于不少链球菌溶血反应易变,而且培养环境改变也影响溶血类型,故此分类方法稍显粗糙。

(2)按抗原分类:根据链球菌细胞壁上多糖类 C 抗原的不同,Lancefield 用血清沉淀法将链球菌分离出 A~H 和 K~V 血清群。又根据细胞壁上表面抗原蛋白成分不同,每群又分为若干不同的血清型。引起人类感染的常见链球菌

主要为 A、B、C、D、F 和 G 群。

（3）综合分类：参照链球菌的溶血性、抗原性、生长特点和生化反应等进行分类，以期将链球菌分类至种的水平。目前对乙型溶血性链球菌已要求鉴定至种的水平，如化脓性链球菌（*S. pyogenes*）即 A 群链球菌、无乳链球菌（*S. agalactiae*）即 B 群链球菌，而尽量不用乙型溶血性链球菌。对非溶血性链球菌也有类似要求，如牛链球菌（*S. bovis*）和马链球菌（*S. equi*）等。草绿色链球菌群包括近 20 个菌种，由于生化鉴定复杂等原因，除肺炎链球菌（*S. pneumoniae*）外，目前临床上多数仅能鉴定到群，即血链球菌群（*S. sanguis*）、唾液链球菌群（*S. salivarius*）、缓症链球菌群（*S. mitis*）、变异链球菌群（*S. mutans*）、咽峡炎链球菌群（*S. anginosus*）等。对正常菌群污染标本如痰或咽拭子培养，不要求分群而简单地报告为草绿色链球菌即可。随着 16S rRNA 序列分析和质谱技术的应用，链球菌属的鉴定将会越来越准确。

链球菌属中许多菌种是人类正常菌群的组成成分，但是不同菌种常见定植部位和频度差异较大。草绿色链球菌在唾液中浓度为 $10^7 \sim 10^8$ CFU/ml，占人类口腔细菌的 30%～60%，绝大多数咽拭子或痰标本可分离到草绿色链球菌中常见的几个亚群，即血链球菌、唾液链球菌、缓症链球菌、变异链球菌和咽峡炎链球菌。草绿色链球菌也定植于皮肤、肠道和阴道等处，但浓度较低。致病性链球菌在正常人群中检出也非少见。在学龄儿童中，无症状的 A 群链球菌带菌者可高达 15%～20%，主要定植于口腔、鼻咽和皮肤，成人较少。B 群链球菌定植部位主要是女性阴道、肠道和尿道。30% 正常人直肠和 2%～29% 孕妇阴道可检出 B 群链球菌。肺炎链球菌存在于许多动物的上呼吸道，也是上呼吸道的正常菌群成员，约 5% 成人和 15% 儿童可检出此菌，环境中一般不能检出。

A 群链球菌是人类重要致病菌，可产生多种酶如透明质酸酶（又称扩散因子）、链激酶（溶纤维蛋白酶）、链道酶（脱氧核糖核酸酶）和外毒素如溶血素 O、S 和红疹毒素等。其引起的常见感染有急性咽炎和急性扁桃体炎、猩红热、丹毒、脓皮病、伤口感染、坏死性筋膜炎和链球菌中毒性休克综合征等，下呼吸道感染则较少见。链球菌感染诱发机体变态反应所致的疾病即风湿热和肾小球肾炎，主要也是 A 群链球菌所致。A 群链球菌对抗菌药物多较敏感，青霉素仍是治疗该菌所致感染的首选药物。青霉素过敏者可选用红霉素。20 世纪 80 年代，A 群链球菌对红霉素耐药率低于 5%，而 2016—2017 年中国多中心研究显示其耐药率高达 94.1%。

B 群链球菌的致病力主要与特异荚膜多糖抗原、S 抗原、脂磷壁酸、神经氨酸酶毒力因子有关。本菌是产后感染（常见有子宫内膜炎和切口感染）和新生儿感染（主要为败血症、肺炎和脑膜炎）的常见病原体。B 群链球菌感染较少见，耐药率低于 A 群链球菌。

D 群链球菌所致感染主要是菌血症和心内膜炎。肠球菌以外的 D 群链球菌如牛链球菌，对许多抗菌药物均高度敏感。

肺炎链球菌在机体内能形成荚膜，系多糖多聚体，可保护细菌免受吞噬细胞吞噬。根据荚膜多糖抗原特性，肺炎链球菌可分 80 多个血清型。常见所致疾病为肺炎、败血症、脑膜炎、中耳炎和腹膜炎等。半个世纪以前，肺炎链球菌曾是肺炎最常见病原菌；目前虽然仍为社区获得性肺炎（community acquired pneumonia，CAP）的常见病原体，但所占比例有下降趋势，在医院获得性肺炎中检出率更低。肺炎链球菌耐药性颇受关注。1967 年澳大利亚首先发现耐青霉素肺炎链球菌（penicillin-resistant Streptococcus pneumoniae，PRSP）株。20 世纪 90 年代以来，世界各国出现了 PRSP，在美国 PRSP（包括中介水平耐药）达 40%，在西班牙、法国、匈牙利、日本、韩国和中国香港等国家和地区耐药率更高，有的高达 80%。中国多中心监测结果显示，近三年我国 PRSP 开始下降趋势，成人为 1.9%～2.6%，儿童为 2.2%～7.2%。肺炎链球菌对青霉素的耐药主要是通过改变青霉素结合蛋白（PBP），降低 PBP 和青霉素的结合力达到的，最主要的 PBP 改变发生在 PBP1a、PBP2b 和 PBP2x，尤其是 PBP2x 和 PBP2b，与质粒介导的 β-内酰胺酶无关，因此通过加用酶抑制剂的方法不能改善对肺炎链球菌的敏感度。

PRSP 对大环内酯类的耐药率也高。在欧洲，肺炎链球菌对红霉素的耐药是高水平的，主要机制是核糖体甲基化，基因型是 *erm*，耐药率在 20% 左右，其中法国高达 58%，因此欧洲的指南没有将大环内酯类药物单用于 CAP 的治疗。在北美，肺炎链球菌对红霉素的耐药率为 30%，耐药是低水平的，主要由 *mef* 基因编码的外排泵机制造成。由于大环内酯类药物在呼吸道的药物浓度高于血清浓度，因此美国胸科协会和感染病协会将阿奇霉素作为没有危险因素 CAP 的首选治疗药物。我国对大环内酯类的耐药率高达 90% 以上，多数为 *mef* 型，越来越多的专家已不建议单用大环内酯类药物作为 CAP 的经验治疗。

草绿色链球菌是细菌性心内膜炎的主要病原体，还可引起败血症、牙源性感染、中耳炎、肺脓肿和脓胸等。草绿色链球菌是上呼吸道正常菌群的主要组成部分，与肺炎链球菌同属甲型溶血，菌落形态相似，主要鉴别点是前者胆汁溶菌试验和 Optochin 敏感试验阴性，而后者阳性。由于经验不足和检验不细致，常规痰培养极易将肺炎链球菌误认为草绿色链球菌而漏检，这也是国内大多数临床微生物实验室肺炎链球菌检出率极低的主要原因。草绿色链球菌对抗菌药物的敏感度差异较大，多数菌种对青霉素类和头孢菌素类呈高度敏感，耐药菌株可用万古霉素和亚胺培南等治疗。

3. 肠球菌属（*Enterococcus*）　　肠球菌系革兰氏阳性球菌，卵圆形，单个或成双排列，有时呈短链状。兼性厌氧，触酶阴性，无芽孢。通常不溶血，也可有 β 溶血，极少数出现 α 溶血。最适宜生长温度为 35℃。含 40% 胆汁的培养基中可水解七叶苷。根据目前分类方法，肠球菌属有 12 个菌种：粪肠球菌（*E. faecalis*）、屎肠球菌（*E. faecium*）、坚韧肠球菌（*E. durans*）、鸟肠球菌（*E. avium*）等。按菌种划分，引起感染的肠球菌大部分是粪肠球菌，占 80%，但流行病学调查显示近年来，耐药率更高的屎肠球菌分离率呈上升趋势。

肠球菌为条件致病菌，致病力不强，但由于其高耐药特性,临床检出率已明显增加。免疫功能正常人群和社区获得性感染中,肠球菌较少见。但在医院感染中,尤其在使用过第三代头孢菌素等广谱抗菌药物和免疫功能受损患者,肠球菌感染概率明显增加。肠球菌是重要的医院感染病原菌。

尿路感染是肠球菌感染最常见类型,也是医院内尿路感染中仅次于大肠埃希菌的第二位常见病原菌,多为留置导尿管的住院患者,院外单纯性尿路感染中本菌少见;肠球菌引起的肺炎罕见。肺炎患者痰培养肠球菌常被认为是污染菌。肠球菌是口咽部的正确菌群之一,广谱抗菌药物使用后口咽部的定植率可明显增加,因此咳痰培养出的肠球菌即使呈现高浓度,也不能肯定为肺部感染的病原菌。文献报道明确诊断的肠球菌肺炎预后较差;肠球菌性败血症和心内膜炎病情严重。感染性心内膜炎中,5%～15%由肠球菌所致;腹腔和盆腔感染中,肠球菌感染的概率相较大肠埃希菌和厌氧菌少见,且多为混合感染。其他感染如手术伤口、蜂窝织炎和脑膜炎等,肠球菌感染临床上较为少见。

肠球菌作为医院感染病原体的特点是其显著的耐药性。本菌对许多抗菌药物有天然或固有的耐药性,如对β-内酰胺类、克林霉素、低水平耐氨基糖苷类、甲氧苄啶/磺胺甲噁唑等。获得性耐药表现为高水平耐氨基糖苷类,高水平耐青霉素、红霉素、万古霉素等。由于肠球菌含有的低分子 PBP 与多种抗菌药物的亲和力较低,故其天然耐药率高。约 10% 可通过获得 β-内酰胺酶基因产生 β-内酰胺酶使青霉素和氨苄西林失活。国内肠球菌对青霉素和氨苄西林的耐药率有明显差异,屎肠球菌显著高于粪肠球菌。1979 年首次发现对高水平氨基糖苷类耐药菌株,这意味着当青霉素或糖肽类抗菌药物联合氨基糖苷类使用时,不会对该肠球菌产生协同作用,从而影响肠球菌感染的治疗效果。目前,有报道屎肠球菌对庆大霉素的耐药率高达 88.3%;最为严重的是耐万古霉素的肠球菌(vancomycin-resistant enterococcus,VRE)正在明显上升。美国 VRE 已由 1989 年的 0.3%～0.4% 上升至目前的 30%～40%。而我国多数监测结果表明 VRE 的比例常低于 5%。VRE 的主要危害是它可能将万古霉素耐药基因转移到毒力更强、感染更常见的细菌如葡萄球菌,这将对人类构成极大的威胁。目前利奈唑胺对 VRE 具有良好的抗菌活性,罕有耐药菌株报道。

4. 微球菌属(Micrococcus)　包括藤黄微球菌、玫瑰色微球菌、里拉微球菌、西宫微球菌、活泼微球菌、变异微球菌、克氏微球菌、栖息微球菌和喜盐微球菌等 9 个菌种。许多生物学特性与葡萄球菌属相似,但不能在无氧环境下分解葡萄糖产酸、改良氧化酶试验阳性、对杆菌肽敏感和呋喃唑酮耐药,以此可与葡萄球菌属相鉴别。该菌属极少引起临床感染,故多数情况下临床微生物实验室可直接报告微球菌属而不必鉴定至种。

其他革兰氏阳性球菌,国内检出报道尚少。黏胶口腔球菌(Stomatococcus mucilaginosus)存在于上呼吸道,曾从心内膜炎和败血症患者的血液中分离到。乳酸球菌属(Lactococcus)原属于发酵乳糖的链球菌即 N 群链球菌,通常属非致病菌,与人类感染关系及其意义不详。产气球菌属(Aero-

coccus)分布于空气和土壤中,为心内膜炎、伤口感染和泌尿道感染的可能病原菌。无色藻菌属(Leuconostoc)可从奶制品、植物和胃肠道检出,偶可引起败血症和脑膜炎。平面球菌属(Pediococcus)从草类、酒和胃肠道检出,可引起败血症。孪生球菌属(Gemella)定植于上呼吸道和胃肠道,偶可引起心内膜炎和伤口感染。

(二)革兰氏阴性球菌

1. 奈瑟菌属(Neisseria)　奈瑟菌为需氧革兰氏阴性球菌,可呈圆形和肾形,成双或短链状排列,氧化酶和触酶阳性,无鞭毛,无芽孢,最适宜生长温度 35～37℃。本属共分 10 个种,脑膜炎奈瑟菌(N. meningitidis)和淋病奈瑟球菌(N. gonorrhoeae)是主要致病菌,营养要求较高,只有在 5%～10% CO_2 环境和营养丰富的培养基制成的血液琼脂或巧克力琼脂平板,并保持一定湿度下才能生长。对干燥、冷、热和常用消毒剂均非常敏感,所以对疑似脑膜炎奈瑟菌和淋病奈瑟球菌感染的送检标本一定要注意保暖。由于这两种菌能产生自溶酶,培养基内细菌如不及时移种,数日内即死亡。

脑膜炎奈瑟菌带菌者,若体内缺乏特异性杀菌抗体或细菌毒力较强时,细菌可经鼻咽部黏膜进入血液引起一过性菌血症,大多数菌血症可自愈,少数则发展为败血症和化脓性脑膜炎。致病因子主要是细菌的内毒素。虽然有报道可发生脑膜炎奈瑟菌肺炎,但因无症状个体的口咽部也经常带有脑膜炎奈瑟菌,同时其他非致病奈瑟菌群在正常人口咽部有大量定植,所以咳痰标本分离的奈瑟菌通常不需要鉴定到种。只有临床医师建议,或涂片革兰氏染色有典型的特征即见大量白细胞内吞噬的革兰氏阴性双球菌,或培养见大量单一形态的奈瑟菌,提示脑膜炎奈瑟菌是引起肺炎的病原体时,可做进一步鉴定。采用改良的 Thayer-Martin 培养基可快速确诊脑膜炎奈瑟菌肺炎。有证据表明,引起肺炎的脑膜炎奈瑟菌很少传染他人引起脑膜炎。近年来,本菌对磺胺类的耐药现象普遍。故治疗首选青霉素,对青霉素过敏者选用头孢菌素如头孢噻肟、头孢曲松或头孢呋辛等。磺胺类仅用于少数敏感菌株的流行地区。

淋病奈瑟球菌简称淋球菌,是淋病的病原体,在我国淋球菌是最常见的性病病原体,口交感染可表现为淋球菌咽炎。淋球菌培养结果准确可靠,阳性即可确诊。分离的淋球菌应做药敏试验,以指导临床合理选择敏感抗菌药物。近年来已出现染色体介导的耐药菌(需要用大剂量的青霉素)和质粒介导的产青霉素酶菌株(penicillinase-producing Neisseria gonorrhoea,PPNG),对头孢曲松、大观霉素尚较敏感。

其他奈瑟菌是人类口咽和鼻咽部的正常菌群,包括解乳糖奈瑟菌(N. lactamica)、灰色奈瑟菌(N. cinerea)、浅黄奈瑟菌(N. flavescens)、微黄奈瑟菌(N. subflava)、干燥奈瑟菌(N. sicca)、黏液奈瑟菌(N. mucosa)、多糖奈瑟菌(N. polysaccharea)和延长奈瑟菌(N. elongata),几乎所有人类口咽和鼻咽均有奈瑟菌定植,并可保持数月相对稳定,但是定植的细菌种类可因年龄和地区而有明显差异,如解乳糖奈瑟菌儿童中的检出率明显高于成人。其他奈瑟菌通常对人类无致病性，在普通血平板生长良好。因大部分是口咽和鼻咽部的正常菌群，不必进一步鉴定；但如血液、脑脊液和无菌体液标本分离到这类细菌时，应鉴定到种。其他奈瑟菌很少引起感染。普通咳痰培养呈现高浓度生长的奈瑟菌，不应认为是肺部感染的病原菌。原卡他奈瑟菌，根据新分类规则，现已划归莫拉菌属。

2. 莫拉菌属（*Moraxella*） 莫拉菌为需氧革兰氏阴性球菌，成单或成双排列，氧化酶和触酶阳性，无鞭毛，无芽孢，DNA 酶阳性是其重要的鉴定特征之一。生长不需要特殊营养条件。最适宜生长温度 $35\sim37℃$。在 $5\%\sim10\%$ CO_2 环境过夜培养，可形成 $1\sim3mm$ 直径的无色菌落，有些菌株在初分离时菌落可微凹陷在琼脂中。本属按球菌和球杆菌分两个亚属，布兰汉菌为球菌，命名为莫拉菌布兰汉亚属（subgenus *Branhamella*）。亚属有 4 个菌种：卡他莫拉菌（*M. catarrhalis*）、猪莫拉菌（*M. caviae*）、羊莫拉菌（*M. ovis*）和兔莫拉菌（*M. cuniculi*）。与人类有关的是卡他莫拉菌，原称为卡他奈瑟菌或卡他布兰汉菌。

过去认为本菌是人体正常菌群，不致病。现在越来越多的研究提示本菌是一种致病菌，其不仅是社区获得性肺炎的病原菌，还可引起儿童和成人的中耳炎、鼻旁窦炎、尿道炎、结膜炎，在免疫功能抑制宿主，还可致肺炎、心内膜炎、败血症和脑膜炎。国内外研究表明，本菌 β-内酰胺酶的产生率高达 $90\%\sim100\%$，临床治疗应选用阿莫西林/克拉维酸或其他抗菌药物。

（三）革兰氏阳性杆菌 需氧革兰氏阳性杆菌广泛分布于自然界，大多栖息于水和土壤中，部分定植在人类和动物的黏膜，少数菌种具有致病性。与人类有关的革兰氏阳性杆菌主要包括棒状杆菌、李斯特菌、丹毒杆菌、乳酸杆菌和芽孢杆菌等。

1. 棒状杆菌属（*Corynebacterium*） 棒状杆菌是一群革兰氏阳性、侧边不平、菌体一端或两端膨大呈棒形、直的或微弯曲的杆菌，细菌常呈簇状聚集，呈 V、L、Y 形或栅状或中文文字行排列，着色不均，有异染颗粒。需氧或兼性厌氧，无鞭毛，无芽孢，不形成荚膜，触酶和氧化酶阳性。棒状杆菌属有 89 个种，其中 54 个种与人类疾病有关。代表菌种白喉棒状杆菌，是绝对致病菌。在一般培养基上生长不良，需添加一种或多种维生素、氨基酸、嘌呤和嘧啶。

白喉棒状杆菌主要通过分泌外毒素致病。外毒素在局部引起组织坏死和急性假膜性炎症，临床常见类型有咽白喉、喉及支气管白喉，鼻白喉和皮肤或伤口白喉少见；外毒素进入血液可引起心肌炎、周围神经麻痹和中毒性肾病等。白喉棒状杆菌一般停留于局部病灶，不进入血液。假膜涂片发现类似白喉棒状杆菌者可初步拟诊，如培养阳性则基本可确诊。在白喉流行期间，如咽拭子培养阳性而无相应的白喉临床表现，要考虑健康带菌可能。培养阴性不能完全除外白喉。有关白喉棒状杆菌耐药性报道甚少，临床上青霉素和红霉素仍是治疗白喉的首选药物，其他抗菌药物可选阿莫西林和利福平等。

白喉棒状杆菌以外的棒状杆菌，系条件致病菌或非致病菌，包括溃疡棒状杆菌（*C. ulcerans*）、假结核棒状杆菌（*C. pseudotuberculosis*）、杰克棒状杆菌（*C. jeikeium*）、化脓棒状杆菌（*C. pyogenes*）、溶血棒状杆菌（*C. hemolyticum*）、干燥棒状杆菌（*C. xerosis*）和假白喉棒状杆菌（*C. pseudodiphtheriticum*）等，在普通血琼脂上生长良好，多数为口腔或皮肤正常菌群。

近十年来人们发现白喉棒状杆菌以外的棒状杆菌也可引起人类疾病，主要为医院感染，包括菌血症、细菌性心内膜炎、尿路感染、肺炎和伤口感染等，尤其是免疫功能低下者。途经口咽部的咳痰标本或中段尿，分离出其他棒状杆菌，或伤口拭子分离出少量其他棒状杆菌，或单次从血培养、胸腹水培养有其他棒状杆菌生长，常考虑为污染菌。如痰、尿、伤口拭子多次培养到高浓度的单一细菌时，应认为可能是感染病原菌。一般认为从无菌部位采集标本，如血液、胸腹水、关节腔液，连续两次分离到同种其他棒状杆菌可确定为感染的病原菌。对其他棒状杆菌，多选用红霉素和氯霉素，也有报道用头孢菌素或万古霉素等进行治疗。杰克棒状杆菌对临床常用抗菌药物青霉素和庆大霉素具有耐药性，万古霉素为首选药物，但目前已有万古霉素耐药的革兰氏阳性杆菌出现。

2. 李斯特菌属（*Listeria*） 李斯特菌为革兰氏阳性、无芽孢的短小杆菌或球杆菌，单核细胞性李斯特菌48小时培养物染色可呈革兰氏阴性。有周鞭毛，有动力。为需氧或微需氧菌。营养要求不高，血平板上长成细小、圆形、光滑、有狭窄的 β 溶血的菌落。$0\sim50℃$ 均可生长，最适生长温度 $30\sim37℃$，$4℃$ 以下生长缓慢。触酶和环腺苷酸（cyclic adenylic acid，cAMP）试验阳性，氧化酶试验阴性。本属有 6 个种，对人类致病的主要是单核细胞性李斯特菌（*L. monocytogenes*）。过去对本菌认识甚少，实验室分离到的菌株也常误鉴定为其他容易与之混淆的细菌如棒状杆菌、肺炎链球菌、流感嗜血杆菌等。本菌的检出率存在差异，美国最近十年发病率保持在一个稳定的水平，大约为 $0.27/10$ 万，而欧洲几个国家散发病例的发病率在增加，从每年的 $0.4/10$ 万增加到 $1.0/10$ 万。

单核细胞性李斯特菌是胞内寄生菌，免疫变态反应和细菌的本身毒力是引起疾病的主要机制。大多呈短暂带菌状态，显性感染，临床表现各异。婴幼儿和 5 岁以下儿童以脑膜炎和败血症多见，成人则可表现为原发性败血症、肝脓肿、化脓性腹膜炎、心内膜炎和局部感染等，主要见于老年和免疫功能受损患者，引起肺炎者较为少见。对许多抗菌药物均有较好的敏感性，利福平、红霉素、青霉素、氨苄西林、庆大霉素、甲氧苄啶/磺胺甲噁唑和氟喹诺酮类药物对该菌有较强抗菌活性。

3. 芽孢杆菌属（*Bacillus*） 芽孢杆菌系革兰氏阳性、粗大杆菌，需氧，产芽孢。营养要求不高，普通营养琼脂平板上长成较大菌落，最适生长温度35℃。本属细菌耐热和干燥，对化学消毒剂抵抗力不一。菌落颜色、光泽、边缘、溶血性、细菌形态和芽孢形成部位是菌种鉴定的重要特征因素。本属有 10 余个种，除毒性强烈的炭疽芽孢杆菌

(*B. anthracis*)外,还有很多通常不致病的类炭疽芽孢杆菌(*B. anthracoid*)或假炭疽芽孢杆菌(*B. pseudoanthrax*),包括蜡样芽孢杆菌(*B. cereus*)、枯草芽孢杆菌(*B. subtilis*)、嗜热脂肪芽孢杆菌(*B. stearothermophilus*)等。

炭疽芽孢杆菌是炭疽的病原体,绝对致病菌,正常人不带有本菌。主要经损伤的皮肤、胃肠道黏膜或呼吸道进入人体。产生的炭疽毒素是其主要致病因子。常见感染类型为皮肤炭疽、肺炭疽、肠炭疽及脑膜型和败血型炭疽。进入体内的炭疽芽孢杆菌量少或毒力低,则可不发病或出现隐性感染。炭疽的诊断主要依靠各种分泌物、排泄物、血和脑脊液等标本的涂片和培养找到病原菌。涂片检查甚为简单,对疑似病例如找到典型而具有荚膜的大杆菌,则诊断可基本成立。对青霉素、四环素、万古霉素、去甲万古霉素和氟喹诺酮类等药物均较敏感,但对许多广谱或超广谱的头孢菌素,特别是头孢呋辛、头孢曲松和头孢噻肟等敏感度较低(或不敏感)。

其他芽孢杆菌系腐生菌,广泛分布于自然界、泥土、灰尘、水、乳品和粪便中均常被检出,但较少致病。临床上常见有蜡样芽孢杆菌,可产呕吐毒素和腹泻毒素两种肠毒素,是夏秋季节发生食物中毒的常见病原菌,偶可引起眼部感染、肺炎、菌血症、心内膜炎、骨骼肌肉感染。对氯霉素、红霉素、庆大霉素、万古霉素、去甲万古霉素等敏感,对青霉素

氨苄西林、头孢菌素耐药。枯草芽孢杆菌是自然界最常见的需氧芽孢杆菌,也是实验室常见的污染杂菌,大多数菌株无致病性。单次血培养为类炭疽芽孢杆菌如枯草芽孢杆菌、蜡样芽孢杆菌等应考虑污染菌可能,连续两次血培养检出同种芽孢杆菌,则可认为是感染的病原菌,尤其在免疫抑制患者。嗜热脂肪芽孢杆菌是罐头食品中常见的腐败菌。

(四)革兰氏阴性杆菌　　需氧或兼性厌氧的革兰氏阴性杆菌是目前临床上种类最多的一大类细菌,包括肠杆菌目细菌、非发酵菌群、嗜血杆菌、军团菌及弧菌科细菌等,至少涉及数百种细菌。

1. 肠杆菌目　肠杆菌目细菌系革兰氏阴性杆菌,无芽孢,兼性厌氧。以发酵葡萄糖、氧化酶阴性和还原硝酸盐等为特点,可与非发酵菌群和弧菌科相鉴别。营养要求不高,在普通培养基上生长良好。生化反应活泼,且不同菌属间生化反应甚不一致,临床实验室曾以此作为细菌种属鉴别的重要依据,现在多以基质辅助激光解吸电离-飞行时间质谱(MALDI-TOF MS)或自动化检测系统如 VITEK 2、Phonenix 等进行快速菌种鉴定,其中 MALDI-TOF MS 在阳性血培养物直接鉴定方面性能良好。肠杆菌目细菌种类繁多,表6-1-2 列出部分种属的临床意义。

表6-1-2　肠杆菌目细菌常见菌种及其临床意义

属名	常见菌种或代表种	临床意义
埃希菌属 *Escherichia*	大肠埃希菌 *E. coli*	从人和动物中分离到,肠道常见菌群。有 6 个种,大肠埃希菌是人类最常见的病原菌
志贺菌属 *Shigella*	痢疾志贺菌 *S. dysenteriae* 福氏志贺菌 *S. flexneri* 宋内志贺菌 *S. sonnei* 鲍氏志贺菌 *S. boydii*	人类和其他大型灵长类动物是唯一的自然宿主,绝对致病菌,引起急性胃肠炎和细菌性痢疾
沙门菌属 *Salmonella*	伤寒沙门菌 *S. typhi* 副伤寒沙门菌 *S. paratyphi* 鼠伤寒沙门菌 *S. typhimurium*	本属血清型超过 2 000 种,广泛分布于人和动物,是胃肠炎和肠热病的常见病原菌
枸橼酸杆菌属 *Citrobacter*	弗劳地枸橼酸杆菌 *C. freundii* 克氏枸橼酸杆菌 *C. koseri* 布氏枸橼酸杆菌 *C. braakii*	肠道菌群,有 12 个种,可引起伤口感染、尿路感染、呼吸道感染、败血症等
克雷伯菌属 *Klebsiella*	肺炎克雷伯菌 *K. pneumoniae* 产酸克雷伯菌 *K. oxytoca* 臭鼻克雷伯菌 *K. ozaenae* 产气克雷伯菌 *K. aerogenes*	粪便正常菌群,部分菌种可从环境中分离到。下呼吸道感染常见菌,也可引起泌尿道、伤口和血液感染
肠杆菌属 *Enterobacter*	阴沟肠杆菌 *E. cloacae*	很常见的肠道正常菌群。有 10 余个种,可引起伤口、泌尿道和血液感染,以阴沟肠杆菌最重要
泛菌属 *Pantoea*	成团泛菌 *P. agglomerans* 菠萝泛菌 *P. ananatis*	成团泛菌寄生在植物和环境中,是人类条件致病菌,已从人的痰、伤口、尿和血等标本中分离出,菠萝泛菌也可引起人类感染
哈夫尼亚菌属 *Hafnia*	蜂房哈夫尼亚菌 *H. alvei*	可从人类呼吸道或其他部位分离到

续表

属名	常见菌种或代表种	临床意义
沙雷菌属 *Serratia*	黏质沙雷菌 *S. marcescens* 液化沙雷菌 *S. liquefaciens* 深红沙雷菌 *S. rubidaea*	从人类和水中分离到,动物体内少见。黏质沙雷菌是人类重要条件致病菌,液化、深红沙雷菌可从临床标本中分离到,但是致病性不明
变形杆菌属 *Proteus*	普通变形杆菌 *P. vulgaris* 奇异变形杆菌 *P. mirabilis*	常见肠道菌群。可引起泌尿道、下呼吸道、伤口、血液和其他部位感染
摩根菌属 *Morganella*	摩氏摩根菌 *M. morganii*	正常肠道菌群。可引起泌尿道、血液和其他部位感染
普罗维登斯菌属 *Providencia*	雷氏普罗维登斯菌 *P. rettgeri* 赖氏普罗维登斯菌 *P. stuartii*	多数菌种是正常肠道菌群。引起泌尿道、伤口、血液和其他部位感染
耶尔森菌属 *Yersinia*	鼠疫耶尔森菌 *Y. Pestis* 假结核耶尔森菌 *Y. pseudotuberculosis* 小肠结肠炎耶尔森菌 *Y. enterocolitica*	本属有 17 个种,可从人类、动物和环境中分离到。其中 3 个菌种是绝对致病菌,是引起鼠疫、胃肠炎和其他如血液、泌尿道和伤口感染的病原菌
爱德华菌属 *Edwardsiella*	迟钝爱德华菌 *E. tarda*	从人类和鱼类中分离到,与腹泻、伤口感染和败血症有关
西蒂西菌属 *Cedecea*	戴维斯西蒂西菌 *C. davisae*	可从呼吸道和伤口中分离到
欧文菌属 *Erwinia*	草源欧文菌 *E. amylovora*	与植物的疾病有关
爱文菌属 *Ewingella*	美洲爱文菌 *E. americana*	可从人类呼吸道和血液中分离到
克吕沃尔菌属 *Kluyvera*	抗坏血酸克吕沃尔菌 *K. ascorbata*	可感染任何年龄段免疫功能正常或不全患者,可分离自各种标本,以血液和泌尿道感染为多
塔特姆菌属 *Tatumella*	咳痰塔特姆菌 *T. Ptyseos*	可从呼吸道、泌尿道、血液中分离到。对青霉素 G 敏感
约克纳菌属 *Yokenella*	雷吉斯伯约克纳菌 *Y. regensburgei*	人类粪便、伤口、呼吸道中可分离到

肠杆菌目细菌可粗略地分为致病菌和条件致病菌两大类。传统上的致病菌主要是指志贺菌、沙门菌和耶尔森菌。之后,发现大肠埃希菌的某些菌株,也可对肠黏膜有侵袭力或产生毒素如肠产毒性大肠埃希菌(enterotoxigenic Escherichia coli,ETEC)、产志贺毒素大肠埃希菌(Shiga toxin-producing Escherichia coli,STEC),包括大肠埃希菌 O157∶H7,以及 2011 年引起欧洲感染暴发甚至致人死亡的肠出血性大肠埃希菌 O104∶H4 血清型。致病性肠杆菌目细菌的致病力主要与内毒素和细菌的侵袭力有关,少数菌株可产生外毒素。耶尔森菌属属于自然疫源性疾病,主要感染啮齿动物、猪和鸟,人类偶尔也能感染。致病菌种有假结核耶尔森菌(*Yersinia pseudotuberculosis*)、小肠结肠炎耶尔森菌(*Y. enterocolitica*)和鼠疫耶尔森菌(*Y. pestis*)。其中,鼠疫耶尔森菌引起的鼠疫属烈性传染病,临床上最常见的为腺鼠疫,其他包括肺鼠疫、暴发性鼠疫(又称败血型鼠疫)和脑膜炎型鼠疫。鼠疫在我国除自然疫源地零星分布外,其他地区已基本绝迹。

条件致病菌是指上述细菌以外的大多数细菌,如普通大肠埃希菌、肺炎克雷伯菌、变形杆菌等。肠杆菌目中许多条件致病菌在人体肠道内定植,与人体"和平共处"。当机体局部或全身抵抗力下降、接受侵袭性诊疗操作或手术、使用抗菌药物等时,细菌可易位定植于呼吸道、泌尿道引起感染,甚至侵入肠道黏膜的深层组织或进入血液引起菌血症、败血症。条件致病菌是医院感染、老年人或免疫抑制人群或反复使用抗菌药物后所发生感染的常见病原菌,致病物质主要与内毒素有关。感染部位有下呼吸道、泌尿道、血液、皮肤伤口等。不同感染人群和部位常见的病原菌可有较大差异。大肠埃希菌、克雷伯菌较常见,沙雷菌、枸橼酸杆菌、阴沟肠杆菌和产气克雷伯菌、变形杆菌等相对较少,其他菌属则较罕见。大肠埃希菌是尿路感染和医院感染最常见的病原菌,也可引起败血症、胆道感染、腹腔感染及新生儿感染;肺炎克雷伯菌是引起肺炎的肠杆菌目细菌中最常见的细菌,此外尚可引起败血症、泌尿道感染等;肠杆菌属细菌特别是阴沟肠杆菌,对常用的许多抗菌药物具有较高耐药率。

　　肠杆菌目各菌种之间的耐药性差异很大,在不同地区分离的同种细菌对同种抗菌药物的耐药性也可有较大差别。带有多重耐药基因的质粒在细菌种、属间的传递,更使肠杆菌目细菌的耐药特性变得复杂而难以预测。抗菌药物,特别是广谱和超广谱抗菌药物,应用频繁地区的菌株,以及大型综合性医院内尤其是重症监护病房内分离的医院感染菌株,细菌耐药率较高。许多条件致病菌如克雷伯菌、肠杆菌属细菌、沙雷菌和枸橼酸杆菌等的耐药率超过传统意义上的致病菌即志贺菌、沙门菌和耶尔森菌。为正确指导临床抗感染治疗方案的制订,进行常规细菌药敏试验和定期总结本单位或本地区各种细菌对常用抗菌药物的耐药情况,显得十分重要。产超广谱β-内酰胺酶(ESBL)菌株如大肠埃希菌、肺炎克雷伯菌及产 AmpC 酶的阴沟肠杆菌、枸橼酸杆菌和沙雷菌的流行,使第三代头孢菌素失去了对该类细菌的抗菌活性。不少耐药监测数据显示,我国大肠埃希菌和肺炎克雷伯菌对第三代头孢菌素的耐药率远高于欧美等发达国家。更加值得关注的是,全耐药肺炎克雷伯菌的出现,显示了肠杆菌目细菌耐药性的严峻困境。此外,产新型β-内酰胺酶的肠杆菌目菌株被不断分离到,包括质粒介导的 AmpC 酶、ESBL 及碳青霉烯酶如 KPC 型、金属酶、苯唑西林酶。

　　2. 非发酵菌群　葡萄糖非发酵性革兰氏阴性杆菌(简称非发酵菌),是一大群属于不同科、属,不能以发酵形式分解碳水化合物作为能源的革兰氏阴性杆菌。其生物学特性各异。菌落生长形态如菌落大小、产生的色素、氧化酶试验、双糖或三糖琼脂斜面产酸情况等,对提示细菌是否为非发酵菌具有意义。传统的鉴定特性包括菌落形态、营养要求、生长速度与温度、动力、鞭毛及其他生化特性,有时需要多达 40 个以上的生物学特征才能将细菌正确鉴定。细菌生化反应板条和电脑数值编码鉴定系统使能检出的菌种数得到扩大,但由于许多非发酵菌生化反应不够活泼,加上菌种分类仍在不断完善之中,临床实验室非发酵菌鉴定的正确性逊于肠杆菌目细菌。现今,临床微生物实验室多采用 MALDI-TOF MS 和 VITEK 2、Phoenix 等自动化检测系统进行快速菌种鉴定,效果良好。

　　由于耐药率较高等原因,在临床标本检出的革兰氏阴性杆菌中,非发酵菌所占比例已从 1990 年的 10% 上升至目前的 33%,在医院获得性肺炎病原菌中甚至超过 50%。与人类感染有关的非发酵菌常见菌种见表 6-1-3。

表 6-1-3　非发酵菌常见菌种及其临床意义

属名	常见菌种或代表种	临床意义
假单胞菌属 *Pseudomonas*	铜绿假单胞菌 *P. aeruginosa* 荧光假单胞菌 *P. fluorescens* 恶臭假单胞菌 *P. putida* 斯氏假单胞菌 *P. stutzeri* 门多辛假单胞菌 *P. mendocina* 产碱假单胞菌 *P. alcaligenes*	本属广泛分布于自然界。铜绿假单胞菌是最重要和最常见的非发酵菌。其他假单胞菌也经常从医院环境中检出,由于毒力低,引起的感染较铜绿假单胞菌为少。在囊性纤维化患者中,铜绿假单胞菌是最主要的呼吸道致病菌
不动杆菌属 *Acinetobacter*	鲍曼不动杆菌 *A. baumannii* 醋酸钙不动杆菌 *A. calcoaceticus* 洛菲不动杆菌 *A. lwoffii* 溶血不动杆菌 *A. haemolyticus* 琼氏不动杆菌 *A. junii* 约氏不动杆菌 *A. johnsonii*	广泛分布于自然和医院环境,健康人皮肤和上呼吸道可检出。可引起呼吸道、泌尿道、伤口和血液感染等。在部分医院重症监护病房内获得的下呼吸道感染中,鲍曼不动杆菌已成为最常见病原菌
窄食单胞菌属 *Stenotrophomonas*	嗜麦芽窄食单胞菌 *S. maltophilia*	广泛分布于自然界,耐药率甚高,可引起败血症(多伴有静脉插管)
伯克霍尔德菌属 *Burkholderia*	洋葱伯克霍尔德菌 *B. cepacia* 鼻疽伯克霍尔德菌 *B. mallei* 类鼻疽伯克霍尔德菌 *B. pseudomallei* 新洋葱伯克霍尔德菌 *B. cenocepacia* 多食伯克霍尔德菌 *B. multivorans*	洋葱伯克霍尔德菌和类鼻疽伯克霍尔德菌对人类有致病性,前者是医院感染和肺囊性纤维化感染的重要病原菌。类鼻疽伯克霍尔德菌可引起从无症状的感染到致命性败血症等很多类型的感染。其他菌种临床意义较小
产碱杆菌属 *Alcaligenes*	粪产碱杆菌 *A. faecalis* 木糖氧化产碱杆菌脱硝亚种 *A. xylosoxidans* ssp. *denitrificans* 木糖氧化产碱杆菌木糖氧化亚种 *A. xylosoxidans* ssp. *xylosoxidans*	本属细菌主要见于环境中。有报告木糖氧化产碱杆菌木糖氧化亚种可引起医院获得性败血症,其他菌种则极少发现对人类有致病性

续表

属名	常见菌种或代表种	临床意义
黄杆菌属 *Flavobacterium*	短黄杆菌 *F. breve* 脑膜脓毒性黄杆菌 *F. meningosepticum* Ⅱb群黄杆菌 *F. group* Ⅱb 芳香黄杆菌 *F. odoratum*	广泛分布于土壤、植物、食物、水和医院环境。临床标本中Ⅱb群黄杆菌最常检出。其他较常见的有脑膜脓毒性黄杆菌、芳香黄杆菌和短黄杆菌。其他黄杆菌极少有临床意义
鲍特菌属 *Bordetella*	支气管脓毒鲍特菌 *B. bronchiseptica* 鸟鲍特菌 *B. avium* 百日咳鲍特菌 *B. pertussis* 副百日咳鲍特菌 *B. parapertussis*	主要引起动物感染,与病猫、狗、豚鼠接触的人可发生支气管脓毒鲍特菌所致的呼吸道感染 引起百日咳或类似百日咳病症,表现有卡他症状或支气管炎和肺炎
寡源杆菌属 *Oligella*	尿道寡源杆菌 *O. urethralis* 解脲寡源杆菌 *O. ureolytica*	可从尿道分离到。尿道寡源杆菌对大多数抗菌药物敏感,而解脲寡源杆菌药敏谱则不定
丛毛单胞菌属 *Comamonas*	食酸丛毛单胞菌 *C. acidovorans* 睾酮丛毛单胞菌 *C. testosteroni*	主要从环境中检出。罕有与临床感染有关的报告
食酸杆菌属 *Acidovorax*	德氏食酸杆菌 *A. delafieldii* 敏捷食酸杆菌 *A. facilis*	主要从环境中检出。临床标本中罕有检出,无临床意义
雪旺菌属 *Shewanella*	腐败雪旺菌 *S. putrefaciens*	可从环境和人类中分离到。引起下肢蜂窝织炎、中耳炎和败血症
鞘氨醇单胞菌属 *Sphingomonas*	少动鞘氨醇单胞菌 *S. paucimobilis* 类少动鞘氨醇单胞菌 *S. parapaucimobilis*	广泛分布于自然界。少动、类少动鞘氨醇单胞菌具有重要的临床意义。该属大部分菌株对黏菌素耐药,但所有菌株都对万古霉素敏感
无色杆菌属 *Achromobacter*	木糖氧化无色杆菌 *A. xylosoxidans*	所有菌种可从临床标本或医院环境中分离出来,木糖氧化无色杆菌可引起各种感染性疾病,如肺炎、菌血症
土壤杆菌 *Agrobacterium*	放射土壤杆菌 *A. radiobacter*	导致与塑料有关材料(静脉和腹腔插管)的感染
艾肯菌属 *Eikenella*	侵蚀艾肯菌 *E. corrodens*	与青少年和成人牙周炎有关
金氏菌属 *Kingella*	金氏金氏菌 *K. kingae* 口金氏菌 *K. oralis* 脱氮金氏菌 *K. denitrificans*	主要寄居在人类和灵长类动物的上呼吸道和口腔黏膜,可通过飞沫传播

　　非发酵菌是医院感染和免疫抑制患者感染的常见病原体。总体而言,非发酵菌的致病力要弱于肠杆菌目细菌,但耐药性要超过肠杆菌目细菌。由于经济和医疗发展水平不平衡,在不同地区之间细菌的耐药性存在较大差异。

　　铜绿假单胞菌(俗称绿脓杆菌)曾是最常见、最重要的非发酵菌,十年、二十年以前铜绿假单胞菌引起的感染约占全部非发酵菌感染的50%,近年来随着不动杆菌检出的增加,此比例下降至37%。许多研究表明铜绿假单胞菌是常见的致病菌,其不但对机体组织有较强的黏附性,且其内毒素还可引起发热、休克和急性呼吸窘迫综合征,而且可产生蛋白酶、磷脂酶和外毒素A,造成组织变性、坏死。铜绿假单胞菌感染涉及人体各个部位,常见的有败血症、心内膜炎、支气管炎和肺炎、颅脑感染、泌尿道感染、消化道感染、眼炎、耳和鼻窦感染、烧伤创面、手术切开及其他软组织感染。

　　其他假单胞菌,因毒力较低,引起的感染较铜绿假单胞菌少见。荧光假单胞菌可在4℃环境下生长,有报告血库中的储存血可有此菌污染。若输入污染血液,将导致严重感染。铜绿假单胞菌对许多药物具有天然抗药性,敏感药物主要有哌拉西林、替卡西林、头孢吡肟、头孢他啶、上述制剂与β-内酰胺酶抑制剂的复合制剂、碳青霉烯类(亚胺培南、美罗培南)、氨基糖苷类、氟喹诺酮类、多黏菌素B等。近年来,抗菌药物的广泛应用,对上述药物的耐药菌株,特别是多重耐药株普遍存在,并且呈上升趋势。对某一病例所分离的菌株来说,这种耐药性较难预测。铜绿假单胞菌以外的假单胞菌通常具有更高的耐药性和不可预测性。因此,对这类细菌感染采用体外药敏试验来指导选择和调整临床抗菌药物的应用,显得十分必要。

　　不动杆菌是条件致病菌,目前是临床上最常见的非发酵菌,也是医院感染的常见病原菌,可引起呼吸道、泌尿道、伤口和血液感染等,在重症监护病房(intensive care unit, ICU)内可出现小范围感染暴发流行。临床分离的菌株,尤其是呼吸道标本中的分离株,大多数情况下是定植菌。对鲍曼不动杆菌具有良好抗菌活性的药物包括亚胺培南、美罗培南等碳青霉烯类和头孢哌酮-舒巴坦、氨苄西林-舒巴坦,其他可选用的敏感药物有第三或四代头孢菌素、氟喹诺酮类或氨基糖苷类等,但存在明显的地区差异。临床上越来越多的全耐药鲍曼不动杆菌的频繁检出,已经成为我国抗感染领域的一大难题。

嗜麦芽窄食单胞菌在不少医院列为常见非发酵菌,2017年临床分离的非发酵菌中位居第三,可引起菌血症、肺炎。痰培养中检出较多,但需鉴别是否为真正感染病原菌。在囊性纤维化患者中引发呼吸道感染的发生率似乎有所增加。本菌对临床许多常用的抗菌药物均具较高的耐药性,

对亚胺培南等碳青霉烯类药物几乎全部耐药,对第三和四代头孢菌素、氨基糖苷类、氟喹诺酮等药物的耐药率也甚高,抗菌活性相对较强的是替卡西林/克拉维酸、甲氧苄啶/磺胺甲噁唑。

3. 其他

(1) 嗜血杆菌属(*Haemophilus*):与临床相关的主要为流感嗜血杆菌、副流感嗜血杆菌、溶血嗜血杆菌等8个种,见表6-1-4。本属系微小的球形、卵圆形或杆形细菌,直径通常不超过1μm,有时呈细丝状或多形态的革兰氏阴性杆菌,无动力,无芽孢。兼性厌氧,某些菌种如流感和副流感嗜血杆菌,在35~37℃、5%~10%的CO_2环境下生长更好。人工培养时必须供给X因子和/或V因子,本菌的生长就需要两者或其中之一,此特性及菌落溶血与否、培养生长是否需要CO_2,是进行细菌属、种鉴别的重要依据,如流感嗜血杆菌同时需要X和V因子,而副流感嗜血杆菌只需要V因子。

表6-1-4 嗜血杆菌属常见菌种及其临床意义

细菌名称	临床意义
流感嗜血杆菌 *H. influenzae*	上呼吸道正常菌群。中耳炎、鼻窦炎、咽喉炎、支气管炎和肺炎的常见病原菌。婴幼儿感染如化脓性脑膜炎、败血症的重要病原菌
副流感嗜血杆菌 *H. parainfluenzae*	常定植于上呼吸道,可致呼吸道感染,偶尔引起亚急性心内膜炎、脑脓肿和眼结膜炎
溶血嗜血杆菌 *H. haemolyticus*	存在于正常人的鼻咽部,很少致病,可能与儿童上呼吸道感染有关
副溶血嗜血杆菌 *H. parahaemolyticus*	常定植于人类口腔及咽部,可引起急性咽喉炎、化脓性口腔炎,偶尔致心内膜炎
副溶血嗜沫嗜血杆菌 *H. paraphrohaemolyticus*	口腔、齿龈间和上呼吸道的正常菌群,偶致感染但常很严重,包括心内膜炎、败血症和脑脓肿
埃及嗜血杆菌 *H. aegyptius*	又称结膜炎嗜血杆菌,可引起急性化脓性结膜炎,好发于年幼的儿童
杜克雷嗜血杆菌 *H. ducreyi*	又名软性下疳杆菌,是软性下疳的病原菌
皮特曼嗜血杆菌 *H. pittmaniae*	很少引起人类感染

X因子是一种含铁的卟啉,对热稳定,为细菌合成过氧化氢酶、过氧化物酶、细胞色素氧化酶的辅基。V因子是一种对热不稳定的维生素B类物质,存在于血液及某些植物组织中。血液中的V因子通常处于被抑制状态,经加热80~90℃、5~10分钟,可破坏膜上的抑制物,使V因子释放。加热后的血琼脂呈巧克力色,倾注平板后称其为"巧克力"平板,是分离呼吸道嗜血杆菌所必需的基础培养基。在血平板上当流感嗜血杆菌与金黄色葡萄球菌一起培养时,可见到靠近金黄色葡萄球菌的流感嗜血杆菌菌落较大,而远离金黄色葡萄球菌的菌落较小甚至不能长出,这种现象称作"卫星现象"。因为葡萄球菌能合成V因子释放于培养基中,从而促进嗜血杆菌的生长。卫星现象也是鉴别呼吸道标本分离菌是否为嗜血杆菌的简单可行方法。

本属细菌主要定植于人和动物的咽喉及口腔黏膜,少数见于生殖道。本属中流感嗜血杆菌是最常见而重要的细菌,人类是其唯一的宿主。流感嗜血杆菌可产生六种不同的荚膜多糖中的一种或不产生荚膜(称为未分型流感嗜血杆菌)。根据荚膜多糖抗原成分的不同,该菌种可分为六个血清型(a~f)。在不同时期、不同地区,人类带菌率可有很大差异,但儿童带菌率往往高于成人。自引进b型流感嗜血杆菌结合疫苗后,健康儿童b型流感嗜血杆菌带菌率由20世纪80年代的2%~5%下降至0.06%。副流感嗜血杆菌也是上呼吸道的正常菌群重要组成细菌,约90%健康个体咽喉和鼻咽部有未定型流感嗜血杆菌和副流感嗜血杆菌定植,并且75%的嗜血杆菌生物群都是副流感嗜血杆菌。

流感嗜血杆菌主要致病因子为内毒素,b型菌株则与荚

膜多糖有关。在疫苗应用之前，本菌是婴幼儿感染的重要病原菌，在侵袭性感染中，脑膜炎最为常见而严重，其次为肺炎，其他包括单纯性菌血症、会厌炎和蜂窝织炎，少见的有骨髓炎、化脓性关节炎和心包炎。如今，除未接种疫苗的儿童外，危及生命的流感嗜血杆菌感染在发达国家已很罕见，并且绝大多数感染由未分型流感嗜血杆菌引起。在成人社区获得性下呼吸道感染（包括急性支气管炎和肺炎）中，流感嗜血杆菌所占全部细菌的比例可达 20%~30%，尤其在慢性支气管炎和吸烟人群中。国内检出率较低，可能与临床细菌室检测技术不足有关。成人中 b 型流感嗜血杆菌引起的侵袭性感染少见。近年来已有报道副流感嗜血杆菌也是呼吸道感染较常见病原菌。

由于在健康人群中鼻咽部有较高的流感嗜血杆菌的携带率，故鼻咽部测出阳性对诊断帮助不大。严格地讲，咳痰培养对成人下呼吸道感染的诊断也存在一定的污染问题，只有当痰菌浓度较高时才有诊断意义。血液、脑脊液和浆膜腔积液如关节积液、胸腹水和心包积液的阳性培养则可确诊。其他嗜血杆菌中除杜克雷嗜血杆菌和埃及嗜血杆菌为致病菌外，多数为人体某些部位的正常菌群，阳性检出时应结合临床综合判断。

流感嗜血杆菌能产生两种 β-内酰胺酶（TEM-1 和 ROB-1）中的一种。产 β-内酰胺酶的菌株应考虑耐氨苄西林和阿莫西林。美国 20 世纪 90 年代曾有过产 β-内酰胺酶的未分型流感嗜血杆菌分离率下降的趋势，但近十年该趋势逆转，未分型流感嗜血杆菌取代肺炎链球菌成了急性中耳炎最常见的病原体，并且 β-内酰胺酶介导的氨苄西林耐药率成比例上升。目前对本菌具有活性的药物包括头孢菌素类、碳青霉烯类，以及含有 β-内酰胺酶抑制剂的复合剂如氨苄西林/舒巴坦、阿莫西林/克拉维酸、喹诺酮类、甲氧苄啶/磺胺甲噁唑、大环内酯类（红霉素、阿奇霉素、克拉霉素）等。其他嗜血杆菌对抗菌药物的敏感谱与流感嗜血杆菌类似。

（2）军团菌属（*Legionella*）：共有 58 个种 3 个亚种，迄今分离自人类的约有 20 个种。临床分离株大多数为嗜肺军团菌（*L. pneumophila*），其他有重要临床意义的是麦氏军团菌（*L. micdadei*）、长滩军团菌（*L. longbeachae*）和杜莫夫军团菌（*L. dumoffii*）。军团菌系革兰氏阴性杆菌，但着色较浅，无芽孢、无荚膜，有端鞭毛或侧鞭毛。有些菌株可出现丝状体。严格需氧菌，厌氧或氧气减少时不生长或生长缓慢。在 2.5% CO_2 环境下生长良好。初代分离培养时营养要求特殊，需 L-半胱氨酸和铁离子。最适生长温度为 35℃，pH 6.9~7.0。本属细菌分离较困难，采用含抗生素和半胱氨酸、铁的选择性特殊培养基如活性炭酵母琼脂培养基（CYE）、BCYE-α 或 Feeley-Gorman 培养基等，以及调节准确的培养基 pH 和一定浓度的 CO_2 环境（2.5%~5.0%）与培养时间（至少 5 天）是保证细菌培养、分离能否成功的关键。培养法仍是目前诊断军团菌感染的金标准。国外实验室报告，培养敏感度 30%~80%。而国内微生物实验室对本菌检出率极低，临床上多数根据血清抗体测定诊断本病。目前还可使用尿抗原检出的方法协助诊断军团菌感染。

军团菌天然栖息于各种水体（长滩军团菌是一种土壤微生物），包括湖泊、溪流和水塘等。天然水体中存在少量军团菌，一旦进入人工水管系统如城市自来水网，能引起定植，并加速生长和增殖。已知能促进定植和增殖的因素包括合适的温度（25~42℃）、水流淤滞、水垢、生物膜及能与之共生的微生物。社区获得性军团病与住宅、宾馆和工业供水系统军团菌定植相关，人和动物不是其储存宿主，冷却塔和蒸发冷凝仪器可能为军团菌的主要来源。军团菌在空气中可存活 24 小时，而在蒸馏水中可存活 139 天。1990—2001 年上海市疾病预防控制中心对宾馆、地铁、商场、住宅的中央空调冷却塔等处进行调查，1 388 份标本中竟有 666 份（48%）标本分离出军团菌。

军团菌是兼性胞内病原体，能耐受多种难以透过宿主细胞膜的抗菌药物。青霉素类和头孢菌素类药物由于难以进入巨噬细胞内，即使在胞外药敏结果显示有抗菌活性，用于临床治疗仍无效。军团菌感染细胞模型显示，红霉素和利福平能抑制细菌生长，但停用抗菌药物后又能恢复增殖。而多数新氟喹诺酮类药物能杀灭大部分细胞内感染的细菌，且不引起停药后细菌的再次增殖。其他对军团菌有抗菌活性的药物包括大环内酯类、四环素类、酮内酯类。

（3）其他：与临床有关的主要有弧菌属、气单胞菌属、邻单胞菌属、弯曲菌属和螺杆菌属等，常引起胃肠道感染，少数菌种可致下呼吸道感染。

1）弧菌属（*Vibrio*）：其中与人类感染相关的有 10 个种，包括霍乱弧菌、副溶血弧菌等。致病菌引起人类感染有两种形式：一种为肠道感染，引起胃肠炎或腹泻，如霍乱弧菌、拟态弧菌、副溶血弧菌、河流弧菌、弗尼斯弧菌等；另一种为非肠道感染，如败血症、中耳炎、伤口感染，病原菌主要为创伤弧菌和溶藻弧菌等。有些细菌则可引起上述两种类型的感染，如霍乱弧菌、副溶血性弧菌、河流弧菌。本属细菌对大多数抗菌药物仍比较敏感，如多西环素、四环素、氟喹诺酮类药物和氨苄西林。

2）气单胞菌属（*Aeromonas*）：现属于气单胞菌科（Aeromonadaceae）和新近建议的气单胞菌目（Aeromonadales. ord. nov.），该科还包括海单胞菌属（*Oceanimonas*）和甲苯单胞菌属（*Tolumonas*）。气单胞菌属细菌均无芽孢、无荚膜，有极端鞭毛，运动活泼，兼性厌氧，普通营养琼脂上生长良好。血平板上过夜培养可形成大而扁平的 β 溶血菌落。葡萄糖氧化发酵实验呈发酵型和氧化酶阳性，有别于肠杆菌目和非发酵菌。气单胞菌广泛存在于淡水、海水、土壤、鱼类和脊椎动物肠道中，以往认为是低毒的条件致病菌，仅引起机会性感染。现已明确本菌不仅是人类腹泻的重要病原菌，而且还是引起伤口感染、肺炎、败血症等疾病的病原菌。

3）弯曲菌属（*Campylobacter*）：包括空肠弯曲菌、胎儿弯曲菌、黏液弯曲菌等 24 个种，呈弧形、S 形、螺旋形，在固体或液体培养基上可呈球形或长丝状。一端或两端有鞭毛，运动活泼，微需氧，在含 5% O_2、85% N_2 和 10% CO_2 的环境中能生长，有些菌株需在厌氧条件下生长。本菌在普通培养基上不易生长，需要用营养丰富的布氏肉汤作基础的培养基，并且加入血或血清进行培养。在大多数野生和家养的牛、羊、猪、狗、猫、啮齿动物及各种家禽的肠道内均能发现。动物是弯曲菌感染的重要传染源。人类对弯曲菌普遍易感。空肠弯曲菌和大肠弯曲菌所致感染主要为急性肠炎和结肠炎,少数可表现为菌血症、胆囊炎、脑膜炎、心内膜炎等。胎儿弯曲菌多见于免疫功能较差的患者,肠外感染为主,如心内膜炎、心包炎、中枢神经系统感染、肺部感染、菌血症及局部化脓性感染,较少引起腹泻。上突弯曲菌可引起腹泻和菌血症,是粪培养中分离出的空肠弯曲菌、大肠弯曲菌以外最常见的弯曲菌。空肠弯曲菌对大多数抗菌药物如大环内酯类、红霉素、氯霉素、四环素、氨基糖苷类和氟喹诺酮类等均较敏感。胎儿弯曲菌对红霉素可出现耐药,临床用药可选氨苄西林或其他氨基糖苷类、氯霉素、亚胺培南等。

4)螺杆菌属(*Helicobacter*):包括幽门螺杆菌(*H. pylori*)、海尔曼螺杆菌(*H. heilmannii*)和肠肝螺杆菌等30余菌种,微弯曲,偶呈螺形。尿素酶阳性,有别于弯曲菌,也是本菌的重要鉴定特性。培养环境需要高湿度和特殊的气体环境:5%~7% CO_2,10% H_2,80% N_2 和5% O_2。培养3~4天后菌落直径1~2mm,透明,不溶血。大气环境下,新鲜组织标本中的细菌存活不超过45分钟,多次传代后耐受空气能力加强。幽门螺杆菌定植于人类胃腔,估计约半数人口有本菌定植。一旦感染此菌,可终身携带。不同地区、种族、人群间,本菌携带率可有较大差别。人类是本菌感染的主要传染源。幽门螺杆菌急性感染表现为胃炎。慢性感染则与多种胃和十二指肠疾病密切相关。本菌是慢性胃炎的病因,为胃、十二指肠溃疡发病的重要原因。临床工作实践中很少进行体外药敏试验,克拉霉素耐药是幽门螺杆菌根治失败的主要原因。因为胃腔内的酸性环境等因素会使抗菌药物的活性大受影响,而且单一用药效果不佳,常需用3种药物联合应用,包括质子泵抑制剂、克拉霉素及阿奇霉素或甲硝唑。

(五)厌氧菌　厌氧菌是指一类只能在低氧分压的条件下生长而不能在18% O_2 和/或10% CO_2 浓度下的固体培养基表面生长的细菌。按其对氧的耐受程度不同,可分为专性厌氧菌、微需氧菌和兼性厌氧菌。一般将前两者列为厌氧菌,而兼性厌氧菌习惯上被归为需氧菌。

按细菌形态、革兰氏染色特性和芽孢产生与否,将厌氧菌分为革兰氏阳性厌氧球菌、革兰氏阴性厌氧球菌、革兰氏阳性芽孢杆菌、革兰氏阳性无芽孢杆菌、革兰氏阴性厌氧杆菌。五大类常见厌氧菌的主要种属和临床意义见表6-1-5,以革兰氏阴性无芽孢杆菌为主。

表6-1-5　常见厌氧菌及其临床意义

分类	属名	常见菌种或代表种	临床意义
革兰氏阳性厌氧球菌	消化球菌属 *Peptococcus*	黑色消化球菌 *P. niger*	临床分离的厌氧菌种,革兰氏阳性厌氧球菌占25%~30%,主要是消化链球菌属。多与其他细菌混合感染,常见的感染有腹腔感染、肝脓肿、外阴、阴道与盆腔感染、肺和胸膜感染、口腔感染、颅内感染及皮肤、软组织感染和败血症
	消化链球菌属 *Peptostreptococcus*	口腔消化链球菌 *P. stomatis* 厌氧消化链球菌 *P. anaerobius*	
	链球菌属 *Streptococcus*	麻疹链球菌 *S. morbillorum* 汉森链球菌 *S. hansenii* 多形链球菌 *S. pleomorphus*	微需氧球菌。常从子宫标本、盆腔脓肿、深部伤口、阑尾脓肿、鼻窦穿刺液甚至脑脊液中分离到
革兰氏阴性厌氧球菌	韦荣球菌属 *Veillonella*	小韦荣球菌 *V. parvula* 产碱韦荣球菌 *V. alcalescens* 龋齿韦荣球菌 *V. denticariosi*	致病力不强,可引起软组织及血液感染,小韦荣球菌常致上呼吸道感染,产碱韦荣球菌多致肠道感染
革兰氏阳性芽孢杆菌	梭菌属 *Clostridium*	破伤风梭菌 *C. tetani* 产气荚膜梭菌 *C. perfringens* 肉毒梭菌 *C. botulinum* 败毒梭菌 *C. septicum* 艰难梭菌 *C. difficile* 尸毒梭菌 *C. cadaveris* 溶组织梭菌 *C. histolyticum* 无害梭菌 *C. innocuum* 多枝梭菌 *C. ramosum*	梭菌属现有的细菌种或者亚种已超过200种,广泛分布于土壤、水及海洋中。以产气荚膜梭菌最常见,其次为多枝梭菌和无害梭菌,其他菌种分离机会占全部的10%以下。破伤风梭菌产生痉挛毒素引起破伤风。产气荚膜梭菌与诺维梭菌、败毒梭菌、索德里梭菌和溶组织梭菌一起引起气性坏疽。肉毒梭菌分泌强力的肉毒毒素引起肉毒中毒,表现为全身神经肌肉麻痹。艰难梭菌对氧甚敏感,很难分离培养,为抗生素相关假膜性结肠炎的常见病原菌,也是医源性感染腹泻最常见的确诊原因

续表

分类	属名	常见菌种或代表种	临床意义
革兰氏阳性无芽孢杆菌	优杆菌属（或真杆菌属） *Eubacterium*	迟缓优杆菌 *E. lentum* 产气优杆菌 *E. aerofaciens* 黏液优杆菌 *E. limosum* 不解乳优杆菌 *E. alactolyticum*	肠道和口腔正常菌群。仅少数菌种有致病作用，如迟缓优杆菌和黏液优杆菌。常从创伤和感染标本及各种病例材料中发现，可致心内膜炎
	丙酸杆菌属 *Propionibacterium*	痤疮丙酸杆菌 *P. acnes* 贪婪丙酸杆菌 *P. avidum* 颗粒丙酸杆菌 *P. granulosum*	丙酸杆菌可见于多种系统性或播散性的机会感染标本中，如内膜炎、中枢神经系统感染、骨髓炎、骨炎、关节炎等，其中大约20%见于狗和猫咬伤
	乳杆菌属 *Lactobacillus*	嗜酸乳杆菌 *L. acidophilus* 植物乳杆菌 *L. plantarum* 发酵乳杆菌 *L. fermentum* 乳酪乳杆菌 *L. caser*	人和动物口腔、肠道和阴道的正常菌群之一，很少致病而且对其他致病菌的生长繁殖有抑制作用。乳杆菌属是益生菌，但也可引起严重感染，尤其是对于免疫缺陷的人群
	双歧杆菌属 *Bifidobacterium*	青春双歧杆菌 *B. adolescentis* 长双歧杆菌 *B. longum* 婴儿双歧杆菌 *B. infantis* 两歧双歧杆菌 *B. bifidum* 短双歧杆菌 *B. breve*	人和动物肠道内重要的生理菌群。具有维护体内微生态平衡、合成维生素、抗感染、提高机体免疫力等多种功能。口腔和阴道中也有本菌定植
	蛛网菌属 *Arachnia*	丙酸蛛网菌 *A. propionica*	口腔正常菌群，也可引起放线菌病
	放线菌属 *Actinomyces*	衣氏放线菌 *A. israelii* 龋齿放线菌 *A. odontolyticus* 化脓放线菌 *A. pyogenes*	口腔正常菌群。正常情况下不致病，少数可致内源性感染。典型者可表现为肉芽肿及坏死性脓肿，部分菌种与牙周炎、龋齿有关
革兰氏阴性杆菌	拟杆菌属（或类杆菌属） *Bacteroides*	脆弱拟杆菌 *B. fragilis* 口腔拟杆菌 *B. oralis* 产黑色素拟杆菌 *B. melaninogenicus* 不解糖拟杆菌 *B. asaccharolyticus* 龈拟杆菌 *B. gingivalis* 中间型拟杆菌 *B. intermedius*	人类肠道、口腔、上呼吸道及泌尿生殖道的正常菌群。与人类有关的有24个种，是临床上最主要的厌氧菌。临床标本中以脆弱拟杆菌最常见，其次为产黑色素拟杆菌，其他少见。可引起多种内源性感染，常见为女性生殖道和口腔感染，其他有肺炎、脓胸、败血症和颅脑感染
	梭杆菌属 *Fusobacterium*	死亡梭杆菌 *F. Mortiferum* 坏死梭杆菌 *F. Necrophorum* 具核梭杆菌 *F. Nucleatum*	口腔、上呼吸道、肠道和泌尿生殖道的正常菌群，可引起鼻窦或口腔感染、肺脓肿和脓胸、肝脓肿、肠道和泌尿道感染、术后感染

　　厌氧菌引起下呼吸道感染并非少见，多系内源性，常为混合感染，包括厌氧菌与需氧菌，或多种厌氧菌的混合感染。口咽部分泌物吸入是最重要的感染途径。在吸入性肺炎、坏死性肺炎、肺脓肿、脓胸病例中，厌氧菌常常为主要病原体。在老年人肺炎中厌氧菌也占相当比例。口咽部常居的厌氧菌，如拟杆菌、梭杆菌、消化链球菌和放线菌是感染的常见病原。

　　梭菌属细菌具有芽孢，故又名梭状芽孢杆菌。有的菌种在初次分离时并不出现芽孢，如产气荚膜梭菌，只有在特殊培养条件下才产生芽孢。梭菌属细菌系革兰氏阳性杆菌，部分菌种在培养时间稍长或形成芽孢后往往呈革兰氏染色阴性。梭菌属的营养细胞形态具有多形性，杆状成对排列或呈短链状；胞体圆形或有尖形末端，多数菌种有周鞭毛和动力，但临床标本分离的常见菌种如产气荚膜梭菌、多枝梭菌和无害梭菌等常无动力。严格厌氧，极少数菌种可以耐氧。本属细菌生长温度15~39℃，最适温度30~37℃，pH为6.5~7.0。芽孢的形态和位置对菌种鉴定具有意义，同时一些生化反应在常规鉴定中也有价值。

　　梭菌属以外的厌氧菌，均无芽孢。革兰氏阳性厌氧球菌中以消化球菌和消化链球菌常见，最适生长温度35~37℃。生长比较缓慢，常需要48小时培养后才能形成肉眼可见的菌落。消化球菌的模式菌种为黑色消化球菌，在血平板上可呈现黑色菌落。革兰氏阴性球菌中主要是韦荣球菌。菌体较小，成双、聚集或呈短链状。对氧耐受较低。最

适生长温度 $30 \sim 37^\circ\text{C}$，需 CO_2 才生长。革兰氏阳性杆菌中主要包括丙酸杆菌、放线菌、优杆菌、乳杆菌、双歧杆菌、蛛网菌等。菌体似棒状杆菌，两端可粗大，排列不规则，呈多形态性。除乳杆菌属、蛛网菌属、放线菌属某些菌种在微氧或普通环境生长外，其余为严格厌氧菌。最适 pH 为 $6.5 \sim 7.8$，但乳杆菌 pH 为 5.5 左右，甚至 pH 为 3 也能生长。

革兰氏阴性杆菌主要为拟杆菌和梭杆菌，前者为短小不规则的杆菌，后者则为细长的梭形杆菌。生长必须在无氧状态中，尤其在初次分离时更需要较低的氧化还原电势。梭杆菌对氧更敏感，在分离、移种过程中，如在空气中暴露时间稍长也会使细菌死亡。

分子生物学技术的引进，改变了细菌鉴定的模式。在具备分子分析能力的临床实验室，还可选择测定细菌的遗传标志，如 16S rRNA 片段及其他有用的遗传学元件的序列已被用于鉴定临床标本中的厌氧菌。近年来，基质辅助激光解吸电离-飞行时间质谱（MALDI-TOF MS）已经开始用于微生物菌种鉴定，可谓微生物鉴定领域的二次技术革命。MALDI-TOF MS 也开始用于临床标本中厌氧菌的鉴定，实现临床分离株的快速鉴定，并且结果与其他鉴定方法具有可比性。相较于分子生物学鉴定技术，两者鉴定准确度相当，但质谱技术更便宜、更快速。

除极少数梭菌如破伤风杆菌、肉毒杆菌、产气荚膜杆菌引起外源性感染，绝大多数厌氧菌感染常为内源性。皮肤、黏膜屏障功能减退及正常菌群定居位置的变化是引起感染的简单而重要的发病机制。造成氧化还原电势下降的因素如局部血供不足、组织坏死等，有利于厌氧菌繁殖，全身抵抗力下降则可促使厌氧菌侵入深层引起感染。厌氧菌可产生外毒素如梭菌属细菌产生 α 毒素（一种强力的卵磷脂酶），具有溶血和引致坏死的作用。厌氧的革兰氏阴性杆菌与需氧菌一样，产生内毒素致病。

（六）分枝杆菌属（*Mycobacterium*） 分枝杆菌是需氧、无芽孢（除海分枝杆菌外）、无动力、略微弯曲或直杆菌，有时分枝。分枝杆菌属中有很多重要的菌种，其中最重要的是结核分枝杆菌（*M. tuberculosis*，MTB）复合群、麻风分枝杆菌和溃疡分枝杆菌，此外，还有 150 多种环境分枝杆菌，亦称非结核分枝杆菌（nontuberculous mycobacteria，NTM），具有不同程度的致病力和毒力。

1. 结核分枝杆菌复合群 在分类学上属于放线菌目、分枝杆菌科、分枝杆菌属，包括人型结核分枝杆菌（*M. tuberculosis*）、牛分枝杆菌（*M. bovis*）、非洲分枝杆菌（*M. africanum*）和田鼠分枝杆菌（*M. microti*）四种。其中前三种对人类致病。人型结核分枝杆菌的致病率最高。结核分枝杆菌细长而稍弯，大小约 $0.4\mu\text{m} \times 4.0\mu\text{m}$，两端微钝，不能运动，无荚膜及芽孢；生长时严格需氧；不易染色，但经品红加热染色后不能被酸性酒精脱色，故称为抗酸杆菌。

结核分枝杆菌生长缓慢，繁殖一代约需 18 小时，在含鸡蛋、天冬氨酸、甘油及微量铁、镁等营养成分的罗氏固体培养基上需要 $2 \sim 6$ 周才可见到菌落。典型的菌落呈"荷包蛋"

样，不透明、乳白或米黄色，有毒人型结核分枝杆菌菌落呈粗糙型，光滑型菌落大多表示毒力较低。近年来专用液体培养和自动化鉴定系统，结核分枝杆菌的检出时间可缩短至 2 周。

2. 与人类疾病有关的缓慢生长的非结核分枝杆菌（NTM） 近年来，NTM 的检出率逐渐增多，且引起的病变为结核样病变而受到关注，人们对其引起的各种疾病的认识也逐渐提高。显微镜下 NTM 形态与结核分枝杆菌相似，抗酸染色呈红色，但在培养、生化特性方面与结核分枝杆菌不同。常引起人类疾病的 NTM 如下：

（1）鸟-胞内分枝杆菌复合群：包括鸟分枝杆菌、胞内分枝杆菌、瘰疬分枝杆菌和副结核分枝杆菌等，一般来说，鸟-胞内分枝杆菌复合群的致病能力很弱，合并 HIV 感染后，成为人类致病最常见的环境 NTM，对几乎所有的抗结核药均具有很高的耐药率。

（2）日内瓦分枝杆菌：是一种缓慢生长的苛养菌，在 HIV 阳性和 HIV 阴性免疫功能低下的人群中，日内瓦分枝杆菌感染通常有肠炎、生殖器感染、软组织感染和淋巴结炎的症状。在所有感染 NTM 的获得性免疫缺陷综合征（acquired immunodeficiency syndrome，AIDS，简称艾滋病）患者中，日内瓦分枝杆菌所占的比例高达 12.8%。

（3）嗜血分枝杆菌：是另一种苛养分枝杆菌，感染嗜血分枝杆菌的患者主要为获得性免疫缺陷综合征患者，典型的临床表现为多发的皮肤结节，可呈簇状，也可没有明显症状，通常累及肢体末端，偶尔伴有脓肿、瘘管、蜂窝织炎、眼内炎和骨髓炎等。

（4）玛尔摩分枝杆菌：玛尔摩分枝杆菌菌株分离可能需要 $8 \sim 12$ 周的时间，超过了大多数实验室分离培养分枝杆菌的时间。70%~80% 的患者感染玛尔摩分枝杆菌具有临床意义。

（5）堪萨斯分枝杆菌：是仅次于鸟-胞内分枝杆菌复合群可引起 NTM 肺部疾病的病原菌，为光照产色菌，长时间曝光，菌落呈橙黄色。通常从主要的蓄水池和自来水中分离培养出该菌。绝大多数菌株对利福平敏感，对异烟肼、乙胺丁醇、链霉素轻度耐药。

（6）海分枝杆菌：海分枝杆菌感染皮肤的原因是皮肤创伤以后暴露于污染的淡水鱼缸（鱼缸肉芽肿）或咸水中，该病世界各地都有发生，在美国南部沿海各州最为常见。海分枝杆菌是光照产色菌，初次分离需要 $28 \sim 30^\circ\text{C}$。

（7）猿猴分枝杆菌：大多数病例与 HIV 阳性患者相关，主要累及肺和网状内皮系统。

（8）斯氏分枝杆菌：很少能从环境中重新获得，分离得到该菌便认为是有临床意义的。

（9）溃疡分枝杆菌：溃疡分枝杆菌引起的感染是继结核病和麻风病后的第三位最常见的人类分枝杆菌病。由于其需要复杂的营养、对热敏感性（最适温度 30°C）及超长的繁殖时间（长达 36 小时），所以临床标本很难分离到溃疡分枝杆菌。

（10）蟾蜍分枝杆菌：蟾蜍分枝杆菌和猿猴分枝杆菌一起被认为是呼吸道标本中最常见的 NTM，大多数蟾蜍分枝杆菌感染部位为肺部,通常发生于有潜在肺部疾病的成年男性患者。该菌最适生长温度为45℃,经常生活在热水系统中。

各种临床标本涂片经抗酸染色找到抗酸杆菌不能区分NTM与结核分枝杆菌,NTM的确定和菌型鉴别有赖于细菌培养。NTM系条件致病菌,在机体抵抗力下降等状况时可引起人类疾病。因此,临床标本培养到NTM是否具有临床意义,必须结合患者的临床状况、标本采集部位是否有可能受到环境中的NTM污染、NTM的类型等因素综合判断。

(七)放线菌属和诺卡菌属

1. 放线菌属(Actinomyces) 是一群兼性厌氧或微需氧菌,多数菌种在厌氧环境中生长更好。在分类学上放线菌原被列为真菌,但现认为其与细菌更接近。革兰氏染色阳性,抗酸染色阴性。本属包括衣氏放线菌、牛型放线菌、内氏放线菌、黏性放线菌、丙酸放线菌和埃氏放线菌等10个种,其中以衣氏放线菌较为常见。

为革兰氏阳性细长杆菌,具有分枝的丝状体为本属细菌的特征。菌丝缠绕成团成为"硫磺样颗粒"。衣氏放线菌在厌氧或微需氧环境中生长良好。在厌氧血琼脂平板上形成中等大小(直径0.5~3.5mm)粗糙或光滑的两种菌落。前者菌落如脑回状、臼齿形,坚硬,不易挑起;后者为白色,圆形,不透明,有光泽。生化反应可协助本属内菌种的鉴别。

衣氏放线菌主要寄生在人类口腔,可经破损处入侵引起慢性化脓性肉芽肿性疾病即放线菌病,常累及面颈部、胸部和腹部。胸部放线菌病可为原发或继发,病变常见于肺门区或肺下叶,开始为非特异性炎症,以后形成脓肿,咳出带有颗粒和血丝的脓痰,伴发热、胸痛、胸闷和咳嗽。向胸膜和胸壁蔓延,引起脓胸和瘘管,排出大量带硫磺样颗粒的脓痰。

2. 诺卡菌属(Nocardia) 是一群需氧、能形成空气中菌丝、有孢子的革兰氏阳性杆菌。当前得到公认的84个诺卡菌种中,49种报道为人类分离株,包括星形诺卡菌、巴西诺卡菌和豚鼠诺卡菌等,其中以星形诺卡菌最为多见。菌丝呈纤细分枝,部分抗酸染色阳性,长10~30μm,宽0.5~1.0μm,分枝近直角。有的菌丝断裂成球状或杆状。在沙氏培养基或营养琼脂培养基上22℃或35℃均可缓慢生长,需5~7天可见菌落。在血琼脂平板上呈现白色、凸起的小菌落。

诺卡菌所致的感染多为外源性感染,通常由外伤部位进入体内,可呈局限性或播散性、亚急性或慢性化脓性病变。临床类型包括:①皮肤诺卡菌病,好发于手足、小腿或其他部位。颗粒小,黄白色,可有菌鞘。很少侵犯骨骼系统,类似于真菌性足菌肿。②肺诺卡菌病,多数原发于肺部,症状类似于大叶性肺炎、肺脓肿或肺结核。少数病变累及胸膜、穿过胸壁形成瘘管,类似放线菌病。③播散性诺卡菌病,肺部诺卡菌感染通常不引起播散,但当机体免疫功能抑制或下降时则可引起血源性播散。脑、肾是播散最易受累的脏器。

二、深部真菌

真菌(fungi)种类繁多,属真核微生物,传统分类方法主要依据于真菌的形态、细胞生理、生化,尤其是有性生殖阶段的形态特征。该分类方法中与医学有关的真菌有四个亚门:接合菌亚门(Zygomycotina)、子囊菌亚门(Ascomycotina)、担子菌亚门(Basidiomycotina)和半知菌亚门(Deuteromycotina)。按其侵犯人体组织和器官的不同,临床上将真菌分为浅部真菌和深部真菌。浅部真菌主要侵犯机体皮肤、毛发和指(趾)甲,引起浅部真菌病。临床上最常见的浅部真菌为皮肤癣菌,所引起的疾病称为癣。目前已报告的皮肤癣菌有45种,比较公认对人类疾病有致病作用的有20余种,分属毛癣菌属、小孢子菌属、表皮癣菌属和角层癣菌。深部真菌是指侵犯表皮以外组织器官即皮肤深层和内脏如肺、脑、消化道等的病原真菌和条件致病真菌,包括念珠菌、隐球菌、曲霉、孢子丝菌、暗色真菌、毛霉、蛙粪霉、青霉、地霉、组织胞浆菌、球孢子菌、副球孢子菌、皮炎芽生菌和鼻孢子菌。真菌一般不产生外毒素,其致病作用可能与真菌在体内繁殖引起的机械性损伤及所产生的酶类、酸性代谢产物有关。菌体及其代谢产物具有弱抗原性,在人体内可引起变态反应导致组织损伤。多数深部真菌的致病力较弱,只有当机体抵抗力降低时才能侵入组织,大量繁殖引起疾病。

近年来由于广谱抗生素的大量应用,肿瘤化疗和器官移植导致免疫抑制宿主的增加,侵入性操作如血管内导管、气管插管、留置导尿的广泛应用,深部真菌引起的感染明显增加。上海第一医学院(现为复旦大学上海医学院)报告1928—1977年进行的4532例尸检病例,82例有深部真菌感染,20世纪50年代初仅占0.7%,而70年代中期则高达11.3%。复旦大学附属中山医院统计2001年1—10月187例次医院内血液感染,真菌竟占全部病原体的11.2%。不同微生物标本分离出真菌的临床意义差别较大,见表6-1-6。

引起肺部感染的属深部真菌,可分为酵母或酵母样型、丝状菌型及双相型,其中以念珠菌、隐球菌、曲霉和毛霉菌较为常见。

(一)念珠菌属 念珠菌属系子囊菌纲的酵母菌目,是最常见的重要深部真菌。Lodder于1970年将念珠菌分为81个种和7个变种,后又发现许多新种,大约有200个不同的种。其中白念珠菌、近平滑念珠菌、热带念珠菌、光滑念珠菌、克柔念珠菌、季也蒙念珠菌等是对人或动物有致病性的主要菌种。白念珠菌最常见,临床标本中占50%~80%。近年来,氟康唑耐药的非白念珠菌如光滑念珠菌、克柔念珠菌、热带念珠菌有明显增加趋势。

念珠菌细胞呈卵圆形,比葡萄球菌大5~6倍,革兰氏染色阳性,但着色不均匀。在感染组织中常见真菌细胞出芽生成假菌丝,假菌丝长短不一,并不分枝,假菌丝收缩断裂又成为芽生的菌细胞。在血琼脂或沙氏琼脂上,37℃或室温孵育1~3天后,生成灰白乳酪样菌落。涂片镜检,可看到表层为卵圆形芽生细胞,底层有较多假菌丝。根据接种在

表 6-1-6　常见微生物标本分离真菌的临床意义

菌种名称	临床意义（标本类型：污染、定植、非致病或致病）
曲霉菌 *Aspergillus* spp.	脑脊液：致病（仅见于有播散性感染者） 血：污染、致病（原发性或来自肺） 痰：定植、致病 尿：非致病 粪：非致病 伤口：非致病、致病（罕见于大面积创伤者）
白念珠菌 *Candida albicans*	脑脊液：致病（仅见于有播散性感染者） 血：污染、致病（原发性或来自输液管道） 痰：定植（绝大多数）、致病（仅见于有播散性感染者） 尿：定植、致病 粪：定植（是尿中念珠菌的来源） 伤口：非致病
非白念珠菌 non-*Candida albicans*	脑脊液：致病（仅见于有播散性感染者） 血：污染、致病（原发性或来自输液管道） 痰：非致病 尿：定植（安置尿管）、致病 粪：定植（是尿中念珠菌的来源） 伤口：非致病
新型隐球菌 *Cryptococcus neoformans*	脑脊液：致病（脑膜炎、脑脓肿） 血：致病（源自肺部） 痰：致病 尿：非致病 粪：非致病 伤口：非致病（但提示有播散性隐球菌感染）
马尔尼菲篮状菌 *Talaromyces marneffei*	脑脊液：非致病 血：致病（源自肺部） 痰：致病 尿：非致病 粪：非致病 伤口：非致病（但提示有播散性感染）

米粉培养基上是否产生厚壁孢子或在血清中 37℃ 培养数小时是否形成芽管，可鉴别白念珠菌与其他念珠菌。部分单位采用念珠菌生化反应试剂板条进行全套念珠菌各种间鉴别。科玛嘉显色培养基，则是一种简单、实用的培养鉴定方法，在特殊的分离培养基中根据不同菌种所显示的颜色不同，可大致鉴别临床常见的几种念珠菌，如白念珠菌、热带念珠菌、克柔念珠菌等，使许多痰、咽拭子、尿液、粪便等标本真菌培养鉴定时间可缩短至 24 小时，有助于临床及早做出念珠菌感染的病原学诊断。

正常人的口腔、皮肤、阴道和消化道内可定植念珠菌，但数量较少，通常不引起疾病。当机体免疫功能或一般防御力下降或正常菌群相互制约作用失调时，念珠菌大量繁殖并改变生长形式（芽生菌丝相）侵入细胞引起疾病。念珠菌病可为急性或慢性，病变多样，可发生在身体各个部位。皮肤念珠菌病多发生在腋窝、腹股沟和指（趾）间、肛门周围等处，有时可侵犯指甲引起甲床炎和甲沟炎。糖尿病患者和孕妇发生念珠菌性外阴、阴道炎者较多，可能与糖尿病患者血糖和尿糖增高，以及孕妇阴道上皮细胞内糖原增多有关。深部念珠菌病常继发于慢性消耗性疾病、严重的营养不良、免疫功能抑制或较长时间使用广谱抗生素等情况，可发生于消化道、呼吸道、心、肾、脑、肝等处。近年来发现菌血症中念珠菌比例明显增加。口腔黏膜的念珠菌病称为鹅口疮，黏膜表面形成不规则的白色片状假膜状物。

支气管和肺念珠菌病常继发于肺部其他疾病如肺结核病和支气管扩张症等，但临床上对支气管及肺念珠菌病的诊断必须谨慎，单纯从痰中分离出念珠菌不能作为念珠菌病的诊断根据，尤其在使用广谱抗生素者，上呼吸道念珠菌定植可明显增加。痰标本直接镜检发现大量菌丝和成群芽孢，表示念珠菌处于活跃生长状态，但不能以此判断是否为肺念珠菌病。只有对支气管黏膜或肺活检标本进行组织病理学检查，如出现组织内念珠菌孢子或假菌丝，方能成为确诊依据，不过此法不能确定真菌的菌种。

（二）隐球菌属　　隐球菌属在真菌分类学上归入半知菌亚门、芽孢菌纲、隐球酵母目、隐球酵母科，引起人类感染的隐球菌主要是新型隐球菌和格特隐球菌。两种隐球菌的无性繁殖体均为无菌丝的单芽孢酵母样菌，在体外为无荚膜或仅有小荚膜，进入人体内后很快形成厚荚膜，有荚膜的隐球菌菌体直径明显增加，致病力明显增强。

隐球菌是土壤、鸽类、牛乳、水果等的腐生菌，可侵犯人和动物。新型隐球菌格鲁比变种、新型隐球菌新型变种和格特隐球菌被认为是可感染人类的病原菌。隐球菌是条件致病菌，大多由呼吸道进入，在肺部引起轻度炎症或隐性感染；亦可由破损皮肤及肠道传入。当机体免疫功能下降时可向全身播散。在加拿大曾经发生格特隐球菌感染在正常人群和动物中大流行。隐球菌病虽为全身性感染，但以中枢神经系统感染、肺部感染最为多见，皮肤、骨骼或其他内脏的损害则较少见。在免疫抑制患者中，隐球菌感染的发病率为 5%~10%，在 AIDS 患者中，隐球菌的感染率可以高达 30%；免疫功能低下状态是导致某些型别格特隐球菌感染的重要危险因素。在北美，38%~59% 的格特隐球菌感染者为免疫功能低下患者。在免疫功能正常的人群中，国外报告隐球菌的感染率约为 1/10 万，而我国则缺少确切的流行病学资料。

新型隐球菌在组织液或培养物中呈较大球形，直径可达 5~20μm，菌体周围有 3~5μm 宽厚的荚膜，折光性强，一般染料不易着色难以发现，故称隐球菌。用墨汁阴性显影法镜检，可见到透明荚膜包裹着菌细胞。菌细胞常有出芽，但不生成假菌丝。在室温或 37℃ 时，均可在沙氏琼脂或血琼脂等多种培养基上生长，约 3 天可长出乳白色菌落，1 周后转淡黄或棕黄色,菌落湿润黏稠,状似胶汁。非病原性隐球菌在37℃不能繁殖。该菌能分解尿素,以此与其他酵母菌和念珠菌鉴别。肺部感染时,痰培养阳性率较低,仅为20%左右,而脑膜炎患者脑脊液培养阳性率则较高。

(三)曲霉属　　曲霉属在分类学中属子囊菌门、发酵科。分类学研究显示,目前已发现的曲霉属菌种超过250个。根据1965年Rapes和Fennell的《曲霉属》专著,曲霉属分为18个群132个菌种和18个变种,其中主要病菌有10种,包括烟曲霉、黑曲霉、黄曲霉、土曲霉、米曲霉、棒曲霉、杂色曲霉、构巢曲霉、萨氏曲霉、灰绿曲霉等。已知的曲霉中,引起人类感染最常见的菌种是烟曲霉。曲霉中某些种可产生子囊孢子,具有性阶段,分类属于子囊菌亚门、不整子囊菌纲、散囊菌目、散囊菌科;而大多数则不产生子囊孢子,属无性生殖,属于半知菌亚门、丝孢纲、丝孢目、丛梗孢科、曲菌属。

曲霉在真菌培养基上生长迅速,形成粉末状菌落,不同种类有不同的菌落颜色,并受生长条件和其他因素的影响,镜检可见分生孢子头,它由顶囊、瓶梗、梗基和分生孢子链组成,为曲霉的特征性结构。菌种间的鉴别主要依据以下几个方面:①菌落的生长速度、表面质地、颜色、形态和气味等,其中菌落的颜色较为稳定,作为曲霉分类的主要依据;②分生孢子头的形状、颜色和大小;③分生孢子梗或分生孢子柄,包括其长短、颜色、表面光滑或粗糙、有隔或无隔;④顶囊或泡囊的大小、形状、颜色、小梗占据顶囊表面的大小;⑤小梗包括瓶梗和梗基的层数、分生孢子的形状、大小与颜色及足细胞等。

曲霉属于环境腐生菌,在潮湿霉烂的谷物、稻草或腐烂的枯树叶中繁殖很快。谷仓、土壤、空气中常有大量曲霉孢子,可引起原发性肺曲霉病。外界环境中的曲霉孢子主要通过呼吸道进入人体。吸入的曲霉孢子不一定在人体内繁殖引起疾病,只在机体抵抗力降低的基础上致病。由于曲霉在自然界中广泛存在,人的皮肤、眼、鼻、消化道、呼吸道等与外界相通的部位和器官中也可分离出曲霉,所以对单纯培养阳性的结果要慎重分析。

曲霉能释放真菌毒素或其他代谢产物导致疾病,也可直接在创伤皮肤、眼睛中导致疾病,抑或因吸入孢子造成过敏性或侵袭性疾病。曲霉最常侵袭肺部,也可因初次感染后持续扩散或播散到几乎所有的器官。侵袭性曲霉病在常见的医院获得性真菌感染中排名第二位,仅次于侵袭性念珠菌病。近年来,随着对深部真菌感染认识和诊断水平的提高,在慢性肺部疾病包括支气管扩张和慢阻肺患者中,甚至免疫功能正常人群中,发现不少肺曲霉感染。

(四)毛霉菌科　　毛霉菌科真菌包括毛霉属(mucor)和根毛霉属(Rhizomucor)、放射毛霉属(Actinomucor)和科克霉属(Cokeromyces)。毛霉菌菌丝粗大,大多数直径在10~15μm,不分隔,分枝较少而不规则,常呈钝角或直角分枝,菌丝在苏木精-伊红染色(HE染色)切片中容易被苏木精着色,明显可见。过碘酸希夫染色(PAS染色)效果不佳。

在组织内一般无孢子。沙氏培养基上菌落生长快,菌落开始为白色、稀疏棉花样或羊毛状,后呈暗色、棕色或灰黑色。菌丝体可长出孢子柄,末端生有孢子囊孢子,偶可见到接合孢子。顶端有黑色小点为孢子囊。培养基中可加抗生素,但不能加放线菌酮,因它对毛霉菌有抑制生长作用。

毛霉菌为条件致病菌,在霉烂的水果、蔬菜、干草、肥料内大量繁殖,土壤、空气内常有大量毛霉菌。毛霉菌孢子在空气中飞扬可通过呼吸进入鼻旁窦和肺,有时随食物进入消化道,但极少在健康人中引起疾病,主要见于肿瘤化疗、放疗、器官移植、糖尿病等免疫抑制患者,常表现为急性炎症,发展很快,引起广泛播散,侵袭血管引起血栓形成和梗死。临床常见类型有4种。①心肺型:病原菌通过呼吸道直接侵入气管、支气管和肺,引起支气管炎和肺炎症状,也可致肺血管栓塞并发的肺梗死,病原菌多为毛霉属。②胃肠型:常有腹痛、腹泻、呕吐咖啡色物或黑粪等,病原菌多属根毛霉属。③皮肤型:原发感染主要见于大面积烧伤者。继发感染多见,表现为有中央坏死溃破的斑块,外围有红色环,病原菌多为根毛霉属。④鼻脑型:经皮肤黏膜进入鼻腔或从眼结膜侵入,经眼眶、鼻旁窦或上腭到达大脑,形成鼻脑综合征,病原菌主要为根毛霉属。

毛霉菌在自然界中广泛存在,故机体与外界相通的部位采取的标本培养阳性不一定有临床意义。组织病理检查具有诊断意义,但不能确定毛霉菌的属及种。

(五)肺孢子菌　　肺孢子菌包含滋养体与包囊,曾归类于原虫,但根据对其超微结构和核糖体RNA种系发育的研究,认为其应归类为真菌。肺孢子菌属酵母样真菌,具有宿主专一性,通常认为局限于哺乳动物的肺部组织。1951年Vanek首次报告在早产婴儿的间质性肺炎病例中查见此种病原体。大量研究显示健康人群常可携带,主要寄植于肺组织内,只是在免疫功能极度低下时才引起肺炎。肺孢子菌肺炎(pneumocystis pneumonia)是免疫抑制患者肺部感染和导致死亡的重要原因。常见于五类人群:①早产婴儿和新生儿;②血液系统恶性肿瘤如白血病、淋巴瘤患者;③器官移植使用免疫抑制剂者;④艾滋病患者;⑤其他原因引起的免疫功能极度低下者。核酸序列分析显示人类与动物中分离出来的肺孢子菌,差异很大。因此,国际上将从人类中检出的病原体改名为耶氏肺孢子菌(Pneumocystis jiroveci),而停止使用卡氏肺孢子菌(Pneumocystis carinii)的命名。

肺孢子菌肺炎的确诊依赖于病原学诊断,其中涂片染色是最基础而重要的方法之一,呼吸道分泌物或肺活检组织切片染色见肺泡内泡沫状嗜伊红物质中富含本病原体。染色及观察方法很多,但现在推荐使用的为5分钟银染、六亚甲基四胺银(GMS)及瑞氏-吉姆萨染色。提倡应同时进行几种染色方法,以互相印证,以提高诊断可靠性。利用银染色,可查见直径6~8μm的黑褐色圆形或椭圆形的囊体,位于细胞外。耶氏肺孢子菌的检测也可以应用PCR技术。PCR不仅可以用来诊断耶氏肺孢子菌病,而且可以检出亚临床型感染和播散性的肺外感染,还能检测耐药基因。其中套式PCR方法的检出率和特异度更高,敏感度可达

100%,特异度为93%;可检出诱导痰中极少量的病原体,减少创伤性方法如肺活检取材的机会。

三、病毒

病毒是一类具有丰富多样性的生物群体,人类许多疾病都是由病毒引起的。近年来新的病毒在不断地为人们所认识。国际病毒命名委员会(International Committee for the Nomenclature Viruses,ICNV)不定期地发布报告,对病毒的分类与命名予以更新。与细菌一样,病毒亦分属与种。对人类比较重要的医学病毒包括7个科的DNA病毒和16个科的RNA病毒,其中部分与人类呼吸道感染密切相关(表6-1-7)。据统计,全部急性呼吸道感染的90%~95%系由病毒所引起。能够引起人类呼吸道感染的病毒种类繁多,引起的病症也多种多样(表6-1-8),轻如普通感冒,重至肺炎甚至致死。现将能引起人呼吸道感染的常见病毒简介如下。

表6-1-7　与人类感染有关的常见呼吸道病毒

DNA 病毒		RNA 病毒	
科	成员	科	成员
腺病毒科	人类腺病毒	正黏病毒科	甲、乙、丙、丁型流感病毒
疱疹病毒科	单纯疱疹病毒1和2型 巨细胞病毒(CMV)、水痘-带状疱疹病毒(VZV)、EB病毒(EBV),疱疹病毒6、7和8型	副黏病毒科	副流感病毒、腮腺炎病毒、麻疹病毒、呼吸道合胞病毒、偏肺病毒、尼帕病毒
		小RNA病毒科	柯萨奇A型与B型、埃可病毒、肠道病毒68~71型、鼻病毒
细小病毒科	细小病毒B19型	冠状病毒科	普通冠状病毒、SARS冠状病毒

表6-1-8　呼吸道病毒症候群及常见病原体

临床表现	病　毒
1. 婴儿与儿童	
上呼吸道感染	鼻病毒、冠状病毒、副流感病毒、腺病毒、呼吸道合胞病毒、流感病毒
咽炎	腺病毒、柯萨奇病毒、单纯疱疹病毒、EB病毒、鼻病毒、副流感病毒、流感病毒
哮喘	副流感病毒、呼吸道合胞病毒
气管炎	副流感病毒、呼吸道合胞病毒
支气管炎	呼吸道合胞病毒、副流感病毒
肺炎	呼吸道合胞病毒、腺病毒、流感病毒、副流感病毒
2. 成人	
上呼吸道感染	鼻病毒、冠状病毒、腺病毒、副流感病毒、流感病毒
肺炎	腺病毒、流感病毒、未名病毒(属于汉坦病毒属)
胸膜痛、胸肌痛	柯萨奇B组病毒

(一)正黏病毒　根据病毒的两个主要结构蛋白(基质蛋白M和核蛋白N)抗原性的差别,将流感病毒分为四个属:A型(甲型)、B型(乙型)、C型(丙型)和D型(丁型)流感病毒。甲型流感病毒根据血凝素(hemagglutinin,HA)和神经氨酸酶(neuramidinase,NA)两个主要的表面糖蛋白不同,可分为多个亚型,可通过血清学和基因组测序方法区分亚型。到目前为止,甲型流感病毒可分为18个HA和11个NA亚型。

流感病毒颗粒可呈球状或短杆状,直径约为120nm,外包一层脂质包膜,该包膜及其成分来自宿主细胞膜,膜中插入一些病毒编码的蛋白。流感病毒外膜中含有NA、HA和少量的基质蛋白M2。HA含有抗原区和唾液酸残基结合位点,与病毒的吸附、入侵细胞有关。NA主要作用于病毒颗粒的释放和传播。而M2蛋白只在甲型流感病毒中存在,具有离子通道活性,与病毒脱壳和装配相关,是金刚烷胺和金刚乙胺药物的作用靶点。

流感病毒基因组单股负链RNA,甲、乙、丙流感病毒的基因组全长分别约13.6kb、14.6kb和12.9kb。甲型和乙型流感病毒的RNA基因组分为8个节段,编码11种不同的蛋白质。丙型流感病毒只有7个RNA节段,没有 *NA*

基因，至少编码 9 个不同的多肽。第 1、2、3 个节段编码的是 RNA 多聚酶 PB2、PB1、PB1-F2 和 PA，第 4 个节段编码 HA，第 5 个节段编码核蛋白（nuclear protein，NP），第 6 个节段编码 NA，第 7 个节段编码基质蛋白 M1、M2 和 NS1，第 8 个节段编码具有拼接 RNA 功能的非结构蛋白 NEP（NS2）。丙型流感病毒缺少第 6 节段，没有 NA 蛋白，而其第 4 节段编码的 HA 同时具有 HA 和 NA 的功能。核糖核蛋白（ribonucleoprotein，RNP）含有 RNA 节段，节段含有一个或多个病毒多聚酶复合物蛋白（包括 PB1、PB2、PA），由病毒 NP 所覆盖。RNP 表面有一层 M1 蛋白，外面则是一层类脂膜。

流感病毒对电离辐射、离子和非离子去垢剂、氯化剂、乙醚、pH 和热敏感。流感病毒的一个重要特点是容易发生抗原结构变异，从而造成流感病毒多样性，进而引起周期性的流行。抗原变异分为两种，一种是抗原漂移（antigenic drift），即在基因组复制过程中发生的 HA 或 NA 基因的点突变而引起，造成抗原结构比较小的改变。这种亚型内部经常发生的抗原变异常导致每 1～3 年发生中等强度的流感暴发。另一种是称为抗原转变（antigenic shift），病毒株表面抗原结构 HA 或 NA 发生变异，形成新亚型，造成抗原发生明显的变化，这种变异往往会造成周期性世界大流行。

流感病毒通过 HA 与呼吸道黏膜上皮细胞表面的唾液酸受体结合侵袭并引发感染，病毒复制的周期大约 8 个小时，发病后的第 1 天开始排毒。流感病毒感染将导致细胞变性、坏死甚至脱落，同时会诱导宿主细胞内干扰素的表达及一系列免疫反应，病毒代谢的毒素样产物及细胞坏死释放产物也会加剧上述反应。流感病毒感染会使呼吸道黏膜上皮细胞清除和黏附异物的功能失常，大大降低人体抵御呼吸道感染的能力，因此受流感病毒感染的患者常常会造成继发性感染，是流感致死的主要原因之一。

甲型和乙型流感病毒的敏感细胞为原代猴肾细胞及 MDCK、MRC-5、RD 和 A549 等传代细胞。在培养基中加少量的蛋白酶（如胰酶），以切割 HA，形成 HA1 和 HA2 两个亚单位，使之能感染细胞。在较为敏感的猴肾细胞和 MDCK 细胞中，在接种后 1 周内，长则 10 天通常可出现细胞病变（cytopathic effect，CPE）。新出现的离心小瓶培养法比传统试管培养法可更快一些出结果，一般为 2～3 天。不过流感病毒的 CPE 并不特异，因此不能单靠 CPE 来诊断流感病毒。一般还需要用血凝试验或血吸附试验来帮助初步诊断。进一步用免疫荧光染色予以鉴定。

（二）副黏病毒　　人副黏病毒包括麻疹病毒、腮腺炎病毒、呼吸道合胞病毒、副流感病毒、人偏肺病毒等。该组病毒除了麻疹病毒外，都是婴儿和儿童下呼吸道疾病重要的病原体。由于副黏病毒的基因组和流感病毒不同，不分节段，因此不易发生抗原变异。呼吸道合胞病毒表面具有融合抗原（F），该抗原与受染宿主细胞融合成多核巨细胞，但不具有血凝素和神经氨酸酶活性。其他的副黏病毒均可吸附豚鼠红细胞。实验诊断一般可采用细胞培养，结

合血吸附试验做出初步判断，进一步可用免疫荧光染色和酶免疫法确定诊断，也可以利用核酸扩增方法直接检测呼吸道标本中的病毒核酸。

1. 副流感病毒（parainfluenza virus，PIV）　　属于副黏病毒科中的副黏病毒属。根据抗原和基因特性，将人副流感病毒分为 4 型：PIV-1、PIV-2、PIV-3、PIV-4；PIV-4 又分为 4A 和 4B。病毒粒子直径 150～250nm，膜上镶嵌着一些不同的刺突糖蛋白，血凝素-神经氨酸酶蛋白（HN 蛋白）具有血凝素、神经氨酸酶和细胞融合活性。副流感病毒可以有多种不同的形态，包括球状和丝状。副流感病毒基因组为单股负链 RNA，长约 15kb，编码 6 个主要结构蛋白和 1 种非结构蛋白。RNA 编码蛋白顺序为 3'-NP-P-M-F-HN-L-5'。HN 蛋白和融合蛋白（F 蛋白）在病毒包膜上，HN 蛋白与病毒吸附和进入细胞相关，F 蛋白与融合有关。M 蛋白在包膜中，与病毒装配相关。衣壳直径为 18nm 左右，由核蛋白（NP）结合的 RNA、聚成团的 P 蛋白和 L 蛋白组成。其中 P 和 L 蛋白具有 RNA 依赖的 RNA 聚合酶活性。HN 和 F 蛋白在刺激免疫系统方面最具免疫原性，人副流感病毒与腮腺炎病毒及新城鸡瘟病毒之间存在交叉抗原。副流感病毒对外界因素敏感，低 pH、热、去污剂、甲醛、乙醇及其他有机溶剂可使其很快灭活。

实验室检查方法有：直接免疫荧光染色、分离培养病毒、免疫荧光、酶免疫法、PCR 和血清学试验。在添加胰蛋白酶后，原代猴肾细胞或猴肾细胞 LLC-MK2 都对副流感病毒较为敏感，可以用于 PIV 的培养分离。常用豚鼠血细胞做血吸附试验初步诊断细胞培养物中 PIV 的存在。1～3 型副流感病毒比较容易分离，4 型则较难在细胞中培养，只有 3 型 PIV 有 CPE 现象。血清学诊断一般需要急性期和恢复期双份血清，如果检出高滴度的特异性 IgM，或者急性期与恢复期相比，血中抗体滴度增高 4 倍以上时，可以确诊。由于抗体可以不是型特异的，可能会与其他型的副流感病毒或腮腺炎病毒发生反应，尤其是重复感染时。因此不能用血清学试验来确定所染病毒的型别。一般血清学试验对流行病学研究和回顾性诊断是有用的，对那些释放病毒时间很短的成人患者也有参考价值。补体结合试验的测定是特异性的，但缺乏敏感性。

2. 呼吸道合胞病毒（respiratory syncytial virus，RSV）　　又称为呼吸道融合病毒，属副黏病毒科肺炎病毒属，1956 年首次从具有感冒症状的黑猩猩中分离，是婴儿毛细支气管炎和肺炎的主要致病原。电镜下可呈纤毛状或近似球状，纤毛状的直径为 80～500nm，长度可达 2 500nm。大的病毒颗粒常因缺乏核衣壳而不具有感染性。球状者具有一个 13.5nm 的螺旋状核衣壳，一个直径为 150～300nm 的包膜，以及 12～15nm 长的糖蛋白刺突。和其他副黏病毒不同，RSV 不具有血凝素和神经氨酸酶活性。基因组为单股负链 RNA，全长约 15.2kb，编码 9 个结构蛋白［N（核蛋白）、P（磷酸化蛋白）、M（基质蛋白）、SH（短的疏水性表面蛋白）、G（主要黏附蛋白）、F（融合蛋白）、M2-1、M2-2 和 L（聚合酶蛋白）］，以及 2 个非结构蛋白（NS1 和 NS2），其中 L 蛋白具有 RNA 依赖的 RNA 聚合酶活性。根据 RSV 抗原性的不同，

RSV 分为 A 型和 B 型两个抗原型别,两者的主要区别在于具有黏附功能的病毒表面糖蛋白 G 抗原特性的不同,但是表面融合糖蛋白 F 是相同的。RSV-A 包括 GA1 到 GA7、SAA1、NA1 及 NA2 等 10 种基因型,RSV-B 包括 GB1~GB4、SAB1~SAB3 及 BA1~BA6 等 13 种基因型。

RSV 对环境中各种因素的耐受力很差,较高的温度、低 pH、有机溶剂、去污剂等都能使它很快灭活。RSV 仅感染人类和少数灵长类动物如黑猩猩和啮齿动物。

RSV 很不稳定,临床分离病毒时需要尽快接种到敏感细胞上。许多实验室用 HEp-2 或 Vero 细胞来分离 RSV,一般需要培养 3~5 天,主要依据特征性的合胞体来确定。核酸检测可用于 RSV 的分型,以及呼吸道分泌物或中耳液的病毒检测。血清学诊断有补体结合试验、间接免疫荧光试验、病毒中和试验等。补体结合试验对正处于感染中的标本可能并不敏感,由于血清中抗体滴度与易感性、疾病严重程度及病后的恢复没有直接的关系,因此血清学试验除了流行病学意义外,对患者的诊断意义不大。临床标本 RSV 抗原检测可用 ELISA 试剂盒,诊断方法快速可靠,只需 15~20 分钟,还可用于批量检测。

3. 人偏肺病毒（human metapenumovirus, hMPV）　属于副黏病毒科的偏肺病毒属成员,遗传上与禽肺炎病毒(旧称火鸡鼻支气管炎病毒)相似。最早于 2001 年由荷兰科研人员 van den Hoogen 发现,是一种新的呼吸道病原体,但血清学调查显示其已经存在了至少 50 年,是引起儿童下呼吸道感染的主要致病原。与 hMPV 最为接近的人类病毒是属于肺炎病毒科的 RSV。hMPV 与其他副黏病毒并没有明显区别。电镜下可呈现多态性,有球状、纤维状、杆状等。球形颗粒的大小不一,平均直径为 209nm。核衣壳的长度可以从小于 200nm 到 1 000nm,直径为 17nm。基因组是单股负链 RNA,长约 13kb,编码 9 种蛋白质,与 RSV 相似,但缺乏非结构蛋白 NS1 和 NS2,从 3'→5' 基因编码的蛋白顺序为 N(核蛋白)、P(磷酸化蛋白)、M(基质蛋白)、F(融合蛋白)、M2(转录延长因子/RNA 合成调节因子)、SH(短的疏水性表面蛋白,功能不明)、G(主要黏附蛋白)、L(病毒 RNA 依赖的 RNA 多聚酶的主要亚单位)。其中 F、SH 和 G 均为包膜糖蛋白,而且由同一可读框(open reading frame, ORF)所编码。hMPV 通过 G 蛋白与细胞表面的硫酸乙酰肝素和其他糖胺聚糖相互作用吸附到靶细胞上。根据对 F、G 和 P 基因序列的系统进化分析发现,hMPV 还可分为 A 和 B 两种主要遗传型。

hMPV 在常用的细胞系中不易生长。这可能是过往一直不易被发现的重要原因。只有少数几种细胞可以支持 hMPV 的复制如 LLC-MK2,但一般病毒生长缓慢,可长达 10~20 天,培养基中需加入胰酶以促进其增殖,通常很难出现 CPE。CPE 可呈类似于 RSV 的融合细胞病变;或者形成局部的细胞变圆,有折光性,最后脱落;也有的表现为散在的小融合细胞。目前没有快速抗原检测试剂。由于 hMPV 培养困难,因此临床检测依赖于逆转录 PCR(RT-PCR)。血清学试验可采用空斑减少中和试验方法或利用 hMPV 重组蛋白建立的 ELISA 方法来进行。

（三）腺病毒　人类腺病毒(human adenovirus)属于腺病毒科,最早于 1953 年在腺样组织中脊髓灰质炎病毒增殖时发现。病毒颗粒无包膜,直径 65~80nm,由一个蛋白质衣壳和核蛋白核心组成。衣壳由 252 个主要衣壳体组成,其中的 240 个六邻体形成二十面体的切面,12 个五邻体位于病毒粒子的顶角。每一个顶角都有一个向外突出的纤毛状结构。纤毛的长度依不同血清型别而异,纤毛的顶端含有与病毒受体结合的决定基团。病毒基因组为 30~38kb 的线状双股 DNA,编码 11~15 个多肽,其中 11 个多肽最后进入病毒颗粒。病毒基因的转录、复制及病毒颗粒的装配与成熟均在宿主细胞核内完成。腺病毒的生命周期依 DNA 复制特点分为两个阶段:早期和后期。早期的基因负责表达主要的非结构蛋白和调节蛋白,这些蛋白可改变 DNA 合成必需的宿主蛋白的表达、激活其他基因、阻止受感染细胞由于免疫防御导致的过早死亡。生命周期的后期主要生产足够多的结构蛋白来包装基因 DNA。

腺病毒比较稳定,对离子去污剂、有机溶剂、低 pH 及多种蛋白酶有抵抗力。

腺病毒包括 51 个不同血清型,根据致癌潜力、DNA 序列同源性、限制性内切核酸酶切割模式、多肽组成和免疫特点,可分为 6 个群(A~F)。同一群之间的 DNA 同源性从 48%(A 群)到 99%(C 群)。大多数群都有其特征型内切酶位点。

病原学检查包括电镜观察病毒颗粒、培养分离病毒、免疫荧光技术检测病毒抗原、检测病毒核酸,或者血清学试验。腺病毒可以从粪便、呼吸道分泌物、结膜拭子、尿液、脑脊液、血液及各种活检标本中分离出来。一般腺病毒在原代人胚肾细胞中培养最好,也可在一些传代细胞系(如 HEp-2、Hela、A549 等细胞)中培养。腺病毒 40 型和 41 型非常娇弱,在一般实验室中难以分离培养,最好在 Graham 293 细胞中培养。腺病毒可产生细胞病变,细胞变圆,具有核内包涵体,在连续传代细胞内出现较缓慢。鉴定腺病毒可采用多种免疫方法如酶免疫法、免疫荧光和乳胶凝集。针对特异性的六邻体抗原的多克隆或单克隆抗体可用于所有腺病毒抗原的直接检测。根据腺病毒的形态特征,可采用电子显微镜直接检测粪便中的病毒。核酸检测 PCR 法比传统分离培养和病毒抗原检测更为敏感,定量检测也有助于临床管理,病毒 DNA 载量高可能与更严重的疾病相关。患者在感染过程中血清 IgG 抗体升高 4 倍以上可以确诊,但不适合日常诊断。血清学试验中 ELISA 操作简便,已取代补体结合试验。对于病毒种的鉴定,可采用酶免疫法或补体结合试验。对于血清型的鉴别,需要利用血清型特异性抗体进行中和试验。

（四）冠状病毒（coronavirus）　归类为套式病毒目,属于冠状病毒科中的冠状病毒属。冠状病毒在电镜下可见其球形表面形态特殊,具有一些较大而规则的包膜突起,形似日冕状或皇冠,过去也曾译为"日冕病毒"。冠状病毒有包膜,直径 100~150nm,包膜覆盖有间距较宽的棒状突起构成的边缘。突起长约 20nm,代表刺突(S)蛋白,以三聚体聚集形成病毒特征性的包膜刺突。结构蛋白包括 S（刺突）、E（小包膜）、M（膜）和 N（核衣壳）蛋白。冠状病毒基因组为单股正链 RNA，全长 26~32kb，是已知最大的 RNA 病毒。基因组 5' 端有甲基化帽子，3' 端有多聚腺苷酸化尾巴，此结构与 mRNA 非常相似，使得 RNA 可以吸附到核糖体以自身为模板进行翻译。冠状病毒并不编码 RNA 依赖的 RNA 聚合酶，而是直接表达病毒 RNA 聚合酶，它具有高保真性。

目前较为熟知的六种人类呼吸道冠状病毒中，OC43、229E、NL63 和 HKU1 冠状病毒一般引起人类上呼吸道感染及轻中度季节性流感样症状，占普通感冒的 30%~40%。而严重急性呼吸综合征冠状病毒（severe acute respiratory syndrome coronavirus，SARS-CoV）和中东呼吸综合征冠状病毒（Middle East respiratory syndrome coronavirus，MERS-CoV）主要感染下呼吸道，造成严重肺炎和致死性急性肺损伤及呼吸窘迫综合征。

中国野外的 Horseshoe 蝙蝠为 SARS-CoV 天然宿主，而果子狸等为中间宿主，将病毒传播到人类。从蝙蝠中分离的 SARS-CoV 样病毒与从果子狸和患者中分离的病毒同源性极高。中东地区大部分单峰驼 MERS-CoV 抗体阳性，为 MERS-CoV 的中间宿主。除人传人病例外，患者主要由中东地区单峰驼接触传播。中间宿主的单峰驼至今仍遍布中东，所以其传染并出现疫情的可能性仍很大。

冠状病毒细胞培养十分困难。我国 20 世纪 70 年代曾有人利用人胚肾和二倍体细胞分离培养过冠状病毒。最近有报道成功用肝癌细胞系 HUH7 从临床标本中分离到 HKU1、OC43 和 229E。LLC-MK2 和 Vero-B4 细胞可用于 NL63 的分离。SARS-CoV 在 Vero-E6 细胞中生长良好。MDCK、RD 和 MRC-5 细胞对 HCoV-NL63 不敏感。HCoV-229E 的空斑试验可在人二倍体成纤维细胞中进行，而 229E 和 OC43 的空斑试验都可在横纹肌肉瘤和胎儿扁桃体二倍体细胞中进行。肠道冠状病毒诊断主要使用电子显微镜。RT-PCR 是可以用于检测全部冠状病毒株的诊断方法，已有尝试以一套"通用引物和探针"检测所有冠状病毒，但型特异的体系仍然更加敏感一些。可用血清学试验做回顾性诊断，多样本如粪便、血液等同时使用可提高诊断率。

（五）鼻病毒（rhinovirus，RhV） 鼻病毒属是小 RNA 病毒科的四个属之一，这类病毒特别适合在鼻腔中生长故称为"鼻病毒"，是引起"普通感冒"的主要病原体。鼻病毒为无包膜、二十面体对称的小病毒，直径仅为 28~34nm。病毒颗粒由单股 RNA 基因组和蛋白质外壳组成。基因组为单股正链 RNA，全长约 7.2kb。鼻病毒的复制完全在细胞质中进行。其基因组转录成一个多顺反子信使 RNA，后者经翻译后修饰，翻译成四种病毒结构蛋白 VP1~VP4。编码的非结构蛋白有 P2（包括 2A~2C）和 P3（3A~3D），其中 2A 和 3C 具有蛋白酶的作用，而 3D 具有 RNA 依赖的 RNA 聚合酶作用。

鼻病毒在 33~35℃ 最适合其复制，并且在 pH 为 3 时最为敏感，这些特点可与肠道病毒相区别。鼻病毒一般比较

稳定，并对氯仿、乙醚、70% 乙醇、5% 苯酚及大多数去污剂都能耐受。

鼻病毒自 1956 年被首次发现以来，至今已被发现超过 100 多种不同的血清型。现已鉴定出所有鼻病毒血清型的 5' 端非翻译区及 VP4、VP2 和 VP1 基因的核酸序列，也有 46 个血清型的完整基因组序列已确定。从种系发生学来分析这些序列，100 多个血清型传统上分为两个遗传组（genetic group），A 组包含 75 个血清型，B 组包含 25 个血清型，近年还发现了一个新的 C 组。流行病学研究表明，在大多数情况下，一个地区在同一段时期内总有几个不同的血清型为主要的流行型别。但不同地区的流行型则常有较大的不同。鼻病毒是普通感冒中最具代表性的病原，此外还可以引起幼儿或老年人的下呼吸道感染，加重慢性气管炎和诱发哮喘患儿的喘息。

实验诊断主要依靠病毒分离培养和 RT-PCR 为手段的分子检测。鼻病毒培养一般使用人胚肺细胞，也可以使用胎儿扁桃体二倍体细胞及异倍体细胞系，33~34℃ 转鼓培养生长最好。RT-PCR 已成为临床检测最为便利的诊断方法。实验室检测鼻病毒抗原可用荧光抗体和免疫过氧化物酶技术，但由于呼吸道分泌物中的鼻病毒浓度较低，此方法未能在临床使用。通常不用血清学诊断，因为鼻病毒的血清型别太多，相互之间缺乏交叉反应，除非当地的流行型别已知。

（六）巨细胞病毒（cytomegalovirus，CMV） 属疱疹病毒科 β 疱疹病毒亚科。纯化的巨细胞病毒颗粒含有大约 60 个病毒编码的蛋白质和 70 多个宿主蛋白质。病毒组成包括 3 个基本结构单元：①衣壳，直径约为 125nm，由 162 个壳粒构成，形成正十二面体结构。②被膜，曾被描述为一个无定形的层状结构，结构上连接衣壳和包膜，并可能在病毒颗粒装配环节发挥关键作用，功能上包含关键的调节蛋白 pp65 和 pp71，被大量运载到宿主细胞内。③包膜，来源于宿主细胞的脂质双层，包含病毒糖蛋白。包膜糖蛋白是完整病毒与宿主接触的主要位点，并且对诱导出中和抗体非常重要，存在于三种不同的复合体中：gCⅠ、gCⅡ 和 gCⅢ。基因组为双链 DNA，全长约 235 645bp。

该病毒在人群中感染非常普遍。发达国家老年人易感，发展中国家青年人易感，原发感染时大部分人无明显症状。免疫缺陷患者感染该病毒后，就可能导致严重的终末器官疾病。

实验室诊断中，实时 PCR 已成为检测 hCMV 最新的金标准。由于 hCMV 感染个体后终身存在，因此非常敏感的技术如巢式 PCR 有可能会检测出潜伏存在的 hCMV 及低水平复制且没有临床症状的病毒。组织病理学提供了一种特异性的诊断方法：细胞核内出现典型的"猫头鹰眼"包涵体。hCMV 培养一般为人成纤维细胞，CPE 一般出现得很慢，典型的是 14~16 天才出现。血清学检测 hCMV IgG 和 IgM 抗体，可用于快速诊断。

（七）肠道病毒 肠道病毒归属小核糖核酸病毒

科,最初包括 64 种原型血清型,目前已超过 90 种。传统的肠道病毒属包括脊髓灰质炎病毒、柯萨奇病毒 A 和 B、埃可病毒及"编号的"肠道病毒。

肠道病毒很小,直径 30nm,由一个无包膜蛋白衣壳和单股正链 RNA 组成。衣壳由 4 种蛋白质组成:VP1、VP2、VP3 和 VP4。VP1 是衣壳蛋白中有着最大和最多的表面暴露的蛋白质。基因组长度约为 7.4kb,5' 端是一个病毒编码的共价连接多肽 VPg,在可读框(ORF)之前有一个长的 5' 非编码区,具有高度同源性,核苷酸序列完全保守。

由于缺乏脂质包膜,肠道病毒对有机溶剂、非离子化去污剂不敏感。在 pH≤3.0 时稳定,能穿过胃进入肠道,进行复制。肠道病毒能被热(大于 56℃)、紫外线、氯化剂和甲醛灭活。

病毒分离培养仍是大多数临床实验室检测肠道病毒的方法,猴肾细胞对脊髓灰质炎病毒、柯萨奇病毒 B 组和埃可病毒敏感,人二倍体成纤维细胞对柯萨奇 A 组病毒敏感。RT-PCR 主要为肠道病毒的快速直接检测方法,迅速成为临床有效的肠道病毒检测方法学标准。应用免疫测定法进行血清学试验在肠道病毒诊断方面受到限制,因为肠道病毒血清型别众多且不能识别单一的肠道病毒共同抗原,检测缺乏敏感性,以及与小 RNA 病毒科的非肠道病毒成员有交叉反应等。

(八)博卡病毒　人博卡病毒属于细小病毒科博卡病毒属,为体积小、无包膜的单链 DNA 病毒,与急性上呼吸道疾病有关。结构呈二十面体,直径 20~25nm。病毒基因组长 4~6kb,为单链 DNA,有壳体包裹,包含负链 DNA 或正、负链以不同比例组成的混合体。基因组包含两个主要的可读框,位于基因组左半部分的可读框编码非结构蛋白,位于右半部分的可读框编码结构性衣壳蛋白。

博卡病毒最常在呼吸道标本中检测到,在粪便标本和血清中也有检出。目前还未发现适合博卡病毒复制的组织培养系统,主要通过 PCR 技术进行检测。

(九)重症禽流感检验(含有部分人流感)
病原及病程检测

(1)标本采集:是临床呼吸道病毒分离培养的基本环节,直接影响到病毒分离培养的效果。在呼吸道感染发生后,在适当的时间、选择适当的标本、使用适当的方法采集和运送标本能明显提高病毒分离培养阳性率。

临床常见呼吸标本包括上、下呼吸道标本,主要是呼吸道分泌物,最常用的是鼻拭子和咽拭子。鼻拭子和咽拭子的标本质量一般较好,采集方法简便,患者容易接受,其中鼻拭子优于咽拭子。在新突发呼吸道病毒性传染病中,重症患者上呼吸道的病毒滴度通常逐渐下降,而下呼吸道的病毒滴度逐渐升高并长时间维持在较高的排毒水平,部分患者肺内病毒复制长达 3 周,抗病毒药物建议使用到下呼吸道分泌物病毒检测两次阴性为止。因此对重症患者需重视下呼吸道标本包括支气管肺泡灌洗痰液、自行或诱导咳出痰液等的采集,其中需病毒培养的还要液化痰处理。

(2)病毒载量动态监测:病毒拷贝数,又称"病毒载量",是定量宿主体内的单位体积或单位重量的游离病毒含量,该指标可用于观察病毒性疾病的进程和抗病毒治疗的效果。新突发病毒引起急性呼吸窘迫综合征(ARDS)的患者,常表现为长期排毒(>30 天),因此观察病毒拷贝数可以动态地判断病情及评价抗病毒疗效及耐药性。

一般推荐使用荧光定量 PCR 技术,因其具有高敏感性、特异性和不易污染的特点。由于新突发呼吸道病毒感染患者病毒复制部位通常从上呼吸道(咽部)逐渐转移至下呼吸道(肺部),而已上市的呼吸道病毒检测试剂盒适用标本类型仅为咽拭子,方法为定性而非定量,限制试剂盒在临床应用的价值。建议有条件可尝试对于下呼吸道标本(深部痰、气管抽吸物、支气管肺泡灌洗液等)也用荧光定量 PCR 进行病毒拷贝数检测,其中痰液和气管抽吸物等较为黏稠的样本可以使用其重量作为拷贝数的单位重量进行定量。由于采样方法的原理限制,且容易受到采样人的手法和采集部位影响,不建议使用咽拭子进行拷贝数检测。荧光定量 PCR 方法的敏感性较强,因此动态监测的单位体积/单位重量的病毒拷贝数一般认为超过 10 倍变化才有临床意义,在首次样本检出阴性以后,应在后续 2 个不同时间点再次采集和检测样本,以确认病毒复制转阴,防止病毒复制反弹。

病毒拷贝数对新突发呼吸道病毒感染引起肺损伤的救治具有重要价值:①病毒拷贝数持续升高,提示病情有恶化趋势,持续下降则提示机体体内病毒被清除中,提示病情可能逐步缓解。②病毒拷贝数可以用于判断治疗效果和耐药的产生,由于大部分新发突发呼吸道病毒具有一些位点突变可以导致其获得耐药的特性,如使用抗病毒药物后拷贝数在一定范围内长时间波动或呈上升趋势,提示病毒在机体内可能发生了耐药突变,需考虑调整用药策略;相反,用药后拷贝数呈下降趋势,则表明抗病毒药物已发挥疗效,应坚持用药。因此,对于新突发呼吸道病毒性疾病的抗病毒治疗而言,病毒拷贝数的动态监测是有力的参考指标。

(3)细胞因子动态监测:SARS、H5N1、H7N9 等新突发呼吸道病毒性传染病的重症患者,体液中多种细胞因子如白介素-6(IL-6)、单核细胞趋化蛋白-1(MCP-1)等细胞因子的大量产生及释放(细胞因子风暴)(表 6-1-9),可引起过度的炎症反应,造成感染部位(肺部)及其他脏器的损伤,因此检测细胞因子的水平可以作为患者预后判断的参考。研究发现细胞因子风暴与 H7N9 禽流感患者预后相关,发现肝细胞生长因子(HGF)、干细胞生长因子-β(SCGF-β)等细胞因子的表达水平与 H7N9 疾病严重程度相关。巨噬细胞移动抑制因子(MIF)、干细胞因子(SCF)、MCP-1、HGF、SCGF-β、干扰素诱导蛋白 10(IP-10)、白介素-18(IL-18)、γ 干扰素(IFN-γ)可相对独立地预测疾病转归。

检测方法方面,由于细胞因子风暴涉及多个因子,目前用于临床检测的多为单因子的 ELISA 试剂盒,并不能满足对多个因子同时监测的需求。目前在科研领域已有成熟的人类多因子检测试剂盒(流式细胞术/液相芯片),甚至可以专门订制与某一疾病相关的多因子检测试剂盒,有条件的医疗机构可在实验室开展全病程多时点的细胞因子动态监测。

表 6-1-9　流感引起肺损伤的相关细胞因子

细胞因子	中文名称	与流感病毒感染相关的生物学功能
IL-6	白介素-6	疼痛症状与体温值密切相关
MIP-1β	人巨噬细胞炎症蛋白-1β	炎症细胞浸润与肺部损伤有关
IP-10	干扰素诱导蛋白 10	诱导激活 T 细胞、NK 细胞和血中单核细胞
MCP-1	单核细胞趋化蛋白-1	激活、趋化肺泡巨噬细胞
CCL-5	受激活调节正常 T 细胞表达和分泌因子	趋化 T 细胞、嗜酸性粒细胞和嗜碱性粒细胞，募集白细胞向炎症部位聚集，诱导 NK 细胞活化、增殖
TNF-α	肿瘤坏死因子-α	促进 MCP-1、MCP-3 与 IP-10 等趋化因子的上调，导致炎性因子/趋化因子信号的放大及单核巨噬细胞和 T 淋巴细胞进一步归巢至感染局部

对新突发呼吸道病毒传染病引起的 ARDS 开展细胞因子的动态监测的临床价值主要体现在两方面：一是在病毒拷贝数转阴以后，作为后续的病程变化的参考和判断预后的指标。如果细胞因子群一直维持高水平，提示患者的炎症反应强烈，一般病情会持续长时间；如果细胞因子恢复到正常水平（一般是接近于 0），则提示患者的恢复趋势向好。二是对于抗炎治疗具有重要的参考价值。如果使用抗炎药物抑制机体的炎症反应，可考虑通过多因子、全病程多时点的监测以利于预后判断和改进治疗策略、效果。

（4）中和抗体动态监测：中和抗体的检测一般使用微量中和试验进行，由于新发突发呼吸道病毒多为高致病性病原体，要求 3 级生物安全实验室操作，不利于临床的动态监测，可以考虑使用假病毒（即外膜抗原是目标病毒，内核基因是疱疹或其他复制缺陷性的病毒基因，假病毒仅具有感染活性，而无复制活性）取代活病毒，监测血清中和抗体的水平。由于新发突发呼吸道病毒多为新出现病毒，感染人群的抗体本底水平不高，因此感染后中和抗体的升高较为缓慢，但一般抗体升高则提示机体的体液免疫应答发挥作用，患者的预后较好。

（徐英春　杨子峰）

参考文献

[1] 何礼贤，肖永红，陆权，等. 国家抗微生物治疗指南[M]. 北京：人民卫生出版社，2017：1-14.

[2] 王辉，任健康，王明贵. 临床微生物学检验[M]. 北京：人民卫生出版社，2015：383-498.

[3] 洪秀华，刘文恩. 临床微生物学检验[M]. 北京：中国医药科技出版社，2015：216-312.

[4] 胡付品. CHINET 中国细菌耐药监测结果[EB/OL]. [2019-09-04]. http://www.chinets.com.

[5] 王辉，马筱玲，钱渊，等. 临床微生物学手册[M]. 北京：中华医学电子音像出版社，2017：58-73.

[6] SCHMID H, SCHUBERT S, WEBER C, et al. Isolation of a Pantoea dispersa-like strain fron a 71-year-old woman with acute myeloid leukemia and multiple myeloma[J]. Infection. 2003. 31(1)：66-67.

[7] CARTER JE, EVANS TN. Clinically significant Kluyvera infections: a report of seven cases[J]. Am J Clin Pathol. 2005. 123(3)：334-338.

[8] ROSLO M, ROJAS P, GARCIA E, et al. Kluyvera meningitis in a newborn[J]. Pediatr Infect Dis J, 2007. 26(11)：1070-1071.

[9] ELEMAM A, RAHIMIAN J, MANDELL W. Infection with panresistant Klebsiella pneumonia: a report of 2 cases and a brief review of the literature[J]. Clin infect Dis. 2009. 49(2)：271-274.

[10] JACOBY GA. MUNOZ-PRICE LS. The new beta-lactamases[J]. N Engl J Med. 2005. 352(4)：380-391.

[11] DÖRING G, FLUME P, HEIJERMAN H, et al. Treatment of lung infection in patients with cystic fibrosis: current and future strategies[J]. J Cyst Fibros. 2012. 11(6)：461-479.

[12] RAZVI S, QUITTELL L, SEWALL A, et al. Respiratory microbiology of patients with cystic fibrosis in the United States. 1995 to 2005[J]. Chest, 2009. 136(6)：1554-1560.

[13] MORRIS SK, MOSS WJ, HALSEY N. Haemophilus influenza type b conjugate vaccine use and effectiveness[J]. Lancet Infect Dis. 2008. 8(7)：435-443.

[14] KUKLINSKA D, KILIAN M. Relative proportions of Haemophilus species in the throat of healthy children and adults[J]. Eur J Clin Microbiol. 1984. 3(3)：249-252.

[15] ST GEME JW 3rd. Nontypeable Haemophilus influenza disease: epidemiology, pathogenesis, and prospects for prevention[J]. Infect Agent Dis. 1993. 2(1)：1-16.

[16] 王辉，马筱玲，钱渊. 临床微生物学手册[M]. 11 版. 北京：中华医学电子音像出版社，2017：1165-2825.

[17] 陈敬贤. 诊断病毒学[M]. 北京：人民卫生出版社，2008：1-56.

第二节
呼吸道微生物标本的采集与质控

一、概述

病原学诊断是呼吸道感染性疾病诊断的金标准，只有明确感染的病原菌和相应的药敏结果，才能真正做到正确的诊断和合理用药，延缓细菌耐药的发生，最终可节省医疗费用，降低平均住院日，降低死亡率。病原学诊断结果正确与否，关键在于标本的采集和管理，直接影响治疗策略及疗效、实验室成本和效率。呼吸道标本的采集和送检要求因取材部位不同而有所差异,标本质量直接影响后续检验结果。如果对不符合要求的标本做检验,得出的是误导临床的结果。

呼吸道感染分为上呼吸道感染和下呼吸道感染。不同部位的感染病原菌差异较大,上呼吸道感染多以病毒和革兰氏阳性菌为主,下呼吸道感染病原菌复杂而多样,选择合适的标本尤为重要,并且下呼吸道标本很容易受到口咽部正常菌群的污染,易出现检测结果与临床不符的情况,可能会误导临床诊断与治疗。因此标本采集的规范化和质量控制尤为重要。

(一)微生物标本采集的基本原则   在抗菌药物使用前采集标本。临床疑似感染的患者,尽可能先采集标本送微生物检测,再使用抗菌药物进行初始经验性治疗。

无菌部位的标本更具有临床价值,有菌部位采集的标本需要清除正常菌群和定植细菌才有意义。有菌部位的标本不是最理想的微生物标本,应尽可能送检无菌部位的标本,尤其是血培养。从有菌部位采集标本,要尽可能降低这些部位正常菌群或定植细菌对标本污染的可能性。

标本的标签和申请单信息要完整。对于每一份标本,实验室都需要了解该患者和标本的详细信息及医师的送检目的。事实上,实验室对于标本所做的所有分析,都必须基于这些信息。申请单(含各类标签)的内容应包括:①患者信息,包括姓名、性别、年龄、患者唯一编码(如住院号)等;②申请科室和病区、申请医师;③标本信息,包括标本类型、采集日期及时间、采集部位、采集方法;④临床诊断;⑤检测目的,尤其是一些特殊检测项目;⑥是否已使用抗菌药物。

(二)微生物标本运送的基本原则   所有标本采集后都应尽快送往实验室,多数标本应在 2 小时内送达。有些样本量小的标本应在采样后 15~30 分钟内送达。不同种类的标本因检测的目标致病微生物不同,对标本保存和运送的环境条件有不同的要求。对温度敏感的细菌如肺炎链球菌、流感嗜血杆菌和淋病奈瑟球菌等应保温并立即送检。

(三)实验室标本质量管理基本原则   实验室要建立标本质量管理要求,制定拒收标准,严格执行标本验收和拒收标准,临床医师应该通过沟通、培训,充分掌握标本规范采集的方法,为实验室提供符合质量要求的标本。

微生物实验室对标本的拒收标准主要包括:标本采集至实验室接收间隔时间过长、无标本采集时间、保存的温度不当;标本运送条件不正确、标本泄漏、患者信息与标本不符、标本明显被污染、标本量太少、24 小时内重复送检的标本(血培养除外)等。

对于拒收标本,实验室与临床沟通时应该严格按照预先制定的标准执行,如果临床医师坚持继续检测,则应在报告中说明标本质量情况,以便临床医师在分析结果时考虑到标本质量这一因素。

二、上呼吸道

上呼吸道包括鼻、咽、喉,尽管在免疫功能正常人群中这些部位很少发生严重感染,但很多病原菌可定植或持续存在于这些部位,在特定条件和环境下可累及深部引发感染。上呼吸道感染(upper respiratory tract infection)包括咽炎(pharyngitis)、喉炎(laryngitis)、会厌炎(epiglottitis),送检主要有鼻、咽、喉等部位的炎性标本。送检指征包括下列情况之一:

(1)有发热、咽部充血、喉咙痛、咳嗽、声音嘶哑、脓样分泌物等临床症状。

(2)由直接视检、手术或组织病理检查发现脓肿者。

(3)一岁以下的婴儿,具有发热、低体温、呼吸急促或暂停、心跳缓慢、流鼻涕、喉部有脓样分泌物等临床症状。

(一)标本采集
上呼吸道标本采集   首先用拭子拭去损伤表面的分泌物和碎片,并丢弃,再用拭子用力在感染处采样,避免接触正常组织。

(1)鼻拭子:嘱咐患者头部尽量保持不动,将聚酯纤维头拭子轻轻转动缓缓插入患者鼻孔至腭部(注意:不可太用力,但要尽量深,通常 5cm 以上),停留数秒吸取分泌物,轻轻旋转取出拭子,将其插入采样管,折断手接触部位的塑料柄,旋紧管盖。

(2)咽拭子:嘱咐患者放松,发"啊"声,以暴露咽喉部,立即用压舌板压住患者舌前 2/3,聚酯纤维头拭子适度用力多次抹擦腭垂后部咽后壁及双侧扁桃体,扁桃体有脓点时最好挤破脓点采集脓性分泌物,避免触及舌部,取出后插入采样管,折断手接触部位的塑料柄,旋紧管盖。

(二)标本的运送   最好在同一处用两份拭子分别擦拭,一份用于涂片,另一份放在采样管子中送往实验室。鼻咽拭子标本的运送宜采用带保湿功能的 Stuart 运送培养基,避免由于送检时间过长而干燥。如未采用运送培养基,应于半小时内送检。即使采用运送培养基,室温保存也不应超过 24 小时。

(三)上呼吸道标本评价
1. 上呼吸道采样意义   是流感病原学监测中的一个重要环节,标本采集的时间、部位及质量对能否分离到病毒或提取到有活性的 RNA 至关重要,而标本保存与运输不当,也会影响病毒的分离。为提高病毒的分离率,临床与实验室应在病毒分离样品的采集数量、部位方面达成共识。用于病毒分离的样品应与血样同时采集,以便进行血清学诊断。
2. 上呼吸道常见微生物感染
(1)化脓性链球菌:目前最常见的导致细菌性咽炎和扁桃体炎的病原菌是化脓性链球菌,在年幼儿童(5~12 岁)中常见。如果此感染合并有特征性的皮肤红疹,则患者被认为有猩红热。发生在婴儿时期的链球菌喉部感染常包括鼻咽部的感染,并常伴有化脓性鼻分泌物。

（2）白喉棒状杆菌：是白喉的致病菌，主要在热带地区流行。典型的白喉表现为感染部位（咽、扁桃体、鼻或喉）被覆灰白色假膜。临床医师应根据临床症状提示实验室在"常规"咽拭子培养中寻找有特征性的群落并做相应的鉴定。

（3）淋病奈瑟球菌咽炎：在我国有增长的趋势，其发病率与子宫颈和尿道淋病的发病率平行。根据患者的临床症状及生活史，医师可以向实验室提出咽拭子培养淋病奈瑟球菌的特殊要求。

（4）溶血隐秘杆菌（*Arcanobacterium haemolyticum*）：能引起咽炎及扁桃体脓肿。

3. 常见上呼吸道感染疾病　坏死性溃疡性咽炎（樊尚咽峡炎，又称奋森氏咽峡炎）　是一种由梭形杆菌和奋森氏螺旋体感染引起的溃疡膜性炎症，以局部炎性反应、溃疡形成、假膜覆盖为特征。感染常发生于扁桃体或牙龈，也可侵犯口腔其他部位。主要症状为咽痛，扁桃体红肿，上覆灰白或灰黄色腐肉状假膜，味臭，易拭脱，其下为溃疡，并有小出血点。尽管梭形杆菌和奋森氏螺旋体属口腔正常菌群，如果在溃疡部位的革兰氏染色涂片中发现大量的梭形杆菌和奋森氏螺旋体，应报告为"梭形螺旋体混合体"。这一细菌学诊断不需厌氧菌培养加以证实，但这一混合物的存在并不排除其他致病菌存在，尤其是化脓性链球菌。

三、下呼吸道

下呼吸道感染（lower respiratory tract infection）是指发生于气管、支气管、肺实质和/或肺间质的感染，主要包括气管炎、支气管炎、肺脓肿、肺炎等。有时肺炎可累及胸膜而发生胸膜炎，造成胸腔积液。病原体主要有病毒、细菌、真菌、支原体、衣原体、军团菌等微生物。

下呼吸道感染是临床最常见的感染性疾病，明确引起感染的病原体以选择有效的抗生素而利于临床医师进行目标性治疗。微生物学检查对抗生素的合理使用至关重要，而采取合格的标本是实验室正确诊断的前提条件。

（一）痰　在鉴定下呼吸道感染病原体时，咳痰标本虽然应用最早而且目前仍然应用最为广泛，但其价值仍颇受争议。痰培养仅用于下呼吸道感染。

1. 微生物检查指征　咳嗽，黏液性或脓性痰，伴有发热，影像学检查出现新发病灶或原有浸润性病灶扩大；气管切开或气管插管患者出现脓痰或血性痰，应考虑存在下呼吸道感染，应采集痰液标本，进行涂片（革兰氏染色、抗酸染色等）和培养检查，包括检测普通细菌、分枝杆菌、真菌和军团菌，但不适用于检测厌氧菌。

2. 采集方法　建议在抗菌药物应用前采集痰标本。采集前准备无菌杯（螺口、有盖、密封）、清水。向患者提供口头及书面采样指导，以保证患者充分理解口腔清洁、深咳、避免口咽部菌群污染的意义和方法。

首先用清水漱口 2~3 次，有义齿者应先取下义齿，再用力咳嗽，咳出深部痰液至无菌杯内，盖好并拧紧杯盖，尽快送达实验室。

由于肺炎链球菌、流感嗜血杆菌、卡他莫拉菌等苛养菌是肺部感染的常见病原体，标本盒内细菌在室温环境下很容易自溶死亡，标本采集后应保证 2 小时内送达实验室并及时接种。

对于普通细菌引起的下呼吸道感染，痰标本送检每天 1 次，连续 2~3 天。不建议 24 小时内多次送检，除非痰液外观性状出现改变。怀疑分枝杆菌感染者，应连续收集 3 天晨痰送检。而对怀疑军团菌或深部真菌感染者，痰标本理想的送检次数尚无定论。

应在申请单上提供必要的信息，如标本采集日期和时间，申请特殊染色如军团菌的直接荧光抗体（direct fluorescent antibody，DFA）染色、抗酸染色、氢氧化钾（KOH）制片查真菌和类圆线虫湿片检查，培养类型如细菌、分枝杆菌和真菌。

3. 质控　痰标本容易受口咽部正常菌群污染。痰涂片显微镜检查可判断痰标本是否合格，标准是：鳞状上皮细胞 <10 个/低倍视野，白细胞 >25 个/低倍视野，或白细胞/鳞状上皮细胞比值 >2.5。如果鳞状上皮细胞较多表明受口咽部污染较大，这样的痰标本应该视为不合格标本。

4. 评价　痰标本采集方便、易行，是诊断下呼吸道感染最常见的标本，从微生物学的诊断价值而言，痰标本代表的是下呼吸道分泌物。但由于痰液咳出时常伴有上呼吸道共栖菌的污染，因此评价痰标本的质量至关重要。

痰培养结果的解释应结合临床表现、痰涂片直接镜检、细胞学筛选、定量或半定量培养及所发现的微生物的致病力等因素综合考虑。雾化吸入采集的痰液称为诱导痰（induced sputum），实验室处理和临床意义评价同咳痰。

（二）经气管穿刺吸引物　经气管穿刺吸引（transtracheal aspiration，TTA）技术创立于 1959 年。由于采集到的下呼吸道标本不受上呼吸道正常菌群污染，曾被较广泛推荐应用于下呼吸道细菌性感染的病原学诊断。

1. 指征　应用于下呼吸道普通细菌、厌氧菌感染的诊断与鉴别诊断。开展该技术应具备：①有专业操作人员；②细菌病原体可疑或待排除；③患者病情严重，做此检查利大于弊；④无禁忌证；⑤侵袭性更小的检查没有结论或不能采用；⑥实验室操作规范，可快速处理送检标本；⑦尚未使用过抗生素，以避免结果假阴性。

禁忌证：严重咯血、出血、患者不能配合、严重的低氧血症和近期使用过抗生素。这些禁忌证都是相对的，但一些指南建议患者血小板计数不少于 $100 \times 10^9/L$，凝血酶原时间不少于正常对照组 60%，其他出凝血指标无严重异常，动脉血氧分压（PaO_2）>60mmHg。儿童因气道直径小，而且合作性不佳，故列为禁忌。

2. 方法　患者仰卧位，颈部后伸。呼吸困难和低氧患者应给予鼻导管吸氧。将甲状软骨下缘和环状软骨可触摸到的切迹处皮肤消毒后，用含有肾上腺素的 2% 利多卡因局部浸润麻醉，有助于止血。用带有 20~30cm 长度聚乙烯管和 14 号钢针的静脉内插管装置穿透环甲膜（为顺利进行，可先在局部皮肤切一小口），并使针孔斜面向上，钢针向前几毫米就进入气管，切忌损伤气管后壁。保持钢针一定倾斜度,使导管从尾部插入气管。将导管尽量向前送入气管,下插至气管隆突水平,退出钢针。用 20～30ml 注射器连接导管抽吸下呼吸道分泌物。应避免向气道内注入生理盐水,因为这会稀释标本,使细菌的半定量培养失去意义。送检的标本只需数滴,分泌物可置于注射器、厌氧运送瓶或 Luken 收集器中送入实验室快速处理。导管拔除后,应在钢针穿刺部位加压数分钟。术中或术后咯出物均被认为等同于"支气管镜检术后的标本",可送细胞学检查或细菌学培养。

3. 质控　严格无菌操作,采集到的标本不受上呼吸道正常菌群污染,所以该类标本价值较高。

4. 评价　通常认为喉水平以下呼吸道是无菌的,故 TTA 可免受上呼吸道细菌污染。如果患者术前未接受抗生素治疗,实验室又正确处理了标本,那么下呼吸道细菌感染患者的 TTA 标本几乎全部都能被检测出致病菌。一般认为 TTA 敏感性较高,但特异性欠佳。绝大多数引起感染的病原菌在初始分离培养基上大量生长,最少也应呈中等程度生长。如果生长不好或只在肉汤中生长或有念珠菌生长,那么在解释结果的时候需慎重。有慢性肺部疾病、支气管新生物或慢性误吸的患者,尽管其 TTA 标本中细菌大量生长,在评价结果时仍要注意。定量或半定量培养可区分大部分存在于下呼吸道气管隆突以上的低浓度定植菌所造成的假阳性。但是慢性支气管炎患者下呼吸道可有浓度超过 10^6 CFU/ml 的细菌定植,包括可能致病的肺炎链球菌和流感嗜血杆菌,结果很难评价。值得指出的是,TTA 创伤性较大,目前临床上已经被其他创伤性小、操作较为安全的防污染套管毛刷所取代。

（三）经胸壁针刺吸引物　经胸壁针刺吸引(transthoracic needle aspiration,TNA)是在 19 世纪后期出现的,它可以使一些恶性肿瘤得以确诊,而对于感染性疾病,只是偶尔用来诊断一些原因不明的肺炎,尤其是儿童和免疫缺陷患者。

1. 指征　TNA 标本可用于检测需氧或厌氧细菌、分枝杆菌、病毒、真菌、军团菌和寄生虫等引起的感染。其优点在于获得的标本还可用于细胞病理学或组织学检查,有助于非感染性疾病的诊断。TNA 的主要适应证:①进行性恶化的不明原因肺部感染或疗效不佳的肺部感染,而且非侵入性检查不能明确诊断者;②非感染性疾病(如肿瘤等)可疑患者,同时又不能排除感染性疾病者。

禁忌证包括不可逆出血倾向、肺大疱、呼吸衰竭患者接受机械通气、可疑血管损害、疑似棘球蚴病、对侧肺切除者。相对禁忌证包括患者不能配合、顽固性咳嗽、肺功能储备有限、重度肺动脉高压和大血管周围病变等。

2. 方法　根据胸部 X 线、CT 或 B 超检查对结节或浸润性病灶进行定位,将细针刺入受累区域。对弥漫性肺部病变者,腋中线是通常选用的穿刺部位。操作最好在电视透视定位下进行,对于过小的病灶最好采用 CT 引导定位。可选用 23 号或 25 号的薄壁细针头,或者一次性肺穿刺专用针。薄壁细针头很少引起并发症,而肺穿刺专用针取到的标本较大,可做组织学检查。在穿刺过程中,应嘱患者屏住呼吸,采用薄壁细针头时则可不必屏气。针吸方法包括:

①在穿刺和退针时连续抽吸;②只在退针时抽吸;③在"来回"运动中施加负压;④注入液体,如不加防腐剂的盐溶液;⑤将吸引物注入肉汤培养基。因为针吸得到的标本通常都很少,标本应进行恰当的微生物染色检查和培养,以及细胞病理学或组织学检查。建议在吸引标本床旁接种。

3. 质控　严格无菌操作,该类标本受污染的可能性较小,标本质量较高。

4. 评价　与其他侵袭性检查相比,TNA 特异度较高而敏感度相对较差。假阳性率为 2%～20%,通常被皮肤的菌群所污染,容易鉴别,因为这些菌生长浓度低或只在肉汤中生长而在分离平板中不生长。据报道,在青霉素发现前伴有菌血症的肺炎链球菌肺炎经 TNA 获取的标本,其培养的假阴性率可达 20%。TNA 在儿童肺炎诊断阳性率为 40%～60%,非 AIDS 免疫抑制宿主肺炎 LA 培养基(LB 培养基里加入了氨苄西林)培养阳性率为 56%～77%。

（四）支气管肺泡灌洗液　支气管肺泡灌洗(bronchoalveolar lavage,BAL)是指通过支气管镜向支气管肺泡内注入生理盐水并进行抽吸,收集肺泡表面液体(诊断性)及清除充填于肺泡内的物质(治疗性),进行炎症与免疫细胞及可溶性物质的检查,达到明确诊断和治疗目的的技术。从支气管肺泡灌洗液(bronchoalveolar lavage fluid,BALF)中可以获得多种信息,已成为诊断肺部疾病如肺癌、间质性肺疾病、肺部感染性疾病的主要手段。

1. 指征　①肺部感染,特别是免疫受损患者肺部机会性感染的病原体诊断;②肺部不明原因的阴影、疑似肺部感染或需与其他疾病鉴别。

禁忌证:①严重通气和/或换气功能障碍,且未采用有效呼吸支持。建立人工气道并非禁忌证,患者可经过临床医师全面评估并在密切监护下进行。②新近发生的急性冠状动脉综合征、未控制的严重高血压及恶性心律失常。③主动脉瘤和食管静脉曲张有破裂危险。④不能纠正的出血倾向,如严重的凝血功能障碍、大咯血或消化道大出血等。出血高风险:血小板计数<$20×10^9$/L;出血较高风险:血小板计数为($20～50$)×10^9/L,凝血酶原时间(PT)或活化部分凝血活酶时间(APTT)>1.5 倍正常值。对于操作前血小板低下的患者,可考虑通过输注血小板后进行 BAL,减少出血风险。⑤多发性肺大疱有破裂危险。⑥严重消耗性疾病或状态及各种原因导致的患者不能良好配合。

2. 方法

（1）术前准备:BAL 操作前需要进行常规的临床状态评估,排除出血等风险,严格对照支气管镜检查的适应证及禁忌证,在支气管镜常规气道检查后且在活检、刷检前进行 BAL。局部麻醉剂为 2% 利多卡因。有条件开展静脉复合麻醉的医院,应尽量在静脉复合麻醉下进行,以获得较好支气管镜嵌顿、增加 BALF 回吸收量的效果,术前应评估有无静脉麻醉的禁忌证,年老体弱及心、肺、肝、肾等重要脏器功能不全的患者应慎用。术中应常规进行心电及经皮动脉血氧饱和度(SpO_2)监测。

（2）灌洗操作:①部位选择。病变局限者选择病变段,弥漫性病变者选择右肺中叶或左上叶舌段。一般来说，中叶或舌叶被认定为 BAL 的标准部位。②局部麻醉。在灌洗的肺段经活检孔注入 2% 利多卡因 1~2ml，行灌洗肺段局部麻醉。静脉复合麻醉的患者如仍有强烈的气道反应，同样可注入 2% 利多卡因 1~2ml。为避免利多卡因对细胞活性的影响，气道中的利多卡因应该在灌洗液灌洗前清除。③注入生理盐水。支气管镜顶端嵌顿在目标支气管段或亚段开口后，经操作孔道快速注入无热源的 37℃ 无菌生理盐水，总量为 60~120ml，分次注入（每次 20~50ml）。④负压吸引。注入生理盐水后，嘱患者数次深呼吸，有助于液体流动及增加回收量，再用合适的负压（一般推荐 25~100mmHg 负压，1mmHg=0.133kPa）吸引获取 BALF，总回收率 ≥30% 为宜。⑤BALF 收集。用于病原学分析的标本需用无菌容器收集；细胞学分析需选择硅化的塑料容器或玻璃容器以减少细胞的黏附。如考虑为大气道疾病时，建议第 1 管回吸收液单独处理，非大气道疾病时，可将所有标本混合后分送。

（3）注意事项：①进行 BAL 时支气管镜顶端要紧密嵌顿于段或亚段支气管开口，防止大气道分泌物混入或灌洗液外溢。②灌洗液一般可从支气管镜操作孔道直接注入，也可先置入导管再从导管注入进行远端 BAL，可减少灌洗液的反流，且灌洗量可适当增多；也可置入前端带气囊的导管，灌洗时将气囊充气并紧密嵌顿于段或亚段支气管开口，进行保护性 BAL。③灌洗过程中，麻醉要充分，咳嗽反射必须得到充分抑制，防止因剧烈咳嗽引起的支气管黏膜损伤出血，影响 BALF 的回吸收量和检测结果。④回吸收时注意负压不宜过大，一般推荐低于 100mmHg，也可根据情况进行调整，以吸引时支气管腔不塌陷为宜。

标本送检：用无菌容器收集 BALF 标本，送检量一般需要 10~20ml（至少 5ml），贴好标本信息标签，应在室温 2 小时内送至微生物实验室。若延迟送检，可将标本放置于 2~8℃ 保存，并在报告中说明并提示可能对培养结果造成的影响。

3. 质控 建议使用细胞离心机制片，取适量 BALF 标本 600~1 000r/min 离心 10~20 分钟，进行革兰氏染色。低倍镜下若鳞状上皮细胞占全部细胞（不包括红细胞）的比例 >1%，提示标本被上呼吸道分泌物污染；柱状上皮细胞 >5% 时，提示 BALF 并非来自远端气腔。BALF 标本质量不合格也可以检验，但应在报告单中注明。观察革兰氏染色结果及白细胞情况，如果见到吞噬细菌现象，需报告吞噬细菌的中性粒细胞占全部中性粒细胞的比例，通常比例为 5% 时作为肺炎诊断的阈值。

4. 评价 BAL 除了用于机会性感染以检测非定植于上呼吸道的病原体如肺炎支原体、军团菌、分枝杆菌、巨细胞病毒、新型隐球菌、耶氏肺孢子菌以外，多数作者认为 BAL 对于细菌性肺炎也不失为病原学诊断的一种重要采样技术。定量 BALF 培养的敏感度和特异度高，检测细胞内病原菌的特异度高达 89%~100%。从感染部位采样范围看 BALF 要比防污染样本毛刷广，即 BALF 的采样敏感度较好。BALF 经过离心还可做细胞成分分析，若鳞状上皮细胞 ≤1%

可作为未受明显污染的"合格"标本，白细胞 >80%，特别是发现细胞内细菌可判断为肺部细菌性感染。研究表明，如果 BALF 细胞成分涂片革兰氏染色结果阳性，且每个油镜下显示一种或多种微生物，那么该标本培养肯定阳性。定量培养可区分污染菌和病原菌，但划界浓度尚不统一，10^3 ~ 10^5 CFU/ml 均有报道。BALF 半乳甘露聚糖抗原试验（GM 试验）对肺曲霉感染的诊断也越来越受到推崇。

（五）防污染样本毛刷 防污染样本毛刷（protected specimen brush，PSB）是近三十年来发展起来的技术，因操作过程有双层套管保护，毛刷采集的标本避免了上呼吸道及口腔定植细菌的污染，已被临床接受。

1. 指征 需要专业人员操作，费用昂贵，对绝大多数下呼吸道感染患者采用该技术并不可取。对非寻常感染如慢性、难治性感染，或免疫抑制患者感染且不能用咳痰、导痰等标本检测出病原体时，可选择应用。

2. 方法 PSB 构造为尼龙刷外套双层塑料管，外套管远端用聚乙二醇封口。PSB 经纤维支气管镜（简称纤支镜）采样，也可经人工气道插入采样。纤支镜到达肺炎引流的支气管腔内后，PSB 经纤支镜插入并超越前端 1~2cm，伸出内套管顶去聚乙二醇封口，越过外套管约 2cm，随后将毛刷伸出内套管 2~3cm 刷取分泌物。然后毛刷、内套管顺次退回外套管内，最后拔出整个 PSB。用乙醇消毒 PSB 外套管，以无菌剪刀剪去内外套管顶端部分，然后毛刷前伸，将其剪下置于装有 0.9% 氯化钠无菌注射液的试管中，充分摇荡后将稀释液送检培养，可进行需氧和厌氧培养。

3. 质控 支气管镜检查操作必须严格遵守操作规程。同时，还应设置质量控制的内部标准，一般认为 PSB 标本直接涂片镜检在低倍镜视野中鳞状上皮细胞 <10 个，白细胞 ≥25 个者为合格标本。

4. 评价 PSB 可避免上呼吸道正常菌群的污染，对细菌性肺炎病原学诊断有较高的敏感度和特异度。PSB 标本定量培养则是此技术的关键，以 10^3 CFU/ml 为阳性折点，肺炎诊断的敏感度与特异度分别为 90% 和 97%。

（六）经人工气道吸引物 经人工气道吸引分泌物（endotracheal aspirates，ETA）是指患者咳痰能力降低，不能有效排出气道内的痰液、血液、误吸的胃内容物等，需在外界吸引下排出，以保持气道的通畅。ETA 是目前临床较常用的微生物检验标本。

1. 指征 人工气道的建立致使上气道原有功能丧失，尤其是大量镇静剂的使用，显著降低了患者的咳嗽能力。因此，在建立人工气道的患者中，气道分泌物的吸引已是常规技术之一。该技术适用于：①患者出现氧饱和度下降、压力控制模式下潮气量下降或容量控制模式下气道峰压升高、呼气末二氧化碳升高等临床症状恶化，怀疑是气道分泌物增多引起；②人工气道出现可见的痰液；③双肺听诊出现大量的湿啰音，怀疑是气道分泌物增多所致；④呼吸机监测显示锯齿样的流速和/或压力波形，排除了管路积水和/或管路振动等引起。

2. 方法　吸痰前注入生理盐水,稀释黏稠的痰液,增加排出痰量。选择吸痰管时,其管径不宜超过人工气道内径的50%,有侧孔的吸痰管吸痰效果优于无侧孔的。吸痰负压越大,吸痰效果越好,但易造成肺塌陷,气道损伤也越严重。一般吸痰负压选择控制在-120~-80mmHg,痰液黏稠者适当增加负压。采用封闭式吸痰,吸痰时间控制在15秒之内。

3. 质控　由于宿主的气管纤毛黏液防御机制受到损害,大气道常有致病菌或条件致病菌定植而不再保持无菌状态,故人工气道患者肺部感染病原学诊断更为困难,ETA做细菌培养前应像咳痰标本那样先做显微镜下细胞学筛选。合格ETA标本应鳞状上皮细胞<10个/低倍视野,白细胞>25个/低倍视野,或白细胞/鳞状上皮细胞比值>2.5。

4. 评价　人工气道是感染的常见易感因素。通常ETA的细菌浓度≥10^5CFU/ml可认为是感染病原菌,而浓度≤10^4CFU/ml则认为是污染菌。但观察发现气管切开套管与经口腔或鼻腔气管插管对下呼吸道防御机制损害不尽一致,前者下呼吸道细菌定植通常明显少于后者,做病原学诊断分析时值得注意。

（七）开胸肺活检组织标本　开胸肺活检(open-lung biopsy,OLB)是快速诊断肺部感染最有效的方法之一。主要特点是:①组织既可送病理检查,还可做微生物学检验;②直视下在病灶组织处取样;③标本体积可相对较大,允许做多种检查;④可保证对大多数患者快速做出诊断,避免了其他检查引起的诊断延误或不能诊断。

1. 指征　对肺部感染患者而言,实施OLB的最主要适应证是肺部感染极其严重,并危及生命,而其他的检查手段仍不能明确诊断或病原体。OLB主要用于免疫缺陷患者,但对确诊免疫功能健全患者的肺部病变诊断也有帮助,尤其是那些慢性疾病或抗生素治疗无反应者。大多数可疑感染患者都接受了经验性抗生素治疗,虽然此并非OLB的禁忌,但抗生素应用必然会明显影响敏感病原体的检测。

2. 方法　患者在全身麻醉下接受局部胸廓切开术。术中可从受累肺组织切取3~4cm大小的标本。手术持续约30分钟,术后还应在胸膜腔留置引流管,24小时后拆除。

3. 质控　严格无菌操作,标本质量高。

4. 评价　该方法的最大缺陷就是需要进行全身麻醉及实施胸廓切开术。接受OLB患者的病情通常系威胁生命的肺部疾病,所以禁忌证是相对的。

（八）胸腔积液　肺炎患者伴发胸腔积液比较常见,占10%~50%,但通常液量较少。虽然多数胸腔积液不能发现细菌,但因为胸腔积液系无污染的标本,如出现阳性培养结果则对临床治疗有着非常重要的指导意义。

1. 指征　对于大多数伴有胸腔积液的肺炎,无论确诊与否,均应该行胸腔穿刺术采集标本。如果胸腔积液量大,胸腔穿刺又同时是一种治疗手段。对有明显出血倾向或凝血功能异常者,禁忌此项操作。对肺功能储备差且不能耐受气胸的患者,术前最好准备胸腔闭式引流等抢救设备,以便并发张力性气胸后可以及时救治。

2. 方法　术前进行B超定位确定穿刺部位与深度。患者通常取坐位,上身挺直,用双肘靠在一支撑物上,身体稍前倾。对穿刺处皮肤消毒并行局部麻醉后,取一连接50ml无菌注射器的14号标准钢针在胸腔积液区域最低位肋骨的上缘刺入。抽取的液体量不定,一般送检的胸腔积液为10~40ml,而治疗性穿刺则尽可能抽完胸腔积液,但是为了防止出现复张性肺水肿,单次抽液不宜超过1 000ml。胸腔积液可封闭在注射器中或注入厌氧容器并迅速送到微生物实验室,同时提供相关信息,如操作的日期和时间、需要进行的染色和培养类型。胸腔积液或脓胸均应做厌氧培养。此外,还应做其他检查,包括细胞分类计数和pH测定,腺苷脱氨酶(adenosine deaminase,ADA)测定对鉴别结核胸膜炎具有较好价值。国外一些实验室还提供特殊的胸腔积液抗原检测用于流感嗜血杆菌b型、肺炎链球菌、军团菌或新型隐球菌的诊断。

3. 质控　严格无菌操作,无菌标本,质量较高。

4. 评价　大约40%的肺炎患者伴有胸膜渗出液,胸腔穿刺液细菌培养的特异度高,但由于细菌入侵胸膜的发病率较低,因此敏感度低。胸腔积液是无污染标本,不论被检测出的微生物数量多少,都被认为是病原体。近年来不少作者建议同时将5~10ml的胸腔积液直接注入血培养瓶内送检,可提高细菌检出率。有时一些来自皮肤的非致病菌,如表皮葡萄球菌、类白喉杆菌、痤疮丙酸杆菌可污染胸腔积液标本,但分离出的量很少。经胸腔留置导管采集的胸腔积液标本,细菌培养也可分离出某些微生物,它们可能只是定植于胸腔引流管,并不引起疾病,应注意鉴别。

总之,下呼吸道标本采集应减少或避免机体正常菌群及其他杂菌污染。被口咽部菌群污染的标本如各种痰液、ETA和直接经纤维支气管镜吸引的下呼吸道标本均不可用于厌氧菌培养,PSB、TTA、BAL、TNA和OLB标本,由于避免了上呼吸道正常菌群污染,则可用于厌氧菌培养。临床应根据病情需要选择相应的标本做微生物检验,将检验结果同临床症状相结合,综合分析,确定培养微生物的"身份",以便抗生素的合理使用。下呼吸道感染微生物培养假阴性的原因大致包括:①培养方法不支持所有致病菌生长、采集标本前患者使用了抗菌药物、延误了送检时间、口腔正常菌群污染了标本等;②定量培养的菌落数接近阈值时结果不易解释;③而假阳性报告可因过度解读结果,把非致病菌当作致病菌报告,从而误导医师治疗,也会造成严重后果。

（张晓兵　夏云）

参考文献

[1] 王辉,任健康,王明贵.临床微生物学检验[M].北京:人民卫生出版社,2015.

[2] MILLER JM.临床微生物学标本管理指南[M].马小军,周炯,杨启文,等译.北京:科学技术文献出版社,2013.

[3] BARON EJ, MILLER JM, WEINSTEIN MP, et al. A guide to utilization of the microbiology laboratory for diagnosis of infectious diseases: 2013 recommendations by the infectious diseases society of America (IDSA) and the

American society for microbiology (ASM) (a) [J]. Clin Infect Dis, 2013, 57 (4): e22-e121.

[4] 胡必杰, 王金良, 倪语星, 等. 下呼吸道感染实验室诊断规范[M]. 上海: 上海科学技术出版社, 2006.

[5] 中华医学会呼吸病学分会呼吸治疗学组. 成人气道分泌物的吸引专家共识 (草案)[J]. 中华结核和呼吸杂志, 2014, 37(11): 809-811.

[6] 中华医学会呼吸病学分会. 肺部感染性疾病支气管肺泡灌洗病原体检测中国专家共识 (2017 年版)[J]. 中华结核和呼吸杂志, 2017, 40(8): 578-583.

[7] JORGENSEN JH, PFALLER MA. 临床微生物学手册[M]. 11 版. 王辉, 马筱玲, 钱渊, 等译. 北京: 中华医学电子音像出版社, 2017.

[8] 胡继红, 高振祥. 应规范下呼吸道感染微生物检验的标本采集及报告方式[J]. 中华医学杂志, 2015, 95(40): 3248-3250.

[9] 钟南山, 刘又宁. 呼吸病学[M]. 2 版. 北京: 人民卫生出版社, 2012.

[10] MILLER JM, BINNICKER MJ, CAMPBELL S, et al. A guide to utilization of the microbiology laboratory for diagnosis of infectious diseases: 2018 update by the infectious diseases society of America and the American society for microbiolog[J]. Clin Infect Dis, 2018, 67(6): e1-e94.

[11] PATTERSON TF, THOMPSON GR 3rd, DENNING DW, et al. Practice guidelines for the diagnosis and management of aspergillosis: 2016 update by the infectious diseases society of America[J]. Clin Infect Dis, 2016, 63 (4): e1-e60.

第三节
实验室检测技术与病原学诊断

一、下呼吸道标本的显微镜检查

（一）常用染色镜检方法　　咳痰标本革兰氏染色和培养的价值最有争议。美国感染病协会（Infectious Diseases Society of America, IDSA）认为需住院治疗的社区获得性肺炎患者应做此检查, 而美国胸科协会（American Thoracic Society, ATS）则认为并非必需。咳痰染色和培养结果的价值还在于对患者患细菌性肺炎可能性的预测和决定是否需要用抗生素。有研究表明痰培养结果在不同实验室检验可有较大的差别。然而, 支持者提出从未使用抗生素的脓痰标本, 占优势的细菌形态证据可用于指导临床进行针对性的抗菌治疗。对高质量痰标本涂片染色或湿片直接光镜检查可取得最早期的初步病原学诊断, 对有些病原体如抗酸杆菌、放线菌、奴卡菌、一些真菌及耶氏肺孢子菌、寄生虫等引起的感染可做出较明确的倾向性诊断, 甚至可以确诊。荧光显微镜可用于确定标本中特定的病原体如军团菌、结核分枝杆菌等。

1. 革兰氏染色油镜检查　　革兰氏染色是最常见的一种细菌染色法。油镜检查可较清楚观察细菌的形态, 以便大致判断细菌种属。对于形态学上具有一定特征性的病原体如肺炎链球菌、流感嗜血杆菌和卡他莫拉菌, 经验丰富的临床细菌学家可做出较为可靠的判定。Rein 发现每油镜视野找到 ≥10 个革兰氏阳性镰刀状的双球菌, 预示痰培养可分

离出肺炎链球菌, 正确率高达 90%。流感嗜血杆菌为短小革兰氏阴性杆菌, 感染菌多有荚膜。在观察视野及周围不存在鳞状上皮细胞但见到一些炎症细胞或柱状上皮细胞的视野内, 如发现较多形态单一的革兰氏阴性杆菌, 对肺部感染病原体的诊断也有一定参考价值, 当然涂片检查不能区分肠杆菌目细菌抑或非发酵菌, 更不能做菌种鉴定。需要强调的是, 革兰氏染色镜检结果必须要立即向临床报告, 尤其是 ICU 患者的 ETA 标本, 否则就失去其重要性。

在痰培养前开展镜检筛选试验的实验室, 痰标本巧克力琼脂培养基的接种, 仅限于每油镜视野细菌 ≥10 个类似嗜血杆菌或类似奈瑟菌。当怀疑为厌氧菌肺部感染时, 对咳出痰做革兰氏染色和培养均没有意义。胸腔积液和脓胸做革兰氏染色涂片可明确细菌的类型和采取相对应的抗菌治疗方案。对于经支气管镜的冲洗液（除了 BALF）和支气管的抽吸物, 因为口咽污染均不能避免, 故有认为革兰氏染色涂片镜检对普通细菌性感染常常缺乏意义。

2. 湿片检查　　痰或下呼吸道标本的湿片检查可快速提供重要的信息。真菌标本的检查方法是将其与含有 10% 甘油的 10% KOH 混合于载玻片上, 并盖上盖玻片, 湿盒中放置 15～30 分钟。当标本中含有大量细胞碎片时, 载玻片在火焰上过一下, 轻轻按压盖玻片使标本分散。然后把标本放在暗视野显微镜, 或放大 40 倍的相差显微镜下观察。有经验的技术员可轻易识别皮炎芽生菌、粗球孢子菌和新型隐球菌, 也可检出丝状菌。还可以在湿片中发现有动力的病原体, 如一种引起二重感染的粪小杆线虫。Calcofluor（荧光增白剂）——一种能与几丁质和纤维素结合的非特异荧光染色剂, 以 0.05% 浓度与 10% KOH 混合, 可提高临床标本中真菌的检出。使用 Calcofluor 与单纯的 KOH 湿片相比, 可使真菌检出更快速, 形态更清晰, 但此法需要荧光显微镜。

3. 分枝杆菌检查　　分枝杆菌实验室检查的详细方法请参见本章第一节"分枝杆菌属"部分。抗酸染色主要用于结核分枝杆菌的检查, 奴卡菌和放线菌也呈弱抗酸性。涂片染色用苯胺染料如石炭酸复红。如果有荧光显微镜, 可用荧光染料如金胺 O（加或不加罗丹明）。疑似奴卡菌感染, 应增加染色时间。抗酸染色涂片时应注意: 涂片要比革兰氏染色厚, 并要有一定面积。每一玻片只能涂一份标本, 禁止将两份或两份以上的标本涂在同一张载玻片上, 以免染色过程中因冲洗使菌体脱落, 造成阴、阳性结果混淆。

金胺 O-罗丹明法的步骤与石炭酸复红法相似。检测比普通油镜更快, 因为微生物明亮的橙黄色荧光在黑色背景下对比很强。一张金胺 O-罗丹明染色涂片的筛查仅用 1～3 分钟, 然而石炭酸复红涂片所需时间要长很多。染色剂的选择要考虑设备、经验、专业技能、效率、花费等。没有证据表明同时做两种染色更合适。当以（3 000～4 000）×g 的速度对经过液化的痰标本进行离心浓缩后, 可提高涂片和培养的阳性率。显微镜下观察到分枝杆菌, 提示浓缩痰中含菌量至少为 10^4 CFU/ml。应当指出, 即使经过有效治疗结核菌涂片变为阴性, 结核菌培养仍可保持阳性, 尤其是患有严重空洞性肺结核的患者和应用利福平治疗后。非浓缩痰标本涂片的阴性结果不应作为临床或流行病学决策的依据。

美国胸科协会推荐抗酸染色半定量结果报告方式如下：

阴性(−)：300 个视野未见抗酸杆菌；

阳性(1+)：100 个视野查见 1~10 个；

阳性(2+)：10 个视野查见 1~10 个；

阳性(3+)：每个视野查见 1~10 个；

阳性(4+)：每个视野查见 10~100 个。

我国则规定按照下列标准报告涂片结果：

1）抗酸杆菌阴性：连续观察 300 个不同视野，未发现抗酸杆菌；

2）抗酸杆菌可疑(±)：1~2 条抗酸杆菌/300 个视野；

3）抗酸杆菌阳性(1+)：3~9 条抗酸杆菌/100 个视野；

4）抗酸杆菌阳性(2+)：1~9 条抗酸杆菌/10 个视野；

5）抗酸杆菌阳性(3+)：1~9 条抗酸杆菌/每个视野；

6）抗酸杆菌阳性(4+)：≥10 条抗酸杆菌/每个视野。

（二）免疫受损宿主肺部感染病原学诊断的特殊技术

1. 肺活检 实验室诊断耶氏肺孢子菌和机会性真菌肺炎的传统侵入性方法，是经支气管活检、经皮肺活检或开胸肺活检的组织病理学检查。活检组织的印片和磨碎涂片，省略了费时的组织固定、石蜡包埋和切片的步骤。一些染色方法包括六亚甲基四胺银（GMS）、吉姆萨、甲苯胺蓝 O、革兰氏、石炭酸复红或金胺 O-罗丹明染色，结合相差显微镜的标本直接观察，可用于诊断绝大多数病原体。印片可用 GMS、吉姆萨或甲苯胺蓝 O 染色，而磨碎组织可用革兰氏染色和石炭酸复红或金胺 O-罗丹明染色，KOH（合用或不合用 Calcofluor）湿片可用相差显微镜检测。

印片的处理：当将钳状骨针穿刺的肺活检标本印在无菌的载玻片时，应特别小心以防将标本弄断，尤其是只有一个很小的标本时，因该标本还可用于组织学检查。印片通常情况下应做两或三张（每个玻片可印多次），并放空气中晾干。若印片采用 GMS 染色，应在 10% 甲醛或 100% 甲醇中固定；若用吉姆萨或甲苯胺蓝 O 染色，玻片只需置空气中 30 分钟晾干，然后应迅速染色。印片比固定后的组织切片更适宜于形态学观察，因为包埋后的组织在切片时，耶氏肺孢子菌包囊会被切成若干个平面，因此染色后微生物的结构特征通常有所改变，有时仅从形态上很难辨认。相反地，在印片中耶氏肺孢子菌的结构特征比组织切片中的更一致，因为病原体通常是完整的。GMS 染色是检测耶氏肺孢子菌包囊或真菌的可靠染色方法。耶氏肺孢子菌的包囊在 GMS 染色中很易被发现和鉴定，因为灰色的包囊在粉色细胞和残余物的背景下对比很强。尤其是在仅有少量病原体时，这是一个很重要的染色特征。

甲苯胺蓝 O 染色是另一种检测耶氏肺孢子菌包囊的染色方法，奴卡菌和许多真菌也可以用此方法检测，但不如 GMS 可靠。尽管新近改良的甲苯胺蓝 O 染色可去除显微镜下大部分的背景物质，但耶氏肺孢子菌包囊和组织碎屑对比度的减弱使工作人员需花相当长的时间寻找特异性病原体，尤其是对于含包囊数量很少的非 AIDS 患者的标本。

许多其他染色方法也可有助于耶氏肺孢子菌形态学的识别和鉴定。这些染色如吉姆萨、多彩的亚甲基蓝、革兰氏-瑞氏和吖啶橙，适于染耶氏肺孢子菌的包囊内容物和滋养体，但需有相当经验的微生物工作者才能准确识别。因此，尽管吉姆萨染色中发现含有八个囊内小体的包囊是肺孢子菌属典型的病理特征，吉姆萨染色也有助于含有酵母细胞的标本的鉴定，如念珠菌属，这些染色方法仍不应广泛用于耶氏肺孢子菌的常规鉴定，仅用于选择性的包囊壁的染色，如 GMS，甲苯胺蓝 O 或革兰氏-瑞氏染色。Gosey 等人建议当仅看到单个包囊时，尤其是含有酵母细胞的标本，做出耶氏肺孢子菌的诊断应特别谨慎。标本中含有酵母细胞时，只有发现至少一簇具有特征性的包囊病原体时，才可做出耶氏肺孢子菌的诊断。

染色的标本应先用低倍镜（×100）筛查，当发现可疑结构时再换高倍镜观察（×400），质控标本应与临床标本一起染色。质控标本来源于死于耶氏肺孢子菌感染患者尸检的肺组织或来源于使用醋酸泼尼松后感染耶氏肺孢子菌的 Sprague-Dowley 大鼠的肺组织。

匀浆浓缩物：Ghomson 等人应用耶氏肺孢子菌肺炎的大鼠模型，进行肺组织印片和匀浆浓缩涂片中包囊数目的对比。肺组织浓缩物涂片的制备方法：将肺组织置于营养肉汤中，用 Stomacher 匀浆，低速离心（800×g），取 0.05ml 浓缩物涂片，直径约 1.5cm。结果表明，染色后的匀浆浓缩涂片比印片中的包囊多。在 23 个同样处理的患者标本中，也发现匀浆浓缩涂片的包囊数目比印片要多很多。在这个研究中，所有的浓缩涂片均为阳性，而 23 个组织病理切片中有 11 个是阴性。因此，匀浆浓缩涂片方法大大提高了肺组织中耶氏肺孢子菌包囊的检测能力。

组织病理：因其对此病原体诊断的重要作用，故予以介绍。冰冻切片的制作应用活检的肺组织，其基本组织病变如坏死、肉芽肿等可提供病因的线索，但在严重中性粒细胞减少症或显著的免疫抑制患者中可无典型的组织病理学特征。对这些患者，通常须做一系列的染色和培养。固定后的组织应用苏木素-伊红（HE）、革兰氏、GMS 和抗酸染色法或金胺 O-罗丹明进行染色。HE 染色可显示病理进程中的基本病理组织类型和单纯疱疹病毒或巨细胞病毒（CMV）的核内容物。GMS 染色可用于检测耶氏肺孢子菌包囊和大多数真菌。某些真菌，如接合菌属，用 HE 染色的效果更好。革兰氏染色用于检测普通细菌和星形奴卡菌，抗酸染色有助于分枝杆菌感染的诊断。

用于检测军团菌的 Dieterle 镀银染色，为另一种用于评价免疫抑制患者的重要染色方法。石蜡包埋切片中的病原体可被 Dieterle 镀银染色成暗棕或黑色，却不能被革兰氏或多数其他组织染色剂着色，病原体通常是在富含纤维和白细胞残片的肺泡区域被发现。直接免疫荧光染色是检测军团菌属较特异的方法，在分析免疫荧光结果时，要同时考虑临床、流行病学和血清学资料。

2. 肺肉芽肿病变的检查 X 线下如硬币大小的肺结节病灶，冰冻切片经常显示为肉芽肿组织。将一部分组织进行真菌和分枝杆菌培养，同时对病灶切片进行特殊染色，对于建立微生物诊断是必不可少的。约半数肉芽肿病灶切片 GMS 染色发现有真菌，但多数情况下病变组织的培养为阴性。在美国 GMS 染色中最常见到的真菌是荚膜组织胞浆菌和粗球孢子菌;40%~50%的组织切片或匀浆组织结核培养可发现抗酸杆菌。我国研究较少,有限的资料显示结核分枝杆菌较常见,而荚膜组织胞浆菌和粗球孢子菌罕见。

另外,必须提出的是,由于呼吸道感染病原体的复杂性和部分可传染性,实验操作时应特别当心实验室的个人保护问题。对于传染性高且后果严重的部分传染病如 SARS,呼吸道标本的取样和处理应严格按照生物安全防范的相应级别要求进行操作。

二、下呼吸道标本的接种、培养与鉴定

1. 痰标本的细胞学筛选　对大多数细菌性肺炎的痰标本应做痰细胞学镜检确定其受上呼吸道菌群污染的严重程

度,根据镜检结果决定是否继续进行标本培养。由于咳痰极易受到口咽部定植菌污染,分离到的细菌往往不能真正代表下呼吸道感染的病原菌。为减少污染,痰培养前需做标本质量评估,即细胞学筛选。虽然部分痰标本通过肉眼观察其外观如黏液和有脓性成分,可大致了解受检标本的质量,但仅凭此点尚嫌不足。痰涂片细胞学检查判断标本受污染程度则是一种较为可靠的方法。对于要求细菌培养的痰标本都要常规涂片革兰氏染色,明确唾液对标本的污染程度和有无必要做细菌培养。

一般认为,来自下呼吸道的合格痰标本应是含脓细胞和支气管柱状上皮细胞较多,而受唾液污染严重的不合格标本则来自颊黏膜的扁平鳞状上皮细胞较多。经镜检筛选,剔除代表上呼吸道污染的标本,这是非常有益的,但缺乏统一的标准,而且部分标准在逻辑上不够严密,见表6-3-1。

表6-3-1　文献介绍的5种痰培养标本细胞学筛选标准

标准	出处	类别	细胞学检查结果[#]	质量判定
标准1	MURRAY PR. Manual of clinical microbiology(7th ed),1999	1	SEC≤10	合格
		2	SEC>10	不合格
标准2	中华医学会呼吸病学分会. 中华结核和呼吸杂志,1999	1	SEC<10 和 WBC>25	合格
		2	SEC:WBC<1:2.5	合格
		3[*]	(SEC≥10 或 WBC≤25)和 SEC:WBC≥1:2.5	不合格
		4[*]	SEC=0,WBC>0	合格
		5[*]	SEC>0,WBC=0	不合格
		6	SEC=0,WBC=0	[**]
标准3	卫生部医政司. 全国临床检验操作规程(第2版),1997	1	SEC<10,WBC>25	合格
		2	SEC<25(本文改为10~24),WBC>25	合格
		3	SEC>25(本文改为≥25),WBC<10	不合格
		4	SEC<25,WBC≤25	[**]
		5	SEC≥25,WBC≥10	[**]
标准4	Bartlett 法	1	总分1~3分	合格
		2	总分≤0分 (SEC<10、10~25 和>25,分别赋分 0 分、−1 分和 −2 分;WBC<10、10~25 和>25,赋分 0 分、1 分和 2 分;黏稠或脓性痰液赋分 1 分)	不合格
标准5	蔡文城. 实用临床微生物诊断学,1998	1	SEC<10,WBC>25	适当
		2	SEC=10~25,WBC>25	可接受
		3	SEC<25,WBC<25(本文将"<"均改为"≤")	可接受
		4	SEC>25,WBC>25	重送
		5	SEC>25,WBC=10~25	重送
		6	SEC>25,WBC<10	重送

注:SEC,鳞状上皮细胞;WBC,白细胞;[#]单位为每低倍视野细胞个数;[*]根据标准进行的逻辑推断;[**]根据标准和逻辑推理仍不能确定其归类者。

我国较广泛应用的是中华医学会呼吸病学分会制定的标准：痰直接涂片于光镜检查，每低倍视野鳞状上皮细胞<10个、白细胞>25个，或鳞状上皮细胞∶白细胞<1∶2.5，可作污染相对较少的"合格"标本接种培养。否则，便是不合格的唾液或唾液严重污染的标本，应弃去并重新留痰送检。也有认为采用单一鳞状上皮细胞数量评价痰液污染的方法比较简单且有效。例如美国《临床微生物学手册》（第11版）规定每低倍视野下鳞状上皮细胞是否超过10个，作为判断有无上呼吸道分泌物污染的唯一标准。如果低倍视野下鳞状上皮细胞大于10个，应不做培养或仅在特殊要求时做培养。如做培养，报告中注明"镜检结果表明标本口咽分泌物污染明显"。

对于痰细菌学检查而言，保留痰筛选试验是很必要的，但在怀疑为分枝杆菌、致病性真菌、支原体或病毒的患者标本时，因已采取了去污染操作和选择培养基，痰液筛选意义不大。但Larid提出在白细胞占优势的痰标本中结核分枝杆菌的检出率比鳞状上皮细胞占优势时要高很多。541例研究结核病痰液性状与结核分枝杆菌检出率关系的病例标本中，光镜检查发现主要为鳞状上皮细胞的黏脓痰，其结核分枝杆菌的检出率为8.8%；主要为白细胞的黏脓痰，结核分枝杆菌的检出率为59.3%；有大量白细胞的黏状脓痰，其结核分枝杆菌检出率达76.3%；而见大量鳞状上皮细胞的水样或黏液样痰中，结核分枝杆菌检出率仅2.1%。

2. 痰标本的消化与洗涤　下呼吸道标本培养的主要目的是分离、鉴定下呼吸道感染病原体和测定其药物敏感性。但由于上呼吸道有正常菌群定植，除了侵入性操作采集的标本如PSB、TNA或TTA避开上呼吸道正常菌群，其他呼吸道标本如咳痰、支气管冲洗液均不可避免地污染有口腔正常菌群。细菌学检查应包括分离常见和少见的呼吸道致病菌。可做需氧和厌氧培养，鉴定细菌应分类至种或属水平，即使为混合培养。

细菌学检查时，不建议将咳痰标本与其他不能完全避免上呼吸道菌群污染的下呼吸道标本如支气管冲洗液和支气管肺泡灌洗液同等对待。咳痰标本培养前应先做镜检筛选合格标本，此法可使实验室有机会将真正来自下呼吸道的标本进行培养，最大限度地分离常见病原体如肺炎链球菌。如痰标本革兰氏染色发现大量疑似嗜血杆菌和奈瑟菌的细菌，应仔细区分可能存在的流感嗜血杆菌、脑膜炎奈瑟菌和卡他莫拉菌。不要鉴定正常菌群，否则费时且花费大，容易误导临床。

（1）痰标本的消化：痰标本接种前的预处理十分重要，基本要求应该对痰标本预先用乙酰半胱氨酸等消化液进行痰液液化。液化剂以蛋白水解酶和黏液溶解剂应用最多。研究表明痰液消化过程有助于痰核内部细菌的暴露，提高痰标本培养的阳性检出率。有条件的单位，痰液在液化前进行洗涤，则效果更佳。

（2）痰标本的洗涤：将挑取的痰液在含灭菌等渗氯化钠液的系列平皿内顺次漂洗后接种于培养皿内。Bartlett则推荐冲洗法，置标本于孔径1mm的滤器上，按标本黏稠程度采用不同液量和流速的等渗氯化钠液冲洗。洗涤可除去痰液外层水样唾液，保留来自下呼吸道的黏稠或脓性成分。对洗涤法效果评价不一。有认为洗涤法与TTA效果相仿，能显著提高流感嗜血杆菌检出率。由于大多数社区获得性肺炎为单一细菌感染，Dixon等以培养到单一病原体和无病原菌生长为衡量阳性和阴性结果可靠性的标准，洗涤法仅3%获得"明确效果"。洗涤法效果与洗涤次数有关。黏质沙雷菌标记试验表明，洗涤1~3次可清除口腔污染，而清除咽部污染则需洗涤5~9次。现一般认为洗涤能减少上呼吸道污染菌浓度100~1 000倍，但仍不能减少污染菌出现的频率，应用时尚需结合定量培养。

3. 培养基选择与标本接种、培养　实验室收到标本后应立即处理、接种。挑取标本的脓性部分做涂片革兰氏染色和培养接种。经液化和匀化处理的咳痰标本，则无此项要求。所用的培养基包括分离和鉴别革兰氏阳性菌的血平板、革兰氏阴性菌鉴别的平板如麦康凯平板。当涂片革兰氏染色显示嗜血杆菌样或奈瑟菌样的优势菌（每油镜视野≥10个细菌）时，应增加接种富含营养的巧克力平板以分离流感嗜血杆菌和脑膜炎奈瑟菌。当涂片革兰氏染色见大量奈瑟菌样细菌，卡他莫拉菌也应怀疑，应仔细检查血平板和巧克力平板，确定是否有此菌存在。如果没有上述发现，可不用接种巧克力平板。但近年来多建议所有呼吸道标本均接种于血平板和巧克力平板。如果痰涂片发现较多的革兰氏阴性杆菌或系医院获得性肺炎的痰标本，应加麦康凯平板。原则上应尽量减少使用培养平板进行细菌分离，要非常熟悉细菌在这些培养基上的生长模式，而不是依靠大量的选择性培养基。

不主张采用肉汤增菌或高选择性培养基等非常敏感的方法，因为这些方法分离出来的细菌可能只是少量生长的细菌，致病意义常不明确。液体培养基特别会产生错误的结果，这是由于各种细菌在肉汤培养基中生长速率不同，增菌后原始标本中细菌比例已经改变。

由于口腔和咽部存在大量革兰氏阳性和革兰氏阴性厌氧细菌，而且缺乏可靠的方法区分它们究竟是致病菌还是定植菌，因此不主张对咳痰标本进行厌氧菌培养。外科手术获取的正常无菌部位的标本，因避免了上呼吸道菌群污染，可做厌氧培养和液体培养基培养，如硫基乙酸盐或大豆-酪蛋白消化肉汤。

平板置于3%~10% CO_2中35~37℃孵育。烛缸可基本达到这一要求，但研究显示用CO_2培养箱分离肺炎链球菌和流感嗜血杆菌要明显优于烛缸。为提高细菌培养和分离质量，细菌室应常规配备CO_2培养箱，呼吸道标本在初代培养时尤为重要。

痰标本定量/半定量培养：只报告痰标本中优势生长的细菌，这种做法太武断，结果可能与实际不符，除非有统一的标本处理和接种方法，如定量培养。定量培养用于区别致病菌与污染菌的理论依据是在感染性体液或渗出液中，前者浓度高于后者。定量培养已广泛用于泌尿道感染的病原学诊断，然而痰液不同于尿液，为非均质性，定量取样困难，加之细菌分布不均，局部取材难以代表全貌。故痰定量培养前需先将标本液化和匀化。方法是在一定量痰液中加入液化剂,使之均质化,再进行系列稀释,分别接种于培养皿。根据菌落计数和痰标本稀释倍数,计算出每毫升痰中各种细菌的含菌量。液化前预先做痰液洗涤则可进一步减少污染菌的浓度。由于系列稀释操作烦琐,临床实验室也有采用 0.001ml 标准环接种液化处理的痰标本,据报道此法操作简单而定量误差并不显著。痰定量培养分离的致病菌或条件致病菌浓度≥10^7CFU/ml,可认为是肺部感染的病原体;≤10^4CFU/ml,则为污染菌;介于两者之间,建议重复痰培养,如连续分离到相同细菌浓度 $10^5 \sim 10^6$CFU/ml 两次以上,亦可认为是感染病原体。采样前使用过抗菌药物者,感染菌浓度降低,可导致假阴性。

许多研究表明只做定性鉴定的普通痰培养方法虽操作简单,但感染菌或污染菌不易区分。标准定量培养方法操作烦琐,临床实验室推广困难。为此,建议采用痰半定量方法,即用接种环将痰液在血平板、巧克力平板上按规定划线要求做四区划线接种标本进行培养,每划一区后均需火烧接种环,使细菌在平板上生长数逐级下降。目前国际上较为认同的半定量判断标准见表 6-3-2。优势菌可定义为生长菌落为(3+)或(3+)以上。也有实验室登记菌落生长多少,分为大量(heavy)、中等量(moderate)和少量(scattering)生长三种。高质量的标本可以只鉴定和报告优势生长的需氧菌和兼性厌氧菌。只在原始区生长的少数菌不必做常规鉴定,除非临床或直接革兰氏染色提示可能为感染的病原菌。用这些方法(或类似的分级系统),将筛选的痰液标本中所分离的所有优势菌进行鉴定和药敏测试是合理的,并让临床医师判断各种细菌的临床意义(表 6-3-3)。多数情况下,痰标本可发现 1~3 种优势菌。如果分离的优势菌为草绿色链球菌、凝固酶阴性葡萄球菌、类白喉杆菌和奈瑟菌,应全部报告所有菌种还是仅报告为“口腔正常菌群”,仍存在争议。

表 6-3-2　划线接种平板半定量判断标准

分级	划线区域菌落数		
	原始区	第二区	第三区
1+	<10		
2+	>10	<5	
3+	>10	>5	<5
4+	>10	>5	>5

表 6-3-3　咳痰标本半定量与定量培养结果的临床意义

半定量*	大致菌量/ (CFU·ml^{-1})	临床意义
1+	≤10^4±	多为污染菌
2+	10^5±	污染菌可能大,重复培养(1+:污染菌;2+:难定;3+:感染菌)
3+	10^6±	感染菌可能大,重复培养(2+或 3+:感染菌)
4+	≥10^7±	多为感染菌

注:*指致病菌或条件致病菌。

4. 菌落观察与鉴定　平板孵育过夜(18~24 小时),观察并记录有几种不同的菌落类型。如果为咳痰标本,符合上述优势菌标准的几种菌落应被分离鉴定。直接采集的下呼吸道标本如 PSB、BAL、TTA、TNA、胸腔穿刺液中生长的所有菌落类型均应鉴定。在美国,细菌鉴定方法主要参照《临床微生物手册》(*Manual of Clinical Microbiology*)。如果患者已接受抗生素治疗或革兰氏染色所见细菌未分离到,48 小时后应重新观察平板。某一菌落是否需要鉴定,应根据其引起下呼吸道感染的可能性和病例的临床特征来决定。

5. 标本处理流程　咳痰或雾化吸入诱导痰标本,微生物检验的一般流程见图 6-3-1。

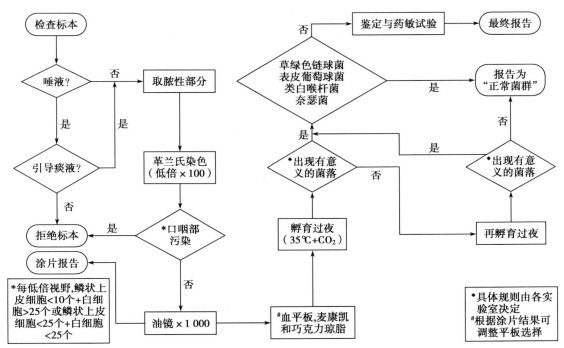

图 6-3-1　痰液细菌学检查流程

三、下呼吸道感染病原体的其他检测方法

（一）免疫学方法　　血清学检查通常用于检测非典型病原体如肺炎支原体、肺炎衣原体、军团菌，以及巨细胞病毒、分枝杆菌，对普通细菌价值不大。常用方法有间接免疫荧光（IFA）试验、酶联免疫吸附试验（ELISA）、放射免疫法（RIA）、免疫电泳、凝集试验等。实验室检测非典型病原体比较棘手，或是敏感度、特异度差或是费时。另外，对大多数血清学检查而言，只有当恢复期的血清 IgG 抗体滴度高于急性期的 4 倍时，结果才有意义，不能对疾病做出早期诊断，无益于临床治疗。因此，对疑似非典型病原体引起的社区肺炎，美国胸科协会和美国感染病协会都建议经验性治疗。血清学方法对肺部感染的流行病学调查则意义较大。

直接免疫荧光抗体（DFA）试验，从呼吸道标本中能直接检测军团菌抗原，数小时即可做出诊断，虽然敏感度仅 25%～70%，但特异度高达 90% 以上。近年来发展用单克隆抗体做 DFA 则特异度更高。在呼吸道合胞病毒和流感病毒等病毒性感染中，抗原检测占重要地位。其他方法中以 ELISA 应用最广，除检测呼吸道分泌物标本外，还可检测胸腔积液、血、尿、肺组织等标本的抗原。测定尿可溶性抗原用于早期、快速军团菌感染诊断，应用甚广，敏感度可达 70%～90%，特异度高达 99% 以上，缺陷是仅对嗜肺军团菌 Ⅰ 型有效。此外，一种检测尿中肺炎链球菌抗原的免疫色谱技术已问世，其敏感度和特异度已证实均可达到 80%。

（二）组织病理学检查　　经支气管肺活检（TBLB）、经胸壁穿刺肺活检和开胸肺活检做病理学检查，可用于肺部机会性感染病原体鉴别诊断。肺部普通细菌性感染在组织病理学检查所显示的炎性病变中大多不具特异性，对无形态特征的普通细菌，仅能提供细菌的大致类别如革兰氏阳性球菌、革兰氏阴性杆菌，不能确立细菌种类，但若见到假单胞菌血管炎则有病原学诊断意义。对结核及其他分枝杆菌、真菌、耶氏肺孢子菌、巨细胞病毒等特殊病原体具有确诊价值。若显示典型结核结节或干酪样坏死，则诊断为结核；仅见类上皮细胞、肉芽肿性坏死，若抗酸染色阳性，也能诊断结核。若肺组织内见菌丝和孢子等真菌结构，结合特殊染色，可确诊真菌感染。耶氏肺孢子菌肺炎在 HE 染色组织切片上显示为肺泡腔内充满无结构泡沫状嗜伊红物质，借助哥氏银染色和吉姆萨染色可以确诊，银染质控非常重要，常用念珠菌。

（三）分子生物学技术　　包括细菌质粒或染色体 DNA 分析、脉冲场凝胶电泳（PFGE）、DNA 探针、核酸扩增技术或称聚合酶链反应（PCR）等方法，前两者主要用于分子流行病学调查。而用于病原学检测的技术，主要为 DNA 探针和 PCR 技术，可快速准确地检测出难以培养的病原体，已有许多关于 PCR 技术快速诊断结核分枝杆菌、军团菌、肺炎支原体、肺炎衣原体、巨细胞病毒等研究报告。用 PCR 技术检测百日咳杆菌和副百日咳杆菌可比培养更快速地得到

结果。呼吸道病毒的多重 PCR 检测技术敏感度和特异度都非常好，但昂贵、耗时，只用于科研。总体而言，目前分子生物学技术因稳定性不佳、特异性不够理想，或试剂仪器成本昂贵等原因，临床实验室推广应用尚需进一步努力。美国食品药品监督管理局（FDA）已批准两项较经济的从呼吸道样本中直接检测结核分枝杆菌的核酸扩增技术，分别是 AMTDT 和 COBAS，其他病原体的核酸扩增检测技术还有待建立。

应用高通量测序等分子生物学技术检测出病原微生物，可作为病原学诊断的参考，但需结合流行病学和临床特征综合评估是否为致病菌。基于测序技术的临床宏基因组学通过分析临床标本中微生物的 DNA/RNA 含量与丰度来判断致病菌，有望提高病原检测的敏感度，并缩短检测时间，对罕见病原菌感染的诊断具有优势。然而，该技术应用于临床尚需解决许多问题，包括标本中人类基因组的干扰、生物信息学分析、结果判断和解释等，特别是呼吸道本身为非无菌状态，大量定植菌核酸的存在，对临床结果的判读带来挑战。

（四）其他　　应用生物学如鲎试验、化学或物理学技术如气相色谱等检测细菌的特殊成分，如革兰氏阴性杆菌内毒素或脂质 A、分枝杆菌和厌氧菌等的分枝菌酸、细胞糖、脂肪酸等，提供诊断参考，但这些技术目前多处于研究阶段。

四、特殊病原体的检测与鉴定

（一）结核分枝杆菌　　实验室在探索快速、准确的检测方法上已取得很大成绩，但还存在标本采集、处理和涂片镜检不够规范的现象，快速检测的方法也有待进一步完善。传统的检测方法主要包括抗酸染色涂片、分离培养、PCR 方法。抗酸染色在前面镜检部分已经详细说明。下面简要介绍有关结核分枝杆菌的培养及 PCR 技术。

分离培养为结核菌检测的金标准，传统的培养方法包括：①以鸡蛋为基础的培养基，常用的是罗氏培养基。在 37℃ 环境下进行培养，阳性率为 36.5%～47.8%，但对分离其他的分枝杆菌不十分可靠；②以琼脂为基础的培养基，主要是米氏 7H 系列琼脂培养基，可用于药敏测试，但保存时间较短；③选择性培养基，不能单独使用，应与非选择性联合应用；④液体培养基，米氏 7H9 和吐温-白蛋白-肉汤培养基常用于保存菌种、药敏试验及其他体外实验。分离培养所需时间较长，一般要 4～8 周才能观察结果，不能为临床提供快速的结果。目前有不少快速培养检测系统，包括 BACTEC AFB 系统、分枝杆菌生长指示管、自动连续监测系统（BACTEC 9000 MB 系统），可以大大缩短结核菌的检测时间。结核菌的快速培养也取得进展，有人在富含鸡蛋黄的绵羊血培养基发现培养 7 天相当于改良罗氏培养基培养 6 周的效果；Vasanthakumari 则报告一种含椰子汁、马血清、甘油和苯甲青霉素混合而成的液体培养基 6 天后即可观察结果。

PCR 技术:可用于结核病早期或少量结核分枝杆菌感染的检测及对结核病暴发的检测。对于暴露于多重耐药(MDR)结核病的人群,应采用 PCR 技术筛选而不是等待结核菌素的转阳结果,因为痰的 PCR 检测结果阳性为感染提供了强有力的证据(设立合适的阴性对照),阳性率一般在 80% 以上。PCR 检测技术的主要问题是存在假阳性和假阴性现象。而且阳性标本尚不能鉴别是死菌还是活菌,对治愈患者难以评价其临床意义。对同一患者连续测定三次以上的痰标本,可大大减少假阴性机会。目前 PCR 技术还处于不断完善阶段,尚不能取代痰液涂片抗酸染色镜检和培养技术。

Xpert MTB/RIF 试验:按照 GeneXpert Dx 系统操作员手册对呼吸道标本进行前处理,静置 15 分钟后,取 2ml 处理后的样品由检测匣的加样孔缓慢加入,然后将检测匣放入仪器模块中进行全自动检测,约需 2 小时后系统自动判读检测结果。反应结束后,系统通过测量荧光信号和内设的算法来测定探针的循环阈值(Ct 值)并自动判读检测样品中是否存在结核分枝杆菌目标 DNA。结果判断:系统设置的 5 个探针中有 2~5 个探针的 Ct 值≤38 即为检测到结核分枝杆菌,根据 Ct 值的范围可进一步对样品中结核分枝杆菌进行半定量,Ct 值<16 为高含量,Ct 值在 16~22 为中含量,Ct 值在 22~28 为低含量,Ct 值>28 为极低含量。

(二)奴卡菌　　检测方法主要为涂片及培养。涂片革兰氏染色为阳性,抗酸染色为弱阳性,在盐酸乙醇中较短时间便能完全脱色,可凭借这一点与结核及其他分枝杆菌鉴别。若培养早期菌体裂解成较多的球菌或杆菌状,晚期菌丝易断裂,可见丰富菌丝体。普通培养基或沙氏培养基于室温或 35℃ 均能生长,常需培养 2~4 天。用真菌培养基和结核分枝杆菌培养基(不含抗菌药物的培养基)或用痰培养常规使用的血平板延长孵育时间,也可分离到奴卡菌。临床检出率低主要是因为对涂片的观察不仔细或者培养时间不够长而导致大量的漏诊漏检。此外,痰标本中大量口腔寄居菌也常使奴卡菌生长受到抑制。

(三)百日咳鲍特菌　　百日咳鲍特菌是绝对需氧革兰氏阴性杆菌,普通培养基上不能生长。常用实验室检测方法包括:①咳碟法与拭子培养法。咳碟法是用 B-G(Bordet-Gegou)培养基平碟,置患者口部前 5~10cm,连咳数声后进行孵育,一般需 3~4 天,如果患病第 1 周进行检测,可以有较高的阳性率。拭子培养法是用鼻咽拭子采样,接种于特殊培养基如 Bordet-Gengou 培养基(含去纤维马血和氯唑西林)或 Regan-Lowe 培养基[含木炭琼脂(charcoal agar)、去纤维马血及头孢氨苄]。百日咳鲍特菌对普通棉棒中的脂肪酸敏感,采样时一般在阵咳后用金属拭子从鼻咽后壁取黏液培养,阳性率优于咳碟法。百日咳感染的前 2 周培养阳性率较高,但百日咳一般在 3 周的潜伏期后才有症状出现,所以细菌培养阳性率低,最高也仅为 30%~50%。②血清抗体检测。目前主要是以 ELISA 方法检测百日咳菌的 IgG 及

IgA 抗体,以确定是否感染过百日咳菌。但该试验存在很多假阳性及假阴性。③PCR 技术。PCR 技术是快速、敏感和特异的诊断百日咳的方法,尤其在发病的头几个星期内。阳性率高于培养法,但存在标本污染而导致假阳性的缺陷。

(四)军团菌　　不少研究显示军团病在我国并非罕见,然而由于实验室诊断技术不足,临床上可能存在不少漏诊病例。目前军团菌常用实验室检测方法有以下几种:

1. 细菌分离培养　　迄今仍是诊断军团病的金标准,特异度 100%,但敏感度不高,国外报告仅为 50%~80%,我国也较低。军团菌培养所需要的培养基为 BCYE 培养基,该培养基中,除含有军团菌生长所必需的 L-半胱氨酸和可溶性焦磷酸铁外,加入缓冲剂 ACES[N-(2-acetamido)-2-aminoethane-sulfonic acid]酵母浸出液(含有嘌呤和嘧啶的衍生物,对军团菌生长有利)、活性炭(能清除酵母浸出液暴露在光线下所产生的有毒的含氧基团)、α-酮戊二酸(刺激军团菌产生能降解含氧基团的酶),对军团菌生长十分有利。BYCE 培养基中另外还需要添加相应抗生素来抑制其他杂菌生长,例如添加多黏菌素抑制其他革兰氏阴性菌的生长,茴香霉素抑制真菌,万古霉素抑制革兰氏阳性菌。培养需要在 2.5%~5% CO₂ 环境中 35℃ 下培养约需 1 周时间。培养后应用含抗军团菌抗体的琼脂培养基结合免疫放射自显影及克隆杂交技术可更好地检测和计数军团菌菌落。细菌培养法的缺陷在于结果受标本采集质量、操作技术影响较大,检测阳性率偏低;培养时间较长,最少要 7 天。另外,军团菌培养基价格较贵。

2. 细菌及其抗原成分的检测　　①直接免疫荧光抗体法(DFA)直接检测痰、支气管肺泡灌洗液、肺活检及胸腔积液等标本的军团菌抗原。目前只能检测军团菌Ⅰ型,而对其他型不敏感。具体方法是用荧光素标记的抗军团菌的抗体直接与标本作用后,观察其中的军团菌形态,操作简单,耗时短,仅需 2 小时。本法特异度几乎达 100%,而敏感度仅有 33%~68%,但也有报告可能与其他革兰氏阴性杆菌有交叉反应。②核酸探针技术:原位杂交技术可利用特异性核酸作为探针对组织细胞进行杂交,以确定有无军团菌感染,对组织细胞中含量较低的军团菌靶序列有较高的敏感度。除军团菌特异性的基因探针外,还研制有针对嗜肺军团菌主要外膜蛋白基因的 DNA 探针,敏感度与特异度甚高。但本法操作较复杂,目前还不能在临床实验室推广。③尿抗原检测:大多数军团病患者的尿液可排出一种具有热稳定性及抗胰蛋白酶活性的抗原。酶免疫测定(EIA)检测尿军团菌抗原,敏感度约 77%,特异度高达 100%,且快速方便,发病 3 天后就能在尿液中检测到,可用于疾病的早期诊断,而且除嗜肺军团菌Ⅰ型外,新近研究的试剂盒对其他型别如Ⅵ型也有诊断价值。

3. 血清特异性抗体的检测　　①间接免疫荧光法(IFA):美国疾病控制与预防中心(CDC)对 IFA 用于血清抗体检测结果做了如下解释——双份血清检测时恢复期血清滴度比急性期升高 4 倍以上,并且效价≥128 时,可确诊;单

份血清测定时滴度≥256,提示可能有过军团菌感染,但需结合临床。IgM 抗体的升高常提示新近感染。但此方法存在无法区别新近感染还是既往感染、与革兰氏阴性杆菌存在交叉反应,以及需在病程 4~6 周才能达到诊断所需标准,不能提供早期诊断等缺点。②微量凝集试验(MAA):本法以整个细菌为抗原,检测血清中的凝集抗体。细菌抗原用嗜肺军团菌 Lp1~Lp8 72 小时的培养物,加温杀菌。检测血清以磷酸缓冲盐溶液(PBS)做双倍连续稀释,置湿盒室温过夜后判定结果,以 50%(2+)凝集为终点。由于铜绿假单胞菌与军团菌有共同抗原,MAA 阳性需除外铜绿假单胞菌感染的可能。

4. 分子生物技术检测　用于检测军团菌 DNA 的引物主要有:①军团菌属特异性引物,包括针对 5S rRNA 和 16S rRNA 基因的引物;②嗜肺军团菌种特异性引物,包括针对 *mip* 基因和染色体 DNA 的引物。目前主要用于研究,常规检测尚有距离。

(五)厌氧菌　我国临床厌氧菌检验普及率较低,目前仅在少数大医院常规开展厌氧菌检测,检验质量尚不尽如人意,培养阳性率低,细菌鉴定能力较差,除科研目的外几乎没有实验室常规开展厌氧菌药敏试验。厌氧菌检验费时费力,细菌分离鉴定和结果报告慢、没有规模效应致检验成本过高,是推广厌氧菌检验技术和提高厌氧菌感染诊治水平的主要障碍,应引起各方关注和重视。

由于引起下呼吸道感染的厌氧菌多为条件致病菌,而口腔和咽部又是厌氧菌大量定植的部位,所以采集彻底避免上呼吸道菌群污染的微生物标本,是准确建立厌氧菌感染病原学诊断的关键。普通咳痰、经口咽部或支气管镜或人工气道的下呼吸道吸引物甚至普通支气管肺泡灌洗液,均不能作为厌氧菌检验的微生物学标本。目前推崇的主要为防污染样本毛刷(PSB)、经胸壁针刺吸引物(TNA)。

1. 涂片镜检　下呼吸道标本可行涂片染色镜检,细菌形态特征、染色性、菌负荷多少等对判断是否为厌氧菌有一定价值,与普通培养结合考虑更有价值。在没有用过抗菌药物的患者,如涂片细菌阳性而普通培养阴性,应考虑厌氧菌感染可能。

2. 厌氧培养　细菌培养时必须创建一个无氧的环境。通常在培养基中加入还原剂,或用物理、化学方法去除环境中的游离氧,以降低氧化还原电势,如庖肉培养基、巯基乙酸钠培养基、牛心脑浸液培养基等。常用的厌氧培养方法有多种:①厌氧缸,即将接种标本的平板或液体培养基试管,放入厌氧缸内培养。厌氧缸是普通的干燥缸,用物理化学的方法使缸内造成厌氧环境。每次可以放置十多份标本。②厌氧袋,即在塑料袋内形成厌氧环境的方法。塑料袋透明而不透气,内装气体发生管(有硼氢化钠的碳酸氢钠固体及 5%柠檬酸安瓿)、亚甲蓝指示剂管、钯催化剂管、干燥剂。放入已接种的平板后,尽量挤出袋内空气,然后密封袋口。先折断气体发生管,后折断亚甲蓝指示剂管,塑料袋在半小时内造成无气环境。每次放 1 份标本,省料方便。

③厌氧手套箱,是厌氧培养的理想方法,但设备投资、日常维护费用昂贵,所以对普通临床实验室尤其是标本量较少的单位不太合适。

经过 2~3 天的培养后,如有厌氧培养显示有细菌生长而同时接种的需氧培养无菌生长,结合菌落涂片检查,可考虑厌氧菌。对于厌氧菌的鉴定,有建议应根据实验室的条件区别处理。实验室条件较差者可行一级鉴定,而有条件者则进行二级甚至三级鉴定。一级鉴定是可根据耐氧试验结果、革兰氏染色反应、菌落特点,提供厌氧菌初步推断报告。二级鉴定根据革兰氏染色、镜下形态、菌落特点及传统生化反应初步鉴定到种。三级鉴定则应采用国际公认的标准化鉴定系统,如 API 20 A、MICRO-OID、VITEK-ANI、气液色谱仪等设备鉴定。

3. 其他　因为厌氧菌培养方法繁复费时,采用非培养方法检测厌氧菌较有价值。国外报告下列检测方法较多,气相色谱分析仪用于检测厌氧菌产生的代谢产物;免疫学方法检测菌体抗原,如 ELISA 法等;分子生物学方法用 DNA 探针、PCR 检测菌体内特异的核苷酸序列片段。但目前这些方法尚未在常规实验室推广。

(六)肺炎支原体

1. 支原体培养　金标准为细胞培养,而一般实验室不具备细胞培养的条件,所以难以成为临床常规检测技术。而且通常将培养与 PCR 联合应用来检测、鉴定支原体。肺炎支原体培养程序见图 6-3-2。

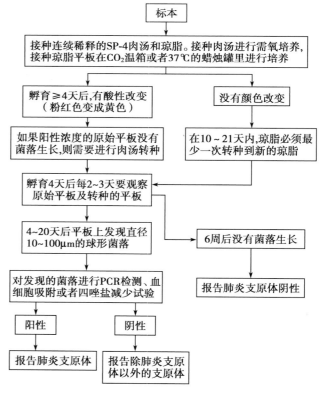

图 6-3-2　肺炎支原体培养程序

2. 血清学试验方法　是临床上肺炎支原体感染的主要实验室诊断方法。①支原体特异性血清学检测方法：最常用的是补体结合试验、酶联免疫吸附试验（ELISA）等。肺炎支原体感染的潜伏期为 2~3 周，当患者出现症状而就诊时，IgM 抗体已达到相当高的水平，因此 IgM 抗体阳性可作为急性期感染的诊断指标。如 IgM 抗体阴性，则不能否定肺炎支原体感染，需检测 IgG 抗体。IgG 较 IgM 出现晚，需动态观察，如显著升高提示近期感染，显著降低说明处于感染后期。如果 IgG 抗体在发病恢复期比急性期升高 4 倍以上，可诊断为肺炎支原体感染。由此提示 IgG 与 IgM 同时测定，可提高诊断率，达到指导用药、提高疗效之目的。②支原体的非特异性血清学检测方法：包括肺炎支原体冷凝集试验与 MG 链球菌凝集试验，对支原体肺炎能起辅助诊断的作用。③直接检测分泌物和体液中支原体抗原：包括酶联免疫吸附试验、荧光标记抗体、肺炎支原体膜蛋白单克隆抗体和反向间接血凝法，具有很高的特异度和灵敏度。

3. 分子生物学技术　包括基因探针和 PCR 等方法。基因探针的核酸杂交法，虽然敏感度和特异度都很高，但基因探针常用同位素标记，放射性危害大，设备要求高且烦琐，难以推广，近年来发展的 PCR 技术，使得支原体检测变得简便、快速、敏感、特异，为支原体的检测和实验研究开辟了一个广阔的前景。但 PCR 目前没有统一标准，且较易污染而造成假阳性结果。

（七）肺炎衣原体　　衣原体为专性细胞内寄生物，已发现的衣原体有四种，即沙眼衣原体、鹦鹉热衣原体、肺炎衣原体及牲畜衣原体，其中肺炎衣原体是引起社区获得性肺炎的重要病原体。肺炎衣原体是目前公认的最难培养的衣原体。实验室检测方法有分离培养、血清学检测及 PCR，临床实验室主要采用血清学方法。

1. 分离培养　采集到临床标本后，应立即置入放有 3ml 转运保存液（SPG 或者 2SP）的运送管内，在 4℃ 下送至实验室；如 24 小时不能分离，应 -80~-70℃ 冷冻保存。采集的标本最好用膜式滤过器除去杂菌而不加抗生素。分离衣原体的方法有鸡胚卵黄囊接种和细胞培养。细胞培养的培养基通常含有 10% 胎牛血清的 Eagle's MEM。培养方法是将传代细胞悬液接种在培养瓶内，待细胞长成单层后，用 DEAE-Dextran（30μg/ml）处理细胞（HEP-2 和 HL 细胞不需处理），然后将标本接种在培养基中，离心［室温 37℃、（1 000~3 000）×g］1 小时，然后置换有利于肺炎衣原体生长繁殖的液体，如含放线菌酮等的物质，同时加入适当抗生素抑制杂菌生长。把接种好的标本放入 37℃、5% CO_2 环境培养 3~4 天，用丙酮或甲醛固定，异硫氰酸荧光素（FITC）标记的肺炎衣原体的单克隆抗体进行鉴定。电镜下可以观察到衣原体形态。肺炎衣原体只能在活细胞内生长繁殖，分离培养方法复杂，所需时间长，因此临床实验室无法常规开展。

2. 血清学检测　抗体检测主要为微量免疫荧光（MIF）试验，是国际上认可的检测肺炎衣原体的金标准。以肺炎衣原体的原体（elementary body，EB）作为抗原的间接荧光法，可检测肺炎衣原体的 IgG 及 IgM。抗原与血清中的特异性抗体结合后，经荧光染色为细胞质内呈现亮绿色的包涵体，易辨认。初次感染肺炎衣原体时 IgM 于发病后 3 周出现，IgG 于 6~8 周出现。感染的诊断标准是：急性期 IgM 抗体≥1∶16，或 IgG≥1∶512；双份血清检查，恢复期（与急性期相隔 4~6 周）血清效价比急性期升高 4 倍以上；如果 IgG 在 1∶（16~512）也被认为既往有感染。MIF 能够检测肺炎衣原体的特异性抗体，但需要读片人受过专业训练。另外，也有用补体结合试验检测衣原体抗体。抗原检测有直接和间接免疫荧光试验（IFA）、酶免疫测定（EIA）等。

3. PCR　敏感度与特异度均超过细胞分离培养。目前常用 16S rRNA-*OMP1* 基因或某一特异性肺炎衣原体的 DNA 片段为引物检测肺炎衣原体 DNA。PCR 阳性不一定代表肺炎衣原体的现症感染，有可能是宿主不能有效清除肺炎衣原体的 DNA 所致。此外，PCR 还应注意排除假阳性（污染的 DNA）和假阴性（标本中存在抑制物）。如果采用肺炎衣原体属特异性引物和种特异性引物两次扩增的巢式 PCR 及设计与靶 DNA 序列相同的一对引物作为内部质控，可提高 PCR 的敏感度，且能防止临床标本出现 PCR 假阴性。目前 PCR 主要应用于临床标本的急性感染诊断及特殊人群如哮喘患者的流行病学调查。PCR 实际操作时应做好质量控制，否则会出现较多假阳性结果。

（八）肺孢子菌　　涂片染色是最基础而重要的方法之一。病原学染色及观察方法很多，但现在推荐使用的为 5 分钟银染、六亚甲基四胺银（GMS）及瑞氏-吉姆萨染色。提倡应同时进行几种染色方法，以互相印证，提高诊断可靠性。详细内容见本节第一部分"下呼吸道标本的显微镜检查"。耶氏肺孢子菌的检测也可以应用 PCR 技术。PCR 不仅可以用来诊断耶氏肺孢子菌病，而且可以检出亚临床型感染和播散性的肺外感染。其中套式 PCR 方法的检出率和特异度更高，敏感度可达 100%，特异度为 93%；可检出诱导痰中极少量的病原体，减少创伤性方法如肺活检取材的机会。

（九）真菌　　深部真菌感染的实验室诊断方法有以下几种，因为诊断价值各有不同，临床上应根据患者情况，选择几种方法联合使用。

1. 显微镜检查　主要有革兰氏染色、氢氧化钾染色、印度墨汁染色及其他的一些例如 PAS、GMS 及 HE 染色。其中革兰氏染色是在微生物检验中最常用的。念珠菌属的镜下表现为革兰氏阳性，大量假菌丝及孢子，形成很特异的念珠菌形态。一般临床怀疑真菌感染的标本都可从镜下在形态上与普通细菌进行鉴别。曲霉在镜下可见短柱形分生孢子头，菌丝远端可见膨大的顶囊，顶囊上布满分生孢子。部分真菌需要特殊染色才能发现，例如新型隐球菌就需要印度墨汁染色。有认为痰标本中查见菌丝往往提示为感染菌，而仅出现孢子多为定植菌。的确，念珠菌感染出现假菌丝，提示体内真菌繁殖较快,但临床诊断对此项仅作参考,不可绝对化。

2. 临床标本的真菌培养　真菌在很多培养基上都能生长,但最好使用特定的真菌培养基,琼脂内可以添加一些抑制其他细菌生长的抗生素。培养基有很多种,如沙保罗培养基、心脑浸出液琼脂、抑制霉菌琼脂。不同的培养基用于不同的培养目的。真菌培养菌落的生长速度慢于普通细菌,一般都需要 2~4 天,个别达 3~4 周。但总体来说,念珠菌比曲霉和毛霉生长速度快,体外培养 1~2 天即可形成明显菌落。酵母菌鉴定方法包括形态学鉴定(主要是玉米吐温诱导下特征菌丝及特征孢子的检验、血清芽管形成),并结合生化试验包括标准鉴定[糖同化试验、糖发酵试验、咖啡酸柠檬酸铁检验琼脂(CAFC)酚氧化酶试验、尿酶试验、KNO_3 同化试验、脂肪酸需求试验]、自动仪器鉴定如 API20C、ID32C 和显色鉴定等。标准鉴定是按传统双歧表流程鉴定,是真菌鉴定的金标准,系统准确,缺点是程序烦琐、耗时长,难以适应临床诊疗。科玛嘉(CHROMagar)念珠菌显色培养基则是一种集分离培养和鉴定于一体的培养基,对白念珠菌、热带念珠菌、光滑念珠菌、克柔念珠菌的鉴定符合率平均在 95% 左右,同时其分离率与传统沙保罗琼脂相同,对于混合感染一目了然,并且不影响丝状真菌的生长,能解决绝大多数真菌的分离鉴定,是一种优质的首代分离培养基,可作为酵母菌类真菌的首选。

近年来肺部曲霉、青霉、毛霉等感染增加,有建议真菌培养时加种一种具有鉴定作用的霉菌培养基如蔡氏培养基,上述三类霉菌能良好生长而念珠菌、隐球菌则不能。丝状真菌主要根据形态学进行鉴定,如菌落外观、显微镜下形态、诱导形态观察(25℃ 与 35℃ 下双相型真菌的特征孢子及菌丝的产生和两种菌落的形成与脑心浸液琼脂培养基、KT 培养基、Kelley Agar 培养基转相诱导)。与念珠菌不同,培养时间至少要 5~7 天。

3. 血清学检测　真菌的细胞壁由葡聚糖和甘露聚糖组成,因此测定血液、支气管肺泡灌洗液中的葡聚糖可作为诊断真菌感染的一种方法。在曲霉感染的早期,用 ELISA 方法测定血液标本中的半乳甘露聚糖,敏感度是 67%~100%,特异度达 81%~98%。同时监测半乳甘露聚糖可对治疗效果进行评价,经过有效治疗后,半乳甘露聚糖在血液中的浓度明显下降。在支气管肺泡灌洗液中亦可检测到半乳甘露聚糖,而且出现得比血液中早。用免疫学检测抗原的方法结合放射学检查,可以替代真菌培养法对曲霉病进行早期诊断。对新型隐球菌荚膜多糖抗原的免疫学检测,不仅可以辅助诊断隐球菌病,同时对判断药物疗效、监测病情转归和预后有提示作用。

有关念珠菌抗原成分检测的研究较多,但至今尚无理想的方法用于早期、快速、敏感诊断念珠菌感染。被检测的抗原包括烯醇化酶、β-葡聚糖、不耐热的抗原和甘露聚糖等,以甘露聚糖研究较多。有人用 ELISA 方法同时测定甘露聚糖和抗甘露聚糖抗体,两项中有一项指标阳性作为诊断的标准,则敏感度为 80%,特异度达 93%。利用不同致病真菌

特殊抗原成分的单克隆抗体,可以对真菌进行血清型分型鉴定,如根据白念珠菌细胞壁甘露糖蛋白的主要抗原成分的不同,白念珠菌分为 A 和 B 两种,在免疫力正常患者血清型 A 明显多于血清型 B。

另外,血清特异性抗体检测对某些地方性条件性真菌感染显示出良好的应用价值。国外已利用从真菌提取的天然抗原,成功地建立了多种地方性真菌病血清学检测方法,用于包括芽生菌病、球孢子菌病、组织胞浆菌病、副球孢子菌病和青霉病的早期诊断和流行病学调查,并具有较高的敏感度和特异度。

4. 分子生物学技术　主要包括:①核酸探针(DNA probe)。通过 DNA-DNA 杂交,可探查受检标本中有无某种真菌所特有的 DNA 片段,以获得病原学诊断。②PCR。采用 PCR 检测真菌 DNA 片段的技术得到了迅猛的发展。用 PCR 扩增真菌的特异性 rDNA 片段,特异度 100%,敏感度亦高(标本中含 15 个真菌即可检出),不易与其他真核细胞交叉扩增。若从正常的无菌部位如胸腔积液中扩增出该序列,说明此处有真菌感染,显然普通咳痰标本是不合适的。有报道用 PCR 方法测定支气管肺泡灌洗液和尿液中的 DNA 片段有一定的假阳性。

5. 真菌特异性代谢物的检测　有研究应用生化方法检测真菌感染代谢物 D-阿拉伯醇和甘露聚醇,分别用于念珠菌、曲霉和隐球菌感染的诊断。但由于不同菌株产生代谢物能力差别较大,同时受体内代谢物及其他微生物代谢物的干扰,加之检测所需的仪器设备要求较高,故目前临床常规应用尚受限制。

(十)病毒　临床病毒感染的实验诊断主要包括病毒分离与培养、组织病理、病毒抗原和核酸检测及血清学试验等。各种方法适用于不同的病毒感染或一种病毒感染的不同阶段,其结果相互补充。种类繁多的检测方法要求临床医师只有在充分了解病毒种类和感染阶段后,才可合理有效地选择适当的方法,从而协助临床诊疗工作。一般来说,免疫学检测可评价特异性免疫应答,在较小的社区医院即可进行;而病毒培养和核酸检测则可用于检测病毒感染,往往在较大型的医院中开展。

1. 标本采集、保存与送检

(1) 力求早期:绝大多数的病毒感染发生以后,只有一段短暂的排毒期,因此标本采集是病毒分离培养的首要关键。在感染发生后的适当时间,采用合适的方法,在合适的部位收集标本能明显提高分离阳性率。常见的呼吸道病毒及其相应的标本及采集时间见表 6-3-4。

(2) 采集需用专业拭子:应该以棉花或聚酯纤维(达克龙)为材料,而不能用藻酸钙制备的,因为藻酸钙对大多数有膜病毒有毒性。聚酯纤维由乙二醇和对苯二甲酸聚合而成。此外,拭子杆应采用无毒性的塑料杆,不宜用木质制品,目前国内已有相应的商品。木质棉拭子可能含有对病毒和衣原体或者细胞有毒的物质,例如甲醛,不利于病毒的分离;还可能吸收较多的运送培养基,从而减少可接种到

表6-3-4　常见呼吸道病毒的标本类型及其最佳采样时间

病毒	适合的标本	采样时间
腺病毒	喉拭子或喉洗液,直肠拭子或粪便,尿液	发病期间
巨细胞病毒	尿液、喉拭子或喉洗液,外周血的白细胞部分	发病期间
肠道病毒	喉拭子、脑脊液,粪便或直肠拭子	出现症状后的第1周
单纯疱疹病毒	水疱液体或拭子,喉或口腔拭子	出现病损后的前3天
流感病毒	喉、鼻咽洗流液或拭子	症状出现后前3天
副流感病毒	喉、鼻咽洗流液或拭子	症状出现后前3天
呼吸道合胞病毒	鼻咽拭子、吸出液或拭子,喉拭子	症状出现后前3天
鼻病毒	鼻咽洗液或拭子	症状出现后前2天

细胞进行培养的体积。

（3）注意保存和及时处理:无细菌污染的液体标本如水疱液、脑脊液等,可放入无菌容器中立即送往实验室。血清学试验都采用血清作标本。一般取血4~7ml,收集到不含抗凝剂的管中,血液凝固后及时分离血清,放于2~8℃保存。黄疸性血清、高脂质血清及热灭活血清都有可能导致错误的实验结果,应尽量避免。

由于病毒的抵抗力较低,特别是离开宿主活细胞之后,在室温下会很快失活,因此必须注意低温保存。对于含液体较少的标本如鼻咽分泌物、鼻咽拭子等,则应放入病毒运送培养基中,尽快在冷藏条件下送实验室检查,以提高病毒分离率。若不能及时送往实验室,则可将呼吸道标本放在冰上或2~8℃不超过72小时。如果预计需要更长时间存放,则应冻存于-70℃。由于冻融会导致病毒感染力在-20℃比在4℃保存损失更大,因此应予避免。血清在分离后和在运输途中应置于4℃或放在冰上保存。如果不能很快检测(如收集了急性期血清,要等恢复期血清一起检测),应该将血清保存在-20℃以下,长期保存需要放在-70℃以下。目前已有多种运送培养基配方,一般都含有一定的盐分以保持浓度,具有pH缓冲能力,含有病毒稳定所需的蛋白质及防止微生物污染的抗生素或抗真菌药。

（4）严防标本中的病毒播散:标本外面要有足够的吸收性材料包裹,要防止破碎。一旦运输过程中标本容器破裂或泄漏,所有的内容物可以被全部吸收。对于供病毒分离的标本,还应包以隔热层以保证低温保存。标本必须专人专车运送,以确保相关生物安全要求。

2. 直接检查

（1）电镜:用电镜来确认临床标本中的病毒是重要的检查方法之一,但由于比较繁杂,不适于常规检验工作,在大多数临床实验室都已被其他方法取代。电镜检查的主要优势就是对病毒快速筛选和发现未知病毒的能力。例如2003年SARS冠状病毒就是在电镜下发现类似冠状病毒的颗粒,进一步采取分子生物学方法确认。急性胃肠炎相关的粪便也可通过电镜找到相应病毒,例如1976年在人粪便中用电镜检出人肠道冠状病毒样颗粒。标本制作是检查结果的成败关键,选材也很重要。通常做负性染色以供电镜检查,必要时可以加上抗体或核酸探针做更特异的鉴定。

电镜检查的主要缺点包括仪器昂贵、需要专门的技术人员操作并判读结果及敏感度和特异度不高,因此仅少数参考实验室可使用。通常标本中病毒含量要高达10^5~10^6颗粒/ml,才会被电镜有效地检出,敏感度远远低于其他技术。而且有些病毒(如冠状病毒)只能在新鲜标本中找到,一旦冻融有时就很难在电镜下找到。电镜是依靠病毒的形态来进行诊断的,一般可确定到科。科以下的属、型则需要辅之以免疫学方法(免疫电镜)或分子生物学方法(杂交探针法)才能实现。

（2）组织病理学:临床标本经染色可用常规光学显微镜直接观察到病毒感染引起的细胞变化。有些病毒可表现出特有的细胞学变化特征。例如,腺病毒可在核内出现多个嗜伊红小包涵体或者核内出现单个嗜碱性大包涵体。呼吸道合胞病毒可形成巨大多核细胞,细胞质嗜碱性包涵体,周围有晕圈。巨细胞病毒也可引起单个两染性核内大包涵体或细胞质嗜碱性小包涵体。有时候细胞学检查可有助于鉴别病毒活动性感染,例如支气管肺泡灌洗液标本中出现巨细胞包涵体等细胞学变化,可提示活动性巨细胞病毒感染。

（3）免疫荧光和免疫化学染色:现在已有许多直接用标本检测病毒抗原的免疫学方法。病毒抗原常通过直接或间接免疫染色法。胶体金标记的抗体多用于电镜,免疫组织化学方法是用酶标记的抗体与标本中相应的抗原结合以后,再加以该酶的底物,后者转化为有色产物而便于肉眼或显微镜下观察。

应用最广泛的是免疫荧光技术,其操作简便快速。直接免疫荧光法中,病毒抗体用荧光素标记,抗原抗体复合物可通过特定波长荧光显微镜观察。间接免疫荧光法中,一抗(如鼠抗)为病毒特异性,不标记荧光。一抗与病毒结合后,标记二抗对一抗具有特异性,二抗与一抗形成抗原抗体复合物。间接法的优点是可放大信号。这两种方法操作简便、快速,不要求含活的病毒,也不需要冷藏标本,因而有很高的临床应用价值。特别是它能在1~2小时后发出检验报告,对提高临床诊治水平和治愈率及减少住院时间及医疗开支,都有积极意义。但是不少呼吸道病毒的流行具有明显的季节性(例如流感病毒、呼吸道合胞病毒等)。例如流感的快速检查法在感染率高于15%时,阳性预期值很高,要注意可能出现假阴性;但在非流行季节,感染率不到1%的情况下,该值下降到低于10%。在这种情况下,容易出现假阳性,要结合流行病学信息进行考虑,有条件的实验室还需要用培养方法或核酸检测法对快速抗原检测阳性者进行确认。免疫荧光检查快速但也有一些局限,包括:①要求具备价格较为昂贵的荧光显微镜和专业技术人员;②由于荧光抗体是针对某一种已知病毒抗原,当标本含有两种或两种以上的病毒时,则可能漏检。

(4)固相免疫检测:固相免疫方法可以用于检测标本中的抗原或抗体。最多见的方式是固相膜酶免疫测定法,其他还有乳胶凝集试验、微量板 ELISA、荧光偏振免疫分析(FPIA)、化学发光免疫分析法、放射免疫测定(RIA)及侧流免疫层析法等。免疫层析或横流免疫分析极易操作,不需要额外试剂。比如区分甲流和乙流,原理是将抗体点样在硝酸纤维素膜上,标本如鼻咽拭子或吸出物、支气管肺泡灌洗液、痰液等以横向或纵向平流动方式与固定在膜上的抗体反应,胶体金颗粒被支持物捕获而可见。近年来用于呼吸道病毒检测的横向层流分析方法引进了荧光标记技术提高了检测灵敏度。酶免疫测定法特异度高,比较快速(5分钟到15小时),但敏感度一般比病毒培养法低。

3. 病毒培养与鉴定　由于病毒为专一性细胞内寄生,所有病毒培养都有赖于活细胞。虽然病毒的生物性状与其他微生物有很大的差异,但其分离培养与鉴定原则还是类似的。病毒培养具有特异性,一直被视为是"金标准"。传统的病毒培养由于方法过于烦琐而未有常规应用,新的免疫方法和分子生物学方法大有取代之势,但是新的培养技术(如离心小瓶培养法)的出现,已经使分离培养所需时间缩短到符合临床诊断的要求。病毒培养的优势还包括:病毒可在易感细胞中复制,特异性好;利用不同的细胞组合,有可能从一份标本中分离到几种不同的病毒;通过培养分离获得的病毒还可用于进一步鉴定(如血清型鉴定、基因分型、药敏试验)。

(1)常规细胞培养:自20世纪30年代以来单层细胞技术的发展,细胞培养开始用于病毒分离。常规用于培养病毒的细胞有三类,即原代细胞、二倍体和异倍体细胞。原代细胞是指来源于组织并首次体外培养的细胞。二倍体细胞由原代细胞传代发展而来。传代细胞以种群形式存在,最主要的特征就是细胞永生化并有无限传代能力。同一种细胞或细胞株对不同的病毒表现出不同的敏感度(表6-3-5),因此通常国外实验室多根据其中可能存在的病毒病原体,选择几种不同细胞作为组合,以提高分离的阳性率。

表6-3-5　细胞类型对临床常见呼吸道病毒的敏感度

病毒	细胞的敏感度						
	原代细胞		二倍体细胞	传代细胞			
	原代猴肾	兔肾	人二倍体成纤维	HEp-2	A549	LLCMK2	MDCK
RNA 病毒							
肠道病毒	+++	–	++	+/-	+/-	+	
鼻病毒	+	–	+++	+			
流感病毒	+++	–	+	–	–	+	+++
副流感病毒	+	–	–	–	++	+++	+
呼吸道合胞病毒	++	–	+	+++	+/-	+	–
DNA 病毒							
腺病毒	+	–	++	+++	+++	+	
单纯疱疹病毒	+	+++	++	++	+++		
巨细胞病毒	–	–	+++	–	–		

细胞培养中病毒鉴定的方法有多种,最常见的是在普通显微镜下观察病毒复制引起的细胞形态学变化,称为细胞病变(cytopathic effect,CPE)。CPE 可表现为:细胞变圆,折光性提高,细胞成团,细胞内出现空泡或形成颗粒,形成巨细胞或融合细胞,细胞破碎,液泡化等。不同的病毒在不同的细胞上可能表现出不同的 CPE,但同一种病毒在同一种细胞上形成的 CPE 通常具有固定的特征,因此常被用作初步判断的依据,但最终必须经过其他方法确定。

有些病毒在细胞中复制但不产生 CPE,此时可通过其他方法来协助初步鉴定,如血细胞吸附试验、干扰试验等。正黏病毒和部分副黏病毒能表达与红细胞表面相应受体结合的糖蛋白(血凝素或血凝素-神经氨酸酶),并镶嵌在受染细胞的细胞膜上,因此受病毒感染的细胞表面能够吸附红细胞。临床病毒室常通过观察单层细胞表面是否有豚鼠红细胞吸附,检测培养的细胞中是否有流感病毒或副流感病毒的增殖。干扰试验则是基于病毒感染中的干扰现象,即一种细胞在受到某一种敏感病毒感染时就不再受另一种病毒的感染。

对于分离的病毒做进一步鉴定,通常是利用更为可靠的特异性抗体或单克隆抗体来进行。通常用荧光素标记的病毒特异性抗体,对感染的细胞进行免疫荧光染色鉴定。免疫荧光法可分为直接法和间接法。另一种鉴定病毒的方法是中和试验。这是用已知病毒特异性抗体(单抗或抗血清)去阻止相应的病毒感染细胞,但在一般临床实验室较为少用,多在参考实验室使用。

(2) 其他的细胞培养方法:通过观察 CPE 证实由病毒复制所致耗时费力,因此国外临床实验室近年来出现了一些改良培养方法,有效地缩短了传统的培养时间,提高了敏感度,这里仅作简要介绍。

1) 离心小瓶培养法:将单层细胞在接种病毒之后低速离心可以增强病毒的感染性。最早由 Gleaves 等人尝试先用低速离心以增加巨细胞病毒(CMV)对人胚成纤维细胞 MRC-5 的感染性再继续培养,此时 CMV 的某些特异性蛋白会较大量地表达在细胞核内,再以免疫荧光法鉴定。这一方法做到了在 CPE 出现前检出病毒感染,特异性高,又能比常规培养法提早数天至数周报告结果。因此离心小瓶法目前在国外临床实验室已广泛应用于其他病毒如流感病毒、呼吸道合胞病毒、副流感病毒、腺病毒等检测。

2) 基因工程细胞株:基因工程改造的细胞株用于病毒检测始见于单纯疱疹病毒(HSV)检测。将能被 HSV 诱导的启动子连接到大肠埃希菌 β-半乳糖苷酶的基因上,作为一个人工的报告基因。将此基因转染到幼仓鼠肾细胞(BHK-21),并筛选到携带此基因的稳定细胞株。HSV-1 或 HSV-2 感染时能诱导启动子表达 β-半乳糖苷酶,后者能使底物 5-溴-4-氯-3-吲哚-β-D-半乳糖吡喃苷(X-Gal)出现有色反应产物。该系统在国外已有商品化产品,主要优点是快速,一般标本接种过夜培养后加入底物即可报告结果。由于被感染的细胞管呈现蓝色,有利于观察,也便于自动化操作。转基因细胞检测范围较多局限在同一种属的病毒,只能检测已知的病毒,对于未知的病毒分离培养还需依靠传统的细胞培养。

3) 混合细胞培养:在离心小瓶培养法的基础上,采取两种以上的细胞做成混合细胞能够对多种病毒敏感。以下列举国外几种比较成熟的细胞产品:①针对呼吸道病毒的混合细胞(R-mix)系由水貂肺细胞和 A549 细胞(人肺癌上皮细胞株)组合而成,可检测呼吸道合胞病毒、副流感病毒、A 型和 B 型流感病毒及腺病毒等;②HRV 混合细胞,由 CV-1(非洲绿猴肾细胞)和 MRC-5(人胚肺细胞)组合,可用于检测 HSV、CMV 和 VZV;③E-Mix 混合细胞,由 RD(人胚横纹肌肉瘤细胞株)和 NCI-H292(人肺癌上皮细胞株)组合(E-Mix A),或由 Buffalo 绿猴肾细胞(BGMK)和 A549 细胞组合(E-Mix B),主要用于分离肠道病毒。一般来说,这种混合细胞的培养法适用于有离心小瓶法使用经验的临床实验室。

4) 动物和鸡胚接种:使用动物接种和鸡胚接种来分离病毒是传统的培养方法,已经完全被细胞培养法取代。但对一些病毒,如柯萨奇 A 组病毒或一些嗜神经病毒的培养,通过接种乳鼠,观察它们的病理表现,仍不失为一种好的培养方法。对于有血凝特性的呼吸道病毒,如流感、副流感或腮腺炎病毒,也可用此法分离培养,不同的病毒要求不同胚龄的鸡胚和接种不同的胚腔,包括羊膜腔、尿囊腔或绒毛膜等。

4. 分子检测法　核酸检测方法在临床病毒实验室诊断中的应用已扩展到了所有已知病毒。已经有很多方法可以检测病毒核酸,如竞争性 PCR、RT-PCR、核酸序列扩增(NASBA)、转录合并扩增、分支 DNA 扩增(bDNA)等。它们可以检测急/慢性感染的患者标本中的病毒并做基因分型,测定体液中病毒载量以了解感染程度,对抗病毒治疗的应答,以及耐药株的监测等。因此病毒核酸检测现在已成为临床病毒检测中的一个重要组成部分。核酸检测方法特别适用于一些不能在细胞培养的病毒。例如,一些细小 DNA 病毒和柯萨奇 A 组病毒现在可以用核酸检测方法予以确认,实时定量 PCR 法也是巨细胞病毒确诊的"金标准"方法。

核酸检测法一般无须采集具有感染力的病毒,提取核酸一般也有商品化的试剂盒,避免了病毒分离法对标本必须含有完整感染性病毒的复杂要求。在众多的核酸检测技术中,实时定量 PCR 技术是一种重要的适合临床实验室的分子检测手段,其优点为:比常规 PCR 快,无须扩增后处理,使得产物污染降到最低。

5. 血清学实验　传统的血清学方法在病毒性疾病的诊断中依然发挥着重要的作用,并广泛应用于确定人群对某一种病毒的免疫状态和了解对疫苗的免疫反应。

(1) 病毒感染过程中的体液免疫:机体在受到病毒感染以后,会对该病毒产生特异性体液与细胞免疫反应。对于以诊断为目的的检测来说,体液免疫主要表现为病毒特异性抗体的形成,因此比细胞免疫更有价值。机体对病毒入侵做出应答或免疫反应的过程中可检测到抗体。当原发感染时,机体产生的抗体主要是 IgG、IgM、IgA,有时还有 IgD 和 IgE。通常 IgM 有瞬时短暂出现的特点,一般在症状出现后几天便可检出,第 7~10 天达到高峰,1~2 个月后便下降到检测敏感度以下。IgM 的检出常常提示当前或新近感染。当 IgM 抗体下降时,IgG 抗体开始出现,并在达到高峰后逐渐下降,以后以低滴度存在于体内,或者保持终身。如果在疾病过程中,IgG 抗体在一段时间内明显升高,亦可作为当前或新近感染的依据。有些情况下,还可测定抗体的亲和力来估计感染的时间,这是因为在感染的早期产生的抗体亲和力低,而高亲和力的抗体是抗体成熟的表现。因此,低亲和力抗体很可能意味着是近期初次感染。IgA 抗体的产生、水平及持续时间不像 IgG 和 IgM 那样有规律。IgD 和 IgE 抗体在病毒感染中的预测价值没有 IgM 和 IgG 高,因此绝大多数病毒实验室不会常规地开展这些抗体的血清学检测。

单份血清能够用来了解一个人对某种或某些病毒的免疫状况,或用以检测特异性 IgM 抗体。采集时间间隔 10~14 天的双份血清,通过定量或半定量分析其中病毒特异性 IgG 抗体,才能对当前或近期感染做出判断。如果预计时间间隔长,血清至少应保存于 -20℃。为得到最可靠的结果,双份血清应在同一实验室同时进行检测。

(2) 检测方法:免疫学技术中检测抗体的方法都能用于血清学试验。比较传统的方法有补体结合试验、血凝抑制试验、中和试验、免疫黏附血凝、间接免疫荧光或抗补体免疫荧光等。除了免疫荧光和血凝抑制以外,其他方法主要用于研究实验室或参考实验室。感染性疾病的诊断通常需要检测多个抗体或标志物,多重微球免疫法可快速定量和定性分析多个靶标,可用于检测感染性病原体的抗体、监测疾病、筛查献血员等。在临床实验室中应用较多的是一些比较简便的方法如酶联免疫吸附测定(ELISA)、被动乳胶凝集、被动血凝、免疫印迹试验、流式细胞术。

(3) 血清学试验的结果解释:原发性病毒感染的依据,一是双份血清的比较,特异性 IgG 抗体由阴性转变为阳性;二是病毒特异性 IgM 抗体的出现。

急性期与恢复期双份血清中特异性 IgG 抗体呈 4 倍以上增加,则表明重复感染,或原有潜伏感染或非活动性感染变为再激活或活动性感染。如果单份血清发现某种病毒抗体呈阳性,或急性期与恢复期双份血清中抗体在滴度上没有变化,提示对该病毒有既往感染。阴性的血清学试验表明未受到感染。如果脑脊液中检测到病毒抗体可提示中枢神经系统病毒性感染。

6. 生物标志物检测　生物标志物是机体因病原体感染或功能改变而产生的可供定量检测的生物物质,它们反映了宿主机体内部反应,可提供多种疾病状态的信息,如呼吸机相关性肺炎、社区获得性肺炎、下呼吸道感染等。新蝶呤被用来区别细菌和病毒引起的下呼吸道感染;细菌和病毒感染时,Toll 样受体-2 表达显著升高。可溶性尿激酶型纤溶酶原激活物受体(suPAR)是感染性疾病潜在的生物标志物和用于预后评估。干扰素诱导蛋白 10(IP-10)是一种促炎性细胞趋化因子,当鼻病毒、呼吸道合胞病毒、乙型肝炎病毒、丙型肝炎病毒及 H5N1 流感病毒感染时,释放的 IP-10 可用于病毒诊断的生物标志物。目前有两个体系研究在疾病状态下识别生物标志物的作用:基质辅助激光解吸电离-飞行时间质谱(MALDA-TOF MS)和表面增强激光解吸电离-飞行时间质谱(SELDI-TOF MS)。虽然生物标志物为诊断和治疗提供了更新、更有价值的信息,但是生物标志物的研究仍然存在一些问题,很难比较和确定其敏感度和特异度。

未来对此类检测应用和意义的明确共识将为生物标志物在临床的应用提供宝贵的指导意义。

7. 实时细胞功能分析系统进行病毒感染的功能检测　实时细胞功能分析(real-time cellular analysis,RTCA)是一种新兴的细胞分析系统技术,运用电阻抗感应原理,该系统包括分子分析仪、电子板工作站、微电子板和微电极阵列传感器,具有定量、快速、可检测功能、经济且容易使用的优点。该技术可用于病毒诱导 CPE 的量化和病毒的特异性中和抗体的检测。现已用于甲型流感病毒的检测。

8. 非扩增核酸探针技术　对于基因序列明确的微生物来说,探针杂交技术用于鉴定和检测比常规培养方法具备更多的优点,能直接从标本中检测感染病原。探针是针对待鉴定微生物而设计的特异性的单链 DNA 或 RNA 核酸片段,以进行杂交检测为目的的互补序列。核酸探针的标志物有化学发光、荧光、酶学和抗生素分子等。核酸杂交诊断检测方式有三种:液相杂交、固相杂交和原位杂交。目前原位杂交已用于检测以下病毒:腺病毒、巨细胞病毒、肝炎病毒、单纯疱疹病毒、EB 病毒等。

9. 探针扩增技术　寡核苷酸探针通过与互补序列形成双螺旋结构,最终产生新的 DNA 产物来实现大量扩增探针和信号,是探测靶核苷酸的有益工具,其灵敏度和准确度较高。探针扩增技术除了链接酶倍增需要温度循环外,一般只需在一个温度条件下进行,其优势在于等温扩增,分为环化扩增技术、分支扩增技术、RNA 信号介导扩增技术、侵入性检测技术、多重连接探针扩增(MLPA)技术和循环扩增技术。其中 MLPA 现已可用于检测呼吸道感染致病病原体,基于 MLPA 的 RespiFinder 可在一项反应中同时检测 15 种呼吸道病毒。该系统检测腺病毒、偏肺病毒、甲型流感病毒、副流感病毒、鼻病毒和呼吸道合胞病毒具有高特异度和灵敏度。

10. PCR 扩增偶联质谱检测技术　PCR 扩增偶联质谱/电喷雾电离质谱(electrospray ionization mass spectrometry,ESI-MS)检测技术不仅能检测可培养的微生物,也能检测不可培养或不能存活的微生物,运用自动化处理,可快速得到高分辨率的鉴定结果。该技术以广谱检测和特异性鉴定为原则,采用广谱 PCR 引物扩增所有差异序列,ESI-MS 分析扩增子,计算机对所获碱基对进行处理得到特征性数据,与数据库已知序列比对得到鉴定结果。该方法已用于流感 A、B、C 三种亚型的检测和鉴别,还能够同时鉴定经过培养的病毒株和未经培养的患者标本。

11. 微球悬浮阵列法　首个商业化微球悬浮阵列平台(xMAP)技术采用大小相同而染色不同的微球进行蛋白质和核酸的多重分析,微球或微珠的悬浮阵列具有使用方便、成本低、效率高、阵列制备灵活和数据采集快速等特点。该系统采用两至三种不同荧光染料,将聚苯乙烯微球进行内部染色,通过配置染料数量,创建特征性微球集阵列,可同时检测 500 种以上的待测物。该平台组成为:微球组和特异寡核苷酸组成的液相悬浮阵列。基于 xMAP 平台可用于呼吸道病毒的检测和鉴定。目前基于该技术开发的产品有

ResPlex™ II盘和xTAG呼吸道病毒检测试剂盒及xTAG呼吸道病毒快速检测试剂盒。ResPlex™ II盘可检测呼吸道合胞病毒、甲型和乙型流感病毒、副流感病毒、人类偏肺病毒、柯萨奇/埃可病毒、鼻病毒、腺病毒、冠状病毒和博卡病毒等18种呼吸道病毒。xTAG呼吸道病毒群检测试剂盒的单个反应就可以鉴定所有主要的呼吸道病毒,包括甲型流感H1和H3亚型病毒。xTAG呼吸道病毒快速检测试剂盒可用于8~17种病毒种型和亚型的诊断,检测程序更简单,时间更快。

(卓超 江颖)

参考文献

[1] 陈敬贤. 诊断病毒学[M]. 北京:人民卫生出版社, 2008.

[2] 朱元珏, 陈文彬. 呼吸病学[M]. 北京:人民卫生出版社, 2003.

[3] 杜平, 朱关福, 刘湘云. 现代临床病毒学[M]. 北京:人民军医出版社, 1991.

[4] RICHMAN DD, WHITLEY RJ, HAYDEN FG. Clinical virology[M]. Washington: ASM Press, 2009.

[5] 杨子峰, 秦笙, 王玉涛, 等. 一种病毒运送培养基的改良及其评价[J]. 中华微生物学和免疫学杂志, 2009, 29(11): 1030.

[6] ANDIMAN WA. Organism-specific antibody indices, the cerebrospinal fluid-immunoglobulin index and other tools: a clinician's guide to the etiologic diagnosis of central nervous system infection[J]. Pediatr Infect Dis J, 1991, 10(7): 490-495.

[7] BIEL SS, GELDERBLOM HR. Diagnostic electron microscopy is still a timely and rewarding method[J]. J Clin Virol, 1999, 13(1/2): 105-119.

[8] BLACKBURN NK, BESSELAAR TG, SCHOUB BD, et al. Differentiation of primary cytomegalovirus infection from reactivation using the urea denaturation test for measuring antibody avidity[J]. J Med Virol, 1991, 33(1): 6-9.

[9] MURRAY PR, BARON EJ, JORGENSEN JH, et al. Manual of clinical microbiology[M]. 9th ed. Washington DC: ASM Press, 2007.

[10] GLEAVES CA, SMITH TF, SHUSTER EA, et al. Rapid detection of cytomegalovirus in MRC-5 cells inoculated with urine specimens by using low-speed centrifugation and monoclonal antibody to an early antigen[J]. J Clin Microbiol, 1984, 19(6): 917-919.

[11] HAZELTON PR, GELDERBLOM HR. Electron microscopy for rapid diagnosis of infectious agents in emergent situations[J]. Emerg Infect Dis, 2003, 9(3): 294-303.

[12] STABELL EC, OLIVO PD. Isolation of a cell line for rapid and sensitive histochemical assay for the detection of herpes simplex virus[J]. J Virol Method, 1992, 38(2): 195-204.

[13] MIURA-OCHIAI R, SHIMADA Y, KONNO T, et al. Quantitative detection and rapid identification of human adenoviruses[J]. J Clin Microbiol, 2007, 45(3): 958-967.

[14] FIELDS BN, KNIPE DM, HOWLEY PM. Fields virology[M]. 3rd ed. Philadelphia: Lippincott-Raven Publishers, 1996.

[15] CHANOCK RM, KIM HW, VARGOSKO AJ, et al. Respiratory syncytial virus. I. Virus recover and other observations during 1960 outbreak of bronchiolitis, pneumonia, and minor respiratory diseases in children[J]. JAMA,

1961, 176: 647-653.

[16] GARCÍA-BARRENO B, PALOMO C, PEÑAS C, et al. Marked differences in the antigenic structure of human respiratory syncytial virus F and G glycoproteins[J]. J Virol, 1989, 63(2): 925-932.

[17] JOSEPHS S, KIM HW, BRANDT CD, et al. Parainfluenza 3 virus and other common respiratory pathogens in children with human immunodeficiency virus infection[J]. Pediatr Infect Dis J, 1988, 7(3): 207-209.

[18] LEUNG J, ESPER F, WEIBEL C, et al. Seroepidemiology of human-metapneumovirus (hMPV) on the basis of a novel enzyme-linked immunosorbent assay utilizing hMPV fusion protein expressed in recombinant vesicular stomatitis virus[J]. J Clin Microbiol, 2005, 43(3): 1213-1219.

[19] MACKAY IM, BIALASIEWICZ S, WALIUZZAMAN Z, et al. Use of the P gene to genotype human metapneumovirus identifies 4 viral subtypes[J]. J Infect Dis, 2004, 190(11): 1913-1918.

[20] DAGAN R, JENISTA JA, MENEGUS MA. Association of clinical presentation, laboratory findings, and virus serotypes with the presence of meningitis in hospitalized infants with enterovirus infection[J]. J Pediatr, 1988, 113(6): 975-978.

[21] DALAKAS MC, SEVER JL, MADDEN DL, et al. Late postpoliomyelitis muscular atrophy: clinical, virological, and immunological studies[J]. Rev Infect Dis, 1984, 6 Suppl 2: S562-S567.

[22] ESPER F, WEIBEL C, FERGUSON D, et al. Evidence of a novel human coronavirus that is associated with respiratory tract disease in infants and young children[J]. J Infect Dis, 2005, 191(4): 492-498.

[23] FREYMUTH F, VABRET A, ROZENBERG F, et al. Replication of respiratory viruses, particularly influenza virus, rhinovirus, and coronavirus in HuH7 hepatocarcinoma cell line[J]. J Med Virol, 2005, 77(2): 295-301.

[24] MOËS E, VIJGEN L, KEYAERTS E, et al. A novel pancoronavirus RT-PCR assay: frequent detection of human coronavirus NL63 in children hospitalized with respiratory tract infections in Belgium[J]. BMC Infect Dis, 2005, 5: 6.

[25] KAJIYA T, ORIHARA K, HAMASAKI S, et al. Toll-like receptor2 expression level on monocytes in patients with viral infections: monitoring infection severity[J]. J Infect, 2008, 57(3): 249-259.

[26] KOLLER L, STOJKOVIC S, RICHTER B, et al. Soluble urokinase-type plasminogen activator receptor improves risk prediction in patients with chronic heart failure[J]. JACC Heart Fail, 2017, 5(4): 268-277.

[27] SUMINO KC, WALTER MJ, MIKOLS CL, et al. Detection of respiratory viruses and the associated chemokine responses in serious acute respiratory illness[J]. Thorax, 2010, 65(7): 639-644.

[28] PAUGAM-BURTZ C, ALBUQUERQUE M, BARON G, et al. Plasma proteome to look for diagnostic biomarkers of early bacterial sepsis after liver transplantation: a preliminary study[J]. Anesthesiology, 2010, 112(4): 926-935.

[29] SERVICE RF. Proteomics. Will biomarkers take off at last? [J]. Science, 2008, 321(5897): 1760.

[30] MCCOY MH, WANG E. Use of electric cell-substrate impedance sensing as a tool for quantifying cytopathic effect in influenza A virus infected MDCK cells in real-time[J]. J Virol Methods, 2005, 130(1/2): 157-161.

[31] FANG Y, YE P, WANG X, et al. Real-time monitoring of flavivirus induced cytopathogenesis using cell electric impedance technology[J]. J Virol Methods, 2011, 173(2): 251-258.

[32] WU TC, LEE WA, PIZZORNO MC, et al. Localization of the human cy-

tomegalovirus 2. 7-kb major early beta-gene transcripts by RNA in situ hybridization in permissive and nonpermissive infections [J]. Am J Pathol, 1992, 141(5): 1247-1254.

[33] PRANGE E, TRAUTMANN JC, KREIPE H, et al. Detection of Epstein-Barr virus in lymphoid tissues of patients with infectious mononucleosis by in situ hybridization [J]. Am J Pathol, 1992, 166(2): 113-119.

[34] LI JJ, HUANG YQ, COCKERELL CJ, et al. Localization of human herpes-like virus type 8 in vascular endothelial cells and perivascular spindle-shaped cells of Kaposi's sarcoma lesions by in situ hybridization [J]. Am J Pathol, 1996, 148(6): 1741-1748.

[35] REIJANS M, DINGEMANS G, KLAASSEN CH, et al. RespiFinder: a new multiparameter test to differentially identify fifteen respiratory viruses [J]. J Clin Microbiol, 2008, 46(4): 1232-1240.

[36] ECKER DJ, SAMPATH R, LI H, et al. New technology for rapid molecular diagnosis of bloodstream infections [J]. Expert Rev Mol Diagn, 2010, 10(4): 399-415.

[37] SAMPATH R, RUSSELL KL, MASSIRE C, et al. Global surveillance of emerging influenza virus genotypes by mass spectrometry [J]. PLoS One, 2007, 2(5): e489.

[38] KELLAR KL. Applications of multiplexed fluorescent microsphere-based assays to studies of infectious disease [J]. J Clin Ligand Assay, 2003, 26(2): 76-86.

[39] 陈民钧, Hindler J, Munro S. 规范抗菌药药敏试验合理向临床报告检测结果 [J]. 中华检验医学杂志, 2009, 32(3): 249-256.

[40] 徐英春, 李若瑜, 倪语星, 等. 如何正确理解真菌药物体外敏感试验结果对临床用药的指导价值 [J]. 中华检验医学杂志, 2008, 31(2): 128-132.

第四节
抗菌药物敏感性试验

复杂的感染病症与病原菌种类、不断加重的耐药特性和为数众多的可选药物品种,使临床医师合理、正确选用抗菌药物已变得越来越困难。体外药敏试验则是帮助选择敏感药物的重要手段。因此,临床医师对药敏试验的原理和方法、结果影响因素、敏感度判定标准和临床意义应该有较全面的了解。

一、药敏试验的原理与方法

测定抗菌药物在体外对病原菌有无抑制作用的方法,称为抗菌药物敏感试验,简称药敏试验。评定药敏结果的方法有两种,以抑制细菌生长为标准,常用最低抑菌浓度(minimal inhibitory concentration, MIC)表示;以杀灭细菌为标准(活菌减少 99.9% 以上),则用最低杀菌浓度(minimal bactericidal concentration, MBC)表示。一般说来,抗菌药物在体内的有效治疗浓度应是 MIC 的 2~4 倍。根据临床用药后药物在体内的浓度与所测 MIC 的比值,又可将药敏结果判定分为敏感、中敏/中介和耐药三种。测试、分析一批菌株时,可抑制 50% 受试菌株生长的最低抑菌浓度为 MIC_{50},

可抑制 90% 受试菌株生长的最低抑菌浓度为 MIC_{90}。常用的药敏试验方法有以下几种:

(一)稀释法　　最大优点是其能直接测定 MIC,对指导临床精确选择抗生素种类和设计最佳给药方案具有重要价值。同时有多个敏感药物可供选择时,从临床微生物学的角度,应选择 MIC 值明显低于敏感度判定值的药物。

1. 试管稀释法　　在含有培养基和不同稀释倍数抗生素(通常为双倍递增)的一排试管内,分别加入等量的细菌,置 35℃ 培养后观察细菌生长情况,如培养液是否混浊。无细菌生长的含抗菌药物试管中所对应的最低药物浓度管为该抗菌药物对受试细菌的 MIC。将肉眼观察无菌生长的各试管培养液分别移种至不含抗菌药物的培养皿,过夜培养后菌落数不超过 5 个所对应的最低药物浓度管为该抗菌药物对受试细菌的 MBC。实验时培养基的载体为试管,故此法称为"试管稀释法"。试管稀释法是经典的药敏试验方法,但材料消耗大、操作烦琐,且结果重复性差,临床实验室已不将其列入常规药敏试验方法。

2. 琼脂稀释法　　上述试验,如采用琼脂平皿代替试管作为载体,以无菌落生长的平皿中所对应含抗菌药物最低药物浓度判为 MIC 的方法,称为琼脂稀释法。本法比试管稀释法的重复性好,如配合多点接种器,可同时进行大量的菌株检测,此外尚可发现被污染的菌落。但是琼脂稀释法不能测定 MBC,实验操作烦琐,少量菌株测定时材料浪费大,故此法在临床实验室也难以常规应用。

3. 微量稀释法　　用预先配制好的培养基和按一定倍数稀释的抗菌药物的微量孔板(药敏板或药敏卡)做药敏试验,称为微量稀释法。药敏板试剂经低温真空干燥,运输、储存十分方便,使用时只要将稀释菌液直接加入含干燥培养基和不同浓度种类抗菌药物的药敏板内即可。培养后观察各孔浊度变化便可确定十余种甚至更多的抗菌药物对细菌的 MIC。微量稀释法药敏试验材料消耗甚少,结果快速、准确、直观,能测 MIC,且操作简单,易于标准化和自动化,是药敏试验发展的一大趋势。微量稀释法不能区分接种液中的污染菌,接种过程须严格遵循无菌操作,受试菌应为纯分菌株,否则可影响 MIC 结果。

(二)琼脂扩散法(纸片法)　　将浸有抗菌药物的纸片贴在涂有细菌的琼脂平板上,抗菌药物在琼脂内向四周扩散,其浓度呈梯度递减,在纸片周围一定距离内的细菌生长受到抑制,过夜培养后形成一个抑菌圈,其直径大小与药物浓度的对数呈线性关系,与 MIC 的对数则呈反比关系。用稀释法和扩散法同时测试一定数量的菌株,可得到代表这种关系的回归线。任一用扩散法测试的菌株,根据这一回归线即可由抑菌圈直径大致推测抗菌药物对该菌的 MIC,并由此推断出细菌对抗菌药物的敏感程度即敏感、中敏和耐药。

琼脂扩散法操作简单,材料消耗少,是临床细菌室常用的药敏测试方法。琼脂扩散法影响因素较多,WHO 和 CLSI(临床和实验室标准化研究所)为此作了不少规定,如使用水解酪蛋白(Mueller-Hinton, MH)作为培养基,琼脂厚度为

4mm,使药敏结果的正确性和重现性大大提高。琼脂扩散法主要适用于生长较快的需氧菌和兼性厌氧菌。

一些不能在 MH 培养基上生长或生长不良的细菌,如肺炎链球菌、流感嗜血杆菌和淋病奈瑟球菌,培养基内必须补充特殊的营养成分。肺炎链球菌药敏试验应在 MH 培养基中加入 5%脱纤维羊血。研究发现以前用巧克力平板做流感嗜血杆菌药敏试验的准确性存在问题。现 CLSI 规定采用 HTM 琼脂,即在 MH 培养基中补充一定量的辅酶Ⅰ、牛血红素、酵母浸膏和胸腺嘧啶脱氧核苷磷酸化酶,微量稀释法则用 HTM 肉汤。

(三)Etest 法　　在 5mm×50mm 纸片条中放置一种连续不间断浓度梯度的抗菌药物。操作方法类似于纸片扩散法,即挑一个受试菌落至数毫升蒸馏水中,根据硫酸钡比浊法调细菌浓度约 $1.5×10^8$ CFU/ml,然后用无菌棉签将菌液涂布于 MH 琼脂平皿内;以镊子将 Etest 纸片条置于上述培养皿;35℃培养 18~20 小时后观察结果;平皿上细菌在围绕高浓度端的纸片条上形成泪滴状抑菌圈;抑菌圈与纸片条交叉处所对应的数值,即为该种抗菌药物对受试细菌的 MIC。

Etest 能测 MIC,结果直观、准确,且操作简单,不需特殊仪器设备。接种菌液中即使混有少量其他污染菌,MIC 结果判读时也常可以区分。对苛养菌如肺炎链球菌、流感嗜血杆菌等要测 MIC 但常规微量稀释法较困难时,Etest 有其独到之处。目前 Etest 试剂成本价格甚高,临床微生物实验室常规推广应用尚有困难。另外本法操作和结果判读不易发展为自动化。

有条件的单位建议开展定量药敏试验即 MIC 测定,此对指导临床、精确选择抗生素种类和设计最佳给药方案具有重要价值;对研究某一医院或地区细菌耐药程度及其趋势预测、细菌耐药形成机制也十分必要。

二、药敏试验结果判定标准和临床意义

(一)药敏试验的作用与指征　　进行药敏试验主要有两个目的:①了解病原菌耐药谱,对抗菌药物的临床使用效果进行预测,便于临床医师选择个体化的治疗方案即选择最合适的抗菌药物,提高细菌性感染的治愈率;②进行细菌耐药性监测和流行病学调查,了解本医院、本地区或更大范围内细菌耐药性变迁,以便采取措施,防止或减缓耐药性的发展。

对污染菌即不是引起感染的真正病原菌,如普通咳痰培养所分离的草绿色链球菌、口腔奈瑟菌群等上呼吸道正常菌群,血培养分离的枯草杆菌等皮肤或环境污染菌,不应做药敏试验。除流行病学监测和研究目的外,已知对某些抗菌药物具有良好敏感性而很少出现耐药的细菌如化脓性链球菌及对一些营养要求高、普通培养基上不易生长的细菌如淋球菌和流感嗜血杆菌等,一般也不必常规进行药敏试验。

对厌氧菌和真菌药敏试验许多实验室没有开展。通常厌氧菌不需要进行常规药敏试验,因为多数厌氧菌对常用抗厌氧菌药物敏感,而且药敏结果的解释有时比较困难。在厌氧菌引起的严重感染如脑脓肿,或需长期用药者如骨髓炎等,或进行厌氧菌耐药性监测时,则应进行药敏试验。CLSI 已制订了厌氧菌药敏试验方法,其原理与稀释法相似,结果重复性好。采用心脑浸出液或布鲁氏菌血琼脂培养基,常用的抗菌药物为青霉素、克林霉素、甲硝唑、氯霉素、红霉素、四环素等,以脆弱拟杆菌 ATCC25285 或产气荚膜杆菌 ATCC13124 为质控菌株。

真菌感染率在上升,近年来部分地区的耐药率也有明显增加,临床需要实验室提供正确的药敏资料用于指导选药。然而,由于某些抗真菌药的水溶性差,对酸和热不稳定,不少真菌生长缓慢,因此操作较困难。真菌药敏试验的结果判断方法、试验稳定性和对临床结果的预测价值,与细菌药敏试验相比还存在不少尚未解决的困难。虽然 CLSI 对酵母样真菌的药敏试验,已经有较成功的质控方法和敏感度判断标准,但是对丝状真菌除了有推荐的 MIC 测定方法之外,没有更进一步的敏感度判读标准和琼脂扩散法药敏试验的推荐方法。

(二)药敏结果判定标准与临床意义　　药敏结果判定采用三级划分制:①敏感(S),表示当对感染部位使用推荐剂量时,该菌株通常被抗菌药物浓度可达到的水平所抑制。②中介(I),表示抗菌药物对该菌 MIC 接近于血液和组织中通常可达到的水平,而抗菌药治疗的反应率可能低于敏感株。"中介"分类意味着药物在生理浓集部位具有临床效力(如尿液中的喹诺酮类和 β-内酰胺类)或者可用高于正常剂量的药物进行治疗(如 β-内酰胺类)。此分类还包括一个缓冲区,它可以避免微小的、未能控制的技术因素造成重大的结果解释错误,特别是对那些药物毒性范围窄的药物。③耐药(R),指按常规剂量表,在抗菌药物通常可达到的浓度时,菌株不能被抑制;或/和表明抑菌圈直径缩小到菌株可能产生了特殊的微生物耐药机制(如 β-内酰胺酶)的范围内,致使临床使用该药物时疗效不可靠。此外,CLSI 还提出"非敏感(NS)"判断结果,适用于某些细菌只指定了敏感的解释标准,因为缺乏或罕见耐药菌株。若 MIC 高于敏感临界值或抑菌圈直径小于敏感临界值,则应报告为非敏感。

对于一些重要的药敏测试结果的含义,临床医师要学会分析判断,例如:耐甲氧西林或苯唑西林的葡萄球菌(MR-SA)意味着其对所有的青霉素、头孢菌素等 β-内酰胺类抗生素耐药;超广谱 β-内酰胺酶(ESBL)菌株意味着对所有青霉素和头孢菌素耐药,即使药敏试验显示细菌对个别第三代头孢菌素敏感,临床也不应该使用,因为往往出现治疗失败。而对碳青霉烯类和大多数头霉素类保持敏感,耐高浓度庆大霉素的肠球菌则应认为对阿米卡星、妥布霉素等氨基糖苷类耐药。同时应了解耐药现状和动向,及时发现少见的耐药现象或错误的耐药报告,例如:耐万古霉素的葡萄球菌十分罕见,如出现此类药敏报告,应与实验室联系确认,不应简单地认为是耐药菌而发生临床选药困难。类似的现象还包括耐青霉素 G 的 A 群链球菌和耐头孢曲松的淋

病奈瑟球菌等。

（三）改进工作模式，缩短报告时间

常规纸片法药敏试验所需时间为 18~20 小时，在此之前受检标本细菌培养、纯化和鉴定另需 1~2 天。所以临床医师要取得一份完整的细菌鉴定和药敏报告，通常需 3 天时间。这与临床对实验室所希望的"快速、准确"地报告结果存在一定距离，也是国内许多临床微生物实验室不为临床所重视和比临床生化等学科发展延缓的主要原因。要改变这一被动局面，临床微生物实验室应设法加快细菌药敏结果报告时间。临床上需要做细菌培养的病例常属中、重度感染，病情变化迅速。对这些病例而言，时间不仅仅是金钱，更意味着生命。早一天取得药敏结果，早一天应用敏感的抗菌药物，就能少一份盲目用药所造成的浪费，就能多一份抢救成功的希望。

近年来国内对快速药敏试验方法开始重视。不少医院添置全自动微生物鉴定和药敏测试仪，细菌鉴定和药敏试验时间可大大缩短，对特殊、重症感染患者可以在分离菌株后 3~4 小时报告药敏结果。当然快速药敏试验的准确性存在一定缺憾，如 MRSA 的耐药性表达较晚，对苯唑西林敏感菌株需延长至 24 小时报告。对部分因鉴定困难需做补充试验的细菌，可先报告细菌大致类别和药敏试验结果，日后再报告完整的细菌鉴定结果，这一微生物检验的"分级报告"制度既保证及时指导临床选药又不影响实验室细菌鉴定质量，值得推广。利用医院内的局域网开展"分级报告"更应推崇。对血液、胸腹水、脑积液等单一菌感染为多的微生物标本，发现细菌生长在移种血平板而分离细菌的同时，可用培养液直接做细菌药敏试验。

（四）定期总结和反馈药敏试验结果

国内不少医院参加不同层面如全球、全国或省市范围的耐药监测的合作项目，对细菌耐药状况常有定期总结和报告制度，但由于经济发展水平和医疗技术的差别，许多感染的常见病原菌及耐药特性存在明显的地区差异。所以，就指导临床治疗而言，每个地区甚至每所医院（主要指省市级综合性医院）更应有自己的药敏试验结果的总结和信息反馈制度。虽然强调对每个具体病例应根据细菌药敏试验选药，但多数情况下，往往在药敏结果出来前已开始选择用药，待药敏报告出来后再进行调整，而有的则可能始终无药敏结果可依，这些所谓的"经验性用药"，多数是根据书本知识、文献报告和以往单独积累的治疗经验，具有一定的盲目性。而定期总结和反馈药敏试验结果，则是微生物实验室向临床医师提供所在地区、所在医院各类感染的常见病原菌、细菌总体耐药概率和发展趋势等极有价值的资料，是为经验性治疗安上"指南针"的良好举措。它既可提高经验性治疗的疗效，又可因减少抗菌药物的盲目应用而降低了耐药菌的产生。近年来，国家卫生健康委颁发的相关文件对此已有明确要求。部分医院以多种形式定期将各自医院的病原菌和耐药监测结果反馈给临床，相信对合理使用抗菌药物将起到有效的推动作用。

三、药敏试验的抗菌药物选择

（一）受试药物品种选择

抗菌药物的选择可根据 CLSI 建议和最新的书刊文献资料，在听取当地抗感染治疗与临床微生物学专家意见的基础上，结合常见感染菌的耐药和抗菌药物供货等情况来决定。表 6-4-1 和表 6-4-2 分别显示 CLSI 建议在非苛养菌和苛养菌常规药敏试验时，临床微生物实验室应选择和报告的抗菌药物品种。针对每一菌群所推荐的药物都具有较确切的临床疗效，其体外实验结果也可以接受。将药物分配到特定的试验/报告组时应考虑临床疗效、耐药性的流行、尽可能减少耐药性的出现、价格、管理部门批准药物临床应用指征、目前关于首选与次选药的一致推荐意见。少见的耐药结果，如耐碳青霉烯类的肠杆菌目细菌，应专门报告。所选中的药物试验也有利于感染控制。

表中每一格子列出一群类似药物，这些药物的结果解释（敏感、中介或耐药）和临床疗效是相似的。在每个方格中药物之间的"或"字表明这些药物交叉耐药性和敏感性几乎完全相同。方格中由"或"连接的一种抗菌药物试验结果可用于预示其他抗菌药物结果。例如，肠杆菌目细菌对头孢噻肟敏感，则被认为对头孢曲松也敏感。在报告头孢噻肟敏感的试验结果时，可在报告中附上注释，写上该菌株同时也对头孢曲松敏感。方格中没有"或"字连接的药物，其试验结果不能用于预测另一种药物，因为要么是有差异要么是数据不足。

（二）抗菌药物分组与药敏结果报告

为了抗菌药物应用管理和遏制细菌耐药的需要，CLSI 建议所做药敏结果，并非都要报告给临床医师。通常分为四组：

A 组：首选试验且需要常规报告的药物组合，以及一些对特定菌群的常规试验报告。

B 组：首选试验的药物，但只选择性地报告，例如当细菌对 A 组同类药物耐药时，可以选用。

C 组：包括替代性或补充性抗菌药物。可在以下情况进行试验：某些单位机构内存在对一种或数种基本药物（特别是对同类的，如 β-内酰胺类）耐药，局部流行或广泛流行的菌株；治疗对首选药物过敏的患者；治疗少见菌感染如氯霉素对肠道外感染沙门菌属分离株或某些对万古霉素耐药的肠球菌；或有助于感染预防和控制的报告。

U 组：某些仅用于治疗泌尿道感染的抗菌药物，如呋喃妥因和某些喹诺酮类药物。除泌尿道外，其他感染部位分离的病原菌不用此组药物进行试验。

每个实验室都应决定表内哪些药物用于常规报告（A 组）和选择性报告（B 组），同时应咨询感染科医师、药房和医院药事委员会、治疗学委员会及感染控制委员会的成员。选择性报告应有助于提高实验报告的临床相关性，有助于减少滥用广谱抗菌药物压力下选择出的多重耐药的医院感染菌株。对不常规报告的 B 组结果，当临床有需要时应该提供，对某些选定标本也可报告。罕见的药敏结果，经确认后，应该报告。

表6-4-1　CLSI建议在非苛养菌常规药敏试验时，应选择和报告的抗菌药物品种(2018年版)

抗菌药物分组	肠杆菌科	铜绿假单胞菌和其他非肠杆菌科细菌	葡萄球菌	肠球菌	不动杆菌属	洋葱伯克霍尔德菌复合体	嗜麦芽窄食单胞菌	其他非肠杆菌科细菌
A组： 基本试验 必须报告	氨苄西林 头孢唑林 庆大霉素 妥布霉素	头孢他啶 庆大霉素 妥布霉素 哌拉西林/他唑巴坦	阿奇霉素　或 克拉霉素　或 红霉素 克林霉素 苯唑西林（头孢西丁） 青霉素 甲氧苄啶/磺胺甲噁唑	氨苄西林 青霉素	氨苄西林/舒巴坦 头孢他啶 环丙沙星 左氧氟沙星 多利培南 亚胺培南 美罗培南 庆大霉素 妥布霉素	左氧氟沙星 美罗培南 甲氧苄啶/磺胺胺 甲噁唑	甲氧苄啶/磺胺胺 甲噁唑	头孢他啶 庆大霉素 妥布霉素
B组： 基本试验 选择性报告	阿米卡星 阿莫西林/克拉维酸 氨苄西林/舒巴坦 头孢他啶/阿维巴坦 头孢洛扎/他唑巴坦 哌拉西林/他唑巴坦 头孢呋辛 头孢吡肟 头孢西丁　或 头孢替坦 头孢噻肟　或 头孢曲松 环丙沙星 左氧氟沙星	阿米卡星 氨曲南 头孢吡肟 头孢他啶/阿维巴坦 头孢洛扎/他唑巴坦 环丙沙星 左氧氟沙星 多利培南 亚胺培南 美罗培南	头孢洛林 达托霉素 利奈唑胺 特地唑胺 多西环素 米诺环素 四环素 万古霉素 利福平	达托霉素 利奈唑胺 特地唑胺 万古霉素	阿米卡星 哌拉西林/他唑 巴坦 头孢吡肟 头孢噻肟 头孢曲松 多西环素 米诺环素 甲氧苄啶/磺胺胺 甲噁唑	头孢他啶 米诺环素	头孢他啶 左氧氟沙星 米诺环素	阿米卡星 氨曲南 头孢吡肟 环丙沙星 左氧氟沙星 亚胺培南 美罗培南 哌拉西林/他唑 巴坦

续表

抗菌药物分组	肠杆菌科	铜绿假单胞菌和其他非肠杆菌科细菌	葡萄球菌	肠球菌	不动杆菌属	洋葱伯克霍尔德菌复合体	嗜麦芽窄食单胞菌	其他非肠杆菌科细菌
B组：基本试验 选择性报告	多利培南 厄他培南 亚胺培南 美罗培南 甲氧苄啶/磺胺甲噁唑							甲氧苄啶/磺胺甲噁唑
C组：添加试验 选择性报告	氨曲南 头孢他啶 头孢洛林 氯霉素 四环素		氯霉素 环丙沙星 或 左氧氟沙星 莫西沙星 庆大霉素 达巴万星 奥利万星 特拉万星	庆大霉素（仅用于高水平耐药筛选） 链霉素（仅用于高水平耐药筛选） 达巴万星 奥利万星 特拉万星		氯霉素	氯霉素	头孢噻肟 头孢曲松 氯霉素
U组：仅尿标本 报告	头孢唑林 磷霉素 呋喃妥因 磺胺甲噁唑 甲氧苄啶		呋喃妥因 磺胺异噁唑 甲氧苄啶	环丙沙星 左氧氟沙星 磷霉素 呋喃妥因 四环素	四环素			磺胺异噁唑 四环素

表 6-4-2　CLSI 建议在苛养菌常规药敏试验时，应选择和报告的抗菌药物品种（2018 年版）

抗菌药物分组	流感嗜血杆菌及副流感嗜血杆菌	淋病奈瑟球菌	肺炎链球菌	链球菌属β-溶血群	草绿色群
A 组： 基本试验 必须报告	氨苄西林	头孢曲松 头孢克肟	红霉素	克林霉素	氨苄西林 青霉素
		环丙沙星	青霉素（苯唑西林纸片）	红霉素	
		四环素	甲氧苄啶/磺胺甲噁唑	青霉素　或 氨苄西林	
B 组： 基本试验 选择性报告	氨苄西林/舒巴坦		头孢吡肟 头孢噻肟 头孢曲松	头孢吡肟　或 头孢噻肟　或 头孢曲松	头孢吡肟 头孢噻肟 头孢曲松
			克林霉素		
	头孢噻肟　或 头孢他啶　或 头孢曲松		多西环素	万古霉素	万古霉素
	环丙沙星　或 左氧氟沙星　或 莫西沙星		左氧氟沙星 莫西沙星		
			美罗培南		
	美罗培南		四环素		
			万古霉素		

四、药敏试验的影响因素与质控

影响药敏试验结果的因素很多，例如纸片扩散法就有培养基种类、pH 和琼脂厚度、接种细菌浓度、结果观察时间等，如没有严格按照 CLSI 所规定的纸片扩散法的操作步骤和方法，药敏结果可有较大差异。为使药敏试验的结果准确可靠、重复性好，与其他医院、地区或国家的试验结果有可比性，并能迅速反映抗菌耐药特性的变迁，应采用标准化的药敏试验方法，尽量消除一切可能影响药敏结果判读的因素。如纸片琼脂扩散法所用平皿琼脂厚度规定为 4mm，琼脂过厚可使药敏纸片的药物半球形扩散的体积加大、抑菌圈缩小；推荐使用 MH 培养基，其中应避免有抗菌药物的拮抗物质［钙、镁离子能减少氨基糖苷类的抗菌活性，胸腺嘧啶核苷对对氨基苯甲酸能拮抗磺胺药和甲氧苄啶（TMP）的活性］；pH 一般为 7.2～7.4，酸性培养基可明显降低氨基糖苷类的抗菌活性；接种菌浓度琼脂稀释法约为 1.5×10^8 CFU/ml，接种菌量过多可使抑菌圈缩小；观察时间应为 18～20 小时（MRSA 为 24 小时），时间过长也可使抑菌圈缩小。部分抗菌药物受热后效价下降是药敏试验质控所不容忽视的一个重要问题。

微量稀释法药敏试验的影响因素相对较少，但操作时仍应注意避免。我们对微量稀释法药敏结果判读影响因素的研究发现，接种细菌浓度超过 10^7 CFU/ml 可导致 β-内酰胺类抗生素特别是哌拉西林的 MIC 显著上升，而接种细菌浓度 10^5～10^6 CFU/ml，则 MIC 基本一致；加液量误差在一定范围内（50%）基本不影响 MIC 结果判读正确性；观察时间对结果的影响与接种细菌浓度密切相关，采用目测比浊法以 10^5 CFU/ml 接种时宜培养 20～30 小时判读结果，培养时间过长或过短，部分抗菌药物的 MIC 结果可有轻至中度（1～2 档稀释度）差异。

为保证药敏试验结果的准确性，临床细菌室应每周用标准敏感菌株对实验室进行质量控制，CLSI 推荐的菌株为金黄色葡萄球菌 ATCC25923（稀释法为 ATCC29213）、大肠埃希菌 ATCC25922（β-内酰胺类抗生素和酶抑制剂的混合药物的质控用 ATCC35218，本菌株系产 β-内酰胺酶菌株）、铜绿假单胞菌 ATCC27853、粪肠球菌 ATCC29212 和流感嗜血杆菌 ATCC49247（部分抗菌药物采用 ATCC49766）、肺炎链球菌 ATCC49619。一般实验室用前三株，金黄色葡萄球菌、大肠埃希菌和铜绿假单胞菌分别代表革兰氏阳性球菌、肠杆菌目和非发酵菌的药敏质量控制，对呼吸道苛养菌的药敏则需要加做嗜血杆菌和肺炎链球菌的药敏。

定期药敏质控是避免错误药敏结果的有效方法。对质量控制菌株所测的抑菌圈直径或 MIC 连续多次超出 CLSI 所规定的质控范围，提示药敏试验的准确性存在问题，应查找原因如培养基和药敏纸片的质量等，并积极予以纠正。必须牢记，没有质量控制或质量控制不合要求的药敏试验结果是不可信的。

（胡必杰　徐英春）

参考文献

[1] CUNHA BA. Antibiotic essentials [M]. 9th ed. Sudbury: Physicians Press, 2010.

[2] FORBES BA, SAHM DF, WEISSFELD AS. Bailey & scott′s diagnostic microbiology[M]. 12th ed. St. Louis: Elsevier Mosby, 2007.

[3] 胡必杰, 王金良, 倪语星, 等. 下呼吸道感染的实验室诊断规范 [M]. 上海: 上海科学技术出版社, 2005.

[4] MOËS E, VIJGEN L, KEYAERTS E, et al. A novel pancoronavirus RT-PCR assay: frequent detection of human coronavirus NL63 in children hospitalized with respiratory tract infections in Belgium [J]. BMC Infect Dis, 2005, 5: 6.

[5] 陈民钧, HINDLER J, MUNRO S. 规范抗菌药药敏试验合理向临床报告检测结果[J]. 中华检验医学杂志, 2009, 32(3): 249-256.

[6] 徐英春, 李若瑜, 倪语星, 等. 如何正确理解抗真菌药物体外敏感试验结果对临床用药的指导价值[J]. 中华检验医学杂志, 2008, 31(2): 128-132.

[7] 陈敬贤. 诊断病毒学[M]. 北京: 人民卫生出版社, 2008.

[8] 朱元珏, 陈文彬. 呼吸病学[M]. 北京: 人民卫生出版社, 2003.

[9] 杜平, 朱关福, 刘湘云. 现代临床病毒学[M]. 北京: 人民军医出版社, 1991.

[10] RICHMAN DD, WHITLEY RJ, HAYDEN FG. Clinical virology[M]. Washington: ASM Press, 2009.

[11] FIELDS BN, KNIPE DM, HOWLEY PM. Fields virology[M]. Philadelphia: Lippincott-Raven Publishers, 2006.

[12] BLACKBURN NK, BESSELAAR TG, SCHOUB BD, et al. Differentiation of primary cytomegalovirus infection from reactivation using the urea denaturation test for measuring antibody avidity[J]. J Med Virol, 1991, 33(1): 6-9.

[13] GLEAVES CA, SMITH TF, SHUSTER EA, et al. Rapid detection of cytomegalovirus in MRC-5 cells inoculated with urine specimens by using low-speed centrifugation and monoclonal antibody to an early antigen [J]. J Clin Microbiol, 1984, 19(6): 917-919.

[14] LEUNG J, ESPER F, WEIBEL C, et al. Seroepidemiology of human metapneumovirus (hMPV) on the basis of a novel enzyme-linked immunosorbent assay utilizing hMPV fusion protein expressed in recombinant vesicular stomatitis virus[J]. J Clin Microbiol, 2005, 43(3): 1213-1219.

[15] DESMOND RA, ACCORTT NA, TALLEY L, et al. Enteroviral meningitis: natural history and outcome of pleconaril therapy[J]. Antimicrob Agents Chemother, 2006, 50(7): 2409-2414.

第七章
呼吸系统疾病临床生化检查

第一节
急性时相反应蛋白及相关检查

急性时相反应蛋白（acute phase reaction protein，APRP）是机体在发生炎症、感染、肿瘤及心肌梗死等情况下，血浆浓度发生显著变化的一类蛋白质，包括降钙素原、C反应蛋白、白介素等。当机体处于炎症或损伤状态时，由于组织坏死及组织更新的增加，血浆蛋白质相继出现一系列特征性变化，这些变化与炎症创伤的时间进程相关，对感染的早期诊断、鉴别感染类型、指导治疗及预后有重要作用。本节就临床常用的和有应用前景的急性时相反应蛋白进行阐述。

（一）降钙素原（procalcitonin，PCT）　PCT是一种分子量为13kD的糖蛋白，由116个氨基酸组成，结构上包括降钙蛋白、降钙素和N端残基片端。生理情况下，PCT主要由甲状腺C细胞合成分泌，故又被称为甲状腺降钙素。细菌感染时，肝脏的巨噬细胞和单核细胞、肺及肠道组织的淋巴细胞和内分泌细胞在内毒素、TNF-α及IL-6等作用下合成并分泌大量的PCT，导致血清PCT水平显著升高。

1. 检测方法　ELISA法。

2. 参考值范围　正常生理情况下，PCT产生后仅有少量进入外周血，因此其在健康成年人外周血中的含量很低，<0.05μg/L，几乎检测不到。

3. 临床意义

（1）感染性疾病的早期诊断：法国学者Assicot等于1993年首先提出，PCT可以作为细菌感染的标志物。与其他感染标志物相比，降钙素原水平升高的发生早于其他感染性标志物水平的变化。在细菌感染引起的全身性炎症反应早期（2~3小时）即可升高，感染后12~24小时达到高峰，且PCT浓度与感染严重程度呈正相关，感染消失后恢复正常，其外周血浓度几乎不受肾功能状态的影响。因此，PCT对感染的早期快速诊断、判断病情严重程度、预后、评价抗感染疗效、指导抗菌药物应用等方面都具有较高的临床价值。在发生系统性感染、严重炎症或脓毒血症时，患者外周血中的PCT水平会迅速升高，而在慢性非特异性炎症、自身免疫性疾病、肿瘤发热、移植物抗宿主排斥反应或过敏等疾病中，患者的PCT水平不升高或仅轻度升高，因此也可用于发热等疑似感染的鉴别诊断。

PCT水平是诊断脓毒症的较好的生物标志物。中国《降钙素原（PCT）急诊临床应用的专家共识》指出，脓毒症

患者PCT的诊断界值为0.5μg/L，严重脓毒症和脓毒性休克患者PCT质量浓度波动在5~500μg/L。极少数严重感染患者血浆PCT水平超过1 000μg/L。一项共纳入3 487例患者的荟萃分析显示，PCT水平用于脓毒症诊断的总体敏感度和特异度分别为77%和79%，特异度和敏感度曲线下面积为0.85。另一项纳入30项研究共3 244例患者的荟萃分析结果提示，将PCT折点定为1.1μg/L对早期识别脓毒症的敏感度为77%，特异度为79%。脓毒症休克的患者PCT水平可高达4~45μg/L。

当PCT浓度>0.25μg/L提示可能存在感染，但PCT浓度为多少可以明确感染的存在，至今尚未有界定。迄今，对PCT鉴别感染的权威荟萃分析结果均表明PCT鉴别感染的能力要远远优于C反应蛋白，同时也发现PCT的动态变化趋势要比单纯一个时间点测定的数据更能反映是否有感染的发生。

（2）感染性疾病致病病原体的鉴别：PCT对鉴别发热患者的病因及病原学有一定的临床意义。2008年美国重症医学会和感染病协会提出，可将PCT作为鉴别细菌感染和其他炎症反应状态的诊断标志物。细菌感染时内毒素或白介素（如IL-1β）等增高可引起PCT增高，且PCT升高幅度与病情严重程度和患者预后密切相关。病毒感染时，机体γ干扰素（IFN-γ）增高，会降低IL-1β对PCT的上调作用，患者血清PCT不增高或仅轻度增高，一般不会超过2μg/L。PCT鉴别病毒性疾病的敏感度和特异度均高于传统标志物（如C反应蛋白、白细胞、红细胞沉降率等）。近期一项研究比较了多种生物标志物对于细菌感染和病毒感染的鉴别能力，包括PCT、IL-1β、IL-6、IL-10、IL-12、TNF-α、IFN-γ、sCD14等，结果发现PCT对于鉴别诊断细菌感染的敏感度和特异度最佳，其诊断细菌感染的受试者操作特征（ROC）曲线下面积达0.952，此研究中细菌感染的PCT中位数为1.84μg/L，而病毒感染的PCT中位数为0.05μg/L。因此，PCT检查可协助鉴别病原体是细菌感染或病毒感染，从而使初始经验性抗感染治疗具有一定的针对性。对真菌感染，一项荟萃分析结果显示，危重侵袭性真菌感染时PCT可以轻中度增高，一般在1μg/L左右，但纳入这项荟萃分析的研究病例数较少。也有研究提到不同病原体所致脓毒症中，革兰氏阴性杆菌感染时PCT增高比革兰氏阳性菌感染时更明显。

（3）疾病严重程度及预后评估：Assicot等于1993年首次报告血清PCT水平似与细菌感染的严重性有关，之后研究发现PCT水平与感染的严重程度相关。PCT水平在细菌感染后2~3小时即可升高，并在12~24小时达到峰值，会随病情减退而逐渐下降至正常。中国《降钙素原（PCT）急诊

临床应用的专家共识》指出,全身炎症反应综合征、脓毒症、严重脓毒症和脓毒症休克患者的 PCT 水平依次升高,且与病情严重程度呈正相关,感染消失后恢复正常。目前研究发现,PCT 鉴别严重脓毒症的曲线下面积为 0.806,以 0.83μg/L 作为截断点,其敏感度为 82%,特异度为 75%。当 PCT 浓度升至 2~10μg/L 时,很可能为脓毒症、严重脓毒症或脓毒性休克,具有高度器官功能障碍风险;当 PCT 超过 10μg/L 时,高度提示为严重细菌性脓毒症或脓毒性休克,并常伴有器官功能衰竭,具有高度死亡风险(表 7-1-1)。动态监测 PCT 有助于判断脓毒症患者的预后,经过有效的抗感染治疗 24 小时后,脓毒症患者循环中 PCT 水平可降低 50%。PCT 降低的程度和存活率升高呈正相关,PCT 水平持续增高或居高不下者提示预后不良。据统计分析,脓毒症患者 PCT 在 72 小时内下降>80%,其病死率的阴性预测值约为 90%,经治疗后 PCT 仍持续增高或不下降时,对病死率的阳性预测值可达 50%。

表 7-1-1　对于 PCT 结果判读的建议

PCT 质量浓度/（μg·L⁻¹）	临床意义	处置建议
<0.05	正常值	—
<0.5	无或有轻度全身炎症反应。可能为局部炎症或局部感染	建议查找感染或者其他导致 PCT 增高的原因
0.5~2	中度全身炎症反应。可能存在感染,也可能是其他情况,如严重创伤、大型手术、心源性休克	建议查找可能的感染因素。如果发现感染,建议 6~24 小时后复查 PCT
2~10	很可能为脓毒症、严重细菌性脓毒症或脓毒症休克。具有高度器官功能障碍风险	建议每天复查 PCT。如果 PCT 持续高水平（>4 天）,则重新考虑脓毒症治疗方案
≥10	几乎均为严重细菌性脓毒症或脓毒症休克。常伴有器官功能衰竭,具有高度死亡风险	建议每天检测 PCT 以评价治疗效果

注:PCT 水平必须结合临床情况进行判读。应避免脱离患者具体病情而进行判读,并应考虑假阳性和假阴性的可能性。

（4）指导抗生素的合理应用:三项随机对照研究结果表明,治疗社区获得性下呼吸道感染,对于普通病房或者急诊室的患者,当 PCT<0.1μg/L 或 0.10~0.25μg/L 时强烈建议不应用和不建议应用抗生素;当 PCT≥0.25μg/L 或 ≥0.5μg/L 时建议应用和强烈建议应用抗生素。根据这一标准,病原学感染的程度可以被分为非常不可能存在感染、不可能存在感染、可能存在感染和非常可能存在感染。为了防止已感染的患者被漏诊而耽误治疗,需对患者进行随访及观察 PCT 动态变化,必要时按特殊情况处理（表 7-1-2）。对于 ICU 的重症患者,诊断的界值要有所提高。高度怀疑存在感染可能的患者 PCT 检测浓度正常,有必要在 6~24 小时复查 PCT,如果有条件也可以每天检测 PCT,观察抗生素的疗效。当 PCT 下降的幅度大于最初检测时的 80%或者绝对值<0.5μg/L 时,建议抗生素降阶梯或者停药。反之,如果 PCT 在治疗过程中持续不降,不建议停药,同时需考虑是否有潜在的感染并发症或者是更加严重的感染发生。与对照组相比,PCT 指导组下呼吸道感染患者的抗生素使用显著减少,并可减少抗生素带来的不良反应。随后的系统评价结果也表明,应用 PCT 来指导急性呼吸道感染患者的抗生素使用,减少了抗生素的暴露时间（中位值从 8 天降至 4 天）,且未增加病死率及治疗失败率。最近的研究结果提示,PCT 指导 ICU 患者的抗生素停用不仅能减少治疗时间和用药量,并且 28 天病死率较对照组降低了 5%（20%,25%,$P=0.0122$）,1 年病死率降低了 7%（36%,43%,$P=$ 0.0188）。2016 年由美国胸科协会和美国感染病协会共同发布的《医院获得性肺炎治疗指南》中建议,在治疗医院获得性肺炎或呼吸机相关性肺炎时,推荐仅依靠临床标准来决定是否使用抗生素;但推荐通过临床标准联合 PCT 测定来指导抗生素的停用。

（5）免疫失衡预警:免疫与炎症反应紊乱在脓毒症发生发展中发挥至关重要的作用,在脓毒症时机体全身炎症反应亢进与免疫功能抑制常共存,脓毒症抗炎治疗失败与免疫抑制认识的深入,持续性炎症-免疫抑制-分解代谢综合征（persistent inflammation, immunosuppression catabolism syndrome, PICS）的提出,致使学界更加重视脓毒症与免疫失衡的关系,深入剖析脓毒症免疫与炎症的关系对正确理解脓毒症发病机制、实现免疫功能监测指导下的精准免疫调节治疗和改善预后具有重要的理论价值和临床意义。免疫应答是"双刃剑":恰当的免疫应答是保护性的,发挥免疫防御、免疫自稳与免疫监视功能;不恰当的免疫应答可介导病理性损伤,如应答过高会产生剧烈的全身炎症反应或过敏性疾病,而应答过低则容易诱发严重感染,对自身组织发生应答则可诱发自身免疫性疾病。免疫反应往往通过炎症的方式进行表现,是机体免疫应答反应的结果,其积极意义在于清除入侵的病原体、促进损伤组织的修复和维持稳态;但持续、失控的炎症导致或加重组织器官的病理损伤。因此,机体需要对炎症反应进行精确调控。目前认为,脓毒症时机体对致病菌感染最初防御反应是固有免疫应答和炎症激

表 7-1-2 降钙素原（PCT）指导抗生素治疗呼吸道感染临床建议

A. 低风险呼吸道感染疾病：非肺炎的呼吸道感染

临床建议

PCT 阈值	<0.1μg/L	<0.25μg/L	≥0.25μg/L	≥0.5μg/L
抗生素应用建议	强烈建议不应用	不建议应用	建议应用	强烈建议应用
特殊情况	如果患者病情不稳定,有肺炎的临床证据(PSI:4~5),要考虑应用抗生素			
随访/其他建议	如果 1~2 天后患者呼吸道症状仍存在或者临床表现没有好转应进行随访,如果 PCT 结果升高至≥0.25μg/L 应考虑应用抗生素		应对治疗进行再评价	

B. 中等风险呼吸道感染疾病：肺炎（急诊科或住院）

临床建议

PCT 阈值	<0.1μg/L	<0.25μg/L	≥0.25μg/L	≥0.5μg/L
抗生素应用建议	强烈建议不应用	不建议应用	建议应用	强烈建议应用
特殊情况	要注意鉴别诊断:如果患者病情不稳定,或者可能预后较差(如 PSI:4~5),或者有细菌病原学证据,要考虑应用抗生素			
随访/其他建议	如果临床没有改善,6~24 小时后应再进行 PCT 检查,对患者进行再评估		2~3 天后再次进行 PCT 检查,评价停用抗生素的时机	

抗生素治疗期间每 1~2 天对病情进行评价

PCT 阈值	<0.1μg/L	<0.25μg/L	≥0.25μg/L	≥0.5μg/L
抗生素应用建议	强烈建议停用	建议停用	不建议停用	强烈不建议停用
特殊情况	如果患者病情不稳定,建议继续应用抗生素			
随访/其他建议	及时对患者进行再评估		如果 PCT 没有下降,要考虑治疗失败的可能性	

C. 高风险呼吸道感染疾病：需入住 ICU

临床建议

PCT 阈值	<0.1μg/L	<0.25μg/L	≥0.25μg/L	≥0.5μg/L
抗生素应用建议	强烈建议对所有患者应用经验性抗生素治疗			
随访/其他建议	要注意鉴别诊断:每 2~3 天复查 PCT,对患者病情进行评估		每 2 天复查 PCT,对患者病情进行评估,决定是否停用抗生素或转出 ICU	

抗生素治疗期间每 1~2 天对病情进行评估

PCT 阈值	<0.1μg/L 或下降>90%	<0.5μg/L 或下降>80%	≥0.5μg/L	≥1μg/L
抗生素应用建议	强烈建议停用	建议停用	不建议停用	强烈不建议停用
特殊情况	如果患者病情不稳定,应继续应用抗生素			
随访/其他建议	适时对患者进行病情评估		如果 PCT 没有明显下降,应考虑治疗失败的可能性	

注：PSI，pneumonia severity index，肺炎严重程度指数。

活,全身失控性炎症反应(细胞因子风暴)占主导地位,导致感染性休克、多器官损伤和死亡。PCT 生理状态下主要由甲状腺 C 细胞合成分泌,但在细胞感染或脂多糖(LPS)诱导下外周血单个核细胞主要包括单核细胞、淋巴细胞、白细胞等免疫细胞可合成分泌大量 PCT。细菌诱导 PCT 合成分为直接和间接,前者主要为 LPS 或其他细菌结构成分直接诱

导细胞内信号转导;间接途径中,细菌结构成分诱导促炎因子如 TNF-α、IL-1β、IL-6、IL-8 等介质合成释放,作用于靶细胞,诱导 PCT 的合成分泌。在细菌感染的病程进展中直接和间接途径同时进行,互不排斥。细菌可直接或间接诱导 PCT 和促炎因子释放入血,一旦释放入血,PCT 可作用于自身及促炎因子,进一步刺激靶细胞释放更多的 PCT,形成正

反馈恶性闭合回路。因此,PCT 被认为是细胞的促炎调节剂,这些细胞被炎性因子或 LPS 诱导,这使 PCT 成为一个非常有吸引力的免疫调节靶点。

(6)评价:PCT 是目前临床常用的细菌感染的生物标志物,可用于辅助感染性疾病的早期诊断、病情严重程度及预后的评估,指导抗生素降阶梯和停用,其动态变化趋势临床意义更具优势。但 PCT 在局灶性感染中往往正常或仅轻度增高,因此不能作为细菌感染的唯一判断标准。其动态变化趋势对机体免疫功能评价有一定临床价值。

(二)C 反应蛋白(C reactive protein,CRP)

1930 年 Tillet 和 Francis 首次发现,在急性炎症患者血清中出现可以结合肺炎链球菌细胞壁 C 多糖的蛋白质。1941 年,Avery 等先后证实这是一种在急性感染时出现、能与 C 多糖反应的蛋白质,命名为 C 反应蛋白,是一种经典的急性时相蛋白。编码 CRP 的基因位于 1 号染色体(1q21-q23),包含 224 个氨基酸,分子量为 25 106Da,是由 5 个结构相同的未糖基化多肽亚单位连接而成,其亚单位由 187 个氨基酸组成,分子量约为 15kDa。CRP 由肝细胞合成,通过结合在死亡细胞或微生物外膜上的磷酸胆碱,活化补体系统和促进粒细胞及巨噬细胞的吞噬作用,清除入侵机体的病原微生物和损伤、坏死、凋亡的组织细胞。正常情况下含量极微,在急性炎症、细菌感染和组织损伤时,其血浓度急剧升高,可达正常水平的 2 000 倍。

1. 检测方法　ELISA。

2. 参考值范围　血清 0~0.8mg/L。

3. 临床意义

(1)感染性疾病的早期诊断:在急性炎症、组织损伤、心肌梗死、手术创伤、放射性损伤等疾病发作后 4~6 小时开始升高,8 小时可增加 1 倍,36~50 小时达到高峰,比正常值可高 2 000 倍,CRP 水平和持续时间与感染的程度呈正相关。CRP 半衰期短 4~7 小时,炎症消除后急剧下降,3~7 天可恢复正常。其升高和恢复早于红细胞沉降率。在体内分布甚广,除血液外,胸腔积液、腹水、心包液、关节液中均可测出,但不能通过胎盘。一些非感染性疾病如风湿病、恶性肿瘤等,CRP 也可以明显升高。故 CRP 鉴别感染性疾病与非感染性疾病的敏感度较高,但特异度并不强。以 0.87mg/L 作为截点,其诊断感染性疾病的敏感度为 93.4%,特异度为 86.3%,若患者 CRP 升高的同时合并体温>38.2℃时,CRP 的特异度将会升高至接近 100%。定量测定脑脊液及其他浆膜腔积液中 CRP 水平亦可用于脑膜炎和浆膜腔炎症的鉴别诊断。在肺水肿、严重创伤、手术、急性胰腺炎等非感染性疾病中患者 CRP 也可见升高,故在临床应用中需注意结合患者临床表现,并联合其他生物标志物一起进行动态评价。

(2)感染性疾病致病病原体的鉴别:细菌感染时,血清 CRP 水平在数小时内即可急剧显著升高,阳性率可达 90% 以上。而病毒感染时 CRP 水平多正常或轻度升高。

(3)疾病严重程度及预后评估:血清 CRP 水平和持续时间与感染程度呈正相关,其半衰期短(4~7 小时),炎症消

除后急速下降,3~7 天可恢复正常,故可用于评估感染患者病情严重程度。全身炎症反应综合征(systemic inflammatory response syndrome,SIRS)患者 CRP 50~70mg/L,脓毒症患者 CRP 71~98mg/L,重度脓毒症患者 CRP 99~145mg/L,脓毒症休克患者 CRP 146~173mg/L。CRP>100mg/L 的患者,发展成器官衰竭的可能性和病死率均明显高于 CRP<10mg/L 的患者。若在治疗的 48 小时内患者 CRP 浓度明显下降,则病死率可减少 15%;反之,若 CRP 持续不降,则病死率将会高达 61%。肺炎链球菌菌血症患者血培养阳性后第 4 天血清 CRP 水平为 30 天病死率的危险因素,以>103mg/L 为折点,其敏感度为 77%,特异度为 55%,危险比为 3.5(95% CI 为 1.2~10.3,$P=0.024$)。也有研究表明,治疗后 CRP 迅速下降的患者(第 5 天 CRP/第 1 天 CRP<0.4),其生存的可能性将会比 CRP 没有下降的患者(第 5 天 CRP/第 1 天 CRP>0.8)高出 3 倍。此外,较高水平的 CRP 也与 ICU 的住院时间及再住院次数有关。

评价:抗感染治疗过程中,动态监测 CRP 水平的变化可辅助判断疗效,CRP 下降至正常可作为疾病好转的指标之一。但 CRP 并不是病死率的有效预测指标。

(三)白细胞介素-6(interleukin-6,IL-6)

简称白介素-6,系由单核巨噬细胞、T 淋巴细胞、B 淋巴细胞、纤维母细胞、上皮细胞、角质细胞及多种瘤细胞产生的一种细胞因子,由 2 条糖蛋白链组成,1 条为 α 链,分子量 80kD,另 1 条为 β 链,分子量 130kD。在感染和组织损伤时,IL-6 迅速而短暂地产生,通过刺激急性期反应、造血和免疫反应,参与宿主防御。

1. 检测方法　ELISA。

2. 参考值范围　血清 0~5.9pg/ml。

3. 临床意义

(1)感染性疾病的早期诊断:炎症初始阶段 IL-6 在局部病灶中合成后,通过血流进入肝脏,随后迅速诱导合成释放更多的急性期蛋白,如 CRP、血清淀粉样蛋白(SAA)、纤维蛋白原、触珠蛋白和 α1-抗糜蛋白酶。细菌感染后 IL-6 水平迅速升高,可在 2 小时达高峰,其升高水平与感染严重程度相一致,IL-6 的升高早于其他细胞因子,包括 CRP 和 PCT,因此可用来辅助急性感染的早期诊断。文献报道,IL-6 鉴别脓毒症和非感染性全身炎症反应综合征的敏感度为 68%,特异度为 73%,曲线下面积为 0.80。

(2)疾病严重程度及预后评估:手术、创伤、无菌性急性胰腺炎及自身免疫性疾病等 IL-6 也可升高,IL-6 用来鉴别感染与非感染的特异度不如 PCT 和 CRP。IL-6 在脓毒症中主要临床作用为评估严重程度和判断预后,多项临床研究发现,高浓度血清 IL-6 与患者死亡率升高呈正相关。动态观察 IL-6 水平也有助于了解感染性疾病的进展和对治疗的反应,但其确切临床价值尚有待更多研究结果支持。

(3)免疫失衡预警:脓毒症早期固有免疫应答和炎症激活、全身性失控性炎症反应(细胞因子风暴)的认识使抗炎在脓毒症治疗中至关重要,但对脓毒症患者抗炎治疗临

床试验的失败促使学术界深入反思脓毒症的发生机制。1996 年 Bone 提出全身炎症反应综合征(SIRS)和代偿性抗炎反应综合征(compensatory anti-inflammatory response syndrome,CARS)学说,认为两者失衡导致组织器官损伤免疫功能低下,引发多器官功能障碍综合征(multiple organ dysfunction syndrome,MODS)。最近研究发现,脓毒症患者抗炎反应与免疫功能抑制在脓毒症早期即发生,几乎可以炎症反应亢进同时发生及存在。笔者团队研究发现,重症肺炎、ARDS 患者早期促炎因子(IL-6、TNF-α)和抗炎因子(IL-10)均显著升高,但以促炎因子升高较明显,提示脓毒症早期免疫亢进和免疫抑制同时存在,但以免疫亢进(细胞因子风暴)占主导地位,予激素治疗后促炎因子显著下降,患者症状明显好转。在脓毒症休克合并 MODS 患者血清中促炎因子 IL-6、TNF-α 显著下降,患者预后较差,其中院内感染继发脓毒症休克死亡患者血清 IL-6、TNF-α 呈持续下降趋势,显著低于存活组;IL-10 呈持续上升趋势,显著高于存活组,提示存在免疫抑制。一项针对社区获得性肺炎(CAP)患者 IL-6/IL-10 不同浓度组合对 90 天死亡风险率荟萃分析结果提示,中等水平 IL-6 和 IL-10 组合使患者死亡风险增加几倍,高水平的两种细胞因子组合使死亡风险增加 20 倍以上。由此考虑,IL-6/IL-10 的动态变化是否可在一定程度上反映免疫过度/免疫受损。

评价:IL-6 作为评价宿主免疫的重要指标之一,可以早期辅助诊断机体感染,对机体的免疫失衡预警作用至关重要,但仍需大量临床及基础研究。

(四) 白细胞介素-10 (interleukin-10, IL-10)

1989 年由 Mosmannand 首先发现,由 Th2 细胞克隆分泌,能够抑制 Th1 细胞克隆 IL-2 和 IFN-γ 的合成。早期被命名为细胞因子合成抑制因子(CSIF),后来被命名为 IL-10。目前研究发现,几乎所有淋巴细胞均能合成 IL-10,最重要的来源包括单核巨噬细胞、T 辅助细胞(细胞毒性 T 细胞、γδT 细胞)、树突状细胞、B 细胞、NK 细胞、肥大细胞及中性粒细胞和嗜酸性粒细胞。IL-10 是目前公认的炎症与免疫抑制因子,在肿瘤、感染、器官移植、造血系统及心血管系统中发挥重要作用。

1. 检测方法　ELISA。

2. 参考值范围　血清 0~9.1pg/ml。

3. 临床意义

(1) 疾病严重程度及预后评估:IL-10 为抗炎因子,其在急性感染性疾病中发挥两方面相反的作用。一方面,IL-10 可阻止过度保护性免疫反应,从而减轻机体免疫病理损伤的发展。另一方面,它干扰先天和适应性保护性免疫的同时,使机体对细菌和病毒的清除能力下降,从而使细菌和病毒持续存在,不利于感染的治疗及预后。LPS 可诱导单核细胞分泌 IL-10,IL-10 呈剂量依赖性抑制单核细胞表达细胞表面 MHC-Ⅱ类分子及分泌促炎因子,减弱抗原提呈功能和 T 细胞增殖,使机体对细菌和病毒等病原体的清除能力下降。严重脓毒症患者血清中 IL-10 水平显著高于脓毒症患

者,且死亡组显著高于存活组。腹腔感染脓毒症动物实验发现,死亡组 IL-10 持续升高,存活组 IL-10 先升高再下降。IL-10/淋巴细胞比率(IL10/LCR)预测急性脓毒症患者 28 天病死率,其 ROC 曲线下面积为 0.749,敏感度和特异度分别为 70.0% 和 74.4%。生存曲线分析提示,IL10/LCR > 23.39ng/ml^2 的患者存活率明显低于 IL10/LCR < 23.39ng/ml^2 的患者(P=0.001)。

(2) 免疫失衡预警:如前所述,IL-10 是重要的抗炎因子,免疫抑制及免疫麻痹时,血清 IL-10 显著升高。IL-10/TNF-α 72 小时持续升高,对金黄色葡萄球菌菌血症患者感染持续存在和患者死亡的独立危险因素,其优势比分别为 2.98(1.39~6.39)、P=0.005 和 9.87(2.64~36.91)、P<0.001。一项荟萃分析提示,CAP 患者高浓度 IL-6/高浓度 IL-10 组合患者死亡风险较低浓度组合死亡风险增加 20 倍以上,且随 IL-10 浓度升高,死亡风险呈增加趋势。笔者团队在临床实践及科研中发现,脓毒症死亡组患者 IL-10 显著高于存活组,且呈持续升高趋势。提示患者存在免疫抑制或免疫麻痹。但其具体折点仍需进一步研究。

(3) 评价:在急性感染过程中,IL-10 的升高迟于 IL-1-α、IL-1-β、IL-6、IL-8、TNF-α 和粒细胞集落刺激因子,主要用于病情严重程度及预后评估,其动态变化临床意义更为确切,IL-10 动态变化可以有效反映免疫失衡改变。

(五) 人类白细胞 DR 抗原 (human leukocyte antigen DR, HLA-DR)

HLA-DR 是 MHC-Ⅱ 类分子,含有 2 个分子量分别为 36kD 和 27kD 的亚基(α 亚基和 β 亚基)。HLA-DR 表达于单核细胞、巨噬细胞、活化 T 淋巴细胞、B 淋巴细胞、活化 NK 细胞和人祖细胞表面,以及表达于胸腺上皮细胞、脾和淋巴结的 B 淋巴细胞依赖区及 B 淋巴细胞淋巴瘤。主要生物学作用为识别外源性抗原,提呈给 CD4 淋巴细胞,启动机体适应性免疫应答,清除细菌等致病原。

1. 检测方法　流式细胞术。

2. 参考值范围　外周血 CD3 淋巴细胞表面 HLA-DR 表达率为 4%~26%,单核细胞表面 HLA-DR 表达率无正常范围,但大部分文献认为单核细胞表面 HLA-DR 表达<30% 提示免疫抑制。

3. 临床意义

(1) 免疫失衡预警:脓毒症时机体全身炎症反应亢进与免疫功能抑制常共存。脓毒症免疫功能抑制的发生机制为近年研究热点,现已清楚抗原提呈细胞 HLA-DR 表达下调、抗炎因子分泌上调等介导脓毒症免疫抑制发生。大量研究证实,脓毒症患者外周血单核细胞表达 HLA-DR 水平明显降低,且持续低水平表达 HLA-DR 与不良预后相关。脓毒症休克患者外周血树突状细胞(DC)较健康者明显减少,DC 的抗原提呈能力也降低,且脓毒症休克死亡组较存活组进一步减少。重症监护病房脓毒症患者,单核细胞表面 HLA-DR 低表达者死亡率较高,发生二次感染的风险亦明显升高。我们的研究发现,与健康对照组相比,脓毒症患

者外周血 CD3 淋巴细胞及其亚群 Th1 及 Th2 细胞数量明显减少，CD4/CD8 比值倒置，且淋巴细胞及单核细胞表达 HLA-DR 明显下降，经治疗存活组 HLA-DR 表达逐渐上升，而死亡组则持续低水平甚至持续下降。外周血淋巴细胞亚群中促淋巴细胞 Th1 及抑杀淋巴细胞 Th2 亦明显低于健康对照组，存活组均显著高于死亡组。综上提示，抗原提呈细胞及淋巴细胞表面 HLA-DR 对免疫失衡预警及预后起重要作用，但其具体机制仍需进一步深入研究。

（2）评价：HLA-DR 可以作为宿主免疫靶向免疫信号提呈的重要标志物，其表达水平降低表明有免疫抑制。

（六）可溶性髓系细胞表达触发受体-1（TREM-1）
是与感染相关的免疫球蛋白超家族受体成员之一，sTREM-1 是其可溶性形式。

1. 检测方法　ELISA。

2. 参考值范围　尚无确定折点。

3. 临床意义

（1）感染性疾病的早期诊断：sTREM-1 在急性炎症反应时于中性粒细胞及单核巨噬细胞表面表达，释放入血液或体液，出现早，半衰期较短。其增高可见于细菌性脑膜炎、细菌性胸腔积液、慢阻肺合并感染和脓毒症等患者；而在非感染性炎症疾病中很少或者不表达，提示其可作为诊断细菌感染的较特异的指标。Gibot 等发现，通过测定支气管肺泡灌洗液中 sTREM-1 水平鉴别诊断细菌和真菌性肺炎的敏感度达 98%，特异度为 90%，是最强的独立预测因子之一。另一项针对系统性炎症反应中血清 sTREM-1 诊断脓毒症的精确性分析结果显示，其敏感度为 79%（95% CI 为 0.65~0.89），特异度为 80%（95% CI 为 0.69~0.88），正似然比、负似然比和诊断优势比分别为 4.0（95% CI 为 2.4~6.9）、0.26（95% CI 为 0.14~0.48）和 16（95% CI 为 5~46）。但 sTREM-1 对细菌性泌尿系感染诊断的敏感度仅为 18%，可能在尿液形成过程中被稀释清除而导致浓度减低，因此不适于泌尿系统感染的筛查性诊断。

（2）疾病严重程度及预后评估：感染患者外周血 sTREM-1 升高与疾病严重程度和预后相关，Dimopoulou 等发现感染性休克患者血清 sTREM-1 水平显著高于无休克的脓毒症患者（P=0.002），若以 >750ng/L 作为临界浓度，感染性休克的风险比值达 4.53。最近的荟萃分析结果提示，感染患者中血 sTREM-1 水平升高者的病死率是未增高者的 2.54 倍。我们的研究发现，尿液 sTREM-1 是影响脓毒症急性肾损伤发生的独立危险因素。血和尿 sTREM-1 能够提前 24 小时预警和诊断脓毒症患者继发急性肾损伤。

（3）评价：外周血 sTREM-1 在感染的诊断、预后判断及治疗指导方面可能具有潜在的重要价值。尿 sTREM-1 在早期预警感染继发急性肾损伤方面有一定价值。

（七）内毒素　内毒素是革兰氏阴性菌细胞壁中的一种特殊组分——脂多糖，由特异多糖、核心多糖和脂类 A 三部分组成。内毒素主要是在细菌死亡后从菌体中释放，也可由细菌自发地以胞吐方式释放。虽然内毒素检测有助

于对革兰氏阴性菌感染且病情较重、预后不良的判断，但因特异度较差，在临床工作中并不常用。临床研究结果证实，该方法诊断革兰氏阴性菌感染和脓毒症的敏感度较高（85.3%），但特异度较低（44.0%），因此，仅凭内毒素的检测来诊断革兰氏阴性菌感染的价值并不高。

（八）脂多糖结合蛋白（lipopolysaccharide-binding protein，LBP）　LBP 为Ⅰ型急性期反应蛋白，1986 年由 Tobias 等在兔急性期血清中发现，是一种存在于人和动物血清中的糖蛋白，可与细菌脂多糖的类脂 A 成分结合。

1. 检测方法　ELISA。

2. 参考值范围　血浆 5~10μg/ml。

3. 临床意义

（1）感染性疾病的早期诊断：LBP 与细菌脂多糖（LPS）的类脂 A 成分结合，形成 LPS/LBP 复合物，催化 LPS 结合 CD14，刺激单核细胞、内皮细胞等释放 IL-1、IL-6 及肿瘤坏死因子等炎症介质，导致炎症反应失控及免疫防御功能下降，引起 SIRS、脓毒症休克甚至多器官功能障碍综合征。当内皮细胞受到 LPS 刺激后 24 小时即可上升 100~1 000 倍。以 20μg/ml 为折点，其诊断感染性炎症的敏感度为 78.3%，特异度为 64.2%，阳性预测值为 77.6%，阴性预测值为 65.2%，阳性似然比为 2.2，阴性似然比为 0.34，ROC 值为 0.79。

（2）感染性疾病病原体的鉴别：细菌感染患者血清 LBP 水平为 30μg/ml，病毒感染患者血清 LBP 水平为 10μg/ml，前者显著高于病毒感染患者，P=0.01。

（3）疾病严重程度评估：研究发现，以 20μg/ml 为折点，鉴别脓毒症和严重脓毒症的敏感度为 81.0%，特异度为 68.4%，ROC 值为 0.597。

（4）评价：目前关于 LBP 在脓毒症诊断和预后预测方面的意义各项研究结果不一，尚需进一步研究明确其价值。

（九）肺炎链球菌尿抗原　肺炎链球菌是 CAP 的最常见致病菌，属难培养的苛养菌之一，传统的细菌培养方法阳性率低、周期长，再加上使用抗生素后阳性率更低等因素限制了其诊断。体外快速免疫层析检测方法测定患者尿液肺炎链球菌抗原，操作简单、快速，且特异度较高，不受初始抗菌药物使用的影响。早期研究报道其敏感度为 50%~80%，特异度 >90%，当整合了 13 种血清型肺炎链球菌的特异多糖抗原后，其检测的敏感度可达 97%，特异度接近 100%。Monno 等对 1 414 例 CAP 患者的回顾性研究结果显示，该方法敏感度显著高于痰培养和血培养；李洁等的研究也得到类似结论。此外，当肺炎患者合并其他器官肺炎链球菌感染时，也可针对相应感染部位体液进行抗原检测，以提高检出率。

1. 检测方法　快速免疫层析检测法。

2. 评价　该方法可用于肺炎链球菌肺炎的快速辅助诊断，但感染肺炎链球菌后该抗原持续存在，3 个月后浓缩尿

检测仍为阳性,最长可维持 1 年以上,既往发生过肺炎链球菌感染者可能出现假阳性,因此不适用于复发病例检测,也较难区分现症与既往感染。

（十）嗜肺军团菌尿抗原　　军团菌属种类繁多,目前已确认的有 52 种、70 多个血清型,常见的是嗜肺军团菌(*Legionella pneumophila*,LP),与人类疾病关系亦最为密切,目前已发现有 16 个血清型,我国军团菌肺炎以 LP1 和 LP6 为主。军团菌体外培养困难,阳性率极低。军团菌感染患者的尿液中可排出一种具有热稳定性及抗胰蛋白酶活性的抗原,其在尿液中的浓度是血清中的 30~100 倍。尿抗原在发病 1 天内即可被检测到,大约可在体内存在至有效抗菌治疗的数日或数周后。因此,尿抗原检测可用于军团菌感染的快速、早期诊断。2012 年荷兰成人 CAP 指南中建议所有的重症 CAP 患者,在入院后均应检测军团菌尿抗原。该方法准确性较好,其诊断 LP1 型军团菌感染的敏感度为 80%~90%,特异度>99.5%。其敏感度可能与患者感染类型有关,如旅游相关性、社区获得性及医院获得性军团菌感染患者的检测敏感度分别为 94%、76%~87% 和 44%~46%。军团菌尿抗原阳性与否也可能与疾病严重程度相关,轻症患者尿抗原敏感度为 40%~53%,而重症患者的敏感度可达 88%~100%。浓缩尿标本可提高检测敏感度。

评价:尿抗原检测可用于军团菌感染的快速、早期诊断,但目前仅限于诊断 LP1 型军团菌,用来检测其他菌种及血清型时其敏感度可下降至 29%~31%,漏诊可能性大。此外,部分患者抗原转阴时间过长,不能确定是新近感染还是既往感染。

（十一）新型生物标志物　　近年来,高通量测序、基因组学、蛋白组学、代谢组学技术的迅猛发展,使得人们有可能对感染患者海量的影响因素和可能具有潜在价值的生物标志物进行筛选,以期发现对重症感染患者早期诊断、严重程度和预后评价等方面具有临床价值的新的靶标。笔者团队研究发现,血可溶性清道夫受体 CD63(sCD163)、miR-15a、miR-16、miR-574-5p、miR-193b、miR-483-5p、维生素 D 结合蛋白等具有临床价值的新的生物标志物。初步实验和临床工作证明,与现有的临床常用标志物比较,miR-574-5p 预警死亡和 sCD163 在疾病动态评价方面具有明显优势。血清 miR-15a 在鉴别脓毒症和 SIRS 方面,其 ROC 值为 0.858,显著高于 CRP(ROC 值为 0.572)和 PCT(ROC 值为 0.605),以 0.21 为折点,其敏感度和特异度分别为 68.3% 和 94.4%。血清 miR-574-5p 早期对重症患者死亡预后的评价甚至优于目前评价价值最好的 SOFA 评分,特异度高达 96.15%。miR-122 可以早期预警脓毒症继发凝血功能紊乱,可能与肝细胞损坏相关。miR-122 亦与 ARDS 患者预后明显相关。进一步研究发现,miR-223、miR-15a、miR-16、miR-122、miR-193 和 miR-483-5p 六种 miRNAs 联合预测脓毒症患者 28 天病死率曲线下面积为 0.969(95% CI 为 0.930~1.000),以 0.714 为折点,敏感度为 100.0%,特异度为 82.6%。Solexai 测序-生物信息学分析-差异表达 miRNAs 临床验证-靶基因

预测结果提示,ACVR2A、FOXO1、IHH、DUSP3、STK4 几种蛋白联合预测脓毒症患者 28 天病死率曲线下面积为 0.875(95% CI 为 0.785~0.965),显著高于 SOFA 评分、APACHE Ⅱ 评分和 PCT,当以 0.449 为折点时,敏感度和特异度分别为 68% 和 91%。

（解立新）

参考文献

[1] ASSICOT M, GENDREL D, CARSIN H, et al. High serum procalcitonin concentrations in patients with sepsis and infection[J]. Lancet, 1993, 341(8844): 515-518.

[2] 降钙素原急诊临床应用专家共识组. 降钙素原(PCT)急诊临床应用的专家共识[J]. 中华急诊医学杂志, 2012, 21(9): 944-951.

[3] WACKER C, PRKNO A, BRUNKHORST FM, et al. Procalcitonin as a diagnostic marker for sepsis: a systematic review and meta-analysis[J]. Lancet Infect Dis, 2013, 13(5): 426-435.

[4] O'GRADY NP, BARIE PS, BARTLETT JG, et al. Guidelines for evaluation of new fever in critically ill adult patients: 2008 update from the American College of Critical Care Medicine and the Infectious Diseases Society of America[J]. Crit Care Med, 2008, 36(4): 1330-1349.

[5] DOU YH, DU JK, LIU HL, et al. The role of procalcitonin in the identification of invasive fungal infection-a systemic review and meta-analysis[J]. Diagn Microbiol Infect Dis, 2013, 76(4): 464-469.

[6] CHARLES PE, LADOIRE S, AHO S, et al. Serum procalcitonin elevation in critically ill patients at the onset of bacteremia caused by either Gram negative or Gram positive bacteria[J]. BMC Infect Dis, 2008, 8(1): 1-8.

[7] SCHUETZ P, MAURER P, PUNJABI V, et al. Procalcitonin decrease over 72 hours in US critical care units predicts fatal outcome in sepsis patients[J]. Crit Care, 2013, 17(3): R115.

[8] CHRIST-CRAIN M, JACCARD-STOLZ D, BINGISSER R, et al. Effect of procalcitonin-guided treatment on antibiotic use and outcome in lower respiratory tract infections: cluster-randomised, single-blinded intervention trial[J]. Lancet, 2004, 363(9409): 600-607.

[9] SCHUETZ P, MÜLLER B, CHRIST-CRAIN M, et al. Procalcitonin to initiate or discontinue antibiotics in acute respiratory tract infections[J]. Evid Based Child Health, 2013, 8(4): 1297-1371.

[10] DE JONG E, VAN OERS JA, BEISHUIZEN A, et al. Efficacy and safety of procalcitonin guidance in reducing the duration of antibiotic treatment in critically ill patients: a randomised, controlled, open-label trial[J]. Lancet Infect Dis, 2016, 16(7): 819-827.

[11] KALIL AC, METERSKY ML, KLOMPAS M, et al. Management of adults with hospital-acquired and ventilator-associated pneumonia: 2016 Clinical Practice Guidelines by the Infectious Diseases Society of America and the American Thoracic Society[J]. Clin Infect Dis, 2016, 63(5): 575-582.

[12] SCHUETZ P, LITKE A, ALBRICH WC. Blood biomarkers for personalized treatment and patient management decisions in community-acquired pneumonia[J]. Curr Opin Infect Dis, 2013, 26(2): 159-167.

[13] ROSENTHAL MD, MOORE FA. Persistent inflammatory, immunosuppressed, catabolic syndrome (PICS): A new phenotype of multiple organ failure[J]. J Adv Nutr Hum Metab, 2015, 1(1): e784.

[14] MEDZHITOV R. Origin and physiological roles of inflammation[J]. Nature, 2008, 454(7203): 428-435.

［15］CHOUSTERMAN BG, SWIRSKI FK, WEBER GF. Cytokine storm and sepsis disease pathogenesis［J］. Semin Immunopathol, 2017, 39（5）: 517-528.

［16］MATWIYOFF GN, PRAHL JD, MILLER RJ, et al. Immune regulation of procalcitonin: a biomarker and mediator of infection［J］. Inflamm Res, 2012, 61（5）: 401-409.

［17］VINCENT JL, DONADELLO K, SCHMIT X. Biomarkers in the critically ill patient: C-reactive protein［J］. Crit Care Clin, 2011, 27（2）: 241-251.

［18］SUPRIN E, CAMUS C, GACOUIN A, et al. Procalcitonin: a valuable indicator of infection in a medical ICU?［J］. Intensive Care Med, 2000, 26（9）: 1232-1238.

［19］LOBO SM, LOBO FR, BOTA DP, et al. C-reactive protein levels correlate with mortality and organ failure in critically ill patients［J］. Chest, 2003, 123（6）: 2043-2049.

［20］MÖLKÄNEN T, RUOTSALAINEN E, RINTALA EM, et al. Predictive value of C-reactive protein（CRP）in identifying fatal outcome and deep infections in staphylococcus aureus bacteremia［J］. PLoS One, 2016, 11（5）: e0155644.

［21］PÓVOA P, TEIXEIRA-PINTO AM, CARNEIRO AH. C-reactive protein, an early marker of community-acquired sepsis resolution: a multi-center prospective observational study［J］. Crit Care, 2011, 15（4）: R169.

［22］KOJIC D, SIEGLER BH, UHLE F, et al. Are there new approaches for diagnosis, therapy guidance and outcome prediction of sepsis?［J］. World J Exp Med, 2015, 5（2）: 50-63.

［23］MA L, ZHANG H, YIN YL, et al. Role of interleukin-6 to differentiate sepsis from non-infectious systemic inflammatory response syndrome［J］. Cytokine, 2016, 88: 126-135.

［24］LIU Y, HOU JH, LI Q, et al. Biomarkers for diagnosis of sepsis in patients with systemic inflammatory response syndrome: a systematic review and meta-analysis［J］. Springerplus, 2016, 5（1）: 2091.

［25］PATEL RT, DEEN KI, YOUNGS D, et al. Interleukin 6 is a prognostic indicator of outcome in severe intra-abdominal sepsis［J］. Br J Surg, 1994, 81（9）: 1306-1308.

［26］FAIX JD. Biomarkers of sepsis［J］. Crit Rev Clin Lab Sci, 2013, 50（1）: 23-36.

［27］HARBARTH S, HOLECKOVA K, FROIDEVAUX C, et al. Diagnostic value of procalcitonin, interleukin-6, and interleukin-8 in critically ill patients admitted with suspected sepsis［J］. Am J Respir Crit Care Med, 2001, 164（3）: 396-402.

［28］BONE RC. Sir Isaac newton, sepsis, SIRS, and CARS［J］. Crit Care Med, 1996, 24（7）: 1125-1128.

［29］OSUCHOWSKI MF, WELCH K, SIDDIQUI J, et al. Circulating cytokine/inhibitor profiles reshape the understanding of the SIRS/CARS continuum in sepsis and predict mortality［J］. J Immunol, 2006, 177（3）: 1967-1974.

［30］KELLUM JA, KONG L, FINK MP, et al. Understanding the inflammatory in pneumonia and sepsis-results of the Genetic and Inflammatory Markers of Sepsis（GenIMS）Study［J］. Arch Intern Med, 2007, 167（15）: 1655-1663.

［31］FIORENTINO DF, BOND MW, MOSMANN TR. Two types of mouse T helper cell. IV. Th2 clones secrete a factor that inhibits cytokine production by Th1 clones［J］. J Exp Med, 1989, 170（6）: 2081-2095.

［32］PEÑALOZA HF, SCHULTZ BM, NIETO PA, et al. Opposing roles of IL-10 in acute bacterial infection［J］. Cytokine Growth Factor Rev, 2016, 32: 17-30.

［33］DE WAAL MALEFYT R, ABRAMS J, BENNETT B, et al. Interleukin 10（IL-10）inhibits cytokine synthesis by human monocytes: an autoregulatory role of IL-10 produced by monocytes［J］. J Exp Med, 1991, 174（5）: 51-52.

［34］HEPER Y, AKALIN EH, MISTIK R, et al. Evaluation of serum C-reactive protein, procalcitonin, tumor necrosis factor alpha, and interleukin-10 levels as diagnostic and prognostic parameters in patients with community-acquired sepsis, severe sepsis, and septic shock［J］. Eur J Clin Microbiol Infect Dis, 2006, 25（8）: 481-491.

［35］WANG CH, GEE MJ, YANG C, et al. A new model for outcome prediction in intra-abdominal sepsis by the linear discriminant function analysis of IL-6 and IL-10 at different heart rates［J］. J Surg Res, 2006, 132（1）: 46-51.

［36］LI X, XU Z, PANG X, et al. Interleukin-10/lymphocyte ratio predicts mortality in severe septic patients［J］. PLoS One, 2017, 12（6）: e0179050.

［37］MINEJIMA E, BENSMAN J, SHE RC, et al. A Dysregulated Balance of Proinflammatory and anti-inflammatory host cytokine response early during therapy predicts persistence and mortality in staphylococcus aureus bacteremia［J］. Crit Care Med, 2016, 44（4）: 671-679.

［38］POEHLMANN H, SCHEFOLD JC, ZUCKERMANN-BECKER H, et al. Phenotype changes and impaired function of dendritic cell subsets in patients with sepsis: a prospective observational analysis［J］. Crit Care, 2009, 13（4）: R119.

［39］LUKASZEWICZ AC, GRIENAY M, RESCHE-RIGON M, et al. Monocytic HLA-DR expression in intensive care patients: Interest for prognosis and secondary infection prediction［J］. Crit Care Med, 2009, 37（10）: 2746-2752.

［40］GIBOT S, CRAVOISY A, LEVY B, et al. Soluble triggering receptor expressed on myeloid cells and the diagnosis of pneumonia［J］. N Engl J Med, 2004, 350（5）: 451-458.

［41］WU Y, WANG F, FAN X, et al. Accuracy of plasma sTREM-1 for sepsis diagnosis in systemic inflammatory patients: a systematic review and meta-analysis［J］. Crit Care, 2012, 16（6）: R229.

［42］DIMOPOULOU I, ORFANOS SE, PELEKANOU A, et al. Serum of patients with septic shock stimulates the expression of Trem-1 on U937 monocytes［J］. Inflamm Res, 2009, 58（3）: 127-132.

［43］SU L, LIU D, CHAI W, et al. Role of sTREM-1 in predicting mortality of infection: a systematic review and meta-analysis［J］. BMJ Open, 2016, 6（5）: e010314.

［44］SU L, XIE L, LIU D. Urine sTREM-1 may be a valuable biomarker in diagnosis and prognosis of sepsis-associated acute kidney injury［J］. Crit Care, 2015, 19（1）: 281.

［45］SU L, FENG L, SONG Q, et al. Diagnostic value of dynamics serum sCD163, sTREM-1, PCT, and CRP in differentiating sepsis, severity assessment, and prognostic prediction［J］. Mediators Inflamm, 2013: 969875.

［46］SU L, HAN B, LIU C, et al. Value of soluble TREM-1, procalcitonin, and C-reactive protein serum levels as biomarkers for detecting bacteremia among sepsis patients with new fever in intensive care units: a prospective cohort study［J］. BMC Infect Dis, 2012, 12: 157.

［47］MARSHALL JC, FOSTER D, VINCENT JL, et al. Diagnostic and prognostic implications of endotoxemia in critical illness: results of the MEDIC study［J］. J Infect Dis, 2004, 190（3）: 527-534.

［48］GAÏNI S, KOLDKJAER OG, PEDERSEN C, et al. Procalcitonin, lipopolysaccharide-binding protein, interleukin-6 and C-reactive protein in community-acquired infections and sepsis: a prospective study［J］. Crit Care, 2006,

10(2): R53.

[49] TEN OEVER J, TROMP M, BLEEKER-ROVERS CP, et al. Combination of biomarkers for the discrimination between bacterial and viral lower respiratory tract infections[J]. J Infect, 2012, 65(6): 490-495.

[50] PRIDE MW, HUIJTS SM, WU K, et al. Validation of an immunodiagnostic assay for detection of 13 streptococcus pneumoniae serotype-specific polysaccharides in human urine[J]. Clin Vaccine Immunol, 2012, 19(8): 1131-1141.

[51] WIERSINGA WJ, BONTEN MJ, BOERSMA WG, et al. SWAB/NVALT (Dutch working party on antibiotic policy and Dutch association of chest physicians) guidelines on the management of community-acquired pneumonia in adults[J]. Neth J Med, 2012, 70(2): 90-101.

[52] WANG H, ZHANG P, CHEN W, et al. Evidence for serum miR-15a and miR-16 levels as biomarkers that distinguish sepsis from systemic inflammatory response syndrome in human subjects[J]. Clin Chem Lab Med, 2012, 50(8): 1423-1428.

[53] WANG H, MENG K, CHEN WJ, et al. Serum miR-574-5p: a prognostic predictor of sepsis patients[J]. Shock, 2012, 37(3): 263-267.

[54] WANG HJ, DENG J, WANG JY, et al. Serum miR-122 levels are related to coagulation disorders in sepsis patients[J]. Clin Chem Lab Med, 2014, 52(6): 927-933.

[55] WANG H, YU B, DENG J, et al. Serum miR-122 correlates with short-term mortality in sepsis patients[J]. Crit Care, 2014, 18(6): 704.

[56] WANG H, ZHANG P, CHEN W, et al. Serum microRNA signatures identified by Solexa sequencing predict sepsis patients' mortality: a prospective observational study[J]. PLoS One, 2012, 7(6): e38885.

[57] WANG HJ, WANG BZ, ZHANG PJ, et al. Identification of four novel serum protein biomarkers in sepsis patients encoded by target genes of sepsis-related miRNAs[J]. Clin Sci (Lond), 2014, 126(12): 857-867.

第二节
肺癌标志物

肺癌是最常见的恶性肿瘤,其发病率逐年上升。尽管多学科综合治疗概念的提出,以及分子靶向治疗、免疫治疗、放疗、化疗、外科手术等治疗方法取得了一定成效,但肺癌仍是预后最差的恶性肿瘤之一,严重危害人类的健康与生命。肺癌患者缺乏早期典型的临床症状,大部分肺癌在确诊时已属于晚期,患者的 5 年生存率仍较低,肺癌的早期诊断及早期治疗对改善肺癌患者的预后至关重要。目前肺癌的早期检测主要依靠影像学检查,但其敏感度有待进一步提高。近年来,肺癌标志物的检测作为一种非侵入性、简便可行的检查,成为肺癌研究中的热点。随着检测技术的快速发展,循环肿瘤细胞、循环肿瘤 DNA、外泌体、肺癌驱动基因等新型生物标志物不断被发现,肺癌标志物成为早期诊断肺癌、评估疗效及判断预后的有效手段。

1978 年 Herberman 提出肿瘤标志物(tumor marker)的概念。肿瘤标志物是指肿瘤发生发展过程中,原癌基因的激活、抑癌基因的失活及特殊染色体区域的扩增等遗传学改变导致 DNA 水平、RNA 水平及蛋白质水平发生变化,产生的与肿瘤相关的分子标志物。肺癌标志物属于肿瘤标志物

的一种,是由肺癌细胞合成及分泌的与肺癌密切相关,可反映肺癌存在和生长的一类生化物质。肺癌标志物或不存在于正常成人组织而仅见于胚胎组织,或在肺癌组织中的含量大大超过在正常肺组织中的含量。通过检测肺癌标志物,可以对肺癌进行早期诊断、疗效评估、复发监测及预后判断。

一、传统肺癌标志物

血清肿瘤标志物检测具有无创、快捷、简便等优点,成为肺癌筛查及辅助诊断的主要指标。临床上常用的传统血清肺癌标志物包括癌胚抗原(carcinoembryonic antigen, CEA)、神经元特异性烯醇化酶(neuron specific enolization enzyme, NSE)、鳞状细胞癌抗原(squamous cell carcinoma antigen, SCCA)、细胞角蛋白 19 片段抗原 21-1(cytokeratin 19 fragment antigen 21-1, CYFRA21-1)、胃泌素释放肽前体(pro-gastrin-releasing peptide, Pro-GRP)等。CEA、SCC 和 CYRFA21-1 水平异常主要见于非小细胞肺癌,NSE 和 Pro-GRP 水平异常主要见于小细胞肺癌。

(一)癌胚抗原(CEA)　　是一种具有人类胚胎抗原决定簇的糖蛋白,在胎儿早期的小肠、肝脏、胰腺中合成。在胎儿 3~6 个月的血清中可以检测到 CEA,6 个月后 CEA 含量逐渐减少,出生后 CEA 在血清中含量极低。一些恶性肿瘤细胞,如肺癌细胞能直接产生 CEA,致使 CEA 在肺癌患者血清中含量明显升高。通过检测血清中 CEA 的含量可以初步筛查肺癌,CEA 作为肺癌标志物的敏感度为 35%~77%。CEA 是一种广谱的肿瘤标志物,血清 CEA 升高除了常见于非小细胞肺癌外,也可见于胃肠肿瘤、乳腺癌和肝癌等,因此 CEA 不能单独作为肺癌的特异度诊断指标。

(二)糖类抗原(CA)　　是细胞膜上的大分子糖蛋白,是一系列肿瘤的相关抗原,主要有 CA12-5、CA15-3、CA19-9 等。CA12-5 是一种细胞表面高分子糖蛋白,主要存在于胚胎发育中体腔的上皮组织,如胎儿的消化道上皮细胞、羊膜组织,在出生后 CA12-5 表达减少直至消失。CA12-5 在肺癌患者血清中有不同程度的升高,CA12-5 水平与肺癌分期呈正相关,CA12-5 增高者肺癌复发的可能性大,据统计血清 CA12-5 升高的肺癌患者生存期比 CA12-5 正常的肺癌患者缩短。CA12-5 可作为肺癌诊断、预后判断的指标。CA15-3 在肺癌患者血清中明显升高,阳性率为 54%,CA15-3 与其他血清肿瘤标志物的联合检测对肺癌的诊断更有意义。当肿瘤复发或转移时,随着癌细胞内 CA15-3 释放入血,其血清水平随之升高,伴有转移的肺癌患者的血清 CA15-3 阳性率和平均值均高于未转移患者,CA15-3 可作为肺癌转移的一项重要标志物。CA19-9 检测肺癌的敏感度为 44%~51%,特异度为 67%~69%。CA19-9 与肺癌病情呈正相关,治疗后部分肺癌患者 CA19-9 表达下降,可用于疗效监测。

(三)鳞状细胞癌抗原(SCC)　　是 1977 年由

Koto 从子宫组织中提取的一种糖蛋白,SCC 在多种鳞状细胞癌(简称鳞癌)中均有不同程度的升高,是特异度较好的鳞癌标志物。SCC 对肺鳞癌的敏感度为 33%~78%,特异度为 89%~100%,但对其他类型肺癌的诊断意义有限。肺鳞癌患者血清中 SCC 水平随肺癌进展而升高,且与肺鳞癌分期呈正相关,晚期肺鳞癌患者 SCC 的阳性率明显高于早期患者。SCC 水平还与肺鳞癌患者的生存期密切相关。SCC 可作为辅助诊断肺鳞癌、监测疾病进展和判断肺鳞癌预后的指标。

(四)细胞角蛋白 19 片段抗原 21-1(CYFRA21-1)

细胞角蛋白主要存在于上皮细胞的细胞质中,是构成细胞骨架的一类中间丝状物。CYFRA21-1 是细胞角蛋白的一种类型,在非小细胞肺癌患者的血清及胸腔积液中表达升高,且与肺癌的分期呈正相关。CYFRA21-1 用于非小细胞肺癌检测的敏感度为 70%,特异度达 95%,CYFRA21-1 对肺鳞癌的敏感度和特异度更高,是非小细胞肺癌的标志物。CYFRA21-1 与疗效有良好的相关性,化疗有效患者的血清 CYFRA21-1 水平明显降低,肺癌手术后患者血清 CYFRA21-1 浓度也显著降低。CYFRA21-1 与肺癌患者的生存期密切相关,血清 CYFRA21-1 水平高的患者预后较差。CYFRA21-1 对非小细胞肺癌的早期诊断、疗效观察和预后判断有重要意义,可作为非小细胞肺癌的标志物。

(五)组织多肽抗原(TPA)及组织多肽特异性抗原(TPSA)

TPA 是细胞角蛋白 8、18、19 片段的一部分,是存在于胎盘和大部分肿瘤组织细胞膜和细胞质中的一种单链多肽,其表达反映了细胞增生活跃程度。正常组织中 TPA 含量甚微,在恶性肿瘤患者血清中,TPA 的含量明显升高。肺癌患者血清中 TPA 检测的敏感度为 30%~60%,特异度为 65%~90%。TPA 水平与临床治疗的疗效及肿瘤临床分期密切相关,TPA 还能预测肿瘤复发。TPSA 检测肺癌的敏感度为 36%,特异度为 90%。TPSA 在伴有淋巴结转移的肺癌患者及在病情进展肺癌患者的血清中明显增高。此外,TPSA 也是肺癌疗效评估及预后判断的指标之一。

(六)神经元特异性烯醇化酶(NSE)

是神经元和神经内分泌细胞所特有的一种酸性蛋白酶,在各型肺癌中均增高,尤其在小细胞肺癌中其阳性率可达 60%~80%,NSE 是小细胞肺癌较敏感及特异的肿瘤标志物。NSE 水平与小细胞肺癌分期呈正相关,NSE 水平与治疗疗效之间有良好的相关性,治疗有效时 NSE 浓度降低,复发时 NSE 水平升高。有研究报道 NSE 水平与小细胞肺癌转移相关,NSE 可用于小细胞肺癌的辅助诊断、病情监测及疗效评估。

(七)胃泌素释放肽前体(Pro-GRP)

是胃泌素释放肽(gastrin-releasing peptide,GRP)的前体结构,存在于胎儿及新生儿肺组织和原发性肺癌组织中。Pro-GRP 水平升高见于多种神经内分泌源肿瘤,包括小细胞肺癌、类癌、具有神经内分泌功能的未分化大细胞肺癌及甲状腺髓样癌等。Pro-GRP 是一项较好的小细胞肺癌标志物,在鉴别小细胞肺癌与其他肺部疾病方面有较高的敏感度和特异度。Pro-GRP 与 NSE 对小细胞肺癌患者有相似的诊断价值,但与 NSE 相比,Pro-GRP 在小细胞肺癌诊断中的特异度与敏感度更高。Pro-GRP 作为诊断小细胞肺癌的肿瘤标志物,在小细胞肺癌的早期诊断、病情监测及疗效观察等方面有重要的临床价值。

(八)肺癌相关抗原自身抗体

在肿瘤发生的早期,机体免疫系统能识别肿瘤细胞表面的特异性抗原,针对这些抗原分泌相应的自身抗体,即肿瘤相关抗原自身抗体。目前已证实多种肿瘤相关抗原与肺癌相关,其相应的自身抗体可用于肺癌的早期筛查和临床诊断。单独肺癌自身抗体的检测用于肺癌早期筛查的敏感度和特异度较低,多种肺癌自身抗体的联合检测是目前研究的热点。一项多中心研究探讨了 7 种肿瘤相关抗原自身抗体(GAGE7、PGP9.5、CAGE、MAGE A1、SOX2、GBU4-5 和 p53 抗体)检测在肺癌早期诊断中的应用价值,结果显示 7 种肿瘤相关抗原自身抗体联合检测在肺癌组的阳性率明显高于健康人对照组、肺部良性疾病组及其他癌症组。联合检测这 7 种肺癌自身抗体用于肺癌筛查的敏感度和特异度分别达 61.0% 和 90.0%,可作为潜在的肺癌辅助诊断指标。

二、新型肺癌标志物

(一)循环肿瘤细胞(circulating tumor cells,CTCs)

是指从肿瘤原发病灶或转移灶脱落下来,释放到外周血中的肿瘤细胞。CTCs 具有原发性肿瘤的分子和遗传学特征,临床检测重复性好,已成为肺癌诊断的一种良好补充手段,可作为潜在的肿瘤生物标志物。CTCs 可以在肿瘤的早期阶段进入外周血液循环,通过对 CTCs 的检测可以早期诊断肺癌。我国一项多中心研究,检测肺癌患者、肺良性肿瘤患者、非肺源性恶性肿瘤患者及健康者的 CTCs,结果发现 CTCs 检测肺癌的敏感度为 79.6%、特异度为 88.2%,其中对 Ⅰ 期肺癌诊断的敏感度达 67.2%。CTCs 除了可用于肿瘤的早期筛查,还可用于肿瘤基因检测、肿瘤进展评估、疗效评价及预后评估等。CTCs 技术也存在一定的局限性,比如 CTCs 在血液中的含量较少;CTCs 检测需要进行富集,而 CTCs 富集和捕获将增加检测成本;CTCs 的富集检测技术众多,但缺乏统一的标准。

(二)循环肿瘤 DNA(circulating tumour DNA,ctDNA)

是指肿瘤细胞凋亡或坏死后释放到外周血液中的单链或双链 DNA 片段。肿瘤组织是最直接的检测样本,但由于肿瘤的异质性,小标本组织活检通常不能反映肿瘤的全貌,同时,组织活检不能广泛用于人群的早期筛查及肿瘤的动态监测。ctDNA 更能反映肿瘤细胞整体的基因信息,可有效避免肿瘤的异质性,且具有便捷、微创、可重复、可动态检测等特点,作为组织样本基因学检测的重要补充。ctDNA 的浓度与肿瘤的发展密切相关,可以通过 ctDNA 进行肿瘤的分期、疗效监测，以及预后评估。目前 ctDNA 的检测方法主要有三类：突变扩增阻滞系统（ARMS）PCR、数字 PCR、新一代测序（NGS）。随着分子生物学技术的发展，ctDNA 检测的敏感度已大幅度提高，可作为分子标志物用于肺癌早期诊断。但由于循环肿瘤 DNA 的含量较低，还需不断改进检测技术，更好地发挥循环肿瘤 DNA 检测在肺癌中的应用价值。

（三）外泌体（exosome）　　是细胞分泌的囊泡样小体，外泌体的囊泡直径为 30 ~ 100nm，内含有多种生物活性蛋白、核酸成分。研究显示外泌体中含有多种非小细胞肺癌特异性生物标志物，可用于肺癌的早期诊断、复发监测、预后预测。外泌体在数量上多于 CTCs，更易富集；在形式上分泌小泡能够有效保护核酸类物质，稳定性高，特异性强，克服 ctDNA 在血液中容易降解的问题。外泌体作为血液中潜在的肿瘤生物标志物，可用于肺癌的早期诊断、治疗及预后判断。

（四）循环微小 RNA（microRNA，miRNA）
miRNA 是一类高度保守的非编码蛋白的短序列 RNA，可特异性识别靶 mRNA，通过抑制基因转录或促进 mRNA 降解，在转录或转录后水平调控 mRNA 的表达，从而实现对靶基因表达的调控。大量研究表明，miRNA 在细胞增殖、分化、凋亡和代谢方面发挥着重要作用。在肺癌患者和正常人群的外周血中 miRNA 的表达谱明显不同，预示着 miRNA 可以作为肺癌筛查的标志物。研究发现，miRNA 与肺癌的发生、发展、预测、诊断、治疗和预后有关，miRNA 可作为肺癌诊断、疗效预测的潜在标志物，miRNA 同时还可以作为肺癌治疗潜在靶点，具有广阔的临床应用前景。

三、肺癌驱动基因

随着对肿瘤分子诊断的深入探索，靶向药物的研究及应用越来越广泛，肿瘤治疗已进入精准医疗的新时代。靶向治疗 EGFR 敏感突变和 ALK 融合基因突变的成功极大激发了肺癌驱动基因的研究。驱动癌基因概念于 2002 年首先提出，驱动癌基因是指肿瘤发生及发展依赖于某些活化的癌基因。驱动癌基因编码蛋白在细胞信号调控中发挥重要的作用。癌细胞驱动基因的编码蛋白异常表达，信号转导模式发生变化，导致肿瘤发生、发展和转移。EGFR、KRAS 和 ALK 是肺癌最常见驱动基因，ROS1 易位、c-MET 扩增或突变、HER2 突变、BRAF 突变也在部分肺癌中出现。肺癌的发展与驱动基因密切相关，驱动基因状态同时是靶向治疗疗效的重要预测因子，可作为肺癌的分子靶向治疗临床决策制订的重要依据。

（一）表皮生长因子受体（epidermal growth factor receptor，EGFR）　　又名 ERBB1/HER1，EGFR 由细胞外配体结合区、跨膜区和细胞内酪氨酸激酶区构成。EGFR 的胞外区与配体结合，形成同源或异源二聚体，激活细胞内酪氨酸激酶，启动下游信号通路，调节细胞的生长、增殖及分化。研究发现，EGFR 在多种肿瘤中均有异常表达，非小细胞肺癌中 EGFR 蛋白表达阳性率为 40% ~ 80%。EGFR 的过表达在细胞化生阶段就可检测到，可作为早期肺癌的特异分子标志物。EGFR 突变是非小细胞肺癌主要的驱动基因亚型，EGFR 的激活突变可以抑制细胞凋亡，促进细胞异常增殖、分化及血管增生。有研究显示，美国有 10% 的非小细胞肺癌存在 EGFR 突变，而亚洲 EGFR 在非小细胞肺癌的突变比例为 35%。PIONEER 研究显示，中国肺腺癌患者 EGFR 突变率为 50%。EGFR 突变主要集中在 EGFR 18 号到 21 号外显子。EGFR 基因突变是预测 EGFR 酪氨酸激酶抑制剂（EGFR-TKI）药物疗效的重要指标。携带 EGFR 敏感突变（最常见为外显子 19 的缺失突变和外显子 21 的 L858R 点突变）的非小细胞肺癌（NSCLC）对第一代 EGFR-TKI 如吉非替尼、厄洛替尼、埃克替尼，以及第二代、第三代 EGFR-TKI 如阿法替尼、奥西替尼等药物敏感。绝大多数 EGFR 20 号外显子的插入突变可使患者对 EGFR-TKI 的敏感性降低，另外 20 号外显子 T790M 突变与第一代 EGFR-TKI 的继发性耐药相关，对第三代 EGFR-TKI 如奥西替尼敏感。目前，EGFR 突变检测已成为肺癌分子靶向治疗的常规检查项目。

（二）间变性淋巴瘤激酶（anaplastic lymphoma kinase，ALK）　　ALK 基因定位于 2 号染色体短臂，可编码胰岛素受体超家族中的氨基酸受体酪氨酸激酶。2007 年 Soda 等首次报道了 NSCLC 中染色体 2p 的倒位，造成棘皮动物微管相关蛋白 4（echinoderm microtubule associated protein like 4，EML4）与 ALK 细胞内酪氨酸激酶区形成融合基因 EML4-ALK，融合基因编码蛋白可形成非配体依赖二聚体，导致酪氨酸激酶异常表达，进而激活 RAS-MEK-ERK、JAK3-STAT3 和 PI3K-AKT 等信号通路，调控细胞生长及增殖，引起细胞的恶性转化。包含 EML4-ALK 融合在内，目前已发现的 ALK 融合方式有 10 余种。ALK 融合在非小细胞肺癌、间变性大细胞淋巴瘤、结直肠癌及卵巢癌中都有发现，3% ~ 7% 中国非小细胞肺癌患者中存在 ALK 融合现象，在轻度吸烟（每年吸烟量小于 10 包）和非吸烟、腺癌患者中 ALK 融合出现较高。ALK 酪氨酸激酶抑制剂克唑替尼可以抑制 ALK 酪氨酸激酶区域的活性，从而阻断其下游异常信号的传导。克唑替尼已被批准用于 ALK 突变阳性 NSCLC 患者的治疗。目前，针对 ALK 阳性的 NSCLC 治疗药物从第一代的克唑替尼发展至第二代和三代，极大地改善了临床疗效与预后。因此，ALK 的检测已经成为肺癌分子靶向治疗决策的常规检查。

（三）c-MET 原癌基因（c-MET oncogene，c-MET）　　c-MET 是继 EGFR、ALK 之后 NSCLC 的另一分子靶点。c-MET 原癌基因存在于人类 7 号染色体，编码 c-MET 酪氨酸激酶受体，c-MET 的配体是肝细胞生长因子（HGF）。在 NSCLC 中，c-MET 编码的酪氨酸激酶受体与 HGF 结合后发生自身磷酸化，激活 PI3K/AKT 及 MET/ERK 等信号通路，促进肿瘤细胞的生长、侵袭和转移。许多肿瘤患者均存在 c-MET 过表达和基因扩增,研究发现 *c-MET* 为 NSCLC 的驱动基因,与肺癌的发生和转移相关。c-MET 是 NSCLC 潜在的治疗靶点,c-MET 抑制剂克唑替尼可以抑制 c-MET 激酶与 ATP 的结合,用于治疗 *c-MET* 扩增或 *c-MET* 14 号外显子可变剪切突变的晚期 NSCLC 患者。此外,*c-MET* 还和 EGFR-TKI 的继发耐药相关,在 *EGFR* 突变阳性、第一代 EGFR-TKI 治疗后耐药的 NSCLC 患者中,*c-MET* 扩增高达 5%~20%,提示 *c-MET* 扩增是 EGFR-TKI 耐药的机制之一。c-MET 在 NSCLC 的发生发展及 EGFR-TKI 耐药方面发挥重要作用,可作为肺癌分子靶向治疗药物选择的依据。

（四） *c-ros* 原癌基因 1（c-ros oncogene 1, ROS1）

ROS1 是一种跨膜的受体酪氨酸激酶。近年来,*ROS1* 融合基因被认为是 NSCLC 的驱动基因。*ROS1* 重排最早在胶质母细胞瘤中被发现。NSCLC 患者中有 1%~2%存在 *ROS1* 基因重排。*ROS1* 基因重排主要集中在 32~36 号外显子,在 NSCLC 中已发现多种 *ROS1* 融合基因,*ROS1* 基因重排可导致 *ROS1* 基因活化,ROS1 融合激酶表达,激活恶性肿瘤相关信号通路,参与肿瘤细胞的增殖、分化与转移。克唑替尼是 MET/ROS/ALK 的多靶点酪氨酸激酶抑制剂。有研究表明克唑替尼对携带 *ROS1* 融合基因的 NSCLC 患者治疗有效率高达 57%,可用于治疗 *ROS1* 基因重排阳性的 NSCLC 患者。因此,*ROS1* 的检测也成为肺癌分子靶向治疗的常规检查内容之一。

（五） 人类表皮生长因子受体2（human epidermal growth factor receptor-2, HER2）

HER2 基因是表皮生长因子受体家族成员之一。HER2 与 EGFR 高度同源,具有酪氨酸激酶活性,可与 EGFR 构成异源二聚体,激活酪氨酸激酶,使受体自身磷酸化,活化下游信号分子,促进肿瘤细胞生长、增殖及分化。*HER2* 异常表现主要为扩增、过表达和突变,其中以 *HER2* 扩增和 *HER2* 过表达为主,*HER2* 突变占 1%~2%。研究显示 *HER2* 基因突变主要位于 20 外显子,类型多为插入突变,突变多见于女性、不吸烟者、腺癌患者。*HER2* 突变增强受体活性和信号转导能力,降低 EGFR-TKI 治疗效果,导致 EGFR-TKI 耐药。针对 *HER2* 基因突变的靶向药物在研究中。

（六） 鼠类肉瘤病毒癌基因（Kirsten rat sarcoma viral oncogene, KRAS）

RAS 基因是原癌基因 *Ras*（ras proto-oncogene）家族成员之一,为 EGFR 信号转导通路下游的关键分子,在细胞生长、增殖和分化方面发挥重要作用。荟萃分析结果显示,NSCLC 患者 *KRAS* 突变率为 16%~21%。常见突变位于第 2 号外显子 12、13 密码子和第 3 号外显子 61 密码子。突变型 *KRAS* 基因编码异常蛋白,导致 Ras-Raf-MAPK 信号通路持续激活,并且不受上游 EGFR 的调控。体内外实验证实 *KRAS* 基因突变可导致 NSCLC 患者发生 EGFR-TKI 原发性耐药。因此,*KRAS* 基因突变患者,建议谨慎使用 EGFR-TKI 类分子靶向药物治疗。目前 *KRAS* 基因突变已成为 EGFR-TKI 原发性耐药重要预测指标。一旦 *KRAS* 靶向药物开发取得成功,*KRAS* 的检查将成为肺癌治疗方案制订的重要依据。

（七） 鼠类肉瘤病毒癌基因同源物 B1（v-raf murine sarcoma viral oncogene homolog B1, BRAF）

BRAF 基因是 RAF 家族的一员,为 EGFR 信号通路中基因,*BRAF* 基因编码 MAPK 通路中的丝氨酸苏氨酸蛋白激酶,将信号从 Ras 转导至 MEK1/2,参与调控细胞的生长、增殖与分化。*BRAF* 基因突变常见于结直肠癌、黑色素瘤、甲状腺癌、肝癌、肺癌、胰腺癌等恶性肿瘤。*BRAF* 基因在 NSCLC 中的突变率为 1%~3%,*BRAF* 突变最常见的类型为 V600E 突变,即 15 外显子第 1799 位核苷酸上 T 替换成 A,导致谷氨酸被缬氨酸所取代。*BRAF* 突变可导致 10%~15%的 *KRAS* 野生型 NSCLC 患者发生 EGFR-TKI 原发性耐药。BRAF 抑制剂维莫非尼（vemurafenib）已被美国 FDA 批准用于晚期黑色素瘤的治疗,其在肺癌治疗中的研究尚在进行中。

四、肺癌标志物的临床应用

目前肺癌标志物的检测主要有五种用途:肺癌的筛查、肺癌的诊断、病情监测、疗效评价及预后判断。

（一） 肺癌的筛查

肺癌在发现时 60%以上的患者已经失去了手术机会,肺癌的早期筛查是提高其疗效和预后的关键。随着影像学技术的发展,直径为毫米级别的肿瘤已经能够被早期发现。但一些体积较小或位于体内特殊位置的肿瘤却很难被检测到。肺癌标志物是一种非侵袭性检查方法,在肺癌发生的早期,当影像学检查还没有出现阳性结果时,肺癌标志物已有不同程度的升高,肺癌标志物的检测对肺癌的早期发现有较高的应用价值。

（二） 肺癌的临床诊断和鉴别诊断

肺癌标志物可以辅助诊断肺癌,并可用于患者出现肺癌相关症状或可疑肿物后的鉴别诊断。当患者被怀疑患有肺癌时,肺癌标志物的检测对鉴别良性病变和恶性肿瘤有较大帮助,尤其是动态变化更具有临床意义。

（三） 病情监测

肺癌标志物含量持续升高,提示肺癌进展,并有可能出现转移。经治疗肺癌标志物含量明显降低后再次升高,提示有肺癌复发可能。肺癌标志物具有无创、便捷等特点,可实现病情的实时动态监测。

（四） 疗效评价

肺癌标志物的升降与患者的疗效有良好的相关性。在治疗后,肺癌标志物明显降低,则提示治疗有效。经治疗后,肺癌标志物继续升高,则警惕疗效可能不佳,需结合影像检查结果考虑是否需要更换治疗方案。此外,驱动基因状态是靶向治疗疗效的重要预测因子。

（五） 预后判断

肺癌标志物与患者的预后密切相关。肺癌标志物较低的患者生存期较长,肺癌转移及复发的可能性较小。

（六）肺癌分子靶向治疗方案的选择　　从狭义的概念看，肺癌标志物并不包括驱动基因，但从临床角度看，驱动基因是分子靶向治疗疗效预测与药物选择的根据，尤其是液体活检技术的发展，为临床提供了极大的便利。因此，临床医师也可将驱动基因视为肺癌标志物。

五、肺癌标志物目前存在的问题与展望

尽管目前已发现较多的肺癌标志物，但其敏感度和特异度仍然不够理想，应更深入地了解肺癌发生发展的动态过程，寻找临床应用性更好的标志物，用于肺癌的早期诊断、病情及疗效的评估。此外，某些新的肺癌标志物的检测技术尚不成熟，且检测成本较高，应不断研究和开发新的技术和方法，使肺癌标志物的检测技术日臻完善。

肺癌的早期诊断是改善肺癌患者预后的关键，肺癌分子标志物具有无创、操作简便、可动态监测等特点，成为肺癌早期诊断和筛查的有效手段。近年来，新的肺癌标志物逐渐被发现，标志物检测方法迅速发展，肺癌标志物已成为肺癌早期诊断和筛查的有效手段。随着肿瘤分子诊断的进展，肺癌驱动癌基因陆续被发现，相应的靶向药物问世并广泛应用，肺癌治疗进入了个体化靶向治疗的精准医疗时代。近年来发展起来的高通量测序技术能快速、灵敏地检测多个样品多个突变，为新肿瘤标志物的发现及个性化治疗提供了强有力的技术支持。未来还需进一步寻找肺癌发生的驱动基因，寻找肺癌发展的生物标志物，并动态监测肺癌发生、发展全程的分子事件，使得肺癌标志物更广泛应用于肺癌的诊断、疗效评估、病情监测等方面，实现贯穿肺癌早期诊断与预警、疗效与预后判断、复发与转移预测的全程"精准医疗"。

六、结束语

简便无创的肺癌标志物可以广泛用于肺癌高危人群的筛选，并成为肺癌早期诊断的重要参考依据。而且肺癌标志物的检测，为肺癌患者的个性化治疗提供了依据。同时肺癌标志物还可作为判断疗效及监测复发的指标。近几年来随着分子生物学、免疫学及生物化学等相关学科的飞速发展，肺癌标志物的检测灵敏度及特异度进一步提升，其对肺癌诊断、疗效评估及预后评判也将发挥更加关键的作用。

（陈良安）

参考文献

[1] HENSCHKE CI, MCCAULEY DI, YANKELEVITZ DF, et al. Early lung cancer action project: overall design and findings from baseline screening [J]. Lancet, 1999, 54(9173): 99-105.

[2] HOSEOK I, CHO JY. Lung cancer biomarkers[J]. Adv Clin Chem, 2015, 72: 107-170.

[3] HOLDENRIEDER S, VON PAWEL J, DANKELMANN E, et al. Nucleo-somes, ProGRP, NSE, CYFRA 21-1, and CEA in monitoring first-linchemo-therapy of small cell lung cancer[J]. Clin Cancer Res, 2008, 14(23): 7813-7821.

[4] MOLINA R, AUGE JM, FILELLA X, et al. Pro-gastrin-releasing peptide (proGRP) in patients with benign and malignant diseases: comparison with CEA, SCC, CYFRA 21-1 and NSE in patients with lung cancer[J]. Anticancer Res, 2005, 25(3A): 1773-1778.

[5] THIERY JP, LIM CT. Tumor dissemination: an EMT affair[J]. Cancer Cell, 2013, 23(3): 272-273.

[6] O'FLAHERTY JD, GRAY S, RICHARD D, et al. Circulating tumour cells, their role in metastasis and their clinical utility in lung cancer[J]. Lung Cancer, 2012, 76(1): 19-25.

[7] VENDRELL JA, MAU-THEM FT, BÉGANTON B, et al. Circulating cell free tumor DNA detction as a routing tool for lung cancer patient management[J]. Int J mol sci, 2017, 18(2): E264.

[8] THAKUR BK, ZHANG H, BECKER A, et al. Double-stranded DNA in exosomes: a novel biomarkers in cancer detection[J]. Cell Res, 2014, 24(6): 766-769.

[9] ROLFO C, CASTIGLIA M, HONG D, et al. Liquid biopsies in lung cancer: the new ambrosia of researchers[J]. Biochim Biophys Acta, 2014, 1846(2): 539-546.

[10] MOK T, WU YL, LEE JS, et al. Detection and dynamic changes of EGFR mutations from circulating tumor DNA as a predictor of survival outcomes in NSCLC patients treated with first-line intercalated erlotinib and chemotherapy[J]. Clin Cancer Res, 2015, 21(14): 3196-3203.

[11] PEREZ CA, VELEZ M, RAEZ LE, et al. Overcoming the resistance to crizotinib in patients with non-small cell lung cancer harboring EML4/ALK translocation[J]. Lung Cancer, 2014, 84(2): 110-115.

[12] KUMARAKULASINGHE NB, VAN ZANWIJK N, SOO RA. Molecular targeted therapy in the treatment of advanced stage non-small cell lung cancer(NSCLC)[J]. Respirology, 2015, 20(3): 370-378.

[13] CAPPUZZO F, BEMIS L, VARELLAGARCIA M. HER2 mutation and responseto trastuzumab therapy in non-small-cell lung cancer[J]. N Engl J Med, 2006, 354(24): 2619-2621.

[14] LIÈVRE A, BACHET JB, LE CORRE D, et al. KRAS mutation status is predictive of response to cetuximab therapy in colorectal cancer[J]. Cancer Res, 2006, 66(8): 3992-3995.

[15] TAKEUCHI K, SODA M, TOGASHI Y, et al. RET, ROS1 and ALK fusions in lung cancer[J]. Nat Med, 2012, 18(3): 378-381.

第三节
呼出气一氧化氮检查

20 世纪 80 年代，研究者发现血管内皮细胞可以通过释放某种可扩散的物质舒张血管，当时命名为"血管内皮舒张因子"。1987 年该因子被确认为一氧化氮（nitric oxide，NO）气体分子。1992 年，*Science* 将它评为"年度分子"。1998 年，三位学者因为在 NO 对心血管作用研究上的突破性贡献获得了诺贝尔生理学或医学奖。近 30 年来，大量研究发现 NO 除了在心血管循环系统中发挥重要作用外，亦参与呼吸系统、中枢神经系统、免疫系统及泌尿生殖系统等疾病的病理生理机制。1991 年起首次发现呼出气中的 NO 以来，呼出

气 NO 检测技术不断完善,在支气管哮喘、慢性咳嗽、慢阻肺等慢性气道疾病的基础研究和临床应用(疾病诊断、病情评估、治疗调整等)中得到迅速发展。

一、概述

(一)NO 的合成和理化特征　　NO 是一种气态的信号分子,可自由穿过细胞膜,可由大气道、外周气道及肺泡表面的多种结构细胞和炎症细胞在一氧化氮合酶(NOS)氧化 L-精氨酸作用下产生。NOS 可分为三种不同亚型:1 型又称神经元型 NOS(eNOS),2 型又称诱导型 NOS(iNOS),3 型又称内皮型 NOS(nNOS)。其中,eNOS 与 nNOS 统称为结构型 NOS(cNOS),存在于细胞质中,还原型辅酶 Ⅱ(NAD-PH)作为辅助因子,依赖于钙离子或钙调蛋白,其作用呈一过性,不受糖皮质激素的影响,主要分布于血管内皮细胞、神经细胞、血小板和平滑肌细胞中,发挥局部调节作用,如神经传递(nNOS)、调节局部血流(eNOS)等。iNOS 分布于气管和支气管上皮细胞及成纤维细胞,白细胞如巨噬细胞、中性粒细胞也可合成,受糖皮质激素调控影响,其生理状态下很少表达,但在炎症、感染等情况下表达增强,并使 NO 的分泌增加。

(二)NO 在肺内的病理生理作用　　NO 在气道及肺内病理生理作用主要包括:①催化 cGMP 生成,舒张血管平滑肌,维持肺血管舒张;②作为气道非胆碱能非肾上腺能神经递质之一,舒张气道平滑肌,扩张气道;③肺部宿主防御机制,内毒素或 T 细胞激活巨噬细胞后产生大量 NO,起到杀伤细菌及肿瘤细胞的作用;④促纤维蛋白溶解,抑制血小板聚集产生抗凝作用;⑤抑制中性粒细胞聚集,减少黏附分子的表达,起到一定抗炎作用;⑥介导炎症细胞凋亡及促炎细胞因子的产生,调节炎症反应。

适量的 NO 对机体具有保护作用,但过量的 NO 具有细胞毒性作用,损伤肺泡上皮细胞表面磷脂及蛋白,抑制肺泡表面活性物质的生成,促进肺组织的炎性渗出及肺泡的损伤。主要体现在:①介导气道炎症,通过增加毛细血管通透性,引起渗出和组织水肿,诱发以嗜酸性粒细胞浸润及 IgE 增高为核心的 Th2 炎症反应;②损伤气道上皮,NO 可通过细胞毒作用导致气道上皮的损伤,严重时发生急性肺损伤;③促肺纤维化,巨噬细胞释放过量的 NO,从而导致促肺成纤维细胞增殖和胶原分泌。

(三)NO 的检测原理　　NO 检测原理基于以下几种:

1. 电化学法　　电化学法是基于电信号(如电流)来检测 NO 浓度的方法,该方法支持手持式仪器,使用方便,同时是检测口呼出气一氧化氮(FeNO)的专用方法,因此目前应用最为广泛,指南推荐的 NIOX MINO 和 NIOX VERO 均采用此法。其原理是利用 O_2 容易得到电子而被还原,NO 则极易放出电子而被氧化,从而在正电极端发生如下电化学反应: $NO+2H_2O \longrightarrow NO_3^- +4H^+ +3e$,通过对这一电流进行测定,即可测得 NO 的浓度。检测范围为 5~300ppb,准确度达 ±5ppb 或 ±10%,反应时间 5~10 秒,分析时间 60~100 秒。该类仪器具有可更换的传感器,可用次数用完后或 1~2 年内需要更换。此法重复性好,FeNO<30ppb 时差异<3ppb,FeNO>30ppb 时,差异在 10% 以内,1 次测试可获得可信的临床数据。

2. 化学发光法　　此法通过检测 NO 与臭氧反应生成的光子量间接测定 NO 浓度,NO 与臭氧反应生成 NO_2 的同时,释放光子($NO+O_3 \rightarrow NO_2 +O_2 +hv$),测定光子的生成量,代表样本 NO 的含量。此类仪器反应快(0.5~0.7 秒),精确度高(0.1~0.5ppb),仪器需要每天调零和校正流速,每月校正一次 NO 大于 2 000ppb 的准确度,化学反应转换器和臭氧发生器需要每年维护。每次监测最好重复 1 次,取平均值。其投入和运行成本高,在临床和家庭监测中受到限制。

3. 其他方法　　目前,其他一些基于光传感器和固态微传感器的方法也有应用。NO 可以吸收特定波长的光,造成光密度下降,检测光密度的下降值可以换算出 NO 浓度。此外,基于激光的 NO 检测仪也在开发中,此类仪器可以同时分析除 NO 外的其他气体,1 秒内完成分析,检测下限<0.3ppb,可以实现多种呼气流速下测定。

二、不同来源的一氧化氮的检测

NO 可以产自大气道或小气道,可以产自下气道也可以产自上气道,通过不同采样方法和控制呼气流速,可以实现源自不同气道 NO 浓度的测定。

(一)口呼出气一氧化氮(fraction of exhaled nitric oxide,FeNO)　　FeNO 是口呼出气 NO 浓度,主要反映支气管为主的大气道炎症水平,目前应用最为广泛。此方法已被全球哮喘防治创议(Global Initiative for Asthma,GINA)采纳为哮喘气道炎症的检测方法之一。

1. 标准操作　　2005 年美国胸科协会(ATS)制定了 FeNO 检测的标准化操作规程,使 FeNO 测定技术应用于临床得到快速发展。目前 FeNO 检测推荐电化学检测法,测试对象一般取坐位,安静休息 5 分钟后,尽量呼出肺内气体,再用嘴包紧测定仪的滤嘴,深吸气(不含 NO 气体)至肺总量位后以平稳流速[(50±5)ml/s]持续缓慢均匀呼气 10 秒,12 岁以下儿童至少 4 秒,12 岁以上儿童及成人至少 6 秒,检测结果以 ppb 表示(1ppb=$1×10^{-9}$ mol/L)。若用化学发光法建议重复测量 2 次,相差小于 10% 则可以平均值作为结果,若受经济或其他因素所限,可以只测量 1 次。

2. 检测注意事项　　FeNO 可能会受不少潜在因素的影响,为保证检测结果能准确反映机体实际情况,受试者需在检测前 4 小时内禁酒,2 小时内禁食含硝酸盐食物,1 小时内禁水、禁食、禁止吸烟、避免剧烈运动。测试过程中吸气及呼气应连续进行,不可屏气或停顿。

3. 影响因素　　可使 FeNO 表达增加的因素:进食含硝酸盐食物和药物、L-精氨酸、吸入 β 受体激动剂、特应质及病毒感染等。可使 FeNO 表达减少的因素:吸烟、饮酒、吸入或者口服糖皮质激素、白三烯受体拮抗剂、肺功能测定、诱导痰检测、支气管激发试验及奥马珠单抗等。性别、妊娠、月经期、咖啡因等对 FeNO 有无影响,目前意见尚不统一。

(二)鼻呼出气一氧化氮(fraction of nasal nitric oxide,FnNO)

FnNO 是鼻呼出气 NO,以 NO 浓度和总量作为记录结果,主要用来表征上气道鼻腔和鼻窦上皮细胞产生的 NO,可用来检测过敏性鼻炎、鼻窦炎、鼻息肉与原发性纤毛运动不良症(PCD)等疾病,但目前没有国际统一的检测标准和正常值标准,其应用尚受限。

1. 检测方法　2017 年欧洲呼吸学会(ERS)在 FnNO 技术标准中推荐连续抽气采样和鼻呼气取样两种方法。其中,连续抽气采样是指仪器连接的过滤器与橄榄状鼻塞由一侧鼻腔以一定流速抽气,另一侧鼻腔保持畅通,同时保持软腭关闭,可通过以下方法实现软腭关闭(可通过检测鼻呼出气中 CO_2 确定):深吸气后,通过口以一定压力($10cmH_2O$)缓慢呼气;用口进行缩唇呼吸;深吸气后屏住气;自主抬高软腭。鼻呼气取样是先用连有采样系统的鼻罩罩住鼻,深吸气后闭上嘴巴,通过双侧或一侧鼻孔以一定流速吹气,记录检测结果。同时需要进行 FeNO 检测,记录 $FnNO_{50}$ 与 $FeNO_{50}$ 的比值。

2. 影响因素　有研究探讨了 FnNO 的影响因素,但大部分因素的确切影响目前尚无定论。主要有以下一些因素:吸入气 NO 含量、生理节律、体位、年龄、月经周期、妊娠、体表面积、运动、鼻腔体积、鼻部气体动力学、药物(减充血剂、鼻部激素、血管舒张剂)、L-精氨酸、NOS 抑制剂等。

3. 临床意义　研究发现 PCD 患者 FnNO 显著降低,在鼻窦炎、鼻息肉、HIV 感染、泛细支气管炎及囊性纤维化的患者中也有不同程度下降,在过敏性鼻炎研究中存在不同结果。有研究报道以 163ppb 作为界点,区分合并鼻息肉/不合并鼻息肉的慢性鼻窦炎患者的敏感度和特异度分别为 81.3%、93.3%。对怀疑患慢性鼻窦炎患者,以 FnNO<442ppb 筛选和诊断慢性鼻窦炎合并鼻息肉的敏感度和特异度为 87%、91%。目前,FnNO 在临床中的应用尚缺少足量大样本的人群研究,其应用有待方法学的进一步规范统一和更大人群的检测数据以支持。

(三)肺泡一氧化氮(concentration of NO in alveolar or acinar region,CaNO)

CaNO 测定的是小气道 NO 浓度,可通过变流速口呼气的方法结合双室动态模型计算得到,其反映的是肺泡及周边小气道的炎症水平。

1. 检测方法　CaNO 的操作方法同 FeNO,需要用口吸气和呼气,但 CaNO 需要根据使用的计算模型的不同进行低、中、高等 3 到 4 个不同的呼气流速下检测呼出气 NO 浓度。

2. 临床意义　尽管目前关于 CaNO 正常参考值的研究数据很少,但 CaNO 在疾病中的研究显示出其有一定临床价值。许多 FeNO 低值的哮喘患者 CaNO 会显著升高,而且大都是难治性哮喘,需要小颗粒或高剂量吸入糖皮质激素(ICS)或口服激素治疗。研究还发现 CaNO 与慢阻肺全球创议(Global Initiative for Chronic Obstructive Lung Disease,GOLD)严重程度分级呈正相关。CaNO 可以评估多种类型的间质性肺疾病及相关的硬化症,包括石棉沉着病等尘肺。目前,CaNO 的检测模型尚存在一些有待解决和完善的问题,其在呼吸系统疾病中的研究有待进一步探索。

三、临床应用

FeNO、FnNO 和 CaNO 是反映人体不同气道的 NO 浓度,从而间接表现不同气道炎症水平的指标,但目前在临床实践中广泛开展并且相对成熟的是 FeNO,FnNO 和 CaNO 由于方法学及技术设备尚未成熟,在临床中应用远不及 FeNO 广泛,因此以下重点介绍 FeNO 在临床中的应用。

(一)支气管哮喘　支气管哮喘是由多种细胞(如嗜酸性粒细胞、肥大细胞、T 淋巴细胞、中性粒细胞、气道上皮细胞等)和细胞成分参与的气道慢性炎症性疾病。支气管哮喘的灌洗液中有大量的嗜酸性粒细胞、巨噬细胞及淋巴细胞,且 iNOS 的活性增加,NO_2^- 含量显著增加,提示这些炎症细胞通过激活 iNOS 从而使 NO 合成增多。

FeNO 检测在哮喘临床中的意义如下:

1. 辅助哮喘的诊断和鉴别诊断　美国儿童及成人的 FeNO 正常参考范围分别为 5~20ppb 和 5~25ppb,建议界值分别为 20ppb 和 25ppb。我国一项临床多中心研究结果显示:健康儿童(<15 岁)及成人的 FeNO 界值分别为 5~24ppb 和 5~30ppb,并建议界值分别为 24ppb 和 30ppb。FeNO 诊断哮喘具有一定敏感性和特异性,但迄今尚无一个公认的诊断哮喘最佳界值,目前尚无足够证据推荐 FeNO 作为哮喘常规诊断工具。但对于具有某些临床特征的人群,FeNO 检测仍然具有较高的诊断价值,如早年发病、具有特应质的个体,高水平的 FeNO 强烈提示哮喘的诊断。FeNO 水平越低排除哮喘诊断的价值越高,极低水平的 FeNO 提示哮喘的可能性很小,但仍需结合临床表现及其他实验室检查综合判断。对非特异性呼吸道症状患者,低水平的 FeNO 具有较高的排除哮喘的价值,此时需要考虑其他引起类似症状的疾病,如反应性气道功能障碍综合征、慢阻肺、支气管扩张症、囊性纤维化、原发性纤毛运动不良症、长期病毒感染后支气管高反应性综合征、声带功能障碍、焦虑性换气过度、胃食管反流病、心脏病、肺动脉高压等。

2. 区别哮喘气道炎症类型和评估气道炎症水平　哮喘的气道炎症主要类型为嗜酸性粒细胞(Eos)性、中性粒细胞性、混合性及寡粒细胞性。炎症表型不同,其临床治疗方案也有不同。FeNO 主要反映气道 Eos 性炎症。ATS 推荐:FeNO 水平,成人<25ppb,儿童<20ppb,可初步排除 Eos 性炎症,不建议给予糖皮质激素治疗(强烈推荐,证据质量中);FeNO 水平,成人>50ppb,儿童>35ppb,提示 Eos 性炎症可能,建议有症状者应该给予糖皮质激素治疗(强烈推荐,证据质量中);FeNO 水平,成人 25~50ppb,儿童 20~35ppb,应考虑 Eos 性炎症,需进一步临床评估(强烈推荐,证据质量低)。

3. 判断吸入糖皮质激素治疗的反应性 监测 FeNO 水平有助于鉴别哪些哮喘患者适于激素治疗,且能够判定哮喘个体对激素治疗的反应性,FeNO 水平的改善早于肺功能、支气管舒张剂反应性、PEF 变异率及气道高反应性(AHR)。监测 FeNO 有助于筛查已经使用激素但"炎症未控制"的哮喘患者。2011 年 ATS 指南推荐,高水平 FeNO 往往提示其很有可能对 ICS 治疗有效,判断激素治疗有效的标准:①>50ppb 时,较基础值下降>20%;②<50ppb 时,较基础值下降>10ppb(弱推荐,证据质量低)。

4. 判断吸入糖皮质激素治疗的依从性 研究发现 FeNO 与患者依从性之间有明显相关性,FeNO 值的升高与依从性的降低呈正相关。而且,FeNO 水平与其他炎症指标相比,其在 ICS 治疗后变化速度相对较快,因此对于监测患者依从性及治疗反应性均具有较高的实用性。

5. 评估哮喘控制水平和预测哮喘急性发作 FeNO 水平低的患者较 FeNO 高者肺功能更好,高水平的 FeNO(成人>50ppb,儿童>35ppb)较缓解期的 FeNO 水平升高>40%,提示哮喘未控制或嗜酸性气道炎症恶化。FeNO 水平高于正常预计值 300% 的儿童及成人过敏性哮喘患者,可预示在未来 1 年中更多使用短效 β_2 受体激动剂及急性发作风险增高的可能。

6. 指导治疗方案调整 2018 年全球哮喘防治创议(GINA)指出,在儿童和年轻人中的研究显示,FeNO 指导的治疗与基于临床策略为主的治疗相比,可显著减少急性发作次数和急性发作频率,但在不吸烟的成人患者中,FeNO 指导的治疗是否优于传统的治疗尚待更多高质量的研究以明确。

(二)慢性咳嗽 慢性咳嗽指胸部 X 线片无明显异常,以咳嗽为主要或唯一症状,时间>8 周。嗜酸性粒细胞性支气管炎(eosinophilic bronchitis,EB)、咳嗽变异性哮喘(cough variant asthma,CVA)是慢性咳嗽最常见病因,约占国内慢性咳嗽病因的 50%,我国《咳嗽的诊断与治疗指南(2015)》建议将 FeNO 检查作为诱导痰细胞学分类检查的补充手段。慢性咳嗽患者 FeNO 增高(>32ppb)提示嗜酸性粒细胞性炎症或激素敏感性咳嗽可能性大。CVA 患者 FeNO 高于 EB 患者,两者又高于其他病因患者。FeNO 联合肺通气小气道功能检测对诊断 CVA 具有一定指导作用。对非特异性慢性呼吸系统症状,FeNO 水平越高,提示激素治疗有效可能性越高。FeNO 在慢性咳嗽患者治疗前后的变化与 LCQ 评分变化呈正相关,有助于病情评估。

(三)慢性阻塞性肺疾病(COPD) 有研究发现,19.2% 的 COPD 患者 FeNO 升高,存在明显的气道嗜酸性炎症。这类患者通过糖皮质激素治疗可以减少急性发作。FeNO 检测可以鉴别出存在嗜酸性炎症的 COPD 患者。COPD 急性发作期 FeNO 水平较稳定期升高,治疗后下降,FeNO 水平变化可以反映 COPD 的发作程度,用于 COPD 加重的诊断和治疗评价。

(四)鼻部疾病 持续性变应性鼻炎(allergic rhinitis,AR)越重的患者 FeNO 水平越高,在没有哮喘症状时 FeNO 已显著上升,慢性鼻窦炎及过敏性鼻炎患者的 FeNO 值较非过敏性鼻炎患者高,并且升高的 FeNO 与合并鼻息肉相关。临床中,AR 患者常对疾病重视不足,规范用药依从性欠佳,导致部分 AR 患者,尤其是有中重度症状、伴有下气道慢性炎症的患者最终发展为支气管哮喘。根据 FeNO 检测水平,对于有下气道炎症患者及早行气道炎症干预治疗,有助于降低发生支气管哮喘的风险。

(五)原发性纤毛运动不良症 原发性纤毛运动不良症(primary cillary dyskinesia,PCD)是一种罕见的遗传病,特征是纤毛摆动障碍,以致黏膜纤毛清除功能缺失。PCD 与慢性气道炎症、反复感染、支气管扩张等密切相关。PCD 患者 FeNO 和 FnNO 水平较其他疾病都低,因此同时检测 FeNO 和 FnNO 是临床中发现 PCD 患者的简便方法。

(六)肺囊性纤维化 肺囊性纤维化特点是黏液黏度提高和慢性气道炎症,肺囊性纤维化患者的 FeNO 降低,可能与痰液改变 NO 的扩散、炎症环境下 NO 的氧化代谢、精氨酸酶活性上升等有关。

(七)肺炎 NO 通过形成过氧亚硝酸阴离子,产生细胞毒性杀伤作用,可能有助于细菌繁殖和病毒复制。肺炎患者 FeNO 水平升高,在治疗或痊愈后降低。因此,NO 对肺炎的病情判断和治疗有一定意义。

(八)肺癌 NO 为具有抗肿瘤作用的细胞毒效应分子,NO 具有双重作用,既可以杀伤细胞内微生物及肿瘤细胞,又可引发组织细胞损伤。检测肺癌血清中 NO 的水平含量,可作为肺癌患者免疫功能及病情判断的监测指标。

(刘家兴 陈如冲)

参考文献

[1] 钟南山,刘又宁. 呼吸病学[M]. 2 版. 北京: 人民卫生出版社,2012: 138-139.

[2] RICCIARDOLO FL,STERK PJ,GASTON B,et al. Nitric oxide in health and disease of the respiratory system[J]. Physiol Rev,2004,84(3): 731-765.

[3] BARNES PJ,DWEIK RA,GELB AF,et al. Exhaled nitric oxide in pulmonary diseases a comprehensive review[J]. Chest,2010,138(3): 682-692.

[4] SPITALE N,POPAT N,MCIVOR A. Update on exhaled nitric oxide in pulmonary disease[J]. Expert Rev Respir Med,2012,6(1): 105-115.

[5] AMERICAN THORACIC SOCIETY,EUROPEAN RESPIRATORY SOCIETY. ATS/ERS recommendations for standardized procedures for the online and offline measurement of exhaled lower respiratory nitric oxide and nasal nitric oxide,2005[J]. Am J Respir Crit Care Med,2005,171(8): 912-930.

[6] DWEIK RA,BOGGS PB,ERZURUM SC,et al. An official ATS clinical practice guideline: interpretation of exhaled nitric oxide levels (FENO) for

clinical applications[J]. Am J Respir Crit Care Med,2011,184(5): 602-615.

[7] HORVATH I,BARNES PJ,LOUKIDES S,et al. A European Respiratory Society technical standard: exhaled biomarkers in lung disease[J]. Eur Respir J,2017,49(4): 1600965.

[8] 中国医师协会呼吸医师分会. 无创气道炎症评估支气管哮喘的临床应用中国专家共识[J]. 中华结核和呼吸杂志,2015,38(5): 329-341.

[9] GLOBAL INITIATIVE FOR ASTHMA. Global strategy for asthma management and prevention 2018[EB/OL]. [2020-01-20]. https: //ginasthma. org/wp-content/uploads/2019/01/2018-GINA. pdf.

[10] KONSTANTINOS KATSOULIS K,KOSTIKAS K,KONTAKIOTIS T. Techniques for assessing small airways function possible applications in asthma and COPD[J]. Respir Med,2016,119: e2-e9.

[11] SAUNI R,OKSA P,LEHTIMÄKI L,et al. Increased alveolar nitric oxide and systemic inflammation markers in silica-exposed workers[J]. Occup Environ Med,2012,69(4): 256-260.

[12] 中华医学会呼吸病学分会哮喘学组. 咳嗽的诊断与治疗指南(2015)[J]. 中华结核和呼吸杂志,2016,39(5): 323-354.

[13] SONG WJ,KIM HJ,SHIM JS,et al. Diagnostic accuracy of fractional exhaled nitric oxide measurement in predicting cough-variant asthma and eosinophilic bronchitis in adults with chronic cough: a systematic review and meta-analysis[J]. J Allergy Clin Immunol,2017,140(3): 701-709.

[14] CARRARO S,CUTRONE C,CARDARELLI C,et al. Clinical application of nasal nitric oxide measurement[J]. Int J Immunopathol Pharmacol,2010,23(1 Suppl): 50-52.

[15] PRICE DB,BUHL R,CHAN A,et al. Fractional exhaled nitric oxide as a predictor of response to inhaled corticosteroids in patients with non-specific respiratory symptoms and insignificant bronchodilator reversibility: a randomised controlled trial[J]. Lancet Respir Med,2018,6(1): 29-39.

[16] BAO W,ZHANG X,LV C,et al. The value of fractional exhaled nitric oxide and forced mid-expiratory flow as predictive markers of bronchial hyper-responsiveness in adults with chronic cough[J]. J Allergy Clin Immunol Pract,2018,6(4): 1313-1320.

第四节
胸腔积液检查

胸腔穿刺抽液进行胸腔积液检查是大多数胸腔积液病因诊断的第一步,疑诊渗出液必须进行胸腔穿刺,如可疑漏出液则不必积极胸腔穿刺,待病因治疗后再评估。

一、胸腔积液的一般性状

漏出液呈清亮透明外观,比重≤1.018。渗出液多数为草黄色,可有凝块,比重>1.018。胸腔积液的颜色与病因有关。草黄色胸腔积液可见于多种疾病,如结核、肺炎旁积液、肿瘤、结缔组织病等;血性胸腔积液呈洗肉水样,常见于恶性肿瘤,也可见于结核、肺栓塞、肺炎等;如果外观浑浊,胸腔积液离心后上清液清亮,提示脓胸;外观呈白色乳状,离心后不沉淀,常为乳糜胸,多见于胸导管破裂,如淋巴瘤、淋巴管肌瘤病、纵隔肿瘤、丝虫病等;巧克力色胸腔积液可

能为阿米巴肝脓肿破溃入胸膜腔所致;黑色胸腔积液罕见,其病因包括黑曲霉或米根霉感染、黑色素瘤胸膜转移、肺癌(大量血性胸腔积液沉积于胸腔,推测可能为溶血后携带含铁血黄素细胞所致)、胰胸膜瘘(导致胸腔内形成血性胸腔积液,并发生溶血所致)、活性炭治疗药物过量导致的食管穿孔等;近期,印度医师报道一例以黑色胸腔积液为表现的巨大纵隔畸胎瘤,手术后其内可见黑色物质。

胸腔积液的气味提示一定疾病病因,厌氧菌感染常有臭味;尿味常提示尿胸,多继发于尿路梗阻或外伤,尿液外漏经膈淋巴通道进入胸腔。

二、胸腔积液细胞及分类

胸膜腔内的细胞包括间皮细胞、中性粒细胞、淋巴细胞、单核细胞、嗜酸性粒细胞等。胸腔积液细胞检查包括胸腔积液有核细胞计数和分类。漏出液白细胞总数常<100×10^6/L,以淋巴细胞和间皮细胞为主;渗出液白细胞总数>500×10^6/L;脓胸时白细胞>10×10^9/L。中性粒细胞增多提示胸膜急性炎症,如肺炎并胸腔感染,也可见于肺栓塞、胰腺炎、肿瘤或结核;胸腔积液以淋巴细胞为主最常见于肿瘤性或结核性胸膜炎,也见于冠状动脉旁路手术后等。

大约2/3的嗜酸性粒细胞性胸腔积液(嗜酸性粒细胞>10%)见于血胸或气胸,而肿瘤或结核性胸腔积液中嗜酸性粒细胞增多并不常见。罕见的胸腔积液嗜酸性粒细胞增多的原因包括药物反应性胸腔积液(如硝苯呋海因、溴隐亭或呋喃妥因)、石棉暴露、肺吸虫病和嗜酸性肉芽肿性多血管炎(eosinophilic granulomatosis with polyangiitis,EGPA)综合征等。

血性胸腔积液的红细胞常>5×10^9/L,呈淡红色,静置后不发生凝血;当胸腔积液红细胞>100×10^9/L时应考虑外伤、肿瘤或肺梗死,胸腔积液/外周血细胞比容比值>0.5时考虑为血胸。

三、胸腔积液生化检查

(一)蛋白质与乳酸脱氢酶(LDH)　　胸腔积液蛋白质和LDH的检测是鉴别渗出液和漏出液的主要指标。通常渗出液蛋白含量超过30g/L,黏蛋白定性试验(Rivalta试验)阳性;漏出液蛋白含量<30g/L,Rivalta试验阴性。渗出液LDH含量升高,>200IU/L,且胸腔积液/血清LDH比值>0.6。其数值越高炎症越重,胸腔积液LDH>500IU/L提示恶性肿瘤或细菌感染。

1972年,Light等发表了鉴别诊断渗出液和漏出液的标准。根据Light标准,满足下列任何一个条件者被认为是渗出液:胸腔积液/血清蛋白比值>0.5;胸腔积液/血清LDH比值>0.6;或胸腔积液LDH水平>200IU/L(或大于正常血清LDH范围上限的67%)。其甄别渗出液时,敏感度均>95%,但特异度均<78%。因此,人们倾向于认为Light标准对于判断漏出液不是一个很好的标准。Joseph等比较了胸腔积液LDH浓度绝对值、胸腔积液/血清LDH比值及胸腔积液/血清总蛋白比值对于鉴别诊断渗出液和漏出液的价值,发现

胸腔积液 LDH 浓度的诊断效率最高,胸腔积液/血清 LDH 比值则几乎没有诊断意义,而联合应用胸腔积液 LDH 浓度和胸腔积液/血清总蛋白比值则可以明显提高诊断效率。

研究发现 Light 标准对漏出液的误诊率可达 10%~30%,很多误诊的患者都接受利尿剂治疗,被误诊为渗出液的患者不可避免地接受某些有创检查,从而增加医疗风险和病死率。因此,临床中除了继续使用 Light 标准,现在倾向于同时选择其他具有更高特异度的替代指标。当怀疑为漏出液的患者应用 Light 标准判定为渗出液,而各项指标刚好超过 Light 标准,符合以下情况:①胸腔积液/血清蛋白比值 0.50~0.65;②胸腔积液/血清 LDH 比值>0.6;③胸腔积液 LDH 水平大于血清 LDH 正常值上限的 2/3,但不超过此上限,此时应慎重诊断。对于这部分患者可以参考血清-胸腔积液白蛋白梯度或者血清-胸腔积液总蛋白梯度,如果前者>12g/L 或后者>31g/L,那么胸腔积液极有可能为漏出液。Romero-Candeira 等人研究了 64 例漏出液患者,结果发现 Light 标准正确诊断了 75% 的患者,血清-胸腔积液白蛋白梯度和血清-胸腔积液总蛋白梯度正确诊断的比率则分别提高到 86% 和 91%。

（二）pH 与葡萄糖　　正常胸腔积液 pH 大约 7.6,pH 降低见于复杂性肺炎旁积液、脓胸、类风湿关节炎、肿瘤、结核等;对 pH<7.20 的肺炎旁积液患者需要进行胸腔积液引流,而对于胸腔积液 pH<7.20 的肿瘤患者提示预期寿命约 30 天,胸膜固定术可能无效。

正常胸腔积液与血中葡萄糖含量相近。脓胸和类风湿关节炎患者胸腔积液中葡萄糖含量显著降低,肿瘤、结核及系统性红斑狼疮胸腔积液中葡萄糖含量可<3.3mmol/L。pH<7.20 和葡萄糖<3.3mmol/L 常同时出现,多见于厌氧菌所致脓胸、食管破裂、70% 的类风湿性胸膜炎、60% 的非脓性复杂性肺炎旁积液,恶性肿瘤和结核性胸膜炎则<10%。

（三）类脂质　　对于乳状胸腔积液,经离心后上清成分仍混浊,可判断为乳糜胸或假性乳糜胸。真性乳糜胸胸腔积液甘油三酯浓度>110mg/dl(1.24mmol/L),苏丹Ⅲ脂肪染色呈红色,胆固醇不高,脂蛋白电泳可见乳糜微粒,多见于胸导管破裂。假性乳糜胸胸腔积液呈淡黄或暗褐色,甘油三酯正常,胆固醇含量>5.18mmol/L。胸腔积液含胆固醇结晶和大量退变细胞(红细胞和淋巴细胞),可见于陈旧性结核性胸膜炎、恶性胸腔积液、肝硬化和类风湿性胸腔积液等。另有研究显示当患者在门诊不能获得血清蛋白水平时,胸腔积液胆固醇水平高于 45mg/dl 可作为渗出性胸腔积液的指标,并与 Light 定律准确度一致。

（四）腺苷脱氨酶（ADA）　　ADA 在淋巴细胞内含量较高。来自 2 100 例患者的研究显示,对于淋巴细胞性渗出液,胸腔积液 ADA>35U/L 有助于结核性胸膜炎的诊断,其敏感度高达 93%,特异度为 90%。来自 63 项研究的荟萃分析显示 ADA 诊断结核性胸膜炎的敏感度、特异度、阳性似然比、阴性似然比及诊断比值比分别为 0.92、0.90、

9.03、0.10、110.08,因此 ADA 是诊断结核性胸膜炎相对敏感与特异的生物学指标。

ADA 水平升高也可见于脓胸、类风湿性胸膜炎,偶有肿瘤患者也可升高。当胸腔积液 ADA 显著升高超过 250U/L,首先考虑脓胸或淋巴瘤。在结核病患病率较低的国家,ADA 可以起到排除结核病的作用。

（五）淀粉酶　　胸腔积液中淀粉酶升高可超过 100U/L,常发生于食管破裂或急性胰腺炎,也可以见于恶性肿瘤。急性胰腺炎时淀粉酶溢漏导致胸腔积液中含量高于血清含量,通常胸腔积液淀粉酶在 200~2 000U/L;如果极度升高>10 000U/L 则要考虑胰腺胸膜瘘。淀粉酶同工酶检测有助于鉴别肿瘤,如唾液型淀粉酶升高而无食管破裂,则恶性肿瘤可能性大。如果恶性胸腔积液(malignant pleural effusion,MPE)患者胸腔积液淀粉酶升高则预示生存期短。

（六）免疫学指标

1. γ 干扰素（IFN-γ）　　IFN-γ 是由活化的淋巴细胞、抗原提呈细胞等产生的细胞因子,在抵御结核分枝杆菌感染过程中发挥着非常重要的作用。1988 年首次报道了结核性胸腔积液(tuberculous pleural effusion,TPE)中 IFN-γ 的水平升高,来自 22 项研究(包括 782 例 TPE 患者和 1 319 例非结核性胸腔积液患者)的荟萃分析显示 IFN-γ 诊断 TPE 的敏感度和特异度分别为 89% 和 97%,IFN-γ 是诊断 TPE 比较敏感而特异的免疫学指标。

目前,IFN-γ 和 ADA 常被用于 TPE 的诊断,由于 ADA 应用时间长且测试更简单价廉,因而临床中常作为 TPE 诊断的首选检查。体外 IFN-γ 释放试验已广泛用于检测结核分枝杆菌感染的肺结核患者,但对于 TPE 的诊断意义尚存在争议。荟萃分析显示 IFN-γ 释放试验诊断 TPE 敏感度和特异度较低,检测技术复杂且价格昂贵,因此对可疑的 TPE 患者建议积极进行胸膜活检。

2. 白介素-27（IL-27）　　IL-27 是 IL-12 家族中的新成员,它是由 EB 病毒诱导基因的 3 亚基和 P28 亚基组成的,主要由抗原提呈细胞分泌,且可以通过其双向的促炎和抗炎作用调节多种疾病的免疫过程。IL-27 与恶性疾病和感染性疾病相关。

2012 年,施焕中等首次报道了 IL-27 是一种诊断结核性胸腔积液(TPE)良好的可溶性指标,敏感度和特异度分别为 92.7% 和 99.1%。2017 年该研究组进一步在 *Thorax* 发表了前瞻性研究结果,IL-27 以 591.4ng/L 为界值诊断 TPE 的敏感度和特异度分别高达 96.1% 和 99.0%,IL-27 作为一个诊断结核的新指标可用于诊断结核高发地区的 TPE,其阴性结果可排除 TPE。

2016 年,Skouras 等发表专题综述,基于多项研究成果,将 IL-27 推荐给结核高负担国家和低负担国家用于 TPE 的鉴别诊断。2018 年,该研究组对 7 篇病例-对照研究(285 例 TPE 和 265 例 MPE)进行荟萃分析结果显示,在鉴别结核性和恶性胸腔积液时,IL-27 具有高敏感度(93%)和特异度(97%),其诊断价值明显优于 ADA 和 IFN-γ,但有研究认为

IL-27 的诊断价值与结核病发病率有关，这还需要大量的临床研究来证实。

（七）肿瘤标志物　　如癌胚抗原、细胞角蛋白 19 片段抗原 21-1、糖类抗原如 CA12-5、CA15-3 及 CA19-9 等有助于 MPE 的诊断。这些可溶性指标的敏感度普遍不高，一般波动在 40% ~ 60%，但特异度相对较高，可以达到 80% ~ 90%，因此具有一定的参考价值。联合检测多种肿瘤标志物可提高其诊断效率。此外，胸腔积液间皮素浓度升高提示恶性胸膜间皮瘤的诊断。其他生物标志物，如胸腔积液中 sCD44v6/std 比值超过 0.34 用来鉴别腺癌和胸膜间皮瘤，其敏感度为 60%，特异度为 93%。

（八）其他　　一些特殊标志物对胸腔积液病因诊断具有一定价值。如氨基末端脑钠肽前体（NT-proBNP）的检测（胸腔积液和血清中的 NT-proBNP）可作为心源性漏出液诊断的可靠指标，常用界值为 1 500pg/ml；胸腔积液/血清胆红素比值>1 提示胆道胸膜瘘。红斑狼疮胸膜炎的胸腔积液中可以检测到高滴度抗 dsDNA 抗体。

四、胸腔积液微生物学

胸腔积液离心沉淀物涂片可发现真菌，但结核分枝杆菌阳性率很低，除非患者有结核性脓胸或合并获得性免疫缺陷综合征。胸腔积液培养出需氧菌或厌氧菌可以明确感染性胸腔积液的病原菌。在床边将胸腔积液接种至血培养瓶有助于提高培养的菌落数量。疑诊结核分枝杆菌或真菌感染所致胸腔积液，需要做相应的病原体培养和鉴定。

五、胸腔积液脱落细胞

胸腔积液脱落细胞检查可发现肿瘤细胞，是诊断 MPE 最简单的方法，其诊断效率与原发性肿瘤的类型及其分化程度有关，波动在 62% ~ 90%，对于非霍奇金淋巴瘤为 22% ~ 94%，多次细胞学检查可适当提高阳性率。一项研究纳入 55 例恶性胸腔积液患者，第一次胸腔穿刺后 65% 患者得到诊断，第二次胸腔穿刺后又有 27% 患者得到诊断，而第三次胸腔穿刺仅仅增加了 5% 的患者得到诊断。增加送检细胞学的胸腔积液容积并不能增加诊断的敏感度。

此外，腺癌、胸膜间皮瘤、淋巴瘤和非肿瘤反应性淋巴细胞增多很难通过细胞学进行鉴别，且胸腔积液中间皮细胞常变形，易误认为恶性细胞，可多次检查或应用细胞蜡块的方法进行细胞学诊断，提高诊断阳性率。

（施焕中　王臻）

参考文献

[1] FELLER-KOPMAN D, LIGHT R. Pleural disease[J]. N Engl J Med, 2018, 378(8): 740-751.

[2] PORCEL JM, LIGHT RW. Pleural effusions[J]. Dis Mon, 2013, 59(2):

29-57.

[3] LIGHT RW. Pleural effusions[J]. Med Clin North Am, 2011, 95(6): 1055-1070.

[4] LIGHT RW. Clinical practice. Pleural effusion[J]. N Engl J Med, 2002, 346(25): 1971-1977.

[5] SARAYA T, LIGHT RW, TAKIZAWA H, et al. Black pleural effusion[J]. Am J Med, 2013, 126(7): 641. e1-e6.

[6] MITRA S, SARMA MK, DAS AK. Curious case of a black pleural effusion: mediastinal teratoma presenting as massive pleural effusion[J]. Lung India, 2018, 35(1): 87-89.

[7] SADIKOT RT, ROGERS JT, CHENG DS, et al. Pleural fluid characteristics of patients with symptomatic pleural effusion after coronary artery bypass graft surgery[J]. Arch Intern Med, 2000, 160(17): 2665-2668.

[8] LIGHT RW, MACGREGOR MI, LUCHSINGER PC, et al. Pleural effusions: the diagnostic separation of transudates and exudates[J]. Ann Intern Med, 1972, 77(4): 507-513.

[9] JOSEPH J, BADRINATH P, BASRAN GS, et al. Is the pleural fluid transudate or exudate? A revisit of the diagnostic criteria[J]. Thorax, 2001, 56(11): 867-870.

[10] ROTH BJ, O'MEARA TF, CRAGUN WH. The serum-effusion albumin gradient in the evaluation of pleural effusions[J]. Chest, 1990, 98(3): 546-549.

[11] VALDÉS L, POSE A, SUÀREZ J, et al. Cholesterol: A useful parameter for distinguishing between pleural exudates and transudates[J]. Chest, 1991, 99(5): 1097-1102.

[12] ROMERO S, CANDELA A, MARTIN C, et al. Evaluation of different criteria for the separation of pleural transudates from exudates[J]. Chest, 1993, 104(2): 399-404.

[13] HEFFNER JE, NIETERT PJ, BARBIERI C. Pleural fluid pH as a predictor of survival for patients with malignant pleural effusions[J]. Chest, 2000, 117(1): 79-86.

[14] HEFFNER JE, NIETERT PJ, BARBIERI C. Pleural fluid pH as a predictor of pleurodesis failure. Analysis of primary data[J]. Chest, 2000, 117(1): 87-95.

[15] PORCEL JM, ESQUERDA A, BIELSA S. Diagnostic performance of adenosine deaminase activity in pleural fluid: a single-center experience with over 2100 consecutive patients[J]. Eur J Intern Med, 2010, 21(5): 419-423.

[16] LIANG QL, SHI HZ, WANG K, et al. Diagnostic accuracy of adenosine deaminase in tuberculous pleurisy: a meta-analysis[J]. Respir Med, 2008, 102(5): 744-754.

[17] JIANG J, SHI HZ, LIANG QL, et al. Diagnostic value of interferon-gamma in tuberculous pleurisy: a metaanalysis[J]. Chest, 2007, 131(4): 1133-1141.

[18] YANG WB, LIANG QL, YE ZJ, et al. Cell origins and diagnostic accuracy of interleukin 27 in pleural effusions[J]. PLoS One, 2012, 7(7): e40450.

[19] WANG W, ZHOU Q, ZHAI K, et al. Diagnostic accuracy of interleukin 27 for tuberculous pleural effusion: two prospective studies and one meta-analysis[J]. Thorax, 2018, 73(3): 240-247.

[20] LIU Q, YU YX, WANG XJ, et al. Diagnostic accuracy of interleukin-27 between tuberculous pleural effusion and malignant pleural effusion: a meta-analysis[J]. Respiration, 2018, 95(6): 469-477.

[21] HOOPER C, LEE YC, Maskell N, et al. Investigation of a unilateral pleural effusion in adults: British thoracic society pleural disease guideline

2010[J]. Thorax, 2010, 65(Suppl 2): ii4-ii17.

[22] ZHOU Q, YE ZJ, SU Y, et al. Diagnostic value of N-terminal pro-brain natriuretic peptide for pleural effusion due to heart failure: a meta-analysis [J]. Heart, 2010, 96(15): 1207-1211.

[23] ZHOU Q, CHEN YQ, QIN SM, et al. Diagnostic accuracy of T-cell interferon-gamma release assays in tuberculous pleurisy: a meta-analysis[J]. Respirology, 2011, 16(3): 473-480.

[24] SHI HZ, LIANG QL, JIANG J, et al. Diagnostic value of carcinoembryonic antigen in malignant pleural effusion: a meta-analysis[J]. Respirology, 2008, 13(4): 518-527.

[25] LUO L, SHI HZ, LIANG QL, et al. Diagnostic accuracy of serum mesothelin for malignant mesothelioma: a meta-analysis [J]. Respir Med, 2010, 104(1): 149-156.

[26] GARCIA LW, DUCATMAN BS, WANG HH. The value of multiple fluid specimens in the cytologicalal diagnosis of malignancy[J]. Mod Pathol, 1994, 7(6): 665-668.

第五节
呼吸系统疾病新检测指标

一、呼吸系统疾病新型生物标志物

生物标志物是衡量个体状态的可测量指标，其来源广泛，种类繁多，不仅可反映机体的生理状态，亦可表明某种特定的疾病状态。近年随着对哮喘、慢阻肺、特发性肺纤维化等呼吸系统疾病更深入的研究，以及高通量测序、基因组学代谢组学等技术的迅猛发展，越来越多具有潜在临床应用前景的呼吸系统相关新型生物标志物被发现，这对于区分疾病亚型、评估疾病严重程度、预测疾病治疗效果及转归均有重要的临床意义，为临床医师诊疗呼吸系统疾病提供了新思路。

（一）涎液化糖链抗原-6（Krebs von den Lungen-6, KL-6）

KL-6 是由肺泡 Ⅱ 型上皮细胞分泌的一种大分子唾液酸糖蛋白，最早由 Kohno 等学者于 1988 年在研究肺腺癌时发现，现归类为 muc1 基因编码的黏蛋白 1 第 9 组分化抗原。KL-6 含有唾液酸化糖链的细胞外结构域，该糖链由 20 个氨基酸残基串联重复序列组成，具有被特异性抗体识别的空间结表位。KL-6 主要表达于肺泡 Ⅱ 型上皮细胞、支气管上皮细胞、支气管浆液腺细胞，但在肺泡 Ⅰ 型上皮细胞并不表达。在生理状态下外周血液循环中 KL-6 浓度很低。在某些病理状态下，如间质性肺疾病（ILD）、急性肺损伤（ALI），肺泡 Ⅱ 型上皮细胞受损等可使其分泌增多，同时肺泡上皮及内皮细胞功能失调，引起局部血管内皮细胞通透性增加，导致 KL-6 渗透入血增多，使外周血及支气管肺泡灌洗液中 KL-6 浓度升高。作为衡量肺组织损伤及肺泡壁通透性增加的特异性生化标志物，KL-6 具有重复性好、敏感度较高、易操作、非创伤性等优点，在临床上尤其在 ILD 的诊断和病情评估上具有较大的应用前景。

临床意义：

1. 辅助诊断　研究表明，包括特发性肺间质纤维化（IPF）、过敏性肺炎、放射性肺炎、肺结节病、肺泡蛋白沉积症、药物型肺炎在内的多种 ILD 均存在 KL-6 水平增高，且血清和支气管肺泡灌洗液中变化水平同步。尽管具体机制尚未阐明，研究提示 KL-6 促进成纤维细胞增殖迁徙、抑制细胞凋亡及参与免疫应答可能在 ILD 的发病中起作用。目前，KL-6 已作为临床上诊断 ILD 的一个常用辅助指标。研究表明，血清 KL-6 水平高于或等于 500U/ml 是结缔组织病并发 ILD 的标志。以血清 KL-6≥500U/ml 为标准，IPF 阳性率最高。过敏性肺炎患者血清 KL-6 水平升高，且随季节变化而波动，并与暴露于抗原浓度的水平呈正相关。监测血清 KL-6 水平可用于早期发现放射性肺炎，且其简便易行，重复性好。

2. 判断病情活动、治疗效果及预后　血浆 KL-6 水平越高，活动可能性越大，病情越严重，预后越差，越易发生急性加重。有研究表明，血清 KL-6 浓度高于 1 000U/ml 是活动性 ILD 的标志。在 IPF、肺泡蛋白沉积症、放射性肺炎患者血清及支气管肺泡灌洗液中 KL-6 水平与肺功能指标［用力肺活量（FVC）、一氧化碳弥散量（D_LCO）、肺总量（TLC）等］相关，KL-6 水平越高，其肺功能越差。在经激素或抗纤维化药物治疗后，KL-6 下降越快，肺功能改善越明显，对治疗反应越好且生存时间越长。反之，持续高水平的 KL-6 提示预后不良。同时血浆 KL-6 水平可预测 ILD 急性发作风险。在接受治疗后仍持续高水平的 KL-6 患者机化性肺炎的复发率明显增高。

（二）肺表面活性蛋白（surfactant protein, SP）

SP 是由肺泡 Ⅱ 型上皮细胞及 Clara 细胞合成和分泌的脂质-蛋白混合物，蛋白质含量为 5%~10%，分布于支气管表面和肺泡气液界面的单分子层，在降低肺泡表面张力、维持肺内稳态、参与局部防御、调节肺部免疫和炎症反应方面起重要作用。目前已发现的 SP 包含亲水性的 SP-A 与 SP-D 和疏水性的 SP-B 与 SP-C。SP-B（14kD）和 SP-C（6kD）分子量很小，在磷脂的包装、表面活性物质的重组及气液表面的物质吸附、降低呼气末期外周气道气液表面张力方面有重要作用。与 SP-B 及 SP-C 不同，SP-A 和 SP-D 为高分子蛋白，属 C 型凝集素家族，除可降低肺泡张力、稳定肺泡形态外，还是肺泡层内重要的天然免疫系统分子，可通过调理吞噬结合抗原与多种免疫分子相互作用来调节急慢性炎症反应，是肺部抵抗外来病原体的第一道防线。健康人因肺泡-毛细血管屏障完好，可以阻止 SP-A 和 SP-D 进入血液循环，故血清中其含量很低。但在某些病理状态，如肺泡 Ⅱ 型上皮细胞异常增殖、慢性缺氧性肺损伤、急性应激或受损时，SP-A 和 SP-D 可分泌增加，局部上皮及内皮功能失调，通透性增加，致 SP-A 和 SP-D 渗透血液增多引起血浆浓度增高。SP-A 和 SP-D 因其在肺脏的特异性而在呼吸系统疾病方面得到越来越多的关注，可被用于 ILD、肺部感染等疾病的辅助诊断、预测急性发作风险及预后评估。

临床意义：

1. 辅助诊断　SP-A 与 SP-D 为肺部天然免疫系统的重要组成部分，在肺部疾病的发生、发展中起到了重要的作用。血浆 SP-A 与 SP-D 水平在 IPF、肺泡蛋白沉积症、结缔组织疾病合并 ILD、肺部感染患者中明显升高。有研究发现分别以血浆 SP-A、SP-D 浓度 43.9ng/ml 和 109.8ng/ml 为临界值，诊断 IPF 的敏感度分别为 78% 和 87%，但是特异度较低。高水平的 SP-D 可作为 ARDS 的早期诊断指标之一，以血浆 SP-D 浓度 12.7ng/ml 为临界值，其诊断 ARDS 的敏感度是 74%。SP-A、SP-D 均反映了肺泡上皮细胞的损伤，因此其特异度较低，需联合其他生化指标、实验室检查共同确诊。

2. 判断病情活动、治疗效果及预后 IPF 患者急性加重期，血浆 SP-A 和 SP-D 水平明显高于稳定期。血浆 SP-A 和 SP-D 水平可作为 IPF 患者死亡风险独立且重要的预测因素，有研究发现在病理确诊的 IPF 患者中，3 年内死亡的患者初始血浆 SP-A 和 SP-D 水平较存活的患者要高，血浆 SP-A 浓度较基线每升高 49ng/ml，死亡风险增加 3.3 倍。而在干燥综合征/混合性结缔组织病合并 ILD（SSc/MCTD-ILD）患者，血浆 SP-D 水平与 FVC 下降程度呈正相关，即血浆 SP-D 水平可作为预测 FVC 下降的良好指标，可较好地预测 ILD 预后。

（三）骨膜蛋白 骨膜蛋白最早于成骨细胞系上发现，是一种分子量为 90kD 的细胞基质蛋白，结构上由氨基末端富含半胱氨酸（EMI）的结构域、四个内部连续成束蛋白（FAS1）结构域和一个可变的羧基末端结构域（CTD）组成，在人体内由 POSTN 基因编码。骨膜蛋白往往与组织结构重塑相关，在生理状态下，多见于胶原含量较多的结缔组织，如牙周韧带、肺部、骨膜、心脏瓣膜；而在疾病状态下，骨膜蛋白可以通过与不同细胞作用（如细胞因子、TGF-β、胶原等）来介导组织结构重塑，在栓塞的心肌层、纤维灶、肿瘤周围基质等组织均发现骨膜蛋白过度表达。在肺部疾病中，许多研究发现骨膜蛋白与气道上皮、成纤维细胞、炎症细胞作用紧密，参与了气道高分泌、纤维化的发生。在气道受到刺激后，募集的炎症细胞释放 IL-4、IL-13、TGF-β 炎症因子促进基质细胞、上皮细胞、嗜酸性粒细胞释放骨膜蛋白。骨膜蛋白可以通过 α4β1、αMβ2 与嗜酸性粒细胞结合，进一步促进嗜酸性粒细胞的募集、黏附。通过激活 TGF-β，上调 I 型胶原纤维表达改变气道上皮的生物力学属性。同时作用于成纤维细胞，通过激活成纤维细胞 NF-κB 通路从而促进 TNF-α、IL-1a 等因子表达，还可促进成纤维细胞向成肌纤维细胞分化，通过与其他细胞基质蛋白联合，介导胶原交错等作用促进纤维化。

临床意义：

1. 区分疾病亚型 骨膜蛋白被认为是 Th2 型炎症的生物指标，IL-4、IL-13 可增强编码骨膜蛋白的 POSTN 基因表达，IL-4、IL-13 可促进肺部成纤维细胞、气道上皮细胞分泌骨膜蛋白。通过 POSTN 基因可以区分 Th2 型哮喘与非 Th2 型哮喘。在 ILD 中，IPF 患者血浆骨膜蛋白水平较正常人及其他特发性间质性肺炎（IIP）患者要高，可作为区分 IIP 病理类型的一个指标。

2. 判断病情活动、治疗效果及预后 血浆骨膜蛋白水

平与哮喘症状、发生哮喘的年龄、外周血嗜酸性粒细胞数量、肺功能、合并鼻部疾病的患病率相关。在重度哮喘患者中，相对外周血嗜酸性粒细胞总数、血清总 IgE、呼出气一氧化氮等指标，血浆高水平的骨膜蛋白是最能反映气道嗜酸性粒细胞炎症的独立指标。血清骨膜蛋白可以预测接受 IL-13 单抗（lebrikizumab, tralokinumab）的哮喘患者的疗效，基线高水平的血清骨膜蛋白（>50ng/ml）的哮喘患者接受 IL-13 单抗后能够有效减少哮喘发作次数，提升肺功能。亦有临床试验报道基线高水平的血清骨膜蛋白（>50ng/ml）的哮喘患者接受奥马珠单抗治疗收益更大，但是仍需更多研究证实。在预后方面，血清骨膜蛋白可以作为评估迟发且以嗜酸性粒细胞为主的哮喘人群肺功能损害进展和哮喘急性发作风险的指标。骨膜蛋白在 IPF 治疗及预后方面研究较少，但在预后方面，有研究表明骨膜蛋白也有重要价值，骨膜蛋白可以预测 IPF 患者病情进展。

（四）YKL-40（壳质酶 3 样 1 蛋白） 是一种分泌型糖蛋白，分子量大约为 40kD，最初于人软骨瘤细胞株发现，在人体内由基因 *CHI3L1* 基本编码，由于其肽链氨基酸起始端含有酪氨酸（Y）、赖氨酸（K）和亮氨酸（L），因此命名为 YKL-40，也被称为壳质酶 3 样 1 蛋白。YKL-40 由多种细胞分泌，如软骨细胞、巨噬细胞、血管平滑肌细胞、肿瘤细胞等，目前还未发现其特异性受体。YKL-40 是近年来新型的炎性标记物，在气道、心血管、神经、肿瘤等疾病均发挥作用，具有促进炎症、组织重塑、纤维化以及肿瘤细胞生长和抗凋亡等生物功能。在呼吸系统相关疾病中，YKL-40 可以作用于不同细胞，通过激活一系列信号通路，调控细胞因子产生、细胞增殖，促进气道炎症和重塑。如 YKL-40 可通过 PAR2 受体激活气道平滑肌 MAPK、NF-κB 通路来介导平滑肌细胞增殖，通过激活肺内成纤维细胞 ERK、p38 通路来介导胶原产生。

临床意义：判断病情活动、治疗效果及预后。过度升高的 YKL-40 与肺部多种疾病的严重程度相关，在慢阻肺、哮喘、IPF、肺炎等相关疾病研究中均有报道 YKL-40 在血浆、灌洗液、痰液中含量增加，YKL-40 增高的水平与肺功能下降程度直接相关，在慢阻肺、哮喘、IPF 急性加重时 YKL-40 升高更为显著，提示可作为检测疾病进展的指标。无论在小细胞肺癌还是非小细胞肺癌，血浆 YKL-40 水平升高均提示肿瘤分期较晚，预后较差，通过多变量分析，血浆 YKL-40 水平增高可作为预测小细胞肺癌患者预后的独立危险因子。结核性胸膜炎患者胸腔积液 YKL-40 水平明显增高，但相对于腺苷脱氨酶，后者对于结核性胸膜炎更具有诊断价值。

（五）8-异前列腺素 F2α（8-iso-PGF2α） 是氧自由基介导的磷脂酶 A2 裂解细胞膜磷脂花生四烯酸产生并释放的前列腺素类似物，广泛分布于体液中，其水平不受饮食等因素的影响，是评估体内氧化应激最主要的生物标志物之一，既往研究表明 8-iso-PGF2α 是冠心病、糖尿病、自身免疫性疾病及恶性肿瘤的重要生物标志物。而在呼吸系统疾病中，主要参与支气管哮喘、慢阻肺、支气管扩

张、阻塞型睡眠呼吸暂停低通气综合征（OSAHS）等气道炎症性疾病的发生发展。上述疾病急性加重期血清及气道局部内 8-iso-PGF2α 浓度明显高于稳定期,在经治疗病情控制后下降,且与疾病的严重程度呈正相关。血浆 8-iso-PGF2α 水平与睡眠呼吸暂停低通气指数（AHI）、动脉血氧饱和度（SaO2）<90% 占总睡眠时间百分比、睡眠呼吸障碍事件总时间占总睡眠时间百分比、最低 SaO2 及平均最低 SaO2、睡眠呼吸障碍事件最长时间相关,OSAHS 患者血浆 8-iso-PGF2α 水平与反映睡眠呼吸暂停严重程度的指标明显相关。

（六）瘦素　　瘦素是一种由肥胖基因编码、167 个氨基酸组成的含有 4 个螺旋结构域的脂肪细胞因子,主要由白色脂肪组织产生,反映体脂的能量存储情况,除此之外,尚具有多种生物学功能。瘦素受体（obR）属于 I 类细胞因子受体家族,广泛分布于机体各组织,其中包括肺组织。业已证实,肺组织内支气管上皮细胞、肺泡 II 型上皮细胞、肺内巨噬细胞可表达瘦素,主要参与肺微环境稳态的维持,并有促炎和免疫调控的作用,可能与肺癌、支气管哮喘、ILD、慢阻肺、OSAHS、肺炎的发病相关,其机制可能为瘦素可通过刺激和激活巨噬细胞、T 细胞,促进系列炎症因子如 TNF-α、IL-6 等释放,激活固有免疫和适应性免疫,进而介导炎症或肿瘤产生。慢阻肺患者气道及肺组织中瘦素水平明显增高,肺局部瘦素可能与慢阻肺患者严重程度相关。瘦素的过表达与肺癌早期的发生相关,人肺癌组织中瘦素及其受体表达明显高于肺良性病变及癌旁肺组织,并具有促肿瘤增殖、迁移和浸润作用,但瘦素具体的致癌机制与肿瘤分期、转移、预后的关系尚未明确,有待进一步研究。另外,瘦素可促进肺纤维化发生,可能通过调控 TGF-β1,介导肺成纤维细胞表达纤维化基因胶原 I、胶原 III 及 α-平滑肌肌动蛋白增强而实现,但具体机制未十分明确。推测瘦素可能参与哮喘、肺部感染等疾病发生发展,但目前相关研究仍存在争议。综上所述,瘦素可作为促炎及免疫调控因子参与肺部多种疾病的发生。但目前研究仍存在争议,尚待更多的研究探索明确。

二、呼出气冷凝液检测

呼出气冷凝液（exhaled breath condensate,EBC）检测是对呼出气冷凝液中生化标志物的测定,作为气道炎症、氧化应激甚至肿瘤评估的一项新方法,具有无创、简便、安全等特点,近年发展迅速,有生化肺功能之称。EBC 收集过程中几乎无任何不适或危险,亦可用于病情危重患者及婴幼儿,有望于将来广泛应用于慢阻肺、支气管哮喘、睡眠障碍性疾病、肺癌等呼吸系统疾病的诊断、病情进展、疗效评估。

（一）EBC 的成分　　EBC 中包含有数千种物质,主要成分来源于下呼吸道,主要反映的是下呼吸道的生化状态。EBC 主要由三部分组成:①呼吸道内衬液（ALF）气溶胶化而形成的粒子或悬滴;②水蒸气被冷凝而形成的水,占 EBC 总体积的 99%,EBC 中的粒子或悬滴溶解在这部分

水中;③水溶性的挥发性物质。ALF 是呼吸道的防御屏障,含有抗氧化物等多种活性分子,可以抵御烟雾等吸入性的氧化物、病原微生物及变应原等对呼吸道的侵袭。这些活性分子的变化可以反映气道内微环境的变化,可以用于呼吸道疾病的监测或治疗效果的评价。

（二）EBC 采集原理及规范　　EBC 采集及检测最早报道于 20 世纪 80 年代,在 2005 年,ATS 及 ERS 共同发表了 *Task Force Report*,对 EBC 的收集方法、贮存、检测与存在问题达成初步共识。患者通过咬口向收集装置平静呼吸,呼出气被引入一个冷却系统,低温使得呼出气冷凝为液体,即 EBC。现有的 EBC 收集仪器主要有 EcoScreen-1/2、Eco-Screen Turbo、RTube 和 TURBO-DECCS 等。EBC 的收集受很多因素影响,包括收集装置设计、呼气方式、收集温度、收集时间、吸烟等,为了提高不同实验数据的可比性,EBC 收集时应注意:注明收集装置的类型,如果是自制装置,要详细描述其设计（被覆材料、冷却方式、有无单向阀等）。一般而言,平静呼吸 10~15 分钟,采集到 2~4ml 的 EBC 即可结束试验,绝大多数受试者可良好耐受。

EBC 中的生化分子及生物标志物来源于口腔、咽喉、气管、支气管及肺泡整个气道,但主要反映下呼吸道的病理生理改变。由于目前分段采集 EBC 的技术尚未完善,而鼻腔可以快速产生大量 NO 及其他化学分子,因此在采集过程,患者应佩戴鼻夹,通过口含器与收集管道连接。对于使用机械通气的重症患者,可以将收集管道与呼吸机出气管进行连接。另外,由于唾液中含有较高浓度的 H_2O_2 及亚硝酸盐,因此采集前必须漱口,避免污染标本。必要时使用唾液收集器,或通过检测 EBC 中淀粉酶以确认是否存在唾液污染。

三、EBC 常用检测指标及临床意义

EBC 中水蒸气冷凝而成的水占了容积的绝大部分,剩下的少量但种类繁多的非挥发性物质（几乎都来自 ALF）和挥发性物质是研究的重点。挥发物主要包括氨、过氧化氢、甲酸、乙酸等。非挥发物包括:①NO 相关产物,如硝酸、亚硝酸、3-硝基酪氨酸（3-NT）、亚硝基硫醇（RS-NO）;②花生四烯酸衍生物,如前列腺素、异前列腺素、白三烯;③其他氧化应激产物,如醛类、谷胱甘肽等;④细胞因子/趋化因子/血管生成因子,如白介素、肿瘤坏死因子-α、γ 干扰素、血管内皮细胞生成因子等;⑤基因类,如 miRNAs、p16、p53 等;⑥其他,如腺苷/嘌呤、环氧化酶 2、人乳头瘤病毒、癌胚抗原等。以上物质含量普遍很低,需要借助色谱法、荧光法、酶联免疫法、高效液相、PCR 等方法检测。目前,相对认可并具有应用前景的 EBC 生物标志物主要如下:

（一）pH　　此项指标在 EBC 检测当中较为简便、可靠。传统方法直接通过 pH 电极或试纸完成,但稳定性欠佳。为了消除 CO_2 的影响,常用的方法是"脱气",即通入惰

性气体(如氩或氮)除去 EBC 中游离 CO_2。此外,应用"CO_2 起泡法"也可以进一步提高检测再现性。正常人的 pH 平均值为 7.7,该指标重复性佳,其日内及周内变异系数为 3.5% 和 4.5%。有研究发现,支气管哮喘、囊性纤维化(CF)、慢阻肺、支气管扩张症及急性肺损伤患者 EBC 的 pH 均较正常人有不同程度下降,在慢阻肺急性加重期更低,且与慢阻肺严重程度呈负相关。哮喘患者激素成功治疗后,EBC 的 pH 可回升至正常,并与气道的嗜酸性粒细胞炎症相关。

（二）H_2O_2　　是呼出气中的可挥发成分,是氧化级联反应的重要产物。当过氧化氢酶的清除能力无法应付增加的 H_2O_2 生成,则可在 EBC 中检测到其水平增高。由于 EBC 中的 H_2O_2 并不稳定,所以采集后需立刻冻存于 -80℃ 低温并尽快检测。H_2O_2 与年龄呈正相关,吸烟(包括曾吸烟者)会使该值增高。H_2O_2 的分泌存在生物节律性,在午间及凌晨可达最高峰,但具体机制未明。支气管哮喘、支气管扩张症、变应性鼻炎、急性呼吸窘迫综合征(ARDS)、慢阻肺、OSAHS 患者 EBC 的 H_2O_2 增高。哮喘患者 EBC 中的 H_2O_2 水平与诱导痰嗜酸性粒细胞、气道反应性及病情相关。经过乙酰半胱氨酸治疗,慢阻肺患者的 EBC 中的 H_2O_2 水平随之降低。

（三）氮氧化合物　　气道的内皮细胞、巨噬细胞中含有 NO 合成酶(NOS),在炎症因子刺激下可以合成诱导酶(iNOS),生成 NO,NO 的代谢产物硝基酪氨酸、硝酸盐/亚硝酸盐、亚硝基脲等,在 EBC 中均可被检出。正常人 EBC 中硝基酪氨酸的含量为 0~14ng/ml,其日间变异率约为 6%。在哮喘患者中可发现其明显增高。亚硝基脲是 NO 与抗氧化剂(如谷胱甘肽)作用的产物,轻度哮喘患者中亚硝基脲水平正常,但严重哮喘患者的水平显著升高。硝酸盐/亚硝酸盐是 NO 代谢的稳定的终末产物,间接反映呼出气中 NO 水平,正常人 EBC 中含量为 0.41~0.63μmol/L。在多项研究中,哮喘患者 EBC 的硝酸盐/亚硝酸盐水平较正常人显著升高,并与 H_2O_2 水平相关。

（四）8-异前列腺素（8-isoprostane）　　花生四烯酸的代谢产物是 EBC 中非挥发物质的重要成分,目前研究较多的是 8-异前列腺素及白三烯。8-异前列腺素是花生四烯酸非酶氧化反应(不依赖于环氧化酶作用)产生的前列腺素样代谢产物,在体外的化学性质稳定,是一种特异的脂质过氧化物,能反映氧化应激损伤及氧化活性。哮喘、慢阻肺、CF、ARDS、行心胸手术后的患者 EBC 中 8-异前列腺素显著增高。对于哮喘及慢阻肺患者而言,8-异前列腺素水平与疾病严重程度及炎症水平相关,可以作为反映病情的指标之一。

（五）白三烯（LTs）　　LTs 是花生四烯酸经 5-脂氧酶代谢途径形成的代谢产物,包括二羟酸白三烯(LTB4)及半胱氨酰白三烯(Cys-LTs,包括 LTC4、LTD4、LTE4)。LTB4 是一种重要的中性粒细胞和嗜酸性粒细胞趋化因子,

可引起水肿、局部气道狭窄及黏液分泌增多;Cys-LTs 主要由气道炎症细胞尤其是肥大细胞和嗜酸性粒细胞释放,可导致气管平滑肌收缩、血管通透性增加、黏液过度分泌及黏膜纤毛清除功能下降,因此 LTs 在气道炎症中起重要作用。LTB4 增高见于哮喘、慢阻肺、CF、心胸手术后患者,并随病情控制变化。Cys-LTs 增高可见于成人及儿童哮喘患者。

（六）腺苷（adenosine）　　腺苷为三磷酸腺苷(ATP)代谢产物,与气道特异性腺苷受体结合,可使支气管平滑肌收缩,还可调节淋巴细胞、中性粒细胞、嗜酸性粒细胞、巨噬细胞功能,参与气道炎症过程。通常使用高效液相色谱法检测 EBC 的腺苷含量。正常人其水平为 0~20nmol/L。与健康人相比,变应性鼻炎、哮喘及 CF 患者 EBC 中腺苷水平升高。当哮喘症状加重时腺苷水平进一步升高,激素治疗后腺苷水平可以下降,并与呼出气 NO 具有良好的相关性。腺苷可作为评价哮喘气道炎症及疗效的无创性检测指标之一。

（七）细胞因子　　气道中存在一系列复杂的促炎性细胞因子,它们的活性上调与炎症性疾病的发生、发展有关。然而,由于 EBC 中这些因子含量低和检测技术灵敏度的限制,包括细胞因子在内的大多数蛋白质并不容易在 EBC 中检测出来,但可尝试通过冷冻干燥法浓缩后检测。有研究发现,慢阻肺患者 EBC 中 IL-6 水平较对照组高,且与肺动脉收缩压呈正相关,与 PaO_2 呈负相关,但与 FEV_1 占预计值百分比(FEV_1%pred)及 PCO_2 无明显相关性。不同的研究提示哮喘患者 EBC 中 TNF-α、IFN-γ、IL-4、IL-6、IL-8、IL-10、IL-17 水平升高,并且可以反映哮喘患者病情严重程度。吸烟者 IL-6 升高。IL-8 升高还可见于慢阻肺、CF,并随激素治疗而降低。

（八）DNA　　呼吸道细胞的氧化应激引起 DNA 的突变,导致细胞周期的改变、生长加快、DNA 修复、细胞凋亡,并且诱导血管生成和肿瘤细胞侵袭。肺肿瘤患者的这些突变可以通过 PCR 技术在 EBC 中检测。有报道显示,大部分非小细胞肺癌患者的 EBC 中存在与肿瘤组织相同的 DNA 微卫星改变或杂合性缺失。肺癌患者的 EBC 中可检测出正常对照组不存在的突变型 *p53* 基因。原癌基因 *KRAS* 存在于肺癌患者 EBC 中,而且肿瘤切除后降低。肺鳞状细胞癌患者 EBC 中可检测出 *EGFR* 基因突变。EBC 中基因启动子甲基化水平与肺癌患者的分期呈显著相关。EBC 中基因突变与肿瘤的发生有着显著的一致性,这有望为肺癌的早期诊断提供一种新的无创检测手段。

四、存在问题及展望

作为呼吸系统疾病无创生化检测的一项新技术,EBC 与支气管肺泡灌洗液、诱导痰等传统样本采集相比有独特的优势与应用潜力,但是也有其局限性,如:收集方法、检测过程仍未完全标准化;无法进行 EBC 的分段采集,检测指标

缺乏解剖部位特异性；EBC中大多数介质浓度很低，检测试剂的灵敏度低。随着新技术不断创新与应用，EBC检测有望于未来在疾病诊断、评估等方面发挥作用。

（徐荣　刘家兴　陈如冲）

参考文献

[1] OHSHIMO S,ISHIKAWA N,HORIMASU Y,et al. Baseline KL-6 predicts increased risk for acute exacerbation of idiopathic pulmonary fibrosis[J]. Respir Med,2014,108(7): 1031-1039.

[2] KONDO T,HATTORI N,ISHIKAWA N,et al. KL-6 concentration in pulmonary epithelial lining fluid is a useful prognostic indicator in patients with acute respiratory distress syndrome[J]. Respir Res,2011,12(1): 32.

[3] NISHIKIORI H,CHIBA H,ARIKI S,et al. Distinct compartmentalization of SP-A and SP-D in the vasculature and lungs of patients with idiopathic pulmonary fibrosis[J]. BMC Pulm Med,2014,14: 196.

[4] PARK J,PABON M,CHOI AMK,et al. Plasma surfactant protein-D as a diagnostic biomarker for acute respiratory distress syndrome: validation in US and Korean cohorts[J]. BMC Pulm Med,2017,17(1): 204.

[5] KINDER BW,BROWN KK,MCCORMACK FX,et al. Serum surfactant protein-A is a strong predictor of early mortality in idiopathic pulmonary fibrosis[J]. Chest,2009,135(6): 1557-1563.

[6] OKAMOTO M,HOSHINO T,KITASATO Y,et al. Periostin,a matrix protein, is a novel biomarker for idiopathic interstitial pneumonias[J]. Eur Respir J, 2011,37(5): 1119-1127.

[7] MATSUSAKA M,KABATA H,FUKUNAGA K,et al. Phenotype of asthma related with high serum periostin levels[J]. Allergol Int, 2015,64(2): 175-180.

[8] CORREN J,LEMANSKE RF,HANANIA NA,et al. Lebrikizumab treatment in adults with asthma[J]. N Engl J Med,2011,365(12): 1088-1098.

[9] NAGASAKI T,MATSUMOTO H,KANEMITSU Y,et al. Integrating longitudinal information on pulmonary function and inflammation using asthma phenotypes[J]. J Allergy Clin Immunol,2014,133(5): 1474-1477.

[10] LAI T,WU D,CHEN M,et al. YKL-40 expression in chronic obstructive pulmonary disease: relation to acute exacerbations and airway remodeling [J]. Respir Res,2016,17: 31.

[11] OBER C,TAN Z,SUN Y,et al. Effect of variation in CHI3L1 on serum YKL-40 level,risk of asthma,and lung function[J]. N Engl J Med,2008,358 (16): 1682-1691.

[12] KORTHAGEN NM,VAN MOORSEL CH,BARLO NP,et al. Serum and BALF YKL-40 levels are predictors of survival in idiopathic pulmonary fibrosis[J]. Respir Med,2011,105(1): 106-113.

[13] KZHYSHKOWSKA J,YIN S,LIU T,et al. Role of chitinase-like proteins in cancer[J]. Biol Chem,2016,397(3): 231-247.

[14] GARCÍA-RIO F,ROMERO D,LORES V,et al. Dynamic hyperinflation,arterial blood oxygen,and airway oxidative stress in stable patients with COPD [J]. Chest,2011,140(4): 961-969.

[15] WOOD LG,GARG ML,SIMPSON JL,et al. Induced sputum 8-isoprostane concentrations in inflammatory airway diseases[J]. Am J Respir Crit Care Med,2005,171(5): 426-430.

[16] CARPAGNANO GE,KHARITONOV SA,RESTA O,et al. 8-Isoprostane,a marker of oxidative stress,is increased in exhaled breath condensate of patients with obstructive sleep apnea after night and is reduced by continuous positive airway pressure therapy[J]. Chest,2003,124(4): 1386-1392.

[17] 顾佩玉,汪丽静,曹孟淑,等. 瘦素与肺纤维化发病机制关系的研究进展[J]. 国际呼吸杂志,2016,36(20): 1587-1591.

[18] VAN DER POLL T. The remarkable career of leptin: from antidote to obesity to mediator of lung inflammation[J]. Crit Care Med,2014,42(2): 490-492.

[19] American Thoracic Society Workshop. ATS workshop proceedings: exhaled nitric oxide and nitric oxide oxidative metabolism in exhaled breath condensate: executive summary[J]. Am J Respir Crit Care Med,2006,173 (7): 811-813.

[20] LOUKIDES S,KONTOGIANNI K,HILLAS G,et al. Exhaled breath condensate in asthma: from bench to bedside[J]. Curr Med Chem,2011,18(10): 1432-1443.

[21] BIKOV A,HULL JH,KUNOS L. Exhaled breath analysis,a simple tool to study the pathophysiology of obstructive sleep apnoea[J]. Sleep Med Rev, 2016,27: 1-8.

[22] PEEL AM,CROSSMAN-BARNES CJ,TANG J,et al. Biomarkers in adult asthma: a systematic review of 8-isoprostane in exhaled breath condensate [J]. J Breath Res,2017,11(1): 16011.

[23] KUBÁ Ň P,FORET F. Exhaled breath condensate: determination of non-volatile compounds and their potential for clinical diagnosis and monitoring, a review[J]. Anal Chim Acta,2013,805: 1-18.

[24] ALDAKHEEL FM,THOMAS PS,BOURKE JE,et al. Relationships between adult asthma and oxidative stress markers and pH in exhaled breath condensate: a systematic review[J]. Allergy,2016,71(6): 741-757.

[25] AHMADZAI H,HUANG S,HETTIARACHCHI R,et al. Exhaled breath condensate: a comprehensive update[J]. Clin Chem Lab Med,2013,51(7): 1343-1361.

[26] WALLACE M,PLEIL JD. Evolution of clinical and environmental health applications of exhaled breath research: Review of methods and instrumentation for gas-phase,condensate,and aerosols[J]. Anal Chim Acta,2018, 1024: 18-38.

[27] 中国医师协会呼吸医师分会. 无创气道炎症评估支气管哮喘的临床应用中国专家共识[J]. 中华结核和呼吸杂志,2015,38(5): 329-341.

[28] 杨猛,陶一江. 呼出气冷凝液在呼吸系统疾病中检测的研究进展[J]. 国际呼吸杂志,2014,34(9): 705-708.

[29] 张宏天,陈建荣. 呼出气冷凝液收集和检测的研究进展[J]. 国际呼吸杂志,2015,35(24): 1899-1902.

[30] 董肖琦,周建娅,周建英. 呼出气冷凝液中生物标记物在COPD的意义[J]. 国际呼吸杂志,2017,37(1): 65-69.

第八章
痰细胞学检查及肺细胞采集技术

第一节
痰细胞学检查

一、概述

痰液检查已有100多年的历史,最初人们利用患者自然咳出的痰液进行肺部感染的病原学诊断与肺部肿瘤的细胞学检查,但自然咳出的痰标本常存在质量不佳、缺少呼吸道深部分泌物等缺点,痰液的细胞、杂质聚集成团,混杂于黏液中不易被识别,而且有较大比例的患者无法自然咳痰或痰量不足,使得痰液检查分析的应用受到了限制。

1958年Bickerman等首次建立了诱导痰方法,通过高渗盐水雾化,促进患者排痰,使咳痰的成功率、痰标本的质和量均获得提升,从而提高了肺部肿瘤患者癌细胞的检出率。1992年,Pin等首次将诱导痰技术应用于哮喘气道炎症的研究,并通过二硫苏糖醇等黏液裂解剂对痰标本进行处理,消除黏液对细胞的影响。由于诱导痰细胞学检查能客观反映气道炎症的类型和程度,与气道活检的病理改变基本一致,且具有无创、准确、重复性较好等优点,随后也在慢性阻塞性肺疾病(COPD)、慢性咳嗽等疾病的临床研究中得到进一步应用,分析项目也从单一的细胞和病原体等有形成分的检查发展为细胞因子、炎症介质等液相成分的检测。近年来,越来越多的研究利用诱导痰技术在多种呼吸道疾病的发病机制、诊断、治疗及预后观察等方面开展研究,逐渐扩大了该技术的应用范围。本文主要阐述诱导痰细胞学检查技术的方法学及临床应用。

二、方法学

(一)诱导物　　高渗盐水是最常用的诱导物,常用的高渗盐水浓度为3%或4.5%,具有较高的诱导成功率和安全性。生理盐水主要用于中、重度哮喘和COPD等肺通气功能情况较差的患者和年龄较小的儿童,具有较好的安全性。

(二)仪器设备、试剂与药物

1. 设备　　包括雾化用的超声波雾化器等雾化源,以及标本处理用的水浴箱、振荡器、离心机、细胞涂片机、光学显微镜等,另外应急抢救设备如氧动力雾化吸入装置、血氧饱和度监测仪、肺流量计或峰流速仪等也应配置。

2. 裂解剂　　痰液中的病原微生物、炎症细胞及气道上皮细胞等成分,被黏液中的酸性糖蛋白形成的凝胶网包裹在内,聚集成团,无法准确辨识。因此需要利用裂解剂对痰标本进行预处理。二硫苏糖醇(dithiothreitol,DTT)是最常用的裂解剂,能破坏痰液中的糖蛋白二硫键,液化痰液,使细胞均匀分布,却不影响细胞的形态和微生物群,与未经裂解的痰液相比,能显著提高细胞总数和细胞涂片的质量。

3. 药物　　由于高渗盐水雾化能引起哮喘患者气道收缩,降低诱导的安全性和成功率,因此诱导前吸入沙丁胺醇或其他短效 β_2 受体激动剂是必要的预防措施。用量为200~400μg。为防止患者哮喘急性发作,异丙托溴铵气雾剂、布地奈德雾化液、复方异丙托溴铵雾化液等抢救用药物也应配备好。

(三)雾化方法　　可采用单一浓度的盐水(3%或4.5%)进行超声雾化,或依次递增雾化吸入盐水的浓度,递增梯度常采用3%、4%、5%或3%、5%、7%。研究显示,单一法和梯度法的诱导成功率相近,咳出的痰量、痰细胞总数和鳞状上皮细胞比例亦无显著差异,但梯度法诱导后患者的PEF及 SpO_2 均出现显著下降,因此应更注意安全性问题,雾化时间多控制在30分钟以内。

(四)诱导程序　　在 Pin 和 Fahy 两种方案的基础上,痰诱导程序经过发展和改进,现已基本成熟。我国的《咳嗽的诊断与治疗指南(2015)》中介绍了高渗盐水诱导痰检测方法,欧洲呼吸学会 Task Force 小组在 2002 年也发布了高渗盐水雾化痰诱导的推荐方案。

1. 国内推荐方案　　①诱导前10分钟让患者吸入沙丁胺醇400μg;②10分钟后清水漱口、擤鼻;③高渗盐水雾化吸入10分钟,漱口、擤鼻后主动用力咳痰至培养皿;④若患者无痰或痰量不足则重复步骤"③"或换用更高浓度的盐水,直至患者咳出足量合格痰标本或雾化总时间达30分钟时均终止雾化。

2. 国外推荐方案　　欧洲呼吸学会的推荐方案与国内的雾化诱导程序基本相似,但国外的方案较强调在雾化前、后及雾化过程中动态观察患者的肺通气情况以减少不良反应的发生。若为重度哮喘等高危患者,则可先采用等渗盐水进行雾化,同时缩短每次雾化的时间,无不良反应时再逐步提高盐水浓度和延长雾化的时间。

3. 注意事项　　①高渗盐水雾化前,需了解患者的肺功能情况,当第1秒用力呼气容积(FEV_1)<40%时,需要谨慎考虑,对患者进行自然咳痰或行等渗盐水诱导;②诱导过程中密切观察患者表现,如有无呼吸困难、喘息和过度通气等情况;③雾化结束后,让患者静坐休息10分钟,确认无不良反应后方可离去;④患者咳痰时要尽量减少唾液和鼻分泌

物对痰标本的污染;⑤为患者进行手动拍背或采用振动排痰机协助患者咳痰也有很好的效果;⑥相对独立及安静的雾化咳痰空间、清晰明确的雾化诱导指引、经验丰富的技术人员和患者的依从性高均是诱导成功的重要因素。

(五)痰液处理

1. 痰标本选取   选取合格的标本是诱导痰细胞学检测的关键,选取标本时需用镊子从标本中挑选具有较多炎症细胞聚集的气道分泌物,剔除以鳞状上皮细胞为主的口腔分泌物。选取时最好能在显微镜观察下进行,如无显微镜,可在肉眼下挑选不透明、密度较大、成形的痰栓或小痰块。离体后的痰标本应尽快进行处理,如未能立即处理,可暂时存放于 4℃ 环境中,但时间不要超过 3 小时,否则细胞形态会出现变化,从而影响细胞分类计数。

2. 痰液标本的合格标准

(1) Pin 标准:①肉眼观察和倒置显微镜检查,无痰栓者为 0;痰栓≤4.5mm×9mm 者为 1;痰栓>4.5mm×9mm 者为 2。②口腔鳞状上皮细胞占有核细胞比例>10% 者为 0 分、≤10% 者为 1 分、等于 0% 者为 2 分;以上两项之和如≥4 分可认为痰标本是合格的,评分为 3 分可认为痰标本可使用,而评分≤2 分则认为痰标本不合格。

(2) Bartlet 标准:根据患者痰中镜下每低倍视野的白细胞、口腔鳞状上皮细胞及黏液情况进行评分。标准为中性粒细胞>25 个为(+2);10~15 个为(+1);有黏液为(+1);口腔鳞状上皮细胞 10~25 个为(-1);>25 个为(-2)。总分合计为 0 或<0,提示标本已被唾液污染。总分为(+1~+3),说明标本来自下呼吸道。

3. 痰标本处理流程   与痰标本中加入痰液 2~4 倍体积的裂解剂(0.1% DTT)充分混合,使用巴氏吸管反复吹打数次,待痰液与裂解剂充分混合后,室温中水平振荡 10~15 分钟,37℃ 水浴可加速痰黏蛋白的裂解。痰液裂解完全后使用 48μm 滤纸或 300 目尼龙滤网过滤,去除未裂解完全的痰栓及其他杂质;滤液以 900×g 常温离心 10 分钟,弃上清液后磷酸盐缓冲液(PBS)重悬沉淀细胞,进行细胞总数计数。细胞悬液涂片,自然风干后固定,染色后进行细胞分类计数。

4. 染色方法   常用的染色方法包括瑞氏-吉姆萨复合染色法和苏木精-伊红(HE)染色法。瑞氏-吉姆萨复合染色法优点在于其多色性,各类细胞可呈现不同的着色,对于多种类细胞的鉴定和分类具有优势。HE 染色法的细胞染色的丰富性不如瑞氏-吉姆萨染色法,但对于嗜酸性粒细胞质中特征性的碱性蛋白颗粒的着色较特异,辨认效果较其他染色方法具有优势。

5. 痰细胞计数

(1) 细胞总数计数:①将细胞悬液混匀后充入血细胞计数池内;②冲池后静待 30 秒;③高倍镜视野下依次计数血细胞计数板上四个角的四个大方格中非上皮细胞总数。

(2) 细胞分类计数:由两名经培训的熟练技术人员进行计数,高倍镜视野下对炎症细胞进行分类计数,并换算成百分比。计数时应尽量选取多个不同镜下视野,细胞计数

量至少 400 个,可在一定程度上减少抽样误差。

(3) 新技术应用:近年,Vidal 利用流式细胞技术对痰液炎症细胞进行分类计数,结果显示流式技术与传统的人工镜下计数相比,中性粒细胞和嗜酸性粒细胞数量具有较好的一致性,而淋巴细胞的一致性较差。与传统方法相比,流式细胞术的优势在于检测的炎症细胞数量多,结果更接近于真值,但由于流式细胞检测术操作步骤较多,需时较长且试剂价格不菲,因此在临床上的应用受到限制。

三、诱导痰炎症细胞正常参考值范围

2000 年,Belda 和 Spanevello 率先发表了诱导痰细胞学正常值的研究结果,近几年不同国家的相关结果也有陆续报道。研究结果显示正常人的诱导痰细胞总数为(2.1~4.8)×10⁶/g,炎症细胞中主要以巨噬细胞(39.3%~71.3%)和中性粒细胞(21.7%~37.3%)为主,淋巴细胞(0.4%~3.0%)较少见,嗜酸性粒细胞(0~0.3%)缺乏或数量极少。但不同地区的诱导痰细胞正常值,尤其是中性粒细胞比例方面存在一定的差异,究其原因可能与地域、受试者年龄及技术方法的差异有关系。我们的一项大样本研究显示国人的嗜酸性粒细胞比例参考值范围(95% 置信区间的上限值)为 0~2.0%。但嗜酸性粒细胞比例随年龄增长而增加,60 岁以上老年人的痰嗜酸性粒细胞比例最高,参考值范围为 0~2.5%。因此将国人的诱导痰嗜酸性粒细胞比例的正常值定义为小于 2.5% 比较合适。

四、临床应用

气道炎症在支气管哮喘、COPD 和咳嗽等呼吸道疾病中扮演着重要的角色,而且是导致气道结构改变的主要因素之一。气道炎症的评估对于研究气道疾病的发病机制、诊治和疗效评估等多方面起着重要作用。气道黏膜活检组织的病理评估是气道炎症判断的金标准,但属于有创检查,患者依从性较差,价格高、难以重复进行等特点使其应用受到限制。近年来,诱导痰检测作为一种无创、安全和可靠的气道炎症评价方法正日益在临床应用上受到重视。

(一)诊断与鉴别诊断   支气管哮喘诊断主要依靠临床症状和支气管激发试验。但由于咳嗽变异性哮喘(cough variant asthma,CVA)等特殊类型哮喘患者缺乏喘息症状,且激发试验存在一定比例的假阴性和假阳性结果,部分临床医师认识不足,容易造成误诊。Smith 等将痰嗜酸性粒细胞(Eos)和肺功能对疑似哮喘患者的诊断作用进行了评价,发现以诱导痰 Eos>3% 为标准,其敏感度、特异度分别为 86%、88%,阳性预计值和阴性预计值分别为 80%、92%。表明诱导痰 Eos 计数对诊断支气管哮喘具有较高参考价值。

慢性咳嗽病因复杂多样,气道炎症是其共同特征,可通过诱导痰 Eos 比例将慢性咳嗽病因分为两大类:存在 Eos 气道炎症的咳嗽变异性哮喘、嗜酸性粒细胞性支气管炎等和非 Eos 气道炎症的病因。明确气道炎症类型对于慢性咳嗽

病因诊断十分重要,同时明确区分对激素敏感的 Eos 气道疾病引起的咳嗽对于治疗药物的选择也非常关键。我国的《咳嗽的诊断与治疗指南(2015)》将诱导痰细胞分类检查作为诊断流程的一线检查手段。另外痰 Eos≥2.5% 是目前确诊中国常见慢性咳嗽病因之一的嗜酸性粒细胞性支气管炎的关键依据。

（二）判断病情及治疗监测　　哮喘的症状、可逆的气流受限和气道高反应性均与气道炎症密切相关。诱导痰细胞检查能反映哮喘气道炎症严重程度,有助于临床医师监测并指导用药。Green 等评价了痰 Eos 指导哮喘用药的作用,发现与传统的以临床症状和肺功能作为判断哮喘是否得到控制及调整药物用量的评价依据相比,单纯以气道炎症指标(痰 Eos>3%)作为判断标准的哮喘患者在 1 年随访中哮喘发作次数、口服激素使用次数、急性发作需要雾化吸入支气管扩张药的次数及需要住院的次数均显著降低,而且痰 Eos 比例不高的患者,糖皮质激素治疗反应较差,提示痰 Eos 比例可用于提示激素治疗的效果。该研究表明根据哮喘患者的气道炎症情况(痰 Eos 比例)调整抗炎药物剂量可取得更好的疗效,且对于评价哮喘严重程度有一定帮助。

中性粒细胞在慢性支气管炎和 COPD 患者气道炎症的发生和发展中起着重要作用,但研究也显示 20%～40% 的 COPD 患者痰液中伴有 Eos 增多的情况,提示此类患者加用激素治疗具有良好的反应。COPD 急性发作的诱因不同,其气道炎症类型也存在变化,可能是中性粒细胞气道炎症、嗜酸性粒细胞气道炎症或两者兼而有之,因此可以通过诱导痰检测明确气道炎症类型,指导治疗用药。

（三）炎症表型分析　　哮喘是异质性疾病,根据气道炎症特征(痰中性粒细胞和嗜酸性粒细胞的比例)可分成嗜酸性粒细胞型、中性粒细胞型、混合细胞型和寡细胞型四个不同的表型。明确哮喘表型特征有助于明确哮喘所涉及的主要发病机制和临床表现的具体模式,从而能更好地对其进行评估并指导治疗。

（四）其他　　通过诱导痰细胞学检查可使癌细胞检查阳性率显著增高,甚至是一些早期肺部肿瘤的唯一诊断方法。据报道,特发性肺间质纤维化患者痰中性粒细胞和嗜酸性粒细胞均有不同程度的增高,但诱导痰结果主要反映中央及邻近中央气道的炎症情况,而对于肺间质病的淋巴肺泡炎的研究,其作用较为局限。

（罗　炜）

参考文献

[1] BICKERMAN HA, SPROUL EE, BARACH AL. An aerosol method of producing bronchial secretions in human subjects: a clinical technique for the detection of lung cancer[J]. Dis Chest, 1958, 33（4）: 347-362.

[2] PIN I, GIBSON PG, KOLENDOWICZ R, et al. Use of induced sputum cell counts to investigate airway inflammation in asthma[J]. Thorax, 1992, 47

（1）: 25-29.

[3] GIBSON PG, GIRGIS-GABARDO A, MORRIS MM, et al. Cellular characteristics of sputum from patients with asthma and chronic bronchitis[J]. Thorax, 1989, 44（9）: 693-699.

[4] JOOS GF, O'CONNOR B, ANDERSON SD, et al. Indirect airway challenges[J]. Eur Respir J, 2003, 21（6）: 1050-1068.

[5] TAMAOKI J, KONDO M, KURODA H, et al. Validity and safety of sputum induction by inhaled uridine 5'-triphosphate[J]. Am J Respir Crit Care Med, 2001, 164（3）: 378-381.

[6] PHIPPS PR, GONDA I, ANDERSON SD, et al. Regional deposition of saline aerosols of different tonicities in normal and asthmatic subjects[J]. Eur Respir J, 1994, 7（8）: 1474-1482.

[7] HOLZ O, JÖRRES RA, KOSCHYK S, et al. Changes in sputum composition during sputum induction in healthy and asthmatic subjects[J]. Clin Exp Allergy, 1998, 28（3）: 284-292.

[8] GERSHMAN NH, LIU H, WONG HH, et al. Fractional analysis of sequential induced sputum samples during sputum induction: evidence that induced by different lung compartments are sampled at different time points[J]. J Allergy Clin Immunol, 1999, 104（2Pt1）: 322-328.

[9] JATAKANON A, LIM S, CHUNG KF, et al. An inhaled steroid improves markers of airway inflammation in patients with mild asthma[J]. Eur Respir J, 1998, 12（5）: 1084-1088.

[10] CLELAND WW. Dithiothreitol, a new protective reagent for SH groups[J]. Biochemistry, 1964, 3: 480-482.

[11] WOOTEN OJ, DULFANO MJ. Improved homogenization techniques for sputum cytology counts[J]. Ann Allergy, 1978, 41（3）: 150-154.

[12] KELLY MM, KEATINGS V, LEIGH R, et al. Analysis of fluid-phase mediators[J]. Eur Respir J, 2002, 37: 24s-39s.

[13] LOUIS R, SHUTE J, GOLDRING K, et al. The effect of processing on inflammatory markers in induced sputum[J]. Eur Respir J, 1999, 13（3）: 660-667.

[14] POPOV TA, PIZZICHINI MM, PIZZICHINI E, et al. Some technical factors influencing the induction of sputum of different tonicities in normal and asthmatic for cell analysis[J]. Eur Respir J, 1995, 8（4）: 559-565.

[15] VIDAL S, BELLIDO-CASADO J, GRANEL C, et al. Flow cytometry analysis of leukocytes in induced sputum from asthmatic patients[J]. Immunobiology, 2012, 217（7）: 692-697.

[16] PAGGIARO PL, CHANEZ P, HOLZ O, et al. Sputum induction[J]. Eur Respir J, 2002, 37: 3s-8s.

[17] 中华医学会呼吸病学分会哮喘学组. 咳嗽的诊断与治疗指南（2015）[J]. 中华结核和呼吸杂志, 2016, 39（5）: 323-354.

[18] FAHY JV, LIU J, WONG H, et al. Cellular and biochemical analysis of induced sputum from asthmatic and from healthy subjects[J]. Am Rev Respir Dis, 1993, 147（5）: 1126-1131.

[19] SPANEVELLO A, BEGHÉ B, BIANCHI A, et al. Comparison of two methods of processing induced sputum: selected versus entire sputum[J]. Am J Respir Crit Care Med, 1998, 157（2）: 665-668.

[20] GERSHMAN NH, WONG HH, LIU JT, et al. Comparison of two methods of collecting induced sputum in asthmatic subjects[J]. Eur Respir J, 1996, 9（12）: 2448-2453.

[21] SPANEVELLO A, CONFALONIERI M, SULOTTO F, et al. Induced sputum cellularity. Reference values and distribution in normal volunteers[J]. Am J Respir Crit Care Med, 2000, 162（3 Pt 1）: 1172-1174.

[22] BELDA J, LEIGH R, PARAMESWARAN K, et al. Induced sputum cell

counts in healthy adults[J]. Am J Respir Crit Care Med, 2000, 161 (2): 475-478.

[23] VERAS TN, PIZZICHINI E, MARQUES STEIDLE LJ, et al. Cellular composition of induced sputum in healthy adults[J]. J Bras Pneumol, 2011, 37 (3): 348-353.

[24] CHEN DH, ZHONG GY, LUO W, et al. Reference values of induced sputum cytology in healthy children in Guangzhou, southern China[J]. Pediatrics, 2013, 131 (2): E518-E524.

[25] LUO W, CHEN Q, CHEN R, et al. Reference value of induced sputum cell counts and its relationship with age in healthy adults in Guangzhou, southern China[J]. Clin Respir J, 2018, 12 (3): 1160-1165.

[26] VLACHOS-MAYER H, LEIGH R, SHARON RF, et al. Success and safety of sputum induction in the clinical setting[J]. Eur Respir J, 2000, 16 (5): 997-1000.

[27] PUROKIVI M, RANDELL J, HIRVONEN MR, et al. Reproducibility of measurements of exhaled NO, and cell count and cytokine concentrations in induced sputum[J]. Eur Respir J, 2000, 16 (2): 242-246.

[28] KIM CK, KIM JT, KANG H, et al. Sputum eosinophilia in cough-variant asthma as a predictor of the subsequent development of classic asthma[J]. Clin Exp Allergy, 2003, 33 (10): 1409-1414.

[29] DEYKIN A, LAZARUS SC, FAHY JV, et al. Sputum eosinophil counts predict asthma control after discontinuation of inhaled corticosteroids[J]. J Allergy Clin Immunol, 2005, 115 (4): 720-727.

[30] FUJIMOTO K, YAMAGUCHI S, URUSHIBATA K, et al. Sputum eosinophilia and bronchial responsiveness in patients with chronic non-productive cough responsive to anti-asthma therapy[J]. Respirology, 2003, 8 (2): 168-174.

[31] BACCI E, CIANCHETTI S, BARTOLI M, et al. Low sputum eosinophils predict the lack of response to beclomethasone in symptomatic asthmatic patients[J]. Chest, 2006, 129 (3): 565-572.

[32] SIMPSON JL, SCOTT R, BOYLE MJ, et al. Inflammatory subtypes in asthma: assessment and identification using induced sputum[J]. Respirology, 2006, 11 (1): 54-61.

[33] 罗炜, 陈如冲, 刘春丽, 等. 诱导痰细胞学检查在慢性咳嗽病因诊断中的应用[J]. 中华检验医学杂志, 2007, 30 (3): 280-283.

[34] GIBEON D, ZHU J, SOGBESAN A, et al. Lipid-laden bronchoalveolar macrophages in asthma and chronic cough[J]. Respir Med, 2014, 108 (1): 71-77.

[35] PELEMAN RA, RYTILÄ PH, KIPS JC, et al. The cellular composition of induced sputum in chronic obstructive pulmonary disease[J]. Eur Respir J, 1999, 13 (4): 839-843.

[36] FIREMAN E, LERMAN Y. Possible future of induced sputum in interstitial lung disease[J]. Eur Respir J, 2000, 15 (2): 240-242.

第二节
肺细胞采集技术及其应用

细胞学技术是现代呼吸病学重要的组成部分与辅助技术,也是组织病理学的重要补充。在充分结合临床信息的基础上,获取并判读细胞学标本可形成呼吸系统疾病的初步诊断,或者明显缩窄鉴别诊断的范围;对可靠清晰的细胞学背景结合临床进行综合分析,可了解疾病状态或对临床

转归进行预判。即时细胞学技术如快速现场评价(rapid on site evaluation, ROSE)应用于诊断性介入呼吸病学,还能评价介入取材满意程度、实时指导介入操作手段与方式、优化目标部位标本进一步处理方案,从而提高介入操作的效能。

（一）气道-肺不同部位的细胞组成　诊断性介入肺脏病学所取得的气管/肺细胞是多种细胞成分混杂并存的,尽管如此,但取材部位与深度,以及细胞群组的配合出现仍对细胞和疾病状态判读有较大提示价值。因此必须首先掌握常见气管/肺细胞的解剖分布与形态学。

1. 气管与肺固有细胞成分

（1）近端支气管导气部的细胞成分:纤毛细胞、杯状细胞、刷细胞、基底细胞(又称储备细胞)和神经内分泌细胞(又称小颗粒细胞)。

（2）终末支气管(细支气管)导气部的细胞成分:纤毛细胞和无毛细胞。无毛细胞主要是 Clara 细胞,其他还有细支气管神经内分泌细胞(极少,非特殊情况无须判读)和多种类型细支气管上皮细胞(如偶见远端气道基底细胞),这些细胞可统称为远端/终末细支气管上皮细胞。

（3）肺组织(呼吸部)的细胞成分:巨噬细胞、肺泡 I 型上皮细胞和肺泡 II 型上皮细胞。

（4）其他固有细胞成分:纤维细胞与纤维母细胞、腺泡细胞、平滑肌细胞、血管基底(膜)细胞(与气道基底细胞难于鉴别)等。

2. 常见的气管/肺非上皮细胞成分　包括红细胞、中性粒细胞、嗜酸性粒细胞、嗜碱性粒细胞、淋巴细胞、浆细胞、单核巨噬细胞、组织细胞-类上皮细胞和多核巨细胞等。

3. 常见气管/肺细胞的形态学特点（基于改良瑞氏染色,即 Diff-Quik 染色）

（1）近端支气管导气部

1）纤毛细胞:细胞大致呈柱形,细胞核位于中部,一端胞体逐渐变细,另一端有扁平终板,终板上附有粉染纤毛。

2）杯状细胞:细胞有极性,细胞核长轴与细胞长轴垂直,细胞核位于狭窄之底部一侧,底部狭窄,细胞顶部膨大,多为空泡状细胞质,形似高脚酒杯。

3）刷细胞:细胞大致呈柱形,细胞核位于中部,一端胞体逐渐变细,另一端有扁平终板,终板上附有排列整齐的微绒毛,也有假复层纤毛柱状上皮结构中无毛单纯小梭形(即两端都逐渐变细)的上皮细胞。

4）基底细胞(储备细胞):体积小,直径与红细胞类似或稍大,呈锥形或立方形,自深在向表层核质比逐渐变小,细胞质逐渐增多,细胞质嗜氰,但整体核质比偏大,细胞间形成结构,成组成片出现,为多向干细胞,分化补充其他各类上皮细胞。

5）神经内分泌细胞(小颗粒细胞):少见,呈柱形或立方形,细胞质丰富,整体核质比小,细胞质中可见粗大的分泌颗粒。

（2）终末支气管(细支气管)导气部

Clara 细胞:直径为红细胞的 1.2~1.5 倍;部分于疾病状态下进一步增大,但总体核质比和形态学仍提示为非恶性

细胞;细胞核染色质细腻,总体浅染,部分于疾病状态下染色加深,染色质略粗大;细胞膜菲薄,不完整,甚至不可见,有确切细胞质,但不多,呈灰蓝色或灰色;细胞核位于无细胞膜的细胞质正中为其重要特点,细胞无极性;亦有无细胞质者,此时须与激活淋巴细胞鉴别。

（3）肺组织（呼吸部）

1）肺泡Ⅱ型上皮细胞:核质比较小,核圆形或类圆形,胞质染色较肺巨噬细胞和组织细胞深,胞质中可见空泡,但无巨噬细胞之吞噬物质。

2）肺泡Ⅰ型上皮细胞:仅在大量肺组织破坏时见到,少见;核扁椭圆形,细胞很薄。

（4）其他固有细胞成分

1）纤维母细胞与纤维细胞:纤维母细胞大而圆,细胞质丰富、深染、嗜氰,胞核亦较大,通常比红细胞直径大2倍以上,核膜厚,亦深染、嗜氰;纤维细胞较纤维母细胞整体和胞核均小些,细胞呈长形或梭形,往往集中出现,串行排列。

2）腺泡细胞:常呈结构片状排列,细胞质丰富、空泡、淡染,嗜中性,核质比较小,胞核嗜酸,多偏心。

（5）常见非上皮细胞

1）红细胞:直径6~9μm,平均7.2μm;瑞氏染色中呈浅红色或灰色;常作为细胞大小的标尺。

2）中性粒细胞:直径10~12μm;瑞氏染色中胞质呈无色,核呈深染的弯曲杆状(马蹄铁形)或分叶状,分叶核一般为2~5叶,叶间有细丝相连;一般在经支气管镜肺活检术(transbronchial lung biopsy,TBLB)中中性粒细胞数量级极低,无明显感染且TBLB无明显出血时,极难见到;一般见到明显中性粒细胞分布时,即可确认相关感染存在;当中性粒细胞分布密度较大时,可确认相关感染存在且较重;须注意,黏液/分泌物中,因其本身中性粒细胞分布密度就较大,做相应判读时须综合考虑;感染激活期时,中性粒细胞以杆状核与2叶核为主,胞膜相对完整,细胞质饱满呈"中毒样";感染坏死期时,中性粒细胞以3~5叶核为主,往往无胞膜,无细胞质,中性粒细胞呈"残核碎影";细菌感染时,大部可见明显"中性粒细胞吞噬细菌",对感染判读有进一步提示意义;根据细胞学相关理论,中性粒细胞很少吞噬"定植菌",而倾向吞噬"感染菌";中性粒细胞见于细菌、真菌感染的病变(即化脓性感染),也见于部分风湿病及毁损的病灶中。

3）嗜酸性粒细胞:直径13~15μm,细胞核形状与中性粒细胞类似,可2~3叶,一般2叶呈眼镜状,深紫色;细胞质可有细碎嗜酸性颗粒,细胞质嗜酸呈淡红色;嗜酸性粒细胞易脱浆,颗粒可分布于细胞周围;嗜酸性粒细胞大量崩解时,可形成菱形夏科-莱登结晶;见于结核、寄生虫病、肿瘤、变态反应等。

4）嗜碱性粒细胞:直径10~14μm,呈圆形,胞质内含粗大、大小分布不均、染成蓝紫色的嗜碱性颗粒;颗粒覆盖于细胞核上,故细胞核形状虽与中性粒细胞类似,可2~3叶,一般2叶,但常不清楚。

5）淋巴细胞:按直径分为大(11~18μm)、中(7~11μm)、小(4~7μm)三种;肺活检主要可见中、小淋巴细胞;行经支气管镜针吸活检术(transbronchial needle aspiration,TBNA)时可见大淋巴细胞;肺活检中淋巴细胞核质比大,细胞质总体少;成熟稳定的淋巴细胞核呈类圆形,染色质多,染色较深,胞质蓝灰色;激活状态下的淋巴细胞核较大,染色质均匀疏松,染色较成熟稳定的淋巴细胞浅,细胞质极少或无胞质,在肺活检中常集中出现;TBNA中,大淋巴细胞呈圆形,胞质量多,淡蓝色;胞核类圆形,可有切迹;核染色质浓集,可见核仁残迹;小淋巴细胞呈圆形或类圆形,细胞质极少或无胞质,淡蓝色,无颗粒。胞核圆形,可见切迹和凹陷,核染色质呈块状,紫红色,无核仁。

6）浆细胞:由B淋巴细胞对于$CD4^+$淋巴细胞的刺激异化而来,又称效应B淋巴细胞,故与部分B淋巴细胞形态学一致;浆细胞直径10~20μm;核偏于一侧,偶可见双核;染色质粗而密,染成紫丁香色,不均匀,在近核处一边常有半月状淡染区,细胞质中可有空泡。

淋巴细胞较多出现代表病灶呈急性时相,见于各类急慢性炎症反应、病毒感染、结核(尤其明显)、部分风湿病、部分变态反应,以及移植物抗宿主等急性免疫反应。出现浆细胞时,提示开始出现慢性时相(但不否定急性时相)。

（6）肺内非上皮细胞成分的单个核细胞

1）单核细胞:直径12~20μm,圆形或不规则形,偶见伪足;胞核形态不规则,可呈肾形、马蹄形、分叶状,常伴有切迹、凹陷,并有明显扭曲折叠,核染色质较细致,疏松呈丝网状或条索状,无核仁;胞质量多,染灰蓝色或粉红色,胞质内见细小紫红色颗粒;单核细胞一旦游走进入肺内即变为肺巨噬细胞;故肺内以其巨噬细胞亚型为主,典型单核细胞少见。

2）肺巨噬细胞:由单核细胞分化而来,广泛分布于间质,在细支气管以下气道和肺泡隔内较多;部分游走至肺泡,称肺泡巨噬细胞;直径9~40μm,胞核圆形或类圆形;以细胞质丰富,并有被吞噬物或呈泡沫样为其特征;早期肺巨噬细胞相对较小,细胞质和被吞噬物也较少。

3）组织细胞:又称吞噬细胞,由单核细胞分化而来或由肺巨噬细胞(也是单核细胞起源)吞噬病原等(如结核菌)以后转化而来;细胞大小不一,一般7μm以上,为圆形、卵圆形或不规则形,细胞质丰富、淡染,细胞膜菲薄甚至不完整,可"脱浆"形成裸核;核细小空泡样,呈不规则圆形、卵圆形、长形或肾形,有时可见核仁,可有核偏位。

4）类上皮细胞:其形态与上皮细胞相似,故得此称,又称上皮样细胞(此处有争议,多数认为等同),为肉芽肿主要细胞成分;可由单核细胞直接分化而来,或由组织细胞或肺巨噬细胞(均为单核细胞起源)吞噬消化病原等(如含有蜡质膜的结核菌)以后转化而来;梭形或多边形,细胞质丰富、淡染,细胞膜菲薄甚至不完整,相当一部分"脱浆"形成裸核;核细小空泡样,肾形、月牙形、鞋底样、狭长杆状或黄瓜状,两端钝圆。

组织细胞较多出现提示慢性时相,且开始出现增生修复时相(但不否定急性时相);较多组织细胞/类上皮细胞集中出现,提示肉芽肿性病灶;尤其伴随激活淋巴细胞出现时,形成"淋间类上皮细胞"亚群,高度提示结核病/结节病等肉芽肿性炎症。

可以认为，单核巨噬细胞、组织细胞、类上皮细胞是同一个单核细胞系分化演变的不同阶段；在该演变过程中，细胞逐渐不规则；细胞质逐渐增多；核膜逐渐菲薄，逐渐"脱浆"形成裸核；细胞核由类圆形逐渐变为不规则形，最后变为肾形，再变为长形，后变为黄瓜形，越来越长。可以逐渐发展为环形排列的多核巨细胞，或更多类上皮细胞可形成肉芽肿。

多核巨细胞：3 个以上甚至直到上百个、几百个类上皮细胞伸出细胞质突起，然后胞体相互靠近，最后经细胞质突起的融合使类上皮细胞环形排列，融合在一起形成多核巨细胞，细胞质丰富；类上皮细胞的胞核环形散在分布于巨细胞胞质中；结核病的多核巨细胞又称为朗汉斯巨细胞（Langhans giant cell）。

（二）常用肺细胞采集技术和检测方法

常见的获取细胞涂片的方法有经支气管镜肺活检术、经支气管刷检技术、经支气管肺泡灌洗、经支气管针吸活检（包括超声支气管镜实时引导）、经皮肺穿刺活检等，取得标本后在取材现场对标本玻片进行快速染色并采用显微镜实时判读细胞学病理，其具体操作分为制片→染色→阅片判读三步骤。

1. 细胞学片基的制作（制片）

（1）印片（滚片）：是制作细胞学片基最好、最常用的方式，能确切清晰地反映病灶实际情况。适用于经支气管镜肺活检、针对支气管腔内的经支气管镜活检（transbronchial biopsy，TBB）、常规或经支气管超声引导下经支气管淋巴结穿刺活检、内科胸腔镜直视下活检、经皮组织切割针肺活检等。靶部位取材时，用一次性 2.5~5.0ml 注射器针头将组织粒从活检钳钳杯或经皮组织切割针中挑起，或从组织切割针尖端推出，在基本不损失组织标本的前提下，在无菌细胞学专用玻片（须具较强细胞附着性）自内向外涂抹出直径约 1cm 的圆形或"之"字形滚动，须薄厚适度。然后，将印片（滚片）后的组织粒仍按常规方式进入细胞学检查相应后续过程。

（2）刷片（涂片）：适用于普通细胞刷、防污染细胞刷或超细细胞刷的刷检标本，以及痰液、黏稠体液等半液状标本。靶部位取材时，将刷头推出，在无菌细胞学专用玻片（须具较强细胞附着性）复涂抹出约 2cm×1cm 的长方形，须薄厚适度。

（3）喷片：适用于细针抽吸活检（fine needle aspiration biopsy，FNAB）或常规 TBNA 等。穿刺取材后，将穿刺针针头抵于无菌细胞学专用玻片上，穿刺针尾端空气加压的同时，自内向外涂抹出直径约 1cm 的圆形，须薄厚适度。

（4）留片：适用于经支气管镜腔内超声（endobronchial ultrasonography，EBUS）引导的 TBNA，即 EBUS-TBNA。靶部位取材后，将穿刺针针头抵于无菌细胞学专用玻片中央，用穿刺针内芯将成形组织标本推出，以尖镊子夹取吸水纸铲走大部分标本，则将细胞学片基留在玻片上。将成形标本仍按常规方式，进入病理或检验等相应后续过程。或于导丝推出组织条留取组织学标本后，再拔出针的导丝后仍采用前述"喷片"法获取细胞学制片。

（5）甩片：用于支气管肺泡灌洗液（BALF）分析，将 BALF 以适当的速度离心[如（250~300）×g，持续 10 分钟]以维持细胞完整性并允许均匀的再悬浮；然后弃去上清，再悬浮以后用细胞离心机按厂家说明书制作细胞学甩片。有核细胞计数应通过血细胞计数器获得。

2. 细胞学片基的染色　标本制片成功后即予染色，目前用于床旁快速评价的染色剂主要有：①改良快速瑞氏-吉姆萨染色（modified rapid Wright-Giemsa staining），是在瑞氏-吉姆萨染色基础上改良而成的一种快速染色，45 秒即可完成。具体步骤：先滴加染色液覆盖细胞涂片区域，再加二倍蒸馏水混匀，水洗待干镜检。该方法特点是灵敏度及特异度较高，胞核显示清晰，操作简便，单人可行，ROSE 染色可予采用。②改良快速巴氏染色（modified rapid Papanicolaou staining），也是一种较常用的快速染色法。有研究认为其灵敏度、诊断率较高，但巴氏标本染色操作需 15 个步骤，耗时约 3 分钟，在 ROSE 过程中多需技师帮助，故其临床应用受到一定限制。③迪夫快速染色（Diff-Quik staining），是在瑞氏染色基础上加以改良所形成的一种极快速染色方法，由甲醇固液、伊红、亚甲蓝组成试剂组套。该染色耗时仅约 30 秒，大多于 60 秒内即可在显微镜下观察，简便、快速、高效，是 ROSE 最常用的染色方式，也是现阶段世界卫生组织（WHO）唯一推荐的标准 ROSE 染色方法，亦多为国内开展 ROSE 的医院所采用。

制片也可送检细胞病理学，行瑞氏染色（细胞学技术最经典、最重要的染色方法）或 HE 染色，观察细胞形态，综合分析病情，亦可进行其他细胞学检验。

其他特殊染色包括：革兰氏染色寻找细菌（球菌、杆菌）及菌丝（丝状真菌、假丝）和孢子等病原微生物；特殊染色如抗酸染色（结核分枝杆菌、奴卡菌）、六胺银染色（真菌菌丝与孢子）、过碘酸希夫（periodic acid-Schiff，PAS）染色（真菌菌丝与孢子、肺泡蛋白性物质沉积）、氢氧化钾（KOH）染色（真菌菌丝）、金胺 O-罗丹明染色（结核分枝杆菌、奴卡菌）、乳酸酚棉兰染色（真菌菌丝）等，以明确相应的病原微生物；特殊染色如刚果红染色（淀粉样物）、油红 O 染色（吸入脂类）、含铁血红素染色（出血、心功能不全）以明确相应的病因。

BALF 细胞分类计数染色应使用经典瑞氏染色，并计数至少 400 个细胞。不建议在 BALF 使用迪夫快速染色，因为该染色不识别肥大细胞。

3. 流式细胞术　流式细胞术工作原理是通过单克隆抗体对单个细胞或其他生物微粒进行荧光标记，再采用流式细胞仪对流过光学或电子检测器的单个细胞进行连续参数分析，从而对悬浮于流体中的细胞和微小颗粒进行高速分析、计数和分选。

流式细胞术在现代呼吸病学中有较多应用，最常用于淋巴瘤的诊断、间质性肺疾病（interstitial lung disease，ILD）的综合分析和淋巴系统疾病的诊断和分型。在结节病中辅助性 T 细胞（CD4$^+$）/抑制性 T 细胞（CD8$^+$）的比值明显升高，而在过敏性肺炎（hypersensitivity pneumonitis，HP）中

CD4$^+$/CD8$^+$的比值倒置。如临床及影像学表现均支持结节病,BALF中淋巴细胞增多同时伴CD4$^+$/CD8$^+$的比值显著升高(CD4$^+$/CD8$^+$>4),提示结节病。

4. 常见肺/纵隔疾病状态的细胞学特点判读（基于Diff-Quik染色）

（1）常见肺/纵隔恶性肿瘤的细胞学特点判读

肺/纵隔实体恶性肿瘤的细胞及其成分特征性表现:①大,细胞体积常显著增大且不均一;②角,多边、多角及各种不规则形;③浓,细胞核普遍浓染且不均一;④多,可双核甚至多核,核仁数目多,可多倍体与异倍体;⑤厚,核膜厚,细胞质膜相对薄甚至退化、裸核;⑥压,恶性细胞相互挤压;⑦乱排,排列紊乱;⑧背景,见红细胞、炎细胞及大量坏死细胞残影,为"肿瘤素质或阳性背景"。

1）鳞癌:分化较高时,癌细胞不规则,边缘清楚;细胞质呈"角化"的"均匀石膏样",红染为主;胞核浓染、畸形,呈"阳性背景"。分化较低时,角化不显著,相对规则,核大而畸形,核仁明显。

2）腺癌:分化较高时,癌细胞大,类圆形,呈腺泡样、乳头样、桑葚样排列;核大,细胞质丰富、空泡,呈"高分泌"样或"印戒"样;核仁大而清楚,可多个。分化较低时,癌细胞小,可不规则,细胞核可偏于边缘,染色质浓集不均。

3）小细胞未分化癌:癌细胞较小,"无(细)浆、无(核)仁、鬼脸、镶嵌",即细胞质(又称胞浆)少或裸核,核仁模糊不清或缺如,核染色质呈颗粒块状、不均匀"鬼脸"样分布,癌细胞可呈队列或镶嵌样排列,常密集成团。

4）淋巴瘤:肺原发淋巴瘤少见,多为黏膜相关淋巴组织型结外边缘区B细胞淋巴瘤(MALT型),或弥漫性大B细胞淋巴瘤及霍奇金淋巴瘤。MALT淋巴瘤以大量小淋巴样瘤细胞为主,染色质浓染,分布不均,向细胞核外周集中,形成"鬼脸"或"空心"样改变;弥漫性大B细胞淋巴瘤细胞较大;霍奇金淋巴瘤细胞异型明显,细胞核较一般淋巴细胞明显增大,形态不规则,可见Reed-Sternberg细胞(RS细胞,又称镜影细胞);常需流式细胞术与免疫细胞化学辅助鉴别,因此如ROSE考虑淋巴瘤的要留足组织做流式细胞术与免疫细胞化学等相关检查。

目前肿瘤的诊断和鉴别诊断技术发展日新月异,包括免疫组化及分子诊断,ROSE在手术床旁初步诊断出相关可能的肿瘤,以获取有效分流标本,如考虑为淋巴瘤的患者能同时留取流式细胞学检查标本,如确定获取到相关标本后不建议后续的标本过多用于ROSE检查,可将相应的已制作好的标本做常规病理细胞学的检验。

5. 常见肺/纵隔非肿瘤性疾病状态的细胞学特点判读
对非肿瘤性疾病,其脱落细胞学表现往往是组织病理学的"细胞学翻版",即其对应组织内容的细胞脱落所形成的表现,故判读者应对相应疾病的组织病理有较深刻理解。判读目的在于:①检见部分可见病原;②缩窄鉴别诊断范围;③辅助选择靶标本后续处理方式和进一步介入操作手段;④结合影像学、检验学与临床表现做出符合临床实际的病情分析与转归预判。

一般地,肺/纵隔非肿瘤性疾病状态在细胞学判读中可归为以下几类:大致正常或轻度非特异性炎症反应;化脓性感染(可有或无可见病原);倾向病毒感染;肉芽肿性炎;机化和纤维化;淋巴细胞为主的免疫性炎症反应;嗜酸性粒细胞为主的免疫性炎症反应;慢性非特异性炎症反应;不确定但符合临床信息;不确定且与临床信息不符。

（1）炎症改变:取材对应解剖部位的细胞(如气道上皮细胞)增生、退化、坏死、变性;"炎症改变"缺乏特异性,且存在程度上的差异。

大致正常或轻度非特异性炎症反应:散在清亮巨噬细胞或清亮巨噬细胞数量较多,轻度"炎症改变"。

（2）化脓性感染(可有或无可见病原):见中性粒细胞为主的多种炎症细胞,包括较多活化淋巴细胞和巨噬细胞,坏死较明显;上皮细胞增生、退化、坏死、变性;可有菌丝、孢子、包囊、菌体、虫体等可见病原,部分病原可伴嗜酸性粒细胞。

（3）倾向病毒感染:见活化淋巴细胞为主的多种炎症细胞,包括散在中性粒细胞和巨噬细胞;不同程度"炎症改变";可有"巨细胞反应"、病毒包涵体和"纤毛柱状上皮细胞断裂"等表现。

（4）肉芽肿性炎:炎症期,"淋间类上皮细胞亚群"特征,即较多淋巴细胞,间杂组织细胞和类上皮细胞;增殖期,组织细胞和类上皮细胞为主的多种炎症细胞,见多核巨细胞。

（5）机化:见于感染后或免疫原因,较多泡沫样巨噬细胞聚集,散在活化淋巴细胞与纤维母细胞,可有或无嗜碱性坏死物。

（6）纤维化:较多清亮泡沫样巨噬细胞,偶有聚集,较多纤维母细胞。

（7）淋巴细胞为主的免疫性炎症反应:较多活化淋巴细胞,有不同程度"炎症改变"。

（8）嗜酸性粒细胞为主的免疫性炎症反应:较多嗜酸性粒细胞,有不同程度"炎症改变"。

（9）慢性非特异性炎症反应:组织细胞为主的多种炎症细胞,散在淋巴细胞及浆细胞,偶见多核巨细胞和不典型肉芽肿;不同程度"炎症改变"。

不确定但符合临床信息:不属于以上类型,但其脱落细胞学是临床对应疾病状态的组织病理的"细胞学翻版",即对应着符合临床预判的疾病状态所应有的组织内容的细胞脱落所形成的表现。

不确定且与临床信息不符:不属于以上类型,不能与临床信息相符合对应。

肺/纵隔非肿瘤性疾病状态的细胞学特点判读是临床医师基于临床表现、影像学、介入操作镜下情况及取材的ROSE的显微镜下表现综合判断所得出的可能性或者排除性的诊断,这需要判断的医师有扎实的呼吸内科学相关的基础知识和经验。

（三）细胞学技术的发展趋势　1997年,克隆羊的诞生震惊世界,它表明单一体细胞可含有几乎全部生命信息,而近几年分子诊断学的快速发展和广泛应用使细胞学技术得以再次"焕发青春"。虽然 ROSE 在提高呼吸系统疾病诊断率的价值还有争议,但该技术在快速现场评价标本充足度、减少不必要取材、缩短操作时间、降低并发症、节约医疗资源、帮助制订临床诊疗策略等方面均具有积极意义。片基作为细胞学载体,不仅能用于细胞学判读,其本身还是细胞得以保存和用于研究的"宝库"。所有能基于细胞的分子生物学和基因技术均可利用细胞学片基得以开展,包括聚合酶链反应(PCR)、染色体荧光原位杂交(FISH)、免疫细胞化学、基因测序等。

(冯靖 唐纯丽)

参考文献

[1] DU RAND IA, BARBER PV, GOLDRING J, et al. British thoracic society guideline for advanced diagnostic and therapeutic flexible bronchoscopy in adults[J]. Thorax, 2011, 66 (3): 1-21.

[2] TUKEY MH, WIENER RS. Population-based estimates of transbronchial lung biopsy utilization and complications[J]. Respir Med, 2012, 106 (11): 1559-1565.

[3] STEINFORT DP, LEONG TL, LASKA IF, et al. Diagnostic utility and accuracy of rapid on-site evaluation of bronchoscopic brushings[J]. Eur Respir J, 2015, 45 (6): 1653-1660.

[4] PATTERSON TF, THOMPSON GR, DENNING DW, et al. Practice guidelines for the diagnosis and management of aspergillosis: 2016 update by the infectious diseases society of America[J]. Clin Infect Dis, 2016, 63 (4): e1-e60.

[5] 冯靖. 介入呼吸病学的快速现场评价[J]. 现代实用医学, 2016, 28 (1): 5-7.

[6] JEFFUS SK, JOINER AK, SIEGEL ER, et al. Rapid on-site evaluation of EBUS-TBNA specimens of lymph nodes: Comparative analysis and recommendations for standardization[J]. Cancer Cytopathol, 2015, 123 (6): 362-372.

[7] SHIELD PW, COSIER J, ELLERBY G, et al. Rapid on-site evaluation of fine needle aspiration specimens by cytology scientists: a review of 3032 specimens[J]. Cytopathology, 2014, 25 (5): 322-329.

[8] KHURANA KK, XU W, WANG D, et al. Rapid on-site evaluation with dynamic telecytopathology for ultrasound-guided fine-needle aspiration of head and neck nonthyroid lesions[J]. J Pathol Inform, 2015, 4 (6): 19.

[9] COLLINS BT, CHEN AC, WANG JF, et al. Improved laboratory resource utilization and patient care with the use of rapid on-site evaluation for endobronchial ultrasound fine-needle aspiration biopsy[J]. Cancer Cytopathol, 2013, 121 (10): 544-551.

[10] 欧振宇. 现场细胞学评估在介入肺病学中的应用现况[J]. 临床肺科杂志, 2015, 20 (10): 1886-1889.

[11] SCHACHT MJ, TOUSTRUP CB, MADSEN LB, et al. Endobronchial ultrasound-guided transbronchial needle aspiration: performance of biomedical scientists on rapid on-site evaluation and preliminary diagnosis[J]. Cytopathology, 2016, 27 (5): 344-350.

[12] MALLYA V, KUMAR SP, MEGANATHAN P, et al. The utility of ROSE (rapid on-site evaluation) in endobronchial ultrasound (EBUS) -guided transbronchial needle aspiration (TBNA): is the picture rosy? [J]. J Cytol, 2016, 32 (4): 230-233.

[13] MADAN K, DHUNGANA A, MOHAN A, et al. Conventional transbronchial needle aspiration versus endobronchial ultrasound-guided transbronchial needle aspiration, with or without rapid On-Site evaluation, for the diagnosis of sarcoidosis: a randomized controlled trial[J]. J Bronchol Interv Pulmonol, 2017, 24 (1): 48-58.

[14] 马博文. 支气管与肺细胞病理学诊断[M]. 北京: 人民军医出版社, 2011.

[15] LIU QH, ARIAS S, WANG KP. International association for the study of lung cancer map, Wang lymph node map and rapid on-site evaluation in transbronchial needle aspiration[J]. J Thorac Dis, 2016, 8 (9): E869-E874.

[16] MONACO SE, PANTANOWITZ L, KHALBUSS WE. Comparing endobronchial ultrasound-guided fine needle aspiration specimens with and without rapid on-site evaluation[J]. Cytojournal, 2012, 9 (1): 2.

第九章
血气分析、酸碱和电解质平衡

酸碱平衡和电解质平衡均是维持人体内环境稳定的重要因素,它们相互影响、相互制约,共同起着维持内环境稳定、保障器官功能的作用。酸碱失衡和电解质紊乱直接关系到患者的安危,有时成为危重患者致死的直接原因。维持酸碱和电解质平衡是危重患者救治过程中的重要环节。动脉血气分析自从20世纪50年代末应用于临床以来,特别是动态动脉血气监测对于判断危重患者的呼吸功能和酸碱失衡类型、指导治疗、判断预后,尤其在危重患者的救治中起到了重要作用。本章在阐述动脉血气分析、电解质平衡和酸碱平衡相关基础理论的基础上,主要就临床应用进展作一重点介绍,旨在为临床提供诊断和治疗依据。

第一节
血气分析

国外于20世纪50年代末将动脉血气分析应用于临床,我国于20世纪70年代开始逐步在临床上推广应用。随着动脉血气分析在临床上广泛应用,特别是由于酸碱失衡预计代偿公式、潜在HCO_3^-(potential bicarbonate)和阴离子隙(anion gap,AG)概念应用于酸碱领域,使临床上酸碱失衡的判断由定性判断变为定量判断,判断水平有了明显提高。特别是动态的动脉血气分析监测对于危重病患者的呼吸功能和酸碱平衡紊乱类型、指导、治疗、判断预后均有重要的作用,在危重病患者的救治中显示了重要作用。1967年美国科罗拉多大学Ashbaugh研究小组专家通过对12例急性呼吸衰竭患者的动态监测动脉血气分析并结合临床,首次在 *Lancet* 上提出了急性呼吸窘迫综合征(acute respiratory distress syndrome,ARDS)新概念。本节主要就动脉血气分析的临床应用作一阐述。

一、动脉血气分析作用

(一)判断呼吸功能　　动脉血气分析是判断呼吸衰竭最客观的指标,根据动脉血气分析可以将呼吸衰竭分为Ⅰ型和Ⅱ型。

1. Ⅰ型呼吸衰竭　　其标准为海平面、平静呼吸、吸空气的条件下,动脉血二氧化碳分压($PaCO_2$)正常或下降,动脉血氧分压(PaO_2)<60mmHg。

2. Ⅱ型呼吸衰竭　　其标准为海平面平静呼吸空气的条件下$PaCO_2$>50mmHg,PaO_2<60mmHg。

3. 吸氧条件下判断有无呼吸衰竭

(1)若$PaCO_2$>50mmHg,PaO_2>60mmHg,可判断为吸氧条件下Ⅱ型呼吸衰竭。

(2)若$PaCO_2$<50mmHg,PaO_2>60mmHg,可计算氧合指数,其公式为氧合指数 = PaO_2/FiO_2。若氧合指数<300mmHg,可判断为吸氧条件下Ⅰ型呼吸衰竭。(FiO_2:吸入气氧浓度)

举例:患者鼻导管吸氧流量2L/min条件下,pH 7.45、PCO_2 30mmHg、HCO_3^- 20mmol/L、PaO_2 80mmHg。分析:FiO_2 = 0.21+0.04×2 = 0.29;氧合指数 = $\dfrac{PaO_2}{FiO_2}$ = $\dfrac{80}{0.29}$<300mmHg。提示:呼吸衰竭。

(二)判断酸碱失衡　　酸碱平衡理论中的经典公式Henderson-Hasselbalch公式创立于1909年。

$$pH = pKa + \log \frac{[HCO_3^-]}{\alpha \cdot PCO_2}$$

公式中HCO_3^-反映了酸碱平衡中代谢成分,PCO_2反映了酸碱平衡中的呼吸成分。病理情况下根据原发改变是代谢成分还是呼吸成分,是单一的失衡还是两种以上的酸碱失衡同时存在,可以将酸碱平衡紊乱分为单纯性酸碱失衡和混合性酸碱失衡。但当时由于临床上不能精确测定pH和PCO_2值,因此对酸碱失衡的判断只能根据病因、病史、临床表现做出定性判断,没有明确的定量指标。1959年世界上第一台血气分析仪问世,随着动脉血气分析检测在临床上的广泛应用及酸碱失衡预计代偿公式、阴离子隙和潜在HCO_3^-在酸碱失衡领域中的应用,对酸碱失衡的判断由定性判断变为定量判断,并且提出了五型新的混合性酸碱失衡,判断水平有了明显提高,各型酸碱失衡详见如下。

1. 单纯性酸碱失衡　　呼吸性酸中毒(本文中简称呼酸)、呼吸性碱中毒(本文中简称呼碱)、代谢性酸中毒(本文中简称代酸)和代谢性碱中毒(本文中简称代碱)。

2. 混合性酸碱失衡

(1)传统认为有四型:呼酸并代酸、呼酸并代碱、呼碱并代酸和呼碱并代碱。

（2）新的酸碱失衡类型：混合性代酸（高 AG 代酸+高 Cl^- 性代酸）、代碱并代酸包括代碱并高 AG 代酸和代碱并高 Cl^- 性代酸、三重酸碱失衡（triple acid base disorders，TABD）包括呼酸型三重酸碱失衡（呼酸+代碱+高 AG 代酸）和呼碱型三重酸碱失衡（呼碱+代碱+高 AG 代酸）。

（三）常用的考核酸碱失衡的指标

1. pH　它是指体液内氢离子浓度的负对数即 $pH = \log \dfrac{1}{[H^+]}$，是反映体液总酸度的指标，受呼吸和代谢因素共同影响。正常值：动脉血 7.35~7.45，平均值 7.40，静脉血 pH 较动脉血低 0.03~0.05。pH<7.35 时为酸血症；pH>7.45 时为碱血症。

2. PCO_2　血浆中物理溶解的 CO_2 分子所产生的压力称为 PCO_2。正常值：动脉血 35~45mmHg，平均值 40mmHg，静脉血较动脉血高 5~7mmHg。它是反映酸碱平衡呼吸因素的唯一指标。当 PCO_2>45mmHg 时，应考虑为呼酸或代碱的呼吸代偿；当 PCO_2<35mmHg 时，应考虑为呼碱或代酸的呼吸代偿。

3. HCO_3^-　即实际碳酸氢盐（actual bicarbonate，AB），是指隔绝空气的血液标本在实验条件下所测的血浆 HCO_3^- 值。正常值 22~27mmol/L，平均值 24mmol/L，动、静脉血 HCO_3^- 大致相等。它是反映酸碱平衡代谢因素的指标。HCO_3^-<22mmol/L，可见于代酸或呼碱代偿；HCO_3^->27mmol/L，可见于代碱或呼酸代偿。

4. 标准碳酸氢盐（standard bicarbonate，SB）　在标准条件下（PCO_2 40mmHg、血红蛋白完全饱和、温度 37℃）测得的 HCO_3^- 值。它是反映酸碱平衡代谢因素的指标。正常值 22~27mmol/L，平均值 24mmol/L。正常情况下 AB=SB；AB↑>SB↑见于代碱或呼酸代偿；AB↓<SB↓见于代酸或呼碱代偿。

5. 缓冲碱（buffer base，BB）　体液中所有缓冲阴离子总和，包括 HCO_3^-、蛋白质（Pr^-）、血红蛋白（Hb^-）。血浆缓冲碱（BBp）= HCO_3^-+Pr^- = 24+17 = 41mmol/L，全血缓冲碱（BBb）= HCO_3^-+Pr^-+Hb^- = 24+17+0.42×15 = 47.3mmol/L。仅 BB 一项降低时，应考虑为贫血（Hb 低）。

6. 碱剩余（base excess，BE）　它是表示血浆碱储量增加或减少的量。全血 BE 正常值范围±3mmol/L，平均为 0。BE 正值时表示缓冲碱增加；BE 负值时表示缓冲碱减少或缺失（base defect，BD）。它是反映酸碱平衡代谢性因素的指标。

7. 总 CO_2 量（TCO_2）　它是反映化学结合 CO_2 量（24mmol/L）和物理溶解的 CO_2 量（0.03×40 = 1.2mmol/L）。正常值 = 24+1.2 = 25.2mmol/L。其意义同 HCO_3^- 值。

8. CO_2-CP　是指血浆中呈化合状态的 CO_2 量，理论上应与 HCO_3^- 大致相等，但因有 $NaCO_3^-$ 等因素干扰，比 HCO_3^- 偏高。其意义同 HCO_3^- 值。

二、AG 的临床应用

阴离子隙（AG）在 20 世纪 70 年代应用于酸碱平衡领域。实际使用时 AG 是按 AG = Na^+-（HCO_3^-+Cl^-）计算所得。其真实含义反映了未测定阳离子（UC）和未测定阴离子（UA）之差。AG 升高的最常见原因是体内存在过多的 UA，即乳酸根、丙酮酸根、磷酸根及硫酸根等。当这些未测定阴离子在体内堆积时，必定要取代 HCO_3^-，使 HCO_3^- 下降，称为高 AG 型代酸。临床上重要意义就是 AG 升高代了高 AG 代酸。AG 在酸碱失衡判断中主要用途是可判断以下六型酸碱失衡：①高 AG 型代酸；②代碱并高 AG 型代酸；③混合性代酸；④呼酸并高 AG 型代酸；⑤呼碱并高 AG 型代酸；⑥三重酸碱失衡。

三、潜在 HCO_3^-

潜在 HCO_3^-（potential bicarbonate）是于 20 世纪 80 年代提出的新概念，是指排除并存高 AG 型代酸对 HCO_3^- 掩盖作用之后的 HCO_3^-，用公式表示为潜在 HCO_3^- = 实测 HCO_3^-+ΔAG。其意义可揭示代碱+高 AG 型代酸和三重酸碱失衡中的代碱存在。若忽视计算 AG、潜在 HCO_3^-，常可延误混合性酸碱失衡中代碱的判断。

四、酸碱失衡预计代偿公式的临床应用

20 世纪 70 年代开始酸碱失衡预计代偿公式应用于酸碱失衡领域，使酸碱失衡判断由定性进入定量判断。判断方法简便、精确、临床实用价值大。目前临床上所应用的酸碱失衡预计代偿公式是由国内外学者通过临床患者或动物实验研究所得，其中慢性呼酸预计代偿公式 ΔHCO_3^- = 0.35×ΔPCO_2±5.58 是由陆军军医大学第二附属医院呼吸内科暨全军呼吸内科研究所于 1982 年研究所得。常用酸碱失衡预计代偿公式见表 9-1-1。

表 9-1-1　常用酸碱失衡预计代偿公式

原发失衡	原发化学变化	代偿反应	预计代偿公式	代偿极限
代酸	HCO_3^-↓	PCO_2↓	PCO_2 = 1.5×HCO_3^-+8±2	10mmHg
代碱	HCO_3^-↑	PCO_2↑	ΔPCO_2 = 0.9×ΔHCO_3^-±5	55mmHg
呼酸	PCO_2↑	HCO_3^-↑	急性：代偿引起 HCO_3^- 升高	30mmol/L

续表

原发失衡	原发化学变化	代偿反应	预计代偿公式	代偿极限
			$3\sim4mmHg$	
			慢性： $\Delta HCO_3^- = 0.35\times\Delta PCO_2\pm5.58$	$42\sim45mmol/L$
呼碱	$PCO_2\downarrow$	$HCO_3^-\downarrow$	急性： $\Delta HCO_3^- = 0.2\times\Delta PCO_2\pm2.5$	$18mmol/L$
			慢性： $\Delta HCO_3^- = 0.49\times\Delta PCO_2\pm1.72$	$12\sim15mmol/L$

注：①代偿极限指单纯性酸碱失衡代偿所能达到的最大值或最小值；②有"Δ"者为变化值，无"Δ"者为绝对值；③↑表示升高，↓表示下降。

在临床使用酸碱失衡预计代偿公式时，一定要考虑到酸碱失衡的代偿程度及代偿极限。反映酸碱失衡代偿程度的定量指标是酸碱失衡预计代偿公式。目前，临床上所用的酸碱失衡预计代偿公式均是根据严格选择的单纯性酸碱失衡患者的酸碱参数，经统计学处理所推算出的直线回归方程。代谢性酸碱失衡主要经肾脏代偿，时间快，无急慢性之分。呼吸性酸碱失衡患者主要是肾脏代偿，因肾脏最大代偿能力发挥需 $3\sim5$ 日，因此在临床上对呼吸性酸碱失衡按时间小于3日或大于3日，分成急、慢性呼酸和呼碱。由表9-1-1可见，急、慢性呼酸或呼碱之间代偿程度差异极大，慢性呼吸性酸碱失衡代偿程度大于急性呼吸性酸碱失衡。其中慢性呼碱代偿程度最大。在临床上，对于呼吸性酸碱失衡判断时一定要考虑到时间因素。另外，也必须考虑到代偿极限。所谓代偿极限，即为机体发挥最大代偿能力所能达到的代偿值。各型酸碱失衡预计代偿公式均有代偿极限。若超过此极限，不管 pH 正常与否均应判断为混合性酸碱失衡。

举例：pH 7.38、PCO_2 80mmHg、HCO_3^- 46mmol/L。判断：PCO_2 80mmHg>40mmHg、HCO_3^- 46mmol/L>24mmol/L、pH 7.38<7.40，示原发失衡为呼酸，因慢性呼酸代偿极限为 HCO_3^-<45mmol/L，实测 HCO_3^- 46mmol/L>45mmol/L，示代碱。结论：呼酸并代碱。

正确使用预计代偿公式的步骤：①必须首先通过 pH、PCO_2、HCO_3^- 三个参数，并结合临床确定原发失衡；②根据原发失衡选用公式；③将公式计算所得结果与实测 HCO_3^- 或 PCO_2 相比做出判断。

举例1：pH 7.32、PCO_2 60mmHg、HCO_3^- 30mmol/L。

分析：①PCO_2 60mmHg > 40mmHg、HCO_3^- 30mmol/L > 24mmol/L、pH 7.32<7.40，判断原发失衡为呼酸；②选用慢性呼酸预计代偿公式 $\Delta HCO_3^- = 0.35\times\Delta PCO_2\pm5.58 = 0.35\times(60-40)\pm5.58 = (7\pm5.58)mmol/L$，预计 $HCO_3^- = $ 正常 $HCO_3^- + \Delta HCO_3^- = 24+7\pm5.58 = 31\pm5.58 = (25.42\sim36.58)mmol/L$；③实测 HCO_3^- 30mmol/L 落在此范围内。

结论：呼酸。

举例2：pH 7.47、HCO_3^- 14mmol/L、PCO_2 20mmHg。

分析：①PCO_2 20mmHg < 40mmHg、HCO_3^- 14mmol/L < 24mmol/L、pH 7.47>7.40，判断原发失衡为呼碱；②选用慢性呼碱预计代偿公式 $\Delta HCO_3^- = 0.49\times\Delta PCO_2\pm1.72 = 0.49\times(20-40)\pm1.72 = (-9.8\pm1.72)mmol/L$，预计 $HCO_3^- = $ 正常 $HCO_3^- + \Delta HCO_3^- = 24-9.8\pm1.72 = 14.2\pm1.72 = (12.48\sim15.92)mmol/L$；③实测 HCO_3^- 14mmol/L 落在此范围内。

结论：呼碱。

举例3：pH 7.34、HCO_3^- 15mmol/L、PCO_2 28.5mmHg。

分析：①PCO_2 28.5mmHg < 40mmHg、HCO_3^- 15mmol/L < 24mmol/L、pH 7.34<7.40，判断原发失衡为代酸；②选用代酸预计代偿公式 $PCO_2 = 1.5\times HCO_3^- + 8\pm2 = 1.5\times15+8\pm2 = 22.5+8\pm2 = 30.5\pm2 = (28.5\sim32.5)mmHg$；③实测 PCO_2 28.5mmHg 落在此范围内。

结论：代酸。

举例4：pH 7.45、HCO_3^- 32mmol/L、PCO_2 48mmHg。

分析：①HCO_3^- 32mmol/L > 24mmol/L、PCO_2 48mmHg > 40mmHg、pH 7.45>7.40，判断原发失衡为代碱；②选用代碱预计代偿公式 $\Delta PCO_2 = 0.9\times\Delta HCO_3^-\pm5 = 0.9\times(32-24)\pm5 = (7.2\pm5)mmHg$，预计 $PCO_2 = $ 正常 $PCO_2 + \Delta PCO_2 = 40+7.2\pm5 = 47.2\pm5 = (42.2\sim52.2)mmHg$；③实测 PCO_2 48mmHg 落在此范围内。

结论：代碱。

五、常用判断低氧血症的参数

（一）氧分压（PO_2） PO_2 是指血浆中物理溶解的氧分子所产生的压力。它具有以下两个特点：

（1）动脉血 PO_2（PaO_2）：正常值 $80\sim100mmHg$，其正常值随着年龄增加而下降，预计 PaO_2 值（mmHg）= $102-0.33\times$ 年龄（岁）±10。由于老年人呼吸系统解剖结构生理性退化，可引起通气血流比例（V/Q）和弥散功能障碍，造成肺换气功能降低，最终引起 PaO_2 下降。由此可见高龄者即使无引起呼吸功能障碍的疾病，正常 PaO_2 值就处于较低值。但临床上对于呼吸衰竭的判断不管年龄大小均是统一标准，PaO_2<60mmHg 即可判断呼吸衰竭，这表明老年人呼吸功能

储备能力较低。这也可解释临床上老年人易引起呼吸衰竭，即使是高热、肺部感染、输液反应、非严重呼吸功能障碍均可引起呼吸衰竭。

（2）静脉血 $PO_2（PvO_2）$：正常值 40mmHg，PvO_2 不仅受呼吸功能影响而且可受循环功能影响，呼吸功能正常的患者，当休克微循环障碍时，由于血液在毛细血管停留时间延长，组织利用氧增加，可出现 PaO_2 正常，而 PvO_2 明显降低的现象。因此在判断呼吸功能时，一定要用 PaO_2，绝不能用 PvO_2 替代。

联合应用 PaO_2 和 $PaCO_2$ 可判断呼吸衰竭，即Ⅰ型呼吸衰竭时 $PaO_2<60mmHg$，而 $PaCO_2$ 正常或下降；Ⅱ型呼吸衰竭时 $PaO_2<60mmHg$，$PaCO_2>50mmHg$。但必须强调的是在海平面平静呼吸空气所测得的 $PaCO_2$ 和 PaO_2 值。

（二）血氧饱和度（SO_2）   血氧饱和度是指血红蛋白实际上所结合的氧含量被全部血红蛋白能够结合的氧除得的百分率。血氧饱和度的计算公式为：

$$SO_2 = \frac{氧合血红蛋白}{可结合的血红蛋白} \times 100\%$$

动脉血氧饱和度以 SaO_2 表示，正常范围为 95%～99%。SaO_2 与 PaO_2 间的关系即是氧离解曲线。SaO_2 可直接测定所得，但目前血气分析仪上所提供的 SaO_2 是依 PaO_2 和 pH 推算所得。SaO_2 90% 时，PaO_2 约为 60mmHg。依据 PaO_2、血红蛋白（Hb）和 SaO_2 尚可以推算出全血氧含量（$C-O_2$）。所谓 $C-O_2$ 是指氧的化学结合量和物理溶解量的总和。理论上讲每克血红蛋白可结合 1.39ml 氧，但实际上每克血红蛋白结合氧量为 1.34ml。故临床常用的动脉血氧含量（CaO_2）由下列公式计算：$CaO_2 = 1.34ml/g \times Hb(g/100ml) \times SaO_2(\%) + 0.003[ml/(mmHg \cdot 100ml)] \times PaO_2(mmHg)$。按上述计算，在一般正常条件下每 100ml 的血约含 20ml 氧。

现临床上常用的脉搏血氧仪所示血氧饱和度（SpO_2）无正常参考值，对个人而言动态监测有价值，SpO_2 为 90% 时 PaO_2 约为 60mmHg。必须牢记：危重患者监测时出现 SpO_2 变化不大，病情明显恶化，有 $PaCO_2$ 升高可能，必须及时行动脉血气分析检查；休克患者 SpO_2 的监测没有意义。

（三）氧合指数   氧合指数 = PaO_2/FiO_2，又称通气/灌注指数，正常值为 400～500mmHg。ARDS 时由于存在严重肺内分流，PaO_2 降低明显，提高吸氧浓度并不能提高 PaO_2 或提高 PaO_2 不明显，故氧合指数常可小于 300mmHg。

（四）肺泡-动脉血氧分压差（$P_{A-a}O_2$）   在正常生理条件下，吸空气时 $P_{A-a}O_2$ 为 10mmHg 左右；吸纯氧时 $P_{A-a}O_2$ 正常不应超过 60mmHg。ARDS 时 $P_{A-a}O_2$ 增大，吸空气时 $P_{A-a}O_2$ 常可增至 50mmHg；而吸纯氧时 $P_{A-a}O_2$ 常可超过 100mmHg。

$P_{A-a}O_2$ 的测定，由于肺泡气体较难直接采样测定，故临床上多采用下述公式计算所得：

$$P_{A-a}O_2 = P_AO_2 - PaO_2$$

$$P_AO_2 = PiO_2 - \frac{P_ACO_2}{R} = FiO_2 \times (PB-47) - \frac{PaCO_2}{R}$$

FiO_2 为吸入氧浓度，PB 为大气压，47（mmHg）为呼吸道饱和水蒸气压。R 为呼吸商，通常为 0.8。

（五）肺内分流量（QS/QT）   正常人可存在小量解剖分流，一般不超过 3%。ARDS 时，由于 V/Q 严重降低，QS/QT 可明显增加，达 10% 以上，严重者可高达 20%～30%。

QS/QT 计算公式如下：

$$QS/QT = \frac{P_{A-a}O_2 \times 0.0031}{P_{A-a}O_2 \times 0.0031 + (CaO_2 - CvO_2)}$$

其中 CaO_2 为动脉血氧含量 = $Hb \times 1.34 \times SaO_2 + PaO_2 \times 0.0031$，$CvO_2$ 为混合静脉血氧含量 = $Hb \times 1.34 \times SvO_2 + PvO_2 \times 0.0031$。

临床上使用上述公式时，$CaO_2 - CvO_2$ 常可以用 5 代入，以此计算所得肺内分流量虽不如直接测定混合静脉血含量精确，但对临床诊治参考仍有一定价值，尤其是动态监测此值变化，可以作为病情恶化或好转的一项指标。

六、静脉血取代动脉血行血气分析的可行性

血气分析原则上应采用动脉血，但在临床上常可遇到患者动脉穿刺困难，特别是婴幼儿，此时往往用静脉血取代动脉血测定。但必须牢记静脉血气分析只能用于判断酸碱失衡，不能用于判断呼吸功能。其理由为：①动、静脉血 pH、PCO_2、HCO_3^- 有明显替代关系，即静脉血 pH 较动脉血 pH 低 0.03～0.05，静脉血 PCO_2 较动脉血 PCO_2 高 5～7mmHg，动、静脉血 HCO_3^- 大致相等；②静脉血 PO_2 不仅受呼吸功能影响，而且受循环功能影响，当微循环障碍时，血液在毛细血管停留时间延长，组织利用氧增加，回到静脉血 PO_2 可明显下降，此时可表现为动脉血 PO_2 正常，而静脉血 PO_2 明显下降。

七、酸碱失衡的判断方法

评价血液酸碱平衡状态的指标较多，其中 PCO_2 作为判定呼吸性酸碱失衡的指标，pH 作为血液酸碱度的指标。然而判定代谢性酸碱失衡的指标较多，常用 HCO_3^- 和 BE，但不管使用哪项指标，其判断的结果基本上是一致的。本文主要介绍使用 pH、PCO_2 和 HCO_3^- 指标的判断方法。

（一）分清原发与继发（代偿）变化   酸碱失衡代偿必须遵循下述规律：

1. 原发失衡变化与代偿变化同向 HCO_3^-、PCO_2 任何一个变量的原发变化均可引起另一个变量的同向代偿变化，即原发 HCO_3^- 升高，必有代偿性 PCO_2 升高；原发 HCO_3^- 下降，必有代偿性 PCO_2 下降。反之亦同。

2. 原发失衡变化必大于代偿变化。

根据上述代偿规律，可以得出以下三个结论：①原发失衡决定了 pH 是偏碱或偏酸；②HCO₃⁻ 和 PCO₂ 呈相反变化，必有混合性酸碱失衡存在；③PCO₂ 和 HCO₃⁻ 明显异常同时伴 pH 正常，应考虑有混合性酸碱失衡存在。

牢记上述代偿规律和结论，对于正确判断酸碱失衡是极重要的。根据上述代偿规律和结论，一般来说，单纯性酸碱失衡的 pH 是由原发失衡所决定的。如果 pH<7.40，提示原发失衡可能为酸中毒；pH>7.40，原发失衡可能为碱中毒。

（二）单纯性酸碱失衡的判断

1. 代酸　HCO₃⁻ < 24mmol/L、PaCO₂ < 40mmHg 和 pH < 7.40，考虑代酸。

举例：pH 7.32、HCO₃⁻ 15mmol/L、PaCO₂ 30mmHg。分析：PaCO₂ 30mmHg<40mmHg，可能呼碱；HCO₃⁻ 15mmol/L<24mmol/L，可能代酸，但因 pH 7.32 < 7.40 偏酸。结论：代酸。

2. 代碱　HCO₃⁻ > 24mmol/L、PaCO₂ > 40mmHg 和 pH > 7.40，考虑代碱。

举例：pH 7.45、HCO₃⁻ 32mmol/L、PaCO₂ 48mmHg。分析：PaCO₂ 48mmHg>40mmHg，可能呼酸；HCO₃⁻ 32mmol/L>24mmol/L，可能代碱，但因 pH 7.45 > 7.40 偏碱。结论：代碱。

3. 呼碱　HCO₃⁻ < 24mmol/L、PaCO₂ < 40mmHg 和 pH > 7.40，考虑呼碱。

举例：pH 7.42、PaCO₂ 29mmHg、HCO₃⁻ 19mmol/L。分析：PaCO₂ 29mmHg<40mmHg，可能呼碱；HCO₃⁻ 19mmol/L<24mmol/L，可能代酸，但因 pH 7.42 > 7.40 偏碱。结论：呼碱。

4. 呼酸　HCO₃⁻ > 24mmol/L、PaCO₂ > 40mmHg 和 pH < 7.40，考虑呼酸。

举例：pH 7.35、PaCO₂ 60mmHg、HCO₃⁻ 32mmol/L。分析：PaCO₂ 60mmHg>40mmHg，可能为呼酸；HCO₃⁻ 32mmol/L>24mmol/L，可能代碱，但因 pH 7.35 < 7.40 偏酸。结论：呼酸。

（三）混合性酸碱失衡的判断

根据上述代偿规律，一旦 HCO₃⁻ 和 PaCO₂ 呈相反方向变化，肯定为混合性酸碱失衡，但临床上也有少部分的混合性酸碱失衡表现为 HCO₃⁻ 和 PaCO₂ 同步升高或下降，此时必须通过使用酸碱失衡预计代偿公式计算来判断。下面分别加以介绍。

1. 呼酸并代酸　PaCO₂ > 40mmHg 同时伴 HCO₃⁻ < 24mmol/L，肯定为呼酸合并代酸。

举例：pH 7.22、PaCO₂ 50mmHg、HCO₃⁻ 20mmol/L。分析：PaCO₂ 50mmHg>40mmHg，而 HCO₃⁻ 20mmol/L<24mmol/L。结论：呼酸并代酸。

2. 呼碱并代碱　PaCO₂ < 40mmHg 同时伴 HCO₃⁻ > 24mmol/L，肯定为呼碱并代碱。

举例：pH 7.57、PaCO₂ 32mmHg、HCO₃⁻ 28mmol/L。分析：PaCO₂ 32mmHg<40mmHg，而 HCO₃⁻ 28mmol/L>24mmol/L。结论：呼碱并代碱。

3. 混合性酸碱失衡　部分混合性酸碱失衡需要用酸碱失衡预计代偿公式确定。

举例1：pH 7.37、PaCO₂ 75mmHg、HCO₃⁻ 42mmol/L。

分析：PaCO₂ 75mmHg > 40mmHg，HCO₃⁻ 42mmol/L > 24mmol/L，但 pH 7.37 在正常范围内，提示有混合性酸碱失衡的可能。用酸碱失衡预计代偿公式判断：PaCO₂ 75mmHg > 40mmHg，HCO₃⁻ 42mmol/L > 24mmol/L，但 pH 7.35<7.40，提示有呼酸可能。用慢性呼酸预计代偿公式计算 ΔHCO₃⁻ = 0.35×ΔPaCO₂±5.58 = 0.35×(75−40)±5.58 =（12.25±5.58）mmol/L，预计 HCO₃⁻ = 24+12.25±5.58 = 36.25±5.58 =（30.67~41.83）mmol/L；实测 HCO₃⁻ 42mmol/L> 41.83mmol/L，提示代碱存在。

结论：呼酸并代碱。

举例2：pH 7.53、PaCO₂ 39mmHg、HCO₃⁻ 32mmol/L。

分析：HCO₃⁻ 32mmol/L>24mmol/L、pH 7.53>7.40，提示有代碱可能。按代碱预计代偿公式计算：ΔPaCO₂ = 0.9×ΔHCO₃⁻±5 = 0.9×(32−24)±5 =（7.2±5）mmHg，预计 PaCO₂ = 正常 PaCO₂+ΔPaCO₂ = 40+7.2±5 = 47.2±5 =（42.2~52.2）mmHg，实测 PaCO₂ 39mmHg<42.2mmHg，提示呼碱成立。

虽然此时 PaCO₂ 39mmHg 在正常范围内，仍可诊断为原发代碱的基础上合并相对呼碱。

举例3：pH 7.39、PaCO₂ 24mmHg、HCO₃⁻ 14mmol/L。

分析：HCO₃⁻ 14mmol/L < 24mmol/L，PaCO₂ 24mmHg < 40mmHg，pH 7.39<7.40，提示代酸可能。按代酸预计代偿公式计算：PaCO₂ = 1.5×HCO₃⁻+8±2 = 1.5×14+8±2 = 21+8±2 = 29±2 =（27~31）mmHg，实测 PaCO₂ 24mmHg<27mmHg，提示呼碱存在。

虽然 pH 7.39 在正常范围内，仍可诊断为呼碱并代酸。

正确认识混合性酸碱失衡的关键是要正确地应用酸碱失衡预计代偿公式、AG 和潜在 HCO₃⁻。目前在临床上所使用的酸碱失衡预计代偿公式较多，但要正确使用公式必须遵从以下步骤：①首先依据动脉血 pH、PCO₂、HCO₃⁻ 三个参数，并结合临床确定原发失衡。②根据原发失衡选用合适公式。③将公式计算所得结果与实测 HCO₃⁻ 或 PCO₂ 相比做出判断。凡落在公式计算代偿范围内判断为单纯性酸碱失衡，落在范围外判断为混合性酸碱失衡。④若为并发高 AG 代酸的混合性酸碱失衡，则应计算潜在 HCO₃⁻，将潜在 HCO₃⁻ 替代实测 HCO₃⁻ 与公式计算所得的预计 HCO₃⁻ 相比。

（四）结合临床表现、病史综合判断

动脉血气分析虽对酸碱失衡的判断甚为重要，但单凭一张血气分析报告单做出的诊断，有时难免有错误。为使诊断符合患者

的情况,必须结合临床、其他检查及多次动脉血气分析的动态监测。

举例:pH 7.45、$PaCO_2$ 52mmHg、HCO_3^- 35mmol/L。

分析:根据动脉血气分析结果,判断为 HCO_3^- 35mmol/L>24mmol/L,可能为代碱,$PaCO_2$ 52mmHg>40mmHg,可能为呼酸,但因 pH 7.45>7.40,偏碱。结论:代碱。若按代碱公式计算:预计 $PaCO_2$ = 正常 $PaCO_2$ + $\Delta PaCO_2$ = 40+0.9(35-24)±5=49.9±5=(44.9~54.9)mmHg,实测 $PaCO_2$ 52mmHg在此代偿范围内。结论:代碱。但是结合病史,此患者系肺源性心脏病(简称肺心病)患者,原有血气分析示呼酸,经使用呼吸机和积极抗感染改善通气治疗后,病情有明显改善。故应诊断为呼酸并代碱,也可称为 CO_2 排出后碱中毒(post hypercapnic alkalosis)。

(钱桂生)

第二节
酸碱平衡

一、酸碱平衡的基本概念

在正常生理状态下,血液的酸碱度,即 pH 经常维持在一个很狭小的范围内,即动脉血 pH 稳定在 7.35~7.45(平均 7.40)或[H^+]为 35~45nmol/L(平均 40nmol/L),此种稳定为酸碱平衡。如果体内酸与碱产生过多或不足,引起血液 pH 改变,此状态称酸碱失衡。凡是由原发 HCO_3^- 下降或 $PaCO_2$ 升高,引起[H^+]升高的病理生理过程称为酸中毒;凡是由原发 HCO_3^- 升高或 $PaCO_2$ 下降,引起[H^+]下降的病理生理过程称为碱中毒。而以 pH 正常区分又可分为酸血症或碱血症,pH<7.35 为酸血症,pH>7.45 为碱血症。

(一)pH 和[H^+]
体液酸碱度可用 pH 或[H^+]来表示。正常 pH 7.35~7.45(平均 7.40);[H^+]为 35~45nmol/L(平均 40nmol/L)。pH 是[H^+]的负对数形式,即 $pH = \log \dfrac{1}{[H^+]}$,两者间负相关。在 pH 7.10~7.50 范围内,两者近似于直线关系,即 pH 每变化 0.01 单位,等于[H^+]往反方向变化 1nmol/L。实际上,pH 与[H^+]之间呈曲线关系,为了使两者之间换算更精确及适用于较大范围,有人提出在 pH>7.40 和 pH<7.40 时,pH 每变化 0.10 所得的[H^+]分别为换算因子 0.80 和 1.25 乘以原有[H^+],即所谓"0.80/1.25"法。实际[H^+](即通过公式计算而得)和上述两种估计方法所得[H^+]的比较,见表9-2-1。

表9-2-1 从 pH 估计[H^+]的方法

项目	pH									
	6.80	6.90	7.00	7.10	7.20	7.30	7.40	7.50	7.60	7.70
实际[H^+]/(nmol·L^{-1})	158	126	100	79	63	50	40	32	25	20
估计[H^+]/(nmol·L^{-1})						←1.25/0.80→				
"0.80/1.25"法	153	122	98	78	63	50	40	32	26	20
有限的关系	−	−	−	70	60	50	40	30	−	-

(二)pH、$PaCO_2$ 和 HCO_3^- 之间的关系
人体体液中存在一系列重要的缓冲系统,根据等氢离子原则(isohydric principle),[H^+] = $k_1 \dfrac{H_2CO_3}{HCO_3^-} = \dfrac{H_2PO_4^-}{HPO_4^{2-}} = \cdots\cdots$。因此,只要通过测定任何一对缓冲系统的有关数据,即可分析体液的酸碱变化。碳酸氢盐缓冲系统是人体中唯一能自己更新的缓冲对,且在体内贮量丰富,HCO_3^- 反映酸碱变化的代谢成分,H_2CO_3 反映酸碱变化的呼吸成分,两者较易测定,故临床上常以测定 H_2CO_3/HCO_3^- 比值作为衡量体液酸碱平衡的主要指标。

pH、HCO_3^- 和 H_2CO_3 三者之间的关系可用 Henderson-Hasselbalch 公式(简称 H-H 公式)来表示:

$$pH = pK + \log \frac{[HCO_3^-]}{[H_2CO_3]}$$

因为 H_2CO_3 浓度是和被溶解在体内的 CO_2 浓度成正比的,即[H_2CO_3] = $\alpha \cdot PCO_2$。因此上述公式可写成:

$$pH = pK + \log \frac{[HCO_3^-]}{\alpha \cdot PCO_2}$$

其中 pK = 6.1,α = 0.03mmol/(L·mmHg)。

正常生理状态下动脉血

$$pH = 6.1 + \log \frac{[HCO_3^-]}{[H_2CO_3]} = 6.1 + \log \frac{[HCO_3^-]}{\alpha \cdot PaCO_2}$$

$$= 6.1 + \log \frac{24}{0.03 \times 40} = 6.1 + \log \frac{20}{1} \approx 7.401$$

从上述公式中我们可以看到以下两点:①pH 是随 HCO_3^- 和 PCO_2 两个变量变化而变化的变量。②pH 变化取决于 HCO_3^-/PCO_2 比值,并非单纯取决于 HCO_3^- 或 PCO_2 任何一个变量的绝对值。在人体内由于存在肺、肾、缓冲系统等多种防御机制,因此 HCO_3^- 或 PCO_2 任何一个变量的原发变化均可引起另一个变量的继发(代偿)变化,使 HCO_3^-/

PCO_2 比值趋向正常,从而使 pH 亦趋向正常,但绝不能使 pH 恢复到原有的正常水平。其代偿规律见本章第一节中"分清原发与继发(代偿)变化"部分。

二、酸碱平衡调节

人体具有十分完善的酸碱平衡调节机制,主要由缓冲系统、肺、肾调节三部分组成,它们在酸碱平衡调节中起主要作用。

(一)血液缓冲作用　血液缓冲系统是人体对酸碱失衡调节的第一道防线,反应迅速,但缓冲作用不能持久,它的作用能使强酸变成弱酸、强碱变成弱碱,或者变成中性盐。由于缓冲系统容量有限,因此缓冲系统调节酸碱失衡的作用也是十分有限的。人体血液缓冲系统主要有以下四对缓冲对组成,即碳酸-碳酸氢盐(H_2CO_3-HCO_3^-)、磷酸二氢钠-磷酸氢二钠(NaH_2PO_4-Na_2HPO_4)、血浆蛋白系统(HPr-Pr^-)、血红蛋白系统。

1. 碳酸-碳酸氢盐系统(H_2CO_3-HCO_3^-)　是人体中缓冲容量最大的缓冲对,在细胞内外液中均起作用,占全血缓冲能力53%,其中血浆占35%,红细胞内占18%。

$$H^+ + HCO_3^- \rightarrow H_2CO_3 \rightarrow CO_2 \uparrow + H_2O, CO_2$$ 可通过呼吸排出体外,从而使 HCO_3^-/H_2CO_3 比值趋向正常。

2. 磷酸二氢钠-磷酸氢二钠系统(NaH_2PO_4-Na_2HPO_4)　在细胞外液中含量不多,缓冲作用小,只占全血缓冲能力5%,主要在肾脏排 H^+ 过程中起较大作用。

3. 血浆蛋白系统(HPr-Pr^-)　主要在血液中起缓冲作用,占全血缓冲能力7%。血浆蛋白作为阴离子而存在,因此血浆蛋白可以释放或接受 H^+ 而起缓冲作用。对 H^+ 调节作用是通过二氧化碳运输来完成的,当代谢产生的二氧化碳进入血浆后,Pr^- 可对 H_2CO_3 起缓冲作用,形成酸性更弱的蛋白酸(HPr)和 $NaHCO_3$。$NaHCO_3$ 又可成为 $NaHCO_3$/H_2CO_3 缓冲对中的成分。

4. 血红蛋白(Hb)缓冲对　它可分为氧合血红蛋白缓冲对($HHbO_2$-HbO_2^-)和还原血红蛋白缓冲对(HHb-Hb^-)两对,占全血缓冲能力35%。$HHbO_2$ 呈较弱酸性,可释放出较多的 H^+($HHbO_2 \rightleftharpoons H^+ + HbO_2^-$,pK=6.08),$HHb$ 呈弱碱性($HHb \rightleftharpoons H^+ + Hb^-$,pK=7.93)。机体代谢产生的二氧化碳,在血液中以物理溶解($\alpha \cdot PCO_2$)、化学结合(碳酸氢盐)形式及与 Hb 结合的氨基甲酸化合物形式运输。$HHbO_2$ 具弱酸性,在组织释放氧后成为弱碱性,有助于与二氧化碳反应过程中生成的 H^+ 相结合。组织产生的二氧化碳经弥散入红细胞内,然后通过以下两种形式运输和缓冲。①水合作用:CO_2 进入红细胞后,在碳酸酐酶(CA)作用下生成 H_2CO_3,随即解离出 HCO_3^- 和 H^+,经氯移作用排出;H^+ 与 Hb 结合成 HHb。②CO_2 与 Hb 形成氨基甲酸化合物,即 $HbNH_2 + CO_2 \rightarrow HbNHCOOH \rightarrow HbNHCOO^- + H^+$,此种反应不需要酶参与,且在生理 pH 范围内几乎完全电离,产生的 H^+ 则由 Hb 缓冲系

统缓冲。机体代谢产生的 CO_2,其中92%是直接或间接由 Hb 所缓冲。

(二)肺的调节

1. 调节方式　肺在酸碱平衡调节中的作用是通过增加或减少肺泡通气量控制 CO_2 的排出量使血浆中 HCO_3^-/H_2CO_3 比值维持在 20/1 水平,以保持 pH 相对恒定。正常情况下,若体内酸产生增多,H^+ 升高,肺则代偿性过度通气,CO_2 排出增多,致 pH 仍在正常范围;若体内碱过多,H^+ 降低,则呼吸浅慢,减少 CO_2 排出,维持 pH 在正常范围。肺泡通气量是受呼吸中枢控制的。延髓呼吸中枢接受来自中枢化学感受器和外周化学感受器的信息。中枢化学感受器位于延髓腹外侧浅表部位,接受脑脊液及脑间质液 H^+ 的刺激而兴奋呼吸,使肺泡通气量增加。它对 $PaCO_2$ 变动非常敏感,$PaCO_2$ 升高时,血浆 CO_2 弥散入脑脊液中,$CO_2 + H_2O \rightarrow H_2CO_3 \rightarrow H^+ + HCO_3^-$,升高 H^+ 刺激中枢化学感受器,使呼吸中枢兴奋引起肺泡通气量增加。由此可见,它不是 CO_2 本身的直接作用。但当 $PaCO_2$ 增高大于 80mmHg 时,呼吸中枢反而受到抑制,称 CO_2 麻醉。外周化学感受器系指主动脉体和颈动脉体,$PaCO_2$ 和 H^+ 升高均可使其受到刺激而增加肺泡通气量。例如代酸时 pH 由 7.4 降至 7.0 时,肺泡通气量由正常 5L/min 增到 30L/min。

2. 调节特点　肺脏调节作用发生快,但外周化学感受器对 pH 和 CO_2 变化较不敏感,所以 $PaCO_2$ 升高或 pH 降低时,主要是通过延髓中枢化学感受器感受。但调节范围有限,当机体出现代谢性酸碱失衡时,肺在数分钟内即可代偿性增快或者减慢呼吸频率或幅度,以增加或减少 CO_2 排出。此种代偿可在数小时内达到高峰。但肺只能通过增加或减少 CO_2 排出来改变血浆中 H_2CO_3,故调节范围有限。

(三)肾脏调节　肾脏在酸碱平衡调节中起着很重要的作用,主要调节固定酸,通过排酸或保碱来维持血浆 HCO_3^- 浓度在正常范围内,以维持血浆 pH 相对恒定。

1. 调节方式　肾脏调节酸碱失衡的主要方式是排出 H^+ 和重吸收肾小球滤出液中的 HCO_3^-。由于普通膳食条件下,正常人体内酸性物质的产生量远远超过碱性物质的产生量,因此肾主要是针对固定酸负荷的调节。具体通过 HCO_3^- 重吸收、尿液的酸化和远端肾小管泌氨与 NH_4^+ 生成三种途径排 H^+ 保 HCO_3^-。

(1)HCO_3^- 重吸收:肾小球滤出的 HCO_3^- 约90%在肾近曲小管被重吸收,其中大部分是在这段起始的 1~2mm 处,即初段近曲小管(early proximal convoluted tubule)相当于 S1 和 S2 段进行,其余10%的回收部分是在较远的节段,主要是在外髓集合管。肾小管细胞泌 H^+ 的同时,常伴有 HCO_3^- 的重吸收。HCO_3^- 重吸收是通过 H^+-Na^+ 交换机制完成的,将肾小球滤液中的 Na^+ 重吸收,并与肾小管细胞中的 HCO_3^- 相结合生成 $NaHCO_3$,重吸收回血液循环。肾小管细胞中的 HCO_3^- 并不来自肾小球滤液,而是来自肾小管细胞中 CO_2 和 H_2O 结合生成的 H_2CO_3。后者分解成 H^+ 与 HCO_3^-,其中 H^+

被排出肾小管细胞入肾小球滤液，H^+ 又可与肾小管滤液中 $NaHCO_3$ 的 HCO_3^- 相结合生成 H_2CO_3，并转变为 CO_2 和 H_2O，CO_2 可扩散回到血液循环，H_2O 则成为终尿中的主要成分，由尿排出体外。此种将原尿中 $NaHCO_3$ 转变为 H_2CO_3 的过程，实质上是 H^+-Na^+ 交换形式下的 HCO_3^- 重吸收过程，在此过程中并无 CO_2 丢失。HCO_3^- 重吸收受多种因素影响：①碳酸酐酶活性。肾小管上皮细胞的碳酸酐酶对 HCO_3^- 重吸收起着关键作用。动物实验证实，给予碳酸酐酶抑制剂后，尿液中可滴定酸明显减少，且肾小球滤液中 50% $NaHCO_3$ 不能被再吸收，而从尿液中排出。碳酸酐酶可以明显催化 $CO_2+H_2O \rightarrow H_2CO_3 \rightarrow H^+ + HCO_3^-$ 反应，肾小管上皮细胞，特别是近曲小管上皮细胞的刷状缘富含碳酸酐酶，因此上述反应在此段明显加速。使用碳酸酐酶抑制剂后，上述反应被抑制，H_2CO_3 生成受限，断绝 H^+ 来源，H^+-Na^+ 交换无法进行，$NaHCO_3$ 再吸收减少。临床上应用碳酸酐酶抑制剂治疗代碱的机制也就在此。②$PaCO_2$。$PaCO_2$ 增高时，HCO_3^- 重吸收增加，临床上常见呼酸时 HCO_3^- 代偿性升高，是因 HCO_3^- 重吸收所致。③细胞外液容量减少。已有实验证明，细胞外液容量增多时，醛固酮分泌减少，尿钠排出增多，水分也随之排出增多；相反，当细胞外液容量减少时，醛固酮分泌增加，尿钠排出减少，除水分随之排出减少外，HCO_3^- 重吸收增加。

（2）尿液的酸化：尿液的酸化主要是通过肾小管细胞内 H^+-Na^+ 交换机制，使肾小球滤液中 Na_2HPO_4 变成 NaH_2PO_4 的过程，该过程可使原尿的 pH 7.4 降至终尿 pH 4.4~6.0，故称为尿液的酸化，当终尿 pH 4.4 时，所含 H^+ 可能比血浆多 1 000 倍。该过程是机体排泄可滴定酸的过程。但是通过磷酸缓冲系增加酸分泌的作用是有限的，一旦尿液 pH 低于 5.0，实际上尿液中所有磷酸盐都已转变为 $H_2PO_4^-$，进一步发挥缓冲作用已不再可能。近端肾单位的酸化作用是通过近曲小管上皮细胞管腔膜的 Na^+-H^+ 交换完成的，Na^+-H^+ 交换所需的能量是由基侧膜 Na^+-K^+-ATP 酶泵间接提供的。远端肾单位的酸化作用是由皮质集合管和髓质集合管的闰细胞承担的。此细胞又称泌氢细胞，它并不能转运 Na^+，是一种非 Na^+ 依赖性酸碱调节，借助于管腔膜 H^+-ATP 酶泵向管腔中泌 H^+，同时重吸收等量 HCO_3^-。HCO_3^- 重吸收入血需与血 Cl^- 交换，是 Cl^--HCO_3^- 交换的结果。

（3）远端肾小管泌氨与 NH_4^+ 生成：远端肾小管泌氨与 NH_4^+ 生成、排出是远端肾小管细胞重要的功能之一。此过程是 pH 依赖性的，酸中毒越重，尿排出 NH_4^+ 量越多。实际上是一强酸排泄的过程。因为远端肾小管泌氨率可能与尿的 H^+ 成正比，尿越呈酸性，氨的分泌越快；尿越呈碱性，氨分泌越慢。所以氨的分泌率与尿的 pH 成反比，氨的分泌越多，尿的 pH 越低，尿越呈酸性，反之，氨的分泌越少，尿的 pH 越高，尿越呈碱性。由此可见，正常远端肾小管泌氨作用，同样也是排酸或尿液酸化的过程。此过程，借助于 Na^+-H^+ 交换和 H^+-ATP 酶不断地泌 H^+，将来自肾小管细胞内谷氨酰胺及其他氨基酸的 NH_3 与来自肾小管滤液中 Cl^- 和

来自肾小管细胞内 H^+ 结合成 NH_4Cl，并由终尿排出体外。

2. 调节特点　与肺的调节方式相比，肾脏调节酸碱平衡的特点是：

（1）慢而完善：肾脏调节酸碱平衡的功能完善，但作用缓慢，常需 72 小时才能逐步完善，因此临床上常以代偿时间 3 日作为划分急、慢性呼酸的依据。

（2）调节酸的能力强：肾调节酸的能力大于调节碱的能力。肾在酸碱平衡中的调节作用是，一方面全部回收经肾小球滤出的 HCO_3^-，另一方面肾小管上皮细胞分泌 H^+ 与肾小管滤液中的 NH_3 或 HPO_4^{2-} 结合，形成 NH_4^+ 或可滴定酸（$H_2PO_4^-$）随尿排出。因此尿中所排出的酸量 = 滴定酸 + NH_4^+ - HCO_3^-。

（3）远曲肾小管 H^+-Na^+ 与 K^+-Na^+ 交换机制：远曲肾小管除能分泌 H^+ 外，尚能分泌 K^+，K^+ 也可与原尿中 Na^+ 交换，称 K^+-Na^+ 交换，这也是肾脏调节酸碱平衡的基本环节，两者之间始终存在着竞争机制，即当 H^+-Na^+ 交换增多时，K^+-Na^+ 交换必然减少；反之，K^+-Na^+ 交换增多时，H^+-Na^+ 交换也必然减少。由于上述竞争机制构成电解质紊乱与酸碱失衡之间的关系，即临床上常见的低钾碱中毒、碱中毒低钾和酸中毒高钾。①低钾碱中毒：低血钾时，K^+-Na^+ 交换减少，H^+-Na^+ 交换必然增多，H^+-Na^+ 交换增多后，H^+ 排出增多，易引起碱中毒；②碱中毒低钾：碱中毒时，H^+-Na^+ 交换减少，K^+-Na^+ 交换必然增多，K^+-Na^+ 交换增多后，K^+ 排出增多，血钾减低，容易出现低钾血症；③酸中毒高钾：酸中毒时，H^+-Na^+ 交换增多，K^+-Na^+ 交换必然减少，K^+-Na^+ 交换减少后，K^+ 排出减少，血钾增高，出现高钾血症。

（4）碳酸酐酶作用：碳酸酐酶活性降低时，肾小管分泌 H^+ 过程减弱，H^+-Na^+ 交换减少，K^+-Na^+ 交换必增多，K^+-Na^+ 交换增多后，K^+ 排出增多，血钾降低，如临床上应用碳酸酐酶抑制剂纠正代碱时，就会减少 H^+ 分泌，减少 H^+-Na^+ 交换，同时 K^+-Na^+ 交换增多，出现低钾酸中毒。而低钾又会引起碱中毒，因此在使用碳酸酐酶抑制剂纠正代碱时，应注意补钾。

三、酸碱失衡类型及判断

传统认为，酸碱失衡类型仅有代酸、代碱、呼酸、呼碱、呼酸并代酸、呼酸并代酸、呼碱并代碱和呼碱并代酸八型。随着 AG 和潜在 HCO_3^- 概念在酸碱失衡领域应用，认为尚有以下几种酸碱失衡存在：①混合性代酸（高 AG 代酸 + 高 Cl^- 型代酸）；②代酸并代碱，包括高 AG 代酸并代碱和高 Cl^- 性代酸并代碱两型；③三重酸碱失衡（TABD），包括呼酸 + 代碱 + 高 AG 代酸（呼酸型 TABD）和呼碱 + 代碱 + 高 AG 代酸（呼碱型 TABD）两型。必须强调，迄今为止，在临床上只能对并发高 AG 代酸的 TABD 做出判断，而对伴有高 Cl^- 性代酸的 TABD，从理论上讲可以存在，但尚缺乏有效的判断手段。

（一）代酸　原发的血浆 HCO_3^- 减少称为代酸。临床上常按 AG 将代酸分为高 AG 型和高 Cl^- 型。不管何型代

酸,其机体代偿作用和动脉血气特点相同;其不同点为:高 AG 代酸 HCO_3^- 下降必有等量 AG 升高,而 Cl^- 不变,即 $\Delta HCO_3^- = \Delta AG$;高 Cl^- 型代酸 HCO_3^- 下降必有等量 Cl^- 升高,而 AG 不变,即 $\Delta HCO_3^- = \Delta Cl^-$。

1. 病因

(1) 高 AG 型代酸:此型失衡以"固定酸产生过多"为特征,临床常见乳酸性酸中毒、糖尿病酮症酸中毒、尿毒症患者硫酸盐和磷酸盐浓度升高引起的酸中毒。

(2) 正常 AG 型代酸:此型失衡可称为高氯性代酸。临床常见:①严重腹泻、肠道引流引起 HCO_3^- 丢失;②肾小管酸中毒或大量使用碳酸酐酶抑制剂可使肾小管对 HCO_3^- 回吸收减少,引起 HCO_3^- 从尿液中丢失;③外源性固定酸摄入过多,临床常见过多使用含 Cl^- 的药物例如盐酸精氨酸、氯化铵等。

2. 机体代偿作用　代酸时,由于 pH 下降,$[H^+]$ 的上升可刺激中枢和外周化学感受器,引起代偿性通气增加,其结果 $PaCO_2$ 下降。此种代偿完全需 12~24 小时。代酸预计代偿公式为 $PaCO_2 = 1.5 \times HCO_3^- + 8 \pm 2$。其代偿极限为 $PaCO_2$ 10mmHg。

3. 动脉血气和血电解质变化特点　①HCO_3^- 原发下降;②PCO_2 代偿性下降,且符合 $PCO_2 = 1.5 \times HCO_3^- + 8 \pm 2$;③pH 下降;④血 K^+ 升高或正常;⑤血 Cl^-:高 AG 代酸时血 Cl^- 正常,高 Cl^- 型代酸时血 Cl^- 升高;⑥血 Na^+ 下降或正常;⑦AG:高 Cl^- 型代酸时 AG 正常,高 AG 代酸时 AG 升高;⑧PaO_2 常正常。

(二) 代碱　原发的血浆 HCO_3^- 升高称为代碱。

1. 病因

(1) H^+ 丢失:①临床常见剧烈呕吐或胃液引流引起含 HCl 胃液大量丢失;②应用排 K^+ 利尿剂引起 H^+ 经肾大量丢失;③盐皮质激素过多例如原发性醛固酮增多症;④过多使用糖皮质激素。

(2) 过多使用 $NaHCO_3$ 和大量输入含柠檬酸抗凝的库存血。

(3) 低钾血症:因细胞外液 K^+ 降低,引起细胞内 K^+ 向细胞外转移,同时细胞外 H^+ 向细胞内移动,可引起代碱,同时可因细胞内 H^+ 增多,肾分泌 H^+ 增多,出现尿液呈酸性反常性酸性尿。

2. 机体代偿作用　代碱时,由于 pH 升高,$[H^+]$ 下降,抑制了中枢和外周化学感受器,使通气减弱,$PaCO_2$ 升高。以往认为代碱的呼吸代偿无明显规律,特别是低钾碱中毒常见不到呼吸代偿。其预计代偿公式为:$\Delta PaCO_2 = 0.9 \times \Delta HCO_3^- \pm 5$。其代偿完全时间为 12~24 小时,代偿极限为 $PaCO_2$ 55mmHg。

3. 动脉血气和血电解质变化特点　①HCO_3^- 原发升高;②PCO_2 代偿性升高,且符合 $PaCO_2 = 正常 PaCO_2 + 0.9 \times \Delta HCO_3^- \pm 5$;③pH 升高;④血 K^+ 下降或正常;⑤血 Cl^- 下降;⑥血 Na^+ 下降或正常;⑦AG 正常或轻度升高;⑧PaO_2 常正常。

(三) 呼酸　原发的 PCO_2 升高称呼酸。

1. 病因

(1) 呼吸道阻塞:喉头痉挛和水肿、溺水、异物阻塞,气管和呼吸道烧伤常可引起上呼吸道急性梗阻,是引起急性呼酸的常见原因;慢性阻塞性肺疾病等是引起慢性呼酸的常见原因。

(2) 呼吸中枢抑制:颅脑伤、急性脑血管病、脑炎、呼吸中枢抑制剂及麻醉剂用量过大。

(3) 呼吸肌麻痹:急性脊髓灰白质炎,吉兰-巴雷综合征、多发性肌炎、重症肌无力、严重低血症和周期性瘫痪。

(4) 胸廓病变:如胸部创伤,严重气胸,大量胸腔积液与胸廓畸形及广泛胸膜增厚等均可引起通气功能障碍而引起呼酸。

(5) 肺部疾病:急性呼吸窘迫综合征、重症肺炎、急性心源性肺水肿、严重弥漫性肺间质疾病也可因通气功能障碍而发生呼酸。

2. 机体代偿作用　呼酸时机体可通过缓冲对系统、细胞内外离子交换、肾脏代偿等机制,使 HCO_3^- 代偿性升高。即使机体发挥最大代偿能力,但 HCO_3^- 升高始终不能超过原发 PCO_2 升高,即 HCO_3^-/PCO_2 比值肯定要下降(即比值<0.6),pH 肯定要<7.40。又由于呼酸代偿主要靠肾脏代偿,因肾脏代偿作用发挥完全较缓慢,因此临床上按呼酸发生时间将其分为急、慢性两型。呼酸 3 日以内为急性呼酸,3 日以上者为慢性呼酸。陆军军医大学第二附属医院研究表明:在慢性呼酸代偿程度为 PCO_2 每升高 1mmHg,可引起 HCO_3^- 代偿性升高约 0.35mmol/L,即国人慢性呼酸公式为:$\Delta HCO_3^- = 0.35 \times \Delta PCO_2 \pm 5.58$;其代偿极限为 HCO_3^- 42~45mmol/L。急性呼酸时最大代偿程度为 HCO_3^- 升高 3~4mmol/L,即 HCO_3^- 代偿极限 30mmol/L。

3. 动脉血气和血电解质变化特点　①$PaCO_2$ 原发性升高;②HCO_3^- 代偿性升高,但慢性呼酸必须符合预计 $HCO_3^- = 24 + 0.35 \times \Delta PaCO_2 \pm 5.58$ 范围内,急性呼酸 $HCO_3^- < 30$mmol/L;③pH 下降;④血 K^+ 升高或正常;⑤血 Cl^- 下降;⑥血 Na^+ 下降或正常;⑦AG 正常;⑧PaO_2 下降,低于 60mmHg,严重时 $PaO_2 < 40$mmHg。

(四) 呼碱　原发的 PCO_2 下降称呼碱。

1. 病因　通气过度是各种原因引起呼碱的基本发生机制。其常见原因如下:①各种原因引起的低氧血症;②呼吸中枢受到直接刺激例如癔症发作时过度通气、脑血管疾病、脑外伤、脑炎和脑肿瘤等均可刺激呼吸中枢引起过度通气;③呼吸机使用不当,通气量过大。

2. 机体代偿作用　一旦发生呼碱,机体通过缓冲对系统、细胞内外离子交换、肾脏代偿等机制使血 HCO_3^- 代偿性下降,其中肾脏减少 HCO_3^- 重吸收,增加尿液排 HCO_3^- 是主要的代偿机制。代偿完全约需 3 日。因此呼碱 3 日以内为急性呼碱,3 日以上者为慢性呼碱。陆军军医大学第二附属医院研究表明:慢性呼碱的代偿程度为 PCO_2 每降低 1mmHg,可使 HCO_3^- 代偿性降低 0.49mmol/L,即国人慢性呼碱预计代偿公式为：$\Delta HCO_3^- = 0.49 \times \Delta PCO_2 \pm 1.72$，其代偿极限为 HCO_3^- 12～15mmol/L。急性呼碱预计代偿公式为：$\Delta HCO_3^- = 0.2 \times \Delta PCO_2 \pm 2.5$，其代偿极限为 18mmol/L。

3. 动脉血气和血电解质变化特点　①$PaCO_2$ 原发下降；②HCO_3^- 代偿性下降，但慢性呼碱必须符合 $HCO_3^- = 24 + 0.49 \times \Delta PaCO_2 \pm 1.72$ 范围内，急性呼碱符合 $HCO_3^- = 24 + 0.2 \times \Delta PCO_2 \pm 2.5$ 范围内；③pH 升高；④血 K^+ 下降或正常；⑤血 Cl^- 升高；⑥血 Na^+ 正常或下降；⑦AG 正常或轻度升高；⑧PaO_2 下降，常低于 60mmHg。

（五）混合性代酸　此型失衡为高 AG 代酸并高 Cl^- 型代酸。其动脉血气特点与单纯性代酸完全相同，pH 下降、HCO_3^- 原发下降、PCO_2 代偿性下降，且符合 $PCO_2 = 1.5 \times HCO_3^- + 8 \pm 2$。但检测 AG 可揭示此型酸碱失衡存在。单纯性高 Cl^- 型代酸符合 Cl^- 升高数（ΔCl^-）$= HCO_3^-$ 下降数（ΔHCO_3^-），若在此基础上再合并高 AG 代酸，HCO_3^- 继续下降数（ΔHCO_3^-）$=$ AG 升高数（ΔAG），其结果为 $\Delta HCO_3^- = \Delta Cl^- + \Delta AG$。因此一旦出现 AG 升高时伴有 $\Delta HCO_3^- > \Delta Cl^-$ 或 $\Delta AG < \Delta HCO_3^-$，应想到混合性代酸存在的可能。

（六）代碱并代酸　此型失衡的动脉血气变化复杂。pH、HCO_3^-、PCO_2 均可表现为升高、正常或降低，主要取决于两种原发失衡的相对严重程度，按 AG 正常与否可分为 AG 升高型及 AG 正常型两型。

1. AG 升高型　此型失衡为代碱并高 AG 代酸，AG 及潜在 HCO_3^- 是揭示此型失衡的重要指标。高 AG 代酸时，$\Delta AG \uparrow = \Delta HCO_3^- \downarrow$，$Cl^-$ 不变。而代碱时，$\Delta HCO_3^- \uparrow = \Delta Cl^- \downarrow$，AG 不变。当两者同时存在时，则 $\Delta HCO_3^- = \Delta AG + \Delta Cl^-$；而潜在 $HCO_3^- =$ 实测 $HCO_3^- + \Delta AG$ 必大于正常 HCO_3^-（24mmol/L）；$\Delta HCO_3^- < \Delta AG$。当代碱严重时，AG 升高同时并不伴有 HCO_3^- 下降，HCO_3^- 反而升高。相反，当高 AG 代酸严重时，HCO_3^- 下降可与 Cl^- 下降同时存在。

2. AG 正常型　此型失衡为代碱并高 Cl^- 型代酸，pH、PCO_2 和 HCO_3^- 均可在正常范围。在临床上较难识别，很大程度上依赖详尽的病史。例如急性胃肠炎患者同时存在腹泻和呕吐，腹泻可引起高 Cl^- 型代酸；呕吐可引起低 K^+ 低 Cl^- 代碱。详尽病史及低钾血症存在可以帮助我们做出较正确的判断。

（七）呼酸并代酸　急、慢性呼酸复合不适当 HCO_3^- 下降或者代酸复合不适当 PCO_2 升高，均可称为呼酸合并代酸。

1. 动脉血气与血电解质变化特点　①$PaCO_2$ 原发升高；②HCO_3^- 升高、下降、正常均可，以下降或正常多见，但必须符合实测 $HCO_3^- < 24 + 0.35 \times \Delta PaCO_2 - 5.58$；③pH 极度下降；④血 K^+ 升高；⑤血 Cl^- 下降、正常或升高均可，但以正常或升高多见；⑥血 Na^+ 正常或下降；⑦AG 升高或正常均可；⑧PaO_2 下降，常低于 60mmHg。

2. 临床上常见有以下三种组合　①PCO_2 升高（>40mmHg），HCO_3^- 下降（<24mmol/L，即所谓 PCO_2 升高同时伴 HCO_3^- 下降，肯定为呼酸并代酸。②PCO_2 升高伴 HCO_3^- 升高，但符合 $HCO_3^- <$ 正常 HCO_3^-（24mmol/L）$+ 0.35 \times \Delta PCO_2 - 5.58$。此时需要结合临床综合判断，若起病时间不足 3 日，应考虑为单纯呼酸；若起病时间超过 3 日，应考虑为呼酸并相对代酸。③HCO_3^- 下降伴 PCO_2 下降，但符合 $PCO_2 > 1.5 \times HCO_3^- + 8 + 2$。即所谓代酸并相对呼酸，上述代酸若为高 AG 代酸，那么 AG 升高常是揭示并发代酸的重要指标。

（八）呼酸并代碱　急慢性呼酸复合不适当升高的 HCO_3^- 或代碱复合不适当升高的 PCO_2 均可诊断呼酸并代碱。其动脉血气特点为 PCO_2 升高，HCO_3^- 升高，pH 升高、下降、正常均可。其 pH 主要取决于呼酸与代碱的相对严重程度。若两者相等，pH 正常；若以呼酸为主，则 pH 下降；若以代碱为主，pH 升高。

1. 动脉血气及血电解质变化特点　①$PaCO_2$ 原发升高。②HCO_3^- 升高，且必须符合实测 $HCO_3^- > 24 + 0.35 \times \Delta PaCO_2 + 5.58$。但必须牢记，慢性呼酸最大代偿能力是 HCO_3^- 42～45mmol/L，因此当 $HCO_3^- > 45$mmol/L 时不管 pH 正常与否，均可诊断为慢性呼酸并代碱。③pH 升高、正常、下降均可，其 pH 正常与否只要取决于两种酸碱失衡相对严重程度，但多见于下降或正常。④血 K^+ 下降或正常。⑤血 Cl^- 严重下降。⑥血 Na^+ 下降或正常。⑦AG 正常或轻度升高。⑧PaO_2 下降。

2. 临床上常见于下述三种情况　①急性呼酸时，只要 $HCO_3^- > 30$mmol/L，即可诊断急性呼酸并代碱；②慢性呼酸为主时，PCO_2 原发升高，HCO_3^- 代偿升高，且符合 $HCO_3^- >$ 正常 HCO_3^-（24mmol/L）$+ 0.35 \times \Delta PCO_2 + 5.58$，或 $HCO_3^- > 45$mmol/L，pH 下降或正常；③代碱为主时，HCO_3^- 原发升高，PCO_2 代偿升高，且符合 $PCO_2 >$ 正常 PCO_2（40mmHg）$+ 0.9 \times \Delta HCO_3^- + 5$ 或 $PCO_2 > 55$mmHg，pH 升高或正常。

（九）呼碱并代酸　呼碱伴有不适当下降的 HCO_3^- 或代酸伴有不适当下降的 PCO_2，即可诊断为呼碱并代酸。

1. 动脉血气特点　PCO_2 下降，HCO_3^- 下降，pH 下降、升高、正常均可。其 pH 主要取决于呼碱与代酸的相对严重程度。

2. 临床上常见以下两种情况　①以呼碱为主的重度失衡。pH 升高，PCO_2 下降，HCO_3^- 下降且符合：急性为 $HCO_3^- >$ 正常 HCO_3^-（24mmol/L）$+ 0.2 \times \Delta PCO_2 - 2.5$；慢性为 $HCO_3^- >$ 正常 HCO_3^-（24mmol/L）$+ 0.49 \times \Delta PCO_2 - 1.72$。②以呼碱为主的轻度失衡或代酸为主的失衡。pH 正常或下降，HCO_3^- 下降，PCO_2 下降且符合 $PCO_2 < 1.5 \times HCO_3^- + 8 - 2$。此型失衡并发的代酸常为高 AG 代酸，因此 AG 升高是揭示并发高 AG 代酸的重要指标。

（十）呼碱并代碱　呼碱伴有不适当的 HCO_3^- 变

化，或代碱伴有不适当 PCO_2 变化均可诊断呼碱并代碱，共存的呼碱和代碱可引起严重碱血症，预后较差。据 Wilson 报道，pH 7.60~7.64 时死亡率为 65%，pH>7.64 死亡率为 90%。临床常见为 I 型呼吸衰竭患者在原有的呼碱基础上，不适当使用碱性药物、排钾利尿剂、肾上腺糖皮质激素和脱水剂等医源性因素，常可在缺氧伴有呼碱基础上并代碱。但少数患者也可见于 II 型呼吸衰竭呼酸患者，由于使用机械通气治疗排出 CO_2 过多、过快，或呼吸衰竭患者经有效治疗后 CO_2 排出而未能注意及时补钾，而引起呼碱或呼碱并代碱，即 CO_2 排出后碱中毒（post-hypercapnic akalosis）。

1. 动脉血气和血电解质变化特点　①$PaCO_2$ 下降、正常和升高均可，但多见于下降或正常；②HCO_3^- 升高、正常和下降均可，但多见于升高或正常；③pH 极度升高；④血 K^+ 下降；⑤血 Cl^- 下降或正常；⑥血 Na^+ 下降或正常；⑦AG 正常或轻度升高；⑧PaO_2 下降，常低于 60mmHg。

2. 临床上常见于以下三种情况　①PCO_2 下降（<40mmHg），同时伴有 HCO_3^- 升高（>24mmol/L），肯定为呼碱并代碱。②PCO_2 下降，HCO_3^- 轻度下降或正常，且符合急性：$HCO_3^->$ 正常 HCO_3^-（24mmol/L）+ 0.2×ΔPCO_2 + 2.5；慢性：$HCO_3^->$ 正常 HCO_3^-（24mmol/L）+ 0.49×ΔPCO_2 + 1.72，即所谓呼碱并相对代碱。③HCO_3^- 升高并 PCO_2 轻度升高或正常，且符合 $PCO_2<$ 正常 PCO_2（40mmHg）+ 0.9×ΔHCO_3^- − 5，即所谓代碱并相对呼碱。

（十一）三重酸碱失衡（TABD）

TABD 是指同时混合存在三种原发失衡，即一种呼吸性酸碱失衡 + 代碱 + 高 AG 代酸。

1. 三重酸碱失衡类型　三重酸碱失衡因并发的呼吸性酸碱失衡不同，可分为呼酸型 TABD 和呼碱型 TABD 两型。AG 及潜在 HCO_3^- 是揭示 TABD 存在的重要指标。必须指出，至今在临床上只能对并发高 AG 代酸的 TABD 做出诊断；而对并有高 Cl^- 型代酸的 TABD，从理论上肯定存在，但尚缺乏有效诊断手段。

（1）呼酸型 TABD：呼酸 + 代碱 + 高 AG 代酸。其动脉血气和血电解质特点为：①pH 下降、正常均可，少见升高；②PCO_2 升高；③HCO_3^- 升高或正常；④AG 升高，$\Delta AG \neq \Delta HCO_3^-$；⑤潜在 HCO_3^- = 实测 HCO_3^- + $\Delta AG >$ 正常 HCO_3^-（24mmol/L）+ 0.35×ΔPCO_2 + 5.58；⑥血 K^+ 正常或升高；⑦血 Na^+ 正常或下降；⑧血 Cl^- 正常或下降；⑨PaO_2 下降，常低于 60mmHg。

（2）呼碱型 TABD：呼碱 + 代碱 + 高 AG 代酸。其动脉血气和血电解质特点为：①pH 升高、正常，少见下降；②PCO_2 下降；③HCO_3^- 下降或正常；④AG 升高，$\Delta AG \neq \Delta HCO_3^-$；⑤潜在 HCO_3^- = 实测 HCO_3^- + $\Delta AG >$ 正常 HCO_3^-（24mmol/L）+ 0.49×ΔPCO_2 + 1.72；⑥血 K^+ 正常或下降；⑦血 Na^+ 正常或下降；⑧血 Cl^- 升高、正常、下降均可；⑨PaO_2 下降，常低于 60mmHg。

2. 三重酸碱失衡的判断　TABD 的判断必须联合使用酸碱失衡预计代偿公式、AG 和潜在 HCO_3^-。其判断步骤可分为以下三步：①首先要确定呼吸性酸碱失衡类型，选用呼酸抑或呼碱预计代偿公式，计算 HCO_3^- 代偿范围。②计算 AG，判断是否并发高 AG 代酸，TABD 中代酸一定为高 AG 代酸。③应用潜在 HCO_3^- 判断代碱，即将潜在 HCO_3^- 与呼酸抑或呼碱预计代偿公式计算所得 HCO_3^- 代偿范围相比，虽然在临床上往往存在两种情况：a. 不使用潜在 HCO_3^-，仅使用实测 HCO_3^- 即可检出 TABD 中代碱存在；b. 必须使用潜在 HCO_3^- 才能检出 TABD 中代碱存在。但为了避免漏检 TABD，我们主张常规地使用潜在 HCO_3^-。

举例：pH 7.33、PCO_2 70mmHg、HCO_3^- 36mmol/L、Na^+ 140mmol/L、Cl^- 80mmol/L。

分析：①PCO_2 70mmHg > 40mmHg、HCO_3^- 36mmol/L > 24mmol/L、pH 7.33<7.40，示呼酸。按慢性呼酸预计代偿公式计算：ΔHCO_3^- = 0.35×(70−40)±5.58 = (10.5±5.58)mmol/L，预计 HCO_3^- = 24 + 10.5±5.58 = 34.5±5.58 = (28.92~40.0)8mmol/L。②AG = 140−(80+36) = 24mmol/L>16mmol/L，示高 AG 代酸。③潜在 HCO_3^- = 实测 HCO_3^- + ΔAG = 36 + (24−16) = 36+8 = 44mmol/L>40.08mmol/L，示代碱。

结论：呼酸 + 代碱 + 高 AG 代酸（呼酸型 TABD）。若不计算潜在 HCO_3^- 和 AG 必误诊为单纯性呼酸。

四、酸碱失衡的处理

（一）酸碱失衡的防治原则

1. 积极治疗原发疾病和诱发因素，例如糖尿病、休克、COPD、缺氧、呕吐、腹泻、感染等。因为这些原发疾病和诱发因素是引起和加重酸碱失衡的主要因素。

2. 针对不同酸碱失衡类型及 pH，确定补充碱性或酸性药物。

3. 兼顾水、电解质紊乱的纠正。因为酸碱失衡常与水、电解质紊乱同时存在，且相互影响。

4. 维护肺脏、肾脏等主要酸碱调节器官功能。

（二）呼酸的处理

1. 积极治疗肺部感染和通畅气道　对呼酸处理原则是针对不同的原发疾病采取积极措施，通畅气道，尽快解除 CO_2 潴留，随着 PCO_2 下降、pH 随之趋向正常。此型失衡常因并发肺部感染而引起气道阻塞加重，致 CO_2 潴留和严重缺氧，随之而来的是出现酸碱失衡和电解质紊乱。因此强调在治疗上首先要积极预防和治疗肺部感染，解痉祛痰，通畅气道，解除 CO_2 潴留，纠正缺氧。

2. 补碱性药物原则　原则上不需要补碱性药物，但 pH <7.20 时，为了减轻酸血症对机体的损害，可以适当补 5% $NaHCO_3$，一次量为 40~60ml，以后再根据动脉血气分析的结果酌情补充。只要将 pH 升至 7.20 以上即可。因为只有在 pH<7.20 时，酸血症对机体有四大危害作用：①心肌收缩力下降，使心力衰竭不易纠正。②心肌心室颤动阈下降，易引起心室颤动。再加上酸血症伴有高钾血症存在，更容易引起心室颤动。③外周血管对心血管活性药物敏感性下降，一旦发生休克不易纠正。④支气管对支气管解痉药物的敏感性

下降,气道痉挛不易解除,CO_2 潴留得不到纠正。鉴于上述情况,在 pH<7.20 时应补碱性药物。但切记酸血症对机体危害的 pH 是在 7.20 以下。呼酸并代酸时,由于同时存在代酸,补碱性药物的量可适当加大。但必须要在 pH<7.20时,一次补 5% $NaHCO_3$ 量控制在 80~100ml 即可,以后再根据动脉血气分析结果酌情处理。

3. 纠正低氧血症   呼酸往往与低氧血症同时存在,应尽快纠正低氧血症,最好将 PaO_2 升至 60mmHg 以上。临床上常出现肺性脑病患者经治疗后,CO_2 潴留减轻并不明显,但只要 PaO_2 升高,大于 60mmHg,患者常可清醒。

4. 应注意区分急、慢性呼酸,慢性呼酸急性加剧。

5. 应严防 CO_2 排出后碱中毒   特别是使用机械通气治疗时不宜通气量过大,CO_2 排出过多过快。

6. 注意高血钾对心脏的损害   严重酸中毒可因细胞内外离子交换,而出现细胞外液 K^+ 骤升,即为酸中毒高钾血症。

7. 呼碱的处理   对于此型失衡的处理原则是治疗原发病,注意纠正缺氧,对于呼碱不需要特殊处理。值得注意的是:呼碱必伴有代偿性 HCO_3^- 下降,此时若将 HCO_3^- 代偿性下降误认为代酸,而不适当补碱性药物,势必造成在原有呼碱基础上再合并代酸。因此,我们认为:危重患者救治过程中,切忌单凭血 HCO_3^- 或二氧化碳结合力下降作为补碱性药物的依据,特别是在基层医疗单位,无动脉血气分析检查,单凭血电解质来判断时,一定要结合临床综合分析血 K^+、Cl^-、Na^+ 和 HCO_3^-。若 HCO_3^- 下降同时伴有血 K^+ 下降,应想到呼碱的可能,不应再补碱性药物。牢记"低钾碱中毒,碱中毒并低钾"这一规律。

8. 代酸的处理   应在积极治疗原发疾病的同时,注意维持 pH 在相对正常范围,尽快解除酸血症对机体的危害。其补碱性药物的原则为:轻度代酸(pH>7.20)可以不补碱性药物;当 pH<7.20 时,一次补 5% $NaHCO_3$ 量控制在 250ml以内即可,以后再根据动脉血气分析结果酌情处理。严重酸血症时常伴有高钾血症,应注意预防和处理。

9. 代碱的处理

(1) 治疗原则:应积极治疗原发疾病,消除引起代碱的原因,包括呕吐、低钾,合理应用利尿剂、碱性药物等。危重患者的碱中毒可见于呼酸并代碱、呼碱、呼碱并代碱、代碱和呼碱型三重酸碱失衡(呼碱型 TABD)五种类型。轻度碱中毒对于危重患者来说并无严重的不良后果,但是严重碱中毒,特别是伴有严重缺氧时可成为危重患者直接致死的原因。通常,其中代碱大部分是医源性引起的,临床上应注意预防。而对于呼碱不需要特殊处理。但应注意以下两点:①此型失衡常伴有缺氧,因此对此型失衡处理应是在治疗原发疾病的同时,注意纠正缺氧即可。②此型失衡也可见于原有呼酸治疗后,特别是机械通气治疗时二氧化碳排出过快,即二氧化碳排出后碱中毒。因此在危重患者治疗中应注意不要使二氧化碳排出过多。

对于混合性酸碱失衡所致的碱中毒,应按混合性酸碱失衡处理原则治疗。实际临床上需要用药物纠正的碱中毒,仅见于代碱或碱血症严重且伴有代碱的混合性酸碱失衡。

(2) 常用的药物治疗

1) 补氯化钾:这既是纠正代碱,又是预防代碱最常用、有效的措施。口服和静脉滴注均可。肺心病患者只要尿量在 500ml 以上,常规补氯化钾每日 3~4.5g,一旦发生低钾碱中毒,宜用静脉补氯化钾,500ml 静脉补液中加 10% 氯化钾 15ml。

2) 补盐酸精氨酸:使用盐酸精氨酸纠正碱中毒的主要机制是其中的盐酸(HCl)发挥了作用。10g 盐酸精氨酸含有 48mmol H^+ 和 Cl^-。使用方法为:10~20g 盐酸精氨酸加入 5% 或 10% 葡萄糖液 500ml,静脉滴注。

3) 补乙酰唑胺:此药是碳酸酐酶抑制剂,主要作用于远端肾小管,H^+ 的生成和分泌减少,导致 H^+-Na^+ 交换减少,从而使尿液中排出 Na^+ 和 HCO_3^- 增多。同时也可增加排 K^+量,加重低钾血症。因此,在临床使用时注意补氯化钾。另外,也应注意到乙酰唑胺可以干扰红细胞内碳酸酐酶的活性,影响 CO_2+H_2O→H_2CO_3,引起体内 CO_2 潴留加重。因此在通气功能严重障碍、CO_2 潴留明显的危重患者中,不宜使用乙酰唑胺。使用方法:乙酰唑胺口服,每次 0.25g,1~2次/d,连用 2 日即可。

4) 补氯化铵(NH_4Cl):在临床上常将氯化铵作为祛痰药使用。用于纠正碱中毒的机制是此药进入体内后可产生 H^+,即 NH_4Cl→Cl^-+NH_4^+,$2NH_4^+$+CO_2→$CO(NH_2)_2$+$2H^+$+$2H_2O$,产生的 H^+ 可起到酸化体液、纠正碱中毒的作用。但 NH_4^+ 仅在肝脏内可与 CO_2 相结合转化为尿素,尿素从尿中排出。因此,当肝脏功能不好时忌用氯化铵,以免血 NH_3 积聚,引起肝昏迷。使用方法:氯化铵口服,每次 0.6g,3 次/d。

5) 使用稀盐酸:可从中心静脉缓慢滴注 0.1mol/L HCl,每次 500ml。临床上也可用口服稀盐酸或胃蛋白酶合剂。

10. 混合性酸碱失衡的处理   对于混合性酸碱失衡处理的原则是:治疗原发疾病,纠正原发酸碱失衡,维持 pH 相对正常,不宜补过多的碱性或酸性药物。

(1) 积极地治疗原发疾病:混合性酸碱失衡常见于危重患者,是危重患者重要的并发症,有时常可成为危重患者致死的直接原因,原发疾病不解除,酸碱失衡很难纠正。因此在危重患者救治中一定要积极治疗原发疾病,同时兼顾混合性酸碱失衡的处理,特别要注意维护肺脏、肾脏等重要的酸碱调节脏器的功能。

(2) 同时纠正两种或三种原发酸碱失衡:混合性酸碱失衡是指同时存在两种或三种原发酸碱失衡,因此在处理时应同时兼顾两种或三种原发酸碱失衡,针对不同原发失衡采取不同的治疗措施。

(3) 维持 pH 在相对正常范围:混合性酸碱失衡患者,只要 pH 在相对正常范围,不必补碱性或酸性药物,仅需要积极地治疗原发疾病,只要原发疾病纠正了,混合性酸碱失衡就自行缓解。因为酸碱失衡时对机体损害主要是由于血 pH 过度异常所致,补碱性药物或酸性药物的目的也只能纠正其 pH,并不能治疗原发疾病。

（4）补碱性药物的原则：当 pH<7.20 时，可在积极治疗原发疾病同时适当补一些碱性药物，特别是混合性代酸时，高 AG 代酸和高 Cl⁻性代酸复合，补碱量可适当多一些。

（5）补酸性药物的原则：混合性酸碱失衡一般情况下不必补酸性药物，即使是 pH 升高较为明显的呼碱并代碱。但应注意以下三点：①对合并呼碱的混合性酸碱失衡中呼碱不需要特殊处理，只要原发疾病纠正，呼碱自然好转。②对混合性酸碱失衡中代碱处理应以预防为主，因为代碱绝大部分是医源性所造成，其中包括慎用碱性药物、排钾利尿剂、肾上腺糖皮质激素，注意补钾。③对于严重碱血症的混合性酸碱失衡，常见于呼碱并代碱，应尽快将碱性 pH 降下来。因为严重碱血症可以是引起患者直接致死的原因。据文献报道和我们的经验，pH 7.60~7.64 的病死率为 65%，pH>7.64 病死率为 90%。常用的治疗碱性药物详见本节前文"9. 代碱的处理（2）常用的药物治疗"部分。

（6）同时兼顾纠正电解质紊乱：混合性酸碱失衡常同时存在严重电解质紊乱，其中 HCO₃⁻ 和 Cl⁻ 变化与 CO₂ 变化有关，不需要特殊处理。临床上要重视对低 K⁺、低 Na⁺ 的纠正。

（7）注意纠正低氧血症：危重患者并发混合性酸碱失衡时，常存在低氧血症，特别是伴有呼吸性酸碱失衡的患者，常可存在严重的低氧血症。

（钱桂生）

第三节
电解质平衡

水、电解质和酸碱平衡是维持人体内环境稳定的三个重要因素，它们相互影响，相互制约，共同起着维持内环境稳定、保障生命的作用。机体电解质的主要功能为：①维持体液的渗透压平衡和酸碱平衡；②维持神经、肌肉、心肌细胞的静息电位，并参与其动作电位的形成；③参与新陈代谢和生理功能活动。人体电解质平衡对于维持上述功能至关重要，本节主要就电解质分布、调节、生理功能及常见电解质紊乱作一介绍。

一、电解质分布与调节

电解质分布依细胞内、外液及各种不同体液，所含的浓度不尽相同。了解电解质在不同部位体液中的含量，有助于分析和判断不同部位体液丢失后电解质丢失的情况，为及时补充所缺电解质提供依据。然而，现有的常规方法尚不能测定细胞内液电解质的含量，故常以血浆或血清的电解质数值代表细胞外液的电解质含量；并以此作为判断、纠正电解质紊乱的依据。这在相当程度上限制了对细胞内液电解质真实含量的了解，尤其是对那些主要存在于细胞内液的电解质，如细胞内液钾含量由血浆或血清钾含量测定所代替，血浆或血清钾含量降低不能完全代表细胞内缺钾的状况，血浆或血清钾增高也不能代表细胞内一定高钾。在判断与纠正高血钾、低血钾时，必须综合判断，全面考虑。

（一）电解质分布

1. 细胞内、外液　细胞内外电解质分布差异是由于细胞代谢产生能量维持细胞膜"离子泵"作用的结果。病理情况下能源不足，"离子泵"功能障碍，细胞内外离子可以重新分布，如库血中"钠泵"作用被阻滞，细胞内外的 K⁺ 和 Na⁺ 相互弥散，血浆 K⁺ 含量明显升高，故高血钾患者不易多使用库血，其确切机制尚待探讨。具体分布：①细胞外液，主要阳离子是 Na⁺，约占体内总钠含量的 90%；其余为少量 K⁺、Ca²⁺、Mg²⁺ 等；主要阴离子为 Cl⁻ 和 HCO₃⁻。②细胞内液，主要阳离子是 K⁺，浓度是 150~160mmol/L，约占体内总钾含量的 98%，是细胞外钾浓度的 30 余倍，其余为 Na⁺、Mg²⁺；主要阴离子为磷酸盐（BHPO₄），蛋白质占主要成分，少量硫酸盐（BSO₄）；Cl⁻ 只在少数组织细胞内含微量，而大多数组织细胞内缺如，因为 Cl⁻ 不易渗入细胞内。虽然细胞内外电解质分布种类不尽相同，但以 mmol/L 为单位，任何部位体液内阴、阳离子总数必须相等，这就是所谓的电中性规律。电解质在细胞外液的浓度可以通过化学的方法测得，故以细胞外液，即血浆或血清电解质含量为例，其浓度详见表 9-3-1。

表 9-3-1　血浆或细胞外液电解质浓度

电解质	阳离子/ （mmol·L⁻¹）	电解质	阴离子/ （mmol·L⁻¹）
Na⁺	142	HCO₃⁻	27
K⁺	5	Cl⁻	103
Ca²⁺	2.5	HPO₄⁻	2
Mg²⁺	1	SO₄²⁻	0.5
		有机酸	5
		蛋白质	16
合计	150.5	合计	153.5

2. 组织间液　组织间液电解质含量与细胞外液或血浆极为相似，唯一重要区别是蛋白质的含量。正常血浆蛋白质含量是 70g/L，而组织间液仅为 0.05%~0.35%。原因是蛋白质不易透过毛细血管，其他电解质浓度稍有差异，即血浆内钠离子浓度稍高于组织间液，而血浆内氯离子浓度稍低于组织间液。

3. 胃肠分泌液　胃肠道各段分泌液所含电解质的浓度不同。胃液中，氢（H⁺）为主要阳离子，氯（Cl⁻）为主要阴离子；小肠液中，钠（Na⁺）为主要阳离子，碳酸氢根（HCO₃⁻）为主要阴离子。胃肠道各段分泌液均含一定量的 K⁺，一般估计胃液中 K⁺ 的浓度比血清高 2~5 倍，小肠液电解质中 K⁺ 的浓度则与血清大致相等。

由于胃肠道各段分泌液中电解质浓度很不一致，当大量丢失胃肠液后，依据所丢失胃肠道各段分泌液的不同，丢失电解质的类别也不同。如大量丢失胃液后,损失较多的是 H^+ 与 Cl^-,而丢失大量肠液后,损失较多的是 HCO_3^- 与 Na^+;两者丢失均可造成不同程度 K^+ 丢失。因此,临床上多依照所丢失胃肠分泌液的部位和数量,判断和评估电解质紊乱的性质和程度,并做相应的处理。

4. 尿液　主要以排 Na^+ 和 K^+ 为主,其中排 K^+ 的意义尤为突出,因为人体丢失 K^+ 的主要途径是通过尿液。

5. 汗液　分显性排汗和非显性排汗。非显性排汗以排水为主,电解质含量甚微,可以只当作丢失水分看待;显性排汗是汗腺活动的结果,虽然含有 Na^+、K^+、Cl^-,但以排 Na^+、Cl^- 为主,浓度是 10~70mmol/L,仅含少量 K^+。

(二)电解质的需要量与调节

1. 钠　Na^+ 为细胞外液中重要阳离子,占细胞外液中总阳离子的 90% 以上。Na^+ 对细胞外液渗透压、体液分布、阴阳离子平衡与酸碱平衡方面,起着重要作用。正常血清 Na^+ 为 134~145mmoL/L,平均 142mmoL/L。正常人每日钠的需要量约为 6.0g,从普通饮食中获得的钠足以维持。Na^+ 主要由尿液中排出,少量由汗和粪便中排出。人体保留钠的能力较强,排钠的原则是少食少排,多食多排;禁食后,如完全停止钠的摄入,2 日后钠的排出可减至最低限度。

2. 钾　正常血清 K^+ 3.5~5.5mmol/L,平均 4.0~4.5mmol/L。正常人每日需要钾量为 80mmol,相当于 KCl 6g。动植物食品和水中均含有足量的钾,一般不致缺乏。85%~90% 的 K^+ 由尿中排出,其余由粪便排出,仅微量由汗排出。人体保留 K^+ 的能力远不如保 Na^+ 的能力强,K^+ 不断由尿中排出后,当 K^+ 摄入不足时,K^+ 的丢失仍继续进行,每日有 30~50mmol 的 K^+ 由尿中排出,最终可导致低血钾。临床上,多数危重患者摄食少,发生低血钾的机会远比发生低血钠的机会多,原因就在于机体对 K^+ 的排泄原则是不食仍排。

3. 钙　正常血清钙 2.25~2.75mmol/L。血清钙 50% 以游离状态存在,是维持生理作用的主要部分;另外 50% 与蛋白质结合。正常人每日需钙量尚未查到准确记载,但 500ml 牛奶中所含钙量即足够。99% 钙沉积在骨骼及牙齿内,1% 为细胞外液,细胞内液仅含少量钙。

影响钙吸收因素:①食物中含钙量,即摄入多寡。②机体吸收、利用程度,也受多种因素影响,如足量维生素 D,正常胃液酸度,促进可溶性钙盐吸收;正常的脂肪消化与吸收等。③食物中钙、磷比例,当脂肪消化、吸收不良时,钙与脂肪结合成不溶性皂,由粪便排出。正常情况下,约 80% 钙呈不溶性盐类由粪便排出,20% 由尿中排出。

影响钙排泄因素:①钙的摄入量;②肾脏的酸碱调节机制;③骨骼大小;④内分泌因素,如甲状腺、甲状旁腺、性激素、脑垂体。此外,胃肠道分泌物内含大量钙盐,当发生胃肠道功能紊乱、肠瘘、肠梗阻、严重腹泻时,钙吸收减少,低钙血症产生。

4. 镁　正常血浆镁 1.5~2.5mmol/L 或 1.6~2.1mmol/L。每日需要 0.3~0.35mmol,主要由小肠吸收。每日由饮食摄入镁 5~10mmol/L,故一般不会发生镁缺乏症。人体镁 53% 沉积在骨骼中,27% 存在肌肉中,19% 存在于其他软组织中。红细胞中含 0.5%,血浆镁占 0.3% 左右。血浆中镁 65% 为游离形式存在,35% 与蛋白质相结合。

5. 氯　正常成年男性总氯量约为 33mmol/kg。人体内 Cl^- 主要存在于细胞外液中,是细胞外液中主要阴离子;少部分可存在于红细胞、肾小管细胞、胃肠黏膜细胞、性腺、皮肤等细胞内液中。血清 Cl^- 98~108mmol/L,平均 103mmol/L。每日需 Cl^- 量 3.5~5g,相当于 0.9% 生理盐水或 5% 葡萄糖盐水 500ml。大量丧失胃液,如上消化道梗阻、胃肠减压、呕吐等,则大量 Cl^- 丢失。Cl^- 与机体酸碱平衡有着密切的联系。

6. 碳酸氢根（HCO_3^-）　HCO_3^-、Cl^- 均是细胞外液主要阴离子。正常血清 HCO_3^- 24mmol/L。血清 HCO_3^- 高低,直接反映机体酸碱状况。

(三)调节机制

1. 肾上腺皮质激素　①盐皮质激素:即醛固酮系统,主要通过对肾远曲小管和收集管对钠的重吸收增加和钾的分泌增加,促进钠的重吸收和钾的排出,起着保钠排钾的作用。这种作用并不局限于肾脏,也在唾液、汗液及胃肠道液的分泌中起作用。②糖皮质激素:也有类似于醛固酮的保钠排钾作用,只是作用较醛固酮弱得多。该激素分泌受脑垂体促肾上腺皮质激素（ACTH）和丘脑下部调节的控制和影响。

2. 甲状旁腺　能分泌降钙素,主要抑制肾小管和胃肠道对钙的重吸收,降低血钙。此外,在抑制肾小管对钙重吸收的同时,也可抑制肾小管对磷、钠、钾的重吸收,使这些离子从尿中排泄增多。因此,甲状旁腺能调节多种血电解质水平。

二、电解质的生理功能

各种电解质均是机体维持生命和脏器功能不可缺少的物质。电解质种类不同,所起的生理功能也有所不同。

(一)钾的生理功能

1. 维持细胞的新陈代谢　钾的生理功能与细胞的新陈代谢有密切关系。细胞内许多酶的活动,需要一定浓度钾的存在,尤其是在糖代谢中,钾的作用十分重要。糖原合成时,需要一定量的钾随之进入细胞内;血中糖及乳酸的消长与钾有平行趋势;蛋白质分解时,钾的排出增多;每克氮分解时,可释放出 2.7~3.0mmol 钾;钾:氮为(2.7~3):1。

2. 保持神经、肌肉应激性（兴奋）功能　神经、肌肉系统正常的应激性能力需要钾离子,钾与其他电解质对神经、肌肉应激性影响的关系用下列比例式表示:

$$应激性 = \frac{Na^+、K^+（提高兴奋性）}{Ca^{2+}、Mg^{2+}、H^+（抑制兴奋性）}$$

钾浓度过高时,神经、肌肉兴奋性增高;反之则下降。

如低血钾所致的肠麻痹和肌无力就是较好的例证。

3. 对心肌作用　与骨骼肌和平滑肌相反,钾对心肌细胞有明显的抑制作用,血钾浓度过高可使心肌停止在舒张状态;相反,血钾过低时可使心肌的兴奋性增加,心肌异位节律点兴奋性增加,能引起一系列不同类型的心律失常(图9-3-1)。因此,在危重病救治过程中,由低血钾引起的心律失常十分多见,严重时可直接危及患者生命,如低钾引起的室性心动过速与心室颤动,其中心室颤动是常见心搏骤停的原因之一。

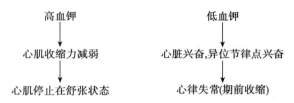

图9-3-1　血钾浓度对心肌作用

4. 维持酸碱平衡　钾与酸碱平衡密切相关,并互为因果。血钾增高或降低能引起酸碱平衡失调,酸碱平衡失调也能引起血清钾的改变,两者关系是酸中毒常合并高血钾,碱中毒合并低血钾,低血钾可引起碱中毒。因此,钾在维持机体酸碱平衡状况中起着重要作用。

（二）钠的生理功能

1. 维持细胞外液容量和渗透压　钠是细胞外液中的主要阳离子,在维持细胞外液容量和渗透压方面起了重要作用。血钠增高,血浆容量可随之增加,血浆渗透压也随之升高;反之则相反。

2. 缓冲盐　在维持机体酸碱平衡起主要作用的血浆缓冲系统,如 HCO_3^-,常受钠离子增减的影响而消长,故钠离子总量对体液的酸碱平衡亦具有重要作用。

3. 神经、肌肉应激性　体液中各种离子保持一定的比例是维持神经、肌肉正常应激功能的必要保障,钠离子浓度正常是保证其功能的重要因素。此外,血钠减低时,患者可能出现倦怠、乏力、定向力减低等精神神经系统症状。

（三）镁的生理功能　镁也是体液中重要的阳离子。随着对镁的临床研究增多,镁代谢的生理功能日益受到重视,目前已经明确的功能如下:

1. 细胞活动与代谢　镁是重要的辅酶。镁与ATP结合成复合物能激活许多重要的酶,如胆碱酯酶、胆碱乙酰化酶、磷酸酶、碱性磷酸酶、羧化酶、己糖激酶等。在细胞的代谢活动中,均需要镁的参与;许多酶的功能活动也需要镁的作用。

2. 镁对心血管抑制作用　与钾对心肌细胞的抑制作用类似。低镁时也可出现心动过速、心律失常等。此外,镁能通过激活与ATP代谢有关的酶,刺激心肌线粒体内氧化磷酸化的过程,并影响细胞膜的 Na^+-K^+-ATP酶,而后激活心肌中的腺苷酸环化酶。镁还能通过参与肌原纤维对ATP的水解和肌凝蛋白的凝固及肌质网对钙离子的释放和结合,

参与心肌的收缩过程。

3. 与钾代谢有关　临床上,低血钾常同时合并低血镁;有时低血镁得不到较好的纠正,低血钾也很难纠正。这说明镁代谢可能与钾的代谢有关。

4. 对血管和胃肠道平滑肌作用　镁能扩张血管使血压下降,镁也能解除胃肠道平滑肌痉挛,有较好的利胆和导泻作用。

5. 中枢神经系统作用　镁有抗惊厥和镇静作用。低血镁时,患者可出现激动、神经错乱及不安。

6. 抑制呼吸　镁过量或中毒能引起呼吸抑制,并造成呼吸衰竭。

（四）钙的生理功能

1. 对心肌作用　与钾对心肌的作用相反,钙离子能增加心肌收缩力,提高心肌兴奋性,应用强心苷时禁止同时用钙剂。

2. 神经、肌肉应激性　与钾对骨骼肌应激性作用相反,钙离子抑制骨骼肌的兴奋性。当血钙降低时,患者可出现手足搐搦、肌肉抖动或震颤等一系列神经、肌肉应激性增高的症状。

3. 参与磷的代谢　钙、磷代谢密切相关,共同参与骨骼的发育和生长。

（五）氯的生理功能　主要功能体现在调节和维持酸碱失衡方面。如低氯性代碱和高氯性代酸,原因在于机体体液的电中和原理。即细胞外液的阴离子主要为 Cl^- 与 HCO_3^- 两者互为消长。当其中某一个离子减低时,必然引起另一个离子的增加。高氯时, HCO_3^- 减少而引起代酸;低氯时, HCO_3^- 增加而引起代碱。同样,代酸时, HCO_3^- 减少而引起高氯;代碱时, HCO_3^- 增加而引起低氯。血清 Cl^- 和 HCO_3^- 一样是维持机体酸碱平衡、水分交换和细胞内外渗透压的主要阴离子。但是,血 Cl^- 变化往往与血 Na^+、HCO_3^-、K^+ 等其他主要细胞外液离子变化、酸碱平衡密切相关。其主要表现在:①血 Cl^- 水平往往受血 Na^+ 水平影响,根据电中和原理,正常情况下,细胞外液中 Na^+、HCO_3^-、Cl^- 之间有一较恒定常数,即 $Na^+ = HCO_3^- + Cl^- + AG$,AG 为 $8 \sim 16mmol/L$。当血 Na^+ 下降时,血 Cl^- 或 HCO_3^- 相应减少或同时减少,以求阴、阳离子总和相等;反之,正好相反。②血 Cl^- 与 HCO_3^- 呈相反方向变化。同样,根据电中和原理,为了维持血液阴离子总数为一相对常数,当血 HCO_3^- 下降时,必有血 Cl^- 升高;反之,正好相反。即临床上常讲的:低氯性代碱,高氯性代酸。③血 Cl^- 变化与血 K^+ 变化密切相关,即高氯性代酸时伴高钾血症;低氯性代碱中毒时伴低钾血症。

三、常见电解质紊乱

（一）低氯血症

1. 病因及发生机制　低氯血症有两大类:①代偿性(继发性)低氯血症,常为血 CO_2 潴留时机体代偿所致;②缺氯

性(原发性)低氯血症。上述两种类型可以单独存在,但常同时存在。

（1）血 CO_2 潴留时代偿作用:血 CO_2 潴留,机体可以通过血液缓冲系统、细胞内外离子交换与肾脏代偿作用,使 HCO_3^- 代偿性升高同时伴有血 Cl^- 降低。

（2）氯摄入减少:纳差和长期低钠饮食是引起氯摄入减少的主要原因。

（3）利尿剂使用:排钾利尿剂同时排氯,如氢氯噻嗪、呋塞米等可抑制肾小管对 Na^+ 和 Cl^- 的回吸收,增加其在尿液中排出,而 Cl^- 的排出又较血 Na^+ 为多。故可出现原发性低血氯。

（4）呕吐:频繁或剧烈的呕吐可大量丢失胃液,而致低氯血症。因为胃液中含 Cl^- 约为 84mmol/L, Na^+ 60mmol/L,大量胃液丢失可使血 Cl^- 降低,且血 Cl^- 降低大于血 Na^+ 降低。

（5）大量出汗:大量出汗时,从汗液中丢失大量的 Cl^- 和 Na^+,这也是引起低血氯的原因之一。

2. 低氯血症的治疗 代偿性低氯血症是机体对 CO_2 潴留的代偿作用,不应处理,反而应加以保护。血 CO_2 急骤上升时,机体为了维持 pH 在较小范围内变化,主要是通过代偿作用,使血 HCO_3^- 代偿性升高,从而使 HCO_3^-/PCO_2 比值在相对较小范围内变化。血 HCO_3^- 代偿性升高必引起血 Cl^- 的降低。此时若不适当补氯,必使机体代偿性血 HCO_3^- 升高的作用减弱,从而使 pH 明显下降。酸性 pH,特别是当 pH<7.20 时,对机体可产生极大危害。而对于原发性低血氯,应给予补氯。两种低血氯的治疗原则截然不同,因此临床上应加以鉴别。Hating Ton 提出尿氯测定有助于鉴别。正常人每日尿氯排出量 40~120mmol/L;在原发性低血氯时,其尿氯排出量明显下降,低于 10mmol/L 以下,且补氯效果好;在代偿性低血氯时,尿氯量往往随饮食摄入量的多少而增减,且补氯疗效差。实际上,临床医师只要把握住以下两点,也能对两种低氯血症做出正确的判断:①单纯性呼酸患者应是代偿性低血氯,不应补氯。但随着治疗好转, $PaCO_2$ 降低,应注意常规地补 KCl,以防低氯、低钾碱中毒。②呼酸并代碱或 CO_2 排出后碱中毒患者,应考虑两种低血氯同时存在,而且是以原发性低血氯为主,此时必须补氯补钾,才能使血氯上升和代碱纠正。而对于轻度低氯血症一般从静脉滴注生理盐水即可。

（二）低钠血症 临床上根据病因和临床表现不同,可将低钠血症分为缺钠性低钠血症、稀释性低钠血症、无症状性低钠血症(亦称低渗性低血钠)和混合性低钠血症四个类型。

1. 低钠血症的病因及发病机制 低钠血症的发生机制较为复杂,对于每个患者来说可能有多种病因同时存在。

（1）缺钠性低钠血症

1）长期使用利尿剂或大量多次应用,于短期内水肿迅速消除,钠排出增多。

2）肺心病患者长期低钠饮食和纳差进食少。

3）大量出汗伴有钠的丢失。大量出汗必使氯化钠大量丢失。汗液中含钠量 45mmol/L。

4）若伴有呕吐、腹泻,常因丢失大量消化液而引起低钠血症,胃液中含钠量为 60mmol/L,回肠液含钠量为 129mmol/L,结肠液含钠量为 80mmol/L。

5）肾上腺皮质功能减退,肾小管保钠排钾功能减退,而使尿钠排出增多。

6）肾功能不全可使肾小管泌氢功能减退,不能与肾小管腔中钠进行交换,导致钠排出增多。

（2）稀释性低钠血症:由于体内水分潴留多于钠潴留所致。稀释性低钠血症的原因有如下两种。

1）心力衰竭引起稀释性低钠血症:①心力衰竭时心排血量减少,可引起有效血容量降低,刺激了位于大的肺静脉、左心房、颈动脉窦及主动脉弓上的压力感受器,促使抗利尿激素(antidiuretic hormone, ADH)分泌增多,造成水潴留;②心力衰竭时,长期低盐饮食或限盐饮食而不限进水量,或静脉补液时只给葡萄糖而疏忽补盐水;③心力衰竭为一慢性消耗病,常有低钾血症,再加上呼吸性酸中毒存在,机体细胞外 $2Na^+$、$1H^+$ 与细胞内 $3K^+$ 交换,使细胞外液钠转移入细胞内,造成稀释性低钠血症;④心力衰竭患者若合并心源性肝硬化时,血浆渗透压降低,使水渗出到血管外,导致大量腹水、水肿和血容量降低,从而引起 ADH 分泌增加和稀释性低钠血症。另外,心源性肝硬化患者因营养不良,细胞内呈低张状态,为了细胞内外平衡,水潴留超过钠,亦可引起稀释性低钠血症。

2）低氧、高碳酸血症和严重肺部感染,可发生"ADH 分泌异常综合征":血浆 ADH 浓度增高使远端肾小管及集合管重吸收水分增加,导致水潴留,引起稀释性低钠血症。其机制尚不完全明确。ADH 分泌异常作为引起稀释性低钠血症的原因之一,必须引起足够重视。ADH 分泌异常综合征的诊断依据为:①低钠血症、低血浆渗透压;②尿渗透压大于血浆渗透压;③血钠虽低但尿钠持续排出;④肾功能正常;⑤肾上腺皮质、脑垂体及甲状腺功能正常。

（3）无症状性低钠血症:主要是慢性营养不良和细胞分解代谢增加,蛋白质及钾离子释出细胞外而使细胞内蛋白质、磷脂含量及钾含量减少,导致细胞内渗透压降低,为了维持新的细胞内外渗透压平衡,细胞外渗透压亦必降低。引起细胞外液渗透压降低的机制尚不完全明确,可能为:①细胞内水分移至细胞外液,使细胞外液容量扩大,致血钠浓度降低;②细胞内水分外移后,细胞内容量缩减,引起口渴和 ADH 分泌增多,而引起水潴留,致稀释性低钠血症。无症状性低钠血症常无低钠血症症状,一般不需要补钠治疗。

2. 低钠血症的临床表现 低钠血症的临床表现常常是非特异性的,易被原发病所掩盖,并取决于血钠下降程度与速度,大体上可归纳为以下三个方面。

（1）消化道症状:常有明显食欲不振、恶心、呕吐、腹胀及呃逆等。

（2）循环系统症状:低钠血症患者往往有明显血容量减少,因此容易先发生循环系统症状。表现为脉细而速,直立性低血压等循环衰竭症状。严重者出现体位性晕厥,在缺钠性低钠血症时较为常见。

（3）神经精神症状：一般有疲乏、表情淡漠无神、肌阵挛、肌肉痛性痉挛、腱反射减退或亢进，严重者可有神志恍惚、嗜睡、谵语、幻觉，甚至半昏迷与昏迷。但临床上常以神志恍惚、嗜睡最常见。一旦出现神经精神症状时，除考虑低钠血症外，尚应与肺性脑病、代碱相鉴别。实际临床上后两者发生率远较低钠血症常见，且常与低钠血症同时存在，特别是肺性脑病更常见。详尽的病史、临床症状、动脉血气及血电解质检查可有助于三者的鉴别，特别是动脉血气及血电解质检查是鉴别三者最客观的标准。低钠血症除血钠降低外，动脉血气检查各项参数属正常范围；肺性脑病必有 $PaCO_2$ 明显升高同时伴有 PaO_2 下降；而代碱必有低 K^+、低 Cl^-、HCO_3^- 升高与 pH 升高。

3. 低钠血症的诊断 根据失钠病史，结合临床表现和血钠及其他实验室检查，低钠血症的诊断一般不难。其诊断依据：①血清钠<130mmol/L，并按血清钠水平分为轻、中、重度低钠血症，轻度低钠血症血钠为 120~129mmol/L，中度低钠血症血钠为 110~119mmol/L，重度低钠血症血钠为<110mmol/L；②血清渗透压低于 280mOsm/L；③具有低钠血症的病因及临床表现；④并能除外其他病因所引起的神经精神症状。

必须强调，临床上对低钠血症的诊断应力求明确低钠血症的类型，特别是缺钠性低钠血症与稀释性低钠血症的鉴别，因为此两型低钠血症的治疗原则不尽相同。同时也应注意肺心病低钠血症常与肺性脑病同时存在，在治疗上应注意兼顾。

4. 低钠血症的治疗 对于危重患者应重视低钠血症的预防，静脉补液时，注意每日给予 0.9% NaCl 液 500ml。一旦发生低钠血症，应针对不同的低钠血症类型，采取不同的治疗方法。

（1）缺钠性低钠血症：此类型低钠血症的治疗主要是补钠。

1）补钠的方法：轻症患者可口服补充钠为主，如增加饮食中盐量或口服生理盐水，其他均尽量进行静脉补液，可用 0.9% NaCl 溶液静脉滴注补充，但一般常用 3% NaCl 溶液静脉滴注。

2）补钠量计算：补钠量大致可按下述公式计算，即所需补钠的量（mmol）=（正常血 Na^+-实测血 Na^+）×0.6×体重（kg）。计算所得（mmol），根据 17mmol Na^+ = 1g NaCl，换算成 NaCl 克数。

3）补钠原则：①分次补充，不应一次补入大量 NaCl。第一日补钠量应为计算量的 1/3，然后再根据血 Na^+ 复查值及病情变化而决定剩余量是否补充或多少。②补钠量宁可不足，切勿过量。严重低钠血症时不要短期内纠正血钠至正常，以免细胞内大量水分移至细胞外，引起心脏病患者心力衰竭的发生或加重。③补钠速度一般控制在每小时补 3% NaCl 50ml 以下，或用 3% NaCl 静脉滴注时，控制每分钟滴速不超过 25 滴。以免血容量急剧增加，心脏负荷突然加大，加重心力衰竭和发生肺水肿。若心功能代偿良好，又为

重度低钠血症伴低血压或休克者，则开始补钠速度可控制在每小时 50~100mmol。④经补钠后血清钠水平有所回升，症状改善，则应及时改为口服。如血清钠量接近正常或出现口渴、水肿，则应立即停止补钠。⑤及时处理低钠血症的病因。⑥补钠同时注意补钾，因为大量补钠时，因 Na^+-K^+ 交换加强，尿液中排 K^+ 增多。特别是低钠血症伴低钾血症时，更应注意补 K^+。若低钠与低氯、低钾同时存在，补钠同时给予氯化钾，一方面可以预防补钠后钾的丢失，另一方面又可以纠正低氯血症。

（2）稀释性低钠血症：稀释性低钠血症患者体内总钠量不降低。若无症状，一般不需要特殊处理，但对于血 Na^+ 低于 120mmol/L 且有症状者，应及时处理。其具体处理方法如下：

1）严格限制水摄入量：对于心脏病心力衰竭者，尤应注意。通常每日可限制补液量 500~700ml，同时限制补钠。

2）改善营养状况和心肺功能。

3）利尿是本类型低钠血症的主要治疗手段：利尿可排出体内过多水分，利尿同时应限制水分摄入，利尿后再酌情补 NaCl。利尿剂以氢氯噻嗪、呋塞米或甘露醇为主。甘露醇溶质利尿剂可纠正水排泄障碍，一般先用甘露醇 50ml 静脉推注，如尿量增加，再予以 100~150ml 快速静脉滴注。使用期间如利尿作用减弱或不明显时，应立即停用。但对心脏病心力衰竭者，为避免心脏负荷加重，应以少量多次静脉推注为主。

4）可配合使用肾上腺素糖皮质激素：因为肾上腺素糖皮质激素有保钠排钾、对抗 ADH 作用，并能直接减少远曲肾小管和集合管对水的通透性，从而促进水的排泄，有利于低钠血症的纠正。同时，上述低钠血症的肺心病患者特别是伴有肾上腺皮质功能减退者，给予适量肾上腺素糖皮质激素如泼尼松等，有助于低钠血症的纠正。

5）对于此类型患者血 Na^+ 纠正到 120mmol/L，症状消失即可，不应强调补充至正常水平。

（3）无症状低钠血症：主要治疗原发病并改善营养状况，一般不需要补钠，进水不宜过多，大多随着病情好转可自行恢复。

（三）低钾血症 正常成人体内含钾总量为 50~55mmol/kg，其中 98% 在细胞内，细胞外液中仅占 2%。钾为细胞内液中主要阳离子，细胞内钾浓度高达 150~160mmol/kg，而血浆钾浓度为 3.5~5.5mmol/L，故血浆钾不一定能正确反映细胞内钾的含量，细胞内钾并非都以游离形式存在，一部分与糖原、蛋白质相结合。正常人体每日可从饮食中摄入 2~4g 的钾，足够生理的需要。正常钾的排泄有三条途径，即尿、汗液、粪便。其中 80%~90% 的钾从尿中排出体外。肾脏肾小管对调节钾的吸收和分泌起着决定性作用，肾小球滤过液中的钾 90%~95% 在近端肾小管被吸入。因此尿液中排出的钾主要由远端肾小管分泌而来。远端肾小管分泌钾的主要部位是：①远曲肾小管与集合管的连接段；②皮质集合管的主细胞；③乳头部和内髓集合管。肾脏排钾量因摄入量不同有很大差异，摄入量增加，排钾量增加；

摄入量减少，排钾量减少。但是肾脏保钾能力远不如肾脏保钠能力强，以致当钾摄入量明显不足或低钾血症情况下，尿钾排出量虽有所减少，但每日仍维持排钾 $15 \sim 20$ mmol，即机体对钾的排泄原则是不食仍排。另外无论体内总体钾高低如何，只要血钾浓度增高，尿排钾量即可随之增加，例如肺心病呼吸酸性酸中毒时，虽有总体钾减低，但因钾从细胞内移至细胞外液，使血钾增高，故尿钾排出亦增加。

1. 低钾血症的病因及发病机制　临床上所见低钾血症的病因，归纳起来可分为以下三类：①钾的摄入量不足；②钾的排出量增多；③钾在体内分布异常。

（1）钾的摄入量不足：钾的摄入量不足是较常见的低钾血症的病因。纳差、进食少，若不注意常规补钾则极易造成低钾血症。因为肾脏保钾的能力不完善，即使钾的摄入量明显不足，机体仍要从尿中排钾 $15 \sim 20$ mmol/d。

（2）钾的排出量增多：钾排出量增多的常见病因有四种情况。

1）常使用的排钾利尿剂例如呋塞米、氢氯噻嗪，其作用机制是：①此类利尿剂可使水、钠和氯的重吸收受到抑制，到达远端肾小管的流量增加，而 Cl^- 之排泄超过 Na^+，多排出的 Cl^- 和 H^+ 及 NH_3 形成 NH_4Cl 或 Cl^- 与 K^+ 相结合由尿液中排出，促使钾的分泌增加；②此类利尿剂作用于髓袢，可以抑制该段肾小管对钾的再吸收；③抑制髓袢上升支及远端肾小管对钠、氯的重吸收，促进水和钠的大量丢失，导致继发性醛固酮分泌增多，促进远端肾小管分泌钾增多。

2）肾上腺糖皮质激素的应用：肺心病急性发作患者常使用肾上腺糖皮质激素，可促使肾小管 K^+-Na^+ 交换增加，故易出现低钾血症。

3）呕吐、腹泻：呕吐、腹泻也可引起大量钾丢失，因为胃液、十二指肠和结肠液含钾量分别为 $10 \sim 20$ mmol/L、$2 \sim 10$ mmoL/L 和 $5 \sim 10$ mmol/L，较血液中含钾量高得多。呕吐、腹泻时必导致大量钾丢失，而引起低钾血症。

4）大量出汗：因汗液中含钾量 $16 \sim 19$ mmoL/L，大量出汗时可使大量钾丢失，个别严重出汗者可从汗液中丢失钾达 150mmol 以上。

（3）钾在体内分布异常

1）碱中毒：代碱、呼碱、呼碱并代碱或 CO_2 排出后碱中毒均可引起低钾血症，即为碱中毒低钾。其机制为：①碱中毒时细胞外液 H^+ 浓度降低，H^+ 从细胞内外移，而 K^+ 从细胞外移至细胞内，致血钾降低；②另外，碱中毒时肾小管细胞泌 H^+ 减少，使远端肾小管 H^+-Na^+ 交换减少，而 K^+-Na^+ 交换增加，结果导致血液中排钾增多。

值得注意的是，呼酸时，常可伴有血钾升高。若经治疗后，一旦酸中毒纠正，因大量 K^+ 进入细胞内，可使血钾明显下降。因此强调在呼酸纠正过程中应注意常规补钾。

2）高渗葡萄糖的应用：治疗时，大量或多次静脉输注高渗葡萄糖，特别是葡萄糖与胰岛素联合应用时，若未注意补钾，大量葡萄糖合成糖原时，随着糖原进入细胞内而促使血钾转入细胞内，引起低钾血症。

2. 低钾血症的临床表现　低钾血症的临床表现与低钾血症的严重程度密切相关，但有时也可不平行。因为低钾血症的临床表现不仅取决于血钾浓度降低的程度，而更重要的是取决于低钾发生的速度及期限。起病缓慢的低钾血症即使低钾程度非常严重而临床症状不一定明显；相反，若短期内丢失大量钾，急骤发生低钾血症，则临床症状明显和严重。

（1）神经肌肉系统症状：神经肌肉系统症状为低钾血症的突出表现，例如肌肉软弱无力、腱反射减退或消失、弛缓性瘫痪、呼吸肌麻痹等，在肺心病低钾血症时此类症状虽然不明显，但对于肺心病呼吸衰竭患者，因低钾血症而加重呼吸泵衰竭因素也不容忽视。

（2）胃肠系统症状：常见有食欲不振、纳差、腹胀，严重者可有恶心、呕吐、肠麻痹等症状。

（3）循环系统症状：血钾降低可致心悸、心律失常，主要是房性及室性期前收缩。肺心病急性发作时常有严重低氧及 CO_2 潴留。若同时存在低钾血症，其心律失常较为严重。

（4）碱中毒："低钾碱中毒，碱中毒低钾"，这互为因果的规律，在肺心病患者更为明显，往往同时存在，特别是在治疗好转的肺心病患者中更易发生。常有因严重低钾碱中毒、严重碱血症而危及生命，此时患者出现神经精神症状多见为兴奋、烦躁，也可昏迷，这时应与肺性脑病加以鉴别。

3. 低钾血症的诊断　血钾浓度测定对诊断是非常重要的，当血钾浓度低于 3.5mmol/L 时，即可诊断为低钾血症。但作为临床医师，对于低钾血症的诊断不能单凭血钾浓度做出简单的诊断。必须结合病史、临床表现、体征、心电图等全面分析，做出全面、正确的诊断。

4. 低钾血症的治疗

（1）积极治疗原发病。

（2）除去引起低钾血症的因素，并尽早恢复患者的日常饮食。

（3）补钾过程更应牢记"见尿补钾，多尿多补，少尿少补，无尿不补"的原则。

（4）纠正低钾血症同时，应注意低钾血症伴代碱的纠正。补充氯化钾，不仅可以纠正低钾血症，而且补充了氯，有助于碱中毒的纠正。

（5）对补钾效果不佳的顽固性低钾血症，应注意有无低镁血症同时存在。如存在低镁血症，单纯纠正低钾血症亦很难奏效。同时注意补镁，低钾血症常可很快纠正。

（6）严重低钾血症应限制钠的入量，以免肾小管增加 Na^+-K^+ 交换而使尿 K^+ 排出增多。牢记"大量补钠，大量排钾"的规律。

（7）补钾过程中应反复多次测定血 K^+，并结合临床症状、失钾原因，必要时查心电图、24 小时尿钾，随时调整补钾量及补钾速度。

（8）血钾恢复正常并不等于总体钾已恢复正常，因为机体98%的钾存在于细胞内。24 小时尿钾测定对总体钾的估计有一定指导意义。一般情况下，纠正低钾血症往往需要 $5 \sim 7$ 日或更长时间。

（9）补钾方法：一般缺钾患者每日补 KCl $3 \sim 6$ g，严重缺钾者每日补 KCl $8 \sim 12$ g 或以上。轻度缺钾且能耐受者可口服补钾。对于有恶心呕吐,不能进食或严重缺钾者,宜静脉补钾,每 500ml 静脉滴注液中加 KCl 1.5g 为宜。

(四)高钾血症　高钾血症并不多见,但其对机体危害较大,有时也可成为引起患者突然致死的重要原因之一。高钾血症常因不适当补钾等医源性因素引起,可以预防,因此临床医师更应重视。

1. 高钾血症的病因及发病机制

(1)进钾过多、排钾过少:引起进钾过多、排钾过少的最主要原因是肾功能减退基础上不适当补钾。作为临床医师一定要牢记:即使在总体钾量明显降低的情况下,一旦肾功能减退出现少尿或无尿,少量补钾或使用保钾利尿剂也可引起危害生命的高钾血症。在临床上常常碰到有些肺心病患者上午血钾浓度示低血钾,给予静脉补钾,而在晚上却因患者 10 余小时无尿而出现高血钾。因此,在肺心病患者低钾血症补钾治疗中一定要牢记"见尿补钾、多尿多补、少尿少补、无尿不补"的原则。同时也应注意库存血(存血 2 周后,其血钾浓度可增加 4~5 倍,3 周后可高达 10 倍以上)、青霉素钾盐(每 100 万单位青霉素钾盐含 K^+ 1.5mmol)和中草药等药物中的含钾量。

(2)酸中毒:呼酸可引起血钾浓度增高,特别是急骤发生的呼酸或呼酸并代酸可引起高钾血症。其机制:①呼酸或呼酸并代酸时,pH 下降,H^+ 浓度升高,$3K^+$ 从细胞内移至细胞外,同时 $2Na^+$、$1H^+$ 从细胞外移至细胞内,致血钾升高;②酸中毒时,远端肾小管 H^+-Na^+ 交换增多,而 K^+-Na^+ 交换减少,致血钾升高,血钾浓度与 pH 呈负相关,pH 每下降 0.1,血钾浓度升高 0.4~1.2mmol/L(平均 0.6~0.7mmol/L)。

必须牢记:①酸中毒时,高血钾是一假象,体内总体钾量并不一定增高,相反却可能同时并存细胞内钾降低、总体钾降低,因此在纠正酸中毒后应重视及时补钾,以免造成因酸中毒纠正后的低钾血症发生;②酸中毒引起的高钾血症,只要患者肾脏功能良好,一般不会引起危及生命的高钾血症,但在呼酸患者治疗中,应避免不适当补钾及应用保钾利尿剂而加重酸中毒所致的高钾血症。

(3)缺氧:严重缺氧时,由于细胞膜 Na^+-K^+-ATP 泵作用失调,K^+ 从细胞内逸出而引起血钾升高。若同时伴有肾功能减退和酸中毒时,则可引起高钾血症。临床上单纯缺氧引起高钾血症并不多见,只有当与肾功能减退、酸中毒共存时,才更易引起高钾血症。此时缺氧成为引起和加重高钾血症的原因之一。

(4)一些可引起血钾升高的药物:①盐酸精氨酸,此药是纠正碱中毒的常用药物。文献报道有用盐酸精氨酸而发生高钾血症者,这可能是由于精氨酸能进入细胞内而交换排出钾。一般情况下不会产生高钾血症,但肾功能减退患者,若大量使用盐酸精氨酸,应注意高钾血症的发生。②保钾利尿剂,常用的有螺内酯和氨苯蝶啶。长期应用保钾利尿剂,特别是伴有肾功能减退者,也可以诱发高钾血症。③血管紧张素转化酶抑制剂,此药是临床常用血管扩张药,例如卡托普利等,当此药与保钾利尿剂同时使用时,应注意

高钾血症的发生。

2. 高钾血症的临床表现　高钾血症的临床表现主要是由于钾离子对心肌和神经肌肉毒性作用造成的结果。其临床表现取决于原发疾病、血钾升高程度及速度,以及有无合并其他电解质紊乱和酸碱失衡,往往当器质性心脏病心力衰竭和有心肌损害、酸中毒及低血钠、低血钙时,易发生高钾中毒。

(1)心血管系统症状:通常出现心搏徐缓和心律失常。血钾升高速度与发生的心律失常种类往往有关,血钾快速增高时易产生室性心动过速、心室颤动,而血钾缓慢增高时易产生传导阻滞和心脏停搏。高钾血症对机体的主要危险就是心室颤动和心脏停搏,这是高钾血症患者猝死的主要原因。因此高钾血症常列为内科急诊之一,应重视对高钾血症的防治。

(2)神经肌肉症状:早期常有肢体异常、麻木、乏力。严重者可出现吞咽、发声及呼吸困难,甚至出现上行性麻痹、弛缓性四肢瘫痪。中枢神经系统可表现为烦躁不安、昏厥和神志不清。

3. 高钾血症的诊断　血钾浓度测定(血钾>5.5mmol/L)和心电图的改变(T 波高耸、基底变宽,P 波消失,QRS 波群增宽)是诊断高钾血症的主要指标。但某些器质性心脏病及其他电解质紊乱如高血镁、高血钙等,亦可能产生某些相似的心电图变化。血钾浓度与心电图改变仅大致符合,而临床表现又并无特异性。因此,对于高钾血症的诊断,必须结合病史、临床表现、血钾浓度和心电图改变综合分析,才能得出正确的结论。

同时,必须强调要排除血钾测定中的假性血钾升高。常见引起假性血钾升高的因素有:①抽血前前臂肌肉过度收缩或抽血时应用止血带使前臂组织淤血缺氧;②抽血操作不当致使红细胞破坏,细胞内钾移至血液中;③装血的试管不干燥,引起溶血。

4. 高钾血症的治疗

(1)首先应针对病因予以防治:危重患者高钾血症多见于并发肾功能损害而不适当补钾时。因此对于此类患者应慎用含钾食物和药物,同时注意纠正缺氧和酸中毒。一旦每日尿量小于 500ml 或发生高钾血症,一定停用一切含钾食物和药物,特别要注意青霉素钾盐与库存血中含钾量。一旦出现高血钾伴有心脏或神经系统毒性表现或血钾浓度高于 7mmol/L 时,应积极采取应急措施。

(2)钙盐的应用:钙盐具有兴奋和增强心肌收缩作用,直接拮抗高 K^+ 对心肌的影响。常用 10%葡萄糖酸钙 20~30ml 缓慢静脉推注,往往数分钟内见效,可维持 30~60 分钟,必要时 1 小时可重复静脉推注一次,或在首次静脉推注后,接着以 10%葡萄糖酸盐 20~40ml 加入 10%葡萄糖液 250ml 中静脉滴注。如肺心病患者并发低钙血症,疗效更好。钙剂只作为应急措施,不能作长期治疗用。如患者正在使用洋地黄类药物时,使用钙剂应十分小心。钙剂不能与碳酸氢钠同时应用,以免钙质沉淀。

(3)高渗碱性药物的应用

1)高渗碱性药物治疗高钾血症的机制:①碱中毒作

用,当静脉注入高渗碱性药物后,使细胞外液 H⁺ 浓度暂时降低,有利于细胞外液 K⁺ 进入细胞内,使血 K⁺ 浓度降低。在有酸中毒时,疗效更为显著。②高渗透压作用,NaHCO₃ 为高渗碱性溶液,注入后细胞外液容量迅速增加,从而使血钾浓度相对地下降。③钠离子拮抗作用,在房室传导阻滞时,乳酸钠使 P-R 间期缩短,心房及心室率加快,表明抗迷走神经作用存在。

2）使用方法:急危重的高钾血症患者,可在 5 分钟内先静脉推注 11.2% 乳酸钠或 5% NaHCO₃ 溶液 60~100ml,往往数分钟后即可见效,必要时于 10~15 分钟后再重复一次,或于首次注射后再以高渗碱性溶液 100~200ml 缓慢静脉滴注,每分钟 15~30 滴;亦可一开始即用高渗碱性溶液 300~500ml 静脉滴注,起初 10 分钟内滴入 100ml,以后缓慢维持每分钟 15~30 滴。因为在短时间内输入大量 Na⁺,有可能导致肺水肿,故在输入药物时,应密切观察病情。

（4）葡萄糖和胰岛素的应用:因为钾的转移与葡萄糖正常代谢有密切关系,体内葡萄糖可促进细胞内糖原的生成,每生成 1g 糖原就需利用 K⁺ 0.36mmol,当输入葡萄糖和胰岛素时,细胞内糖原生成,K⁺ 同时进入细胞内。所以应用葡萄糖和胰岛素可作为降低血 K⁺ 的紧急措施之一。另外输入葡萄糖又可供应热量,减少体内蛋白质和脂肪分解,减少 K⁺ 的释放。具体用法是:25% 葡萄糖液 400ml 加入胰岛素 25U 或 10% 葡萄糖液 500ml 加入胰岛素 12U,静脉滴注。通常半小时即可见效,但也有 12 小时后见效的。

（5）阿托品类药物的应用:阿托品类药物对高钾血症引起的心脏传导阻滞可能有一定的作用和暂时性的缓解,可以酌情使用。

（6）促使体内钾离子排出。

1）排钾利尿剂的使用:常用排钾利尿剂如呋塞米和氢氯噻嗪等。

2）腹膜、血液透析和血液滤过:应用上述方法若不能使血 K⁺ 降低至安全水平,如有条件时应积极采取腹膜或血液透析疗法,以降低血 K⁺ 浓度。

（钱桂生）

参考文献

[1] 钱桂生. 混合性酸碱失衡类型及判断的进展[J]. 中华内科杂志, 1996, 35（11）: 725-726.

[2] 钱桂生, 毛宝龄, 郭先健, 等. 肺心病慢性呼吸性酸中毒并发代谢性酸碱失衡的判断探讨[J]. 中华内科杂志, 1982, 21（3）: 135-139.

[3] 钱桂生, 任家顺. 野战内科学培训教程[M]. 北京: 人民卫生出版社, 2013: 7-27.

[4] 钱桂生, 任成山, 徐剑铖. 实用血气分析及酸碱紊乱治疗学[M]. 郑州: 郑州大学出版社, 2014: 196-241.

[5] 钱桂生. 现代临床血气分析[M]. 北京: 人民军医出版社, 2002: 133-147.

[6] HALPERN ML, GOLDSTEIN MF. Electrolyte, and acid-base physiology[M]. 北京: 科学出版社, 2001: 49-72.

[7] 中华医学会. 临床技术操作规范: 呼吸病学分册[M]. 北京: 人民军医出版社, 2008: 74-77.

[8] 毛宝龄, 钱桂生. 呼吸衰竭[M]. 上海: 上海科学技术出版社, 2005: 46-67.

[9] 钱桂生. 内科学与野战内科学[M]. 北京: 人民卫生出版社, 2008: 160-169.

[10] ADROGUE HJ, MADIAS NE. Management of life-threatening acid-base disorders[J]. New Engl J Med, 1998, 338（2）: 107-111.

[11] 钱桂生, 徐剑铖. 野战内科学[J]. 北京: 军事医学科学出版社, 2009: 519-522.

第十章
呼吸系统疾病的影像学检查与诊断

呼吸系统疾病诊断中,影像学是至关重要的。正确应用影像学检查技术,对所采集的信息,结合临床资料及其他实验室检查结果,进行科学分析将能得到正确的诊断,制订出合理的治疗方案。同时,由于介入放射学的开展和核医学的临床应用使影像学检查的内容更加深入,进一步帮助了呼吸系统疾病的诊断和治疗。

第一节
胸部 X 线片、胸部 CT

一、胸部 X 线片

(一)胸部高千伏摄影

高千伏摄影是采用 120kV 以上管电压,可相应减低电流时间乘积(一般为 5~7mAs),产生穿透力较强的 X 线,可以在较小的密度值范围内显示层次丰富的光密度影像照片的一种检查方法。高千伏摄影减低了 X 线管的产热量,延长了 X 线机的寿命;同时可缩短曝光时间,减少 X 线管负荷及患者接受的辐射线量(图 10-1-1)。

胸部高千伏 X 线摄影临床应用价值:

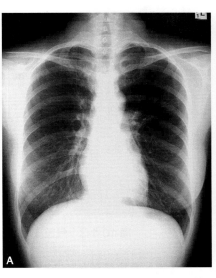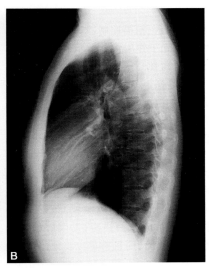

图 10-1-1　胸部高千伏摄影正位(A)和侧位(B)

1. 由于曝光时间的缩短,对于呼吸困难不能憋气的患者或哭闹的小儿,可提高照片质量,减少废片率,最大限度地满足临床诊断的需要。

2. 胸部高千伏摄影比胸部常规 X 线片具有许多优点。①影像更加清晰,层次更加丰富,能清晰地显示肺血管纹理的形态;②扩展了对比范围,能显示气管、主支气管、叶支气管形态,可以观察支气管狭窄变形的征象;③由于对比度优良,可以显示被骨骼、纵隔、心脏大血管等遮盖的病灶(孤立性肺结节、空洞等);④可清晰地显示肺门淋巴结肿大。

3. 评价尘肺目前仍用胸部高千伏摄影。

(二)气管、支气管体层摄影

体层摄影是通过特殊的装置和操作使某一选定层面上组织结构的影像显示清晰,同时使层面以外的其他组织影像模糊不清的检查技术。目前体层摄影已经很少应用(图 10-1-2)。

(三)胸部数字 X 线成像

计算机 X 线摄影(computed radiography,CR)、数字 X 线摄影(digital radiography,DR)已广泛应用于临床。

1. 数字 X 线摄影(DR)　DR 是直接数字化 X 线成像方式,在 X 线曝光后,在影像增强管——电视链上,利用计算机数字化处理,使模拟视频信号经过采样和模/数转换

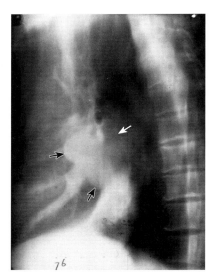

图 10-1-2 胸部体层摄影成像
箭头示肺门淋巴结以及阻塞性肺不张。

后直接进入计算机形成数字化矩阵图像。数字 X 线摄影包括硒鼓方式、直接数字 X 线摄影（direct digital radiography，DDR）和电荷耦合器件（charge coupled device，CCD）摄影机阵列方式等多种方式。

DR 的基本构成：电子暗盒、扫描控制器、系统控制器和键盘。其基本原理为：X 线光子作用于电子暗盒的硒层上，硒层产生正负电荷，正负电荷在高压电场的作用下分离，正电荷移向集电矩阵，并且储存于电容器内，然后，读取矩阵电容单元的电荷，经过模拟/数字转换成数字信号的矩阵图像。因此，优于传统的 X 线片。

2. 计算机 X 线摄影（CR） CR 是 X 线平片数字化的比较成熟的技术，为间接数字化成像方式，其不以 X 线胶片作为记录和显示信息的载体，而是使用可记录并由激光读出 X 线影像信息的成像板（imaging plate，IP）作为载体，经 X 线曝光后，用激光扫描系统对记录在成像板上的 X 线潜影进行精确匀速扫描，潜影被激光扫描后，发生辉尽性荧光，由集光器收集，转换成电信号，而且被进一步地倍增（光电倍增管的作用），此电信号由模拟/数字转换成数字信号，输入计算机，形成数字式平片影像。

3. 数字 X 线成像的优点与不足

（1）CR 系统实现了常规 X 线摄影信息的数字化，能够提高图像的分辨和显示能力，可采用计算机技术实施各种图像后处理功能，增加显示信息的层次，可降低 X 线摄影的辐射剂量，有利于实现 X 线摄影信息的数字化储存、再现及传输，以及无胶片化。CR 的宽容度较大且具有自动感受调整机制来保持较为恒定的密度以降低因电源质量不稳造成的重照率，因此，适合进行床旁摄影。

（2）DR 图像具有较高空间分辨率，图像锐利度好，细节显示清楚；放射剂量小，曝光宽容度大。与 CR 相同，DR 也可根据临床需要进行各种图像后处理，能够直接进入图像存档与传输系统（picture archiving and communicating sys-

tem，PACS），便于临床应用、教学与远程会诊。

（3）CR、DR 的主要不足是时间分辨率较差，不能满足动态器官和结构的显示。另外在细微结构的显示上与传统 X 线屏-片系统比较，CR 的空间分辨率有时稍有不足，需通过其他方式弥补。

4. 临床应用 DR 的应用范围与 CR 基本相同，所有传统 X 线检查的项目均可采用，且在胸部的应用比较广泛，能够显示传统 X 线片不能显示的隐蔽区病变。胸部 CR 片在总体上优于传统 X 线片，特别是易于显示与纵隔和膈肌重叠的部分。CR 对肺部结节性病变的检出率及显示纵隔结构如血管和气管等方面优于传统 X 线片，但在间质性病变和肺泡病变的显示上则不如传统 X 线片。

（四）气管成像技术（气管支气管造影） 气管支气管造影指在透视下或电视监视下，通过气管导管向支气管内注入高密度的对比剂（40%的碘化油），利用体位将对比剂均匀涂抹于欲检查的支气管内，通过正侧位、斜位摄片以显示支气管树的状态。目前支气管造影很少应用（图 10-1-3）。

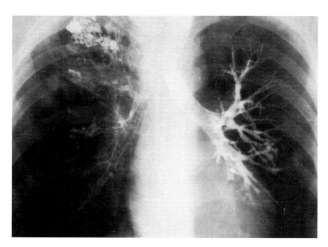

图 10-1-3 气管支气管造影成像

（五）数字减影血管造影（digital subtraction angiography，DSA） DSA 将常规血管造影与计算机处理相结合，经股动脉插管至支气管动脉或主动脉（经股静脉或肘静脉插管至右心房）注入非离子型碘对比剂，X 线曝光后，在影像增强管——电视摄像提取并形成视频图像，经过增幅和数模转换形成数字图像，数字图像经计算机处理后，再经减影、对比度增强及模/数转化产生数字减影图像。DSA 分为选择性支气管动脉 DSA、选择性肺动脉 DSA、选择性胸壁动脉 DSA 及选择性上腔静脉 DSA（图 10-1-4）。DSA 检查前应制订详细的检查方案，以免因方法不当造成误诊、漏诊。既往血管造影检查兼备诊断与治疗功能，目前其诊断功能基本被计算机体层血管成像（CTA）、磁共振血管成像（MRA）等取代，主要用于治疗咯血及支气管动脉灌注化疗药物治疗肺癌。

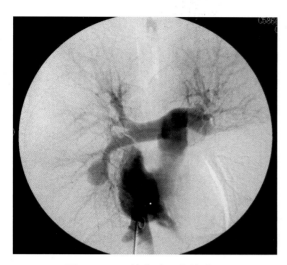

图 10-1-4　数字减影血管造影

二、胸部计算机体层成像

含气的呼吸道和肺具有良好的自然对比,在临床工作中,传统的 X 线检查仍然是胸部疾病诊断的最重要的手段。然而,胸部常规 X 线片的密度分辨率较低,组织结构的重叠干扰使肺门区、纵隔区、肋膈窦区等部位的病变难以显示。计算机体层成像(computed tomography,CT)由 Hounsfield 于 1969 年设计成功,与传统 X 线成像相比,CT 图像是真正的断面图像,它显示的是人体某个断面的组织密度分布图,其图像清晰、密度分辨率高、无断面以外组织结构干扰,提高了病变的检出率和诊断准确率,使医学影像学发展到了新时代。

(一)概念

1. CT 是用 X 线束对人体检查部位一定厚度的层面进行扫描,由探测器接收该层面上各个不同方向的人体组织对 X 线的衰减值,经模/数转换输入计算机,通过计算机处理后得到扫描断面的组织衰减系数的数字矩阵,再将矩阵内的数值通过数/模转换,用黑白不同的灰度等级在荧光屏上显示出来,即构成 CT 图像。

2. 常规 CT 为往返式球管旋转,停-进式检查床,患者进行胸部检查需要多次屏气。常规 CT 常采用薄层扫描(扫描层厚≤5mm)、重叠扫描(扫描时设置层距小于层厚,使相邻的扫描层面有部分重叠)、靶扫描(是指对感兴趣区进行局部放大扫描的方法)、高分辨力扫描(采用薄层扫描、高空间分辨力算法重建及特殊的过滤处理)等显示胸部小病灶及细微结构。常规 CT 目前已经被淘汰。

3. 胸部螺旋 CT 螺旋 CT(spiral CT or helical CT)采用了先进的滑环技术,在扫描过程中,检查床按一定方向匀速运动,X 线球管连续旋转式曝光,连续采集的扫描数据分布在一个连续的螺旋形空间内(三维信息),故为容积扫描。多层螺旋 CT(multi-slice spiral CT,MSCT)在功能上进一步完善,具有很多优点:①扫描速度快,大多数检查可在患者一

次屏气时间内完成,可有效减少呼吸运动伪影,并可一次注射对比剂后完成器官的多期扫描;②容积数据可避免小病灶的遗漏;③可进行高质量的任意层面的多平面重组(multi-planar reformation,MPR)、最大密度投影(maximum intensity projection,MIP)、最小密度投影(minimum intensity projection,Min IP)、表面阴影显示(shaded surface display,SSD)和容积再现(volume rendering,VR)、CT 血管造影(CT angiography,CTA)、CT 灌注成像和 CT 仿真内镜(CT virtual endoscopy,CTVE)等后处理,丰富并拓展了 CT 的应用范围,诊断准确性也有很大提高。目前多层螺旋 CT 在临床上已经普及应用。

4. 超高速 CT 超高速 CT(ultrafast CT)又称电子束 CT。它是利用电子束的方法产生旋转的 X 线源,极大地提高了扫描速度,扫描时间为 50~100 毫秒,每秒最多可扫描 34 帧。由于扫描速度在毫秒级,所以在对心脏、大血管及冠状动脉检查中具有特殊的作用。目前较少应用。

(二)常规扫描技术与参数

1. 扫描范围 从肺尖至膈角。

2. 窗宽与窗位 窗宽:肺窗采用 1 000~2 000HU,纵隔窗采用 300~500HU,骨窗采用 1 000~2 000HU。窗位:肺窗采用-800~-500HU,纵隔窗采用 30~50HU,骨窗采用 150~1 000HU。

3. 层厚 常规扫描采用 5~10mm 层厚,薄层扫描采用 2mm 以下层厚。

4. 体位 常规平躺仰卧位,个别可用俯卧位。

5. 患者需屏气进行扫描 目前部分多排螺旋 CT 因扫描速度很快,单纯做胸部扫描(特别是小儿、呼吸困难患者)不屏气也可进行扫描。

6. 增强扫描 指从肘静脉手推或高压注射器注入对比剂(浓度 300mg/ml 的碘普罗胺注射液或碘海醇注射液 100ml 等)进行胸部增强扫描。以往用人工手推的方法注入对比剂,增强效果较差,现在多使用高压注射器注入对比剂。CT 增强扫描所用含碘对比剂为非离子型对比剂,如碘普罗胺注射液(iopromide injection)、碘海醇注射液(iohexol injection)、碘帕醇注射液(iopamidol injection)等。

(三)临床应用
目前多数胸部 CT 的扫描时间多为数秒,可适用于急诊危重患者、小儿、老年人、不能很好配合的患者、呼吸困难的患者及胸部创伤的伤员等。

1. 胸部 CT 可以显示肺内微细结构,如间隔线、细支气管扩张、小囊性气腔、细微的胸膜增厚、肺内磨玻璃影,以及鉴别肺内可恢复的活动性病变和不可恢复的纤维化病变等。常用于发现支气管扩张及支气管扩张的范围和程度(图 10-1-5);发现阻塞性肺气肿和不明显的肺大疱并确定肺气肿的程度与类型及显示肺血流灌注的异常;显示肺结节的形态特点(边缘、钙化、小空洞和低密度脂肪等);显示肺间质性病变分布、类型和程度并且鉴别肺间质病变中有否可复性的间质浸润性病变(图 10-1-6);显示弥漫性肺疾病的病变形态特征、分布特征并可确定活检位置(图 10-1-

7）；深呼气相CT可评价阻塞性肺疾病，能够发现深吸气相CT上细微和难以确定的病变，多用于诊断空气潴留类疾病。

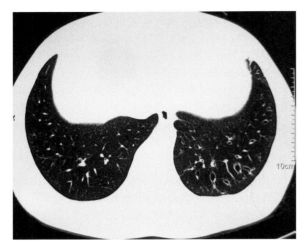

图10-1-5   胸部CT显示患者左肺支气管扩张

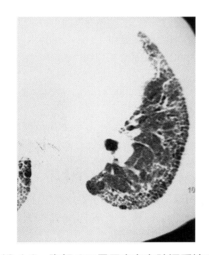

图10-1-6   胸部CT显示患者左肺间质性病变

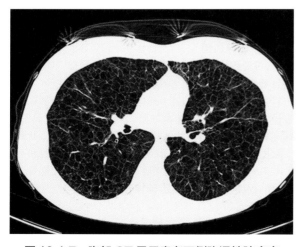

图10-1-7   胸部CT显示患者双侧弥漫性肺疾病

2. 多排螺旋CT   可以进行任何体位的多平面重建图像，更细腻地观察肺内病变及病变与周围结构关系（图10-1-8A、B）。容积再现可以三维显示病变，有利于进行病变的立体定位和手术方式的选择。利用容积再现，计算机辅助诊断软件可以计算肺结节的容积，从而更准确地随诊观察肺结节的倍增时间（图10-1-8C）。

3. 气管支气管树重建图像   最小密度投影法（Min IP）选择最低强度像素投影成像，使充气的气管、支气管形成立体图像，能显示4级以下支气管，且比常规横断位CT图像能更直观地评价大气道病变的具体形态、部位和大小，还可观察病变距隆突的距离，对手术方案的选择有指导作用，但显示周围小支气管方面欠佳。选择表面阴影遮盖法通过计算被扫描物表面所有相关像素数学模式的方法产生气管、支气管成像，而高密度的纵隔心血管、胸壁及其他软组织不显影（图10-1-9）。曲面重建图像将气管支气管树等管状结构拉直，以观察气道病变及病变与周围结构的关系。CT仿真内镜（CT virtual endoscopy，CTVE）支气管成像通过获取连续的螺旋CT扫描容积数据，调整CT值阈值及透明度，调节人工伪彩色即可获得类似于纤维支气管镜观察的仿真彩色图像，利用远景投影软件调整视屏距、物屏距、视角、透视方向和灯光，以管道内腔为中心，不断缩短物屏距，使被观察物体不断靠近观察者，形成放大的多幅彩色图像，达到电影回放的速度，即可产生类似内镜进动和转向观察效果的动态重建图像。CTVE的优点为：非侵入性检查，患者无痛苦；能从狭窄或阻塞远端观察病灶（图10-1-10）；能引导纤维内镜行活检和治疗；改变透明度可观察管腔外情况。缺点为：组织特性较差，不能单独进行活检；对于扁平病变的检出敏感性不高；CTVE是伪彩色，不能视为真正的器官表面颜色。

4. CT肺功能成像   以CT图像为基础，定量CT结合计算机图像后处理技术进行病变形态与肺功能定性定量的评估，并可进行单肺评估和局部肺评估。CT肺功能成像主要用于评价肺气肿、肺减容术的疗效、小气道病变等（图10-1-11）。目前Pulmo肺定量软件能自动区分肺组织，提高了测定速度及准确性。

5. 增强扫描与CT肺动脉造影（CTPA）   CT增强扫描可显示扫描范围内的病灶强化特点，也可同时显示病灶周围组织及动脉、静脉受累情况等（图10-1-12A）。CTPA能够显示肺动脉及其大分支，常用于诊断肺血管病变（肺栓塞等），判断胸部大血管受累情况（图10-1-12B）。

6. CT灌注成像   在注射对比剂后对病灶或脏器的某一选定层面或全部在设定的时间范围内进行快速动态扫描，并将扫描数据经过灌注软件进行处理后得到病灶或脏器的组织血流灌注的定量信息，如时间-密度曲线、血容量（blood volume，BV）、血流量（blood flow，BF）、平均通过时间（mean transit time，MTT）、达峰时间（time to peak，TTP），其对孤立性肺结节的定性诊断有一定辅助作用，处于临床研究阶段（图10-1-13）。

7. 低剂量扫描（low-dose CT，LDCT）   辐射剂量较低，目前主要用于肺癌筛查、肺结节随诊（图10-1-14）。

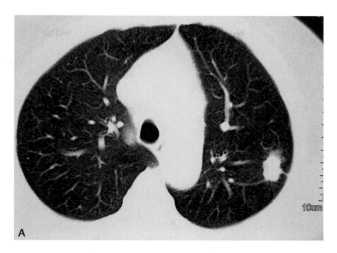

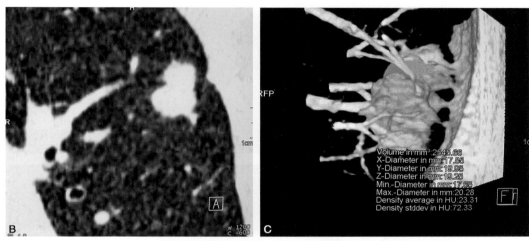

图 10-1-8 多排螺旋 CT 显示肺部多平面重建图像

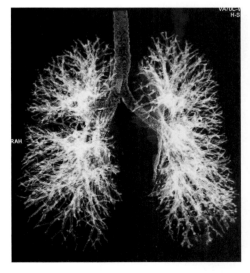

图 10-1-9 应用表面阴影遮盖法重建气管支气管树图像

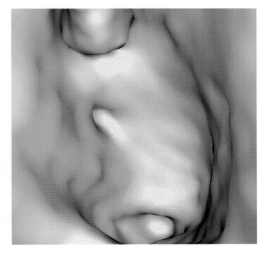

图 10-1-10 CT 仿真内镜支气管成像

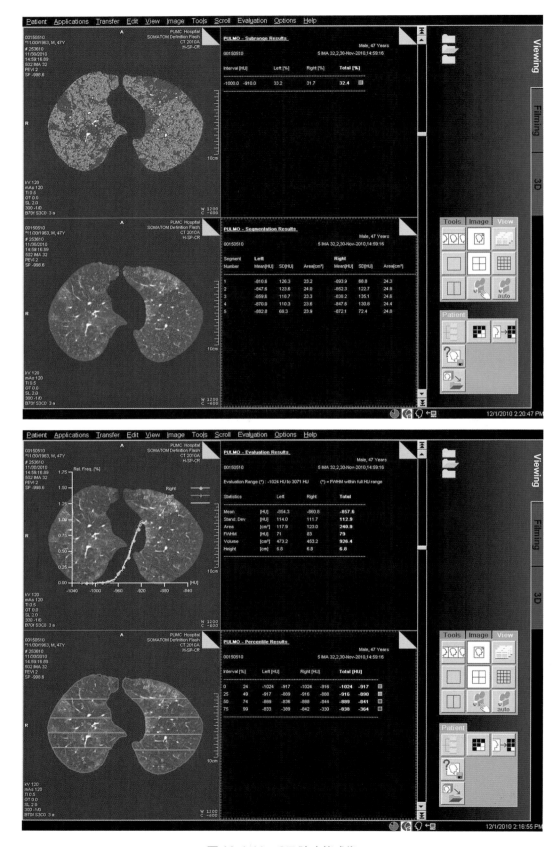

图 10-1-11　CT 肺功能成像

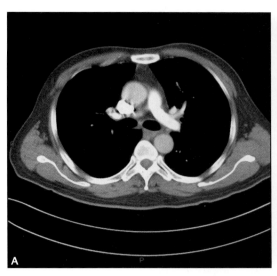
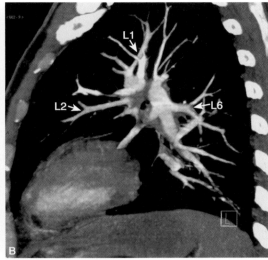

图 10-1-12　CT 增强扫描（A）与 CT 肺动脉造影（B）

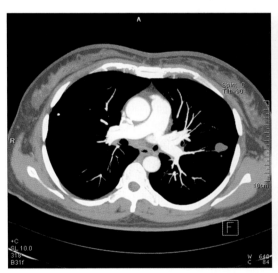
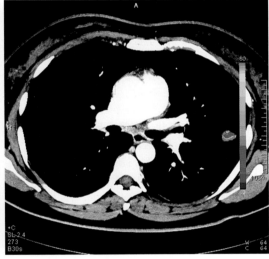

图 10-1-13　CT 灌注成像显示左肺孤立性肺结节

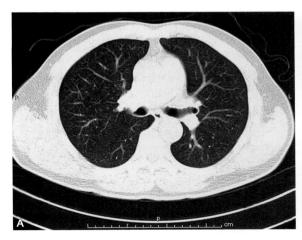
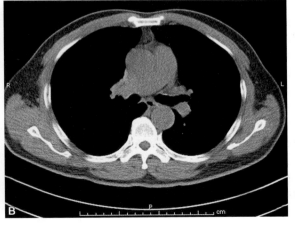

图 10-1-14　低剂量扫描在肺部成像中的应用，肺窗（A）和纵隔窗（B）

（宋伟　严洪珍）

第二节
磁共振成像

　　磁共振成像（magnetic resonance imaging，MRI）是 20 世纪 80 年代发展起来的成像技术。MRI 是通过对静磁场中的人体施加某种特定频率的射频（radio frequency，RF）脉冲，使人体组织中的氢质子受到激励而发生磁共振现象，当终止 RF 脉冲后，质子在弛豫过程中感应到 MR 信号；经过对 MR 信号的接收、空间编码和图像重建等处理过程，即产生 MR 图像。人体内氢核丰富，用它进行 MRI 的效果最好，因此目前 MRI 常规用氢核来成像。MRI 扫描技术有别于 CT 扫描技术，它具有非常良好的组织特性和病变特性的分辨力，并且可多方位成像（横断轴位、冠状、矢状和斜位等）。对于胸内组织器官、纵隔、心脏大血管等病变的显示具有独特的优点，能进一步提高影像诊断的准确性。

一、MR 成像的基本原理

　　1. 氢原子核只有一个质子，质子带正电荷并做自旋运动，因此产生磁场。在人体进入静磁场以前，体内质子的磁矩取向是任意和无规律的，因此磁矩相互抵消。如果进入一个强度均匀的静磁场（即外磁场），则质子的磁矩按外磁场的磁力线方向呈有序排列，产生一个与静磁场磁力线方向一致的净磁矢量即纵向磁化。在静磁场中，质子做快速的锥形旋转即进动，进动速度用进动频率表示。

　　2. 当向静磁场中的人体发射与质子进动频率相同的 RF 脉冲时，质子才能吸收 RF 脉冲的能量，即受到激励，由低能级跃迁到高能级，从而使纵向磁化减少，与此同时，RF 脉冲还使质子处于同步同速进动，即处于同相位，这样，质子在同一时间指向同一方向，其磁矢量也在该方向叠加起来，产生横向磁化。

　　3. 中断 RF 脉冲后，质子释放能量，逐一从高能状态返回到低能状态，因此纵向磁化逐渐增大，直至缓慢恢复到原来的状态，此过程呈指数规律增长，称为纵向弛豫；与此同时，质子不再被强制处于同步状态（同相位），由于每个质子处于稍有差别的磁场中，开始按稍有不同的频率进动，指向同一方向的质子散开，导致横向磁化很快减少到零，此过程亦呈指数规律衰减，称为横向弛豫。纵向磁化由零恢复到原来数值的 63% 时所需时间即为纵向弛豫时间，简称 T_1；横向磁化由最大衰减到原来值的 37% 时所需的时间即为横向弛豫时间，简称 T_2。

　　4. T_1 的长短同组织成分、结构和磁环境有关，与外磁场场强也有关系；T_2 的长短与外磁场和组织内磁场的均匀性有关。人体正常与病变组织的 T_1 和 T_2 值是相对恒定的，而且相互之间有一定的差别，这种组织间弛豫时间上的差别，是 MRI 的成像基础。在 MRI 中，T_1WI 上的影像对比主要反映的是组织间 T_1 的差别；T_2WI 上的影像对比主要反映的是组织间 T_2 的差别；而质子密度加权成像（proton density weighted imaging，PDWI）上的影像对比主要反映的是组织间质子密度的差别。

二、成像技术与影像特征

　　1. MRI 扫描需要选择适当的脉冲序列和扫描参数，常用自旋回波（spin echo，SE）。扫描的时间参数有回波时间（echo time，TE）和脉冲重复时间（repetition time，TR）。使用短 TR 和短 TE 可获得 T_1 加权像；而使用长 TR 长 TE 可获得 T_2 加权像；时间以毫秒计。

　　2. 胸部 MRI 扫描要求采用一些方法和技术来避免因呼吸运动和心脏搏动所产生的运动伪影，如采用心电门控技术增加信噪比以减少心血管搏动或血流伪影。呼吸系统的 MRI 检查应采用呼吸门控或平静浅呼吸进行扫描以减少呼吸运动的影响。扫描范围从肺尖到肺底，横轴位为主，依据病情加扫冠状位、矢状位。肺实质的成像一般包括 T_1WI、T_2WI 及质子密度加权，使用 Gd-DTPA 作为对比剂的 T_1WI 增强扫描应用相对较少。脂肪、亚急性血肿、富含蛋白质的液体及其他顺磁性物质均呈短 T_1 高信号，采用脂肪抑制（STIR 等序列）在 T_1WI 中抑制脂肪的短 T_1 高信号，使脂肪的信号强度降低，从而将脂肪组织与亚急性血肿、富含蛋白质的液体及其他顺磁性物质鉴别。胸部平扫 MRI 不用于检查肺内微小病变或弥漫性疾病，常用于鉴别肺门周围的肺结节与血管断面，鉴别肺门纵隔淋巴结与血管断面，判断胸部大血管受累情况，诊断纵隔内病变。肺血管的 MRA 一般不需要注射对比剂即可使胸部大血管多角度显影，可用于检查近段肺动脉病变。肺脏 MRI 功能成像尚处于研究阶段，如 MRI 灌注成像可用于观察诊断肺栓塞、肺气肿、孤立性肺结节，MRI 通气成像可用于观察诊断肺气肿、肺弥漫性间质病、肺癌、肺栓塞等。

　　3. MRI 的图像也属于灰阶图像，反映的是不同组织的 MR 信号强度和弛豫时间的不同，而 CT 图像反映的是组织密度的差异。氢质子密度、T_1 和 T_2 弛豫时间、液体流速等影响 MR 信号强度，由于人体组织器官和病变组织的 MR 信号强度存在差别，弛豫时间长短不同，胸部 MR 图像具有一定特点（表 10-2-1）。气道和肺因含有空气，氢质子密度最低，呈黑色无信号区，这与 X 线片和 CT 片黑色低密度影像是一致的。心脏大血管内含流动的血液，由于"流空效应"（flowing void），呈黑色无信号区，这与 X 线片和 CT 的灰白色区是不同的。骨皮质和钙化的氢质子密度非常低，呈黑色无信号区，这与 X 线片和 CT 片高密度白色区相反。因此，MRI 在显示骨皮质和钙化方面不如 X 线片和 CT 片。肌肉与其他软组织（纵隔、胸壁）含有一定的氢质子（T_1 弛豫

表 10-2-1　胸部 MR 信号强度特征（正常）

组织类别/技术参数	T_1 加权像	T_2 加权像	质子像
脂肪组织	白	灰白	灰白
肺、气道、流动的血液	黑	黑	黑
成人胸腺	白	灰白	灰白
纤维、肌肉	灰	灰黑	灰
骨骼、钙化	黑	黑	黑

时间较长,T_2 弛豫时间较短),呈较低的灰色信号区,这与 X 线片和 CT 片软组织密度的灰色区相接近。脂肪组织的氢质子密度很高(T_1 弛豫时间极短,T_2 弛豫时间较短),T_1WI 呈白色的高信号区,T_2WI 呈灰白色,这与 X 线片和 CT 片的灰黑色相反。含水液体的氢质子密度高(T_1 弛豫时间长,T_2 弛豫时间长),T_1WI 呈灰黑色区,T_2WI 呈白色区(图 10-2-1A、B)。

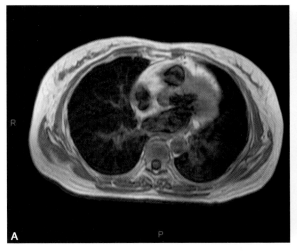
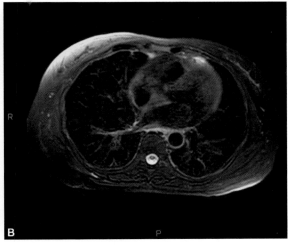

图 10-2-1　胸部 MR 的成像表现,T_1WI（A）和 T_2WI（B）

三、MRI 在胸部的临床应用

（一）颈、胸、臂交界区病变　这个区域为传统 X 线检查很受限制的部位。MRI 则可从冠状、矢状和横断轴位三个方位进行观察,能清楚地显示该区域正常组织和病变特征,对如下几种疾病具有良好的诊断价值。

1. 颈、胸内甲状腺肿大　MRI 图像呈长 T_1（黑色）和较长 T_2（灰白色）的特征,肿块与气管的关系密切,可致气管受压移位和变形,如果肿块内有坏死、液化、钙化等,其信号强度不均匀。

2. 锁骨上窝区　MRI 检查可显示头臂静脉血栓形成、神经纤维瘤、脂肪瘤和淋巴结肿大等。

3. 乳腺癌　MRI 检查可发现锁骨上下及腋窝淋巴结转移。

4. 气管肿瘤　MRI 可显示肿瘤向气管管腔内外及沿管壁生长的状态。

（二）纵隔肿瘤

1. 纵隔脂肪瘤　在 T_1 和 T_2 加权像上均表现为白色的高信号影像,脂肪抑制后呈低信号。多位于前纵隔,如果肿瘤内混有纤维组织及液化坏死,则信号强度不均匀。

2. 纵隔囊肿　纵隔囊肿的 MRI 信号强度取决于囊肿液的成分,如浆液为水样的信号特点,在 T_2 加权像上为高强度的白色信号,在 T_1 加权像上为低强度的黑色信号。畸胎类囊肿因还有多种组织成分,MRI 信号强度表现为不均匀状态(图 10-2-2)。

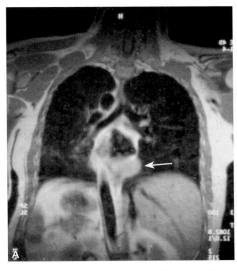
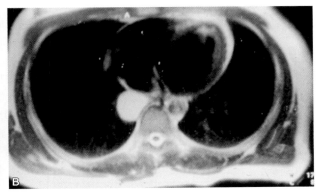

图 10-2-2　畸胎类肿瘤的 MRI 成像（箭头）,冠状位（A）和横断位（B）

3. 胸腺瘤　正常胸腺位于前纵隔,心脏大血管交界区之前,胸骨之后,信号强度为长 T_1 呈黑色低信号;中年以后胸腺退化萎缩,由脂肪组织代替,呈短 T_1 白色信号。胸腺瘤MR 表现为前纵隔肿块,信号强度高于肌肉、低于脂肪,呈灰白色。瘤内有出血坏死、囊性变和钙化等,信号强度呈不均匀状态。肿块图像形状有利于肿瘤良恶性的鉴别诊断,如周缘光滑、锐利者为良性胸腺瘤表现;如周缘呈分叶状毛糙不平,则为侵袭性胸腺瘤(恶性)表现。由于胸腺退化萎缩代之以脂肪,脂肪组织的高信号可掩盖低信号的胸腺瘤,此为 MR 发现较小的胸腺瘤的限度。利用脂肪抑制技术可克服此缺点。

4. 神经源性肿瘤　MRI 可显示肿瘤的位置、大小、形态及相邻组织器官的关系,肿瘤的信号强度在 T_1 加权像上与脊髓的信号相同,在 T_2 加权像上肿瘤信号较脊髓明显增高。

5. 支气管肺癌和肺门纵隔淋巴结肿大　MRI 可显示中心型支气管肺癌的大支气管狭窄状态及心脏大血管的异常,最主要的是鉴别肺门、纵隔淋巴结与肺门区血管。目前常规 MRI 扫描加上胸部弥散加权成像(diffusion weighted imaging,DWI)发现肺门、纵隔肿大淋巴结更敏感,利于术前明确肺癌的分期。

6. 血管病变　对于碘对比剂过敏的患者,平扫 MRI 显示腔静脉栓塞与上腔静脉压迫综合征、动脉夹层、主肺动脉压迫与栓塞等大血管病变明显优于平扫 CT,且可同时进行不用对比剂的 MR 血管成像(MRA)显示亚段的肺内血管。

(三)胸膜、胸壁病变

1. 胸腔积液　T_1 加权像信号强度较肌肉低,而 T_2 加权像信号强度明显增高,甚至超过脂肪的信号强度。

2. 胸膜间皮瘤　胸腔积液存在的同时,还可见多发的胸膜结节,在 T_2 加权像上胸膜结节的信号较积液为低。

3. 胸壁肿瘤　MRI 能显示胸壁的结构,因此能发现胸壁各种原因引起的肿块。肿块的周缘状态和信号强度的特征可提示肿瘤的初步定性诊断。

MRI 的组织对比优于 CT,可与 CT 一样进行多方位成像,且能够进行不用对比剂的 MRA。因此,要根据患者的具体情况对影像检查方法进行优选(表 10-2-2)。

表 10-2-2　CT、MR 在胸部诊断价值的比较

部位和组织器官	CT	MR
颈、胸、臂交界区	良好	优良
纵隔、肺门、胸壁	良好	优良
肺内孤立性病变	优良	一般
肺内弥漫性病变	优良	差
肺气肿	优良	差
心脏、大血管	优良	优良

(宋伟　严洪珍)

第三节
介入放射技术

一、概述

针对呼吸系统疾病的介入手段很多,本节重点论述与呼吸系统相关的经血管介入技术,最突出的代表就是咯血的介入治疗。大咯血或反复咯血是临床危急重症或疑难疾病,大咯血由于严重失血、血氧不足和窒息,死亡率高达 50% ~ 100%;长期反复的中小量咯血则给患者带来较大的心理负担,不利于呼吸系统原发病变的控制,如使感染加重或迁延不愈等。早在 1974 年 Remy 首先采用支气管动脉栓塞治疗大咯血。文献报道栓塞止血的成功率为 76.7% ~ 96%。随着对咯血供血动脉复杂性的认识及 CT 血管造影(computer tomographic angiography,CTA)介入术前的辅助检测,病变血管的发现与栓塞率提高,栓塞止血的近期与远期效果都得到了提高。

二、病因和主要危险因素

有超过 40 种疾病可以引起咯血,包括许多系统性疾病。列在首位的是呼吸系统疾病,其次是心血管疾病。其中呼吸系统疾病包括支气管扩张症、活动性及陈旧性肺结核、肺炎或肺脓肿、曲霉菌感染、肺部肿瘤、肺血管畸形等,临床上以支气管扩张症、肺结核、肺癌最常见;心血管疾病包括先天性心脏病、肺血管疾病如慢性肺动脉栓塞等,都可因胸部体动脉发生代偿性的异常扩张而导致咯血。

三、发病机制

在胚胎发育过程中,支气管循环与肺循环间存在吻合——它们广泛存在于支气管循环的末梢与肺循环的前毛细血管小动脉、小静脉网之间,出生后这些吻合支处于闭合状态而成为潜在的交通。正常情况下肺部接受双重血供,一是来自压力较高的支气管动脉,二是压力相对较低的肺动脉。肺动脉将静脉血输送到肺实质,在肺泡壁毛细血管网完成气体交换。而支气管动脉来自体循环,血流量大约是左心室输出量的 1%,是给气道组织提供营养和形成肺动脉的滋养支,两套循环系统间常存在潜在的交通且两者具有相互补偿的功能。在病理情况下,有以下两种原因可导致支气管-肺循环分流(bronchial pulmonary shunt,BPS)的发生:①原有吻合支扩张;②新生吻合支形成。原有吻合支扩张导致的 BPS 一般是在慢性肺感染、肺栓塞、肿瘤、组织坏死、手术创伤及先天性心肺疾病等情况下,肺动脉血流减少或需求量增加,使支气管动脉代偿性增生,通过吻合支扩张或直接交通增加肺循环血流量,导致 BPS。新生吻合支形成导致的 BPS 可由肺动脉栓塞后机化再通而成,也可由肉芽组织内肺动脉和支气管动脉血管内皮穿通形成。刺激 BPS 产生的因素为肺泡间质缺氧及压力差,如肺动脉结扎或栓塞导致的肺动脉压降低。BPS 的产生导致支气管动脉的血流量进一步增加,动脉进一步扩张,同时接受分流血液的体-肺动脉血管床受到的压力不断增高,最终导致血管破裂而出血。肺肿瘤所致的出血则与肿瘤直接侵犯肺血管有关,一些能导致肺组织坏死的感染,如结核和霉菌等,组织坏死脱落导致邻近动脉分支破裂形成假性动脉瘤等也是出血的原因。

四、临床表现

大咯血的界定目前尚无统一的标准。国外文献报道的标准从 100ml/24h 至数天内 1 000ml 不等,较广泛采用的标准为每天出血量 300~600ml。国内常用标准定为:24 小时咯血量在 100ml(痰中带血)以内为小量咯血,24 小时咯血量在 100~500ml 为中等量咯血,24 小时咯血量达 500ml 以上,或一次咯血量超过 300ml 者为大咯血。

五、参与咯血的病变血管来源

涉及咯血的责任血管具有多源性和多支性特点,其中 90% 来自体循环,仅 10% 来自肺循环。参与咯血的体循环血管分三类:①支气管动脉(bronchial arteries,BA);②异位支气管动脉或迷走支气管动脉(ectopic bronchial arteries,EBA);③非支气管动脉体动脉侧支(non-bronchial systemic arteries,NBSA)。

熟悉上述咯血相关动脉的解剖和变异,是咯血介入治疗的基础。绝大多数 BA 起源于降主动脉第 5~6 胸椎水平,位于气管隆突水平附近,它们跟随着支气管逐级进入肺内,营养肺内支气管的壁、肺血管壁和脏层胸膜。最常见的 BA 分型为左侧 2 支、右侧 1 支,右侧通常以肋间-支气管动脉共干(intercostobronchial trunk,ICBT)形式出现。EBA 开口于降主动脉第 5~6 胸椎水平以外部位,或者起源于主动脉弓分支血管的 BA。与正常起源的 BA 相似,EBA 同样经肺门入肺,并与主支气管及其分支伴行。正常情况下 BA 及 EBA 起始部位的直径不超过 1.5mm,在进入支气管肺段时直径约为 0.5mm。一旦达到或超过 2mm 则可视为异常。

BA 并非咯血的唯一责任动脉,NBSA 亦扮演着十分重要的角色。与 BA 的起源和行程不同,NBSA 源自供应胸壁结构的外周体动脉,主要通过两种途径进入肺内:粘连的胸膜和肺韧带。脏层胸膜的血供主要来源于低压的肺循环,壁层胸膜的血供主要来源于高压的体循环,两者由胸膜腔间隔。肺内病变累及胸膜而致脏层、壁层胸膜增厚、粘连,滋养动脉增生,使肺末梢循环和胸壁的体动脉分支建立吻合,后者即成为 NBSA。显著的胸膜增厚常提示 NBSA 形成。Yoon 等认为 CT 表现有:①邻近病变的胸膜厚度超过 3mm;

②增厚的胸膜外脂肪层内出现增强血管样结构,将支持非支气管动脉性体动脉侧支参与咯血的供血。NBSA 向肺内供血多遵循"就近供血"规律,即病变位于两上肺时,多以锁骨下动脉、胸廓外侧动脉、甲状颈干供血;病变邻近前胸壁和纵隔旁,多为胸廓内动脉供血;病变靠近后胸壁,多为肋间动脉供血;而肺底病灶多由膈下动脉供血。如肺内病变广泛累及胸膜,可导致多 NBSA 供血。

六、判断出血源的方法

对"咯血"来源进行诊断和鉴别诊断,是后续正确治疗的基础。在排除了耳鼻咽喉等来源的出血后,鉴别咯血来自哪一侧肺脏直接影响到介入治疗的准确性。鉴别方法包括支气管镜、影像学检查、介入检查等。

1. 支气管镜　在早期的大咯血介入诊疗推荐中,支气管镜是首要的出血定位方法,能直接观察出血来自哪一侧肺脏,并能观察到大气道黏膜甚至黏膜下病变。但目前临床上应用支气管镜定位出血源越来越少,客观原因包括对支气管镜检查术中继发大出血并窒息的顾虑、少量咯血镜检结果可能为阴性等。

2. 胸部 CT 检查　是初步定位出血的重要方法。根据肺泡积血征象、肺部基础病变的解剖分布,以及增强扫描时观察肺实质内对比剂的溢出或假性动脉瘤征象等初步估计出血最大可能来自哪一侧肺脏。

3. 介入检查　包括支气管动脉造影、NBSA 造影、肺动脉造影等。出血的直接征象是支气管动脉(或其他侧支)造影时,对比剂经过血管的破口直接进入支气管,常会引起患者呛咳;直接征象在临床上较为少见。间接征象是目前定位咯血可能来源的主要参考依据,主要包括:①支气管动脉出现形态学上的异常改变,如迂曲、增粗;②NBSA 形成并参与肺部病变供血;③体-肺循环分流形成,常见体动脉(包括支气管动脉和 NBSA)与肺动脉分支之间形成分流,少数出现体动脉与肺静脉分支之间分流;④胸部体动脉或肺动脉的假性动脉瘤形成;⑤肺动静脉畸形。

七、支气管动脉 CTA 的临床价值

在没有计算机体层血管成像(CT angiography,CTA)辅助术前定位的情况下,支气管动脉栓塞术的完成是完全依赖于手术者对解剖结构的掌握和对病变的认识展开的。大部分的栓塞术仅针对正常起源的支气管动脉,遇到高龄或因肺容积改变等导致主动脉迂曲旋转的病例,支气管动脉的解剖则常常出现变异,这时要完成支气管动脉的探查也困难得多,更不要说异位支气管动脉和 NBSA 了。

随着多层螺旋 CT 的软硬件技术的快速发展,利用 CT 对血管进行广覆盖成像的技术已经很成熟。CTA 应用在胸部体动脉成像上,尤其是像支气管动脉这样细小的动脉,在

临床上却远远未能得到普及。而支气管动脉、异位支气管动脉和 NBSA 在介入术前如果能有清晰的解剖定位，对介入术带来的帮助无疑是非常巨大的，这使介入医师避免盲目探查，大大缩短手术时间，减少辐射，加快止血的速度并提高止血的效果。临床上很多咯血介入治疗失败或短期复发的病例，多由于忽略或未能认识到异位支气管或 NBSA 向病变的供血。

1. CTA 对支气管动脉的解剖学评价　对支气管动脉的检出率高，与 DSA 符合率接近 90%，可靠地反映出支气管动脉的起源、走行情况。国内外有关尸检或 CTA 研究显示，支气管动脉大致上分 8～11 种类型，其中最多见的是右一左一型，占 40%～53%；此外右二左一型约占 25%。支气管动脉开口可位于前壁、前侧壁及侧壁，少见开口于后壁，其中约 64% 开口位置多集中于第 5～6 胸椎水平，约相当于主支气管与降主动脉交叉的水平附近。

2. CTA 预测异位支气管动脉和 NBSA 的能力　CTA 预测 NBSA 的敏感度为 80%，特异度为 86%，准确度为 84%，其中对锁骨下动脉和腋动脉侧支供血最为敏感，而对内乳动脉侧支灵敏度最低，对肋间动脉侧支供血的特异度最高。

3. CTA 对异常支气管动脉和 NBSA 的评估　病变支气管动脉和 NBSA 的征象包括：①主干增粗、迂曲，分支增多（图 10-3-1）；②体-肺循环分流（图 10-3-2），是指支气管体动脉循环与肺循环之间的异常分流现象，表现为主动脉-支气管动脉对比剂充盈期，接受分流的肺动脉分支内对比剂异常充盈，使该肺动脉分支的 CT 值明显高于肺动脉主干或邻近肺动脉分支的 CT 值，这种表现称为肺动脉分支错期显影。

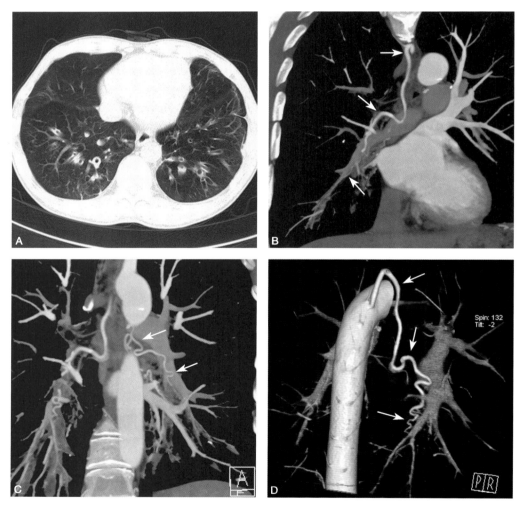

图 10-3-1　支气管扩张伴咯血中病变支气管动脉的 CT 表现

A. 56 岁，支气管扩张伴咯血患者，肺窗示两下肺各基底段支气管柱状扩张，管壁增厚；B. MIP 示右侧肋间支气管动脉（ICBA）增粗、迂曲（箭头）；C. MIP 示左侧 BA 增粗、迂曲（箭头），与肺动脉伴行段亦显示清晰；D. VR 示右侧 ICBA 三维立体结构开口、形态、走行及其与肺动脉关系显示清晰（箭头）。

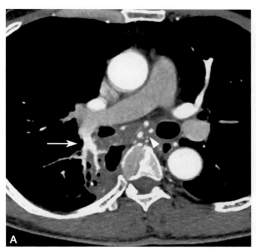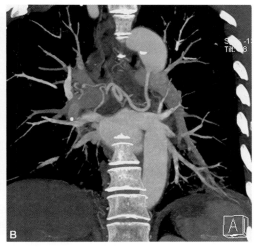

图 10-3-2　体-肺循环分流的 CT 表现

A. 62 岁，右下肺背段感染，斜面 MPR 示主动脉期纵隔内见增粗支气管动脉断面（三角箭头），右下肺背段肺动脉见高浓度对比剂填充（白箭），与右肺动脉干形成密度差、边界模糊，DSA 证实为体-肺循环分流；B. MIP 示右侧支气管动脉增粗、迂曲，在纵隔内绕行成环形后伴右肺动脉分支走行。

八、病变支气管动脉及 NBSA 栓塞治疗

病变支气管动脉及 NBSA 栓塞是目前临床上治疗大咯血、反复活动性中小量咯血内科治疗效果不佳患者的首选治疗方法。

（一）适应证和禁忌证

1. 适应证　急性大咯血，内科治疗无效者；反复大咯血，肺部病变广泛或肺功能差，无法行肺切除；需手术治疗，但暂时不具备手术条件，必须先控制出血；手术后再次咯血；长期反复中小量咯血，对患者的生活质量及心理造成影响。

2. 禁忌证　肺淤血；两肺弥漫性小动-静脉畸形。

（二）围介入手术处理

栓塞治疗前，须向患者及家属详细解释治疗的目的、过程及判断可能发生的并发症。术前仔细分析咯血的可能病因，以及判断出血来自何处。并查血常规、出凝血时间、血小板计数、肝肾功能及做造影剂和麻醉剂过敏试验。

危重的大咯血患者，介入治疗医师应与麻醉科或重症 ICU 医师紧密合作，以保障患者在救治过程中的安全。在介入手术准备和手术中，保持呼吸道通畅，防止患者再次突发大出血而致窒息非常重要。对可自主呼吸的患者，脉搏氧饱和度能维持在 95% 以上者，可仅给予面罩呼吸，保障术中呼吸正常。对自主呼吸不能维持供氧的患者，必须进行辅助呼吸，使脉搏氧饱和度维持在 95% 以上。辅助呼吸根据患者术中是否有出血性反流导致窒息的危险选择不同的方式：反流危险小的可采用双水平正压无创通气（BiPAP），反流危险大的应首选呼吸机辅助呼吸。术中采取辅助呼吸的患者必须进行镇静和镇痛支持。镇痛常规

使用静脉注射途径，给予阿片类镇痛药，常用的药物有芬太尼、舒芬太尼、瑞芬太尼。同时静脉给予镇静药物，常用的药物为咪达唑仑、丙泊酚。上呼吸机进行辅助呼吸的患者必要时加用中短效的非极化肌松药，并应该迅速建立输液通道、补充血容量、纠正休克、应用止血药，术中生命指征监测。

认识大咯血病变血管的多源性和供血方式的复杂性，术前争取 CTA 重建支气管动脉及 NBSA，这对术中探查有重要意义。

（三）支气管动脉及 NBSA 栓塞术

1. 常规而全面的探查　包括胸主动脉起源的支气管动脉分支及 NBSA；肱-腋动脉临时阻断后行左和/或右锁骨下动脉造影以显示肩颈区来源的异位支气管动脉或 NBSA；腹主动脉段起源的 NBSA，包括两侧膈下动脉、腹腔动脉、肾动脉等。

探查造影使用的导管：胸主动脉段起源的支气管动脉以 4F Cobra C2（Cordis）导管为基础，必要时采用 4F Yashiro（Terumo）导管、4F RH（Cordis）导管等；锁骨下动脉使用 Cobra C2 导管，必要时用 Simmon 5F（Cordis）导管。

2. 栓塞术和栓塞材料　造影明确病变血管后，采用 Terumo 3Fr Progreat 微导管系统深入靶血管进行栓塞。栓塞材料采用聚乙烯醇泡沫栓塞微粒（polyvinyl alcohol foam embolization particles，PVA），为避免栓塞胸部重要脏器的供血末梢分支，如脊髓、食管和主动脉壁的营养动脉等，以防不可估计的严重并发症的发生，推荐使用 350~500μm 的 PVA 做支气管动脉栓塞。支气管动脉和 NBSA 的栓塞，应遵循末梢栓塞的原则，即通过栓塞，使同时向病变区多发供血的分支之间的吻合得到闭塞；而不应采用弹簧圈栓塞支气管动脉主干的做法，虽然某病变分支的主干被栓塞，但由于末梢

依然有大量的吻合,可以通过其他侧支循环获取供血,而导致咯血栓塞治疗失败。

肺癌合并大咯血者应同时行化疗灌注术以使肿瘤缩小,预防咯血复发。

3. 术后反应和并发症 主要包括发热、胸闷、胸骨后烧灼感、肋间痛及吞咽困难等症状。应对症处理,一般1周内缓解。严重并发症为脊髓损伤,术后注意观察肢体的感觉和运动情况,以尽早发现脊髓损伤情况。其他严重并发症有肋间皮肤坏死和食管-气管瘘,为误栓导致,发生率极少。

(伍筱梅)

参考文献

[1] ODA, E, OHKI R, MURASAWA H, et al. Noxa, a BH3-only member of the Bcl-2 family and candidate mediator of p53-induced apoptosis[J]. Science. 2000, 288 (5468): 1053-1058.

[2] YOON W, KIM JK, KIM YH, et al. Bronchial and nonbronchial systemic artery embolization for life-threatening hemoptysis: a comprehensive review [J]. Radiographics. 2002, 22 (6): 1395-1409.

[3] YOON YC, LEE KS, JEONG YJ, et al. Hemoptysis: bronchial and nonbronchial systemic arteries at 16-detector row CT[J]. Radiology. 2005, 234 (1): 292-298.

[4] BRUZZI JF, RÉMY-JARDIN M, DELHAYE D, et al. Multi-detector row CT of hemoptysis[J]. Radiographics. 2006, 26 (1): 3-22.

[5] YOON W. Massive hemoptysis: prediction of nonbronchial systemic arterial supply with chest CT[J]. Radiology. 2003, 227 (1): 232-238.

[6] YU H, LIU SY, LI HM, et al. Empirical description of bronchial and nonbronchial arteries with MDCT[J]. Eur J Radiol. 2010, 75 (2): 147-153.

[7] LIN Y, CHEN Z, YANG X, et al. Bronchial and non-bronchial systemic arteries: value of multidetector CT angiography in diagnosis and angiographic embolisation feasibility analysis[J]. J Med Imaging Radiat Oncol. 2013, 57 (6): 644-651.

[8] ANURADHA C, SHYAMKUMAR NK, VINU M, et al. Outcomes of bronchial artery embolization for life-threatening hemoptysis due to tuberculosis and post-tuberculosis sequelae[J]. Diagn Interv Radiol. 2011, 18 (1): 96-101.

[9] MEHTA AS, AHMED O, JILANI D, et al. Bronchial artery embolization for malignant hemoptysis: a single institutional experience[J]. J Thorac Dis. 2015, 7 (8): 1406-1413.

[10] KERVANCIOGLU S, BAYRAM N, GELEBEK YILMAZ F. Radiological findings and outcomes of bronchial artery embolization in cryptogenic hemoptysis[J]. J Korean Med Sci. 2015, 30 (5): 591-597.

[11] 伍筱梅, 梁荣光, 赖清, 等. 肱-腋动脉体外临时阻断后行锁骨下动脉造影对判断咯血来源血管的价值[J]. 中华放射学杂志. 2011, 45 (7): 670-673.

[12] VAN DEN HEUVEL MM, ELS Z, KOEGELENBERG CF. Risk factors for recurrence of haemoptysis following bronchial artery embolisation for life-threatening haemoptysis [J]. Int J Tuberc Lung Dis. 2007, 11 (8): 909-914.

[13] ANDERSEN PE. Imaging and interventional radiological treatment of hemoptysis[J]. Acta Radiol. 2006, 47 (8): 780-792.

[14] YU-TANG GOH P, LIN M, TEO N, et al. Embolization for hemoptysis: a six-year review[J]. Cardiovasc Intervent Radiol. 2002, 25 (1): 17-25.

[15] 江森, 朱晓华, 孙兮文, 等. 非支气管性体动脉引起咯血的发病情况及介入栓塞疗效分析[J]. 中华放射学杂志. 2009, 43 (6): 629-633.

[16] 王超, 吕永兴, 邹英华. 超选择性支气管动脉栓塞治疗大咯血的临床评价[J]. 介入放射学杂志. 2008, 17 (10): 737-739.

[17] 谭志斌, 郭友, 陈翠, 等. 支气管动脉栓塞治疗咯血短期疗效影响因素分析[J]. 放射学实践. 2009, 24 (12): 1348-1350.

[18] 赖清, 伍筱梅, 陈永富, 等. 体动脉侧支血管参与咯血供血的影像学研究[J]. 介入放射学杂志. 2009, 18 (6): 429-432.

[19] MCDONALD DM. Angiogenesis and remodeling of airway vasculature in chronic inflammation[J]. Am J Respir Crit Care Med. 2001, 164 (10 Pt 2): S39-S45.

[20] JEFFERY PK. Remodeling in asthma and chronic obstructive lung disease[J]. Am J Respir Crit Care Med. 2001, 164 (10 Pt 2): S28-S38.

[21] KHALIL A, FARTOUKH M, TASSART M, et al. Role of MDCT in identification of the bleeding site and the vessels causing hemoptysis[J]. Am J Roentgenol. 2007, 188 (2): W117-W125.

[22] 李志坚, 王实强, 白启才, 等. 中国人膈下动脉血管造影解剖研究[J]. 中国医学影像学杂志. 2003, 11 (2): 89-92.

[23] LEE JH, KWON SY, YOON HI, et al. Haemoptysis due to chronic tuberculosis vs. bronchiectasis: comparison of long-term outcome of arterial embolisation[J]. Int J Tuberc Lung Dis. 2007, 11 (7): 781-787.

[24] 王茂强, 刘凤永, 段峰, 等. 膈下动脉参与供血的肺部出血性疾病的诊断及介入治疗 [J]. 中华放射学杂志. 2007, 41 (10): 1116-1119.

[25] 钱元新, 伍筱梅, 赖清, 等. 肋间后动脉与咯血的相关性分析[J]. 介入放射学杂志. 2012, 21 (9): 731-734.

[26] 余建群, 杨志刚, 杨开清, 等. 肺韧带对下胸部疾病螺旋CT表现的影响及其解剖学基础[J]. 中华放射学杂志. 2003, 37 (1): 67-69.

[27] 任医民, 伍筱梅, 钱元新, 等. 食管固有动脉作为非支气管性体动脉参与咯血的介入诊断与治疗 [J]. 介入放射学杂志. 2013, 22 (9): 734-737.

[28] 刘振生, 王家祥, 李澄, 等. 食管固有动脉参与咯血及其解剖基础[J]. 临床放射学杂志. 2009, 28 (2): 247-249.

第四节
核医学检查

核医学应用于呼吸系统疾病诊断和治疗的多个方面。本节主要涉及正电子发射计算机体层显像(positron emission tomography and computed tomography, PET/CT)诊断肺肿瘤病变,非特异性肺肿瘤显像,骨显像诊断肿瘤骨转移,肺通气/灌注显像诊断肺栓塞、慢性肺阻塞性疾病、肺动脉高压等。

一、核医学检查的必备条件

实施核医学检查需要两个基本条件。一是需要有核仪器,能够接收和显示体内放射性的分布和强度;二是具备特定的放射性药物,能够特异或有针对性地分布在特定的器官或组织。

（一）核医学检查的核仪器　核医学成像依赖于体内组织或器官发出的射线被仪器接收并按其放射性分布形成影像。发射型计算机断层成像（emission computed tomography，ECT）仪是常用的核医学成像仪。

ECT又根据其探测射线的不同而分为单光子发射计算机断层成像（single photon emission computed tomography，SPECT）和正电子发射断层成像（positron emission tomography，PET）两种。SPECT探测的是 γ 射线，而PET探测的是正电子（β^+）。

近年来图像融合的研究蓬勃发展，催生了核医学CT与放射科CT的同机融合。PET和SPECT分别与CT合二为一，形成新的核医学仪器PET/CT和SPECT/CT。在一台仪器上既获得核医学的功能影像，又获得CT的解剖学影像，以及两者的融合图像。新近更有与磁共振（MRI）同机融合的PET/MRI。

（二）放射性药物　这是特定放射性核素标记的化合物或生物制剂。它有两个最基本的特点：一是具有放射性，因此符合放射性核素衰变的规律，包括以放射性活度作为强度单位、具有特定半衰期等；二是其化学量或载体的量非常低，但保留其生理生化特性，成为体内"示踪"的基础。

PET所用的正电子核素主要依靠回旋加速器生产，如 ^{11}C、^{13}N、^{15}O、^{18}F，它们的半衰期短，分别为20分钟、10分钟、2分钟、110分钟。目前最常用的是 ^{18}F。^{18}F 标记的脱氧葡萄糖（^{18}F-FDG）是目前使用最广泛的正电子放射性药物。SPECT显像经常使用锝-99m（^{99m}Tc）标记的化合物，^{99m}Tc 可以很方便地取自 ^{99}Mo-^{99m}Tc 发生器。^{99m}Tc 标记化合物如 ^{99m}Tc-大颗粒聚合人血清白蛋白（^{99m}Tc-MAA）可做肺灌注显像和深静脉血栓显像，^{99m}Tc-锝气体（^{99m}Tc-technegas）可做肺通气显像，^{99m}Tc-亚甲基二膦酸盐（^{99m}Tc-MDP）用来做骨显像。

（三）定量分析技术　核医学检查的重要优势之一是可以对示踪剂在体内的代谢过程进行定量分析。其中临床应用最多的参数是标准摄取值（standard uptake value，SUV）。SUV定义为病灶的比活度与注射剂量和体重之比值

$$SUV = \frac{病灶的放射性浓度（kBq/ml）}{注射剂量（MBq）/体重（kg）}$$，描述病灶对放射性药物的摄取与全身平均摄取之比。SUV在临床上应用于：①鉴别肿瘤良恶性和肿瘤分级、分期，一般SUV越大，肿瘤恶性程度越高；②预测肿瘤患者的存活期，存活期与SUV呈负相关；③评估与监测疗效，SUV下降预示治疗有效。

二、^{18}F-FDG PET/CT 显像诊断肺部肿瘤

PET/CT不仅能提供病变的代谢信息，而且能展示形态学特征，有利于肺部病变的定位定性诊断。显像剂以 ^{18}F-FDG最为普遍。恶性肿瘤细胞糖酵解率高于正常或良性病变，对 ^{18}F-FDG的摄取明显增加；在葡萄糖转运蛋白（glucose transporter，GLUT）作用下加速FDG进入细胞；肿瘤组织在相对缺氧状态下葡萄糖的无氧酵解激活，也可能与FDG的高摄取有关。进入肿瘤细胞的FDG在己糖激酶的作用下磷酸化生成FDG-6-PO_4，但由于分子构型的改变而不能继续代谢为二氧化碳和水，从而滞留于细胞内，故可被PET仪探测。

肺癌 ^{18}F-FDG PET/CT显像的典型表现为位于肺内的团块状或结节状放射性摄取异常浓聚灶，SUV最大值>2.5，病灶周边清楚，边缘呈分叶状，放射性分布可均匀或不均匀，如肿块型肺癌，中心可有空洞或坏死组织，影像上多表现为环形放射性摄取异常增高灶。

但要注意，有些肺部肿瘤，如类癌或支气管肺泡癌，生长缓慢，为低代谢肿瘤，通常放射性摄取仅为轻度增高，SUV<2.5，PET的表现不典型。有些位于肺底近膈肌处的病灶，由于呼吸运动PET显示为阴性；直径<8mm的病变，由于部分容积效应PET上也会显示为阴性，从而产生假阴性结果。另外，所有具有活力的细胞均需要葡萄糖作为能量供应，包括炎症在内的许多病变也可过度摄取 ^{18}F-FDG，因而FDG的摄取并不具有特异性。

因此进行PET/CT读片分析时，需要综合临床症状、实验室检查、既往史及现病史、疫病接触史及诊疗过程等详细资料，以求获得准确诊断。

（一）PET/CT在肺肿瘤患者中的应用　PET/CT在肺癌患者的早期诊断和治疗反应的评估方面起重要作用。PET/CT肺肿瘤显像尤其适用于孤立性肺结节（solitary pulmonary nodule，SPN）的诊断、鉴别诊断，进行肿瘤分期，指导选择临床治疗方案、肿瘤放疗的精确定位，监测肿瘤有无复发，评价放化疗的疗效及患者预后等。

1. 孤立性肺结节的定性诊断　评估可疑的孤立性肺结节是PET/CT的适应证之一。直径8mm以上的结节通常能被PET/CT检出。PET/CT将形态学与功能学检查融为一体，为孤立性肺结节无创定性诊断提供了新工具。PET/CT中的CT精确显示病灶部位、大小及形态，显示肺癌对周围血管、支气管、纵隔及相邻胸壁的侵犯程度；同机PET能反映肿瘤的代谢活性，表达肿瘤细胞的恶性程度。PET/CT集两者之优，明显提高肺内孤立性肺结节的诊断准确率。

典型肺癌 ^{18}F-FDG PET/CT显像见图10-4-1，转移淋巴结也呈单发结节状或融合成团块状高放射性浓聚。中央型肺癌伴阻塞性肺不张或肺炎时可见"彗星征"，即明显放射性浓聚的肿块伴放射性摄取程度较低的阻塞性肺炎病灶。转移淋巴结亦出现异常放射性浓聚。

仅依据SUV值判断肺内良恶性病变有局限性。血糖浓度、病灶GLUT1水平、病灶直径、密度、供氧情况及分化程度等均影响SUV值水平。有些肺部肿瘤放射性摄取仅为轻度增高，PET的表现不典型，会产生假阴性结果。假阴性多见于生长缓慢的肿瘤。

PET/CT的假阳性常见于结核、肺内非特异性炎症、脓肿、真菌感染、Wegner肉芽肿、结节病等，多由于中性粒细胞、类上皮细胞和巨噬细胞及淋巴细胞的浸润导致局部代谢活跃，葡萄糖利用率增高，而引起SUV值增高。

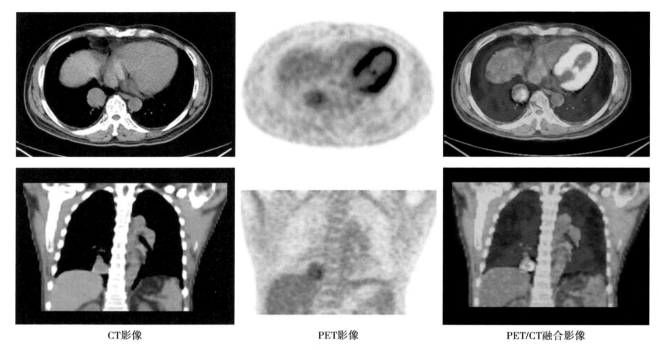

| CT影像 | PET影像 | PET/CT融合影像 |

图 10-4-1   肺癌^{18}F-FDG PET/CT 显像

患者男性，63 岁，反复咳嗽、咳白色泡沫痰、咯血 4 个月就诊，否认结核病史。纤维支气管镜未见明显异常，CT 示右下肺基底段占位性病变，多为良性。行 PET/CT 检查，右肺下叶内侧底段一椭圆形块影（箭头），大小 3.5cm×4.2cm×3.9cm，边界较清晰，密度不均，边缘见钙化影；病灶部位呈不均匀性异常放射性浓聚，SUV 平均值为 3.2，SUV 最大值为 6.2。PET/CT 诊断为右肺下叶病灶代谢异常增高，肺癌可能性大。手术病理证实为右下肺低分化鳞癌。

（引自：陈绍亮.PET-CT 图谱.北京：科学出版社，2011.）

因此进行 PET/CT 读片分析时，需要综合临床症状、实验室检查、既往史及现病史、疫病接触史及诊疗过程等详细资料，以求获得准确诊断。仅仅依靠 SUV 值，不能明确诊断结节是良性或恶性。一般情况下，如果结节 FDG 不显影，短期随访是合理的。如果结节浓聚 FDG，则首选活检或手术切除。

2.^{18}F-FDG PET/CT 在肺癌分期中的应用   大量研究表明，PET 显像对肺癌的分期具有明显的经济学效益，是肺癌治疗前分期的主要方法，并影响肺癌的临床治疗决策。PET/CT 检查可以使分期更准确，可以优化治疗方案。肺癌早期，PET/CT 最常用于评估原发灶范围和寻找远处转移。大约有 10% 的患者转移灶 CT 随访阴性，而 PET 证实为转移。

（1）T 分期：主要依据 CT 提供的解剖信息评价肺癌大小和对胸壁、周围血管、支气管及纵隔的侵犯，结合 PET 的生物学信息准确进行 T 分期。

CT 虽然空间及密度分辨率较高，但仍有其局限性，有时对伴有胸腔积液患者的良恶性鉴别有一定困难。少数病例胸腔积液为炎性反应，有别于胸膜腔广泛转移的肺癌患者。后者分期已为 T₄ 无法手术，而炎性胸腔积液明显降低肿瘤 T 分期而提供了手术可能。PET/CT 有机结合形态和功能，T 分期更为精确。

（2）N 分期：肺癌有否淋巴结转移是确定肺癌分期、决定治疗方案和推测预后的重要因素。以往认为 CT 上直径小于 1cm 的淋巴结皆为阴性，而实际工作中有些直径小于 1cm 的淋巴结可能已经转移，而部分直径明显大于 1cm 的淋巴结有可能是慢性炎性淋巴结或增生。PET 对阳性结果的判断标准不依赖于淋巴结的大小，而取决于其代谢程度（图 10-4-2），因而比 CT 更符合实际。PET/CT 结合淋巴结大小及 FDG 摄取水平，对淋巴结的定性较为准确。

PET 检测恶性淋巴结非常敏感，然而缺乏特异性。纵隔镜检查是淋巴结分期的金标准，PET 阳性的纵隔结节最好行纵隔镜检查。

（3）M 分期：肺癌易出现肾上腺、骨、脑和肝脏等脏器的转移。对肺癌病灶有无远处转移需要全身评价，PET/CT 检查常规扫描范围包括全身，因此是评价肿瘤远处转移的最佳方法（图 10-4-3），既有功能显像又能提供精确的解剖结构。在 M 分期中，PET 探测远处转移的灵敏度为 93%，特异度为 96%。经常有通过 PET 检查发现意外远处转移的报告，并引起其治疗方案改变。

综上所述，PET/CT 检查能对肿瘤的 T、N、M 分期做出较为准确的判断，26%～30% 的患者因 PET/CT 检查改变了临床分期，部分患者因肿瘤已有远处隐匿转移而避免了不必要的手术，另一部分患者因降低了分期而得到及时手术的机会。

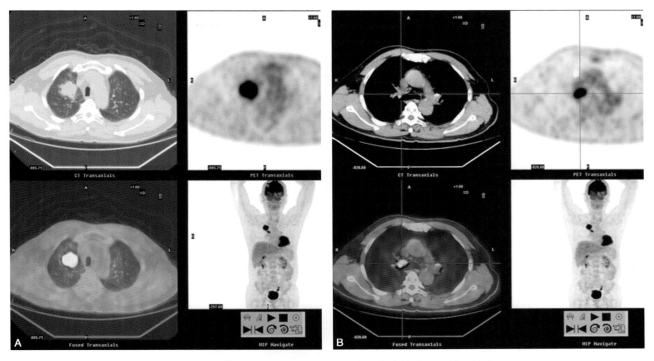

图 10-4-2 ^{18}F-FDG PET/CT 在肺癌分期中的应用：淋巴转移

患者男性，67 岁，咳痰 1 个月余。 PET/CT 显像示右肺上叶尖段 3.5cm×3.4cm 肿块，呈分叶状，边缘见毛刺，放射性异常浓聚，SUV 最大值约 12.7（A）。 右侧肺门肿大淋巴结，直径约 1.3cm，放射性异常浓聚，SUV 最大值约 5.5（B）。 术后病理证实为右肺上叶尖后段低分化腺癌并右肺门淋巴结转移（$T_2N_1M_0$，ⅡA 期）。

（引自：陈绍亮. PET-CT 图谱. 北京：科学出版社，2011. ）

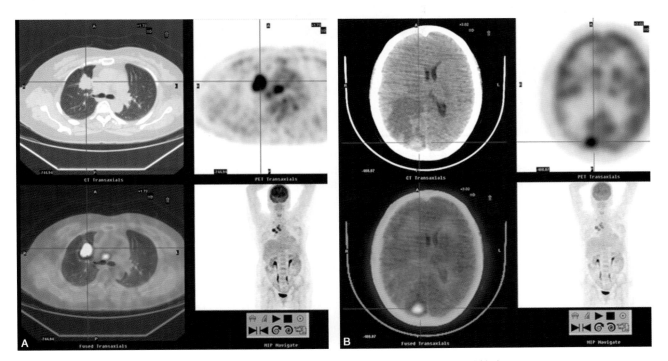

图 10-4-3 ^{18}F-FDG PET/CT 在肺癌分期中的应用：远处转移

患者女性，53 岁，头痛 3 个月余。 右肺上叶前段 2.9cm×3.7cm 不规则肿块影，密度较均匀，CT 值约 37HU，边缘分叶，可见毛刺及胸膜牵拉征，放射性摄取增高，SUV 最大值约 9.8（A）。 气管前、腔静脉后、隆突前、右肺门见肿大淋巴结，最大者直径约 1.7cm，放射性摄取增高，SUV 最大值为 2.9~8.0。 右侧枕叶见软组织肿块，大小约 1.2cm×1.5cm，放射性摄取增高，SUV 最大值约 13.8，病灶前缘见大片状水肿带，放射性摄取稀疏，右侧脑室受压，中线结构左移（B）。 最终诊断为右上肺癌并右侧枕叶脑转移。 病理证实右上肺中分化腺癌（$T_2N_1M_1$，Ⅳ 期）。

（引自：陈绍亮. PET-CT 图谱. 北京：科学出版社，2011. ）

　　肺癌分期是最重要的一个临床预后指标,同时也是极为重要的治疗预测因子。依据分期制订肺癌的治疗策略,是目前公认的个体化治疗基本标准之一。PET/CT可以识别肿瘤对周围胸壁、血管或纵隔等的侵犯,准确定位转移淋巴结,定位罕见及少见部位远处转移灶,可使一部分非小细胞肺癌(NSCLC)患者的分期上调(发现CT未发现的转移病灶)或下调(排除CT上可疑的病灶),分期更准确。由于^{18}F-FDG PET/CT显像而改变了对肺癌的临床治疗决策。PET/CT检查可以使分期更准确,可以优化治疗方案。

　　3.^{18}F-FDG PET/CT 显像判断肺癌治疗疗效　手术、放疗、化疗等治疗后肿瘤是否有残留、复发和转移,对于判断治疗效果及预后十分重要。肺癌治疗后形成纤维化、坏死及瘢痕组织,CT、MRI等形态学方法很难与肿瘤残留、复发相鉴别。肿瘤组织葡萄糖代谢旺盛,坏死纤维化组织葡萄糖代谢低下甚至没有,因此PET能较好地鉴别瘢痕与残余肿瘤组织,有助于及时发现复发和转移,调整治疗方

案;另外,较早证实残余肿块为纤维化或坏死组织,也避免了不必要的过度治疗。在部分小细胞肺癌,某些化学药物的治疗可导致癌细胞产生抗药性,这类患者在化疗后虽然胸部X线片可显示肿瘤范围的缩小,但如果FDG在肿瘤局部的摄取异常增高,常提示化疗无明显效果,并可能产生肿瘤的抗药性;相反,另一些患者在化疗后肿瘤范围未见明显变化,但局部FDG摄取明显减低,仍提示治疗方案有良好的效果。在肺癌放射治疗后出现肺的纤维化时,CT检查较难与肿瘤的残余或复发进行鉴别,FDG PET/CT则有助于两者的鉴别。

　　^{18}F-FDG PET/CT肺癌显像主要是依据肺癌细胞对FDG的摄取变化来反映肿瘤细胞活性。对于肺癌治疗后行^{18}F-FDG PET/CT显像,则可以通过FDG的摄取情况来反映治疗后肿瘤细胞的活性(图10-4-4),而且可以在形态发生明显改变前较早地检测出病灶的代谢改变,以此来评价治疗后效果:

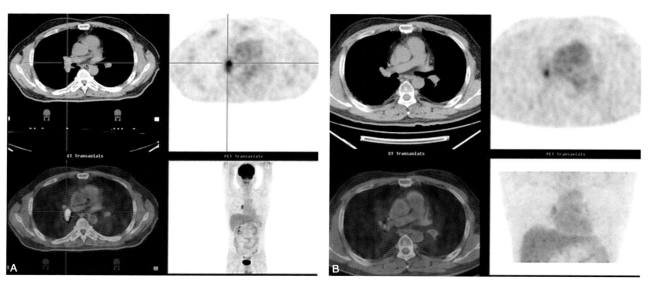

图10-4-4　肺癌治疗前后对比:治疗后明显好转(PR)

患者男性,45岁,确诊右肺癌,化疗2个疗程后复查PET/CT,与化疗前PET/CT比较,评估疗效。治疗前(A):右肺门增大,相应部位见一约1.5cm×2.9cm放射性分布异常浓聚影,SUV最大值为9.9。治疗后(B):右肺门见大小约1.6cm×1.3cm局限放射性分布异常浓聚影,SUV最大值为5.8。治疗前后相比较,右肺门形态缩小,代谢程度减低,提示恶性肿瘤病变治疗后活性明显受抑,病情好转,但仍有少许肿瘤存活。
(引自:陈绍亮.PET-CT图谱.北京:科学出版社,2011.)

　　完全有效(CR):全部病灶FDG摄取完全消失。

　　部分有效(PR):肿瘤FDG摄取减少>50%,无新的FDG摄取灶。

　　疾病稳定(SD):肿瘤FDG摄取减少25%~50%,无新的FDG摄取灶。

　　疾病进展(PD):肿瘤FDG摄取增加>25%或出现新FDG摄取灶。

　　PET/CT能及时对治疗方案进行评价并有助于及时调整治疗方案。

　　一般建议化疗后6周,放疗后间隔2~3个月接受PET/CT检查,以便可以正确判断肿瘤的活性。因为如果在化疗

后短期内即做PET检查,由于化疗药物仍在作用,可能出现假阴性结果。而在放疗后短期内即做PET检查,由于放疗后引起的放射性肺炎,以及肿瘤坏死组织中巨噬细胞糖酵解的影响,有可能出现假阳性结果。

　　4.^{18}F-FDG PET/CT 显像指导放射治疗计划　PET/CT显像可以提供形态及代谢双重信息,利于优化放射治疗计划。PET/CT在NSCLC放射治疗中的应用,提高了肿瘤分期精确性和靶区勾画的准确性,将肿瘤体积、代谢活性、周围组织与体表解剖及定位标志显示结合起来,进一步优化了靶区的剂量分布,为实现生物适形调强放射治疗奠定了基础。

PET/CT 可以利用多种不同性质的显像剂,从肿瘤组织的血流灌注、代谢、增殖活性、乏氧、肿瘤特异性受体、血管生成及凋亡等方面进行肿瘤生物学靶区(biological target volume,BTV)的定位,根据肿瘤边缘受累的体积增加放射治疗照射,提高肿瘤靶区的剂量,降低肺及食管等正常组织的毒性反应。PET/CT 能区别肿瘤与肺不张及阻塞性肺炎,另外,PET/CT 检出淋巴结转移更加敏感,因此 PET/CT 对大体肿瘤体积(gross tumor volume,GTV)的制订更加精确,正常组织受照射量减少,放射性肺炎能得到有效预防。在调强放射治疗(intensity modulated radiation therapy,IMRT)时,应该首先想到行 PET/CT 检查。PET 可以提供肿瘤的代谢信息,可以通过细胞的代谢、摄取 FDG 的情况来鉴别坏死或增生的肿瘤细胞。因此,IMRT 可以对 FDG 高摄取的细胞区域增加放射剂量,使治疗效果提高,并且避免了非肿瘤组织额外的放射损伤。

5. PET/CT 评价疾病预后　　PET 体内评价 NSCLC 的葡萄糖代谢率是一个独立的预后指标,这可能由于 NSCLC 的 FDG 代谢与肿瘤细胞的生长率和增殖能力相关。Ahuja 等报道 155 例 NSCLC 患者,排除肺癌临床分期、病理类型、治疗方式等因素的影响,结果显示 SUV<10 的 118 例患者,平均中位生存期为 24.6 个月;SUV>10 的 37 例患者,平均中位生存期仅为 11.4 个月。

6. ^{18}F-FDG PET/CT 在诊断其他肺部肿瘤中的应用

(1) 肺部淋巴瘤

1) 原发性肺淋巴瘤:PET 上表现为团块状放射性摄取异常增高,分布均匀,边界清楚。CT 表现为肺实质内肿块,其轮廓光整,密度均匀,病变可侵犯胸膜,跨叶间裂发展,但很少出现胸腔积液。该病发展缓慢,常可见支气管充气征,据此有助于和肺癌鉴别。

2) 继发性淋巴瘤:以结节型最为常见。PET 上多表现为放射性摄取结节状异常增高,可以与胸膜增厚及肺梗死相鉴别,后者无 FDG 摄取增高的表现。

PET/CT 显像发现仅有淋巴结累及,可以考虑淋巴瘤的诊断。但有结外器官累及时,有待活检来确定病理诊断。

(2) 肺部转移瘤:PET 上表现为部分结节放射性摄取轻度或明显增高,可多发、散在分布。结合肺转移瘤的典型 CT 表现(多见于肺外 1/3 带或胸膜下肺组织的弥散分布多发小结节软组织密度影,边缘光整,与周围肺组织境界清楚)可做出诊断。

有时需与原发性肺癌、肉瘤或肺炎相鉴别。

(3) 胸膜肿瘤

1) 胸膜间皮瘤:局限性胸膜瘤多为良性,表现为 FDG 无摄取。弥漫型间皮瘤多表现为胸膜面多发结节状放射性摄取异常增高,其邻近广泛增厚胸膜放射性摄取片状增高。

PET/CT 在胸膜间皮瘤上的价值不仅在于鉴别良恶性、评价恶性程度,而且可以了解恶性间皮瘤的病变范围,探测远处播散及全身转移灶,有助于进行术前分期,为避免不必要的开胸手术提供准确而客观的依据。

2) 继发性胸膜肿瘤:胸膜转移瘤多见于肺癌转移,还可见于乳腺癌、恶性淋巴瘤、恶性胸腺瘤、消化管癌、胰腺癌、肾癌及卵巢癌等转移。组织学分类多为腺癌。

PET 表现为胸膜面多发的小结节影,部分 FDG 代谢异常增高,部分较小结节可无 FDG 代谢摄取。PET/CT 读片时,要结合 CT 上的形态学改变。

7. ^{18}F-FDG PET/CT 诊断不明原因胸腔积液或肺不张的价值

(1) 胸腔积液:胸腔积液原因很多,常见有肿瘤(原发或转移)、炎症或感染、心源性、肾衰竭、腹水、药物诱发及外伤等。按积液性质分渗出液和漏出液两大类。按积液量分少量、中量、大量积液和特殊类型积液(包括包裹性积液、叶间积液、纵隔胸膜积液及肺底积液等)。

PET/CT 融合了形态及功能显像的双重优势,可以在相同密度的组织中鉴别出具有代谢功能的病变,在不明原因胸腔积液,尤其是恶性胸腔积液寻找原发灶的应用上具有明显的优势。

通常胸腔积液本身并没有 FDG 摄取。PET 的价值体现在鉴别被胸腔积液掩盖的肺部病变,肺部恶性病变的高代谢病灶仍然可以被显示,这时不仅可以寻找到胸腔积液的来源,而且可以评价病变的播散及全身转移情况,准确分期,指导治疗方案的制订,预测预后并评价疗效。

(2) 肺不张:肺不张 CT 影像上密度增高,与肿块、炎性肉芽肿、肿大淋巴结等难以鉴别。此时 PET/CT 的优势是可以显示病灶的代谢性信息,帮助鉴别出无代谢的肺不张组织和有代谢的炎症、肉芽肿、肿瘤等。如果是恶性肿瘤性病变所致,同时可以对恶性病变进行准确分期并指导治疗方案的选择。

8. 肿瘤原发灶不明时 PET/CT 的应用价值　　原发灶不明肿瘤(cancer of unknown primary,CUP)是一种异源性发生的、首先表现为转移性病灶、确诊时找不到原发灶的一类恶性肿瘤。PET/CT 在原发灶不明肿瘤中的应用价值主要体现在四个方面:①[18]F-FDG PET/CT 可用于大多数肿瘤的诊断,具有较高的灵敏度,在疾病的早期阶段(功能、代谢改变)即可发现异常;②全身显像,可发现新的或其他部位的转移(包括隐匿部位、少见、罕见部位),改变临床分期,影响治疗决策;③PET/CT 功能与解剖结构的同机融合,提高病灶定位及定性,避免 FDG 阴性肿瘤的漏诊;④PET/CT 可以指导对原发部位进行穿刺活检,提高阳性率。

(二) ^{18}F-FDG PET/CT 显像诊断肺癌的假阳性及其鉴别诊断　　肺癌[18]F-FDG PET/CT 诊断中的缺点是假阳性率较高。产生假阳性的主要病理特点是为炎症细胞浸润,而肉芽肿性炎症(包括结核性肉芽肿、隐球菌性肉芽肿和炎性假瘤)也主要表现为这一病理过程。因此,肺部肉芽肿性炎症是导致 PET/CT 假阳性的主要因素。肉芽肿分为结核性肉芽肿、隐球菌病、炎性假瘤、肺球虫病、组织胞浆菌病、机化性肺炎、非特异性炎症等。

1. 肺结核　　是由结核分枝杆菌引起的慢性肺部感染。陈旧性结核与稳定期结核病灶一般不摄取或很少摄取 FDG。在 PET/CT 上容易产生假阳性显像的结核病灶往往是增生型与混合型结核,以结核性肉芽肿为主。结核病灶周围渗出逐渐吸收,腺泡融合,病灶逐渐缩小,密度增高,边缘逐渐清楚,代表结核肉芽肿形成。

CT 影像示结核性肉芽肿呈肿块状,密度稍高,边界清楚。PET 影像示放射性摄取异常增高,延迟后 SUV 最大值升高,与肺癌难以鉴别。并且,伴随着活动性肺结核的发展过程,肺结核在肺部具有不同的表现。肺结核的[18]F-FDG 浓聚在图像上也呈多样性。

活动性肺结核与肺癌的鉴别诊断仅仅依靠 PET/CT 显像是不够的,需要密切结合患者的临床症状、实验室检查及诊治过程等。

2. 结核性胸膜炎 PET 影像多表现为胸膜弥漫型放射性摄取轻度增高,无明显结节状放射性摄取异常增高灶。当机化性胸膜增厚形成时,由于不是结核性活动期,PET 上多无明显放射性摄取增高表现。此时,PET/CT 的诊断价值主要体现为评价其是否处于活动期,并对其活动期的范围及全身病变情况进行评价。但是有时仅凭 PET 表现与胸膜转移瘤难以鉴别。

3. 真菌性肉芽肿病变 真菌入侵肺组织后可引起一系列炎症反应,基本病理变化是凝固性坏死、细胞浸润和脓肿形成。慢性感染为肺纤维化或肉芽肿形成。PET 显示肿块呈团块状放射性摄取异常增高灶,延迟显像后 SUV 最大值明显增高,往往与肺癌难以鉴别。

4. 肺脓肿 是多种病原菌引起的肺部化脓性感染,早期为化脓性肺炎,继而发生坏死、液化和脓肿形成。临床上起病急骤,有高热和咳嗽。PET 表现为肺部片状放射性摄取增高,分布与炎症累及范围相同。继而在液化区内出现多个小的透亮影,再融合成一个大的空洞。急性空洞内壁可凹凸不平,并可见气液平面。肺脓肿在 PET/CT 上与肺部恶性病变较易鉴别,但要注意形状呈肿块状并不伴液化及空洞等表现的非典型脓肿,此时需要密切结合患者的临床症状及实验室检查。

5. 结节病 PET 显像的特征性表现是胸部多个结节呈 λ 形串珠状分布于双侧肺门及纵隔。PET/CT 还可通过 SUV 变化对其代谢进行半定量分析,活动期 SUV 明显高于非活动期。

PET/CT 显像可作为结节病的诊断、分期及疗效评价的有效手段。

6. 肺隔离症 PET 显像多表现为低摄取或无摄取,伴发感染时可以局部放射性摄取增高。肺隔离症的诊断主要依靠 CT,发现供血血管,有利于诊断。PET/CT 显像对治疗方案的选择有一定价值。血清肿瘤标志物上升的肺隔离症患者,术前需排除其他部位是否存在恶性病变,PET 显像可为临床提供帮助。

（三）[18]F-FDG PET/CT 显像诊断肺癌常见的假阴性 在一些情况下,有可能出现假阴性而造成漏诊。肺癌诊断上主要见于病灶摄取[18]F-FDG 过少。

1. 病灶较小 直径<8mm 的病灶由于容积效应,无法显示。

2. 化疗后 4 周以内、放疗后 6 周内 由于肿瘤活性暂时被压制而不显示。

3. 部分"不亲糖"的肿瘤 如见于支气管肺泡癌。由于这部分肿瘤不摄取葡萄糖,因而表现为假阴性。其他不摄取葡萄糖的肿瘤有类癌、印戒细胞癌、含黏液成分高的肿瘤等。

三、非特异性肺肿瘤显像

临床上使用[67]Ga、[99m]Tc-MIBI 和[201]Tl 等进行肺肿瘤显像。之所以称为非特异性肺肿瘤显像,是因为这些显像剂并非特异性地被肿瘤细胞摄取,如炎症病灶也浓聚[67]Ga,心肌细胞也浓聚[99m]Tc-MIBI 和[201]Tl。用这些药物进行肺肿瘤显像,可以协助诊断肺肿瘤,鉴别治疗后残存的活性肿瘤组织、局部复发与坏死,判断肿瘤对化疗的耐药性等。

（一）[67]Ga 显像 [67]Ga 半衰期为 78.1 小时,通过电子俘获衰变发射 4 种不同能量的 γ 射线(93keV、184keV、296keV、388keV),用量为 111～185MBq(3～5mCi)。进行显像前一周患者应停用铁制剂。

[67]Ga 显像有助于肿瘤患者的分期、肿瘤复发和转移的诊断,预测患者对化疗或放疗的反应,并进行疗效评价。但[67]Ga 并不是特异地浓聚于肿瘤,炎症病灶也浓聚[67]Ga。所以显像时应注意鉴别诊断。

（二）[201]Tl 显像 [201]Tl 是一价阳离子金属,生物学特性与钾相似,在肿瘤细胞膜上 Na$^+$-K$^+$-ATP 酶的主动转移下进入细胞。所以可用[201]Tl 进行亲肿瘤显像,鉴别治疗后残存的活性肿瘤组织、局部复发与坏死。此外,[201]Tl 更经常用于心肌灌注显像。

[201]Tl 半衰期为 73 小时,由加速器生产,一般成人用量 111MBq(3mCi)。

（三）[99m]Tc-MIBI、[99m]Tc-Tetrefosmin、[99m]Tc（V）-DMSA 显像 ^{99m}Tc-MIBI(甲氧基异丁基异腈)与[99m]Tc-Tetrefosmin 是心肌灌注显像药物,临床上也作为亲肿瘤显像剂广泛应用。肿瘤细胞摄取[99m]Tc-MIBI 和[99m]Tc-Tetrefosmin 的机制比较复杂,目前尚未完全阐明。也有研究发现,五价锝标记二巯基丁二酸[[99m]Tc（V）-DMSA]在肿瘤组织有较高的浓聚率。肺癌与肺部良性病变对这些药物的摄取分数、靶组织/非靶组织(target-to-nontarget,T/NT)比值及潴留指数有显著差异,故常用于肺部结节病灶的良、恶性鉴别。多药耐药相关蛋白的过度表达是多药耐药发生的原因之一,[99m]Tc-MIBI 显像对于检查原发性肺癌患者 P-糖蛋白导致的多药耐药现象是有效的。[99m]Tc-MIBI SPECT 能够准确预测小细胞肺癌的化疗效果,小细胞肺癌[99m]Tc-MIBI 滞留指数高的患者生存时间较长,而肿瘤[99m]Tc-MIBI 滞留指数低的患者生存时间较短。

四、放射性核素骨显像诊断肺肿瘤骨转移

肺肿瘤经常发生骨转移。放射性核素骨显像诊断转移性骨肿瘤的灵敏度很高,提早 3 个月至一年半发现病灶。

目前临床上常用的骨显像剂是^{99m}Tc 标记的亚甲基二膦酸盐（^{99m}Tc-MDP）。成人剂量 740～1 025MBq（20～25mCi）。静脉注射示踪剂 3～4 小时后做全身或局部骨显像，必要时加断层显像。

正常骨显像表现为全身骨骼放射性呈均匀性、对称性分布。由于骨显像剂经由肾脏排泄，因而在全身骨显像图上可以见到肾脏、膀胱甚至输尿管影。

骨转移时骨显像上出现放射性分布不均匀和不对称，与邻近或对侧相应正常骨部位比较，呈现局部或弥散放射性积聚增高（热区）或降低（冷区）是骨显像的异常表现。其中以放射性异常浓聚（热区）为多见。典型表现有：①放射性异常浓聚区（热区）。骨修复过程中，代谢活性和血流增加，导致该部位^{99m}Tc-MDP 积聚增加，使其呈放射性"热区"。恶性骨肿瘤常较良性骨肿瘤呈现更高的异常放射活性。②放射性缺损区（冷区）。破骨活性明显大于成骨活性或表现为单纯的破骨过程时，骨扫描呈现为"冷"区。③"甜面圈（doughnut）型"，或混合的"冷"和"热"损伤。骨显像病灶中心呈放射性缺损的冷区，而环绕冷区的周围呈现异常放射性增高影，形成一个圆环。④过度显像（超级显像）。放射性示踪剂的骨摄取显著、普遍增加，多呈均匀、对称的异常放射性浓聚，软组织活性很少，而肾影常缺失。这种影像被称为过度显像或超级骨显像（super bone scan）。此时骨中放射性的浓集大大超过通常的 50%～60%。

骨显像适合于肺癌患者治疗前的分期和治疗后的定期随访，以早期发现骨转移灶。常规定期检查一般以一年检查一次为宜。

但是以上骨显像的异常表现缺乏特异性，常与肿瘤、代谢疾病和血液疾病有关，需要进行鉴别诊断。

骨显像的最大优势在于早期发现病灶。骨的局部血流和代谢只要有很小的变化，骨显像就能探查到异常。另一优势是全身一次成像可以了解全身骨骼的状况，为临床提供更多的信息。肿瘤骨转移瘤的早期诊断和及时治疗，可使患者的生活质量明显提高，存活期延长。

五、肺灌注显像和肺通气显像

（一）肺灌注显像（pulmonary perfusion imaging）原理

大于肺毛细血管直径的放射性蛋白颗粒经静脉注射后，随血流进入右心系统并与肺动脉血流混合均匀，一过性并随机嵌顿在部分肺毛细血管内。由于嵌顿在肺毛细血管量与肺灌注血流量成正比，因此对肺内的放射性分布进行显像，即可显示各部位的血流灌注量，从而判断肺血流分布状况和受损情况。

（二）肺灌注显像剂和显像方法

常用的显像剂主要有锝［^{99m}Tc］聚合白蛋白（^{99m}Tc-macroaggregated albumin，^{99m}Tc-MAA）和锝［^{99m}Tc］人血清白蛋白微球（^{99m}Tc-human albumin microsphere，^{99m}Tc-HAM）。常规取仰卧位注射示踪剂，以减少重力影响。注射剂量 111～185MBq（3～5mCi），注射体积不小于 1ml。每次注射前先将混悬液摇匀。注意有严重过敏史者原则上不做此项检查；静脉注射前吸氧 10 分钟，避免肺血管痉挛造成的假阳性；注射显像剂速度要慢，要少抽回血。严重的肺动脉高压是其相对禁忌证。

肺灌注平面显像常规取前、后、左后斜、右后斜、左侧和右侧 6 个体位，也可做断层显像，获得横断、矢状和冠状面影像。

（三）肺灌注显像的正常影像与异常影像

1. 肺灌注显像的正常影像

（1）平面显像（图 10-4-5）

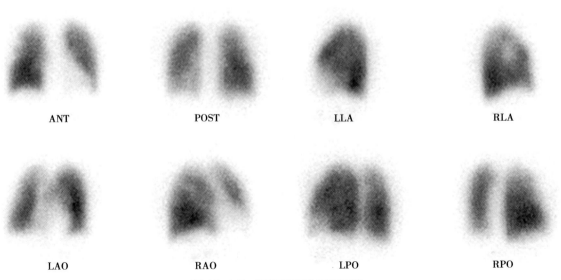

ANT　　　　　POST　　　　　LLA　　　　　RLA

LAO　　　　　RAO　　　　　LPO　　　　　RPO

图 10-4-5　正常肺灌注平面影像

ANT：前位；POST：后位；LLA：左侧位；RLA：右侧位；LAO：左前斜位；RAO：右前斜位；LPO：左后斜位；RPO：右后斜位。

1）前位：双肺轮廓完整，右肺影较左肺影大，两肺中间空白区为纵隔及心影，左肺下方几乎被心影所占据，肺门部纵隔略宽，肺底呈弧形，受呼吸运动影响而稍欠整齐。除肺尖、周边和肋膈角处放射性分布略显稀疏外，双肺内放射性分布均匀。

2）后位：双肺轮廓完整清晰，两肺面积大小近似。中间空白区为脊柱及脊柱旁组织所构成，左肺下内方近脊柱旁可见心脏压迹。双肺放射性分布均匀，肺周边略稀疏。由于肩胛骨及其附件肌群的屏蔽，肺上方呈现放射性稀疏。

3）侧位：双肺影呈蛤蚌形，后缘较直略呈弧形，前缘约120°角。左侧位显示左肺与右侧位显示右肺影形态相似但方向相反，左肺前下缘受心脏影响略向内凹陷。常规仰卧位静脉注射时受重力影响，双肺后部放射性分布较浓，中部由于受肺门的影响，放射性略显稀疏。分析左、右侧位图像时，还要考虑到对侧肺影中的放射性干扰。

4）斜位：为了获得肺脏的切线显像，以便观察肺脏基底段的改变而采用后斜位。在斜位像上两侧肺影难免重叠，故使用仰卧位做诊断时，可应用胸部X线片做对照，以便对局部病变做出合理的解释。

（2）断层显像：肺脏断层图像以脊柱为长轴，分为水平断层、冠状断层和矢状断层三个断面（图10-4-6）。

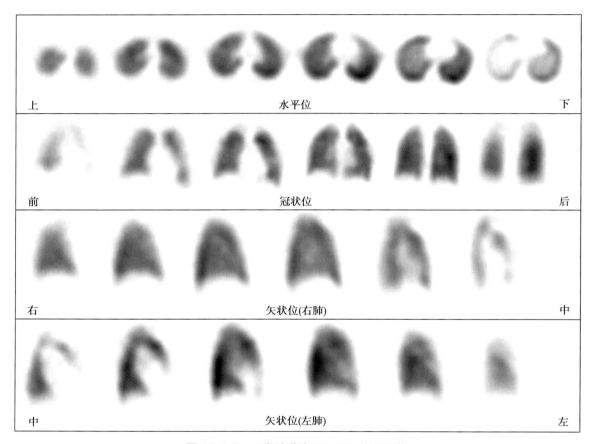

图 10-4-6 正常肺灌注 SPECT 断层影像

1）水平断层：断层方向由上到下，上面由颈根部开始断起，以避免遗漏肺尖。各层面解剖结构依次变化如下：自两肺尖沿纵隔脊柱下行，在肺尖显影后肺影逐渐增大的同时，肺门、心影空白区相继出现，在肺门以下心影增大，到基底部由于受横膈膜的影响，肺底显露其外缘轮廓。

2）冠状断层：断层方向由前向后，各断面解剖结构表现为脊柱前区由两肺、纵隔、心影及肺门等各层次组成，肺影近似于前位平面像，先是肺影由窄变宽，而心影则由大变小，直到脊柱影出现。脊柱后区可见心影消失，两肺影增大且图像与后位像相似。

3）矢状断层：断层方向从右到左，各层面解剖结构变化为，首先肺右下角开始显影，肺影逐渐增大至与右侧位像相近似，继之肺门、纵隔、心影依次出现，使肺影中心出现空白区，且逐渐扩大，肺影只能见到淡薄的完整周边轮廓，其后肺影增大，心影明确，且由大变小，随之肺影增大至与左侧位影像相似，其后肺影再次逐渐变小至左肺下叶外侧段消失。

2. 肺灌注显像的异常影像及其成因 肺内血流分布受到肺、心脏、胸壁或纵隔多种疾病过程的影响。影响肺血管系统的病变中，最常见的是肺动脉栓塞，原发于气道的病变等亦可引起肺动脉灌注的继发性减低，造成肺血流减低和异常的主要原因见图10-4-7。

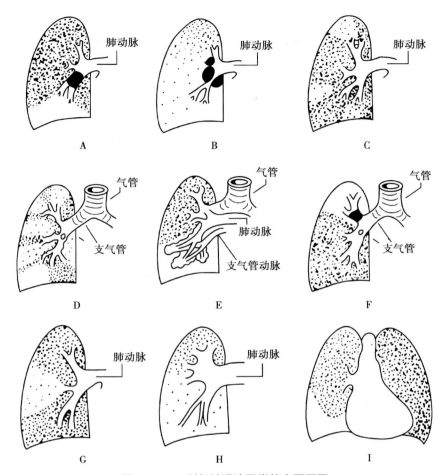

图 10-4-7 引起肺灌注异常的主要原因

图中散点区域表示血流灌注，空白区表示通气无血供。

肺动脉栓塞时，栓子(通常是小血栓)栓塞肺动脉分支，血流无法通过，肺灌注图像中呈现肺叶、肺段或亚段的放射性分布稀疏或者缺损(图 10-4-7A)。肺门肿物(如见于进展期肺癌的肺门肿大淋巴结)压迫大的肺动脉，可引起一侧肺灌注减低或不显影(图 10-4-7B)；引起更细小的肺动脉的病变，如血管炎、多发小肺动脉栓塞，可引起类似图 10-4-7C 的多发亚段性肺血流灌注减低、缺损表现。原发于气道的病变亦可引起肺动脉灌注的继发性减低。慢性支气管炎、肺气肿和支气管哮喘等肺部疾病所致广泛肺毛细血管床受损的肺灌注影像见图 10-4-7D，见多发散在、不均匀分布的放射性稀疏、缺损。支气管扩张患者常见外周支气管扩张伴周围炎症。病变区支气管动脉常明显扩张，与肺动脉间的吻合支明显增多，导致肺动脉血液倒流入支气管动脉，肺动脉几无血流通过，出现放射性稀疏或缺损(图 10-4-7E)；病变区几乎无气体交换。支气管腔被肿瘤或异物阻塞后，由于局部低氧而造成血流灌注减低(图 10-4-7F)。肺炎的肺实质内充满炎性渗出，肺梗死的肺实质内充满血液，病变区域的肺动脉血供明显减低，图像呈放射性稀疏或缺损(图 10-4-7G)，并且没有通气。肺动脉高压时，肺血流分布发生逆转致使肺上部放射性高于肺底部(图 10-4-7H)，常见于肺

心病和二尖瓣狭窄。大量胸腔积液或扩大的心脏可能压迫肺组织，造成区域性的肺血流减低(图 10-4-7I)。

3. 各种疾病的异常肺灌注显像影像

(1) 肺动脉血栓栓塞时肺灌注显像呈肺叶、肺段或亚段性缺损。

(2) 组织受压或被推移时，如心脏向左扩大压迫左下肺动脉，可引起局限性肺灌注缺损；肺门肿物压迫一侧肺动脉，甚至可引起一侧肺不显影。

(3) 肺部充血、水肿或炎症时，由于局部肺血流灌注减少可导致放射性分布稀疏或缺损。肺泡缺氧时常可引起局部小血管反射性收缩，导致局部肺组织血流灌注缺损。

(4) 支气管动脉与肺动脉间有侧支循环形成时，肺动脉血流倒流入支气管动脉，使原来正常血流灌注的部位出现放射性稀疏或缺损区。

(5) 心脏内存在右-左分流，肺动静脉瘘或肺动、静脉吻合时，放射性示踪剂通过肺静脉直接进入体循环，因而肺内放射性分布稀疏，肺动、静脉吻合部呈现灌注缺损区。右-左分流引起注射示踪剂后肾脏和脑迅速摄取，可定量分流指数。

(6) 一侧肺动脉发育不良、先天性肺动脉发育不全、一侧肺动脉起源于胸主动脉等，均可造成肺灌注显像一侧肺

或肺局部放射性稀疏或缺损。

4. 肺通气显像（pulmonary ventilation imaging）原理　将放射性惰性气体或气溶胶吸入气道和肺泡内,然后呼出,用放射性显像装置体外探测双肺各部分的放射性分布。由于放射性在肺内分布与局部通气量成正比,因此可以估价肺的通气功能,了解气道的通畅性及肺泡与气体的交换功能。

5. 肺通气显像剂　肺通气显像剂主要有三种。一是非水溶性放射性惰性气体,如^{133}Xe(氙)、^{127}Xe、^{81m}Kr(氪)等,它们被吸入气道和肺泡后,随即被呼出体外,不会进入血液。二是放射性气溶胶,常用锝[^{99m}Tc]喷替酸盐(^{99m}Tc-pentetate,^{99m}Tc-DTPA),经超声雾化器雾化为气溶胶,雾粒大小在1~30nm,反复吸入后,将沉积在支气管-细支气管和肺

泡内。三是近年来使用的^{99m}Tc标记超细碳颗粒放射性气溶胶(technegas,锝气体),颗粒大小均匀,直径5~20nm,吸入人体后,20分钟内呼吸道内放射性分布基本不变,其操作简便,图像质量好,是理想的通气显像剂。

6. 肺通气显像的正常影像与异常影像

(1)肺通气显像的正常影像:正常肺通气影像和肺灌注影像所见基本一致(图10-4-8),没有"不匹配"现象。锝气体显像图像质量好于气溶胶显像,在中央气道放射性沉积少,外周渗透性好,显像清晰,喉部、大气道和胃放射性浓聚少。影像质量提高。由于吸入后在肺内分布较为稳定,适合进行多体位显像和SPECT断层显像。

(2)肺通气显像的异常影像:常见的通气异常及其成因见图10-4-9。

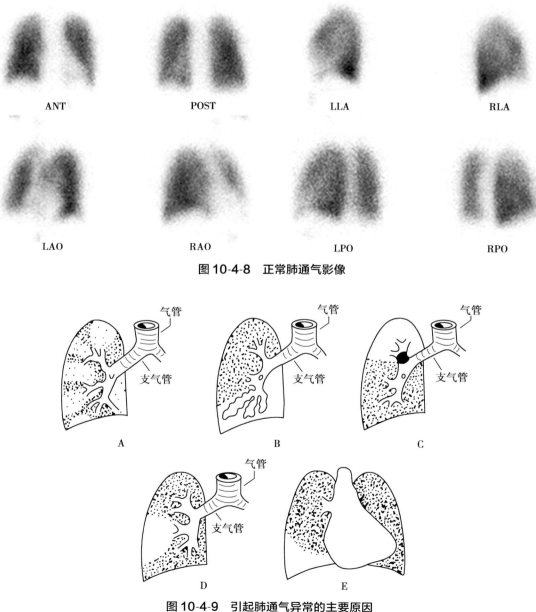

ANT　　POST　　LLA　　RLA

LAO　　RAO　　LPO　　RPO

图10-4-8　正常肺通气影像

A　　B　　C

D　　E

图10-4-9　引起肺通气异常的主要原因

图中散点区域表示通气,空白区表示无通气。

慢性支气管炎、肺气肿、支气管哮喘等病变引起气道狭窄或破坏时气流受阻,通气图像可见多个散发、不均匀分布的放射性稀疏、缺损(图10-4-9A)。支气管扩张常伴有慢性炎症,病变扩张的支气管仅有少量或没有气体交换(图10-4-9B)。肿瘤或异物可引起支气管的狭窄或完全阻塞,引起通气减低或缺损(图10-4-9C)。如果阻塞发生在叶支气管,可能出现一叶肺不张。若阻塞发生在段支气管或更细的支气管,相邻肺段的气流可通过Kohn孔进入阻塞肺段中,以避免受累肺组织的完全塌陷。肺炎的肺实质内充满炎性渗出,肺梗死的肺实质内充满血液,无法进行气体交换,通气图像上呈放射性缺损(图10-4-9D)。大量胸腔积液或扩大的心脏可能压迫肺组织,造成区域性的肺通气减低(图10-4-9E)。

7. 肺通气/灌注显像诊断肺栓塞

(1)肺栓塞的影像学特点:肺栓塞的影像学特点是肺段性或亚肺段性灌注缺损和肺通气/灌注不匹配。肺栓塞早期肺灌注显像可早于其他形态学诊断出现异常。

1)肺段性灌注缺损:由于血栓阻塞血管,肺血流供应的肺叶、肺段和亚肺段呈放射性缺损改变,缺损范围与解剖结构肺叶、段分布相一致。灌注缺损的肺段数目和范围对肺栓塞有不同的诊断价值。有学者进行过统计,发现单个亚肺段缺损,仅33%为肺栓塞,而多个亚肺段缺损,肺栓塞的可能性上升为88%,多个肺段缺损则肺栓塞的可能性接近100%。因此多肺段的灌注缺损,特别是最大的缺损区在一个肺段以上,有明确的肺栓塞诊断意义。相反,单个亚肺段的灌注缺损则肺栓塞的可能性不大。

然而,灌注缺损并非肺栓塞的特异表现,许多其他原因同样可引起灌注缺损,如单侧膈肌抬高、叶间裂、气胸、胸腔积液、占位性病变压迫、心脏扩大或血管扩张、肺实质性病变等。因此单纯肺灌注显像对诊断肺栓塞的特异性较低,必须认真加以鉴别。

目前,肺通气/灌注显像相结合可提高肺栓塞的诊断准确性,但部分急性肺栓塞病例发病较急,为了争取时间,尽快进行溶栓治疗,灌注显像结合胸部X线片和临床表现,亦可对大部分患者做出较为正确的诊断。

2)V/Q不匹配:尽管肺灌注显像结合临床表现和胸部X线片可以较准确地进行肺栓塞的诊断,但由于部分患者临床症状和体征不典型,X线可表现正常,因此肺灌注显像的诊断特异性仍需提高。通气/灌注显像相结合可进一步提高诊断的准确性。肺栓塞的通气/灌注显像主要特征是V/Q不匹配,即肺段性分布的灌注缺损与正常的通气同时存在。

(2)肺通气/灌注显像的评价标准:在实际应用中,肺通气/灌注显像的表现更为复杂多样,为了便于临床应用,国外先后制定PIOPED(prospective investigation of pulmonary embolism diagnosis)显像评价标准和PISA-PED(prospective investigative study of acute pulmonary embolism diagnosis)显像评价标准,并被广泛应用。

PIOPED显像评价标准发表于1990年,1993年和1994年先后进行了修订,将其内容简化归纳如下:根据通气/灌注显像结果分为肺栓塞高度可能性、中度可能性、低度可能性和正常四级。

1)高度可能性:①2个或2个以上肺段的大部分(≥75%)V/Q不匹配(灌注缺损而对应部位通气正常),胸部X线片正常或灌注异常范围大于通气或胸部X线片异常范围;②1个肺段的大部分和2个或2个以上肺段部分(25%~75%)V/Q不匹配;③4个以上肺段部分V/Q不匹配。高度可能性诊断肺动脉栓塞的特异度为97%,阳性预测值为88%。

2)中度可能性:①1个肺段大部分和1个肺段部分V/Q不匹配;②1~3个肺段部分V/Q不匹配;③1个肺段V/Q不匹配,胸部X线片正常。中度可能性,对临床没有帮助,需要进一步检查。

3)低度可能性:①1个或1个以上肺段灌注异常,异常范围明显小于胸部X线片;②2个或2个以上的V/Q匹配的肺段,胸部X线片正常;③肺灌注缺损区是因胸腔积液、心脏扩大、肺门突出、主动脉增宽、纵隔增宽和膈肌抬高所致;④小于1个肺段范围的灌注异常而胸部X线片正常。低度可能性的阴性预测值约为84%。

4)正常:灌注显像正常提示不存在肺动脉栓塞,不必再进行通气显像。

高度可能性临床正确诊断的概率为90%,基本可以确定肺栓塞诊断;中度可能性临床正确诊断的概率为20%~40%,需要进一步进行肺动脉造影确诊;如为低度可能性,则排除肺栓塞的正确率可接近90%。但即使肺灌注显像大致正常,也不能完全排除肺栓塞,仍有4%的可能性。Hentyd等认为,低度可能性和接近正常的肺灌注显像,即使肺动脉造影发现肺栓塞,也不需要进行溶栓治疗,并且不会有不良的后果。

PISA-PED显像评价标准也分为四级。

1)灌注异常且符合肺栓塞:单个或多个“楔形”灌注缺损,同一部位的胸部X线片正常或异常。灌注缺损区周围常同时存在“楔形”过度灌注区。

2)灌注异常但不符合肺栓塞:单个或多个非“楔形”灌注缺损,同一部位的胸部X线片正常或异常。通常无“楔形”过度灌注区。

3)灌注接近正常:形状一致、面积小于或等于胸部X线片异常部位的灌注缺损。此类胸部X线片异常包括心脏扩大,主动脉、肺门或纵隔扩张,横膈膜抬高,肋膈角变钝,胸膜增厚,肺裂间隙积液等。

4)灌注正常:无任何灌注缺损。

8. PIOPED与PISA-PED两种评价标准的比较
放射性核素肺通气/灌注显像已被广泛地应用于肺栓塞的临床诊断。虽然,其诊断价值已被认可,但早在20世纪70年代就已经发现肺灌注显像存在“过度诊断”问题,即“假阳性”结果较多。虽然其后的前瞻性、多中心、大样本的PIOPED研究结果发表,并提出了PIOPED的分级诊断标准,并被普遍接受和应用,但仍有明显的不足之处:PIOPED诊断标准中的“中度可能性”和“低度可能性”结果既不能排除,也不能确诊肺栓塞,有研究认为,超过50%的患者被划入"中度可能性"和"低度可能性",即超过50%的患者还需要进一步的检查才能确诊。Hull等也指出"低度可能性"的比例高达14%,认为"低度可能性"应被划入"不能确定诊断(nondiagnostic)"的范围。

与此同时,PISA-PED研究组又建立了另一套核素肺灌注显像的诊断标准,以期提高肺栓塞的诊断效能。肺通气显像一般被认为能够提高肺灌注显像的特异度,但是通气/灌注不匹配并不总是代表肺栓塞,而通气/灌注匹配也不能肯定地排除肺栓塞。因此PISA-PED研究返回到反映肺栓塞本质特征的肺灌注显像,该标准不结合肺通气显像而单独使用肺灌注显像进行肺栓塞的诊断,在其诊断标准中,灌注缺损是否为"楔形"成为最重要的肺栓塞诊断依据。PISA-PED标准与PIOPED标准相比,虽不如前者精确,但更加简单明确,易于操作,因此同样受到临床的普遍重视和应用。

从目前已有的研究结果看,PIOPED与PISA-PED两种标准之间的诊断准确性没有明显的差别。国外相关研究对PISA-PED标准的诊断效能还没有一致的认识,其可能的原因是阅片医师对"楔形"灌注缺损的认识程度不同。PISA-PED标准判定肺栓塞阳性仅需考虑肺灌注缺损的形状是否为"楔形",而不需要考虑灌注缺损的数量和范围,也不需要考虑其与胸部X线片及肺通气显像是否"匹配",因而在提高阅片灵活性的同时,增大了准确阅片的难度。从目前来看,能否通过优化图像评判标准,减少对肺通气显像的依赖,还需要积累更多的临床资料。

9. 肺栓塞的疗效观察　肺灌注显像是一种简便、无创性的诊断方法,因此可以用来进行随诊观察。肺栓塞患者进行溶栓前后的肺灌注显像对比,符合并反映临床情况。急性、年龄较轻、无其他心肺合并症、溶栓及时的患者溶栓效果一般较好,血流灌注可以部分甚至完全恢复正常。而年龄较大、有心肺合并症且慢性机化性血栓形成的患者,溶栓效果往往不佳。用核素肺灌注显像评价肺动脉内膜剥脱取栓术的疗效,发现该手术对中心型肺栓塞效果较好,而对多发性的周围型栓塞效果相对欠佳。

10. 结合下肢深静脉显像诊断肺血栓来源　肺灌注显像经常和放射性核素双下肢静脉显像同时进行。这不但是因为放射性核素下肢静脉显像使用的显像剂与肺灌注显像相同,都是^{99m}Tc-MAA(人血清白蛋白微球),更重要的是因为形成肺栓塞血栓的栓子70%~90%来自下肢等部位的深静脉血栓。肺栓塞的发生与下肢深静脉血栓形成有非常密切的关系。所以,采用双足背静脉推注显像剂,双下肢静脉显像后可以继续进行肺灌注显像。结合双下肢静脉核素显像检测深静脉血栓明显提高诊断肺栓塞的准确性和特异性。

使用核医学显像仪器观察放射性示踪剂从足背静脉至腓静脉、腘静脉、股静脉、盆腔静脉和下腔静脉的全过程,据此判断下肢深静脉的通畅与否及侧支循环形成情况。下肢深静脉血栓的影像特征可表现为完全性阻塞、不完全性阻塞、小腿深静脉血栓形成、一侧下肢深静脉不显影等异常影像。

下肢深静脉血栓是肺栓塞的主要来源,应用下肢深静脉显像可及时发现下肢深静脉的血栓,为选择安装滤器,防止新的栓子栓塞肺动脉提供诊断依据。

11. 怀孕妇女肺动脉栓塞的诊断　肺动脉栓塞是孕妇死亡的重要原因。虽然目前已经进入了CT肺动脉造影时代,但核素通气/灌注显像仍然有其独特的价值:怀孕妇女肺动脉栓塞的诊断必须权衡孕妇和胎儿所受的辐射剂量。CT肺动脉造影孕妇乳腺辐射剂量为10~70mGy,明显高于美国放射学会指南的3mGy;胎儿剂量0.10~0.66mGy。而灌注显像孕妇乳腺辐射剂量<0.31mGy,胎儿剂量0.10~0.37mGy,明显低于肺动脉造影。而且,在检查技术方面,多数病例只需要做灌注显像,不一定需要再做通气显像。

胸部X线片正常的可疑肺动脉栓塞的孕妇,推荐使用核医学肺动脉灌注显像。

核医学灌注显像和CT肺动脉造影诊断肺动脉栓塞的准确性相仿。

12. 鉴别诊断

(1) 慢性阻塞性肺疾病:典型的慢性阻塞性肺疾病(COPD)病例V/Q匹配,与肺栓塞不难鉴别,但某些显像情况较为复杂,局部V/Q匹配与不匹配同时存在。尽管COPD可产生小的血栓,阻塞远端小动脉,表现为亚肺段的V/Q不匹配,但有学者认为局部V/Q匹配与不匹配同时存在不能仅仅用COPD解释,认为V/Q匹配的部分为局限性肺疾病,而不匹配的部分可能为肺栓塞引起。一般认为,存在2个或2个以上肺段V/Q不匹配时,肺栓塞的可能性大;而通气异常范围较大,有2个或2个以上肺段不匹配则肺栓塞可能性较小,必要时应进行肺动脉造影加以鉴别。

(2) 肺栓塞合并肺梗死:肺栓塞合并肺梗死(pulmonary infarction)同时存在局部V/Q匹配与不匹配,灌注与通气缺损均呈肺段分布,胸部X线片往往有阴影出现,反应性通气低下。如果V/Q开始匹配,而后出现不匹配,则提示早期肺梗死可能性大。

(3) 多发性大动脉炎:多发性大动脉炎(Takayasu's arteritis)是主动脉及其分支的慢性、进行性、非特异性炎症,好发于青年女性,其主要病理变化是病变动脉纤维增生引起管腔不对称性狭窄,甚至完全阻塞,病变呈节段性分布。根据受累部位不同,分为头臂动脉型、胸腹主动脉型、肾动脉型、肺动脉型和混合型。

大动脉炎累及肺动脉的核素显像特征与肺栓塞相似,受损肺动脉所支配的肺段灌注缺损,缺损区与解剖肺段分布一致,通气显像大致正常,V/Q不匹配。但由于肺动脉型主要累及大、中肺动脉,常可见整个肺叶或多个肺段受损,范围较大。单纯肺动脉型较少见,但大动脉炎累及肺动脉可达14%~50%,因此常合并相应的症状和体征,不难鉴别。如累及肾动脉时,合并肾动态显像异常,卡托普利(开博通)试验阳性。对于已确诊大动脉炎的患者,肺灌注显像是了解肺动脉是否受累的重要筛选性方法,同时对于了解肺动脉累及程度和范围有一定的临床意义。

（四）肺通气/灌注显像在诊断慢性肺阻塞性疾病中的应用　核医学检测方法在 COPD 中的应用价值并非诊断，而主要是评价其通气和血流灌注的功能性变化，诊断或者排除伴发的肺栓塞。肺通气显像时，因显像剂颗粒大小的差异，其表现也略有差异。锝气体为颗粒直径小于 200nm 的微小颗粒，是目前颗粒最小的肺通气显像剂，由于在肺内通透性较好，在 COPD 病变的评价方面具有明显的优势。由于具有易于获得、使用方便等优点，在临床上使用广泛。其在肺内的分布特点是：疾病早期，气体吸入像表现为充盈缓慢且分布不均匀；达到平衡像时，通气障碍区表现为放射性分布稀疏或缺损区；在清除像上，相应区域清除缓慢，该征象是 COPD 的常见表现。如果使用颗粒较大的气溶胶（^{99m}Tc-DTPA）为显像剂，在气溶胶颗粒通过狭窄气道时，由于涡流作用的影响，在气道狭窄处放射性颗粒沉积增多，形成"热区"，其远端肺实质内放射性分布减少，表现为弥漫性的放射性减低区。肺灌注显像时，COPD 的表现与肺内毛细血管的分布状况相一致，肺毛细血管分布稀疏或者缺失的部位表现为血流灌注减低或者缺损区。肺灌注显像时放射性分布的情况，可以间接反映肺血流的分布状况。通过在直立位采集肺灌注显像的图像并观察其放射性状况，采用半定量分析的方法，可以了解 COPD 是否已经导致血流的重新分布。

肺通气与灌注显像对比分析，可以获得更多有价值的信息。较为严重的 COPD 在肺通气/灌注显像时，突出表现是在通气和灌注显像上均表现为位置一致的放射性缺损区，通常通气显像的缺损较灌注显像的缺损更为明显。这主要反映了形态学上表现为肺气肿或肺大疱的区域，肺通气功能基本丧失，而且该区域的肺血管床也基本毁损。通过该方法不仅可以了解分肺功能，还可以按照解剖部位，准确评价具体到某一节段的肺功能变化，这是其他检测手段所无法实现的。有灌注、无通气，即肺通气/灌注显像表现为"反向不匹配"，是 COPD 的另一个常见征象。导致这种征象的原因是血供匮乏的区域接受了血供相对丰富区域的血液分流所致，反映了其病理生理的变化。

肺通气/灌注显像断层图像（SPECT）在临床上广泛应用，克服了常规平面显像的诸多不足，可以发现位置较深、较小的病灶，克服了因部分容积效应而无法显示轻度放射性减低区域的不足。大量的临床研究结果显示，肺通气/灌注显像断层图像可以有效提高诊断的敏感性和准确性。但由于核医学显像的空间分辨率较低，还是无法辨别具体是由于哪种原因所导致的通气/灌注功能方面的变化，因此，易于导致对功能状况评价的偏差。SPECT/CT 的临床使用，在获得肺通气/灌注功能影像的同时，还可以同时获得肺 CT 解剖图像，并可以分别显示为肺通气/CT、肺灌注/CT 的融合图像，有效提高了诊断的准确性。

放射性核素肺通气显像是探测小气道损伤的最灵敏方法之一。肺灌注显像对 COPD 患者肺血管床损害的部位、范围、程度和药物疗效的判断有一定价值。慢性支气管炎和肺气肿患者肺通气/灌注显像中通气、血流灌注稀疏缺损的表现多种多样。通常，双肺受累程度相似。受损最明显的部位可以位于下肺野、上肺野或双肺弥散分布。

在慢性支气管炎患者中，通气损伤比血流灌注损伤更为严重。而当疾病恶化后，这种通气/灌注表现模式会改变。肺气肿患者通气/灌注显像中，通气、灌注改变更为接近，这种表现会持续很长时间。肺大疱患者肺通气/灌注显像表现为病变部位匹配的放射性缺损区，可对肺减容手术前患者肺功能的判断及手术预后的评估提供可靠的依据。

支气管哮喘患者同样可以见到通气、血流灌注的明显改变，通气改变为著。灌注显像可见放射性稀疏缺损呈肺段甚至肺叶分布，若不进行通气显像，很可能误诊为肺栓塞。

肺通气/灌注显像在 COPD 诊治过程中的应用，可以概括为以下几方面：

1. 排除肺栓塞　COPD 发生肺栓塞的概率高达 25%，通过肺通气/灌注显像的方法，可以有效地识别和诊断。由于 COPD 肺内病理变化较为复杂，采用 SPECT/CT，或者结合 CT 图像可以有效地提高诊断的准确性。

2. 预后评价　采用 ^{99m}Tc 气体进行肺通气显像，在横断面图像上，如果在肺外带、沿胸壁出现放射性的浓聚区，与其相邻的肺中央部分为放射性的相对稀疏区，在 CT 图像上肺外带表现为正常的透光区，而肺中央部分表现为明显的透光度减低肺气肿。对于这样的病例，提示病情较为稳定，肺外带的肺组织受累及的可能性较小。

3. 评价 COPD 对肺动脉压力的影响　正常人在直立位时，自肺尖至肺底，肺血流分布逐渐增加。当肺动脉高压时，肺尖血流分布会增加。将肺分为上、中、下三个肺野，采用半定量分析的方法，可以早期发现这种血流分布的改变。

4. 肺减容术前评估与术后评价　应用肺通气/灌注显像方法，尤其是借助于 SPECT/CT，可以准确评价哪个节段肺通气和灌注功能毁损得最为严重，为手术方案的制订提供重要依据。采用同样的方法，可以评价减容术后肺功能的状况。

（五）肺通气/灌注显像在诊断肺动脉高压中的应用　2004 年的美国胸科医师学会（ACCP）循证医学指南中，肺灌注显像在筛选、早期评估及诊断肺动脉高压（pulmonary hypertention，PH）方面被推荐为 E/A（strong recommendation based on expert）级指标。

肺灌注图像中，肺动脉压力正常者肺尖部核素分布低于肺底部。PH 可导致肺血管阻力增高，动脉管壁内平滑肌增生，管腔变窄，血流降低。由于肺下部动脉壁内的平滑肌分布较上部丰富，肺下部动脉管腔狭窄更为明显。早期肺动脉压轻度增高时，灌注相可无明显异常。重度 PH 灌注相典型表现为"逆向分布"，双肺放射性分布严重不均匀。

慢性肺动脉血栓栓塞会引起 PH，后果严重，可能需要外科治疗。0.5% ~ 4.0%的急性肺栓塞（pulmonary embolism，PE）患者最终会发展成慢性血栓栓塞性PH。不幸的是，临床表现、实验室检查及其他无创性检查方法一般无法鉴别慢性血栓栓塞性PH和原发性PH、非血栓栓塞性的继发性PH，需要行肺动脉造影明确诊断和决定是否有外科手术指征。

肺通气/灌注显像安全、无创，可以帮助PH患者确定是否存在慢性PE。为避免PH患者进行肺通气/灌注显像时产生潜在的血流动力学副作用，需要减少注射^{99m}Tc-MAA的颗粒总数。与血栓动脉内膜切除术结果比较，肺通气/灌注显像和肺动脉造影都可能低估慢性血栓引起的阻塞血管的数量。有研究结果显示肺通气/灌注显像PE中度或高度可能性的慢性PH患者需要行CT血管成像或肺动脉造影以明确PE的诊断。

绝大多数原发性PH或非血栓栓塞性的继发性PH患者，肺通气/灌注显像结果呈PE低度可能性，^{99m}Tc-MAA在肺内呈弥漫性、不均匀性分布。PH患者几乎没有正常或PE极低度可能性图像。所以，肺通气/灌注显像结果PE低度可能性可以有效排除慢性血栓栓塞引起的PH。

Hayashidac等对60例房间隔缺损的肺灌注显像进行了分析，根据影像特征分为三种类型：①放射性分布均匀；②肺尖部放射性浓聚（上肺野血流多于正常，而下肺野血流相应减少）；③放射性分布明显不均匀，呈斑片状。与右心导管资料对照结果表明，从①型到③型，右心导管测得的肺动脉压力呈递增趋势，肺动脉平均压（mean pulmonary artery pressure，MPAP）分别为（16.8±3.8）mmHg、（21.3±3.8）mmHg和（42.0±1.6）mmHg；肺小动脉阻力分别为（110±64）dyn/（s·cm）、（113±48）dyn/（s·cm）和（490±271）dyn/（s·cm）。表明肺灌注显像呈斑片状分布时，肺动脉压明显增高。受流体静力的影响，正常人体位改变时，肺血流分布易受重力的影响。如果有肺动脉高压存在，则双上肺野血流分布增多。国内史蓉芳等对57例肺动脉高压患者的肺灌注显像进行分析，结果表明当MPAP在30mmHg以下时，未发现肺血流受损；随着MPAP的增加，肺血流受损的程度和病例数也随之增加。当MPAP在40~80mmHg时，肺灌注缺损区最为明显。当MPAP高于100mmHg以上时，由于患者两肺弥漫性肺小血管及肺毛细血管痉挛和阻塞，肺灌注图像上仅仅见到双肺弥漫性放射性稀疏，而局限性放射性缺损区少见。进一步还可以通过测定肺内各个部位的放射性分布比值来反映肺血流分布梯度，进行半定量分析。

近年来，应用首次通过法肺灌注显像来分析肺动脉压力。首次通过法肺灌注显像利用肺动脉的循环时间反映肺动脉的压力及阻力情况。弹丸式注射显像剂^{99m}Tc-MAA，根据^{99m}Tc-MAA在肺内达到平衡的时间与肺动脉压力成正比的原理，通过时间-放射性计数曲线来反映肺动脉压力变化情况。肺动脉压力越高，肺内阻力越大，^{99m}Tc-MAA在肺内达到平衡的时间（lung equilibrium time，LET）就越长。当LET≥20秒，肺动脉的收缩压和全肺阻力均高于正常。

中国医学科学院阜外医院报道了对140例瓣膜性心脏病患者的首次通过法肺灌注显像研究，按MPAP水平分为正常（<20mmHg）、轻度升高（20~30mmHg）、中度升高（30~50mmHg）、重度升高（>50mmHg）四组。结果LET分别为（18.56±3.04）秒、（25.37±5.89）秒、（37.69±6.25）秒和（61.33±10.14）秒，各组间有明显差异。首次通过法肺灌注显像测定的肺LET与右心导管所测定MPAP的相关系数为0.856。以MPAP为标准，LET测定肺动脉压力的灵敏度为85%，特异度为83%。

总之，首次通过法肺灌注显像是一种简便、重复性好、敏感性强及准确性高的肺动脉压力定量检查方法，它不受三尖瓣反流和右心功能的影响，它与MPAP的相关性，比常规的肺灌注显像定量分析要好。适用于各类心肺疾病合并肺动脉高压的诊断和对压力程度的评估，为治疗及手术适应证的选择提供依据，并且能够反映治疗后肺动脉压力的变化特点，推广后有望成为有效估测各类心肺疾病合并肺动脉高压及评价疗效与预后的无创性检查方法。

（六）肺肿瘤的肺通气/灌注显像特点　　肺肿瘤直接压迫或浸润邻近的肺血管，可导致肺灌注显像呈相应区域放射性分布稀疏或缺损，范围大于胸部X线片或CT所示的病灶大小。术前肺通气/灌注显像联合SPECT/CT显像可以估计肿块浸润的范围和肺血管受累的程度，了解术前局部肺功能及分肺功能，有助于评估手术的可行性及手术预后的估测，但无法鉴别肿瘤的良恶性。

化疗前肺血流灌注显像可以了解病变区血流灌注情况，若血供严重受损，提示化疗将难以达到预期疗效，肿瘤化疗后，肿块缩小伴邻近部位血供改善，提示疗效好。

（七）心力衰竭时的肺通气/灌注显像　　充血性心力衰竭、二尖瓣病变、慢性缺血性心脏病引起肺静脉高压的患者通常在基底部发展成间质性水肿和血管周围纤维化。当肺泡内充满水肿液时，肺下部血流逆行流入肺上部，在肺灌注显像呈现逆向分布。由于通气功能没有受到同样程度的影响，因此肺通气/灌注显像常呈不匹配表现。

（八）肺动脉畸形和肺动脉病变的肺通气/灌注显像　　用于了解肺血管床受损程度及定量分析和手术适应证的选择、手术或药物治疗的疗效评价等。结合临床及胸部X线片辅助诊断肺动脉闭锁、肺动脉狭窄和肺动脉发育不全或缺如等，并与肺栓塞相鉴别。①肺动脉闭锁：患侧无血流灌注不显影；②肺动脉狭窄：由狭窄动脉供血区域血流灌注稀疏或缺损，呈肺段分布；③肺动脉发育不全或缺如：患侧肺血流灌注稀疏或缺损，通气功能正常。

（九）全身性疾病累及肺动脉的肺通气/灌注显像特点　　大动脉炎、结缔组织病等全身性疾病，往往累及肺动脉。肺灌注显像的缺损区也呈肺段分布，通气功能大多正常，在判断结果时要密切注意结合临床。肺灌注显像可以用来判断此类患者肺血流灌注受损的程度与范围。

（十）肺炎的肺通气/灌注显像特点 肺实质炎症伴肺泡内充满渗出液时，无通气的肺组织常保留一定的灌注,这样引起了肺血液分流和低氧血症。肺通气/灌注显像最常见的表现为通气、血流匹配性缺损,有时也可表现为逆向不匹配,即通气缺损超过灌注缺损。

（十一）肺通气/灌注显像在肺移植中的应用 肺移植术后排斥反应及肺组织存活情况需要定期监测,肺通气/灌注显像为临床提供了了解移植肺功能情况的有效手段。

（十二）肺通气/灌注显像的辐射剂量与安全性 国际放射防护委员会（ICRP）测定成人注射^{99m}Tc-MAA 100mBq 做肺扫描的平均辐射剂量是 1.1mSv,显著低于螺旋CT（2~6mSv）。

静脉注射^{99m}Tc-MAA 颗粒数为 20 万~70 万,受栓塞的血管数量只占整个肺血管总数的 1/3 000~1/1 500,所以不影响血流动力学。因此该显像方法安全。只需要在先天性心脏病右向左心内分流患者中慎用,严重肺动脉高压及肺血管床严重受损者中慎用或禁用,严重蛋白过敏者慎用。

（陈绍亮）

参考文献

[1] 陈绍亮. PET/CT 图谱[M]. 北京:科学出版社, 2014.

[2] CHRISTIAN PE, WATERSTRAM-RICH KM. Nuclear medicine and PET/CT[M]. 7th ed. [S. l.]: Elsevier, 2012.

[3] ROACH PJ, SCHEMBRI GP, BAILEY DL. V/Q scanning using SPECT and SPECT/CT[J]. J Nucl Med, 2013, 54（9）:1588-1596.

[4] 曼德尔. 核心放射学:影像诊断图解教程[M]. 王维平, 译. 北京:人民卫生出版社, 2017.

[5] 陈绍亮, 白春学. 呼吸系统疾病的核医学检查[M]. 北京:人民卫生出版社, 2009.

[6] 陈绍亮. 临床核医学进展:SPECT 与 PET/CT 技术与应用[M]. 北京:科学出版社, 2017.

第五节
胸部影像学检查的合理应用

现代影像检查技术飞速发展,有很多影像学检查方法可以应用于胸部疾病诊治,如传统 X 线检查技术（传统胸部平片、胸部 DR 或 CR 摄片、血管造影 DSA 等）、胸部计算机体层成像（常规 CT、增强 CT、CTA 及多种重建方法等）、胸部超声检查（普通超声检查和心血管超声成像等）、核素显像（肺通气和灌注显像等）、磁共振成像、介入放射学检查。为了达到正确诊断,同时又符合循证医学,必须遵循一定的检查步骤和诊断原则（图 10-5-1）。

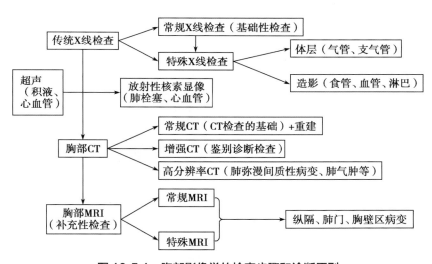

图 10-5-1 胸部影像学的检查步骤和诊断原则

一、基础性检查

胸部含气的肺具有良好的自然对比,传统 X 线检查（传统胸部平片、胸部 DR 或 CR 摄片等）可以发挥良好的诊断效果,能够发现比较明显的病变,应用历史悠久,各科医师具有一定的观察和分析胸部平片的经验,可以解决许多疾病的诊断问题。因此,它可以作为首选的检查技术,在此基础上再选择其他的影像检查方法。

二、针对性检查

胸部 CT 检查由于其具有较高的密度分辨率和其他诸多优点,目前在胸部疾病的诊断中得到广泛的应用,其可在如下几方面发挥优良的发现、诊断作用。

1. 对于传统 X 线检查能够发现的病变,CT 检查能更清晰地显示病变位置和形态特征,可以提出更加明确的定位诊断、定性诊断。

2. 临床上高度怀疑胸内病变,而传统 X 线检查阴性的患者,胸部 CT 扫描可以发现某些隐蔽区的病变和不明显的病变。如痰细胞学检查阳性,而 X 线检查阴性,CT 扫描可发现微小隐蔽的肺癌;长期咯血的患者,X 线检查阴性,行胸部 CT 扫描能够清楚地显示支气管扩张的部位、范围和程度,明确诊断,而支气管造影检查已被淘汰。

3. 传统 X 线检查在发现、诊断肺内弥漫性间质病变上具有很大的限度,包括:①不能早期发现某些病变;②不能很好地鉴别间质性浸润和间质纤维化,经有效治疗后前者有吸收的可能,继而会影响到治疗方法的选择、疗效的评估及预后的初步预见。CT 扫描可以发现细小的病变并可区分间质性浸润和间质纤维化,因此,在发现、诊断肺内弥漫性间质病变上具有很大优势。

4. CT 检查不仅能够早期发现肺气肿,而且能对肺气肿进行分型和测算累及范围,联合 CT 肺功能检查,可以全面地对肺气肿进行综合评价,而这是传统 X 线检查所不能比的。

5. 肺内孤立的结节影像诊断是比较困难的。CT 的多平面重建、CT 仿真内镜、CT 灌注成像、CT 血管成像等可以为鉴别诊断提供更多的信息。CT 引导下肺组织穿刺活检可以为定性诊断提供相当大的帮助。CT 检查对肺癌的分期可发挥很好的作用,有利于肺癌治疗方案的确定。

三、补充性检查

胸部 MRI 检查在显示肺门、纵隔和心脏大血管方面具有一定优势。

1. 肺门血管异常增粗、肺门淋巴结肿大均可使肺门阴影增大,胸部 X 线片与平扫 CT 很难鉴别两者,MRI 检查可以起到鉴别诊断的作用,血管呈流空的无信号表现,而淋巴结肿大呈中等信号的软组织结节。

2. MRI 的多方位成像,非常有利于纵隔病变的定位诊断。MRI 组织分辨率高,利于纵隔病变的定性诊断,特别是对纵隔脂肪瘤、气管支气管囊肿和畸胎瘤等具有比较强的诊断价值。

3. 在心脏、大血管疾病方面,MRI 检查具有良好独特的诊断价值,MRA 不使用对比剂即可显示动脉瘤、主动脉夹层、肺动脉血栓性疾病和各种器质性心脏病。

4. 颈、胸、臂交界区域是一个特殊部位,传统 X 线和常规 CT 检查都具有一定的困难和限度,MRI 具有多方位成像的特点和组织分辨率高的优势,在此部位可发挥优良的诊断效果。

综上所述,MRI 检查技术在胸部是一个非常重要的补充性和解决问题的检查技术。

四、临床-影像学-病理诊断

弥漫性肺内病变的临床表现缺少特异性,CT 表现相似,如特发性间质性肺炎、慢性支气管炎和结缔组织病等所致肺纤维化等,故单纯病理学诊断不能区分特发性和有病因的间质性肺炎。因此,弥漫性肺内病变(特发性间质性肺炎等)的

诊断应该是临床、影像学和病理的综合诊断,不能单纯依靠病理诊断。影像学检查可以早期发现病变,还可除外一些肺内疾病并提供确切的活检部位。若根据临床特点与胸部 CT 表现即足以做出明确诊断则无须进一步病理活检。

(宋伟　严洪珍)

第六节
肺部常见病变的影像分析

一、肺实变

肺实变系指终末细支气管以远的含气腔隙内的空气被病理性液体、细胞或组织所取代。常见的病理改变为炎性渗出、水肿液、血液、肉芽组织或肿瘤组织。肺实变区域由于 X 线穿透减少,X 线表现为密度增高阴影,即肺透亮度减低。根据病变累及的范围,表现为腺泡结节性、小叶性、肺段性或肺叶性实变影。病变可同时累及多个肺段或肺叶。如果病变区域出现肺容积的缩小,称为肺不张。

(一)X 线/CT 表现

1. 片状实变影　肺内片状密度增高影,阴影内基本上无肺纹理可见,密度可均匀或不均匀,边缘模糊,在叶间胸膜处则有以胸膜为界的锐利边缘(图 10-6-1);在实变的密度增高影中有含气的支气管,称为空气支气管征或细支气管充气征(air bronchogram sign),常见于炎性病变。CT 增强图像上炎性病变均匀强化,有液化坏死者则不均匀强化,内见低密度坏死区。

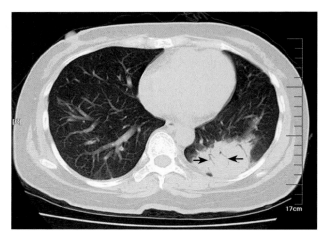

图 10-6-1　肺炎
左下肺大片状实变影,边缘模糊,内见支气管气像(箭头)。

2. 磨玻璃样密度影　为肺密度轻度增加的斑片状影,病变区内可见血管和支气管纹理(图 10-6-2)。胸部 X 线片不一定能显示磨玻璃样密度影,特别是范围不大的病变,而高分辨率 CT(high resolution CT,HRCT)显示较清。磨玻璃样密度影是一种非特异性表现,如是炎症病变,密度影边缘模糊,代表肺损伤的急性期。如是肺泡蛋白沉积症,密度影边界清

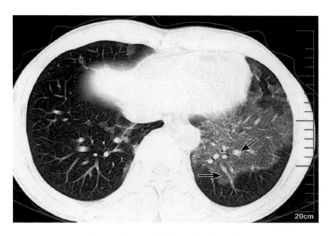

图 10-6-2　肺泡蛋白沉积症
左下肺磨玻璃密度影，内见血管影（箭头），边界清楚。

楚，并有肺泡间隔的增厚，呈网格状磨玻璃样密度影。

3. 腺泡结节影　为肺内直径几毫米到 1cm 大小的边缘模糊而密度较均匀的实变影。它们反映了细支气管周围气腔的实变或部分实变。如在一个亚段的肺区域内见到多个腺泡结节影与支气管束相连，表现为树芽样改变，称为"树芽征"（图 10-6-3）。较常见于支气管肺炎、支气管扩张感染、泛细支气管炎及肺结核支气管播散等，前者一般阴影较大，边缘模糊，后两者阴影可较小，边缘较清。

4. 肺不张　肺不张为不同原因引起的肺泡内含气量减少或完全无气，导致肺体积缩小，常合并有肺实变。肺不张可由于支气管完全阻塞、肺外压迫及肺内瘢痕组织收缩引起，范围包括小叶不张、肺段不张、肺叶不张（图 10-6-4）。X 线表现为肺密度增加、肺纹理聚拢、叶间裂向病变区域移位、肋间隙缩小。支气管黏液征（mucous bronchogram）是在 CT 图像上显示实变的肺叶或肺段内见到密度低于实变的分枝状或条带状影，为肺不张的远端支气管腔内被黏液样的物质充填（图 10-6-5）。肺不张常见于中央型肺癌、慢性肺结核、慢性炎症等。

（二）鉴别诊断　肺实变是肺内最常见的病变。引起肺实变的病因多种多样，包括各种感染性病变、肺水肿、肺出血、肺梗死、肺肿瘤性病变等。在影像分析中，要注意分析阴影分布的特点、阴影内部密度的变化、所属的支气管通畅与否、阴影边缘的情况，以及阴影体积有无缩小，并可根据影像动态变化和临床表现判断病变的性质。

1. 大叶性肺炎　表现为斑片状、肺段状、肺叶状实变影，边缘模糊，常见空气支气管征，短期（1~2 周）阴影变化快。临床上具有发热、咳嗽、咳痰症状，血白细胞和中性粒细胞分类升高，消炎治疗效果好（见图 10-6-1）。

2. 急性肺脓肿　多表现为肺段性阴影，边缘模糊，早期表现类似于大叶性肺炎，但 1 周左右病灶内部出现液化坏死，增强 CT 显示典型的低密度坏死区，当坏死物质经支气管排出时，则形成典型的液平空洞影（图 10-6-6）。临床上常有高热、血白细胞增高、咳脓痰等症状。

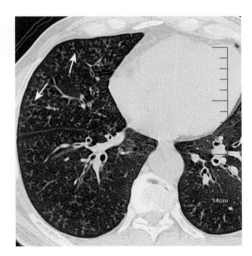

图 10-6-3　泛细支气管炎
右中、下肺多发微小腺泡结节，呈树芽样改变——"树芽征"（箭头）。

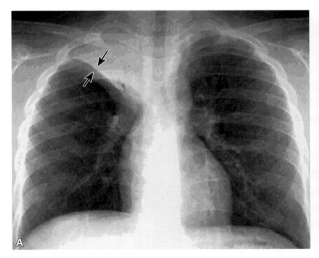

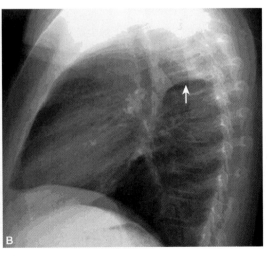

图 10-6-4　右上肺不张：右上肺密度增高、容积缩小
A. 箭头示水平裂上移；B. 箭头示斜裂上移。

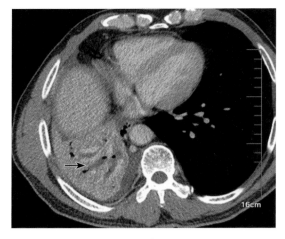

图 10-6-5　右下肺不张
右下肺实变，内见指样低密度影，其内少量气体——支气管黏液征（箭头）。

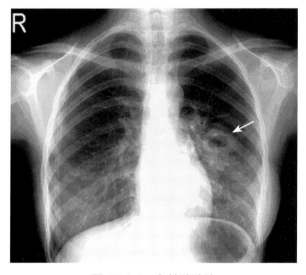

图 10-6-6　急性肺脓肿
左下肺上段厚壁空洞（箭头），内缘光滑，见液气平面，周围见斑片状模糊影。

3. **渗出性肺结核**　常发生于上肺尖后段、下肺背段，除大叶性干酪性肺炎外，多表现为腺泡结节、小叶中心或小叶范围的实变（图 10-6-7）；也可多处小片状阴影融合成较大片状，密度不均匀；支气管播散性肺结核表现为"树芽征"。大叶性干酪性肺炎 CT 显示多发小空洞，增强 CT 显示多发坏死区。临床上常有低热，结核 PCR 检查阳性和痰结核菌阳性，抗炎治疗效果不好。

4. **肺癌**　细支气管肺泡癌表现类似于炎症。局灶性者表现为斑片状磨玻璃样密度影，边界清，可 1~3 个月无改变；弥漫性者表现为大叶性浸润，甚至侵犯多个肺叶，密度均匀，阴影内见空气支气管征，阴影改变类似于大叶性肺炎，但阴影密度常较低，增强 CT 实变阴影内的血管影常较清晰，即 CT 血管造影征（图 10-6-8）。临床上无发热，常咳大量白色泡沫痰，血白细胞及其分类正常，抗炎治疗无效。

中央型肺癌早期阶段，癌组织在支气管腔内生长，造成管腔狭窄或阻塞，出现继发性肺段性或肺叶性肺炎或肺不张改

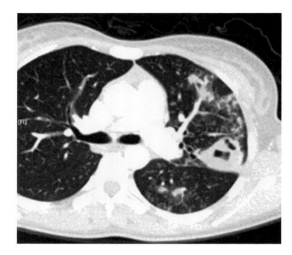

图 10-6-7　渗出性肺结核
左上肺、左下肺上段斑片状实变影，边缘模糊，内见多发小空洞。

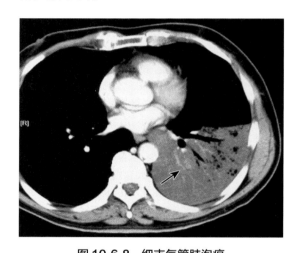

图 10-6-8　细支气管肺泡癌
左下肺增强 CT 扫描显示大片实变影，内见支气管气像，实变影内见增强的条状血管影，走行与分布正常，但血管影较细小（箭头）。

变。阻塞性肺炎在胸部 X 线片上与一般的非特异性炎症较难鉴别，而胸部 CT 可见支气管管腔的狭窄或阻塞（图 10-6-9）。当阻塞性肺不张时，不张的肺组织容积缩小，出现各种肺不张

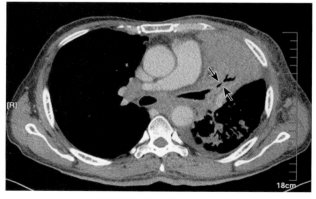

图 10-6-9　中央型肺癌
左上肺支气管狭窄（箭头）并左上肺肺不张、左下肺炎症。

的 X 线征象。早期中央型肺癌临床常无症状,有时会在某一部位反复出现肺炎。如出现咳嗽、咳血丝痰就要警惕肺癌。

5. 肺泡性肺水肿　典型者多为两侧肺野中内带大片状阴影,呈蝶翼样改变,可见空气支气管征,密度较淡,边缘模糊;亦可表现为单侧肺。临床上多有明显的呼吸困难,咳大量粉红色泡沫痰。抗心力衰竭治疗,肺阴影吸收较快。

二、肺气肿

肺气肿是指终末细支气管远端气腔的持久性异常增大,并伴有壁的破坏。X 线表现为肺部透亮度增加。肺气肿以病理解剖为基础分为四种类型。①小叶中心型肺气肿:病变选择性累及小叶中心部分呼吸细支气管及其壁上的肺泡,而小叶周围的肺泡无扩张;②全小叶型肺气肿:病变累及整个肺小叶;③间隔旁型肺气肿:病变累及小叶的远侧部分;④瘢痕旁型肺气肿:病变发生在肺瘢痕区周围。各种类型肺气肿可相互共存。

(一)胸部 X 线/CT 表现　　胸部 X 线片对轻度肺气肿诊断不敏感,对中度肺气肿的检出率约 50%,不能对肺气肿的类型进行诊断。胸部 CT 能直接显示肺的破坏区,特别是 HRCT,由于有较高的分辨率,在检出轻度肺气肿上较肺功能检查有更高的敏感性。HRCT 还能进行肺气肿的分型,判断轻、中、重度,进行 CT 定量诊断。

1. 胸部 X 线片表现　肺野透亮度增加,常伴有肺纹理变细、稀疏,如无肺纹理透亮区范围较大,有可见的壁,则诊断为肺大疱。肺过度膨胀(图 10-6-10),胸廓呈桶状,表现为膈肌低位,右膈位于或低于第 7 前肋,膈肌变平或膈肌翻转,肋骨走行变平,肋间隙增宽;侧位片上显示心前间隙增宽,胸廓前后径增加。

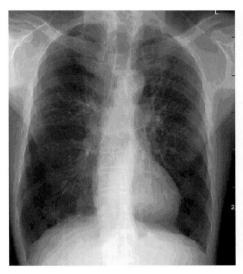
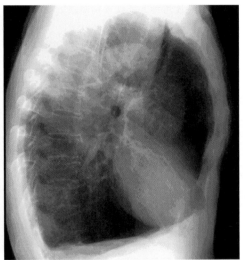

图 10-6-10　肺气肿
胸廓呈桶状,肺透亮度增加,纹理稀疏,膈肌低位、变平,肋间隙增宽。 侧位示胸廓前后径增加,心前间隙增宽。

2. CT 表现　CT 特征性表现为肺内局限性或弥漫性无壁的异常低密度区。根据不同的病理类型表现有所不同。

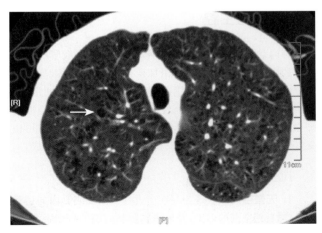

图 10-6-11　小叶中心型肺气肿
两上肺见多发小圆形低密度区(箭头)。

(1)小叶中心型肺气肿:典型表现为小圆形低密度区(图 10-6-11),周围绕以正常肺。当病变进展时,破坏区融合,累及全小叶甚至肺段,此时很难与全小叶型肺气肿区分。CT 显示肺透亮区范围较大,其内部肺血管纹理稀疏、拉直和分支角度增宽。病变多发生于上叶尖、后段和下叶背段。

(2)全小叶型肺气肿:表现为范围较大的异常低密度区(图 10-6-12)。严重者,广泛密度减低区内肺血管纹理变形、稀疏,形成弥漫性的"简化肺结构"。病变好发于中、下叶。

(3)间隔旁型肺气肿:表现为胸膜下的小圆形低密度区(图 10-6-13),沿胸膜、叶间裂及纵隔旁分布。常同时伴有较大的胸膜下肺大疱。

(4)瘢痕旁型肺气肿:表现为肺内纤维灶及瘢痕病变周围密度减低区(图 10-6-14),常见于纤维增殖性肺结核、弥漫性肺纤维化及尘肺。

(5)肺大疱(图 10-6-15):是一种位于肺内的气肿性腔隙,直径大于 1cm,它可以是一种局部异常(局灶性间隔旁型肺气肿),也可以是广泛性全小叶肺气肿的表现。

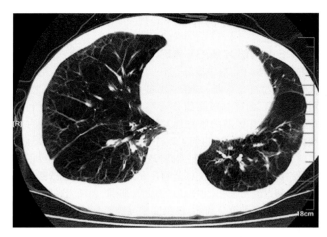

图 10-6-12   全小叶型肺气肿
两中、下肺透亮度增加，肺纹理稀疏。

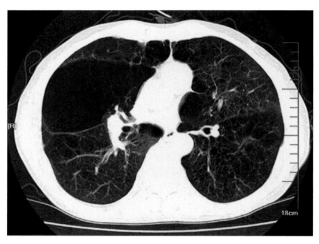

图 10-6-15   肺大疱
右中叶显示巨大无肺纹理结构的透亮区。

（二）鉴别诊断   肺气肿是慢性阻塞性肺疾病（COPD）的一种常见病因。根据影像学表现诊断一般不难。

早、中期小叶中心型肺气肿表现为小圆形低密度影，无明确的壁，在低密度影之中可见小叶中央动脉影为其特点，肺内分布不均。需与以下几种类肺囊肿病鉴别：①肺淋巴管肌瘤病，CT 表现为肺内多发类圆形低密度囊状影，有明确的壁，血管影位于囊状影边缘，大部分囊状影小于 10mm，两肺分布均匀，常合并有乳糜胸，多见于育龄期妇女。②肺朗格汉斯细胞组织细胞增生症，大部分表现为两肺多发囊腔病变，均匀分布，有壁。CT 表现特点之一是有不规则形的囊腔；特点之二是 60%～80% 合并肺内小结节，直径多在 3mm 左右。多见于青年人，男女发病率相近。

间隔旁型肺气肿需和出现蜂窝肺的肺间质纤维化鉴别。肺间质纤维化在胸膜下区可见多发囊状影，有明确的壁，常排列成几层，形成网格状异常低密度影，类似"蜂窝"。而间隔旁型肺气肿在胸膜下区为仅排列一层的类圆形透亮影，无明确的壁。

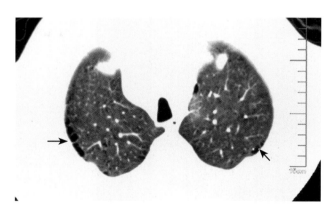

图 10-6-13   间隔旁型肺气肿
胸膜下区见多发小圆形透亮区（箭头）。

三、空洞与空腔

肺内空洞为局部肺组织坏死、液化并经支气管排出所形成的组织缺损。空洞壁可由坏死组织、肿瘤组织、肉芽组织、纤维组织及空洞壁周围的薄层不张的肺组织所形成。空洞壁的形态及厚度是空洞性质的直接反映。肺内空腔为肺原有腔隙的病理性扩大所形成的含气囊腔。空腔壁可由支气管壁（如支气管扩张）或/和肺泡壁（如肺大疱）构成。

（一）X 线/CT 表现

1. 无壁空洞   表现为存在于大片状实变阴影内的透光区，只能看到空洞的内壁，其外缘实际与周围的病变融合，不能分辨。可表现为单个空洞或多个空洞。单个空洞多见于急性肺脓肿早期，常表现为较大坏死区内的小空腔，内有液气平

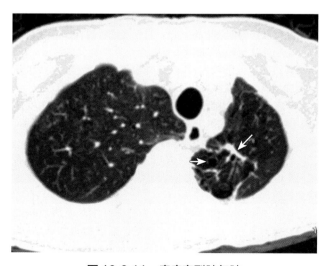

图 10-6-14   瘢痕旁型肺气肿
左上肺纤维增殖病灶，周围见多个小囊状透光区（箭头）。

面;多个空洞多见于干酪性肺炎(图 10-6-16),常表现为大片状密度影内多个小空腔,大小不一,内壁不规则,可有液气平面。

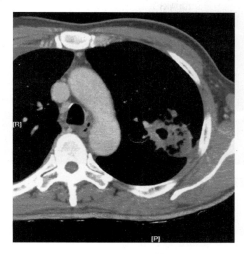

图 10-6-16　干酪性肺炎
左上肺尖后段斑片状实变影,不均匀强化,内见多发虫蚀样空洞。

2. 厚壁空洞　表现为存在于肿块内的空洞。空洞壁厚度大于或等于 3mm。厚壁空洞见于多种疾病,如肺癌、肺脓肿,要根据空洞内壁的形态(如凹凸不平、壁结节、光滑)(图 10-6-17)、空洞的位置(如中央性、偏心性)、空洞有无液气平面、空洞外壁的形态(如分叶、毛刺、模糊)、空洞周围的情况来判断空洞病变的性质。

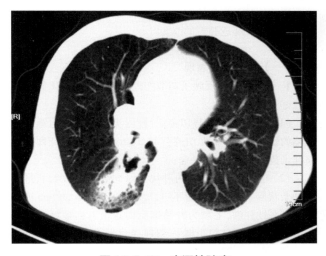

图 10-6-17　空洞性肺癌
右下肺上段厚壁空洞,内壁凹凸不平,肿块远端斑片状模糊影为阻塞性肺炎。

3. 薄壁空洞　表现为存在于肿块内的空洞,而洞壁较薄,厚度在 3mm 以下,由薄层纤维组织及肉芽组织形成。常见于肺结核的慢性改变(图 10-6-18),表现为空洞内壁光滑,无液气平面。周围可有较多的纤维条索病变。

4. 空腔　类似于薄壁空洞,但壁更薄,一般腔内无液气平面,周围肺无实变,如囊状支气管扩张、肺大疱、肺气囊及含气的肺囊肿(图 10-6-19)。当空腔类病变合并感染时,腔

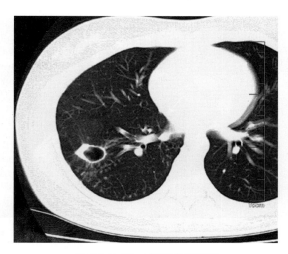

图 10-6-18　空洞性肺结核
右下肺外基底段薄壁空洞,内壁光滑,周围见斑点状卫星病灶。

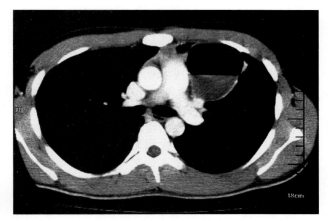

图 10-6-19　肺囊肿
左上肺前段薄壁大囊腔,内见液气平面。

壁可较厚,腔内可有液气平面,周围肺可实变,但腔壁较光滑。抗炎治疗后腔壁变清晰,而空腔不一定缩小,如肺大疱、囊状支气管扩张的肺囊肿。

5. 空洞和空腔内液气平面　当空洞和空腔有液体存在时,形成液气平面(见图 10-6-19)。常见于肺脓肿、血源性肺脓肿、囊状支气管扩张、肺囊肿及肺包虫囊肿。肺结核、肺癌、肺大疱的腔内一般无液气平面,当合并感染时,可出现液气平面(简称液平)。

6. 空洞内结节　空洞内壁结节常见于肺癌。而空洞内合并曲霉菌感染、脓液浓缩、出血时可形成空洞内结节。空洞内曲霉菌感染较常见于慢性结核空洞,也见于肺癌,空洞内曲霉球位置可随体位改变而变化,增强 CT 曲霉球不强化(图 10-6-20)。

(二)鉴别诊断　多种疾病可以形成空洞,常见的有支气管肺癌、肺结核、肺脓肿、真菌病。少见的有肺转移癌、坏死性肉芽肿、肺梗死、炎性假瘤及寄生虫病。鉴别诊断要结合临床表现和 X 线表现的特点进行分析,薄层 CT 特别是增强 CT 能提供较多的诊断征象。

1. 周围型肺癌　表现为厚壁空洞,常为偏心性,洞壁不

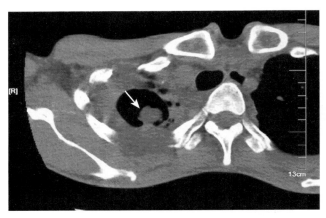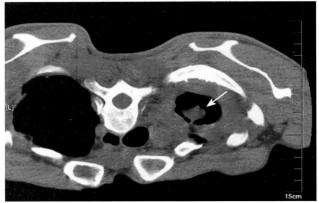

图 10-6-20　空洞性肺结核并曲霉球
右上肺空洞，内壁光滑，内见类圆形结节（箭头），空洞内结节随体位改变。

规则，内壁凹凸不平，少有液平，外壁伴有分叶征、毛刺征。临床上无发热，可有咳嗽、咳血丝痰。

2. 肺结核　结核性空洞可表现为多种形式，特点是空洞病灶与卫星病灶共存，增强 CT 病灶强化不明显。①无壁空洞见于干酪性肺炎；②薄壁空洞见于结核空洞愈合期，内外壁为非特异性肉芽组织所替代，也称为净化空洞；③厚壁空洞见于浸润性肺结核时，表现为中心性空洞，洞壁较规则，常有少量液平，外壁边缘模糊，有纤维条索灶和卫星病灶。而见于结核晚期时表现为慢性纤维空洞性肺结核，特点是上肺后部实变，容积缩小，内见多发不规则空洞，周围有大量纤维条索灶及牵拉扩张的支气管，其他肺部见多发播散灶。临床上常有典型的结核中毒症状，痰中发现结核分枝杆菌可明确诊断。

3. 肺脓肿　急性肺脓肿早期一般是肺炎样改变，当坏死物经支气管排出，形成脓腔时，表现为类圆形厚壁空洞，内壁整齐、光滑，有明显液平，外壁模糊。临床上有典型的化脓性病变的症状，诊断不难。当感染未能及时控制时，可发展为慢性肺脓肿，表现为边界清楚的类圆形厚壁空洞，多数为单发大空洞，也可为实性肿块内多发小空洞，可有液平。血源性肺脓肿多表现为两肺多发类圆形空洞，边缘模糊，部分有液平。临床上有发热、咳嗽、血白细胞计数增高等。

4. 肺真菌感染　可表现为单个或多个厚壁空洞。单个空洞可类似于肺癌、肺脓肿；多个空洞病变表现为多发斑片状实变灶内见空洞，洞壁欠光整，常有液平，洞腔内常有中心坏死灶或线状分隔影，此征象较特殊（偶见于结核）。临床上无典型肺脓肿症状，一般抗炎效果不好。

四、肺肿块与肺结节

肺肿块是指直径在 2cm 以上、边缘清楚的类圆形阴影。肺结节是指直径小于 2cm、边缘清楚的类圆形阴影。肺内小结节是指直径在 1cm 以下的结节病灶，而直径在 4mm 以下的小点状结节影，称为粟粒样结节。肺肿块与结节是肺部病变常见的一种表现形式，可见于恶性肿瘤、良性肿瘤及非肿瘤性病变。单发肺肿块常见于肺癌、结核球、炎性假瘤、

错构瘤、硬化性血管瘤、肺囊肿及腺瘤等；多发肺肿块常见于肺转移瘤、血源性肺脓肿、坏死性肉芽肿、肺囊肿等；单个小结节和粟粒样结节是肺内多种病变的早期改变，病理基础可以是肿瘤、肉芽肿、炎性渗出、出血或水肿。肿瘤及肉芽肿病变边缘较清楚，其余病变边缘较模糊；弥漫性分布的小结节影常见于转移瘤、肺泡癌、细菌性及真菌性肺炎、支原体肺炎、肺泡蛋白沉积症、肺出血及肺水肿；而弥漫性粟粒性病变常见于血行播散性肺结核、转移瘤、癌性淋巴管炎、特发性肺含铁血黄素沉着、泛细支气管炎、结节病、尘肺、肺泡微石症。

肺肿块与结节状阴影见于多种疾病，良恶性病变在影像上有各自的特点，而 CT 不仅能够发现更多的病变，而且能更清楚地显示病变的细节，包括病变内部结构特点、边缘的状况和病灶邻近肺野的改变。

（一）X 线/CT 表现

1. 边缘征象　反映了结节的外在形态特征，CT 肺窗观察较好。

（1）边缘分叶征与切迹征：肺内类圆形肿块边缘向内凹陷的切迹称为"脐样切迹"（图 10-6-21）。分叶征即多个脐样切迹，多见于恶性肿瘤。

（2）边缘毛刺征：肺内肿块边缘向肺组织放射状排列的细条状影。毛刺可长短不一，短的 1～5mm，长的 1cm 或更长。在恶性肿瘤，毛刺为肿瘤细胞向各个方向蔓延或肿瘤刺激引起周围正常组织增生、纤维条索形成，若呈"短而细"的毛刺（图 10-6-22），是恶性肿瘤的特点。而良性肿块亦可见毛刺，常常较粗较长，如结核球，多是纤维条索或小叶间隔增厚等。

（3）边缘棘状突起：棘状突起是指肿块边缘呈尖角状突起，如小的三角形（图 10-6-23），是肿块的恶性征象。

（4）晕征：晕征是围绕结节周围的略低于结节密度而又高于肺实质密度的环形带状区，边缘不清。常见于真菌性肺炎（图 10-6-24）。

2. 内部征象　反映结节的内部组织结构特点，用 CT 纵隔窗观察。

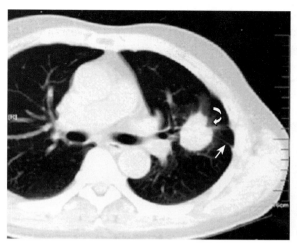

图 10-6-21　肺癌

左上肺类圆形肿块，肿块外侧缘显示分叶征、切迹征（弯箭头）、胸膜牵拉征（直箭头），内侧缘见支气管中断。

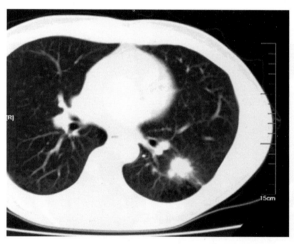

图 10-6-22　肺癌

左下肺结节，边缘见多发光芒状短毛刺。

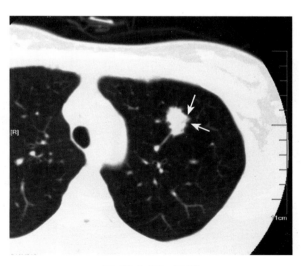

图 10-6-23　肺癌

左上肺小结节，分叶，边缘棘状突起（箭头）。

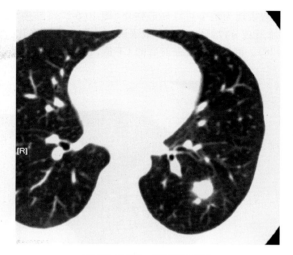

图 10-6-24　隐球菌感染

左下肺结节，周围见"晕状"淡薄影及小结节影。

（1）密度：肿块多是实性肿块；而结节可分为实性结节、亚实性结节和非实性结节或称磨玻璃影（ground-glass opacity，GGO）。非实性结节即密度增高的结节影中依然可见肺泡间隔及血管影（图 10-6-25）；实性结节病灶密度较

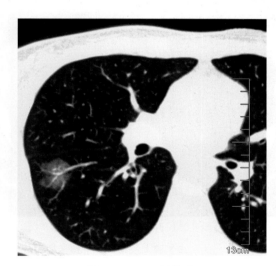

图 10-6-25　肺泡癌

右下肺上段磨玻璃密度影，约 2cm 大小，内见血管影。

高，不见肺泡间隔及血管影；亚实性结节位于两者之间。磨玻璃影因密度较低，胸部 X 线片检查常为阴性，薄层 CT 清楚显示，它是一种非特异性的征象，见于局灶性炎症、肉芽肿伴周围炎症或出血、局灶纤维化、小片出血、非典型增生、细支气管肺泡癌或腺癌。亚实性结节为结节中心部密度较高，外周部为磨玻璃样密度（图 10-6-26），见于各类炎症和细支气管肺泡癌或腺癌，如抗炎治疗后不吸收，要高度怀疑肺癌。

在实性密度结节中见到脂肪性低密度区，高度提示为错构瘤。单个实性结节在临床上常见于各种炎症、结核、肺癌，这三种病变常需要相互鉴别。增强 CT 是帮助鉴别诊断的一个重要方法。结核球大部分为干酪样物质，不含血管成分，只有纤维包膜有血管成分，因此结核球在增强 CT 不

强化,或表现为结节边缘环形强化(图 10-6-27);肺癌瘤体富含血管成分,增强 CT 大多数表现为不同程度的强化(图 10-6-28)。测量结节增强前后的 CT 值,有助于判断良恶性病变。如绝对增强值大于 20HU,多为恶性病变,小于等于 20HU 多为良性病变。值得注意的是部分炎症结节绝对增强值也较高,因此需要结合各种征象进行判断。

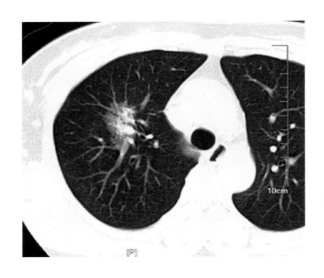

图 10-6-26　肺癌
右上肺尖段半实性结节,中间密度较高(实性),外周密度较低(磨玻璃样)。

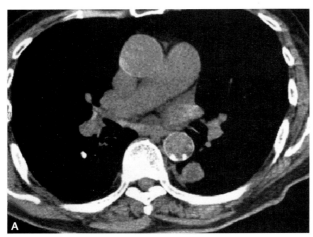
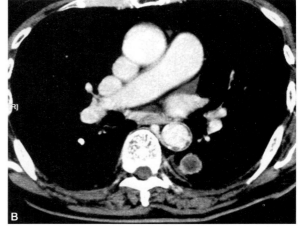

图 10-6-27　结核瘤
左下肺上段结节,平扫密度均匀(A),增强环形强化(B),中间大部分不强化。

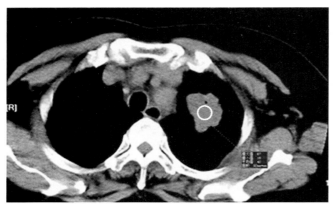
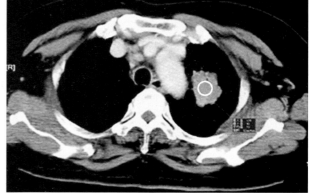

图 10-6-28　肺癌
左上肺结节,分叶,密度均匀,内见空泡征,增强后强化显著,CT 值增强 30HU。

（2）空泡征和支气管气像：空泡征是结节内小的低密度影，直径多为2~3mm，可一个或多个（见图10-6-28）。多数学者研究指出，空泡征是未闭塞的小支气管和肺泡。此征象是肺癌的一个重要征象。支气管气像是结节内管状或分枝状气影（图10-6-29）。结节内支气管气像可表现为：①正常走行；②支气管中断；③支气管狭窄和/或扭曲；④支气管扩张。支气管气像表现中"①"多见于炎症、早期肺泡癌，"②"和"③"多见于肺癌，"④"多见于慢性炎症。

3. 周围征象　反映了结节的侵袭性、播散性，用CT肺窗和纵隔窗观察。

（1）血管集束征：血管集束征又称支气管血管集束征，表现为结节附近的小血管或小支气管向病灶聚拢，或直接与病灶相连。一条血管或支气管向结节集中或进入结节内，见于多种疾病，如肺癌、炎症、结核等，一般进入肺癌的血管较周围的相邻血管粗大，进入肺癌的支气管常有截断、狭窄或弯曲特征；进入炎症的支气管变化不大，在慢性炎症常扩张；进入结核的支气管可扩张、狭窄，引流支气管壁增厚。病灶周围多条血管向病灶聚拢并增粗，主要见于肺癌（图10-6-31）。

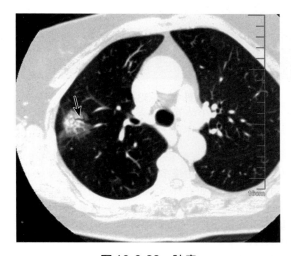

图10-6-29　肺癌
右上肺结节，内见分枝状支气管气像，支气管僵硬（箭头）。

（3）钙化：肿块或结节大部分钙化是良性病变的征象。在结节部分钙化中良性结节表现为同心圆形、弧形、爆米花样（错构瘤的特征表现）（图10-6-30）。而肺癌的钙化为不规则、散在斑点状或结节状及偏心性分布，多数肺癌肿块内的钙化面积不超过10%。

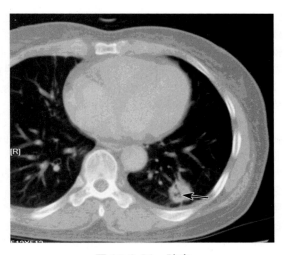

图10-6-31　肺癌
左下肺结节，周围血管向结节聚拢，呈血管集束征，结节内见空泡征（箭头）。

（2）胸膜牵拉征：胸膜牵拉征又称胸膜凹陷征，是结节近脏层胸膜面有线状影或条索影与胸膜相连。典型的胸膜牵拉征为基底位于胸膜，尖端与肿块相连的喇叭形或"V"字形，其内为水样密度（图10-6-32）。典型的胸膜牵拉征主要见于肺癌，可多条。两个胸膜牵拉征表现为"兔耳征"。炎性病变也可见胸膜牵拉征，如结核球、炎性假瘤，大多是多

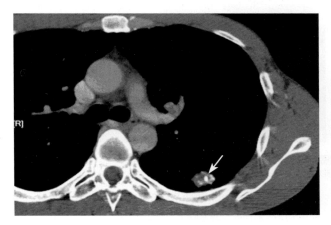

图10-6-30　错构瘤
左下肺上段结节，内见斑点状钙化（箭头）。

（4）坏死和空洞：肿块和结节内组织坏死时，密度较低，为10~20HU，而干酪性肺结核的坏死组织密度较高，达30~60HU，增强CT坏死组织不强化。当坏死组织经支气管排出体外时形成空洞。根据空洞的特点可判断病灶的性质（详见"空洞与空腔"内容）。

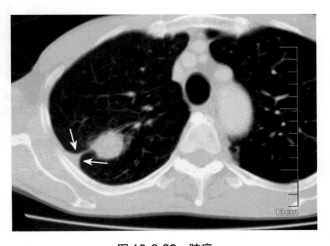

图10-6-32　肺癌
右上肺结节，近端见支气管聚拢、中断，远侧见胸膜牵拉征（箭头）。

条状粘连,同时合并有局部胸膜增厚。

（3）结节周围卫星病灶和阻塞性改变:结节周围散在小斑点状、斑片状病灶,炎症类结节较多见。结核球周围小斑点状影称为卫星病灶(见图10-6-18);炎症结节周围的病灶较大,呈小斑片状模糊影;肺癌较少出现卫星病灶,肺癌较大时,可阻塞小支气管和细支气管,引起病灶远侧肺野的阻塞性肺炎或肺不张,表现为条状或片状阴影(见图10-6-17)。

（二）鉴别诊断　肺肿块(结节)见于多种疾病,一种疾病可出现多种X线征象,一种X线征象又可见于多种疾病,因此对疾病的诊断需要结合多种征象进行判断。肿块,特别是较大的肿块,鉴别诊断不难,较大的肺癌恶性征象较典型;非恶性病变,如肺脓肿,往往临床上的表现就提供较多的诊断线索。而结节,特别是小结节,诊断较困难,常需要鉴别诊断。单个结节表现为圆形或椭圆形,境界清楚,边缘光滑、锐利,无分叶征,无毛刺征,密度均匀,多为良性结节。而不规则形结节见于良恶性结节。

1. 周围型肺癌　多表现为不规则结节,常见分叶征、短毛刺征、棘突征、胸膜牵拉征、血管集束征。小腺癌和肺泡癌常见空泡征、支气管充气征。小支气管与癌灶的关系表现为:①支气管截断;②支气管壁增厚、扭曲、狭窄;③支气管受推压移位呈抱球状。增强CT大部分中度以上强化,绝对强化CT值>20HU,当有坏死时不均匀强化。癌性空洞为偏心性空洞,洞壁较厚,内壁凹凸不平,无液平。如出现肺门、纵隔淋巴结增大,较支持肺癌(见图10-6-21~图10-6-23、图10-6-28、图10-6-29、图10-6-31~图10-6-33)。

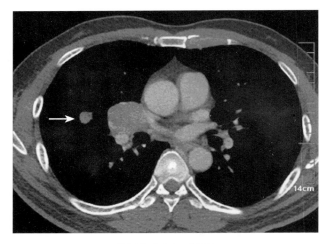

图 10-6-33　肺癌
右中肺类圆形小结节（箭头）,右肺门显著增大的转移淋巴结。

2. 结核球　好发部位为上肺尖后段和下肺背段,多表现为圆形或类圆形,边缘多清楚,可有浅分叶,可见散在点状或小条状钙化;如有坏死,坏死区位于中央部或近肺门侧;如有空洞为中心性空洞,壁常较薄,内壁和外壁较光滑;增强CT不强化,或外围包膜样环形强化,此增强特点是结核球的特征性表现;周围可有长条索影、胸膜牵拉征。如出现卫星病灶,较支持结核球;如有肺门、纵隔淋巴结增大也常表现为包膜样环形强化(见图10-6-18、图10-6-27、图10-6-34)。

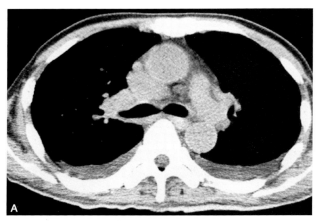
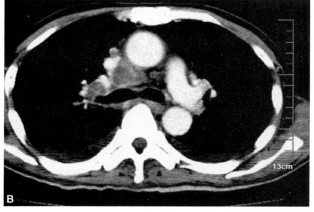

图 10-6-34　淋巴结结核:右肺门及纵隔支气管隆突前间隙见多发淋巴结增大
A. 平扫密度均匀; B. 增强环形强化, 两侧见胸腔积液。

3. 肺脓肿　分急性和慢性。急性肺脓肿多为单发,两肺后部较前部常见,多为类圆形,边缘模糊,中央密度稍低。增强CT表现为病灶周边较均匀强化或厚壁状强化,中心部位局限性不强化。坏死物引流后出现空洞,脓肿空洞可大小不一,内壁多不规则、模糊,常有液平(见图10-6-6)。慢性肺脓肿多数为单房大空洞,壁厚,内壁和外壁边缘清楚,可有液平;也可见实性肿块内多发小空洞(图10-6-35);病灶周围可有慢性炎症、纤维化和支气管扩张。

4. 炎性假瘤　多位于两下肺周边部位。肿块形态多样,可分为三种类型。①圆形结节型:轮廓整齐、边缘清楚、密度均匀、无分叶。增强CT显著均匀强化,强化后CT值可在100HU以上,甚至超过120HU。②肿块型:病灶不规则,增强CT不均匀强化。邻近胸膜常出现炎性反应而肥厚、粘连。③浸润型:大片状阴影,边缘模糊,可见毛刺,密度不均匀,可有多发坏死区,增强CT不均匀强化。炎性假瘤的影像无特征性,特别是肿块型和浸润型,常需与肺癌、结核球鉴别,炎性假瘤一般较长时间无动态变化,较少肺门和纵隔淋巴结增大(图10-6-36)。

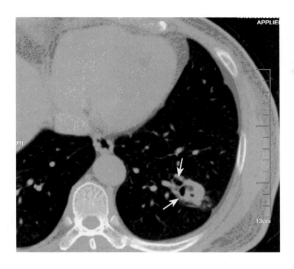

图 10-6-35　慢性肺脓肿
左下肺肿块，内见多发小空洞（箭头），周围见斑片状模糊影。

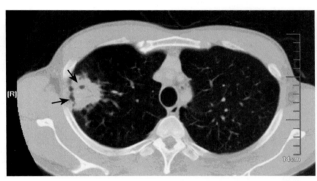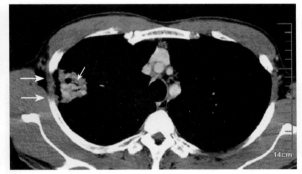

图 10-6-36　炎性假瘤（箭头）
右上肺不规则团块，密度不均，内见支气管气像及空泡，边缘模糊，相接胸膜增厚。

五、肺间质病变

肺间质病变是指以侵犯肺间质为主的病变。病变发生在肺间质时，肺间质间隙内可产生病理性液体、炎性浸润、肉芽组织、纤维组织或肿瘤组织，造成肺间质的增厚；如纤维组织增生较显著，造成肺间质结构的扭曲、变形。肺间质病变常常伴有肺实质的改变。肺间质病变分为肺间质纤维化及无肺间质纤维化两类。常见的弥漫性肺间质纤维化病变有特发性肺间质纤维化、结缔组织病（包括风湿性关节炎、硬皮病、系统性红斑狼疮及干燥综合征）、结节病、过敏性肺炎及尘肺等。无纤维化的肺间质疾病主要有间质性肺水肿、癌性淋巴管炎。肺间质是肺的支持组织，正常情况下在胸部 X 线片上显示不清，而 HRCT 能显示小叶动脉以上的动脉结构，偶尔显示小叶间隔，肺泡间隔显示不清。当肺间质病变时，正常未能显示的间质结构可以显示。而 HRCT 由于分辨率高能显示更多的间质改变的征象。

（一）胸部 X 线片

1. 支气管血管束异常　表现为肺血管支气管纹理的增粗，边缘模糊，支气管断面表现为管壁增厚。

2. 条索状影　是指肺野内非支气管、血管的条索影。见于肺内病变沿肺间质向肺门引流或向外周扩散，如肺癌肿块与肺门之间或与胸膜之间的细条状影。也见于肺实质病变吸收并周围间质纤维化形成的条索状影，如肺结核愈合后的不规则条索状影，粗细不一，排列紊乱。

3. 网状影及蜂窝状影　是指肺泡间隔、小叶间隔的弥漫增厚。在肺间质水肿中表现为 Kerley "A" 线、"B" 线、"C" 线。"A" 线位于肺野中带，呈数厘米长细线影，自肺门向胸膜放射行走；"B" 线位于下肺野外周肋膈之上，呈水平行走，长 1~2cm，常为多条平行线存在；"C" 线位于下肺野呈紊乱的网状。在弥漫性肺间质纤维化中网状影更显著，往往掩盖了正常走行的肺纹理，表现为肺纹理增粗、紊乱，显著时表现为蜂窝样改变，伴肺容积的缩小（图 10-6-37）。

（二）HRCT

1. 支气管血管束异常　是指支气管或血管增粗、变细、边缘模糊、僵直或变形等异常改变（图 10-6-38），是支气管、血管周围的间质病变，引起管壁的增厚或变细，由于间质纤维化牵拉造成支气管、血管走行僵直、变形。支气管血管束增粗、边缘模糊可见于结节病、结缔组织病、癌性淋巴管炎及尘肺等。支气管血管束僵直、变形可见于慢性支气管炎。支气管扩张可见于多种晚期肺间质纤维化疾病，如特发性肺纤维化、慢性支气管炎。

2. 网状影　是指肺脏周边的细线影，细线交叉成网状，

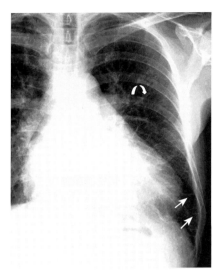

图 10-6-37 间质性肺水肿
直箭头示 Kerley"B"线；左下肺肋膈角区见多条横行走向细线影，心脏增大；左上肺见斜行走向细线影，为 Kerley"A"线（弯箭头）。

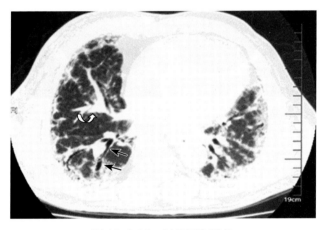

图 10-6-38 肺间质纤维化
两下肺支气管血管束增粗（弯箭头），胸膜下见网格状影，右下肺支气管牵拉扩张（直箭头）。

是小叶间隔增厚和小叶内间隔增厚（肺泡间隔、呼吸性细支气管和小叶肺动脉周围结缔组织增生）的表现。在胸膜下表现为与胸膜面垂直的细线状影，长 1~2cm；在肺野中内带表现为分枝状线形或多边形影（图 10-6-39）。网状影为非特异性征象，可见于大部分间质性疾病。

3. 胸膜下线 是指与胸膜平行走向的线形阴影，位于胸膜下 1cm 以内，长 2~5cm（图 10-6-40），是多个小叶间隔增厚、肺泡萎缩形成。此征为非特异性征象，见于肺间质纤维化，也可见于有些正常人的肺下垂部，是该下垂部内小叶肺不张的结构，当改变体位呈俯卧位时，该胸膜下线即消失。

4. 蜂窝状影 是指肺内多个聚集的直径 6~10mm 囊腔，壁厚约 1mm，多分布于胸膜下 3~4cm 范围内，亦可全肺野分布，常伴有肺血管纹理扭曲变形、支气管扩张（图 10-6-41），为肺纤维化的后期改变。多见于特发性肺间质纤维化、肺淋巴管肌瘤病、朗格汉斯细胞组织细胞增生症等。

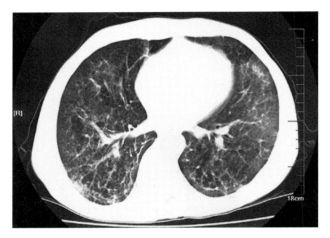

图 10-6-39 间质性肺炎
两下肺网状影，局部密度增高，呈磨玻璃样密度。

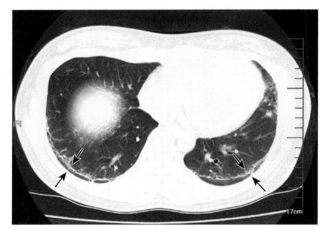

图 10-6-40 肺间质纤维化
两下肺胸膜下区见与胸膜平行的线条影——胸膜下线（箭头）。

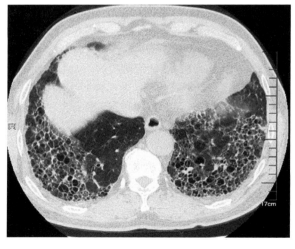

图 10-6-41 双肺间质增厚呈蜂窝状影

5. 肺内小结节影 是指位于支气管血管束周围、小叶间隔、胸膜下及叶间裂处的小结节，直径 2~5mm。结节可以是肉芽组织、纤维组织或肿瘤组织（图10-6-42）。以癌性淋巴管炎、结节病、尘肺为常见。

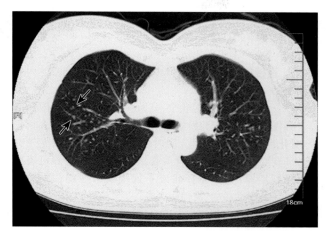

图 10-6-42　右侧肺内小结节影（箭头）

6. 长瘢痕线　是指长 2~5cm 的线状影，无逐渐变细及分支，走行方向不定。代表大的纤维瘢痕，常伴有局部肺结构的扭曲，包括细支气管扩张、瘢痕旁肺大疱等，常见于肺结核后期纤维灶病变（图10-6-43）。

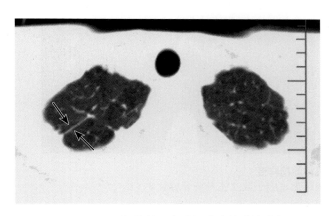

图 10-6-43　纤维灶：右肺长瘢痕线（箭头）

7. 磨玻璃影　是指肺密度轻度增加呈雾状，内可见血管纹理。为肺实质病变及间质病变都可以发生的征象。当以间质病变为主时，表现为磨玻璃密度影中伴有蜂窝状和细网状影（见图10-6-39、图10-6-41），外周分布为主。见于多种肺间质性病变。在特发性肺间质纤维化和结节病中，磨玻璃影常较早出现，是可逆性病变。在肺纤维化的基础上出现磨玻璃影，代表有活动性肺泡炎。

（二）鉴别诊断　两肺弥漫间质性病变见于多种病因引起的肺内表现。从病因上可分为特发性和继发性两大类，特发性肺间质病变的原因不明，常见的有特发性肺纤维化；继发性肺间质病变多为全身性疾病的肺部表现，其中最常见者为免疫性疾病，如类风湿关节炎、皮肌炎、结节病、淋巴管肌瘤病等。根据 X 线和 CT 表现诊断肺

间质纤维病变是不困难的。然而，要做出病因学诊断有时是非常困难的。因为这一类疾病的影像表现的特异性不强，特别是晚期蜂窝肺是大部分弥漫性间质性病变的终末表现。因此，必须强调临床医师要从全面的临床资料、疾病发展的全过程，结合影像学征象及病理进行综合分析判断。

1. 特发性肺纤维化（idiopathic pulmonary fibrosis，IPF）　是广泛性肺间质纤维化疾病的一种，病因不明。主要的影像表现有网状影、胸膜下线、蜂窝状影和磨玻璃影（见图10-6-40、图10-6-41）。首先在胸膜下分布，病变从外围向心性逐渐减轻，下肺较重，但较早期上肺胸膜下区就出现病变。晚期病变广泛分布于两肺，呈粗网状蜂窝状影，并有支气管扩张，肺容积显著缩小。

2. 结缔组织病　结缔组织病是一组侵犯结缔组织的多系统疾病，包括类风湿关节炎、系统性红斑狼疮、皮肌炎、硬皮病等，肺是最常受累的组织器官之一。其影像表现最基本的病理改变是肺间质性病变。主要的影像表现是支气管血管束增粗、模糊，网状影，磨玻璃影（见图10-6-38、图10-6-39）；两下肺野先出现，后向中上肺野发展，可出现代偿性肺气肿，肺大疱形成。最后发展为蜂窝肺。胸膜常受累，表现为胸膜积液、胸膜增厚，见于系统性红斑狼疮、类风湿关节炎等。而食管受累表现为食管积气，食管造影显示食管蠕动缓慢或消失，可见于皮肌炎、硬皮病等，如出现其他脏器受累病变时，诊断可确定。

3. 结节病　是一种非干酪性良性肉芽肿性疾病。胸部影像表现的特点是两侧肺门对称性的淋巴结肿大（图10-6-44），常有纵隔淋巴结肿大。可合并有肺间质弥漫受累改变。约25%的胸部结节病例只有肺部改变而没有肺门和/或纵隔淋巴结肿大。肺间质病变的主要影像表现是小结节影（见图10-6-42）、支气管血管束不规则增粗、线状影，典型的结节直径 2~5mm，主要位于胸膜下、叶间裂旁及沿支气管血管束周围分布。可出现磨玻璃影，肺实变影。

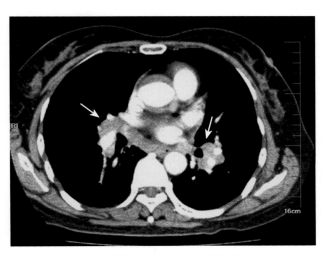

图 10-6-44　两侧肺门对称性的淋巴结肿大（箭头）

六、气管、大支气管狭窄变形

引起气管、大支气管狭窄变形的病变多种多样,可分为三大类:①良性肿瘤,如乳头状瘤、纤维瘤、平滑肌瘤、腺瘤、血管瘤、软骨瘤及神经纤维瘤等;②恶性肿瘤,如鳞状细胞癌、腺样囊性癌、黏液表皮样癌、类癌、腺癌、小细胞未分化癌、平滑肌肉瘤、淋巴瘤、转移瘤等,在成人原发气管恶性肿瘤中前三者共占90%以上;③非肿瘤病变,如异物、结核、炎症后瘢痕性狭窄、淀粉样变、复发性多软骨炎、坏死性肉芽肿、骨化性气管支气管病等。对气管、主支气管狭窄变形检查中胸部X线片主要是发现管腔阻塞引起的肺气肿、肺炎及肺不张的间接X线征象,只有当肿瘤生长较大时可见肺门区肿块,为直接X线征象。CT能发现病变造成的直接X线征象,也能很好地显示病变引起管腔阻塞后的间接征象。X射线体层摄影和支气管造影检查方法在临床上基本被淘汰。

(一)X线/CT表现

1. 间接征象 包括阻塞性肺气肿、阻塞性肺炎和阻塞性肺不张。当病变引起气管、支气管狭窄变形,不完全阻塞时,出现阻塞性肺气肿和阻塞性肺炎,完全阻塞时引起肺不张。阻塞性肺炎的特点:①吸收缓慢;②在同一叶病变反复发作;③伴有一定程度的肺容积缩小。

2. 直接征象 薄层CT大气道重建可直接观察腔内外的病变。

(1)管壁增厚,管腔狭窄:分为弥漫性增厚和局限性增厚。弥漫性增厚见于淀粉样变(图10-6-45)、复发性多软骨炎、骨化性气管支气管病。同时出现气管病变和大支气管多处病变的还常见于支气管内膜结核。局限性增厚可表现为不规则增厚,管腔呈环状或不规则狭窄变细(图10-6-46);见于肿瘤性病变、炎性病变等。

(2)管腔充盈缺损(图10-6-47):管腔内见异常软组织影,呈息肉样充盈缺损。

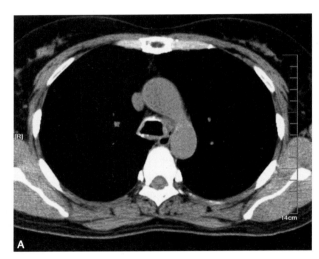
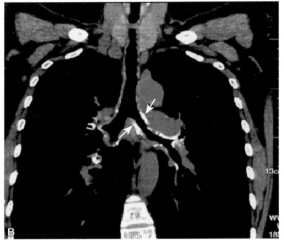

图 10-6-45　支气管淀粉样变
气管、大支气管管壁增厚(箭头),多发斑点状钙化(A),左主支气管管腔狭窄(B)。

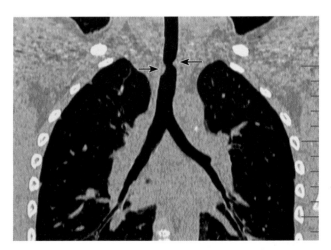
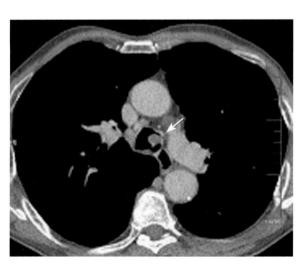

图 10-6-46　气管炎性狭窄
气管中段环形狭窄(箭头),管壁增厚。

图 10-6-47　左主支气管开口息肉样软组织结节(箭头)

（3）管腔完全性梗阻：梗阻的形态可分为锥形、鼠尾状或杯口状（图10-6-48）。

（4）管腔异物：管腔内见吸入的异物，如鸡骨头、针、玻璃珠等，形状和密度各异（图10-6-49）。

（5）肿块：肿瘤侵犯大支气管，管腔内外形成肿块（图10-6-50）。常伴阻塞性肺炎、阻塞性肺不张。

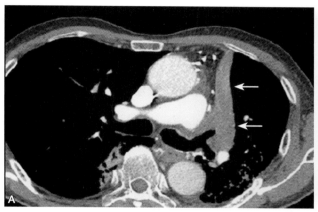
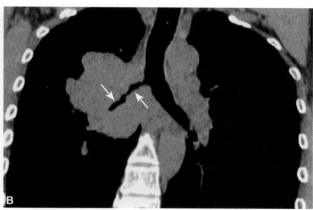

图10-6-48　中央型肺癌

A. 左上叶支气管杯口状梗阻并左上叶带状不张（箭头）；B.（另一患者）右主支气管鼠尾状梗阻（箭头）。

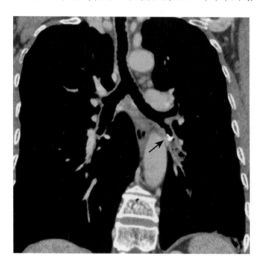

图10-6-49　支气管管腔异物（箭头）

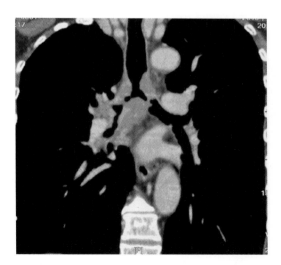

图10-6-50　气管隆突肿块侵犯左、右主支气管，管腔内外形成肿块

（二）鉴别诊断　临床上诊断气管支气管内吸入异物较容易。大范围气管支气管弥漫性病变多见于良性病变，而气管良恶性肿瘤要注意鉴别诊断。成人气管、主支气管肿瘤以恶性为主，占60%～80%，而儿童气管肿瘤以良性为主，占90%。典型的良性肿瘤多呈结节状或息肉状向管腔内突出，边缘光滑，大小1～3cm，与气管壁以锐角相交或带蒂与气管壁相连。恶性肿瘤多呈菜花状或较扁平的不规则肿块，肿块大小不等，一般在3～4cm，基底较宽，肿块突入管腔内，造成管腔不规则狭窄，侵犯管壁造成管壁增厚、僵硬；少数可环绕管壁生长，使气管呈环形狭窄，良性肿瘤无此征象；30%～40%的肿瘤向管腔外延伸，直接侵犯纵隔内，形成肿块。

1. 大支气管鳞状细胞癌　管壁局限性不规则增厚、狭窄，狭窄可呈杯口状、鼠尾状、锥状，较大的肿瘤侵犯管腔内外形成肿块，增强CT管腔内肿块强化显著，大支气管可完全阻塞形成阻塞性肺不张（见图10-6-47、图10-6-48、图10-6-50）。气管隆突癌可致两侧主支气管狭窄（图10-6-51），纵

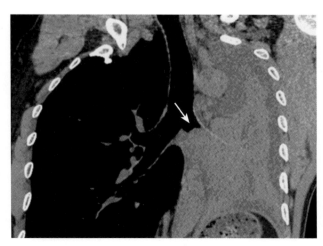

图10-6-51　左主支气管肺癌

左主支气管中断（箭头），左肺不张，左膈上移。

隔、肺门可见淋巴结增大。

2. 气管支气管结核　支气管受累的范围较长,有时呈多条支气管同时受累,管壁增厚,管腔不均匀狭窄,管腔周围没有软组织团块,当管腔被干酪样物质填塞时,管腔闭塞,增强 CT 显示管壁强化,而管腔内组织不强化(图 10-6-52)。肺内常有结核播散灶。如肺门、纵隔淋巴结增大,增强 CT 可见环形强化。

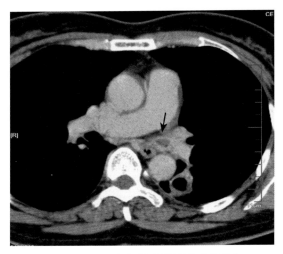

图 10-6-52　支气管内膜结核(箭头)
左主支气管管壁增厚,管腔闭塞,增强扫描管腔内容物不强化。左下肺上段见结核空洞病灶。

3. 气管、支气管淀粉样变　1/4 的病例为局限性,3/4 的病例为弥漫性。表现为气管、大支气管壁呈波浪状不均匀弥漫增厚,或局限性增厚,呈结节状突入腔内;管腔呈环状或不对称性狭窄,增厚的管壁常伴有弥漫性或结节性的钙化,无气管软化,气管软骨正常(见图 10-6-45)。

4. 复发性多软骨炎　气管、支气管壁弥漫增厚,管腔狭窄显著,气管软骨环断裂,软骨可增厚、钙化(图 10-6-53);常同时伴有其他部位的软骨炎,如杓状软骨和环状软骨受累,表现为软骨肿胀,密度增高及钙化。80% 伴有耳软骨炎,出

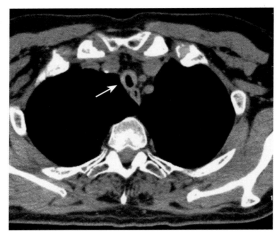

图 10-6-53　复发性多软骨炎
气管中段管腔狭窄,管壁增厚(箭头)。

现耳廓部反复红肿,最后变形;鼻软骨受累后,出现鼻梁塌陷,表现为"鞍状鼻"。

(曾庆思)

第七节
肺门、纵隔的影像分析

一、肺门、纵隔的影像学检查方法选择

　　肺门、纵隔位于胸廓中间部位,在胸部传统 X 线片上位于中央部位的高密度影。由于肺门、纵隔的密度对比度差,使用胸部传统 X 线片检查限度较大,仅能显示较大的病灶,但显示小淋巴和神经结构有难度。胸部 CT 和 MRI 具有很高的组织密度分辨率,能够发现肺门、纵隔的一些微小病变,并且能鉴别病变的性质及病灶的成分,如囊实性肿块、血管异常、含有脂肪成分的病变等。因此,胸部 CT(平扫加增强)和 MRI 检查方法对于发现纵隔病灶,诊断及鉴别诊断肺门、纵隔病变具有明显的优势,是目前较常选择的影像学方法。

二、肺门影像分析

　　(一)肺门的概念　　肺门是肺部组织与纵隔的连接结构,解剖学上由肺动脉、肺静脉、支气管、淋巴组织、神经及其周围结缔组织构成,主要以肺动脉为主。胸部正位片上,肺门影位于两肺中野内带。正常状态左肺门要比右肺门高 1.5~2cm(图 10-7-1)。两侧肺门分为上、下两部分。右肺门上部主要由上肺静脉干、上肺动脉及下肺动脉干后回归支构成;下部由右下肺动脉干构成,右侧中间段支气管在其内侧衬托而显示清晰。右下肺动脉横径大小对于肺动脉高压的诊断具有重要意义,正常成人不超过 15mm。右肺门上下两部分相交呈一钝角,称肺门角。左肺门主要由左肺动脉及上肺静脉分支构成,上部由左肺动脉弓形成,边缘光滑呈半球

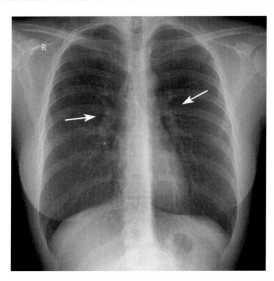

图 10-7-1　胸部正位 X 线片显示肺门结构(箭头)

形影,应注意与肺门肿块相鉴别;下部由左下肺动脉构成。

CT 和 MRI 上,两侧肺门主要由大血管、支气管构成,淋巴结不显示或很小。根据大血管、支气管的起源及走行就能清晰分辨是什么血管和支气管。CT 最好做增强检查。MRI 如果选择自旋回波序列(spin echo,SE),由于血流的流空效应,肺门的血管无论动脉、静脉均显示为低信号,支气管也显示为低信号,两者的鉴别需要靠解剖关系进行辨认。如果选择的是梯度回波(gradient echo,GRE)序列,无论动脉、静脉均显示为高信号,可与低信号支气管清晰鉴别。

(二)肺门变化的原因 肺门影可以出现增大或缩小。缩小的原因主要见于肺门血管变细,多见于肺动脉狭窄的患者(如法洛四联症)。而引起肺门影增大的原因很多,包括:

1. 血管源性疾病 多为肺循环高压所致。常见于:①左向右分流的先天性心脏病(如动脉导管未闭,房、室间隔缺损等);②肺心病(如慢性支气管炎、尘肺、间质性肺疾病、肺梗死等);③其他疾病导致的左心衰竭(如二尖瓣病变、左心房黏液瘤等)。

2. 肺门区肿块 是造成肺门影增大最常见的原因。常见于:①肿瘤,原发性支气管肺癌最常见(如中心型肺癌、周围型肺癌伴肺门淋巴结转移),其次为淋巴瘤、肺门大血管的肿瘤等;②感染性淋巴结肿大,淋巴结核最为常见,社区获得性肺炎可见,真菌、病毒感染可出现,但较少见;③结缔组织病,以结节病最常见;④其他,如职业病(硅沉着病与煤工尘肺等)。

(三)肺门变化的影像表现

1. 肺门位置改变 肺部组织的纤维化或肺叶、段不张可导致肺门的位置发生改变,主要表现为左右肺门位置移动,两者间的高度距离差缩小或增加,两肺门相对于支气管开口的解剖位置出现改变等。如右上肺不张引起右肺门上移,左下肺不张引起左肺门下移。

2. 肺门增大 主要显示为肺门结构增大及密度增高。

胸部 X 线片上的肺门影大小变异较大且没有确定的正常标准,除非肺门影增大或者缩小得非常明显,否则很难判断。如为血管源性肺门增大,多数显示两侧性肺门影增大。如为肺门区肿块,单侧或双侧性肺门影增大均可见。

(1)左向右分流的先天性心脏病:两侧肺门增大,为肺门动脉扩张,肺动脉段突出。如有动脉高压,表现为中心肺动脉扩张,外周分支反而纤细(即肺门截断征)。

(2)肺源性心脏病:两侧肺门增大,为肺门动脉扩张;肺部见基础疾病,如肺间质纤维病变或肺气肿,往往同时可见右心室增大。

(3)支气管肺癌:中央型肺癌的胸部 X 线片上表现为单侧肺门增大(肺门结节状肿块);如果肿瘤在管腔内生长或沿着管壁生长,胸部 X 线片往往无法显示,诊断有时比较困难。胸部 CT 可清楚显示肺门区肿块,无论是管腔内生长或管腔外生长的肺癌,CT 均可发现,同时也可发现支气管狭窄变形。周围型肺癌伴同侧或双侧肺门淋巴结转移,在胸部 X 线片上容易发现肺部肿瘤,但有时肺门淋巴结显示有一定的难度。CT 对于肺部肿瘤及肺门淋巴结均容易显示(图 10-7-2)。

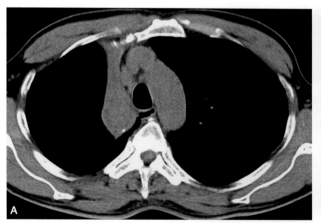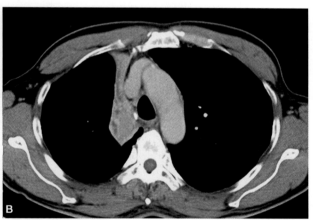

图 10-7-2 右肺门区可见软组织肿块影,右上肺叶不张
A. CT 平扫;B. CT 增强。

(4)肺门淋巴结结核:胸部 X 线片上多显示为单侧肺门增大,常合并同侧的肺内结核病变。CT 主要表现为淋巴结的肿大及坏死。淋巴结一般<2cm,但可以融合成团块。活动性肺门淋巴结结核中央部位可有干酪样坏死,CT 增强扫描坏死区无强化,周围无坏死可见强化,呈典型的环形强化(图 10-7-3)。

(5)结节病:主要表现为两侧肺门对称性淋巴结肿大,边缘清晰,呈土豆样改变。淋巴结大小 1~2cm,一般边界清晰,不融合,增强后淋巴结可轻度强化。部分患者肺内出现弥漫性病变(如斑片、网状结节状影等)(图 10-7-4)。

(6)硅沉着病与煤工尘肺:两侧肺门增大,CT 可见双侧肺门淋巴结增大,淋巴结常伴有钙化为其特点,特别是环形钙化。患者具有明确的粉尘作业史,肺内有弥漫性网状结节状影或团块状影(图 10-7-5)。

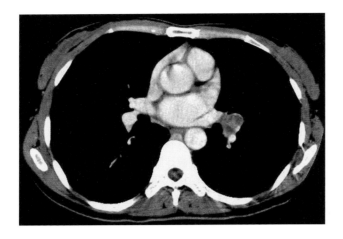

图 10-7-3　CT 纵隔窗增强，左肺门区可见增大淋巴结，淋巴结中间部分坏死，呈环形强化

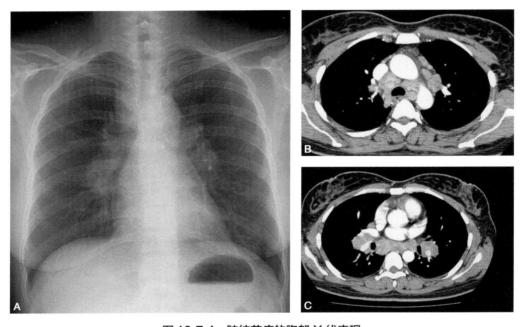

图 10-7-4　肺结节病的胸部 X 线表现
A. 胸部平片，两肺门增大呈土豆样改变，两侧纵隔增宽；B、C. 增强 CT 纵隔窗，两肺门及纵隔内见多发增大淋巴结，部分淋巴结呈孤立结节，部分淋巴结融合成团。增强后可见轻-中度强化。

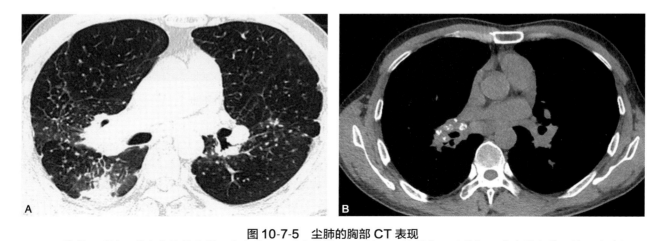

图 10-7-5　尘肺的胸部 CT 表现
A. CT 肺窗，两肺见多发小结节状影，右上肺可见团块状影；B. 平扫 CT 纵隔窗，两肺门见多发增大淋巴结，右肺门淋巴结见多发钙化影。

三、纵隔影像分析

（一）纵隔概念 纵隔位于胸骨后方、椎体前方，上方为胸廓上口，下方达膈面，两侧为纵隔胸膜及肺门。纵隔内含有非常重要的结构、器官，如气管与支气管、心脏大血管、淋巴、食管和神经等。在胸部 X 线片，这些结构中气管、支气管由于含气而容易分辨，其他器官均为软组织密度，因此只能观察其与肺部的分界线。增强 CT 或 MRI 容易分辨各种结构。由于纵隔肿瘤及肿瘤样病变的发生与解剖部位有很大关系，影像诊断纵隔病变往往需要考虑到发病部位，因此纵隔的影像解剖分区是非常重要的。纵隔分区有多种方法，目前比较常用的为胸部侧位 X 线片上的九分区法。在 X 线平片上将纵隔分为前、中、后三部分（图 10-7-6）：①前纵隔指心脏大血管前缘至胸骨的狭长三角区，内含胸腺和少量淋巴组织；②中纵隔指气管、心脏大血管、肺门所占据的区域，并且含有丰富的淋巴组织；③后纵隔指气管后壁和心后缘连线（食管前壁）以后的区域，内含食管、降主动脉、神经和少量淋巴组织。横向将纵隔分为上、中、下三部分：胸骨角至第 4 胸椎下缘连一水平线，以上部分为上纵隔；第 8 胸椎下缘作一水平线，以下部分为下纵隔；两水平线之间部分为中纵隔。

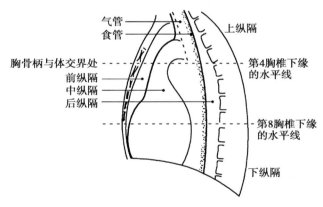

图 10-7-6 纵隔分区示意

（图中标注：气管、食管、上纵隔；胸骨柄与体交界处、前纵隔、中纵隔、后纵隔；第4胸椎下缘的水平线、第8胸椎下缘的水平线；下纵隔）

（二）纵隔的改变

1. 形态改变 主要表现为纵隔的增宽。纵隔内的增宽可以表现为单侧性或双侧性，局限性或弥漫性。病因广泛，炎症、肿瘤、血管性病变均可表现为纵隔增宽。

2. 密度改变 纵隔密度改变可以表现为高密度及低密度。各种肿瘤、感染、血管病变均显示为高密度影，在胸部 X 线片上，病变由于与纵隔正常结构密度相近，因此内侧边界往往显示不清，外侧与肺组织分界清楚。低密度影主要为纵隔气肿，可见于气管支气管破裂、食管破裂等疾病。

3. 位置改变 正常情况下，纵隔位于胸腔中间，但胸腔、肺部及纵隔疾病均可使纵隔位置改变。如一侧气胸或胸腔积液，可使纵隔向健侧移位。一侧纵隔病变可使纵隔向健侧移位。一侧纵隔内其他器官向健侧移位。一侧肺不张或广泛胸膜增厚等情况可使纵隔向患侧移位。

（三）病因分类 纵隔疾病与纵隔定位有很大关系，因此纵隔病变是先定位、后定性。根据不同的解剖位置，按前、中、后纵隔分区，各区的常见疾病如下：①前纵隔，如胸内甲状腺肿瘤、胸腺肿瘤、畸胎瘤、淋巴瘤等；②中纵隔，如结核、转移瘤、淋巴瘤、结节病、气管支气管囊肿、升主动脉瘤等；③后纵隔，如神经源性肿瘤、食管肿瘤、降主动脉瘤等。

（四）影像学表现

1. 胸部 X 线片 表现为单侧或双侧纵隔影增宽。因为肿块被纵隔胸膜覆盖，故与肺分界光滑锐利，此为纵隔内肿块的重要指征。肿块与肺的夹角为钝角，内无支气管充气征。贴近纵隔的肺内肿块则表现为纵隔胸膜向纵隔内移位，甚至前连合线向对侧移位，肿块的表面粗糙不平和有分叶征象，肿块与纵隔呈锐角征象。

2. 胸部 CT 与 MRI CT 及 MRI 见纵隔内肿块可为实性、囊性、脂肪性和血管性；部分病灶内可出现钙化、骨化或牙齿等。

（1）脂肪性：脂肪瘤、脂肪堆积等。CT 上呈现为脂肪低密度，CT 值为 −100HU 左右，增强后未见强化。MRI 上主要表现为 T_1WI 高信号，T_2WI 呈略高信号，脂肪抑制后呈低信号。

（2）囊性：支气管囊肿、食管囊肿、心包囊肿、皮样囊肿、胸腺囊肿等。CT 上表现为水样密度，CT 值介于 0～30HU，由于囊肿内囊液成分的不同而出现不同的 CT 值，增强后无强化。MRI 上主要表现为 T_1WI 呈均匀低信号（囊液内黏液或蛋白增加则信号升高），T_2WI 呈高信号。

（3）实性：胸腺瘤、淋巴瘤、神经源性肿瘤、畸胎瘤、胸骨后甲状腺肿等。大多数肿瘤均呈软组织密度，增强后轻-中度强化，部分肿瘤内可见无强化的液化坏死区。MRI 上主要表现为 T_1WI 呈中低信号，T_2WI 呈中高信号。

（4）血管性：胸主动脉瘤、夹层动脉瘤等。CT 上平扫呈软组织密度，增强后呈血管性强化，可见低密度的附壁血栓或内膜片。MRI 上可见主动脉增宽，附壁血栓及内膜片呈高信号，真腔呈流空信号，假腔呈较高信号。

3. 肿块的良恶性 通过肿块边缘、肿块周围组织结构情况、是否有远处转移（骨破坏等）来判断肿块的良恶性。

（1）恶性肿瘤：①广泛巨大的纵隔肿块，肿块常包绕纵隔内大血管生长，以淋巴恶性肿瘤可能性最大；②前纵隔肿块，侵犯单侧胸膜出现多发结节和积液，以侵袭性胸腺瘤为多见；③后纵隔肿块，伴有附近骨质破坏，以神经源性恶性肿瘤为多见；④肿块周围脂肪间隙破坏；⑤肿块增大较快或出现远处转移者；⑥上腔静脉可见明显受压变形呈不规则狭窄，临床上有上腔静脉梗阻综合征。

（2）良性肿瘤：①边界清楚的纵隔内小肿块；②密度均匀的囊性肿块、脂肪性肿块；③肿块周围脂肪间隙存在；④临床上无症状，随诊观察中较长时间大小改变不明显；⑤后纵隔肿瘤，附近骨或椎骨呈受压改变，有骨质硬化现象。

（五）纵隔病变的诊断与鉴别诊断

1. 前纵隔肿块

（1）位于前纵隔内至胸腔入口区的肿块在成人强烈提示为甲状腺肿大或肿瘤，常伴有气管受压变形和移位（图10-7-7）。

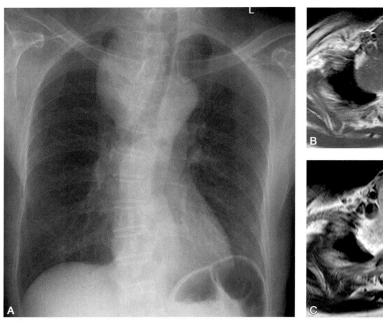
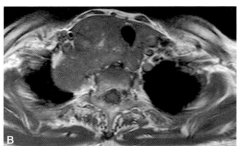
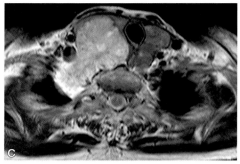

图10-7-7　右前上纵隔肿物

A. 胸部平片，右上纵隔可见软组织影，与肺组织分界清晰，气管受压向左侧移位；B、C. MRI T_1WI 及 T_2WI，右前上纵隔巨大软组织影，T_1WI 呈等信号，T_2WI 呈稍高信号，肿块与周围组织分界尚清晰，气管受压向左侧移位。

（2）胸腺的肿瘤：良性胸腺瘤呈圆形或类圆形，可有分叶，多位于前纵隔中部，CT平扫时密度均匀，增强后见较均匀性强化，肿瘤与周围器官分界清晰。侵袭性胸腺瘤的边界不清，侵犯附近的组织器官（血管、胸膜等），与血管的接触面大于2/3或呈灌注生长。MRI上一般 T_1WI 呈低信号，T_2WI 呈高信号，Gd-DTPA增强后可见强化（图10-7-8）。

（3）畸胎类肿瘤：发生于前纵隔中部，畸胎类肿瘤属于良性肿瘤，肿瘤与周围组织分界常较清楚。CT上肿瘤内密度不均匀，有低密度的囊性变或更低密度的脂肪，高密度的骨化、钙化或牙齿为畸胎类肿瘤特征性表现（图10-7-9）。MRI上 T_1WI 及 T_2WI 脂肪呈高信号，压脂后呈低信号。

2. 中纵隔肿块

（1）淋巴类病变：淋巴瘤所致的淋巴结肿大是中纵隔最常见的原因。淋巴瘤主要表现为两侧纵隔对称性的增宽。CT上淋巴瘤表现为淋巴结增大，增大淋巴结融合成团块影，未见明显的液化坏死区，增强后可见轻度强化。明显增大的淋巴结对周围血管形成包绕征象，纵隔内血管走行规则，表现为典型的血管漂浮征（图10-7-10）。MRI上可借助流空效应来分辨淋巴结及血管。肿大的淋巴结在MRI上呈现 T_1WI 等信号，T_2WI 上呈现中、高信号。

（2）气管、支气管囊肿：也是中纵隔常见的肿块。囊肿表现为圆形、类圆形边界清楚锐利的低密度（水样密度）影。囊肿可压迫气管、支气管管腔导致狭窄变形。病变一般紧贴气管或支气管，囊壁薄，囊内密度因所含的液体成分不同而不同，浆液性介于0~20HU，黏液性介于30~40HU，如果囊肿合并出血可达60HU。MRI上主要根据囊肿内所含成分不同而显示不同的信号特征（图10-7-11）。

（3）主动脉瘤常位于中纵隔，增强CT扫描和MRI检查有助于鉴别诊断。

3. 后纵隔肿块

（1）神经源性肿瘤：是最常见的后纵隔肿瘤，神经鞘瘤、神经纤维瘤为良性肿瘤，多见于成人，较常见。节神经母细胞瘤、交感神经母细胞瘤为恶性肿瘤，较少见。神经源性肿瘤具有椎管和肋骨的改变，如受压变形、移位或具有骨质硬化者为良性肿瘤表现；如呈侵蚀性破坏者为恶性肿瘤表现。CT上可见肿瘤位于脊柱旁沟，呈圆形或类圆形，密度大致均匀，多数神经鞘瘤因含较多的脂肪，因此总体密度较肌肉低。MRI上表现为 T_1WI 呈低信号，T_2WI 呈高信号，囊变区域 T_1WI 更低，T_2WI 更高信号，Gd-DTPA增强后肿瘤可见明显强化（图10-7-12）。对于骨质的破坏，MRI不如CT敏感及直观，但对于脊髓受累情况明显优于CT。

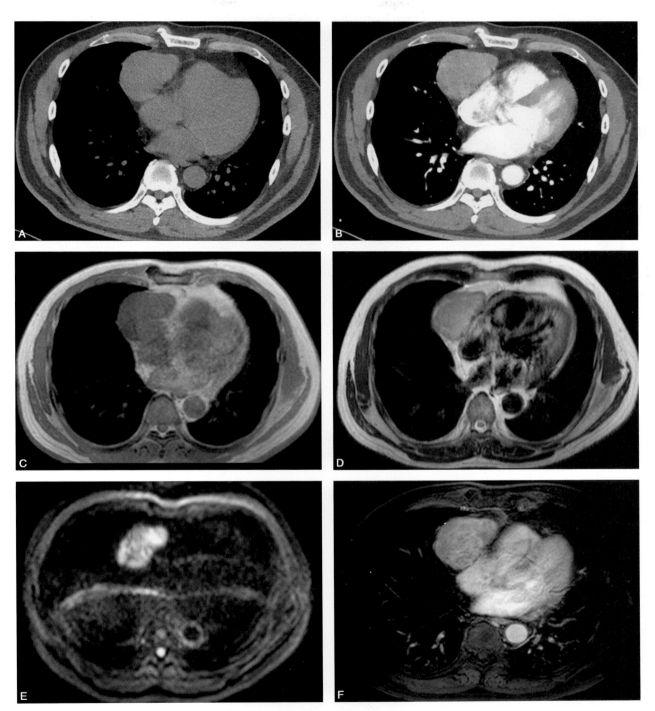

图 10-7-8　胸腺瘤

A、B. 平扫及增强 CT 纵隔窗，右前纵隔可见软组织肿块影，密度均匀，增强后轻度强化，肿块边界清晰，与右心房及右心室紧密相贴；C ~F. MRI T_1WI、T_2WI、DWI 及 T_1 增强，右前纵隔软组织肿块影，T_1WI、T_2WI 均呈等或稍高信号，DWI 呈高信号，增强后可见强化。

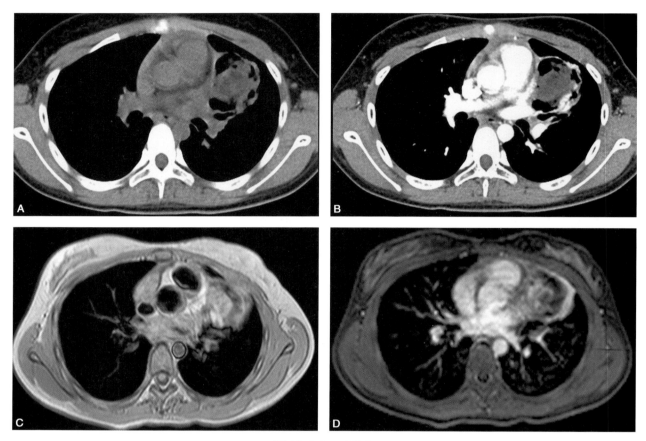

图 10-7-9　畸胎瘤

A、B. 平扫及增强 CT 纵隔窗，左前纵隔可见软组织肿块影，密度不均匀，其内可见低密度脂肪影，肿块边界清晰，增强后实质部分可见强化；C、D. MRI T_1WI、T_2WI 压脂，左前纵隔软组织影，T_1WI 可见高信号影，T_2WI 压脂呈脂肪部分为低信号。

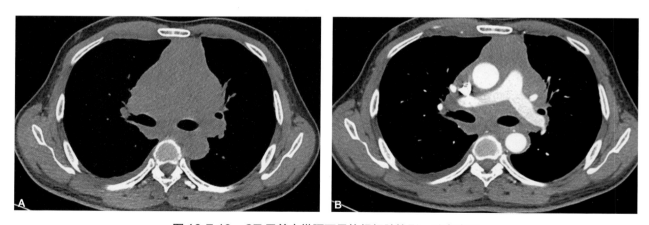

图 10-7-10　CT 示前中纵隔可见软组织肿块影，融合成团

A. 平扫 CT 可见肿块及纵隔血管分界不清；B. 增强 CT 后可见纵隔肿块密度均匀，呈轻度强化，包绕纵隔血管，无侵犯改变，呈典型的"冰冻纵隔"。

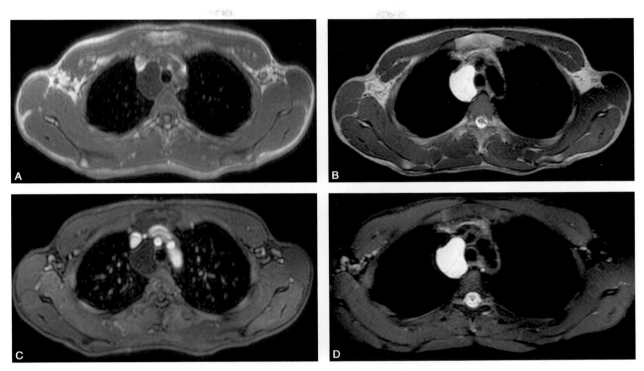

图 10-7-11 MRI 示右中纵隔气管旁可见一囊性影，T₁ 呈低信号，T₂ 呈高信号，增强后未见强化，囊壁薄，与周围组织分界清晰

A ~ D 分别为 MRI T_1WI、T_2WI、T_1 增强、T_2 压脂显像。

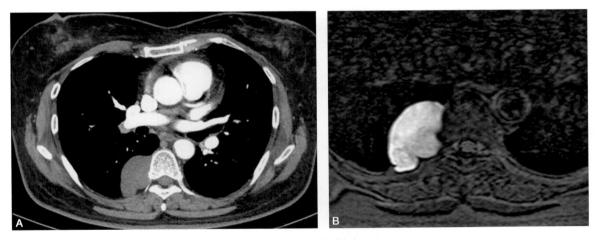

图 10-7-12 神经鞘瘤

A. 增强 CT 纵隔窗，右后纵隔脊柱旁可见软组织肿块影，密度均匀，边界清晰，增强呈轻度强化；B. MRI T_2WI 压水及压脂，肿块呈高信号，信号均匀。

（2）食管病变：也可表现为后纵隔肿块，如食管癌，多有吞咽困难症状，诊断不难。食管裂孔疝显示为后纵隔肿瘤样改变，往往可见其内含气体或食物，CT 片容易明确诊断（图 10-7-13）。食管囊肿主要表现为囊肿类病变特征。

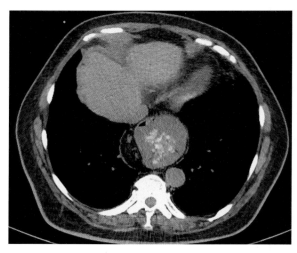

图 10-7-13　平扫 CT 纵隔窗，后纵隔脊柱前方可见软组织影，其内可见低密度气体影及高密度食物影

（3）胸椎疾病：如胸椎感染（炎症、结核）、胸椎椎体及附件肿瘤等，应注意其诊断及鉴别诊断。

（陈淮　曾庆思）

第八节
肺部微小结节的评估与处理

一、肺部微小结节定义

应用低剂量 CT 做肺癌筛查已是常规，低剂量 CT 的辐射剂量为 0.06mSv，约为 3 张胸部 X 线片的 X 线剂量。应用低剂量 CT 筛查后，虽然 I A 期肺癌的发现率从 35.1% 提高至 93.0%，但是低剂量 CT 筛查还可偶然发现更多的微小结节，通常是数量较多、大小不一、新旧交替、种类复杂、多无特征。一般按其大小分为三类：直径≤4mm 的称为粟粒样结节；直径 5~10mm 的称为微结节；直径≥11~20mm 的称为小结节，总称为微小结节。按其密度也可以分为三类：纯磨玻璃结节（pure ground-glass nodule，PGGN）、部分实性结节（part-solid nodule，PSN）、实性结节（solid nodule，SN）。在处理原则上对于直径≤4mm 的偶发性粟粒样结节，可暂时不做处理，每年随访即可；对于直径 5~10mm 的偶发性微结节，可以先观察 3~6 个月，其中磨玻璃微结节是重点要排除肺癌的对象，复查 CT 时应重点观察肿瘤血管，以从微小结节病灶中鉴别出肺癌；对于直径≥11~20mm 的偶发性小结节，若是实性及部分实性的，建议先抗炎治疗一段时间，6~9 个月后复查，必要时可选择做增强 CT 及 3D 成像或 PET/CT 检查。若是磨玻璃性的，就要特别谨慎鉴别其良恶性，必要时可选择做肺穿刺或支气管镜检查，如高度疑及肺癌也可直接手术（图 10-8-1）。

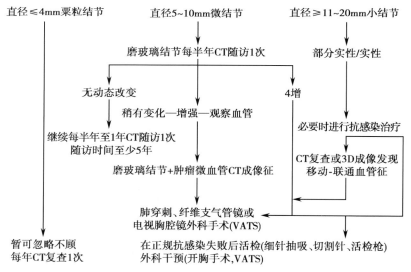

图 10-8-1　肺部微小结节的评估与处理流程

二、识别微小肺癌的重要性

2016 年国际肺癌研究协会（IASLC）对肺癌 TNM 分期做了详细的规定，新的分期将 I A 期细分为 I A1、I A2、I A3，强调了识别早期肺癌的重要性。由于 0 期肺原位癌的 5~10 年生存率可高达 100%，I A 期肺癌的 5~10 年生存率也达 90% 以上，因此在诸多的肺部微小结节之中，如何识别早期微小肺癌，把握好肺原位腺癌（adenocarcinoma in situ，AIS）及微浸润腺癌（minimally invasive adenocarcinoma，MIA）这两个早期微小肺癌的影像诊断非常关键。应力争将肺癌扼杀在 0 期（AIS）或 I A1 期（MIA），将肺癌诊断和治疗的关口前移，这样就可大大提高肺癌患者 5~10 年的生存率。

根据亚厘米微小肺癌的肿瘤生物学发展行为,早期肿瘤的生长必须依赖于血管的生成,换言之,在早期微小结节肺癌的 CT 影像诊断中,如能发现早期肿瘤内部与周围的供血血管,就可基本解决微小肺癌的影像诊断问题。由此产生了一系列新的、综合性的微小肺癌影像诊断技术方案,新方案包括:①影像诊断的新标准;②CT 技术的新模式;③处置原则的新理念。

三、微小肺癌影像诊断的新标准

(一)判断良恶性肺微小磨玻璃结节的基石 由于低剂量 CT 肺癌筛查的展开,越来越多的偶发的、无症状的磨玻璃结节得到检出。研究表明,持续存在的磨玻璃结节其恶性或低度恶性的比率相对高于部分实性/实性结节,其中以非典型腺瘤样增生(atypical adenomatous hyperplasia, AAH)、原位癌和微浸润癌占多数。但也可为良性病变如局灶性纤维化、炎症、结核、霉菌、出血、错构瘤等,因此准确鉴别非常重要。一旦发现磨玻璃结节,对其定性诊断就极大地影响随后的处理。在这些变化多端的征象中,要由表及里、去粗取精、去伪存真、细致分析、审慎鉴别、结合临床、找出规律、做出判断、完善结论。在恶性的、直径≤10mm 的纯磨玻璃结节中,传统的肺结节恶性征象如分叶征、胸膜凹陷征、毛刺征、血管集束征等均不会出现,如果仍沿用或套用这些以往的影像特征来判断早期微小结节的良恶性,显然将会导致误诊和漏诊。因此必须根据早期肿瘤进展有赖于血管新生的生物学特点,仔细发现、分析和总结磨玻璃结节新生血管的 CT 影像特征,才能有助于准确判断微小结节的性质,这是 CT 判断良恶性微小磨玻璃结节的基石。

(二)肿瘤血管生成的理论 众所周知,恶性肿瘤继续生长必须依赖于血管的生成,这些血管的生成要经历三个阶段。①少(乏)血管期:肿瘤体积小,无直接血供;②外源性血管生成期:癌细胞释放血管生成因子(angiogenic factors)等多种刺激因子,刺激肿瘤周围的毛细血管长出血管芽(sprouting capillary);③内源性血管生成期:毛细血管芽长大成血管后可移动进入肿瘤内部,即称作“移动血管”,再与肿瘤内部原已存在的宿主血管相互联通形成丰富的血管网,即称作“联通血管”,这包括微小血管进入瘤结节后形成穿过、连接、汇合、截断、变窄、僵直、扭曲、牵拉、聚集、强化、增粗等多种 CT 征象,可总称为“肿瘤微血管移动-联通征”或称“肿瘤微血管 CT 成像征”(图 10-8-2、图 10-8-3)。

(三)微小肺癌影像诊断标准 对恶性的肺微小结节要做出明确的判断,既然是以肿瘤血管的存在作为基石,那么对恶性结节发展演变时间和速度的长短快慢,当然也要以肿瘤血管的粗细多寡作为重要的衡量指标。由此可得出 0～ⅠA1 期微小肺癌影像诊断标准是:长期存在的、无症状的偶发性肺部磨玻璃结节+肿瘤微血管 CT 成像征=早期微小肺癌。虽然“肿瘤微血管 CT 成像征”在周围型微小肺癌的鉴别诊断中有很高的特异性,但是必须强调,这只是一

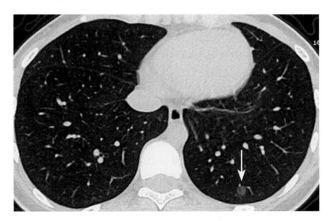

图 10-8-2 左肺下叶微浸润腺癌
左肺下叶直径 7mm 磨玻璃结节(箭头)未做图像后处理的 CT 平扫横断面,无法详细评估结节周围的血管细节情况。

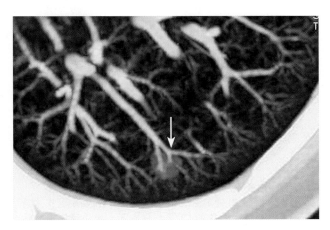

图 10-8-3 左肺下叶微浸润腺癌的肿瘤微血管 CT 成像征
与图 10-8-2 为同一病例。 增强 CT MIP 示肿瘤微血管 CT 成像征:移动血管进入结节内(箭头),血管联通。 CT 诊断微浸润腺癌(MIA),经手术病理证实。

个微小肺癌的影像形态特征共性规律的表现,特殊的个性(个案)表现不能包括在内,在未取得病理结果前,既不要生搬硬套,也不要偏废误解,具体案例要根据基本资料做具体分析。

四、CT 技术的新模式

(一)CT 的图像后处理 由于 CT 技术的飞速发展,可获得的肺部图像越来越薄,能发现的肺部结节越来越小。使用单一的、CT 横断面图像的传统模式进行放大、测量(CT 值、距离、面积和大小)等初级手段已不能很精确分析结节的性质,尤其是往往不能发现肿瘤供血的血管,这就意味着 CT 横断面图像的传统模式已不能满足临床要求。应该启用 CT 三维图像后处理新的技术模式,多方位地观察微小结节的形态和结构、结节与周围组织和血管的关系、寻找与发现肿瘤的微血管,对于判断肺微小结节的性质有着非常重要的价值和实用意义。换言之,采用多平面重组(multi-planar reformation，MPR）、最大密度投影（maximum intensity projection，MIP）、曲面重组（curved planar reformation，CPR）、容积再现（volume rendering，VR）等二维、三维图像后处理的方法才能发现并找到肿瘤的微血管，这就极大地提高了对早期微小肺癌（即 AIS 与 MIA）影像诊断的精准性。因此，当磨玻璃结节内部及周围未能出现内/外源性的肿瘤微血管结构时，做≤1mm 薄层肺 CT 增强扫描就成为必不可少的诊断步骤，再加上图像后处理 MIP、CPR、3D 成像，必须这样做才能解决微小肺癌的影像诊断问题（图 10-8-4、图 10-8-5）。若在≤1mm 胸部 CT 薄层平扫中病灶内已出现了内源性的肿瘤微血管结构时，就不必再做增强扫描。同理，在≤1mm 胸部 CT 薄层平扫横断面图像上已可显示外源性移动的肿瘤微血管时，也可以不做增强扫描。

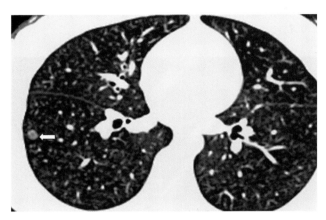

图 10-8-4　右肺下叶前段胸膜下腺泡型原位癌

右肺下叶前段胸膜下直径 6mm 空腔型磨玻璃结节（箭头）未做图像后处理的 CT 平扫横断面，无法详细观察结节周围的血管细节情况。

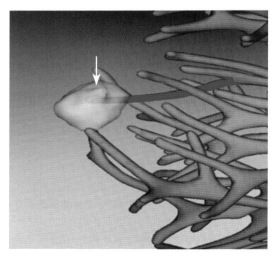

图 10-8-5　右肺下叶腺泡型原位癌的肿瘤微血管三维成像

与图 10-8-4 为同一病例。增强 CT 3D 成像示蓝色的肿瘤微血管进入结节内（箭头）。CT 诊断原位癌可能大。手术病理：腺泡型原位癌（AIS）。

（二）CT 值的测量与应用　　CT 值是从人体组织密度的定量分析中得到的数值。空气−1 000HU，水−10～+10HU，软组织+30～+70HU，钙化+80～+200HU，骨骼+200～+1 000HU。

通常认为肺内持续存在的磨玻璃结节其内密度如果比较均匀，且 CT 值在−700～−600HU 范围，则提示良性结节或良性阶段病变可能；若密度不均匀且有实性成分，则需警惕良性病变向恶性转化的可能。纯磨玻璃结节的平均 CT 值对良恶性的判断是有一定参考价值的。病理上纯磨玻璃结节从 AAH 演变、转化、发展至 MIA 的过程中，由于其肿瘤细胞增殖能力逐渐增大，排列密度逐渐增加，侵袭能力逐渐增强，因而纯磨玻璃结节的 CT 密度值随之会有较大的升高。由于在 CT 图像中各个像素点的 CT 值非常灵敏，感兴趣区（region of interest，ROI）稍有移位就有变数，甚至所选 ROI 的面积大小也影响 CT 值变动范围，所以应以平均 CT 值并参考最大值和最小值作为测定的指标。一般可以用−500～−400HU 范围内的平均 CT 值作为浸润前期病变（AAH/AIS）与微浸润腺癌（MIA）鉴别的临界密度值。换言之，在肺微小结节的动态随访过程中，纯磨玻璃结节密度值在−500～−400HU 的范围且有进行性升高的趋势时，提示恶性概率逐渐加大，处在危险区域；若在−600～−500HU 的范围，提示恶性概率较低，处在中间灰色区域；CT 值在−700～−600HU 的范围，提示是良性阶段，处在安全区域。有研究显示，磨玻璃结节 CT 值的增加与体积存在相关性，即每增加 100HU 时，肿瘤的体积可增加 10%。结合这些信息，可以帮助判断由 AAH 转化为 AIS，或进而发展到 MIA 的可能性。当然这些量化数据必须结合 CT 形态学与周围血管变化才能做出综合性判断。

此外，需要指出的是对于病灶要进行增强前后的 CT 值测量时一定要保持 4 个一致：①增强前后扫描必须一律使用常规的、标准的重建图像的计算方法，不能采用 HRCT 的骨算法做图像重建，否则其 CT 值是不准确的、不可信任的；②增强前后扫描所有的扫描技术参数必须一致；③增强前后扫描选择的测量层面必须一致；④增强前后扫描 ROI 测量的部位、方向、面积大小必须一致，只有保持 4 个一致才能将 CT 值测量准确。

（三）CT 引导下穿刺充气标本再定位　　由于肺癌诊断和治疗的关口前移，经 CT 确诊、电视胸腔镜外科手术（video-assisted thoracic surgery，VATS）的最小肺癌磨玻璃病灶有的仅为 4～5mm，这在一定程度上改变了将 8mm 或 10mm 作为肺癌手术下限的传统模式，改写了小于 10mm 的肺癌一律可以继续观察的固有认识。但是在手术切除最小肺癌磨玻璃病灶后，对病理标本的处理尤其是在不含气体的肺标本中如何去发现体积小、密度低的磨玻璃病灶，还需要有新的方法来解决。因此必须对标本进行缝合、充气后再进行 CT 扫描，恢复病灶与正常肺组织在术前的在体情况下天然的对比差异，进而对该类病灶进行 CT 导向细针穿刺定位，以保证病理取材的准确性，有效地在快速冰冻切片中做出明确的病理诊断,提高病理诊断的准确率。这一方法对于肺内单发/多发的微小磨玻璃结节手术后定位和定性的病理诊断有很大的实用价值。

五、处置原则的新理念

对于难以确切定性的微小结节病灶,目前国内外许多处理指南均制订了详细的随访方案,推荐动态观察结节生长情况。虽然这类早期微小肺癌的生物学行为比较惰性,生长缓慢,进展到浸润性腺癌需要较长时间,休眠潜伏一般可以是 3 年、6 年,甚至 9 年不等,因此可以认为 AIS 是一种无症状、无害的(harmless)、不发病的惰性癌(cancer without disease)。但是一旦它在发展成熟后就具有内渗性(intravasation),即一部分肿瘤细胞可以穿透血管,内渗进入血液形成远处转移,另一部分肿瘤细胞可以向外浸润(extravasation)至周围间质形成远处转移。所以即便是早期即ⅠA1 期的肿瘤,同样也存在肿瘤转移的风险。

如要预防肿瘤转移的风险,提高肺癌 5~10 年生存率,就必须将微小肺癌诊断和治疗的关口前移,将微小肺癌的重点放在早期。为了要达到这一目的,应该充分认识“四抓”与“四增”处置原则新理念的重要性。切实做到“四抓”——抓早(0~ⅠA1 期)、抓小(亚厘米肺癌)、抓准(术前正确定性、定位)、抓好(胸外、影像、病理科协作,提高 5~6mm 微小病灶病理取材准确性);把住“四增”——增大、增密、增强、增粗(肿瘤血管),即对疑似肺癌的磨玻璃结节随访期间,一旦出现结节增大,有实性成分出现,密度增加,结节有强化,移动血管有增粗,出现这“四增”时,应停止随访,建议做 VATS,以免延误早期肺癌的诊治。对待肺微小结节既不能提倡长期姑息、不断随访、不做定性,也不能提倡在没有明确诊断的前提下,对肺微小结节进行不必要的微创手术。所以极需要把握好“四抓”“四增”的新理念及早期微小肺癌的影像及病理诊断,提高 0~ⅠA1 期肺腺癌的检出率,保证患者的生活质量和寿命,这才是提高肺癌 5~10 年生存率的关键所在。

六、微小肺癌 CT 影像的新分型

在肺癌发生、发展过程中的早期阶段,其发生的部位可以是在肺泡、肺泡管,也可以是在呼吸性细支气管、肺小叶支气管等各种不同的部位,这就可以造成肿瘤有各不相同的影像形态。又由于肿瘤在不同区域的发展往往是不同步的,在同一肿瘤的某些区域可以表现出停滞不前的状态,在另外区域则表现出退缩状态,又有些区域还可表现出很活跃的状态,这同样也可以造成肿瘤有各不相同的影像形态。这两个病理基础形成了微小肺癌在 CT 影像上具有十种形态变化的新分型:棉球型、充实型、堆聚型、颗粒型、管壁型、树枝型、空腔型、蜂窝型、瘢痕型、脐凹型(图 10-8-6~图 10-8-10)。

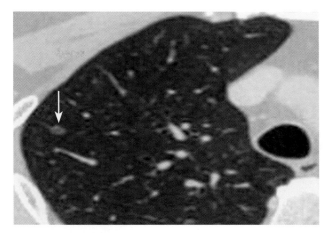

图 10-8-6　右肺上叶前段胸膜旁原位腺癌
右肺上叶前段胸膜旁直径 6mm 磨玻璃结节(箭头)未做图像后处理的 CT 平扫横断面,无法评估结节周围的血管细节情况。

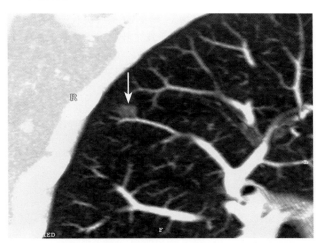

图 10-8-7　右肺上叶原位腺癌的肿瘤血管 CT 成像征
与图 10-8-6 为同一病例。增强 CT MIP 示肿瘤微血管 CT 成像征:移动血管进入结节内,并有联通的微血管存在(箭头)。CT 诊断原位腺癌(AIS),经手术病理证实。

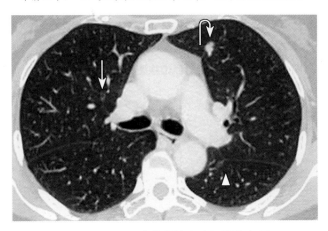

图 10-8-8　原发微小肺癌 CT 影像表现
左肺上叶前段直径 12mm 充实型实性结节(弯箭头),左肺下叶背段直径 4mm 脐凹型结节磨玻璃结节(三角箭头),右肺上叶直径 3mm 棉球型磨玻璃结节(直箭头),两肺共有 3 个结节。未做图像后处理的 CT 平扫横断面,无法评估结节周围的血管情况。

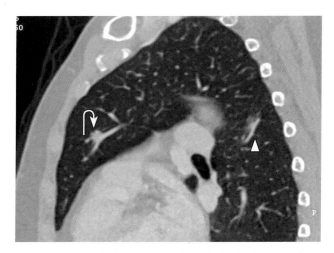

图 10-8-9　左肺微浸润腺癌的肿瘤微血管 CT 成像征

与图 10-8-8 为同一病例。 增强 CT MPR 矢状面示左肺上叶充实型结节（弯箭头）及下叶脐凹型结节（三角箭头）的肿瘤微血管 CT 成像征。 CT 诊断：2 个均为微浸润腺癌（MIA）。 经手术病理证实。

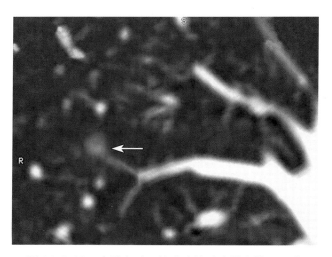

图 10-8-10　右肺上叶原位腺癌的肿瘤微血管 CT 成像征

与图 10-8-8 为同一病例。 增强 CT CPR 示右肺上叶直径 3mm 棉球型磨玻璃结节。 肿瘤微血管 CT 成像征：移动+联通（箭头）。 手术病理：原位腺癌（AIS）。这个病例符合同时性多原发肺癌（synchronous multiple primary lung cancer，SMPLC）。

因此要应用"肿瘤微血管 CT 成像征"的 CT 三维图像后处理新模式，经过严谨的鉴别诊断，排除良性病变如局灶性纤维化、炎症、结核、霉菌、出血、错构瘤之后（图 10-8-11、图 10-8-12），才能对微小肺癌做出精准的 CT 诊断。

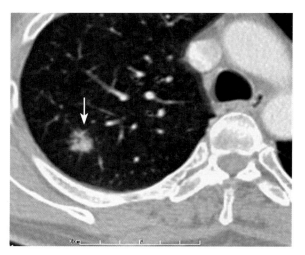

图 10-8-11　右肺上叶后段小颗粒堆聚状充实型结节

右肺上叶后段直径 15mm 充实性结节，CT 平扫示呈小颗粒堆聚状，酷似小肺癌（箭头），遂用 3D 成像技术进行良恶性结节鉴别诊断。

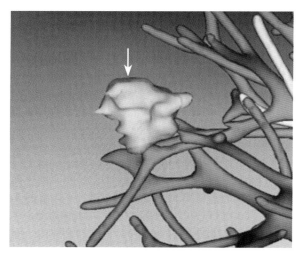

图 10-8-12　右肺上叶后段充实型结节增强 CT 三维成像

与图 10-8-11 为同一病例。 增强 CT 3D 成像示：其结节形态与平扫完全相同。 浅棕色的众多血管丛围绕结节但不进入结节内（箭头）。 CT 诊断：炎性肉芽肿可能性大。 经手术病理证实。

（张国桢）

参考文献

[1] MACMAHON H, NAIDICH DP, GOO JM, et al. Guidelines for management of incidental pulmonary nodules detected on CT images: from the fleischner society 2017[J]. Radiology, 2017, 284（1）：228-243.

[2] 中华医学会呼吸病学分会肺癌学组. 中国肺癌防治联盟专家组. 肺结节诊治中国专家共识（2018 年版）[J]. 中华结核和呼吸杂志, 2018, 41（10）：763-771.

[3] GOLDSTRAW P, CHANSKY K, CROWLEY J, et al. The IASLC lung cancer staging project: proposals for revision of the TNM stage groupings in the forthcoming（eighth）edition of the TNM classification for lung cancer[J]. J Thorac Oncol, 2016, 11（1）: 39-51.

[4] GAO F, LI M, GE X, et al. Multi-detector spiral CT study of the relationships between pulmonary ground-glass nodules and blood vessels[J]. Eur Radiol, 2013, 23（12）: 3271-3277.

[5] HENSCHKE CI, YANKELEVITZ DF, YIP R, et al. Lung cancer diagnosed at annual CT screening: volume doubling times[J]. Radiology, 2012, 263（2）: 578-583.

[6] 李铭, 高丰, 吕凡真, 等. 肺微小磨玻璃结节标本充气下 CT 引导下穿刺定位[J]. 放射学实践, 2014, 29（4）: 444-446.

[7] 张国桢. 论 CT 影像在识别早期肺癌中的重要性[J]. 重庆医学, 2017, 46（19）: 2593-2598.

[8] 张国桢, 郑向鹏, 李铭. 微小肺癌: 影像诊断与应对策略[M]. 北京: 人民军医出版社, 2015: 101-132.

第十一章
呼吸系统疾病超声诊断

随着科学技术的进步,超声由最早的 A 超、B 超发展到现在的彩色多普勒超声、超声造影、导管化内镜超声、三维超声、超声弹性成像技术及用于疾病治疗的高强度聚焦超声。在呼吸系统的应用也由最早的胸腔积液探查发展到现在的诊断胸膜及部分周围型肺部肿瘤、引导肿瘤活检、判定肿瘤浅表器官转移及血管受累情况等。对于一些危重症患者,相对于胸部 CT 等检查,超声因便捷、无放射性、可反复进行等特点也越来越广泛地应用于临床。

第一节
胸部超声检查

一、经胸壁超声

用来进行腹部及浅表器官检查的超声仪器均可进行经胸壁超声检查。高分辨率的线阵探头适合用于显示胸壁、壁层胸膜及淋巴结情况。凸阵探头频率通常在 3~4MHz,穿透力好,适用于显示肺。需要注意的是用于心脏检查的仪器其预设并不适合心脏以外的经胸壁超声检查,检查前应进行相应调节。

检查时患者尽量坐位,根据需要嘱患者进行深吸气、呼气、咳嗽等动作配合检查,必要时抬高上肢于脑后交叉扩大肋间隙。检查按一定顺序进行,通常由腹侧至背侧,纵切面上下移动进行,分别在胸骨旁,锁骨中线,腋前、中、后线,肩胛内、外,椎体旁进行。横切面扫查在各肋间进行并具体定位;检查肩胛骨后区域应嘱患者前抬上肢并于胸前交叉;经锁骨上窝区域显示肺尖部及臂丛区域;经腹骨上窝显示前上纵隔;经腹部向上显示膈肌;纵切面由腹部两侧成像显示肋膈角。对仰卧且连接多种生命支持设备的危重患者,检查难度更大,以上检查同样可以进行,但由于仰卧时肩部活动受限,经肋间隙进行扫查范围不如坐位,严重呼吸和/或血流动力学衰竭的患者可能无法耐受体位的变化,可让危重患者处于仰卧体位,保持患侧手臂向着对侧横过胸部。

(一)超声常见征象
1. **蝙蝠征** 在纵向扫查过程中,相邻两肋骨后方形成声影,其间可见高回声胸膜线(距肋骨线下约 5mm)。
2. **胸膜线** 由壁层胸膜、脏层胸膜反射形成的光滑高回声线,通常情况下,其宽度不超过 2mm。
3. **Merlin 空间及肺滑行征** 有文献将胸膜线、两肋骨后方声影及图像底部之间的空间称为 Merlin 空间,肺滑行征被定义为均质、闪烁的 Merlin 空间,这意味着肺滑行征必须是从胸膜线开始运动(不高于或低于其 1mm),M 型超声

下,表现为距肋下 5mm 的高回声线随呼吸朝探头方向来回运动。

4. **A 线** 当超声波透过胸壁软组织传入肺内时遇到气体,会发生强烈反射,形成混响伪像,从而无法正确显示肺组织解剖,表现为与胸膜线相平行的一系列间距相等的高回声线,此为 A 线。
5. **海岸征** M 型超声下,以胸膜线为界,以上表现高亮平行线分层状的矩形,以下表现为"沙砾状"的矩形(Merlin 空间),为正常肺动态超声征象。
6. **B 线** 当肺实质内气体含量减少或肺间质密度增加、体积膨胀时,肺内气-液比例改变,超声波遇到气-液界面发生发射,引起混响伪像,由胸膜线发出的、离散的放射状垂直高回声线称为 B 线,B 线直达屏幕底部,没有衰减,并与呼吸同步运动。
7. **白肺** 当 B 线逐渐增多相互融合至 A 线完全消失或视觉上胸膜下区域为白色时,称为白肺。
8. **肺火箭及肺泡-间质综合征** 有研究认为当两肋间出现 3 条及以上 B 线时的征象为肺火箭征,当出现肺火箭征或每个肺区出现白肺现象时称为肺泡-间质综合征(alveolar-interstitial syndrome,AIS)。
9. **平流层征** 发生气胸时,B 型超声下肺野出现大量与壁层胸膜平行的 A 线,而 M 型超声表现为脏壁层胸膜肺滑行征逐渐消失而出现平流层征取代海岸征。
10. **肺点** 为气胸患者的肺与壁层胸膜的粘连部位。有游离气体的部分在 B 型超声下表现为 A 线伴肺滑行征消失,在 M 型超声下表现为平流层征(呼气阶段),没有游离气体的部分在 B 型超声下表现为肺滑行征或动态的彗尾征,在 M 型超声下表现为海岸征(吸气阶段);在塌陷的肺体积稍微增加并接触到更多的胸壁的地方,呼气阶段气胸模式突然代替吸气阶段正常模式,这两种征象的交界点称为肺点。
11. **肝组织样结构征** 肺实变时,肺部声像表现为楔形等回声或低回声区,尖端朝向肺门,底部靠近胸膜,随呼吸运动,肺部回声类似肝脏实质声像图表现,称为肝组织样结构征。

12. 四边形征与正弦曲线征 当出现胸腔积液时,B 型超声纵向扫查表现为由脏层胸膜、壁层胸膜及两侧肋骨构成的不规则四边形;M 型超声下表现为正弦曲线征,即脏层胸膜随呼吸向壁层胸膜运动的现象。

13. 肺搏动 B 型超声下,肺滑行征消失,M 型超声下,心跳通过无运动性肺的传播引起胸膜线节律性移动,左侧比右侧常见。

(二) 胸壁病变的超声诊断

1. 胸壁良性肿瘤 瘤体一般位于胸壁深部软组织层中,胸壁内侧多于外侧,有时与胸膜肿瘤难鉴别。声像图表现各异,多表现为边界较清晰、范围局限的圆形或类圆形囊实性占位;神经来源的肿瘤如神经鞘瘤、神经纤维瘤等多呈均匀的结节状低回声,可单发或沿神经分布多发;脂肪瘤呈较均匀的强回声;纤维瘤则多为形态不规则的不均匀强回声;上述肿瘤若内部血流非常丰富、生长速度很快且边界极不规则,需注意恶变的可能。

2. 胸壁恶性肿瘤 胸壁恶性肿瘤较常见的共同特点为生长迅速,压迫和浸润周围组织引起疼痛,转移肿瘤多伴有原发病症状。肿瘤发生范围较广泛,可向体表隆起,也可向胸壁内侧生长,局部肌层及筋膜层多有因肿瘤浸润破坏而致的连续性中断,形态极不规则;一般不随呼吸运动而运动,如侵犯胸膜则可见胸膜连续性中断;原发性肿瘤瘤体多呈不均匀的强或低回声;转移性肿瘤瘤体多呈局限性单发或多发不均匀结节样低回声。

3. 胸壁结核 胸壁结核是较常见的胸壁疾病,结核菌沿淋巴管感染,故好发于胸骨和脊柱旁,严重者可形成无痛性冷脓肿,穿透肋间肌突出于前胸壁,甚至穿透皮肤形成窦道或破坏肋骨。声像图表现:胸壁正常结构消失,破坏明显;侵犯肋骨时,局部骨膜强回声线被破坏不连续;较大病灶一般呈形态不规则的低回声,内部欠均匀;局限性可呈结节状中低回声,内部多较均匀;病灶周边回声增厚增强;发生干酪样坏死时,病灶内可见无回声液化区,多伴有强回声钙化区,后伴声影;有时可见形态不规则的结核脓肿形成,脓腔内壁毛糙不规则;彩色多普勒可见病灶局部血供丰富,流速较高。

(三) 胸膜腔疾病的超声诊断

1. 胸膜病变

(1) 正常胸膜:正常胸膜在 5~7.5MHz 高频探头下表现为两条细而光滑的中等回声带(胸膜线),壁层胸膜贴于胸腔内壁,位于肋骨及肋间肌后方,不随呼吸运动,脏层胸膜紧贴于强回声的肺表面,呼吸时随肺上下移动。

(2) 胸膜增厚:胸膜增厚可为局限性或广泛性,声像图上常可见到胸壁与肺组织间为一片状回声增强区,密度尚均匀,盖于肺强回声之表面,类似包膜回声,回声增强区之厚薄与胸膜增厚程度相应。当同时合并有胸腔积液时,则在胸膜高回声与肺强回声之间出现相应的无回声区,有时在积液的无回声区中,可见条索状或尖带状稍强回声在漂浮,并能观察到与胸壁的粘连关系,粘连处基底常较宽,回

声亦增多、增强。

(3) 胸膜钙化:胸膜钙化常由胸腔内钙化血块或干酪样坏死组织因钙盐沉着引起(如在结核性胸膜炎、化脓性胸膜炎、胸膜外伤出血后造成)。声像图上钙化区呈强回声,并伴有声影,钙化区形态可呈圆形、椭圆形、条状或斑片状,诊断较易。

(4) 局限型胸膜间皮瘤:局限型胸膜间皮瘤多单发,大小不等,声像图上显示与胸壁相邻的圆形或椭圆形中等回声区。良性者可见有完整的包膜回声,内部回声分布较均匀,有时亦可见有囊性变所引起的无回声区;恶性者常无完整包膜回声,轮廓多不规则,内部回声分布常不均匀。当伴有胸腔积液时,观察更为清晰,在胸腔积液无回声区内呈现由胸膜向外突起的团块状较强回声,需注意与转移性肿瘤鉴别。

(5) 胸膜转移性肿瘤:恶性肿瘤转移至胸膜发生胸腔积液,声像图上可见单侧或双侧胸腔内有积液的无回声区,内可见自胸膜向腔内突起的较强回声区,呈基底较宽的结节状、块状或带蒂的乳头状图像。因此当疑为恶性肿瘤胸膜转移时一定要仔细寻找原发病灶,以助诊断。大量胸腔积液时,心脏、横膈均可受压而移位;当胸腔积液由初期的澄清渗出液转变为血性时,声像图上可以观察到胸腔积液内有漂浮的低回声光点。患者静息片刻后,胸腔积液深部出现较浅部更多而密的低回声,偶可出现分隔的液平线。

2. 胸膜腔病变

(1) 游离胸腔积液:胸腔积液常表现为液性无回声区,一般游离性积液满足四边形征与正弦曲线征。积液量较少时,在肺的强回声与膈肌及肝脏之间可见,呈现小片条形无回声区,其范围及形态可随呼吸运动而稍有改变;当积液逐渐增多,无回声的范围也随之扩大;当积液较多,由于液体的压力,肺组织向肺门处退缩,积液上缘由内侧向外呈弧形连至腋部。在声像图上,纵切探查,无回声区呈上窄下宽的三角形;横向沿肋间探查,呈片状无回声区,探头越向内下方倾斜或越向下移动,液体越多,无回声区的范围也越广,往往可弥漫平铺于整个膈面之上。大量胸腔积液时,由于液体可达肺尖处,因此,整个胸腔均呈一大片无回声区,膈肌回声带向下移位,心脏回声向健侧移位。于剑突下探查均可显示患侧胸腔内大片无回声区,尤其在左侧,有时甚至在肋缘下也可探测到积液的无回声区,易与左上腹囊肿混淆。漏出液多继发于全身性疾病,胸膜本身无病变,声像图表现为清亮的无回声区;渗出液则多由胸膜本身病变引起,声像图表现则较为复杂多样:无回声区内可见散在或弥漫性点状回声,或多数分隔,常伴胸膜增厚,恶性病变时还常伴胸膜结节。无回声内充满均匀密集光点,随体位变化出现分层变化时常提示为血胸或脓胸。

(2) 包裹性积液:包裹性积液可局限于胸壁、叶间、纵隔、肺底等处,多为大量胸腔积液局限化后形成。当包裹性积液局限于胸腔侧壁后壁时,在声像图上常在肺的强烈回声与胸壁间显示半圆形或扁平状无回声区,近胸壁处基底较宽,内侧壁较光滑整齐、清晰,如不注意探测,常易漏诊,有时不易与胸膜肿瘤相鉴别;肺底积液有时较难与膈下脓

肿鉴别,从肋缘下探查,可在膈肌上外方见到向外呈弧形突起的无回声区,上下线之间的距离远较肋间探测时为宽,而两侧端处之上下距离较中间部位为短,膈肌强回声与肝脏回声紧密相贴而不分离,可与膈下脓肿做出鉴别;肺叶间积液如其外侧缘抵达胸壁可通过扇形探头于肋间斜切时显示外窄内宽的无回声区;纵隔积液在纵隔区呈现无回声区,形态不规则,常无明显边界及包膜回声,当其与大量胸腔积液和其他部位积液同时存在时,尚易诊断。如为单纯纵隔积液,常不易与纵隔囊肿鉴别。

(3)血胸、脓胸及乳糜胸:血胸指胸腔内出血,多由外伤、血管破裂或手术等创伤性因素而致,胸膜腔内成分为全血;脓胸指胸腔积液中含有大量白细胞,多由感染性因素而致;乳糜胸指胸腔积液中含有淋巴乳糜成分,由多种原因引起的胸导管与乳糜池受损伤而致。由于三者均致胸腔积液中产生大量的微粒体(如红细胞、炎症细胞、脂肪滴甚至小气泡),因此在声像图上它们皆显示为液性无回声内均匀布满中等点状偏强回声,并可有原发或继发性胸膜增厚;确诊有赖于临床病史及诊断性穿刺。

(4)气胸:正常肋间扫查可见脏层胸膜与通气肺交界面显示的"彗星尾"伪像(B线)消失;脏层胸膜在呼吸运动时随肺脏的上下滑行(肺滑行征)消失,取而代之的是两胸膜之间显示不随呼吸而运动的强反射样气体回声(大量A线出现),M型超声下表现为平流层征;胸膜腔内少量气体即可使脏层胸膜随呼吸的运动(肺滑行征)消失,且不会出现肺搏动征;由此可总结为气胸声像图表现:无B线、无肺搏动征、肺滑行征消失伴有大量A线、出现平流层征及肺点。当患者平卧时,胸膜腔内游离气体迅速移至前胸壁,可于腋前线及胸骨旁区显示,不需要过分移动患者即可协助临床初步判断可疑气胸患者的胸腔内情况。

(四)肺部病变的超声诊断　　对于邻近胸膜的肺部病变,超声检查有一定的应用价值。一般而言,空腔、液性病变的诊断价值要高于实性病变。

1. 肺部囊性病变

(1)支气管囊肿:在肺的良性肿瘤中最为多见,为先天性的瘤样病变,内含黏液。当其位置靠近胸壁或体积巨大时,声像图上常能显示一个相应的无回声区,周围为一圈规则整齐的包膜回声,远侧回声有增强现象。由于周围肺组织产生强烈回声,囊肿两侧壁常不显示。囊肿与支气管相通时,在肿块区出现液平线,线上方为强烈的气体反射,下方则为黏液的无回声区。

(2)肺脓肿:多接近肺表面,当其一边紧贴于胸膜或纵隔,或脓肿壁与胸壁间肺组织有炎症浸润而水肿、充血、炎症渗出时,超声检查常能显示其大小和内部回声,脓肿周围一般显较低弱回声,与正常肺组织及脓肿内的回声强度不同。当脓肿完全液化,则常显示为低弱回声,其周围则为较强回声;如脓肿内坏死物部分被咳出,并有空气进入时,声像图上可见脓肿区出现液平线,其上方为气体的强烈回声,下方为坏死液化的低弱回声。

(3)肺包虫囊肿:多发生在我国西北地区。病变靠近胸壁者,超声表现为无回声区,内部可见子囊的小圆形无回声区。X线在本病有较明显征象。

2. 肺部实性病变

(1)肺癌:当肿瘤发生于肺段或肺段以下支气管周围型肺癌贴近胸壁者,或在胸膜与癌组织间的肺组织内有充血、水肿、渗出时,超声方能穿透显示。声像图特征:在胸壁、胸膜回声后方与肺组织强烈回声之间呈现形态不规则或分叶状轮廓的病变,内侧缘往往显示出虫蚀样或伪足样改变。肿块内部的回声常见的有两类:大多数呈低回声区或极低弱回声区;其余则呈不均匀分布的形态不规则的粗大回声。当肿瘤内部有坏死时,可见无回声区,并在超声造影时更确切地显示为无灌注区。浸润性生长、胸膜牵拉、胸膜腔积液等均提示恶性可能。若肿块不随呼吸运动,说明侵犯超过脏层胸膜,亦高度提示恶性可能。当癌肿引起局部阻塞性肺气肿、肺不张,可在癌肺自身回声一侧呈现回声增强、分布较均匀肿块或强烈的气体反射。当癌肿生长较快,体积较大时,中央区产生缺血性坏死,病变区出现不规则片状高回声、斑点状高回声或微弱回声及无回声区。当液化形成薄壁空洞,并与支气管相通时,可出现水平分隔线,水平线以上呈较强气体回声,水平线以下呈分层分布的微弱和低回声,并随体位变动或快速呼吸而产生飘浮现象。肺门淋巴结转移灶除肿块较大外,一般难以显示。当癌肿侵犯胸壁时,声像图特征:①回声连续性中断;②肿瘤凸向胸壁内;③癌肿不随呼吸运动。上述三条符合两条即可诊断。

(2)肺结核球:一种被纤维膜包围的干酪样病灶,邻近胸膜时超声才可显示,声像图表现为圆形或椭圆形低回声,界清,有纤维组织产生的类似包膜回声。发生液化时,液化区与周壁之间有低回声的厚壁。当病变与支气管相通时,亦可出现液平线。有钙化形成时,可出现强回声,并伴有声影。

(3)肺实变:声像图表现为楔形等回声或低回声区,尖端朝向肺门,底部靠近胸膜,随呼吸运动。其内含气的支气管表现为从肺门处向周围分支的强回声光条,随呼吸移动,表现为支气管充气征;含液体的支气管仅见于阻塞性肺炎,为分支的管状结构,壁为两条平行的强回声带,内为无回声区,表现为支气管充液征,与肺内血管鉴别点:肺血管有搏动性,加用彩超后肺血管内可见彩色血流信号。

3. 间质性肺疾病(interstitial lung disease, ILD)

(1)ILD是一组不同疾病,因其临床、放射影像学、生理学或病理学表现相似而被归为一类,弥漫性肺实质、肺泡炎症和间质纤维化为其病理基本病变,超声表现也多相似。B线的数量及间距可用来评估ILD,间距(3±1)mm的多条B线(B3线)或两肋间B线数量为5~10条时,常与HRCT(高分辨率CT)中的磨玻璃样改变相关;间距约7mm的B线或两肋间B线数量3~4条时,常提示小叶间隔增厚。

(2)急性肺损伤与呼吸窘迫综合征(ARDS):ARDS是一种急性弥漫性炎症性肺损伤,可导致肺血管通透性增加、肺重量增加和肺含气组织减少。ARDS的早期诊断与治疗对临床十分重要,超声可用于辅助诊断早期ARDS。ARDS

的初始阶段是渗出期,以弥漫性肺泡损伤为特点,肺损伤时正常肺脏的液体调节能力被打破,引起肺间质及肺泡中液体过多,即血管外肺水(extravascular lung water,EVLW)增多,超声表现为 B 线增多(双肺呈弥漫性白肺或出现肺泡-间质综合征)、肺实变及胸腔积液等。有研究表明 EVLW 情况与肺损伤程度密切相关,也有研究认为可通过 B 线的数目总和评估 ILD 及 EVLW,简单的半定量分析方法为:观察前胸壁 2 至 4 肋间(右侧为 2 至 5 肋间)胸骨旁线、锁骨中线、腋前线、腋中线各点或经后胸壁脊柱旁线、肩胛下线、腋后线各点 B 线数目总和,<5 为正常,5~15 为轻度,15~30 为中度,>30 为重度。

(五)纵隔疾病的超声诊断

1. 胸腺囊肿　病变位于前上纵隔下部胸腺区,声像上呈圆形或椭圆形,表面光滑,边界清晰,病变内部为无回声区,常为多房性;可有侧壁声影,远侧回声明显增强,诊断不难,需与淋巴囊肿鉴别。

2. 胸内甲状腺肿瘤　前纵隔常见,声像图表现与颈部甲状腺肿瘤相一致。甲状腺肿表现为胸内甲状腺体积呈均匀性或非均匀性增大,肿大的甲状腺是颈部甲状腺图像的延续;甲状腺囊肿则呈现边界明显、有包膜的无回声区,远侧回声可有增强;甲状腺腺瘤在切面声像图上呈圆形的均匀等回声或低回声区,周边可见低晕,后方回声不衰减,体积较大时内部常发生囊性变;胸内甲状腺癌声像图表现为不均匀的低回声,形态不规则,后方回声衰减,有时内部可见微小钙化灶。应用彩超可观察甲状腺及肿瘤内部和周边的血供情况、血流频谱等,以帮助诊断是否存在甲状腺功能亢进,并对肿瘤的良恶性鉴别有一定帮助。

3. 胸腺瘤　前纵隔常见,良性胸腺瘤声像图表现:类圆形,偶可呈分叶状,表面光滑,边界清晰,包膜完整、较厚,回声较高。病变区呈低回声、分布尚均匀,常可见散在粗大强回声钙化灶,有明显声影。病变内部常有大小不一无回声区,超声波易误诊为胸腺囊肿。恶性胸腺瘤声像图表现:呈浸润性生长,轮廓不规则,无包膜回声,边缘不整齐,边界尚清,内部回声强弱不一,分布不均匀,病变内部常有大小不一无回声区,有时可见细小强回声钙化灶,伴声影。

4. 畸胎类肿瘤　大多位于前下纵隔,偶见于后纵隔,生长缓慢,可分为两类:囊性畸胎瘤和实质性畸胎瘤。囊性畸胎瘤声像图表现:呈类圆形,偶见分叶状,表面光滑,边界清晰,包膜完整,向纵隔一侧突出,内部为无回声、低回声区,或成堆的较强回声区;多为单房,亦可多房,远侧回声增强,部分可有侧壁声影,并呈蝌蚪尾征;当有壁钙化或骨组织时,则呈强回声并伴明显声影。实质性畸胎瘤声像图表现:肿瘤区见大小不等的低回声区、不规则团块状较强回声及伴有声影的强回声区;如见形态尚较规则的低至中等回声区,常提示有肌肉和脂肪可能;有时也可见多个大小不等的无回声区。

5. 恶性淋巴瘤　常是恶性淋巴瘤全身性病变的纵隔表现。非霍奇金淋巴瘤主要发生在前纵隔和中纵隔,后纵隔少见。霍奇金淋巴瘤可累及胸膜,或局限于胸膜不累及纵隔(为胸膜霍奇金淋巴瘤),病变内有纤维组织分隔肿瘤结节。早期淋巴结较小时,因其位于肺门气管或支气管周围,受肺组织气体的影响,超声难以穿透而无法显示。随着病程进展,肿块增大,上纵隔增宽时,常可在气管两侧探及病变的部分图像。当淋巴结肿大明显或融合成团块时,图像显示清晰且较典型。在纵、横切面图上,肿块呈圆形、椭圆形、分叶状或不规则形,轮廓清楚,可呈波浪状,内部为分布较均匀的微弱回声或无回声区,少数可呈低回声区,多无侧壁声影;远侧回声可稍有增强。如并发胸腔积液或心包积液时,可于相应部位探测到积液的无回声区。若在声像图上发现内部有短线状回声,则可能为霍奇金淋巴瘤;若回声较强或分布不均匀时,常提示网状细胞肉瘤的可能性大。

6. 淋巴结结核　一般多见于儿童和青少年,常伴有肺结核史。中纵隔常见,声像图特征为:病变区略呈圆形、椭圆形或结节形,轮廓尚清楚、整齐,大多位于右上纵隔气管及上腔静脉旁。内部回声较低,越近中间部分回声越微弱,远侧回声稍有增强。如发现有较强回声,并伴有声影,常提示有钙化灶存在,诊断较为肯定,有助于与恶性淋巴瘤鉴别。

(六)呼吸衰竭　呼吸衰竭是一功能性障碍症候群,血气分析等检查必不可少,包括超声在内的影像学检查可能对诊断有一定帮助,故将所谓 BLUE 方案介绍如下。

急诊床旁肺部超声(the bedside lung ultrasound in emergency,BLUE)方案由 Lichtenstein 等提出,在呼吸系统急症中有良好的应用价值,受到广泛认可(图 11-1-1)。

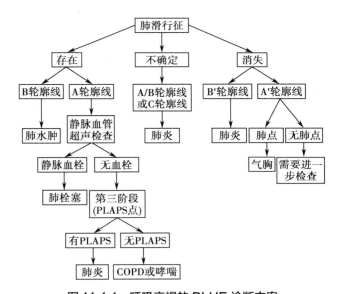

图 11-1-1　呼吸衰竭的 BLUE 诊断方案
PLAPS,后外侧肺泡/胸膜综合征;COPD,慢性阻塞性肺疾病。

(1) A 轮廓线:患者仰卧位或半卧位,由前胸壁滑行征及 A 线构成,无 B 线。

(2) A'轮廓线:经前胸壁探查,肺滑行征消失伴有

A 线。

（3）B 轮廓线：经前胸探查，由肺滑行征及肺火箭征构成。

（4）B'轮廓线：经前胸壁探查，肺滑行征消失伴有 B 线。

（5）A/B 轮廓线：一侧肺表现为 A 轮廓线，一侧肺表现为 B 轮廓线。

（6）C 轮廓线：在前胸壁探查到的肺实变。

（7）后外侧肺泡/胸膜综合征（posterolateral alveolar and/or pleural syndrome，PLAPS）：在后胸壁 PLAPS 点探查到的肺泡、胸膜、两者混合或不明确的其他结构病变，称为后外侧肺泡/胸膜综合征，例如胸腔积液及肺实变（两者通常同时出现）。

（七）其他

1. 鉴别肿瘤良恶性　目前的研究发现恶性肿瘤内的新生血管壁薄，缺乏肌层，且存在大量动静脉瘘，因此频谱上多表现为低阻的血流信号，而良性占位内的血管壁结构类似于正常组织内血管，阻力较高。Yuan 等的研究发现：肺癌内血管的平均搏动指数（pulsatility index，PI）为 1.43±0.13、阻力指数（resistance index，RI）为 0.52±0.13，均显著低于肺内良性占位（PI、RI 分别为 3.32±0.68、0.90±0.06），在不同类型的肺癌中，肺鳞癌内血管的检出率较腺癌及小细胞癌低，说明鳞癌内新生肿瘤血管较少，与鳞癌生长较缓慢、较少发生远处转移的特点相符合。

2. 诊断上腔静脉综合征　肺尖或上纵隔肿瘤压迫使其狭窄闭塞而致上腔静脉综合征时，来自头颈部及来自上肢的静脉血则通过多条侧支循环途径经下腔静脉流回右心房，胸廓内静脉便是其中之一。由于没有合适的透声窗，上腔静脉不易直接探查，而胸廓内静脉位置表浅容易探查，其正常血流频谱为三相波型，上腔静脉综合征患者的胸廓内静脉血流频谱特点为：血流反向，变平，失去正常三相波型，颈内静脉呈间隙性低速血流；在狭窄部位放置内支架后如保持通畅，则胸廓内静脉又转为正向血流，并恢复正常三相波型，同时颈内静脉流速增加。

二、内镜超声

（一）支气管镜超声

纤维支气管镜对于中央型肺占位病变的确诊率为 80%~97%，然而，对于其达不到的肺周围型占位病变的确诊率仅为 33%，特别是直径小于 2cm 的占位，即使在胸部 CT、X 线片定位、术中 C 臂机及双平面 X 线引导下，结果也不够满意。不满意原因为某些病变为腔外性生长，在支气管镜下表现不明显；如果病变生长速度超过血供能力发生坏死或病变有较大的血管时，组织活检效果通常也不理想。

纤维支气管镜的主要并发症为出血、气胸。带有超声探头的支气管镜可在组织活检时辨认出正常肺组织、病变坏死区及周围血管，使得出血情况减少很多，为临床工作提供更为安全的活检条件。

支气管镜超声的主要装置为带有活检槽的支气管镜，在活检槽或工作通道内置有灵活的导管，内有旋转超声探头，频率为 12.5MHz 或 20MHz。探头外接超声诊断装置。探头扫查范围为 20mm，轴向分辨力为 0.1mm。在探头扫查前需在探头与导管之间注入无菌水，排出空气便于声波传导，并将探头置入水中调试图像图质量。此外，目前还有一些可置于支气管镜一侧的凸阵超声探头可用于扫查。目前，超声导管装置已可置于直径 2.8mm 的工作通道内，在活检时，使用双通道纤维支气管镜，将活检装置与超声导管同时置于病变附近。

中央及周围型病变多表现为低回声（与周围肺相比），有时由于病变周围气体及病变坏死出血的影响使病变回声表现为混合型。除了发现病变，超声波可测量病变（范围在 2cm 以内），最为重要的是超声波可以详细了解病变与周围支气管及血管的结构关系。当支气管壁被浸润时，气管及支气管壁正常强回声消失，肺不张时因为无气的肺实质和肺泡与肺泡腔的分泌物混合，回声比占位病变回声强。淋巴结多表现为边界清晰的低回声或混合回声结构。血管表现为管状无回声或椭圆形结构。以上组织结构的辨认在穿刺入路选择时有很重要的意义。

临床研究表明在支气管镜超声检查中超声部分只占用大约 10 分钟并且没有发现因其而产生的并发症。而且活检过程由于有超声的可靠引导，过程相应缩短，在超声监测下可明确活检是否成功。Steiner 的研究表明在周围型病变中 48% 的病例因为超声的帮助成功改变了活检入路，24% 的病例中超声的应用使活检入路更为明确。

（二）胸腔镜超声

近年来，胸腔镜技术发展较快，在楔形切除肺周围型病变（距肺表面小于 2cm）方面具有损伤小、术后恢复快等特点。传统的术前定位方法主要包括 CT、MRI、胸部 X 线及经食管超声，但术中肺萎陷后病变位置变化较大，定位有一定困难；CT 引导下导线埋置成功率较高但存在并发症风险，近来术中超声定位被逐渐广泛认可。

操作方法为将尖端带有弹性的特殊超声探头（频率为 5.0~7.5MHz，带有彩色多普勒超声功能）从胸壁切口直接放置于疑有病变的萎陷的肺表面进行扫查，这样不仅能迅速明确病变的大小、数目、部位、形态及胸腔镜直视下难以发现的较深的病变，若病变为囊性，还可以通过彩色多普勒功能鉴别囊性病变与血管结构从而保证手术安全顺利进行。整个胸腔镜超声显示病变并进行快速安全活检的过程仅需 5~10 分钟，可部分替代术前有创性的定位方法。Greenfield 等在 13 例胸腔镜手术的患者中使用了超声定位法，12 例成功，无一例出现并发症。其局限性在于肺内残存的气体可能会产生超声伪像，这点需引起注意。

（三）经食管超声引导纵隔淋巴结细针抽吸活检

肺癌准确的术前分期对决定手术治疗十分重要，目前 CT 是确定纵隔淋巴结肿大常用的检查手段，CT 的结果常可以排除手术的必要性或提示下一步纵隔镜检查（淋巴结短轴直径大于 1cm 时）。但由于 CT 的敏感性及特异性问题，很难确定淋巴结的性质,故有必要对其进行活检。活检方法有纵隔镜活检、胸腔镜纵隔活检、小切口活检、经支气管活检、X 线或 CT 引导下细针抽吸活检(FNAB)等。

经食管内镜超声可以清晰显示纵隔的结构,多普勒超声的应用可以轻易地辨认大血管,所以近来经食管内镜超声引导的纵隔淋巴结 FNAB 被列为另一种纵隔淋巴结活检方法。其适应证为病变位于食管周围后纵隔,经皮穿刺活检或其他方法不能获得满意结果,其特点为经食管内镜超声可实时观察淋巴结结构,避免 CT 的容积效应。此外,超声的应用可以确认安全的活检入路,避开大血管和胸膜腔。其不足之处在于声像图对比不足或由于主支气管内气体与组织之间的气体伪像可能使气体远端显示不清,含气器官干扰及观察范围有限(一般小于 4cm)在纵隔内有部分盲区。

（四）纵隔镜超声　　CT 检查可以敏感地发现纵隔内肿大的淋巴结,但淋巴结的性质仍需通过活检获得病理学结果来明确,这在肺部肿瘤分期方面意义重大。在纵隔镜检查时,安装有超声装置的导管通过工作通道进入纵隔后可应用 15MHz 或 20MHz 的超声波探头观察正常的纵隔结构,如血管、支气管等,并在超声波的引导下进行淋巴结活检。外科医师可以通过纵隔镜显示器直接观察淋巴结,而超声波的应用可以帮助我们观察到位于表面以下的淋巴结,避免活检肿大淋巴结以外的区域,并且确认淋巴结和周围较大血管的关系。纵隔镜超声给了术者前所未有的信息,减少了活检造成的损伤及纵隔镜淋巴结活检所需的时间,故具有较好的应用价值。

（五）血管内超声　　目前血管内超声的应用并不广泛,Tapson 等曾报道应用血管内超声进行呼吸系统疾病诊断,主要为肺栓塞、中央型肺癌、纵隔淋巴结等。但由于血管内超声是创伤性检查,因此尚未得到普及而成为一种常规诊断方法。

三、超声造影及弹性成像新技术

超声造影(contrast-enhanced ultrasonography,CEUS)和弹性成像新技术在肺部病变诊断中的相关应用探索有限,但有研究显示其仍具有一定的临床价值。

（一）超声造影　　CEUS 在诊断基于胸膜的多种肺部病变方面均存在一定的应用价值。

CEUS 肺部显影的特征及渡越时间的区别主要由其肺动脉和支气管动脉双重供血的特点所决定,这两套血运系统的生理解剖特点、胸膜内压力梯度变化所致血管舒缩、重力所致的肺尖与肺底血供差异都会带来增强模式上的差异。同时,慢阻肺、肺纤维化、尘肺患者的肺部血供也会发生变化,还有不同种类的缺乏血供病变也会对 CEUS 的增强模式产生影响。

有研究显示其所有入组病例中经细针穿刺活检证实的恶性肿瘤病变,均可见特征性的病灶内部不均匀增强,提示肿瘤内丰富的血供。而良性病变内并未见到相应的征象。

CEUS 在经胸细针穿刺过程中也能提供很好的引导作用。既往运用超声引导下穿刺活检发现小部分标本因存在大量坏死细胞而难以提供准确的诊断线索,而 CEUS 引导下可以很好地避开病灶内未增强的区域进行穿刺,且在增强区穿刺出来的标本质量通常更高,能够由此做出准确的病理诊断。

CEUS 还能辅助诊断胸膜炎,明确胸膜周围的肺栓塞区域,在肺不张、肺机化等诊断中也可见到一些特征性改变,对各种病变征象的识别主要基于开始增强时间(time to enhancement,TE)和持续增强模式(extend of enhancement,EE)两个要素,初期研究显示出较好的表现,我们期待更多进一步的研究揭示其具体应用价值。

（二）超声弹性成像　　超声弹性成像显示肺部病灶时通常选用 7.5MHz 的线阵探头,虽然理论上,在胸膜与含气肺组织的界面声束会完全反射,但研究发现肺下叶靠近体表,且没有明显骨质成分遮挡的病灶,即使没有完全种植于胸膜上,仍然可以被显示,其机制尚不明确。

在肺转移癌患者中,超声弹性成像可以清楚显示灰阶图像不能显示的病灶及其与周围胸膜的粘连情况,该类病灶直径均大于 1cm,弹性成像对于直径小于 1cm 病灶的显示率尚未可知。这些肿瘤实质成分通常较硬,在弹性图上通常表现为红色至黑色区域,而如果肿瘤内部出现坏死,坏死区域通常较周围的实质成分更软,即更有弹性,在弹性图上则表现为绿色至白色区域。如果基于弹性成像模式对病灶进行测量,得到的病灶大小与 CT 成像显示大小没有统计学意义上的明显差别。

超声弹性成像显示肺部病灶的主要意义在于其可以实时动态地引导介入性措施,比如穿刺活检或者射频消融,同时其在术中标测预切除的转移病灶方面也具有相当价值。与经气管镜超声引导针吸活检术及 CT 引导下肺穿刺相比,经胸廓超声弹性成像解决了周边位置结节活检组织获取困难的问题,使穿刺操作性更强。

（姜玉新）

参考文献

[1] ROGOZA K, KOSIAK W. Usefulness of lung ultrasound in diagnosing causes of exacerbation in patients with chronic dyspnea[J]. Pneumonol Alergol Pol, 2016, 84（1）: 38-46.

[2] LICHTENSTEIN D. Novel approaches to ultrasonography of the lung and pleural space: where are we now? [J]. Breathe（Sheff）, 2017, 13（2）: 100-111.

[3] VOLPICELLI G, ELBARBARY M, BLAIVAS M, et al. International evidence-based recommendations for point-of-care lung ultrasound[J]. Intensive Care Med, 2012, 38（4）: 577-591.

[4] SOLDATI G, DEMI M, INCHINGOLO R, et al. On the physical basis of pulmonary sonographic interstitial syndrome[J]. J Ultrasound Med, 2016,

35（10）：2075-2086.

[5] SOLDATI G, INCHINGOLO R, SMARGIASSI A, et al. Ex vivo lung sonography: morphologic-ultrasound relationship[J]. Ultrasound Med Biol, 2012, 38（7）：1169-1179.

[6] VOLPICELLI G. Sonographic diagnosis of pneumothorax[J]. Intensive Care Med, 2011, 37（2）：224-232.

[7] LICHTENSTEIN D, MEZIÈRE G, BIDERMAN P, et al. The "lung point": an ultrasound sign specific to pneumothorax[J]. Intensive Care Med, 2000, 26（10）：1434-1440.

[8] LICHTENSTEIN DA, LASCOLS N, PRIN S, et al. The "lung pulse": an early ultrasound sign of complete atelectasis[J]. Intensive Care Med, 2003, 29（12）：2187-2192.

[9] YANG PC, LUH KT, CHANG DB, et al. Value of sonography in determining the nature of pleural effusion: analysis of 320 cases[J]. Am J Roentgenol, 1992, 159（1）：29-33.

[10] HASAN AA, MAKHLOUF HA. B-lines: transthoracic chest ultrasound signs useful in assessment of interstitial lung diseases[J]. Ann Thorac Med, 2014, 9（2）：99-103.

[11] GUTIERREZ M, SALAFFI F, CAROTTI M, et al. Utility of a simplified ultrasound assessment to assess interstitial pulmonary fibrosis in connective tissue disorders-preliminary results[J]. Arthritis Res Ther, 2011, 13（4）：R134.

[12] RANIERI VM, RUBENFELD GD, THOMPSON B, et al. Acute respiratory distress syndrome the Berlin definition[J]. JAMA, 2012, 307（23）：2526-2533.

[13] PICANO E, FRASSI F, AGRICOLA E, et al. Ultrasound lung comets: a clinically useful sign of extravascular lung water[J]. J Am Soc Echocardiogr, 2006, 19（3）：356-363.

[14] LICHTENSTEIN DA, MEZIÈRE GA. Relevance of lung ultrasound in the diagnosis of acute respiratory failure: the BLUE protocol[J]. Chest, 2008, 134（1）：117-125.

[15] 李晨, 徐军, 于学忠. 肺部超声评估血管外肺水研究进展[J]. 临床急诊杂志, 2013（11）：559-562.

[16] 周永昌, 郭万学. 超声医学[M]. 3版. 北京：科学技术文献出版社, 1998：751-768.

[17] SUZUKI N, SOITAH T, KITAMURA S. Tumor invasion of the chest wall in lung cancer: diagnosis with US[J]. Radiology, 1993, 187（1）：39-42.

[18] YUAN A, CHANG DB, YU CJ, et al. Color Doppler sonography of benign and malignant pulmonary masses[J]. Am J Roentgenol, 1994, 163（3）：545-549.

[19] FRAZIER AA, ROSADO DE CHRISTENSON ML, STOCKER JT, et al. Intralobar sequestration: radiologic-pathologic correlation[J]. Radiographics, 1997, 17（3）：725-745.

[20] WINTERS WD, EFFMANN EL, NGIEM HV, et al. Disappearing fetal lung masses: Importance of postnatal imaging studies[J]. Pediatr Radiol, 1997, 27（6）：535-539.

[21] AVILA NA, MUELLER BU, CARRASQUILLO JA, et al. Multilocular thymic cysts: imaging features in children with human immounodeficiency virus infecion[J]. Radiology, 1996, 201（1）：130-134.

[22] DAVIS SD, UMLAS SL. Radiology of congenital abnormalities of the chest[J]. Curr Opin Radiol, 1992, 4（5）：25-35.

[23] TSCHAMMLER A, OTT G, SCHANG T, et al. Lymphadenopathy: differentiation of benign from malignant disease-color Doppler US assessment of intranodal angioarchitecture[J]. Radiology, 1998, 208（1）：117-123.

[24] MATHIS G. Thoraxsonography-part ii: peripheral pulmonary consolidation[J]. Ultrasound Med Biol, 1997, 23（8）：1141-1153.

[25] KELBEL C, STEPHANY P, LORENZ J. Endoluminal chest sonography[J]. Eur J Ultrasound, 1996, 3：191-195.

[26] TAPSON VF, DAVIDSON CJ, KISSLO KB, et al. Rapid visualization of massive pulmonary emboli utilizing intravascular ultrasound[J]. Chest, 1994, 105（3）：888-890.

[27] GÖRG C. Transcutaneous contrast-enhanced sonography of pleural-based pulmonary lesions[J]. Eur J Radiol, 2007, 64（2）：213-221.

[28] ADAMIETZ BR, FASCHING PA, JUD S, et al. Ultrasound elastography of pulmonary lesions-a feasibility study[J]. Ultraschall Med, 2014, 35（1）：33-37.

第二节
常用胸腔介入性超声技术及并发症

一、超声引导下胸腔穿刺抽液及置管引流

（一）适应证　　超声对积液特别敏感, 可确定其深度及范围, 还有助于包裹性积液的诊断和鉴别诊断, 故广泛应用于胸腔积液定位。对于积液量很少或穿刺失败的复杂病例, 可在超声引导下进行穿刺, 显示针尖进入积液病变的全过程, 避免了盲目穿刺可能导致不必要的痛苦, 且具有无放射性、可床旁进行等优点。

（二）禁忌证　　临床根据X线摄影拟诊为胸腔积液而超声未能证实或仅发现肋膈隐窝极少量积液者, 抽液常很困难且易误伤胸腹部脏器, 可视为相对禁忌证。见于：

1. 大叶性肺炎（下叶肺实变）合并极少量积液（反应性胸膜炎）。

2. 胸膜增厚占优势的包裹性积液, 积液已基本吸收。

3. 巨大的胸膜间皮细胞瘤伴少量积液。

4. 叶间胸膜炎伴有叶间积液, 经体表超声检查定位困难者。

（三）注意事项

1. 某些包裹性积液位于肩胛间区、腋下区, 易被肩胛骨遮挡, 可让患者采取抱头姿势。位于前胸部的包裹性积液, 宜采取半卧位。

2. 进针时紧靠肋骨上缘以避免损伤肋间血管。

3. 穿刺过程中应防止空气进入胸膜腔。采用改良的筒形多孔针者, 穿刺进入胸膜腔后需拔出针芯, 连上针头和软管。操作者必须动作敏捷, 防止进气。

4. 初次胸腔抽液量不宜过多, 视患者的具体情况而定, 通常不超过500~1 000ml。留置导管的患者采用半卧位比较安全、舒适, 可抽至800ml后休息5~10分钟, 在无不良反应的情况下继续抽吸800ml, 如此重复直至肺部复张或抽不出为止。在休息期间鼓励患者进饮, 允许患者适当变动

体位。

5. 抽液过程中一旦发现穿刺针随呼吸上下摆动,说明针尖可能触及膈胸膜或肺表面,宜适当退针;避免穿刺过深伤及肝脾。采用筒式多孔针者比较安全。

6. 患者如有苍白、冷汗、头晕不安、脉弱等"胸膜反应"表现,应立即拔针,让其卧床休息,必要时注射 0.1% 肾上腺素 0.3~0.5ml。留置导管者一旦完成置管,患者宜采取平卧位,可预防晕厥发生。液气胸者可在抽液后采取特殊卧位姿势,使引流管位置相当于胸腔的最高位,以抽取腔内积气。

7. 穿刺过程中患者若出现阵咳应立即拔针,警惕气胸发生。留置导管者则无气胸顾虑,咳嗽和深呼吸运动反而

有助于引流。

8. 局部麻醉应当充分,若操作时间长,麻醉作用已过而引起疼痛,宜补充注射局部麻醉药物。

9. 抽取大量液体时,可利用三通阀简化操作。对于脓胸患者必要时可采用 10~14F 导管,以保证引流通畅。

10. 当脓胸闭式胸腔引流及抗生素治疗效果不满意导致纤维蛋白沉积形成分隔时,可向胸膜腔内注入链激酶,通常会有一定效果。注入剂量为含有 250 000 单位链激酶的生理盐水 100ml,共注入 2~6 次,平均每个患者 3 次。

（四）穿刺针的比较　表 11-2-1 为几种胸腔穿刺针管的临床应用比较。

表 11-2-1　几种胸腔穿刺针管临床应用比较

临床应用	普通穿刺针	改良穿刺针		留置导管（多孔）	
		斜面型多孔针	筒型多孔针	导管针	套管针导入
抽液目的	诊断为主	诊断为主	治疗为主	治疗为主	治疗为主
留置引流	不安全	不安全	比较安全	安全	安全
操作技术	简单	简单	需拔针芯	相对简单	相对复杂
导管来源	容易	较易	较易	较难较贵	较易
穿刺抽液过程	易堵塞、中断	较顺利	较顺利	顺利	顺利
抽液量	少	较多	较多	多	多
患者体位	严格限制	严格限制	相对限制	较自由舒适	较自由舒适

二、超声引导下肺及纵隔肿块的活检

（一）适应证　一般来说,凡是超声可显示的胸腔占位性病变,均可行超声引导下穿刺活检。尤其适用于以下几种情况:

1. 胸部正侧位 X 线片可见肿块直接或间接征象,行纤维支气管镜活检阴性或检查失败者。

2. 肿瘤有远处转移或合并其他疾病不宜行手术或患者拒绝手术,化疗或放疗前需了解肿瘤病理组织学分类时。

3. 原发部位不明的转移癌,需穿刺了解转移癌的组织来源者。

4. 取活细胞做组织培养,研究免疫、放射、化学药物的敏感度,指导临床治疗。

5. 超声引导穿刺病变组织,直接注射化疗药物者。

（二）禁忌证

1. 有严重出血倾向者。

2. 近期内有严重咯血、呼吸困难、剧烈咳嗽或不能配合活检者。

3. 患者有严重肺气肿、肺淤血、肺心病及声像图肿块显示不清者。

4. 纵隔肿物活检有肺动脉高压者,纵隔病变伴有肺或

胸腔化脓性病变者,纵隔病变疑为血管病变,如动脉瘤、动静脉瘘、肺动脉畸形者及病变在 X 线透视下正侧位均不能清楚显示者。

（三）注意事项

1. 术前准确的超声定位,选择最佳进针途径与穿刺部位是穿刺成功的关键,尤其以较小的肺部肿块更为重要。

2. 穿刺尽可能选用细针,原则是病变较小、距体表较远则宜采用细针 21G 或 20G;若病变较大,靠近体表可用 19G 或 18G 粗针。

3. 尽量减少穿刺次数,细针一般以四针为限。粗针活检原则上只要获得足够的组织则不宜做第二针,第一针不满意时亦以二针为限。组织学活检亦可一针二用,即针腔推出组织碎片后,其内血性内容物做涂片细胞学检查。

4. 力求穿刺途径避开肺组织,以免发生气胸。

5. 当针尖显示不清时,切忌盲目进针,可微调探头角度,在针尖显示清楚后再穿刺。当针尖强回声与肺肿块内气体回声(肺结核、肺肿瘤及肺癌并发阻塞性肺炎)相混淆时,应稍上下提插穿刺针确认针尖位置。

6. 进针与抽针宜在平静呼吸中进行,不必强求患者用力屏气。

7. 穿刺要取样于肿瘤实质性区域方能获得满意结果,

若取样于肿瘤中央坏死区域,不易获得有效成分而造成假阴性。

8. 较坚硬的肿块,往往抽吸费力,应注意反复提插,动作要轻柔,抽吸负压不宜过大,否则抽吸血量过多冲淡细胞,影响读片。

9. 穿刺全程临床、超声、病理科医师应同时在场,力求标本的可靠性。

10. 涂片一定要均匀,范围不宜涂得过大,相当于24~32mm盖玻片范围,每例平均4~6张。外径0.7~0.9mm细针用于穿刺肺部实质性肿瘤时,在吸出细胞同时常可吸出组织碎片,须将此组织碎片仔细挑出,制成石蜡切片,因为吸出物中如含组织碎片则不宜将涂片推得薄而均匀,另外,组织碎片制成切片后也有助于细胞学诊断。此外,成团堆积的细胞有时会造成判断困难,涂片太厚放入固定液中容易脱落。

11. 如果涂片采用HE或巴氏染色法,应立即将涂片放入95%乙醇中固定,以保证涂片质量,观察时能清楚地显示细胞细微结构,而且细胞形态也非常接近于组织切片中的细胞。

（四）胸腔穿刺针的选择　　目前,胸腔穿刺针主要有两种:抽吸针与切割针。细针抽吸活检因具有较高的安全性而被广泛应用于临床,但缺点为在非恶性病变中的确诊率常<50%,尤其是穿刺现场没有细胞病理学家的情况下。切割活检因并发症发生率较高(主要是肺出血和气胸),甚至有患者死亡的报道,仅被应用于胸壁及胸膜活检,偶尔在较大的肺肿块侵及胸膜时应用。20G自动活检装置使高确诊率与低并发症(接近细针抽吸)得以实现,尤其是在非恶性病变活检时,确诊率明显提高。恶性病变活检时,在有细胞病理学家在场的情况下确诊率无提高迹象。在大多活检病变为恶性的临床情况下,有细胞病理学家在场时,为了减少并发症,有人认为细针抽吸活检足够。目前公认的原则是没有细胞病理学家在场时,尤其是临床高度怀疑病变为良性或淋巴瘤时,应首选自动活检装置。

胸腔穿刺活检技术的选择方法见图11-2-1。

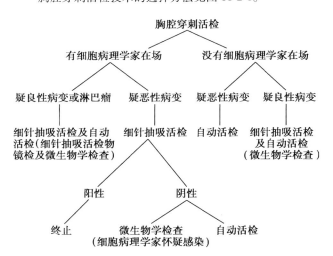

图 11-2-1　胸腔穿刺活检技术的选择方法

三、胸腔介入性超声的并发症及处理

（一）气胸　　气胸发生的常见原因为穿刺针过粗、病变部位深、肺气肿老年患者、呼吸难配合、多次反复穿刺或穿刺位置过深及穿刺者缺乏经验等。超声引导下经皮肺穿刺气胸发生率为0~3%;经皮纵隔穿刺气胸发生率为15%左右,多为背部进针、肋间隙较窄所致。轻度气胸者(肺压缩20%以下)可不予处理,若为中度气胸(肺压缩20%以上)可用注射器抽气,重度气胸(肺压缩40%以上)需置胸腔引流管接水封瓶行闭式引流24~48小时后拔除,口服抗生素3天预防感染。

（二）出血　　穿刺针针尖刺伤小血管或划破胸膜时可导致咯血或胸腔内出血,一般不需要特殊处理,但肺动脉高压患者尤其要引起重视。

（三）感染　　若不注意无菌操作,可引起胸内感染,包括脓胸或胸壁脓肿,因此术中应注意无菌操作,术后应使用抗生素预防感染的发生。

（四）空气栓塞　　发生原因可能系穿刺针刺入肺静脉,或由于穿刺使支气管与肺静脉形成异常交通,或由拔出针芯接注射器时患者深吸气而引起。术者动作应迅速准确,严格防止穿入肺静脉。如疑有空气栓产生,应让患者采取左侧卧位,头低足高,使气泡远离右心室流出道而进入右心室和右心房,必要时立即进行复苏术,予以高压氧治疗。

（五）其他　　少数患者可发生胸痛、皮下或纵隔气肿等,不需要特殊处理,肿瘤细胞针道种植转移极为少见。

（夏宇　姜玉新）

参考文献

[1] KUZO RS, BEN-AMI TE, YOUSEFZADEH DK, et al. Internal mammary compartment window to the mediastinum[J]. Radiology, 1995, 195（1）: 187-192.

[2] MARTINOLI C, CITTADINI G, GANDOLFO N, et al. Superior vena cava stents: Doppler US of the internal mamary veins to detect collateral flow-preliminary observations[J]. Radiology, 1997, 204（3）: 865-870.

[3] 董宝玮. 临床介入性超声学[M]. 北京: 中国科学技术出版社, 1990: 83-109.

[4] MCLOUD TC. Should cutting needles replace needle aspiration of lung lesions? [J]. Radiology, 1998, 207（3）: 569-570.

[5] LIU JB, GOLDBERG BB. 2-D and 3-D endoluminal ultrasound: vascular and nonvascular applications[J]. Ultrasound Med Biol, 1999, 25（2）: 159-173.

[6] WIERSEMA MJ, KOCHMAN ML, CRAMER HM, et al. Preoperative stag-

ing of non-small cell lung cancer: transesophageal US-guided fine needle aspiration biopsy of mediastinal lymph nodes [J]. Radiology, 1994, 190 (1): 239-242.

[7] OBATA K, UEKI J, DAMBARA T, et al. Repeated ultrasonically guided needle biopsy of small subpleural nodules [J]. Chest, 1999, 116 (5):

1320-1324.

[8] SHETH S, HAMPER UM, STANLEY DB, et al. US guidance for thoracic biopsy: a valuable alternative to CT [J]. Radiology, 1999, 210 (3): 721-726.

第十二章
肺功能检查

第一节
概论

一、肺功能检查是呼吸疾病诊治的关键技术

呼吸系统疾病是全球最常见多发的疾病之一。急、慢性气道和肺疾病（如肺炎、慢性阻塞性肺疾病、支气管哮喘、间质性肺疾病、肺部肿瘤等）可或轻或重地损害呼吸功能；长期吸烟、户外空气污染暴露、工矿粉尘的大量暴露、室内烹调、取暖等所致的生物燃料烟雾的暴露、呼吸道感染等都会损伤肺功能。

肺功能检查是通过运用呼吸生理知识和现代检查技术来了解和探索人体呼吸系统功能状态的检查，是临床上对胸肺疾病诊断、严重程度评估、治疗效果和预后评估的重要检查内容。肺功能检查同呼吸影像与病理检查、呼吸病原学检查等并列，是呼吸系统疾病临床诊治的关键性检查技术，广泛应用于呼吸内科、外科、麻醉科、儿科、流行病学、潜水及航天医学等领域。

中华医学会呼吸病学分会发布的《慢性阻塞性肺疾病诊治指南（2013年修订版）》《支气管哮喘防治指南（2020年版）》《咳嗽的诊断与治疗指南（2015）》等呼吸系统疾病的诊治指南中，均将肺功能作为这些疾病的诊断和严重度分级的重要指标，甚至是金标准。2015年肺功能检查被国家卫生计生委列入呼吸内科诊治的关键技术，2016年纳入呼吸系统疾病质量控制监测体系，2017年1月国务院颁布的我国《"十三五"卫生与健康规划》将肺功能检查列入常规体检项目。因此，熟练掌握呼吸生理知识，加深对肺功能检查的认识，加强对检查技术的培训，积极推动肺功能检查的临床应用，对提高呼吸系统疾病的诊治水平意义重大。

二、肺功能检查的发展简史

肺功能检查技术发展至今已有400多年的历史。最初采用气囊集气法测量呼出气容积，后逐渐发展出肺容量、呼吸流量检查、肺内气体交换检查、呼吸动力学检查、运动心肺功能检查等多种检查项目和方法。检查技术与指标也不断推陈出新，先后提出肺活量（VC）、用力肺活量（FVC），第1秒用力呼气容积（FEV_1）、最大呼气中期流量（MMEF）、残气量（RV）、肺总量（TLC）、肺一氧化碳弥散量（D_LCO）、气道阻力（Raw）、最大自主通气量（MVV）、氧耗量（VO_2）等至今仍在临床广泛应用的肺功能指标与概念。依据气体流量与容量随时间的函数变化可相互转换的原理开发出容量型和流量型肺量计，依据密闭状态下气体浓度与容积乘积守恒原理开发出残气容积测定计，依据密闭状态下气体容积与压力乘积守恒原理开发出体积描记仪（简称体描仪），等等。在上述肺功能指标提出的基础上，前人分别探索总结了肺功能指标与人体测量值（如身高、体重、年龄、性别等）的关系，以及在不同体位、各种疾病状态下的肺功能指标改变特征。

随着生物工程学的发展和电子计算机的应用，肺功能指标的测定变得更为精确、简便和快捷，现代的气流流量计、快速响应的气体分析器、微芯片化的电子技术机等可实现实时数据处理和自动控制，提供结果的自动分析、判断和管理，极大方便了临床诊断与分析。

肺功能检查的发展，是肺功能检查观念、技术、方法的不断创新和完善的过程，是临床应用经验不断积累的结果，更是检查技术和临床应用结合越来越紧密的结果。了解肺功能检查技术的发展有助于肺功能检查更好地应用于临床和科研。

我国也从20世纪30年代开始开展了肺功能检查，从20世纪90年代开始逐渐普及。尽管我国已开展肺功能检查80多年，并逐渐积累了不少临床经验，但与肝功能、心功能、肾功能等其他功能学科相比，肺功能检查仍未广泛开展，社会认知度不高，也缺乏相应的临床执业资格认定，因此极大限制了我国肺功能检查的开展和普及。

中国肺功能联盟启动于2013年，旨在联合全国呼吸学界及儿科、外科、麻醉科、体检中心、康复科等各相关学科同道、肺功能仪器生产厂家、医药企业、社会团体等形成广泛的同盟，共同推动我国肺功能事业的发展。联盟成立后，先后组织了多次全国肺功能学术会议，各地也相继组织开展了学习班、学术论坛、讲座、义诊等丰富多彩的肺功能检查的推广活动。2014年起我国肺功能检查系列指南陆续发布。2015年3月在广州举行的第三届全国肺功能学术会议上，钟南山院士向全国发出了"像量血压一样检查肺功能"的倡议，建议将肺功能检查纳入40岁以上人群的常规体检项目中，开展肺功能普查。同时，为提高肺功能检查的临床应用水平，规范检查的质量控制，中国肺功能联盟启动了"肺功能检查规范化培训与质量控制万里行"活动。全国各地轰轰烈烈地开展培训引起了国家相关部门的高度重视，并被国家科技部生物技术发展中心作为全国推广示范典型加以推广。

三、临床常用的肺功能检查方法

肺功能检查项目众多,包括肺容量检查、通气功能检查、弥散功能检查、气道反应性检查、气道阻力检查、运动心肺功能检查、影像肺功能检查、呼出气体成分分析等。当然,肺功能检查并不仅限于这些项目。每一检查项目也可有多种方法加以测定,并且测定的指标也非常多,反映的临床意义各不相同。这些检查从不同的角度去分析呼吸生理的改变及疾病对呼吸功能的影响。

目前临床常用的肺功能检查项目、方法和指标见表 12-1-1。

表 12-1-1　常用肺功能检查项目、方法及主要指标

项目	方法	主要指标
肺容量检查	慢肺活量	肺活量(VC)、深吸气量(IC)、补呼气量(ERV)、潮气量(VT)
	功能残气测定法 氮冲洗法 氦稀释法 体积描记法	功能残气量(FRC)、胸腔气量(TGV)
	肺总量测定	残气量(RV)、肺总量(TLC)、残总比(RV/TLC)
肺通气功能检查	静息通气量	每分钟通气量(V_E)、呼吸频率(RF)
	肺泡通气量	无效腔气量(V_D)
	最大自主通气量	最大自主通气量(MVV)
	时间肺活量	用力肺活量(FVC)、第 1 秒用力呼气容积(FEV_1)、一秒率(FEV_1/FVC)、最大呼气中期流量($FEF_{25\%\sim75\%}$)
	呼气流量	最大呼气流量(PEF)、用力呼气 25%、50%、75%肺活量位的瞬间流量($FEF_{25\%}$、$FEF_{50\%}$、$FEF_{75\%}$)
肺换气功能检查	弥散功能	
	一口气法	肺一氧化碳弥散量(D_LCO)、每升肺泡容积的一氧化碳弥散量(D_LCO/V_A)、Krogh 常数、肺一氧化碳转移因子(T_LCO)
	重复呼吸法 慢呼气法	肺一氧化碳弥散量(D_LCO)
	膜弥散功能	肺泡毛细血管膜弥散量(D_M)
	动脉血气分析	氧分压(PaO_2)、二氧化碳分压($PaCO_2$)、血氧饱和度(SaO_2)、pH
	血氧饱和度	动脉血氧饱和度(SaO_2)、体表血氧饱和度(SpO_2)
呼吸阻力检查	口腔阻断法 强迫振荡法	气道阻力(Raw)、呼吸阻抗(impedance)、响应频率(Fres)、N 振荡频率下的气道阻力(R_N)、N 振荡频率下的弹性阻力和惯性阻力之和(X_N)
	体积描记法	气道阻力(Raw)、胸肺顺应性(C)
	机械通气阻断法	气道阻力(Raw)、胸肺顺应性(C)
支气管反应性检查	支气管激发试验	气道高反应性和分级［评估指标:使 FEV_1 等指标下降或呼吸阻力上升到一定程度的累积吸入激发物剂量或浓度、激发阈值、激发时间等］
	支气管扩张试验	FEV_1 改善率、FEV_1 增加值
气体分布检查	闭合气量	闭合气量(CV)、闭合总量(CC)
	胸部计算机断层扫描成像(CT)、放射性核素肺通气扫描	局部肺容积占全肺容积的百分比、局部肺组织放射线密度(通气量)、局部通气量占全肺通气量的百分比

续表

项目	方法	主要指标
运动心肺功能试验	平板运动 踏车运动 爬梯运动 手臂运动	最大运动功率(W)、氧耗量(VO$_2$)、二氧化碳产生量(VCO$_2$)、每千克体重氧耗量(VO$_2$/kg)、氧脉(VO$_2$/HR)、无氧阈(AT)、运动时间、呼吸困难指数、心功能贮备等
呼吸肌肉功能	力量	最大吸气压(MIP)、最大呼气压(MEP)、最大跨膈压、膈神经刺激诱发跨膈压、平静吸气压等
	肌电耐力	肌电频谱图、张力时间指数
	肌电	肌电图强度、肌电频谱图、膈神经传导时间
影像肺功能	CT	全肺体积、全肺重量、含气肺容积、平均肺体积、平均肺密度
	ECT	局部肺通气量占全肺通气量的百分比 局部肺灌注量占全肺灌注量的百分比
	振动成像(VRI)技术	振动能量曲线、EVP 振幅、MEF 面积
呼出气体分析	气体浓度与分压	CO$_2$ 浓度和分压、NO 浓度、CO 浓度、N$_2$ 浓度等
	冷凝液分析	白介素、白三烯、前列腺素、血栓素等
	质谱分析	白介素、白三烯、前列腺素、血栓素等

（郑劲平）

第二节
肺容量检查

　　肺容量是指肺内(包括呼吸道与肺泡)气体的含量。呼吸过程中,呼吸肌肉运动,胸廓扩张和收缩,肺容量随之发生变化。肺容量为肺通气和换气功能提供了基础,具有重要的临床意义。当胸肺部疾病引起肺体积改变,胸廓和肺脏弹性回缩力变化时,肺容量也会发生变化。

一、肺容量的组成及常用指标

（一）肺容量组成（图12-2-1）

　　1. 潮气量（tidal volume，VT）　在平静呼吸时每次吸入或呼出的气量,是平静状态下人体通气需要的主要指标,与呼吸频率共同决定分钟通气量。

　　2. 补吸气量（inspiratory reserve volume，IRV）　在平静吸气后,继续最大努力吸气所能吸入的最大气量。反映平静状态下吸气容量的储备能力,受胸廓和肺的弹性和吸气肌力量的影响。

　　3. 补呼气量（expiratory reserve volume，ERV）　在平静呼气后,继续最大努力呼气所能呼出的最大气量;反映平静状态下呼气容量的储备能力,受胸廓和肺的弹性和呼气肌力量的影响。

　　4. 残气量（residual volume，RV）　最大努力完全呼气后肺内仍不能呼出的残留气量,与胸廓和肺的弹性、气道通畅性和呼吸肌力量有关。

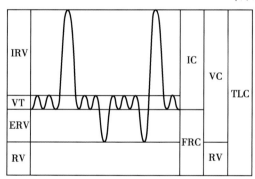

图 12-2-1　肺容量检查曲线及常用指标
VT: 潮气量；IRV: 补吸气量；ERV: 补呼气量；RV: 残气量；IC: 深吸气量；VC: 肺活量；FRC: 功能残气量；TLC: 肺总量。

　　以上 4 种为基础肺容积,彼此互不重叠。

　　5. 深吸气量（inspiratory capacity，IC）　平静呼气后最大努力吸气所能吸入的最大气量,与胸廓和肺弹性,以及吸气肌的力量有关,反映吸气的能力。IC = VT+IRV。

　　6. 肺活量（vital capacity，VC）　最大努力吸气后,最大努力呼出的气量,反映呼吸容量变化的最大限度,是临床最为常用的肺容量指标。VC = IRV+VT+ERV,或 VC = IC+ERV。

　　7. 功能残气量（function residual capacity，FRC）　平静呼气末肺内的气量,理论上是肺弹性回缩力(向内)与胸廓弹性回缩力(向外)的平衡点,是判断肺容积和胸肺弹性的重要指标。FRC = ERV+RV。

　　8. 肺总量（total lung capacity，TLC）　最大努

力深吸气后肺内所含有的总气量。TLC = IRV + VT + ERV + RV，或 TLC = IC+FRC，或 TLC = VC+RV。

以上 4 种为组合肺容量，由 2 个或 2 个以上的基础容积叠加组成。

二、肺容量的测定方法

临床上，检查方法分为直接检测的肺容量和间接检测的肺容量两大类。前者可通过肺量计直接检测，包括 VT、VC、IRV、ERV、IC，临床上常称为慢肺活量测定。后者含有肺量计无法直接检测的残气量部分，需通过气体成分分析或体积描记法等方法计算出来，包括 RV、FRC、TLC，其测定方法也可简称为肺内气体容积测定。

（一）直接检测的肺容量 受试者自然平静均匀呼吸 4~5 个周期，待呼气末基线和呼吸节律平稳后，以中等速度做最大努力吸气和完全呼气。有三种测定方法：

1. 呼气肺活量测定 受试者从 TLC 位开始，呼气至 RV 位所能呼出的气量，即为呼气肺活量（EVC）（图 12-2-2A）。

2. 吸气肺活量测定 测量方法与 EVC 相反，受试者从 RV 位开始，深吸气至 TLC 位所能吸入的气量，即为吸气肺活量（IVC）（图 12-2-2B）。

3. 分段肺活量测定 将分别测定的 IC 和 ERV 相加称为分段肺活量（图 12-2-2C）。

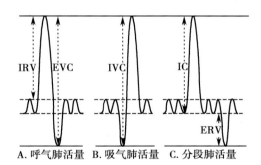

图 12-2-2 直接检测的肺容量

EVC：呼气肺活量；IVC：吸气肺活量；IC：深吸气量；IRV：补吸气量；ERV：补呼气量。

（二）间接检测的肺容量

1. 体积描记法 体积描记法是基于 Bohr 定律，在密闭和恒温的情况下，气体的压力与体积的乘积保持恒定。具体测定步骤如下：

（1）受试者坐于体描箱内平静呼吸，待呼气末水平稳定。

（2）在平静呼气末，阻断呼吸通道，同时让受试者在阻断呼吸通道的条件下做浅快呼吸动作，控制口腔压约 ±1kPa，呼吸频率为 0.5~1.0Hz，即 30~60 次/min（图 12-2-3），至少应记录 3~5 次浅快呼吸动作，获得压力-容积环（图 12-2-4），根据压力与压缩气量的变化关系，推算得胸腔气体容积（TGV），相当于 FRC。目前已有一些新型体描仪可进

行自动呼吸压力补偿，只需平静呼吸方式而无需浅快呼吸，提高受试者的依从性和检查的重复性。

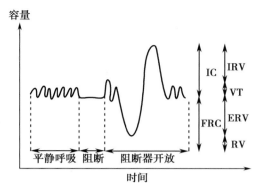

图 12-2-3 体积描记法测定过程

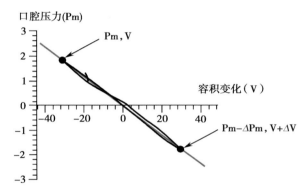

图 12-2-4 体积描记法的压力-容积环

（3）完成 TGV 检测后，开放阻断器，然后做一次分段肺活量测量（方法如上所述，图 12-2-3）。再计算出其他肺容量指标：RV = FRC−ERV 和 TLC = FRC+IC。

阀门阻断呼吸通道时，声门开放状态下，口腔压（Pm）可以代表肺泡压（PA），箱内压可以推算出胸腔内气缩量。阻断器在平静呼气末（Pm，V）关闭，同时受试者继续吸气动作，Pm 降低，同时箱内压升高。箱内压的增高反映了胸腔内气体容积的变化。曲线末端代表了吸气末水平（Pm−ΔPm，V+ΔV）。曲线的斜率取决于阻断器关闭时胸腔内气体容积（TGV，在 FRC 水平计算 TGV，则 FRC ≈ TGV）。

2. 气体稀释法 按测试系统，分为密闭式和开放式；按呼吸方法，又分为重复呼吸法和单次呼吸法。

密闭式需储气箱或储气袋，只需测定混合气体的浓度，对气体分析仪的响应速度要求不高。开放式采用快速气体分析仪，可实时测定气体浓度的变化，现代肺功能仪主要采用开放式方法。

重复呼吸法：主要依据质量守恒定律，在一定空间内的气体浓度与容积的乘积恒定。常以氮气（N_2）或氦气（He）为标示气体，分别称为氮冲洗法和氦稀释法。氮冲洗法通过重复吸入 100% 氧气（O_2），使肺泡气中 N_2 逐渐冲洗稀释，测定冲洗前、后肺内 N_2 浓度及呼吸气量，可计算出冲洗前的 FRC。而氦稀释法则是通过吸入已知 He 浓度和体积

的气体,根据 He 被肺容积稀释的程度计算出 FRC,然后再换算其他指标,如 RV=FRC-ERV,TLC=FRC+IC 等。

单次呼吸法:常与肺一氧化碳弥散量(D_LCO)测定同时进行。受试者平静呼吸数个呼吸周期后,呼气到 RV 位,在从 RV 位到 TLC 位的吸气过程中,吸入含有 CO 和 He(或甲烷 CH_4)的混合气体,并屏住呼吸 8~10 秒,然后快速呼气,收集肺泡气进行分析。从稀释前后肺泡 He 或 CH_4 的分浓度计算出肺泡容积(V_A),V_A 加上解剖无效腔得出 TLC,再换算其他指标,如 RV=TLC-VC,FRC=RV-ERV 等。

3. 几种测定方法的比较与选择 单次呼吸气体稀释法是通过单次呼吸时在肺内分布的气体浓度来计算肺容量的,由于气体平衡的时间较短,仅适合于健康人或轻度通气功能障碍的患者。在严重气道阻塞的患者,由于吸入气体时间及屏气时间短,气体来不及进入或均匀分布在所有肺泡,肺容量的测定值常显著低于其真实值。

重复呼吸气体稀释法则要求肺内气体在一定时间内与肺功能仪内气体达到所谓"充分混合"或"恒定",测定的是与气道沟通的肺容量,由于气体平衡的时间较长,其测定值较单次呼吸气体稀释法更为准确。与单次呼吸法相同,该法只能测定出与气道充分交通的肺容积。但对于气道陷闭性的疾病,如慢性阻塞性肺疾病,由于肺内通气分布不均,标示气体不易进入肺大疱和通气不良的区域,重复呼吸气体稀释法难以达到真正的"平衡",肺容量的测定值也常常低于其真实值。

体积描记法测定的是胸廓内可被压缩的所有气体容量,除了与气道沟通的肺容量外,还包括了无通气肺区的肺容积,如肺大疱和气道陷闭滞留的气量等。因此,体积描记法测定肺容量的结果更为准确,目前被认为是肺容量检查的"金标准",并具有测试速度快、测试完成一次后可以马上重复测试等优点。但仪器设备费用高、占地面积大、操作相对复杂、需要受试者的配合程度高,暂时未能在基层医院推广应用。

对于肺通气功能正常者或限制性通气障碍者,气体稀释法和体积描记法的结果相近,两种方法均可选用。但对于阻塞性通气障碍者,气体稀释法所测得的 FRC 低于体积描记法,肺容量会被低估;两种方法测定结果的差值实际上反映了肺内气体陷闭的程度。因此,对于气道阻塞严重、肺内气体分布严重不均的患者,建议采用体积描记法。对于尚无条件开展体积描记法的实验室,在采用气体稀释法时,应充分考虑到气体陷闭导致肺容量被低估的可能,需结合临床资料对结果进行分析。单次呼吸气体稀释法并不建议用于存在气体陷闭的疾病,如慢性阻塞性肺气肿等的检查。

三、肺容量的临床意义

肺容量与受检者的身高、年龄和性别等因素有关,与身高成正比,男性高于女性。在儿童生长发育期至 20 多岁成熟期,肺容量主要随年龄和身高的变化而增加;随后,随着年龄的增长,VC 逐渐下降,FRC、RV 逐渐增加,TLC 无明显改变。肺容量的变化,可分为限制性和阻塞性两个类型(图

12-2-5),常可反映胸肺部疾病或肺外因素引起的呼吸生理机制的改变。

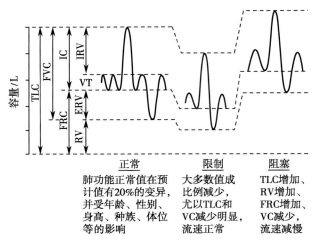

正常	限制	阻塞
肺功能正常值在预计值有20%的变异,并受年龄、性别、身高、种族、体位等的影响	大多数值成比例减少,尤以TLC和VC减少明显,流速正常	TLC增加、RV增加、FRC增加、VC减少,流速减慢

图 12-2-5 不同类型的肺容量异常

(一)限制性肺容量异常的特点及常见病因 限制性肺容量异常,主要表现为 VC、TLC、RV、FRC 的下降。用力呼气流量-容积曲线可呈典型的限制性通气障碍改变,FVC 下降。常见病因如下:

1. 肺体积减少的因素 胸外科肺切除术,如肺大疱切除术、肺不张或支气管扩张症的肺叶切除术、肺部肿瘤的肺段、肺叶或全肺切除术等,能直接引起肺体积减少,导致肺容量的减损。损害程度取决于对具有功能的肺组织的切除范围。若切除范围不大,通过正常肺组织的代偿,肺容量可无明显改变。若切除范围较大,超出肺组织可代偿能力时,则出现肺容量的下降。

肺实变,如肺炎、肺叶或肺段肺不张,甚至是全肺不张(单侧主支气管完全性阻塞),病变部位不通气,可出现肺容量的下降。

2. 肺扩张受限的因素

(1)肺组织病变导致肺扩张受限:包括肺泡、肺泡毛细血管膜、肺间质和肺血管的病变。如,各种肺间质纤维化、间质性肺炎、尘肺、硅肺、肺水肿、弥漫性肺泡细胞癌等,由于肺弹性回缩力增强,使肺扩张受限,容量减少。

(2)肺内占位性疾病导致肺扩张受限,如肺部巨大占位性病变。

(3)肺外因素导致肺扩张受限

1)胸廓疾病:如脊柱后凸、侧弯等胸廓畸形,胸膜肥厚粘连,肋骨骨折或胸廓成术等胸部创伤等,使胸廓扩张和回缩受限,肺容量减少。

2)神经肌肉疾病:如重症肌无力、膈肌瘫痪、中枢系统受伤后呼吸肌肉力量严重减弱等麻痹性肌病,胸肺顺应性下降,肺容量减少。

3)胸腔占位性疾病:如胸腔积液、气胸、纵隔巨大肿物等。

4)导致胸腔容积减少的腹腔因素:如大量腹水、腹部

巨大肿块、腹型肥胖、妊娠等,使膈肌上移及活动度减少,肺扩张受限,肺容量下降。

(二)阻塞性肺容量异常的类型和程度 轻度阻塞时,通过呼吸代偿,肺容量指标 VC、RV、FRC、TLC 无明显变化。中度阻塞时,RV、FRC、TLC 轻度增高,由于呼气受限,RV、FRC 的升高幅度较 TLC 更明显,相应的 RV/TLC 常显著增高,VC 变化比 RV 变化发生更晚和稍轻。严重阻塞时,RV、FRC、TLC、RV/TLC 均显著增高,VC 也相应下降。

常见病因:气道炎症病变,如慢性支气管炎、支气管哮喘等;肺弹性回缩力下降,如慢性阻塞性肺气肿、老年性肺气肿等。

(高 怡)

第三节 肺通气功能检查

与静态的肺容量不同,肺通气功能反映的是动态的肺容量变化。肺通气功能是指单位时间随呼吸运动进出肺的气体容积,即驱动呼吸气体流动的能力。正常的肺通气受到呼吸中枢驱动、神经冲动信号传导、呼吸肌肉收缩、胸廓完整性和可活动性、肺顺应性及气道通畅性等诸多因素的影响,任何一个环节发生问题都会对肺通气功能产生影响。

一、肺通气功能检查的适应证和禁忌证

肺通气功能检查的适应证和禁忌证详见表 12-3-1。

表 12-3-1 肺通气功能检查的适应证和禁忌证

适应证	禁忌证
1. 诊断 鉴别呼吸困难的原因 鉴别慢性咳嗽的原因 用于诊断支气管哮喘、慢性阻塞性肺疾病(简称慢阻肺)等 术前评估	1. 绝对禁忌证 近 3 个月患心肌梗死、脑卒中、休克 近 4 周严重心功能不全、严重心律失常、不稳定型心绞痛 近 4 周大咯血 近 1~3 个月接受过心脏手术、眼部手术 腹股沟疝、脐疝等疝环较松易嵌顿者 视网膜脱离病史 癫痫发作需要药物治疗 未控制的高血压病(收缩压 > 200mmHg、舒张压 >100mmHg)
2. 监测 监测药物及其他干预性治疗的反应 评估胸部手术后肺功能的变化 评估心肺疾病康复治疗的效果 公共卫生流行病学调查 运动、高原、航天及潜水等医学研究 常规的健康检查	主动脉瘤 严重甲状腺功能亢进
3. 损害/致残评价 评价肺功能损害的性质和类型 评价肺功能损害的严重程度,判断预后 职业性肺疾病劳动力鉴定	2. 相对禁忌证 心率>120 次/min 气胸、巨大肺大疱且不准备手术治疗者 孕妇 鼓膜穿孔(需先堵塞耳道后测定) 近 4 周呼吸道感染 免疫力低下 其他:呼吸道传染性疾病(如活动性肺结核、流感等)

二、肺通气功能的检查项目和指标

肺通气功能包括静息每分钟通气量、肺泡通气量、最大自主通气量和时间肺活量等,以后者最为常用。肺量计是最常用的肺通气功能检查设备,除肺泡通气量外其余参数均能以肺量计直接测定,因而肺量计检查亦是临床上最常用的检查方法。

(一)静息每分钟通气量(minute ventilation at rest,V_E) 简称每分钟通气量,是指静息状态下每分钟所吸入或呼出的气量,反映基础代谢状态下机体所需的通气量。V_E=潮气量(VT)×呼吸频率(RR)。正常值为 6~8L/min,大于 10~12L/min 为通气过度,小于 3~4L/min 为通气不足。

(二)肺泡通气量(alveolar ventilation,V_A) 是指静息状态下每分钟吸入气量中能到达肺泡并进行气体交换的有效通气量,为潮气量(VT)与生理无效腔量(V_D)之差,即 V_A=(VT−V_D)×RR。临床上通过测定呼出气二氧化碳分压(P_ECO_2)和动脉二氧化碳分压($PaCO_2$)间接计算 V_D,V_D/VT=($PaCO_2$−P_ECO_2)/$PaCO_2$。肺泡通气量能确切反映有效通气的增加或减少,是机械通气监测的重要指标。

(三)最大自主通气量(maximal voluntary ventilation,MVV) 是在单位时间内以尽快的速度进行最大自主努力呼吸所得到的通气量(图 12-3-1)。通常测定

10 秒、12 秒或 15 秒,再乘以 6、5 或 4 求得 1 分钟的最大通气量。MVV 是一项简单而实用的负荷试验,其大小与呼吸肌的力量、胸廓和肺组织的弹性、气道通畅性均相关,可用以计算通气储备量百分比(BR),BR =(MVV − V_E)/MVV× 100%,反映通气功能的代偿能力,常用于胸腹部外科手术前的肺功能评估。

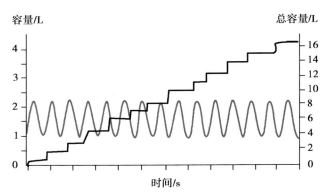

图 12-3-1   最大自主通气量测试曲线

左:MVV 测定过程的 VT 容积-时间曲线;右:MVV 测定过程的 V_E 容积-时间曲线。

(四)时间肺活量   即用力呼气量(forced expiratory volume,FEV),是指单位时间内用力呼气的量。在用力呼气过程中,容积随时间变化的关系为时间-容积曲线(time-volume curve,T-V 曲线)(图 12-3-2),流量与容积的关系为流量-容积曲线(flow-volume curve,F-V 曲线)(图 12-3-3)。

1. 用力肺活量(forced vital capacity,FVC) 指完全吸气至肺总量位后以最大的努力、最快的速度呼气,直至残气量位的全部肺容积,是肺通气功能最主要的指标之一。在正常情况下,VC 与 FVC 相等。但在气流阻塞的情况下,用力呼气可致气道陷闭,VC 可略大于 FVC。

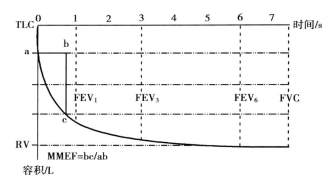

图 12-3-2   时间-容积曲线及常用指标

从 TLC 位用力呼气至 RV 位,第 1 秒用力呼气容积为 FEV_1,3 秒内呼气容积为 FEV_3,6 秒内呼气容积为 FEV_6,全部呼气容积为 FVC。横向虚线把 FVC 平分为 4 等份,取第 2 与第 3,即 FVC 的 25%~75% 二等份(bc 段),除以用力呼出此二等份所需的时间(ab 段),则为最大呼气中期流量(MMEF)。

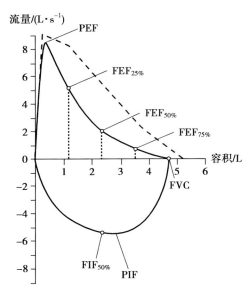

图 12-3-3   流量-容积曲线及常用指标

最大呼气流量为 PEF,最大吸气流量为 PIF,流量下降为 0 时的容积为 FVC。纵向虚线把 FVC 平分为 4 等份,用力呼出每一等份(25%、50%、75% FVC)时的瞬间呼气流量分别为 $FEF_{25\%}$、$FEF_{50\%}$、$FEF_{75\%}$,分别是反映呼气早、中、后期的流量指标。反之,用力吸入 50% FVC 的瞬间吸气流量为 $FIF_{50\%}$。

2. 第 1 秒用力呼气容积(forced expiratory volume in one second,FEV_1) 指完全吸气至肺总量位后 1 秒以内的快速用力呼气量,简称 1 秒量,也是肺通气功能最主要的指标之一。FEV_1 既是容积测定,也是 1 秒内的流量测定。无论是限制性病变还是阻塞性病变,均可导致 FEV_1 的下降。尤其是在阻塞性和混合性肺通气障碍中,FEV_1 是肺功能损害程度的主要判断指标。

3. 6 秒用力呼气容积(forced expiratory volume in six seconds,FEV_6) 指最大吸气至肺总量位后 6 秒之内的快速呼出量。正常人在 6 秒内能呼出全部的 FVC,若不能完全呼出则提示有阻塞性障碍。由于气道阻塞者呼气时间可明显延长,最长可达 10 秒或以上,但呼气时间过长会导致患者呼吸困难,难以继续配合,甚至出现危险,因此近年有学者认为用 FEV_6 来取代呼出全部气体,同样可以做出气流受限的诊断,且较为简便易行。

4. 一秒率(FEV_1/FVC、FEV_1/VC) 是指 FEV_1 与 FVC 或 VC 的比值,常用百分数(%)表示,是判断气流受限的常用指标,用以区分阻塞或限制性通气障碍。气道阻塞时,给予充足的呼气时间,受试者可充分呼出气体,FVC 可基本正常或轻度下降,但呼气速度减慢,FEV_1/FVC 下降;随着阻塞程度的加重,FEV_1/FVC 进一步下降;当严重阻塞时,FVC 也明显下降,FEV_1/FVC 反而有所升高。因此 FEV_1/FVC 可反映气流受限的存在,但不能准确反映阻塞的程度。严重阻塞时,受试者充分完成 FVC 的时间显著延长,甚至达到 20 秒、30 秒以上,但受试者难以耐受呼气时间过长,甚至晕厥,因此推荐以 FEV_1/VC、FEV_1/FEV_6 取代 FEV_1/FVC 来评价气流受限。大部分正常人通常 1 秒内能呼出 FVC 的 70%~80% 以上。慢性阻塞性肺疾病全球创议（GOLD）建议的慢性阻塞性肺疾病诊断标准中,若吸入支气管舒张剂后一秒率仍低于 70% 考虑存在持续气流受限。但应注意,一秒率与年龄呈负相关,年龄越大一秒率越低,年幼者正常一秒率可>90%,而高龄年长者一秒率也可能低于70%。反之,严重限制性通气障碍者因肺容积减少,可在 1 秒内呼出 FVC 的 90% 以上,表现为一秒率比值异常增高。

5. 最大呼气中期流量（maximal mid expiratory flow, MMEF） 指用力呼出气量为 25%~75% 肺活量间的平均流量,也可表示为 $FEF_{25\%~75\%}$。计算方法如图 12-3-2 所示。最大呼气中段曲线处于 FVC 非用力依赖部分,流量受小气道直径所影响,流量下降反映小气道的阻塞。

6. 呼气峰值流量（PEF） 是指用力呼气时的最高气体流量,是反映气道通畅性及呼吸肌肉力量的一个重要指标。PEF 亦可通过微型呼气峰流量仪检查。

7. 用力呼出 25% 肺活量（余 75% 肺活量）的呼气流量（$FEF_{25\%}$、$MEF_{75\%}$、$\dot{V}75$） 是反映呼气早期的流量指标,胸内型上气道阻塞时下降。

8. 用力呼出 50% 肺活量（余 50% 肺活量）的呼气流量（$FEF_{50\%}$、$MEF_{50\%}$、$\dot{V}50$） 是反映呼气中期的流量指标,在气流受限或小气道功能异常时下降。

9. 用力呼出 75% 肺活量（余 25% 肺活量）的呼气流量（$FEF_{75\%}$、$MEF_{25\%}$、$\dot{V}25$） 是反映呼气末期的流量指标,其临床意义与 $FEF_{50\%}$、MMEF 相似。

10. 50% 肺活量位呼气流量与吸气流量的比值（$FEF_{50\%}$/$FIF_{50\%}$） 是指用力呼出 50% 肺活量的呼气流量与用力吸入 50% 肺活量的吸气流量之比,是判断胸内型与胸外型上气道阻塞的重要指标。正常情况下,$FEF_{50\%}$/$FIF_{50\%}$ 等于或略小于 1。在测试质控良好的前提下,如果该比值明显大于 1,提示可能存在胸外型上气道阻塞。

三、用力肺通气功能的检查方法和质控标准

肺通气功能的检查结果受到诸多因素的影响,如检查仪器的特性、受试者的状况及配合程度、操作人员的培训资质及对受检者的指导能力、检查过程的规范性、对检查结果的评估和解释等,其严格的质量控制是正确评估用力肺通气功能结果的前提。

（一）检查方法 受检者取坐位,口含咬口器,上鼻夹,保证口鼻不漏气。检查程序如图 12-3-4 所示。重复测定 3~8 次,FVC 及 FEV_1 取质控合格曲线的最大值,其余参数取质控合格且 FVC 与 FEV_1 总和最大的曲线上的数值。

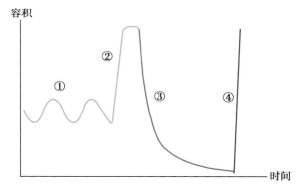
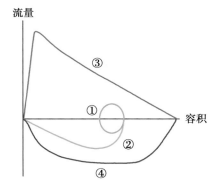

图 12-3-4 用力肺活量检查程序
①潮气呼吸:均匀平静地呼吸;②最大努力吸气:在潮气呼吸末,深吸气至 TLC 位并维持 1~2 秒;
③用力呼气:爆发用力呼气并持续呼气至 RV 位;④再次最大吸气:从 RV 位快速深吸气至 TLC 位。

（二）用力肺通气功能检查的质控标准
1. 单次操作达标的标准

（1）呼气起始标准:呼气起始无犹豫,有爆发力,F-V 曲线显示 PEF 尖峰出现,外推容积（EV）应小于 FVC 的 5% 或 0.150L（取较大值）。

（2）呼气过程标准:①呼气曲线平滑,无显著影响结果的咳嗽;②无声门关闭或中断;③无漏气;④牙齿或舌头无堵塞咬口器;⑤呼气期间无再吸气。

（3）呼气结束标准:①应鼓励受试者呼气至最大限度,呼气时间≥6 秒（10 岁以下儿童≥3 秒）,T-V 曲线显示呼气平台出现（容积变化<0.025L）持续 1 秒以上;②受试者不能或无法耐受继续呼气的情况,例如:受试者出现不适或晕厥等。

2. 重复性标准 首先将未达到质控标准的测试剔除,至少有 3 次测试达标,再对达标的多次测试的曲线和相关指标的重复性进行评估。美国胸科协会（ATS）2017 年发布的肺功能检查报告规范中,对用力肺通气功能检查的重复性质量分为 6 个等级,相关指标见表 12-3-2。A、B、C 级的测试结果是可靠的,临床可采用;D 级数据存疑,综合临床资料判断部分结果仍可被接受;E 级数据仅可用于说明个体的结果"处于正常范围"或"至少达到这么高",不保证重复性;F 级数据则不可采用。将多次测试的 F-V 曲线和 T-V 曲线重叠打印,观察曲线的重叠性,可以作为目测重复性的方法。

临床上,存在明显的气道高反应性者,多次重复用力呼吸可诱发气道痉挛,呼吸容积和流量逐次减少而无法重复,应在报告中说明。

表 12-3-2　用力肺通气功能检查重复性质量等级判断标准

等级	可接受的检测次数	>6 岁儿童及成人重复性差异	3~6 岁儿童重复性
A 级	≥3 次	≤0.150L	≤0.100L 或 10% 最佳值（取大者）
B 级	≥2 次	≤0.150L	≤0.100L 或 10% 最佳值（取大者）
C 级	≥2 次	≤0.200L	≤0.150L 或 10% 最佳值（取大者）
D 级	≥2 次	≤0.250L	≤0.200L 或 10% 最佳值（取大者）
E 级	1 次		
F 级	0 次		

四、用力肺通气功能的结果评价

肺量计检查的指标众多,应结合受试者的临床资料进行综合评价,不仅要判断肺通气功能是否有障碍,还应判断障碍的性质、程度、部位等,才能够为临床诊治提供更多的帮助。

（一）参考值与正常范围　肺功能结果需与正常人群参考值进行比较。肺功能的正常参考值是由预计值模型方程通过计算身高、年龄、性别及人群/种族等因素后,产生的平均预计值或中位数,以及相应的预计值范围。预计值方程来源于对非吸烟及无严重污染物暴露史的健康正常人群的大型研究数据建立的模型。选择合适的预计值方程是正确解读肺功能结果的前提。2017 年,我国更新了基于全国 6 大行政区域 4~80 岁人群的肺通气功能正常预计值方程,并提供正常范围下限(lower limit of normal,LLN)及最佳值与预计值的差值占标准差的倍数(z 值),将更适合用于国人的肺功能结果判读。

健康正常人群的肺功能可在接近预计值的一定范围内波动,这个波动的范围即正常参考值范围。肺通气正常参考值范围的最低值为正常范围下限(LLN),可通过计算预计值的 95% 可信区间获得,但由于计算比较烦琐,因此在以往的实践中,常用与 LLN 接近的固定阈值或实测值占预计值的固定比值作为临床判断标准,如对于 FVC/FEV_1 为 0.70,对于 FVC 或 FEV_1,则为 80% 的预计值。但实际上,肺功能的正常参考值范围受年龄、身高等因素的影响,而以上的异常阈值多基于青年和中年人群的数据估计,因而使用固定的异常阈值对于儿童、老年人或较矮或骨关节病变导致身高异常的成年人进行判断,容易出现假阴性或假阳性结果的判断。

因此,推荐使用 LLN 或 z 值取代占预计值的百分比来判读结果。LLN 可作为判断异常的阈值,实测值低于 LLN 则为异常。z 值描述的是实测值与预计值间差值的显著性。正常健康个体 z 值在 0 的左右波动,95% 正常个体的 z 值大于−1.645,小于−1.645 的个体可视为异常值。

（二）肺通气功能障碍的评价

1. 通气功能障碍的类型　依通气功能损害的性质可分为阻塞性、限制性及混合性通气障碍,其 T-V 曲线和 F-V 曲线见图 12-3-5,特殊类型 F-V 曲线见图 12-3-6。

（1）阻塞性通气障碍:指气道阻塞引起的通气障碍,原则上以 FEV_1/FVC 下降为标准。若 FEV_1/FVC 低于 LLN,即使 FEV_1 正常亦可判断为阻塞性通气障碍。$FEF_{25\%~75\%}$、$FEF_{50\%}$ 等指标显著下降,MVV 也可下降,但 FVC 可在正常范围或只轻度下降。F-V 曲线的特征性改变为呼气相降支向容量轴的凹陷,凹陷愈明显者气流受限愈重;T-V 曲线显示呼气时间延长(见图 12-3-5)。此外,还有一些特殊类型:

1）小气道功能障碍:是气道阻塞的早期表现。小气道数量多,总横截面积大,对气流的阻力仅占总阻力的 20% 以下,早期病变时临床上可无症状和体征,通气功能改变也不显著,FVC、FEV_1 及 FEV_1/FVC 尚在正常范围,但 $FEF_{25\%~75\%}$、$FEF_{50\%}$、$FEF_{75\%}$ 可显著下降,说明其对通气功能的影响主要为呼气中、后期的流量受限。当该 3 项指标中有 2 项低于 LLN,可判断为小气道功能障碍。

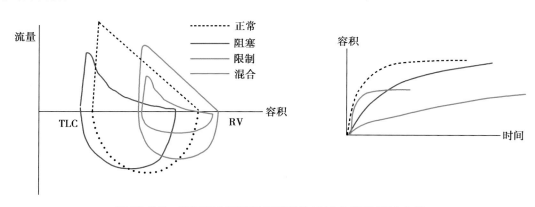

图 12-3-5　肺通气功能障碍各类型的 T-V 曲线和 F-V 曲线

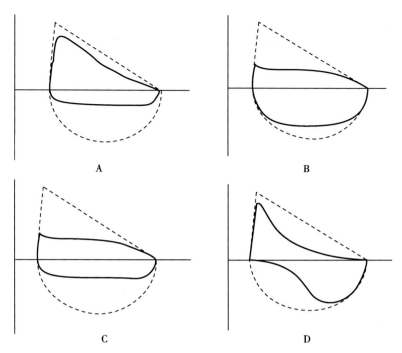

图12-3-6　特殊类型阻塞性通气障碍的F-V曲线特征

虚线为正常的F-V曲线。 A. 显示可变胸外型UAO，以吸气流量受限为特征，吸气相流量呈平台样改变；B. 显示可变胸内型UAO，以呼气流量受限为特征，呼气相流量呈平台样改变；C. 显示固定型UAO，呼吸双相流量均显著受限，呼吸双相流量均呈平台样改变；D. 显示单侧主支气管不完全性阻塞，F-V曲线呈双蝶形改变，流量的受限主要表现在呼吸时相的后期。

2）上气道阻塞（upper airway obstruction，UAO）：上气道是指声门至气管隆突之间的气道，气道异物、肿瘤、肉芽肿、淀粉样变、气管内膜结核、喉头水肿、声门狭窄、气管切开后瘢痕挛缩等均可发生UAO。依阻塞部位在胸廓上口以外或以内的上气道，可分为胸外型或胸内型；依阻塞时是否受吸气或呼气流量的影响，可分为可变型或固定型（图12-3-6）。

可变胸外型UAO：阻塞部位在胸廓上口以外，吸气时气道内压低于大气压，气管壁趋于闭陷，吸气阻力增加致吸气流量受限明显；但呼气时因气道内压高于大气压而使气道趋于扩张，故气流受限可不明显。F-V曲线表现为吸气相特征性的平台样改变（图12-3-6A），$FEF_{50\%}/FIF_{50\%}>1$。

可变胸内型UAO：阻塞部位在胸廓上口以内，吸气时胸腔负压增大，气道扩张，气道阻力下降，吸气相气流受限不甚明显；但呼气时胸腔负压显著下降，气管回缩，气道阻力增加使原有的阻塞加重，表现为呼气流量明显受限，尤其是在用力依赖性的呼气早、中期，PEF、$FEF_{25\%}$、$FEF_{50\%}$显著下降，F-V曲线表现为呼气相特征性的平台样改变（图12-3-6B），$FEF_{50\%}/FIF_{50\%}<1$。

固定型UAO：当UAO病变部位较广泛或较僵硬，气流受限不再受呼吸时相影响，则为固定型UAO。此时吸、呼气流量均显著受限而呈平台样改变，$FEF_{50\%}/FIF_{50\%}$接近1（图12-3-6C）。

3）单侧主支气管不完全性阻塞：健侧支气管阻力正常，呼吸早期流量迅速上升至峰值，故初始部分流量较大；患侧支气管阻力显著增大，呼吸流量显著减慢，故终末部分流量显著降低，F-V曲线呈双蝶形改变（图12-3-6D）。

4）单侧主支气管完全性阻塞：只有健侧肺通气，而患侧肺完全无通气，故表现为限制性通气障碍。

（2）限制性通气障碍：指胸肺扩张受限引起的通气障碍，主要表现为FVC明显下降，FEV_1/FVC正常或增高，F-V曲线显示容量轴缩窄，T-V曲线显示呼气时间缩短、呼气平台提前出现（见图12-3-5）。气流明显受限者FVC也可下降，FVC的判断效能受影响，故肺容量指标如TLC、RV及RV/TLC对限制性通气障碍的判断更为精确。限制性通气障碍常见于肥胖、胸廓、胸膜或胸腔病变、神经肌肉疾病、肺间质或肺泡病变。

（3）混合性通气障碍：兼有阻塞及限制两种表现，主要为TLC、VC及FEV_1/FVC下降，而FEV_1降低更明显。F-V曲线和T-V曲线亦兼有阻塞及限制两种特征（见图12-3-5）。此时应注意排除假性混合性通气障碍，后者的VC减少是由于肺内RV增加所致，做TLC和RV测定可鉴别。混合性通气障碍见于气流阻塞和胸肺组织病变同时存在的疾病。

各类型通气功能障碍的判断及鉴别见表12-3-3，判断流程见图12-3-7。

表 12-3-3   各类型通气功能障碍的判断及鉴别

障碍类型	FVC	FEV_1	FEV_1/FVC	RV	TLC
阻塞性	-/↓	↓	↓	-/↑	-/↑
限制性	↓	↓/-	-/↑	↓/-	↓
混合性	↓	↓↓	↓	?	?

注:-正常;↓下降;↑上升;? 不明。

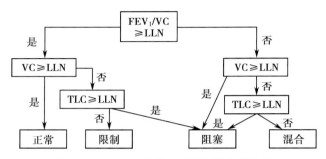

图 12-3-7   通气功能障碍类型的判断流程

2. 通气功能障碍的程度   通气功能障碍程度的划分主要是协助临床医师判断疾病的严重程度和判断预后;有助于根据损害程度来选择治疗药物;也有利于对患者进行疾病知识教育,提高患者的依从性。但应强调的是,肺功能损害的程度的判断必须结合临床资料进行具体分析,综合判断。不同的专业协会、学术团体对肺通气功能障碍程度的标准不同。美国胸科协会(ATS)和欧洲呼吸学会(ERS)2005 年的肺功能联合指南,以及中华医学会 2014 年发布的一系列肺功能指南中,依 FEV_1 的损害程度将肺通气功能障碍分为 5 级(表 12-3-4)。

表 12-3-4   通气功能障碍程度的分级判断

严重程度	FEV_1 占预计值百分比($FEV_1\%$)
轻度	≥70%
中度	60% ≤ $FEV_1\%$ < 70%
中重度	50% ≤ $FEV_1\%$ < 60%
重度	35% ≤ $FEV_1\%$ < 50%
极重度	<35%

上述障碍程度分级是仅从肺功能检查角度提出的,肺功能损害程度与疾病的严重程度相关,但切忌采用单一的肺功能指标来判断疾病的严重程度,更不能简单地将肺功能障碍的分级与疾病的严重程度分级相等同。对于不同的疾病,其肺功能障碍的分级与疾病的严重程度可能不一致。如慢性阻塞性肺疾病全球防治创议(GOLD)依吸入支气管舒张剂后 FEV_1 占预计值百分比分为 4 级:轻度(Ⅰ级),大于 80%;中度(Ⅱ级),50%~79%;重度(Ⅲ级),30%~49%;极重度(Ⅳ级),小于 30%。支气管哮喘全球防治指南(GI-NA)则将 FEV_1 占预计值百分比≥80% 判断为间歇发作或轻度持续哮喘;60%~79% 归入中度;<60% 判断为重度。

(高   怡)

第四节
肺弥散功能检查

肺的主要功能是进行气体交换。肺内气体交换主要是指肺泡气内的氧(O_2)扩散入血,经血液循环运输至全身的组织细胞;而血液中的二氧化碳(CO_2)扩散入肺泡,随呼吸运动排出体外的过程。由于肺内气体交换是通过被动扩散或弥散的方式进行的,因此也称为肺的弥散功能。

肺弥散功能(D_L)是指气体通过肺泡-毛细血管膜(由肺泡上皮及其基底膜、肺泡毛细血管内皮及其基底膜及 2 个基底膜之间的结缔组织所构成)以弥散形式进行交换的功能。在肺泡-毛细血管膜中进行交换的气体主要是 O_2 和 CO_2。CO_2 的弥散能力比 O_2 大 20 倍,当弥散功能异常时,O_2 的交换比 CO_2 更易受影响,在临床上肺弥散障碍可明显影响动脉血氧水平,而不到终末期不会发生 CO_2 弥散障碍。由于直接检测 O_2 和 CO_2 弥散能力技术欠缺,临床上,多应用一氧化碳(CO)进行 D_L 测定。

CO 透过肺泡-毛细血管膜与 Hb 反应速率与 O_2 相似,可反映 O_2 的弥散状态;除大量吸烟者外,正常人血浆中 CO 含量几乎为零,便于计算检查中 CO 的摄取量;CO 与 Hb 的结合力比 O_2 大 210 倍,生理范围内的氧分压和 Hb 浓度对 CO 弥散的测定几乎无影响;CO 是扩散限制性气体,扩散速率与肺血流量无明显关系,多数情况下只受扩散膜的限制,与 O_2 相比能更好地反映扩散膜的特性。因此,CO 成为测定肺弥散功能的理想气体。

一、 肺弥散功能测定的常用指标

(一)肺一氧化碳弥散量($D_L CO$)和肺一氧化碳转移因子($T_L CO$)   肺一氧化碳弥散量($D_L CO$)是指 CO 在单位时间(1 分钟)及单位压力差(1mmHg 或 0.133kPa)条件下从肺泡转移至肺泡毛细血管内并与 Hb 结合的量,是反映肺弥散功能的主要指标。因为肺弥散能力不仅受毛细血管膜的影响,也受毛细血管血流的影响,因此有学者提出用转移因子(T_L)代替弥散量(D_L),检测方法、单位、意义与 $D_L CO$ 相同。

(二)肺一氧化碳弥散量与肺泡通气量比值($D_L CO/V_A$、$T_L CO/V_A$)   也称单位肺泡容积的弥散量或比弥散量,也称弥散常数(Krogh 系数,K_{CO})。由于弥散量受肺泡通气量(V_A)影响,肺泡通气量减少可导致 $D_L CO$ 减少,故临床上常以 $D_L CO/V_A$ 比值作矫正,这有助于判断弥散量的减少是由于有效弥散面积减少还是弥散距离增加所导致。

二、肺弥散功能测定的方法及质控标准

CO 弥散量的测定有多种不同的方法,包括单次呼吸法、重复呼吸法及内呼吸法等,临床上以单次呼吸法最为常用。

（一）单次呼吸法的测定方法　　受试者夹上鼻夹、口含咬嘴后平静呼吸 4~5 个周期,待潮气末基线平稳后,呼气完全至残气量位,快速均匀吸气至肺总量位,吸入含有 0.3% CO、10% 氦(He) 或 0.3% 甲烷(CH_4)、21% O_2 及剩余气体为 N_2 填充平衡的混合气体,屏气一定时间(10 秒)后呼气至残气量位(图 12-4-1)。在呼气过程中连续测定 CO 及 He(或 CH_4)浓度,并描记呼吸-容量曲线及指示气体-浓度曲线(图 12-4-2)。

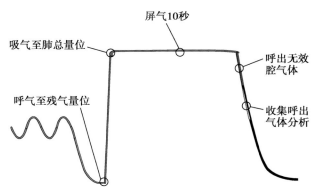

图 12-4-1　单次呼吸法肺弥散功能测定

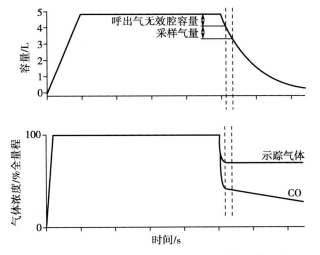

图 12-4-2　单次呼吸法的时间-容量曲线及指示气体-浓度曲线

（二）单次呼吸法的质控标准

1. 可接受测试标准

（1）吸气容量(VC_{in}):不少于 85% 肺活量(VC_{ex}),吸气不完全会影响 CO 的摄入而导致弥散量下降。

（2）吸气时间:不超过 2.5 秒(无气道阻塞者)或 4.0 秒(气道阻塞者)内完成,如果吸气速度过慢会影响测试气体在肺内的充分平衡和弥散而导致弥散量下降。

（3）屏气时间:10.0 秒 ±2.0 秒,屏气时间过短会使气体在肺内弥散时间不足而导致弥散量下降;屏气时间过长则令部分受试者不能完成或引起不适。

（4）屏气过程:吸气后维持屏气时的肺内压应接近大气压,口压监测压力变化不超过 ±3kPa;无漏气;无 Muller 动作(在声门关闭情况下用力吸气,使胸腔内负压增加)和 Valsalva 动作(在声门关闭情况下用力呼气,使胸腔内正压增加)。

（5）呼气动作:控制在 2.0~4.0 秒,不超过 4 秒。呼气过快或者过慢都会影响呼出气体的采样。注意整个检查过程中都不能让受试者快速用力呼气,同时需要提醒受试者呼气要平滑、无犹豫和中断。

2. 重复性标准　　检查次数由操作者依据受试者情况和配合程度决定,至少测定 2 次,一般 <5 次。最佳 2 次间 D_LCO 的变异 <±10% 或 <±3ml/(min·mmHg),报告 2 次测定值的均值。

3. 质量分级标准　　见表 12-4-1。

表 12-4-1　单次/一口气呼吸法肺弥散功能测定质量分级标准

分级	VC_{in}/VC_{ex}	屏气时间	呼气时间
A	≥90%*	8~12 秒	≤4 秒
B	≥85%	8~12 秒	≤4 秒
C	≥80%	8~12 秒	≤4 秒
D	≤80%	<8 秒或>12 秒	≤5 秒
E	≤80%	<8 秒或>12 秒	>5 秒

注:VC_{in} 即吸气相 VC,VC_{ex} 即呼气相 VC;* 或者 VC_{in}/VC_{ex} ≥85%,且此次 V_A 与其他可接受测试中最大的 V_A 值相差小于 200ml 或者 5%（取较大者）。

（三）结果判断　　肺弥散功能检查结果是否正常,需与正常预计值进行比较,判断是否在正常范围,正常范围通常以 95% 人群可达到的数值为界,此值称为正常值下限（LLN）。理论上 LLN 是判断肺弥散功能结果最可靠的标准,但计算 LLN 较为烦琐,临床应用为方便起见,D_LCO、D_LCO/V_A 等指标直接以参考预计值的 80% 为判断异常的阈值。肺弥散功能损害严重程度分级见表 12-4-2。

表 12-4-2　单次/一口气呼吸法肺弥散功能损害严重程度分级

损害程度	D_LCO 占预计值百分比（%Pred）
正常	D_LCO≥80%Pred 或 LLN
轻度障碍	60%Pred≤D_LCO<80%Pred 或 LLN
中度障碍	40%Pred≤D_LCO<60%Pred
重度障碍	D_LCO<40%Pred

（四）注意事项

1. 整个检查过程必须保证无漏气，特别需注意口角和呼气阀无漏气。

2. 吸气流量取决于吸气回路阻力和吸气阀的敏感性，以及受试者用力程度和气道通畅性。吸气流量过低、时间过长可使 D_LCO 下降。

3. 屏气方法不当对 D_LCO 也有较大影响，如 Muller 动作使 D_LCO 增加，Valsalva 动作使 D_LCO 下降，应注意避免。深吸气后提醒受试者应继续保持吸气动作。

4. 在整个吸气、屏气及呼气动作中注意不要出现顿挫或梯级样的呼吸动作。

5. 吸入氧浓度会对 D_LCO 有影响，如受试者气促明显或合并呼吸衰竭时需持续吸氧，吸入氧浓度增加，可使 D_LCO 下降。为减少吸入氧浓度的影响，在受试者情况许可的范围内，建议检查前至少停止吸氧 5 分钟。

6. 重复检查间隔时间过短将影响下次检查结果，因此其间隔至少 4 分钟，气道阻塞受试者可能需要更长的时间（>10分钟），以保证受试者肺内剩余的测试和标示气体得以全部排空。检查间隔中应尽量保持坐位并避免运动，做数次深呼吸动作有助于排出测试气体而缩短间隔时间。

7. 有些受试者尽管尽了最大努力和多次检查，但仍不能满足以上理想的检查标准，则应在结果报告中详细说明不符合检查标准的情况，提醒医师对结果的判断。

三、肺弥散功能测定的临床应用

（一）适应证

1. 辅助诊断、定量评价和随访累及肺间质的疾病，如间质性肺疾病、肺气肿、肺水肿、肺部肿瘤等引起肺泡-毛细血管膜间弥散障碍或通气血流比例失衡的疾病。

2. 鉴别肺气肿是否合并弥散功能障碍。

3. 呼吸困难或活动后气促查因、不明原因低血氧、怀疑有肺损伤或毁损肺的患者，尤其有肺总量减少时，限制性肺通气障碍者应进一步了解肺弥散功能。

4. 胸部外科手术或有呼吸系统相关疾病的手术患者术前风险评估及术后变化监测。

5. 评价系统性疾病的肺部受累，如结缔组织病、糖尿病、血液系统疾病等。

6. 评价化疗药物及其他药物对肺的影响，监测药物及其他干预性治疗的反应，评估心肺疾病康复治疗的效果。

7. 运动、高原、航天及潜水等医学研究。

8. 公共卫生流行病学调查。

9. 职业性肺疾病劳动力鉴定。

（二）禁忌证

1. 配合欠佳，不能完成按质控标准要求的测试。

2. 肺容量过小，如 VC<1L 或呼气无效腔气量未能完全排空者，不宜行单次呼吸法，可考虑重复呼吸法或内呼吸法弥散功能检查。

3. 严重呼吸困难，呼吸短促不能长时间屏气，最大屏气时间<7 秒，不宜行一口气法弥散功能检查，可考虑其他方法的弥散功能检查。

（三）临床意义

气体交换的完成有赖于各部位肺组织通气及其与血流的均衡、肺泡弥散膜的功能状态。任何能影响肺泡毛细血管膜面积与厚度、肺泡毛细血管床容积、通气血流不匹配及 CO 与 Hb 反应的因素，均可影响肺的气体交换功能，使 D_LCO 测定值降低或增高。应该指出的是，弥散功能障碍极少是唯一的生理异常，常伴有通气血流比例失调、肺容积减损等异常。疾病过程中，肺泡膜增厚或面积减少总会导致通气与毛细血管血流的不均。

1. **D_LCO 增加的病理生理状态或疾病**　能使肺毛细血管流量增加，使正常情况下很少开放的肺毛细血管开放的生理或病理状态，均能使弥散量增加。如：世居高原、运动、平卧体位、肥胖、部分左向右分流的先天性心脏病变、部分早期的左心衰竭、红细胞增多症等均可引起 D_LCO 增加。弥漫性肺泡出血时，吸入肺泡的 CO 可直接和肺泡中的 Hb 迅速结合，而不必通过肺泡毛细血管膜，D_LCO 的测定值有所增加。孕妇可通过增加肺血流量来代偿性提高 D_LCO。

2. **D_LCO 减少的病理生理状态或疾病**　限制性通气障碍，肺容积减少导致弥散面积减少，如胸廓畸形、胸膜肥厚粘连、胸腔积液、气胸、膈肌麻痹、大量腹水膈肌上抬、肺叶切除术后、间质性肺疾病等；弥散膜增厚导致弥散距离增加，如间质性肺疾病、肺水肿；肺泡破坏引起的肺毛细血管床减少导致有效弥散面积减少，如肺气肿等；肺血管病导致肺血管床、肺泡毛细血管床容积和肺有效弥散面积减少，如肺动脉高压、肺血管炎、肺栓塞等，均可引起 D_LCO 下降。肺水肿与肺间质纤维化的弥散功能障碍有不同的表现，前者主要为单位肺容积 D_LCO 下降，即 D_LCO/VA 下降；后者主要是 D_LCO 绝对值下降，D_LCO/VA 下降不明显，甚至正常。

此外，一些肺外疾病，如严重贫血，Hb 水平下降引起 CO 与 Hb 结合减少，也可引起 D_LCO 下降。糖尿病、肾功能不全、甲亢、化疗药物及抗心律失常药物的长期使用也会造成 D_LCO 的降低。CO 中毒时，因 Hb 处于饱和状态，D_LCO 会非常低。

3. **其他因素对弥散量的影响**

（1）人体因素：弥散量与身高、体表面积呈正相关，与年龄呈负相关。

（2）日间变异：D_LCO 可有日间变异，一般上午较高，下午及傍晚减少。

（3）月经周期：月经前最高，经后第 3 日最低，目前机制未明，可能与 Hb 的周期性改变或荷尔蒙对呼吸肌的影响有关。

（4）喝酒：血液中酒精浓度的增加可影响 D_LCO 结果。

（5）吸烟：吸烟可导致血液中 CO 的含量增加，测定时肺泡与毛细血管之间的 CO 分压差降低，CO 的弥散速率减慢；而且血液中 COHb 增加，影响检查时 CO 与 Hb 的结合，导致 D_LCO 下降。

（6）体位：卧位较坐位 D_LCO 增高，立位较坐位 D_LCO 减少。

（7）支气管舒张剂：慢阻肺患者，吸入支气管舒张剂后 D_LCO 会增加，若是舒张后的弥散检查结果，应在报告中注明。

（高　怡）

第五节
支气管激发试验

一、概述

支气管激发试验是通过物理、化学、生物等刺激,诱发气道平滑肌收缩,并借助肺功能指标的改变来判断支气管是否缩窄及其程度,从而测定气道高反应性的方法。支气管激发试验阳性是不典型支气管哮喘或咳嗽变异性哮喘的重要诊断条件之一。

二、分类

支气管激发试验的分类见表12-5-1。

表 12-5-1　支气管激发试验的分类

直接刺激	间接刺激		
	化学	物理	生物
组胺	普萘洛尔	运动	尘螨
胆碱类	一磷酸腺苷	过度通气	花粉
乙酰甲胆碱、卡巴胆碱	焦亚硫酸盐	冷空气	动物皮毛
乙酰胆碱、甲酰胆碱	神经肽 A	渗透压	蟑螂
前列腺素(PG)	缓激肽	高渗盐水	霉菌
PGF_2、PGD_2	速激肽	低渗盐水	豚草
白细胞三烯(LT)	阿司匹林	蒸馏水	
LTC_4、LTD_4、LTE_4	赖氨酸-阿司匹林	甘露醇	
刺激性气体			
二氧化硫(SO_2)等			

三、适应证与禁忌证

(一)适应证

1. 临床疑诊为哮喘　临床症状不典型但疑诊为哮喘的患者,若支气管激发试验结果为阳性,表明气道反应性增高,有助于哮喘的诊断。

2. 慢性咳嗽查因　引起慢性咳嗽的原因众多,其中支气管激发试验结果阳性是临床诊断咳嗽变异性哮喘的重要依据。

3. 反复发作性胸闷、呼吸困难　引起反复发作性胸闷、呼吸困难症状的原因众多,哮喘是常见原因之一。支气管激发试验有助于临床确诊或排除哮喘。

4. 对哮喘治疗效果的评估　目前,支气管激发试验不是评估哮喘控制和药物调整的常规指标。但也有学者探索气道高反应性程度的变化作为调整治疗方案的参考指标。

5. 其他需要评价气道反应性的疾病　某些呼吸道疾病也需要进行气道高反应性的评估,例如:慢阻肺、变应性鼻炎等。部分变应性鼻炎患者存在气道高反应性,提示有可能发展为哮喘。

(二)禁忌证

1. 绝对禁忌证

(1)曾有过致死性哮喘发作,或近3个月内曾因哮喘发作需机械通气治疗。

(2)对吸入的激发剂有明确的超敏反应。

(3)基础肺通气功能损害严重(FEV_1<60%预计值,或成人<1L)。

(4)不能解释的荨麻疹。

(5)有其他不适宜用力通气功能检查的禁忌证。

2. 相对禁忌证

(1)基础肺功能呈中度阻塞(FEV_1在60%~70%预计值之间)。但若在严格观察并做好充足准备的前提下,则仍可谨慎地进行支气管激发试验。

(2)肺通气功能检查已诱发气道痉挛发生,在未吸入激发剂的状态下 FEV_1 已下降≥20%。

(3)基础肺功能检查配合不佳,不符合质量控制要求。

(4)近期呼吸道感染(<4周)。

(5)哮喘发作或急性加重期。

(6)妊娠、哺乳期妇女。

(7)正在使用胆碱酶抑制剂(治疗重症肌无力)的患者不宜行乙酰甲胆碱激发试验;正在使用抗组胺药物的患者不宜行组胺激发试验。

四、试验前准备

(一)吸入型激发剂的制备与储存　磷酸组胺或乙酰甲胆碱现为临床上最常用的激发剂,两者的临床使用均有数十年的历史,其操作程序已规范化。磷酸组胺或乙酰甲胆碱为干燥的晶体,需用稀释液稀释后才能用于吸入。生理盐水因等渗且容易配制而成为最常用的稀释液。

不同的吸入方法需要配制的激发液浓度并不相同,应分别密封存储于不同的容器中。容器上应标明浓度与配制时间,置于4℃冰箱内保存,可用2周。不要将配制好的激发液直接保存在雾化器的储液槽中,以避免结晶阻塞毛细管孔口,影响释雾量。使用前需从冰箱取出并在室温下放置30分钟,温度过低会影响雾化量。组胺有遇光分解的特性,应避光保存。乙酰甲胆碱结晶嗜水性很强,应防潮保存。

(二) 雾化吸入装置

1. 射流雾化器　采用压缩气体(如压缩空气、氧气或电动压缩空气)作为气源,借助高速气体流过喷射小孔并在孔口附件产生负压,将液体吸至射流口并撞击,形成微细雾粒,亦称气溶胶。

2. 手捏式雾化器　亦采用射流雾化原理,以手捏加压驱动气流产生气溶胶。由于手捏气囊输出的气流量相对恒定,每捏释雾量也相对恒定[(0.003 0±0.000 5)ml],70%~80%雾粒直径<5μm。

3. 超声雾化器　通过电流驱动晶片发生高频振荡,经传导至液面振动产生雾粒。因释雾量较大,故多用于高渗盐水、低渗盐水或蒸馏水吸入激发试验。

(三) 受试者准备
有些因素或药物会影响气道的舒缩功能和气道炎症,从而影响气道反应性,导致结果出现假阳性或假阴性,因此需要在检测前停用这些药物或避免这些因素(表12-5-2)。

表 12-5-2　支气管激发试验影响因素及其停用时间

影响因素	停用时间/h
1. 支气管舒张药	
吸入型　短效(如:沙丁胺醇、特布他林)	8
中效(如:异丙托溴铵)	24
长效(如:沙美特罗、福莫特罗、噻托溴铵、茚达特罗)	48
口服型　短效(如:氨茶碱)	12
中、长效(如:缓释茶碱、丙卡特罗、班布特罗)	24~48
2. 糖皮质激素	
吸入型(如:布地奈德、氟替卡松、丙酸倍氯米松)	12~24
口服型(如:泼尼松、甲泼尼龙)	48
3. 抗过敏药及白细胞三烯拮抗剂	
抗组胺药(如:氯雷他定、氯苯那敏、赛庚啶、酮替芬)	72
肥大细胞膜稳定药(如:色甘酸钠)	8
白细胞三烯受体拮抗剂(如:孟鲁司特)	96
4. 其他	
食物(如:茶、咖啡、可口可乐饮料、巧克力)	检测日
剧烈运动、冷空气吸入、吸烟	4

五、试验流程

(一) 检测基础肺功能
肺功能常用指标包括FEV_1、PEF 和比气道传导率(sGaw)等,以 FEV_1 最常用。受试者休息15分钟后取坐位,夹鼻,按用力肺活量质量控制标准检测 FEV_1,至少检测3次,最佳2次之间差异<150ml,取高值作为基础值。

(二) 吸入生理盐水重复检测肺功能
若吸入生理盐水后 FEV_1 下降≥10%,表明受试者气道反应性较高,此时应采用最低浓度(剂量)的激发剂做起始激发,并需严密观察,谨慎进行,同时在结果报告中注明。

(三) 吸入激发剂
从低浓度(剂量)开始,按不同方法吸入激发剂,吸入后重复检测肺功能,直至 FEV_1 较基础值下降≥20%,或出现明显不适及临床症状,或吸入最高浓度(剂量)为止。

(四) 吸入支气管舒张剂
若支气管激发试验阳性且伴明显气促、喘息,应给予支气管舒张剂吸入以缓解受试者症状,经过10~20分钟肺功能指标恢复后终止试验。

六、结果判断

（一）定性判断

1. 支气管激发试验阳性　在检测过程中，FEV_1、PEF 较基础值下降≥20%，或 sGaw 下降≥35%可判断为支气管激发试验阳性，即气道反应性增高。

2. 支气管激发试验阴性　如果吸入最大剂量或最高浓度激发剂后，以上指标仍未达上述标准，则为气道反应性正常，支气管激发试验阴性。

无论支气管激发试验结果阴性或阳性，均应排除药物、季节、气候及昼夜变化、呼吸道感染等影响气道反应性的因素。对于结果可疑者（如 FEV_1 下降 15%~20%，无气促喘息发作），可预约 2~3 周后复查，必要时 2 个月后再次复查。

（二）定量判断

1. 判断指标　累积激发剂量（PD）或累积激发浓度（PC）常可用于定量判断气道反应性。如 $PD_{20}\text{-}FEV_1$ 是指使 FEV_1 较基线下降 20%时累积吸入激发剂的剂量，$PC_{20}\text{-}FEV_1$ 是使 FEV_1 较基线下降 20%的激发浓度。由于吸入激发剂的剂量（或浓度）呈几何级递增，故以对数/反对数模型计算（图 12-5-1）。

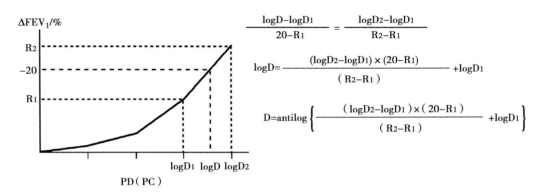

$$\frac{\log D-\log D_1}{20-R_1}=\frac{\log D_2-\log D_1}{R_2-R_1}$$

$$\log D=\frac{(\log D_2-\log D_1)\times(20-R_1)}{(R_2-R_1)}+\log D_1$$

$$D=\text{antilog}\left\{\frac{(\log D_2-\log D_1)\times(20-R_1)}{(R_2-R_1)}+\log D_1\right\}$$

图 12-5-1　计算累积激发剂量或浓度原理示意

D_1= 使 FEV_1 下降 20% 前的累积剂量或浓度；D_2= 使 FEV_1 下降 20% 后的累积剂量或浓度；R_1= D_1 剂量或浓度下的 FEV_1 改变率（%）；R_2= D_2 剂量或浓度下的 FEV_1 改变率（%）；D= 使 FEV_1 下降 20% 的累积剂量或浓度，即 PD_{20} 或 PC_{20}。

2. 气道反应性增高程度分级　依据 $PD_{20}\text{-}FEV_1$ 或 $PC_{20}\text{-}FEV_1$ 可对气道高反应性的严重程度进行分级（表 12-5-3）。

表 12-5-3　气道高反应性分级

分级	组胺 $PD_{20}\text{-}FEV_1/$ mg（μmol）	乙酰甲胆碱 $PD_{20}\text{-}FEV_1/$ mg（μmol）	乙酰甲胆碱 $PC_{20}\text{-}FEV_1/$ （mg·ml^{-1}）
重度	<0.031 （0.1）	<0.035 （0.18）	<1.0
中度	0.031~0.275 （0.1~0.8）	0.035~0.293 （0.18~1.4）	<1.0
轻度	0.276~1.012 （0.9~3.2）	0.294~1.075 （1.5~5.4）	1.0~4.0
可疑或极轻度	1.013~2.400 （3.3~7.8）	1.076~2.500 （5.5~12.8）	4.0~16
正常	>2.400 （>7.8）	>2.500 （>12.8）	>16

除了以上介绍的常用方法，临床上也有采用 Astograph 气道反应检测仪连续潮气吸入乙酰甲胆碱溶液，同时采用强迫振荡技术连续检测呼吸阻抗进行支气管激发试验。此法不受吸气动作的干扰，可快速检测剂量-反应曲线。但此法吸入激发剂浓度连续递增，其累积剂量不易与其他方法作比较，肺功能判断指标及阈值也与常规方法不同。该法广泛应用于日本，但因评价标准的规范化限制了其临床应用，在我国尚未广泛推广。

七、阴性结果的判别

采用组胺或乙酰甲胆碱检测的支气管激发试验，属于非特异性、敏感的检测方法，阴性结果提示不存在气道高反应性，不支持哮喘的诊断。然而，也有可能出现假阴性的情况，故需综合考虑以下可能的原因：

（一）药物的干预作用
受试者曾使用 β_2 受体激动剂、抗胆碱药、抗组胺药、抗白三烯药、茶碱类药物、糖皮质激素等降低气道反应性的药物且停药时间不足。

（二）激发剂气溶胶输出不足
雾化装置的压力、流量、雾粒的大小及雾化量等指标未能达到质量控制标准，导致受试者没有吸入足够的激发剂。例如采用手捏式雾化吸入法时，操作者未能充分捏压橡皮球，每捏输出气溶胶量不足。

（三）受试者配合不佳　受试者吸气与雾化给药不同步，因而未能完全吸入激发剂。

（四）激发剂的质量问题　激发剂过期或未能低温避光保存，导致有效成分分解。

（五）对激发剂的个体反应差异　不同的哮喘患者可能存在对不同的激发剂个体反应的差别。偶有哮喘患者对组胺、乙酰甲胆碱等吸入性支气管激发试验不敏感，但对过度通气激发试验、冷空气激发试验或运动激发试验等表现为阳性。少数职业性哮喘的患者，仅对单一的抗原或化学致敏剂有反应，可能只能用特定过敏原刺激才能激发出阳性反应。

（六）季节和环境因素　对于季节性过敏原或职业性过敏原暴露引起的哮喘患者，在非过敏原接触季节、症状完全缓解状态的受试者，支气管激发试验可能阴性。

八、阳性结果的判别及处理

支气管激发试验阳性者只能说明存在气道高反应性，并不一定就是哮喘。许多其他疾病，如变应性鼻炎、慢性支气管炎、病毒性上呼吸道感染、过敏性肺泡炎、热带嗜酸细胞增多症、肺囊性纤维化、结节病、支气管扩张症、急性呼吸窘迫综合征、心肺移植术后、心力衰竭，以及长期吸烟、接触臭氧等也可能出现气道高反应性，表现为支气管激发试验阳性。但多数为极轻度至轻度的气道高反应性。哮喘诊断的概率与气道高反应性的严重程度相关。一般情况下，气道高反应性越高（诱发阳性的激发剂量越低），哮喘诊断的概率越高。但最终的诊断仍需要结合临床表现、哮喘的其他标志物或相关特征和治疗后的反应才能做出。

九、安全措施

尽管肺功能检查和支气管激发试验检查中出现严重不良事件的发生率很低，但仍需要做好安全防范措施。第一，检查过程应有具备执业医师资质的医师在场；第二，检查前需详细了解病史，排除检查的禁忌证；第三，肺功能室的地点最好设在易于抢救受试者的地方，配备相关的监护设备、急救物品和吸氧装置；第四，检查人员在操作过程中应对受试者进行严密的观察，对可能发生的危险备有应急预案。

为提高支气管激发试验的安全性，在基线检测后，建议先给予生理盐水吸入，激发剂吸入按流程，从低剂量（强度）开始，逐渐增加；当机体反应达到一定的强度（如肺功能指标 FEV_1 较基础值下降20%或以上）应及时终止支气管激发试验。除观察肺功能指标的改变外，还应密切观察受试者的反应，如有无出现咳嗽、喘息、呼吸困难或其配合程度下降等情况。支气管激发试验阳性者应及时给予支气管舒张剂（如 β_2 受体激动剂）吸入。可采用储雾罐辅助吸入支气管舒张剂，以保证受试者在呼吸困难时仍能吸入足量的药物，以便快速舒张已收缩的支气管，直至 FEV_1 恢复至基础值的90%以上方可让其离开。若受试者出现哮喘急性发作，应按照哮喘急性发作救治方案及时进行处理。

十、临床应用

支气管激发试验有助于对支气管哮喘的诊断及鉴别诊断、病情严重度的判断和治疗效果的分析；并可用于对气道疾病发病机制的研究。对于可能存在的假阴性，可采取间接支气管激发试验，如腺苷或运动激发试验等进一步明确。

典型的支气管哮喘在排除可能相关的其他肺部疾病后，根据病史、体征比较容易得出诊断。但对于轻度支气管哮喘、咳嗽变异性哮喘或患有变应性鼻炎而哮喘处于潜伏期的受试者，气道反应性增高是重要的诊断依据之一。早期及时诊断对于支气管哮喘的防治具有重要的指导作用。

对于有职业刺激原反复接触史且怀疑在接触刺激原后诱发气道痉挛的受试者，采用特异性过敏原或刺激物进行支气管激发试验以鉴别该刺激物是否会诱发支气管收缩，这对于职业性哮喘的诊断及防治有重要意义。

个别受试者气道高反应性与其近期哮喘的严重程度并不完全一致，而且气道高反应性也可见于慢性支气管炎和吸烟者等。所以，气道高反应性结合临床表现和治疗的反应才是支气管哮喘诊断的最有力根据。

（谢燕清）

参考文献

[1] COATES AL, WANGER J, COCKCROFT DW, et al. ERS technical standard on bronchial challenge testing: general considerations and performance of methacholine challenge tests[J]. Eur Respir J, 2017, 49（5）: 1601526.

[2] 中华医学会呼吸病学分会肺功能专业组. 肺功能检查指南（第一部分）: 概述及一般要求[J]. 中华结核和呼吸杂志, 2014, 37（6）: 402-405.

[3] 中华医学会呼吸病学分会肺功能专业组. 肺功能检查指南（第二部分）: 肺量计检查[J]. 中华结核和呼吸杂志, 2014, 37（7）: 481-486.

[4] 中华医学会呼吸病学分会肺功能专业组. 肺功能检查指南（第三部分）: 支气管激发试验[J]. 中华结核和呼吸杂志, 2014, 37（8）: 566-571.

[5] GLOBAL INITIATIVE FOR ASTHMA（GINA）. Global strategy for asthma management and prevention[EB/OL]. [2019-12-20]. http: //ginasthma. org/.

[6] 中华医学会呼吸病学分会哮喘学组. 支气管哮喘防治指南（2020年版）[J]. 中华结核和呼吸杂志, 2020, 43（12）: 1023-1048.

[7] 中华医学会呼吸病学分会哮喘学组. 咳嗽的诊断与治疗指南（2015）[J]. 中华结核和呼吸杂志, 2016, 39（5）: 323-354.

[8] 郑劲平. 肺功能学: 基础与临床[M]. 广州: 广东科技出版社, 2007: 93-115.

[9] SHEN H, HUA W, WANG P, et al. A new phenotype of asthma: chest tightness as the sole presenting manifestation[J]. Ann Allergy Asthma Im-

munol, 2013, 111（3）: 226-227.

[10] 谢燕清, 郑劲平. 支气管激发试验的技术规范和质量控制[J]. 中华结核和呼吸杂志, 2012, 35（11）: 870-872.

[11] 谢燕清, 郑劲平. 支气管激发试验及舒张试验结果评估[J]. 中国实用内科杂志, 2012, 32（8）: 587-590.

[12] 郑劲平, 高怡. 肺功能检查实用指南[M]. 北京: 人民卫生出版社, 2009: 106-118.

[13] 朱蕾, 刘又宁, 于润江. 临床肺功能[M]. 北京: 人民卫生出版社, 2004: 254-262.

[14] 陈荣昌. 支气管激发试验的临床应用进展[J]. 医师进修杂志, 1997（2）: 14-15.

[15] 张清玲, 郑劲平. 支气管激发试验的研究进展[J]. 国外医学（呼吸系统分册）, 2004, 24（1）: 30-33.

第六节
支气管舒张试验

一、概述

气道受到外界因素的刺激可引起痉挛收缩反应; 与之相反, 痉挛收缩的气道可自然或经支气管舒张药物治疗后舒缓, 此现象称为气道可逆性。气道反应性和气道可逆性是气道功能改变的 2 个重要病理生理特征, 临床上常用肺通气功能指标来反映其变化。通过给予支气管舒张药物的治疗, 观察阻塞气道舒缓反应的方法, 称为支气管舒张试验, 亦称支气管扩张试验。

二、适应证与禁忌证

（一）适应证

1. 有合并气道阻塞的疾病, 如支气管哮喘、慢阻肺、过敏性肺泡炎、闭塞性细支气管炎、弥漫性泛细支气管炎等。

2. 有气道阻塞征象, 需排除非可逆性气道阻塞, 如上气道阻塞。

（二）禁忌证

1. 对已知支气管舒张剂过敏者, 禁用该类舒张剂。

2. 有严重心功能不全者慎用 β_2-肾上腺素受体激动剂; 有青光眼、前列腺肥大排尿困难者慎用胆碱（M）受体拮抗剂。

3. 存在肺通气功能检查的禁忌证者。

三、支气管舒张剂的选择

常用于舒张支气管平滑肌的药物有速效 β_2-肾上腺素受体激动剂、短效胆碱（M）受体拮抗剂等。消除气道黏膜水肿、减轻气道炎症而使气道通畅的药物, 如糖皮质激素等, 也可用于评价支气管舒张反应。药物可通过吸入、口服、静脉等不同途径给药。其中吸入型 β_2 肾上腺素受体激

动剂具有作用快速、疗效确切、使用剂量小而副作用较少等优点, 故使用最为广泛。

（一）吸入型支气管舒张剂

包括定量气雾剂（MDI）、干粉剂或雾化药液。药物以速效 β_2-肾上腺素受体激动剂如沙丁胺醇、特布他林最为常用, 吸入剂量 200~400μg, 吸入后 5 分钟内起效, 15~30 分钟达到作用高峰。也可用快起效的胆碱（M）受体拮抗剂, 如异丙托溴铵 40~80μg 吸入, 15 分钟起效, 30~60 分钟达到作用高峰。

受体选择性低的肾上腺素能激动剂, 如肾上腺素、异丙肾上腺素等药物, 因其副作用较多, 目前已基本弃用。

（二）系统平喘治疗前后肺功能变化

对于部分对吸入型支气管舒张剂无反应、反应欠佳或不能配合吸入药物者可采用此方式进一步明确支气管的可舒张性。通常先做基础肺通气功能的评估。如果病情严重无法耐受检查, 在治疗后好转到可以耐受时再进行检查。经过 1~2 周的强化平喘治疗或 4~12 周的吸入性激素联合吸入性支气管舒张剂为主的维持治疗, 再次复查肺通气功能。评估方法与常规的支气管舒张试验相同。

四、试验前准备

试验前详细了解受试者的病史, 尤其需了解是否有对所使用支气管舒张剂的过敏史、了解是否有严重心脏病史, 体格检查基础心率应<120 次/min。

此外, 支气管舒张试验前 8 小时受试者需停用吸入短效 β_2-肾上腺素受体激动剂; 短效胆碱受体拮抗剂需停用 24 小时; 口服短效 β_2-肾上腺素受体激动剂或氨茶碱则需停用 12 小时; 长效或缓释放型 β_2-肾上腺素受体激动剂、胆碱受体拮抗剂及茶碱则应停用 24~48 小时; 试验前 1 小时需停止吸烟。如因病情需要未能停用相关药物, 应在报告中注明。

五、试验流程

受试者先测定基础肺通气功能, 然后吸入支气管舒张剂。如吸入的是速效 β_2-肾上腺素受体激动剂如沙丁胺醇, 应在吸入药物 15~30 分钟内重复肺通气功能检查; 如吸入的是短效胆碱（M）受体拮抗剂如异丙托溴铵, 则在吸入 30~60 分钟内重复检查。其他途径给药者, 按药物性质及生理反应特点选择复查的时间。

六、质量控制

为提高支气管舒张试验结果的准确性, 需要严格进行质量控制, 试验方法应标准化。需要重视下列的问题。

（一）肺通气功能检查的质控

请参照肺通气功能检查有关内容。

（二）吸入药物质控　采用加压定量气雾剂（pM-DI）给药时，需要注意受试者应能够正确掌握吸入方法。采用储雾罐辅助吸入有助于保证药物的吸入。采用干粉吸入药物时，需要注意操作的正确性和吸气流量足够，才能保证吸入的药量。采用雾化器吸入药物时，需要严格按照雾化器使用说明操作，保证吸入的药量。

（三）合理选择复查肺通气功能的时间　不同的舒张药物有其不同的起效和达峰时间。因此，应根据不同药物的不同特性而设定不同的检查时间。

七、结果判断

（一）阳性判断标准与分析

1. 常规判断标准　FEV_1 和/或用力肺活量（FVC）用药后较用药前增加 $\geq 12\%$，且绝对值增加 $\geq 200ml$，则为支气管舒张试验阳性。FEV_1 检测的重复性好，是最常用的指标。然而，气流受限越重，吸入舒张剂后 FEV_1 的改变越少，FVC 的改善越大，反映患者的肺过度充气、气体陷闭得到改善。但应注意，FVC 受呼气时间的影响比较大，容易受到操作的影响而出现假阳性结果。因而，支气管舒张试验结果需综合 FEV_1 及 FVC 进行判断。

2. 其他判断标准　尽管 FEV_1 及 FVC 是目前最主要和常用的判断指标，但其他肺通气功能指标也可用于判断支气管舒张试验反应：如呼气峰值流量（PEF）、比气道传导率（sGaw）、呼吸总阻抗（Zrs）、响应频率（Fres）、振荡频率为 5Hz 时的总气道阻力（R5）及电抗（X5）等气道阻力指标。但因不同研究结果不一，其判断阈值标准还需进一步研究。

（二）阴性结果分析　若使用舒张药物后肺通气功能指标达不到支气管舒张试验的阳性标准，则支气管舒张试验阴性。支气管舒张试验阴性结果不能完全排除哮喘或存在可逆性气道阻塞，需考虑以下可能原因：

1. 基础肺通气功能　轻度气道缩窄者，因其肺通气功能接近正常，用药后气道舒张的程度较小。

2. 气道的病理改变特点　狭窄的气道内有较多的分泌物堵塞气道或存在明显的黏膜水肿；如重度哮喘患者支气管腔内常有大量黏液栓，影响吸入药物在气道的沉积使支气管舒张剂的作用受限。

3. 吸入药物的方法　药物吸入方法不当，致使药物作用不佳。为保证药物的吸入，采用定量气雾剂吸入时可辅助使用储雾罐，或采用雾化吸入方法。

4. 吸入药物剂量　使用药物剂量不足可导致假阴性。为确保支气管的充分舒张，常用较大剂量的支气管舒张剂，如通过储雾罐或干粉吸入 $400\mu g$ 沙丁胺醇。

5. 患者对药物的个体反应　不同的患者对不同的支气管舒张剂反应存在差异，可考虑更换或联合使用支气管舒张剂再做检查。

6. 基础用药的干预　在做支气管舒张试验前数小时内已经使用了支气管舒张剂，气道舒张反应已达到极限，故此时再应用支气管舒张剂效果不佳，但并不等于气道对该舒张剂不起反应。

7. 气流受限不存在可逆性　气道重塑或气道周围纤维化等病变，气流受限的可逆性低。

因此，当支气管舒张试验出现阴性结果时并不表示支气管狭窄程度一定是不可逆或对支气管舒张剂治疗无效。且一次阴性结果不能确认气道的可逆性欠佳，需仔细分析，必要时重复检查。有时支气管舒张试验阴性，但经过规范的吸入治疗联合口服糖皮质激素 1~2 周后，肺通气功能可能明显改善。如果经过加强的平喘治疗肺通气功能仍无改善者，方可认为是不可逆病变。

八、临床应用

支气管哮喘的特征之一是支气管平滑肌痉挛导致的气流受限可以经过平喘治疗后逆转。然而，气流受限的相关机制是涉及气道上皮、神经、炎症介质和支气管平滑肌的综合的生理反应。短期应用支气管舒张剂的作用主要是舒张气道平滑肌，从而改善肺通气功能。对疑似哮喘患者，若其基础肺通气功能呈中度以上的阻塞（$FEV_1 < 70\%$ 预计值）时，一般不宜做支气管激发试验，可通过支气管舒张试验来辅助哮喘诊断。部分慢阻肺患者可合并有支气管哮喘或为喘息型慢阻肺者，其支气管舒张试验可出现阳性结果，故需结合临床资料才能做出正确判断。此外，支气管舒张试验还可用于评价某种支气管舒张药物的疗效，以指导治疗。

一般情况下，肺通气功能检查如无气道阻塞等异常时无须进行支气管舒张试验；但如果临床有需要或考虑所谓"正常的肺通气功能"不是受试者的最佳肺通气功能，可考虑进行支气管舒张试验检查。

值得注意的是，不能简单地解读支气管舒张试验，认为阳性即可诊断为哮喘，阴性则可以排除哮喘、诊断为慢阻肺。长期迁延发作的哮喘，由于气道黏膜水肿、痰液堵塞等因素，短期的支气管舒张试验可能并无明显改善；而慢阻肺虽然其阻塞气道的可逆性较少，但并不是完全不可逆，实际上，达到支气管舒张试验阳性诊断标准的慢阻肺患者并不在少数；只是在其达到最大可逆程度时 FEV_1/FVC 比值仍然小于 70%。因此，支气管舒张试验的结果，需要结合临床情况和长期肺通气功能监测的动态变化，才能更好指导临床诊治。

（谢燕清）

参考文献

[1] 中华医学会呼吸病学分会肺功能专业组. 肺功能检查指南（第一部分）：概述及一般要求[J]. 中华结核和呼吸杂志. 2014. 37（6）：402-405.

[2] 中华医学会呼吸病学分会肺功能专业组. 肺功能检查指南（第二部分）：肺量计检查[J]. 中华结核和呼吸杂志. 2014. 37（7）：481-486.

[3] 中华医学会呼吸病学分会肺功能专业组. 肺功能检查指南（第

四部分）：支气管舒张试验[J]. 中华结核和呼吸杂志, 2014. 37（9）：655-658.

[4] GOLD Executive Committee. Guidelines: global strategy for the diagnosis, management and prevention of COPD, global initiative for chronic obstructive lung disease（GOLD）2018[EB/OL]. [2019-12-20]. http://www.goldcopd.com/.

[5] 中华医学会呼吸病学分会慢性阻塞性肺疾病学组. 慢性阻塞性肺疾病诊治指南（2013年修订版）[J]. 中国医学前沿杂志: 电子版. 2014（2）：67-79. 80.

[6] 中华医学会呼吸病学分会哮喘学组. 支气管哮喘防治指南(2020年版)[J]. 中华结核和呼吸杂志. 2016. 39（9）：675-697.

[7] Miller MR. Hankinson J, Brusasco V. et al. Standardisation of spirometry[J]. Eur Respir J. 2005. 26（2）：319-338.

[8] Pellegrino R. Viegi G. Brusasco V. et al. Interpretative strategies for lung function tests[J]. Eur Respir J. 2005. 26（5）：948-968.

[9] 谢燕清, 郑劲平. 支气管激发试验及舒张试验结果评估[J]. 中国实用内科杂志. 2012. 32（8）：587-590.

[10] 张富强, 郑劲平, 王佳泓, 等. 慢性阻塞性肺疾病支气管舒张试验后肺容量和呼气流量反应的差别[J]. 中华结核和呼吸杂志. 2010. 33（2）：109-113.

第七节
呼气峰值流量及其变异率检查

一、概述

呼气峰值流量（PEF）是指用力呼气时的最高流量, 亦称最高（大）呼气流量、呼气峰流量（速）等。PEF 是检查肺通气功能的常用项目之一, 与肺量计测定的第 1 秒用力呼气容积（FEV_1）具有良好的相关性, 能较好地反映气道的通畅性, 也可用于测定大气道功能和了解呼吸肌肉力量。呼气峰值流量变异率是指一定时间内 PEF 在各时间点或时间段的变化程度, 能较好地反映气道通畅性的动态变化, 是评估气道阻塞的可逆性和/或气道反应性的重要肺功能检查项目之一, 主要用于支气管哮喘（简称哮喘）的病情监测和辅助诊断。

二、适应证与禁忌证

（一）适应证

1. 哮喘的病情动态监测和治疗反应的评估。
2. 哮喘诊断和鉴别诊断。
3. 评价药物疗效和指导治疗的调整。
4. 其他气道疾病肺功能简易评估, 例如: 基层医院对慢阻肺的筛查。

（二）禁忌证　　与用力肺通气功能检查的禁忌证基本相同。

三、检查方法和步骤

（一）PEF 检查仪器　　PEF 检查主要使用微型呼气峰值流量计（简称峰流量计）, 单位采用升/分（L/min）, 目前主要有机械式和电子式两种类型。肺量计也可测定 PEF, 单位采用升/秒（L/s）, 但临床上更多使用的是前者。我国已颁布微型呼气峰值流量计的技术标准。

（二）PEF 检查方法　　PEF 检查依赖于受试者的正确操作, 应按以下方法进行。

1. 使用机械式峰流量计, 应先细致观察峰流量计的游标, 若有移动不灵活或随意飘移者应弃用。受试者水平位手持峰流量计, 并注意手指不要阻挡游标移动。检查前先用手指轻轻将游标上的箭头放在"零位"处。使用电子式峰流量计, 开启仪器后应先观察自检系统, 若不正常应弃用。受试者水平位手持峰流量计并将其设置在待检状态。

2. PEF 检查采用站立位或坐位（推荐站立位）。受试者快速深吸一口气至肺总量位, 迅速将咬口含入口腔（舌头不要堵住咬口）用嘴唇包紧, 不要漏气, 立即用最大努力和最快速度将肺内气体呼出。整个呼气动作一气呵成, 中间不能停顿。颈部应保持中立位, 避免因颈的前屈和后仰而使气管受压。

3. 检查结束后峰流量计应继续保持水平位, 观察并读取游标箭头所指刻度, 电子式可直接读取数值。

4. 将机械式峰流量计游标拨回"零位"、电子式重新设置在待检状态后, 按第 2、3 步骤重复检查。

5. 至少检查 3 次, 若 3 次实测值之间差异过大, 应注意检查方法是否正确。可重复多次, 使最佳 3 次之间差异<5%, 或 3 次中最佳 2 次的实测值差异<40L/min, 取最高值记录。

（三）PEF 监测步骤

1. **PEF 检查时间**　①昼夜检查 2 次：即在每日早、晚各测定 1 次, 如早晚 6 点或起床后与入睡前。此法对受试者的日常生活影响不大, 易被接受, 可用于需长期进行监测或病情相对稳定的受试者。②按需检查: 在受试者出现症状（咳嗽、喘息、胸闷、气促等）时测定, 或在运动/环境因素暴露等刺激前、后分别测定。若症状加重与 PEF 下降程度一致, 则说明呼吸道症状很可能与气流受限有相关性。③用药前后检查：吸入速效支气管舒张剂（如 200~400μg 沙丁胺醇）前后测定 PEF, 或使用控制药物（如吸入激素）数日或数周内监测 PEF, 以评估气道可逆性和药物疗效。

2. **PEF 变异率计算公式**

$$PEF 变异率 = \frac{PEF 最高值 - PEF 最低值}{（PEF 最高值 + PEF 最低值）/2} \times 100\%。$$

3. **PEF 变异率监测周期**　　PEF 变异率的计算周期可以根据临床需要来设置。常用每日的变异率, 即 24 小时内最高值与最低值的变异。也有采用每周的平均变异率作为评估指标: 连续监测 1 周, 将每日的变异率相加除以监测天数（最少 7 日）计算 PEF 平均变异率。也有计算整个观察周期的 PEF 最大变异率: 采用观察周期中最高值和最低值计算 PEF 最大变异率。

4. **长期数据记录**　　各时间点的 PEF 值可分别记录在

表格中,也可记录在 X 轴为时间、Y 轴为 PEF 值的坐标图上,即可描绘出 PEF 随时间变化的曲线。该曲线使 PEF 变异率更为直观易懂,有利于哮喘病情判断和追踪随访。

测计算变异率。正常预计值受检查仪器,受试者的年龄、身高、体重、性别和种族等因素的影响。国际上认为正常预计值应当源于机械峰流量计,而不是从肺量计测定中得出。钟南山等提出的成人 PEF 正常预计值(图 12-7-1)公式:男性,$PEF(L/min) = 75.6 + 20.4 \times A - 0.41 \times A^2 + 0.002 \times A^3 + 1.19 \times H$;女性,$PEF(L/min) = 282.0 + 1.79 \times A - 0.046 \times A^2 + 0.68 \times H [A:年龄(岁);H:身高(cm)]$。

四、结果判断

PEF 判断包括测定值与正常预计值进行比较和动态监

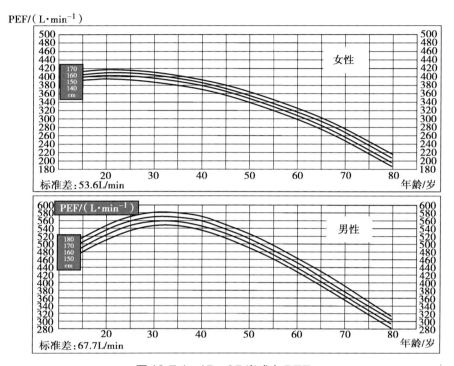

图 12-7-1 15~85 岁成人 PEF

儿童 PEF 正常预计值(图 12-7-2)公式为:男性,$PEF(L/min) = 5.29 \times H - 427.1$;女性,$PEF(L/min) = 4.94 \times H - 399.8 [A:年龄(岁);H:身高(cm)]$。

(一)PEF 对呼气气流受限的判断 一般采用 PEF 实测值占正常预计值的百分率来判断。如果 PEF 实测值占预计值% ≥80%,提示 PEF 正常或无呼气气流受限;PEF 实测值占预计值% 在 60%~79% 判断为"轻~中度降低";PEF 实测值占预计值% <60% 判断为重度下降。

(二)PEF 变异率的判断

1. 成人 PEF 平均变异率>10% 或 PEF 周变异率>20%;儿童 PEF 平均变异率>13%,可以作为存在可变的呼气气流受限的证据。

值得注意的是,"PEF 平均变异率"指最少连续 7 日内每日 PEF 昼夜变异率的平均值(每日 PEF 昼夜变异率之和/7);"PEF 周变异率"计算采用:(2 周内最高 PEF 值-最低 PEF 值)/[(2 周内最高 PEF 值+最低 PEF)×1/2]×100%。两者有明显的区别。

2. 使用 4 周抗炎治疗并排除呼吸道感染后,PEF 较基础值上升>20% 可证实存在可变的呼气气流受限。

3. 儿童运动后 PEF 下降>15%,可作为儿童运动激发试验的阳性判断标准之一,证实存在可变的呼气气流受限和气道高反应性。

4. 儿童在临床随访期间 PEF 下降>15%(可能包含呼吸道感染),也证实存在可变的呼气气流受限。

五、临床应用

PEF 在一定程度上反映受试者的气道通畅性,并与受试者的努力程度、肺容量和呼吸肌肉力量有关。当排除后三者的影响时,PEF 可直接反映受试者较大气道的通畅性。

(一)诊断哮喘 符合典型哮喘的临床症状和体征,成人 PEF 平均变异率>10% 或 PEF 周变异率>20%、儿童 PEF 平均变异率>13%,可以作为诊断哮喘的支持依据之一。

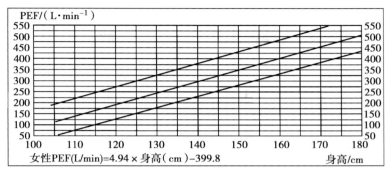

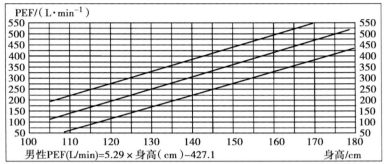

图 12-7-2 5~14 岁正常儿童 PEF

（二）气道功能变化特征的判断 不同人群 PEF 及其变异率有各自的特点，正常人 PEF 可有轻度波动，夜间哮喘发作的患者在发作时 PEF 显著下降，但白天 PEF 可基本恢复正常；慢阻肺患者的 PEF 较低，并且其波动率通常较小；重度哮喘患者除了 PEF 较低外，其波动率较大可与慢阻肺相鉴别（图 12-7-3）。

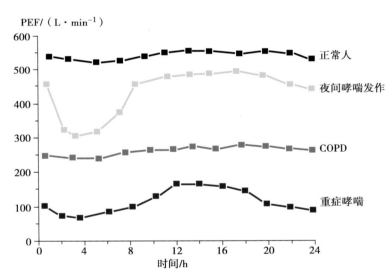

图 12-7-3 不同人群 24 小时的 PEF 及其变化

（三）哮喘患者病情严重程度的分级 哮喘患者 PEF 占个人最佳值%≥80%，PEF 变异率<20% 为间歇状态（第 1 级）；PEF 占个人最佳值% ≥80%，PEF 变异率在 20%~30% 为轻度持续（第 2 级）；PEF 占个人最佳值% 处于 60%~79%，PEF 变异率>30% 为中度持续（第 3 级）；PEF 占个人最佳值%<60% 且 PEF 变异率>30% 为重度持续（第 4 级）。

（四）哮喘患者的自我监测 PEF 是客观判断哮喘病情最常用的手段，对于哮喘治疗依从性和吸入技术评估亦十分重要。PEF 监测分为短期监测和长期监测。短期监测主要目的为急性加重后监测恢复情况；调整治疗后评估治疗反应；在症状显著变化时作为肺功能损害程度加重的客观证据；协助鉴别哮喘控制的恶化；判断职业性接触对肺功能的影响等。长期监测主要适用于预测和判断哮喘急性发作,尤其是那些对气流受限程度感知不敏感者、既往有突发的严重发作者、难治性哮喘患者等。

（五）评价哮喘药物疗效,指导治疗调整　哮喘患者经治疗后 PEF 上升,且一直维持在接近正常预计值或个人最佳值水平,说明治疗有效,应继续治疗一段时间;初始治疗症状显著改善,PEF 占预计值%恢复至>60%可认为急诊哮喘患者的起始治疗有效,可以安排回家继续维持治疗;PEF 占预计值% 在 40%~60% 者,可在严密监测下继续治疗。但如果治疗过程中,PEF 回升并稳定后又突然出现显著下降,提示病情不稳定,则须加强治疗;如患者吸入支气管舒张剂后 PEF 仍未见提高,提示病情严重;积极治疗 6 小时后 PEF 没有明显上升,也须加强治疗,甚至考虑入院治疗;治疗前 PEF 占预计值%<25%或治疗后<40%者应入院治疗。如经过积极治疗后 PEF 逐步提高且 PEF 变异率减少,提示治疗后病情得到改善,趋于稳定。

慢阻肺患者治疗效果的评估也可应用 PEF 变异率进行观察判断,但其变异率相对哮喘而言较小。

（六）测定气道反应性　测定气道反应性最好使用肺量计测定的 FEV_1 等指标。但若医院没有配置肺量计,则可考虑使用峰流量计进行判断。据文献报道在运动或吸入刺激剂前、后分别测定 PEF,若 PEF 下降>20%,则可对气道高反应性做出初步的筛查判断,但目前尚未形成临床规范。

（谢燕清）

参考文献

[1] 中华医学会呼吸病学分会肺功能专业组.肺功能检查指南（第一部分）:概述及一般要求[J].中华结核和呼吸杂志,2014,37（6）:402-405.

[2] 中华医学会呼吸病学分会肺功能专业组.肺功能检查指南（第二部分）:肺量计检查[J].中华结核和呼吸杂志,2014,37（7）:481-486.

[3] 中华医学会呼吸病学分会肺功能专业组.肺功能检查指南:呼气峰值流量及其变异率检查[J].中华结核和呼吸杂志,2017,40（6）:426-430.

[4] GLOBAL INITIATIVE FOR ASTHMA（GINA）. Global strategy for asthma management and prevention. [EB/OL]. [2019-12-20]. http://ginasthma.org/.

[5] 中华医学会呼吸病学分会哮喘学组.支气管哮喘防治指南（2020年版）[J].中华结核和呼吸杂志,2016,39（9）:675-697.

[6] TIAN J, ZHOU Y, CUI J, et al. Peak expiratory flow as a screening tool to detect airflow obstruction in a primary health care setting[J]. Int J Tuberc Lung Dis, 2012, 16（5）: 674-680.

[7] 国家食品药品监督管理总局.中华人民共和国医药行业标准:麻醉和呼吸设备.评价自主呼吸者肺功能的呼气峰值流量计: YY/T 1438—2016[S].北京:中国标准出版社,2016.

[8] MILLER MR. HANKINSON J, BRUSASCO V, et al. Standardisation of spirometry[J]. Eur Respir J, 2005, 26（2）: 319-338.

[9] PELLEGRINO R, VIEGI G, BRUSASCO V, et al. Interpretative strategies for lung function tests[J]. Eur Respir J, 2005, 26（5）: 948-968.

[10] 郑劲平,谢燕清.高怡.肺功能检查（卫生部医学视听教材）[M/DK].北京:人民卫生电子音像出版社,2013.

[11] PESOLA GR, O´DONNELL P, PESOLA GR. et al. Peak expiratory flow in normals: comparison of the mini wright versus spirometric predicted peak flows[J]. J Asthma, 2009, 46（8）: 845-848.

[12] ZHENG J, ZHONG N. Normative values of pulmonary function testing in Chinese adults[J]. Chin Med J（Engl）, 2002, 115（1）: 50-54.

[13] 中华医学会呼吸病学分会肺功能专业组.肺功能检查指南（第三部分）:组织胺和乙酰甲胆碱支气管激发试验[J].中华结核和呼吸杂志,2014,37（8）:566-571.

第八节　体积描记法气道阻力测定

气道通畅性通常以呼吸气体的流量与驱动压的关系来反映,这种关系采用气道阻力检查来进行量化评估。

气道阻力检查和计算需要有两个关键指标,其一是呼吸流量,可以通过流量计检测;其二是驱动压,可以有多种检测方法,如体积描记法、食管测压法、口腔阻断法、呼吸机气道压法、强迫振荡法等。体积描记法是目前临床应用最为广泛的方法,且已建立相应的检查标准,并被广泛接纳为气道阻力检查的"金标准"。

一、体积描记法气道阻力测定的常用指标

（一）气道阻力（airway resistance,Raw）　指气体流经气道时,来自气体分子之间和气体与气道管壁之间的摩擦阻力。单位:$kPa/(L \cdot s)$ 或 $cmH_2O/(L \cdot s)$。气道阻力受胸腔气体容积变化的影响,胸腔气体容积增大时气道口径受肺组织的牵拉而变大,则气道阻力变小。

（二）气道传导率（airway conductance,Gaw）　为气道阻力的倒数,即 Gaw=1/Raw。由于气道阻力与气体流量成反比,即气体流量高者气道阻力小,两者的变化方向刚好相反。但临床工作者较为熟悉的是气体流量,FEV_1、MMEF、PEF 等,如采用 Gaw 则其变化的方向与上述指标相同,易于理解。

（三）比气道阻力（specific airway resistance,sRaw）　为了修正肺容量对气道阻力结果的影响,将气道阻力与胸腔气体容积（TGV）的乘积计算出 sRaw（sRaw=Raw×TGV）。

（四）比气道传导率（specific airway conductance,sGaw）　与 sRaw 类同,sGaw=Gaw/TGV=1/sRaw。其变化方向也与呼吸流量的变化方向一致。

二、体积描记法气道阻力测定的原理

气道阻力（Raw）以单位气体流量（$\dot{V}$）经呼吸道时所需的驱动压来（ΔP）表示,即 $Raw=\Delta P/\dot{V}$。气体流量可直接通

过流量传感器测定;驱动压为气道两端的压力差,即口腔和肺泡的压力差。口腔压容易检测,但肺泡内压(P_A)难以直接测定,可以通过体描箱内的仓压变化来推算。在受试者浅快呼吸过程中,阻断器开放时,可测得气流流量和仓压(P_B)之间的关系,即$\Delta\dot{V}-\Delta P_B$曲线(图12-8-1)。在阻断器关闭时,P_B可以推算出肺内压缩气量,肺内压缩气量与胸腔内容量可以推算出P_A,从而得到肺泡压(P_A)与仓压(P_B)之间的关系,即$\Delta P_A-\Delta P_B$曲线。将上述两条曲线的斜率相除,即可计算出 Raw。

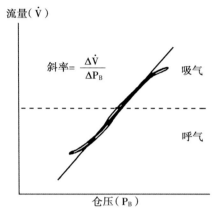

图 12-8-1　气流流量变化（$\Delta\dot{V}$）与仓压变化（ΔP_B）曲线

三、体积描记法气道阻力测定的方法和步骤

1. 让受试者进入仓内静坐,尽可能放松,关闭体描箱门,略等片刻使仓内温度达到稳定,具体平衡时间及判断标准请参阅设备使用说明书。

2. 受试者含口器,口角不能漏气,并平静呼吸直到呼气末基线稳定(通常需要 3~7 次潮气呼吸)。

3. 指导受试者可用浅快呼吸(panting),呼吸频率 1.5~2.5Hz(1.5~2.5 次/s,即 90~150 次/min),至少应记录到 3~5 个满足技术要求的重复性好的流量-仓压曲线。目前已有一些新型体描仪可进行自动呼吸压力容积补偿,只需平静呼吸方式而无需浅快呼吸,提高受试者的依从性和检查的重复性。最后启动阀门阻断气道,通过压力与肺内压缩气量的关系曲线计算出胸腔内肺容量(TGV),然后按公式计算出 Raw 等指标。

4. 重复测定至少 3 次,选取口腔压-仓压关系曲线、流量-仓压关系曲线及慢肺活量曲线均质量良好的 3 次结果保存,至少要求得到 3 次偏差在 10% 以内的 Raw,并报告平均值。如果偏差过大,则应继续检测直到结果的重复性达到要求。

四、体积描记法气道阻力测定的结果判断

正常人的阻力环呈线性的变化,但气道阻塞时,气道内的动力学改变与胸廓内的压力呈非线性的环形变化,不同部位气道阻塞的阻力环呈不同形态(图12-8-2)。

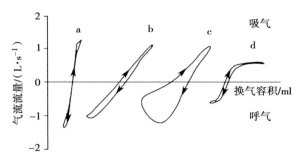

图 12-8-2　不同部位气道阻塞的阻力环
a. 正常；b. 中心气道阻塞；c. 外周气道阻塞；d. 上气道阻塞。

不同年龄段和不同种族的预计值均有报道,但数量较少。Raw、Gaw 等目前国内外尚无统一标准。1983 年 Quanjer 等指出,不论男女,Raw 上限为 0.3kPa/($L\cdot s$),sRaw 等正常值范围为平均值±标准差,在成人中年龄不是重要的影响因素,但儿童随着年龄增长,sRaw 值呈下降趋势。根据 Raw 的实测值可分为不同程度(表 12-8-1)。也有作者认为健康成人 Raw 为 0.6~2.4cmH$_2$O/($L\cdot s$),Gaw 为 0.42~1.67cmH$_2$O/($L\cdot s$),sGaw 改变的意义同 Gaw。sGaw < 0.15~0.20cmH$_2$O/($L\cdot s$)可判断为气道阻塞。明显小气道阻塞时可能出现轻度 Raw 增高和 sGaw 降低。而早期或轻度小气道阻塞 Raw 和 sGaw 多为正常。哮喘急性发作期 Raw 可增加至正常值的 3 倍之多。晚期肺气肿由于细小支气管的狭窄和陷闭引起 Raw 增高。

表 12-8-1　气道阻力程度分级

Raw 实测值/（kPa·L^{-1}·s^{-1}）	程度分级
<0.3	无阻塞
0.3~≤0.35	正常临界值
0.36~≤0.5	轻度增高
0.51~≤0.8	中度增高
>0.8	重度增高

五、体积描记法气道阻力测定的临床应用

1. 临床上习惯以常规的用力呼气时间-流量曲线相关的肺通气功能指标作为阻塞性功能障碍的评价指标。但气道阻力的测定因综合考虑了气流驱动压的影响,因此对气道阻塞的判断更为敏感、直接与精确。气道阻力增加提示存在气道阻塞或狭窄导致的气流受限。有些通气功能检查正常的受试者,其气道阻力的指标如 Raw、sGaw 已出现异常,提示气道阻力的测定更为敏感。但同时也应注意到,虽然气道阻力测定的敏感性高于用力呼气肺通气功能测定的指标,但因其变异度亦较大,重复性亦逊于 FEV$_1$。气道阻力增高的常见疾病有支气管哮喘、慢性阻塞性肺疾病,以及气管和支气管肿瘤、支气管内膜结核、支气管微结石症、气道内异物等。

2. 支气管激发试验的评价，常以 Raw 提高或 sGaw 降低≥35% 为试验阳性标准。

3. 支气管舒张试验的评价则以 Raw 降低或 sGaw 提高≥35% 为试验阳性标准。

4. 当气道阻力发生改变的时候，sGaw 的改变方向与 FEV₁ 的方向一致，临床易于理解，因此较为常用。

（高　怡）

参考文献

[1] MILLER MR, CRAPO R, HANKINSON J, et al. General considerations for lung function testing[J]. Eur respir J, 2005, 26 (1): 153-161.

[2] MILLER MR, HANKINSON J, BRUSASCO V, et al. Standardisation of spirometry[J]. Eur Respir J, 2005, 26 (2): 319-338.

[3] WANGER J, CLAUSEN JL, COATES A, et al. Standardisation of the measurement of lung volumes[J]. Eur Respir J, 2005, 26 (3): 511-522.

[4] PELLEGRINO R, VIEGI G, BRUSASCO V, et al. Interpretative strategies for lung function tests[J]. Eur Respir J, 2005, 26 (5): 948-968.

[5] GRAHAM BL, BRUSASCO V, BURGOS F, et al. 2017 ERS/ATS standards for single-breath carbon monoxide uptake in the lung[J]. Eur Respir J, 2017, 49 (1): 1600016.

[6] 中华医学会呼吸病学分会肺功能专业组. 中国肺功能检查指南（第一部分）：一般概述及注意事项[J]. 中华结核和呼吸杂志, 2014, 37 (6): 402-405.

[7] 中华医学会呼吸病学分会肺功能专业组. 中国肺功能检查指南（第二部分）：肺量计检查[J]. 中华结核和呼吸杂志, 2014, 37 (7): 481-486.

[8] 中华医学会呼吸病学分会肺功能专业组. 肺功能检查指南：肺弥散功能检查[J]. 中华结核和呼吸杂志, 2015, 38 (3): 164-169.

[9] 中华医学会呼吸病学分会肺功能专业组. 肺功能检查指南：肺容量检查[J]. 中华结核和呼吸杂志, 2015, 38 (4): 255-260.

[10] 中华医学会呼吸病学分会肺功能专业组. 肺功能检查指南：体积描记法肺容量和气道阻力检查[J]. 中华结核和呼吸杂志, 2015, 38 (5): 342-347.

[11] 郑劲平, 高怡. 肺功能检查实用指南[M]. 北京：人民卫生出版社, 2009.

[12] 郑劲平. 肺功能学-基础与临床[M]. 广州：广东科技出版社, 2007.

[13] 朱蕾. 临床肺功能[M]. 北京：人民卫生出版社, 2004.

[14] MOTTRAM CD. Ruppel's manual of pulmonary function testing[M]. 11th ed. Maryland Heights Mo: Elsevier, 2018.

第九节
脉冲振荡法阻力测定

一、概述

用力肺活量测定是临床上肺功能测定的重要项目。用力肺活量测定可以评估气道的通畅性，一般情况下气体流量与气道管径成正比，故单位时间内的气体流量是反映气道通畅性的重要指标。然而，气体从肺外进入肺内，需要呼吸做功。做功时需要克服不同来源及性质的阻力。不同部位、性质的气道阻力各有差异，均可以影响气流量，因此仅评价气体流量并不足以全面反映呼吸道生理。

呼吸做功需克服 3 种阻力：①黏性阻力（resistance，简称 R），即气体与气道壁摩擦和肺组织之间摩擦消耗所产生的阻力，分布在大、小气道和肺组织；②弹性阻力（capacitance），即胸廓和肺组织扩张膨胀所消耗的阻力，主要分布在胸廓、肺组织、肺泡和可扩展的细小支气管；③惯性阻力（inertance，简称 Lz），即在气体流动和胸廓扩张运动过程中产生的阻力，主要存在于大气道和胸廓。以上三类阻力的总和称为呼吸总阻力或呼吸总阻抗（impedance，简称 Zrs）。

临床上有多种方法用于测定呼吸相关阻力，不同方法的原理、测定指标及意义存在显著差异。体积描记法是测量人体气道阻力的"金标准"。脉冲振荡法在近年得到越来越广泛的应用，本节重点介绍其测量的指标及临床意义。

二、原理及优点

脉冲振荡测定技术（impulse oscillometry，IOS）是利用脉冲发生器产生矩形压力波变化，作用于气道，观察压力和流量变化的规律，从而推算出总阻抗、黏性阻力、弹性阻力和惯性阻力。按照快速傅里叶转换原理，矩形波可以分解为无数个不同频率的正弦波，从而计算出不同振荡频率（如 5~35Hz）相应的阻抗（图 12-9-1）。

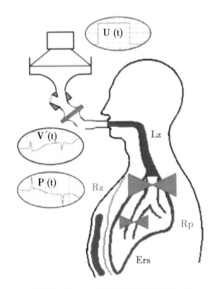

图 12-9-1　脉冲振荡测定技术
Lz：上呼吸道和胸壁的惯性阻力；Rz：中心黏性阻力；Rp：外周黏性阻力；Ers：肺和胸廓的弹性阻力；U（t）：电压变化；V′（t）：流量变化；P（t）：压力变化。

整个 IOS 测定过程简单、方便，仅需记录患者的若干个（一般不少于 5 个潮气呼吸周期）自主呼吸波。IOS 测定受患者配合的影响少，重复性较好，适用于无法配合用力肺活量测定的患者(如重度肺大疱、近期新发心绞痛、卒中等患者),故老人、儿童和重症患者仍可能配合开展本项检查。

IOS检测的优势还包括其阻力测定能区分气流阻塞的部位(中心气道或外周气道)、严重程度、呼吸动力学特征等。因此,IOS检测能够提供常规用力肺活量测定无法评估的呼吸生理学特征(图12-9-2)。

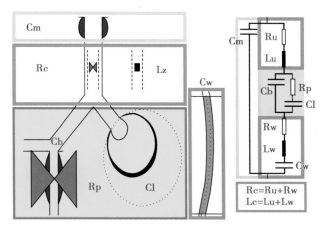

图12-9-2 脉冲振荡法测定不同部位、性质的气道阻力及相关参数

Rc:中心阻力;Rp:外周阻力;Lz:上呼吸道和胸壁的惯性阻力;Cm:口腔的顺应性;Cl:肺的顺应性;Cb:支气管的顺应性;Cw:胸壁的顺应性;Ru:上呼吸道黏性阻力;Rw:胸壁的黏性阻力;Lu:上呼吸道的惯性阻力;Lw:胸壁的惯性阻力。

三、测定方法

(一)测定前准备

1. 测定仪标化 对呼吸流速传感器、压力传感器进行测定标化,使用标准阻力管进行阻力验证。

2. 受试者准备 受试者避免穿戴过紧的腰带、胸带和衣服等。技术员首先应详细向受试者介绍测定过程。受试者坐直,头保持水平或稍上仰,上鼻夹,口含咬口器,避免口角漏气,避免舌头堵塞咬口器开口,用双掌腹或手指并拢指腹按压面颊部,减少颊面部共振影响结果。

(二)测试过程

1. 嘱患者放松,行潮气呼吸。

2. 注意观察呼吸是否处于功能残气位,呼吸曲线平稳。

3. 呼吸频率正常(BF为20次/min左右),潮气量正常(男:>450ml/min,女:>350ml/min);患者嘴角没有漏气,呼吸均匀。

4. 呼吸平稳后才开始记录,至少记录3个呼吸周期,一般建议记录30秒或以上(至少包括5个潮气呼吸周期)。

5. 在患者松开塑料咬口器前停止记录。

四、主要参数及正常值范围

Zrs:呼吸总阻抗,正常一般小于 $0.5kPa/(L \cdot s)$。

R5:总气道阻力,在预计值的150%以内为正常。

R20:中心气道阻力,在预计值的150%以内为正常。

X5:周边弹性阻力,X5<[预计值 $-0.2kPa/(L \cdot s)$]为异常。

Fres:响应频率,即在该频率点弹性阻力与惯性阻力相互抵消。

AX:响应频率曲线下面积,即在频谱分析图中响应频率曲线与坐标轴相交对应的面积。

Rc:中心气道阻力,不仅包括黏性阻力。

Rp:外周气道阻力,包括外周气道黏性阻力和弹性阻力。

五、结果判读

除了对主要指标(参考上文所述)进行判读外,IOS测定报告的内容还包括频谱分析图、阻抗容积图(Z-V)、结构参数图、阻力的容积依赖性和流速依赖性分析(Intrabreath图)、气道总阻抗随潮气呼吸变化的趋势图(Z-time)。

(一)频谱分析图 由脉冲振荡信号的呼吸波进行频谱分析后而获取。横坐标为频率轴,左边的纵坐标是黏性阻力,右边的纵坐标是弹性阻力和惯性阻力。正常人的R值应在预计值(虚线)的左右或下面,X应在预计值(虚线)的左右或上方(图12-9-3)。

黏性阻力:经快速傅里叶转化后,呼吸阻抗可分为实部(R)和虚部(X)。R的数值大小反映黏性阻力的情况。

弹性阻力:由于弹性阻力的流速超前,故X<0且其具有频率依赖性:当外加压力信号频率较低时,弹性阻力较显著,X的负值较大;反之亦然。

惯性阻力:其实部R为0;由于惯性阻力流速上的滞后,虚部X>0,具频率依赖性,且与弹性阻力变化方向相反。随着频率的增加,X有所增大。

(二)结构参数图(图12-9-4) 是根据IOS实际检测出的数据并结合频谱图而得到的图形化展示。其主要的结构参数包括:Rc(中心阻力)、Rp(外周阻力)、Lz(上呼吸道和胸壁的惯性阻力)、Cm(口腔的顺应性)、Cl(肺的顺应性)、Cb(支气管的顺应性)、Cw(胸壁的顺应性)、Ru(上呼吸道黏性阻力)、Rw(胸壁的黏性阻力)、Lu(上呼吸道的惯性阻力)、Lw(胸壁的惯性阻力)、Ers(肺和胸廓的弹性阻力)。

在结果参数图中,中心气道阻力和外周气道阻力以红色三角形的大小表示,肺和胸廓的弹性阻力以绿色弧的厚度表示,右下角的黑色小圆圈表示功能残气位,大圆圈表示肺总量位,小圆圈表示残气位,右上角的黑色小方块表示惯性阻力(Lz)。因此,结果参数图直观地描述了各部位、不同性质气道阻力的分布特征。

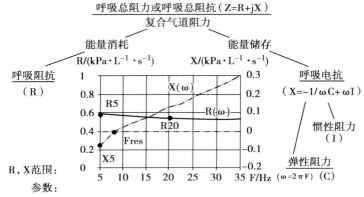

图 12-9-3　频谱分析图

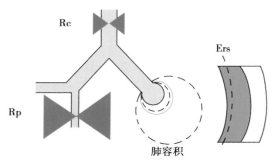

图 12-9-4　结构参数图

（三）阻抗容积图　展示了阻抗与容积依赖性的关系，横坐标为肺容积，纵坐标为呼吸阻抗。正常人在潮气量呼吸时，呼吸阻抗均较小［如低于 0.5kPa／（L·s）］，且呼气阻抗与吸气阻抗很接近，在阻抗容积图中常重叠，即阻抗的容积依赖性非常小。在存在气道陷闭的患者（如慢阻肺、哮喘发作、支气管扩张）中，呼气阻抗和吸气阻抗容易分离，吸气与呼气阻抗环所覆盖的面积增加。而且该面积大小与气道陷闭的程度密切相关。重度陷闭的患者阻抗容积图可表现为典型的"皇冠"样改变（图 12-9-5）。

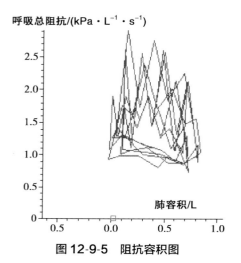

图 12-9-5　阻抗容积图

（四）Intrabreath 图（图 12-9-6）　用于分析阻力的容积依赖性和流速依赖性。纵坐标表示气道阻力，横坐标表示容积及流速。其中，EO 为呼气末阻力，IO 为吸气末阻力。在正常状态下 EO＞IO，但两者数值相近［＜0.5kPa／（L·s）］。当 Intrabreath 图的横坐标为容积，蓝色直角三角形的斜边将反映容积依赖性（dR/dV），斜边的倾斜度反映了容积依赖性。

（五）阻抗的潮气呼吸图（图 12-9-7）　一般用于 IOS 的质量控制。技术员在操作过程中可以根据该图对患者的配合程度、数据可靠性等方面有大致的了解。

六、IOS 检测在呼吸疾病中的应用

近年来，IOS 检测用于呼吸道疾病检测（特别是哮喘患者的气道反应性评价和慢阻肺患者气道陷闭）越来越广泛。限于篇幅，下文简要概括 IOS 对常见慢性气道疾病的诊断价值。

（一）支气管哮喘　在支气管哮喘患者中，外周气道病变一般不容易被常规肺功能检测手段（如用力肺活量测定）反映出来，但是 IOS（特别是 Fres 及 R20 增高）可以有效发现哮喘患者的外周气道病变，并预测今后哮喘患者肺功能下降加速、急性加重的风险。IOS 外周气道指标的异常程度与哮喘的病情严重程度相关。基于频率依赖性的 IOS 指标较用力肺活量指标能更准确地预测中至重度哮喘患者今后哮喘急性加重的风险。反之，无症状性气道反应性增高患者的外周气道阻力指标异常程度低于哮喘患者。因此，IOS 检测与用力肺活量检测形成了有效的互补。有趣的是，IOS 检测提示存在外周气道阻塞的患者吸入超细颗粒直径的皮质激素-β₂ 受体激动剂治疗的效果更佳。

对非急性加重期的患者，支气管激发试验可以有效判断哮喘患者的气道高反应性程度并指导后期用药、停药。鉴于部分患者对用力肺活量测定的配合程度有限，有学者探讨过使用 IOS 替代用力肺活量测定的可能性。根据不多

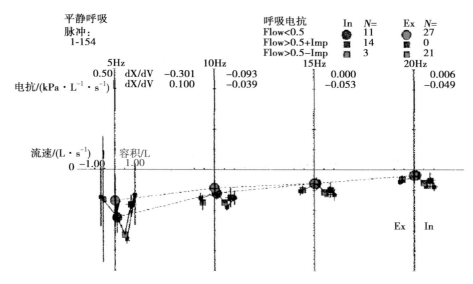

图 12-9-6　Intrabreath 图

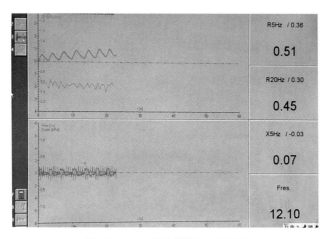

图 12-9-7　阻抗的潮气呼吸图

的报道,IOS 指标确实可以在一定程度上替代用力肺活量指标以判断支气管激发试验的结果。例如,使用乙酰甲胆碱作为激发剂时,FEV_1 下降 23.3% 时对应 R5 增加 43.5%,而且 IOS 指标在激发试验阳性的患者中相比较基线水平变化的幅度远大于 FEV_1,提示其测试灵敏度可能更高。此外,使用白三烯 D4 作为激发剂,IOS 指标在激发试验阳性的受试者中改变幅度大于乙酰甲胆碱。然而,受各研究设计的差异的限制,目前支气管激发试验阳性所对应 IOS 指标的阳性阈值尚不够明确。

（二）慢阻肺　　慢阻肺的重要病理生理学特征是气流受限不完全可逆,故不少慢阻肺患者存在显著的气道陷闭,随着疾病严重程度的增加,气道陷闭程度将相应增加。因对受试者配合程度要求较低,IOS 测定比较适合在老年人中开展。与正常人相比较,慢阻肺患者的气道阻力显著增高;正常人重复测量 IOS 其指标的变异率有限,但在长期跟踪随访过程中,慢阻肺患者的 IOS 指标异常程度显著增加。事实上,随着慢阻肺严重程度分级的增高,外周

气道病变程度越严重,IOS 指标的异常程度逐渐增高。如前文所述,气道陷闭的特征是吸气与呼气的阻抗分离,因此通过对比吸气与呼气相气道阻力的差异即可以有效反映气道陷闭的程度。有趣的是,随着呼吸频率的增加,呼气相气道阻力与吸气相气道阻力的差异越来越显著,其与慢阻肺患者气促程度密切相关。因此呼吸频率依赖的吸气-呼气气道阻力差异可能与慢阻肺的疾病严重程度密切相关。目前慢阻肺的防治策略逐渐向疾病早期转移,但是一般在疾病发展早期患者的气促症状并不显著,而且常规肺功能检测手段(特别是用力肺活量测定)并不能有效反映疾病早期的肺功能损害程度。有学者已证实,IOS 检测相对于用力肺活量测定确实能够更为灵敏地检测出早期慢阻肺患者的外周气道病变,主要体现在 R5、R5-R20、AX 增高,而 X5 下降。

不仅体现在对疾病严重程度的评价上,IOS 检测相对于用力肺活量测定还能够更灵敏地反映经过支气管舒张剂(如噻托溴铵吸入)治疗后慢阻肺患者的肺功能改变,因此 IOS 检测可更好地从生理学角度反映目前临床上治疗前后慢阻肺患者的获益。

（三）支气管扩张　　支气管扩张是一种慢性气道炎症性疾病,其病理学特征为支气管管径的不可逆扩大。支气管扩张的诊治一直未引起足够的重视。但是最近有研究提示,IOS 检测能够较用力肺活量测试更有助于发现早期或者轻度支气管扩张的气道病变,而且用力肺活量主要反映较大气道的病变,但 IOS 能够发现外周或者外周及中心气道的支气管病变受累情况。此外,与用力肺活量测定相似的是,IOS 指标的异常程度与支气管扩张的疾病严重程度密切相关,提示其可能作为一个灵敏度更高的无创测试方法以评估支气管扩张患者的肺功能受损程度。IOS 检测能否有助于判断支气管扩张患者治疗前后肺功能的改善,将有待今后更多的研究予以探讨。

（关伟杰）

参考文献

[1] 郑劲平. 肺功能学: 基础与临床[M]. 广州: 广东科技出版社, 2007.

[2] SHI Y, ALEDIA AS, GALANT SP, et al. Peripheral airway impairment measured by oscillometry predicts loss of asthma control in children[J]. J Allergy Clin Immunol, 2013, 131（3）: 718-723.

[3] SHI Y, ALEDIA AS, TATAVOOSIAN AV, et al. Relating small airways to asthma control by using impulse oscillometry in children[J]. J Allergy Clin Immunol, 2012, 129（3）: 671-678.

[4] GALANT SP, KOMAROW HD, SHIN HW, et al. The case for impulse oscillometry in the management of asthma in children and adults[J]. Ann Allergy Asthma Immunol, 2017, 118（6）: 664-671.

[5] MANOHARAN A, VON WILAMOWITZ-MOELLENDORFF A, MORRISON A, et al. Effects of formoterol or salmeterol on impulse oscillometry in patients with persistent asthma[J]. J Allergy Clin Immunol, 2016, 137（3）: 727-733.

[6] JABBAL S, MANOHARAN A, LIPWORTH J, et al. Utility of impulse oscillometry in patients with moderate to severe persistent asthma[J]. J Allergy Clin Immunol, 2016, 138（2）: 601-603.

[7] BOUDEWIJN IM, TELENGA ED, VAN DER WIEL E, et al. Less small airway dysfunction in asymptomatic bronchial hyperresponsiveness than in asthma[J]. Allergy, 2013, 68（11）: 1419-1426.

[8] SHORT PM, ANDERSON WJ, MANOHARAN A, et al. Usefulness of impulse oscillometry for the assessment of airway hyperresponsiveness in mild-to-moderate adult asthma[J]. Ann Allergy Asthma Immunol, 2015, 115（1）: 17-20.

[9] GUAN WJ, ZHENG JP, GAO Y, et al. Impulse oscillometry for leukotriene D4 inhalation challenge in asthma[J]. Respir Care, 2013, 58（12）: 2120-2126.

[10] LIU Z, LIN L, LIU X. Clinical application value of impulse oscillometry in geriatric patients with COPD[J]. Int J Chron Obstruct Pulmon Dis, 2017, 12: 897-905.

[11] CRIM C, CELLI B, EDWARDS LD, et al. Respiratory system impedance with impulse oscillometry in healthy and COPD subjects: ECLIPSE baseline results[J]. Respir Med, 2011, 105（7）: 1069-1078.

[12] CRISAFULLI E, PISI R, AIELLO M, et al. Prevalence of small-airway dysfunction among COPD patients with different GOLD stages and its role in the impact of disease[J]. Respiration, 2017, 93（1）: 32-41.

[13] MINESHITA M, SHIKAMA Y, NAKAJIMA H, et al. The application of impulse oscillation system for the evaluation of treatment effects in patients with COPD[J]. Respir Physiol Neurobiol, 2014, 202: 1-5.

[14] NAKAGAWA M, HATTORI N, HARUTA Y, et al. Effect of increasing respiratory rate on airway resistance and reactance in COPD patients[J]. Respirology, 2015, 20（1）: 87-94.

[15] FRANTZ S, NIHLÉN U, DENCKER M, et al. Impulse oscillometry may be of value in detecting early manifestations of COPD[J]. Respir Med, 2012, 106（8）: 1116-1123.

[16] GUAN WJ, GAO YH, XU G, et al. Impulse oscillometry in adults with bronchiectasis[J]. Ann Am Thorac Soc, 2015, 12（5）: 657-665.

[17] PHILLEY JV, GRIFFITH DE. Impulse oscillometry and bronchiectasis. We still haven't found what we're looking for?[J]. Ann Am Thorac Soc, 2015, 12（5）: 621-622.

[18] GUAN WJ, YUAN JJ, GAO YH, et al. Impulse oscillometry and spirometry small airway parameters in mild to moderate bronchiectasis[J]. Respir Care, 2016, 61（11）: 1513-1522.

第十节
呼吸力学检测

呼吸力学是以物理力学的观点和方法来研究与呼吸运动有关的压力、容量和流速三要素及其相关的顺应性、阻力和呼吸做功等参数特性的一门学科。呼吸力学检测是沟通呼吸病理生理与临床医学的桥梁，结合临床客观分析其结果，不仅有利于研究疾病的发病机制与评估患者病情、指导临床和制订呼吸康复治疗计划，而且床旁呼吸力学的动态监测是合理应用机械通气的基础，有利于发现患者病情变化和指导机械通气参数设置及探讨新的通气模式。近年来，随着微处理技术和高灵敏传感器的快速发展，呼吸力学检测已经从原来简单的、静态的、有限的数字检测演变为动态的、实时的智能化检测和分析。

一、压力

（一）与呼吸运动有关的压力指标　　呼吸运动时，胸腔、肺泡与呼吸道中发生周期性的压力变化，以克服呼吸阻力，产生肺通气。

1. 胸膜腔压（pleural pressure，Ppl）　　是指胸膜腔内的压力，一般为负压，但当用力呼气或正压通气时可为正压。正常功能残气位时的 Ppl 大约为 $-5cmH_2O$。胸膜腔压测量需要置入胸腔管，临床上常用食管囊管检测食管中下 1/3 交界附近的食管压（Peso）来反映胸膜腔压，虽然绝对值有一定的差别，但两者的变化幅度和趋势一致性好（$\Delta Peso/\Delta Ppl \approx 1$）。

2. 肺泡内压（alveolar pressure，Palv 或 PA）　　为肺泡内的压力，在气流为零的条件下，取决于 Ppl 与肺弹性回缩压。

3. 气道压（airway opening pressure，Paw 或 Pao）　　是指气道开口处的压力。机械通气时，气道开口通过管道连接呼吸机，呼吸机显示 Paw 的动态变化。根据呼吸周期不同时间点的 Paw，读取气道峰压（Ppeak）、平台压（Pplat）、平均气道压（MPaw）和呼气末正压（PEEP）等常用压力指标。Ppeak 是指吸气过程中 Paw 的最高值，用于克服胸、肺黏滞阻力和弹性阻力，与吸气流速、潮气量、气道阻力、胸肺顺应性和呼气末正压（PEEP）有关。Ppeak 是机械通气时设置压力报警上限的根据，压力报警上限设置在实际气道峰压之上 $5 \sim 10cmH_2O$，以不高于 $45cmH_2O$ 为宜。Pplat 是指吸气末停顿或阻断后气道压的压力平台部分，用于克服胸肺弹性阻力，与潮气量、胸肺顺应性和呼气末正压有关。若气流有足够的平衡时间，可代表吸气末的肺泡压。Pplat 对肺损伤的关系较 Ppeak 更为密切，因此机械通气时应严格限制平台压不超过 $30 \sim 35cmH_2O$。MPaw 是指呼吸周期中 Paw 的平均值，其大小会直接影响心血管系统的功能。PEEP 是指呼气相 Paw。

4. 体表压（body surface pressure，Pbs） 一般为大气压。通常将大气压作为参照零点，因此其值为0cmH₂O。

5. 跨肺压（transpulmonary pressure，PL） PL是肺泡压（PA）与胸膜腔压（Ppl）之间的差值，即PL=PA-Ppl。临床检测时，由于PA难以测定，采用气流为零条件下的Pao代替PA，Peso代替Ppl，则PL=Pao-Peso。PA反映在相应的肺容量时肺的弹性回缩力，也是产生相应的肺容量变化消耗于肺的驱动压力。由呼吸系统的线性单室模型（图12-10-1）可见PA位于Pao与Ppl之间，当存在呼吸气流时，Pao-PA压力差是用于克服气道阻力的压力[用Pfr（pressure producing flow）表示]，驱动气流进出于肺。PA-Ppl是用于克服肺组织黏性阻力（Rlt，正常情况Rlt可忽略不计）和克服肺弹性回缩力的压力（Pel）。

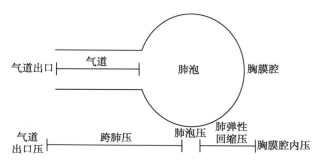

图12-10-1 呼吸系统线性单室模型
上气道和支气管树用单管表示，肺实质用单个肺泡表示。

6. 跨胸壁压（pressure across the chest wall，PW） PW是指胸膜腔压（Ppl）与体表压力（Pbs）的差值，即PW=Ppl-Pbs=Ppl-0=Ppl。由于呼吸肌肉的活动会直接导致胸廓的运动，影响Ppl的测定。因此，只有在呼吸肌肉完全放松条件下，Ppl才能反映PW。

7. 跨呼吸系统压（transrespiratory system pressure，Prs） Prs是指呼吸运动过程中所需要克服的整个呼吸系统的总体压力，也是引起肺膨胀的总动力，为经肺压（PL）和经胸壁压（PW）的总和，即Prs=PL+PW。对于机械通气的患者，引起肺膨胀的总动力即Prs等于呼吸机的外加压力（通常在气道开口处测得，用Pao表示）与呼吸肌肉收缩产生的压力（Pmus）之和，用公式表示为Prs=Pao+Pmus。如果呼吸肌完全放松（如控制模式通气时），Pmus=0，Prs=Pao，通过测定Pao就可简单地检测出Prs。而当完全自主呼吸时，呼吸机的外加压力为0，Prs=Pmus，即呼吸肌肉收缩克服全部的经呼吸系统压力。

8. 内源性呼气末正压（intrinsic positive end-expiratory pressure，PEEPi） 呼吸频率过快导致呼气时间过短、呼气阻力增高、高通气量等多种原因可使呼气末肺泡内残留的气体过多，呼气末肺容积（EELV）高于功能残气位，即存在动态肺过度充气（dynamic pulmonary hyperinflation，DPH）。肺的弹性回缩力作用导致呼气末肺泡内压为正值，称为PEEPi，又称为auto-PEEP。PEEPi根据测定的方法不同可分为静态内源性呼气末正压（PEEPi,st）和动态内源性呼气末正压（PEEPi,dyn）。由于肺部不同区域的排空时间常数（反映肺泡充盈和排空速度）不一致，"PEEPi,st"与"PEEPi,dyn"有一定的差别，一般情况下"PEEPi,dyn"<"PEEPi,st"。

（二）压力监测 传统采用气体或液体压力传感器，目前多采用电-机械压力传感器，再经A/D（模/数）转化成数字信号后，通过电脑实时采集和实时显示出压力变化。每次压力测量前，应对压力传感器进行定标。

1. 气道压（Pao或Paw）的监测 自主呼吸时，通过口件上的侧端开口连接压力传感器来测定（Pmou）。机械通气时，多数气道压力很容易在呼吸机面板或辅助监测系统上观察到，随其传感器放置的位置不同，测得的气道压力所代表的意义不同，临床上通常在呼吸机管道近患者端处测定。

2. 胸膜腔压（Ppl）的监测 通常用检测食管压（Peso）来间接反映Ppl。Peso检测受肺容积、胸壁顺应性、呼气肌肉收缩、呼吸气流、体外、心脏搏动等因素的影响，也受检测食管压的食管囊管在食管中所处位置等技术因素的影响。食管囊管的定位可通过"呼吸气流阻断试验"来确定：呼气末阻断气道，受试者呼吸努力所产生胸内压的变化与气道压的变化之比接近1时为最佳位置。临床应用操作方法如下：先将囊管送至胃内，将囊管接头打开，嘱受试者用力呼气（目的是使囊内气体排空），然后关闭囊管接头，在囊管内注入2ml气体（目的是使囊管张开），然后回抽1.5ml气体（囊内留有0.5ml气体；不同厂家生产的囊管使用有差别，需要参考使用说明），然后嘱受试者用力吸鼻（增加胸膜腔内负压和腹腔内正压），在重复吸鼻过程中逐步把囊管拉出，观察示波器的压力波形。囊管在胃内时，示波器显示为正压，当压力转变为负压，提示囊管已进入食管贲门附近，再将囊管外拉10cm左右，即为常规的定位点。如果压力的基线受心搏影响较明显时，可适当调整其位置。定位确定后接上压力传感器和记录设备进行实时动态监测。

3. 肺泡内压（PA）的测量 PA的测定较为复杂，可通过体积描记仪估算，或气道阻断（气流为零）且平衡后的气道开口压（Pao）来反映PA。

4. 内源性呼气末正压（PEEPi） 在临床实践中，首先应根据肺部病变的性质、临床症状及呼吸机显示的压力-流速曲线等判断PEEPi存在的可能性。PEEPi测定方法见下面五种。①呼气末气道阻断法：控制通气及呼吸肌肉放松情况下，在呼气末运用自动化技术或人工操作将气道阻断一定时间（2~3秒），待压力重新达到平衡后所测得的气道压减去呼吸机给予的PEEP值即为PEEPi。该方法所测得的是为"PEEPi,st"，代表全肺PEEPi的平均值。②Ppl和流速（flow，F）同步检测法：该方法适用于自主呼吸的患者。按常规方法放置食管囊管，连接压力传感器和流量计，同步记录Ppl和F。当存在PEEPi时，吸气流量的出现滞后于食管压的下降。吸气努力开始的起点与吸气流速开始的0流量点之间Peso的差值即为PEEPi，又称为始动吸气流量的食管压变化值。由于没有予以气流阻断,用此种方法测得的是"PEEPi,dyn"。此方法要求在呼气末患者的呼气肌肉必须松弛。因为呼气末呼气肌肉收缩将会提高呼气末 Peso,吸气努力开始和呼气肌肉的松弛均可引起 Peso 的下降,这样会夸大"PEEPi,dyn"。有学者采用减去始动吸气流量期间的胃内压下降值或呼气时的胃内压上升值加以矫正,但并不能完全修正其影响。③Pao 与 F 同步检测法:在控制性机械通气条件下呼吸机开始送气至出现吸气气流时 Pao 的变化值。其优点在于可实时监测,无创,但影响因素多。④间断气道阻断法:控制通气条件下,在被动呼气过程中间断阻断气道,以测定不同肺容积时气道的平台压,当呼出的气体量等于吸入潮气量时的气道平台压即为"PEEPi,st"。⑤Mueller 动作法:为有自主呼吸患者"PEEPi,st"的测定方法。同时监测 Pmou 和 Peso。在呼气末予以气流阻断,让患者用最大努力吸气,阻断至少 2 秒后释放。其计算公式为"PEEPi,st"=Pplmax−MIP。式中 Pplmax 是在阻断过程中胸内压的最大变化值,MIP 是最大吸气压(Pmou)。该方法的缺点是需要患者的配合和合作,对重症的气管插管患者不适用。目前检测 PEEPi 较为常用的方法为呼气末气道阻断法和同步记录 Ppl 和 F 法。

(三)压力监测的临床意义

1. 压力监测是检测呼吸系统顺应性、呼吸阻力及呼吸做功的基础。

床边应用食管气囊法来测量食管压并由此计算胸膜腔压和跨肺压是研究 ARDS 病理生理学特点的最佳手段,同时也有助于选择最适宜的机械通气策略。

2. 指导机械通气 不同的肺部疾病所引起的肺部病理生理学改变不同,其对应的呼吸力学特征也存在非常大的差异。近年来对于机械通气参数的设置提出了以呼吸力学为导向的个体化通气策略。目前个体化参数设置的方法包括有跨肺压导向的参数设置和肺应变导向的个体化参数设置法。

二、流量、容量

流量和容量检测的相关知识可见本章第二节。呼吸力学中流量的测量常采用流量计(如层流型流量传感器等),而容量则通过流量对时间的积分求得。

光电容积描记术(optoelectronic plethysmography,OEP)是一种新型的非侵入式检测方法,可通过运动捕捉法准确地估算胸壁运动和肺容量。将为呼吸力学的检测提供一种新的手段。

三、顺应性

(一)呼吸相关的顺应性指标

顺应性(compliance,C)是指在外力作用下弹性组织的可扩张性,弹性阻力(弹性回缩力)是指物体对抗外力、恢复初始状态的力量。

顺应性与弹性阻力呈倒数关系。顺应性的大小通常用单位压力变化(ΔP)所引起的容量变化(ΔV)来表示,即 C = ΔV/ΔP,单位为 L/cmH₂O。肺和胸廓均为弹性组织,其弹性大小亦可用顺应性来表示。呼吸运动受胸廓和肺顺应性的影响,其中主要受肺顺应性的影响,因此测定肺顺应性更有价值,而且肺 P-V 曲线更形象、直观。

1. 肺顺应性(CL) CL =肺容积改变(ΔV)/经肺压变化(ΔPL)。

2. 胸壁顺应性(CW) CW =肺容积改变(ΔV)/经胸壁压变化(ΔPL)。

3. 呼吸系统顺应性(CRS) 由于肺与胸壁属于串联连接,呼吸系统的弹性阻力是肺弹性阻力和胸壁弹性组力的总和,因此:1/CRS = 1/CL+1/CW。静态或准静态压力容积曲线(P-V 曲线)能够较好地反映呼吸系统各部位的顺应性特征。正常坐立、放松状态下的呼吸系统或胸肺的准静态 P-V 曲线如图 12-10-2 所示。可见,呼吸系统的压力-容量曲线是 S 形。在低肺容量区,曲线较平坦,顺应性低。在正常人的功能残气位(FRC)处,肺与胸廓的弹性回缩力大小相等方向相反,呼吸系统处于弹性零位(Prs = 0)。中段容量区域(图中间两水平虚线之间的区域)曲线陡直几乎呈线性,顺应性最大。正常呼吸发生的压力和容量变化处于此段容量区域内。在高肺容量区域,呼吸系统的顺应性减少。

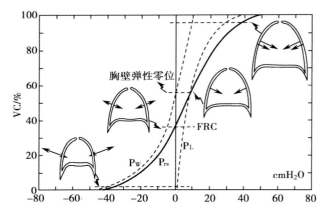

图 12-10-2 坐立、放松状态时胸肺及呼吸系统准静态 P-V 曲线及肺和胸壁的关系

Prs:经呼吸系统压;PL:经肺压;PW:经胸壁压;VC:肺活量。在胸壁弹性零位(PW = 0)以下,胸壁的弹性回缩力方向向外,是吸气的动力;在胸壁的弹性零位上,方向向内,是吸气的阻力;而肺的弹性回缩力始终向内,是吸气的阻力;在 FRC 位,胸壁和肺的弹性回缩力大小相对,方向相反。

4. 弦性顺应性(chord compliance) 弦性顺应性是指静态 P-V 曲线吸气相中呈线性部分的顺应性。通常所说的顺应性就是弦性顺应性。正常情况下成人的 CL 和 CW 大约为 0.2L/cmH₂O,Crs 为 0.1L/cmH₂O。在麻醉机械通气情况下,Crs 可降至 0.07～0.08L/cmH₂O。

5. 静态顺应性(Cstat) Cstat 是指在呼吸周期中,气道阻断使气流量为零时测得的顺应性。

6. 动态顺应性（Cdyn） Cdyn 是指在不阻断气流的动态呼吸条件下测得的顺应性。测定动态顺应性时，气流除克服弹性阻力外，尚需克服非弹性阻力（黏性阻力），故其值比静态顺应性小 10%~20%。Cdyn 受呼吸频率的影响，在潮气量相同的情况下分别测定 Cdyn 与 Cstat，两者的比值（Cdyn/Cstat）与呼吸频率的关系就是频率依赖性顺应性。正常人即使呼吸频率超过 60 次/min，Cdyn/Cstat 能保持在 0.8 以上。当小气道阻力增高时，随呼吸频率增高，比率下降。

7. 比顺应性（specific compliance） 由 P-V 曲线可知，顺应性受肺容积的影响。通过功能残气量（FRC）或肺总量（TLC）对顺应性进行校正得到的顺应性为比顺应性，常用顺应性/FRC 来表示。比顺应性能消除因肺容积不同所造成的影响，可更好地用于评估呼吸系统的弹性阻力。

8. 呼吸系统的有效顺应性 呼吸系统的有效顺应性可分为呼吸系统有效静态顺应性（effective CRSstat）和有效动态顺应性（effective CRSdyn）。对于恒定流速、容量控制通气的患者，吸气末停顿后 Paw 从 Pmax（即 Ppeak）迅速下降，形成 P1，此段陡直，反映克服气道阻力的压力。其后在 3~5 秒内缓慢下降形成 P2（Pplat）。此段较平坦，反映克服组织黏性阻力的压力（图 12-10-3）。effective CRSstat = 潮气量（VT）/P2，effective CRSdyn = VT/Ppeak。对于存在 PEEPi 及 PEEP 的患者，应对公式加以矫正。effective CRSstat = ΔV/（P2−PEEP−PEEPi），effective CRSdyn = ΔV/（Ppeak−PEEP−PEEPi）。当测定呼吸系统的有效静态顺应性时，应注意吸气停顿时间对结果的影响。当停顿时间<2 秒时，P2 不能代表真正的 Pplat，所测值偏小。

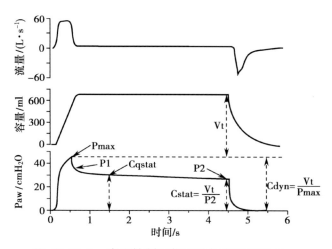

图 12-10-3 容量控制通气下吸气末停顿后 Paw 的改变图
吸气末停顿后 Paw 从 Pmax（即 Ppeak）迅速下降，形成 P1，此段陡直，反映克服气道阻力的压力。其后在 3~5 秒内缓慢下降形成 P2（Pplat）。此段较平坦，反映克服组织黏性阻力的压力。图中公式成立的前提条件是呼气末 Paw 即 PEEP = 0cmH₂O。

（二）顺应性监测方法 顺应性为单位压力变化所对应的容积变化，因此只要测定出肺容量和相应压力变化

即可测定出不同部位的顺应性。其监测方法如下：

1. 描记静态 P-V 曲线检测静态顺应性

（1）自然呼吸条件下静态顺应性的测定：在测定前，要求受试者做 3 次深吸气至肺总量位，以消除肺容积对顺应性测定的影响。测定时，令受试者吸气至肺总量位，然后嘱受试者放松（保持呼吸肌肉松弛），经过呼气流量限制孔缓慢呼气。根据检测的需要可以在每呼出一定量的气体（100~500ml，用肺量计或流速仪积分显示确切的呼气量）后予以短暂阻断气道（1~2 秒），全程监测相应的压力（如 Paw、Ppl），直至呼气至功能残气位或近残气位（根据检测目的而定）。

肺顺应性的测定需要测定经肺压。经肺压（PL）是肺泡压（PA）与胸膜腔压（Ppl）之间的差值，即 PL = PA−Ppl。临床检测时，由于 PA 难以测定，采用气流为零条件下的气道压（Pao）代替 PA，用食管压（Peso）代替 Ppl，则 PL = Pao−Peso。气道压（Pao）可通过口件上的侧端开口连接压力传感器来测定（Pmou）。食管压（Peso）通过放置食管囊管来测定（具体方法见本节前文"压力监测"部分）。

根据压力和容积的变化，代入顺应性计算公式可换算出不同肺容量位下不同部位顺应性的大小，通过相应指标作图，可绘出呼气相 P-V 曲线。

吸气相 P-V 曲线的测定与呼气相曲线相似，但过程相反。由于顺应性的测定需要保持呼吸肌的松弛状态，但自然呼吸条件下，呼吸肌特别是膈肌很难达到完全的放松（膈肌是否放松可通过放置食管电极监测膈肌肌电来反映）。机械通气条件下，由于镇静剂和肌松剂的应用，可较为准确和方便地测定顺应性和描绘 P-V 曲线。

（2）机械通气下静态顺应性曲线的测定：机械通气下，呼吸系统的顺应性可通过检测呼吸容量变化所对应的压力改变来获得。机械通气下描记静态 P-V 曲线的方法主要有三种：

1）大注射器法（super-syringe method）：首先，调节呼吸机给予几次大潮气量通气，使肺单位开放和提供足够的肺泡内氧储备。然后脱离呼吸机，在呼气末将预充一定浓度氧气的大注射器（容积为 1~3L）连接人工气道气，在呼吸系统处于完全松弛的状态下，缓慢向肺内充气（每次约 100ml），每次充气后予以 2~3 秒的气流阻断，检测平衡后的压力，重复上述步骤，直到气道压力（Paw）达到 40~50cmH₂O 或总注气量达 1~2L 时停止充气；用相同方法在逐步回抽气体过程中检测压力与容量的关系，直至完成呼气。整个过程需花费 45~120 秒，此方法的设备和操作相对简单，一次充气即可描记出完整的呼吸 P-V 曲线。缺点是患者须脱离呼吸机，且需要镇静肌松，有一定的安全性风险。

2）分次阻断法（multiple-occlusion method）：又称呼吸机法（ventilator method），在容量控制模式下，保持每分钟通气量不变，通过不断改变呼吸频率可以得到不同的潮气量。每次吸气末按下吸气屏气键 2~5 秒可获得相应潮气量对应的平台压。每次改变呼吸频率之前，都要以基础通气条件给予数次通气支持，以恢复基础肺容量。整个过程需花费 5~10 分钟。将多个相对应的潮气量和平台压描记在 x、y 轴

上就能得到 P-V 曲线。这种方法患者无须脱离呼吸机,也无氧耗量的校正。但操作过程烦琐、费时,且不适合所有的呼吸机(需要有吸气屏气键)。

3)低流速法(low flow method),又称恒流速法(constant-flow method):以恒定低流速(2~9L/min)(在普通呼吸机可通过下调呼吸频率和延长吸气时间获得)持续对肺充气。由于流速低,气道阻力可忽略,描记的 P-V 曲线近似大注射器法描记的静态 P-V 曲线,低位拐点(LIP)、高位拐点(UIP)和曲线斜率亦有较好的一致性,因此被认为是准静态 P-V 曲线,但均存在有轻度的吸气相右移和呼气相左移现象。由于无须将患者与呼吸机断开,较为安全,且一次可完成,操作相对简单,费时较少,具有较好的应用前景。目前认为其可代替分次阻断法用于临床和实验研究。

2. 肺动态顺应性(CLdyn)   在一定的呼吸频率下,呼吸过程动态记录气道压(Paw)、食管压(Peso)、潮气量和流量。吸气末和呼气末零流量点的跨肺压变化(ΔPL)和肺容量变化(ΔV)的比值就是 CLdyn。气道压(Paw)的测定方法如前所述,通过口件上的侧端开口连接压力传感器测量获得;食管压(Peso)的测定方法也如前所述,将食管囊管放置于食管中下 1/3 交界附近,通过测量食管囊管的压力来测定食管压(Peso);跨肺压 PL = Pao − Peso,在吸气末和呼气末零流量点所测得的跨肺压为吸气末 PL 和呼气末 PL,ΔPL = 吸气末 PL − 呼气末 PL。流量和潮气量的测定方法是:经口件连接流量计测量流量,再通过流量对时间的积分求得潮气量。通过改变呼吸频率(RR),可测出不同 RR 时的 CLdyn,通过此种方法可观察频率依赖性顺应性。

3. 呼吸系统有效顺应性的监测   在控制通气,无自主呼吸的情况下,予以 3~5 秒的吸气末停顿,测定 Ppeak、PEEP、P2 和 VT。代入公式即可求得。

(三)顺应性监测临床应用

1. 协助判断病理生理的变化   胸肺顺应性为呼吸系统的临床评估提供了重要的信息,因为许多疾病或病理状态可引起顺应性的改变。胸肺顺应性降低的原因见表 12-10-1。动态顺应性/静态顺应性比值的降低提示气道阻塞性病变或吸气流量过大。而频率依赖性顺应性(Cdyn/Cstat)低于 0.8 可反映早期的小气道病变。

2. 指导机械通气   ARDS 的静态或准静态 P-V 曲线(图 12-10-4)反映了其肺呼吸力学特征,根据它来指导最佳 PEEP、潮气量及呼吸模式的选择具有重要的临床价值。①指导潮气量和气道压力的选择:设置潮气量时,使呼气末和吸气末的肺容量均在 P-V 曲线中间的陡直段,有利于维持肺泡的开放和避免气压伤;Plat 应该设置在低于 UIP。②指导最佳 PEEP 的选择:PEEP 的选择以刚好消除陷闭肺区为原则,即最佳 PEEP。静态 P-V 曲线 LIP 法是临床可行的最佳 PEEP 选择方法。以静态或准静态 P-V 曲线 LIP 压力为参考,以高于 LIP 2~3cmH₂O 的压力为最佳 PEEP 被多数学者认可。③指导和评价肺复张:监测不同 PEEP 条件下静态或准静态 P-V 曲线,可评价肺泡复张程度。

表 12-10-1   胸肺顺应性减低的原因

胸壁顺应性降低的原因	肺顺应性降低的原因
胸壁的病变	肺实质病变
胸廓畸形	肺大疱
脊柱前凸、后凸、侧凸、漏	肺气肿
斗胸	肺炎
胸壁神经、肌肉病变	正常肺组织减少:肺叶切
吉兰-巴雷综合征	除后
类固醇性肌病	表面活性物质减少
胸壁软组织炎	ARDS
胸壁脓肿	间质性病变
胸壁活动受限的病变	特发性肺纤维化
胸壁肿瘤	脱屑性间质性肺炎
肋骨骨折	新生物
连枷胸	肺部肿瘤
胸膜腔的病变	
气胸	
胸腔积液	
胸壁外的病变	
肥胖	
腹水	

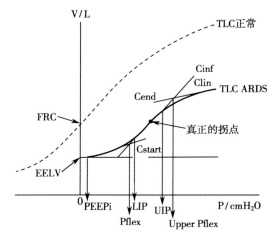

图 12-10-4   正常人与 ARDS 吸气支的 P-V 曲线
纵坐标为呼吸容量,横坐标为跨肺压。虚线为正常人 P-V 曲线,实线为 ARDS 的 P-V 曲线。分为低容量位低顺应性、较高容量位较高顺应性和高容量位低顺应性等 3 部分。EELV 代表呼气末肺容积;Cstart 代表低容量位的低顺应性线;Cinf 代表较高容量位的较高顺应性线;Clin 代表高容量位的低顺应性线;Pflex 代表压力转折点;LIP 和 UIP 分别代表低位拐点和高位拐点。

3. 反映疾病严重程度,协助判断药物或通气治疗的疗效   顺应性的变化是判断病情严重程度的重要指标之一,可为 ARDS 的严重程度或病情变化提供参考依据。动态观察顺应性变化是判断治疗药物和通气参数是否合理的重要依据。

四、呼吸阻力

（一）呼吸相关阻力的概念与分类　　肺通气的阻力大体可分为弹性阻力和非弹性阻力。弹性阻力主要包括肺和胸壁的弹性阻力，是平静呼吸时的主要阻力，约占肺通气阻力的2/3。因其在气流停止的静止状态下依然存在，又称静态阻力。弹性阻力一般通过顺应性检测来度量。非弹性阻力（黏性阻力）包括气道阻力、组织（包括肺组织和胸廓）阻力和惯性阻力，约占平静呼吸时总阻力的1/3。因非弹性阻力仅在有气流时才存在，因此又称为动态阻力。通常情况下，惯性阻力可忽略不计，组织阻力来自呼吸活动期间肺组织相对位移时所发生的摩擦，亦较小。而气道阻力是非弹性阻力的主要成分，占80%～90%。

（二）黏性阻力指标　　黏性阻力通常用单位气体流量所需（消耗）的压力差来表示，包括气道阻力、肺阻力、组织阻力等。临床上以气道阻力最常用。

1. 气道阻力（Raw）　　气体流经呼吸道时气体分子间及气体分子与气道壁发生摩擦造成的阻力。因气道开口压和肺泡内压之差是驱动气体在呼吸道流动的直接动力，因此 Raw=（Pao-PA）/F。

气道阻力可分为吸气相阻力和呼气相阻力，健康人差别不大，一般前者略小于后者。临床上，一般肺功能检查测定的为呼气相阻力，因为呼气相阻力增高在临床上更为常见，特别是气体陷闭较明显的疾病（如COPD和重度哮喘等）。而机械通气时测定的为吸气相阻力。影响气道阻力的因素包括：①气流的形态，湍流阻力较层流大。判断气体流动形式可计算雷诺数，其值高于2 300通常意味着有湍流成分，高于4 000提示完全是湍流。②气道管径，在层流形式占主导的呼吸道，通过泊肃叶定律可知，阻力与气道管径（r）的四次方成反比。由此可见气道管径是影响气道阻力的重要因素。③肺容积，气道阻力随肺容积增加而降低。④气体密度，氦和氧的混合气体（heliox），可通过减少气体总密度，进而降低雷诺数，可避免或减少湍流强度，从而降低气道阻力。

2. 肺阻力（RL）　　为气道阻力和肺组织黏性阻力（Rlt）之和，亦可用单位流量所需的压力差来表示。即 RL=Raw+Rlt，RL=（Paw-Ppl）/F。正常情况下，RL大约为1cmH$_2$O/（L·S），在COPD患者可升高至5～15cmH$_2$O/（L·S）或更高。通常情况下肺组织阻力只占肺阻力很小的一部分，RL的变化可反映Raw的变化。

3. 肺组织阻力（Rlt）　　为肺组织之间的摩擦力，Rlt=RL-Raw。一般情况下，Rlt非常低，临床上很少单独使用。但在肺组织明显病变如肺炎、肺水肿、ARDS、肺结节病和肺纤维化等情况下Rlt可显著增高，此时RL不能代表Raw。

4. 胸廓的黏性阻力（Rcw）　　即胸廓组织之间的摩擦阻力，非常低，临床价值不大，极少使用。

5. 呼吸总阻力（Rrs）　　为气道阻力、肺组织阻力与胸廓黏性阻力之和，即 Rrs=Raw+Rlt+Rcw。

6. 机械通气的总阻力（Rtot）　　对于机械通气的患者，气管插管和呼吸系统的阻力呈串联和相加的关系。因此机械通气时的总阻力（Rtot）为：Rtot=Rrs+Rtube。

（三）呼吸相关阻力监测　　阻力是驱动气流所消耗的压力，通过采集不同部位的压力求出压力差，同时记录相应的流量，就可计算出相应的阻力。常用的测定方法包括：气道阻断法、食管压监测法、机械通气法、脉冲振荡法和体积描记法。

1. 气道阻断法（the interrupter technique）　　气道阻断技术是基于这样的假设：在瞬间（通常为数十毫秒）的气道阻断后，肺泡压与气道开口压快速达到平衡。具体做法是：夹鼻甲，口含咬口，连接阻断器、压力和流量传感器、记录仪等。平静呼吸时，迅速（数十毫秒内）阻断呼吸道，测定阻断瞬间（40～100ms）的气道开口压（反映PA）与阻断前的流速的比值来计算Raw。此检查方法简便，对患者的配合要求亦不高。其缺点包括：

（1）要求阻断阀门的反应足够快，否则流速与压力同步性差。

（2）低估了真实值：因为在高气流测定阻力时因阻断时间短，而不能使肺泡和口腔压力达到平衡。

（3）仅能反映某一瞬间阻力而不能反映整个呼吸过程中的阻力。

2. 食管压监测法　　食管压（Peso）监测法测定的是肺阻力。因PL用于克服肺的弹性阻力（弹性回缩力）、气道和肺组织的黏性阻力（即肺阻力），监测PL后如能将肺的弹性阻力和肺阻力区别开即可测定肺阻力。由于在声门开放无气流阻断的情况下，Pao=0cmH$_2$O，PL=Pao-Peso=-Peso，监测Peso就可测得PL。按常规方法放置食管囊管后，同时记录食管压（Peso）、流量和肺容量。在Peso与时间或肺容量的曲线上寻找吸气开始和吸气末气流为零的时间点做连线。这一连线反映克服肺弹性阻力的压力，而这一连线与实际的曲线的压力差值反映克服肺阻力所消耗的压力（图12-10-5）。此法可以在自主呼吸、无须阻断气道的条件下检测气道阻力，监测技术也较成熟。但由于需要放置食管囊管，有一定侵入性，限制了临床的普及应用。

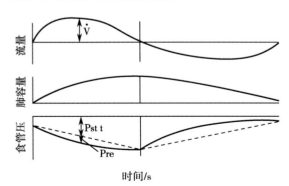

图12-10-5　食管压监测法检测气道阻力
同步检测呼吸的流量、容量和食管压。　找出吸气开始和吸气末流量为零的点。　两点之间的食管压做一连线。　连线与实际曲线的差值（Pre）为克服肺阻力所消耗的压力。　而连线以上的两点之间的压力差为克服弹性阻力所消耗的压力。

3. 机械通气法　与呼吸系统有效顺应性检测方法相同。由于 Ppeak 至 P1 段 Paw 的下降反映克服气道阻力的压力,P1 至 P2 段 Paw 的下降反映克服肺组织和胸廓组织阻力的压力,Ppeak 至 P2 段 Paw 的下降反映克服整个吸气相的呼吸阻力的压力,因此 Raw =(Ppeak−P1)/F,Rrs =(Ppeak−P2)/F。

4. 体积描记法　请参照相关章节。

5. 脉冲振荡法（impulse oscillometry，IOS）　请参照相关章节。

（四）呼吸阻力监测临床应用

1. 诊断和评估气道病变

（1）评估气道阻塞程度。

（2）辅助肺部疾病的鉴别诊断。

（3）评估气道高反应性。

（4）发现小气道早期病变。

（5）机械通气时,监测气道阻力的变化和及时发现气道阻力增高的常见原因,包括气管套管的阻塞、支气管痉挛或气道分泌物阻塞等。

2. 指导呼吸机的参数调节

（1）I∶E 的调节:对于有明显气道阻力增高,尤其是呼气气道阻力增高的患者,应适当减少 I∶E 比值,延长呼气时间,保证充分呼气。

（2）PEEP 的调节:气道萎陷时,阻力增加,应用 PEEP 后,减轻气道萎陷,阻力减少,呼吸阻力的监测有利于调节合适的 PEEP。

3. 反映病情变化,评估治疗的效果　对于阻塞性肺部疾病患者,呼气阻力进行性增加,说明病情进展。动态观察阻力变化,可评价支气管扩张剂的效果。

五、呼吸做功

（一）呼吸做功指标

1. 呼吸做功（work of breathing，WOB）　指在每次呼吸过程中,用于克服阻力(肺和胸廓的弹性阻力、气道阻力、组织阻力)而实现肺通气所做的功。呼吸的动力可来源于呼吸肌(正常情况下为吸气肌)和/或呼吸机。WOB 常用呼吸过程所需压力和容积变化的积分表示,即 WOB = $\int P \cdot dv$。WOB 的常用单位为 kg·m 或 J/L。

2. 弹性功（elastic work，Wela）　指克服呼吸系统弹力阻力做的功。

3. 阻力功（resistive work，Wres）　指克服呼吸阻力做的功。

4. 吸气做功（Wi）和呼气做功（Wex）　WOB 可分为吸气做功(Wi)和呼气做功(Wex)。正常人平静呼吸时,吸气过程中吸气肌肉活动做功,是主动、耗能的。吸气功等于阻力功和弹性功之和。呼气过程依靠肺和胸廓弹性回缩力,是被动、无能耗过程。但当呼气阻力明显增加或通气要求增加时,呼气肌肉参与呼吸做功。

5. 附加功（WOBimp）　指机械通气情况下,克服呼吸机管路和气管插管所做的功。

6. 生理呼吸功（WOBphy）　指克服自身阻力所做的功。正常人平静呼吸下为 0.3~0.6J/L。当乘以呼吸频率时,其单位可用 g·cm/ml 表示。在呼吸频率为 15 次/min 时,其平均值为(2.2±0.92)g·cm/ml。

7. 呼吸机呼吸功　机械通气时呼吸机所做的功。

（二）呼吸做功监测方法

1. Campbell 图计算呼吸做功（WOB）　评价呼吸肌肉做功,可通过构建 Campbell 图的方法,主要检测有自主呼吸的呼吸功。Campbell 图以压力为 x 轴,以肺容积为 y 轴作图。将静态肺 P-V 曲线(取其负值镜像图)和胸壁的静态 P-V 曲线描绘在图上。由于在声门开放的条件下时,Pao = 大气压,因此 PL=−Ppl,所以实际上是将胸膜腔压与肺容量变化的关系曲线描绘在图上(图 12-10-6)。吸气 Ppl 与静态 Pw 曲线差值等于呼吸肌肉收缩产生的压力 Pmus(如图中水平线的长度)。对于自主呼吸的患者,呼吸肌肉做功 = $\int$ Pmus·dV。在 Campbell 图上表现为静态 Pw 曲线与吸气过程实测的胸膜腔内压曲线围成的类三角形面积,即图中带标记区域的面积。对角线阴影区域的面积代表克服呼吸阻力做功(Wres),点状阴影区域面积代表克服肺和胸壁的弹性阻力做功(Wela)。对于存在 PEEPi 的患者,其 Campbell 图见图 12-10-7。可见存在 PEEPi 的患者,其功能残气位高于呼吸肌肉放松时的肺容积,且有呼气做功。

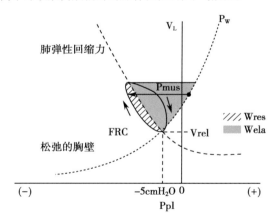

图 12-10-6　正常情况下的 Campbell 图

纵坐标为呼吸容量,横坐标为 Ppl(Peso)。带箭头的实线闭合环代表从功能残气位自主呼吸再回至 FRC 的完整呼吸周期内的胸膜腔内压的实测值。箭头向上代表吸气,向下代表呼气。Vrel 为呼吸肌肉完全松弛的平衡容量位,相当于 FRC 位。Pmus 为呼吸肌肉收缩产生的压力,带箭头的粗水平线长度代表其大小。Wres 代表克服吸气相阻力做功。Wela 代表克服弹性阻力做功。

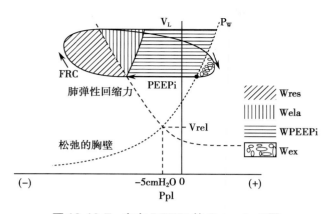

图 12-10-7　存在 PEEPi 的 Campbell 图
存在 PEEPi 的患者，其呼气末肺容积不在 Vrel 位。带箭头的水平线代表的是 PEEPi 的大小。WPEEPi：克服 PEEPi 做的功；Wex：呼气做功。吸气阻力做功增加，但胸壁和肺的弹性做功没有改变。

2. 压力容积环法　计算压力容积环的面积是较为简单计算呼吸功的方法，可检测自主呼吸下的生理呼吸功或机械通气下的生理呼吸功和附加功。监测时，随压力传感器放置位置的不同（如食管内、气管导管隆突端等），所测得的压力容积环大小不一样，反映的呼吸功及其大小也不同。自主呼吸条件下，吸气肌对肺做功可用胸膜腔压-容积环的面积来表示（图 12-10-8）。

在吸气过程中，胸膜腔压依 ABC 曲线发生改变，吸气肌对肺做的总功为 0ABCD0 的面积。其中，0AECD0 区域面积为克服弹性阻力功（Wela），ABCEA 区域面积代表呼气过程克服黏性阻力做的功（Wres）。AECFA 区域面积代表肺弹性回位被动呼气时克服呼气阻力做功（包含在 Wela 内，可以认为未额外做功）。0AFCD0 区域面积是用于克服弹性阻

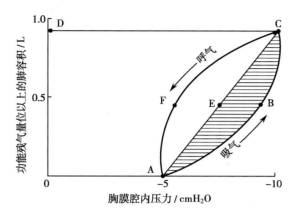

图 12-10-8　呼吸肌对肺做功示意
OAECDO 区域面积为克服弹性阻力做功（Wela），ABCEA 区域面积代表克服黏性阻力做功（Wres），AEC-FA 区域面积代表肺弹性回位至被动呼气时克服呼气阻力做功（包含在 Wela 内，可以认为未额外做功）。OAFCDO 区域面积是用于克服弹性阻力时，作为热量释放的部分。

力时，作为热量释放的部分。

3. 压力时间乘积（pressure-time product，PTP）　Campell 图和压力容积乘积法计算呼吸功的不足之处在于在等容收缩时会低估呼吸能耗。而 PTP 等于肌肉产生的压力对肌肉收缩时间的乘积，可以反映呼吸肌等容收缩时的努力程度，与呼吸氧耗的相关性比呼吸功更好。很多学者通过比较在等潮气量和等流量条件下辅助通气和控制通气、辅助-控制通气和间歇指令通气的 PTP 来研究人机交互性，取得了较好的效果。但在压力支持通气时，因为容积和流量不断改变，PTP 的应用受到限制。为此，提出了一种改良的 PTP 计算方法（图 12-10-9）。

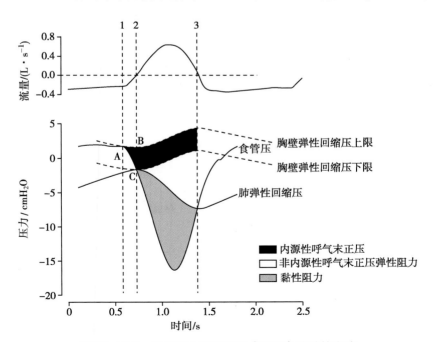

图 12-10-9　吸气压力时间乘积（PTP）的计算方法
第 1 条纵虚线代表吸气努力开始，第 2、3 条纵虚线代表吸气流速始末的 2 个零流量点。ABC 围成的面积为触发用的 PTP。

首先,估算出胸壁的弹性回缩压(Pcw-es)。Pcw-es 等于被动通气下测得的胸壁弹性(顺应性的倒数)乘以肺容积(吸气容量)。吸气肌肉产生的压力值为实测的 Peso 和 Pcw-es 的差值,其与时间积分就是 PTP。在图形上,表现为吸气期间(吸气流量始末或吸气努力开始至吸气末)Peso 与 Pcw-es 随时间变化的曲线围成的面积。吸气流量开始前 Peso 的快速下降的原因可能为:吸气肌肉收缩克服动态过度通气所增加吸气负荷和/或呼气肌肉松弛所致的胸膜腔内压下降。当吸气流量开始前的 Peso 的迅速下降是由于吸气肌肉活动以克服 PEEPi 引起的吸气负荷时,Pcw-es 与 Peso 随时间的关系曲线的交点为吸气努力开始的起点,此为 Pcw-es 曲线的上线,所获得的 PTP 值是 PTP 上界值。当吸气流量开始前的 Peso 的迅速下降是由于呼气肌肉松弛且无 PEEPi 的存在时,Pcw-es 与 Peso 随时间的关系曲线的交点为从吸气流量开始点(流速为 0),此为 Pcw-es 曲线的下线,所获得的是 PTP 下界值。吸气努力至吸气流量结束期间,Pcw-es 曲线的上下线围成的面积为克服 PEEPi 的 PTP,其中包括触发吸气流量 PTP。吸气 PTP 的下界值,与弹性、阻力等有关。为了区分不同成分的 PTP,可将肺的弹性回缩压(Pes,L)同时描绘在 PTP 图上。Pes, L = − Edyn, L × VL。"Pes,L"与 Peso 的交点位于吸气流量开始和结束的 2 个零流量点。吸气流量起始期间,"Pes,L"与 Peso 随时间的关系曲线围成的面积为克服黏性阻力(resistance)的 PTP,"Pes, L"与 Pcw-es 下线随时间的关系曲线围成的面积为克服除 PEEPi 外的弹性阻力的 PTP。

4. 氧耗量　呼吸做功也可用氧耗量和做功效率来表示。平静呼吸时呼吸肌肉的氧耗量极低,少于总氧耗量的 5%,在通气量增加(如极量运动时)可达 30% 以上。呼吸做功效率 Efficiency(%) = 呼吸做功氧耗量/全身总氧耗 × 100%。正常人做功的效率在 5%~10%。

(三)呼吸做功监测临床应用　临床上通过各种手段监测并调整呼吸功,此对患者病情评估、呼吸治疗及脱机具有重要的指导作用。

1. 评价呼吸肌功能状态,协作诊断疾病　呼吸做功是反映呼吸肌肉负荷的综合性的指标。通过同时对呼吸做功和呼吸肌肉的功能储备进行检测,可以判断呼吸肌肉负荷与储备能力的失衡,预测呼吸肌肉的疲劳,指导呼吸衰竭的防治。

2. 协助疾病的诊断　鉴别限制性肺疾病或阻塞性肺疾病。

3. 判断呼吸功增加的原因,有利于临床治疗对策的设定　呼吸功增加的常见原因包括:

(1)病理因素:气道阻力增高、肺胸廓顺应性降低或 PEEPi。

(2)呼吸机因素:呼吸机回路的阻力过高,呼吸机触发、模式或压力水平设置不当,气管套管的因素等。

如阻力功增加时,提示呼吸道阻力增高,可通过改善气道通畅性来处理。如 PEEPi 做功增加,则需要针对改善 PEEPi 的处理。当触发功增加时,说明存在一定程度的人机不同步性,可采取相应的措施来改善。

4. 指导呼吸机撤机　生理呼吸功常用于指导脱机,一般认为<0.7J/L,撤机拔管较为安全、及时可靠。当机械通气的患者呼吸功增加时,必须分析判断是生理呼吸功还是附加呼吸功增加,否则会延误患者脱机。

六、中枢驱动

(一)中枢驱动的相关指标　呼吸中枢驱动是吸气时呼吸中枢发出的激发吸气肌收缩的神经冲动,可通过一些检查方法定量化评价。常用的中枢驱动测定指标有:口腔闭合压(P0.1)、平均吸气流速(VT/Ti)和膈肌肌电图(EMGdi),过去多数采用 P0.1 和 VT/Ti 进行评估。近年来,随着食管 EMGdi 检测方法的进步和成熟,采用 EMGdi 进行呼吸中枢驱动的评估明显优于 P0.1 和 VT/Ti。也有报道体表胸骨旁肌肌电图与 EMGdi 的变化规律类似,可以作为无创的监测方法。

(二)中枢驱动监测方法

1. 口腔阻断压(P0.1)　嘱受试者进行平静呼吸,于呼气末阻断气道,受试者由呼气转入吸气时,气道压力(Paw)下降,受试者吸气开始后第 100 毫秒所测的 Paw 下降值(cmH₂O),即为 P0.1。呼气末肺容积和气道壁塌陷会影响 P0.1 的准确测定,当呼气肌肉用力呼气、肺不张或腹胀导致呼气末肺容积减少时,会高估 P0.1;当气道壁塌陷,气道压力的变化滞后于食管压的变化时,会低估 P0.1。

2. 平均吸气流速(VT/Ti)　对于自主呼吸的受试者,实时采集每次呼吸,分别计算每次呼吸的潮气量(VT)和吸气时间(Ti),就可以分别计算出每次呼吸的 VT/Ti,与中枢驱动呈正相关。

3. 膈肌肌电图(EMGdi)　EMGdi 的采集包括表面电极和食管电极两种,由于表面电极采集的信号受胸部肌肉的影响,食管电极采集的 EMGdi 能更准确地反映中枢驱动水平。图 12-10-10 是通过多导食管电极采集到的 EMGdi。EMGdi 的量化表述可以采用均方根(RMS)值的绝对值

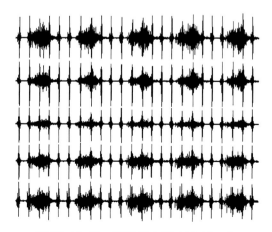

图 12-10-10　膈肌肌电图(EMGdi)

或占最大努力吸气时 EMGdi 的百分比（EMGdi/EMGdi，max）来表示。"EMGdi/EMGdi，max"可以看作标化的数值，适合于在不同个体之间或前后之间的对比。

一种新型的带有电极的特殊胃管的应用，方便了 EMGdi 在危重症患者中的应用。对于非危重症的受试者，体表的胸骨旁肌肌电图有望成为替代食管电极的检测方法。

（三）中枢驱动监测临床应用

1. 监测呼吸中枢驱动水平　中枢驱动的高低，与患者的呼吸负荷高低有关。对于有中枢抑制性疾病患者，低水平中枢呼吸驱动提示中枢反应性降低。

2. 调节呼吸机的参数　可以根据中枢驱动水平来调节机械通气压力支持水平。

3. 指导呼吸机的撤机　当压力支持水平下降至 6cmH_2O，而中枢驱动水平没有明显增高时，提示有指征脱机。

4. 鉴别呼吸困难的病变部位　当 P0.1 和 VT/Ti 明显降低，而同时测定的 EMGdi 明显增高时，提示外周肌肉功能障碍。

5. 鉴别睡眠呼吸暂停的中枢性或外周性　当气道压力、流量和 EMGdi 同时消失时，提示为中枢性睡眠呼吸暂停，只要存在 EMGdi，就可否认中枢性睡眠呼吸暂停。

七、呼吸肌肉功能

（一）有关呼吸肌肉功能的指标　呼吸肌肉功能状态可分为呼吸肌肉力量和耐力两个基本部分。

1. 呼吸肌肉力量的指标　呼吸肌肉力量是指呼吸肌肉最大收缩能力，主要指标有：

（1）最大吸气压（maximal inspiratory pressure，MIP）是指在功能残气位（FRC）或残气位（RV），气道阻断状态下，用最大努力吸气测得的最大并维持至少 1 秒的口腔压。它反映全部吸气肌肉的收缩能力。

（2）最大呼气压（maximal expiratory pressure，MEP）是指在肺总量位（TLC），气道阻断条件下，最大用力呼气所测得的最大并维持至少 1 秒的口腔压。它反映全部呼气肌肉的收缩能力。

（3）跨膈压（transdiaphragmatic pressure，Pdi）为腹内压与胸腔内压的差值。常用胃内压来代表腹内压，用食管压来代表胸腔内压。它反映膈肌收缩时产生的压力变化，通常取其在吸气末的最大值。正常情况下，吸气时食管内压力为负值，而胃内压力为正值，Pdi 实际是胃内压与食管压两个压力的绝对值之和。

（4）最大跨膈压（maximal transdiaphragmatic pressure，Pdi，max）是指在功能残气位、气道阻断状态下，以最大努力吸气时产生的 Pdi 最大值。

（5）膈神经刺激诱发的跨膈压（Pdi，t）测定肌肉力量

时，其数值在一定程度上受到受试者的努力程度及用力方式影响，变异程度往往较大。用电、磁刺激运动神经可以使其支配的肌肉收缩，测定肌肉收缩所产生的力量，可避免主观用力程度不足的影响，也有助于鉴别疲劳的类型。目前常用的方法是电或磁波刺激膈神经诱发的 Pdi，t。

2. 呼吸肌肉耐力的指标　呼吸肌肉耐力是指呼吸肌肉维持一定的力量或做功时对疲劳的耐受性。对呼吸肌肉而言，耐力比力量更重要。为了比较不同个体之间或治疗前后的呼吸肌肉耐力，通常采用一些标化的负荷下检测耐力。

（1）膈肌张力时间指数（tension-time index of diaphragm，TTdi）：TTdi 是反映膈肌收缩强度与膈肌收缩持续时间的综合指标。采用实测的 Pdi 与 Pdimax 的比值反映膈肌的收缩强度；吸气时间（Ti）与呼吸周期总时间（Ttot）的比值反映了膈肌收缩持续时间，两者乘积为 TTdi =（Pdi/Pdimax）×（Ti/Ttot），是反映膈肌负荷的指标。

（2）膈肌耐受时间（Tlim）：Tlim 是指呼吸肌肉在特定强度的负荷（吸气阻力或特定 TTdi）下能够维持收缩而不发生疲劳的时间。

（二）呼吸肌肉功能的检测方法

1. 膈肌力量检测

（1）跨膈压（Pdi）、最大跨膈压（Pdi，max）：受试者取坐位、卧位或半坐卧位，以 2% 利多卡因做鼻腔及咽部表面麻醉，经鼻孔插入两条连接压力传感器、末端带有气囊的聚乙烯导管（气囊预先抽空），令受试者一边吞咽，一边下送导管，使气囊分别位于胃（约 60cm 长）及食管下 1/3 处（约 40~45cm 长），分别从两条导管注入 6ml 气体，再回抽气体使胃气囊保留 1.5ml，食管气囊保留 0.2~0.5ml 气体。根据传感器采集的压力波形对导管的位置进行调整。正常情况下，当气囊位置适中时，压力波形应显示两个相反的波形（吸气时食管内为负压；胃内为正压）。为保证食管囊管放置位置的一致性，可采用下述方法：先将囊管送至胃内，然后嘱受试者稍用力吸鼻。囊管在胃内时，示波器显示为正压。逐渐将囊管拉出，当吸鼻时，囊管的压力变为负压，提示囊管已进入食管贲门附近，再将囊管外拉 10cm 左右，即为常规的定位点。如果压力的基线受心搏影响较明显时，可适当调整其位置。

胃腔内和食管下 1/3 处囊管采集的压力分别为胃内压（Pgas）和食管内压（Peso），跨膈压（Pdi）= 胃内压（Pgas）- 食管内压（Peso）。

当受试者呼气至功能残气位时，阻断气道，让患者做最大努力吸气，此时记录的 Pdi 最大值为 Pdimax。

（2）膈神经刺激法：目前常用的方法是电刺激或磁波刺激颈部膈神经诱发膈肌收缩而测定 Pdi，可以推算"Pdi，max"，重复性好。与膈神经进行电刺激比较，磁波刺激法易于操作、容易定位，刺激强度易于控制在稳定的水平，临床使用逐渐增加，但设备价格昂贵，有可能同时兴奋臂丛神经和辅助呼吸肌肉。磁波刺激禁用于癫痫发作、颅内挫伤和

安装心脏起搏器者。

2. 吸气肌肉耐力试验

（1）吸气阻力法：通过调整吸气阻力、吸气时间和呼吸频率（常用 15 次/min），达到一定的 TTdi 值，观察呼吸耐受时间。

（2）吸气阈值负荷法：通常用带重力的活塞、电磁阀、弹簧阀或恒定吸气阈值装置，连接于三通非重复呼吸阀的吸气端，受试者必须用力吸气达到阈值压力时才能把阀门打开产生吸气气流，通过调整阈值压力而调节 TTdi，测得相应 Tlim。

（3）可耐受吸气压：是一种简易方法。通过一个可调节的阈值阻力器，调整吸气阻力，观察可耐受 10 分钟的最大阈值或阻力，作为耐力评估的指标。

（4）最大努力等容吸气法：在气道关闭状态下用最大努力吸气，每次持续 10 秒，休息 5 秒，连续 18 次，用最后 2 次收缩所产生的压力与最初 3 次产生的压力的比值作为耐力指标。

（三）呼吸肌肉功能监测临床应用

1. 评价呼吸肌肉功能　呼吸肌肉功能评估对疾病诊断和预后判断有参考作用。例如，重度慢性阻塞性肺疾病、神经肌肉疾病及膈神经麻痹等，MIP、"Pdi，max"下降的程度与疾病严重程度相关。MEP 可用于评价呼气肌肉功能和咳嗽及排痰能力。

2. 指导机械通气　MIP 常作为判断能否脱离人工通气的参考指标。

3. 可作为评价呼吸肌锻炼及药物治疗对呼吸肌功能影响的客观指标。

八、发展与展望

目前，呼吸力学监测技术多数都可以应用于临床，但临床工作中还没有常规开展。尽管目前先进的呼吸机都带有一些简单的呼吸力学监测功能，但完善的呼吸力学监测需要放置食管囊管和食管电极管，给临床常规应用带来一些不便。随着一体化胃食管电极囊管的普及应用和无创的呼吸力学监测方法的逐步完善，呼吸力学监测将会成为每一个接受机械通气患者的常规监测，为疾病的评估、治疗反应的评估、呼吸康复治疗和优化、呼吸机应用等提供有效的工具。

（胡杰英　郑则广　陈荣昌）

参考文献

[1] 朱蕾. 机械通气[M]. 4 版. 上海：上海科学技术出版社, 2017: 200-208.

[2] 钟南山, 刘又宁. 呼吸病学[M]. 2 版. 北京：人民卫生出版社, 2014: 235-243.

[3] 蔡柏蔷, 李龙芸. 协和呼吸病学[M]. 2 版. 北京：中国协和医科大学出版社, 2011: 2074-2081.

[4] 刘奇, 程哲, 陈荣昌. 呼吸力学导向的机械通气策略在急性呼吸窘迫综合征中的应用研究进展[J]. 中华结核和呼吸杂志, 2015, 38（3）: 208-211.

[5] MASSARONI C, CARRARO E, VIANELLO A, et al. Optoelectronic plethysmography in clinical practice and research: a review[J]. Respiration, 2017, 93（5）: 339-354.

[6] BIKKER IG, BLANKMAN P, SPECHT P, et al. Global and regional parameters to visualize the 'best' PEEP during a PEEP trial in a porcine model with and without acute lung injury[J]. Minerva Anestesiol, 2013, 79（9）: 983-992.

第十一节
肺功能检查的临床应用及意义

一、肺功能检查结果解读

肺功能诊断应首先回顾及评价检查质量。由于肺功能检查的特殊性，大多数检查需要受试者较好地配合，如肺量计的用力呼气和吸气、支气管舒张试验的舒张药物有效吸入、一口气弥散法的吸气后屏气、体积描记仪检测的浅快呼吸，等等。如配合不佳会严重影响到检查结果，甚至误导临床诊治。虽然不太理想的实验结果仍可能包含有用信息，但评价者应当识别这些问题并了解存在的潜在错误及其程度。只依靠计算机自动评价虽然较为方便，但却容易忽略质量评估。单纯依靠数据结果做临床决定是一个常见的错误。我国肺功能检查系列指南对各项检查技术的适应证、禁忌证、标准操作规程、结果解读及注意事项都予以规范，应认真学习掌握。

确保检查质量后，对检查结果的数据和图形进行审阅，并与正常参考值进行比较，与已知疾病或异常生理状态（如阻塞性或限制性）进行比较，以及与自身既往相同检查的数据等进行比较，从而判断肺功能检查是否正常，如为异常则判断其异常的类型及严重程度、自身变化的特点等，并回答做肺功能检查所要解决的临床问题。

肺功能结果是否正常，需与相同条件的正常人（如年龄、身高、体重、性别、种族、工作强度等相同）或所推导的正常预计（参考）值进行比较，超出 95% 正常值可信限范围的结果（包括超出正常低限或高限）都可考虑有异常的存在。如有可能，所有参数均应尽量来源于同一参考值。

肺功能检查的结果判读，理论上最佳方法是参照正常预计值的 95% 可信限范围，而在临床实践中，多习惯把与 95% 可信限相接近的正常预计值的百分比用于临床判读。例如，FEV_1 的 95% 可信限与 ±20% 的正常预计值接近，用 ±20% 来判断肺功能结果是否正常。但这一简单方法对一些临界边缘状态的判断可能导致漏诊或过度诊断，特别是身高较高者或老年人。目前国际上推荐采用预计值的 95% 可信限或 Z 值（实测值与预计值的差值除以该差值的标准差）。我国 2017 年发布了 4~80 岁年龄段的肺通气功能预计值，提供了正常预计值、预计值 95% 下限及 Z 值，可供参考。

除将检测数值与正常预计值比较以外，相关指标的关系图（如 F-V 曲线、V-T 曲线等）亦是非常重要的检查结果，仅仅是指标数字的改变常常不够直观，一些重要的信息容易被忽视。

另外，需要切记的是不能脱离临床资料单独解释肺功能结果。完整临床资料的提供有助于准确地解读肺功能结果，并对临床提出恰当的指导性建议。

二、肺功能检查方法选择与诊断思路

尽管肺功能检查的方法众多，但由于它们反映的内容和侧重点不一样，因此在临床工作中，常根据检查方法的难易程度、疾病的病理生理特点及检查对临床的指导意义等加以选择。

肺通气功能检查，尤其是肺量计检查，可以综合反映肺容量、气道通畅性、呼吸系统顺应性和呼吸肌肉功能对肺通气功能的影响，具备检测方法简单易行、重复性好、仪器便宜等众多优点，因此目前在临床上是最为广泛采用的检查。再结合支气管激发剂后、支气管舒张剂后或治疗前后肺通气功能的变化，可以评估气道高反应性、气流受限的可逆性等。因此，肺通气功能检查占到所有肺功能检查的 80% 以上，也通常是其他肺功能检查的基础。因此可以说，肺量计或肺通气功能检查是临床肺功能检查的基础，也是首要检查的方法。

由于检查的内容和临床意义不一，各种检查方法相对应的适应证可能有各自的特点，但总体而言，肺功能检查适用于需要了解呼吸功能状况、疾病的功能损害、疾病的严重程度判断，评估疾病治疗效果及疾病预后的等情况。

肺通气功能检查结果判读有 5 种归类：①通气功能正常；②小气道病变；③阻塞性通气障碍；④限制性通气障碍；⑤非特异性通气障碍。

（一）通气功能正常

肺通气功能正常，再结合受试者没有呼吸困难和低氧血症，可大致判断其肺功能正常，在除外以下的情况后，无须进一步行其他肺功能检查。

1. 胸外科手术耐受性评估　可考虑加做肺弥散功能、最大自主通气量或运动心肺功能检查，更加全面评估气体交换能力和通气代偿能力，对判断手术耐受力和术后并发症的发生有帮助。

2. 慢性咳嗽、胸闷或喘息的病因判断　存在气道高反应性或肺通气功能有可能存在动态变化的患者，例如哮喘（包括咳嗽变异性哮喘），这些受试者在受到外界因素的强烈刺激（如剧烈运动、吸入过敏原、吸入冷空气等）时可诱发其气道痉挛，但如果没有暴露于这些刺激因素也可表现为肺通气功能正常。因此，可考虑进行支气管激发试验。如激发试验阳性，提示气道反应性增高，结合其临床病史，可

考虑支气管哮喘的诊断。

3. 呼吸困难的病因判断　呼吸困难患者，如果肺通气功能正常，需要评估肺弥散功能，还要注意心脏功能、肌肉功能或运动过程中出现的异常，特别是患者伴有冠心病、高血压、心律不齐等。因此，如果肺通气功能正常和肺弥散功能正常的患者，可以考虑运动心肺功能检查。运动负荷增加伴随着氧耗量的增加，同时增加心血管和呼吸系统的负荷（运动-心-肺偶联），可以检测出运动中呼吸系统和循环系统的功能储备的动用情况，从而判断呼吸困难或运动耐量下降是否为运动系统、呼吸系统或心血管系统的原因所导致。如检查结果发现呼吸反应异常，如呼吸储备下降、呼吸频率反应异常等，提示运动受限是由于呼吸系统疾病所致；如检查提示心血管系统反应异常，如脉搏增加、心律失常、无效腔通气增加等，提示运动受限是由于心血管系统疾病所致；如心、肺反应均在正常范围，则运动后呼吸困难的出现可能是心、肺以外因素所引起，如异常的呼吸调节（高通气综合征）、贫血、血液系统疾病、神经肌肉疾病等，需进一步进行相应的检查。

4. 间质性肺疾病的评估　此类患者早期肺容量及通气功能可能没有明显下降时，其弥散功能可能已经明显下降；反之，有效治疗后通气功能可能没有明显改善时，但弥散功能可能有显著增加。因而对疑有间质性肺病变的患者，需同时检查肺通气功能和弥散功能。

（二）小气道病变

小气道病变可在明显的阻塞性通气障碍之前出现，提示气道功能可能发生了早期的损害，出现低肺容量位的呼气流量下降。这种情况下，采用更加敏感的检测方法，例如气道阻力测定，可更敏感地反映气道的功能状态。如气道阻力增加，证实了气道功能受损，可考虑予支气管舒张试验，进一步了解气道功能的可逆性和治疗的效果。

（三）非特异性肺通气障碍

提示肺通气功能状态介于正常与异常之间，单纯以肺量计的指标难以判断其损害的类型。采用更加精确的判断指标（同种族同地区的正常参考值和正常值下限等）和增加检测范围（肺容量、弥散功能、呼吸肌肉功能、气道阻力等）有可能提供判读的准确性。

（四）阻塞性通气障碍

首先需判断是大气道阻塞还是中、小气道阻塞。流量-容积曲线的特征性图形对判断大气道（上气道）阻塞有非常重要的指导价值。如是呼气相流量受限呈平台样改变，提示胸内型上气道阻塞；如是吸气相流量受限呈平台样改变，提示胸外型上气道阻塞，如有呼、吸双相流量受限，提示固定型上气道阻塞。如流量-容积曲线显示流量受限在用力呼气中、后期尤为明显，提示是中、小气道阻塞。同时，为了解其气道阻塞是否存在可逆性，可进行支气管舒张试验。如舒张试验阳性，特别是通气功能恢复正常，说明存在可逆性气流受限，支持哮喘的诊断。慢阻肺也可有舒张试验阳性，但即使肺

功能有所改善,仍不能恢复至正常,是慢阻肺与哮喘的主要鉴别点之一。更详细评估气流受限的情况可以进一步检查气道阻力、肺容量等指标。如肺容量检查显示残气量、功能残气量、肺总量增加,残气量/肺总量比值增高,提示有肺过度充气。弥散功能检查能了解肺泡气体的弥散能力,在肺泡结构受到破坏的肺气肿患者,其弥散功能降低,而仅有肺过度充气的患者弥散功能正常,可以鉴别。

（五）限制性通气障碍　　常规的肺通气功能评估中依据 FVC 下降和 FEV_1/FVC 正常或偏高来判断是否存在限制性通气障碍。更加详细的评估需进一步做肺总量、残气量等容量检查,以确认肺容量确实受限。因为在肺过度充气时,主要表现为残气量的增加,可以使肺活量减少,但肺总量应没有减少,甚或增加。因此肺总量的检查可排除假性限制性通气障碍。如确有肺过度充气的表现,可做支气管舒张试验,了解支气管扩张剂吸入后肺过度充气是否可以恢复,有助于哮喘的诊断与鉴别。

明确的限制性通气障碍(存在肺总量降低),则需进行弥散功能检查,了解限制肺容量扩张的病变是由于肺内因素(如肺纤维化、肺泡填塞如肺泡蛋白沉积症、毁损肺等),还是肺外因素(如胸廓畸形、胸膜增厚粘连等)所引起。肺弥散系数或单位肺泡气的弥散量(弥散量与肺泡气量的比值)正常者,则可能是肺外因素,反之则可能是肺内因素。弥散功能下降还需要做进一步的病理生理学判断。是由于弥散距离增加(如肺纤维化、肺水肿等致肺泡膜增厚、贫血等),还是由于弥散面积减少(如肺气肿)所导致,单位肺泡气的弥散量有助于鉴别。部分肺间质性疾病患者,其弥散功能的改变常较肺容量的变化更为敏感,甚至在肺容量尚在正常范围时即出现弥散功能的障碍,弥散功能下降的幅度也较容量的改变更大,对有效治疗的反应也更敏感。

肺功能临床诊断思路见图 12-11-1,当然,除这些检查外,其他肺功能检查方法对临床诊断也有帮助。必须强调的是,所有肺功能检查的评估,不能脱离临床资料单独评估,这也是肺功能评估中常常遇到的问题。密切结合临床病史、体征、其他检查结果及对治疗的反应等,是正确评估肺功能的基础,只看肺功能结果就轻易做出判断常会导致误诊。

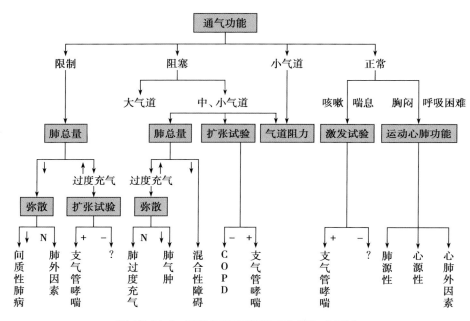

图 12-11-1　肺功能临床诊断思路（N：正常）

三、肺功能检查的临床应用

肺功能检查是临床上胸肺疾病及呼吸生理的重要检查内容,对于胸肺气道疾病的诊断、阻塞性气道疾病的病变部位诊断、呼吸困难病因的鉴别、疾病病情严重程度及预后的评估、药物或其他治疗方法的疗效评估、手术的耐受力或劳动强度耐受力评估,以及对病情变化的监测和危重患者的监护及等方面,肺功能检查都起着十分重要的作用。肺功能检查的临床应用范畴与指征见表 12-11-1。

表 12-11-1　肺功能检查的临床应用范畴与指征

应用范畴	应用指征
诊断与鉴别诊断	罹患肺疾病高危人群的肺功能筛查
	气道、肺疾病的肺功能诊断与鉴别诊断(包括早期诊断)
	上气道阻塞(胸内型、胸外型、固定型、单侧主支气管不完全阻塞型等)部位的诊断

续表

应用范畴	应用指征
评估	气道与胸肺疾病严重程度的评估
	评估症状、体征和异常的实验室检查结果
	高强度体育运动项目的健康状态的评估
	治疗及康复效果的评估
	保险业的个人健康状态风险评估
	法律原因对个人肺功能进行评估
	预后评估
监测	监测疾病进展
	监测暴露于有害因素人群的肺功能
	监测对已知具有肺毒性药物的不良反应
公共健康	流行病学调查
	参考值方程式的制定
	临床研究

（一）对肺、气道疾病的早期诊断　　人体的呼吸功能有巨大的代偿能力，在疾病的早期由于机体的代偿作用，往往没有临床显著的不适。同时，大多数疾病的发展是缓慢进行的，人体能够逐渐对此适应，也因此不易引起患者的重视。

如很多吸烟患者可能有数年甚至数十年慢性咳嗽、咳痰的症状，虽然他们会认识到这是吸烟引起的症状，但由于还没有影响到他们的生活质量，因而常常得不到重视。直到出现气促（或称呼吸困难）等严重影响生活质量的症状时，才得到重视，但此时可能已经存在呼吸功能严重损害。如图 12-11-2 所示，肺功能损害早期，以气促指数为参数的呼吸困难评分并没有明显增加，但随着肺功能损害程度的日益加重，当损害达到一定的阈值时，患者才会感觉到呼吸困难。而这时肺功能的损害已经旷日持久，大部分患者的肺功能可能已减损了 30%~50% 或更多。更为重要的是，一旦患者出现呼吸困难后，肺功能只要轻微地继续下降，就会导致非常明显的气促加重，如图 12-11-2 所示，气促指数呈指数型上升。肺功能损害越重，则其呼吸困难越重、生活质量也越差，其恢复的可能性就越小。因此，应在疾病的早期，即在肺功能损害的早期，及时进行肺功能检查，及时发现和治疗，避免出现呼吸困难等严重影响生活质量的症状。

又如支气管哮喘（包括咳嗽变异性哮喘），在疾病的早期，其喘息症状常常不甚明显，有些病者可能只是反复出现咳嗽，或有咳痰、胸闷。临床上这些患者也常常被误诊为支

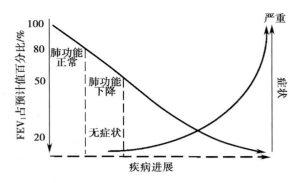

图 12-11-2　肺功能损害与呼吸困难的关系图

气管炎。但如及时对这些患者进行肺通气功能和支气管激发试验，判断气道高反应性的存在，可为及时诊断支气管哮喘提供重要的依据。这种诊断策略，已经被纳入我国和国际的支气管哮喘防治指南中。

俗话说，"病从浅中医"，我们应该积极地倡导对呼吸系统疾病的早期诊断和早期治疗，而肺功能检查就是早期诊断的最重要的检查方法之一。

（二）诊断病变部位　　临床上对有咳嗽、气短、呼吸困难的患者，常常轻易地做出气管炎、哮喘等疾病的诊断，但实际病情却并不一定如此。肺功能检查与胸部影像学等检查，是寻找疾病诊断证据的重要技术手段。通过用力呼气流量-容积曲线检查，能够简便快速地判断是否存在气流受限及气流受限发生的病变部位。当流量-容积曲线的吸气相出现平台样改变，往往提示是胸外型的上气道阻塞，病变位于胸廓上口以上的气道到声门之间；而流量-容积曲线的呼气相出现平台样改变，则提示是胸内型的上气道阻塞，病变位于胸廓上口以下的气道至气管隆突之间；流量-容积曲线显示吸气相和呼气相的后期均出现流量受限，呈双蝶形改变，则提示病变位于单侧主支气管，并导致该主支气管的不完全阻塞（阻塞程度已经超过该主支气管横截面的 1/2）。流量-容积曲线呈呼气相高位小平台样改变，但通气功能正常，则提示病变部位可能在上呼吸道（主要是指咽喉部）。

（三）鉴别呼吸困难的原因　　呼吸困难是一种症状，常常是胸肺疾病患者的一个主诉。但是引起呼吸困难的疾病却有很多。引起呼吸困难的常见疾病除了呼吸系统疾病之外，心血管系统疾病、血液系统疾病、胃肠道疾病、药物中毒及精神情感性异常都会导致呼吸困难。诊断与鉴别中必须明确是否存在致呼吸功能障碍的疾病。因此，肺功能检查是鉴定呼吸困难是否因呼吸系统疾病所导致的重要检查方法。对于同时患有心血管系统疾病和呼吸系统疾病的患者，运动心肺功能试验有助于判断导致呼吸困难的主因。心血管系统疾病主要表现为心血管反应异常，而呼吸反应异常则是呼吸系统疾病的主要表现。

（四）评估疾病的病情严重程度及预后　　肺功能检查除对呼吸系统疾病的功能状况进行定性分析（如阻塞性

通气障碍、限制性通气障碍、弥散功能障碍等）外，尚可对疾病损害的程度进行定量的判断。ATS/ERS 对肺通气功能的损害评估建议依据 FEV_1 损害分级。全球慢性阻塞性肺疾病防治创议（GOLD）中，也是依据 FEV_1 损害的程度对慢阻肺气流受限进行分级。

肺功能的损害程度与疾病的严重程度有明确的相关性，并且追踪肺功能变化也能反映疾病的严重程度变化。如 Saetta 等发现吸烟者气道上皮杯状细胞的数目与一秒率呈显著负相关，即气道分泌黏液的细胞越多，气流受限越明显，这也从另一个角度说明为何痰液较多的患者往往症状也较重；他同时发现气道平滑肌增厚越明显者其 FEV_1 也越低，这说明了气道平滑肌增生对气道狭窄、气流受限加重所起的作用。Turato 等则发现重症 COPD 患者气道黏膜的 $CD45^+$ 细胞数（$/mm^2$）与肺过度充气的程度（残气量）显著相关。Jones 等和 Dusser 等分别观察了 COPD 急性发作与肺功能的关系，发现 FEV_1 较低的 COPD 患者急性发作频率更高。Vestbo 则追踪报道了 FEV_1 年递减率在有大量黏痰排出的患者明显高于少许黏痰者及正常人；Stanescu 等的研究结果显示吸烟者中 FEV_1 年递减率较高者其痰液中的中性粒细胞数目明显增加，说明这些患者的气道炎症也较重。

通气功能的监测对追踪疾病的发展或转归有很大的帮助。如 Seemungal 等对 COPD 急性发作后的肺功能进行追踪，结果显示 75% 的患者的最高呼气流量（PEF）需要 5 周时间才能恢复到急性发作前的水平；7% 的患者在急性发作后 3 个月仍未恢复，有些患者可能永远不能恢复到发作前的水平。Dusser D 等观察 PEF 检测对 COPD 的作用，发现在急性发作前 3~4 日 PEF 就有快速的下降，这对急性发作的及时预防和诊治可能有所帮助。同样，对哮喘患者进行峰流量监测也可能有助于及时发现和干预，及时加强平喘抗炎治疗可预防哮喘的急性发作。

（五）评定药物或其他治疗方法的疗效　呼吸系统疾病的治疗效果，通过症状的减少、气促的改善、咳嗽的减轻、喘息的缓解等，可以做出评估。但这些指标有些是主观感觉、有些是定性指标，难以量化，因此，寻找一些更加客观、公正而准确的方法来评估治疗的效果，进而指导下一步的治疗尤为重要。肺功能检查就是一项客观、准确的评估方法，我国《慢性阻塞性肺疾病药物临床试验规范》对肺功能检查的评估意义、评估指标、评估周期等都做了详细的介绍。

如支气管扩张剂有 β_2 受体激动剂、M 受体拮抗剂、茶碱类药物等多种，但哪种药物的支气管舒张效能最强？一项研究采用随机交叉试验方式，以肺功能的改善为主要研究指标，比较了上述 3 种药物不同顺序叠加的支气管舒张效果，结果显示 β_2 受体激动剂的支气管舒张效果最强，M 受体拮抗剂的作用次之，而茶碱的支气管舒张作用最弱。因此，通过肺功能检查，可更好地对患者的治疗加以正确的指导。

又如部分间质性肺疾病对大剂量糖皮质激素治疗的反应相当好，但另一部分却几乎没有作用。另外，大剂量糖皮质激素的应用也可能带来许多副作用，有些甚至是非常严重的。那么如何判断是否应该使用糖皮质激素治疗？肺功能检查，通过了解治疗前后肺容量的改变，特别是肺弥散功能的改变，能够敏感地反映治疗对肺间质炎症的抑制作用和治疗效果，可以起到很好的治疗指导作用。

目前开展的许多评估哮喘、慢阻肺、间质性肺疾病等的临床试验，肺功能检查往往作为主要研究指标或重要指标加以考察。例如：早期哮喘患者规律吸入激素治疗研究（START）、获得哮喘最佳控制研究（GOAL）、迈向慢阻肺健康的革命性治疗（TORCH）、噻托溴铵对慢阻肺患者肺功能潜在长期影响等国际上非常有名的临床多中心研究，等等。

戒烟对呼吸系统疾病的发生发展是否具有防治作用？通过肺功能检查也可给出明确的答案。慢性阻塞性肺疾病全球防治指南（GOLD）中提到，戒烟能减少 COPD 患者的肺功能年递减率，进而延缓呼吸困难等症状的发生、减少并发症，降低死亡率。

（六）评估术前肺功能对胸腹部手术的耐受力　临床上，我们常常遇到一些难题困扰，如原有明显呼吸困难的慢阻肺患者不幸又患上了肺部肿瘤，通过外科手术把肿瘤切除是治疗的首要方法，但在原来呼吸困难较为明显的情况下，他能耐受肺叶切除手术吗？只有通过肺功能检查，了解其肺功能的基础情况和代偿能力后，才能对其对手术的耐受力和可能出现的术后并发症进行比较准确的评估。因此，肺功能检查目前已作为胸肺外科手术术前的必要检查项目，也是其他一些大型手术（如肾移植）等准入项目的必要检查。

术前肺功能检查对决定手术方式、手术切除范围、麻醉措施，提高术后生存质量及减少术后胸肺并发症和死亡率均有不可替代的重要作用，是判断手术可行性和决定手术范围的主要依据。选取灵敏度及特异度都高的肺功能检查指标进行综合评估，将有利于国内外医学界胸、腹部外科手术的进一步发展，也是临床呼吸内外科今后工作的重点内容之一。

（七）评估劳动强度及耐受力　对重体力劳动者的劳动强度、运动员的运动能力等进行评估，可通过静态的肺功能检查和动态的运动心肺功能检查综合判断。这尤其对运动员的发展潜能有很好的预测作用，目前已作为科学选拔运动员的重要参考条件之一。

另外，近年来工业粉尘暴露者有所增加，硅肺等职业病的发病率在上升，而工人们维护自身权益的意识不断增强，要求做工伤和劳动能力鉴定的案例也在增加。伤残等级的判断其中重要的标准之一就是肺功能的损害程度，甚至可以说肺功能对职业病的诊断有举足轻重的作用。

（八）对危重患者的监护　危重患者的监护包括许多方面，如心血管监护、血流动力学监护、肝功能的监护、肾功能的监护等，呼吸监护也是不可或缺的监护内容，尤其是对于存在呼吸系统疾病患者的监护。

呼吸监护包括呼吸频率、呼吸方式、呼吸节律、呼吸气量、呼吸阻力、胸肺顺应性、呼吸功、呼吸肌电、呼吸机送气压力、血气分析及气体交换能力等诸多内容。通过对这些肺功能参数的监测,可及时和准确地反映患者的呼吸功能状况,进而指导临床治疗方案的设定和调整,以及人工通气的管理等。

综上所述,肺功能检查在临床上的应用是多方面、多层次的。在呼吸系统疾病的诊断、分级和治疗及科学研究中都有十分重要的意义。

(郑劲平)

参考文献

[1] 郑劲平. 肺功能学:基础与临床[M]. 广州:广东科技出版社,2007:1-543.

[2] 郑劲平,高怡. 肺功能检查实用指南[M]. 北京:人民卫生出版社,2009:1-237.

[3] 郑劲平,谢燕清,高怡. 肺功能检查(卫生部医学视听教材)[DK]. 北京:人民卫生音像出版社,2014.

[4] 郑劲平. 肺功能检查[M]//钟南山,王辰. 呼吸内科学. 北京:人民卫生出版社,2008:500-524.

[5] 郑劲平. 肺通气功能检查图文报告解读[J]. 中华结核和呼吸杂志,2012,35(5):394-396.

[6] 周明娟,郑劲平. 胸部手术前肺功能评估[J]. 中华结核和呼吸杂志,2012,35(6):477-479.

[7] 郑劲平. 肺功能检查临床意义和诊断思路[J]. 中国实用内科杂志,2012,32(8):569-574.

[8] 高怡,郑劲平,安嘉颖,等. 肺功能检查在气管支气管结核中的应用[J]. 实用医学杂志,2013,29(10):1631-1633.

[9] 中华医学会呼吸病学分会肺功能专业组. 中国肺功能检查指南(第一部分):一般概述及注意事项[J]. 中华结核和呼吸杂志,2014,37(6):402-405.

[10] 中华医学会呼吸病学分会肺功能专业组. 中国肺功能检查指南(第二部分):肺量计检查[J]. 中华结核和呼吸杂志,2014,37(7):481-486.

[11] 郑劲平. 强化肺功能检查的质量管控[J]. 中华结核和呼吸杂志,2015,38(6):402-404.

[12] 马锦芳,郑劲平,曹照龙,等. 沙丁胺醇吸入粉雾剂与气雾剂治疗支气管哮喘的随机对照多中心研究[J]. 中国新药与临床杂志,2015,34(2):115-119.

[13] 国家呼吸系统疾病临床医学研究中心,国家食品药品监督管理总局药品审评中心. 慢性阻塞性肺疾病药物临床试验规范[J]. 中华医学杂志,2018,98(4):248-259.

[14] CHEN C, JIAN W, GAO Y, et al. Early COPD patients with lung hyper-inflation associated with poorer lung function but better bronchodilator responsiveness[J]. Int J Chron Obstruct Pulmon Dis, 2016, 11: 2519-2526.

[15] 朱政,郑劲平. 小气道功能障碍及其评价[M]//王辰. 呼吸病学新进展. 北京:中华医学电子音像出版社,2012:47-52.

[16] JIAN W, GAO Y, HAO C, et al. Reference values for spirometry in Chinese aged 4-80 years[J]. J Thorac Dis, 2017, 9(11):4538-4549.

第十三章
支气管镜检查

第一节
常规支气管镜检查（活检、刷检、灌洗）

常规支气管镜检查指应用可弯曲支气管镜（包括纤维支气管镜、电子支气管镜，以下简称支气管镜）对气道进行检查，选用相应的配件获取分泌物、组织或细胞标本进行检测的方法。支气管镜检查已成为呼吸系统疾病诊断不可或缺的重要手段，也是呼吸系统的基本检查方法。

一、适应证

1. 不明原因的咯血或痰中带血，尤其是 40 岁以上患者持续或间断的咯血或痰中带血。支气管镜检查有助于明确出血部位和出血原因。咯血量不多时最好在咯血时检查，易获阳性结果。大咯血时一般不宜进行检查。

2. 不明原因的刺激性咳嗽，支气管镜检查对于诊断支气管感染性病变如结核、气道良性和恶性肿瘤、异物吸入等具有重要价值。对不明原因的慢性咳嗽也有一定的价值。

3. 不明原因的局限性喘鸣，支气管镜检查有助于了解病变的部位及性质。

4. 不明原因的声音嘶哑，可能因喉返神经受压或损伤引起的声带麻痹和气道内新生物等所致，支气管镜检查有助于明确病因。

5. 痰中发现癌细胞或可疑癌细胞而 X 线胸片阴性。

6. X 线胸片和/或 CT 检查异常者，提示肺不张、肺部阴影、阻塞性肺炎、肺炎不吸收、肺部弥漫性病变、肺门和/或纵隔淋巴结肿大、气管支气管狭窄及原因未明的胸腔积液等。

7. 肺部手术治疗前检查，对手术范围及估计预后有参考价值。

8. 胸部外伤、怀疑有气管支气管裂伤或断裂，支气管镜检查常可明确诊断。

9. 呼吸系统感染性疾病的病因学诊断，通过导管吸引、保护性标本刷或支气管肺泡灌洗（BAL）获取标本进行培养等。经支气管镜获取的标本所检测结果价值高于经口咳痰的检测结果。

10. 疑有气管支气管瘘的确诊。

11. 机械通气时的气道管理。

12. 经支气管镜进行选择性支气管造影。

二、禁忌证

支气管镜检查从操作技术、监测和麻醉、并发症的处理已积累了丰富的经验，其禁忌证范围亦日趋缩小，或属相对禁忌，特别是在抢救时，支气管镜检查也可以是其中的一项措施。但在下列情况下支气管镜检查发生并发症的风险显著高于一般人群，应慎重权衡利弊，决定是否进行检查。

1. 活动性大咯血，支气管镜检查过程中可引起患者咳嗽，有可能加剧大咯血；在活动性大咯血时，支气管树内大部分区域可见鲜红血液，而难以确定出血部位和原因，因此，目前多不主张在活动性大咯血时行支气管镜检查。若必须要行支气管镜检查时，应在做好大咯血处理应急预案、建立人工气道后进行，以降低出血窒息发生的风险。

2. 严重心、肺功能障碍。

3. 严重高血压和心律失常。

4. 全身情况极度衰竭。

5. 不能纠正的出血倾向，如凝血功能严重障碍、尿毒症及严重的肺动脉高压等。

6. 严重的上腔静脉阻塞综合征，因支气管镜检查易导致喉头水肿和严重的出血。

7. 新近发生心肌梗死，或有不稳定型心绞痛患者。

8. 疑有主动脉瘤者。

9. 气管重度狭窄未做好紧急处理准备者，支气管镜检查有可能加重狭窄、呼吸困难。

10. 麻醉药物过敏、不能用其他药物代替者。

三、术前准备

1. 术前检查　血常规、凝血功能、肝炎全套、HIV 抗体、梅毒血清滴度、梅毒抗体、心电图、肺功能。X 线胸片（正、侧位片）及 CT 检查。

2. 术前 4 小时开始禁食，术前 2 小时开始禁水。2 小时内未进行检查者建议饮用含热量、电解质的清饮料，量不超过 5ml/kg。

3. 了解患者病史和用药情况、临床表现，评估病变情况和拟采用的检查方法。

4. 患者的告知及知情同意。

5. 术前支气管镜及其附件需进行消毒，准备好吸引器、氧气、气管插管及各种抢救设备及药品。

四、麻醉

1. 表面麻醉　支气管镜检查需要麻醉,气道表面麻醉是基础,可采用 2% 利多卡因喷雾、滴注法,也可采用雾化法或结合不同的方法。但应注意利多卡因在整个操作过程的总用量,一般不能超过 8.2mg/kg。如经鼻腔进镜时也要对鼻腔进行麻醉和准备,用利多卡因滴入鼻腔后再用麻黄碱滴入收缩局部黏膜。

2. 静脉镇静镇痛　国内外指南明确提出常规支气管镜检查推荐对患者进行清醒镇静,根据镇静深度分为轻度、中度、深度,当然需要时可以采用全身静脉麻醉。静脉镇静药一般采用咪达唑仑(咪唑安定),镇痛药可选用芬太尼、舒芬太尼等药物。

五、常用的操作技术

1. 支气管腔内活检　支气管腔内活检术也称经支气管活检术(transbronchial biopsy,TBB),指对支气管腔内可视病变进行的活检术,如支气管黏膜活检、支气管内肿物活检等。一般常规支气管镜检查使用的是常规支气管镜(外径 4.9mm),因而支气管镜一般可以窥视的是第 5 级支气管,部分患者可以到达第 6 级支气管。组织活检的工具一般选用常规的活检钳(活检钳侧面有窗口)(图 13-1-1),特殊情况下也可选用鳄口型(图 13-1-2)、带针椭圆型(图 13-1-3)。

具体操作时,首先是支气管镜按顺序对整个气道进行检查,根据支气管腔内情况确定首先活检部位,然后支气管镜到达活检部位上方,吸除其表面覆盖的分泌物、坏死物或血迹,视野清晰,并在局部加强表面麻醉。这时支气管镜可以远离活检部位,把活检钳经支气管镜工作通道送出支气管镜末端,再把支气管镜、活检钳缓慢送至病变的上方,保持适当距离(图 13-1-4),距离太远、太近均不合适。打开活

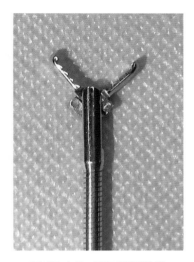

图 13-1-2　鳄口型活检钳

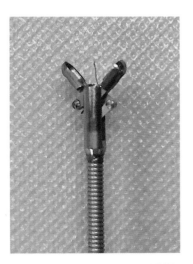

图 13-1-3　带针椭圆型活检钳

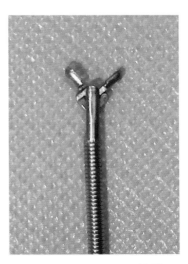

图 13-1-1　标准型活检钳

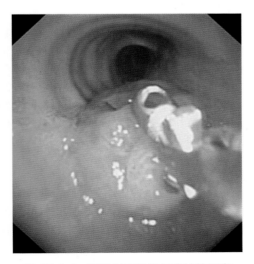

图 13-1-4　活检时活检钳与病灶的距离

检钳,将活检钳送至拟活检的病变点,活检钳稍加压力至组织处固定,嘱助手夹闭活检钳,钳夹靶组织,然后轻轻拽离病变组织,拉出活检钳。注意不宜用力过大,迅速收集活检标本,用10%福尔马林溶液固定。一般对于镜下所见新生物活检时,应至少取5块活检标本送病理检查。对于镜下所见支气管黏膜呈浸润性病变等情况时,可联合进行针吸、刷检和冲洗。

活检操作的注意事项:活检前如果局部病变血管丰富或考虑活检可能出血较多,可先用穿刺针尝试抽吸,或局部喷洒1∶10 000肾上腺素。钳夹组织时助手固定支气管镜有助于获取较好组织。

2. 刷检　目前大都采用带套管的一次性毛刷,特殊需要可采用双套管、前端加上保护性塞(如琼脂等)等保护性毛刷。将细胞刷送至病变部位,稍加压力,上下刷擦数次,并可稍加旋转。将细胞刷退出,立即涂片3~4张,分别送检细胞学及细菌学检查,送细胞学检查的涂片应置于95%乙醇中固定。同时根据需要可进行现场快速评价,初步判断、了解细胞、病原微生物及信息,具体可看相关章节。也可把毛刷头剪下放到培养基或无菌管送病原菌培养,这种情况为了避免采取的上呼吸道细菌污染,需要采用保护性标本刷采集标本。

刷检可在活检后进行,也可在活检前进行。

3. 灌洗　灌洗一般指支气管肺泡灌洗,是通过支气管镜楔入相应的支气管分支,向支气管肺泡腔内注入无菌生理盐水,随即通过工作孔道抽吸回吸收液体,获取支气管、肺泡表面衬液,并对这些液体进行细胞、病原学和可溶性成分检测分析,从而了解肺局部情况。另外,还有支气管冲洗(应用少量液体注入支气管进行冲洗,吸取支气管衬液或清除呼吸道分泌物)和全肺灌洗(注入大容量液体清除呼吸道和/或肺泡中滞留的物质进行治疗,主要用于肺泡蛋白沉积症)。支气管肺泡灌洗相对安全、实用,可用于肿瘤、感染、间质性肺疾病等局部的诊断。

一般选择病变的部位灌洗,如弥漫性病变则选择右中叶或左舌叶支气管。将支气管镜顶端紧密楔入段或亚段支气管开口处,经活检孔通过注射器注入室温灭菌生理盐水,每次20~50ml,总量100~200ml,一般不超过300ml。每次注入生理盐水后立即用50~100mmHg的负压间断性吸引获取BALF(在回吸收过程中的负压以调整至在吸引时支气管腔不塌陷为宜)。将回收液体立即用双层无菌纱布过滤除去黏液并记录总量,每次回吸收量应不低于灌入量的5%(回收率以≥30%为宜),通常回收率为40%~60%,装入硅塑瓶或涂硅灭菌玻璃容器中(减少细胞黏附)并尽快送检。

六、并发症及处理

支气管镜检查是一种较安全的检查方法,但作为一种侵入性的气道介入操作,可出现各种并发症。严重者甚至可致死亡。

1. 麻醉相关并发症　麻醉药过敏及过量。丁卡因麻醉效果较好,但可能出现过敏反应,目前已很少应用。利多卡因是最常用的局部麻醉药,极少出现过敏反应。应注意其过量引起的毒副作用,包括癫痫发作心律失常、心脏抑制等。利多卡因用量应小于8mg/kg。患者使用利多卡因出现不适时应注意过敏的可能,同时应注意用量,并根据情况给予相应的处理。

2. 缺氧　支气管镜检查时,由于麻醉可抑制呼吸运动,检查时支气管镜占据了气道也会影响呼吸功能,以及患者的肺部基础病变引起的呼吸储备功能下降等方面的因素,均可导致不同程度的低氧。支气管镜检查时,血氧分压较检查前可降低10~20mmHg。支气管镜检查时,一般给予吸氧,同时需要监测外周血氧饱和度。出现缺氧时,应明确原因,对症处理,经处理后仍无改善,应停止操作。

3. 喉、支气管痉挛　可以由于药物(如麻醉药等)过敏,也可以是由于支气管镜的局部刺激后引起喉、气道痉挛。支气管哮喘更易出现气道痉挛。主要表现为呼吸困难,多为吸气性或双相呼吸困难,严重者出现发绀。一旦发生喉、支气管痉挛,应立即停止操作,予万托林气雾剂吸入,并给予补液、静脉注射糖皮质激素、氨茶碱等治疗,经处理后无好转并出现呼吸衰竭时尽快行气管插管或气管切开。

4. 心血管方面　支气管镜检查时可出现心率加快、血压升高等,甚至有可能出现心律失常甚至心搏骤停、心功能不全等情况。原有心脏疾病及心律失常患者进行支气管镜检查时,需进行心电监护,必要时使用药物治疗。支气管镜室均应备有复苏设备。

5. 出血　一般常规支气管镜检查时很少出血,出血是活检最常见的并发症,一般活检后出血为轻、中度,可予冰生理盐水、局部滴入1∶10 000的肾上腺素等处理,如出血仍较多时予静脉止血药,必要时予垂体后叶素,同时予球囊止血等处理,大多数情况下能止血。如果出现严重出血、致命性大出血时,应尽快行气管插管(选择较大口径),甚至把气管导管插到对侧主支气管。同时经气管导管清理血块,保持气道通畅。经这些处理后,仍无法控制者,应考虑血管介入栓塞或外科手术。经支气管镜活检后出血的高危因素一般包括:凝血功能障碍和/或血小板功能障碍,有尿毒症、血液病、肝病及免疫抑制状态等基础疾病,或使用抗凝药、氯吡格雷、化疗药物后等。对于有出血风险的患者行经气管镜活检前,首先需考虑的就是预防出血。对于无危险因素的患者术前凝血功能筛查不是必需的,但在那些已知或临床可疑危险情况下,凝血功能的筛查就是必需的。值得注意的是,即使凝血功能正常者,亦可发生严重的、致命的大出血。特别值得注意的是,进行活检时,应注意排除血管性病变,如支气管Dieulafoy病,该病多位于右中叶或左舌叶支气管分支处。

6. 感染/发热　支气管镜检查后部分患者有一过性发热,支气管肺泡灌洗时一过性发热发生率较高,可能为操作后引起肺泡巨噬细胞释放的前炎症因子所引发,一般不需特殊处理。但应密切观察,出现持续发热、白细胞升高等情况应进一步检查,如痰、血病原学培养,必要时给予抗生素治疗。

预防方面,器械按规定消毒或灭菌,规范操作。急性感染性疾病支气管镜检查时,先检查健侧的支气管,然后检查病变侧支气管,尽量避免支气管肺泡灌洗。

7. 气道损伤　支气管镜检查时操作不当可损伤气道,特别是进行活检时。应规范操作以避免不必要的并发症。

8. 气胸　支气管镜检查时,如患者咳嗽剧烈,肺部有基础疾病如肺大疱等,操作过程中可出现气胸,对于此类患者,术前应做好麻醉,操作过程中动作要轻柔,操作时间不应太长,减少咳嗽发生,对于高风险患者,应延长术后观察时间,出现呼吸困难、胸痛等不适时应行胸部 X 线检查。

9. 恶心、呕吐　大多与局麻药物和操作对咽喉部的刺激有关,如出现此类症状可对症治疗。对既往有胃溃疡病史者,应给予胃黏膜保护剂。

10. 失声　检查前应充分麻醉,插镜时应轻柔,不能强行插入以防损伤声带。声带损伤后可予皮质类固醇雾化吸入或全身应用,严重者请耳鼻喉科医师及时治疗。

（李时悦）

参考文献

[1] DU RAND IA, BLAIKLEY J, BOOTON R, et al. Summary of the British Thoracic Society guideline for diagnostic flexible bronchoscopy in adults[J]. Thorax, 2013, 68（8）: 786-787.

[2] WAHIDI MM, JAIN P, JANTZ M, et al. American College of Chest Physicians consensus statement on the use of topical anesthesia, analgesia, and sedation during flexible bronchoscopy in adult patients[J]. Chest, 2011, 140（5）: 1342-1350.

[3] 中华医学会呼吸病学分会. 诊断性可弯曲支气管镜应用指南（2008 年版）[J]. 中华结核和呼吸杂志, 2008, 31（1）: 14-17.

[4] LEONG S, SHAIPANICH T, LAM S, et al. Diagnostic bronchoscopy-current and future perspectives[J]. J Thorac Dis, 2013, 5（5）: S498-S510.

[5] PRABHAKAR B, SHENDE P, AUGUSTINE S. Current trends and emerging diagnostic techniques for lung cancer[J]. Biomed Pharmacother, 2018, 106: 1586-1599.

第二节
经典及导航技术引导下经支气管肺活检

经支气管镜肺活检术（transbronchial lung biopsy, TBLB）是指经支气管镜工作通道送入活检钳,将活检钳送到预定肺外周病灶进行组织活检的技术,相对于支气管镜直视下的腔内活检,该方式可以对支气管镜直视范围难以见到的肺外周病灶实施取材明确诊断,该技术在 1965 年首次通过硬质支气管镜方式进行运用,现已被广泛应用于肺外周病灶的诊断中。

一、原理

TBLB 是通过不同方式的引导如术前胸部 CT、X 线明确病变位置,术中通过床旁 X 线、超声支气管镜技术、导航支气管镜技术等对病灶实施定位,并通过支气管镜工作通道送入活检器械,如活检钳等进行组织活检以明确诊断。

二、设备与器械

目前 TBLB 操作主要通过可弯曲支气管镜进行操作,实施活检需配备可弯曲支气管镜系统,包括不同规格的可弯曲支气管镜、光源、内镜主机、图文监视系统等,可联合其他引导定位系统如床旁 X 线机、超声支气管镜、导航支气管镜系统等。活检的器械可根据需求选择不同型号的活检钳（图 13-2-1）,如标准型/带窗、鳄口型、带针椭圆型等,相应口径越大的活检钳获取组织标本越大,但相应的出血及气胸的发生率也会随之升高。

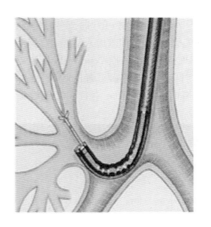

标准型/带窗

带针椭圆型/带窗

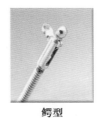
鳄型　　V字型　　鳄口型

图 13-2-1　活检钳的选择

三、适应证及禁忌证

（一）适应证
1. 肺外周肿块、结节、浸润病灶。
2. 肺部弥漫性病变性质未明者。

（二）禁忌证（参照《诊断性可弯曲支气管镜应用指南（2008 版）》）
1. 活动性大咯血。若必须要行支气管镜检查时,应在建立人工气道后进行,以降低窒息发生的风险。
2. 严重的高血压及心律失常。
3. 新近发生的心肌梗死或有不稳定型心绞痛发作史。
4. 严重心、肺功能障碍。
5. 不能纠正的出血倾向,如凝血功能严重障碍、尿毒症及严重的肺动脉高压等。

6. 严重的上腔静脉阻塞综合征,因纤维支气管镜检查易导致喉头水肿和严重的出血。

7. 疑有主动脉瘤。

8. 多发性肺大疱。

9. 全身情况极度衰竭。

四、技术操作与注意事项

（一）盲检法   主要根据术前胸部 X 线片或者胸部 CT 选择相应病灶部位肺段进行活检,对于弥漫性病变可选择下肺等容易进行取材的位置进行操作。术前禁食 6 小时,为保证操作顺利进行,建议操作前静脉予镇静、镇痛药物。可经口/鼻使用常规支气管镜检查明确支气管腔内情况,并给予 2% 利多卡因行表面麻醉,将可弯曲支气管镜送至目标支气管处,通过支气管镜工作通道送入活检钳,直至遇到阻力或患者感到微痛时,再将钳后撤 2cm(一般从段支气管开口起进入 4cm 深度即可),或者嘱患者深呼吸,在深吸气末将活检钳张开,缓慢向前推进 1cm 左右在呼气时钳

夹,然后缓慢退出活检钳,建议在不同的段或亚段支气管伸入取材,同样操作步骤,分别钳取 5 块左右肺组织于福尔马林标本固定液中进行固定,送检病理检查。该活检方式的诊断阳性率明显受操作医师的熟练程度影响,临床诊断率波动于 18%~75% 的低值,并且在 <2cm 的病灶中诊断率更低,波动于 11%~42%。

（二）床旁 X 线透视引导下肺活检术（图 13-2-2）
根据术前胸部 X 线片或者胸部 CT 选择相应病灶部位肺段,将可弯曲支气管镜送至目标支气管处,通过支气管镜工作通道送入活检钳,在 X 线透视的实时引导下,活检钳循所选择的亚段支气管插入,穿过气管壁到达病变区,转动 X 线透视方向,变换透视位置(如从垂直改为水平),明确活检钳位于病灶中,活检钳对准病变部位,张开后推进少许,在呼气末钳夹,最后缓慢退出。与盲检法对比,X 线透视的准确率可能更高,在活检中因损伤胸膜引起气胸发生的机会也会相应降低,但诊断的准确与否取决于操作医师对胸部 CT 等的阅读能力,而且术中操作者与患者均需进行 X 线暴露,也增加了相应的损伤。

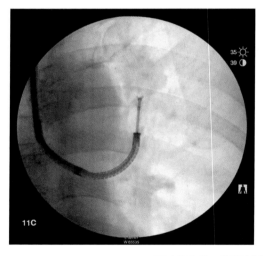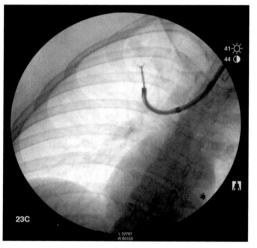

图 13-2-2   床旁 X 线透视引导下肺活检

1. 径向超声支气管镜引导下经引导鞘肺活检术（EBUS-GS-TBLB）   该技术在后续章节将有详细介绍。

2. 导航支气管镜技术   导航支气管镜技术是近年来发展的新技术之一,将术前高分辨率薄层胸部 CT 无间隔扫描获得的图像数据导入导航软件系统,三维重建对支气管内表面具有相同像素值范围赋予人工伪色彩并模拟腔内情况,获得类似支气管腔内的动态重建图像(图 13-2-3)。术前可根据胸部 CT 的提示,通过标定肺部病灶,制订支气管镜操作的路径。目前,虚拟导航技术可观察第 0~6 级支气管。广州呼吸健康研究院报道的导航支气管镜研究表明,使用导航支气管镜技术能将传统肺活检的阳性率由 47% 提高到 76%,明显缩短整体操作时间,总体操作时间导航组为(256±205)秒,在该技术的基础上,也衍生出许多新的导航

方式,如增强现实导航支气管镜技术,其通过将真实世界信息和三维重建信息"无缝"集成的高新技术,即把原有在支气管镜下直视的现实影像与这些影响对应的实体信息(正确的路径信息、血管信息、气道尺寸信息、病灶位置信息等),实现叠加后进行支气管镜诊疗的临床应用。

3. 电磁导航支气管镜系统   电磁导航支气管镜(electromagnetic navigation bronchoscopy,ENB)是一种以电磁定位技术为基础,结合计算机虚拟支气管镜与高分辨螺旋 CT 特点,经支气管镜诊断的新技术。2007 年美国公司研制的 in-Reach™ 系统(采用第三代电磁导航技术的支气管镜检查技术)获得美国 FDA 510(k)验证,设备主要由磁导航电磁板(electromagnetic board)、导航定位装置(locatable guide,LG)、延长工作管道(extended working channel,EWC)和计算机系统与监视器等组成。

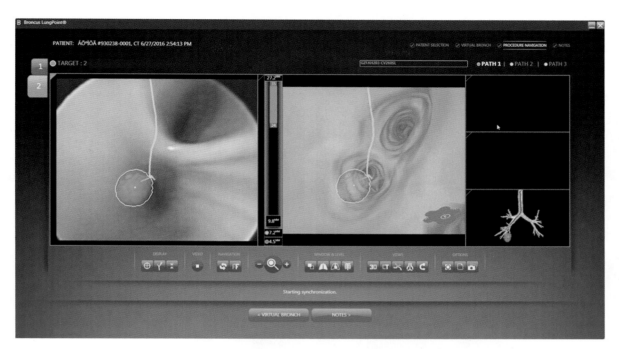

图 13-2-3　导航支气管镜技术下支气管腔内的动态三维重建图像

支气管镜磁导航系统的操作可以分成两个部分,分别是术前导航规划和术中气管内磁导航。①术前导航规划——计划(planning),即影像采集和绘图。计算机软件把以 DICOM 格式储存的高分辨螺旋 CT 数据进行三维重建,产生的虚拟支气管图像供医师作术前导航参考。在导航计划管理计算机上,操作者在虚拟支气管图像中标记 5~7 个解剖标记为注册点以备电磁匹配用(例如气管隆突、右主支气管等),然后在螺旋 CT 图像上的三个切面(横状面、矢状面、冠状面)分别标记出目标病灶。计算机软件可自动找出通往目标病灶的气道,用颜色线显示导航路径供参考及确认,也可通过手动自行设定导航路径或仅作部分修改,操作者沿预设路径,便能准确到达目标病灶部位。②术中气管内磁导航——注册(registration),即支气管镜定位和实时导航。麻醉后(局麻或静脉麻醉)将可弯曲支气管镜插入气管,沿支气管镜工作通道将已预置导航定位装置(LG)的延长工作通道(EWC)送入气管中。按前期规划中的注册点与体内定位探头进行一一配对,例如在计划图上选定右中叶支气管(RML),然后把 LG 的探头放置在体内相应位置,计算机系统将两图像叠加校正,综合生成直达靶区的导航计划图,探头被实时监控校准,并能在导航系统中反映探头在支气管中的实时位置。根据监视器显示的三维重建 CT 图像及虚拟支气管树,操作者按照导航计划图在每个支气管分叉处只需按导航定位导管转向提示视窗显示方向(绿色球为目标,绿色球在正中则表明方向正在导航路径上),转动导航定位导管手柄,轻轻拉动手柄,导管前端即可按照设定方向转向,进入通往目标病灶的支气管。当到达靶区时,固定 EWC,然后将 LG 从 EWC 中退出,经 EWC 置入活检钳等操作器械,进行针吸、刷检、活检或注射药物等。

Becker 等在 2005 年首次报道了在人体身上应用 ENB 的研究,有 30 例成年男性患者,肺部病变的范围从 1.2cm 到 10.6cm,从 29 例患者中的 20 例(占 69%)获得确诊价值的肺组织活检,其中 25%(5/20)确诊为良性病变。25 例患者按计划进行手术。出现 1 例肺组织活检相关气胸,3 例轻微的自限性出血,没有严重并发症。国内李时悦教授团队报道在 2011 年 9 月 1 日至 2012 年 5 月 30 日收治的 20 例胸部螺旋 CT 显示为孤立性肺外周微小病变(直径≤3cm)的患者进行电磁导航支气管镜实时引导定位下肺活检,同时以床旁 X 线定位肺活检作为对照,结果有 17 例患者共 20 个肺外周微小病灶在电磁导航实时引导下完成活检,病灶平均直径为(1.8±0.7)cm,其中 11 例患者行手术治疗,6 例患者经内科治疗并随诊超过 12 个月均达到临床治愈。肺活检组织病理结果与最后诊断符合率:电磁导航组为 80.0%(16/20),X 线透视组为 45.0%(9/20),两组确诊率差异有统计学意义。近年来多个关于电磁导航支气管镜在肺外周病变的诊断价值的研究也有类似的结果,ENB 定位 TBLB 准确率在 59%~75.5%。

4. 支气管镜下经肺实质结节取样术(bronchoscopic transparenchymal nodule access,BTPNA)(图 13-2-4)　无气道相通的肺外周结节活检是目前该类病变诊断的难点所在,文献报道总体诊断率波动于 18%~28.6%,德国的 Herth Felix J. F. 等于 2015 年报道了一种经肺实质对 SPN 进行取样的新方法,利用患者的 CT 影像数据,重建出患者的 3D 支气管树及气道周边血管分布情况,系统自动计算出最佳气道壁进入点(point of entry,POE),以及经肺组织从 POE 到 SPN 间的无血管路径。在融合透视检查的引导下,采用一套以导管为基础的工具,通过特制的穿刺针在 POE 点实施穿刺后,使用球囊对穿刺点进行扩张以便引导鞘管进入气道壁,在 X 线的实时引导下创建连接 POE 和结节间的通道,并通过鞘管完成活检操作(图13-2-5)。既往文献报道 BTPNA 平均手术时间 39.8 分钟,通道平均长度为 47mm,平均每例患者活检 3.3 次(0~6次),术中未发现气胸、出血等不良并发症,诊断阳性率为83%,该方式的提出为此类无气道相通的患者提供了新的诊断方式。

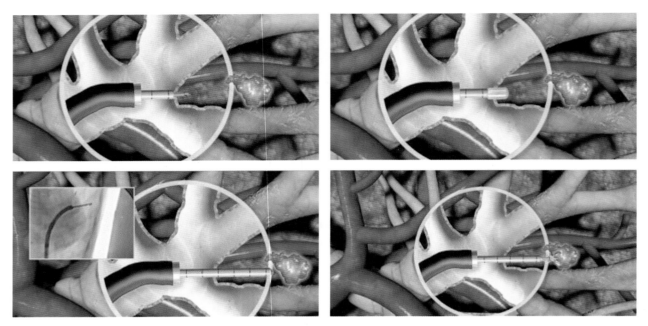

图 13-2-4　支气管镜下经肺实质结节取样术三维重建示意

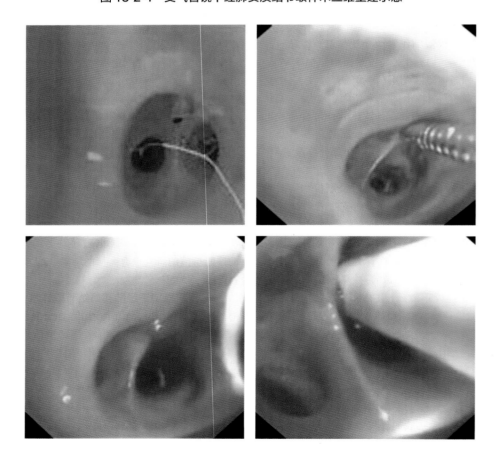

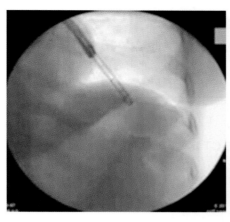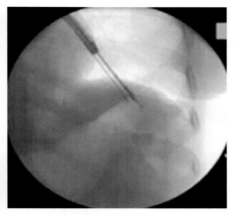

图 13-2-5　胸部 X 线透视引导的支气管镜下经肺实质结节活检

（三）并发症及其预防和处理　TBLB 对患者存在一定的损伤,在检查过程中可能出现相应的并发症,甚至危及患者生命安全,需引起广大医务工作者的注意和重视。

1. 出血　TBLB 术中或术后均可能出现,在术中出血是应使用 1:10 000 肾上腺素局部气道内注入,并通过支气管镜于活检部位行压迫止血处理,必要时使用静脉止血药物进行止血,在大出血时应及时行气管插管,或者封堵球囊止血,及时行血管介入或者外科止血处理。

2. 气胸　对怀疑术中或术后患者出现活检位置胸痛、呼吸困难、低氧血症的患者应重视有无气胸出现,及时行胸部 X 线片明确诊断,一般少量的气胸可自行吸收,若患者呼吸困难等症状改善不佳时需及时予胸腔穿刺引流处理。

TBLB 是一种操作简单、安全、高效、费用较低的呼吸疾病诊断技术,通过更多技术的联合,我们能大大提高肺外周病灶的诊断率,为肺癌的早期诊断、早期治疗提供更有力的帮助,并在这个精准的平台上进行更进一步的介入治疗。

（钟长镐）

第三节 经支气管针吸活检

一、概述

（一）原理　经支气管针吸活检术(transbronchial needle aspiration,TBNA)是一项应用于硬质或软质支气管镜,对气管、支气管腔内外病变(如结节、肿块、肿大的淋巴结及肺部的病灶等)进行针刺吸引活检,以获取细胞或组织标本进行病理学、细菌学及其他特殊检查的操作技术。TBNA 具有操作简便、创伤小等特点,已成为一项支气管镜检查及治疗的普通项目。

（二）设备及器械

1. 支气管镜　任何活检通道为 2mm 及以上的软性支气管镜。

2. 穿刺活检针　目前国内可用于 TBNA 的穿刺针有美

国产 WANG 氏针、国产新王氏针、日本 N1/2C 等系统穿刺活检针。

不同的穿刺应用于不同部位的病灶,主要根据穿刺针的硬度进行选择,隆突前、主支气管、右气管旁等属较易接近的淋巴结区域,在这些区域的操作对支气管镜活动度的要求较小,可使用较硬的穿刺针,对于需要很大的支气管镜弯曲角度才可达到的区域,如左气管旁、主动脉-肺动脉窗(A-P window)或隆突下,选择更易弯曲的穿刺针。

3. 穿刺针选择

(1) 中央区组织学采样:MW0122、MW-322、SW0121、W-120、W122、N1/2C。

(2) 中央和周边细胞学采样:MW-222、SW-221、W-220。

(3) 周边细胞学采样:MW-522、SW-521、W-220、N1/2C。

(4) 中央区组织学采样:MW-319、W320、W420。

(5) 周边组织学采样:MWF-319。

二、适应证和禁忌证

（一）适应证

1. 主要适应证　对以下情况建立诊断:纵隔或肺门淋巴结、对已知或怀疑肺癌进行分期、气管外病变对气管的外压病灶、黏膜下病变、肺周围性结节。

2. 次要适应证　对气道内坏死肿瘤、出血性肿瘤病变建立诊断,预测外科切除线,追踪小细胞肿瘤,对纵隔囊肿及脓肿进行诊断及引流。

3. 治疗　对管腔内外的肿瘤进行注射治疗、对管腔外肿瘤性病变进行放射粒子治疗。

（二）禁忌证　无特殊禁忌证,适合支气管镜检查的患者均适合 TBNA,通常认为下列情况应为支气管镜检查的禁忌证:①肺功能严重损害,不能耐受检查者;②心功能不全、严重高血压或心律失常者;③全身状态或其他器官极度衰竭者;④主动脉瘤;⑤出、凝血机制严重障碍者;⑥哮喘发作或大咯血;⑦麻醉药过敏,不能用其他药物代替者。同时,所选穿刺点如果有明显感染则不适宜进行 TBNA。

三、技术操作及注意事项

（一）术前准备

1. 患者术前准备同常规支气管镜检查 如检查出凝血时间、血常规、胸部 CT（增强）等检查，术前禁食 4~6 小时，签署知情同意书。

2. 麻醉 同常规支气管镜检查。

（二）技术操作

1. 操作步骤

（1）仔细阅读胸部 CT 片，对需穿刺的部位进行定位。操作者可参考目前通用的 WANG 氏定位法（表 13-3-1）对所需活检的纵隔或肺门部位的病灶进行定位及穿刺点的选择（图 13-3-1~图 13-3-11）。

表 13-3-1　纵隔淋巴结分组与 CT 定位、管腔内穿刺部位

Wang 氏淋巴结组	CT 定位标准	Wang 氏 TBNA 穿刺定位标准
1. 前隆突淋巴结	左右主支气管交汇点前上方	隆突上第 1、2 气管环间，12 点
2. 后隆突淋巴结	左右主支气管交汇点后下方	隆突后方，5~6 点
3. 右气管旁淋巴结	上腔静脉后、气管下段（近奇静脉弓的）前侧方	隆突上第 2~4 气管环间，1~2 点
4. 左气管旁淋巴结（主动脉肺窗）	近左气管、支气管转角处，主动脉弓下和左肺动脉之上	隆突上第 1~2 气管环间，9 点
5. 右主支气管淋巴结	右主支气管前上方	右主支气管起始向下第 1~2 软骨环间，12 点
6. 左主支气管淋巴结	左主支气管前上方	左主支气管起始向下第 1~2 软骨环间，12 点
7. 右上肺门淋巴结	右上支气管开口前外方	右上支气管分嵴前外方
8. 隆突下淋巴结	左右主支气管之间或近右上支气管开口水平	右主支气管内侧壁，9 点
9. 右下肺门淋巴结	中间段支气管前侧方，近中叶支气管开口水平	中间段支气管前侧壁，3 点
10. 隆突远端淋巴结	中间支气管与左主支气管之间，近右中叶支气管开口水平	中间支气管内侧壁，近右中叶支气管开口水平，9 点
11. 左肺门淋巴结	左上下叶支气管之间	左下支气管外侧壁近背支开口，9 点

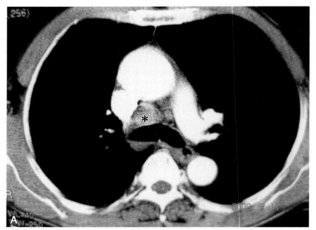
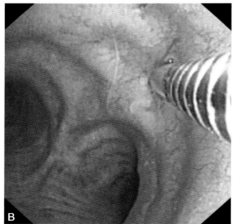

图 13-3-1　前隆突淋巴结及穿刺位点
A. 前隆突淋巴结（＊）；B. 前隆突穿刺点。

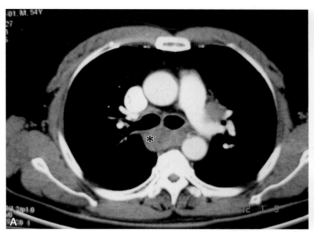
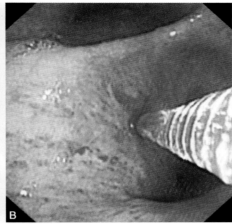

图 13-3-2　后隆突淋巴结及穿刺位点
A. 后隆突淋巴结（＊）；B. 后隆突穿刺点。

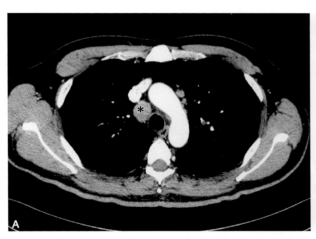
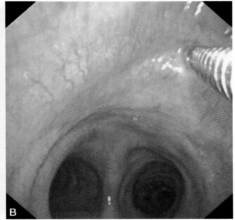

图 13-3-3　右气管旁淋巴结及穿刺位点
A. 右气管旁淋巴结（＊）；B. 右气管旁淋巴结穿刺点。

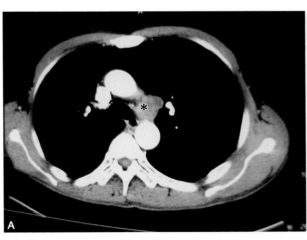
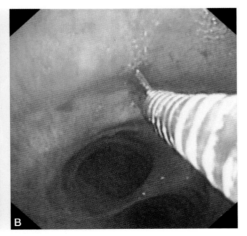

图 13-3-4　左气管旁淋巴结及穿刺位点
A. 左气管旁淋巴结（＊）；B. 左气管旁淋巴结穿刺点。

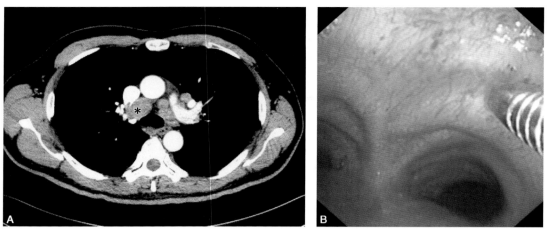

图 13-3-5　右主支气管淋巴结及穿刺位点
A. 右主支气管淋巴结（ * ）；B. 右主支气管淋巴穿刺点。

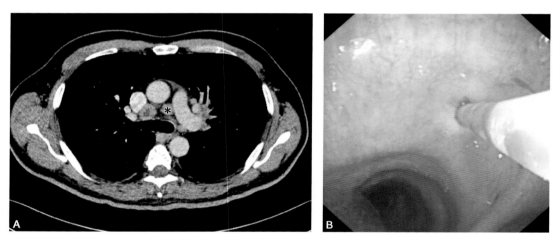

图 13-3-6　左主支气管淋巴结及穿刺位点
A. 左主支气管淋巴结（ * ）；B. 左主支气管淋巴结穿刺点。

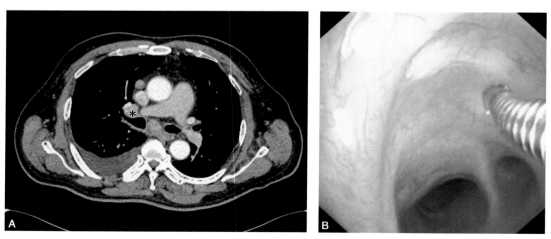

图 13-3-7　右上肺门淋巴结及穿刺位点
A. 右上肺门淋巴结（ * ）；B. 右上肺门淋巴结穿刺点。

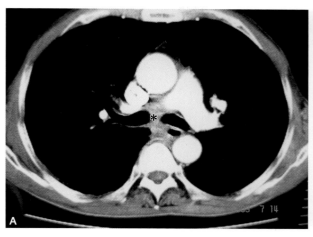
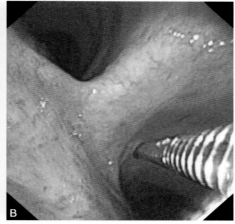

图 13-3-8　隆突下淋巴结及穿刺位点

A. 隆突下淋巴结（＊）；B. 隆突下淋巴结穿刺点

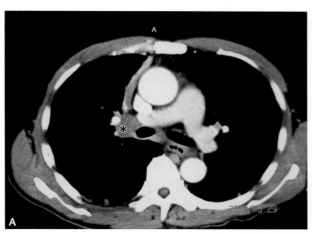
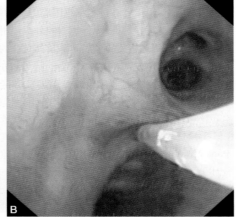

图 13-3-9　右下肺门淋巴结及穿刺位点

A. 右下肺门淋巴结（＊）；B. 右下肺门淋巴结穿刺点。

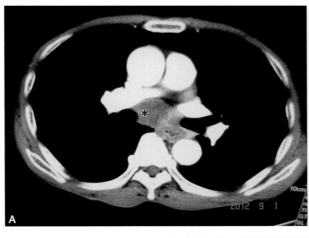
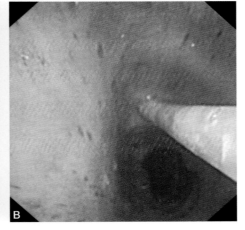

图 13-3-10　隆突远端淋巴结及穿刺位点

A. 隆突远端淋巴结（＊）；B. 隆突远端淋巴结穿刺点。

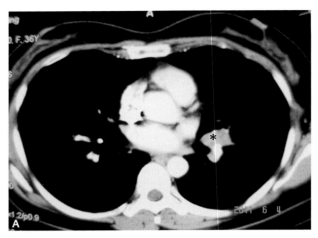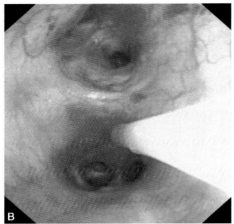

图 13-3-11　左肺门淋巴结及穿刺位点
A. 左肺门淋巴结（＊）；B. 左肺门淋巴结穿刺点。

（2）纵隔的淋巴结均位于纵隔内血管、气管等所构成的间隙内且位置相对固定,操作者亦可根据纵隔腔内部的气管、血管和淋巴结的解剖位置由气管腔内标志对腔外纵隔淋巴结进行定位和穿刺。与 TBNA 相关的纵隔间隙及其对应的纵隔淋巴结为:气管前间隙(4R 或 WANG3、5)、主动脉弓和左肺动脉窗间隙(4L 或 WANG4)、隆突上(4R 或 WANG1)和隆突下间隙(7、8 或 WANG8、10)。在气道腔内确定气管前间隙的解剖标志为主动脉弓压迹和主动脉弓搏动所对应的气管右侧 1~2 点(图 13-3-12);主动脉弓和左肺动脉窗间隙为气管第一软骨环上下间隙 9~10 点(图 13-3-13);隆突上间隙为气管第一软骨环上下间隙 12~1 点(图 13-3-13),隆突下间隙为隆突尖至右中叶开口间 8~9 点(图 13-3-14)。

2. 操作技巧　准确有效地将穿刺针透过气道壁进入纵隔或肺门的病灶内是影响 TBNA 效果的另一重要因素,操作者必须掌握有关的操作技巧,充分利用气管镜来调节和辅助穿刺针,使在穿刺针远端施加的力度能尽可能集中于针尖上而利于透过气道壁。

操作者可利用以下操作技巧透过气道壁,所有这些穿刺技巧均可联合应用,如突刺法不成功转为推送法、金属环贴近气管壁法转推送法等。

（1）突刺法:在鼻或口端固定气管镜,手在气管镜活检孔上方捏住穿刺针的尾端,用一较大的力度将穿刺针快速刺向预定穿刺点。

（2）推进法:穿刺针尖刺入气道黏膜内,调整支气管镜弯曲端角度,使穿刺针尽可能与气道壁垂直,操作者左手在活检孔处将穿刺针的尾端固定,右手以一定的恒力将支气管镜连同穿刺针向前送,直至穿刺针透过气道壁(图 13-3-15)。

（3）咳嗽法:属于一种辅助方法,不能单独使用,通常在使用突刺法或推进法时,如果碰到阻力穿刺针难以透过气道壁,可要求患者咳嗽,使气道壁撞击穿刺针针尖,增加穿刺针的力度。

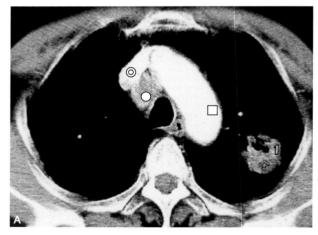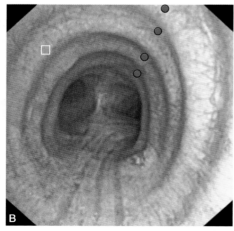

图 13-3-12　气管前间隙及 4R（WANG 3，5）淋巴结组穿刺点
A. 主动脉弓（□）,上腔静脉（◎）及位于气管前间隙中的 4R（WANG3、5）淋巴结（○）;B. 主动脉弓在腔内的压迹（□）及 4R（WANG3、5）淋巴结穿刺点（●）。

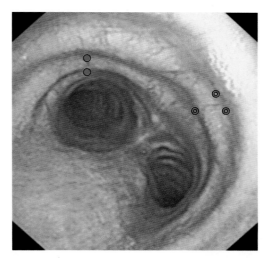

图 13-3-13　主动脉-左肺动脉窗及穿刺点（●）和前隆突间隙及穿刺点（◎）

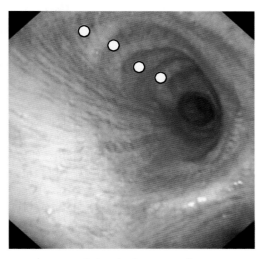

图 13-3-14　隆突下间隙及 7、8（WANG8、10）淋巴结组穿刺点（○）

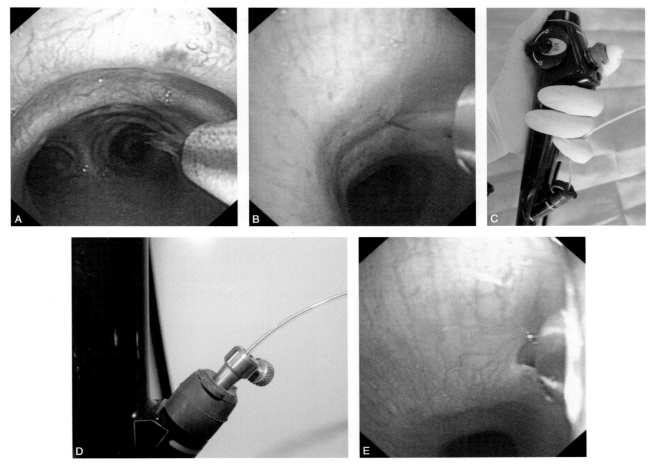

图 13-3-15　推进法联合辅助法穿刺针吸活检步骤

A. 推出穿刺针；B. 穿刺针刺入黏膜并固定；C. 固定穿刺针的尾端；D. 可用辅助器固定针的尾；E. 推送支气管镜，将穿刺针透过气道壁。

（4）金属环紧贴气道壁法：穿刺针通过支气管镜活检通道进入气道后，将穿刺针的金属环端紧贴在气道黏膜上（图13-3-16），操作者在患者口或鼻端将支气管镜固定，助手将穿刺针活检部推出，依靠穿刺针尖的力度来透过气道壁。

（5）辅助法（见图13-3-15D）：利用一小固件将穿刺针在活检孔处固定，操作者调节支气管镜，利用推送法将穿刺针透过气道壁。

（6）组织学穿刺活检针的使用技巧：目前国内应用较广泛的组织学穿刺活检针为MW319，为双针结构，穿刺时内外针推出透气道壁，之后将内针后退，利用外针切割和抽吸，获取标本（图13-3-17）。组织学穿刺活检针较粗，通常利用推进法较易调节角度和穿透气道壁，在穿刺成功后同样可多次利用推进法，在保持穿刺针不退出气道壁的基础下进行切割活检。操作者都希望获得较好的标本，尤其是组织学标本，组织学穿刺活检针为切割获得标本，如果切割血管，导致的损伤较大。为避免切割血管，在穿刺成功后，先不退出内芯而予以负压抽吸，如果极易抽出血，则表明穿刺

针在血管内，避免下一步的切割动作，如果未抽出血液，则可退回内芯，利用外针进行切割活检。

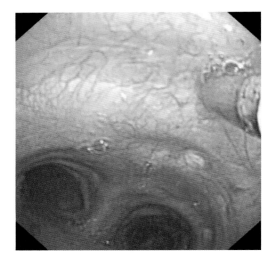

图13-3-16　金属环紧贴气道壁法

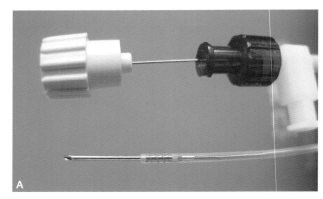

图13-3-17　组织学穿刺活检针的使用技巧

A. 先将穿刺针内外针全部推出并锁紧，利用内针带外针进入病灶；B. 进入病灶后将内针后退，利用外针进行切割活检。

3. 注意事项

（1）控制出针的长度和角度：穿刺针露出支气管镜的长度以刚好看到穿刺针鞘为好（图13-3-18），太长则不易穿透气道壁，在使用推进法时，穿刺针露出3～5mm较好，在调好支气管镜角度后再将穿刺针推出。穿刺针应尽可能以与气道壁垂直的角度透过气道壁（图13-3-19），穿刺角度太小，易偏离病灶和被上下的软骨卡住导致穿刺针透过气道壁障碍或针孔被切下的软骨堵塞，难以获取标本，进针角度与出针的长度及调节支气管镜有关。

（2）检验穿刺针是否穿过气道壁：在TBNA操作时，一定要检验穿刺针是否已透过气道壁，如果穿刺针透过了气道壁，操作者会有一种阻力消失的感觉，解除向前送的力度时穿刺针不向后弹，而穿刺针的金属环能紧贴气道黏膜，此时将穿刺针适当往后拉，再用力前送，金属环能基本无阻力顺利地碰击气道壁，否则穿刺针则未穿透，需要重新进行穿刺（图13-3-20）。

（3）抽吸时的负压：抽吸时的负压根据不同穿刺针有所不同，通常WANG氏穿刺针以护士抽吸时有负压感即可，而用N1/N1C穿刺针可予以回抽至5～10ml刻度处的负压，

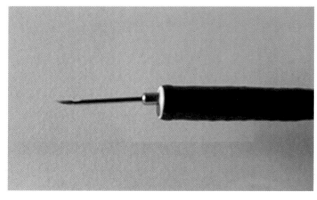

图13-3-18　穿刺针推出长度

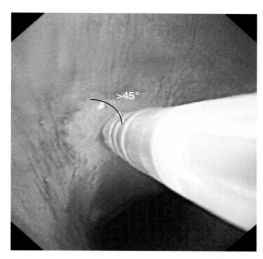

图 13-3-19　穿刺针进行气道壁时的角度 > 45°

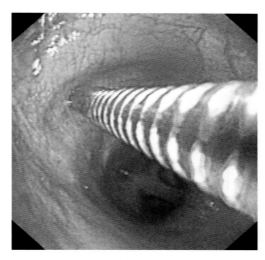

图 13-3-20　检验穿刺针是否透过气道壁

在整个穿刺抽吸过程中均予以负压维持,同时操作者将穿刺针在病灶内来回抽动。如果使用的是细胞学穿刺活检针,则穿刺针在退出病灶前应减掉负压,以免吸入气道内的分泌物,污染标本,造成结果分析困难;如果使用的为组织学穿刺活检针,在拔针前应维持负压,以免丢失组织标本。

（4）标本的处理:可直接将标本喷涂在玻片上,用另一片玻片涂匀,立即置于 95% 的酒精中固定,此为涂片术。另一种方法是用 3ml 生理盐水或 Hank 液冲洗穿刺针,然后送细胞检查室处理,此为液体技术,亦可用细胞蜡块技术处理标本。组织学标本则直接用福尔马林处理送检。

四、并发症及其预防和处理

多年的 TBNA 技术应用证明,该方法安全和实用,总结所有报道,仅少数患者术后发生气胸,其发生率不足 1%,偶有损伤升主动脉导致纵隔血肿或心包积血的报道,通过处理均未发生致死。

对初学者来说,最大的并发症是损伤支气管镜,避免这种损害则应在每次将穿刺针插入活检孔前,必须肯定活检部已完全退入保护套内,在进行穿刺针活检时,特别是采用突刺法时,每次必须在支气管镜的末端看到穿刺针尖才能进行,拔出穿刺针时必须肯定穿刺针已完全退回保护套内。

五、评述

作为经支气管针吸活检术的发展产物,超声支气管镜（EBUS）为经支气管镜针吸活检术（TBNA）提供了一个全新操作平台,使该技术真正得到了认识和应用,曾有专家认为,既然 EBUS 能提供如此准确的结果,是否应该取消常规 TBNA,为此曾展开一系列的讨论。C-TBNA 对较大的病灶有 80% 及以上的诊断阳性率,可对纵隔良性病变进行诊断,可在常规支气管镜检查、局麻的情况下完成,可使患者免于应用费用高、创伤大的纵隔镜等,应该成为一项基本的操作技术,如此才能更好地造福于广大的患者。

（李时悦）

参考文献

[1] WANG KP. Staging of bronchogenic carcinoma by bronchoscopy [J]. Chest, 1994, 106（2）: 588-593.

[2] XIA Y, WANG KP. Transbronchial needle aspiration: where are we now? [J]. J Thorac Dis, 2013, 5（5）: 678-682.

[3] 荣福, 萧淑华. 气管支气管内解剖标志在常规经支气管吸活检术中的应用[J]. 中华结核和呼吸杂志, 2014, 37（8）: 588-591.

[4] ZHANG Y, WANG KP. Evolution of transbronchial needle aspiration-a hybrid method[J]. J Thorac Dis, 2013, 5（3）: 234-239.

[5] WANG KP. Flexible transbronchial needle aspiration biopsy forhistologic specimens[J]. Chest, 1985, 88（6）: 860-863.

[6] HUANG JA, BROWNING R, WANG KP. Counterpoint: should endobronchial ultrasound guide every transbronchial needle aspiration of lymph nodes? No[J]. Chest, 2013, 144（3）: 734-736.

[7] MEDFORD AR. Endobronchial ultrasound-guided versus conventional transbronchial needle aspiration: time to re-evaluate the relationship? [J]. J Thorac Dis, 2014, 6（5）: 411-415.

第四节
气道内超声支气管镜检查

一、超声引导下经支气管针吸活检（EBUS-TBNA）

1992 年,国外学者 Hurter 等首次报道使用气道内超声对气道进行检查的可行性初步结果,研究使用特制的放射状探头可显示支气管腔内肿瘤、支气管壁、肺实质、肺动脉,并可对气道内金属支架情况进行评估。2002 年,日本公司研发了新一代的气道内超声——超声支气管镜（endobronchial ultrasound, EBUS）,它是一体化的搭载电子凸阵扫描超声探头的超声光纤支气管镜,超声探头频率为 7.5MHz,扫描的方向与插入的支气管镜平行,可在超声引导下经支气管针吸活检(transbronchial needle aspiration, TBNA)。随着科技的进步,最新的复合式气道内超声频率可达 10 ~ 12MHz,可提高检测组织内部的分辨率,且观察的视野也提高到 60°,进一步扩大了观察范围。而搭载的彩色多普勒功能可以观察淋巴结内部及周边的血管分布,有利于观察血流流速较快的血管,防止误穿大血管,而超声弹性成像检查功能,可测定组织的弹性系数,反映组织的软硬程度,对病变组织的良恶性进行一定的评估。

肺癌是目前世界上高发的恶性肿瘤之一,且发病率和死亡率呈逐年上升的趋势。经淋巴转移是肺癌最常见的扩散途径之一,决定了肺癌的 TNM 分期,尤其是 N 分期决定了手术方式的选择和治疗方案的确定。美国胸科医师学会(American College of Chest Physicians, ACCP)肺癌指南推荐超声引导下经支气管针吸活检(endobronchial ultrasound-transbronchial needle aspiration, EBUS-TBNA)为肺癌术前评估的重要工具。气道内超声对肺部肿瘤病灶定位和引导穿刺有重要的应用价值,利用气道内超声声像特征亦可预测肺部外周病灶的性质。

(一)原理 超声成像是利用超声声束扫描人体,通过对反射信号的接收、处理,以获得体内器官的图像。气道内超声应用的是 B 型(辉度调制型)超声,是以亮度不同的光点表示接收信号的强弱,在探头沿水平位置移动时,显示屏上的光点也沿水平方向同步移动,将光点轨迹连成超声声束所扫描的切面图,为二维成像。通过气道内超声我们可以清晰地探及气道周边的淋巴结、病变组织、血管、脏器如心脏、肝脏等,并在超声的实时引导下避开重要器官实施针吸活检取材。

(二)设备与器械 包括超声主机、超声支气管镜、专用超声水囊、超声穿刺针、负压吸引装置等(图 13-4-1~图 13-4-4)。

1. 超声主机与超声支气管镜 超声支气管镜先端部外径为 6.9mm,插入部外径 6.3mm,工作通道内径 2.0mm,弯曲部角度范围向上 120°,向下 90°,扫描方式为电子凸阵扫描,扫描方向平行于插入方向,扫描范围为 60°,扫描频率为 5/6/7.5/10/12MHz。因光镜位于超声探头后方且为 35° 向

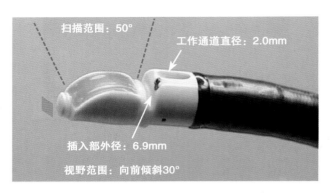

图 13-4-2 超声支气管镜探头结构示意

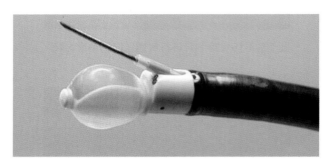

图 13-4-3 专用超声水囊

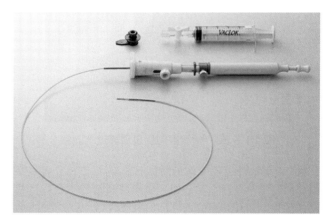

图 13-4-4 超声穿刺针与负压吸引注射器

前斜视,因此在光镜检查过程中存在一定仰角,在操作中需要视野与角度的调整,在进镜过程中需要注意前端操作探头对入镜的影响。超声支气管镜通过专用超声主机连接实现超声探查功能,通过超声内镜图像处理系统实现灰阶超声(B 超)、超声多普勒、弹性成像、超声造影等功能,通过不同类型的超声显像对淋巴结或病变组织的特征如钙化、液化、软硬程度、血流供应等进行评估,并能清晰地显示病变周边组织、血管、脏器等,全程实时显示穿刺针进出病灶的过程,以保证穿刺的准确性及安全性。

2. 超声穿刺针 使用与超声支气管镜匹配的专用超声穿刺针,其针尖经特殊处理可在超声下显影,穿刺针外径为 21G、22G,部分穿刺针针尖部有特殊侧孔有助于更多组织取

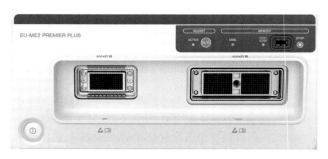

图 13-4-1 超声主机示意

材,穿刺针结构可分为外鞘管、穿刺钢针、针芯、固定锁扣、可调负压吸引注射器,可根据病灶大小调整具体穿刺深度。

(三)适应证及禁忌证

1. 适应证

(1)肺癌的诊断与分期。

(2)肺门、纵隔病灶的诊断,主要包括与气管、支气管毗邻的淋巴结(如 2、4、7、10、11、12 组淋巴结)及病灶(图13-4-5)。

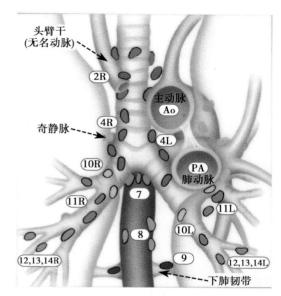

图 13-4-5　纵隔淋巴结分组及 EBUS-TBNA 穿刺位点

(3)纵隔、肺门病灶的介入治疗,如纵隔囊肿的抽液减压、肿瘤的局部粒子植入、消融等。

2. 禁忌证　同常规支气管镜检查。

(四)操作流程与注意事项

1. 操作流程

(1)术前准备同常规支气管镜检查,术前禁食 6 小时,因超声支气管镜检查对患者刺激较大,为保证操作顺利进行,建议操作前静脉予镇静、镇痛药物。

(2)可经口/鼻使用常规支气管镜检查明确支气管腔内情况,并给予 2% 利多卡因行表面麻醉后,更换超声支气管镜检查,在患者胸部 CT 或 PET/CT 提示有肺门、纵隔淋巴结肿大或病灶的异常位置处行超声探查,使用生理盐水膨胀气道内超声探头水囊,缓慢小幅度沿气管支气管壁上下左右移动探头。仔细察看病变位置,调节探头于病灶的最大短径并处于超声声像的中央,可通过灰阶超声、超声多普勒、弹性成像功能对病灶进行相关检测。

(3)使用超声穿刺针在超声引导下进行病灶穿刺,首先通过超声支气管镜工作通道送入穿刺针并固定于支气管镜上,调整外鞘管使之稍微露出支气管镜外,避免在穿刺过程中穿刺针损伤工作通道,确定穿刺进针点后退出针芯约

1cm,在助手辅助下沿气管软骨间隙刺入病灶,完全拔除针芯后连接负压吸引器,抽吸穿刺 10～15 次以保证有足够量的组织标本进行检测,穿刺完全后移除负压吸引器后再拔除穿刺针。术后观察局部穿刺点是否有渗血情况,对症处理。

(4)涂片、组织标本经甲醛水溶液固定,石蜡包埋制切片后送病理检查。

2. 注意事项

(1)进行 EBUS-TBNA 是为帮助操作者获取理想的标本、增加患者舒适度、减少操作相关并发症发生,建议使用清醒镇静或全身麻醉下进行操作。

(2)超声支气管镜进入气管的通路可选择经鼻、经口、经喉罩、气管插管等方式,建议在穿刺过程中助手辅助固定超声支气管镜,并在穿刺过程中适当向气道壁方向送入,以保障操作者全程获取良好的超声图像。

(3)专用超声水囊可使超声探头与气道壁贴合更紧密,减少超声伪影,以获得更清晰的超声图像,一般来说对于 7、11、12 组淋巴结是否使用水囊均可,其他组淋巴结建议使用。

(4)EBUS-TBNA 穿刺顺序建议根据肺癌的 TNM 分期标准,先穿刺原发病灶的对侧淋巴结再到同侧,先远端再到近端。

(5)EBUS-TBNA 穿刺次数一般建议为 10～20 次,以保证获取满意的标本,如获取的标本不满意可尝试调整负压器压力、穿刺角度、深度等。

(五)并发症及其处理

1. 出血　EBUS-TBNA 由于是在超声引导下进行穿刺,可清晰地规避血管及重要的脏器组织,并且穿刺针的直径较小,一般穿刺后出血较少,通常不需要特殊处理可自行止血。

2. 纵隔感染　发生率较低,严格无菌操作可避免感染的出现,部分特殊纵隔囊肿或者脓肿病例建议仅行穿刺抽液减少压迫症状,尽量避免由穿刺针行注药灌洗等处理。

3. 气胸及纵隔气肿　发生率较低,穿刺过程中应尽量避免反复穿刺到肺,一般较少发生。

4. 心律失常　术前做好充分评估,术中进行心电监测,并做好充分的麻醉,一般发生率较低。

(六)评述

经超声支气管镜引导针吸活检是近年来呼吸内镜技术的一个重要发展,为呼吸疾病的诊断带来了重要的突破,在 2008 年由广州呼吸疾病研究所引入我国,并得到了迅速发展。常规的 TBNA 因为诊断的阳性率差异性较大(20%～80%),其诊断率与操作医师的操作技巧明显相关,而经由实时超声引导下穿刺,可以充分提高 TBNA 的诊断率,它提供了更真实、清晰、动态、可控的技术优点,一般学习曲线为 50 例左右即可掌握该技术的操作,总体诊断率可达 70% 左右。随着超声支气管技术的研究发展,一系列的超声声像分析,包括灰阶超声(B 超)、超声多普勒、弹

性成像等可以帮助操作者更好地对病灶进行分析,重点穿刺。2015年美国胸科医师学会(ACCP)指南已将超声支气管镜图像分析的重要性列入其中,被越来越多的研究者所重视。而在呼吸介入治疗方面,也有文献报道超声引导穿刺后,通过穿刺针道对肿瘤局部行化疗药物及放射性粒子局部治疗,可抑制肿瘤的生长,提示该技术在治疗方面也具有积极的意义。目前该技术使用的超声支气管镜外径偏大,对部分气道管径较小的位置难以进入,存在一定的局限性,期待将来有更小外径的超声支气管镜以解决这一问题。国内外的多项研究均表明EBUS-TBNA技术的临床价值,在诊断纵隔、肺部肿瘤、明确肺癌患者的TNM分期等方面具有重要的作用,值得临床推广及运用。

二、径向超声支气管镜引导下经引导鞘肺活检术(EBUS-GS-TBLB)

肺癌是世界上发病率、病死率最高的肿瘤。在我国,多数肺癌患者确诊时已为晚期,5年生存率极低。因此,筛查并早期诊断肺癌显得尤为重要。近年来,随着胸部CT,特别是高分辨率CT(HRCT)的广泛应用,使外周型肺孤立性结节(solitary pulmonary nodules,SPN)被及早发现。经支气管镜肺活检术(TBLB)可帮助明确SPN的性质,而常规支气管镜仅能到达4~5级支气管。随着超声支气管镜技术的发展,2005年日本学者Kurimoto教授提出可以使用径向超声支气管镜引导下经引导鞘肺活检术(endobronchial ultrasonography with guide-sheath,EBUS-GS),通过20MHz的径向旋转超声探头对病灶进行探测,明确病灶位置后通过特制引导鞘管进行点对点的活检,从而打破常规支气管镜的盲区,实现纵隔、肺外周病灶的"可视化",大大提高了肺外周病灶的诊断率,传统TBLB对SPN的诊断率并不理想,可能低于20%。ACCP肺癌指南推荐,诊断SPN应优先选择径向超声引导TBLB,可作为诊断的重要手段。多项研究结果亦表明,相对于传统的TBLB技术,EBUS引导的TBLB可明显提高外周型肺孤立性结节的诊断率。一项关于EBUS引导TBLB的荟萃分析纳入了16个研究共1 420例患者,该技术诊断肺癌的敏感度为73%,特异度是100%。

(一)原理与设备 EBUS-GS是通过以400r/min速度轴向旋转的超细探头,借助超声波在不同组织中的穿透、吸收、反射能力的不同,经计算机的重建形成不同特征性的组织结构声谱图像;在超声图像中肺外周实性病灶可呈现黑色实性低回声区,病灶周边通常可见明显的边界线,正常的肺组织可形成白色的超声影像,液体区域为均一的黑色暗区,并可探及气道周边的血管存在,可见圆形界限清晰搏动的血管征象。因此,可通过不同的超声声像分析,明确肺外周病灶位置及病灶周边组织血管情况。

目前EBUS-GS-TBLB技术使用的设备包括径向超声探头、超声驱动器、超声主机、特制的引导活检套装等。

1. 径向超声探头(图13-4-6、图13-4-7) 目前常用的径向超声探头有直径1.4mm和1.7mm探头,探头的直径不同决定了使用的支气管镜、引导鞘管、活检钳大小不同,操作者需根据不同病灶的位置决定使用不同型号的探头,超声扫描频率为20MHz。

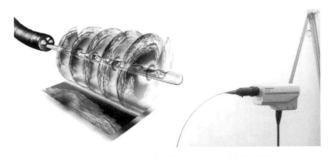

图13-4-6 径向超声探头与超声驱动器

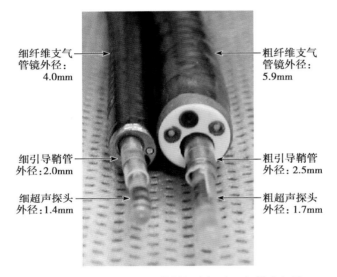

细纤维支气管镜外径:4.0mm
粗纤维支气管镜外径:5.9mm
细引导鞘管外径:2.0mm
粗引导鞘管外径:2.5mm
细超声探头外径:1.4mm
粗超声探头外径:1.7mm

图13-4-7 不同直径的带鞘超声探头和纤维支气管镜结构示意

2. 引导活检套装 包含特制的引导鞘管、活检钳及细胞刷、固定卡锁,对于部分气道比较大的病灶可通过带水囊的引导鞘管进行探查,可清晰探及气道周边的结构(图13-4-8),如黏膜、黏膜下层、软骨、肌肉层等。

(二)适应证及禁忌证

1. 适应证 肺外周病灶、部分气道旁病灶穿刺前引导、气道疾病超声结构探查。

2. 禁忌证 同常规支气管镜检查。

(三)操作流程与注意事项

1. 操作流程

(1)术前准备同常规支气管镜检查,术前禁食6小时,因超声支气管镜检查对患者刺激较大,为保证操作顺利进行,建议操作前静脉予镇静、镇痛药物。

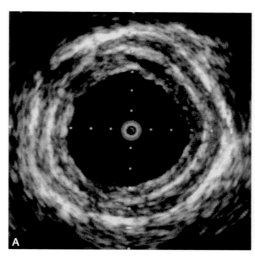
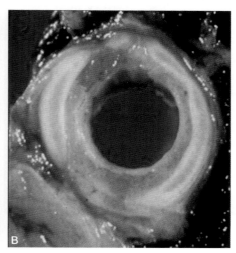

图 13-4-8 支气管壁的 EBUS 图像及解剖结构
A. 支气管壁的 EBUS 图像；B. 支气管壁的解剖结构。

（2）超声探查前需将引导活检套装（图 13-4-9）在体外进行定位调整，分别使用超声探头、活检钳、细胞刷在引导鞘管中进行定位，使三者在引导鞘中的相对位置统一，保证在超声探查到病灶图像后可经引导鞘管实施点对点活检操作。

（3）麻醉满意后，通过支气管镜常规进行检查，并于气道内进行利多卡因局部浸润麻醉，通过胸部 CT 或者导航支气管镜系统定位病灶所在位置，经支气管镜工作通道送入已预置超声探头的引导鞘管，当操作者探查到病灶的超声声像时通过卡锁将引导鞘管固定于支气管镜上，退出超声探头后沿引导鞘管送入活检工具，如活检钳、细胞刷、穿刺针等实施组织活检。

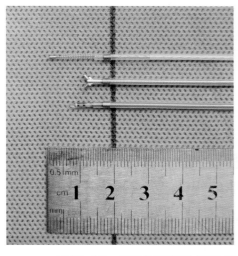
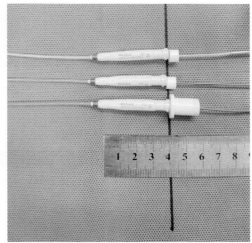

图 13-4-9 引导活检套装（自下而上分别是超声探头、活检钳、细胞刷）

2. 注意事项

（1）径向超声探头可探查到病灶位置及其周边脏器组织情况（图 13-4-10），在活检前需仔细观察病灶所在位置的血管、胸膜位置等情况，可以避免相应的如出血、气胸等并发症出现。

（2）在超声探查中不同超声声像可提示病灶与气道的相对位置不同，可分别有中央型、毗邻型、不可见型，不同的超声声像相应的诊断率不同（图 13-4-11），在临床操作中尽可能地保证探查到中央型超声声像再进行活检以提高诊断阳性率，可以通过调整支气管镜的方向使超声探头通过不同方向进入气道中从而实现。

（四）并发症及处理 EBUS-GS-TBLB 的并发症同常规经支气管镜肺活检，相应的出血、气胸等并发症可以在超声探查时仔细观察超声图像改变，尽量减少并发症。

（五）评述 目前，周围型肺癌的早期诊断方法主要有影像学、痰脱落细胞学检查、肺部肿瘤标志物、经支气管

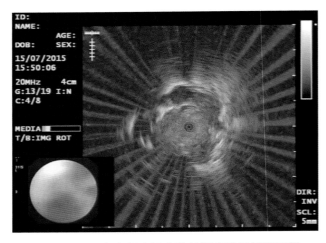

图 13-4-10　径向超声探查肺外周病灶及其周围组织情况

镜肺活检术(TBLB)、CT 引导下经皮肺穿刺、电视胸腔镜及开胸活检等,而近年来介入性肺病学技术已成为确诊肺癌的

主要诊断方法。常规支气管镜无法窥见肺外周病变,其对周围型肺癌的临床诊断率始终处于 18%~75% 的低值,并且在<2cm 的病灶中诊断率更低,波动于 11%~42%。CT 引导下经皮肺穿刺对周围型肺癌的诊断率高达 76%~97%,但其带来的并发症如致命性大出血或气胸的风险让人无法忽视,而进行电视胸腔镜或开胸手术则创伤太大,老年患者或肺功能不全患者无法耐受。在这种情况下,经支气管镜介导的微创诊断技术则显得尤为重要,ACCP 肺癌指南推荐,诊断 SPN 应优先选择径向超声引导 TBLB,可作为诊断的重要手段,EBUS-GS 技术的出现大大提高了肺外周病灶的诊断阳性率,并通过引导鞘管实现了点对点的操作,在一定程度上也减少了医师因为经 X 线或者经 CT 对患者进行引导穿刺的射线暴露,并且通过对超声声像的初步审阅可以推断病灶的良恶性程度,有学者对病灶中超声声像的均一性、血管增殖情况等进行判读从而明确病灶的良恶性,在超声探查中通过对周边血管及胸膜情况的判读,也能最大限度地避免常规 TBLB 的相关出血、气胸等并发症的发生。总之,EBUS-GS-TBLB 是一种安全、高效、诊断率高的肺外周病灶诊断技术。

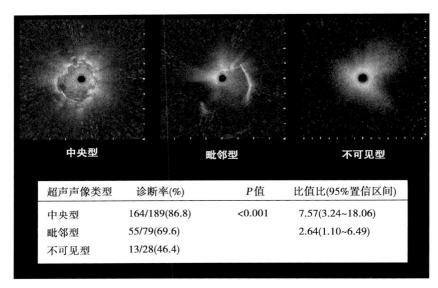

超声声像类型	诊断率(%)	P 值	比值比(95%置信区间)
中央型	164/189(86.8)	<0.001	7.57(3.24~18.06)
毗邻型	55/79(69.6)		2.64(1.10~6.49)
不可见型	13/28(46.4)		

图 13-4-11　不同类型的径向超声声像及其诊断率

(钟长镐)

第五节
支气管镜检查新技术

　　随着科技的发展,应用于气道检查的新技术不断出现,如自发荧光支气管镜、窄谱支气管镜、光学相干断层扫描技术、共聚焦激光显微内镜成像技术等,下面介绍近年来在临床应用相对成熟的自发荧光支气管镜和窄谱支气管镜技术。

一、自发荧光支气管镜检查

　　20 世纪 30~40 年代人们发现肿瘤组织与周围正常组织

的荧光颜色不同,并由此区分两者。但是到目前为止,这一现象的发生机制尚不明确。目前大部分学者认为,肿瘤组织和正常上皮组织的化学结构差异使得各自所含的荧光基团不同,导致了激发的荧光呈现出不同的颜色。也有学者认为上皮组织所含荧光基团较少,荧光主要是黏膜下的结缔组织产生的。

　　在特定波长的激发光照射下,正常组织产生绿色荧光,而癌前病变和肿瘤组织较厚,所含荧光基团少,导致下方的绿色荧光出现色谱偏移。另外,肿瘤组织血供丰富,而血红蛋白具有独特的光吸收特性,当特定波长的光线照射时,血液可吸收激发光并导致荧光和反射光减弱,从而使血供丰富的组织呈现不同的颜色。以上各种因素导致了肿瘤组织和正常黏膜的荧光特性差异。20世纪90年代早期,国外学者首先将基于荧光诊断技术的自发荧光支气管镜(autofluorescence bronchoscopy,AFB)引入支气管镜检查术中。与常规支气管镜检查相比,自发荧光诊断技术能对白光下不易或不能探查到的不典型增生或早期病变进行定位,提高了支气管肺癌的早期诊断水平,特别是对于中央型肺癌的早期发现具有重要价值。

目前的自发荧光支气管镜有白光和荧光模式,系统可单键切换自发荧光与白光模式,操作便利。

自发荧光支气管镜检查主要用于以下情况:

1. 疑诊不典型增生或原位癌的患者。

2. 影像学或临床怀疑有支气管肺癌的患者。

3. 支气管肺癌手术后随访。

4. 确定中心型肺癌的浸润范围,对肺癌分期诊断。

5. 对肺癌高危人群,如重度吸烟者、长期粉尘接触者等进行肺癌的筛查。

6. 对肺癌筛查试验中的X线检查阴性而痰细胞学检查异常的人群进行肺癌早期定位诊断。

操作时,先按常规白光支气管镜予气道检查,再转换为荧光支气管镜,有序观察气管、隆突、左右主支气管及所属各叶段支气管,对荧光显色异常部位再次重点观察,必要时切换为白光模式对比观察。明确病变部位后,在白光模式下完成病变部位刷检或活检。

操作时应注意术前充分麻醉,术中操作轻柔,避免暴力损伤支气管黏膜。由于自发荧光支气管镜所发射的激发光照射距离有限,术中尽量靠近病变部位进行荧光观察。由于出血对荧光显像影响较大,使用自发荧光观察前应清除气道的血迹。有出血时,一般不适合进行自发荧光支气管镜检查。

自发荧光支气管镜是一种安全、经济、高效的诊断工具,有助于发现气道早期恶性病变及对病变浸润范围进行准确估计,但其特异性有待进一步提高。在临床应用中,医师需掌握适应证,合理应用,同时与影像学检查、细胞学检查等其他辅助检查措施相结合,可共同提高支气管肺癌的早期诊断率。

二、窄谱支气管镜检查

传统的RGB连续光纤视镜系统有一个氙气灯和带RGB波长滤光装置的旋转磁盘组成。旋转磁盘和黑白摄像器同步处理光波,波长:B为400~500nm,G为500~600nm,R为600~700nm,3条光波图像连续生成,3条波段图像通过图像信号处理器整合成彩色图像。当传统的RGB光波照射到组织细胞,部分光反射、散射,最终显示器只能检测到小部分光波。

窄波成像技术(narrow band imaging,NBI)就是通过光波专用滤光片,改变普通光中入射光的颜色为415nm和540nm窄波光波,即获得了被生物组织吸收的蓝光和绿光,通过主机的信号处理获得黏膜组织及血色素光谱特性的窄波光图像颜色和组织结构的突出对比效果,从而得到内镜下所见

黏膜表层的毛细血管和细微腺体形态,达到内镜下的染色效果,黏膜内的血管清晰显现的图像使医师更容易对组织细微变化做出区别和判断。由于它是一种光学成像强调技术,受黏液影响不大,而且无须向目标组织喷洒化学色素,较好地降低了对生物组织的任何伤害和不利影响。

目前窄谱支气管镜有白光和窄谱模式,系统可单键切换窄谱与白光模式,操作便利。

窄谱支气管镜检查可用于以下情况:

1. 提高早期发现癌症的检出率,更有效地进行针对性活检,提高标本的阳性率,也可近距离或在放大情况下识别黏膜微细形态与毛细血管的形态,确定病变性质。

2. 适用于痰细胞学可疑阳性或长期咳嗽、咳痰的吸烟者,可早期发现癌前病变。

3. 痰细胞学检查发现癌细胞,而影像学检查无异常发现,这类肺癌在临床上称为隐匿性肺癌,通过窄谱支气管镜检查,观察支气管内的黏膜、毛细血管细微异常征象,可结合活检和刷检技术,提高诊断率。

4. 了解病变的血管情况,特别是活检前观察血管的多少及分布。

5. 操作时,以白光支气管镜进行常规检查,找到异常部位,切换到NBI系统观察气道微血管和黏膜变化,根据检查的情况决定是否需进一步活检、刷片、灌洗等。

应注意充分麻醉,可以采用表面麻醉联合清醒镇静。操作过程中,尽量不要使支气管镜剐蹭支气管黏膜,避免黏膜出血影响观察。

窄谱支气管镜可以清晰观察黏膜微细形态与毛细血管的形态,有助于早期肺癌等异常病变的发现,相对于白光支气管镜有较高的敏感性,但由于目前尚缺乏肿瘤的判断标准,诊断率受观察者的影响较大,特异性也有待提高。

近年来有学者联合自发荧光支气管镜联合窄谱支气管镜检查,敏感性及特异性均明显高于单独的荧光支气管镜或窄谱支气管镜检查,明显提高了诊断率。

(李时悦)

参考文献

[1] HE Q. WANG Q. WU Q. et al. Value of autofluorescence imaging video-bronchoscopy in detecting lung cancers and precancerous lesions: a review [J]. Respir Care. 2013. 58(12):2150-2159.

[2] ZARIC B. PERIN B. STOJSIC V. et al. Detection of premalignant bronchial lesions can be significantly improved by combination of advanced bronchoscopic imaging techniques[J]. Ann Thorac Med. 2013. 8(2):93-98.

第六节
气道介入诊断技术的合理选择

随着气道介入诊断的范围越来越广,诊断的技术/手段和方法越来越多,如何合理、有效地选择诊断技术,是呼吸专科医师、介入呼吸病学医师都必须认真考虑的问题,需要

从这几方面进行综合分析。

（一）病变的部位

1. 支气管腔内病变　支气管镜下可窥及的病变一般在段或亚段支气管以上，这种情况可以采用常规的活检钳、细胞刷等方法获取组织或细胞标本，阳性率可达90%以上。

2. 支气管外压性或黏膜下病变　支气管镜下黏膜表面光滑，外压性病变可见病变凸向管腔，黏膜下病变一般根据CT影像提示。如果病变位于较大的支气管（如叶支气管以上），首选超声实时引导下的经支气管针吸活检，如果没有超声支气管镜、病变位于较小的支气管或超声支气管镜没法到达的区域，可以采用经典的经支气管针吸活检，经支气管针吸活检应根据CT提示的病变部位及支气管的解剖部位进行综合分析选取正确的穿刺点，具体见经支气管针吸活检的章节。

3. 纵隔、肺门淋巴结/病灶　有条件的首选超声实时引导下的经支气管针吸活检，如果超声支气管镜难以到达病变部位或没有超声支气管镜，采用常规的经支气管针吸活检技术，应根据CT提示的部位与支气管镜下的支气管解剖部位综合分析选取穿刺点。值得注意的是，对于位于纵隔、病变部位不靠近气管和支气管的病灶，如其紧贴食管或附近，可以超声支气管镜进入食管进行超声引导下的经食管针吸活检术。

4. 肺外周病灶　这是临床最多见的病变部位，支气管镜无法直接窥视到病变部位，是目前介入呼吸病学非常关注的热点和难点。现有多种技术和方法可以帮助到达病变部位，如X线引导下的经支气管肺活检、超细支气管镜、虚拟支气管镜、电磁导航支气管镜技术等，但现有的各种导引技术的阳性率在70%~80%，诊断阳性率还有待进一步提高。单纯从技术层面考虑，应注意这几方面：

（1）X线引导下的经支气管肺活检：要求有X线设备，操作简单，但需要暴露X线，且阳性率偏低约60%。操作时采用不同的影像角度，或者新的X线设备（如动态CT）可以增加阳性率。

（2）超细支气管镜：超细支气管镜外径2.8mm，工作通道1.2mm，可以到达6~8级支气管，活检钳通过工作通道时也可弯曲180°，对外周病灶特别是需要弯曲角度大的部位如上叶尖段等有其独特的优势，但其工作通道较小，采用的活检钳较小、活检的组织小，而且支气管镜面容易受分泌物影响视野。

（3）超声技术：应用径向超声小探头在病灶附近进行超声检查，发现病灶的异常超声后，退出探头，沿着原来的路径或原有的超声探头引导鞘送入活检工具进行活检，这是目前较实用、阳性率较高的一种导航方法，但由于部分病灶没有与支气管相通，超声探头无法检测到病变，另外就是活检不是在超声实时引导进行，因此其诊断阳性率还是有待进一步提高。一般可以把超声检测与其他虚拟导航方法结合起来。

（4）虚拟支气管镜：需要专门的虚拟支气管镜系统（软件），有些系统需要专有的硬件，系统可以引导支气管镜到

达病灶，但由于常规支气管镜只能到达4级支气管附近，远端的气道就难以完全按照导航的路径进入，但可以帮助确定基本的方向。最新的虚拟支气管镜系统可以显示血管的位置。

（5）电磁导航支气管镜：需要配备电磁板、虚拟导航系统及定位导管和探头。从原理及机制看，电磁导航技术最先进，但实际操作时，由于其受呼吸的影响等方面的因素，诊断阳性率约70%，近年来结合其他诊断手段，阳性率有所增加。

5. 胸膜或胸膜下病灶　优先考虑经皮穿刺活检或内科胸腔镜检查。

（二）不同方法/技术的选择

对于同一病变，可能有不同的技术/方法实施诊断，具体的选择需要考虑以下因素：

1. 操作者对技术/方法的熟悉程度　由于每种方法/技术均有其优势和不足，尽可能选用操作者熟悉的方法或技术。

2. 费用　电磁导航支气管镜从技术层面看肯定有其先进的特点，但其设备及耗材均较为昂贵，不适合作为常规的导航方法。

（三）注意事项

1. 病灶与支气管的关系　根据与支气管的关系，外周病灶可分为三种类型：①病灶与支气管相通；②支气管从病灶边缘通过；③支气管远离病灶。从诊断阳性率看，第一种类型的外周病灶常规活检钳诊断阳性率最高，第二种类型次之，第三种最低。Minezawa对149例患者进行经支气管肺活检，病灶均≤3cm，先进行EBUS-GS后再进行活检，第一种类型的诊断率达83%，第二种类型诊断率为65%，第三种类型仅仅28%。对第一种类型的病灶，可以采用活检钳或穿刺针，两种方法阳性率差不多。第二种、第三种类型的病灶，建议采用穿刺针活检。

2. 多种方法联合　每种方法特点不同，也有其不足之处，针对每种方法的特点联合两种或多种方法，可以提高诊断阳性率。如肺外周病灶，各种导航技术应用会受呼吸的影响，如果病灶在X线下可以显示，联合X线引导就可以避免这方面的影响。或者虚拟导航与现实显示病灶超声声像的超声技术结合起来，也可以提高阳性率。

3. 其他　现场快速评价（ROSE）对标本质量的提升有帮助。新的活检技术如冷冻活检可显著提高标本的大小。

综上所述，现代科技为介入呼吸病学提供了多种新技术或方法，使我们对气道介入诊断有了多种方法的选择，如何合理、有效地选择要综合各方面的因素，如病变的特点、可供选择的方法、操作者的熟悉程度、并发症、费用等方面，原则上选用有效、简单、经济、并发症少的方法。当然，对于有治疗前景、目前用于诊断的技术或方法，可能现阶段还存在不足，如需要专用设备、步骤复杂、费用高等，但对有条件的单位应该进行探索。

（李时悦）

参考文献

[1] MINEZAWA T, OKAMURA T, YATSUYA H, et al. Bronchus sign on thin-section computed tomography is a powerful predictive factor for successful transbronchial biopsy using endobronchial ultrasound with a guide sheath for small peripheral lung lesions: a retrospective observational study[J]. BMC Med Imaging, 2015, (15): 21.

[2] EBERHARDT R, MORGAN RK, ERNST A, et al. Comparison of suction catheter versus forceps biopsy for sampling of solitary pulmonary nodules guided by electromagnetic navigational bronchoscopy[J]. Respiration, 2010,

79 (1): 54-60.

[3] PRABHAKAR B, SHENDE P, AUGUSTINE S. Current trends and emerging diagnostic techniques for lung cancer[J]. Biomed Pharmacother, 2018, 106: 1586-1599.

[4] 李玉华, 郭文亮, 李时悦. 经支气管镜不同取材方式活检对胸内结节病的诊断价值[J]. 广东医学, 2015 (16): 2551-2553.

[5] 陈愉, 李时悦, 陈汉章, 等. 电磁导航支气管镜实时引导肺活检对肺外周微小病变的诊断价值[J]. 中华结核和呼吸杂志, 2014, 37 (8): 579-582.

第十四章
内科胸腔镜

一、概述

好奇是人类的天性,而内镜则是架设在人类直观感觉与这些秘密之间的桥梁之一。胸腔镜技术的发展使得临床医师可以直接观察脏壁层胸膜的病变。胸腔镜技术发展的历史脚步,与当时的社会科技发展状况密切相关,表14-0-1列举了胸腔镜技术发展史上的重要事件。把这些历史的片

表14-0-1 胸腔镜技术发展历史上的重要事件

时间	事件
1806 年	Bozzini 采用内镜检查膀胱
1821 年	Carson 采用人工气胸治疗肺结核
1882 年	Forlanini 介绍了制造闭合性气胸的方法
1883 年	Newman 给内镜加装了电灯
1895 年	Roentgen 发现 X 射线
1910 年	Jacobaeus 描述了第一次胸腔镜检查
1913 年	Jacobaeus 使用胸腔镜松解胸膜粘连
1922 年	Jacobaeus 在胸腔镜检查的基础上将观察的病变分类
1928 年	Cova 出版了彩色图谱
1935 年	Mistal 出版了 *Endoscopy et Pleurolyse* 一书
1938 年	Lelong 采用胸腔镜诊断内脏转位,扩大了胸腔镜的用途
1945 年	Isoniazid 发展了胸腔镜治疗肺结核的技术
20 世纪 50 年代	Swierenga 使用胸腔镜检查自发性气胸。Sattler 使用胸腔镜诊断胸腔积液
20 世纪 70 年代	胸腔镜技术逐渐兴盛
1980 年	在马赛举行了第一届胸腔镜国际论坛
1989 年	LoCicero 使用 Nd:YAG 激光器
20 世纪 90 年代初	电视胸腔镜外科手术(video-assisted thoracic surgery,VATS)

断串联,可以发现胸腔镜技术发展有以下特点:①设备上从直接窥视发展至附加有人工光源照明,再到结合视频成像技术;②技术上从初期的单纯诊断发展到可同时进行治疗;③应用范围上由简单到复杂;④总是与其他技术一起发展。胸腔镜技术在呼吸内科和胸外科均有应用,彼此各有擅长。依其开展形式,可分为内科胸腔镜(medical thoracoscopy,又称 pleuroscopy)和外科胸腔镜。本章节主要介绍内科胸腔镜技术。

二、应用指征

内科胸腔镜是一项有创性操作,主要用于经胸腔穿刺术、胸膜活检术等常规诊断方法不能确诊的胸膜腔疾病患者的诊治,它能在直视下观察胸腔病灶,并可进行病灶活检,以一种可接受的微创方式,准确、足量获取病灶组织样本并为治疗提供了新的手段。

(一)适应证
1. 不能明确病因的胸腔积液诊断。
2. 肺癌或胸膜间皮瘤的分期。
3. 弥漫性肺疾病的活检。
4. 对胸腔积液行胸膜固定治疗。
5. 自发性气胸的局部治疗。
6. 其他,如膈肌、纵隔及心包活检等。

(二)禁忌证
1. 胸腔闭锁,如胸膜广泛胼胝样粘连。
2. 凝血功能障碍。
3. 低氧血症。
4. 严重心血管疾病,如急性心肌梗死和/或有严重心律失常等。
5. 严重的肺动脉高压。
6. 持续的不能控制的咳嗽。
7. 极度虚弱者。

三、术前准备

术前检查出血时间、凝血时间、血小板、血型、血气分析、心电图及近期胸部 CT,必要时做肺功能测定。

术晨禁食。术前 1 日或数小时建立人工气胸。术前 1 小时口服可待因,术前 30 分钟肌注 10mg 地西泮(安定)。

内科胸腔镜手术所需要的器械设备总的可以分为两大

部分:成像设备和胸腔镜手术器械。成像设备由摄像系统、光源及显示器等组成。通常将上述系统构成的成像设备放在可移动的柜车中(图 14-0-1),手术的时候根据术者的位置摆放在合适的角度。

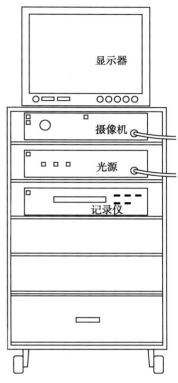

图 14-0-1　集合成像系统的柜车

　　根据视野的范围,常用的内科胸腔镜又可分为 0°镜和 30°镜。0°镜更符合手术者的观察习惯,易为初学者掌握,但 30°镜能观察到胸顶、肋膈角等隐蔽区域,熟练运用者更为喜好。70°镜或 90°镜主要用于观察 0°或 30°镜不能观察到的部位,如肺尖及入镜点周围。

　　具体胸腔镜手术器械包括:通道套管、胸腔镜、内鞘管、活检钳、吸引器、烧灼棒、穿刺针。

四、操作技巧

　　(一)麻醉　　通常采用局部浸润麻醉,可结合静脉镇静药物。

　　(二)体位　　健侧卧位最为常用,但也可采用仰卧位或俯卧位,主要根据病灶部位和选择的入镜点,以易于操作及活检病灶为原则。

　　(三)操作步骤

　　1. 制作切口(图 14-0-2)　　通常通过 1 个切口即可完成操作。侧卧位者通常在腋前线与腋中线之间的 3~5 肋间做 1 个 1cm 的切口。手术前应复习患者的胸部 CT,根据患者病灶部位适当调整入镜部位。仰卧位时,选锁骨中线

第 1~3 肋间为入镜部位。俯卧位时多选用肩胛线紧邻肩胛骨第 6~7 肋间。

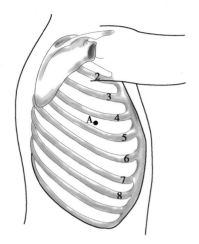

图 14-0-2　切口分布

　　制作胸腔镜切口时,切开皮肤、皮下组织,用胸腔镜通道套管于肋上缘刺破胸膜旋入胸腔。在进入胸腔的时候,应注意术侧肺有粘连的可能,通道套管不必进入胸腔太深,通常 0.5~1.0cm 即可。

　　2. 胸腔探查　　术侧肺塌陷后,放入胸腔镜利用其高清晰度、广角性及放大性探查胸腔内各部位器官。右侧胸腔按照逆时针方向进行探查,左侧胸腔则沿着顺时针的方向进行探查。调整镜的深度和角度,逐一观察胸膜腔的壁层胸膜、脏层胸膜、膈肌胸膜、纵隔胸膜及心包膜。保证以上区域全部在腔镜下检查一遍,胸腔内各器官表面结构也必须详细检查。

　　胸腔术野的暴露,取决于三方面的因素:胸腔镜观察的位置、肺的膨胀情况,以及组织牵拉。胸腔镜观察的位置取决于切口的位置,需要术前很好地阅读 CT 并定位,也可以根据需要制作不同的切口置入胸腔镜进行观察,或者更换不同角度的胸腔镜,以获取好的视角。如果肺组织萎陷不佳,可再向胸腔内注入部分空气,有条件者可注入 CO_2。若存在胸腔积液影响观察可吸除之。如存在粘连,则用活检钳或电烧松解之。

　　3. 病灶活检　　活检是明确诊断的关键。在胸腔镜直视下,对可疑的病灶用活检钳(图 14-0-3)钳取组织,有条件者可即时送冷冻病理确认取材可靠。活检术的目的是获取病灶样本,组织量充分,可以明确病理诊断即可,不必贪多。从活检部位划分,可分为壁层胸膜活检、肺(脏层胸膜)活检、膈面活检及纵隔活检。活检手法上,宜浅不宜深,以活检钳咬取病灶,避免撕扯而导致出血或剧烈疼痛。当不能

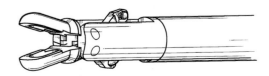

图 14-0-3　活检钳

确定病灶是否为血管时,应先行穿刺排除之。

除了对病灶组织进行活检外,胸腔镜还可以进一步进行治疗性操作。如气胸患者发现其胸膜破裂口,可予以镜下喷洒生物胶封堵。对需要施行胸膜固定术的患者,可在胸腔镜直视下对胸腔均匀喷洒硬化剂,如滑石粉。

五、术后处理

术后常规放置胸腔闭式引流管。胸管的位置和方向根据具体情况而定(图 14-0-4)。如放置胸管主要目的是引流胸腔积液,胸管向后下放置,以利液体引出。如放置胸管主要目的是引流气体,胸管向前上放置,以利气体排出。手术后需要指导患者自行咳嗽咳痰,或者刺激气管诱发患者咳嗽咳痰,多进行深呼吸及吹气球等锻炼以利于肺膨胀。

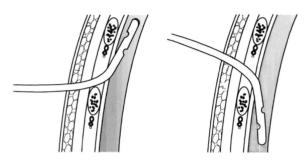

图 14-0-4　放置不同位置的胸管

六、并发症

内科胸腔镜的目的多为获取病灶样本,明确病理诊断,其操作本身相对简单,并发症较少。可能的并发症有出血,尤其注意操作口的出血。患者常伴随胸膜粘连,此时可能伤及肺而引致漏气,操作之时应小心。术后疼痛也常见,手术结束之时可行各切口的肋间及上下肋间神经封闭,减轻患者手术后的疼痛,便于患者咳嗽咳痰,争取早日拔除胸管。

七、无管化胸腔镜肺活检

内科胸腔镜由于技术特点的限制,通常需要直接在胸腔镜下观察到病灶才能进行诸如活检等进一步操作。如果病灶位于肺内,必须通过触摸探查才能确定病灶位置;如直接钳取病变组织将造成显著出血或者明显的肺漏气,则不适合采用内科胸腔镜进行处理。此时选择外科肺活检,可以很安全地实现获取活检组织的目的。

传统开胸外科肺活检其总体诊出率均可达 90%,但手术创伤大,住院时间长且并发症多,多不被患者及医师接受。随着外科技术的进步,外科肺活检采用电视胸腔镜外科手术(VATS)即可完成。相对于传统的开胸手术,VATS 手术切口小,住院时间短,术中出血少,术后疼痛轻。目前的诊疗指南也强调 VATS 肺活检对于确诊弥漫性肺疾病的

重要性。近年来,自主呼吸麻醉 VATS 是 VATS 技术方面的最引人注目的新进展之一。自主呼吸麻醉 VATS 技术已经得到系统化应用,而且效果令人鼓舞。针对弥漫性肺疾病这一特定疾病,实施自主呼吸麻醉 VATS 肺活检并进一步术后不留置胸管引流,即为无管化 VATS 肺活检。

广州医科大学附属第一医院自 2011 年开始,采用此术式行肺弥漫性病变的肺活检已超过 200 例,术程均顺利,无中转全身麻醉的患者。全组患者均获得明确的病理诊断,具有创伤小、操作简单、费用少、确诊率高的独特优势。简介如下。

(一)手术指征

1. 内科医师认为需要外科活检的肺弥漫性或局限性病灶。

2. 有影像学检查可见的手术靶区,尤其是靠近脏层胸膜的病变。

3. 无严重脏器功能障碍,能够耐受胸腔镜手术。

(二)术前准备
手术前备内镜下切割缝合器及胸腔内镜系统,根据 CT 所见评估肺质地情况,如果预计肺质地不佳,需要准备预防切缘漏气的材料。其余同传统开胸手术。

(三)操作技巧
1. **麻醉**　患者术前由麻醉师进行术前访视及评估。主要评估内容包括 ASA 评级,心肺功能,气道情况,有无严重合并症,术中出现大出血、呼吸道梗阻等严重并发症的可能性,以及术中是否可及时中转气管插管全身麻醉。

麻醉由麻醉师与术者接力完成。麻醉师首先对患者实施麻醉,开始时予咪达唑仑 0.06mg/kg 行麻醉诱导,后采用右美托咪定、瑞芬太尼及丙泊酚联合麻醉,微泵静注下维持手术过程,不使用肌松药物,使患者处于持续镇静镇痛状态。手术开始时,术者于手术切口相邻 3 个肋间利用 2% 利多卡因原液行肋间阻滞。入胸后医源性气胸下肺萎陷,术者胸腔内喷洒 2% 利多卡因溶液。若患者手术操作过程中咳嗽明显,术者则采用 0.75% 罗哌卡因 3.5ml 及 2% 利多卡因 1.5ml 的混合液共 5ml,行胸内迷走神经阻滞。手术过程中监测患者生命体征,维持患者呼吸频率 12～20 次/min,血氧饱和度≥90%,若患者血氧<90%,则予面罩辅助通气,无明显改善,则予中转气管插管全身麻醉。

2. **手术器械**　主要器械包括 5mm 电视胸腔镜、切口保护套、可替换刀头电凝钩、双关节夹持钳、直角钳、组织剪、3-0 Prolene 线、腔镜关节头直线型切割吻合器。

3. **体位**　通常采用健侧卧位。侧卧位时腰桥升高,以使肋间隙尽可能扩大,方便操作。

4. **手术步骤**

(1)制作切口(图 14-0-5):常规消毒铺巾,取腋前线至腋中线第 4 或 5 肋间沿皮纹做一长约 2.5cm 切口,对于严重胸腔粘连者,可于第 6 或 7 肋间置入 5mm 穿刺套管以作为观察孔。

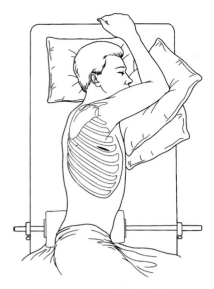

图 14-0-5　胸腔镜手术切口

（2）用电刀逐层切开皮肤、皮下组织和肌层,用切口保护套撑开切口,用利多卡因胸腔内喷洒以抑制咳嗽反射。

（3）利用双关节卵圆钳,尝试将目标部位肺组织牵拉至胸壁外。若牵拉至切口处无明显张力,以大弯钳钳夹拟获取肺组织（图 14-0-6）,大小约 2cm×2cm,以组织剪剪下,后切缘用 Prolene 线连续单纯来回缝合。若目标部位肺组织不易牵拉至胸壁外,则于胸腔内提起目标肺组织,直接使用切割缝合器切除目标肺组织。

（4）经切口放置胸腔闭式引流管 1 条,逐层缝合切口后,胸管接负压排气,充分排气后拔除胸管。切口可吸收缝线行皮内缝合。

（四）术后处理　　患者术后当日返回病房后予以吸氧及床边心电血氧监护,内外科医师共管术后患者,外科医师重点关注外科并发症,而内科医师着重处理原发病及可能的肺部感染变化。外科医师医嘱复查静脉血细胞分析、电解质及床边胸片,并观察患者有无呼吸困难,两侧对比术侧呼吸音有无较离开麻醉复苏室时显著降低,血压有无进行

性下降,血红蛋白有无显著降低,以及了解胸片显示的肺膨胀及渗出情况。患者较前明显气促或胸片提示肺膨胀欠佳（肺压缩>30%）,则于锁骨中线第 2 肋间置入细管（中心静脉导管）行胸腔闭式引流术以促进肺复张。是否调整抗生素、是否调整激素或免疫抑制剂用量,则由呼吸内科医师根据原发疾病定夺。根据患者术后的自主需求,予以非甾体类镇痛药止痛治疗。

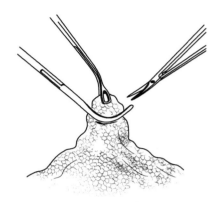

图 14-0-6　将病灶组织提出切口后切取

（陈汉章）

参考文献

[1] 何建行. 微创胸外科手术与图谱[M]. 广州: 广东科技出版社, 2005.

[2] 陈正贤, 孙元亮, 等. 内科胸腔镜[M]. 北京: 人民卫生出版社, 2008.

[3] LUO Q, HAN Q, CHEN X, et al. The diagnosis efficacy and safety of video-assisted thoracoscopy surgery（VATS）in undefined interstitial lung diseases: a retrospective study[J]. J Thorac Dis, 2013, 5（3）: 283-288.

[4] PENG G, LIU M, LUO Q, et al. Spontaneous ventilation anesthesia combined with uniportal and tubeless thoracoscopic lung biopsy in selected patients with interstitial lung diseases[J]. J Thorac Dis, 2017, 9（11）: 4494-4501.

第十五章
胸膜穿刺活检术和经皮胸部活检术

第一节
胸膜穿刺活检术

胸膜活检术(pleura biopsy)是原因未明胸膜疾病的重要诊断手段。经胸壁穿刺胸膜活检术于 1955 年由 De Fancis 等首先报道并应用于结核性胸腔积液的诊断,目前已在临床上广泛应用。目前已有三种方法:经胸壁穿刺胸膜活检术、经胸腔镜胸膜活检术和开胸胸膜活检术。其中以经胸壁穿刺胸膜活检术最为常用,包括经胸壁穿刺标准胸膜活检术(standard pleural biopsy,SPB)、超声引导经胸壁切割胸膜活检术(ultrasound-guided cutting-needle biopsy,US-guided CNB)。

与经胸腔镜胸膜活检术和开胸胸膜活检术相比,经胸壁穿刺标准胸膜活检术具有操作简单、创伤小、安全性较高等优点,但缺点也很明显,包括活检成功率较低,积液较少或包裹性积液时不能进行活检,以及某些特殊位置(如心膈角、肋膈角、膈面靠近肝脾部位等)因风险太大也不能进行穿刺活检等,常未能为临床提供病理学诊断依据,因此其诊断价值具有局限性。

超声对胸腔积液的探查十分敏感,能够确定积液的位置、深度、范围和周围结构,特别是血管的关系,已经在临床上普遍应用。正常胸膜要用 5~7.5MHz 高频超声探头检查,声像图表现为两条薄而光滑的线样中等回声(图 15-1-1),壁层胸膜贴于胸腔内壁,位于肋骨及肋间肌后方,不随呼吸运动,脏层胸膜紧贴于强回声的肺表面,呼吸时随肺上

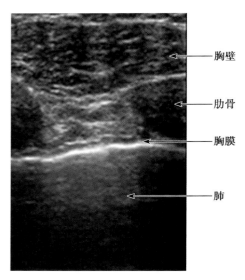

胸壁
肋骨
胸膜
肺

图 15-1-1　胸膜超声声像图

下移动。胸膜病变的超声声像图能敏感地发现各种胸膜病变。超声引导经胸壁切割胸膜活检术是一种更为先进的影像学和病理组织学结合的临床检查手段,具有简便、实时、准确、安全、可靠、诊断率高、并发症少的优点,可明显提高胸膜活检的成功率。同经胸壁穿刺标准胸膜活检术相比较,超声引导经胸壁切割胸膜活检术具有显著的优势:实时引导活检针进行穿刺或切割活检可以显著提高胸膜活检的安全性,减少并发症的发生;可以调整不同的切割角度获得更多的胸膜组织;提高少量胸腔积液、包裹性胸腔积液及某些特殊位置(如心膈角、肋膈角、膈面靠近肝脾部位等)进行胸膜穿刺及切割活检的安全性;联合经胸壁穿刺标准胸膜活检术可以显著提高胸膜活检的成功率;同时,超声具有无辐射性、经济性及便携性好等优势。

经胸壁穿刺胸膜活检术的诊断阳性率一般为 30.8%~76%,其中对癌性和结核性的诊断率高。笔者团队联合应用 US-guided CNB 和 SPB 对恶性胸腔积液(malignant pleural effusion,MPE)的诊断率高达 93.9%。

(一)适应证　经胸壁穿刺胸膜活检术适用于各种原因不明的胸膜疾病和各种原因不明的胸腔积液患者。

胸膜穿刺活检可获得小片胸膜组织,进行病理组织学和微生物学检查,对渗出性胸腔积液的病因诊断意义甚大。对于恶性肿瘤和感染性疾病,胸腔穿刺联合胸膜活检,诊断价值明显优于单独胸腔穿刺抽液检查。

胸膜增厚明显而病因不明时,即使无胸腔积液也可考虑胸膜活检。

漏出性胸腔积液,如已确诊为心力衰竭、肝硬化和肾功能不全等引起者,因胸膜无特异性病变,不须胸膜活检。

(二)禁忌证　经胸壁穿刺胸膜活检术是一项操作较为简单的诊断方法,安全性和并发症因方法不同而有所差别。其禁忌证包括:

1. 出凝血功能障碍　应用抗凝剂、出血时间、凝血酶原时间延长或凝血机制障碍者,不应做胸膜活检。血小板≤$50×10^9$/L 且不能用常规的治疗方法纠正者,也不宜行胸膜活检。

2. 脓胸或穿刺部位胸部皮肤有化脓性感染者。

3. 可疑血管病变者。

4. 严重心律失常、新近发生心肌梗死者。

5. 不合作或精神病患者。

6. 呼吸功能不全、肺动脉高压及心肺功能储备低下者为胸膜穿刺活检的相对禁忌证。

7. 对于肺大疱、胸膜下大疱及肺囊肿合并胸膜疾病患

者,选择穿刺部位时应避开上述病变。

（三）操作方法 经胸壁穿刺胸膜活检术一般与胸膜腔穿刺术同时进行,一般先进行胸膜活检,然后再进行抽液。通常尽量同时进行超声引导经胸壁切割胸膜活检术和经胸壁穿刺标准胸膜活检术,可以提高胸膜活检成功率。

1. 经胸壁穿刺标准胸膜活检术（SPB）

（1）穿刺器械:经胸壁穿刺胸膜活检针有 Cope、Vim-Sliverman、Abrams 及 Lowell 胸膜活检针等。Vim-Sliverman 针由于活检阳性率均较低,目前在临床上已很少应用。国内多用 Abrams 胸膜活检针和改良 Cope 针。Abrams 胸膜活检针包括外套管、内切套管和硬质内针芯（探针）3 个部件（图 15-1-2）。

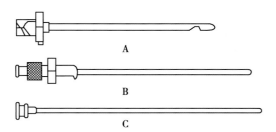

图 15-1-2 Abrams 胸膜活检针构成
A. 外套管, B. 内切套管, C. 针芯。

内切套管可很紧密地插入外套管针内,并且可通过开关与外套管固定或锁住。在关的位置时,内切套管堵住外套管针上的凹槽,使穿刺针不漏气;在开的位置时,内切套管轻度退回,外套管针的凹槽不被堵住。较大的外套管把柄呈六角形,其上有一直角隆凸指明外套管针远端凹槽的方向。改良 Cope 针由外套管、穿刺针和钝头钩针 3 个部件组成（图 15-1-3）,主要是由 Cope 针加粗,活检钩针的倒钩加深,外套管和针芯制成斜面针,钩针直径为 2.4mm,前端为钝端,于钝端 5mm 处挫成倒钩形活检凹槽,在活检针的近端有一直角的隆凸,标明套针远端活检凹槽的方向。

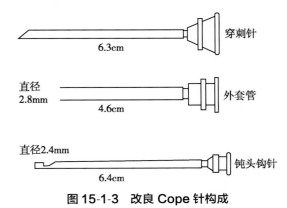

穿刺针
6.3cm

直径
2.8mm
外套管
4.6cm

直径2.4mm
钝头钩针
6.4cm

图 15-1-3 改良 Cope 针构成

（2）术前准备:穿刺活检前应向患者解释操作方法,患者签署知情同意书。应常规行胸部 X 线片、血小板计数、出凝血时间及心电图检查,呼吸功能不全者应行动脉血气分析,必要时行胸部 CT 检查。穿刺时应备齐必需抢救药品及物品。咳嗽剧烈者术前可用镇咳剂,如口服或肌内注射可待因 15~30mg,紧张时可以使用少量镇静剂,如口服或肌内注射地西泮 10mg。普鲁卡因使用前应做皮试。

（3）体位和活检部位:患者的体位和活检部位同诊断性胸腔穿刺术。除大量胸腔积液外,包裹性胸腔积液或胸腔积液量少的患者可在超声定位后进行穿刺活检,可以结合 X 线胸片、胸部 CT 和 B 超检查结果确定。穿刺点可用甲紫棉签在皮肤上进行标记。

（4）穿刺方法:操作者戴好口罩和帽子,常规消毒穿刺点皮肤,戴无菌手套,铺无菌洞巾,以 2% 普鲁卡因或 2% 利多卡因 3~5ml 在标记穿刺点的下一肋骨上缘自皮肤至壁层胸膜进行局部分层浸润麻醉,麻醉过程中要边进针边回抽,测定抽出胸腔积液时的进针深度,标记在活检针外套管上,麻醉后按胸壁厚度确定进针深度;检查活检针。

应用 Abrams 胸膜活检针时,将针芯放入内切套管,再将此内切套管放进较大的外套管针内。顺时针转动内切套管使外套管针远端凹槽处于关闭位置。皮肤做小切口,穿刺针刺入胸膜腔,取出针芯,将注射器与内切套管连接后,逆时针旋转内切套管开启外套管针远端凹槽,可抽取胸腔积液送检。在外套管针远端凹槽处于关闭位置时更换注射器可防止造成气胸。连接好注射器后,打开外套管针远端凹槽,再转动整个针体以使外套管把柄上的隆凸方向朝下,然后一边吸引,一边缓慢向外拔针直至钩住壁层胸膜,此时如果一直能吸出胸腔积液,即肯定胸膜在针的凹槽内。术者用一手固定外套管针,另一手旋转内切套管至"关"的位置,以切取陷在外套管针远端凹槽内的胸膜组织。一旦取到活检标本,可在"关"的位置上拔出穿刺针,即可在针的顶端获得活检标本,若取材不满意则必须再次穿刺;也可再将穿刺针推入胸膜腔,通过注射器将活检标本连同胸腔积液吸入注射器内,可重复进行活检。

目前国内多数医院均采用改良 Cope 针。将套管针连同穿刺针在局麻穿刺点进行穿刺,进入胸膜腔后拔出穿刺针,迅速用拇指堵住套管针外孔,接上注射器抽出胸腔积液送检,同时证明活检针已在胸膜腔内。抽液结束后,保持套管针位置不变,嘱患者于呼气末屏气时移开注射器,迅速插入钝头钩针,将整个穿刺针从垂直位变成与胸壁成 30°~45° 角位置,调整穿刺针保持活检凹槽朝下的方向。将套管针连同钝头钩针,缓慢后退,直到钝头钩针的活检凹槽咬住部分胸膜并固定,然后,术者用一手以持续向外拉的动作,稳稳地举着已咬合住胸膜的钝头钩针,另一手将外套管推向胸膜腔约 1cm,用一旋转动作以切断被咬合住的胸膜组织。在患者屏住呼吸时迅速将钩针拉出,即可获得活检标本。取出钩针时应以拇指迅速堵住套管针孔以防气体进入胸膜腔。这样顺序操作可以多次重复,直至取得满意的标本,多分别在 3、6、9 点钟处重复操作 1~2 次,以获得足够的标本送检,不应于 12 点处取材,以免损伤肋间血管和神经。理想的胸膜组织常为灰白色、半透明、大小 1~4mm,如果取出组织为红色则多为骨骼肌组织。将取得的胸膜组织放入 10% 甲醛或 95% 乙醇中固定后送检。取得满意的活检标本后,拔出套管针及钩针,常规消毒,无菌纱布敷盖,加压包扎或延长压迫时间(尤其是胸腔积液量大、胸腔压力高者)。

2. 超声引导经胸壁切割胸膜活检术（US-guided CNB）（图 15-1-4）

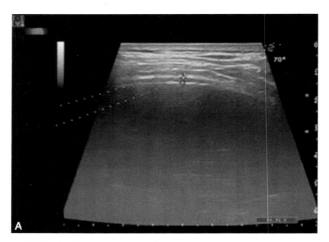

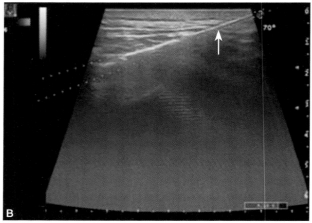

图 15-1-4　超声引导下经胸壁切割胸膜活检

林某某,男性,26 岁。 A. 超声显示大量胸腔积液和胸膜的声像图; B. 超声实时引导下胸膜切割活检,箭头所指为活检针。

（1）穿刺器械:彩色多普勒超声诊断系统、专用穿刺超声探头或高频探头和附加超声引导支架。穿刺针同经皮胸部活检术。

（2）术前准备、体位和活检部位:同经胸壁穿刺标准胸膜活检术。超声引导 CNB 可在超声室或床旁进行。

（3）穿刺方法:消毒、铺巾、麻醉等步骤同经胸壁穿刺标准胸膜活检术。操作步骤上一般先用 B 超了解胸膜情况,确定活检部位,必要时可行胸膜造影。目前造影采用含六氟化硫气体的微泡混悬液,在超声影像中可以提高血液回波率,从而提高信噪比。

（四）注意事项及并发症　胸膜穿刺活检术安全性高,应严格掌握适应证和禁忌证。胸膜穿刺活检术并发症与胸腔穿刺术相同。气胸和出血为常见并发症,其他并发

症有麻醉药过敏、胸膜反应、复张性肺水肿、胸腔积液外漏、胸腔感染和肿瘤沿针道种植等,严重并发症已有气胸、大出血及心搏骤停致死的个案报道,必须引起高度重视。所以,进行胸膜穿刺活检术要特别注意严格掌握适应证;注意沿肋骨上缘进针以避开血管;熟练、认真细心地操作,减少套管针漏气;对胸腔积液量大、胸腔压力高的患者,活检后一定要加压包扎或延长压迫时间,以避免胸腔积液外漏;术中、术后密切观察等可有效预防和减少并发症的发生。

1. 气胸　胸膜穿刺活检气胸发生率一般为 1.1% ~ 6.4%。在活检时空气可经活检针进入胸膜腔,尤其在更换针芯时更容易发生,或者因为穿刺过深,伤及肺组织。少量气胸多可自行吸收,无需特殊处理;如漏气较多,导致肺压缩 20% 以上者,应给予吸氧以促进吸收,可考虑抽气治疗或行胸腔闭式引流治疗。

2. 出血　如在活检过程中伤及肋间血管可引起出血,形成胸部血肿或血胸,如出血量大需行止血治疗及抽出胸腔内积血;刺伤肺组织可出现咯血,一般小量咯血可以自行停止,较大量咯血应按咯血治疗。如定位错误,可能会误伤肝、脾和肾脏,严重者可导致出血性休克,因此穿刺时应准确定位,细心操作。

（曾运祥　汪金林）

第二节
经皮胸部活检术

经皮胸部活检术（percutaneous transthoracic needle biopsy,PTNB）是利用活检针经过皮肤和胸壁到达肺部病灶进行抽吸或切割取得组织标本进行病理学和微生物学检查的一种技术,作为一种简单易行且有效的技术,不需要复杂的设备便可获得肺部、纵隔和胸膜的病理学和微生物学诊断,是目前肺部疾病、胸膜疾病和纵隔疾病诊断的重要手段。

经皮胸部活检术的引导方法包括 CT、B 超、MRI 和 X 线透视,其中以 CT 和 B 超引导应用最为广泛。MRI 检查需要密闭环境和需要 MRI 兼容的专用器械如穿刺针、镊子、剪刀、手推车和监护器等,目前临床较少使用。X 线透视由于操作者和患者都必须长时间暴露在放射性环境下,因而严重限制其临床应用。所以,下面重点介绍 CT 和 B 超引导经皮胸部活检术。

一、适应证和禁忌证

（一）适应证　由于声音传导的特性,超声引导技术有其局限性,仅适用于所有超声能够清楚显示的胸部占位性病变。因此,所有贴近胸壁的肺内病变、胸膜病变和纵隔病变均可应用超声引导进行穿刺活检。CT 引导技术的使用范围比较广泛,适用于所有未能确诊的肺部结节病变、空洞性病变、双肺弥漫性病变、纵隔和肺门占位性病变。适应证包括:

1. 肺部孤立性占位病变。

2. 双肺弥漫性、多发性病变。

3. 胸膜肥厚性病变。

4. 肺部恶性病变放、化疗前的病理学诊断。

5. 肺部感染性病变的微生物学诊断。

（二）禁忌证　　虽然经皮胸部活检术相对安全，但也有一定的风险。目前认为如果出现下列情况应属禁忌证：

1. 有出血倾向疾病或凝血功能障碍者、血小板计数<50×10⁹/L 者、正在接受抗凝治疗者。

1. 有出血倾向疾病或凝血功能障碍者、血小板计数$<50 \times 10^9$/L 者、正在接受抗凝治疗者。

2. 怀疑肺血管性疾病者如动静脉畸形、动脉瘤、血管性肿瘤等。

3. 严重肺功能不全者。

4. 需要或正在接受正压机械通气者。

5. 已经做过一侧全肺切除手术或无功能肺的单肺患者。

6. 严重心功能不全、心肌梗死、严重心律失常等心脏疾病患者者。

7. 穿刺路径有肺大疱者。

8. 怀疑肺棘球蚴病（包虫病）时应避免穿刺活检，防止包虫扩散。

9. 穿刺点局部皮肤化脓性感染或带状疱疹须治愈后方可穿刺。

10. 体质虚弱、恶病质、全身状况差、不能配合检查及有不可控制性剧烈咳嗽者。

二、设备和器械

（一）CT　　CT 引导技术的引导工具是 CT 扫描机。

现有的精密螺旋 CT 扫描机配有激光定位和活检机械手，其准确率达到±2mm。这对提高活检诊断率有很大帮助。CT 可以清楚显示病变大小、外形、位置、病灶坏死空洞区及与血管等周围结构的解剖关系，能够精确确定进针部位、角度和深度，避免损伤血管和神经，提高活检的诊断率和安全性（图 15-2-1）。

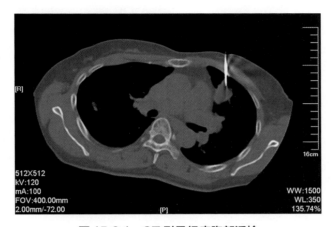

图 15-2-1　CT 引导经皮胸部活检

梁某某，女性，63 岁。CT 发现左上肺占位性病灶。CT 引导经皮胸部活检病理结果：浸润性腺癌。

（二）B 超　　B 超引导技术的引导工具包括彩色多普勒超声诊断系统、中央设通道的专用穿刺超声探头或超声探头及附加超声引导支架（图 15-2-2）。

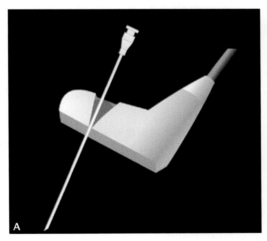 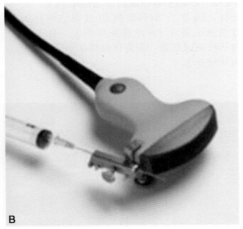

图 15-2-2　B 超引导经皮胸部活检的引导工具

A. 中央设通道的专用穿刺超声探头；B. 凸面超声探头和附加超声引导支架。

B 超引导技术的优点包括实时引导下进行准确活检（图 15-2-3）、实时引导下应用增强造影剂避开坏死区域（图 15-2-4）及准确辨别血管位置，在所有引导方法中诊断率和安全性最高，同时 B 超引导技术还有无辐射、费用低廉的优点，目前在临床上逐渐得到广泛应用。目前临床常用的 B 超造影增强剂采用含六氟化硫气体的微泡混悬液，在超声影像中可以提高血液回波率，从而提高信噪比，避开坏死区域进行活检，提高活检诊断率。

（三）穿刺针　　经皮穿刺针按其功能分为两大类：抽吸针和切割针。

1. 抽吸针（图 15-2-5）　最常用为 Chiba 针，针鞘壁薄、前端斜面角度为 24°～30°。抽吸针特点是针细、柔软性好、对组织损伤小且安全性高，缺点是标本获取量相对较少。

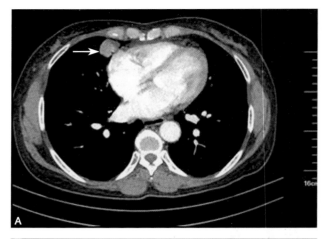

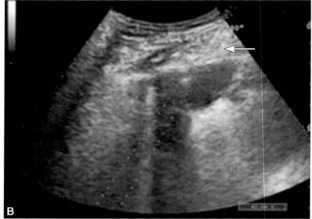

图 15-2-3　B 超引导经皮胸部活检示例 1

吴某某，女性，54 岁。胸部增强 CT 发现右中肺心膈角处贴近胸壁小病灶（A 中箭头所指）。B 超引导经皮胸部活检病理结果：非角化性鳞状细胞癌（B 中箭头指向活检针）。

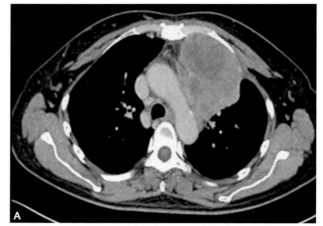

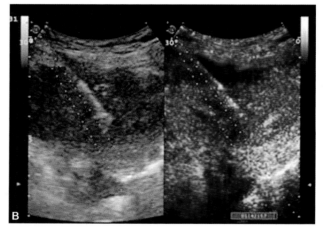

图 15-2-4　B 超引导经皮胸部活检示例 2

潘某某，女性，64 岁。胸部增强 CT 发现左上肺巨大肿块，病灶内可见低密度坏死区域（A）。B 超引导经皮胸部活检，采用静脉注射含六氟化硫气体的微泡混悬液增强造影，避开病灶坏死区域活检（B）。病理结果：低分化腺癌。

Tumer、Greene 针等。

　　自动弹簧装载活检针又称活检枪（图 15-2-6），由切割针发展而来，有 Bard、BIP、Moupty、ASAP、MoPeeh、ABC 等，特点是使用方便快捷，易于获取组织学标本。

　　穿刺针又按口径大小分类：细针，外径 0.6~0.8mm（20~23G），又称穿刺针；外径超过 1mm（19G），称粗针，又称切割针。细针活检（FNA）以其诊断迅速、安全性高和适应范围广泛的优点受到人们普遍重视。

　　穿刺针的选择主要取决于病变部位、病变特性、病变邻近结构和病理诊断所需标本量及操作者的技术及喜好等。抽吸针用途广泛，包括肺、淋巴结和纵隔等活检，应用抽吸针安全系数高，当穿过实质性脏器、小血管时不至于引起严重并发症。改良后抽吸针在不增加危险性的前提下，可弥补抽吸针采集标本量少的缺点。

　　某些病变，仅采用细胞学标本不足以确诊，需采取切割针以获取足量组织学标本。切割针不宜用于多血管病变或穿刺路径通过血管和重要器官的病变者。

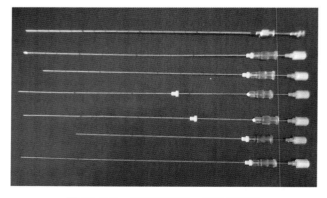

图 15-2-5　不同口径的一次性抽吸针

　　2. 切割针　常用的有 Vin-Silveumann、Trucut、Menghini 等，其相互间区别是针头及针鞘前端角度和形态设计不同。针较粗硬，通过推送、旋转针鞘获得组织标本，对组织损伤较大。目前兼有抽吸和切割针特点的设计如改良的 Chiba、

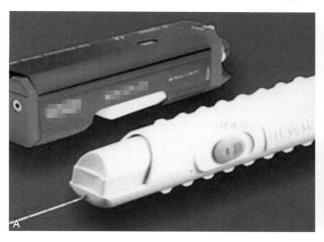
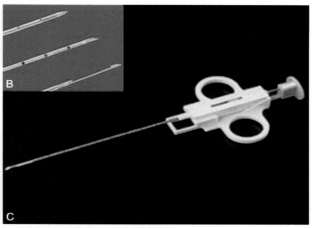

图 15-2-6　活检枪
A. 全自动活检枪；B. 切割针头；C. 一次性半自动活检枪。

三、引导技术和方法

（一）CT 引导经皮胸部活检术
CT 可用于全身各系统的活检灶操作。凡透视、超声不能显示的定位部位和病变均可应用 CT 引导活检技术。

活检前应常规进行凝血功能指标检查，并向患者简单介绍手术的必要性、一般过程和注意事项，解除患者紧张情绪，取得患者的配合。如果患者剧烈咳嗽，必要时术前 30 分钟口服可待因 30mg，情绪紧张者术前 30 分钟口服地西泮（安定）2.5mg。

视病情需要进行 CT 增强扫描。根据病变位置，患者取仰卧、俯卧或侧卧位行 CT 扫描，上叶、中叶、肺门病变多采用仰卧位；左上叶尖后段、下叶基底段和上段病变多采取俯卧位。病变部位薄层扫描，选择穿刺的最佳层面和皮肤穿刺点，置一金属标志于进针点，重复 CT 扫描核实无误后在皮肤上用记号笔标记穿刺点。用光标分别测出皮肤进针点，允许进针的最大深度和进针角度。皮肤常规消毒，2% 普鲁卡因或 2% 利多卡因 5~10ml 局部分层麻醉，嘱患者屏住呼吸进行穿刺。当针尖到达病灶边缘时需再次 CT 扫描，核实穿刺方向和深度是否准确，最后将针尖刺入病灶。具体方法是：

1. 抽吸法　采用细针或穿刺针。针尖到达靶区后，取出针芯，连接注射器，抽吸注射器呈负压状态，做数次快速上下穿刺，针尖移动范围 0.5~1.0cm，针尖可呈扇形移动，达到多点穿刺和吸取足量标本的目的。抽取出的标本做涂片后用 95% 乙醇固定。如有条件可立即染色观察涂片，了解获取标本是否满足诊断需要。在保持负压抽吸状态下将注射器和穿刺针一并拔出。标本除做数张涂片外，剩余标本放入盛有甲醛溶液试管内，送病理科。

2. 切割法　采用粗针或切割针。针尖进入靶区后，将针芯向前推进 0.5~1.0cm，回拉，并旋转针头，切割部分病灶组织拔针。操作中需注意：穿刺点选择原则是皮肤至病变的最短距离处。穿刺层面以病变显示最大层面为佳。小

病灶垂直穿刺成功率高，活检时嘱咐患者保持幅度，穿刺应在平静呼吸状态下屏气进行。术前增强扫描十分重要，目的是清楚显示病变与邻近血管的关系和病变供血情况及区分病变实变区和坏死区。穿刺路径设计应避开血管、神经和重要组织结构，避免在病灶坏死部位（非增强区）采样。发现穿刺针偏离靶点时，应将针退至皮下，校正方向后重新穿刺，切忌直接在组织内纠正穿刺针方向。

活检钳取组织标本以 2~4 块为宜，以获取足够标本送检，使用福尔马林固定液固定送检。特殊病例可在活检结束后立即进行组织涂片检查或病原学接种培养等。

活检术结束后必须再一次行 CT 扫描，观察有无气胸、出血等并发症，严密观察，警惕迟发性气胸。

（二）超声引导经皮胸部活检术
只适用于贴近胸壁的肺部实质性病变和胸膜病变。活检前必须首先进行胸部 CT 增强扫描，仔细了解病灶位置、大小、血运情况、病灶与周围血管和脏器的关系。超声探头和引导支架必须无菌消毒。一般的准备工作和器械同 CT 引导技术。

可以在超声室或床旁进行。患者体位可根据需要采取坐位、反骑坐位、侧躺、平躺等。首先用 B 超探查了解病灶详细情况，必要时可静脉注射含六氟化硫气体的微泡混悬液进行超声增强造影，有助于避开病灶坏死区域或无活性病灶。

B 超确定穿刺部位后常规消毒，超声探头安装引导支架后在超声实时引导下先使用长针用 2% 普鲁卡因或 2% 利多卡因 5~10ml 进行局部浸润麻醉，同时通过麻醉过程熟悉了解穿刺路径，为穿刺活检探路。

活检方法同 CT 引导经皮胸部活检术。穿刺针或切割针通过超声穿刺引导支架的引导孔道进行穿刺活检。超声引导技术全程都在 B 超实时监控下进行，活检前可用彩色多普勒了解病灶血运情况及周围血管情况，避免损伤血管导致出血。

活检钳取组织标本以 2~4 块为宜，福尔马林固定送检。

必要时可在床旁立即进行涂片检查或病原学接种培养等。

四、并发症及处理

经皮胸部活检术的并发症发生率为 5%~15%。并发症发生率高低与活检针的类型、操作的方法和操作者的技术熟练程度密切相关。最常见的并发症为气胸和咯血。

（一）气胸　气胸为发生率最高的并发症。据文献报道细针穿刺抽吸术出现气胸占 10%~30%，切割针活检术的气胸发生率为 5%~10%。超声引导经皮胸部活检术的气胸发生率极低，我们对贴近胸壁（直径约 2cm 大小）小病灶采用超声引导穿刺活检时气胸发生率仅为 2.0%，且均不需要特别处理。目前普遍认为与气胸发生相关的危险因素包括：既往存在的肺部疾病、病变与胸壁的距离、病变的大小、患者的年龄、穿刺针管径大小、进针的次数等。大多数气胸都在活检结束后立即发生，但也有少数在术后数小时才出现。出现气胸虽然不难处理，但也必须认真对待，否则也可造成严重后果。因此术后患者需要密切观察数小时，如果患者出现咳嗽、气促等症状需要立即行床旁 X 线胸片。大多数气胸量少，患者无症状，无需特殊治疗。气胸肺压缩30% 以上、出现临床症状加重或经观察气胸进行性加重者，需要立即行胸腔穿刺抽气或行胸腔闭式引流。

（二）咯血　咯血是经皮胸部活检的另一个主要并发症，也是最危险的并发症。出血发生率与穿刺的方法、病变的部位、病变的性质、穿刺针的大小有密切关系。细针抽吸术出现咯血的发生率为 1%~5%，粗针切割术则为 2%~7%，肺内深部病变出现咯血的比率高达 14%~20%。笔者团队采用超声引导穿刺发生胸腔出血约为 2%。咯血的原因主要是穿刺针戳破肺内血管所致。大多数为少量咯血，有自限性。也有支气管出血导致窒息死亡的报道，为避免出血窒息，病灶距离胸壁长度在 3.0cm 以上不宜用粗针进行活检。少量咯血一般不需要特殊处理，必要时可给予止血药物；中度咯血可以内科保守治疗，如肌内或静脉注射止血药、静脉滴注垂体后叶素等；大咯血或咯血量持续增多、出现症状严重，要考虑大血管损伤，则必须在积极保守治疗的基础上，紧急行介入手术止血，甚至外科手术止血。对危险性大的患者建议做好气管插管等抢救准备，以便发生大出血或窒息时及时进行抢救处理。

（三）其他　空气栓塞为经皮胸部活检最严重的致命性并发症，可导致患者死亡。但罕有发生。文献报道的发生率在 0.07%~0.4%。主要原因是在活检过程中外界空气通过穿刺针进入肺内静脉血流所致。因此，当活检针在胸内应避免与大气相通，患者应避免用力呼吸和咳嗽。一旦发生空气栓塞，应立即给予纯氧吸入，并使患者左侧卧位，头部放低，及时转入高压氧舱治疗。恶性肿瘤沿针道种植转移非

常罕见，仅有少量文献报道，发生率为 0.012%~1.5%。

五、临床应用价值

文献报道 CT 引导经皮胸部活检术对恶性病变的诊断准确率为 74%~94.5%。最近笔者团队采用 18G 切割针在超声引导下对 51 例贴近胸壁的肺外周小病灶进行活检，病灶大小平均 1.92cm±0.75cm（0.9~2.5cm），总的诊断准确率达到 95.8%。超声和 CT 引导下经皮胸部活检术是一项先进的影像学和病理学相结合的检查方法，对于原因不明的肺、胸膜和纵隔病变，是一项简便易行、诊断率高、安全性好的诊断方式。

影响诊断准确率的因素：①病灶的特征。病灶的大小、位置、坏死区域等都影响活检的准确率。一般来说，病灶越小的准确性越小，病灶位置越靠近纵隔穿刺越困难，病灶出现坏死区域也影响诊断准确性。②定位不佳。由于操作者缺乏经验，或因为患者呼吸影响病变移位，均可造成定位不准。③取材量不足。或于病变坏死、出血、纤维化肉芽肿区取样，标本量太少而导致假阴性结果。④标本处理不当和病理诊断水平限制。涂片不均匀和没有及时固定造成细胞重叠、变形和干涸等影响诊断；病理医师经验不足将炎症反应的异型细胞诊为恶性，反之将高分化肿瘤诊为良性病变等。

首次活检无法确定者可重复活检，文献资料显示首次活检诊断不明者中 64% 的患者通过两次活检而明确诊断。

重视标本处理是提高诊断准确率的另一关键因素，涂片要薄而均匀，抽吸物中组织碎片另做切片与细胞涂片对照观察，相互印证。随着新技术如免疫细胞化学、电镜、图像分析、PCR 和分子生物学不断应用于经皮穿刺活检病理诊断，相信诊断准确率会不断提高。

（汪金林　曾运祥）

参考文献

[1] 钟南山, 刘又宁. 呼吸病学[M]. 2 版. 北京: 人民卫生出版社, 2015.

[2] 中华医学会. 临床技术操作规范[M]. 北京: 人民军医出版社, 2011.

[3] 张敦华, 胡定福. 实用胸膜疾病学[M]. 上海: 上海医科大学出版社, 1997.

[4] 朱元珏, 陈文彬. 呼吸病学[M]. 北京: 人民卫生出版社, 2003.

[5] 张雪哲, 卢延. CT、MRI 介入放射学[M]. 北京: 科学出版社, 2001.

[6] 陈平, 周锐, 陈燕. 呼吸疾病诊疗新技术[M]. 北京: 人民卫生出版社, 2012.

[7] WANG J, ZHOU X, XIE X, et al. Combined ultrasound-guided cutting-needle biopsy and standard pleural biopsy for diagnosis of malignant pleural effusions[J]. BMC Pulm Med, 2016, 16 (1): 155-163.

[8] WANG J, ZHOU D, XIE X, et al. Utility of contrast-enhanced ultra-sound with SonoVue in biopsy of small subpleural nodules[J]. Int J Clin Exp Med, 2015, 8 (9): 15991-15998.

第十六章
肺循环血流动力学检查

第一节
肺循环压力测定

一、概述

肺包含两套血管系统,分别是支气管循环系统及肺循环系统。支气管循环系统主要负责肺的血液供应,营养支气管及肺,包括支气管动脉及其分支和支气管静脉及其分支,而肺循环系统主要负责气体交换,包括肺动脉及其分支和肺静脉及其分支。各种原发及继发的肺循环结构及功能的异常均可导致肺循环疾病,如肺动脉高压、肺栓塞、肺血管炎等,肺循环疾病的发病率和病死率均高,早期的诊断能使治疗达到事半功倍的效果,而肺循环压力的测定成为诊断肺循环疾病最重要的手段之一,对疾病的早期诊断及治疗提供了重要的参考价值。临床上常用超声心动图及右心导管检查测定肺循环的压力,超声心动图是首选无创的检查手段,右心导管是确诊肺循环压力是否增高的金标准。

二、肺循环压力的超声检查

（一）腔静脉压力　腔静脉分为上腔静脉和下腔静脉,上腔静脉平均压力为 3~6mmHg,下腔静脉平均压力为 5~7mmHg,腔静脉压力升高提示静脉血回流障碍。

（二）右心房压力　正常右心房压力为 1~6mmHg,超声主要通过测定在吸气相及呼气相下腔静脉直径的改变评估右心房压力。近端的下腔静脉有较好的顺应性,血管直径的改变与右心房压力相对应,吸气时下腔静脉排空直径变小,通过测量下腔静脉最小直径反映右心房压力(表 16-1-1)。

表 16-1-1　下腔静脉最小直径与最大直径比率及最小直径对应平均右房压的参数

Min IVCd/ Max IVCd	对应 RAP/ mmHg	Min IVCd/ mm	对应 RAP/ mmHg
0.3	5	<8	5
0.3	10	8	10
0.4	16	10	16
0.5	20	13	20
0.6	24	15	24

注: Min IVCd, 深吸气后屏气测量的下腔静脉最小直径; Max IVCd, 呼气后屏气测量下腔静脉最大直径; RAP: 平均右房压。

（三）右心室压力　正常右心室收缩压为 20~30mmHg,右心室舒张末压为<5mmHg,右心室收缩压=三尖瓣反流压差+右心房压,三尖瓣反流压差反映右心室与右心房的压力差值。

（四）肺动脉压力　正常肺动脉平均压<20mmHg,临床上常用三尖瓣反流压差法评估肺动脉收缩压。肺动脉瓣及右心室流出道无狭窄时,肺动脉收缩压与右心室收缩压相等,因此通过测量收缩期三尖瓣的最大血流速度,根据伯努利方程估测肺动脉收缩压。

（五）肺小动脉嵌顿压　正常值为 4~12mmHg,二尖瓣及肺动、静脉瓣无狭窄,肺小动脉嵌顿压与左心室充盈压、左心室舒张末期压及肺动脉舒张压相等,可通过检测舒张期肺动脉瓣血流频谱得出最大反流速度,进一步计算得出反流舒张期最大压差(舒张期肺动脉与右心室的压力差)从而得到肺动脉舒张压,近似等于肺小动脉嵌顿压。

三、肺循环压力的右心导管检查

（一）定义　右心导管是指将漂浮导管或多功能导管,从颈内静脉、股静脉或锁骨下静脉沿血管路径送入肺动脉,分别经过并测量上腔静脉、右心房、右心室、肺动脉及肺动脉远端的压力,血氧饱和度及心排血量的检查技术,必要时可行肺动脉造影以了解血管情况,从而为协助诊断、治疗或评估疗效提供有力的证据。

（二）材料
1. **穿刺针**　静脉穿刺针为单件,针尖为斜面,接注射器抽吸,穿刺成功后,经穿刺针直接送入导丝。
2. **导管鞘**　由扩张器、套管、导引钢丝组成,规格为 5~8F(1F=0.33mm),根据患者的血管情况及检查目的选择恰当的规格。
3. **导管**
（1）**球囊漂浮导管**:也称 Swan-Ganz 导管,顶部带有气囊的四腔或六腔导管,通常在 DSA 室透视下完成操作。也可用于床边监测患者的心功能和血流动力学,是冠心病监护室和重症监护病房常用的导管。
（2）**多功能（multipurpose, MP）导管**:标准的管壁端孔导管,距顶端 3~4cm 处弯曲成 45°,将 MP 导管沿血管路径送入肺动脉及远端测量各部位压力,同时也可抽取血液标本。将导管送入肺动脉远端嵌顿小动脉,测量肺小动脉嵌顿压。

（3）猪尾巴导管：导管顶端卷曲成一个猪尾巴环状，故称为猪尾巴导管，因此在使用时需要肝素充分冲洗，避免血栓形成，导管顶端根据有无端孔分为有端孔和无端孔两种，导管近端有 4 ~ 12 个非对称性侧孔，常用于心室及血管造影。

（三）适应证

1. 明确诊断肺动脉高压、心内结构异常的先天性心脏病患者。

2. 术前评估，可了解肺动脉压力、肺血管阻力及心功能状况等心肺血流动力学的变化及严重程度，判断先天性心脏病能否手术治疗，同时为术后评估疗效提供诊断依据。

3. 确诊肺血栓栓塞性疾病，确定有无手术指征并估计手术风险及预后。

4. 心内膜心肌活检或心脏电生理检查的手段之一。

（四）禁忌证

1. 电解质紊乱者。

2. 严重心律失常尤其是室性心律失常患者。

3. 严重感染性疾病患者。

4. 凝血功能异常、高热、严重心衰患者。

5. 严重低氧血症及肾功能不全患者。

（五）术前准备

1. 详细全面了解患者病情，注意患者有无食物、药物过敏史。

2. 检验　血常规、尿常规、肝功能、肾功能、电解质、凝血功能等。

3. 影像学检查　心脏彩超、胸片等。

4. 充分的术前谈话，消除患者顾虑，详细交代术中及术后并发症，签署手术知情同意书。

5. 手术部位备皮，建立外周静脉通道。

6. 嘱患者排空大小便。

（六）手术过程

1. 深静脉穿刺　一般情况可选择颈内静脉或股静脉穿刺，不同的穿刺入路各有优缺点，具体选择根据实际情况决定。临床更多选择颈内静脉入路，颈内静脉位于颈动脉外侧，行至甲状软骨水平，以锁骨、胸锁乳突肌胸骨端外侧缘及锁骨内侧缘围成一个三角形，颈内静脉到达此三角顶端时位置变浅，向下至锁骨后方，汇入锁骨下静脉。而颈总动脉则在三角形深部伴气管而行，前斜角肌则将臂丛神经与锁骨下静脉分隔开，膈神经走行在前斜角肌的前侧。因此，在平甲状软骨水平，三角形顶角处为颈内静脉最佳穿刺点。颈内静脉穿刺多选择右侧，因为右颈内静脉较左颈内静脉走行直，而且距上腔静脉较近，可避免误伤胸导管。

2. 股静脉穿刺　股静脉位于腹股沟韧带下方 1 ~ 3cm 处（肥胖者略下移 1 ~ 2cm），常于触摸股动脉搏动内侧约 0.5cm 处进行穿刺。

近年超声引导穿刺逐渐被临床医师使用，尤其是对于穿刺部位解剖结构异常者。超声能清晰显示局部结构，超声显示深静脉较宽大，管壁薄可被压扁，动脉则可观察到搏动且不能被探头压扁。

3. 压力的测量　穿刺成功后，沿鞘管送入漂浮导管，将导管头端送至上腔静脉、下腔静脉、右心房、右心室、主肺动脉、左或右肺动脉、肺小动脉远端。记录各部位患者吸气末状态的压力数值及压力波形，并读取及记录各部位的血氧饱和度（热稀释法）。Fick 法则抽取各部位的血标本测量血氧饱和度，若各部位血氧饱和度差异明显需要考虑存在异常分流，可使用导丝试探，如果发现异常通道沿导丝送入导管，局部取血样测定血氧饱和度，必要时可以行局部造影明确。

测量肺循环压力时需要注意以下几点：

（1）记录压力时需收集各部位的收缩压、舒张压及平均压。

（2）记录压力时应取压力波形曲线稳定时的数值。

（3）上腔静脉采血点应为左、右锁骨下静脉与颈内静脉汇集点，在上腔静脉与右心房连接处之间；下腔静脉采血点在肝静脉至下腔静脉右心房连接处之间。

（4）肺小动脉嵌顿压测量，漂浮导管远端送至肺小动脉，膨胀球囊时可见肺动脉压力快速下降转变成肺小动脉嵌顿压波形，回抽球囊气体后再次出现肺动脉压力波形。采用 MP 导管需将导管远端尽量送入远端小动脉进行测量，必要时可借助导丝。测定肺小动脉嵌顿压时，应嘱患者呼气末屏气数秒后记录。如为房间隔缺损或卵圆孔开放的患者，可以直接记录左心室舒张末压或者肺静脉压力，因为二尖瓣或肺动脉、肺静脉无狭窄患者，左心室舒张末压、肺静脉压、肺小动脉嵌顿压应近似相等。

（洪城　李杰英）

第二节
心排血量测定

临床上心排血量（cardiac output，CO）的计算常用有两种方法，分别为热稀释法和 Fick 法。体肺无分流患者常选择热稀释法，体肺分流患者常选择 Fick 法。

一、热稀释法

标准热稀释法（也称温度稀释法）：借助特殊的气囊漂浮导管（Swan-Ganz 导管：近端带孔远端带热敏电阻），运用指示剂稀释原理，通过温度变化作为指示剂，将已知温度的溶液（生理盐水或葡萄糖）快速注入导管的近端孔，溶液与血液混合并随血流方向流经导管远端热敏电阻处，通过热敏电阻测量溶液的温度变化，记录温度随时间变化的曲线，用公式计算心排血量。临床上可直接在心排机上读取数据，至少取三次测量数值的平均值。

操作要点：注射盐水或葡萄糖溶液的温度比肺动脉内血温度至少低 10℃，必须在 4 秒内快速平稳地将 5ml 或

10ml 盐水快速注射到漂浮导管的近端腔内（位于右心房），两次注射需间隔 70 秒以上。同时导管远端必须位于主肺动脉末端。

连续热稀释法：根据热量守恒定律，利用六腔漂浮导管内置的热敏电阻导丝连续向血液内发放小的脉冲能量，结合血温变化发放的能量曲线和血温变化波形得到冲刷曲线-稀释曲线，可测出连续 CO、连续混合静脉氧饱和度及连续心室舒张末期容量。临床操作中不需要向心腔内注射溶液，操作简便。

存在体肺分流的患者，由于肺动脉血受分流的影响，不能准确反映混合静脉血的血氧含量，热稀释法会导致计算结果存在较大偏差，遂不宜用于有体肺分流患者。

二、Fick 法

通过上腔静脉、下腔静脉、肺动脉、肺静脉和体动脉血氧饱和度计算。

Fick 法的原理由 19 世纪 70 年代 Adolph Fick 提出，即某一器官对物质的摄取或释放是流经此器官的血流量和动静脉血中此物质的差值乘积。选择肺作为靶器官，设定氧气为被测量物质，通过计算肺在吸入空气中摄取的氧含量和通过肺的动静脉氧浓度差计算肺动脉的血流量。无体肺分流时，大多数肺循环血流量基本等于体循环血流量。

$$CO(L/min) = 氧耗量(ml/min) / 动静脉血氧浓度差(ml/L)$$

根据公式可知，当动静脉血氧饱和度差很小时，CO 的值会被放大，所计算的值与实际值误差增大，因此 Fick 法测量较小的体肺分流患者时误差较大，相反，当肺的动静脉血氧饱和度差较大时，Fick 法计算出的 CO 较准确。

临床上常采用体表面积和基础热量推算法间接测定每分钟氧耗量。

$$每分钟氧耗量(ml) = \frac{基础热量(cal) \times 209}{60} \times 体表面积$$

根据以上公式可以计算肺循环血量（pulmonary blood flow, Qp）、体循环血量（system blood flow, Qs）及有效循环血量（effect blood flow, EBF）。有效循环血量指的是被肺接受的静脉血的量。

$$心指数(CI) = 心排血量(CO) / 体表面积(m^2)$$

$$右心排血量（肺循环血流量, Qp）= \frac{氧消耗量(ml/min)}{肺动静脉血氧含量差(vol\%) \times 10}$$

肺动静脉血氧含量差 =（肺静脉血氧饱和度 - 肺动脉血氧饱和度）× 1.34 × Hb

$$有效肺循环血流量(L/min) = \frac{氧耗量(ml/min)}{（肺静脉血氧饱和度 - 肺动脉血氧饱和度）\times 1.34Hb(g/dl) \times 0.1}$$

$$体循环血流量(Qs) = \frac{氧消耗量(ml/min)}{体动静脉血氧含量差(vol\%) \times 10}$$

体动静脉血氧含量差 =（体动脉血氧饱和度 - 混合静脉血氧饱和度）× 1.34 × Hb

注：

1. 其中 1.34 是每克 Hb 的携氧量，因为 100% O₂ 饱和的状态下，每克 Hb 可以结合的最大氧气量为 1.39ml。由于红细胞中含少量不能结合 O₂ 的高铁 Hb，故常按 1.34ml 计算；

2. 体动脉血氧饱和度：取股动脉血氧饱和度；

3. 混合静脉血氧饱和度：有分流者取上下腔血氧饱和度平均值；无分流者取肺动脉主干的血氧饱和度；

4. 肺静脉血氧饱和度：有分流者，若体动脉血氧饱和度大于 95% 时，肺静脉血氧饱和度取 100%；若体动脉血氧饱和度小于 95%，则肺静脉血氧饱和度取 95%。

（洪　城）

第三节
肺循环血流动力学测定的临床应用

一、右心导管结果的解读

（一）压力

1. 上腔静脉压力　正常上腔静脉平均压力为 3 ～ 6mmHg，正常下腔静脉平均压力为 5 ～ 7mmHg。压力升高提示腔静脉血液回流障碍，与三尖瓣反流、限制性心肌病及舒张功能障碍的心脏疾病有关。

2. 右心房压力　正常右心房平均压为 0 ～ 5mmHg，平静呼吸时超过 10mmHg 表示右心房压升高。三尖瓣狭窄、法洛四联症、右心室衰竭及严重的肺动脉高压患者可出现右心房压升高。

3. 右心室压力　平静呼吸时正常右心室收缩压为 18 ～ 30mmHg，舒张压为 5 ～ 8mmHg，平均压为 15mmHg。肺动脉瓣狭窄及肺动脉高压时，右心室收缩压增高，缩窄性心包炎、限制性心肌病等影响右心室舒张功能患者的右心室舒张压会增高。

4. 肺动脉压力　平静呼吸时，正常肺动脉收缩压为 18 ～ 30mmHg，舒张压为 6 ～ 12mmHg，平均压为 10 ～ 18mmHg。在海平面，平静呼吸时经右心导管测量肺动脉平均压 ≥ 25mmHg 即可确诊为肺动脉高压。确诊为肺动脉高压时应寻找导致肺动脉高压的病因。

5. 肺小动脉嵌顿压　正常平均压为 6 ～ 12mmHg，肺动脉高压患者根据肺小动脉嵌顿压可分为毛细血管前性肺动脉高压、毛细血管后性肺动脉高压（又分为单纯性和混合性）（表 16-3-1）。

表 16-3-1　肺动脉高压的血流动力学分类

定义	特征[a]	临床分型[b]
PH	PAPm≥25mmHg	全部种类
毛细血管前性 PH	PAPm≥25mmHg	1. PAH
	PAWP≤15mmHg	3. 肺疾病所致 PH
		4. CTEPH
		5. 机制不明和/或多因素所致 PH
毛细血管后性 PH		1. 左心疾病相关性 PH
单纯性	PAPm≥25mmHg	5. 机制不明和/或多因素所致 PH
	PAWP>15mmHg	
	PVR≤3WU[c]	
混合性	PAPm≥25mmHg	
	PAWP>15mmHg	
	PVR>3WU[c]	

注：PAPm，平均肺动脉压；PAWP，肺动脉楔压；PH，肺动脉高压；PVR，肺血管阻力；WU，伍德单位。
[a]所有数值在静息状态下测量；[b]与肺动脉高压的临床分类一致；[c]伍德单位等同于 dynes·s·cm⁻⁵。

（二）血氧饱和度

热稀释法　正常人体各部位的血氧饱和度各不相同（表 16-3-2），肺、体循环无异常通道时，肺循环各部位血氧饱和度见表 16-3-2。如果存在左向右分流，血氧饱和度将发生变化。

表 16-3-2　正常人体各处血氧饱和度

位置	血氧饱和度/%
下腔静脉	76~88（平均 83.0）
上腔静脉	66~84（平均 76.8）
右心房	72~86（平均 79.5）
右心室	64~84（平均 78.5）
肺动脉	73~85（平均 78.0）
肺毛细血管	平均为 98.2
动脉	95~99（平均 97.3）
右心房血氧饱和度与上腔静脉血氧饱和度的差值	<9
右心室血氧饱和度与右心房血氧饱和度的差值	<5
肺动脉血氧饱和度与右心室血氧饱和度的差值	<4
上腔静脉血氧饱和度与下腔静脉血氧饱和度的差值	<8

（1）右心房血氧饱和度与上腔静脉血氧饱和度的差值大于 9%，考虑存在心房水平的左向右分流，临床上常见房间隔缺损、肺静脉畸形等。

（2）右心室血氧饱和度与右心房血氧饱和度的差值大于 5%，考虑存在心室水平的左向右分流，临床上常见于室间隔缺损、动脉导管未闭等。

（3）肺动脉血氧饱和度与右心室血氧饱和度的差值大于 4%，考虑存在肺水平的左向右分流，临床上常见于动脉导管未闭、主动脉窦动脉瘤破入肺动脉等。

（4）上腔静脉血氧饱和度与下腔静脉血氧饱和度的差值大于 8%，上腔静脉血氧饱和度超过 84%，下腔静脉血氧饱和度超过 88%，考虑存在上腔或下腔静脉水平的左向右分流，临床上常见于肺静脉畸形。

（5）动脉血氧饱和度低于 89% 时考虑可能存在右向左的分流。

右心导管对分流型心脏病的分流部位有重要的判断价值，在不确定的情况下，可进一步行肺动脉造影以明确诊断。

（三）心排血量及心指数

正常成年男性的心排血量为（6.44±0.32）L/min，女性为（5.49±0.29）L/min。正常成年男性的心指数为（4.0±0.5）L/(min·m²)，女性为（3.7±0.5）L/(min·m²)。

心排血量增加见于以心脏前负荷增加为主的心脏病，各种左向右分流的先天性心脏病、瓣膜病、甲状腺功能亢进、贫血、高热、妊娠等。心排血量降低见于各种原因引起的心功能不全或由于脱水、失血、休克等引起的回心血量减少导致的心排血量降低。

Fick 法借助心排血量、体循环血量及肺循环血量判断分流情况。当无分流时，心排血量、肺循环血量、体循环血量及有效循环血量相等，Qp=Qs，当 1<Qp/Qs<1.5 时存在少量左向右分流，当 1.5<Qp/Qs<2.0 时存在中等量左向右分流，当 Qp/Qs>2.0 时则存在大量左向右分流。

（四）血管阻力

血管阻力是根据液体流动力学的原理计算的，即某一段血管两点间的压差与通过该段血流量的比值。

1. Fick 法中，无体肺分流时，大多数肺循环血流量基本等于体循环血流量。

分流量及分流率的计算：

左向右分流量＝右心排血量－有效肺循环血流量

右向左分流量＝左心排血量－有效肺循环血流量

$$分流量占体循环血流量的百分率(\%)=\frac{分流量(L/min)}{体循环血流量(L/min)}\times100\%$$

$$分流量占肺循环血流量的百分率(\%)=\frac{分流量(L/min)}{肺循环血流量(L/min)}\times100\%$$

临床上常根据分流量及分流率评估分流的严重程度，以判定是否可以手术治疗。

肺循环阻力的计算：

$$肺总阻力 = \frac{肺动脉平均压(mmHg)}{右心排血量(ml/s)} \times 1\,332$$

$$肺小动脉阻力 = \frac{肺动脉平均压(mmHg) - 肺小动脉嵌顿压(mmHg)}{右心排血量(ml/s)} \times 1\,332$$

（阻力单位均为 dyn·s/cm⁵）

肺总阻力正常值为 $200 \sim 300$ dyn·s/cm⁵，肺小动脉阻力为 $47 \sim 160$ dyn·s/cm⁵。当肺总阻力 >450dyn·s/cm⁵ 时为显著增高，可见于大量的左向右分流的先天性心脏病、肺血管病变及左心功能不全等。当全肺阻力高至一定程度时，手术风险会增大，对患者预后有着重要影响。

2. 热稀释法中，肺血管阻力（pulmonary vascular resistance，PVR）、全肺血管阻力（total pulmonary resistance，TPR）、体循环阻力（systemic vascular resistance，SVR）可以运用以下公式计算，因为在无分流的情况下，心排血量、肺循环血量、体循环血量及有效循环血量均相等。

即：

$$PVR = \frac{主肺动脉平均压力 - 肺小动脉嵌顿压}{心排血量}$$

$$TPR = \frac{主肺动脉平均压力}{心排血量}$$

$$SVR = \frac{体动脉平均压力 - 右心房平均压}{心排血量}$$

（单位均为 Wood U）

（五）右心导管检查的急性肺血管反应试验　肺动脉高压患者早期常为肺小动脉痉挛引起，吸氧或使用血管扩张剂后肺血管平滑肌舒张，肺血管阻力下降，随着病情进展，血管重构，血管顺应性下降，此时吸氧或使用血管扩张剂不能有效降低肺血管阻力。因此可以通过吸氧试验或急性肺血管试验，评估肺血管的反应性和疾病的严重程度，同时可以指导用药及评估药物治疗肺动脉高压患者的预后。

1. 吸氧试验　常被用来检测肺动脉的血管反应性。需在基础状态下（未吸氧或低流量吸氧时）测量各部位的压力数值及血氧饱和度等血流动力学参数，计算心排血量、肺血管阻力等，随后在吸入氧气或高流量吸氧 10 分钟后再次记录各部位的压力数值及血氧饱和度等血流动力学参数，如果平均肺动脉压力下降大于 10% 或全肺阻力下降 30%，则表示血管反应性良好。

2. 急性肺血管反应试验　是指肺动脉高压患者进行右心导管检查术时，给予吸入性的血管扩张剂，观察血管反应性的试验。

（1）适应证：主要用于筛选钙通道阻滞剂（CCB）敏感患者，阳性患者一般预后较好。指南建议用于特发性肺动脉高压（IPAH）、遗传性肺动脉高压和药物相关性肺动脉高压患者，检测患者是否适合 CCB 治疗。

（2）试验药物：常用的有万他维（吸入型伊洛前列素）、腺苷、依前列醇等。

1）万他维（吸入型伊洛前列素）：雾化吸入伊洛前列素半衰期为 $5 \sim 25$ 分钟，不良反应少，可选择性作用于肺血管，可纠正通气血流比例失调、改善肺换气功能，不影响血流动力学。体重 40kg 以下按 25ng/(kg·min)，体重 40kg 以上按 1μg/min 雾化吸入 10 分钟。如出现以下情况需停止试验：①体循环收缩压 <90mmHg；②右心房压力升高 $20\% \sim 50\%$，心指数减少 $>10\%$；③出现无法耐受的不良反应，如恶心、潮红或头痛；④达到最大药物剂量。

2）腺苷：半衰期短，$5 \sim 10$ 秒，故需要微泵维持。用法：起始剂量 50μg/(kg·min)，每 2 分钟增加 25μg/(kg·min)，直至达到最大剂量 200μg/(kg·min)，使用过程中注意室上性心动过速，如果患者出现以下其中一种情况需停止试验：①患者出现胸闷、气促、头痛、呼吸困难等；②心率 >100 次/min 或增加至原心率的 40%，或者 <60 次/min 并出现低血压症状；③体循环收缩压 <85mmHg 或下降超过原收缩压的 30%；④右心房压力增加 20%，或心指数减少 $>10\%$；⑤肺动脉压力下降至目标值。由于腺苷对肺循环和体循环均有影响，因此有以下情况患者禁止使用腺苷进行急性肺血管反应试验：①二度及三度房室传导阻滞；②病态窦房结综合征；③强直性脊柱炎；④腺苷过敏。

3）依前列醇：半衰期为 3 分钟，需要微泵维持。用法：起始剂量 2ng/(kg·min)，每 10 分钟增加 2ng/(kg·min)，直至达到最大剂量 10ng/(kg·min)，对体循环有影响，可出现头晕、恶心、胸闷等，降低剂量后可缓解。但由于价格昂贵，国内无上市。

（3）结果判读。阳性标准：在无心血管结构异常的患者中，平均肺动脉压下降 ≥ 10mmHg 且绝对值降至 40mmHg 以下，心排血量增加或者不变，三者缺一不可。

急性肺血管反应试验阳性患者可使用钙通道阻滞剂降低肺动脉压力及肺血管阻力，钙通道阻滞剂价格低廉，可在减轻患者经济负担的同时控制病情。

（洪城　李杰英）

参考文献

[1] TURKEVICH D, GROVES BM, MICCO A, et al. Early partial systolic closure of the pulmonic valve relates to severity of pulmonary hypertension [J]. Am Heart J, 1988, 115 (2): 409-418.

[2] FORCINITO M, PEPINE CJ, ALLEN HD, et al. ACC/AHA guidelines for cardiac catheterization and cardiac catheterizationlaboratories. American College of Cardiology/American Heart Association Ad Hoc Task Force on Cardiac Catheterization[J]. J Am Coll Cardiol, 1991, 18 (5): 1149-1182.

[3] TEI C, NISHIMURA RA, SEWARD JB, et al. Noninvasive Doppler-derived myocardial performance index: correlation with simultaneous measurements of cardiac catheterization measurements[J]. J Am Soc Echocardiogr, 1997, 10 (2): 169-178.

[4] 陆慰萱, 王辰. 肺循环病学[M]. 北京: 人民卫生出版社, 2007.

[5] 张曹进, 顾红, 黄奕高, 等. 心导管检查临床应用及操作规范[M]. 北京: 人民卫生出版社, 2017.

[6] FAGARD R, CONWAY J. Measurement of cardiac output: Fick principle

using catheterization[J]. Eur Heart J, 1990, 11（1）: 1-5.

[7] WOLF A, POLLMAN MJ, TRINDADE PT, et al. Use of assumed versus measured oxygen consumption for the determination of cardiac output using the Fick principle[J]. Cathet Cardiovasc Diagn, 1998, 43（4）: 372-380.

[8] ALBERT NM, HAIL MD, LI J, et al. Equivalence of the bioimpedance and thermodilution methods in measuring cardiac output in hospitalized patients with advanced, decompensated chronic heart failure[J]. Am J Crit Care, 2004, 13（6）: 469-479.

[9] VAN GRONDELLE A, DITCHEY RV, GROVES BM, et al. Thermodilution method overestimates low cardiac output in humans[J]. Am J Physiol, 1983, 245（4）: 690-692.

[10] BREUKERS RM, SEPEHRKHOUY S, SPIEGELENBERG SR, et al. Cardiac output measured by a new arterial pressure waveform analysis method without calibration compared with thermodilution after cardiac surgery[J]. J Cardiothorac Vasc Anesth, 2007, 21（5）: 632-635.

[11] COSTA EL, JARDIM C, BOGOSSIAN HB, et al. Acute vasodilator test in pulmonary arterial hypertension: evaluation of two response criteria[J]. Vascul Pharmacol, 2005, 43（3）: 143-147.

[12] ZHANG DZ, ZHU XY, MENG J, et al. Acute hemodynamic responses to adenosine and iloprost in patients with congenital heart defects and severe pulmonary arterial hypertension[J]. Int J Cardiol, 2011, 147（3）: 433-437.

[13] JONES RW, BAUMER JH, JOSEPH MC, et al. Arterial oxygen tension and response to oxygen breathing in differential diagnosis of congenital heart disease in infancy[J]. Arch Dis Child, 1976, 51（9）: 667-673.

[14] GUPTA H, GHIMIRE G, NAEIJE R. The value of tools to assess pulmonary arterial hypertension[J]. Eur Respir Rev, 2011, 20（122）: 222-235.

[15] CASTELLANOS A, RAMIREZ AV, MAYORGA-CORTES A, et al. Left fascicular blocks during right-heart catheterization using the Swan-Ganz catheter[J]. Circulation, 1981, 64（6）: 1271-1276.

[16] WEBLER WE, ELSON EE, QUINN MD. Right heart ejection fraction and cardiac output catheter: US 4745928 A[P]. 1986-12-30.

第三篇
呼吸系统疾病治疗学

第十七章
呼吸系统感染的抗微生物化学治疗

第一节
常用抗菌药物特点和发展趋势

一、概述

呼吸系统感染是临床最为常见的感染,使用抗菌药物的概率高。除个别品种外,绝大多数抗菌药物可用于呼吸系统感染。一方面,近20年来细菌对抗菌药物的耐药性全球范围内呈快速上升趋势,出现了几乎对所有抗菌药物耐药的广泛耐药菌并呈上升趋势,甚至出现对所有抗菌药物耐药的全耐药菌;而另一方面,新抗菌药物的研发进入瓶颈状态,新抗菌药物上市少,给细菌性感染的治疗带来了极大的挑战。可喜的是,近5年来新抗菌药物的研发成为热点,上市了数个有特性的对多重耐药菌、广泛耐药菌具有抗菌活性的药物。本节对用于呼吸系统感染的常用抗菌药物包括近年来上市的新抗菌药物作一简要介绍。

二、各类抗菌药物特点及发展趋势

（一）β-内酰胺类抗生素 β-内酰胺类抗生素是指化学结构式中具有 β-内酰胺环的一大类抗生素,包括青霉素类、头孢菌素类、头霉素类、单环 β-内酰胺类、碳青霉烯类、β-内酰胺酶抑制剂合剂等。各类 β-内酰胺类抗生素具有其共同的特性,但又各自有明显区别。

β-内酰胺类抗生素的共同特性有:①均为杀菌剂;②为时间依赖型抗生素,多数品种半衰期1小时左右,需每日多次给药;③临床应用适应证广,可用于各类细菌性感染;④多数品种不良反应少,必要时可大剂量给药;⑤同一小类(如头孢菌素类)各品种间可存在交叉耐药。β-内酰胺类抗生素的不同特性有:①各小类甚至各小类内不同品种间抗菌谱也不完全相同,如同为第三代头孢菌素却只有少数几种对铜绿假单胞菌有效;②各品种的代谢、排泄途径不同,在脏器功能不全等特殊人群需作不同的剂量调整;③各品种间不良反应不同,如第一代头孢菌素有肾毒性,第三代则无或较轻微。

细菌对该类药物耐药的主要机制为产 β-内酰胺酶,破坏 β-内酰胺环而使抗生素失活。β-内酰胺酶抑制剂合剂为β-内酰胺酶抑制剂与 β-内酰胺类抗生素的复方制剂,用于产酶耐药革兰氏阴性菌感染的治疗。近年来上市的头孢他啶-阿维巴坦对产 KPC 型碳青霉烯酶的碳青霉烯类耐药肠杆菌目细菌有效,为治疗广泛革兰氏阴性菌感染提供了新的武器。

1. 青霉素类 按照其抗菌作用可分为以下几种类型:

（1）对需氧革兰氏阳性菌具抗菌作用:青霉素 G、青霉素 V。

（2）耐酶青霉素类:耐青霉素酶、对产酶葡萄球菌具抗菌活性,如苯唑西林、氯唑西林。

（3）广谱青霉素类:抗菌谱扩大至某些革兰氏阴性菌（不包括铜绿假单胞菌等）,如氨苄西林。

（4）对铜绿假单胞菌具抗菌作用:如哌拉西林。

上述几类青霉素的临床应用简述如下:

（1）青霉素:是最早临床应用的青霉素类抗生素,其他青霉素类均是青霉素的半合成衍生物。青霉素目前仍是下列细菌性感染的首选药物或适宜选用药物:溶血性链球菌、肺炎链球菌（对青霉素敏感者）所致急性扁桃体炎和咽炎、中耳炎、肺炎、猩红热、丹毒、血流感染、脑膜炎等。

青霉素 G 作为注射剂用于重症感染,轻症感染者也可口服青霉素 V。对于青霉素不敏感肺炎链球菌,青霉素中介株青霉素中度敏感肺炎链球菌（penicillin moderately sensitive streptococcus pneumoniae,PISP）所致感染仍可以使用大剂量青霉素治疗,耐药株青霉素耐药肺炎链球菌（penicillin resistant streptococcus pneumoniae,PRSP）感染则应选用头孢菌素或万古霉素治疗。

（2）耐青霉素酶青霉素类:用于产青霉素酶而对该类青霉素呈现敏感的金葡菌等葡萄球菌属细菌感染。主要品种有苯唑西林、氯唑西林、氟氯西林、萘夫西林等。

（3）氨基青霉素类:主要有氨苄西林和阿莫西林。该类药物对革兰氏阳性菌（包括厌氧菌）的作用与青霉素基本相同,但氨苄西林对粪肠球菌的作用较青霉素略强。氨基青霉素类抗菌谱较青霉素扩大,对革兰氏阴性菌流感嗜血杆菌、卡他莫拉菌、百日咳杆菌、布鲁氏菌、部分肠杆菌目细菌如沙门菌属亦具抗菌活性,可用于上述细菌敏感菌株所致的呼吸道、胃肠道、尿路和皮肤软组织感染,也可用于血流感染、脑膜炎及心内膜炎的治疗。我国呼吸道分离的流感嗜血杆菌对氨苄西林的耐药率为20%~30%,主要耐药机制为产 β-内酰胺酶。氨苄西林的皮疹等过敏反应较青霉素多见。氨苄西林主要供注射用,阿莫西林口服吸收较氨苄西林更完全,口服后可吸收给药量的90%以上,可用于轻症感染。

（4）抗铜绿假单胞菌青霉素类:包括哌拉西林、阿洛西林、美洛西林、替卡西林等。该类药物主要用于铜绿假单胞菌、大肠埃希菌、变形杆菌等革兰氏阴性菌敏感菌株所致血流、呼吸道、尿路、腹腔、皮肤软组织等感染。目前大肠埃希菌等肠杆菌目细菌对该类药物耐药率高达50%以上,铜绿假单胞菌对哌拉西林耐药率约为20%,宜根据药敏结果选用。

2. 头孢菌素类　根据药物特性分为第一、二、三、四代头孢菌素类,近年来又有对甲氧西林耐药金黄色葡萄球菌(methicillin resistant staphylococcus aureus,MRSA)具抗菌活性的头孢菌素类上市。各代头孢菌素的特性比较见表17-1-1。

表 17-1-1　各代头孢菌素的特性比较

特性	头孢菌素			
	第一代	第二代	第三代	第四代
对革兰氏阳性菌的抗菌活性	++++	++	+	++
对革兰氏阴性菌的抗菌活性	+	++	+++	++++
对铜绿假单胞菌的抗菌活性	－	－	+++/+	+++
对 β-内酰胺酶的稳定性	+	++	+++	++++
肾毒性	++	+	－	－

注:从－到 ++++,表示头孢菌素对细菌的抗菌活性强弱、酶稳定性及肾毒性的高低。

(1) 第一代头孢菌素类对青霉素酶稳定,但可为多数革兰氏阴性菌产生的 β-内酰胺酶水解,对甲氧西林敏感葡萄球菌属、肺炎链球菌、溶血性链球菌、白喉棒状杆菌等革兰氏阳性菌具良好抗菌作用,但肠球菌属、甲氧西林耐药葡萄球菌(methicillin resistant staphylococcus,MRS)对该类药物呈现耐药。对需氧革兰氏阴性杆菌作用弱,对其产生的 β-内酰胺酶稳定性差。有程度不等的肾毒性,不易透过血脑屏障。常用注射品种有头孢唑林、头孢噻吩、头孢拉定等,口服制剂有头孢拉定、头孢氨苄和头孢羟氨苄等。注射用药可用于上述敏感菌所致的中、重度感染,轻症感染可用口服制剂。头孢噻啶因肾毒性大,临床已不用。第一代头孢菌素的治疗性应用近年来有明显下降趋势,特别是口服制剂多被第二、三代制剂替代。头孢唑林为外科预防用药的最主要推荐药物。

(2) 第二代头孢菌素类对 β-内酰胺酶较第一代稳定,对革兰氏阳性菌的活性与第一代相仿或略低,对革兰氏阴性菌的作用较第一代增强,但仍限于部分肠杆菌目细菌。第二代头孢菌素肾毒性较第一代头孢菌素低,血脑屏障穿透性亦较第一代头孢菌素高。常用注射用品种有头孢呋辛、头孢替安、头孢孟多等。口服制剂有头孢呋辛酯、头孢克洛、头孢丙烯等。第二代头孢菌素类可用于上述敏感菌所致的急性支气管炎、肺炎等各系统感染。

(3) 第三代头孢菌素类对多数广谱 β-内酰胺酶稳定,对需氧革兰氏阴性杆菌作用明显增强,头孢他啶、头孢哌酮对铜绿假单胞菌具抗菌活性。革兰氏阴性杆菌对头孢菌素的主要耐药机制为产超广谱 β-内酰胺酶(extended spectrum beta lactamase,ESBL),目前我国大肠埃希菌 ESBL 检出率为

50%~60%,肺炎克雷伯菌为 40%~50%,肠杆菌属细菌因产头孢菌素(ampicillin C,AmpC)酶而对第一到第三代头孢菌素耐药。第三代头孢菌素对革兰氏阳性菌的作用不如第一代头孢菌素,但某些品种(如头孢曲松、头孢噻肟等)对肺炎链球菌,包括青霉素中介株(PISP)仍保持了良好抗菌作用,可用于该类菌所致下呼吸道感染。常用注射用品种有头孢噻肟、头孢曲松、头孢他啶、头孢唑肟、头孢哌酮等,口服制剂有头孢克肟、头孢泊肟酯、头孢地尼、头孢他美酯、头孢特仑酯、头孢托仑匹酯等。口服品种对铜绿假单胞菌等的作用均差,不宜用于该菌所致感染。第三代头孢菌素注射剂主要用于革兰氏阴性杆菌所致的中、重度感染。

(4) 第四代头孢菌素与第三代头孢菌素相比,阴沟肠杆菌、产气肠杆菌等肠杆菌属、柠檬酸菌属、黏质沙雷菌、普鲁菲登菌等对其耐药菌株减少,因该类药物对上述细菌产生的染色体介导的 AmpC 酶稳定,该类药物对铜绿假单胞菌亦具抗菌活性,效果与头孢他啶相仿或略差。对葡萄球菌、肺炎链球菌(包括青霉素中介株 PISP)等革兰氏阳性球菌作用增强。主要品种有头孢吡肟、头孢匹罗、头孢噻利。第四代头孢菌素主要用于多重耐药革兰氏阴性杆菌(包括产 AmpC 酶者)所致医院获得性感染、中性粒细胞减少所致难治性感染和青霉素耐药肺炎链球菌感染。

(5) 对 MRSA 具抗菌活性的新头孢菌素类

1) 头孢罗膦(ceftaroline):对革兰氏阳性菌包括 MRSA、PRSP,以及不产 ESBL 的肠杆菌目细菌具良好抗菌活性。2010 年该药的注射剂已由美国 FDA 批准用于:①由金葡菌[MRSA、甲氧西林敏感金黄色葡萄球菌(methicillin sensitive staphylococcus aureus,MSSA)]、化脓性链球菌、大肠埃希菌、肺炎克雷伯菌等敏感菌株所致的急性细菌性皮肤及皮肤结构感染;②由肺炎链球菌(包括合并血流感染者)、金葡菌(MSSA)、流感嗜血杆菌等敏感菌株所致的社区获得性细菌性肺炎。

2) 头孢比罗(ceftobiprole):对需氧革兰氏阳性菌包括 MRSA、PRSP 等具有良好抗菌作用,对不产 ESBL 的肠杆菌目细菌、铜绿假单胞菌亦具抗菌活性。该药的注射剂为头孢比罗酯(ceftobiprole medocaril),系头孢比罗的前药,在体内转化为头孢比罗而起作用。头孢比罗 2014 年在欧洲上市,被批准的适应证为:①医院获得性肺炎(HAP),不包括呼吸机相关性肺炎;②社区获得性肺炎(CAP)。

3. 碳青霉烯类　属于非典型 β-内酰胺类抗菌药,比其他 β-内酰胺类抗菌类药物的抗菌谱更广,对 β-内酰胺酶更稳定。在国内临床应用的品种有:亚胺培南/西司他汀、美罗培南、帕尼培南/倍他米隆、厄他培南和比阿培南,其中只有厄他培南对非发酵菌无效。国外已上市者尚有多立培南。

碳青霉烯类具广谱抗菌活性,对需氧革兰氏阴性菌,如肠杆菌目细菌具强大抗菌作用,包括对产 ESBL 和 AmpC 酶菌株。对不动杆菌属、铜绿假单胞菌等糖非发酵菌亦具良好抗菌作用,目前鲍曼不动杆菌对各类药物的耐药率达50%以上,碳青霉烯类耐药肠杆菌目细菌(carbapenem resistant enterobacteriaceae,CRE)呈逐年增多趋势,2017 年 CHIN-

ET 数据显示耐碳青霉烯类肺炎克雷伯菌>20%。亚胺培南对肺炎链球菌包括 PISP 具抗菌活性,对 MSSA 亦具有良好抗菌作用,但对肠球菌的作用较弱,对 MRSA、嗜麦芽窄食单胞菌、黄杆菌等的抗菌作用差,对包括脆弱拟杆菌在内的厌氧菌具强大抗菌作用。厄他培南对铜绿假单胞菌等糖非发酵菌的作用差。

碳青霉烯类主要用于:①对其敏感的多重耐药需氧革兰氏阴性杆菌所致的重症感染;②需氧菌与厌氧菌混合感染的重症患者,如化脓性腹膜炎等;③病原菌尚未查明的免疫缺陷患者中、重度感染的经验治疗。

亚胺培南因可能导致的抽搐等中枢神经系统不良反应较美罗培南和帕尼培南为多见,不宜用于中枢神经系统感染。碳青霉烯类的应用需掌握指征,以减缓细菌耐药性的增长。

多立培南(doripenem):在日本(2005 年)、美国(2007 年)和欧盟(2008 年)先后被批准上市。抗菌谱和体外抗菌作用与美罗培南、亚胺培南相仿,其中对铜绿假单胞菌的抗菌活性略高于美罗培南,对不动杆菌属的抗菌活性略低于美罗培南。目前在美国批准的适应证为复杂性腹腔感染和复杂性尿路感染,包括肾盂肾炎,治疗剂量均为 ≥18 岁者 500mg q8h.(每 8 小时一次,后同)静脉输注。除上述适应证外,欧盟批准的适应证尚有医院获得性肺炎(包括呼吸机相关性肺炎),该适应证的治疗剂量为 500mg 或 1g q8h. 静脉输注。日本批准适应证包括呼吸、尿路、腹腔、皮肤软组织等众多感染及重症、难治感染,常用剂量成人为 0.25g 每日 2~3 次,重症、难治感染增至 0.5g 每日 3 次,最大剂量不超过 1.0g 每日 3 次。

4. 头霉素类 临床应用品种有:头孢美唑、头孢西丁、头孢替坦、头孢拉宗和头孢米诺。抗菌谱、抗菌活性与第二代或第三代头孢菌素类相仿,此外,对多数 β-内酰胺酶包括 ESBL 稳定,对脆弱拟杆菌等厌氧菌具有良好抗菌作用。头霉素类的适应证为:敏感菌所致的呼吸道、尿路感染;需氧菌与厌氧菌的混合感染如腹腔感染;腹腔或盆腔手术的预防用药。该类药物用于治疗产 ESBL 菌感染的临床资料尚不多,产 ESBL 肠杆菌目细菌对其敏感率低于哌拉西林/他唑巴坦、头孢哌酮/舒巴坦。

5. β-内酰胺酶抑制剂合剂

(1)国内临床应用的主要品种:氨苄西林/舒巴坦、阿莫西林/克拉维酸、替卡西林/克拉维酸、哌拉西林/他唑巴坦和头孢哌酮/舒巴坦。这些酶抑制剂合剂对产酶包括产 ESBL 革兰氏阴性菌具良好抗菌活性,后三种合剂的抗菌谱尚包括铜绿假单胞菌,含舒巴坦的合剂对不动杆菌属的作用增强。该类药物的临床适应证为:产 β-内酰胺酶革兰氏阴性菌感染;中、重度感染的经验治疗;需氧菌与厌氧菌的混合感染。该类药物中,仅阿莫西林/克拉维酸有口服制剂,可用于对其敏感的产酶株所致的轻、中度社区获得性感染。

(2)近年国内可能上市的品种:

1)头孢他啶/阿维巴坦(ceftazidime/avibactam):阿维巴坦属非 β-内酰胺类的 β-内酰胺酶抑制剂,其抑酶谱广,对属于 A 类的 ESBL、KPC 碳青霉烯酶和 C 类的 AmpC 酶有良好抑酶作用,但对 B 类的金属酶如 NDM 无抑酶作用。该酶抑制剂合剂在体外对包括产 KPC 酶的肠杆菌目细菌具有良好的抗菌作用,我国碳青霉烯类耐药肺炎克雷伯菌(carbapenem-resistant Klebsiella pneumoniae,CRKP)中产 KPC 酶的比例在 70% 以上,故该酶抑制剂合剂对多数 CRKP 有效。2015 年被美国批准的头孢他啶/阿维巴坦适应证为:①由大肠埃希菌、肺炎克雷伯菌、奇异变形杆菌、斯氏普鲁威登菌、阴沟肠杆菌、产酸克雷伯菌和铜绿假单胞菌的敏感菌株所致的 ≥18 岁的复杂性腹腔感染;②由大肠埃希菌、肺炎克雷伯菌、克氏柠檬酸杆菌、产气肠杆菌、阴沟肠杆菌、弗劳地柠檬酸杆菌、变形杆菌属和铜绿假单胞菌的敏感菌株所致的 ≥18 岁的复杂性尿路感染,包括肾盂肾炎;③2018 年美国 FDA 批准新适应证,医院获得性肺炎包括呼吸机相关性肺炎;④除上述 3 个适应证外,2016 年欧洲尚批准用于在治疗方案选择有限的成人患者中治疗耐药革兰氏阴性菌引起的感染。头孢他啶/阿维巴坦的推荐给药方案为:2.5g(2g 头孢他啶,0.5g 阿维巴坦)q8h. 静脉滴注,每剂滴注时间为 2 小时,肾功能下降患者需要做剂量调整。

2)ceftolozane/tazobactam:ceftolozane 为新头孢菌素,该药与他唑巴坦合剂在体外对铜绿假单胞菌(包括耐多药菌)具有良好抗菌作用,对肠杆菌目细菌的抗菌活性略高于头孢他啶、头孢吡肟和哌拉西林/他唑巴坦。该药的注射剂于 2014 年在美国上市,批准的适应证为:①复杂性腹腔感染,由下列革兰氏阴性菌和革兰氏阳性菌所致者:阴沟肠杆菌、大肠埃希菌、产酸克雷伯菌、肺炎克雷伯菌、奇异变形杆菌、铜绿假单胞菌、脆弱拟杆菌、咽峡炎链球菌、星座链球菌和唾液链球菌。②复杂性尿路感染,包括肾盂肾炎,由下列革兰氏阴性菌所致者:大肠埃希菌、肺炎克雷伯菌、奇异变形杆菌和铜绿假单胞菌。

6. 其他 β-内酰胺类

(1)法罗培南(faropenem):属青霉烯类,对肺炎链球菌包括 PRSP 及 PISP、化脓性链球菌、MSSA 均具高度抗菌活性;对大多数肠杆菌目细菌和厌氧菌具良好抗菌作用,但对铜绿假单胞菌等非发酵菌、MRSA 作用差。该药对包括 ESBL 在内的大多数 β-内酰胺酶稳定。法罗培南目前仅有口服制剂,口服吸收不完全,用于敏感菌所致轻、中度呼吸,尿路,皮肤等感染。

(2)氨曲南:属单环 β-内酰胺类,抗菌谱窄,对需氧革兰氏阴性杆菌包括铜绿假单胞菌具良好抗菌作用,对需氧革兰氏阳性菌、厌氧菌无抗菌作用,对大多数广谱 β-内酰胺酶稳定,对 ESBL 不稳定,对 B 组金属酶较稳定。该药与青霉素类、头孢菌素类间的交叉过敏反应发生率低,可用于对其敏感的需氧革兰氏阴性菌所致的中、重症感染。

(3)氧头孢烯类:主要品种有拉氧头孢和氟氧头孢,抗菌谱、抗菌活性与第三代头孢菌素类大致相仿,对多数肠杆菌目细菌、脆弱拟杆菌产生的 β-内酰胺酶稳定,因而对产酶菌株具良好抗菌作用,对铜绿假单胞菌亦具抗菌活性。该类药物可用于敏感菌所致下呼吸道感染、腹腔、盆腔感染、肾盂肾炎等。拉氧头孢可能引起凝血功能障碍,在临床应用时需加以注意。

（二）大环内酯类　　红霉素等沿用大环内酯类药物对溶血性链球菌、肺炎链球菌、甲氧西林敏感金葡菌、白喉棒状杆菌等革兰氏阳性菌具良好抗菌作用，对厌氧球菌、李斯特菌、军团菌、支原体属、衣原体属等病原体具有抗微生物活性，适应证为上述病原所致的社区获得性上、下呼吸道感染，皮肤软组织感染等。

近20余年来研发的阿奇霉素、克拉霉素、罗红霉素扩大了抗菌谱，前两者对流感嗜血杆菌亦具有良好抗菌作用，对军团菌、支原体、衣原体、非结核分枝杆菌作用加强，上述品种较沿用品种扩大了临床应用范围，由于口服吸收趋完全，消除半衰期长等药代动力学特点，使其治疗剂量减少，消化道等不良反应也明显减少。

近年来国内临床分离的肺炎链球菌对红霉素耐药率高达80%以上，肺炎支原体对红霉素的耐药率在70%以上，影响了该类药物的临床应用。

（三）四环素类　　常用品种为半合成四环素类：多西环素、米诺环素。常见病原菌对其耐药率高，肺炎支原体对其敏感性高，鲍曼不动杆菌对其敏感性相对较高。现仅限用于支原体及衣原体感染、立克次体病、布鲁氏菌病、霍乱、回归热等疾病，米诺环素在美国也被批准用于多重耐药鲍曼不动杆菌感染。孕妇及8岁以下小儿不宜应用该类药物。

（四）替加环素　　属甘氨酰环类，为米诺环素的衍生物。对MRSA、糖肽类中介葡萄球菌（GISA）、肺炎链球菌（包括PRSP）、肠球菌具有抗菌活性；对肠杆菌目细菌包括CRE、耐多药鲍曼不动杆菌具良好抗菌活性，对铜绿假单胞菌抗菌作用差；对脆弱拟杆菌等厌氧菌、肺炎支原体等亦具良好抗微生物作用。

临床适应证：①成人复杂性皮肤及皮肤结构感染，包括由MSSA、MRSA、粪肠球菌（万古霉素敏感株）、大肠埃希菌、各型链球菌和脆弱拟杆菌所致者；②成人复杂性腹腔感染，包括由大肠埃希菌、克雷伯菌属、粪肠球菌、脆弱拟杆菌等所致者；③成人社区获得性细菌性肺炎。

替加环素超出说明书范围的使用多见，比如用于广泛耐药鲍曼不动杆菌、CRE所致的医院获得性肺炎，超说明书使用的剂量与常见应用的一致。

（五）林可霉素类　　临床应用品种有林可霉素和克林霉素，对金葡菌、肺炎链球菌、溶血性链球菌等革兰氏阳性球菌，脆弱拟杆菌等厌氧菌具良好抗菌作用。用于革兰氏阳性菌及厌氧菌所致的呼吸道、骨关节、皮肤软组织等感染。

肺炎链球菌等链球菌属对该类药的耐药率达60%~90%，MSSA对克林霉素耐药率低于20%，MRSA对其耐药率>40%。由于细菌耐药性的增长，这类抗菌药的临床应用减少。

（六）氨基糖苷类　　临床应用的主要品种有庆大霉素、阿米卡星、异帕米星、奈替米星等。对需氧革兰氏阴性杆菌包括铜绿假单胞菌具强大杀菌作用，对葡萄球菌属具一定抗菌活性，对肺炎链球菌等链球菌属的作用差。该类药物常与其他类别抗菌药如β-内酰胺类药物联合用药，治疗多重耐药细菌所致的各类重症感染。

革兰氏阴性菌对氨基糖苷类各品种呈不完全交叉耐药，对阿米卡星的敏感率大大高于庆大霉素，因而革兰氏阴性菌感染常用阿米卡星，CRE对阿米卡星的敏感性较高，因此阿米卡星可用于CRE感染的联合治疗；革兰氏阳性菌感染多用庆大霉素。该类药物有不同程度的肾、耳毒性，用药过程中需要密切观察。氨基糖苷类药物按药代动力学/药效学原则属浓度依赖性药物，推荐一日给药一次，但一些重症感染如心内膜炎仍需每日多次给药。

（七）多肽类　　包括万古霉素、去甲万古霉素和替考拉宁等糖肽类，达托霉素（环脂肽类）及多黏菌素类。近年来上市的脂糖肽类有替拉凡星、达巴凡星和奥他凡星，奥他凡星对VRE具抗菌活性，美国批准的适应证均为皮肤软组织感染，替拉凡星尚有医院获得性肺炎及呼吸机相关性肺炎适应证，达巴凡星及奥他凡星的半衰期长，前者一周一次给药，后者一个疗程单剂给药。

1. 万古霉素　对金葡菌（包括MRSA）、肺炎链球菌（包括PRSP）、草绿色链球菌、肠球菌等需氧革兰氏阳性菌和艰难梭菌等厌氧菌具有良好抗菌作用。可用于上述敏感菌所致的血流感染、心内膜炎、骨髓炎、化脓性关节炎、肺炎、皮肤软组织感染等，治疗上述重症感染时常需与磷霉素钠或利福平联合应用。

近年来万古霉素对MRSA敏感性下降、最低抑菌浓度（MIC）在敏感范围内逐渐上升（MIC漂移现象），并出现极少数万古霉素耐药菌（VRSA）的报道。某些指南推荐治疗重症感染提高万古霉素的治疗剂量，以使谷浓度达15~20mg/L。万古霉素有肾、耳毒性，在下列情况时需进行药物浓度监测（TDM）：①疗程>5日；②因需谷浓度达15~20mg/L而应用高剂量者；③肾功能不稳定者；④联合使用肾毒性药物者。

2. 去甲万古霉素　国内创制药，化学结构与万古霉素相仿，其侧链上缺少一甲基，其抗菌谱、抗菌作用及不良反应与万古霉素相仿，临床适应证同万古霉素，临床应用剂量略低于万古霉素。

3. 替考拉宁　与万古霉素抗菌谱大致相仿，但对溶血性葡萄球菌和部分表皮葡萄球菌等凝固酶阴性葡萄球菌的作用较万古霉素差。VRE中属VanB基因表型者，仍可对替考拉宁呈现敏感。替考拉宁的消除半衰期长达47~100小时，血清蛋白结合率达90%以上，主要自肾排泄。该药的肾、耳毒性较万古霉素为少见。临床用于葡萄球菌、肠球菌等所致的肺炎、血流感染、皮肤软组织感染、尿路感染和骨髓炎等。

4. 达托霉素　环脂肽类抗生素，对金葡菌（包括MRSA）、肠球菌（包括VRE）和肺炎链球菌（包括PRSP）等具有良好抗菌活性。对 MRSA 的抗菌作用强,具快速杀菌作用,对生物膜具抑制作用。批准适应证:①金葡菌(包括 MRSA)所致的血流感染包括右心心内膜炎;②敏感菌所致复杂性皮肤和皮肤结构感染。该药临床试验中有少数患者可出现一过性肌无力或肌痛伴肌酸磷酸激酶(CPK)升高。

5. 多黏菌素类 包括多黏菌素 B 和多黏菌素 E(即黏菌素 colistin)。对铜绿假单胞菌、鲍曼不动杆菌、克雷伯菌属等革兰氏阴性杆菌具有良好抗菌作用,由于其肾毒性和神经毒性明显,1980 年以来临床应用减少,随着耐多药或广泛耐药革兰氏阴性菌的增多,近年来该类药物的临床应用又增多。

多黏菌素 B 的抗菌活性略高于黏菌素。目前该类药物用于广泛耐药鲍曼不动杆菌、铜绿假单胞菌、肺炎克雷伯菌的重症感染患者,常需与其他抗生素联合用药,需严密观察其毒性反应并及时处理。

(八)噁唑烷酮类 该类药物包括已在临床应用十余年的利奈唑胺和 2014 年在美国上市的泰迪唑胺。

1. 利奈唑胺 对包括 MRS、VRE、PISP、PRSP 等多重耐药菌在内的革兰氏阳性菌有良好抗菌作用,对肠球菌的作用优于万古霉素。利奈唑胺口服后吸收完全,绝对生物利用度 100%。该药的组织穿透性高。

美国 FDA 批准用于:①万古霉素耐药屎肠球菌感染,包括同时有菌血症者;②医院获得性肺炎;③复杂性皮肤和皮肤结构感染,也包括糖尿病足感染(不伴骨髓炎者);④非复杂性皮肤和皮肤结构感染;⑤社区获得性肺炎。2011 年美国 IDSA 发表的"成人与儿童 MRSA 感染治疗的临床实践指南"中推荐利奈唑胺可作为下列 MRSA 感染的选用药物之一:①骨和关节感染,包括骨髓炎、化脓性关节炎;②脑膜炎;③脑脓肿、硬膜下脓肿、硬膜外脓肿;④海绵窦或硬脑膜脓毒性栓塞。不良反应主要有腹泻、恶心、头痛、血小板减少、白细胞减少和贫血等。

2. 特地唑胺(tedizolid) 该药抗菌谱与利奈唑胺相仿,抗菌活性有增强,对由 *cfr* 基因编码的靶位保护蛋白所致的利奈唑胺耐药菌株仍具抗菌活性。2014 年在美国获 FDA 批准上市,适应证为敏感菌所致成人急性细菌性皮肤和皮肤结构感染。目前国内已完成 3 期临床试验。给药方案为每日一次 200mg,疗程 6 日。不良反应主要为恶心、腹泻、头痛等。

(九)磷霉素 包括磷霉素钠、钙及氨丁三醇,钠盐供静脉用药,后两者为口服制剂。磷霉素对葡萄球菌属(包括 MRS)、肠球菌属、大肠埃希菌等具良好抗菌作用,产 ESBL 肠杆菌目细菌对其敏感性较高,CRE 菌株对其敏感率在我国为 40%~50%。其分子小,不与血浆蛋白结合,在组织体液中广泛分布,毒性低,与青霉素类、头孢菌素类等其他抗菌药之间无交叉过敏反应。

磷霉素钠盐可与万古霉素或去甲万古霉素联合应用治疗 MRS 感染包括下呼吸道、尿路、皮肤软组织感染等。可用于产 ESBL 肠杆菌目细菌所致尿路感染,也可用于 CRE 的联合治疗。磷霉素氨丁三醇用于单纯性下尿路感染。

(十)氟喹诺酮类 氟喹诺酮类抗菌药物品种多,临床最常用的品种为左氧氟沙星、莫西沙星、环丙沙星;其他临床应用的品种尚有氧氟沙星、诺氟沙星、加替沙星、吉米沙星等,2016 年我国首次上市 1 类新药奈诺沙星。

氟喹诺酮类对肠杆菌目细菌支原体、衣原体、分枝杆菌等具抗微生物活性,其中部分对铜绿假单胞菌、不动杆菌属具抗菌活性。呼吸喹诺酮类如左氧氟沙星、莫西沙星对肺炎链球菌(包括 PRSP)等链球菌属、MSSA、支原体、脆弱拟杆菌等厌氧菌具较强抗菌活性,奈诺沙星对 MRSA 具抗菌活性。我国大肠埃希菌对喹诺酮类的耐药率 50%~60%,但肺炎克雷伯菌及铜绿假单胞菌对其耐药率与第三代头孢菌素相仿或略低。该类药物组织穿透性好,在组织体液中浓度可超过血药浓度,多数品种具有静脉及口服制剂。

该类药物适用于需氧革兰氏阴性菌所致的各类感染如尿路感染、腹腔感染,呼吸喹诺酮类可用于社区获得性上、下呼吸道感染,如社区获得性肺炎,也可用于多重耐药结核或非结核分枝杆菌感染的联合治疗。氟喹诺酮类的主要不良反应为胃肠道反应和失眠等中枢神经系统反应,同时需要注意光毒性、肌腱炎症、QT 间期延长等严重不良反应。

(十一)磺胺类药 全身应用的主要品种为磺胺甲噁唑(SMZ)和甲氧苄啶(TMP)的复方制剂。SMZ/TMP 可用于敏感菌所致的尿路感染、慢性支气管炎患者中的急性细菌性感染等。SMZ/TMP 是治疗嗜麦芽窄食单胞菌感染、肺孢菌病的首选药,对诺卡菌感染亦具有肯定疗效。应用磺胺类药物时必须密切注意药疹等过敏反应、血液系统和肝脏等毒性反应发生的可能。

(十二)硝基咪唑类 主要品种有甲硝唑、替硝唑、奥硝唑。甲硝唑对脆弱拟杆菌等厌氧菌具强大抗菌作用,对阴道滴虫、阿米巴原虫、贾第虫具良好抗微生物作用。临床广泛用于厌氧菌所致腹腔、盆腔、皮肤软组织、血流等中枢神经系统感染,也用于艰难梭菌所致肠炎、幽门螺杆菌所致胃窦炎和消化性溃疡的治疗。替硝唑的临床适应证同甲硝唑,不良反应较甲硝唑少见。

(王明贵)

参考文献

[1] GRAYSON ML, COSGROVE SE, CROWE SM, et al. Kucers' the use of antibiotics: a clinical review of antibacterial, antifungal, antiparasitic and antiviral drugs[M]. Boca Raton:Crc Press, 2017.

[2] BENNETT JE, DOLIN R, MANDELL BM. Mandell, Douglas, and Bennett's principles and practice of infectious diseases[M]. 8th ed. Philadelphia: Saunders, 2014.

[3] GILBERT DN, ELIOPOULOS GM, CHAMBERS HF, et al. The Sanford guide to antimicrobial therapy 2016[M]. 46th ed. Sperryville: Antimicrobial Therapy, 2016.

[4] 胡付品,郭燕,朱德妹,等.2017年CHINET中国细菌耐药性监测[J].中国感染与化疗杂志,2018,18(3):241-251.

[5] 中国医药教育协会感染疾病专业委员会,中华结核和呼吸杂志编辑委员会,中国药学会药物临床评价研究专业委员会.抗菌药物超说明书用法专家共识[J].中华结核和呼吸杂志,2015,38(6):410-444.

第二节
抗菌药物在呼吸系统的药代动力学及药效学

对于呼吸系统感染的抗菌药物选择,临床医师既往参考更多的是药物的抗菌谱和可能致病细菌的体外抗菌活性等指标。但抗菌药物只有在感染部位达到足够的浓度并维持一定时间才能杀灭致病细菌,因此,其药代动力学及药效学十分重要。

抗菌药物的药代动力学(pharmacokinetic,PK)就是一门用时间函数来定量描述抗菌药物在人体内吸收、分布、代谢和排泄过程的科学,研究的是不同给药途径时药物剂量与体内药物浓度的关系。当一种抗菌药物的"治疗窗"(therapeutic window)或安全范围较窄时,药代动力学的某些参数尤为重要,必要时需要进行血药浓度监测。对于口服抗菌药物,还需研究其生物利用度(bioavailability,BA)和同用口服药物的作用,如同时服用含有二价或三价阳离子药物会使喹诺酮类的生物利用度降低50%~90%。抗菌药物的主要药代动力学参数主要包括血清高峰浓度(peak serum concentration)、最高血药浓度(maximum plasma concentration)、半衰期(elimination half life of drug)、药时曲线下面积(area under the plasma concentration-time curve,AUC)和表观分布容积(apparent volume of distribution)等。

不同类型的抗菌药物在呼吸系统的分布受药物因素、解剖因素、炎症因素等影响。脂溶性低的抗菌药物如β-内酰胺类、氨基糖苷类和糖肽类渗透性较差,在肺组织内浓度大多不高,且难以通过真核细胞的细胞膜,对于胞内菌感染无效,但β-内酰胺类和糖肽类的抗菌活性强,因此广泛用于敏感胞外菌造成的呼吸道感染。而脂溶性高的药物如喹诺酮类、四环素类、氯霉素、利福平和噁唑烷酮类药物易于渗透,比脂溶性低的药物更容易在上皮衬液(epithelial lining fluid,ELF)中达到较高的药物浓度(表17-2-1),且容易通过真核细胞的细胞膜,可用于治疗胞内菌的感染。同时,脂溶性高的药物大多可在肺泡巨噬细胞内达到高浓度,如口服左氧氟沙星500mg后4小时巨噬细胞内药物浓度可高达83.9mg/L,口服阿奇霉素500mg后4小时巨噬细胞内药物浓度可达42.7mg/L,口服克拉霉素500mg后4小时,巨噬细胞内药物浓度高达480mg/L。此外,呼吸道分泌物的异常pH、Ca^{2+}、Mg^{2+}等可使氨基糖苷类抗菌药物灭活,再加上氨基糖苷类的渗透性较差,很少单独用于呼吸道感染的治疗。肺表面活性物质可以使达托霉素灭活,因此,达托霉素在肺组织内浓度很低,不能用于治疗呼吸系统感染。

表17-2-1　抗菌药物肺组织分布

抗菌药物	ELF/ (mg · L^{-1})	ELF/ 血药浓度
头孢他啶(4g/d)[d]	8.2[a]	0.21
美罗培南(1g)	7.07[b]	0.51
万古霉素(15mg/kg)	4.5[a]	0.19
利奈唑胺(600mg/12h)	14.4[b]	1.05
左氧氟沙星(500mg/24h)	11.9[c]	1.31
阿奇霉素(500mg 首剂, 250mg/24h)	2.18[b]	24.22
克拉霉素(500mg/12h)	34.5[b]	17.25

注:ELF为上皮衬液;[a]为稳态浓度;[b]为峰浓度;[c]为平均浓度;[d]为持续静脉滴注。

抗菌药物的药效动力学又称药效学(pharmacodynamic,PD),研究的是药物浓度与抗菌效果间的关系。抗菌药物的药效学参数主要包括最低抑菌浓度(minimum inhibitory concentration,MIC)、最低杀菌浓度(minimum bacteriostatic concentration,MBC)、抗菌后效应(postantibiotic effect,PAE)、防突变浓度(mutation prevention concentration,MPC)、抗菌后亚抑菌浓度效应(postantibiotic sub-MIC effect,PAE-SME)、抗菌后白细胞活性增强效应(postantibiotic leukocyte enhancement,PALE)等。

PAE指的是在细菌脱离抗菌药物后仍不能恢复生长的时间。长PAE意味着抗菌药物浓度降低后细菌仍在较长时间内不能恢复生长。PAE长的药物包括氨基糖苷类、喹诺酮类、大环内酯类、四环素类、氯霉素和利福平及β-内酰胺类中的碳青霉烯类,其余β-内酰胺类的PAE几乎没有或很短。对于PAE长的抗菌药物可以延长给药间隔,而不仅根据半衰期调整给药间隔。

抗菌药物的药代动力学和药效学是相互关联的两个方面,药代动力学/药效学(PK/PD)理论是近年来相关研究的重要成就,该理论描述了患者、病原菌和抗菌药物三者之间的复杂关系。

根据抗菌药物PK/PD理论,抗菌药物主要分为时间依赖性抗菌药物(time-dependent antibiotics)和浓度依赖性抗菌药物(concentration-dependent antibiotics)(表17-2-2)。最早描述PK/PD理论的是Eagle,他于20世纪40年代就提出青霉素的杀菌作用为时间依赖性,而链霉素的杀菌作用为浓度依赖性。

目前,普遍采用可用于疗效预测的PK/PD参数主要有三个:Cmax/MIC(峰浓度与最低抑菌浓度的比值)、AUC/MIC(药时曲线下面积与最低抑菌浓度的比值)、T>MIC(血药浓度高于最低抑菌浓度的时间)。

时间依赖性抗菌药物的药物浓度达到一定程度后再增加浓度抗菌作用无明显增强,其抗菌效果与T>MIC相关,即感染部位游离药物浓度高于MIC时间越长,抗菌效果越好。这一类药物包括β-内酰胺类。

表 17-2-2 预测抗菌药物疗效 PK/PD 参数

抗菌药物类别	PK/PD 参数	抗菌药物
时间依赖性（短 PAE）	T>MIC	青霉素类、头孢菌素类、氨曲南、碳青霉烯类、大环内酯类、克林霉素
时间依赖性（长 PAE）	AUC/MIC	链阳性菌素、四环素、万古霉素、替考拉宁、阿奇霉素、噁唑烷酮类
浓度依赖性	AUC/MIC 或 Cmax/MIC	氨基糖苷类、喹诺酮类、达托霉素、酮内酯类、甲硝唑

头孢菌素类药物，T>MIC 大于给药间隔的 40% 时可表现为对某特定细菌抑菌作用，大于 65% 时表现为杀菌作用；碳青霉烯类药物达到抑菌作用时 T>MIC 则为大于给药间隔的 20%，达到杀菌作用时为 40%；相对应的青霉素类达到抑菌作用和杀菌作用时的 T>MIC 分别为 30% 和 50%。对于免疫功能低下患者，T>MIC 则需要更高才可能获得满意的临床疗效。时间依赖性抗菌药物的抗菌效果同时与感染部位的药物浓度相关，在一定范围内，药物浓度与 MIC 的比值越高，杀菌效果越快，此时与 AUC/MIC 有一定关联。以万古霉素治疗金黄色葡萄球菌下呼吸道感染为例，AUC/MIC>400 时有可能获得满意的临床疗效。万古霉素标准剂量为每日 2 次，每次 1g，此时 AUC 平均为 400h·mg/L。当金黄色葡萄球菌的 MIC <1μg/ml 时，其 AUC/MIC>400，但当 MIC 为 2μg/ml，其 AUC/MIC 为 200，其相应的临床疗效仅为 21%。总之，T>MIC 与 AUC/MIC 的设定随应用药物与致病菌种类而不同。

浓度依赖性抗菌药物如喹诺酮类和氨基糖苷类，药物浓度越高抗菌效果越好，抗菌治疗效果与 Cmax/MIC 和 AUC/MIC 相关。使用喹诺酮类治疗革兰氏阴性菌感染时，达到最佳疗效的 AUC/MIC 比值需大于 100~125，治疗革兰氏阳性菌感染时，欲达到最佳疗效的 AUC/MIC 比值需达到 30~40。Cmax/MIC 的比值大于 8~12 时临床疗效较好且不容易选择出耐药菌。此外，由于大多数氨基糖苷类和喹诺酮类药物都有明显的抗生素后效应，因此，浓度依赖性抗菌药物大多一日一次给药，以期获得最大的峰浓度，并使 AUC/MIC 和 Cmax/MIC 最大化，获得最佳临床疗效。

细菌初次接触氨基糖苷类药物后可出现药物摄取下调现象，在下调期间，药物杀菌作用下降，该现象可持续数小时。故一日一次给药可使下调作用在给药间歇期内消失。氨基糖苷类抗菌药物作为浓度依赖性药物，其肾毒性和耳毒性则具有时间依赖性特点，因此，保证氨基糖苷类药物峰浓度的一日一次给药方式既能保证临床疗效，又能减少多次使用造成的耳肾毒性。

严重感染患者由于大多伴有免疫力的低下，因此合理的抗菌药物选择及给药方式就显得更为重要。既往的药代动力学参数大多来源于健康人群，近来研究显示，重症感染患者由于血管通透性和肾功能的变化，抗菌药物的组织分布受到不同程度的影响，感染部位抗菌药物浓度常低于正常状态下浓度，因此重症感染时需提高药物剂量以提高感染部位药物浓度，如果药物剂量无法增加，则考虑选择对该类感染部位的病原菌敏感折点较低的抗菌药物或选择合用药，否则难以达到满意的临床效果。有研究比较喹诺酮类和大环内酯类治疗军团菌肺炎，虽然两者临床疗效无显著差异，但喹诺酮类治疗组退热时间快于大环内酯类治疗组，作者认为，虽然两种药物都可进入真核细胞，但由于喹诺酮类是浓度依赖性抗菌药物，而大环内酯类为时间依赖性抗菌药物，因此，细胞内的喹诺酮类高浓度是其退热时间快于大环内酯类的可能原因。

对于时间依赖性抗菌药物，血药浓度维持在 MIC 以上即血药谷浓度（plasma trough level，Cmin）高于 MIC 被认为是重症感染治疗时保证疗效的关键。半衰期越短的时间依赖性抗菌药物其给药间隔须越短，由于持续静脉给药可使每日剂量不变的情况下%fT>MIC 增加，重症肺部感染的治愈率比间断给药增高。

细菌感染性疾病使用抗菌药物的目的不单是治愈患者的感染性疾病，同时要尽可能地减少耐药菌的出现。PK/PD 原理不仅与临床疗效和抗菌效果相关，近来的研究显示还与细菌耐药性的选择有关。

防突变浓度（MPC）为能够防止因一步突变产生的耐药菌的最低抗菌药物浓度。细菌需要发生两次或两次以上的突变才会在 MPC 以上生存。细菌对喹诺酮类药物耐药的主要机制之一是喹诺酮类的作用靶位拓扑异构酶的突变，其突变频率一般为 10^{-7}，因此需要大约 10^{14} 以上细菌才能得到两次突变的细菌，而感染部位的细菌数量一般为 10^{10}，因此感染部位的药物浓度如果超过 MPC，一步突变的细菌也会受到抑制，一般难以出现因两步突变而产生的耐药菌株。不同抗菌药物对不同细菌的 MPC 各不相同（表 17-2-3）。MPC 与 MIC 之间的区域为突变选择窗，即在这个浓度范围内，敏感细菌被抑制，但一步突变后产生的耐药菌却无法被抑制，会逐渐成为优势菌群。

表 17-2-3 部分抗菌药物对部分细菌的 MPC

菌种	抗菌药物	MIC$_{99}$/ (mg·L^{-1})	MPC/ (mg·L^{-1})
大肠埃希菌	诺氟沙星	0.045	1.6
	利福平	7	4 000
	妥布霉素	1.2	25
	氯霉素	1.9	12
	青霉素 G	2.4	300
金黄色葡萄球菌	环丙沙星	0.6	8
肺炎链球菌	莫西沙星	0.25	1
	左氧氟沙星	1	8

AUC/MIC 比值与喹诺酮类耐药性产生之间的关系已有很多研究，左氧氟沙星体外研究显示，当 AUC/MIC 高于 86 时，肺炎链球菌 4 日内未出现耐药菌，但小于 86 时，则有耐药菌产生。一项体外药效动力学模型研究显示，当金黄色葡萄球菌暴露在不同浓度的万古霉素，AUC/MIC 在 16.1 和 107.0 之间时，可选择出对万古霉素不敏感的金黄色葡萄球

菌,其 MIC 出现 4~8 倍的增高。AUC/MIC≥165.6 时可避免耐药菌的出现,此外联合应用利福平和庆大霉素可减少万古霉素耐药菌的出现。因此需要针对不同抗菌药物和细菌研究不同的 AUC/MIC 折点,使得抗菌治疗时体内 AUC/MIC 大于相应折点,避免耐药菌的出现。

根据药物的 PK/PD 原理,通过使用防突变浓度低的药物或联合应用抗菌药物,选择合适的给药方案,缩小突变选择窗,可减少耐药菌的出现。

总之,选择抗菌药物用于治疗呼吸系统感染时,要根据病原体的种类,根据不同抗菌药物的 PK、PD 特性,选择感染部位浓度高且抗菌活性好的抗菌药物,并根据不同抗菌药物的 PK/PD 原理,决定给药方式,增加临床疗效及提高细菌清除率,减少耐药菌的出现和播散。

(郑　波)

参考文献

[1] 李家泰. 临床药理学[M]. 北京:人民卫生出版社, 2007.

[2] 汪复. 张婴元. 实用抗感染治疗学[M]. 北京:人民卫生出版社. 2012.

[3] NAKAI H, SATO T, UNO T, et al. Mutant selection window of four quinolone antibiotics against clinical isolates of streptococcus pneumoniae, haemophilus influenzae and Moraxella catarrhalis[J]. J Infect Chemother. 2018. 24 (2): 83-87.

[4] PEA F, VIALE P. The antimicrobial therapy puzzle: could pharmacokinetic-pharmacodynamic relationships be helpful in addressing the issue of appropriate pneumonia treatment in critically ill patients? [J]. Clin Infect Dis. 2006, 42 (12): 1764-1771.

[5] KOCSIS B, SZABO D. New treatment options for lower respiratory tract infections[J]. Expert Opin Pharmacother. 2017, 18 (13): 1345-1355.

[6] VASSILARA F, GALANI I. SOULI M. et al. Mechanisms responsible for imipenem resistance among pseudomonas aeruginosa clinical isolates exposed to imipenem concentrations within the mutant selection window[J]. Diagn Microbiol Infect Dis. 2017, 88 (3): 276-281.

[7] EAGLE H, FLEISCHMANN R, MUSSELMAN AD. Effect of schedule of administration on the therapeutic efficacy of penicillin; importance of the aggregate time penicillin remains at effectively bactericidal levels[J]. Am J Med. 1950, 9 (3): 280-299.

[8] LEE YR, MILLER PD, ALZGHARI SK, et al. Continuous infusion versus intermittent bolus of Beta-Lactams in critically ill patients with respiratory infections: a systematic review and meta-analysis [J]. Eur J Drug Metab Pharmacokinet. 2018, 43 (2): 155-170.

第三节
呼吸系统感染的抗菌治疗和临床处理步骤

一、呼吸系统感染的抗菌治疗

(一)呼吸系统感染抗菌治疗指征　在耐药日趋严重的今天,避免抗菌药物的不合理使用以避免或减少耐药尤为重要。抗菌治疗的指征仅限于细菌、非典型病原体(支原体、衣原体、军团菌)、立克次体和螺旋体感染。目前最大的问题和难点是大量的急性上呼吸道病毒感染被错误地使用了抗菌药物。为数最多、使用最广的当属普通感冒和包括流感在内的其他呼吸道病毒感染。在治疗 SARS、高致病性 H5N1 禽流感病毒、甲型 H1N1 流感病毒性肺炎中也存在严重的抗菌药物尤其是高端抗菌药物的滥用现象。

急性上呼吸道感染(acute upper respiratory tract infection,ARTI)包括急性单纯性支气管炎、咽炎、鼻窦炎和普通感冒。美国 2016 版成人 ARTI 抗菌药物指南中指出,90% 表现为咳嗽的门诊患者是由于病毒感染所致,出现脓痰或者痰液颜色改变是因为炎症细胞和脱落的上皮细胞,并不意味着细菌感染。其中,急性单纯性支气管炎是一种大气道自限性炎症,其伴随的咳嗽症状可持续 6 周,在美国 70% 的医师会处方抗菌药物。大部分指南都不建议对急性单纯性支气管炎常规使用抗菌药物,除非出现了肺炎。对于 70 岁以下免疫功能正常的成年人,符合下列标准时才需要考虑肺炎:心动过速(>100 次/min)、呼吸加快(>24 次/min)、发热(口温>38℃)、胸部检查的异常(啰音、触觉语颤)。

强化病原学早期诊断和筛查技术及感染生物反应标志物检测,制定规范并加强教育对改变这一现状有极大帮助。咽炎也是急性上呼吸道感染常见的表现形式,大部分缘于病毒,常为自限性,症状多为咽痛,并可伴随鼻塞、结膜炎、声音嘶哑、咳嗽、腹泻及咽部溃疡或水疱,通常不需要进一步检验。只有在出现持续发热、寒战、扁桃体渗出肿大,颈部淋巴结肿大,怀疑 A 组链球菌感染时才需要进一步行相应抗原抗体检测,在确诊阳性后使用抗菌药物治疗。急性鼻窦炎也多为病毒感染引起,只有在伴随高热、脓性鼻腔分泌物、面部疼痛超过 3 日时才需要考虑细菌性鼻窦炎可能。美国耳鼻喉头颈部外科协会建议对于单纯性鼻窦炎无论轻重都不应给予抗菌药物,而是观察或者对症治疗。普通感冒表现为打喷嚏、流涕、咽痛、咳嗽、低热等不适,更是一种轻微的上呼吸道病毒感染,发生有季节性,对症治疗是最恰当的处理原则。

(二)呼吸道感染的经验性治疗和靶向治疗　急性肺部感染致死率高,初始抗菌治疗延迟显著增加病死率。社区获得性肺炎(CAP)要求到达医院就诊后 4 小时内开始抗菌治疗,伴脓毒症的医院获得性肺炎(HAP)和呼吸机相关性肺炎(VAP)要求在临床诊断 1 小时内开始抗菌治疗。但目前病原微生物检测无法满足临床在第一时间对靶向治疗的需要,加之肺部感染很难获得无污染的诊断标本,以及临床感染本身的复杂性和某些隐蔽性,所以初始经验性抗菌治疗成为必然选择。还有部分肺部感染患者虽然临床竭尽全力也无法获取准确的病原学诊断,只能全程经验性抗感染治疗。尽管经验性治疗是无奈的选择,但又是临床必需的,其应用不可避免会存在选择性和针对性不强,容易诱导细菌耐药,也常常导致医疗资源的浪费。因此,经验性治疗必须遵循一定的规律,首先在排除非感染性疾病、确定有明确的感染依据后尽早开始治疗;其次在治疗 48~72 小时后结合微生物检测结果对治疗反应进行全面评估。治疗反应的评估包括患者的临床症状和体征、影像学改变、感染标志物等实验室检查等,进行综合判断。若获得明确的病原诊断应尽早转为靶向(目标)治疗及降阶梯治疗;临床治疗有效,则停用不必要的药物,保留针对性的敏感药物继续治疗;如果初始治疗无效,则换用针对性敏感药物。经验性治疗和靶向治疗是肺部感染治疗的两个阶段,有机统一,而不是相互对立。

经验性治疗药物选择必须参考以下指标:当地医疗机构常见的致病菌病原谱及其流行病学规律、耐药状况,特定病原体感染的危险因素;患者的临床状况(包括病情的严重程度、基础疾病、免疫状态、器官功能状态);以及所选用药物的特性(如抗菌谱、PK/PD 特性,既往用药情况和药物过敏史,用药限制因素等),以及相应的循证医学证据。参考国内外主要学会制定的相应指南的推荐是一种行之有效的方法,但指南推荐的药物是否合适也需要结合当地细菌流行状况和耐药情况进行调整。

(三)单药治疗还是联合治疗 非耐药菌的轻、中度感染,理论上和抗菌药物管理上都要求尽量单药治疗,而且尽量使用窄谱抗菌药物。联合治疗的指征限于单药不足以覆盖的混合感染和严重感染的经验性治疗。理论上,与单药治疗相比,联合治疗可通过不同药物间抗菌谱的互补获得更广的抗菌谱,通过不同药物间的协同作用和相加作用产生更强的抗菌活性,有助于更有效地控制感染和减小抗菌治疗过程中致病菌快速继发耐药的风险。但抗菌药物的联合治疗带来的问题也不容忽视,包括增加药物相关不良反应的风险、增加抗菌药物的选择压力,以及增加经济负担等。大多数临床研究结果并未证实联合治疗的疗效优势。目前仅确定在非发酵糖革兰氏阴性杆菌(假单胞菌属、不动杆菌属)和 MDR 革兰氏阴性杆菌感染联合治疗可以改善疗效。而联合治疗防治耐药目前仅在抗结核联合治疗中得到证明。因此,只要诊断明确为单一病原体感染,都应该尽量采用单药(甚至窄谱抗菌药物)治疗。

当前,细菌耐药性不断增强,各种超级耐药细菌在全球迅速蔓延,抗感染治疗面临前所未有的挑战,亟待克服不恰当的、过度的联合治疗,以从总量上减少抗菌药物的使用和抗菌药物的选择性压力。呼吸道感染是否需要联合治疗应基于对病情严重程度的判断,以及可能的病原体及其耐药性。轻、中症感染患者并不能从联合治疗中获益,只有危重患者尤其是合并脓毒血症休克的患者,才有可能通过联合治疗降低病死率。因此,《中国成人社区获得性肺炎诊断和治疗指南(2016 年版)》中建议,对罹患 CAP 的轻中症患者尽量采用单药治疗,如无铜绿假单胞菌感染危险因素,唯一推荐的联合用药方案是 β-内酰胺类药物联合四环素类或大环内酯类药物,一般仅适用于需要覆盖非典型病原体,但又顾虑较高的致病菌耐药率而不宜单独使用四环素类药物或大环内酯类药物的患者。此类患者也可以选择呼吸喹诺酮类药物单药治疗,因为呼吸喹诺酮类药物不仅覆盖非典型病原体,对肺炎链球菌、流感嗜血杆菌等 CAP 常见致病菌

具有良好的抗菌活性。《中国成人医院获得性肺炎与呼吸机相关性肺炎诊断和治疗指南(2018 版)》中建议,对于具有 MDR 铜绿假单胞菌和其他 MDR 革兰氏阴性菌感染危险因素或死亡风险较高的 HAP/VAP 患者采用两种不同类别抗菌药物的联合经验性治疗;对于非危重、无 MDR 菌感染危险因素的 HAP/VAP 患者,经验性治疗时只推荐一种抗菌药物。

在病原体明确的目标性抗感染治疗中,联合用药主要用于单药治疗不能获得满意疗效的感染患者,包括单一药物不能覆盖的多种病原体混合感染,无敏感药物可用的耐药菌感染,单药治疗过程中容易继发耐药的致病菌感染,以及经敏感药物单药治疗疗效不佳的感染患者。糖肽类药物或噁唑烷酮类药物治疗 MRSA 肺炎时通常不需要联用其他抗菌药物。碳青霉烯类药物治疗产 ESBL 或 AmpC 酶肠杆菌目细菌感染时通常也不用联用其他抗菌药物。但治疗碳青霉烯类耐药的肠杆菌目细菌、不动杆菌属细菌、铜绿假单胞菌等耐药菌感染时,往往需要联合应用抗菌药物。

此外,联合使用抗菌药物还需要遵循一些基本原则。联合用药方案中至少应包含一种相对较为敏感的药物,与其联用的抗菌药物也不应存在高水平的耐药;联合应用的抗菌药物应有较好的协同或者叠加作用,而不是拮抗作用;联合应用的药物抗菌作用机制或者靶点应有所区别,以免相互产生竞争性抑制;联合应用的药物应避免在体内代谢过程中相互干扰而导致血药浓度降低。

(四)抗菌药物的剂量和给药方案 根据药物的 PK/PD 设计肺部感染抗菌药物的给药剂量和方案是优化抗菌治疗的核心,已如前述。PK/PD 的目标值设定须考虑宿主的免疫状态、病情严重程度和细菌的种类,使抗菌药物在感染灶内达到足以杀灭或抑制病原菌的有效浓度,并维持一定的时间,从而清除感染,并能尽量减少药物对机体的不良反应。如浓度依赖性抗菌药物(喹诺酮类和氨基糖苷类)应将每日剂量一次性给药,从而达到最大的 Cmax/MIC 或 AUC/MIC,以充分发挥药物的杀菌作用。又如 β-内酰胺类药物等时间依赖性抗菌药物在免疫健全的轻、中度感染治疗中 T>MIC% 应达到 40%～60%,重症感应>60%,粒细胞缺乏患者则要求达到 90%～100%,铜绿假单胞菌要求达到 100%。严重耐药情况下,甚至需要延长静脉滴注时间或缩短给药间隔,如 2～3 小时输注或 24 小时持续静脉输注均可显著增加 T>MIC%。危重患者,如有水潴留、低蛋白血症,分布容积增加,或有高动力循环状态,肾小球滤过率增加时,水溶性抗菌治疗亦需要适当提高药物使用剂量,部分药物需要给予负荷剂量。要达到抑制细菌耐药的目的,浓度依赖性药物的 Cmin/MIC 应>6.2,时间依赖性药物的 T>MPC 应≥20%。

(五)抗感染治疗的疗程 抗感染治疗的疗程由多种因素决定,不能千篇一律,需要个体化。抗感染治疗的疗程需要参考:①病原体种类和耐药性,如 MRSA、非发酵菌疗程应该持续 2～3 周,不伴菌血症的肺炎链球菌肺炎疗程可

以缩短为 5 日;②病情严重程度和病情急慢性;③患者免疫状态;④感染的部位和类型,如肺脓肿疗程通常需要 4~6 周,心内膜感染和骨髓感染疗程需要数月。为减少抗菌药物暴露、避免诱导细菌耐药,近年不少研究表明短疗程同样安全有效。美国 FDA 批准支气管炎(包括慢性支气管炎急性加重)抗菌疗程可以缩短至 3 日,CAP 疗程可以缩短至 5 日。《中国成人社区获得性肺炎诊断和治疗指南(2016 年版)》指出,抗感染治疗一般可于热退 2~3 日且主要呼吸道症状明显改善后停药,但具体疗程应视病情严重程度、缓解速度、有无并发症及不同病原体而异,不能把肺部阴影完全吸收作为停用抗菌药物的指征。通常轻、中度 CAP 患者疗程 5~7 日,重症及伴有肺外并发症患者可适当延长抗感染疗程。非典型病原体治疗反应较慢者疗程可延长至 10~14 日。金黄色葡萄球菌、铜绿假单胞菌、克雷伯菌属或厌氧菌等容易导致肺组织坏死,抗菌药物疗程可延长至 14~21 日。《中国成人医院获得性肺炎与呼吸机相关性肺炎诊断和治疗指南(2018 年版)》指出,如初始经验性抗感染治疗恰当,且为单一病原菌感染,对治疗的临床反应好,无肺气肿、囊性纤维化、空洞、坏死性肺炎和肺脓肿,且免疫功能正常者,疗程为 7~8 日。对初始抗感染治疗无效、病情危重、XDR 或 PDR 菌感染、肺脓肿或坏死性肺炎者,应酌情延长疗程。

二、呼吸系统感染的临床处理步骤

呼吸系统感染的临床处理除必须坚持抗菌治疗的基本原则外,还有自身个体化的特点和要求。必须遵循规范的临床步骤,切忌一叶障目、以偏概全。例如仅根据影像学改变而不结合临床表现便乱用抗菌药物,是非常有害的。

（一）重视病史采集和临床资料搜集　与任何疾病一样,详细采集病史和全面体检是诊治肺部感染性疾病的基础。病史必须回答"5W":Who、When、Where、Why、How。"Who(谁)"就是要明确患者的基本情况,如年龄、职业、嗜好(吸烟、吸毒、嗜酒)、免疫状态、接触史(包括性接触史、性伴侣情况等)。如长期吸烟者易感染流感嗜血杆菌,吸毒者肺炎绝大部分为金黄色葡萄球菌所致,酗酒者肺炎以肺炎克雷伯菌为最常见,建筑装修业、塑料毛绒玩具制造业、粮食种植加工业、文物修复业的从业人员及家禽和鸟类饲养者易罹患肺部真菌感染。"When(何时)"即暴露和发病时间,是否处于某种疾病的流行期等。"Where(哪里)"则首先要区分是社区感染还是院内感染,有无疫原地居留或旅行史。随着社会经济发展、人口流动增加,后一问题愈发显得重要。"Why(为什么)"和"How(如何)"则要求询问患者可能的发病原因、发病方式和自觉症状,临床表现方面,呼吸系统感染性疾病多为急性起病,咳嗽、脓痰等下呼吸道症状明显,常伴寒战、发热等全身中毒症状,外周血白细胞、CRP 和 PCT 均升高;重症感染病情进展迅速,可能短期内出现胸闷、呼吸困难,甚至感染性休克;但老年人或因基础疾病导致恶病质者,其罹患肺部感染时往往没有下呼吸道症状,亦无寒战、发热等全身中毒症状,外周血白细胞正常甚至降

低,患者常仅表现为食欲下降、恶心呕吐或意识障碍。体格检查必须全面细致,切忌局部观念仅查胸部,要特别注意全身状况和肺外体征,在疑有血源性感染或免疫抑制宿主时更不能放过系统性检查的任一细节。

（二）影像学检查　肺部影像学检查,尤其是 CT,在肺部感染性疾病的诊断中有举足轻重的地位。感染的病原不同,肺部影像常有不同特征性表现。细菌性感染最常见为大叶性和小叶性肺炎。大叶性肺炎 CT 表现为肺叶或肺段高密度实变影,实变影内部密度均匀,可见支气管充气征,近叶间胸膜面边缘清晰,其余边缘模糊,实变肺叶体积大致正常。小叶性肺炎则常见双下肺沿肺纹理分布的颗粒状、小斑片状或斑点状阴影,可融合成片,病变密度不均匀,边缘模糊,单个病灶中央部密度较高,可有虫蚀样小空洞。化脓性细菌性感染常导致肺组织坏死液化形成脓肿,急性期 CT 表现为边缘模糊的片状实变,病灶中央密度稍低;慢性期则呈厚壁空洞,内见液气平面,可伴邻近胸膜增厚,甚至胸膜腔积液。血源播散的肺脓肿则表现为双肺多发、类圆形厚壁小空洞,外缘模糊,内壁光滑。病毒和非典型病原体常导致间质性肺炎,CT 表现为肺纹理增粗、模糊、交织成网状影,可见小叶间隔增厚,有时伴随磨玻璃样肺泡浸润影。新月征、晕轮征、伴或不伴空洞的结节影是真菌肺部感染 CT 影像最特征性表现。急性血行播散型肺结核胸部 CT 见双肺弥漫均匀分布的大小和密度一致的粟粒样结节影。亚急性血行播散型肺结核则表现为以双侧中上肺分布为主的大小不一、密度不均的多发斑片状影。继发性肺结核影像表现多样,可见钙化、空洞、结节、纤维化、斑片状渗出影等,好发于上叶尖后段和下叶背段。结核球多数直径小于 3cm,内可见环状或点状钙化影,周围可见卫星病灶。虽然肺部影像学检查对推测病原体的特异性不高,但不同的肺部影像形态特征可以为临床进一步检查提供方向,缩小鉴别诊断的范围。

（三）病原学检查　肺部感染的确诊和抗感染治疗的基础都要求明确病原学诊断。应当在抗感染治疗前留取各种可能获得的标本(痰、气管内抽吸物,胸腔积液,血液,穿刺液,支气管肺泡灌洗液,穿刺活检肺组织,或肺外浅表病灶刮取物等)。痰是最常用于肺部感染病原学诊断的标本。应当协助和指导患者深咳嗽,选取脓性或黏液性标本立即送检,并经涂片筛选合格痰标本。涂片革兰氏染色镜检如发现典型的肺炎链球菌、流感嗜血杆菌,则有重要意义,可作为经验性抗感染治疗的依据。涂片抗酸染色如发现典型的抗酸染色阳性杆菌,可为结核分枝杆菌感染提供依据。但痰培养的结果是污染菌还是致病菌迄今仍是诊断肺部感染时的难题。痰培养生长念珠菌不能作为念珠菌肺炎的诊断指标。痰液中分离出曲霉和毛霉则需要结合患者是否存在真菌感染的高危因素来判断其是否提示感染。临床医师常需结合患者病史、症状、体检及影像和其他辅助检查综合判断。分子生物学、代谢产物学和蛋白质组学技术的应用,显著缩短呼吸道分泌物的微生物检验的时间,也极

大提高病原菌的检出率。

（四）谨慎评价感染相关实验室检查结果 外周血白细胞、C反应蛋白（CRP）和降钙素原（PCT）是临床常用的帮助诊断感染性疾病的实验室检测指标。多数情况下，感染性疾病患者外周血白细胞水平会明显升高，但病毒、支原体、衣原体和某些特殊真菌感染时白细胞水平可正常甚至降低。血液系统恶性肿瘤、实体脏器恶性肿瘤异常分泌G-CSF也会导致外周血白细胞升高；而结缔组织疾病、甲状腺功能亢进则会导致外周血白细胞减少。微生物入侵机体、组织损伤或自身免疫异常激活产生的炎症反应均可导致CRP升高，而严重营养不良，或者全身激素水平明显降则可导致CRP无法升高。因此，尽管感染性疾病均会导致CRP升高，但CRP对感染性疾病的诊断并不具备特异性。PCT是目前判断细菌感染与否的重要标志物。非感染性炎症性疾病（如结缔组织疾病、痛风等）血清PCT水平一般不增加或轻微增加，病毒感染可轻微升高，而细菌感染时则可明显升高。因此，PCT可用于评估细菌感染的风险，并指导抗感染药物的使用。动态监测PCT水平变化，还可以作为评估抗感染疗效及疗程的参考指标之一。尽管PCT较CRP对细菌感染的诊断特异性明显升高，但严重创伤、大范围手术、烧伤等引起的非感染性炎症反应也会引起PCT升高；神经内分泌肿瘤，如小细胞肺癌、类癌综合征、甲状腺髓样癌也会引起PCT升高。因此，当感染性因素和非感染性因素重叠时，使用外周血白细胞、CRP和PCT帮助判断是否存在肺部感染需要谨慎、客观的评价。

外周血和体液中真菌细胞壁组分1,3-β-D葡聚糖（BG）的检测是除隐球菌和毛霉外几乎所有深部真菌感染早期诊断的重要指标。半乳甘露聚糖（GM）是曲霉属细胞壁组分，随着曲霉的生长被释放到外界中，外周血和体液GM检测是早期判断曲霉感染的指标。在血液系统恶性肿瘤和严重免疫缺陷等具有典型宿主因素患者的真菌感染诊断中，这两个指标具有较高的敏感性和特异性；但在无典型宿主因素真菌感染的诊断中，这两个指标的参考价值有限。此外，影响BG检测结果的因素较多，导致其敏感性和检测稳定性差异极大。因此，采用BG和GM检测帮助诊断肺部真菌感染时，需结合宿主因素和实验室条件判断其可靠性。近年来，支气管肺泡灌洗液（BALF）中GM检测无论对粒细胞缺乏患者还是免疫功能相对正常患者来说，其临床意义远高于血清GM检测，尤其对于非粒细胞缺乏患者，值得临床大力推广。针对病原微生物的抗原、抗体检测，如尿链球菌抗原、尿军团菌抗原、尿曲霉抗原；以及外周血隐球菌荚膜多糖抗原、外周血病毒和念珠菌抗原与抗体检测，结核菌特异性γ-干扰素释放实验等，在临床应用越来越广泛。但值得注意的是，尽管文献报道其特异性和敏感性较高，在实际临床应用时常受到患者基础状况、感染时限、抗菌药物治疗的影响，可能出现假阴性结果，对这些抗原、抗体检测结果的分析仍需结合临床具体情况。

近年来飞速发展的分子生物学诊断技术，为病原学的诊断提供了有力的武器，如高通量测序等分子生物学技术（如病原学宏基因二代测序，mNGS）的临床应用。基于测序技术的临床宏基因组学，通过分析临床标本中微生物的DNA或RNA含量与丰度判断致病菌，显著提高了病原检测的敏感度，缩短了检测时间，对罕见病原菌感染的诊断具有优势，可审慎地用于现有成熟检测技术不能确定的病原体，或发现新病原体，或用于经恰当与规范抗感染治疗无效的患者，尤其是在免疫缺陷的患者；但检测结果需结合流行病学和临床特征综合评估是否为致病菌。该技术应用尚需解决许多问题，包括标本中人类基因组的干扰、生物信息学分析、结果判断和解释等，特别是呼吸道本身为非无菌状态，大量定植菌核酸的存在给临床结果的判读带来挑战。

（五）侵袭性诊断技术 经验性抗菌治疗无效且病情迅速进展、免疫抑制患者、疑为混合感染、二重感染或特殊病原体感染时应考虑应用侵袭性技术，以获取特异性病原学诊断。侵袭性诊断技术包括防污染下呼吸道采样、支气管肺泡灌洗、经皮肺穿刺活检或经气管镜肺活检，后者所取组织必须同时做微生物和组织病理检查。侵袭性诊断技术的选择须个体化，要根据病灶类型、部位、患者的耐受性和合作程度，以及操作者的经验审慎决定。在具备侵袭性诊断技术应用指征的患者对这类技术的应用宜采取积极态度，要善于及时做出决策，仔细操作。应纠正目前国内临床上习惯于频繁更换经验性抗菌治疗，而不重视病原学诊断，或对侵袭性诊断技术存在畏难情绪的现象。在重症感染强有力抗菌化疗无效时，与其在经验性抗菌治疗上花费时间和浪费药物，不如在病原学诊断上多下功夫。

（六）初始经验性抗菌治疗 在完成影像学检查和病原学诊断标本采集后应当及早开始经验性抗菌治疗。具体方案应根据患者病情的严重程度、不同类型肺部感染的病原谱分布状况，以及是否存在耐药危险因素来确定。具体药物的选择应当参考患者既往使用的抗菌药物情况与过敏史、免疫功能和病理生理状态、患者的基础疾病与器官功能状态、抗菌药物的PK/PD特性、所在医院或地区的耐药情况、药物获得的可能性与药物经济学，并结合指南，全面分析和酌定。

（李培 施毅）

参考文献

[1] WONG DM, BLUMBERG DA, LOWE LG. Guidelines for the use of antibiotics in acute upper respiratory tract infections [J]. Am Fam Physician, 2006, 74 (6): 956-966.

[2] YOON YK, PARK CS, KIM JW, et al. Guidelines for the antibiotic use in adults with acute upper respiratory tract infections [J]. Infect Chemother, 2017, 49 (4): 326-352.

[3] ROSENFELD RM, PICCIRILLO JF, CHANDRASEKHAR SS, et al. Clinical practice guideline (update): adult sinusitis executive summary [J]. Otolaryngol Head Neck Surg, 2015, 152 (4): 598-609.

[4] 中华医学会呼吸病学分会. 中国成人社区获得性肺炎诊断和治

疗指南（2016 年版）[J].中华结核和呼吸杂志,2016,39（4）:
253-279.

[5] KALIL AC, METERSKY ML, KLOMPAS MA, et al. Management of adults with hospital-acquired and ventilator-associated pneumonia: 2016 clinical practice guidelines by the infectious diseases society of America and the American Thoracic Society [J]. Clin Infect Dis, 2016, 63 (5): e61-e111.

[6] TORRES A, NIEDERMAN MS, CHASTRE J, et al. International ERS/ES-ICM/ESCMID/ALAT guidelines for the management of hospital-acquired pneumonia and ventilator-associated pneumonia: guidelines for the management of hospital-acquired pneumonia (HAP)/ventilator-associated pneumonia (VAP) of the European RespiratorySociety (ERS), European Society of Intensive Care Medicine (ESICM), European Society of Clinical Microbiology and Infectious Diseases (ESCMID) and Asociación Latinoamericana del Tórax (ALAT) [J]. Eur Respir J, 2017, 50 (3): 0582-2017.

[7] 中华医学会呼吸病学分会感染学组.中国成人医院获得性肺炎与呼吸机相关性肺炎诊断和治疗指南（2018 年版）[J].中华结核和呼吸杂志,2018（4）:255-280.

[8] 中国医药教育协会感染疾病专业委员会.抗菌药物药代动力学/药效学理论临床应用专家共识[J].中华结核和呼吸杂志,2018（6）:409-450.

[9] 发热伴肺部阴影鉴别诊断共识专家组.发热伴肺部阴影鉴别诊断专家共识[J].中华结核和呼吸杂志,2016（3）:169-176.

[10] 中国医药教育协会感染疾病专业委员会.感染相关生物标志物临床意义解读专家共识[J].中华结核和呼吸杂志,2017（4）:243-257.

第四节
细菌耐药问题与对策

感染性疾病是人类最常见的疾病之一,严重威胁着人们的健康,抗菌药物是治疗感染性疾病的主要手段,已成为临床应用最广泛的药物之一。随着抗菌药物在临床中的广泛使用,细菌耐药问题也越来越受到各国政府的重视。细菌耐药和耐药菌株传播是影响肺部感染发生和预后的重要因素。目前新耐药机制不断涌现,各种超级细菌分离率日渐增高,如革兰氏阳性菌中的金黄色葡萄球菌、表皮葡萄球菌、粪肠球菌、屎肠球菌和肺炎链球菌,革兰氏阴性菌中的大肠埃希菌、克雷伯菌、铜绿假单胞菌、鲍曼不动杆菌和阴沟肠杆菌。上述耐药菌所致感染的治疗已成为临床上的难题,对感染患者的健康和生命直接构成了威胁,因此,控制和减缓耐药细菌的增长已成当务之急。

一、目前我国肺部感染中细菌耐药概况和趋势

（一）青霉素耐药肺炎链球菌问题尚不突出,但需重视

肺炎链球菌目前仍是社区获得性感染（即院外感染）,儿童和老年人感染如肺炎、中耳炎、鼻窦炎、菌血症、败血症和化脓性脑膜炎的主要病原菌。一些高危人群,如处于年龄两端者、有糖尿病等基础疾病者、免疫功能低下者,罹患肺炎或脑膜炎时病死率可高达 50%。虽然我国肺炎链球菌对大环内酯类耐药非常严重,但长期以来,肺炎链球菌对青霉素仍呈高度敏感（PSSP,MIC≤0.06mg/L）,青霉素为上述感染的首选药,然而,自 20 世纪 70 年代以来,在世界范围内已相继出现了青霉素耐药肺炎链球菌（PRSP）,对 β-内酰胺类抗菌药物敏感性下降,感染患者特别是儿童可选药物有限。部分菌株甚至呈多重耐药,不仅对青霉素等 β-内酰胺类耐药,尚对 2 种或 2 种以上其他抗菌药耐药。目前在全球范围内 PRSP 占 10%~40%,随国家和地区而有不同。在南非、西班牙、韩国等高于 40%。我国也对 PRSP 开展了一系列研究。据北京和上海的报道,青霉素中度敏感或低度耐药（PISP,MIC 0.12~1mg/L）者为 11%~14%,PRSP 者为 1.2%。一般而言,儿童患者 PRSP 发生比例显著高于成人。据中国 CHINET 2017 年监测数据显示,儿童 PRSP 比例为 2.2%,而成人比例为 1.9%。2015 年中国细菌耐药监测网（CARSS）监测数据显示,非脑膜炎来源肺炎链球菌对青霉素的耐药率为 4.2%。各省份 PRSP 检出率为 0~15.0%,分布上东北部高于西南部。根据 WHO 2014 年报告,非洲、地中海、欧洲的肺炎链球菌对青霉素耐药率分别为 3%~16%、13%~34% 及 0~61%。青霉素耐药肺炎链球菌的耐药机制为细菌中编码 PBP2b 和 PBP2x 的基因改变,导致青霉素结合蛋白（PBP）改变,使细菌与青霉素的亲和力降低,从而导致对该药的敏感性下降。据报道,青霉素耐药肺炎链球菌的出现,下列情况可能为其危险因素:①频繁使用青霉素类药物;②低龄婴幼儿,尤其是小于 2 岁者;③入托幼儿园中 PRSP 携带率的增高等。值得注意的是,由于反复选择性应用青霉素类药物,使耐药株过度生长,以及 PRSP 携带者的增多,这些在 PRSP 的流行中具有重要作用。目前,对青霉素敏感肺炎链球菌所致轻、中度感染,青霉素、阿莫西林仍为首选,第一、二代头孢菌素、大环内酯类、林可霉素类亦可使用。PISP 所致轻、中度感染仍可应用青霉素类或其他 β-内酰胺类,但需加大青霉素的剂量,也可选用第三代头孢菌素,如头孢曲松或头孢噻肟;但治疗 PISP 所致重症感染,如脑膜炎时则需选用头孢曲松、头孢噻肟或头孢吡肟（第四代头孢菌素）之一联合万古霉素。高耐药菌株呈多重耐药,故其所致感染治疗困难,可选用万古霉素,其他如噁唑烷酮类药物利奈唑胺（linezolid）和链阳性菌素类（streptogramins）等均在累积临床经验中。

值得一提的是,美国临床和实验室标准协会（CLSI）于 2008 年重新调整了青霉素对肺炎链球菌的最低抑菌浓度（MIC）折点,调高青霉素对肺炎链球菌的折点虽然有助于增加青霉素处方,但容易给临床医师造成错觉,认为青霉素重新变得敏感了。按照 CLSI 文件说明:非脑膜炎静脉用青霉素,敏感性折点为 MIC≤2mg/L,青霉素用量应为 1 200 万 U/d;中介折点为 MIC＝4mg/L,青霉素用量应为 1 800 万~2 400 万 U/d;而非脑膜炎口服青霉素和脑膜炎青霉素折点并未发生改变。因此,PRSP 仍然是以后 CAP 治疗中值得注意的问题。

（二）流感嗜血杆菌（Haemophilus influenzae, Hi）耐药新趋势

流感嗜血杆菌是 CAP、慢性阻塞性肺疾病急性加重（AECOPD）的常见致病菌,对氨苄西林耐药是最常见的临床问题,其耐药率在我国各地报道不一,介于

4.8%~40.2%，儿童株略高于成人株。流感嗜血杆菌对头孢呋辛、头孢噻肟仍高度敏感，敏感率均在90%以上。作为对流感嗜血杆菌敏感性最高的两类药物，阿奇霉素和呼吸喹诺酮近年都出现了敏感性降低或耐药的报道，一项西班牙对流感嗜血杆菌的变迁研究显示，虽然细菌对阿奇霉素的耐药率在1997年和2007年都维持于1%左右，但2007年分离株MIC值多分布于2~8μg/ml，较1997年增加了21.2%。而我国耐药性监测也显示，2009年流感嗜血杆菌对阿奇霉素不敏感率已上升到10.1%。国外对一组肺囊性纤维化患者调查发现，长期使用阿奇霉素，导致嗜血杆菌对克拉霉素耐药率由1999年的3.7%上升至2004年的37.5%。红霉素甲基化酶基因 $erm(A)$，$erm(C)$ 和 $erm(F)$ 的获得可能是导致耐药的原因之一。同样，对左氧氟沙星敏感性下降的流感嗜血杆菌在亚洲也有发现，3.9%菌株对左氧氟沙星MIC $\geqslant 0.5\mu g/ml$。其发生机制不明确。值得注意的是，因副流感嗜血杆菌对喹诺酮耐药性显著高于流感嗜血杆菌，细菌误鉴定可能导致流感嗜血杆菌对喹诺酮耐药性高的假象。

（三）甲氧西林耐药和对万古霉素敏感性下降的金黄色葡萄球菌　　金黄色葡萄球菌可引起皮肤软组织感染、肺炎、心内膜炎和血流感染等。在HAP/VAP中，一直都是处于前四位的病原体。葡萄球菌感染具有下列特点：①多发生在医院内，且常与医用装置有关。②甲氧西林耐药金黄色葡萄球菌（MRSA）比例呈增高趋势，并出现细菌毒力更强的社区获得性MRSA（CA-MRSA）。国外报道MRS自20世纪80年代的5%~30%至90年代的35%~60%或更高。而国内自20世纪80年代的24%增至近期的50%~70%。在医院获得性肺炎（HAP）和呼吸机相关性肺炎（VAP）中有20%~40%为医院获得性MRSA（HA-MRSA）所致，多见于老年人和长期机械通气的患者。近年来还发现在医院保健相关性肺炎（HCAP）中HA-MRSA显著增加，美国一项研究自2002年1月至2004年1月收集了病原学诊断明确的4 543例肺炎，其中，HCAP中MRSA占26.5%，比例超过CAP、HAP和VAP。CA-MRSA是指从门诊或社区场合（社区发病）或入院48小时内（医院发病）的患者分离到的MRSA菌株。典型病例无先期MRSA感染或定植、住院、外科手术、透析和1年内长期在护理机构的居住史，并且在采样培养标本时没有内置导管或经皮装置。1993年首先从1位接触医疗护理系统的西澳大利亚原住民感染患者中分离到带有特殊遗传成分的MRSA菌株。CA-MRSA生物活性有别于HA-MRSA，它易产生杀白细胞毒素（PVL），导致临床皮肤和软组织感染及致死性肺炎。2006—2007年美国南部10例CA-MRSA肺炎，60%患者在症状出现后平均3.5日死亡，从全部病例分离的5株株菌为SCCmecIVa型，均属于USA 300-0114克隆株。③对糖肽类抗生素敏感性下降的金黄色葡萄球菌。近年来对糖肽类抗生素，如万古霉素呈中介（VISA）或异质性耐药（hVISA），给抗感染化疗带来新的挑战。多项调查显示，VISA或hVISA占MRSA菌株的1%~20%，由于常规检验方法难以发现，多数于糖肽类抗生素治疗MRSA感染失败后，用特殊检验方法（如宏量E试验法或改良菌群分析策略-曲线下面积法（PAP-AUC）]得以确认。此外，多项研究发现，虽金黄色葡萄球菌（简称金葡菌）对万古霉素仍敏感，但当MIC值 $\geqslant 1.5\mu g/ml$ 时，金葡菌感染治疗失败率超过30%。

（四）多重耐药和泛耐药的革兰氏阴性杆菌在院内呼吸道感染中地位日趋突出　　以肺炎克雷伯菌为代表的肠杆菌目细菌和以铜绿假单胞菌和鲍曼不动杆菌为代表的非发酵菌是院内呼吸道感染的常见病原菌。由于宿主和医院环境等多种危险因素，使这些革兰氏阴性杆菌的耐药问题愈发严重。

1. 肺炎克雷伯菌对第三代头孢菌素和碳青霉烯类的耐药性　　肺炎克雷伯菌是引起肺炎、血流感染，尤其是新生儿和重症监护患者感染的重要病原菌。第三代头孢菌素耐药的肺炎克雷伯菌是常见的多重耐药菌之一，由此引发的严重感染的治疗依赖于碳青霉烯类抗菌药物，这可能导致碳青霉烯耐药的肺炎克雷伯菌的产生及传播，这种细菌几乎对所有抗菌药物耐药。2015年CARSS监测数据显示，中国肺炎克雷伯菌对第三代头孢菌素的耐药率为36.5%（国际情况：根据WHO 2014年报告，非洲、美洲、地中海、欧洲、东南亚及西太平洋区域肺炎克雷伯菌对第三代头孢菌素的耐药率分别为8%~77%、4%~71%、22%~50%、2%~82%、34%~81%及1%~72%）。各省份肺炎克雷伯菌对第三代头孢菌素耐药检出率为18.1%~54.9%，地区分布上东南部高于西北部。2016年CARSS监测数据显示，中国肺炎克雷伯菌对第三代头孢菌素的耐药率为34.5%，较2015年下降了2%，其中，血流感染肺炎克雷伯菌对第三代头孢菌素的耐药率为36.0%。肺炎克雷伯菌对碳青霉烯类的耐药率为8.7%（国际情况：根据WHO 2014年报告，非洲、美洲、地中海、欧洲、东南亚及西太平洋区域肺炎克雷伯菌对碳青霉烯类的耐药率分别为0~4%、0~11%、0~54%、0~68%、0~8%及0~8%）。各省份肺炎克雷伯菌对碳青霉烯类耐药检出率为0.5%~20.0%，地区分布上东部高于西部。

2. 铜绿假单胞菌和鲍曼不动杆菌对碳青霉烯类的耐药性　　铜绿假单胞菌可引起肺炎、血流感染、尿路感染、皮肤软组织感染和手术部位感染等。不动杆菌属主要引起危重患者肺炎或血流感染。这两种菌对很多抗菌药物天然耐药，且在抗菌药物治疗过程中容易获得耐药性，对碳青霉烯类耐药的铜绿假单胞菌和鲍曼不动杆菌往往表现为同时对多种抗菌药物耐药。近年碳青霉烯类耐药肠杆菌目细菌（CRE）呈上升趋势，尤其以肺炎克雷伯菌为著。据2015年CARSS数据显示，来源于我国呼吸科下呼吸道标本中的碳青霉烯类耐药肺炎克雷伯菌比例达4.9%，碳青霉烯类耐药鲍曼不动杆菌（CRAB）比例达52.1%。上述耐药菌在三级医院高于二级医院，RICU高于普通病房。但产ESBL肠杆菌目细菌的发生率二级医院与三级医院类似甚至更高，以产ESBL的大肠埃希菌为最明显。据2017年中国CHINET监测数据显示，45.6%的克雷伯菌产超广谱酶（ESBL），鲍曼不动杆菌对亚胺培南的耐药率已达70.5%，而对5大类抗菌药物完全耐药（XDR）的鲍曼不动杆菌已达17%。2007—2013年全国多中心耐药监测网CARES有关HAP/VAP的耐药性数据显示，MDR 鲍曼不动杆菌呈现逐年上升的趋势，而MDR 铜绿假单胞菌呈现逐年下降的趋势。除了 CRE 外，VAP 中其他 MDR 细菌发生率通常高于 HAP：CRAB（63.9%，59.8%）、CRPA（41.0%，33.4%）、产 ESBL 大肠埃希菌（64.7%，57.3%）、产 ESBL 肺炎克雷伯菌（47.4%，32.4%）、MRSA（85.7%，74.3%）。就临床常用药物而言，对肠杆菌目细菌耐药率最低的药物是碳青霉烯类（5%以下），其他耐药率较低的药物包括 β-内酰胺类加酶抑制剂复合制剂、头孢吡肟、头孢他啶、阿米卡星，整体耐药率低于 30%。头孢哌酮/舒巴坦对非发酵菌的耐药率最低（15%以下），而其他药物耐药率普遍都在 30%以上。针对铜绿假单胞菌和鲍曼不动杆菌泛耐药株，一些老的抗菌药物，如多黏菌素被再次启用，多黏菌素 B 为快速杀菌剂。它与革兰氏阴性菌外膜的脂多糖互相作用，并通过细菌"自发摄取"通路摄取。体外药敏试验显示，大部分铜绿假单胞菌和鲍曼不动杆菌泛耐药的菌株对其高度敏感。目前主要治疗药物：多黏菌素类（多黏菌素 B、多黏菌素 E）、替加环素、头孢他啶/阿维巴坦。联合治疗方案：①含碳青霉烯类方案：碳青霉烯类+多黏菌素或替加环素；碳青霉烯类+多黏菌素+替加环素。②不含碳青霉烯类方案：替加环素+氨基糖苷类或磷霉素钠；多黏菌素+替加环素或磷霉素钠；氨基糖苷类+磷霉素钠或氨曲南；头孢他啶或头孢吡肟+阿莫西林/克拉维酸。

二、耐药机制

（一）细菌耐药的相关概念（表 17-4-1）

耐药性一般可根据其发生原因分为天然耐药性和获得性耐药性。天然耐药性也称固有耐药性或内源性耐药性，主要是指由染色体基因介导的耐药，它决定抗菌药物的抗菌谱。属于此种耐药性者如克雷伯菌可产生由染色体介导的青霉素酶，而对氨苄西林和羧苄西林耐药；以及金葡菌甲氧西林耐药株（MRSA），肺炎链球菌中耐青霉素菌株等。获得性耐药性指细菌因获得了由质粒或转座子等携带的外来 DNA 片段，通过转化、转导、结合及易位等方式导致细菌产生耐药性，即质粒介导的耐药性，所带耐药基因易于传播，在临床上占有重要地位。

表 17-4-1　β-内酰胺酶分类（2010 年更新）

Bush-Jacoby 分组（2009）	Bush-Jacoby-Medeiros 分组（1995）	Ambler 分子类型	底物	抑制 CA 或 TZB	抑制 EDTA	代表性酶
1	1	C	头孢菌素类	−	−	E. coli AmpC，P99，ACT-1，CMY-2，FOX-1，MIR-1
1e	未包括	C	头孢菌素类	−	−	GC1，CMY-37
2a	2a	A	青霉素	+	−	PC1
2b	2b	A	青霉素、窄谱头孢菌素类	+	−	TEM-1，TEM-2，SHV-1
2be	2be	A	广谱头孢菌素类，单酰胺类	+	−	TEM-3，SHV-2，CTX-M-15，PER-1，VEB-1
2br	2br	A	青霉素	−	−	TEM-30，SHV-10
2ber	未包括	A	广谱头孢菌素类，单酰胺类	−	−	TEM-50
2c	2c	A	羧苄西林	+	−	PSE-1，CARB-3
2ce	未包括	A	羧苄西林，头孢吡肟	+	−	RTG-4
2d	2d	D	双氯西林	±	−	OXA-1，OXA-10
2de	未包括	D	广谱头孢菌素类	±	−	OXA-11，OXA-15
2df	未包括	D	碳青霉烯类	±	−	OXA-23，OXA-48
2e	2e	A	广谱头孢菌素类	+	−	CepA
2f	2f	A	碳青霉烯类	±	−	KPC-2，IMI-1，SME-1
3a	3	B（B1）	碳青霉烯类	−	+	IMP-1，VIM-1，CcrA，IND-1
		B（B3）				L1，CAU-1，GOB-1，FEZ-1
3b	3	B（B2）	碳青霉烯类	−	+	CphA，Sfh-1
NI	4	未确定				

（二）耐药性的发生机制

1. 灭活酶或钝化酶的产生　细菌通过耐药因子产生破坏抗生素或使之失去作用的酶,使药物在作用于菌体前即被破坏或失效。目前已分离出的灭活酶或钝化酶有:

（1）β-内酰胺酶:细菌产生此酶使 β-内酰胺环的酰胺键断裂而失去抗菌活性。该类酶可以为染色体介导,也可为质粒介导。目前已发现 890 余种,其中超广谱 β-内酰胺酶约 600 余种,根据其氨基酸序列、酶的水解底物及酶抑制剂的作用来分类(见表 17-4-1、表 17-4-2)。目前最具临床重要性的是革兰氏阴性杆菌中的超广谱 β-内酰胺酶

(ESBL)、AmpC 酶和碳青霉烯水解酶。ESBL 又可分为 5 个亚群,其中以 CTX-M 亚群为最常见。此外一些编码 AmpC 酶的基因转移到质粒,导致该酶在细菌中的广泛传播。关于肠杆菌目细菌对碳青霉烯类抗生素耐药的机制的研究,目前主要认为与碳青霉烯水解酶(carbapenem-hydrolyzing β-lactamases,carbapenemase)的产生有关,该酶能够水解包括碳青霉烯类抗生素在内的几乎所有 β-内酰胺类抗生素,其编码基因常由移动元件如质粒、转座子等携带,根据水解位点的不同可分为多个类型,包括 Ambler 分类中的 A、B 和 D 类。

表 17-4-2　具有临床意义的主要 β-内酰胺酶系

酶系家族	功能分组或亚组	酶数量	代表性酶
CMY	1,1e	50	CMY-1 至 CMY-50
TEM	2b,2be,2br,2ber	172	
	2b	12	TEM-1,TEM-2,TEM-13
	2be	79	TEM-3,TEM-10,TEM-26
	2br	36	TEM-30(IRT-2),TEM-31(IRT-1),TEM-163
	2ber	9	TEM-50(CMT-1),TEM-158(CMT-9)
SHV	2b,2be,2br	127	
	2b	30	SHV-1,SHV-11,SHV-89
	2be	37	SHV-2,SHV-3,SHV-115
	2br	5	SHV-10,SHV-72
CTX-M	2be	90	CTX-M-1,CTX-M-44(Toho-1)至 CTX-M-92
PER	2be	5	PER-1 至 PER-5
VEB	2be	7	VEB-1 至 VEB-7
GES	2f	15	GES-2 至 GES-7(IBC-1)至 GES-15
KPC	2f	9	KPC-2 至 KPC-10
SME	2f	3	SME-1,SME-2,SME-3
OXA	2d,2de,2df	158	
	2d	5	OXA-1,OXA-2,OXA-10
	2de	9	OXA-11,OXA-14,OXA-15
	2df	48	OXA-23(ARI-1),OXA-51,OXA-58
IMP	3a	26	IMP-1 至 IMP-26
VIM	3a	23	VIM-1 至 VIM-23
IND	3a	8	IND-1,IND-2,IND-2a,IND-3 至 IND-7

A 类碳青霉烯酶利用活性位点丝氨酸残基灭活 β-内酰胺类药物,可水解青霉素类、头孢菌素类、单酰胺类和碳青霉烯类,这种活性可被克拉维酸和他唑巴坦所抑制,但对 EDTA 不敏感。A 类碳青霉烯酶至今已发现 6 群不同的酶,以 KPC 酶最为常见。KPC 酶是以肺炎克雷伯菌为主的肠杆菌目细菌对碳青霉烯药物耐药的主要原因,全球已报道有 7

个亚型,我国主要以 KPC-2 酶为主,以华东地区最常见,发生率 5%~10%,其他地区都陆续有报道;A 类碳青霉烯酶中 KPC 酶是一种由质粒介导的丝氨酸 β-内酰胺酶,以丝氨酸作为活性位点,能水解几乎所有 β-内酰胺类抗生素和氨曲南,是目前引起肠杆菌目细菌,尤其是肺炎克雷伯菌对碳青霉烯类耐药的主要原因。自 2001 年首次报道第一株产 KPC

酶肺炎克雷伯菌后,迅速在世界各地传播。KPC 基因位于可移动的质粒上,极易在不同菌种之间传播,甚至导致局部暴发和流行,这也是 KPC 型碳青霉烯酶迅速在世界范围内扩散的原因之一。在中国,产 KPC 酶 2 型碳青霉烯酶肺炎克雷伯菌最早报道于浙江,随后在多个地方出现。目前全球范围内流行的最主要的菌株为 ST 258 和 ST 11,两者属于同一个克隆复合体,只有 tonB 有差异。ST 258 在美国、加拿大、挪威、瑞典、意大利、波兰等欧美国家引起广泛流行。亚洲地区,尤其是中国地区,ST 11 仍为我国主要流行株,其具有多重耐药和高度可传播性。由于 KPC 酶对临床常用抗生素广泛的水解活性和相应编码基因的可移动性,它的出现和流行给临床治疗带来严重威胁,已成为全球性的公共卫生问题,也是各国微生物研究者、感染控制人员及医务人员关注的焦点。近年来高毒力肺炎克雷伯菌(hypervirulent Klebsiella pneumonia,hvKP)的出现也受到广泛关注。hvKP 最早于 1986 年由中国台湾科学家发现,与传统的肺炎克雷伯菌(classic Klebsiella pneumoniae,cKP)相比,hvKP 可使免疫功能正常的、年轻的、无基础疾病的健康人发生严重感染,可波及肝、眼周、肺、纵隔等,形成脓肿病灶。然而,近期的研究提示,原本认为对抗生素敏感的 hvKP 菌株,正向多重耐药表型进化,包括对碳青霉烯类耐药,给临床带来更大挑战。

B 类酶因活性位点为金属离子 Zn^{2+},称为金属 β-内酰胺酶(metallo-βlactamases,MBLs),对 β-内酰胺类抗生素具有广泛的水解作用,能水解青霉素、头孢菌素和碳青霉烯类,但不能水解单环内酰胺类如氨曲南,其水解活性依赖活性部位的 Zn^{2+} 与 β-内酰胺相互作用,常规的 β-内酰胺酶抑制剂对其无抑制作用。临床意义较大的是获得性 MBLs 包括 IMP、VIM、SIM-1 型酶,以及 2010 年 8 月引起全球重视的 NDM-1。获得性 MBLs 主要见于铜绿假单胞菌、鲍曼不动杆菌和部分肠杆菌目细菌。此外,原本存在于一些少见细菌(如嗜麦芽窄食单胞菌、某些军团菌等)中固有的金属酶也对临床治疗构成越来越大的威胁。

D 类碳青霉烯酶首次报道于 1993 年,一株分离于苏格兰爱丁堡患者的多重耐药鲍曼不动杆菌,命名为 AR 121。之后对 AR 121 酶的氨基酸进行序列分析,将其命名为 OXA-23。2000—2004 年,在世界各地又发现了 6 种新的 D 类碳青霉烯酶。迄今为止,在 121 种 OXA 型酶中,至少有 45 种具有碳青霉烯酶活性,如 OXA-23 系、OXA-40 系、OXA-51 系、OXA-58 系等,主要见于鲍曼不动杆菌。此外,广泛流传于欧洲的 OXA-48,则主要见于肠杆菌目细菌。氨基糖苷类钝化酶,为细菌对氨基糖苷类耐药的最重要原因。已知许多革兰氏阴性杆菌、金黄色葡萄球菌和表皮葡萄球菌等均可产生此酶。可分为三类:①乙酰转移酶(AAC),使游离氨基乙酰化;②磷酸转移酶(APH),使游离羟基磷酸化;③核苷转移酶(ANT),使游离羟基核苷化。又可按照所作用氨基糖苷类的不同品种和不同作用点而分为许多种。目前已知存在 12 种氨基糖苷类钝化酶,包括多种异构酶已超过 30 种。经钝化酶作用后的氨基糖苷类可通过下列机制而失活:①与未经钝化的氨基糖苷类竞争细菌体内的转运系统,

减少药物摄入;②使氨基糖苷类不能与核糖体结合;③失去了干扰核糖体功能的作用。不同的氨基糖苷类可为同一种酶所钝化,而同一种抗生素又可为多种钝化酶所钝化。细菌钝化酶的产生由质粒控制,并可通过接合转移或转座到其他敏感菌,导致细菌高度耐药。近年的研究发现,细菌对于氨基糖苷类的耐药类型与临床应用该类药物品种的数量有关,随着氨基糖苷类的广泛使用,临床出现的耐药菌产生一种以上钝化酶的菌株有增多趋势。

(2)红霉素酯化酶:近年从大肠埃希菌分离到红霉素酯化酶可水解红霉素而使之失活。此外自溶血性链球菌、金黄色葡萄球菌中分离获得质粒介导的灭活酶,可使大环内酯类、林可霉素及链阳性菌素类灭活。最近有报道链球菌属中对红霉素耐药,但对克林霉素仍敏感,此种耐药性与细菌的外排系统有关。

2. 细菌的细胞膜渗透障碍

(1)细菌细胞膜渗透性改变:细菌细胞膜与细胞的细胞膜相似,是一种具有高度选择性的渗透性屏障。细胞外膜上的某些特殊蛋白,即膜孔蛋白(porin)是一种非特异性的、跨越细胞膜的水溶性扩散通道。抗菌药物也可通过这些膜孔蛋白进入菌体内部,发挥效用。而某些细菌由于膜孔蛋白较少或蛋白通道较小,使某些抗菌药物不能进入菌体内部,产生所谓"内在性耐药"或称"固有性耐药"(intrinsically resistant),这类耐药机制是非特异性的,即并非由于任何染色体的突变或耐药质粒的获得所致。该机制主要见于革兰氏阴性菌。因为革兰氏阴性菌细胞壁黏肽层外面存在着类脂双层组成的外膜,外层为脂多糖,由紧密排列的碳氮分子组成,阻碍了疏水性抗菌药进入菌体内。另外细菌外膜上还存在着多种孔蛋白,分子较大者为 OmpF,分子较小者为 OmpC,它们可形成特异性通道(OprD)和非特异性通道(OprF),作为营养物质和亲水性抗菌药物的通道。抗菌药物分子越大,所带负电荷越多,疏水性越强,则越不易通过细菌外膜。一些原来允许某种抗菌药物通过的孔蛋白通道由于细菌发生突变而使该孔蛋白通道关闭或消失,则细菌就会对该抗菌药物产生很高的耐药性。此种耐药机制往往对抗菌药物特异性较差,具有多重耐药性,因此,相对来说,临床选择有效药物的难度更大。细菌可以通过细胞壁的障碍或细胞膜通透性的改变,形成一道有效屏障,使得抗生素无法进入细胞内并达到作用靶位而发挥抗菌效能,这也是细菌在进化与繁殖过程中形成的一种防卫机制。细菌发生突变失去某种特异孔蛋白后即可导致细菌耐药性,另外由于外膜蛋白 OprF 的缺失,使药物不易通过而产生耐药性。

铜绿假单胞菌的天然多重耐药特点与细胞膜渗透障碍相关。铜绿假单胞菌的细胞外膜上存在微孔蛋白,仅允许 <350~400U 的糖类扩散,微孔蛋白 OprC、OprD、OprE 可形成小孔通道,并没有大多数革兰氏阴性细菌所具有的典型的高渗性孔蛋白,它的孔蛋白通道对小分子物质的渗透速度仅为典型孔蛋白通道的 1/100。除外膜蛋白 D2 对碳青霉烯类具有选择性通透外,外膜 C、E 两种蛋白对其他抗铜绿假单胞菌头孢菌素几乎没有通透作用。亚胺培南是通过 OprD

扩散进入铜绿假单胞菌内,当 OprD 表达减弱或丢失时可引起铜绿假单胞菌对亚胺培南耐药。资料显示,亚胺培南对缺损孔蛋白 D2 的 MIC 为 0.5mg/L,但仍在敏感范围内,而当合并铜绿假单胞菌高产 AmpC 酶时,其耐药性明显上升,MIC 为 16mg/L,导致其耐药,该机制被认为是亚胺培南耐药的最主要原因。此外,大肠埃希菌外膜蛋白 OmpF 减少或缺失与氟喹诺酮类药物耐药有关;肺炎克雷伯菌外膜蛋白 OmpK36、鲍曼不动杆菌外膜蛋白 CarO 的缺失与细菌对碳青霉烯药物敏感性降低有关。

（2）药物主动外排系统:细菌普遍存在着主动外排系统,它们能将进入细胞内的多种抗菌药物主动泵出细胞外,导致细菌耐药。目前已知有 5 个家族、20 多种外排泵。主动外排系统首先是在大肠埃希菌对四环素的耐药机制研究中发现的。细菌中的主动外排系统可分为 5 类:MF 类（主要易化子超家族）、RND 类（耐药结节化细胞分化超家族）、DMT 类（药物代谢转运分子超家族）、Smr 类（小多药耐药家族）和 ABC 类（ATP 结合盒超家族）。在铜绿假单胞菌、鲍曼不动杆菌、肺炎克雷伯菌、金葡菌、大肠埃希菌、淋病奈瑟球菌、肺炎链球菌、化脓链球菌等细菌及白念珠菌中均存在主动外排系统。氯霉素、红霉素、氟喹诺酮类和 β-内酰胺类等抗菌药物均可由一种或数种主动外排系统泵出细胞外。值得一提的是,多数细菌的主动外排系统在一般情况下处于不表达或低表达状态,如铜绿假单胞菌 MexCD-OprJ 和 MexEF-Opr、大肠埃希菌 AcrABTolC 系统,当其调节基因发生突变时,可引起这些外排系统的过度表达,介导细菌的多重耐药。

3. 靶位的改变　由于抗菌药作用的靶位（如核糖体和核蛋白）发生突变或被细菌产生的某种酶修饰而使得抗菌药物无法发挥作用,以及抗菌药的作用靶位（如青霉素结合蛋白和 DNA 回旋酶）结构发生改变而使之与抗生素的亲和力下降,这种耐药机制在细菌耐药中普遍存在。目前的研究表明,β-内酰胺类抗菌药物的作用靶位为青霉素结合蛋白（PBP）,氨基糖苷类和四环素抗菌药物的作用靶位为核糖体的 50S 亚基,大环内酯类和氯霉素及克林霉素的作用靶位为核糖体的 30S 亚基,利福霉素类的作用靶位为依赖于 DNA 的 RNA 聚合酶,喹诺酮类的作用靶位为拓扑异构酶Ⅱ（GyrA、GyrB）和拓扑异构酶Ⅳ（ParC、ParE）,磺胺类的作用靶位为二氢叶酸合成酶和二氢叶酸还原酶,万古霉素的作用靶位为细胞壁五肽末端的 D-丙氨酰-D-丙氨酸末端的游离羧基。这些作用靶位结构的细微变化都有可能产生很高的耐药性。以肺炎链球菌对大环内酯类抗生素耐药为例,erm(B) 基因编码的核糖体甲基化酶可使肺炎链球菌 23S rRNA 的 2 058 位的腺嘌呤残基 N-6 位二甲基化,从而使大环内酯类抗生素与核糖体作用位点的亲和力下降为 1/10 万,可引起大环内酯类抗生素（M）高水平耐药（即红霉素 MIC≥64mg/L）,而 23S rRNA 和核糖体蛋白突变改变了大环内酯类抗生素对作用位点的亲和力而造成耐药。

4. 其他　如建立靶旁路系统,使金葡菌产生青霉素结合蛋白 PBP2a,取代了固有的青霉素结合蛋白 PBPs,与 β-内酰胺类抗生素的亲和力减低,致甲氧西林对金葡菌耐药;改

变代谢途径,使抗菌药物与细菌生长所必需物质如叶酸结合,影响其生长繁殖;形成细菌生物被膜,细菌黏附于固体或有机腔道表面,形成微菌落,并分泌细胞外多糖蛋白复合物将自身包裹其中而形成膜状物,对抗菌药物产生耐药性。总之,细菌耐药机制极为复杂,在不少病原菌中可有多种耐药机制同时存在,特别是许多耐药基因通过移动基因元件如质粒、转座子和整合子等水平传播,在不同菌属、同一菌种之间传播,使细菌的耐药更加扑朔迷离。

三、临床治疗对策

耐药菌引起肺部感染的治疗仍是一个较为棘手的问题,一方面细菌耐药率不断升高,另一方面近年来抗菌药物新药上市的品种数量又呈下降趋势,因此,如何应用好目前已有的抗菌药物,调整抗感染治疗的策略,或寻找抗感染治疗新途径具有重要的临床意义。

（一）加强对呼吸道感染的病原体及耐药性的监测近年来,我国在细菌耐药性监测方面取得了长足的进步,并逐渐成为指导临床感染诊断和治疗的重要依据。但细菌耐药性监测工作总体还不能适应临床抗感染治疗需要,特别是在呼吸道感染病原菌的监测中仍存在诸多问题。

1. 社区获得性呼吸道感染病原体的流行病学资料亟待完善　由于多种原因,社区获得性呼吸道常见病原体如肺炎链球菌、流感嗜血杆菌和卡他莫拉菌的分离率仍然很低,非典型病原体如肺炎支原体、肺炎衣原体和军团菌的检测未受重视。现有耐药监测的呼吸道数据主要反映的为院内感染分离菌的耐药性,对临床诊断和指导治疗缺乏完整的支持。有必要多开展针对社区获得性呼吸道感染的流行病学调查,特别是在二甲以下的基层医院进行重点建设和培训,以获得真实反映我国社区获得性呼吸道感染的病原学全貌。

2. 加强微生物标本的采集、运送和检验质控　呼吸道感染中的苛养菌如肺炎链球菌、流感嗜血杆菌和卡他莫拉菌的培养阳性率与标本采集和接种时间存在密切关系。因此,最好在标本采集后 2 小时内进行接种以提高阳性率。此外,呼吸道痰标本的质量需认真评估。由于痰标本分离菌有时难以区分是感染菌、污染菌或定植菌,尤其是分离出不动杆菌属、假单胞菌属和念珠菌属等时,需综合评估,从宿主情况（如免疫状态和目前临床表现）、气道分泌物涂片镜检（是否存在白细胞吞噬现象、与培养结果是否一致、分离到的细菌菌落计数）和治疗（针对该病原菌治疗后临床是否改善）等三方面综合分析,做出正确判断。

3. 传统细菌培养方法和免疫学或分子生物学技术结合传统细菌培养方法和免疫学或分子生物学技术结合可提高呼吸道感染非典型病原体的检出阳性率。肺炎链球菌、肺炎支原体、肺炎衣原体和军团菌的分离率低除了与标本的采集有关外,检测方法也至关重要。近 10 年临床荟萃分析报道中,CAP 中非典型病原体由 1997 年 12% 增加到 2007 年 20% 以上,该增加得益于检验手段的提高。在国内,以后常

规开展尿肺炎链球菌抗原、尿军团菌抗原及分子学方法检测非典型病原体,有助于提高对社区获得性呼吸道感染病原学诊断水平。

(二) 根据抗菌药的 PK/PD 等相关药学参数制订给药方案 评价抗菌药物治疗各种感染性疾病的疗效时,常主要的评价指标是:①临床疗效,即临床治愈率和有效率;②病原菌的清除,该条尤为重要。如果感染部位的病原菌不能清除,可能造成感染迁延、复发和耐药菌产生。

大量研究显示抗菌药物的疗效与其抗菌活性(PD)和体内过程(PK)有关,PK/PD 参数可以更准确地反映药物在体内抗菌作用的时间过程,根据 PK/PD 原理制订的给药方案可以达到更高的疗效和清除病原菌的作用,并可能防止疗程中细菌产生耐药性。在抗菌药物 PK/PD 研究中,依据抗菌药物的抗菌作用与其血药浓度或作用时间的相关性,大致可将其分为时间依赖性和浓度依赖性抗菌药物。

时间依赖性抗菌药物包括 β-内酰胺类、大环内酯类、克林霉素和万古霉素等。其特点是药物浓度超过 MIC 的 4~5 倍以上时其杀菌活力不再增加。与时间依赖性药物杀菌活力有关的 PK/PD 参数是 T>MIC,即血药浓度达到或超过 MIC 持续的时间占 2 次给药间期的百分比。动物实验和临床资料显示,应用 β-内酰胺类,T>MIC 的时间达到 2 次给药间期的 40%~50% 时,细菌清除率可达 85% 以上;青霉素或头孢菌素类治疗实验动物肺炎链球菌肺炎,T>MIC 的时间达 2 次给药间期的 40%~50% 时,存活率可达 90%~100%。临床宜 1 日多次给药,以使 T>MIC 的时间尽可能长,使临床疗效最大化。

值得一提的是,某些时间依赖性抗菌药物如阿奇霉素、四环素类及糖肽类,因药物半衰期($t_{1/2}$)长,且药物有较长的抗生素后效应(PAE),当 AUC24/MIC≥75 时可达到较好临床疗效。临床可根据各品种的 $t_{1/2}$,每日给药 1~2 次,持续静脉滴注并无必要。此外,由于我国近年阿奇霉素耐药的肺炎链球菌比例已达 80%,但鉴于阿奇霉素在组织中高药物浓度及特殊 PK/PD 参数,其在治疗耐药性肺炎链球菌所致 CAP 时,仍有一定临床地位。

浓度依赖性抗菌药,如氨基糖苷类、氟喹诺酮类、硝基咪唑类和两性霉素 B 等,主要 PK/PD 参数是 AUC24/MIC 或 Cmax/MIC。动物实验与临床资料显示:Cmax/MIC≥8~10,AUC24/MIC≥100~125 时,可获良好疗效,并可防止在疗程中产生耐药突变株。临床采取每日 1 次并增加每次给药剂量,使 AUC24/MIC(AUIC)和 Cmax/MIC 达较高水平,提高血清或组织的药物浓度,缩短耐药菌株的选择期。

近年来在对金黄色葡萄球菌、肺炎链球菌和结核分枝杆菌等的研究中,提出了防突变浓度(MPC),关闭或缩小"突变选择窗"(MSW),最大限度延长 MSW 的新概念。所谓 MSW 就是 MPC 与 MIC 之间的范围,即以 MPC 为上限、以 MIC 为下限的浓度范围。MPC 是防止耐药突变菌株被选择所需的最低抗菌药物浓度。治疗药物浓度高于 MPC,不仅可以获得成功的治疗,而且不会出现耐药突变;药物浓度低于 MIC,虽然不能达到预期的治疗目的,但也不会导致耐

药突变;药物浓度如果在"突变选择窗"内,将可能出现耐药突变。因此,在临床对抗生素的使用上,应关闭或尽量缩小"突变选择窗"。除选择更理想的药物、调整药物剂量外,联合用药可能是另一条安全、有效的用药途径。同时,CAP 初始治疗覆盖非典型病原体,可明显减少平均住院天数,降低总死亡率和 CAP 相关性死亡率。

(三) 预防多重耐药菌在院内的传播,加强院内感染的控制 多重耐药菌如 MRSA、铜绿假单胞菌、鲍曼不动杆菌等在院内肺部感染的发生率近年越来越高,其原因之一就是流行株在医院环境内传播流行。如国外广泛流行的 USA300、中国 MRSA 流行株(A、R、C 和 Q 克隆)、鲍曼不动杆菌 ST22 流行株。因此,加强院内感染控制,预防这些多重耐药菌在患者之间传播,特别是对进入 ICU 的患者,如果有多重耐药菌感染或定植可能,必须做主动筛查并及时隔离。同时加强 ICU 环境、医务人员手消毒等措施。由于鲍曼不动杆菌可利用乙醇作为生存的碳源,因此在进行手消毒时应避免使用酒精类的消毒制剂。

(四) 加强抗菌药物处方的管理,制订合适的抗菌药物治疗方案 在经验性抗菌治疗策略中,主要包括升阶梯治疗和降阶梯治疗两种方案。前者主张初始抗菌治疗采用窄谱抗菌药物,疗效不佳则升级至广谱、强效的抗菌药物。但 20 世纪 90 年代以来众多研究表明延迟抗菌治疗会显著影响预后。以社区获得性肺炎为例,从患者到医院就诊至第一剂抗菌药物使用时间超过 8 小时组病死率显著高于抗菌药物使用时间短于 8 小时组。因此强调,尽早开始经验性治疗,并使用广谱、至少覆盖 3~4 种主要病原菌的抗菌药物,在 48~72 小时病原学诊断报告后,结合临床治疗反应重新进行一次病情评价。倘若病原学诊断结果具有较高特异性或者能确认诊断,则可将最初的广谱治疗方案改为针对性的窄谱抗菌药物,谓之降阶梯治疗(de-escalation therapy)。据美国 22 家 ICU 398 例呼吸机相关性肺炎(VAP)的前瞻性队列研究,降阶梯组病死率 17.0%,无升降组病死率 23.7%,升阶梯组病死率 42.6%($P=0.001$),足见降阶梯治疗对改善患者预后的意义。

当前降阶梯治疗实践中存在的问题是:①错误地将降阶梯治疗策略与抗生素政策对立,不敢使用。②初始经验性治疗广谱或足够覆盖如何恰当把握?广谱或足够覆盖不等于全面覆盖,在重症感染初始经验性治疗中目前存在一种错误的理解和做法就是使用"大万能",即氟康唑(大扶康)+万古霉素+亚胺培南/西司他汀(泰能)。必须强调,某种感染的病原谱及其分布是基本参考因素,且这种流行病学资料应用于临床具体患者时必须结合当地实时的细菌耐药监测资料和患者相关危险因素进行评估。首先,以 MRSA 为代表的 G⁺球菌和以铜绿假单胞菌与鲍曼不动杆菌为代表的 G⁻杆菌近年的耐药谱发生了一定的变化;如对万古霉素 MIC>1.5μg/ml 的 MRSA 比例有呈上升趋势,出现了对万古霉素中介株(VISA)或万古霉素异质性耐药株(hVISA)。而鲍曼不动杆菌对亚胺培南耐药率也达 40% 以上,且分离率

较 10 年前明显增长。在这种情况下，若仍机械地在起始治疗时使用"大万能"，则势必增加治疗失败概率。同时，患者发生呼吸道感染的危险因素也对抗感染治疗的结果发生影响。Leone 等对 115 例 VAP 根据危险因素评估制订经验性抗菌治疗，其中 75 例近 3 周未住过医院、近 10 日未用过抗生素者采用不含抗假单胞菌抗生素的"有限广谱抗菌治疗"，另 30 例应用"广谱抗菌治疗"。其后按所分离到的病原菌及其药敏资料区分恰当与不恰当治疗组。结果广谱治疗者中有 15 例归入不恰当治疗组，肺炎相关病死率为 27%，100 例恰当治疗组肺炎相关病死率为 10%，两组比较统计学差别具有显著性（$P = 0.02$）。这说明通过危险因素评估可以提高经验性抗菌治疗的针对性，避免抗生素使用过度。③在未获得可靠病原学诊断时如何降阶梯？现在认为如果病原学检测真阴性应当停用抗生素。有研究提示倘若临床症状体征改善，炎症标志物降钙素原显著下降，是停用抗生素非常有用的参考指标。

目标治疗或针对病原学治疗是抗菌治疗成功的关键。无论何种经验性初始治疗，都应根据病原学检查进行矫正或补充。在针对细菌敏感的抗菌药物时，选择药物时，还应该考虑因 CLSI 药敏标准限制所导致的体外和体内抗菌活性差异，如某些药物在组织中浓度明显高于血浓度，就可能导致体外耐药而体内敏感的结果。还要考虑充分利用药物 PK/PD 优势，如强调将某些 β-内酰胺类的静脉滴注时间由常规的 30 分钟延长至 3 小时左右，使药物的 T>MIC 能达到更高。同时，还应针对不同细菌的耐药机制特点，尽量选用低诱导性的抗菌药物，以减少治疗过程中继发耐药。以铜绿假单胞菌为例，其膜通道蛋白 oprD2 缺失、AmpC 酶高表达、主动外排泵过度表达等耐药机制多在治疗中出现，导致对碳青霉烯类、广谱头孢菌素和氟喹诺酮类药物耐药，而碳青霉烯药物和氟喹诺酮类又是主要的诱导剂。因此，在选择抗菌药物时尽量避免使用高诱导性药物，或者采用药物联合以克服治疗中耐药突变的可能，如碳青霉烯药物联合氟喹诺酮治疗。

如前所述，近年来细菌多重耐药或泛耐药问题日趋突出，国内外一些指南提出相应的对策。总结如下：

1. MRSA 及 MRCNS 感染　选用万古霉素（去甲万古霉素）或替考拉宁。利奈唑胺、磷霉素、复方磺胺甲噁唑、利福平等可根据情况与糖肽类抗生素联合应用。

2. 耐万古霉素肠球菌属感染　①新开发品种如利奈唑胺、奎奴普丁、达福普汀（后两者国内未上市）等，但后两者对粪肠球菌无作用。②根据药敏结果联合用药（磷霉素、利福平、氟喹诺酮类、米诺环素等），磷霉素联合呋喃妥因可能对尿路感染有效。

3. 耐青霉素肺炎链球菌感染

（1）青霉素敏感株（PSSP）引起：任何 β-内酰胺类均有效。

（2）青霉素中介株（PISP）引起：部分头孢菌素类如头孢呋辛、头孢丙烯、头孢曲松、头孢噻肟；青霉素或阿莫西林（大剂量）。

（3）青霉素耐药肺炎链球菌（PRSP）：第三代头孢菌素如头孢噻肟、头孢曲松；氟喹诺酮类如莫西沙星、加替沙星、左氧氟沙星；万古霉素。

4. 青霉素不敏感（PISP、PRSP）　肺炎链球菌脑膜炎：万古霉素、美罗培南、头孢噻肟和头孢曲松可能有效。

5. 产超广谱酶肺炎克雷伯菌及大肠埃希菌　亚胺培南、美罗培南、某些 β-内酰胺酶抑制剂复方，例如 2015 年被 FDA 批准的新药头孢他啶/阿维巴坦，该药体外表现出对存在某些 β-内酰胺酶和下列超广谱 β-内酰胺酶（ESBL）的肠杆菌目细菌的活性，以产 A 类碳青霉烯酶及部分产 D 类碳青霉烯酶为主，主要是 TEM、SHV、CTX-M、KPC、AmpC 和某些 OXA 等。

6. 耐碳青霉烯类肠杆菌细菌　以产 KPC 的肺炎克雷伯菌为代表。可用药物有多黏菌素（黏菌素）、替加环素、碳青霉烯、氨基糖苷类和磷霉素等，体外检测其 MIC 或联合药敏试验结果，确定适当的治疗方案。

7. 耐碳青霉烯类、氟喹诺酮类、氨基苷类、第三代头孢菌素等的鲍曼不动杆菌　用舒巴坦复方制剂，如氨苄西林/舒巴坦、头孢哌酮/舒巴坦；多黏菌素（黏菌素）；替加环素；或联合用药（如氨基苷类或米诺环素与上述药物联合）。

8. 耐碳青霉烯类铜绿假单胞菌　环丙沙星、氨基苷类，黏菌素（黏菌素）或根据药敏试验结果选用。通常需联合用药。

此外，在控制耐药菌策略中，有学者提出了抗菌药物轮换（rotation）使用的治疗策略，是指限制某一种或某一类抗菌药物的应用，改用其他抗菌药物，一段时间以后，再恢复这种抗菌药物的应用。其基本原理在于，如果长期应用一种抗菌药物，则细菌在选择压力下产生耐药，去除这种压力后，细菌可恢复对该种药物的敏感性。Masterton 综合分析了一些研究结果认为，抗菌药物轮换可能有以下几个方面的作用：①对控制革兰氏阴性杆菌的耐药有一定的作用，但对革兰氏阳性杆菌的耐药控制是否有用尚无定论；②在重症监护病房，对控制呼吸机相关性肺炎有一定的作用，对其他类型的感染是否有用尚无定论；③在重症监护病房，抗菌药物轮换可降低感染死亡率。

（五）抗生素管理　改变医师不合理的抗生素处方行为是优化抗生素治疗最基本和最基础性的工作。其措施包括教育和制定医院处方集和共识指南、资料反馈、信息系统提醒、奖惩处理等。除改变处方行为外，还需要处方管理，如分级处方制度、限制处方规定和建立医院处方委员会。开展耐药监测并服务与指导临床、建立重要感染抗生素治疗会诊制度、设立抗菌药物指导委员会（由医院高层管理、感染病、医院感染控制、临床微生物、临床药学和医疗信息等方面专业人员组成）并有效开展工作等。

与抗生素管理密切相关的就是抗生素政策。抗生素管理上升为政府行为就是抗生素政策，它为抗生素管理增加了权威性和力度，带有强制性和法规性，在某种意义上对加强管理是有益的。近十年来，我国卫生行政部门先后颁布了一系列文件，如《关于进一步加强抗菌药物临床应用管理遏制细菌耐药的通知》（国卫办医发〔2017〕10 号）、《关于进一步加强抗菌药物临床应用管理工作的通知》（国卫办医发

〔2015〕42 号)、《抗菌药物临床应用指导原则》(国卫办医发〔2015〕43 号)、《卫生部办公厅关于加强多重耐药菌医院感染控制工作的通知"(卫办医发〔2008〕130 号),以及启动针对基层医院合理应用抗生素的"萌芽计划"等。这些对抗生素应用的干预政策出台,推进我国合理使用抗菌药物、降低细菌耐药率起到了一定的推进作用。

(卓超　江颖)

参考文献

[1] 汪复, 张婴元. 实用抗感染治疗学 [M]. 北京:人民卫生出版社, 2004.

[2] 汪复, 朱德妹, 胡付品, 等. 2009 年中国 CHINET 细菌耐药性监测 [J]. 中国感染与化疗杂志, 2010. 10 (5): 325-334.

[3] SANFORD JP. 热病:桑福德抗微生物治疗指南 [M]. 39 版. 范宏伟, 译. 中国协和医科大学出版社, 2009.

[4] TACCETTI G. COCCHI P, FESTINI F, et al. Community-associated meticillin-resistant staphylococcus aureus [J]. Lancet, 2010, 376 (9743): 767-768.

[5] GIAMARELLOU H, POULAKOU G. Multidrug-resistant Gram-negative infections: what are the treatment options? [J]. Drugs, 2009. 69 (14): 1879-1901.

[6] BUSH K, JACOBY GA. Updated functional classification of beta-lactamases [J]. Antimicrob Agents Chemother, 2010. 54(3): 969-976.

[7] PATERSON DL. Impact of antibiotic resistance in gram-negative bacilli on empirical and definitive antibiotic therapy [J]. Clin Infect Dis, 2008, 47 (1): S14-S20.

第五节
抗真菌药物临床应用

一、概述

对人类有致病性的真菌有 300 多个种类。根据感染部位的不同,临床上真菌感染可分为浅部真菌感染和深部真菌感染。浅部真菌感染涉及表皮、毛发和甲的感染,由小孢子菌、发癣菌、念珠菌和马拉色菌等感染引起。深部真菌病包括皮下组织、黏膜、深部组织和内脏,甚至引起全身播散性感染。深部真菌感染可分为两大类:①由致病性真菌所致的组织胞浆菌病、球孢子菌病、类球孢子菌病、芽生菌病、足分枝菌病、着色霉菌病、孢子丝菌病、马尔尼菲蓝状菌病等,多呈地区性流行;②条件致病性真菌所致的念珠菌病、隐球菌病、曲霉病、毛霉病等。浅部真菌感染的治疗以外用药为主,深部真菌感染的治疗以口服或静脉用药为主,以下主要涉及深部真菌感染的药物的临床应用。

二、抗真菌药物分类

按分子结构的不同,深部抗真菌药物主要分为四大类:三唑类、多烯类、棘白菌素类和氟胞嘧啶。按作用机制的不同,深部抗真菌药物主要分为三大类:①作用于细胞膜的抗真菌药物(三唑类、多烯类);②作用于细胞壁的抗真菌药物(棘白菌素类);③作用于核酸合成的抗真菌药物(氟胞嘧啶)。

(一)三唑类

1. 氟康唑(fluconazole)　氟康唑是第一代三唑类抗真菌药物,作用机制主要为高度选择性干扰真菌的羊毛固醇 14α-脱甲基酶(CYP51,属细胞色素 P450 家族)活性,导致麦角固醇的生物合成受阻及 14α-甲基化固醇的蓄积,使真菌细胞膜的流动性降低和通透性增加,最终使真菌的生长和复制受到抑制。氟康唑对多数念珠菌和新型隐球菌、荚膜组织胞浆菌、巴西副球孢子菌、皮炎芽生菌和粗球孢子菌等有效。光滑念珠菌对氟康唑呈剂量依赖性敏感,MIC 高达 16mg/L,体内难以达到有效杀菌浓度;克柔念珠菌对氟康唑天然耐药,白念珠菌可以产生获得性耐药。氟康唑口服吸收良好,食物不影响吸收,口服及静脉给药生物利用度相近(>90%),分布迅速而广泛,能透过血脑屏障。蛋白结合率约 10%,消除半衰期约为 30 小时,80% 以上经肾脏排出。最常见不良反应有胃肠道反应、头痛及一过性血清转氨酶升高、皮疹等。由于氟康唑存在较长的半衰期,其药代动力学/药效动力学(PK/PD)特性介于时间依赖性和浓度依赖性之间,临床给药推荐每日一次性顿服或静脉滴注。临床主要用于念珠菌感染的治疗及高危人群的预防,隐球菌病的治疗及隐球菌脑膜炎的维持治疗,还可用于粗球孢子菌、皮炎芽生菌、组织胞浆菌等感染的治疗。

2. 伊曲康唑(itraconazole)　第一代三唑类抗真菌药,作用机制同氟康唑,可高度选择性作用于真菌的羊毛固醇 14α-脱甲基酶,造成 14α-甲基化固醇聚积,抑制麦角固醇合成,从而起到抑制和杀死真菌的作用。伊曲康唑胶囊口服吸收差,生物利用度约 36%,与食物同时服用可增加药物吸收,质子泵抑制剂可降低其吸收。伊曲康唑口服混悬液采用羟丙基-β-环糊精为增溶剂,生物利用度约 55%,空腹服用吸收率高,不受质子泵抑制剂影响。伊曲康唑亲脂性强,组织分布广泛,血浆蛋白结合率高达 99.8%,在肺组织内浓度是血药浓度的 2~3 倍,脑脊液内浓度低。单次给药后消除半衰期为 15~20 小时,多次给药后半衰期可延长至 30~40 小时。主要在肝内经 CYP3A4 酶代谢,主要代谢产物羟基伊曲康唑的血浆浓度是原药的两倍,其抗真菌活性同伊曲康唑相似,约 40% 无活性代谢产物和 <1% 的药物以原型从尿中排泄,3%~18% 的药量以原型经粪便排泄。不良反应低,有胃肠道反应、头痛、皮疹、肝酶升高等。长期用药可有低血钾、水肿、肝炎和脱发等症状。伊曲康唑对深部真菌与浅表真菌均有抗真菌作用,可用于治疗的深部真菌病包括曲霉菌属、念珠菌属、新型隐球菌、皮炎芽生菌、球孢子菌、组织胞浆菌、巴西副球孢子菌等。伊曲康唑对接合菌无效,对克柔念珠菌的敏感性变异较大,念珠菌株中已发现唑类交叉耐药。

3. 伏立康唑(voriconazole)　为第二代三唑类抗真菌药,是氟康唑衍生物,其分子化学结构与氟康唑非常接近

（在氟康唑的丙基团上加上一个 α-甲基;用一个氟代嘧啶环取代一个三唑环），既扩大了对霉菌的抗菌谱及抗真菌活性，又保留了氟康唑具有静脉和口服两种剂型的优势。与氟康唑相似，伏立康唑的作用机制也是特异性结合羊毛固醇 14α-脱甲基酶，阻断麦角固醇的合成，影响细胞膜的构成和功能，抑制敏感真菌的生长和繁殖。伏立康唑口服后吸收迅速，1~2 小时达血药浓度峰值（Cmax），生物利用度高约 90%，不受胃液 pH 变化影响，吸收受食物影响，应空腹口服。伏立康唑血浆蛋白结合率约为 58%，在组织中分布广泛，脑脊液中浓度与血药浓度相仿，半衰期约 6 小时。伏立康唑主要通过肝脏细胞色素 P450 同工酶（CYP2C19、CYP2C9 和 CYP3A4）代谢，多数为无抗真菌活性的 N-氧化代谢产物，<2%的药物以原型从尿液中排出。伏立康唑针剂采用硫代丁基醚-β-环糊精钠作为赋型剂，经肾脏排泄，终末半衰期为 1.6 小时，肾功能正常时多剂量给药后无蓄积，肌酐清除率<50ml/min 的患者可发生蓄积，这些患者应选用口服给药。常见的不良反应包括视觉障碍、肝脏不良事件和皮肤反应。约有 30%的患者经历了视觉障碍，包括视力改变/增强、视力模糊、色觉改变和畏光等，通常与较高的血药浓度有关。肝功能损害包括转氨酶升高、胆汁淤积，严重者发生暴发性肝衰竭，通常与血药浓度较高有关。皮肤反应主要为皮疹，轻、中度光敏反应，尤其是在长期用药过程中。伏立康唑对酵母菌和霉菌均具有强大的抗真菌活性;对念珠菌属（包括克柔念珠菌、光滑念珠菌和白念珠菌耐药株）、曲霉菌属（包括对两性霉素 B 天然耐药的土曲霉菌）、足放线病菌属和镰刀菌属有效。

4. 泊沙康唑(posaconazole)   为第二代三唑类抗真菌药物，是伊曲康唑的衍生物，目前上市的剂型是口服混悬液，药理作用同唑类药物，但与伊曲康唑相比，其抑制羊毛固醇 14α-脱甲基酶作用更强，对丝状真菌作用最强。泊沙康唑吸收速度和消除速度符合单室模型，食物能明显提高药物的吸收速度和吸收程度，口服混悬剂不同剂量间相对生物利用度有显著不同，分次使用（每 12 小时或 6 小时 1 次）能显著提高生物利用度，蛋白结合率 98%~99%。泊沙康唑组织穿透力好，能较好地透过血脑屏障。泊沙康唑半衰期大约 25 小时，主要通过肝脏代谢。本品不良反应与其他唑类药物相似，最常见的治疗相关性严重不良反应有胆红素血症、转氨酶升高、肝细胞损害及恶心和呕吐。临床上可用于曲霉、接合菌病及镰刀菌病的治疗，亦可用于部分氟康唑耐药的念珠菌属感染的治疗。对两性霉素 B 或伊曲康唑耐药的侵袭性曲霉病的有效率为 44%~78%，对接合菌感染的有效率为 71%。

（二）多烯类   多烯类抗真菌药为大环类化合物，由于含有一系列共轭双键，与真菌细胞膜上的麦角固醇结合，使细胞膜上形成微孔，从而引起细胞内成分外渗，导致真菌死亡。目前虽然有多种多烯类药物衍生物，综合考虑抗菌作用和副作用，尚无优于两性霉素 B 者。两性霉素 B

口服制剂生物利用度低，须静脉给药。两性霉素 B 半衰期长，约 24 小时，可每日单次给药，蛋白结合率>90%，血药浓度相对较低，脑脊液浓度极低。两性霉素 B 在体内经肾缓慢排出，每日有给药量的 2%~5%以药物的活性形式排出，7 日内自尿中约排出给药量的 40%，停药后药物自尿中排泄至少持续 7 周。两性霉素 B 毒副作用显著，有发热，静脉炎，肝、肾、血液、心脏毒性及低钾等。两性霉素 B 抗真菌谱广，对隐球菌、念珠菌、芽生菌、球孢子菌、荚膜组织胞浆菌、孢子丝菌、曲霉、毛霉等引起的内脏或全身感染有确切疗效，对土曲霉、赛多孢霉天然耐药。加入脂质可以降低两性霉素 B 对人体中胆固醇的结合力，而增强其对真菌麦角固醇的结合力，使其在网状内皮组织系统（肺、脾、肝）含量高，肾、心含量少，既增强抗菌能力，又减少了肾毒性。脂质体也改变了药物的药代动力学特征，使得单次给药剂量可以大幅提高，缩短治疗时间。目前有三种不同的脂质体剂型:①两性霉素 B 脂质体（L-AMB），在双层脂质体内含有两性霉素 B;②两性霉素 B 脂质复合物（ABLC），在两性霉素 B 的分子上接上了脂类侧链，形成了脂质体与两性霉素 B 交织的带状结构;③两性霉素 B 胶质分散体（ABCD），是由胆固醇硫酸酯与等量的两性霉素 B 混合形成双层环形复合结构。两性霉素 B 三种脂质剂型间的药代动力学也存在差异。两性霉素 B 脂质剂型可用于两性霉素 B 无效或需要加大剂量的真菌感染、肾功能下降或贫血的患者。

（三）棘白菌素类   是一类具有相同的环状多肽核心和不同的脂肪酸侧链的环状脂肽类抗真菌药，通过非竞争性抑制 β(1,3)-D-葡聚糖合成酶的活性，抑制真菌细胞壁的葡聚糖的合成，引起真菌细胞壁的裂解导致真菌死亡。目前上市的有卡泊芬净（caspofungin）、米卡芬净（micafungin）和阿尼芬净（anidulafungin）。棘白菌素类药物由于分子量太大因而不能口服吸收，只能通过静脉注射使用，蛋白结合率高，97%~100%，很少透过血脑屏障。半衰期长，可一日一次给药。卡泊芬净和米卡芬净主要经肝脏代谢，从粪和尿中排泄。阿尼芬净在肝内不被代谢，生理状态下在体内缓慢化学降解为无活性的开环肽，从粪中排泄约 30%，尿中排泄<1%。由于哺乳动物不存在 β(1,3)-D-葡聚糖，棘白菌素类是目前副作用最小的抗真菌药物，患者耐受性较好。棘白菌素类具有较强的抗曲霉属、念珠菌属与丝状真菌活性，对荚膜组织胞浆菌、新型隐球菌、链孢菌属、毛霉属、皮癣菌属等真菌无作用。体外抗菌活性研究表明棘白霉素类对念珠菌属是杀菌剂，对于曲霉属是抑菌剂，对耐三唑类药物的白念珠菌、光滑念珠菌、克柔念珠菌和其他念珠菌具有良好的抗菌活性。

（四）氟胞嘧啶（flucytosine）   为核苷类似物，在真菌细胞内代谢为氟尿嘧啶，代替尿嘧啶进入真菌的 RNA，从而抑制 DNA 和 RNA 的合成，导致真菌死亡。氟尿嘧啶为抑菌剂，高浓度时具有杀菌作用。由于对氟胞嘧啶原发耐药或继发耐药很普遍,临床上氟胞嘧啶通常与其他抗真菌药合用。氟胞嘧啶口服吸收良好,生物利用度78%~90%,达峰时间为2小时,半衰期2.4~4.8小时,约有90%的药物以原型由肾小球滤过自尿中排出。血浆蛋白结合率2%~4%,药物广泛分布于肝、肾、心、脾、肺组织中,药物浓度大于或等于同期血药浓度,炎性脑脊液中药物浓度可达同期血药浓度的50%~100%,故常联合其他药物用于隐球菌脑膜炎的治疗。其副作用较低,主要是过敏反应、骨髓抑制和肝酶升高。本品对隐球菌、念珠菌(白念珠菌和非白念珠菌)有较高的抗真菌活性,对其他真菌则多为耐药。

(瞿介明)

参考文献

[1] BELLMANN R, SMUSZKIEWICZ P. Pharmacokinetics of antifungal drugs: practical implications for optimized treatment of patients[J]. Infection, 2017, 45(6): 737-779.

[2] SCORZONI L, DE PAULA E, SILVA AC, et al. Antifungal therapy: new advances in the understanding and treatment of mycosis[J]. Front Microbiol, 2017, 8: 36.

[3] 汪复, 张婴元. 实用抗感染治疗学[M]. 2版. 北京: 人民卫生出版社, 2012: 473-498.

第六节
抗病毒药物临床应用

一、概述

呼吸道病毒感染对人类健康造成了很大的影响。主要由病毒引起的急性呼吸道疾病,大多见于健康的成人和儿童。在经济发达国家,常见病毒中除了流感和呼吸道合胞病毒或腺病毒感染外,健康人群的急性呼吸道病毒感染罕有致死。但在发展中国家,这类感染却是儿童致死的主要原因之一,每年有400万~500万例年龄小于5岁儿童死于急性呼吸道疾病,30%~40%呼吸道疾病中可分离检测出病毒,其中0~30%的患者可能会致死。

RNA病毒和DNA病毒均可引起此类感染,由此产生的临床表现严重程度可表现为轻症乃至重症。每种病毒均可表现为不同的临床综合征,主要取决于宿主的年龄和免疫状态的不同,这些病毒包括流感病毒、呼吸道合胞病毒、鼻病毒、冠状病毒、腺病毒等。

二、流感病毒

(一)病原学特征　　流感病毒(influenza virus),分为甲、乙、丙、丁4个亚型,属于正黏病毒科,具有分节段的负链RNA基因组。甲、乙型流感病毒都带有8个不同的RNA节段,丙型流感病毒只有7个RNA节段。由于基因组是分节段的,故易产生同型不同株间基因重配,同时流感病毒RNA在复制过程中不具有校正功能,其发生突变的频率要高于其他病毒。甲/乙/丙型流感病毒均能感染人类,并引起典型的流行性感冒症状。甲型流感病毒以表面糖蛋白血凝素(hemagglutinin,HA)和神经氨酸酶(neuraminidase,NA)的序列和抗原性进行分型,已有18个不同的HA亚型和11个NA亚型,但仅有3个HA亚型(H1、H2和H3)和2个NA亚型(N1和N2)可引起人类广泛的感染。乙型流感病毒目前为止除感染人之外还没有发现其他的自然宿主。丙型流感病毒除感染人之外还可以感染猪。

(二)临床症状及诊断　　流感病程不同时期能产生不同程度的炎症,患者感染流感病毒后,初始症状一般轻微,仅出现发热、咳嗽、咳痰等上呼吸道感染症状,部分患者(如过敏患者、吸烟者等)病情进展迅速,除高热、咳嗽、咳痰外,出现重症肺炎和急性呼吸窘迫综合征,伴发其他器官功能障碍;患者发病前的心理状态、病毒的亚型都与病情恢复的时间和疾病的严重程度有关。早期中性粒细胞轻微增多及淋巴细胞轻微减少,然后中性粒细胞减少。流感病毒感染与急性阶段的蛋白、血清淀粉样蛋白A和C反应蛋白的升高有关,在老年住院患者中尤为显著。急性流感感染能使患者精神委靡、反应变慢。典型的流感病毒感染潜伏期一般为1~5日,平均天数为2日,成人发热和全身症状的消除一般需3~5日,但呼吸道症状会增加,包括干咳、胸骨灼热和鼻塞。康复往往比较缓慢,咳嗽和身体不适通常持续2~4周。

流涕和咳嗽被认为是流感最常见的症状,在疾病早期可以从各种呼吸道标本(包括鼻咽喉拭子、鼻抽吸物或盥洗液、痰和气管抽吸液)中分离到流感病毒。对于上呼吸道样本而言,采集鼻咽喉拭子组合更为合理。如果可能,对于下呼吸道疾病的重症患者(包括H5N1感染病例),气管抽吸液或支气管冲洗液标本则更适合。通过实验室鸡胚分离、细胞培养等方法进行病毒分离诊断的时间周期较长,需1~3日;而直接检测呼吸道分泌物中的流感病毒抗原可以在1~4小时内完成,主要使用的方法有免疫荧光、酶免疫测定、放射性免疫测定和时间分辨荧光免疫分析等;商业化的酶免疫检测试剂应运而生,其对于快速(<30分钟)实验室诊断或者即时诊断很实用。敏感性取决于样本类型和质量、病程、患者年龄及流感病毒的类型。与病毒培养相比,其敏感度和特异度分别为70%~75%和90%~95%。该方法的敏感度在儿童(70%~90%)中高于成年人(40%~70%),部分原因是儿童的病毒滴度更高。鼻咽洗液比拭子有更高的病毒滴度;咽喉拭子或含漱液的敏感度相对较低;另外,其他应用于检测临床样本的常见方法还包括商业化的NA检测试剂盒、q-PCR法核酸检测等,其优势分别为诊断快速、敏感度高(90%)。

（三）药物治疗　流感症状的治疗通常包括解热镇痛药，尤其是对乙酰氨基酚或非甾体抗炎药，以用于解热、解痛或缓解其他全身症状。阿司匹林应避免在儿童身上使用，因为它与瑞氏综合征相关。镇咳药通常用于减缓咳嗽。目前没有证据表明抗生素有利于缩短病程或有减少并发症的可能性。

目前被批准用于预防和治疗流感的抗病毒药物有两种，一种是离子通道抑制剂（烷胺类药物，包括金刚烷胺和金刚乙胺），另一种是神经氨酸酶抑制剂（包括奥司他韦、吸入性扎那米韦和静脉注射药物帕拉米韦）。利巴韦林在基础研究中具其抗流感病毒活性，但用于治疗流感仍缺乏足够的临床证据。

1. 金刚烷胺和金刚乙胺　对于无并发症的甲型流感病毒敏感株来说，使用金刚烷胺或金刚乙胺早期治疗（发病 48 小时以内）可以降低病毒的复制和缩短在原来健康的成年人的持续发热时间。虽然金刚烷胺和金刚乙胺开发应用较早，但由于其不良反应较多，且人流感病毒逐渐对这类药物产生耐药，目前已基本退出医疗市场，被神经氨酸酶抑制剂抗病毒药物所取代。

2. 奥司他韦、扎那米韦和帕拉米韦　鉴于金刚烷胺耐药株比例的升高，2003 年以后很多国家和地区修改了流感的诊治指南，把奥司他韦（神经氨酸酶抑制剂）作为预防和治疗流感的首选药物。根据病例调查的结果，从出现流感症状到开始服用抗神经氨酸酶抑制剂的平均时间是 9 日，远远低于规定的 48 小时内，建议强化流感症状的判断，尽早服用抗病毒药物。淋巴细胞减少和糖皮质激素的使用与免疫妥协患者的排毒期延长有关，而排毒期延长是发展为耐药的因素之一。耐药的病毒最早可以在抗病毒治疗后 48 小时出现。2007 年前奥司他韦耐药率只有 0.5%~1%，而儿科耐药率可达 18%。乙型流感病毒耐药发生率约为 0.6%。绝大多数（>99%）的 WHO 合作实验室检测的流感病毒都对 4 种神经氨酸酶抑制剂敏感，该类药物仍然是治疗流感病毒感染的推荐药物。流感病毒容易产生耐药毒株，但由于病毒亚型鉴定和耐药监测尚未普及，耐药对临床疗效的影响缺少评估，因此在耐药数据不清楚的情况下，甲型流感病毒可选用扎那米韦、帕拉米韦、奥司他韦、金刚乙胺和金刚烷胺；乙型流感病毒可选用奥司他韦、扎那米韦和帕拉米韦。

一旦怀疑或确认出现奥司他韦耐药株，最好的选择是使用扎那米韦治疗，因为同时对两种药物发生耐药的毒株出现的概率很低（尽管有可能出现）。扎那米韦在中国已被批准使用吸入剂型和紧急情况下使用静脉剂型治疗流感。在一些病例报道中，吸入或静脉注射扎那米韦可使病毒载量下降，但是危重患者病情并不一定都改善。尽管有使用金刚乙胺、利巴韦林和/或吸入性/静脉注射扎那米韦的联合疗法报道，但缺乏可靠的有效证据。正处于临床研究前期的不同作用机制的抗流感药物，如聚合酶抑制剂 T-705（Favipiravir）、吸附抑制剂（DAS181），亦可能为降低耐药株的出现和治疗奥司他韦耐药株提供替代选择。

联合疗法被用于治疗感染甲型 H1N1 的重症患者和免疫抑制患者，可快速降低病毒复制或者避免耐药病毒的选择，或者两者兼而有之，但其作用仍缺乏有力的随机对照临床试验证据的支持或证实。

三、呼吸道合胞病毒

（一）病原学特征　呼吸道合胞病毒（respiratory syncytial virus，RSV）属于副黏病毒科、肺炎病毒属，是婴儿和儿童下呼吸道疾病最重要的病原之一。根据抗原的不同可将 RSV 分为 A、B 两种亚型，其主要区别在于表面糖蛋白 G 抗原特性的不同，融合表面糖蛋白（F 蛋白）则具有抗原保守性。RSV 的这两种表面糖蛋白所激发的抗体反应是宿主防护 RSV 感染的重要反应。另外，RSV 的 A、B 亚型也存在着株系差异。

（二）临床表现　RSV 可导致接近 30% 的 1 岁内婴儿的发病，通常诊断为毛细支气管炎或肺炎，表现为呼气性喘鸣、气促、鼻翼扇动、三凹征，可有发绀。换言之，RSV 是与毛细支气管炎相关的最常见病毒，高峰季节大约 70% 的毛细支气管炎患儿都可检出 RSV 病毒。发热在 RSV 感染婴儿中不是一个明显的症状，在 RSV 疾病住院的婴儿中约 50% 有中度或明显的体温升高的症状。低氧血症和中耳炎是儿童 RSV 感染的一个常见的并发症。

健康成人 RSV 感染的常见临床表现与儿童类似，通常以咳嗽、鼻塞、咽痛/声嘶、耳痛和低热等上呼吸道疾病症状开始。老年人 RSV 感染的临床症状常难以与流感病毒区分。

（三）药物治疗　RSV 感染治疗包括对症和支持治疗、抗病毒治疗等。支持治疗包括氧疗，保持水、电解质平衡和吸入支气管扩张剂。既往体健的儿童及免疫正常成人感染 RSV 后一般只需支持治疗，抗生素治疗可作为急性中耳炎或鼻窦炎的附加治疗。尽管针对 RSV 复制、发病机制和传播等已有不少研究，但至今仍没有针对 RSV 的疫苗批准上市。批准用于治疗的药物是利巴韦林，临床推荐其用于 RSV 感染的高风险患者，研究表明利巴韦林能有效减轻疾病严重程度及改善氧合，但由于研究病例少，纳入标准、临床评分系统及安慰剂类型不同，其效果仍存在争议。目前唯一获得批准的预防性治疗药物只有帕利珠单抗，但因其价格昂贵，通常只针对 RSV 感染严重的患儿使用。2014年，美国儿科学会传染病委员会得出结论，帕利珠单抗对于妊娠 29 周以上出生婴儿的临床获益有限，不推荐用于该年龄段。目前，以帕利珠单抗治疗 3 个月以下婴儿的 RSV-细支气管炎的临床试验（NCT02442427）正在进行中。几种不同种类的具有抗呼吸道合胞病毒活性的研究药物正处于临床前和早期临床发展阶段（表 17-6-1）。

表 17-6-1 在研究中的抗呼吸道合胞病毒药物

药物	作用机制	研发阶段	疗效
ALS-8176	核苷酸合成抑制剂	临床研究阶段	
GS-5734	核苷酸合成抑制剂	临床研究阶段	
GS-5806	融合抑制剂	临床研究阶段	口服治疗可以降低病毒载量、黏液质量，并降低症状评分。临床研究中出现了 GS-5806 的耐药毒株，也出现了其他 RSV 融合抑制剂（如 VP-14637）的交叉耐药毒株，但是这些耐药毒株对帕利珠单抗和利巴韦林保持完全敏感
VP-14637	融合抑制剂	2012 年，启动了感染 RSV 健康受试者的 VP-14637（MDT-367）药效的临床研究，但因未知原因实验停止	
JNJ-53718678	融合抑制剂	临床研究阶段	降低了 RSV 病毒载量、疾病严重程度和减少症状持续时间
BTA-C585	融合抑制剂	完成了健康志愿者和 RSV 感染者的 3 项临床研究，但结果尚未公布	
AK-0529	融合抑制剂	进行感染 RSV 的住院婴儿的 AK-0529 临床试验（NCT02654171），*Clinical Trial* 显示 2019 年完成	
RSV604	核蛋白抑制剂	进入临床试验后，RSV604 和 ALN-RSV01 的研发停止	
ALN-RSV01	与核蛋白基因高度保守区域互补的小干扰 RNA（siRNA）		

四、鼻病毒

（一）病原学特征 人类鼻病毒（human rhinovirus，HRV）属于 RNA 病毒，具有酸不稳定性，特别适应在鼻腔中生长，故称为"鼻病毒"。在急性呼吸道的病症中，有 30%～50% 与鼻病毒有关，鼻病毒因而成为普通感冒中最具代表性的病原体。根据病毒分离的资料显示，在美国成年人中的鼻病毒感染发生率大约为每人每年 0.75 次；儿童的发生率较高，为每人每年 1~2 次。RT-PCR 方法检测结果也显示类似的幼儿发生率，但尚无使用这种高灵敏度诊断技术进行的发生率系统性研究。

（二）临床症状及诊断 与鼻病毒感染有关的主要临床症状为鼻窦炎，称为"普通感冒"。鼻病毒感冒表现通常起始于喉咙的疼痛或瘙痒，之后紧接着鼻塞、流鼻涕。在生病时间，鼻病毒感冒的迹象与症状一般包含各种综合症状，如打喷嚏、流鼻涕、鼻塞、面部压力、咽喉痛/痒、声嘶、咳嗽、头痛、全身乏力、寒战及发热。大约有 30% 的感冒会有咳嗽发生，一般是在鼻症状开始之后出现，通常会持续较久。成人与大龄儿童的鼻病毒感冒有类似的临床特征。婴儿及幼童有时仅会出现鼻黏液的排出。大约有 1/4 的鼻病毒感染是无症状的。

（三）药物治疗 已有许多研究与预防或治疗鼻病毒感染的抗病毒疗法有关，但现今在美国仍未有批准用于鼻病毒感染治疗的抗病毒疗法。其原因之一在于鼻病毒感冒通常为自限性，且感染期较短。因此，普通感冒的治疗必须快速有效、便宜及无毒副作用。

用于鼻病毒感染预防或治疗的干扰素已被广泛研究。作为季节性预防或接触性预防的鼻内使用重组 α 干扰素，能有效预防鼻病毒感冒，但其治疗上症状并不能有效缓解。处于临床三期实验的普来可那立，其口服制剂能使感冒总时间缩短一日并降低 19% 的症状严重程度，但由于普来可那立易诱导酶变，美国 FDA 尚未批准其用于普通感冒的治疗。而小片段的干扰 RNA（siRNA）技术或许可作为发展有效的抗鼻病毒治疗的策略。

五、冠状病毒

（一）病原学特征 冠状病毒属于单股正链 RNA 病毒，由复制酶、4 个结构蛋白（刺突蛋白 spike，S）、核衣壳蛋白（nucleocapsid，N）、膜糖蛋白（membrane，M）、小包膜蛋白（envelop，E）和多个小分子附属蛋白组成。

（二）临床表现 目前较为熟知的六种人类呼吸道

冠状病毒中,OC43、229E、NL63 和 HKU1 冠状病毒一般引起人类上呼吸道感染及轻、中度季节性流感样症状,占普通感冒的 30%~40%。而 SARS-CoV 和 MERS-CoV 主要感染下呼吸道,造成严重肺炎和致死性急性肺损伤及呼吸窘迫综合征。

（三）药物治疗　　SARS-CoV 和 MERS-CoV 目前尚无有效的疫苗可以预防,临床上也无批准上市的治疗性药物。虽然如此,有一些药物处于临床研究前期中,如 GS-5734,一种小分子化合物核苷酸前药,能在体内外抑制 SARS-CoV 和多种动物来源冠状病毒的复制,改善症状。另外,特异性的刺突蛋白 S2 亚单位融合多肽类似物 HR2P-M2,可通过有效拮抗膜融合来阻断病毒感染,在体内和体外都取得良好的效果。

六、其他病毒

腺病毒等治疗可考虑西多福韦、免疫球蛋白等方法进行治疗。

（杨子峰）

参考文献

[1] KRAMMER F. Emerging influenza viruses and the prospect of a universal influenza virus vaccine[J]. Biotechnol J, 2015, 10 (5): 690-701.

[2] FENG Y, GUAN W, YUAN B, et al. Emergence of triple-subtype reassortants of fatal human H5N6 avian influenza virus in Yunnan, China[J]. J Infect, 2016, 72 (6): 753-756.

[3] GOOSKENS J, JONGES M, CLAAS EC, et al. Prolonged influenza virus infection during lymphocytopenia and frequent detection of drug-resistant viruses[J]. J Infect Dis, 2009, 199 (10): 1435-1441.

[4] BOUDREAULT AA, XIE H, LEISENRING W, et al. Impact of corticosteroid treatment and antiviral therapy on clinical outcomes in hematopoietic cell transplant patients infected with influenza virus[J]. Biol Blood Marrow Transplant, 2011, 17 (7): 979-986.

[5] MEMOLI MJ, HRABAL RJ, HASSANTOUFIGHI A, et al. Rapid selection of oseltamivir-and peramivir-resistant pandemic H1N1 virus during therapy in 2 immunocompromised hosts [J]. Clin infect Dis, 2010, 50 (9): 1252-1255.

[6] KISO M, MITAMURA K, SAKAI-TAGAWA Y, et al. Resistant influenza A viruses in children treated with oseltamivir: descriptive study[J]. Lancet, 2004, 364 (9436): 759-765.

[7] MEIJER A, REBELO-DE-ANDRADE H, CORREIA V, et al. Global update on the susceptibility of human influenza viruses to neuraminidase inhibitors, 2012-2013[J]. Antiviral Res, 2014, 110: 31-41.

[8] FIORE AE, FRY A, SHAY D, et al. Antiviral agents for the treatment and chemoprophylaxis of influenza recommendations of the Advisory Committee on Immunization Practices (ACIP)[J]. MMWR Recomm Rep, 2011, 60 (1): 1-24.

[9] REINA J, REINA N. Favipiravir, a new concept of antiviral drug against influenza viruses[J]. Rev Esp Quimioter, 2017, 30 (2): 79-83.

[10] MOSS RB, HANSEN C, SANDERS RL, et al. A phase II study of DAS181, a novel host directed antiviral for the treatment of influenza infection[J]. J Infect Dis, 2012, 206 (12): 1844-1851.

[11] BENNETT S, GUNSON RN, MACLEAN A, et al. The validation of a real-time RT-PCR assay which detects influenza A and types simultaneously for influenza A H1N1 (2009) and oseltamivir-resistant (H275Y) influenza A H1N1 (2009)[J]. J Virol Methods, 2011, 171 (1): 86-90.

[12] MEMOLI MJ, DAVIS AS, PROUDFOOT K, et al. Multidrug-resistant 2009 pandemic influenza A (H1N1) viruses maintain fitness and transmissibility in ferrets[J]. J Infect Dis, 2011, 203 (3): 348-357.

[13] MUFSON MA, ORVELL C, RAFNAR B, et al. Two distinct subtypes of human respiratory syncytial virus[J]. J Gen Virol, 66 (Pt 10): 2111-2124.

[14] GARCIA-BARRENO B, PALOMO C, PENAS C, et al. Marked differences in the antigenic structure of human respiratory syncytial virus F and G glycoproteins[J]. J Virol, 1985, 63 (2): 925-932.

[15] NOKES DJ, OKIRO EA, NGAMA M, et al. Respiratory syncytial virus infection and disease in infants and young children observed from birth in Kilifi District, Kenya[J]. Clin Infect Dis, 2008, 46 (1): 50-57.

[16] AL-HAJJAR S, AKHTER J, AL JUMAAH S, et al. Respiratory viruses in children attending a major referral centre in Saudi Arabia[J]. Ann Trop Paediatr, 1998, 18 (2): 87-92.

[17] THE IMPACT-RSV STUDY GROUP. Palivizumab, a humanized respiratory syncytial virus monoclonal antibody, reduces hospitalization from respiratory syncytial virus infection in high-risk infants[J]. Pediatrics, 1998, 102 (3Pt1): 531-537.

[18] WALSH EE, FALSEY AR. Respiratory syncytial virus infection in adult populations[J]. Infect Disord Drug Targets, 2012, 12 (2): 98-102.

[19] BRANCHE AR, FALSEY AR. Respiratory syncytial virus infection in older adults: an under-recognized problem [J]. Drugs Aging, 2015, 32 (4): 261-269.

[20] HALL CB, POWELL KR, SCHNABEL KC, et al. Risk of secondary bacterial infection in infants hospitalized with respiratory syncytial viral infection[J]. J Pediatr, 1988, 113 (2): 266-271.

[21] ZHOU L, XIAO Q, ZHAO Y, et al. The impact of viral dynamics on the clinical severity of infants with respiratory syncytial virus bronchiolitis[J]. J Med Virol, 2015, 87 (8): 1276-1284.

[22] TUAN AT, THANH TT, HAI NT, et al. Characterization of hospital and community-acquired respiratory syncytial virus in children with severe lower respiratory tract infections in Ho Chi Minh City, Vietnam, 2010[J]. Influenza Other Respir Viruses, 2015, 9 (3): 110-119.

[23] ZHU T, ZHANG C, YU L, et al. The preventive effect of vaccine prophylaxis on severe respiratory syncytial virus infection: a meta-analysis [J]. Virol Sin, 2015, 30 (5): 371-378.

[24] GLICK AF, KJELLEREN S, HOFSTETTER AM, et al. RSV Hospitalizations in Comparison With Regional RSV Activity and Inpatient Palivizumab Administration, 2010—2013[J]. Hosp Pediatr, 2017, 7 (5): 271-278.

[25] HALL CB, MCBRIDE JT, GALA CL, et al. Ribavirin treatment of respiratory syncytial viral infection in infants with underlying cardiopulmonary disease[J]. JAMA, 1985, 254 (21): 3047-3051.

[26] STRANAK Z, SALIBA E, KOSMA P, et al. Predictors of RSV LRTI hospitalization in infants born at 33 to 35 weeks gestational age: a large multinational study (PONI)[J]. PLoS One, 2016, 11 (6): e0157446.

[27] CAPAUL SE, GORGIEVSKI-HRISOHO M. Detection of enterovirus RNA in cerebrospinal fluid (CSF) using NucliSens EasyQ Enterovirus assay[J]. J Clin Virol, 2005, 32 (3): 236-240.

[28] DUNN JJ. Enteroviruses and parechoviruses [J]. Microbiol Spectr, 2016, 4 (3).

[29] SHEAHAN TP, SIMS AC, GRAHAM RL, et al. Broad-spectrum antiviral GS-5734 inhibits both epidemic and zoonotic coronaviruses [J]. Sci Transl Med, 2017, 9 (396): eaal 3653.

[30] CHANNAPPANAVAR R, LU L, XIA S, et al. Protective effect of intranasal regimens containing peptidic middle east respiratory syndrome coronavirus fusion inhibitor against MERS-CoV Infection [J]. J Infect Dis, 2015, 212 (12): 1894-1903.

[31] LJUNGMAN P, RIBAUD P, EYRICH M, et al. Cidofovir for adenovirus infections after allogeneic hematopoietic stem cell transplantation: a survey by the infectious diseases working party of the european group for blood and marrow transplantation [J]. Bone Marrow Transplant, 2003, 31 (6): 481-486.

第十八章
呼吸系统疾病药物治疗

第一节
β 受体激动剂

一、概述

（一）作用机制 β 受体激动剂通过激活气道平滑肌和肥大细胞膜表面的 β_2 受体，舒张气道平滑肌、减少肥大细胞和嗜碱性粒细胞脱颗粒和介质的释放、降低微血管的通透性、增加气道上皮纤毛的摆动，缓解哮喘和 COPD 患者的气喘症状，是临床最常用的支气管舒张药物之一。

（二）分类 β 受体激动剂的种类繁多。早期应用的肾上腺素对 β 受体和 α 受体均有作用，选择性不强。后来问世的异丙基肾上腺素主要作用于 β 受体，但对 β_2 受体和 β_1 受体均有作用，因此对心血管系统的副作用仍较为明显。近年来临床推荐使用的 β_2 受体激动剂，对 β_2 受体的选择性强，副作用小，较为安全、有效。

根据 β_2 受体激动剂起效的快慢与作用维持时间的长短，β_2 受体激动剂可分为四类（表 18-1-1）：①缓慢起效、作用维持时间短，如沙丁胺醇片和特布他林片；②迅速起效、作用维持时间短，如沙丁胺醇气雾剂和特布他林气雾剂；③缓慢起效、作用维持时间长，如沙美特罗（salmeterol）吸入剂；④迅速起效、作用维持时间长，如福莫特罗（formoterol）吸入剂。

表 18-1-1　β_2受体激动剂的分类

起效时间	作用维持时间	
	短效	长效
速效	沙丁胺醇吸入剂	福莫特罗吸入剂
	特布他林吸入剂	
	非诺特罗吸入剂	
慢效	沙丁胺醇口服剂	沙美特罗吸入剂
	特布他林口服剂	

1. 短效 β_2受体激动剂（short-acting beta-adrenergic agonists，SABA） 常用的药物如沙丁胺醇（salbutamol）和特布他林（terbutalin）等。有以下给药方法：

（1）吸入：可供吸入的短效 β_2 受体激动剂包括气雾剂、干粉剂和溶液等。这类药物松弛气道平滑肌作用强，通常在数分钟内起效，疗效可维持数小时，是缓解轻~中度急

性哮喘症状的首选药物，也可用于运动性哮喘的预防。如沙丁胺醇每次吸入 $100\sim200\mu g$ 或特布他林 $250\sim500\mu g$，必要时每 20 分钟重复 1 次。1 小时后疗效不满意者，应向医师咨询或转急诊。这类药物应按需间歇使用，不宜长期、单一使用，也不宜过量应用，否则可引起骨骼肌震颤、低血钾、心律不齐等不良反应。加压定量吸入器（pMDI）和干粉吸入装置吸入短效 β_2 受体激动剂不适用于重度哮喘发作；其溶液（如沙丁胺醇、特布他林、非诺特罗及其复方制剂）经雾化泵吸入适用于轻~重度哮喘发作。

（2）口服：如沙丁胺醇、特布他林、丙卡特罗等，通常在服药后 15~30 分钟起效，疗效维持 4~6 小时。如沙丁胺醇片每次 2~4mg，特布他林片每次 1.25~2.5mg，每天 3 次；丙卡特罗片每次 25~50μg，每天 2 次。口服上述药物虽使用较方便，但心悸、骨骼肌震颤等不良反应比吸入给药时明显。缓释剂型和控释剂型的平喘作用维持时间可达 8~12 小时，特布他林的前体药班布特罗的作用可维持 24 小时，可减少用药次数，适用于夜间哮喘患者的预防和治疗。长期、单一应用 β_2 受体激动剂可造成细胞膜 β_2 受体下调，表现为临床耐药现象，故应予避免。

（3）注射：β_2 受体激动剂注射剂虽然平喘作用较为迅速，但因全身不良反应的发生率较高，临床上已较少使用。

（4）贴剂：如妥洛特罗（tulobuterol）透皮吸收剂型，由于采用结晶储存系统来控制药物的释放，药物经过皮肤吸收，可以减轻全身性副作用，使用方法简单，每天只需贴附 1 次，效果可维持 24 小时。对预防清晨肺通气功能下降有效。

2. 长效 β_2受体激动剂（long-acting beta-adrenergic agonists，LABA） 由于其分子结构中的侧链较长、具有高度亲脂性，因此能与 β_2 受体的"外结合位点（exosite）"牢固结合，可对支气管平滑肌产生持久的舒张作用。尤其适合夜间哮喘的治疗。LABA 对 β_2 受体的选择性比短效 β_2 受体激动剂高。例如以异丙肾上腺素对气管平滑肌的选择性为 1，沙美特罗的选择性为 5，而后者对心肌细胞的作用仅为 0.000 1，即沙美特罗对 β_2 受体的选择性约为对 β_1 受体选择性的 50 000 倍，故其对心血管系统的副作用较小。

目前在我国临床使用的吸入型 LABA 主要有两种：

（1）沙美特罗（salmeterol）：经气雾剂或干粉吸入剂给药。给药后 30 分钟起效，平喘作用维持 12 小时以上。推荐剂量 50μg，每天 2 次吸入。

（2）福莫特罗（formoterol）：经气雾剂或干粉吸入剂给药后 3~5 分钟起效，平喘作用维持 8~12 小时以上。平喘作用具有剂量依赖性，推荐剂量 4.5~9μg，每天 2 次吸入。吸入 LABA 适用于哮喘（尤其是夜间哮喘和运动诱发哮喘）的

预防和治疗。福莫特罗因起效迅速,可按需用于轻~中度哮喘急性发作时的治疗。

二、β受体激动剂在呼吸系统疾病中的应用

(一)β受体激动剂在支气管哮喘中的应用

1. 速效 $β_2$ 受体激动剂是缓解哮喘症状的首选药物

(1)轻~中度哮喘急性发作:速效 $β_2$ 受体激动剂通过手揿式定量气雾器(pMDI)吸入,每次 2~4 喷(每喷中含沙丁胺醇 100μg 或特布他林 250μg)。如果有效,逐渐延长给药间隔时间,直至恢复正常。如果治疗无效,20 分钟后可重复给药。如果经过 1 小时的治疗哮喘症状仍然没有控制,应及时到急诊就医。

(2)中~重度哮喘急性发作:由于患者呼吸困难明显,无法屏气,采用手揿式定量气雾器(pMDI)吸入疗效不佳,主张通过射流装置的溶液雾化器吸入速效 $β_2$ 受体激动剂(沙丁胺醇每次 2.5mg/0.5ml 或特布他林每次 5mg/2ml)。速效 $β_2$ 受体激动剂吸入第 1 小时内每 20 分钟给药 1 次。哮喘症状控制后,每天给药 3~4 次。

(3)联合雾化吸入 $β_2$ 受体激动剂和抗胆碱药物溶液,适用于中~重度急性哮喘发作的治疗。

1)方法:每次同时吸入含沙丁胺醇 2mg 和异丙托溴铵 0.5mg 的溶液,每天 2~4 次。

2)作用机制:M 胆碱受体主要分布于中~大气道内,β 受体在大、中和小气道内均有分布。$β_2$ 受体激动剂舒张气道的作用迅速(数分钟即起效)、强大但维持时间较短,抗胆碱药物舒张气道的作用较慢但较为持久。联合应用这两类药物后,支气管舒张作用既迅速又持久。

3)临床疗效:联合应用 $β_2$ 受体激动剂和抗胆碱药物溶液吸入治疗后,支气管舒张作用优于单药(B 类证据),能降低哮喘患者住院率(A 类证据),能更好地改善哮喘患者的肺功能(PEF 和 FEV_1)(B 类证据)。

注意事项:$β_2$ 受体激动剂(无论是 SABA 还是 LABA)均不能有效地抑制支气管哮喘发作时的气道炎症,故应避免长期、单独应用,否则有可能增加美国 FDA 所警告的某些哮喘人群的死亡率。不过,$β_2$ 受体激动剂联合 ICS 等抗炎药物的吸入疗法是较为安全有效的,可以长期使用。

2. 吸入长效 $β_2$ 受体激动剂(LABA)与吸入糖皮质激素(ICS)联合疗法是控制哮喘的理想方法

(1)该联合疗法是"未控制"哮喘的初始治疗的首选疗法:有许多临床研究证据显示,ICS 加 LABA 的联合疗法的疗效和安全性优于单纯增加 ICS 剂量或 ICS 加缓释茶碱,亦优于 ICS 加白三烯调节剂的治疗方案。

(2)经过低剂量 ICS 治疗仍"未控制"哮喘的首选疗法:临床研究结果证据显示,ICS 加 LABA 的联合疗法的疗效和安全性均优于单纯增加 ICS 剂量或 ICS 加缓释茶碱,以及 ICS 加白三烯调节剂。

通过单一装置(如准纳器或都保)吸入糖皮质激素和 LABA,不仅比通过两个装置分别吸入糖皮质激素和 LABA

更方便,疗效也更有保证,这可能与前者能使这两种药物在肺部分布更为均衡有关。

(二)β受体激动剂在慢阻肺中的应用

1. 长效支气管舒张剂(包括 LABA 在内)可用于不同严重程度慢阻肺患者的治疗,能有效减轻慢阻肺患者的气喘和呼吸困难症状,改善肺功能。

2. 包括 LABA 在内的几种长效支气管舒张剂联合应用(例如 LAMA 加 LABA),疗效优于单一支气管舒张剂。

3. LABA 和 ICS 联合治疗慢阻肺

(1)在治疗第 1 天联合治疗组患者的 PEF 即显著提高。一项为期 1 年的随机双盲试验中,1 465 例慢阻肺患者随机分为四组:安慰剂组、沙美特罗组(50μg)、氟替卡松组(500μg)、沙美特罗/氟替卡松组(50/500μg),评估患者 PEF 和症状评分。沙美特罗组和沙美特罗/氟替卡松组两组患者,在治疗第 1 天 PEF 即显著提高,但是沙美特罗/氟替卡松组的 PEF 较沙美特罗组高 7L/min(P<0.001);2 周后与安慰剂相比,沙美特罗组、氟替卡松组、沙美特罗/氟替卡松组的 PEF 分别是 16L/min、11L/min、27L/min。

(2)在治疗第 1 天和第 8 周,联合治疗组运动耐受时间显著优于安慰剂组。一项随机、双盲、平行对照研究中,患者纳入标准:慢阻肺患者、年龄≥40 岁、FEV_1<70% 预计值、FEV_1/FVC≤70%、FRC≥120%;185 例患者随机分为氟替卡松/沙美特罗组(FSC250/50μg)、沙美特罗组(50μg)、安慰剂组,每天 2 次,共 8 周。在治疗第 1 天和第 8 周,氟替卡松/沙美特罗组运动耐受时间与安慰剂相比的平均差异分别为(131±36)秒、(132±45)秒,有显著统计学差异;而单用沙美特罗组与安慰剂相比的平均差异分别为(49±37)秒、(86±46)秒。

(3)联合治疗 1 周可显著改善慢阻肺患者的呼吸困难指数评分。一项随机、双盲、安慰剂、平行对照、多中心研究中,691 例慢阻肺患者随机分为沙美特罗/氟替卡松组[50/500μg,b.i.d.(即每天 2 次)]、沙美特罗组(50μg,b.i.d.)、氟替卡松组(500μg,b.i.d.)、安慰剂组,共治疗 24 周;用过渡性呼吸困难指数(TDI)评估患者呼吸困难状况;在第 1 周,沙美特罗/氟替卡松组的 TDI 即显著提高。在治疗终点,沙美特罗/氟替卡松组、氟替卡松组、沙美特罗组、安慰剂组的转换呼吸困难指数分别为 2.1、1.3、0.9、0.4,沙美特罗/氟替卡松显著降低患者严重呼吸困难。

(4)联合治疗 2 个月,可显著改善慢阻肺患者的气流受限和肺过度充气。一项随机、双盲、平行对照研究中,患者纳入标准:慢阻肺患者、年龄≥40 岁、FEV_1<70% 预计值、FEV_1/FVC≤70%、FRC≥120%;185 例患者随机分为沙美特罗/氟替卡松组(FSC 250/50μg)、沙美特罗组(50μg)、安慰剂组,b.i.d. 共 8 周。在治疗第 8 周,沙美特罗/氟替卡松组在第 1 秒用力呼气容积(FEV_1)、深吸气量(IC)、用力呼气量(FVC)较安慰剂组有显著改善,而功能残气量、残气量无显著差异;沙美特罗组只在 FEV_1、FVC 较安慰剂组有显著改善,而功能残气量(FRC)、残气量(RV)、深吸气量(IC)无显

著差异。同时,沙美特罗/氟替卡松组在 FEV₁、IC 上改善值显著优于沙美特罗组。

（5）LABA 和 ICS 联合治疗 8 周后可显著减少慢阻肺患者使用缓解药物的天数。一项随机、双盲、双模拟、平行分组、多中心研究,研究对象为中重度慢阻肺患者（FEV₁ > 0.70L 且 ≤70%,或 FEV₁ ≤ 0.70L 且 ≤70%）。治疗组给予沙美特罗/氟替卡松 50/250μg b.i.d. 吸入。对照组给予异丙托溴铵/沙丁胺醇 36/206μg q.i.d.（即每天 4 次）吸入。结果显示,在治疗第 1 天,与异丙托溴铵/沙丁胺醇相比,沙美特罗/氟替卡松组的 FEV₁ 是逐渐增加,且维持时间更持久,而异丙托溴铵/沙丁胺醇组的 FEV₁ 是先增加后降低。治疗 8 周后,异丙托溴铵/沙丁胺醇组的 FEV₁ 与第 1 天相比下降 0.25L,而沙美特罗/氟替卡松组则升高 0.29L。治疗 8 周后,舒利迭组患者在白天、晚上无须使用缓解药物的天数均显著多于异丙托溴铵/沙丁胺醇组。可能的解释:ICS 具有抗炎作用、ICS 与 LABA 的协同互补作用、优于两种支气管舒张剂的联合应用。

（6）长期吸入 LABA 和 ICS 对慢阻肺患者的疗效。在 TRISTAN 研究中,慢阻肺患者随机分为沙美特罗/氟替卡松组、沙美特罗组、氟替卡松组、安慰剂组,治疗 1 年。在治疗结束时,沙美特罗/氟替卡松组患者的 FEV₁ 改善值显著优于其他三组,表明长期联合吸入 LABA 和 ICS 可改善并持续维持慢阻肺患者的肺功能。而且沙美特罗/氟替卡松组不仅可治疗 FEV₁<50% 的重度慢阻肺患者,对于 FEV₁>50% 的中度慢阻肺患者也同样有效。

在为期 3 年的 TORCH 研究中,约 6 200 名慢阻肺患者随机分为沙美特罗组、氟替卡松组、氟替卡松/沙美特罗组、安慰剂组研究,主要终点指标是所有原因死亡率（安慰剂 vs 氟替卡松/沙美特罗）。氟替卡松/沙美特罗治疗 3 年,显著减少中重度急性加重（症状恶化需要抗生素、全身性糖皮质激素、住院或这些疗法联合治疗）的频率。安慰剂组年平均急性加重次数为 1.13,而氟替卡松/沙美特罗组为 0.85,较安慰剂组下降了 25%,同样,氟替卡松/沙美特罗组减少急性发作的效果也显著优于沙美特罗组和氟替卡松组。TORCH 研究中,氟替卡松/沙美特罗组显著降低 SGRQ 总分,与安慰剂组相比,治疗 3 年后 SGRQ 平均降低 3.1 分（P<0.001）。TORCH 研究事后分析显示,从第 24 周开始记录至研究的第 156 周,安慰剂组 FEV₁ 减退速度为 55ml/年,而氟替卡松/沙美特罗组 FEV₁ 减退速度为 39ml/年,与安慰剂组相比,FEV₁ 减退速度减缓 16ml/年,显著延缓疾病进展（P<0.001）。而沙美特罗组和丙酸氟替卡松组 FEV₁ 减退速度均为 42ml/年,与安慰剂组相比,差值为 13ml/年（P = 0.003）。TORCH 研究中,氟替卡松/沙美特罗组治疗 3 年后,慢阻肺患者的死亡率为 12.6%,而安慰剂组死亡率为 15.2%,氟替卡松/沙美特罗组较安慰剂组可降低死亡率达到 17.5%,具有临床意义。3 年 TORCH 研究中,患者死亡的全因分析中,氟替卡松/沙美特罗组因心血管死亡和因肺部疾病死亡的发生率低于安慰剂组。

与支气管扩张剂相比,ICS/LABA 长期治疗不但能持续维持对肺功能和症状的改善,而且能更好地减少急性加重,提高生活质量,延缓疾病进展速度,防治并发症,延长生存期。可能的解释:ICS 持久的抗炎作用与 LABA（沙美特罗）具有协同效果,可长期改善炎症控制。

三、常用 β 受体激动剂

（一）异丙肾上腺素（isoprenaline）

商品名:喘息定,治喘灵,Isuprel,Aludrin。

【指征和剂量】治疗支气管哮喘急性发作。

舌下含服:成人 10~20mg,t.i.d.（即每天 3 次）;5 岁以上小儿 2.5~10mg,t.i.d.。气雾剂吸入:成人 1~2 喷,t.i.d. 或 q.i.d.。

【制剂】片剂:每片 10mg。气雾剂:0.5%,每瓶 14g,含 200 喷。

【药动学】舌下含服后 30~60 秒起效,作用维持 1 小时左右。口服无效,因为可被消化道中肠菌和儿茶酚氧位甲基转移酶（catechol-O-methyltransferase,COMT）破坏,也可直接与硫酸盐结合而失效。

【作用机制】平喘作用强而迅速,可使肺通气功能迅速改善;具有增强心肌收缩力,加快脉搏,升高血压和兴奋窦房结、房室结,改善心脏传导阻滞作用。

【禁忌证】高血压、冠心病和甲状腺功能亢进者禁用。

【不良反应】①可引起心动过速、心律失常,甚至心室颤动;可出现头痛、恶心和口干等血管扩张症状;②使无通气功能的肺组织血管扩张,出现"盗血"现象,加重患者的通气血流比例失调,引起低氧血症。

【注意事项】本品的中间代谢产物 3-氧甲基异丙肾上腺素具有轻度 β 受体拮抗作用,反复、大剂量应用本品时,上述代谢产物在体内积聚,可引起"闭锁综合征",即临床上表现为哮喘持续发作,且对各种平喘药耐药。

（二）沙丁胺醇（salbutamol）

商品名:舒喘宁,嗽必妥,爱纳灵（Etinoline）,万托林（Ventolin）,Albuterol,Proventil。

【指征和剂量】适用于治疗支气管哮喘或喘息性支气管炎等伴有支气管痉挛的呼吸道疾病。①口服:成人 2~4mg,t.i.d. 或 q.i.d.;小儿 0.1~0.15mg/kg,b.i.d. 或 t.i.d.。缓释胶囊:成人 8mg,b.i.d.,儿童剂量酌减。②气雾剂吸入:每次 1~2 喷,必要时 q4h.（每 4 小时 1 次）,每 24 小时不宜超过 8 次。③干粉吸入:成人 0.4mg,t.i.d. 或 q.i.d.;5 岁以上儿童剂量减半,b.i.d. 或 t.i.d.。④溶液雾化吸入:适用于重度急性哮喘发作。成人 1~2ml,q4~6h（每 4~6 小时 1 次）经射流装置雾化吸入。⑤静脉注射:成人 0.4mg,用 5% 葡萄糖注射液 20ml 稀释后缓慢注射。⑥静脉滴注:成人 0.4mg,用 5% 葡萄糖注射液 100ml 稀释后静脉滴注。⑦皮下或肌内注射:成人 0.4mg,必要时 4 小时后重复注射。

【制剂】片剂或胶囊:每片（粒）2mg、4mg、8mg。气雾剂:每喷 0.1mg,每瓶 100 喷、200 喷。干粉剂（例如喘宁碟和速可喘）。雾化溶液:浓度 0.083%、0.5%。注射剂:每支 0.5mg。

复方制剂：①可必特（Combivent）气雾剂每喷含沙丁胺醇 0.12mg 和异丙托溴铵 0.02mg，每瓶 200 喷、100 喷；可必特雾化溶液每支 25ml，含沙丁胺醇 3mg 和异丙托溴铵 0.5mg；②易息晴：系本品与茶碱的双层缓释片，每片含本品 2mg 和茶碱 150mg。成人 1 片吞服，b.i.d.。

【药动学】　吸入本品 0.2mg，血药峰浓度为 295 和 357mmol/L；吸入 0.4mg，血药峰浓度则为 441 和 569mmol/L。口服后 65%~84% 吸收，不易被硫酸酯酶和 COMT 破坏。15 分钟起效，1~3 小时达最大效应，作用维持 4~6 小时。消除半衰期为 27~50 小时。经肝脏灭活，代谢物由尿液排出。静脉注射即刻起效，5 分钟时达峰值，作用维持 2 小时以上。

【作用机制】　本品为高选择性、强效 β₂ 受体激动剂。对 β₂ 受体的选择性是异丙肾上腺素的 288 倍。

【禁忌证】　对本品或其他肾上腺素受体激动剂过敏者禁用。高血压、冠心病、糖尿病、心功能不全、甲状腺功能亢进患者和妊娠早期妇女慎用。

【相互作用】　①不宜与其他 β 受体激动剂或阻滞剂合用；②与茶碱类药物合用，可增强松弛支气管平滑肌作用，也可能增加不良反应。

【不良反应】　较少而轻微。①大剂量时可出现肌肉和手指震颤、心悸、头痛、恶心、失眠等症状；②可能引起低血钾。

【注意事项】　①老年人或对本品敏感的患者，应从小剂量开始，以免引起心慌、手抖等症状；②低血钾患者或同时应用排钾性利尿剂、糖皮质激素的患者慎用或及时补钾。

（三）特布他林（terbutaline）

商品名：间羟叔丁肾上腺素，叔丁喘宁，博利康尼，Bricanyl，Bronchodil。

【指征和剂量】　适用于治疗支气管哮喘或喘息性支气管炎等伴有支气管痉挛的呼吸道疾病。①口服：成人 2.5~5mg，t.i.d.；小儿 0.065mg/kg，b.i.d. 或 t.i.d.。②气雾剂吸入：0.25~0.5mg，必要时 q4~6h.。严重病例每次可吸入 1.5mg，但 24 小时内不可超过 6mg。③干粉吸入：成人 0.5mg，q.i.d.，24 小时内不得超过 6mg；5~12 岁的儿童剂量减半，最大剂量不得超过 4mg/d。④溶液雾化吸入：适用于重度急性哮喘发作。成人每次 1~2ml，q4~6h. 经射流装置雾化吸入，用生理盐水将其稀释至 2.0ml。⑤皮下注射：成人 0.25mg，必要时 4~6 小时内可重复 1 次。

【制剂】　片剂：每片 2.5mg。缓释片：每片 5mg、7mg。气雾剂：每喷 0.25mg，每瓶 100 喷、200 喷。干粉剂（博利康尼都保），每吸 0.5mg，每瓶 100 吸、200 吸。雾化溶液：每支 2ml，含本品 5mg。注射剂：每支 0.5mg。

【药动学】　口服生物利用度为 15%±6%，30 分钟后起效。不易被体内 COMT 和单胺氧化酶（monoamine oxidase，MAO）所代谢灭活，故作用可维持 5~8 小时。血浆蛋白结合率为 25%。2~4 小时作用达峰值。气雾剂吸入后 5~15 分钟显效，作用持续 4 小时左右。皮下注射后 5~15 分钟起效，0.5~1 小时作用达峰值，持续 1.5~4 小时。

【作用机制】　高选择性 β₂ 受体激动剂，对支气管 β₂ 受体的选择性与沙丁胺醇相似，对心脏的兴奋作用仅为沙丁胺醇的 1/10。除了舒张支气管平滑肌外，本品尚可增加纤毛-黏液毯廓清能力，促进痰液排出，减轻咳嗽症状。

【禁忌证】　对本品或其他肾上腺素受体激动剂过敏者禁用。高血压、冠心病、糖尿病、心功能不全、甲状腺功能亢进患者和妊娠早期妇女慎用。

【相互作用】【不良反应】【患者用药指导】　同沙丁胺醇。

（四）班布特罗（bambuterol）

商品名：帮备，Bambec，巴布特罗。

【指征和剂量】　适用于支气管哮喘、喘息性支气管炎的治疗，尤其适合于夜间哮喘的预防和治疗。口服：5~20mg，q.d.（每天 1 次），睡前服用。成人起始剂量 5~10mg，1~2 周后根据病情可逐渐增加至 10~20mg。肾功能不全（肾小球滤过率≥50ml/min）的患者，宜从 5mg 开始服用。儿童：2~5 岁，推荐剂量 5mg/d；2~12 岁，剂量不宜超过 10mg/d。

【制剂】　片剂：每片含本品 10mg、20mg。

【药动学】　本品和中间代谢产物对肺组织亲和力强，在肺内代谢成特布他林，增加了肺组织内活性药物的浓度。口服本品后 20% 被吸收，其吸收不受食物的影响。本品经血浆胆碱酯酶水解、氧化，缓慢代谢为特布他林。约 1/3 在肠壁和肝脏内代谢成中间产物。本品口服剂量的 10% 转化为特布他林，2~6 小时达血药峰浓度，有效作用可维持 24 小时。连续服药 4~5 天后达血浆稳态浓度。本品血浆消除半衰期为 13 小时。活性代谢产物特布他林的血浆消除半衰期为 17 小时。本品和特布他林主要经肾脏排泄。

【作用机制】　本品系特布他林的前体药。本品在体外没有活性，进入体内被水解为有活性的特布他林。作用机制与特布他林相同。

【禁忌证】　对本品和特布他林过敏者禁用。

【相互作用】　同特布他林。

【不良反应】　比特布他林轻微。治疗初期可能出现手指震颤、头痛、心悸等症状，其严重程度与给药剂量有关，多数在治疗 1~2 周后逐渐减轻、消失。

【注意事项】　基本同特布他林。对于严重肾功能不全患者的起始剂量应予减少；对于肝硬化患者，由于本品在体内代谢为特布他林的个体差异无法预测，因此，主张不用本品而直接应用特布他林。

（五）非诺特罗（fenoterol）

商品名：酚丙喘宁，酚丙羟异丙肾上腺素，芬忒醇，备劳喘，Berotec。

【指征和剂量】　适用于治疗支气管哮喘、喘息性支气管炎。口服：成人 5~7.5mg，t.i.d.；儿童剂量酌减。气雾剂吸入：成人 0.2~0.4mg，t.i.d. 或 q.i.d.；儿童 0.2mg，t.i.d.。

【制剂】　片剂：每片 2.5mg。气雾剂：每瓶含本品 200mg，可作 300 喷。

【药动学】　口服吸收迅速，2 小时后达血药峰浓度，作用可维持 6~8 小时。气雾剂吸入 3 分钟起效,1~2 小时达最大效应,作用至少维持 4~5 小时。

【作用机制】系强效 β_2 受体激动剂,对 β_2 受体的选择性较好。

【禁忌证】对本品或其他肾上腺素受体激动剂过敏者禁用。

【相互作用】与沙丁胺醇相仿。本品心血管不良反应较多,重度哮喘应用死亡率偏高,目前很少应用。

【不良反应】与沙丁胺醇相仿,但不良反应稍多。可引起低钾血症。

【注意事项】【患者用药指导】与沙丁胺醇相仿。

(六)吡布特罗(pirbuterol)

商品名:吡舒喘宁,吡丁舒喘宁,Exirei。

【指征和剂量】适用于治疗支气管哮喘、喘息性支气管炎。口服:成人 10~15mg,t. i. d. 。

【制剂】胶囊:每粒 10mg、15mg。

【药动学】本品口服吸收良好,用药后 0.5~1 小时即可出现支气管舒张作用,作用可持续 7~8 小时。

【作用机制】本品系高选择性 β_2 受体激动剂,对 β_2 受体的选择性是沙丁胺醇的 7 倍,因此对心血管系统的影响较小。

【禁忌证】对本品或其他肾上腺素受体激动剂过敏者禁用。

【相互作用】与沙丁胺醇相仿。

【不良反应】比沙丁胺醇轻微,主要表现为口干、头痛和肌肉震颤。

【注意事项】与沙丁胺醇相仿。

(七)妥洛特罗(tulobuterol)

商品名:叔丁氯喘通,丁氯喘,咯布特罗,喘舒,息克平,Chlobamol,Lobuterol,Berachin。

【指征和剂量】适用于治疗支气管哮喘、喘息性支气管炎。口服:成人 0.5~1mg,b. i. d. 。小儿 0.04mg/(kg·d),分 2 次服用。

【制剂】片剂:每片含 0.5mg、1mg。

【药动学】本品口服后胃肠道吸收良好且迅速。在体内主要分布于肝、肾、消化器官和呼吸系统器官。代谢速度相对较慢。口服后 5~10 分钟起效,1 小时达最大效应,平喘作用维持 8~10 小时,40 小时后从体内完全排泄。

【作用机制】高选择性 β_2 受体激动剂。对支气管平滑肌具有较强而持久的舒张作用,其作用强度与沙丁胺醇相似,而对心脏的影响较小,仅为沙丁胺醇的 1/100。本品尚有一定的抗过敏、促进支气管纤毛运动和镇咳作用,有轻微的中枢抑制作用。

【禁忌证】对本品或其他肾上腺素受体激动剂过敏者禁用。

【相互作用】与沙丁胺醇相仿。

【不良反应】与沙丁胺醇相仿。偶有过敏反应。

【注意事项】与沙丁胺醇相仿。一旦出现过敏反应立即停药。

【患者用药指导】与沙丁胺醇相仿。

(八)丙卡特罗(procaterol)

商品名:盐酸普鲁卡特罗,异丙喹喘宁,普卡特罗,美普清,Meptin。

【指征和剂量】适用于治疗支气管哮喘或喘息性支气管炎等伴有支气管痉挛的呼吸道疾病,可用于夜间哮喘的防治。口服:成人 25~50μg,q. d. 或 b. i. d. ,或 50μg,q. n. (每晚 1 次)。6 岁以上儿童:25μg,b. i. d. ,或 25μg,q. n. 。6 岁以下儿童:1.25μg/kg,b. i. d. 。

【制剂】片剂:每片含 25μg,50μg。

【药动学】本品口服吸收良好,1~2 小时在血浆、组织及主要器官内达最高浓度。在体内分布广泛,在肝、肾等主要代谢器官内药物浓度最高,在肺脏、支气管等靶器官内的浓度也很高。肺内药物浓度是血药浓度的 2~3 倍。在中枢神经系统内浓度很低。成人口服本品 100μg 后,衰减模式呈二相性:第一相半衰期为 3 小时,第二相半衰期为 84 小时。本品主要在肝脏和小肠内代谢,由粪便和尿液排出,约 10% 从尿中排出。

【作用机制】为高选择性 β_2 受体激动剂。舒张支气管的作用维持时间较长;具有抗过敏作用;有促进气道上皮纤毛摆动的作用。

【禁忌证】对本品或其他肾上腺素受体激动剂过敏者禁用。

【相互作用】与沙丁胺醇相仿。

【不良反应】与沙丁胺醇相仿,偶见心悸、心律失常、面部潮红、头痛、眩晕、耳鸣、恶心、胃部不适、口干、鼻塞和皮疹等。

【注意事项】与沙丁胺醇相仿。本品对 3 岁以下儿童的安全性尚未确定,故应慎用。

(九)沙美特罗(salmeterol)

商品名:施立稳,施立碟,Serevent。

【指征和剂量】适用于各型支气管哮喘的治疗。既可按需使用来缓解急性气喘症状,也可与吸入型糖皮质激素一起长期规律使用。可有效预防和治疗夜间哮喘和运动性哮喘。①气雾剂吸入:成人 2 喷(共 50μg),b. i. d. ;②干粉吸入:成人吸入 1 个碟泡(含本品 50μg),b. i. d. 。症状严重者剂量可加倍。老年人和肾功能不全者剂量不必调整。

【制剂】沙美特罗气雾剂:每喷 25μg,每瓶 60 喷、120 喷。施立碟:通过碟式吸入器吸入干粉,每个碟泡含本品 25μg,每个药碟有 4 个碟泡。

复方制剂:商品名舒利迭(Seretide)由本品与吸入型糖皮质激素丙酸氟替卡松干粉组成,经准纳器装置吸入,成人 1 吸,b. i. d. 。每个装置可供 60 次吸入。每次吸入本品

50μg,吸入丙酸氟替卡松100μg、250μg或500μg。

【药动学】单次吸入本品气雾剂50μg或400μg后5~15分钟达血药峰浓度(分别为0.1~0.2μg/L和1~2μg/L)。在体内本品经水解后迅速代谢,绝大多数在72小时内消除,其中23%从尿液排出,57%从粪便中排出,完全排出的时间长达168小时。

【作用机制】系高选择性、长效β₂受体激动剂。对β₂受体的作用是β₁受体的5万倍,因此对心血管系统的影响很小。除了能激动β₂受体,使支气管平滑肌持续、强力舒张支气管外,尚有抑制炎症细胞(肥大细胞、嗜酸性粒细胞等)和炎性递质的作用。

【禁忌证】对本品或其他肾上腺素受体激动剂过敏者禁用。

【相互作用】与沙丁胺醇相仿。

【不良反应】比沙丁胺醇轻微。应用常规剂量时头痛(4.2%)、震颤(1.4%)和心悸(1.5%)等不良反应少而轻微,可在继续用药过程中消失。只有在大剂量(200~400μg)吸入时不良反应才较为明显。可有咽部不适、刺激感等局部症状。

【注意事项】与沙丁胺醇相仿。由于本品的作用较慢,故不适合作为哮喘急性发作时的治疗;增加本品剂量,并不能增加其疗效;孕妇慎用。

(十)福莫特罗(formoterol)

商品名:奥克斯,Oxis,安通克,Atock,Foradil。

【指征和剂量】适用于各型支气管哮喘的治疗。既可按需使用来缓解急性气喘症状,也可与吸入型糖皮质激素一起长期规律使用。可有效预防和治疗夜间哮喘症状。口服:成人40~80μg,b.i.d.;儿童4μg/(kg·d)。吸入:气雾剂吸入,成人6~12μg,q.d.或b.i.d.;干粉吸入,成人1吸,q.d.或b.i.d.。

【制剂】片剂:每片40μg。气雾剂:每喷4μg。干粉剂:储存在都保装置内,每吸4.5μg。干糖浆剂:每包20μg,每盒10包。

复方制剂:信必可(Symbicort)都保干粉吸入剂,由本品与吸入型糖皮质激素布地奈德组成,经都保装置给药,每次1~2吸,q.d.或b.i.d.,必要时可临时增加剂量。

【药动学】成人吸入该药后2~5分钟起效。口服后0.5~1小时达血药峰浓度。平喘作用可维持12小时。口服本品40μg或吸入24μg,24小时分别从尿中排出96%和24%,主要代谢产物是富马酸福莫特罗的葡萄糖醛酸内聚物。动物实验结果显示,本品在体内以肾脏浓度最高,其次为肝脏>血浆>气管>肺>肾上腺>心脏,脑组织中药物浓度最低。由于存在肝肠循环,胆汁排泄物可以再吸收。

【作用机制】系一新型长效、高选择性β₂受体激动剂,与沙美特罗相似。

【禁忌证】对本品或其他肾上腺素受体激动剂过敏者禁用。

【相互作用】与沙丁胺醇相仿。

(十一)马来酸茚达特罗(indacaterol)

商品名:昂润

【指征和剂量】是一种超长效β₂受体激动剂,可以改善中~重度慢阻肺患者的肺功能。成人使用比斯海乐药粉吸入器吸入1粒胶囊,q.d.。

【制剂】吸入粉雾剂,每粒胶囊中的马来酸茚达特罗,相当于茚达特罗150μg,并含乳糖24.8mg。

【药动学】本品吸入后绝对生物利用度是43%,吸入后15分钟血浆浓度达到峰值,连续使用本品12~14天,血药浓度达到稳态。本品在体内分布广泛,在体外人血清和血浆蛋白的结合率为94%~96%。其主要代谢产物是羟基化衍生物,CYP3A4是羟基化的主要同工酶。其进一步的代谢产物是酚O-葡糖醛酸苷和羟基化茚达特罗,最终以原型(54%)和羟基化代谢产物(23%)随粪便排泄,由尿液排出的原型药<2%。本品的清除半衰期为45.5~126小时,有效半衰期为40~49小时。本品的药代动力学特性不因年龄、性别、体重和种族差异而改变,且与轻中度肝损伤无关(尚未开展重度肝损伤患者的研究),与肾功能损伤也无关。

【药效学】系一新型超长效、高选择性β₂受体激动剂,与其他β₂受体激动剂比较,本品具有起效快和作用维持时间长的特点,可能与其亲脂性、内在效能和脂筏高亲和力有关。吸入本品5分钟至24小时,FEV₁较安慰剂组明显增加。本品还可减少慢阻肺患者的肺过度充气,明显改善吸气容积和运动耐受力。

【作用机制】与其他β₂受体激动剂相似。

【禁忌证】对本品或其他肾上腺素受体激动剂过敏者禁用。

【相互作用】本品与CYP3A4抑制剂(酮康唑和红霉素)和P蛋白抑制剂(维拉帕米)相互作用,可增加茚达特罗的全身暴露量,使血药峰浓度增加。

【不良反应】多为轻中度,如慢阻肺急性加重(24%)、鼻咽炎(17%)、上呼吸道感染(12%)、咳嗽(12%)、头痛(10%)和肌肉痉挛(8%)。

【注意事项】本品目前没有支气管哮喘的适应证。

四、β受体激动剂研发趋势与进展

鉴于目前LABA与ICS复方制剂(以沙美特罗/氟替卡松和福莫特罗/布地奈德为代表)在支气管哮喘和慢阻肺治疗中的重要地位,目前有多个药厂在积极研制每天1次给药的新型LABA及其与其他治疗哮喘药物(如抗胆碱药物和ICS)的新型复方制剂。

1. 新型每天仅需1次给药的LABA　其中茚达特罗(indacaterol)已经在我国上市。表18-1-2列举了几种新型LABA对人3种β受体亚型的作用特点。

表 18-1-2 几种新型 LABA 对人 3 种 β 受体亚型的作用特点

药物	β_1		β_2		β_3		β_2/β_1
	pEC50	IA	pEC50	IA	pEC50	IA	
茚达特罗(indacaterol)	6.60±0.24	16±2	8.06±0.02	73±1	6.72±0.13	113±7	1.46
奥达特罗(olodaterol)	7.55±0.08	52±8	9.93±0.07	88±2	6.57±0.08	81±2	2.38
维兰特罗(vilanterol)	6.4±0.1		9.4±0.0		6.1±0.2		3.0
卡莫特罗(carmoterol)			10.19±0.15	88.6±4.1			

注：pEC50，使 cAMP 达到最大增加效应 50% 的主要药物浓度的负对数；IA，异丙肾上腺素产生最大效应的百分率。

虽有研究结果显示，每天 1 次吸入茚达特罗 200μg 治疗中~重度持续哮喘是有效、安全的，舒张支气管作用可以维持 24 小时。但目前尚无治疗支气管哮喘的适应证。

一项大样本、多中心、随机双盲安慰剂平行对照Ⅲ期临床试验评价了茚达特罗治疗成人慢阻肺的疗效。结果显示，每天给予茚达特罗 150μg 和/或 300μg，其增加肺通气功能（FEV_1）的疗效优于噻托溴铵、福莫特罗和沙美特罗。茚达特罗治疗组的 AECOPD 发生率显著低于安慰剂组。

在一项 52 周的临床研究中，每天 1 次给予茚达特罗可延缓首次 AECOPD 发生的时间、减少 AECOPD 的频度，而茚达特罗与福莫特罗之间无显著差异。

在所有大样本研究中，茚达特罗组不需要按需使用沙丁胺醇缓解哮喘症状的比率比安慰剂组和其他阳性对照药组均明显增高（$P<0.05$）。总之，茚达特罗对大多数慢阻肺临床症状的疗效优于福莫特罗或沙美特罗，茚达特罗组慢阻肺患者的生活质量也获得改善。

2. 新型 LABA 组成的复方制剂

（1）LABA 与 LAMA 组成的复方制剂：已经有多个每天 1 次 LABA 和 LAMA（长效抗胆碱药）的固定剂量的联合疗法，如：①QVA149[茚达特罗+NVA237（格隆溴铵）]，②奥达特罗+噻托溴铵，③维兰特罗+GSK-573719。

经过一个干粉吸入装置每天 1 次吸入 QVA149（茚达特罗 300μg，格隆溴铵 50μg），连续 7 天，疗效优于茚达特罗 300 和 600μg。

给予 QVA149 600/100μg、300/100μg 或 150/100μg 是安全的，给药 14 天时治疗组与安慰剂组、治疗组与茚达特罗组之间的 24 小时平均心率无差异，各治疗组之间在第 1 天、第 7 天和第 14 天的 QTc 间期无显著差异。

奥达特罗可增加噻托溴铵对用乙酰胆碱引起的麻醉狗的支气管收缩的舒张作用。在慢阻肺患者中 4 周的研究结果显示，经 Respimat® Soft Mist™ 吸入装置每天 1 次吸入奥达特罗/噻托溴铵（10/5μg）比单用 5μg 噻托溴铵舒张支气管更有效。

在单一分子中既有抗胆碱药，又有 β_2 受体激动剂，在药理学上称为胆碱能拮抗剂/β_2 受体激动剂双重作用（dual-acting muscarinic antagonist/β_2-adrenoceptor agonist，MABA）支气管舒张剂。

MABA 的优点在于两种药物按照固定的比例进入肺的

每一个区域。TEI3252 是由噻托溴铵和茚达特罗组成的新型双功能支气管舒张剂，其对乙酰甲胆碱和组胺诱发的支气管收缩在浓度 1~5mg/kg 范围内呈剂量依赖性保护作用。在剂量高达 100mg/kg 时没有观察到对流涎的抑制作用，提示该复合制剂减少了抗胆碱药的副作用。

GSK-961081，曾称为 formerly TD-5959，是一种更新的双功能分子。它通过拮抗胆碱受体和激动 β_2 受体的机制保护支气管作用长达 24 小时。其保护支气管的作用是单用异丙托品或沙丁胺醇的 2~5 倍。

在健康志愿者中采用随机双盲安慰剂对照的 Ⅰ 期临床试验中单次或多次给予 GSK-961081 的耐受性很好，单次给药支气管舒张作用可维持 24 小时。在 Ⅱ 期临床试验中，每天 1 次给予 GSK-961081 400 和 1 200μg，在第 14 天，支气管保护作用（FEV_1 的增加）至少相当于每天给予 50μg 沙美特罗 2 次和噻托溴铵 18μg 每天 1 次的疗效。GSK-961081 最大的支气管舒张作用优于沙美特罗和噻托溴铵的联合使用。

PF-3429281 是另一个同时具有抗胆碱和激动 β_2 受体作用的吸入制剂。在一项用麻醉狗的支气管收缩动物模型中，PF-3429281 的作用与异丙托溴铵作用相似，而在治疗指数和作用持续时间方面优于沙美特罗。

（2）LABA 与 ICS 组成的新型复方制剂：LABA/ICS 的复方制剂正在用于支气管哮喘和慢阻肺的治疗中，为了使治疗更方便，目前在积极研发新型每天 1 次给药的 LAMA/ICS 的复方制剂。

新型 ICS 如环索奈德、糠酸氟替卡松和糠酸莫米松均可每天 1 次给药。由茚达特罗和莫米松组成的复方制剂 QMF-149 已经在哮喘患者中进行了 Ⅱ 期临床试验。该试验研究了 QMF-149 的安全性和耐受性。在成人持续哮喘患者中用氟替卡松/沙美特罗 50/250μg（每天 2 次）作为阳性对照药，评价了通过 MDDPI（Twisthaler）装置吸入 QMF-149 的临床疗效。另一项临床试验研究了在轻~中度哮喘患者中连续 14 天吸入 QMF-149 500/800μg 的疗效和安全性。

另一个由维兰特罗和糠酸氟替卡松组成的每天 1 次给药复方制剂正在研发中。目前已有 60 名符合 GOLD Ⅱ~Ⅲ 级的慢阻肺患者参与了该复方制剂的临床试验。结果显示，这种复方制剂相比安慰剂明显增加了受试者的 FEV_1，而且疗程 4 周的治疗是安全的。在一项豚鼠实验中发现，卡莫特罗联合布地奈德在对抗由乙醛引起的支气管收缩方面有较好的作用。该药的作用是福模特罗/布地奈德的 2 倍。该结果提示，卡莫特罗/布地奈德组成的复方制剂在药理学上是治疗哮喘的更好的复方制剂。卡莫特罗/布地奈德复方制剂舒张支气管的作用更长久。在中～重度持续哮喘患者中每天 1 次经过 HFA 134a pMDI（Chiesi Modulite™ HFA technology）装置给予固定剂量的卡莫特罗/布地奈德，其舒张支气管作用超过 24 小时，疗效与每天 2 次吸入福莫特罗/布地奈德的疗效相似。

3. 超细颗粒的 ICS/LABA 气雾剂　启而畅（商品名 Foster）是二丙酸倍氯米松（BUD）和长效 β_2 受体激动剂福莫特罗组成的复方超细颗粒的 HFA 气雾剂，其产生的颗粒直径仅为上述复方干粉制剂颗粒的 1/2。因此，肺部（特别是小气道）药物沉积率高于干粉复方制剂，提高了临床疗效。规格：每吸气雾剂含 BUD100μg 和福莫特罗 6μg。用法：每天 2 次，每次 2 吸。可用于支气管哮喘和慢阻肺的治疗。

4. 注射用 LABA　目前有一种新的看法主张经静脉给予 β_2 受体激动剂。Bedoradrine（MN-221）是一种正在研制中的新型对 β_2 受体高选择性的可用于哮喘和慢阻肺急性加重治疗的药物。Bedoradrine 对 β_2 受体的选择性分别是对 β_1 受体和 β_3 受体选择性的 832 倍和 126 倍。

在中～重度稳定期慢阻肺患者中研究了单次注射 Bedoradrine 后的 PK 和 PD。结果显示，给予本品 600 和 1 200μg 时明显优于给予 300μg 时。注射 1 200μg 时 FEV_1 的平均峰值增加 55%，提示该剂量是适宜的。一项基础研究结果显示，沙丁胺醇和 Bedoradrine 均可使心率增加。但在狗的实验中，这两种药物同时应用没有观察到对心脏的副作用，也没有观察到其他有关心脏指标的异常。目前的资料显示 Bedoradrine 是 β_1 受体的部分激动剂。

在轻～中度稳定期哮喘患者中研究了静脉注射 150～900μg Bedoradrine 的安全性。结果显示，本品是安全、有效的，可使 FEV_1 改善（呈剂量依赖性）。一项小样本的临床试验结果显示，在常规治疗重度哮喘恶化的措施基础上加用 Bedoradrine 可以提高疗效，但不增加不良反应。在小样本的慢阻肺患者中静脉注射 Bedoradrine 300、600 或 1 200μg 均可改善肺功能。与安慰剂相比，600 和 1 200μg 组具有统计学意义。与治疗前比较，1 200μg 治疗组 FEV_1(L) 平均增加 21.5%（$P = 0.002\ 5$），600μg 治疗组平均增加 16.2%（$P = 0.02$），300μg 治疗组平均增加 9.2%（$P = NS$），安慰剂组 FEV_1(L) 平均减少 4.0%。上述所有患者对 Bedoradrine 的耐受性均好。

（殷凯生）

参考文献

[1] 殷凯生. 支气管哮喘现代诊疗 [M]. 南京：江苏科学技术出版社，2000：1-15.

[2] 李明华, 殷凯生, 蔡映云. 哮喘病学 [M]. 北京：人民卫生出版社，2005：936-988.

[3] 钟南山. 支气管哮喘：基础与临床 [M]. 北京：人民卫生出版社，

2006：326-358.

[4] 殷凯生. 支气管哮喘治疗学中的几个新概念和新方法 [J]. 中华结核和呼吸杂志，2005, 28 (11)：746-748.

[5] 中国哮喘联盟. 2006 年版全球哮喘防治创议对中国哮喘防治工作的启示 [J]. 中华结核和呼吸杂志，2007, 30 (4)：255-258.

[6] SELF TH, ELLINGSON S. New treatment option for chronic obstructive pulmonary disease: two long-acting bronchodilators in a single metered-dose inhaler [J]. Am J Med, 2017, 130 (11)：1251-1254.

[7] 邱玉英, 殷凯生. β-肾上腺素受体遗传多态性与支气管哮喘 [J]. 国际呼吸杂志，2006, 26 (8)：570-573.

[8] 殷凯生, 杨玉. 平喘药物的研究进展与合理应用 [J]. 医药导报，2005, 24 (1)：31-34.

[9] 邱玉英, 殷凯生. β2 肾上腺素受体遗传多态性与夜间哮喘的相关性研究 [J]. 中华医学杂志，2001, 81 (21)：1338-1339.

[10] 邱玉英, 殷凯生. 中国人 β2 肾上腺素受体遗传多态性与哮喘关系的研究 [J]. 中华结核和呼吸杂志，2000, 23 (7)：435-443.

[11] 邱玉英, 殷凯生. β2 肾上腺素受体遗传多态性与血清总 IgE 关系的研究 [J]. 中华结核和呼吸杂志，2002, 25 (1)：54-55.

[12] 邱玉英, 殷凯生. β2 肾上腺素受体遗传多态性与夜间哮喘的相关性研究 [J]. 中华医学杂志，2001, 81 (21)：1338-1339.

[13] CAZZOLA M, CALZETTA L, MATERA MG. β2-adrenoceptor agonists: current and future direction [J]. Br J Pharmacol, 2011, 163 (1)：4-17.

[14] LOMBARDI D, CUENOUD B, KRÄMER SD. Lipid membrane interactions of indacaterol and salmeterol: do they influence their pharmacological properties? [J]. Eur J Pharm Sci, 2009, 38 (5)：533-547.

[15] CAZZOLA M, SEGRETI A, MATERA MG. Novel bronchodilators in asthma [J]. Curr Opin Pulm Med, 2010, 16 (1)：6-12.

[16] LAFORCE C, ALEXANDER M, DECKELMANN R, et al. Indacaterol provides sustained 24h bronchodilation on once-daily dosing in asthma: a 7-day dose-ranging study [J]. Allergy, 2008, 63 (1)：103-111.

[17] BALINT B, WATZ H, AMOS C, et al. Onset of action of indacaterol in patients with COPD: comparison with salbutamol and salmeterol-fluticasone [J]. Int J Chron Obstruct Pulmon Dis, 2010, 5：311-318.

[18] VOGELMEIER C, RAMOS-BARBON D, JACK D, et al. Indacaterol provides 24-hour bronchodilation in COPD: a lacebo-controlled blinded comparison with tiotropium [J]. Respir Res, 2010, 11：135.

[19] CHAPMAN KR, RENNARD SI, DOGRA A, et al. Long-term safety and efficacy of indacaterol, a long-acting β2-agonist, in subjects with COPD: a randomized, placebo-controlled study [J]. Chest, 2011, 140 (1)：68-75.

[20] CAZZOLA M, SEGRETI A, MATERA MG. Novel bronchodilators in asthma [J]. Curr Opin Pulm Med, 2010, 16 (1)：6-12.

[21] LAFORCE C, ALEXANDER M, DECKELMANN R, et al. Indacaterol provides sustained 24 h bronchodilation on once-daily dosing in asthma: a 7-day dose-ranging study [J]. Allergy, 2008, 63 (1)：103-111.

[22] DAHL R, CHUNG KF, BUHL R, et al. Efficacy of a new once-daily long-acting inhaled b2-agonist indacaterol versus twice-daily formoterol in COPD [J]. Thorax, 2010, 65 (6)：473-479.

[23] VAN NOORD JA, BUHL R, LAFORCE C, et al. QVA149 demonstrates superior bronchodilation compared with indacaterol or placebo in patients with chronic obstructive pulmonary disease [J]. Thorax, 2010, 65 (12)：1086-1091.

[24] MALTAIS F, BECK E, WEBSTER D, et al. Four weeks once daily treatment with tiotropium + olodaterol (BI 1744) fixed dose combination compared with tiotropium in COPD patients [J]. Eur Respir J, 2010, 24.

[25] NORMAN P. Dual-acting beta2 agonists/muscarinic antagonists[J]. Expert Opin Ther Pat, 2006, 16 (9): 1327-1331.

[26] 戴璐, 白春学. 新型超长效 β2-受体激动剂茚达特罗[J]. 中华结核和呼吸杂志, 2012, 35 (12): 957-958.

[27] MIRAVITLLES M, ANZUETO A, JARDIM JR. Optimizing bronchodilation in the prevention of COPD exacerbations[J]. Respir Res, 2017, 18 (1): 125.

第二节
糖皮质激素

肾上腺皮质合成两种类固醇,即糖皮质激素(glucocorticoids,GCS)和盐皮质激素。氢化可的松是主要的天然糖皮质激素,合成的糖皮质激素分为全身用和吸入用两种剂型。20 世纪 50 年代糖皮质激素用于临床,对某些呼吸系统疾病的治疗效果十分显著。70 年代吸入糖皮质激素开始在临床上应用,使支气管哮喘、慢阻肺等疾病得到了显著的治疗效果。糖皮质激素主要有抗炎、抗过敏、抗休克和抑制免疫反应等多种药理作用。应用糖皮质激素要非常谨慎,正确、合理地应用糖皮质激素是提高其疗效、减少不良反应的关键。正确、合理应用糖皮质激素主要取决于以下两方面:①治疗适应证是否准确;②选用的品种及给药方案是否正确、合理。糖皮质激素不恰当使用或长期全身大量使用会对机体产生许多不良反应和并发症,甚至会危及患者生命。

一、常用药物

用于治疗呼吸系统疾病的糖皮质激素主要有静脉、口服和吸入制剂。我国临床上常用的静脉制剂有氢化可的松(hydrocortisone)、甲泼尼龙(methylprednisolone)和地塞米松(dexamethasone)。常用的口服制剂有泼尼松(prednisone)、泼尼松龙(prednisolone)、甲泼尼龙和地塞米松。常用的吸入制剂有二丙酸倍氯米松(beclomethasone dipropionate,BDP)、曲安奈德(triamcinolone acetonide,TAA)、布地奈德(budesonide,BUD)、丙酸氟替卡松(fluticasone propionate,FP)、糠酸氟替卡松(fluticasone furoate,FF)、糠酸莫米松(mometasone furoate,MF)和环索奈德(ciclesonide)等。

二、体内过程

注射、口服等全身应用的糖皮质激素均可吸收。口服可的松或氢化可的松后 1~2 小时血药浓度达高峰。氢化可的松进入血液后约 90% 与血浆蛋白结合,其中约 80% 与皮质激素运载蛋白(corticosteroid binding globulin,CBG)结合,10% 与白蛋白结合,结合后不易进入细胞,无生物活性。具有活性的游离型约占 10%。CBG 在肝脏中合成,当肝功能损害时 CBG 减少,游离型激素则增多。

糖皮质激素在肝脏中代谢转化,由尿液排出。肝、肾功能损害时糖皮质激素的血浆半衰期($T_{1/2}$)可以延长。可的松与泼尼松在肝脏中转化为羟基,生成氢化可的松和泼尼松龙后才有活性。严重肝功能不全者宜用氢化可的松或泼尼松龙。

氢化可的松的血浆 $T_{1/2}$ 为 80~144 分钟,但在 2~8 小时后仍具有生物活性。泼尼松不易被灭活,$T_{1/2}$ 可达 200 分钟。甲状腺功能亢进时,肝脏灭活糖皮质激素加速,使 $T_{1/2}$ 缩短。

糖皮质激素按作用时间可分为短效、中效与长效三类。短效药物如氢化可的松和可的松,作用时间为 8~12 小时;中效药物如泼尼松、泼尼松龙、甲泼尼龙,作用时间为 12~36 小时;长效药物如地塞米松、倍他米松,作用时间为 36~54 小时。

常用的糖皮质激素药物特点比较见表 18-2-1。

表 18-2-1　常用糖皮质激素药物比较

类别	药物	对糖皮质激素受体的亲和力	水盐代谢(比值)	糖代谢(比值)	抗炎作用(比值)	等效剂量/mg	血浆半衰期/min	作用持续时间/h
短效	氢化可的松	1.00	1.0	1.0	1.0	20.00	90	8~12
	可的松	0.01	0.8	0.8	0.8	25.00	30	8~12
中效	泼尼松	0.05	0.8	4.0	3.5	5.00	60	12~36
	泼尼龙	2.20	0.8	4.0	4.0	5.00	200	12~36
	甲泼尼龙	11.90	0.5	5.0	5.0	4.00	180	12~36
	曲安西龙	1.90	0	5.0	5.0	4.00	>200	12~36
长效	地塞米松	7.10	0	20.0~30.0	30.0	0.75	100~300	36~54
	倍他米松	5.40	0	20.0~30.0	25.0~35.0	0.60	100~300	36~54

注:表中水盐代谢、糖代谢、抗炎作用的比值均以氢化可的松为 1 计;等效剂量以氢化可的松为标准计。

吸入激素的局部抗炎作用强,通过吸气过程用药,药物直接作用于呼吸道,使用剂量较小。通过消化道和呼吸道进入血液的药物大部分在肝脏被灭活,因此全身性不良反应较少。吸入激素给药方式有定量气雾剂、干粉剂和溶液雾化吸入等,药物通过不同的吸入方式在肺部的沉积量也不一样。通常吸入气雾剂肺内沉积率为10%左右,吸入干粉剂为20%~30%,近年来在临床上有超细颗粒的气雾剂,吸入后到达肺部的沉积率可达到30%。此外,吸入激素的疗效与吸入方法和技术正确与否有密切关系。常用的吸入糖皮质激素特点比较,见表18-2-2。

表18-2-2 常用的吸入糖皮质激素特点比较

项目	丙酸氟替卡松	糠酸氟替卡松	丙酸倍氯米松	布地奈德
口服生物利用度/%	1	1	<20	11.0
脂溶性	高	高	高	低
水溶性/($\mu g \cdot ml^{-1}$)	0.04	0.03	0.1	14
药物溶出时间	>8h	–	>5h	6min
糖皮质激素受体相对亲和力	1775	2989	1345	935
受体半衰期/h	10.5	24	7.5	5.1
消除率/($L \cdot min^{-1}$)	0.9	3.05	–	1.4

三、药理作用与机制

(一)抗炎作用 糖皮质激素具有强大的抗炎作用,能抑制多种原因引起的炎症反应。在炎症早期,糖皮质激素能降低毛细血管通透性,提高血管的紧张性,减轻充血。在炎症后期,糖皮质激素通过抑制毛细血管和成纤维细胞的增生,抑制胶原蛋白、黏多糖的合成及肉芽组织增生,防止纤维化形成。

糖皮质激素抗炎作用的主要机制是经典的基因效应。激素作为一种脂溶性分子,易于通过细胞膜进入细胞,与细胞质内的糖皮质激素受体(glucocorticoid receptor,GR)结合。GR有GRα和GRβ两种亚型,GRα活化后可产生经典的激素效应。而GRβ不与激素结合,作为GRα拮抗体起作用,对激素不敏感的哮喘患者GRβ表达升高。未活化的GRα在细胞质内与热激蛋白90(heat shock protein 90,HSP_{90})等结合成一种复合体。这种复合体与激素结合后,HSP_{90}等成分与GRα分离,激素-受体复合体易位进入细胞核。在细胞核内与特异性DNA位点即靶基因的启动子序列的糖皮质激素反应元件(glucocorticoid response element,GRE)或负性糖皮质激素反应元件(negative glucocorticoid response element,nGRE)相结合,影响基因转录,改变介质相关蛋白的水平,从而对炎症细胞的分子产生影响,发挥抗炎作用。

糖皮质激素抗炎作用主要涉及以下几方面:①对炎症抑制蛋白和某些酶的影响。糖皮质激素诱导脂皮素1(lipocortin 1)的生成,抑制磷酸酶A_2,影响花生四烯酸代谢的反应,使炎症介质PGE_2、PGI_2和白三烯(LTA_4、LTB_4、LTC_4、LTD_4)减少。糖皮质激素可抑制诱生型NO合成酶和环氧化酶2(COX-2)等的表达,阻断相关介质的产生,起到抗炎作用。②糖皮质激素对细胞因子及黏附分子的影响。糖皮质激素不仅能直接抑制多种细胞因子,如TNF-α、IL-1、IL-2、IL-6、IL-8等的产生,且可直接抑制黏附分子,如E-选择素及细胞间黏附分子-1(intercellular adhesion molecule 1,ICAM-

1)的表达。③糖皮质激素诱导炎症细胞凋亡。

糖皮质激素抗炎作用的另一重要机制是快速起效的非基因效应。全身用糖皮质激素的抗炎、抗过敏作用可在数分钟内发生,其可能的机制是:①与细胞膜激素受体结合;②产生非基因的生化效应,对细胞能量代谢产生直接影响;③细胞质受体外成分介导的信号通路,HSP_{90}等受体外成分可激活某些信号通路产生快速效应。近年来,临床上应用雾化吸入较大剂量的糖皮质激素替代全身用糖皮质激素治疗轻中度哮喘急性发作、慢阻肺急性加重等疾病取得了较好的效果,可能是糖皮质激素快速起效的非基因效应。吸入多大剂量的糖皮质激素会产生此作用?吸入后多久会产生此作用?这些问题至今都不清楚。

(二)免疫抑制与抗过敏作用

1. 对免疫系统的抑制作用 糖皮质激素对机体的免疫系统可产生抑制作用。其抑制免疫的机制是:①诱导淋巴细胞DNA降解;②影响淋巴细胞的物质代谢;③诱导淋巴细胞凋亡;④抑制核转录因子NF-κβ活性。糖皮质激素可治疗自身免疫性疾病和抑制组织器官的移植排异反应等。

2. 抗过敏作用 糖皮质激素可抑制过敏反应产生的病理变化,减轻过敏性症状。其机制主要是阻断和抑制抗原-抗体反应,减少肥大细胞脱颗粒而释放组胺、5-羟色胺、缓激肽、白三烯等炎症介质。

(三)抗休克作用 糖皮质激素可用于抗休克治疗。其机制是:①抑制某些炎症因子的产生,减轻全身炎症反应综合征及组织损伤,改善微循环;②稳定溶酶体膜,减少心肌抑制因子的形成;③使收缩的血管扩张和兴奋心脏,加强心脏收缩力;④提高机体对细菌内毒素的耐受力。

(四)其他作用 糖皮质激素对机体可以产生许多影响,除上述治疗作用外,还有以下一些作用:

1. 对物质代谢的影响   包括对糖代谢、蛋白质代谢、脂肪代谢、核酸代谢、水和电解质代谢等。

2. 允许作用   糖皮质激素对有些组织虽无直接活性，但可为其他激素发挥作用创造有利条件。

3. 对各系统的影响   糖皮质激素对血液与造血系统、中枢神经系统、心血管系统和骨骼等可产生影响，尤其是长期应用会产生有害的作用。除此之外，糖皮质激素还具有退热作用，激素能抑制体温中枢对致热原的反应，稳定溶酶体膜，减少内源性致热原的释放。在发热诊断未明时，不能使用糖皮质激素，以免掩盖症状使诊断更加困难。

四、临床应用

糖皮质激素主要用于以下一些呼吸系统疾病的治疗。

（一）抗休克治疗   对严重肺部感染性疾病合并休克者，在应用有效抗菌药物治疗肺部感染的同时，可用糖皮质激素作为辅助治疗。

（二）肺部自身免疫性疾病和过敏性疾病   肺部自身免疫性疾病，如类风湿关节炎、全身性红斑狼疮、肺出血-肾炎综合征、多发性皮肌炎等，糖皮质激素是最主要的治疗药物。肺部过敏性疾病，如过敏性肺泡炎等，糖皮质激素也是主要的治疗药物。

（三）肺间质病   某些肺间质病，如结节病、隐源性机化性肺泡炎等，使用糖皮质激素治疗可取得显著的疗效。

（四）支气管哮喘和慢阻肺   支气管哮喘急性发作和慢阻肺急性加重时可使用全身糖皮质激素治疗，轻中度发作者也可雾化吸入糖皮质激素治疗。吸入糖皮质激素是治疗慢性哮喘最有效的抗炎药物，而治疗稳定期中重度慢阻肺时，不主张单独使用吸入糖皮质激素治疗，而使用糖皮质激素联合长效 β_2 受体激动剂治疗则可起到很好的疗效。

（五）抗炎治疗   病毒性肺炎合并急性呼吸窘迫综合征、脂肪栓塞引起的急性呼吸窘迫综合征时，短期应用全身糖皮质激素治疗，对于减少肺部炎性渗出、改善氧合状态可起到较好的效果。

（六）器官移植后排斥反应   口服泼尼松可预防器官移植术后产生的免疫排斥反应。对于已发生的肺部排斥反应，可使用全身糖皮质激素治疗。

五、不良反应

长期或大剂量使用全身糖皮质激素可引起一些严重的不良反应。

1. 消化系统并发症   激素刺激胃酸、胃蛋白酶的分泌，并抑制胃黏液分泌，降低胃肠黏膜的抵抗力，可诱发或加剧胃、十二指肠溃疡，甚至造成消化道出血或穿孔。对少数患者可诱发胰腺炎或脂肪肝。

2. 诱发或加重感染   长期应用糖皮质激素可诱发感染或使体内潜在病灶扩散，如肺结核复发、播散。

3. 医源性肾上腺皮质功能亢进   激素引起脂质代谢和水盐代谢紊乱。临床表现为满月脸、水牛背、皮肤变薄、多毛、水肿、低血钾、高血压、糖尿病等，也称医源性库欣综合征。停激素后上述症状可自行消失。

4. 心血管系统并发症   由于水、钠潴留和血脂升高，可引起高血压和动脉粥样硬化。

5. 骨质疏松、肌肉萎缩、伤口愈合迟缓等   糖皮质激素促进蛋白质分解、抑制其合成及增加钙、磷排泄。骨质疏松严重者可发生自发性骨折。长期使用激素引起高脂血症，来源于中性脂肪的栓子易黏附于血管壁上，阻塞软骨下的骨终末动脉，使血管栓塞造成股骨头无菌性缺血坏死。

6. 糖尿病   糖皮质激素有促进糖原异生、降低组织对葡萄糖的利用、抑制肾小管对葡萄糖的重吸收作用。长期应用全身糖皮质激素将引起糖代谢的紊乱，并发糖尿病。

7. 其他   皮质类固醇性青光眼、激素性白内障等。

吸入糖皮质激素引起全身不良反应的大小与药物剂量、药物的生物利用度、在肠道的吸收、肝脏首过代谢率及药物的半衰期等因素有关。目前有证据表明成人哮喘患者每天吸入低至中等剂量的糖皮质激素，不会出现明显的全身不良反应。

六、停药反应或反跳现象

1. 停药反应   长期大剂量使用糖皮质激素时，减量过快或突然停用可出现肾上腺皮质功能减退样症状，轻者表现为精神委靡、乏力、食欲减退、关节和肌肉疼痛，重者可出现发热、恶心、呕吐、低血压等，危重者甚至发生肾上腺皮质危象，需及时抢救。

2. 反跳现象   在长期使用糖皮质激素时，减量过快或突然停用可使原发病复发或加重，应恢复糖皮质激素治疗并加大剂量，病情稳定后再逐步减量。

七、禁忌证

糖皮质激素的禁忌证主要有：严重的精神病和癫痫，活动性消化性溃疡病，新近胃肠吻合术，骨折，外伤修复期，角膜溃疡，肾上腺皮质功能亢进症，严重高血压，糖尿病，孕妇。在临床上虽属禁忌证，但由于病情危重，需要使用糖皮质激素治疗时，应与患者家属沟通，获得知情同意后，才能使用。

八、剂量，用法与疗程

1. 剂量   一般认为给药剂量（以泼尼松为例）可分为以下几种情况。①长期服用维持剂量：$2.5\sim15.0\mathrm{mg/d}$；②小剂量：$<0.5\mathrm{mg/(kg\cdot d)}$；③中等剂量：$0.5\sim1.0\mathrm{mg/(kg\cdot d)}$；

④大剂量:>1.0mg/(kg·d);⑤冲击剂量:(以甲泼尼龙为例)7.5~30.0mg/(kg·d)。

2. 用法与疗程

（1）大剂量冲击疗法:适用于急性、危重病的抢救,如免疫系统疾病引起的弥漫性出血性肺泡炎可使用甲泼尼龙1g,疗程3~5天。哮喘中重度急性发作时常用剂量为甲泼尼龙每天80~160mg,或氢化可的松每天400~1 000mg,严重危及生命的发作时,甲泼尼龙可增加剂量至每天240~320mg。疗程3~5天,病情好转后序贯用口服激素治疗。

（2）一般剂量:可分为短程疗法(1个月内)、中程疗法(1~3个月)和长程疗法(3个月以上)。根据疾病的不同采用的治疗疗程也不同。长程疗法多用于结缔组织疾病合并肺部病变的治疗。常用口服泼尼松,开始为治疗剂量每天30~60mg,获得临床疗效后,逐渐减量,每3~5天减量20%,直至用最小的有效维持剂量治疗。维持治疗时可采用每天或隔天给药,停药前应逐步过渡到隔天疗法后逐渐停药。

（3）吸入疗法:吸入激素主要用于哮喘的治疗,根据哮喘患者的病情不同,确定不同的吸入激素剂量。国际上推荐的12岁以上者每天吸入激素的剂量见表18-2-3。

表18-2-3 常用吸入型糖皮质激素的每天剂量

药物	低剂量/μg	中剂量/μg	高剂量/μg
二丙酸倍氯米松 (pMDI,标准颗粒,HFA)	200~500	>500~1 000	>1000
二丙酸倍氯米松 (pMDI,超细颗粒,HFA)	100~200	>200~400	>400
布地奈德(DPI)	200~400	>400~800	>800
糠酸氟替卡松 (DPI)	100	–	200
丙酸氟替卡松 (DPI)	100~250	>250~500	>500
丙酸氟替卡松 (pMDI,标准颗粒,HFA)	100~250	>250~500	>500
环索奈德(pMDI,超细颗粒,HFA)	80~160	>160~320	>320

注:pMDI,加压定量吸入剂;HFA,氢氟烷烃抛射剂;DPI,干粉吸入剂。

临床实践表明,大多数哮喘患者吸入中、低剂量糖皮质激素后可获得较好的控制哮喘的作用。吸入糖皮质激素的剂量与预防哮喘急性发作的作用有明确的关系。关于吸入糖皮质激素减量与疗程等问题详见第二十五章第三节。

（周　新）

参考文献

[1] 糖皮质激素类药物临床应用指导原则编写专家组. 糖皮质激素类药物临床应用指导原则[J]. 中华内分泌代谢杂志, 2012. 28 (2): 171-202.

[2] BARNES PJ. Inhaled corticosteroids[J]. Pharmaceuticals. 2010. 3 (3): 514-540.

[3] COLICE GL. New developments in inhaled corticosteroids[J]. Allergy Asthma Proc. 2006. 27 (5): 332-340.

[4] DAHL R. NIELSEN LP. Steroids:an overview[J]//HANSEL TT, BARNES PJ. New drugs for asthma, allergy and COPD. Prog Respir Res. Basel, Karger. 2001. 31:86-90.

第三节 茶碱类药物

一、概述

茶碱自1922年被用作支气管舒张剂引入哮喘的临床治疗以来,因其价格低廉和使用方便,至今仍是治疗气道阻塞性疾病(包括COPD和哮喘等)的常用药物之一。但由于其较窄的治疗窗和相对较弱的支气管舒张作用,茶碱逐渐沦为仅在其他支气管扩张剂疗效不佳时使用的辅助用药。近年来,随着对小剂量茶碱的抗炎、免疫调节和激素增敏作用的发现和深入研究,以及茶碱缓释/控释剂、选择性磷酸二酯酶(PDE)抑制剂和快速血药浓度监测技术的开发,茶碱类药物在呼吸道疾病治疗中展露出新的应用前景。治疗剂量的茶碱具有舒张气道平滑肌、增强呼吸肌(主要为膈肌)收缩力、兴奋呼吸中枢、强心利尿、扩张冠状动脉和肺动脉等作用;而在较低剂量时,茶碱能通过减少嗜酸性粒细胞、中性粒细胞渗出,抑制T淋巴细胞、肥大细胞、肺泡巨噬细胞、中性粒细胞的活化和相关炎症因子[IL-2、IL-4、IL-5、IL-6、IL-8、白三烯B_4(leukotriene B_4, LTB_4)、LTC_4、活性氧等]的释放,抑制核转录因子(NF-κB)转位,增加IL-10表达等机制发挥抗炎和免疫调节作用;此外,茶碱还能通过增强组蛋白脱乙酰化酶抑制剂2(histone deacetylase inhibitor 2, HDAC2)活性减少氧化应激,改善激素抵抗。

二、茶碱类药物的药理作用及机制

（一）支气管舒张和镇咳作用 相对于β_2受体和胆碱受体激动剂,茶碱的支气管舒张作用较弱,主要通过以下几种机制实现:

1. 抑制磷酸二酯酶（phosphodiesterase，PDE）活性 茶碱对PDE活性具有非选择性抑制作用,已知人支气管平滑肌上有6种PDE同工酶(PDE1α/β、PDE2-5),当PDE3、PDE4受抑制时细胞内环磷酸腺苷(cyclic adenosine monophosphate, cAMP)水解减慢,PDE5受到抑制时cGMP水解减慢,细胞内cAMP和环鸟苷酸(cGMP)水平提高,抑制细胞钙离子内流,促进钙离子外流,细胞内钙离子水平降低从而引起支气管舒张。其中以PDE3最为重要,但该作用较弱,需要血浆浓度≥10mg/L才能实现。体外实验显示,常规剂量的茶碱最多只能使组织中20%的PDE活性受到抑制,远不足以实现临床上的支气管舒张效应。这种体内外差异可能是由于气道平滑肌细胞存在茶碱浓缩机制,能使胞质中的茶碱浓度明显高于血浆所致。此外,茶碱选择性抑制PDE3、PDE4和PDE5还能调控瞬时感受器电位通道(transient receptor potential,TRP)家族的辣椒素受体通道(TRPV1/4)和锚蛋白通道(TRPA1)功能,改善气道对炎症介质的反应,降低气道平滑肌神经末梢感受器敏感性,抑制咳嗽反射。

2. 拮抗腺苷受体 治疗剂量的茶碱可有效抑制腺苷受体,阻断肥大细胞组胺和白三烯释放,从而间接舒张支气管。该作用对于正常人较弱,主要对哮喘患者起效。已知的腺苷受体包括 A1、A2$_A$、A2$_B$、A3 受体 4 种,A1 及 A2 受体与腺苷诱发的气道收缩有关,茶碱主要拮抗 A1 和 A2 受体,对 A3 受体效果较差,其中 A2$_B$ 受体被抑制在肥大细胞阻断中起关键作用。新近发现茶碱能明显抑制一种新型腺苷酸受体(P2Y15),其具体功能有待研究。

3. 其他 茶碱对 PDE 的抑制作用能增强气道对 β$_2$ 受体激动的敏感性,加之茶碱刺激内源性儿茶酚胺分泌,抑制前列腺素、肿瘤坏死因子和肥大细胞释放介质,以及增加气道上皮纤毛运动促进致刺激物排出等共同作用,导致支气管舒张。

(二)抗炎、免疫调节和激素增敏作用 近年研究表明,低浓度茶碱(5~10mg/L)具有抗炎及免疫调节作用,可能与下列机制有关。

1. 抑制炎症细胞活化和炎症介质释放 茶碱不但能抑制肥大细胞释放组胺等炎症介质,还能抑制中性粒细胞和巨噬细胞释放活性氧,减少中性粒细胞和嗜酸性粒细胞渗出,抑制 PDE4 阻止 CD4$^+$、CD8$^+$T 细胞增殖和向气道转移,增加 IL-10 释放;减少 LTB4、LTC4、IL-2、IL-4、IL-5 等炎症介质释放调节免疫;相对弱地抑制磷酸肌醇3-激酶 γ 亚型,此亚型与中性粒细胞和单核细胞的趋化反应有关。

2. 诱导细胞凋亡 茶碱可减少抗凋亡蛋白 Bcl-2,拮抗腺苷 A2a 受体介导中性粒细胞和嗜酸性粒细胞凋亡,抑制 PDE 诱导 T 淋巴细胞凋亡;并通过抑制聚腺苷酸二磷酸核糖转移酶-1(poly ADP-ribose polymerase-1,PARP-1)减少烟酰胺腺嘌呤二核苷酸(nicotinamide adenine dinucleotide,NAD)水平,改变能量代谢,加速细胞死亡。

3. 影响炎症信号的传递 茶碱通过抑制 PDE 减少 I$_\kappa$B-α 蛋白降解,阻止促炎转录因子 NF-κB 易位入核,可使哮喘和 COPD 中炎症基因的表达明显减少。新近发现,选择性 PDE4 抑制剂通过抑制 PDE4 酶的活性,减少 cAMP 的降解,使 cAMP 在靶细胞内聚积,加强 cAMP 介导的信息传递作用,从而发挥免疫调节、抑制炎症反应、舒张平滑肌和延缓细胞凋亡等重要而广泛的生物学效应,可作为治疗的一个靶点药物。需要说明的是,上述一些 PDE 依赖的抗炎效应在体外实验中出现在较高浓度,但临床茶碱的大部分抗炎作用已证实是在小剂量下取得的,这种差异需要进一步深入探索。

4. 激活组蛋白脱乙酰化酶(histone deacetylase,HDAC) HDAC 是调控炎症基因转录的关键位点,可逆转核心组蛋白的乙酰化,最终抑制炎症基因的转录和激活,从而发挥气道抗炎作用。已有研究表明,在哮喘患者的气道中 HDAC 活性降低,而低浓度茶碱可以直接激活 HDAC,进而抑制炎症基因的表达。同时,HDAC 需由被激活的糖皮质激素(GCS)受体招募到活化的炎症基因转录复合物,方能有效阻断炎症基因的表达,但有研究显示 GCS 本身不直接激活 HADC。这提示茶碱可增强 GCS 的抗炎作用。体外实验证实,极低浓度的茶碱(10^{-6}mol/L)即可恢复 COPD 患者细胞中的 HDAC2 活性,可显著增加 GCS 的抗炎作用(100~1 000 倍)。该机制不依赖 PDE 和腺苷受体抑制,而是通过减少氧化应激导致的过氧化亚硝酸盐的产生并选择性抑制磷酸肌醇 3-激酶 δ(phosphoinositol 3-kinaseδ,PI3K-δ),提高 HDAC2 去磷酸化水平而实现。

(三)气道外作用

1. 兴奋呼吸中枢,增强膈肌收缩力,减轻膈肌疲劳 其机制可能包括增加内源性儿茶酚胺释放,抑制钙离子内流,降低磷酸盐与磷酸肌酸之比而改善膈肌的有氧代谢。也有人认为 COPD 患者膈肌功能的改善与功能残气量减少、膈肌位置的改善有关。

2. 强心利尿,扩张冠状动脉 茶碱拮抗腺苷受体扩张冠状动脉及外周血管,促进心肌收缩,增加肾血流量,使肾小球滤过率增加并抑制肾小管的重吸收。

3. 降低肺血管张力,减少肺血管渗出,改善肺动脉高压。

4. 抑制红细胞的生长 有研究发现茶碱能降低 COPD 患者外周血中红细胞数量和血红蛋白,但并不改变血中促红细胞生成素水平,体外培养研究也发现茶碱呈浓度依赖性地抑制红细胞生长。可能机制为:①拮抗腺苷 A2 受体;②抑制 Bcl-2 功能,加速各型红细胞凋亡。

5. 抑制血小板活性。

6. 促进造血干细胞生成。

7. 抗心律失常 缩短 R-R 间期,改善窦房结恢复时间、窦房结传导时间和 A-H 间期。

三、茶碱的药代动力学特点

茶碱的血药浓度与疗效和副作用密切相关,但其药物生物利用度和清除率的人群差异较大,主要受以下因素影响。

(一)吸收过程 茶碱自身水溶性差且不稳定,与乙二胺形成的复合制剂氨茶碱溶解性提高 20 倍,口服吸收快而完全,用药后 2 小时可达峰值,分布容积为 0.5L/kg,血清蛋白结合率约 60%,生物利用度为 75%~80%。缓释型茶碱的生物利用度更高为 80%~89%,但其吸收过程受进食和食物种类的影响,高脂饮食影响其释放,进食则延迟其吸收。茶碱吸入效果差,直肠给药血药浓度不稳定,故临床少用这两种给药方式。

（二）代谢过程 在成人，90%的茶碱经肝脏微粒体酶系统的细胞色素 P450（CYP450）1A2 代谢灭活，而在较高浓度时 CYP2E1 也参与其中。代谢产物和剩余 10% 原型经肾排出，但在儿童因肝功能发育不完善时约一半茶碱以原型排出。茶碱的半衰期个体差异较大，成人平均 5~6 小时，小儿约 3.5 小时，而在老年人则更长（可达 15 小时），所以茶碱给药剂量应更加精细化。在长期使用缓释制剂时需监测血药浓度，但至少应于用药 4 小时后，待药物浓度趋于稳定时进行。茶碱的代谢有种族差异性，中国人与美国人相比血浆药物浓度分布高，总清除率低。因此中国人给予较小剂量茶碱即可起到治疗作用。过去认为茶碱的有效血浆浓度为 10~20mg/L，随着小剂量茶碱（5~10mg/L）的抗炎、调节免疫作用的研究深入，目前更倾向维持在 5~15mg/L 较好，该浓度兼具扩张支气管和抗炎作用，同时又减少了毒性反应的发生。除了人种和基因对茶碱类的药代动力学参数有影响外，许多因素可以影响茶碱在体内的吸收和代谢（表 18-3-1）。

表 18-3-1 影响茶碱清除率的非基因和非人种因素

增加茶碱清除率的因素	降低茶碱清除率的因素
诱导 P450 的药物	抑制 P450 的药物
苯巴比妥、卡马西平、苯妥英钠[*]、利福平、异烟肼、多烯类抗真菌药[1]、麻黄碱、锂盐、异丙肾上腺素、沙丁胺醇	大环内酯类抗生素[2]、喹诺酮类抗生素[3]、咪唑类抗真菌药[4]、西咪替丁[5]、别嘌醇普萘洛尔、地尔硫䓬、维拉帕米、口服避孕药
儿童（1~16 岁）	5-羟色胺再吸收抑制剂[6]、抗病毒药物[7]、α 干扰素、己酮可可碱、齐留通
吸烟、饮酒	
烧烤类食物	
高蛋白、低碳水化合物饮食	老人或新生儿
	女性、肥胖[8]
	高碳水化合物、低蛋白饮食
	心、肝、肾功能不全
	肺炎、慢阻肺（低氧血症/高碳酸血症）
	持续发热、甲亢、病毒感染、接种疫苗

注：[1] 两性霉素 B；[2] 主要为红霉素、克拉霉素，不含阿奇霉素，克林霉素也可抑制；[3] 主要为环丙沙星，氧氟沙星作用弱；[4] 氟康唑、酮康唑；[5] 不含雷尼替丁；[6] 主要为氟伏沙明；[7] 阿昔洛韦、利托那韦；[8] 主要为雌激素作用；[*] 苯妥英钠有文献认为可抑制肝酶，尚存争议。

四、茶碱的临床应用

（一）茶碱类药物临床使用的适应证

1. COPD 和哮喘急性加重 静脉注射茶碱曾被广泛用于治疗 COPD 和哮喘急性加重。茶碱能解除气道痉挛、增加气道内黏液的清除、降低气道对刺激物的反应性；此外还

有增加心肌收缩力、舒张肺血管，增加水盐排出，改善右心室功能及某些抗炎等作用。有荟萃研究表明茶碱疗效不如吸入性 β_2 受体激动剂，两者联用也无明显益处，反而增加了发生副作用的风险，因此茶碱不推荐作为 COPD 和哮喘急性发作的一线治疗。有研究显示静脉应用茶碱会增加中毒和死亡率，为减少副作用风险，目前应较少用静脉注射。但若在 β_2 受体激动剂、抗胆碱药治疗 12~24 小时后，病情改善不理想则可加用茶碱类药物，可用 0.6~0.8mg/（kg·h）维持剂量缓慢静脉滴注，并在开始应用茶碱 24 小时后严密监测茶碱的血药浓度，及时调整以减少不良反应的发生。

2. 稳定期慢阻肺 茶碱可以改善稳定期 COPD 患者运动耐量并减少气体闭陷。研究表明，低剂量茶碱（5~10mg/L）单用可以使 COPD 急性加重率降低一半，并有效逆转激素抵抗，发挥抗炎作用。口服茶碱用于 Ⅲ~Ⅳ 级 COPD 患者的维持治疗能改善 COPD 患者的肺功能，减轻呼吸困难的症状，并增强 LABA 的疗效。目前临床越来越强调精准医疗，因此对于 COPD 不同表型（以咳嗽、咳痰和反复感染为主的慢性支气管炎表型及以呼吸困难为主的肺气肿表型）给予针对性治疗是临床个体化治疗的发展方向。有研究证实，对于以肺气肿为主要表型的患者，选择性 PDE4 抑制剂罗氟司特不能降低其急性加重的发生率。但对合并有慢性支气管炎表型的患者，急性加重的发生率显著降低 26.2%；同时咳嗽、咳痰严重的患者其 FEV 改善优于咳嗽、咳痰较少者。郑劲平等对亚裔 COPD 患者治疗的亚组分析也显示出一致的结果。这可能是由于 PDE4 抑制剂的药理学特性主要在于改善炎症反应（包括 COPD 主要为中性粒细胞的炎症）。提示罗氟司特对于临床上主要表现为慢性支气管炎表型的患者疗效更好。

3. 稳定期哮喘 2006 年全球哮喘防治倡议（GINA）正式推荐缓释茶碱类药物用于哮喘症状的控制。低剂量茶碱可显著增加 GCS 的抗炎作用，因此联用低浓度茶碱有可能改善患者对 GCS 的反应性，并可减少 GCS 的用量。国内研究结果证实，轻、中度哮喘患者使用 ICS+口服茶碱与 ICS 剂量加倍有同等疗效，副作用则为较高剂量激素疗法弱（证据等级 C），并能显著降低急性发作率（26%），特别适用于激素抵抗或激素依赖型哮喘患者。对于 ICS 或 ICS/LABA 仍未控制的哮喘患者，可加用缓释茶碱作为维持治疗，发挥其协同抗炎和解痉作用，但同时也需要注意心血管不良反应。口服茶碱是控制夜间哮喘发作的有效手段之一，有证据表明缓释茶碱能有效改善夜间哮喘症状，其预防作用甚至优于一些吸入性 β_2 受体激动剂。

4. 心力衰竭和肺水肿 临床常用氨茶碱治疗急性左心功能不全（急性肺水肿）和慢性肺源性心脏病患者心功能不全。其可同时扩张气管和血管平滑肌，且能增加膈肌的收缩力、降低缺氧引起的肺动脉高压、拮抗内毒素及缺氧引起的肺部血管炎症反应、强心利尿及清除肺部黏液。

5. 呼吸衰竭和膈肌疲劳 茶碱可直接兴奋延髓呼吸中枢，降低其对 CO_2 的敏感阈值，增加呼吸中枢冲动。还能增强膈肌收缩力，缓解膈肌疲劳，从而治疗呼吸衰竭。茶碱对

膈肌和呼吸的作用有利于呼吸衰竭的逆转和脱离呼吸机。

6. 阻塞型睡眠呼吸暂停综合征（obstructive sleep apnea syndrome，OSAS）　对 OSAS 患者，口服缓释茶碱明显减少呼吸暂停和呼吸功能不全的发作次数，提示其可能对那些有夜间症状、不适合手术或持续气道正压治疗的患者有益。但其对健康成人的睡眠没有影响，这可能与茶碱非选择性拮抗腺苷受体有关。

7. 其他

（1）心肺复苏：心肌缺血时，腺苷释放明显增加，可致心绞痛、心动过缓、房室传导阻滞等。氨茶碱在增加 cAMP 的同时减少腺苷的生成和拮抗腺苷 A1、A3 受体，产生正性变时、变力、变传导作用。有研究显示大剂量氨茶碱（0.5～1.0g/L）的复苏效果优于 0.25g/L 氨茶碱注射，氨茶碱对升高血压、恢复自主呼吸都有一定作用。提示对于心脏骤停患者给予氨茶碱有可能提高复苏成功率和存活率。但该作用仅停留在药理研究阶段，很少用于临床。

（2）缓慢型心律失常：病态窦房结综合征的发生也可能与腺苷受体数目改变、敏感性增加或腺苷异常缓慢分解有关。电生理研究表明氨茶碱可使 R-R 间期明显缩短，改善窦房结恢复时间、窦房结传导时间和 A-H 间期，而 H 间期及 H-V 间期无影响。因此氨茶碱对窦性心动过缓伴窦性停搏及窦房阻滞、缓慢心室率性房颤、各种程度的希氏束以上阻滞及房室传导阻滞等均有良好疗效。新近发现茶碱可用于治疗早期复极综合征，其具体机制有待深入研究。

（3）急性肾损伤：茶碱可抑制血栓及抗基底膜抗体的形成，扩张肾血管，增加肾血流及滤过率，改善肾脏微循环，用于治疗急性肾炎、肾出血热综合征等急性肾损伤。此外，一项纳入 1 412 例患者的荟萃分析显示，茶碱能有效减少造影剂相关急性肾损伤的发生率并且改善患者肾功能。

（4）防止全身麻醉后呼吸抑制：氨茶碱可用于逆转麻醉所致的呼吸抑制。机制包括兴奋中枢、降低二氧化碳诱发呼吸启动阈值，增加机体对疼痛的反应性及神经/肌肉传导功能和肌张力等。

（5）治疗再生障碍性贫血：氨茶碱可刺激造血干细胞，扩张骨髓血管，有利于粒细胞生成。

（6）抗排斥治疗：茶碱的免疫调节作用可选择性诱导抑制性 T 淋巴细胞，而辅助性 T 淋巴细胞对茶碱不敏感，因而可应用于肾脏移植术后的急性排斥反应。

（7）另有研究显示茶碱可用于胆绞痛、荨麻疹、婴儿猝死综合征、脑血栓形成、急性酒精中毒、原发性震颤等病症的治疗。

（二）茶碱类药物使用的禁忌证　对茶碱过敏的患者；低血压和休克患者；心动过速和心律失常的患者；急性心肌梗死患者；甲亢、胃溃疡和癫痫患者。

五、茶碱类药物的种类

迄今为止已知茶碱类药物及其衍生物有 300 多种，临床上较为常用的有氨茶碱、多索茶碱、胆茶碱、二羟丙茶碱、茶碱乙醇胺、恩丙茶碱、茶碱缓释制剂或选择性磷酸二酯酶（PDE）抑制剂。

1. 茶碱与盐类或碱基的结合物　如氨茶碱和胆茶碱。

（1）氨茶碱（aminophylline）：是茶碱与乙二胺的复盐制剂，比茶碱水溶性高 20 倍，易于溶解和吸收，临床使用多年且国内应用广泛。但该药为碱性，局部刺激性大，口服易致恶心、呕吐、食欲下降、腹痛等胃肠道反应，宜饭后服用，或选用肠溶片剂。肌内注射局部可有红肿疼痛等。常用口服量为每次 0.1～0.2g，每天 3～4 次；静脉滴注，一次 0.25～0.5g，以 5%～10% 葡萄糖注射液稀释后缓慢滴注。静脉推注不少于 10 分钟；极量：一次 0.5g，每天 1g。

（2）胆茶碱（choline theophylline）：为胆碱与茶碱的复盐制剂。水溶性更强，溶解度为氨茶碱的 5 倍。因此胃肠吸收较快，口服后约 3 小时血浆浓度可达峰值。该药的胃肠刺激小，适宜口服；常用口服量为每次 0.2g，每天 3 次。

2. 茶碱 N-7 位以不同的基团取代的衍生物　这类药物的水溶性增加。

（1）二羟丙茶碱（diprophylline）：是茶碱的中性制剂，pH 近中性，对胃肠道刺激小，主要用于口服给药。其支气管舒张作用较氨茶碱少。心脏副作用也很轻，仅为茶碱的 1/10。常用量为每次 0.1～0.2g，每天 3 次；静脉滴注每次为 0.25～0.5g，应加入 5% 的葡萄糖 250～500ml 液体中缓慢静脉滴注，也可静脉推注。

（2）羟丙茶碱（prophylline）：与二羟丙茶碱类似，但生物利用度高，半衰期长。口服每次 0.1～0.3g，每天 2～3 次；静脉用药每次为 0.2g，应加入葡萄糖液体稀释静脉滴注或静脉推注。

（3）多索茶碱（doxofylline）：支气管舒张作用为氨茶碱的 10～15 倍，作用时间较长，且具有镇咳作用，中枢和胃肠道不良反应最小，也无药物依赖性，为目前临床使用最多的茶碱制剂。静脉用药成人每次 0.3g，加入 100ml 生理盐水或 5% 葡萄糖注射，每天 1 次，或 0.2g 加入 40ml 25% 葡萄糖缓慢静推（不少于 10 分钟），每天 2 次；口服 0.2～0.4g，每天 2 次。

3. 恩丙茶碱（enprophylline）　是近年来发现的新一代衍生物，以 3-丙基取代茶碱的 3-甲基。其支气管舒张效应是氨茶碱的 5 倍以上，且无中枢系统、心血管系统兴奋的副作用。仅有轻微的恶心、头痛等副作用。口服剂量每次为 3.5～4.0mg/kg，每天 2 次；静脉注射剂量每次为 0.5～1.54mg/kg，每天 1～2 次。

4. 茶碱缓释或控释剂　茶喘平（theovent）为无水茶碱缓释胶囊，常规剂量为每天 6～10mg/kg，成人每天 2 次，每次 0.1～0.2g；舒弗美：为茶碱缓释片，成人每 12 小时口服 0.1～0.2g；葆乐辉（protheo）：为无水茶碱的控释片。口服每次 0.4g，每天 1 次，或每次 0.2g，每天 1～2 次。

5. 选择性 PDE4 抑制剂　近年来，随着对 COPD 机制的进一步研究，新型 PDE4 抑制剂已成为 COPD 新药研发的一个热点。由于第一代 PDE4 抑制剂如咯利普兰（rolipram）有肠胃不良反应，临床应用受到一定限制。现有多种选择性 PDE4 抑制剂正开发用于 COPD 的治疗，如罗氟司特

（roflumilast）、替托司特（tetomilast）、西洛茶碱（cilomilast, Ariflo）、阿洛茶碱（arofylline）、GSK256066、AWD12-281、SCH351591等。其中罗氟司特是目前唯一在欧盟和美国等地上市用于治疗COPD适应证的第二代选择性PDE4抑制剂药物。适应证为重度COPD患者与支气管炎相关的咳嗽和痰多。不推荐用于COPD其他症状，包括肺气肿的治疗，18岁以下患者需慎用。该药安全性良好，主要不良事件有腹泻、消化不良、呕吐、腹痛等消化道症状及头痛、体重下降等症状。常规剂量为成人每天1次，每次口服一片（500μg），通常须与其他支气管扩张药合用。

六、药物的相互作用、毒副作用及减少不良反应的对策

（一）药物的相互作用　　许多因素与茶碱存在相互作用，增加或减少茶碱清除率，影响茶碱在体内的代谢和血中浓度（见表18-3-1）。

（二）毒副作用　　氨茶碱的全身副作用包括对中枢神经和心脏的兴奋作用，如焦虑、震颤、烦躁不安、头痛，以及心悸、多尿、低钾血症、心律失常等表现。静脉注射过快或剂量过大，可引起心律失常、血压下降、胸闷、躁动、惊厥甚至猝死。因此应用茶碱，尤其是静脉使用时，应监测血浆茶碱浓度，在无血浆茶碱浓度监测下应密切注意日用药总量，结合考虑机体对茶碱代谢的个体差异，以及影响茶碱代谢的诸因素，并注意有无氨茶碱中毒的前兆症状，如精神症状或心悸等。茶碱的不良反应主要与PDE抑制和腺苷受体拮抗有关。这些不良反应在舒张支气管的治疗剂量（10～20mg/L）时即可发生，超过20mg/L时不良反应发生率明显增加。近年来茶碱缓释、控释剂型的开发避免了血药浓度的剧烈升高，减少了不良反应。

（三）茶碱使用注意事项

1. 在用药期间患者禁烟、酒、咖啡，警惕可能存在的药物相互作用。本品静脉输液时，应避免与维生素C、促皮质激素、去甲肾上腺素配伍。静脉注射氢化可的松有可能使茶碱的血药浓度迅速升高，导致毒性反应。有癫痫、心律失常、左心衰竭、肝脏疾病、心血管状态不稳定和败血症者应尽量避免使用茶碱。有甲状腺功能低下、肺心病、长期发热或使用西咪替丁、环丙沙星、红霉素等药物者应减少茶碱剂量。

2. 由于COPD患者大多数是老年人，而老年人蛋白结合相对减少，造成茶碱清除率降低，有严重肾功能障碍者需慎用。

3. 茶碱有抑制多核白细胞的黏附、化学毒性、吞噬和溶酶体释放的作用，接受茶碱治疗的哮喘患者的多核白细胞的杀菌能力降低，且其作用的强弱与血中茶碱的浓度有关。因此，使用茶碱时应注意继发感染的问题。

4. 在使用茶碱时需严格控制使用范围，氨茶碱主要适用于支气管哮喘、喘息性支气管炎、阻塞性肺气肿、心源性

哮喘等疾病，可缓解患者的喘息症状，而对于一般的呼吸系统疾病则不宜随意使用。长期口服茶碱和急性发作期静脉使用茶碱的患者有条件时应定期监测其血药浓度，最近有研究者开发了基于纳米结构线性RNA的电化学传感器，使得茶碱血药浓度的监测更为精准、快捷。新型制剂如控释片或特异性PDE抑制剂的副作用更低，且每天只需服用1～2次即能维持恒定的血浆茶碱浓度，便于长期服用，应为首选。

5. 一旦发生了氨茶碱的急性中毒，应采取以下措施：立即停止茶碱接触，进行洗胃、分次口服药用炭（140g）、补液、吸氧等。有烦躁或惊厥症状者可用地西泮、水合氯醛或短效的巴比妥类药物。注意纠正脱水和酸中毒，但要防止补液过量。出现脑水肿发生持续性惊厥应用脱水剂如甘露醇。出现中枢神经抑制时，可酌情用山梗菜碱。由于氨茶碱所致脑血管痉挛的脑缺氧引起惊厥者，可用阿托品或山莨菪碱。心律失常患者可给予利多卡因。血茶碱浓度在40mg/L以上的慢性中毒或血药浓度在80mg/L以上的急性中毒患者可用血液净化疗法。需注意抢救时禁止使用肾上腺素、麻黄碱等兴奋剂。

（田禾燊　冉丕鑫）

参考文献

[1] MA YJ, JIANG DQ, MENG JX, et al. Theophylline: a review of population pharmacokinetic analyses [J]. J Clin Pharm Ther, 2016, 41 (6): 594-601.

[2] HORITA N, MIYAZAWA N, KOJIMA R, et al. Chronic use of theophylline and mortality in chronic obstructive pulmonary disease: a meta-analysis[J]. Arch Bronconeumol, 2016, 52 (5): 233-238.

[3] COONEY L, SINHA I, HAWCUTT D. Aminophylline dosage in asthma exacerbations in children: a systematic review [J]. PLoS One, 2016, 11 (8): e0159965.

[4] BARNES PJ. Theophylline[J]. Am J Respir Crit Care Med, 2013, 188 (8): 901-906.

[5] BARNES PJ. Corticosteroid resistance in patients with asthma and chronic obstructive pulmonary disease[J]. J Allergy Clin Immunol, 2013, 131 (3): 636-645.

[6] BARNES PJ. Theophylline in chronic obstructive pulmonary disease: new horizons[J]. Proc Am Thorac Soc, 2005, 2 (4): 334-339.

[7] DAI B, LIU Y, FU L, et al. Effect of theophylline on prevention of contrast-induced acute kidney injury: a meta-analysis of randomized controlled trials[J]. Am J Kidney Dis, 2012, 60 (3): 360-370.

[8] MOKRY J, MOKRA D. Immunological aspects of phosphodiesterase inhibition in the respiratory system[J]. Respir Physiol Neurobiol, 2013, 187 (1): 11-17.

[9] PAGE CP. Phosphodiesterase inhibitors for the treatment of asthma and chronic obstructive pulmonary disease[J]. Int Arch Allergy Immunol, 2014, 165 (3): 152-164.

[10] MATERAMG, PAGE C, CAZZOLA M. Doxofylline is not just another theophylline[J]. Int J Chron Obstruct Pulmon Dis, 2017, 12: 3487-3493.

[11] SPINA D, PAGE CP. Xanthines and phosphodiesterase inhibitors[J]. Handb Exp Pharmacol, 2017, 237: 63-91.

[12] MOKRY J, URBANOVA A, KERTYS M, et al. Inhibitors of phosphodiesterases in the treatment of cough[J]. Respir Physiol Neurobiol, 2018, 257: 107-114.

[13] WANG J, CHENG W, MENG F, et al. Hand-in-hand RNA nanowire-based aptasensor for the detection of theophylline[J]. Biosens Bioelectron, 2018, 101: 153-158.

[14] RANJANI R, VINOTHA ATS. A prospective randomized controlled study: theophylline on oxidative stress and steroid sensitivity in chronic obstructive pulmonary disease patients[J]. Int J Pharm Investig, 2017, 7 (3): 119-124.

[15] ZHENG J, YANG J, ZHOU X, et al. Roflumilast for the treatment of COPD in an Asian population: a randomized, double-blind, parallel-group study[J]. Chest, 2014, 145 (1): 44-52.

[16] RENNARD SI, CALVERLEY PM, GOEHRING UM, et al. Reduction of exacerbations by the PDE4 inhibitor roflumilast - the importance of defining different subsets of patients with COPD[J]. Respir Res, 2011, 12 (1): 18-27.

第四节
白三烯调节剂

早在 1953 年，Brocklehurst 发现致敏豚鼠的肺组织释放一种不同于组胺及其他支气管收缩剂的因子，当时基于其免疫原性及生物学作用的特点，命名为"过敏性慢反应物质（slow reacting substance of anaphylaxis，SRS-A）"。随后的研究发现 SRS-A 不是一种单一的因子，而是由多种因子组成的混合物。直到 1979 年，Robert Murphy 才第一次阐明 SRS-A 是由 5-脂氧酶（5-lipoxygenase，5-LO）代谢途径形成的代谢产物白三烯（leukotrienes，LTs），该命名源于其细胞来源（白细胞）及共轭双键（三烯）结构。目前对 LTs 的化学结构、合成和代谢途径、细胞来源、生物学作用等已有较全面的了解，并发现 LTs 是哮喘、过敏性鼻炎等变应性疾病发生发展过程中重要的炎症介质，并成功研制了抑制 LTs 合成和阻断 LTs 特异性受体的药物，统称白三烯调节剂。后者已广泛应用于哮喘及变应性鼻炎的治疗，其疗效和安全性已得到充分肯定。

一、LTs 体内生物合成途径

LTs 是花生四烯酸（arachidonic acid，AA）经 5-LO 代谢途径形成的代谢产物。多种刺激如物理刺激（如寒冷）、受体激活、抗原-抗体反应、离子环境的改变或导致细胞内 Ca^{2+} 浓度增加的刺激等，均可激活细胞质磷脂酶 A_2（phospholipase A_2，PLA_2），使 AA 从细胞膜磷脂层裂解释放。LTs 合成以 AA 为原料，在 5-LO 和 5-脂氧酶活性蛋白作用下，生成 5-氢过氧化二十四烯酸（5-hydroperoxytetracosic acid，5-HPETE），后者再经 5-LO 的作用生成中间代谢产物 LTA_4。LTA_4 很不稳定，经 LTA_4 水解酶分解为 LTB_4 或在 LTC_4 合成酶作用下，与谷胱甘肽结合形成 LTC_4。LTC_4 经 γ-谷氨酰转肽酶催化形成 LTD_4，LTD_4 在二肽酶作用下代谢为 LTE_4，随尿排出体外。LTB_4 属二羟酸，称为二羟酸白三烯，LTC_4、

LTD_4 和 LTE_4 的生物学作用相似且分子中均含有半胱氨酰基，统称为半胱氨酰白三烯（cysteinyl leukotriene，cysLTs），见图 18-4-1。

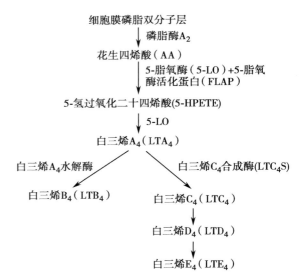

图 18-4-1　白三烯的生物合成途径

二、LTs 的细胞来源

目前发现，所有骨髓来源的细胞都具有不同程度的合成 5-LO 代谢产物的能力，但不同的细胞产生 LTs 的数量和种类不同，而且可以通过两种或两种以上的细胞相互合作进行跨细胞合成。

（一）LTs 的单细胞合成

1. 中性粒细胞　Borgeat 和 Samuelsson 首次发现糖原诱导的兔中性粒细胞和 AA 共同孵育可产生二羟酸，随后的结构分析证实该二羟酸为 5（S），12（R）-二羟基-6，14-顺-8，10-反-二十碳四烯酸即 LTB_4。中性粒细胞的 5-LO 代谢产物主要是 LTB_4，不能单独合成 CysLTs，但可向表达 LTC_4 合成酶或 LTA_4 水解酶的细胞提供底物 LTA_4 从而参与 CysLTs 及 LTB_4 的跨细胞合成。

2. 单核巨噬细胞　单核巨噬细胞包括外周血单核细胞和组织巨噬细胞，其主要的 5-LO 代谢产物是 LTB_4，尽管不同组织来源的巨噬细胞合成 LTs 组织特异性的研究不多，但目前有研究提示不同来源的单核巨噬细胞合成 LTs 的能力和种类不同，且单核巨噬细胞也可合成 CysLTs。Du 等及 Laviolette 等的研究分别证实人腹膜和肺泡巨噬细胞可合成 CysLTs。Bigby 等和 Coffey 等研究提示，从支气管肺泡灌洗液分离的小鼠肺泡巨噬细胞 5-LO 及 FLAP 的活性分别是单核细胞的 10 倍和 40 倍。

3. 嗜酸性粒细胞　嗜酸性粒细胞（eosinophils，Eos）浸润是过敏性炎症的病理特征，哮喘患者的气道内存在大量 Eos。Weller 等首次发现 Eos 可同时合成 LTC_4 和 LTB_4，但以 LTC_4 为主。研究发现 Eos 除具有 5-LO 活性外，尚具有 15-

LO 活性,可利用 15-LO 作为 LTA$_4$ 合成酶合成 LTA$_4$。

4. 肥大细胞和嗜碱性粒细胞　肥大细胞是哮喘患者肺和气道内主要的炎症定居细胞,主要分布在气道上皮下层,部分存在气道腔内。肥大细胞具有 5-LO 代谢活性,主要代谢产物为 LTC$_4$,并可合成中等量的 LTB$_4$。嗜碱性粒细胞同样可合成 5-LO 代谢产物,主要是 LTC$_4$,尚可合成少量的 LTB$_4$。

5. 淋巴细胞　既往认为淋巴细胞不具有 5-LO 代谢活性,但 Jakobsson 等研究显示,B 淋巴细胞具有将 AA 转化为 LTB$_4$ 的功能。进一步研究证实,B 淋巴细胞同时具有 5-LO 及 FLAP 的表达,而 T 淋巴细胞仅表达 FLAP。正常情况下,B 淋巴细胞的 5-LO 活性很低,当受到还原剂刺激后其活性明显增高,提示 B 淋巴细胞的 5-LO 活性随细胞氧化还原状态的不同而改变。

6. 非髓系细胞　James 等研究显示,人气道上皮细胞具有 5-LO、FLAP 及 LTA4 水解酶表达,可能是哮喘等患者气道 LTB4 的主要来源。人类胃肠道上皮细胞具有 5-LO 代谢活性。Shimakura 的研究显示,胃癌细胞株 AGS 可以产生 LTC$_4$、LTD$_4$ 和 LTB$_4$。Cortese 等采用 RNA 印迹(Northern Blot)方法证实肠道上皮细胞株 HT-29 具有 5-LO mRNA 及 FLAP mRNA 表达。肺癌包括鳞状或非鳞状细胞癌的细胞株,在胰岛素样生长因子等的刺激下可表达 5-LO 及 FLAP 活性。

不同的炎症细胞不仅其合成的主要 5-LO 代谢产物种类不同,相对数量也有很大差别。人肺巨噬细胞合成 LTB$_4$ 的最大潜能约为 180pmol/10^6 细胞,中性粒细胞为 30～60pmol/10^6 细胞,外周血单核细胞为 18pmol/10^6 细胞。尽管巨噬细胞合成 LTB$_4$ 潜能是中性粒细胞 3 倍或以上,但急性炎症时,由于中性粒细胞在炎症部位的数量最多,故是 LTB$_4$ 的主要来源。Eos 是 CysLTs 的主要细胞来源,其合成 CysLTs 的最大潜能是 150pmol/10^6 细胞,肥大细胞和嗜碱性粒细胞均约为 90pmol/10^6 细胞。各种炎症细胞合成 LTs 的主要种类及相对数量见表 18-4-1。

表 18-4-1　各种炎症细胞合成 LTs 的主要种类及相对数量

细胞类型	LTs 主要种类	相对数量(18pmol/10^6 细胞)
中性粒细胞	LTB$_4$	30～60
	LTA$_4$	
巨噬细胞	LTB$_4$	>180
	LTA$_4$	
	LTC$_4$	
单核细胞	LTB$_4$	>16
	LTA$_4$	5～10
	LTC$_4$	
嗜酸性粒细胞	LTC$_4$	150
嗜碱性粒细胞	LTC$_4$	90
肥大细胞	LTC$_4$	90
	LTB$_4$	少量

(二)LTs 的跨细胞合成　某些细胞可以直接利用内源性 AA 合成 LTs,而多数细胞必须由其他细胞提供中间代谢底物才能合成,其主要原因是 LTs 合成的主要调控酶包括 5-LO、LTA$_4$ 水解酶及 LTC$_4$ 合成酶细胞分布的不一致性。在炎症或损伤局部,血液循环的白细胞与脉管系统或组织的结构细胞靠近、接触,受细胞或细菌产物的刺激,这些细胞释放 AA 并相互交换中间代谢产物,使具有特定酶活性的细胞通过相互作用而实现 LTs 的跨细胞合成。由具 5-LO 活性的白细胞合成的 LTA$_4$,不仅作为细胞内中间代谢产物,且超过 45% 的 LTA$_4$ 被释放到细胞外,被缺乏 5-LO 活性但表达 LTA$_4$ 水解酶或 LTC$_4$ 合成酶的细胞摄取,进一步合成 LTA$_4$ 或 LTC$_4$。

1. 二羟酸 LTs　LTA$_4$ 水解酶的细胞分布较广,红细胞、白细胞、内皮细胞、气道上皮细胞、肺成纤维细胞均有表达,但这些细胞中只有中性粒细胞和单核巨噬细胞具有较高的 5-LO 活性。由于上述的其他细胞缺乏 5-LO 活性,不能合成 LTA$_4$ 水解酶的底物 LTA$_4$,故必须由表达 5-LO 的细胞提供 LTA$_4$ 才能合成 LTB$_4$。如 McGee 等研究发现,中性粒细胞与红细胞共同孵育时,LTB$_4$ 的生成量明显增加,主要原因是红细胞将从中性粒细胞获取的 LTA$_4$ 通过 LTA$_4$ 水解酶的作用进一步合成 LTB$_4$。内皮细胞、气道上皮细胞、T 淋巴细胞等均被证实通过相似的跨细胞途径合成 LTB$_4$。

2. CysLTs　5-LO 主要分布于骨髓来源的细胞,而 LTC$_4$ 合成酶的分布更为广泛,Eos、单核巨噬细胞、肥大细胞、内皮细胞、血小板、平滑肌细胞均有表达。上述细胞中仅 Eos、单核巨噬细胞和肥大细胞表达 5-LO 活性,其他细胞则通过摄取具 5-LO 活性细胞提供的 LTA$_4$ 由 LTC$_4$ 合成酶催化才能合成 LTC$_4$。如血小板不表达 5-LO,但表达 LTC$_4$ 合成酶,可将中性粒细胞提供的 LTA$_4$ 进一步合成 LTC$_4$。研究发现,将血小板内储存的 AA 进行同位素标记,然后与中性粒细胞共同孵育,可合成带有放射性的 CysLTs。该研究证明血小板和中性粒细胞间 AA 中间产物的交换是双向的。气道上皮细胞与 Eos 共同孵育时,CysLTs 合成量是 Eos 单独孵育时的 7 倍,也证明通过气道上皮细胞和 Eos 的相互作用可放大 CysLTs 合成。

体内大多数细胞都能合成 LTs,由于各种细胞酶的选择性表达不同,因此合成不同类型的 LTs。LTB$_4$ 主要由中性粒细胞、单核细胞、嗜碱性粒细胞和嗜酸性粒细胞产生;LTC$_4$ 主要由单核细胞、巨噬细胞、肥大细胞和嗜酸性粒细胞产生;许多细胞都能合成 LTA$_4$ 和 LTD$_4$,而且 LTA$_4$ 可进入其他表达 LTA$_4$ 水解酶或 LTC$_4$ 合成酶的细胞进一步合成 LTB$_4$ 或 CysLTs。血管内皮细胞不表达 5-LO 和 LTA$_4$ 水解酶,但在炎症的局部与外渗过程中的白细胞相互作用,摄取白细胞提供的 LTA$_4$ 进一步合成 LTC$_4$。Dallaire MJ 研究发现,Eos 在接触与穿过血管内皮细胞的过程中其合成 CysLTs 的能力明显增强,约为基础状态的 8 倍。在炎症局部通过细胞间的相互作用使 LTs 的合成倍增放大从而使炎症加重与持续。

三、LTs 的特异性受体及其分布

LTs 通过与靶细胞表面的特异受体结合发挥作用。LTs 受体拮抗剂已成功用于临床,目前将 LTs 受体分为两类,包括 LTB_4 激活的 BLT 受体和 CysLTs 激活的 CysLT 受体;已知 BLT 受体和 CysLT 受体均至少存在两种亚型。

（一）BLT 受体 BLT 受体至少包括 BLT1 和 BLT2 两种亚型。BLT1 为高亲和力受体,属 7 次跨膜 G 蛋白-偶联受体,主要在白细胞尤其是中性粒细胞、巨噬细胞和 Eos 上表达,其主要功能是参与白细胞尤其是中性粒细胞的化学趋化过程。研究发现,IL-5 可诱导巨噬细胞和 Eos 的 BLT1 表达,BLT1 表达可上调 5-LO 及促进 LTs 的合成,提示 BLT1 与多种炎症性疾病相关,参与炎症的放大与倍增过程。BLT1 转基因小鼠经抗原刺激后肺内多型核白细胞的反应增强,而 BLT1 基因缺失的小鼠白细胞的迁移聚集减少。BLT2 为低亲和力受体,在白细胞、脾、肝、小肠有高水平表达。目前有关 BLT2 的功能尚未完全清楚,由于其在脾 T 细胞高度表达,提示 T 细胞可能是其作用的主要靶细胞。

（二）CysLT 受体 目前对 CysLT 受体的分类主要根据其对经典的 CysLTs 拮抗剂如孟鲁司特(montelukast)、扎鲁司特(zafirlukast)等的敏感性不同,对这些经典拮抗剂敏感的受体定义为 $CysLT_1$ 受体,而不敏感者定义为 $CysLT_2$ 受体。由于是根据拮抗剂的敏感性而不是激动剂的成分进行分类,因此,同一种激动剂可以作用于不同的受体。CysLT 受体分布及 CysLTs 配基与受体的作用方式均存在种属差异,如豚鼠的气道平滑肌细胞同时表达 $CysLT_1$ 和 $CysLT_2$ 受体,LTD_4 和 LTE_4 作用于 $CysLT_1$ 受体,LTC_4 作用于 $CysLT_2$ 受体。而人的气道平滑肌细胞仅存在 $CysLT_1$ 受体,LTC_4、LTD_4 和 LTE_4 均作用于 $CysLT_1$ 受体,且 LTE_4 的受体亲和力和作用强度与 LTC_4 和 LTD_4 相同,为完全激动剂。绵羊的气道平滑肌细胞只存在 $CysLT_2$ 受体,LTC_4、LTD_4 和 LTE_4 均作用于 $CysLT_2$ 受体。

人类 $CysLT_1$($hCysLT_1$)为由 337 个氨基酸组成的 7 次跨膜 G 蛋白-偶联受体,定位于染色体 Xq13-q21。原位杂交及免疫组化定位研究显示 $hCysLT_1$ mRNA 及蛋白质在气道平滑肌细胞、肺间质巨噬细胞、外周血 Eos、单核巨噬细胞、嗜碱性粒细胞、颗粒期前 CD34+ 细胞、B 淋巴细胞有表达,研究提示中性粒细胞和肥大细胞也有表达,气道上皮细胞无或仅有微量表达,外周血 T 淋巴细胞无表达。CysLTs 引发的人气道平滑肌收缩、微血管渗透性增加、Eos 等炎症细胞聚集、气道黏液分泌增加、促进生长因子诱导的气道平滑肌细胞增生肥厚和迷走神经诱发的气道收缩等作用均主要通过 $CysLT_1$ 受体介导。有关 $CysLT_1$ 表达水平的调控因素的研究较少,Espinosa 等研究发现,TGF-β、IL-13 和 IFN-γ 可上调 $CysLT_1$ 表达。

人类 $CysLT_2$($hCysLT_2$)定位于染色体 13q14,RNA 印迹分析显示 $hCysLT_2$ 在心脏、肾上腺、外周血白细胞、脾脏、淋巴结有高水平表达,在脑中有较弱表达。原位杂交显示 $hCysLT_2$ 在人肺间质巨噬细胞有高水平表达,而在气道平滑肌细胞仅有弱表达;外周血 T 淋巴细胞和 Eos 均表达 $hCysLT_2$。

四、LTs 的生物学活性

（一）CysLTs

1. 引起气道平滑肌收缩 在正常人 LTC_4 和 LTD_4 引起气道平滑肌收缩的能力比组胺至少强 1 000 倍,但在哮喘患者其强度约为组胺的 250 倍。CysLTs 收缩气道平滑肌的强度在正常人和哮喘患者间的差异原因可能是哮喘患者气道长期暴露于高水平的 CysLTs 环境,使相应受体功能下调从而对外源性 CysLTs 的敏感性下降。在豚鼠的研究中发现,LTE_4 收缩气道平滑肌的强度比 LTC_4 和 LTD_4 弱,但目前在人类的研究提示 LTE_4 的效价相当于或仅稍弱于 LTC_4 和 LTD_4。

2. 引起血管壁渗透性增加 研究证实,CysLTs 可引起从气管到外周小支气管整个气道及气道黏膜表面至深层全层血浆渗漏,从而引起气道黏膜水肿。

3. 促进黏液分泌 CysLTs 可促进气道黏液分泌,从而加重气道梗阻,并可降低气道黏液-纤毛系统的清除能力。

4. 促进炎症细胞尤其是 Eos 在气道聚集 哮喘是以 Eos 浸润为主的气道慢性炎症。研究证明,CysLTs 可促进 Eos 向气道迁徙、聚集。Laitinen 等研究显示,吸入 LTE_4 可使哮喘患者气道黏膜 Eos 浸润增加。Diamant 等研究也证实吸入 LTD_4 可引起哮喘患者诱导痰中 Eos 数量增加。CysLTs 促进 Eos 在气道聚集,而 Eos 是 CysLTs 的重要来源,这可能是促进更多炎症细胞进入气道,使气道炎症进一步放大从而形成恶性循环的基础。

5. 在细胞因子网络中的作用 参与哮喘发病过程的众多细胞因子是通过形成相互作用的网络而发挥效应的,CysLTs 在该网络中起不可忽视的作用。研究显示,LTC_4 和 LTD_4 可促进巨噬细胞合成血小板衍生生长因子(platelet-derived growth factor,PDGF)及血栓素(thromboxane,TX),LTD_4 可使外周血单核细胞白介素-1(interleukin-1,IL-1)合成增加。也有研究提示 LTs 可使血管内皮细胞内皮-1(endothelin-1,ET-1)的合成增加。CysLTs 可促进多种细胞因子的合成与释放,同时,其自身的合成又受多种细胞因子的调节。IL-3、IL-4、IL-5 可刺激 Eos、中性粒细胞等释放 LTC_4,粒细胞-巨噬细胞集落刺激因子(granulocyte-macrophage colony stimulating factor,GM-CSF)、肿瘤坏死因子-α(tumor necrosis factor-α,TNF-α)、γ 干扰素(interferon-γ,IFN-γ)、神经生长因子(nerve growth factor,NGF)和血小板活化因子(platelet activating factor,PAF)等均可刺激炎症细胞产生和释放 LTs。可见,CysLTs 可促进多种细胞因子的合成;同时,其自身的合成又受多种细胞因子的调控,从而在哮喘细胞因子网络中发挥重要作用。

6. 参与气道重塑过程 气道重塑是气道反复炎症与修复的结果,造成哮喘患者不可逆气道阻塞及肺功能损害,为导致难治性哮喘的主要病理基础,气道平滑肌增生肥厚是气道重塑的主要特征。LTD$_4$对人气道平滑肌细胞的作用，发现在表皮生长因子存在的条件下LTD$_4$以量-效反应的方式增加人气道平滑肌细胞增殖和生长，提示CysLTs通过促进气道平滑肌增生肥厚而在气道重塑中起重要作用。研究也发现，LTD$_4$能明显促进经TGF-β或IL-13预处理的人气道平滑肌细胞增生。另外，LTs尚可促进血管内皮细胞、成纤维细胞等增殖的作用。LTs的促增殖作用可能与其促进PDGF、ET-1等细胞增殖剂的合成有关。

7. 引起气道高反应性（airway hyperresponsiveness，AHR）　目前有部分研究提示CysLTs可增加AHR。Kaye等研究发现吸入LTD$_4$可使正常人气道对乙酰甲胆碱的反应性增加。O'Hickey等在哮喘患者的研究中也发现，轻中度哮喘患者分别吸入LTC$_4$、LTD$_4$和LTE$_4$后，与安慰剂组比较，气道对组胺的反应性分别增加3.9、2.8、3.1倍。Wood-Baker等的研究显示，即使系统吸入糖皮质激素的哮喘患者吸入LTD$_4$后其气道对组胺的反应性亦明显增加，提示吸入糖皮质激素不能有效防止LTD$_4$所致的AHR。CysLTs增加AHR的可能机制包括促进Eos等炎症细胞在气道的聚集、激活炎症细胞及气道结构细胞、增加血管渗透性、促进气道平滑肌增生及增加感觉神经纤维的兴奋性等。

8. 其他　目前研究发现，CysLTs参与了抗原诱导的树突状细胞从外周血向气道的迁移过程，提示CysLTs可能参与了抗原提呈细胞提呈抗原过程的调控。另外，CysLTs可促进迷走神经末梢释放乙酰胆碱，参与胆碱（M）受体介导的气道平滑肌收缩。

（二）LTB$_4$　与CysLTs相比，有关LTB$_4$功能的研究相对较少。目前已肯定LTB$_4$具有促进白细胞黏附、聚集的作用，且有研究提示，组织短时间暴露于LTB$_4$，主要引起中性粒细胞在局部聚集，而长时间暴露于高LTB$_4$水平的环境中，则除中性粒细胞外，尚引起其他的粒细胞如Eos聚集。Henderson等研究提示，LTB$_4$可诱导血管内皮细胞和多型核白细胞表面黏附蛋白的表达，可能是其对白细胞具有化学趋化作用的机制之一。目前发现，在重度或致死性哮喘急性发作及经高剂量糖皮质激素治疗的重度持续性哮喘患者气道内中性粒细胞明显增加。糖皮质激素虽可明显抑制Eos炎症，但却可促进LTB$_4$合成从而抑制中性粒细胞凋亡，增加气道内中性粒细胞数量。LTB$_4$特异性拮抗剂可促进中性粒细胞凋亡，明显减少支气管肺泡灌洗液（BALF）中性粒细胞数量，并降低LTB$_4$及LTC$_4$水平。上述资料均提示LTB$_4$可能在危及生命的哮喘急性发作及重度持续性哮喘中起到不可忽视的作用。另外，目前有研究提示，LTB$_4$尚可通过激活核因子-κB促进T淋巴细胞合成IL-5、IL-6、IL-8，促进IL-4诱导的IgE合成，并可增加B淋巴细胞低亲和力IgE受体的表达及激活过氧化物增殖体活化受体α等。LTB$_4$激活过氧化物增殖体活化受体α提示其可能参与了炎症调控的核心环节。有关LTB$_4$在哮喘发生发展过程中的地位仍有待进一步的深入研究。

五、哮喘患者体内白三烯的合成增加

可用于检测LTs的体液标本主要包括血或血浆、气道内液体（BALF、鼻腔灌洗液、呼出气冷凝液、痰或诱导痰等）、尿液。

血或血浆CysLTs水平的检测主要存在以下的问题：①LTC$_4$和LTD$_4$血中（体外）代谢速度很快，LTC$_4$的半衰期是11.5分钟，而LTD$_4$更短，仅是5分钟。因此血中LTC$_4$和LTD$_4$检测不推荐作为反映体内CysLTs水平的指标。②血中LTE$_4$可被肝脏快速摄取并进一步氧化为代谢产物排泄入胆道，因此血中LTE$_4$水平很低。Maltby等根据注射CysLTs的肾脏清除率估计血中LTE$_4$的最高水平<7pg/ml。LTE$_4$血中水平极低是其不适合作为反映体内CysLTs合成水平指标的主要原因。③另外，血标本采集、储存和分离处理过程均可刺激血细胞合成CysLTs，由于血中CysLTs的水平很低，故血细胞合成的少量CysLTs也会明显影响检测结果。基于上述种种原因，血中CysLTs检测重复性差，目前不推荐作为临床常规检测手段。尽管血中CysLTs检测存在多种待解决的问题，目前也有少数关于哮喘患者血中CysLTs水平的研究报道。Shindoc等研究显示，哮喘患者血浆LTE$_4$水平明显高于健康对照组，而且哮喘患者急性发作期的水平又明显高于缓解期，血浆LTE$_4$水平与FEV$_1$明显相关。但该作者从1990年到1994年发表的相应论文中，有关健康人血浆LTE$_4$平均水平按时间先后次序分别为42、33、22、11pg/ml，也充分说明血浆CysLTs水平检测的重复性差，方法学有待进一步改进。

可用于检测LTs水平的气道内液体标本包括BALF、鼻腔灌洗液、痰或诱导痰、呼出气冷凝液（EBC）。Dias等报道，哮喘患者吸入抗原后的迟发哮喘反应期间，BALF中LTB$_4$与吸入安慰剂比较无明显差异，但LTC$_4$水平显著升高。Wenzel等观察了夜间哮喘患者BALF的昼夜变化，结果显示，下午4时，哮喘组LTB$_4$和CysLTs水平与健康对照组无显著差异。但上午4时，哮喘组LTB$_4$和CysLTs水平均明显高于健康对照组。目前尚有多数研究证实哮喘患者无论基础状态或抗原激发后BALF中CysLTs水平均有不同程度的增加。但由于灌洗过程中气道内液体被不同程度稀释，目前对于如何更准确检测BALF中LTs的水平还有争议，而且不同研究采用的灌洗程序方法不同，研究结果难以直接比较。另外，BALF检测为创伤性检查，且要求具备一定的仪器设备和技术，难于推广为临床常规检测方法。目前国外已开展无创的痰或诱导痰和EBC LTs水平检测。Macfarlane AJ等报道，变应性哮喘患者抗原激发后诱导痰CysLTs水平显著升高，且无论在基础状态或抗原激发后，诱导痰中CysLTs水平与Eos计数均呈显著正相关。Pavord ID研究发现，哮喘患者诱导痰CysLTs水平明显高于健康对照组，且需吸入糖皮质激素（inhaled corticosteroids，ICS）治疗的持续性哮喘患者及急性发作后48小时内哮喘患者明显高于仅按需使用支气管扩张剂的间歇发作型哮喘患者。Brightling CE等报道，嗜酸性粒细胞支气管炎患者诱导痰CysLTs水平是正常对照组的1.6倍。Bodini A等观察了尘螨过敏哮喘患者避免尘螨抗原接触前后EBC中LTs的变化,发现患者避免尘螨抗原接触后3个月,随着痰中Eos数量的下降,EBC中CysLTs及LTB₄水平也显著下降,提示EBC中LTs水平检测可作为反映变应性哮喘患者气道炎症严重程度的无创指标。Montuschi P比较了未使用过激素的轻度哮喘患者和健康对照组EBC中LTs水平,发现未使用过激素的轻度哮喘患者EBC中LTE₄和LTB₄浓度分别是健康对照组的3倍和2倍。Cap P观察了已使用ICS治疗的轻中度哮喘患者EBC中LTs水平,发现无论成人或儿童轻中度哮喘患者,尽管已接受ICS,其EBC中CysLTs及LTB₄水平均较年龄匹配的健康对照组显著增高。可见,诱导痰和EBC中LTs水平检测也反映哮喘患者体内LTs水平增高,且初步依据提示其水平与病情和气道炎症严重程度有一定的相关性。

尿LTE₄是目前临床应用最广泛的反映体内CysLTs合成水平的指标,其检测方法成熟,重复性好。Bochenek G等报道,哮喘患者无论基础状态或抗原激发后尿LTE₄水平均明显高于正常对照组。Vachier I报道,重度哮喘患者尿LTE₄明显高于轻中度哮喘患者和健康对照组,且长期口服激素治疗的重度哮喘患者尿LTE₄仍明显增高。Tanaka S监测了夜间哮喘患者昼夜PEF及尿LTE₄水平的变化,发现未使用过激素治疗的轻中度夜间哮喘患者尿LTE₄水平具有昼夜变化规律,且其水平升高与PEF下降变化一致,凌晨4时尿LTE₄浓度最高,PEF水平最低。该组患者吸入丙酸氟替卡松(fluticasone propionate,FP)800μg/d后2周,随着症状与PEF的改善,尿LTE₄水平明显下降且昼夜变化规律消失。Higashi N观察了尿LTE₄水平与哮喘临床特点的关系,发现与尿LTE₄水平正常者相比,尿LTE₄明显增高的患者往往哮喘的严重程度更重,并易合并伴有鼻息肉的慢性增生性鼻窦炎。Green SA动态观察了哮喘急性发作患者尿LTE₄水平,发现哮喘急性发作时尿LTE₄水平明显增高,随着急性发作症状的缓解,尿LTE₄水平也逐渐下降,且尿LTE₄水平与FEV₁呈显著负相关。Oommen A发现病毒感染相关的急性喘息发作学龄前儿童尿LTE₄水平明显增高,且其水平与血IgE水平相关,血IgE超过第95个百分位者尿LTE₄水平明显高于血IgE低于第95个百分位者。

综上所述,哮喘患者无论在基础状态或抗原激发后体内CysLTs水平均较健康对照组高,且CysLTs水平与哮喘严重程度有一定的相关性,可作为反映气道炎症严重程度的指标。

六、糖皮质激素对体内LTs合成和释放的影响

糖皮质激素是目前最有效的抗气道炎症药物,CysLTs是参与气道炎症与重塑的重要炎症介质,目前有关糖皮质激素能否有效抑制体内CysLTs合成与释放尚无一致结论。少数研究提示,糖皮质激素可抑制磷脂酶的活性从而抑制LTs合成,但该种抑制作用仅局限于特定的条件和个别的细胞。目前多量研究显示,全身用或ICS均不能有效抑制体内LTs合成与释放。

Saeki S等研究发现,变应性体质患者外周血单核细胞衍生树突状细胞(MoDCs)受到抗原刺激后CysLTs合成明显高于非变应性体质患者,且加入地塞米松不能有效降低CysLTs合成。多个其他研究也显示,地塞米松不能有效抑制人肺肥大细胞和人外周血中性粒细胞LTB₄/LTC₄合成。Mitsuta等报道,哮喘合并肺癌患者术前2天每天口服20mg泼尼松,手术当天术前及术后分别静脉注射甲泼尼龙80mg,能有效抑制切除肺组织抗原刺激诱发的IL-5和TNF-α的合成,但LTE₄的水平无显著变化,提示全身用糖皮质激素不能有效抑制哮喘患者CysLTs合成。Dworski等研究发现,变应性哮喘患者口服泼尼松60mg/d,持续1周,其BALF中LTC₄和LTD₄基础水平和抗原刺激后水平不但没有减少,反而较治疗前有所增高,尿中LTE₄的基础水平和抗原刺激后水平亦无显著变化。O'Shaughnessy等亦观察了ICS对尿LTE₄的影响,结果显示10例轻度变应性哮喘患者吸入FP(1 000μg/d)2周后,抗原吸入所致的早期及迟发哮喘反应明显抑制,气道对组胺的反应性亦明显降低,但尿中LTE₄分泌水平无明显变化。Vachierc等和Pavord等研究也分别发现,长期口服激素治疗的重度哮喘患者尿LTE₄及长期吸入高剂量糖皮质激素(平均剂量为BDP 1 444μg/d或等效价的其他ICS)的持续性哮喘患者诱导痰中CysLTs水平仍明显增高。上述多个研究均提示无论全身用或ICS均不能有效抑制哮喘患者体内CysLTs合成。

个别研究显示糖皮质激素可促进LTs体内合成。Kennedy等发现FLAP基因启动子中含有一个激素反应元件,糖皮质激素可上调人中性粒细胞、单核细胞和Eos FLAP的基因转录和蛋白质合成。Chanez等研究显示,重度持续性哮喘患者口服糖皮质激素1年,其气道Eos明显减少,而中性粒细胞却显著增加,糖皮质激素增加LTB₄合成与释放是其加重中性粒细胞炎症的重要机制。

如上所述,尽管糖皮质激素是目前最有效的抗气道炎症药物,但不能抑制所有参与哮喘发病过程的细胞因子和炎症介质,哮喘患者经过规范和长期ICS治疗后,尽管其气道炎症明显减轻,但仍持续存在。另外,糖皮质激素能明显抑制Eos/淋巴细胞性炎症,但不能有效抑制甚或具有加重中性粒细胞性炎症的作用。LTs是参与气道炎症与重塑的重要炎症介质,目前已有多量研究证实糖皮质激素不能有效抑制体内LTs合成与释放。因此,有理由推测,白三烯调节剂将能有效抑制哮喘气道炎症,控制哮喘症状,且其作用途径与糖皮质激素不同,想必为哮喘的治疗提供一种新的途径,为糖皮质激素提供额外和协同的临床疗效。

七、白三烯调节剂的抗气道炎症作用

白三烯调节剂是近20年来出现的第一类全新的平喘药物,包括:①LTs合成抑制剂,如5-LO抑制剂(如Zileuton)和FLAP抑制剂(如BAY X1005);②LTs受体拮抗剂,如CysLT1受体拮抗剂(孟鲁司特 Montelukast、扎鲁司特 Zafirlukast、潘鲁司特 Pranlukast)、CysLT2受体拮抗剂、BLT

受体拮抗剂。目前在美国被批准应用于临床的有 CysLT1 受体拮抗剂孟鲁司特、扎鲁司特和 5-LO 抑制剂 Zileuton。目前在国内临床上使用的有孟鲁司特和扎鲁司特。

白三烯调节剂本身没有支气管舒张作用，只能逆转 CysLTs 所致的气道平滑肌收缩，因此，白三烯调节剂不会引起正常人气道舒张，但对哮喘患者则引起明显的气道舒张，且其作用部位与 β_2 受体激动剂不同，因此两者具有相加的支气管舒张作用。但白三烯调节剂的支气管舒张作用不如 β_2 受体激动剂，在哮喘治疗中主要作为抗炎药物使用，其主要抗炎作用包括：

（一）抑制气道 Eos 等炎症细胞聚集

Hasday 等研究显示，BALF 中 LTs 水平明显增高的哮喘患者口服 5-LO 抑制剂 Zileuton 6 周后，与安慰剂比较，抗原激发后 BALF 中 Eos 数量减少 68%。在一项随机、双盲、安慰剂对照研究中，Calhoun 等发现扎鲁司特可明显减少哮喘患者 BALF 中 Eos 数量。Laitinen 等也发现，口服扎鲁司特可明显抑制吸入 LTE_4 所致的气道黏膜 Eos 数量增加。Pizzichini 等进行的一项随机、双盲、安慰剂对照研究，观察口服孟鲁司特对哮喘患者诱导痰和外周血 Eos 的影响，结果显示，每晚口服 10mg 孟鲁司特 4 周后，随着哮喘症状和肺功能的改善，患者诱导痰及外周血 Eos 明显减少。Malmstrom 等进行了另一项随机、双盲、安慰剂对照研究，将 895 例哮喘患者随机分为 3 组，分别口服孟鲁司特 10mg，q. n.、吸入二丙酸倍氯米松（beclomethasone dipropionate，BDP）200μg，b. i. d. 或安慰剂 12 周，结果也显示，与安慰剂对比，口服孟鲁司特和吸入 BDP 均可使外周血 Eos 数量明显减少，两者间效果无显著差异。Lee 等报道，CysLTs 和 GM-CSF 可延长 Eos 存活，CysLT1 受体拮抗剂、5-LO 抑制剂和 FLAP 抑制剂均可增加基础状态下 Eos 凋亡，并可逆转 CysLTs 和 GM-CSF 诱导的 Eos 存活时间延长。该研究提示，白三烯调节剂促进 Eos 凋亡可能是其增加气道 Eos 炎症的机制之一。Overbeek 等比较了变应性哮喘患者吸入 FP（200μg/d）与口服孟鲁司特（每晚 10mg）对气道炎症细胞与血清炎症介质的影响，结果显示，两者均可明显减少气道内 Eos、肥大细胞和活化淋巴细胞数量，并可降低血清 ECP 水平，但吸入 FP 较口服孟鲁司特具有更强的抗炎效果。

（二）对细胞因子和炎症介质的影响

目前有不少哮喘动物模型研究及基础和临床研究均显示，白三烯调节剂能抑制多种致炎细胞因子和介质合成，并可促进抑炎细胞因子和介质的合成。

Finsnes 等和 Wu 等研究显示，孟鲁司特可明显降低哮喘模型小鼠 BALF 中 IL-5、ET-1、IFN-γ 水平。白建文等和 Offer 等研究也发现孟鲁司特可明显下调肺组织 IL-4、IL-5、IL-13、TGF-β2、iNOS、Eotaxin 和 VACM-1 的 mRNA 表达。Lee 等研究了扎鲁司特对哮喘模型小鼠 BALF 细胞因子的表达与释放的影响，结果显示，扎鲁司特可明显降低卵白蛋白致敏哮喘模型小鼠 BALF 中 IL-2、IL-4、IL-10 浓度，并下调肺组织 IL-2、IL-4、IL-5、IL-6、IL-10、TNF-α、IFN-γ 和 iNOS mR-NA 表达。Kuvibidila 等研究显示，Zileuton 可明显抑制小鼠脾细胞 IL-13 的分泌。上述动物研究均证实白三烯调节剂能抑制多种致炎细胞因子和介质合成与释放。

有关哮喘患者的临床研究也证实白三烯调节剂具有抑制炎症因子合成的作用。Frieric 等研究显示，孟鲁司特可抑制变应性哮喘患者外周血单个核细胞（PBMC）CysLTs、GMC-SF 合成，下调 IL-5 mRNA 表达。Stelmach 等进行的一项随机、双盲、安慰剂对照研究，发现口服孟鲁司特能明显降低轻中度哮喘儿童血清可溶性 IL-2 受体（sIL-2R）、IL-4、可溶性细胞间黏附分子-1（sICAM-1）和 ECP 的水平。Overbeek 等研究显示变应性哮喘患者吸入 FP（200μg/d）与口服孟鲁司特（每晚 10mg）均可明显降低血清 ECP 水平，但吸入 FP 的作用较口服孟鲁司特强。Dempsey 等比较了 ICS+扎鲁司特和 ICS+口服茶碱对呼出气 NO 的影响，发现与单独吸入低剂量 BDP（100μg/d）比较，BDP（100μg/d）+扎鲁司特组患者呼出气 NO 明显下降，而 BDP（100μg/d）+口服茶碱组患者无显著差异，提示联合使用 ICS 和 CysLT1 拮抗剂具有互补抗炎作用。

目前研究发现，白三烯调节剂尚可促进抑炎介质的合成而发挥其抗炎作用。Spinozzi 等研究显示，孟鲁司特可明显增加正常人 T 细胞受体（TcR）诱导的 T 淋巴细胞 IFN-γ 的分泌。Stelmach 等研究显示，孟鲁司特可明显增加花粉或尘螨过敏哮喘儿童 PBMC 抗原诱导的 IL-10 的释放，增加中度哮喘儿童 IL-10 水平。

纵上所述，白三烯调节剂能抑制多种致炎细胞因子和介质的合成，促进抑炎因子和介质合成从而发挥抗炎和抗气道重塑的作用。

（三）降低 AHR

目前有多量研究证实白三烯调节剂能明显降低 AHR。IL-13 是引起气道 Eos 聚集和 AHR 的重要介质，Vargaftig 等研究显示，Zileuton 和孟鲁司特等 CysLT1 受体拮抗剂可明显抑制小鼠 IL-13 气道内灌注所引起的 BHR 和 Eos 增加。Westbroek 等在一项随机、双盲、交叉研究中比较了口服扎鲁司特（20mg，b. i. d.）和吸入低剂量 FP（100μg，b. i. d.）对哮喘患者肺功能和 BHR 的影响，结果显示，两者都能有效改善肺功能，降低 BHR，但吸入 FP 的效果明显优于口服扎鲁司特。Palmqvist 等比较了哮喘患者口服孟鲁司特（每晚 10mg）和吸入 FP（500μg/d）对抗原激发后 24 小时气道反应性的影响，发现吸入 FP（500μg/d）组患者乙酰甲胆碱 PC20-FEV$_1$ 明显高于口服孟鲁司特组，提示吸入 FP 对抗原诱发的 BHR 的保护作用明显优于口服孟鲁司特。Peroni 等比较了吸入低剂量 BUD 和口服孟鲁司特对尘螨过敏哮喘儿童暴露尘螨抗原后 AHR 的变化，发现吸入低剂量 BUD 患儿吸入乙酰甲胆碱的 PC20-FEV$_1$ 明显高于口服孟鲁司特组，也提示 ICS 对抗原诱发的 BHR 的保护作用明显优于口服 CysLT1 受体拮抗剂。

Cakmak 等观察了已系统吸入 BUD 的缓解期轻中度哮喘患者加用扎鲁司特的疗效，结果显示，与安慰剂比较，扎鲁司特能进一步改善已系统吸入 BUD 患者的哮喘症状，显著降低 AHR，提示两者间具有互补和协同作用。Dempsey

等比较了 ICS+扎鲁司特和 ICS+口服茶碱对 AHR 的影响,发现与单独吸入低剂量 BDP(100μg/d)比较,BDP(100μg/d)+扎鲁司特组患者吸入乙酰甲胆碱的 PC20-FEV$_1$ 明显升高,而 BDP(100μg/d)+口服茶碱组患者无显著差异,提示联合使用 ICS 和 CysLT1 拮抗剂对降低 AHR 具有互补作用,疗效优于 BDP(100μg/d)+口服茶碱。

综上所述,白三烯调节剂能有效降低 AHR,但单一用药时效果不如 ICS,如与 ICS 联合用药则具有互补和协同作用。

八、白三烯调节剂在气道重塑中的作用

如上所述,LTs 能促进气道平滑肌细胞、成纤维细胞、血管内皮细胞等结构细胞增殖,从而参与气道重塑的发生与发展。白三烯调节剂由于能阻断 LTs 的作用,从而有可能在哮喘气道重塑的防治中发挥作用。目前有研究提示白三烯调节剂具有抗气道重塑的作用。白建文等探讨了孟鲁司特对卵白蛋白致敏 BALB/c 雌性小鼠气道炎症与重塑的影响,结果显示,孟鲁司特治疗组小鼠气道内 Eos 数量明显减少,气道平滑肌增生肥厚、气道壁胶原纤维沉积、黏液腺增生等气道重塑指标明显减轻,表明孟鲁司特具有抑制气道炎症与重塑的作用。Espinosa 等研究也发现,孟鲁司特能有效抑制 LTD$_4$ 对 TGF-β 或 IL-13 预处理的人气道平滑肌细胞增生的促进作用。

九、白三烯调节剂在哮喘治疗中的临床地位

GINA 将平喘药分成控制药物(controllers)和缓解药物(relievers)两大类。控制药物是指长期每天使用旨在达到并维持持续性哮喘长期控制的药物。缓解药物是指快速缓解支气管收缩及其伴随的急性症状的药物。白三烯调节剂属控制药物,具有一定的抗气道炎症作用,但其抗炎活性不如 ICS。目前临床研究亦证实,白三烯调节剂对各种严重程度哮喘均具有一定的疗效,但其疗效不如 ICS。Stelmach 等进行的一项随机、双盲、安慰剂对照研究,发现口服孟鲁司特能明显改善轻中度哮喘儿童临床症状和肺功能,降低 AHR。Busse 等将 338 例单独按需吸入 β$_2$ 激动剂不能有效控制的哮喘患者随机分为 3 组,分别给予吸入 FP(44μg,b.i.d.)、口服扎鲁司特(20mg,b.i.d.)或安慰剂治疗,结果显示,尽管吸入 FP 组及口服扎鲁司特组的临床疗效均优于安慰剂组,但吸入 FP 组临床症状、肺功能和生活质量的改善均显著优于口服扎鲁司特组。Meltzer 等在一项随机、双盲、安慰剂对照研究中,将 522 例持续性哮喘患者随机分为两组,分别吸入 FP(88μg/d)或口服孟鲁司特(10mg/d)治疗42 周,结果显示,吸入 FP 组患者临床症状、肺功能和生活质量的改善均优于口服孟鲁司特组,提示对于持续性哮喘的长期治疗,ICS 的疗效优于口服白三烯调节剂。Bukstein 等比较了轻度儿童哮喘患者吸入 FP 和口服孟鲁司特在现实生活中的疗效,该研究将哮喘儿童随机分为两组,分别吸入低剂量 FP 或口服孟鲁司特治疗 12 个月,结果显示,两组患儿症状和肺功能的改善、因哮喘恶化需要急诊或住院的次数均无显著差异,而口服孟鲁司特组患儿依从性显著高于吸入 FP 组。提示对于轻度哮喘,口服白三烯调节剂与低剂量 ICS 在现实生活中疗效相当,其主要原因可能源于口服白三烯调节剂具有更好的依从性。Laviolette 等在一项随机、双盲、安慰剂对照研究中观察了口服白三烯调节剂对 ICS 的协同与替代作用。该研究将 642 例单独吸入 BDP(200μg,b.i.d.)不能有效控制的持续性哮喘患者随机分为 4 组,分别给予吸入 BDP(200μg,b.i.d.)+口服孟鲁司特(10mg,q.n.)、吸入 BDP(200μg,b.i.d.)+口服安慰剂、吸入安慰剂+口服孟鲁司特(10mg,q.n.)、吸入安慰剂+口服安慰剂。结果显示,继续吸入 BDP 并加用孟鲁司特组患者肺功能和临床症状较继续单独吸入 BDP 组显著改善,口服孟鲁司特优于安慰剂组患者。该研究提示,口服白三烯调节剂不能完全替代 ICS,但具有部分替代作用,且两者联合用药具有协同作用,可减少 ICS 的用量从而减少高剂量 ICS 的潜在全身副作用。

综上所述,白三烯调节剂具有抗气道炎症作用,但其抗炎活性不如 ICS。目前白三烯调节剂可单独作为轻度持续性哮喘患者的长期控制药物,在中、重度持续性哮喘长期预防治疗中作为 ICS 基础上的联合用药,可减少吸入激素用量从而可减少或避免激素的全身副作用。但在白三烯调节剂的临床应用过程中应重视个体化方案,如阿司匹林诱发哮喘和运动诱发哮喘,白三烯调节剂是首选的治疗药物。另外,目前认为,变应性疾病为全身性疾病,同一患者往往同时患有两种或以上变应性疾病,哮喘患者常同时患有变应性鼻炎或变应性皮炎,白三烯调节剂对前述三种变应性疾病均有效,故尤其适合于同时患有变应性鼻炎或变应性皮炎的哮喘患者。再者,临床也发现,白三烯调节剂对部分患者疗效显著,可能与白三烯合成酶或白三烯受体相关基因的多态性有关,目前尚没有明确指标能预测哪些患者对白三烯调节剂反应良好,也强调临床上必须根据患者的具体情况制订个体化方案。2019 年版 GINA 中,推荐联合吸入低剂量糖皮质激素和长效 β$_2$ 受体激动剂为年长儿童哮喘第三级治疗首选的每天用药方案。但考虑 ICS 要求患者掌握一定的方法和技巧,而口服白三烯调节剂具有用药更方便和依从性更好的特点,尤其适合于低龄儿童,故对于低龄儿童,ICS+白三烯调节剂可能是最好的联合用药途径。

尽管白三烯调节剂具有一定的支气管舒张作用,但其效果不如吸入 β$_2$ 受体激动剂。目前有关白三烯调节剂在哮喘急性发作中疗效的报道较少,个别研究提示哮喘急性发作时在常规治疗基础上加用白三烯调节剂可获得额外的疗效。Silve Chaudhury A 等一项随机、单盲、安慰剂对照研究发现,因哮喘急性发作急诊的患者在常规治疗(吸入速效 β$_2$ 受体激动剂和全身使用激素)的基础上加用口服孟鲁司特,可使肺功能得到更好的改善。2015 年版 GINA 指出,哮喘急性缓解治疗的家庭初始治疗阶段,孟鲁司特可有效减少哮喘加重的风险及改善后续可能发生的哮喘急性发作症状。但有关白三烯调节剂在哮喘急性发作中的明确临床地位尚有待进一步研究确定。

(陈爱欢 孙丽红)

参考文献

[1] BROCKLEHURST WE. Occurrence of an unidentified substance during anaphylactic shock in cavy lung[J]. J Physiol, 1953, 120 (1/2): 16P-17P.

[2] MURPHY RC, HAMMARSTROM S, SAMUELSSON B. Pillars article: leukotriene C: a slow-reacting substance from murine mastocytoma cells. Proc. Natl. Acad. Sci. USA. 1979. 76: 4275-4279[J]. J Immunol, 2018, 200 (5): 1538-1542.

[3] WELLER PF, LEE CW, FOSTER DW, et al. Generation and metabolism of 5-lipoxygenase pathway leukotrienes by humaneosinophils: predominant production of leukotriene C4[J]. Proc Natl Acad Sci U S A. 1983, 80 (24): 7626-7630.

[4] JAKOBSSON PJ, ODLANDER B, STEINHILBER D, et al. Human B lymphocytes possess 5-lipoxygenase activity and convert arachidonic acid to leukotriene B4[J]. Biochem Biophys Res Commun. 1991, 178 (1): 302-308.

[5] JAMES AJ, PENROSE JF, CAZALY AM, et al. Human bronchial fibroblasts express the 5-lipoxygenase pathway [J]. Respir Res. 2006, 7 (1): 102.

[6] STEINKE JW, NEGRI J, LIU L, et al. Aspirin activation of eosinophils and mast cells: implications in the pathogenesis of aspirin-exacerbated respiratory disease[J]. J Immunol, 2014, 193 (1): 41-47.

[7] GAUVREAU GM, PLITT JR, BAATJES A, et al. Expression of functional cysteinyl leukotriene receptors by human basophils[J]. J Allergy Clin Immunol, 2005, 116 (1): 80-87.

[8] WERZ O, GERSTMEIER J, GARSCHA U. Novel leukotriene biosynthesis inhibitors (2012-2016) as anti-inflammatory agents[J]. Expert Opin Ther Pat. 2017, 27 (5): 607-620.

[9] MCGEE JE, FITZPATRICK FA. Erythrocyte-neutrophil interactions: formation of leukotriene B4 by transcellular biosynthesis[J]. Proc Natl Acad Sci USA. 1986, 83 (5): 1349-1353.

[10] FIORE S, ROMANO M, SERHAN CN. Lipoxin and leukotriene production during receptor-activated interactions between human platelets and cytokine-primed neutrophils [J]. Adv Prostaglandin Thromboxane Leukot Res. 1991, 21A: 93-96.

[11] LAIDLAW TM, KIDDER MS, BHATTACHARYYA N, et al. Cysteinyl leukotriene overproduction in aspirin-exacerbated respiratory disease is driven by platelet-adherent leukocytes[J]. Blood, 2012, 119 (16): 3790-3798.

[12] DALLAIRE MJ, FERLAND C, PAGE N, et al. Endothelial cells modulate eosinophil surface markers and mediator release [J]. Eur Respir J, 2003, 21 (6): 918-924.

[13] WU X, HONG H, ZUO K, et al. Expression of leukotriene and its receptors in eosinophilic chronic rhinosinusitis with nasal polyps[J]. Int Forum Allergy Rhinol, 2016, 6 (1): 75-81.

[14] ESPINOSA K, BOSSE Y, STANKOVA J, et al. CysLT1 receptor upregulation by TGF-beta and IL-13 is associated with bronchial smooth muscle cell proliferation in response to LTD4[J]. J Allergy Clin Immunol, 2003, 111 (5): 1032-1040.

[15] LAITINEN A, LINDQVIST A, HALME M, et al. Leukotriene E (4)-induced persistent eosinophilia and airway obstruction are reversed by zafirlukast in patients with asthma[J]. J Allergy Clin Immunol, 2005, 115 (2): 259-265.

[16] KIM CE, LEE SJ, SEO KW, et al. Acrolein increases 5-lipoxygenase expression in murine macrophages through activation of ERK pathway [J]. Toxicol Appl Pharmacol, 2010, 245 (1): 76-82.

[17] STRANDBERG K, BLIDBERG K, SAHLANDER KA, et al. Effect of formoterol and budesonide on chemokine release, chemokine receptor expression and chemotaxis in human neutrophils[J]. Pulm Pharmacol Ther, 2010, 23 (4): 316-323.

[18] DIAS VC, SHAFFER EA, WALLACE JL, et al. Bile salts determine leukotriene B4 synthesis in a human intestinal cell line (CaCo-2)[J]. Dig Dis Sci. 1994, 39 (4): 802-808.

[19] MACFARLANE AJ, DWORSKI R, SHELLER JR, et al. Sputum cysteinyl leukotrienes increase 24 hours after allergen inhalation in atopic asthmatics[J]. Am J Respir Crit Care Med, 2000, 161 (5): 1553-1558.

[20] BODINI A, PERONI D, VICENTINI L, et al. Exhaled breath condensate eicosanoids and sputum eosinophils in asthmatic children: a pilot study[J]. Pediatr Allergy Immunol, 2004, 15 (1): 26-31.

[21] CAP P, MALY M, PEHAL F, et al. Exhaled leukotrienes and bronchial responsiveness to methacholine in patients with seasonal allergic rhinitis [J]. Ann Allergy Asthma Immunol, 2009, 102 (2): 103-109.

[22] BOCHENEK G, NAGRABA K, NIZANKOWSKA E, et al. A controlled study of 9 alpha, 11 beta-PGF2 (a prostaglandin D2 metabolite) in plasma and urine of patients with bronchial asthma and healthy controls after aspirin challenge[J]. J Allergy Clin Immunol, 2003, 111 (4): 743-749.

[23] SAEKI S, MATSUSE H, KONDO Y, et al. Effects of antiasthmatic agents on the functions of peripheral blood monocyte-derived dendritic cells from atopic patients[J]. J Allergy Clin Immunol, 2004, 114 (3): 538-544.

[24] HASDAY JD, MELTZER SS, MOORE WC, et al. Anti-inflammatory effects of zileuton in a subpopulation of allergic asthmatics[J]. Am J Respir Crit Care Med, 2000, 161 (4 Pt 1): 1229-1236.

[25] LAITINEN A, LINDQVIST A, HALME M, et al. Leukotriene E (4)-induced persistent eosinophilia and airway obstruction are reversed by zafirlukast in patients with asthma[J]. J Allergy Clin Immunol, 2005, 115 (2): 259-265.

[26] 白建文, 邓伟吾, 吴华成. 孟鲁司特对气道重塑及白细胞介素类与转移生长因子 β-2 mRNA 表达的影响[J]. 中华结核和呼吸杂志, 2004, 8 (1): 24-28.

[27] PALMQVIST M, BRUCE C, SJOSTRAND M, et al. Differential effects of fluticasone and montelukast on allergen-induced asthma [J]. Allergy, 2005, 60 (1): 65-70.

[28] PERONI DG, PIACENTINI GL, PIAZZA M, et al. Combined cetirizine-montelukast preventive treatment for food-dependent exercise-induced anaphylaxis[J]. Ann Allergy Asthma Immunol, 2010, 104 (3): 272-273.

[29] ESPINOSA K, BOSSE Y, STANKOVA J, et al. CysLT1 receptor upregulation by TGF-beta and IL-13 is associated with bronchial smooth muscle cell proliferation in response to LTD4[J]. J Allergy Clin Immunol, 2003, 111 (5): 1032-1040.

[30] CHAUDHURY A, GAUDE GS, HATTIHOLI J, et al. Effects of oral montelukast on airway function in acute asthma: A randomized trial[J]. Lung India, 2017, 34 (4): 349-354.

第五节
抗胆碱药物

抗胆碱药物在呼吸系统疾病中的作用,主要是阻断气道的胆碱受体(M 受体)、扩张支气管平滑肌和抑制黏液高分泌,是治疗慢阻肺、支气管哮喘等疾病的常用药物。

在人类气道中,自主神经大部分为胆碱能神经。迷走神经节后纤维释放乙酰胆碱激活胆碱受体(M 受体),刺激平滑肌收缩、腺体分泌黏液,并可加速纤毛运动频率。当气道受到机械刺激,或受到有害气体和颗粒、过敏原、干冷空气等刺激时,通过传入神经纤维到达迷走神经核,然后通过迷走神经传出通路支配气道,促使气道平滑肌收缩、腺体分泌。

(一)气道中的 M 受体亚型 人体气道内的胆碱受体分为 M1、M2、M3 受体,其中 M1 受体位于副交感神经节,促进胆碱的转运,并增强支气管平滑肌收缩;M3 受体分布于气道平滑肌和黏膜下腺体,两者经乙酰胆碱激活后引起支气管收缩和黏液分泌;M2 受体位于胆碱能节后神经末端,激活后产生负反馈作用,舒张支气管。另外,肺组织中的一些非神经细胞可表达 M 受体并自行合成分泌乙酰胆碱,如上皮细胞、黏液分泌细胞、中性粒细胞和巨噬细胞等,提示抗胆碱药也可能产生抑制炎症作用。

(二)常用的抗胆碱药及用法(表 18-5-1)

1. 阿托品 阿托品存在于许多植物的根、茎、叶中,多年以前作为草药治疗哮喘。然而,由于其副作用及新的药物出现,目前基本不用于治疗呼吸系统疾病。

表 18-5-1 抗胆碱药剂型、剂量与用法

药物	吸入装置/μg	雾化液/(mg·ml⁻¹)	作用持续时间/h
1. 短效			
异丙托溴铵	20~40(MDI)	0.2	6~8
氧托溴铵	100(MDI)	1.5	7~9
2. 长效			
阿地溴铵	400(DPI)		12
	400(MDI)		
格隆溴铵	15.6~50(DPI)	0.2mg/1mg（溶液）	12~24
噻托溴铵	18(DPI),2.5~5(SMI)		24
芜地溴铵	62.5(DPI)		24
3. 短效 β₂ 受体激动剂联合抗胆碱药在一种吸入装置			
非诺特罗/异丙托溴铵	50/20(SMI)	1.25、0.5mg/4ml	6~8
沙丁胺醇/异丙托溴铵	100/2(SMI),75/15(MDI)	0.5、2.5mg/3ml	6~8
福莫特罗/阿地溴铵	12/400(DPI)		12
福莫特罗/格隆溴铵	9.6/18(MDI)		12
茚达特罗/格隆溴铵	27.5/15.611 0/50(DPI)		12~24
维兰特罗/芜地溴铵	25/62.5(DPI)		24
格隆溴铵/福莫特罗	4.8/9(MDI)		12
奥达特罗/噻托溴铵	5/5(SMI)		24

2. 短效的抗胆碱药(SAMAs) 异丙托溴铵和氧托溴铵阻断平滑肌的 M3 受体,使收缩的支气管扩张,但也可以阻断抑制性神经元受体 M2,从而潜在地引起迷走神经诱导的支气管收缩。

3. 长效抗胆碱药(LAMAs) 噻托溴铵、阿地溴铵、格隆溴铵和芜地溴胺能够持久地结合到 M3 受体,并快速与 M2 受体分离,从而延长了支气管扩张作用。多为雾化吸入剂型,每天一次给药;格隆溴铵也有口服溶液(1mg)和注射剂型(0.2mg)。

(三)副作用 抗胆碱药由于其吸收较差,相对于阿托品而言全身反应要少一些。大剂量的使用此类药物的吸入剂型临床显示是安全的,最主要的副作用是口干;尽管偶有与前列腺相关症状的报道,但是并没有数据显示它们之间存在因果关系。一些患者反映服用异丙托溴铵时有苦的金属味。曾有报道显示慢阻肺患者常规使用异丙托溴铵可增加心血管事件的发生。一项大型长期慢阻肺患者临床研究显示,噻托溴铵联合其他标准治疗对心血管风险率并没有影响。尽管最初对噻托溴铵雾化吸入装置的安全性有

一些担心,但一项大型研究表明噻托溴铵干粉吸入装置与雾化吸入装置相比,对慢阻肺的死亡率和急性加重频率并无差别。其他 LAMAs 的安全性数据较少,但是这些药物抗胆碱副作用类似且发生率低。有报道通过面罩给药能引起青光眼,可能是药物溶液直接作用于眼睛所致。

（四）抗胆碱药联合 β_2 受体激动剂 联合使用不同作用机制和作用时间的支气管扩张剂,与增加单一支气管扩张剂药量相比,可以增加支气管扩张的程度并降低副作用的风险。在慢阻肺的研究中,SABAs 和 SAMAs 联用,比单用任何一种药物能更好地改善 FEV_1 和临床症状。LABA/LAMA 联合使用在一个单独的吸入器可以改善肺功能,提高患者生活质量,明显改善慢阻肺患者的症状和健康状况,预防慢阻肺急性加重。

（五）抗胆碱药在呼吸系统疾病中的应用

1. 在慢阻肺中的应用 抗胆碱药在慢阻肺患者控制症状的支气管扩张剂中是核心药物,通常给予基础量预防或减少症状。规律和按需使用 SABA 或 SAMA 能改善 FEV_1 和症状。SABA 联合 SAMA 改善 FEV_1 和症状优于其中任何一种单药使用。LABAs 和 LAMAs 能显著改善肺功能、呼吸困难、健康状况和减少急性加重的频率。LAMAs 比 LABAs 减少急性加重更有效,并能降低住院率。LAMAs 不仅可用于中重度慢阻肺患者,也适用于早期、轻度的患者。LABAs 和 LAMAs 联合治疗比单独使用可增加 FEV_1 和减少症状。LABAs 和 LAMAs 联合治疗比单独使用或 ICS/LABA 可减少急性加重。噻托溴铵在增加运动量方面提高了肺康复。另外,近期的研究发现,二丙酸倍氯米松/福莫特罗/格隆溴铵及糠酸氟替卡松/维兰特罗/芜地溴铵三药联合制剂治疗的慢阻肺患者,其急性加重频率、中/重度急性加重频率均可明显降低;对于症状多、风险高的慢阻肺患者,吸入三联药物较 ICS/LABA、LAMA 有更多获益。

2. 在支气管哮喘中的应用 短效抗胆碱药异丙托溴铵和长效抗胆碱药噻托溴铵在治疗支气管哮喘中作用不及 β_2 受体激动剂,支气管舒张作用较弱,与 β_2 受体激动剂联合应用具有互补作用;但其地位不及在慢阻肺治疗中的作用,仅仅在吸入糖皮质激素和 β_2 受体激动剂效果不佳的情况下联合应用。目前在支气管哮喘治疗的指南中只推荐第五级考虑应用。

3. 其他疾病 在呼吸系统气道疾病中,因支气管痉挛、气流阻塞而引起的喘息、呼吸困难也可以应用,但循证医学证据较少,多为异丙托溴铵气雾剂或溶液雾化吸入治疗。

（姚婉贞）

参考文献

[1] 中华医学会呼吸病学分会慢性阻塞性肺疾病学组. 慢性阻塞性肺疾病诊治指南 (2013 年修订版)[J]. 中国医学前沿杂志: 电子版, 2014, 36 (2): 67-79, 80.

[2] 常春, 姚婉贞. 慢性阻塞性肺疾病十年回顾与展望[J]. 中华结核和呼吸杂志, 2016, 39 (3): 7-220.

[3] 中华医学会呼吸病学分会哮喘学组. 气管哮喘防治指南 (2016 年版)[J]. 中华结核和呼吸杂志, 2016, 39 (9): 1-24.

[4] [S.N.] Global strategy for the diagnosis, management and prevention of COPD, global initiative for chronic obstructive lung disease (GOLD) 2018 [EB/OL]. [2020-11-24]. http: //goldcopd. org.

[5] TASHKIN DP, CELLI B, SENN S, et al. A 4-year trial of tiotropium in chronic obstructive pulmonary disease[J]. N Engl J Med, 2008, 359 (15): 1543-1554.

[6] DECRAMER M, CELLI B, KESTEN S, et al. Effect of tiotropium on outcomes in patients with moderate chronic obstructive pulmonary disease (UPLIFT): a prespecified subgroup analysis of a randomised controlled trial [J]. Lancet, 2009, 374 (9696): 1171-1178.

[7] TASHKIN DP, PEARLE J, IEZZONI D, et al. Formoterol and tiotropium compared with tiotropium alone for treatment of COPD[J]. COPD, 2009, 6 (1): 17-25.

[8] FARNE HA, CATES CJ. Long-acting beta2-agonist in addition to tiotropium versus either tiotropium or long-acting beta2-agonist alone for chronic obstructive pulmonary disease [J]. Cochrane Database Syst Rev, 2015, (10): CD008989.

[9] VAN DER MOLEN T, CAZZOLA M. Beyond lung function in COPD management: effectiveness of LABA/LAMA combination therapy on patient-centred outcomes[J]. Prim Care Respir J, 2012, 21 (1): 101-108.

[10] VESTBO J, PAPI A, CORRADI M, et al. Single inhaler extrafine triple therapy versus long-acting muscarinic antagonist therapy for chronic obstructive pulmonary disease (TRINITY): a double-blind, parallel group, randomised controlled trial[J]. Lancet, 2017, 389 (182): 1919-1929.

[11] LIPSON DA, BARNACLE H, BIRK R, et al. FULFIL trial: once-daily triple therapy for patients with chronic obstructive pulmonary disease[J]. Am J Respir Crit Care Med, 2017, 196 (4): 438-446.

[12] ZHOU Y, ZHONG NS, LI X, et al. Tiotropium in early-stage chronic obstructive pulmonary disease[J]. N Engl J Med, 2017, 377 (10): 923-935.

第六节
哮喘治疗新型生物制剂

随着吸入激素、长效支气管舒张剂的研发成功及应用,临床上大部分哮喘患者根据指南可通过规范分级治疗达到良好控制的目标。但仍有 5%~15% 的患者即使给予规范的联合治疗亦无法达到哮喘的临床控制目标,反复出现急性喘息发作或需口服激素方可控制症状。这些患者的生活质量受到很大的影响,死亡风险也较高,同时耗费了大量医疗资源,治疗上迫切需要安全、有效的新型平喘药物。

生物制剂在医药行业具体指"免疫生物制剂",是指用微生物(细菌、立克次体、病毒等)及其代谢产物的有效抗原成分、动物毒素、人或动物的血液或组织等加工而成作为预防、治疗、诊断相应传染病或其他有关疾病的生物制品;其中,单克隆抗体属于生物制剂的重要类型。近年来,随着单克隆抗体生产技术的不断成熟及疾病病理机制研究的深入,针对炎症过程中相关炎症细胞、炎症介质及细胞因子作为标靶的新型平喘生物制剂逐渐得到开发,并开始应用于呼吸系统疾病的治疗,尤其是重症支气管哮喘和慢阻肺(COPD)等。以下简要介绍目前已获批上市或正处于临床研究阶段的各类具有平喘作用的生物制剂,并根据其作用靶点分类总结。

一、抗 IgE 单抗

当个体暴露于过敏原时,活化 B 细胞分化成浆细胞,合成并分泌 IgE。当机体再次接触过敏原时,IgE 与过敏原结合形成复合物,与效应细胞如肥大细胞、嗜碱性粒细胞表面高亲和力受体 FcεR I 结合,释放促炎介质,导致气道平滑肌收缩及分泌黏液等(速发相反应)。此外,IgE 可以促进 Th2 细胞分化并分泌 IL-4、IL-13 等细胞因子,引起迟发相哮喘反应。奥马珠单抗(omalizumab)是针对 IgE 的单克隆抗体,是 FDA 批准的首个治疗重度哮喘的生物制剂,2017 年在我国上市。

(一)作用机制　奥马珠单抗可以特异性结合游离 IgE 的 Cε3 区域,形成以异三聚体为主的复合物,以剂量依赖性方式降低游离 IgE 水平,同时抑制 IgE 与效应细胞(肥大细胞、嗜碱性粒细胞)表面的高亲和力受体 FcεR I 的结合,减少炎症细胞的激活(如肥大细胞的脱颗粒)和多种炎症介质释放,从而阻断诱发过敏性哮喘发作的炎症级联反

应,抑制炎症细胞(尤其是嗜酸性粒细胞)在气道的募集、组织重塑和肺功能的恶化。有研究表明,奥马珠单抗亦可降低靶细胞表面 FcεR I 的表达和减少气道网状基底膜增厚,延缓气道重塑。

(二)临床疗效评价

1. 成人和青少年(12～18 岁)过敏性哮喘　多项国外Ⅲ期临床研究结果显示,中重度哮喘患者在已接受 ICS 治疗的基础上使用奥马珠单抗治疗 28～52 周后,急性发作显著减少、急诊就诊和急救药物使用数量减少、口服激素用量减少,进而减轻症状和改善生活质量。部分研究同时显示奥马珠单抗治疗后肺功能得到显著改善。

2. 儿童过敏性哮喘　多项随机对照研究结果表明,在 ICS 基础上使用奥马珠单抗可减少中重度过敏性哮喘儿童(6～12 岁)的急性发作和季节性急性发作,改善哮喘症状。奥马珠单抗还可以减少 ICS 的使用剂量,ICS 剂量减少≥75% 和完全撤除 ICS 的患者比例显著高于安慰剂组。

(三)适应证和用法用量

1. 适应证　2018 年《奥马珠单抗治疗过敏性哮喘的中国专家共识》建议奥马珠单抗用于经 GINA 第 4 级治疗仍未控制的中重度过敏性哮喘患者(≥12 岁),具体适用对象筛选流程见图 18-6-1。

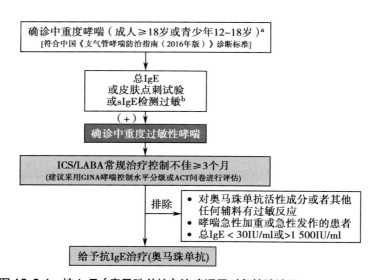

图 18-6-1　抗 IgE(奥马珠单抗)治疗适用对象筛选流程
[a]此处为 2018 年 3 月"专家共识"出版时的适用人群年龄,2018 年 7 月该药获批更新可用于≥6 岁儿童、青少年和成人;[b]sIgE 包括吸入或食物过敏原单项和混合项检测。

2. 用法用量　总 IgE 水平是计算患者用药剂量的基础,根据患者治疗前测定的血清总 IgE(IU/ml)和体重(kg),确定奥马珠单抗合适的给药剂量和给药频率(每 2 周或 4 周给药 1 次)。每次给药剂量为 75～600mg,若剂量≤150mg,则于一个部位皮下注射;若剂量>150mg,则按需分 1～4 个部位分别皮下注射。奥马珠单抗每次给药的最大推荐剂量为 600mg,每 2 周 1 次。我国奥马珠单抗说明书中,用于计算剂量的患者基线血清总 IgE 水平的范围为 30～1 500IU/ml。患

者总 IgE<30IU/ml 或>1 500IU/ml 均超出奥马珠单抗适应证,不建议使用奥马珠单抗。用药剂量见表 18-6-1。

(四)治疗时间及安全性

1. 治疗时间　奥马珠单抗治疗至少使用 12～16 周以判断其有效性。治疗 16 周后,若无改善则停用,若显著改善应继续用药。关于奥马珠单抗治疗的时间目前并没有指南建议,大部分均为个体化经验性用药,用药应每 3 个月评估

表 18-6-1　成人、青少年（12 岁及以上）、儿童（6~12 岁）奥马珠单抗的剂量确定表

基线IgE/ (IU·ml⁻¹)	体重/kg									
	21~25	26~30	31~40	41~50	51~60	61~70	71~80	81~90	91~125	126~150
31~100	75	75	75	150	150	150	150	150	300	300
101~200	150	150	150	300	300	300	300	300	450	600
201~300	150	150	225	300	300	450	450	450	600	375
301~400	225	225	300	450	450	450	600	600	450	525
401~500	225	300	450	450	600	600	375	375	525	600
501~600	300	300	450	600	600	375	450	450	600	
601~700	300	225	450	600	375	450	525			
701~800	225	225	300	375	450	450	525	600		
801~900	225	225	300	375	450	525	600			
901~1 000	225	300	375	450	525	600				
1 001~1 100	225	300	375	450	600	禁用-尚未获得推荐给药剂量数据				
1 101~1 200	300	300	450	525	600					
1 201~1 300	300	375	450	525						
1 301~1 500	300	375	525	600						

注：皮下注射每 2 周或 4 周注射本品一次。□每 4 周治疗；□每 2 周治疗。

控制情况，若控制良好，可以延长给药间隔或逐渐停药；若症状加重应重复使用。治疗期间无须重新监测 IgE 水平进行剂量调整，若中断时间<1 年可不调整用药方案；若中断时间≥1 年，应重测 IgE 以调整剂量；体重明显改变亦应相应调整剂量。治疗期间，伴随用药如全身性糖皮质激素、ICS 不应立即停用，需根据《支气管哮喘防治指南（2016 年版）》降阶梯指引和哮喘控制情况进行调整。

2. 安全性　奥马珠单抗的总体安全性良好，常见不良反应包括注射部位疼痛、肿胀、红斑、瘙痒和头痛；较为常见的不良反应为发热，多为轻~中度，持续时间短。过敏反应罕见，70%发生于 2 小时内，表现为支气管平滑肌痉挛、低血压、晕厥、荨麻疹和/或喉头或舌头血管性水肿。目前，我国尚未批准奥马珠单抗在 12 岁以下儿童中使用，不推荐孕妇使用，对寄生虫感染患者需谨慎使用。

奥马珠单抗在治疗过敏性哮喘中的疗效已被肯定，但与其他平喘生物制剂疗效的对比、联用疗效的相关研究目前仍缺乏报道，同时也有奥马珠单抗在 ABPA、阿司匹林加重性呼吸道疾病应用的相关报道，甚至在非过敏性哮喘中亦有报道使用奥马珠单抗后患者支气管黏膜 IgE⁺ 细胞减少，肺功能改善。因此，关于奥马珠单抗的适用范围、预测指标、联合疗效等问题值得进一步探究。

二、IL-5 单抗

IL-5 是重要的 Th2 型细胞因子，可促进成熟嗜酸性粒细胞活化、存活，促进嗜酸性粒细胞祖细胞分化成熟。阻断 IL-5，抑制其与嗜酸性粒细胞表面受体的结合，对以嗜酸性粒细胞炎症为主的嗜酸性粒细胞型哮喘、变应性肺曲霉病、高嗜酸性粒细胞综合征等有广泛的应用前景。大量临床试验均肯定 IL-5 单抗在治疗重症嗜酸性粒细胞型哮喘中的疗效。

美泊利单抗（mepolizumab）是针对循环 IL-5 的人源化单抗，是第一个被 FDA 批准用于维持治疗重度嗜酸性粒细胞型哮喘的生物制剂。它通过抑制 IL-5 与嗜酸性粒细胞上表达的 IL-5 受体（IL-5R）α 链的结合来中和 IL-5。临床试验证实美泊利单抗可以减少重度嗜酸性粒细胞哮喘患者外周血及局部嗜酸性粒细胞水平、减少急性加重、改善肺功能、降低口服激素剂量，但在停药后并不能维持疗效。预测其疗效的指标包括外周血嗜酸性粒细胞数量和既往急性加重次数。主要用于 12 岁及以上嗜酸性粒细胞型哮喘人群，用法是皮下注射，推荐剂量为 100mg/月，有研究发现皮下注射和静脉注射有相同的临床疗效，但是低剂量皮下注射过敏反应更少。最近，有Ⅲ期临床研究显示美泊利单抗可以降低伴有嗜酸性粒细胞性气道炎症的 COPD 患者的年急性加重次数。目前美泊利单抗已在北美上市，但尚未进入中国市场，国内已于 2018 年下半年开始Ⅲ期临床研究。

瑞利珠单抗（reslizumab）是另一个被 FDA 批准用于维持治疗重度嗜酸性粒细胞型哮喘的生物制剂，主要针对成年人。近年临床试验证实瑞利珠单抗疗效与美泊利单抗相似，研究发现与传统皮下注射美泊利单抗（100mg/月）相比，根据体重调整剂量静注瑞利珠单抗（每月 3mg/kg）能够更好地减少激素依赖型哮喘患者的气道嗜酸性粒细胞炎症水平。

三、IL-5Rα 单抗

贝那珠单抗(benralizumab)是一种与嗜酸性粒细胞表面IL-5 受体 α 链(IL-5Rα)结合的单克隆抗体,通过阻断 IL-5 与受体结合发挥抗嗜酸性炎症效应。不仅如此,有研究表明贝那珠单抗可以促进炎症细胞及祖细胞的清除,可通过抗体依赖细胞介导的细胞毒作用介导嗜酸性粒细胞凋亡,因此在减轻嗜酸性粒细胞炎症中的作用更加显著,相比美泊利单抗和瑞利珠单抗,贝那珠单抗几乎能够完全清除哮喘患者(嗜酸性粒细胞型和非嗜酸性粒细胞型)外周血嗜酸性粒细胞。

临床疗效方面贝那珠单抗可以显著减少重度嗜酸性粒细胞型哮喘患者急性加重、减少急诊就诊率或住院率、减少口服激素用量、改善肺功能及主观症状。在非嗜酸性粒细胞型哮喘患者中,亦有研究表明贝那珠单抗能够减少该部分患者的急性加重。高水平的外周血嗜酸性粒细胞、频繁的急性加重均提示对贝那珠单抗治疗有效。鉴于贝那珠单抗良好的临床疗效,且安全性耐受性良好,未来很可能上市成为用于治疗临床重度嗜酸性粒细胞炎症的药物,目前正在国内进行Ⅲ期研究。

四、IL-4/IL-13 单抗

IL-4 和 IL-13 均为重要的 Th2 型细胞因子,两者均可作用于 IL-4Rα 受体发挥效应。IL-4 主要通过作用于靶细胞表面 IL-4Rα、γC 亚单位促进 B 细胞产生 IgE,激活巨噬细胞及嗜酸性粒细胞。IL-13 可通过作用于靶细胞表面 IL-4Rα、IL-13Rα1 来促进杯状细胞增生、黏液分泌、平滑肌细胞增生、成纤维细胞增生、巨噬细胞的活化及 IgE 产生。

度普利尤单抗(dupilumab)可特异性地与 IL-4Rα 结合从而阻断 IL-4、IL-13 通路。最近的Ⅲ期临床试验结果发现度普利尤单抗能够显著减少哮喘患者急性加重,同时改善肺功能,减少口服激素使用;且减轻急性加重程度、减少口服激素用量多少与患者外周嗜酸性粒细胞水平相关,在慢性鼻窦炎合并鼻息肉相关临床试验中亦肯定了度普利尤单抗的疗效。然而单独阻断 IL-4 或者 IL-13 的单抗并不能达到临床试验终点,IL-4 单抗 Pascolizumab 和 Pitrakinra 在早期临床试验中均未达到临床疗效而终止,IL-13 单抗 Lebrikizumab 也不能减少哮喘急性加重,并且高嗜酸性粒细胞或者高血清骨膜素组的哮喘患者并没有一个更高的疗效收益。Tralokinumab 是另一种 IL-13 单抗,临床试验表明 Tralokinumab 并不能减少哮喘急性加重,但可改善肺功能。血清骨膜素、DPP-4 有潜在可能作为预测 Tralokinumab 疗效的指标。目前在国内进行Ⅲ期临床研究。

五、PGD₂/CRTH2 单抗

前列腺素 D_2(PGD$_2$)主要由激活的肥大细胞分泌,通过

与 Th2 型淋巴细胞、嗜酸性粒细胞、固有淋巴Ⅱ型细胞(ILC₂)等靶细胞表面的 DP2 受体(亦称 CRTH2)结合来发挥效应,主要可以促进靶细胞迁移、活化、脱颗粒、延缓自身凋亡、释放 Th2 型因子、产生 IgE 等,其含量与疾病严重程度相关。一项Ⅲ期临床试验结果发现 CRTH2 拮抗剂 Fevipiprant 能够改善哮喘患者舒张前的 FEV$_1$,提高生活质量,在嗜酸性粒细胞型哮喘中疗效更显著,可以减轻气道嗜酸性粒细胞性炎症,但对骨髓、外周嗜酸性粒细胞影响较小。在气道重塑方面,另有研究发现 Fevipiprant 可以增加上皮的紧密连接,减少了气道平滑肌的紊乱,对于维持气道正常的微环境和生理功能有着重要意义。目前 Fevipiprant 的Ⅲ期临床试验已在国内开展。

六、TSLP 单抗

胸腺基质淋巴细胞生成素(TSLP)是上皮细胞在接受刺激后所产生的示警因子,通过与 DC、T 细胞、B 细胞、ILC₂ 等靶细胞表面 TSLP 受体(TSLPR)结合从而介导 Th2 型反应,其水平的高低与 Th2 型细胞因子、趋化因子及疾病严重程度相关。Tezepelumab(AMG 157/MEDI9929)可以通过与游离的 TSLP 结合阻断其与靶细胞的结合从而减轻气道炎症。有研究发现 Tezepelumab 可以抑制过敏原诱导的中度过敏性哮喘患者的早发和迟发反应,同时降低与 Th2 炎症相关的炎症介质。最近一项Ⅱ期临床研究发现 Tezepelumab 可以减轻嗜酸性粒细胞作用,降低血清 IgE,减少哮喘患者的急性加重,说明靶向上皮示警因子治疗可获得理想的临床疗效。一方面证实了上皮示警因子在哮喘发病机制中的作用,另一方面也提示其在非 Th2 型气道疾病中的可能作用,但需要进一步临床试验证实。目前在国内进行Ⅲ期临床试验。

七、中性粒细胞 CXCR2 拮抗剂

IL-8、GROa 均可募集中性粒细胞至气道来介导炎症反应,主要通过结合中性粒细胞上的 CXCR2 受体发挥作用。研究证实 CXCR2 拮抗剂可以减少骨髓中性粒细胞向外周局部迁移,因此,在改善气道炎症中具有重要意义。许多临床试验已发现 CXCR2 拮抗剂可以降低患者痰液、外周血中性粒细胞数量,但在停药后会出现反跳现象。CXCR2 拮抗剂(MK-7123)可以改善 COPD 患者气道舒张后的 FEV$_1$,且吸烟的 COPD 患者临床疗效改善更加明显。研究发现,另一种口服的 CXCR2 拮抗剂(AZD5069)在改善哮喘、支气管扩张患者临床症状方面疗效不理想。

八、IL-9 单抗

研究发现 IL-9 过表达的小鼠会出现哮喘的特征:嗜酸性粒细胞或淋巴细胞性炎症、杯状细胞增生、黏液及 IgE 增多、上皮下胶原沉积和肥大细胞增生,并且进行抗 IL-9 治疗后症状改善。过敏性哮喘患者肺组织、痰及外周血中 IL-9

水平上升。这提示 IL-9 在哮喘的发生发展中起着重要作用。

MEDI-528 是 IL-9 的单抗,研究显示,皮下或静脉注射 MEDI-528 具有可接受的安全性和线性药代动力学特点。Ⅱa 期研究显示皮下注射 MEDI-528(0.3、1、3mg/kg),一周两次,持续 4 周,对轻度哮喘患者的肺功能没有明显改善作用,但有研究显示每次皮下注射 MEDI-528 50mg,一周两次,持续 4 周可能使运动诱发型哮喘患者受益。Ⅱb 期研究纳入 329 例成人哮喘患者,皮下注射 MEDI-528(30、100、300mg)或安慰剂作为添加用药,两周一次,持续 24 周,结果显示 MEDI-528 对 ACQ-6 评分、急性发作率和 FEV_1 没有改善。此相反的结果可能是因为研究间纳入的患者具有异质性。

针对炎症反应过程靶点的生物制剂是喘息性气道疾病的重要新型治疗药物,其中部分制剂(抗 IgE、IL-5、IL-5Rα 单抗)的疗效和安全性已显示出良好的应用前景。其他一些制剂在抗炎平喘方面的效果亦在陆续观察之中;最佳治疗持续时间、最佳给药剂量、原型表型分离有待进一步证实;长期有效性和安全性亦需长期评估。无可否认,针对炎症过程中不同标靶的新型平喘生物制剂将为重度或难治性喘息性疾病患者的治疗带来新希望与选择。

(刘家兴　陈如冲)

参考文献

[1] 赵欣媛. 分子靶向治疗哮喘的研究进展[J]. 实用心脑肺血管病杂志, 2018, 26 (1): 7-10.

[2] Global Initiative For Asthma. Global strategy for asthma management and prevention 2018 [EB/OL]. [2020-01-20]. https://ginasthma.org/archived-reports/.

[3] 中华医学会呼吸病学分会哮喘学组. 支气管哮喘防治指南 (2016版)[J]. 中华结核和呼吸杂志, 2016, 39 (9): 51-52.

[4] ISRAEL E, REDDEL HK. Severe and difficult-to-treat asthma in adults [J]. N Engl J Med, 2017, 377 (10): 965-976.

[5] DIVER S, RUSSELL RJ, BRIGHTLING CE. New and emerging drug treatments for severe asthma[J]. Clin Exp Allergy, 2018, 48 (3): 241-252.

[6] 奥马珠单抗治疗过敏性哮喘专家组, 中华医学会呼吸病学分会哮喘学组. 奥马珠单抗治疗过敏性哮喘的中国专家共识[J]. 中华结核和呼吸杂志, 2018, 41 (3): 179-185.

[7] HUMBERT M, BUSSE W, HANANIA NA, et al. Omalizumab in asthma: an update on recent developments[J]. J Allergy Clin Immunol Pract, 2014, 2 (5): 525-536.

[8] CHUPP GL, BRADFORD ES, ALBERS FC, et al. Efficacy of mepolizumab add-on therapy on health-related quality of life and markers of asthma control in severe eosinophilic asthma (MUSCA): a randomised, double-blind, placebo-controlled, parallel-group, multicentre, phase 3b trial [J]. Lancet Respir Med, 2017, 5 (5): 390-400.

[9] PAVORD ID, CHANEZ P, CRINER GJ, et al. Mepolizumab for eosinophilic chronic obstructive pulmonary disease[J]. N Engl J Med, 2017, 377 (17): 1613-1629.

[10] CASTRO M, ZANGRILLI J, WECHSLER ME, et al. Reslizumab for inadequately controlled asthma with elevated blood eosinophil counts: results from two multicentre, parallel, double-blind, randomised, placebo-con-

trolled, phase 3 trials[J]. Lancet Respir Med, 2015, 3 (5): 355-366.

[11] NAIR P, WENZEL S, RABE KF, et al. Oral Glucocorticoid-sparing effect of benralizumab in severe asthma[J]. N Engl J Med, 2017, 376 (25): 2448-2458.

[12] BLEECKER ER, FITZGERALD JM, CHANEZ P, et al. Efficacy and safety of benralizumab for patients with severe asthma uncontrolled with high-dosage inhaled corticosteroids and long-acting β2-agonists (SIROCCO): a randomised, multicentre, placebo-controlled phase 3 trial[J]. Lancet, 2016, 388 (10056): 2115-2127.

[13] BAGNASCO D, FERRANDO M, VARRICCHI G, et al. A critical evaluation of anti-IL-13 and anti-IL-4 strategies in severe asthma[J]. Int Arch Allergy Immunol, 2016, 170 (2): 122-131.

[14] WENZEL S, FORD L, PEARLMAN D, et al. Dupilumab in persistent asthma with elevated eosinophil levels[J]. N Engl J Med, 2013, 368 (26): 2455-2466.

[15] BACHERT C, MANNENT L, NACLERIO RM, et al. Effect of subcutaneous dupilum-ab on nasal polyp burden in patients with chronic sinusitis and nasal polyposis: a randomized clinical trial[J]. JAMA, 2016, 315 (5): 469-479.

[16] BRIGHTLING CE, CHANEZ P, LEIGH R, et al. Efficacy and safety of tralokinumab in patients with severe uncontrolled asthma: a randomised, double-blind, placebo-controlled, phase 2b trial[J]. Lancet Respir Med, 2015, 3 (9): 692-701.

[17] GONEM S, BERAIR R, SINGAPURI A, et al. Fevipiprant, a prostaglandin D2 receptor 2 antagonist, in patients with persistent eosinophilic asthma: a single-centre, randomised, double-blind, parallel-group, placebo-controlled trial[J]. Lancet Respir Med, 2016, 4 (9): 699-707.

[18] CORREN J, PARNES JR, WANG L, et al. Tezepelumab in adults with uncontrolled asthma[J]. N Eng J Med, 2017, 377 (10): 936-946.

[19] RENNARD SI, DALE DC, DONOHUE JF, et al. CXCR2 antagonist MK-7123. A Phase 2 proof-of-concept trial for chronic obstructive pulmonary disease[J]. Am J Resp Crit Care Med, 2015, 191 (9): 1001-1011.

[20] O'BYRNE PM, METEV H, PUU M, et al. Efficacy and safety of a CXCR2 antagonist, AZD5069, in patients with uncontrolled persistent asthma: a randomised, double-blind, placebo-controlled trial[J]. Lancet Respir Med, 2016, 4 (10): 797-806.

[21] OH CK, LEIGH R, MCLAURIN KK, et al. A randomized, controlled trial to evaluate the effect of an anti-interleukin-9 monoclonal antibody in adults with uncontrolled asthma[J]. Respir Res, 2013, 14 (1): 93.

第七节
镇咳剂

咳嗽是人体最重要的机体防御反射之一,能清除呼吸道分泌物和有害因子。但在疾病状态下,频繁、剧烈的咳嗽可引起不适,影响生活质量甚至导致一系列并发症。咳嗽为内科门诊患者最常见的就诊原因。在非处方药物销售中,镇咳药占据了主要部分。另外,非治疗目的、滥用成瘾性止咳药作为一种公共危害亦亟待重视。近 30 年来,随着诊断技术的进步,诊治流程建立与完善,咳嗽相关诊治得到长足的发展。以往被称为"不明原因慢性咳嗽"的,目前大部分已可明确归类至具体病因,针对病因的治疗多数也可获得满意的疗效。

因此，合理应用镇咳药物，是广大临床医师必须注意的问题。一般而言，对于伴有较多气道分泌物的咳嗽患者（如肺炎、支气管扩张等），不宜进行镇咳治疗。另外，在病因不明又未能排除一些严重疾病（如早期肺癌、支气管结核）的情况下，也不宜盲目使用镇咳药，以免掩盖症状而延误诊治。总的来说，在以下几种情况下可适当选择应用镇咳药：①咳嗽程度较重，严重影响患者生活质量甚至导致并发症；②排除器质性病变，但病因未明（即特发性咳嗽），无法进行对因治疗，或对因治疗起效时间较长；③尚无有效的特异性治疗方法，例如无法手术治疗的肺癌。

一、咳嗽反射的发生机制与镇咳靶点

每一次非自主的病理性咳嗽均为一完整的反射弧：感觉神经末梢受到刺激后，神经冲动沿传入神经传入中枢神经系统，信号整合后经传出神经传递至效应器，引起咳嗽。理论上而言，抑制咳嗽反射弧上任一位点的药物均有可能产生镇咳效果。

（一）咳嗽感受器及传入神经　气道咳嗽感受器分为三种类型：快适应感受器、慢适应感受器及 C 纤维末梢。快适应感受器的传入纤维属于有髓鞘神经，主要分布于喉部，其次是气管分叉处、气管下半段，对机械刺激敏感，而对化学刺激因素相对不敏感。慢适应感受器同样属于有髓 Aδ 纤维，多位于气管、支气管后壁的膜性平滑肌内，平滑肌的痉挛对其激活有一定的影响。C 纤维末梢属于无髓鞘神经纤维，主要分布于气管下段，特别是环绕气管分叉周围，对多种化学物质刺激敏感，但对机械刺激不敏感。

（二）咳嗽中枢　咳嗽中枢位于延髓的背侧部，邻近呼吸中枢。尽管目前尚未能对咳嗽中枢进行精准定位，但一般认为与孤束核有关，且受大脑皮质控制，经迷走神经传入的咳嗽信号由靠近或位于脑干孤束核内的不同亚核的二级中间神经元进行处理。

（三）传出神经及效应器　接受咳嗽中枢传出冲动后，疑核运动神经元发送的冲动通过膈神经及脊髓前角运动神经传送到呼吸肌，通过迷走神经的喉返神经传送到喉部和支气管树，引起吸气、腹肌及肋间肌收缩、横膈升高、声门关闭一系列动作，气道内压力瞬间升高，随着声门突然开放，高速气流排出并发出典型的咳嗽音，完成咳嗽过程。

二、常用镇咳药物

理想的镇咳药应该是镇咳作用强、副作用少，能抑制疾病引起的异常咳嗽反射，但不影响正常的咳嗽反射。目前，按照药物在咳嗽反射弧上的不同作用位点，镇咳药物分为中枢性镇咳药和周围性镇咳药。

（一）中枢性镇咳药

1. 定义　中枢性镇咳药是指作用于延髓咳嗽中枢而起到镇咳效果的药物。根据是否对药物产生依赖性，可分为依赖性和非依赖性镇咳药。依赖性镇咳药物是指吗啡类生物碱及其衍生物，包括吗啡、可待因、二氧可待因、羟蒂巴酚，是力度最强的镇咳药物；非依赖性镇咳药包括右美沙芬、喷托维林、右啡烷等。依赖性镇咳药长期服用有成瘾性，且有呼吸抑制作用，因此临床上应用受到限制。

2. 作用机制　脑内至少存在三类阿片受体：κ、μ、δ。每种受体都有 2~3 种亚型，药物与不同脑区的阿片受体结合而发挥作用。阿片受体主要作用于钾离子和钙离子通道。依赖性镇咳药如可待因，主要通过作用 μ-阿片受体起镇咳作用。κ-阿片受体也参与镇咳作用。依赖性镇咳药是目前最有效的镇咳药物，但某些类型的咳嗽，可待因也没有效果，中枢性镇咳药的作用机制仍未完全清晰。

3. 副作用　依赖性镇咳药会产生呼吸抑制、药物依赖性及胃肠道症状（恶心、呕吐及便秘等）。阿片类药物依赖性的形成与 μ 阿片受体和吗啡的结合能力明显增强有关。研究表明，长期给予吗啡注射，可显著提高动物突触囊泡内钙离子浓度水平，突触内钙离子浓度增加表明阿片类受体依赖性形成。

4. 常用中枢依赖性镇咳药

（1）吗啡（morphine）：镇咳力度强，兼有镇痛及镇静作用，极易成瘾，目前仅用于主动脉瘤或晚期肿瘤引起的剧烈咳嗽伴疼痛，以及急性肺梗死或左心衰竭时的剧烈咳嗽，临床应用需严格掌握其适应证。用法：口服或皮下注射，成人每次 5~10mg，每天 1~3 次。

（2）可待因（codeine）：是吗啡生物碱衍生物，镇咳效果显著。由于同样能抑制支气管腺体的分泌使痰液黏稠不易咳出，故痰多黏稠时禁止使用。用法：成人每次口服 15~30mg，每天 3 次。

（3）福尔可定（pholcodine）：作用与可待因相似，具有吗啡类药物的副作用，但成瘾性较弱。用法：成人口服每次 5~10mg，每天 3 次。

5. 常用中枢非依赖性镇咳药

（1）右美沙芬（dextromethorphan）：是吗啡类左吗喃甲基醚的右旋异构体，目前应用最广的非依赖性镇咳药，镇咳效果与可待因相似，正常剂量水平使用时无镇痛和催眠效果，对呼吸中枢没有抑制作用，不产生依赖性和耐受性。但大剂量服用时，也会产生中枢麻醉作用。用法：成人每次 15~30mg，每天 3 次。

（2）喷托维林（pentoxyverine）：属于无成瘾性镇咳药，作用强度为可待因的 1/3，同时具有抗惊厥和解痉作用。具有一定的阿托品样作用，青光眼及心功能不全者应慎用。用法：成人口服每次 25mg，每天 3 次。

（3）苯丙哌林（benproperine）：非麻醉性镇咳药，作用为可待因的 2~4 倍。能抑制咳嗽中枢，也能抑制肺及胸膜牵张感受器引起的肺迷走神经反射，且能舒张支气管平滑肌。用法：成人口服每次 20~40mg，每天 3 次。

（4）磷酸二甲啡烷（dimemorfan phosphate）：是一种非

依赖性中枢镇咳药,它通过直接抑制延髓咳嗽中枢而起到镇咳作用,镇咳效果略优于右美沙芬,毒性更低,安全性好。已在日本及欧洲等地上市应用。

（二）周围性镇咳药 指与咳嗽反射弧上的咳嗽感受器、传入神经、传出神经、效应器作用位点结合产生镇咳效果的药物。由于药物不能透过血脑屏障进入中枢神经系统,因此不会产生类似阿片类药物的镇静作用。周围性镇咳药可分为局部麻醉剂和黏膜防护剂两类。局部麻醉药包括苯佐那酯、那可丁、利多卡因等;黏膜防护剂包括甘草流浸膏、苯丙哌林等。

1. 作用机制 局部麻醉药通过降低感觉神经末梢敏感性从而降低咳嗽冲动。黏膜防护剂口服后覆盖咽喉部黏膜表面,使黏膜减少刺激,并可促唾液分泌,主要是糖浆类药物。

2. 常用药物

（1）苯佐那酯(benzonatate):属于丁卡因衍生物,抑制肺脏感觉神经末梢及牵张感受器,抑制肺-迷走神经反射,阻断了咳嗽反射的传入冲动。镇咳作用较可待因稍弱,但不抑制呼吸。用法:成人每次50～100mg,每天3次。

（2）那可丁(narcotine):为阿片所含的异喹啉类生物碱,作用与可待因相当,无依赖性,对呼吸中枢无抑制作用,但大剂量可引起呼吸兴奋,不宜与中枢兴奋药同用。用法:成人口服每次15～30mg,每天3～4次。

（3）利多卡因(lidocaine):有镇咳效果,且能解除支气管痉挛。药效持续时间短暂,且可伴有口咽部黏膜麻醉,容易引起气道分泌物或食管内食物误吸。支气管镜检查时多使用雾化吸入利多卡因或丁卡因抑制咳嗽反射。常用浓度1%～2%,雾化吸入或气道分次滴入。

（4）左羟丙哌嗪(levodropropizine):通过对选择性抑制气道C-纤维作用而发挥镇咳作用,主要与感觉性神经肽相关的位点结合,对中枢抑制的不良反应较少。镇咳力度与右美沙芬相仿,不良反应发生率更小,包括嗜睡、疲乏、恶心等。用法:成人每次60mg,每天3次。

（5）莫吉司坦(moguisteine):属于乙酰胆碱拮抗剂,为外周性非麻醉性镇咳药物,对中枢神经系统无影响,无成瘾性。研究表明莫吉司坦止咳效果接近可待因。该药物在2004年在欧洲上市,但尚未通过美国FDA认证。

（6）传统中药:中医药对咳嗽的治疗有悠久的历史和丰富的经验。传统医学认为咳嗽是指肺失宣降、肺气上逆作声所致,可分为外感咳嗽与内伤咳嗽,需要辨证施治。常用的方剂或中成药的组分包括桔梗、川贝、甘草、半夏、麻黄、罗汉果、前胡、苦杏仁、五味子等。临床上不乏中医药成功治疗顽固性慢性咳嗽的例子,但多集中在一方一法或专家经验,缺乏严格的循证医学研究,证据级别较低,有效组分、治疗指征及不良反应亦有待进一步明确。今后可采用现代医学方法结合中医药理念,挖掘出更多指征明确、疗效肯定的中药复方或单体制剂。

三、新型镇咳药物研究进展

目前,正在进行研究的镇咳药物主要有以下几种。

（一）作用于中枢位点的药物

1. δ-阿片受体选择性激动剂 可待因是 μ-阿片受体激动剂,镇咳效果明显但因副作用而被限制使用,寻找有强效镇咳作用的非 μ-阿片受体激动剂是研究的热点之一。目前已研究出 δ-阿片受体选择性激动剂。δ-阿片受体可分为 $δ_1$、$δ_2$、$δ_3$ 亚型,已证明 $δ_1$-阿片受体亚型可抑制由 μ-和 κ-阿片受体介导的镇咳作用,该受体亚型拮抗剂具有潜在镇咳效果。

2. 神经调节因子类药物 近年研究发现咳嗽中枢调节功能紊乱或咳嗽可塑性改变可能参与了慢性咳嗽尤其是难治性咳嗽的发病机制。陆续有临床研究结果显示,神经调节因子类药物如巴氯芬、加巴喷丁、阿替米林对胃食管反流性咳嗽、难治性咳嗽治疗有效。

（1）巴氯芬(baclofen):为 γ-氨基丁酸 B 受体激动剂,可抑制咳嗽中枢,产生非特异性镇咳作用。临床研究表明,其对难治性咳嗽、胃食管反流性咳嗽有效。不良反应主要有嗜睡和眩晕等。剂量为 10～20mg,每天 3 次。

（2）加巴喷丁(gabapentin):可改善 γ-氨基丁酸(GABA)代谢,原一般用于治疗癫痫和神经性疼痛。有临床研究应用加巴喷丁治疗难治性咳嗽,8 周后患者的症状及生活质量得到明显改善。剂量一般根据临床表现,从 300mg/d 逐渐增至 1 800mg/d。不良反应主要有嗜睡和眩晕等。

（3）阿米替林(amitriptyline):属三环类抗抑郁药。有临床研究纳入难治性咳嗽患者,初始时予 10mg/d 阿米替林治疗,后期根据患者症状调整药物,结果发现67%的患者症状改善一半。不良反应主要有嗜睡、眩晕、便秘、排尿困难等。

总的来说,神经因子调节剂对难治性咳嗽有一定疗效,但目前研究数据较少,药物具体剂量、用法、疗程仍需要进行进一步明确。

（二）作用于咳嗽反射外周位点的药物

1. 瞬时受体电位离子通道阻滞剂 目前发现,瞬时受体电位(transient receptor potential, TRP)离子通道可分为 TRPC、TRPV、TRPM、TRPA、TRPP 和 TRPML 6 个亚家族,而 TRPA1 和 TRPV1 被认为在咳嗽反射中起着重要的作用,参与了多种疾病引起的咳嗽高敏性的机制。关于 TRPV1 的研究最多,动物实验证实 TRPV1 受体拮抗剂具有剂量依赖性的止咳作用。不过近期有临床研究表明,TRPV1 受体拮抗剂 SB-705498、XEN-D0501 虽然可以提高辣椒素激发的咳嗽敏感性阈值或减少辣椒素刺激引起的最大咳嗽次数,但并不减少患者咳嗽的频率。研究者逐渐转向 TRP 其他通道阻滞剂的研发中。

2. P2X 受体拮抗剂 有研究表明,P2X 受体可能参与了 ATP 诱发咳嗽敏感性增高的机制。有研究用 P2X3 受体拮抗剂 AF-219 进行临床试验,治疗 2 周后发现,其可明显减轻难治性慢性咳嗽患者的咳嗽频率和严重程度。

3. 速激肽受体拮抗剂 气道感觉末梢激活后可释放速激肽及神经激肽在内的一系列神经递质,并作用于相应的神经肽受体 NK$_1$、NK$_2$、NK$_3$，引起气道高反应性、神经源性炎症和咳嗽。动物研究证明神经肽受体拮抗剂在某些动物模型中能抑制咳嗽。

4. 内源性大麻素类　近年在气道上发现了两种亚型的大麻素受体（CB1、CB2）。选择性 CB2 受体激动剂能抑制高渗盐水、辣椒素和 PGE2 引起迷走神经的去极化，明显减轻柠檬酸所致豚鼠的咳嗽。这种抑制作用可被选择性 CB2 受体拮抗剂阻断，提示选择性 CB2 受体激动剂可作为新的镇咳靶点。

（三）其他药物及治疗方法

1. 色甘酸钠气雾剂　对于特发性肺纤维化患者，有临床研究表明，色甘酸钠气雾剂 PA101 可减少咳嗽频率，目前具体机制未明。

2. 采用语言病理治疗的物理疗法　包括对咳嗽患者进行健康教育、咳嗽抑制训练、发声卫生培训、心理教育辅导，对降低患者咳嗽敏感性及咳嗽频率有一定疗效。

（张圣芳　陈如冲）

参考文献

[1] 钟南山，刘又宁. 呼吸病学[M]. 2 版. 北京:人民卫生出版社，2012: 322-324.

[2] BOLSER DC. Cough suppressant and pharmacologic protussive therapy: ACCP evidence-based clinical practice guidelines[J]. Chest, 2006, 129 (1): 238S-249S.

[3] DICPINIGAITIS PV. Current and future peripherally-acting antitussives [J]. Respir Physiol Neurobiol, 2006, 152 (3): 356-362.

[4] 赖克方. 慢性咳嗽[M]. 北京: 人民卫生出版社, 2008: 152.

[5] CHUNG KF. Clinical cough Ⅵ: the need for new therapies for cough: disease-specific and symptom-related antitussives[J]. Handb Exp Pharmacol, 2009, (187): 343-368.

[6] CARR MJ. Antitussives: the pharmacological pipeline[J]. Pulm Pharmacol Ther, 2009, 22 (2): 152-154.

[7] 中华医学会呼吸病学分会哮喘学组. 咳嗽的诊断与治疗指南 (2015)[J]. 中华结核和呼吸杂志, 2016, 39 (5): 323-354.

[8] IDA H. The nonnarcotic antitussive drug dimemorfan: a review[J]. Clin Ther, 1997, 19 (2): 215-231.

[9] KHALID S, MURDOCH R, NEWLANDS A, et al. Transient receptor potential vanilloid 1 (TRPV1) antagonism in patients with refractory chronic cough: a double-blind randomized controlled trial[J]. J Allergy Clin Immunol, 2014, 134 (1): 56-62.

[10] BELVISI MG, BIRRELL MA, WORTLEY MA, et al. XEN-D0501, a novel transient receptor potential vanilloid 1 antagonist, does not reduce cough in patients with refractory cough[J]. Am J Respir Crit Care Med, 2017, 196 (10): 1255-1263.

[11] XU XH, YANG ZM, CHEN Q, et al. Therapeutic efficacy of baclofen in refractory gastroesophageal reflux-induced chronic cough[J]. World J Gastroenterol, 2013, 19 (27): 4386-4392.

[12] RYAN NM, BIRRING SS, GIBSON PG. Gabapentin for refractory chronic cough: a randomised, double-blind, placebo-controlled trial[J]. Lancet, 2012, 380 (9853): 1583-1589.

[13] RYAN MA, COHEN SM. Long-term follow-up of amitriptyline treatment for idiopathic cough[J]. Laryngoscope, 2016, 126 (12): 2758-2763.

[14] ABDULQAWI R, DOCKRY R, HOLT K, et al. P2X3 receptor antagonist (AF-219) in refractory chronic cough: a randomised, double-blind, placebo-controlled phase 2 study[J]. Lancet, 2015, 385 (9974): 1198-1205.

[15] KAMEI J, TAKAHASHI Y, YOSHIKAWA Y, et al. Involvement of P2X receptor subtypes in ATP-induced enhancement of the cough reflex sensitivity[J]. Eur J Pharmacol, 2005, 528 (1/2/3): 158-161.

[16] SMITH JA, MCGARVEY LPA, BADRI H, et al. Effects of a novel sodium channel blocker, GSK2339345, in patients with refractory chronic cough [J]. Int J Clin Pharmacol Ther, 2017, 55 (9): 712-719.

[17] BIRRING SS, WIJSENBEEK MS, AGRAWAL SA, et al. A novel formulation of inhaled sodium cromoglicate (PA101) in idiopathic pulmonary fibrosis and chronic cough: a randomised, double-blind, proof-of-concept, phase 2 trial[J]. Lancet Respir Med, 2017, 5 (10): 806-815.

[18] RYAN NM, VERTIGAN AE, BONE S, et al. Cough reflex sensitivity improves with speech language pathology management of refractory chronic cough[J]. Cough, 2010, 6: 5.

[19] KELLER JA, MCGOVERN AE, MAZZONE SB. Translating cough mechanisms into better cough suppressants[J]. Chest, 2017, 152 (4): 833-841.

第八节
祛痰剂

黏液高分泌是许多急、慢性气道炎症性疾病（如急性气管-支管炎、慢阻肺、支气管哮喘、支气管扩张、肺囊性纤维化等）的共同特征。黏液的过度分泌可引起黏液纤毛清除功能障碍和局部防御功能损害，导致感染难以控制和气道阻塞，影响病情的进展。有效的祛痰是治疗此类疾病的重要辅助措施及对症处理方法。祛痰可以通过药物治疗及非药物治疗（如体位引流、振动辅助排痰、各种方式的吸痰等）完成，本节只讨论祛痰药物的应用。在使用祛痰药的同时，要注重基础病因的治疗。

一、痰液生成的病理生理基础

呼吸道存在一种独特的防御机制，称为"黏液纤毛清除"（mucociliary clearance，MCC），由黏液和纤毛两部分组成。纤毛在黏液痰中规律连续性的摆动，形成同一方向的波浪形运动，以 2.5～3.5mm/min 的速度，有效地将有害颗粒及病原体推送至鼻咽部。正常的 MCC 不仅要求足够数量、结构功能完整的纤毛，而且要求黏液具有特定的流变学特征（合适的黏度和厚度等）。黏液主要成分包括水（95%）、蛋白质（3%）、脂类（1%）及矿物质与其他非蛋白成分（1%）。黏液分泌主要源自杯状细胞和黏液腺。

（一）杯状细胞
位于气道黏膜上皮，散在分布于纤毛柱状上皮细胞之间，细胞质内富含黏液颗粒，正常情况下与黏液腺一起分泌黏液（10～100ml/d）。在炎症刺激下，杯状细胞数量可以增加，增加黏液分泌。

（二）黏液腺　　主要位于气管与支气管的黏膜下层。其分泌不仅源自直接刺激，还受迷走神经支配，乙酰胆碱可以促进分泌，而阿托品则起到抑制作用。杯状细胞则不受此支配。另外，在炎症状态下，血管通透性增加会导致血浆渗出，黏液增加。

生理状态下，合理的黏液分泌是有效 MCC 的基本载体，黏液包含的白蛋白、分泌性免疫球蛋白、乳铁蛋白、蛋白酶抑制剂及溶菌酶等还从不同方面起到气道防御的功能。但是，在病理状态下，过度的黏液分泌可以引起纤毛功能紊乱，造成无效摆动；过量的黏液可以成为病原菌的培养基，引起感染发生及加重；大量的黏液可以堵塞气道，导致引流不畅加重病情，或者影响有效通气。近期的研究表明，气道黏蛋白 MUC5B、MUC5AC 的浓度可能是量化慢性支气管炎病理生理反应（痰液生成及调节疾病严重程度）的重要组成成分。这些过量的黏液，连同病原微生物、炎症细胞及坏死脱落的组织细胞（如黏膜上皮细胞）等组分，构成痰液。

二、祛痰药物分类

祛痰药物从以下几个方面发挥作用：改善痰液理化特性，降低痰液黏滞度；恢复气道上皮黏液层正常结构，促进纤毛清除功能；抑制黏蛋白产生及分泌，破坏痰液中的黏性结构，降低痰液黏度；抗炎性损伤，或加强抗菌效果。许多药物是通过多种途径的综合作用而促进黏液清除的。通常可按主要作用机制分为刺激性祛痰剂、恶心性祛痰剂及黏液溶解剂等。另外，除了传统意义的祛痰药，其他药物也有一定的祛痰作用：比如 β_2 受体激动剂可以促进纤毛运动，抗胆碱药具有抑制黏液分泌、促进纤毛运动的作用，皮质激素及大环内酯类抗生素可抑制黏液分泌。

（一）刺激性祛痰剂　　这些药物大多具有挥发性，对呼吸道黏膜有温和的刺激作用，促进局部血液循环，同时能湿化气道使痰液黏稠度降低。此外，这些挥发性物质还有消毒防腐功能，对呼吸道有微弱的抗菌消炎作用。常用药物包括桉叶油、安息香酊、愈创木酚等。使用时需要稀释后加热，吸入蒸汽，应注意防止呼吸道黏膜烫伤，同时避免药物浓度过高而刺激眼、鼻、喉，引起局部疼痛、流泪、流涕、咳嗽等。由于使用不便及其他类型祛痰剂的广泛应用，目前临床上甚少吸入此类药物，部分已经改为口服剂型应用。

（二）恶心性祛痰剂　　口服后能刺激胃黏膜迷走神经传入纤维，引起轻度恶心，反射性兴奋支配气管-支气管黏膜腺体的迷走神经传出支，促进腺体分泌，使痰液稀释，改善黏液清除功能。另外，这些黏液也可覆盖于气道黏膜表面，使黏膜下咳嗽感受器及感觉神经末梢所受刺激减少，缓解咳嗽。此类药物主要包括愈创木酚甘油醚、氯化铵、碘化钾等，吐根、远志、桔梗及竹沥也属于以恶心反射作用为主的祛痰药。应用此类药物可引起明显的恶心和呕吐，目前临床应用有所减少。

1. 愈创木酚甘油醚（guaifenesin）　　为较早获得美国 FDA 批准的祛痰药，是许多种镇咳制剂的成分，常与抗组胺药、镇咳药、减充血剂配伍。副作用是恶心、呕吐，甚至形成尿路结石，服药期间需注意饮水。愈创甘油醚具有刺激和扩张血管平滑肌的作用，故禁用于咯血、急性胃肠炎和肾炎患者。用法：口服，成人 200~400mg，每天 3~4 次。

2. 呱西替柳（guacetisal）　　本品为阿司匹林和愈创木酚结合而成的酯，因而同时具有两者的解热、消炎、镇痛和镇咳、祛痰作用。其在体内受酯酶作用形成水杨酸愈创木酚酯，然后在肝脏分解成水杨酸和愈创木酚。药物主要以水杨酸的形式经肾脏排泄，部分愈创木酚经呼吸道排泄。用法：口服，成人 0.5g，每天 3 次。

3. 氯化铵（ammonium chloride）　　目前限于与其他止咳祛痰药合制成复方制剂应用。本药对胃黏膜刺激比较明显，用量不宜太大。氯化铵还具有利尿及酸化体液和尿液的作用，促使碱性药物排泄。大量服用可致恶心、呕吐、胃痛，甚至高氯性中毒，溃疡患者慎用，严重肝肾功能不全者禁用。用法：口服，成人每次 0.3~0.6g，每天 3 次。

（三）黏液溶解剂　　痰液黏稠度与多种因素有关。其中酸性糖蛋白起到主要的作用，其含量多少直接影响痰液黏稠度。酸性糖蛋白分子由双硫键（—S—S—）及电荷键交叉连接，形成凝胶网。痰液中还包含来自死亡细胞和细菌的脱氧核糖核酸（DNA），DNA 可通过钙离子与糖蛋白交联，融入凝胶网中，抑制内源性蛋白水解酶的活性，使痰液的黏稠度增加。pH 及某些离子（如 Ca^{2+}）也在一定程度上影响其黏稠度。黏液溶解剂可从以上不同方面降低痰液黏稠度，促使痰液排出。按作用机制不同，分为 4 类。

1. 蛋白分解酶　　使糖蛋白的蛋白质部分裂解，直接使痰液黏度降低，亦有利于抗生素局部发挥作用。

（1）α-糜蛋白酶（α-chymotrypsin）：为胰腺分泌的一种蛋白水解酶，是最常用的一种蛋白分解酶，对氨基酸羟基肽键具有分解作用，能使痰液稀释，对脓性或非脓性痰液均有效，多用于呼吸道化脓性炎症时的祛痰治疗。严重肝脏疾病及凝血功能异常者忌用。使用雾化吸入治疗，以 1~2ml 的 0.05%溶液雾化吸入，每天 2~4 次。由于存在过敏反应风险，目前临床应用已相对较少。

（2）舍雷肽酶（serrapeptase）：本品系沙雷菌属细菌产生的蛋白水解酶，为新型祛痰药。此酶活性较高，对纤维蛋白、纤维蛋白原有很强的溶解力，但对白蛋白、球蛋白等活性蛋白无影响。通过降解和液化分泌物及纤维凝块，加速痰液排出，还可促进抗生素的组织穿透能力，增加其在感染病灶中的浓度。副作用主要为皮疹及消化道反应，偶见鼻出血和血痰；凝血功能异常及严重肝肾功能不全者禁用。用法：口服。成人一次 5~10mg，每天 3 次。

2. 酸性糖蛋白溶解剂　　能使痰液中的酸性糖蛋白纤维断裂，从而降低痰液黏稠度，但对 DNA 无分解作用，代表药是溴己新及氨溴索等。溴己新及氨溴索还具有一定的镇咳作用。目前而言，氨溴索是疗效最为肯定、应用最为广泛的祛痰药。

（1）溴己新（bromhexine）：属于印度民间祛痰止咳药鸭

嘴花中的有效成分鸭嘴花碱的衍生物,作用于分泌细胞胞内的黏液形成阶段,破坏类黏蛋白的酸性黏多糖结构。同时还具有一定的恶心祛痰性作用。本品对胃黏膜有刺激性,可引起恶心、胃部不适等,溃疡病患者慎用,偶可引起血清转氨酶短暂升高。临床现多用其片剂,针剂应用较少。用法:成人口服每次 8~16mg,每天 3 次;肌内注射或静脉注射每次 4~8mg,每天 2~3 次。

(2)氨溴索(ambroxol):为溴己新的衍生物,作用较溴己新更强。氨溴索还能增加浆液腺分泌,调节支气管腺体分泌从而降低痰液黏稠度;刺激肺泡Ⅱ型上皮细胞分泌表面活性物质,促进支气管上皮修复,改善纤毛上皮黏液层的转运功能,增加抗菌药物局部渗透。副作用偶见轻微的胃肠道反应及皮疹。用法:成人口服每次 30~60mg,每天 3 次;缓释胶囊则 1 次 1 粒(75mg),每天 1 次口服;静脉注射,成人每次 15mg,每天 2~3 次,严重患者可以增加用量。

3. 二硫键裂解剂　此类药物结构中具有含巯基(—SH)的氨基酸,通过巯基与黏蛋白的二硫键(—S—S—)互换作用使黏蛋白分子裂解,同时对脱氧核糖核酸纤维也有一定裂解作用,从而降低痰液黏稠度,代表药有乙酰半胱氨酸、羧甲基半胱氨酸等。另外,研究发现此类药物的药理机制还涉及抗炎性损伤及抗脂质过氧化作用。

(1)乙酰半胱氨酸(acetylcysteine):可直接裂解痰液中糖蛋白多肽链的二硫键,使糖蛋白分解,黏痰液化;同时还具有抗炎性损伤及抗脂质过氧化作用,可应用于 COPD 及慢性肺间质疾病患者。此药有特殊硫磺气味并对呼吸道有刺激性,可引起恶心、呕吐和呛咳等,有时会导致支气管痉挛,支气管哮喘患者应用时应密切注意。产品有片剂、颗粒剂、泡腾片等可选用。用法:成人每次 600mg,每天 1~2 次;或每次 200mg(颗粒剂),每天 3 次。

(2)羧甲司坦(carbocisteine):作用与乙酰半胱氨酸相似,但不良反应相对较少。用于多种疾病引起的痰液黏稠及咳痰困难等。有研究证实,预防性口服羧甲司坦能减少 COPD 的急性加重,明显改善生活质量,适合发展中国家和低收入地区 COPD 患者的长期治疗。用法:成人每次 500mg,每天 3 次

(3)厄多司坦(erdosteine):结构中含封闭的巯基,在体内被代谢为活性游离巯基衍生物而发挥作用。同样具有黏液调节及黏液溶解作用,能明显提高抗菌药物局部浓度,增加抗菌活性及局部作用。广泛用于急慢性支气管炎、支气管扩张、肺炎、手术等情况。由于能清除自由基活性,因此对吸烟者的自由基损伤具有抑制作用。用法:成人每次 300mg,每天 2 次。

(4)福多司坦(fudosteine):是 L-半胱氨酸类的衍生物,分子中含有巯基,祛痰作用全面而显著,具有以下特点:①控痰,抑制杯状细胞过度增生,避免黏液高分泌;②化痰,属于半胱氨酸衍生物,含有巯基可直接溶解黏液;③排痰,增加纤毛摆动,增强排痰效果;④稀痰,稀释痰液。临床研究显示福多司坦对多种气道疾病如慢性支气管炎、支气管哮喘等均有很好的祛痰效果,此外有研究结果显示,福多司坦具备抗氧化性和抗炎性,在慢阻肺的治疗中是一种具有

潜在应用价值的药物。用法:成人一次 400mg,每天 3 次,餐后服用。

4. 其他药物

(1)挥发性植物油:代表药物为强力稀化黏素和桉柠蒎,前者系桃金娘科树叶的标准提取物,故又称桃金娘油;后者由桃金娘科桉属和芸香科橘属及松科松属植物的提取物组成,两者成分类似,主要是:柠檬烯、桉油精和 α-蒎烯。该类药物可通过多种机制促进排痰:①调节气道分泌,增加浆液比例,改善黏液清除功能;②调整痰液 pH,降低黏滞度;③促进纤毛运动,加快黏液运送;④有一定抗炎和杀菌作用。副作用主要为消化道反应。桉柠蒎用法:急性患者一次 300mg,每天 3~4 次;慢性患者一次 300mg,每天 2 次。宜于餐前半小时,凉开水送服,禁用热开水。

(2)高渗盐水:雾化吸入高渗盐水能湿润气道黏膜,且高渗透压可刺激黏膜上皮内杯状细胞分泌黏液,具有黏液调节作用,对支气管扩张患者的黏液清除能力有一定改善作用,另有研究证实其还能够改善囊性纤维化患者的肺功能。由于高渗盐水有诱发气道痉挛之可能,在长期治疗效果及安全性尚未充分确定时,使用时予以注意。

(3)甘露醇干粉:吸入后可诱导水分流向气管腔,提高气道黏液分泌的水合作用,也可直接作用于黏液中的大分子,提高黏液的生物流变学,促进黏液清除。国外报道应用于治疗囊性纤维化、支气管扩张等大量脓痰患者。甘露醇同样有诱发气道高反应性的可能,需进一步研究确定甘露醇长期使用的效果及安全性。

(4)大环内酯类药物:除具有抗菌活性外,还具有良好的免疫调节活性和抑制炎症的作用,对气道黏液高分泌亦具有良好抑制作用。对于部分气道黏液高分泌症状严重的支气管扩张患者可推荐使用。其可能机制是通过改变紧密连接蛋白使气道上皮细胞间的跨上皮阻抗升高而减少电解质的渗出和改善黏液构成特性从而促进黏液清除。

(5)支气管扩张剂:可在舒张支气管的同时减少黏液分泌。研究发现噻托溴铵能有效抑制中性粒细胞弹性蛋白酶诱导的杯状细胞的化生和黏蛋白的分泌。福莫特罗与噻托溴铵联用能增加慢阻肺患者气道黏液的清除率,可在舒张支气管、缓解慢阻肺患者气道狭窄的同时抑制黏蛋白的合成、促进纤毛摆动及黏液排出。

(6)CFTR 调节药物:肺囊性纤维化(cystic fibrosis,CF)是一种先天性肺部疾病,常与囊性纤维化穿膜传导调节蛋白(cystic fibrosis transmembrane conductance regulator,CFTR)的突变有关,其与汗液、消化液和各种黏液的产生相关。CFTR 的功能缺陷或缺失会引起 Cl^- 跨膜转运障碍,导致分泌物中酸性蛋白含量增加,改变了黏液流变学特性,造成分泌物黏稠,引起反复肺部感染和进行性肺损伤。目前,美国 FDA 先后批准了依伐卡托(ivacaftor)、鲁玛卡托(lumacaftor)/依伐卡托、替扎卡托(tezacaftor)/依伐卡托三种制剂用于 CF 的治疗。研究显示,这类药物能提高 CFTR 的功能,改善黏液高分泌状态,改善肺功能(FEV_1)和减少疾病急性加重。

(刘家兴　陈如冲)

参考文献

[1] RUBIN BK. The pharmacologic approach to airway clearance: mucoactive agents[J]. Respir Care, 2002, 47 (7): 818-822.

[2] 钟南山, 刘又宁. 呼吸病学[M]. 2 版. 北京: 人民卫生出版社, 2012: 324-326.

[3] YUTA A. BARANIUK JN. Therapeutic approaches to mucus hypersecretion[J]. Curr Allergy Asthma Rep. 2005, 5 (3): 243-251.

[4] KESIMER M. FORD AA. CEPPE A. et al. Airway mucin concentration as a marker of chronic bronchitis[J]. N Engl J Med. 2017, 377 (10): 911-922.

[5] ROGERS DF, BARNES PJ. Treatment of airway mucus hypersecretion[J]. Ann Med. 2006, 38 (2): 116-125.

[6] GARAVAGLIA ML. BONONI E. DOSSENA S, et al. S-CMC-Lys protective effects on human respiratory cells during oxidative stress[J]. Cell Physiol Biochem, 2008, 22 (5/6): 455-464.

[7] ZHENG JP. KANG J, HUANG SG, et al. Effect of carbocisteine on acute exacerbation of chronic obstructive pulmonary disease (PEACE Study): a randomised placebo-controlled study[J]. Lancet, 2008, 371 (9629): 2013-2018.

[8] ELKINS MR. ROBINSON M. ROSE BR, et al. A controlled trial of long-term inhaled hypertonic saline in patients with cystic fibrosis[J]. N Engl J Med, 2006, 354 (3): 229-240.

[9] DAVISKAS E, ANDERSON SD. EBERL S, et al. Effects of terbutaline in combination with mannitol on mucociliary clearance[J]. Eur Respir J, 2002, 20 (6): 1423-1429.

[10] MALERBA M, RAGNOLI B. Ambroxol in the 21st century: pharmacological and clinical update[J]. Expert Opin Drug Metab Toxicol, 2008, 4 (8): 1119-1129.

[11] 赖克方. 慢性咳嗽[M]. 北京: 人民卫生出版社, 2008: 155.

[12] 中华医学会呼吸病学分会哮喘学组. 咳嗽的诊断与治疗指南 (2015)[J]. 中华结核和呼吸杂志, 2016. 39 (5): 323-354.

[13] BALSAMO R, LANATA L, EGAN CG. Mucoactive drugs[J]. Eur Respir Rev. 2010, 19 (116): 127-133.

[14] 慢性气道炎症性疾病气道黏液高分泌管理中国专家共识编写组. 慢性气道炎症性疾病气道黏液高分泌管理中国专家共识[J]. 中华结核和呼吸杂志, 2015, 38 (10): 723-729.

[15] 金文婷, 潘珏. 大环内酯类抗生素在呼吸系统疾病中的应用[J]. 临床药物治疗杂志, 2013, 11 (3): 6-10.

[16] GRASEMANN H. CFTR modulator therapy for cystic fibrosis[J]. N Engl J Med. 2017, 377 (21): 2085-2088.

[17] TAYLOR-COUSAR JL. MUNCK A. MCKONE EF, et al. Tezacaftor-ivacaftor in patients with cystic fibrosis homozygous for Phe508del[J]. N Engl J Med. 2017, 377 (21): 2013-2023.

第九节
止血药物

咯血为呼吸道疾病常见的临床症状,多种支气管及肺实质病变可引起不同程度的咯血。除支气管镜止血、支气管动脉栓塞及外科手术治疗外,药物止血仍是重要的治疗方法。止血药物(促凝血药)主要通过收缩血管、降低毛细血管通透性、促进血液凝固等发挥作用。根据作用机制可分为3类:直接作用于血管类、促凝血类、抗纤溶类。临床医师应根据病情及药理机制,合理选择止血药物。

(一)作用于血管的药物

1. 垂体后叶素　含催产素及升压素,能收缩肺动脉血管平滑肌(对小动脉、小静脉及毛细血管作用更明显),减少肺血流量、降低肺循环压力,有利于血管破裂处血栓形成,从而达到止血目的。为中等量以上咯血的首选止血药,有"内科止血钳"的美称。主要不良反应:体循环血压升高、冠状动脉痉挛、内脏血管收缩痉挛,导致面色苍白、胃肠道反应、胸闷、腹痛、心悸等;慎用或禁用于高血压病、冠心病、肺心病及妊娠患者。连续使用易产生耐药性。一般静脉给药,有报道雾化吸入有效率达 90%,且避免了全身毒副作用。静脉滴注时,每次给予 5~10U,加入 5% 葡糖糖溶液 500ml 中,维持 6~8 小时,每次最大用量不超过 20U。紧急情况下,也可予 5~10U,加入 5% 葡萄糖溶液 20ml 中,缓慢静脉推注,至少维持 15 分钟。每天垂体后叶素总量一般不超过 30U。

2. 卡巴克洛(肾上腺色腙,安络血)　为肾上腺素氧化产物肾上腺素缩氨脲,其水杨酸钠络盐为卡络柳钠。能降低毛细血管通透性,增强其抗损伤能力,促进毛细血管断裂端回缩。适用于毛细血管通透性增高所致的出血性疾病。有癫痫病史及精神病史者应慎用。卡络柳钠长期反复使用,可引起水杨酸反应,如头痛、头晕、视力减退等,水杨酸过敏者禁用。

3. 肾上腺皮质激素　具有抗炎、抗过敏和降低毛细血管通透性的作用,多用于免疫相关性疾病引起的咯血。

4. 酚妥拉明　通过降低右心室及肺血管阻力,降低肺动脉、肺静脉压力,减轻淤血而发挥止血作用。

(二)促进凝血过程的药物

1. 促凝血因子活性药物

(1)维生素 K_1:是肝脏合成凝血酶原等凝血因子的必需物质。适用于因维生素 K 缺乏或活力降低引起的凝血因子缺乏和合成障碍所致的出血性疾病。静脉注射过快,可出现面部潮红、出汗、支气管痉挛、心动过速以致低血压等。偶可发生过敏反应,有快速静脉注射致死的报道。可通过胎盘屏障,临产孕妇应慎用。

(2)维生素 K_3、K_4:参与肝脏合成凝血酶原,可用于因凝血因子不足导致的出血。适应证、不良反应等同维生素 K_1。较大剂量维生素 K_3 可致新生儿、早产儿高胆红素血症、溶血性贫血及黄疸。维生素 K_4 可诱发葡萄糖-6-磷酸脱氢酶缺乏者发生急性溶血性贫血。

(3)酚磺乙胺(止血敏):增加血小板生成,增强其聚集性及黏附性,促进凝血活性物质释放,缩短凝血时间;还可增强毛细血管抵抗力,降低毛细血管通透性。适用于防治手术前后及多种内脏出血,毒性低,注射后可出现头痛、皮疹、恶心等不良反应,偶有出现暂时性低血压、过敏性休克的报道。有血栓形成史者应慎用。临床常与氨甲苯酸、维生素 K_1 合用,勿与氨基己酸混合注射,以免引起中毒。

(4)硫酸鱼精蛋白:抗肝素药,具有强碱性基团,可与强酸性的肝素结合,使其失去抗凝活性。适用于内、外源性肝素过量引起的出血。口服无效,仅限静脉注射。给药后需急查凝血功能。静脉注射过快,可引起心动过缓、胸闷、呼吸困难及血压降低等。对鱼类过敏者慎用。与头孢菌素及青霉素有配伍禁忌,切忌同时给药。

2. 凝血因子制剂

(1) 凝血酶:从猪、牛、兔血中提取所得。通过直接作用于纤维蛋白原,使之转变为纤维蛋白,并激活 FV、FVII、FXI、FXIII和血小板,正反馈促进凝血,填塞出血点而止血。凝血酶必须与创面直接接触才能起止血作用,因此临床主要用于局部创面止血(外科常与吸收性明胶海绵同用)。严禁注射给药,以免引起器官或血管栓塞等严重后果。具有抗原性,可引起过敏反应。遇热或与酸性、碱性、重金属盐类药物配伍可使其活力下降。

(2) 血凝酶(立止血):系从巴西 Batrox 蛇毒中分离所得的巴曲酶制剂,含类凝血酶和类凝血激酶。不仅可在出血部位促进血小板凝聚,加速白色血栓形成,还能使纤维蛋白原降解为可溶性的纤维蛋白 A,后者在出血部位的凝血酶及 FVIII 的联合作用下,迅速形成稳定的纤维蛋白凝块,从而发挥强大的止血功效。给药途径多样,可静脉滴注、肌内注射、皮下注射及雾化吸入。在完整的血管系统内无血小板凝聚作用,不引起血管内凝血,作用迅速持久,少有毒副作用。有血栓、栓塞病史及 DIC 所致出血者禁用。另外,巴曲酶是 WHO 对矛头蝮蛇(*Bothrops atrox*,又称枪蝰、大具窍蝮蛇、矛头蛇)蛇毒中所含的纤维蛋白原促凝蛋白酶所命名的通用名(INN)。由 *B. atrox* 蛇毒中分离到的巴曲酶具有促凝血特性,而由 *B. mojeni* 蛇毒分离到的巴曲酶,具有去纤维蛋白原抗凝作用,称为降纤酶(defibrase),又称东菱精纯克栓酶,使用时应特别注意。

(3) 人纤维蛋白原:在凝血过程中,纤维蛋白原经凝血酶酶解变成纤维蛋白,在纤维蛋白稳定因子的作用下,形成坚实的纤维蛋白,发挥止血作用。需注意在治疗消耗性凝血疾病时,只有在肝素的保护及抗凝血酶III水平正常的前提下,凝血因子替代疗法才有效。主要用于先天性纤维蛋白原减少或缺乏症;获得性纤维蛋白原减少症;严重肝脏损伤;肝硬化;弥散性血管内凝血;产后大出血和因大手术、外伤或内出血等引起的纤维蛋白原缺乏而造成的凝血障碍。使用期间,应严密监测患者凝血指标和纤维蛋白原水平,并根据结果调整本品用量。少数患者会出现过敏反应和发热,对孕妇和哺乳期妇女及已存在代谢紊乱的患者应慎用。

3. 抗纤溶蛋白溶解药物　作用强度:氨甲环酸>氨甲苯酸>氨基己酸。

(1) 氨基己酸:抑制纤溶酶原在纤维蛋白上的吸附,防止其激活,保护纤维蛋白不被纤溶酶降解及溶解,从而达到止血目的。主要用于纤溶亢进所致的出血。因其在体内排泄较快,作用时间短,止血效果较弱,且毒副作用较多,现已较少用。

(2) 氨甲苯酸(止血芳酸):原理同氨基己酸,对渗血的止血效果显著,对创伤、癌症大出血无效。不良反应少,临床应用较多。不单独用于 DIC 所激发的纤溶性出血,有血

栓形成倾向及心肌梗死倾向的患者应慎用,大量血尿及泌尿道手术患者使用时可能形成尿道凝血块,临床应慎用或禁用;慢性肾衰竭患者应酌情减量。

(3) 氨甲环酸:原理同氨基己酸。可见头痛、腹泻、恶心、呕吐等不良反应。能通过血脑屏障,过量可致颅内血栓形成。余注意事项同氨甲苯酸。

4. 其他

(1) 镇静药物:咯血患者多伴有紧张、焦虑,引起体循环和肺循环压力升高。镇静药物能降低患者体循环及肺循环系统压力,从而发挥止血作用。使用过程中注意要严密监测患者生命体征,防止窒息。

(2) 中成药:云南白药,以三七为主要成分,有化瘀止血、活血止痛、解毒消肿的作用,除止血作用外,尚有抗炎和促进伤口愈合的功能。

(程远雄)

参考文献

[1] 霍凤芝,刘昕彤.咯血药物治疗进展.中国医师杂志,2002,(z1):332-333.

[2] 许志坚,张霖,刘洋,等.立止血的药理作用及临床评价.黑龙江医药,2000,13(1):44-45.

[3] 国家药典委员会.中华人民共和国药典临床用药须知.北京:人民卫生出版社,2005:367-370.

[4] 汤光,李大魁.现代临床药物学.北京:化学工业出版社,2008:415-422.

第十节
肺动脉高压的药物治疗

肺动脉高压(pulmonary hypertension,PH)是一类以肺血管阻力进行性升高和血管重构为特征的心肺血管疾病,最终可致右心衰竭和死亡。其血流动力学特点包括以下情况的一种或多种:平均肺动脉压力≥25mmHg;肺毛细血管楔压<15mmHg;肺血管阻力>3Wood单位。

2015年由欧洲心脏病学会(ESC)和欧洲呼吸学会(ERS)发布的《肺动脉高压诊断与治疗指南》中将肺动脉高压分为五类:①动脉性肺动脉高压;②左心疾病所致肺动脉高压;③肺部疾病和/或低氧所致肺动脉高压;④慢性血栓栓塞性肺动脉高压(CTEPH)和其他肺动脉阻塞性疾病;⑤机制不明和/或多种机制的肺动脉高压。

近年来,肺动脉高压的治疗有了很大进展,除一般基础治疗、支持治疗和手术治疗(包括肺移植、心肺联合移植)外,新型靶向药物治疗很大程度上改善了患者的生活质量、血流动力学参数、心功能,甚至生存率。

肺动脉高压靶向药物治疗包括:①内皮素途径[内皮素受体拮抗剂(ERA)];②一氧化氮(NO)途径;③前列环素途径。

目前获得国家市场监督管理总局[原国家食品药品监

督管理总局（CFDA）]批准在中国上市销售的肺动脉高压靶向治疗药物包括：①曲前列尼尔（瑞莫杜林），皮下/静脉注射液；②波生坦（全可利®），内皮素受体拮抗剂，口服药物；③安立生坦（凡瑞克®），内皮素受体拮抗剂，口服药物；④伊洛前列素（万他维®），前列环素类，吸入剂；⑤利奥西呱（安吉奥®），一氧化氮途径类药物，是可溶性鸟苷酸环化酶激动剂，口服药物；⑥马昔腾坦（傲朴舒®），内皮素受体拮抗剂，口服药物。不过，以上药物由于价格较贵且获取困难，国内很多患者初始治疗多使用未获批的 5 型磷酸二酯酶（PDE-5）抑制剂，如西地那非、他达拉非。

通常将 1992 年之前肺动脉高压治疗称为传统治疗时代，主要是地高辛、利尿剂、氧气等治疗心力衰竭为主的药物，唯一可治疗一小部分因肺动脉痉挛导致肺动脉高压的是钙离子拮抗剂。1992 年，第一个对肺血管有选择性靶向治疗的药物——静脉滴注依前列醇进入临床，改变了肺动脉高压治疗历史，一直到 1998 年，依前列醇是唯一在全球范围内可供临床使用的治疗药物。自 1999 年起，更多靶向新药进入临床，包括波生坦、安立生坦、西地那非、他达拉非、曲前列尼尔等。目前，肺动脉高压进入靶向药物联合治疗时代，各种新药联合使用，更大程度上改善了患者预后。本节主要介绍可以靶向治疗肺动脉高压的药物及治疗原则。

一、治疗药物

（一）钙离子通道阻滞剂
钙离子通道阻滞剂（CCB）仅适用于急性肺血管扩张试验阳性（肺动脉平均压下降 10mmHg，绝对值≤40mmHg，心排血量升高或不变）患者。常用 CCB 有地尔硫䓬和氨氯地平。基线心率相对过缓者宜用氨氯地平，而相对过速者宜用地尔硫䓬。建议从小剂量开始，地尔硫䓬 30mg 每天 3 次（30mg t. i. d.）起，氨氯地平 2.5mg 每天 1 次（2.5mg q. d.）起，然后逐渐加量，争取数周内增加到最大耐受量。评价最大耐受量的生理学指标是外周血压，需要稳定在 90/60mmHg 之上，另外，心率减慢也需注意。两药最大有效剂量分别为地尔硫䓬 240～720mg/d，氨氯地平 20mg/d。主要副作用为系统性低血压和下肢外周水肿，以及牙龈增生。治疗 3～4 个月后需评估疗效和安全性。如果 CCB 疗效好（即患者心功能恢复至世界卫生组织肺动脉高压功能分级 I 级或 II 级、血流动力学明显改善），可继续应用。治疗 1 年后需要再次评价患者是否为长期钙离子通道阻滞剂敏感者，长期钙离子通道阻滞剂敏感者定义是：患者使用最大有效剂量钙离子通道阻滞剂治疗 1 年以上，心功能稳定在 I 级或 II 级，肺动脉血流动力学基本正常，右心大小接近正常。否则应视为钙离子通道阻滞剂治疗失败，则需加用其他治疗措施。目前对于特发性肺动脉高压患者，大约有 20% 患者在初次急性药物试验时，可表现为钙离子通道阻滞剂敏感，但随访 1 年后，仅 6%～9% 患者是长期钙离子通道阻滞剂敏感，所以钙离子通道阻滞剂长

期有效的患者很少，绝大部分肺动脉高压患者需要加用其他药物。

（二）吸入一氧化氮
一氧化氮（NO）经肺泡弥散入血液 2～6 秒即被灭活，因此对肺血管选择性高，能降低肺血管阻力而不降低体动脉血压，改善右室射血分数。而且 NO 仅增加通气良好部位灌注而不增加肺内分流。长期应用后突然停药会致肺动脉压力反弹，因此长期使用疗效和不良反应并无资料，此外，因监测吸入浓度困难，国内尚无医用制剂被批准上市而不推荐使用。

（三）前列环素类
此类药物有：①强力的扩血管作用；②抗血栓作用；③抗细胞增殖活性；④抗炎及抗纤维化活性。

1. 依前列醇（Flolan） 依前列醇 1995 年在欧美国家被批准上市，能改善症状，提高运动耐量，改善血流动力学及 10 年生存率，至今也是治疗心功能IV级患者的金标准。治疗方案：通过中心静脉泵持续滴入起始剂量 2～4ng/（kg·min），逐渐上调，最佳剂量因人而异，大多数为 20～40ng/（kg·min）。长期依前列醇治疗副作用包括颜面潮红、下颌痛、腹泻、头痛、腿痛、腹痛、恶心和低血压。应用时不能骤然停药，否则可导致部分患者肺动脉压反跳性升高，症状恶化，甚至死亡。依前列醇半衰期很短，只有 3～5 分钟，室温下也只能稳定 8 小时，故需要通过输注泵或永久置入的导管持续给药。此药物国内尚无使用经验。

2. 伊洛前列素 伊洛前列素结构稳定，可静脉注射和喷雾吸入。雾化吸入是主要的给药方式。伊洛前列素半衰期较长，肺选择性高，对体循环影响较小；此外，药物优先到达通气良好的肺泡（肺内选择性），使相应的肺血管扩张强度增加，因此可避免肺内分流，且能保持氧合稳定。长期应用该药，可降低肺动脉压力和肺血管阻力，提高运动耐量，改善生活质量。推荐用量：每次吸入剂量为 10～20μg，每天 6～9 次。一般耐受性好，最常见不良反应为颜面潮红、下腭痛。吸入用伊洛前列素适用于心功能III和IV级患者及肺动脉高压危象的抢救和治疗。此外，伊洛前列素已被证明可以替代 NO 用于急性肺血管扩张试验。不过目前购买途径困难。

3. 曲前列尼尔（Remodulin，瑞莫杜林） 曲前列尼尔室温稳定，可静脉、皮下及口服给药。2002 年在美国获批，在我国 2013 年获批，是目前国内唯一经 CFDA 批准的皮下/静脉治疗肺动脉高压的前列环素类靶向药物，数分钟之内即被生物利用，半衰期长达 4 小时。有效提高肺动脉高压患者的运动能力，改善患者心功能状态及血流动力学，进而减少患者院内停留时间、减少入院频率、改善生活质量、提高生存率。皮下注射初始剂量为 1～2ng/（kg·min），如无注射部位疼痛、面色潮红、头痛等不良反应，可逐渐加量。由于个体差异，多数患者维持剂量在 20～40ng/（kg·min）。静脉注射曲前列素需外周静脉导管，初始剂量 2～4ng/（kg·min），逐渐增加至维持剂量（约为依前列醇维持剂量的 2～3

倍）。每48小时更换储药器一次，较依前列醇方便，使该药物成为依前列醇的替代产品。最常见的不良反应为注射部位的疼痛，其次是腹泻，但患者多可逐渐耐受。

4. 贝前列素　贝前列素是第一个化学结构稳定且口服有效的前列素类似物，空腹吸收快，30分钟达峰浓度，可以抗血小板聚集、扩张血管和保护内皮细胞。短期应用可显著改善患者活动耐量。成人起始剂量为20μg t.i.d.，饭后10~20分钟服用，需要逐渐增加剂量，不良反应为头痛、颜面潮红、下腭痛和腹泻。目前多与西地那非和波生坦等联合应用，使临床效应最大化，特别对于有雷诺现象、指端坏疽等外周血管病变的结缔组织病患者，疗效更佳。

（四）内皮素受体拮抗剂（ERA）

肺动脉高压患者血浆及肺组织中内皮素系统活性增高。内皮素-1（ET-1）具有缩血管和促进细胞增殖等作用，内皮素受体拮抗剂可通过作用于细胞膜上内皮素受体A和B，拮抗ET-1，从而扩张肺血管，改善PAH。

1. 波生坦　波生坦是最早被合成的内皮素受体拮抗剂，口服有效，可同时拮抗内皮素受体A和B。波生坦能改善患者的运动耐量、功能分级、血流动力学、超声心动图和多普勒参数，延长患者到达临床恶化时间。其起始剂量为62.5mg b.i.d.，4周后逐渐加量至125mg b.i.d.或250mg b.i.d.，至少服药16周。成人特发性动脉性肺动脉高压患者对波生坦有良好的耐受性。波生坦的主要不良反应为肝毒性，为剂量依赖性，减量或停药后可恢复。服用波生坦的患者需每月复查1次肝功能，根据肝功能情况选择继续治疗方案（表18-10-1）。其他不良反应有血红蛋白减少、精子生成受损。

表18-10-1　肝功能ALT/AST水平与波生坦推荐策略

肝功能	治疗和监测
治疗前	治疗前和治疗开始后每1个月需检查ALT/AST水平，剂量增加后2周必须复查肝功能
ALT/AST水平	
>3~≤5×ULN	一旦确定立即减量或停药并至少每2周检查ALT/AST水平1次。如果ALT/AST水平下降至治疗前水平，考虑继续波生坦治疗
>5~≤8×ULN	暂停用药，每2周监测1次肝功能，待转氨酶恢复正常后考虑再次用药
>8×ULN	立即停药且终生不再考虑应用波生坦治疗
出现伴随症状	立即停药且终生不再考虑应用波生坦治疗

注：ULN为正常上限值；伴随症状如恶性、呕吐、发热、腹痛、黄疸等。

2. 安立生坦　安立生坦是一种非磺胺类、高选择性拮抗内皮素-A受体。可改善肺动脉高压患者的症状、运动耐量和血流动力学，改善或维持心功能分级，延长到达临床恶化时间。现推荐初始剂量为5mg q.d.，如耐受可增加为10mg q.d.。此药2011年7月在我国上市，成为治疗肺动脉高压新的选择。其最大优点是不良反应少，可以避免常规监测肝功能，与其他药物如华法林等几无相互作用，可以安全合并使用，且疗效可靠。其主要不良反应为外周水肿、鼻塞、头疼等。安立生坦与他达拉非的联合疗法是目前唯一被ERS指南高度推荐的初始联合治疗。

3. 马昔腾坦　马昔腾坦是迄今为止最新的内皮素受体拮抗剂，口服有效，可同时拮抗内皮素受体A和B。马昔腾坦是第一个有大型长期研究证明能有效改善患者疾病死亡率及恶化的治疗肺动脉高压的药物，能降低肺动脉高压患者的住院率，改善患者的运动耐量、WHO心功能分级、血流动力学、超声心动图和多普勒参数。研究证明其能安全地与PDE-5i、吸入性PGI2类似物联合使用。使用剂量为10mg q.d.。成人患者耐受性良好，肝毒性发生率很低，其他少见的不良反应包括胚胎-胎儿毒性、体液潴留、血红蛋白降低等。

（五）5型磷酸二酯酶抑制剂（PDE-5i）

PDE-5i可以抑制cGMP降解，增加细胞内cGMP浓度使平滑肌细胞松弛，扩张血管，同时抑制血管增殖和血小板聚集。需要关注的是，由于最新研究发现右心室壁有PDE-5，因此本类药物可以定向增强右心室收缩能力而在治疗右心衰竭的地位逐日升高。

1. 西地那非　西地那非2005年被欧美批准用于治疗特发性、硬皮病相关性肺动脉高压，可改善患者活动耐量、症状和血流动力学参数。实践中推荐初始剂量为20mg t.i.d.，之后每2周增加一次，直到最大剂量（80mg t.i.d.）或出现剂量依赖性副作用（如头痛、鼻充血或消化不良）后维持治疗。西地那非常见不良反应有头痛、消化不良、脸红和鼻出血。此外，需警惕西地那非治疗勃起功能障碍时出现的不良反应，如非动脉缺血性视网膜病、突发性耳聋等。

2. 他达拉非（tadalafil，Cialis，希爱力）　他达拉非是一种长效、强效PDE-5i，半衰期长达36小时，2009年被欧美批准用于治疗动脉性肺动脉高压，推荐初始剂量为10mg q.d.，逐渐增加剂量至20~40mg q.d.。PHIRST临床研究显示他达拉非20或40mg q.d.可有效改善患者活动耐量、症状、血流动力学和到达临床恶化时间。他达拉非耐受性良好，研究中最常见副作用为头痛、肌肉痛和消化不良；绝大多数报道的副作用为轻、中度，且随着时间逐渐消失。

（六）可溶性鸟苷酸环化酶激动剂（sGC刺激剂）

利奥西呱（riociguat）片，为口服使用，是一种可溶性鸟苷酸环化酶（sGC）刺激剂，可以刺激和增加鸟苷酸环化酶受体对一氧化氮的敏感性，2013年在美国获批，在中国2018年获批上市。是首个获批用于治疗术后持续性/复发性CTEPH（pulmonary hypertension due to chronic thrombotic and/or embolic disease，慢性血栓栓塞性肺动脉高压）及不能手术的 CTEPH 患者的药物。此外，利奥西呱也获批用于治疗第一类肺动脉高压患者，从而改善患者运动能力、心功能分级、血流动力学、生物标记物 N-末端脑钠肽前体（NT-proBNP），以提高患者生活质量。

成人的推荐起始剂量为 1.0mg t.i.d.，与食物同服或不同服均可。剂量可每两周增加一次，每次增量 0.5mg 直到最大剂量为 2.5mg t.i.d.（每天总剂量最大为 7.5mg）。利奥西呱通常耐受良好，且长期治疗安全性良好，不需要常规监测肝功能。最常见的不良反应包括头痛、眩晕、消化不良、外周水肿、恶心、腹泻和呕吐。

二、治疗原则

2015 年欧洲肺动脉高压诊断和治疗指南中肺动脉高压患者的治疗原则见图 18-10-1。急性肺血管试验阳性患者给予 CCB 治疗，阴性患者根据 WHO-FC 选择合适的药物治疗，见表 18-10-2。靶向药物治疗肺动脉高压患者，需每 3~6 个月进行一次疗效评估，评估内容包括：WHO 心功能分级、6 分钟步行距离、血流动力学和生化标记物如脑钠肽（BNP）/NT-proBNP。Ⅲ 和 Ⅳ 级患者心功能改善至 Ⅱ 级，6 分钟步行距离改善至 400~500 米，血流动力学改善（心指数正常，肺血管阻力降低）者；Ⅱ 级患者心功能分级、6 分钟步行距离和心指数稳定者继续治疗，否则需增强治疗，考虑序贯联合治疗。联合治疗可选择 ERA+PDE5i，或者前列腺素+ERA，或者前列腺素+PDE-5i 等，见表 18-10-3。最佳的联合治疗方案需要考虑心功能分级、治疗时机、不良反应等。心功能 Ⅱ、Ⅲ 级患者，首选推荐安立生坦联合他达拉非，Ⅲ、Ⅳ 级者推荐静脉或皮下前列环素类联合 ERA 或者 PDE-5i 治疗。

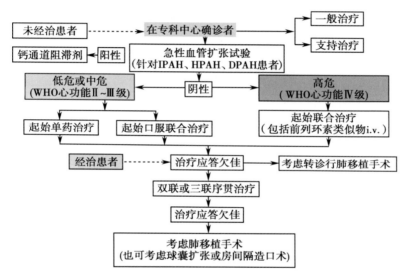

图 18-10-1　2015 ESC/ERS PAH 指南：肺动脉高压的治疗策略

i.v.：静脉滴注。

表 18-10-2　2015 ESC/ERS PAH 指南：根据 WHO FC 分级推荐的单药治疗药物

治疗药物/措施		推荐级别-证据水平					
		WHO-FC Ⅱ		WHO-FC Ⅲ		WHO-FC Ⅳ	
钙通道阻滞剂		Ⅰ	C[a]	Ⅰ	C[a]	—	—
内皮素受体拮抗剂	安立生坦	Ⅰ	A	Ⅰ	A	Ⅱb	C
	波生坦	Ⅰ	A	Ⅰ	A	Ⅱb	C
	马昔替坦	Ⅰ	B	Ⅰ	B	Ⅱb	C
PDE-5 抑制剂	西地那非	Ⅰ	A	Ⅰ	A	Ⅱb	C
	他达拉非	Ⅰ	B	Ⅰ	B	Ⅱb	C
sGC 激动剂	利奥西呱	Ⅰ	B	Ⅰ	B	Ⅱb	C

续表

治疗药物/措施			推荐级别-证据水平					
			WHO-FC Ⅱ		WHO-FC Ⅲ		WHO-FC Ⅳ	
前列腺素类	依前列醇	静脉[b]	—	—	Ⅰ	A	Ⅰ	A
	伊洛前列腺素	吸入	—	—	Ⅰ	B	Ⅱb	C
		静脉	—	—	Ⅱa	C	Ⅱb	C
	曲前列腺素	皮下	—	—	Ⅰ	B	Ⅱb	C
		吸入	—	—	Ⅰ	B	Ⅱb	C
		静脉[c]	—	—	Ⅱa	C	Ⅱb	C
		口服	—	—	Ⅱb	B	—	—
	贝前列素		—	—	Ⅱb	B	—	—

注：[a] 仅用于特发性肺动脉高压、遗传性肺动脉高压，且急性血管反应试验阳性者；[b] RCTs 研究以临床恶化时间作为主要终点，或以证明能降低全因死亡率作为主要终点；[c] 适用于不能耐受皮下注射给药者。

表 18-10-3　2015 ESC/ERS PAH 指南：推荐的初始联合用药方案

治疗方案/措施	推荐级别-证据水平					
	WHO-FC Ⅱ		WHO-FC Ⅲ		WHO-FC Ⅳ	
安立生坦+他达拉非	Ⅰ	B	Ⅰ	B	Ⅱb	C
其他 ERA+PDE-5i	Ⅱa	C	Ⅱa	C	Ⅱb	C
波生坦+西地那非+静脉依前列醇	—	—	Ⅱa	C	Ⅱa	C
波生坦+静脉依前列醇	—	—	Ⅱa	C	Ⅱa	C
其他 ERA 或 PDE-5i+皮下曲前列尼尔	—	—	Ⅱb	C	Ⅱb	C
其他 ERA 或 PDE-5i+其他静脉前列环素类似物	—	—	Ⅱb	C	Ⅱb	C

三、新型治疗药物及展望

目前正在进行临床研究、非常有前景的治疗肺动脉高压的新型药物包括抗肿瘤药酪氨酸激酶抑制剂（伊马替尼，Ⅲ期临床试验）、5 羟色胺重吸收抑制剂［艾司西酞普兰（escitalopram），Ⅲ期临床试验］、5-羟色胺受体拮抗剂（terguride，Ⅱ期临床试验）、血管活性肠肽、钾通道开放剂、针对 BMPRⅡ 的基因治疗及干细胞/祖细胞治疗等。涉及多个途径和作用靶点及基因治疗。当然，以上药物均待大型随机、双盲、对照临床研究结果及长期随访以评估确切疗效。但是，肺动脉高压未来的药物治疗前景一片光明，其成为可以控制的疾病也成必然。

（刘春丽）

参考文献

［1］GALIÈ N. HUMBERT M. VACHIERY JL. et al. 2015 ESC/ERS guidelines for the diagnosis and treatment of pulmonary hypertension［J］. Kardiol Pol. 2015. 73 (12): 1127-206.

［2］LAU EMT. GIANNOULATOU E. CELERMAJER DS. Epidemiology and treatment of pulmonary arterial hypertension［J］. Nat Rev Cardiol. 2017. 14 (10): 603-614.

［3］HUMBERT M. SEGAL ES. KIELY DG. et al. Results of European post-marketing surveillance of bosentan in pulmonary hypertension［J］. Eur Respir J. 2007. 30 (2): 338-344.

［4］GALIÈ N. OLSCHEWSKI H. OUDIZ RJ. et al. Ambrisentan for the treatment of pulmonary arterial hypertension: results of the ambrisentan in pulmonary arterial hypertension. randomized. double-blind. placebo-controlled. multicenter. efficacy (Aries)study 1 and 2［J］. Circulation. 2008. 117 (23): 3010-3019.

［5］MEHTA S. SASTRY BKS. SOUZA R. et al. Macitentan improves health-related quality of life for patients with pulmonary arterial hypertension: results from the randomized controlled SERAPHIN trial［J］. Chest. 2017. 151 (1): 106-118.

［6］GHOFRANI HA. D'ARMINI AM. GRIMMINGER F. et al. Riociguat for the treatment of chronic thromboembolic pulmonary hypertension［J］. N Engl J Med. 2013. 369 (4): 319-329.

［7］LAJOIE AC. Lauzière G. LEGA JC. et al. Combination therapy versus monotherapy for pulmonary arterial hypertension: a meta-analysis［J］. Lancet Respir Med. 2016. 4 (4): 291-305.

［8］OGAWA A. SATOH T. Survival of Japanese patients with idiopathic/heritable pulmonary arterial hypertension [J]. Am J Cardiol, 2017, 119 (9): 1479-1484.

[9] BOUCHERAT O, VITRY G, TRINH I, et al. The cancer theory of pulmonary arterial hypertension [J]. Pulm Circ, 2017, 7 (2): 285-299.

[10] ORRIOLS M, GOMEZ-PUERTO MC, TEN DIJKE P. BMP type II receptor as a therapeutic target in pulmonary arterial hypertension [J]. Cell Mol Life Sci, 2017, 74 (16): 2979-2995.

[11] HAMID R, YAN L. Induced pluripotent stem cells in pulmonary arterial hypertension [J]. Am J Respir Crit Care Med, 2017, 195 (7): 852-853.

第十一节
标准化特异性免疫治疗

一、概述

特异性免疫治疗(specific immunotherapy, SIT)指用逐渐增加剂量的变应原提取物对过敏患者进行反复接触,提高患者对此类变应原的耐受性,从而控制或减轻过敏症状的一种治疗方法。作为一种"对因治疗",WHO 称其为"唯一"

可改变过敏性疾病进程的疗法,其疗效体现在:①早期疗效——完成起始阶段后即显效;②持续疗效——治疗过程中疗效;③长期疗效——疗程结束后持续疗效;④预防疗效——防止新发过敏性疾病。选用正确的疫苗、严格掌握患者的适应证,特异性免疫治疗可显著改善过敏的症状、减少药物的使用及提高患者的生活质量。根据给药途径不同主要分为皮下注射和舌下滴入两种方式,目前临床应用上以前者为主,也是本节重点介绍内容,其治疗流程如图 18-11-1 所示。

二、相关术语定义

（一）变应原　　能够结合 IgE 的蛋白或糖蛋白,大多数来源于自然界中物质,如尘螨、草树花粉、动物毛发、真菌及昆虫等。

（二）特异性免疫治疗（SIT）　　采用反复多次剂量逐渐递增的变应原刺激以达到免疫耐受状态的一种疗法,主要有皮下注射和舌下含服两种给药方式。

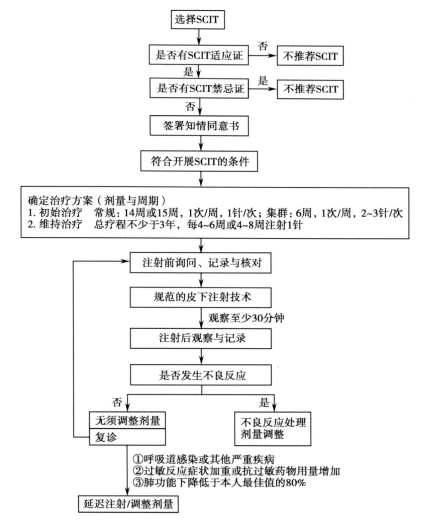

图 18-11-1　皮下注射特异性免疫治疗流程

（三）体内试验　变应原与局部组织细胞膜上的 IgE 结合后激活肥大细胞释放血管活性物质使皮肤出现风团和红斑,如皮肤点刺试验。

（四）体外实验　体外实验是进行血清游离特异性或总 IgE 水平的测定。

（五）主要致敏蛋白　指可以结合 50% 以上过敏患者体内的 IgE 分子的变应原抗原决定簇,即在特定的变应原中导致大多数人过敏的蛋白(如屋尘螨为 Der p 1)。

（六）次要致敏蛋白　是被少数患者的血清所识别的疫苗产品中的蛋白组成部分。

三、治疗机制

特异性免疫治疗的机制至今尚未完全阐明,可能的相关机制主要是 IgG 抗体与阻断抗体学说,即反复注射变应原使机体产生特异性 IgG 抗体,主要是 IgG4 抗体,该抗体可与相应变应原结合,形成免疫复合物,最后被单核吞噬细胞系统所清除,起着阻断或减少变应原与附着于肥大细胞或嗜碱性粒细胞上的特异性抗体相结合的作用,从而避免变应性疾病的发作。故此种抗体称为阻断抗体或保护性特异性 IgG 抗体。但也有观点认为免疫治疗后 IgG 浓度的变化与治疗的临床疗效似乎没有必然联系,理想的免疫治疗不仅依赖 IgG 水平的升高,更应考虑特异性 IgG 竞争结合力及其与抗原提呈细胞的亲和力。其他可能的机制主要有:诱导特异性 CD4$^+$T 细胞的无反应;调节 Th1/Th2 平衡,造成"免疫偏离";变应原提呈细胞发生"提呈偏离"等。

四、治疗方法

（一）确定致敏原　变应性疾病的变应原诊断包括体内试验、体外实验及变应原特异性体内激发试验。皮肤点刺试验(skin prick test,SPT)安全、易于操作、灵敏度高、临床相关性好、患者痛苦小,因此欧洲变态反应和临床免疫学会(EAACI)推荐其为最佳体内诊断方法。血清游离特异性或总 IgE 测定则更为准确。变应原特异性体内激发试验主要包括鼻黏膜和支气管特异性致敏原的激发试验,可作为诊断"金标准",但因易引起哮喘发作,目前只适用于研究。需要注意的是:虽然皮肤点刺阳性、血清特异性 IgE 增高,也不能断然判定受试者患有相应的变态反应性疾病。要仔细分析检测的致敏原是否与临床症状密切相关,如花粉阳性患者的症状是否为季节性并且与接触树木和花草有关;检测屋尘螨阳性患者的临床症状是否为常年性、是否进入室内或在清晨起床和夜间入睡时症状加重而日间尤其是户外活动时症状减轻,等等。

（二）确定合适的治疗对象　ARIA 指南曾建议,为改变变应性疾病的长期自然病程,应在疾病的早期开始进行特异性免疫治疗。2011 年美国变态反应、哮喘和免疫学会(AAAAI)发表的《变应原免疫治疗临床实用指南(第 3 版)》也提出,在处理变应性鼻炎、哮喘和昆虫叮蜇超敏反应时,应该考虑在药物治疗和避免接触变应原的同时进行特异性免疫治疗,而不是常规治疗失败后的补充措施。在考虑特异性免疫治疗之前要认真评估患者的疾病及其严重程度、变应原和疾病的关系、对症治疗的效果、疾病及治疗的潜在危险因素、患者的心理健康状态及其对疾病和治疗措施的态度。一般来说特异性免疫治疗适用于 5~60 岁过敏性哮喘的患者。

（三）免疫治疗的适应证

1. 患者的症状与变应原的接触关系密切且无法避免接触。

2. 患者的临床症状是由单一或少数致敏原引起的。

3. 症状持续时间延长或提前出现的季节性花粉症的患者。

4. 变应性鼻炎的患者在致敏原高峰季节出现下呼吸道症状。

5. 规范使用抗哮喘药物治疗症状仍有反复发作的患者。

6. 不愿意接受持续或长期药物治疗的患者。

7. 药物治疗引起不良反应的患者。

（四）免疫治疗的禁忌证

1. 绝对禁忌证　①严重的免疫系统疾病、心血管系统疾病、癌症及慢性感染性疾病;②患者必须服用(包括表面吸收剂型)β 受体拮抗剂;③缺乏依从性及严重心理障碍。

2. 相对禁忌证　①中~重度持续性哮喘、哮喘病情不稳定或急性发作期、肺通气功能(FEV$_1$)低于正常预计值 70% 的患者首先需进行充分的药物治疗。②5 岁以下儿童:应该在有经验的医师指导下使用。③孕妇:至今没用证据显示特异性免疫治疗有致畸作用,但在剂量增加阶段,存在过敏性休克和流产等危险因素,因此在妊娠或计划受孕期间不主张开始特异性免疫治疗;如妊娠前已经接受治疗并耐受良好,则不必中断治疗。

（五）免疫治疗的标准化疫苗

1. 标准化变应原疫苗　是经典的应用最广的免疫治疗制剂,目前美国食品与药品监督管理局的标准(Food and Drug Administration Reference,FDAR)和欧洲变态反应与免疫学会的内部参数标准(In House Reference Standards,IHRS)规定,每批疫苗在投入临床使用前都要用标准检测方法在具有代表性的人群中进行皮肤试验、剂量反应试验或体外的免疫活性的检测,其结果要与标准样品进行比较以确保产品批次间生物活性的一致性,而欧洲 IHRS 还规定每批疫苗中主要变应原蛋白的含量也要保持一致。我国目前对用于特异性免疫治疗的疫苗尚无统一的标准。

2. 疫苗的生物活性单位　疫苗的单位是依据代表性人

群的特异变应原与组胺（10mg/ml 氢氯组胺）皮肤反应指数或特异变应原的皮疹大小来制定的。根据这一方法并综合实际临床应用经验来调整疫苗剂量的大小。每个制造商制定各自产品的单位和浓度，所以产品的标签上会标有不同的单位（如：Histamine Equivalent Potency，HEP：基于皮肤点刺试验，即与1mg/ml 组胺比较所产生相同大小的皮疹所需的变应原浓度；Biologic Unit，BU：亦是基于皮肤点刺试验，即与10mg/ml 组胺比较所产生相同大小的皮疹所需的变应原浓度；Allergy Unit，AU，基于皮内试验，即将产生皮试红斑横直径的总和是 50mm 的变应原浓度定为 100 000AU/ml；Bio-equivalent Allergy Unit，BAU：亦是基于皮内试验，即相当于皮试红斑横直径总和是 50mm 的变应原稀释浓度；Standard Quality Unit，SQ-U：根据疫苗主要和次要致敏蛋白的组成、变应原的生物活性、特异性和敏感性及批次间的可比性等因素而定的单位）。要说明的是，不同的制造商即使使用同一种方法来控制产品质量、产品标签标出相同单位（如：10HEP/ml），但因为选择测试的人群不同，其对变应原的敏感性存在差异，或者受试者的数量过少，或者具体测试的步骤不同，也可能导致这些产品不具备相同的生物活性。

3. 疫苗相关成分　目前的标准化免疫检测方法以主要致敏蛋白为主，并没有把次要致敏蛋白的免疫活性对整个疫苗产品的影响考虑在内。少数对常规主要致敏蛋白不起反应的患者，次要致敏蛋白的含量就显得比较重要，因为它们会影响疫苗总的生物效应剂量且个体差异较大。EAACI 的指导文件强调不同的制造商可能使用不同的免疫学方法来标定其主要致敏蛋白含量，但所有产品的标签需以质量单位（μg/ml）注明其主要致敏蛋白的含量（表 18-11-1）。

（六）规范化注射技术及剂量　注射部位是上臂远端 1/3 的外侧和前臂中 1/3 的背侧。用拇指和食指捏起上臂三角肌下沿皮肤，在深部皮下进针，注射必须缓慢，注射 1ml 大约需要 60 秒，并应间断进行回抽动作，如每注射

0.2ml 回抽一次，如果回抽到血液，应该停止注射，弃去血液污染的产品，观察患者 30 分钟。如果没有明显全身反应，可重新抽取剩余剂量的变应原产品再次注射。建议左右臂轮流注射。

表 18-11-1　WHO 推荐的各种变应原主要致敏蛋白及有效年维持剂量

变应原种类	主要变应原	剂量/μg（胃肠外途径）
1. 猫 Cat		
家猫 *Felis domesticus*	Fel d 1	146
2. 屋尘螨 House dust mite		
羽刺皮癣螨 *Der. Pteronyssinus*	Der p 1	98
粉尘螨 *Der. Farinae*	Der f 1	138
3. 豚草 Short Ragweed		
普通豚草 *Ambrosia artemisifolia*	Amb a 1	100
4. 青草 Grasses		
鸭茅 *Dactylis glomerata*	Dac g 5	120
草地羊茅 *Festuca pratense*	Fes p 5	186
黑麦草 *Lolium perenne*	Lol p 5	125
梯牧草 *Phleum pratense*	Phl p 5	202
5. 树木 Tree		
白桦 *Betula verrucosa*	Bet v 1	130

1. 剂量方案　皮下免疫治疗的起始浓度、剂量、疗程各地各单位不尽一致。"安脱达"屋尘螨变应原疫苗常用方案见表 18-11-2，"阿罗格"双螨变应原疫苗的注射方案见表 18-11-3。疗程一般分为剂量起始阶段和剂量维持阶段。

表 18-11-2　"安脱达"屋尘螨变应原疫苗起始阶段与维持阶段的浓度剂量方案

起始阶段			维持阶段		
周次	浓度/(SQ·ml⁻¹)	容量/ml	周次	浓度/(SQ·ml⁻¹)	容量/ml
1	100	0.2	17	100 000	1.0
2	100	0.4	21	100 000	1.0
3	100	0.8	27	100 000	1.0
4	1 000	0.2	33	100 000	1.0
5	1 000	0.4	39	100 000	1.0
6	1 000	0.8	45	100 000	1.0
7	10 000	0.2	51	100 000	1.0
8	10 000	0.4	57	100 000	1.0
9	10 000	0.8			
10	100 000	0.1			

起始阶段			维持阶段		
周次	浓度/(SQ·ml⁻¹)	容量/ml	周次	浓度/(SQ·ml⁻¹)	容量/ml
11	100 000	0.2			
12	100 000	0.4			
13	100 000	0.6			
14	100 000	0.8			
15	100 000	1.0			

表 18-11-3 "阿罗格"屋尘螨和粉尘螨双变应原疫苗起始阶段与维持阶段的浓度剂量方案

起始阶段			维持阶段		
周次	浓度/(TU·ml⁻¹)	容量/ml	周次	浓度/(TU·ml⁻¹)	容量/ml
1	50	0.1	20	5 000	0.5
2	50	0.2	22	5 000	0.75
3	50	0.4	24	5 000	1
4	50	0.8	28	5 000	1
5	500	0.1	32	5 000	1
6	500	0.2	36	5 000	0.5
7	500	0.4	38	5 000	0.75
8	500	0.8	40	5 000	1
9	5 000	0.1	44	5 000	1
10	5 000	0.2	48	5 000	1
11	5 000	0.4	52	5 000	0.5
12	5 000	0.6	54	5 000	0.75
13	5 000	0.8	56	5 000	1
14	5 000	1	60	5 000	1
16	5 000	1	64	5 000	1

（1）剂量起始阶段：起始或诱导期的注射方案有常规方案（每周注射1次），亦有集群（每2~3天注射1次）或快速（每1~2小时注射1次）方案。基于安全性的考虑，哮喘患者应采用常规方案，而单纯变应性鼻炎可根据患者的病情和反应选择常规或快速方案，选择哪种方案还取决于免疫治疗机构的人员和条件配备。在选择方案之前首先要权衡患者使用该方案的有效性，其次是安全性，最后才考虑患者的方便性。疫苗的剂量表和变应原的注射量无论是儿童或是成人是相同的。本质上来说，起始阶段方案是尽快达到最大维持剂量和保证最高的安全性之间的折中方案，起始方案并不是固定不变的，应该根据患者临床症状控制的好坏、有否合并症、对治疗的反应、注射间隔的时间、环境控制及季节性变应原暴露的情况进行调整。

（2）剂量维持阶段：最佳维持剂量是指获得最佳临床效果同时无任何严重不良反应的个体化剂量。对于不同的变应原疫苗有不同的推荐维持剂量，制造商应根据世界卫生组织的要求（每次注射的纯化主要致敏蛋白在5~20μg或每年的累积注射剂量为50~250μg）来制订并推荐每次注射的维持剂量。但一些高度敏感的患者有可能达不到推荐的最高剂量，而有些平常接触大量致敏原（如家居或工作环境中有高浓度的尘螨或花粉）的患者可能需要的维持剂量超过推荐的最大剂量。因此就需要调整每次注射剂量、缩短或延长注射的间隔时间以保证每年的累积剂量在上述范围内。儿童的免疫治疗的变应原剂量与成人的相同，并不取决于儿童的年龄或体重。图18-11-2显示特异性免疫治疗常规方案中剂量-时间关系。

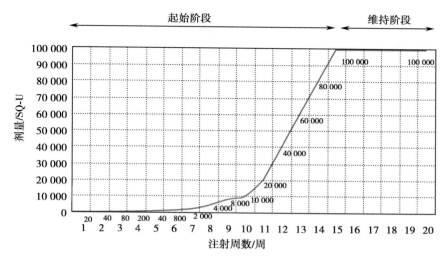

图 18-11-2　特异性免疫治疗常规方案中剂量-时间关系

2. 剂量调整方案　剂量的合理调整可确保临床疗效和避免不良反应,具体请参照 EAACI 制定的剂量调整指南(表 18-11-4)。在每次调整变应原的注射剂量前,应充分评估患者是否适合接受预定剂量注射,这是避免全身副作用发生的重要步骤。注射变应原应与注射其他传染性疾病的疫苗分开,至少间隔一周的时间。

表 18-11-4　皮下注射之特异性免疫治疗的剂量调整指南

1. 起始阶段	
右列情况不予注射:	(a) 最近 3 天患者出现呼吸道感染或其他疾病时
	(b) 最近 3 天,患者过敏症状加重,或需增加抗过敏药物的剂量时
	(c) 峰值流量小于 70% 个人最佳值时
治疗期间需终止:	(a) 局部速发性反应(直径)>5cm
	(b) 全身反应
注射间隔:	2 周之内:按照时间表增加剂量
	2~4 周:剂量不变(重复上次注射剂量)
	4~6 周:剂量退 1 步
	6~8 周:剂量退 2 步
	≥8 周:重新开始
上次注射后出现局部速发性反应 (30 分钟内):	<5cm:按照时间表增加剂量
	5~8cm:重复上次注射剂量
	>8cm:剂量退 1 步
上次注射后出现局部迟发性反应 (第 1 天内):	如果出现的症状给患者带来不便,则维持上次剂量不变
上次注射后出现轻微全身反应: (轻微荨麻疹、鼻炎或哮喘)	剂量退 1~2 步
严重全身反应:	应考虑(是否)继续治疗
2. 维持剂量阶段	
维持剂量的定义:	(a) 经临床研究所确定的最佳剂量
	(b) 个人最佳剂量(根据个人反应确定)
(起始治疗)转向维持治疗的注射 时间间隔:	2 周(最多 3 周)→4 周(最多 5 周)→8 周(最多 10 周)维持治疗

出现右列情况时不予注射:	（a）最近 3 天患者出现呼吸道感染或其他疾病时 （b）最近 3 天,患者过敏症状加重,或需增加抗过敏药物的剂量时 （c）峰值气流量小于 70% 个人最佳值时
维持治疗阶段的注射时间间隔:	≤10 周:剂量不变 10~12 周:剂量减少 20% 12~16 周:剂量减少 40% ≥16 周:重新开始
上次注射后出现局部速发性反应 （30 分钟内）:	≤8cm:剂量不变 >8cm:减少 20%
上次注射后出现局部迟发性反应 （第 1 天）:	如果出现的症状给患者带来不便,则剂量减少 20%
轻微全身反应:	剂量减少 20%~40%
严重全身反应:	应考虑(是否)继续治疗
维持剂量减量后的剂量增加:	≤20%:4 周后恢复到总剂量并持续到第 8 周后 >20%:每周注射一次直到达到维持剂量,然后第 2、4、8 周注射

（七）过敏性哮喘舌下特异性免疫治疗（SLIT）

1. SLIT 变应原制剂剂型 全球使用 SLIT 的剂型有滴剂和片剂两种。国内目前可供临床使用的舌下含服标准化变应原制剂仅有粉尘螨滴剂一种制剂"畅迪"。

"畅迪"粉尘螨滴剂的使用方法:治疗分为递增阶段及维持剂量阶段两个阶段。14 周岁及以上的青少年及成人使用 1~5号,其中 1~4 号作为递增期用药,5 号作为维持用药。服药方法为:服药前需要静息 3~5 分钟。将药物含于舌下 1~3 分钟后吞服,若滴数过多可分多次服用,服药后 5 分钟可正常饮水或进食。儿童应在家长的监护下进行舌下滴入给药。

免疫治疗的同时须根据需要联合使用控制症状药物,用药方案需要定期对患者进行评估,病情有改善时对症用药采用降级治疗。以下为 ≥14 周岁青少年及成人用药剂量时间表（表 18-11-5）。

表 18-11-5 "畅迪"粉尘螨滴剂剂量方案

研究评估时间	药物	第 1 天	第 2 天	第 3 天	第 4 天	第 5 天	第 6 天	第 7 天
治疗第 1 周	畅迪 1 号	1 滴	2 滴	3 滴	4 滴	6 滴	8 滴	10 滴
治疗第 2 周	畅迪 2 号	1 滴	2 滴	3 滴	4 滴	6 滴	8 滴	10 滴
治疗第 3 周	畅迪 3 号	1 滴	2 滴	3 滴	4 滴	6 滴	8 滴	10 滴
治疗第 4~5 周	畅迪 4 号	每天一次,每次 3 滴						
治疗第 6 周至结束	畅迪 5 号	每天一次,每次 2 滴						

治疗初期如有对药物不耐受的情况时,需使用抗哮喘药物来控制症状,或调整变应原药物的服用剂量。

舌下免疫治疗的不良反应可发生在递增期和维持期,若在递增过程中出现轻微的不良反应,如轻微口舌麻木或瘙痒感、局部皮疹、轻度胃肠道不适和轻度疲劳感,可在配合使用抗哮喘药物缓解症状的同时,继续按原计划进行给药,一般 1 周内这些不良反应会自动消退;如持续用药症状加重,或者是诱发过敏症状轻度发作,在配合使用对症缓解药物的同时将用药剂量退到上次够耐受的最大剂量,持续使用 1~2 周,待症状消失且患者对此剂量耐受以后,再进行下一步的正常递增程序;若患者哮喘急性发作,则立即使用抗哮喘药物,并暂停脱敏。如果患者对畅迪 1 号 1 滴即产生不良反应,可以用饮用水稀释畅迪 1 号 10 倍,持续使用 1~2周后,直到能够耐受畅迪 1 号 1 滴再尝试按照说明书递增。

2. SLIT 风险管理建议

（1）接受 SLIT 治疗的患者应在受过训练的专业人员监护下治疗,在接受第一个治疗剂量后观察 ≥30 分钟,并评估 SLIT 治疗前后症状和 PEF 的变化,以便决定是否需要调整剂量或者继续进行。

（2）备用抗组胺药物或者吸入型 β_2 受体激动剂。

（3）教育患者仔细阅读药物使用说明,患者应告知医师是否使用其他药物、是否有其他并存疾病、既往是否发生过敏反应及其类型。

（4）出现口腔炎症、口腔溃疡、扁平苔藓或者需要拔牙等情况时,SLIT 必须临时中止治疗。

（5）由受过训练的专业人员随访患者、评估治疗反应和监测安全性。

五、疗程、有效性及评估

EAACI 的指导文件建议特异性免疫治疗的疗程为 3~5 年，免疫疗效一般产生于免疫治疗后的 3 个月至 1 年半。目前有国外研究报道特异性免疫治疗疗效可持续 7 年。但其长期疗效尚需更多规范和严格的临床观察和研究来评价。指导文件还将特异性免疫治疗对哮喘有效性的临床证据定为"Ⅰa"、变应性鼻炎的定为"Ⅰb"。就免疫治疗的有效性而言，昆虫毒液如蜂毒的过敏症（尤其是严重的过敏反应如过敏性休克）的疗效（包括远期效果）约为 98%，其次是花粉为 85% 左右，猫、狗和霉菌约为 80%，而尘螨则较前者低，约为 70%。目前亦有以血清特异性 IgG4 水平作为疗效评判指标，但仍存在争议。

至今仍无有效指标可对 SIT 疗效进行准确评估。目前临床常用的评估工具为鼻炎哮喘症状药物评分及视觉模拟评分（visual analogue score, VAS）。此外鼻炎控制评估测试（rhinitis control assessment test, RCAT）、鼻结膜炎生活质量调查问卷（rhinoconjunctivitis quality of life questionnaire, RQLQ）、哮喘控制评分（asthma control test, ACT）、哮喘控制问卷（asthma control questionnaire, ACQ）、哮喘生活质量问卷（asthma quality of questionnaire, AQLQ）等均可用于临床症状疗效评估，但目前这类评估主要用于科研，临床实际应用不多。而临床研究发现 SPT 及肺功能 FEV_1 经治疗后的改变存在争议。近年来认识到特异性 IgG4 升高仅是 SIT 治疗后的一种伴随现象，与症状改善并不平行，且特异性 IgE 治疗后的变化也存在争议。目前有研究发现尘螨组分特异性 IgE 治疗后显著下降，其相关研究也受到重视。未来，特异性 IgG4 竞争结合能力、组分特异性 IgE、有关细胞因子（如白介素、γ干扰素等）及变应原激发试验有可能是潜在的 SIT 疗效评估指标。

六、不良反应及处理

不管是局部还是全身副作用的发生，都应当予以重视并及时处理，同时检查出现反应的原因。大多数全身反应发生于剂量递增阶段的后期，越接近患者的最大耐受量，发生反应的可能性越大。不良反应的处理见表 18-11-6。

表 18-11-6　特异性免疫治疗的不良反应及处理

不良反应	处理
大面积的局部反应（注射 30 分钟后直径>12cm）	1. 口服抗组胺药 2. 观察至少 60 分钟
鼻炎	1. 口服抗组胺药 2. 观察至少 60 分钟并重新检测峰值气流量
轻微荨麻疹	1. 口服抗组胺药 2. 观察至少 60 分钟
哮喘	1. β_2 受体激动剂吸入 2. β_2 受体激动剂静推/皮下注射 3. 吸氧 4. 皮质激素（泼尼松龙 50mg 或甲泼尼龙 40mg 静脉注射） 5. 考虑住院治疗
全身反应 泛发性荨麻疹或血管性水肿	1. 肾上腺素（1mg/ml）0.3~0.5mg，深部肌内注射 2. 建立静脉通道（输注盐水） 3. 监测血压和脉搏 4. 抗组胺药，例如氯马斯汀（1mg/ml 浓度）1~2ml（即 1~2mg 的用量）肌内注射 5. 皮质激素（泼尼松龙 50mg 或甲泼尼龙 40mg 静脉推注） 6. 考虑住院治疗
过敏性休克 参照图 18-11-3（严重过敏反应抢救流	1. 肾上腺素（1mg/ml 浓度）0.5~0.8mg，深部肌内注射或（0.1mg/ml 的稀释浓度液）0.3~0.5mg 缓慢分次静推，10~20 分钟后可重复一次 2. 建立静脉通道（输注盐水） 3. 患者取仰卧位

续表

不良反应	处理
过敏性休克 参照图 18-11-3（严重过敏反应抢救流程）	4. 吸氧（5~10L/min） 5. 监测血压、脉搏和氧饱和度 6. 抗组胺药，例如氯马斯汀（1mg/ml 浓度）1~2ml（即 1~2mg 的用量）肌内注射 7. 甲泼尼龙 80mg 静脉注射 8. 必须住院治疗以防发生致命性休克
儿童剂量	1. 肾上腺素（1mg/ml 浓度）0.01mg/kg（即 0.01ml/kg）肌内注射，必要时也可稀释成 0.1mg/ml 静推 2. 抗组胺药，例如氯马斯汀（1mg/ml 浓度）0.0125~0.025mg/kg，肌内注射 3. 皮质激素：甲泼尼龙 2mg/kg，静脉注射

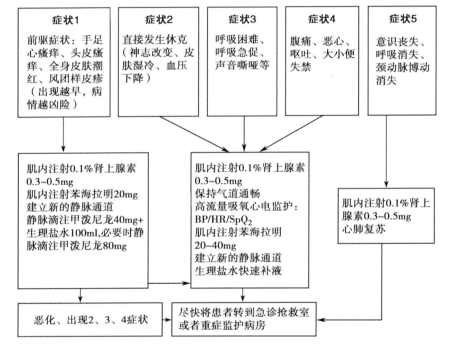

图 18-11-3   严重过敏反应抢救流程

七、治疗终止

目前关于治疗终止时机并无临床研究证据，多依据临床专家意见。皮下注射特异性免疫治疗终止情况如下：

1. 获得成功的临床疗效   经过 3~5 年的免疫治疗后，已没有症状或者症状已经大幅改善 1~2 年的患者。

2. 无反应者   经过 1 年的维持治疗无效者。

3. 过敏反应   在免疫治疗期间出现危及生命的严重不良反应者。

4. 依从性欠佳者。

5. 出现免疫治疗禁忌证者。

（李靖   鲜墨）

参考文献

[1] 李靖, 孔维佳, 林江涛, 等. 中国特异性免疫治疗的临床实践专家共识[J]. 中华结核和呼吸杂志, 2012, 35 (3): 163-166.

[2] 中国过敏性鼻炎研究协作组. 过敏性鼻炎皮下免疫治疗的临床操作规范[J]. 中国耳鼻咽喉头颈外科, 2018, 25 (1): 1-12.

[3] WACHHOLZ PA, DURHAM SR. Mechanisms of immunotherapy: IgG revisited[J]. Curr Opin Allergy Clin Immunol, 2004, 4 (4): 313-318.

[4] BOUSQUET J, KHALTAEV N, CRUZ AA, et al. Allergic rhinitis and its impact on asthma（ARIA）2008 update [J]. Allergy, 2008, 63 （Suppl 86）: 8-160.

[5] COX L, NELSON H, LOCKEY R, et al. Allergen immunotherapy: a practice parameter third update[J]. J Allergy Clin Immunol, 2011, 127 (Suppl 1): S1-S55.

[6] CANONICA GW, BAENA-CAGNANI CE, BOUSQUET J, et al. Recommen-

dations for standardization of clinical trials with allergen specific immuno-therapy for respiratory allergy. A statement of a world allergy organization (WAO) taskforce[J]. Allergy, 2007, 62 (3): 317-324.

[7] JACOBSEN L, NIGGEMANN B, DREBORG S, et al. Specific immunother-apy has long-term preventive effect of seasonal and perennial asthma: 10-year follow-up on the PAT study[J]. Allergy, 2007, 62 (8): 943-948.

[8] ZENG G, ZHENG P, LUO W, et al. Longitudinal profiles of serum specif-ic IgE and IgG4 to dermatophagoides pteronyssinus allergen and its major components during allergen immunotherapy in a cohort of southern Chinese children[J]. Mol Immunol, 2016, 74 (1): 1-9.

第十九章
气道介入治疗

第一节
硬质支气管镜的现代应用

一、概述

硬质支气管镜(rigid bronchoscopy,RB)是一种经气管插入硬质管道,建立直达中央气道的稳定通道,达到可视、可通气支持、可通过操作工具实施治疗性操作的气道内介入微创手术。硬质支气管镜不仅代表一种工具,还代表着一类气道内手术的方式,在介入呼吸病学(interventional pulmonology)领域是一项专门的技术,尤其在治疗方面占有重要的地位。硬质支气管镜技术已有 100 多年的历史,经过了诞生、发展、衰落、复兴、现代快速发展的曲折历程,4 位分别来自德国、美国、日本和法国的医师做出了重大的贡献,正是他们的创新性工作,才有了现代硬质支气管镜技术和介入呼吸病学。

二、硬质支气管镜技术的诞生、发展和现代应用

(一)第一阶段 诞生与发展(19 世纪末至 20 世纪 80 年代),代表人物 Gustav Killian(德国)、Chevalier Jackson(美国)。

1896 年 Gustav Killian 首次在人体经喉插入由食管镜改造的硬质支气管镜并进行了直接的气管内镜检查,1 年后应用硬质支气管镜成功取出一名男性患者的气管异物——一块猪骨头,在随后的数年里他不断改进该项技术并扩展了其应用指征,这些成就确立了他"支气管镜之父"的地位。受到 Killian 的启发,Chevalier Jackson 在 1904 年发明了带有光源的硬质支气管镜及用于取异物的各种器械,进一步改良了内镜插入和异物取出技术,并于 1907 年出版了第一本关于支气管食管学系统的教科书,他强调安全与操作技能的创新理念及富于传艺授业的精神使他获得了"美国支气管食管学之父"的美誉。经硬质支气管镜取出气道异物成功率高、创伤小,在当时具有划时代的意义。

(二)第二阶段 衰落与复兴(20 世纪 80 年代至 20 世纪末),代表人物 Shigeto Ikeda(日本)、Jean Francois Dumon(法国)。

1966 年 Shigeto Ikeda 成功研制了第一条可弯曲的纤维支气管镜,使人们第一次完整地观察到支气管树的腔内结构,并于 1972 年出版了英文版的纤维支气管镜图谱。经纤维支气管镜对气管内病灶活检和刷片细胞学检查成为了诊断肺癌的重要手段。可弯曲支气管镜技术的发展使介入呼吸病学领域发生了显著变化,以北美地区为主使用硬质支气管镜的频率显著下降,在欧洲 Jean Francois Dumon 的倡导下,大多数呼吸科医师仍坚守这种传统技术。1980 年他首先将激光技术应用于硬质支气管镜并联合可弯曲纤维支气管镜的治疗中,成为了治疗气道内生型恶性肿瘤的首选姑息疗法,他还推进了通过硬质支气管镜来进行各种介入治疗,发明了治疗气道狭窄和软化的硅酮支架(Dumon Stent),至今仍是世界上应用最广泛的气道支架之一。Dumon 在硬质支气管镜的卓越贡献让该技术重新被广大呼吸科医师重视,并广泛用于良、恶性气道狭窄的治疗,奠定了该项技术在介入呼吸病学治疗领域的重要作用,Dumon 成为近代介入支气管镜学的奠基者。

(三)第三阶段 现代硬质支气管镜的快速发展(21 世纪初至今),代表人物:世界各国的介入呼吸病专家。

以硬质支气管镜为基础,联合可弯曲支气管镜及包括激光、电刀、氩等离子体凝固(argon plasma coagulation,APC)、冷冻、球囊、支架等多种设备的现代硬质支气管镜技术在处理气道各种病变中的强大优势得到了广泛的重视,尤其在维持气道通道的能力、短时间解决大气道阻塞和狭窄的能力、大咯血的处理、各种复杂性操作、所需的介入治疗时间更短等方面跟传统内镜技术相比更有优势,在欧洲占有统治性地位,北美地区也作为治疗性操作的标准;在中国,随着资深专家坚持不懈地探索、全国性学术组织的成立、支持年轻医师到国外培训和举办各种学术交流,硬质支气管镜技术近年来取得了快速发展和普及,在世界范围内也具有一定的影响。

三、适应证

1. 硅酮支架的植入和取出。
2. 嵌入性金属支架的取出。
3. 严重的良、恶性肿瘤引起的中央气道阻塞。
4. 严重的气管瘢痕狭窄或软化。
5. 气管食管瘘修复术。
6. 咯血处理或出血高风险的操作。
7. 冷冻肺活检。
8. 复杂气道异物的取出。
9. 其他需经气道介入的复杂操作。

以上为硬质支气管镜实施的强适应证,主要考虑因素包括操作本身的复杂程度、对呼吸支持的需求、出血风险的评估,可弯曲支气管镜的适应证如有操作复杂、窒息及出血高风险的病例亦可优先考虑经硬质支气管镜操作。

四、并发症

研究表明如果按照操作规范,技术熟练、麻醉安全,使用硬质支气管镜的并发症很少,致死率仅为 0.4%～1%。常见并发症:

1. 牙齿、牙龈损伤 操作中如没有保护好患者牙齿,常于插入时损伤牙齿、牙龈,尤其是颈部短、肥胖或小颌患者。

2. 声门、声带损伤 声门狭窄行扩张操作或硬质支气管镜插入时易致声带损伤。

3. 气管黏膜、气管管壁损伤 行机械性切割或硬性扩张的时候常有少量出血,通常可控或通过硬质支气管镜压迫短时间内即可止血,严重的气道过度扩张可造成气管支气管壁破裂,常见于气管膜部、双侧主支气管内侧。

4. 低氧、窒息 在插入硬质支气管镜操作困难时如较长时间无法成功插入气管建立通气易出现缺氧,行狭窄治疗时球囊扩张、支架植入、肿物切除脱落等操作均会导致气道阻塞,如操作时间过长易出现低氧甚至窒息。

5. 过大的硬质支气管镜对声门、气管管壁的压迫可致局部缺血,甚至黏膜坏死,术后 24 小时内可出现不同程度的充血、肿胀,严重者黏膜整片脱落如活瓣样堵塞气管,需要及时清理避免窒息。

五、禁忌证

1. 硬质支气管镜规范操作需要在全身麻醉肌松下操作,因此不能耐受全身麻醉的情况,如血流动力学不稳定者、顽固性低氧血症无法通过气管插管有创通气支持纠正的呼吸衰竭患者等,均应禁忌使用。

2. 硬质支气管镜需经口插入气管,因此张口困难或颈部不能做过伸动作的情况,如因脊椎关节强硬造成颈椎病或活动受限者、颌面部外伤或口腔疾病造成张口受限者、上呼吸道肿瘤压迫影响硬质支气管镜通过者均应禁忌使用硬质支气管镜。

六、设备

(一) 基本设备 一套完整的硬质支气管镜系统应包括:图像传输设备、光源设备、硬质直管道(气管镜:长度 33cm,无侧孔;支气管镜:长度 43cm,带通气侧孔;不锈钢材质,厚度约 1.5mm,管径外径大小约 7～14mm,前端为斜切面,为整个管道最薄处,可作切割用)、光学镜(最常用的是 0°镜,也有移植其他腔镜系统的 30°镜)及支架植入装置(通常与硬质管道匹配)。

(二) 附属器械 包括硬质吸引管、球囊扩张器及各种各样的硬质钳,还有多种支架推送器。

七、注意事项

(一) 术前处理 术前检查包括血常规、凝血功能、动脉血气分析、心电图、X 线胸片、胸部 CT 等,需评估张口度、颈部活动度,并排除麻醉禁忌。

(二) 辅助通气 常用的辅助通气方式包括:

1. 高频喷射通气 其优点是在硬质支气管镜通道开放的情况下仍能保持良好的血氧饱和度,但随着操作时间延长,肺功能降低的患者易出现二氧化碳潴留。

2. 控制性机械通气 配合全身麻醉肌松适合较长时间的操作,优点是保证通气量情况下可避免二氧化碳潴留,但需要在操作中保持通道密闭,常需要填塞口腔辅助。

3. 高频喷射通气结合呼吸机通气 结合了上述两种通气支持方式,保证了分钟通气量,能维持良好的血氧饱和度和较低的二氧化碳浓度,须注意在行热消融治疗时氧浓度的控制,以及高频喷射通气情况下可容许通道不完全密闭,避免气压伤。

4. 其他 如操作时间短,也可以应用同步辅助通气、间歇负压通气等通气模式。

(三) 人员设置 安全高效地开展硬质支气管镜操作需要一个相对固定的专业团队,包括呼吸内镜技术娴熟的医师,能熟练应对并发症的处理、与之配合默契的技师和护士,在呼吸系统手术方面具备丰富经验的麻醉医师等组成的一个熟练配合的小组。研究表明,成熟的硬质支气管镜操作团队可有效降低手术操作的并发症、缩短手术所需时间,是手术成功的关键。

八、小结

硬质支气管镜是现代介入肺脏病学的主要工具之一,在呼吸介入治疗方面的地位无可取代,是呼吸介入医师应当掌握的一项"古老的新技术"。对一个呼吸介入团队来讲,完成规范的硬质支气管镜技术培训是开展这项工作的前提,同时也需要有一定数量病例操作来保持足够的熟练度,否则这项技术易学难精,经常会出现困难操作,如全身麻醉后硬质支气管镜不能及时置入,导致患者缺氧时间过长甚至窒息,以及出现其他相关的硬质支气管镜并发症。

(陈 愉)

参考文献

[1] PETRELLA F, BORRI A, CASIRAGHI M, et al. Operative rigid bronchoscopy: indications, basic techniques and results[J]. Multimed Man Cardiothorac Surg, 2014: mmu006.

[2] PATHAK V, WELSBY I, MAHMOOD K, et al. Ventilation and anesthetic approaches for rigid bronchoscopy[J]. Ann Am Thorac Soc, 2014, 11 (4): 628-634.

[3] MAHMOOD K, WAHIDI MM, OSANN KE, et al. Development of a tool to assess basic competency in the performance of rigid bronchoscopy[J]. Ann Am Thorac Soc, 2016, 13 (4): 502-511.

[4] BATRA H, YARMUS L. Indications and complications of rigid bronchos-

copy[J]. Expert Rev Respir Med, 2018, 12 (6): 509-520.

[5] FLANNERY A, DANESHVAR C, DUTAU H, et al. The art of rigid bronchoscopy and airway stenting[J]. Clin Chest Med, 2018, 39 (1): 149-167.

[6] 张红, 王广发, 章巍, 等. 应用硬质支气管镜治疗中心气道狭窄的有效性和安全性研究[J]. 中华结核和呼吸杂志, 2015, 38 (9): 675-679.

[7] 张杰. 硬质支气管镜的复兴与应用[J]. 中华结核和呼吸杂志, 2017, 40 (6): 403-405.

[8] 姜友定, 陈穗. 支气管镜的应用进展[J]. 中华肺部疾病杂志: 电子版, 2015, 8 (3): 106-109.

[9] 姜华, 薄丽艳, 王琰, 等. 硬质气管镜联合可弯曲支气管镜治疗恶性重度中央型气道狭窄[J]. 中华肺部疾病杂志: 电子版, 2018, 11 (1): 14-19.

第二节
良性中央气道病变的介入治疗

良性中央气道病变导致的气道狭窄是自介入呼吸病学发展到现在所致力于解决的主要问题之一,经过几十年的探索和积累,我们对这类问题的认识和处理不断成熟和完备,已经形成了规范化的诊疗共识。良性中央气道狭窄是指发生于中央气道(气管、双侧主支气管及右中间支气管)由于良性病变所致的狭窄。

一、良性中央气道狭窄的病因

良性中央气道狭窄的病因众多,大致可分为先天性、感染、肉芽组织形成、软骨疾病、异物性狭窄、肉芽肿性疾病、良性肿瘤、外压性狭窄及其他原因引起的中央气道狭窄。国外良性中央气道狭窄最常见的病因为气管插管、气管切开术;国内良性中央气道狭窄最常见的病因则为结核,其次是气管插管、气管切开术。

1. 先天性因素 儿童多见。完全性气管软骨环为最常见的先天性改变,表现为气管软骨环在气管后壁膜部融合形成的环状狭窄。其他的先天因素还包括肺动脉吊带及其他心血管畸形(如锁骨下动脉异常等)压迫气道等。

2. 创伤及医源性损伤 气管插管、气管切开术后气道狭窄最为常见,创伤及外科术后气管支气管断端吻合口的狭窄亦是常见原因。

3. 感染 国内最常见的是气管支气管结核。许多患者的狭窄并非发生于感染的活动期,而是在感染性炎症消退后的瘢痕修复阶段。

4. 非感染性炎症 比较常见的是复发性多软骨炎和肉芽肿性血管炎,这些气道狭窄患者往往同时伴有疾病本身特有的临床表现。

5. 气道良性肿瘤 主要有错构瘤、多形性腺瘤、软骨瘤、纤维瘤、鳞状细胞乳头瘤及血管瘤等,还有甲状腺良性肿瘤或甲状腺肿引起的外压性狭窄。

6. 其他 包括淀粉样变、骨化性气管支气管病及异物所致的狭窄等。

二、良性中央气道狭窄的分类

Freitag 等 2007 年在《欧洲呼吸杂志》上发表的有关良性中央气道狭窄的形态学分类方法较完整地描述了良性中央气道狭窄的特征,并将气道狭窄进行特异性和量化分级,更有利于进行对比分析和治疗方案的选择,并有助于对治疗效果及预后的评估。

1. 狭窄的定位 中央气道狭窄的定位目前分为 5 个区域:①声门下狭窄,处理难度大、预后相对差;②单纯的气管狭窄,处理相对容易,预后相对好;③隆突部位的狭窄,处理难度大、预后相对不佳;④同时合并双侧主支气管狭窄,处理难度大、预后相对差;⑤单侧主支气管狭窄,此类处理相对容易、预后相对好。

2. 狭窄的类型 气道狭窄分为两大类:结构性和动力性狭窄。结构性狭窄包括:管腔内生长、外源性压迫、瘢痕挛缩、管腔扭曲变形。动力性狭窄包括:气道膜部向内膨出和气道壁软化。

3. 狭窄程度与长度 按照狭窄横截面积占正常气道横截面积的比例,分为:<25%、26%~50%、51%~75%、>90%和完全闭塞。狭窄长度<1cm 的气道狭窄,相对容易处理,预后好;狭窄长度>5cm 的气道狭窄,则难以依靠手术切除解决。

三、良性中央气道狭窄的诊断和评估

呼吸困难指数和 6 分钟步行距离测试,能够评估患者临床症状的严重程度和活动耐量情况。影像学检查、肺功能检查及支气管镜检查是诊断和评估气道狭窄的必需手段。能够了解狭窄部位的形状、管壁结构、管腔外的情况及对肺功能影响的程度等。超声检查可以有助于了解气管软骨的情况及软骨环的完整性,也有助于了解增生性狭窄病变的性质,对制订治疗方案提供有价值的信息,并可作为治疗效果的随访手段。

四、良性中央气道狭窄的治疗

良性中央气道狭窄的治疗分为外科治疗和经支气管镜介入治疗。以往对于良性气道狭窄的治疗多为外科切除和手术重建,但是因外科手术创伤大、风险高,加之部分患者病变部位解剖学的限制(如病变区域过长)或基础情况差等原因,并且存在术后吻合口再狭窄的问题,使得外科手术的适应证非常有限。随着介入呼吸病学的快速发展和各种腔内介入治疗技术手段的应用,经支气管镜介入治疗已逐渐成为处理良性气道狭窄的主要手段。

目前经支气管镜介入治疗良性气道狭窄的策略主要是通过热消融、冷冻及机械扩张的方法解除气道狭窄;通过局部应用抑制瘢痕肉芽组织的药物或采用局部放射性治疗减少或防止介入治疗后气道再狭窄的发生;对于气道支撑结构破坏或气道病变不能够维持稳定的情况,可以选择放置气道支架。

1. 热消融技术　包括高频电刀、氩等离子体凝固（APC）和激光等，通过局部凝固、炭化及汽化等方式直接消融病变组织，起效快，主要适用于增生性病变，如肉芽组织、瘢痕和良性肿瘤等。但并发症较多，如气道损伤、出血、气胸、感染、着火等。尤其值得注意的是，高频电刀和APC在治疗瘢痕狭窄病变时，其本身可对气道造成更重、更大范围的损伤，引起更为严重的肉芽组织增生和瘢痕形成，反复、过度的治疗可导致狭窄程度和范围增大并最终破坏软骨，导致气道塌陷，使患者彻底失去治愈的机会。

热消融治疗气道狭窄的原则是用尽可能小的损伤来迅速解除气道狭窄，避免因过度损伤气道造成局部肉芽组织增多，继而导致气道狭窄程度进一步加重。电凝和APC仅适合管腔内生长的良性中央气道狭窄，并不适合其他类型良性中央气道狭窄的治疗。针形电刀与气道黏膜接触面极小，不会造成损伤面扩大，对于瘢痕性气道狭窄的治疗宜选用针形电刀进行切割、松解。此外，激光治疗能够控制烧灼深度最浅可达 0.4mm，适用于良性瘢痕增生性气道狭窄的治疗。

2. 冷冻技术　冷冻技术分为冻切和冻融。对于腔内生长的病变可采用冻切治疗，冻切主要起到机械切割组织的作用，由于其切割范围不易控制，容易出血，其安全性不如热消融治疗技术。对于瘢痕病变，需采用冻融治疗，但冻融起效慢，冷冻后需要等待一段时间细胞才发生坏死，因此不适用于紧急解除气道狭窄。冻融治疗不促进肉芽组织增生，通常在热消融治疗接近气道壁时或球囊扩张后采用冻融治疗处理剩余病变，有利于减轻瘢痕再狭窄发生的速度与程度。此外，与热消融相比，冷冻不易导致软骨的损伤，因此冷冻治疗很少发生气道软化、塌陷的并发症。应该注意的是，对于严重气道狭窄，在开放气道之前不要使用冻融，因其可引起气道水肿加重气道狭窄。

3. 气道扩张技术　包括球囊扩张和硬质支气管镜扩张。气道扩张主要适用于气道瘢痕挛缩狭窄和外压性狭窄，也可以作为气道狭窄综合治疗方案中的一部分。球囊扩张的优势是即刻起效，其缺点是疗效常不能维持，需多次扩张。对于瘢痕挛缩性狭窄，可先用针状电刀进行切割，松解瘢痕环，然后再行球囊扩张治疗，避免因球囊强力扩张而造成气道膜部的撕裂伤，甚至气管瘘的发生。

也可采用硬质支气管镜前端斜面对狭窄气道直接进行扩张的方法。对于挛缩性气道瘢痕应事先用针状电刀或激光进行切割以松解瘢痕，然后再行扩张。与球囊扩张比较，硬质支气管镜扩张的优势是扩张时不需要中断通气。但球囊扩张具有更多的优点，包括径向力和压力最大化，对气管黏膜损伤小，可以软镜下应用，更加方便、灵活等。

4. 气道支架植入　支架通常用于重建和开放气道，是治疗气道狭窄的重要方法，可长时间放置，疗效维持时间长，适用于气道支撑结构或功能破坏的情况，尤其是外压性狭窄、气道软化；也可短期内放置，适用于气道结构尚未完全破坏，仍能维持气道结构通畅的情况。

放置气道支架治疗的指征：①应用其他各种治疗方法疗效不佳，气道不能维持稳定的通畅；②在确定外科手术前临时放置；③外压性气道狭窄；④气道软化、塌陷且无法或不准备行外科手术治疗。

支架根据其制作材料分为 3 类：金属支架、硅酮支架、硅酮金属复合支架。对于需要长期放置气道支架的情况，应首选 Dumon 硅酮支架，硅酮材料弹性和韧性好、支撑力强，组织相容性好，对气道黏膜刺激小，其优势是不论放置多长时间均可以移除，肉芽组织增生导致的再狭窄发生率低，缺点是移位率高，支架内分泌物潴留常见，可通过选择"沙漏形"硅酮支架减少移位的发生率。气道重塑定型后可取出支架，如气道不能重塑，则硅酮支架需要长期放置。

当无法放置硅酮支架时，可选择放置覆膜金属支架，疗效类似，但移位率甚至高于硅酮支架，并且长期放置后严重肉芽组织增生的发生率高，建议 3~6 个月定期取出更换，直至气道重塑。

对于需要"暂时性"放置气道支架的情况，可以选择金属裸支架，应定时复查、移动，以免肉芽长入支架或包裹支架而影响支架的取出，可在 2~4 周内取出支架，较好地解决了部分增生性气道狭窄问题。

对于声门下狭窄，放置 T 管是一个较好的选择。T 管的材质与 Dumon 硅酮支架相同，同时具有以下优势：①几乎不会移位；②肉芽组织发生率低；③T 管的放置和取出过程都更加安全；④气道护理相对方便，开放体外侧支时可以通过侧孔清除气道分泌物。

5. 药物治疗　介入治疗会对气道壁结构造成二次损伤，进一步促进修复过程中形成的过量肉芽组织和瘢痕组织，导致"损伤-修复-狭窄-再损伤"恶性循环的出现，气道再狭窄的出现。可通过局部应用抑制肉芽组织增生和瘢痕形成的药物，包括糖皮质激素、丝裂霉素 C、曲尼司特及紫杉醇等，减少介入治疗后的气道再狭窄的发生，但是文献报道的疗效不一，尚需进一步的研究。

6. 气道内近距离放射治疗　可通过直接植入放射性物质（铱-192）或经过可弯曲支气管镜近距离照射气道瘢痕肉芽组织，促使成纤维细胞凋亡。高剂量短距离放射治疗可有效治疗气管插管和气管切开后及气道支架植入后的瘢痕肉芽组织过度增生，但并发症较多，包括咯血（有时可有致死性大出血）、纵隔瘘、心律不齐、低血压、支气管痉挛及放射性支气管炎等。目前国内有关此方面的治疗经验很少，有待进一步研究和探索。

五、小结

对良性中央气道狭窄腔内介入治疗方式的选择，有赖于术前明确狭窄的病因、病理生理机制、狭窄类型、程度和病变范围，以及手术医师的经验。治疗应在充分治疗原发病的基础上，权衡不同介入治疗手段的必要性和风险。治疗的目标不应过分追求完全去除气道狭窄结构，而是在缓解患者的症状，保障患者的生存的前提下，提高患者的生活质量。

（李强　吴晓东）

参考文献

[1] ERNST A, FELLER-KOPMAN D, BECKER HD, et al. Central airway obstruction[J]. Am J Respir Crit Care Med, 2004, 169 (12): 1278-1297.

[2] MURGU SD, EGRESSY K, LAXMANAN B, et al. Central airway obstruction: benign strictures, tracheobronchomalacia, and malignancy-related obstruction[J]. Chest, 2016, 150 (2): 426-441.

[3] 李亚强, 李强, 白冲, 等. 良性中央气道狭窄386例病因分析及腔内介入治疗的疗效评价[J]. 中华结核和呼吸杂志, 2008, 31 (5): 364-368.

[4] FREITAG L, ERNST A, UNGER M, et al. A proposed classification system of central airway stenosis[J]. Eur Respir J, 2007, 30 (1): 7-12.

[5] STEPHENS KE, Jr. WOOD DE. Bronchoscopic management of central airway obstruction[J]. J Thorac Cardiovasc Surg, 2000, 119 (2): 289-296.

[6] WOOD DE, LIU YH, Vallières E, et al. Airway stenting for malignant and benign tracheobronchial stenosis[J]. Ann Thorac Surg, 2003, 76 (1): 167-172.

[7] RANU H, MADDEN BP. Endobronchial stenting in the management of large airway pathology[J]. Postgrad Med J, 2009, 85 (1010): 682-687.

[8] ZHOU GW, HUANG HD, SUN QY, et al. Temporary placement of metallic stent could Lead to long-term benefits for benign tracheobronchial stenosis[J]. J Thorac Dis, 2015, 7 (Suppl 4): S398-S404.

第三节　恶性中央气道狭窄的治疗

中央气道包括气管、主支气管和右侧中间段支气管,部分学者认为还包括叶支气管。其出现狭窄,常引起气流阻塞或受限,导致呼吸功能障碍,显著影响生活质量,甚至导致死亡。其中恶性疾病为主要原因。恶性中央气道狭窄的发病率并不清楚,据估计美国每年治疗恶性中央气道狭窄的例数为8万例。

对恶性中央气道狭窄的治疗需要综合考虑,选择外科手术治疗或气管镜下的介入治疗。对于可以根治的疾病应首选手术治疗。但是由于多种因素的影响,如气道狭窄段过长、肿瘤转移、严重基础疾病、既往手术失败等,仅有少数人可以从外科手术治疗中受益。对于其他患者而言,支气管镜下的介入手术可以有效缓解中央气道的阻塞,改善生活质量,并且使患者有机会进一步接受其他治疗,赢得更长的生存时间。研究表明,接受姑息性化疗的无气道狭窄患者中位生存时间为8.4个月,而化疗后使用激光(25%)或支架(25%)或两者联合(50%)来治疗气道梗阻的患者中位生存时间为8.2个月,两组生存时间无显著差异。因此如果治疗及时,与肿瘤分期相同的患者相比,气道梗阻并不意味着肺癌的预后不佳。

一、恶性中央气道狭窄的原因

恶性中央气道狭窄的原因见表19-3-1。恶性中央气道狭窄主要由于原发气道腔内恶性肿瘤、邻近肿瘤侵犯气道、肿瘤气道内转移、邻近恶性病变压迫气道。导致中央气道

狭窄的恶性肿瘤以支气管肺癌最常见,其中又以鳞状细胞癌居多。20%~40%的肺癌患者在病的某个时期会发生中央气道狭窄,其中35%死于窒息、咯血和阻塞性肺炎。原发气道肿瘤相对少见,肺小细胞癌和腺样囊性癌占绝大多数,为原发气管肿瘤的70%~86%。其他原发气道恶性肿瘤包括神经内分泌肿瘤和黏液上皮样瘤,则相对少见。约75%的神经内分泌癌位于中央气道。位于邻近部位的肿瘤,例如甲状腺癌、食管癌、喉癌等也常常侵犯气道,引起中央气道的狭窄。

表19-3-1　恶性中央气道狭窄的病因

病因	疾病
原发性支气管-肺恶性肿瘤	支气管原发癌(小细胞和非小细胞肺癌) 类癌 癌肉瘤 肺肉瘤 涎腺型肿瘤 腺样囊性癌 黏液上皮样癌
支气管内转移性肿瘤	支气管源性癌 肾细胞癌 乳腺癌 甲状腺癌 大肠癌 肉瘤 黑色素瘤 卵巢癌 子宫癌 睾丸癌 鼻咽癌 肾上腺癌
纵隔恶性肿瘤	胸腺癌 甲状腺癌 胚胎细胞肿瘤(如畸胎瘤)
其他恶性肿瘤	喉癌 食管癌 淋巴瘤(霍奇金和非霍奇金淋巴瘤) 淋巴结相关的其他恶性肿瘤

邻近肿瘤的侵犯主要见于食管癌、甲状腺癌等肿瘤,气道内转移肿瘤则主要见于肾癌、甲状腺癌、大肠癌、涎腺肿瘤等。

其他部位的肿瘤转移至气管和支气管内虽然少见,转移到中央气道更为少见。尸检结果显示,仅2%的胸腔外肿瘤出现中央气道转移。当然,恶性中央气道狭窄也见于纵隔恶性肿瘤或癌性淋巴结肿大压迫气道。

二、恶性中央气道狭窄的临床评估

(一)症状、体征　恶性中央气道狭窄依据其发展的速度、狭窄的严重程度、部位、基础心肺功能状况,临床表

现存在很大差异。除咳嗽、咳痰、咯血等表现之外,呼吸困难是主要的表现。其程度从劳力性呼吸困难,静息气短、憋气,到呼吸窘迫均可出现。由于气流通过狭窄段可出现喘息。呼吸困难的程度并不一定与狭窄程度完全吻合。特别应注意,某些患者由于狭窄进展缓慢,静息时可以没有明显呼吸困难,临床医师容易忽视其严重性。某些气道狭窄与体位有关,可能与息肉样肿物随体位改变,或体位对气道及肺脏的重力压迫有关。患者痰液可能是患者出现窒息的前兆。

除肿瘤及其并发症相关的体征外,恶性中央气道狭窄可出现呼吸困难的体征。从呼吸加快,到辅助呼吸肌用力、三凹征到矛盾呼吸。严重气道狭窄患者可呈现端坐呼吸。患者可因缺氧出现发绀、出汗、心动过速等表现。可变气道狭窄与吸气及呼气相有关,胸腔外气道狭窄呈现比较明显的吸气性呼吸困难,表现为吸气延长。而胸腔内气道狭窄,主要表现为呼气相延长。如果出现单侧的严重气道狭窄,则可表现为双侧呼吸动度的不同。如果出现单侧肺不张或肿瘤压迫肺管,可出现气管偏移。听诊可闻及鼾音或哮鸣音,其特点是靠近中心、靠近狭窄部位。如患者出现明显的呼吸困难,而双肺呼吸音低,鼾音或哮鸣音减弱或消失,则提示即将发生窒息。

(二)辅助检查

1. X线胸片　X线胸片可以显示恶性肿瘤的实体部分。如果增大明显,在X线胸片上容易显示出来。虽然X线胸片对于发现气道狭窄的直接征象并不敏感,但却常会发现气道狭窄的间接征象。肺不张是气道狭窄完全闭塞的常见征象,如果肿瘤在肺门部位,则外周的叶间裂凹陷而靠近肺门的部位因肿瘤而向外膨出,形成所谓S或反S征。X线胸片可见因肺脏不张引起气管偏曲,其对气管和主支气管异常发现率约为2/3。当气道出现不完全阻塞,在吸气时气体可以进入,而呼气时气道完全闭塞,则可能引起气体陷闭,此时可出现局部肺脏的过度充气,在呼气相X线胸片更为明显。阻塞的远端肺组织可以发生炎症,可表现为大片或斑片状的浸润影,可伴有肺不张或膨胀不全。X线胸片也容易显示由恶性肿瘤引起的胸腔积液、气胸等胸膜并发症,对中央气道狭窄处置的临床决策有一定价值。

2. 胸部CT　胸部CT可以有效揭示恶性中央气道狭窄的部位、类型、长度,以及发现远端肺组织的功能状况,对恶性中央气道狭窄的治疗具有非常重要的价值,是评价中央气道狭窄的最为准确的方法,其效果远优于X线胸片。气道介入治疗前应尽可能进行检查。由于在处理恶性中央气道狭窄时,肿瘤及狭窄部位的血管分布及位置对于术中的治疗决策具有非常重要的价值,因此如无禁忌,应常规进行胸部增强CT的检查。多层扫描CT由于扫描速度快,扫描厚度在0.5~2mm,因此可以更清晰显示病变及气道的解剖结构,同时防止传统CT扫描层厚、层距过大导致对小的中央气道内肿瘤的漏诊。通过多层扫描CT还可以进行数字化三维重建和分析,据此可以进行虚拟支气管镜成像,从而准确了解病变的特点,据此制订治疗方案。

3. 肺功能检查　肺功能检查是评价中央气道狭窄程度及肺功能的重要方法,可以提供通气功能受损程度、残余肺功能、气道狭窄是否可变等信息。检测的内容包括流速-容量环、肺容量、弥散功能等内容。肺功能的检测需要患者的配合,检测中需要重复并进行质量控制,因此对于病情过于严重、基础肺功能过差、神志障碍及无法理解指令和配合者难以完成。对于病情较重的患者可仅进行床旁流速-容量环的检测。

4. 流速-容量环　流速-容量环形状可以为识别中央气道狭窄是否存在、狭窄的严重程度、是否为动力性狭窄及狭窄位置提供一定的帮助,但其敏感性不高,仅能发现严重的气道狭窄患者。某些患者的中央气道狭窄可在进行流速-容量环的常规检测中偶然发现。中央气道狭窄表现出流速-容量环的吸气和/或呼气流速的峰值出现降低,呈现平台样。固定性狭窄的吸气、呼气流速均呈平台样,且降低幅度相当。可变性狭窄表现为吸气和呼气曲线受影响的程度不同。如果呈现吸气曲线降低的幅度高于呼气,则提示为胸腔内气道的可变狭窄。如果相反,则提示为胸腔外气道的狭窄。这是因为用力吸气时胸腔外气道的跨壁压呈由外而内的正压,加重气道的狭窄。而胸腔内的气道则由于胸腔内负压的增大出现相反的变化,导致气道的扩张。呼气时两部分气道的呼吸力学发生逆转。一般气管严重狭窄时(直径8~10mm)才会出现出典型的流速-容量曲线异常。如果存在COPD,则可能掩盖中央气道狭窄的图形。

5. 肺活量　如果患者危重,呼吸量测定可能诱发呼吸衰竭,因此不必进行肺活量测定。当气道阻塞部位直径减小到6mm时,FEV_1才会出现显著下降,较流速-容量曲线更不敏感。呼气峰值流量(PEF)和最大自主通气量(MVV)对中央气道狭窄的敏感性更高。

6. 肺容量及弥散功能　如果不出现肺脏不张或阻塞性肺炎等并发症,中央气道狭窄一般不会出现肺容量和弥散功能的降低。病情严重的患者难以完成肺容量和弥散功能的测定。

7. 支气管镜的评估　对于症状明显的中央气道狭窄不需要在术前单独进行支气管镜的评估。如果患者建立人工气道后病情稳定,无严重的低氧血症,在治疗操作开始前,应在支气管镜下对气道进行全面的评估。确定狭窄的部位、性质、长度、严重程度、分泌物的情况、是否容易出血,远端气道的情况。如有必要,可应用气道内超声,评估肿瘤的血运情况。这些评价将有助于现场手术方案的制订。

8. 血气分析及其他评价　血气分析可直接反映患者弥散功能和通气情况,对评价手术的必要性、麻醉和手术的安全性具有重要的价值。电解质、血小板及出凝血功能检查、肝肾功能、ECG检查有助于评估麻醉和术中的风险及并发症,如果病情允许应常规检查。另外根据相关法规,侵袭性操作前应进行感染筛查。如果病情紧急应于术前留存标本送检,但不必等待结果。

三、恶性中央气道狭窄的治疗

对于严重恶性中央气道狭窄的患者,如危及生命的患者,应进行积极的救治。首先应通过积极氧疗、无创通气,甚至气管插管或气管切开进行机械通气稳定病情,为进一步救治争取时间。进行初步救治后,视患者病情进行初步评估,确定支气管镜下介入治疗的策略。

(一)麻醉和人工气道及术中通气

1. 麻醉　恶性中央气道狭窄患者由于气道阻力显著增高、缺氧、交感神经兴奋,会导致患者出现呼吸窘迫、紧张、焦虑、躁动、心动过速,此时进行治疗患者会进一步刺激患者,导致患者难以配合手术,因此进行麻醉是治疗的必要条件。局部麻醉虽然简单,但由于患者配合程度差,麻醉效果不好,且局部的利多卡因溶液的吸入或注入会阻塞严重气道狭窄的管腔,导致窒息。且局部麻醉使患者难以配合介入操作,导致操作精确度降低,操作时间延长,甚至导致严重并发症出现时处理困难。此外局部麻醉使患者对低氧的耐受性降低,可加重躁动及心脏负担。因此对于恶性中央气道狭窄的处理强烈推荐进行全身麻醉。

2. 人工气道　由于麻醉后气道的保护作用完全消失,气道进一步狭窄,因此迅速建立人工气道是保证患者安全及后续手术的重要措施。在危重患者,进行治疗前建立可靠的人工气道是治疗的第一步。可选择下列3类人工气道:

(1)气管插管、气管切开:气管插管是全身麻醉最常使用的人工气道,麻醉医师非常熟悉。目前发展起来的可视喉镜、插管光棒、可弯曲支气管镜等新的引导技术,使得插管更加容易,即使对困难插管者也是如此。气管插管的优点是简便、迅速,且可以完全封闭气道、后续正压通气可靠等优点。缺点是需要占用一定气管空间,对于气管上1/3段的气管肿瘤不适合。对于儿童等气管狭小的患者,气管插管管径过小,无法经可弯曲支气管镜治疗。气管切开主要用于紧急窒息而又无法建立其他人工气道或其他人工气道无效时,其优点是对于跨越声门和高位的肿瘤性狭窄可以选用。缺点是需要一定操作时间,如果病情过重则风险较高。另外对于中下段气管的病变,气管切开操作可能伤及瘤体,导致出血。气管切开或插管可能被瘤体阻塞影响通气。

(2)喉罩:喉罩是另一类常用的人工气道,其插入技术较气管插管更为简便,适合于危重症患者的抢救。其优势是不占用气管空间,因此更适合于高位气管狭窄的处理。缺点是阻塞严重,气道压高时,容易漏气。此外,由于不跨越声带,反复插入支气管镜或器械,会对声带有一定的损伤,可能会引起局部水肿,甚至影响声带的结构和功能。术中或术后可能因声带水肿严重而影响通气,而不得不换用气管插管或改用硬质支气管镜。

(3)硬质支气管镜:硬质支气管镜对于中央气道狭窄的治疗具有非常重要的价值。其优势是套筒管腔宽大,可以直接作为人工气道进行通气。而且在治疗操作过程中,保持通气。另外对于严重的恶性中央气道狭窄,可以直接镜下切除部分肿瘤,重建气道,保证后续手术的安全。此外,在介入治疗过程中出现严重出血、大量黏稠分泌物蓄积时,可以直接压迫止血,并迅速引流。对于术中出现严重气

道外压狭窄或塌陷等并发症,可以直接插过狭窄段,而改善通气。这些优点极大保证了手术操作的安全。其缺点是需要术者能够熟练进行硬质支气管镜的插入,可能损伤口唇、牙齿、舌体、气道壁等正常结构。此外不能完全封闭气道,造成正压通气困难。部分患者肥胖、颈短、喉结位置低、下颌小或后缩、舌体大及有上气道肿瘤,硬质支气管镜插入困难,不适合应用。

3. 机械通气　恶性中央气道狭窄的治疗过程中,气道的通气保障是重要的环节。根据患者情况可以采取以下的通气方式:

(1)正压通气:主要适用于气管插管、气管切开或喉罩。对于缺乏喷射通气设备的硬质支气管镜操作,可通过麻醉机或呼吸机经硬质支气管镜套筒进行通气。由于采用全身麻醉方式进行手术,采用的通气方式主要为控制通气。可以选择压力和容量控制等通气模式。吸入的氧浓度根据病情而定,以保证SpO_2在95%以上。由于硬质支气管镜的套筒为开放气道,正压通气时漏气较多,正压通气效果可能不佳,如果肺功能差或气道阻塞严重,会影响患者的气体交换。通过向口腔内填塞绷带,封闭硬质支气管镜套筒周边的气道,可以显著改善通气效果。

(2)喷射通气:为一种开放式的通气方式,适合于气道无法完全封闭或漏气显著的情况。尤其适合于经硬质支气管镜的通气,以及存在严重气管、支气管瘘的情况。其原理是在开放环境下产生瞬间的高压射流,引起压力向气道远端传导,使肺脏膨胀,进而产生吸气。呼气时压力消失,利用肺脏和胸廓的弹性,产生呼气。频率可以根据需要设定,如果缺氧严重,则应加快频率,高于60次/min时称为高频通气。

(3)自主呼吸:对于某些患者视具体情况可保留自主呼吸,可用于介入呼吸病学操作中维持氧合及气道的自我保护功能。但为保留自主呼吸,麻醉深度不能过深,也不能使用肌松药,这些可能影响介入治疗操作,降低操作准确性,延长手术时间。

4. 体外膜氧合器　某些恶性中央气道狭窄严重的患者,难以建立人工气道或虽然建立了人工气道,但仍然难以保证氧合和手术安全,此时可以进行体外膜氧合器(extracorporeal membrane oxygenerator,ECMO)治疗,以保证患者的氧合,为气道介入治疗的安全进行提供保障。

(二)支气管镜的选择

随着技术的发展,支气管镜下的治疗能力不断提高,目前已成为恶性中央气道狭窄的主要治疗方法。支气管镜下的介入治疗通过选择可弯曲支气管镜或硬质支气管镜进行。可弯曲支气管镜,以其良好的耐受性和可操控性,在临床上应用广泛,已开发了许多适用于可弯曲支气管镜的治疗器械。但是可弯曲支气管镜操作时会占用本已经狭窄的气道,加重气道狭窄,无法在操作同时保证通气。如果出血较多或分泌物过度黏稠,则清除困难,不仅影响视野,更可能进一步阻塞气道等。因此,作为气管镜下介入治疗的工具,尤其在应用于中央气道狭窄的治疗时,硬质支气管镜的优势更为明显。通过硬质支

气管镜的宽大套筒可以进行有效通气,可提供更大的操作空间,允许进入加大的器械,或可进入多个器械进行操作。可在操作的同时进行吸引,可以维持更好的手术视野。紧急情况下,可以直接将硬质支气管镜套筒插过狭窄段,保证有效通气,从而保证手术的安全。此外,紧急情况下,可以应用硬质支气管镜套筒或活检钳,直接对肿瘤进行减容,改善气道的狭窄。因此硬质支气管镜是恶性中央气道狭窄治疗非常有价值的工具。

恶性肿瘤导致的中央气道狭窄可以源于肿瘤的向气道内的生长所致的内生性狭窄、肿瘤沿气道壁浸润性生长或气道外肿瘤压迫气道引起的外源性压迫,或为两者共同作用所致,治疗方法的选择也因引起中央气道狭窄的原因不同而有差异。

1. 内生性狭窄　正常的支气管黏膜被肿瘤组织破坏,肿瘤向管腔内生长,阻塞管腔。

对于腔内生长的肿瘤,需要快速对肿瘤组织进行减容,使气道腔再通并保持通畅。快速肿瘤减容的方法包括机械移除、热消融、冷冻技术中的冻切治疗。随后可以进行效果稍有延迟的治疗,如冷冻技术中的冻融治疗、近距离放射治疗和光动力治疗等抑制肿瘤生长。

(1) 机械移除:使用硬质支气管镜前端的斜面直接切除肿瘤组织。切除过程中需要及时清除出血和分泌物,保证视野,由于气道壁黏膜被肿瘤组织破坏,会影响方向的观察,因此要注意观察气道方向,避免穿孔。用硬质支气管镜远端直接切除肿瘤很少引起严重的大出血,多数出血可以通过压迫或局部用药止血。也可以使用活检钳等辅助工具,移除肿瘤组织。

微型电动切吸器:是新型的肿瘤机械移除工具,将旋转切割工具与吸引装置相结合,切除肿瘤组织的同时移除组织碎片和血液,效率高,手术时间缩短,不需要控制吸入氧浓度。缺点是存在出血的风险,有时需要结合其他热治疗止血。

(2) 热消融:主要包括 Nd∶YAG(钕∶钇铝石榴石)激光、Ho∶YAG(钬)激光、电烧蚀和氩等离子体凝固(APC)、微波等。

热消融的方法均是通过向肿瘤细胞传递能量,引起温度升高,导致组织坏死、炭化,甚至汽化。可以快速有效地减少肿瘤组织,达到治疗效果,同时有较好的止血效果。缺点是均有气道内起火的风险,使用时需控制吸氧浓度 < 40%。选择何种技术往往取决于当地的设备、费用和医师的偏好。

1) 激光:通过光导纤维传递激光能量。Nd∶YAG 是气管镜下应用最广泛的激光类型,可以使用接触和非接触模式。通过和目标组织距离的远近,以及功率、脉冲时间的调节,达到阻断血流或炭化组织的目的。对血管丰富的肿瘤组织阻断血管后,可以通过硬质支气管镜尖端去除肿瘤;也可以将整个病变汽化。Cr∶Tm∶Ho∶YAG 激光是接触式激光,可以更精确地切割、消减肿瘤组织,但凝血功能稍差。激光治疗的优点是效率高,适于较大病变,但费用较高,气道穿孔的风险大。

2) 电烧蚀:通过电流产生热量,通过接触方式破坏肿瘤组织。电烧蚀设备简单,费用较低,有电圈套器、球形止血器、针形电刀、热活检钳等多种辅助设备可供使用。

3) APC:利用粒子化的氩气喷射流传导电子,破坏肿瘤组织,通过非接触方式,由于氩气可以在弯曲和角落处灵活流动,适于治疗由中央气道锐角发出的段支气管。由于凝固组织电阻大,可以驱使氩气流向附近未治疗的组织,因此作用部位表浅、均匀,穿孔等风险较低。有较好的止血作用。

(3) 冷冻技术:分为冻切和冻融治疗。

冻切治疗:利用探针与肿瘤组织接触产生的冷冻黏附作用直接摘除肿瘤,快速开通气道,但存在出血的风险。也可以利用冷冻黏附,轻松移除血栓、黏液等。

冻融治疗:对肿瘤组织反复进行冻融。每次冷冻 30 ~ 60 秒,通过体温自行融化。组织快速冷冻时,细胞内水还来不及通过细胞膜而在细胞内形成冰晶。这个过程有强大的破坏力,造成线粒体、内质网及其他细胞器的损伤;冷冻导致静脉及毛细血管血流停滞。进而小动脉及小静脉收缩,血小板聚集,形成血栓、组织缺血及细胞坏死。冻融后即刻组织无明显改变,甚至由于水肿加重气道阻塞。治疗后 1 周,组织坏死、脱落后,治疗效果才能显现。因此冻融治疗效果有延迟,不适于需要紧急解除气道梗阻的患者。但与热消融相比,冷冻治疗更安全,没有气道穿孔、气管支气管软化或再狭窄的风险,治疗不需要控制吸氧浓度。此外有研究显示,冷冻治疗可以协同化疗,控制肿瘤的生长。

(4) 近距离放疗和光动力治疗:

近距离放疗:是通过将放射性物质放进腔内或支气管旁的肿瘤内或邻近部位,进行局部放射的方法。放射的效应从放射源开始,随气管内腔半径增加而递减,因此在放射源的中心放射剂量可以达到很高的水平,而其周围的剂量则很快降低,达到对恶性肿瘤进行治疗性放射,同时对正常气道损伤小的目的。近距离放疗效应持续时间长,组织穿透性好。

光动力治疗:注射光敏剂,聚集于肿瘤组织,通过特定波长光源激发化学光敏剂,形成毒性氧自由基,导致肿瘤细胞死亡。由于光的穿透力有限,光动力治疗仅适于局部和表浅的病变。

近距离放疗和光动力治疗的效果均有延迟,不适于紧急开通气道,应在其他方法快速开通气道后使用,控制肿瘤生长,持续保持气道通畅。

2. 外压性狭窄　肿瘤压迫管壁导致气道狭窄,但气道黏膜未被破坏。治疗肿瘤压迫所致的气道狭窄主要是设法恢复气道管径并保持通畅。

由于在这种情况下,气道黏膜完整,无法使用机械移除、电切、冷冻等切除方法开通气道。常用方法为球囊扩张、支架植入。

(1) 球囊扩张:指经支气管镜将球囊导入到气道狭窄部位,用较高的恒定压力扩张球囊,扩开狭窄的气道。在恶性中央气道狭窄的治疗中,球囊扩张主要用于外压性狭窄,常用于近距离放疗导管因气管狭窄无法放入、支架放入前准备、支架放入后扩张不满意时。对于治疗由于气道阻塞所致的肺脓肿、阻塞性肺炎有效,但缓解呼吸困难的作用欠佳。

（2）硬质支气管镜及硬质扩张器:硬质支气管镜治疗中可以直接对气道进行扩张,主要用于治疗中需尽快恢复气道通畅,保证患者安全。某些严重气道狭窄,张力过高时,也可使用硬质扩张器对气道进行扩张,但由于支撑是短时的,因此对肿瘤引起的外压性狭窄价值有限。

（3）支架:可以防止气道因肿瘤或肉芽组织的内向生长而狭窄,或支撑对抗加在气道上的外部压迫。分为硅酮支架、金属支架和覆膜金属支架。可以根据放置部位定制。金属支架常用于治疗恶性气道狭窄,其拥有更大的气道横断面直径,适合扭曲的气道,部分保留黏液纤毛系统的清除功能,即使跨越支气管开口也能维持通气,且植入简单。覆膜金属支架还可以封堵气道瘘,阻挡肿瘤的腔内生长。最大的缺点是刺激肉芽组织增生,需要长期维护,以及因支架上皮化后难以调整位置及移除。由于肿瘤的治疗进展,对于预期生存期较长的患者需要考虑以上的副作用。硅酮支架及T管也可用于恶性气道狭窄的治疗。T管的优点是难以移位,但需要气管切开后放置。硅酮支架需要经硬质支气管镜放置,容易发生移位、痰液潴留、支架感染。T管和硅酮支架也可引起肉芽组织增生,但均发生在两端,且管体不会被肉芽组织包绕导致取出困难。更适合于需要长期植入支架、生存期长的恶性气道狭窄患者。

3. 混合型狭窄 多数患者的中央气道狭窄同时存在内生性狭窄和外源性压迫,治疗上也要全面考虑,综合应用上述治疗方法,以达到满意的效果。

4. 多部位气道狭窄 多部位气道狭窄是中央气道治疗中的难点。对于多部位气道狭窄的患者,在充分评估的基础上,应以尽快建立可靠气道、保持气道通畅为基本原则,可以根据狭窄部位及病变的情况采取分步处理、先远后近、先重后轻、先易后难的原则,分步骤解决不同部位的狭窄。应特别注意的是,当远端气道狭窄存在时,仅解决近端的气道狭窄常常不能缓解患者中央气道狭窄的病理生理异常。

5. 富含血管病变的处理 依据术前的增强CT扫描,预判治疗部位肿瘤的血运情况,制订相应的手术方案。其原则是确保气道的通畅及气道内出血的可控性。对于血管非常丰富的病变,可先行支气管动脉栓塞,而后再行介入手术治疗。局部治疗中首选热治疗,慎用冻切治疗。术中如出血明显,则使用热治疗进行有效止血并及时清除血块。如出血严重,可使患者于出血处侧卧位,用硬质支气管镜、球囊、双腔插管等措施隔离或填塞出血部位,保证对侧的气道通畅。严重者则需紧急血管栓塞治疗或手术切除治疗。

6. 声门下狭窄的处理 声门下肿瘤性狭窄多与甲状腺癌的压迫和浸润有关。且由于接近声门,气管插管困难。由于瘤体大,或影响颈部的过伸,因此硬质支气管镜插入可能也有困难。如评估难以插管或插入硬质支气管镜,则进行气管切开是保证手术安全的有效手段。甲状腺癌侵犯引起的狭窄,处理时常容易出血,因此应以热治疗为主,以减少术中出血。支架的植入要充分考虑到狭窄段上缘距离声带的距离,如果支架植入后过于靠近声带,则可能会导致肉芽组织增生,影响声带的功能。

7. 累及隆突狭窄的处理 隆突部位肿瘤性狭窄除进行切除外,如病变广泛,生长快,或存在明显的外压,则应放置Y型支架。可选择金属覆膜支架或硅酮支架。如果没有可用的Y型支架,则可放置一个从一侧主支气管跨越隆突至气管的金属支架及另一个单独的主支气管支架,但需对跨越隆突的支架进行腔内开窗,以利另一侧气道的通气和分泌物引流。

总之恶性中央气道狭窄是临床上一个急症,是对呼吸科临床能力的一个挑战。随着技术的进展及临床经验的积累,气道内的介入治疗已经成为这类患者的一个主要解决方案。充分的术前评估、准备,手术方案制订,有针对性地选择恰当的治疗手段,有效应对术中术后可能的并发症,可以拯救患者的生命,改善生活质量,为其他治疗争取时间,改善患者预后。

（王广发）

参考文献

[1] BOLLIGER CT, MATHUR PN, BEAMIS JF, et al. ERS/ATS statement on interventional pulmonology. European respiratory society/American thoracic society[J]. Eur Respir J, 2002, 19 (2): 356-373.

[2] ERNST A, SILVESTRI GA, JOHNSTONE D, et al. Interventional pulmonary procedures: guidelines from the American college of chest physicians [J]. Chest, 2003, 123 (5): 1693-1717.

[3] OST DE, ERNST A, GROSU HB, et al. Complications following therapeutic bronchoscopy for malignant central airway obstruction: results of the AQuIRE registry[J]. Chest, 2015, 148 (2): 450-471.

[4] ERNST A, FELLER-KOPMAN D, BECKER HD, et al. Central airway obstruction[J]. Am J Respir Crit Care Med, 2004, 169 (12): 1278-1297.

[5] BEAMIS JF, Jr. Interventional pulmonology techniques for treating malignant large airway obstruction: an update[J]. Curr Opin Pulm Med, 2005, 11 (4): 292-295.

[6] YARMUS L, KOPMAN AF. New bronchoscopic instrumentation: a review and update in rigid bronchoscopy[M]// BEAMIS JF, MATHUR P, MEHTA AC. Interventional pulmonary medicine. 2nd ed. Boca Raton: CRC Press, 2010: 1-8.

[7] FOREST V, PEOCH M, CAMPOS L, et al. Benefit of a combined treatment of cryotherapy and chemotherapy on tumour growth and late cryo-induced angiogenesis in a non-small-cell lung cancer model[J]. Lung Cancer, 2006, 54 (1): 79-86.

[8] COLT H, MURGU S. Bronchoscopy and central airway disorders: a patient-centered approach[M]. Philadelphia: Elsevier Medicine, 2012.

[9] MURGU SD, EGRESSY K, LAXMANAN B, et al. Central airway obstruction: benign strictures, tracheobronchomalacia, and malignancy-related obstruction[J]. Chest, 2016, 150 (2): 426-441.

[10] GUIBERT N, MAZIERES J, MARQUETTE CH, et al. Integration of interventional bronchoscopy in the management of lung cancer[J]. Eur Respir Rev, 2015, 24 (137): 378-391.

[11] SCARLATA S, FUSO L, LUCANTONI G, et al. The technique of endoscopic airway tumor treatment[J]. J Thorac Dis, 2017, 9 (8): 2619-2639.

第四节
小气道病变的介入治疗

气道介入治疗经典的适应证主要是中央气道的病变，随着新技术、新方法的出现，以及对呼吸系统疾病的病理生理机制的深入研究，原来呼吸系统最常见的小气道疾病也可以采用气道介入治疗的方法，这大大拓宽了气道介入治疗的范围，也必将极大地促进介入呼吸病学的发展。

此类治疗主要用于慢阻肺、支气管哮喘、支气管扩张症等，根据目前气道介入治疗的情况，本节主要介绍慢阻肺、哮喘的气道介入治疗。

一、经支气管镜肺减容术治疗重度肺气肿

慢阻肺通常包括慢性支气管炎和阻塞性肺气肿，主要表现为不可逆的慢性气道阻塞和肺过度充气。小气道阻塞引起的气流受限，尤其是呼气时气道陷闭，引起过度充气，造成肺残气量增加。过度充气是劳力性呼吸困难的主要机制。20世纪90年代开展的外科肺减容术，通过外科手术切除严重肺气肿的肺叶或肺段，减小肺容积，可改善膈肌和胸廓外形，缩短呼吸肌长度，加强剩余肺组织的弹性，达到改善肺功能的目的。2003年美国NETT研究证实外科肺减容术可以改善慢阻肺患者的运动耐力、肺功能及生活质量，尤其是对于以上叶病变为主的不均一肺气肿，但是患者围手术期死亡率达5%，其他方面的并发症如肺炎、心律失常等并发症的发生率也高达59%，因而极大限制了外科肺减容术的临床应用。如何使肺减容术在有效的同时能较安全地实施，是介入呼吸病学关注的热点，经过十多年的不断探索，经支气管镜肺减容术显示了其有效性，同时也具有良好的安全性。2010年发表的VENT研究、2015年发表的Believer HIFi研究结果表明，在靶肺叶间裂完整、无旁路通气、活瓣封闭靶肺叶完全的前提下，单向活瓣肺减容术治疗非均质性肺气肿可获得显著临床疗效。2013—2015年在国内采用IBV活瓣进行的多中心、随机临床研究中，也得出了类似的结论。2017年慢阻肺的全球倡议GOLD首次把经支气管镜肺减容术列为重度肺气肿的综合治疗方法之一。经支气管镜肺减容术包括单向活瓣肺减容术、气道旁路支架通气术、热蒸汽消融术、支气管内线圈置入术、支气管内封堵及生物肺减容术等，2019年版的GOLD推荐了单向活瓣肺减容术、热蒸汽消融术、支气管内线圈置入术三种方法。国内批准使用的技术目前只有单向活瓣肺减容术，可以采用的活瓣是EBV活瓣（endobronchial valves，Emphasys EBV和Zephyr EBV），下面重点介绍这一技术。

（一）患者的选择

1. 病情稳定，患者需具备一定活动耐力以耐受手术，建议6分钟步行距离>140米。

2. 血气分析$PaCO_2$>50mmHg和/或重度低氧血症的患者，不建议行活瓣肺减容术。

3. 肺功能检查　建议选择阻塞程度较重［即舒张后第1秒用力呼气容积（FEV_1）≤50%预计值］及有重度肺气肿（体积描记法肺总量（TLC）≥100%预计值，残气量（RV）≥150%预计值）的患者。但肺弥散功能重度下降［肺一氧化碳弥散量（D_LCO）<20%预计值］的患者，由于手术风险较高，不建议行肺减容术。

4. 影像学检查　目前建议以非均质性肺气肿患者为单向活瓣肺减容术的主要目标人群，虽然有部分研究显示均质性肺气肿活瓣肺减容术有一定效果，但尚未得到充分证实。患者进行高分辨率薄层CT扫描后，再用专用软件进行分析，可计算各肺叶肺气肿百分数，同时从横轴面、矢状面和冠状面进行高分辨率CT图像重建，共同确定目标肺叶（包括首选和次选肺叶），要求肺气肿累及目标肺叶≥40%，且与同侧肺叶差异≥15%。同时，还要求目标肺叶与周围肺叶之间不存在侧支通气（collateral ventilation，CV），这是活瓣肺减容术疗效的关键。高分辨率CT可判断目标肺叶与同侧相邻肺叶间的叶间裂完整性。从横轴面、矢状面和冠状面判断叶间裂完整性，即在至少1个高分辨率CT扫描轴位层面上显示90%以上的叶间裂，方可认为叶间裂完整。评估是否存在侧支通气还可以在术中应用Chartis系统进行检测。

（二）手术操作

1. 可在清醒镇静或全身麻醉下进行，一般建议全身麻醉，全身麻醉可以避免咳嗽，有助于调整患者体位、把活瓣置入到最佳位置，同时，在释放活瓣时，也可暂停呼吸更有利于活瓣置入理想位置。

2. 麻醉后，先进行常规支气管镜检查，以排除可能存在的新生物、气道狭窄、感染、支气管解剖异常等其他病变。如果存在其他病变，活瓣肺减容术则应重新评估。

3. Chartis系统评价有无侧支通气。经支气管镜将Chartis导管放置到目标肺叶支气管的开口处，球囊完全堵塞目标肺叶支气管后，启动系统，可观察到（传感器）呼吸气流和压力变化，若观察到呼气相气流曲线呈下降趋势，且气流完全停止，同时气道压力呈现持续负压，提示不存在侧支通气（CV-）。相反，若呼气相气流曲线基本保持稳定或轻度下降后即稳定，则提示侧支通气存在（CV+），一般需要观察5~6分钟。

4. 根据厂家提供的相应的测量工具，测量置入部位支气管的直径后确定活瓣的大小。目前EBV活瓣（Pulmonx）按直径大小不同分为4mm和5.5mm。

5. 活瓣置入，一般按照先难后易、先远后近的顺序置入。将相应大小活瓣装载于相应的推送器中，送达选定的支气管内，略将活瓣推出，使其略微张开，向前轻轻推送至下一级支气管分叉处，而后释放活瓣。

（三）术后处理　
建议手术操作前24小时至术后1周予预防性抗感染，减少感染相关不良事件的发生。术后24小时内进行胸部X线检查，观察活瓣位置，并除外气胸、肺炎等术后并发症。

（四）并发症及处理　经支气管镜单向活瓣肺减容术常见的并发症为气胸、慢阻肺急性加重、肺部感染、麻醉和手术操作相关并发症等。术后需密切观察、及时发现、积极处理。

经支气管镜单向活瓣肺减容术为重度肺气肿患者提供了新的治疗手段，疗效确切，安全性较高，但对患者的要求较高，符合条件的比例较低，约 10%。随着新的经支气管镜肺减容术方法的不断完善，气道介入方法将为越来越多的慢阻肺患者提供新的治疗方法。

二、支气管热成形术治疗哮喘

哮喘患者全球超过 3 亿，在我国约有 3 000 万以上哮喘患者。其中 5%～10% 的患者为重度哮喘。哮喘的基本特点：气流可逆性阻塞，气道慢性炎症，气道高反应性。其中平滑肌缩窄是哮喘发作时导致呼吸困难的气道收缩的主要原因，因此，减少与哮喘有关的平滑肌增加有助于减少气道收缩引起的狭窄。支气管热成形术（bronchial thermoplasty，BT）主要是运用射频消融技术来减少支气管气道平滑肌数量和体积，降低气道高反应性，减轻由于气道平滑肌过度收缩引起的气道痉挛，从而减轻哮喘发作的严重程度和频率，是一种非药物治疗哮喘的新方法。

（一）适应证　包括适用于吸入性糖皮质激素及长效 β 受体激动剂无法有效控制哮喘的 18 岁及以上的重度持续性哮喘患者；虽然用中、高剂量吸入糖皮质激素哮喘可以控制，但因较严重的药物不良反应无法坚持足够剂量药物治疗，导致控制不佳的哮喘患者；糖皮质激素依赖或糖皮质激素抵抗的哮喘患者。

（二）禁忌证

1. 绝对禁忌证　植入心脏起搏器、除颤器等其他电子设备者；急性心肌梗死 6 周以内；严重心肺疾病无法进行支气管镜操作者；麻醉药物过敏，无法实施支气管镜者；无法纠正的出凝血功能障碍等。

2. 相对禁忌证　因其他疾病未停用抗凝药物或抗血小板药物者；哮喘未能控制导致肺功能损害严重不能耐受手术者；既往有致死性哮喘发作，未进行充分治疗和准备者；未控制的其他合并症影响手术安全性等。

（三）术前评估　适合支气管热成形术治疗的哮喘患者，术前需要进行相关的评估，包括哮喘鉴别诊断、哮喘控制评估、手术风险的评估、合并症评估等。进行肺通气功能检查、支气管舒张试验、气道炎性指标检测［诱导痰或呼出气一氧化氮（FeNO）］、呼气峰值流量（PEF）监测及胸部影像学（如胸部高分辨率 CT）等检查，以及合并疾病（如高血压、糖尿病、肥胖、OSAHS、鼻炎、鼻窦炎、胃食管反流病等）、以往发作情况的评估。其中肺功能检查主要用于判断哮喘患者病情严重程度，评估手术风险和安全性，FEV_1 越低手术的风险就越高。在规范治疗情况下哮喘患者的基础肺功能水平 $FEV_1\% pred > 50\%$ 或者 $FEV_1 > 1L$，可以增加 BT 治疗的安全性，规范平喘治疗后，$FEV_1\% pred$ 仍然 < 40% 的患者 BT 手术的风险相对较高。

（四）手术操作及围手术期处理　支气管热成形术分三次处理，第一次处理右下叶，第二次处理左下叶，第三次处理双上叶，右中叶不治疗，每次治疗相隔大约三周或以上。每次治疗前在手术前三天、手术当天、手术后第一天预防性口服泼尼松剂量或等效剂量为 30～50mg/d，共用药五天，也可在术前两天、手术当天、手术后两天给药。预防性用药目的是减轻手术气道壁损伤后局部水肿、炎症反应，以及避免或减轻可能的气道收缩、痉挛。操作时按照支气管镜检查进行相关准备，可以在清醒镇静或全身麻醉下进行；常规检查气道，制订激活顺序，把支气管镜送至首先处理气道的最远端支气管处（一般为 Ⅲ～Ⅳ 级支气管）后，确定能够进行治疗的更远端气道（直径 ≥3mm，一般为 V 级支气管），把导管送入支气管镜的工作通道至支气管镜视野的远端，到达治疗位置后，电极在合适的位置适当张开后，启动设备的能量输送、激活消融、结束，后退 5mm，邻接之前的治疗部位但不重叠，再次激活。以相同的方法处理整段的目标气道直至叶支气管开口。

（五）术后常规麻醉护理　术后 6 小时内需监测各项生命体征，监测 PEF 值。如有短时哮喘症状的加重（如喘息、气急、咳嗽、胸闷等）或上下呼吸道感染和发热等，应及时给予雾化吸入支气管舒张剂或加用静脉糖皮质激素和茶碱等相应治疗或抗菌药物及对症的治疗。

（六）并发症及处理　常见的术后症状有咽部不适或咽痛、咳嗽咳痰或痰血、胸闷喘息、呼气困难、呼吸道感染等，肺脓肿、肺不张、支气管扩张等也偶见报道。术后需要密切监测 PEF，观察病情变化并及时调整治疗。当患者的 PEF 值能够稳定在个人最佳值的 80% 以上，可出院随访观察。

（七）随访　每次 BT 治疗后、疗程（3 次 BT 治疗）结束后应定期随访，以评估哮喘患者的控制状态、调整药物治疗方案，并观察 BT 的后期不良事件。术后规范随访也是保证 BT 疗效的重要方面。

BT 可明显提高哮喘患者生活质量，改善哮喘控制，减少哮喘发作，减少哮喘药物的使用等，效果可维持 5 年以上。但影响热成形术治疗疗效的因素和预测治疗反应性的参数、临床表型与疗效的关系等仍需进一步研究。

目前，除了上述经支气管肺减容术治疗慢阻肺、支气管热成形术治疗哮喘这些成熟的技术应用于临床外，气道去神经支配术治疗慢阻肺、冷冻喷洒术治疗慢阻肺等技术已经在临床试验中，可以预期，随着对疾病的深入认识、气道介入新设备新技术的不断出现，气道介入治疗将成为小气道疾病重要的治疗方法之一。

（李时悦）

参考文献

[1] Slebos DJ, Shah PL, Herth FJ, et al. Endobronchial valves for endoscopic lung volume reduction:best practice recommendations from expert panel on endoscopic lung volume reduction[J]. Respiration, 2017, 93 (2): 138-150.

[2] Davey C, Zoumot Z, Jordan S, et al. Bronchoscopic lung volume reduction with endobronchial valves for patients with heterogeneous emphysema and intact interlobar fissures (the BeLieVeR-HIFi study): a randomised controlled trial[J]. Lancet, 2015, 386 (9998): 1066-1073.

[3] Fishman A, Martinez F, Naunheim K, et al. A randomized trial comparing lung-volume-reduction surgery with medical therapy for severe emphysema[J]. N Engl J Med, 2003, 348 (21): 2059-2073.

[4] Sciurba FC, Ernst A, Herth FJ, et al. A randomized study of endobronchial valves for advanced emphysema[J]. N Engl J Med, 2010, 363 (13): 1233-1244.

[5] 谢晓鸿, 邓宇, 郭文亮, 等. CT 扫描联合计算机软件系统对支气管内单向活瓣肺减容术患者筛查的价值研究[J]. 中国实用内科杂志, 2015, 35 (9): 779-782.

[6] Global initiative for chronic obstructive lung disease (GOLD). Global strategy for the diagnosis, management, and prevention of chronic obstructive lung disease 2019 report[EB/OL]. [2019-12-20]. http://www.goldcopd.com/.

[7] Global initiative for asthma (GINA). Global strategy for asthma management, prevention. global initiative for asthma, 2014[EB/OL]. [2019-12-20]. http://ginasthma.org/.

[8] Castro M, Rubin AS, Laviolette M, et al. Effectiveness and safety of bronchial thermoplasty in the treatment of severe asthma: a multicenter, randomized, double-blind, sham-controlled clinical trial[J]. Am J Respir Crit Care Med, 2010, 181 (2): 116-124.

[9] 李时悦. 规范开展支气管热成形术[J]. 中华结核和呼吸杂志, 2016, 39 (3): 166-168.

[10] 林江涛, 农英, 李时悦, 等. 支气管热成形术手术操作及围手术期管理规范[J]. 中华结核和呼吸杂志, 2017, 40 (3): 170-175.

第五节
气道介入治疗技术的合理选择

随着气道介入治疗的适应范围越来越广,介入治疗新技术/手段和方法越来越多,同一种技术/方法可以治疗不同的疾病,同一种病变可以用不同的技术/方法进行处理,如何合理、有效、科学地选择治疗技术,是呼吸专科医师特别是介入呼吸病学医师必须熟悉的问题。正确、合理地制订气道介入治疗决策,需要从几方面进行综合分析。

一、治疗时机

不同的治疗时机如抢救性治疗、限时治疗、择期治疗等对治疗决策影响极大。

（一）抢救性治疗 这种情况下,由于患者的情况紧急,很多术前准备不能充分进行,处理的原则是快速、有效,具体方案选择主要是依据这些原则。如气管肿瘤重度狭窄,出现窒息、缺氧或二氧化碳潴留昏迷等情况时,可以在简单的表面麻醉、镇痛镇静下,进行支气管镜检查并快速评估,如条件合适,则可马上植入金属支架快速缓解狭窄、窒息的紧急状态,而不是按平时处理气道肿瘤的方法如先消融肿瘤再植入支架。再如,隆突附近的病变引起的气道狭窄,情况允许时可以选择定制的 Y 型金属支架或硅酮支架,如这个区域病变引起的紧急重度气道狭窄、呼吸困难甚至窒息,可以采取分别植入气管、左主支气管和/或右主支气管支架,迅速缓解气道梗阻、呼吸困难后再根据情况进行相应的处理。当然,如果条件允许,也应按照常规的处理原则进行气道治疗。

（二）限时治疗 患者的情况需要尽快处理,但由于各种因素(如正在服用抗凝药物、其他器官系统功能未满足要求等)暂时不能马上处理,这时应尽快处理相关的问题,使患者尽快达到介入手术操作的要求,同时,按照所计划的治疗方案进行相应的术前准备。

（三）择期治疗 患者情况相对稳定,但已经达到介入治疗的指征。对这种情况,按照手术要求,完善各项术前准备,择期进行介入治疗。

二、治疗目的

根据治疗目的不同可分为根治性治疗、姑息性治疗。根治性治疗方案的确定需要重点考虑病因的处理、远期疗效、远期并发症等因素。姑息性治疗方案的确定主要考虑的是症状的缓解,当然,可能的话,姑息性治疗也要尽量考虑原发病的处理、远期疗效及并发症。

三、病变性质

良性病变、恶性病变的处理原则应有差别。良性病变的处理原则上应采取根治性的治疗方案,但在具体的技术上可以根据不同的情况灵活采用。如良性气道狭窄(气管支气管结核、创伤性气道狭窄等),如果需要植入支架时原则上应采用硅酮支架或覆膜金属支架,但如果支架是作为过渡性(临时性支架)目的时,金属裸支架也可以采用,但植入后需要定期复查,而且一般不要超过 1 个月。恶性病变如果发展缓慢、估计联合其他治疗方法可以取得较好的生存期时,也要按良性病变的处理原则。

四、技术/方法的选择

每种技术/方法有多种作用及效果,一种病变可以采用多种技术/方法处理,具体方法的选择要考虑采用的器械、并发症处理的能力、操作者对器械掌握的熟悉程度、治疗效率、患者的基础情况等,应该个体化考虑、制订。

例如气管腔内恶性肿瘤,管腔重度狭窄,一般介入处理是先进行肿瘤消融,再根据情况植入支架。选用何种消融技术,从效果来看,APC、圈套器、电刀、激光、冷冻切除、微波、机械性切除等方法均可达到类似的效果,但具体方法的选择要考虑采用的器械、并发症处理的能力、操作者对器械掌握的熟悉程度、治疗效率、患者的基础情况等,如冷冻切除效率很快,但出血的机会较大,采用这种技术时要求做好止血的相应准备;APC、电刀、圈套器处理时有电流通过人体,这时要注意患者是否有置入的电子医疗设备,否则应采用其他方法如激光等。每种技术的作用机制、特点不同,具体技术的选择还要考虑基础病的因素,如激光由于其方向性好,对消融点旁边的组织刺激较小,相对而言,APC、微波对消融点旁边的组织有一定的刺激,对恶性肿瘤来说,这些方法均可以采用,但对组织增生、炎症性病变等良性疾病,原则上应选择刺激性小的方法,因此,激光在这些良性疾病的处理上有一定的优势,低温冻融也是可以减少局部刺激、抑制组织增生的方法;另外一个重要因素就是对每种技术的熟悉程度,只要掌握每种技术的特性,熟练操作,每种技术所达到的效果差别不是很大。

五、其他方面

费用、随诊、患者及家属的理解及配合情况等均是需要考虑的重要因素。由于有多种方法可供选择,而每种方法其费用可能差别非常大,这就要求主诊医师要根据患者的实际情况选择费用合理的治疗方案,并且气道介入治疗需要多次复查、随诊,后续的治疗费用也应充分考虑。患者能否及时随诊是选择具体治疗方法的另一个重要因素,如果患者住的地方遥远偏僻,随诊可能不及时,这种情况下应用需要多次复查的方法应慎重考虑,临时性支架的置入更要小心。如声门下重度良性狭窄的患者,这是呼吸系统的急重症,会危及患者生命,需要马上处理,首先考虑外科手术治疗,如果不适合手术治疗,应该考虑介入方法如球囊扩张、冷冻、激光、支架等治疗手段,但这些手段往往需要多次治疗、反复随访,治疗费用也很高。对极少数患者,如果住址与医院距离遥远、经济又非常困难,可以考虑先做气管切开、气管套管置入,在保障呼吸的前提下,再进行后续的治疗,当然需要跟患者及家属进行充分的沟通。

总的来说,随着科技发展及疾病理解的深入,涌现了越来越多的气道介入治疗技术,同一种技术/方法可以治疗不同的疾病,同一种病变可以用不同的技术/方法进行处理,要从治疗时机、治疗目的、病变性质、每种技术/方法的特性、操作者的熟悉程度、基础病、随诊、费用等方面综合考虑,个体化制订合理、有效、科学的治疗技术。

(李时悦)

参考文献

[1] MICHAUD G. Review of recent important papers in interventional pulmonology[J]. Semin Thorac Cardiovasc Surg, 2018, 30 (2): 212-214.

[2] FLANNERY A, DANESHVAR C, DUTAU H, et al. The art of rigid bronchoscopy and airway stenting[J]. Clin Chest Med, 2018, 39 (1): 149-167.

[3] MUDAMBI L, MILLER R, EAPEN GA. Malignant central airway obstruction[J]. J Thorac Dis, 2017, 9 (Suppl 10): S1087-S1110.

[4] DIBARDINO DM, HAAS AR, MONTH RC. Interventional pulmonology[J]. Anesthesiol Clin, 2017, 35 (4): 687-699.

[5] SCARLATA S, FUSO L, LUCANTONI G, et al. The technique of endoscopic airway tumor treatment[J]. J Thorac Dis, 2017, 9 (8): 2619-2639.

[6] 李时悦. 良性中央气道狭窄的介入治疗方法选择[J]. 中华结核和呼吸杂志, 2011, 34 (5): 329-332.

第二十章
机械通气治疗

当呼吸系统不能维持正常的气体交换,发生(或可能发生)呼吸衰竭时,以机械装置代替或辅助呼吸肌的工作,此过程称为机械通气。所用机械装置称为呼吸机(ventilator)。根据所用呼吸机的类型不同,机械通气可分为正压通气、负压通气和高频通气。正压通气是目前最普遍应用的通气技术。在我国,经过近30年的医学急救和重症治疗技术的发展,机械通气在各学科的应用已日益普及,应用水平也逐渐提高。Needham等根据Ontario的队列分析和当地人口增长的预计,到2026年,接受机械通气的人次将达到291/10万,接受机械通气的人数将增加80%。

第一节
机械通气的原理

一、呼吸机的气体输送系统

呼吸机的设计原理如图20-1-1所示。其关键部件是气体输送系统,气体输送系统的重要组成部分是正压呼吸控制器、感应传感器和模式控制器。

(一)正压呼吸控制器　大多数现代成人呼吸机使用活塞-风箱系统或高压气源控制器以驱动气流。这种气流产生的潮气性呼吸,可以由呼吸机来控制,也可以由呼吸机与患者用力的相互作用来控制。一般用气动、电动或微处理机系统来提供各种呼吸类型,呼吸类型可分为4类,分类依据有3点:由什么来启动(触发)呼吸、呼吸期间吸气流由什么来管理(限制),以及呼吸由什么来终止(切换)(表20-1-1)。"触发"一般是由设置的机器定时(控制呼吸)或由患者用力来启动(辅助、支持,或自主呼吸)。"限制"一般是靠设置流量(压力可变)或设置压力(流量可变)来进行。"切换"一般是靠设置容量、时间(设置定时器)或流量来进行。可以输送5种基本的正压通气,它们可以靠3种变量来描绘(图20-1-2)。

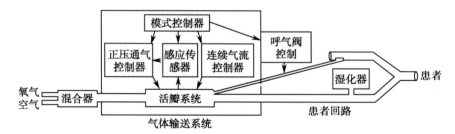

图20-1-1　呼吸机设计原理
现代机械通气系统经空气-氧气混合器将新鲜气体混合,通过复杂的阀门系统(包括活塞或风箱)调节它的气流。正压呼吸控制器为机器输送的呼吸设置特征参数。感应传感器作为辅助或无辅助呼吸担当触发器作用。某些系统(asterisk)设有无辅助呼吸的连续气流回路。模式控制器是设置控制、辅助、支持和自主呼吸的理想结合。呼气阀控制器和阀门系统相互影响,和模式控制器一起决定呼气压。患者回路将气体传送于患者,湿化器增加运输中气体的温度和湿度。

表20-1-1　由机器和患者控制时相变化的特殊结合来定义呼吸类型

通气方式	触发	限制	切换
指令(控制)	机器	机器	机器
辅助	患者	机器	机器
支持	患者	机器	患者
自主	患者	患者	患者

当前这一代呼吸机提供了广泛的可调变范围:呼吸频率可高达150次/min,潮气量高达2 500ml,吸气峰压高达150cmH$_2$O,流速高达180L/min,吸呼气时间比范围从1:5至4:1,并可有各种吸气流速波型(即减速、方形或正弦波,加速波已逐渐弃用)可供选择。这些输送系统应安装压力释放阀或减压阀以避免过高气道压的危险性。

(二)压力或流量(感应)传感器　当代呼吸机允

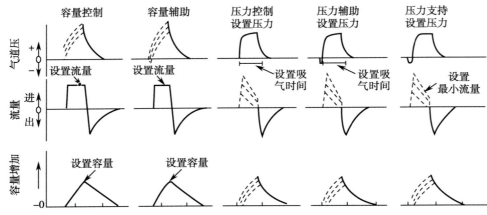

图 20-1-2　5 种基本正压通气模式的气道压力、流量、容量曲线

这些通气模式的分类根据：触发变量（患者用力或机械定时）、限制变量（流量或压力）和
切换变量（容量、流量或时间）的不同。

许患者-呼吸机相互作用的发生，例如，可让患者触发呼吸机，呼吸机的初始流量可适应患者的需要；定压通气时，呼吸机调整流量与患者的呼吸相适应等。这通常需在呼吸机管路中放置各种压力或流量传感器，以便快速和准确地监测呼吸机管路中的压力或流量变化。

如今，不少呼吸机以高流量连续气流回路来代替按需活瓣系统，这些系统内的新鲜气体足以适应或超过患者连续不断地感应通过气体运输系统所需的气流。因此，以连续气流进行的自主呼吸不需要活瓣的开动，连续高流量系统的缺点

是：应用的气体量较大，在维持理想的气道压方面比较困难。

（三）模式控制器/反馈系统　所谓机械通气模式，实际上就是指令、辅助、支持和自主呼吸的理想结合和不同组合。模式控制器即是按照设置参数（设置变量）和反馈信息（制约变量）来提供呼吸方式适当组合的电动、气动或微处理机系统（表 20-1-2）。新式的模式控制器将先进的监护和反馈功能也结合进来，当患者情况变化时，可对模式参数进行连续自动调整。

表 20-1-2　常用通气模式的分类

模式（常用名称）	呼吸类型												制约性参数
	控制（指令）			辅助			支持			自主呼吸			
	触发	限制	切换	触发	限制	切换	触发	限制	切换	触发	限制	切换	
CMV/VCV	时间	流量	容量[a]	—	—	—	—	—	—	—	—	—	—
ACV/VACV	时间	流量	容量[a]	患者[b]	流量	容量[a]	—	—	—	—	—	—	患者用力/时间
IMV	时间	流量	容量[a]	—	—	—	—	—	—	患者[b]	压力[e]	压力[e]	—
SIMV	时间	流量	容量[a]	患者[b]	流量	容量[a]	—	—	—	患者[b]	压力	压力	患者用力/时间
PCV	时间	压力	时间	—	—	—	—	—	—	—	—	—	—
PA-CV	时间	压力	时间	患者[b]	压力	时间	—	—	—	—	—	—	患者用力/时间
PIMV	时间	压力	时间	—	—	—	—	—	—	患者[b]	压力	压力	—
PSIMV	时间	压力	时间	患者[b]	压力	时间	—	—	—	患者[b]	压力	压力	患者用力/时间
APRV	时间	压力	时间	—	—	—	—	—	—	患者[bc]	压力	压力	—
辅助 APRV	时间	压力	时间	患者[b]	压力	时间	—	—	—	患者[bc]	压力	压力	患者用力/时间
PSV	—	—	—	—	—	—	患者	压力	流量[d]	—	—	—	—
MMV	时间	流量	容量[a]	患者[b]	流量	容量[a]	—	—	—	患者[b]	压力	压力	每分容量

注：CMV/VCV，控制性机械通气/容量控制通气；ACV，辅助-控制通气；VACV，容量辅助-控制通气；IMV，间歇指令通气；SIMV，同步间歇指令通气；PCV，压力控制通气；PA-CV，压力辅助-控制通气；PIMV，压力 IMV；PSIMV，压力 SIMV；APRV，气道压力释放通气；PSV，压力支持通气；MMV，指令每分钟气量通气。

[a] 在固定流量，有或没有吸气暂停的情况下，切换也可以是设置吸气时间；[b] 由于患者吸气在回路内产生压力或流量；[c] 在指令吸气和呼气期间，允许自主呼吸；[d] 流量反映患者用力，呼吸系统阻抗和呼吸机流速的相互关系；[e] 压力限制仅在应用按需阀系统时，在那里呼吸机限制和切换以维持恒定气道压（即这应用于此竖行的所有通气模式）。

二、呼吸机其他系统

除了气体运输系统,在现代呼吸机内还有以下组成部分:

(一)气体混合器　气体混合器将空气和氧气混合,输送 21%～100% 浓度的氧(FiO_2)。另外,将氦(He)或一氧化氮加入输入气体时,也需要混合器。

(二)湿化器　因人工气道使上气道旁路,必须将足够的温度和湿度加入吸入气体中以防止气道黏膜干燥。有效湿化器可将混合气体的温湿度调整到接近气道内生理状态(气管处温度>35℃,湿度>40mg/L)。简单经济的热湿交换器(人工鼻)利用自主呼吸呼出气体中的温度和湿度来温热湿化吸入的气体。这些简单装置可为大多数患者提供适当的温湿度(如温度>30～33℃,湿度>28～32mg/L),主要适用于短时间机械通气的患者。

(三)呼气压力发生器　在整个呼气期间可维持气道正压[呼气末正压(PEEP)]以维持肺泡开放通畅和改善通气血流比例(V/Q),这通常依靠调节呼吸机呼气阀内的压力来实施,呼气相时气源提供连续气流也可起类似的作用。

(四)气体输送回路　气体输送回路通常由柔韧的管道和呼气阀组成。当遇到高气道压力时,所输送的相当量气体仅对扩张管道回路起作用而不进入患者的肺,这部分气量常称为"管道无效腔"或"可压缩容量"。呼气相时气源提供连续气流也可起类似的作用。

(五)患者-呼吸机回路的连接界面　正压通气一般通过气管插管(经鼻或经口插管)或气管切开来进行。气管导管外附有气囊,气囊充气时封闭气道以避免漏气,也可用面罩作为患者-呼吸机的连接界面,应用面罩难免漏气,因此必须配用能提供适当潮气量和吸气定时的通气模式,为达此目的,已研制了应用于面罩的定压呼吸机,应用时间切换或具有漏气补偿的功能。

(六)雾化器　可以通过呼吸机管路进行雾化吸入治疗,可用于雾化吸入的药物有支气管舒张剂、抗生素、激素等。呼吸机所用雾化器均是特制的,可接入呼吸机管路进行雾化,也可用特殊接头将呼吸机管路与定量吸入器(MDI)连接来完成。由于气管内导管、呼吸机管路和呼吸机各设置参数的影响,与非插管患者比较,气溶胶在机械通气患者下气道的沉降减少。文献报道应用标准的机械通气模式时,输送到下气道的气溶胶,在应用雾化器时为 0～42%,应用定量吸入器(MDI)时为 0.3%～97.5%。为此,常需要给予较高的剂量。

雾化器在呼吸机管路中的位置常影响气溶胶的沉降,理想的位置是在吸气管路靠近患者 Y 型管数厘米处。在应用喷射雾化器期间,为产生气溶胶需要额外的气流量,因此需要调整呼吸机的每分通气量和报警系统以避免辅助通气期间通气不足。最现代的呼吸机可为雾化器提供吸气流量,并在回路内提供额外的容量和气流来代偿。应用 MDI 时,将 MDI 接头(最好加贮雾器)设置于呼吸机吸气回路,呼吸机回路内不湿化,吸气时喷雾,应用大管径的气管内导管和减低吸气流速均可增加气溶胶的下气道沉降率。

(七)监护和图形显示　在呼吸机吸气及呼气管道内分别安置微型高效流量传感器和压力传感器(理想的话,应该在靠近气道的部位来测定),并接收吸、呼气时间信息,经电子计算器自动计算并将肺机械力学各参数迅速显示于视屏。临床上通常显示 3 个指标:压力、流量和容量,并将其描绘成波形,还可存贮和回顾 24～48 小时的趋势。很多现代呼吸机还配有氧传感器,可监测管路中气体的氧浓度,以保证输入 FiO_2 的准确性。此外,有些呼吸机还可根据需要配备呼出 CO_2、吸入治疗性气体(如 NO,氦-氧混合气)分析仪。

（俞森洋）

参考文献

[1] 俞森洋. 现代机械通气的理论与实践[M]. 北京: 中国协和医科大学出版社, 2000.

[2] KACMAREK RM, DIMAS S, MACK CW. Essential of respiratory care[M]. 4th ed. Missouri: Mosby, 2005.

[3] PILBEAM SP, CAIRO JM. Mechanical ventilation physiological and clinical application[M]. 4th ed. Missouri: Mosby, 2006.

[4] TOBIN MJ. Principles & practice of mechanical ventilation[M]. 3rd ed. New York: McGraw Hill Professional, 2013.

第二节
人工气道的建立

人工气道是为了保证气道通畅而在生理气道与其他气源之间建立的连接,分为上人工气道和下人工气道,是呼吸系统危重病患者常见的抢救措施之一。上人工气道包括口咽气道和鼻咽气道,下人工气道包括气管插管和气管切开等。建立人工气道的目的是保持患者气道的通畅,为气道的有效引流、机械通气、治疗肺部疾病提供条件。

人工气道也可分为无创气道和有创气道。无创气道包括经口/鼻气管插管、声门上技术(喉罩等)。有创气道包括气管切开、环甲膜穿刺/切开等。其中气管插管是建立人工气道的主要方法。人工气道的应用指征取决于患者呼吸、循环和中枢神经系统功能状况,结合患者的病情及治疗需要选择适当的人工气道。

一、适应证

建立人工气道的目的主要包括四个方面:解除上呼

道的梗阻、保护气道、保证气道通畅及提供机械通气的通道。气管插管常作为全身麻醉(外科围手术期)、心肺脑复苏和抢救内外科重症患者、施行人工辅助通气的首选人工气道,它具有相对无创、简易快捷、方便清除分泌物、避免误吸、确保有效进行人工通气等优点。但对于需较长时间保留人工气道的患者,应考虑气管切开。

(一) 经口/经鼻气管插管

1. 经口气管插管　操作较易,插管的管径相对较大,便于气道内分泌物的清除,但影响会厌的功能,患者耐受性也较差。经口气管插管的关键在于暴露声门,在声门无法暴露的情况下,容易失败或出现并发症。在需要抢救快速建立人工气道的患者可首选经口气管插管。

适应证:①严重低氧血症和/或高碳酸血症,或其他原因需机械通气;②不能自主清除上呼吸道分泌物、胃内反流物或出血,有误吸危险;③下呼吸道分泌物过多或出血,且清除能力较差;④存在上呼吸道损伤、狭窄、阻塞、气管食管瘘等严重影响正常呼吸;⑤患者突然出现呼吸停止,需紧急建立人工气道进行机械通气。

禁忌证或相对禁忌证:①张口困难或口腔空间小,无法经口插管;②无法后仰(如疑有颈椎骨折或损伤)。

2. 经鼻气管插管　较易固定,舒适性优于经口气管插管,患者较易耐受,但管径较小,导致呼吸功增加,不利于气道及鼻窦分泌物的引流。

适应证:同经口气管插管。对存在困难插管的患者抢救中也可选用。

禁忌证或相对禁忌证:①严重鼻、颌面或颅底骨折;②鼻或鼻咽部梗阻,如鼻中隔偏曲、息肉、囊肿、脓肿、水肿、异物、血肿等;③凝血功能障碍。

3. 口、鼻咽通气道　适用于舌后坠而导致上呼吸道梗阻。

(二) 有创气道

1. 气管切开　对于需要较长时间机械通气的患者,气管切开是常选择的人工气道方式。与其他人工气道比较,由于其管径较大、导管较短,因而气道阻力及通气无效腔较小,有利于气道分泌物的清除,减少呼吸机相关性肺炎的发生率。但是气管切开毕竟是有创操作,且反复多次气管切开并不可行,因此气管切开的时机仍有争议。对于预期需要留置人工气道时间较长(大于两周以上)者,可考虑早期气管切开。但对于日后可能多次插管通气的患者需相对谨慎,例如 COPD 患者可能会因病情反复而多次插管。

适应证:①预期或需要较长时间机械通气治疗;②上呼吸道梗阻所致呼吸困难,如双侧声带麻痹、有颈部手术史、颈部放疗史;③反复误吸或下呼吸道分泌物较多,患者气道清除能力差;④减少通气无效腔,利于机械通气支持;⑤因喉部疾病致狭窄或阻塞无法气管插管;⑥头颈部大手术或严重创伤需行预防性气管切开,以保证呼吸道通畅;⑦高位颈椎损伤。气管切开术创伤较大,可发生切口出血或感染。

以下情况气管切开应慎重:①切开部位的感染或化脓;②切开部位肿物,如巨大甲状腺肿、气管肿瘤等;③严重凝血功能障碍,如弥散性血管内凝血、特发性血小板减少症等。

除了传统外科切开方法外,还可以使用经皮气管造口术(percutaneous tracheotomy)。该方法具有操作方法简单、快捷、手术创伤小等特点,临床研究表明,与传统外科气管切开术比较,有助于患者较早脱离呼吸机和减少 ICU 住院天数,以及减少并发症的发生率。短期内不能撤除人工气道的患者应尽早选择或更换为气管切开。

2. 环甲膜穿刺/切开

适应证:①异物阻塞;②喉上外伤;③上呼吸道吸入性损伤、热损伤或腐蚀性损伤;④各种原因所致喉头水肿(过敏、会厌炎等);⑤上呼吸道出血;⑥其他经口插管失败的紧急情况。

禁忌证:①解剖标志无法识别;②凝血功能障碍(相对的);③喉气管断裂并且远端气管收缩至纵隔;④未满 8 岁的儿童;⑤喉部病变(狭窄、癌症、感染等所有与之相关的);⑥技术不熟练(相对的)。

3. 逆行气管插管术　指先行环甲膜穿刺,送入导丝,将导丝经喉送至口咽部,由口腔或鼻腔引出,再将气管导管沿导丝插入气管。

适应证:因上呼吸道解剖因素或在病理条件下,无法看到声带甚至会厌,无法完成经口或鼻气管插管。

禁忌证:①甲状腺肿大,如甲亢或甲状腺癌等;②无法张口;③穿刺点肿瘤或感染;④严重凝血功能障碍;⑤不合作者。

二、临床实施

(一) 经口/经鼻气管插管

1. 评估插管难度

(1) 了解病史:详细询问气道方面的病史如打鼾或睡眠呼吸暂停综合征史、气道手术史、头颈部放疗史,必要时还应查阅相关的麻醉记录,了解困难气道处理的经历。

(2) 体检评估气道的方法。①咽部结构分级:即改良的 Mallampati 分级,咽部结构分级越高预示喉镜显露越困难,Ⅲ~Ⅳ级提示困难气道。②张口度:即最大张口时上下门齿间距离,张口度小于 3cm 或检查者两横指时无法置入喉镜,导致喉镜显露困难。③甲颏距离:是头在完全伸展位时甲状软骨切迹上缘至下腭尖端的距离,甲颏距离小于 6cm 或小于检查者三横指的宽度,提示气管插管可能困难。④颞颌关节活动度:如果患者不能使上下门齿对齐,插管可能会困难。亦有研究者提出以"咬上唇试验"作为颞颌关节移动度的改良评估方法。⑤头颈部活动度:下巴不能接触胸骨或不能伸颈提示气管插管困难。⑥喉镜显露分级:Cormack 和 Lehane 把喉镜显露声门的难易程度分为四级。该喉镜显露分级为直接喉镜显露下的声门分级,Ⅲ~Ⅳ级提示插管困难。

以上困难气道的评估方法具有一定的敏感性和特异性,但单一方法不能预测所有困难气道,临床上宜综合应用。其他可能预测困难气道的因素还有：上门齿过长、小下颌或下颌过大、颈短粗、肥胖、孕妇、烧伤、会厌炎、类风湿关节炎、肢端肥大症和咽喉部肿瘤等。

2. 插管途径的选择　经口与经鼻气管插管比较，经口气管插管减少了医院获得性鼻窦炎的发生，而医院获得性鼻窦炎与呼吸机相关性肺炎的发病有密切关系。因此，若短期内能脱离呼吸机的患者，应优先选择经口气管插管。但是，在经鼻气管插管技术操作熟练，或者患者不适合经口气管插管时，仍可以考虑先行经鼻气管插管。两种插管途径各有利弊，术者可根据自己的习惯、技术条件酌情选择。

3. 导管型号选择及插管深度　见表20-2-1。

表20-2-1　不同年龄气管导管直径及插入深度

年龄	导管内径/mm	气管导管从门齿至气管中段深度/cm
早产儿	2.5	10
足月儿	3.0	11
0~6个月	3.5	11
1岁前	4.0	12
2岁	4.5	13
4岁	5.0	12
6岁	5.5	15~16
8岁	6.0	15~17
10岁	6.5	17~18
12岁	7.0	18~20
>14岁	7.5~9.0	20~24
		（男：22~24，女：20~22）

注：鼻腔插管深度加2~3cm。

4. 减轻患者抵抗　可采用1%~2%丁卡因或2%~4%利多卡因进行气道黏膜表面麻醉，联合1%的去甲肾上腺素或3%麻黄碱滴鼻以收缩血管、减少经鼻插管时的出血。对配合不良、存在误吸风险的患者可静脉使用镇静、镇痛及肌松药。

5. 给氧去氮　若病情许可，插管前常规使用面罩给纯氧3分钟以上，使肺和机体组织有足够的氧储备。

6. 尽量可视化　应用可视喉镜和支气管镜使声门显露明显。

7. 插管后管理　确认导管位置（包括体格检查、呼气末二氧化碳监测、床旁超声、X线胸片等）、监测套囊压力（维持压力在25~30cmH₂O，1cmH₂O = 0.098kPa）、进行气管插管后管路的固定、按需吸痰保持气道通畅等。

（二）气管切开　气管切开注意事项：气管切开术应由专业人员施行，其具体步骤可参考有关专业书籍，但在气管切开术中必须注意以下几点：

1. 气管切开前必须作好充分准备，全程必须有专人进行监测。

2. 自环状软骨以下至颈静脉切迹和两侧胸锁乳突肌之间的三角区是气管切开术胸前安全区，此三角区内无重要神经和血管。

3. 术中注意勿损伤甲状腺（尤其是峡部）及环状软骨，以免引起大出血及破坏支持喉腔和气管完整性的结构。

在特殊情况下，如颈部粗短或极危重的患者，施行紧急气管切开，随时有可能发生呼吸心搏骤停，因此最好在气管内插管后行气管切开术，或在有熟练专业人员在场情况下进行，以便发生意外时能及时抢救。

（徐永昊）

参考文献

[1] 中华医学会重症医学分会. 机械通气临床应用指南（2006）[J]. 中国危重病急救医学, 2007, 19 (2): 65-72.

[2] 中华医学会重症医学分会. 急诊气道管理共识 [J]. 中国急救医学, 1994, 36 (6): 51-52.

[3] 中华医学会麻醉学分会. 困难气道管理专家共识 [J]. 临床麻醉学杂志, 2009, 25 (3): 200-203.

[4] APFELBAUM JL, HAGBERG CA, CAPLAN RA, et al. Practice guidelines for management of the difficult airway: an updated report by the American society of anesthesiologists task force on management of the difficult airway [J]. Anesthesiology, 2013, 118 (2): 251-270.

[5] 中华医学会呼吸病学分会呼吸治疗学组. 人工气道气囊的管理专家共识（草案）[J]. 中华结核和呼吸杂志. 2014. 37 (11): 816-819.

[6] FRERK C, MITCHELL VS, MCNARRY AF, et al. Difficult airway society 2015 guidelines for management of unanticipated difficult intubation in adults [J]. Br J Anaesth. 2015, 115 (6): 827-848.

第三节
机械通气的模式及临床应用

通气类型和相时变量两者的关系称为"通气模式"。通气模式通常根据患者的病情及初始通气模式使用后患者的适应情况，以及医师的经验和应用习惯来选择。不同的通气模式，为我们救治复杂病理生理情况的呼吸衰竭提供了便利和成功的机会，如能恰当应用这些通气模式，就能提高机械通气的疗效，降低其并发症。

（一）临床常用通气模式

1. 辅助通气（assisted ventilation，AV）、控制通气（controlled ventilation，CV）、辅助-控制通气（assist-control ventilation，A/CV）　AV是在患者吸气用力时依靠气道压的降低（压力触发）或流量的改变（流量触发）来触发，触发后呼吸机即按预设潮气量（或吸气压力）、频率、吸气和呼气时间将气体传送给患者。

CV是呼吸机以预设频率定时触发，并输送预定潮气量，即呼吸机完全代替患者的自主呼吸。

A/CV是将AV和CV的特点结合应用。如AV，患者的吸气用力触发呼吸机送气而决定通气频率。然而又如 CV，预设通气频率的"程序"也输入呼吸机作为备用。因此，患者依靠吸气用力的触发可选择高于预设频率的任何频率进行通气，如果患者无力触发或自主呼吸频率低于预设频率，呼吸机即以预设频率取代和传送潮气量。结果，有触发时为辅助通气，没有触发时为控制通气（图 20-3-1）。应用 A/

CV 时，医师设置的频率是最低频率，患者可以以更快的频率来触发呼吸机，但每次呼吸输送的都是指令性的呼吸类型，指令呼吸可以是定容型（恒定潮气量）或定压型（恒定吸气压力）。它既可提供与自主呼吸基本同步的通气，又能保证自主呼吸不稳定患者的通气安全，提供不低于预设水平的通气频率和通气量。

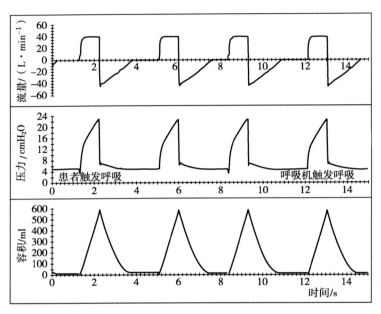

图 20-3-1　容量转换型 A/CV 通气模式
注意呼吸可以由患者或呼吸机来触发，在呼吸被触发后，每次呼吸的
类型是指令的。

正确应用 A/CV 的关键是预设潮气量和触发灵敏度要恰当。预设潮气量过大或自主呼吸频率过快可导致通气过度。应用 A/CV 模式容易发生的问题是过度通气和产生内源性呼气末正压（intrinsic positive end expiratory pressure，PEEPi）。压力触发敏感度一般设置于 $-1.5 \sim -0.5 cmH_2O$ 水平，采用流量触发时设置触发敏感度 $1 \sim 3 L/min$。产生 PEE-Pi 时，无论是压力还是流量触发，均可降低触发灵敏度，增加患者触发用功，应作相应调整以提高触发灵敏度。呼吸机触发和启开吸气活瓣需要用力，患者吸气用功占通常呼吸功的 20%～30%，与呼吸机的活瓣性能及触发灵敏度相关。但也要避免触发灵敏度设置过高导致自动切换。

现代呼吸机都已不单设 A 或 C 通气模式，而以 A/CV 通气模式来代替，故 A/CV 又常称持续指令通气（continuous mandatory ventilation，CMV），CMV 和 A/CV 可互换称呼。

2. 间歇指令通气（intermittent mandatory ventilation，IMV）和同步间歇指令通气（synchronized intermittent mandatory ventilation，SIMV）　IMV 是指呼吸机以预设指令频率向患者传送常规通气，在两次指令通气之间允许患者自由呼吸。指令通气可以和患者的自主呼吸不完全同步（IMV）或同步进行（SIMV）（图 20-3-2）。传统的 SIMV 系统需要消耗较高的呼吸附加功，新一代呼吸机在这方面已得到改进。0～100% 的通气支持水平均可由

SIMV 来传送。增加指令通气频率和潮气量即增加通气支持的比例，直至达到完全控制通气。逐渐减少 SIMV 的频率即逐步增加患者的自主呼吸用力，有利于撤机的进行。如果在患者刚建立机械通气时就仅需部分通气支持，那么一开始就应用 SIMV 可比应用完全控制通气对患者的心血管系统，肝、肾血流等影响要小，更少发生机械通气并发症。

临床上应用 IMV 和 SIMV，主要是在撤机时，作为控制通气到完全自主呼吸之间的过渡。近年来，只要患者具备一定的自主呼吸功能，就可将 IMV 和 SIMV 作为自始至终的标准通气支持技术来应用。

SIMV 的缺点：指令通气之外的自主呼吸也通过呼吸机进行，并没有得到机械辅助，需克服按需阀开放和呼吸机回路阻力做功。如果呼吸机的按需阀功能不佳，那么持久应用 SIMV 就可能加重呼吸肌疲劳，增加氧耗，甚至使循环功能恶化。为了克服呼吸机回路的阻力，可加用 $5 cmH_2O$ 的吸气压力支持（图 20-3-3）。

研究显示，应用 A/CV 模式时，容易发生过度通气，尤其是在用机的初始阶段，患者的高通气驱动频繁触发呼吸机时会这样。与 A/CV 相比，SIMV 时，只要参数调节恰当，过度通气较少发生。

3. 压力支持通气（pressure support ventilation，PSV）　或称吸气压力支持。应用 PSV 时，呼吸机以预设的

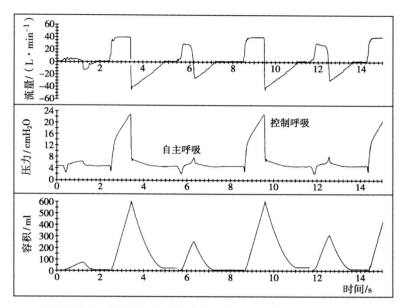

图 20-3-2　SIMV：有指令也有自主呼吸，指令呼吸是定容的

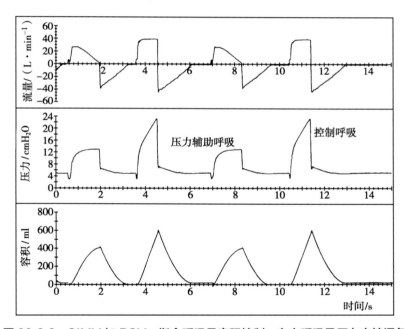

图 20-3-3　SIMV 加 PSV：指令呼吸是容积控制，自主呼吸是压力支持通气

吸气压力水平来辅助患者的吸气用力。根据选择恰当的压力支持水平，患者能得到所需要的呼吸辅助，而吸气触发和吸-呼切换均靠患者用力。在 PSV 期间，患者仍能自己决定呼吸频率、吸气时间和潮气量（图 20-3-4）。潮气量（tidal volume，VT）是由压力支持的水平、患者自己的吸气用力，以及呼吸系统的阻力和顺应性决定的。PSV 通常是流量切换的，PSV 的第 2 个切换机制是压力或时间切换。换句话说，当吸气流量减小到呼吸机确定的水平时，或当压力上升到呼吸机确定的水平时，或当吸气时间达到呼吸机确定的限度时，PSV 将从吸气相切换为呼气相。呼吸机的流量切换阈值可以是固定的绝对流量（如 5L/min），也可以是基于峰流速的百分数（如峰流速的 25%）和消耗的吸气时间。新一

代呼吸机可以让医师根据患者的情况，调节呼气触发灵敏度（即吸-呼切换的流量阈值），也可以让医师调节吸气压力上升时间，以进一步改善人-机协调。

为了用好 PSV，需仔细调整两个参数：吸气触发灵敏度和压力支持（pressure support，PS）水平。恰当的触发灵敏度通常为 $-1.5 \sim -0.5cmH_2O$，遇存在 PEEPi 或应用 PEEP 时应作相应调整。常用的 PS 水平为 $5 \sim 30cmH_2O$，偶有需更高者，选用 PS 的高低取决于患者的通气需要、自主呼吸能力、气道阻力和肺顺应性。不同肺疾病或疾病的不同阶段，所需 PS 水平可有较大差异。过高的 PS 可导致过度通气或/和呼吸暂停，过低的 PS 可致呼吸困难和呼吸肌疲劳，导致二氧化碳潴留或低氧血症。故应恰当地选用 PS 水平。在

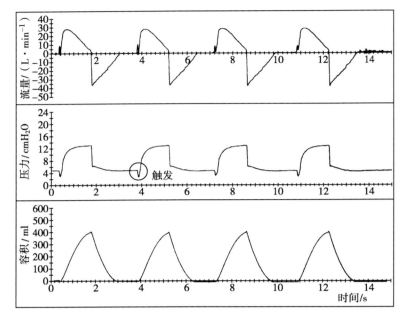

图 20-3-4　PSV：注意每次呼吸是由患者触发和流量切换的

选用 PS 水平时,医师需在床旁边选用并监测。主要监测潮气量和通气频率,调整 PS 水平后,指标的改变常在 1~2 分钟内观察到。开始时,通常调整 PS 使 VT 达 8~10ml/kg,呼吸频率 15~25 次/min,同时观察患者是否有呼吸困难体征,如吸气时有无胸锁乳突肌收缩等。随后的观察可借助于设置每分通气量和通气频率的报警限制。

近年来受到关注的一个问题是:吸气初呼吸机送气的流量,流量太快可引起压力急剧过度升高,引起压力切换呼吸,即吸气流量过早终止。有一个所谓的"流量相关吸气终止反射",此反射的刺激可缩短吸气,导致短暂的浅快吸气用力。这在应用 PS 模式,设置的压力较低时容易发生。在临床上这种反射的意义尚不清楚。流量设置过低,不能适应患者的需要,可引起人-机不协调。新一代呼吸机已设有"吸气上升时间"可调节的功能。所谓"上升时间"是指呼吸机从吸气开始将压力提升到预设水平所需的时间。不同品牌呼吸机应用不同的名称,如上升时间、流量加速百分数、吸气上升时间百分数、斜坡调整等,实际上指的是同一种功能。医师可根据流速和压力波形来决定和调节呼吸机输送的流量。如果患者是清醒的,也可在调整这种功能时,问患者输送哪种流量时感觉舒适。

随着患者病情好转和呼吸肌疲劳的恢复,应及时降低 PS 水平,以便让患者的呼吸肌得到锻炼,当 PS 水平降至 5cmH_2O(COPD 行气管插管患者 8~10cmH_2O)时,一般认为此时所提供的 PS 仅够用于克服呼吸机活瓣和回路的阻力所需的额外呼吸功。因此,如能以这样的 PS 水平维持理想通气数小时,即可认为患者已可撤机和拔管。

PSV 既可作为患者的长期通气支持,也可作为撤机技术应用。借助良好的面罩,还可进行无创性通气。PSV 的最重要特点是:提供的气流方式可与患者的吸气流速需要相协调,可根据患者的病理生理及自主呼吸能力改变调整

PS 水平,提供恰当的呼吸辅助功。同步性能良好,通气时气道峰压和平均气道压较低,可减少气压伤等机械通气的并发症。

PSV 的主要缺点是,当患者气道阻力增加或肺顺应性降低时,如不及时增加 PS 水平,就不能保证足够潮气量,因此,呼吸力学不稳定或病情在短期内可能迅速变化者应慎用 PSV。此外,PSV 时的吸气靠患者触发,患者没有触发,呼吸机就不提供通气支持,而可引起窒息。因此,呼吸中枢驱动受抑制或不稳定的患者也应避免应用 PSV。为了通气安全,新一代呼吸机常设有"窒息通气"功能,或称"后备通气",当患者无力触发或预定时间(通常成人在 20 秒,婴儿在 12 秒;或 15~60 秒内可调)内未触发时,呼吸机自动转换到"窒息通气",为患者输送预定潮气量、频率、吸呼比和吸氧浓度的指令通气(定容型或定压型 CMV)。同时发出报警。PSV 也可以和 SIMV、双相气道正压(biphasic positive airway pressure,BiPAP)、气道压力释放通气(airway pressure release ventilation,APRV)等模式联合应用。PSV 可以和 SIMV 一起应用,此时在两次指令呼吸之间的自主呼吸是压力支持。低水平的压力支持(合用或不合用 SIMV)可用于克服气管内导管或老一代呼吸机中反应性差的按需阀引起的阻力。

(二)自主通气模式　自主通气模式以持续气道正压(continuous positive airway pressure,CPAP)为基本工作模式,包括 BiPAP 和 APRV。在应用定容型通气模式时,加用 Auto Flow 功能,也可让患者在定容通气过程中无妨碍地自主呼吸。

1. CPAP　CPAP(图 20-3-5)是在自主呼吸条件下,整个呼吸周期内(无论吸气或呼气时)气道均保持正压。CPAP 的实施通常经面罩来进行。所加压力水平根据病情

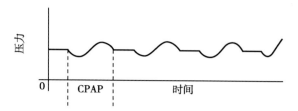

图 20-3-5　CPAP 时的压力-时间曲线

CPAP 图中的低幅波动为自主呼吸波形，向上的压力代表呼气。所有呼吸周期均在正压范围内。

和治疗的需要，一般在 0~15cmH₂O 中选择。凡应用 CPAP 者，其中枢呼吸驱动应正常或偏高，具有较强的自主呼吸能力，因为 CPAP 时，基本不提供通气辅助功能。

CPAP 的功效：①增加肺泡内压和功能残气量，使肺泡-动脉氧分压差（$P_{A-a}O_2$）减少，有利于氧向血液内弥散；②使萎陷的肺泡复张，在整个呼吸周期维持肺泡的通畅；③对容量和血管外肺水的肺内分布产生有利影响。

CPAP 是一自主呼吸模式。应用老一代呼吸机时，此模式是与增加额外呼吸功相关的，但应用当代的呼吸机已不再有此问题（尤其是联合应用低水平 PSV 时）。CPAP 模式常用于评价患者撤机和拔管之前患者的自主呼吸能力。为了患者能长期的自主呼吸，在 CPAP 时医师喜欢同时加用低水平的 PSV 以降低通过呼吸机系统和气管内导管时所附加的呼吸功。

2. BiPAP　BiPAP 是让患者的自主呼吸在双压力水平的基础上来进行，气道压力周期性地在高压力和低压力两个水平之间转换，每个压力水平均可独立调节。以两个压力水平之间转换引起的呼吸容量改变来达到机械通气辅助的作用。有人将其视为两个不同压力水平的 CPAP 交替应用，称其为 DuaPAP。在应用 BiPAP 时，机械通气是一"开放"系统，在任何时候，患者均可进行自主呼吸，因此 BiPAP 属于自主呼吸支持模式组。

原来应用 BiPAP 的目的，是想用 CPAP 系统为患者提供通气支持，研究表明，应用 BiPAP 模式比应用 CPAP 对增加患者的氧合具有更明显作用。一般认为 BiPAP 和 APRV 仅适用于轻中度呼吸衰竭，因为它提供的机械辅助功并不是很高的。但近年临床应用的经验表明，在疾病的各个阶段，均可用 BiPAP 模式作为患者自主呼吸的通气辅助，操作简单方便且无创伤性。

在急性呼吸衰竭时，BiPAP 添加自主呼吸的主要优点是：①减少机械通气对肺的致伤作用（靠部分补充自主呼吸用力）；②血流动力学较少受抑制，因此可改善氧输送；③在连续应用 BiPAP 期间，能较有效地使肺泡复张。

3. APRV　APRV 作为 CPAP 的辅助产生肺泡通气。气道压一过性释放到低水平，然后又迅速恢复到肺重新充气位。APRV 是一种压力控制、时间触发、压力限制和时间切换型通气模式，也是一种减轻肺过度扩张的技术，在整个机械通气周期允许自主呼吸。APRV 呼吸的潮气量取决于肺顺应性、气道阻力、压力释放的大小、压力释放的时间和患者自主呼吸用力的大小。应用此模式时，维持 CPAP（常

为 10~20cmH₂O）直到释放活瓣开放时，允许呼吸机系统内压力降低到预定的水平，常常降到功能残气量或较低的预定呼气末压。当释放活瓣重新关闭时，迅速充气恢复原来的气道吸气压。APRV 的目的是限制气道峰压，因为 APRV 期间吸气峰压不超过 CPAP 水平，故与气道压相关的危险（例如肺泡过度扩张、气压伤、血流动力学损害）可以减少。APRV 时压力释放时间是预定的；与常规间歇正压通气加 PEEP 比较，在急性呼吸衰竭患者，APRV 时气道峰压和呼气末压较低，平均气道压相似，氧合有相当改善，通气时血流动力学的影响较小。

APRV 的优点：允许自主呼吸，减少肺泡过度扩张和医源性肺损伤的潜在危险。而且在低气道峰压和预定呼气末压的情况下，使通气/血流灌注比例改善，血流动力学的损害较小。

APRV 的缺点：对于顺应性差的患者，应用 APRV 的效果尚未评价。严重气流阻塞患者不能应用 APRV。必须仔细监测每分通气量。呼吸频率宜在 15 次/min 以内，如果呼吸频率增至 30 次/min，可产生过高的 PEEPi。故 APRV 时应监测 PEEPi。还值得关心的是 APRV 期间压力释放时肺泡重新萎陷的可能性。

（三）双重控制模式　机械通气模式可分为定压型和定容型通气。两型比较，定压型通气的优点是人-机协调性好，易限制气道峰压和有利于气体交换。缺点是不能保证恒定潮气量。定容型通气的唯一优点是能保证恒定潮气量。双重控制模式是让呼吸机建立自动反馈功能，在患者的呼吸阻力和呼吸用力不断变化的情况下，对通气压力和容量进行双重控制来达到预定的目标潮气量，从而使通气支持水平能适应患者的呼吸能力和通气需要。双重控制通气模式努力保留定压型和定容型两大类模式的优点，同时避免它们的缺点；以定压型通气的方式工作，不足气量以定容型通气来补充，或通过持续监测肺顺应性，自动调节吸气压力来达到预定的潮气量。

1. 容积保障压力支持　容积保障压力支持（volume assured pressure support，VAPS）的工作原理是将 PSV 与容量 A/CV 有机结合，通气由患者或呼吸机触发，触发后的吸气由 PSV 的无限制按需流速与容量预置型的恒定流速同时输送，呼吸机以尽快速度达到预定压力支持水平，此时呼吸机内的微电脑快速测算出已输入的气量，并与预设潮气量比较，如输入气量已达到预设潮气量，即转换为呼气，那么该呼吸实际上是 PSV。若达预定压力水平后输入气量少于预设潮气量，随着 PSV 的流量减速，呼吸将从 PSV 转换到容量预置型通气，此时流量仍保持恒定，但增加吸气时间直至到达预设潮气量。设计 VAPS 模式的目的是希望通气过程主要以 PSV 模式来实施，潮气量不足时以定容型通气来补充和保障。为成功应用 VAPS，选择适当的压力支持水平、（定容通气的）流量和预定潮气量十分重要，如果设置的压力太高或潮气量太小，所有呼吸都将是 PSV，容量保障不起作用，并可能发生实际输入潮气量大于预设潮气量的情况。如果恒定流量设置太高，所有呼吸都将从 PSV 转换为定容型通

气。如果压力设置太低,峰流量就过低,PSV 转换到定容通气将发生于吸气的晚期,吸气时间可能不必要地延长。但若吸气时间超过 3 秒,呼吸机会自动切换为呼气。较常用的一种方法是设置的压力支持水平等于容量控制通气潮气量理想时的平台压,吸气流量的设置和调整应使患者的吸气时间恰当。

有几种肺疾病状态选用 VAPS 可能有好处,例如肺顺应性或阻力不稳定(如严重的支气管痉挛或肺水肿)。中枢呼吸驱动不稳定的患者,例如应用镇痛药物或镇静剂的患者也可能从应用 VAPS 中获益。对于有很高吸气流量需要,或每次呼吸的流量需要不断变化的患者,或应用定容型 A/CV 模式后发生人-机不协调的患者,均可试用 VAPS 模式。

2. 压力调节容积控制(pressure regulated volume control,PRVC)　PRVC 通气模式的工作原理是,呼吸机在开始时先给予连续 4 次压力为 $10cmH_2O$ 的试验性呼吸,微电脑连续测定肺胸顺应性,根据容积-压力关系,计算下一次通气要达到预设潮气量所需的吸气压力,自动调整预设吸气压力水平(通常调至计算值的 75%)。通过每次呼吸的连续测算和调整,使实际潮气量与预设潮气量相符。吸气压力水平可在呼气末气道压至预设吸气高限压力水平以下 $5cmH_2O$ 的范围内自动调整,但每次调整幅度 ≤ $3cmH_2O$。如今的 PRVC,开始的试验性呼吸为预设潮气量的定容通气,随后马上转为以其平台压为吸气压的压力控制通气。以便使实际潮气量很快达到预设潮气量。PRVC 基本通气模式是压力控制通气(pressure control ventilation,PCV),为了保证 PCV 时 VT 的稳定,微电脑根据每次呼吸测定的肺胸顺应性的压力-容积关系,自动调节 PCV 水平。以保证 VT 达预设值。

PRVC 兼具 PCV 和容量控制通气两种模式的特点,主要优点是:①人-机协调好,可减少或避免应用镇静剂或肌肉松弛剂;②潮气量恒定,可保障自主呼吸力学不稳定患者的通气安全,避免了应用 PCV 时应密切监测潮气量和频繁调整吸气压力的需要;③吸气流速波型为减速波,气道阻塞时可减少涡流,从而减少压力消耗,降低吸气峰压。但预设吸气高限压力水平不能太低,否则可因微电脑自动调整吸气压力的范围太小而难以达到预设潮气量。

3. 容积支持通气(volume support ventilation,VSV)　VSV 的基本通气模式是 PSV,但为了保证 PSV 时潮气量的稳定,微电脑根据每次呼吸测定的肺胸顺应性的压力-容积关系,自动调节 PS 水平,以保证潮气量达预设值。开始时的试验性呼吸是预设潮气量的定容通气,随后马上转为以其平台压为吸气压的压力支持通气。如果实际通气频率低于预设频率,呼吸机会自动增加 VT 以维持预设分钟通气量,但 VT 最大不超过预设 VT 的 150%。新一代呼吸机 Servoi 没有这种代偿功能,它输送的目标 VT 是不变的。随着患者呼吸能力的增加,可自动降低 PS 水平,直至自动转换为自主呼吸。如两次呼吸间隔时间过长(成人 20 秒,儿童 15 秒,新生儿 10 秒),呼吸机将自动从 VSV 模式转换为

PRVC 模式。

应用 VSV 时,应设置触发灵敏度、VT、频率和压力上限。设置触发灵敏度应恰当,否则人-机不协调,可致呼吸机的监测误差,使 PS 水平时高时低,增加患者不适感。VT 的选择与定容通气时相同。此外,预设压力水平不可过低,以避免实际潮气量难以调到预设潮气量而致通气不足。

VSV 适用于下列临床情况:①自主呼吸能力不健全、呼吸力学(阻力、顺应性等)不稳定者,如大手术后恢复期、麻醉苏醒期等;②应用容量控制通气模式,气道压很高,而应用 PSV 又不能保证潮气量或需频繁调整 PSV 水平者,如重度哮喘;③临床病情复杂,呼吸病理生理多变,如急性肺损伤致 ARDS、多脏器衰竭;④撤机过程中应用。

PRVC 和 VSV 具有以下共同的特点:①减少镇静剂和肌肉松弛剂的用量;②改善人-机协调性,患者感觉舒适;③便于限制过高的肺泡压和过大潮气量,保持较低的气道峰压;④改善机械通气对循环的不良影响;⑤能按照肺功能的监测指标自动设置和调整呼吸机参数,以辅助或支持通气取代控制通气;⑥缩短撤机过程,减少住 ICU 时间;⑦能以最低的气道压来满足适当的潮气量,减少肺气压伤等机械通气并发症。

主要缺点:①容量的补充或压力的调整都取决于 VT 的测定,VT 测定的任何误差均会导致呼吸机自动调控上的失误;②如果患者因呼吸困难加重而增加吸气用力,在患者非常需要增加通气支持水平时,呼吸机提供的压力却可能减低;③当呼吸机降低压力水平时,患者的平均气道压下降,潜在降低氧合的可能性。

双重控制模式(如 VAPS、PRVC 和 VSV 等)均为兼具定容和定压双重特点的新通气模式,是近年来我们喜欢应用的通气模式。当应用定容通气,遇到气道压高、人-机不协调、需用镇静剂和肌肉松弛剂时,我们常用双重控制模式代替定容通气,或在定容通气基础上加 Autoflow,从而可保证以最低的气道压来输送既定的潮气量,免于定容转定压通气模式时的烦琐换算。在为肺胸或支气管胸膜瘘患者进行机械通气时,我们也曾多次应用 PRVC 或定容通气加 Autoflow,在选择恰当潮气量的同时,又降低气道压,减少了气体的漏出,促进支气管胸膜瘘的愈合。但支气管胸膜瘘时,不宜应用 VSV,因为它的基本工作模式是 PSV。

(四) 闭合环通气模式　所谓"闭合环通气"(closed loop ventilation,CLV),通俗地说,可称为智能化通气。呼吸机模拟医师实施机械通气的全过程,获取患者通气需要的各相关资料,自动监测各项指标,分析监测结果并及时自动地调整呼吸机参数。常用闭合环通气模式有:

1. 适应性支持通气(adaptive support ventilation,ASV)　ASV 利用微电脑系统监测患者的情况,自动设置和调整呼吸机参数来适应患者的呼吸能力和通气需要。患者无自主呼吸时,提供控制通气,自主呼吸功能恢复时提供支持通气,而且它所提供的控制或支持通气,均是在

患者当时的呼吸力学状态下,以最低气道压和最佳频率来适应通气目标(每分通气量)的。

其基本工作原理是,根据体重和临床情况,设置每分通气量(minute ventilation,MV),呼吸机先提供 5 次试验通气,自动测出患者的动态顺应性和呼气时间常数,然后根据计算"最小呼吸功"的 Otis 公式,算出理想频率和理想 VT,再用 P-SIMV(无自主呼吸时)或 PSV(自主呼吸时)来实施。ASV 也可理解为是 MV+P-SIMV+PSV 的理想组合。

ASV 的优点:①适应各种患者和不同临床情况;②尽量简化参数的设置和通气过程中的调试;③避免过高气道压和过大潮气量,增加人-机协调性以减少机械通气并发症;④有利于尽早撤机。

ASV 只需设置 3 个参数:①每分通气百分数(%MV),若设置%MV 为 100%,即呼吸机提供的每分通气量为 0.1L/kg(成人)或 0.2L/kg(儿童);②气道压报警上限;③体重。

在应用 ASV 达到明显的稳定状态时,除了观察和监测呼吸机所显示的参数以外,还应该测定动脉血气,并根据动脉血气结果和所观察到的患者呼吸方式来调整%Min Vol。

呼吸机一旦感知患者的自主呼吸用力,ASV 规则系统就会通过减少指令通气的频率来鼓励患者呼吸。在自主呼吸期间,ASV 通过吸气压的调整指导患者达到理想的呼吸方式。每次呼吸都是以压力限制流量切换的方式(如压力支持通气)来进行。

2. 成比例辅助通气(proportional assist ventilation,PAV) 其在 Drager Evita 4 呼吸机中称为成比例压力支持。所谓 PAV,是指吸气时,呼吸机给患者提供与吸气气道压成比例的辅助压力,而不控制患者的呼吸方式(如潮气量、吸呼时比及流速方式)。患者通过改变自己的呼吸用力,也可相应改变呼吸机提供呼吸功的大小,而呼吸功比例维持不变。PAV 是为尚有自主呼吸用力,但由于高阻力和/或低顺应性而呼吸功增加,需要给予通气辅助的患者提供的一种呼吸支持方式。

初始的 PAV,尽管对患者的通气需要有较好的反应,但对于患者的通气负荷的任何改变,PAV 需要人工的调节去适应。这是 PAV 临床应用的主要障碍。近年已有研究证实,常规 PAV 与其他通气模式比较,在临床上没有优势。如 Rusterholtz 等对严重心源性肺水肿患者进行前瞻性随机对照研究来比较 CPAP 和 PAV,结果两组失败率相似(失败的定义是,患者达到预定气管插管标准,但发生严重心律失常或患者拒绝应用)。

最近,已有文献报道了 PAV 期间无创测定呼吸系统阻力和顺应性的方法,以这些方法为基础研制了 PAV+ 的软件,PAV+ 自动调整流量和容量增益系数,以便使其总能代表呼吸系统阻力和弹性的测定值的恒定分数,可部分解决常规 PAV 的问题。

Xirouchaki 等进行的随机单中心研究,对以控制通气模式行机械通气至少 36 小时的一大组患者,随机进行 PAV+ 与 PSV 两种通气模式的有效性比较,结果显示 PAV+ 期间,通气失败率和严重人-机不协调患者的发生率明显降低,提示 PAV+ 可安全应用于危重病患者。与 PSV 比较,增加保留患者自主呼吸的可能性。

然后比较 PAV+ 和 PSV 期间,两组患者的医疗干预次数(医疗干预包括调整呼吸机参数,给予镇静剂、镇痛剂和血管活性药物及调整剂量),将治疗干预的改变分为有利于撤机的改变或对病情加重做出反应的改变。结果在 PSV 期间,改变呼吸机参数的平均次数,以及改变镇静剂剂量的平均次数明显增加,而在这些改变中,有利于撤机的改变比 PAV+ 期间明显减少。

尽管该研究证明 PAV+ 有较好的结果,也取得了较多应用 PAV+ 的经验,但在建议将 PAV+ 作为常规部分通气支持模式广泛应用于临床之前,还需要更多的研究资料。此外,还必须注意其固有特点,即 PAV+ 的应用,必须限于绝对没有漏气的有创机械通气领域。

3. Smartcare 撤机模式 Smartcare 模式是一种智能化撤机模式,它能根据患者在机械通气过程中的潮气量、呼吸频率及呼气末 CO_2 分压(end-tidal carbon dioxide pressures,$PetCO_2$)的变化,自动调节压力支持水平,缩短撤机时间。

Smartcare 基本模式是 PSV。监测指标是 VT、$PetCO_2$ 和呼吸频率(respiratory rate,RR),同时规定了 VT、$PetCO_2$ 和 RR 的安全范围。将安全范围设定为 RR 12~28 次/min,VT >250ml(体重<50kg),或 >300ml(体重>50kg),$PetCO_2$ < 55mmHg(非 COPD 患者)或<65mmHg(COPD 患者)。电脑每两分钟自动检测患者的 RR、VT 和 $PetCO_2$,如果患者在某一个压力支持水平这 3 个指标均在上述安全范围内,稳定 30 分钟,电脑就自动下调压力支持水平 $2cmH_2O$,反之只要有一个指标在安全范围之外,连续观察 4 分钟仍然不回到安全范围,电脑就自动上调压力支持水平 $2cmH_2O$。最后如果患者在气管插管或气管切开时,分别在 7 或 $5cmH_2O$ 的压力支持下,能维持 RR、VT 和 $PetCO_2$ 在上述安全范围内 1~2 小时,呼吸机就自动显示患者可以撤机。作者在一组患者持续运行这一程序 2~24 小时后,电脑得出的撤机建议阳性预测值是 89%,而浅快呼吸指数的阳性预测值是 81%,两者相差不大。表明这一系统对撤机诊断的预测是可靠的。将这一程序应用到患者撤机中,发现它可以按照患者通气需要改变辅助支持水平,可以使患者机械通气的 95%时间稳定在"安全范围"内。

我们在试用这一呼吸模式的过程中,发现 Smartcare 模式除有上述优点外,它还可以在机械通气的更早阶段,识别患者是否已具备停机条件,同时这一模式自动变换 PS 水平,使得 PS 水平刚刚满足患者当时的需要,减少了人工设置 PS 可能出现的 PS 不足和支持过度的现象。

4. 神经调节通气辅助(neurally adjusted ventilatory assist,NAVA) NAVA 是机械通气的一种新模式,严格地说,"神经调节"并不准确,而应该说是,由膈肌的电活动(the diaphragm electrical activity,EAdi)来控制呼吸机。

其基本工作原理是，通过微创法采集人体内与呼吸相关的最早信号——EAdi，并将 EAdi 与呼吸机连通，让持续采集到的 EAdi 来控制呼吸机的工作，也就是说，让呼吸机输送的通气辅助与患者的 EAdi 信号同步和成比例。从而实现将呼吸机与呼吸中枢相连接的目标。这也就等于将呼吸机变成膈肌的一部分，来承担或减轻由于疾病引起的呼吸功负荷的增加。

其具体实施方法是：将多个（8~12 个）微电极安装在一条电缆（称 EAdi 电缆）线上，EAdi 电缆可通过一根特制的"胃管"（称 Edi 导管）经食管插入，EAdi 电缆上的电极放置于食管内于膈肌水平，电极采集 EAdi 信号被增强，滤去心脏和食管的电子信号、高频杂波和其他干扰；通过独立的放大器、A/D 转换器，信号被转换为数字，数字信号经计算机处理，传送给呼吸机，呼吸机持续开启以维持呼吸管路内的压力与 EAdi 信号强度乘以获取固定的增益常数，辅助水平靠改变增益常数来获得。

NAVA 与以往的通气模式（包括 PAV）相比，存在以下明显不同：以往通气模式的触发和所提供的通气辅助依赖于呼吸回路内流量和容量的计算，而 NAVA 不考虑肺和胸廓弹性、流量阻力、内源性 PEEP、管道漏气或腹部的顺应性。膈肌和呼吸机的工作用的是相同的信号，在两者之间的耦合实际上是同时的。

应用 NAVA 的好处：改善人-机同步和协调，减少患者的不适和焦虑，同时促进自主呼吸；避免通气辅助的过度或不足，有利于肺保护；可用 EAdi 信号作为独特的监测工具，提供患者呼吸驱动的信息、通气容量的需要，通气设置的作用，获得应用镇静剂和撤机的适应证的相关信息；对于医师解释新生儿常见的紊乱呼吸方式的背景，提供了一个有效的工具。

应用 NAVA 的必要条件：膈神经的传导通路和肌电的耦合必须是正常的。电极的敏感性是否会受放置位置和放置时间长短的影响，深度镇静剂和肌肉松弛剂是否会受影响，需要有后备通气，以保证患者的安全。目前 NAVA 已应用于成人、儿童或新生儿的有创或无创通气，但还需更多的临床应用，以积累经验。

5. 变化性 VT 通气（noisy ventilation）或变化性压力支持通气　Suki 等首先提出机械通气期间潮气量和呼吸频率的随机改变（noise）可改善肺功能。他们认为肺的行为像一个随机的反应系统，输入信号的 noise（潮气量的变异）可能影响输出信号（气体交换和炎症）的调幅。

正常人自主呼吸显示潮气量的变异常数大约是 33%，在肺疾病时减小，这种变异性在危重病患者辅助通气时也是减小的。有研究显示，在急性肺损伤，无变化的容量或压力控制通气是与呼吸力学和气体交换恶化相关的。相反，在实验动物，noisy 通气诱发表面活性物质释放的增加，并伴随肺的炎症前反应的减轻，改善急性肺损伤、不张的肺和麻醉期间的肺功能，现行的 noisy 通气，主要是潮气量的变异，呼吸频率的变异通常是小的。

Spieth 等报道：应用"变化性潮气量通气"（Dräger EVLTA XL 4 呼吸机，应用容量控制模式，VT 平均 6ml/kg，变异

系数 40%，RR 维持恒定；流速 30L/min，吸/呼比固定于 1：1，每分通气量不变，以 600 次呼吸为一个周期。Spieth 等研究显示：noisy 通气可改善实验性肺损伤的肺保护通气：在去除表面活性物质的猪肺损伤模型，与单用 ARDSnet 或开放肺策略比较，noisy 通气可改善动脉血氧合，减低平均气道峰压和肺弹性，可减轻肺组织的损伤，并没有增加肺的炎症或肺的机械性牵拉。在依赖性或非依赖性肺区带，安非调节素（AREG）、TNC、IL-6、IL-8 或 TGF-β 的基因表达均没有增加。

作者解释其机制：①在 noisy 通气期间，偶有成比例的大 VT 发生，使不张的肺区带复张；②肺血流的重新分布，使通气较好的肺区域得到更多的血流，改善通气血流比例；③增加表面活性物质的释放；④呼吸系统的随机的反响（共振）行为（输入信号，如 VT 的 noise 增加）；⑤增加呼吸的窦性节律。

辅助通气可减少应用镇静剂和心血管支持的需要，包括通气朝更基底依赖肺区域分布。这种概念现在已转用到 PSV，noisy PSV 将 noisy（潮气量变异）通气和 PSV 辅助呼吸两种方法结合，这种通气模式，至少理论上是吸引人的。最近，Gama 等评价了表面活性物质减少的猪，以观察 noisy PSV 通气时其对肺生理参数的影响。与 PSV、PSV 加吸气功能比较，noisy PSV 明显增加潮气量的变异性，改善氧合，但没有影响未充气肺组织的数量。

与常规 PSV 比较，不同的变异性水平改善了呼吸系统的弹性、气道峰压、氧合和肺内分流、中介水平的变异性（30%）、改善氧合和静脉血掺杂最明显。而弹性和气道峰压的改善与变异性的增加呈线性相关。可惜的是，至今还缺乏对人的研究证据。

（俞森洋）

参考文献

[1] CHANG DW. Clinical application of mechanical ventilation [M]. 3rd ed. New York: DELMAR. 2006:1-839.

[2] 俞森洋. 机械通气的新模式 [M]. 世界医学杂志, 2003. 7 (5): 1-6.

[3] 俞森洋. 机械通气临床实践 [M]. 北京: 人民军医出版社, 2008: 96-220.

[4] 俞森洋, 蔡柏蔷. 呼吸内科主治医生 760 问 [M]. 3 版. 北京: 中国协和医科大学出版社, 2017: 65-90.

第四节
呼吸机参数的设置及调整

一、呼吸机参数的设置

呼吸机参数的设置和调整应体现医师为患者制订的通气目标和策略。不分患者的基础病理生理状况和呼吸力学，机械地规定一套呼吸机参数让初学者套用是不可取的。两位患者即便年龄和身材相仿，一位患急性呼吸窘迫综合

征（acute respiratory distress syndrome, ARDS），一位患慢阻肺，就不应该设置相同的参数为患者通气。一般说来，开始通气时预设呼吸机参数，应依据患者的身材（身高、体重）、疾病和病情、通气需要；以后呼吸机参数的调整应依据通气疗效、动脉血气值、心肺监测结果及临床病情的进展。现代呼吸机有以下参数可供选择。

（一）潮气量（tidal volume，VT）和通气频率（frequency，f）　成人预设的 VT 一般为 5~12ml/kg，f 15~25 次/min，将 VT 和 f 一起考虑是合理的，因 VT×f=V_{min}，V_{min} 为每分通气量。预设 V_{min} 需考虑患者的通气需要和动脉血二氧化碳分压（arterial partial pressure of carbon dioxide，$PaCO_2$）的目标水平。VT 的设置要根据患者的阻力、顺应性及个体的病理生理学。具有正常肺（如药物过量、手术后）的患者可以设置较大的 VT 和较慢的 f，而慢性或急性限制性肺病的患者可能需要设置较小的潮气量和较快的频率（表 20-4-1）。此外还要考虑呼吸机的类型。应用对管路的可压缩容量能自动代偿的呼吸机，比应用不能自动代偿的呼吸机，VT 要减小，因为此时设置的 VT 就是实际输送给患者的 VT。VT 过大，可导致气道压过高（平台压通常不应超过 30cmH_2O，除非胸壁顺应性降低）和肺泡过度扩张，诱发呼吸机相关性肺损伤，这在 ARDS 患者中尤易发生。VT 过小，易引起通气不足。f 过快，易致呼气时间不足而诱发气体陷闭和内源性呼气末正压（intrinsic positive end expiratory pressure，PEEPi）。此外，在固定 V_{min} 的情况下，f 过快，必然使 VT 减小，有效 VT 和有效 V_{min} 随之减小而致通气不足。从气体交换的效率考虑，有效 V_{min} 是比 V_{min} 更重要的。

表 20-4-1　不同病理生理学患者初始 VT 和 f 的设置建议

不同病理生理学	初始 VT/（ml·kg^{-1}）	初始 f/（次·min^{-1}）
正常呼吸力学的患者	10~12	10~14
限制性肺疾病患者	4~8	15~25
阻塞性肺疾病患者	8~10	12~18

注：如果没有胸壁顺应性的减低，应维持平台压≤30cmH_2O。

设置了 VT 和 f 以后，要看监测显示的 V_T、实际 f 和 PEEPi 结果。应用同步间歇指令通气（synchronized intermittent mandatory ventilation，SIMV）时，设置的 VT 和 f 是指令通气的 VT 和 f，自主呼吸的 VT 和 f 则取决于患者的呼吸能力。有些呼吸机可分别自动显示指令通气和自主呼吸的每分通气量。设置的 VT 和 f 是否恰当，还要考虑到人-机协调的问题，不恰当的 VT 和 f 会引起人-机对抗和患者的不适感。定压型通气通过设置吸气压力来预设 VT，并与气道阻力、顺应性和自主呼吸用力相关。

（二）吸气流速　只有定容型通气模式才需要和可以设置吸气流速，临床上常用的吸气流速，成人 40~100L/min，平均约 60L/min；婴儿 4~10L/min；吸气流速取决于 VT、患者的吸气用力和通气驱动。有些呼吸机通过选择流速波形（如方波、减速波或正弦波）来设置吸气流速。吸气流速可影响：①气体在肺内的分布；②二氧化碳排出量；③V_D/VT 和 Q_S/Q_T，因此也影响动脉血氧分压（arterial partial pressure of oxygen，PaO_2）；④与吸气峰压和吸气时间（inspiratory time，Ti）相关。峰流速的设置应能保证吸气时间≤1 秒，如果呼吸机是由患者触发的，这尤为重要；因为吸气流速和时间应与自主呼吸的吸气需要相一致，主动呼吸的患者的吸气时间罕有需要超过 1 秒的，大多仅有 0.7~1 秒。近年提倡应用较高的吸气流速或减速波形以增加人-机协调。定压型通气时，其流速均为成指数的减速波形以便迅速达到预设压力并维持吸气期压力的恒定。近年有些呼吸机建立了"压力上升时间"可调的功能，以控制定压通气吸气初期的过快流速。

（三）吸气时间或吸呼气时间比　正常的呼吸方式均是吸气时间（inspiratory time，Ti）短、呼气时间（expiratory time，T_E）长，故吸呼气时间比（I∶E）通常设置为 1∶（1.5~2.5），平均 1∶2。延长 Ti 即会增加平均气道压，改善动脉血氧合，但在 f 不变情况下，必然减少 T_E，可能引起气体陷闭和 PEEPi。当 I∶E≥1 时，称为反比通气，应用延长吸气时间策略或反比通气时，虽可改善氧合，但会导致人-机对抗和血流动力学的损害，并需监测 PEEPi。

（四）触发敏感度　应用辅助或支持通气时，呼吸机送气要靠患者触发，不敏感或无反应的触发系统可显著增加患者的吸气负荷，消耗额外呼吸功。现代呼吸机有压力触发和流量触发两种系统。压力触发是对气道内压力降低所发生的反应。理想的情况，压力触发的延迟时间（从患者吸气用力到呼吸机输送气体的时间）是 110~120 毫秒，但实际上有些呼吸机的触发延迟时间要长得多（>200 毫秒），这取决于呼吸机系统和设置的触发压力。

呼吸机的触发敏感度应设置于最灵敏但又不至于引起与患者用力无关的自发切换。因为患者呼气末气道压通常为零，故触发敏感度常设于-2~-0.5cmH_2O。气管插管管径过小或狭窄、气道阻塞、肺实质僵硬等均可增加触发系统的不敏感性。应用流量触发时，呼吸机是对吸气流量而不是气道内压力减低发生反应。这可以以几种方法来达到，如有些系统，将呼吸速度测定器放置于呼吸机回路和患者之间来测定吸气流量。而在另一些系统，则设置基础流量和流量触发敏感性，当呼吸管路内流量减少到流量触发敏感性阈值时，则触发呼吸机。例如，基础流量被设定为 10L/min，流量触发敏感性被设定为 3L/min，当呼吸机呼气管路内流量降至 7L/min（假定患者吸气 3L/min），呼吸机则被触发。Bench 对流量触发的研究发现，用这种系统的延迟时间<100 毫秒，研究还表明流量触发可减少应用持续气道正压（continuous positive airway pressure，CPAP）时的呼吸功。然而，应用压力支持通气，SIMV 指令呼吸，或辅助-控制通气时，流量触发并不优于压力触发。除 CPAP 以外，-1.0~-0.5cmH_2O 的压力触发可能等于流量触发。流量触发敏感度一般设置于最敏感水平：1~3L/min。

如果存在 PEEPi,那么无论压力还是流量触发,其设置的触发敏感度都将减低,在存在 PEEPi 的情况下,患者的吸气用力在压力或流量改变于气道内被发现之前,必须先克服 PEEPi 的水平。为克服 PEEPi 引起的触发灵敏度降低问题,可加用适当水平的外源性 PEEP(所加 PEEP 通常为 PEEPi 的 70%~80%,例如,PEEPi 为 $10cmH_2O$,那么加 $7\sim8cmH_2O$ 的 PEEP)。但如果 PEEPi 是由于高分钟通气量或呼气时间不足引起的,那么采用这种技术是无效的。如果不能测定 PEEPi,也可以采用一些简单的方法来估计需加用的 PEEP 值:①逐渐增加 PEEP,直至吸气峰压开始增加。吸气峰压的增加表明已有更多的压力和容量添加于肺;②另一估计需加 PEEP 值的方法是,随着 PEEP 的增加,辅助呼吸肌(如胸锁乳突肌)的活动是否减低;③还有一种方法是比较触发呼吸的次数与患者吸气用力的次数,随着所加 PEEP 的增加,触发呼吸的次数应逐渐接近直至等于患者吸气用力的次数。

触发灵敏度也受湿化系统类型的影响,如果湿化器是安装在患者和呼吸机触发检测装置两者之间的,患者必须做更多触发功才能触发呼吸,但若触发检测装置靠近患者气道,那么触发就容易。

二、呼吸机参数的调整

呼吸机根据初始参数为患者进行机械通气治疗以后,应严密观察患者病情变化,根据呼吸机上的监测和报警参数,尤其是定期测定的动脉血气结果来调整呼吸机参数。不仅要注意即时的血气指标和各种监测结果,更重要的是要与以前的测定结果进行分析比较,应根据其发展趋势和变化速度来调整通气参数,调整参数的目标仍是为了达到并维持"治疗终点"。

(一)为达到并维持 PaO_2 目标值的呼吸机参数调整 严重呼吸衰竭机械通气患者氧合的目标值通常为在吸氧浓度(fraction of inspiration oxygen,FiO_2)<0.6 情况下,PaO_2>60mmHg,氧饱和度(oxygen saturation,SaO_2)>90%;若为慢性呼吸衰竭,因机体已有一定的适应和代偿能力,故目标值可改为在 FiO_2<0.6 情况下,PaO_2>50mmHg,SaO_2>85%。更高的 PaO_2 和 SaO_2 常无必要,因为>60mmHg 的 PaO_2 已处于氧合解离曲线的平坦段,再增加 PaO_2,氧饱和度的增加也很有限。而倘若为了更高 PaO_2 而增加 FiO_2,就可能面临氧中毒的危险;为了增加 PaO_2 而增加 PEEP,就可能面临 PEEP 影响的血流动力学改变,显著减少心排血量可使向组织输送的氧含量减少;以扩大 VT 或增加压力来进一步提高 PaO_2,即可能导致局部肺区带的过度扩张,诱发或加重呼吸机相关性肺损伤。

(二)为维持恰当 $PaCO_2$ 和 pH 目标值的呼吸机参数调整 建立机械通气以后,如果不是实行控制性低通气和容许高碳酸血症,患者的 $PaCO_2$ 通常能下降,pH 能逐

渐回升。一般说来 $PaCO_2$ 只要能下降到 60mmHg 以下,pH ≥7.30,对于慢性呼吸性酸中毒患者来说,已可认为达目标值。$PaCO_2$ 下降的速度不宜过快,在 2~3 天内让 $PaCO_2$ 降至目标值即可,以避免 CO_2 过快排出,而慢性贮存的碳酸氢盐来不及排出,致使发生代谢性碱中毒,或发生呼吸性碱中毒。希望 pH 能尽快达 7.30~7.45。pH<7.30 或>7.45 均对患者不利。调节 pH 和 $PaCO_2$ 的最直接方法是调整通气量,可以在 VT 不变情况下,通过调节通气频率来增加(或降低)每分通气量;也可在频率不变情况下改变 VT,或 VT 和频率同时改变。$PaCO_2$ 下降过慢可上调通气量,$PaCO_2$ 下降过快可减小通气量,让 $PaCO_2$ 和 pH 的变化速度控制在理想水平并最终达目标值。

在 ARDS、危重型哮喘等实行控制性低通气时,允许 $PaCO_2$ 逐渐增加,但希望增加的速度最好控制在每小时上升少于 10mmHg 的水平,以便肾脏能较好地发挥代偿作用,而不致使 pH 严重降低。在颅脑创伤、颅内压增高的患者实行有意过度通气时,希望维持 $PaCO_2$ 在 25~30mmHg,以便降低颅内压。这都需要精确地调整通气量来达到。

(三)为加强患者-呼吸机协调的呼吸机参数调整 应用机械通气后,如果患者的自主呼吸与呼吸机的机械呼吸不协调甚至对抗,可增加患者的呼吸功耗,增高气道压,减少通气量,并给患者的血流动力学带来不良影响,增加患者的不适感觉。发生人-机不协调的原因很多,总的说来,不外乎两方面的因素,即患者方面的因素和呼吸机方面的因素。从通气参数调整的角度说,发生人-机不协调的原因主要有:触发敏感度设置不当、吸气流量过高或过低、与患者的吸气流量需要不相配、潮气量过大或过小、吸呼气时间比不当及通气频率过快或过慢。改进人-机协调性的措施见表 20-4-2。必要时还可酌情应用镇静剂或肌肉松弛剂。但我们反对不认真查清原因,盲目地给患者应用镇静剂。原则上说,凡能通过呼吸机参数调整来改善人-机协调的,就尽量不用或少用镇静剂。

表 20-4-2 改进机械通气时人-机协调性的措施

影响因素	改进措施
触发敏感度	增加触发敏感度或用流量触发
吸气流量	增加设置的峰流速,试用不同的吸气流量波形,试用压力控制或压力支持通气
潮气量	试用较高或较低的 VT
呼吸频率	试用较高或较低的通气频率
烦躁不安	给予适当水平的镇静

(俞森洋)

参考文献

[1] 俞森洋. 呼吸机参数的设置和调整[J]. 中国呼吸与危重监护杂志. 2004. 3(3): 134-136.

[2] 俞森洋. 机械通气策略[J]. 中华内科杂志, 2003. 42 (7): 512-514.

[3] TOBIN MJ.Principles & practice of mechanical ventilation[M]. 3rd ed. New York: McGraw Hill Professional, 2013: 973-1136.

[4] WILKINS RL. SHELDON RL. KRIDER SJ. Clinical assessment in respiratory care[M]. Missouri: Mosby, 2005: 1-439.

[5] 俞森洋. 机械通气临床实践[M]. 北京: 人民军医出版社, 2008: 87-95.

第五节
机械通气的并发症及处理

机械通气与自主呼吸不同,吸气时的气道正压对呼吸生理、血流动力学及重要脏器的血流灌注均可产生不利影响。许多与正压通气相关的危险,如果没有及时识别和处理,可引起严重并发症,甚至死亡。

一、呼吸机相关性肺损伤（ventilator-associated lung injury，VALI）

VALI 包括 3 种类型。①气压伤:临床上诊断气压伤,需有明确的肺泡外积气的放射学证据,包括肺间质气肿、肺实质气囊肿、纵隔气肿、心包积气、皮下气肿、腹膜后积气、气腹、气胸;②系统性气栓塞:机械通气者若同时或先后发生多个脏器栓塞症状难以解释时,也可能(虽不能证实)与系统性气体栓塞相关;③弥漫性肺损伤。

引起 VALI 的机制,最重要的致伤因素有三:①高吸气压或大潮气量通气引起的局部或普遍的肺泡过度扩张,称为气压伤或容积伤;高吸气压以平台压而不是气道峰压表示更准确;因为气道峰压包括两部分的压力,即用于扩张肺泡的压力(约等于平台压)和用于扩张气道的压力。临床上以平台压 ≤ 30cmH$_2$O 作为避免肺损伤的安全界限指标。②萎陷肺泡的反复开放和闭合,导致肺泡壁的反复牵拉和组织接合处局部形成高剪切力,以及导致这些不稳定肺单位的表面活性物质的丧失。剪切力损伤和表面活性物质丧失引起的肺损伤称为"肺萎陷伤"。③近年研究表明,各种不同机制产生的肺泡损伤最后都诱发细胞介导的局部炎症反应,释放的多种炎症介质和细胞因子可进入体循环,影响远端器官,导致多器官功能障碍,称为生物伤。

除外因以外,内因也很重要,患者肺的原有结构和功能改变,如已经有肺损伤(急性呼吸窘迫综合征)、肺大疱、肺气肿、坏死性肺炎等也对通气引起的肺损伤有很大影响。

随着近年对 VALI 研究的深入,通气目的和通气策略已发生重大改变。已从以前片面地以追求动脉血气的正常为目的,改变为以维持适当的血气,同时尽量避免或减轻 VALI 为通气目的。通气策略也从以前的大潮气量(10 ~ 15ml/kg)、慢通气频率(10 ~ 15 次/min)、低呼气末正压(positive end-expiratory pressure,PEEP)的"常规方法",转变为小潮气量(5 ~ 8ml/kg)、适当 PEEP 水平、尽量使萎陷的肺泡复张,并保持呼气末肺单位的开放的"肺保护策略"上来。

二、呼吸机相关性肺炎（ventilator-associated pneumonia，VAP）

VAP 是指气管插管或气管切开患者在接受机械通气 48 小时以后发生的肺炎,以及撤机、拔管 48 小时内发生的肺炎,主要是细菌性肺炎。

VAP 的最重要感染途径是口咽部或胃内菌丛的定植并吸入到无菌的肺。气管插管患者,尽管气管内导管周围有气囊充气保护,但已有充分证据表明,气囊周围仍可发生微误吸,上气道菌丛吸入的发生率仍很高。其他感染途径包括:其他部位的感染引起菌血症经血源播散到肺、雾化液被病原菌污染后雾化吸入到肺。此外,近年来有人提出了来自胃肠道的细菌的转移,也是发生细菌性肺炎的途径之一。

从 VAP 标本分离出的细菌常分为内源性和外源性两类,典型的外源性细菌常为污染医院环境的铜绿假单胞菌,内源性细菌常为人体肠道内菌属——大肠埃希菌。在 52 例 VAP 患者培养出的主要细菌中,革兰氏阴性菌占 61%,革兰氏阳性菌占 38%,厌氧菌占 1%。约 40% 患者为多菌种混合感染。

VAP 的诊断可分为临床诊断和病原学诊断。肺炎的通常诊断标准为:发热,咳脓性痰,白细胞增加,X 线胸片上出现新的浸润影。很多患者在建立机械通气之前就存在肺炎,这应与 VAP 加以区别。由于机械通气患者往往病情危重,在气管插管后出现发热和肺阴影很常见,原因可以是感染或非感染性的(如肺不张、心力衰竭、肺栓塞等),如果均诊断为 VAP,必将导致 VAP 的过度诊断和抗菌药物的过度应用。1993 年美国有关机械通气专题研讨会提出要诊断 VAP,X 线胸片上必须要有新的浸润影,并至少具备下列表现之一:肺炎的组织学证据、阳性血或胸腔积液培养并与气管内吸出发现的致病原一致、新发的发热和白细胞增高,和脓性气管吸出物。为了证明肺炎与应用呼吸机相关,新的浸润影必须在建立机械通气至少 48 小时后发生。

鉴于 VAP 诊断和治疗上的困难,以及指导合理应用抗生素的需要,近年来国内外学者均推荐应用一些特殊的检查技术来明确 VAP 的致病原。这些诊断 VAP 病原学的各种检查技术和方法有经气管导管吸引、Mini-BAL、盲目保护性标本刷、保护性标本刷、支气管肺泡灌洗(BAL)、保护性 BAL。Nair 等主张,VAP 的诊断应综合多方面的资料,如临床肺感染评分加上气道分泌物的定性和定量培养,炎症生物标志物的连续测定,并成立 VAP 专门小组来指导。2013 年美国疾病预防控制中心(Center for Disease Control and Prevention,CDC)甚至提出了一个新的概念——"呼吸机相关事件(ventilator-associated events,VAE)",即应用呼吸机患者在呼吸机设置条件稳定或逐渐降低至少 2 天以后又需要增加呼吸机设置条件[每天增加 PEEP 至少 3cmH$_2$O,或增加吸入氧浓度(FiO$_2$)至少 20%]并持续至少 48 小时。它包括 VAP 及其他各种机械通气并发症,如液体过度负荷(肺水肿、心力衰竭、胸腔积液)、肺不张、急性呼吸窘迫综合征等。这些重要并发症都与增加住 ICU 时间和增加死亡率相关。

美国 CDC 认为应用 VAE 的好处有:①用 VAE 来评价患者的情况比 VAP 客观,容易诊断、统一监测和管理;②VAE 包括的机械通气并发症范围比 VAP 要广泛得多,扩大了诊治范围与预防范围。总的目的是减少机械通气并发症,减少用机时间和住 ICU 时间,减少死亡率。

在 VAE 的基础上再加上感染的指标,分级诊断为拟诊(possible)或呼吸机相关并发症(ventilator-associated complication,VAC)或临床诊断(probable)VAP(表 20-5-1)。但随后有研究表明,139 例原诊断为 VAP 的患者中只有 39 例有 VAC 或感染性 VAC,大多数 VAP 患者没有 VAC 或感染性 VAC,当这些患者采取预防措施时,VAC 或 VAP 的发生率是减少了,但感染性 VAC 并没有减少。

表 20-5-1　CDC 提出的呼吸机相关事件

名称	概念	定义
VAC(ventilator-associated complication)	新的呼吸状况加重	在呼吸机设置条件稳定或逐渐降低至少 2 天以后又需要增加呼吸机设置条件(每天增加 PEEP 至少 $3cmH_2O$,或增加 FiO_2 至少 20%)并且持续至少 48 小时
感染性 VAC(infection-related ventilator-associated complication,IVAC)	感染引起的新的呼吸状况加重	VAC+感染征象:体温< $36.0℃$ 或>$38.0℃$;血白细胞数≤ $4×10^9/L$ 或≥$12×10^9/L$
拟诊 VAP(possible)	可能是肺感染引起的新的呼吸状况加重	VAE+感染征象+气管吸引物或 BAL 培养出可能致病菌
临床诊断 VAP(probable)	非常可能是肺感染引起的新的呼吸状况加重	VAE+感染征象+气管吸引物≥$10^5CFU/ml$ 或 B-BAL≥$10^4CFU/ml$

以上资料说明 VAC 和感染性 VAC 的诊断并不总与 VAP 相符合,为预防 VAP 的努力也不总是影响 VAC 和感染性 VAC 的发生率。所以提出 VAC 和感染性 VAC 的新的定义,将它们作为评价机械通气患者的治疗护理质量指标是否恰当尚有争议,有待进一步研究。

在诊断 VAP 时,是否应用有创或无创技术现仍在争论中,可想而知,有创性检查方法有较好的敏感性和特异性。然而这些研究都是非常依靠细菌定量培养的阳性阈值的。至今,尚缺乏前瞻性的研究结果来评价这些诊断方法对患者预后的影响,即根据患者临床情况来治疗或根据有创检查结果来治疗,比较两者的死亡率有何不同。

病原学未明确前,经验性的选用抗菌药物,经过各种检查,明确 VAP 的致病微生物后,即可有针对性地调整和选用对致病原更有效的抗菌药物。调整和选择抗菌药物的依据是:初始经验性治疗的疗效和反应,致病原的类型及其抗生素的药敏结果。2013 年中华医学会重症医学分会制定了《呼吸机相关性肺炎诊断、预防和治疗指南(2013)》,可供参考。

VAP 的死亡率很高,初始治疗效果不佳,失败是经常可能发生的,遇此情况应积极寻找原因,针对原因采取相应措施,而不是仅仅依靠频繁地更换抗生素或盲目地升高抗生素档次,或大量联合用药。只有这样才能提高 VAP 的治疗效果,降低其死亡率。常见治疗失败的原因有:病原学的诊断错误,抗菌药物选用不当,药物剂量不足,细菌产生耐药性,治疗过程中发生继发感染、二重感染,或发生药物毒性反应和过敏反应(如药物热);没有采取综合治疗,如没有采取措施治疗患者的心力衰竭、糖尿病、水电解质失衡和酸碱紊乱等。

三、氧中毒

吸入过高浓度的氧,可引起氧中毒,这早已是众所周知的事实,但至今尚不清楚,究竟吸入多少浓度的氧和吸氧多长时间对患者是安全的;也不清楚危重症患者的肺对高浓度氧的耐受性是增加了还是降低了。一般认为,$FiO_2 < 0.5$ 持续长时间,不会引起氧中毒,而 $FiO_2 > 0.6$ 具有氧毒性,$FiO_2 > 0.8$ 应尽量避免。

四、人工气道的并发症

(一)气管插管的并发症　①循环系统紊乱,如一过性高血压、心率过快、心律不齐等,对于高血压、严重心脑血管疾病者有潜在危害性;②导管可能出现扭折、阻塞、误入一侧总支气管或食管、误吸、呛咳及气管黏膜压迫缺血与纤毛损伤;③喉痉挛、误吸、喉或声门下水肿、喉溃疡、气管炎、鼻窦炎、气管狭窄、声带麻痹及杓状软骨脱臼、鼻穿孔等。

(二)气管切开的并发症　①术后早期阶段,较易发生切口部位出血、皮下气肿和气管套管脱出等并发症;②气管狭窄是气管切开后的主要并发症,主要发生于气道的 3 个部位,即声门下狭窄、气囊水平或切口部位;③仔细地进行日常气道处理和精心护理可减少气道并发症的发生。

五、呼吸机的功能故障

现代高品质呼吸机的功能通常是可靠的,然而机械通气系统的某一部分偶尔也可发生功能故障。呼吸机最易发生故障的部分是呼出流量传感器（每年高达2%的故障率），这并不奇怪，因为呼气流量传感器是接触患者分泌物和雾化液的机械部分，现代微处理机系统通常有许多自检报警功能可以应用。报警装置很少发生故障，更常见问题是关闭报警系统或报警范围设置不当，关闭报警系统往往是因为报警范围设置过于敏感而产生过多的虚假报警。应恰当设置报警范围，但不能关闭报警系统，在关闭报警系统的情况下应用呼吸机是危险的。

（俞森洋）

参考文献

[1] 江梅，刘冬冬，黎毅敏．呼吸机相关性肺炎诊疗指南循证解读[J]．中国循证医学杂志，2016，16（1）：33-35．

[2] 中华医学会重症医学分会．呼吸机相关性肺炎诊断、预防和治疗指南（2013）[J]．中华内科杂志，2013，52（6）：524-543．

[3] Nair GB, Niederman MS. Ventilator-associated pneumonia:present understanding and ongoing debates[J]. Intensive Care Med. 2015, 41 (1): 34-48.

[4] 俞森洋，蔡柏蔷．呼吸内科主治医生760问[M]．3版．北京：中国协和医科大学出版社，2017：110-127．

第六节
机械通气的撤离

机械通气的撤离，简称撤机（ventilator weaning），是指在患者由于各种原因需要使用机械通气的过程中，由于原发病的控制，患者的通气和换气功能得到改善后，逐步降低或撤除机械通气对患者呼吸的支持，使患者完全依靠自主呼吸来承担自身机体需要的过程。它可以占到整体机械通气时间的40%~50%，过晚撤机，会导致患者通气时间延长、镇静药物使用量增加、院内感染概率升高；但患者条件未成熟时过早地撤机，有可能导致患者呼吸做功增加，出现明显的低氧血症，当这些患者需要重新气管插管行机械通气后，住院费用及死亡率都会明显增加。因此，深刻地认识撤机的重要性和整个病理生理本质，规范合理地进行撤机过程非常重要。

一、撤机前评价

在进行机械通气的过程中，临床医师需要每天对患者进行评价，判断患者是否有可能撤机，其中需要回答的最主要问题是：导致患者本次需要机械通气的病因是否已经得到控制或部分控制？如果是，且同时患者氧合与通气状态改善（$PaO_2/FiO_2 \geqslant 200mmHg$，$PEEP \leqslant 5cmH_2O$），血流动力学相对稳定（不需要持续使用血管升压药物或正性肌力药物），内环境稳定，神志清楚，同时没有新发的脏器功能不全，临床医师可以考虑给予患者行包括自主呼吸试验（spontaneous breathing trail，SBT）、预测因素评估等的程序化撤机

步骤，以进一步判断患者是否可以撤机。当然，近年来也有专家提出只要患者在撤机前评价合格，就不需要行程序化撤机步骤。但从一些大样本的meta分析结果得知，虽然程序化撤机未能降低患者的再插管率，同时对患者的临床结局也未见明显获益，但可以缩短通气时间>24小时患者的机械通气时间和ICU停留时间。同时我们也需要注意的是认为不需要程序化撤机程序的中心多是经验丰富的内科或综合ICU，同时撤机前评估多由高年资的呼吸科医师或呼吸治疗师进行。因此，我们推荐在撤机前评价合格后，仍然需要对患者进行程序化撤机步骤。

二、自主呼吸试验（SBT）

撤机其实就是将呼吸机的做功逐渐归还给患者自身的过程。因此，SBT就是通过逐渐下调呼吸机支持力度甚至在保留人工气道的基础上暂停呼吸机支持，以观察患者自身的呼吸做功是否可以满足机体的需要，并最终决定是否撤机的过程。

SBT常用方法

1. 直接撤机法　即患者不经过任何器械或撤机方法，直接撤离机械通气的过程。尤其适用于短期机械通气特别是没有存在心肺基础疾病的患者，其中外科术后患者，往往容易直接成功撤机和拔管。

2. T管撤机法　指患者脱离呼吸机支持，在气管插管或气管切开套管上接T型塑料管呼吸湿化的气体。时间为30~120分钟，如果患者在这个过程中情况稳定（具体指标见后述），可以考虑撤机。如果失败，重新接回呼吸机按照之前的参数设置进行呼吸支持。

3. 同步间歇指令通气（synchronized intermittent mandatory ventilation，SIMV）法　指患者在撤机过程中，气管插管或气管切开套管始终与呼吸机连接，通气模式为SIMV[加或不加压力支持通气（pressure support ventilation，PSV）]，并逐渐降低SIMV的呼吸频率，当SIMV的呼吸频率维持在4~6次/min，经过30~120分钟，患者指标始终保持稳定，可以考虑撤机。否则重新调回之前的呼吸支持力度。

4. 持续气道正压（continuous positive airway pressure，CPAP）法或PSV法　指患者在撤机过程中，患者气管插管或气管切开套管始终与呼吸机连接，通气模式为CPAP或PSV，CPAP或PSV时的正压值由医师设定，一般选用较低水平（如CPAP 5cmH₂O或PSV 5~8cmH₂O），而患者控制整个呼吸过程中的呼吸频率、吸气时间、吸气流速。同样经过30~120分钟，患者指标始终保持稳定，可以考虑撤机。否则重新调回之前的呼吸支持力度。由于在CPAP或PSV模式时患者能控制呼吸的深度、长度、流速波型，因此患者使用CPAP或PSV模式在撤机过程中可较其他常规通气模式更舒适。同时由于PSV能对抗机械通气时内源性气管插管和呼吸管路所增加的呼吸功，这有益于撤机成功，需要注意的是，如果PSV水平设置过高，有

可能掩盖患者自身呼吸做功仍然不足的情况,造成提示患者可以撤机的假象。

5. 几种常用 SBT 方法的比较 以上几种 SBT 方法在临床中均有应用,对于无心肺基础疾病、年龄较轻、通气时间较短的患者,其实无论采用哪一种 SBT 方法均有较高的成功率。但对于通气时间较长,或者存在心肺基础疾病的患者,目前有临床证据证实 PSV 法与 T 管法和 SIMV 法相比,具有更高的撤机成功率。因此,在 2017 年的公布的 AC-CP/ATS 撤机指南中,推荐低水平的 PSV 法(不超过 5~8cmH_2O)作为首选的撤机方法。

6. SBT 成功标准 当患者经过 30~120 分钟的 SBT,如果没有出现以下的所有情况,可视为 SBT 成功,可考虑撤机:①烦躁、不配合或癫痫发作等;②有呼吸窘迫表现,呼吸频率>35 次/min,动脉血氧饱和度<90%,或者出现辅助呼吸肌动用;③心率>140 次/min,或出现新发心律失常,或血压较基线值变化超过 20%。如果评估 SBT 失败,为了避免呼吸肌疲劳,在 24 小时以内不再行 SBT,并同时积极寻找 SBT 失败的原因且加以处理。同时,SBT 的持续时间目前没有均一的标准,但笔者单位的临床研究发现,对于一些年龄较大、通气时间较长,特别是合并基础肺部疾病的通气患者,反复多次的 120 分钟 SBT 结果更能真实反映机体是否已经具备可以撤离机械通气的条件。

7. 新型撤机模式 近年来随着呼吸机技术的发展,逐渐发展出一些智能化的撤机模式如 Smartcare 等,它可以在患者行 SBT 的过程中,以 PSV 模式为基础,呼吸机自动监测患者的呼吸频率、呼出潮气量、呼出气二氧化碳分压,并根据知识库系统为患者的这几个参数划定安全范围,从而由呼吸机自动地调节 PSV 支持的水平,当 PSV 自动下降到 7cmH_2O(气管插管)或 5cmH_2O(气管切开),并且患者上述参数保持稳定在 30 分钟以上,呼吸机会自动提示"可以拔管"。笔者单位的研究证实 Smartcare 在撤机成功率方面不劣于传统 SBT 方法,同时可以显著降低医护人员的工作量。

三、预测指标

虽然经过规范的 SBT,但仍有 10%~20% 的患者在撤机拔管后的 48 小时以内出现呼吸衰竭的加重,需要重新建立人工气道行机械通气。因此即使成功通过 SBT,临床医师也需要结合一些特殊的指标,评估患者撤机失败的风险,以最终决定是否予以患者脱离机械通气。而这些指标主要包括以下几大方面。

(一)呼吸系统 主要根据患者的中枢驱动、呼吸做功、肌肉力量和氧合状态,以综合评价患者是否可以耐受撤机。这一类型的指标很多,本文就目前临床常用的几个指标进行阐述,但需要注意的是,目前临床尚无单一的指标可以完全准确地预测患者的撤机成功率,临床上往往需要结合多个指标进行综合分析。

1. 肺活量(vital capacity,VC) 肺活量的正常值为 65~75ml/kg。撤机成功标准为>10ml/kg。Black 等以 VC >10ml/kg 为撤机标准,假阳性率为 18%,假阴性率为 50%。Milbern 等观察 33 例术后患者撤机情况,以 VC>15ml/kg,pH >7.35 为撤机标准,假阳性率为 15%,假阴性率为 63%。

2. 呼吸系统顺应性(compliance,C) 呼吸系统顺应性是一种常用的预测撤机能力的指标,较其他指标不需要患者的配合。C=潮气量/气道平台压(无气流时)。正常值为 60~100ml/cmH_2O。Yang 和 Tobin 以 C=33ml/cmH_2O 为撤机标准,假阳性率为 60%,假阴性率为 53%。

3. 每分通气量(minute ventilation,MV)和最大分钟通气量(maxima minute ventilation,MMV) MV 正常值为 6L/min,当 MV<10L/min 时可预测成功撤机。MMV 正常值为 50~250L/min,MV 与 MMV 的关系可反映呼吸储备情况。Lakshiminaryan 发现 MV<10L/min,MMV>2× MV 时可预测撤机成功率(100%),可预测撤机失败率为 71%。Tahvanainen 等发现 MV>10L/min,假阳性率 11%,假阴性率 25%。MMV>2×MV,假阳性率 14%,假阴性率 76%。

4. 浅快呼吸指数(rapid shallow breathing index,RSBI) 主要反映呼吸肌肉力量和呼吸负荷之间的平衡关系。计算公式为呼吸频率(次/min)除以潮气量(L),如果 RSBI<105,提示患者撤机成功率较高。但需要注意的是,计算 RSBI 时需要将患者与呼吸机脱离,在无压力支持的情况下通过人工气道上另外连接的肺功能仪进行监测和计算;如果患者是通过 PSV 法进行 SBT,由于压力支持可以减少患者的部分呼吸做功,因此 RSBI 的参考值需要相应下调,目前的临床证据提示,在 PSV 为 8cmH_2O 时,RSBI<80 才提示患者撤机成功率较高。

5. 最大吸气负压(maxima inspiratory pressure,MIP) 主要是监测患者在呼气后的最大吸气努力。它可作为肌肉疲乏程度和胸腔扩张收缩功能的度量,测量时需要患者的良好配合。传统上 MIP 的测量也需要患者与呼吸机脱离,然后通过呼吸回路上连接测压表来进行。而现代呼吸机可以直接通过呼气保持按钮,并同时嘱咐患者行最大努力深吸气,然后通过呼吸机直接测量。当 MIP<−30cmH_2O 时,提示患者撤机成功率较高;COPD 患者可适当放宽到<−20cmH_2O;当 MIP>−20cmH_2O 时,提示患者撤机成功率较低。

6. 口腔闭合压($P_{0.1}$) 测量患者自主呼吸的努力程度,主要反映患者从呼吸中枢经过神经传导到呼吸肌整个过程的驱动力。测量方法为:在吸气开始时吸气阀门关闭,0.1 秒后吸气阀门打开,在这个过程中气道压力的变化就是 $P_{0.1}$,现代呼吸机上可以自动完成这个测量过程。$P_{0.1}$ 的正常范围一般在 1~3cmH_2O,如果 $P_{0.1}$>3cmH_2O,往往代表患者呼吸后负荷很大,需要患者增加呼吸做功加以克服;如果 $P_{0.1}$<1cmH_2O,则代表患者呼吸驱动较弱,未必能满足机体所需;以上两种情况均提示患者撤机成功率较低。

7. 膈肌功能检测 呼吸肌肉功能障碍在危重症患者中很常见,同时也是造成机械通气患者延迟撤机的重要原因,已越来越受到关注。膈肌是最主要的呼吸肌,正常人约 3/4 的通气量由膈肌收缩产生,膈肌也是唯一能进行特异功能检查的吸气肌。膈肌功能的检查主要包括两种,第一种直接检测患者膈肌的收缩功能,既包括前述的各种呼吸生理学指标,还有包括跨膈压等检测。第二种是检测膈神经的传导性如双颈前外侧膈神经磁刺激、膈神经传导时间、膈肌复合动作电位等。目前通过膈肌功能检测对患者撤机结局的预测已经取得较多的进展,但具体的阈值和优势还需要更多的临床证据。

(二)心血管系统 撤机失败的患者中有相当一部分是由于存在心功能不全,从心肺相互影响的角度来说,正压通气的撤离,会导致回心血量的增加,同时增加左心室的跨壁压,这些因素都会增加患者心力衰竭的可能性。因此,撤机前用各种方法对患者的心脏功能进行评估就显得尤为重要。目前临床上可用于评价心功能的指标很多,以下就常用的两种进行阐述。

1. B型尿钠肽 又称脑钠肽(brain natriuretic peptide, BNP),是由心肌细胞合成的具有生物学活性的天然激素,主要在心室表达,同时也存在于脑组织中。当左心室功能不全时,由于心肌扩张而快速合成释放入血,有助于调节心脏功能。心肌细胞所分泌的 BNP 先以 108 个氨基酸组成的前体形式存在,当心肌细胞受到刺激时,在活化酶的作用下裂解为由 76 个氨基酸组成的无活性的直线多肽和 32 个氨基酸组成的活性环状多肽,释放入血液循环,分别被称为 NT-proBNP 和 BNP,而这两个指标目前临床均可以检测,也被认为是反映心脏功能的一个极佳的指标。目前临床上有许多关于 NT-proBNP 或 BNP 数值对撤机成功率影响的研究,都认为较低的 NT-proBNP 或 BNP 值可以预测患者撤机成功,甚至以 BNP 为指导的液体管理可以提高左心功能不全患者的撤机成功率。但具体的预测折点不尽相同,这主要是由于患者的基础状态不一致,特别是年龄和肾功能可明显影响 NT-proBNP 或 BNP 的数值。笔者认为,进入 ICU 后应该对患者进行动态的 NT-proBNP 或 BNP 数值监测,如果其数值出现进行性的增高,需要对撤机特别谨慎。

2. 心脏超声 近年来重症超声特别是重症心脏超声在临床应用越来越广泛,它可以在床旁直观系统地评价患者的心脏功能。近年来的临床研究也发现,相对于收缩功能不全,心脏舒张功能不全在 ICU 患者中更为常见,同时对患者的撤机和预后均会产生不良影响。如前所述,撤机后由于回心血量的增加,在心脏舒张功能不全的患者中更容易引起心脏压力的增高,从而导致心衰症状的出现。目前对患者心脏舒张功能评价的指标很多,但无论应用何种指标,一旦评估患者存在心脏舒张功能不全,就需要提前干预,包括液体管理、控制心室率等,从而提高撤机的成功率。

(三)神经系统 患者在撤机前应该能清醒地配合完成指令动作,如果患者在撤机前还需要持续使用镇静药物,需要积极寻找原因,否则撤机失败的风险极高。另外如果患者处于昏睡或昏迷的状态,因为气道保护能力的下降,同样提示拔管后需要再插管的风险极高。

(四)精神心理因素 精神心理因素可明显影响部分患者的撤机过程,导致患者呼吸机依赖的精神心理因素为撤机后的自身安全顾虑、焦急、害怕、恐慌及缺氧进展加重时的濒死挣扎等,进而导致撤机失败。

四、拔管前评估

在患者经过详细评估,被认为可以撤机时,可以考虑拔除气管插管;但需要注意的是:撤机≠拔管!撤机只是认为患者的心肺功能足以承受自身机体所需,可以脱离机械通气的辅助。而拔管则还需要考虑患者气道的情况,即是否具有较强的自主咳嗽能力,是否存在声门水肿的情况,否则有可能在患者拔管后由于气道的阻塞而出现致死性的并发症。

(一)自主咳嗽能力 目前临床上评估患者自主咳嗽能力的指标主要是咳嗽峰流速(cough peak flow, CPF),CPF 测量比较简单,可在患者行 PSV 通气时,嘱患者用力行咳嗽动作,在这过程中呼吸机上监测到的呼气峰流速即为 CPF。目前的临床研究证实当 CPF<60L/min 时,患者在拔管后的自主咳嗽排痰能力较差,有可能导致患者需要再插管。但笔者单位的研究发现,拔管后早期主动地通过纤维支气管镜进行气道分泌物引流,有可能显著降低这些低 CPF 患者的再插管率。

(二)声门肿胀 气管插管>36 小时,或存在暴力插管的患者,均有可能对声门造成损伤,进而导致患者声门肿胀;如果没有正确识别这种情况,患者在拔管后就有可能因为肿胀的声门导致大气道阻塞,严重时可威胁生命。而判断声门状态可以采用直视法,即通过喉镜或纤维支气管镜直接观察声门是否肿胀,但值得注意的是,当存在气管插管时会影响视野,令直视法对声门观察的准确性不高。另外临床上常使用的一种间接的方法就是气囊漏气试验(cuff leak test, CLT),操作方法为:患者通气模式设定为容量控制通气,使用注射器将气管插管末端的气囊内气体抽净,观察呼吸机是否存在漏气,如果存在漏气且患者呼出潮气量较前下降 10% 以上,则认为 CLT 阳性,可以考虑予以患者拔管;如果 CLT 阴性,则认为患者可能存在声门肿胀,需要延迟拔管;但延迟拔管可能增加患者一系列的并发症,因此临床上有可能对这类患者在拔管前 4 小时即使用一定剂量的糖皮质激素(甲泼尼龙 40mg 或等量的泼尼松),减轻声门肿胀从而提高拔管的成功率。

五、拔管后序贯呼吸支持

患者行气管插管机械通气后,容易发生感染与多脏器功能衰竭的并发症。随着通气时间的延长,这些并发症发生的概率会上升;但反过来,如果患者拔管后失败,需要重新机械通气,同样可能增加患者的死亡率。因此,在拔除患者气管插管以后,往往需要序贯呼吸支持,以提高拔管的成功率。以下就几种临床较常使用的序贯呼吸支持方式进行阐述。

（一）常规氧疗　　是指在拔管后通过鼻导管或鼻塞予以患者序贯氧疗的一种方法，它具有简单、价廉、方便、舒适等特点，可允许患者在一定范围内活动，不影响患者咳嗽、咳痰、进食和谈话。它是目前临床上较为常用的一种序贯支持方式，但缺点主要是随着患者呼吸状态的改变，吸入氧浓度不稳定，同时无法提供压力支持等。

（二）无创通气（noninvasive ventilation，NIV）　NIV在急性呼吸衰竭特别是慢阻肺急性加重期患者的疗效是明确的。近年来临床医师对NIV作为拔管后的序贯呼吸支持方式的疗效进行了深入的探讨和研究。在一个纳入221例拔管后出现呼吸衰竭患者的随机对照研究中，与常规氧疗相比，使用NIV不但未能降低再插管率，甚至有增加患者死亡率的风险。Khilnani等针对40例AECOPD的患者拔管后分别予以序贯常规氧疗和NIV，发现两组之间的拔管失败率和ICU停留时间无明显差异。但是，目前有更多的临床研究证实，在拔管失败的高危患者中（高危因素包括：年龄>65岁；存在基础心功能不全或慢性肺部疾病；高碳酸血症；咳嗽能力差；疾病严重程度评分高等），拔除气管插管后立即予以NIV序贯，相对于常规氧疗，可以显著降低再插管率和死亡率，明显缩短住院时间和医疗费用。因此目前临床指南多推荐NIV可以作为患者拔管后的首选序贯呼吸支持方式。笔者单位在临床实践中已经证实NIV作为序贯呼吸支持的安全性和有效性。但需要注意以下两点：①患者的选择，如果患者不具有拔管失败的高危因素，本身再插管率也不高，NIV就无法体现自身的优势；②时机的选择，实际上无论目前的文献还是我们的临床经验，均提示如果患者在拔管后出现呼吸衰竭再行"抢救性"NIV，失败率非常高，还有可能因为延误插管而导致患者死亡率增加；如果在这些高危患者拔管后立即予以"预防性"NIV，常常可以收到满意的临床疗效。

（三）高流量经鼻吸氧装置（high flow nasal cannula，HFNC）　　HFNC的使用越来越普遍，尤其是在ICU拔管后的患者中。目前越来越多的临床研究证实与常规氧疗方式相比，患者在拔管后立即予以HFNC序贯支持，可降低患者的再插管率和改善患者的临床预后，这与NIV的证据是相似的。截止到目前的研究和在笔者的临床实践中，HFNC作为拔管后序贯呼吸支持方式是可行的，尤其是在提供高流量气体和精确操控的吸氧浓度基础上，还可以让患者有更好的耐受性及舒适感，特别在Ⅰ型呼吸衰竭患者中尤为适用。

六、如何提高撤机拔管的成功率

（一）营养支持　　营养不良常见于危重患者。营养不良可损害呼吸系统的功能，特别是对撤机阶段，营养不良可降低对缺氧的通气反应，减少呼吸肌群和厚度，减少呼吸肌力量和耐力，损害机体免疫机制，易发生医院获得性肺炎，进而加重呼吸负荷，影响撤机。因此，在ICU内整个通气阶段都需要进行合理的营养支持以改善患者的预后。营养支持除了给予必要的热卡（可以根据患者REE来计算）外，需要十分注意蛋白质（1.5~2.0g/kg）的摄入，另外还需要注意电解质的稳定，特别是血磷的水平，目前的临床研究已经证实低磷血症可以明显延长患者的机械通气时间和影响预后。

（二）早期康复　　传统观点认为，机械通气的患者应该"卧床休息"。实际上，越来越多的临床证据表明这样会导致患者肌肉力量的下降，同时对患者的呼吸、循环及免疫系统都会产生负面的影响，同时还会导致如压疮等的各种并发症。久卧在床还可能导致"ICU获得性衰弱"，严重影响患者的预后。因此，近年来提出在ICU"早期康复"的概念，即使患者仍然在机械通气过程中，在护士、医师或者呼吸治疗师的帮助下，予以患者简单的康复锻炼，如床上自行车、床旁站立等。虽然现在早期康复的具体方法没有明确规定，但由几项meta分析的结果可以得知，在机械通气患者中早期行康复锻炼，可以显著提高患者撤机成功率，缩短机械通气时间，改善患者预后。然而，也有大样本的病例队列研究发现，早期康复可能会导致机械通气患者出现一系列如心律失常等的并发症。因此，在机械通气患者中可以行早期康复，但康复的时机、方式需要结合具体患者的情况来决定，同时需要认识到在锻炼过程中需要保证充足的人力，以避免并发症的发生。

（三）液体管理　　如前所述，当患者撤机后气道内正压会变为负压，可以导致回心血量的增加，同时也会增加左心室的跨室壁压，这些都有可能增加患者撤机失败的风险。目前许多临床研究也已证实在患者撤机阶段，在保证组织灌注的基础上保持液体负平衡，可以显著提高患者的撤机成功率；同时在这个过程中BNP有可能是一个有益的指导指标。

（四）注意药理学因素　　许多药物可影响呼吸肌的力量，特别是对于能影响神经肌肉传递的药物，如琥珀酰胆碱等，亦可见许多药物应用过程中出现副作用，特别是氨基糖苷类抗生素。药物对呼吸肌力量的抑制最常见于外科手术过程中使用肌松剂及全身麻醉。许多药物（如奎尼丁、普萘洛尔、锂）能诱发和加重重症肌无力。药物诱导的神经肌肉传递障碍并不常见，常见于使用肌松剂的患者、亚临床肌无力的患者及电解质紊乱患者。

（五）其他　　其他提高撤机拔管成功率的临床措施还包括：纠正甲状腺功能低下、纠正贫血、慎用镇静剂（镇静剂易抑制呼吸中枢）。对于反复撤机失败者，需排除多发性神经病、肌病。同时在患者撤机过程中多取坐位，借助重力的作用，更有利于膈肌功能的发挥。

总之，撤机拔管是整个机械通气过程中的重要一环。当入住ICU以后，临床医师就需要每日评估患者是否可以脱离机械通气,这就要求临床医师对患者的病情做出精确判断,并熟悉呼吸系统的病理生理学,处理好每一个可能影响撤机结局的因素,令患者可以早期、安全、有效地撤离机械通气。

(黎毅敏)

参考文献

[1] BOLES JM, BION J, CONNORS A. et al. Weaning from mechanical ventilation[J]. Eur Respir J, 2007, 29 (5): 1033-1056.

[2] 中华医学会重症医学分会. 机械通气临床应用指南 (2006)[J]. 中国危重病急救医学, 2007, 19 (2): 65-72.

[3] 桑岭, 刘晓青, 何为群, 等. 智能化撤机在慢性阻塞性肺疾病中的应用[J]. 中国呼吸与危重监护杂志, 2013, 12 (4): 356-361.

[4] 刘晓青, 黎毅敏, 何为群, 等. 纤维支气管镜在低咳嗽峰流速慢性阻塞性肺疾病急性加重患者拔管后的应用[J]. 中华危重病急救医学, 2014 (12): 855-859.

[5] 刘晓青, 黎毅敏, 何为群, 等. 改良的自主呼吸实验在机械通气的老年慢性阻塞性肺疾病患者撤机过程中的应用[J]. 实用医学杂志, 2015, 31 (13): 2130-2133.

[6] 桑岭, 刘晓青, 何为群, 等. 不同指标对机械通气的慢性阻塞性肺疾病患者自主呼吸实验成功的预测意义[J]. 国际呼吸杂志, 2014, 34 (13): 988-991.

[7] 刘晓青, 桑岭, 何为群, 等. B型钠尿肽前体对慢性阻塞性肺疾病患者撤机的指导意义[J]. 中国呼吸与危重监护杂志, 2014, 13 (2): 190-193.

[8] 桑岭, 何为群, 陈思蓓, 等. N末端B型钠尿肽前体对老年肾功能不全患者自主呼吸试验结局的预测价值[J]. 中华危重病急救医学, 2016, (1): 22-26.

[9] OUELLETTE DR, PATEL S, GIRARD TD, et al. Liberation from mechanical ventilation in critically Ill adults: an official American College of Chest Physicians/American Thoracic Society Clinical Practice Guideline: inspiratory pressure augmentation during spontaneous breathing trials, protocols minimizing sedation, and noninvasive ventilation immediately after extubation[J]. Chest, 2017, 151 (1): 166-180.

[10] GIRARD TD, ALHAZZANI W, KRESS JP, et al. An official American Thoracic Society/American College of Chest Physicians clinical practice guideline: liberation from mechanical ventilation in critically Ill adults. Rehabilitation protocols, ventilator liberation protocols, and cuff leak tests[J]. Am J Respir Crit Care Med, 2017, 195 (1): 120-133.

[11] ESTEBAN A, FRUTOS F, TOBIN MJ, et al. A comparison of four methods of weaning patients from mechanical ventilation[J]. N Engl J Med, 1995, 332 (6): 345-350.

[12] ESTEBAN A, ALÍA I, GORDO F, et al. Extubation outcome after spontaneous breathing trials with T-tube or pressure support ventilation[J]. Am J Respir Crit Care Med, 1997, 156 (2 Pt 1): 459-465.

[13] EZINGEARD E, DICONNE E, GUYOMARC'H S, et al. Weaning from mechanical ventilation with pressure support in patients failing a T-tube trial of spontaneous breathing[J]. Intensive Care Med, 2006, 32 (1): 165-169.

[14] MAGGIORE SM, IDONE FA, VASCHETTO R, et al. Nasal high-flow versus Venturi mask oxygen therapy after extubation. Effects on oxygenation, comfort, and clinical outcome[J]. Am J Respir Crit Care Med, 2014, 190

(3): 282-288.

[15] Hernàndez G, VAQUERO C, Gonzá lez P, et al. Effect of post extubation high-flow nasal cannula vs conventional oxygen therapy on reintubation in low-risk patients: a randomized clinical trial[J]. JAMA, 2016, 315 (13): 1354-1361.

[16] STILLER K. Physiotherapy in intensive care: an updated systematic review[J]. Chest, 2013, 144 (3): 825-847.

[17] ADLER J, MALONE D. Early mobilization in the intensive care unit: a systematic review[J]. Cardiopulm Phys Ther J, 2012, 23 (1): 5-13.

[18] CALVO-AYALA E, KHAN BA, FARBER MO, et al. Interventions to improve the physical function of ICU survivors: a systematic review[J]. Chest, 2013, 144 (5): 1469-1480.

[19] JABER S, JUNG B, CHANQUES G, et al. Effects of steroids on reintubation and post-extubation stridor in adults: meta-analysis of randomised controlled trials[J]. Crit Care, 2009, 13 (2): R49.

[20] FRANCOIS B, BELLISSANT E, GISSOT V, et al. 12-h pretreatment with methylprednisolone versus placebo for prevention of postextubation laryngeal oedema: a randomised double-blind trial[J]. Lancet, 2007, 369 (9567): 1083-1089.

第七节
无创正压通气

一、概述

无创正压通气(non-invasive positive pressure ventilation, NPPV)是指无须建立人工气道(气管插管等)的机械通气方法,包括气道内正压通气和胸外负压通气等。无创正压通气是指通过各种类型的连接器(包括面罩、鼻罩、头盔、鼻囊管或咬口器等)连接患者与气道内正压呼吸机实施机械通气的技术。由于无须进行气管插管,临床使用较方便,成为近20年多来机械通气的最重要的进展之一。

与有创通气相比,NPPV具有下列优点:①无须建立人工气道;②无须入住ICU或缩短入住ICU时间,降低医疗费用;③避免和减少镇静药;④痛苦少;⑤保留正常吞咽、饮食;⑥保留上呼吸道对吸入气体的生理性加温和湿化功能;⑦保留生理性咳嗽过程;⑧可交替应用不同的辅助通气方法或间歇应用;⑨容易脱机。

NPPV成为临床常用一线的机械通气技术,具有重要的临床意义。其一,NPPV"无创"的特点使得机械通气的"早期应用"成为可能。其二,减少了气管插管或气管切开有创通气的使用和相关的并发症。其三,NPPV提供了"过渡性"的辅助通气选择。在气管插管前和撤机过程中,NPPV无疑是一种有效的过渡性治疗。其四,扩展了机械通气的应用领域。短时或间歇的辅助通气(辅助纤维支气管镜检查或简单的手术操作或辅助康复锻炼等)和长期家庭通气,NPPV都已经被证明是有效的无创机械通气方法。目前关于NPPV的临床应用,关键是如何与有创通气合理选择与配合应用、如何用好的问题。现代机械通气,已经形成了无创与有创通气相互配合应用的新时代。

二、NPPV 的临床应用指征

在呼吸衰竭治疗中,NPPV 的临床干预切入点(图 20-7-1)可以是呼吸衰竭的早期干预、有创通气后的辅助撤机、慢性呼吸衰竭的长期家庭应用和辅助康复治疗等。由于干预切入点不同,其治疗目的和应用指征也有所区别。

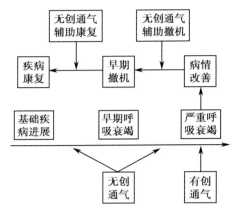

图 20-7-1　无创正压通气在呼吸衰竭治疗中的临床干预切入点

（一）NPPV 的应用范畴与证据级别

尽管有 NPPV 应用于多种疾病的文献报道,但其证据等级存在较大的差异。NPPV 治疗的常见疾病和证据等级见表 20-7-1。在临床上选择应用时,需要综合考虑证据等级和患者的临床情况。

表 20-7-1　NPPV 的应用范畴和推荐级别

临床指征[#]	证据等级[¶]	推荐级别
预防慢阻肺急性加重时的高碳酸血症	++	有条件推荐
慢阻肺急性加重伴高碳酸血症	++++	强烈推荐
心源性肺水肿	+++	强烈推荐
哮喘急性加重		不推荐
免疫功能低下	+++	有条件推荐
新发生的呼吸衰竭		不推荐
术后呼吸衰竭	+++	有条件推荐
姑息治疗	+++	有条件推荐
外伤	+++	有条件推荐
传染性病毒性疾病		不推荐
高危患者拔管后预防性应用	++	有条件推荐
拔管后呼吸衰竭	++	有条件推荐
高碳酸血症患者撤机中应用	+++	有条件推荐

注:[#]均在急性呼吸衰竭的情况下。
[¶]证据等级:++++,高;+++,中;++,低;+,非常低。

（二）治疗目的与应用指征

1. 急性呼吸衰竭的治疗目的与应用指征　NPPV 的主要目的是改善呼吸困难、改善气体交换和减少插管需要与降低病死率。NPPV 应用指征见表 20-7-2。可以看到,NPPV 的应用指征是原则性的指引——有辅助通气的需要(呼吸困难和早期呼吸衰竭的依据),与排除 NPPV 的禁忌证(表 20-7-3)。

表 20-7-2　急性呼吸衰竭中 NPPV 应用的参考指征

1. 疾病诊断和病情可逆性评价适合使用 NPPV
2. 有需要辅助通气的指标(符合其中 1 条):
   (1) 中至重度呼吸困难,表现为:①呼吸急促(COPD 患者呼吸频率>24 次/min,充血性心力衰竭患者呼吸频率>30 次/min);②辅助呼吸肌动用或胸腹矛盾运动
   (2) 血气异常:PH<7.35,$PaCO_2$>45mmHg,或氧合指数(oxygen index,OI)<200~300mmHg
3. 排除应用 NPPV 禁忌证

2. 辅助撤机的指征　对于已经接受有创通气的患者,NPPV 辅助撤机的主要目的是:①减少有创通气的时间;②减少呼吸机相关性肺炎发生率;③缩短 ICU 停留时间。NPPV 序贯治疗辅助撤机是指对有指征的患者,拔除气管插管(套管),序贯使用 NPPV 治疗。此策略有别于拔管后采用氧疗,等待出现呼吸衰竭再加重后用 NPPV 治疗。NPPV 序贯治疗辅助撤机指征主要是针对慢阻肺患者提出的,参考指征如下:①急性发作前生活基本可以自理;②感染是慢阻肺急性加重的原因;③经过治疗后肺部感染得到有效控制;④全身的一般状态比较好,神志清楚;⑤痰液不多和气道清除能力较好;⑥需要的有创通气参数不高:吸入氧浓度<40%、压力支持<12cmH$_2$O、间歇指令通气频率<12 次/min。除了慢阻肺以外,NPPV 辅助撤机也可以考虑用于估计撤机后有再发呼吸衰竭高风险的患者,包括:①年龄>65 岁;②心力衰竭是初次气管插管的原因;③拔管时 APACHE Ⅱ评分>12 分;④慢阻肺急性加重;⑤因慢性肺病机械通气>48 小时且自主呼吸试验时出现高碳酸血症;⑥符合以下任何一项条件:连续多次脱机失败,慢性心功能不全,拔管后动脉血二氧化碳(arterial partial pressure of carbon dioxide,$PaCO_2$)>45mmHg,多种合并病,拔管后咳嗽能力差或伴喘息。

3. 慢性呼吸衰竭长期家庭应用的目的与指征　对于此类患者,治疗的目的是改善症状、睡眠、生活质量,减少急性加重与住院的需要和延长生命。应用的参考指征包括:①疲劳、晨起头痛、嗜睡、夜梦、遗尿、呼吸困难等症状;②肺心病的体征;③气体交换障碍,对于限制性肺病和中枢性低通气患者,白天 $PaCO_2$>45mmHg 或夜间 SaO_2<90%并持续 5 分钟以上或>10%的总监测时间;④稳定期慢阻肺患者,$PaCO_2$≥52mmHg;⑤慢阻肺急性加重伴呼吸衰竭,缓解后 2~4 周仍持续有二氧化碳潴留($PaCO_2$>53mmHg);⑥因急性呼吸衰竭反复住院。如果有上述指征之一,无应用 NPPV

的禁忌证,推荐长期家庭应用。

4. 疾病终末期患者的对症治疗　对于终末期疾病,拒绝气管插管的患者,NPPV 治疗的目的是缓解呼吸肌疲劳和减轻呼吸困难导致的痛苦。目前暂时缺乏相关的 NPPV 应用指征。只要患者使用后感觉舒适且无相关的禁忌证,就可以尝试 NPPV 治疗。

5. NPPV 的禁忌证(表 20-7-3)　总的来说,在有绝对禁忌证的患者中,避免使用。在有相对禁忌证的患者中,权衡利弊选择使用。

表 20-7-3　NPPV 的禁忌证

1. 心跳或呼吸停止;自主呼吸微弱、昏迷
2. 误吸危险性高及不能清除口咽及上呼吸道分泌物,呼吸道保护能力差
3. 合并其他器官功能衰竭(血流动力学不稳定、不稳定心律失常,消化道大出血/穿孔、严重脑部疾病等)*
4. 未引流的气胸*
5. 颈部面部创伤、烧伤及畸形
6. 近期面部、颈部、口腔、咽腔、食管及胃部手术*
7. 上呼吸道梗阻
8. 明显不合作或极度紧张*
9. 严重低氧血症($PaO_2 < 45mmHg$)、严重酸中毒($pH \leqslant 7.20$)*
10. 严重感染*
11. 气道分泌物多或排痰障碍*

注:* 属于相对的禁忌证,在此类患者中,需要特别认真权衡 NPPV 的利弊后决策。

三、临床应用常规操作流程与参数调节

按照规范的操作流程和合理的参数调节,对 NPPV 的临床疗效有重要的影响。

(一)常规的操作流程　操作流程概要见表 20-7-4。在临床实践中,操作过程中需要注意下列问题:

1. **对患者进行指导说明**　向患者说明治疗的作用和目的,掌握呼吸面罩的连接和拆除方法,指导放松、自然呼吸,避免明显、剧烈的咳嗽和咳痰时如何短暂断开呼吸机管道等。

2. 备用多种连接装置供患者选择应用。

3. **压力参数的适应性调节**　通常开始时用较低的压力,让患者逐渐适应。随着患者呼吸用力程度的降低,逐渐把吸气压力调高。如果患者能够完全放松呼吸,通常可以耐受更高的压力(更好的呼吸支持效果)。

4. 密切监测生命体征、呼吸活动情况和呼吸机的监测参数,根据临床情况及时调整参数和评估是否有效。

(二)常用模式与参数设置　通气模式选择和参数设置与基础疾病和治疗目的相关。对于 Ⅱ 型呼吸衰竭,治

表 20-7-4　NPPV 的基本操作程序

1. 评估患者:适应证和禁忌证
2. 选择治疗场所和监护强度
3. 患者教育
4. 患者体位:常用半卧位(30°~45°)
5. 选择和试佩戴合适的连接器
6. 选择呼吸机
7. 开动呼吸机,参数的初始化和连接患者
8. 逐渐增加辅助通气的压力和潮气量(适应过程)
9. 密切监护(包括漏气、咳痰等)
10. 治疗 1~4 小时后评估疗效
11. 决定治疗的时间和疗程
12. 监控和防治并发症和不良反应
13. 辅助治疗(湿化、雾化等)

疗目的是改善通气量和减轻呼吸肌负担。目前最常用的模式是双水平气道内正压(bilevel positive airway pressure,Bi-PAP),其实质是压力支持(pressure support ventilation,PSV)+呼气末正压(positive end-expiratory pressure,PEEP)。而对于 Ⅰ 型呼吸衰竭,其主要目的是增加呼气末肺容量,改善肺的氧合。部分患者中也需要考虑减轻呼吸肌负担的问题。目前常用模式是持续气道内正压(continuous positive airway pressure,CPAP)和 BiPAP。对于合并阻塞型睡眠呼吸暂停的患者,需要实现上气道开放的目的,PEEP 的使用十分重要。近期也有应用一些新的通气模式,如:压力调节容量控制(pressure regulated volume control,PRVC)、成比例辅助通气,容量保证压力支持联合自动的呼气末正压,自适应伺服通气等应用于 NPPV 的报道。这些通气模式的性能特点可以参考有关机械通气的专著,其在 NPPV 中的临床地位有待进一步的系统研究。

目前关于 NPPV 通气参数设定的研究主要是针对慢阻肺导致的 Ⅱ 型呼吸衰竭患者。通常采用"患者可以耐受的最高吸气压法"。也就是说,CPAP 的压力或 BiPAP 的吸气压力从低压开始,在 3~15 分钟内逐渐增加压力,根据患者的感觉增压至能够耐受的最高压力。按此法调节后的常用参数见表 20-7-5。近年来,更多的研究结果显示,足够的吸气压力可以提高对慢阻肺的治疗效果。

表 20-7-5　NPPV 常用的通气参数的参考值

参数	常用值
潮气量	6~12ml/kg
呼吸频率	16~30 次/min
吸气流量	自动调节或递减型,峰值:40~60L/min(排除漏气量后)
吸气时间	0.8~1.2 秒
吸气压力	10~25cmH_2O
呼气压力(PEEP)	4~5cmH_2O,Ⅰ 型呼吸衰竭时需要增加
持续气道内正压(CPAP)	6~10cmH_2O

四、NPPV 治疗过程中的监护与疗效评估

密切监测可以及时发现患者的不适或不良反应,及时调整,提高依从性;可以根据患者治疗后的反应及时调节呼吸参数;恰当的疗效评估是决策是否需要转换为有创通气的关键。

(一)监护强度和治疗场所的选择　NPPV 可以在普通病房、观察病房或 ICU 中实施,取决于疾病的严重程度和人员配备等因素(表 20-7-6)。对于一般状态较好和呼吸衰竭不严重(早干预策略或慢性呼吸衰竭的康复治疗等)的患者,常规临床观察、血氧饱和度、呼吸机通气参数等监测已经足够。而对于病情较重、气管插管风险高的患者,需要在 ICU 实施专人监护和心肺功能监护。既要监测辅助通气效果,也要监测基础疾病的变化。

表 20-7-6　决定 NPPV 实施场所应考虑的因素

1. 呼吸衰竭的严重程度
2. 多种伴发病的存在
3. 估计 NPPV 成功可能性
4. 如 NPPV 失败,是否需要气管插管
5. 患者的护理需求水平
6. 病房医护人员整体水平、专业知识和应用 NPPV 的经验

(二)评估辅助通气效果　NPPV 辅助通气效果通常在数分钟内就可以观察到效果,治疗 1~2 小时后应作系统评估。通气改善的判断标准如下:①临床表现。气促改善,辅助呼吸肌动用和反常呼吸消失,呼吸频率、血氧饱和度和心率改善等。②血气标准。$PaCO_2$、pH 和动脉血氧分压(PaO_2)改善。

(三)转换为有创通气的指征　NPPV 治疗后无效或病情加重,需要及时转换为有创通气。转换指征的把握对临床疗效和安全性非常重要。尽管缺乏统一的标准,目前常用的评估标准如下(符合下述标准之一):

1. 神志恶化或烦躁不安。
2. 不能清除分泌物。
3. 无法耐受连接方法。
4. 血流动力学不稳定。
5. 氧合功能恶化。
6. CO_2 潴留加重。
7. 治疗 1~4 小时后无改善[$PaCO_2$ 无改善或加重、出现严重的呼吸性酸中毒(pH<7.20)或严重的低氧血症($FiO_2 \geq 0.5$ 条件下,$PaO_2 \leq 8kPa$ 或 OI<120mmHg)]

(四)对预后或总体结局的评估　最终评估指标通常用气管插管率和病死率,但容易受到基础疾病、感染、人员操作等综合因素的影响。

五、治疗成败的预测

文献报道与 NPPV 治疗成败相关的因素见表 20-7-7 和表 20-7-8。然而,这些指标尚不能够很好预测 NPPV 的临床效果,需要进一步论证和探索。

表 20-7-7　NPPV 成功与失败的相关因素

成功的相关因素	失败的相关因素
人机同步	患者对 NPPV 的耐受性差
牙齿完整	无牙齿
漏气少	较多气道分泌物
分泌物少	营养状态不良
耐受性好	不清醒或意识状态受损
呼吸频率<30 次/min	高 APACHE Ⅱ 评分
APACHE Ⅱ 评分低(<29 分)	肺炎和 ARDS
pH>7.30	低氧性呼吸衰竭患者 NPPV 治疗 1 小时后 HACOR 评分>5 分
Glasgow 昏迷评分>15 分	
低氧性呼吸衰竭患者 NPPV 治疗 1 小时后氧合指数>146mmHg	
基础疾病是 COPD 或充血性心力衰竭	
无肺炎和 ARDS	
NPPV 治疗 1~2 小时后病情改善良好(呼吸频率减少、pH 改善、氧合改善、$PaCO_2$ 降低)(此项是目前认为最好的预测成功的指标)	

注:APACHE,急性生理学和长期健康评分;ARDS,急性呼吸窘迫综合征;HACOR 评分:指标包括心率、酸中毒(pH)、意识状态(GCS 评分)、氧合状态(氧合指数)和呼吸频率。

表 20-7-8　提示急性呼吸衰竭患者 NPPV 可能失败的指标

高碳酸血症性急性呼吸衰竭	低氧性急性呼吸衰竭
1. 通气前 　体重指数较低 　基础状态较差 　气胸 　气道分泌物多 　痰培养提示非发酵革兰氏阴性杆菌 　呼吸频率≥30 次/min 　pH<7.25 　KMS 评分>3 分 　APACHE Ⅱ 评分≥29 分 　Glasgow 昏迷评分<11 分 　自主呼吸时 B 超提示膈肌厚度变化率<20% 2. NPPV 过程中 　通气 2 小时后 pH/呼吸频率/PaCO₂/APACHE Ⅱ 评分/KMS 评分 　无改善 　终末期呼吸衰竭 　漏气量大无法控制 　人机不同步 　呼吸机顺应性差	1. 通气前 　ARDS 或肺炎 　年龄>40 岁 　收缩压<90mmHg 　pH<7.25 　SAPS Ⅱ 评分≥35 分 2. 通气过程中 　呼吸频率快 　1 小时后不能将 PaO₂/FiO₂ 提高至 175mmHg 或以上 　SAPS Ⅱ 评分>34 分 　1 小时后 HACOR 评分>5 分 　4 小时后氧合指数<200 和平均呼气潮量>9.5ml/kg 理想体重

注：KMS 评分，Kelly-Mattahy 评分；SAPS 评分，简明急性生理学评分。

六、常见问题与不良反应的预防与处理

NPPV 不良反应大多轻微，而且发生率不高，但没有接受过培训的医务人员实施 NPPV 治疗时常常会遇到患者不耐受。NPPV 的常见不良反应有口咽干燥、低氧血症、鼻梁皮肤受压损伤、恐惧（幽闭症）、胃胀气、漏气、误吸、排痰障碍、睡眠性上气道阻塞、人机不同步等。然而，在 NPPV 的治疗中，密切监测和及时处理这些问题的发生和发展，有利于提高 NPPV 的临床疗效。表 20-7-9 是常见的不良反应及其处理方法。

表 20-7-9　常见不良反应及其处理方法

不良反应	应对措施
漏气	调整头带压力，更换鼻/面罩类型
持续低氧血症	增加通气压力 增加氧流量，一般>4L/min 换成带有供氧混合器的呼吸机
人机不同步	检查漏气水平 检查通气参数，尤其是时间参数 如果压力支持水平过高，可降低压力水平
低碳酸血症/呼吸性碱中毒	降低通气压力水平
精神混乱/易激	在密切的监测下应用镇静剂
鼻部问题：鼻炎/鼻出血/鼻塞	加湿 鼻部应用表面激素 应用短效局部减充血剂
胃胀气	检查人机同步性 降低 IPAP 水平 考虑粗口径鼻胃管

（一）漏气　　漏气是 NPPV 治疗中最常见问题，可以导致吸气触发困难、人机不同步和气流过大等，使患者感觉不舒服和影响治疗效果，是导致 NPPV 治疗失败的重要原因之一。选择合适的呼吸面罩，用鼻罩时使用下颌托协助口腔封闭，及时调整呼吸面罩的位置和固定带张力，可以使多数患者避免明显漏气。另外，NPPV 呼吸机的漏气补偿能力（硬件和软件），对降低漏气不良影响也起重要的作用。

（二）口咽干燥　　口咽干燥是常见问题，与 NPPV 治疗期间经过口咽部气流量增大有关，寒冷季节尤甚。间歇喝水或使用加温湿化器多数可以解决问题。采用加温湿化器时，需要注意及时清理管道和排气阀（孔）中积水，以免影响辅助通气效果。

（三）局部压迫　　呼吸面罩对脸部和鼻梁过度压迫使患者无法耐受，甚至损伤鼻梁皮肤。选用形状大小合适或不同设计的呼吸面罩、摆好位置和调整合适的固定张力是主要的预防措施。间歇松开呼吸面罩让患者休息或轮换使用不同类型的呼吸面罩（避免同一部位长时间压迫），均有利于减少压迫感和避免皮损。不同材质和设计的呼吸面罩对压迫感有显著影响，多重硅胶膜软垫局部压迫感较轻。额垫和鼻梁贴保护膜可以减少鼻梁受压和皮肤损伤。

（四）不耐受　　是指患者感觉不适，无法耐受 NPPV 治疗。其原因众多，只要能够找出原因，多数患者可以很好耐受和乐意接受 NPPV 治疗。为了提高耐受性，临床上需要重视下述的问题：

1. 提供多种连接装置，让患者试戴和选择。

2. 严格遵照操作流程　常见的错误是，一开始就把呼吸机的压力调到较高水平，在高压力状态下给患者佩戴连接装置，导致患者不耐受和对 NPPV 治疗反感。

3. 保证较好的人机同步　人机不同步造成人机呼吸对抗，使呼吸困难加重和不耐受。合理调节吸气触发水平（常调节到"能够避免误触发的最敏感水平"）、合理使用 PEEP、经常检查有无漏气、应用同步性能较好的模式（如：PSV、PRVC 等）和合理调节参数都是改善人机同步性的措施。

4. 严密监护与细致询问　通过监护，可以及时发现问题，寻找引起患者不适和不耐受的原因，及时针对性处理，可以明显提高耐受性。部分患者不耐受可能是心理和经济因素。

（五）消除患者恐惧（幽闭症）　部分患者有恐惧心理，导致紧张或不接受 NPPV 治疗。合适的教育、解释和示范多数可以解除恐惧心理。

（六）胃胀气　避免吸气压力过高（<25cmH$_2$O）及对昏迷和一般状态差的患者（贲门括约肌的张力降低）应用 NPPV，可以避免胃胀气。对于已经有明显胃胀气者，需要权衡 NPPV 治疗的利弊，有必要继续 NPPV 治疗者，可留置胃管持续开放或负压引流以减轻胃胀气。

（七）误吸　发生率较低，但可以导致吸入性肺炎和窒息等严重后果。所以应该避免在反流误吸可能性高的患者中使用 NPPV 和采取预防反流误吸的措施。

（八）排痰障碍　咳嗽排痰能力较差的患者有可能出现痰液阻塞而影响 NPPV 疗效，也不利于控制感染。因此，NPPV 治疗期间需要鼓励患者间歇主动咳嗽排痰，必要时经鼻导管吸痰（清除口咽部分泌物和刺激咳嗽）或用纤维支气管镜吸痰后再进行 NPPV 治疗。

（九）睡眠上气道阻塞　NPPV 治疗期间入睡的患者，有可能出现类似阻塞型睡眠呼吸暂停-低通气的表现，使送气时间明显缩短，潮气量下降，甚至憋醒，影响疗效。可采用侧卧位或增加 PEEP 水平（清醒后需要下调至基础水平）的方法维持气道开放。

总之，NPPV 已经成为临床上最常用的呼吸支持技术之一，作为呼吸衰竭治疗中一线应用技术。NPPV 的普及应用，扩大了机械通气的应用范畴，降低了气管插管率和相应的不良反应，形成了无创与有创机械通气的新时代，有助于提高呼吸衰竭的治疗水平和应急救治能力。如何合理选择应用和用好 NPPV 仍然是临床上最常遇到的问题。

（陈荣昌）

参考文献

[1] 陈荣昌. 无创与有创正压通气联合应用：机械通气的新时代[J].中华结核和呼吸杂志, 2013. 36（11）: 878-880.

[2] 中华医学会呼吸病学分会呼吸生理与重症监护学组.《中华结核和呼吸杂志》编辑委员会. 无创正压通气临床应用专家共识[J]. 中华结核和呼吸杂志, 2009. 32（2）: 86-98.

[3] ROCHWERG B. BROCHARD L. ELLIOTT MW, et al. Official ERS/ATS clinical practice guidelines: noninvasive ventilation for acute respiratory failure[J]. Eur Respir J, 2017. 50（2）: 1602426.

[4] GARPESTAD E. BRENNAN J. HILL NS. Noninvasive ventilation for critical care[J]. Chest, 2007. 132（2）: 711-720.

[5] AMERICAN THORACIC SOCIETY. THE EUROPEAN RESPIRATORY SOCIETY. THE EUROPEAN SOCIETY OF INTENSIVE CARE MEDICINE, et al. International consensus conferences in intensive care medicine: noninvasive positive pressure ventilation in acute respiratory failure[J]. Am J Respir Crit Care Med, 2001. 163（1）: 283-291.

[6] SINGH G. PITOYO CW. Non-invasive ventilation in acute respiratory failure[J]. Acta Med Indones, 2014. 46（1）: 74-80.

[7] 陈杰, 邱东华, 陶德莹, 等. 慢性阻塞性肺疾病急性呼吸衰竭患者从有创过渡到无创机械通气的时机探讨[J]. 中华结核和呼吸杂志, 2001. 24（2）: 99-100.

[8] BURNS KE. MEADE MO. PREMJI A, et al. Noninvasive ventilation as a weaning strategy for mechanical ventilation in adults with respiratory failure: a cochrane systematic review[J]. CMAJ, 2014. 186（3）: E112-E122.

[9] MURPHY PB. REHAL S. ARBANE G. et al. Effect of home noninvasive ventilation with oxygen therapy vs oxygen therapy alone on hospital readmission or death after an acute COPD exacerbation: a randomized clinical trial[J]. JAMA. 2017. 317（21）: 2177-2186.

[10] CURTIS JR. COOK DJ. SINUFF T. et al. Noninvasive positive pressure ventilation in critical and palliative care settings: understanding the goals of therapy[J]. Crit Care Med, 2007. 35（3）: 932-939.

[11] WILSON ME. MAJZOUB AM. DOBLER CC, et al. Noninvasive ventilation in patients with do-not-intubate and comfort-measures-only orders: a systematic review and meta-analysis[J]. Crit Care Med. 2018. 46（8）: 1209-1216.

[12] KEENAN SP. SINUFF T. BURNS KE, et al. Clinical practice guidelines for the use of noninvasive positive-pressure ventilation and noninvasive continuous positive airway pressure in the acute care setting[J]. CMAJ. 2011. 183（3）: E195-E214.

[13] 有创-无创序贯机械通气多中心研究协作组. 以肺部感染控制窗为切换点行有创与无创序贯机械通气治疗慢性阻塞性肺疾病所致严重呼吸衰竭的随机对照研究[J]. 中华结核和呼吸杂志. 2006. 29（1）: 14-18.

[14] BELLO G. DE PASCALE G. ANTONELLI M. Noninvasive ventilation: practical advice[J]. Curr Opin Crit Care. 2013. 19（1）: 1-8.

[15] DUAN J. HAN X. BAI L. et al. Assessment of heart rate, acidosis, consciousness, oxygenation, and respiratory rate to predict noninvasive ventilation failure in hypoxemic patients[J]. Intensive Care Med. 2017. 43（2）: 192-199.

[16] MARCHIONI A. CASTANIERE I. TONELLI R, et al. Ultrasound-assessed diaphragmatic impairment is a predictor of outcomes in patients with acute exacerbation of chronic obstructive pulmonary disease undergoing noninvasive ventilation[J]. Crit Care. 2018. 22（1）: 109.

[17] HESS DR. Noninvasive ventilation for acute respiratory failure[J]. Respir Care. 2013. 58（6）: 950-972.

第八节
体外膜氧合与呼吸衰竭

一、体外膜氧合的简介和历史

体外膜氧合（extra-corporeal membrane oxygenation，ECMO）也叫体外生命支持（extracorporeal life support，ECLS），是采用机械装置对循环衰竭或呼吸衰竭患者进行长时间体外循环支持治疗。ECMO 是指通过血泵将血从静脉引出，经过体外膜氧合器（即体外膜肺）充分氧合并排出二氧化碳，再将血液回输到患者体内，从而发挥替代肺或心脏的功能。当引血管和回血管都放置在中心静脉时，这种模式称为静脉-静脉（VV）ECMO，VV 模式只能进行气体交换发挥替代肺的功能。当引血管在静脉而回血管在动脉时，这种模式称为动脉-静脉（VA）ECMO，VA 模式既可发挥气体交换作用还可有循环支持作用。ECMO 可为心或肺功能衰竭的新生儿、婴儿、儿童或成人患者提供机械辅助支持。流行病学调查显示，呼吸衰竭患者应用 ECMO 在新生儿、小儿、成人呼吸衰竭的存活率分别为 77%、56% 和 53%。循环衰竭应用 ECMO 小儿和成人的存活率为 43% 和 32%。

最早在 1966 年 Hill 就报道 ECMO 应用于急性呼吸衰竭患者中。如果说人工心肺机的发明是心肺支持技术的开端，而氧合器的发明才使心肺支持技术真正从短期的手术室内应用走向 ICU 内长期支持治疗。Kolff 和 Kolobow 等对卷筒式硅胶膜肺的长期应用做了大量开创性的工作。1976 年 Bartlett 等对一例弃婴成功实施了心肺转流，从此开启了 ECMO 应用时代。随着 ECMO 技术在新生儿应用的成功，20 世纪 80 年代后期和 90 年代早期，ECMO 应用领域迅速扩展。

二、不同血管入路和灌注模式的比较

根据作用效果不同，ECMO 可分为静脉-动脉（VA）模式和静脉-静脉（VV）模式和动脉-静脉（AV）模式。本章将重点介绍主要应用于呼吸衰竭的 VV 模式。

在 VA 模式中，ECMO 可部分或完全替代患者的心肺功能，但一般情况下，经血泵引出的静脉血经过膜肺回到主动脉，与患者自身经过肺循环氧合的左心室射血混合后再灌注全身。因此患者动脉血的氧含量和二氧化碳含量反映的是上述两个来源血液混合后的结果。VA 模式中有两个问题需注意：①在经典的股静脉引血、股动脉回血的 VA 模式中，通过股动脉管道回到患者主动脉的血液因血流方向与心脏射血方向相反，加重左心后负荷，因此，可能会对已严重受损的左心功能造成进一步打击；②当患者左心功能仍有部分残存同时肺功能严重受损时，经 ECMO 氧合后的血液无法达到主动脉根部，会导致主要由主动脉根部血液灌注的冠状动脉和脑血管内氧饱和度不足，无法对心脏和脑部提供充足供氧。为避免上半身的氧供不足，可在动脉回血端接一条分支到上腔静脉从而弥补自身肺自身氧合功能下降，即静脉-动脉-静脉（VAV）模式；或直接通过腋动脉等部位置管使回血管靠近主动脉根部。

在 VV 模式中，经血泵引出的静脉血经过膜肺回到静脉系统，与未经过膜肺的静脉血在右心房内混合，提高了右心房内混合静脉血的氧含量并降低二氧化碳的含量，最后通过肺循环和左心射血灌注全身。VV 模式对血流动力学无影响，但需关注再循环问题。再循环是指经过膜肺氧合并排出二氧化碳后的血液回到静脉系统中，其中有一部分又再被血泵抽吸回到体外循环系统中。再循环的计算公式为：再循环率=（SpreOx-SvO$_2$）/（SpostOx-SvO$_2$）×100%。其中，SpreOx 是氧合器前饱和度，SpostOx 是氧合器后饱和度，SvO$_2$ 是患者混合静脉血氧饱和度。影响再循环率主要因素是：泵流量、插管位置、心排血量、右心房大小（血管内容量）。再循环率越高，ECMO 的效能越低。因此在实施 ECMO 过程中应该尽量减少再循环的产生。传统的 VV 模式需通过两处不同的中心静脉分别放置引血管道和回血管道。而近年来发展起来单管双腔导管可直接通过颈内静脉置入到下腔静脉，引血腔分别在上腔静脉和下腔静脉开口把血液引出，回血端直接开口在三尖瓣；从而最大程度减少再循环，也更加适用于清醒的 ECMO 患者，但因其必须放置在准确的位置，对置管操作要求较高。VA 和 VV 模式的主要区别详见表 20-8-1。

在 AV 模式中，因血流量小的限制，AV 不适合进行完全呼吸功能支持，主要用于排出二氧化碳。

表 20-8-1　VV-ECMO 与 VA-ECMO 的比较

比较点	VA-ECMO	VV-ECMO
插管位置	颈内静脉、右心房、股静脉 右颈动脉、腋动脉、股动脉或主动脉	单根颈内静脉、颈-股静脉、颈-颈静脉、大隐-大隐静脉、单独右心房
可获得的动脉氧分压	60～150mmHg	45～80mmHg
氧合指标	混合静脉氧饱和度、氧分压、氧耗	脑静脉氧饱和度、跨膜氧分压差、患者动脉氧分压、膜前氧饱和度
心脏影响	减少前负荷、增加后负荷、静脉压波动、脉压低、冠脉血来自左心室血、可能心脏"顿抑"	几乎无影响、静脉压和脉压无变化、增加冠脉血的氧合、降低右室后负荷

续表

比较点	VA-ECMO	VV-ECMO
氧供能力	高	适度,增加头侧引流会增加
循环支持	部分或完全支持	无直接支持,但改善冠脉和肺血的氧合,增加心排血量
对肺循环的作用	适度或明显减少	不变或改善肺血的氧合
右向左分流	降低主动脉血的氧饱和度	增加主动脉血的氧饱和度
左向右分流	可能肺充血或体循环低血压	可能肺充血或体循环低血压
再循环	无	影响氧供的主要因素

三、ECMO 管理的生理学原则

（一）管路的选择　　ECMO 管路的选择要求能达到全流量支持的要求,即新生儿 100ml/(kg·min),儿童 74ml/(kg·min),成人 50ml/(kg·min)。如果选用 VV 模式,考虑到再循环的关系,流量需再加大 20%。静脉引流管和动脉回流管需足够大,保证在 100mmHg 负压以内能达到最大引流量,并且膜肺出口近端管路压力不超过 300mmHg。

（二）泵和膜肺　　驱动泵是 ECMO 系统的核心,主要作用是将患者的血液引出经过膜氧合器后再输回患者体内,类似心脏的功能。主要分为离心泵和滚轴泵两大类。膜肺实际上是一种气体交换装置,有排除二氧化碳、氧气交换与血液温度调节功能。可分为硅胶膜与中空纤维。泵和膜肺的选择最基本的要求也是必须能满足全流量支持。

（三）监测　　除了常规监测患者生命体征、血气分析和呼吸机参数设置外,血流量应连续监测,压力可在膜肺的进口端和出口端进行监测,压力差增大提示膜肺内血栓形成。另外,混合静脉血(静脉引血管路)氧饱和度监测也非常重要,在 VA 模式下可反映氧供和氧耗的关系,在 VV 模式可反映再循环的大小。连续监测呼气末二氧化碳是评估肺通气功能恢复的良好指标之一,ECMO 支持的呼吸衰竭患者早期往往有效通气的肺单位显著减少,呼气末二氧化碳甚至可 ≤5mmHg,当有效通气的肺单位逐渐增加时,呼气末二氧化碳水平也会升高,当接近正常水平(>35mmHg),可尝试脱离 ECMO。此外,抗凝强度监测可用活化全血凝固时间(activated clotting time, ACT)和活化部分凝血活酶时间(activated partial thromboplastin time, APTT)反映。

四、VV-ECMO 的临床应用

（一）VV-ECMO 的适应证和禁忌证　　VV 模式主要应用于呼吸支持,具体适应证和禁忌证可参考体外生命支持组织(extracorporeal life support organization, ELSO)发布的 ECMO 应用于成人呼吸衰竭的指南。

1. 适应证

（1）任何原因引起的低氧性呼吸衰竭,当死亡风险超过 50% 时可考虑实施 ECMO,当死亡风险超过 80% 时应实施 ECMO。

1）当 FiO_2>90%、PaO_2/FiO_2<150mmHg 合并/或 Murray 评分 2~3 分时预计死亡风险超过 50%。

2）当 FiO_2>90%、PaO_2/FiO_2<100mmHg 合并/或 Murray 评分 3~4 分时预计死亡风险超过 80%。

（2）机械通气平台压已超过 30cmH_2O,但仍有 $PaCO_2$ 潴留。

（3）严重漏气综合征。

（4）等待肺移植并需要气管插管的患者。

（5）紧急的呼吸衰竭(气道阻塞、对 ECMO 以外的最佳治疗措施无反应)。

2. 禁忌证　广义上 ECMO 的应用无绝对禁忌证,但具体实施时首先要考虑的是引起呼吸衰竭的原因是否可逆。相对禁忌证主要有:血管状态无法满足置管条件、有使用抗凝禁忌证;除此以外,以下因素与不良预后明显相关,也可作为 ECMO 支持的相对禁忌证:

（1）高水平的机械通气(FiO_2 > 90%、平台压 > 30cmH_2O)超过 7 天。

（2）免疫抑制状态(中性粒细胞绝对数<400/mm³)。

（3）新发的或进展期的脑出血。

（4）不可逆的合并症,如严重的中枢神经系统损伤、晚期肿瘤等。

（5）年龄,无绝对界限,但年龄越大死亡风险越高。

另外,还有一些预后评分系统(RESP 评分和 PRESERVE 评分)可以帮助筛选合适的患者进行 ECMO 治疗。

（二）VV-ECMO 实施过程中需关注的问题

1. 血流量　VV 模式血流量一般维持 50~80ml/(kg·min),开始先高流量支持,再逐渐下调血流量,使动脉氧饱和度(SaO_2)在低水平呼吸机支持下>80%~85%。如果仅是为了移除二氧化碳,血流量只需达到心排血量的 25% 即可。

2. 氧合　即使在完全失去肺的气体交换功能的情况下,只要心排血量正常并且血细胞比容≥40%,VV-ECMO 提供的气体交换能力也完全能满足组织代谢的需求(即氧输送/氧消耗>3)。SaO_2 维持在 80%~85%,甚至 75%~80%

（PaO$_2$ 45~50mmHg）都能接受。

3. 二氧化碳移除　当根据氧合目标设定了血流量，可通过调整 ECMO 气流量大小维持 PaCO$_2$ 水平稳定，目标为40mmHg。

4. 抗凝　全身抗凝是保证 ECMO 体外循环管路的正常运行和避免患者出现血栓事件的基本治疗措施，但抗凝目标必须权衡血栓风险和出血风险。虽然到目前为止，ECMO 抗凝还未达成普遍接受的抗凝目标，也没有形成关于如何监测抗凝的共识，肝素仍是目前最常用的 ECMO 抗凝药物，但需关注偶有肝素诱导的血小板减少症（heparin-induced thrombocytopenia，HIT）发生。一般在置管前给予 50~100U/kg 负荷量肝素，ECMO 支持期间持续泵入肝素全身抗凝。

ACT、APTT 和血栓弹力图是目前最常用的 ECMO 抗凝监测指标。随着肝素涂层管道应用逐渐成为主流，目前越来越多的 ECMO 中心接受较低的抗凝目标（如 APTT 40~60 秒、ACT 180~200 秒）从而避免严重的出血相关并发症。

5. 呼吸机设置　ECMO 支持期间呼吸机设置总的原则是采用保护性的"肺休息"的策略，"肺休息"的内涵主要指更低的驱动压和平台压、更慢的呼吸频率、更低的吸入氧浓度和更少的每分通气量。VV-ECMO 期间呼吸机的设置应保证肺组织能稍微通气，又不至于完全塌陷。一般情况下呼气末正压（positive end-expiratory pressure，PEEP）设置 ≥10cmH$_2$O，平台压 ≤25cmH$_2$O，驱动压 ≤15cmH$_2$O。ELSO 推荐的呼吸机参数设置和镇静方案（表 20-8-2）可为临床提供一定参考。

表 20-8-2　ELSO 推荐的 VV-ECMO 期间呼吸机参数设置

时间	镇静深度	呼吸机设置
ECMO 支持 24 小时内	中到重度镇静	压力控制通气（25/15cmH$_2$O），吸呼比 2：1，呼吸频率 5 次/min，吸氧浓度 50%
ECMO 支持 24~48 小时	轻到中度镇静	压力控制通气（20/10cmH$_2$O），吸呼比 2：1，呼吸频率 5 次/min+自主呼吸，吸氧浓度 20%~40%
ECMO 支持 48 小时后	无镇静到轻度镇静	同上或 CPAP 20cmH$_2$O+自主呼吸

注：CPAP，持续正压通气（continuous positive airway pressure）。

6. 血液制品输注　为保证充足的氧输送，必要时输注浓缩红细胞以维持血细胞比容在 35%~40% 以上。因原发疾病、药物、管路吸附等原因，血小板减少在 ECMO 患者中十分常见，若血小板计数 <20×10^9/L 则有自发性出血的风险，一般 ECMO 患者需适当输注血小板维持血小板水平 >80×10^9/L，必要时输注新鲜冰冻血浆或纤维蛋白原维持纤维蛋白原水平在 250~300mg/dl，把出血风险降至最低。

7. 俯卧位通气　ECMO 联合俯卧位通气的安全性和有效性已得到验证，若患者在影像学上存在明显的重力依赖区肺实变、不张和非重力依赖区过度膨胀，可考虑联合应用俯卧位通气改善肺不均一性。

（三）VV-ECMO 的并发症及处理　ECMO 期间的并发症非常普遍并常常是致命性的，因此，早期预防、识别和治疗 ECMO 期间的并发症十分重要。

1. 管路相关的并发症　ELSO 的资料显示管路相关的并发症发生率为 6%。因 ECMO 管道一般比较粗大，在置管过程中偶有致命性的血管损伤、心脏破裂、误穿动脉、腹膜后出血、空气栓塞、脱管等严重并发症，因此 ECMO 置管应该由具有丰富操作经验的医师在超声引导下按规范完成。深静脉血栓（deep venous thrombosis，DVT）在 VV-ECMO 患者中也很常见，有报道 VV-ECMO 患者撤除 ECMO 管道后 DVT 发病率高达 20%，因此在撤除 ECMO 管道后应系统筛查 DVT，并适时继续抗凝治疗。此外，置管部位的感染也不少见，置管过程中的严格无菌观念、日常消毒护理、应用抗菌药物、改善患者全身状况可降低感染的风险。

2. 设备相关的并发症　随着设备工艺的进步，设备相关的并发症虽然比以前明显减少，但机械或电力系统故障偶尔仍会发生并造成严重后果。ELSO 的资料显示膜氧合器出现障碍的比例达 10%。当膜后的血氧饱和度在未超过膜肺最大血流量情况下 <95% 时，提示膜肺的效能可能因为血栓等原因而下降，此时甚至需要更换膜肺。聚甲基戊烯膜和离心泵的发明已基本消除了血浆渗漏、泵头过热等问题。

3. 血栓和出血　ELSO 资料显示成人 VV-ECMO 患者脑出血的发生率为 3.8%。因为全身抗凝，任何简单的血管穿刺、气道分泌物吸引、插尿管、鼻胃管等有创操作都会引起难以控制的大出血。体外循环管路本身会激活并破坏血小板从而增加出血的风险。使用肝素抗凝过程中偶可见 HIT 的出现，HIT 会增加患者体内和管路形成血栓的风险，若怀疑出现 HIT 可考虑使用其他类型抗凝药物（如阿加曲班等）抗凝。此外，轻微溶血在 ECMO 患者中也非常普遍，当引血管压力超过 300mmHg、回血管压力过大、泵头或管路血栓等情况均可引起溶血，应定期监测患者胆红素、游离血红蛋白水平的变化。

（四）VV-ECMO 的撤离　当引起患者呼吸衰竭的病因得到一定程度逆转，患者在较低水平的呼吸机支持下能维持足够的氧合而不产生呼吸费力等表现时，可考虑撤离 ECMO。气体交换的储备能力、呼吸系统顺应性和影像学改善可作为辅助判断是否能撤离 ECMO 的指标。撤离 ECMO 过程的具体实施如下：在 ECMO 气流量氧浓度 100% 前提下逐渐下调血流量至 1L/min，或下调血流量至 2L/min 情况下逐渐下调 ECMO 吸入氧浓度，保持 SaO$_2$ >95%。当

SaO_2 在以上 ECMO 参数设置下保持稳定,关闭 ECMO 气流量,如果 SaO_2>95% 并且 $PaCO_2$<50mmHg 能保持 1 小时以上,可撤离 ECMO。在拔除 ECMO 管道时,应在拔管前 30~60 分钟停用肝素,并适当镇静,防止用力吸气时引起空气栓塞。停机后在无菌条件下拔出静脉管,拔除插管后压迫止血,必要时可适当缝合。

(五)VV-ECMO 的预后

1. VV-ECMO 的短期预后 在早期的观察性研究中,成人严重呼吸衰竭患者 ECMO 支持下存活率为 52%。目前的随机对照试验中,尽管只有 2009 年的 CESAR 研究表明,VV-ECMO 的 6 个月死亡率或严重致残率低于对照组的传统治疗组(37% vs. 53%,$P=0.03$),但随后的研究显示在 H1N1 导致的急性呼吸窘迫综合征(acute respiratory distress syndrome,ARDS)患者中,均提示实施 ECMO 可改善生存率等短期预后指标。

2. VV-ECMO 的长期预后 总体来说,VV-ECMO 支持的 ARDS 患者与传统治疗患者长期预后类似,包括胸部 CT 显示的轻度纤维化、多发性神经炎、各种肌病及焦虑、抑郁和创伤后应激综合征等心理障碍。

五、VV-ECMO 在不同疾病中的应用

(一)VV-ECMO 在 ARDS 中的应用
严重 ARDS 是 VV-ECMO 最常见的适应证,ECMO 早在 1971 年就开始应用于创伤引起的 ARDS,但随后的几十年间因高死亡率和并发症限制 ECMO 的广泛应用。随着现代体外生命支持技术和危重症理念的发展和进步,尤其是在 2009 年 H1N1 大流行的背景下,澳大利亚和新西兰的学者报道 VV-ECMO 应用在 H1N1 导致的严重 ARDS 患者中死亡率仅为 21%,极大地推动了 ECMO 再次成为严重 ARDS 治疗的重要手段。在大规模随机对照研究中,2009 年的 CESAR 研究表明 VV-ECMO 的 6 个月死亡率或严重致残率低于对照组的传统治疗组。2018 年发表的 EOLIA 研究共纳入 249 例严重 ARDS,对比了早期常规应用 ECMO 与常规机械通气(ECMO 仅在挽救性时使用),尽管 ECMO 组与传统治疗组主要终点 60 天死亡率(35 vs.46%,$P=0.09$)无差异。但仍有许多潜在获益,就次要结局而言,常规 ECMO 治疗的患者与常规机械通气相比,存活时间明显延长,具有更长的非俯卧位通气和非肾脏替代治疗时间。而且,对于次要结果(过渡至 ECMO 或死亡)而言,观察到接受 ECMO 治疗可以获益(有 28% 患者过渡至 ECMO)。总体来说,目前 VV-ECMO 在救治严重 ARDS 中具有举足轻重的地位。

目前严重 ARDS 患者使用 ECMO 治疗的时机仍存争议,当前国内外相关的指南或共识指出 ECMO 可作为严重 ARDS 在传统治疗方法无法维持时的挽救性治疗措施。除了上述 ELSO 发布的 ECMO 应用于成人呼吸衰竭的指南中提出的建立 ECMO 时机,最近的 EOLIA 研究列出的常规应用指征更加明确,主要包括以下三条:①在应用肺保护性通气策略下,$FiO_2 \geq 80\%$ 条件下,$PaO_2/FiO_2 < 50mmHg$ 持续>3 小时;②$FiO_2 \geq 80\%$ 条件下,$PaO_2/FiO_2 < 80mmHg$ 持续>6 小时;③尽管已优化呼吸机设置(呼吸频率>35 次/min,平台压<32cmH_2O),动脉血气 pH<7.25 且 $PaCO_2$>60mmHg 持续>6 小时。尽管 ECMO 治疗不存在绝对禁忌证,但不推荐对机械通气时间>1 周、严重免疫抑制、存在抗凝治疗禁忌、姑息治疗的恶性肿瘤等患者实施 ECMO 治疗。

VV-ECMO 应用于严重 ARDS 患者除了能纠正难治性低氧血症、改善二氧化碳潴留,更重要的是能避免或减轻严重 ARDS 患者因机械通气造成的呼吸机相关性肺损伤。近年来以小潮气量($VT \leq 6ml/kg$)、限制平台压($P_{plat} < 30cmH_2O$)、高 PEEP 为核心的肺保护通气策略被证实能减轻呼吸机相关性肺损伤、改善 ARDS 死亡率,已成为 ARDS 患者的基础通气策略。但重度 ARDS 患者肺顺应性差,往往因严重的高碳酸血症而不能将 P_{plat} 限制在 30cmH_2O 以内,当 VV-ECMO 应用于此类患者,不但能顺利实施肺保护通气,甚至需要执行"肺休息"策略,即进一步降低潮气量,使 $P_{plat} < 20 \sim 25cmH_2O$ 可能获益更多。

(二)VV-ECMO 在慢阻肺急性加重(AECOPD)中的应用
需要机械通气的 AECOPD 患者院内死亡率高达 30% 以上,即使存活的患者也有很高的致残率并需要高昂的医疗花费。严重的 AECOPD 患者传统的支持手段是无创或有创机械通气,但机械通气常导致 COPD 患者出现动态过度充气、内源性 PEEP、呼吸机相关性肺炎、需要更强的镇静等不良反应。体外生命支持尤其是体外二氧化碳移除(extracorporeal CO_2 removal,$ECCO_2R$)技术近年来作为一种创新且具有相当潜力的方法逐渐应用于 AECOPD 患者。AECOPD 患者潴留的二氧化碳可通过 $ECCO_2R$ 装置清除。与 ECMO 的氧合需要高血流相比,$ECCO_2R$ 装置主要作用是清除二氧化碳,只需较低的血流速度,因此可使用更细的管道,安全性更好。与机械通气相比,AECOPD 患者应用 $ECCO_2R$ 装置后能耐受更多的肺康复治疗,尤其是当使用双腔插管时,$ECCO_2R$ 支持的患者可保持安全、可靠的一定程度的活动能力。这种治疗策略有可能改变 AECOPD 患者的治疗模式。

(三)VV-ECMO 在重度哮喘中的应用
重度哮喘持续状态常因肺动态过度充气、过高的内源性 PEEP 引起通气不足,导致严重呼吸性酸中毒,也可导致气胸和心排血量减少而威胁生命。已有一些成功的病例报道 VV-ECMO 或 $ECCO_2R$ 应用于重度哮喘持续状态,ECLS 和呼吸机设置的原则同 AECOPD 类似。ELSO 回顾了 1 257 例因呼吸衰竭行 ECLS 治疗的患者,其中因哮喘持续状态而启动 ECLS 治疗的有 24 例患者,存活率为 83.3%,明显高于因其他原因所致呼吸衰竭行 ECLS 治疗的患者(50.8%,$P=0.004$),因重度哮喘行 ECLS 治疗的患者更年轻,机械通气时间更短,一般预后较好。

(四)VV-ECMO 在肺漏气综合征中的应用
肺

漏气综合征在临床并不少见,常导致住院时间延长、医疗费用增加及较高的死亡率。肺漏气综合征既可是肺部手术后的并发症,也可因肺部基础疾病产生。支气管胸膜瘘在肺叶切除术后的发生率为 0.8%~12.1%,而非手术造成的肺漏气综合征的病因主要为大疱性肺气肿、晚期间质性肺疾病、肺部肿瘤、空洞性肺结核等。当出现严重的肺漏气综合征,尤其是合并有肺部感染甚至 ARDS,常规机械通气无法维持足够的氧合及清除二氧化碳时,可建立 VV-ECMO 进行支持,为下一步内镜下封堵或手术等治疗争取时间。

(五)VV-ECMO 在气道大出血中的应用 既往认为出血性疾病是 ECMO 应用的相对禁忌证,但随着体外生命支持技术的进步,尤其是中空纤维膜和肝素涂层管道的发明,使血小板和血浆蛋白消耗明显减少,并且 ECMO 可在低水平抗凝甚至不抗凝基础上顺利运行,因此在一些危及生命的气道大出血、血管炎或其他原因导致的肺泡出血中也可启用 VV-ECMO 进行救治。

(刘晓青)

参考文献

[1] ABRAMS D, BRODIE D, JAVIDFAR J, et al. Insertion of bicaval dual-lumen cannula via the left internal jugular vein for extracorporeal membrane oxygenation[J]. ASAIO J, 2012, 58 (6): 636-637.

[2] 梅耶尔斯. ECMO: 危重病体外心肺支持[M]. 3 版. 北京: 中国环境科学出版社, 2010: 78.

[3] ELSO. Extracorporeal Life support organization[EB/OL]. [2020-01-20]. https://www. elso. org/Home. aspx.

[4] SCHMIDT M, BAILEY M, SHELDRAKE J, et al.Predicting survival after extracorporeal membrane oxygenation for severe acute respiratory failure. The respiratory extracorporeal membrane oxygenation survival prediction (RESP) score[J]. Am J Respir Crit Care Med, 2014, 189 (11): 1374-1382.

[5] SCHMIDT M, ZOGHEIB E, ROZÉ H, et al. The PRESERVE mortality risk score and analysis of long-term outcomes after extracorporeal membrane oxygenation for severe acute respiratory distress syndrome[J]. Intensive Care Med, 2013, 39 (10): 1704-1713.

[6] SKLAR MC, SY E, LEQUIER L, et al. Anticoagulation practices during venovenous extracorporeal membrane oxygenation for respiratory failure. A systematic review. Ann Am Thorac Soc, 2016, 13 (12): 2242-2250.

[7] FAN E, GATTINONI L, COMBES A, et al. Venovenous extracorporeal membrane oxygenation for acute respiratory failure: A clinical review from an international group of experts[J]. Intensive Care Med, 2016, 42 (5):

712-724.

[8] COOPER E, BURNS J, RETTER A, et al. Prevalence of venous thrombosis following venovenous extracorporeal membrane oxygenation in patients with severe respiratory failure[J]. Crit Care Med, 2015, 43 (12): E581-E584.

[9] PEEK GJ, MUGFORD M, TIRUVOIPATI R, et al. Efficacy and economic assessment of conventional ventilatory support versus extracorporeal membrane oxygenation for severe adult respiratory failure (CESAR): a multicentre randomised controlled trial[J]. Lancet, 2009, 374 (9698): 1351-1363.

[10] AUSTRALIA AND NEW ZEALAND EXTRACORPOREAL MEMBRANE OXYGENATION (ANZ ECMO) INFLUENZA INVESTIGATORS, DAVIES A, JONES D, et al. Extracorporeal membrane oxygenation for2009 influenza a (H1N1) acute respiratory distress syndrome[J]. JAMA, 2009, 302 (17): 1888-1895.

[11] COMBES A, HAJAGE D, CAPELLIER G, et al. Extracorporeal membrane oxygenation for severe acute respiratory distress syndrome[J]. N Engl J Med, 2018, 378 (21): 1965-1975.

[12] CHANDRA D, STAMM JA, TAYLOR B, et al. Outcomes of noninvasive ventilation for acute exacerbations of chronic obstructive pulmonary disease in the United States, 1998-2008[J]. Am J Respir Crit Care Med, 2012, 185 (2): 152-159.

[13] AGERSTRAND CL, BACCHETTA MD, BRODIE D. ECMO for adult respiratory failure: current use and evolving applications[J]. ASAIO J, 2014, 60 (3): 255-262.

[14] MIKKELSEN ME, WOO YJ, SAGER JS, et al. Outcomes using extracorporeal life support for adult respiratory failure due to status asthmaticus [J]. ASAIO J, 2009, 55 (1): 47-52.

[15] MAREK S, MARTIN S, ONDREJ Z, et al. Extracorporeal membrane oxygenation in the management of post-pneumonectomy air leak and adult respiratory distress syndrome of the non-operated lung[J]. Perfusion, 2017, 32 (5): 416-418.

[16] GHIANI A, HANSEN M, TSITOURAS K, et al. Endobronchial one-way valve therapy facilitates weaning from extracorporeal membrane oxygenation in a patient with ARDS and persistent air leak[J]. Case Rep Crit Care, 2018, 2018: 9736217.

[17] MACLAREN G, COMBES A, BARTLETT RH. Contemporary extracorporeal membrane oxygenation for adult respiratory failure: life support in the new era[J]. Intensive Care Med, 2012, 38 (2): 210-220.

[18] AHMED SH, AZIZ T, COCHRAN J, et al. Use of extracorporeal membrane oxygenation in a patient with diffuse alveolar hemorrhage[J]. Chest, 2004, 126 (1): 305-309.

[19] PATEL JJ, LIPCHIK RJ. Systemic lupus-induced diffuse alveolar hemorrhage treated with extracorporeal membrane oxygenation: a case report and review of the literature[J]. J Intensive Care Med, 2014, 29 (2): 104-109.

第二十一章
吸入疗法与氧气治疗

第一节 吸入疗法应用与进展

一、概述

吸入疗法是把药物以气溶胶、干粉或气雾的形式,通过呼吸道吸入,使药物作用于呼吸道黏膜和/或肺泡的一种给药的方法。早在古代就记录有蒸汽烟雾吸入治疗的方法,现代的吸入疗法也可追溯到一百多年前吸入颠茄和曼陀罗属植物燃烧的烟雾来缓解哮喘症状。这些植物的有效成分是抗胆碱能的生物碱(如阿托品等)。20世纪30年代发明了第一个医用雾化器,40年代 Dautrebande 开始对雾化吸入支气管扩张剂进行观察和研究。然而,一直到1955年出现了压力定量吸入器(pressure metered dose inhaler, pMDI)吸入的β激动剂用于治疗哮喘取得显著的支气管舒张效果,才激发了随后的对吸入疗法的重视和深入研究。在吸入技术方面,20世纪50年代出现pMDI和压缩空气射流雾化器,60年代出现超声雾化器,70年代出现储雾罐和干粉吸入器(dry-powder inhaler, DPI),90年代出现吸气触发同步的pMDI和氢氟烷作为抛射剂的pMDI,21世纪出现软雾、超细颗粒pMDI,振动筛孔雾化技术,吸气同步的雾化调控技术等。上述创新为临床上使用吸入疗法提供了多样化的技术,同时提高了效率。在吸入药物方面,探索研发了增强局部作用和降低全身作用的药物(例如支气管舒张剂、吸入激素等),多种不同类型的药物在气道内吸入的剂型(包括抗菌药物、化痰药物等)。这些新的技术和新的药物,已经使吸入疗法成为哮喘和慢性阻塞性肺疾病(简称慢阻肺)的一线和基础的给药途径,也成为多种药物治疗领域(例如抗菌药物、祛痰药物等)的重要探索方向。吸入疗法的主要优点包括有:①直接作用于气道;②起效迅速;③局部浓度高;④吸入剂量小;⑤不良反应少。

二、吸入疗法的解剖学和生理学基础

(一)开放的气道和肺泡表面是吸入治疗的场所
呼吸系统是一个开放器官,气体通过口鼻进入气道和肺泡,可以借助于吸气气流将药物带入气道和肺泡。气道和肺泡的表面面积大,正常成年人其总面积>90m²,为药物的吸收和局部作用提供了场所。

(二)气道和肺泡是呼吸系统疾病治疗的重要位点
随着对肺结构与功能的研究与认识的进步,呼吸道黏膜和肺泡表面的上皮,以及黏膜下的结构,对局部疾病的发生发展,炎症反应的调控等,具有重要的作用。针对气道局部的治疗,已经是全身用药不可替代的治疗途径。近年来,呼吸病学领域已经有不少针对气道局部的治疗方法用于临床。此外,气道黏膜下包括丰富的组织结构和多种细胞,如毛细血管、平滑肌、腺体、炎症细胞、间质细胞等,在肺部疾病中起重要的作用,也是重要的治疗靶点(表21-1-1)。多种炎症介质都是通过旁分泌或自分泌的方式,在局部起作用,进入循环的量很少或很快在局部代谢,吸入的药物在局部浓度比较高,有利于直接作用于相应的靶位。

表 21-1-1　气道和肺内潜在作为靶点的细胞、介质、细胞因子和受体

主要的细胞和组织结构	受体或相关的炎症介质或细胞因子
气道上皮细胞 平滑肌细胞	交感神经相关受体(α、β_1、β_2 受体)
腺体和杯状细胞 成纤维细胞	副交感神经相关受体(M1、M2、M3 受体)
内皮细胞 炎症细胞	非肾上腺非胆碱能神经相关受体(血管活性肠肽受体、神经激肽等)
嗜酸性粒细胞 　中性粒细胞 　肥大细胞	GS 胞浆受体、细胞膜 GS 受体(膜受体)
嗜碱性粒细胞 　淋巴细胞 　巨噬/单核细胞	炎症介质和细胞因子[组胺、前列腺素、白三烯、白介素、内皮素、胸腺基质淋巴细胞生成素(TSLP)、激肽等]
交感/副交感神经节和神经末梢 抗原提呈细胞等	气道内众多的酶(一氧化氮合酶、环氧合酶-2、血管紧张素转换酶、儿茶酚胺氧位甲基转移酶、单胺氧化酶、混功能氧化酶、弹力蛋白酶、内源性酯酶等)

(三)气道吸入疗法的药代动力学　吸入药物在气道内要经过吸收、局部分布、转化、进入血液循环和最终代谢的过程(图21-1-1)。不少药物在气道内的药代动力学与口服或注射用药有明显的区别。吸入用药的优点包括有:①直接作用于靶位,疗效提高,起效时间加快;②减少剂量,减少不良反应;③避免胃酸对药物的作用;④避免肝脏首过效应的代谢。

1. 气道黏膜吸收　气道吸入药物经过黏膜上皮进入黏

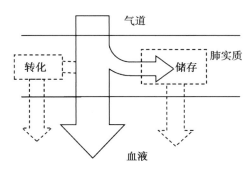

图 21-1-1　吸入药物在气道内的分布与代谢途径

膜下层,少部分药物有可能吸收进入血液。采用气道内给药后检测血液中药物浓度的方法,可以研究药物吸收的方式和速度。多数吸入药物的吸收形式主要是被动扩散,因此药物的脂溶性和分子量与吸收速度有关。在吸入药物研发过程中,可以通过调节药物的脂溶性等途径,调节药物的吸收速度、局部作用与全身作用的比例。

2. **局部分布**　通过黏膜后的药物在局部进行分布,通过扩散形式到达作用的靶位,如气道平滑肌、炎症细胞等。部分脂溶性的药物(如布地奈德)对肺组织有比较高的亲和力,以结合的形式在组织中起到储存的作用,随后缓慢释放。部分药物在肺部的作用时间明显长于口服给药的作用时间,与此机制有关。此外,部分药物进入支气管血液循环系统,其随后的分布与代谢与全身用药相似。

3. **局部转化(代谢)**　肺内存在众多的酶,具有很强的代谢功能。与平喘药物局部转化或代谢相关的酶有水解酶、儿茶酚胺氧位甲基转移酶、单胺氧化酶、混功能氧化酶等。二丙酸倍氯米松在气道内经过水解作用后,转化成对糖皮质激素受体亲和力更高的单丙酸倍氯米松而起作用。环索奈德作为一种新型吸入激素,它以非活性形式给药,被气道的内源性酯酶活化,转化成具有很高局部抗炎活性的去异丁酰基环索奈德。异丙肾上腺素在气道内被儿茶酚胺氧位甲基转移酶代谢后失去活性,所以维持作用时间短。此外,部分口服的药物也有经过肺代谢,如本身没有平喘作用活性的班布特罗等,在肺内经过混功能氧化酶代谢后转化成有平喘活性的特布他林而起作用,从而增强肺部作用的选择性,降低全身的不良反应。

4. **肺循环的药物吸收**　吸入的药物最终有部分进入血液循环,按照全身性药物的途径进行代谢和排泄。吸入药物进入血液循环的量比较低,进入血液循环后的代谢和排泄与药物本身的分子结构有关。较低的吸入剂量、较低的进入循环的药物比例、肝脏的首过效应高等因素,可以使吸入药物的血药浓度显著低于全身用药,降低全身不良反应发生率。例如吸入激素有 10%~15% 吸收入血液循环后,经过肝脏迅速代谢灭活,从而达到减少全身不良反应的目的。

三、吸入药物在肺内沉积的影响因素

吸入药物只有在肺内气道沉积后才能够起作用。有众多的因素能影响吸入药物在肺内气道的沉积量。认识这些因素,有利于提高有效的沉积量和疗效。

(一)解剖结构与吸入药物肺内沉积的关系　从吸入疗法的角度,可以将吸入药物的通路分成 3 段,即:上呼吸道、气管支气管和肺泡。对于气道的疾病,药物的作用位点主要在外周的小支气管。而肺泡和肺实质的病变,药物的作用主要位点在呼吸性支气管和肺泡。气道的病理改变对吸入药物有明显的影响。声门的闭启、气道口径的缩小(如气道痉挛)、气道分泌物对雾粒的截留或阻塞气道作用等均可影响雾粒在气道内的沉积作用。

(二)吸入颗粒在肺内沉积的形式　吸入颗粒在肺内沉积的方式包括有:重力沉降、惯性碰撞和布朗运动。

1. **重力沉降**　根据 Stoke 定律,颗粒重力沉降率 $\approx M \times D^2$(M 为颗粒的密度;D 为直径)。可见,颗粒直径是影响重力沉降率的重要因素,颗粒直径越大,沉降率越快,在气道内可以移动的距离就越短。总的来说,直径较大($>10\mu m$)的颗粒主要沉积在上呼吸道,而直径较小($1\sim5\mu m$)的颗粒可以沉积在比较小的气道。

2. **惯性碰撞**　气溶胶随气流进入体气道时,随着气道的转弯和分叉,惯性的作用导致雾粒碰撞气道壁而沉积。惯性大小与其质量和速度成正比。颗粒的质量与直径成正比。换言之,惯性与颗粒的直径成正比。惯性越大,越倾向于直线运动,在气道弯曲处(如口咽部和气道分叉处)的碰撞沉积量越多。大于 $10\mu m$ 的颗粒几乎 100% 在口咽部碰撞沉积。目前多数的吸入药物,在咽喉部的沉积量为 50%~80%。因此,通过降低速度和使颗粒更细,可以有效降低碰撞沉积,显著提高吸入药物的疗效。

3. **弥散沉积**　特别小的颗粒($<0.5\mu m$)悬浮于空气中,以类似分子运动的形式浮动,称为布朗运动。这种运动过程中,雾粒之间和雾粒与气道壁之间相互碰撞,形成沉积,称为弥散沉积。这种沉积方式需要时间比较长,主要发生在气流缓慢的肺泡区域。

(三)颗粒的物理学特性与气道内沉积的关系　吸入药物颗粒的物理学特性是影响其在肺内沉积的重要因素。与颗粒沉积相关的因素包括有黏性、颗粒的吸水性、运动速度、比重、直径等,其中直径对肺内沉积的形式和部位起关键的作用。为了更加直观地表示颗粒的特性,通常采用空气动力学直径(aerodynamic diameter, AD)来表示。AD 是以比重为 $1g/cm^3$ 的球形颗粒的自然沉降的最大速度为标准,将不同形状和比重的颗粒标化到标准状态下的颗粒直径。相同的 AD 有相同的自然沉降的最大速度和空气动力学特性。AD 修正了不同比重和形状的空气动力学特性,有利于不同颗粒之间的对比。AD 与气道内沉积主要部位的关系见表 21-1-2。$1\sim5\mu m$ 直径的颗粒在下呼吸道有较多的沉降,特别适合下呼吸道疾病的治疗。较大的雾粒适合治疗上气道疾病,而更细的颗粒适合治疗肺泡和肺实质的疾病。

表 21-1-2　气溶胶微粒直径与沉积部位的关系

气溶胶微粒 AD/μm	气溶胶微粒在呼吸道内的沉积部位	主要沉积方法
10~100	口腔	撞击沉积
5~10	气管及支气管树	撞击沉积
1~10	支气管-细支气管	撞击＋重力沉积
1~5	细支气管、肺泡	重力沉积
0.25~0.5	呼吸性细支气管、肺泡	弥散沉积
<0.25	肺泡	弥散沉积

（四）吸气形式对吸入颗粒在肺内沉积的影响

1. 吸入途径　治疗下呼吸道疾病时，通常推荐经口吸入，而避免经鼻吸入。鼻腔对直径>1μm 的颗粒均有一定的过滤作用，使到达支气管的药物量减少。此外，药物又可直接刺激鼻黏膜而产生副作用。对于需用面罩吸入（如年老、体弱、年幼患者）者，应该鼓励用口吸气，必要时先夹鼻后再经面罩吸入。

2. 吸气流量　合适的吸气流量对提高肺内沉积量十分重要。过低的流量无法带动雾粒的吸入，但过高的流量又会导致雾粒的加速从而增加咽后壁的碰撞沉积量。适当的吸气流量可增加雾粒在下气道的沉积量。不同吸入装置的最佳吸气流量范围不同（表 21-1-3）。Newman SP 等的研究报道显示，采用 25L/min 的吸气流量吸入 500μg 的特布他林，其支气管舒张作用显著优于采用 80L/min 的吸气流量。目前在临床实践中，对患者最佳吸气流量的指导和检测没有得到重视。如何采用吸气流量检测的方法，指导患者控制吸气流量，有待进一步深入探讨。目前常用于临床的方法是采用简易的吸气流量检测仪检测和指导患者控制吸气流量。然而，患者在实际使用吸入装置过程中，能否保持指导训练时的吸气流量，目前难以论证。

表 21-1-3　常见吸入装置的理想吸气流量范围

吸入方法	理想吸气流量范围/(L·min⁻¹)
pMDI	10~30
pMDI+储雾罐	10~30
DPI	20~80
软雾	10~30

3. 吸气后屏气时间　吸气后适当的屏气有利于增加肺内沉降量，通常建议屏气 10 秒。然而，部分患者无法完成长时间的屏气。从临床研究的角度来说，应该根据实际情况来指导患者吸气后的屏气时间，以不导致患者感觉明显不适为前提，争取将屏气时间延长（但没有必要超过 10 秒）。

4. 开始吸入药物的肺容量　过去非常强调首先深呼气到残气位，然后开始吸气致肺总量位，以便增加吸气的容量，提高肺内沉积量。增加吸气容量无疑能够提高肺内沉积量。然而，呼气致残气位有可能使一些小气道处于闭合状态，不利于肺内药物的分布。此外，上述方法增加了操作过程的难度，从而增加了吸入方法的错误率，这对一些老年人影响比较大。所以，采用深呼气末与自如呼气末开始吸入药物的利弊参半。目前的建议，适当用力呼气（但没有必要强调尽量呼气），使肺容量处于功能残气量与残气量之间的肺容量位开始吸入药物。

四、吸入与全身用药的药效学对比

目前用于吸入治疗的药物主要包括支气管舒张剂、吸入性激素、祛痰药物、抗菌药物。其他的药物还包括抗病毒药、麻醉药物、肺泡表面活性物质、降肺动脉压药物、疫苗等。还有不少的吸入药物在探索或临床试验阶段。为了提高局部疗效和降低全身不良反应，通常在药物研发时会探索特殊的分子结构。一些口服生物利用度低的药物，例如季胺类 M 受体拮抗剂、氨基糖苷类抗菌药物等，特别适合通过吸入途径给药。β₂ 受体激动剂和激素可以吸入和全身用药，用于吸入途径给药的药物分子结构特点可以显著提高局部的作用效价，降低生物利用度，这是提高气道作用和降低全身作用的药理学关键因素。口服与吸入药物的局部与全身药效学对比见表 21-1-4。由于人体内直接测定肺内的药物浓度困难且受多种因素的影响，所以目前有关肺的药物浓度与临床疗效关系的数据不多，主要通过临床药效学和血药浓度来间接评估其疗效和安全性。

表 21-1-4　吸入与口服给药疗法的药效学比较

鉴别点	吸入疗法	口服给药
所需平喘药物剂量	小	大
起效速度	快	慢
作用方式	直接作用于支气管	间接到达支气管
局部作用强度	强	弱
全身性不良反应	少	多

（一）β₂ 受体激动剂　吸入 β₂ 受体激动剂被认为是最强力和起效最快的支气管舒张剂。此类药物品种和剂型较多，可以按其起效时间和维持时间划分为快起效、慢起效、短效和长效类药物，可以吸入、口服和注射用药，但吸入是疗效安全性最好的给药途径。吸入与注射用药对比的研究发现，皮下注射 0.5mg 特布他林后的血药峰浓度为 7μg/ml，而吸入 0.5mg 特布他林后血药峰浓度只有 0.4μg/ml，而两者的支气管舒张作用相似。吸入与口服沙丁胺醇的对比研究发现，吸入 0.2mg 沙丁胺醇对二氧化硫诱发的支气管痉挛的保护作用明显优于口服 8mg 的沙丁胺醇控释片。由于吸入药物的血药浓度明显低于口服或

静脉用药,相应的不良反应也显著减少。与 β_2 受体激动剂相关的不良反应(心悸、肌颤、头痛、易激动、低钾血症等)在口服用药的发生率为 20%~30%,而吸入给药的发生率约为 1%。

(二)胆碱受体(M 受体)阻滞剂 M 受体拮抗剂是第二类常用的吸入支气管舒张剂,分为短效和长效两种类型。多数的季胺类 M 受体拮抗剂口服生物利用度低,静脉用药的不良反应大,所以只有吸入的药物剂型。M 受体拮抗剂可以单独应用(例如在慢阻肺患者中)或与 β_2 受体激动剂和/或吸入激素联合应用,提高支气管舒张的效果。不良反应发生率较低,可有口干、心悸、排尿困难、头晕、头痛、咳嗽、吸入相关性支气管痉挛、呕吐等。

(三)吸入性糖皮质激素(inhaled corticosteroids,ICS) 激素是强力的抗炎药物,尤其是对过敏免疫相关的炎症。其主要作用机制包括抑制炎症反应的多个环节,抑制细胞因子的生成,抑制炎症介质的释放,增加

β_2 受体的表达等。全身应用(口服和注射)激素对缓解哮喘症状、改善肺功能等均有非常显著的疗效,但不良反应众多,限制在有指征的情况下使用,例如:哮喘急性发作期和经过包括 ICS 的多种药物联合治疗后仍然无法控制的严重哮喘。ICS 通过其特殊的分子结构(添加卤元素和甾体环的 16,17 位上添加酯性基团),提高其局部抗炎效果。而其附加基团容易被肝脏解离,从而减少全身的作用。ICS 是目前国际上推荐的一线基础的哮喘长期治疗药物。ICS 的不良反应主要是咽喉不适、口咽炎、声音嘶哑或口咽念珠菌感染。常规吸药后用清水漱口可减轻局部反应。使用不同的吸入剂型或药物时口咽炎的发生率有一定的差别,与口咽部沉积率有关。

五、常用的吸入方法及其临床应用

目前临床上应用的吸入方法分为五大类:压力定量气雾剂、压力定量气雾剂连接储雾罐、干粉吸入、软雾和雾化吸入。每一类又有不同的吸入装置设计特点、使用方法、优点和缺点。不同的吸入装置的优缺点比较见表 21-1-5。

表 21-1-5 常用吸入装置的优缺点比较和临床选用

吸入方法	优点	缺点	临床选用
压力定量气雾剂	轻便、使用快捷、每次剂量准确、价廉、无交叉感染。部分新的产品具有吸气同步始动功能	需要协调同步吸气和揿压、使用的错误率较高、口咽部沉积率高、剩余剂量难以确定、含有氟利昂或其他推进剂、对敏感患者的气道有一定的刺激性	7 岁以上可以掌握吸入技术者 可用于:①长期控制治疗;②轻中度急性发作的应急治疗(对重症急性发作效果欠佳)
压力定量气雾剂+储雾罐	操作协调性需求较低、使用的错误率较低、明显减少口咽部的药物沉积和相应的不良反应,提高临床疗效	携带不方便、操作步骤增加、部分储雾罐内表面对药物有一定的吸附作用、需要定期清洗、部分储雾罐有可能改变气雾的特性、购买储雾罐增加了费用	适用于任何年龄(5 岁以下通常需要与面罩配合使用) 可以用于:①长期规范治疗;②轻中度急性发作(对重症急性发作也有一定的效果)
干粉吸入	吸气为动力,无需同步揿压,相对容易掌握,操作协调性要求较低、轻便、使用快捷、不含抛射剂等(减少对气道刺激的可能)。部分产品有剂量计数	需要较高的吸气流量、口咽部沉积量较大、价格相对昂贵、不能与储雾罐联合使用	适用于 4 或 5 岁以上可以掌握干粉吸入技术者(其余与定量气雾剂相似)
软雾	每次喷出的药量精准稳定,无需推进剂,不依赖吸气流量驱动气雾的输出,雾滴微细、喷射速度慢和持续时间长,药物在肺部的沉积率较高和口咽部的碰撞沉积量较少	价格较贵,目前只有少部分药物具有此剂型	优选于产生吸气流量能力较低的患者;可以作为家庭雾化治疗的替代方法

续表

吸入方法	优点	缺点	临床选用
射流雾化	对吸气流速无依赖性、不需要特别的呼吸配合、容易调整剂量、可以给予较大剂量的药物、可以同时给予多种药物（如果配伍允许）、可以同时给氧、不含有氟利昂或其他推进剂	需要压缩气体或压缩泵、携带不方便、治疗时间较长、需要清洗雾化器和存在交叉感染的风险、肺内沉积量相对较低（10%或以下）、需要用药剂量较大、价格相对昂贵	适用于任何年龄的患者，尤其是严重哮喘发作、有呼吸困难或用其他吸入方法效果欠佳或无法使用其他吸入方法者
超声雾化	与射流雾化类似的优点、雾化的速度较快、新的产品小型便携	与射流雾化类似的缺点、需要电源、对混悬液雾化效果较差、对气道可能有一定的刺激性、部分药物受到超声的降解	作为射流雾化的一种补充；需要雾化的药液容量较大时
振动筛孔雾化	与射流雾化类似的优点、雾粒均匀、雾化器体积小、便携和可以电池驱动，是比较理想的雾化吸入装置	目前只有个别的企业可以生产此类雾化器。其技术仍然在不断改进中。反复应用也存在感染控制的问题	作为新型的雾化器，有可能取代射流雾化，成为主流的雾化吸入装置

（一）pMDI

1. 构造和原理　pMDI 的结构见图 21-1-2。总的来说，pMDI 由储药罐、定量装置和推动器组成。储药罐内药物悬浮或溶解于液体推进剂（常用氟利昂或新型推进剂氢氟烷等）中。为了避免药物凝聚，通常在混悬液中加入少量表面活性物质；或在溶液中加入助溶剂（如乙醇等）。不同的产品采用的推进剂、表面活性物质和助溶剂有一定的区别，与产生的气雾颗粒大小和对气道的刺激作用有关。传统的 pMDI 每次用手揿动活瓣后，借助于内部压力可以定量喷出 100μl 药液，多数气溶胶微粒直径 1~5μm，在喷出口的喷射速度达 30m/s。新型的 pMDI 雾化直径更小、喷射速度更慢，有利于雾粒在肺内沉积和进入小气道，提高疗效。

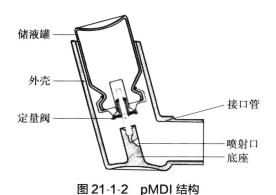

储液罐　外壳　定量阀　接口管　喷射口　底座

图 21-1-2　pMDI 结构

2. 使用方法　传统 pMDI 的操作见图 21-1-3。操作步骤可归纳成 8 字诀：摇、开、张、呼、置、吸、喷、屏。摇：上下振荡摇匀储药罐内药物；开：打开盖子，将气雾罐竖直，喷嘴在下；张：张口；呼：呼气至功能残气位与残气位之间；置：将 pMDI 喷嘴置于口前 1~2cm 处（也可以用嘴唇轻含喷嘴，但需要留有缝隙，以便吸入气体通过）；吸：以比正常吸气稍快

的速度（10~30L/min）深吸气；喷：在吸气的同时按压储药罐喷出药物；屏：持续吸气到肺总量位后，屏气 10 秒左右，然后恢复自然呼吸。根据需要 30 秒后可重复上述过程。

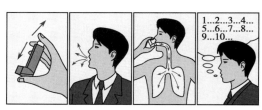

1. 用力摇动后打开盖子	2. 深长呼气到功能残气位以下	3. 将气雾剂对准张开的口，经口吸气开始的同时揿压气雾罐，深长吸气至肺总量位	4. 屏气10秒，然后恢复自然呼吸，如有需要，30秒后重复第二次吸入

图 21-1-3　pMDI 使用操作示意

不同 pMDI 的使用略有区别。例如：吸气同步启动的 pMDI 需要预置到吸入位置（拨动顶部拉杆等，需要参照厂家说明），吸气时触发喷药，不需要同步按压；新型超细颗粒的 pMDI 无需在喷药前摇匀药物。具体的操作请参照厂家的说明书。

3. 优点和缺点

（1）优点：①体积小，便于携带；②定量准确；③多剂量，可以多次给药；④使用快捷；⑤不必定期消毒；⑥价格相对便宜；⑦可以连接储雾罐。

（2）缺点：①对使用者的操作技术要求较高，使用的错误率较高。即使经过规范的指导，也有 7% 的成人无法掌握 pMDI 的正确使用。②传统的推进剂氟利昂对地球臭氧层有害，目前逐步退出市场，更换为环保的推进剂。③部分

pMDI 内含有的表面活性物质、助溶剂、防腐剂等,对个别特别敏感哮喘患者的气道有一定的刺激作用,可引起咳嗽和支气管痉挛。④进入下呼吸道和肺部的药物量仅为 10%~15%,沉积在咽喉部的药物易于引起局部不良反应。⑤哮喘严重发作时难以有效吸入。

4. 临床应用注意事项与常见的问题

（1）建立指导和随访检查使用方法的工作程序:对所有使用 pMDI 者,均应该由接受过吸入疗法培训的医务人员进行面对面的使用方法操作指导,记录患者掌握的程度,复诊时复核使用方法是否正确,直到明确可以正确使用或更换其他吸入装置。

关于吸气流量是否在最佳的范围,可以应用吸气流量检测装置检测吸气流量。

（2）认识常见的错误使用形式和针对性检查。常见错误依次为:①喷药时没有同步吸气(观察到喷药后气雾从口腔返回空气中);②喷药后马上闭嘴(阻断了吸气气流,气雾停留在口咽部);③吸气后期和呼气相才喷药;④喷药后屏气(完全没有吸气过程);⑤吸入后没有屏气;⑥连续喷药数次以后才开始吸气;⑦喷药前没有摇动药物;⑧吸入激素后没有漱口;⑨喷嘴与储药罐上下倒转;⑩没有打开盖子等。有针对性观察上述问题,有利于及时发现错误并予以纠正。

（3）不良反应与处理方法:不良反应包括药物本身的不良反应(在本书的其他部分论述)和吸入 pMDI 本身的不良反应,这里讨论后者。总的来说,pMDI 吸入的不良反应发生率低,可有:①药物过敏;②气道刺激作用;③药物的异味感;④口咽不适等。如有上述不良反应,建议采用其他吸入治疗装置。

5. 发展的方向　预计未来 pMDI 仍然会是主要的吸入方法之一。其研究与发展方向包括有:①新型推进剂,环保,产生更细和更均匀的颗粒,提高气道沉积率。②共悬浮载药技术(AEROSPHERE™ Delivery Technology)的 pMDI 装置已经用于临床。其主要特点是以直径 1~5μm(中位数 3μm)多孔磷脂小球作为载体,同时携带多种药物,使雾粒肺内沉积率增加并均匀分布在大小气道。③可以远程监控使用次数和正确性。④吸气同步喷药技术等。

（二）经储雾罐吸入定量气雾剂

1. 结构和原理　储雾罐是配合 pMDI 应用的一种辅助吸入装置。标准的储雾罐包括有单向阀、储雾仓和 pMDI 接口(图 21-1-4)。将 pMDI 连接于储雾罐,喷出的药物在储雾罐内减速、部分推进剂蒸发使雾粒直径变小,有利于减少口咽部的碰撞沉积量,提高肺内沉积量,从而提高疗效和减少口咽部不良反应。储雾罐的效果与罐的容量、阀门的特点、内表面的静电吸附作用等因素有关。因此,理想的储雾罐应该有适当的容量(250~500ml),阀门开放的阻力小和在局部不形成湍流,内表面对药物的吸附性低。

2. 使用方法　基本的使用方法参照 pMDI,其区别在于将 pMDI 连接于储雾罐的 pMDI 接口,患者口含咬嘴或通过面罩(儿童)吸入。每次喷药后,马上深吸气至肺总量位,然后屏气。如果吸气容量小和屏气时间短,可以呼气后再重

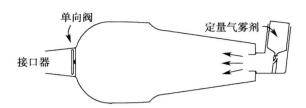

图 21-1-4　pMDI 连接储雾罐的使用操作示意

复吸入 1 次。

3. 储雾罐的优点与缺点

（1）优点:①几乎适用于任何年龄的人群;②减少口咽部的碰撞沉积量;③提高肺内沉积量;④使用操作的协调需求低,降低了错误率;⑤部分带有哨子的储雾罐,可以让患者听到药物的吸入和指导合理的吸入速度。

（2）缺点:①携带不方便;②需要定期清洗等维护;③部分储雾罐的内表面对药物有吸附作用,对开始使用的 2~3 次吸入药物有减少吸入药量的作用。

4. 临床应用

（1）储雾罐通常应用于下列情况:①由于操作协调性问题,无法正确使用 pMDI 者,特别是儿童和老年人。②需要减少激素不良反应者。吸入激素时,储物罐可减少口咽部沉积量,从而减少局部的不良反应和吸收;在大剂量吸入激素时,有可能减少潜在的全身性不良反应。③严重哮喘发作时,经储雾罐吸入大剂量的 β₂ 受体激动剂可以作为没有雾化吸入条件下的替代疗法。

（2）注意事项:①喷药后,应该尽快吸入。由于沉降作用,超过 20 秒后可吸入药量减少。②每喷一个药物剂量后马上吸入,不宜连续喷几次药物后再吸入。③尽可能用咬嘴经口吸入。不能使用咬嘴的儿童,采用面罩吸入时,鼓励用口吸气。④在指导儿童使用时,应该有专人规范地指导。通常先让儿童观察他人使用或家属模拟使用,消除儿童对储雾罐和面罩的恐惧心理,以利于提高依从性。⑤注意罐的内表面对药物的吸附问题。通常建议保持储雾罐的干燥,每 2 周左右清洗一次,不建议频繁清洗。清洗后第一次使用时,先喷 2 次药物在罐内(不吸入)使内表面的吸附作用相对饱和。

5. 发展方向　储雾罐与 pMDI 配合使用是临床上常用的吸入方法,目前尚有不少的厂家设计新型的储雾罐,主要的发展方向是:①内表面对药物的吸附作用小;②清洗方便;③携带方便等。

（三）DPI

1. 结构和原理　干粉吸入是将药物研磨成微细的粉末(1~5μm),储存在胶囊、铝箔或储存仓中,使用时将药物取出或打开,利用吸入气流为驱动力将药物吸入到肺内。不同的干粉吸入器的结构有一定的区别。1969 年旋转式干粉吸入器(Spinhaler)成功应用于临床,随后又研制出多种干粉吸入装置,如:转动吸入器(Rotahaler)、碟式吸入器(Diskhaler)、涡流吸入器(Turbohaler,都保)、预定量干粉吸入器(Accuhaler,准纳器)、简易吸入器

（Handihaler、Breezhaler 等）等单剂量或多剂量干粉吸入器。干粉吸入器内预装药物和乳糖的混合物或单纯的药物。总的来说，干粉吸入器产品多，有单剂量或多剂量，其结构和功能各有特色。

2. 常用的干粉吸入装置的结构、使用方法和注意事项

（1）单剂量干粉吸入器：通常将药物和乳糖混合，预装于胶囊中。使用时通过扎针或转动将胶囊打开，然后口含吸嘴吸入（简易吸入器的操作见图 21-1-5）。

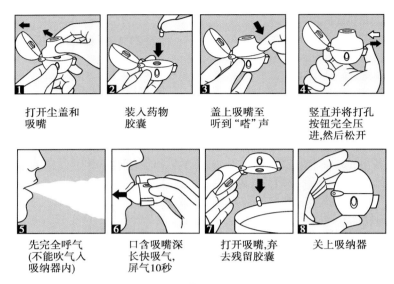

1	2	3	4
打开尘盖和吸嘴	装入药物胶囊	盖上吸嘴至听到"嗒"声	竖直并将打孔按钮完全压进，然后松开
5	6	7	8
先完全呼气（不能吹气入吸纳器内）	口含吸嘴深长快吸气，屏气10秒	打开吸嘴，弃去残留胶囊	关上吸纳器

图 21-1-5　简易吸入器（干粉吸入）的使用操作示意
（简易吸入器每 1～2 个月用水清洗一次，甩干晾干后再使用。）

（2）碟式吸入器：每个药碟含有 4～8 个剂量的预装于箔片包封的泡囊中的药物。药碟置于碟式吸入器的滑盘中，使用时用穿刺针穿破泡囊，然后口含吸嘴吸入。拉推滑盘可更换新的药物泡囊。其总体的设计原理和使用方法与准纳器比较接近，使用方法介绍请参照准纳器。

（3）都保：是一种储存多剂量型干粉吸入器，通过定量孔来量化每一次吸入的药量。特点是螺旋形吸入通路上形成涡流，空气涡流将聚集的药物有效地分散，提高肺内的沉积量。其结构和使用操作见图 21-1-6，通过转动操作座将定量取药孔转到药物储存室的底部，利用重力作用使药物充满定量孔，再将操作座转回吸入通道。转回的过程中刮板将过多的药物刮回储存室，保证定量的准确性。吸入气流带动药物输出，随着吸气气流进入肺内。

操作方法简述如下：用旋转方式移去瓶盖，一手"垂直"握住瓶体，另一手握住可以旋转的底盖，先顺钟向旋转到尽头（60°左右），然后逆钟向往回旋转，听到"嗒"的一声，即完成定量取药孔的填充。先呼气至功能残气位与残气位之间，然后将都保置于水平位，嘴含住都保的吸嘴用力深吸气（理想的吸入流量为 60～90L/min），然后屏气 10 秒左右。用纸巾擦干吸嘴后，将瓶盖旋紧。

使用注意事项：①旋转底座（取药过程）时，将吸入器保持基本垂直状态，否则无法保证取药量；②转动底座取药后不能摇动吸入器（习惯使用 pMDI 者容易出现这种错误），需要尽快完成药物的吸入；③吸入药物时，不要转动底座；

内部结构

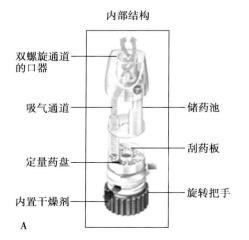

双螺旋通道的口器

吸气通道

定量药盘

内置干燥剂

储药池

刮药板

旋转把手

A

使用方法

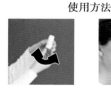

1. 旋转取出外盖

2. 将都保竖直，左手握住都保的主体，右手顺时针旋转底座至尽头（旋转60°左右），然后往回旋转到尽头（同时听到"嗒"声响）

3. 先呼气（不能对着都保）后，含住吸嘴用力深快吸气至肺总量位，然后屏气10秒

4. 在呼气前将都保取下，擦干吸嘴，盖上盖子

B

图 21-1-6　都保吸入器的结构和使用操作示意

④不可对着吸嘴呼气;⑤口含吸嘴的深度适当,避免嘴唇挡住进气的侧孔。

都保的优点是:肺的沉积率较高(达 30% 左右);可用于 6 岁以上的儿童和老年人;不含任何添加剂,对气道的刺激性小,新的产品具有计数装置,方便患者知道尚存的药量。缺点:患者吸入药物时无任何感觉,无法感到药物的吸入;

需要较高的吸气流量;早期的产品没有计数装置。

(4)准纳器:是一种预定量型多剂量干粉吸入器,其结构和使用操作见图 21-1-7。结构特点是用双层箔片将预定量的药物与乳糖的混合物密封于泡囊内。每一条药物箔条含有 28~60 个剂量的药物。使用时通过拨动滑动杆将 2 层箔片撕开,使药物暴露于吸嘴,通过吸气流量将药物吸入肺内。

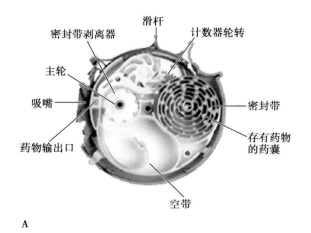

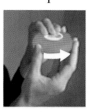
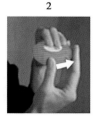
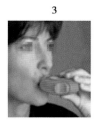

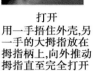

打开
用一手捂住外壳,另一手的大拇指放在拇指柄上,向外推动拇指直至完全打开

推开
握住准纳器使得吸嘴对着自己,向外推滑动杆一直至发生"咔嗒"声,表明准纳器已做好吸药的准备

吸入
先呼气后,口含吸嘴用力深长吸气,将准纳器从口中拿出,同时屏气约10秒,关闭准纳器

图 21-1-7 准纳器的结构(A)和使用操作示意(B)

操作方法简述如下:一手握住外壳,另一手的大拇指拨动把手向外推动,直至完全打开,暴露吸嘴。将准纳器维持水平状态,拇指推滑动杆向外直到尽头(可以听到轻微的"咔嗒"声),此时准纳器内药物已经打开。先呼气至功能残气位与残气位之间,然后口含吸嘴用力深吸气(理想的吸气流量为 30~60L/min),然后屏气 10 秒左右。用纸巾擦干吸嘴后,用拇指将把手推回原位关闭准纳器。新型的准纳器称作易纳器,一次拨动打开即可以吸入药物,更加方便使用。

使用注意事项:①拨动滑动杆打开药物以后,保持准纳器基本水平,否则部分药物可能由于重力的作用丢失;②打开药物后不能摇动吸入器(如上述);③不可对着吸嘴呼气。

准纳器的优点是:低吸入阻力,操作简便,可用于 4 岁以上儿童和老年人;药物经箔片定量包装,防潮性能好;有计数装置。缺点是:口咽部沉积量稍多,肺的沉积率稍低。

3. 干粉吸入器的优点和缺点

(1)干粉吸入的主要优点有:①不含有氟利昂或其他推进剂;②无需表面活性物质等添加剂;③无异常气味和气道刺激性小;④利用吸气气流作为动力,同步性好,操作相对容易掌握。

(2)主要缺点有:①需要有足够的吸气流量才能有效带动药物的吸入,不适合于幼儿或吸气流量低的患者。②需要将药物干粉打开或从储存室取出的操作过程,操作步骤相对增加。③部分药物不含乳糖等添加剂,完全无味,患者无法感知药物的吸入;而含有乳糖的药物,对个别敏感的患者有一定的刺激性。④吸入不完全时,残留的药粉有可能阻塞吸入通道。⑤难与储雾罐配合使用,不适合于幼儿或无法控制呼吸节律者使用。

4. 发展方向 总的来说,干粉吸入是重要的吸入疗法。

由于其不需要推进剂和相对容易使用等优点,不少厂家一直在开发和完善干粉吸入装置,重点探索降低生产成本、简易操作、远程监测使用次数和操作错误,以及解决与储雾罐配合吸入的问题。

(四)雾化吸入

1. 结构和原理 雾化吸入是指通过雾化装置将药液或混悬液变成雾状的吸入方法。雾化技术包括有射流雾化、超声雾化和振动筛孔雾化。目前常用射流雾化,而振动筛孔雾化属于新技术,具有较多的优点,是未来发展的方向。

(1)射流雾化器(jet nebulizer):射流雾化器通常由储药杯、射流小孔、挡板、T 管和吸嘴(或面罩)组成(图 21-1-8)。压缩氧气或空气作为动力,通常需要 0.8~1.3kg/cm^2 的驱动压,气流量为 4~8L/min(与雾化器有关)。压缩气体通过射流小孔进入雾化杯内,高速的气流通过文丘里效应将液体吸引到喷射小孔出口,高速喷射的气体将药液冲击成气雾微粒,随气流经过 T 管溢出。由于挡板和弯曲管道的碰撞作用使较大的雾粒截留在雾化杯内,溢出的雾粒直径多数为 2~5μm。

(2)超声雾化器:超声雾化器的基本结构见图 21-1-9,其原理是电流通过压电晶片发生高频振荡,经液体传导至液面,超音频的振荡使表面液体脱离液面而产生气雾粒。气雾的雾粒大小与超声波的频率、能量(强度)和液体的特性有关,频率越高,雾粒越小;强度越大,则雾量输出越大。通过控制振荡的频率,控制溢出的雾粒直径多数为 1~5μm。

(3)振动筛孔雾化器(Vibrating Mesh Nebulizers):是利用压电陶瓷片的高频振动驱动药液通过筛孔产生雾粒的装置。纳米技术可以生产出筛孔直径在一定范围(例如:2~

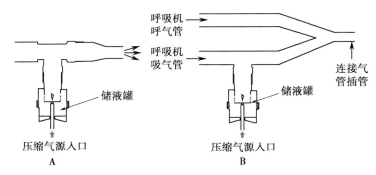

图 21-1-8　射流雾化器
A. 射流雾化器的结构图；B. 射流雾化器连接于呼吸机。

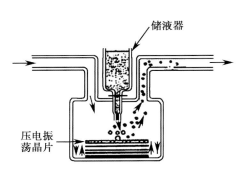

图 21-1-9　超声雾化器的基本结构

4μm）的筛孔膜，输出雾粒的直径取决于筛孔的直径。因此，振动筛孔雾化器输出的雾粒更加均匀。

2. 使用方法　每一个雾化器的具体使用方法应该参照说明书。常用的射流雾化器的使用方法如下：①将已经清洗消毒好的雾化器的储液罐打开，注入药物后盖好。②连接驱动气源（压缩氧气或气体压缩泵）。③调节驱动气流的流量（压缩泵通常无需调节），使雾化器的喷嘴能看得有明显的气雾输出，通常需要的气流为 4~8L/min。④让患者自然呼吸或深慢吸气和自然呼吸。⑤当气雾输出停止（伴有雾化的声音变化），即药物雾化完成后，先关掉驱动气源，然后将雾化器送清洗消毒。其他雾化器的使用方法类同。

3. 优点和缺点

（1）雾化吸入的优点是：对吸气流量无依赖性，不需要患者的呼吸配合，可以直接观察到呼吸过程中气雾的进出，疗效确切，适用于任何年龄的患者，尤其是严重哮喘发作、有呼吸困难或使用 pMDI 有困难的患者。

（2）缺点是：传统的雾化治疗需要压缩气体或电源驱动压缩泵或超声雾化器，肺内沉积相对较低（10% 以下）、需要用药剂量较大。目前常用的持续雾化方法，在呼气相的药物完全排出到空气中，导致药物的浪费。此外，超声雾化的超声波能量不足够时，不容易使混悬液中的药物形成雾粒，导致输出的雾粒主要是溶剂，药物含量少。而且，高振荡频率的超声雾化器可以产生微小的低渗透压雾粒（＜1μm），对气道有一定的刺激作用。

4. 使用注意事项和临床常见问题　①开始雾化时，需要注意观察是否有明显的气雾输出。如果没有明显的气雾

输出，应该检查雾化器工作是否正常。应用射流雾化器时，常见的原因是驱动气源通路漏气、输出压力不足和雾化杯内喷射小孔阻塞等问题。②有低氧血症的患者，尽可能使用氧气驱动雾化吸入或者雾化治疗过程中同时吸氧。应用超声雾化时，较大的输出雾量有可能导致吸入气体氧浓度降低，导致患者的缺氧，应相应增加吸入氧流量。③观察气雾是否随着患者的呼吸而进出 T 管。如果气雾持续向外喷出，提示患者没有吸入气雾。最常见的原因是患者口含接口器而经鼻子呼吸。④注意雾化的时间不宜过长，超过 15 分钟持续雾化容易导致患者疲劳。⑤使用后的雾化杯必须严格消毒，避免交叉感染。

5. 发展方向　雾化治疗已经是急诊和住院的慢性呼吸道疾病患者的常用治疗，也有应用于家庭的雾化治疗。研究发展的方向主要有：①吸气同步雾化输出。通过传感器监控患者的呼吸周期，只有在吸气相给予雾化输出，可以减少呼气相药物的浪费。②正压同步雾化。与无创正压联合，吸气相给予气道内正压辅助通气和雾化输出。此法适合于呼吸困难、吸气流量或潮气量低的患者，通过气道内正压辅助通气，增加吸气流量和潮气量，提高气雾在气道内的沉积。③方便微型。方便微型的雾化系统，方便携带外出，有利于家庭应用。这方面目前主要是采用振动筛孔雾化器，体积小，可以电池驱动，应用方便。

（五）软雾吸入

1. 结构和原理　软雾吸入剂（soft mist）是一种独特的吸入制剂。应用压缩弹簧作为驱动力，采用毛细管虹吸原理，使两束药液射流以特定角度撞击形成一团直径在 2.0~5.8μm 微细雾化颗粒的"软雾"。

2. 使用方法　软雾吸入操作见图 21-1-10。操作的要点如下：①将透明底座按照标签红色箭头指示方向旋转半周直至听到咔哒声。②完全打开防尘帽。③深呼气至功能残气位与残气位之间。④手持装置，嘴唇含住吸嘴。⑤深慢吸气同时按压给药按钮，吸气至肺总量位。⑥屏气 10 秒左右。⑦缓慢呼气，关闭防尘帽。

3. 软雾吸入的优点与缺点　优点是每次喷出的药量精准稳定，无需推进剂，不依赖吸气流量驱动气雾的输出，雾滴微细均匀，喷射速度慢（仅 0.8m/s），持续时间长（近1.5s），药物在肺部的沉积率高（51.62%）和口咽部的碰撞沉

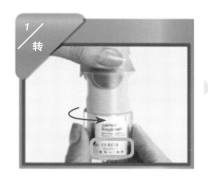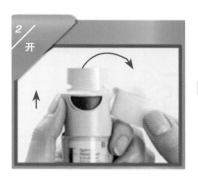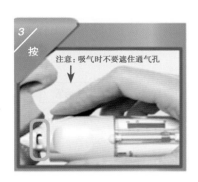

图 21-1-10　软雾吸入操作

积量较少。其缺点是价格较贵,目前只有少部分药物具有此剂型。

4. 临床应用注意事项　需要认真掌握操作技术,口含吸嘴时周边留有缝隙以便吸气时有空气进入,吸气需要深慢,吸气时间超过药物喷出的时间。

5. 发展方向　软雾作为新型的吸入技术,将会用于更多的药物。进一步研究探索的方向包括用同一装置给予多种吸入药物,价格更低廉或可以补充药液的软雾吸入装置等。

六、吸入装置的临床选用

（一）常用吸入方法的比较和选择　吸入治疗方法的临床选用取决于患者的年龄、疾病的严重程度、对吸入方法的掌握情况、使用的简便性和药效经济学等。常用吸入方法的比较和临床选择原则见表 21-1-5。

（二）机械通气时的吸入疗法　对于需要机械通气(无创或有创的机械通气)的气道阻塞性疾病(例如:哮喘、慢阻肺等)患者,吸入疗法应该是一线的基础治疗。其使用过程中需要把吸入装置与呼吸机管道连接,在呼吸机送气过程中将药物雾粒输送入气道。关键的问题包括有连接的方法与部位,与吸气同步,避免驱动雾粒的气流和雾粒本身对人机同步和呼吸机工作的影响。在选择和应用吸入装置时,需要考虑使用的呼吸机是否配备雾化治疗功能,是否允许常规应用雾化治疗,采用的通气模式,人机同步的性能等问题。概括而言,射流雾化器、超声雾化器、振动筛孔雾化器和 pMDI 都是目前可以用于机械通气的吸入疗法。其他的吸入疗法,包括干粉吸入器、软雾吸入器(soft mist inhaler)及气管内喷雾导管(intra-tracheal nebulizing catheter),也有报道通过特殊的连接方法被应用在机械通气患者中。对于配备了雾化治疗功能的呼吸机,首选应用其内置的雾化治疗。对于未配备雾化功能的呼吸机,建议选择定量吸入器、超声雾化器或振动筛孔雾化器进行雾化吸入治疗。如果选用射流雾化器,需要注意驱动雾化器的旁路气流对呼吸机触发、人机同步和实际通气效果的影响,并对呼吸机进行相应的调整(与采用的呼吸机和通气模式等因素有关)。同时,需要

在呼气管路上安置过滤器,避免随呼气排出的雾粒对呼吸机内置的呼气监测装置的影响和损坏。各种类型的吸入装置与呼吸机管道的连接见图 21-1-11。

七、常用的吸入治疗药物

吸入治疗的常用药物包括支气管舒张剂、吸入激素、祛痰药物、局部麻醉药和抗感染药物等(表 21-1-6)。目前可用的气道内吸入治疗的药物还包括有肺泡表面活性物质、前列环素等。还有不少的药物在探索其气道内吸入剂型,包括生物制剂、基因治疗、疫苗、干扰素、吗啡类药等。

八、吸入疗法临床应用需要注意的常见问题

吸入疗法被推荐为慢性气道疾病(例如:哮喘、慢阻肺等)首选的给药途径,被国际指南和我国的指南推荐使用,包括长期维持治疗和急性加重期的治疗。近年来,吸入疗法得到不断完善,也被用于多种疾病的治疗与预防,例如:抗菌药物的吸入治疗和呼吸道病毒疫苗的吸入剂型等。其有效性和安全性得到众多的基础和临床试验的证实。然而,目前临床上实际应用的情况不容乐观。其中,如何提高认识吸入药物与全身用药在药物分布、PK/PD、药效和安全性方面的异同,以及掌握合理使用方法的重要性等,都是需要特别重视的问题。

（一）提高认识,确立吸入疗法的无可替代临床地位,普及合理应用　吸入 β_2 激动剂是缓解气道痉挛症状的首选治疗,吸入 M 受体拮抗剂与 β_2 激动剂的联合应用已经被众多的临床研究证实可以更好改善哮喘和慢阻肺患者的肺功能和呼吸困难。ICS 是哮喘长期控制治疗的首选一线治疗。尽管这些观点和治疗方法已经被国内外的指南(包括 GINA 和 GOLD 等)推荐使用;但是,在基层医师和非专科医师中,仍然没有得到普遍的认识,导致在基层医院吸入疗法的使用率<5%。通过与基层医师的联动,组织规范化的巡讲和普及教育,开展常见呼吸系统疾病的临床诊治路径和医疗行为质控督导,将会有助于落实诊疗指南和提高吸入疗法的普及率。

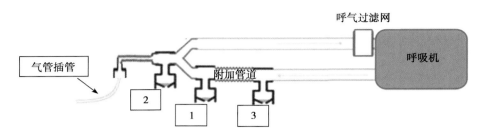

A. 雾化器在呼吸机管道上位置示意

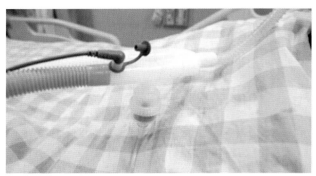

位置1：Y管与吸气管之间

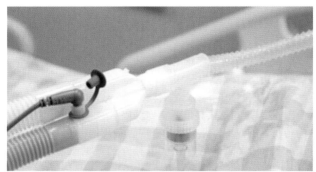

位置2：Y管与气管插管之间

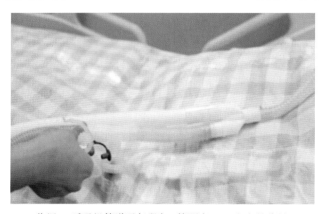

位置3：呼吸机管道吸气段与Y管距离15cm左右的位置

B. 雾化器与呼吸机管道连接实例图

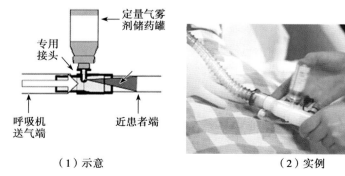

（1）示意　　　　　　　　（2）实例

C. 定量气雾剂连接法

图21-1-11　机械通气过程中吸入治疗装置与呼吸机管道的连接

表 21-1-6　吸入治疗的常用药物与用法

药物	剂型	成人的常用剂量
1. 支气管舒张剂		
（1）β_2 受体激动剂		
沙丁胺醇	定量气雾剂	0.1mg/喷,2 喷/次,p. r. n. 或 q. i. d.
	碟式吸入器	0.4mg/泡囊,1 泡囊/次,p. r. n. 或 q. i. d.
	雾化液	5mg/ml,5mg/次（＋生理盐水至总容量 4～5ml）,p. r. n. 或 q. i. d.
特布他林	定量气雾剂	0.1mg/喷,4 喷/次,p. r. n. 或 q. i. d.
	都保	0.5mg/吸,1 吸/次,p. r. n. 或 q. i. d.
	雾化液	5mg/2ml,5mg/次（＋生理盐水至总容量 4～5ml）,p. r. n. 或 q. i. d.
非诺特罗	定量气雾剂	0.1mg/喷,2 喷/次,p. r. n. 或 q. i. d.
	雾化液	1mg/ml,2.5～5mg/次（＋生理盐水至总容量 4～5ml）,p. r. n. 或 q. i. d.
沙美特罗	定量气雾剂,干粉吸入	25μg/喷,25g～50μg/次,b. i. d.
福莫特罗	干粉吸入（都保）	4.5～9μg/吸,4.5g～12μg/次,b. i. d.
茚达特罗	干粉吸入	75～150μg/泡囊,75～300μg/次,q. d.
奥达特罗	软雾	2.5～5μg/喷,2.5～5μg/次,q. d.
（2）M 受体拮抗剂		
异丙托溴铵	定量气雾剂	20～40μg/喷,40～80μg/次,p. r. n. 或 q. i. d.
	雾化液	0.5mg/2ml,0.5～1.0mg/次（＋生理盐水至总容量 4～5ml）,p. r. n. 或 q. i. d.
氧托溴铵	定量气雾剂	100μg/喷,2～4 喷/次,t. i. d.
噻托溴铵	干粉吸入	18μg/泡囊,18μg/次,q. d.
	软雾	2.5μg/喷,5μg/次,q. d.
阿地溴铵	干粉吸入,定量气雾剂	400μg/喷（泡囊）,400μg/次,b. i. d.
格隆溴铵	干粉吸入	15.6～50μg/泡囊,15.6～50μg/次,q. d. 或 b. i. d.
芜地溴铵	干粉吸入	62.5μg/喷,62.5μg/次,q. d.
（3）短效 β_2 受体激动剂联合抗胆碱药		
非诺特罗/异丙托溴铵	软雾	50μg/20μg/喷,1～2 喷/次,t. i. d.～q. i. d.
	雾化液	1.25mg/0.5mg/4ml,4ml/次,t. i. d.～q. i. d.
沙丁胺醇/异丙托溴铵	软雾（SMI）	100μg/20μg/喷,1～2 喷/次,t. i. d.～q. i. d.
	压力定量气雾剂 75/15（MDI）	75μg/15μg/喷,2～4 喷/次,t. i. d.～q. i. d.
	雾化液	3mg/0.5mg/2.5ml,2.5ml/次,t. i. d.～q. i. d.
长效 β_2 受体激动剂联合抗胆碱药		
福莫特罗/阿地溴铵	干粉吸入	12μg/400μg/喷,1 喷/次,b. i. d.
福莫特罗/格隆溴铵	定量气雾剂	5μg/7.2μg/喷,2 喷/次,b. i. d.

续表

药物	剂型	成人的常用剂量
茚达特罗/格隆溴铵	干粉吸入	27.5μg/15.6μg/喷,1~2喷/次,q.d.~b.i.d. 110μg/50μg/喷,1喷/次,q.d.
维兰特罗/芜地溴铵	干粉吸入	25μg/62.5μg/喷,1喷/次,q.d.
奥达特罗/噻托溴铵	软雾	5μg/5μg/喷,1喷/次,q.d.
2. 吸入激素		
二丙酸倍氯米松	定量气雾剂(氟利昂)	50~250μg/喷,250g~2 000μg/d,分2~4次
	定量气雾剂(氢氟烷)	50~200μg/喷,100~1 000μg/d,分2~4次
	碟式吸入器	100~200μg/泡囊,200~2 000μg/d,分2~4次
	雾化液	0.8mg/2ml,0.8mg/次(+生理盐水至总容量4~5ml),q.d.~b.i.d.
布地奈德	定量气雾剂	50~200μg/喷,100~1 600μg/d,分2~4次
	干粉剂	100~500μg/喷,100~1 600μg/d,分2~4次
	雾化液	1mg/2ml,1~2mg/次(+生理盐水至总容量4~5ml),b.i.d.~q.i.d.
丙酸氟替卡松	定量气雾剂	50~125μg/喷,50~1 000μg/d,分1~2次
	干粉剂	100~250μg/喷,200~1 000μg/d,分2次
	雾化液	0.5mg/2ml,0.5~1mg/次(+生理盐水至总容量4~5ml),b.i.d.
糠酸氟替卡松	干粉剂	80μg/喷,80~240μg/次,q.d.或b.i.d.
环索奈德	定量气雾剂(氢氟烷)	50~200μg/喷,50~400μg/次,q.d.
糠酸莫米松	干粉剂	100μg/喷,100~600μg/次,q.d.
3. 长效 β₂ 受体激动剂联合激素药物		
沙美特罗/丙酸氟替卡松	干粉剂	沙美特罗50μg/丙酸氟替卡松100μg或250μg或500μg/泡囊,1泡囊/次,b.i.d.
	定量气雾剂(氢氟烷)	沙美特罗21μg/丙酸氟替卡松45μg或115μg或230μg/喷,1喷/次,b.i.d.
福莫特罗/布地耐德	干粉剂	福莫特罗4.5μg/布地耐德80~160μg/吸,1~2吸/次,b.i.d. 福莫特罗9μg/布地耐德320μg/吸,1吸/次,b.i.d.
福莫特罗/丙酸倍氯米松	定量气雾剂(氢氟烷)	福莫特罗6μg/丙酸倍氯米松100μg/喷,1~2喷/次,b.i.d.
维兰特罗/糠酸氟替卡松	干粉吸入	维兰特罗25μg/糠酸氟替卡松100μg/吸,1~2吸/次,q.d.
4. 祛痰药物		
重组人脱氧核糖核酸酶(rhD-Nase)	雾化液	2.5mg/2.5ml,2.5mg/次,q.d.或b.i.d.
氨溴索	雾化液	22.5mg/3ml,3ml/次,b.i.d.
N-乙酰半胱氨酸(NAC)	雾化液	0.3g/3ml,0.3g/次,b.i.d.
高渗盐水	雾化液	4.5%~7%生理盐水,4~5ml,t.i.d.或q.i.d.

续表

药物	剂型	成人的常用剂量
甘露醇	干粉剂	40mg/吸,400mg/次,b.i.d. 或 t.i.d.
5. 抗感染药物		
多黏菌素 E 甲磺酸钠	雾化液	50~75mg CBA 溶入生理盐水 3~4ml,b.i.d. 或 t.i.d.
多黏菌素 B	溶液	50mg 溶于 5ml 无菌注射用水中,q12h.
妥布霉素	干粉	30mg/吸,120mg/次,b.i.d.
	雾化液(临床试验中)	300mg,b.i.d.
丁胺卡那	脂质体(待审批)	280mg 或 560mg,q.d.
庆大霉素	雾化液(待审批)	80mg,b.i.d.
氨曲南	溶液	75mg,t.i.d.
环丙沙星	干粉剂(待审批)	32.5mg,b.i.d.
脂质体环丙沙星	雾化液(临床试验中)	150mg/3ml,q.d.
万古霉素	DPI(临床试验中)	30mg,b.i.d.
	雾化液(临床试验中)	250mg 稀释于 5ml 纯净水中,q.d.
两性霉素 B	雾化液(临床试验中)	50mg 溶解于 10ml 纯净水中(5mg/ml),于 10~15min 内雾化吸入 5~10mg(稀释到 4ml),b.i.d.~t.i.d.
扎那米韦	干粉剂	10mg,q.d.
6. 局部麻醉药		
利多卡因	雾化液	2% 5ml
丁卡因	雾化液	1% 10ml

注:p.r.n.,按需用;q.d.,每天 1 次;b.i.d.,每天 2 次;t.i.d.,每天 3 次;q.i.d.,每天 4 次;q12h.,每 12 小时 1 次。 CBA,黏菌素活性基质。

（二）重视吸入治疗使用方法的指导和随访　吸入疗法未能普及应用的原因之一是患者未能正确掌握使用方法,错误率高,从而影响到疗效和患者的治疗选择。曾经使用过吸入疗法而认为没有明显效果的患者中,吸入方法错误是最常见的原因。没有接受过指导的患者,pMDI 使用的错误率高达 79%。此外,也存在医务人员本身没有掌握吸入方法的问题。在欧洲的调查中发现,非专科医师使用吸入装置的错误率也有 30%~50%。尽管目前已经有较多的新的吸入方法,期望降低使用的难度和提高疗效,但同样存在使用方法错误的问题。应该建立临床工作常规,对于每个使用吸入疗法的患者进行指导和定期随访检查吸入装置的使用情况,保证吸入方法的正确性,提高疗效。

（三）建立规范的指导和教育规程　国外呼吸病诊治中心多数配有经过规范培训和资格认证的护理人员或呼吸治疗师,负责对吸入疗法的指导和教育。教育的内容包括:①吸入治疗的具体操作演示和对患者实际操作的指导。针对临床常见的错误,进行提前的说明,避免错误操作的发生。②介绍每一个吸入药物的主要作用、用法和用量、常见不良反应和应对措施。特别需要强调什么药物需要长期规

律应用,什么药物只是在出现症状时使用,说明应急处理的预案。③建立随访检查的规程。这是保证吸入方法正确性的重要措施。只有通过随访过程中反复检查和指导,才能够提高吸入装置的正确使用率。此外,在随访中也需要检查对治疗的依从性。长期 ICS 的依从性低是导致未能实现哮喘临床控制的关键因素。

（四）认识吸入疗法的不足和常见不良反应　吸入疗法是提高疗效、减少不良反应的重要措施。但临床应用仍然需要综合考虑疾病的诊断和严重程度问题,合理地选择吸入疗法和进行全身治疗的有机配合,才能更好发挥吸入疗法的长处。例如:对于严重的哮喘发作或重度哮喘,需要全身应用药物与吸入治疗同时使用,最后过渡到以吸入治疗为主的长期治疗。吸入治疗也有一定的不良反应,包括有:

1. 与使用药物有关的不良反应　ICS 可以引起咽喉部不适、口咽炎、口咽念珠菌感染、声音嘶哑等;吸入 β_2 激动剂偶尔也可以引起心悸、手颤等不良反应(详见有关章节)。特别值得提出的是,哮喘患者不宜吸入蛋白酶等对气道有明显刺激作用和可能导致过敏反应的药物。

2. 与吸入方法本身有关的不良反应　吸入药物对气道的直接刺激症状偶见于 pMDI 和含有乳糖的干粉吸入剂型。超声雾化吸入对气道也有一定的刺激作用,且过度浓密的雾粒降低了吸入氧浓度,会使患者感觉胸闷和呼吸困难。长时间雾化吸入导致患者疲劳(尤其是严重的 COPD 患者)而促使呼吸困难加重也是常见的问题之一。吸入药物促使气道分泌物排出过程中,有可能导致患者短暂的呼吸困难加重。肺功能比较好的患者在雾化吸入治疗过程中过深过快的呼吸有可能导致过度通气和呼吸性碱中毒,出现相应的症状(胸闷、头晕、肌肉痉挛等)。尽管吸入治疗相关的不良反应少见,但如果在临床实践中没有注意及时发现和处理,有可能影响吸入疗法的合理使用。

结语:吸入疗法已经证明是可以提高疗效和降低不良反应的重要治疗方法,在慢性气道疾病中是一线基础的治疗方法。随着研究的不断深入,可以用于吸入治疗的药物和可以治疗的疾病逐渐增加。吸入疗法的方法学也在不断发展和完善过程中。目前已经有定量气雾剂、干粉吸入、软雾、雾化吸入等多种吸入治疗的方法供临床选用。重视吸入疗法的普及教育,提高临床合理使用率,对提高呼吸系统疾病的防治水平具有重要的意义。

(陈荣昌)

参考文献

[1] DOLOVICH MB, AHRENS RC, HESS DR, et al. Device selection and outcomes of aerosol therapy: Evidence-based guidelines: American College of Chest Physicians/American College of Asthma, Allergy, and Immunology [J].Chest, 2005, 127 (1):335-371.

[2] MITCHELL PD, O'BYRNE PM. Epithelial-derived cytokines in asthma [J]. Chest, 2017, 151 (6):1338-1344.

[3] 中华医学会呼吸病学分会《雾化吸入疗法在呼吸疾病中的应用专家共识》制定专家组. 雾化吸入疗法在呼吸疾病中的应用专家共识[J]. 中华医学杂志, 2016, 96 (34):2696-2708.

[4] 蔡柏蔷, 李龙芸. 协和呼吸病学[M]. 北京:中国协和医科大学出版社, 2005.

[5] 中华医学会呼吸病学分会哮喘学组. 咳嗽的诊断与治疗指南(2015)[J]. 中华结核和呼吸杂志, 2016, 39 (5):323-354.

[6] BARNES PJ, GUNSTEIN MM, WOOLCOCK AJ. Asthma[M]. Philadelphia: Lippincott-Raven Publishers, 1997.

[7] NEWMAN SP, MOREN F, CROMPTON GK. Proceedings of an International Workshop on a New Inhaler[M]. London:Medicom, 1987.

[8] PALMER LB. Ventilator-associated infection:the role for inhaled antibiotics[J]. Curr Opin Pulm Med, 2015, 21 (3):239-249.

[9] RETSCH-BOGART GZ, QUITTNER AL, GIBSON RL, et al. Efficacy and safety of inhaled aztreonam lysine for airway pseudomonas in cystic fibrosis [J]. Chest, 2009, 135 (5):1223-1232.

[10] 中华医学会呼吸病学分会呼吸治疗学组. 机械通气时雾化吸入专家共识(草案)[J]. 中华结核和呼吸杂志, 2014, 37 (11):812-815.

第二节
湿化疗法应用与进展

一、概述

正常人体的鼻腔、咽喉、呼吸道对吸入气体有加温加湿作用。吸入气体的加温、湿化是保证气道黏膜纤毛正常摆动的重要条件。气道湿化不足易引起气道黏膜损伤,纤毛活动减弱或消失,不能及时清除气道分泌物,导致痰液潴留、阻塞气道。当呼吸困难、张口呼吸、氧疗、机械通气时,过度通气可导致气道黏膜丢失大量水分或吸入大量未充分湿化的气体,引起气道湿化不足。此外,进食量不足或过度利尿所致的血容量不足亦会影响气道湿化。湿化疗法是通过专门的湿化装置,将水或溶液分散成极细微粒(肉眼不见的水分子或由 0.05~50μm 小水滴组成的悬浮于气体中的雾),以增加吸入气体的湿度,达到湿润气道黏膜、稀释痰液、保持黏液纤毛正常运动和廓清功能的一种物理疗法。

二、气体湿度定义及其影响因素

(一)气体湿度定义

1. 饱和湿度　是指在一定气压和一定温度条件下,单位体积气体中能够含有的水蒸气极限质量;正常情况下,人体下呼吸道的气体就是温度 37℃ 的饱和湿度气体;在 37℃ 和大气压下,每升气体含有水蒸气的极限质量为 44mg。

2. 不饱和湿度　是指在一定气压和一定温度条件下,单位体积气体中含有的水蒸气质量没有达到极限质量;在 37℃ 和大气压下,每升含有水蒸气质量少于 44mg 的气体,为不饱和湿度气体。

3. 超饱和湿度　是指在一定气压和一定温度条件下,单位体积气体中含有的水蒸气和雾化水滴总质量超过饱和湿度气体的极限质量;在 37℃ 和大气压下,每升含有水蒸气和雾化水滴总质量超过 44mg 的气体,为超饱和湿度雾化气体。

4. 绝对湿度　是指气体中实际含有水蒸气的质量。水蒸气的质量越高,则气体的绝对湿度越高,绝对湿度的单位为 mg/L。在 37℃、大气压下,每升饱和湿度气体的绝对湿度是 44mg。

5. 相对湿度　是指气体中实际含有水蒸气的质量与相同温度和大气压下能够含有的水蒸气极限质量的比值,即该气体的绝对湿度与相同温度气压下饱和湿度的水蒸气质量之比,单位用百分数表达。

6. 绝对湿度的计算公式　$A = 289 \times e/T$(式中,e 为实际水汽压,单位为 mmHg;T 为温度,单位为 K;A 为绝对湿度,单位为 g/m³)。

(二)气体湿度受温度和大气压影响
气体的湿度受到大气压强、空气温度的影响。在 1 个标准大气压下,当水分呈蒸汽状态时,气体容积和水分质量保持不变,气体相对湿度跟温度成反比,温度越高,相对湿度越低,温度越低,相对湿度越高。

低温饱和湿度的气体,当温度升高时,就成为不饱和湿度气体;当相对湿度100%、温度为20℃的饱和湿度气体进入人体时,气体温度从20℃升高至37℃,该气体就变成相对湿度低于100%的不饱和湿度气体。

（三）吸入气体充分湿化的意义　正常情况下,人体吸入空气的温度低于37℃、相对湿度低于100%,人体呼吸道对吸入气体给予加温和湿化后,才成为温度37℃、相对湿度100%的饱和湿度气体。人体呼出的气体为37℃饱和湿度气体,其绝对湿度为44mg/L。正常情况下,每天经呼吸道丢失的水分达300~500ml,当环境寒冷、机械通气所提供气体的湿化不足时,呼吸道丢失的水分更多。

为了保证气道能够充分湿化,吸入气体的水分必须多于呼出气体的水分。因呼出气体为37℃的饱和湿度气体,吸入气体最好是37℃的超饱和湿度的雾化气体。

（四）吸入气体充分湿化的原理　在一定气压和一定温度条件下,单位容积气体中能够含有的水蒸气质量是有极限的,水蒸气质量达到极限的气体就是饱和湿度气体;若气体中所含的水蒸气质量超过这个限度,部分水蒸气会凝结成小水滴,含有雾化小水滴的饱和湿度气体为超饱和湿度雾化气体,其总含水质量多于饱和湿度气体的含水质量。这种同时含有水蒸气和雾化小水滴的超饱和湿度气体,温度升高时,水蒸气的相对湿度降低,雾化小水滴受热而变成水蒸气,维持气体湿度处于饱和湿度状态;当温度降低时,饱和湿度气体就成为超饱和湿度雾化气体,部分水蒸气凝聚成雾化小水滴,雾化小水滴通过直接撞击或重力沉降黏附于气道黏膜表面。

（五）吸入气体充分湿化的方法
1. 提供温度高于37℃的饱和湿度气体　这是目前常用的机械通气回路湿化器工作原理:通过加热湿化器,使水的温度升高至50~70℃,同时水分蒸发成水蒸气,由于通气管道周围温度通常在25℃左右(低于37℃),管道内的气体温度下降,水蒸气凝聚成雾化小水滴,部分颗粒大的雾化小水滴通过撞击和重力沉降于管道内,成为冷凝水,部分雾化小水滴进入气道内。

这种加热湿化存在几个问题:

（1）进入气道的气体温度可能超过37℃,造成气道热损伤:当环境温度较高、散热减少,而加热器的加热强度没有改变时,进入气道的气体温度可能过高。因此这种加热湿化,必须在患者的进气口端设置温度监测器,保证温度不超过37℃。

（2）进入气道的气体湿度为不饱和湿度气体,造成气道湿化不足:当环境温度较低,尤其是采用没有保温功能的送气管道,这时进入气道的温度偏低,甚至低于30℃,气体的绝对湿度少于44mg/L;这种不饱和湿度气体对气管插管或气管切开套管上的痰液具有吹干效果,会产生痰痂,甚至

可以导致气道黏膜丢失水分,黏膜纤毛的摆动能力减弱或消失,使痰液潴留在小气道,引起呼吸机相关性肺炎。

（3）不能同时雾化药物:机械通气期间,药物雾化吸入是常用的治疗方法,如果使用这种湿化加热器,药物雾化必须临时连接雾化装置,这不但增加临床工作量,而且雾化吸入的驱动气体温度为室温,如果采用高流量氧气驱动,其产生的雾化气体温度比室温还要低5℃,气道温度低于30℃容易造成气道黏膜的功能受损。

2. 提供温度接近37℃的超饱和湿度的加热超声雾化气体　这是目前最新的湿化加热装置,通过同时加热和超声雾化提供温度接近37℃、绝对湿度超过44mg的超饱和湿度雾化气体;这种超饱和湿度气体进入气道后,部分雾化小水滴因温度升高汽化为水蒸气,保证气体的湿度为饱和湿度,部分雾化小水滴则通过撞击和重力沉降于气管插管或气管切开套管表面和气道黏膜表面,起到充分湿化气道的作用。

已有的加温加氧超声雾化器,不但能加热,且能调控雾化液体的温度不超过35℃,传送气体的管道同时具有加热保温功能,保证吸入气体温度接近37℃,气体湿度不会在送气过程中过多丢失,适于直接雾化吸入治疗,也适于机械通气患者同步进行湿化、加热和雾化药物治疗,操作简单。但这种加热湿化存在的问题是:管道的冷凝水量较大,需要定时清除。

三、湿化治疗的适应证

（一）人工气道　建立人工气道的患者,不论是自主呼吸,还是机械通气,均是湿化治疗的适应证。机械通气患者是绝对适应证。

（二）吸入干燥气体　氧气筒内的气体湿度不足,在吸入前需进行湿化,如室内空气干燥时也应湿化,以保护鼻和气道黏膜,预防鼻出血和气道炎症。

（三）高热、脱水　高热时,呼出气体的水分增多,呼吸道丢失的水分增多;当全身脱水时,气道局部水分不足;为了保证高热、脱水情况下气道黏膜功能的正常,需要保证中央气道气体的湿度达到100%,需要给予湿化。

（四）痰液黏稠　慢性支气管炎、支气管扩张、肺脓肿等患者,痰液黏稠,或因昏迷、全身衰弱、神经肌肉疾病致咳嗽反射减弱,需加强湿化,使痰液稀释便于排出。

（五）气道高反应性患者　哮喘患者吸入干冷空气可诱发气道痉挛,应将吸入气体湿化和加温。

（六）低体温　复温过程中,应用加温、湿化的气体进行呼吸,保护气道。

（七）诱导痰的检查　湿化是采集诱导痰的方法。

四、常用湿化装置及其临床应用

（一）气泡式湿化器　气泡式湿化器是最常应用的湿化装置。氧气从水下导管通过筛孔、多孔金属或泡沫塑料，形成细小气泡，增大氧气与水接触的面积，达到湿化目的。其优点是使用简单，费用低，在正常室温下低流量给氧（1.5～5L/min）时，一般可达到40%左右的湿度，其湿化效果主要取决于气泡湿化器的设计构造和氧流量。缺点有：随氧气流量增加而湿化性能下降；降低气体的温度，当室温为25℃，气体流量达到6L/min，气体温度降至20℃，容易造成患者不适、诱发哮喘发作和院内感染。主要用于除机械通气外的低流量吸入氧气的湿化。

（二）加热"主流式"湿化器　加热湿化器是将水分加热蒸发使通过湿化器的干燥气体得到加温和湿化。所谓"主流式"是指患者吸入的全部气体都是通过湿化器湿化，一般用于机械通气患者。近气道开口端常装有温度传感器，可监测吸入气体温度。其加热效率受到通气量、室温、空气湿度、水气界面积和水温等因素影响。为了维持吸入气体的温度为32～35℃，湿化器内温度需要高达50～70℃。适用于高流量气体的湿化，湿化后气体相对湿度可达到100%。缺点是：进入气道的气体温度可能过高或过低，湿度没有保障；因经过加热湿化的气体进入气道前需要通过送气管道，最后进入气道的温度和湿度受到环境温度的影响，不能保证吸入气体为温度接近37℃的饱和湿度气体。

（三）人工鼻　又称被动湿热交换器，人工鼻是模拟人体解剖制造的替代性装置。它收集和利用呼出气中的热量和水分，间接加温和湿化吸入气体。主要用于气管插管和气管切开的停止机械通气的患者。其优点为安装、使用和维护简单，价格低廉。但人工鼻只能利用患者呼出气体的热量和水分间接加温湿化吸入气体，并不额外提供热量和水分，因此，对于那些原来就存在脱水、低温的患者，人工鼻对吸入气体的加热和湿化效果并不理想；同时，当患者气道分泌物较多时，容易被污染而需要频繁更换和导致肺部感染。

（四）雾化器　雾化器种类有：喷射式雾化器、普通超声雾化器、振动筛孔雾化器及加温加氧超声雾化器。

1. 喷射式雾化器　以压缩气体为动力，喷出的气体由于减压和蒸发效应，温度可明显降低，当驱动气体流量为6～8L/min时，雾化气体的温度比雾化液体的温度低约5℃，吸入这种温度较低的雾化气体可能会引起患者的气道痉挛等不适；喷射式雾化器湿化率较低，约0.2ml/min，一般用于雾化给药，而不用于吸入气体的湿化。

2. 普通超声雾化器　位于雾化杯底部的超声波换能器产生超声波，作用于雾化杯中的雾化液，气液界面的液体分子产生高频振动，振幅较高的分子有充分的能量脱离液体的表面张力束缚而成为雾化微粒（即气溶胶）。雾化气溶胶微粒径大小与超声雾化的振荡频率呈负相关，振荡频率越高，微粒直径越小。超声雾化器雾化率高达2ml/min，雾化量较大，其产生的雾化气体的绝对湿度高，湿化效果好，慢阻肺等气道分泌物增多的患者吸入这种超声雾化气体后，气道分泌物吸收水分后得到稀释、体积增大，气道阻力增加；气道黏膜接触这种绝对湿度高、温度接近室温的气体后，气道黏膜丢失大量能量容易导致发生气道痉挛，进一步加重气道阻力；同时传统的超声雾化器不具有同步供氧功能；因此，慢阻肺急性加重患者超声雾化吸入时，因呼吸做功增加，没有吸入氧气氧量，超声雾化治疗期间容易发生低氧血症、呼吸困难、胸闷等不适；此外，高频振动的超声波换能器可产热，其热量可传递给雾化液药液，而使后者温度升高，影响蛋白质或肽类化合物的稳定性，因此在没有温度监控的情况下，传统超声雾化器不宜用于药物雾化。

3. 振动筛孔雾化器　压电陶瓷片高频振动，其产生的压力使雾化液体穿过陶瓷片细小的筛孔而产生雾化气体，产生雾化气体颗粒的大小决定于筛孔的直径。振动筛孔雾化器可用于直接雾化吸入药物，也可连接于呼吸管路给机械通气患者雾化药物。高频振动的压电陶瓷片可产热，因雾化液体快速穿过，对雾化液体加温作用不大。

振动筛孔雾化器具有雾化效率较高、残留雾化液体量较少（0.1~0.5ml）、噪音小、体积小、轻便等优点；但在寒冷的环境下，其低温雾化气体可导致患者不适。

4. 加温加氧超声雾化器　加温加氧超声雾化器是近几年新出现的超声雾化器，能提供温度接近37℃和湿度达到超饱和状态的雾化气体，同时能同步供氧。适用于：药物雾化吸入、氧疗、人工气道的湿化和无创/有创通气气道的湿化。其特点有：①高达2ml/min的高湿化率，能充分湿化气道；②能同步提供氧气，最后产生的雾化气体是雾化水蒸气和氧气的混合气体，保证患者吸入雾化气体期间不出现低氧血症；③可以同时雾化药物：该雾化器在超声雾化片和雾化药液间增加可调节温度的中间层液体，采取主动加热和反馈降温技术保证中间层液体温度为32~35℃，药成分不会因温度过高而被破坏，可以雾化药物；④雾化器输出管道设置有温度维持装置，保证输出气体的温度接近37℃，减少雾化气体湿度因温度降低产生冷凝液而降低。文献显示，加温加氧超声雾化器有利于慢阻肺急性加重和支气管扩张患者清除气道分泌物，同时避免了低氧血症、胸闷和呼吸困难等传统超声雾化的副作用。

（五）其他气道湿化法

1. 气道内直接滴注生理盐水　通过注射器或输液泵直接往人工气道滴入生理盐水的湿化方法，由于会导致患者不适、一过性低氧血症和感染，临床上不再使用。

2. 经纤维支气管镜的气道冲洗　当外周气道内有较多分泌物，且黏稠难以被清除时，可以经纤维支气管镜往气道局部注入加温生理盐水，但每次容量最好不超过2ml，总量不超过20ml，且每次注入生理盐水后，需要及时抽吸清除气道分泌物，以免引起感染播散。

五、湿化液的选择

（一）无菌注射用水 系低渗液体,通过雾化吸入,为气管黏膜补充水分,保持黏膜-纤毛系统的正常功能,主要用于气道分泌物黏稠、气道失水多及高热、脱水患者。文献报道注射用水配合胸部物理疗法与单纯胸部物理疗法相比,可显著增加排痰量。但注射用水对气道的刺激较大,若用量过多,可造成气管黏膜细胞水肿,增加气道阻力。

（二）生理盐水 系等渗液体,对气道刺激较小,主要用于维持气道黏膜-纤毛正常功能。但失水后发生浓缩,对气道的刺激性增强。

（三）0.45%氯化钠溶液 系低渗液体,再浓缩后浓度接近生理盐水,对气道的刺激性比生理盐水小。

（四）5%氯化钠溶液 系高渗液体,可从黏膜细胞内吸收水分,从而稀释痰液,并使之易于咳出,主要用于排痰。但对气道的刺激性较大,不宜长期使用。

六、湿化效果判定

（一）湿化满意 痰液稀薄,能顺利吸引出或咳出;气管插管或气管切开套管内无痰痂形成;听诊气道内无干鸣音或大量痰鸣音;呼吸通畅,患者安静。

（二）湿化过度 痰液过度稀薄,需不断吸引;听诊气道内痰鸣音多;患者频繁咳嗽,烦躁不安,人机对抗;可出现缺氧性发绀、脉搏氧饱和度下降及心率、血压等改变。

（三）湿化不足 痰液黏稠,不易吸引出或咳出;听诊气道内有干鸣音;导管内可形成痰痂;患者可出现突然的吸气性呼吸困难、烦躁、发绀及脉搏氧饱和度下降等。

七、湿化治疗的不良反应和注意事项

（一）不良反应

1. 湿化不足和过度 湿化不足可导致气道黏液栓形成,从而引起气道阻力增加、气道陷闭和低通气。湿化过度可使气道阻力增加,水滞留增加心脏负担,还可使肺泡表面活性物质遭受损害,引起肺泡萎缩或肺顺应性下降,临床较为少见。

为了避免湿化过度,在充分持续湿化治疗期间,可主动使用少量利尿药和根据痰液黏稠度和痰量及时调整湿化率和吸痰间隔时间,最大限度、及时清除气道分泌物。

2. 湿化温度过高或过低 吸入气温度低于30℃,可引起支气管上皮细胞纤毛运动减弱、支气管痉挛,寒战反应等;吸入气温度高于40℃时,也可使支气管黏膜纤毛活动减弱或消失,呼吸道烧灼,临床表现为发热、出汗、呼吸急促,严重者可出现高热。

在湿化治疗前,必须检查输出气体的温度;对于机械通气患者,需要在气道开口端监测管道气体的温度。

3. 增加呼吸功 气道分泌物湿化后,容积增大,气道阻力增加,气道分泌物多且黏稠者尤其明显。对于存在心肺功能异常的慢阻肺急性加重等患者常因呼吸困难而不能耐受雾化治疗,为了提高心肺功能异常患者耐受雾化吸入,可以采取的方法有:同步提供氧气的雾化治疗;吸气相雾化吸入和呼气相同步振荡排痰;无创通气下气道湿化治疗;吸气相无创通气湿化治疗,呼气相经口呼气同步振荡排痰。

4. 继发感染 吸入气体温度过低时,气道黏膜纤毛的运动能力降低甚至不活动,不能清除气道分泌物,容易继发感染,因此,尽量避免采用导致吸入气体温度降低的湿化治疗方法。

5. 窒息 黏稠分泌物湿化后膨胀引起气道阻塞,增加气道阻力甚至引起窒息,常发生于气道存在大量黏液栓的哮喘持续状态患者。为了减少湿化治疗后,气道分泌物容积增大所导致的呼吸做功增加、呼吸困难,甚至窒息,可以联合采用吸气相湿化治疗,呼气相同步振荡和呼气相正压的排痰技术,使得到稀释的气道分泌物能够被及时清除。对于咳嗽能力差的患者,可以采取联合湿化治疗+呼气相振荡+无创呼吸通气技术,必要时,无创通气下进行纤维支气管镜清除气道分泌物。

6. 其他 加热湿化气体的水蒸气和雾化小水滴可因温度降低而形成冷凝水,积存于机械通气回路管道中,如果这些冷凝水不能及时引流至贮水瓶中,当患者体位改变时,管道的积水可能会倒流入患者的气道。

为了避免冷凝水倒流进入气道,呼吸管路储水瓶位置需保持于低位,同时在搬动患者或患者体位改变时,需要常规清除患者端管道和储水瓶中的冷凝水。

（二）注意事项

1. 患者是否需要气道湿化治疗 对于吸入气干燥、气道分泌物稠厚、建立人工气道或机械通气的患者均应进行气道湿化治疗,全身脱水或用利尿剂导致气道水分的丢失,尚需要适当补充液体,纠正水电解质失衡。

2. 根据病情特点选用湿化方式

（1）有自主呼吸的患者:高热、呼吸频率快、张口呼吸者,可以使用射流雾化器、振动筛孔雾化器或加温加氧超声雾化;吸氧者用气泡式湿化器;建立人工气道者可以使用振动筛孔雾化器、加温加氧超声雾化器或人工鼻;使用利尿剂痰液干结者应及时减少甚至停用利尿剂,并用振动筛孔雾化器或加温加氧超声雾化器。

（2）机械通气的患者:建立人工气道并进行机械通气者,应使用振动筛孔雾化器、加温加氧超声雾化器或加热"主流式"湿化器。

3. 湿化治疗时须注意患者的年龄特点 小儿呼吸道组织疏松,有炎症时易肿胀,婴幼儿湿化应控制湿化量,以免导致气道阻塞;老年人心脏基础功能差,过量的湿化容易诱发心功能不全、肺水肿等;因此,对于老年人和婴幼儿,在进行气道湿化治疗时,可适当使用小剂量的利尿剂,同时,定期清除气道分泌物,及时调整湿化率和清除气道分泌物的间隔时间。

4. 何时停止湿化治疗 引起气道分泌物干结的诱因已经纠正或控制,如患者肺部感染得到控制、咳嗽有力、痰液稀薄易咳出、停止氧疗、拔除人工气道或停止机械通气,均应适时停止湿化治疗。

(李狄非　郑则广)

参考文献

[1] 俞森洋. 现代呼吸治疗学[M]. 北京: 科学技术文献出版社, 2003.

[2] 刘又宁. 实用临床呼吸病学[M]. 北京:科学技术文献出版社, 2007.

[3] 陈晓娟, 王孟昭, 徐凯峰. 机械通气中的湿化治疗[J]. 中国医学科学院学报. 2004. 26 (3): 335-337.

[4] INUI D, OTO J, NISHIMURA M, et al. Effect of heat and moisture exchanger (HME) positioning on inspiratory gas humidification. BMC Pulm Med [J]. 2006. 6: 19.

[5] LUO Q, ZHENG Z, CEN H, et al. A modified nebulization modality versus classical ultrasonic nebulization and oxygen-driven nebulization in facilitating airway clearance in patients with acute exacerbation of chronic obstructive pulmonary disease:a randomized controlled trial[J]. J Thorac Dis. 2015. 7 (7): 1130-1141.

[6] 熊鹰, 郑则广, 刘妮, 等. 加温生理盐水超声雾化治疗对湿性支气管扩张稳定器的疗效观察[J]. 广州医科大学学报. 2016. 44 (4): 34-38.

第三节
氧气疗法应用与进展

一、氧疗的由来和定义

氧,其名称来源于希腊文,意为"形成酸的元素"。它于1774年由英国化学家Priestley和瑞典化学家Scheele首先发现;1777年法国化学家Lavoisier正确解释了这种气体在燃烧中的作用,并将其正式定名为"氧"。有机体所有成分如蛋白质、碳水化合物和脂肪等都含有氧,几乎所有复杂生物的细胞呼吸作用都需要氧气,除厌氧生物外,几乎所有的动植物都需要氧才能存活,因此可以说,氧和生命息息相关。

虽然氧是维持生命的必需物质之一,人体储存氧却极少,正常健康成人氧储备约为1 500ml,静息状态下每分钟氧耗量约为250ml,缺氧4~5分钟即可对大脑造成不可逆性损害,因此人体需要不断从空气摄取氧气,以维持正常生命活动。

氧气疗法,简称氧疗,即增加氧气,是使用氧气作为一种医学治疗,通常是指通过简单的连接管道在常压下向气道内增加氧浓度的方法,简称氧疗。1917年起,医疗中普遍开始使用氧气用作治疗。氧气被WHO列为必需药品,在医疗系统中是最有效和安全的药物。在发达国家,氧疗被认为是医院里面最常规的治疗。因此,氧疗应有相应的指征、用法、剂量、疗程,并需要监测疗效。

二、氧疗的适应证

氧疗适用于所有急性低氧血症以及其他有发生低氧血症风险(例如:大创伤和休克)的患者。很多急性喘息的患者需要氧疗,但是也有例外,比如急性过度通气或糖尿病酮症酸中毒,这类明显喘息的患者不能从氧疗中受益。还有其他临床情况,例如:一氧化碳或者氰化物中毒的患者,尽管无明显的低氧血症或者呼吸困难,但因一氧化碳比氧与血红蛋白分子结合得更紧,氰化物中毒会导致组织缺氧,因此这类患者也可以从氧疗中获益。在吸入中毒的患者中一氧化碳中毒可以和氰化物中毒并存。

在所有喘息和急性起病患者中,血氧饱和度监测都是必需的。所有低氧血症患者都需要氧疗。如果患者血氧饱和度大于或等于94%,就可不需要氧疗(除外一氧化碳中毒,氰化物中毒和气胸)。所有休克、大创伤、脓毒症或者其他危重病患者,都需要首先予储氧面罩,提供高浓度氧疗。

氧疗无特殊禁忌证,但应慎用于百草枯中毒及使用博来霉素的患者,因为前者高浓度氧会增加百草枯毒性作用,后者为碱性糖肽类抗癌抗生素,可以引起肺炎样症状及肺纤维化,高浓度氧会加重此种副作用。

三、氧疗的目标

氧疗的基本目标是纠正低氧血症,增加动脉血氧含量,进而增加氧输送,最终改善因低氧血症所导致的生理紊乱,故动脉血氧分压(arterial partial pressure of oxygen, PaO_2) > 60mmHg或者血氧饱和度(oxygen saturation, SaO_2) > 90%即可。根据氧离曲线中PaO_2与SaO_2的关系,如果继续增加吸氧浓度,并不能增加氧疗的效果;在某些情况下,反而增加不良反应。对于单纯低氧血症,吸氧后PaO_2理想水平应该是60~80mmHg;对于低氧血症合并高碳酸血症(常见于慢性阻塞性肺疾病)患者,由于其中枢对血中的二氧化碳浓度变化的敏感性甚低,其呼吸主要通过低氧对外周化学感受器的兴奋作用来维持通气代偿,因为外周化学感受器仅在PaO_2小于60mmHg时才起兴奋作用,所以这类患者一般在小于50mmHg时,才给予氧疗,且氧浓度需要控制在较低水平,氧疗目标设为PaO_2在50~60mmHg即可。

四、氧疗的实施

供氧系统由两部分构成:首先是储存和提供氧气的设备(例如:氧气瓶),其次是氧气传送到患者的方式(例如:文丘里面罩)。选择何种方式供氧,取决于供氧的环境和患者的需要。

(一)氧气的储存、提供以及安全性

1. 氧气瓶(压缩气体) 氧气瓶含有的压缩气体属于高压气体。氧气瓶有不同大小和容量,从可携带的小氧气

瓶供给单个患者使用,到大氧气瓶供给医院使用。由于工艺技术的提高,目前已经有高压力氧气瓶,它的压力可达到200Bar(1Bar=0.1MPa),可以容纳比137Bar同体积的氧气瓶,多出54%的气体。医师们使用氧气瓶前必须首先检查瓶子的标签,确定其为氧气瓶,并且要检查以确保氧气瓶不是空瓶或者即将用空。

2. 液态氧　液态氧储存于压力箱内,可以通过分次蒸馏大气中的氧气获得。2002年,我国学者徐礼鲜应用"光化学溶氧技术"将高浓度O_2溶解于临床常用的晶体和胶体溶液中,溶液中的氧分压可以达到80~100kPa,内含溶解氧和少量活性氧制备的高氧液,可以通过口服或者静脉输注辅助供氧。2012年John Kheir采用纳米脂质颗粒方法包裹氧气,气态氧被密封悬浮在液体乳糜中,避免形成大气泡,微粒可直接注射到血液中,并与循环中的红细胞混合在一起,氧气在极短时间内即可扩散到红细胞中完成氧气交换。

(二)氧气传输到患者的介质

1. 鼻导管和鼻塞(图21-3-1)　鼻导管和鼻塞是临床上最常用的方法,它具有简单、价廉、方便、舒适等特点,可允许患者在一定范围内活动,且不影响患者咳嗽、咳痰、进食和谈话。鼻导管为一细长、顶端和侧面开孔的橡胶或塑料导管,插入鼻前庭,曾经要求插入鼻腔直达软腭水平,但后续试验证实两种方法提高氧浓度效果类似,且后者对患者有刺激,增加管腔堵塞机会,故现在普遍采用前一种方法。虽然有上述优点,但鼻导管也具有易引起堵塞,吸氧浓度不易控制,插入时易损伤鼻黏膜等缺点。鼻导管应每8~12小时更换一次,且换至另一侧鼻孔。也有使用双腔鼻导管,可同时插入双侧鼻前庭,疗效类似,较单侧鼻导管更为方便舒适。鼻塞是用较软而光滑的硅橡胶、有机玻璃或塑料材料制作而成,使用时紧密置于鼻前庭,鼻塞较鼻导管舒适,易被患者接受,氧疗效果与鼻导管类似。

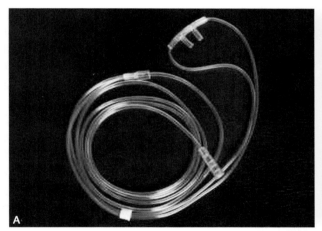
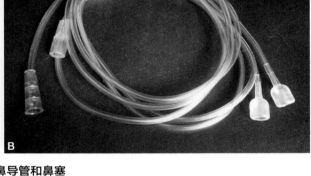

图 21-3-1　鼻导管和鼻塞

使用鼻导管/鼻塞进行氧疗时,吸入氧浓度(fraction of inspired oxygen,FiO_2)与氧流量有关,其推算公式:$FiO_2 = 21 + 4×$氧流量(L/min)。这种的估计是粗略的,估计值和实测值有较大差异。实际上,FiO_2除了受吸入氧流量的影响外,它还取决于呼吸频率、潮气量和呼吸方式。患者的通气量越大,FiO_2就越低;张口呼吸、咳嗽、说话和进食时,即使吸入氧流量不变,FiO_2也降低。总的来说,鼻导管或者鼻塞的缺点:FiO_2不恒定,受患者呼吸的影响;易于堵塞,需要经常检查和更换;对局部有刺激性,氧流量超过4L/min时,干燥的氧气可致鼻黏膜干燥,痰液结痂,因此需要湿化;氧流量超过6L/min时,多数患者有明显的不适感,因此希望鼻导管/鼻塞提供超过40%的FiO_2并不适合,需改用其他方式给氧。

因为患者的呼吸模式有很大的差别,因此即使鼻导管提供同样的氧流量,其对PaO_2和动脉血二氧化碳分压(arterial partial pressure of carbon dioxide,$PaCO_2$)的影响也是不同的。1~4L/min的鼻导管吸氧,与文丘里面罩24%~40%的吸氧浓度,对氧饱和度的影响基本相同。或许有人会认为经口呼吸会降低鼻导管的吸氧效率,但是大多数的研究表明:与经鼻导管吸氧相比,经口鼻导管吸氧可以提供同样甚至更高的吸入氧浓度,尤其是呼吸频率快的时候。这是非常重要的,因为当患者急性呼吸困难时,会通过口而非经鼻增加呼吸频率,因此氧流量需要根据脉搏血氧饱和度,必要时根据血气分析来调整。

2. 简易面罩(图21-3-2)　面罩一般用塑料或橡胶制成,氧气输入位于面罩底部,两侧有呼气孔,面罩需与患者面部保持紧密贴合并用头带固定于患者头面部防止漏气,但应注意患者的舒适度。

简易面罩提供给患者不同浓度的氧气,取决于氧流量和患者的呼吸方式。使用简易面罩时,一般FiO_2能达到40%~60%,氧流量一般为5~10L/min。但是不同品牌的简易面罩,即使在固定的氧流速下,其提供的氧浓度也是有差别的。患者使用简易面罩,其吸气流速可能超过面罩的气体流速,因此简易面罩的气体流速不能小于5L/min。小于5L/min的氧流量可以增加呼吸阻力,并且可能会导致二氧化碳在面罩里积聚以及重复呼吸。

这种面罩适合无二氧化碳潴留的Ⅰ型呼吸衰竭患者,不适合于有二氧化碳潴留的Ⅱ型呼吸衰竭。因为这种面罩可以提供高浓度氧气(>50%),因此不推荐给只需要低浓度

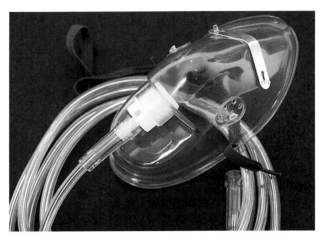

图 21-3-2 简易面罩

氧疗的患者,因其有导致二氧化碳潴留风险。很多文献均报道,如果患者仅仅需要中流量氧疗,选择鼻导管优于简易面罩,因为患者更愿意使用鼻导管,而面罩有可能会被患者拒绝。

与鼻导管和鼻塞相比,面罩给氧能提供中等的 FiO_2,有一项关于在腹部手术患者中,使用鼻导管和简易面罩的研究发现:鼻导管组患者的氧饱和度低于简单面罩组。这种差别,可以通过提高吸氧浓度来解决。另有对术后患者的调查发现,相比于面罩给氧,高达 88% 的患者喜欢鼻导管吸氧。鼻导管相比于简易面罩的有一突出优势:极少需要摘掉鼻导管,且允许患者进食、说话。在慢性阻塞性肺疾病急性加重期患者的研究中发现,鼻导管吸氧可以改善其预后。

相比于简易面罩在提供中浓度氧疗中,鼻导管的优势是:舒适(但是也有少部分患者不喜欢鼻子中有氧气流速,尤其是当流速>4L/min 时);患者喜欢;不需要摘除鼻导管可以进食或者说话,同时不容易脱落;面部运动不影响气流;相比简单易罩其吸气阻力更小;二氧化碳重吸收的风险低;可以提供吸氧浓度范围广,适合于不同的氧疗;没有幽闭恐惧症感;更廉价。当然,鼻导管也有不足之处:可能会导致鼻

腔不适或者疼痛;如果鼻腔充血或者堵塞,鼻导管吸氧即无效;实际的 FiO_2 无法预测。

3. 部分重复呼吸面罩(图 21-3-3) 部分重复呼吸面罩是在简易面罩下配置一个乳胶或塑料制作的储气袋,氧气持续流入储气袋,呼气时,呼出气的前 1/3 进入储气袋和供氧混合,剩余部分则通过呼气孔排出,吸气时,患者重复吸入部分呼出气体。只要氧流量能维持呼气时储气袋不塌陷,二氧化碳就可以忽略不计,该面罩能提供的氧流量为 5~15L/min,最高 FiO_2 能到 60% 左右。该面罩主要适用于换气功能障碍伴严重低氧血症的急性患者。该面罩会影响患者的进食和说话。

4. 无重复呼吸面罩(图 21-3-4) 无重复呼吸面罩与部分重复呼吸面罩的区别在于它使用了两套单向活瓣,一套单向活瓣覆盖在面罩侧孔外,保证吸气相所有吸入气来自储气袋,另一单向活瓣位于面罩和储气袋之间,以确保呼出气不进入储气袋而是从侧孔或面罩周围排出。在氧流量可达 12~15L/min 时,氧浓度可以达到 80%~100%。应注意防止储气袋塌陷,因为塌陷后,氧流量不能满足患者的每分通气量需求,患者此时只有增加室内空气吸入,FiO_2 也相应下降。其适应证与部分重复呼吸面罩相同,但该型面罩价格昂贵,且可能会给患者带来不舒适感,如果功能异常会给患者带来窒息。

5. 文丘里(Venturi)面罩(图 21-3-5) 即空气稀释面罩,是根据 Venturi 原理制成的。Venturi 原理是指氧气经过狭窄的孔道进入面罩时,在喷射气流周围产生负压,将一定量的空气从开放的边缘吸入面罩,以稀释氧至所需浓度。文丘里面罩可以提供给患者精确的 FiO_2 而与氧气流速无关。气流速度越快,吸入空气越多。因此吸入氧气的比例是不变的,故文丘里面罩可在气流量增加时,FiO_2 依然固定不变。

文丘里面罩可以提供以下浓度的氧气:24%、28%、31%、35%、40% 和 60%。适用于需要固定 FiO_2 的患者,24% 和 28% 的文丘里面罩尤其适用于有二氧化碳潴留风险的患者。并且文丘里面罩另一个优势:面罩所提供的气流速度

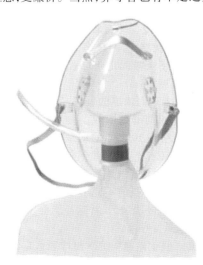

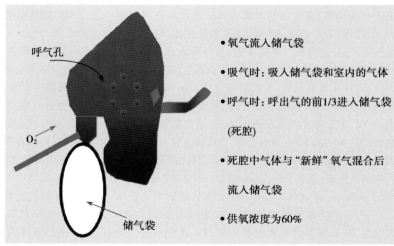

- 氧气流入储气袋
- 吸气时:吸入储气袋和室内的气体
- 呼气时:呼出气的前1/3进入储气袋(死腔)
- 死腔中气体与"新鲜"氧气混合后流入储气袋
- 供氧浓度为60%

图 21-3-3 部分重复呼吸面罩

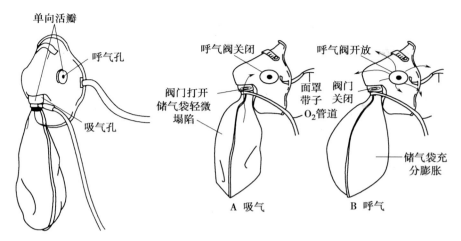

图 21-3-4　无重复呼吸面罩

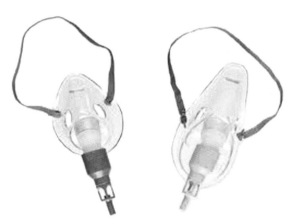

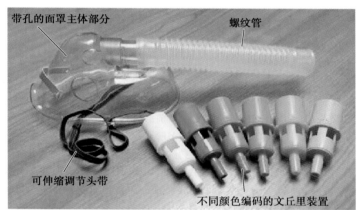

图 21-3-5　文丘里面罩

通常超过患者的吸气流速。有研究表明:患者呼吸频率>30次/min,其吸气流速常常超过面罩给氧限制的最低流速。因此对于呼吸频率快的患者,建议其选择的文丘里面罩流速必须高于面罩给氧所限制的最低流速。如果文丘里面罩没有正确放置在患者的面部,会大大降低其氧输送的准确性。

文丘里面罩提供的 FiO_2 是恒定的,因此其对患者的作用取决于患者的病情、呼吸模式以及基础 SaO_2。从氧解离曲线可以看出,如果患者的 SaO_2 已经在正常范围,使用文丘里面罩吸氧,其 SaO_2 不会变化很大(但其氧分压可能会有很大的提高)。但是,患者 SaO_2 低的情况下使用文丘里面罩,即使给予低浓度吸氧,SaO_2 也会有很大的提高。这是因为氧解离曲线在这个范围内是急剧升高,而非缓慢升高。SaO_2 低于 80% 时,吸氧浓度轻微升高,就可以带来 SaO_2 的急剧升高;但当 SaO_2 达到或者超过 90%,这种作用就非常微弱。一项关于在慢性阻塞性肺疾病急性加重期患者中使用鼻导管和文丘里面罩吸氧的对比中发现,鼻导管吸氧患者中每日 SaO_2 低于 90% 的时间是 5.4 小时,而文丘里面罩为 3.7 小时。

6. 经鼻高流量氧疗（high-flow nasal cannula, HFNC） HFNC(图 21-3-6)的使用越来越普遍,尤其是在

ICU 拔管后的患者中。对于需要中浓度到高浓度氧疗的患者,已经越来越多选择使用 HFNC 作为另一种氧疗方式。从临床疗效的正面反馈中,HFNC 已经得到了一些证据来支持其使用,并且也极大吸引了临床医师的兴趣。HFNC 的治疗作用是多因素的,包含:提供高浓度的 FiO_2,具有持续气道正压(continuous positive airway pressure,CPAP)的作用,并且相比于面罩有更好的舒适度。

HFNC 由三个部分构成:湿化器、气体传送管道、鼻导管。人的上气道通常温暖、潮湿,同时可以过滤吸入气体。当因为病理过程损伤了这些功能,通常的措施是提供湿化。高流量给氧需要湿化的主要理由是:可以降低吸氧导致的上气道的干燥性。在非气管插管的 COPD 人群中,单独使用等渗盐水雾化,可以促进痰液清除,同时降低呼吸困难。也有证据表明,在支气管扩张患者中,湿化结合理疗可以促进痰液清除。当通过鼻导管使用低流量给氧时,无需湿化,患者也可耐受。但是,HFNC 需要温暖和湿化的氧气。HFNC可以提供高达 60L/min 的气流。

Ritchie 报道:HFNC 在健康志愿者中,流速达到 50L/min 时可以产生 $7cmH_2O$ 的气道压力。Tiruvoipati 等实施了一项关于 50 例气管插管拔管后需要高流量氧疗患者的前瞻性随机试验,结果发现:HFNC 与高流量面罩相比,给拔管后

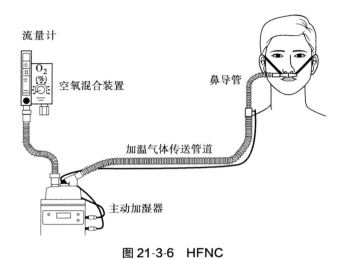

流量计

O₂

空氧混合装置

鼻导管

加温气体传送管道

主动加湿器

图 21-3-6　HFNC

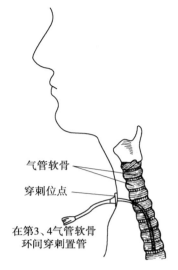

气管软骨

穿刺位点

在第3、4气管软骨
环间穿刺置管

图 21-3-7　经气管给氧

患者在输送氧气方面是一样有效的,但是 HFNC 治疗组具有更好的耐受性和舒适感,这一点的差别是有统计学意义的。后续,Hernández 等对 527 例机械通气患者的随机研究发现,拔管后 24 小时内,使用 HFNC 或者传统氧疗同样具有低风险的重新插管机率。他们的研究还报道:HFNC 氧疗相比于传统氧疗,可以降低拔管后 72 小时的重插管率(4.9% vs 12.2%;$P=0.04$)。Roca 等做了一项前瞻性序贯试验,是关于 20 例低氧呼吸衰竭患者中使用 HFNC 对比传统氧疗,结果发现 HFNC 相比于面罩具有更好的耐受性,且更舒适,同时 HFNC 可以提供更好的氧合并且同时减低呼吸频率。Frat 等做了一项共有 310 例急性低氧型呼吸衰竭(无高碳酸血症)患者使用 HFNC、储氧面罩与无创通气疗效差别的研究表明:HFNC 减少了受试者需要机械通气的时间,降低 90 天病死率,但是没有明显降低气管插管率。

目前对于 HFNC 仍期待更多大型和全面的研究。但是截止到目前的研究,HFNC 的结果是鼓舞人心的,HFNC 可能在提供高流量氧气上,同时具备生理上的优势和更好的个体耐受性以及更佳的舒适感,因此在 I 型呼吸衰竭患者中尤为适用。

7. 经气管给氧(transtracheal oxygen,TTO)
早在 1960 年就有将静脉导管经皮下置入到气管内的报道。这种导管原来的目的是降低肺手术后的并发症,例如肺不张和肺炎。导管通过环甲膜穿刺置入,周期性地滴入"洗涤剂",以刺激咳嗽,促进支气管分泌物的排出。1982 年,Heimlich 成为第一位描述使用经气管导管给氧作为一种长期家庭氧疗方法的人。他使用犬做动物实验,证实通过提供氧气,气管导管的尖端越靠近隆凸,动脉血氧分压就会持续增加。

TTO(图 21-3-7)需在局麻下用穿刺针经第 3、4 气管软骨环间穿刺并置入一导管(直径 1.7~2.0mm)至气管内,拔出穿刺针,留置导管在气管内约 10cm,管端距气管隆突上方约 3cm。TTO 流速可达 0.25~1.5L/min,与鼻导管相比,TTO 可以减少 57% 的氧气消耗。随后,有多位学者对导管的工艺和穿刺及固定方法进行不断探索和改进,直到 1987 年,SCOOP(Spofford Christopher Oxygen Optimizing Program)穿刺

气管导管和插入盘实现商业化,并且持续销售长达 15 年,世界范围内有 15 000~20 000 名患者使用过。

与鼻导管氧疗相比,TTO 生理上的益处包括:减少红细胞增多症,降低肺血管阻力,改善肺心病,改善室内空气的肺泡到动脉血氧分压梯度,减少生理性死腔,减少分钟通气量,减轻呼吸做功,缩短呼吸周期,改善运动能力,改善睡眠时的氧合,同时还具有改善运动能力:包括更大的运动承受力,持续时间更长且更轻便的可携带氧源,减轻呼吸困难。TTO 也可增加患者 24 小时使用的依从性,理由包括:更舒适,去除了鼻塞的并发症,改善患者形象以及减少医疗花费(减少住院天数,减少每次住院费用)。

TTO 适应证:用鼻塞给氧有并发症者,鼻塞给氧已经给予最高 FiO_2 仍出现的顽固性低氧血症者,鼻导管给氧合并有肺心病或者红细胞增多症者,鼻导管给氧出现夜间低氧血症者,需要改善机动性者,不配合鼻导管给氧者,患者偏爱经气管给氧者。TTO 禁忌证:严重焦虑患者,对医学治疗依从性差的患者,精神上或者身体上不适合的患者,上气道阻塞者,胸膜疝入穿刺部位者。TTO 需要注意的对象:呼吸功能储备差的患者,严重低氧血症者,高碳酸血症而无酸中毒者,颈部肥胖或者其他解剖上异常的患者,轻到中度焦虑者,有气管高反应性的患者,痰液过多或者黏稠的患者,严重心律失常者,凝血功能异常者。TTO 缺点是需要每日冲洗 2~3 次,且偶有局部皮下气肿、皮肤感染、出血导管堵塞、肺部感染等并发症,因此限制了它的使用。

8. 无创通气(noninvasive ventilation,NIV)
在过去 20 年里,临床对于 NIV 使用的兴趣越来越浓。CPAP 和 NIV 经常被互用。但是,实质上,两者之间有巨大差异。使用无创 CPAP 呼吸机,一个面罩,被用于输送一个高于大气的压力到达近端气道,其结果是打开上气道,增加肺容量,增加跨肺压。CPAP 下呼吸肌是做功的,CPAP 时潮气量完全取决于呼吸肌肉做功。然而,NIV 可以在吸气相提供一个高于呼气相的压力,因此,NIV 可以使呼吸肌不做功,提供完全的呼吸支持。

NIV(图21-3-8)适用于患者有自主呼吸;有足够的意识来维持气道通畅;有清除气道分泌物的能力;可以较好地配合治疗;能够较好地保持面罩的密闭性;血流动力学稳定。优点:①不影响治疗效果;②减少患者痛苦;③减少重症医学科的留治时间及费用;④减少需要通气支持的时间;⑤保持说话、吞咽和气道的清除能力;⑥减少通气时的镇静药和麻醉药的需求;⑦改善人机同步;⑧减少机械通气时的撤机

困难。并发症:①气压伤;②血流动力学不稳定;③吞气症;④胃内容物的吸入;⑤通气不足需要气管插管。禁忌证:①气胸;②非二氧化碳潴留引起的意识减退;③难治疗的呼吸衰竭;④呼吸、心搏骤停;⑤任何急性气管内插管的指征;⑥呼吸肌过度疲劳;⑦创伤所致的呼吸衰竭;⑧面部损伤;⑨不能保证的气道开放;⑩气道分泌物过多;⑪心排血量减少的心律失常。

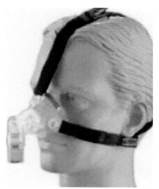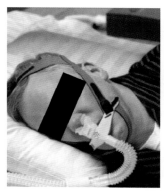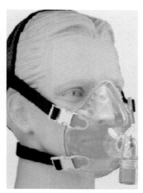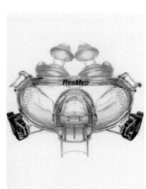

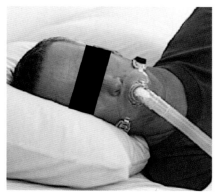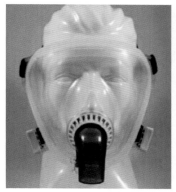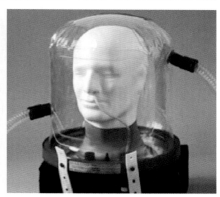

图 21-3-8　无创通气

NIV使用最强有力的支持来源于慢性阻塞性肺疾病急性加重的患者。一项包括14个随机对照试验(RCT)的Cochrane综述,通过对比NIV加常规治疗和仅用常规治疗发现:NIV可以降低插管率,相对危险度0.41(95%CI 0.33~0.53);更为重要的是,NIV可以降低病死率,相对危险度是0.52(95%CI 0.35~0.76)。在心源性肺水肿中,也发现NIV与标准的内科治疗相比可以明显降低插管率。NIV也可以用于插管后患者中,可以缩短气管插管机械通气时间,预防拔管失败,抢救已经拔管失败的患者。当然,NIV也并非是万能通气支持模式。其在ARDS治疗中的作用目前还是有争议的;NIV在重症肺炎患者的使用,因为具有较高的失败率,所以也有争议。

9. 气管插管导管及气切导管　气管插管及气管切开均属于人工气道建立部分的内容,前者在麻醉科全麻患者中尤为常用,但也见于ICU患者。本文仅简单论述气管插管导管。气管导管(图21-3-9)前段呈斜面向左开口,距导管远端开口1cm处有气囊附着,用以防止漏气及口咽分泌物与呕吐物反流。塑料导管因其组织相容性好,受热后较容

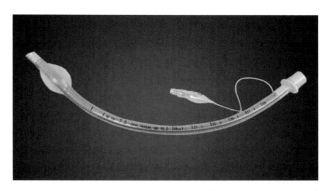

图 21-3-9　气管导管

易通过弯曲的上呼吸道,可用于进口或经鼻插管,是目前最常用的气管导管。气管导管的气囊压力不能超过气管壁毛细血管内压力(25~35mmHg)。一般经口气管插管成年男性选用8.0号(内径,mm)导管,成年女性选用7.5号(内径,mm)导管,导管插入深度为尖端至上切牙的距离,在成年男性中为22~24cm,成年女性为21~23cm,经鼻插管较上

述直径小 0.5～1.0mm。

10. 体外生命支持技术　危重症医学的发展依赖于心肺支持技术的进步,正压通气模式的发明和改进使得严重呼吸衰竭的成功救治成为可能,尤其是大幅度降低新生儿呼吸衰竭的病死率。但是,接受正压通气的婴儿可能会有支气管、肺发育不良的并发症。

1953 年 5 月,动脉氧合和灌注技术首次成功应用在体外循环心脏手术。1956 年,气体交换膜的研发成功使得体外膜氧合(extracorporeal membrane oxygenation,ECMO)的长时间氧合成为可能。1971 年,应用 ECMO 技术首次成功抢救了一位多发伤导致的成人 ARDS 的年轻患者。1975 年,ECMO 在治疗新生儿呼吸衰竭上获得成功。

体外生命支持(extracorporeal life support,ECLS)是指当机体出现心肺功能衰竭等待器官功能恢复或者等待器官移植的过程中,使用机械设备来短暂(数天至数月)支持心肺功能(部分或者全部)的一种技术(图 21-3-10)。ECLS 按体内回路不同分为静脉-静脉、静脉-动脉 ECLS,即 VV-ECMO 和 VA-ECMO,目前最常用于严重呼吸衰竭治疗的是低流量静脉-静脉 ECLS(VV-ECMO),当同时存在心功能不全或衰竭时,可改用静脉-动脉 ECLS(VA-ECMO)。

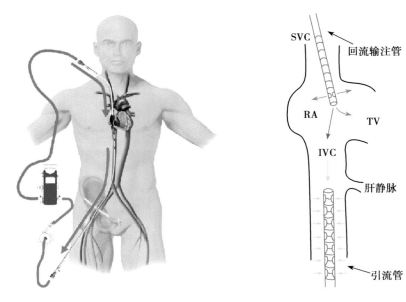

图 21-3-10　体外生命支持
SVC:上腔静脉; RA:右心房; TV:三尖瓣; IVC:下腔静脉。

ECLS 是一项有创而且昂贵的技术,主要用于严重但潜在可逆的心肺疾病。ECLS 在儿童和成人中的适应证主要是:重症急性呼吸衰竭和严重心功能衰竭的患者,包括肺炎、ARDS、哮喘持续状态、误吸、肺栓塞、心脏术后心功能衰竭、急性心肌炎等。ECLS 的禁忌证包括:不可治疾病(包括癌症等)、活动性出血、严重的意识障碍。ECLS 的并发症包括出血、栓塞、感染、急性肾损伤、严重中枢神经损伤等。因为 ECMO 花费高、操作复杂以及可能导致患者出血、肾损伤等并发症,体外二氧化碳移除治疗应运而生,作为 ECLS 的另一种替代方法。体外二氧化碳移除主要目的是移除血液中的二氧化碳,可改善因为保护性通气下低潮气量导致的呼吸性酸中毒。

五、氧疗的不良反应

氧疗对纠正低氧血症所致的缺氧疗效肯定,但也需要注意其不良反应。氧疗的不良反应主要包括:呼吸道黏膜损伤和分泌物干结、高碳酸血症、细菌污染、吸收性肺不张、氧中毒等。在此仅介绍氧中毒。很早就发现,低氧血症可以损害细胞的代谢和功能。但是经观察发现,吸入高浓度的氧会损害人体器官,其中以直接与氧接触的肺损伤最为明显。

所谓氧中毒是指机体吸入高于一定浓度或压力的氧气一定时间后,所引起的某些系统或器官功能与结构的病理变化和临床病症,严重时可在数分钟内引起脑细胞变性坏死,导致抽搐、昏迷,甚至死亡。大于 0.05MPa 的纯氧环境对人类所有的细胞都有毒害作用,吸入时间过长,就可能发生"氧中毒"。首先是肺部毛细管屏障被破坏,导致肺水肿、肺淤血和出血,严重影响呼吸功能,进而使各脏器缺氧而发生损害。海平面在温度为 0℃ 时,大气压为 101.2kPa(760mmHg),大气氧分压为 21.2kPa(159mmHg),正常人肺泡气氧分压约为 14kPa(105mmHg),动脉血氧分压为 13.3kPa(100mmHg)。若长时间吸入较高压力(70～100kPa)的氧气,氧的毒性将突出地表现在视觉系统,称为"眼型氧中毒",随吸入时间延长,有害效应可积累。吸入更高压力(100～200kPa)的氧气,人最多只能坚持 24 小时,否则会引起严重肺部损害,导致呼吸衰竭、死亡,称为"肺型氧中毒"。其发生、发展经历时间相对较长,亦称为慢性氧中毒。吸入 200kPa 以上的氧气，人至多只能坚持 1.5~2 小时，否则可引起严重中枢神经系统损伤，以惊厥为主要表现，称为"脑型氧中毒"，也称惊厥型氧中毒或氧惊厥。由于发生过程较短，又称作急性氧中毒。

过度吸氧还会促进生命衰老。进入人体的氧与细胞中的氧化酶发生反应，可生成大量过氧化氢，进而变成脂褐素。这种脂褐素是加速细胞衰老的有害物质，它堆积在心肌，使心肌细胞老化，心功能减退；堆积在血管壁，造成血管老化和硬化；堆积在肝脏，削弱肝功能；堆积在大脑，引起智力下降，记忆力衰退乃至痴呆；堆积在皮肤上，则形成老年斑。

（一）氧中毒的机制　　氧的毒性机制主要以自由基学说来解释。正常情况下，弥散到细胞内的氧分子，绝大部分由细胞线粒体内的细胞色素氧化酶催化还原成水，而占氧耗量的 1%~5% 的氧分子形成自由基——超氧阴离子（$\cdot O_2^-$）、过氧化氢（H_2O_2）、羟自由基（—OH）及单线态氧（$^1O_2$），这些自由基可以引起细胞膜脂质过氧化、蛋白质巯基氧化和交联及 DNA、RNA 交联等不良反应。正常情况下这些自由基可以被机体内的抗氧化系统清除。吸入高浓度氧能刺激肺泡巨噬细胞生成并释放趋化因子，聚集中性粒细胞至肺并激活，产生大量氧自由基，当氧自由基的生成速度超过组织中抗氧化系统的清除能力时，即会损伤组织细胞。其损伤程度与吸入氧浓度、持续时间以及外界气压有关。氧中毒引发的病理表现为早期毛细血管通透性增加，间质水肿，随后出现肺泡 I 型上皮细胞破坏，基底膜裸露，纤维素沉积，表面活性物质失活。肺泡 II 型上皮细胞增殖且表面活性物质生成减少，肺泡表面张力增加，顺应性下降，最终肺泡内充盈蛋白样物质，肺泡内壁有透明膜形成，发生肺泡萎陷、肺不张，最终发展为 ARDS。

当然除了自由基学说，氧中毒的发病机制还认为与以下因素有关：①高浓度氧对组织、器官有直接毒性作用；②高浓度氧对机体内多种酶具有抑制作用，尤其是含有巯基的酶类；③高浓度氧可引起氨基酸递质失衡；④高浓度氧对机体神经内分泌系统具有双重作用。

（二）氧中毒的临床表现及诊断　　氧中毒的症状一般在吸入纯氧后 24 小时开始出现，部分患者最早可在吸入 6 小时后即发生，早期的表现为胸骨后疼痛，吸气相时加重，刺激性干咳等。气管支气管功能检测发现气道对颗粒的廓清延迟，至 24 小时后肺活量显著下降。同时也常伴有感觉异常，食欲减退，恶心头痛等全身症状。如果此时继续吸入高浓度氧，即可出现肺顺应性和弥散功能下降，并进行性地发展为呼吸窘迫、呼吸衰竭甚至死亡。

由于氧中毒的临床表现具有滞后性及非特异性，且尚无一项可帮助确诊的辅助检查，迅速诊断氧中毒比较困难。诊断氧中毒需根据高浓度氧接触史、呼吸系统症状、肺功能检查及内皮细胞功能生化检验等几个方面综合判断。

（三）氧中毒的防治　　氧中毒尚无特殊的治疗方法，现在以预防为主，一旦发生，首先需要降低吸氧浓度。防止氧中毒最重要的是正确选择并控制吸氧浓度，吸氧浓度以维持 PaO_2 在 60mmHg 以上时所需的最低浓度为原则（当需要吸入 100% 的氧时，允许的最低动脉氧分压可以适当控制在 55~60mmHg）。当吸入高浓度氧时，一定需要注意控制吸氧时间，吸纯氧的时间最好不要超过 6 小时；吸 60% 的氧时，不宜超过 24 小时。需要特别注意的是，缺氧对机体造成的损害更为严重。同时需要通过控制发热等措施减少机体氧耗，增加心排血量和血红蛋白以增加机体氧供，通过尽早机械通气及调整参数改善通气换气，减少机体对高浓度氧气的需求。如果已经发生氧中毒，有一些可能有效的治疗措施如表面活性物质、氧化亚氮、抗氧化剂，甚至体外膜氧合可供选择。

（黎毅敏）

参考文献

[1] GUTTERIDGE JM. HALLIWELL B. Comments on review of free radicals in biology and medicine, second edition, by Barry Halliwell and John M. C. Gutteridge[J]. Free Radic Biol Med, 1992, 12 (1): 93-95.

[2] O' DRISCOLL BR. HOWARD LS, EARIS J, et al. British Thoracic Society Guideline for oxygen use in adults in healthcare and emergency settings [J]. BMJ Open Respir Res, 2017, 4 (1): e000170.

[3] 徐礼鲜, 吴利平, 张惠, 等. 高氧液提高乏氧血氧含量及相关基础研究[J]. 中国药理学通报, 2002, 18 (5): 560-562.

[4] KHEIR JN, POLIZZOTTI BD, THOMSON LM, et al. Bulk manufacture of concentrated oxygen gas-filled microparticles for intravenous oxygen delivery[J]. Adv Healthc Mater, 2013, 2 (8): 1131-1141.

[5] WETTSTEIN RB, SHELLEDY DC, PETERS JI. Delivered oxygen concentrations using low-flow and high-flow nasal cannulas[J]. Respir Care, 2005, 50 (5): 604-609.

[6] AGUSTÍ AG, CARRERA M, BARBÉ F, et al. Oxygen therapy during exacerbations of chronic obstructive pulmonary disease [J]. Eur Respir J, 1999, 14 (4): 934-939.

[7] ZEVOLA DR, MAIER CB. Use of nasal cannula versus face mask after extubation in patients after cardiothoracic surgery [J]. Crit Care Nurse, 2001, 21 (3): 47-53.

[8] NOLAN KM, WINYARD JA, GOLDHILL DR. Comparison of nasal cannulae with face mask for oxygen administration to postoperative patients[J]. Br J Anaesth, 1993, 70 (4): 440-442.

[9] JENSEN AG. JOHNSON A. SANDSTEDT S. Rebreathing during oxygen treatment with face mask. The effect of oxygen flow rates on ventilation [J]. Acta Anaesthesiol Scand, 1991, 35 (4): 289-292.

[10] JONES HA. TURNER SL. HUGHES JM. Performance of the large-reservoir oxygen mask (Ventimask) [J]. Lancet, 1984, 1 (8392): 1427-1431.

[11] BEASLEY R. ALDINGTON S. ROBINSON G. Is it time to change the approach to oxygen therapy in the breathless patient? [J]. Thorax, 2007, 62 (10): 840-841.

[12] HERNÁNDEZ G. VAQUERO C. GONZÁLEZ P, et al. Effect of postextubation high-flow nasal cannula vs conventional oxygen therapy on reintubation in low-risk patients: a randomized clinical trial[J]. JAMA, 2016, 315 (13): 1354-1361.

[13] TIRUVOIPATI R, LEWIS D, HAJI K, Et al. High-flow nasal oxygen vs high-flow face mask: a randomized crossover trial in extubated patients[J]. J Crit Care, 2010, 25 (3): 463-468.

[14] ROCA O, RIERA J, TORRES F, et al. High-flow oxygen therapy in acute respiratory failure[J]. Respir Care, 2010, 55 (4): 408-413.

[15] PARKE RL, MCGUINNESS SP, ECCLESTON ML. A preliminary randomized controlled trial to assess effectiveness of nasal high-flow oxygen in intensive care patients[J]. Respir Care, 2011, 56 (3): 265-270.

[16] FRAT JP, THILLE AW, MERCAT A, et al. High-flow oxygen through nasal cannula in acute hypoxemic respiratory failure[J]. N Engl J Med, 2015, 372 (23): 2185-2196.

[17] CHRISTOPHER KL. Transtracheal oxygen catheters[J]. Clin Chest Med, 2003, 224 (3): 489-510.

[18] HEIMLICH HJ. Respiratory rehabilitation with transtracheal oxygen system[J]. Ann Otol Rhinol Laryngol, 1982, 91 (6 Pt 1): 643-647.

[19] CHRISTOPHER KL, SPOFFORD BT, BRANNIN PK, et al. Transtracheal oxygen therapy for refractory hypoxemia [J]. JAMA, 1986, 256 (4): 494-497.

[20] FERRER M, TORRES A. Noninvasive ventilation for acute respiratory failure[J]. Curr Opin Crit Care, 2015, 21 (1): 1-6.

[21] HILL JD, O' BRIEN TG, MURRAY JJ, et al. Prolonged extracorporeal oxygenation for acute post-traumatic respiratory failure (shock-lung syndrome). Use of the Bramson membrane lung[J]. N Engl J Med, 1972, 286 (12): 629-634.

[22] COVE ME, MACLAREN G, FEDERSPIEL WJ, et al. Bench to bedside review: Extracorporeal carbon dioxide removal, past present and future[J]. Crit Care, 2012, 16 (5): 232.

[23] MASLACH-HUBBARD A, BRATTON SL. Extracorporeal membrane oxygenation for pediatric respiratory failure: History, development and current status[J]. World J Crit Care Med, 2013, 2 (4): 29-39.

第二十二章
呼吸系统疾病的康复治疗

一、概述

呼吸系统疾病对人类健康造成重大威胁,是导致呼吸功能障碍甚至慢性致残的重要原因。呼吸康复能提高患者运动耐力,减轻呼吸困难症状,改善健康相关生活质量,增加患者参与社会活动的能力,在呼吸系统疾病治疗中发挥着日益重要的作用。GOLD 指南更是将康复治疗提升到了和药物治疗同等重要的位置。

二、呼吸康复定义

2013 年美国胸科协会和欧洲呼吸学会的肺康复定义:肺康复是一种基于对患者病情全面评估基础上、量身定制的综合干预措施,包括但不局限于运动训练、教育和行为改变等措施,旨在提高慢性呼吸道疾病患者的生理和心理的健康状况,并鼓励患者长期坚持,以达到长期改善患者身心健康。

但近几年来,肺康复的适应证已有质的发展,不但适合慢性阻塞性肺疾病稳定期和急性加重期,也适合如下的情况:包括支气管扩张、支气管哮喘、间质性肺疾病、肺动脉高压等存在呼吸困难、咳嗽和咳痰的呼吸系统疾病;包括误吸等能诱发和/或导致呼吸系统疾病加重的其他系统疾病;各种原因导致的需要机械通气的呼吸衰竭患者;能减少并发症和/或加快术后恢复的胸部围手术期。

基于上述理由,肺康复的定义更改为呼吸康复更合适。

呼吸康复的定义:以患者健康状态的综合评估为基础,以预防能导致和加重呼吸系统症状的各种原因,或以改善呼吸系统症状为目标,所确定的各种个体化非药物综合管理措施,包括运动、心理教育、宣教、消除诱因等。

三、呼吸康复治疗内容

（一）呼吸肌肉的康复锻炼和气道分泌物流动性的提高 呼吸系统症状的常见症状为咳嗽、咳痰和呼吸困难,气道痰液清除不及时会导致气道阻塞加重,呼吸做功增加,呼吸困难加重。呼吸困难的患者清除气道分泌物的能力下降,而影响患者清除气道分泌物的主要因素为患者的咳嗽能力和气道分泌物的流动性;咳嗽能力跟吸气肌肉和呼气肌肉功能有关,因此呼吸康复的首要任务是呼吸肌肉的康复锻炼和气道分泌物流动性的提高。

（二）上下肢体、躯干等全身运动 慢性呼吸困难的患者不愿意活动,活动减少,会导致骨骼肌萎缩、糖耐量下降、肢体血管血流量减少、骨骼脱钙、焦虑抑郁等病理状态,加重劳力性呼吸困难;急性呼吸困难的危重患者机械通气 4 周后,会出现神经肌肉疾病,影响脱机成功率和脱机后的生活质量。全身运动康复可以提高急、慢性呼吸困难患者的生活质量,且运动功率越高,康复效果越好。

（三）营养康复 呼吸肌肉和全身运动康复锻炼的直接结果是骨骼肌的强壮,人体需要更多的蛋白质等营养成分,而呼吸困难患者的消化吸收功能差,需要营养康复。

（四）心理康复 呼吸困难的患者活动范围受限,不能正常跟社会交流,容易出现焦虑抑郁症状,运动康复的依从性差,需要进行心理康复。

（五）导致和/或加重呼吸系统症状的各种原因的康复 对误吸等导致慢阻肺反复急性加重和机械通气脱机困难的常见原因,需要通过康复加以预防,避免这些原因对病情的影响。

四、呼吸康复治疗的适应证

凡存在能导致或表现有呼吸系统症状的病理状态,如:呼吸衰竭、心功能不全、神经脊髓疾病、运动受限、误吸、慢性气道疾病、心理障碍和围手术期等。

五、呼吸康复禁忌证

呼吸康复没有绝对禁忌证,只要保证外周血氧饱和度不低于90%和/或心率不高于 130 次/min,就可以进行。但康复内容及其康复强度需要个体化设置,患者不能主动运动的,可以被动运动康复。

六、全身运动康复实施

运动是呼吸康复的基本内容,根据运动的部位,将康复运动方式分为:上肢运动、下肢运动和全身运动等。根据患者是否主动运动分为:主动运动和被动运动。被动运动包括:推拿、按摩、针灸及神经肌肉电刺激等。运动康复处方包括:运动方式、运动强度、运动频率、运动持续时间。

（一）运动方式不受限制的患者 呼吸困难分级量表(modified British medical research council, mMRC)评级为 1~3 级者,即剧烈活动后呼吸困难、平地急行或上坡呼吸困难、平地可长距离行走 10 分钟以上但因气促而速度慢或需要停下来休息的患者,可根据自己的喜欢采用各种不同的运动康复方式,如:步行、游泳、踏车、打太极拳、各类体操等;其运动强度是:可以做次极量运动,但为了保证安全,运动期间保证外周血氧饱和度不低于 90% 和/或心率不高于 130 次/min,为了提高运动强度,出现低氧血症的患者可以在吸氧下和或无创通气下进行运动;运动频率:每周至少 2

次;运动持续时间:每次 30~60 分钟。

（二）运动方式受限的患者

1. 运动方式　mMRC 评级为 4 级者、慢性呼吸衰竭和危重患者,建议采用郑氏卧位康复操。

郑氏卧位康复操(图 22-0-1)包括拉伸起坐、空中踩车和拱桥运动三个动作,其动作要领如下:

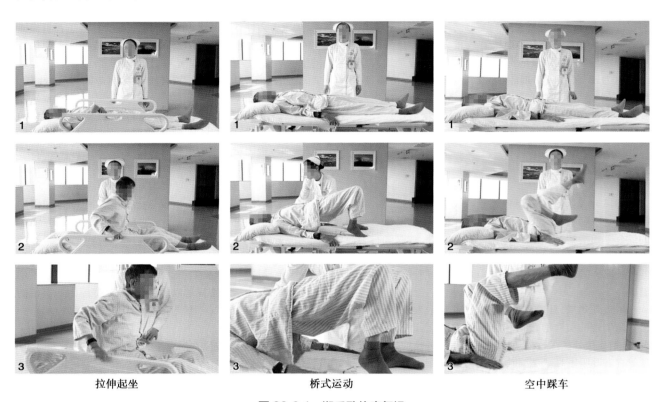

图 22-0-1　郑氏卧位康复操
左:拉伸起坐;中:桥式运动;右:空中踩车。

（1）拉伸起坐:患者双手拉住床边,利用上肢力量将上半身拉起至坐直后维持 5 秒,然后再次躺平,再次重复。

（2）桥式运动:患者取仰卧位,膝关节屈曲,双足底平踏在床面上,用力使臀部抬离床面 10~15cm,再次重复。

（3）空中踩车:患者取平卧位,屈膝抬高双腿,上半身保持不动,两小腿在空中交替做空踩自行车的动作,直到做到脚踩不动为止。

2. 运动强度　可以在氧气、无创或有创通气下进行。根据患者的病情和肌力设置个体化的运动强度,方法如下:

（1）拉伸起坐:可以先进行无负荷的活动,指关节、腕关节、肘关节、肩关节,然后再进行有负荷的活动,患者双手拉住床沿,从仅能让上肢肌肉收缩,到能利用上肢力量将双侧肩关节或背部或腰部离开床面,最后锻炼至能坐直。

（2）桥式运动:患者取仰卧位,膝关节屈曲,双足底踏在床面上,开始力量不足时,仅需要做使臀部离开床面的动作,逐渐过渡到使臀部离开床面,最后离开 10~15cm。

（3）空中踩车:患者取平卧位,开始力量不足时,可以先进行没有负荷的活动:活动下肢拇指头、下肢踝关节,逐

步过渡到有负荷的活动,用前脚底踩踏软垫、屈膝和伸直下肢动作、直腿抬高、屈膝抬高小腿做空踩自行车的动作——顺势落床,最后两小腿在空中交替做空踩自行车的动作。

3. 动频率和持续时间　每天 3 次,每次每个动作 15~20 次,完成时间不限制,中间可以休息。

（三）被动运动　不能主动运动者,可以做上下肢的推拿、按摩、针灸及神经肌肉电刺激等被动运动;在做被动运动期间,患者同步用意念做肢体活动。

七、呼吸肌肉训练

呼吸肌肉包括吸气肌肉和呼气肌肉,主要的吸气肌肉为膈肌,负责约 70% 的吸气功能,辅助吸气肌肉有胸锁乳突肌;主要的呼气肌肉是腹部肌肉,其中最重要的是腹横肌。

呼吸肌肉锻炼的注意事项:

1. 等长收缩和等张收缩都要兼顾　呼吸肌肉的锻炼需要等长收缩和等张收缩,等长收缩锻炼肌肉的肌力,等张收

缩锻炼肌肉的耐力。为了能锻炼呼吸肌肉的肌力和耐力，吸气或呼气末维持吸气肌肉或呼气肌肉的收缩状态片刻后，再进行下一次的呼吸锻炼。

2. 吸气、呼气时间的支配　慢阻肺患者，呼气受限，为了彻底呼气，需要尽可能缩短吸气时间，延长呼气时间。没有呼气受限的患者进行呼吸肌肉锻炼期间，吸气和呼气时间的分配以患者自己的舒适最大化进行调节。

3. 锻炼呼吸肌肉的呼吸方法　①膈肌的锻炼方法：从呼气末开始用力鼓腹、并维持鼓腹状态片刻。②胸锁乳突肌锻炼方法：在保持鼓腹状态下，快速吸鼻和耸肩。③快速吸鼻可以涉及膈肌和胸锁乳突肌的收缩：当吸鼻同时有耸肩动作时，主要是胸锁乳突肌收缩；当吸鼻同时有鼓腹动作时，主要是膈肌收缩。④腹肌的锻炼动作：从吸气末，主动收缩腹肌，并维持收缩腹肌状态片刻。⑤缩唇呼气：可以提高呼气阻力，产生外源性呼气相正压，利于对抗慢阻肺的内源性呼气末正压，帮助肺泡气体的彻底呼出，延长呼气时间，提高下一次呼吸的深吸气量。当缩唇并用力呼气时，呼气阻力增加，可以锻炼腹肌。

4. 联合呼吸肌肉锻炼的呼吸方法　膈肌和腹肌联合锻炼的呼吸方法：同时快速吸鼻联合鼓腹吸气，吸气末稍维持鼓腹片刻后，主动缩腹联合缩唇呼气，呼气末维持缩腹片刻。

5. 联合呼吸肌肉和全身肌肉的锻炼方法　膈肌、腹肌、背部肌肉和上下肢体联合锻炼的方法：锻炼者一边步行，一边做联合呼吸肌肉锻炼的呼吸；在呼气的期间，同时做弯腰动作，在吸气的期间，同时做挺胸动作。

6. 呼吸肌肉的阻力锻炼方法

（1）膈肌的阻力锻炼方法：在脐周放置一定重量的重物，然后用力鼓腹，并维持鼓腹状态片刻，重物通常可以 2.5kg 到 5.0kg 不等，可以根据锻炼者的肌力进行个体化设置，保证每次能做 15~20 个阻力锻炼。

（2）腹肌的阻力锻炼方法：包括吹纸条和呼气阻力阀。

1）吹纸条方法：用一张 1cm 宽、10cm 长的纸条置于锻炼者口腔前端 5cm 处，锻炼时，用力吸气后，进行主动缩唇呼气，将纸条吹动，尽量延长每次吹气持续时间。

2）吹呼气阻力阀的方法：可用郑氏多功能呼吸康复排痰阀，该阀的阻力可调，范围为 1~30cmH₂O，开始时将阀的阻力设置在最小，让锻炼者经阀进行吸气和呼气，然后逐渐增加该阀的阻力，最后达到最大阻力。

（3）机械通气患者的呼吸肌肉锻炼：基础疾病得到控制的机械通气患者，为了提高脱机的成功率，应该进行呼吸肌肉锻炼，锻炼方法均采用吸气或呼气阻力锻炼方法。

1）机械通气患者的膈肌锻炼方法：同前面的膈肌的阻力锻炼方法。

2）机械通气患者的腹肌锻炼方法：郑氏多功能呼吸康复排痰阀是目前常用的机械通气患者呼气肌肉锻炼工具。将郑氏多功能呼吸康复排痰阀连接在与气管插管或气管切开套管与机械通气回路之间（图 22-0-2），如患者可暂停机械通气，可以不连接呼吸机，仅连接提供 3~5L/min 氧的吸

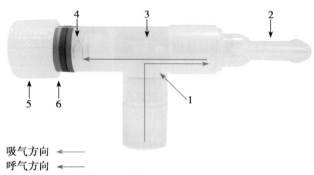

吸气方向 ⟵
呼气方向 ⟵

1. 单向活瓣；2. 口含嘴；3. 补偿侧孔；4. 弹簧装置；
5. 末端旋钮；6. 呼气单向阀

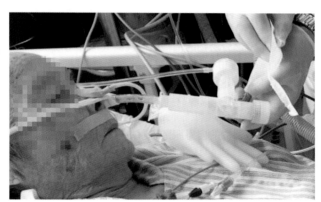

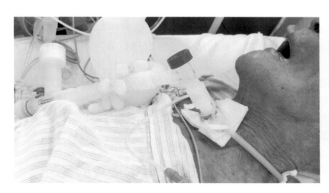

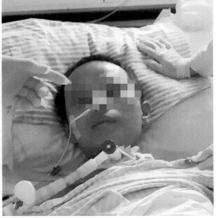

图 22-0-2　郑氏多功能呼气康复阀

氧管;开始锻炼时,将阀的阻力设置在最小,让锻炼者经阀进行吸气和呼气,然后逐渐增加该阀的阻力,最后达到最大阻力。锻炼期间必须有医护人员在床边观察生命体征,一旦出现低氧血症或心率高于 130 次/min,必须立刻停止锻炼,恢复机械通气。

八、 清除气道分泌物的康复治疗

气道分泌物能否被清除,与气道分泌物的流动性、气道黏膜纤毛定向摆动功能、呼吸肌肉功能和声门功能有关。

清除气道分泌物的机制是:让外周肺小气道的分泌物稀释、流动性增加,通过黏膜纤毛运动将外周小气道的分泌物向中央气道摆动,到达中央气道的分泌物刺激黏膜诱发患者做咳嗽动作,将气道分泌物排出。如是机械通气患者,则通过吸痰管吸出。

患者咳嗽时,需要深吸气后,声门关闭,突然剧烈呼气,产生的高速气流将中央气道的分泌物带出。咳嗽能力涉及吸气肌肉功能、呼气肌肉功能和声门能够正常闭合。

吸气肌肉、呼气肌肉功能康复方法已在前面介绍,下面介绍气道分泌物的流动性、气道黏膜纤毛定向摆动功能和声门麻痹患者的康复方法。

（一） 提高气道分泌物流动性的方法　提高气道分泌物的流动性的方法有:提高气道分泌物的稀释度、诱发分泌物的自身振荡位移、恢复或改善气道黏膜纤毛运动能力和扩张支气管。

1. 提高气道分泌物的稀释度　提高气道分泌物稀释度的方法有:通过药物分解痰液的成分和促进气道黏膜腺体的分泌、补充体内液体量、直接往气道灌注生理盐水和吸入相对湿度 100% 和温度 37℃ 的气体。其中吸入相对湿度 100% 和温度 37℃ 的理想气体是简单有效的方法。

2. 诱发分泌物的自身振荡位移　气道分泌物有一定的黏度,当与气道黏膜的黏合力大于促使分泌物移动的力量(分泌物重量和黏膜纤毛摆动)时,分泌物不能被推移到中央气道,分泌物不能被清除。通过胸廓物理振荡、经呼吸气流进行振荡,可以引起分泌物的共振,减少分泌物与气道黏膜的黏合力,有利于分泌物被推移到中央气道。

凡能诱导胸廓物理振荡、吸气呼气气流振荡的方法均可采用,其中简单且不容易导致交叉感染的方法是采用郑氏多功能呼吸康复排痰阀;当该阀设置最高阻力,经该阀用力呼气时,可产生频率为 10~13Hz 的振荡波,可以引起气道分泌物的共振。

3. 恢复或改善气道黏膜纤毛运动能力　气道黏膜纤毛的摆动功能受温度和湿度影响,在湿度 100% 和温度 37℃ 环境下,能恢复和促进气道黏膜纤毛运动能力,因此必须保证进入外周气道的气体满足湿度 100% 和温度 37℃ 的理想气体标准。

4. 扩张支气管　气道分泌物必须在引流通畅、同时有气流带动分泌物移动的条件下被清除。但外周气道直径小,有少量分泌物就可以导致相关小气道低通气甚至闭合,

不利于小气道分泌物的清除。恢复小气道开放的方法除了使用支气管扩张剂外,还可以通过增加胸腔负压和提高小气道内正压进行康复。

增加胸腔负压扩张小气道方法:鼓腹深吸气后,维持鼓腹状态,同时用力吸鼻和耸肩,保证胸腔负压达到最大。

提高小气道内正压的康复方法:缓慢缩唇呼气或经呼气阻力阀缓慢呼气,缓慢呼气期间,气道的压力会进行平衡,低通气或闭合的小气道可以在气道正压的作用下扩张。

（二） 气道黏膜纤毛定向摆动功能的恢复　方法同恢复或改善气道黏膜纤毛运动能力的方法。

（三） 声门麻痹的康复方法　当声门不能关闭时,可以采纳如下咳嗽方法:用耳塞塞住两侧外耳道,深吸气后,紧闭嘴巴,做剧烈咳嗽动作,这时嘴巴被动开放时,就出现咳嗽效果。为了提高咳嗽效果,可以双手手指交叉,紧贴脐周,做咳嗽动作,同时双手往后突然挤压腹部。

九、 呼吸系统疾病的营养康复

营养支持可改善 COPD 患者的肺功能、呼吸肌力,促进疾病的康复,提高患者生活质量。

出现呼吸困难时,交感神经兴奋,支配内脏的动脉血管收缩,血流量减少,肠道的消化吸收能力下降;当长期存在呼吸困难时,消化道的结构和消化吸收功能均出现障碍,表现为骨骼肌重量减少、全身消瘦等营养不良的特征。

为了改善长期呼吸困难患者的营养,除了需要控制原发病、改善呼吸困难、提高营养代谢吸收药物治疗外,也需要改善内脏的血液供应、促进肠道蠕动的非药物康复方法。

1. 改善内脏的血液供应康复方法　吸氧以减少低氧血症所导致的内脏血管收缩;腹部红外线或微波照射提高血管的血液循环;同时提肛和收缩腹肌后放松等。

2. 促进肠道蠕动的康复方法　鼓励患者尽可能进食,食物中含有促进肠道蠕动的纤维素。

3. 用意念方法促进肠道蠕动。

4. 反复做排便动作。

十、 呼吸系统疾病的心理康复

慢性呼吸系统疾病患者普遍存在焦虑和沮丧,并影响呼吸康复的依从性和治疗效果。开始进行康复时,需要医务人员陪同,方法建立后,让家属全程陪同患者康复,一直到患者认识到通过呼吸康复可以达到药物治疗的相同效果。

患者每次复诊时,医务人员必须询问康复的实施情况,鼓励患者坚持。

十一、 危重患者呼吸康复的策略

目前重症监护病房的救治工作中对患者出院后的生活

质量并不重视,有研究显示:病前健康成人,因重症肺炎入住 ICU 后,能步行出院的仅有 37% 的患者;因 ARDS 入住 ICU 的 85 例患者出院后,2 年内的总死亡率高达 49%,出院第二年,仅 65% 生存者能恢复工作,但他们的运动能力尚受限制,出院后 2 年内的医疗费用相当于 ICU 救治费用的 1/3。其原因是:出院时,患者存在外周神经肌病,气管插管机械通气时间超过 4 周的患者好发,且可持续 5 年。外周神经肌病和机械通气是互为加重的因素,外周神经肌病导致脱机困难、机械通气延长,而机械通气时间延长会增加发生外周神经肌病的危险。

为了提高患者机械通气的人机同步性和减少患者躁动所造成的患者安全管理困难,ICU 普遍使用镇静肌松药物,不鼓励患者活动。研究表明,机体不活动 5 天,全身的骨骼肌肉质量将下降 20%,同时出现高血脂、高血糖、高血压、胰岛素耐受和微血管功能障碍等不良反应。重症患者长期卧床,将引起一系列并发症,导致脱机困难。

因此,为了减少外周神经肌病的发生,应该提倡危重患者早期运动康复锻炼,为了缩短患者机械通气的时间、减少反复肺炎、提高脱机和拔除气管插管或气管切开套管的成功率,对重症患者常采用的康复策略如下:

(一)尽早进行卧位康复运动　郑氏卧位康复操可以锻炼上肢、下肢、躯干和呼吸肌肉,适于重症患者在机械通气下进行康复运动。

(二)气道管理

1. 痰池管理　气管插管或气管切开患者的痰池来之于口腔、鼻咽腔或消化道反流物,不及时清除,可以渗漏通过气囊而进入下呼吸道,导致肺部反复感染。因此,需要选择有痰池引流管的气管插管或气管切开套管,根据痰池的量设定个体化的痰池清除间隔时间。

2. 气管插管或气管套管气囊的定期放气　气管插管或气管套管气囊长期固定压迫气管壁,部分患者由于气囊压迫导致局部气管黏膜缺血坏死,急性期,因黏膜充血水肿,影响气管插管能否被拔除;慢性期,当形成瘢痕时,将导致气道狭窄。因此,气管插管或气管切开套管气囊应定期放气减压并监测压力和气囊内气体量。

3. 气道分泌物的管理　在气管切开或气管插管的患者中,气道的湿化很关键,但我们经常发现即使是充分的湿化状态下,气管套管内依然会形成大量的痰痂,这是呼吸机输送到气道的气体湿度和温度没有达到 100% 相对湿度和 37℃ 温度的理想气体条件。特别要注意的是:当相对湿度达到 100% 而温度低于 37℃ 的气体进入中央气道后,温度升高至人体体内温度的 37℃;温度升高后,气体相对湿度降低,水分会从气道黏膜或气道内的分泌物向气体转运,导致分泌物的黏稠度增加。因此,对于重症患者的气道管理,建议使用能提供 100% 相对湿度和 37℃ 温度的理想气体的湿化系统,提高气道分泌物的清除率。

4. 清除机械通气气道分泌物过程中保持气道压力稳定　机械通气的患者在吸痰过程中,气道开放时,气道压力下降,部分肺泡闭陷,吸痰结束恢复正常连接时,气道压力增加,闭陷的肺泡开放,这会导致肺损伤。在还未达到脱机标准的机械通气患者,清除气道分泌物时,需要保证气道压力的稳定性。

(三)呼吸模式、咳嗽能力的锻炼

1. 呼吸肌肉锻炼　同前面介绍的阻力呼吸肌肉锻炼。

2. 呼吸模式　人工气道吸气,经连接于气管插管的呼吸康复排痰阀缓慢呼气和吹气。

3. 锻炼咳嗽能力　人工气道吸气,经连接于气管插管的呼吸康复排痰阀用力吹气。

(四)吞咽训练和语音锻炼　吞咽正常,能避免口鼻腔的分泌物进入气道,引起误吸。误吸跟唇、舌、软腭、咽反射、吞咽能力和呼吸与吞咽活动的协调性有关,因此鼓励患者进行唇、舌、吞咽功能的锻炼。

讲话有利于吞咽功能的恢复,对于气管切开患者,可以通过气管切开口连接单向阀和将气管切开套管气囊气体抽除后,积极进行语音训练。

(五)心功能的保护和康复　积极利尿减少心脏的前负荷;严格控制血压,减少心脏的后负荷;控制心率低于 100 次/min;利尿有口干者,注意气道的充分湿化。

(六)谵妄等心理的康复　家属参与重症患者康复、解决心理障碍。

(七)有创-无创序贯脱机联合气道分泌物综合清除方法　一旦肺部感染得到控制,尽快脱机,通过有创-无创序贯脱机方法,脱机后,积极气道湿化提高气道分泌物的流动性,鼓励患者咳嗽排痰,当患者咳嗽能力较差时,可以采用无创通气下,纤维支气管镜吸痰,帮助患者清除气道分泌物。

(八)消化功能的康复　详细内容见本节"九、呼吸系统疾病的营养康复"中"改善内脏的血液供应康复方法"和"促进肠道蠕动的康复方法"。

十二、呼吸康复疗效评价

(一)呼吸肌肉的康复锻炼效果评价

1. 呼吸肌肉力量的指标

(1)最大吸气压:是指在功能残气位或残气位,气道阻断状态下,用最大努力吸气测得的最大并维持至少 1 秒的口腔压。它反映全部吸气肌的收缩能力。

(2)最大呼气压:是指在肺总量位,气道阻断条件下,最大用力呼气所测得的最大并维持至少 1 秒的口腔压。它反映全部呼气肌肉的收缩能力。

(3)跨膈压(transdiaphragmatic pressure,Pdi):为腹内压与胸膜腔内压的差值。常用胃内压来代表腹内压,用食管压来代表胸膜腔内压。它反映膈肌收缩时产生的压力变化，通常取其在吸气末的最大值。正常情况下，吸气时食管内压力为负值，而胃内压力为正值，Pdi 实际是胃内压与食管压两个压力的绝对值之和。

（4）膈神经刺激诱发的跨膈压（Pdi, tw）：测定肌肉力量时，其数值在一定程度上受到受试者的努力程度及用力方式影响，变异程度往往较大。用电、磁刺激运动神经可以使其支配的肌肉收缩，测定肌肉收缩所产生的力量，可避免主观用力程度不足的影响。

2. 呼吸肌肉耐力的指标　呼吸肌肉耐力是指呼吸肌肉维持一定的力量或做功时对疲劳的耐受性。

（1）膈肌张力时间指数（tension-time index of diaphragm, TTdi）：TTdi 是反映膈肌收缩强度与膈肌收缩持续时间的综合指标。采用实测的 Pdi 与 Pdi_{max} 的比值反映膈肌的收缩强度；吸气时间（inspiratory time, Ti）与呼吸周期总时间（total breathing cycle time, Ttot）的比值反映了膈肌收缩持续时间，两者乘积为 $TTdi = (Pdi/Pdi_{max}) \times (Ti/Ttot)$，是反映膈肌负荷的指标。

（2）膈肌耐受时间（the limit of tolerance, Tlim）：Tlim 是指呼吸肌肉在特定强度的负荷（吸气阻力或特定 TTdi）下能够维持收缩而不发生疲劳的时间。

（二）清除气道分泌物的康复效果评估

1. 痰液形状的康复效果评估　痰液性状评分：0 分：纯净透明、非黏稠痰；1 分：少许脓性透明痰；2 分：脓性黏痰（脓性<2/3）；3 分：脓性黏痰（脓性≥2/3）。

2. 咳痰难度评估　咳痰难度评分：0 分：无痰；1 分：痰易咳出；2 分：痰较难咳出；3 分：痰难以咳出。

3. 痰黏稠度评估　1 度：痰液黏附于杯壁无法下滑；2 度：痰液在重力的作用下缓慢下滑；3 度：痰液在重力的作用下大块下滑；4 度：痰液很容易倾倒出来并且有稀薄少量黏液附着残留；5 度：痰液倾倒出来后，没有痰液残留。

4. 呼吸困难、咳嗽与咳痰量表（breathlessness, cough, and sputum scale, BCSS）　是一份由三个项目组成的问卷，以 5 级刻度法对呼吸困难、咳嗽和排痰进行评估，患者从 0 分（无症状）到 4 分（症状严重）进行评分。

（三）全身运动康复效果评价

1. 运动耐力　6 分钟步行距离。

2. 乳酸阈　最大功率运动后的血乳酸水平。

3. 呼吸困难评分　BORG（Modified Borg Scale）评分。

4. 症状评分　CAT 评分。

5. 生活质量评分　圣乔治呼吸问卷。

6. 中枢驱动评分

（1）口腔阻断压（$P_{0.1}$）：嘱受试者进行平静呼吸，于呼气末阻断气道，受试者由呼气转入吸气时，气道压力下降，受试者吸气开始后第 100ms 所测的 Paw 下降值（cmH_2O），即为 $P_{0.1}$。

（2）平均吸气流速（Vt/Ti）：分别计算每次呼吸的潮气量（tidal volume, Vt）和吸气时间（Ti），分别计算出每次呼吸的 Vt/Ti，与中枢驱动成正相关。

（3）膈肌肌电图（diaphragmatic electromyogram, EMG-di）：EMGdi 的采集包括表面电极和食管电极两种，由于表面电极采集的信号受胸部肌肉的影响，食管电极采集的 EMG-di 能更准确地反映中枢驱动水平。EMGdi 的量化表述可以采用均方根（RMS）值的绝对值或占最大努力吸气时 EMGdi 的百分比（$EMGdi/EMGdi_{max}$）。$EMGdi/EMGdi_{max}$ 可以看作是标化的数值，适合于在不同个体之间或前后之间的对比。

（四）营养康复效果评价

1. 体重指数　体重/身高^2。

2. 去脂肪体重指数。

3. 血白蛋白、前白蛋白。

4. NRS 2002 评分。

（五）心理康复康复效果评价　　焦虑与抑郁的汉密尔顿评估量表。

（郑则广　刘妮　陈荣昌）

参考文献

[1] RIES AL. BAULDOFF GS. CARLIN BW. et al. Pulmonary rehabilitation: joint ACCP/AACVPR evidence-based clinical practice guidelines[J]. Chest, 2007, 131 (5 Suppl): 4S-42S.

[2] SPRUIT MA. SINGH SJ. GARVEY C. et al. An official American Thoracic Society/European Respiratory Society statement: key concepts and advances in pulmonary rehabilitation[J]. Am J Respir Crit Care Med, 2013, 188 (8): e13-e64.

[3] 苗青, 韩艳波, 张金凤. ATS/ERS 共识: 肺康复要点与进展中肺康复运动处方解读[J]. 实用心脑肺血管病杂志, 2017, 25 (1): 1-3.

[4] 李艳娇, 史铁英. 慢性阻塞性肺疾病患者上肢康复锻炼的研究现状[J]. 中华护理杂志, 2015, 50 (7): 873-877.

[5] ROMAGNOLI I. SCANO G. BINAZZI B. et al. Effects of unsupported arm training on arm exercise-related perception in COPD patients[J]. Respir Physiol Neurobiol, 2013, 186 (1): 95-102.

[6] 孟申. 从肺康复指南的更新看肺康复研究的进展[J]. 中华结核和呼吸杂志, 2010, 33 (3): 216-218.

[7] 吴浩, 顾文超, 齐广生, 等. 慢性阻塞性肺疾病稳定期的下肢亚极量运动康复的效果研究[J]. 中国康复医学杂志, 2015 (10): 1029-1032.

[8] 崔石磊, 蒋伟平, 朱惠莉, 等. 上肢联合下肢运动训练对老年慢性阻塞性肺疾病稳定期患者运动心肺功能的影响. 中国呼吸与危重监护杂志, 2011, 10 (2): 107-111.

[9] 杜舒婷, 丁连明, 王春霞, 等. 太极拳运动对慢性阻塞性肺疾病患者运动耐力及肺功能的影响. 中国康复医学杂志, 2013, 28 (4): 374-376.

[10] 居朝霞, 刘霞英, 陆忠华, 等. 呼吸训练在慢性阻塞性肺疾病患者康复中的应用[J]. 中国老年学杂志, 2010, 30 (2): 284-285.

[11] GEDDES EL. O' BRIEN K. REID WD. et al. Inspiratory muscle training in adults with chronic obstructive pulmonary disease: an update of a systematic review[J]. Respir Med, 2008, 102 (12): 1715-1729.

[12] GOSSELINK R. DE VOS J. VAN DEN HEUVEL SP. et al. Impact of in-

spiratory muscle training in patients with COPD: what is the evidence? [J]. Eur Respir J, 2011, 37 (2): 416-425.

[13] 陈华球. 呼吸锻炼对慢性阻塞性肺疾病患者稳定期肺功能的影响[J]. 广东医学院学报, 2012 (2): 171-172.

[14] MALTAIS F, HAMILTON A, MARCINIUK D, et al. Improvements in symptom-limited exercise performance over 8 h with once-daily tiotropium in patients with COPD[J]. Chest, 2005, 128 (3): 1168-1178.

[15] 张净, 闫汝蕴. COPD 患者肺康复运动处方研究进展. 中国康复医学杂志, 2010, 25 (12): 1220-1224.

[16] SCHOLS AM, FERREIRA IM, FRANSSEN FM, et al. Nutritional assessment and therapy in COPD: a European Respiratory Society statement[J]. Eur Respir J, 2014, 44 (6): 1504-1520.

[17] 许银芳, 韩淑华, 林勇. 慢性阻塞性肺疾病患者合并焦虑/抑郁障碍的相关因素[J]. 中国老年学杂志, 2012, 32 (15): 3180-3182.

[18] ZHENG Z, WU Z, LIU N, et al. Silent aspiration in patients with exacerbation of COPD[J]. Eur Respir J, 2016, 48 (2): 570-573.

[19] 宋玛丽, 郑则广, 岑慧红, 等. 2 例鼻咽癌患者放疗后误吸致吸入性肺炎护理体会[J]. 内科护理, 2016, 23 (3): 53-54.

[20] BAILEY P, THOMSEN GE, SPUHLER VJ, et al. Early activity is feasible and safe in respiratory failure patients[J]. Crit Care Med, 2007, 35 (1): 139-145.

[21] CHEUNG AM, TANSEY CM, TOMLINSON GA, et al. Two-year outcomes, health care use, and costs of survivors of acute respiratory distress syndrome[J]. Am J Respir Crit Care Med, 2006, 174 (5): 538-544.

[22] FLETCHER SN, KENNEDY DD, GHOSH IR, et al. Persistent neuromuscular and neurophysiologic abnormalities in long-term survivors of prolonged critical illness[J]. Crit Care Med, 2003, 31 (4): 1012-1016.

[23] DE JONGHE B, LACHERADE JC, DURAND MC, et al. Critical illness neuromuscular syndromes[J]. Crit Care Clin, 2007, 23 (1): 55-69.

[24] HAMBURG NM, MCMACKIN C, HUANG A, et al. Physical inactivity rapidly induces insulin resistance and microvascular dysfunction in healthy volunteers[J]. Arterioscler Thromb Vasc Biol, 2007, 27 (12): 2650-2656.

[25] HOPKINS RO, SPUHLER VJ, THOMSEN G E. Transforming ICU culture to facilitate early mobility[J]. Crit Care Clin, 2007, 23 (1): 81-96.

[26] 陈荣昌, 郑则广. 呼吸肌功能测定//何权瀛, 林江涛. 现代呼吸系统疾病诊断学[M]. 北京: 中国协和医科大学出版社, 2002: 328-348.

[27] 郑则广, 朱顺平. 呼吸力学检测//钟南山, 刘又宁. 呼吸病学[M]. 2 版北京: 人民卫生出版社, 2012: 235-243.

第二十三章
呼吸系统疾病的营养支持治疗

随着营养支持治疗在临床的推广,住院患者营养不良(不足)发生率已显著降低。1976 年,Bisrin 等研究发现,住院患者营养不足的发生率为 70%。到了 2002 年,Sheila 等报道,外科腹部手术患者术前营养不足发生率仅为 9%。研究显示,营养不足患者在围手术期接受全肠外营养可以减少非感染性并发症的发生,对有营养风险的患者进行营养支持,可以改善多数患者的临床结局,如降低感染相关并发症发生率、缩短住院时间等。Lochs 等对 11 项随机对照研究的荟萃分析证实,接受经消化道补充肠内营养剂患者的病死率、并发症发生率和住院时间均低于不接受肠内营养剂的患者。

呼吸系统疾病患者的营养不良问题尤为突出。2006 年 4 月对中国 13 个大城市 19 所三级甲等医院 6 个专科(神经内科、消化内科、肾内科、呼吸内科、普通外科、胸外科)的住院患者的调查结果显示,呼吸内科患者营养风险发生率为 36.4%,营养不足发生率为 13.2%。而慢性呼吸衰竭发生营养不良者较为普遍,据统计,COPD 患者营养不良的发生率为 27%~71%,住院的慢性呼吸衰竭患者中,约半数具有营养不良,门诊的 COPD 患者则较住院患者轻。因此呼吸系统疾病中营养不良的发生率仍然较高,需加以重视。

第一节
营养不良与呼吸系统疾病的相互影响

一、呼吸系统疾病引起营养不良的原因

(一)摄入不足 呼吸衰竭时由于患者食欲不振,食量下降,大约 10% 患者进食时因呼吸负荷加重,血氧饱和度(SaO_2)下降,气促加重而不愿进食。

(二)胃肠道功能紊乱 呼吸衰竭时,缺氧和高碳酸血症损伤胃肠道黏膜,右心衰竭导致胃肠道瘀血,肺气肿膈肌下降使胃容量减少和腹内压增高等可引起胃肠运动功能紊乱,影响消化和吸收。

(三)能量需要增加 由于肺顺应性下降,气道阻力增加,呼吸肌收缩效率降低,从而使呼吸功增加。换言之,即呼吸的能量消耗增多,引起营养供给的相对不足。正常情况下,呼吸系统氧消耗占全身氧耗的 3%~5%。研究表明,COPD 患者每日呼吸所消耗的能量为 430~720kcal,约为正常人(36~721kcal)的 10 倍。此外,如患者感染发热或施行机械通气时,因机体处于高代谢状态,对营养的需求更高,更易发生营养不良。

(四)应激反应 因建立人工气道所致的创伤、焦虑、恐惧等的刺激,使机体处于应激状态或高代谢状态,此时除能量消耗增加外,还出现尿氮排出增加,血清中作为儿茶酚胺等神经介质前体的某些自由氨基酸成分亦发生变化,如血清苯丙氨酸、酪氨酸及蛋氨酸水平显著升高,说明应激反应加强了体内的分解代谢,加重了营养不良。此外,呼吸衰竭患者,特别当机械通气时痰液中氮的丢失每日可达 0.36~0.68g,相当于蛋白质 2.2~4.3g。这种大量氮的丢失对加剧营养不良不容忽视。

(五)其他因素,如药物的不良反应 可引起患者食欲不振,恶心、呕吐都可影响患者进食和营养物质的吸收,特别是抗生素和茶碱等药物对胃黏膜的刺激,甚或发生药物性胃炎等引起胃肠运动功能障碍。病情较严重的患者,由于持续性呼吸困难造成进食困难。长期反复感染、细菌或毒素、炎性介质、低氧、抑郁忧虑的情绪等均可引起内分泌紊乱,使之处于严重的应激和高分解状态,能量消耗和尿氮排出量显著增加,进一步影响营养吸收。

二、营养不良对生理功能的影响

(一)营养不良对呼吸系统的影响

1. 呼吸肌的代谢和形态的变化 正常情况下,呼吸肌能量消耗 50% 来源于以糖原形式贮存于肌肉中的碳水化合物,其余则依靠血液循环中的脂肪和支链氨基酸提供。营养不良时,呼吸肌细胞内贮存的糖原减少,循环中的糖、脂肪及蛋白质亦明显减少。当呼吸肌肉细胞的糖原耗竭后,肌细胞的能量仅依赖于呼吸肌细胞骨架的结构蛋白分解来提供,从而引起呼吸肌结构发生改变,表现为肌纤维数量减少,长度缩短,面积缩小,整个膈肌变薄和重量减轻。最后引起收缩力降低,耐力减退并易发生疲劳。

营养不良还可使体内抗氧化保护机制遭受损害(尤其在缺乏含硫氨基酸、铜、硒和维生素 C、E 者更为明显),使肺泡及支气管上皮易受损害,且修复功能亦受影响,导致人工气道建立后压迫部位易发生溃疡及出血,增加发生合并症的机会。此外,营养不良亦可导致肺泡表面活性物质合成和分泌减少,引起肺的生理力学改变。

2. 肺功能的改变　营养不良导致的呼吸肌代谢和形态学改变,可使通气功能明显减退,如最大呼气压、吸气压、最大通气量、肺活量和肺总量均下降。据报告,当膈肌厚度减少 25% 时,跨膈压可降低 66%。

营养不良还可影响通气驱动力,降低呼吸中枢对氧的反应。某些电解质,如钾、镁、磷的不足,导致红细胞能源 ATP 缺乏,2,3-DPG 减少,使血红蛋白氧解离曲线左移,从而减少氧向肌肉释放,导致呼吸肌无力和肺通气功能受损更加严重。

(二)营养不良对免疫系统的影响　营养不良可严重影响机体的细胞免疫和体液免疫功能,包括细胞免疫低下,分泌型 IgA 下降,补体系统活性降低,中性粒细胞杀菌力减弱及肺泡巨噬细胞功能下降。细胞免疫功能损害时,淋巴细胞总数下降以及抑制性 T 细胞数目增加,辅助性 T 细胞与抑制性 T 细胞比值下降。据报告,营养不良患者支气管肺泡灌洗液中 T 辅助细胞及 T 抑制细胞的比例倒置,支气管纤毛摆动功能减弱,细菌对支气管上皮细胞的附着性增强,是营养不良患者容易发生肺部感染的主要原因。营养不良患者细菌菌落易于在下呼吸道形成,尤以铜绿假单胞菌为常见。据观察长期建立人工气道患者,其下呼吸道铜绿假单胞菌感染机率与营养状态呈高度相关,营养不良还使气道中黏蛋白生成减少,上皮复制受限,T 淋巴细胞功能受损,免疫球蛋白的更新能力降低,并影响组织损伤的修复,从而增加感染的机会。

三、营养不良对呼吸系统疾病的影响

(一)慢性阻塞性肺疾病(COPD)　COPD 患者大多身体较为虚弱,经常存在营养不良的情况,而营养不良的疾病发生率则与 COPD 病情进展有直接的关系。存在急性呼吸衰竭情况的 COPD 患者中营养不良的发生率超过 20%。较差的营养状况会导致患者膈肌以及呼吸肌的功能性丧失,还可能导致免疫功能下降,降低患者稳定病情的能力,最终引发其他的并发症,甚至引起严重的呼吸功能衰竭。营养状况是影响 COPD 患者预后的重要指标。入住 ICU 治疗的 COPD 患者大多存在较为严重的感染或者合并呼吸衰竭,需要机械通气治疗,缓和机体中炎性介质以及神经内分泌因子的释放,会导致机体存在高分解代谢的状况下,蛋白合成的速度明显降低,而血清中的蛋白含量下降会对患者机体抵抗感染的能力带来不良作用,同时还会引发肺间质的水肿状况,氧气发生弥散障碍,缺氧状况下呼吸衰

竭症状也不断加重,会导致患者呼吸机撤机出现问题。影响 COPD 患者营养状况的因素较多,不仅是患者自身的营养消耗提高,而且心肺功能的下降引发的活动受限、营养成分的摄入量减少也是其中的重要因素。

肠内营养支持方式能够有效改善慢阻肺合并呼吸衰竭患者的营养状况,提高血清蛋白水平以及体重指标,减少呼吸功能障碍。

(二)急性呼吸窘迫综合征(ARDS)　ARDS 可导致急性、弥漫性炎症性肺损伤,重症 ARDS 患者的病死率极高。由于早期炎性因子"风暴"、应激反应导致的基础代谢率升高,患者容易出现营养-能量代谢障碍。ARDS 患者早期炎性因子"风暴"和失控的炎症反应以及应激使基础代谢率升高、细胞凋亡增加,导致患者入院后早中期处于基础能量储备消耗的高峰期,进而诱发低蛋白血症,增加组织渗出,加速组织蛋白分解,呼吸肌储备下降,诱发呼吸肌疲劳,导致机械通气时间延长。而过长时间的机械通气无疑会诱发患者出现呼吸机相关性膈肌功能不全、呼吸机相关性肺炎(VAP)等影响患者预后的并发症。如何有效地控制炎性反应的失控是 ARDS 预防及治疗的关键。

营养素可能不仅仅是单纯的提供能量营养底物,而是作为疾病治疗的重要手段,调控免疫功能,抑制炎性反应,改善氧合,缩短机械通气时间,从而改善 ARDS 患者的预后。合理的营养支持对于防止热量消耗、纠正营养不良和增强呼吸肌力量非常必要。营养支持已成为 ARDS 治疗的一个重要组成部分。早期给予肠内营养支持(48 小时内)可保护肠道黏膜的自我营养功能,有助于促进肠功能恢复,维持患者能量代谢平衡,阻止细胞凋亡,维护肠道黏膜屏障进而预防肠道菌群移位,阻止肠源性内毒素血症的发生,有效阻断对肠黏膜的继发性损害,阻止全身炎症反应综合征(SIRS)和 MODS 的发生。

(三)重症肺炎　重症肺炎患者在 ICU 进行有创机械通气时,会消耗大量能量,据研究,有创机械通气患者中有 60%~80% 存在营养不良。而营养不良会导致呼吸肌萎缩,影响呼吸功能的恢复及呼吸机的有效撤离,最终导致病死率增加。有研究显示有效的营养支持治疗后,可使脱机成功率达 93%。因此有效的营养支持治疗对重症肺炎患者的预后至关重要。

(四)肺结核　肺结核患者的营养状况较差,以体重下降为主。国内研究显示,结核病患者营养风险发生率均较高,一般在 35% 以上,最高可达 86.1%,而且有营养风险患者的生理功能、躯体疼痛、疲劳和一般健康状况要较无营养风险患者差。对肺结核患者采用营养辅助治疗提高体内白蛋白水平和促进淋巴细胞增殖,有望提高其临床治愈率。

(五)肿瘤性疾病　营养不足是肿瘤患者普遍存在的问题。化疗在肿瘤引起代谢异常的基础上进一步加重机

体营养不足。肺癌患者入院时营养风险发生率为15.59%，营养不足发生率为8.60%，营养不足会降低患者对化疗的耐受程度，影响中性粒细胞的水平，致使患者无法完成化疗计划，营养支持治疗有助于改善患者的预后。

（刘晓青）

第二节
住院患者营养状态的筛查与评价

一、营养风险筛查

营养风险是潜在与营养因素有关的可能对患者临床结局等发生不良影响的风险。营养风险是临床结局的独立预后因素。它与生存率、病死率、并发症发生率、住院时间、住院费用、成本-效益比及生活质量等临床结局密切相关。营养风险的内涵包括两个方面：有营养风险的患者发生不良临床结局的可能性更大，同时从营养支持中受益的机会也更大。

呼吸系统疾病营养风险筛查的目的是发现存在营养风险的患者，进一步行营养评定，对于有适应证的患者给予合理的营养支持。Pan等对2 248例肿瘤患者进行了一项多中心前瞻性队列研究，结果显示，对肿瘤患者进行营养风险筛查并进行合理的营养支持可以改善临床结局。合理的营养风险筛查和营养评定可为营养支持提供依据，从而改善患者治疗效果和临床结局、节省医疗费用。目前没有获得公认的营养风险筛查标准工具。理想的营养风险筛查工具应能准确判定机体营养状况，预测营养相关性并发症的发生，从而提示预后。灵敏、特异、简便易用通常是临床上选择营养风险筛查工具的依据。

目前，国内外常用营养筛查工具包括主观综合评定法（subjective global assessment，SGA）以及由SGA衍生的患者主观综合评定法（PGSGA），主要用于住院患者营养评估的营养风险指数（nutritional risk index，NRI）、欧洲营养风险筛查2002（nutritional risk screening 2002，NRS2002）和营养不良通用筛查工具（malnutrition universal screening tool，MUST），对危重患者的NUTRIC营养评分等。

（一）主观综合评定法
主观综合评定法（SGA）是采用常见的营养相关问题及体格检查进行营养风险筛查，不需要实验室检查指标，简便易行，不论是医师或护士，经过培训后都能进行。该方法简便、易行，没有额外经济耗费。SGA最初应用于外科患者的营养评价，后来发现它也适用于住院患者的营养评价。

SGA包括：①患者近期的体重下降程度；②饮食变化；③消化道症状；④生理功能状态；⑤所患疾病及其引发的营养需求变化；⑥皮脂消耗程度；⑦肌肉消耗程度；⑧体格检查。评估标准为以上8项中至少5项属于C级或B级的患者可分别被判定为重度或轻-中度营养不良。（表23-2-1）

表23-2-1　主观全面评价SGA营养评估表

指标	A级：营养良好	B级：轻中度营养不良	C级：严重营养不良
近期体重改变	无/升高	减少了5%以下	减少了5%以上
饮食改变	无	减少	不进食/低能量流食
胃肠道症状	无/食欲减退	轻微恶心、呕吐	严重恶心、呕吐
活动能力改变	无/减退	能下床走动	卧床
应激反应	无/低度	中度	高度
肌肉消耗	无	轻度	重度
三头肌皮褶厚度/mm	正常（>8）	轻度减少（6.5~8）	重度减少（<6.5）
踝部水肿	无	轻度	重度

注：①体重变化，考虑过去6个月或近2周的，若过去5个月变化显著，但近1个月无丢失或增加，或近2周经治疗后体重稳定，则体重丢失一项不予考虑。②胃肠道症状至少持续2周，偶尔一两次不予考虑。③应激参照：大面积烧伤、高热或大量出血属高应激，长期发热、慢性腹泻属中应激，长期低热或恶性肿瘤属低应激。④评价结果中，有5项以上属于C级或B级，可定为重度或中度营养不良。

（二）欧洲营养风险筛查2002
2002年在德国的欧洲临床营养与代谢学会（ESPEN）大会上，推出用于成年住院患者的营养风险筛查（nutritional risk screening）。NRS2002来自128个临床随机对照研究（RCT），用于评估住院患者是否存在营养风险、是否给予营养支持及是否影响临床结局。主要包括4个方面的内容：①疾病情况对营养状态的影响程度；②体重的变化；③饮食摄入量的变化；④BMI（2002年中国肥胖问题工作组从我国13项大规模流行病学调查得出BMI介于18.5~23.9kg/m² 为我国正常人的标准）。同时，对于年龄≥70岁者判定其营养风险程度为1分。对于总评分≥3分的住院患者要求制定营养支持计划。对评分暂时低于3分者，可以定时进行再次营养风险筛查（表23-2-2）。

（三）其他营养筛查工具
其他营养筛查评估工具还有NRI、MUST，以及利用人体测量（包括体重、身高、肱三头肌皮褶厚度、实际体重占理想体重百分比、BMI和上臂肌围）和生化检查［主要有血清白蛋白（ALB）、血清前白蛋白

表23-2-2　住院患者营养风险筛查NRS2002评估表

一、患者资料

姓名		住院号		
性别		病区		
年龄		床号		
身高/m		体重/kg		
体重指数（BMI）/（kg·m^{-2}）		蛋白质/（g·L^{-1}）		
临床诊断				

二、疾病状态

疾病状态	分数	若"是"请打钩
• 骨盆骨折或者慢性病患者合并有以下疾病：肝硬化、慢性阻塞性肺疾病、长期血液透析、糖尿病、肿瘤	1	
• 腹部重大手术、卒中、重症肺炎、血液系统肿瘤	2	
• 颅脑损伤、骨髓抑制、加护病患（APACHE>10分）	3	
合计		

三、营养状态

营养状况指标（单选）	分数	若"是"请打钩
• 正常营养状态	0	
• 3个月内体重减轻>5%或最近1个星期进食量（与需要量相比）减少20%~50%	1	
• 2个月内体重减轻>5%或BMI 18.5~20.5kg/m² 或最近1个星期进食量（与需要量相比）减少50%~75%	2	
• 1个月内体重减轻>5%（或3个月内减轻>15%）或BMI<18.5kg/m²（或血清白蛋白<35g/L）或最近1个星期进食量（与需要量相比）减少70%~100%	3	
合计		

四、年龄

年龄超过70岁者总分加1分，及年龄调整后总分值	1	

五、营养风险筛查评估结果

营养风险筛查总分	
处理	
□ 总分≥3.0：患者有营养不良的风险，需营养支持治疗	
□ 总分<3.0：若患者将接受重大手术，则每周重新评估其营养状况	
执行者：　　　　　　　　时间：	

营养风险筛查 NRS（2002）

营养风险筛查（nutrition risk screening，NRS2002）是欧洲肠外肠内营养学会（ESPEN）推荐使用的住院患者营养风险筛查方法。

NRS（2002）总评分包括三个部分的总和，即疾病严重程度评分+营养状态低减评分+年龄评分（若70岁以上加1分）。

1. NRS（2002）对于营养状况降低的评分及其定义：

（1）0分：定义——正常营养状态。

（2）轻度（1分）：定义——3个月内体重丢失5%或食物摄入为正常需要量的50%~75%。

（3）中度（2分）：定义——2个月内体重丢失5%或前1周食物摄入为正常需要量的25%~50%。

（4）重度（3分）：定义——1个月内体重丢失5%（3个月内体重下降15%）或BMI<18.5或者前1周食物摄入为正常需要量的0%~25%。

（注：3项问题任一个符合就按其分值，几项都有按照高分值为准）

2. NRS（2002）对于疾病严重程度的评分及其定义：

（1）1分：慢性疾病患者因出现并发症而住院治疗。患者虚弱但不需要卧床。蛋白质需要量略有增加，但可以通过口服补充剂来弥补。

（2）2分：患者需要卧床，如腹部大手术后，蛋白质需要量相应增加，但大多数人仍可以通过肠外或肠内营养支持得到恢复。

（3）3分：患者在加强监护病房中靠机械通气支持，蛋白质需要量增加而且不能被肠外或肠内营养支持所弥补，但是通过肠外或肠内营养支持可使蛋白质分解和氮丢失明显减少。

3. 评分结果与营养风险的关系：

（1）总评分≥3分（或胸腔积液、腹水、水肿且血清蛋白<35g/L者）表明患者有营养不良或有营养风险，即应该使用营养支持。

（2）总评分<3分：每周复查营养评定。以后复查的结果如果≥3分，即进入营养支持程序。

（3）如患者计划进行腹部大手术，就在首次评定时按照新的分值（2分）评分，并最终按新总评分决定是否需要营养支持（≥3分）。

（PA）、转铁蛋白、淋巴细胞计数（TlC）和血清总胆固醇（Tc）〕对患者进行筛查评估。应用 MUST 对结核病患者进行营养评分还可预测患者的预后，MUST≥4 分是影响生存期的独立危险因素，MUST≤3 分患者的生存期中位数要明显高于 MUST≥4 分患者。建议对收入 ICU 且预计摄食不足的患者进行营养风险评估（如营养风险评分 NRS2002，NUTRIC 评分）。高营养风险患者的识别，最可能使其从早期肠内营养治疗中获益（推荐级别：A1）。营养风险评分高的患者 ICU 住院时间长，机械通气时间长，死亡率高（表23-2-3）。

表 23-2-3 NUTRIC 营养评分

指标	范围	分值
年龄/岁	<50	0
	50~<75	1
	≥75	2
APACHE Ⅱ 评分	<15	0
	15~<20	1
	20~<28	2
	≥28	3
SOFA 评分	<6	0
	6~<10	1
	≥10	2
伴随疾病	0~1 种	0
	2+种	1
入院至入 ICU 时间	0~<1 天	0
	1+天	2

分值	分类	解释
5~9	高分	常伴有较差的临床结局（死亡、机械通气等） 这些患者最可能获益于积极的营养治疗
0~4	低分	患者发生营养不良的风险较低

NRS2002 是多家指南推荐的营养风险筛查工具，因其简单、易行，能够较好地预测住院患者营养风险，为合理的营养支持提供依据而获得广泛认可。Kyle 等研究显示，NRS2002 较 SGA、NRI 和 MUST 具有更高的敏感度（62%）和特异度（93%）。

二、营养评估

经过营养风险筛查后，对于有营养风险的患者，还要进行营养评估，即结合病史、体格检查、实验室检查、人体测量、人体组成分析等多项指标来综合判断，为制定营养治疗方案提供依据。ASPEN 对营养评估的定义为"使用以下组合诊断营养问题的全面方法：病史、营养史、用药史、体检、人体测量学方法、实验室数据"。由负责营养支持的临床医师和营养医师进行的营养评估是一个严谨的过程，包括取得饮食史、病史、目前临床状况、人体测量数据、实验室数据、物理评估信息、日常功能和经济信息，估计营养需求等。临床技能、资源可用性和配置决定了实施临床营养评估的具体方法。

临床上常用的营养状态评估方法包括人体测量、实验室检测及生理功能方面的评价。

（一）人体测量

1. 体重（body weight，BW）与体重指数（body mass index，BMI） BMI=体重（kg）/身高^2（m^2）（表23-2-4）。实际体重与理想体重的比值也可反映能量代谢的总体情况，当实际体重低于理想体重 10% 以上时则有临床意义。

表 23-2-4 BMI 与营养状态

BMI/（kg·m^{-2}）	营养状况
BMI<18	营养不良
18≤BMI<20	潜在营养不良
20≤BMI<25	正常
25≤BMI<30	超重
BMI≥30	肥胖

2. 肱三头肌皮褶厚度（triceps skin fold thickness，TSF） 反映机体脂肪储存的指标，可应用卡尺或千分卡尺测量。测量部位选择肩胛骨喙突和尺骨鹰嘴突终点处，左右臂均可，上肢自然放松下垂，检测者用拇指和食指捏起皮肤和皮下组织，以卡尺进行测量。正常参考值男性为 8.3mm，女性为 15.3mm。达到 90% 以上为正常，80%~90% 为轻度降低，60%~80% 中度降低，<60% 为重度降低。然而，对于存在水肿的患者来说，其体内脂肪贮存量的判断非常困难。

3. 上臂中点肌肉周径（midarm circumference，AMC） 反映骨骼肌储存的情况，上臂中点肌肉周径指肩峰和尺骨鹰嘴中点的臂围，测量简单。与 TSF 结合，可对机体肌肉和脂肪的比例进行初步分析。其计算公式为：

AMC=上臂中点周径 AC（cm）-0.34TSF（cm）

正常参考值男性为 24.8cm，女性为 21.0cm，达到 90% 以上为正常，80%~90% 为轻度降低，60%~80% 中度降低，<60% 为重度降低。

以上测量均应测量 3 次，取其平均值以减少测量误差。

4. 肌酐/身高指数（creatinine/height index，CHI） 肌酐是肌酸代谢后的产物，在肌肉中形成后由尿排出，研究表明成人 24 小时尿肌酐排泄量大致与瘦体重（lean body mass，LBM）含量成正比。通过收集 24 小时尿液可测定尿液中肌酐值，再除以身高相应的理想肌酐值而求出 CHI，在蛋白质摄入恒定的条件下，该指标亦有价值。一般当指数<90% 时，表示已有蛋白质缺乏存在。

$$CHI = \frac{24\text{小时尿液中肌酐值}}{\text{身高相应的理想肌酐值}} \times 100\%$$

CHI 随年龄增大而减少。判断标准见表 23-2-5。CHI 与 LBM 及 BW 相关,受尿肌酐排泄的影响,如肾功能状态、肉食摄入量、运动、发烧、感染、创伤等。

表 23-2-5　CHI 的临床意义

标准	正常	LBM 轻度缺乏	LBM 中度缺乏	LBM 重度缺乏
CHI	≥90%	80%~90%	60%~80%	<60%

（二）实验室检测

1. 内脏蛋白测定　是重要的营养状态及营养支持观察指标,反映体内的蛋白质状况。其随着应激程度、营养支持治疗而发生改变。内脏蛋白值:包括血清蛋白、转铁蛋白、血清前蛋白及维生素 A 醛结合蛋白等。血清蛋白可准确反映蛋白质的合成情况,但因其半衰期长达 18 天,如连续监测该指标则不够敏感。转铁蛋白半衰期较短,8~10 天,然而该指标又受感染、肝功能及铁代谢影响,其正常值波动较大为其缺点。前白蛋白或维生素 A 醛结合蛋白,其半衰期仅 36~48 小时,作为短期监测营养状态的指标,则较血清白蛋白或转铁蛋白具有更大的优越性。常用者见表 23-2-6。

表 23-2-6　内脏蛋白测定

蛋白质	正常	轻度营养不良	中度营养不良	重度营养不良
白蛋白/(g·L^{-1})	35~50	28~34	21~27	<20
转铁蛋白/(g·L^{-1})	2~4	1.5~1.9	1~1.4	<1
前白蛋白/(mg·L^{-1})	200~400	100~199	50~99	<50

2. 氮平衡测定　是判断患者蛋白质代谢的一个常用重要指标,也反映营养补充的充足与否。

氮平衡=24 小时总入氮量−总出氮量[尿氮+(3~4)]

（三）功能测量

1. 握力　与机体营养状况相关,是反映肌肉体积与功能(肌力)的有效且实用指标,也反映疾病的状态。

2. 肌电刺激检测　客观评价肌肉功能。

3. 呼吸功能测定　通过呼吸肌功能的指标反映患者肌肉功能状态。

4. 免疫功能测定　淋巴细胞计数(<1.5×10^9/L)、外周血 T 淋巴细胞计数、HLA-DR 等。淋巴细胞计数,可反映机体免疫状态,当无非营养因素如手术、感染等影响时,淋巴细胞计数<1.2×10^9/L 者,应视为营养不良。

但是各种单一指标包括人体测量数据、ALB、PA 等并不能准确而全面地反映患者的营养状况,局限性强,误差较大,需要综合评估。

（刘晓青）

第三节
营养支持

一、营养热量的供给

恰当的能量供给是实现有效营养支持的保障。传统的营养与能量供给的原则是增加能量的供给与满足能量代谢的需求,临床上多是根据理想体重或 Harris-Benedict 公式来确定患者的基础能量需求(BEE)。

男:BEE = 66.473+13.751 6×体重(kg)+5.003 3×身高(cm)−4.675 6×年龄

女:BEE = 665.095 + 9.563 4×体重(kg) + 1.896×身高(cm)−4.675 6×年龄

COPD 呼吸衰竭者,因其千克体重耗能增高,故应乘上校正系数 C(男性 1.16,女性 1.19)。为了使患者降低的体重得到纠正,应在此基础上增加 10% 的 BEE。

目前对营养不良患者实施营养治疗时,起始给予能量(非目标需要量)一般按照 20~25kcal/(kg·d)(此处体重为非肥胖患者的实际体重)计算。营养不良程度越重、持续时间越长,起始给予能量越低,如 10~15kcal/(kg·d),以防止再喂养综合征。患者的目标需要量还需根据患者的年龄、活动、营养不良严重程度、应激状况等调整为个体化能量需求。对于机械通气患者常合并有严重肺部感染、休克、多器官功能障碍等情况,机体碳水化合物及脂肪代谢均存在不同程度代谢障碍,主要通过蛋白质不断分解,为重要脏器提供必要的能量。在这种复杂状态下,利用理想体重或 Harris-Benedict 公式计算出的能量消耗量常高于患者机体实际营养需求量,不仅不能迅速改善危重症患者的营养状态,还可能引起高血糖、高碳酸血症、淤胆与肝功能损害等并发症,故提倡重症患者机械通气早期供给 20~25kcal/(kg·d) 的能量,随着应激状态的改善,稳定后的热量补充需要逐渐增加,达 30~40kcal/(kg·d),以纠正患者的低蛋白血症与营养不良状态。临床中需要动态评价病情与营养治疗的反应,采用滴定式的能量与营养供给,避免过度喂养,也要防止营养不足。

二、营养要素的组成

蛋白质目标需要量一般可按 1~1.2g/(kg·d)计算,严重营养不良者可按 1.2~2g/(kg·d)给予。如果条件具备,用代谢仪间接测热法检测患者的实际能量消耗可能更为准确。对于慢性呼吸衰竭急性加重施行人工通气者,因机体处于应激状态,分解代谢增加,为补充额外消耗,蛋白质供应量需增加20%~50%。但在一般能量补充过程中碳水化合物占50%~60%,通气患者营养支持时,补充过多碳水化合物,将增加CO_2产生,加重通气负担,临床上多用脂肪代替碳水化合物以降低呼吸商,并减少CO_2的生成。但过多的脂肪摄入可造成肺通气/血流比值失调,并导致动脉血氧饱和度和CO_2弥散能力的降低,而且脂肪在肝脏沉积还可导致肝功能损害或脂肪肝。目前提倡呼吸衰竭需要机械通气患者葡萄糖的补充量一般占非蛋白质热量的50%~60%;葡萄糖:脂肪比例保持在60:40~50:50。给予适宜的热氮比被认为比单纯强调蛋白质的补充量更为重要,呼吸重症患者的热氮比,建议(100~150kcal):1g氮。营养不良治疗的基本要求是满足90%的液体目标需求、≥70%(70%~90%)能量目标需求、100%蛋白质目标需求及100%微量营养素目标需求的营养不良治疗四达标。在呼吸系统疾病的营养要素配比中要注意以下事项:

1. 注意饮食中碳水化合物的比例,因过量碳水化合物摄入可增加CO_2生成量,使呼吸功增加。为避免CO_2产生过多,可给予高蛋白、高脂肪和适当的碳水化合物的饮食。

2. 过量葡萄糖输入可诱发胰岛素释放,使葡萄糖和磷酸结合进入骨骼肌和肝脏,致低磷血症加剧,促使呼吸衰竭进一步发展,因此对人工通气行将脱机的患者,应勿输注过量葡萄糖,并需补给影响呼吸肌功能的电解质如磷、钾、镁等。

3. 摄入过量蛋白质,可使中枢对CO_2的反应明显增加,通气驱动作用增强,每分钟通气量增大,增加呼吸肌负荷。对于合并肾功能损害的患者,蛋白质的供给应减量,可由0.4g/(kg·d)开始。

三、营养支持的步骤

可参照 ESPEN 指南建议,分为五个阶梯:第一阶梯为饮食+营养教育,第二阶梯为饮食+口服营养补充(oral nutritional supplements,ONS)、第三阶梯为全肠内营养(total enteral nutrition,TEN)、第四阶梯为部分肠内营养(partial enteral nutrition,PEN)+部分肠外营养(partial parenteral nutrition,PPN)、第五阶梯全肠外营养(total parenteral nutrition,TPN)。当下一阶梯不能满足60%目标能量需求3~5天时,应该选择上一阶梯。

(一)第一阶梯:饮食+营养教育　饮食+营养教育是所有营养不良患者(不能经口摄食的患者除外)首选的治疗方法,是一项经济、实用而且有效的措施,是所有营养不良治疗的基础。轻度营养不良患者使用第一阶梯治疗即可能完全治愈。营养教育包括营养咨询、饮食指导及饮食调整,具体内容涉及:

1. 评估营养不良严重程度　采用通用的营养评估方法如主观整体评估(subjective global assessment,SGA)等方法对不同患者的营养不良进行评估,判断营养不良的严重(轻、中、重)程度,为进一步治疗提供指导。

2. 判断营养不良类型　通过膳食调查、实验室检查、人体成分分析等手段明确营养不良的类型,如能量缺乏型(marasmus 综合征)、蛋白质缺乏型(kwashiorkor 综合征)、蛋白质-能量混合缺乏型(marasmic kwashiorkor 综合征,或 protein-energy malnutrition,PEM),从而使营养治疗更加有针对性。

3. 分析营养不良的原因　了解患者的家庭、社会、文化、宗教信仰、经济状况,了解疾病的病理生理、治疗情况及其对饮食和营养的影响,从而分析患者营养不良的原因,如经济拮据、照护不周、食物色香味问题、食欲下降、咀嚼障碍、吞咽困难、消化不良、胃肠道梗阻、排便异常、治疗干扰及药物影响等。

4. 提供个体化饮食指导　在详细了解患者营养不良严重程度、类别及原因的基础上,提出针对性的、个体化的营养宣教、饮食指导及饮食调整建议,如调整饮食结构,增加饮食频次,优化食物加工制作,改善就餐环境等。

5. 讨论或处理营养不良的非饮食原因　除外个体化饮食指导,还应该积极与患者及其亲属讨论营养不良的家庭、社会、宗教信仰及经济原因,与相关专家讨论导致营养不良的疾病以及心理、生理问题如疼痛、厌食、吞咽困难、药物影响等,寻求解决营养不良的办法。

(二)第二阶梯:饮食+ONS　除了正常食物以外,补充性经口摄入特殊医学用途(配方)食(food for special medical purposes,FSMP),补充日常饮食的不足。研究发现,每天通过 ONS 提供的能量大于400~600kcal 才能更好地发挥 ONS 的作用。

(三)第三阶梯:TEN　TEN 特指在完全没有进食条件下,所有的营养素完全由肠内营养制剂(FSMP)提供。在饮食+ONS 不能满足目标需要量或者一些完全不能饮食的条件下如气管插管的患者、吞咽障碍、严重胃瘫,TEN 是理想选择。营养不良条件下的 TEN 实施,多数需要管饲,常用的喂养途径有鼻胃管、鼻肠管、胃造瘘、空肠造瘘。TEN 的输注方法有连续输注及周期输注两种,可根据病情的情况和胃肠的耐受性选择输注的方式、速度、量。输注的体位应保持床头抬高在>30°。对于重症患者指南推荐早期肠内营养(early enteral nutrition,EEN),定义为患者住院后48小时内启动的肠内营养(enteral nutrition,EN),无关乎其剂量与类型。

早期 EN 能保护胃肠黏膜屏障结构和功能完整性,减轻黏膜通透性,减少肠道菌群易位,促进胃肠道蠕动,增加胃肠道血液供应,提高局部和全身免疫功能,降低继发感染风险,缩短住院时间,降低医疗费用,明显改善预后。

(四)第四阶梯:PEN+PPN　在 TEN 不能满足目标需要量的条件下,应该选择 PEN+PPN,或者说在肠内营养的基础上补充性增加肠外营养。尽管完全饮食或完全肠内营养是理想的方法,但是,在重症患者的临床实际工作中 PEN+PPN 可能是更现实的选择。在实施肠内营养时,患者的胃肠道功能障碍,胃肠耐受性下降或存在急性胃肠损伤,此时的 PPN 或补充性肠外营养(supplemental parenteral nutrition,SPN)就显得特别重要。特别在重症患者中急性胃肠损伤的评估非常重要,决定了营养支持的方式和途径(表23-3-1)。PEN与PPN两者提供的能量比例没有一个固定值,主要取决于肠内营养的耐受情况,肠内营养耐受越好,需要PPN提供的能量就越少,反之则越多。临床上需要重视胃肠的耐受性评估(表23-3-2)。

表 23-3-1 急性胃肠损伤(AGI)分级

分级	定义	原理	举例
AGI-1	有明确病因,胃肠道功能部分受损	胃肠道症状常常发生在机体经历一个打击(如手术、休克等)之后,具有暂时性和自限性的特点	术后早期恶心、呕吐;休克早期肠鸣音消失、肠动力减弱
AGI-2	胃肠道不具备完整的消化和吸收功能,无法满足机体对营养物质和水的需求	AGI通常发生在没有针对胃肠道的干预的基础上,或者当腹部手术造成的胃肠道并发症较预期更严重时	胃轻瘫伴大量胃潴留或反流;下消化道麻痹、腹泻;腹腔内高压Ⅰ级:12~15mmHg;胃内容物或粪便中可见出血;存在喂养不耐受[尝试肠内营养途径72小时未达到20kcal/(kg·d)目标]
AGI-3	给予干预处理后,胃肠功能仍不能恢复,整体状况没有改善	临床常见于肠内喂养(红霉素、放置幽门后管等)后,喂养不耐受持续得不到改善,导致MODS进行性恶化	持续喂养不耐受:大量胃潴留、持续胃肠道麻痹、肠道扩张出现或恶化;腹腔内高压进展至Ⅱ级(IAP 15~20mmHg)、腹腔灌注压(APP)下降(<60mmHg);喂养不耐受状态出现,可能与MODS的持续或恶化相关
AGI-4	AGI逐步进展,MODS和休克进行性恶化,随时有生命危险	一般状况急剧恶化,伴远隔器官功能障碍	肠道缺血坏死、导致失血性休克的胃肠道出血、Ogilvies综合征、需要积极减压的腹腔间隔室综合征(ACS)

表 23-3-2 EN 耐受性评估表

恶心	□无 □有 □意识障碍无法判断
呕吐*/反流	□无 □有 □可疑
误吸*	□无 □有 □可疑
胃残留量	□未测量 □测量_____次 最大值_____ml
胃肠减压	□无 □有 量_____ml/24h 性状:□草绿色 □仅潜血阳性 □咖啡样 □血性 □其他
喂养中断*	无□ 有□ 因EN不耐受_____次 因检查治疗_____次 其他原因_____次
腹痛	□无 □有且能自行缓解 □有且持续存在 □无法判断
腹胀*	□无 □轻微 □明显 □严重 □无法判断
腹内压力	□未测量 □测量 最高值_____mmHg
肠鸣音	□无 □可疑或弱 □正常 □亢进
大便情况	□无 □有 次数_____次 □失禁 □肠造瘘 量_____ml 性状:□颗粒状硬便 □成形软便 □稀便 □水样便 出血:□无 □仅潜血阳性 □黑便 □血便

注:* 呕吐,在口咽处或者口腔外检测到胃内容物即定义为呕吐,包括自发的肠内营养液反流。* 误吸,指胃内容物逆流进入喉腔及气管内。* 喂养中断,EN进行中因各种原因导致中断喂养30分钟以上者。* 腹胀,如患者有主诉,则以主诉的程度划分;如无主诉,则轻微指腹部稍膨隆、触诊腹壁软,明显指腹部膨隆、触诊腹壁硬但能凹陷,严重指腹部膨隆、触诊腹壁坚硬如板

（五）第五阶梯：TPN　　在肠道完全不能使用的情况下，TPN 是维持患者生存的唯一营养来源。自从 1968年 DudrickSJ 及 Wilmore DW 等可以维持动物及婴儿正常生长发育的著名论著以来，TPN 得到了长足的发展，从 TPN 的路径、管道、制剂、配方、实施及护理等全方位取得了巨大进步，成为临床上治疗肠道功能丧失患者的唯一依靠。

（刘晓青）

第四节
营养支持的并发症及其防治

在制定个体化的营养支持方案时，营养支持疗法不当，可发生一些并发症，其发生率约 10%，营养支持的潜在并发症可能有很多，进行认真的监测和严格按照治疗原则给药，这些并发症可能避免或减少到可接受的程度。主要有营养管路并发症、感染、器官功能障碍及代谢并发症，还有临床上需要注意的再喂养综合征等。

一、营养治疗的管路并发症

肠内营养机械性并发症如管道堵塞、移位、气管内置管等，主要是这些患者往往不能配合置管、治疗等，相对来说，并发症的发生与医师操作的熟练程度及护理密切相关。肠外营养导管相关的感染及非导管相关的感染并发症除与操作有关外，在重症患者似乎更常见，往往与重症患者因应激反应不易控制的高血糖相关。深静脉置管不应用于输血及其他用药，以降低感染并发症的风险。

二、感染

在重症患者中最重要的感染并发症是吸入性肺炎。吸入性肺炎是指治疗过程中营养液或胃内容物误吸入呼吸道引起的肺炎，可引起呼吸困难甚至呼吸功能衰竭。吸入性肺炎的风险因素主要包括低的头部卧位、呕吐、胃内置管营养、格拉斯哥评分<9、胃食管反流疾病、应用镇静药、应用抑制蠕动药等。胃残余容积（GRV）反映胃的排空情况，虽然没有证据表明与吸入性肺炎有直接关系，但一般认为 GRV>500ml 时应停止胃内置管营养或改用空肠置管营养。GVR为 250~500ml 时应采取措施如抬高头部至 30°~45°，幽门后置管营养或应用胃动力药物。肠外营养的感染并发症，可能与血糖升高和导管持续存在有关。通过严格的导管护理，输液管道一次性使用和对护士进行培训可以减少感染并发症。感染并发症的早期诊断和治疗对治疗效果很重要。必要时可拔除中心静脉插管来减少感染的来源。应用经过周围静脉的中心静脉插管，可减少感染并发症的发生率。

三、器官功能障碍

肠内营养时胃肠道并发症是很常见的，有时需要中断治疗。主要并发症就是胃肠道不耐受，包括恶心、呕吐、反流、胃排空延迟、腹胀、腹痛、腹泻、便秘、肠道出血等。出现胃肠道并发症的原因是复杂的，主要与肠内营养、原发疾病、器官功能、创伤应急、水电解质平衡等有关，所以应针对不同的原因进行不同的处理，不能一概地停用肠内营养治疗。机械通气者尤其是长期机械通气可合并肝肾功能异常，对于肝衰竭主要提供支链氨基酸；如摄入过多，加重肝脏负荷，使已受损的肝功能损害加重。此时应减少能量和脂肪摄入，可适当输注低芳香族氨基酸。肾衰竭则提供必需氨基酸和组氨酸，用以合成蛋白质同时减少尿素氮蓄积。神经精神症状，多由于水电解质紊乱及高血糖引起，应监测血钠、钾、磷等电解质和血糖，并给予补充缺失的电解质和施行控制血糖疗法。

四、代谢并发症

代谢方面并发症主要有糖、氨基酸、脂肪代谢紊乱及电解质、微量元素缺乏等。高渗性脱水发生率为 5%~10%，主要发生在气管切开和昏迷患者；糖尿病患者往往容易发生高糖血症；水潴留往往容易发生在心肝肾功能不全的患者。对于不同的器官功能不全患者，应选用不同的肠内营养配方并注意水和电解质的平衡。对于大多数需要营养支持的重症患者，估计热量需要为静息能量消耗的 1.0~1.2 倍。83.7~104.0kJ/（kg·d）的热量对多数重症患者较为适宜。1.2~1.5g/（kg·d）的氨基酸对没有肝肾功能障碍的患者较为恰当。而推荐的脂肪乳最大剂量为 1.0~1.3g/（kg·d）。呼吸系统疾病易发生呼吸性酸中毒，在营养治疗时可能加重，此系碳水化合物供给过多，组织产生过多 CO_2 未能及时排出之故。可通过调整机械通气的通气量来处理。并以脂肪代替部分碳水化合物［2~5g/（kg·d）］来供给热量。高糖血症增加重症患者的并发症发生率，特别是感染并发症发生率和病死率。重症患者血糖水平控制在 8~10mmol/L比较合适。对血糖较高的患者通过减少营养液中的葡萄糖量和/或增加胰岛素量来处理，对于血糖值很高的患者通过单独静脉通道输注胰岛素控制血糖。

五、再喂养综合征

肠内营养是有胃肠道功能患者首选的营养支持手段，尽管肠内营养对于大多数患者安全有效，但仍然存在某些并发症，其中再喂养综合征（refeeding syndrome）应引起重视。此种疾患往往在患者较长时间未进食或明显摄入不足，开始人工喂养之初期出现。这是因为较长时间未进食的患者，其机体为了保存能量而下调黏膜泵的功能，以便适应营养不良状态，导致细胞内钾、镁、磷以及钙离子的外溢，使这些离子的储备减少，与此同时钠和水分进入细胞内。一旦开始胃肠内喂养，细胞内钾、镁、磷以及钙离子外溢减少，同时胰岛素促进电解质向细胞内转运，进一步导致循环中钾、镁、磷以及钙离子水平的骤然下降，同时伴随着细胞外体液的突然增多。早在第二次世界大战结束之时，人们就发现，慢性半饥饿状态的研究志愿者和战争幸存者进行人工喂养时出现心功能不全和神经系统并发症,此后,不断有关于恶病质状态的患者,人工喂养后出现严重并发症的报道。再喂养综合征最常见的是离子耗竭,其中磷的耗竭最受关注。糖类胃肠内喂养或静脉应用葡萄糖造成胰岛素释放和细胞内磷的摄取,而磷对于蛋白质的合成和葡萄糖代谢中磷酸化中间代谢产物的产生是必备的物质。在开始人工喂养的数小时内,如果磷的供应较少,代谢过程中磷的浓度会下降到 0.32mmol/L,导致低磷血症发生,出现肌肉无力、感觉异常、昏迷,甚至心肺功能失代偿。钾离子和镁离子是细胞内最丰富的阳离子,营养不良情况下体细胞质量的丢失可造成体内钾和镁离子耗竭。然而在饥饿状态下,由于从组织和骨库的代偿释放,血清钾、镁浓度可保持在正常或接近正常水平。再喂养时增加的蛋白合成、体细胞的质量和糖原储存需要体内钾、镁离子向细胞内转移。此外,再喂养时的高胰岛素血症增加了细胞对钾离子的摄取,能够引起血管内钾离子的迅速减少,出现电解质紊乱的一系列表现。此外,糖类的喂养增加了循环中的胰岛素浓度,导致肾小管对水和钠的再吸收增加,如果低磷血症加重,红细胞携氧能力受损,室性快速心律失常的敏感性增加。如果血清磷含量低于 0.65mmol/L,可使心肌能力进一步受损。在应用含水、钠和葡萄糖营养支持情况下,这些因素会进一步增加严重营养不良患者的液体潴留和发生心脏衰竭的风险。为防止再喂养综合征的发生,对于较长时间禁食的患者,尽管可能精确每个患者的营养需求,在第 1 周人工喂养液体摄入的基本原则是 800ml/d,另加上隐性失水。对于液体过负荷或脱水的患者可以适当地进行调整,测量体重变化是评价液体应用得当与否的一项有效指标。每日热量的摄入应限定在 15~20kcal/kg,大约含 100g 糖类,1~1.5g/kg 蛋白质,钠应当限制在每日 3.0g。只要患者的肾功能正常,应补充丰富的钾、镁、磷离子。在早期喂养的前 3~7 天,应当每天监测患者体重、摄入量、尿量和血糖、血电解质的变化,尤其是钾、镁和磷的数值变化。

（刘晓青）

参考文献

[1] BISTRIAN BR, BLACKBURN GL, VITALE J, et al. Prevalence of malnutrition in general medical patients[J]. JAMA, 1976, 235 (15): 1567-1570.

[2] FETTES SB, DAVIDSON HI, RICHARDSON RA, et al. Nutritional status of elective gastrointestinal surgery patients pre- and post-operatively[J]. Clin Nutr, 2002, 21 (3): 249-254.

[3] LOCHS H, PICHARD C, ALLISON SP. Evidence supports nutritional support[J]. Clin Nutr, 2006, 25 (2): 177-179.

[4] 蒋朱明, 陈伟, 朱赛楠, 等. 我国东、中、西部大城市三甲医院营养不良（不足）、营养风险发生率及营养支持应用状况调查[J]. 中国临床营养杂志, 2008, 16 (6): 335-337.

[5] 王艳芳. 慢性阻塞性肺疾病病人营养不良的营养支持[J]. 肠外与肠内营养, 2011, 18 (4): 255-256.

[6] 陈文彬. 呼吸系统疾病的营养疗法[J]. 四川医学, 1998, 6 (1): 57-59.

[7] 王传湄, 黎国雄, 徐丽丹, 等. 营养干预对 COPD 呼吸衰竭患者营养及免疫功能的影响[J]. 临床肺科杂志, 2011, 16 (9): 1365-1366.

[8] 陈凌志, 明净净, 李晴, 等. COPD 患者营养状况及其评估方法研究进展[J]. 山东医药, 2015, 55 (31): 96-99.

[9] 徐丙发, 秦侃, 李秀. COPD 住院患者营养风险筛查及营养支持调查[J]. 安徽医药, 2014, 18 (8): 1588-1590.

[10] MAKRIS D, DESROUSSEAUX B, ZAKYNTHINOS E, et al. The impact of COPD on ICU mortality in patients with ventilator-associated pneumonia [J]. Respir Med, 2011, 105 (7): 1022-1029.

[11] 张勇胜, 舒晓亮, 钟静霞, 等. 营养支持对慢性阻塞性肺疾病患者营养状况的影响及相关因素研究[J]. 肠外与肠内营养, 2011, 18 (4): 211-214.

[12] 邓迎丽, 杨岚. 肠内营养支持治疗慢性阻塞性肺疾病并发呼吸衰竭患者的应用[J]. 临床肺科杂志, 2016, 21 (12): 2213-2216.

[13] BALDONADO A, NAQVI MA, GARLAND A, et al. Evidence-based practice strategy: increasing timely nutrition in mechanically ventilated trauma surgical patients[J]. Dimens Crit Care Nurs, 2011, 30 (6): 346-355.

[14] 张琳, 钟明媚, 郝明伟. 慢性阻塞性肺病并发呼吸衰竭病人早期肠内营养支持的临床研究[J]. 肠外与肠内营养, 2009, 16 (2): 81-83.

[15] KATTELMANN KK, HISE M, RUSSELL M, et al. Preliminary evidence for a medical nutrition therapy protocol: enteral feedings for critically ill patients[J]. J Am Diet Assoc, 2006, 106 (8): 1226-1241.

[16] 夏照华, 谢变霓, 邓国防, 等. 深圳结核病住院患者营养风险筛查及其对临床结局和生活质量的评估[J]. 实用医学杂志, 2015, 31 (6): 1003-1006.

[17] 辛晓伟, 方玉, 王艳莉. 186 例肺癌患者营养状况评价[J]. 肿瘤学杂志, 2013, 19 (6): 439-442.

[18] PAN H, CAI S, JI J, et al. The impact of nutritional status, nutritional risk, and nutritional treatment on clinical outcome of 2248 hospitalized cancer patients: a multi-center, prospective cohort study in Chinese teaching hospitals[J]. Nutr Cancer, 2013, 65 (1): 62-70.

[19] 石汉平, 李薇, 齐玉梅, 等. 营养筛查与评估[M]. 北京: 人民卫生出版社, 2014.

[20] DETSKY AS, MCLAUGHLIN JR, BAKER JP, et al. What is subjective global assessment of nutritional status? [J] J Parenter Enteral Nutr, 1987, 11 (1): 8-13.

[21] McCLAVE SA, TAYLOR BE, MARTINDALE RG, et al. Guidelines for the provision and assessment of nutrition support therapy in the adult critically ill patient: society of clinical care medicine (SCCM) and American society for parenteral and enteral nutrition (A. S. P. E. N.) [J]. J Parenter Enteral Nutr, 2016, 40 (2): 159-211.

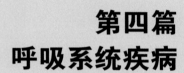

第四篇
呼吸系统疾病

第二十四章
呼吸系统感染性疾病

第一节
急性上呼吸道感染

上呼吸道感染（upper respiratory tract infections，URTIs）是最常见的呼吸道感染性疾病。急性呼吸道感染常常由病毒引起，是成人和儿童皆易患的最常见疾病。上呼吸道的解剖范围包括鼻腔-鼻窦、咽（鼻咽、口咽、喉咽）、喉和中耳及气管隆突及其以上的主气管，凡是这些部位的感染都属于 URTIs，因此，URTIs 不是一个疾病诊断，而是一组疾病。

由于强调的侧重面不一，不同专业关于 URTIs 的涵义并不完全一致。

引起 URTIs 的病原体以病毒最为常见，而细菌、支原体、衣原体、真菌、螺旋体亦有所见。RNA 病毒和 DNA 病毒均可引起此类感染，所产生的临床症状严重程度可表现为轻至普通感冒，重至肺炎或致死。每种病毒也可因宿主的年龄和免疫状态的不同，而表现为不同的临床症状。同一种与病毒感染相关的呼吸道症状，也可能由不同的病毒感染所致（表 24-1-1）。从本专业临床实践需要出发，本节仅讨论普通感冒和流行性感冒。

表 24-1-1 常见引起各种呼吸道感染的病毒种类

病毒病原体	临床特征[a]						
	感冒	咽炎	气管支气管炎	毛细支气管炎	肺炎		
					儿童[b]	成人	免疫力低下者
1. RNA 病毒							
流感病毒							
A 型	+	++	+++	+	++	++++	+
B 型	+	++	++	+	+	++	+
副流感病毒							
1 型	+	++	+	+			
2 型	+	++	+	+			
3 型	+	++	+	++	+++	+	+
呼吸道合胞病毒	++	+		++++	++++	+	++
人类偏肺病毒	+			++	++		±
麻疹病毒			+		++	+	+
鼻病毒	++++	++	+	+	+		±
肠道病毒	++	++		+	+		
冠状病毒	++	+					±
SARS 病毒					+[c]		
2. DNA 病毒							
腺病毒		++	+	++	++	++	++
单纯疱疹病毒	+			+	+		++
带状疱疹病毒					+	+	+
EB 病毒		++					
巨细胞病毒	+				++		++++

注：[a] 病因的相对频率半定量分级如下：+，引起一些病例（病例的 1%～5%）；++，相对常见原因（病例的 5%～15%）；+++，常见原因（病例的 15%～25%）；++++，主要原因（>25% 病例）；±，少有报道，偶尔的病例报道。[b] 5 岁以下的患者。[c] 仅在 SARS 暴发期间。

一、普通感冒

"普通感冒"（common cold）实际上并不是指单一的某种病毒感染，而是很多病毒性呼吸道疾病临床表现的一部分。感冒是急性上呼吸道病毒感染中最常见的一种疾病，多呈自限性，但发生率高。在感冒高峰季节，成人平均发生6~8例/（千人·d），每人每年发生感冒2~4次。在儿童感冒发生率更高，每年6~8次。

（一）病原体

感冒有关的病原体包括鼻病毒，腺病毒，呼吸道合胞病毒，流感病毒，副流感病毒，呼肠病毒（reovirus），肠道病毒柯萨其 A21、A24、A1~10、ECHO19、20及单纯疱疹病毒和 EB 病毒等。以下简介常见的鼻病毒、冠状病毒、腺病毒、呼吸道合胞病毒及副流感病毒。

1. 鼻病毒（rhinovirus）　鼻病毒属是小核糖核酸病毒科（Picornaviridae）中最大的属，无脂质包膜，二十面体对称，直径仅为28~34nm。基因组为单股正链 RNA，全长约7.2kb。鼻病毒与肠道病毒同属小 RNA 病毒科，但鼻病毒在33℃时摇动的环境下体外培养生长最佳，在 pH 低于5或高于9的强酸强碱条件下很容易被灭活，这些特点有助于其与肠道病毒相区别。鼻病毒在一般环境中可存活数小时至数天，4℃时比较稳定，能保存4周。对三氯甲烷（氯仿）、乙醚、70%酒精、5%苯酚及大多数去污剂都能耐受。鼻病毒自1956年被首次发现以来，至今已发现超过100种不同的血清型，是人类病毒血清型最多的病毒之一，根据其遗传特点也可分为 A、B、C 三群。鼻病毒只能感染人类和高等灵长类动物，常见于上呼吸道分泌物，经携带鼻病毒的飞沫、喷嚏和咳嗽等产生的气溶胶颗粒沉积在鼻黏膜或通过直接接触传播。流行病学研究表明，鼻病毒在世界范围内广泛分布，主要在晚春4—5月和早秋9月流行。美国的研究显示，成人鼻病毒感染率大约为0.75次/（人·年），儿童的发生率高，约为1.2次/（人·年）。在大多数情况下，一个地区在同一段时期内总有几个不同的血清型为主要的流行型别，多种血清型的病毒感染多从儿童期开始，并终生维持。急性呼吸道感染的患者中，有30%~50%都与鼻病毒有关，主要临床症状为打喷嚏、流鼻涕、鼻塞、咳嗽、头痛、喉咙疼痛或瘙痒、全身乏力、发热等，因此鼻病毒是普通感冒中最具代表性的病原体。

2. 冠状病毒（coronavirus，CoV）　冠状病毒属于套式病毒目（Nidovirales），有包膜、呈球形、直径为100~150nm，基因组为单链正股 RNA，全长为27~32kb，是已知最大的 RNA 病毒基因组。对乙醚、氯仿、家用漂白剂和洗涤剂敏感。根据抗原性的差异，传统上将冠状病毒分为3个组群。20世纪60年代利用人胚气管组织培养从人呼吸道中分离到冠状病毒 HCoV-229E 和 HCoV-OC43 株，分别是1组和2组的代表株，这两种冠状病毒主要引起普通感冒。2002—2003年出现的 SARS 冠状病毒（SARS-CoV）发病时出现发热、肌肉疼痛、咳嗽、呼吸困难，甚至肺炎，严重时引起人类严重急性呼吸道综合征，表现出很高的发病率和病死率（9%~12%），在医院机构内传播是其主要特征之一，占全

部病例的21%。由于与之前所知道的3组冠状病毒都不同，因而 SARS-CoV 被建议列为第4组。SARS 流行之后，截至2005年又有两种冠状病毒被发现。2004年荷兰科研人员从一名7个月龄支气管炎患儿的鼻咽洗出液中分离获得的冠状病毒（HCoV-NL63），属于第1组，可引起细支气管炎、结膜炎和发热。2005年我国香港在一位患慢性呼吸系统疾病的成人中发现的冠状病毒（HCoV-HKU1），属于第2组。这两种新冠状病毒的遗传和临床特征更接近于传统的冠状病毒229E 和 OC43 株。血清学调查证明，普通冠状病毒在人群中的感染十分普遍。英国1976年的一次正常健康人血清学调查显示，冠状病毒 OC43 和229E 的特异性抗体阳性率分别为100%和94%，抗体阳性率随年龄增大而升高。由于 SARS-CoV 属于罕见呼吸道疾病，因此抗体大多存在于可能接触到 SARS 病毒的人群，包括 SARS 患者、少数隐性感染者的接触者和部分动物市场从业人员。冠状病毒 OC43 和229E 株具流行性，发病高峰多见于冬季和初春，可引起暴发流行，目前虽然还缺乏对人体呼吸道冠状病毒传播方式的重要信息，但是推测呼吸道是感染冠状病毒的主要途径。其中 OC43 的传播较为局限，而229E 则常常造成大范围的流行。NL63多出现在温带地区的冬季。

3. 腺病毒（adenovirus）　人类腺病毒属于腺病毒科，无包膜，直径为65~80nm。病毒颗粒由一个蛋白质外壳和核蛋白核心组成。病毒具有典型的二十面体结构。基因组为线状双股 DNA，全长为30~38kb。腺病毒比较稳定，对离子去污剂、有机溶剂、低 pH 及多种蛋白酶有抵抗力，但不同亚型的敏感性差异较大。腺病毒包括51种不同血清型，临床上最常见的腺病毒血清型是 C 亚型的1、2和5型及 B 亚型的3和7型，而40和41型主要引起胃肠炎。机体感染后仅引发型特异性免疫，不同型的腺病毒产生的免疫没有交叉保护作用。腺病毒与呼吸道和结膜感染联系密切，也是幼儿腹泻的一个重要原因。由腺病毒1~7型引起的上呼吸道感染包括急性发热性咽炎、咽-结膜炎、肺炎、普通感冒、急性中耳炎、高热惊厥和扁桃体炎。腺病毒3、4、7和21型可引起下呼吸道感染，包括气管炎、支气管炎和肺炎。5型腺病毒引发的咳嗽与百日咳相似。4型与7型腺病毒则曾在入伍军人中暴发流行，表现为发热、咽峡炎、肌痛和咳嗽。40型和41型腺病毒感染肠道引起的腹泻时间比非肠道腺病毒引起的更长，并伴随发热和呕吐。在可导致呼吸道感染的腺病毒中，1、2、5和6型主要是地方性的，4、7、14和21型则具有流行性，3型既有地方性也有流行性。腺病毒感染主要通过气溶胶、粪-口、饮水等直接接触途径传播。腺病毒引起的呼吸系统疾病最常发生在冬季和春季。

4. 呼吸道合胞病毒（respiratory syncytial virus，RSV）　呼吸道合胞病毒最早是1956年从感冒的猩猩中分离出来的，属副黏病毒科肺炎病毒属，基因组为单股负链 RNA，编码11种蛋白质。病毒颗粒呈多种不同形态。纤毛状的直径为80~500nm。球状者具有一个13.5nm 的螺旋状核衣壳，直径为150~300nm 的包膜，以及12~15nm 长的糖蛋白刺突。RSV 包括2个抗原性不同的型别 A 和 B。RSV 由于具有脂质包膜，对环境中各种因素的耐受力很差，高温、

低 pH、有机溶剂、去污剂等都能使它很快灭活。RSV 感染在婴幼儿中有较高的发病率和死亡率,是引起婴幼儿急性呼吸道感染的主要病原体之一。RSV 主要通过呼吸道分泌物或飞沫与鼻黏膜或眼的接触感染宿主。婴儿感染 RSV 的特征性疾病是毛细支气管炎、肺炎、哮喘、上呼吸道感染,低氧血症常见于下呼吸道感染,中耳炎是儿童 RSV 感染的一个常见并发症。先前健康成人的常见临床表现与年长儿童相似:鼻塞、咽痛、咳嗽、耳痛和低热等上呼吸道感染症状,多数症状轻微或没有症状。但在老年人或免疫缺陷患者中会引发较严重的下呼吸道感染。因此,RSV 感染主要见于婴幼儿期或老年期。老年人感染 RSV 的临床症状通常与流感非常相似,难以区分。与流感相比,RSV 感染时,呼吸困难增加,有或没有缺氧,鼻塞、鼻窦感染和咳痰症状更为明显。RSV 持续时间平均为 9.5 天,长于流感的 6.8 天。在移植和肿瘤患者中 RSV 感染也是很常见的。在温带地区,RSV 每年可引起婴幼儿毛细支气管炎的流行;热带地区常有 RSV 感染的报道,但很少有 RSV 的暴发。RSV 一般在晚冬或早春发生。

5. 副流感病毒(parainfluenza virus,PIV) 副流感病毒属于副黏病毒科中的副黏病毒属。基因组为负链单股 RNA,15kb,编码 6 个主要结构蛋白。病毒颗粒的中心为 18nm 左右的螺旋状核衣壳,包膜直径为 120~300nm,膜上镶嵌着刺突糖蛋白,其具有血凝素、神经氨酸酶和细胞融合活性。低 pH、热、去污剂、甲醛、乙醇及其他有机溶剂可使副流感病毒很快被灭活。人副流感病毒分 4 个血清型(1、2、3、4),其中 4 型又分为 2 个亚型,即 4A 型和 4B 型。1、2、3 型于 1956 年首次被发现,被认为是儿童哮吼或喉气管支气管炎的主要病原,表现症状主要为发热、声嘶及犬吠样咳嗽。4A 型和 4B 型是分别从呼吸道感染的成人和患儿中分离发现的。PIV 也是儿童下呼吸道感染重要的病原体。1 型和 3 型常引起显著的临床症状,1 型常感染幼儿,但很少累及下呼吸道。1 和 2 型引起的下呼吸道疾病在 6~18 个月龄发生率最高。4 型感染的症状通常比较轻,但在免疫抑制宿主中也能造成严重的感染。在年长儿童和成人中,PIV 感染的临床表现大多比较轻微,通常出现流鼻涕、鼻塞和声嘶等上呼吸道症状。在重复感染时,患儿或成人可以在无症状的情况下,持续释放病毒长达 10 天,反复感染 PIV 是慢性肺病加重的常见诱因之一。急性中耳炎也是 PIV 感染常见的并发症。副流感病毒原发感染时的潜伏期为 3~10 天,病毒首先在鼻、喉部的黏膜上皮内增殖,释放出的含病毒的呼吸分泌物可导致下呼吸道受累。副流感病毒重复感染情况较为常见。PIV 在温带具有明显的季节性,1 和 2 型多在秋季流行,3 型的感染在晚冬,4 型在秋、冬季常见。

6. 其他病毒 肠道病毒中的柯萨其病毒、ECHO 病毒、呼肠病毒、单纯疱疹病毒 1 型和 EB 病毒等偶可作为感冒的病原体。

(二)流行病学 普通感冒大多为散发性,在全世界范围内分布极普遍,热带地区少见。一般一年四季都可发生,冬、春季发病有增加倾向。气温、降水量、湿度等气象

条件的变化和感冒的发生未证实有显著的关系。但有观点认为,气温的急剧变化可以增加呼吸道黏膜的敏感性,是引起感冒的诱因。

理论上,呼吸道病毒主要通过咳嗽和喷嚏为媒介,经呼吸道飞沫气溶胶传播,在人群密集的环境中更易发生感染。此外,也可通过直接接触或间接接触而发生感染。自然条件下人是唯一的宿主,病原体是由人传染人的。在发病前 24 小时到发病后 2 天传染性最强,同一个患者鼻黏液的病毒滴度往往比咽部要高 10~100 倍。鼻黏膜对鼻病毒十分敏感,比下呼吸道敏感性大很多,但一些并无并发症的感冒人群也能在下呼吸道检出病毒。感染症状受宿主生理状况的影响,过劳、抑郁、鼻咽过敏性疾病和月经期等均可加重症状。

(三)发病机制和病理 大多数的普通感冒与鼻病毒感染有关,因此发病机制研究多以鼻病毒为主。通过直接接触或飞沫传播,鼻病毒首先黏附于鼻咽部的受体,通常认为是腺样体淋巴上皮区域的 M 细胞含有的细胞间黏附分子-1(ICAM-1),并借鼻腔的黏液纤毛运动达到后鼻咽部,病毒迅速复制,并向前扩散到鼻道。鼻病毒感染时可能会出现 ICAM-1 表达上调的情况。用 1 个 $TCID_{50}$(半数组织培养感染浓度)病毒感染人,经 24 小时,鼻分泌物中可发现少量病毒,48~72 小时病毒滴度上升到最高峰,并可持续释放病毒(shedding virus)1 周以上,之后快速下降,大约感染 3 周后就无法检出。鼻分泌物的病毒滴度可达 300 $TCID_{50}$/ml,口咽分泌物和唾液的含量分别为 30 和 10 $TCID_{50}$/ml。鼻腔上皮细胞活检及鼻腔分泌物的研究提示,感染大多局限于相对少数的鼻黏膜纤毛上皮细胞。在自然感染感冒的患者,可见鼻黏膜上皮细胞的脱落,但上皮的内层仍然保持完整,细胞边界的结构正常。由于病毒在 33℃ 左右复制最好,因此大部分鼻病毒复制发生在鼻咽部和鼻道。但有研究用原位杂交的方法也能从支气管切片中检测到鼻病毒 RNA,这可能与上呼吸道、气管和大支气管的温度与鼻腔相近有关,在机体深部 37℃ 的条件下病毒复制可能受限。鼻病毒感染并不伴有鼻黏膜淋巴细胞数量的显著增加,但在鼻黏膜和分泌物中多形核白细胞数量明显增多,可能与被感染细胞分泌的白介素 8(IL-8)的作用有关。因此,引起鼻病毒感冒症状的直接原因可能并不是病毒引起的细胞损伤,而是炎症介质在起重要作用。在感染早期,由于血管渗透性的增加,鼻分泌物中可出现高水平的血浆蛋白。在感染后期,以腺体分泌物(乳铁蛋白、溶菌酶和分泌性免疫球蛋白 A)为主。在感冒期间鼻分泌物中激肽、白介素 1(IL-1)、白介素 6(IL-6)和 IL-8 水平增高,其中激肽和 IL-8 浓度与症状相关联。中耳内的促炎因子和细胞黏附分子的合成增加也可能参与感冒相关的中耳炎的发病过程。

病理变化与病毒毒力和感染范围有关。一般在呼吸道上皮细胞检测不到明显的病理改变,但仍可出现一些炎症反应,呼吸道黏膜水肿、充血,出现渗液(漏出或渗出),多形核白细胞在感染早期即浸润鼻黏膜上皮细胞,但这种炎症仅在有症状的情况被观察到。修复较为迅速,一般不造成

组织损伤。不同病毒可引起不同程度的细胞增殖和变性。鼻黏膜纤毛的破坏持续时间可达 2~10 周。当感染严重时，鼻窦、咽鼓管和中耳道可能被阻塞，造成继发感染。

（四）临床表现 潜伏期为 1~3 天，随病毒而异，肠病毒较短，腺病毒、呼吸道合胞病毒等较长。感冒大多呈自限性，成年患者病程的中位期大约是 7 天，大约有 1/4 的人持续 2 周。多数人认为，普通感冒主要包括鼻咽炎和不同程度的咽炎症状。大多患者先有鼻和喉部灼热感，鼻黏膜变红、水肿，出现鼻塞、打喷嚏、流涕、全身不适和肌肉酸痛。症状在 48 小时达高峰，患者在发病前 1 天至发病后 5 天具有传染性。普通感冒通常不发热或仅有低热，尤其是鼻病毒或冠状病毒感染时。此外，可有眼结膜充血、流泪、畏光、眼睑肿胀、咽喉黏膜水肿，频繁的咳嗽并常为阵发性或持续性。鼻腔分泌物初始为大量水样清涕，以后变为黏液性或脓性。黏脓性分泌物不一定表示继发细菌感染。咳嗽通常不剧烈，持续时间可达 2 周。脓性痰或严重的下呼吸道症状提示鼻病毒以外的病毒合并或继发细菌性感染。小儿感冒时，比成人的临床表现严重，发热可达 39℃ 以上，可出现某些下呼吸道和消化道症状。

普通感冒并发症包括副鼻窦和中耳的继发细菌感染，以及哮喘、慢性支气管炎、COPD 的急性加重。感冒也常累及中耳，在成人病例中，感冒者大约有 2% 出现有症状的中耳炎，患儿比率更高。在伴渗出的中耳炎儿童病例中，有 20%~40% 在中耳分泌物中检测到鼻病毒和其他普通感冒病毒。呼吸道合胞病毒、流感病毒和腺病毒的感染经常伴有中耳炎。

感冒常伴有副鼻窦异常，在 77% 的感冒病例可观察到鼻窦黏膜增厚或鼻窦渗出物。在自然发生的成人感冒病例中，仅在很少比例（0.5%~5%）的患者观察到急性鼻窦炎的临床表现。

鼻病毒还是成人或儿童哮喘急性发作的主要原因。目前导致敏感性增加的机制仍不清楚，可能与机体对感染的免疫反应发生改变有关。鼻病毒感冒可能通过增强气道的过敏反应，如在受到抗原攻击后组胺的释放和嗜酸性粒细胞的募集，从而诱发哮喘的发作。鼻病毒也已被证实为慢性阻塞性肺疾病急性加重的重要原因之一。

（五）诊断和鉴别诊断 大多数的普通感冒与鼻病毒或其他微小 RNA 病毒感染有关，其他经常引起感冒的病原体还包括冠状病毒、副流感病毒、呼吸道合胞病毒等，也偶有涉及其他多种病原。但引起感冒的病毒种类繁多，一般临床实验室不易开展病原诊断，因此常根据临床症状特点做出诊断，主要依据为：鼻炎、流鼻涕打喷嚏、鼻塞、轻度咽炎和咳嗽等上呼吸道症状明显而全身症状相对较轻，并排除过敏性鼻炎等非感染性上呼吸道炎，即可做出诊断。

鉴别诊断：

1. 流行性感冒 流行性感冒病毒感染时，鼻炎症状不明显，全身不适、肌肉痛等症状多见（详见流感部分）。

2. 鼻腔疾病 ①变应性鼻炎产生的症状和普通感冒最相似，而变应性鼻炎是一种非传染性的疾病，有典型的喷嚏、鼻漏和鼻塞症状，而且有明确的过敏史。学龄前儿童变应性鼻炎常与感染性鼻炎相混淆。然而症状持续 2 周以上提示应寻找感染以外的其他病因，除了喷嚏、鼻痒、流涕及鼻塞之外，中-重度变应性鼻炎的儿童还可能会发展为呼吸音粗、反复清嗓、打鼾及嗅觉、味觉丧失，在病史上充分了解儿童特应症家族史与特应症发展进程亦有助疾病的鉴别。②血管运动性鼻炎（特发性鼻炎）：无过敏史，表现为上呼吸道对非特异性环境诱因如温度和湿度变化、暴露于吸烟和强烈气味时出现高反应性。根据病史及无脓涕和痂皮等，可与感染性鼻炎相鉴别。③萎缩性鼻炎：鼻腔异常通畅，黏膜固有层变薄且血管减少，嗅觉减退并有痂皮形成及臭味，容易鉴别。④鼻中隔偏曲、鼻息肉：鼻镜检查即可明确诊断。⑤急性鼻-鼻窦炎或鼻咽炎能较快地出现喉痛，脓性分泌物及白细胞增多。小儿多由链球菌感染引起咽充血，排出稀薄脓性分泌物，而中耳炎常在上呼吸道病毒感染过程中出现。在感冒的恢复期，也常常合并有溶血性链球菌、肺炎球菌、流感杆菌等二次感染。

3. 其他上呼吸道感染 通过流行病学调查，与其他呼吸道病毒相鉴别。

4. 某些急性传染病（如麻疹、脑炎、流行性脑脊髓膜炎、脊髓灰质炎、伤寒、斑疹伤寒）和 HIV 感染前驱期的上呼吸道炎根据症状病史、动态观察和相关实验室检查，鉴别不难。

5. 对于那些局限于上呼吸道反复发作的情况，需要考虑过敏因素。

（六）治疗和预防 治疗普通感冒的主要目的是缓解症状。

1. 对症治疗药物

（1）伪麻黄碱：作用于呼吸道黏膜 α 肾上腺素受体，缓解鼻黏膜充血，对心脏和其他外周血管 α 受体作用甚微。减轻鼻塞，改善鼻腔通气，改善睡眠。但不宜长期应用，以 3~5 天为宜。

（2）抗组胺药：非选择性抗组胺药如溴苯那敏、氯苯那敏和氯马斯汀，能缓解喷嚏和流鼻涕的症状，这些药可能有一些镇静作用。作用可能是由于这些药物的抗胆碱效能，选择性 H_1 拮抗剂治疗是无效的。

（3）解热镇痛药：发热和肌肉酸痛、头痛患者可选择。以对乙酰氨基酚（扑热息痛）最常用。应避免与抗 HIV 药物齐夫多定同时使用。阿司匹林反复应用会增加病毒排出量，而改善症状作用轻微，不予推荐。

（4）镇咳剂：大多数没有在儿童感冒人群中进行过研究，因此可能存在不良反应，为保护咳嗽反射一般也不主张应用。但剧咳影响休息时可酌情应用，以右旋美沙芬应用较多。

2. 其他可能有用的药物或疗法

（1）维生素 C：作用不肯定。有报道感染第 1 天起服用高剂量维生素 C（8.0g/d）可缩短症状持续的时间，并减轻病情。但多数学者对此持否定态度。

（2）葡萄糖酸锌锭剂（zinc gluconates）：尽管体外实验

显示其可抑制鼻病毒复制所需的 3C 蛋白酶,也有临床对照试验表明症状持续时间缩短,但结果很不一致,且含片可能会造成口疮、反胃,鼻内使用可能会造成鼻刺痛和嗅觉丧失等不良反应。

(3)呼吸加热湿化气:因为鼻病毒复制的最适宜温度是 33℃,故提倡呼吸加热湿化气治疗感冒。最初 1998 年的报道主观上认为迅速有效,但后期进一步的试验显示并无效果。

3. 抗病毒药物治疗 利巴韦林(ribavirin)对流感和副流感病毒、呼吸道合胞病毒有一定的抑制作用。1986 年,美国食品与药品监督管理局(FDA)批准使用气雾化利巴韦林治疗 RSV 感染,仅限于儿童下呼吸道感染时,只有在发病初期使用才有好的效果。但利巴韦林对 RSV 感染儿童的治疗效果尚存争议。针对 RSV 感染,有报道利巴韦林联合抗体治疗的效果更佳,多采用口服的给药方式。目前有一种新的抗鼻病毒新药普可那利(pleconaril),主要通过与病毒颗粒的峡谷区域里的口袋结构结合,改变峡谷结构来避免与受体结合,使得病毒衣壳变得稳定而不能脱壳。在一项三期临床试验中,此药口服能使感冒时间缩短 1 天,但是由于其能诱导细胞色素 P450 3A 同工酶,因此尚未在临床正式使用。其他呼吸道病毒目前尚无有效的抗病毒药物。也有广泛报道,使用干扰素对鼻病毒感染效果较好,可一定程度上预防感冒的发生并减轻症状。但是长程大剂量干扰素治疗令人不适。抗呼吸道合胞病毒新药,GS-5806(Presatovir)* GILEAD、ALSS-8176 ALIOS、ALN-RSV01 ALNYLAM、MEDI8897 mAb MEDIMMUNE 目前处于二期临床试验或进一步临床研究中,其中 GS-5806 显示出较好的病毒载量抑制效果,具有临床应用潜力。DAS181(Fludase)* ANSUN 主要通过抑制唾液酸受体,作为抗副流感病毒的新型生物药,雾化给药二期临床试验显示了在儿童具有良好耐受性,可快速清除副流感病毒和可能有助于改善肺功能。

现有的抗病毒治疗及预防措施见表 24-1-2。

表 24-1-2 现有的抗病毒治疗

病毒种类	治疗	预防
呼吸道合胞病毒	利巴韦林 rabivirin（吸入、静滴）	帕利珠单抗 palvizumab（肌注）
腺病毒	西多福韦 cidifovir（静滴）	4、7 型疫苗
鼻病毒	普可那利(pleconaril)	干扰素(鼻内)
肠病毒	普可那利(pleconaril)	
偏肺病毒	利巴韦林 rabivirin（静滴）	
汉坦病毒	利巴韦林 rabivirin（静滴）	
水痘-带状疱疹	阿昔洛韦 aciclovir（静滴）	疫苗

注:普可那利现为临床试验阶段。

4. 抗生素的应用 一般不需要应用抗生素,尤其在儿童。在有细菌定植、呼吸道分泌物中中性粒细胞增加、出现鼻窦炎、中耳炎等并发症、COPD 基础疾病和感冒病程超过 1 周的患者可适当应用抗生素。

(七)预防 避免与感冒患者接触,经常彻底洗手,避免脏手接触口、眼、鼻。良好个人卫生习惯可能可减少鼻病毒感冒的传播。维生素 C 常被提倡用作预防感冒,但严格设计的对照试验并未获得支持证据。

除了流感病毒外,可引起感冒的其他病毒都未有疫苗。虽然已有多种体外抗鼻病毒活性的药物进行了临床试验,但仅有鼻内给予干扰素预防和口服普可那立治疗鼻病毒感冒有一些临床上有益的证据。

二、流行性感冒

流行性感冒(influenza)简称流感,是流感病毒引起的急性呼吸道传染病。流感病毒的主要特点为:抗原多变性、季节流行性强,以及对人群和社会都影响巨大。流感病毒在各个年龄组均可引起呼吸系统的感染性疾病,在老人和慢性病患中可造成高死亡率。

(一)病原学 甲、乙、丙型流感病毒均属于正黏病毒科,具有分节段的负链 RNA 基因组。甲、乙型流感病毒都带有 8 个不同的 RNA 节段,丙型流感只有 7 个 RNA 节段。3 个型别的流感病毒感染均可引起典型的流行性感冒症状。

流感病毒中,只有甲型流感病毒具有亚型。血凝素(HA)和神经氨酸酶(NA)是流感病毒表面的两个主要糖蛋白。迄今动物流感病毒中共有 18 个 HA 亚型和 11 个 NA 亚型,大多数已知的甲型流感病毒都能感染鸟类,除了 H17N10 和 H18N11。其中,有 3 个 HA 亚型(H1、H2、H3)与 2 个 NA 亚型(N1、N2)能感染人群。流感病毒的命名规则主要依据是:类型、分离地点、分离序列号和分离年份,还有一些流感病毒的名称中包括 HA 和 NA 的亚型[例如 A/Brisbane/10/2006(H3N2)]。

1. 形态与结构 流感病毒的直径大约 120nm,被球状脂质包裹。在电镜下也能观察到丝状体的病毒。这种丝状体的流感病毒具有感染性,被认为在肺部的感染扩散过程中占主导。病毒表面包裹着 HA 和 NA 两种穗状的糖蛋白,病毒颗粒的包膜还有少量的 M2 蛋白,类脂膜下面尚有一层 M1 蛋白包围着核糖核蛋白(RNP)核心。这个核心里含有 8 个 RNA 节段,这些节段含有 1 个或几个的病毒多聚酶复合物(PB1、PB2、PA)蛋白的基因拷贝,这些基因拷贝被病毒核蛋白分子所覆盖,其中甲型不同病毒蛋白和功能见表 24-1-3。目前,已对甲、乙、丙 3 种流感病毒的基因组进行了测序分析。其中,甲型流感病毒有大约 13 600 个核苷酸,乙型流感病毒有 14 600 个核苷酸,丙型流感病毒有大约 12 900 个核苷酸。

表 24-1-3　甲型流感病毒 RNA 节段和蛋白的功能活性

RNA 节段	蛋白	蛋白大小（氨基酸）	功能活性
1	PB2	759	帽盖结构的结合，核酸内切酶
2	PB1	757	RNA 多聚酶
	PB1-F2	87	前细胞凋亡活性
3	PA	716	RNA 多聚酶，蛋白水解
4	HA	~560	附着受体，膜融合
5	NP	498	RNP 的结构成分，RNA 的核输入
6	NA	~450	NA/唾液酸酶活性，病毒释放
7	M1	252	结构蛋白，RNA 的核输出，病毒出芽
	M2	96	离子通道
8	NS1	~230	干扰素对抗物，可能对病毒的基因表达有作用
	NEP（NS2）	121	核输出因子

2. 抗原性　流感病毒不断改变其抗原性，使其可以在人类中持续传播并且难以预测。相对小的改变叫抗原漂移（antigenic drift），是编码 HA 或 NA 的基因节段逐步发生点突变。以甲型流感病毒为例，面对人群免疫程度增加带来的选择压力，抗原重要区域内氨基酸的改变在若干年内逐步累积，导致每隔 2~3 年就会有流行病学上重要的抗原漂移变异株出现。在 20 年时间里，HA 和 NA 的氨基酸替换以每年 0.5%~1% 的速率发生。抗原改变主要发生在 HA1 多肽，以及分布在病毒表面的分子，并分成 5 个高变区。在有些流感病毒谱系中，有限的正快速进化的 HA1 密码子发生数量巨大的突变，所以这些谱系可能成为未来流行株的祖先。流行病学上重要的抗原漂移株通常在 HA 的 1 个或多个抗原位点发生突变，当这些突变引起抗原性的实质改变，这种漂移株就会流行。因为大量的敏感个体存在和引起显性感染的可能性很高，可导致这些变异株对人群中已存在的免疫力敏感性降低，并在人群中传播。H3 亚型出现抗原性变异株的速度要比 H1 亚型快，这种抗原性改变在乙型流感和丙型流感中并不显著。乙型流感病毒分为两个谱系，近年来这两个谱系以各种比例流行，分别是 B/Victoria/2/87 和 B/Yamagata/16/88。季节性流感病毒经历着频繁的重配，这些重配促进了病毒进化和基因多样性。

对于甲型流感病毒，HA 明显的改变，无论是否伴随有 NA 的变化，都称为抗原性转变（antigenic shift），这是由于获得了新的基因节段。抗原性转变可以在 2 个同种或异种的流感病毒感染同一个细胞发生的重配过程中出现。当对这

种病毒没有免疫力的人群被感染，就可能引起流感大流行。

3. 理化特性和生物学特性　流感病毒的蛋白和 RNAs 很容易就被电离辐射、高 pH（>9）或低 pH（<5）、大于 50℃ 的温度等手段灭活。病毒的稳定性依赖于周围的培养基，包括培养基的蛋白浓度和离子强度。流感病毒是包膜病毒，因此对于所有能影响膜的试剂都敏感，这些试剂包括离子和非离子清洁剂、氯化剂和有机溶剂。在 4℃ 含有生理蛋白（白蛋白）的 PBS 溶液中，流感病毒能稳定存在数个月。另外，在多孔表面的病毒悬液干了以后，病毒会在 12 小时以内失活，而在无孔表面则是 24~48 小时以内失活。在低于 25% 或高于 80% 的相对湿度中，如果病毒液被雾化，感染性可以保持 24 小时或以上，在 50% 的相对湿度的环境下，病毒则不那么稳定。

（二）流行病学　流感病毒有全球性的分布，每年都会发生强度不一的暴发。突然暴发和感染性传播是流行性感冒的特点。这些特点与流感的潜伏期短及发病初期呼吸道分泌物中病毒滴度高有关。潜伏期的平均天数为 2 天，一般为 1~5 天。

流感病毒主要在咳嗽、喷嚏、说话的过程中，通过空气散播飞沫在人际间传播。其他液滴、短距离的小颗粒气溶胶、手部受污染后自我感染等形式对于流感传播的作用仍不确定。小颗粒（1~5μm）气溶胶暴露试验表明，人流感病毒感染人类所需的病毒量估计为 1~5 个 $TCID_{50}$。雪貂和豚鼠模型研究显示有通过气溶胶传播的证据。流感病毒的 RNA 很容易从污染物中被检测出来，而病毒本身在坚硬固体、无孔表面、较低的相对湿度和更冷的温度下可保持更长时间的感染性，但以污染物为媒介的传播方式对于流感病毒传播的重要性仍不清楚。

在过去超过 300 年的时间里，可能有至少 6 次的流感大流行暴发，包括在 20 世纪有 3 次详细记录的大流行（表 24-1-4）。它们的出现间隔并没有很明确的规律性，而且在各敏感年龄组中都有高致病率的特点，尤其是年轻人，通常死亡率会明显升高。大流行一般在全球范围内传播 6~9 个月。过去大流行的传播速度跟人类交通模式和速度有关，而且不考虑季节因素。现在交通模式的改变，将来大流行的传播速度必定会更迅速。有时可能会出现和第二波感染，甚至是和第三波感染仅仅相差几个月的情况。

在流感大流行期间，一般人群的累计发病率经常超过 50%。老年人的发病频率一般比较低，可能因为他们之前接触过相关的病毒，但是老年人和幼儿的病死率通常是最高的。尽管如此，1918 年大流行引起 30 岁以下的年轻人死亡率升高，而高于 30 岁的人群有相对低的死亡率，推测可能是由于在 1889 年以前已经有过一种 H1 亚型流感病毒在人群中传播，导致年龄较大的人群对 1918 年流感病毒具有部分的免疫力。1918 年流感大流行期间的死亡率，不同国家间有大于 30 倍的差异，同一国家的地方之间有大约 4 倍的差异，在美国的情况也是如此。与非流感暴发的时期相比，1957 年暴发的大流行和直到 1968 年仍在继续的轻微流行引起死亡率上升。20 世纪的每次流感大流行，小于 65 岁的

表 24-1-4　甲型流感病毒的大流行及其重要的流感事件

出现年份	流行时间/年	病毒亚型	流行事件名称	美国的估计死亡人数	流行特点
1889	? 28	H3N?[a]		高	在欧洲估计死亡人数在 270 000~360 000 人
1918	39	H1N1	西班牙流感	5 000 万~1 亿人	可能源自禽类
1957	11	H2N2	亚洲流感	86 000 人	与禽类重配
1968	正在流行	H3N2	中国香港流感	34 000 人	与禽类重配
1976	<1	H1N1	猪流感	1 人死亡	在 1 个美军基地内暴发
1977	正在流行	H1N1	苏联流感或俄罗斯流感	忽略不计	早期流行株的重新出现
1997,2003	正在家禽中流行	H5N1	禽流感	无数据	首次证实禽类-人传播
2009	正在流行	H1N1pdm09	新甲型 H1N1 流感	无准确数据	21 世纪第一次流感大流行

注：[a] 病毒的亚型并没有确定，只是根据回顾性研究经历过该次大流行的老年人血清，推测该病毒可能的亚型。

人群都会出现很大一部分与流感有关的死亡病例（1918 年大于 99%，1957 年 36%，1968 年 48%），而在随后的 10 年里只有很少的一部分死亡病例。与之相反，1977 年重现的 H1N1 亚型流感病毒与 20 年前病毒相同之处是主要引起小于 25 岁人群轻微的死亡率。

（三）发病机制和病理

1. 发病机制　呼吸道黏膜是最初的感染部位，甲型流感病毒、乙型流感病毒吸附于含有唾液酸受体的细胞表面，通过血凝素 HA 结合上皮细胞的唾液酸糖链启动感染。嗜人类流感病毒的 $\alpha 2,6$-连接受体存在于上、下呼吸道，主要是在支气管上皮组织和肺泡 1 型细胞，而嗜禽流感病毒的 $\alpha 2,3$-连接受体存在于远端细支气管、肺泡 2 型细胞和肺泡巨噬细胞。流感病毒通过细胞内吞作用进入胞内体，被裂解的 HA 经由酸性 pH 触发，引起构象变化，变成融合的形式。这个过程有利于病毒和胞内体的膜融合。在病毒包膜上含有 M2 多肽的离子通道也在胞内体中被酸性 pH 激活。这个过程导致质子内流入病毒体内部，可能使得 M1 蛋白从 RNP 核心解离，最后使 RNP 释放到胞质（脱壳）。在整个脱壳的过程中，新进入的病毒颗粒 RNA（vRNA）始终和病毒蛋白相连，并作为 RNP，穿过核孔复合体进入细胞核。

病毒脱壳并将 RNP 转运到细胞核后，其基因组开始在细胞核内进行转录和复制。进入细胞核的病毒 RNP 是病毒的 RNA 依赖 RNA 多聚酶的模板，经催化后产生两种不同类型的病毒 RNA——mRNA 和与模板 RNA 互补的全长的 RNA 拷贝（cRNA）。这个 cRNA 成为病毒 RNA（vRNA）的复制模板，导致病毒 RNA 拷贝的产生。将 RNAs 装配和折叠入感染性的病毒需要几个细胞分区的参与。病毒的 P 蛋白和 NP 蛋白有特定的核定位信号，所以它们能进入胞核，在胞核内它们和病毒 RNAs 组成 RNPs。胞核释放这些 RNPs 同样需要依赖 M1、核输出蛋白（NEP）。胞核内 M1 与病毒 RNPs 结合后，通过与 NEP 的相互作用，促使它们输出胞核。

RNPs 输出到细胞质，它们在胞质膜的病毒糖蛋白 HA 和 NA 下进行装配。M1 在感染性病毒的装配和出芽过程起决定性的作用。病毒颗粒从胞质膜出芽，而 NA 清除病毒与细胞膜之间的唾液酸，避免病毒间的聚集，以及病毒在细胞表面的停留。一旦病毒颗粒到了细胞外，NA 就会进一步清除呼吸道黏液中的唾液酸，便于病毒颗粒能到达其他的上皮细胞。

2. 病理变化　支气管病理检查可发现呼吸道上皮细胞和纤毛簇脱落的变性现象，上皮细胞的假化生，固有层的水肿、充血，以及单核细胞浸润等病理变化。致命的流感病毒性肺炎中，全部的病理变化包括出血、肺炎和严重气管支气管炎。病理特点是伴随有纤毛上皮脱落、纤维蛋白渗出、炎性细胞浸润、肺透明膜形成、肺泡内和支气管内出血、间质性水肿、单核细胞浸润的支气管和细支气管坏死。后期改变还包括弥漫性肺泡损害、淋巴球肺泡炎、化生上皮再生，甚至是大范围纤维化。肺炎的程度与细胞介导的免疫反应有关，在小鼠模型中，通过加强某些 T 淋巴细胞的转导可以使肺炎程度加重，但是免疫病理反应对疾病起多大程度作用仍未清楚。流感死亡病例经常出现其他器官病变，尸体解剖发现，1/3 以上出现弥漫性充血、脑水肿及心肌发炎肿胀、间质出血，心肌细胞坏死、淋巴细胞浸润。

（四）临床表现　典型的流感病毒感染可引起明显的全身症状，包括发热、身体不适、头痛、肌痛，以及咳嗽等呼吸道症状和经常咽痛。常可出现高热，持续性发热或间歇性发热。常见的体征有咽部充血和结膜充血，颈淋巴结肿大，以及鼻分泌物的清除，但研究显示这些症状一般是非特异的。成人发热和全身症状的消失一般需 3~5 天，但呼吸道症状会增加，包括干咳、胸骨灼热和鼻塞。早期中性粒细胞轻微增多及淋巴细胞轻微减少，然后中性粒细胞减少。流感病毒感染与急性时相蛋白、血清淀粉样蛋白 A 和 C 反应蛋白升高有关，老年住院患者尤为显著。急性流感病毒感染能使患者精神委靡、反应变慢。

康复往往比较缓慢，咳嗽和身体不适通常持续2~4周。流感可能会导致一过性肺功能障碍(小气道功能障碍等)，可能与恢复期患者的乏力及耐力下降有关。临床上吸烟者患流感的频率和严重程度明显较高。有报道，过敏患者感染流感，会出现急性症状的严重程度增加、支气管炎恶化、恢复期推迟的情况。患者发病前的心理状态与病情恢复的时间相关，疾病的严重程度也和病毒的亚型有关；感染H3N2亚型的患者与H1N1亚型的患者相比较，出现呼吸道症状、肺功能改变及求诊的频率似乎更高。

成人中有3.5%的感冒与丙型流感病毒有关，并可导致支气管炎和流感样疾病，以及一系列症状包括发热性鼻炎、细支气管炎和小儿性肺炎。流涕和咳嗽被认为是最常见的症状，可持续数周。

暴发中的临床和流行病学方面的信息常成为流感病毒临床诊断的依据。在社区暴发中出现发热和咳嗽的成人一般被认为是疑似病例，最后通过病原学方法确认的病例可达到80%。没有发热、咳嗽、鼻塞的情况下，流感的可能性很小。当流感发病率低，或患者为5岁以下儿童的时候，临床诊断常容易漏诊，因为流感导致的急性呼吸道症状与呼吸道合胞病毒、副流感病毒及腺病毒等病毒感染引起的症状相似。

（五）并发症　流感并发症较为常见，可以表现为上呼吸道(中耳炎和鼻窦炎)及下呼吸道(支气管炎、哮喘和肺炎)症状，先前的慢性疾病恶化(哮喘、慢性阻塞性肺疾病、囊性纤维化、充血性心力衰竭)也可出现。成人最常见的并发症是支气管炎。成人流感与大约10%的社区获得性肺炎有关。存在气道高反应性或慢性阻塞性肺疾病的患者，流感是加重疾病的一个重要原因，与大部分肺功能恶化有关，通常持续不超过3个月。伴随FEV_1(第1秒用力呼气容积)持续减少2~9天，大部分临床有明显流感症状的患者会出现哮喘加重的情况。流感病毒感染与囊性纤维化患者的住院增多及疾病进程相关，包括肺活量降低。

1. 肺部并发症

（1）病毒性肺炎：甲型流感病毒在有基础疾病的患者和原来健康成人中，可引起严重的原发性病毒性肺炎。在1918年，15%~20%患有流感的年轻人罹患肺炎，死亡率在30%或以上。大多数致命病例的肺部或血液中都检测出致病细菌。1957年大流行期间，大约30%的致死病例患有流感病毒性肺炎或支气管炎，但没有细菌共感染。具有X线浸润影的轻度病毒性肺炎患者中较严重的原发性流感病毒性肺炎更常见，儿童尤甚。在流行期间，后者发生在2%~18%的肺炎住院成人中。超过90%的病例与甲型流感病毒感染有关，并且大部分确诊病例患者超过40岁。潜在的心肺疾病、风湿性心脏病(特别是二尖瓣狭窄)、恶性肿瘤、器官移植、接受糖皮质激素或细胞毒药物治疗、怀孕及艾滋病病毒感染都已被确定为罹患病毒性肺炎的风险因素。尽管如此，仍有接近40%的病例发生于没有任何基础疾病的人群。

患者一般先出现流感前综合征，随后出现咳嗽加重、呼吸急促、呼吸困难及典型的急性呼吸窘迫综合征。从发病到出现呼吸困难时间间隔不等(<1天到20天)，大多数患者在1~4天内恶化。有大约一半的患者有痰，1/3出现咯血。革兰氏染色的痰涂片可能显示有丰富的粒细胞，少量细菌。病程一般超过1~4天，最后可导致严重呼吸衰竭。胸部X线片非特异性，常表现为双侧、弥漫的肺部浸润。虽然辅助通气改善了严重病例的情况，但死亡率平均仍约为50%。存活患者的临床症状会在2~3周内改善。幸存者可能发展为闭塞性细支气管炎、肺间质纤维化和慢性功能障碍。

（2）继发性细菌性肺炎　在流行的两次暴发之间，继发性细菌性肺炎约占流感相关死亡的25%，在1957年和1968年流行期间发现患有致命性肺炎的患者中，70%存在继发性细菌性肺炎。发热、呼吸道症状加重或咳脓痰提示患者可能合并细菌性感染，但有时也会出现细菌或病毒-细菌混合性肺炎的情况。亦有报道，流感并发症最常见的细菌病原体是肺炎链球菌、金黄色葡萄球菌，占继发性细菌感染的12%~25%或以上，常见菌还有流感嗜血杆菌、β溶血性链球菌A群、革兰氏阴性杆菌和脑膜炎双球菌。重症肺炎球菌肺炎包括脓胸、肺脓扬。在1957年流感大流行中，合并金黄色葡萄球菌感染是流感相关的呼吸道疾病致死最常见原因，不论年龄或先前是否得过流感，患者的死亡率都在28%~48%。金黄色葡萄球菌的某些菌株和其他细菌分泌蛋白酶切割HA受体，增强了流感病毒的感染性，并在动物中可诱导严重的病毒细菌合并性肺炎。在儿童和成人中，出现越来越多的社区获得性耐甲氧西林金黄色葡萄球菌肺炎，这种肺炎多与流感有关，而且严重甚至是致命的。但是，先前的流感与肺炎支原体的发生或军团菌感染之间没有相关性。

2. 肺外并发症　其他罕见的(<1%的病例)并发症包括一系列中枢神经系统症状(脑炎或脑病、脑膜炎、脊髓炎和多发性神经炎)、急性腮腺炎、心肌炎和心包炎、急性肌炎、横纹肌溶解与肌红蛋白尿急性肾衰竭和弥散性血管内凝血、关节炎和史蒂文斯-约翰逊综合征。与流感相关的横纹肌溶解症，磷酸肌酸激酶升高可达10 000IU/ml，但极少导致骨筋膜隔室综合征。亚临床心电图改变，包括T波倒置和相关的超声心动图异常，这些症状通常在15%患有无明显流感并发症的患者中持续2周或更短的时间。严重的心脏损害包括急性心力衰竭、心脏压塞或积液、致命性心律失常。患有肝脏疾病的患者有可能发生肝功能失代偿。

急性中枢神经系统表现包括(疾病)突然发作、昏迷、精神错乱、伸肌痉挛和颅内压增高。病毒很少从脑脊液或脑中分离。流感脑炎始于发病后1~3周，它是一个脱髓鞘和血管病变的自身免疫过程。患者可出现发热，意识减少或昏迷，连同淋巴细胞异常增多，以及脑电图弥漫放缓。脑病症状的消除需2~25天，偶发局灶性脑炎。流感与迟发型埃科诺莫病、脑炎后帕金森综合征有关。

中毒性休克综合征可能在感染流感后1周内出现，并且与呼吸道传染，包括鼻窦炎、肺炎或小结肠炎，以及产毒金黄色葡萄球菌或链球菌 A 群有关。流感暴发的同时,脑膜炎球菌病侵袭风险也增加,这可能与病毒诱导黏膜损伤、抑制免疫反应有关,脑膜炎球菌病患者通常在流感病毒感染后 2 周内发生。甲型流感病毒和乙型流感病毒感染还与茶碱毒素清除的减缓有关。

（六）诊断和鉴别诊断　因为流感的临床表现并无特异性,与许多急性发热伴有呼吸道炎症的疾病相似,给临床诊断带来一定困难。因此,确诊往往依赖于实验室诊断。

1. 临床诊断　本病的典型症状是发病突然,有发热、头痛、恶寒、肌肉痛、倦怠、咳嗽、鼻塞、咽炎、颊面潮红、结膜充血症状。这些症状与普通感冒及急性扁桃体炎有类似之处。

2. 实验室诊断　病毒学检查能比较准确的确定病原。检查内容包括:①利用细胞培养方法(常用 MDCK 细胞)从患者呼吸道标本(包括鼻咽喉拭子、鼻抽吸物或盥洗液、痰和气管抽吸液)中分离到流感病毒。②从呼吸道标本中检测到流感病毒颗粒特异的病毒蛋白成分,可以在 1~4 小时内完成,主要使用免疫荧光、酶免疫测定、放射性免疫测定、时间分辨荧光免疫分析等方法。③利用 RT-PCR 方法,从呼吸道标本中检流感病毒 RNA。④患者恢复期血清中抗流感病毒抗体滴度比急性期升高 4 倍或以上。具体请参阅第六章第三节。

3. 鉴别诊断　需要鉴别诊断的疾病最主要是普通感冒,一般来说,流感的全身症状比普通感冒重;流行病学史有助于鉴别;普通感冒的流感病原学检测阴性,常常可找到相应的感染病原证据。表 24-1-5 列出两者的鉴别要点。

表 24-1-5　流感和普通感冒的主要区别与特点

鉴别点	流感	普通感冒
致病原	流感病毒	鼻病毒、冠状病毒等
流感病原学检测	阳性	阴性
传染性	强	弱
发病的季节性	有明显季节性	季节性不明显
发热程度	多高热（39~40℃），可伴寒战	不发热或轻、中度热,无寒战
发热持续时间	3~5 天	1~2 天
全身症状	可有头痛、全身肌肉酸痛、乏力	轻或无
病程	5~10 天	5~7 天
并发症	可合并中耳炎、肺炎、心肌炎、脑膜炎或脑炎	少见

其他类型上呼吸道感染,包括急性咽炎、扁桃体炎、鼻炎和鼻窦炎。感染与症状主要限于相应部位。局部分泌物流感病原学检查阴性。

下呼吸道感染,流感有咳嗽症状或合并气管支气管炎时,需与急性气管支气管炎相鉴别;合并肺炎时,需要与其他肺炎包括细菌性肺炎、衣原体肺炎、支原体肺炎、其他病毒性肺炎、真菌性肺炎、肺结核等相鉴别。根据临床特征可做出初步判断,病原学检查可确诊。

其他非感染性疾病,伴有肺炎的流感还应与伴有发热,特别是伴有肺部阴影的非感染性疾病相鉴别,如结缔组织病肺累及、肺栓塞、肺部肿瘤等。

（七）治疗

1. 基本原则　流感症状的治疗通常包括解热镇痛药,尤其是对乙酰氨基酚或非甾体抗炎药,用于解热、解痛或其他全身症状。阿司匹林应避免在儿童身上使用,因为它与流感的肝脏和神经系统并发症即瑞氏综合征存在相关。镇咳药通常用于减缓咳嗽。没有证据表明抗生素有缩短病程或减少并发症的可能性,其应用应仅限于细菌性并发症。

对于下呼吸道疾病,治疗低氧血症和支气管痉挛是重要的,通气支持与气道正压通气可以拯救病毒性肺炎患者的生命;在某些病例中,可以使用体外膜氧合。皮质类固醇治疗闭塞性细支气管炎机化性肺炎或者病毒性肺炎相关的急性呼吸窘迫综合征的纤维增殖活跃期的有效性并不确定。

2. 抗病毒药物治疗　目前抗流感病毒的药物主要有两类,即离子通道 M2 阻滞剂和神经氨酸酶（NA）抑制剂。离子通道 M2 阻滞剂金刚烷胺和金刚乙胺用于预防和治疗甲型流感病毒敏感株有效,对于乙型流感病毒和大部分最近流行株亚型（H3N2）无效,并对一些甲型流感亚型（H1N1）也显示出耐药性。这两种药物具有相同的抗病毒谱、作用机制及交叉敏感性或对甲型流感病毒的耐药性。

吸入扎那米韦（zanamivir）和口服奥司他韦（oseltamivir）等 NA 抑制剂,对甲型和乙型流感病毒感染都有预防作用。扎那米韦和奥司他韦对大部分毒株能选择性抑制 NA 活性,包括甲型流感病毒金刚烷胺和金刚乙胺耐药株及自然界所有的 9 个甲型流感病毒的 NA 亚型。口服奥司他韦和吸入扎那米韦在美国和许多其他国家已批准用于流感预防。WHO 存储奥司他韦用于大规模的化学药物预防,以遏制潜在的流感大流行出现。上述两类药物的推荐剂量及疗程见表 24-1-6。

病毒融合阻断剂:阿比多尔（arbidol）通过抑制流感病毒脂膜与宿主细胞的融合而阻断病毒的复制,可用于甲、乙型流感病毒引起的上呼吸道感染,成人口服一次 0.2g,一日三次,服用 5 日,对于老人、儿童及孕妇的安全性不明确。英加韦林（ingavirin）用于治疗甲、乙型流感病毒,抗病毒作用机制是在核相中抑制病毒繁殖,延缓新合成的核衣壳蛋白（NP）从细胞质向核迁移。英加韦林于 2008 年在俄罗斯批准上市,目前尚未在国内上市。

RNA 聚合酶抑制剂:法匹拉韦（favipiravir）的体内代谢物法匹拉韦核苷三磷酸竞争性抑制病毒 RNA 依赖的 RNA 聚合酶,从而抑制病毒 RNA 的复制和转录。法匹拉韦已在日本上市,以储备用药批准,主要针对对奥司他韦无效、重症、埃博拉病毒感染患者。利巴韦林（ribavirin）是一种核苷

表 24-1-6 季节性流感抗病毒药的建议使用剂量

药物	年龄组		治疗	预防
神经氨酸酶抑制剂				
奥司他韦	成人		75mg,每日 2 次,疗程 5 日	75mg,每日 1 次
	儿童≥1 岁,体重	≤15kg	60mg/d,每日 2 次	30mg,每日 1 次
		15~23kg	90mg/d,每日 2 次	45mg,每日 1 次
		23~40kg	120mg/d,每日 2 次	60mg,每日 1 次
		>40kg	150mg/d,每日 2 次	75mg,每日 1 次
	6~11 个月龄		50mg/d,每日 2 次	25mg,每日 1 次
	3~5 个月龄		40mg/d,每日 2 次	20mg,每日 1 次
	<3 个月龄		24mg/d,每日 2 次	无推荐剂量
扎那米韦	成人		10mg(5mg/粒)吸入,每日 2 次	10mg(5mg/粒)吸入,每日 1 次
	儿童		10mg(5mg/粒)吸入,每日 2 次(>7 岁)	10mg(5mg/粒)吸入,每日 1 次(>5 岁)
帕拉米韦	成人		300mg/d,单次静脉滴注。有严重并发症的患者可用 600mg/d,单次静脉滴注。症状严重者可每日 1 次,1~5 日连续重复给药。	
	儿童		10mg/kg(FDA 推荐),单次静脉滴注。可根据病情,采用连日重复给药,不超过 5 日,单次给药上限不超过 600mg	
	出生~30 日龄		6mg/(kg·d),单次静脉滴注	
	31~90 日龄		8mg/(kg·d),单次静脉滴注	
	另:91 日龄~17 岁		10mg/(kg·d),单次静脉滴注	
离子通道 M2 阻滞剂				
金刚乙胺	成人		200mg/d,1 次或分 2 次	同治疗量
	儿童	1~9 岁	5mg/(kg·d)[6.6mg/(kg·d)],1 次或分 2 次,不超过 150mg/d	5mg/(kg·d)[6.6mg/(kg·d)],1 次,不超过 150mg/d
		≥10 岁	200mg/d,1 次或分 2 次	同治疗量
金刚烷胺	成人		200mg/d,1 次或分 2 次	同治疗量
	儿童	1~9 岁	5~8mg/(kg·d),1 次或分 2 次(不超过 150mg/d),用至症状消失后 24~48 小时	5~8mg/(kg·d),1 次或分 2 次(不超过 150mg/d)
		≥10 岁	200mg/d,1 次或分 2 次	同治疗量

酸类似物,体外可抑制流感甲、乙型病毒,但对感染流感病毒的住院儿童没有重要的临床意义。塔利韦林(viramidine)为利巴韦林的 3-羧氨基衍生物,为利巴韦林的前体药物,在肝脏中转化为利巴韦林,体外对甲型和乙型流感病毒具有很好的抑制活性。pimodiver(VX-787)对 P2 亚基作用,2017 年 12 月开始三期临床试验。巴洛沙韦 S-033188(baloxaxir maboxil)作用靶标为 PA 亚基,巴洛沙韦酯是一种小分子前体药物,它可以选择性抑制 cap 依赖型核酸内切酶,可阻止聚合酶功能和流感病毒 mRNA 复制,临床试验显示巴洛沙

韦具有有效缓解流感症状、抑制病毒滴度的功能,已在日本和美国上市,服用 1 次疗效相当于奥司他韦 5 日的效果,安全性良好。

其他在研究中的药物:A-315675 和长效神经氨酸酶抑制剂(拉尼米韦,laninamivi)主要活性机制为抑制神经氨酸酶,A-315675 为 A-322278 的前体药,对甲型和乙型流感病毒都有抑制作用,体外实验呈有限的交叉耐药性。拉尼米韦吸入后能在呼吸道保持长效。其他在研究中的药物包括小干扰 RNA,能沉默病毒 M2 和核蛋白壳 NP 基因的表达;

Cyanovirin-N 能靶向红细胞凝集素,抗病毒作用与血凝素的结合相关,但只能吸入给药,而注射给药难以到达肺部,活性降低。DAS181 对流感病毒、副流感病毒、偏肺病毒和人类肠道病毒-68 有活性,通过阻断病毒与呼吸道结合的唾液酸受体发挥作用,可快速清除病毒并改善肺功能,未见耐药性,目前处于三期临床研究阶段。国际在研的新型抗流感病毒药见表 24-1-7。

表 24-1-7　新开发的新型抗流感病毒药

分类	种类
神经氨酸酶抑制剂(NAIs)	帕拉米韦、扎那米韦(静脉) A-315675(口服)
长效神经氨酸酶抑制剂(LANIs)	拉尼米韦(局部) ZNV 二聚体(局部)
共轭唾液酸酶	DAS181(局部)
蛋白酶抑制剂	抑肽酶(局部、静脉)
血凝素抑制剂	Cyanovirin-N、FP 阿比多尔(口服)
聚合酶抑制剂	利巴韦林(口服、静脉、喷雾) 法匹拉韦/T-705(口服) 塔利韦林(口服)
核蛋白抑制剂	Nucleozin(皮下)
干扰素	干扰素诱导剂 RIG-I 激活剂(5' PPP-RNA)(静脉)
针对病毒蛋白的抗体	Anti-HA、NA、M2e、NP
其他局部治疗的药物	阳离子呼吸道黏膜调节器(iCALM-局部)

中医药治疗流感的特点为抗病毒与抗炎相结合、多成分多靶点协同治疗流感,例如板蓝根中的有效成分通过多种机制协同抗流感:木脂素类抑制病毒 NP 的核输出、抑制 NF-κB 活化;多糖通过抑制血凝素活性抗流感,下调宿主模式识别受体 TLR3 的表达而抑制病毒介导炎症;吲哚类抗病毒及通过抑制 STAT1 活化抗炎作用;固醇类下调模式识别受体 RIG-I,抑制干扰素信号通路 STAT1 磷酸化,抑制 NF-κB 活化等。根据流感不同的证型如风热犯肺、热毒袭肺、毒热壅肺等,选用清热解毒、疏风解表、宣肺止咳等中成药:板蓝根、连花清瘟胶囊、金花清感胶囊、葛根芩连丸、蓝芩口服液、双黄连、疏风解毒胶囊、清开灵颗粒等。连花清瘟胶囊抗甲型 H1N1 流感病毒的随机、双盲、阳性对照临床试验于 2009 年完成,其对患者症状的缓解优于奥司他韦,其他指标与奥司他韦效果相当。

(八)预防

1. 一般预防措施　各种各样预防流感的非药物方法,如社交距离、手部卫生、咳嗽礼仪和口罩等逐步受到关注。手部卫生在预防流感传播的重要性仍有待证明。及时执行多种公共卫生对策,包括关闭学校、取消大规模集会、隔离和自愿检疫,可以有效降低对社会的影响。节假日与降低季节性流感发病率有关,延长学校关闭时间预计会降低最高感染率及在儿童和成人中累计病例数。在国外,常将这种干预作为在面对大流行期间高死亡率,社区减灾战略的一部分。

2. 药物预防　预防性口服金刚烷胺和金刚乙胺,可防治由甲型流感病毒敏感毒株引起的疾病。在健康的成人和儿童及医院感染、家庭传播和流感大流行中已证明其疗效。低剂量的金刚烷胺和金刚乙胺(100mg/d)对青壮年显示出预防作用,金刚乙胺对学龄儿童具有预防作用,能显著降低患甲型流感疾病的风险,同时降低了家庭接触感染流感的风险。

奥司他韦剂量为 75mg,每日 1 次,服用 6 周,对于未接受免疫接种的成年人来说,其预防季节性流感的效果大约为 84%,对进行免疫预防的养老院年长者约为 89%。当用于家庭接触暴露后预防,每日服用一次奥司他韦,服用 7~10 日,可起到 73%~89% 的保护作用。吸入扎那米韦剂量为 10mg,每日 1 次,对预防流感也有很大作用。有报道,扎那米韦比口服金刚乙胺具有更好的流感预防效果。

3. 疫苗预防　目前疫苗是福尔马林灭活的全病毒,去垢剂或化学破坏的裂解病毒(亚病毒粒子)或表面抗原纯化制剂。通过使用表达流行株 HA 和 NA 的高产重组病毒,使灭活疫苗的抗原在鸡胚中大量生产。残留鸡蛋白很少引起对鸡蛋过敏者的即时过敏反应,但可能产生其他不利影响。疫苗中 HA 的含量已实现标准化(成人每抗原最低 15μg)。根据 WHO 全球流感监测网络提供的流行的流感病毒抗原性数据,流感病毒疫苗组每半年会更换一次。

灭活疫苗在青壮年中具有高度免疫原性,但是在老年人、婴幼儿和慢性疾病或者免疫抑制人群(包括艾滋病患者、固体器官和骨髓移植者,以及接受肿瘤化疗患者)则相对不高。免疫原性在原来流感抗体水平较高的人群中也较低。血清中 HAI 抗体的水平与对流感的预防程度有关。除此之外,肠道免疫能刺激有限的黏膜抗体产生和 CTL(细胞毒性 T 淋巴细胞)反应。在先前健康的成人,免疫反应诱导的血清 HAI 抗体对同源株的保护水平大概超过 85%。由于 60% 或以下的儿童从未接触过抗原,因此需要在 1 个月内最少接种两剂疫苗。保护性的 HAI 抗体反应经常发生在 10 日内免疫应答的成人,包括心肺疾病者。免疫后的保护期是不确定的,但是对同型病毒一般可以持续 2~3 年。

对疫苗的血清学和 CTL 记忆反应随着年龄增加而下降,在老年人体内经常出现疫苗刺激失败。疫苗的反应能力下降的决定因素是体质虚弱的程度,而不是年龄增长。在老年人中,T 细胞的应答与疫苗保护的关系,比与抗体水平的关系更密切。当晚期刺激不能增加体弱年长者的保护水平,第二剂疫苗或许能改善一些高危人群的免疫原性(如移植或者化疗患者)。

针对性的免疫人群包括患有与流感相关并发症的高风险人群、与高风险患者密切接触的人群及向他们传播感染的人群,尤其是医护人员。医护人员免疫可降低院内感染及相关的风险。老人、孕妇和 HIV 感染者也是重要的高风险群体。除此之外,免疫接种对于任何希望减少其患流感风险的人群都是有益的。

　　超过 1/3 的疫苗接种者,可能会出现 1~2 日的局部红肿和硬结。发热和全身症状出现在注射后 6~12 小时并持续数日,一般发生在 1%~5% 的成年接种者,更多出现在幼童接种者身上。老年接种者往往是局部和全身反应症状较少。由于可能造成发热反应,只有裂解病毒或表面抗原疫苗适用于儿童季节性免疫接种。严重的过敏反应,包括罕见的过敏性反应,通常是次要鸡蛋蛋白造成的,所以对蛋或蛋制品有过敏记录的患者应慎用疫苗。对这类患者的脱敏疗法已有描述。1977 年猪流感疫苗接种计划时,发现其与免疫接种后 6 周内发展为急性感染性多神经炎(GBS)具有关联性,在 4 100 万接种者中大概有 430 例 GBS 患者,比例较预期高 7 倍。在老年接种者中,流感疫苗在特定季节与低风险(1/10^6)的 GBS 是否存在关联,还有待证明。有关流感疫苗接种与加重哮喘、系统性血管炎、周期性的 GBS 及眼部不良影响关系的报道也有待证明。哮喘加重与灭活疫苗没有关系。

(杨子峰　陈敬贤)

参考文献

[1] 朱元珏, 陈文彬. 呼吸病学[M]. 北京: 人民卫生出版社, 2003.

[2] 陈敬贤. 诊断病毒学[M]. 北京: 人民卫生出版社, 2008.

[3] 杜平, 朱关福, 刘湘云. 现代临床病毒学[M]. 北京: 人民军医出版社, 1991.

[4] RICHMAN DD, WHITLEY RJ, HAYDEN FG. Clinical Virology[M]. Washington: ASM Press, 2009.

[5] RUUSKANEN O, LAHTI E, JENNINGS LC, et al. Viral pneumonia[J]. Lancet, 2011, 377 (9773): 1264-1275.

[6] 卫生部流行性感冒诊断与治疗指南编撰专家组. 流行性感冒诊断与治疗指南 (2011 年版)[J]. 中华结核和呼吸杂志, 2011, 34 (10): 725-734.

[7] HARPER SA, BRADLEY JS, ENGLUND JA, et al.Seasonal influenza in adults and children—diagnosis, treatment, chemoprophylaxis, and institutional outbreak management: clinical practice guidelines of the Infectious Diseases Society of America[J]. Clin Infect Dis, 2009, 48 (8): 1003-1032.

[8] LEEKHA S, ZITTERKOPF NL, ESPY MJ, et al. Duration of influenza A virus shedding in hospitalized patients and implications for infection control [J]. Infect Control Hosp Epidemiol, 2007, 28 (9): 1071-1076.

[9] MARSH GA, HATAMI R, PALESE P. Specific residues of the influenza A virus hemagglutinin viral RNA are important for efficient packaging into budding virions[J]. J Virol, 2007, 81 (18): 9727-9736.

[10] MONTO AS, GRAVENSTEIN S, ELLIOTT M, et al. Clinical signs and symptoms predicting influenza infection[J]. Arch Intern Med, 2000, 160 (21): 3243-3247.

[11] VAN RIEL D, MUNSTER VJ, DE WIT E, et al. Human and avian influenza viruses target different cells in the lower respiratory tract of humans and other mammals[J]. Am J Pathol, 2007, 171 (4): 1215-1223.

[12] BEAIRD OE, FREIFELD A, ISON MG, et al. Current practices for treatment of respiratory syncytial virus and other non-influenza respiratory viruses in high-risk patient populations: a survey of institutions in the Midwestern Respiratory Virus Collaborative[J]. Transpl Infect Dis, 2016, 18 (2): 210-215.

[13] DUAN ZP, JIA ZH, ZHANG J, et al. Natural herbal medicine Lianhuaqingwen capsule anti-influenza A (H1N1) trial: a randomized, double blind, positive controlled clinical trial[J]. Chin Med J (Engl), 2011, 124 (18): 2925-2933.

[14] WANG C, CAO B, LIU QQ, et al. Oseltamivir compared with the Chinese traditional therapy maxingshigan-yinqiaosan in the treatment of H1N1 influenza: a randomized trial[J]. Ann Intern Med, 2011, 155 (4): 217-225.

[15] LI ZT, LI L, CHEN TT. Efficacy and safety of Ban-Lan-Gen granules in the treatment of seasonal influenza: study protocol for a randomized controlled trial[J]. Trials, 2015, 16:126.

[16] YANG ZF, LEUNG EL, LIU L, et al. Developing influenza treatments using traditional Chinese medicine[J]. Science, 2015, 347 (6219): S35-S37.

第二节
急性气管支气管炎

一、概述

　　急性气管支气管炎(acute tracheobronchitis)是由于生物、物理、化学性刺激等致病因素引起的急性气管支气管黏膜炎症,是除外肺炎、慢性阻塞性肺疾病等情况后,侵犯气管支气管的下呼吸道感染。主要临床症状表现为咳嗽和咳痰,一般持续 1~3 周,秋、冬季多发。

二、病因和发病机制

　　1. 病毒感染是急性气管支气管炎的常见病因,包括甲型和乙型流感病毒、鼻病毒、呼吸道合胞病毒、冠状病毒、副流感病毒和腺病毒。

　　2. 非典型病原菌感染如百日咳杆菌、肺炎支原体和肺炎衣原体也是本病的重要病因。

　　3. 在没有肺部基础疾病时,目前还没有证据支持"急性细菌性支气管炎"这一概念。但常可继发细菌感染,如流感嗜血杆菌、肺炎链球菌和卡他莫拉菌等。

　　4. 多种因素,包括是否有潜在的肺部疾病、是否处于疾病的流行期、季节、是否接种流感疫苗等都会影响急性气管支气管炎的病原学。

　　5. 非生物因素如冷空气、粉尘、刺激性气体或烟雾均可刺激气管和支气管黏膜,导致急性损伤和炎症反应。

三、病理

　　气管、支气管黏膜充血、水肿,纤毛上皮细胞损伤并脱落,分泌物增加,并有淋巴细胞和中性粒细胞浸润。病变一般仅限于气管和近端支气管,严重的可蔓延至细支气管和肺泡,引起微血管破坏和出血。炎症消退后,气管、支气管黏膜的结构和功能可恢复正常。

四、临床表现

咳嗽是急性气管支气管炎的主要症状。开始为干咳,可伴有咳少量黏液性痰,继发细菌感染后可出现咳黏液脓性痰。咳嗽的持续时间差异较大,平均咳嗽时间为 18 天,常持续 1~3 周。咳嗽时可伴有喘息和轻微的呼吸困难,有40%的患者报告支气管痉挛,但气道高反应性通常是短暂的,一般 6 周内会消失。长时间咳嗽可导致呼吸及咳嗽时胸骨后疼痛。急性支气管炎也可合并出现上呼吸道感染的症状,如鼻塞、流涕、咽痛、声音嘶哑等。

不同致病原引起的急性支气管炎临床表现不同。副流感病毒感染常在秋季流行;流感病毒感染通常急性起病,有发热、寒战、头痛及咳嗽,肌痛常见,还可伴有肌炎、肌红蛋白尿和血清肌酶水平升高;呼吸道合胞病毒感染常有毛细支气管炎患儿接触史,多在冬、春季暴发,20%患者有耳痛;冠状病毒感染常导致老年患者严重的呼吸道症状;腺病毒与流感病毒症状类似,表现为急性发热、鼻病毒感染发热少见,症状较轻微;百日咳杆菌感染潜伏期为 1~3 周,常见于青少年,伴阵发性痉挛性咳嗽,鸡鸣样吸气声,咳嗽持续 2 周,发热相对少见,常出现以淋巴细胞为主的白细胞升高;肺炎支原体感染的潜伏期为 2~3 周,与流感病毒起病急骤不同,后者 2~3 天起病;肺炎衣原体感染的潜伏期为 3 周,首发症状表现为逐步出现的咳嗽前声嘶。急性支气管炎的并发症比较罕见,可合并肺炎或继发细菌感染。

肺部体检时可发现两肺呼吸音粗,黏液分泌物在较大支气管时可闻及湿啰音,位置不固定,咳嗽后消失。支气管痉挛时可闻及哮鸣音。胸部 X 线检查一般提示无异常或仅有肺纹理增粗。病毒感染者血中淋巴细胞可增加,细菌感染时白细胞总数和中性粒细胞比例增高。

五、诊断和鉴别诊断

（一）诊断　　急性支气管炎主要依靠临床诊断,根据症状、体征、X 线表现,血常规检查可做出临床判断。最主要的症状是咳嗽或可伴有咳痰,持续不超过 3 周,没有肺炎、上呼吸道感染、哮喘及慢性阻塞性肺疾病急性加重的影像学或临床证据。详细的病史采集十分重要:如起病急骤常见于病毒感染,相反则以非典型病原体感染多见;有毛细支气管炎患儿接触史,提示呼吸道合胞病毒感染可能。对大多数患者来说,不推荐痰液培养和胸部 X 线检查。对重症患者或怀疑继发细菌感染,则应及时做细菌学检查和药物敏感试验,指导临床正确选用抗菌药物。

（二）鉴别诊断　　急性气管支气管炎应与能引起急性咳嗽的其他疾病相鉴别。

1. 肺炎　　咳嗽伴有发热、呼吸急促或心动过速、体格检查示肺部湿啰音,胸部影像学检查可鉴别。

2. 胃食管反流（gastroesophageal reflux,GERD）　　胃灼热、反流和吞咽困难是 GERD 的常见症状,但少数患者咳嗽可能是唯一症状。

3. 支气管哮喘　　常有喘息气急病史,常表现为咳嗽伴有喘息、胸闷、呼吸窘迫及低氧血症,尤其当这些症状在有变应原或刺激物暴露、运动或病毒感染等诱因下出现时需考虑支气管哮喘。研究表明,5 年期间有 2 次或以上患支气管炎的患者,其中 65%的患者有轻微的哮喘。

4. 血管紧张素转化酶抑制剂（angiotensin converting enzyme inhibitors,ACEI）的使用　　表现为干咳,在接受这些药物治疗的患者中,有 15%的患者在开始治疗的 1 周内出现喉咙发痒或干咳。停药后咳嗽 1~4 天内会好转。

5. 上呼吸道感染　　急性支气管炎的病程初期难以与上呼吸道感染鉴别,但前者往往咳嗽时间更长,且肺功能检查提示一过性气道高反应性,在随后的 5~6 周会恢复正常。

6. 急性毛细支气管炎　　常见于 1 岁以内的婴幼儿,表现为进行性咳嗽伴有喘息气急、呼吸窘迫及低氧血症。

其他疾病如肺结核、肺癌、肺脓肿、麻疹、百日咳、急性扁桃体炎等也可表现为咳嗽、咳痰,应与急性支气管炎鉴别。

六、治疗

急性支气管炎是一种自限性疾病,主要是对症治疗。咽喉含片、热茶、戒烟或避免二手烟是治疗的第一步;剧烈干咳或少痰者可适当应用镇咳药,如右美沙芬或苯佐那酯和愈创甘油醚合用;咳嗽有痰或痰不易咳出者可用盐酸氨溴索、桃金娘油提取物化痰。应当避免使用阿片类镇咳药,如可待因。如果没有肺部疾病病史及气喘和气道阻塞的证据,应避免使用 β_2 受体激动剂。然而,对某些成年人,尤其是伴有支气管痉挛、气流受限时可用 β_2 受体激动剂,如沙丁胺醇。合并有上呼吸道感染症状时,可予乙酰氨基酚或非甾体抗炎药（non-steroidal anti-inflammatory drug,NSAID）缓解头痛、不适、肌肉疼痛及关节疼痛等,予抗组胺/减充血剂减轻鼻塞症状。研究表明,天竺葵属提取物 EPs7630 对急性支气管炎也有一定的治疗作用。建议不要使用布洛芬、口服皮质激素或草药治疗急性支气管炎,研究发现布洛芬和口服皮质激素对减少咳嗽的严重程度或持续时间较安慰剂无显著差异。

急性支气管炎通常是由病毒感染引起的,故应避免使用不必要的抗生素治疗急性支气管炎。尤其对未明确病原者,抗生素更不宜常规使用,而盲目应用抗生素会导致耐药菌的产生、二重感染等不良后果。但对于怀疑肺炎支原体、衣原体和百日咳杆菌感染的患者,要及时应用抗生素,推荐阿奇霉素或喹诺酮类治疗,流感病毒感染在症状出现后 48 小时内可予奥司他韦（75mg,每日 2 次）治疗 5 天。

七、预防

积极锻炼,增强体质,避免过度劳累,冬季注意保暖,避免受凉感冒。改善生活卫生环境。对有慢性心肺疾病等易感者,可使用免疫增强剂。

(李雯　夏旸)

参考文献

[1] CLARK TW, MEDINA MJ, BATHAM S, et al. Adults hospitalised with acute respiratory illness rarely have detectable bacteria in the absence of COPD or pneumonia; viral infection predominates in a large prospective UK sample[J]. J Infect, 2014, 69 (5): 507-515.

[2] WENZEL RP, FOWLER AA 3rd. Clinical practice. acute bronchitis[J]. N Engl J Med, 2006, 355 (20): 2125-2130.

[3] KINKADE S, LONG NA. Acute Bronchitis[J]. Am Fam Physician, 2016, 94 (7): 560-565.

[4] WARD JI, CHERRY JD, CHANG SJ, et al. Efficacy of an acellular pertussis vaccine among adolescents and adults[J]. N Engl J Med, 2005, 353 (15): 1555-1563.

[5] CAO AM, CHOY JP, MOHANAKRISHNAN LN, et al. Chest radiographs for acute lower respiratory tract infections[J]. Cochrane Database Syst Rev, 2013, 2013 (12): CD009119.

[6] WILLIAMSON HA Jr. Pulmonary function tests in acute bronchitis: evidence for reversible airway obstruction[J]. J Fam Pract, 1987, 25 (3): 251-256.

[7] BUSHYHEAD JB, WOOD RW, TOMPKINS RK, et al.The effect of chest radiographs on the management and clinical course of patients with acute cough[J]. Med Care, 1983, 21 (7): 661-673.

[8] KAUFFMANN F, VARRASO R. The epidemiology of cough[J]. Pulm Pharmacol Ther, 2011, 24 (3): 289-294.

[9] HALLETT JS, JACOBS RL. Recurrent acute bronchitis: the association with undiagnosed bronchial asthma[J]. Ann Allergy, 1985, 55 (4): 568-570.

[10] ISRAILI ZH, HALL WD. Cough and angioneurotic edema associated with angiotensin-converting enzyme inhibitor therapy. a review of the literature and pathophysiology[J]. Ann Intern Med, 1992, 117 (3): 234-242.

[11] DE LA POZA ABAD M, MAS DALMAU G, MORENO BAKEDANO M, et al. Prescription strategies in acute uncomplicated respiratory infections: a randomized clinical trial[J]. JAMA Intern Med, 2016, 176 (1): 21-29.

[12] BECKER LA, HOM J, VILLASIS-KEEVER M, et al. Beta2-agonists for acute cough or a clinical diagnosis of acute bronchitis[J]. Cochrane Database Syst Rev, 2015, 2015 (9): CD001726.

[13] LLOR C, MORAGAS A, BAYONA C, et al. Efficacy of anti-inflammatory or antibiotic treatment in patients with non-complicated acute bronchitis and discoloured sputum: randomised placebo controlled trial[J]. BMJ, 2013, 347: f5762.

[14] HAY AD, LITTLE P, HARNDEN A, et al. Effect of oral prednisolone on symptom duration and severity in nonasthmatic adults with acute lower respiratory tract infection: a randomized clinical trial[J]. JAMA, 2017, 318 (8): 721-730.

[15] TIMMER A, GÜNTHER J, MOTSCHALL E, et al. Pelargonium sidoides extract for treating acute respiratory tract infections[J]. Cochrane Database Syst Rev, 2013 (10): CD006323.

[16] HARRIS AM, HICKS LA, QASEEM A. Appropriate antibiotic use for acute respiratory tract infection in adults: advice for high-value care from the American College of Physicians and the Centers for Disease Control and Prevention[J]. Ann Intern Med, 2016, 164 (6): 425-434.

第三节
急性细支气管炎

急性细支气管炎(acute bronchiolitis)是指管径<2mm 的细支气管的急性炎症,可以是特发的,但更常见于感染后、药物反应、结缔组织病、吸入毒气烟雾和器官移植等,临床上也称为细支气管综合征(bronchiolar syndrome)。既往急性细支气管炎的命名与分类非常混乱,目前临床上的急性细支气管炎常特指下呼吸道感染后的细支气管炎。

一、分类

按病因分类如下:

1. 吸入性损伤　毒气(如氮氧化物)、灰尘、刺激性气体、金属粉尘、有机粉尘、香烟、可卡因、燃烧烟雾。

2. 感染

(1) 急性细支气管炎:是一种以病毒为主的感染性(后)细支气管炎,多发生于 1 岁以内的婴幼儿,偶见于年长儿童和成人。

(2) 闭塞性细支气管炎:可由单纯疱疹病毒、HIV、巨细胞病毒、风疹病毒、副流感病毒(Ⅲ型)、腺病毒、肺炎衣原体、克雷伯菌、流感嗜血杆菌、嗜肺军团菌、黏质沙雷菌、百日咳杆菌、B 组链球菌、新型隐球菌、卡氏肺孢子虫等引起。

3. 药物因素　青霉胺、六甲胺、L-色氨酸、白消安、金制剂、头孢菌素、胺碘酮、醋丁洛尔、百草枯中毒。

4. 特发性

(1) 无相关疾病:隐源性缩窄性细支气管炎、呼吸性细支气管炎伴间质性肺疾病、隐源性机化性肺炎、弥漫性泛细支气管炎、肺神经内分泌细胞原发性弥漫性增生。

(2) 与其他疾病相关:器官移植相关、结缔组织病相关、阻塞性肺炎、溃疡性结肠炎、慢性嗜酸性粒细胞肺炎等。

(3) 其他偶见相关的疾病:放射性肺炎、吸入性肺炎、特发性肺纤维化、恶性组织细胞增生症、急性呼吸窘迫综合征、血管炎(特别是 Wegener 肉芽肿)、慢性甲状腺炎。

根据组织病理学,可分为增殖性和缩窄性细支气管炎两类。本文重点阐述感染后的急性细支气管炎。

二、流行病学

主要侵犯 1 岁以内的婴幼儿(最常见的是 6 个月左右)。低社会阶层生活拥挤、热带多雨季节、无母乳喂养或母乳喂养少于 1 个月、年龄小于 12 周、奶瓶喂养、母亲妊娠时嗜烟、早产、患心肺疾病或抵抗力低下等均是疾病发生的易患因素。呼吸道合胞病毒感染后的急性细支气管炎在男性患者的发生率较女性稍高。一般感染后的潜伏期为 4~6 天;而病毒可于症状出现前 1~2 天至症状出现后 1~2 周内传播,有时甚至可长至 1 个月。由于感染后自身不能产生永久性免疫抗体,故临床上再感染的发生率极高。

三、病因

呼吸道合胞病毒是最常见的病原体,其次为副流感病毒 1、2 和 3 型。此外,还有腺病毒、鼻病毒、肠道病毒、流感病毒和肺炎支原体等,由腮腺炎病毒和流感病毒引起者较少。不同地区病原体所占比例存在一定差异。儿童中急性细支气管炎约 55% 由呼吸道合胞病毒引起。美国 1994 年报道病毒感染占 50%~75%;国内报道为 57.9%~88.2%,住院患儿中则更高。副流感病毒引起的感染约占 11%,病情多较凶险,病死率高。少见病原体有冠状病毒、风疹病毒、腮腺炎病毒、带状疱疹病毒、甲型流感病毒、鼻病毒和微小病毒。其感染方式多经由打喷嚏或咳嗽的飞沫直接接触到幼儿的脸部,或幼儿接触受到飞沫感染的玩具,再由手经眼睛或鼻腔而传染。成人患者则多于感染肺炎支原体后发生,少因感染呼吸道合胞病毒或细菌后诱发。

四、发病机制

免疫组织学研究表明,急性细支气管炎是呼吸道合胞病毒感染后诱发 I 型变态反应的结果。初次感染呼吸道合胞病毒后,CD4 和 CD8 淋巴细胞亚群参与和终止病毒的复制过程,以 CD8 细胞起主要作用。IL-4 诱导生成的 IgE 与急性细支气管炎的发生关系密切。急性细支气管炎时体内产生 IL-2 和 IFN-γ 的细胞克隆受抑制,而释放 IL-4 的细胞克隆优先激活,使 IL-4 分泌增加,IL-4 能特异性地诱导 B 细胞合成 IgE,且通过抑制 IFN-γ 产生而促进 IgE 生成。IL-4 和其他淋巴因子还通过激活中性粒细胞和巨噬细胞脱粒,引发变态反应。血清和支气管分泌液中特异性 IgG 和 IgE 上升导致气道反应性增高。

五、病理改变

病变主要在细支气管,肺泡也可累及。受累上皮细胞纤毛脱落、坏死,继之细胞增生形成无纤毛的扁平或柱状上皮细胞,杯状细胞增多,黏液分泌增加,管壁内淋巴细胞和单核细胞浸润。管腔内充满由纤维素、炎性细胞和脱落的上皮细胞组成的渗出物,使管腔部分或完全阻塞,并可导致小灶性肺萎陷或急性阻塞性肺气肿。细支气管周围有大量炎症细胞浸润,其中绝大多数为单核细胞。黏膜下层和动脉外膜水肿。除细支气管病变外,其周围的肺泡壁有水肿,肺泡腔内亦有炎性渗出物。病变以肺下叶和肺底部为多见。如病变并不广泛,且其损伤程度不重,炎症消退后,渗出物可被完全吸收或咳出而痊愈。少数患者可因管壁的瘢痕修复,管腔内渗出物发生机化,使细支气管阻塞,形成纤维闭塞性细支气管炎。由于细支管管壁薄,炎症容易扩展累及周围的肺间质和肺泡,导致间质性炎症和渗出液填充肺泡,还可形成细支气管周围炎。

六、病理生理

小支气管和细支气管发生的炎症与一般的炎症相似,但所引起的病理生理改变则非常严重。炎症和水肿易使婴幼儿患者病灶部位的细支气管分泌物引流不畅。坏死物质和纤维蛋白形成的栓子可使细支气管部分或完全阻塞。部分阻塞的管腔远端区域出现过度充气,完全阻塞则导致肺不张。由于细支气管内腔狭窄,尤其是婴幼儿的小气道较成人的明显狭窄,气流阻力增大,气流速度慢,故吸入的微生物易于沉积,加上婴幼儿的特异性和非特异性免疫反应尚未发育成熟,支气管黏膜上的 IgA 水平较低,尚不能起到保护作用,因而在感染呼吸道病毒后较成人更易患细支气管炎。这些病变致气流阻力增加、肺顺应性降低、呼吸频率增快、潮气量下降和通气量降低,加上肺内的气体分布不均和通气/灌注比例不匹配,最终引起低氧血症,甚至发生二氧化碳潴留和高碳酸血症。

七、临床表现

患者临床过程的表现差异很大,且呈动态变化,可出现轻微的呼吸暂停或痰液阻塞,也可表现为严重的呼吸窘迫综合症。最常见的表现为起病急骤,以鼻塞、流涕和喷嚏为首发的先兆。几天后出现咳嗽、喘息、呼吸增快、心率增快、发热和胸部紧缩感,伴有激惹、呕吐、食欲减退等表现。由于细支气管内腔狭窄,管壁又无软骨支撑,炎症时易于阻塞或闭塞,因此患儿最突出的症状是喘憋性呼吸困难,严重者甚至可出现呼吸衰竭和窒息。与普通肺炎相比,其喘憋症状更严重,且出现更早。病情严重时呼吸浅快,伴有呼气性喘鸣,呼吸频率可高达每分钟 60~80 次或更快。缺氧严重时多数患儿有明显的"三凹征",鼻翼扇动,烦躁不安和发绀,甚至可出现神志模糊、惊厥和昏迷等脑病征象。由于过度换气及液体摄入不足,部分患者有脱水和酸中毒。肺部体检叩诊呈过清音,听诊呼吸音减低,满布哮鸣音或哨笛音,喘憋减轻时可闻及细湿啰音。心力衰竭者较少见,但有时心动过速可成为最显著的症状。如呼吸困难加重,而相应的肺部听诊阳性体征减少时,提示气道阻塞加重、呼吸肌肉疲劳和呼吸衰竭的发生。

八、实验室检查

血常规检查可出现淋巴细胞升高伴或不伴中性粒细胞升高,C 反应蛋白也可升高,但均对感染诊断的帮助不大。中毒症状明显或体温大于 40℃ 者,尿液或血液细菌培养对是否合并细菌感染有较高的辅助诊断价值。病情严重、出现脱水的患者可有尿素氮升高和电解质紊乱。动脉血气可提示低氧血症。鼻咽部分泌物病毒免疫荧光检测或 PCR 检测有助于病因的诊断。

九、影像学表现与肺功能检测

胸部 X 线表现在患者间存在很大的差异，多表现正常或伴有肺纹理增粗及肺过度充气的征象，如肺透亮度增加、肋间隙增宽、横膈平坦。另外，也可出现亚段肺实变和不张。少数患儿表现为结节、网状结节和磨玻璃影等类似间质性肺炎的影像特征。胸部 CT 对于本疾病的诊断价值不高，主要用来排除其他疾病，尤其是支气管扩张。通气/灌注扫描的不匹配对诊断有一定的帮助。肺功能可表现为正常或阻塞性通气功能障碍。由于目前肺功能在婴幼儿中检测的研究很少，其应用价值很受限。

十、病理活检

开胸肺活检是急性细支气管炎诊断的"金标准"，根据活检的时间，早期多表现为增殖性细支气管炎，晚期则多表现为缩窄性细支气管炎或两者并存。

十一、诊断与鉴别诊断

主要依据流行病学资料、患儿年龄及临床表现特征等诊断。在呼吸道分泌物，特别是鼻分泌物中分离到病毒，可确诊为病毒引起的急性细支气管炎。起病后 3~7 天内可通过组织培养分离出病毒。应用快速病原诊断技术，也可在数小时内从呼吸道分泌物中检测出病毒抗原。血清学检查对诊断帮助不大，因为检测恢复期血清至少需要 2~4 周的时间，且婴幼儿可从母体内获得抗体，对诊断有影响。呼吸窘迫对进食的影响、脱水严重程度及对治疗的反应等均有助于患者病情严重程度的评估。

许多疾病可引起与细支气管炎相似的呼吸困难和喘息表现，不易鉴别。需鉴别的常见疾病有急性喉气管支气管炎、支气管哮喘、喘息性支气管炎和病毒性肺炎。急性喉气管支气管炎主要表现为吸气性困难和特征性哮吼声。支气管哮喘在婴幼儿期不多见，但其临床表现可类似于急性细支气管炎。患儿可有家族过敏史、肾上腺素受体激动剂或氨茶碱治疗后症状迅速缓解等，可以此鉴别。喘息性支气管炎与急性细支气管炎有时不易区别，鉴别要点为前者无明显的肺气肿存在，咳喘不严重，亦无中毒症状，且可反复发作。腺病毒性肺炎也可有明显的中毒症状，但病程较长，喘憋出现晚，肺炎体征较明显，胸部 X 线片上可见大片融合灶。此外，喘憋患者尚需与胃液反流、气道异物阻塞、咽后壁脓肿等鉴别。大部分患儿可出现发热，但一般为低热，如体温大于 40℃ 时应注意考虑其他诊断的可能。

十二、治疗

1. 氧疗　急性细支气管炎导致的气道阻塞明显时可发生通气/灌注异常，引起婴幼儿缺氧。如血氧饱和度（SaO_2）低于 90% 时，应给予低浓度氧疗。可经头罩或氧气帐给予温暖、微湿的氧气，以保持 SaO_2 在 93%~95% 以上。

2. 注意液体出入量的平衡　因患者呼吸急促使不显性失水增加，故应少量多次喝水。对于奶瓶喂养或不能进食者，先予胃管置入进食；重症者应积极静脉补液。脱水的纠正有利于气道阻塞的改善。

3. 抗病毒治疗　尽管目前抗病毒药物利巴韦林虽然已常用于治疗呼吸道合胞病毒引起的细支气管炎，但并没有循证依据结果证实其疗效，甚至有研究提示对患儿可能有害，因此不建议常规使用。需要时临床上常用剂量为 $0.8mg/(kg \cdot h)$，每天雾化 12~18 小时，连续 3~5 天。如通过机械通气给予利巴韦林雾化吸入时，需特别注意避免呼吸阀阻塞。

4. 支气管扩张剂　应用支气管扩张剂治疗仍有争议，大多数研究认为患儿气道阻塞的主要原因是病毒感染引起的炎症，而支气管平滑肌收缩对气道阻塞不起主要作用，因此 β 肾上腺素类药物等对肺功能的改善无益，因此不建议作为常规治疗。也有少数研究提示，口服或雾化吸入支气管舒张剂可减轻气道阻力。但须注意雾化给药时的气体温度，以免造成支气管狭窄加重。

5. 抗炎治疗　糖皮质激素对病毒性急性细支气管炎的帮助有限，对住院日数、肺功能及临床表现改善也不大。有关孟鲁司特的研究结果也提示不能改善患者的病情。但近年来有研究认为，细支气管炎后持续喘息的患儿雾化吸入肾上腺皮质激素有一定的短期疗效。

6. 重症患者的治疗　如患者在高浓度吸氧下仍无法维持 SaO_2 大于 92%，呼吸状态恶化或出现呼吸肌肉疲劳，呼吸暂停发生频率增多时需入住重症监护室，必要时给予机械通气治疗，个别的病情严重患儿可考虑肺移植。

十三、预后与预防

大多数患儿可于病后几天至几周内开始康复，之后是否更易发展为支气管哮喘或 COPD 尚缺乏相关研究结果。少数感染腺病毒的患者在成年后可发展为 Swyer-James（MacLeod）综合征。通过积极的预防措施，可减少该病的发生与传播：①合理的母乳喂养，增强体质和机体对环境适应力；②父母双亲的戒烟；③注意手卫生、定时清洗玩具、用酒精清除污物等可减少和避免病毒的传播，婴幼儿亦应避免与呼吸道患者接触以减少感染的机会；④积极治疗佝偻病、营养不良及各种传染病；⑤对于支气管肺发育不全、早产或心功能不全者可给予呼吸道合胞病毒单抗治疗，预防疾病发生。

（张清玲）

参考文献

[1] FISHMAN AP, ELIAS JA, FISHMAN JA, et al. Fishman's Pulmonary Diseases and Disorders[M]. 4th ed. New York: McGraw-Hill Professional, 2008.

[2] IQBAL SMJ, AFZAL MF, SULTAN MA, et al. Acute bronchiolitis: epidemiological and clinical study[J]. Annals, 2009, 15 (4): 203-205.

[3] AMIRAV I, LUDER AS, KRUGER N, et al. A double-blind, placebo-controlled, randomized trial of montelukast for acute bronchiolitis[J]. Pediatrics, 2008, 122 (6): e1249-e1255.

[4] SKJERVEN HO, HUNDERI JO, BRUGMANN-PIEPER SK, et al. Racemic adrenaline and inhalation strategies in acute bronchiolitis[J]. N Engl J Med, 2013, 368 (24): 2286-2293.

[5] CUNNINGHAM S, FERNANDES RM. High-flow oxygen therapy in acute bronchiolitis[J]. Lancet, 2017, 389 (10072): 886-887.

第四节
社区获得性肺炎

一、概述

社区获得性肺炎(community-acquired pneumonia, CAP)是世界范围内发病率和死亡率较高的重要感染性疾病。在中华医学会呼吸病学分会感染学组的努力下,2006年与2016年两版CAP指南的制定,使得我国CAP的规范化诊治工作取得较大的进展。与其他感染性疾病类似,CAP随国家与地区的不同,致病原的分布与耐药性有很大的差异。

二、定义

CAP是指在医院外罹患的感染性肺实质(含肺泡壁,即广义上的肺间质)炎症,包括具有明确潜伏期的病原体感染在入院后于潜伏期内发病的肺炎。

三、常见致病原

CAP致病原的组成在不同国家不同地区存在明显差异,且随时间推移而发生变迁。在前抗生素时代,多达90%以上的肺炎是由肺炎链球菌所致。虽然目前肺炎球菌仍是导致CAP的最常见原因,但其在CAP病因中所占比重较前下降,这可能与肺炎链球菌疫苗在人群中的普及和吸烟率下降有关。其他病原体主要包括流感嗜血杆菌、肺炎支原体、金黄色葡萄球菌、卡他莫拉菌、肺炎克雷伯菌、大肠埃希菌、嗜肺军团菌等。流感暴发期间,流感病毒可成为CAP的重要病因,呼吸道合胞病毒、副流感病毒、腺病毒、冠状病毒和鼻病毒等也常被检测出。病毒检测阳性的患者中,5.8%~65.7%可合并细菌或非典型病原体感染。

四、发病机制

既往认为健康人的下呼吸道是无菌的,但在正常人肺内经双腔防污染毛刷采样后发现下呼吸道存在菌群定植,并与上呼吸道定植菌群类似,只是数量明显减少。因此,肺内存在细菌并不意味着感染,只有出现较典型临床表现时才考虑CAP的存在。细菌毒力强和/或机体抵抗力差时,上呼吸道细菌移位进入下呼吸道,或原定植于下呼吸道的致病细菌开始繁殖,产生毒素,导致肺实质的充血、水肿、渗出,甚至出血、坏死和化脓性病变。大多情况下,炎症反应是可控的,可在细菌清除后逐步吸收,但有时候炎症反应强烈,可出现失控性炎症暴发,导致系统性炎症反应综合征、急性呼吸窘迫综合征(ARDS)、脓毒症、脓毒性休克等。

五、病理

大叶性肺炎典型病理可分为4个阶段:①充血水肿期:肺泡腔内有炎症细胞聚集,包括中性粒细胞、巨噬细胞,含有血浆渗出物、死细胞,以及大量的细菌。②红色肝变期:肺泡腔内充满红细胞,并含有少量纤维蛋白、中性粒细胞、巨噬细胞,此时肺叶外观及硬度似肝脏。③灰色肝变期:纤维渗出物增多,还有中性粒细胞、红细胞、巨噬细胞等,外观灰白色,质地较硬。④溶解消散期。

金黄色葡萄球菌感染易出现肺脓肿,早期为球形浸润阴影,液化后出现液平,内壁光滑,壁较薄,若是血源性感染,可出现多发空洞。

军团菌肺炎早期病变以大量纤维素和中性粒细胞渗出为主,常伴有肺组织和细支气管的坏死。晚期病变主要表现为渗出物及坏死组织的机化和间质纤维化。

支原体肺炎可有支气管肺炎或间质性肺炎的表现。肺泡内可含少量渗出液,并可发生局灶性肺不张、肺实变和肺气肿。

病毒性肺炎以肺间质病变为主,表现为间质内的淋巴细胞聚集,肺泡间隔增宽。但重症病毒感染也可出现肺的实变,肺泡内充满水肿液甚至出血,大量炎症细胞聚集在肺泡内和肺的间质。并发ARDS的患者可出现肺的透明膜形成。

肺炎如3个月以上仍未吸收,称为慢性肺炎,主要病理特点为慢性炎症改变,淋巴细胞占多数。

六、临床表现

CAP的症状可轻可重,主要取决于病原体和宿主的状态。常见的表现有咳嗽、咳痰,发热,呼吸困难,伴或不伴胸痛。早期肺部体征无明显异常,重症者可有呼吸频率增快、鼻翼扇动、发绀。肺实变面积较大时出现典型体征,如叩诊浊音、语颤增强或可闻及湿啰音等。需注意的是,老年人CAP临床表现可不典型,有时仅表现为食欲减退、体力下降、精神状态异常等,而发热、咳嗽、白细胞增高等表现不明显,容易漏诊和误诊,呼吸急促是老年CAP的一个敏感指标。

七、常规检查项目

(一)一般实验室检查 细菌性CAP患者血常规白细胞升高,中性粒细胞多在80%以上,并有核左移,需注意的是年老体弱、酗酒及免疫功能低下的患者白细胞计数可不升高，但中性粒细胞百分比仍升高。检测 CRP、PCT 等对指导抗生素的使用有一定帮助。

（二）微生物评估　　除群聚性发病或初始经验性治疗无效外，在门诊接受治疗的轻症 CAP 患者不必常规进行病原学检查。对于危重病患、老年人或患有慢性气道疾病的患者，其呼吸道定植菌明显增加，会影响痰中致病菌的分离和判断。因此，采集呼吸道标本进行细菌培养时应尽可能在抗生素应用前，避免污染、及时送检。目前常用的方法有：

1. 痰培养和革兰氏染色　　采集后室温下 2 小时内送检。直接涂片，光镜下观察细胞数量，每低倍镜视野鳞状上皮细胞<10 个、白细胞>25 个或鳞状上皮细胞:白细胞<1:2.5，可作为污染相对较少的"合格"标本接种培养。痰定量培养分离出的致病菌或条件致病菌浓度 ≥ 10^7 CFU/ml 可初步认为是感染的致病菌，< 10^4 CFU/ml 则意义不大，介于二者之间建议重复培养，如连续分离到相同病原菌，也有参考价值。

2. 血和胸腔积液培养　　在肺炎链球菌肺炎住院患者中，血培养阳性率为 20%～25%，但流感嗜血杆菌等引起的肺炎则很少出现血培养阳性结果。若血和痰培养分离到相同病原体，可确定为 CAP 的致病菌。胸腔积液培养到的病原菌基本可认为是肺炎的致病菌。

3. 下呼吸道分泌物　　获取标本后可进行病原分离培养，经纤维支气管镜或人工气道吸引，吸引物细菌培养浓度 ≥ 10^5 CFU/ml 可认为是致病菌，若低于此值则多为污染菌；防污染毛刷取得的样本，当细菌 ≥ 10^3 CFU/ml 可认为是致病菌；支气管肺泡灌洗，当细菌 ≥ 10^4 CFU/ml，防污染 BAL 标本细菌 ≥ 10^3 CFU/ml，可认为是致病菌。

4. 尿抗原试验　　嗜肺军团菌和肺炎链球菌尿抗原测定阳性有较大参考价值，但嗜肺军团菌目前只能检测 LP1 血清型。

5. PCR　　上呼吸道或痰标本使用 PCR 技术检测呼吸道病原体具有很高的灵敏度，特别是针对病毒或者衣原体、支原体所致的肺炎。但是，检测阳性难以排除定植和污染。

6. 血清学检查　　检测嗜肺军团菌、支原体、衣原体等特异性 IgG、IgM 抗体滴度。间隔 2 周血清 IgG 出现 4 倍或以上变化，可确定病原学诊断，但只能应用于回顾性诊断，急性期 IgM 增高有参考价值，但阳性率低。

7. 其他　　创伤性检查如经皮细针吸检和经支气管镜、胸腔镜、开胸肺活检，由于是创伤性检查，仅用于其他检查不能确定病原体的疑难患者。

八、胸部 X 线与 CT 检查

胸部 X 线检查对肺组织实变、胸腔积液诊断的准确率分别为 75%、47%。X 线检查示早期可能仅见肺纹理增粗，或受累的肺叶、肺段稍模糊。随着病情进展，表现为大片炎症浸润阴影或实变影。在消散期，炎性浸润逐渐吸收，多数病例在起病 3～4 周后才完全消散。老年人吸收较慢，容易形成机化性肺炎。普通 X 线胸部摄影因受到纵隔的影响或者病灶较小而难以发现，常需要胸部 CT 检查，特别是因卧床等不能进行胸部正侧位 X 线检查者。

九、诊断

（一）CAP 临床诊断标准

1. 社区发病。

2. 肺炎相关临床表现　　①新近出现的咳嗽、咳痰或原有呼吸道疾病症状加重，伴或不伴脓痰、胸痛、呼吸困难及咯血；②发热；③肺实变体征和/或闻及湿啰音；④外周血白细胞>10× 10^9/L 或<4× 10^9/L，伴或不伴细胞核左移。

3. 胸部影像学检查显示新出现的斑片状浸润影、叶或段实变影、磨玻璃影或间质性改变，伴或不伴胸腔积液。

符合 1、3 及 2 中任何一项，并除外肺结核、肺部肿瘤、非感染性肺间质性疾病、肺水肿、肺不张、肺栓塞、肺嗜酸性粒细胞浸润症及肺血管炎等非感染性疾病后，可建立临床诊断。

（二）CAP 病原学诊断

1. 除群聚性发病或初始经验性治疗无效外，在门诊接受治疗的轻症 CAP 患者不必常规进行病原学检查。

2. 住院 CAP 患者（包括需要急诊留观的患者）通常需要进行病原学检查，病原学检查项目的选择应综合考虑患者的年龄、基础疾病、免疫状态、临床特点、病情严重程度及先期的抗感染治疗情况等。当经验性抗感染疗效不佳而需要进行调整时，合理的病原学检查尤为重要。

3. 侵入性病原学标本采集技术仅选择性适用于以下患者：①肺炎合并胸腔积液，尤其是与肺部感染病灶同侧的胸腔积液，可通过胸腔穿刺抽液行胸腔积液病原学检查；②接受机械通气治疗的患者，可经支气管镜留取下呼吸道标本进行病原学检查；③经验性治疗无效、怀疑特殊病原体感染的 CAP 患者，采用常规方法获得的呼吸道标本无法明确致病原时，可经支气管镜留取下呼吸道标本或通过经皮肺穿刺活检或支气管镜、胸腔镜活检留取肺组织标本进行病原学检查；④积极抗感染治疗后病情无好转，需要与非感染性肺部病变（如肿瘤、血管炎、间质病等）鉴别诊断者。

十、病情严重程度评估与住院标准

不同的 CAP 严重程度的评分系统各具特点（表 24-4-1），可作为辅助评价工具，为临床诊治提供帮助，但医师应结合临床经验做出判断，动态观察病情变化。对于流感病毒肺炎，CURB-65、CRB-65（C，意识障碍；U，尿素氮；R，呼吸频率；B，血压；65，年龄）和肺炎严重指数（pneumonia severity index，PSI）评分可能会低估其死亡风险和严重程度，而氧合指数结合外周血淋巴细胞绝对值优于 CURB-65 和 PSI。

表 24-4-1   常用的 CAP 严重程度评分系统及其特点

评分系统	预测指标和计算方法	风险评分	推荐
CURB-65 评分	共 5 项指标,满足 1 项得 1 分:①意识障碍;②尿素氮>7mmol/L;③呼吸频率≥30 次/min;④收缩压<90mmHg 或舒张压≤60mmHg;⑤年龄≥65 岁	评估死亡风险 0~1 分:低危 2 分:中危 3~5 分:高危	简洁,敏感度高,易于临床操作
PSI 评分	年龄(女性−10 分)加所有危险因素得分总和:①居住在养老院(+10 分);②基础疾病:肿瘤(+30 分),肝病(+20 分),充血性心力衰竭(+10 分),脑血管疾病(+10 分),肾病(+10 分);③体征:意识状态改变(+20 分),呼吸频率≥30 次/min(+20 分),收缩压<90mmHg(+20 分),体温<35℃ 或≥40℃(+15 分),脉搏≥125 次/min(+10 分);④实验室检查:动脉血 pH<7.35(+30 分),血尿素氮≥11mmol/L(+20 分),血钠<130mmol/L(+20 分),血糖≥14mmol/L(+10 分),血细胞比容(Hct)<30%(+10 分),PaO_2<60mmHg(或指氧饱和度<90%)(+10 分);⑤胸部影像:胸腔积液(+10 分)	评估死亡风险 低危:Ⅰ级(<50 岁,无基础疾病);Ⅱ级(≤70 分);Ⅲ级(71~90 分) 中危:Ⅳ级(91~130 分) 高危:Ⅴ级(>130 分) 注:Ⅳ和Ⅴ级需要住院治疗	判断患者是否需要住院的敏感指标,且特异性高,评分系统复杂

(一)CAP 住院标准   建议使用 CURB-65 评分作为判断 CAP 患者是否需要住院治疗的标准:①评分为 0~1 分,原则上门诊治疗即可;②评分为 2 分,建议住院或在严格随访下的院外治疗;③评分为 3~5 分,应住院治疗。但任何评分系统都应结合患者年龄、基础疾病、社会经济状况、其他脏器功能及治疗依从性等综合判断。

(二)重症 CAP 的诊断标准   符合下列 1 项主要标准或≥3 项次要标准者可诊断为重症肺炎,需密切观察,积极救治,有条件时收住 ICU 治疗。

主要标准:①需要气管插管行机械通气治疗;②脓毒症休克经积极液体复苏后仍需要血管活性药物治疗。

次要标准:①呼吸频率≥30 次/min;②氧合指数≤250mmHg;③多肺叶浸润;④意识障碍和/或定向障碍;⑤血尿素氮≥7.14mmol/L;⑥收缩压<90mmHg,需要积极的液体复苏。

十一、鉴别诊断

(一)慢性阻塞性肺疾病急性加重期(AECOPD)

一般有慢阻肺病史,出现病情反复而需要改变日常治疗计划,包括增加药物的剂量、加用抗感染药物、需要住院或收治 ICU 处理等。AECOPD 的诱因多为感染,尤其是病毒感染,以及理化因素的变化,如雾霾等。AECOPD 与 CAP 的主要区别之一是 AECOPD 不存在肺实质的炎症,因此影像学在区分 CAP 与 AECOPD 上往往是必不可少的。个别情况下,也不排除 AECOPD 与 CAP 同时在同一患者身上发生。

(二)急性气管支气管炎   急性发病,主要表现为咳嗽、咳痰,伴或不伴发热,以低至中等发热为主。早期干咳,数小时至数天后出现咳痰,初为黏性痰,后期可出现脓性或黏液脓性痰。

(三)肺栓塞和肺梗死   肺栓塞会出现发热、咯血及肺部阴影并可与肺炎混淆,但常表现为突发胸痛、呼吸困难,伴或不伴咯血、晕厥等。临床表现与肺栓塞的程度和面积有关。出现肺梗死时,可有呼吸困难、胸痛、咯血、胸膜摩擦音及胸腔积液的体征。D-二聚体可用于诊断,但其阴性预测值价值更大。肺动脉造影 CTPA 可以明确诊断,不适合 CTPA 的患者可行放射性核素通气灌注扫描。

(四)充血性心力衰竭和肺水肿   患者往往有风湿性心脏病、冠心病史等。发病急,出现劳力性呼吸困难,患者表现为端坐呼吸、呼吸困难、烦躁不安、口唇发绀。听诊心率增快,心尖可闻及奔马律,两肺满布哮鸣音、湿啰音。出现肺水肿明显时,可有粉红色泡沫痰。胸部 X 线片可显示典型的蝴蝶形以肺门为主的肺水肿影像。实验室检查 BNP 可明显升高。

(五)肺纤维化   多于 40~50 岁发病。以渐进性活动后呼吸困难为主,严重时休息状态下也可出现呼吸困难,伴口唇发绀、干咳。体格检查发现,双下肺尤其是背部可出现吸气末的细湿啰音(爆裂音)。典型 CT 表现是早期出现毛玻璃样非均匀分布的阴影,肺周边部位出现纤维条索、云絮状、网状阴影,后期随疾病进展可出现广泛的肺纤维条索样改变。肺功能表现为限制性通气功能障碍、弥散功能减退。

十二、治疗

（一）CAP 抗感染治疗

1. CAP 经验性抗感染治疗　在确定 CAP 临床诊断并安排合理病原学检查及标本采集后,需根据患者年龄、基础疾病、临床特点、实验室及影像学检查、疾病严重程度、既往用药和药物敏感性情况,分析最有可能的病原并评估耐药风险,及时实施初始经验性抗感染治疗(表 24-4-2)。值得注意的是,我国不同地区病原流行病学分布和抗菌药物耐药率可能不一致,需结合患者所在地区具体情况进行选择。

表 24-4-2　CAP 初始经验性抗感染药物的选择

不同人群	抗感染药物选择	备注
1. 门诊治疗（推荐口服给药）		
无基础疾病青壮年	①氨基青霉素、青霉素类/酶抑制剂复合物;②一代、二代头孢菌素;③多西环素或米诺环素;④呼吸喹诺酮类;⑤大环内酯类	①根据临床特征初步鉴别细菌性肺炎、支原体或衣原体肺炎和病毒性肺炎;②轻症支原体、衣原体和病毒性肺炎多有自限性
有基础疾病或老年人（≥65 岁）	①青霉素类/酶抑制剂复合物;②二代、三代头孢菌素（口服）;③呼吸喹诺酮类;④青霉素类/酶抑制剂复合物、二代头孢菌素、三代头孢菌素联合多西环素、米诺环素或大环内酯类	年龄>65 岁、存在基础疾病（慢性心脏、肺、肝、肾疾病及糖尿病、免疫抑制）、酗酒、3 个月内接受 β-内酰胺类药物治疗是耐药肺炎链球菌感染的危险因素,不宜单用多西环素、米诺环素或大环内酯类药物
2. 需入院治疗、但不必收住 ICU（可选择静脉或口服给药）		
无基础疾病青壮年	①青霉素 G、氨基青霉素、青霉素类/酶抑制剂复合物;②二代、三代头孢菌素、头霉素类、氧头孢烯类;③上述药物联合多西环素、米诺环素或大环内酯类;④呼吸喹诺酮类;⑤大环内酯类	①我国成人 CAP 致病菌中肺炎链球菌对静脉青霉素耐药率仅 1.9%,中介率仅 9% 左右。青霉素中介肺炎链球菌感染的住院 CAP 患者仍可以通过提高静脉青霉素剂量达到疗效。②疑似非典型病原体感染首选多西环素、米诺环素或呼吸喹诺酮,在支原体耐药率较低地区可选择大环内酯类
有基础疾病或老年人（≥65 岁）	①青霉素类/酶抑制剂复合物;②三代头孢菌素或其酶抑制剂复合物、头霉素类、氧头孢烯类、厄他培南等碳青霉烯类;③上述药物单用或联合大环内酯类;④呼吸喹诺酮类	①有基础病患者及老年人要考虑肠杆菌科菌感染的可能,并需要进一步评估产 ESBL 与喹诺酮耐药肠杆菌科菌感染的风险;②老年人需关注吸入风险因素及厌氧菌感染
3. 需入住 ICU（推荐静脉给药）		
无基础疾病青壮年	①青霉素类/酶抑制剂复合物、三代头孢菌素、头霉素类、氧头孢烯类、厄他培南联合四环素、大环内酯类;②呼吸喹诺酮类	①肺炎链球菌感染最常见,其他要考虑的病原体包括金黄色葡萄球菌、军团菌属、流感病毒等;②流感流行季节注意流感病毒感染,考虑早期应用神经氨酸酶抑制剂,并注意流感继发金黄色葡萄球菌感染,必要时联合治疗社区 MRSA 肺炎的药物
有基础疾病或老年人（年龄≥65 岁）	①青霉素类/酶抑制剂复合物、三代头孢菌素或其酶抑制剂的复合物、厄他培南等碳青霉烯类联合大环内酯类;②青霉素类/酶抑制剂复合物、三代头孢菌素或其酶抑制剂复合物、厄他培南等碳青霉烯类联合呼吸喹诺酮类	①评估产 ESBL 肠杆菌目细菌感染风险;②关注吸入风险因素及相关病原菌的药物覆盖
4. 有铜绿假单胞菌感染危险因素的 CAP，需住院或入住 ICU（推荐静脉给药）	①具有抗假单胞菌活性的 β-内酰胺类;②有抗假单胞菌活性的喹诺酮类;③具有抗假单胞菌活性的 β-内酰胺类联合有抗假单胞菌活性的喹诺酮类或氨基糖苷类;④具有抗假单胞菌活性的 β-内酰胺类、氨基糖苷类、喹诺酮类三药联合	危险因素包括:①气道铜绿假单胞菌定植病史;②有结构性肺病基础;③因慢性气道疾病反复使用抗菌药物或糖皮质激素。重症患者或明确耐药患者推荐联合用药

推荐意见如下：

（1）首剂抗感染药物争取在确定诊断后尽早使用，以改善疗效，降低病死率。

（2）对于门诊轻症 CAP 患者，尽量使用生物利用度好的口服抗感染药物治疗。建议口服阿莫西林或阿莫西林/克拉维酸治疗；青年无基础疾病患者或考虑支原体、衣原体感染患者可口服多西环素或米诺环素；我国肺炎链球菌及肺炎支原体对大环内酯类药物耐药率高，呼吸喹诺酮类与四环素可用于上述药物的替代治疗。

（3）对于需要住院的 CAP 患者，推荐单用 β-内酰胺类或联合多西环素、米诺环素、大环内酯类或单用呼吸喹诺酮类。

（4）对于需要入住 ICU 的无基础疾病青壮年罹患重症 CAP 的患者，推荐青霉素类/酶抑制剂复合物、三代头孢菌素、厄他培南联合四环素、大环内酯类或单用呼吸喹诺酮类静脉治疗，而老年人或有基础疾病患者推荐联合用药。

（5）对有误吸风险的 CAP 患者应优先选择氨苄西林/舒巴坦、阿莫西林/克拉维酸、莫西沙星、碳青霉烯类等有抗厌氧菌活性的药物，或联合应用甲硝唑、克林霉素等。

（6）年龄≥65 岁或有基础疾病（如充血性心力衰竭、心脑血管疾病、慢性呼吸系统疾病、肾衰竭、糖尿病等）的住院 CAP 患者，要考虑肠杆菌目细菌感染的可能。还应进一步评估产 ESBL 与诺喹酮耐药菌感染风险（有产 ESBL 菌定植或感染史、曾使用三代头孢菌素、有反复或长期住院史、留置植入物及肾脏替代治疗等），高风险患者经验性治疗可选择头霉素类、哌拉西林/他唑巴坦、头孢哌酮/舒巴坦或厄他培南等。

（7）在流感流行季节，对怀疑流感病毒感染所致 CAP 患者，推荐常规进行流感病毒抗原或核酸检查，并应尽早应用神经氨酸酶抑制剂抗病毒治疗，不必等待流感病原检查结果，即使发病时间超过 48 小时也推荐应用。流感流行季节也需注意流感继发细菌感染的可能，其中肺炎链球菌、金黄色葡萄球菌及流感嗜血杆菌较为常见。

（8）抗感染治疗在开始后 48~72 小时内评估疗效，判断是否更换方案。一般可于热退 2~3 天且主要呼吸道症状明显改善后停药，且疗程应视病情严重程度、缓解速度、并发症及不同病原体而异，不必以肺部阴影吸收程度作为停用抗菌药物的指征。通常轻、中度 CAP 患者疗程为 5~7 天，重症及伴有肺外并发症患者可适当延长抗感染疗程。非典型病原体治疗反应较慢者疗程延长至 10~14 天。金黄色葡萄球菌、铜绿假单胞菌等容易导致肺组织坏死，抗菌药物疗程可延长至 14 天或更长。

2. CAP 目标性抗感染治疗　一旦获得 CAP 病原学结果，就可以参考体外药敏试验结果进行目标性治疗。CAP 常见致病原和常用抗感染药物用法见表 24-4-3。

表 24-4-3　CAP 致病原及其目标治疗抗感染药物的选择

致病原	首选抗感染药物	次选抗感染药物	备注
1. 肺炎链球菌			
青霉素 MIC<2mg/L	青霉素 G；氨苄西林；氨苄西林/舒巴坦；阿莫西林/克拉维酸；头孢唑林；头孢拉定；头孢呋辛；拉氧头孢；头霉素类	头孢曲松；头孢噻肟；克林霉素；多西环素；呼吸喹诺酮类；阿奇霉素；克拉霉素	
青霉素 MIC≥2mg/L	头孢噻肟 1~2g，静脉滴注；头孢曲松；左氧氟沙星；莫西沙星；吉米沙星；奈诺沙星	大剂量氨苄西林；万古霉素；去甲万古霉素；利奈唑胺；头孢洛林	
2. 流感嗜血杆菌			
不产 β-内酰胺酶	氨苄西林；氨苄西林/舒巴坦；阿莫西林/克拉维酸；头孢呋辛；拉氧头孢；头霉素类	喹诺酮类；多西环素；阿奇霉素；克拉霉素；头孢曲松；头孢噻肟；SMZ-TMP	
产 β-内酰胺酶	阿莫西林/克拉维酸；氨苄西林/舒巴坦；头孢呋辛；头孢噻肟；头孢曲松	喹诺酮类；阿奇霉素；氨基糖苷类	25%~35%菌株 β-内酰胺酶阳性，对 SMZ-TMP 及多西环素耐药率高
3. 卡他莫拉菌	阿莫西林/克拉维酸；氨苄西林/舒巴坦；头孢呋辛；头霉素类；拉氧头孢	头孢曲松；头孢噻肟；喹诺酮类；阿奇霉素；克拉霉素；多西环素；米诺环素；SMZ-TMP	

续表

致病原	首选抗感染药物	次选抗感染药物	备注
4. 金黄色葡萄球菌			
甲氧西林敏感	苯唑西林;氯唑西林;氨苄西林;阿莫西林/克拉维酸;氨苄西林/舒巴坦;头孢唑林;头孢拉定;头孢呋辛;拉氧头孢;头霉素类	克林霉素;阿奇霉素;红霉素;克拉霉素;多西环素;米诺环素;头孢噻肟;头孢曲松;头孢吡肟;左氧氟沙星;吉米沙星;莫西沙星;奈诺沙星	万古霉素目标血药谷浓度为 15~20mg/L
甲氧西林耐药	万古霉素;利奈唑胺	去甲万古霉素;替考拉宁;头孢洛林;替加环素;利福平、磷霉素、SMZ-TMP(联合用药)	
5. 铜绿假单胞菌	有抗铜绿假单胞菌作用的 β-内酰胺类±环丙沙星或±左氧氟星或氨基糖苷类	氨基糖苷类+环丙沙星或左氧氟沙星;如果多重耐药用多黏菌素	氨基糖苷类与环孢素、万古霉素、两性霉素 B 及放射造影剂合用时,肾毒性风险增加
6. 肺炎克雷伯菌及其他肠杆菌科菌			
不产 ESBL	头孢呋辛;头孢噻肟;头孢曲松;	喹诺酮类;氨基糖苷类	
产 ESBL	头霉素类;氧头孢烯类;哌拉西林/他唑巴坦;头孢哌酮/舒巴坦;碳青霉烯类	喹诺酮类;氨基糖苷类;替加环素	
高产 AmpC 酶	碳青霉烯类	头孢吡肟等第四代头孢菌素;替加环素	
产碳青霉烯酶	多黏菌素 E;多黏菌素 B	替加环素;头孢他啶/阿维巴坦;可选择相对敏感药物联合用药	
7. 不动杆菌属	氨苄西林/舒巴坦;头孢哌酮/舒巴坦;喹诺酮类+阿米卡星或+头孢他啶;碳青霉烯类	头孢哌酮/舒巴坦+阿米卡星或米诺环素;多黏菌素 E;多黏菌素 B;替加环素;舒巴坦+米诺环素、多黏菌素 E、阿米卡星或碳青霉烯	氨苄西林/舒巴坦中的舒巴坦成分有抗菌活性;我国鲍曼不动杆菌对碳青霉烯类耐药严重,应参考 MIC 值
8. 厌氧菌	青霉素类/酶抑制剂复合物	克林霉素;硝基咪唑类;头霉素类;氧头孢烯类;莫西沙星;碳青霉烯类	
9. 肺炎支原体	多西环素;米诺环素;左氧氟沙星;莫西沙星	阿奇霉素;克拉霉素;吉米沙星;奈诺沙星	
10. 肺炎衣原体	阿奇霉素;克拉霉素;红霉素;左氧氟沙星;莫西沙星	多西环素;米诺环素;吉米沙星;奈诺沙星	
11. 军团菌	阿奇霉素或红霉素;左氧氟沙星;吉米沙星;莫西沙星	多西环素;克拉霉素;米诺环素;SMZ-TMP;上述喹诺酮类+利福平或阿奇霉素	喹诺酮类药物联合大环内酯类药物治疗时,警惕发生心脏电生理异常的潜在风险
12. 鹦鹉热衣原体	多西环素;米诺环素	阿奇霉素;克拉霉素;红霉素;氯霉素	发热和其他症状一般可在 48~72 小时内得到控制,抗生素至少连用 10 天
13. 伯氏考克斯体	多西环素;米诺环素	红霉素;氯霉素;左氧氟沙星;莫西沙星;吉米沙星	

致病原	首选抗感染药物	次选抗感染药物	备注
14. 类鼻疽博克霍尔德菌	头孢他啶;亚胺培南;美罗培南。治疗至少 10 天,如病情好转,可改敏感药物口服治疗	静脉给药后口服治疗:氯霉素;多西环素;SMZ-TMP;喹诺酮类	头孢他啶每日最大剂量为 6g。多西环素 + 氯霉素 + SMZ-TMP 比多西环素单用可更有效地维持疗效
15. 百日咳博德特菌	阿奇霉素;红霉素	SMZ-TMP;克拉霉素	
16. 嗜麦芽窄食单胞菌	SMZ-TMP;替卡西林/克拉维酸	头孢哌酮/舒巴坦;哌拉西林/他唑巴坦;头孢他啶;莫西沙星;替卡西林/克拉维酸+氨曲南	替卡西林/克拉维酸+SMZ-TMP;替卡西林/克拉维酸+环丙沙星在体外有协同抗菌作用
17. 诺卡菌	SMZ-TMP	亚胺培南/西司他丁+阿米卡星,后 SMZ-TMP,利奈唑胺	原发肺诺卡菌病疗程为 3~4 个月或更长,多需联合治疗。如有脑脓肿,应联用利奈唑胺
18. 放线菌	氨苄西林,青霉素 V 钾	哌拉西林;阿莫西林/克拉维酸;氨苄西林/舒巴坦;哌拉西林/他唑巴坦;多西环素;米诺环素;头孢曲松;克林霉素;氯霉素;阿奇霉素;红霉素;莫西沙星;亚胺培南;厄他培南	可用青霉素 G 代替氨苄西林
19. 鼠疫耶尔森菌	庆大霉素	多西环素;米诺环素	SMZ-TMP 可预防鼠疫肺炎。氯霉素有效,但毒性大;头孢菌素和喹诺酮类在动物模型中有效
20. 肺炭疽	环丙沙星或左氧氟沙星或多西环素+克林霉素±利福平病情好转后,改下列药口服并减少剂量:环丙沙星;克林霉素及利福平。疗程为 60 天	青霉素 G	头孢菌素或 SMZ-TMP 无效;红霉素和阿奇霉素活性处于边缘状态,克拉霉素有效,莫西沙星有效,但无临床资料
21. 流感病毒或人感染禽流感病毒	奥司他韦;重症流感患者考虑大剂量和长疗程治疗;扎那米韦	金刚烷胺;金刚乙胺;严重危及生命的患者可考虑使用帕拉米韦	慢阻肺或哮喘患者使用扎那米韦有潜在引起支气管痉挛的风险。大多数流行的病毒株对金刚烷和金刚乙胺耐药
22. 腺病毒	西多福韦		血肌酐>133μmol/L、CrCl≤55ml/min 或尿蛋白≥100mg/L 时严禁使用
23. 呼吸道合胞病毒	目前无特效药物	利巴韦林(不常规推荐)	主要是对症治疗
24. 曲霉	伏立康唑;两性霉素 B;两性霉素 B 脂质体(L-AmB)或两性霉素 B 脂质复合物(ALBC)	伊曲康唑;棘白菌素类;泊沙康唑	伏立康唑疗效优于两性霉素 B;CrCl<50ml/min 的患者只能口服,不能静脉给药
25. 毛霉	两性霉素 B;两性霉素 B 脂质体(L-AmB)或两性霉素 B 脂质复合物(ALBC)	泊沙康唑	泊沙康唑补救方案的完全或部分有效率为 60%~80%
26. 人肺孢子菌	SMZ-TMP 或氨苯砜+甲氧苄啶	克林霉素+伯氨喹,或阿托伐醌悬浮剂	危重患者,$PaO_2<70mmHg$ 时可联合使用糖皮质激素;SMZ-TMP 耐药肺孢子菌虽然少见,但确实存在。联合应用棘白菌素的疗效尚未证实

（二）CAP 的辅助治疗 除了针对病原体的抗感染治疗外，中、重症患者补液、保持水电解质平衡、营养支持及物理治疗等辅助治疗也是必要的。

1. 氧疗和辅助呼吸

（1）住院 CAP 患者应及时评估血氧水平，针对存在低氧血症的患者推荐鼻导管或面罩氧疗，目标维持血氧饱和度在 90% 以上；针对有高碳酸血症风险的患者，血氧饱和度宜维持在 88%~92%。

（2）相比于高浓度氧疗，无创通气（non-invasive ventilation，NIV）能降低急性呼吸衰竭 CAP 患者的气管插管率和病死率，患者的氧合指数能得到更快、更明显的改善，从而减少多器官衰竭和感染性休克的发生率，对合并 COPD 的 CAP 患者获益更为明显，但对于并发成人急性呼吸窘迫综合征（ARDS）的 CAP 患者，使用 NIV 的失败率比有创通气高，且不能改善患者预后，重度低氧 CAP 患者（氧合指数<150mmHg）也不适合用 NIV。

（3）存在 ARDS 的 CAP 患者气管插管后宜采用小潮气量机械通气（6ml/kg 理想体重）。

（4）重症 CAP 患者若合并 ARDS 且常规机械通气不能改善，可以使用体外膜氧合（ECMO）。ECMO 的适应证包括：①可逆性的呼吸衰竭伴有严重低氧（氧合指数<80mmHg 或即使用高水平的 PEEP 辅助通气 6 小时也不能纠正低氧）；②酸中毒严重失代偿（pH<7.15）；③过高的平台压（如>35~45cmH_2O）。

2. 糖皮质激素 对 CAP 患者一般不推荐使用糖皮质激素，但糖皮质激素能降低合并感染性休克 CAP 患者的病死率，推荐琥珀酸氢化可的松 200mg/d，感染性休克纠正后应及时停药，用药一般不超过 7 天。

十三、预防

戒烟、避免酗酒、保证充足营养、保持口腔健康，有助于预防 CAP 的发生。保持良好手卫生习惯，有咳嗽、喷嚏等呼吸道症状时戴口罩或用纸巾、肘部衣物遮挡口鼻，有助于减少呼吸道感染病原体播散。

预防接种肺炎链球菌疫苗可减少特定人群罹患肺炎的风险。目前应用的肺炎链球菌疫苗包括肺炎链球菌多糖疫苗和肺炎链球菌结合疫苗。

流感疫苗可预防流感发生或减轻流感相关症状，对流感病毒肺炎和流感继发细菌性肺炎有一定的预防作用，适用人群较肺炎链球菌疫苗更加广泛，建议每年流感季前接种。联合应用肺炎球菌疫苗和流感疫苗，可降低老年患者的病死率。

（徐金富 张怡 刘又宁）

参考文献

[1] 钟南山, 刘又宁. 呼吸病学[M]. 2 版. 北京: 人民卫生出版社, 2012.

[2] 宋元林, 蔡柏蔷, 白春学, 等. 现代呼吸病学[M]. 上海: 复旦大学出版社, 2014.

[3] 中华医学会呼吸病学分会. 中国成人社区获得性肺炎诊断和治疗指南（2016 年版）[J]. 中华结核和呼吸杂志, 2016, 39 (4): 253-279.

[4] MANDELL LA, WUNDERINK RG, ANZUETO A, et al. Infectious Diseases Society of America/American Thoracic Society consensus guidelines on the management of community-acquired pneumonia in adults[J]. Clin Infect Dis, 2007, 44 (Suppl 2): S27-S72.

[5] 王红, 瞿介明, 徐金富. 特定血清学标志物在社区获得性肺炎初始治疗后评价中的作用[J]. 中华结核和呼吸杂志, 2017, 40 (2): 134-136.

[6] CHEN CZ, FAN PS, LIN CC, et al. Repeated pneumonia severity index measurement after admission increases its predictive value for mortality in severe community-acquired pneumonia[J]. J Formos Med Assoc, 2009, 108 (3): 219-223.

[7] HOUCK PM, BRATZLER DW, NSA W, et al. Timing of antibiotic administration and outcomes for Medicare patients hospitalized with community-acquired pneumonia[J]. Arch Intern Med, 2004, 164 (6): 637-644.

[8] YAHAV D, LEIBOVICI L, GOLDBERG E, et al. Time to first antibiotic dose for patients hospitalized with community-acquired pneumonia[J]. Int J Antimicrob Agents, 2013, 41 (5): 410-413.

[9] MENÉNDEZ R, TORRES A, REYES S, et al. Initial management of pneumonia and sepsis: factors associated with improved outcome[J]. Eur Respir J, 2012, 39 (1): 156-162.

[10] BADER MS, ABOUCHEHADE KA, YI Y, et al. Antibiotic administration longer than eight hours after triage and mortality of community-acquired pneumonia in patients with diabetes mellitus[J]. Eur J Clin Microbiol Infect Dis, 2011, 30 (7): 881-886.

[11] WOODHEAD M BLASI F EWIG S et al. Guidelines for the management of adult lower respiratory tract infections-full version[J]. Clin Microbiol Infect, 2011, 17 Suppl 6: E1-E59.

[12] RIQUELME R, JIMENEZ P, VIDELA AJ, et al. Predicting mortality in hospitalized patients with 2009 H1N1 influenza pneumonia[J]. Int J Tuberc Lung Dis, 2011, 15 (4): 542-546.

[13] MULRENNAN S, TEMPONE SS, LING TT, et al. Pandemic influenza (H1N1)2009 pneumonia: CURB-65 score for predicting severity and nasopharyngeal sampling for diagnosis are unreliable[J]. PLoS One, 2010, 5 (9): e12849.

[14] SHI SJ, LI H, LIU M, et al. Mortality prediction to hospitalized patients with influenza pneumonia: PO_2/FiO_2 combined lymphocyte count is the answer[J]. Clin Respir J, 2017, 11 (3): 352-360.

[15] SALIH W, SCHEMBRI S, CHALMERS JD. Simplification of the IDSA/ATS criteria for severe CAP using meta-analysis and observational data[J]. Eur Respir J, 2014, 43 (3): 842-851.

[16] QU JX, GU L, PU ZH, et al. Viral etiology of community-acquired pneumonia among adolescents and adults with mild or moderate severity and its relation to age and severity[J]. BMC Infect Dis, 2015, 15: 89.

[17] ZHAN Y, YANG Z, CHEN R, et al. Respiratory virus is a real pathogen in immunocompetent community-acquired pneumonia: comparing to influenza like illness and volunteer controls[J]. BMC Pulm Med, 2014, 14: 144.

[18] 赵春江, 张菲菲, 王占伟, 等. 2012 年中国成人社区获得性呼吸道感染主要致病菌耐药性的多中心研究[J]. 中华结核和呼吸杂志, 2015, 38 (1): 18-22.

[19] TORRES A, BLASI F, PEETERMANS WE, et al. The aetiology and antibiotic management of community-acquired pneumonia in adults in Europe: a literature review[J]. Eur J Clin Microbiol Infect Dis, 2014, 33 (7): 1065-1079.

[20] 刘振千, 冯华松, 姜义, 等. 无创正压通气对老年社区获得性肺

炎所致呼吸衰竭的疗效分析[J].中华老年医学杂志.2013.32(10):1062-1065.

[21] COSENTINI R. BRAMBILLA AM. ALIBERTI S, et al. Helmet continuous positive airway pressure vs oxygen therapy to improve oxygenation in community-acquired pneumonia: a randomized, controlled trial[J]. Chest. 2010. 138 (1): 114-120.

[22] CARRILLO A. GONZALEZ-DIAZ G. FERRER M. et al. Non-invasive ventilation in community-acquired pneumonia and severe acute respiratory failure[J]. Intensive Care Med. 2012. 38 (3): 458-466.

[23] BRODIE D. BACCHETTA M. Extracorporeal membrane oxygenation for ARDS in adults[J]. N Engl J Med. 2011. 365 (20): 1905-1914.

[24] OMRANI AS. SAAD MM. BAIG K, et al. Ribavirin and interferon alfa-2a for severe Middle East respiratory syndrome coronavirus infection: a retrospective cohort study[J]. Lancet Infect Dis. 2014. 14 (11): 1090-1095.

[25] TORRES A. SIBILA O. FERRER M. et al. Effect of corticosteroids on treatment failure among hospitalized patients with severe community-acquired pneumonia and high inflammatory response: a randomized clinical trial[J]. JAMA. 2015. 313 (7): 677-686.

[26] TORRES A. PEETERMANS WE. VIEGI G. et al. Risk factors for community-acquired pneumonia in adults in Europe: a literature review[J]. Thorax. 2013, 68 (11): 1057-1065.

[27] WILSON KC. SCHÜNEMANN HJ. An appraisal of the evidence underlying performance measures for community-acquired pneumonia[J]. Am J Respir Crit Care Med. 2011. 183 (11): 1454-1462.

[28] FERDINANDS JM. GARGIULLO P. HABER M. et al. Inactivated influenza vaccines for prevention of community-acquired pneumonia: the limits of using nonspecific outcomes in vaccine effectiveness studies[J]. Epidemiology. 2013. 24 (4): 530-537.

第五节
医院获得性肺炎与呼吸机相关性肺炎

医院获得性肺炎(hospital-acquired pneumonia,HAP)与呼吸机相关性肺炎(ventilator-associated pneumonia,VAP)是我国最常见的医院获得性感染,诊断和治疗较为困难,病死率高。我国于1999年发表了《医院获得性肺炎诊断和治疗指南(草案)》,至今国内外发表了许多 HAP/VAP 相关指南并历经更新。随着相关研究的日益深入,特别是我国自己的研究证据日渐增多,比如我国 HAP/VAP 在病原学分布和耐药率方面与国外有较大差异,需要重新探讨适合我国现状的 HAP/VAP 诊断与治疗规范,才能够指导我国医师的临床实践。2018年,中华医学会呼吸病学分会感染学组颁布的《中国成人医院获得性肺炎与呼吸机相关性肺炎诊断和治疗指南(2018年版)》给出了最新的答案。

一、定义与概念

(一)定义 HAP 是指患者住院期间没有接受有创机械通气、未处于病原感染的潜伏期,而于入院48小时后新发生的肺炎。VAP 是指气管插管或气管切开患者接受机械通气48小时后发生的肺炎,机械通气撤机、拔管后48小时内出现的肺炎也属于 VAP 范畴。

HAP 的早期定义为任何发生在医院内的、由医院环境中存在的病原菌引起的肺实质感染。1999年我国《医院获得性肺炎诊断和治疗指南(草案)》中,HAP 的定义包括了建立人工气道和机械通气后发生的肺炎。以往国内外众多关于 HAP 的临床研究混杂因素较多,包括了一部分机械通气的患者,但均认为 VAP 是 HAP 的特殊类型。由于 HAP 和 VAP 在临床特征、经验性治疗和预防策略上存在较大的差异,2005年版美国感染性疾病协会(IDSA)/美国胸科协会(ATS)制定的医院获得性肺炎治疗指南(2005年版美国 HAP/VAP 指南)中将原有的广义 HAP 区分为狭义的 HAP 与 VAP 两大类型。近年来的证据进一步证实 HAP 和 VAP 在经验性治疗和临床预后方面均有明显不同,2016年版美国 HAP/VAP 指南更新时特别强调 HAP 仅指住院后发生的、没有气管插管的、与机械通气无关的肺炎,而 VAP 则为气管插管及机械通气后发生的肺炎,两者为完全不同的群体。由于地域与认识之间的差别,目前欧美国家对于 HAP/VAP 的定义仍然存在争议,我国中华医学会呼吸病学分会感染学组制定的《中国成人医院获得性肺炎与呼吸机相关性肺炎诊断和治疗指南(2018年版)》(2018年版 HAP/VAP 诊治指南)坚持 VAP 是 HAP 的特殊类型,但正因为其特殊性,需要在病原学、治疗和预防中区别对待。因病情加重而接受气管插管和机械通气治疗的 HAP 患者仍然属于 HAP,其处理方式与 VAP 相似。接受无创通气治疗的住院患者发生的肺炎仍归于狭义的 HAP 范围。

(二)相关概念

1. 医疗护理相关性肺炎(healthcare-associated pneumonia,HCAP) 2005年,美国 IDSA/ATS 首次提出了 HCAP 的概念,其目的在于从社区发病的肺炎中及时识别耐药菌感染,并通过经验性广谱抗菌药物治疗,改善此类耐药菌感染患者的预后。但随着相关研究在世界范围内的广泛开展,对 HCAP 这一概念的争议也越来越大。2011年欧洲下呼吸道感染诊治指南首先不支持在欧洲采用 HCAP 这一概念,因为近年来的多数研究结果显示,HCAP 的概念并不能准确地鉴别多重耐药(multi-drug resistant,MDR)菌感染,而具体分析每个患者可能增加耐药菌感染风险的危险因素,其效果往往优于 HCAP 的定义。其次,美国 HAP/VAP 指南推荐的经验性广谱抗感染治疗方案,并不能有效改善 HCAP 患者的预后,HCAP 的高病死率主要与高龄、合并症、严重基础疾病和脏器功能低下等因素有关,而与耐药菌感染并无必然联系。2016年版美国 HAP/VAP 指南也放弃了 HCAP 这一概念。我国医疗机构的设置与美国有很大的不同,即使在 HCAP 概念最流行的时期,我国也并没有跟风采用这一概念。因此,在我国2018年版 HAP/VAP 诊治指南中,依然未采用 HCAP 这一概念,而是强调在肺炎患者的诊治中应重视不同区域致病菌的耐药特点,强化对所有耐药菌感染危险因素的全面分析,而无须刻意区分患者是否属于 HCAP。

2. 呼吸机相关性气管支气管炎（ventilator-associated tracheobronchitis，VAT） 曾经认为 VAT 是病原微生物在下呼吸道从定植发展到引起 VAP 的中间环节之一。目前对于 VAT 是否一种独立的疾病还存在争议，也无统一的诊断标准。理论上，与 VAP 相比，VAT 无肺部浸润影，通常较少引起氧合水平的下降，远端气道标本定量培养的细菌浓度也低于 VAP。罹患 VAT 的不利影响包括延长机械通气时间、延长 ICU 住院时间和总住院时间，但对病死率似乎并无显著影响。近期的多项相关研究和荟萃分析结果显示，VAT 不是增加机械通气患者病死率的独立危险因素，对其归因病死率也没有显著影响。虽然恰当的抗感染治疗可以降低 VAT 进展为 VAP 的比例，但并不能降低 VAT 的病死率。2016 年版美国 HAP/VAP 指南建议对 VAT 不必进行抗感染治疗，这在相当程度上使得临床上诊断 VAT 失去了实际意义。我国 2018 年版 HAP/VAP 诊治指南认为，在目前既无统一的、严谨可行的 VAT 诊断标准，也缺乏抗菌药物治疗 VAT 能够有效改善机械通气患者预后的高质量临床证据，将 VAT 认定为一种独立疾病可能会进一步增加 ICU 中抗菌药物的使用，不利于遏制细菌耐药性的发展，也会增加抗菌药物相关不良反应的发生率。所以，不采用 VAT 这一诊断，更不主张对 VAT 进行抗感染治疗。

3. 早发 HAP/VAP 与迟发 HAP/VAP 既往认为，在早发 HAP/VAP 中，如果患者没有 MDR 菌感染的其他危险因素，其致病菌构成与社区获得性肺炎（community acquired pneumonia，CAP）较为相似，而迟发 HAP/VAP 则主要由 MDR 铜绿假单胞菌、不动杆菌属、肠杆菌目细菌或甲氧西林耐药的金黄色葡萄球菌（methicillin resistant staphylococcus aureus，MRSA）等耐药菌引起。但近年来国内外相继有大样本的临床研究结果发现，早发与迟发 HAP/VAP 的致病菌构成情况和核心致病菌的分离率非常近似，MDR 菌感染在早发 HAP/VAP 中并不少见。2005 年版美国 HAP/VAP 指南曾经将肺炎发生时的住院时间列为患者分组或确定经验性抗感染治疗方案的重要标准之一。但新的临床证据提示，不恰当地强调住院时间长短对病原学的影响，可能会低估早发 HAP/VAP 中耐药菌感染风险，或仅强调迟发 HAP/VAP 的影响而忽视对其他真正耐药菌感染危险因素的具体分析，导致不必要的过度治疗。目前，国内外一致认为发病时已住院时间的长短对耐药菌感染风险的影响相对较小。我国近年来的流行病学调查证实，早发与迟发 HAP/VAP 中各种致病菌的分离率并没有显著差别。因此，在经验性治疗时，应重视对各种耐药菌感染危险因素的具体分析，避免单纯根据肺炎发生时已住院时间的长短来确定治疗方案。

4. 免疫功能抑制宿主罹患 HAP/VAP 免疫功能抑制患者罹患 HAP/VAP 与非免疫功能抑制患者有较大差别，其致病原构成、临床及影像学表现、预后转归除了与住院时间、ICU 住院时间、机械通气、抗菌药物使用等因素有关外，还受到免疫缺陷类型、严重程度和持续时间的影响。按照免疫机制受损环节区分，免疫功能抑制可分为粒细胞减少或功能障碍、体液免疫缺陷和细胞免疫缺陷 3 种类型，某些患者可能同时存在联合免疫抑制。由于免疫功能抑制患者继发肺炎时的致病原构成比免疫功能正常者更为复杂，所以应特别重视尽早建立正确的病原学诊断。初始经验性抗感染治疗应建立在对肺炎严重程度和免疫功能缺陷严重程度准确评价的基础之上。既要避免对重症感染和/或严重免疫功能缺陷的不良预后估计不足导致治疗不充分或延误治疗，又要避免不加区分地进行"全覆盖式"的过度治疗。治疗过程中及时进行疗效评估，适时根据病原学检查结果，对初始治疗方案进行调整。

本节仅对非免疫功能抑制患者的 HAP/VAP 进行讨论。

二、流行病学

国外的研究结果表明，HAP 的发病率为（5~10）/1 000 例住院患者，占 ICU 内感染总数的 25.0%。发生 HAP 后平均住院时间延长 7~10 天，住院医疗费用大幅度增加，并且是导致危重患者死亡的直接原因（相关病死率高达 15.5%~38.2%）。中国 13 家大型教学医院的 HAP 临床调查结果显示，在呼吸科病房与呼吸重症监护病房（RICU）中 HAP 的平均发生率为 1.4%，其中 RICU 为 15.3%，普通病房为 0.9%。HAP 平均全因病死率为 22.3%，其中 VAP 为 34.5%。发生 HAP 后平均住院时间达（23.8±20.5）天，较非 HAP 患者延长 10 天，抗感染治疗的疗程平均达（19±17）天，人均住院诊疗费用与非 HAP 住院患者比较增加了 9.0 万余元，其中 6.6 万余元医疗费用发生在 HAP 之后，治疗 HAP 的抗菌药物费用人均达 2.7 万余元。

国外大规模的研究结果显示，ICU 中 VAP 的发病率为 2.5%~40.0%，或为（1.3~20.2）例/1 000 机械通气日，病死率为 13.0%~25.2%。我国一项调查结果显示，46 所医院的 17 358 例 ICU 住院患者，插管总天数为 91 448 天，VAP 的发病率为 8.9 例/1 000 机械通气日。机械通气患者中 VAP 的发病率为 9.7%~48.4%，或为（1.3~28.9）例/1 000 机械通气日，病死率为 21.2%~43.2%。国内外的研究结果均表明，若病原菌为 MDR 或全耐药（pan-drug resistant，PDR），归因病死率可高达 38.9%~60.0%。VAP 的病死率与高龄、合并糖尿病或慢性阻塞性肺疾病（慢阻肺）、感染性休克（septic shock，脓毒症休克）及高耐药病原菌感染等相关。VAP 导致机械通气时间延长 5.4~21.8 天，ICU 滞留时间延长 6.1~20.5 天，住院时间延长 11.0~32.6 天。

三、危险因素和发病机制

（一）危险因素 发生 HAP/VAP 的危险因素涉及各个方面，可分为宿主自身和医疗环境两大类因素，主要危险因素见表 24-5-1。患者往往因多种因素同时存在或混杂，导致 HAP/VAP 的发生、发展。

表 24-5-1　HAP/VAP 发生的危险因素

分类	危险因素
宿主自身因素	高龄
	误吸
	基础疾病（慢性肺部疾病、糖尿病、恶性肿瘤、心功能不全等）
	免疫功能受损
	意识障碍、精神状态失常
	颅脑等严重创伤
	电解质紊乱、贫血、营养不良或低蛋白血症
	长期卧床、肥胖、吸烟、酗酒等
医疗环境因素	ICU 滞留时间、有创机械通气时间
	侵袭性操作，特别是呼吸道侵袭性操作
	应用提高胃液 pH 的药物（H_2 受体拮抗剂、质子泵抑制剂）
	应用镇静剂、麻醉药物
	头颈部、胸部或上腹部手术
	留置胃管
	平卧位
	交叉感染（呼吸器械及手污染）

（二）发病机制　　HAP 和 VAP 的共同发病机制是病原体到达支气管远端和肺泡，突破宿主的防御机制，从而在肺部繁殖并引起侵袭性损害。致病菌主要通过两种途径进入下呼吸道：①误吸（aspiration），住院患者在抗菌药物暴露、使用制酸剂或留置胃管等危险因素作用下，含定植菌的口咽分泌物通过会厌或气管插管进入下呼吸道，为内源性致病菌导致感染的主要途径；②致病菌以气溶胶或凝胶微粒等形式通过吸入（inhalation）进入下呼吸道，是导致院内感染暴发的重要原因，其致病菌多为外源性，如结核分枝杆菌、曲霉和病毒等。此外，HAP/VAP 也有其他感染途径，如感染病原体经血行播散至肺部、邻近组织直接播散或污染器械操作直接感染等。VAP 的发生机制与 HAP 稍有不同：气管插管使得原来相对无菌的下呼吸道直接暴露于外界，增加口腔清洁的困难，口咽部定植菌大量繁殖。口腔分泌物在各种因素作用下，通过气囊与气管壁之间的缝隙进入下呼吸道；气管插管的存在使患者无法进行有效咳嗽，干扰纤毛的清除功能，降低气道的保护能力，使 VAP 发生风险明显增高；气管插管内外表面容易形成生物被膜，各种原因导致生物被膜脱落，引起小气道阻塞，导致 VAP。此外，为缓解患者气管插管的不耐受，需要使用镇痛镇静药物，使咳嗽能力受到抑制，进一步增加 VAP 的发生风险。HAP/VAP 也可自局部感染发展到脓毒症（sepsis），甚至感染性休克。

四、病原学

非免疫缺陷患者的 HAP/VAP 通常由细菌感染引起，由病毒或真菌引起者较少，常见病原菌的分布及其耐药性特点随地区、医院等级、患者人群及暴露于抗菌药物情况不同而异，并且随时间而改变。我国 HAP/VAP 常见病原菌包括鲍曼不动杆菌、铜绿假单胞菌、肺炎克雷伯菌、金黄色葡萄球菌及大肠埃希菌等。但需要强调的是，了解当地医院的病原学监测数据更为重要，在经验性治疗时应根据及时更新的本地区、本医院甚至特定科室细菌耐药特点针对性选择抗菌药物。

（一）病原谱　　我国 HAP 病原谱的构成与欧美国家有很大差异，主要体现在鲍曼不动杆菌最多（16.2%~35.8%），其次为铜绿假单胞菌（16.9%~22.0%）、金黄色葡萄球菌（8.9%~16.0%）和肺炎克雷伯菌（8.3%~15.4%）。二级医院铜绿假单胞菌和鲍曼不动杆菌的比例略低于三级医院，而肺炎克雷伯菌比例高于三级医院。≥65 岁的患者是 HAP 的主要群体（占 70%），其铜绿假单胞菌比例高，鲍曼不动杆菌比例稍低（表 24-5-2）。我国 VAP 主要发生于 ICU，病原谱与 HAP 略有不同，其中鲍曼不动杆菌分离率高达 35.7%~50.0%，其次为铜绿假单胞菌和金黄色葡萄球菌（表 24-5-3）。≥65 岁患者中铜绿假单胞菌的分离率高于其他人群。

表 24-5-2　我国 HAP 患者常见细菌的分离率

菌种	三级医院[a]		二级医院[c]
	≥18 岁[b]	≥65 岁	
鲍曼不动杆菌	20.6%~25.7%	7.9%~14.6%	18.0%
铜绿假单胞菌	18.7%~20.0%	23.8%~28.3%	11.0%
肺炎克雷伯菌	8.9%~14.9%	5.3%~17.1%	21.0%
金黄色葡萄球菌	9.8%~12.0%	8.6%~15.0%	11.0%
大肠埃希菌	3.8%~7.4%	9.2%~11.8%	8.0%
阴沟肠杆菌	2.1%~4.3%	2.5%	无数据
嗜麦芽窄食单胞菌	4.3%~6.0%	1.2%~2.6%	无数据

注：[a] 数据主要来自三级医院，标本类型大部分为痰标本，因此数据存在一定的局限性；[b] 18 岁人群中包含 65 岁以上人群，文献未对年龄进行分组；[c] 二级医院数据很少。

表 24-5-3　我国 VAP 患者常见细菌的分离率

菌种	≥18 岁	≥65 岁
鲍曼不动杆菌	12.1%~50.5%	10.3%~18.5%
铜绿假单胞菌	12.5%~27.5%	27.7%~34.6%
肺炎克雷伯菌	9.0%~16.1%	5.1%~13.9%
金黄色葡萄球菌	6.9%~21.4%	5.8%~15.4%
大肠埃希菌	4.0%~11.5%	1.3%~6.2%
阴沟肠杆菌	2.0%~3.4%	3.1%
嗜麦芽窄食单胞菌	1.8%~8.6%	4.6%~9.6%

（二）常见病原菌的耐药性　HAP/VAP 常见的 MDR 细菌包括碳青霉烯类耐药的鲍曼不动杆菌（carbapenem-resistant Acinetobacter baumannii，CRAB）、碳青霉烯类耐药的铜绿假单胞菌（carbapenem-resistant Pseudomonas aeruginosa，CRPA）、产超广谱 β-内酰胺酶（extended-spectrum β-lactamases，ESBL）的肠杆菌目细菌、MRSA 及碳青霉烯类耐药的肠杆菌目细菌（carbapenem-resistant enterobacteriaceae，CRE）等。我国多中心细菌耐药监测网中的中国细菌耐药监测网（China surveillance network for bacterial resistance，CHINET）和中国院内感染的抗菌药物耐药监测（Chinese antimicrobial resistance surveillance，CARES）数据均显示，在各种标本中（血、尿、痰等）CRAB 的分离率高达 60%～70%，CRPA 的分离率为 20%～40%，产 ESBL 的肺炎克雷伯菌和大肠埃希菌的分离率分别在 25%～35% 和 45%～60%，MRSA 在金黄色葡萄球菌中的分离率在 35%～40%，CRE 的分离率为 5%～18%。而来自痰标本中的某些耐药菌，如 MRSA 分离率往往更高。

2007—2013 年 CARES 有关 HAP/VAP 的耐药性数据显示，MDR 鲍曼不动杆菌的分离率呈逐年上升的趋势，而 MDR 铜绿假单胞菌的分离率呈现逐年下降的趋势。除了 CRE（VAP 为 0.7%，HAP 为 1.9%）外，VAP 患者其他 MDR 细菌分离率均高于 HAP，如 CRAB（63.9%，59.8%）、CRPA（41.0%，33.4%）、产 ESBL 的大肠埃希菌（64.7%，57.3%）、产 ESBL 的肺炎克雷伯菌（47.4%，32.4%）及 MRSA（85.7%，74.3%）。CRE 呈上升趋势，尤其是肺炎克雷伯菌。2015 年 CARSS 的数据显示，来源于我国呼吸科下呼吸道标本中分离的碳青霉烯类耐药的肺炎克雷伯菌（carbapenem-resistant klebsiella pneumoniae，CRKP）占 4.9%，CRAB 占 52.1%。上述耐药菌的分离率三级医院高于二级医院，RICU 高于普通病房；产 ESBL 肠杆菌目细菌的分离率二级医院与三级医院类似甚至更高，以产 ESBL 的大肠埃希菌最为明显。

CHINET 和 CARES 的数据显示，对鲍曼不动杆菌而言，敏感率较高的抗菌药物为多黏菌素 B（97%～100%）和替加环素（85%～100%）。铜绿假单胞菌对多黏菌素、阿米卡星、哌拉西林/他唑巴坦、头孢吡肟、环丙沙星、头孢他啶、美罗培南及亚胺培南的敏感率仍在 70% 以上。大肠埃希菌和肺炎克雷伯菌对碳青霉烯类（82%～98%）、酶抑制剂复合制剂（80%～96%）及阿米卡星（90%～97%）的敏感率较高。嗜麦芽窄食单胞菌对米诺环素（81%～94%）、左氧氟沙星（76%～90%）及磺胺甲噁唑/甲氧苄啶（67%～92%）的敏感率较高。万古霉素、替考拉宁及利奈唑胺等对 MRSA 仍保持极高的抗菌活性（100% 敏感）。

五、诊断与鉴别诊断

（一）临床诊断标准　HAP/VAP 的临床表现及病情严重程度不同，从单一的典型肺炎到快速进展的重症肺炎伴脓毒症、感染性休克均可发生，目前尚无临床诊断的"金标准"。目前国际上通用的临床诊断标准为胸部 X 线或 CT 显示新出现或进展性的浸润影、实变影或磨玻璃影，加上下列 3 种临床症候中的 2 种或以上：①发热，体温>38℃；②脓性气道分泌物；③外周血白细胞计数>10×10⁹/L 或 <4× 10⁹/L。

影像学是诊断 HAP/VAP 的重要基本手段，应常规行胸部 X 线检查，尽可能行胸部 CT 检查。对于危重症或无法行胸部 CT 检查的患者，有条件的单位可考虑床旁肺超声检查。技术熟练的医师操作肺超声有助于判别肺组织通气改变情况，与肺栓塞及肺不张等疾病进行鉴别。

（二）病原学诊断　在临床诊断的基础上，若同时满足以下任一项，可作为确定致病菌的依据。

1. 合格的下呼吸道分泌物（中性粒细胞数>25 个/低倍镜视野，上皮细胞数<10 个/低倍镜视野，或二者比值>2.5：1）、经支气管镜防污染毛刷（protected specimen brush，PSB）、支气管肺泡灌洗液（bronchoalveolar lavage fluid，BALF）、肺组织或无菌体液培养出病原菌，且与临床表现相符。

2. 肺组织标本病理学、细胞病理学或直接镜检见到真菌并有组织损害的相关证据。

3. 非典型病原体或病毒的血清 IgM 抗体由阴转阳或急性期和恢复期双份血清特异性 IgG 抗体滴度呈 4 倍或 4 倍以上变化。呼吸道病毒流行期间且有流行病学接触史，呼吸道分泌物相应病毒抗原、核酸检测或病毒培养阳性。

（三）鉴别诊断　HAP/VAP 的临床表现和影像学缺乏特异性，需要与住院后发生的其他发热伴肺部阴影疾病相鉴别，包括感染性和非感染性疾病。

1. 其他感染性疾病累及肺部　①系统性感染累及肺：如导管相关性血流感染、感染性心内膜炎，可继发多个肺脓肿；②局灶性感染累及肺：如膈下脓肿、肝脓肿。鉴别要点是注重病史询问和体检，寻找肺外感染病灶及针对性进行病原学检查。

2. 易与 HAP 相混淆的常见非感染性疾病　①急性肺血栓栓塞症伴肺梗死；②肺不张；③急性呼吸窘迫综合征（acute respiratory distress syndrome，ARDS）；④肺水肿；⑤其他疾病：如肿瘤、支气管扩张、药源性肺病、结缔组织病及神经源性发热等。鉴别要点是评估基础疾病的控制情况，同时排除感染性发热的可能。

（四）实验室技术在诊疗中的应用价值　临床诊断 HAP/VAP 后，应积极留取标本行微生物检查。

1. 标本的采集　包括呼吸道、血液及胸腔积液。

（1）呼吸道标本：主要包括痰（气道吸引物）、BALF 和肺组织。标本应尽可能先进行涂片镜检（如革兰氏染色、抗酸染色，必要时行氢氧化钾浮载剂镜检、六胺银染色等），再做培养、抗原及核酸定量等检测。呼吸道标本可通过非侵入性或侵入性方法获得。非侵入性方法指经咳痰、鼻咽拭子、鼻咽吸引物或气管导管内吸引（endotracheal aspiration，ETA）收集标本；侵入性方法指经支气管镜留取下呼吸道标本（如 BALF）、经支气管镜或经皮肺穿刺活检留取组织标本等。与非侵入性标本半定量培养相比，侵入性标本定量对判断预后并没有优势。气道分泌物定量培养技术要求高，不一定能改变预后，仅限必要时在有条件的单位开展。对于 HAP 患者，建议先通过非侵入性方法留取呼吸道分泌物涂片及半定量培养；经验性治疗无效、疑似特殊病原菌感染或采用常规方法获得的呼吸道标本无法明确致病菌时，再通过侵入性方法采集标本行微生物检查。对于 VAP 患者，由于人工气道提供了有利条件，除了常规经气管导管吸取呼吸道分泌物涂片和半定量培养外，可通过侵入性方法采集标本，以明确病原菌；若定量培养结果已转为阴性，有助于判断是否需要及时停用抗菌药物。

（2）血液：血培养是诊断菌血症的重要方法。成人每次应采集 2~3 套，每套从不同穿刺点进行采集。从同一穿刺点采集的血液标本通常分别注入需氧和厌氧培养瓶，每瓶采血量为 8~10ml，以提高阳性率。采血应在寒战或发热初起时进行，抗菌药物应用之前采集最佳。

（3）胸腔积液：HAP/VAP 合并胸腔积液时，可行胸膜腔穿刺抽液送常规、生化、涂片（革兰氏染色、抗酸染色等）、培养等检测。

2. 病原学结果的判断方法　包括涂片镜检、微生物培养、病原体抗原检测及高通量测序等分子生物学技术。

（1）涂片镜检：对于 VAP 患者，经气管导管吸引分泌物涂片革兰氏染色，每个高倍镜视野检出 ≥2% 的白细胞有微生物吞噬现象，对病原学诊断有一定的参考价值，可作为初始经验性抗感染治疗的依据。

（2）微生物培养：传统观点认为，痰定量培养的细菌浓度 ≥10^7CFU/ml、经 ETA 细菌培养浓度 ≥10^5CFU/ml、经 BALF 培养细菌浓度 ≥10^4CFU/ml 或经 PSB 所取样本培养细菌浓度 ≥10^3CFU/ml 为致病菌的可能性较大。机械通气患者的气道和/或人工气道易有不动杆菌属、假单胞菌属或念珠菌属定植，培养到这些微生物时需鉴别是否为致病菌。应综合评估以下 3 个方面。①宿主情况：免疫状态、基础疾病及目前临床表现等；②细菌因素：气道分泌物涂片镜检是否存在白细胞吞噬现象及与培养结果是否一致，分离到的细菌菌落计数；③抗菌药物因素：近期抗菌药物使用情况，针对该病原菌治疗后临床症状是否改善。如果患者无与肺炎相关的临床表现及实验室依据，气道分泌物检出的细菌很可能为定植或污染。血培养对早期明确诊断、针对性选择抗菌药物有重要意义，但仅 10%~37% 的菌血症源自肺部。胸腔积液培养阳性有助于明确病原学诊断，标本来源于胸腔穿刺术或首次置管时结果更可靠；而由已留置的胸管直接抽取时则需谨慎解读其结果，注意污染的可能。呼吸道病毒培养阳性，可作为确诊病毒感染的依据。

（3）病原体抗原检测：肺炎链球菌和嗜肺军团菌尿抗原检测及血清隐球菌荚膜多糖抗原检测的敏感度和特异度均很高。血清 1,3-β-D-葡聚糖（glucan，G 试验）、血清或 BALF 半乳甘露聚糖抗原（galactomannan，GM）检测连续 2 次（BALF 仅需 1 次）阳性，具有辅助诊断价值。

（4）高通量测序等分子生物学技术：基于测序技术的临床宏基因组学，如 mNGS 等通过分析临床标本中微生物的 DNA 或 RNA 含量与丰度判断致病菌，显著提高了病原检测的敏感度，缩短了检测时间，对罕见病原菌感染的诊断具有优势，可审慎地用于现有成熟检测技术不能确定的病原体，或经恰当与规范抗感染治疗无效的患者，但检测结果需结合流行病学和临床特征进行综合评估。

3. 感染相关生物标志物　C 反应蛋白（C-reactive protein，CRP）和降钙素原（procalcitonin，PCT）是临床上最常用的鉴别感染与否的生物学标志物。机体感染时 CRP 明显升高，但特异度较低，可作辅助诊断的参考。PCT 对细菌感染和脓毒症反应迅速，是较 CRP 更特异的细菌性感染指标。PCT 数值越高，提示细菌感染越严重，存在细菌性肺炎及脓毒症的可能性越大。其诊断效率虽受先前抗菌药物暴露的影响，但不受疾病类型及肺炎发生时间的影响，且是肺炎患者死亡的重要预测因素。在病程中动态监测 PCT 水平，有助于指导抗菌药物的疗程。应强调的是，CRP 和 PCT 不能代替微生物学检查；任何感染生物标志物均需要与临床表现结合，综合判断，其动态变化往往比绝对值参考价值更大。为了提高治疗的成功率，不要因等待检测结果而延误早期经验性抗菌治疗的时机。

（五）病情严重程度评估　HAP/VAP 病情严重度的评估对于经验性选择抗菌药物和判断预后有重要意义，但目前尚无统一的标准。常用的病情严重度评分系统有序贯器官衰竭（sequential organ failure assessment，SOFA）评分及急性生理与慢性健康（acute physiology and chronic health evaluation，APACHE-Ⅱ）评分等。各评分系统预测死亡的效力相当，病死率随着分值的升高而升高。SOFA 评分侧重于器官功能不全或衰竭的评估，与 VAP 的复发相关。APACHE-Ⅱ>16 分是 VAP 患者死亡的独立预测因素。有学者建议，可使用 SOFA 评分作为判断病情危重度的标准之一。对于非 ICU 患者，快速 SOFA（qSOFA）评分简单、方便，预测住院病死率的效能优于 SOFA 评分。qSOFA 评分由意识改变、收缩压 ≤100mmHg 和呼吸频率 ≥22 次/min 构成，当 qSOFA 评分 ≥2 分时，应警惕危重症的发生。

中国 2018 年版 HAP/VAP 诊治指南对重症的定义为，HAP 患者若符合下列任一项标准，可考虑存在高死亡风险，视为危重症患者：①需要气管插管机械通气治疗；②感染性休克经积极液体复苏后，仍需要血管活性药物治疗。相对于狭义 HAP，一般 VAP 应视为危重症患者，但有些患者因原发疾病不能有效控制,需要长期有创机械通气,若发生 VAP(有时是反复发生)并非均为危重症,可依据 qSOFA 评分或 APACHE-Ⅱ评分辅助判断。

(六)临床诊疗思路

第 1 步,依据症状、体征和影像学征象,确定 HAP/VAP 的临床诊断是否成立,与其他发热伴肺部阴影的疾病进行初步鉴别,并评估病情的严重程度(是否合并脓毒症)、可能的病原菌及其耐药危险因素。

第 2 步,尽快采集呼吸道分泌物和血液标本,送病原微生物及感染相关生物标志物检测,并立即开始经验性抗感染治疗[根据抗菌药物的理化特性和药代动力学/药效学(pharmacokinetic/pharmacodynamics,PK/PD)参数确定药物的种类、单药还是联合、负荷剂量和维持剂量]。

第 3 步,48~72 小时后对实验室检测结果和初始抗菌治疗反应进行再评估,按不同情况分别处理:①临床显示早发性治疗反应,病原菌培养获得有意义的阳性结果时,改为目标治疗(降阶梯);②临床病情稳定、无脓毒症或病原菌培养阴性时,试停抗菌药物进行观察;③临床病情无改善、病原菌培养阳性时,应仔细评估阳性结果的临床意义(是否为致病菌,有无复数菌感染)、是否有并发症或其他部位感染,从而调整抗菌药物治疗方案(根据抗菌谱是否覆盖、有无耐药、体内疗效与体外敏感性是否一致、抗菌药物的 PK/PD 等因素);④临床病情无改善、病原菌培养阴性时,需要拓宽诊断思路,进一步完善病原学检测和非感染性病因的检查。

第 4 步,继续动态监测病情,观察感染相关生物标志物的变化,评估第 3 步中不同情况的处理结果,并确定抗菌治疗的疗程和其他后续处理。

六、治疗

HAP/VAP 的治疗包括抗感染治疗、呼吸支持技术、器官功能支持治疗、非抗菌药物治疗等综合治疗措施,其中抗感染是最主要的治疗方式,包括经验性抗感染治疗和病原(目标)治疗。

(一)经验性抗感染治疗

1. 经验性抗感染治疗原则

(1)抗感染治疗时机的选择:在确立 HAP/VAP 临床诊断并安排病原学检查后,应尽早进行经验性抗感染治疗;如果延迟治疗,即使药物选择恰当,仍可导致病死率增加及住院时间延长。

(2)正确评估 MDR 菌感染的危险因素:HAP 和 VAP 致病菌的常见耐药菌感染危险因素见表 24-5-4。此外,表 24-5-5 中列举了几种常见 MDR 菌感染相对特定的危险因素。

表 24-5-4 HAP 和 VAP 中 MDR 菌感染的危险因素

分类	MDR 菌感染危险因素
证据充分的耐药危险因素	
HAP	前 90 天内曾静脉使用过抗菌药物
VAP	前 90 天内曾静脉使用过抗菌药物
	住院 5 天以上发生的 VAP(不包括狭义 HAP)
	病情危重,合并感染性休克
	发生 VAP 前有 ARDS
	接受持续肾脏替代治疗等
可能的耐药危险因素	
HAP/VAP	有 MDR 菌感染或定植病史
	反复或长期住院病史
	入住 ICU
	存在结构性肺病
	重度肺功能减退
	接受糖皮质激素治疗,免疫抑制或存在免疫功能障碍
	在耐药菌高发的医疗机构住院
	皮肤黏膜屏障破坏(如气管插管、留置胃管或深静脉导管等)

注:MDR,多重耐药。

表 24-5-5 常见 MDR 菌感染相对特定的危险因素

耐药菌类别	耐药菌感染特定危险因素
产 ESBL 肠杆菌目细菌	有产 ESBL 菌感染或定植病史,近 90 天内曾经使用三代头孢菌素
MRSA	呼吸道存在 MRSA 定植,所在医疗单元内 MRSA 分离率高
铜绿假单胞菌	皮肤黏膜屏障破坏,免疫功能低下,慢性结构性肺病,重度肺功能减退等
鲍曼不动杆菌	严重基础疾病,鲍曼不动杆菌定植
CRE	CRE 定植,近 90 天内使用过碳青霉烯类药物,高龄,病情危重,外科手术等

注:ESBL,超广谱 β-内酰胺酶;MRSA,耐甲氧西林金黄色葡萄球菌;CRE,碳青霉烯类耐药肠杆菌目细菌。

2. 初始经验性治疗抗菌药物的选择 HAP/VAP 初始经验性抗菌治疗的策略见图 24-5-1 和图 24-5-2。应根据患者的病情严重程度、所在医疗机构常见的病原菌、耐药情况及患者耐药危险因素等选择恰当的药物,同时也应兼顾患者的临床特征、基础疾病、器官功能状态、药物的 PK/PD 特性、既往用药情况和药物过敏史等相关因素选择抗菌药物(表 24-5-6,表 24-5-7)。我国不同地区和不同等级医院的病

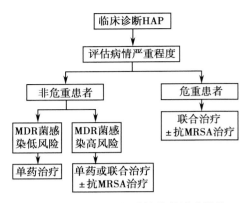

图 24-5-1　HAP 经验性抗菌治疗推荐

HAP：医院获得性肺炎；MDR：多重耐药；MRSA：耐甲氧西林金黄色葡萄球菌。

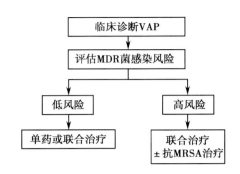

图 24-5-2　VAP 经验性抗菌治疗推荐

VAP：医院获得性肺炎；MDR：多重耐药；MRSA：耐甲氧西林金黄色葡萄球菌。

表 24-5-6　HAP（非 VAP）的初始经验性抗感染治疗建议

非危重患者		危重患者[a]
MDR 菌感染低风险	MDR 菌感染高风险	
单药治疗：	单药或联合治疗[b,c]：	联合治疗[b,c]：
抗铜绿假单胞菌青霉素类（哌拉西林等） 或 β-内酰胺酶抑制剂合剂（阿莫西林/克拉维酸，哌拉西林/他唑巴坦，头孢哌酮/舒巴坦等） 或 第三代头孢菌素（头孢噻肟、头孢曲松、头孢他啶等） 或 第四代头孢菌素（头孢吡肟、头孢噻利等） 或 氧头孢烯类（拉氧头孢、氟氧头孢等） 或 喹诺酮类（环丙沙星、左氧氟沙星、莫西沙星等）	抗铜绿假单胞菌 β-内酰胺酶抑制剂合剂（哌拉西林/他唑巴坦、头孢哌酮/舒巴坦等） 或 抗铜绿假单胞菌头孢菌素类（头孢他啶、头孢吡肟、头孢噻利等） 或 抗铜绿假单胞菌碳青霉烯类（亚胺培南、美罗培南、比阿培南等） 以上药物单药或联合下列中的一种： 抗铜绿假单胞菌喹诺酮类（环丙沙星、左氧氟沙星等） 或 氨基糖苷类（阿米卡星、异帕米星等） 有 MRSA 感染风险时可联合下列药物： 糖肽类（万古霉素、去甲万古霉素、替考拉宁等） 或 利奈唑胺	抗铜绿假单胞菌 β-内酰胺酶抑制剂合剂（哌拉西林/他唑巴坦、头孢哌酮/舒巴坦等） 或 抗铜绿假单胞菌碳青霉烯类（亚胺培南、美罗培南、比阿培南等） 以上药物联合下列中的一种： 抗铜绿假单胞菌喹诺酮类（环丙沙星、左氧氟沙星等） 或 氨基糖苷类（阿米卡星、异帕米星等） 有 XDR 阴性菌感染风险时可联合下列药物： 多黏菌素（多黏菌素 B、多黏菌素 E 等） 或 替加环素 有 MRSA 感染风险时可联合下列药物： 糖肽类（万古霉素、去甲万古霉素、替考拉宁等） 或 利奈唑胺

注：MDR，多重耐药；XDR，广泛耐药。[a]危重患者包括需要机械通气和感染性休克患者。[b]通常不采用 2 种 β-内酰胺类药物联合治疗。[c]氨基糖苷类药物仅用于联合治疗。

表 24-5-7 VAP 患者的初始经验性抗感染治疗建议

MDR 感染低风险	MDR 感染高风险
单药或联合治疗[a]：	**联合治疗[a]：**
抗铜绿假单胞菌青霉素类（哌拉西林等）	抗铜绿假单胞菌 β-内酰胺酶抑制剂合剂（哌拉西林/他唑巴坦、头孢哌酮/舒巴坦等）
或	或
抗铜绿假单胞菌的第三、四代头孢菌素（头孢他啶、头孢吡肟、头孢噻利等）	抗铜绿假单胞菌第三、四代头孢菌素（头孢他啶、头孢吡肟、头孢噻利等）
或	或
β-内酰胺酶抑制剂合剂（哌拉西林/他唑巴坦、头孢哌酮/舒巴坦等）	氨曲南
	或
或	抗铜绿假单胞菌碳青霉烯类（亚胺培南、美罗培南、比阿培南等）
抗铜绿假单胞菌碳青霉烯类（亚胺培南、美罗培南、比阿培南等）	或
或	抗假单胞菌的喹诺酮类（环丙沙星、左氧氟沙星等）
喹诺酮类（环丙沙星、左氧氟沙星等）	或
或	氨基糖苷类（阿米卡星、异帕米星等）
氨基糖苷类（阿米卡星、异帕米星等）[b]	**有 XDR 阴性菌感染风险时可联合下列药物：**
	多黏菌素类（多黏菌素 B、多黏菌素 E）
	或
	替加环素
	有 MRSA 感染风险时可联合下列药物：
	糖肽类（万古霉素、去甲万古霉素、替考拉宁）
	或
	利奈唑胺

注：[a] 特殊情况下才使用两种 β-内酰胺类药物联合治疗；[b] 氨基糖苷类药物仅用于联合治疗。

原学及其耐药性差别较大，所以治疗推荐仅仅是原则性的，需要结合患者的具体情况进行选择：①有条件的医院应定期制定并发布 HAP/VAP 致病原组成及其药敏；经验性治疗方案应依据所在医院的 HAP/VAP 病原谱及药敏试验结果制定。②呼吸道存在 MRSA 定植或住在 MRSA 分离率高的医疗单元内的患者，建议经验性覆盖 MRSA。③对于具有 MDR 铜绿假单胞菌和其他 MDR 革兰氏阴性杆菌感染的危险因素或死亡风险较高的 HAP/VAP 患者，建议联合使用两种不同类别的抗菌药物；对于非危重、无 MDR 感染危险因素的 HAP/VAP 患者，经验性治疗时可只使用一种抗菌药物。④建议多黏菌素和替加环素仅用于具有 XDR 革兰氏阴性菌感染风险的患者。⑤在伴有脓毒症的 HAP/VAP 患者，需要根据抗菌药物的理化特性、PK/PD 特点和器官（特别是肾脏和肝脏）功能障碍程度调整药物的负荷剂量与维持剂量。

（二）HAP/VAP 的病原治疗 病原治疗即目标性（针对性）抗感染治疗，是指针对已经明确的感染病原菌，参照体外药敏试验结果，制定相应的抗菌药物治疗方案（窄谱或广谱、单一或联合用药）。HAP/VAP 的病原治疗需注意以下几点。

1. 抗感染治疗前或调整方案前尽可能送检合格的病原学标本，并评估检查结果，排除污染或定植的干扰。

2. 根据检测出的病原菌及其药敏试验结果，在初始经验性治疗的疗效评估基础上酌情调整治疗方案。

3. HAP/VAP 常出现 XDR 或 PDR 菌感染，应以早期、足量、联合为原则使用抗菌药物，并应根据具体药物的最低抑菌浓度（minimum inhibitory concentration, MIC）值及 PK/PD 理论，推算出不同患者的具体给药剂量、给药方式及频次等，以优化抗菌治疗效能。

HAP/VAP 常见耐药菌抗感染治疗方案的推荐意见见表 24-5-8。

（三）抗感染治疗的疗效判断和疗程 HAP/VAP 抗感染疗程一般为 7 天或以上。

1. **初步疗效判断** 经验治疗 48~72 小时应进行疗效评估。疗效需结合患者的临床症状和体征、影像学改变、感染标志物等实验室检查等综合判断。如获得明确的病原学结果后，应尽早转为目标治疗或降阶梯治疗（由联合治疗转为单药治疗，或由广谱抗菌药物转为窄谱抗菌药物）。如治疗无效且病原学不明，需进一步进行病原学检查，并重新评估病原学，调整治疗药物。

表 24-5-8 HAP/VAP 常见耐药菌抗感染疗方案

病原菌类别	病原菌	推荐药物	备注
革兰氏阳性球菌	MRSA	糖肽类(万古霉素、去甲万古霉素、替考拉宁)或利奈唑胺	万古霉素等糖肽类和利奈唑胺大致等效 万古霉素谷浓度应维持在 10~15mg/L;重症患者应给予 25~30mg/kg 的负荷剂量,谷浓度维持在 10~20mg/L 替考拉宁应给予 6~12mg/kg(或 400~800mg)、1 次/12h 的负荷剂量,连续 3 次,再以 400mg、1 次/d 维持
	VRE	利奈唑胺/替考拉宁	VRE 较少引起肺部感染,需排除定植和污染;VRE 对头孢菌素类等多种抗菌药物天然耐药,应结合药敏试验结果选择;替考拉宁仅用于 VanB 型 VRE 感染
肠杆菌目细菌	产 ESBL 肠杆菌目细菌	**轻中度感染:**头霉素类(头孢西丁、头孢美唑、头孢米诺),氧头孢烯类(拉氧头孢、氟氧头孢),β-内酰胺酶抑制剂合剂(哌拉西林/他唑巴坦、头孢哌酮/舒巴坦) **中重度感染:**碳青霉烯类(亚胺培南、美罗培南、比阿培南),或联合治疗方案 **联合治疗方案:**碳青霉烯类+喹诺酮类或氨基糖苷类、β-内酰胺酶抑制剂合剂+喹诺酮类或氨基糖苷类	方案应结合药敏试验结果及个体因素选择;大部分仅需单药治疗,仅少数严重感染需要联合用药
	CRE	**主要治疗药物:**多黏菌素类(多黏菌素 B、多黏菌素 E)、替加环素、头孢他啶/阿维巴坦 **联合治疗药物:**磷霉素、氨基糖苷类(阿米卡星、异帕米星)、碳青霉烯类(亚胺培南、美罗培南、比阿培南) 当碳青霉烯类 MIC 为 4~16mg/L 时,须与其他药物联合使用;增加给药次数或剂量,延长滴注时间;当碳青霉烯类 MIC>16mg/L 时,应避免使用 当多黏菌素 B 或 E 的 MIC≤2mg/L 时可使用,XDR 或 PDR 可同时辅助吸入多黏菌素 B 及 E;当多黏菌素 B 或 E 的 MIC>2mg/L,联合使用敏感药物(如磷霉素、替加环素)。因缺乏证据,当 MIC>8mg/L 时需慎用 **联合治疗方案:** 含碳青霉烯类方案:碳青霉烯类+多黏菌素或替加环素;碳青霉烯类+多黏菌素+替加环素 不含碳青霉烯类方案:替加环素+氨基糖苷类或磷霉素;多黏菌素+替加环素或磷霉素;氨基糖苷类+磷霉素或氨曲南	应以早期、足量、联合为原则 针对我国流行的碳青霉烯类(主要是 KPC):头孢他啶/阿维巴坦 多黏菌素 B 剂量可增加至 300mg/d 美罗培南可用至 2g、1 次/8h,比阿培南可用至 0.3~0.6g、1 次/6~8h,均持续静脉输注 3 小时以上 2 种碳青霉烯类联用:厄他培南+多利培南,或亚胺培南,或美罗培南;由于体内证据较少,需谨慎使用

续表

病原菌类别	病原菌	推荐药物	备注
非发酵菌	铜绿假单胞菌	**具有抗铜绿假单胞菌活性药物**：头孢菌素类（头孢他啶、头孢吡肟、头孢噻利）、碳青霉烯类（亚胺培南、美罗培南、比阿培南）、β-内酰胺酶抑制剂合剂（哌拉西林/他唑巴坦、头孢哌酮/舒巴坦）、喹诺酮类（环丙沙星、左氧氟沙星）、氨基糖苷类（阿米卡星、妥布霉素、异帕米星）、氨曲南、多黏菌素类（多黏菌素B、多黏菌素E） **单药治疗**：非MDR轻症患者且无明显基础疾病时，可单独应用除氨基糖苷类外的具有抗铜绿假单胞菌活性的抗菌药物 **联合方案**： MDR菌：抗铜绿假单胞菌β-内酰胺类+氨基糖苷类、喹诺酮类、磷霉素；多黏菌素+β-内酰胺类、环丙沙星、磷霉素；氨基糖苷类+环丙沙星、左氧氟沙星 XDR菌：多黏菌素+β-内酰胺类+环丙沙星、磷霉素 XDR或PDR菌引起的肺炎：可在静脉用药的基础上，雾化吸入氨基糖苷类（如妥布霉素、阿米卡星）、多黏菌素B或E 双β-内酰胺类联用：头孢他啶或氨曲南+哌拉西林/他唑巴坦、头孢他啶+头孢哌酮/舒巴坦；头孢他啶或头孢吡肟+氨曲南 **对碳青霉烯类耐药的铜绿假单胞菌**： 多黏菌素；多黏菌素+β-内酰胺类，或环丙沙星，或磷霉素，或碳青霉烯类；β-内酰胺类+氨基糖苷类，或磷霉素；氨基糖苷类+环丙沙星，或左氧氟沙星	给予充足的剂量：如哌拉西林/他唑巴坦可用至4.5g、1次/6h，持续滴注3小时 严重感染时，可增加剂量、延长滴注时间或持续滴注 双β-内酰胺类联用可能有效，但需慎用
	鲍曼不动杆菌	**可供选择的药物**：舒巴坦及其合剂（头孢哌酮/舒巴坦、氨苄西林/舒巴坦）、碳青霉烯类（亚胺培南、美罗培南、比阿培南）、多黏菌素类（B或E）、替加环素、四环素类（米诺环素、多西环素）、氨基糖苷类（阿米卡星、异帕米星）或喹诺酮类（环丙沙星、左氧氟沙星、莫西沙星） **对非MDR感染**：可根据药敏结果，选用β-内酰胺类抗菌药物 **对XDR或PDR，采用联合方案**：舒巴坦及其合剂+多黏菌素，或替加环素，或多西环素，或碳青霉烯类；多黏菌素+碳青霉烯类；替加环素+碳青霉烯类，或多黏菌素；舒巴坦及其合剂+多西环素+碳青霉烯类；舒巴坦及其合剂+替加环素+碳青霉烯类；亚胺培南/西司他丁+利福平+多黏菌素或妥布霉素 **对碳青霉烯类耐药的鲍曼不动杆菌**：多黏菌素、舒巴坦及其合剂、替加环素 常用联合方案：多黏菌素+舒巴坦及其合剂，碳青霉烯类，利福平，氨基糖苷类，或替加环素	对于MDR感染，舒巴坦剂量可增至6~8g/d 碳青霉烯类可增加剂量、延长滴注时间
	嗜麦芽窄食单胞菌	**可供选择的药物**：SMZ/TMP、β-内酰胺酶抑制剂合剂（头孢哌酮/舒巴坦、替卡西林/克拉维酸）、喹诺酮类（左氧氟沙星、环丙沙星、莫西沙星）、替加环素、四环素类（米诺环素、多西环素）、头孢菌素类（头孢他啶、头孢吡肟） **联合治疗方案**：SMZ/TMP+替卡西林/克拉维酸，或头孢哌酮/舒巴坦，或喹诺酮类，或四环素类，或头孢他啶，或多黏菌素；喹诺酮类，或多黏菌素+替卡西林/克拉维酸，或头孢哌酮/舒巴坦，或头孢他啶	对碳青霉烯类天然耐药 联合用药适用于严重感染、XDR或PDR菌株感染等 替加环素的临床经验有限

注：MRSA，耐甲氧西林金黄色葡萄球菌；VRE，耐万古霉素肠球菌；CRE，对碳青霉烯类耐药的肠杆菌目细菌；KPC，指产KPC酶（Klebsiella pneumonia carbapenemase）的肺炎克雷伯菌。

2. 抗感染治疗的疗程　需结合患者感染的严重程度、致病菌种类和耐药性及临床疗效等因素做出决定。如果初始经验性抗感染治疗恰当，单一致病菌感染，对治疗的临床反应好，无肺气肿、囊性纤维化、空洞、坏死性肺炎和肺脓肿且免疫功能正常者，疗程为 7~8 天。对于初始抗感染治疗无效、病情危重、XDR 或 PDR 菌感染和肺脓肿或坏死性肺炎者，应酌情延长疗程。

3. 抗菌药物治疗的停药指征　根据患者的临床症状和体征、影像学和实验室检查(特别是 PCT)等结果决定停药时机。

（四）吸入性抗菌药物的治疗　以下情况可尝试在全身抗菌治疗的基础上联合吸入性抗菌药物治疗。

1. HAP/VAP 是由 MDR 肺炎克雷伯菌、铜绿假单胞菌、鲍曼不动杆菌等所致。

2. 单纯全身用药肺炎部位药物分布不足，疗效不佳。

3. 选择的拟吸入的抗菌药物对致病菌敏感。

可用于吸入的抗菌药物主要为氨基糖苷类(包括妥布霉素和阿米卡星)、喹诺酮类和多黏菌素类。吸入性抗菌药物的最佳方案尚无定论，推荐剂量为：多黏菌素 E 30~60mg 基质(CBA，相当于 100 万~200 万 IU)，溶于 2~4ml 生理盐水中，1 次/8~12h；阿米卡星 400mg、2 次/d，或 25mg/kg、1 次/d；妥布霉素 300mg，1 次/12h。药物(尤其是多黏菌素 E)应现用现配。疗程为 14 天或至脱机。

对于机械通气患者，应使用合适的雾化装置，根据患者的病理生理特点设置适当的吸氧浓度和通气模式。吸入治疗的局部不良反应主要为诱发气道痉挛，表现为咳嗽、喘息和呼吸困难。因此，雾化过程中需监测呼吸道症状和氧饱和度，如发生气道痉挛，轻度可停止雾化，并给予支气管舒张剂，缓解后再进行雾化；如持续或严重，应停用吸入治疗。雾化氨基糖苷类和多黏菌素者应监测肾功能，有条件时可监测血药浓度。如为机械通气患者，尚需监测：①气道峰压，如升高，可能是滤器堵塞或气道痉挛所致；②患者精神状态。

（五）辅助支持治疗　HAP/VAP 患者除抗感染治疗外，辅助支持等综合治疗措施也同等重要，尤其对重症感染患者往往可决定其预后，合理应用可使患者获益。

1. 呼吸支持技术

（1）引流气道分泌物：是 HAP/VAP 治疗的重要措施，尤其是合并肺脓肿、脓胸或呼吸道廓清能力差的重症患者；卧床患者应定时翻身拍背，积极体位引流、防止误吸；对于呼吸道廓清能力差、不能充分排痰的患者，可选用排痰机震动排痰、直接经鼻(口)或经人工气道予以刺激咳嗽及吸痰，必要时经支气管镜吸痰；无创机械通气患者分泌物较多时，尽早采用经支气管镜吸痰，有可能降低气管插管率。

（2）合理氧疗：适用于低氧血症及重症患者，保持动脉血氧饱和度(SaO$_2$)>90%。下列情况需持续吸氧：呼吸频率>24 次/min、PaO$_2$<60mmHg、休克或存在严重代谢性酸中毒和组织缺氧等；Ⅰ型呼吸衰竭可给予较高浓度吸氧，吸入氧浓度(FiO$_2$)≥35%，Ⅱ型呼吸衰竭应常规给予低浓度(FiO$_2$

<35%)持续吸氧，目标为维持 PaO$_2$≥60mmHg 或 SpO$_2$≥90%；若 PaCO$_2$ 显著升高或 PaO$_2$ 不能改善时，应考虑其他氧疗方式。氧疗方法包括传统氧疗(经鼻导管和面罩吸氧)、经鼻高流量氧疗(high-flow nasal oxygen，HFNO)。对于重症 HAP 患者，HFNO 因吸入气体流量高，可产生一定水平呼气末正压(positive end-expiratory pressure，PEEP)，湿化好，已成为重要的氧疗手段，具有良好的有效性和安全性。

（3）机械通气：对于呼吸频率异常(如>30 次/min 或<12 次/min)、自主呼吸减弱或消失、呼吸节律严重异常伴有意识障碍、动用辅助呼吸肌或胸腹矛盾运动的 HAP 患者，在应用 HFNO 后仍不能纠正低氧血症时，应及时考虑机械通气；机械通气包括无创机械通气和有创机械通气，无创机械通气主要适用于神志清楚、生命体征和血流动力学相对稳定且痰液较少或可清醒咳痰的患者，通常采用压力支持通气(pressure support ventilation，PSV)、双水平气道正压通气(bilevel positive airway pressure，BiPAP)等模式，适当应用无创机械通气可减少气管插管及相关并发症的发生率，缩短在 ICU 中停留的时间。当患者出现明显意识异常、痰液引流不畅、血流动力学异常、血气分析提示呼吸衰竭等临床表现时，应及时更换为有创机械通气。有创机械通气适用于具有以下情况者：①不适宜采用无创机械通气，且严重低氧血症 和/或 二氧化碳潴留危及生命时 (PaO$_2$/FiO$_2$ <150mmHg)；②气道分泌物清除障碍、误吸危险性高(如延髓麻痹或腹胀、呕吐)、意识障碍；③血流动力学不稳定、多器官功能衰竭；④正确使用无创机械通气仍未达到预期效果或病情恶化者。

（4）体外膜氧合(extracorporeal membrane oxygenation，ECMO)：如果充分给予常规机械通气仍不能有效改善病情、纠正低氧血症时，应尽早考虑使用 ECMO。

2. 器官功能支持治疗

（1）血流动力学监测及液体管理：重症 HAP/VAP 患者应适时动态评估血流动力学状态，及时进行液体复苏，必要时给予血管活性药物以维持平均动脉压>65mmHg；在液体复苏阶段，当需要输注大量晶体液时，可酌情输注白蛋白。

（2）控制血糖：控制的目标是≤10mmol/L。

（3）预防应激性溃疡：不推荐常规使用，但如果患者存在应激性溃疡和消化道出血的危险因素，则需要使用胃黏膜保护剂(如硫糖铝)和抑酸剂。

（4）持续肾脏替代治疗(continuous renal replacement therapy，CRRT)：HAP/VAP 患者合并感染性休克、急性肾功能障碍时可考虑进行 CRRT，有助于清除机体代谢产物、液体容量管理、纠正水电解质及酸碱平衡紊乱、营养支持和清除部分炎症介质。

3. 非抗菌药物治疗

（1）糖皮质激素：建议仅短疗程应用于合并血流动力学不稳定的重症 HAP/VAP 患者。

（2）营养支持：HAP/VAP 合并脓毒症或感染性休克的患者，应尽早启动肠内营养；如果肠内营养支持 7~10 天，摄入的能量与蛋白仍不足目标的 60%，应给予肠外营养补充。对于无条件进行早期肠内营养(病程 7 天内)的患者，在发病 7 天后开始进行肠外营养支持;如存在营养不良风险或严重营养不良的患者,应尽早开始肠外营养支持。

(3)免疫治疗:尚有争议。重症患者在抗感染治疗的基础上,酌情应用免疫球蛋白[0.5~1.0g/(kg·d)]。免疫调节剂胸腺肽 α1 对治疗脓毒症、改善免疫麻痹状态可能有一定作用。

七、预防

预防 HAP/VAP 的总体策略是尽可能减少和控制各种危险因素。

(一)HAP 的预防

1. 预防误吸 采用半卧位(床头抬高 30°~45°),合理喂食。

2. 减少上呼吸道和/或消化道病原菌定植 采用氯己定(洗必泰)进行口腔护理,氯己定擦浴,选择性口咽部去污染(selective oropharyngeal decontamination, SOD),应用益生菌等。

3. 积极治疗基础疾病 加强营养支持治疗,及时纠正水电解质、酸碱失衡、低蛋白血症、高血糖等,加强心、肺疾病的治疗和康复,采用呼吸训练、体位引流、手法技术或机械装置等气道廓清技术。关注围手术期(特别是接受胸部及上腹部手术)患者的气道管理,加强呼吸道湿化并保持通畅。鼓励手术后患者早期下床活动,少用镇静剂。

4. 加强患者管理 对于器官移植、粒细胞减少症等严重免疫功能抑制患者,应进行保护性隔离;对有耐药菌感染或定植者,应采取接触隔离措施。

(二)VAP 的预防

VAP 存在特定的危险因素和发病机制,除上述共同的预防措施外,还需要采取以下针对性的预防措施。

1. 预防误吸 除非有禁忌证,接受有创机械通气的患者床头应抬高 30°~45°,并协助患者翻身拍背及震动排痰。推荐有创通气时间超过 48~72 小时的患者使用装有声门下分泌物吸引管的气管导管,其气囊的充盈压应保持不低于 25cmH_2O,在气囊放气或拔出气管插管前尽可能清除气囊上方及口腔内的分泌物。尽量避免呼吸机管路中含菌冷凝液直接流入下呼吸道或反流到湿化罐,冷凝液收集瓶应始终处于管路最低位置并保持直立,湿化罐、雾化器液体应使用灭菌水,每 24 小时倾倒更换。长期使用机械通气的患者,推荐每周更换一次呼吸机管路,但在有肉眼可见到污渍或有故障时应及时更换。对机械通气患者尽可能给予肠内营养,其减少致病菌定植和细菌移位要优于肠外营养。与经鼻胃内营养相比,经鼻肠营养和胃造口术可降低 VAP 发病率,特别对于存在误吸高风险的患者。

2. 减少定植 常规进行口腔卫生护理,包括使用生理盐水、氯己定或聚维酮碘含漱液冲洗,用牙刷刷牙和舌面等,1 次/6~8h。SOD 指在口咽部使用非吸收性抗菌药物,选择性消化道去污染(selective digestive tract decontamina-

tion, SDD)指在口咽部使用并口服非吸收性抗菌药物,联合或不联合肠道外抗菌药物,清除患者口咽部及消化道可能引起继发感染的潜在病原菌。SOD 或 SDD 可降低 HAP/VAP 的发生率和呼吸道耐药菌的定植率,对于机械通气患者可权衡利弊,谨慎使用。口服益生菌可降低 VAP 的发生率,但并不降低患者的病死率,总体上不推荐常规给予益生菌预防 VAP。预防应激性溃疡是 ICU 机械通气患者重要的治疗手段之一,临床主要应用的药物有胃黏膜保护剂(如硫糖铝),抑酸剂如 H_2 受体拮抗剂(H_2RA)和质子泵抑制剂(PPI),注意掌握应用指征。

3. 减少使用有创通气 气管插管使肺炎风险增加 6~21 倍,特别是重复插管或插管时间较长、频繁更换呼吸机管道可进一步增加 VAP 的风险。尽可能减少有创通气和缩短有创通气时间对预防 VAP 至关重要。对需要呼吸机辅助呼吸的患者应优先考虑无创通气,严格掌握气管插管或切开的适应证。但需注意避免延误插管时机而加重病情。有创通气时尽可能减少镇静剂的使用并尽早停用,特别注意避免使用苯二氮䓬类镇静剂。符合条件者应每日唤醒并实施自主呼吸试验,评估是否具备脱机、拔管的条件,以缩短机械通气时间。

4. 组合干预措施 下列核心干预措施可以明显减少接受机械通气患者的平均通气时间和住院天数,降低 VAP 的发病率、病死率和/或费用。主要措施为:①尽可能选用无创呼吸支持治疗技术;②每天评估有创机械通气及气管插管的必要性,尽早脱机或拔管;③对机械通气患者尽可能避免不必要的深度镇静,确需镇静者应定期唤醒并行自主呼吸训练,每天评估镇静药使用的必要性,尽早停用;④给预期机械通气时间超过 48~72 小时的患者使用带有声门下分泌物吸引的气管导管;⑤气管导管气囊的充盈压应保持不低于 25cmH_2O;⑥无禁忌证患者应抬高床头 30°~45°;⑦加强口腔护理,推荐采用氯己定漱口液;⑧加强呼吸机内外管路的清洁消毒,每周更换 1 次呼吸机管路,但在有肉眼可见污渍或有故障时应及时更换;⑨在进行与气道相关操作时,应严格遵守无菌技术操作规程;⑩鼓励并协助机械通气患者早期活动,尽早开展康复训练。

(施 毅)

参考文献

[1] 中华医学会呼吸病学分会. 医院获得性肺炎诊断和治疗指南(草案)[J]. 现代实用医学, 2002, 14(3): 160-161.

[2] 中华医学会重症医学分会. 呼吸机相关性肺炎诊断、预防和治疗指南(2013)[J]. 中华内科杂志, 2013, 52(6): 524-543.

[3] 中华医学会呼吸病学分会感染学组. 中国成人医院获得性肺炎与呼吸机相关性肺炎诊断和治疗指南(2018 年版)[J]. 中华结核和呼吸杂志, 2018, 41(4): 255-280.

[4] ROTSTEIN C, EVANS G, BORN A, et al. Clinical practice guidelines for hospital-acquired pneumonia and ventilator-associated pneumonia in adults [J]. Can J Infect Dis Med Microbiol, 2008, 19(1): 19-53.

[5] MASTERTON RG, GALLOWAY A, FRENCH G, et al. Guidelines for the

management of hospital-acquired pneumonia in the UK: report of the work-ing party on hospital-acquired pneumonia of the British Society for Antimi-crobial Chemotherapy[J]. J Antimicrob Chemother, 2008, 62 (1): 5-34.

[6] KALIL AC, METERSKY ML, KLOMPAS M, et al.Management of Adults With Hospital-acquired and Ventilator-associated Pneumonia: 2016 Clinical Practice Guidelines by the Infectious Diseases Society of America and the American Thoracic Society[J]. Clin Infect Dis, 2016, 63 (5): e61-e111.

[7] TORRES A, NIEDERMAN MS, CHASTRE J, et al. International ERS/ES-ICM/ESCMID/ALAT guidelines for the management of hospital-acquired pneumonia and ventilator-associated pneumonia: Guidelines for the man-agement of hospital-acquired pneumonia (HAP)/ventilator-associated pneu-monia (VAP)of the European Respiratory Society (ERS), European Society of Intensive Care Medicine (ESICM), European Society of Clinical Microbiol-ogy and Infectious Diseases (ESCMID)and Asociación Latinoamericana del Tórax (ALAT)[J]. Eur Respir J, 2017, 50 (3): 1700582.

[8] MIKASA K, AOKI N, AOKI Y, et al. JAID/JSC Guidelines for the Treat-ment of Respiratory Infectious Diseases: The Japanese Association for In-fectious Diseases/Japanese Society of Chemotherapy-The JAID/JSC Guide to Clinical Management of Infectious Disease/Guideline-preparing Commit-tee Respiratory Infectious Disease WG[J]. J Infect Chemother, 2016, 22 (7 Suppl): S1-S65.

[9] 日本呼吸器学会, 成人肺炎診療ガイド 2017 作成委員会. 成人肺炎診療ガイド 2017[M]. 东京: 日本印刷株式会社, 2017.

[10] 中华医学会呼吸病学分会. 中国成人社区获得性肺炎诊断和治疗指南 (2016 年版)[J]. 中华结核和呼吸杂志, 2016, 39 (4): 253-279.

[11] MICEK ST, CHEW B, HAMPTON N, et al. A case-control study asses-sing the impact of nonventilated hospital-acquired pneumonia on patient outcomes[J]. Chest, 2016, 150 (5): 1008-1014.

[12] 刘又宁, 曹彬, 王辉, 等. 中国九城市成人医院获得性肺炎微生物学与临床特点调查[J]. 中华结核和呼吸杂志, 2012, 35 (10): 739-746.

[13] 高晓东, 胡必杰, 崔扬文, 等. 中国大陆 46 所医院呼吸机相关肺炎发病率多中心前瞻性监测[J]. 中国感染控制杂志, 2015, 14 (8): 540-543.

[14] 陈宏斌, 赵春江, 王辉, 等.2007-2013 年医院内获得性肺炎病原菌分布及其耐药性分析[J]. 中华医院感染学杂志, 2017, 27 (1): 1-7, 15.

[15] HU FP, GUO Y, ZHU DM, et al. Resistance trends amongclinical iso-lates in China reported from CHINET surveillance of bacterial resistance, 2005-2014[J]. Clin Microbiol Infect, 2016, 22 (Suppl 1): S9-S14.

[16] 唐翔, 卓超, 徐英春, 等. 全国多中心呼吸科住院患者分离耐药菌的构成及分布[J]. 中华结核和呼吸杂志, 2018, 41 (4): 281-287.

[17] AFSHINNEKOO E, CHOU C, ALEXANDER N, et al. Precision met-agenomics: rapid metagenomic analyses for infectious disease diagnostics and public health surveillance[J]. J Biomol Tech, 2017, 28 (1): 40-45.

[18] GRUMAZ S, STEVENS P, GRUMAZ C, et al. Next-generation sequen-cing diagnostics of bacteremia in septic patients[J]. Genome Med, 2016, 8 (1): 73.

[19] LIU D, SU LX, GUAN W, et al. Prognostic value ofprocalcitonin in pneumonia: A systematic review and meta-analysis[J]. Respirology, 2016, 21 (2): 280-288.

[20] LARSSON J, ITENOV TS, BESTLE MH.Risk prediction models for mor-tality in patients with ventilator-associated pneumonia: a systematic review and meta-analysis[J]. J Crit Care, 2017, 37: 112-118.

[21] SEYMOUR CW, LIU VX, IWASHYNA TJ, et al. Assessment of Clinical Criteria for Sepsis: For the Third International Consensus Definitions for Sepsis and Septic Shock (Sepsis-3)[J]. JAMA, 2016, 315 (8): 762-774.

[22] SHARMA R, PATEL S, ABBOUD C, et al. Polymyxin B in combination with meropenem against carbapenemase-producing Klebsiella pneumoniae: pharmacodynamics and morphological changes[J]. Int J Antimicrob Agents, 2017, 49 (2): 224-232.

[23] SHIELDS RK, NGUYEN MH, CHEN L, et al. Ceftazidime-Avibactam Is Superior to Other Treatment Regimens against Carbapenem-Resistant Kleb-siella pneumoniae Bacteremia[J]. Antimicrob Agents Chemother, 2017, 61 (8): e00883-17.

[24] FREDBORG M, SONDERGAARD TE, WANG M. Synergistic activities of meropenem double and triple combinations against carbapenemase-produc-ing Enterobacteriaceae [J]. Diagn Microbiol Infect Dis, 2017, 88 (4): 355-360.

[25] GUAN X, HE L, HU B, et al. Laboratory diagnosis, clinical manage-ment and infection control of the infections caused by extensively drug-re-sistant Gram-negative bacilli: a Chinese consensus statement[J]. Clin Mi-crobiol Infect, 2016, 22 (Suppl 1): S15-S25.

[26] KOLLEF MH, RICARD JD, ROUX D, et al. A Randomized Trial of the Amikacin Fosfomycin Inhalation System for the Adjunctive Therapy of Gram-Negative Ventilator-Associated Pneumonia: IASIS Trial [J]. Chest, 2017, 151 (6): 1239-1246.

[27] ABDELLATIF S, TRIFI A, DALY F, et al. Efficacy and toxicity of aero-solised colistin in ventilator-associated pneumonia: a prospective, random-ised trial[J]. Ann Intensive Care, 2016, 6 (1): 26.

[28] KLOMPAS M, LI L, KLEINMAN K, et al. Associations between ventila-tor bundle components and outcomes[J]. JAMA Intern Med, 2016, 176 (9): 1277-1283.

[29] SPECK K, RAWAT N, WEINER NC, et al. A systematic approach for developing a ventilator-associated pneumonia prevention bundle[J]. Am J Infect Control, 2016, 44 (6): 652-656.

[30] HAAS BM, CLAYTON JD, ELICKER BM, et al. CT-guided percutaneous lung biopsies in patients with suspicion for infection may yield clinically useful information[J]. AJR Am J Roentgenol, 2017, 208 (2): 459-463.

第六节
肺脓肿

　　肺脓肿(lung abscess, LA)往往是由非单一病原体混合感染引起的肺部化脓性炎症,肺组织坏死、化脓,导致肺实质局部区域破坏。通常早期呈肺实质炎症,后期出现坏死和化脓,继而形成空洞(通常直径>2cm),在影像学上可表现为厚壁空洞或伴液平。肺脓肿通常由厌氧、需氧和兼性厌氧菌引起。在抗生素出现前,肺脓肿自然病程常表现为进行性恶化,死亡率达 75%。有效抗生素应用后,肺脓肿的疾病过程得到显著改善,死亡率可下降到 8.7%。但近年来随着肾上腺皮质激素、免疫抑制剂及化疗药物的应用增加,造成口咽部内环境的改变,致使条件致病菌引起的肺脓肿发病率又有增多趋势。

一、病因

肺脓肿的发病可由多种途径引起,目前,口咽部内容物误吸被认为是最主要的病因。

（一）吸入性肺脓肿 大多为吸入口、鼻、咽腔的正常菌群(尤其是寄生在牙齿间与齿龈的厌氧菌)所致,常为各种菌的混合感染。厌氧菌为主要致病菌,占60%～80%。通常包括革兰氏阳性球菌如消化球菌、消化链球菌,革兰氏阴性杆菌如脆弱类杆菌、产黑色素类杆菌和坏死梭状杆菌等。此外,需氧菌和兼性厌氧菌也占一定比例,主要包括金黄色葡萄球菌、肺炎链球菌、溶血性链球菌等革兰氏阳性球菌,以及克雷伯菌、大肠埃希菌、变形杆菌、铜绿假单胞菌等革兰氏阴性杆菌。

（二）血源性肺脓肿 病原菌以金黄色葡萄球菌、表皮葡萄球菌及链球菌常见;肠道手术后并发的肺脓肿以大肠埃希菌和变形杆菌等多见;厌氧菌也可引起血源性肺脓肿,多继发于腹腔或盆腔感染。

（三）继发性肺脓肿 需氧菌为其主要致病菌,一些细菌性肺炎,如金黄色葡萄球菌、铜绿假单胞菌和肺炎克雷伯菌肺炎等可以继发脓肿,支气管扩张、肺隔离症、支气管囊肿、支气管肺癌或肺结核空洞等继发感染后也可继发肺脓肿。支气管异物是导致肺脓肿尤其是小儿肺脓肿的重要因素,肺部邻近器官的化脓性病变也是继发脓肿的主要因素。

免疫抑制宿主如长期应用糖皮质激素、恶性肿瘤、器官移植、HIV感染、糖尿病等是肺脓肿的易感人群。呼吸道样本中可分离出多个致病菌。诺卡菌和红球菌几乎皆见于免疫功能障碍宿主,是造成空洞性肺病变的重要原因之一。在粒细胞减少的患者中,铜绿假单胞菌、金黄色葡萄球菌等需氧菌和包括曲霉在内的真菌是重要的病原体。

二、发病机制

肺脓肿可根据发病机制分为以下三种类型。

（一）吸入性肺脓肿 口腔、鼻腔、口咽和鼻咽部隐匿着复杂的菌群,形成口腔微生态环境。健康人唾液中的细菌含量约 10^8/ml,半数为厌氧菌。在患有牙病或牙周病的人群中厌氧菌可增加1 000倍。齿槽流脓、鼻窦炎、扁桃体炎、拔牙或扁桃体摘除术均可促使感染性分泌物直接吸入。意识障碍如昏迷、醉酒、全麻、癫痫发作、镇静安眠药过量可使会厌和咳嗽反射减弱或消失,胸腹部手术后因伤口疼痛而呼吸受限制,易致吸入。未能发现明显诱因的患者,可能由于受寒、极度疲劳等致使全身免疫状态与呼吸道防御功能减低,在深睡时吸入口腔的污染分泌物而发病。吸入性肺脓肿常常单发,其位置往往与体位及解剖结构相关。吸入物易通过较陡直及管径较粗大的右主支气管进入右肺。患者仰卧时好发于上叶后段或下叶背段,在坐位时好发于下叶后基底段,右侧卧位时好发于右上叶的腋亚段。

与吸入有关的不同类型肺部感染即局限性肺炎、坏死性肺炎、肺脓肿,应看作是单一病变的连续过程。

（二）血源性肺脓肿 身体其他部位的感染灶如皮肤创伤、疖痈、心内膜炎、骨髓炎和腹腔、盆腔感染等引起的菌血症,菌栓经血道播散到肺,导致小血管栓塞,肺组织化脓、坏死终致形成脓肿。血源性肺脓肿常多发,叶段分布无一定,但常发生于两肺的边缘部,部分可伴发脓胸。

（三）继发性肺脓肿

1. 继发于其他肺部疾病,或在肺内原有空洞的基础上合并感染,如支气管扩张、肺隔离症、支气管囊肿、支气管肺癌或肺结核空洞等。

2. 邻近器官播散,如肺部邻近器官化脓性病变或外伤感染、膈下脓肿、肾周围脓肿、脊柱旁脓肿、食管穿孔等,亦可穿破至肺形成脓肿。

三、病理

细支气管受感染物阻塞、小血管炎性栓塞,肺组织化脓性炎症、坏死,继而形成肺脓肿。液化的脓液积聚在脓腔内,引起脓肿张力增高,最终致使脓肿破溃到支气管内,咳出大量脓痰,并在肺内形成有液平的脓腔,空洞壁表面常见残留坏死组织。镜检可见有大量中性粒细胞浸润。若脓肿靠近胸膜,可发生局限性纤维蛋白性胸膜炎,发生胸膜粘连;若为张力性脓肿破溃到胸膜腔,可形成脓胸、脓气胸或支气管胸膜瘘。急性肺脓肿如果积极治疗且气道引流通畅,脓腔逐渐消失,病变完全吸收或仅剩少量纤维瘢痕。如果急性期治疗不彻底或支气管引流不畅,炎症进展,则可进入慢性阶段。病理变化为大量坏死组织残留脓腔,脓肿壁纤维组织增生,脓肿壁增厚伴肉芽组织形成。在肺脓肿形成的过程中,坏死组织中残存的血管失去肺组织的支持,管壁损伤部分可形成血管瘤,腔壁表面肉芽组织血管较丰富,以及肺脓肿周围细支气管引起变形和扩张等因素,可引起咯血。

四、临床表现

急性肺脓肿(病程<4～6周)多起病急骤,患者畏寒,高热,体温达39～40℃,伴有精神委靡,食欲减退、乏力等。咳嗽常见,咳黏液痰或黏液脓性痰。炎症累及胸膜,可引起胸痛。病变范围较广时,可出现气促。如感染不能及时控制,起病后第7～14天可突然咳出大量脓臭痰,每日可达300～500ml,体温旋即下降,全身毒性症状亦随之减轻。臭痰多为厌氧菌感染所致,但由于厌氧菌引起的脓肿中约50%无腐臭味,所以无臭痰并不能排除厌氧菌感染。约1/3患者有不同程度的咯血。肺脓肿破溃到胸膜腔,出现脓气胸,临床表现为有突发性的胸痛、气促。慢性肺脓肿(病程>3个月)可有慢性咳嗽、咳脓痰、反复发热和咯血等,并常伴有贫血、消瘦等消耗症状。血源性肺脓肿多先有原发病灶引起的畏寒、高热等全身脓毒血症的表现。经数日或2周后才出现咳嗽、咳痰,痰量不多,极少咯血。

体征与肺脓肿的大小和部位有关。病变较小或位于肺脏深部,多无异常体征;病变较大,脓肿周围有大量炎症,叩诊呈浊音或实音,因气道不畅使呼吸减低,有时可闻及湿啰音;如空洞大,叩诊出现鼓音或听诊闻及空瓮性呼吸音。并发胸膜炎时,可闻及胸膜摩擦音或胸腔积液的体征。慢性肺脓肿常伴有杵状指(趾),且呈消耗病容,面色苍白、消瘦。血源性肺脓肿体征大多阴性。

五、辅助检查

（一）外周血象　急性肺脓肿患者血白细胞明显升高,总数可高达(20~30)×10⁹/L,中性粒细胞在90%以上,核左移,常有毒性颗粒。慢性患者血白细胞稍升高或正常,可有轻度贫血。血沉、CRP和PCT通常增高。

（二）影像学检查

1. X线　吸入性肺脓肿在急性早期呈大片浓密模糊性阴影,边缘不清,分布在一个或数个肺段,与细菌性肺炎相似。脓肿形成后,大片浓密炎性阴影中出现圆形或不规则透亮区及液平面(图24-6-1)。在消散期,脓腔周围炎症逐渐吸收,脓腔缩小而至消失,或最后残留少许纤维条索影。慢性肺脓肿的脓腔壁增厚,内壁不规则。与急性期相比,周围炎症略消散,伴纤维组织显著增生,并有程度不等的肺叶收缩,胸膜增厚。纵隔向患侧移位,健肺发生代偿性肺气肿。病变多位于肺的低垂部位,和发病时的体位有关。在平卧位时吸入者中,75%病变见于下叶背段及后基底段,侧卧位时则位于上叶后外段。右肺多于左肺,这是受重力影响吸入物最易进入的部位。

当肺脓肿愈合时,肺炎性渗出影开始吸收,同时脓腔壁变薄,脓腔逐渐缩小,最后消失。在71例肺脓肿系列观察中,经适当抗生素治疗,13%脓腔在2周消失,44%为4周,59%为6周,3个月内脓腔消失可达70%,当有广泛纤维化发生时可遗留纤维条索影。慢性肺脓肿周围有纤维组织增生,脓腔壁增厚,周围细支气管受累,继发变形或扩张。

血源性肺脓肿在一侧或两侧肺边缘部见多发的、散在的小片状炎症阴影,或边缘呈整齐的球形病灶,其中可见脓腔及液平面或液化灶。炎症吸收后,可呈现局灶性纤维化或小气囊。

2. 胸部CT　胸部CT检查对于病变定位、肺实质的坏死、液化的判断,特别是对引起继发性肺脓肿的病因诊断均有很大的帮助。多表现为浓密球形病灶,其中有液化,或呈类圆形的厚壁脓腔,脓腔内可出现液平面,脓腔内壁常呈不规则状,周围有模糊炎性影。伴脓胸者尚有患侧胸腔积液改变(图24-6-2)。

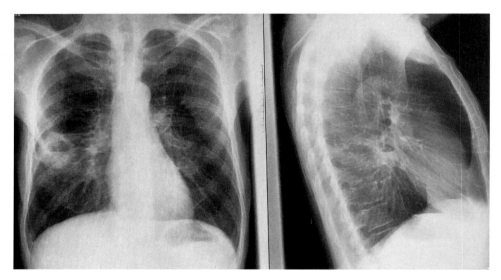

图24-6-1　肺脓肿的X线表现

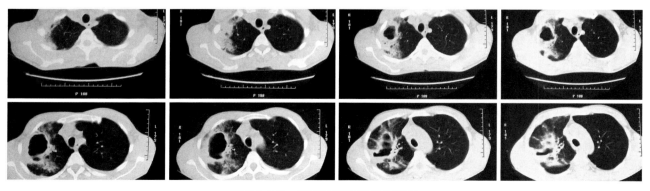

图24-6-2　肺脓肿的胸部CT表现

（三）病原学检查　肺脓肿的病原学检查方法大致分为非创伤性和创伤性检查两大类。

1. 非创伤性检查　包括痰培养、血培养和胸腔积液培养。由于口腔中存在大量厌氧菌，重症或住院患者的口咽部也常有可引起肺脓肿的需氧或兼性厌氧菌如肺炎球菌、铜绿假单胞菌、金黄色葡萄球菌等定植，痰培养用于肺脓肿的病原学诊断并不准确。血培养是很好的无污染标本，尤其是在血源性肺脓肿。但由于厌氧菌引起的菌血症较少，故血培养分离的细菌往往仅反映肺脓肿的部分病原体，阳性率也低。在肺脓肿合并有脓胸时，胸腔积液是最佳的病原学检查标本。

2. 创伤性检查　多用于重症、疑难病例或免疫抑制宿主的肺部感染，可避开上呼吸道直接在脓肿部位或引流的支气管内采样，包括有经环甲膜穿刺经气管吸引（TTA）、经胸壁穿刺肺吸引（LA）、防污染样本毛刷（PSB）、防污染支气管肺泡灌洗（PBAL）等方法。由于它们具有一定的创伤性，临床上应正确选用。在条件允许时，可考虑进行胸腔镜或开放性肺活检。

（四）支气管镜检查　支气管镜检查有助于发现某些引起支气管阻塞的病因，如气道异物或肿瘤，及时解除气道的阻塞。同时可经支气管镜插入导管，尽量接近或进入脓腔，吸引脓液、冲洗支气管，行病原学检查等。

六、诊断与鉴别诊断

（一）细菌性肺炎　肺脓肿早期的炎症阶段与细菌性肺炎在症状和胸部 X 线片表现相似，但常见的肺炎链球菌肺炎不会有大量脓臭痰；胸部 X 线片示肺叶或段性实变，或呈片状淡薄炎症病变，边缘模糊不清，没有空腔形成。其他有化脓性倾向的葡萄球菌、肺炎克雷伯菌肺炎等可借助下呼吸道分泌物和血液细菌分离培养作出鉴别。

（二）空洞性肺结核　空洞性肺结核发病缓慢，病程长，常有呼吸道和全身症状，而无严重急性毒性症状和咳较多脓痰，胸部 X 线片可见慢性结核病的多形性变化，痰中找到结核分枝杆菌可确诊。空洞性肺结核如果并发化脓性感染时，其临床表现可酷似肺脓肿，可有急性感染症状和咳较多脓痰，且痰中难以查出结核分枝杆菌，如一时难以鉴别，可按急性肺脓肿治疗，在控制急性感染后，胸部 X 线片可显示纤维空洞及周围多形性的结核病变，痰结核分枝杆菌可转阳。

（三）支气管肺癌　支气管肺癌阻塞支气管常引起远端肺化脓性感染，但形成肺脓肿的病程相对较长，因有一个逐渐阻塞的过程，毒性症状多不明显，脓痰量亦较少。阻塞性感染由于支气管引流不畅，抗生素不易控制炎症和发热，因此此在 40 岁以上出现肺局部反复感染，且抗生素疗效差的患者，要考虑有支气管肺癌所致阻塞性肺炎的可能。支

气管鳞癌病变亦可发生坏死、液化，胸部 X 线片示空洞壁较厚，多呈偏心空洞，残留的肿瘤组织使内壁凹凸不平，空洞周围无炎症反应，肺门可见肿大的淋巴结，故不难与肺脓肿区分。经支气管镜肺组织活检，或痰液中找到癌细胞，肺癌的诊断得以确立。

（四）先天性肺病变继发感染　肺囊肿继发感染时，囊肿内可见液平，但周围无炎症反应，无明显中毒症状和咳较多的脓痰。当感染控制，炎症吸收，则呈现光洁整齐的囊肿壁。如有以往的 X 线片做对照，更易鉴别。

先天性肺隔离症感染也会同样出现鉴别诊断困难，可通过其所在部位（多位于下叶）及胸部 CT 扫描和 MRI 及造影剂增强帮助诊断，并可确定异常血管供应来源，对手术治疗有帮助。

（五）局限性脓胸　局限性脓胸常伴支气管胸膜瘘，和肺脓肿有时在影像学上不易区别。典型的脓胸在侧位胸部 X 线片呈"D"字阴影，从后胸壁向前方鼓出。CT 对疑难病例有帮助，可显示脓肿壁有不同厚度，内壁边缘和外表面不规则；而脓胸壁则非常光滑，液性密度将增厚的壁层胸膜和受压肺组织下的脏层胸膜分开。

（六）肺大疱合并感染　患者全身症状较胸部 X 线片显示的状态要轻。在 X 线片和 CT 上常可见细而光滑的大疱边缘，和肺脓肿相比，其周围肺组织清晰。以往胸部 X 线片有助于诊断。肺大疱内感染后有时可引起大疱消失，但很少见。

（七）肺挫伤血肿和肺撕裂　胸部刺伤或挤压伤后，影像学可出现空洞样改变，临床无典型肺脓肿表现，有类似的创伤病史常提示此诊断。

（八）膈疝　通常在后前位胸部 X 线片可显示"双重心影"，在侧位上在心影后可见典型的胃泡，并常有液平。如有疑问，可进行钡剂及胃镜检查。

（九）包囊肿和其他肺寄生虫病　包囊肿可穿破，引起复合感染，曾在羊群牧区居住者需考虑此诊断。乳胶凝集试验、补体结合和酶联免疫吸附试验及血清抗体检测，可帮助诊断。寄生虫中如肺吸虫也可有类似症状。

（十）真菌、诺卡菌、结核分枝杆菌和放线菌感染　肺脓肿并不全由厌氧菌和需氧菌所致，真菌、诺卡菌、结核分枝杆菌和放线菌也可引起肺脓肿。临床鉴别诊断时也需考虑。

（十一）其他　易和肺脓肿混淆的还有空洞型肺栓塞、坏死性肉芽肿性血管炎、结节病等，上述疾病也会形成空洞。

七、治疗

肺脓肿的治疗原则是选择敏感药物抗感染和选取适当方法引流。

（一）一般治疗

卧床休息。由于肺脓肿患者病程相对较长，机体处于负氮平衡状态，宜选用易消化、富含营养的食物。对高热者给予物理或药物降温。

（二）抗感染治疗

1. 吸入性肺脓肿多有厌氧菌感染存在，治疗可选用青霉素、克林霉素和甲硝唑、林可霉素。青霉素对绝大多数厌氧菌都敏感，疗效较佳，故最常用于吸入性肺脓肿，1 200 万~1 800 万 U/d，分 4~6 次给药，或延长青霉素给药时间，使其药物浓度高于 MIC 的时间（Time>MIC%）达到 50% 以上。脆弱类杆菌对青霉素不敏感，但是对克林霉素、林可霉素和甲硝唑敏感，于是常与甲硝唑 2g/d 联用。该联合用药对产 β-内酰胺酶的细菌也有效。初始治疗有效的患者在体温消退、症状好转后可改口服给药，可单用或联合应用。对青霉素耐药菌，可采用克林霉素、β-内酰胺类/β-内酰胺酶抑制剂、对厌氧菌有效的氟喹诺酮类。军团菌肺脓肿可用大环内酯类或喹诺酮类抗生素，也可单用克林霉素或联合用利福平。巴斯德菌肺脓肿首选青霉素或四环素，但需要延长治疗时间。放线菌肺脓肿青霉素静脉注射治疗时间也要延长。诺卡菌肺脓肿首选甲氧苄啶（TMP）100mg/(kg·d) 和磺胺甲噁唑（SMZ）50mg/(kg·d)，免疫抑制的患者平均疗程为 6 个月。马红球菌肺脓肿应选用两种药物联合应用，大环内酯类加环丙沙星、庆大霉素、利福平或复方新诺明。厌氧菌感染的常用药物治疗方法见表 24-6-1。

表 24-6-1 厌氧菌感染的常用药物治疗方法

常用药物	剂量及用法	备注
青霉素 G	可用至 1 200 万~1 800 万 U/d，分 4~6 次/d，静脉滴注	脆弱类杆菌对青霉素不敏感
甲硝唑	1~2g/d，静脉注射	与青霉素联合覆盖脆弱类杆菌
克林霉素	1.8~3.6g/d，静脉注射	与青霉素联合覆盖脆弱类杆菌

2. 血源性肺脓肿为脓毒血症的并发症，应按脓毒血症治疗。多为金黄色葡萄球菌所致，可选用耐 β-内酰胺酶的青霉素或头孢菌素。MRSA 感染时，应选用万古霉素、替考拉宁或利奈唑胺。

3. 如为阿米巴原虫感染，则用甲硝唑治疗。

治疗成功率与治疗开始时症状、存在的时间及空洞大小有关。一般初始治疗 48~72 小时后，病情应有所改善，体温大约 1 周可降至正常，病情缓解。抗生素疗程一般为 6~8

周，或直至临床症状完全消失，X 线片显示脓腔及炎性病变消散，或残留条状纤维阴影为止。如果患者抗生素疗效不佳，需注意有无恶性病变存在，应进一步寻找可能的原因，以便行进一步针对性治疗。

（三）痰液引流

痰液引流是肺脓肿治疗不可缺少的重要措施，与抗感染同样重要。

1. **祛痰** 痰液黏稠者可选用祛痰药如盐酸氨溴索、溴己新等，亦可采用雾化吸入生理盐水、祛痰药或支气管舒张剂以利痰液引流。

2. **体位引流** 患者一般状况较好时，可采用体位引流排脓。使脓肿部位处于高位，轻拍患部，每日 2~3 次，每次 10~15 分钟。但对大量脓痰且体质虚弱的患者应进行监护，防止大量脓痰涌出时因无力咳出而窒息。

3. **经纤维支气管镜冲洗法** 此种方法用于肺脓肿是非常有效的。必要时也可于病变部位注入抗生素。一般用于抗生素和体位引流难以控制感染或脓腔在扩大的患者。应注意在纤维支气管镜冲洗中，脓肿破溃有造成窒息的危险。

4. **经皮导管引流** 此方法对于难治性肺脓肿，尤其是靠近胸壁的脓肿不失为一种有效、安全的治疗方法。对于抗感染治疗 10~14 天仍无效、有中毒症状、脓腔大于 6cm、老年患者或免疫抑制、可能有支气管阻塞的肺脓肿患者可考虑使用。此外，可在 X 线、CT 或超声引导下进行穿刺，以提高成功率，降低并发症的产生。

（四）外科手术

急性肺脓肿经有效的抗生素治疗，绝大多数可治愈，少数患者疗效不佳，在全身状况和肺功能允许的情况下可考虑外科手术。手术指征：①脓肿直径大于 5cm，或慢性肺脓肿经内科治疗 3 个月以上，脓腔仍不缩小，感染不能控制或反复发作；②并发支气管胸膜瘘或脓胸经抽吸冲洗脓液疗效不佳者；③大咯血经内科治疗无效或危及生命时；④支气管阻塞疑为支气管肺癌致引流不畅的肺脓肿。

八、预后

取决于基础病变或继发的病理改变，治疗及时、恰当者，预后良好。厌氧菌和革兰氏阴性杆菌引起的坏死性肺炎，多表现为脓腔大（直径大于 6cm），多发性脓肿，临床多见于有免疫缺陷、年龄大的患者。并发症主要为脓胸、脑脓肿、大咯血等。

九、预防

应注意加强个人卫生，保持口咽内环境稳定，预防各种促使误吸的因素，重视口腔、上呼吸道慢性感染病灶的治疗；口腔和胸膜手术前应注意保持口腔清洁，术中清洁口腔及气道分泌物，及时吸出呼吸道异物，保持呼吸道通畅，昏迷患者更应注意口腔清洁。

（叶　枫）

参考文献

[1] 陈灏珠, 林果为. 实用内科学[M]. 13版. 北京: 人民卫生出版社, 2009.

[2] 钟南山, 刘又宁. 呼吸病学[M]. 2版北京: 人民卫生出版社, 2012.

[3] 刘又宁. 呼吸内科学高级教程[M]. 北京: 人民军医出版社, 2010.

[4] 汪复, 张婴元. 实用抗感染治疗学[M]. 北京: 人民卫生出版社, 2004.

[5] SCHWEIGERT M, DUBECZ A, STADLHUBER RJ. Modern history of surgical management of lung abscess: from Harold Neuhof to current concepts [J]. Ann Thorac Surg. 2011, 92 (6): 2293-2297.

[6] MOREIRA JDA S, CAMARGO JDE J, FELICETTI JC, et al. Lung abscess: analysis of 252 consecutive cases diagnosed between 1968 and 2004[J]. J Bras Pneumol, 2006, 32 (2): 136-143.

[7] PULIGANDLA PS, LABERGE JM. Respiratory infections: pneumonia, lung abscess, and empyema[J]. Semin Pediatr Surg, 2008, 17 (1): 42-52.

[8] YAZBECK MF, DAHDEL M, KALRA A, et al. Lung abscess: update on microbiology and management[J]. Am J Ther, 2014, 21 (3): 217-221.

[9] KUHAJDA I, ZAROGOULIDIS K, TSIRGOGIANNI K, et al. Lung abscess-etiology, diagnostic and treatment options[J]. Ann Transl Med, 2015, 3 (13): 183.

[10] YAZBECK MF, DAHDEL M, KALRA A, et al. Lung abscess: update on microbiology and management[J]. Am J Ther, 2014, 21 (3): 217-221.

第七节
肺部真菌病

一、概述

近年来, 侵袭性真菌感染(invasive fungal infection, IFI)呈持续增多趋势, 这与人类平均寿命延长, 肿瘤化疗、艾滋病、器官移植等免疫缺陷患者增多, 以及介入治疗、广谱抗菌药物、肾上腺糖皮质激素和免疫抑制剂等药物的广泛应用密切相关。一旦发生IFI, 应尽早进行抗真菌治疗, 这是降低IFI病死率的关键。但IFI临床诊断不易, 往往被误诊为细菌性感染, 或不管什么标本培养分离出真菌就做出诊断, 造成漏诊或过诊。

(一)定义　IFI是指穿透通常无菌状态的人体浅表组织侵犯至人体深部组织器官的真菌感染, 其发生取决于外界致病因素和人体免疫力的相互作用。以往曾称为深部真菌感染或系统性真菌感染(SFI), 目前称为IFI。IFI中最常见的是侵袭性肺部真菌感染(invasive pulmonary fungal infection, IPFI), 是指真菌引起的支气管肺部感染, 即真菌对气管支气管和肺部的侵犯, 引起气道黏膜炎症和肺部炎症肉芽肿, 严重者引起坏死性肺炎, 甚至血行播散到其他部位。但需要注意的是, IPFI不包括真菌寄生和过敏所引起的肺部改变。真菌寄生是指临床上患有慢性肺部疾病的免疫功能正常者, 痰液真菌培养阳性, 大多为真菌在呼吸道寄生, 或称为定植; 后者是指真菌作为变应原, 引起支气管哮喘发作, 如变应性支气管肺曲霉病。目前多采用侵袭性真菌病, 其概念更广, 涵盖了IFI和由真菌引起的变态反性疾病、真菌球等寄殖状态等。相应的, 肺部病变采用侵袭性肺真菌病(invasive pulmonary fungal diseases, IPFD)这一概念。

(二)病原学　真菌(fungus)是一类有细胞壁和典型细胞核结构, 能进行有性或无性繁殖的一类真核细胞型微生物。大部分真菌为多细胞, 少数真菌是单细胞。单细胞真菌包括酵母型和类酵母型真菌, 酵母型真菌以芽生方式繁殖, 不产生菌丝; 类酵母型真菌的延长芽管不与母细胞脱落而形成假菌丝。多细胞真菌形态稍复杂, 主要由菌丝和孢子组成。菌丝形态是真菌分类重要标志之一, 按菌丝功能可分为营养菌丝体、气生菌丝体、生殖菌丝体3种; 孢子是由生殖菌丝产生的一种繁殖体。部分真菌在细胞壁外有一层黏液, 其化学成分和功能与细胞壁截然不同, 例如新型隐球菌的荚膜在电镜下可见到3~4nm的微细纤维, 呈放射状伸出细胞壁, 此荚膜与新型隐球菌的致病性密切相关。丝状真菌的基质由多种多糖组成, 大多与蛋白质构成复合物, 其中以甘露聚糖蛋白复合物最多。细胞壁内层含有麦角固醇的细胞膜是两性霉素、丙烯胺类和咪唑类抗真菌药物的作用靶位。

真菌培养对营养要求不高, 需较高的湿度和氧, 常用沙保培养基, 但生长速度缓慢, 一般需要1~4周才能形成菌落。菌落有3种类型: ①酵母型菌落: 较细菌的菌落大而厚, 外观润湿和致密, 多为乳白色, 少数是粉色。因为多数单细胞真菌的菌落是酵母型菌落, 所以镜下检查见圆形或卵圆形单细胞。②类酵母型菌落: 单细胞真菌以出芽方式繁殖, 白假丝酵母菌等少数菌种的芽管延长且不与母细胞脱离而形成假菌丝, 假菌丝可伸入培养基。③丝状菌落: 多细胞真菌都形成丝状菌落, 较细菌和放线菌的菌落大而质地疏松, 呈绒毛状、毡状、棉絮状, 因菌丝深入生长, 故菌落与培养基紧密相连, 不易被挑起。镜检见菌丝体, 部分菌丝有孢子生长。菌落形态、颜色、结构是真菌菌种鉴定的参考。

能引起人类疾病的真菌有数百种, 但最常见的是酵母菌中的念珠菌、隐球菌, 霉菌中的曲霉、毛霉, 以及类真菌中的肺孢子菌、诺卡菌、放线菌等。

(三)流行病学　在免疫功能正常人中, 真菌引起的IFD少见。但是, 在高危人群如白血病、艾滋病、骨髓干细胞移植等患者中, 真菌性肺炎的发病率在逐渐增加。1999年Edmond等报道, 美国院内感染血培养病原菌分离率, 念珠菌属已占到包括细菌在内的所有病原菌的第4位。肺部真菌感染居所有内脏真菌感染首位(60%), 占院内获得性肺炎的10%~15%。侵袭性念珠菌病多发生在具有严重基础疾病的患者, 预后差, 病死率高, 念珠菌病的病死率接近40%; 而侵袭性曲霉病的病死率在80%以上。2003年, 北京协和医院15例真菌败血症的致病菌谱依次为白念珠菌(26%)、热带念珠菌(20%)、近平滑念珠菌(20%)、酵母样菌(20%)、曲霉(7%)和清酒念珠菌(7%)。

目前认为, 引起IPFI常见的真菌主要是曲霉属、念珠菌属、隐球菌属、毛霉目和肺孢子菌等。美国对 1988—1997 年确诊的 140 例肺部真菌感染进行分析,最常见的病原菌依次为曲霉(57%)、隐球菌(21%)和念珠菌(14%)。国内曹彬等按照欧美 2002 年颁布的侵袭性真菌感染诊断标准回顾性分析 2002—2006 年北京协和医院诊断的 152 例肺部真菌感染病例,在确诊的 38 例中病原菌依次为曲霉(39.5%)、隐球菌(34.2%)、毛霉(10.5%),而念珠菌仅有 2 例(5.3%)。2010 年,由刘又宁教授牵头的我国第一项大规模回顾性多中心研究结果显示,依据目前国内外公认的侵袭性真菌感染确诊和临床诊断标准,在非血液恶性疾病患者中,位于前 7 位的肺真菌病依次为肺曲霉病 180 例(39%)、肺念珠菌病 162 例(34%)、肺隐球菌病 74 例(16%)、肺孢子菌病 23 例(5%)、肺毛霉病 10 例(2%)、肺马尔尼菲篮状菌病 4 例、组织胞浆菌病 2 例。由此可见,肺念珠菌病并非少见。

(四)发病机制 对真菌致病性的研究近年来进展较快,但仍然不完全清楚。在侵袭力方面,新型隐球菌的荚膜具有抗吞噬作用,白假丝酵母菌具有黏附人体细胞的能力,双相型真菌如组织胞浆菌、皮炎芽生菌等进入机体后便转换成酵母型真菌而生活在单核巨噬细胞中,随循环分布全身,烟曲霉的热激蛋白(HSP 90)与血清白蛋白结合而使其功能改变。总之,不同真菌有不同的致病因子,通过不同方式造成组织损害。

抗真菌免疫包括固有免疫和适应性免疫两个方面,前者在防止真菌感染中起重要作用,吞噬细胞减少和/或功能低下最易诱发真菌感染,医院内真菌感染相当多的原因主要有二:一是皮肤屏障受到破坏,二是吞噬细胞减少或功能低下;适应性免疫应答与真菌病的恢复相关;另外,异常免疫反应也可导致免疫性病理损害。

结合致病机制和临床表现,真菌病可以分为 5 种类型。①病原性真菌感染:感染部位可分为浅部和深部两类,前者如各种皮肤癣菌,有较强传染性;过去对深部病原性真菌的认识限于荚膜组织胞浆菌、粗球孢子菌等少数菌种。②机会性真菌感染:其病原体来自外界非致病性腐生性真菌,或寄居在人体的常在菌群中的真菌。这是当前医院内真菌感染的主要来源,包括常见的白假丝酵母菌、新型隐球菌、曲霉、毛霉。③真菌性超敏反应:曲霉、青霉、镰刀霉和着色霉等一些真菌表面即有致敏原,由于吸入或食入菌丝或孢子诱发超敏反应,常引起哮喘、过敏性鼻炎、皮疹等疾病。④真菌性中毒:有些产毒素的真菌在粮食或饲料上生长,人、畜食用可致急性、慢性中毒症状。如长江流域因产毒的镰刀霉引起赤霉病麦中毒,人食后发生心、肝、肾、脑等部位的损害。另外,意外进食有毒蘑菇可引起急性肝、肾衰竭,这也是急诊科可遇到的危重病症。⑤真菌毒素与肿瘤:研究最多的是黄曲霉素(aflatoxin),其中黄曲霉素 B_1 的致癌作用最强,可诱发肝癌。

(五)临床表现 肺部真菌感染常继发于严重的原发病,症状、体征常无特征性,可有以下临床表现。

1. 流感样症状 表现为发热、畏寒、头痛、流涕、关节痛、肌痛等。

2. 隐匿性感染 无明显的症状和体征,可自愈。

3. 肺部表现 ①肺炎或支气管炎:最常见,与一般细菌性肺炎难以鉴别。可有发热、咳嗽、咯白色黏稠痰或黄脓痰等症状,肺部可闻及湿啰音,可伴有少至中量胸腔积液。②肺结核样表现:组织胞浆菌病、皮炎芽生菌病和诺卡菌病的临床表现有时酷似肺结核,可有干咳、咯血、胸痛等呼吸道症状及午后低热、盗汗等"结核中毒症状"。③肺脓肿和脓胸:常急性起病,可有寒战、高热(多呈弛张热)、咳嗽、咳黏液脓性痰,有时痰中臭味明显,咯血多为痰中带血。放线菌病和诺卡菌病所致脓胸均易在胸壁上形成窦道。④肿瘤样表现:如肺隐球菌瘤、组织胞浆菌瘤、球孢子菌瘤等,酷似周围型肺癌。皮炎芽生菌病、曲霉感染等可破坏肋骨与椎骨,似转移癌的骨质破坏。⑤肺栓塞和肺梗死:如嗜血管性的毛霉,易侵犯血管,肺部感染时常导致肺栓塞甚至肺梗死,似肺血栓栓塞症。⑥其他:可引起弥漫性肺间质性病变,或类似结节病表现。

IPFI 的影像学表现大致可分为以下类型:①肺炎型,显示中下肺野小片或大片状阴影,可累及多个肺段或肺叶,多见于白念珠菌和曲霉感染;②肿块型,显示炎性肿块,呈孤立病灶,类似肿瘤,多见于隐球菌、组织胞浆菌等;③曲霉球,由曲霉菌丝和纤维黏液混合而成,寄生在肺空洞内或囊状扩张的支气管内,呈圆形或椭圆形,曲霉球与囊腔之间形成半月形或新月形的透亮区,为慢性曲霉感染的典型影像学表现;④胸膜炎型,指病灶靠近胸膜或经血行播散侵犯胸膜所致,有胸腔积液和/或胸膜增厚等表现,主要为白念珠菌,其次为热带念珠菌感染;⑤粟粒型,X 线或 CT 显示粟粒样改变,多以中下肺为主,大小不等,多见于组织胞浆菌、隐球菌和念珠菌等感染。从上述影像学表现可以看出,IPFI 的改变并没有特异性。在已出现临床迹象的高危患者,应尽早进行胸部 CT 检查,及时做出诊断是患者救治成功的关键。

(六)辅助检查 IPFI 的真菌学检查主要包括以下几方面:培养+涂片镜检、组织病理检查、抗体和抗原检测、PCR 检测等。

确诊 IPFI 主要依靠肺组织活检病理学检查有真菌侵袭和相应炎症反应与肺部损害的证据(如 HE、PAS、银染等),以及无菌腔液(如血液、胸腔积液、肺穿刺抽吸液等)真菌培养阳性。因此,当临床上怀疑侵袭性真菌感染时,应尽可能多次抽取血液及其他正常无菌腔液和组织标本进行培养;在患者病情允许时,及早行经皮肺穿刺活组织检查,或经内镜、剖胸手术取得肺活检标本以明确诊断。

临床实际工作中,并非所有患者均能得到组织病理学诊断依据,而临床病情的发展又需要及时诊断和治疗,故合格的呼吸道分泌物标本的微生物学检查就成为临床诊断 IPFI 的重要依据之一。但临床最常用的痰液真菌培养阳性并不能区分真菌污染、定植和感染,所以不能作为确诊的依据。即使作为临床诊断的依据,也应该多次培养阳性才有参考价值,其目的是尽可能排除真菌污染和定植。在免疫功能正常的患者,甚至经纤维支气管镜下保护性毛刷取得的标本真菌培养阳性也可能为污染或定植,尤其是念珠菌,不能作为侵袭性感染的依据。但合格的痰液或支气管肺泡灌洗液直接镜检或培养新型隐球菌阳性,或发现肺孢子菌包囊、滋养体、囊内小体则有临床意义,因为在气道内很少有隐球菌和肺孢子菌的定植。

IPFI 之所以诊断仍然较困难,主要是因为其临床表现不典型。合格的标本获取不易,危重患者通常又难以承受能够明确诊断的侵入性检查。继发性感染常呈双重感染或复合菌感染,难以确定感染的主次。实验室检查手段仍然有限,并有时效性,而且结果的评判困难,难以确定病原性。所以,诊断必须综合考虑四个方面因素,即宿主危险因素、临床表现、影像学改变和实验室检查。

（七）诊断　　IPFI 的诊断标准一直存在争议,至今尚未统一。为了规范我国 IPFI 的诊断和治疗,中国侵袭性肺部真菌感染工作组经反复讨论,参照欧美国家的相关诊断和治疗指南,并结合中国国情,制定出《侵袭性肺部真菌感染的诊断标准与治疗原则(草案)》,明确提出临床上诊断 IPFI 时要充分结合宿主因素,除外其他病原体所致的肺部感染和类似临床表现的肺部疾病,并将诊断分为确诊(proven)、临床诊断(probable)及拟诊(possible)三个级别。

1. 诊断依据

（1）宿主因素:

1）外周血中性粒细胞减少,中性粒细胞计数 $<0.5\times10^9/L$,且持续 >10 天以上。

2）体温 >38℃ 或 <36℃,并伴有以下情况之一:①之前 60 天内出现过持续的中性粒细胞减少(>10 天);②之前 30 天内曾接受或正在接受免疫抑制剂治疗;③有侵袭性真菌感染史;④患有艾滋病;⑤存在移植物抗宿主病的症状和体征;⑥持续应用类固醇激素 3 周以上;⑦有慢性基础疾病,或外伤、手术后长期住 ICU,长期使用机械通气,体内留置导管,全胃肠外营养和长期使用广谱抗生素治疗等。

（2）临床特征:

1）主要特征:①侵袭性肺曲霉感染的胸部影像学特征:早期出现胸膜下结节实变影,数天后病灶周围可出现晕轮征,10~15 天后肺实变区出现空腔阴影或新月征;②肺孢子菌肺炎的影像学特征:两肺出现毛玻璃样肺间质病变征象,伴有低氧血症。

2）次要特征:①肺部感染的症状和体征;②影像学出现新的肺部浸润影;③持续发热 96 小时,经积极的抗菌治疗无效。

（3）微生物学检查:

1）合格的痰液经直接镜检发现菌丝,真菌培养 2 次阳性(包括曲霉属、镰刀霉属、毛霉属)。

2）支气管肺泡灌洗液经直接镜检发现菌丝,真菌培养阳性。

3）合格的痰液或支气管肺泡灌洗液直接镜检或培养新型隐球菌阳性。

4）支气管肺泡灌洗液或痰液中发现肺孢子菌包囊、滋养体或囊内小体。

5）血液标本曲霉 GM 检测连续 2 次阳性,或 BALF 标本曲霉 GM 检测阳性。

6）血液标本 G 试验连续 2 次阳性。

7）血液、胸腔积液标本隐球菌抗原阳性。

2. 诊断标准

（1）确诊:至少符合 1 项宿主因素,肺部感染的 1 项主要或 2 项次要临床特征及下列 1 项微生物学或组织病理学依据。

1）霉菌:肺组织标本检出菌丝或球形体(非酵母菌的丝状真菌),并发现伴有相应的肺组织损害。肺组织标本、胸腔积液或血液霉菌培养阳性,但血液中的曲霉菌属和青霉属真菌培养阳性时需结合临床,要排除标本污染。

2）酵母菌:肺组织标本检出酵母菌细胞和/或假菌丝。肺组织标本、胸腔积液或血液酵母菌培养阳性,或经镜检发现隐球菌。

3）肺孢子菌:肺组织标本染色、支气管肺泡灌洗液或痰液中发现肺孢子菌包囊、滋养体或囊内小体。

（2）临床诊断:至少符合 1 项宿主因素,肺部感染的 1 项主要或 2 项次要临床特征及 1 项微生物学检查依据。

（3）拟诊:至少符合 1 项宿主因素,肺部感染的 1 项主要或 2 项次要临床特征。

3. 诊断程序　　原发性 IPFI 多见于社区获得性感染,宿主可以没有真菌感染的危险因素,临床过程相对缓和,凶险程度较轻,临床处理要求尽可能确诊后选择治疗(确诊治疗)。继发性 IPFI 大多为医院获得性感染,宿主存在比较明确的真菌感染高危因素,临床过程急骤和凶险,需综合分析和判断,及时行拟诊治疗(经验治疗)或临床诊断治疗。

美国感染性疾病协会(IDSA)于最近几年先后分别重新发布了曲霉、念珠菌、隐球菌感染诊治指南,2018 年欧洲感染性疾病协会更新了曲霉感染诊治指南,这些指南对侵袭性肺真菌病的诊断和治疗做了全面阐述,提出了许多新的观念,值得我们重视。第一,近年来已有越来越多的报道证实侵袭性肺真菌病可以发生在没有明显基础疾病与免疫异常的患者,如社区获得性肺曲霉病、单纯性肺隐球菌病等。这就要求呼吸科临床医师应重新认识肺真菌病的危险因素,即使在非粒细胞缺乏、免疫相对正常的患者也要保持对侵袭性真菌病的警惕性,及时发现、及时检查、及时诊断,从而提高肺真菌病治疗的成功率。第二,原有的诊断标准更适合于肺曲霉病,而对肺孢子菌、隐球菌感染帮助不大,尤其是对重症、老年和儿童患者的临床价值更低,需要重新探索和定义。第三,影像学改变的不典型性。在粒细胞缺乏患者,影像学常常出现典型的晕轮征、新月征、楔形实变等;而在非粒细胞缺乏患者,更常见的是实变、空洞,而晕轮征、新月征罕见,极易导致误诊或漏诊,必须引起临床医师的高度重视。第四,实验室检查,特别是血清真菌抗原检测(G 和 GM 试验)的价值有限,而支气管肺泡灌洗液的检测价值更高。近年来,分子生物学(特别是病原学宏基因组二代测序,mNGS)检测技术的进步给临床诊断带来极大的帮助,虽然其尚需要更多的循证医学证据支持。

（八）治疗　IPFI 演变迅速，病死率高，需要采取综合性防治措施，而不是一味地依赖抗真菌药物治疗。因此，IPFI 的治疗原则包括：以预防为主；积极处理原发病，尽可能去除危险因素；加强支持治疗；包括全身和局部治疗的综合治疗；以及及时抗真菌治疗，合理选用抗真菌药物。

侵袭性真菌感染的抗真菌治疗策略可分为 4 个阶段：①对未发生侵袭性真菌感染的高危患者进行预防性治疗；②对可能已发生侵袭性真菌感染（拟诊）的患者进行经验性治疗；③对很可能已发生侵袭性真菌感染（临床诊断）的患者进行先发治疗（或称按临床诊断治疗，即很可能发生侵袭性真菌感染，但尚缺乏明确的阳性辅助检查结果前进行的治疗）；④对确诊患者进行目标治疗。对于 IPFI 及早给予抗真菌药物治疗，可以大大降低病死率。治疗常需静脉给药。对于急性侵袭性肺真菌病，疗程一般为 6～12 周以上，而慢性肺真菌病的疗程则需要更长时间，甚至需要半年以上。严重感染者应采用有协同作用的抗真菌药物联合治疗。

治疗观点的更新主要体现在，如果患者系血液系统恶性肿瘤患者，由于存在高危因素（主要是严重的粒细胞缺乏），真菌感染发病率高，临床医师的警惕性高，通常能够尽早做出诊断，主要是强调做好早期经验性治疗以降低病死率。在非血液系统恶性肿瘤患者，由于不同真菌病原体感染有不同的临床表现和相对特异的诊断方法，因而更强调具体情况具体分析，通常应该更加关注具体每一种真菌感染的确切危险因素，各自相对特异的诊断方法和措施，而不是统一的诊断标准。经验性治疗更要具体情况具体分析，这就使诊治更为困难，通常需要明确诊断后进行目标（靶向）治疗（target therapy）。具体药物的选择和使用参考下面各种肺部真菌病治疗篇中抗真菌感染的治疗策略。

（施　毅）

二、肺念珠菌病

（一）定义　肺念珠菌病（pulmonary candidiasis）是一种由念珠菌属引起的肺部感染性疾病，主要包括肺和支气管的念珠菌感染所致的相关病变，如支气管炎、支气管肺炎、肺炎、肺脓肿及过敏性肺病变等，但是不包括真菌定植。肺念珠菌感染可以是由病原菌直接侵袭导致的肺部原发感染，也可以是由念珠菌血症血行播散至肺部导致的肺内继发性感染，后者是侵袭性念珠菌病（invasive candidiasis，IC）在肺内的表现。

念珠菌感染大部分与疾病进展有关，而且是健康护理条件下患者发病和死亡的主要原因之一。2016 年 IDSA 念珠菌病治疗指南相比 2009 年指南，对呼吸道分泌物念珠菌生长的干预推荐不再像之前一样过于谨慎，提出呼吸道分泌物念珠菌生长通常提示为定植，很少需要抗真菌治疗（强推荐，中等证据），即不完全否定抗真菌治疗。我国的念珠菌诊断与治疗专家共识也提出，念珠菌肺炎和肺脓肿均甚

少见。痰或支气管分泌物念珠菌检测阳性者多为定植菌，不能据以诊断为肺念珠菌病。但是肺念珠菌病真的很少见吗？

肺部的天然防御机制在一定程度上能抵抗念珠菌属真菌对肺组织的侵袭，即使在接受机械通气治疗的重症患者中，气道分泌物念珠菌培养阳性也可能仅仅是念珠菌定植而非感染。因此，目前对念珠菌肺炎的定义是除有相应的临床表现外，还要有念珠菌侵袭肺部的组织病理学改变，以及肺组织念珠菌培养阳性，所以真正能得到确诊的念珠菌性肺炎和肺脓肿非常少见，确切的发病率数据缺乏，尚有待于进一步研究来证实。2012 年日本的一项流行病学调查结果显示，侵袭性真菌感染中念珠菌感染率最高，肺是最常见的受累器官。我国由刘文宁教授牵头完成的国内 16 家医院肺真菌病回顾性调查研究中，肺念珠菌病占 34.2%，仅次于肺曲霉病（37.9%），处于第二位。其中，念珠菌属中以白念珠菌及热带念珠菌为多。162 例肺念珠菌病患者中，54 例通过病理标本确定致病原，30 例通过胸腔积液确定，86 例通过血标本确定。某些肺念珠菌病因临床表现相对较轻，病程相对较短，可能仅表现为支气管肺炎，并且有效治疗药物较多，因此较少采用活检确诊，比曲霉病更不易获得组织病理学诊断。

（二）病原学　念珠菌属于真菌界中的真菌门—半知菌亚门—芽生菌纲—隐球酵母目—隐球酵母科—念珠菌属。其共同特征是细胞呈球形、卵圆形、长条形或者不规则形，以芽生方式增殖。念珠菌培养产生酵母样菌落，显微镜下，除光滑念珠菌外，大部分念珠菌在玉米琼脂培养基上均可产生假菌丝和芽孢，故又称假丝酵母菌。在 37℃血清中培养 2～3 小时，可长出芽管，是重要的实验室鉴别特征。

念珠菌广泛存在于自然界中，大多无致病性，是最常见的一类条件致病菌。至少有 15 种念珠菌可以引起人类疾病，但 90% 以上的侵袭性感染是由 5 种最常见的念珠菌引起，即白念珠菌（*Candida albicans*）、光滑念珠菌（*C. glabrata*）、热带念珠菌（*C. tropicalis*）、近平滑念珠菌（*C. parapsilosis*）、克柔念珠菌（*C. krusei*）。其他偶见的还有 *C. dubliniensis*、*C. lusitaniae*、*C. kefyr* 和 *C. guilliermondii*。近年来，白念珠菌分离的比例呈下降趋势，其他非白念珠菌的分离率上升，在不同国家和地区研究中分布略有不同。光滑念珠菌在欧洲北部、美国和加拿大已成为重要的病原体，而近平滑念珠菌在南欧、亚洲和南美洲更为突出。患者的特点和现有的抗真菌治疗（如唑类和棘白菌素类药物）也对念珠菌的分布和频率有很大影响，光滑念珠菌的感染比例随年龄增加而增加；热带念珠菌是中性粒细胞缺乏或血液恶性肿瘤患者伴发的重要念珠菌属；克柔念珠菌是血液恶性肿瘤、骨髓移植患者伴发的重要念珠菌属。

不同种念珠菌的毒力存在差异。与白念珠菌、热带念珠菌和光滑念珠菌相比，近平滑念珠菌和克柔念珠菌的毒性较低。这种差异反映在近平滑念珠菌血症患者死亡率低，克柔念珠菌血症极为罕见，除非有严重免疫抑制状态而且曾经使用过唑类药物。尽管其毒性低，但近平滑念珠菌

能够黏附到医疗器械,并易于在人体皮肤上定植,所以可能在特定环境下成长,导致院内暴发流行。至于其他罕见念珠菌在临床分离率低,如 *C. dubliniensis*、*C. lusitaniae*、*C. kefyr* 和 *C. guilliermondii*,一般与特定的易感性模式或与特定的宿主相关(例如,*C. dubliniensis* 在 HIV 感染患者中常见)。

(三)发病机制 肺念珠菌病患者通常都存在危险因素,涉及面广泛,最常见的高危因素可以分为两大类,即宿主因素和医源性因素。宿主因素包括高龄,以往念珠菌定植(>1 个部位),烧伤或严重创伤,合并恶性肿瘤、糖尿病等基础疾病,重症胰腺炎,病情重如 APACHE Ⅱ 评分>10 分,营养不良,胃酸抑制,中性粒细胞缺乏,既往曾发生过侵袭性念珠菌病等;医源性因素包括入住 ICU,长期大量使用广谱抗生素,中心静脉导管等各种留置导管的使用,胃肠外营养治疗,机械通气(>48 小时),腹部外科或心脏外科手术,假体植入,以及接受免疫抑制剂治疗(包括肾上腺糖皮质激素、化疗药物和免疫调节剂等)等。目前已经认识到,上述大多数危险因素都是医院环境,尤其是 ICU 环境中常见的干扰因素,如果患者仅仅存在一种危险因素,其感染念珠菌的风险并不高,但如果存在多种危险因素,则其感染的风险大大提高。

由于抗菌药物的广泛使用,导致念珠菌多部位、高密度的定植,在患者解剖屏障或者免疫屏障受到破坏时容易发生念珠菌感染。ICU 患者往往带有多种体腔和血管内插管(如深静脉导管放置>2 周、气管插管、气管切开、留置尿管/胃管、腹腔引流管及胸腔引流管等),且消化道难以正常利用,较其他患者具有更多的皮肤、黏膜等解剖生理屏障损害,使得正常定植于体表皮肤和体腔黏膜表面的条件致病真菌及环境中的真菌易于侵入原本无菌的深部组织与血液,造成解剖生理屏障完整性的破坏。免疫屏障的破坏体现在 ICU 患者通常有免疫抑制基础疾病或接受免疫抑制治疗。另外,还有胆汁、胃酸、药物等破坏化学屏障;广谱抗菌药物的使用破坏微生物屏障(杀灭了抑制念珠菌的细菌)等。单个来看对确定 IC 风险帮助并不大,而将其作为一个连续整体来看非常重要,当同时存在 2 种或以上危险因素时,感染的可能性成指数增加。

也有作者提出,根据临床评分来帮助医师判定患者是念珠菌感染抑或定植,以利于早期经验性治疗。例如,Leon 等提出了"念珠菌评分"(*Candida* score)来鉴别最可能的侵袭性念珠菌病,有助于 ICU 患者早期抗真菌治疗。该项策略是基于一项大型、前瞻性、多中心研究,每周分析念珠菌定植与潜在的危险因素。该研究纳入了 1 669 例非中性粒细胞减少患者,其中 97 例确诊侵袭性念珠菌病。Logistic 回归分析确定了 4 项独立的危险因素,包括多病灶的念珠菌定植、外科手术、胃肠外静脉营养、严重脓毒血症。念珠菌病评分如下:严重脓毒血症 2 分,外科手术 1 分,肠外静脉营养 1 分,多部位念珠菌定植 1 分。积分以 2.5 分为界值,当患者个体评分>2.5 分时确诊念珠菌感染的可能性是 ≤2.5 分的 7.75 倍。该方法的敏感度和特异度可达 81% 和 74%。危险因素分层有助于更加精确地选择出真正能在预防或经验

(抢先)治疗中获益的患者。近年来作者对上述评分重新做了评估,当患者个体评分>2 分时确诊念珠菌感染的可能性依然很高,且具有更好的临床实用性。

(四)肺念珠菌病的感染途径 主要包括两种方式:一是吸入途径,即定植于口腔和上呼吸道的念珠菌在机体的防御机制削弱时吸入至下呼吸道和肺泡,导致原发性支气管肺念珠菌病;二是通过血液途径引起深部组织器官的侵袭性感染,感染肺组织即为继发性肺念珠菌病。人体对念珠菌的防御功能需要有完整的免疫系统,特别是中性粒细胞。中性粒细胞首先对念珠菌入侵做出反应,接着巨噬细胞浸润和肉芽肿形成。当机体免疫功能低下时,念珠菌可在局部大量生长、繁殖,由酵母相转为菌丝相,毒力增强,导致感染,甚至导致播散性念珠菌病。

(五)临床表现

1. 临床类型

(1)根据病变部位分类。①支气管炎型:病变累及支气管及周围组织,但未侵犯肺实质,影像学检查显示肺纹理增多、增粗、模糊;②肺炎型:念珠菌入侵肺泡,引起肺实质急性、亚急性或慢性炎症改变,影像学显示支气管肺炎或叶段肺炎的征象。

(2)根据感染途径分类。①原发(吸入)性念珠菌肺炎:指发生并局限于肺部的侵袭性念珠菌感染;此种类型相对较为少见;部分患者亦可发生血行播散。②继发性念珠菌肺炎:指念珠菌血流感染经血行播散引起的肺部病变,此种类型相对较为多见。③其他类型:如过敏性、肺念珠菌球和念珠菌肺空洞等特殊类型。

2. 临床症状 肺念珠菌病的临床表现无特异性。

(1)全身表现:主要表现为原因不明的发热,抗菌治疗无效或者症状好转后再次出现发热。另外,可有鹅口疮、皮疹、肌肉酸痛,伴有念珠菌血症时可出现肝、脾多发性小脓肿、脉络膜视网膜炎、肝功能异常、不明原因的神志障碍及低血压、休克等。

(2)肺部症状:支气管炎型症状较轻,可有咳嗽,咳少量白黏痰;肺炎型的临床症状取决于发病过程(原发性或继发性)、宿主状态和肺炎的范围等,多呈急性肺炎或伴脓毒症表现,咳嗽,痰少而黏稠或呈黏液胶质样或痰中带血,不易咳出,可伴有呼吸困难、胸痛等。过敏性肺念珠菌病类似于过敏性鼻炎或哮喘的表现,出现频发流涕、喷嚏、胸闷、气喘等。

3. 体征 体征往往较少,部分患者口咽部可见鹅口疮或散在白膜,肺部可闻及干、湿啰音,重症患者可出现口唇发绀。过敏性肺念珠菌病的体征类似于过敏性鼻炎或哮喘,有鼻腔黏膜苍白,肺部可闻及哮鸣音。

(六)辅助检查

1. 影像学表现 念珠菌病的影像表现多重多样,无特异性。支气管炎型表现为肺纹理增粗而模糊,可伴有肺门淋巴结增大;肺炎型可以见两侧中下肺斑点状、不规则片状

或融合成广泛的实变阴影,也可以表现为慢性孤立性或多发性结节病灶。肺尖部病变少见,偶尔有空洞或胸腔积液,可伴有肺门淋巴结增大。继发性念珠菌肺炎胸部 X 线检查可以阴性,特别是使用免疫抑制剂的患者;少数患者影像学表现为肺间质性病变,亦可呈粟粒状阴影或趋于融合,胸部 CT 检查可以提高阳性率,但同样没有特异性。与曲霉相比,肺念珠菌病实变影较多见,而肺曲霉病的空洞更多见,需要引起临床医师的注意。

2. 病原学检查

(1)痰或体液真菌涂片镜检和培养:特别强调镜检观察、多部位标本送检和定量与半定量培养。

1)直接涂片镜检是检测真菌的首要步骤,也是最快速、有效的诊断手段。镜检见假菌丝或菌丝与孢子,提示处于生长繁殖状态,可以为鉴别念珠菌定植还是感染提供线索。

2)真菌培养:定性培养的意义非常有限,至少应进行半定量培养。无菌腔液(如肺穿刺标本、胸腔积液)培养阳性,且或者血培养结果阳性均为肺念珠菌病的确诊依据。但气道分泌物包括痰和支气管肺泡灌洗液(BALF)培养阳性不能作为肺部侵袭性感染的证据。在临床上,如果患者存在黏膜破损,出现口腔、气道黏膜白斑,痰液黏稠拉丝,镜检有大量菌丝或假菌丝存在,特别是除肺外还有其他部位如咽拭子、胃液、尿液、大便(或肛门拭子)等也分离到念珠菌,提示可能存在高密度定植或者多部位定植,当患者存在免疫力低下等高危因素时,半定量培养真菌含量高,可以作为针对念珠菌诊断性或经验性治疗的依据,至少提醒临床医师及早开始抗真菌治疗。

3)真菌药物敏感试验:对所有从血流或其他无菌部位分离的念珠菌进行三唑类药物敏感性检测,对于先前接受过棘白菌素药物治疗及感染光滑念珠菌或近平滑念珠菌的患者,应该考虑行棘白菌素药物敏感性检测。

(2)组织病理学检查:是诊断肺念珠菌病的"金标准"。但在临床实际工作中,由于与肺曲霉病、毛霉病等相比较,肺念珠菌病的临床表现可能相对较轻,病程相对较短,有部分病例可能仅表现为支气管肺炎,可选择的有效治疗药物较多,所需疗程也较短。在这种情况下,临床医师多选择经验性抗真菌治疗,而较少采用有创手段进行活检来确诊断,以上因素可能是导致肺念珠菌病确诊率低的主要原因。应积极提倡更广泛地开展经皮肺穿刺活检或经支气管镜黏膜活检和肺活检,直接取得肺组织标本做病理学检查和特殊染色,以明确是否为肺念珠菌病。肺组织标本分离培养念珠菌阳性者应鉴定至种,这有利于针对性治疗。

(3)血清标志物检查:

1)1,3-β-D-葡聚糖(G 试验):1,3-β-D-葡聚糖是除毛霉外的真菌细胞壁抗原,其含量在浅部真菌感染时不升高,当出现侵袭性真菌感染时 β-葡聚糖迅速释放入血,感染控制后其含量很快下降。深部真菌感染者血清 G 试验阳性率高于真菌培养和抗体检测,可以作为早期临床诊断肺部真菌感染的微生物学依据,其敏感度为 65%～100%,特异度为 31%～79%。这是目前临床实际可以应用的与念珠菌感染相关的血清学指标。其缺点是只能初步确定有无侵袭性真菌感染,不能确定是何种真菌(不能区分曲霉和念珠菌),故还需结合微生物直接镜检或培养鉴定到属和种。其次,有许多 β-D-葡聚糖的测试潜在污染可以产生假阳性的结果,如用纤维素膜进行血液透析、人血制品(免疫球蛋白或白蛋白)、严重细菌感染、外科海绵和含葡聚糖纱布及严重黏膜炎。所以,1,3-β-D-葡聚糖最主要的诊断获益是其在低或中度危险因素的患者中的阴性预测价值,如为阴性,考虑排除深部真菌感染。同时,建议在临床实践中采取连续动态检测,据以制定相应的治疗方案及对治疗效果做出判断。

2)念珠菌甘露聚糖抗原和抗甘露聚糖抗体:甘露聚糖是酵母菌的细胞壁成分之一,尤其在念珠菌菌丝形成早期出芽管中含量很高。致病性酵母菌主要有念珠菌和隐球菌,因为隐球菌的厚荚膜使细胞壁中的甘露聚糖难以释放入血,不易测出,所以血浆中的甘露聚糖抗原只与侵袭性念珠菌感染高度相关,可以作为念珠菌感染的特异性诊断指标。根据糖苷键的连接不同,甘露聚糖可以分为 α-甘露聚糖和 β-甘露聚糖。甘露聚糖抗原和抗甘露聚糖抗体联合检测可以提高诊断侵袭性念珠菌的可靠性。但是其敏感度具有种特异性,白念珠菌、光滑念珠菌和热带念珠菌能达到 80%～100%,但近平滑念珠菌和克柔念珠菌的敏感度只有 40%～50%。

其他可以应用的抗原抗体检测方法还有念珠菌烯醇化酶 IgG 抗体、念珠菌果糖二磷酸醛缩酶抗体、念珠菌芽管抗体等,但其临床价值还需要更多的循证医学证据。

(4)测序法:测序法是鉴定微生物最准确、可靠的方法,缺点是特异性差,无法区别污染与定植。一代测序法耗时长、成本高、通量低,无法满足对未知病原体的分析;高通量测序(high-throughput sequencing)又称二代测序(next generation sequencing,NGS),则是从临床样本中提取核酸后进行测序,获取海量的核酸序列信息,通过数据分析,从整体上把握病原微生物的组成情况。目前在临床筛查和确认少见、罕见或未知病原体(如病毒、螺旋体等)感染,病原体对抗菌药物的耐药机制探索等方面有不可估量的应用前景。但是目前由于质控和标准化没有完全统一,存在滥用的风险,其临床应用价值特别是在念珠菌病诊断中尚需时日。

(七)诊断和鉴别诊断

1. 诊断 根据 2007 年中华医学会呼吸病学分会等制定的《肺真菌病诊断和治疗专家共识》和 2011 年中华医学会"念珠菌病诊治策略高峰论坛"专家组制定的《念珠菌病诊断与治疗:专家共识》,将肺念珠菌病诊断分为 3 个级别,即确诊、临床诊断及拟诊。

(1)确诊(proven):必须具备下列 3 项之一。

1)肺组织病理检查,病变组织内可见念珠菌孢子和菌丝,菌丝可侵入组织深层及血管。病变周围有急、慢性炎症细胞浸润。

2)血念珠菌培养阳性的同时出现新的肺部炎症表现,临床上不能用细菌性肺炎等其他感染解释,痰或支气管分泌物多次连续培养出与血培养相同种属的念珠菌。

3）经支气管镜黏膜活检见组织内有念珠菌孢子和菌丝，周围有急、慢性炎症细胞浸润。

（2）临床诊断（probable）：至少符合1项前述宿主因素、1项临床标准［CT影像学出现新出现的局灶性或弥漫性支气管肺炎（口咽部或支气管树下行感染），或细小结节状或弥漫性浸润影（血行播散），经积极的正规抗菌治疗无效；支气管镜检见气管支气管溃疡、结节、假膜、斑点或结痂］和1项微生物学标准（直接镜检或培养，痰液、支气管肺泡灌洗液、支气管毛刷标本呈阳性；间接检查，血清1,3-β-D-葡聚糖抗原阳性）。临床诊断应慎重，此时应认真根据危险因素、血清学标志物、呼吸道分泌物涂片的镜检和培养结果综合评估，仔细鉴别定植与感染，再做诊断。

（3）拟诊（possible）：仅符合1项宿主因素、1项临床标准，但不符合微生物学标准者为疑似病例。拟诊应更为谨慎，防止过度治疗。

2. 鉴别诊断

（1）其他病原体引起的肺炎：肺念珠菌病须与其他病原体引起的肺炎相鉴别，最常见的是细菌，其中1/3为混合感染。另外，还可见其他真菌（如曲霉、诺卡菌）、结核分枝杆菌、支原体、病毒或原虫等病原体引起的肺实质炎症。

（2）肺不张：多为肿瘤或痰栓阻塞或肿瘤、肿大淋巴结压迫支气管腔所致。肺不张发生缓慢或其面积小时，症状不明显。痰栓阻塞的患者通常发病急，突发胸闷、气急、呼吸困难。合并感染时，也可出现咳嗽、脓痰、发热、咯血等症状，与肺炎相似。X线检查示肺部密度增高，体积缩小，纵隔向患侧移位的典型表现，同时也可见原发肿瘤的占位病灶。支气管镜检查对明确肺不张病因有较大的诊断价值。

（3）心力衰竭和肺水肿：患者大多有高血压、冠心病、风湿性心脏病的病史。突发严重呼吸困难、端坐、发绀、大汗、咳出粉红色泡沫痰，两肺闻及广泛的湿啰音和哮鸣音，左心界扩大，心率增快，心尖部可闻及奔马律。X线检查示心界增大，肺门呈蝴蝶状，两肺大片融合的阴影。及时采用强心、利尿、扩血管等积极治疗，能快速缓解症状。

（4）肺血栓栓塞症：患者常有血栓性静脉炎、心肺疾病、外伤、腹部或骨科手术、长期卧床和肿瘤等病史，具有深静脉血栓形成的高危因素。患者如突发剧烈胸痛、咯血、呼吸困难、神志不清时，应高度怀疑肺血栓栓塞。胸部X线片示区域性肺纹理减少，典型改变出现尖端指向肺门的楔形阴影。动脉血气分析见低氧血症和低碳酸血症。D-二聚体、CT肺动脉造影、放射性核素肺通气/灌注扫描和MRI等检查有助于诊断。

（八）治疗

1. 肺念珠菌病治疗原则

（1）对于确诊肺念珠菌病的患者应尽快进行抗真菌治疗。对于存在肺念珠菌病危险因素、临床有不明原因发热和肺部出现新的浸润阴影的抗细菌治疗无效的重症患者，无论有无病原学依据，应考虑经验性抗真菌治疗，特别是合并血流动力学不稳定者更应采取积极的抗真菌治疗。何时开始治疗，需要根据对危险因素的临床评价、侵袭性念珠菌病的血清标志物检测和非无菌部位真菌培养结果等综合分析，分别按照确诊（靶向治疗）、临床诊断（先发治疗）和拟诊（经验性治疗）采取不同等级的治疗措施。

（2）非中性粒细胞减少患者的治疗推荐：①首选棘白菌素类药物（包括卡泊芬净、米卡芬净、阿尼芬净）。②对于血流动力学稳定的非危重症患者或者没有氟康唑耐药风险时，也可用氟康唑替代棘白菌素药物作为初始治疗。③对于临床症状稳定、分离出对氟康唑敏感的念珠菌（如白念珠菌）感染，初始抗真菌治疗后有效的患者，推荐将棘白菌素类更换为氟康唑。④如果对上述药物不能耐受、耐药或不能获取这些药物者可选用两性霉素B，包括两性霉素B脱氧胆酸盐（AmB-d）及其三种含脂剂型（LFAmB：ABLC、ABCD和L-AmB）。对初始治疗应用脂质体两性霉素B治疗的患者，如果培养结果显示对氟康唑敏感，同样可以更换为氟康唑维持治疗。⑤当怀疑导管是感染源时，根据每个患者的情况具体分析，尽可能拔除中心静脉导管。⑥念珠菌血症治疗的推荐疗程为自血流中念珠菌清除、念珠菌血症的相关症状消除、没有明显的远处迁徙病灶起，再用2周。

（3）中性粒细胞减少患者的治疗原则：①首选棘白菌素类；②备选方案包括LFAmB和氟康唑（仅用于病情稳定或者没有使用过唑类者）。

（4）氟康唑的地位：多中心调查结果表明，氟康唑仍然是我国治疗肺念珠菌病的主要敏感药物之一，但是2016年IDSA念珠菌治疗指南强调氟康唑仅在血液流动稳定、之前没有用过唑类药物，而且没有光滑念珠菌感染风险时被考虑为一线用药。静脉或口服，800mg（12mg/kg）负荷剂量，然后每天400mg（6mg/kg）。

（5）棘白菌素的地位：棘白菌素对大多数念珠菌具有显著的杀菌活性，尽管需要静脉注射，但其卓越的疗效、良好的安全性及能够对抗氟康唑的耐药性，使其成为2016年IDSA念珠菌病治疗指南推荐的首选初始治疗药物。Andes等分析比较7项关于念珠菌血症和侵袭性念珠菌病治疗的随机临床试验，涉及近2 000名患者，发现初始使用棘白菌素治疗能改善生存。

用法用量：卡泊芬净，首日70mg，之后每日50mg；米卡芬净，每日100mg；阿尼芬净，负荷量200mg，然后每日100mg。在患者临床症状改善后，可以降级改为口服氟康唑（如白念珠菌、近平滑念珠菌和热带念珠菌）或伏立康唑（如克柔念珠菌）。

（6）疗程：①根据2016年IDSA念珠菌病治疗指南，肺念珠菌病的疗程尚不明确，通常认为一旦培养和/或血清学检查结果转阴时应停止治疗；②我国2007年《肺真菌病诊断和治疗专家共识》中，抗真菌治疗的疗程应持续至症状消失，或支气管分泌物真菌培养连续2次阴性，或者肺部病灶大部分吸收、空洞闭合。总之，对于肺部念珠菌感染，需要根据治疗反应、临床改善情况、影像学及血清标志物等的综合评估来确定疗程，通常需要数周至数月。

（7）ICU中疑似念珠菌病的经验性治疗：①对于有侵袭性念珠菌病危险因素而无其他已知发热原因的危重患者，应尽早开始经验性抗真菌治疗；②首选药物为棘白菌素类,氟康唑和 LFAmB 备选;③有效疗程为 2 周,如持续 4~5 天无效,各项念珠菌诊断试验均阴性,应该停止抗真菌治疗。

（8）ICU 中念珠菌病的预防:①氟康唑或者棘白菌素药物可以作为成人 ICU 高危患者预防侵袭性念珠菌病的治疗药物;②每天给 ICU 患者洗一次澡可以减少血液感染,包括念珠菌血症。

2. 不同肺念珠菌病的药物选择

（1）原发性肺念珠菌病:

1）病情稳定者给予氟康唑 400mg(首剂加倍),1 次/d,静脉滴注,病情改善后改为口服。亦可使用伊曲康唑(200mg,2 次/d,第 1、2 天,以后 200mg/d),静脉滴注。曾经应用三唑类预防治疗的患者可以选择棘白菌素类,如卡泊芬净(首剂 70mg,以后 50mg/d)或者米卡芬净(100mg/d),静脉滴注。

2）病情不稳定或中性粒细胞缺乏者给予棘白菌素类(卡泊芬净或米卡芬净),静脉滴注。亦可使用伏立康唑[开始 6mg/(kg·d),以后 4mg/(kg·d)]或伊曲康唑静脉滴注。

3）耐氟康唑的非白念珠菌感染患者选用两性霉素 B(除外季也蒙念珠菌及葡萄牙念珠菌)、伏立康唑、棘白菌素类。

（2）继发性念珠菌肺炎(包括原发性肺念珠菌病血行播散者):有深静脉导管者应拔除导管,抗真菌治疗按病情处理。

1）病情稳定者给予氟康唑 400mg(首剂加倍),1 次/d,静脉滴注;曾接受过三唑类(氟康唑、伊曲康唑)预防性用药者可选择棘白菌素类,如卡泊芬净(首剂 70mg,以后 50mg/d)或者米卡芬净 50(白念珠菌)~100mg(非白念珠菌)静脉滴注;或两性霉素 0.6mg/kg,1 次/d,总剂量为 5~7mg/kg 或含脂两性霉素 B。

2）对于病情不稳定或中性粒细胞缺乏者,第 1 种方法是给予两性霉素 B 0.8~1mg/(kg·d)(或相当剂量的含脂质制剂),或联合 5-氟胞嘧啶 25.0~37.5mg/kg,1 次/6h,口服或静脉滴注;在血培养转阴性、症状体征改善或消失、中性粒细胞恢复至正常水平后改为氟康唑 400mg,1 次/d,口服 14 天。第 2 种方法是给予氟康唑 800mg/d+两性霉素 B 0.7~1mg/(kg·d)(或相当剂量的含脂质制剂)5~6 天后,改为氟康唑 400mg/d 口服。第 3 种方法是给予伊曲康唑、伏立康唑或棘白菌素类。

（3）慢性、孤立性肺念珠菌球形病变往往抗真菌药物治疗效果不佳,如全身状况能耐受手术者,可考虑手术治疗。

（4）过敏性肺念珠菌病主要给予对症治疗,抗真菌药物治疗价值尚不确定,可以试用糖皮质激素治疗。

（印洁 施毅）

三、肺曲霉病

肺曲霉病(pulmonary aspergillosis)是由曲霉属真菌引起的一系列感染性或非感染性肺部疾病。呼吸道是曲霉侵入人体的主要门户,因此肺脏是发生深部曲霉感染的最常见部位。曲霉是条件致病性真菌,全身或局部免疫缺陷人群易发生曲霉感染,部分健康人也可致病。国际上大致把肺曲霉病分为侵袭性肺曲霉病(invasive pulmonary aspergillosis,IPA)、慢性肺曲霉病(chronic pulmonary aspergillosis,CPA)和变应性支气管肺曲霉病(allergic bronchopulmonary aspergillosis,ABPA)等。

（一）定义 侵袭性肺曲霉病(IPA)是一种急性严重感染性疾病,常危及生命。IPA 的表现多种多样,大致可分为三种亚型:①急性侵袭性肺曲霉病(AIPA),或称血管侵袭性(angioinvasive)肺曲霉病;②亚急性侵袭性肺曲霉病(subacute invasive pulmonary aspergillosis,SAIA),这种类型既往被称为慢性坏死性肺曲霉病(chronic necrotizing pulmonary aspergillosis,CNPA),特征上介于 AIPA 和 CPA 之间,现倾向于将 SAIA 归于 IPA 进行诊治;③气道侵袭性曲霉病(airway-invasive aspergillosis,AIA)。

慢性肺曲霉病(CPA)分型如下:①单纯性肺曲霉球(single/simple pulmonary aspergilloma);②慢性空洞性肺曲霉病/复杂性肺曲霉球(chronic cavitary pulmonary aspergillosis/complex aspergilloma,CCPA);③慢性纤维化性肺曲霉病(chronic fibrosing pulmonary aspergillosis,CFPA);④曲霉结节;⑤CNPA,现将其改名为 SAIA,列入 IPA 范畴。

变应性支气管肺曲霉病(ABPA)是曲霉抗原引起的肺部变态反应性疾病。曲霉导致的其他非感染性肺部疾病还包括曲霉致敏严重哮喘等。

2015 年 5 月发表的一项全球真菌病调查报告显示,IPA 人群目前有超过 30 万例患者,不仅发生在粒细胞缺乏症、血液系统恶性肿瘤、器官移植、获得性免疫缺陷等人群,也发生在慢阻肺和糖尿病等非粒细胞缺乏症人群。慢阻肺等非粒细胞缺乏症人群数量庞大,发生曲霉感染的病例数超过粒细胞缺乏人群。CPA 发病率较 IPA 更高,主要发生在具有肺基础疾病人群中。既往有肺结核、慢阻肺、支气管扩张和结节病等肺部基础疾病人群发生 CPA 人数超过 300 万例。

有时两种不同类型的肺曲霉病可以在一个患者同时存在,多为一种慢性形式合并另一种新的浸润,如 ABPA 或曲霉球,当机体免疫力下降时病变向周围进展,国外称为"重叠综合征",国内有专家建议将其称为"混合性"肺曲霉病。

（二）病原学 曲霉(Aspergillus),以往称为曲菌或曲霉菌,是腐物寄生性真菌,大多数曲霉为非致病菌,200 多种曲霉对人类致病,为条件致病性真菌,也可在人体内定植。按培养的形态分类,曲霉与毛霉、篮状菌等真菌同属于霉菌,又称丝状真菌。

对人类致病的曲霉最常见的是烟曲霉(Aspergillus fumigatus),其次是黄曲霉(Aspergillus flavus)。此外,已报道的对人类致病的曲霉主要还有黑曲霉(Aspergillus niger)、土曲霉(Aspergillus terreus)、构巢曲霉(Aspergillus nidulans)等。烟曲霉、黄曲霉常导致侵袭性肺部感染及全身感染,黑曲霉、构巢曲霉主要引起肺曲霉球。深部曲霉感染中,常为一种曲霉单一感染,也可以是两种以上曲霉感染,或合并有细菌等其他病原体的混合感染。

曲霉属的菌落生长较快,呈绒状或棉絮状,颜色多样且较稳定,是分类的主要特征之一。烟曲霉呈暗烟绿色,黄曲霉可由黄色变为黄绿色、暗绿色,黑曲霉呈暗褐色至黑色,土曲霉为黄褐色或棕色,构巢曲霉呈清澈绿色。曲霉的营养菌丝体由具有横隔的分枝菌丝构成。

(三)发病机制

1. 感染途径　曲霉的分生孢子头可释放大量的分生孢子,这些分生孢子悬浮于室内和室外空气中。人体几乎不可避免地经常吸入曲霉孢子,大于 $5\mu m$ 的曲霉孢子难以进入肺泡,可在鼻咽部、鼻窦定殖或引起感染。$2\sim3\mu m$ 的曲霉孢子可经气道直达肺泡,导致肺部感染。

破损的皮肤、手术创面(尤其是烧伤患者的创面)暴露于空气中或者接触曲霉污染的衣服、被褥等,可导致肺外感染。其他感染途径较少见,包括经眼、胃肠道、泌尿生殖道和中心静脉导管感染等。另一种少见感染途径是气道呛入(如淹溺时)曲霉孢子污染的污水而致病。

2. 发病机制　曲霉容易引起肺部疾病的机制包括:①曲霉环境适应能力强,尤其是烟曲霉可以在地球上多个地方、不同季节分离得到,可以在 $12\sim65℃$ 的腐败植物及泥土中生存较长时间,环境 pH 在 $3.7\sim7.6$ 也可以生存。烟曲霉在不同环境中均可进行有效代谢。②烟曲霉孢子在空气中较其他真菌更容易播散,因为烟曲霉孢子表面含有疏水表层及色素,较其他真菌有更强的可分散性,有利于其传播。③多数烟曲霉孢子为圆形及类圆形,直径在 $2.0\sim3.0\mu m$,有利于其进入下气道,孢子表面的色素及疏水表层可有免疫逃逸作用。④烟曲霉孢子能适应人体环境,人体 37℃ 环境是曲霉较好的生长温度,如孢子未被人体清除,隐藏在其疏水表层下的孢子进入人体后 $4\sim6$ 小时就可长为菌丝。⑤烟曲霉菌丝可侵入血管,在血管壁和血管腔内快速生长,使血管阻塞,导致组织缺血性坏死。⑥曲霉之间可通过细胞外基质缠绕成团块状物阻塞支气管或其他空腔脏器,影响器官功能并导致继发感染。⑦某些曲霉,如烟曲霉,能产生蛋白质分解酶,造成组织破坏。动物实验中,曲霉还可产生胶霉毒素,该毒素有免疫抑制作用及细胞毒性。⑧曲霉细胞壁一些物质如氮乙酰半乳糖胺聚糖(GAG)可产生免疫逃逸,也有一些曲霉抗原可引起机体发生变态反应,导致如 ABPA、支气管哮喘、外源性过敏性肺泡炎等。⑨有些曲霉的产毒菌株可产生多种毒素。动物实验表明,毒素的急性中毒可引起组织严重坏死,慢性中毒可诱发恶性肿瘤。

肺曲霉球是曲霉在原有肺空洞内寄植所致。曲霉在空洞内缓慢生长,菌丝与细胞碎片、黏液等物质在空洞内形成球体,引起周围的空洞壁增厚,形成丰富的血管网,甚至形成血管瘤。邻近胸膜常出现明显的胸膜反应,但空洞壁本身通常无曲霉生长。曲霉产生的毒素和溶蛋白酶可使组织坏死、溶解,血管破裂导致空洞内出血或咯血。

3. 机体对曲霉感染的防御　人体对曲霉感染的防御机制包括固有(非特异性)免疫和特异性免疫。免疫正常的宿主吸入少量曲霉孢子后,通常无不良后果。

(1) **固有免疫**:呼吸道上皮细胞通过分泌黏液和纤毛摆动清除吸入的孢子,发挥阻止曲霉侵袭的黏膜屏障作用。物理、化学损伤能降低气道黏膜纤毛的清除功能,各种气道疾病也常伴有不同程度的黏液纤毛清除功能障碍。如肺囊性纤维化患者气道黏液纤毛清除功能减退,气道内不仅常有细菌定植,而且烟曲霉定植率也较高。

肺泡巨噬细胞和中性粒细胞在防御曲霉感染中发挥了重要作用。巨噬细胞可吞噬和杀灭孢子,抑制孢子发芽;在曲霉孢子发芽、形成菌丝侵入肺组织后,中性粒细胞成为主要的免疫效应细胞。中性粒细胞 NADPH 氧化酶活化,使氧变为超氧阴离子,产生具有抗微生物活性的氧化代谢产物,破坏菌丝。另外,在曲霉病早期,自然杀伤细胞也被募集到感染部位,发挥防御功能。

Toll 样受体(TLRs)、C 型凝集素受体(dectin-1)、表面活化蛋白(surfactant proteins)A 和 D 及正五聚素蛋白 3(pentraxin-3)等病原模式识别受体可识别某些特定的真菌成分,发挥免疫保护作用。某些模式识别受体的表达不足或功能缺陷可导致曲霉易感。研究表明,供者的 *TLR4* 或 *PTX3* 基因多态性使异基因造血干细胞移植受者的侵袭性曲霉感染风险增加。我国慢阻肺人群的一项研究发现,*PTX3* 基因 rs1860480 位点 AA 基因型的患者 PTX3 表达水平相对不足,导致这部分慢阻肺人群罹患 IPA 的比例明显升高。以上受体通过活化核因子 κB、活化 NADPH 氧化酶、上调细胞因子和趋化因子,调理吞噬细胞吞噬曲霉孢子等途径发挥抗真菌效应。

(2) **特异性免疫**:巨噬细胞吞噬曲霉、提呈曲霉抗原后活化 T 细胞并分泌细胞因子,形成特异性免疫。适度的特异性免疫对机体有保护作用,但过度的免疫反应也可引发多种变态反应性疾病。依据产生的细胞因子不同,辅助性 T 细胞(Th)主要分为 Th1 和 Th2 两类。对曲霉的特异性防御主要为 Th1 优势应答的细胞免疫反应。先天性或获得性细胞免疫缺陷症及使用免疫抑制剂(包括糖皮质激素)治疗的患者细胞免疫功能降低,从而对曲霉易感。

(3) **变态反应**:短时间内接触高剂量的曲霉孢子,曲霉抗原不能快速从体内清除,或特异质患者,可引发变态反应性疾病,如支气管哮喘、ABPA 或外源性过敏性肺泡炎等,以 IgE 升高为特征。ABPA 患者表现为一种典型的 Th2 优势应答类型,IL-4 增高而 IFN-γ 少或无,以体液免疫为主,常有抗曲霉抗原特异性 IgE 和血清总 IgE 水平升高,外周血与肺组织中嗜酸性粒细胞增多和特异性 Th2 细胞增多。

总体来说,曲霉病的发生、发展与机体的免疫状态和曲霉暴露的剂量有关。呼吸道吸入曲霉孢子后,免疫正常宿主通常无不良后果,而原有肺部空洞性病变者可形成曲霉球,有慢性肺部疾病或轻度免疫抑制患者可引起 SAIA 或 CCPA,严重免疫抑制者常导致 AIPA,特异质患者可诱发哮喘或导致 ABPA。临床上观察到,少数免疫正常且无明确的大量曲霉暴露者也可发生 IPA,其发病机制还有待深入研究。

4. 病理 AIPA 大体标本可见病变部位明显充血、肿胀，表面有灰白色与暗红色相间的大小不等、形态不一的结节状改变，可融合成片，切面可见梗死或脓性坏死。光镜下观察，基本病理改变主要有急性渗出性炎症、出血、梗死与凝固性坏死、脓肿、坏死性溃疡、肉芽肿和慢性炎症等，在病变组织和血管中可见曲霉菌丝。SAIA 可见曲霉在病变组织中侵袭，有组织坏死和肉芽肿形成，但血管侵袭少见。AIPA 的主要病理改变是曲霉侵入气道壁及周围组织。免疫功能极度衰弱者病变组织可无明显的炎症反应，但可见大量曲霉菌丝与孢子。

曲霉球的球体由缠绕成团的菌丝、纤维素、黏液、组织碎片和炎症细胞组成，呈暗紫色或棕色。空洞壁为反应性肉芽组织增生，伴有大量的淋巴细胞、浆细胞及中性粒细胞和嗜酸性粒细胞浸润，空洞壁一般无菌丝发现。

ABPA 患者在支气管和细支气管可见支气管中心性肉芽肿和黏液嵌塞，伴有组织细胞、淋巴细胞浸润，渗出性细支气管炎等病理改变。气道分泌物中常见曲霉菌丝，但曲霉不侵袭组织。

（四）临床表现 不同类型的肺曲霉病临床与影像学表现大不相同。

1. IPA IPA 分为 AIPA、SAIA 和 AIA，各种亚型临床表现不同。

（1）AIPA 多见于严重免疫缺陷患者。病情发展快，可以在数日之内发生症状和影像学显著改变。症状通常较严重，发热气急症状多见，早期可出现呼吸衰竭。胸部 CT 上可表现为结节影或团块影，较大结节周围伴有磨玻璃影，称为晕轮征。另外，也可表现为近胸膜侧的实变影，类似肺栓塞的出血梗死，胸部增强 CT 可见血管截断征。后期在结节或实变内形成空洞性病变，形成空气新月征。疾病后期坏死的肺组织收缩、溶解后可形成空洞，可在其中形成"曲霉球"，此种情况曲霉在空洞壁及其周围的组织中侵袭性生长，而非曲霉的寄植状态，通常无明显胸膜增厚。实验室检查示血清和 BALF 的 GM 阳性率均较高。

（2）SAIA 多见于轻中度免疫缺陷或存在肺部基础疾病患者，如全身使用大量糖皮质激素、慢阻肺、糖尿病、慢性肾病、ICU 内机械通气等。还有少数患者无明确危险因素。患者临床和影像学表现在数周时间内发生显著变化，可与肺炎或肺结核表现类似，临床症状包括发热、咳嗽、咳痰、胸痛、咯血、气急和呼吸困难等。有时临床症状被基础疾病所掩盖，导致延误诊断。胸部 CT 表现为多发结节影、浸润影或实变影，空洞性病变较常见，可伴有胸腔积液，但晕轮征和新月体征少见。实验室检查示血清 GM 检测阳性率较低，而 BALF 的 GM 检测阳性率高。

（3）AIA 病变主要位于气管和支气管，曲霉侵袭气道壁，甚至穿过气道壁波及周围肺实质或血管。随着支气管镜技术的普及，临床上这种类型越来越多见，逐渐被临床医师重视。其发病危险因素与其他 IPA 类似，多见于粒细胞缺乏症、肿瘤放化疗后或肺移植等免疫缺陷人群，也可见于免疫正常人群。临床表现为急性或慢性过程。常见临床表现包括发热、咳嗽、气急、不明原因的喘鸣等，有时患者咳出支气管塑型的痰栓，痰栓中见曲霉菌丝。影像学表现为气管支气管炎的表现，如气管支气管壁增厚、支气管中心性结节、树芽征，也可有支气管肺炎的表现如沿气道分布的实变影。内镜下见气道黏膜弥漫性炎症和水肿，黏膜多发白色小结节，单发或多发溃疡，溃疡表明有白色坏死物覆盖，管腔变狭窄甚至完全阻塞。

2. CPA CPA 常发生在有肺部基础病变（如肺结核、慢性阻塞性肺疾病、支气管扩张、囊性纤维化）患者中，也可发生在轻度免疫缺陷人群。CPA 病程通常在 3 个月以上，常见临床表现为咳嗽、咯血、呼吸困难等，患者往往还伴有全身慢性消耗性疾病临床症状，如潮热盗汗、体重减轻。咯血可发生在多种临床类型中，可发展成为严重的致命性大咯血。我国有学者回顾了 69 名 CPA 患者临床资料，患者临床症状最常见为咳嗽、咳痰及痰中带血，少见的临床症状有胸痛，其中也有 5.8% 的人群无临床症状。咯血在曲霉球人群中较多。在 CCPA 患者群中较多见发热症状，可能与该类型疾病有更强的系统性炎症反应有关。胸部 CT 常见的表现包括肺部空洞影、曲霉球和胸膜增厚等，空洞周围可以有实变影和条索影。

各种类型的 CPA 有不同的临床和影像学特征。CCPA 为最常见的类型，定义为一个或多个肺空洞（薄壁或厚壁），空洞内可能含一个或多个曲霉球或不规则腔内物质，具有曲霉血清学或微生物学证据，有明显的肺部和/或全身症状，观察至少 3 个月影像学有进展（出现新空洞、空洞周围浸润增多或纤维化增加等）。CCPA 如不经治疗，可进展为 CFPA，其定义为广泛的肺纤维化，至少两个肺叶受累，引起肺功能严重受损。只有 1 个肺叶纤维化伴空洞时，只能称为 CCPA。曲霉结节为相对少见类型，表现为肺部 1 个或多个结节（<3cm），通常不出现空洞，临床常常无症状，需要与恶性疾病鉴别，有时在术后才能确诊。单纯性肺曲霉球定义为单个肺空洞内含曲霉球，具有曲霉血清学或微生物学证据，见于非免疫抑制患者，症状轻微或无症状，观察至少 3 个月影像学无进展。

3. ABPA ABPA 是曲霉引起的一种过敏性疾病，几乎仅由烟曲霉引起。1%~2% 的哮喘患者合并 ABPA。另外，15% 的哮喘患者和 7%~35% 的肺囊性纤维化患者对烟曲霉过敏。临床主要表现有反复发作的哮喘症状，胸部影像学检查显示肺部浸润和外周血嗜酸性粒细胞增多，可有发热，带有棕色斑点的痰液或咳出痰栓。

根据临床表现、血清学及影像学表现，ABPA 的病程分为 5 期。Ⅰ期为新发、活动性 ABPA；Ⅱ期为临床和血清学缓解期；Ⅲ期为复发性活动性 ABPA；Ⅳ期为慢性激素依赖性哮喘；Ⅴ期为进行性炎症和气道扩张引起的纤维-空洞病变，可导致进展性呼吸衰竭和死亡。早期有效治疗可阻止病情进展。

胸部 X 线和 CT 检查的典型表现为一过性肺部浸润，主要在上肺，可为双侧，常因痰栓阻塞支气管所致，咳出黏液栓后肺部浸润消失。"印戒征"或"轨道征"提示支气管炎症。支气管腔内充满黏液，可形成带状阴影和指套状阴影。

随着病情的进展,可出现中心性支气管扩张。怀疑患者为ABPA时,最好选择HRCT检查。ABPA如不及时治疗,可进展为CNPA。

(五)辅助检查

1. 传统病原学检查方法

(1)涂片镜检:取痰液、气道抽吸物、支气管肺泡灌洗液(BALF)或经纤维支气管镜刷检标本、胸腔积液等标本置载玻片上,加1滴10%~20%氢氧化钾溶液,加盖玻片。镜下可见分隔菌丝、分生孢子。

(2)培养:用于培养的标本包括痰液、气管抽吸物,经纤维支气管镜刷检、BALF、脓液、胸腔积液及病变组织等。各种标本接种后置至37℃培养,多数曲霉生长快,48小时即可有较多菌丝和分生孢子头出现。经皮穿刺肺活检或其他方法获取的较大块的组织标本应在无菌操作下剪碎或匀浆,以提高培养的阳性率。

来源于正常无菌部位的标本(血液、骨髓标本除外)培养阳性结合临床表现,可以确诊曲霉感染,并且能区分菌种。区分曲霉菌种对指导治疗有一定意义。一般认为,血液、骨髓培养极少生长曲霉,若培养阳性,可能是污染菌。

痰液、气道抽吸物或BALF等非无菌标本培养阳性,可能为感染,也可能是曲霉定植,作为微生物学证据,还需结合临床表现做出临床诊断,不能作为确诊依据。免疫抑制宿主反复培养出同种曲霉,应警惕侵袭性感染的可能。经纤维支气管镜获取的标本,包括刷检、BALF或抽吸物标本,涂片、培养的敏感性、特异性均不高。

曲霉药敏试验尚未在临床普遍开展。欧洲2018年最新指南提出了唑类药物和两性霉素B曲霉药敏试验方法、适用人群及应用时机。目前,曲霉药敏试验主要用于唑类和多烯类药物敏感性测定及流行病学调查。对于治疗失败的或反复抗曲霉治疗后存在耐药风险的CPA患者有临床价值。

2. 组织病理学检查　组织病理学检查可确诊IPA,对于常规手段检查仍不能明确的患者尤其有重要意义。该检查需要侵入性手段来获取标本,需慎重评估操作风险。常规HE染色可较好地显示曲霉菌丝和菌丝分隔,也可利用PAS染色、嗜银染色或荧光白染色等方法更好地显示曲霉。常规组织病理学检查不能区分曲霉菌种。

组织切片中的曲霉菌丝、孢子,HE染色呈蓝灰色略带红色,PAS呈红色,银染呈黑色或棕色。曲霉菌丝长短不一,但直径较均一,为3~5μm,明显分隔,45°分叉,排列成放射状和珊瑚状。菌丝横切面很像孢子,但孢子多密集成群,直径略小于菌丝。曲霉菌丝主要应与念珠菌、毛霉菌丝鉴别。念珠菌菌丝较细,常有假菌丝,分枝不规则;毛霉菌丝较粗,是曲霉的2~3倍且粗细不均,不分隔,直角分叉。有研究报道,组织病理学对疾病诊断的敏感度在20%~80%,敏感度差异大与病理医师临床经验和采用的染色方法有关。新鲜标本更有利于检出真菌。研究认为,病理联合PCR检测可提高曲霉的检出率。

3. 曲霉菌素皮肤试验　曲霉菌素皮试是诊断ABPA的依据之一,但对诊断侵袭性曲霉病无价值。

4. 血清学实验　曲霉抗体检测主要用于CPA的诊断,已经被多种指南推荐使用,对于ABPA也有一定的诊断价值,对于IPA的诊断价值还存在争论。研究表明,曲霉特异IgG对CPA诊断敏感度(90.6%~93.8%)及特异度(99.5%~100%)均高。有研究发现,曲霉特异性IgG在发生IPA后约11天开始产生,因此曲霉特异性IgG对于病程超过2周的IPA诊断有一定的价值。曲霉特异性IgE抗体检测对ABPA的诊断有不可替代的重要作用,曲霉特异性IgE升高已成为诊断ABPA必备标准之一。曲霉特异性IgM检测对于侵袭性曲霉感染的诊断价值有待进一步研究。

5. 曲霉抗原和菌体成分检测　曲霉抗原检测主要用于诊断IPA。

(1)半乳甘露聚糖(GM)试验:GM抗原是曲霉细胞壁上的一种多糖抗原,临床将检测该抗原的方法称作GM试验。动态监测血清中的GM可早期诊断粒细胞缺乏症患者的IPA,连续检测还可帮助判断疗效和预后。血清GM检测对于非粒细胞缺乏症患者合并IPA的敏感度较低。而BALF的GM检测对于粒细胞缺乏症和非粒细胞缺乏症IPA患者诊断的敏感度和特异度均高。我国有研究显示,诊断阈值取0.7时,慢阻肺等非粒细胞缺乏症人群BALF的GM检测敏感度(76%)显著高于血清GM检测(34%)。因此,最新指南均推荐采用BALF标本GM检测作为微生物学证据,尤其适用于非粒细胞缺乏症人群,以及粒细胞缺乏症进行预防抗曲霉治疗的患者。抗曲霉治疗后,血GM比BALF的GM检测更早转为阴性。值得注意的是,CPA和ABPA患者BALF的GM检测也常常为阳性。因此,血清学等实验室检查结果一定要结合患者临床和影像学表现等综合判定,从而做出正确诊断。

血清GM存在一定的假阳性。导致假阳性结果的主要原因有:使用复方电解质溶液、不同真菌的交叉反应、标本器皿污染、摄入含大豆蛋白类食物及双歧杆菌肠道内定植等。

(2)G试验:1,3-β-D-葡聚糖(BDG)抗原广泛存在于念珠菌、曲霉和肺孢子菌等真菌细胞壁中。临床将检测该抗原的方法叫G试验。国际上常用的检测试剂盒有Fungitec-G和Fungitell等。

血浆G试验可用于筛查侵袭性真菌感染,阳性结果提示曲霉、念珠菌或肺孢子菌等真菌感染,检测敏感度高,但不具有曲霉特异性。G试验阳性时,建议进一步完善其他检查以明确曲霉的诊断。有效的抗真菌治疗能降低血浆BDG水平,连续检测有助于判断病情变化和治疗反应。其敏感度和特异度在各研究报道和各实验室之间差别较大,取标本或操作过程中的污染是导致假阳性的主要原因,溶血、血液透析和使用香菇多糖的患者也可出现假阳性结果。

6. 基于核酸检测的分子生物学检查　限制性片段长度多态性分析(RFLP)是最初用于感染性疾病诊断的分子生物学方法之一。这一技术需要从培养生长的病原体中提取DNA,适用于曲霉的菌种鉴别和分析其传播途径,而不常规用于临床诊断。

目前用于侵袭性曲霉病诊断研究的分子生物学技术有PCR、一代测序和二代测序等。近年发表的荟萃分析显示，应用PCR技术检测高危患者的BALF标本中的曲霉18SrRNA，诊断侵袭性曲霉病的敏感度和特异度分别为91%和92%。实时PCR方法减少了实验室污染的机会，可定量测定基因扩增产物。目前美国IDSA指南认为，PCR检测因尚无统一标准等因素，不能作为单独的检测手段，联合GM等其他检查会提高敏感度及特异度。

利用高通量测序（病原学宏基因二代测序，mNGS）方法检测临床标本（BALF、血液或脑脊液）中的病原体，具有快速、敏感度高等特点。该方法于2013年获得美国FDA认证应用于感染性疾病的临床诊断，尤其适合于经验治疗失败的及传统方法难以检出病原体的检测，近期已有相关临床研究验证该方法在多种感染性疾病中的临床价值。此法在早期快速诊断肺曲霉病的地位如何，还有待进一步临床研究。

7. 其他检测方法 目前有一些快速检测或鉴定方法，例如质谱分析（MALDI-TOF）和测流式抗原检测技术（lateral flow device，LFD）等。LFD方法主要原理是曲霉在生长过程中可分泌出一种糖蛋白抗原，利用单克隆抗体JF5结合这种抗原，该装置可检测血、BALF等标本，单个样本检测，15分钟判读结果。近期曲霉尿抗原检测方法也已问世，为临床提供了更快捷、便利和准确的诊断方法。有研究认为，LFD检测的敏感度及特异度与GM实验相当。血清标本敏感度及特异度（68%~87%）较BALF标本（86%~93%）低。该检测对于早期快速检测有一定优势，但该检测方法为定性检测，且有一定主观偏差。

（六）诊断 欧美在2008年和2016年分别修订了侵袭性真菌病诊断标准。标准起初主要是针对粒细胞缺乏症和血液肿瘤患者，而非粒细胞缺乏症人群IPA有其自身的特点。因此，在欧美指南的基础上，2007年Bulpa等制定了慢阻肺合并IPA指南。2012年，Vandewoude等在2008年欧洲IPA诊断标准的基础上根据ICU重症患者的特殊性，制定了重症患者合并IPA的诊断标准。2015年和2017年欧洲真菌病学家分别更新了CPA和IPA指南，对既往发表的诊断标准进行了更新完善。近年来国内外专家制定更新了ABPA诊治指南或专家共识。现依据以上指南和专家共识，逐一阐述各种类型肺曲霉病的诊断。

1. IPA 侵袭性曲霉病的诊断需要结合宿主因素、临床特征和影像学表现，微生物学证据和病理学证据4个方面进行综合判定，分为确诊、临床诊断和拟诊三个级别。宿主因素指患者具有相关曲霉感染危险因素。临床特征包括临床表现为不明原因的发热和下呼吸道感染的症状，经充分的广谱抗生素治疗无好转。影像学方面推荐胸部CT检测。影像学表现根据患者基础状况不同而有不同的表现。AIPA可表现为肺部结节（>1cm），结节周围可有磨玻璃样的晕轮（晕轮征）。近胸膜处有楔形实变影，肺泡实变影。器官移植等人群CT也可表现为反晕轮征、空洞、空气新月征或磨玻璃样改变等。AIA主要表现为气管或支气管壁增厚、小叶

中心性结节、树芽征、沿气道分布的不均匀实变影或支气管肺炎的表现。微生物学证据的获得可使得IPA达到临床诊断级别。微生物学证据包括直接培养及镜检、抗原抗体检测、核酸检测等。如果具备无菌性标本（组织或细胞）通过培养或直接镜检发现曲霉菌丝，则可以达到确诊。需要注意的是，深部正常无菌组织培养生长曲霉或组织病理学检查发现曲霉菌丝是确诊依据，患者可有或无危险因素。仅有临床特征及影像学表现，但缺乏微生物学证据时，判定为拟诊。

影像学表现不典型，无危险因素，亦无GM、BDG检测结果者，仅见痰液或气道抽吸物等标本培养生长曲霉时，可能为寄植，不能随意诊断IPA。对于诊断标准的把握还应考虑病情严重程度和IPA的临床类型。AIPA进展迅速、死亡率高，而早期治疗可提高生存率，所以对这一类型的IPA宜适当放宽诊断条件，尽早开始治疗。而CAP进展缓慢，病情相对较轻，诊断标准应适当的严格把握，尽量明确诊断后再开始治疗。同一类型的曲霉病在不同患者的严重程度也不尽相同。有些重症患者若不及时治疗，可能在短期内致命，对于这类患者不必苛求诊断的可靠性，一旦怀疑，即可开始经验治疗。开始经验性治疗后，须继续进行相关检查，结合对抗曲霉治疗的反应，以确诊或排除诊断，并尽可能确定菌种。有些患者临床症状轻，器官功能相对正常，对于这类患者应积极地开展微生物学和病理学等检查，力求确诊或达到临床诊断。IPA应与毛霉病、肺栓塞、血行播散性念珠菌感染等疾病鉴别，还应与细菌和非典型病原体感染、肺结核等疾病鉴别。

2. CPA 2015年欧洲发布了CPA诊治指南。该指南阐述了CPA各分型定义和诊断标准。总体来说，CPA诊断需要具备以下要点：①病程持续至少3个月以上，具有咳嗽、咳痰、咯血、胸痛、呼吸困难等临床症状；②持续胸部影像学上异常表现（胸部CT异常表现），影像学异常包括肺部单个或多个空洞，伴或不伴霉球、肺部结节、实变和纤维化，胸膜增厚等表现；③曲霉感染的直接证据或免疫学反应，曲霉感染直接证据为活检标本直接镜检或培养发现曲霉，曲霉感染免疫学证据主要为曲霉IgG抗体检测（曲霉抗体阳性率超过90%）。

各种亚型的CPA定义在CPA临床表现中已有阐述。需要注意的是，各种亚型之间有一定重叠，有时无法完全区分开来。

3. ABPA 近年来国内外更新了ABPA的诊断标准。本文参照2017年我国《变应性支气管肺曲霉病诊治专家共识》的诊断标准加以阐述。诊断ABPA需要满足第一项和第二项条件，以及第三项中至少2条。

（1）相关疾病：①哮喘，特别是难治性哮喘或重度哮喘；②其他疾病，如支气管扩张、慢阻肺、囊性纤维化等。

（2）必需条件（同时具备）：①血清烟曲霉sIgE水平升高（>0.35kU/L）或烟曲霉皮试速发反应阳性；②血清TIgE水平升高（>1 000U/ml），如果满足其他条件，<1 000U/ml也可诊断。

（3）其他条件：①外周血嗜酸性粒细胞>0.5×10^9 个/L，

使用激素者可正常,以往的数据可作为诊断条件;②影像学与ABPA一致的肺部阴影,一过性病变包括浸润影、实变、结节,牙膏征或指套征,游走性阴影等,持久性病变包括支气管扩张、胸膜肺纤维化等;③血清烟曲霉sIgG抗体或沉淀素阳性。

(七)治疗

1. IPA IPA治疗方案根据患者免疫状态和诊断级别而有所不同。严重免疫缺陷或危重症患者达到拟诊时可经验性治疗,各种人群达到临床诊断级别进行抢先治疗,达到确诊级别进行目标治疗。粒细胞缺乏症、血液系统恶性肿瘤和肺移植术后等人群在严重免疫缺陷状态下还可预防性抗真菌治疗。经验性治疗可选择有抗曲霉活性的新型三唑类药物、多烯类药物或棘白菌素类药物。临床诊断或确诊IPA人群的药物治疗首选方案为伏立康唑,次选方案有两性霉素B脂质体,两性霉素B、伊曲康唑、泊沙康唑或卡泊芬净等。不推荐棘白菌素类药物作为一线治疗方案,仅推荐在唑类或多烯类抗真菌药物使用受限的情况下使用。预防性抗真菌治疗首选推荐泊沙康唑,其次是伏立康唑等。药物具体选择及用法见表24-7-1。

表24-7-1 IPA抗真菌药物的选择及用法

项目	首选	备选
初始治疗	VCZ:6mg/kg,每12小时一次,第1天,以后4mg/kg,每12小时一次,静脉注射,病情稳定后续贯口服治疗 VCZ 200mg、每12小时一次	AmB:0.5~1mg/(kg·d),静脉注射 或AmB脂质体:3~5mg/(kg·d),静脉注射 或ITZ:200mg,每12小时一次,第1、2天,以后200mg/d,静脉注射,续贯ITZ口服液400mg/d 或CAS:70mg,第1天,以后50mg/d 或POS:200mg,每8小时一次
补救治疗	CAS:70mg,第1天,以后50mg/d,静脉注射 或VCZ(初始治疗未用者):同前 或AmB脂质体:同前 或ITZ:同前 或POS:400mg,口服,每12小时一次	
危及生命IPA的联合治疗方案	VCZ+CAS (VCZ单药治疗失败时,仍可用于联合治疗) 或VCZ+CAS 或VCZ+AmB、AmB脂质体 病情稳定后改单药静脉或口服	
预防	POS:200mg,口服,每8小时一次	VCZ:200mg,口服,每12小时一次 ITZ:200mg,口服,每12小时一次 CAS:50mg/d,静脉注射

注:VCZ,伏立康唑;AmB,两性霉素B;CAS,卡泊芬净;ITZ,伊曲康唑;POS,泊沙康唑。

伏立康唑对侵袭性曲霉病初始治疗的疗效优于两性霉素B。使用唑类药物(伏立康唑、伊曲康唑等)需注意药物间相互作用,需监测血药浓度。目前也有发现三唑类耐药的菌株,如果该地区曲霉三唑类药物耐药率>10%,在使用一线治疗方案的唑类药物基础上,可联合棘白菌素类或两性霉素B治疗。对于有慢性肾脏病史、合并使用其他肾毒性药物、血肌酐升高者,慎用两性霉素B及其脂质体剂型。对于一线治疗失败的患者,可以考虑两种抗曲霉药物联合治疗。常用的联合治疗方案包括三唑类联合棘白菌素类或多烯类药物等。

IPA抗真菌治疗的疗程应结合患者临床治疗反应、患者免疫缺陷的改善状况及影像学变化而定。美国指南建议,治疗至少在6~12周以上。IPA的预后在很大程度上取决于宿主免疫抑制能否恢复、曲霉感染的严重程度及是否及时有效治疗等。

2. CPA 2015年欧洲CPA指南认为,CPA治疗方案需要根据其临床分型而选择不同的治疗方案。一般认为,有症状的CPA或者CPA进展时,口服三唑类药物可获益。对于有症状的单发曲霉球,推荐手术切除。CCPA建议口服三唑类药物治疗,伏立康唑因耐受性较好而被推荐为一线治疗方案。在伏立康唑治疗失败或无法耐受时,可选择伊曲康唑等。也有研究认为,泊沙康唑亦可作为伏立康唑治疗失败后的选择。CCPA对抗真菌治疗反应时间长,多数患者在治疗数月时才有反应,故推荐口服唑类药物疗程至少6个月以上,在治疗期间患者病情加重,需要考虑治疗失败,并及时更改治疗方案。对于治疗反应欠佳的患者,建议疗程延长。CFPA长疗程伏立康唑的使用有利于病情控制。SAIA的治疗同侵袭性曲霉病。CPA口服抗真菌药物治疗失败或病情进展,可考虑静脉使用单药或联合使用抗真菌药物。

有学者推荐粒细胞集落刺激因子和 γ-干扰素等辅助治疗 CPA，但目前还缺少有力的临床证据。对于有中-大量咯血症状的 CPA 患者，推荐血管介入治疗。对于药物治疗失败的 CPA 患者，如果肺部病变局限，患者心肺功能等条件允许，可以考虑手术治疗。

3. ABPA　ABPA 的治疗目标包括控制症状，预防急性加重，防止和减轻肺功能受损等。治疗药物在抑制机体曲霉变态反应的同时，清除气道内曲霉定植，防止支气管及肺组织出现不可逆损伤。

（1）避免变应原接触：ABPA 患者应尽量避免接触变应原，脱离过敏环境对于控制患者症状、减少急性加重非常重要。

（2）糖皮质激素：为主要治疗药物，口服剂量和疗程取决于临床分期。对于 I 期和Ⅲ期患者，一般推荐口服泼尼松（强的松）0.5mg/kg、1 次/d，持续 2 周，后改为 0.25mg/kg、1 次/d，继续治疗 4~6 周，然后根据病情和 IgE 变化等逐渐减量。疗程根据病情严重程度不同而定，总疗程通常在 6 个月以上。对于Ⅳ期患者，可能需要长时间口服小剂量激素治疗。吸入激素不作为 ABPA 的首选治疗方案，单独使用 ICS 并不能使临床获益。对于激素减量至 ≤10mg/d 的患者，联合使用 ICS 可能有助于哮喘症状的控制，同时可减少全身激素的用量。

（3）抗真菌药物：对于激素依赖、激素治疗后复发的患者，建议使用口服三唑类抗真菌药物，例如伊曲康唑口服液，成年人通常剂量为 200mg，口服，1~2 次/d，疗程为 4 个月。伊曲康唑治疗可减轻症状，减少激素用量，降低 TIgE 水平，减少嗜酸性粒细胞数目。此外，也可选用伏立康唑等新型三唑类药物治疗。

（八）预防　主要是指严重免疫缺陷患者 IPA 的预防。

1. 一般预防措施

（1）治疗原发病，对于免疫抑制的患者，需积极促进免疫功能的恢复。

（2）减少或避免接触曲霉孢子。在清理积尘较多的日常用品，如鞋、家具、衣物等物品时，宜用湿布擦拭，以防止曲霉孢子飞扬，污染空气。废弃建筑物拆除现场的空气中可有大量曲霉孢子，易感者应注意避免进入。在接触曲霉污染的环境、实验室、尘埃飞扬的场所工作时，应戴防护口罩。换季时重新启动中央空调系统之前，应对管路清洗消毒。手术器械必须严格消毒，以防污染。避免接触霉变的稻谷、稻草或腐败的花卉植物，若必须接触，应戴口罩。对有明显霉生长的物品和场所，可用福尔马林溶液或过氧乙酸溶液喷洒。对于重症病房，应严格执行消毒隔离制度、无菌技术操作规程、探视制度，减少感染的概率。对病房、仪器、管路等进行定期严格的消毒，尽可能减少灰尘，避免污水存留，并加强病房通风，开展医院感染监控。

2. 药物预防　2016 年美国肺真菌病诊治指南推荐以下几类人群可进行预防性抗真菌治疗：粒细胞缺乏，骨髓移植，肺移植，其他实体器官移植人群。粒细胞缺乏症等严重免疫缺陷人群首选泊沙康唑作为预防性抗真菌治疗方案，其次选择伏立康唑、米卡芬净等。使用卡泊芬净作为预防性抗真菌治疗也有一些报道。伊曲康唑也可作为预防性抗真菌治疗方案，但存在口服吸收及患者耐受等问题。唑类药物作为预防性抗真菌药物，需要考虑其与其他药物的相互作用。骨髓移植人群也优选泊沙康唑作为一线抗真菌治疗方案。肺移植患者可在移植后考虑唑类药物（伏立康唑）口服或两性霉素 B 雾化吸入预防抗真菌治疗 3~4 个月。其他实体器官移植人群是否进行预防性抗真菌治疗，需要参考当地的真菌病流行病学进行个体化的考虑。

（苏欣　赵蓓蕾　施毅）

四、肺隐球菌病

（一）定义　隐球菌病（cryptococcosis）是由隐球菌感染引起的一种急性、亚急性或慢性的全球性真菌病，最常累及脑、肺、皮肤、骨。近年来由于器官移植手术的增加、获得性免疫缺陷综合征患者（acquired immunodeficiency syndrome，AIDS）的流行及人口老龄化等，随着认识水平的提高、诊断技术的改进，肺隐球菌病（pulmonary cryptococcosis，PC）报道逐年增多。该病约 50% 发生在免疫功能健全的患者，部分患者因体检发现肺部阴影而就诊。多数肺为单一受累器官，临床症状和体征无特异性，易误诊为普通肺炎、结核或肺部肿瘤等。

（二）病原学　1894 年 Sanfelice 首先在桃汁中分离到一种新的真菌，将其命名为新型酵母菌；1950 年 Benham 将其命名为新型隐球菌（*Cryptococcus neoformans*）。隐球菌属在真菌分类学上归入半知菌亚门—芽孢菌纲—隐球酵母目—隐球酵母科。绝大部分隐球菌病由新型隐球菌和格特隐球菌感染所致，少数由浅黄隐球菌、浅白隐球菌和罗伦特隐球菌等引起。格特隐球菌分布在热带和亚热带地区的树木，比如桉树、红杉木等，感染病例在全球范围有报道，主要感染免疫健全人群，引起季节性的感染。新型隐球菌则覆盖全球，主要通过鸽粪传播，主要感染免疫缺陷人群，也感染免疫健全人群。隐球菌的无性繁殖体为无菌丝的单芽孢酵母样菌，呈圆形或卵圆形，芽殖，细胞直径为 4~6μm。在体外为无荚膜或仅有小荚膜，进入人体内后很快形成厚荚膜，有荚膜的隐球菌菌体直径明显增加，致病力明显增强。根据荚膜多糖的抗原性，隐球菌分 A（*C. neoformans var. grubii*，新型隐球菌格卢比变种）、B、C、D（*C. neoformans var. neoformans*，新型隐球菌新生变种）、AD 五个血清型，尚有少量不确定型。A 型广泛分布于世界各地，B 型与 C 型主要分布于中非洲及美国的南加州。我国以 A 型最多见，其次为 B 型和 D 型，AD 型少见。血清型 A 和 D 是免疫缺陷患者的主要致病菌，血清型 B 和 C（*Cryptococcus gattii*，格特隐球菌）多见于免疫健全者。在加拿大温哥华曾经发生格特隐球菌感染在正常人群和动物中大流行。随着 PCR 和 DNA

测序的迅速发展，目前采用 M13 为单引物的 PCR 指纹结构技术、基因组 DNA 扩增性片段长度多态性分析（AFLP）和多位点序列分型（MLST）对隐球菌进行分类。基因型、血清型和变种相互关系为：新型隐球菌分为 VN Ⅰ、VN Ⅱ、VNB（A 血清型，*grubii* 变种）、VN Ⅲ（AD 血清型，新生变种）、VN Ⅳ（D 血清型，新生变种）、VG Ⅰ ~ VG Ⅳ（B、C 血清型，*gattii* 隐球菌）。

（三）流行病学　隐球菌病在全球均有报道，免疫功能正常的宿主年发病率为 0.2/10 万 ~ 0.9/10 万；而在免疫抑制患者中，发病率为 5% ~ 10%；AIDS 患者中，感染率可高达 30%。国外主要见于 AIDS、器官移植受者、恶性肿瘤、肾小球肾炎、Crohn 病、结节病、糖尿病、慢性肺部疾病、风湿性疾病、长期使用糖皮质激素、免疫抑制剂、抗 TNF-α（infliximab）或抗 TNF-α 联合 MTX 治疗的患者。国内肺隐球菌病更多见于 HIV 阴性的无免疫抑制患者，使用糖皮质激素是最常见的诱因。本病多发生于男性，以 40 ~ 50 岁多见，儿童中少见。无明显的职业倾向性。

（四）发病机制　通过呼吸道吸入空气中的隐球菌孢子，是肺隐球菌感染的主要途径；也可通过创伤性皮肤接种或进食带菌的食物经消化道进入人体引起疾病。个别新生儿出生后即发生症状，提示通过胎盘传染的可能性。人体吸入隐球菌孢子后可能被清除，也可能像结核一样形成肉芽肿导致潜在感染，形成播散性病灶。细胞免疫在防止隐球菌感染中起主要作用，吸入的隐球菌通过肺泡巨噬细胞引起 Th1 反应，形成局限性炎性反应，Th2 反应有助于免疫逃逸。巨噬细胞识别吞噬酵母菌后，酵母菌被吞噬体内在化，吞噬体和溶酶体融合，导致炎症反应激活，在不同的内环境中巨噬细胞可以活化为不同的形式，对疾病转归有重要意义，在以 IFN-γ（由 Th1 和 NK 细胞产生）为主要因子的内环境中形成经典激活巨噬细胞 M1 有助于隐球菌清除，过强会导致严重的炎症反应；而在 IL-4 和 IL-13（Th2 细胞产生）为主导的环境中形成替代激活巨噬细胞 M2 有助于胞内隐球菌的存活和增殖，过强反应会引起隐球菌的播散，隐球菌的毒力因子，比如尿素酶和漆酶可以诱导机体的免疫反应偏向于非保护性的 Th2 反应。目前研究比较多的还有 Th17 细胞反应，主要产生 IL-6、IL-17A、IL-21、IL-22、TGF-β，与机体的抗隐球菌免疫反应相关。

T 淋巴细胞是感染起始阶段最主要的免疫细胞，它们决定着病原体是被清除还是在肺内繁殖，故 T 淋巴细胞缺乏的患者更易感染隐球菌。此外，树突细胞、自然杀伤细胞、中性粒细胞也参与肺隐球菌病感染过程。目前我国免疫健全人群患肺隐球菌病居多，具体机制尚不清楚，有研究者提出此类所谓"免疫健全人群"可能存在某些潜在的免疫缺陷，包括特发性 T 细胞减少症、细胞因子分泌减少（IFN-γ）、自身粒细胞巨噬细胞集落刺激因子抗体、FcγR 基因多态性、甘露糖结合凝集素基因缺陷等，但均属于少部分人群，近期有学者提出甲型流感病毒感染是肺隐球菌病的危险因素。

自然界中隐球菌没有荚膜，易形成气溶胶，经呼吸道吸入引起肺部感染，也可以是吸入隐球菌孢子，在人体内营养丰富的情况下转变为酵母菌。隐球菌的荚膜多糖可以抑制人体吞噬细胞，干扰 T 淋巴细胞功能，诱导 T 淋巴细胞及巨噬细胞凋亡；影响白细胞的移动，同时可激活补体旁路，后者参与免疫调理作用。此外，隐球菌可产生酚氧化酶（漆酶），该酶可催化黑素形成。黑素处于菌体细胞壁内表面，具有抵抗吞噬、中和抗体、抗氧化机制的保护作用，此外，还有金属蛋白下调宿主蛋白，β₁ 磷脂干扰细胞膜的稳定性。格特隐球菌可能存在某种特别的毒力因子可以侵犯免疫健全人群，但目前尚未发现此毒力因子。

肺隐球菌病的基本病理变化有两种，早期为弥漫浸润渗出性病变，晚期为肉芽肿性结节或含菌的结缔组织病灶，且局部表现为纤维结缔组织增生形成的瘢痕样病灶，内含散在菌体，一般无钙化灶出现。早期组织中即可出现大量的菌落聚集成团，但由于菌体四周包绕胶样荚膜，菌体与组织没有直接接触，组织炎症反应轻。在少数已经失去荚膜的菌体周围，则可出现较明显的炎性细胞浸润。数月后逐渐形成肉芽肿，多核巨细胞和巨噬细胞胞质内含有被吞噬的隐球菌，纤维细胞增生伴大量淋巴细胞浸润，个别可有小型的坏死灶及蜂窝状空洞形成。而机体免疫功能低下或长期接受免疫抑制治疗者，不易形成肉芽肿，表现为间质性感染和广泛肺侵犯（图 24-7-1）。

（五）临床表现　肺隐球菌病在不同患者，临床表现和影像学表现差异很大，主要取决于患者的免疫状态和隐球菌菌株种类不同。根据 PC 临床表现可分为以下 4 种类型：①无症状型：往往因体检行胸部影像学检查时偶然发现，见于免疫功能健全者。②慢性型：起病隐匿，症状轻微，常以咳嗽、咳痰、发热、胸痛、气促等呼吸道症状为首发，少数有咯血和头痛，偶见气胸。③急性重症型：临床表现为急性重症肺炎。有高热、呼吸困难等呼吸道感染症状，伴有明显的低氧血症，可发展为 Ⅰ 型呼吸衰竭和急性呼吸窘迫综合征（ARDS），如不及时诊治，死亡率较高，这种情况多见于免疫抑制，尤其是 AIDS 患者。④播散型：除中枢神经系统外，还可播散骨骼、皮肤、前列腺或其他部位，多见于免疫缺陷人群。儿童易合并肝脾隐球菌病、腹腔淋巴结肿大，严重免疫抑制者可出现隐球菌血症。Eriguchi 等报道 1 例血液透析的患者入院 6 天后死于突发性呼吸困难，尸解证实是播散性隐球菌病继发肺毛细血管栓塞所致。不同致病菌种引起的肺隐球菌病，临床表现亦有差异，如格特隐球菌可引起喘息及 Pancoast 综合征，VG Ⅱ 格特隐球菌引起的肺部症状更加严重。HIV 感染患者接受抗逆转录病毒治疗（ART）时，由于免疫应答的修复或大量被杀死的隐球菌释放，可导致临床症状恶化，引起免疫重建炎症综合征（immune reconstitution inflammatory syndrome，IRIS）。体格检查一般无阳性发现。体征随病灶大小、部位和并发症而定。病灶处叩诊可呈浊音，部分病例可闻及湿啰音。

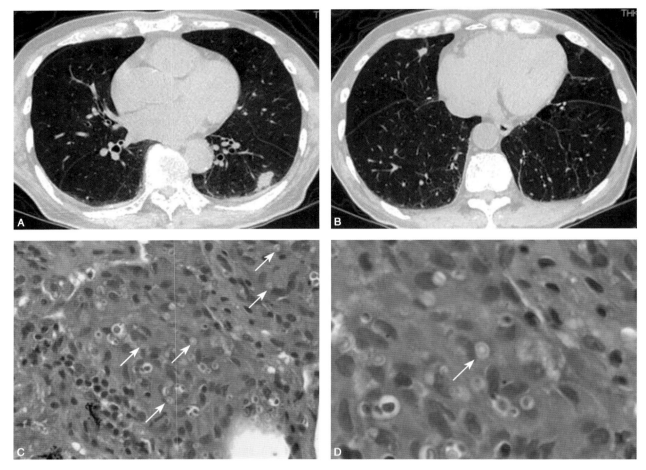

图 24-7-1　一例肺隐球菌病患者的胸部 CT 与病理学改变

79 岁男性，骨髓纤维化，服用酪氨酸蛋白酶抑制剂后双肺多发结节影，诊断为肺隐球菌病（A、B）。 HE 染色后可见隐球菌菌体（C、D 白色箭头所示）及肉芽肿性炎。

肺隐球菌病 CT 表现具有多形性和多变性，常见的有：①孤立或多发结节影（图 24-7-2）。多见于无症状的患者，结节常位于胸膜下，大小一般为 1~10cm，边缘清晰，其内可见边缘光滑的空洞或低密度坏死。个别病灶可有分叶、毛刺及"胸膜凹陷征"，不易与肺癌鉴别。有研究发现，病灶范围较大，如>5~10cm，常提示格特隐球菌感染的可能。②多发斑片状浸润或实变影，多见于免疫功能低下或有症状的患者。病灶大小不等、形态各异，可为小条片状、团片状，密度不均，边界较模糊，有明显"晕征"及融合变大趋势。实变病灶内可见"支气管气像"或"空泡征"，部分可见坏死空洞。③急性间质性肺炎型，呈磨玻璃样改变或弥漫性粟粒状阴影，此型少见，可发生在 AIDS 患者。④弥漫混合病变，表现为结节、斑片、团块、大叶实变多样化病灶共存。病灶多位于肺野外带和胸膜下区，但分布呈下肺多于上肺的特点。此外，可伴有纵隔小淋巴结增大、钙化、干酪性坏死和胸腔积液等，与宿主免疫状态有关。

（六）辅助检查

1. 病原学检查　病原学检查是诊断肺隐球菌病的重要依据。可取痰、胸腔积液、支气管肺泡灌洗液（BALF）等直接涂片墨汁染色镜检，但检出率较低，痰培养和涂片检查的阳性率一般低于 25%。培养法虽是检验隐球菌感染的"金标准"，但培养法耗时长，需在 30~35℃有氧环境下孵育 48~72 小时，在已行抗真菌治疗的患者中，为提高阳性率，培养时间需延迟至 4 周，但阳性率不高，此种方法逐步被分子方法所取代。成人 HIV 相关性隐球菌性脑膜炎，脑脊液及血培养阳性率各高达 90% 和 70% 以上，培养的敏感度与脑脊液的量相关，10μl 敏感度为 82.4%，100μl 敏感度为 94.2%。

由于隐球菌可以寄居于正常人群，因此痰液甚至 BALF 培养出隐球菌，应根据临床具体情况判断是否为肺隐球菌感染。对疑诊病例，如条件允许，应尽量开展有创检查以采集组织标本进行病原学检测。如标本取自经皮肺穿刺活检、细针抽吸或经纤维支气管镜防污染毛刷标本，镜检和/或培养出新型隐球菌则具有诊断价值。值得注意的是，免疫功能异常的肺隐球菌患者更易出现全身播散，尤以中枢神经系统侵犯多见。对怀疑脑膜炎者，应尽快进行脑脊液检查，其敏感度取决于真菌负荷量及脑脊液标本的量，据报道在非艾滋病相关性隐球菌性脑膜炎患者脑脊液墨汁染色的敏感度在 30%~50%，在艾滋病患者中敏感度为 80%以上。

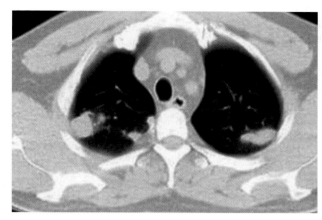
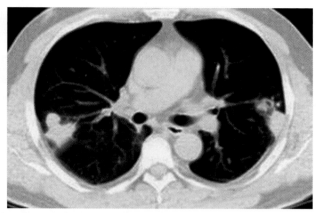
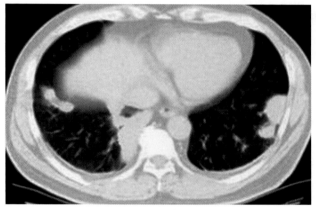

图 24-7-2 肺隐球菌感染 CT 表现

55 岁免疫健全患者，两肺外周多个大小不等肺结节。

2. 免疫学试验 隐球菌的厚荚膜内具有特异抗原性的多糖体，当无法获取病原体依据时，血清、胸腔积液、BALF 和脑脊液中抗原或相应抗体滴度的检测可以作为诊断的间接依据。

（1）隐球菌抗体检测价值不大，类似于结核，既往暴露于隐球菌环境中的人群也可检测出抗体，特异性不强，假阳性率高，因此抗体检测较少用于临床。

（2）隐球菌抗原检测敏感度和特异度相较于其他诊断手段较高。目前临床上常用的隐球菌抗原检测方案主要有 ELISA（酶联免疫吸附法）、LA（乳胶凝集试验）及 LFA（胶体金法）。乳胶凝集试验在非 HIV 肺隐球菌病患者中，血的敏感度和特异度分别是 73.9% 和 98.5%，支气管肺泡灌洗液的敏感度和特异度分别是 82.6% 和 97.8%。支气管肺泡灌洗液的抗原阳性率高于血清，特别是在肺部阴影大小小于 25mm 时。所以，支气管肺泡灌洗液的抗原筛查有助于肺隐球菌病的早期诊断，血隐球菌抗原滴度高是隐球菌播散的危险因素，血中隐球菌抗原滴度持续高峰的 HIV 患者预示隐球菌脑膜炎的可能。胶体金法相较于其他两种方法，在检测格特隐球菌抗原有明显优势，且操作简单、省时省力，是国际指南推荐的方法，在非 HIV 相关的肺隐球菌病中敏感度为 80%，特异度为 99.4%。在播散性隐球菌病中，胶体金法的敏感度和特异度可高达 100%。

虽然隐球菌抗原检测敏感度和特异度相较于其他诊断手段较高，但也存在假阳性和假阴性结果。后带现象可以导致胶体金法假阴性，后带现象指抗原滴度相较于抗体滴度过高，影响抗原抗体交联，将标本稀释后即转为阳性。此现象经常与前带现象（hook 效应）相混淆。隐球菌负荷量也会影响实验，在隐球菌感染初期阶段或轻微隐球菌感染，不适当的标本储存可能会导致实验的假阴性。此外，真菌缺失荚膜抗原、体内非特异性蛋白覆盖在隐球菌抗原表面等原因也会导致假阴性。假阳性原因主要是隐球菌抗原成分中 GXM 与毛孢子菌属中存在交叉反应。因此，在使用过程中需要区分假阳性和假阴性结果。

隐球菌抗原监测对评估治疗反应的价值有限，因为隐球菌抗原在体内清除过程缓慢，手术切除肺隐球菌病灶的患者在数月甚至数年中仍可检测到血隐球菌抗原。但疾病痊愈后，如果血清学检测多次抗原效价 ≥1:8，应考虑复发的可能。值得注意的是，免疫功能正常者比免疫功能缺陷者的抗原阳性率要低。部分患者治疗后抗原没有转阴甚至滴度更高，其临床意义不明。

（3）分子生物学检测：1990 年以来 PCR 技术已经开始用于真菌的检测及研究，因其良好的特异度及敏感度，被认为是检测真菌的最佳方法之一。可用于痰液、支气管肺泡灌洗液及经支气管吸出物检测。但 PCR 技术只能判断标本中是否有真菌存在,不能判断是致病菌或是污染菌、活菌或是死菌,也不能判断是否耐药,因此不能评判疗效,不能完全替代传统真菌培养方法。故怀疑真菌感染时,最好同时做真菌培养及 PCR,如两者结果一致则明确诊断,如不一致则可重复取材检测。

(4)组织病理学检查:由于活检肺组织及 BALF 中隐球菌培养阳性率低,组织病理学检查仍是确诊隐球菌病的"金标准"。在肺组织标本中若能找到隐球菌或培养中有隐球菌生长,即能确诊为肺隐球菌病。隐球菌在苏木精-伊红(HE)染色呈无色,不易识别,过碘酸希夫(PAS)、黏液卡红(MC)、Grocott 六胺银(GMS)和奥尔辛蓝(AB)染色可显示菌体或荚膜,有助于诊断,其中 MC 染色最具特异性。经纤维支气管镜肺活检(TBLB)对肺隐球菌病诊断很有价值,可先尝试做此活检术,能确诊者则无须开胸肺活检。对病变靠近胸膜者,可以选择在 CT 或 B 超引导下经皮肺穿刺活检,甚至是电视胸腔镜辅助肺活检等方法获取组织标本。

(七)诊断 肺隐球菌病的诊断方法包括病原学、血清学检查和组织学检查等。本病诊断的关键是临床医师要提高对该病的警惕性。

1. 确诊依据 手术切除及各种有创性穿刺活检标本取得组织病理学证据;血液和无菌腔液(如胸腔积液、脑脊液)隐球菌直接镜检或培养阳性。

2. 临床诊断依据 结合病史、呼吸道症状和胸部影像学证据,同时合格痰液或 BALF 直接镜检或培养隐球菌阳性,或血液、胸腔积液标本隐球菌荚膜多糖体抗原阳性。由于隐球菌细胞壁没有 1,3-β-D-葡聚糖抗原,而荚膜含有与半乳甘露聚糖(GM)呈交叉反应的表位,故隐球菌感染时血清 G 试验阴性,GM 试验假阳性。

(八)治疗 肺隐球菌病的治疗目的在于控制感染和防止隐球菌播散性疾病的发生,特别是隐球菌性脑膜炎。

肺隐球菌病的治疗方法包括原发病的治疗、抗真菌药物治疗、手术治疗、免疫治疗和对症治疗。一旦确诊为肺隐球菌病,必须就机体的免疫状态进行评估。不管选择何种方案,所有肺部感染及肺外隐球菌病的患者,除无症状、非弥漫性病变的免疫正常宿主,且血清隐球菌抗原阴性或低滴度者外,均建议进行腰穿检查以排除伴发中枢神经系统感染的可能,如合并脑膜炎,需要进行颅内压力监测。

1. 抗真菌药物治疗 肺隐球菌病的治疗取决于患者的免疫状态及病情轻重程度。其药物治疗用药和用量可参考表 24-7-2。

无论是免疫功能抑制或正常患者,伊曲康唑、伏立康唑和泊沙康唑均可作为不耐受氟康唑或更多常规治疗无效的补救治疗。对于难治性感染,可考虑使用伏立康唑。几项研究均证实,伏立康唑对于隐球菌的抗菌活性显著强于其他抗真菌药物,并可有效治疗肺部及脑部隐球菌病。治疗方

表 24-7-2 肺隐球菌的抗真菌治疗方案

患者类型	抗真菌治疗方案
1. 无免疫抑制肺隐球菌患者	
无症状患者	密切观察,氟康唑 200~400mg/d,6 个月
轻至中度症状、无播散患者	氟康唑 400mg/d,6~12 个月
重度症状患者	诱导治疗为两性霉素 B[0.5~1.0mg/(kg·d)]联合氟胞嘧啶[100mg/(kg·d)],疗程≥4 周;巩固治疗为氟康唑 400mg/d,8 周;维持治疗为氟康唑 200mg/d,6~12 个月
2. 免疫抑制肺隐球菌病患者	
无症状、轻至中度症状,无播散患者	氟康唑 400mg/d,6~12 个月
3. 重度症状患者	
HIV 患者	诱导治疗为两性霉素 B[0.5~1.0mg/(kg·d)]联合氟胞嘧啶[100mg/(kg·d)],疗程≥2 周;巩固治疗为氟康唑 400mg/d,疗程≥8 周;维持治疗为氟康唑 200mg/d,≥12 个月或直至宿主免疫功能恢复
器官移植患者	诱导治疗为两性霉素 B 脂质体复合物[3~4mg/(kg·d)]联合氟胞嘧啶[100mg/(kg·d)],疗程≥2 周;巩固治疗为氟康唑 400mg/d,疗程≥8 周;维持治疗为氟康唑 200~400mg/d,治疗 6~12 个月
其他患者	诱导治疗为两性霉素 B[0.5~1.0mg/(kg·d)]联合氟胞嘧啶[100mg/(kg·d)],疗程≥4 周;巩固治疗为氟康唑 400mg/d,8 周;维持治疗为氟康唑 200mg/d,6~12 个月

案应个体化,并应强调"足疗程"。患者原有症状经治疗后消失,球形病灶进行性缩小,并不能终止治疗,需要待病灶完全消失、纤维化或钙化。HIV 感染患者接受高效联合抗病毒治疗(HAART),CD4$^+$T 细胞计数>100/μl,隐球菌抗原滴度≤1:512 和/或疗程中滴度不再升高,治疗 1 年后考虑停止氟康唑维持治疗。血清学隐球菌抗原效价持续阳性并非继续治疗的标准。对于慢性感染患者的初发和复发菌株的

DNA 分析,亦证实了复发是由于存在持续感染未完全治愈的结果,而不是发生了再感染。一旦复发,应仔细鉴别是病情未得到控制(耐药或并发症),还是免疫重建炎症综合征(IRIS)所致。发生 IRIS 时,在积极抗真菌治疗时需要使用皮质类固醇治疗。

格特隐球菌所致感染多形成肉芽肿病变,对多种抗真菌药物敏感性较新型隐球菌低,需要较长的治疗周期,甚至手术清除病灶,病死率亦高于新型隐球菌所致感染。

2. 手术治疗 对于肺部病灶局限且常规药物治疗症状或体征持续无缓解、影像提示肺部病灶持续存在的患者,可考虑手术治疗。胸腔镜或胸腔镜辅助小切口手术是治疗局限性肺隐球菌病的优选有效手段,但应强调术中避免挤压,术后至少予 2 个月的抗真菌治疗,以避免全身播散。因误诊为肿瘤或其他疾病而行手术切除者,最后确诊为单一肺隐球菌病的患者,如无症状且血清隐球菌抗原阴性则建议密切观察。

3. 免疫治疗

(1)抗体的保护机制目前尚未被完全阐明,目前认为它可以通过以下途径产生作用:调节机体的免疫反应;干扰隐球菌的代谢;和抗真菌药物形成协同作用;通过结合真菌高度保守结构如 β-葡聚糖等产生抗真菌作用。抗体与放射性分子的结合,被称为放射免疫疗法,通过将抗体转化为一种向目标微生物进行杀菌辐射的传递系统,增强了抗体的效力,此法已证实在小鼠体内有效。

(2)IFN-γ 是隐球菌病中重要的细胞因子,已证实其对隐球菌病的预后有积极作用。对于免疫力较低的患者(HIV 患者抗逆转录病毒之前或者倾向于 Th2 免疫反应者)和难治性非 HIV 患者,可给予免疫治疗。如 IFN-γ,可能让感染者受益,也可能加重炎症损伤,HIV 患者在威胁生命的免疫重建综合征中,用单克隆抗体中和额外的 TNF-α 是对患者有益处的。对于复发感染的患者,抗真菌治疗的同时,建议使用 IFN-γ 进行免疫调节治疗。体重 ≥50kg 的患者,予 IFN-γ 100$\mu g/m^2$;体重<50kg 的患者,予 IFN-γ 50$\mu g/m^2$。

(3)TNF-α、IL-10 与疾病的播散相关。IL-10 通过改善免疫原性组织损伤提高生存率,但到目前为止,没有理由支持对患者使用 IL-10。此外,IL-12 及 IL-18 均有临床应用的前景,体内外实验已证实其有效性,而且与抗真菌药物具有协同作用。

(九)预防

1. 严格掌握抗生素、糖皮质激素、免疫抑制剂的应用指征。

2. 对于易继发隐球菌感染的疾病,如 AIDS、恶性肿瘤、慢性消耗性疾病、风湿性疾病及器官移植受者等,应高度注意深部真菌感染的可能。

3. 注意卫生。饲养家鸽应妥善管理,远离花和土壤,忌食腐烂变质的梨、桃等水果。

4. HIV 患者,当 CD4$^+$T 淋巴细胞计数<50/μl 时,可予氟康唑(100~200mg/d,口服)进行预防性治疗,直至患者持续 6 个月以上 CD4$^+$T 细胞计数>200/μl。

5. 目前根据隐球菌荚膜多糖成分甘露聚糖合成的疫苗已研制成功,如能应用于临床,将对高危人群产生保护作用。

(叶 枫)

五、肺毛霉病

(一)定义 毛霉病是一种侵袭性真菌病,以前称为接合菌病,是由毛霉目真菌引起的危害较大的感染性疾病,通常发生于免疫力功能低下的患者或糖尿病患者。该类真菌可引起鼻、脑、肺、皮肤、胃肠道、神经系统等的病变,甚至播散至全身。毛霉病的全因死亡率约 40%~80% 且与宿主的基础状况及感染部位密切相关。肺毛霉病,是病原菌孢子经呼吸道或经血液、淋巴播散至肺部所致,发病率仅次于鼻、脑型,是一种少见、病死率高的侵袭性肺部真菌感染性疾病。

(二)病原学 毛霉目真菌广泛分布于环境中(如土壤、植物和腐烂的有机物质)。毛霉目中最常见的致病菌属有 5 种,即根霉属(*Rhizopus*)、毛霉属(*Mucor*)、根毛霉属(*Rhizomucor*)、横梗霉属(*Lichtheimia*)、小克银汉霉属(*Cunninghamella*)。引起肺毛霉病的病原体主要有米根霉(最常见)、伞枝横梗霉、灰小克银汉霉、不规则毛霉、微小根霉、总状毛霉等。

毛霉在 25~55℃温度下可生长于绝大多数培养基中,如琼脂培养基、巧克力培养基、沙氏葡萄糖琼脂培养基等。在 37℃温度下,毛霉 1 周内可形成伴有绒毛结构的菌落,很快布满整个培养基。显微镜下可见毛霉的特殊结构:宽大菌丝(10~50μm),粗细不均,壁薄,几乎不分隔,伴有直角形的分枝,菌丝分枝角度在 45°~90°,可见典型的孢囊柄(图 24-7-3)。

毛霉广泛分布于土壤,存在于腐烂的水果和面包等有机物中,亦可在健康人的鼻腔、大便和痰液中分离出来。其生长迅速,产生大量菌丝和无性孢子囊孢子,人类可通过吸入环境中的孢子感染,也可皮肤暴露感染。既往认为毛霉的致病力较弱,较少引起人类致病,甚至在严重的免疫功能受损或脏器移植者中,毛霉病也是一种少见的感染性疾病。

(三)流行病学 1876 年 Furbringer 等首次公开描述了毛霉病。1885 年奥地利格拉茨大学的 Arnold Paltauf 报道了第一例由组织病理证实的毛霉病病例。在过去几十年里,发病率呈上升趋势,美国得克萨斯州 Anderson 癌症研究中心调查显示,毛霉的感染率从 1989—1993 年的 8/10 万增加至 1994—1998 年的 17/10 万。北京协和医院调查发现,肺毛霉病发病率由 1986—1998 年的 5.2% 上升至 2002—

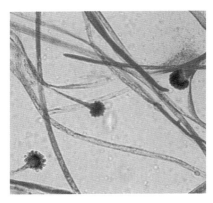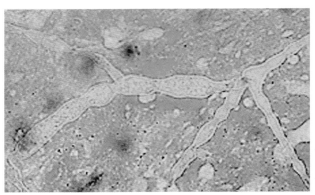

图 24-7-3　毛霉的镜下形态

2006 年的 8.1%。毛霉已成为越来越重要的病原菌,发病率占肺侵袭性真菌病的前 5 位。Eucker 等报道的侵袭性真菌感染中,除了曲霉病和念珠菌病外,毛霉病列第 3 位。中国人民解放军总医院 1955—1991 年经尸检确诊的 75 例深部真菌感染中,毛霉发病率居第 5 位,占 5.8%,且主要侵犯肺。2010 年由刘又宁教授牵头的我国第一项大规模回顾性多中心研究结果显示,在非血液恶性疾病患者中最终确定的位于前 5 位的肺真菌病依次为肺曲霉病 180 例(39%)、肺念珠菌病 162 例(34%)、肺隐球菌病 74 例(16%)、肺孢子菌病 23 例(5%)、肺毛霉病 10 例(2%)。

国内外多项回顾性研究表明,毛霉病具有一定的性别、种族、地域、季节等差异性。该病好发于男性,男女比例为(2.4~3)∶1。廖万清等回顾性分析 1988—2014 年 102 例我国肺毛霉病,结果显示男女比例为 2.64∶1。从新生儿到老人各个年龄段均可发生。有分析表明,在北美常见的毛霉病致病菌属依次为根霉属、毛霉属、根毛霉属。毛霉的感染与季节有关,日本 Funada 和 Matsuda 报道 7 例肺毛霉感染的患者中,有 6 例发生于 8—9 月,可能与毛霉适宜的生长温度(25~55℃)有关。同时,美国一项研究发现 75 例肺毛霉病中根霉属、毛霉属、小克银汉霉属最常见。在血液病患者中,肺毛霉病菌属以根毛霉属最常见,其次横梗霉属、毛霉属。

毛霉可使健康人群患病,我国和印度均有相关报道。但在有基础疾病患者中更加易感,特定的宿主免疫缺陷倾向于不同的毛霉,如糖尿病酮症酸中毒患者倾向于发展鼻脑型毛霉。相比之下,肺毛霉更易出现在严重免疫缺陷患者中,如高风险的血液恶性肿瘤和造血干细胞移植、器官移植。持续而严重的粒细胞缺乏症是独立的风险因子。Jun Feng 等回顾了 2006—2016 年外文发表的 96 例肺毛霉相关报道,结果显示:88% 患者存在基础病,依次为血液病、粒细胞减少症、糖尿病及预防性抗真菌治疗患者,总生存率为 30.4%。而在我国易感人群则以糖尿病、HIV 感染、病毒性肝炎等更为常见。廖万清等回顾性分析结果显示,我国多数肺接合菌病患者存在基础疾病(79.41%),以糖尿病最为常见,随后依次为 HIV 感染、病毒性肝炎、长期应用激素或免疫抑制剂及恶性肿瘤(9.8%),细胞/器官移植、肾脏疾病、铁负载、去铁胺螯合治疗、营养不良、高龄、CMV 感染、穿透性创伤等其他情况少见。总体死亡率为 40.82%,值得重视的是,基础疾病为病毒性肝炎的患者死亡率最高(91.67%)。

(四)发病机制　　毛霉孢子通过吸入进入气道,黏附和寄生于人类的鼻窦、口腔,也可达呼吸道远端,在免疫功能不健全时,机体通过气道的黏膜纤毛功能清除孢子及吞噬细胞(主要是中性粒细胞和肺巨噬细胞)吞噬入侵的病原菌,可能机制有:①胞内氧化机制和阳离子多肽(如防御素)杀伤病菌;②毛霉结合到巨噬细胞表面的 TLR-2,激活 NK-κB 信号通路,产生细胞炎症因子(IL-6、IL-8,TNF-α)。有研究认为,毛霉组分是补体替代途径的强激活剂,激活补体途径产生 C5a、C3a 等炎性介质,趋化炎症因子至感染区引起炎症反应。

在免疫缺陷患者中,相关的固有宿主防御屏障受损,孢子可增殖生长,在肺部定植引起肺内的持续炎症反应,一旦侵入易感者的肺组织,很快就萌发、长出大量的菌丝并迅速向周围组织扩散,毛霉侵袭血管、菌丝侵入血管壁形成血栓,引起梗死远端的组织缺血、缺氧和酸中毒,致局部组织出血性坏死。另外,也可以经血行累及脑和全身各脏器。同时,血栓形成影响了药物的传送和免疫反应,病情不易控制。因此,进展迅速,浸润、血栓形成和坏死是毛霉病的特征性改变。

目前认为毛霉孢子很强的侵袭血管特性,可能与血管内皮细胞上表达的葡萄糖调节蛋白 78(GRP78)受体相关,GRP78 是 HSP70 家族中一种内质网伴侣蛋白,通过葡萄糖饥饿或内质网摄动后产生。毛霉表面的孢壁蛋白同源物(cotH₃)与该受体相互作用下侵入胞内,通常机体通过免疫应答产生抗 cotH₃ 抗体以阻止侵犯。在高糖、高铁环境中,GRP78 表达增多,大量结合毛霉后引起了内皮细胞对毛霉的内吞作用,进入细胞内复制,进而造成对内皮细胞的损伤。

一般情况下,正常血清(pH 为 7.35~7.45)可抑制毛霉生长。但当机体发生糖尿病酮症酸中毒，血清 pH 下降，运铁蛋白转运铁的能力下降，使血清中的游离铁增多，毛霉可以利用游离铁促进自身的生长及增强毒性，同时可利用去铁胺将转铁蛋白释放出游离铁。

（五）临床表现　肺毛霉病缺乏特异性的临床表现，特别是在中性粒细胞减少和免疫抑制人群中。病程多呈急性、亚急性，进展快，常见的症状有发热（多为持续性高热）、咳嗽，呼吸困难、胸痛、咯血（相对特异），少见的声带麻痹、霍纳综合征等。当侵犯肺动脉时，可引起致命性大咯血。我国回顾性的数据分析（1988—2014 年）显示，肺毛霉病常见的临床症状依次为咳嗽、咳痰、咯血、胸痛等，而呼吸困难、意识障碍等相对少见，临床体征以发热和肺部湿啰音最常见，其次为呼吸音减弱，哮鸣音较少见。在暴发起病的

肺毛霉病患者出现经血播散性感染，累及中枢神经系统、胃肠道、脾脏、肾脏、心脏和肝脏，可出现受累脏器病变的症状与体征，如头面部疼痛、癫痫、偏瘫、鼻塞、腹痛、黑便等临床表现。此外，可在短期内引起肝脏、脾脏、肾脏及消化道大出血。

胸部影像学检查（胸部 CT）表现呈多样性，好发于上叶，表现为进展迅速的肺叶、肺段实变常伴多发厚壁空洞形成；单发或者多发结节影或浸润影；可有晕征、袖套征、新月征、反晕轮征；偶有胸腔积液、肺门淋巴结肿大和肺不张。胸部 CT 在疾病的发展过程中可呈现出不同的变化。有研究发现，肺毛霉病患者的胸部 CT 动态变化和组织病理改变相关，早期的胸部 CT 最常表现为结节状（≤3cm）、团块状（>3cm）或融合病灶，90% 可有晕轮征。随着治疗进行和中性粒细胞数恢复，CT 也相应出现形态学改变，87% 可出现反晕轮征、中心坏死及新月征（图 24-7-4）。

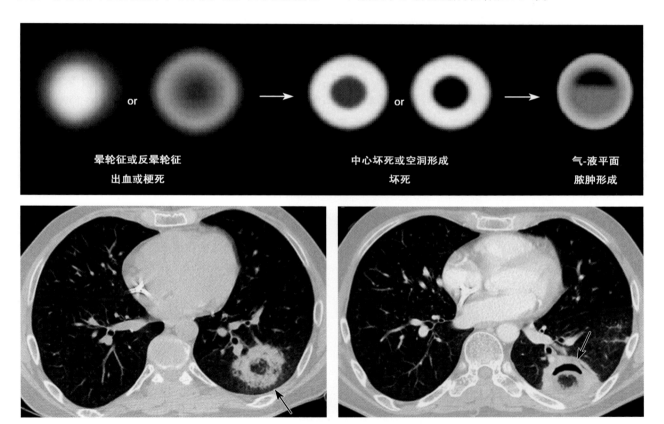

图 24-7-4　肺毛霉病患者胸部 CT 演变原理图和胸部 CT 动态变化图

（六）诊断　诊断主要依赖于真菌学鉴定和/或组织病理学检查。直接镜检的镜下特征性表现为菌丝粗大，呈直角分枝、少隔或无隔、两侧壁不对称，可结合荧光白染色提高镜检阳性率。组织活检常用的方法有纤维支气管镜肺活检、经皮肺穿刺活检、开胸肺活检。肺毛霉病的组织病理学特点包括血管受累（100%）、出血性梗死（90%）、凝固性坏死（85%）和肺泡内出血（85%）。

临床上广泛开展的真菌抗原检测如 G 试验、GM 试验等，在肺毛霉感染时为阴性。痰液、支气管肺泡灌洗液培养

阳性率<5%，血培养的阳性率更低。目前也有新发展的技术用于肺毛霉的检查，如毛霉核糖体 DNA 小亚基半巢式 PCR 检测，有研究显示肺组织活检标本的 PCR 结果的敏感性优于同时进行的组织病理检查和真菌培养，但目前尚缺乏应用的标准。

肺毛霉病虽缺乏特异性的临床表现及实验室检查支持，但有下列表现时需警惕该病的可能：①高危患者咯血、咳血丝痰等症状；②同一患者不同标本来源同时检出毛霉，或同一标本多次培养出毛霉；③胸部 CT 表现表现为多发厚

壁空洞,且进展较快,又合并肺栓塞;④对伏立康唑、伊曲康唑治疗无反应的免疫功能不全患者;⑤在粒细胞减少这类特殊的肺部感染患者,CT 出现"反晕轮征";⑥CT 检查高度提示侵袭性真菌病,而血清及支气管肺泡灌洗液中 GM 试验结果阴性。

肺毛霉病主要是和肺曲霉病相鉴别。存在下列因素时,毛霉病可能性大于曲霉病:①社区获得性鼻窦炎,特别是全鼻窦炎或筛窦炎;②硬腭或鼻甲坏死;③肺梗死灶邻近胸壁蜂窝织炎(毛霉可以越过组织界面);④急性血管事件(消化道出血或心肌梗死),毛霉导致的急性出血性梗死;⑤CT 发现多个病灶(>10 个),或胸腔积液;⑥反向光晕征(光晕征更常见于曲霉病);⑦GM 与 G 实验阴性,CT 疑诊真菌肺炎。

(七)治疗 肺毛霉病病情凶险,早期诊断,尽可能去除潜在的易感因素、及时、有效的抗真菌治疗、手术干预及其他辅助治疗,能有效改善预后。

确诊肺毛霉病之后,首先应予控制基础疾病,如糖尿病,纠正酮症酸中毒和代谢紊乱、肝炎等基础疾病;尽量避免使用广谱抗菌药物;接受免疫抑制剂治疗特别是糖皮质激素的患者,应把药物减至最小剂量。

药物是治疗毛霉病的主要手段之一。1960 年开始广泛应用两性霉素 B,在随后出现的两性霉素 B 脂质体、泊沙康唑、艾沙康唑,为治疗提供了更多选择,总体死亡率也从 76% 下降至 40%。

多烯类抗真菌药:目前公认治疗毛霉病的首选药物,对于毛霉属大部分菌均有较高的抗菌活性,是联合治疗的必备药物。其代表药物有两性霉素 B、两性霉素 B 脂质体及两性霉素 B 脂质复合物。作用机制为通过与真菌细胞膜中的麦角固醇结合,干扰真菌细胞的代谢,造成细胞膜出现微孔,细胞膜的通透性增加,使得水分进入真菌细胞内,导致真菌细胞死亡。两性霉素 B 治疗剂量为 $0.75 \sim 1.5 \text{mg/(kg·d)}$,根据个体差异及对药物的耐受情况,选择适宜的治疗剂量,总治疗剂量为 2g 左右。近来 Lehrer 等采用快速递增法应用两性霉素 B,首先使用 1mg 静脉滴注,数小时后再用 $10 \sim 15 \text{mg}$ 静脉滴注,然后每 12 小时增加一次剂量,直至治疗剂量。由于该药物有肾毒性及临床可致剧烈胃肠反应、静脉炎和低血钾等不良反应,多数患者不能耐受而终止治疗。

两性霉素 B 脂质体及两性霉素 B 脂质复合物,因肾毒性低、不良反应较两性霉素 B 轻,已在临床广泛用于治疗毛霉病,其有效率可达 71%。目前已成为公认治疗毛霉的首选药物,对于毛霉大部分菌均有较高的抗菌活性,是联合治疗的必备药物。目前《2019 年欧洲毛霉病诊疗指南》优先推荐两性霉素 B 脂质体 $5 \sim 10 \text{mg/(kg·d)}$ 作为系统性毛霉病的一线治疗用药,每天接受 10mg/kg 剂量的患者血肌酐大幅增加,大多情况可逆,如果发生严重肾毒性,可适时减量,但剂量低于 5mg/(kg·d) 的推荐证据不足,每天高于

10mg/kg 的剂量并未产生更高的血药浓度。依据动物模型和临床数据,支持 10mg/(kg·d) 的两性霉素 B 脂质体治疗中枢神经系统(CNS)感染。在不累及 CNS 的情况下,两性霉素 B 脂质复合物 5mg/(kg·d) 可有效治疗。但在使用两性霉素 B 脂质体治疗毛霉病时,注意应在试用小剂量无过敏等不良反应后,再立即开始治疗剂量,避免缓慢爬坡增加剂量,若症状及影像学表现得到改善,可持续治疗至症状和体征消失。艾沙康唑效果与两性霉素 B 脂质体治疗效果相当,目前艾沙康唑已在美国获得毛霉病一线治疗用药许可。艾沙康唑可缩短 QT 间期,但肝毒性比其他唑类药物小。而泊沙康唑仅中度推荐,且为泊沙康唑缓释片和静脉剂型,其口服悬液暂不推荐作为一线治疗用药。关于抗真菌药物联合治疗毛霉病的疗效循证医学数据不足。在创伤患者中,混合感染时可予两性霉素 B 脂质体和泊沙康唑经验性联合,但可能增加毒性、药物相互作用和成本。

手术干预:在大样本回顾性研究中,对肺毛霉病行手术清创,可使病死率从 62% 降至 11%。手术方式包括肺叶切除术、单侧肺切除或楔形切除术,多次气管镜下坏死组织清除。肺毛霉病单用药物治疗的死亡率为 $50\% \sim 55\%$,采用手术+药物治疗的死亡率下降至 $9.4\% \sim 27\%$,并于术前、术后给予两性霉素 B 脂质体治疗。欧洲医学真菌学会毛霉病工作小组对 2004—2008 年 9 个医疗机构的 12 例毛霉病患者进行回顾分析发现,在抗真菌治疗基础上,其中 4 例予外科清创或病灶切除,有 3 例治愈,而非手术 4 例中仅 1 例治愈。但手术时机的选择,还有待进一步研究。Saraiya 观察发现,3 例患者早期积极清创手术治疗均死亡。应根据毛霉病类型、菌负荷量、病情进展程度及机体免疫状态综合评估,选择合适的手术时机,以提高生存率。

其他辅助治疗方法,有少数文献报道高压氧疗、细胞因子治疗如 IFN-γ 和 GM-CSF 可在一定程度上提高吞噬细胞的吞噬能力,故可作为肺毛霉病的辅助治疗,但确切疗效还将得到进一步的临床证实。铁螯合剂:有体外研究发现,米根霉在铁缺乏的条件下培养可诱导真菌凋亡。临床治疗中,去铁胺可增加毛霉的易感性,使病情加重,同时一项小样本研究中发现地拉罗斯和两性霉素 B 脂质体联合组 90 天的死亡率反而高于两性霉素 B 脂质体和安慰剂。因此,铁螯合剂的临床研究还需要大样本随机双盲对照试验进一步验证。

(八)预防 毛霉是一种经孢子传播而又无处不在的真菌,目前还没有确切有效的预防或防治方法。

1. 避免接触真菌 现实生活中,完全避免与真菌或孢子接触几乎是不可能的,我们能够做到的只是尽量而已。首先患者应远离正在发生真菌感染的区域,患者的房间和周围环境中不能有任何盆栽植物或花卉,患病期间避免食用未加热处理的水果和蔬菜,远离存放的食物(饼干、糕点等)或调味品(可能被真菌污染)。有条件的医院应尽量将

毛霉病易感者安置在无菌层流室,或者有空气滤过装置、房间气压保持在正压、空气交换率较高的房间,并定时做空气采样检测。

从医护人员的角度讲,进入病房前必须洗手,所有的操作严格按无菌程序进行,尽量减少不必要用药和有创检查,注意防止压舌板、弹性绷带、呼吸机管道等医疗物品的真菌污染。如果必须在医院内移动患者时,应给患者戴上可以免除真菌吸入的面罩。

2. 预防用药 据报道,剂量过小的两性霉素 B[0.1~0.25mg/(kg·d)]不能达到预防效果,而且易导致真菌耐药;剂量过大[1mg/(kg·d)]时药物毒性太大,患者往往难以接受。对于中性粒细胞减少的患者或移植物抗宿主病患者,中度推荐泊沙康唑缓释片一级预防,而泊沙康唑混悬液预防的推荐证据较低。对已被诊断为毛霉病的免疫抑制患者,强烈推荐手术切除并继续或重新开始应用已证明有效的药物进行二级预防。

有研究发现,肿瘤化疗及器官移植患者在使用伏立康唑进行预防性用药后,出现暴发性肺毛霉病,但很难确定移植宿主预防性抗真菌与肺毛霉病发生的因果关系。

总之,毛霉病的病情多凶险,预后较差。临床医务工作者必须提高对该病的认识,及早诊断,合理治疗。

(叶　枫)

六、肺孢子菌病

(一)定义 肺孢子菌肺炎(pneumocystis pneumonia,PCP)又称间质性浆细胞性肺炎(interstitial plasma cell pneumonia),是由耶氏(又译为伊氏)肺孢子菌(*Pneumocystis jirovecii*,PJ)引起的呼吸系统真菌感染性疾病,也称为 PSP,主要发生于免疫功能低下或免疫缺陷的人群,特别是外周血 CD4$^+$T 淋巴细胞<200/μl 的患者,是 AIDS 患者最常见的机会性感染之一。近年来随着糖皮质激素和细胞毒性药物的广泛应用、肿瘤放化疗及各种器官移植的迅速开展,非 AIDS 免疫抑制患者 PCP 的发生率明显升高。

(二)病原学 肺孢子菌(*Pneumocystis*)于 1909 年和 1910 年分别由 Chagas 和 Carini 在感染了锥虫的豚鼠和大鼠肺组织中发现,并认为是锥虫的一种类型。1912 年 Delanoe 夫妇确定其是一种新的病原体,并命名为卡氏肺孢子(囊)虫(*Pneumocystis carinii*,PC)。在形态学上,卡氏肺孢子菌类似原虫,且对杀原虫药物喷他脒有效,长期以来被划归为原虫,并一直认为卡氏肺孢子菌是引起人类卡氏肺孢子菌肺炎(PCP)的病原体,直至 1988 年 Edman 等发现卡氏肺孢子菌的 16S RNA 编码基因核苷酸序列与酿酒酵母菌具有高度同源性,所以现在一致同意将卡氏肺孢子菌归属真菌。寄生于人体内并引起感染的肺孢子菌不同于以大鼠作为中间宿主的卡氏肺孢子菌,二者的 18S RNA 序列差异达 5%。1976 年 Frenkel 提议,将感染人的肺孢子菌命名为耶氏肺孢

子菌(PJ),以纪念首次发现人体感染肺孢子菌肺炎的捷克寄生虫学家耶诺维奇(Otto jiroveci),但未得到认可。随着越来越多的研究结果证实肺孢子菌的宿主特异性,在 1997 年肺孢子菌国际研讨会上决定给予其新的命名,但鉴于各肺孢子菌之间是否存在遗传性差异尚未最终证实,故将其差异暂定为型间差异,而非种间差异,将耶氏肺孢子菌仍归属于卡氏肺孢子菌,即人型卡氏肺孢子菌。其后的研究结果进一步证明,不同肺孢子菌之间的差异具有遗传性,因此肺孢子菌应该是一个属,存在多个不同的种。1999 年 Freukel 再次提议应用耶氏肺孢子菌替代卡氏肺孢子菌,得到广泛赞同。2001 年在机会性原生生物国际研讨会上一致通过重新修改命名,以肺孢子菌替代卡氏肺孢子菌成为属,耶氏肺孢子菌和卡氏肺孢子菌为不同的种。其真菌分类归属于子囊菌门(Ascomycota)—外囊菌亚门(Taphrinomycotina)—肺孢子菌纲(Pneumocystidomycetes)—肺孢子菌目(Pneumocystidales)—肺孢子菌科(Pneumocystidaceae)—肺孢子菌属(*Pneumocystis*)。由于长期习惯,肺孢子菌肺炎的缩写仍然为 PCP(pneumocystis pneumonia),但近年来的文献已经越来越多地将肺孢子菌肺炎的缩写改为 PJP(pneumocystis jiroveci pneumonia)。

肺孢子菌的生活史尚未完全明了,据推测其生活史是在同一宿主肺泡内完成的,生活史大致经历滋养体、囊前期和包囊期三个阶段。小滋养体从包囊逸出,为单核虫体,外围有薄的细胞膜。小滋养体逐渐增大,形成大滋养体,大滋养体增大到一定体积后通过二分裂、出芽或接合生殖进行繁殖。以后细胞膜逐渐增厚,形成囊壁,进入囊前期。随后核进行分裂,进而形成囊内小体或称子孢子。此时囊壁继续增厚,形成包囊。包囊是肺孢子菌感染的诊断依据,在光镜下,包囊表现为球形、杯状、半圆形物体,直径为 4~8μm。电子显微镜观察提示包囊内含有 8 个以上子孢子,包囊形态变化与包囊内是否含有子孢子有关。一般认为,大滋养体是主要的致病阶段,严重感染者肺内常有大量滋养体,而包囊较少。在肺泡内肺孢子菌附着在 I 型肺泡上皮细胞表面,以低分子量物质为营养。

(三)流行病学 肺孢子菌在自然界广泛存在,也存在于人和一些哺乳动物如鼠、兔、犬、猫、猪和马等肺组织内。耶氏肺孢子菌感染最初通常在儿童早期,2/3 的健康儿童在 2~4 岁时就有耶氏肺孢子菌抗体产生。PCP 是潜伏感染的再次活动或对病原微生物新感染。PCP 的传染源是肺孢子菌带菌者和 PCP 患者,成人呼吸道的带菌状态可持续多年。受感染的动物是否具有传染源的作用尚未确定,原因是寄生于人和动物体内的肺孢子菌可能存在种或株的差异。一般认为,本病是通过空气飞沫传播。

90% 的 PCP 病例发生在 CD4$^+$T 淋巴细胞计数<200/μl 的 AIDS 患者中,PCP 发生的危险因素有 CD4$^+$T 淋巴细胞比例低于 15%、既往有 PCP 病史、鹅口疮、复发性细菌性肺炎、消瘦及血浆高 HIV-RNA 载量等。在使用高效抗逆转录病毒

治疗（HAART）及对 PCP 预防性用药后，PCP 的发生率明显下降，西欧及美国 PCP 发生率为 2%～3%。但在器官移植、血液系统恶性肿瘤、激素治疗及某些慢性疾病如 COPD 等致机体免疫受损或抑制宿主，PCP 发病率呈上升趋势。在没有预防性抗孢子菌治疗情况下，器官移植患者发病率为 5%～25%，胶原血管疾病组为 2%～6%，肿瘤患者组为 1%～25%。2010 年刘又宁教授牵头的我国第一项大规模的回顾性多中心研究结果显示，依据目前国内外公认的侵袭性真菌感染确诊和临床诊断标准，在肺真菌病中肺孢子菌病有 23 例（5%），占第 4 位。

（四）发病机制 肺孢子菌大多引起隐性感染，不出现临床症状，当机体免疫力下降时，肺孢子菌大量繁殖而导致 PCP。一般认为，机体通过吸入空气中肺孢子菌包囊而感染，滋养体寄生于肺泡上皮细胞和肺泡间隔内，纤维连接素在这个过程中起着重要作用，促进菌体附着于肺泡表面。随着肺泡中肺孢子菌的大量繁殖，肺泡毛细血管通透性增加，Ⅰ型肺泡上皮细胞脱落，肺泡内充满肺孢子菌和泡沫样渗出物，表面活性物质减少，肺顺应性下降，肺弥散功能下降，导致肺通气和换气功能障碍，机体出现进行性呼吸困难，最终发生呼吸衰竭。为清除肺泡内渗出物，Ⅱ型肺泡上皮细胞代偿性肥大，最后导致肺间质纤维化。本病的主要病理学变化为肺内弥漫性、间质性和肺泡性水肿，肺泡内充满泡沫样水肿液及大量肺孢子菌。肺泡壁变性、坏死，肺间质内大量淋巴细胞和浆细胞浸润。

病理生理变化有低氧血症、肺泡-动脉血氧分压差（$P_{A-a}O_2$）增加、呼吸性碱中毒；弥散力减损，提示肺泡-毛细血管阻滞；肺顺应性改变，肺活量降低。以上变化可能与肺表面活性物质系统的异常改变有关。

（五）临床表现 起病隐袭，常持续数周到数月。患者主要表现为发热、干咳、进行性呼吸困难、乏力、盗汗、消瘦。部分患者可有发绀、胸痛，偶有咳痰，但很少咯血。部分成年患者肺部有弥漫性干啰音。自觉症状较重而体征较少是本病的重要特征，也是临床上发现本病的重要线索。儿童患者可有鼻翼扇动，吸气时肋间隙凹陷。少数患者有肺外表现或者全身弥漫性感染，但这些临床表现的发生率很低。实验室检查主要表现为低氧血症，多数患者动脉血氧分压降低，往往在 60mmHg 以下。$P_{A-a}O_2$ 增大，肺总量和肺活量均减少。

根据 $P_{A-a}O_2$ 可对 PCP 患者病情的严重程度进行分类：轻度（<35mmHg）、中度（35～45mmHg）和重度（>45mmHg）。PCP 患者典型的胸部 X 线表现为双肺弥漫性点状或毛玻璃样模糊影。高分辨率 CT 典型改变是肺部毛玻璃样阴影。

AIDS 和非 AIDS 免疫功能抑制宿主 PCP 的表现有许多不同的特点（表 24-7-3），所以对这两种情况应注意识别。

表 24-7-3　AIDS 和非 AIDS 免疫功能抑制的宿主 PCP 表现的差异

特点	AIDS	非 AIDS
PCP 发病	亚急性起病，经典的三联征：进行性呼吸困难、低热、干咳	突然起病，症状重，迅速进入呼吸衰竭
潜伏期	4 周	2 周
影像学表现	双侧间质性浸润，逐渐进展至肺泡实变。多囊腔或空洞，CT 检查示磨玻璃影，薄壁空洞多见	表现更显著，进展更迅速。胸部 X 线检查示正常者很少，广泛磨玻璃影，结节，实变，胸腔积液。少囊腔
低氧血症	相对较轻	严重
肺内菌负荷量	低	高
肺中性粒细胞数和炎症反应	少，相对较轻	多而重
诱导痰诊断率	高	低
TMP-SMZ 治疗	有效，治疗反应慢（5～9 天），不良反应多	疗效佳，反应快（3～5 天），不良反应少
病死率	10%～20%，随着机械通气需要的增加，病死率上升	30%～60%

（六）辅助检查

1. 病原学检查 目前尚无肺孢子菌的体外培养技术，病原学诊断的标准方法是咳（导）痰、支气管肺泡灌洗液（BALF）和各种肺活检标本经特殊染色（吉姆萨、乌氏银染、甲苯胺蓝等）镜检寻找病原体。血清学和分子生物学技术正在发展中，近年来的研究结果显示，PCR 技术可能是最有前途的诊断技术，且可用于治疗效果的监测和流行病学研究。

（1）病原体检测方法：从呼吸道或肺组织标本中检出滋养体或含有 8 个子孢子的包囊（成熟菌体）是确诊依据，未成熟菌体内可见 2、4 或 6 个染色呈红色点状小体。

1）痰液检查：痰液检查具有简便、低廉的优势，是可疑 PCP 患者的首选检查手段，普通自然排痰检查敏感度不高，很少使用。但盐水雾化诱导排痰可大大提高检出率，敏感度可以达到 75%～95%。

2）支气管肺泡灌洗术：支气管肺泡灌洗大大提高了检出率，阳性率达 30%～70%。如果正确使用支气管肺泡灌洗术（将纤维支气管镜伸入到支气管末端，缓慢注射 10～20ml 生理盐水，最终收集 30～40ml 标本）几乎不会漏诊 PCP，敏感率达 95%～99%。但如果患者使用了喷他脒气雾剂，则敏感率下降。

3）其他：通常不将纤维支气管镜肺组织活检术作为诊断 PCP 的常规方法，而用来明确是否合并有其他病原体感染。纤维支气管镜肺组织活检术的诊断价值受到取材的限制，PCP 感染越重，取材越大，则诊断价值就越大。开胸肺活检能够得到更多的肺组织，确诊率也能提高，但几乎不需要使用，因为支气管肺泡灌洗术和纤维支气管镜活检术几乎可以明确所有病原体的诊断。对于 AIDS 合并肺部广泛卡波西肉瘤的患者，开胸活检具有一定的价值。如果支气管肺泡灌洗不能明确诊断，而病变又非常局限，偶尔也可采用经皮肺穿活检来进行诊断。但在通常情况下，PCP 很少引起局限性病变。

（2）病原体染色方法：甲苯胺蓝染色、六胺银染色只能检出包囊，吉姆萨染色、Diff-Quick 染色、免疫荧光技术可以同时检出包囊和子孢子。

1）六胺银染色（GMS）：GMS 是检查包囊的最好方法。包囊多呈塌陷形空壳或乒乓球样外观，直径为 $2\sim5\mu m$，囊内容物不着色，囊壁呈深褐色点状或者括弧状。同时做吉姆萨染色，可以提高特异率。

2）吉姆萨染色：包囊呈圆形或椭圆形外观，直径为 $1.5\sim4\mu m$，囊壁不着色，胞质呈淡蓝色，核为蓝紫色，包内有 $4\sim8$ 个深红色子孢子，形态多样，胞质为淡蓝色，核为深紫色。该方法操作简便，但敏感率较低。

3）其他染色：甲苯胺蓝染色和 Diff-Quick 染色只能缩短染色时间，并不能提高敏感率。免疫荧光技术快速、简便，现也逐渐被采用，敏感率高，但存在假阳性。

（3）PCR 技术：用于扩增肺孢子菌的 PCR 引物有很多，扩增序列主要集中在编码线粒体 23S rRNA（mt LSU rRNA）区域、胞质 5S rDNA 和脱氧叶酸还原酶（DHFR）、编码核 rRNA 基因操纵子区域的内转录间隔区（ITS）、18S rRNA、mt rRNA、5S rRNA 及胸腺嘧啶合成酶（TS）等。扩增方法分为普通 PCR、巢式 PCR、实时荧光定量反转录 PCR（RT-PCR）和环介导恒温扩增法（LAMP）。由于菌体内线粒体 rRNA 基因的拷贝数较多，而核 rRNA 基因操纵子拷贝数只有 1 个，因此通常用 PCR 扩增 mt LSU rRNA 片段来诊断 PCP。巢式 PCR 扩增 ITS 区域的结果与 PCP 的感染状态有关。可用于 PCR 检测的标本有肺组织活检标本、BALF、痰液、口腔含漱液、游离血清等。口咽部标本的 PCR 检测在常规诊断、预防性用药的监测和 PCP 流行病学调查中有重要意义。在重症无法耐受纤维支气管镜检查及气道分泌物获取困难者，游离血清也不失为有效的检测标本。PCR 检测阳性的患者应该结合临床情况进行判断，如临床特点符合 PCP 可以确定诊断，如无临床表现则认为是亚临床感染状态或病原携带者。定量 PCR 可对这些感染状态进行区分。

（4）1,3-β-D-葡聚糖测定：1,3-β-D-葡聚糖是包括肺孢子菌在内的多种真菌细胞壁的多聚糖成分，在人体、原核生物和病毒中均不存在，特异性较高。当 PJ 感染免疫功能低下或缺陷的患者后，经肺吞噬细胞吞噬、消化，1,3-β-D-葡聚糖即可从胞壁中释放出来，从而在患者血液、尿液及其他体液中浓度异常增高。由于不需要检测完整的菌体，其阳性

结果明显早于临床症状和影像学异常，因此有利于 PCP 早期诊断。1,3-β-D-葡聚糖阴性，对排除 PCP 感染意义更大，其排除 PCP 感染的准确性可达 98.5%~98.9%。连续动态监测血浆 1,3-β-D-葡聚糖的浓度有助于随访疾病的变化，评价药物疗效。值得注意的是，1,3-β-D-葡聚糖会出现假阳性，主要发生于血液标本接触过纤维素膜结构时，因此在留取血标本时，需尽量避免纤维素膜污染。

（5）基因测序技术：肺孢子菌基因具有特异性多态性，同一患者的肺孢子菌存在多种基因型。近年来，越来越多的基因测序技术应用于肺孢子菌的基因检测，常用检测技术有短串联重复序列的基因分型方法、单链构象多态性、单碱基延伸分析技术、多位点微卫星基因分型芯片、超深焦磷酸测序技术等。

2. 影像学检查

（1）胸部 X 线检查：PCP 患者胸部 X 线表现为双肺弥漫性实质和/或间质浸润，由肺门向外扩展，有明显的融合趋势，病变主要分布在肺门周围，而肺尖和肺底很少累及。这种改变可能是由病原体沿支气管离心性扩散所致。典型的胸部 X 线表现为双肺弥漫性点状或毛玻璃样模糊影。X 线改变可归纳为 4 种类型，即肺间质浸润、轻度弥漫性肺渗出性病变、中度融合性肺实变和重度弥漫性肺实变。值得注意的是，PCP 早期胸部 X 线检查中 10%~20% 患者无异常改变，不能排除 PCP 的存在，此时可进一步行高分辨率 CT（HRCT）检查。

（2）HRCT：有助于发现胸部 X 线检查正常或不典型者的肺部实变。其典型改变是肺部毛玻璃样阴影。

（3）放射性核素：PCP 患者的肺组织对核素标记的单克隆抗体摄取增加。常用的标志物有 ^{67}Ga、^{111}In 和 ^{99}Tc。如果扫描阴性，诊断 PCP 的可能性较小。

3. 其他 以下检查方法都是非特异性的，但可用于评价 PCP 患者病情的严重程度及进展情况。

（1）动脉血气分析：患者可有血氧饱和度降低、呼吸性碱中毒。

（2）血清 LDH 升高。

（3）肺泡-动脉血氧分压差增加。

（4）肺功能测定：不能确诊 PCP，但肺功能正常者或可排除 PCP 的可能。

（七）诊断和鉴别诊断

1. 诊断依据 对免疫缺陷患者，出现不明原因的发热、干咳、进行性呼吸困难、肺部影像学检查符合间质性肺炎时，应考虑本病。AIDS 患者如果 CD4$^+$ T 淋巴细胞计数 $<200/\mu l$，则应警惕并发 PCP 的可能性。

确诊有赖于病原体的检出。在痰液或 BALF 或肺活检组织中检出肺孢子菌，是 PCP 诊断的"金标准"。雾化诱导排痰是首选的实验取材方法。对于涂片检查阴性者，可以行纤维支气管镜检查。PCR 的特异性和敏感性都高于病原学检查，但存在假阳性。基因检查方便、快捷，可重复性高。影像学检查缺乏特异性，只能作为参考。血气分析、血清酶谱、肺泡-动脉血氧分压差、肺功能检查、镓扫描等辅助检查，

可以作为判断疾病严重程度及进展的手段,其中血氧饱和度测定简便易行,辅助诊断意义较大。对于难以明确诊断的病例,必要时可进行试验性治疗。

2. 鉴别诊断 PCP 患者的临床表现和影像学表现均缺乏特异性,因此应注意与其他肺部炎症,尤其是非典型肺炎如支原体肺炎、衣原体肺炎、肺结核及其他真菌性肺炎等相鉴别。临床鉴别有赖于病原体的分离鉴定。

（八）治疗

1. 对症及支持治疗 患者应卧床休息、吸氧、改善通气功能,注意水和电解质平衡;如患者进行性呼吸困难,可用呼吸机辅助呼吸;有缺氧症状严重者需在 ICU 监护和治疗,近年报道 AIDS 患者合并 PCP,经机械通气辅助呼吸治疗后,生存率上升到 40%,因为辅助通气维持和延长了生命,在抗病毒治疗取得效果后,患者就有机会存活。对合并其他病原体感染者,应给予相应治疗。

2. 治疗时机和药物 病原治疗时机:在 AIDS 患者,抗 PCP 治疗和抗 HIV 病毒治疗有潜在累加和协同药物毒性的可能,故建议在抗 PCP 治疗结束后再进行抗病毒治疗。已有报道 PCP 也是一种免疫重建综合征,抗 PCP 治疗和抗病毒同时治疗可能会使疾病复杂化。肺孢子菌肺炎预防和治疗用药的推荐剂量见表 24-7-4。

表 24-7-4 肺孢子菌肺炎预防和治疗用药

药物	预防性用药		治疗性用药	
	途径	剂量	途径	剂量
1. 首选				
TMP-SMZ	口服	1DS 或 1SS,1 次/d	口服、静脉	2DS、1 次/8h 或 5/25mg/kg[a]、1 次/8h
2. 备选				
TMP-SMZ	口服	1DS,3 次/周		
氨苯砜	口服	50mg,2 次/d 或 100mg,1 次/d		
氨苯砜 +	口服	50mg,1 次/d 或 100mg,1 次/周		
伯氨喹 +	口服	50mg,1 次/d 或 15mg,1 次/周		
亚叶酸	口服	25mg,1 次/周		
喷他脒	气雾吸入	300mg,1 次/月	静脉	4mg/(kg·d)
阿托伐醌	口服	1500mg,1 次/d	口服	750mg,2 次/d
TMP +			口服	320mg,1 次/8h
氨苯砜 +			口服	100mg,1 次/d
克林霉素 +			口服、静脉	300~450mg,1 次/6h
伯氨喹			口服	15~30mg,1 次/d
3. 辅助治疗				
泼尼松			口服、静脉	40mg,1 次/12h×5d 40mg,1 次/d×5d 20mg,1 次/d×11d

注:DS,双剂量片(强化片),含 TMP 160mg,SMZ 800mg;SS,单剂量片,剂量减半。[a]TMP/SMZ 剂量。

（1）复方磺胺甲噁唑（TMP-SMZ）:主要通过抑制叶酸合成组织病原体生长。剂量为每日 TMP 20mg/kg、SMZ 100mg/kg,分三次口服或静脉注射,肾功能异常患者剂量需调整,疗程通常为 3 周。平时应用 TMP-SMZ 预防 PCP 的患者一旦发病,正规剂量 TMP-SMZ 治疗通常仍有效。TMP-SMZ 在 AIDS 患者中不良反应率较高,发生率为 20%~85%,会出现皮疹(30%~55%,包括 Stevens-Johnson 综合征)、发热(30%~40%)、白细胞减少(30%~40%)、氮质血症(1%~5%)、肝损害(20%)和高钾血症等。出现上述症状者可停药,同时给予对症治疗。在不良反应消除后,可重新使用 TMP-SMZ,再次用药时耐受性可能较好,但应逐渐增加剂量(再次用药时减少剂量和给药次数),70%以上的患者可获得良好的依从性。治疗过程中,建议每周查 2~3 次血常规、电解质、肝肾功能以监测药物的不良反应。轻到中度感染患者,可以使用 SMZ-TMP 进行门诊治疗。

(2) 喷他脒:静脉注射喷他脒是病情危重患者对 TMP/SMZ 不能耐受,或 TMP/SMZ 治疗 5~7 日后疗效不明显者的第二选择方案。剂量为每日 4mg/kg,静脉滴注 60~90 分钟以上。本品与 TMP/SMZ 联合用药不仅不能增加疗效,反而增加不良反应。若使用 7~10 症状有明显改善,可考虑予口服方案,如阿托伐醌等治疗,疗程为 3 周。不良反应有氮质血症、胰腺炎、低血糖(或高血糖)、粒细胞缺乏、发热、电解质紊乱、心律失常等。喷他脒气雾剂不宜用来治疗 PCP,疗效不佳,且容易复发。

(3) 氨苯砜和 TMP:治疗轻度、中度患者,该方案的有效性与 TMP-SMZ 相似,不良反应更少,但因片剂数量多而服药不方便。氨苯砜 100mg 口服,每日一次,TMP 15mg/kg,分 3 次口服,疗程为 3 周。氨苯砜有皮疹、发热、高铁血红蛋白血症、溶血症等不良反应。

(4) 伯氨喹和克林霉素:该方案治疗轻至中度患者有效,较严重患者克林霉素还可静脉内给药,但伯氨喹只有口服片剂。体重小于 60kg 的患者,克林霉素静脉内注射,600mg,每 6 小时一次,治疗 10 日后改为口服 300~450mg,每 6 小时 1 次,疗程共 3 周。伯氨喹(基质)30mg/d。伯氨喹(基质 G-6-PD 缺乏患者)和克林霉素会引起高铁血红蛋白血症、溶血症、皮疹、发热、腹泻等。

(5) 阿托伐醌混悬液:治疗轻至中度患者,有效性较 TMP-SMZ 差,但不良反应少。剂量为每日 30~40mg/kg,分 2 次与脂肪类食物同时口服,可提高生物利用度 1.4 倍。不良反应有头疼、恶心、腹泻、皮疹、氨基转移酶升高。

(6) 三甲曲沙和亚叶酸(甲酰四氢叶酸):该方案有效性较 TMP-SMZ 差,但适用于对 TMP-SMZ 不能耐受和需要选择静脉给药者,在三甲曲沙治疗后必须持续 3 日给予亚叶酸。三甲曲沙剂量为每日 45mg/m^2,疗程为 3 周;亚叶酸 20mg/m^2,每 6 小时一次,疗程为 24 日。不良反应有骨髓抑制、发热、皮疹、药物肝损害。

(7) 卡泊芬净:主要通过抑制许多丝状真菌和酵母菌细胞壁的一种基本成分——1,3-β-D-葡聚糖的合成,影响孢子菌囊壁形成杀灭肺孢子菌。哺乳类动物的细胞中部存在 1,3-β-D-葡聚糖。当静脉用药后,半衰期长达 10~12 小时,故可每日 1 次用药。首次剂量 70mg,维持量每日 50mg,1 周后根据 PC 镜检和 PCR 检查结果,开始考虑减至隔日 50mg,根据病情严重程度,疗程为 21~42 日。老年人及肾功能减退者剂量不需调整,中度肝功能损害者首剂 70mg,维持量则应减半。该药不良反应少,较常见有寒战、发热、静脉炎、恶心、呕吐等胃肠道症状及肝功能异常,血细胞减低等。

抗肺孢子菌治疗的疗程应标准化和个体化:在 AIDS 并发 PCP 时疗程为 3 周,非 AIDS 患者可缩短至 14 日,临床需要视治疗反应进行个体化处理。评估 TMP-SMZ 无效或治疗失败需要观察 4~8 才能判断,如果失败再改用其他方案。AIDS 患者在结束治疗性疗程后,仍需继续预防性用药。

3. 糖皮质激素治疗　激素可抑制 PCP 的炎症反应和由此造成的肺损伤,可降低中重度 PCP 病死率近 50%。因此,目前推荐在中度 PCP 患者 PaO_2 < 70mmHg 或 $P_{A-a}O_2$ > 35mmHg,或 BALF 中性粒细胞>10%均应使用激素作为辅助治疗。应在给予特异性抗 PCP 治疗的同时或 72 小时内使用糖皮质激素,以减轻大量肺孢子菌被破坏引起的炎症反应。一般给予泼尼松进行治疗,第 1~5 日每次 40mg 口服,每日 2 次;第 6~10 日每次 40mg 口服,每日 1 次;第 11~21 日每次 20mg 口服,每日 1 次。疗程一般为 3 周。

(九) 预防　在 HIV 感染患者已经证实,应用 TMP-SMZ 预防可以明显降低 PCP 的发生率,保护效率达 89%~100%。近年来研究证实,即使在恶性血液病放化疗及器官移植免疫抑制的非 HIV 感染患者应用 TMP-SMZ 预防也达到很好的疗效,PCP 的发生率降低 91%,PCP 相关的死亡率降低 83%,而需要停药的不良反应儿童未见,成人只有 3.1%;给药方法(每日 1 次和每周 3 次)之间的疗效没有差别。预防包括两个方面:避免暴露和预防感染。其中,预防感染又分为一级预防(预防初次感染)和二级预防(预防再次感染)。

1. 避免暴露　因为肺孢子菌可以在空气中存在,一些专家建议 HIV 感染者在住院期间不要与 PCP 患者同处一室,但支持此建议的资料尚不充分。

2. 预防感染

(1) 一级预防:HIV 感染的成人和青少年,包括孕妇及接受 HAART 治疗者,如果 CD4$^+$T 淋巴细胞计数<200/μl 或过去有过口咽部念珠菌感染病史,均应接受抗 PCP 的预防性化疗。

(2) 二级预防:HIV 感染合并 PCP 的患者需终身接受预防性化疗(亦称维持疗法),经高效抗逆转录病毒治疗(HAART)后免疫功能重建者除外。成年或未成年患者,经 HAART 治疗 CD4$^+$T 淋巴细胞计数达到>200/μl 并持续 3 个月以上时应停止二级预防。

3. 预防药物　预防药物的种类与治疗药物相同,但剂量有所不同。

(1) 首选:TMP-SMZ 2 片,每日 1 次。

(2) 次选:氨苯砜 100mg,每日 1 次;或者两种药物联用,氨苯砜 200mg、每周 1 次+乙胺嘧啶 75mg、每周 1 次;或者三种药物联用,氨苯砜 50mg、每周 1 次+乙胺嘧啶 50mg、每周 1 次+叶酸 25mg、每周 1 次。

(3) 其他:喷他脒气雾剂 300mg、每个月 1 次,或者阿托伐醌 1 500mg、每日 1 次。

(曹鄂洪　施毅)

七、肺马尔尼菲篮状菌病

(一) 定义　马尔尼菲篮状菌(*Talaromyces marneffei*, *T. marneffei*)病是由致病真菌马尔尼菲篮状菌所引起的一种系统性深部真菌病。该菌属地方流行性真菌病,好发于中国华南地区、东南亚、印度东北部等地区,而其他非热带地区病例也多有在东南亚居住或旅游的历史。其好发于各种原因引起的免疫抑制患者,如艾滋病、器官移植、血液病、皮质激素应用者,其中以艾滋病患者居多,WHO已经把它作为AIDS的特征性疾病,但近年来HIV阴性人群感染马尔尼菲篮状菌病的发病率呈逐年上升趋势。本病可为局限型,但更多呈播散型,常累及肺、肝脏、皮肤、淋巴结等多组织和器官。我国报道的散发性病例多集中在中国南部,如广西、广东、云南等地及有东南亚旅居史的人群中,近年在湖北、河北等华中、华东地区及部分南非国家等非流行地区亦有散在新发病例报道。

(二)病原学 马尔尼菲篮状菌,旧称马尔尼菲青霉(*Penicillium marneffei,P. marneffei*),原属于青霉属中双轮霉亚属(*Biverticillium*),于2011年因系统进化分析后划归篮状菌属,故被命名为马尔尼菲篮状菌,现归属于子囊菌门(Ascomycota)—散囊菌纲(Eurotiomycetes)—散囊菌目(Eurotiales)—发菌科(Trichocomaceae)—篮状菌属(*Talaromy-*

ces)。广义的青霉属包括正青霉属和篮状菌属,广泛分布于自然界中,在已证实的354余种青霉中绝大部分是非致病菌,马尔尼菲篮状菌被认为是篮状菌属里对人类致病性最强的一种。马尔尼菲篮状菌是一种温度依赖性双相真菌。37℃培养呈酵母菌相,即致病相,呈白色菌落,膜样,有细颗粒状突起及棕黑色素产生,不产生色素;25℃室温培养该菌生长为菌丝相,即霉菌相,具有青霉所特有的帚状枝及孢子链。其结构特征如下。

1. 显微结构 37℃培养菌呈酵母相,白色或褐色,表面呈脑回状或放射状沟纹,无色素。镜下为酵母样孢子,有腊肠样菌体且中部有横隔为其特征(图24-7-5A、C)。

25℃培养菌呈典型青霉相,繁茂生长,有分枝、分隔、无色透明的菌丝(菌丝相),背面可产生特征性可溶性红色素,逐渐弥漫至整个培养基。显微镜下压片形状如花,为特有的帚状枝(图24-7-5B、D)。

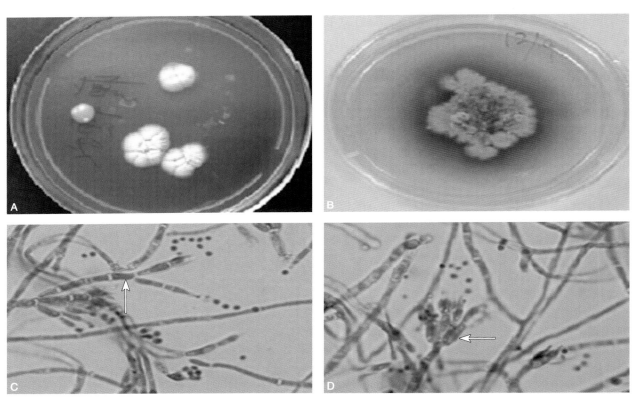

图24-7-5 马尔尼菲篮状菌培养及镜检
A.马尔尼菲篮状菌37℃时培养为酵母相,不产生红色素;B.25℃培养时为菌丝相,产生大量的红色色素;C.在显微镜下观察到37℃具有横隔的腊肠样菌体(箭头所示);D.25℃具有特有的帚状枝(箭头所示)。

2. 电镜下结构 扫描电镜下,37℃培养菌所见与光镜一致,为圆形、椭圆形或长形酵母样菌,伴少数短菌丝。25℃培养菌见分枝菌丝交织成网状,菌丝表面光滑,少数表面粗糙,呈莲梗状。轮生的帚状枝及分生孢子链表面光滑,结构同光镜所见,孢间联络清晰可见。

透射电镜下,37℃尚可见微体结构。而25℃可见分枝分隔菌丝,其分隔为直或弯曲分隔。细胞壁光滑,细胞膜完整,胞质内可有细胞核、线粒体、内质网、脂质体,以及大小

不等的空泡等结构,液泡内见大小、形态不一的电子不透光体,占液泡面积1/2以上,甚至充满液泡,此为该菌的特点。

(三)流行病学 马尔尼菲篮状菌于1956年被Capponi首次从越南野生中华竹鼠内脏中发现并分离出,直到1959年Segretain吸入马尔尼菲篮状菌气生孢子发生肺部感染后,才证实了马尔尼菲篮状菌对人的感染。马尔尼菲篮状菌具有气候依赖性和地域性,多发生在气候温暖、湿热

的东南亚和中国南方地区,呈明显的东南亚地区分布特点,绝大多数报告来自泰国、印度东北部、越南、中国两广地区及香港与台湾地区,而其他地区病例也多有在东南亚居住或旅游的历史。但随着病例报道的增多,也发现马尔尼菲篮状菌病的地理分布有从南向北扩散的趋势,滇、闽、鄂、湘、赣、川、徽、浙、沪、京,甚至豫、甘、晋、吉等地理位置较北的省市亦有散发报道。

马尔尼菲篮状菌病的传染源尚未明了,竹鼠与马尔尼菲篮状菌关系密切,在竹鼠体内及生活的洞穴可分离得到马尔尼菲篮状菌,也有研究表明竹鼠体内的病菌分离株与人类分离株具有相同的基因型,提示带菌竹鼠可能为人类致病的传染源。但许多未接触过竹鼠及竹鼠生活环境的人也出现马尔尼菲篮状菌感染的症状,因此,人类感染的马尔尼菲篮状菌究竟是来源于动物还是自然环境,目前仍未找到确切的流行病学证据。其传播途径主要是气丝中孢子经空气传播,感染呼吸道。少数病例可能通过食物或水源感染消化道。

马尔尼菲篮状菌病最多报道见于艾滋病(AIDS)患者,AIDS 出现后此菌引起的感染发病率逐年上升,尤以泰国的AIDS 患者发病率最高,与结核及隐球菌病共同组成 AIDS 患者的三大机会性感染和主要死亡原因,也成为 AIDS 的临床诊断指征之一。国内流行地区艾滋病患者并发马尔尼菲篮状菌感染率高达 10.3% ~ 21.4%,雨季发病率可增加至27%,可能与雨季潮湿利于真菌生长、增加易感宿主的暴露因素有关。据不完全统计,我国公开报道的病例数逾 700例,由于该病临床特征不明显、诊断较困难,因此该数字可能仅为冰山一角。马尔尼菲篮状菌不治疗的死亡率可达91.3%,治疗后的死亡率仍可达 26.7%。另外,随着器官移植、血液系统疾病等诊疗技术的进步,导致免疫受损或抑制的非艾滋病患者人群增多,马尔尼菲篮状菌从原先的 HIV阳性人群向一般人群扩散。目前报道的非 HIV 患者的易感因素包括特发性 CD4$^+$T 细胞缺乏者、血液系统恶性肿瘤及抗肿瘤靶向药物使用者、器官移植者、抗 IFN-γ 自身抗体者,甚至是一些表观免疫正常但具有自身免疫性疾病者,笔者所在团队首次发现了高 IgE 综合征的患者合并系统性马尔尼菲篮状菌感染的病例。

（四）发病机制　马尔尼菲篮状菌进入机体主要侵犯免疫受损患者的单核巨噬细胞系统。人体抗马尔尼菲篮状菌的免疫是以 CD4$^+$T 细胞所介导的细胞免疫为主,主要表现为巨噬细胞对真菌的吞噬和由致敏 T 细胞所介导的迟发型超敏反应。马尔尼菲篮状菌在人体内以酵母相生长,其大小适宜于巨噬细胞识别与吞噬,巨噬细胞提呈真菌抗原至致敏 T 淋巴细胞,后者通过释放淋巴因子,活化巨噬细胞的酶系统,达到杀菌作用。同时,巨噬细胞释放的细胞因子等也造成局部组织的坏死。其中,T 细胞介导的 Th1 型反应模式对宿主抵御真菌感染起重要作用,当机体发生 T 细胞缺陷时易感染发病,故 AIDS 患者常并发本病。而对于非AIDS 患者感染本菌最明显的原因是胸腺发育不良或萎缩,

导致 T 细胞功能下降,增加其易感性。研究发现,非 AIDS的成年患者常有特异性抗体出现,患者病变组织中有 IgG 和C3 沉积,巨噬细胞膜上 IgG 与 IgM 抗体出现。特异性 IgG通过其 Fab 段与 Fc 段分别与真菌抗原和巨噬细胞膜上的Fc 受体结合,促进巨噬细胞的吞噬活动;IgM 可清除部分霉菌菌体。抗体的沉积还可能与脓肿的形成有关,特异性抗体与真菌抗原形成抗原抗体复合物,激活补体,趋化中性粒细胞向病变处集中,而中性粒细胞的酶解组织作用导致脓肿形成。马尔尼菲篮状菌有明显嗜单核吞噬细胞系统倾向,一旦具有播散条件,首先向靶器官单核吞噬细胞系统进犯。

病理改变的基本表现与机体的免疫系统功能状态有关。根据宿主处于不同的免疫状态,主要有 3 种类型:①免疫缺陷人群中,多表现为伴巨噬细胞、组织细胞浸润的无反应性坏死性炎症;②免疫正常人群中,多为肉芽肿改变或呈化脓性炎症,有时出现上皮样细胞和多核巨细胞;③CD4$^+$T细胞严重减少者有时可无确切的病理结果。在肉芽肿性病变基础上,可以出现化脓性病变。HIV 阴性的马尔尼菲篮状菌患者(CD4$^+$T 细胞平均计数接近正常值),皮损组织病理主要表现为肉芽肿性病变,在 HIV 阳性的马尔尼菲篮状菌患者(CD4$^+$T 细胞平均计数显著低于正常值),皮损组织病理主要表现为坏死性病变。其中,肉芽肿性病变可见表皮轻或中度增生,棘层肥厚,真皮浅深层淋巴细胞、组织细胞呈结节状浸润,多核巨噬细胞易见中性粒细胞聚集,形成脓肿。经 PAS 染色清晰,可见组织细胞或多核巨噬细胞内吞噬椭圆形或腊肠形孢子,部分孢子可见中央分隔。坏死性病变表皮局部坏死,真皮乳头和真皮浅层水肿,真皮浅中层数量不等的淋巴细胞、中性粒细胞和组织细胞浸润,可见灶状坏死和血管壁纤维素样变性,红细胞外渗。HE 染色可见组织细胞内外大量圆形或腊肠形孢子,孢子横隔分裂,此为马尔尼菲篮状菌最特殊且具有诊断意义的病理表现。由于受组织细胞膜的限制,细胞内的菌体相互黏丝呈桑葚状或葡萄串状外观。此时全身单核巨噬细胞系统均有明显的巨噬细胞增生反应:肝、脾肿大,实质受增生的巨噬细胞压迫而萎缩,也可以出现灶性干酪样坏死;淋巴结肿大,其中淋巴细胞数量显著减少,增生的巨噬细胞形成境界清楚或模糊的结节,有时结节中央有坏死,结节周围可见少量残存的淋巴细胞、浆细胞等。病变组织无钙化,纤维化也不明显。

（五）临床表现　马尔尼菲篮状菌病的临床表现与机体免疫状态及病灶部位和范围有关,表现为以下两种形式。

1. 播散型马尔尼菲篮状菌病　大部分患者为播散型马尔尼菲篮状菌病,特别是早期 HIV 阳性患者。该病主要侵犯单核吞噬细胞系统,绝大多数以长期、不规则、反复且持续发热为初发表现,可高达 39~40℃,患者多数伴有不同程度的贫血、血小板减少、肝脾肿大和全身淋巴结肿大等网状内皮系统体征。肺部症状多见,主要症状和体征为咳嗽、咳

痰、咯血、胸痛、气促,听诊呼吸音减弱,可闻及湿啰音、捻发音、胸膜摩擦音。X线显示肺部病变,主要包括肺部结核样阴影、间质性肺炎、胸膜炎或胸腔积液等,胸部CT可表现为弥漫性网结节状改变、局限性蜂窝状改变、弥漫性蜂窝状改变及局限性间质性浸润等(图24-7-6)。侵犯到消化系统时可有腹痛、腹泻、稀便或脓血便,多见于儿童患者,尤其是

AIDS患儿。骨关节也可受累,较少见。HIV阴性患者易发生溶骨性破坏。此外,也常见肝大和多发性肝脓肿。侵犯到血液系统,可引进明显贫血。若侵犯心血管系统,可引起心包炎、血性心包积液、心包肉芽性炎症、肺淤血、胸腔积液、心力衰竭,病程后期出现DIC。自发病至死亡,病程为2个月至3年不等。

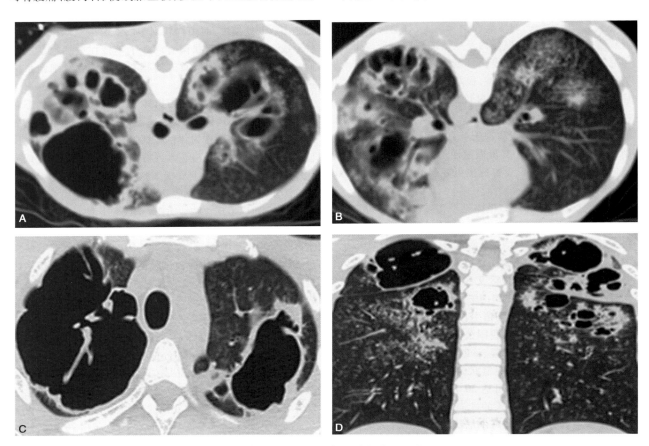

图 24-7-6   肺马尔尼菲篮状菌病 CT 表现
A. 双肺多腔; B. 肺内多发结节, 间质化及肺泡浸润; C. 双肺多腔; D. 上肺多发空腔, 下肺多发浸润。

皮肤损害是播散型马尔尼菲篮状菌病的临床特征,至少70%以上的播散性感染累及皮肤,有的病例可能以皮疹为首发表现。皮损常见于面部、颈部、躯干上部及上肢,种类繁多,最常见坏死性脐窝状丘疹,表现为丘疹中央发生坏死,坏死处凹陷呈脐窝状(图24-7-7)。在HIV阴性的患者中早期表现为结节,不治疗可发展为脓肿,继而破溃并形成溃疡性损害。合并皮损的患者在皮损中容易培养出马尔尼菲篮状菌,对临床诊断有较大的帮助。

另外,HIV阳性和HIV阴性患者的临床表现有所差异(表24-7-5)。HIV阴性患者与结核、非分枝杆菌感染、肺癌、淋巴瘤等疾病的临床表现相似,需要鉴别诊断。

2. 局限型马尔尼菲篮状菌病   原发病灶与真菌感染的途径有关。若病原菌主要由呼吸道入侵,则原发病灶主要在肺,且临床表现与肺结核相似,极易引起误诊;有病例报道患者仅表现为支气管马尔尼菲篮状菌感染。如因外伤性接种引起,临床表现为皮肤结节,感染灶附近淋巴结可触及肿大。

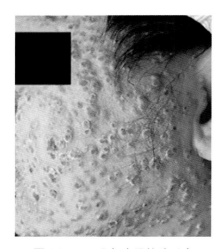

图 24-7-7   面部大量的脐丘疹

表 24-7-5　HIV 阳性患者和 HIV 阴性患者马尔尼菲
篮状菌病临床表现的鉴别

鉴别点	HIV 阳性	HIV 阴性
病程	急性或亚急性起病（45 天）	慢性起病且病程长（180 天）
症状和体征	以持续高热、呼吸困难出现早；皮肤的软疣样损伤较为突出	以间歇性反复发热，皮下结节或脓肿为明显；淋巴结、肝脾肿大，骨痛、胸痛表现较前者突出
影像学	可表现为广泛多样的实质性或间质性病变	常出现高密度实变影及胸膜炎
细菌培养	HIV 阳性患者马尔尼菲篮状菌血培养、骨髓培养阳性率高于 HIV 阴性患者	
预后	HIV 阴性患者临床预后较 HIV 阳性患者好	

（六）辅助检查

1. 直接镜检　直接镜检包括涂片和组织切片染色，涂片检查可采用马尔尼菲篮状菌患者的皮疹刮取物、溃疡分泌物、脓液、骨髓穿刺物及血液等标本进行镜检。苏木素-伊红（HE）染色组织中炎性细胞浸润，可见肉芽肿形成，凝固性坏死；过碘酸希夫染色（PAS）染色真菌孢子和假菌丝呈亮丽的紫红色，细胞核呈紫蓝色；六胺银染色真菌孢子和假菌丝呈清晰可辨的黑褐色。目前常规进行 HE 染色外，联合应用 PAS 染色和六胺银染色，有助于提高真菌的病理诊断率。系统播散型患者骨髓涂片和血涂片阳性率可达 72% 以上，具有较高诊断价值。

2. 真菌培养　标本为病变组织，感染脓、痰液、血液及尿液。其中，骨髓和淋巴结培养和分离出马尔尼菲篮状菌的阳性率最高，应取病灶与健康组织交界处进行检查，临床常用血液标本进行真菌培养，但耗时长；尿真菌培养则敏感性高，特异性强，耗时短，对诊断具有重要意义。从临床标本分离培养出具有双相型的马尔尼菲篮状菌（显微镜下如上所述）及病理检查，是诊断马尔尼菲篮状菌病的"金标准"。

3. 组织病理学　为该病的诊断"金标准"，组织病理分为肉芽肿性病变和坏死性病变，肉芽肿性病变可见表皮轻度或中度增生，PAS 染色清晰，典型结构为腊肠形孢子。坏死性病变表皮局部坏死，真皮乳头和真皮浅层水肿，HE 染色可见组织细胞内外大量圆形或腊肠形孢子，孢子横隔分裂。

4. 血清学检查　血清中马尔尼菲篮状菌抗原、抗体的检测，有利于马尔尼菲篮状菌病的早期快速诊断。大多数 HIV 阳性患者血清抗体滴度较低，抗原滴度较高，因此许多诊断方法都侧重于抗原检测。

（1）抗原检测：以血培养法为"金标准"，酶联免疫吸附试验（ELISA）定量检测抗原的敏感度为 75.0%，特异度为 100%，准确度为 97.6%。除血标本外，尿液也可用于对马尔尼菲篮状菌感染的早期诊断。通过酶联免疫吸附试验定量检测马尔尼菲篮状菌感染者尿样中的马尔尼菲篮状菌抗原，敏感度为 97%，特异度为 98%，提示这种采用尿标本检测抗原的试验有望成为诊断马尔尼菲篮状菌的一种方便、快速的诊断方法。乳胶凝集试验具有更简便、快速、可靠的特点，适合用于马尔尼菲篮状菌病的常规诊断。

（2）抗体检测：马尔尼菲篮状菌产生和分泌的抗原蛋白，通过免疫印迹分析发现，荚膜组织胞质菌、隐球菌、曲霉、念珠菌及其他篮状菌并无这种抗原蛋白的产生，表明该抗原蛋白与马尔尼菲篮状菌的特异性有关。病变明显者抗体效价高，病变消退后抗体效价下降，抵抗力太差的全身性广泛播散病例无抗体产生，可能预后不良，表明检测马尔尼菲篮状菌病患者血清抗体对马尔尼菲篮状菌病具有诊断和预后评估的价值。

抗原与抗体联合检测时的敏感度和特异度高达 93.3% 和 100%，可在未来联合使用，以提高马尔尼菲篮状菌病的诊断率。

（3）半乳甘露聚糖检测：血清半乳甘露聚糖抗原（galactomannan，GM）是主要存在于曲霉属和青霉属细胞壁的一种多糖抗原。两者至少有 1 个抗原表位相同，因此在血清半乳甘露试验中的交叉反应达到 73.3%。改良的 Platelia 酶免疫试剂盒检测马尔尼菲篮状菌患者血清中的半乳甘露聚糖抗原，有助于早期诊断合并 HIV 感染的马尔尼菲篮状菌病患者；双夹心酶联免疫试剂盒检测马尔尼菲篮状菌病血清中的半乳甘露聚糖抗原，诊断 AIDS 患者合并马尔尼菲篮状菌的灵敏度为 79.1%，特异度为 77.2%，提示半乳甘露聚糖抗原试验结果与病原学"金标准"的诊断结果有较好的一致性，有助于早期诊断合并 HIV 感染的马尔尼菲篮状菌病患者。研究发现，新型抑制酶-酶联免疫方法（inh-ELISA）检测马尔尼菲篮状菌酶素特异性甘露蛋白与单克隆抗体 4D1 结合也可用于推断马尔尼菲篮状菌感染。

（4）马尔尼菲篮状菌特异性甘露糖蛋白（MP1P）检测：利用 MP1P 对马尔尼菲篮状菌进行免疫分析，成功检测到酵母相马尔尼菲篮状菌，且与其他病原真菌无交叉反应。双抗体夹心 ELISA 法和荧光免疫层析技术结合双抗体夹心法诊断艾滋病合并马尔尼菲篮状菌病的灵敏度分别为 82.0% 和 83.1%，特异度分别为 93.1% 和 92.6%。

同时检测 MP1P 的抗原和抗体，可以大大提高检测的敏感度和特异度。有望作为临床常规检测试剂盒，对马尔尼菲篮状菌感染进行早期诊断。

（5）单克隆抗体的检测：用间接免疫荧光和免疫印迹法将免疫球蛋白 IgM（8B11、3B9 和 8C3）和 IgG3C2 与 PM 酵母细胞抗原发生反应，可将组织切片中马尔尼菲篮状菌与荚膜组织胞浆菌及新型隐球菌区别开来。用单克隆抗体 8C3 通过酶联免疫吸附试验检测马尔尼菲篮状菌感染者尿样和血清标本的马尔尼菲篮状菌抗原,敏感度可达72%、特异度为100%;当不稀释血清标本时,敏感度可达90%。上述表明,用该抗体诊断马尔尼菲篮状菌病具有潜在的价值。

5. 分子生物学检查 随着分子生物学检查技术的不断发展,利用聚合酶链反应(PCR)方法快速诊断马尔尼菲篮状菌感染成为研究的新热点。PCR特异性寡核苷酸引物的设计目前主要集中于马尔尼菲篮状菌核糖体大亚基的内转录间隔区(internal transcribed spacer,ITS)、5.8S rRNA(ITS125.8S2ITS2)及18S rRNA。该方法具有很高的特异性和敏感性。同时,血清实时荧光定量PCR可以敏感地检测出组织切片中的马尔尼菲篮状菌特异片段的重组质粒,弥补普通病理染色对马尔尼菲篮状菌的确诊缺陷,可用于临床组织标本中马尔尼菲篮状菌感染的检测。环介导等温扩增(loop-mediatedisothermalampli-fication,LAMP)是一种全新的核酸扩增方法,检测结果在3~4小时即可完成,阳性率为61.1%。

6. 动物接种 马尔尼菲篮状菌对小白鼠敏感,可取菌落盐水混悬液0.5ml做腹腔注射,杀死小白鼠后取肺、肝、脾培养,可有马尔尼菲篮状菌生长。局部印片做PAS染色,可见圆形或卵圆形酵母细胞。

(七)诊断

1. 临床特征 患者有马尔尼菲篮状菌流行病区居住或旅游史,多有免疫缺陷、免疫抑制性病史,或长期大量应用皮质激素、肿瘤靶向药物、单克隆抗体等药物史。临床上常有畏寒、发热、体重下降、咳嗽、咳痰、咯血、全身多发性脓疡、丘疹、肝脾及浅表淋巴结肿大、明显贫血、白细胞升高。肺部呈间质性炎症,肺结核样病灶及肺脓肿,无纤维化及钙化。病程长,多种抗生素及抗菌药物治疗无效。有上述临床表现及病史者,均应考虑到本病的可能。

2. 病原学和组织病理学 脓液、血、痰液、尿、粪等分泌物及病变组织涂片找到细胞内典型马尔尼菲篮状菌菌体,真菌培养和分离出马尔尼菲篮状菌;或组织病理中可见典型的腊肠形孢子。

3. 鉴别诊断 肺马尔尼菲篮状菌感染,主要与荚膜组织胞浆菌病、结核病、肺脓肿、肺炎鉴别。特别是非HIV患者,临床表现和其他疾病相似,需要仔细的鉴别。

(1)组织胞浆菌病:马尔尼菲篮状菌病与组织胞浆菌病的临床特征、体征、肺部X线表现和病理表现极其相似,易误诊。组织胞浆菌病主要在北美一带流行,少量来自非洲。我国不是主要流行区,但偶有病例报道。组织胞浆菌也为双相型真菌,其真菌培养的形态与马尔尼菲篮状菌截然不同,易于鉴别。组织胞浆菌在25℃生长较慢,无色素产生,2~3周时才能看出特征,除分隔的菌丝外还有大、小两种分生孢子:大孢子直径为8~15μm,表面有棘突,如舵轮状,有诊断价值;这两种真菌在25℃生长时最易区分。而37℃培养时和在人体组织中表现为酵母相,与马尔尼菲篮状菌不易鉴别。此两种菌的鉴别见表24-7-6。

表24-7-6 马尔尼菲篮状菌与组织胞浆菌的鉴别

鉴别点	组织胞浆菌	马尔尼菲篮状菌
大小	较一致,2~5μm	不一致,1~8μm
形态	圆及卵圆形,横径与长径之比不超过1:2	多形性,有腊肠状细胞,其横径与长径之比为1:(3~4)
繁殖方式	芽生	裂殖,腊肠形及椭圆形细胞可见横隔
HE染色	染色较好,胞壁不着色,胞质、胞核着色	着色不好,仅核染色质着色
Grocott染色	细胞壁着色,胞质不着色或着色不深	胞壁着色,横隔着色特深,且整个细胞易染成黑色
培养	无色素产生,可见齿轮状孢子	25℃产生可溶性红色色素,可见帚状枝
主要侵犯器官	肺、肾上腺。肺及淋巴结常有钙化,少见脓肿。肾上腺常受累	肺、肝为主,钙化少见,多发性脓肿多见。不累及肾上腺

(2)肺结核:播散型马尔尼菲篮状菌肺部感染也有咳嗽、咳脓痰、咯血、发热、消瘦等症状,胸部影像学检查也可见肺空洞、网结节状改变等类似肺结核的表现。此外,皮肤结节、黏膜溃疡、淋巴结肿大、肉芽肿性病理改变也容易误诊为结核病。但马尔尼菲篮状菌感染常无纤维化及钙化病灶,抗结核治疗无效。组织病理在肉芽肿病变中常检出酵母样真菌体,银染可显示之。真菌培养和分离可进一步证实马尔尼菲篮状菌的特征。肺结核经抗真菌治疗无效。

(3)肺脓肿、肺炎:肺炎和肺脓肿与肺播散型马尔尼菲篮状菌感染临床症状无特异性差异,临床上常将马尔尼菲篮状菌感染作为肺炎和肺脓肿给予大量广谱抗生素治疗,结果无效而耽误病情的诊治。纤维支气管镜活检或BALF及痰涂片、培养或病理组织学检查可明确病因。

(八)治疗 目前关于马尔尼菲篮状菌病的治疗方案,因宿主不同存在一定差异。美国CDC发布的《成人、青少年艾滋病相关机会性感染防治指南》和中华医学会发布的《艾滋病诊疗指南(第三版)》都对HIV阳性马尔尼菲篮状菌病推荐使用两性霉素B 0.6mg/(kg·d)静脉滴注2周后序贯使用伊曲康唑200mg 2次/d 口服10周,之后予伊曲康唑200mg 1次/d 口服序贯治疗,直至CD4$^+$T细胞>100个/μl至少6个月才能停药,同时在抗真菌治疗期间应同时行高效抗逆转录病毒疗法(HARRT)治疗。而在针对HIV阴性的马尔尼菲篮状菌病患者迄今为止尚无相关指南及专家共识,可参考HIV阳性宿主的抗真菌方案,但其具体疗程、停药指征尚不明确。

除伊曲康唑外,对马尔尼菲篮状菌有效的唑类抗真菌药还有氟康唑、伏立康唑,以及近年新出的泊沙康唑、艾莎康唑,其中氟康唑的抗马尔尼菲篮状菌活性较低,且耐药相对常见;而伏立康唑作为第二代三唑类抗真菌药,无论是药敏试验还是临床研究,均证实其有较好的抗马尔尼菲篮状菌活性和较低的耐药率,且安全性较好,提示伏立康唑可能是系统性马尔尼菲篮状菌病治疗的不错的选择,目前伏立康唑已作为 HIV 阳性宿主治疗马尔尼菲篮状菌病诱导期的替代治疗方案。

(九)预防　一级预防应以增强免疫功能,治疗原发疾病为主。免疫功能缺陷或低下者,到东南亚地区易患本病,因此这些人应避免到流行区去。该地区居民,或到过该地区的人,出现机会性感染,应考虑到马尔尼菲篮状菌感染的可能,以尽早做出诊断和治疗。因已发现马尔尼菲篮状菌的主要中间宿主是竹鼠,在广西为银星竹鼠,控制中间宿主亦十分重要。

合并艾滋病患者,则建议进行二级预防。目前国内外对二级预防疗程暂无公认标准。国外研究建议,完成初始治疗的所有艾滋病患者进行二级预防(伊曲康唑 200mg/d)。国内学者建议予伊曲康唑 200mg/d,至 CD4$^+$T 细胞>100/μl,并稳定 1~3 个月停药,降低复发率。接受高效抗逆转录病毒治疗的患者 CD4$^+$T 细胞计数大于 100/μl 超过 6 个月,方可考虑停止二级预防。但出现马尔尼菲篮状菌病复发或 CD4$^+$T 细胞计数小于 100/μl 时,建议再次开始二级预防。

总而言之,马尔尼菲篮状菌病容易误诊漏诊,提高医检人员对该病的认识和病原学诊断是预防和治疗本病的有效方法。

(李征途　叶枫)

八、肺组织胞浆菌病

(一)定义　根据真菌的致病能力,可将其分为病原性(非条件致病)真菌(pathogenic fungi)与机会性(条件致病)真菌(opportunistic fungi)两类。病原性真菌或称传染性真菌,属原发性病原菌,常导致原发性外源性真菌感染,可侵袭免疫正常宿主,免疫缺陷患者感染后易致全身播散。病原性真菌主要有组织胞浆菌、球孢子菌、副球孢子菌、皮炎芽生菌、孢子丝菌和马尔尼菲篮状菌等。这些真菌有明显的地域分布特点,国内较少见,相对常见的有组织胞浆菌病和马尔尼菲篮状菌病。

病原真菌病常累及肺部,不同的真菌可形成相似的肺部炎性病变,但它们的临床特征各不相同。组织胞浆菌病、皮炎芽生菌病、马尔尼菲篮状菌病等肺部表现有时酷似肺结核。孢子丝菌病、副球孢子菌病常伴有黏膜皮肤损害和淋巴结肿大。马尔尼菲篮状菌病溶骨性骨质破坏较常见,皮炎芽生菌病破坏肋骨与椎骨,似转移癌的骨质破坏。副球孢子菌病可累及中枢神经系统、肌肉、软骨和泌尿生殖系统。组织胞浆菌、马尔尼菲篮状菌常侵犯肝、脾、骨髓和淋巴结。

组织胞浆菌病(histoplasmosis)是一种具传染性的深部真菌病,病原菌为荚膜组织胞浆菌(*Histoplasma capsulatum var. capsulatum*,Darling 1906),亦称作组织胞浆菌,常引起无症状性或自限性急性肺部感染,有些患者可出现严重肺部感染甚至引起进行性全身播散性感染。

首例组织胞浆菌病于 1905 年在巴拿马发现,但当时误以为病原菌是利什曼原虫(leishmania)。直至 1934 年,De-Monbreun 取患者标本培养证实了该"原虫"实际上是一种双相型真菌,能使实验动物感染。其后不久,Emmons 从土壤中也分离出了这种真菌。1945 年发现一些有肺部钙化灶的儿童结核菌素皮肤试验阴性,认为这些钙化灶是组织胞浆菌引起无症状肺部感染的结果。1946—1950 年,Palmer 和 Edwards 等用组织胞浆菌素皮肤试验等方法分别调查了大量的护校学生和军队新兵,证实了组织胞浆菌确实可引起无症状性肺部感染,并报道了组织胞浆菌病在美国的地理分布。

(二)病原学　组织胞浆菌最早是从美洲发现的,故又称美洲型组织胞浆菌,对人类致病的另一种变种是杜波组织胞浆菌(*H. capsulatum var. duboisii*),发现于非洲,称为非洲型组织胞浆菌,将于附篇中介绍。组织胞浆菌还有另外一种变种(*H. capsulatum var. farciminosum*)可导致马感染,但未见对人类致病的报道。

适当的气候、湿度和土壤特性是组织胞浆菌生长和繁殖的必要条件。组织胞浆菌常从富含鸟类或蝙蝠排泄物的土壤中分离出来,因其生长需有机氮,鸟类和蝙蝠排泄物可增加土壤中有机氮的含量。这些独特的生长要求可能是组织胞浆菌病的流行有地域局限性的原因之一。

组织胞浆菌在自然界中以气生菌丝的形式生长,产生大量 2~5μm 大小的具有传染性的孢子,当其居留地被扰动时便形成气溶胶进入空气中,人体吸入后即可感染。带有孢子的空气可流动数千米远,以致感染离污染源较远的个体,而这些感染者可能并不知情,因而易被忽视。在流行区,鸡舍、鸟巢、鸟类聚居的洞穴等是重要的传染源,此外一些废弃的建筑物拆除时也可成为传染源,甚至引起暴发性流行。

组织胞浆菌病世界各地几乎都有病例报道。主要流行于温带地区,美国密西西比州与俄亥俄州河谷地区和拉丁美洲的许多区域为重流行区,美国每年新增感染者为 500 000 人。部分东南亚国家,如菲律宾、缅甸、泰国、马来西亚等组织胞浆菌感染率为 10%~30%,呈散发性点状分布。我国首例组织胞浆菌病于 1958 年在广州报道,患者为一位归国华侨。经过在湖南、江苏、新疆等地 700 余例组织胞浆素皮肤试验的调查,发现我国中东部地区的组织胞浆菌感染率接近 10%,高于西部干旱地区。有作者统计了 1990—2011 年国内报道的 300 例组织胞浆菌病,主要分布于长江流域(75%),多为本地感染,多数患者与 HIV 感染相关。随着获得性免疫缺陷综合征（AIDS）的流行和其他免疫抑制人群的增加，组织胞浆菌病的流行区已变得更加全球化。

组织胞浆菌属于真菌界中的半知菌亚门—丝孢菌纲—丝孢目—丛梗孢科。在室温培养或自然环境中为菌丝型，在37℃培养、人体或动物体内为酵母型。菌丝型菌落为白色棉花样，生长缓慢，镜检有细长分隔菌丝，有直径为 $2 \sim 5\mu m$ 的小分生孢子和直径为 $8 \sim 15\mu m$ 的齿轮状大分生孢子，后者有鉴别意义。酵母型菌落呈乳酪色，光滑且潮湿，镜检菌体直径为 $1 \sim 5\mu m$，卵圆形，外周有一透明带似荚膜，因而习称为荚膜组织胞浆菌，实际上并无真正的荚膜。可有芽生孢子。可分解尿素。

（三）发病机制　宿主感染组织胞浆菌后产生疾病与否及疾病的严重性，与接触真菌的量和宿主免疫状态有关。在封闭的空间内与组织胞浆菌的接触比室外接触能引起更严重的疾病。

经呼吸道吸入小分生孢子是最常见的感染途径，偶可经皮肤直接种植，尚无孢子直接侵犯胃肠道引起感染的报道。吸入的小分生孢子多数被机体非特异性防御机制消灭，到达肺泡者开始增殖并转化为酵母。后者吸引中性粒细胞、巨噬细胞、淋巴细胞和自然杀伤细胞（NK细胞）到感染部位。巨噬细胞可吞噬，但不能杀灭酵母；相反，酵母可在其中生长、繁殖。在细胞免疫反应形成之前，组织胞浆菌可由巨噬细胞携带向远处播散，经淋巴途径到纵隔淋巴结或经血流到网状内皮系统。急性组织胞浆菌病早期，可能多数患者经历了真菌血症。

细胞免疫对组织胞浆菌感染的防御起决定性作用。孢子吸入后2～3周，细胞免疫反应建立，T淋巴细胞产生肿瘤坏死因子-α和干扰素-γ，激活巨噬细胞抑制病原体生长，随着局部炎症反应增强，可形成肉芽肿或产生坏死，这种坏死常为干酪样，与结核病不易区别。干酪样坏死除了肺外，也可发生于其他感染部位。免疫功能正常的个体，这些防御机制能有效地控制感染，使急性组织胞浆菌病呈亚临床或自限性过程，绝大多数病变局限于肺内，即使播散，也是良性播散。T淋巴细胞缺乏或功能耗竭时，细胞因子产生减少，导致真菌负荷增加、病死率升高。因此，AIDS患者常常产生严重的进行性播散性组织胞浆菌病（progressive disseminated histoplasmosis，PDH），若不积极治疗，患者几乎全部死亡。

组织胞浆菌可引起再感染，免疫正常宿主再感染时，适应性免疫反应加速并增强，易引起组织干酪样坏死。再感染患者往往病情较轻、病程较短，纵隔淋巴结肿大较少见。组织胞浆菌虽可在免疫正常宿主肉芽肿内长期存在，但无活力。因此认为，再感染的主要来源是环境中孢子的重新暴露，也有一些病例报道认为是体内潜伏的组织胞浆菌重新活动所致，因为这些患者离开组织胞浆菌病流行区多年后再度发病，无新的接触史。

部分患者对组织胞浆菌呈不典型的免疫反应，可产生一些罕见的表现，如纵隔纤维化和结节病样综合征等。

化脓性炎症较少见，常表现为多种多样的肉芽肿性炎症，其中以上皮样肉芽肿、巨噬细胞肉芽肿和纤维干酪性肉芽肿常见，偶尔可见肉瘤样肉芽肿。在病变组织中可见通常为 $2 \sim 4\mu m$ 大小的酵母菌，多位于巨噬细胞或多核细胞内。病灶可完全吸收，也可以钙化和/或纤维化愈合。儿童常在外周肺组织和肺门出现钙化，胸部X线片上类似于愈合的原发肺结核，除了钙化灶可以较大之外。钙化也常常见于肝、脾。

（四）临床表现　组织胞浆菌病的潜伏期一般为9～17天，但也有报道可长达4周，非流行区平均潜伏期为14天。潜伏期长短与暴露剂量有关，严重暴露者潜伏期较短。任何年龄均可发病，成年男性多见，可能与成年男性接触传染源的机会较多有关。正常人体少量吸入空气中的组织胞浆菌孢子后，绝大多数不出现症状或症状轻微未引起注意，属于无症状性感染，可在肺内留下钙化灶。而严重接种者（吸入大量孢子）多数会出现症状，约60%有流感样表现、呼吸系统症状和胸部X线检查异常。但即使是有症状者，大多数也是自限性的，能自愈，只有少数患者发展为PDH、慢性肺组织胞浆菌病或其他类型的严重组织胞浆菌病。

1. 肺组织胞浆菌病

（1）急性肺组织胞浆菌病：主要见于大剂量暴露、免疫抑制患者、老年人或儿童初次暴露时，常呈自限性。起病较急，可有发热、畏寒、寒战、头痛、肌痛、疲劳、乏力、食欲减退、干咳和尖锐的胸骨下胸痛等症状，后者可能提示肿大的纵隔或肺门淋巴结压迫了邻近结构。一般无鼻卡他症状和咽喉痛。体格检查除了体温升高外，常无异常发现，若有肝、脾肿大，常提示感染播散。如果肺部病灶邻近胸膜，可引起干性胸膜炎，但胸腔积液罕见。急性期维持1周左右，绝大多数自愈，只有少部分继续进展。发热、胸痛等症状持续超过数周者罕见，但部分患者疲劳和乏力可持续数月。

胸部X线检查可见局限性或多发性浸润性病灶，常有肺门和纵隔淋巴结增大。某些患者摄片时肺部病灶已吸收，仅见肺门淋巴结增大。严重感染者可呈两肺弥漫性浸润，可有明显的呼吸困难，甚至在数天内发生急性呼吸窘迫综合征（ARDS）。

约6%的患者出现皮肤和关节病变，可能与机体对组织胞浆菌抗原的过敏反应有关，表现为结节性红斑、多形性红斑、关节痛、肌痛等。这类患者若伴有肺门淋巴结肿大易误诊为结节病。多见于年轻女性患者。关节痛常较严重，呈多发性、对称性。关节X线检查正常。一般在几天内自行缓解，少数可持续1周以上。症状明显者需用非甾体抗炎药，某些患者甚至需糖皮质激素治疗，但无需抗真菌治疗，除非能证实个别病例的骨、关节病变确是感染播散所致。

（2）亚急性肺组织胞浆菌病：常为低剂量暴露的结果，相比急性肺组织胞浆菌病而言，症状较隐匿且较轻微，但病程可长达数月。胸部X线检查常见肺门和纵隔淋巴结肿大,肺部病变局限,弥漫性病变少见。急性和亚急性肺组织胞浆菌病常被误诊为社区获得性肺炎。

（3）慢性肺组织胞浆菌病:老年人、肺结构异常者如阻塞性肺气肿(尤其是小叶中央型)且严重吸烟的患者,感染组织胞浆菌时易引起慢性肺组织胞浆菌病。临床表现与肺结核极为相似,常有低热、厌食、体重减退、疲乏、呼吸困难和胸痛等症状,大多数患者咳嗽、咳黏液脓性痰,痰量不等,可有盗汗(但不如结核常见且较轻)。病理学上可见肺小血管损害、组织坏死和纤维化。炎症反应常较强烈,炎症程度与镜下所见的真菌"负荷"不成比例,提示组织对真菌抗原的过敏反应可能是其发病机制之一。

胸部 X 线检查也与肺结核相似,大多数患者表现为肺上叶单个或多个空洞,其周围的肺组织有炎症浸润。邻近空洞部位的胸膜常有增厚,但胸腔积液少见。可见纵隔钙化,但纵隔或肺门淋巴结肿大不常见。常常累及肺尖部,可为单侧或双侧病变,可穿破脏层胸膜至胸腔,产生脓胸,有时引起支气管胸膜瘘。慢性肺组织胞浆菌病只有少部分患

者可自愈,多数进展,使原有空洞扩大、形成新的空洞,或肺部出现新的病灶,最终导致肺结构破坏、肺纤维化与肺功能减退,若不经有效治疗可致命。

慢性肺组织胞浆菌病可并发肿瘤,多数患者有较长期的吸烟史,是肺癌的易患人群。此外,合并其他肺部感染也较常见,如肺结核、细菌性肺炎、曲霉球、慢性肺曲霉病、非典型分枝杆菌感染等。

（4）肺部结节与组织胞浆菌瘤:在流行区,影像学检查偶然发现肺部结节应考虑组织胞浆菌病,但通常需要通过活检来明确诊断并排除恶性肿瘤。病理常显示坏死或非坏死性肉芽肿,可见组织胞浆菌酵母,但活检组织培养常阴性。肺部结节提示感染已愈合的或已消退,可出现钙化或空洞。偶尔结节可逐渐增大(每年生长约 2mm)呈肿块样,形成组织胞浆菌瘤(histoplasmoma),直径通常为 8~35mm,与结核球相似。组织学特征是瘤体中心坏死,表面包裹一层纤维性被膜。

肺组织胞浆菌病的临床特征与治疗要点见表 24-7-7。

表 24-7-7 肺组织胞浆菌病的临床特征与治疗要点

疾病	临床特征	胸部影像	抗真菌治疗		
			指征	药物	疗程
APH	恶寒、发热、气急、胸痛、关节炎、关节痛、结节性红斑,持续 1~2 周。似 CAP	弥漫性双侧斑片状影,肺门和纵隔淋巴结增大	轻度:否 中度:是 重度:是	不需要 ITZ AMB 强化+ITZ 维持	12 周 12 周(总)
SPH	症状同 APH 但较轻微,持续数周至数月	局限性、斑片状影,肺门和纵隔淋巴结增大	病程<1 个月:否 病程≥1 个月:是	不需要 ITZ	6~12 周
CPH	发热、气急、咳嗽、胸痛、盗汗、消瘦,持续数月至数年。似肺结核	空洞、纤维化、肺体积缩小,胸膜增厚,上叶最常受累。肺门和纵隔淋巴结不增大,有钙化	是	ITZ	1~2 年,直至放射学病灶不再改善

注:APH,急性肺组织胞浆菌病;SPH,亚急性肺组织胞浆菌病;CPH,慢性肺组织胞浆菌病;CAP,社区获得性肺炎;ITZ,伊曲康唑;AMB,两性霉素 B。

2. 纵隔组织胞浆菌病

（1）纵隔淋巴结炎(mediastinal adenitis,MA):或称为纵隔淋巴结病,年轻人(<20 岁)较多见,可伴发于急性或亚急性肺组织胞浆菌病,炎性肿大的淋巴结可压迫邻近的结构,引起胸痛、慢性咳嗽、肺不张、吞咽困难或上腔静脉阻塞。儿童气道更小且更柔软,发生气道压迫的风险更高。大部分患者无症状,常在胸部影像学检查时偶然发现。PET 扫描不易鉴别肺癌与 MA。活检病理显示为肉芽肿伴或不伴有钙化。血清或尿液组织胞浆菌抗原或血清抗体阳性有助于诊断。CT 扫描可区分 MA 与纵隔肉芽肿,前者为密度均匀的同质性实性淋巴结,后者为密度不均匀的异质性坏死性淋巴结。

（2）纵隔肉芽肿(mediastinal granuloma,MG):亦称肉芽肿性纵隔炎,纵隔淋巴结感染后发生肉芽肿性炎症和坏死,形成混合性的坏死性淋巴结肿块包裹在一层薄的纤维

被膜内,常位于气管旁或气管隆突下,可达 10cm 大小。坏死可为干酪样,坏死物中有时可见组织胞浆菌酵母。部分患者无症状,通过胸部 X 线检查偶然发现。也可压迫周围组织引起相应症状,这些症状可见于组织胞浆菌病的早期,也可在感染后数月作为首发症状出现。此外,可在坏死的淋巴结与邻近气管、食管之间形成瘘管,如果进行纵隔镜手术,瘘管可进入手术通路。坏死物可通过瘘管排至受累器官。新的瘘管形成、肉芽肿进一步增大或发生二重感染时,可出现发热等全身症状和胸痛。CT 扫描病灶呈异质性,但需要活检以鉴别 MG 与其他引起坏死性肉芽肿的疾病。曾经认为 MG 会进展为纵隔纤维化,但迄今没有相应证据。

（3）纵隔纤维化(mediastinal fibrosis,MF):又称为纤维性纵隔炎,在组织胞浆菌感染后多年才发生,罕见,80%以上见于 20~40 岁的患者,男女发病率相仿。MF 患者无活动性感染的表现,病变组织中可见真菌,而培养与抗原检测一般

阴性,但组织胞浆菌素皮试和血清学试验常阳性,提示既往感染了组织胞浆菌。因此认为,MF是纵隔组织对残留的组织胞浆菌抗原产生过度的免疫反应所致。

MF比MG更易引起阻塞性并发症,阻塞部位包括上腔静脉、气道、肺动脉、肺静脉、食管等。常见的症状有咳嗽、呼吸困难、咯血和胸痛等。约1/3的病例出现进行性的右心衰竭和呼吸衰竭。肺静脉阻塞的临床表现似二尖瓣狭窄,肺动脉阻塞的患者肺通气-灌注扫描可显示血流减少,对于需外科手术者应做肺动脉或肺静脉造影。气道阻塞、血管损伤和组织坏死可损害肺实质而引起反复的严重咯血,气

道阻塞患者常反复发生肺炎。此外,MF还可累及胸导管、喉返神经或心房。

胸部X线检查常仅有气管隆突下或上纵隔增宽,胸部HRCT加增强扫描可明确纵隔异常的程度和范围。15%~20%的病例有肺门或气管旁淋巴结受累,约30%累及隆突下淋巴结。淋巴结常见钙化。

组织病理学检查提示纤维化,但特异性不高,而且组织活检过程可引起严重的并发症,因此MF的诊断不要求组织病理学证据。

纵隔组织胞浆菌的临床特征与治疗要点见表24-7-8。

表24-7-8　纵隔组织胞浆菌的临床特征与治疗要点

| 疾病 | 临床特征 | 胸部CT | 病理特征 | | | | 治疗 | |
			肉芽肿	坏死	瘘管	钙化	指征	方法
MA	早期并发症。常无压迫症状,常轻微	同质性纵隔肿块	有	无	无	无	有压迫症状或免疫抑制	糖皮质激素（递减）和ITZ 6~12周
MG	早期或后期并发症。常常无压迫症状,常轻微	异质性纵隔肿块	有	有	有	早期无,后期有	有压迫症状或瘘管形成	手术（部分切除、坏死清创术、瘘管修补）和ITZ 6~12周
MF	后期并发症,有中度至严重压迫症状	同质性纵隔肿块,阻塞周围结构	有或无	无	无	有	有压迫症状	支气管动脉栓塞术、血管支架、外科手术（病死率高）,不建议抗真菌药物治疗

注:MA,纵隔淋巴结炎;MG,纵隔肉芽肿;MF,纵隔纤维化;ITZ,伊曲康唑。

3. 组织胞浆菌病的其他表现

（1）支气管结石和气管食管瘘:偶见于组织胞浆菌病的愈合期。淋巴结和肺部肉芽肿在愈合过程中可钙化,这些钙化的结节可侵蚀气管与支气管并从气道排出,患者可咳出小石块、碎石或沙状物。常引起咯血,严重病例可出现危及生命的大咯血。也可阻塞支气管,导致阻塞性肺炎。偶尔钙化的淋巴结可侵蚀气管后壁与食管壁,导致气管食管瘘。在钙化的结节内真菌染色可发现病原菌,但培养常阴性。大咯血、反复发生阻塞性肺炎或需要修补气管食管瘘的患者应考虑外科手术。

（2）心包炎:和风湿样症状类似,也大多因免疫反应所致。急性组织胞浆菌病患者5%可出现心包炎,但PDH并发心包炎罕见。主要症状为胸痛,查体有心包摩擦音或心包积液的表现,胸部X线片可见心影增大,心电图有ST段改变,超声心动图可显示心包增厚或积液。40%的患者因心包积液而致血流动力学异常。抗炎药物治疗效果良好,但尚无证据表明对急性组织胞浆菌病伴发的心包炎予抗真菌药物能加速康复。大量心包积液引起血流动力学障碍的患者可用糖皮质激素治疗或心包引流,激素的疗程不超过2周,对于免疫抑制者或PDH患者不建议使用激素。心包炎的预后较好,长期随访罕有发展为缩窄性心包炎者。

（3）眼部病变:组织胞浆菌病的眼部病变是指一种累及黄斑并引起视力减退的脉络膜炎,但并非PDH的眼部播

散。这类患者的眼组织中未发现组织胞浆菌,仅因其组织胞浆菌素皮肤试验呈阳性反应而推测是组织胞浆菌病的眼部损害。目前认为,组织胞浆菌是否为这种眼病的病因尚缺乏确切依据。

（4）组织胞浆菌病和结节病并存:结节病的病因未明,其临床表现与组织胞浆菌病有许多相似之处。结节病常常根据肺部浸润伴肺门和/或纵隔淋巴结肿大等胸部X线表现、病变组织呈非干酪样肉芽肿和结核菌素皮肤试验阴性来诊断,但这些诊断依据并无严格的特异性,组织胞浆菌病也可符合这些特征,因此易相互误诊。此外,两者均可有结节性红斑、肝酶升高、脾大、血管紧张素转换酶（ACE）升高等。某些结节病患者血清抗组织胞浆菌抗体滴度升高,提示结节病与组织胞浆菌病可以并存,而且组织胞浆菌病也可以是引起结节病的触发因素。组织胞浆菌病误诊为结节病时,会导致不恰当的糖皮质激素治疗,这是引起播散性感染的潜在危险。因此,在组织胞浆菌病的流行区,开始对结节病用糖皮质激素治疗前应排除组织胞浆菌病。

4. PDH

PDH少见。据报道,约2 000例急性组织胞浆菌感染者中只有1例进展为PDH。AIDS、器官移植、使用免疫抑制剂等免疫抑制患者是高危人群,发生PDH的概率比非免疫抑制患者高10倍以上。年龄超过55岁者和婴幼儿亦易患PDH。无明确危险因素的患者发生PDH时提示有潜在的免疫缺陷,例如$CD4^+$T淋巴细胞减少、常见变异型

免疫缺陷病、高 IgE 综合征(Job 综合征)和 IL-12 或干扰素-γ 通路缺陷等。

发热和体重下降是最常见的症状,常为高热。严重病例可有休克、呼吸窘迫、肝肾衰竭及凝血障碍,疾病的终末期可发生弥散性血管内凝血(DIC)。体格检查常可发现肝、脾肿大。70% 的患者胸部 X 线检查异常,常表现为两肺弥漫性间质浸润或网状结节状浸润,也可为肺部斑片状浸润,而空洞罕见。20% 有纵隔淋巴结肿大。实验室检查一般有贫血、白细胞减少和血小板减少,提示骨髓受累;碱性磷酸酶和乳酸脱氢酶(LDH)升高较常见,前者提示可能有肝脏受累,AIDS 患者 LDH 明显升高往往提示 PDH;高钙血症罕见。骨髓和其他易受累的组织活检可见巨噬细胞聚积并有酵母寄生。

PDH 广泛累及网状内皮系统(肝、脾、骨髓)。较常见的播散部位还有口咽部、胃肠道黏膜和皮肤。口咽部、舌、喉部常发生溃疡或形成肉芽肿。胃肠道从口腔至肛门的任何部位均可受累,但最常累及回盲部,形成溃疡或息肉样包块,易误诊为结肠炎或恶性肿瘤。皮肤损害可表现为红斑、斑丘疹、脓疱性坏死、色素沉着和漏斗状皮损等。

5%~20% 病例出现中枢神经系统受累,主要引起脑膜炎或局灶性脑损害,罕见脊髓感染。尸解发现,80%~90% 的病例有肾上腺受累,但只有少数发生肾上腺皮质功能不全。其他罕见的表现有脉络膜视网膜炎、胸膜炎、心包炎、心内膜炎、心肌炎、腹膜炎、胰腺炎、胆囊炎、脂膜炎、乳腺炎、肾炎、前列腺炎、附睾炎及阴茎和阴道受累等。

PDH 常进展较快,但有时也可缓慢进展,病程可达数月,称慢性进行性播散性组织胞浆菌病(chronic progressive disseminated histoplasmosis),其为 PDH 的一个特殊类型,主要见于无明显免疫抑制的老年人或存在特定的细胞免疫缺陷的患者,巨噬细胞不能有效地杀灭组织胞浆菌,不经过治疗无生存可能。

(五)辅助检查

1. 一般实验室检查 血常规检查多数患者有贫血和血小板减少,严重者可有白细胞减少,一般无白细胞升高。肝功能异常较常见,主要是转氨酶升高。肝功能损害多数为可逆性,随着病情的缓解而恢复正常。血清 LDH 升高可作为判断病情的指标之一。部分患者有血清 ACE 升高。

2. 诊断性实验室检查 组织胞浆菌病的诊断性实验室检查主要包括真菌培养、细胞学和组织病理检查、抗原检测、血清抗体检测、聚合酶链反应(PCR)方法和皮肤试验等。

(1)真菌培养:组织胞浆菌在自然环境中的生存能力很强,标本可以邮寄,但应避免高温。由于患者常常间隙排菌,因此需连续 6 天留取痰标本,每次留痰宜在早晨患者醒后立即进行。无痰时可采取诱导痰的方法,或经纤维支气管镜刷检、灌洗和活检来获取标本。PDH 患者可取血、骨髓、皮肤、肝脏等标本。

真菌培养是诊断组织胞浆菌病最可靠的方法,但组织胞浆菌生长缓慢,培养通常需时 4 周,限制了其临床应用,尤其是对于病情严重需快速做出诊断的患者培养的诊断价值较小。25℃ 左右培养时为菌丝相,大型齿轮状分生孢子具特征性,但瘤孢属也产生类似的分生孢子,鉴别困难者可采用 DNA 探针、核酸测序等分子诊断技术。37℃ 培养转为酵母型。常用的培养基为沙保培养基,需加入适量放线菌酮,Smith 等介绍,使用磷酸盐酵母浸膏培养基接种后加入微量浓氨水,可明显提高培养的阳性率。

阳性率较低也是真菌培养的缺陷之一。PDH 或慢性肺组织胞浆菌病培养阳性率相对较高,可达 50%~85%。骨髓或血培养对 PDH 最有价值,阳性率超过 75%。如果多次送检,慢性肺组织胞浆菌病患者中有 60%~85% 可在痰液或经支气管镜留取的标本中分离出病原菌。其他类型的组织胞浆菌病培养的阳性率只有 10%~15%。

菌丝相组织胞浆菌培养须在生物安全工作橱中由经过训练的技术人员操作,并采取适当的防护措施。

(2)细胞学和组织病理学:患者的骨髓、痰液及末梢血片等标本均可直接涂片镜检,骨髓中较易发现病原菌,若形态典型可确诊。

组织胞浆菌病的组织病理学改变与结核病很相似,只有发现病原菌才有诊断意义。治愈后患者的纵隔淋巴结或肺组织中可有无活力的组织胞浆菌持续存在,因此,发现病原体并不能确定为活动性感染,需要结合临床来判断。组织病理学检查能快速诊断,但其敏感度比培养或抗原检测低,只有不到 50% 的培养和/或抗原阳性患者真菌染色阳性。病理标本可取自支气管黏膜、肺组织、淋巴结、肝脏、骨髓等,播散性患者首选骨髓活检,血小板减少者肝活检应慎重。常规 HE 染色假阳性率较高,因此最好直接用银染色法或 PAS 等特殊染色法。镜下所见典型的酵母相组织胞浆菌为圆形或卵圆形,直径为 2~4μm,菌体周围有一层空隙似荚膜。可见发芽,芽基窄小。免疫正常患者酵母常存在于肉芽肿内的组织细胞中,PDH 患者酵母常散布在感染器官的组织细胞中。病原体数量稀少时易被忽视。

组织胞浆菌需与光滑假丝酵母、新型隐球菌、皮炎芽生菌、肺孢子菌、鼠弓形虫、利什曼原虫等真菌和寄生虫鉴别,有时染色伪迹也可误判为组织胞浆菌。对于从形态学上难以做出精确诊断的不典型病例,可采用免疫组织化学法和/或分子生物学技术来鉴别。

(3)抗原检测:检测体液中的组织胞浆菌半乳甘露聚糖抗原有早期诊断价值,且适用于免疫抑制患者。抗原检测阳性提示活动性感染,特异性高。假阳性率低,交叉反应最常见于芽生菌病、马内菲青霉病和副球孢子菌病,也见于 10% 的球孢子菌病,曲霉病罕见。兔抗胸腺细胞球蛋白治疗、血清中存在类风湿因子可致血清抗原检测出现假阳性反应。

PDH 或急性肺组织胞浆菌病患者抗原阳性率最高,达 80%~95%。亚急性或慢性肺组织胞浆菌病患者抗原阳性率较低。尿液和血清同时检测时,可提高阳性率。急性肺组织胞浆菌病患者同时检测尿液和血清抗原的阳性率为 83%,而其中仅有约 1/3 的患者血清抗原阳性。75% 的组织胞浆菌脑膜炎患者的脑脊液(CSF)中及 90% 的慢性肺组织胞浆菌病或 PDH 伴弥漫性肺部病变患者的支气管肺泡灌洗液(BALF)中可检出抗原。抗原检测可用于监测治疗反应。

(4)血清抗体检测:常用的试验方法主要有补体结合(complement fixation,CF)试验、免疫扩散(immunodiffusion,ID)试验和酶免疫测定。一般要在感染后 4~8 周才产生高水平的血清抗体,数月后达高峰。而在此期间,患者或已痊愈,或因病情恶化而需要其他侵入性的诊断方法。随着组织胞浆菌病的康复,抗体水平缓慢下降并可因复发而升高,但抗体检测对于监测病情的意义不大。单次感染后低水平的抗体滴度可维持数月至数年。

CF 试验滴度≥1:8 为阳性,但此时诊断价值不大,单份血清抗体滴度明显升高(≥1:32)或双份血清滴度升高 4 倍以上则高度提示近期感染。阴性不能排除诊断,30%急性组织胞浆菌和 50% PDH 患者 CF 试验可为阴性。慢性肺组织胞浆菌病滴度常为 1:8 或 1:16,且在观察期间不继续升高。ID 试验的敏感性稍低而特异性高于 CF 试验,ID 试验可检出 H 和/或 M 沉淀素带,H 带检出率不到 25%,常在感染后 6 个月内清除,M 带出现于 75%的患者,可持续数年。联合应用 ID 和 CF 试验,能提高诊断敏感性。

血清学试验是目前临床常用的初筛试验,结果的判断须结合临床,因为血清抗体阳性可以是既往感染、近期做组织胞浆菌素皮试或其他真菌感染产生的交叉反应所致,而免疫功能抑制的患者可呈阴性结果。一般认为,组织胞浆菌病流行区血清抗体检测的诊断价值低,实际上重流行区的健康居民血清抗体检测的阳性率并非想象的那么高,ID 试验 M 沉淀素阳性率为 0.5%,5%的健康个体 CF 试验滴度为 1:8 或 1:16,10%酶免疫测定阳性。

(5)PCR 方法:采用普通 PCR、实时 PCR(real-time PCR)和巢式 PCR 等方法检测组织和体液标本均有研究,但临床价值仍有待进一步评价。PCR 方法诊断组织胞浆菌病的敏感性不高,据报道,6 例培养阳性的 BALF 标本中仅 2 例(2/6)PCR 阳性;抗原阳性和培养阳性的尿标本中 PCR 检测阳性率不到 10%;抗原阳性的 BALF 标本 PCR 阳性率 22%。

(6)组织胞浆菌素皮肤试验:组织胞浆菌素皮试的意义和方法与结核菌素纯蛋白衍生物(PPD)皮试相似,在皮试后 48~72 小时观察结果,以红肿硬结≥5mm 为阳性。皮试用的抗原有两种,即菌丝相和酵母相组织胞浆菌素。两者敏感性和特异性相仿,但后者不引起 CF 试验抗体滴度改变,而且交叉反应较少。皮炎芽生菌和球孢子菌等真菌可致假阳性结果。

皮试阳性提示曾受过或正在受组织胞浆菌感染,是一个有用的流行病学调查工具。流行区健康人群中阳性率高达 50%~80%,因此组织胞浆菌素皮试仅对于非流行区患者有一定诊断价值。一般在感染后 2~3 周皮试出现阳性,维持数年逐渐消退,重复感染可再出现阳性或阳性反应增强。PDH 患者和有严重基础疾病者,可因 T 淋巴细胞功能障碍而使皮试呈假阴性结果。因此,阴性的皮肤反应也不能排除诊断。鉴于其诊断价值较小,目前已无商用的皮试试剂。

常用诊断方法诊断不同类型组织胞浆菌病的敏感度见表 24-7-9。

表 24-7-9 常用诊断方法诊断不同类型组织胞浆菌病的敏感度/%

方法	PDH	APH	SPH	CPH
抗原	92	83	30	88
抗体	75	64	95	83
病理	76	20	42	75
培养	74	42	54	67

注:PDH,进行性播散性组织胞浆菌病;APH,急性肺组织胞浆菌病;SPH,亚急性肺组织胞浆菌病;CPH,慢性肺组织胞浆菌病。

(六)诊断

1. 诊断 组织胞浆菌病在流行区很常见,非流行区亦常有散发病例。对于疑似病例,如发热性疾病原因不明或发热伴肝脾肿大、贫血和肺部病变者,肺结核病久治不愈者,特别是来自流行区的患者,应提高警觉性,进行相关检查。若真菌培养阳性,可以确诊。组织病理学或骨髓细胞学检查发现真菌也是较可靠的诊断依据,但需注意与其他病原体鉴别,有条件者可行组织胞浆菌抗原检测。

2. 鉴别诊断

(1)急性与亚急性肺组织胞浆菌病:临床与影像学表现可与支原体肺炎、衣原体肺炎和军团菌肺炎相似。此外,还需与某些细菌性肺炎和病毒性肺炎及球孢子菌病、皮炎芽生菌病等真菌病的急性期相鉴别。

(2)慢性肺组织胞浆菌病:慢性肺组织胞浆菌病应与以下疾病鉴别。

1)肺结核病与非结核分枝杆菌感染:慢性肺组织胞浆菌病与肺结核在临床、X 线表现及病理改变等方面均极为类似,很容易误诊。鉴别有困难时,应及早做肺活检组织病理学检查(真菌染色与抗酸染色)、血清学检查和真菌培养。

2)结节病:组织胞浆菌病也常常表现为多脏器受累、形成非干酪性肉芽肿、血清 ACE 升高和 PPD 皮试阴性等。此时,应注意与结节病相鉴别。鉴别的主要依据是流行病学史、血清学试验和组织培养。

3)肺癌:组织胞浆菌瘤或肺部结节与肺癌不易鉴别,若通过血清学试验、活检组织病理检查、真菌培养等方法仍不能鉴别时,则应手术切除。

4)其他病原性真菌病:皮炎芽生菌病、球孢子菌病、副球孢子菌病和孢子丝菌病的肺部表现可类似慢性肺组织胞浆菌病,应注意鉴别。

(3)PDH:马尔尼菲篮状菌、利氏曼原虫和弓形虫等感染也可引起肝脾肿大等全身表现,容易与 PDH 混淆。

(七)治疗

根据组织胞浆菌病的临床类型、病情严重程度和基础免疫状况选用不同的治疗方案,肺组织胞浆菌病和纵隔组织胞浆菌病的治疗要点见表 24-7-7、表 24-7-8。

急性肺组织胞浆菌病通常不需抗真菌药物治疗,可自愈。病情较严重、胸部影像学两肺弥漫性浸润患者应给予治疗,可单用伊曲康唑治疗,疗程不短于12周;更严重的患者可先静脉用两性霉素B诱导治疗1~2周,然后给予伊曲康唑巩固治疗,总疗程为12周。

亚急性肺组织胞浆菌病也常为自限性,不需要治疗。病程超过1个月者建议伊曲康唑治疗6~12周。

肺部结节的处理更重要的是排除恶性肿瘤,鉴别困难时可考虑手术切除。偶然发现的单纯肺部结节,不需要抗真菌治疗。

慢性肺组织胞浆菌病建议给予伊曲康唑治疗,疗程为1~2年以减少复发的风险,治疗过程中需要每4~6个月复查一次胸部CT或胸部X线片,随访过程中只要影像学仍在改善,就应继续治疗。伊曲康唑治疗2周后需监测血药浓度,此后在伊曲康唑剂量或剂型改变、使用可能影响伊曲康唑代谢的其他药物或疑似药物不良反应时,均应监测药物浓度。这类患者同时也是肺癌的高危人群,如果在治疗过程中或治疗后出现新的病灶,应考虑肺癌的可能。

无症状的MA不需治疗。有气道或食管压迫症状的患者,糖皮质激素治疗可使肿大的淋巴结缩小而缓解症状,接受激素治疗的患者宜同时给予伊曲康唑抗真菌治疗以减少播散的风险。

无症状的MG患者也不需要治疗。有症状者可手术切除病变部分、清除坏死物,或行瘘管修复术,常需联用伊曲康唑治疗6~12周。但没有证据表明抗真菌治疗可改变MG患者的病程。

不建议对MF患者给予抗真菌治疗,针对其可能的发病机制——过度免疫反应进行干预或许有益,如利妥昔单抗(rituximab)治疗值得进一步研究。当前治疗的重点是处理MF的并发症,包括放置血管或气道支架以改善阻塞,反复或严重咯血者行支气管动脉栓塞术。由于在纤维化的纵隔中组织结构扭转、变形并有丰富的侧支循环,外科手术风险高(病死率>20%),仅用于病情严重者。

免疫抑制患者罹患组织胞浆菌病时,即使没有播散的证据,也应视为PDH,伊曲康唑治疗至少12个月,如果患者的免疫抑制不能缓解,可能需要终身治疗。

PDH如果不治疗常致命,应对所有患者积极地抗真菌治疗,同时应采取措施逆转或改善患者的免疫缺陷。建议先给予脂质体两性霉素B强化治疗1~2周,随后伊曲康唑维持治疗1年,直至抗原血症和抗原尿症(antigenuria)消失。轻症患者可单用伊曲康唑治疗至少1年。在治疗过程中,应监测伊曲康唑血药浓度,并在开始治疗当时、治疗后2周、4周,其后每3~4个月监测一次血液和尿液抗原水平直至停药后6个月。治疗中临床恶化可能提示治疗失败,也可能是免疫重构炎症反应综合征(immune reconstitution inflammatory syndrome, IRIS)所致。考虑IRIS的依据包括:患者依从治疗,三唑类抗真菌药血药浓度在合适范围,治疗后尿抗原和/或血抗原水平降低,真菌培养阴性(不管组织中是否有组织胞浆菌酵母存在),强化治疗或更改抗真菌药物无效,免疫抑制剂治疗后病情改善。

具有抗组织胞浆菌活性,用于补救治疗的可选药物包括氟康唑、伏立康唑、泊沙康唑和艾沙康唑。临床研究表明,氟康唑治疗失败率高于伊曲康唑,伏立康唑对组织胞浆菌的最小抑菌浓度(MIC)升高,而泊沙康唑MIC值较低。艾沙康唑的结构与氟康唑和伏立康唑相似,治疗组织胞浆菌病的经验有限。因此,泊沙康唑是主要的备选药物。

组织胞浆菌脑膜炎,建议脂质体两性霉素B治疗4~6周,随后伊曲康唑治疗至少1年,直至CSF正常包括抗原水平恢复正常,CSF不能恢复正常或复发的患者可能需要终身治疗。尽管CSF中伊曲康唑的浓度低而氟康唑浓度较高,但氟康唑的抗组织胞浆菌活性不如伊曲康唑,且治疗实验性脑膜炎的疗效更差。伏立康唑和泊沙康唑对组织胞浆菌脑膜炎的疗效尚不清楚。

附: 非洲型组织胞浆菌病

本病的流行区在非洲(北至撒哈拉沙漠,南至喀拉哈里沙漠),故称非洲型组织胞浆菌病,日本和国内均曾报道可疑病例;病原菌为组织胞浆菌的杜波变种,亦称杜波组织胞浆菌病。

组织胞浆菌杜波氏变种的真菌学特征:菌体形大,为12~15μm大小的厚壁酵母细胞,细胞内可见类脂质小滴。尿素试验阴性,可在24~96小时内液化明胶。

非洲型组织胞浆菌病的病理与临床特征:①病理改变为肉芽肿性及化脓性损害,可见大量巨细胞(直径为200μm或更大)聚集,菌体在巨细胞内而不在组织细胞内;②主要侵犯皮肤、皮下组织、淋巴结和骨骼等;③肺部侵犯远比美洲型组织胞浆菌病少见,主要呈慢性进行性空洞性损害,急性肺部感染尚无报道;④局限型的皮肤、皮下组织损害可自愈;⑤播散型易波及骨骼及骨髓,而肝、脾播散则少见。

治疗与美洲型组织胞浆菌病相似,严重患者需要使用两性霉素B。

(赵蓓蕾 施毅)

九、肺放线菌病与肺诺卡菌病

放线菌属原核生物中的厚壁细胞门,但因其同时具有细菌与真菌的特性,也称为非典型真菌,本书将同属于肺放线菌属的肺放线菌病与肺诺卡菌病放在肺部真菌病中来叙述。

(一)肺放线菌病

1. 定义 放线菌病(actinomycosis)是由放线菌属中某些种属引起的一种慢性化脓性肉芽肿性疾病,因其临床与病理表现与真菌病很相似,故多收录于真菌病中。其影像学特征为多发性结节、团块影、脓肿、瘘管、窦道及广泛纤维化。临床表现缺乏特征性,病程进展较缓慢,早期确诊比例低。患者多存在不良口腔卫生习惯的个人史,这是临床诊断的重要线索。在其脓液中和瘘管壁可检出坚硬的硫磺颗粒或革兰氏染色阳性纤细分枝菌丝组成的团块。本病好发于面、颈、胸、腹及皮肤等处,血行和淋巴结播散罕见。肺放线菌病、颈面部放线菌病及腹部放线菌病被列为本病的三大最常见类型,其中肺放线菌病约占15%。

1857年Lebert首先报道一例放线菌病。1877年报道一例牛的类似疾病,Harz将引起该病的病原菌命名为牛型放线菌(Actinomyces bovis)。这使得人们曾误认为放线菌病更常发生于农村,并通过咀嚼稻草而患病。现已明确牛型放线菌与人的患病无关。1878年Israeli在尸体解剖的基础上对人放线菌病首次做了明确报道。1年后,该菌株从人体中分离出来,并以"Israeli"的名字命名为"以色列放线菌(Actinomyces israelii)"。1882年,Ponfick首次报道了胸部放线菌病。1910年,Lord证实以色列放线菌可在正常人的牙齿、扁桃体等处存在。此后,放线菌病在世界各地均有报道。同时,随着病原学检测技术的提高,尤其是分子学检测技术(如mNGS)的推广,临床报道病例增多,与疾病相关的菌种种类也多样化。我国于1904年首次在宜昌发现本病,随后在全国各地均有发现。然而,在很长一段时间内,由于没找到放线菌病的特效治疗方法,其病死率高。但随着青霉素的广泛应用,放线菌病的病死率呈明显下降的趋势,且预后较前显著改善。

2. 病原学 放线菌(Actinomyces)的命名源于希腊语aktis(射线)和mykes(真菌),因为它们可在组织中形成颗粒中,且菌丝呈放射状排列。由于放线菌病和真菌病在临床和病理上具有多种相似之处,故传统上,通常将放线菌病放在真菌病中叙述。然而,放线菌具有发育良好的菌丝和孢子,其仍属于原核生物的范畴,主要原因包括:①菌丝多无隔,呈单细胞结构;②菌丝和孢子内无形态固定的细胞核,只有核质体分散在细胞质中,核质体的主要成分为DNA,而无真核生物染色体特有的组蛋白成分;③细胞质中无线粒体、叶绿体等细胞器;④细胞壁化学成分类似于细菌而异于真菌;⑤对溶菌酶和抗菌药物敏感,而对抗真菌药物耐受。

按1978年Gibons和Murry的分类系统,放线菌属归于原核生物界-厚壁细菌门-放线菌纲-放线菌目-放线菌科这一体系。引起放线菌病的病原菌有放线菌属的人型放线菌即以色列放线菌(Actinomyces israelii)、牛型放线菌(Actinomyces bovis)、赖氏放线菌(Actinomyces naeslundii)、戈氏放线菌(Actinomyces. gerencseriae)、龋齿放线菌(Actinomyces dentocariosus)和黏液放线菌(Actinomyces viscosus),以及丙酸杆菌属(Propionibacterium)中的丙酸丙酸杆菌(Propionibacterium propionicum)。其中,以色列放线菌是人类中最常见的放线菌病原体,约占70%,其他有赖氏放线菌、黏液放线菌和戈氏放线菌。而牛型放线菌只引起动物感染。需注意的是,放线菌病通常是混合性感染,其伴行感染的细菌一般来自口腔或胃肠道与放线菌并存的菌群(表24-7-10)。

表24-7-10 常见致病性放线菌的鉴别和鉴定

项目	以色列放线菌	牛型放线菌	赖氏放线菌	丙酸蛛网菌	戈氏放线菌
需氧性	厌氧/微需氧	厌氧/微需氧	厌氧/微需氧	厌氧/微需氧	厌氧/微需氧
镜检	分枝类白喉样菌丝,细长	分枝类白喉样菌丝,短	短分枝的菌丝,杆菌或球菌样	短,分枝杆菌样菌丝	分枝杆菌样菌丝
培养:血标本、呼吸道标本、组织标本					
硫乙醇酸盐肉汤	清晰	混浊	混浊	清晰	–
脑心浸液琼脂	菌落始呈蜘蛛状,7~10天后为臼齿状	菌落开始扁平、圆形、光滑,7天后表面隆起	菌落开始致密,7天后隆起	菌落开始蛛网状,7天后圆形隆起	菌落开始颗粒状,7天后圆锥状
产生蛛网酸	–	–	–	+	–
液化明胶	±	–	–	早期–,后期+	–
水解淀粉	–/±	+++	–/±	–/±	+++
硝酸盐还原	80%+	–	90%+	+	–
发酵试验:					
葡萄糖	+	+	+	+	+
甘露醇	+	–	–	+	+
木糖	+	–	–	±	+
棉子糖	+	–	–	+	–
触酶试验	–	–	–	–	–

放线菌属为一类严格的或兼性厌氧菌。不生孢,不能活动。不能在体外生存,常寄生于人体口腔、牙齿、扁桃体隐窝内。在大多数标本和培养中,这些细菌端端相连,组成纤细的串珠状、分枝状细丝。在人工培育条件下,一株成熟的放线菌由营养菌丝体、气生菌丝体、孢子、孢囊等组成。如寄生在宿主体内或液体发酵培养时,多数只有营养菌丝体而无气生菌丝体和孢子,生长为多形性的杆菌样。在组织内形成颗粒,故受放线菌侵蚀的组织脓液中可发现菌丝缠结成的颗粒,该颗粒色黄、质硬,核心由菌丝缠结而成,菌丝向四周放射状排列,常呈黄色或棕色,故称"硫磺颗粒",细菌也因此得名放线菌。值得一提的是,临床实际中典型的"硫磺颗粒"形态并不易发现,而且放线菌因 PAS 和六胺银染色常为阳性,病理上与念珠菌等其他真菌可混淆。

3. 流行病学　放线菌病在全世界均有发病。任何年龄均可被感染,但 10 岁以下的儿童少见,多数病例为 15~35 岁。男性较女性多见,约为女性的 2 倍。该病既非多发也不罕见,美国疾病控制中心每年报道的病例数在 100 例以下。但这些感染不容易被临床医师所识别,而且细菌生长慢,故其真正的发生率比实际报道的要高得多。确切的发病率尚不明确。放线菌病的发生无气候、地域、种族或职业等方面的差异。该病无明显传染性。很多动物亦可发生放线菌病,但迄今人与人、人与动物、动物与动物之间尚未见直接接触传染的报道。除牛型放线菌外,其他一些放线菌均为口腔正常菌群,常见于牙垢、龋齿、牙周脓肿和扁桃体隐窝内。自然界的土壤、蔬菜和植物中没有分离出,故一般认为该病是内源性疾病。病原菌常自口腔破损处进入人体,引起发病。口腔卫生不良、拔牙是引起该病的主要诱发因素。

4. 发病机制与病理改变　放线菌常寄生于口腔中的隐蔽部位,包括牙龈裂隙、噬菌斑和扁桃体隐窝。尤适于在无氧条件下失活的组织内生长。放线菌属一般不会侵犯免疫功能正常者,故在正常人体内寄生的放线菌一般并不引起疾病。但当机体全身或局部抵抗力降低或黏膜表面破损,尤其是同时伴有其他需氧菌感染而有利于厌氧性的放线菌生长时,则可引起放线菌病。放线菌病可以限于局部,也可蔓延致颜面、颅脑等邻近组织。放线菌病具有穿透组织的特性,正常的组织屏障不能限制病情的扩展,病菌通常是由局部通过窦道向周围蔓延侵犯皮肤、皮下组织、肌肉、筋膜、骨骼及内脏,而不是经淋巴管播散,故常可于原发损伤部位以外的意想不到的位置发现瘘或脓肿。

牙病和扁桃体炎患者因其周围组织有病变和放线菌的大量存在而易患颌面部的放线菌病,颌面部的疾病常可传至颈或纵隔,部分可导致颌面部的骨质破坏。胸部放线菌病通常发生于吸入口腔中放线菌脓液而患病。酗酒或麻醉可引起会厌反射功能低下,营养不良可引起口腔内放线菌吸入呼吸道,二者均为致病的易感因素。此外,胸壁放线菌病可来源于面颈部放线菌病灶的下行感染,亦可为腹部,尤其是肝放线菌病灶通过横膈而上行蔓延所致。纵隔放线菌病可由面部或肺部感染的蔓延而致。口腔内放线菌被吞服后,沿消化道破损处或经腹部外伤伤口处逸入组织,就可发生腹部放线菌病。原发性尿路感染常见于子宫内存在异物

的妇女,尤其是宫内避孕器置入者。女性生殖器官也可继发于腹部放线菌的感染。极少数患者因有明显的免疫缺陷和/或感染的放线菌致病性较强时,可引起严重的血性播散,甚或出现中枢神经系统放线菌病。

宿主免疫缺陷者发生放线菌病已有报道,但与诺卡菌病不同,在免疫损伤的宿主中,放线菌通常不是机会致病菌,在获得性免疫缺陷综合征患者中,也很少有全身性放线菌病的病例。

在放线菌病损害中往往同时存在着其他细菌感染,称为伴行细菌。这是因为组织内其他化脓性细菌的感染有助于厌氧的放线菌生长,而且伴行细菌常通过分泌胶原酶和透明质酸酶而对病变的扩展起到协同作用。伴行细菌一般来自口腔或胃肠道与放线菌并存的菌群,主要包括:伴放线凝聚杆菌(*Aggregatibacter actinomycetemcomitans*)、啮蚀艾肯菌(*Eikenella corrodens*)、二氧化碳噬纤维菌(*Capnocytophaga*)、拟杆菌(*Bacteroides*)、梭形杆菌、葡萄球菌、链球菌和肠杆菌目细菌等。

病理改变一般为泛发性慢性化脓性炎症和纤维化过程。原发病灶内有大量细胞浸润,产生大小不等的致密结节。病变组织软化后形成多发性脓肿和窦道,以及纤维组织增生和瘢痕形成。典型的病理损害为由显著纤维变性组织所包绕的脓肿。脓液常为白色或黄色,无特殊气味。恶臭性脓液则提示存在其他厌氧菌的混合感染。沿筋膜面、肌肉表面常形成深在性窦道。病变呈匍行性,一面结疤痊愈,一面向周围扩展。常可侵犯骨骼,尤以脊柱肋骨为多,可有骨质溶解和骨膜反应。在肺部可产生实变伴有或不伴有 X 线片上明显的脓肿。原发性肺放线菌病主要表现为多发性脓肿、支气管扩张、胸膜和肺黏连、胸膜增厚,还可见支气管瘘、肺气肿和肺大疱、纤维样变、积脓,有少数病例可累及心包。

显微镜下观察,各组织内均为多发性脓肿、窦道、肉芽增生和纤维样变为主。早期病灶中央有大量放线菌,周围为以中性粒细胞为主形成的多发性脓肿。脓肿内可查到"硫磺颗粒",颗粒周围有单核细胞及多形核细胞。后期病灶中见上皮样细胞和巨噬细胞聚积,形成类似结核性肉芽肿的病灶。放线菌病病理学的确诊有赖于在化脓灶内找到"硫磺颗粒"及革兰氏染色阳性的纤细分枝菌丝。颗粒直径为 30~400μm,较大的肉眼可见,呈不规则分叶状。HE 染色时,颗粒中央为致密的嗜碱性均匀物质,边缘呈嗜酸性的疏松的栅栏状短棒样物质。革兰氏染色时,其中央部分呈致密的革兰氏阳性物质,边缘部分为放射状分布的纤细分枝状菌丝。其外围是一条由淋巴细胞、浆细胞、类上皮细胞、组织细胞等形成的细胞浸润带。再外层则是一片富含脂质的组织细胞的肉芽区。嗜银染色可清晰地观察到颗粒样物质,颗粒中心有嗜碱细胞和嗜酸细胞浸润。这些染色特征与念珠菌等其他真菌相同,应结合形态学与其鉴别。此外,由于放线菌感染灶内常并存其他细菌感染,也可见由此引起的一些病理征象。

在病理学上,放线菌病与其他病原体感染的主要区别除了能见到上述特征性的镜下结构外,还要能见到放线菌

菌体。与其他病原体比较，放线菌菌体纤细，其长度约 $1\mu m$，有分枝，抗酸染色阴性；诺卡菌菌体则较粗，约 $2\mu m$，较长且有些弯曲；真菌菌丝则达 $3\sim4\mu m$ 或以上。

5. 临床表现　放线菌病可见于身体任何部位，但以颈面部（60%~63%）、腹部（18%~28%）和胸部（10%~15%）居多，其他部位少见（8%左右）。

肺放线菌病起病隐匿，常呈慢性发病，可持续数年。病变可累及一叶或多叶，常通过叶裂或其他间隔向邻近肺叶扩散。但最常见的感染部位为肺门和肺底。病初常为干咳、乏力、盗汗、低热和白细胞轻度增多等非特异性表现。随病变发展，肺中出现小脓肿，痰液呈黏液性带血丝，提示肺实质有破坏。由于放线菌病为化脓性、破坏性病变，累及肺实质的放线菌病，可腐蚀肺血管，引起咯血，并有致死性大咯血的报道。晚期可出现贫血、低蛋白血症、水肿及体重下降。一些病程长者可见杵状指、肺骨关节病或淀粉样变性等病变。某些肺放线菌病患者仅有肺外的临床症状，而并无肺部相关表现。本病的临床表现与肺部病变的严重程度并不一致，症状很轻时，肺部可能已有严重的损害。

当病变累及胸膜和/或胸壁时，则出现与病变相应部位的胸痛，并可出现胸腔积液和/或胸部脓肿及多发性瘘道的体征，且可蔓延至健侧胸壁。胸部放线菌病唯一有意义的体征是胸壁窦道。窦道可单发或多发，可在几天内愈合，然后再破溃，也可持续多年不愈。感染通过胸膜扩展累及肋骨时，可产生一种奇特的"波浪状骨膜炎"。受累的邻近结构常包括肩胛骨、胸骨及胸椎。椎体受累极具特征性，由于骨质吸收和新骨形成在局部同时存在，导致椎骨呈斑点状。相邻椎体的扩散及椎间隙狭窄在放线菌病中少见。病变累及或刺激肋间神经时，可引起上肢痛。侵犯纵隔，可出现心包炎或上腔静脉阻塞综合征，也有引起 Pancoast 综合征的报道。

放线菌病多为泛发性，肺放线菌病常有肺外受累表现。颈面部放线菌是最常见的类型，通常发生在口腔卫生状况不好的患者，可感染口腔及邻近组织，如唾液腺、舌、咽、喉、腭、副鼻窦、泪腺、颈部或头皮，最常见部位为下颌骨下缘，尤其是下颌骨角附近。初发症状为无痛性局部肿胀或皮下包块，也可有轻度疼痛，后因组织纤维化整个肿块硬如木块。继而肿块软化形成脓肿，并有多数瘘管开口于皮肤表面，流出含颗粒的脓液。如咀嚼肌受累，可出现牙关紧闭。晚期可发生骨膜炎、骨质破坏、骨髓炎。一般而言，放线菌这种以上颌骨骨质破坏为主的特征，可作为与导致骨质破坏的其他病原体感染相鉴别，如结核常引起椎体骨的破坏，马尔尼菲篮状菌和非结核分枝菌引起的骨质破坏常为广泛性。腹部放线菌病临床表现与受累脏器有关。最常见的为肠放线菌病，感染在局部形成肿块，最好发于回盲部，症状似急性或亚急性阑尾炎。由于有纤维化的趋势和诊断的拖延，许多病例以广泛的瘢痕形成及肠梗阻为特征。其余常见部位包括肝脏、盆腔及肛周。过去几十年中，人们观察到子宫原发放线菌病最常见于带有宫内避孕器的妇女。女性生殖道感染可表现为腹痛、慢性的阴道排出物、进行

性增大的腹部肿块。现在普遍认为，放线菌是女性生殖道固有菌丛的一部分，并且形态学标准和荧光抗体染色证明放线菌的存在并不能预示疾病。中枢神经系统放线菌病少见，多表现为局限型脑脓肿，弥漫型罕见。因其脑脊液细胞数增多是以淋巴细胞为主，故易被误诊为结核性脑膜炎。

6. 辅助检查　据疾病的感染部位不同，所采集的标本也有差异，临床上主要采集脓液和痰液等标本，有时也可采集尿液、血液、脑脊液或活体组织检查。由于放线菌为兼性厌氧，对大多抗菌药物都敏感。因此，标本应争取在使用抗菌药物前采集，并采集后及时送检，以提高培养阳性率。首先将采集的标本置于平皿内，仔细检查有无硫磺颗粒。如为脓液，则可用灭菌生理盐水将其稀释后，倒去上清液，在沉渣中寻找颗粒。如脓肿未破，可用灭菌注射器抽取，因脓肿破裂或切开后寻找颗粒较困难。对于瘘管，可用纱布沾取或无菌刮匙刮瘘管壁，滤过法收集硫磺颗粒。

（1）病原菌检查：

1）直接镜检：从引流窦道取出敷料，可见纱布或网眼内有黄白色颗粒，直径为 0.25~2mm。也可将脓或痰放入大口径试管，滚动试管使标本在管壁表面形成薄层，再用放大镜查找颗粒。颗粒用 10% KOH 或生理盐水制片后，在低倍镜下呈圆形、弯盘形或分叶状，中央色暗、不透光，边缘透明、发亮、呈凝胶状，有时可见杵状突起，类似孢子，称为菌鞘。将颗粒压碎经革兰氏染色，油镜下可见颗粒中央为 $1\mu m$ 直径菌丝缠绕的团块，周围有革兰氏阳性的呈放射状排列的分枝状细菌丝，在菌丝末端有胶质样菌鞘围绕成栅状。若标本中未找到"硫磺颗粒"，可直接取标本做革兰氏染色镜检，镜下见短的分枝状纤细的革兰氏阳性菌丝，提示可能为放线菌。

2）培养检查法：将采集的颗粒置于无菌试管中用无菌盐水浸洗 3 次，用无菌玻棒压碎颗粒，以接种环划线接种于脑心浸液血琼脂平板、1%葡萄糖肉汤等培养基中。置于二氧化碳的厌氧环境（如烛缸）中 37℃ 培养（37℃ 为最适生长温度）。另一平皿置于有氧环境中培养，以便观察其他病原菌生长及放线菌的耐氧情况。若为无污染的临床标本，可直接接种于硫乙醇酸钠肉汤，37℃ 厌氧培养。各培养基中菌落生长情况如下：①硫乙醇酸钠肉汤：3~7 天内，菌落在液面下呈棉絮状生长，管底少，肉汤清澈；②脑心浸液血琼脂平板：4~6 天在管底有像微尘样生长的菌落；③1%葡萄糖肉汤：7~10 天在管底呈沉淀样生长；④血琼脂 37℃ 培养：7 天左右有白色、粗糙的结节状菌落生长，菌落紧贴培养面；⑤心浸液血葡萄糖琼脂：7~10 天有白色、高起、粗糙、干燥、直径为 1~2mm 的菌落生长。

3）动物接种：将培养的菌株与 5%胃黏液素混合，注入小鼠腹腔，必要时重复 1~2 次。4~6 周后解剖，可见腹腔内有许多小脓肿，切片可见"硫磺颗粒"，镜检可见革兰氏阳性的分枝菌丝。

（2）免疫试验：患者血清内可有凝集素及补体结合抗体，但由于制备稳定的纯抗原较困难，同时与其他放线菌有交叉反应，故目前仍无临床实用价值。直接荧光抗体结合

可应用于取材或培养的放线菌检测,但不能很快地通用于临床微生物实验室。目前本病无确切的血清学试验或皮肤试验。

(3) 生化反应检查:将本菌分别做靛基质、硝酸盐还原试验、MR、V-P、H_2S、明胶液化、水解淀粉和甘露醇发酵试验,厌氧条件下经 37℃ 培养 3~7 天观察结果。表现为靛基质(-)、还原硝酸盐(±)、MR(-)、V-P(-)、H_2S(-)、明胶液化(±)、水解淀粉(±)。

(4) X 线检查:肺部 X 线表现具有多形性,可表现为肺纹理的增粗紊乱、大片状模糊影、肿块及薄壁空洞等。病变多发生在下叶,并有从周围向中心发展的趋势。肺实质放线菌病的典型 X 线表现是病变可穿过叶裂而形成跨叶分布。肺部肿块较常见,易与肺癌混淆,但前者的肿块内常有提示良性病变的充气支气管影,即"空洞-悬浮气泡"征象,且肿块无明显分叶和毛刺。偶尔血源性播散可产生肺内粟粒样病变。病变累及肺间质,可出现肺间质纤维化的 X 线征象。病变累及胸膜,可出现胸膜增厚、胸腔积液等征象。如纵隔受累,可表现为纵隔炎或纵隔肿块征象,但肺部放线菌很少侵犯纵隔。病变直接侵犯邻近组织,还可见食管胸膜瘘、肺胸膜瘘等征象。如肺实质病变扩展至胸壁,CT 扫描有助于显示肺和胸壁病变的关系。病变也可单独侵犯胸壁和肋骨,而无肺实质病变。

(5) 纤维支气管镜检查:随着纤维支气管镜应用增多,人们已越来越多地认识到支气管内放线菌病。支气管内的病灶常为块状,可造成阻塞,并类似于肿瘤。肺放线菌病可与支气管肺癌并存,这可能是坏死的肿瘤组织为放线菌的生存提供了厌氧条件。偶尔放线菌也与结核在同一患者并存或先后发生。故有些病例,即使已证实为放线菌病,在合理治疗的疗效不佳或加重时,应警惕合并肿瘤或结核的可能。

7. 诊断　放线菌病的早期诊断有利于及早治疗,改善预后。但由于该病发病部位广泛、临床表现多样,因此必需结合病史、临床表现、组织病理检查和细菌学检查明确诊断。

(1) 流行病学:口腔卫生习惯不佳或存在慢性牙病基础,近期有拔牙、外科手术操作、创伤或反复病毒、细菌性感染的病史。

(2) 临床诊断:面、胸、腹等处出现硬如木块的皮下结节,伴红肿,继有脓肿、瘘管形成,脓液内含不规则的黄色质硬颗粒,可伴有畏寒、发热、盗汗等全身中毒症状。侵犯部位不同,表现各异。肺部病变症状可无特异性,随着抗菌药物的广泛使用,慢性窦道的特征性表现已不常见,故不易诊断。但当肺部病变表现为支气管炎、肺部感染治疗效果不佳;肺脓肿、胸腔积脓原因不清;胸部或伴颈面部包块性质不明;尤其是肺部病灶跨越叶间裂,或侵犯胸壁引起骨膜炎或肋骨破坏时,应高度怀疑放线菌病。

(3) 病理诊断:病变损害主要呈化脓性肉芽肿改变。如病灶内找到"硫磺颗粒"及革兰氏阳性纤细分枝菌丝,则十分有助于诊断。

(4) 病因学诊断:

1) 硫磺颗粒直接镜检:在疑诊病例中,应仔细检查痰或其他分泌物中是否有颗粒存在,如伤口的排泄物中未能发现颗粒,常能在纱布敷料中收集到它们。若发现"硫磺颗粒",则强烈提示诊断。

2) 放线菌培养:是证实诊断的最重要的方法。但由于放线菌是正常上呼吸道菌群的一部分,因此在口咽部分泌物中发现放线菌不能作为诊断依据。在获取培养标本时,应避免口咽部分泌物的污染。肺部病变可采用的取材方法包括经支气管镜活检、保护性毛刷刷检及支气管肺泡灌洗、经胸壁针吸活检等。阳性的检测结果可避免不必要的手术探查。只有用其他无创或微创方法不能明确诊断,而肿瘤又不能除外的情况下,才可考虑剖胸探查,这样在解决诊断问题的同时也解决治疗问题。血培养虽然阳性结果很少,但一旦出现,则可确诊。

放线菌生长缓慢,因此进行 10 天以上培养才可能出现阳性。此外,因大多数患者取材前已经使用非针对性抗菌药物治疗,可能导致细菌成为 L 型细菌,常规培养方法更难检出。此时,对于临床高度疑似患者,结合分子学如 16S rRNA 的 PCR、二代测序(mNGS)检测病原体有助于诊断明确。临床与微生物室建立充分沟通对获取病原学证据尤为重要。

8. 鉴别诊断　需与肺放线菌病相鉴别的疾病包括肺结核、结节病、肺癌、诺卡菌病等。

(1) 肺结核:临床表现与放线菌病相似。肺结核的病灶以肺尖居多,有时钙化。结核菌素试验多阳性,病理检查见干酪样坏死,痰中可查见结核分枝杆菌。

(2) 结节病:放线菌病与结节病均为非干酪性坏死肉芽肿病变。结节病一般累及多个系统,胸部影像学检查常示双侧肺门及纵隔淋巴结肿大。急性期可有血清血管紧张素转化酶(sACE)活性增强。激素治疗有效。

(3) 肺癌:放线菌感染灶周围常被增生的结缔组织所包绕,形成橡胶样肿块,有时其临床表现、X 线征象甚至大体病理均与肿瘤相似。但肺癌无硫磺颗粒及胸壁瘘管等特征性表现,肺部肿块内无提示良性病变的充气支气管影。必要时需病理鉴别。

(4) 诺卡菌病:诺卡菌病也为革兰氏阳性分枝杆菌所致的化脓性肉芽肿疾病。其为外源性感染,原发部位多在肺部。临床上诺卡菌病的纤维化和瘢痕形成表现远不如放线菌病明显和严重。培养为需氧菌,部分抗酸染色阳性。

9. 治疗　放线菌病的治疗常采用药物、手术及支持疗法等综合治疗措施,尤其是重症、泛发的患者。强调早期、合理、规则、充足疗程治疗。

(1) 药物疗法:

1) 青霉素:放线菌治疗的首选药物是青霉素。用量和疗程需根据患者的病情轻重和治疗反应而定。对大多数病例,青霉素 200 万~1 000 万 U 肌内注射或静脉输注数天至数周,然后口服用药。对少数严重病例,应给予大剂量青霉素,可用量至 1 000 万~2 000 万 U/d,静脉滴注,持续数天至数周,待病情稳定后可减量,然后以最大耐受量口服。对于轻症患者,给予口服青霉素即可。治疗成功的关键在于疗程足够长,疗程短则复发率大。轻症患者连续用药2个月或更长,重症一般需6~12个月,有报道最长者用至18个月。外科清除病灶、引流或切开排脓前1个月左右开始用药,术后尚需连续用药至2个月以上。在口服青霉素治疗的早期阶段和病变广泛者,予丙磺舒500mg,2次/d口服可延缓青霉素的排泄。为加强青霉素的疗效,亦可同时口服磺胺药物1g/d。

2)其他抗菌药物:对青霉素过敏、无效或因其他原因不能耐受者,可选用红霉素、米诺环素、氯霉素、磺胺嘧啶、克林霉素、利福平等广谱抗菌药进行治疗,近年研究发现盐酸莫西沙星也可作为备选药物。但由于疗程较长,应尽可能选用低毒性药物。多烯类(两性霉素B、制霉菌素)、唑类(酮康唑、氟康唑、伊曲康唑)等抗真菌药物对本病的治疗无效。

3)碘化钾:为促进药物渗入病灶及促进肉芽组织的吸收,可加用10%碘化钾溶液口服。开始每天1.5~2g,以后渐增至3~6g。

有关放线菌耐药的报道很少。有研究发现丙酸杆菌对头孢曲松和哌拉西林/他唑巴坦耐药,丹麦学者发现部分放线菌对美罗培南和莫西沙星的MIC上升。但是,放线菌属中最常见的以色列放线菌目前对常规药物如青霉素类、碳青霉烯和四环素类仍保持高度敏感性。同时,鉴于放线菌目前缺乏具体的药敏标准,而且在药敏实验操作时有些菌种需要厌氧条件,这些因素可影响药敏实验可行性和结果可靠性。因此,不推荐进行常规药敏实验,实验室能及时检测到放线菌并对菌种予以正确鉴定更为重要。

(2)手术疗法:抗菌药物治疗的同时必须注意脓肿、脓胸、窦道的引流通畅。所有的早期局限性浅部病灶等均应手术切除,对晚期或范围较大且已形成脓肿、窦道或瘘管者,则尽量切开引流,以改变放线菌生长的厌氧环境。脓胸经反复抽脓取脓液无效时,应做切开引流,以消灭脓腔。肋骨、肺部病灶尽可能清除彻底,对肺或肋骨破坏病灶不能恢复者,应行外科手术切除,严重者可行肺叶切除。

(3)局部治疗:有报道对于颌面部放线菌病经充分开放伤口,用3%过氧化氢溶液冲洗,以2%普鲁卡因3ml稀释青霉素80万U于病灶周围浸润及窦道内灌注,每天或隔天一次,3~5次后,3例均治愈。

(4)其他治疗措施:对颈面部浅在的放线菌病病灶可用X射线局部照射辅助治疗。应注意补充营养,适当卧床休息,并可适量应用免疫调节剂增强患者抵抗力,尤其对于严重、泛发感染的患者。

10. 预防　包括以下预防措施:①提高机体抵抗力,保持良好的口腔卫生。对患龋齿、口腔感染、牙周炎、扁桃体炎者应及早适当处理,以消除放线菌病的发源地。②对呼吸道、消化道炎症及消化道溃疡者应及时治疗,以免形成慢性感染灶。③妇女最好避免使用宫内避孕器,而采用其他避孕措施。④医务人员应加强对放线菌病的认识和警惕,对可疑患者应及早进行病理和病原学检查,以便早期确诊和及时治疗。

(卓　超)

(二)肺诺卡菌病

1. 定义　诺卡菌是放线菌中的一种,故与放线菌病相同原因,将诺卡菌病也收录于真菌病中,肺诺卡菌病(pulmonary nocardiosis)是由腐生性需氧的放线菌纲中的诺卡菌属病原体所引起的亚急性或慢性肺炎,是免疫受损宿主机会性感染的主要原因之一。患者常因吸入病原体至肺部而致病,并可引起全身性播散。易感者以免疫功能受损者为主,其主要表现为咳嗽、咳痰、发热、食欲减退、体重减轻及乏力不适等,而呼吸困难、胸痛及咯血则相对少见。20%~45%的患者可出现肺外受累,并以中枢神经系统、皮肤及软组织多见。病程较长,一般持续1周到数周。本病相对较为少见,但由于严重细胞免疫缺陷患者的增多、器官移植的广泛开展、临床医师对其认识水平升高,以及对病原体检出能力的提高,有关该病的报道相关文献亦在逐渐增多,应引起广泛的关注。

2. 病原学　诺卡菌(*Nocardia*)为丝状分枝的革兰氏阳性杆菌,属于原核生物界—厚壁细菌门—放线菌纲—放线菌目—诺卡菌科,广布于世界各地,主要存在于土壤之中,靠分解土壤中的有机物生存,大多需氧,少数厌氧。该菌的共同特性是可形成纤细的气生菌丝,直径为0.5~1.0μm,长为10~20μm。HE、PAS和常规抗酸染色不着色,但革兰氏、改良抗酸和乌洛托品染色阳性。在室温或37℃培养条件下,诺卡菌在血琼脂、普通琼脂、沙氏琼脂及肉骨汤等多种培养基中均易生长,但生长速度较慢,常需时5天至4周以上。在临床症状上,诺卡菌呈慢性或亚急性,与许多真菌病相似,故通常放在真菌病中叙述。但与分线菌一样,诺卡菌无完整的核和细胞壁成分,故实际上仍属于细菌的范畴。

诺卡菌病好发于免疫力低下的患者。传统认为,星形诺卡菌(*Nocardia asteroides*)引起的临床感染最为多见,有84%~94%诺卡菌病由该菌种所致。然而,随着分子生物学技术的广泛应用,人们发现之前鉴定的星形诺卡菌菌株,实际上是其他已命名的菌种,甚至是至今未命名的新菌种。故目前认为,严格意义上的星形诺卡菌很少引起临床感染。

根据分子特征,星形诺卡菌样菌种主要包括:脓肿诺卡菌(*N. abscessus*)、圣乔治诺卡菌(*N. cyriacigeorgica*)、皮疽诺卡菌(*N. farcinica*)、新诺卡菌(*N. nova*)和华莱士诺卡菌(*N. wallacei*)。其他常引起临床感染的诺卡菌还包括巴西诺卡菌(*N. brasiliensis*)、假巴西诺卡菌(*N. pseudobrasiliensis*)、德兰士瓦诺卡菌(*N. transvalensis*)和豚鼠耳炎诺卡菌(*N. otitidiscaviarum*)等。在中国,偶有北京诺卡菌(*N. beijingensis*)和亚洲诺卡菌(*N. asiatica*)的临床感染报道。

3. 流行病学　1888年Edmond Nocard首次于患慢性鼻疽的病牛体内分离出鼻疽诺卡菌。1890年Eppinger首次描述了表现为肺炎和脑脓肿的人类诺卡菌病。20世纪上半叶期间人类诺卡菌病少见报道,但此后有关该病的报道明显增加。诺卡菌病散发于世界各地。据Beaman等1976年报道,美国每年诊断诺卡菌病的病例数在500~1 000例,其中85%为肺部和/或全身受累,Beaman估计美国诺卡菌病的年发病率为3.5/100万,这与澳大利亚皇后岛(约4/100万)及法国(约3.4/100万)的报道极其相似。我国自1962年后于新疆、江苏、四川、北京、广州、上海、湖北等地亦陆续有诺卡菌病的报道,总例数在 34 例以上。

诺卡菌病可发生于任何年龄,但成人多于儿童,男性多于女性,男性发病率比女性高 2~3 倍。无明显季节性。

细胞免疫缺陷患者,尤其是患淋巴瘤、获得性免疫缺陷及接受器官移植者诺卡菌病发病风险明显增加。国外流行病学分析,诺卡菌病多发生于器官移植后 1 年左右的时间,骨髓移植者发生时间略早于实体器官移植者。本病也与原发性肺泡蛋白沉积症、结核病及其他分枝杆菌病有关,同时诺卡菌病在慢性阻塞性肺疾病、酒精中毒和糖尿病患者中亦常有报道,但由于这些疾病很常见,因而很难证实它们与诺卡菌病是否具有明确相关性。

4. 发病机制 大约半数的诺卡菌病发生在健康状况不佳的人群,尤其是机体免疫力低下者。目前的研究发现,有多种宿主防御机制参与阻止诺卡菌感染。研究发现,激活的巨噬细胞能有效地抑制和杀灭诺卡菌,但未经激活的巨噬细胞则无此功能。T 淋巴细胞亦能杀灭诺卡菌,同时其对激活巨噬细胞和其他宿主防御机制相当重要。患慢性肉芽肿性病变者极易发生诺卡菌感染,说明吞噬细胞的呼吸爆发亦具相当的重要性,中性粒细胞对诺卡菌的抑制作用即源于呼吸爆发产生的溶酶体和其他阳离子蛋白。

另外,细菌的毒力也与宿主发病有关,毒力高的菌株能抑制巨噬细胞内的吞噬体,使溶酶体活力发生变化,从而有助于病原菌在细胞内存活。而诺卡菌的毒力又与其生长时期有关,当其呈丝状相时,毒力较强,并对吞噬细胞具有抵抗性。诺卡菌的毒力还与其能产生过氧化氢酶及超氧化歧酶有关,可能这正是导致诺卡菌对吞噬细胞的呼吸爆发物极具抵抗力的原因之一。另外,体外研究发现,诺卡菌容易被诱导成 L-型,同时 L-型诺卡菌已从实验动物及复发的诺卡菌病患者体内分离到,但 L-型诺卡菌是否与奴卡病的持续和复发有关,尚不清楚。

此外,Beaman 尚发现,诺卡菌具有亲小鼠脑的特性,因此,阐明这种倾向性的机制有可能解释为何播散性诺卡菌感染容易波及脑部。

肺为诺卡菌首先感染的部位,其典型病变为脓肿,常为多发性脓肿,脓肿大小不一,可互相融合,中心坏死明显,外围绕以肉芽组织形成脓肿壁,但纤维化及包裹较少见。病变可累及一个或多个肺叶,也可表现为肺叶实变、多发性粟粒状、结节状病变、空洞或黏连等。胸膜被累及时,可出现纤维蛋白性胸膜炎、脓胸及胸膜粘连等。肺部病变还可引起代偿性肺气肿。约 50% 肺诺卡菌病发生播散性感染,脑部为最常见播散部位,其他常见部位包括皮肤、肾、肌肉及骨骼等。脑脓肿常突入脑室或蛛网膜下腔,皮肤脓肿可形成窦道。镜下可见病灶内大量革兰氏染色阳性的分枝菌丝,直径为 $0.5~1.0\mu m$,长为 $10~20\mu m$,由中心的核向周围呈放射状扩展,菌丝末端常轻微膨大,但极少像放线菌菌丝那样扩大成明显的杆状。大量炎症细胞主要是中性粒细胞排列在菌丝周围,有时也可见较多的淋巴细胞、浆细胞或成纤维细胞聚集其周。

5. 临床表现 星形诺卡菌样菌种引起的感染呈典型的亚急性或慢性过程,症状常持续 1 周到数周,伴免疫抑制的患者则起病较急。起病时表现为小叶或大叶性肺炎,以后

逐渐演变为慢性过程,与肺结核的表现类似。主要表现为咳嗽、咳少许痰,典型痰液呈黏稠脓痰,但不伴恶臭,可有痰中带血;发热,体温为 38~40℃;食欲不振、体重减轻和全身不适亦较常见。肺部空洞形成时,可有咯血,甚至出现大咯血,但较少见。呼吸困难和胸痛亦少见。病变累及胸膜时,可出现胸膜增厚、胸腔积液或液气胸。肺部诺卡菌病还可直接波及邻近组织,引起心包炎、纵隔炎症及上腔静脉综合征等,但直接扩散到胸壁者少见,其发生率远低于放线菌病。诺卡菌还可侵入血液循环而播散到其他部位,引起肺外症状和体征,此约见于 50% 的肺部诺卡菌病患者。最常见的播散部位为中枢神经系统,约占 25%,主要表现为小脑幕上脓肿,常为多个,引起头痛、恶心、呕吐及神志不清,除病程较慢外,其与一般的细菌性脑脓肿并无较大差别。脑膜炎较少见,约半数病例与脑脓肿合并存在。其他常见播散部位为皮肤、皮下组织、肾、骨及肌肉。腹膜炎和心内膜炎也有报道。典型的播散常累及少数部位,表现为亚急性或慢性脓肿,脓肿常保持稳定,很少或没有变化,但也可引起广泛的全身播散性脓肿。诺卡菌脓肿较少发生纤维化或窦道形成,此与放线菌脓肿不同。胸部体格检查发现,病变部位叩诊呈浊音,呼吸音减低,可闻及湿啰音。

6. 辅助检查

(1) 影像学检查:胸部 X 线检查无特异性,可表现为中等密度以上的小片状或大片状肺部浸润性病变,单发或多发性结节及单个或多个肺脓肿。可出现空洞,并可伴肺门淋巴结肿大,但少有钙化。胸膜受累时,可有胸膜增厚、胸腔积液、气胸或液气胸等表现。CT 扫描常可发现比 X 线更多、更小的结节影。

(2) 细菌学检查:

1) 直接镜检:取痰液、脓液、脑脊液、尿液或组织块等标本经消化后再离心集菌,即可制片,做直接镜检。诺卡菌用常规 HE 染色不着色,需进行革兰氏和改良抗酸染色。镜下见诺卡菌纤细,直径约 $1\mu m$,以二分裂方式增殖,但单个细胞仍彼此黏附在一起,因而形成较长的分枝菌丝。这些菌丝的革兰氏染色阳性部分在革兰氏染色阴性部分的点缀下,可形成特征性的串珠状外观。最后菌丝分裂成杆状或球菌样。诺卡菌用常规的 Ziehl-Neelsen 法为阴性,但用改良的 Kinyoun 法、Ziehl-Neelsen 法或 Fite-Faraco 法进行弱酸(1%硫酸)脱色,绝大多数诺卡菌具有抗酸性;对于放线菌,无论是 Ziehl-Neelsen 法,还是弱抗酸染色,都表现为阴性。这是用于区分诺卡菌、放线菌和结核分枝杆菌的形态学鉴别要点,有助于临床对引起慢性化脓性病变的病原学诊断。

2) 培养:将痰液、脓、血、尿液、脑脊液或其他组织标本进行需氧培养,培养基内避免加入抗菌药物。痰液宜多次送检,常规血培养常呈阴性,但如果采用两阶段培养瓶接种并进行需氧孵育 30 天以上,则可明显提高培养阳性率。脑脊液或尿液于培养前应进行浓缩,皮肤病损涂片及培养多呈阴性,故需进行活检。

诺卡菌在大多数非选择性介质,包括血琼脂、沙氏琼脂和普通琼脂、肉骨汤和硫乙醇酸盐肉汤中均易生长,但生长速度比大多数细菌缓慢,菌落一般于 2~14 天开始出现,而特征性的菌落则需 4 周以上方始出现。由于诺卡菌是较少

的几种可利用石蜡作为其唯一碳源的需氧菌之一,因而对于较难诊断的病例,可采用石蜡诱饵法对其进行培养。接种后将固体石蜡置于琼脂表面,如为阳性标本,则可观察到诺卡菌生长。典型的菌落常硬而皱缩,可产生橘色、红色、粉色、黄色、奶油色或紫色色素。部分菌株可产生较深的棕绿色可溶性色素,渗入到琼脂中。诺卡菌可产生气生菌丝,从而使菌落呈干的天鹅绒或粉色样外观。大多数菌株可产生特征性的泥土味。

3)鉴定:

传统鉴定法:包括酪蛋白、次黄嘌呤、黄嘌呤、淀粉、腺嘌呤等水解实验及糖利用、硝酸盐还原酶产生等,常见诺卡菌的生化特征见表24-7-11。

表24-7-11 常见诺卡菌的生化特征

项目	星形诺卡菌	鼻疽诺卡菌	新诺卡菌	巴西诺卡菌	假巴西诺卡菌	豚鼠耳炎诺卡菌	德兰士瓦诺卡菌
1. 分解物							
酪蛋白	−	−	−	+	+	−	Ŧ
次黄嘌呤	−	−	±	±	±	+	±
酪氨酸	−	−	−	+	+	−	Ŧ
黄嘌呤	−	−	−	−	−	+	±
明胶	−	−	−	+	+	−	−
淀粉	−	−	−	−	−	−	+
腺嘌呤	ψ	ψ	ψ	ψ	⊕	ψ	Δ
2. 45℃生长	±	+	−	−	−	±	−
3. 芳香基甲酰胺酶(14天)	−	−	+	−	−	−	−
4. 利用糖产酸							
葡萄糖	+	+	+	+	+	+	+
鼠李糖	Ŧ	±	−	−	−	−	−
5. 硝酸盐还原酶产生阳性	⊕	⊕	⊕	⊕	ψ	⊕	⊕

注:+代表阳性;±代表多数阳性,部分阴性;Ŧ代表多数阴性,部分阳性;−代表阴性;⊕代表90%以上阳性;Δ代表10%~90%阳性;ψ代表90%以上阴性。

抗菌药物敏感性鉴定:体外实验证实,临床重要的诺卡菌的抗菌药物敏感性有所不同,因而已有人建议,对于较难诊断的病例,可将其药物敏感性作为该菌鉴别诊断的推断。常见的致病性诺卡菌抗菌药物敏感性特征见表24-7-12。

表24-7-12 常见致病性诺卡菌对抗菌药物的体外敏感性特征

菌种/复合群	阿莫西林/克拉维酸	头孢曲松	亚胺培南	环丙沙星	米诺环素	利奈唑胺	复方新诺明	阿米卡星	妥布霉素	克拉霉素
圣乔治诺卡菌	R	S	S	R	V	S	S	S	ND	R
脓肿诺卡菌	S	S	R	S	V	S	S	S	ND	R
新诺卡菌复合群[†]	R	S	S	R	V	S	S	S	ND	S
德兰士瓦诺卡菌复合群[‡]	S/R	S	V	S	S	S	S	R	R	R
皮疽诺卡菌	S	R	V	S	V	S	S	S	R	R
巴西诺卡菌	S	S/R	R	S	S	S	S	S	S	R
假巴西诺卡菌	R	S/R	R	S	R	S	S	S	S	S
豚鼠耳炎诺卡菌	R	R	R	S	V	S	S	S	ND	V

注:[†]新诺卡菌复合群包括非洲诺卡菌(N. africana)、苛养诺卡菌(N. elegans)、克鲁扎克诺卡菌(N. kruczakiae)、新诺卡菌(N. nova)、老兵诺卡菌(N. veterana)。[‡]德兰士瓦诺卡菌复合群包括布莱克洛克诺卡菌(N. blacklockiae)、德兰士瓦诺卡菌(N. transvalensis)、华莱士诺卡菌(N. wallacei)。药敏结果缩写:ND,无数据;R,耐药;S,敏感;V,可变。

值得一提的是，检测诺卡菌对磺胺甲基异噁唑的药敏方法学不同，获得结果也不一致，可能出现假耐药的可能。纸片扩散法检测结果判定，若抑菌环直径≥35mm 表示敏感，≤15mm 表示耐药，16~34mm 时表示缺乏足够数据而无法解释。而稀释法（大多微生物室使用自动化仪器方法）所得到的 MIC 值却难以准确测量和判读。因此，当稀释法和扩散法结果不一致时，应该重复试验或将分离株送参比实验室。当报告诺卡菌磺胺耐药时应谨慎，因为大多数的菌株对磺胺是敏感的。

（3）血清学检查：圣乔治诺卡菌可产生特异的分子量为 55 000 的蛋白，用这种蛋白作抗原，采用酶免疫测定可对诺卡菌进行快速血清学诊断。该法敏感、特异，且不与结核患者血清起交叉反应。Augeles 发现，巴西诺卡菌及豚鼠诺卡菌也具有分子量为 55 000 的蛋白，并可用点印迹法作诺卡菌感染的诊断，即将含分子量为 55 000 的蛋白的硝酸纤维方块放入无菌培养皿中，加入孵育液，再加待检血清，置37℃孵育 1 小时，冲洗后立即用 4-氯-1 萘酚显色。5~10 分钟后用蒸馏水代替溶液终止反应，在抗原位置处出现颜色反应为阳性，准确率可达 100%。

（4）其他方法：近来有人用 semi-nested PCR 方法检测血清和内脏的诺卡菌，该方法快速、敏感，并可用于不易在常规培养基介质中生长的 L-型诺卡菌的检测，故明显优于培养法。其他还有用脉冲电子捕捉气液相色谱法检测诺卡菌病患者血清或脑脊液中诺卡菌代谢产物等方法，但皆处于试验阶段，且假阳性率高。

7. 诊断和鉴别诊断 由于肺部诺卡菌病起病缓慢，症状和体征无特异性，常造成诊断的延迟。临床医师在考虑到该病可能前，往往已经给予患者短期的抗菌药物治疗，由此导致诺卡菌培养的阳性率降低，使该病的诊断难度增加。因此，在临床工作中，对于慢性肺炎伴免疫力减低的患者，如淋巴瘤、获得性免疫缺陷综合征、慢性肉芽肿疾病、接受器官移植或糖皮质激素治疗的患者，皆应警惕该病的可能。另外，由于约 50% 的肺部诺卡菌病伴有肺外播散，因而对上述患者中伴脑、皮肤或肾等感染性炎症而病原体不明者，尤其要考虑到该病的可能。同时，肺部诺卡菌病的确诊取决于实验室检查，病原菌阳性者方可确诊，故对疑为该病者，应进行多途径检查。

肺部诺卡菌病需与呈慢性病程的感染性疾病如肺结核、肺非结核分枝杆菌感染、肺放线菌病、肺马红球菌感染等进行鉴别。此外，本病与非感染性疾病中的 ANCA 相关性血管炎和肺部肿瘤等存在一些相似表现，鉴别诊断时也应注意。

8. 治疗 原则上应进行药敏实验，以选择敏感抗菌药物，但由于诺卡菌生长缓慢、易凝集及其他特点，使其在许多重要检测条件方面皆与普通细菌有所不同，且很少有证据显示药敏检测对临床治疗具指导意义，故除了药物治疗无效或因特殊原因不能用药的疑难病例外，一般根据临床经验选择有效的抗菌药物。

磺胺药为首选药物，使用较广泛的磺胺类药物为磺胺嘧啶和磺胺甲基异噁唑，常用剂量为 4~6g/d，分 4~6 次使用。对疑难病例应监测血浆磺胺水平，使之维持在 100~150μg/ml。

三甲氧苄胺嘧啶与磺胺具协同作用，可提高后者的疗效，复方新诺明［TMP 5~20mg/(kg·d)，SMZ 25~100mg/(kg·d)，分2~3 次使用］治疗肺部诺卡菌病效果良好。

其他抗菌药物，如二甲胺四环素、环丝氨酸、氨苄西林对肺部诺卡菌病亦有一定疗效，但多需与其他抗菌药物如磺胺等联用。推荐剂量分别为：二甲胺四环素 100~200mg/(kg·d)，3 次/d；氨苄西林 1g，4 次/d。氨苄西林和红霉素500~750mg，4 次/d 亦有一定疗效，红霉素单用对新星诺卡菌有一定效果。

经胃肠外给药的抗菌药物中使用最广泛者为阿米卡星，常用剂量为 0.4g/d，对老年或因肾功能减低而需进行较长时间治疗者，应监测血浆浓度。β-内酰胺类药物亦有一定疗效，以亚胺培南最佳。此外，头孢噻肟和头孢曲松也具有一定抗菌活性，头孢唑林、头孢哌酮和头孢西丁等则抗菌活性较差。

单用抗菌药物治疗对肺部脓肿效果良好，但对肺外病变则疗效欠佳，对这些病变，尤其是脑脓肿应进行外科治疗，可采用针吸、切除或引流，具体的方法取决于患者的个体情况。如诊断不清、脓肿较大、脓肿呈进行性发展或药物治疗无效者，皆应进行手术治疗。而对脓肿位于难于手术的部位等，则应先尝试药物治疗，同时采用 CT 或 MRI 仔细监测脓肿大小。

由于诺卡菌感染易于复发，因而抗菌药物治疗的疗程宜长，无免疫功能低下的肺部诺卡菌病患者疗程宜达到 6~12 个月，磺胺类药物使用的疗程最好能持续 3 个月以上。伴免疫功能低下或伴中枢神经系统感染者宜持续 1 年以上。同时，在治疗结束后，应对患者进行密切随访，且随访期限应达到 6 个月。

9. 预后及预防 在磺胺类药物问世之前，肺部和全身诺卡菌病几乎是致死性的，该类药物的应用则明显改善了诺卡菌病的预后。但亦有研究发现，1945—1968 年所有诺卡菌病患者的死亡率达到 61%；另有文献报道，1948—1975年所有接受过治疗的诺卡菌病患者，其死亡率为 21%；后来又有文献报道，诺卡菌病的死亡率明显取决于疾病的部位，局限于肺部者死亡率仅为 7.6%，而伴有脑脓肿者则高达48%。Simpson 和 Smego 等发现，诺卡菌病如能早期诊断并及时治疗，死亡率可降至 5% 以下。

有关药物对诺卡菌病的预防作用，各家报道不一。有学者认为，对于实体器官移植术后的患者有必要采用磺胺类药物预防，因为这类患者也是卡氏肺孢子菌和弓形虫感染的高危人群，磺胺药对这三种病原体都可覆盖。医务人员应提高对本病的认识。对伴有免疫力低的患者，要警惕该病的发生，以早期诊断，及时治疗，从而改善其预后。

（卓　超）

十、其他肺部真菌病

（一）肺球孢子菌病   球孢子菌病（coccidioidomycosis）是由球孢子菌（粗球孢子菌 *C. immitis* 和 posadasii 球孢子菌 *C. posadasii*）引起的肺或其他器官的真菌病。最早报道于 1892 年，本病主要发生于美洲，因常流行于美国加利福尼亚中央河谷而表现为发热,被称为河谷热(valley fever)。沙漠地区也可见,亦可谓沙漠热(desert fever)。国内有散在个案报道,患者均存在疫区居住史,诊断依赖病理和微生物学。

球孢子菌属真菌界中的半知菌纲—念珠菌目—念珠菌科—球孢子菌属,为双相真菌。球孢子菌自然界中主要存在疫区表层下 10~30cm 的土壤中,形成分枝有隔的霉菌结构。菌丝可形成孢子,其悬浮于空气中而被人吸入到肺部。吸入的孢子在肺泡中繁殖,为组织型。球孢子菌孢子在人体或 37℃ 情况可生成特殊的结构厚壁球体(spherule),内含很多内生孢子。当宿主免疫力低下时,厚壁球体破裂导致血流或淋巴道播散。值得注意的是,在慢性球孢子菌感染时,组织内可以发现菌丝和分生孢子。中性粒细胞和巨噬细胞是早期针对分生孢子的主要免疫细胞,多表现为化脓性炎症反应,而一旦孢子形成厚壁球体,则因体积大而无法被吞噬。慢性感染时,坏死肉芽肿形成,此时淋巴 B 细胞发挥主要作用。T 细胞,尤其是 Th1 细胞是机体关键性的免疫细胞,各种免疫抑制、HIV 感染等均会导致球孢子菌病的复发或再燃。

吸入球孢子菌后,最常导致肺部感染,其他部位如皮肤软组织感染主要是因为外伤时含球孢子菌土壤等物体污染所致,少数几个分生孢子即可引发感染。球孢子菌可引起不同免疫状态的宿主致病,但免疫缺陷时病情更为严重。原发性为急性、自限性呼吸道感染;亦可表现为慢性,甚至播散至全身引发致死性感染。各年龄组均可发病,男性多于女性。菲律宾和非洲裔美国人更易发生播散感染,其他易出现感染播散的人群包括免疫抑制状态、孕妇特别是孕晚期、高龄、幼儿等。

大多数(60%)原发性肺球孢子菌病患者无临床症状,而仅表现为血清学阳性。其余患者临床表现差异很大。部分患者表现为流感样症状,或表现为肺部炎性症状表现如低热、咳嗽、咳脓性痰、盗汗、背痛等。少数患者出现毒性红斑、变形性红斑、结节性红斑(峡谷热)等,有一定的诊断价值。病程呈自限性,6~8 周内症状可消退。若症状、影像学病变超过 6~8 周,往往被认为是持续性球孢子菌病,包括持续性球孢子菌肺炎、慢性进行性球孢子菌肺炎、球孢子菌结节、粟粒样肺球孢子菌病、球孢子菌空洞等。胸部影像学检查可见病变程度不一,可正常,也可见广泛浸润影或中、下肺叶结节影。慢性进行性球孢子菌肺炎病情较严重,在原发感染 8 周以后,肺部病灶持续存在且病变逐渐恶化表现为持续低热、咳嗽、厌食、体重下降,部分患者有咯血。病程缓慢而长,可达数月至数年。胸部影像学检查表现为肺段或肺叶的浸润阴影,多发性空洞和纤维结节病灶,多数空洞为 2~4cm,少数为大空洞(>6cm),典型的为薄壁,周围无明显炎症浸润,以两上肺多见。球孢子菌性结节通常无钙化。粟粒样肺球孢子菌病是原发性肺球孢子菌病的严重合并症,病原菌经血行播散至全肺野及肺外其他脏器,特别是脑膜。临床及 X 线表现酷似粟粒型肺结核,可迅速发展为呼吸衰竭。

肺外球孢子菌病包括球孢子菌脑膜炎、骨关节球孢子

菌病、皮肤球孢子菌病、泌尿生殖系统球孢子菌病等,可累及几乎任何系统,多见于免疫抑制者和有严重基础病和易感种族。其中,最严重的是球孢子菌脑膜炎,如不治疗,患者往往死亡。起病常较隐匿,进行性出现头痛、行为改变,后期常表现为嗜睡、定向力障碍、发热、颈项强直等。脑脊液检查提示细胞数增加、蛋白明显增加、糖降低。培养有球孢子菌生长,补体结合实验有助于诊断。对存在神经系统症状的患者,应行脑脊液检查。

临床标本中培养出球孢子菌,或者组织病理学检查发现球孢子菌是确诊标准。痰液直接镜检的阳性率不高,培养阳性率为 40%~60%,1 周左右菌丝型菌落生长,生长的菌体有很强致病性,实验室检查时所有的标本处理都必须在生物安全 3 级的条件下进行。最常用的是血清学检查,但相比于症状,有一定的滞后性,特别是免疫缺陷的患者。球孢子菌皮肤试验、血清乳胶凝集试验主要用于筛查患者。免疫扩散和补体结合试验检测球孢子菌 IgM 或 IgG,仍是最特异的血清学方法。在急性感染时,50% 患者在第一周,90% 患者在第三周出现 IgM 阳性,2~6 个月后 IgM 消失。急性感染后 1~3 个月 IgG 可出现阳性,直到患者康复或死亡。

对于无并发症、无明显临床症状或临床症状轻度且无明显恶化的患者,不推荐开始抗真菌治疗,而是进行临床观察。但对于累及多个器官、存在明显临床症状、糖尿病患者、菲律宾或非洲裔、免疫缺陷患者等,则应行抗真菌治疗。非怀孕、无并发症患者,可选择氟康唑(≥400mg/d)口服。慢性空洞性球孢子菌肺炎患者可选择口服氟康唑或伊曲康唑。球孢子菌脑膜炎可选择氟康唑(400~1 200mg/d)口服,并推荐终身服药,挽救治疗选择两性霉素 B。孕早期患者应选择两性霉素 B 脂质制剂。治疗的疗程取决于病情和感染部位,原发肺部感染常需 3~6 个月疗程并随访 3~6 个月;而慢性感染、播散感染常需终身服药。目前也有用伏立康唑和泊沙康唑治疗难治性球孢子菌感染,总体疗效尚可。

(二)肺副球孢子菌病 副球孢子菌病(paracoccidioidomycosis,PCM)是由双相真菌副球孢子菌引起的慢性系统性肉芽肿病,可累及肺为主的各个脏器,又称为巴西芽生菌病(Brasilian blastomycosis)、南美芽生菌病(South American blastomycosis)。该病属地区流行病,主要疫区为从墨西哥到阿根廷的拉丁美洲。最早报道于 1908 年,男性发病率明显高于女性,我国有 1 例报道,该患者有巴西居住史。

副球孢子菌病的致病原是巴西副球孢子菌复合群(Paracoccidioides brasiliensis complex),包括巴西副球孢子菌(P. brasiliensis)、P. lutzii、类 P. lutzii 种。生物学分类上属于真菌界中的半知菌纲—丛梗孢目—丛梗孢科。目前认为主要存在于疫区的土壤中。副球孢子菌为双相真菌,25℃ 培养或自然环境中呈透明有隔菌丝生长,37℃ 组织内呈酵母型。副球孢子菌生长缓慢,接种培养后 7~20 天才出现粗糙皱褶样菌落。细胞壁中的 α-葡聚糖只存在于酵母型,与毒力相关。

除外很少部分副球孢子菌通过破损皮肤进入体内,其他绝大多数是副球孢子菌孢子通过空气进入肺部,在终末

气道形成炎症反应,进而致病真菌进入引流淋巴管和淋巴结,形成肉芽肿病变。这样肺内病变、引流淋巴管和区域淋巴结形成副球孢子菌病原发综合征(PCM primary complex)。宿主免疫力差,病变继续进展可导致全身播散。而患者免疫力健全,病变逐步愈合,真菌可被清除,但也可在局部纤维组织内潜伏多年。患者免疫力下降时,可出现再燃或复发、再感染。患者也可出现病变缓慢进行性发展,导致器官特别是肺形成纤维化和空洞。细胞壁中的 α-葡聚糖是毒力的重要因素,真菌与宿主的相互作用是致病的关键。

副球孢子菌病最常累及的器官包括肺、淋巴结、肾上腺、肝、脾、胃肠、脑、骨等。急性感染时,病变以网状内皮系统受累为主,慢性感染时病变趋于局限。副球孢子菌病病理特征是肉芽肿改变。在肉芽肿中间可有一个或几个副球孢子菌,周围由巨细胞、上皮样细胞、中性粒细胞、淋巴细胞等构成,中间可形成凝固样坏死。HE 染色下可见副球孢子菌,其中较特色的是 $5\sim20\mu m$ 的球体细胞,可有出芽,球体可更大。芽体大致为 $2\sim5\mu m$,可与母体相连。其他染色如 Gomori 六胺银染色(GMS)、PAS 染色效果显示真菌更佳。慢性肺部病变可见较多纤维化病变和空洞,但钙化较少。

1. 临床表现　因患者的年龄、免疫状态、受累器官等不同而差异较大。

(1) 肺部病变:肺是最主要的受累器官。50%患者肺部原发感染时症状轻微,而仅为血清学阳性或淋巴结肿大,肺部症状为咳嗽、咳痰、呼吸困难,但胸痛的比较少见;儿童、疫区外等患者呈现急性播散感染,病情严重。胸部影像学主要是间质或伴实质病变,通常为双侧、肺门旁、对称病变。慢性播散病变时肺部表现为空洞、纤维化,患者肺功能下降,并出现呼吸困难、咯血、体重减轻、发热、乏力等症状。

(2) 肺外病变:肺外病变可出现在几乎任何脏器。副球孢子菌随淋巴液引流至淋巴结,即可导致淋巴肿大。一般较硬、活动、疼痛感不明显。头部淋巴结以颌下、颈前、颈后为多,其次锁骨上、腋下、腹部淋巴结也较常见。淋巴结中会出现压迫症状和淋巴回流受阻表现,淋巴结破溃后出现窦道形成,内含大量副球孢子菌。上气道黏膜也是本病好发部位,黏膜充血、水肿、溃疡形成,严重时破坏气道结构而导致发音困难和窒息。食管受累时患者表现为进行性吞咽困难,有时甚至出现食管支气管瘘。皮肤损害以丘疹、结节、脓肿为主,多形性。肾上腺、肝胆、脾、骨和关节、中枢神经系统、眼等系统脏器均可受累,从而出现各自不同的临床表现。

2. 诊断　疫区患者出现相应的临床表现应考虑此病,确诊依赖病理和微生物学检查。血清学检查对诊断很有帮助。

(1) 直接镜检和培养:对痰液、引流液、病理活检标本、溃疡基底肉芽、骨髓、尿、脑脊液都可以采用直接镜检方法,痰液镜检的阳性率为63%,积痰离心阳性率可达95%,其他标本阳性为75%。可见 $30\sim40\mu m$ 的球形体孢子及和母细胞分离或相连的直径为 $2\sim10\mu m$ 的芽细胞。1 个和多个芽细胞和母体相连,可形成典型的驾驶轮形。副球孢子菌生长缓慢,室温和37℃培养 $2\sim3$ 周才有菌落生长。

(2) 血清学检测:有免疫扩散法、免疫荧光法,选择特异的抗原如 GP43 可明显提高敏感性和特异性。皮试对诊断价值有限,对流行病学调查有帮助。

3. 治疗　副球孢子菌病治疗比较困难,包括抗真菌治疗、支持治疗和免疫增强疗法。可选择的药物有磺胺类、两性霉素 B、唑类抗真菌药物。

治疗通常分为起始治疗和维持治疗两个阶段。依据患者病情、既往用药情况、药物不良反应、胃肠道吸收等选择起始治疗的药物。2006 年巴西指南推荐伊曲康唑作为首选治疗方案,复方磺胺甲噁唑效果与伊曲康唑类似。也可选择氟康唑,$200\sim400mg/d$,易过血脑屏障,不良反应少,疗效肯定。起始治疗后每个月评估临床、血清学、微生物学、血常规、生化和影像学,直至到达临床治愈(症状、体征消失)和血沉正常。然后进行维持治疗,可选择磺胺药、唑类药物口服。每 3 个月评估血清学和影像学,至免疫治愈(血清特异性抗体转阴或持续低水平)后 1 年。痊愈标准为:停止维持治疗后 2 年,临床、微生物学、放射性检查和免疫学均提示治愈。

(徐小勇　施毅)

(三) 肺尖端赛多孢子菌病　尖端赛多孢子菌(*Scedosporium apiospermu*)属于赛多孢子菌属,是波氏假阿利什菌的无性型,主要分布在温带,热带相对少见,常见于受有机污染的土壤、污水、腐物等环境中,是一种重要的非常顽固的条件致病菌。尖端赛多孢子菌感染多发生于实体器官或造血干细胞移植、血液系统恶性肿瘤如淋巴瘤、白血病、长期应用糖皮质激素患者等,是院内真菌感染的病原体之一;免疫功能正常者感染罕见,多数在外伤、手术、污水淹溺等情况下发生。

尖端赛多孢子菌感染最常损害的部位是肺部和软组织等。肺部多为吸入性,其余部位多与外伤、手术有关。而污水淹溺后,感染者多同时发生肺内感染和颅内感染,诊断困难。美国得克萨斯医学院真菌学实验室统计的 2000—2007 年 370 例尖端赛多孢子菌感染患者中,肺部受累 222 例,骨和关节受累 31 例,窦部受累 31 例,眼部受累 25 例,中枢神经系统受累 11 例,其他为手、足、耳等部位受累。

尖端赛多孢子菌肺部感染引起的表现形式与肺曲霉病相似。尖端赛多孢子菌可定植于结构性肺病如囊性纤维化、支扩患者的气道、肺内空洞、鼻窦等空腔内,可为一过性定植,或形成真菌球等。当机体免疫功能严重受损(如器官移植、造血干细胞移植、血液病化疗等)或健康宿主吸入大量孢子时,可发生致命的侵袭性或全身播散性感染。机体可同时存在定植和/或侵袭性感染的表现形式。侵袭性感染可表现为肺炎、坏死肺炎伴空洞、肺内结节等,临床表现无特征性,包括咳嗽、咳痰,痰黏呈白色或血丝痰,甚至咯血、发热、呼吸困难、胸痛、乏力等,肺部闻及吸气相湿啰音。胸部影像学与肺曲霉病的几种表现形式相似,二者难于鉴别,略微不同的是侵袭性尖端赛多孢子菌感染进展更迅猛。皮肤及皮下组织受侵,可以表现为脓肿、溃疡、瘀斑、坏死,排出特征性的含颗粒的血性浆液。播散性感染导致颅内受侵的主要表现形式为脑脓肿,进展缓慢,表现为头痛、呕吐、意识障碍,神经系统定位体征因脓肿所在部位而异,难于早期诊断。

诊断主要依赖病原学培养或组织病理学确诊。尖端赛多孢子菌在常规的真菌培养基中生长良好,但培养时间一般在3周左右,常规鉴定方法难于和多育赛多孢子菌鉴定,需在含放线菌酮的琼脂中区分。组织病理学中直接镜检很难能与镰刀菌和曲霉区分,曲霉为规则的45°角分枝,而尖端赛多孢子菌的分枝不规则,可因出现顶端或间生厚壁孢子而与酵母菌混淆,采用多克隆荧光抗体有助于鉴别。有足菌肿的患者组织学检测到含颗粒的血性浆液,有助于诊断。由于尖端赛多孢子菌病进展迅猛、死亡率高,近年采用分子生物学技术进行早期诊断愈受重视。广州呼吸疾病研究所一例车祸时淹溺于阴沟患者,采用PCR针对痰标本的ITS rDNA序列检测确诊。国内李若瑜等也发展PCR-线性杂交技术进行分子诊断。

尖端赛多孢子菌对两性霉素B耐药,多育赛多孢菌对所有的抗真菌药物耐药。一项18个国家参与的多中心研究显示,尖端赛多孢子菌对伊曲康唑和伏立康唑的MIC范围介于0.06~4mg/L和0.03~2mg/L。多项研究表明,以伏立康唑为基础的治疗效果优于任何两性霉素B配方的治疗,加之伏立康唑能够透过血脑屏障。因此伏立康唑作为一线推荐治疗的首选药物。目前指南未明确指出伏立康唑的使用疗程,普遍认为疗程至少4个月,部分合并免疫功能低下者需终身治疗。由于尖端赛多孢子菌的治疗十分困难,只要患者病情允许,病灶局限者应尽可能手术切除感染组织或手术清创治疗,尤其是免疫缺陷者。

尖端赛多孢子菌侵袭性肺部感染预后差,死亡率超过50%,污水淹溺后肺和中枢神经系统感染者死亡率高达70%,皮肤、皮下软组织或骨感染经积极手术和药物治疗者预后佳。

(叶 枫)

（四）肺芽生菌病　　肺芽生菌病又称吉尔克斯(Gilchrist)病或北美芽生菌病,是由皮炎芽生菌(*Blastomyces dermatitidis*)或称北美芽生菌(blastomycosis North American)感染引起的一种慢性化脓性或肉芽肿性疾病,病变部位以肺、皮肤和骨骼为主,也可侵犯身体的任何部位。目前所知,本病主要流行于北美洲,英国、墨西哥、非洲等地也有少数散发病例,我国内地偶有报道。因流行病学数据基于被动监测及回顾性分析所得,故对于本病的流行病学特征所知有限。

皮炎芽生菌属于二相型真菌。在土壤中(22~25℃)呈丝状菌丝形态,可产生孢子。当人类活动破坏土壤后,孢子和菌丝碎片随粉尘吸入人体肺部,肺内巨噬细胞和中性粒细胞可以杀死芽生菌的分生孢子,而存活下来的孢子在人类宿主环境中(37℃),可以转换成为酵母。芽生菌酵母可抑制宿主细胞因子的产生,干扰 $CD4^+T$ 淋巴细胞活化,更难被宿主消灭,继而引起肺炎。人体宿主的固有免疫和适应性免疫应答在抵抗芽生菌感染中发挥重要作用。即使芽生菌病恢复后的患者,还会产生至少持续2年的细胞免疫。

本病临床特征多样,从无症状感染到伴有ARDS的暴发性脓毒症均可出现。皮炎芽生菌可侵犯人体几乎各个器官。由于吸入是主要感染途径,所以肺通常是原发感染部位。肺外主要侵犯皮肤和骨骼。原发性肺芽生菌病可表现为急性肺炎、慢性肺炎,甚至ARDS。在一项针对119例肺芽生菌病患者的病例分析中,咳嗽(90%)是最常见的症状,可伴有发热(75%)、夜间盗汗(68%)、消瘦(68%)、胸痛(63%)、呼吸困难(54%)、头痛或肌痛(50%),以及咯血(18%)。肺部影像学呈多形性改变,无特征性病灶,包括团块状阴影、单发或多发性结节、弥漫性浸润、空洞形成等。病变部位以上叶多见。很少出现大量胸腔积液。肺外症状与累及脏器有关,如骨与关节的炎症性病变,表现为病变部位肿、痛、发红,以后红肿溃破,产生不易愈合的瘘管。临床症状的严重程度与患者免疫功能有关。许多轻中度患者并无症状,无需治疗可自愈。T细胞功能障碍者(如AIDS)感染常十分严重,难以治愈,可发生急性呼吸窘迫综合征(ARDS),易播散至多脏器如中枢神经系统和泌尿系统,广泛的双肺浸润和脑膜播散发生率高是其临床特征。

肺芽生菌病与肺结核病、组织胞浆菌病、恶性肿瘤的症状和影像学相似,都可出现肺部片状阴影和纵隔淋巴结肿大,应注意鉴别。与组织胞浆菌不同的是,芽生菌病不累及肠道。

肺芽生菌病诊断主要依赖于流行病史和病原学诊断。多数患者有流行区的居留史。血液、胸腔积液、痰液或其他分泌物的直接镜检是最简便、快捷的诊断方法,光镜下可见双壁、圆形、8~20μm大小的单芽孢子,芽颈较粗,PAS染色、六胺银染色阳性。因芽生菌生长缓慢,常规培养需3~4周可能有阳性结果。从患者尿液、支气管肺泡灌洗液、脑脊液和血清检测芽生菌抗原阳性可为诊断提供参考,但特异性差,与组织胞浆菌、副球孢子菌和青霉菌有交叉反应。应用巢氏PCR直接检测标本,可以为早期诊断提供依据,但目前无标准的商业试剂盒提供。

基于2008年IDSA发布的芽生菌病诊治指南,治疗应根据芽生菌感染部位和程度、宿主免疫状态及是否妊娠期而定。两性霉素B及其脂质体是治疗肺芽生菌病的首选药物,具体方案为:两性霉素B脂质体3~5mg/(kg·d)或两性霉素B 0.7~1.0mg/(kg·d),1~2周,待临床改善后,可采取序贯治疗,予伊曲康唑口服溶液200mg,3次/d,3天,再予伊曲康唑200mg 2次/d口服6~12个月。对于轻、中度患者,伊曲康唑及氟康唑可作为替代方案。合并AIDS患者要求伊曲康唑终身维持治疗。对于芽生菌所致的CNS感染,先予两性霉素B脂质体5mg/(kg·d)诱导治疗4~6周,后予氟康唑序贯治疗。在治疗过程中注意监测伊曲康唑的血药浓度,确保足够的药物暴露。氟康唑的效果不如伊曲康唑,伏立康唑、泊沙康唑目前对芽生菌的疗效不明确。

(叶 枫)

（五）肺孢子丝菌病　　孢子丝菌病(sporotrichosis)是由申克孢子丝菌复合体(*Sporothrix schenckii complex*)感染皮肤、皮下组织、黏膜和局部淋巴系统所引起的慢性感染性疾病,偶可播散全身,引起多系统性损害。

孢子丝菌属子囊菌门—粪壳菌纲—长喙壳菌目—长喙壳菌科—孢子丝菌属,为双相真菌,在自然界室温培养为菌丝相菌落,体内和37℃培养为酵母相菌落。过去一直认为孢子丝菌病是由申克孢子丝菌单一菌种引起,近年来基于分子生物学的基因型分类结果显示,申克孢子丝菌实属一种复合体,包括申克孢子丝菌、球形孢子丝菌(Sporothrix glo-

bosa)、巴西孢子丝菌(Sporothrix brasiliensis)、墨西哥孢子丝菌(Sporothrix mexicana)和卢艾里孢子丝菌(Sporothrix luriei)等。Marimon等于2008年提出申克孢子丝菌复合体各菌种的鉴别要点,包括分生孢子形态、蔗糖和棉籽糖同化试验(表24-7-13)。菌种间存在地理分布、临床表现、致病能力、对抗真菌药物的敏感性的一些差异。我国人类孢子丝菌病病原菌主要是球形孢子丝菌。

表24-7-13　孢子丝菌菌种鉴别主要特征

孢子丝菌菌种	马铃薯葡萄糖琼脂基30℃生长21天菌落直径>50mm	马铃薯葡萄糖琼脂基37℃生长情况	同化试验结果	
			蔗糖	棉籽糖
白孢子丝菌	是	是	+	−
巴西孢子丝菌	否	是	−	−
球形孢子丝菌	否	否	+	−
墨西哥孢子丝菌	是	是	+	+
申克孢子丝菌	否	是	+	+

1989年美国人Shenk首次在患者皮损处分离出孢子丝菌,故该菌命名为申克孢子丝菌。1916年我国刁信德报道首例孢子丝菌病,之后陆续有报道,以东北地区报道病例数最多。孢子丝菌广泛存在于自然界中,是土壤、木材及植物的腐生菌。皮肤外伤后接触到被孢子丝菌污染的物质是该病传播的主要途径,农民、工人、园丁、矿工等为易感人群。本病可为散发,也可呈职业性或地方性小范围流行。孢子丝菌病为人畜共患病,由于饲养宠物的增多,动物源性感染亦不断增加。最大的流行发生于巴西里约热内卢,经动物(主要是猫)传播引起。罕见病例因蚊虫叮咬、人与人密切接触而感染。病原菌接触人体后是否致病及表现的临床类型主要取决于病原菌毒力及宿主免疫状况。该菌侵入宿主,转变为酵母相细胞,激活补体途径后,一方面可以通过裂解片段C3b包被在真菌细胞壁上,促进宿主对酵母相细胞吞噬作用;另一方面,膜攻击复合体对裂解真菌细胞也起一定作用。孢子丝菌感染后机体的免疫机制以细胞免疫为主,是由特异性T细胞介导的免疫反应,活化后的巨噬细胞可启动机体的防御机制。

本病以侵犯皮肤为主,分为局限型(我国最多见,多见于儿童)、淋巴管型和皮肤播散型。皮损主要表现为慢性炎症性肉芽肿损害,可形成丘疹、脓疱、结节、斑块、溃疡、肉芽肿、结痂等改变,常累及面部、四肢等暴露部位。皮肤外型主要是病原菌经血行播散侵犯体内各系统,或是经呼吸道感染。引起气管/肺孢子丝菌病。

结合患者病史、流行区域、典型的临床表现,初步考虑本病。真菌培养是诊断孢子丝菌病的"金标准"。活组织标本中鉴定出病原体,也可确诊。组织病理特征性改变是混合性炎性细胞肉芽肿改变,典型的"三区病变",中央为"化脓区",由中性粒细胞及少量嗜酸性粒细胞构成;其外为"结核样区",由组织细胞、上皮样细胞及少量的多核巨细胞构成;最外层为"梅毒样区",由淋巴细胞及浆细胞构成。PCR、巢式PCR、肽指纹图谱分析等分子生物学诊断技术可

用于孢子丝菌的鉴定,并在菌种分类上有显著的优势。ELISA、间接免疫荧光法、直接免疫荧光法检测孢子丝菌,均显示有高特异性及高敏感性。国外应用的精制孢子丝菌素皮肤试验阳性率可达100%。

鉴别诊断:感染性疾病包括非典型分枝杆菌、寄生虫、诺卡菌感染等,非感染性疾病包括鳞状细胞癌、淋巴瘤、结节病等。可根据病史、临床表现、组织病理学改变、微生物学检查及血清学试验等协助鉴别。

治疗:目前两性霉素B联合伊曲康唑是播散型的一线治疗药物,而单用伊曲康唑是局限型的一线治疗药物。我国推荐伊曲康唑的成人剂量为200~400mg/d口服,儿童剂量为5mg/(kg·d)口服,疗程为3~6个月或更长,应定期监测肝功能。两性霉素B为播散型、关节型和肺孢子丝菌病首选,尤其是免疫功能抑制患者。肺及播散型孢子丝菌病的两性霉素B脂质体推荐剂量为3~5mg/(kg·d),孢子丝菌性脑膜炎推荐剂量为5mg/(kg·d),治疗总量应达1~2g/d,疗程为4~6周。治疗有效后,改用伊曲康唑400mg/d作为阶梯疗法维持治疗,总疗程最少12个月。注意药物不良反应。其他药物如氟康唑,由于氟康唑对孢子丝菌是一种中等效力的抗真菌药物,只应用于对其他药物无法耐受者,推荐剂量为400~800mg/d;特比萘芬,只对皮肤型孢子丝菌有效;碘化钾等。

其他:包括新型抗真菌药物、手术疗法、物理疗法(如温热、冷冻)、光动力疗法等。单药治疗欠佳者可考虑联合治疗。非空洞型可予单纯的药物治疗,空洞型感染则应早期同时给予手术治疗。

预防:在孢子丝菌病高发地区宣传普及孢子丝菌病的相关知识。高危人群应当带手套工作,防止皮肤外伤。皮肤一旦受伤,应及时清洗、消毒,并涂布碘酊等药物。对于患病的动物,应给予治疗、隔离等处理。真菌实验室应当遵照制度严格管理,经常消毒灭菌。对于患者,应适当隔离,足剂量、足疗程治疗,换下的敷料应烧毁或灭菌。

(叶　枫)

参考文献

[1] PAPPAS PG, KAUFFMAN CA, ANDES DR, et al. Clinical practice guideline for the management of candidiasis: 2016 update by the Infectious Diseases Society of America[J]. Clin Infect Dis, 2016, 62 (4): E1-E50.

[2] GUINEA J. Global trends in the distribution of Candida species causing candidemia[J]. Clin Microbiol Infect, 2014, 20 (Suppl 6): 5-10.

[3] KULLBERG BJ, ARENDRUP MC. Invasive candidiasis[J]. N Engl J Med, 2015, 373 (15): 1445-1456.

[4] HANKOVSZKY P, TÁRSY D, ÖVEGES N, et al. Invasive Candida Infections in the ICU: Diagnosis and Therapy[J]. J Crit Care Med (Targu Mures), 2015, 1 (4): 129-139.

[5] SHIMODAIRA K, OKUBO Y, NAKAYAMA H, et al. Trends in the prevalence of invasive fungal infections from an analysis of annual records of autopsy cases of Toho University[J]. Mycoses, 2012, 55 (5): 435-443.

[6] 中华医学会念珠菌病诊治策略高峰论坛专家组. 念珠菌病诊断与治疗: 专家共识[J]. 中国感染与化疗杂志, 2011, 11 (2): 81-95.

[7] 刘又宁, 佘丹阳, 孙铁英, 等. 中国 1998 年至 2007 年临床确诊的肺真菌病患者的多中心回顾性调查[J]. 中华结核和呼吸杂志, 2011, 34 (2): 86-90.

[8] BLOT SI, TACCONE FS, VAN DEN ABEELE AM, et al. A clinical algorithm to diagnose invasive pulmonary aspergillosis in critically ill patients[J]. Am J Respir Crit Care Med, 2012, 186 (1): 56-64.

[9] AGARWAL R, CHAKRABARTI A, SHAH A, et al. Allergic bronchopulmonary aspergillosis: review of literature and proposal of new diagnostic and classification criteria[J]. Clin Exp Allergy, 2013, 43 (8): 850-873.

[10] ASCIOGLU S, REX JH, DE PAUW B, et al. Defining opportunistic invasive fungal infections in immunocompromised patients with cancer and hematopoietic stem cell transplants: an international consensus[J]. Clin Infect Dis, 2002, 34 (1): 7-14.

[11] DE PAUW B, WALSH TJ, DONNELLY JP, et al. Revised definitions of invasive fungal disease from the European Organization for Research and Treatment of Cancer/Invasive Fungal Infections Cooperative Group and the National Institute of Allergy and Infectious Diseases Mycoses Study Group (EORTC/MSG) Consensus Group[J]. Clin Infect Dis, 2008, 46 (12): 1813-1821.

[12] ULLMANN AJ, AGUADO JM, ARIKAN-AKDAGLI S, et al. Diagnosis and management of Aspergillus diseases: executive summary of the 2017 ESCMID-ECMM-ERS guideline[J]. Clin Microbiol Infect, 2018, 24 Suppl 1: e1-e38.

[13] PATTERSON TF, THOMPSON GR 3rd, DENNING DW, et al. Practice Guidelines for the Diagnosis and Management of Aspergillosis: 2016 Update by the Infectious Diseases Society of America[J]. Clin Infect Dis, 2016, 63 (4): e1-e60.

[14] TUTAR N, METAN G, KOÇ AN, et al. Invasive pulmonary aspergillosis in patients with chronic obstructive pulmonary disease[J]. Multidiscip Respir Med, 2013, 8 (1): 59.

[15] ZHOU W, LI H, ZHANG Y, et al. Diagnostic value of galactomannan antigen test in serum and bronchoalveolar lavage fluid samples from patients with nonneutropenic invasive pulmonary aspergillosis[J]. J Clin Microbiol, 2017, 55 (7): 2153-2161.

[16] HE Q, LI H, RUI Y, et al. Pentraxin 3 gene polymorphisms and pulmonary aspergillosis in chronic obstructive pulmonary disease patients[J]. Clin Infect Dis, 2018, 66: 261-267.

[17] BONGOMIN F, GAGO S, OLADELE RO, et al. Global and multi-national prevalence of fungal diseases-estimate precision[J]. J Fungi (Basel), 2017, 3 (4): E5.

[18] 中华医学会呼吸病学分会哮喘学组. 变应性支气管肺曲霉病诊治专家共识[J]. 中华医学杂志, 2017, 97 (34): 2650-2656.

[19] DENNING DW, CADRANEL J, BEIGELMAN-AUBRY C, et al. Chronic Pulmonary Aspergillosis: Rationale And Clinical Guidelines For Diagnosis And Management[J]. Eur Respir J, 2016, 47 (1): 45-68.

[20] 梁丽玲, 梁志欣, 陈良安. 肺隐球菌病临床诊治进展[J]. 中华医院感染学杂志, 2017, 27 (6): 1437-1440.

[21] 浙江省医学会呼吸病学分会. 肺隐球菌病诊治浙江省专家共识[J]. 中华临床感染病杂志, 2017, 10 (5): 321-326.

[22] ROHATGI S, PIROFSKI LA. Host immunity to Cryptococcus neoformans[J]. Future Microbiol, 2015, 10 (4): 565-581.

[23] OLIVEIRA LVN, COSTA MC, MAGALHAES TFF, et al. Influenza A virus as a predisposing factor for Cryptococcosis[J]. Front Cell Infect Microbiol, 2017, 7: 419.

[24] SKOLNIK K, HUSTON S, MODY CH. Cryptococcal lung infections[J]. Clin Chest Med, 2017, 38 (3): 451-464.

[25] HIRANO A, YAMASAKI M, SAITO N, et al. Pulmonary cryptococcosis in a ruxolitinib-treated patient with primary myelofibrosis[J]. Respir Med Case Rep, 2017, 22: 87-90.

[26] XIE LX, CHEN YS, LIU SY, et al. Pulmonary cryptococcosis: comparison of CT findings in immunocompetent and immunocompromised patients[J]. Acta Radiol, 2015, 56 (4): 447-453.

[27] OSHIMA K, TAKAZONO T, SAITO T, et al. Examination of cryptococcal glucuronoxylomannan antigen in bronchoalveolar lavage fluid for diagnosing pulmonary cryptococcosis in HIV-negative patients[J]. Med Mycol, 2018, 56 (1): 88-94.

[28] 施毅. 肺隐球菌病的诊断与治疗[J]. 中华结核和呼吸杂志, 2007, 30 (11): 806-809.

[29] COELHO C, CASADEVALL A. Cryptococcal therapies and drug targets: the old, the new and the promising[J]. Cell Microbiol, 2016, 18 (6): 792-799.

[30] SPECHT CA, LEE CK, HUANG H, et al. Protection against experimental cryptococcosis following vaccination with glucan particles containing cryptococcus alkaline extracts[J]. mBio, 2015, 6 (6): e01905-15.

[31] FENG J, SUN X. Characteristics of pulmonary mucormycosis and predictive risk factors for the outcome[J]. Infection, 2018, 46 (4): 503-512.

[32] CORNELY, OA, ARIKAN-AKDAGLI S, DANNAOUI E, et al. ESCMID and ECMM joint clinical guidelines for the diagnosis and management of mucormycosis 2013[J]. Clin Microbiol Infect, 2014, 20 Suppl 3: 5-26.

[33] HAMILOS G, SAMONIS G, KONTOYIANNIS DP. Pulmonary mucormycosis[J]. Semin Respir Crit Care Med, 2011, 32 (6): 693-702.

[34] YAMIN HS, ALASTAL AY, BAKRI I. Pulmonary mucormycosis over 130 years: a case report and literature review[J]. Turk Thorac J, 2017, 18 (1): 1-5.

[35] NAM BD, KIM TJ, LEE KS, et al. Pulmonary mucormycosis: serial morphologic changes on computed tomography correlate with clinical and pathologic findings[J]. Eur Radiol, 2018, 28 (2): 788-795.

[36] CHOO JY, PARK CM, LEE HJ, et al. Sequential morphological changes in follow-up CT of pulmonary mucormycosis[J]. Diagn Interv Radiol, 2014, 20 (1): 42-46.

[37] 应琳, 周建英. 肺毛霉病的再认识[J]. 国际呼吸杂志, 2013, 33 (18): 1422-1424.

[38] 张思平. 毛霉病的治疗进展[J]. 国际皮肤性病学杂志, 2017, 43 (1): 21-24.

[39] 赵静宇, 王桂祯, 张俊勇, 等. 中国大陆肺接合菌病 102 例回顾性分析[J]. 中国真菌学杂志, 2014, 9 (3): 150-154.

[40] 瞿介明. 肺孢子菌肺炎的诊治[J]. 中华结核和呼吸杂志, 2009, 32 (11): 878-880.

[41] 张辉, 张进顺. 肺孢子菌肺炎诊断方法的研究进展[J]. 实用医学杂志, 2010, 26 (6): 899-900.

[42] MASCHMEYER G, HELWEG-LARSEN J, PAGANO L, et al. ECIL guidelines for treatment of Pneumocystis jirovecii pneumonia in non-HIV-infected haematology patients [J]. J Antimicrob Chemother, 2016, 71 (9): 2405-2413.

[43] MAERTENS J, CESARO S, MASCHMEYER G, et al. ECIL guidelines for preventing pneumocystis jirovecii pneumonia in patients with haematological malignancies and stem cell transplant recipients [J]. J Antimicrob Chemother, 2016, 71 (9): 2397-2404.

[44] ALANIO A, HAUSER PM, LAGROU K, et al. ECIL guidelines for the diagnosis of Pneumocystis jirovecii pneumonia in patients with haematological malignancies and stem cell transplant recipients [J]. J Antimicrob Chemother, 2016, 71 (9): 2386-2396.

[45] CISSÉ OH, HAUSER PM. Genomics and evolution of Pneumocystis species[J]. Infect Genet Evol, 2018, 65: 308-320.

[46] RICCI G, SANTOS DW, KOVACS JA, et al. Genetic diversity of Pneumocystis jirovecii from a cluster of cases of pneumonia in renal transplant patients: cross-sectional study[J]. Mycoses, 2018, 61 (11): 845-852.

[47] SALZER HJF, SCHÄFER G, HOENIGL M, et al. Clinical, diagnostic, and treatment disparities between hiv-infected and non-hiv-infected immunocompromised patients with Pneumocystis jirovecii pneumonia[J]. Respiration, 2018, 96 (1): 52-65.

[48] WHITE PL, BACKX M, BARNES RA. Diagnosis and management of Pneumocystis jirovecii infection[J]. Expert Rev Anti Infect Ther, 2017, 15 (5): 435-447.

[49] D'AVIGNON LC, SCHOFIELD CM, HOSPENTHAL DR. Pneumocystis pneumonia[J]. Semin Respir Crit Care Med, 2008, 29 (2): 132-140.

[50] MORRIS A, SCIURBA FC, NORRIS KA. Pneumocystis: a novel pathogen in chronic obstructive pulmonary disease? [J]. COPD, 2008, 5 (1): 43-51.

[51] VISAGIE CM, HOUBRAKEN J, FRISVAD JC, et al. Identification and nomenclature of the genus Penicillium[J]. Stud Mycol, 2014, 78: 343-371.

[52] CHAN JF, LAU SK, YUEN KY, et al. Talaromyces (Penicillium) marneffei infection in non-HIV-infected patients[J]. Emerg Microbes Infect, 2016, 5 (3): e19.

[53] WANG P, CHEN Y, XU H, et al. Acute Disseminated Talaromyces marneffei in An Immunocompetent Patient[J]. Mycopathologia, 2017, 182 (7/8): 751-754.

[54] ZHENG J, GUI X, CAO Q, et al. A clinical study of acquired immunodeficiency syndrome associated Penicillium marneffei infection from a non-endemic area in China[J]. PLoS One, 2015, 10 (6): e0130376.

[55] HAN XJ, SU DH, YI JY, et al. A literature review of blood-disseminated P. marneffei infection and a case study of this infection in an hiv-negative child with comorbid eosinophilia [J]. Mycopathologia, 2019, 184 (1): 129-139.

[56] HUANG X, HE G, LU S, et al. Role of Rhizomys pruinosus as a natural animal host of Penicillium marneffei in Guangdong, China [J]. Microb Biotechnol, 2015, 8 (4): 659-664.

[57] LE T, KINH NV, CUC NTK, et al. A trial of itraconazole or amphotericin B for HIV-associated talaromycosis[J]. N Engl J Med, 2017, 376 (24): 2329-2340.

[58] SI Z, QIAO J. Talaromyces marneffei infection [J]. N Engl J Med, 2017, 377 (26): 2580.

[59] 张建全, 杨美玲, 钟小宁, 等. 人免疫缺陷病毒抗体阴性与阳性者播散性马尔尼菲青霉菌病的临床及实验室特征[J]. 中华结核和呼吸杂志, 2008, 31 (10): 740-746.

[60] YE F, LUO Q, ZHOU Y, et al. Disseminated penicilliosis marneffei in immunocompetent patients: a report of two cases[J]. Indian J Med Microbiol, 2015, 33 (1): 161-165.

[61] PAN B, CHEN M, PAN W, et al. Histoplasmosis: a new endemic fungal infection in China? Review and analysis of cases [J]. Mycoses, 2013, 56 (3): 212-221.

[62] HAGE CA, AZAR MM, BAHR N, et al. Histoplasmosis: up-to-date evidence-based approach to diagnosis and management[J]. Semin Respir Crit Care Med, 2015, 36 (5): 729-745.

[63] WHEAT LJ, AZAR MM, BAHR NC, et al. Histoplasmosis[J]. Infect Dis Clin North Am, 2016, 30 (1): 207-227.

[64] CÁCERES DH, SAMAYOA BE, MEDINA NG, et al. Multicenter validation of commercial antigenuria reagents to diagnose progressive disseminated histoplasmosis in people living with HIV/AIDS in two Latin American countries[J]. J Clin Microbiol, 2018, 56 (6): e01959-17.

[65] AZAR MM, HAGE CA. Laboratory diagnostics for histoplasmosis[J]. J Clin Microbiol, 2017, 55 (6): 1612-1620.

[66] LOUKIL M, KHALFALLAH I, BOUZAIDI K, et al. Pulmonary actinomycosis. Diagnostic and therapeutic features [J]. Rev Pneumol Clin, 2018, 74 (6): 508-513.

[67] 杨胡琴, 施焕中, 童朝晖. 奴卡菌病 13 例临床分析[J]. 中华结核和呼吸杂志, 2017, 40 (8): 588-591.

[68] STEINBRINK J, LEAVENS J, KAUFFMAN CA, et al. Manifestations and outcomes of nocardia infections: Comparison of immunocompromised and nonimmunocompromised adult patients[J]. Medicine (Baltimore), 2018, 97 (40): e12436.

[69] KANDI V. Human nocardia infections: a review of pulmonary nocardiosis[J]. Cureus, 2015, 7 (8): e304.

[70] GOLDMAN L, SCHAFER AI. Goldman Cecil Medicine [M]. 25th ed. Philadelphia: Elsevier, 2016: 2072-2073.

[71] GALGIANI JN, AMPEL NM, BLAIR JE, et al. 2016 Infectious Diseases Society of America (IDSA) Clinical Practice Guideline for the Treatment of Coccidioidomycosis[J]. Clin Infect Dis, 2016, 63 (6): E112-E146.

[72] TWAROG M, THOMPSON GR 3rd. Coccidioidomycosis: recent updates [J]. Semin Respir Crit Care Med, 2015, 36 (5): 746-755.

[73] MARTINEZ R. New trends in paracoccidioidomycosis epidemiology[J]. J Fungi (Basel), 2017, 3 (1): E1.

[74] MENDES RP, CAVALCANTE RS, MARQUES SA, et al. Paracoccidioidomycosis: current perspectives from Brazil[J]. Open Microbiol J, 2017, 11: 224-282.

[75] 张宇, 聂振华. 孢子丝菌病原学及治疗研究进展[J]. 临床皮肤科杂志, 2014, 43 (12): 746-749.

[76] 中华医学会皮肤性病学分会真菌学组, 中国医师协会皮肤科医师分会医学真菌亚专业委员会, 中西医结合学会皮肤性病专业委员会真菌学组. 孢子丝菌病诊疗指南[J]. 中华皮肤科杂志, 2016, 49

(7): 456-459.

[77] HE XH, WU JY, WU CJ, et al. Scedosporium apiospermum infection after near-drowning[J]. Chin Med J (Engl), 2015, 128 (15): 2119-2123.

[78] KANTARCIOGLU AS, DE HOOG GS, GUARRO J. Clinical characteristics and epidemiology of pulmonary pseudallescheriasis[J]. Rev Iberoam Micol, 2012, 29 (1): 1-13.

第八节
急性传染性呼吸系统病毒感染

呼吸道病毒是呼吸系统感染的常见病原体之一,部分具有明显的传染性,也可以导致重症肺炎和相关的并发症(ARDS等)。此类疾病的病原学包括流感病毒、腺病毒、禽流感病毒、SARS-CoV、中东呼吸综合征病毒、SARS-CoV-2等。随着呼吸道病毒检测能力的提升和临床应用的普及,此类疾病的临床重要性也得到更多的重视。

一、严重急性呼吸综合征(SARS)

严重急性呼吸综合征(severe acute respiratory syndrome, SARS)是由SARS冠状病毒(SARS-CoV)引起的一种具有明显传染性、可累及多个脏器系统的特殊肺炎;曾称为传染性非典型肺炎,世界卫生组织(WHO)将其命名为严重急性呼吸综合征。SARS临床上以发热、乏力、头痛、肌肉关节酸痛等全身症状为首发症状,随后出现干咳、胸闷、呼吸困难等呼吸道症状,严重者导致急性呼吸窘迫综合征(ARDS)。SARS已被列入《中华人民共和国传染病防治法》法定传染病进行管理,是需要重点防治的重大传染病之一。

(一)流行病学

1. 病原   2002年11月广东省河源市有2例重症肺炎患者,经多种抗菌药物治疗无效,出现呼吸困难和低氧血症;因治疗无效转诊到广州市,随后发现护送和参与医治患者的8名医务人员先后发生肺炎。考虑到有传染病的可能性,相关医院立即上报广东省卫生厅。广东省卫生厅随后成立专家组到现场调查和采集标本。后来在广东省中山市、佛山市顺德区等地先后也发现类似重症肺炎病例,多种药物联合应用无效,且容易发展为ARDS。随后病例逐渐增多,并表现出明显的传染性。以密切接触患者的家属、医务人员、探视人员和陪护人员等为主要感染对象,连续传播的疫情引起管理部门和社会的高度重视。

经过全球9个国家13个网络实验室的科学家从病毒形态学、分子生物学、血清学及动物实验等多方面研究,于2003年4月16日世界卫生组织在日内瓦宣布,SARS的病原是一种新型的冠状病毒,此病毒基因组为单股正链RNA,基因组大小为30kb左右,与经典冠状病毒(HCoV-229E、HCoV-OC43等)仅有约60%核苷酸同源性。经分子生物学研究和抗体中和反应的研究,将其命名为SARS冠状病毒(SARS-CoV),归为第四群。

2. 流行经过   自2002年11月始,从局部散发到局部暴发历时2个月,之后形成大流行,我国24个省区市均有病例报道。亚洲、美洲、欧洲等32个国家和地区均出现此病流行。呈现出典型的局部散发—局部暴发—大流行的传染病流行规律。截至2003年8月7日,全球累计发病例数为8 422例,依据报告病例计算的平均病死率达到了9.3%。广东省临床诊断病例数的发病时间分布图见图24-8-1。

3. 发现和流行经过给我们的启示   回顾整个疫情发生与流行的经过,尽管当时有对SARS的认识不足等众多的学术和社会原因,但仍不乏需要总结反思的问题。

(1)当时对新发传染病的准备相对不足:如何把传染病诊治知识进行规范化的普及教育,并加强有关部门对新发传染病的监控能力,对及时发现新发传染病具有重要的意义。

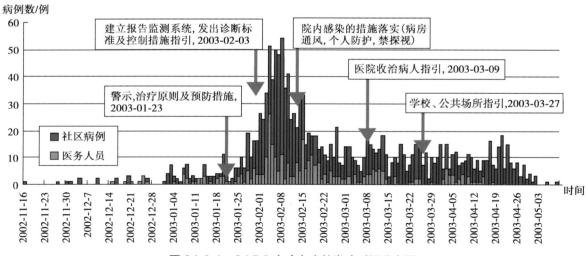

图24-8-1   SARS在广东省的发病时间分布图
图中可见,从2002年11月至建立系统报告时间相隔约2个月,与落实院内感染措施相隔约3个月。

（2）当时建立监控报告系统和防控措施落实迟缓。

（3）当时早期应对力度不足与防控措施不够果断：在早期，没有立即落实早期隔离、当地处理和预防控制感染等措施，导致多个城市重复几乎同样的"流行故事"。

（4）当时对新发感染病原体的检测技术平台不足：在2002年11月已经采集了标本，分别在有关单位进行系统的检测，排除了炭疽、鼠疫、军团病、人禽流感、流感、副流感、麻疹、呼吸道合胞病毒（RSV）感染、腺病毒感染、汉坦病毒感染、丝状病毒感染、沙粒病毒感染、黄病毒感染、人类超级肺炎病毒感染、金黄色葡萄球菌感染、厌氧菌感染、衣原体感染、肺炎支原体感染、立克次体感染、真菌感染等，经过3个多月的研究，没有找到新的病原体。最后在我国香港实验室检测发现冠状病毒。检测新的病原体的技术平台和力量不足可能是重要的原因。当时，钟南山院士提出一个明确的观点，"在我们没有弄清楚感染的病原体以前，谈不上实现全面有效的控制"。这一观点提示了检测新发病原体的技术平台的重要性。

4. 感染途径

（1）传染源：传染源包括2个方面的问题——SARS-CoV的自然来源和临床病例的主要传染源。从临床流行病学分析结果来看，SARS患者是导致疾病流行的最主要传染源。SARS患者的传染性存在个体差异，有的患者可造成多人甚至几十人感染（即所谓超级传播者现象），但有的患者却未传播任何人。这种传染性差异的具体机制尚不清楚。导致这种差异可能与病毒的基因突变、患者体内的病毒量和排出情况、环境因素（通风状况、易感人群的多少等）等有关。关于SARS-CoV的自然来源，尽管做了众多的研究，但研究结果仍然存在分歧。研究依据比较多的一个学说是野生蝙蝠携带有少量的SARS-CoV，但不发病。果子狸对SARS-CoV敏感，但自然状态下不携带病毒。在广东省野生动物市场中众多的野生动物混合存放，果子狸可感染SARS-CoV，并在种群中流行性传播，人接触果子狸后发生呼吸道传播感染。广东省采取了严禁销售或食用果子狸的政策后没有发现新的SARS病例。

关于传播期，从临床流行病学调查的角度来看，主要的传播时期是从发热开始到疾病的恢复期，共3~4周的时间，没有依据证明潜伏期、康复出院后或隐性感染者具有传染性。

（2）传播途径：在多数医院的调查中发现，空气传播的方式是短途径的，近距离呼吸道飞沫传播是SARS传播的最重要途径，例如近距离接触患者、患者的医疗救护过程（特别是气管插管操作）。尽管有一些现场调查提示存在气溶胶传播的可能性，但起码不是主要的途径。

（3）易感人群：目前的研究数据显示，人群存在普遍易感性。SARS抗体调查结果显示，正常人群的抗体阳性率为2.5%（弱阳性）；在密切接触过SARS患者的医务人员（没有发病者）中，抗体阳性率与普通人群没有区别，提示基本上不存在隐性感染而获得体液免疫。已证实SARS患者可以产生体液免疫，发病后540余日时血清抗SARS-CoV IgG仍呈阳性且有中和能力，但比抗体滴度高峰（发病后60~90日）有所下降，随后的变化规律有待更长时间的随访研究。

（4）流行特征：目前尚未观察到SARS流行有明确的地区性和时间性规律，更大的可能是属于偶然性。疾病在某些城市流行，存在家族聚集和医务人员聚集性的特点，都可能是与患者密切接触和防控措施落实不到位有关。观察到的一些人群特征，例如青壮年多于儿童，与野生动物接触的人员（如厨师、采购员等）发病率稍高等，但缺乏严格的对照数据。

（二）发病机制　SARS的发病机制尚不清楚，现有的资料主要来源于细胞和动物模型上的研究结果。发病机制包括病毒的入侵、体内复制和扩散及体内致病过程等环节。

1. SARS-CoV 对宿主细胞的入侵　S蛋白是影响SARS-CoV入侵和致病的重要因素。S蛋白通过受体介导的内吞作用使病毒侵入宿主细胞。细胞和动物模型研究发现，血管紧张素转化酶（ACE）的同源体ACE2是SARS-CoV的受体，是潜在的干预靶点。

2. 体内扩散和致病过程　SARS-CoV经呼吸道进入，在呼吸道黏膜上皮内复制，进而引起病毒血症。SARS-CoV对人体细胞的感染是多器官的，肺部是最常见的受累器官。感染后的宿主细胞由于病毒复制而出现细胞溶解或凋亡，随后引发一系列炎症反应，众多炎症细胞和细胞因子参与其发病过程是导致多器官损害的重要原因。

SARS-CoV感染后导致明显的免疫功能异常，在SARS发生、发展过程中起一定作用，也是容易继发细菌感染的基础，并与患者预后有关。

（三）病理变化　SARS-CoV感染可以累及全身多个器官，包括肺、心、肝、肾、脑、免疫器官、横纹肌等，多数以肺部和免疫系统病变最为严重。

1. 肺　以弥漫性肺泡损伤为基本特征，严重者可以导致ARDS的改变。恢复期病变逐渐吸收好转，但部分病例出现明显的肺纤维增生，导致肺纤维化。

2. 免疫器官　主要受累的免疫器官包括脾和淋巴结，表现为淋巴细胞的减少，甚至耗竭。脾小体不清，脾白髓萎缩，淋巴细胞稀疏，数量减少；红髓充血，出血，坏死明显，组织细胞增多。淋巴结淋巴滤泡均有不同程度的萎缩或消失，淋巴细胞分布稀疏，数量减少。

3. 其他器官的改变　全身多器官的病变可能是病毒感染的直接作用和/或炎症反应或并发症间接作用所致。死亡病例的尸体解剖的结果显示多个重要器官受累。

（1）心脏：SARS患者心脏肥大比较常见，一般表现为左、右心均匀性增厚。心肌间质水肿较明显，间质可有散在淋巴细胞及单核细胞浸润。部分病例可见心肌细胞空泡变性、灶性心肌炎改变或心肌小灶性坏死。

（2）肝脏：多数病例可见肝细胞轻度水样变性、灶性脂肪变性和肝细胞索解离。汇管区有少量淋巴细胞浸润。部分病例可见明显的中央静脉周围肝细胞坏死。

（3）肾脏：大部分病例可见肾小球明显充血，肾小管上皮细胞变性。部分病例肾小球毛细血管内可见广泛的纤维素性血栓，部分病例可见髓质内小灶状坏死及淋巴细胞和单核细胞浸润。

（4）肾上腺：部分病例可见肾上腺皮髓质灶性出血、坏死、淋巴细胞浸润、皮质束状带细胞空泡变性和/或类脂含量减少。

（5）脑：脑组织可见不同程度的水肿，部分病例脑内可见散在的神经元缺血性改变，严重者甚至可见脑组织坏死，部分神经纤维可出现脱髓鞘改变。

（6）骨髓：多数病例造血组织中粒系及巨核细胞系细胞数量相对减少，部分病例红系细胞呈小灶状增生。

（7）胃肠道：胃、小肠和结肠各段黏膜下淋巴组织减少，淋巴细胞稀少，间质水肿。部分病例胃可见浅表的糜烂或溃疡。

（四）临床表现　　SARS 的临床表现是一个动态的过程，可以人为地分为潜伏期、发病早期、进展期和恢复期，但各期之间并没有明确的界线。

1. 临床分期及相应的临床表现

（1）潜伏期：接触传染源后至发热开始，此期基本无症状。

（2）发病早期：自发热开始至病程第 7 日。通常急性起病，以发热及相关症状为主，表现为持续发热（一般高于38℃），可伴有畏寒、肌肉酸痛、关节酸痛、头痛、乏力。在早期，使用退热药有效，逐渐出现难以用退热药控制的高热（但使用糖皮质激素可对热型造成干扰）。在这一时期，逐渐出现咳嗽，少痰，偶有咽痛等呼吸道症状，但常无上呼吸道卡他症状。部分患者出现腹泻、恶心、呕吐等消化道症状。

（3）进展期：病程第 8～14 日。这一时期呼吸系统症状逐渐明显，尤其是逐渐出现呼吸困难和低氧血症，严重者合并 ARDS。在此期，通常出现多器官功能损害，包括心脏、肝、血液系统的异常。另外，也容易合并肺部或全身的细菌或真菌感染。使用有创通气是继发感染的危险因素。

（4）恢复期：通常在病程 15 日以后，如果没有继发感染或合并症，病情逐渐稳定好转而进入恢复期。首先发热减退，肺的氧合功能稳定并逐步改善，各个器官功能开始好转，肺部炎症影吸收好转。恢复期的长短与病情严重程度有关。普通患者可能经历 14～21 日，但重症患者可能需要 2个月或更长时间恢复。

2. 体征　　SARS 患者的肺部体征常不明显，部分患者可闻及少许湿啰音，或有肺实变体征。偶有少量胸腔积液的体征。

（五）辅助检查　　包括一般实验室检查、胸部影像学检查和 SARS 病原学相关的检查。

1. 一般实验室检查

（1）外周血象白细胞计数：一般正常或降低；常有淋巴细胞计数减少（如淋巴细胞计数 $<0.9\times10^9$/L）；部分重症患者血小板减少。

（2）T 淋巴细胞亚群计数：常于发病早期即见 $CD4^+$、$CD8^+$ 细胞计数降低，两者比值正常或降低。

（3）其他检查：包括肝功能、心肌酶、肾功能、血电解质等检查，在重症 SARS 中容易出现异常，需要动态监测。对于有呼吸困难的患者，外周血氧饱和度（SpO_2%）动脉血气分析是判断肺的氧合功能和诊断 ARDS 的重要指标。

2. 胸部影像学检查　　与疾病的阶段和严重程度有关。主要特点是多肺叶受累和多样性，重症者可以发展为 ARDS 的表现。考虑到传染性的问题，通常用 X 线检查来评估。CT 有助于发现早期病变并更加准确地评价，但不宜作为常规的检查。

（1）发热至出现胸部 X 线片改变的时间：从发热至胸部 X 线片异常有一定时间差。回顾分析结果显示，开始发热后至少2～3 日后才出现胸部 X 线片异常，最迟出现时间为 10 日左右。

（2）早期改变：早期肺部影像学改变为不同程度的片状、斑片状磨玻璃密度影（图 24-8-2），少数为肺实变影。小片状淡薄斑片影难以在胸部 X 线片上发现，尤其是与心影和/或大血管影重合时。动态观察其变化（2～3 日后复查）有利于准确判断。胸部 CT 有利于发现早期病变。

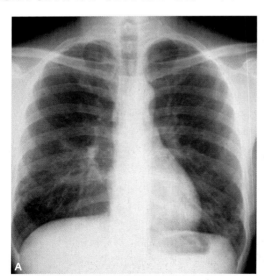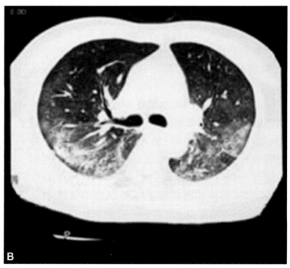

图 24-8-2　SARS 发病早期的胸部 X 线片（A）和 CT 改变（B）

（3）进展期：病变呈进展趋势，肺部阴影常为多发性（双侧多个肺叶受累）和多样性（毛玻璃影、斑片影、实变影同时存在）。部分病例进展迅速，短期内融合成大片状阴影，重症病例发展为 ARDS 的表现（图 24-8-3）。

（4）恢复期：肺部病变逐渐吸收好转。与普通肺炎相比，病变的吸收相对缓慢，肺间质的改变或类似肺纤维化的改变需要经过 1~2 个月或更长的时间才完全吸收，部分患者遗留有肺纤维化（图 24-8-4）。

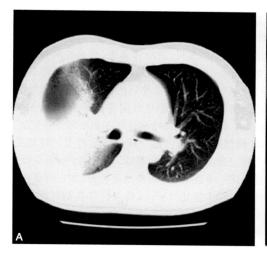
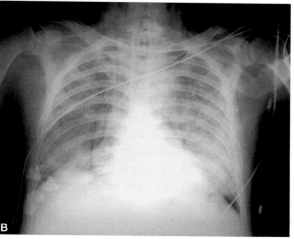

图 24-8-3　进展期 SARS 胸部 X 线片和 CT 改变
A. CT 扫描，显示多叶的病变；B. 另一位出现 ARDS 需要人工通气患者的胸部 X 线片改变。

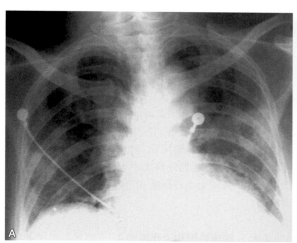
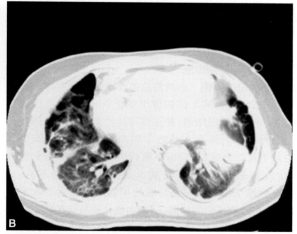
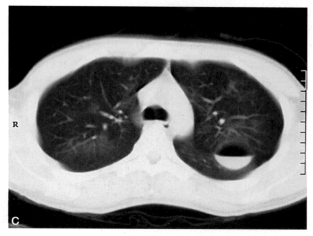

图 24-8-4　恢复期 SARS 患者的胸部影像学异常
A、B. 同一患者的胸部 X 线片和 CT 的变化，可见有类似肺纤维化的改变；C. SARS 患者恢复期出现肺囊肿的改变。

（5） SARS 并发症的影像学表现：在 SARS 的诊治过程中，除了注意评估 SARS 本身的病变外，还要注意评估是否有并发症的出现，如合并肺部细菌或真菌感染、自发性气胸、纵隔气肿、心功能不全等。

3. SARS 病原学检测   病原学检测在确定 SARS 诊断中起关键的作用。早期诊断、快速诊断的检测方法也是落实"四早"防控原则（早发现、早报告、早隔离、早治疗）的关键步骤。

（1） SARS-CoV RNA 检测：采用 real time RT-PCR 方法检测呼吸道分泌物和/或血液中是否有 SARS-CoV 的 RNA。多次、多种标本、多种试剂盒检测和不同的实验室检测，可以减少污染导致的假阳性，对早期诊断有重要的价值。

（2）血清或血浆 SARS-CoV 核衣壳（N 蛋白）抗原检测：采用双夹心 ELISA 法，以抗 SARS-CoV N 蛋白的单克隆抗体作为一抗、兔抗 SARS-CoV N 蛋白的多克隆抗体作为二抗、羊抗兔 IgG 抗体作为酶标记抗体。发病 10 日以内的阳性率可达 80% 以上，也是主要用于快速诊断的方法。

（3）恢复期抗体检测：发病 10~14 日后，检测双份血清的抗 SARS-CoV 抗体阳转或 4 倍升高，是后期诊断的主要方法。如果超过 28 日抗体检测仍然阴性，结合临床，基本上可以排除 SARS 的诊断。

（4）病毒分离培养阳性：可以作为确诊标准，但因其阳性率低且只能在特定实验条件下进行，该方法只能用于研究，不作为临床诊断标准。

（六）诊断与鉴别诊断

1. 诊断的总体原则   诊断的总体原则是综合考虑流行病学史、临床表现、胸部 X 线影像学变化、一般实验室检查和 SARS 病原学检测的结果，并注意与其他类似的疾病进行鉴别。流行病学上，需要注意近 2 周内是否有与 SARS 患者、野生动物接触史或到过 SARS 流行区域。临床表现和胸部影像学改变是诊断 SARS 的基本条件，但特异性不高。SARS-CoV 病原学相关检查是诊断的关键。早期主要依据病毒相关的基因或抗原的检测，后期主要依据抗体的检测。

2. 诊断标准   目前，中华医学会制定的《传染性非典型肺炎（SARS）诊疗指南》中的诊断标准如下：

（1）临床诊断标准：对于有 SARS 流行病学依据、有症状、有肺部 X 线影像改变，并能排除其他疾病诊断者，可以做出 SARS 临床诊断。

（2）确诊标准：①符合临床诊断标准；②气道分泌物 SARS-CoV RNA 检测阳性，或血清 SARS-CoV 抗体阳转，或抗体滴度 4 倍及以上增高。

（3）疑似病例：疑似病例的诊断标准主要用于有 SARS 流行期间，对非流行期间不适合。对于有 SARS 类似的临床表现和实验室结果，但缺乏明确的流行病学依据和病原学依据，可以作为疑似病例。需进一步行流行病学追访，并安排病原学检查以求印证。此外，有患者接触史的发热患者，即使早期尚无肺部 X 线影像学变化者，也应作为疑似病例处理。

（4）医学隔离观察者：对于近 2 周内有与 SARS 患者或疑似 SARS 患者接触史，但无临床表现者，应自与前者脱离接触之日计，进行医学隔离观察 2 周。

3. 鉴别诊断   多种肺部感染性疾病及非感染性疾病的临床表现和影像学异常与 SARS 有类似之处。系统的鉴别诊断和病原学检测是鉴别诊断的关键。

鉴别诊断中需要注意的疾病包括普通感冒、流行性感冒（流感）、人感染高致病性禽流感、一般细菌性肺炎、军团菌性肺炎、支原体肺炎、衣原体肺炎、真菌性肺炎、艾滋病和其他免疫抑制（器官移植术后等）患者合并肺部感染、一般病毒性肺炎等。其他需要鉴别的疾病还包括肺结核、流行性出血热、肺部肿瘤、非感染性间质性肺疾病、肺水肿、肺不张、肺栓塞、肺血管炎、肺嗜酸性粒细胞浸润综合征等。

4. 病情严重程度评估   疾病严重程度的评估是 SARS 患者合理处置的基础。"非重症"的 SARS 病例主要是隔离和对症处理。重症 SARS 可能危及生命，需在有重症救护条件的医疗机构中密切监护。《传染性非典型肺炎（SARS）诊疗指南》中重症的诊断标准如下：

具备以下三项之中的任何一项，均可以诊断为重症 SARS。

（1）呼吸困难。成人休息状态下呼吸频率 ≥30 次/min，且伴有下列情况之一：①胸部 X 线片显示多叶病变或病灶总面积在正位胸部 X 线片上占双肺总面积的 1/3 以上；②病情进展，48 小时内病灶面积增大超过 50% 且在正位胸部 X 线片上占双肺总面积的 1/4 以上。

（2）出现明显的低氧血症氧合指数（PaO_2/FiO_2）< 300mmHg（39.9kPa）。

（3）出现休克或多器官功能障碍综合征（MODS）。

此外，基础疾病和因素可能增加 SARS 的病死率，包括：①年龄 >50 岁；②存在心、肾、肝或呼吸系统的严重基础疾病，或患有恶性肿瘤、糖尿病、严重营养不良、脑血管疾病等其他严重疾病；③近期外科大手术史；④外周血淋巴细胞总数进行性下降或血小板降低；⑤经积极治疗，血糖仍持续居高不下。

（七）临床处理和治疗原则   需要按照患者的不同临床情况，给予相应的处理。

1. 临床疑似病例的处理   疑似病例的处理需要按照"早隔离"的原则，马上采取适当的隔离措施，同时开展快速诊断相关的检测和组织专家组进行排查。

（1）单独隔离原则：有条件则应该单独房间隔离，但同一群体发病者可以共用隔离房间。不应该将疑似病例与临床诊断病例混合隔离。

（2）应用抗菌药物，并观察对治疗的反应。

（3）按需使用解热镇痛药，不宜使用糖皮质激素。

（4）至少每 3 日复查胸部 X 线片、血常规等指标。

（5）开展快速诊断相关的检测。

（6）动态密切观察病情，3 日后重新评估。

如果动态观察过程中不符合 SARS 的临床诊断标准，符合排除 SARS 的标准，则解除隔离或转为隔离观察对象。SARS 的排除标准如下：①自然退热 3 日以上；②退热后 3

日,复查胸部 X 线片无明显异常,或原有的异常改变恢复正常。

2. 临床诊断病例的处理　目前尚缺少针对病因的治疗,主要是对症支持治疗和防治并发症。应避免盲目应用药物治疗。

(1) 一般治疗与病情监测:注意休息,维持水、电解质平衡,避免用力和剧烈咳嗽,密切观察病情变化。每日检测 $SpO_2\%$,定期复查血常规、尿常规、血电解质、肝肾功能、心肌酶谱、T 淋巴细胞亚群(有条件时)和胸部 X 线片等。

(2) 对症治疗:①发热>38.5℃或全身酸痛明显者,可使用解热镇痛药,对高热者给予冰敷、酒精擦浴、降温毯等物理降温措施。儿童禁水杨酸类解热镇痛药。②咳嗽、咳痰者可给予镇咳、祛痰药。③有心、肝、肾等器官功能损害者,应采取相应治疗。④腹泻患者应注意补液及纠正水、电解质失衡。

(3) 抗病毒治疗:目前尚未发现针对 SARS-CoV 的特异性药物。

(4) 免疫治疗:胸腺肽、干扰素、静脉用丙种球蛋白等非特异性免疫增强剂对 SARS 的疗效尚未肯定,不推荐常规使用。SARS 恢复期血清的临床疗效尚未被证实,对诊断明确的高危患者,可在严密观察下试用。

(5) 抗菌药物的使用:抗菌药物的应用目的,其一是协助与肺炎进一步鉴别;其二是防治继发的细菌感染。常用的药物包括呼吸喹诺酮类或 β-内酰胺类联合大环内酯类药物。后期的继发感染,需要根据病原学检查的结果,结合临床综合评估选择抗感染的药物治疗。文献报道和病例总结的结果显示,继发感染的病原体包括革兰氏阴性杆菌、耐药革兰氏阳性球菌和真菌等。

3. 重症 SARS 的治疗　重症患者治疗的核心的问题是 ARDS 及多器官功能损伤(MODS)的处理。

(1) 密切监护:重症患者应加强对生命体征、$SpO_2\%$、器官功能、血糖和水电解质平衡、继发肺部感染等的监护和评估。

(2) 氧疗和呼吸支持:

1) 氧疗:有低氧血症者,通常需要较高的吸入氧流量,使 $SpO_2\%$ 维持在 93% 或以上,必要时可选用面罩吸氧。应尽量避免脱离氧疗的活动(如上洗手间、医疗检查等)。

2) 无创正压人工通气(NPPV):NPPV 可以改善呼吸困难的症状,改善肺的氧合功能,有利于患者渡过危险期,有可能减少有创通气的应用。

A. 应用指征:①呼吸频率>30 次/min;②吸氧 5L/min 条件下,$SpO_2\%$<93%。

B. 禁忌证:①有危及生命的情况,需要紧急气管插管;②意识障碍;③呕吐、上消化道出血;④气道分泌物多和排痰能力障碍;⑤不能配合 NPPV 治疗;⑥血流动力学不稳定和有多器官功能损害。

C. 模式选择和参数设置:①持续气道正压通气(CPAP),常用压力水平一般为 6~12cmH$_2$O(0.59~1.18kPa);②压力支持通气(PSV)+呼气末正压通气(PEEP),PEEP 水平一般

4~10cmH$_2$O(0.39~0.98kPa),吸气压力水平一般 10~18cmH$_2$O(0.98~1.76kPa)。吸入气氧浓度(FiO$_2$)调节以可以维持动脉血氧分压(PaO$_2$)≥70mmHg(9.33kPa),或 $SpO_2\%$≥93%为标准。如果 FiO$_2$>60%仍然无法达到上述目标,需要考虑气管插管和有创通气。

D. 注意事项:①选择合适的密封性好的鼻罩或面罩;②全天持续应用(包括睡眠时间),间歇应短于 30 分钟;③咳嗽剧烈时应考虑暂时断开呼吸机管道,以避免气压伤的发生;④若治疗后 2 小时仍没达到预期效果($SpO_2\%$≥93%,气促改善)或治疗过程中病情恶化,应尽快考虑改为有创通气。

3) 有创正压通气。SARS 患者气管插管有创正压通气的指征为:①使用 NIPPV 治疗不耐受,或病情进一步恶化;②有危及生命的临床表现或多器官功能衰竭,需要紧急进行气管插管抢救。有创通气应该按照 ARDS 的通气策略进行,即"肺保护性通气策略"、合理的 PEEP 设置和镇静药物的使用。

(3) 糖皮质激素(简称激素)的使用:激素在 SARS 中的应用是具有争议的问题,与应用的指征、剂量和疗程有关。广州的 SARS 病例回顾分析的结果显示,在达到 ARDS 的诊断标准的患者中使用激素(最高使用平均日剂量为 2mg/kg,3~5 日减量 1/3,总疗程一般不超过 4 周)可以降低病死率和缩短住院时间,但不支持在非重症的 SARS 患者中使用。

4. 中医药治疗　SARS 属于中医学瘟疫、热病的范畴。不少中医学的名家提出"重祛邪、早扶正、防传变"的治疗原则。在北京的中药治疗的研究结果表明,中药治疗对改善症状有一定的作用。

(八) 预后与转归　尽管世界卫生组织报道的全球 SARS 的病死率为 9.3%,但广东报道病例的病死率只有 3.8%。在广州市的 401 例确诊病例(恢复期抗 SARS-CoV IgG 抗体阳转)中,病死率为 6.23%。总的来说,多数 SARS 患者可以康复。在广州市的随访调查中显示,采用 MRI 调查发现股骨头缺血性坏死率为 3.2%,但多数没有症状,3~4 年的随访影像学的异常逐渐好转。部分患者留有肺纤维化,但多数肺功能的损害属于轻度限制性通气功能障碍伴轻度的弥散功能下降,对生活质量无明显影响。此外,部分患者还有心理障碍等问题。

(九) 总体防控　SARS 作为一种传染病,其预防和防控可以从三个方面入手,即隔离传染源、切断传染途径和减少易感人群。在隔离传染源方面,重点是避免接触野生动物、及时发现和隔离 SARS 患者(包括疑似病例)。在切断传染途径方面,重点应该做好收治医院的感染控制流程和医务人员的防护。在减少易感人群方面,重点是发展疫苗和抗 SARS-CoV 血清的研发工作。随着对 SARS 的认识加深,SARS 将会成为可控、可防、可治的疾病。

(陈荣昌)

二、人感染禽流感

人感染禽流感(简称"人禽流感")是人类在接触该病毒感染的病(死)禽或暴露禽流感污染环境后发生的感染。近十余年,我国先后报道 A/H5N1、A/H7N9、A/H5N6、A/H10N8、A/H9N2、A/H7N7 和 A/H7N4 等禽流感病毒引起人禽流感病例。其中,A/H5N1 是 1997 年确诊的最早引起全球性关注并导致重症人禽流感病例的禽流感病毒,A/H7N9 为 2013 年 3 月发现的最易引起感染的新发重组人类禽流感病毒,A/H7N4 为 2018 年 2 月证实的最新感染人类的禽流感病毒。在 2003 年下半年,世界上多个国家暴发家禽和野生禽类 A/H5N1 病毒感染,其中有 15 个国家出现人禽流感病例。截至 2018 年 3 月 2 日,由世界卫生组织报道的全球确诊 A/H5N1 人禽流感病例共 860 例,其中 454 例患者死亡,病死率为 52.8%。我国内地从 2005 年 10 月底确诊第一例 A/H5N1 人禽流感病例以来,已确诊 53 例,其中 31 例患者死亡,病死率为 58.5%。近年来又相继发现多种禽流感病例,例如,截至 2018 年 2 月,我国内地共有 1 567 例实验室确诊的 A/H7N9 感染病例上报世界卫生组织,其中 615 例死亡,病死率为 39.2%。因此,如对 A/H5N1 及 A/H7N9 等人禽流感监测不力,有可能在人人间形成感染链,尤其是 A/H7N9 病毒引起禽间致病并不明显,更具隐蔽性,并易在环境中较长时间内循环,更易引起人感染病例,存在潜在流感大流行暴发风险。

(一)病因　人禽流感由甲型流感病毒所致,病毒颗粒呈多形性,其中球形直径为 80~120nm,有囊膜,为流感病毒属,基因组由 8 个节段的单股负链 RNA 组成,负责编码病毒所有结构蛋白和非结构蛋白。其囊膜上也存在 3 种突起,即 H、N 和 M2 蛋白,血凝素(H)和神经氨酸酶(N)为 2 种跨膜糖蛋白,它们突出于脂质包膜表面,分别与病毒吸附于敏感细胞和从受染细胞释放有关。第 3 种跨膜蛋白是 M2 蛋白,这是一种离子通道蛋白,为病毒进入细胞后脱壳所必需。

(二)发病机制

1. 禽流感病毒在人体内的初始感染过程　甲型流感病毒主要依据其病毒亚型不同,感染不同糖苷唾液酸受体类型。人甲型流感病毒主要识别和结合宿主细胞表面的特异性受体为 α-2,6-糖苷唾液酸;禽流感病毒主要感染的特异性受体为 α-2,3-糖苷唾液酸。人类上气道和气管上皮细胞主要分布 α-2,6-糖苷唾液酸;而 α-2,3-糖苷唾液酸主要分布在人类肺泡上皮细胞,人类上气道上皮细胞基本不含这一受体;禽类上气道和气管上皮细胞主要分布 α-2,3-糖苷唾液酸;猪的上气道和气管上皮细胞既有 α-2,3-糖苷唾液酸,又有 α-2,6-糖苷唾液酸分布。由此可见,人上气道和气管上皮细胞由于不含 α-2,3-糖苷唾液酸,不仅降低了人感染禽流感的可能性,也大大降低了通过飞沫进行人间传播的可能性。但 A/H7N9 则较为特殊,与 α-2,6-糖苷唾液酸和 α-2,3-糖苷唾液酸结合的亲和力都较强,因此,应该引起高度的重视和警惕,需要加强感染控制,防止扩散蔓延。

另外,禽流感病毒基因组中尚无人流感病毒基因节段,其连接肽含碱性氨基酸数目与人流感病毒也有所不同。所有人流感病毒 HA 蛋白分子上,HA1 与 HA2 之间的连接肽仅含一个碱性氨基酸即精氨酸(R),经呼吸道上皮细胞中的 Clara 细胞所分泌的类胰蛋白酶裂解,发生感染。而禽流感病毒 HA1 与 HA2 之间的连接肽含 4 个或以上碱性氨基酸(如 R-K-K-R,其中 R 为精氨酸,K 为赖氨酸),最多可达 8 个碱性氨基酸(如 R-E-R-R-R-K-K-R,其中 E 为谷氨酸),其裂解酶为类福林蛋白酶,将其裂解为双碱性氨基酸,但该酶在人呼吸道上皮细胞基本不存在。因此,往往在机体抵抗力下降和/或病毒负荷载量过大时,才会发生以散发病例为主的感染。

2. 细胞因子学说　目前,A/H5N1 和 A/H7N9 等禽流感病毒介导的细胞因子失调和高细胞因子血症学说在人禽流感发病机制中占有很重要的地位。1997 年中国香港、2005 年中国内地 A/H5N1 及 2013 年 A/H7N9 人禽流感死亡病例尸检病理结果均显示噬血细胞综合征表现,外周血中 T 淋巴细胞数量下降,细胞因子包括 IL-2 受体、IL-6 和 γ-干扰素水平均升高。上述提示,这些人禽流感死亡病例与病毒在呼吸道上皮大量复制、继发细胞因子风暴及反应性噬血细胞综合征等因素有关。

体外研究证实,A/H5N1 病毒感染后原代培养巨噬细胞可上调 TNF-α 和干扰素 β 表达水平,且与病毒感染负荷呈正相关,同时与其他甲型流感病毒亚型相比,A/H5N1 病毒能明显上调原代培养巨噬细胞化学趋化因子 CCL2、CCL3、CCL5 和 CXCL10 表达。除此之外,A/H5N1 病毒可诱导人肺泡上皮细胞和支气管上皮细胞大量表达 IP-10、IFN-β、RANTES 和 IL-6 等细胞因子和化学趋化因子,使大量中性粒细胞、淋巴细胞、单核细胞等不同类型炎症细胞在肺泡腔内和肺间质中募集,而这些炎症细胞释放出更多的炎性介质,进一步加重肺组织损伤。H7N9 禽流感病毒感染后,亦可诱发细胞因子风暴,如 IP-10、MCP-1、IL-6、IL-8 等,导致肺局部和全身炎症反应。

Uiprasertkul 等研究显示,A/H5N1 死亡病例肺组织中 TNF-α mRNA 和蛋白表达水平明显上调,导致全身炎症反应明显加重。在致死性 A/H5N1 小鼠模型中发现,即使在肺组织炎性反应降低时,脑组织中 IFN-γ、IL-1β 仍然处于高水平表达状态,由此可见,脑组织局部细胞因子高表达也可能是导致死亡的原因之一。

3. 病毒血症学说　一般而言,甲型流感病毒感染人体后主要是在呼吸道上皮细胞中复制繁殖,有时也会引起胃肠道上皮细胞感染,引起相应的胃肠道症状,但并不引起病毒血症,主要是全身炎症反应导致多器官功能损伤,而非直接感染全身多器官导致感染性损伤。顾江等应用 NASBA 方法对重症 A/H5N1 感染死亡患者多器官组织研究发现,A/H5N1 不仅可以同时感染多个器官组织,而且可以通过胎盘屏障感染胎儿,同时发现胎儿肺组织中 A/H5N1 病毒载量明显高于母体肺组织中病毒载量。这一结果提示 A/H5N1 感染孕妇病例预后不良主要是因为胎儿作为病毒储存的场所持续释放复制繁殖病毒,导致全身炎症反应恶性循环。

由于禽流感病毒在不断变异,其致病性、感染能力、与受体结合能力、体内复制能力、对靶细胞的破坏能力及与免疫系统之间的相互作用并非呈同质过程,其发病机制也不尽相同,因此,深入了解人禽流感发病机制有助于临床诊断和治疗。

(三)病理　　目前对人禽流感的病理研究较为有限。肺受累的早期病理改变包括肺组织水肿、出血、炎性渗出、弥漫性肺泡损伤、透明膜形成,晚期患者除了可见一系列炎症反应、肺透明膜形成、肺组织机化之外,还可见肺泡腔内大量鳞状上皮化生。除此之外,还可见全身其他多个器官和组织的病理改变。

1.肺　　A/H5N1 感染患者早期发生急性呼吸窘迫综合征(acute respiratory distress syndrome,ARDS)时,大体可见主要以肺水肿改变为主,肺膜表面较光滑,富于液体,切面肺组织轻度实变,肺泡腔内渗出较轻,间质成分增多。晚期出现 ARDS 时,肺水肿改变相对较轻,肺膜表面光滑,渗出性改变较轻,切面显示肺泡腔实性变,呈粉色,细腻,似脂肪肝样改变。

显微镜可见病变主要呈急性弥漫性肺泡损伤(diffuse alveolar damage,DAD)伴急性间质性肺炎。早期肺部病理改变以急性渗出性为主,可见大部分肺泡上皮脱落,肺泡腔内有明显的单个核细胞及中性粒细胞浸润,偶见红细胞,并可见大量丝网状物(纤维素)及浆液性渗出(肺水肿);肺泡壁及小气道表面广泛透明膜形成,部分肺泡塌陷,少数肺泡腔代偿性扩张(图 24-8-5A、B)。晚期肺部病理改变是以增生和纤维化病变为主,部分区域肺泡间隔明显增宽伴间质纤维化,部分细支气管及肺泡上皮坏死、脱落、增生及鳞状上皮化生;鳞状上皮化生的肺泡多位于细支气管周围,呈灶状分布(图 24-8-5C);部分增生肺泡上皮细胞核大,核仁明显,其有一定异型性;大多数肺泡腔含气减少,代之以大量渗出改变,包括浆液性、纤维素性、红细胞、巨噬细胞和中性粒细胞等,部分渗出物机化,部分肺泡腔仍可见肺透明膜(图 24-8-5D)。

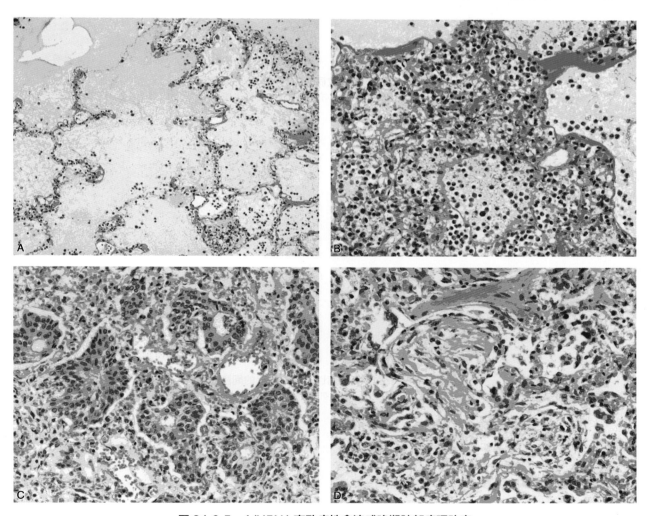

图 24-8-5　A/H5N1 高致病性禽流感晚期肺部病理改变

A.部分肺泡腔内见大量浆液性渗出物,部分肺泡间隔内毛细血管见微血栓形成(HE×100);B.部分肺泡腔内渗出物呈丝网状改变,伴单个核细胞和中性粒细胞浸润,肺透明膜形成(HE×200);C.部分肺泡腔内可见肺泡上皮增生伴鳞状上皮化生(HE×200);D.肺泡腔内渗出物与肺泡间隔纤维化,残留肺透明膜,肺淤血(HE×200)。

A/H7N9 感染患者肺病理与 A/H5N1 感染患者类似,亦可见肺组织充血、水肿、大量炎症细胞浸润、肺泡腔内纤维素渗出、细支气管鳞状上皮化生等。

2. 淋巴造血系统 A/H5N1 危重症死亡病例可见患者全身淋巴组织萎缩伴活跃的噬血现象。脾白髓内淋巴细胞显著减少,伴灶状组织细胞增生,增生的组织细胞体积大,有一定异型性,部分胞质内见吞噬的红细胞;红髓可见出血征象。

淋巴结内滤泡萎缩、消失,B 淋巴细胞和 T 淋巴细胞明显减少;淋巴窦扩张,窦组织细胞增生,细胞质内可见吞噬的淋巴细胞、红细胞和细胞碎片,呈现活跃的噬血现象(图 24-8-6)。

3. 其他主要脏器病理改变

(1)心血管系统:显微镜可见部分心肌细胞胞质嗜酸性增强,心肌细胞水肿,有肌浆凝聚,心肌束间偶见单个核细胞浸润,提示有间质性心肌炎(图 24-8-7)。

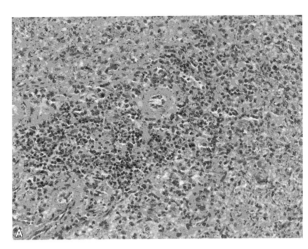
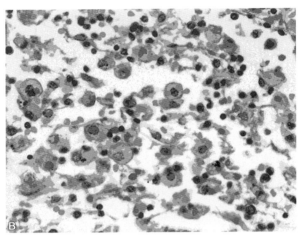

图 24-8-6 A/H5N1 高致病性禽流感脾脏的噬血现象
A. 脾小结缩小,其内淋巴细胞显著减少,组织细胞增生并有一定的异型性(HE×100);B. 淋巴结内淋巴细胞显著减少,有活跃的噬血细胞现象(HE×400)。

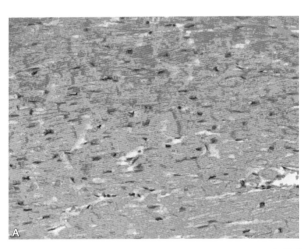
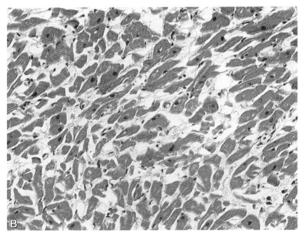

图 24-8-7 A/H5N1 高致病性禽流感引起的间质性心肌炎
A. 心脏肌浆凝聚、溶解(HE×100);B. 心肌水肿,偶见单个核细胞浸润(HE×100)。

(2)消化系统:可见胃黏膜、小肠及直肠黏膜表面坏死,间质血管严重淤血。肝组织呈淤血状,可见肝细胞内小泡状脂肪变性,部分肝细胞胞质疏松化;汇管区见少许淋巴单核细胞浸润;可见肝细胞核分裂象,提示肝细胞增生活跃(图 24-8-8)。

(3)泌尿生殖系统:肾小球损伤不明显,可见近端肾小管上皮空泡变性,肾单位肾小管上皮崩解、坏死,细胞管型形成。肾间质稀疏,内有少许淋巴单核细胞浸润,个别小血管内见微血栓。

(4)中枢神经系统:大体上有脑水肿和脑淤血改变。显微镜下见蛛网膜下腔少许淋巴细胞和单核细胞浸润,脑实质内部分神经元嗜酸性变,部分嗜碱性变,轴索扭曲,脑血管周围间隙增宽呈脑水肿改变,部分区域脑血管周围有脱髓鞘现象(图 24-8-9)。

(5)胎儿及胎盘病理改变:胎盘绒毛间见中性粒细胞、淋巴细胞和单核细胞浸润,散在钙化及滋养叶细胞坏死(图 24-8-10A)。胎儿肺间质内见分叶核细胞浸润,其余脏器未见显著改变(图 24-8-10B)。

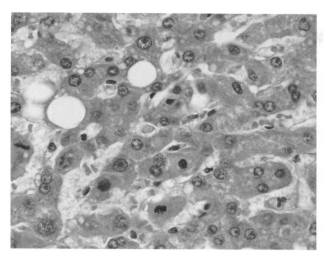

图 24-8-8　A/H5N1 高致病性禽流感消化系统病理学改变

肝细胞小泡状脂肪变性，核分裂象多见（HE×400）。

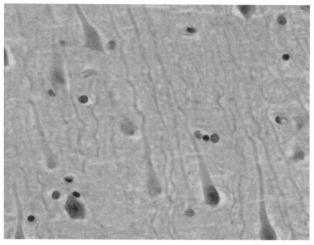

图 24-8-9　A/H5N1 高致病性禽流感中枢神经系统病理学改变

脑组织内神经元轴索扭曲，胞体皱缩呈角，胞质略嗜碱（HE×200）。

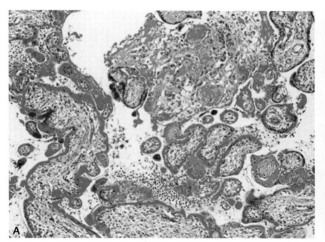

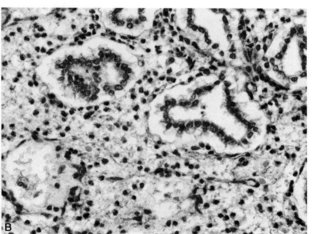

图 24-8-10　A/H5N1 高致病性禽流感胎儿肺间质病理改变

A. 胎盘绒毛间见中性粒细胞及淋巴细胞、单核细胞聚集，部分滋养叶细胞坏死（HE×100）；B. 胎儿肺间质内分叶核细胞浸润（HE×200）。

（四）临床表现　人禽流感病例也可表现为以流感样症状发病，累及呼吸道、消化道、心脏、泌尿和中枢神经系统等多个器官和组织。

人禽流感患者临床上常见的症状主要表现为高热、咳嗽、咳痰、呼吸困难等，其中呼吸困难多呈进行性加重，可在短时间内出现急性呼吸衰竭。相当比例患者在病初表现为流感样症状（肌痛、咽痛、流涕等）和消化系统症状（呕吐、腹痛、腹泻等）等。个别患者在病程中出现精神神经症状，如烦躁、谵妄。但由于绝大部分确诊病例均来自重症"不明原因肺炎"，故单纯以"上呼吸道感染"诊断者甚少。肺部体征主要与肺内受累的部位和范围有关。

（五）辅助检查

1. 肺部影像学　人禽流感病毒感染肺部后，患者胸部 X 线和胸部 CT 检查可见肺内斑片实变或磨玻璃状高密度影。疾病早期（发病 3 天左右）肺内出现的斑片病灶可呈实变或磨玻璃状改变，多局限于一个肺段或肺叶内。绝大多数病例肺内病灶在短期内进展迅速，发展为大片或融合斑片影，其间可见"支气管充气征"，累及多个肺叶或肺段，严重时发展为"白肺"样改变。少数患者可合并单侧或双侧胸腔积液。部分病例在初次影像检查时，病变已经累及双肺多叶段（图 24-8-11）。

2. 实验室检查　大部分患者在病程中存在外周血白细胞、淋巴细胞和血小板不同程度减少，其中淋巴细胞明显减少时，提示预后不良。并可见肝脏和心肌损伤的多种酶学

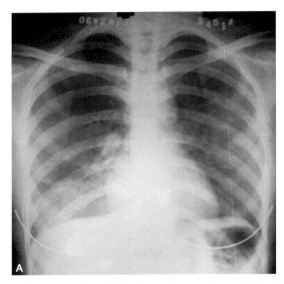
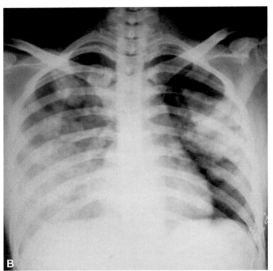
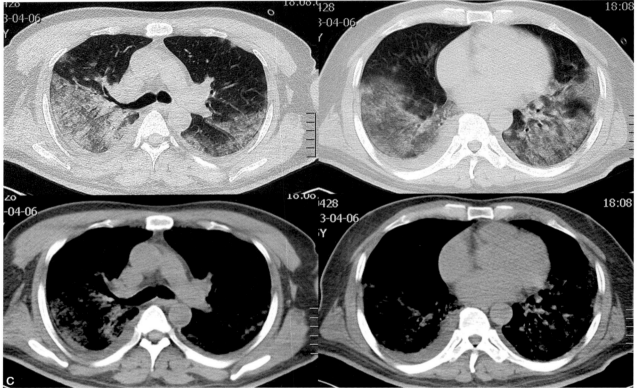

图24-8-11　人禽流感肺部影像学

A.女性，26岁，发病后第7天胸部X线片，示双肺中下高密度病变呈磨玻璃或实变影；B.同一患者在发病后第8天胸部X线片，与A仅隔1天，显示双肺原有病灶迅速扩展为实变影；C.男性，55岁，伴有低氧血症的人感染H7N9禽流感重症病例，胸部CT显示双肺多肺叶磨玻璃样影、实变影和少量胸腔积液。

异常，如丙氨酸氨基转移酶、天门冬氨酸氨基转移酶、磷酸肌酸激酶、乳酸脱氢酶等。而且我国人禽流感患者中，相当比例患者出现蛋白尿（+～++++），甚或镜下血尿。

（六）诊断

1.散发病例的诊断　人禽流感诊断主要依据流行病学资料，并结合典型临床表现确定，但在流行初期、对散发或

轻型病例诊断比较困难。

对散发病例而言，其确诊需实验室病毒分离、病毒特异性抗原、病毒核酸或血清特异性抗体等检测，包括以下几个方面：

（1）病毒分离：病毒分离阳性并经亚型鉴定确认。

（2）血清学检查：①患者恢复期血清进行红细胞凝集抑制（hemagglutination inhibition，HI）试验（抗体效价≥40）；

②微量中和试验(microneutralization，MN)抗体阳性(抗体效价≥40)；③恢复期血清抗体滴度比急性期血清高4倍或以上。

（3）病毒抗原及核酸检测：从患者的临床标本检查到流感病毒特异性的核酸或特异 H 亚型抗原。

2. 有流行病学史患者的诊断

（1）疑似病例：具备流行病学史中任何一项，且无其他明确诊断的肺炎病例。

（2）临床诊断病例：有两种情形。

1）诊断为人禽流感疑似病例，但无法进一步取得临床检验标本或实验室检查证据，而与其有共同接触史的人被诊断为确诊病例，并且没有其他疾病确定诊断依据者。

2）流行病学史中任何一项，伴有相关临床表现，实验室病原检测患者恢复期血清进行红细胞凝集抑制(hemagglutination inhibition，HI)试验或微量中和试验(micro-neutralization，MN)抗体阳性(HI 抗体或中和抗体效价≥40)。

（3）确诊病例：有流行病学接触史和临床表现，从患者呼吸道分泌物标本或相关组织标本中分离出特定病毒，或实验室证实禽流感病毒亚型特异抗原或核酸检查阳性，或发病初期和恢复期双份血清禽流感病毒亚型毒株抗体滴度4倍或以上升高者。

另外，在流行病学史不详时，根据临床表现、辅助检查结果，特别是从患者呼吸道分泌物或相关组织标本中分离出特定病毒，或实验室证实禽流感病毒亚型特异抗原或核酸检查阳性，或发病初期和恢复期双份血清禽流感病毒亚型毒株抗体滴度4倍或以上升高，也可以确定诊断。

3. 人禽流感流行病史定义

（1）A/H5N1 流行病史定义：

1）发病前 7 天内，接触过病、死禽(包括家禽、野生禽鸟)，或其排泄物、分泌物，或暴露于其排泄物分泌物污染的环境。

2）发病前 14 天内，曾经到过有活禽交易、宰杀的市场。

3）发病前 14 天内，与人禽流感疑似、临床诊断或实验室确诊病例有过密切接触，包括与其共同生活、居住，或护理过病例等。

4）发病前 14 天内，在出现异常病、死禽的地区居住、生活、工作过。

5）高危职业史，从事饲养、贩卖、屠宰、加工、诊治家禽工作的职业人员；可能暴露于动物和人禽流感病毒或潜在感染性材料的实验室职业人员；未采取严格的个人防护措施，处置动物高致病性禽流感疫情的人员；未采取严格的个人防护措施，诊治、护理人禽流感疑似、临床诊断或实验室确诊病例的医护人员。

（2）A/H7N9 流行病史定义：发病前 10 天内有接触禽类及其分泌物、排泄物，或者到过活禽市场，或者与人感染 H7N9 禽流感病例有密切接触史。

其他类型人禽流感流行病史与 A/H7N9 大致相同。

（七）治疗

1. 隔离患者　隔离限制患者只在病室内活动，原则上禁止探视、不设陪护，与患者相关诊疗活动尽量在病区内进行。

2. 一般管理和监护　在住院隔离治疗期间应予以良好的监护条件，包括生命体征和外周脉氧饱和度等；具备完善供氧设施，保证鼻管、面罩、无创和有创通气顺利实施。所在救治单位应具备动态监测病情变化的条件，如外周血实验室检测指标(血常规、血生化等)、床旁影像仪器(床旁胸部 X 线片和 B 超)及动脉血气分析等。

对轻症患者主张尽可能卧床休息，给予适当补充液体和营养，维持水电解质平衡。重症患者主张保守液体平衡策略，避免短期内迅速调整液体入量。改善营养状态，保证机体所需热量。对症治疗，可选用物理降温、非甾体抗炎药及中成药退热治疗，注意保护消化道黏膜，避免消化道出血。预防下肢深静脉血栓形成，必要时给予适当抗凝治疗。对合并心力衰竭和/或肾衰竭者，可考虑实施床旁血滤(CRRT)。

小儿患者由于病情变化较快，应尽早转入重症监护病房治疗。由于存在 Reye 综合征的风险，18 岁以下疑似或确诊患儿退热时不宜使用阿司匹林(乙酰水杨酸)或水杨酸制剂。

3. 抗病毒药物治疗　主张早期使用(起病48小时内)，可能取得较好的临床疗效。其现有药物主要包括离子通道 M2 阻滞剂和神经氨酸酶抑制剂两类，前者包括金刚烷胺(amantadine)和金刚乙胺(rimantadine)，对抗流感病毒的药理作用主要是通过抑制病毒在胞质内脱壳，从而阻断了病毒在细胞内的复制；神经氨酸酶抑制剂奥司他韦(oseltamivir)和扎那米韦(zanamivir)的抗病毒机制主要是抑制病毒在出芽后脱离病毒时神经氨酸酶的水解活性，抑制成熟病毒自细胞膜脱落，感染新的细胞。

（1）离子通道 M2 阻滞剂：这类药物包括金刚烷胺和金刚乙胺(表24-8-1)，在我国现已分离的部分 A/H5N1 病毒株和新近发现的 A/H7N4 病毒株对其尚敏感，仍可考虑使用，而目前所有 A/H7N9 病毒株均对金刚烷胺、金刚乙胺耐药，不推荐使用。在发病24~48小时内使用，可减轻发热和全身症状，减少病毒排出，防止病毒扩散。金刚烷胺在肌酐清除率≤50ml/min 时酌情减少用量，并密切观察其不良反应，必要时停药。血透对金刚烷胺清除的影响不大。肌酐清除率<10ml/min 时，金刚乙胺应减为 100mg/d；对老年和肾功能减退患者，应监测不良反应。不良反应主要包括：中枢神经系统有神经质、焦虑、注意力不集中和轻微头痛等，其发生率金刚烷胺高于金刚乙胺；胃肠道反应主要表现为恶心和呕吐。这些不良反应一般较轻，停药后大多可迅速消失。因 M2 抑制剂易发生耐药，一般不主张与神经氨酸酶抑制剂联合应用。

表 24-8-1　金刚烷胺和金刚乙胺用法和剂量

药名	年龄/岁			
	1~9	10~12	13~16	≥65
金刚烷胺	5mg/(kg·d)（最高 150mg/d）分 2 次	100mg每日 2 次	100mg每日 2 次	≤100mg/d
金刚乙胺	不推荐使用	不推荐使用	100mg每日 2 次	100mg/d 或 200mg/d

（2）神经氨酸酶抑制剂：神经氨酸酶抑制剂在我国临床普遍使用的仍以奥司他韦为主；扎那米韦在我国尚未广泛使用，也不推荐用于机械通气患者。

1）用法和剂量。①奥司他韦：成人 75mg，每日 2 次，连服 5 日，应在症状出现 2 日内开始用药。儿童用法见表 24-8-2，1 岁以内不推荐使用。②扎那米韦：6 岁以上儿童及成人剂量均为每次吸入 10mg，每日 2 次，连用 5 日，应在症状出现 2 日内开始用药。6 岁以下儿童不推荐使用。

表 24-8-2　儿童奥司他韦用量

药名	体重/kg			
	≤15	16~23	24~40	>40
奥司他韦/mg	30	45	60	75

2）不良反应：奥司他韦不良反应少，一般为恶心、呕吐等消化道症状，也有腹痛、头痛、头晕、失眠、咳嗽、乏力等不良反应报道。扎那米韦吸入后最常见的不良反应有头痛、恶心、咽部不适、眩晕、鼻出血等。

3）肾功能不全者，无须调整扎那米韦的吸入剂量。对肌酐清除率<30ml/min 患者，奥司他韦减量至 75mg，每日 1 次。静脉帕拉米韦制剂为口服奥司他韦或吸入扎那米韦无效的重症禽流感患者或仅能静脉给药的患者提供了新的选择，成人用量为 300~600mg，每日 1 次静脉滴注，常规疗程为 5~7 日，可根据临床需要调整。

（3）广谱抗病毒药物：如利巴韦林，属单磷酸次黄嘌呤核苷酸脱氢酶抑制剂，能抑制多种 RNA/DNA 病毒核酸合成，目前临床上广泛用于腺病毒及丙型肝炎病毒的抗病毒治疗。其单药治疗流感病毒的临床经验不足，但体内试验及动物实验均证实其与奥司他韦和/或金刚烷胺联合应用效果更佳。干扰素作用于病毒靶细胞的干扰素受体，经信号传导等一系列级联效应，激活细胞基因表达多种抗病毒蛋白，实现对病毒的抑制作用。目前已证实干扰素能抑制禽流感病毒在体外的复制，为临床用药提供了新思路。盐酸阿比朵尔是一种相对广谱抗病毒药物，已在俄罗斯上市用于甲型、乙型流感的预防和治疗，它作用机制复杂，有研究认为它通过抑制病毒囊膜和宿主细胞膜的融合，阻断病毒进入细胞内复制，同时具有诱导产生干扰素、活化巨噬细胞吞噬作用等非特异抗感染作用。体内试验及体外实验显

示它可抗流感病毒，或可应用于治疗人禽流感病毒感染。

（4）新型抗病毒药物：①核糖核酸依赖的 RNA 聚合酶抑制剂，如 favipiravir。流感病毒 RNA 聚合酶是由 PB1、PB2 及 PA 三个亚基组成的复合体，是负责病毒基因组 RNA 复制和 mRNA 转录的关键，因此 RNA 聚合酶抑制剂将同时抑制病毒核酸复制和转录。体内试验及体外实验均证实 favipiravir 对流感病毒有治疗效果，并于 2014 年在日本批准用于耐药流感病毒感染。②帽状结构（CAP）依赖性内切酶抑制剂，如 baloxavir。由于流感病毒蛋白质合成依赖宿主细胞，在此过程中流感病毒 mRNA 需具备被宿主细胞识别的 5′ 帽状结构，此结构是通过流感病毒 RNA 聚合酶复合体中 PA 亚基内切酶活性从宿主细胞前体 mRNA 5′ 端剪切获得的。CAP 依赖性内切酶抑制剂将阻断病毒转录，起到抗病毒作用。日本 3 期临床试验发现，baloxavir 在 12~64 岁甲流或乙流患者中可缩短症状缓解时间，且不良反应较奥司他韦少。目前该药物全球性 3 期临床试验正在进行中，有较好前景。

4. 糖皮质激素和预防性抗生素治疗　一般不主张给予肾上腺糖皮质激素和预防性抗生素治疗，但对发病初期（7~10 日）肺内浸润影进展迅速、在短期内出现呼吸衰竭者，或合并脓毒症伴肾上腺皮质功能不全者，可给予小剂量肾上腺糖皮质激素治疗［泼尼松龙或甲泼尼龙 0.5~1.0mg/（kg·d），或其等效剂量］，临床症状控制好转后应及时减量停用，疗程控制在 1 周左右，一般不超过 2 周；对出现呼吸衰竭，需给予有创通气或有明确病原学依据者，可给予经验或基于病原学的特异性抗生素治疗。

5. 其他

（1）恢复期血浆：抗 H5N1 特异性中和抗体或多效价免疫血浆在 H5N1 动物模型中有明显疗效，对发病 2 周内的重症人禽流感患者及时给予人禽流感同源感染毒株恢复期患者血浆，有可能提高救治成功率。

（2）免疫调节治疗：他汀类药物、N-乙酰半胱氨酸、塞来昔布、美沙拉秦、霉酚酸酯等亦被尝试用于重症流感病毒感染的辅助治疗，其作用仍需更多的临床试验进行证实。

（3）针对宿主与病毒间相互作用靶点的治疗：为研究新热点，如哺乳动物雷帕霉素靶蛋白（mammalian target of rapamycin，mTOR）抑制剂能够阻断流感病毒介导 T 细胞及 B 细胞活化通路，已在动物模型中证实对流感病毒有效。

6. 氧疗和呼吸支持　当患者出现低氧血症或呼吸衰竭时，应予呼吸支持。轻症患者予鼻导管或面罩吸氧。氧流量≥5L/min 条件下，患者 SpO_2 仍<93% 或呼吸频率≥30 次/min，应考虑予无创正压通气。对于意识障碍、依从性差或正确应用无创正压通气 2 小时仍未达到预期效果的患者，建议及时予有创通气治疗，可参照 ARDS 机械通气原则进行治疗。有条件时可根据病情选择体外膜氧合（ECMO）。

（高占成）

三、甲型流感

流感是影响人类生命和健康的重要传染性疾病,为全球公共卫生带来了沉重负担。美国 CDC 最新的评估数据显示,流感每年可导致全球 291 243～645 832 例患者死亡,较之前 WHO 估计的 250 000～500 000 例死亡人数更高。

由于抗原漂移、季节性流行、影响人群广泛等特点,使得流感成为备受关注的呼吸系统感染性疾病。更为可怕的是,发生重配的流感毒株,对人群普遍易感,引起流感的全球大流行。历史上,影响较为深远的 1918 年西班牙大流感,据称引起超过 5 000 万人死亡。此后全球又出现多次大流行,在 2009 年全球范围内暴发新型 H1N1 流感疫情,造成众多患者死亡,尤其是儿童和年轻人。幸运的是,此次全球大流行的流感并未像预期的那样严重。我国是流感高负担地区且随时存在流感大流行的风险,必须要准备有效的应对措施。控制流感疫情最重要的两个措施是疫苗(预防)和抗流感病毒药物(治疗)。

（一）病毒学　甲型流感病毒属于正黏病毒科,病毒颗粒呈多形性,其中球形直径为 80～120nm。外部有囊膜,囊膜上有许多放射状排列的突起糖蛋白;根据其基质蛋白(M)和核蛋白(NP)这两个主要结构蛋白的抗原差异,可以将流感病毒分为 3 个属:甲(A)型流感病毒、乙(B)型流感病毒和丙(C)型流感病毒(表 24-8-3)。根据外膜表面的神经氨酸酶(NA)和血凝素(HA)抗原特性(图 24-8-12),甲型流感病毒分为不同的亚型。到目前为止,共有 18 种不同亚型的甲型流感病毒被报道。例如 H1N1 和 H3N2,H 代表血凝素 HA,N 代表神经氨酸酶 NA,数字代表不同亚型。目

前流行的甲型 H1N1 流感病毒基因组序列分析结果判断为一个三元杂合体,是既含有人流感病毒基因片段,也含有猪流感病毒、禽流感病毒基因片段的新型流感病毒。

表 24-8-3　不同类型流感病毒的流行病学特点

特点	A	B	C
流行强度	+++	++	+/-
病情严重程度	+++	++	+/-
宿主	人、禽、猪、马	人	人、猪
RNA 片段数	8	8	7

HA 蛋白是病毒表面参与受体结合、膜融合和病毒侵入宿主细胞的主要膜蛋白,HA 蛋白介导的受体结合是流感病毒跨种间传播的主要决定因素之一。流感病毒表面的另一个重要蛋白神经氨酸酶(NA),在流感病毒侵染末期通过催化宿主细胞表面唾液酸受体水解以协助新生病毒颗粒从被感染宿主细胞表面释放,以便进一步感染其他细胞,因此,在流感病毒的复制和传播过程中具有重要作用。

除外部的囊膜和基质蛋白外,病毒颗粒内部为核衣壳和核酸,其核酸是由 8 段单股负链 RNA(ssRNA)构成,呈螺旋状对称,直径为 10nm。ssRNA 分节段组成,与核蛋白 NP 和 RNA 聚合酶共同组成了病毒的核心。甲型和乙型流感病毒的遗传物质由 8 个节段组成,而丙型流感病毒的遗传物质由 7 个节段组成。第 1、2、3 节段编码的是 RNA 聚合酶,包括 PA、PB1 和 PB2,负责病毒遗传物质 RNA 转录

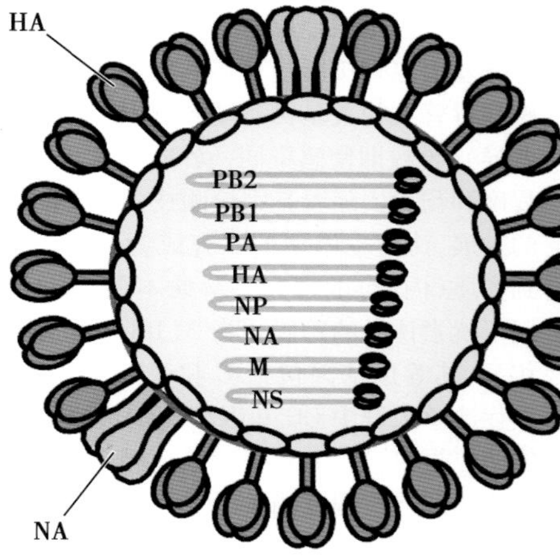

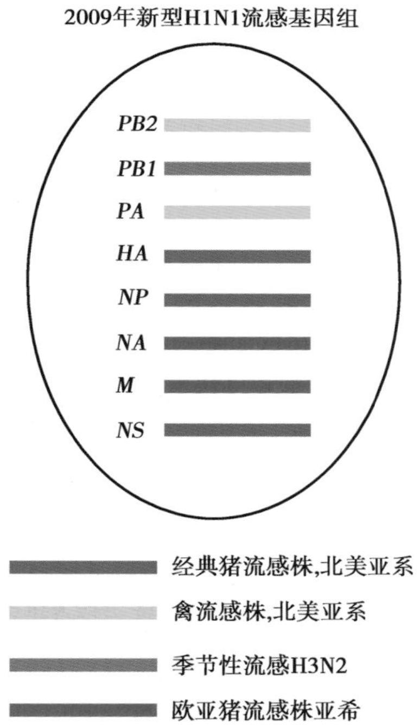

图 24-8-12　新型甲型 H1N1 流感病毒结构示意

和复制;第 4 节段编码血凝素蛋白 HA,负责病毒侵入;第 5 节段编码核蛋白 NP,负责与遗传物质 RNA 组装;第 6 节段编码的是神经氨酸酶 NA,负责病毒释放;第 7 节段编码基质蛋白 M1 和离子通道蛋白 M2,负责组成病毒的基质蛋白层;第 8 节段编码非结构蛋白(包括 NS1 和 NS2),其功能目前已知与 RNA 出核和拮抗宿主抗病毒反应等有关。丙型流感病毒缺少第 6 节段,其第 4 节段编码的血凝素酯酶融合蛋白 HEF,兼具行使病毒侵入和释放两种功能。

(二)抗原变化　　由于流感病毒的复制无 RNA 校正酶参与,RNA 复制过程中容易出错,致使其发生突变的频率高于其他病毒。流感病毒存在两种变异方式,即抗原漂移(antigenic drift)和抗原转变(antigenic shift)。抗原漂移是流感病毒在复制过程中 HA 基因和 NA 基因发生点突变后累积产生的结果,在甲型流感病毒和乙型流感病毒中均可出现。所以,感染宿主后新复制产生的流感病毒大多都有突变。甲型流感病毒常发生变异,在人群免疫压力下,每隔 2~3 年就会出现重要的抗原变异株,导致人群普遍易感,引起季节性流行。

抗原转变是由于流感病毒基因组呈节段性,使得不同亚型病毒同时感染一个细胞时,就可能发生基因重配,导致病毒基因组的较大变化。甲型流感病毒宿主较多(人、猪、禽、马等),所有亚型均可感染禽类,特别是水禽,同时还可以感染猪、马、海豹、鲸和水貂等哺乳动物。抗原转变仅发生于甲型流感病毒,是产生新流感亚型的重要方式,大部分由人群中流行的流感病毒和动物流感病毒重配后产生;或动物流感病毒突变后对人类产生适应能力,这种情况可导致动物间流行的流感亚型直接感染人类。如果重组的新亚型流感病毒与上呼吸道唾液酸 α-2,6 型受体结合能力强,极易发生人与人之间的传播,即可致流感大流行。除 1918 年发生的西班牙大流感毒株可能是由当时流行在人或猪的人流感病毒株和其他哺乳动物流感病毒株重配而来尚存在争议外,历次流感大流行均发现人流感病毒和禽流感病毒基因重组的情况。例如,2009 年流感大流行的甲型 H1N1 病毒 A(H1N1)pdm09 就是来源于禽、猪、人的重配株。

(三)传染性　　患者的呼吸道分泌物中含有大量流感病毒,是流感的主要传染源,主要通过其呼吸道分泌物的飞沫传播。目前认为流感传播可通过大颗粒飞沫(>5μm)和小颗粒气溶胶。因为大颗粒飞沫不能一直在空气中悬浮,只能短距离传播(约 1.8m),所以大颗粒飞沫传播需要密切接触患者,而小颗粒气溶胶可传播较远距离。与 SARS 经过飞沫传播相比,流感的传染性要强得多。SARS 的传染性集中在症状严重期,因而容易在医院感染而不易在社区中传播。而流感在发病前的潜伏期和发病期间均有传染性,常见潜伏期为 1~4 天(平均 2 天)。这一特点决定了既容易在家庭、单位、学校、幼儿园、老人院广泛地暴发流行,也容易发生医院感染。喷嚏和咳嗽并不是传染性气溶胶产生的必要条件。另一种潜在传播来源是接触了被呼吸道飞沫污染的表面(如密切接触感染禽类的分泌物或排泄物而

获得感染),研究表明其也含有传染性病毒。

(四)流行毒株　　2009 年以来,A(H1N1)pdm09、A(H3N2)、B/Yamagata 系和 B/Victoria 系在人群中共同流行(co-circulation)。同一时期的不同地区,流感病毒的活动强度和优势毒株不尽相同。流感在温带地区每年冬、春季周而复始随季节性流行,然而热带地区尤其在亚洲,流感的季节性呈高度多样化,既有半年或全年周期性流行,也有全年循环。

(五)发病机制

1. 病毒复制　　病毒通过 HA 与呼吸道上皮细胞唾液酸受体相结合感染细胞。唾液酸 α-2,6 型受体广泛分布于人类上呼吸道、气管支气管和肺组织,尤其是支气管上皮细胞和 I 型肺泡细胞;α-2,3 型受体(禽流感病毒易与其结合)主要分布于支气管远端、肺泡 II 型上皮细胞、肺泡巨噬细胞和肺泡间连接结构等。这些分布也部分解释了季节性流感(易与唾液酸 α-2,6 型受体结合)主要以上呼吸道和气管炎表现为主,而禽流感(易与唾液酸 α-2,3 型受体结合)兼具病毒性肺炎和上呼吸道感染临床表现。

流感病毒与受体结合后,通过胞吞作用进入细胞,在适宜 pH 条件下经过 HA 融合,溶酶体内病毒核酸(vRNA)释放进入胞内,进而作为模板在核酸聚合酶 PB1、PB2 和 PA 的作用下合成 cRNA 和 mRNA。随即以 cRNA 为模板合成病毒 vRNA。在细胞核内合成的 8 段核酸基因与在胞质中合成病毒结构蛋白,组装成完整的病毒颗粒,经过神经氨酸酶的剪切,病毒颗粒从细胞表面释放(图 24-8-13)。

2. 病毒排毒时间　　一般患者在临床症状出现前 24~48 小时即可排出病毒,排毒量在感染后 0.5~1 天显著增加,在发病后 24~48 小时内达到高峰。成人和较大年龄儿童一般持续排毒 5(3~8)天;重症患者、儿童、老年人、慢性病患者和免疫功能受损的宿主,病毒排毒时间较长。患者感染不同毒株的排毒时间也有差异,禽流感病毒感染的患者病毒排毒时间明显长于季节性流感;此外,延迟使用抗流感病毒药物和应用糖皮质激素会延长病毒排毒时间。

3. 宿主遗传因素　　流感患者病情严重程度差异较大,部分基因也直接影响着疾病发生和严重程度。由于这些流感病毒感染相关基因在不同个体间存在差异(等位基因的差异),导致即使感染同一种病毒也可以有不同的疾病严重程度和预后。随着基因检测技术(如基因芯片和二代测序)的发展,让宿主内型的探究成为可能。从现象(临床表型)到本质(内型)的探究是科研本质(find the truth)。研究发现干扰素诱导的跨膜蛋白 3(IFITM3)基因与流感严重程度相关,其等位基因包括 C 和 T,人群中分为 CC、CT、TT 型。重症流感人群中 CC 基因型比例最高。此外,CD55(一种补体调控蛋白)、CCR5(一种趋化因子)和 HLA 基因多态性均与流感的严重程度相关。

4. 炎症反应　　活化的免疫反应在控制流感病毒复制的同时也会引起过量的炎症因子产生,进而加重组织病理损伤。在志愿感染流感病毒的健康人中,鼻腔冲洗液中 IFN-α、IFN-γ、IL-6、TNF-α、IL-8、IL-1β、IL-10、MCP-10、MIP-1α/β,以及血浆中 IL-6 和 TNF-α 水平开始升高;且 IFN-α、IFN-γ 和

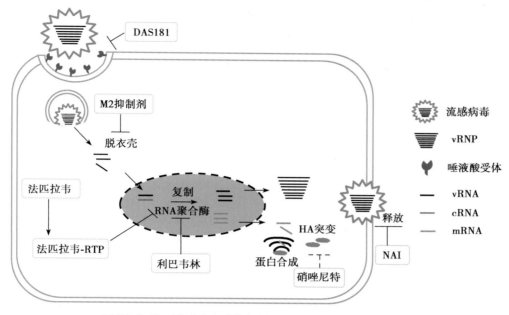

图24-8-13 流感病毒感染复制过程和抗病毒药物干预靶点

在流感病毒感染细胞起始阶段，病毒首先通过 HA 与上皮细胞表面的唾液酸受体结合，进而通过胞吞作用进入细胞。在溶酶体内，在特定的 pH 环境下病毒被膜融合，进而释放出病毒核酸进入细胞核内。以进入细胞核内的病毒核酸为模板，首先复制为 cRNA，进而以此为模板大量复制和转录病毒 vRNA 和 mRNA。8 条成组的 vRNA 进而与在胞质内合成的 PB1、PB2、PA、NP 蛋白组装成 vRNP 释放进入胞质。vRNP 进一步与细胞膜表面的 HA、NA 蛋白结合，组装成完整的病毒颗粒从细胞表面释放。

IL-6 的升高与病毒滴度和病情严重程度呈正相关。在重症流感患者中均发现 IL-6、IL-8、MIF、SCF、MCP-1、IP-10 和 IFN-γ 等细胞因子显著升高，且其升高水平与疾病严重程度和肺损伤程度呈正相关。

（六）病理 组织病理学显示，在无并发症的流感（又名非复杂性流感，uncomplicated influenza）患者中呼吸道上皮细胞退化，伴有纤毛剥脱、假性化生、水肿、充血，以及单核细胞浸润等。在致死性病例中，早期病理发现肺急性渗出性炎症改变，纤维素渗出，多种炎细胞浸润，以肺泡出血和透明膜形成和肺泡上皮细胞坏死为特点的弥漫性肺损伤，同时伴有间质水肿，肺泡毛细血管和肺部小血管内有微血栓形成（图 24-8-14）。由于肺损伤后肺泡 II 型上皮细胞的修复作用，后期病理改变的特点主要为淋巴组织细胞性肺泡炎，肺泡上皮细胞异常增生，部分患者甚至表现为弥漫性肺纤维化。总而言之，重症流感患者的病理表现为典型的 ARDS 病理改变。此外，流感病毒的主要靶器官为肺，但研究发现死亡病例尸检中均发现明显的肺外其他组织器官的显著的组织病理学改变，包括脾脏淋巴组织减少、肾脏肾小管变性、肝脏细胞坏死等。

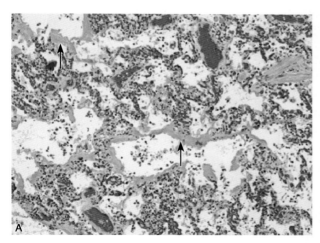
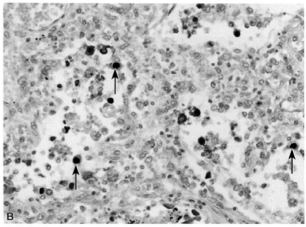

图24-8-14 甲型流感的肺组织病理表现
A. 箭头示透明膜形成；B. 箭头示被流感病毒感染的 II 型上皮细胞增生。

（七）临床表现　　甲型流感病毒感染患者主要为呼吸系统感染的临床表现。根据病情严重程度可以分为无并发症流感及出现肺炎等并发症的住院流感，甚至入住 ICU 的重症患者。流感并发的肺炎类型包括：原发性病毒性肺炎、继发性细菌性肺炎或两者混合性肺炎。在不同类型流感和不同宿主中，临床表现范围和感染严重程度各异。绝大部分 H5N1 和 H7N9 禽流感患者表现为重症流感。

1. 无并发症的流感　　典型流感病毒感染是在 1~4 日（平均 2 日）的潜伏期后，出现发热、咳嗽、上呼吸道症状（如咽痛、流涕、鼻塞）和全身症状（如头痛、肌肉疼痛、萎靡不振）。呕吐、腹泻等胃肠疾病通常不属于成人流感的表现，见于 10%~20% 的儿童患者。在无并发症的流感病例中，体格检查通常无特殊发现。患者可能出现发热和潮红；即使患者诉重度咽痛，除充血以外的其他口咽异常并不常见。可能出现轻度颈部淋巴结肿大，多见于年轻患者。虽然有报道称，无并发症的流感患者可能存在轻度通气障碍和肺泡-毛细血管扩散梯度增加，但此类患者的胸部体格检查通常无明显异常。无并发症的流感症状可能持续 1 周或更久，通常在 2~5 日内逐渐好转。部分患者持续存在无力或易疲劳的症状（称为流感后虚弱），这些症状可持续数周。

2. 病毒性肺炎　　病毒性肺炎是流感的主要并发症，最常见于有基础慢性病的某些高危人群。不同于继发细菌性肺炎，是呼吸衰竭与死亡的主要原因。患者首先表现为突发畏寒、发热、头痛、肌痛等流感的前驱症状，常先于上呼吸道症状出现或几乎同时出现咳嗽、呼吸急促和困难。从发病到出现肺部不适的症状时间变异较大（1~20 天）。约 1/2 的患者出现咳痰，约 1/3 的患者出现咯血。随着病情进一步加重，通常在发病的 4~5 天内快速进展，逐渐出现 ARDS 和多器官功能障碍综合征，重症患者一般在入院的 1~2 天需要机械通气。H7N9 和 H5N1 感染患者出现 ARDS 的比例更高。部分患者还存在白细胞减少、淋巴细胞减少、血小板减少、CK 和 LDH 升高。

不同时期胸部 X 线片及 CT 表现有所不同。起病初期：胸部 X 线片可见少许或片状模糊影，可累及单、双侧肺（图 24-8-15A）。胸部 CT 示边缘模糊的小团块状阴影或斑片状阴影。进展期：胸部 CT 显示肺部病变进展迅速，可在 1 周内迅速扩大、融合，形成大片实变影，可累及双肺多个肺叶（图 24-8-15B）。实变区内可见支气管充气影（图 24-8-15C、D）。恢复期：随着炎性渗出的吸收，实变及膜玻璃影逐渐吸收、消散，并在病变的局部出现纤维条索样改变。

3. 细菌共感染和继发细菌感染　　机体在感染流感病毒后，极易合并其他病原体感染，导致病情加重或迁延。同时存在流感病毒和其他病原体感染称为共感染；流感病毒感染后期出现新的病原体感染称为继发感染，重症患者尤其

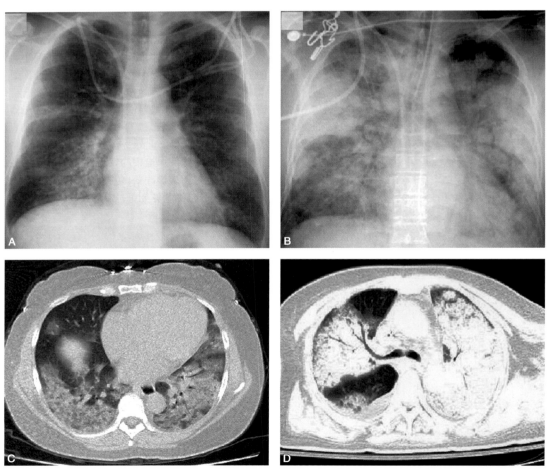

图 24-8-15　病毒性肺炎胸部影像学表现

是有创机械通气患者极易发生继发细菌感染。流感病毒感染早期需要鉴别共感染，并选择适当的抗菌药物，避免盲目选择广谱抗菌药物；针对无细菌感染的患者，需要注重感染控制措施，预防继发感染发生。共感染的常见细菌主要包括肺炎链球菌、铜绿假单胞菌、金黄色葡萄球菌、曲霉菌和流感嗜血杆菌等。这些菌群属于鼻腔与上呼吸道内的共生菌群（commensal flora），通常情况下并不致病，也没有任何症状。但流感病毒如果与这些细菌共感染，则往往会增加其致病性与致死率。究其原因，目前认为主要有以下几点：①感染流感病毒后，机体对细菌的免疫防御功能下降；②流感病毒感染导致气道物理屏障功能（纤毛功能等）降低，细菌黏附能力增强；③病毒感染导致肺组织大量炎性渗出、透明膜形成和组织坏死等，可作为营养物质为病原菌感染创造了条件。

4. 肺外表现　其他罕见并发症包括：肌炎和横纹肌溶解、中枢神经系统受累（脑炎、脑膜炎和多发性神经炎等）、急性腮腺炎、心血管系统受累（心肌炎、心包炎和急性心肌梗死等）。

（1）肌炎和横纹肌溶解：流感的其他重要并发症包括肌炎和横纹肌溶解，最常见于儿童患者。虽然肌痛是多数流感病例的突出特征，但真正的肌炎并不常见。虽然已经发现受累肌肉中存在流感病毒的证据，但尚不完全清楚肌炎的发病机制。急性肌炎的特点是受累肌肉极度压痛，最常发生在腿部。最严重的病例可能出现肌肉肿胀和海绵样改变。血清磷酸肌酸激酶明显升高，也有出现肌红蛋白尿伴急性肾衰竭的报道。

（2）心血管系统受累：数项研究表明，流感病毒感染与急性心肌梗死（myocardial infarction, MI）存在关联，流感病毒感染急性期会明显增加急性心肌梗死的发生率。一般认为心肌炎和心包炎是流感的罕见并发症。然而，一项纳入乙型流感病毒感染致死病例的研究发现，尸检中常见心肌炎；在心脏标本可供组织学检查的29例患者中，有20例（69%）检出心肌损伤，其中10例存在明确的心肌炎。免疫组化检查未在心肌中发现病毒抗原，提示心肌损伤并非病毒的直接作用。

（3）中枢神经系统受累：有文献报道，与流感相关的中枢神经系统并发症包括脑病、脑炎、无菌性脑膜炎和吉兰-巴雷综合征。然而，该类并发症较为罕见，目前对流感相关中枢神经系统疾病的发病机制仍了解不多。

此外，入住ICU的危重流感患者极有可能发生更多的流感并发症，包括感染性休克、急性肾损伤、呼吸机相关性肺炎和血流感染等。

（八）实验室诊断

1. 标本采集　在介绍流感检测方法之前，有必要对标本采集做简单介绍。医务人员采集的呼吸道标本质量直接影响流感病毒检测的敏感性。

流感病毒可在患者所有类型的呼吸道分泌物中发现。发病一定时间或者已使用抗流感病毒药物者，流感病毒检出率会降低。呼吸道标本应在发病早期采集，以最大限度

提高病毒检出的可能性，在排毒期内采集呼吸道标本一般情况下均可检测到流感病毒。在免疫功能正常的宿主中，发病5~10日后呼吸道中极少或无法检测出病毒。对于疑似流感的住院患者，可多日采集不同呼吸道部位标本，以增加流感检出率。特别是对于机械通气患者，如果怀疑有流感但还未证实，应留取上呼吸道标本（鼻腔拭子或抽吸物）和下呼吸道标本（气管内抽吸物和冲洗液、支气管肺泡灌洗液）。

发病有一定时间或者已经使用抗病毒药物后，若上呼吸道标本，包括鼻腔分泌物、鼻腔冲洗液、鼻腔和鼻咽拭子、咽拭子和咽冲洗液，未检测到流感病毒，临床仍高度怀疑流感病毒感染，建议采集下呼吸道标本，包括痰液、气管内吸出物、支气管肺泡灌洗液，再次行流感病毒检测。

采集的标本应放在病毒转运培养基中，不建议使用棉签采集咽拭子放置于生理盐水无菌管中。采集后应尽快送至临床微生物实验室，若本单位无条件检测，可暂时放置在-20℃冰箱中保存，但也应尽快送至检测单位，防止病毒降解。若采集标本统一检测，应尽快放置在-80℃冰箱中保存。

2. 检测方法　流感的病原学诊断需要经实验室确诊，包括分离病毒和病毒抗原、核酸及抗体检测。与病毒培养和分离鉴定、免疫荧光和快速抗原测定相比，实时RT-PCR是敏感性和特异性最高的流感诊断方法，能相对快速地得出结果，并能区分流感类型及亚型（包括H1N1、H3N2、H5N1和H7N9等），一般可在4~6小时内获得结果，但要求医院临床微生物实验室有一定的PCR实验室条件。

流感病毒的快速抗原测定通过检测病毒蛋白抗原定性鉴定病毒。尽管该方法较为快捷和易于操作，但是该方法的假阴性率较高，且不能鉴定具体的流感病毒亚型。临床门急诊常用胶体金试验，一般可在10~30分钟获得结果，但假阴性较高，容易造成大量漏诊。血清学检测不能帮助诊断急性疾病，因为需要确定急性期和恢复期双份血清标本的抗体滴度，因此诊断有很大的滞后性，该方法往往用于回顾性调查。

近年来，快速核酸检测方法因其独特优势逐渐受到关注，其不仅具有高度的敏感性和特异性，而且具有检测时间短（检测仅需<20分钟）和操作简便的特点，可能发展为床旁即时检验（rapid point-of-care testing, POCT）。这类检测可区分甲型和乙型流感，但不能进一步区分其亚型。在不具备PCR实验室条件的医院，快速核酸检测方法可作为常规RT-PCR的重要替代手段。

（九）预防　流感病毒以其高突变率而闻名，20世纪40年代，人类首次使用流感疫苗来预防流感，后续疫苗研发技术又经过不断改进。1947年英国科学家发现疫苗预防效果明显下降，其原因是当年流行的甲型H1N1流感病毒抗原性已经发生了很大改变。由于流感抗原漂移，每年流行的流感病毒存在差异，因此疫苗组分需每年更新，以有效针对南北半球的新流行毒株。每年接种流行性毒株疫苗已成为一项预防流感的重要公共卫生措施。

应在当年疫苗上市后尽快接种单剂量流感疫苗,理想接种时间为北半球的 10 月以前和南半球的 5 月以前。即使上一年的疫苗中包含 1 种或多种本季疫苗中的抗原,但因为免疫力在接种后的 1 年内有所下降,故仍需每年接种。目前国际上已经上市的流感疫苗有流感灭活疫苗(inactivated influenza vaccine,IIV)、流感减毒活疫苗(live attenuated influenza vaccine,LAIV),均包括三价或四价疫苗。三价流感疫苗组分含有 A(H3N2)、A(H1N1)和 B 型毒株的一个系,四价流感疫苗组分含 A(H3N2)、A(H1N1)、B(Victoria)和 B(Yamagata)。流感灭活疫苗有全病毒疫苗、裂解病毒疫苗和亚单位疫苗 3 种;在大多数国家,全病毒疫苗已被安全性更好的裂解病毒疫苗和亚单位疫苗所取代。我国已有四价灭活流感疫苗(trivalent inactivated influenzavaccine,TIV)上市,主要是裂解疫苗和亚单位疫苗。疫苗剂型的选择取决于数种因素,包括年龄、共存疾病和不良反应风险,具体情况根据当年流感疫苗接种手册。

(十)治疗

1. 抗病毒治疗   虽然流感疫苗是预防和控制流感疫情的首要方法,但由于流感病毒抗原漂移和新流感病毒亚型的出现,使得流感疫苗难以完全有效预防流感的暴发和流行,因此需要重视抗流感病毒药物的研发。金刚烷胺于 1966 年被美国 FDA 批准上市并用于预防流感,1976 年获准用于治疗 1 岁以上人群的流感患者。金刚乙胺是金刚烷胺的衍生物,于 1993 年被美国 FDA 批准上市。由于流感病毒对 M2 蛋白阻滞剂广泛存在耐药,金刚烷胺和金刚乙胺已不作为推荐治疗流感病毒感染。1999 年神经氨酸酶抑制剂(扎那米韦和奥司他韦)上市,目前已成为临床治疗流感病毒感染的主要药物(包括奥司他韦、扎那米韦、帕拉米韦和拉尼米韦),但其治疗住院流感尤其是重症流感的疗效并不显著,重症流感病死率高达 10%~50%。

目前临床上可用于治疗和预防流感病毒感染的药物仅限于神经氨酸酶抑制剂(NAIs)。其中,奥司他韦是第一个用于治疗甲型流感和乙型流感的口服 NAIs。由于其口服方便、吸收利用度高,也是应用最广泛的药物。

适用人群:NAIs 对于轻症流感的疗效已得到广泛认同;发病 48 小时内给药疗效最好,3~5 天内使用仍有一定获益,但超过 5 天给药的临床获益不明显;由于有些禽流感患者病毒排毒时间长,即使超过 5 天,也建议使用 NAIs。

使用方法:①奥司他韦:成人剂量每次 75mg,每天 2 次,疗程为 5~7 天;针对重症患者,建议动态监测流感病毒 RNA 转阴情况,调整抗病毒疗程。目前研究证据不支持双倍剂量奥司他韦治疗流感,孕妇需要进一步的证据明确。1 岁及以上年龄的儿童患者应根据体重给药(宜选择儿童剂型)。有肾功能不全的患者需要根据说明书调整剂量,接受肾脏替代治疗的患者给予标准剂量可达到血药浓度。②帕拉米韦:成人用量为 300mg,静脉滴注,每天 1 次,常规疗程为 5~7 天。③扎那米韦:有吸入和静脉两种,目前我国仅有吸入制剂,适用于 7 岁以上人群。每天 2 次,间隔 12 小时;每次 10mg(分两次吸入)。帕拉米韦和扎那米韦抗病毒疗效并不

优于奥司他韦,NAIs 联合使用亦无更多临床获益。

近年来,抗流感病毒药物的研发取得一定的进展,多种具有不同作用机制的新型抗流感病毒药物已经研制成功,包括:法匹拉韦(favipiravir,一种嘌呤核苷类似物,作用于流感病毒多聚酶,直接抑制病毒 RNA 的复制)、巴洛沙韦[baloxavir,与流感病毒 RNA 聚合酶复合体中 PA 亚基结合,抑制它从宿主细胞中获得宿主 mRNA 5' 帽状结构(CAP),阻断流感病毒 mRNA 的转录]、pimodivir(靶向甲型流感病毒聚合酶复合体的 PB2 亚基,从而起到抑制多聚酶结合到前体 mRNA 的 7 甲基 GTP 帽端结构,抑制流感病毒转录)、DAS181(是一种独特的作用于宿主的抗流感病毒药物,通过切断人类呼吸道内的唾液酸受体来阻断呼吸道病毒传染)、硝唑尼特(通过抑制流感病毒在细胞内的 HA 蛋白从内质网转运到高尔基体,并影响 HA 蛋白末端糖基化过程,从而达到抑制流感病毒复制的作用)等。临床试验显示,巴洛沙韦等具有更优的抗病毒效果,对 NAIs 耐药毒株仍有效。动物实验证明,法匹拉韦联合奥司他韦延迟给药(超过 48 小时)也有良好的疗效。期待这些新型抗流感病毒药物可以极大提高流感患者的救治水平,增强我国应对流感大流行的能力。

2. 支持治疗   重症流感患者以 ARDS 为主要临床表现,伴有感染性休克、急性肾损伤、横纹肌溶解、淋巴细胞减少等多器官功能障碍综合征。支持治疗(无创/有创呼吸机、体外膜氧合、肾脏替代治疗等)是重症流感患者的重要治疗手段,但由于相应的有创治疗存在一定的不良事件风险,因此需要专业的技术团队操作和管理,并严格把握相应适应证。

有创呼吸机辅助通气需要根据患者具体情况,设置合理的通气模式和参数,并严格实施肺保护性通气策略;虽然最新研究证据显示 ECMO 针对极重度 ARDS 患者疗效并不优于其他挽救性治疗措施,但 ECMO 在流感导致 ARDS 的治疗仍值得进一步验证,建议具有 ECMO 团队的中心进行操作和管理;详细内容可参阅相关指南。

(曹　彬)

四、新型冠状病毒肺炎

(一)流行病学

1. 新型冠状病毒肺炎的传染源及其传播途径   2019 年 12 月底,中国武汉报告有不明原因肺炎。短短几个月内,感染人数众多。高通量测序发现其致病微生物为一种新型冠状病毒,WHO 将这种新型病毒命名为 SARS-CoV-2。该病毒导致的肺部感染被称为新型冠状病毒肺炎(COVID-19),简称新冠肺炎。

COVID-19 患者为 SARS-CoV-2 的主要传染源。患者自感染至症状发生一般有 3~7 天的潜伏期,在此期间感染者具备传染能力。无症状感染者虽然未展出临床症状,也具备传染性。此外,刚刚康复的患者也具有传染性。SARS-CoV-2 在猪、鸡、鸭体内不能复制,在狗体内复制能力微弱。虽然病毒在雪貂和猫体内具有较强的复制能力,并且猫可以通过呼吸飞沫传播病毒给健康的猫,但尚无动物传染人类的证据。

COVID-19 主要有以下三种传播途径:

(1)飞沫传播。

(2)接触传播:可能接触后经口、鼻或眼部感染。

(3)其他途径:①相对密闭空间下经气溶胶传播,SARS-CoV-2 在气溶胶中可保持存活,提示在密闭环境中,长时间暴露于高浓度气溶胶下可能存在传染。②粪-口途径传播,在武汉市的早期报告中,2%~10% 的 COVID-19 患者有腹痛、腹泻、恶心或呕吐等胃肠道症状。在某些研究中,确诊病例有 36%~53% 患者的粪便样本检测呈阳性,提示 SARS-CoV-2 也可能是一种肠道病毒。

2. COVID-19 的潜伏期及病死率 SARS-CoV-2 在人体内的潜伏期一般为 1~14 天,通常为 3~7 天,最可长达 24 天。在年龄分布上,>80 岁年龄组的粗病死率最高。在性别分布中,男性的粗病死率为 2.8%,女性为 1.7%。有合并症患者的病死率相对较高,其中患有心血管疾病的病死率为 10.5%,糖尿病为 7.3%,慢性呼吸道疾病为 6.3%,高血压为 6.0%,癌症为 5.6%。根据 COVID-19 的患者症状分为轻症、重症及危重症,危重症患者的粗病死率为 49%,病死率密度为 0.325/(10 人·d),即平均每个危重病例观察 10 天的死亡风险为 0.325。

3. COVID-19 的流行特征 COVID-19 呈现世界流行的趋势。目前尚未有研究表明 COVID-19 有地区局限性和明显的季节特点。各个年龄段人群对于 SARS-CoV-2 都是易感的。大部分患者的年龄段处于 30~79 岁(87%),80 岁或以上的患者为少量(3%),19 岁以下的患者占极少量(2%)。

4. 场所风险与防控 为了防止病毒在各种场所大肆传播,政府建议:居民在家中勤开窗,多通风。尽量避免前往售卖活体动物(禽类、海产品、小动物等)的市场。家庭成员不共用毛巾,保持家具、餐具清洁,勤晒衣被。

在封闭空间里,空调通风系统可能会促进 SARS-CoV-2 气溶胶的扩散。当发现 COVID-19 病例、疑似病例,空调通风系统应停止使用,并对空调通风系统和整个环境进行全面清洗消毒。

医疗机构作为救治 COVID-19 患者的场所,是风险最大的场所之一。对于发热门诊和隔离病区,作为 COVID-19 患者主要就诊治疗的场所,更需要重视。其余人员密集的公共场所,如交通站点建筑物、学校、文体中心、商场、餐饮等,则需要降低人流量,尽可能采用自然通风。此外,定期对场所进行消毒清洁。

5. 易感人群及高危人群 各年龄段的人群均为 SARS-CoV-2 易感人群。与 COVID-19 患者和无症状患者有密切接触的人群及医护人员属于高危人群。中老年人,特别是患有长期慢性疾病,如糖尿病、心血管疾病、慢性呼吸道疾病等,感染后可造成更严重的疾病甚至死亡。

(二)发病机制

1. 病毒学 COVID-19 的致病微生物是一种新的 β-CoV。国际病毒分类委员会命名为 SARS-CoV-2。SARS-CoV-2 基因组至少有 10 个开放阅读框(ORFs)。第一个 ORFs(ORF1a/b)占全 RNA 的 2/3,可翻译 2 个多聚蛋白 pp1a 和 pp1ab。这 2 个多聚蛋白可加工为 16 个非结构蛋白(nsp1~nsp16),并形成病毒复制转录酶复合体。这些 nsp 将粗面内质网(RER)膜重新排列成双膜囊,并在囊内进行复制和转录。SARS-CoV-2 其余的 ORFs 主要编码 4 个结构蛋白,即刺突蛋白(S)、包膜蛋白(E)、核衣壳(N)和膜蛋白(M),此外还编码一些不参与病毒复制的辅助蛋白,功能尚不清晰。

2. 新型冠状病毒的感染 SARS-CoV-2 感染细胞的过程是从刺突蛋白(S)识别细胞表面的血管紧张素转化酶 2(ACE2)开始的。S 蛋白的表面单位 S1 与 ACE2 结合后,宿主细胞的跨膜丝氨酸蛋白酶(TMPRSS2)将其水解激活,从而介导膜融合和病毒进入。SARS-CoV-2 的 S 蛋白在进入宿主细胞前可被前蛋白转化酶弗林蛋白酶(furin)预先激活,因此对靶细胞蛋白酶的依赖较低。ACE2 是一种 I 型整合膜蛋白,对体内体液稳态的调节起重要作用,在肺、心、肾、消化道等器官中均有表达。与 SARS-CoV 相比,SARS-CoV-2 与 ACE2 的结合能力更强,但受体结合域暴露更少,隐蔽性更强。这些特征是 SARS-CoV-2 进入细胞、逃避免疫监视、帮助其广泛传播的重要机制。此外,网格蛋白依赖或非依赖的内吞作用也介导 SARS-CoV-2 的入侵。

在感染早期,最常见的症状是发热和咳嗽,这可能是由于病毒进入黏膜(特别是鼻和咽)后进行第一次复制引起的。病毒沿呼吸道进一步感染,侵袭至肺,然后进入外周血,导致病毒血症,进而攻击表达 ACE2 的器官,包括肺、心、肾、胃肠道。表达 ACE2 的器官可能在感染过程中被病毒直接损伤。20% 的患者出现了心脏损伤。在武汉的一项研究中发现,138 名住院患者中,44% 患有心律失常。但也有少数感染者在此阶段能够限制病毒增殖,从而没有症状表现。病毒可感染下消化道的内壁,53% 的患者粪便中发现了病毒 RNA,同时在内镜检查中也发现结肠损伤。病毒还可能攻击睾丸组织,导致年轻患者生育障碍。ACE2 受体也存在于神经皮质和脑干,因此有些 COVID-19 患者会暂时失去意识,发生卒中,有些患者嗅觉丧失。在一名患有脑膜炎和脑炎的 COVID-19 患者的脑脊液中发现了 SARS-CoV-2,表明该病毒可以入侵中枢神经系统。

3. 炎症反应 COVID-19 重症可能是因为细胞因子风暴综合征所导致的。细胞因子风暴是一种失控的致死性全身炎症反应,可导致免疫效应细胞释放大量促炎因子(IFN-α、IFN-γ、IL-1β、IL-6、IL-12、IL-18、IL-33、TNF-α、TGF-β 等)和炎症因子(CCL2、CCL3、CCL5、CXCL8、CXCL9、CXCL10 等)。这些细胞因子激发免疫系统对机体的猛烈进攻,导致急性呼吸窘迫综合征(ARDS)和多器官衰竭,最终导致重症 COVID-19 患者死亡。高达 20% 的 COVID-19 患者有高烧和肺炎的症状,并继而出现 ARDS。数个队列研究均表明,COVID-19 重症患者的促炎因子 IL-6 水平升高,且与疾病严重程度相关。

另外,COVID-19 重症和危重症患者中有凝血功能异常的比例较高,这在其他冠状病毒感染中很少见,反而可见于重症流感患者。COVID-19 患者血栓形成可导致中枢损伤,少数患者最终发展成弥散性血管内凝血。COVID-19 患者凝血功能异常的原因有很多,重症和危重症患者的持续炎症状态是一个重要触发机制。一些细胞因子如 IL-6,能激活凝血系统,抑制纤溶系统。病毒直接攻击导致的肺和外周血管内皮损伤,使得组织因子暴露,从而激活凝血系统,也可能导致高凝状态。此外,积极的免疫反应也能导致凝血系统失调。多种机制相互形成正反馈,加剧凝血系统的活化状态。

(三)病理变化 肺部主要病理变化集中在肺泡和各级支气管。病变性质以渗出性炎症为主,伴有上皮增生,晚期可发生肉质变和纤维化。组织学上表现为急性弥漫性肺泡损伤,肺泡腔内可见浆液、纤维蛋白渗出物及增生和脱落的Ⅱ型肺泡上皮细胞,增生的Ⅱ型肺泡上皮细胞体积增大,部分可见细胞融合现象。渗出细胞主要为单核细胞、巨噬细胞、淋巴细胞、多核巨细胞。肺泡腔内侧可见广泛透明膜形成。肺泡隔血管充血、水肿,可见单核细胞和淋巴细胞浸润及血管内透明血栓形成。肺组织还可见灶性出血、坏死及出血性梗死灶,部分肺泡腔渗出物机化和肺间质纤维化。肺内支气管黏膜部分上皮脱落,脱落的上皮可与坏死物、渗出物、黏液一起形成支气管栓,支气管栓主要集中在细支气管和终末细支气管。部分肺泡隔断裂,肺泡过度充气或囊腔形成。电镜下,部分Ⅱ型肺泡上皮细胞胞质内和支气管黏膜纤毛柱状上皮可见新型冠状病毒颗粒。免疫组化染色显示部分肺泡上皮细胞和巨噬细胞呈新型冠状病毒核酸抗原阳性。PCR 检测显示肺组织内新型冠状病毒核酸阳性。

在肺外器官,脾淋巴细胞数量明显减少,可见变性、坏死。骨髓三系细胞不同程度减少。心肌细胞可见肥大、部分心肌细胞变性、坏死,间质轻度充血、水肿,少量淋巴细胞、单核细胞和中性粒细胞浸润。电镜下部分心肌纤维肿胀、溶解。部分血管内皮脱落、内膜炎症及血栓形成。肝细胞变性和灶性坏死,小胆管内可见胆栓。肾小球内皮细胞肿胀,球囊腔内见少量蛋白性渗出物,毛细血管内可见透明血栓。肾小管上皮细胞水肿、空泡变性、脱落,管腔内见蛋白管型和色素管型。胃、肠黏膜部分上皮变性、坏死、脱落,固有层及黏膜下层小血管扩张、充血,并见淋巴细胞、单核细胞、浆细胞浸润;甲状腺滤泡形态未见异常,间质可见淋巴细胞浸润。皮肤及附件结构基本正常,真皮浅层小血管周围少数淋巴细胞浸润。

与 SARS 导致的机体病理变化大致相同,COVID-19 主要病变发生在肺、免疫系统(脾、淋巴结)及各器官的血管,但 COVID-19 的肺、脾及各器官的血管病变较轻,Ⅱ型肺泡上皮细胞的增生不如 SARS 显著,而 COVID-19 的肺内、支气管内甚至肺泡腔内可见较多支气管栓。

目前关于 COVID-19 病理变化的研究仍比较有限,且多为个例的尸检及穿刺报道,未来仍需要更多的数据予以支持。

(四)临床表现 呼吸系统感染是 COVID-19 的主要临床表现。按照是否存在症状及症状的严重程度划分,COVID-19 可以被分为无症状病毒携带者及轻症、普通症、重症、危重症。相当多的 SARS-CoV-2 感染者合并肺炎:部分患者出现原发性病毒性肺炎,部分出现病毒-细菌混合性肺炎。除呼吸系统临床表现外,系统性症状也较为常见且患者之间的异质性较大。

1. 无症状病毒携带者 与 SARS 冠状病毒感染者不同(多数患者的临床症状负担较重),部分 COVID-19 患者为无症状病毒携带者(asymptomatic viral carrier)。实际上这类患者可能包括:①尚处于疾病进程早期的患者——随疾病的进展呼吸道或者系统性症状可能陆续发展出来;②始终不表现出临床症状的病毒携带者。近期有研究指出,无症状病毒携带者很可能是造成社区内 COVID-19 疫情快速传播的重要因素。动态临床观察有助于区分上述患者亚群。

2. 典型临床表现 典型 COVID-19 的潜伏期中位数为4 天(四分位间距:2~7 天)。典型临床表现包括发热、咳嗽、气促或呼吸困难和全身症状(如肌肉疼痛、头痛、疲乏、精神萎靡等)。在入院初始阶段,约有一半的 COVID-19 患者尚无发热,但在住院期间、疾病进展阶段会陆续出现发热(住院期间约有 88% 患者出现过发热)。因此,倘若诊断标准单纯基于是否发热,则容易造成漏诊。上呼吸道症状(如鼻塞、咽痛、流涕等)更常见于婴幼儿。与 SARS 冠状病毒感染不同,COVID-19 患者的消化道症状(例如呕吐、腹泻等)少见(见于不足 5% 的患者中)。COVID-19 患者的体征不甚典型,浅表淋巴结肿大、眼角膜充血、皮疹等体征均少见。重症或者危重症患者可表现有显著的呼吸困难(如"三凹征")、吸气相湿啰音及呼气相干啰音。

3. 新冠病毒肺炎 患者可表现有发热、咳嗽、气促或呼吸困难等症状。在症状出现的 4~7 天后患者可以陆续出现肺炎的表现,部分患者在肺炎的基础上快速进展为急性呼吸道窘迫综合征或多器官功能障碍综合征。值得注意的是,部分 COVID-19 患者病情可以在 24~48 小时内快速进展,迅速出现呼吸衰竭而需要接受机械通气。

COVID-19 患者的胸部影像学表现各异,在疾病的发展过程中存在动态变化。在亚临床阶段,绝大多数病例仅在胸部 X 线片或 CT 上可见少许或片状磨玻璃影;在症状出现的 1 周以内,磨玻璃影仍为主要影像学表现,但少数患者可以进展出网格影;在症状出现的 1~2 周,约有 25% 的患者可以进展出实变影(其范围可迅速扩大并融合),并可同时伴有磨玻璃影及网格影;在症状出现的 2~3 周,网格影及混合影像学表现最为常见;在恢复期,肺实变及磨玻璃影将逐渐吸收,少数患者在原有病变的部位出现纤维条索样改变。

4. 继发性细菌感染 SARS-CoV-2 感染容易导致呼吸系统免疫防御功能下降,患者容易合并或者发展出细菌感染。常见细菌主要包括肺炎链球菌、流感嗜血杆菌、铜绿假单胞菌、金黄色葡萄球菌、曲霉菌等。在 SARS-CoV-2 感染以前,上述菌群在通常情况下不致病或引起呼吸道症状;在 SARS-CoV-2 感染后,气道屏障功能显著受损而且气道炎症反应加剧,推动了 SARS-CoV-2 与机会致病菌共感染。患者一旦出现继发性细菌感染,建议依据痰培养及药敏试验结果选用敏感的抗生素,尽可能避免使用广谱抗生素。

5. 系统性并发症 新冠患者可以出现某些系统性临床

表现,但其发生率均较低。已报道的主要系统性并发症包括:急性呼吸窘迫综合征、心血管系统疾病(心肌炎和急性心肌梗死等)、肌炎和横纹肌溶解、中枢神经系统受累(脑膜炎和多发性神经炎等)、弥散性血管内凝血。据不完全统计,病毒血症可以见于 15% 的患者,而急性呼吸窘迫综合征、感染性休克可分别见于 3%、1% 的新冠患者。少数患者可以出现横纹肌溶解,释放到外周血的肌红蛋白尿水平增高后,可以造成急性肾衰竭。此外,血流动力学的改变及脓毒血症均可能造成急性肾衰竭,这些患者的预后一般较差。关于中枢神经受损的报道较少,个别新冠患者可以伴有吉兰-巴雷综合征的表现。SARS-CoV-2 感染对大脑认知功能的影响仍有待进一步研究探讨。

(五)辅助检查

1. 标本采集　检测 SARS-CoV-2 感染的标本一般分为呼吸道标本(例如痰液、唾液、支气管抽吸物或冲洗液、支气管肺泡灌洗液、咽拭子刷检标本等)、其他系统标本(例如血液、尿液、粪便、消化道黏膜上皮等)。不同标本的实验室处理手段不一,但是选择合适的标本对于提高检测率具有重要价值。在临床实际工作中,考虑到呼吸道是病毒复制的主要场所,临床上优先考虑采集上、下呼吸道标本进行核酸检测或者病毒高通量测序。检测的项目主要包括病毒核酸扩增检测、高通量检测及免疫球蛋白水平的检测。

呼吸道标本的标本采集方法和质量控制对检查结果影响较大。检查者的操作方法、采集的呼吸道标本类型、距离首次发病的时程、是否使用过具有抗病毒活性的药物均能够显著影响病毒检测结果。病毒学检测应该尽可能在发病后早期进行。近期有最新文献表明,在发病第一周内咽拭子和唾液中的病毒载量最高,随着时间的迁移病毒载量迅速下降,仅有个别患者在发病后 3 周仍能检测出呼吸道标本中的病毒。部分文献提示,唾液检查的病毒检出率较高,可以在一定程度上替代口咽拭子或者鼻咽拭子,这将有助于降低患者检查的不适感,提高配合的程度。此外,单独一次检查阴性并不能完全排除 SARS-CoV-2 感染,故对于疑似患者,建议多日采集不同呼吸道部位标本以提高检出率。对于机械通气患者,可以适当联合留取上呼吸道标本(鼻咽拭子或抽吸物)和下呼吸道标本(气管内抽吸物、冲洗液、支气管肺泡灌洗液),充分结合上、下呼吸道标本检测结果协助临床诊断。

采集的标本应尽快放置于病毒转运培养基中,该培养基最好加入含有胍的化合物以提高检出率。建议在标本采集后,尽快送至指定医疗机构或者疾病预防控制中心的临床微生物实验室,并尽快开展核酸提取和检测。若采集样本的机构无开展实验室检测的资质,则应尽可能在 24 小时内放置在 −20℃ 冰箱中保存后尽快送检。在病毒转运培养基中,病毒核酸随着时间的迁移,降解速度可能会加快。尽快检测有利于最大程度上减少病毒核酸分子的降解。对于标本统一检测者,则需要尽快放置在 −80℃ 冰箱中保存,其后尽快送检。

尽管血液的存放稳定性较病毒核酸检测的呼吸道标本

高,但仍需要尽快妥善保存(建议保存在 −80℃ 冰箱)。

2. 检测方法　SARS-CoV-2 的病原学诊断手段主要包括病毒的分离、核酸检测、病毒抗原检测、抗体检测。在上述检测手段中,实时 RT-PCR 的诊断敏感性和特异性最高,是检测病毒的首选方法。目前检测病毒的片段主要针对开放读码区 1a 与 1b(ORF1a、ORF1b)、核膜蛋白区域(N)。在既往临床实践中,实验室常规的 RT-PCR 检查难以同时利用较小体积的标本检测出大量的病原体。近期我国部分企业已成功研发出盘式微流式多通道呼吸道病原体检测仪,该仪器仍然基于 RT-PCR 的原理,但大大缩短了检测耗时,减少了标本的用量,并能够同时最多能够检测 16 种呼吸道病毒。

快速抗原测定主要针对病毒蛋白抗原的检测而实现,然而目前尚未有标准化的检测方法学,假阴性率较高,尚未能够作为临床上大规模推广应用的实验室检测手段。

血清学测试主要针对 SARS-CoV-2 的 IgG、IgM 检测。血清样本容易获得,而且其检测不涉及病毒核酸,故操作者受感染的风险较低。然而,血清学测试有其局限性——在 COVID-19 发展的早期患者血清的 IgG、IgM 水平往往不容易被检出,从而患者容易被漏诊。因此,血清学检测往往适用于症状出现已有 1 周或以上的患者。常规的免疫球蛋白检测主要使用大型的检验科仪器,但为缩短检查结果出示的时间、减少检查标本量,目前国内外已有厂家研发出指尖血快速检测试剂盒。该试剂盒主要利用了胶体金的检测原理,检测结果在平均 15 分钟内能够在试纸上显示出。部分厂家还研发了试纸结果扫描仪,通过手机云平台上传结果至中央服务器,检查结果即能实现快速的传送和解读。

(六)诊断与鉴别诊断

诊断的总体原则是综合考虑流行病学史、临床表现、胸部影像学改变和病原学检测结果,并注意与其他类似的疾病进行鉴别。作为一种严重的急性传染性疾病,流行病学史是重要的诊断依据,但需要根据疫情的发展阶段对疫区的定义进行调整。临床表现和胸部影像学改变是诊断 COVID-19 的基本条件,但特异性不高,部分患者可没有临床症状或不典型。SARS-CoV-2 病原学相关检查是诊断的"金标准",包括病毒核酸与抗体的检测。

1. 诊断标准　参照国家卫生健康委颁发的《新型冠状病毒肺炎诊疗方案(试行第八版)》的诊断标准。

(1)疑似病例:结合下述流行病学史和临床表现综合分析,有流行病学史中的任何 1 条,且符合临床表现中任意 2 条。无明确流行病学史的,符合临床表现中任意 2 条,同时 SARS-CoV-2 特异性 IgM 抗体阳性;或符合临床表现中的 3 条。

流行病学史:①发病前 14 天内有病例报告社区或疫区的旅行史或居住史;②发病前 14 天内与新型冠状病毒感染的患者或无症状感染者有接触史;③发病前 14 天内曾接触过来自有病例报告社区的发热或有呼吸道症状的患者;④聚集性发病(2 周内在小范围如家庭、办公室、学校班级等场所,出现 2 例以上发热和/或呼吸道症状的病例)。

临床表现:①发热和/或呼吸道症状等COVID-19相关临床表现;②具有上述COVID-19影像学特征;③发病早期白细胞总数正常或降低,淋巴细胞计数正常或减少。

(2)确诊病例,即疑似病例同时具备以下病原学或血清学证据之一者:①实时荧光RT-PCR检测SARS-CoV-2核酸阳性;②病毒基因测序,与已知的SARS-CoV-2高度同源;③SARS-CoV-2特异性IgM抗体和IgG抗体阳性;④SARS-CoV-2抗体由阴性转为阳性,或恢复期较急性期4倍及以上升高。

2. 病情严重程度评估 通过病情严重程度评估行临床分型,有助于重症和危重症患者的早期识别、早期干预和改善预后,减低死亡率。

(1)轻症,临床症状轻微,影像学未见肺炎表现。

(2)普通症,具有发热、呼吸道症状等,影像学可见肺炎表现。

(3)重症,成人符合以下任意1条:①出现气促,呼吸频率≥30次/min;②静息状态下,指氧饱和度≤93%;③氧合指数即动脉血氧分压(PaO₂)/吸氧浓度(FiO₂)≤300mmHg(1mmHg=0.133kPa),高海拔地区使用校正公式$PaO_2/FiO_2 \times [760/大气压(mmHg)]$。④临床症状进行性加重,胸部影像学显示24~48小时内肺内病灶明显进展>50%。

儿童符合下列任何一条:①持续高热超过3天;②出现气促(<2月龄,RR≥60次/min;2~12月龄,RR≥50次/min;1~5岁,RR≥40次/min;>5岁,RR≥30次/min),除外发热和哭闹的影响;③静息状态下,吸空气时指氧饱和度≤93%;④辅助呼吸(鼻翼扇动、三凹征);⑤出现嗜睡、惊厥;⑥拒食或喂养困难,有脱水征。

(4)危重症,符合以下情况之一者:①出现呼吸衰竭,且需要机械通气;②出现休克;③合并其他器官功能衰竭需ICU监护治疗。

3. 重症、危重症临床预警指标

成年患者,若有以下指标变化应警惕病情恶化:①低氧血症或呼吸窘迫进行性加重;②组织氧合指标恶化或乳酸进行性升高;③外周血淋巴细胞计数进行性降低或外周血炎症标记物如IL-6、CRP、铁蛋白等进行性上升;④D-二聚体等凝血功能相关指标明显升高;⑤胸部影像学显示肺部病变明显进展。

儿童患者:①呼吸频率增快;②精神反应差、嗜睡;③乳酸进行性升高;④CRP、PCT、铁蛋白等炎症标记物明显升高;⑤影像学显示双侧或多肺叶浸润、胸腔积液或短期内病变快速进展;⑥有基础疾病(先天性心脏病、支气管肺发育不良、呼吸道畸形、异常血红蛋白、重度营养不良等)、有免疫缺陷或免疫低下(长期使用免疫抑制剂)和为新生儿。

4. 鉴别诊断 流行病学史和病原学检测是鉴别诊断的关键。COVID-19需要与流感病毒、鼻病毒、腺病毒、呼吸道合胞病毒、副流感病毒、人博卡病毒、人偏肺病毒、人感染高致病性禽流感等已知病毒性肺炎及支原体、衣原体肺炎进行鉴别。免疫抑制宿主还需要重点与巨细胞病毒肺炎、肺孢子菌肺炎等鉴别。此外,还需与过敏性肺泡炎、皮肌炎、隐源性机化性肺炎、血管炎等非感染性疾病相鉴别。儿童患者出现皮疹、黏膜损害时,需与川崎病鉴别。

(七)临床处理和治疗原则 根据病例类型和严重程度,选择不同的治疗场所。在对症治疗的基础上,积极防治并发症,治疗基础病,预防继发感染,及时进行器官功能支持。

1. 分类收治 疑似病例需单人单间隔离治疗,确诊病例可多人收治于同一病房,危重症病例应尽早收入ICU治疗。

2. 一般治疗与病情监测 ①注意休息,加强支持治疗,维持水、电解质平衡;②观察呼吸道症状的变化情况,密切监测生命征、SpO₂,及时发现重症/危重症病例;③根据病情监测血常规、C反应蛋白、尿常规、血电解质、肝肾功能、心肌酶谱、动脉血气分析等,有条件时行T淋巴细胞亚群、细胞因子检测,定期复查胸部影像学;④监测各器官功能。

3. 抗病毒治疗 目前仍无明确针对SARS-CoV-2的有效抗病毒药物。可尝试使用α-干扰素雾化吸入、磷酸氯喹、洛匹那韦/利托那韦、阿比多尔、利巴韦林等。目前较为一致的意见为,具有潜在抗病毒作用的药物应在病程早期使用,建议重点应用于有重症高危因素及有重症倾向的患者。在临床应用中应进一步评价疗效。不建议同时应用3种及以上抗病毒药物,且应注意药物对基础疾病的影响、药物的不良反应及药物间的相互作用等问题。

4. 呼吸与器官支持 根据呼吸困难程度、SpO₂的变化,积极给予呼吸支持,以维持合适的血氧分压和SpO₂。

(1)普通氧疗:氧疗方式包括鼻导管、普通面罩、文丘里面罩、非重复呼吸储氧面罩等,适用于轻度低氧性呼吸衰竭患者(300mmHg>氧合指数≥200mmHg)的治疗,密切监测呼吸窘迫程度、呼吸频率、SpO₂,目标SpO₂≥93%。

(2)经鼻高流量氧疗(HFNC):适用于呼吸窘迫、轻至中度低氧性呼吸衰竭患者(300mmHg>氧合指数≥150mmHg)的治疗,对普通氧疗难以达到目标SpO₂的患者,应及时升级。相较于普通氧疗,HFNC能够提供更高、更精确的氧气浓度,形成一定水平的正压,更好的湿化可能有助于痰液引流。与NPPV相比,舒适性更好,依从性更高。对于中度低氧性呼吸衰竭,建议HFNC治疗1小时后再次进行评估,如症状无改善,需改为NPPV或有创通气。对于重度低氧性呼吸衰竭(氧合指数<150mmHg)的患者要谨慎应用。

(3)无创正压通气(NPPV):适用范围除了包括HFNC的适应证外,亦适用于HFNC治疗不配合或效果欠佳、合并二氧化碳潴留的轻至中度呼吸衰竭患者。NPPV治疗1~2小时后,如病情无好转、持续恶化或吸入氧浓度>60%,应尽早转为IPPV。对于150mmHg>氧合指数≥100mmHg的重度呼吸衰竭患者,应在重症监护室内谨慎应用,随时做好气管插管准备。对于氧合指数<100mmHg者,不建议常规使用。COVID-19患者行NPPV的禁忌证与其他疾病导致的急性呼吸衰竭相同,但在应用过程中需注意机械通气时可能产生含有高浓度病毒的气溶胶对医务人员的潜在风险,有条件者应安装病毒过滤阀。

（4）有创正压通气（IPPV）：重症呼吸衰竭的有效治疗手段。HFNC 或 NPPV 需转为有创通气的患者，应行计划性气管插管有创通气，尽量减少抢救性气管插管有创通气。采用"肺保护性通气策略"，包括小潮气量（4~6ml/kg 理想体重）、合理的 PEEP、限制平台压<30cmH$_2$O 等。根据患者肺部病变特征、氧合指数和呼吸力学数据，行个体化参数设置、肺复张、俯卧位通气等。

（5）体外膜氧合（ECMO）：是 IPPV 的重要补充呼吸支持手段，但费用昂贵，且需要由经验丰富的 ECMO 团队进行操作和维护。

（6）器官支持：发生循环衰竭的患者应进行行充分液体复苏，必要时使用血管活性药物，行无创或有创血流动力学监测；避免肾功能损伤的因素，发生肾衰竭时可选择连续性肾替代治疗等。

5. 抗菌药物治疗　避免盲目或不恰当地使用抗菌药物，尤其是联合使用广谱抗菌药物。出现下述情况可经验性使用抗菌药物：①咳痰增多、痰液颜色变深，尤其是出现黄脓痰；②体温升高，且不能用原发疾病加重解释；③白细胞、中性粒细胞数显著增高；④降钙素原≥0.5ng/ml；⑤病毒感染无法解释的氧合指数恶化或循环障碍及其他提示细菌感染的病情改变。若合并侵袭性真菌感染时，可予联合抗真菌治疗。一旦发生脓毒症，则应尽快予经验性抗感染治疗。

6. 其他治疗

（1）糖皮质激素：氧合指标进行性恶化、影像学进展迅速、机体炎症反应过度激活状态的患者，可根据炎症损伤程度，酌情短期内使用糖皮质激素。建议剂量不超过相当于甲泼尼龙 1~2mg/（kg·d）的用量，应当注意较大剂量糖皮质激素由于免疫抑制作用，会延缓对冠状病毒的消除。治疗前应完善乙型、丙型肝炎病毒标志物，避免在激素治疗过程中激活潜在感染。

（2）肠道微生态调节剂：微生态调节剂可改善患者消化道症状，减少细菌移位和继发感染，而营养支持是维持肠道微生态平衡的重要手段。

（3）免疫治疗：对于双肺广泛病变及重症患者出现血 IL-6 升高，在排除合并细菌和真菌感染并权衡利弊后，可试用托珠单抗治疗。针对淋巴细胞计数严重降低的患者，可以尝试使用粒细胞集落刺激因子注射以提高淋巴细胞计数、预防疾病加重、改善患者的临床预后。非特异性免疫增强剂如胸腺肽、静脉用丙种球蛋白等，对 COVID-19 的疗效尚不确切。

（4）康复者血浆治疗：病情进展快、重症和危重症、SARS-CoV-2 核酸检测持续阳性、存在病毒血症、病程不超过 3 周的患者，经临床专家充分评估后，必要时可考虑使用康复者血浆。使用前，应检测血浆中保护性抗体滴度水平。

（5）抗凝治疗：重症患者由于卧床时间较长，且常合并凝血功能异常，需注意下肢静脉血栓的风险，可预防性抗凝治疗或采用机械性预防血栓方法。

（6）氢氧混合气吸入治疗：呼吸困难、咳嗽、胸闷、胸痛为 SARS-CoV-2 感染患者的常见症状。COVID 患者呼吸做功增加，可能与气道阻力增大有关。氢氧混合气在通过呼吸道时，气道的阻力将显著降低，故其可以快速缓解 SARS-CoV-2 感染患者的呼吸困难等呼吸道症状，适用于具有呼吸困难表现的患者中。

（7）心理治疗：COVID-19 为新型传染病，公众缺乏认识，容易引起焦虑、恐惧的心理，可建立动态心理危机评估预警机制，对其评估结果进行相应的心理干预和处理，以缓解患者压力。

7. 中医药治疗　COVID-19 属于中医"疫病"范畴。应根据病情、当地气候特点和体质，个体化辨证论治，采用方剂治疗或中成药治疗。近期的研究发现，连花清瘟胶囊能够显著增加 SARS-CoV-2 感染患者的症状改善率，显著缩短症状恢复的时间，增加胸部影像学改善的比例，故连花清瘟胶囊可以被推荐用于改善 SARS-CoV-2 感染患者的症状。

（八）预后与转归　COVID-19 患者的预后与多种因素有关，包括病情的严重程度、年龄、合并慢性基础疾病、相关血液学和免疫学指标的异常等。研究表明，淋巴细胞、嗜酸性粒细胞、T 细胞亚群（CD4$^+$T 和 CD8$^+$T 细胞）、血小板计数明显下降和中性粒细胞计数、中性粒细胞与淋巴细胞比值、感染相关指标（如 IL-6、CRP、铁蛋白）、凝血功能指标（D-二聚体）、相关生化指标（如 LDH、ALT、高敏肌钙蛋白）升高是提示预后不良的危险因素。与 SARS 和 MERS 不同，感染 COVID-19 的妊娠患者发生妊娠并发症的风险增加，但预后并无明显恶化。吸烟是否导致预后不良尚有争议。截至 2021 年 4 月 5 日，全球的病死率约为 2.2%；不同国家和地区的 COVID-19 病死率差异很大。这表明病死率可能与各地区人口特点、医疗资源配备、诊断和检测能力、重症支持力度等有关。急性呼吸窘迫综合征和呼吸衰竭、脓毒血症、急性心脏损伤和心力衰竭是最常见的死亡原因。

目前资料显示，COVID-19 康复患者一般情况良好，但长期转归尚不明确。研究表明，胸部 CT 提示部分出院患者肺部有残留病变，多表现为磨玻璃样阴影。部分患者可出现肺弥散功能受损和肺总量下降，程度与病情的严重程度相关。此外，在出院后的随访监测中还发现少数患者出现病毒核酸检测阳性的情况，这些患者无呼吸系统相关症状和阳性的检查结果，而是否具有传染性尚无证据表明。与 SARS 相比，在 COVID-19 中较少应用大剂量糖皮质激素冲击治疗，因此股骨头坏死的发生率较低，糖皮质激素的应用是否影响 COVID-19 患者的预后仍存在争议。

（九）总体防控　COVID-19 是一种传染性极强的疾病，已经造成了全球性的大流行。早期预防、早期发现、早期诊断和早期隔离的原则相结合，已经被证明可有效预防和抑制 COVID-19 的蔓延。早期预防包括封锁疫情暴发点、限制社交活动、限制疫情暴发点人员进出和加强个人保护。在早期发现方面，应重视密切接触者和暴发点人员的管理。在早期诊断方面，尽管现在有了新的技术，如检测血清免疫球蛋白 IgM，但病毒核酸检测仍然是首选的早期诊断手段，而基于芯片的等温扩增分析仪被用于同时检测并区分其他呼吸道病毒感染。在早期隔离方面，除了隔离确诊患者和疑似病例外，及时识别和隔离无症状病例亦非常重要，因为无症状感染者可能会导致 COVID-19 在全球范围内的广泛传播。无症状病例的管理需要在各国政府的协调下进行。如果 COVID-19 不能在早期被有效控制，其传播将是灾难性的。此外，还需要重视医疗机构内防控。

值得注意的是，21 世纪出现了三波冠状病毒暴发：2003 年发生的严重急性呼吸综合征、2015 年发生的中东呼吸综合征和 2019 年出现的 COVID-19。人们对冠状病毒的关注和认识远远不足，冠状病毒的研究也一直没有取得重大的成果。因此，在当前疫情结束后，我们需要继续寻找针对 COVID-19 和其他冠状病毒疾病的靶向疗法。

（关伟杰　杨子峰　陈如冲　叶枫　钟南山）

参考文献

[1] DROSTEN C, GÜNTHER S, PREISER W, et al. Identification of a novel coronavirus in patients with severe acute respiratory syndrome[J]. N Engl J Med, 2003, 348 (20): 1967-1976.

[2] 何剑峰，许锐恒，余德文，等. 广东省严重急性呼吸综合征的流行与控制[J]. 中华预防医学杂志，2003, 37 (4): 227-232.

[3] 中华医学会，中华中医药学会. 传染性非典型肺炎（SARS）诊疗方案[J]. 中华医学杂志，2003, 83 (19): 1731-1752.

[4] GUAN Y, ZHENG BJ, HE YQ, et al. Isolation and characterization of viruses related to the SARS coronavirus from animals in southern China[J]. Science, 2003, 302 (5643): 276-278.

[5] MO H, ZENG G, REN X, et al. Longitudinal profile of antibodies against SARS-coronavirus in SARS patients and their clinical significance[J]. Respirology, 2006, 11 (1): 49-53.

[6] GALLAGHER TM, BUCHMEIER MJ. Coronavirus spike proteins in viral entry and pathogenesis[J]. Virology, 2001, 279 (2): 371-374.

[7] KUBA K, IMAI Y, RAO S, et al. A crucial role of angiotensin converting enzyme 2 (ACE2) in SARS coronavirus-induced lung injury[J]. Nat Med, 2005, 11 (8): 875-879.

[8] NICHOLLS JM, POON LL, LEE KC, et al. Lung pathology of fatal severe acute respiratory syndrome[J]. Lancet, 2003, 361 (9371): 1773-1778.

[9] 陈杰，谢永强，张宏图，等. SARS 尸检的肺部病理改变[J]. 中国医学科学院学报，2003, 25 (3): 360-362.

[10] 曾庆思，陈苓，蔡欣，等. SARS 的胸部 X 线与 CT 诊断[J]. 中华放射学杂志，2003, 37 (7): 600-603.

[11] YAMADA S, SUZUKI Y, SUZUKI T, et al. Haemagglutinin mutations responsible for the binding of H5N1 influenza A viruses to human-type receptors[J]. Nature, 2006, 444 (7117): 378-382.

[12] CHEUNG CY, POON LL, LAU AS, et al. Induction of proinflammatory cytokines in human macrophages by influenza A (H5N1)viruses: a mechanism for the unusual severity of human disease?[J]. Lancet, 2002, 360 (9348): 1831-1837.

[13] 中华人民共和国国家卫生和计划生育委员会. 人感染 H7N9 禽流感诊疗方案（2017 年 1 版）[J]. 中国病毒病杂志，2017, 7 (1): 1-4.

[14] GU J, XIE Z, GAO Z, et al. H5N1 infection of the respiratory tract and beyond:a molecular pathology study[J]. Lancet, 2007, 370 (9593): 1137-1145.

[15] 陆敏，谢志刚，高占成，等. 人感染高致病性禽流感病毒 H5N1 的病理学观察[J]. 中华病理学杂志，2008, 37 (3): 145-149.

[16] 刘加夫. 人感染高致病 H7N9 禽流感病毒三例肺部病理学特征[J]. 中华病理学杂志，2017, 46 (5): 334-335.

[17] 人禽流感专家组. 中国高致病性禽流感 A/H5N1 病毒感染病例临床管理专家共识（草案）[J]. 中华结核和呼吸杂志，2009, 32 (5): 329-334.

[18] IULIANO AD, ROGUSKI KM, CHANG HH, et al. Estimates of global seasonal influenza-associated respiratory mortality: a modelling study[J]. Lancet, 2018, 391 (10127): 1285-1300.

[19] XING Y, MO P, XIAO Y, et al. Post-discharge surveillance and positive virus detection in two medical staff recovered from coronavirus disease 2019 (COVID-19), China, January to February 2020[J]. Euro Surveill, 2020, 25 (10): 2000191.

[20] RICHMAN DD, WHITLEY RJ, HAYDEN FG, et al. Clinical Virology[M]. 4th ed. Wanghington, DC: ASM Press, 2016.

[21] KOELLE K, COBEY S, GRENFELL B, et al. Epochal evolution shapes the phylodynamics of interpandemic influenza A (H3N2) in humans[J]. Science, 2006, 314 (5807): 1898-1903.

[22] World Health Organization. Characteristics of the emergent influenza A (H1N1) viruses and recommendation[EB/OL]. [2019-09-04].http: //www. who. int/csr/resources/publications/swineflu/H1N1Vaccinevirusrecommendation26May2009. pdf? ua= 1.

[23] WANG Y, GUO Q, YAN Z, et al. Factors Associated with prolonged viral shedding in patients with Avian influenza A (H7N9) virus infection[J]. J Infect Dis, 2018, 217 (11): 1708-1717.

[24] CARROLL KC, JORGENSEN JH, PFALLER MA. Manual of Clinical Microbiology[M]. 11th ed. Wanghington, DC: ASM Press, 2015.

[25] 国家卫生和计划生育委员会，国家中医药管理局. 流行性感冒诊疗方案（2018 年版）[J]. 中国感染控制杂志，2018, 17 (2): 181-184.

[26] 冯录召，杨鹏，张涛，等. 中国季节性流感疫苗应用技术指南（2014-2015）[J]. 中华流行病学杂志，2014, 35 (12): 1295-1319.

[27] WANG Y, DONG C, HU Y, et al. Temporal changes of ct findings in 90 patients with COVID-19 pneumonia: a longitudinal study[J]. Radiology, 2020, 296 (2): E55-E64.

[28] ZOU X, CHEN K, ZOU JW, et al. Single-cell RNA-seq data analysis on the receptor ACE2 expression reveals the potential risk of different human organs vulnerable to 2019-nCoV infection[J]. Front Med, 2020, 14 (2): 185-192.

[29] MOORE JB, JUNE CH. Cytokine release syndrome in severe COVID-19[J]. Science, 2020, 368 (6490): 473-475.

[30] MEHTA P, MCAULEY DF, BROWN M, et al. COVID-19: consider cytokine storm syndromes and immunosuppression[J]. Lancet, 2020, 395 (10229): 1033-1034.

[31] 国家卫生健康委办公厅，国家中医药管理局办公室. 新型冠状病毒肺炎诊疗方案（试行第八版）[EB/OL]. [2021-08-18]. http://www. gov. cn/zhengce/zhengceku/2020-08/19/5535757/files/da89edf7cc9244fbb34ecf-6c61df40bf. pdf.

[32] XU Z, SHI L, WANG Y, et al. Pathological findings of COVID-19 associated with acute respiratory distress syndrome[J]. Lancet Respir Med, 2020, 8 (4): 420-422.

[33] 国家卫生健康委员会. 新冠肺炎康复者恢复期血浆临床治疗方案（试行第二版）[EB/OL]. [2020-03-04]. http://www. nhc. gov. cn/yzygj/s7658/202003/61d608a7e8bf49fca418a6074c2bf5a2/files/a5e002-

34915344c6867a3e6bcfac11b7. pdf.

[34] WU C. CHEN X. CAI Y. et al. Risk factors associated with acute respiratory distress syndrome and death in patients with Coronavirus disease 2019 pneumonia in Wuhan. China [J]. JAMA Intern Med. 2020. 180 (7): 934-943.

[35] ZHOU F. YU T. DU R. et al. Clinical course and risk factors for mortality of adult inpatients with COVID-19 in Wuhan. China: a retrospective cohort study[J]. Lancet. 2020. 395 (10229): 1054-1062.

[36] LIU D. LI L. WU X. et al. Pregnancy and perinatal outcomes of women with Coronavirus disease (COVID-19)pneumonia:a preliminary analysis [J]. AJR Am J Roentgenol. 2020. 215 (1): 1-6.

[37] BERLIN I. THOMAS D. LE FAOU AL. et al. COVID-19 and smoking[J]. Nicotine Tob Res. 2020. 22 (9): 1650-1652.

[38] VARDAVAS CI. NIKITARA K. COVID-19 and smoking: A systematic review of the evidence[J]. Tob Induc Dis. 2020. 18: 20.

[39] CHEN T. WU D. CHEN H. et al. Clinical characteristics of 113 deceased patients with coronavirus disease 2019: retrospective study [J]. BMJ. 2020. 368: m1091.

第九节
肺寄生虫病

一、肺包虫病

（一）概述　　肺包虫病（hydatid lung disease）即肺棘球蚴病（echinococcosis/hydatidosis），是由于细粒棘球绦虫或多房棘球绦虫的幼虫在人体肺部寄生而引起的一种人畜共患寄生虫病，多发生于牧区，也是一种地方病。

（二）病原学　　棘球绦虫主要有以下4种，包括细粒棘球绦虫、多房棘球绦虫、少节棘球绦虫和福氏棘球绦虫，其中细粒棘球绦虫和多房棘球绦虫对人危害最大。由细粒棘球绦虫的蚴虫寄生引起的包虫病称囊型包虫病（cyst echinococcosis，CE），较多见。由多房棘球绦虫的幼虫寄生引起的包虫病称泡型包虫病（alveolar echinococcosis，AE），较少见。细粒棘球绦虫终宿主为狗或狼，中间宿主以羊为主，还包括牛、马、猪、牦牛或骆驼等有蹄动物。多房棘球绦虫终宿主为狐、猫、狗及其他肉食动物，中间宿主是以鼠类为主的啮齿类动物。它们的虫卵随同宿主的粪便排出，污染水源、草场和食物。虫卵被吞食后，在中间宿主的十二指肠内孵化为六钩蚴钻入肠壁，经肠系膜小静脉血管，侵入各器官和组织的毛细血管。定居寄生的主要部位是肝、肺，其次是脑、纵隔、胸壁、膈肌等，并可相互移行。侵入器官的六钩蚴常受巨噬细胞攻击，其中不少可被消灭。存活下来的继续发育，细粒棘球绦虫的幼虫期称棘球蚴（俗称包虫），通常为单房型，以囊泡状态寄生于宿主体内；多房棘球绦虫的幼虫期称多房棘球蚴，又称泡球蚴，为许多囊泡性侵蚀结构寄生于宿主组织内。囊泡内含原头蚴头节及胶状物。中间宿主动物的内脏被狗或狼等动物吞食，原头蚴即可在小肠内发育为成虫，完成其生活循环。细粒棘球绦虫、多房棘球

绦虫的成虫寿命不长，但棘球蚴和泡球蚴在宿主体内可以生存很久，20~30年并不少见，常以囊肿或囊泡及子囊、孙囊的形态在肺、肝、脑等组织中存活。该病为自然疫源性疾病，遍及全球，主要流行于地中海东部区域、非洲北部、欧洲东部及南美洲南部、亚洲中部、西伯利亚及中国西部地区的畜牧区。我国2012年西北地区人群包虫病检出率为0.71%，较2004年的1.37%有所降低。

（三）发病机制　　人因密切接触狗或羊，或饮食不洁，误吞虫卵而感染。虫卵也可通过呼吸道吸入人体，造成感染。无论男女老少，均为易感人群。

细粒棘球绦虫的幼虫六钩蚴进入肺内发育，其周围有大量巨噬细胞和嗜酸性粒细胞浸润，大多数六钩蚴被杀灭，仅少数存活。约在3周后发育成囊状体，直径约2mm，其周围可有肉芽肿改变。至第5个月，直径可达1cm，此时开始产生育囊和原头蚴。多数幼虫在5年左右死亡，但少数继续生长，形成巨大囊肿，容积从数百毫升至数千毫升不等。本病常为慢性经过，多年无明显症状，呈亚临床带虫状态。但当含有原头蚴头节的囊肿合并继发感染，或因外伤破裂时，可促使棘球蚴在胸内扩散感染，引起急性肺脓肿、脓胸、脓气胸或血气胸；如一旦破入心包，可突然发生心脏压塞、心力衰竭，威胁患者生命；有时囊肿破裂，大量囊液、碎片涌入气管内，可造成窒息死亡；如果能渡过急性危险期，囊液及其碎片等内容物经气管全部咯出，则有可能获得痊愈。在较大、较老的囊泡中可有数百个子囊，子囊相互撞击或囊壁震动可产生棘球蚴囊泡震颤。囊液为微碱性，pH为7.6~7.8，囊液中含有毒性白蛋白及十几种抗原，可能是囊肿破裂、囊液漏出时产生不同程度过敏反应的原因之一。

多房棘球绦虫的幼虫泡球蚴一般只在肝脏内寄生。肺部泡球蚴病总是继发于肝脏泡球蚴病。泡球蚴在肺部先发育成小囊泡，小囊泡不断向外芽生增殖，向周围组织浸润扩散，在肺内形成团块状或弥漫性结节状损害，其临床过程与恶性肿瘤相似，又称为"虫癌"。由泡球蚴所致者临床情况较为复杂，预后一般较差。

（四）病理　　六钩蚴发育过程中机体组织产生炎症反应，少数存活发育成为棘球蚴，形成囊肿性病变，囊肿分内、外两层。外囊为人体组织反应形成的纤维包膜。内囊为虫体本身，又分两层：外层为角皮层，质地脆弱，极易破裂；内层为胚层，又称生发层，能产生育囊、原头蚴及子囊，子囊又可产生孙囊。育囊、原头蚴及子囊可以脱落，漂浮或沉淀在囊液中称为囊砂。囊泡因损伤而退化或自动死亡后，囊液逐渐被吸收，其内容物转变为浑浊胶冻样，最后变性、干酪化、纤维化而形成结核球样包块。母囊和子囊均可有钙化，外囊壁钙化者少见。

泡球蚴囊泡内的角质层可以不完整，生发层的原头蚴（子囊）较少，囊腔含液较少，呈胶状物和组织碎屑。泡球蚴囊泡向外芽生增殖，多在肺内形成团块状病灶。泡球蚴过度增殖生长，较大病灶中心营养供应不足，可发生变性、坏

死、液化,形成没有明确囊壁的不规则团块样病灶。泡球蚴角质膜周围或虫体常发生钙盐沉积或钙化,呈现为弥散性粉末状、分枝状、点状或不规整块状钙化灶,有的角质膜周围形成环状或半环状钙化。但钙化并不代表病变停止增殖生长扩散,甚至出现生长与钙化同时进行的特征。

（五）临床表现　　肺棘球蚴病的潜伏期很长,常自感染后 5 年左右发病,有的达 20 年,甚至 30 年以上。患者多在儿童期感染,至成年后才产生症状,为病程极其缓慢的寄生虫病。肺棘球蚴囊肿的发病年龄约 80% 在 40 岁以下。男女之比约为 2∶1。

早期患者一般无明显症状,多于常规体检时发现。多数患者感染后至囊肿逐渐长大引起压迫或并发炎症时,可出现咳嗽、咳痰、胸痛、咯血等症状。囊肿破裂且与支气管相通时,咳粉皮样痰,具有特征性。巨大囊肿或囊肿位于肺门附近时,则引起呼吸困难。肺尖部囊肿可压迫臂丛和颈交感神经而引起患侧肩臂疼痛等症状。部分患者有全身中毒和过敏症状,包括发热、乏力、食欲不振、荨麻疹、哮喘等。患者多数无明显阳性体征。较大囊肿可引起胸廓畸形,尤其对少年儿童。可有呼吸运动减弱和呼吸音降低;部分患者可压迫上腔静脉和锁骨下静脉,而导致相应的浅表静脉怒张和上臂水肿等;少数病例有杵状指、肺功能障碍、肝大、黄疸。

（六）辅助检查

1. 血常规　　血中嗜酸性粒细胞增多见于半数病例,但一般不超过 10%,也有偶达 70% 者。肺棘球蚴囊肿破裂后,血中嗜酸性粒细胞可有显著增高的现象。

2. 囊肿液检查　　如有囊肿破裂,应做痰液、胃液或胸腔积液的抽取、沉淀、涂片、显微镜检查,如发现棘球蚴的子囊、囊砂(原头蚴节)或粉皮样囊壁碎片,即可确诊。

3. 免疫学检查　　常用包虫皮内试验,以囊液抗原注射入前臂内侧,15~20 分钟后观察反应,红晕达 1cm 者为弱阳性,2cm 以上者或出现伪足者为强阳性。少数病例于 6~24 小时出现阳性的延迟反应,也作为阳性。血清免疫学检查有十余种,检测包虫特异性抗原或抗体,由于特异性和敏感性尚不足,在诊断时常以皮内试验结合 2~3 种血清学检查,以提高诊断的准确性。

4. 胸部 X 线检查　　囊肿直径在 1cm 以下时,表现为边缘模糊的浸润性阴影,直径大于 2cm 时出现轮廓清晰的类圆形阴影。临床诊断时往往已达 6~10cm,此时具有典型 X 线征象,表现为肺部单发或多发的圆形、椭圆形阴影,边缘清晰、锐利,密度均匀而稍淡,一般低于心影或实质性肿瘤的密度,周围极少炎性反应。少数阴影可于吸气相变大,呼气相变小,称为包虫呼吸征。较大囊肿可呈分叶状或多环状。巨大囊肿可引起纵隔压迫移位、横膈下移。少数病例可合并肺不张或胸膜炎。囊壁破裂,气体进入外囊时囊顶部出现新月形影,内、外囊同时进入空气时呈双顶征,并可见气液平面,内囊塌陷浮于液面时呈水上浮莲征。内囊全

部咳出时,呈薄壁环形影。当内容物全部咳出,但内囊壁仍贴在外囊之内时,呈日环食征。当内囊蜷曲成团,在外囊内可随体位而改变位置,称内囊滚动征。血源性继发肺棘球蚴囊肿的 X 线表现为双侧多发、分布均匀、边缘锐利、大小密度相似的圆形或椭圆形阴影。如多数阴影集中于某一肺叶或肺段,且其近端有老的囊肿,则可能为支气管播散型。

5. 胸部 CT 检查　　CT 可见单发或多发的圆形、类圆形均一液性密度病灶,边缘清晰,病灶可含气体及塌陷、折叠的内囊膜,病灶内见子囊可确诊。增强后病灶周边呈环状强化,具有特征性。

6. MRI 检查　　胸部 MRI 检查更利于确定巨大包虫囊肿的位置、与纵隔大血管的关系,可以检出囊腔残留的极少量的液体,对内外囊、子母囊的显示较为清晰,有助于诊断。

7. 超声检查　　B 超可见液性暗区,与正常组织有明显界线,边缘清晰,暗区内有时可见散在小光团游动。棘球蚴囊肿后壁显示清晰,其周围肺实质受压,血管、气管走行方向受压改变。多囊性棘球囊肿,病灶区可见多个大小不等、边界清晰的液性暗区,暗区内散布小光点。棘球蚴囊肿合并感染时,可见内外囊壁间隙增宽。囊肿破裂,内囊脱落卷曲或破碎成片,超声下显示絮状或网状回声。囊肿机化,超声显示实质样占位,与肿瘤不易区分。

8. 细针穿刺　　不作为常规检查,当包虫血清免疫学检测阴性、病灶性质不明时,可在口服抗包虫病药物前提下,在 B 超引导下进行细针穿刺,穿刺液中找到头节或头钩可确诊。

9. 纤维支气管镜检查　　不作为常规检查,可用于包虫囊泡破入支气管而未明确诊断者。

（七）诊断

1. 诊断标准

（1）B 超、X 线检查、CT 或 MRI 检查发现包虫病的特征性影像。

（2）痰液、胃液、胸腔积液找到包虫特异性的结构,如囊壁、子囊、囊砂等。

（3）包虫特异性抗体阳性。

（4）特异性核酸检测为阳性。

以上 4 条中符合 2 条,可诊断为包虫病。

2. 分型　　根据包囊的自然演化及治疗后 B 超表现,WHO 包虫病非正式工作组(WHO Informal Working Group on Echinococcosis,IWGE)在 2001 年提出基于 B 超影像学的囊性包虫病分型(表 24-9-1)。

（八）鉴别诊断　　肺棘球蚴病应首先与非寄生虫性的、先天性或后天获得性肺、支气管囊肿相鉴别;其次,在临床和 X 线上与肺癌、肺转移癌、肺脓肿、肺结核病、纵隔肿瘤、包裹性胸腔积液、心包囊肿等鉴别。必要时开胸探查,没有明确以前不能轻易进行经皮肺穿刺,以防感染扩散。

表 24-9-1　WHO-IWGE 2001 年囊性包虫病 B 超影像学分型

分型	B超图像特点	超声诊断	包囊生物活性
CL 型 囊型病灶	单囊,均匀无回声,圆形或卵圆形	多为 CE,不能确诊,需结合血清学检查	活跃,疾病早期,为不育囊
CE1 型 单囊型	单囊,可见双层囊壁,不均匀性无回声,可见雪花征,囊壁可见圆形或卵圆形的育囊	超声诊断可确诊 CE	活跃状态
CE2 型 多子囊型	单囊,可见双层囊壁,多子囊,多隔膜,不均匀性无回声,可见"蜂巢"征或"轮状"征	超声诊断可确诊 CE	活跃状态
CE3 型 内囊破裂型	单囊,含子囊,可见分离的内囊(角质层),不均匀性无回声,可见"飘带"征或"水上浮莲"征	超声诊断可确诊 CE	过渡状态
CE4 型 实变型	子囊消失,内囊退化,不均匀性低弱回声或增强回声,可见"羊毛"征或"脑回"征	超声诊断可部分确诊 CE	不活跃状态
CE5 型 钙化型	病灶部分或全部钙化,多为圆形或弧形钙化	超声诊断可部分确诊 CE	不活跃状态

（九）治疗

1. 外科手术　外科手术是根治本病的主要疗法。90% 的肺囊型包虫病和泡型包虫病可以手术治疗,因肺包虫合并破裂与感染率较高,故宜在确诊后早期手术,术前及术后均应预防性应用抗包虫药。手术原则上应尽可能剥除或切除包虫外囊,减少并发症,降低复发率;泡型包虫病外科治疗应早发现、早根治,减少并发症,提高生存率和生活质量。根据病灶的不同情况有多种手术方式,各类肺包虫均适用内囊穿刺摘除、外囊缝合闭锁的方法。外囊部分突出肺表面,无合并感染、破裂的包虫病灶可采用内囊完整摘除术,位于肺边缘的包虫病灶可采用全囊切除术,累及肺段的较大的包虫病灶可采用肺段切除术,累及肺门部较大的包虫或伴有严重感染者可采用肺叶或全肺切除术。

2. 经皮穿刺引流治疗　在有效化疗的同时,对不适宜手术处理的厚壁包虫囊肿病例,在 B 超引导下穿刺引流,可以免除外科手术危险,达到治疗目的。操作的主要步骤是穿刺-引流-注射抗包虫药物-再次引流,简称 PAIR(puncture, aspiration, injection of protoscolicidal agent, reaspiration)。进行介入治疗前 7 天及治疗后 28 天内需要口服抗包虫药物治疗。

3. 药物治疗　由于药物治疗治愈率较低,20% ～ 30%, 且肺包虫在治疗一段时间后容易发生破裂,故药物治疗只能作为肺包虫病的辅助治疗手段,主要在术前或术后预防性用药。

（1）治疗对象:1996 年版 WHO 包虫病治疗指南中建议,药物治疗只应该在不能接受手术的原发性肝或肺棘球蚴病患者,以及侵犯 2 个或 2 个以上器官的多发包虫病患者中进行。

（2）药物选择:首选阿苯达唑(丙硫咪唑),其次可选甲苯咪唑,该类药物可引起生发层和原头蚴退化变质,约 50%患者有效。吡喹酮对原头蚴有杀伤作用,但不破坏生发层,难以达到治愈的效果,与阿苯达唑联合使用有报道可提高疗效,但数据尚不充分。

（3）服药方法:

1）阿苯达唑。国家疾病预防控制中心发布的《包虫病诊疗方案（2017 年版）》《包虫病防治技术方案（2019 年版）》中推荐:①阿苯达唑片剂（规格:200mg/片）,15mg/(kg·d),分早、晚 2 次餐后服用,连续服用 6 ~ 12 个月或以上。②阿苯达唑乳剂（规格:12.5mg/ml）,0.8ml/(kg·d), 14 岁以下儿童 1.0ml/(kg·d),分早、晚 2 次餐后服用,连续服用 6 ~ 12 个月或更长时间。

2）甲苯咪唑,由于生物利用度较低,基本已被阿苯达唑替代,1996 年 WHO 包虫病治疗指南推荐:40~50mg/(kg·d), 分 3 次服用,手术后患者疗程不少于 2 年,不能手术的患者疗程>2 年。

3）吡喹酮 40~50mg/(kg·d),根据患者耐受情况每天 1 次至每周 1 次口服,与阿苯达唑联合应用。

（4）禁忌证及注意事项:①妊娠期间和哺乳期的妇女,2 岁以下儿童,有蛋白尿、化脓性皮炎及各种急性疾病患者禁用;②有肝、肾、心或造血系统疾病、胃溃疡病史者和 HIV 感染者,应到县级或县级以上医院检查后确定治疗方案;③有结核病的包虫病患者,应参照结核病治疗方案进行治疗,治愈后再进行包虫病治疗;④服药期间应避免妊娠。

（十）随访等待(watch and wait)　部分包虫病患者可自愈,对无症状的小病灶或不活跃的包囊病灶可采用随访观察的策略,但须告知患者存在风险。

（十一）预防　不要让狗吃生的家畜内脏。不论是在屠宰场或村舍里,宰杀家畜的内脏和死亡牲畜要防止被狗吃掉。用减少狗的数量和对狗用集体驱虫治疗的方法减少棘球绦虫的生物量。在个人防护方面,应注意避免密切接触狗等可能受感染的肉食动物。

二、肺吸虫病

（一）概述   肺吸虫病（pulmonary distomiasis）又称肺并殖吸虫病（pulmonary paragonimiasis）或肺蛭病，是因肺吸虫在肺内寄生繁殖所致的急性或慢性寄生虫病。人因吞食生的或半生的含肺吸虫囊蚴的蝲蛄（小龙虾）、溪蟹或沼虾等而感染，主要是由于成虫、童虫虫体和虫卵在人体的肺、支气管、胸膜及其他器官组织内游走、寄生和沉着或其代谢物等抗原物质所造成的机械性、毒素性炎症及免疫病理反应损害。其临床表现复杂，以咳嗽、咳棕红色果酱样痰、胸痛等呼吸系统症状最为突出，常伴神经、腹部和皮下组织病变。临床经过可为急性，也可迁延多年。除人类外，其他多种肉食动物包括野生动物亦能感染，因此，本病是一种重要的自然疫源性疾病。

（二）病原学   肺吸虫属于扁形动物门吸虫纲，种类繁多，现已报道的有 50 余种，我国报道了 28 种，其中对人体致病的有 10 余种，卫氏和斯氏肺吸虫最为常见。肺吸虫主要分布于东南亚、拉丁美洲、非洲北部地区。肺吸虫在我国分布于除新疆、西藏、青海、内蒙古等高原地区以外的大部分地区，浙江、安徽、东北各省以卫氏并殖吸虫为主，四川、江西、陕西、云南等十余省以斯氏并殖吸虫为主。肺吸虫主要寄生于人或哺乳动物的肺部，也常至脑脊髓、腹腔和皮下组织，造成相应损害。虫卵随痰液或粪便（患者将含有虫卵的痰液咽下）排出，虫卵在水中发育为毛蚴并侵入第一中间宿主（川卷螺），经过发育形成尾蚴，尾蚴侵入第二中间宿主（蝲蛄或溪蟹）体内，尾部脱落形成囊蚴。人因生吃、腌吃、醉吃溪蟹或蝲蛄而感染，也可因饮用含有囊蚴的生水而受感染。哺乳动物生食溪蟹及蝲蛄等感染囊蚴并成为保虫宿主。患者和保虫宿主是本病的传染源，传播需通过中间宿主，不同年龄、性别的人群均为易感人群。

（三）发病机制   囊蚴被吞入人体内后，经消化液作用囊壁破裂，童虫逸出，穿过肠壁进入腹腔，徘徊于各内脏之间或侵入组织，主要是肝脏。经 1～3 周徘徊后穿过横膈、胸膜腔进入肺脏，自感染约 2 个月后发育为成虫，在肺内形成囊肿，通常一个囊肿内有 2 个成虫。有的童虫在移行过程中侵入其他组织器官，或由于宿主抵抗力因素影响在未发育为成虫时即死亡。寄生于人体的成虫数量一般为 20 条以内，常固定在某一部位，有时可游走移动，波及较多脏器，最严重的是虫体沿颈动脉周围软组织上行而进入颅内。这些异位寄生的虫体成熟需要更长的时间，有些不能发育至成熟阶段。成虫在体内一般可活 5～6 年，有时可长达 20 年。另外，由于人不是斯氏肺吸虫的适宜终宿主，虫体不能适应人体环境而发育成熟产卵，也极少进入肺而形成囊肿，绝大多数虫体只能到处徘徊，形成游走性皮下包块、渗出性胸膜炎、气胸、肺脓肿或肺囊肿。

（四）病理   肺吸虫的致病作用主要由童虫和成虫虫体所引起，主要包括两个方面。

1. 虫体在组织内游走或定居，对脏器造成机械性损害及虫体代谢产物等抗原物质引起免疫病理反应，病变的发展可分 3 期。

（1）脓肿期：虫体移行穿破组织，引起局部组织出血和坏死，虫体周围有单核细胞、嗜酸性粒细胞浸润，最终形成脓肿，由于虫体移行，大多为多房性。

（2）囊肿期：形成脓肿的炎性细胞死亡、崩解，发展为囊肿，其壁由肉芽组织和纤维性囊壁构成，囊腔内含有特殊的棕红色果酱状黏稠液体。镜检可见坏死组织、夏科-雷登结晶和大量虫卵，有时可见幼虫或成虫。囊壁因大量肉芽组织增殖而肥厚，肉眼观察呈周界清楚的结节状或球囊状。囊肿与囊肿之间由于虫体的移行，可见"隧道"或"窟穴"，相互沟通，切面呈多房性囊肿状。如与支气管相通，囊肿内容物可从痰中咳出。

（3）纤维瘢痕期：当囊内虫体死亡或移行其他组织，或囊肿与支气管相通，囊肿内容物逐渐排出或吸收，囊壁塌陷、吸收，最后留下纤维组织瘢痕。

以上 3 期病变可同时见于同一脏器。

2. 虫卵对人体组织仅产生机械性、异物刺激作用。在疏松结缔组织内，虫卵可聚集而引起周围结缔组织增生和嗜酸性粒细胞及单核细胞浸润，形成粟粒大小的假结节，最后逐渐纤维化。由斯氏肺吸虫引起的各种损害中，均未见有虫卵。

（五）临床表现   肺吸虫病是以肺部病变为主的全身性疾病，其临床表现与入侵虫种、受累器官、感染程度、免疫状态、机体反应等多种因素有关，临床表现多变而复杂。

1. 症状和体征   潜伏期长短差异悬殊，可自数天至十余年，大多数在 1 年内。起病多缓慢，有轻度发热、盗汗、乏力、食欲减退、咳嗽、胸痛及棕红色果酱样痰等，也可伴有腹痛、腹泻或荨麻疹等其他系统表现。急性肺吸虫病起病较急骤，高热、毒血症状较为严重。

2. 临床类型   根据受累脏器特点，结合临床症状，主要分 4 型。

（1）胸肺型：肺为卫氏肺吸虫最常寄生部位，常以咳嗽、咳痰、胸痛为首发症状。以后可出现棕红色果酱样痰，约 90% 患者可有反复咯血。虫体进入胸膜腔可引起渗出性胸膜炎、胸腔积液，单侧或双侧，或左右交替出现，胸腔积液呈草黄色或血色，可呈包裹性积液或胸膜增厚。虫体破坏胸膜，可产生气胸、液气胸。少数患者可有荨麻疹或哮喘发作。

（2）腹型：以腹痛、腹泻为主要表现。虫体穿过肠壁进入腹腔，损伤肠黏膜，发生出血、溃疡，出现腹痛、腹泻、大便带血或有恶心、呕吐。腹痛部位不固定，多局限于下腹及中腹部，一般为隐痛。并发腹膜炎或肠梗阻时，腹痛转为剧烈。腹腔内脓肿或囊肿偶尔向肠腔破溃，出现棕褐色黏稠脓血便，其中可找到成虫和虫卵。斯氏肺吸虫常侵及肝脏，形成片状或带状出血性坏死区及嗜酸性脓肿，引起肝大，严重者可致死亡。

（3）神经系统型：可再分为脑型和脊髓型，以脑型多见。脑型多见于儿童与青壮年,感染较为严重者。临床表现随侵犯部位与范围而异,常见症状有阵发性剧烈头痛、癫痫、肢体瘫痪、感觉异常或神志改变等。脊髓型较少见,主要表现为下肢感觉、运动障碍,甚至截瘫、小便潴留等。脑脊液检查可正常或有细胞和蛋白增多。

(4) 皮肤肌肉型:以游走性皮下或肌肉结节为主要表现。本型多见斯氏肺吸虫感染,发生率可达50%~80%。皮下结节最多见于上腹部、胸部和背部,大小不等,自黄豆大小至鸡蛋大小,最大可达9cm×10cm。初起时边界不清,有显著水肿,以后逐渐缩小、实变。皮下结节常呈游走状态,形成多发性结节或索条状纤维块,虫体有时可从皮下自行钻出。卫氏肺吸虫病约20%引起皮下结节,以下腹部至大腿间为多,或在皮下深部肌肉内,游走性较少,直径为1~6cm,大者较软,小者较硬,可连成串,略有压痛或痒感。

(六) 辅助检查

1. 血常规　视病程早晚及病变活动程度而异。白细胞总数可正常或增高,嗜酸性粒细胞普遍增多,一般在5%~10%,在急性期可达80%以上。斯氏肺吸虫病的血象变化较卫氏肺吸虫病显著。

2. 血沉　半数以上病例中等度或高度增快。

3. 病原学

(1) 痰液:卫氏肺吸虫病患者肺部病变较显著,痰检重要。每日痰量、痰色变化与虫卵排出数有关。24小时痰集卵计数在10 000个以上者,其棕红色痰均为蛤肉样或蚯蚓样条状,日痰量为50~100ml。虫卵在100个以下者,其痰量少且痰色不典型,镜检痰内可见嗜酸性粒细胞、夏科-雷登结晶与肺吸虫卵。斯氏肺吸虫病患者痰内可查见较少的嗜酸性粒细胞与夏科-雷登结晶,且极少能找到虫卵。

(2) 粪便:在卫氏肺吸虫病患者的粪便内,15%~40%可找到虫卵。粪便中的虫卵常系痰液咽下所致。斯氏肺吸虫病患者痰内虫卵少,粪便中亦难找到虫卵。

(3) 脑脊液、胸腔积液、腹水:脑脊液可正常或轻度异常,胸腔积液、腹水可找到夏科-雷登结晶、胆固醇结晶和虫卵。

4. 免疫学检查

(1) 皮内试验:以1:2 000的肺吸虫抗原0.1ml前臂内侧皮试,15~20分钟后观察,若硬结直径>1cm、红晕直径>2cm,伪足>1个者为阳性。阳性预测值可高达95%以上。因与其他吸虫有交叉反应,只能作为初筛。皮试阳性仅提示有过吸虫感染。

(2) 检测血清抗体:用并殖吸虫成虫抗原检测患者血清中的特异性补体结合抗体,当体内有活虫时阳性率可达100%,但与其他吸虫有交叉反应。经有效的治疗后,患者肺吸虫血清特异性抗体6~12个月内会下降,该试验可用于疗效监测。

(3) 检测血清中循环抗原:单克隆抗体-抗原斑点试验(McAb-AST)、双抗体夹心(ELISA)法和斑点免疫渗滤实验(dot immunogold filtration assay, DIGFA)检测血清中并殖吸虫的循环抗原,敏感性高,特异性强,首选用来筛查早期肺吸虫感染,但不能区分感染是活动性还是静止的。

5. X线检查　病变以中下肺野和内侧带较多,可广泛分布于全肺,也可单独存在。早期为1~2cm大小的云絮状、边缘模糊、密度不均匀、圆形或椭圆形浸润阴影,多在中下肺野,单侧(较多)或双侧。病灶位置变迁较多,反映肺吸虫在肺部不断移行所引起的过敏性炎症反应和肺组织的出血性病灶。囊肿期表现为在片状或结节状阴影中见数个蜂窝状小透明区,单房或多房,大小不等的实质或空泡性阴影,这是肺吸虫在肺内移行形成隧道所致,在诊断上具有特征性。虫体引起的纤维增殖性改变在X线片上也具有特征性表现,为均匀、边缘光滑锐利的类圆形阴影,亦有带小泡的囊性阴影(肺吸虫慢性脓肿与支气管沟通所致),大小不一、数量不等。纤维瘢痕期表现为与肺纹理并行走向的增粗增多的条索影,大小不等的致密斑点状阴影或均质钙化灶。胸膜黏连与增厚极为普遍。横膈可示局限性隆起,胸腔积液、气胸、肺萎缩、纵隔胸膜粘连、心包积液亦可见到。

6. CT表现　肺吸虫病肺部CT表现在疾病的各个时期不同。

感染早期可表现为:①支气管周围炎样改变,支气管周围淡薄小片状及毛玻璃样影,与童虫移行所致肺部过敏反应有关。②浸润性改变,多发、散在分布,以肺边缘多见,可见窦道形成,为并殖吸虫在肺组织穿凿、迁移而引起的出血和局部过敏性反应混合影。CT表现为扭曲小条状、枯枝状及小点状密度增高影,周围见淡片状月晕征。③隧道样改变,CT表现斑片状影中出现隧道样低密度影,即隧道征。隧道纤维化后,表现为不规则的管样索影。以上3种表现可同时或单独出现。常伴有少量胸腔积液或气胸。浸润性病灶短期内复查变化快,即一处浸润性病变吸收,其他肺野或对侧又有新病灶出现,即"游走"现象。

感染后期可表现为:①囊肿形成期,童虫或成虫在肺组织挖穴、定居于窦道末端后,窦壁肉芽组织增生,形成闭锁性囊肿。CT表现为片状阴影中出现小囊状透亮区,多发者呈蜂窝状,周围炎性浸润吸收,可有液平或无,内壁可出现附壁小结节,系虫体或卵团与肉芽组织增生所致。②静止愈合期,CT表现常多样化,包括薄壁囊肿,内壁光整或附壁结节或小点状虫体钙化,周围见斑片状、索条状、结节状影及弯曲、边缘锐利的纤维性隧道。

7. 活体组织病理检查　肺吸虫所致的皮下、肌肉结节或包块,肿大淋巴结、阴囊结节、腹腔、胸腔组织标本,经病理学检查,可找到虫卵、幼虫、成虫和包囊,以及与肺吸虫病有关的特殊性组织病变。典型的形态改变为:在弥漫性嗜酸性粒细胞浸润的背景上有清楚的坏死腔穴和窦道形成,穴道的内容物为凝固性坏死性物质,其主要成分有大量坏死和已崩解的嗜酸性粒细胞、红细胞、纤维素、血浆蛋白、夏科-雷登结晶等,穴道周围则形成肉芽组织壁。

(七) 诊断

根据流行病学史,患者有疫区居住史,且有生食或进食不熟的石蟹、蝲蛄、沼虾,生饮溪水等史;反复咳嗽、咯血、咳果酱样痰,可伴有低热、盗汗。斯氏肺吸虫病尚可见腹部、胸背部等处的游走性皮下结节或包块;胸部影像学见边缘模糊的圆形或椭圆形囊样阴影、结节状阴影，阴影可呈游走性，病变以中、下肺野多见，常伴有少量胸腔积液；血嗜酸性粒细胞明显增多，需要考虑肺吸虫病的可能。皮内试验、循环抗原试验阳性有助于诊断。痰直接涂片或24小时浓缩法找到肺吸虫卵者可确诊（斯氏肺吸虫病痰中可找不到虫卵）。皮下结节或肿块做活体组织检查，发现嗜酸性肉芽肿，内有虫卵或肺吸虫幼虫者可确诊。

（八）鉴别诊断　　肺吸虫病由于临床表现多样性，需与多种疾病如肺结核、结核性胸膜炎、支气管扩张症、肺炎、肺部肿瘤、结核性脑膜炎、脑肿瘤、肝炎等相鉴别。

（九）治疗

1. 病原治疗

（1）三氯苯达唑：对肺吸虫的成虫与幼虫均有杀虫作用，不良反应较吡喹酮少，耐受性好，10mg/（kg·d），连续3天；或20mg/（kg·d），分2次口服，服用1天，治愈率高达98.5%。

（2）吡喹酮：广谱、高效驱虫药，每次25mg/kg，一日3次，连服2天为一个疗程，必要时可服2个疗程，治愈率为80%～90%。

（3）硫双二氯酚（别丁）：对肺吸虫病具良好疗效，成人每日3g，分3次口服，小儿每日50mg/kg，连续服用10～15日，或隔日服用20～30日为一个疗程，重症可用2个疗程。治愈率为80%～90%。

2. 对症治疗　　根据病情可用止咳、祛痰、止血剂等，注意休息、营养支持及纠正水、电解质紊乱。

3. 胸腔积液处理　　需要进行反复穿刺引流，可短期口服糖皮质激素以加速胸腔积液吸收。

4. 外科治疗　　对脑型和脊髓型有一定压迫症状者，在药物治疗配合下可采取手术治疗。皮下结节或包块可手术摘除。

（十）预防　　控制病兽、病畜等传染源，注意饮食卫生，避免食用生溪蟹和蝲蛄，不饮用生溪水等，切断传播途径。

三、肺血吸虫病

（一）概述　　肺血吸虫病（pulmonary schistosomiasis）是主要的异位血吸虫病，由于血吸虫的童虫、成虫在肺内移行、发育、寄生，或其虫卵在肺组织内沉着，引起肺内出现血吸虫性炎症、脓肿、肉芽肿、假结核等病变。临床上，除一般血吸虫病症状外，常表现为发热、咳嗽、咳痰、咯血、胸痛或哮喘等呼吸道症状。

（二）病原学　　血吸虫主要分布于热带和亚热带地区，已公认有6种血吸虫致病：日本血吸虫（Schistosoma japonicum）、曼氏血吸虫（S. mansoni）、埃及血吸虫（S. haematobium）、间插血吸虫（S. intercalatum）、湄公血吸虫（S. mekongi）和马来血吸虫（S. malayensis）。埃及血吸虫主要影响泌尿生殖系统，广泛分布于非洲大陆，中东和印度也存在局部流行。曼氏血吸虫广泛传播于非洲及拉丁美洲。在非洲和西亚，不少国家同时有埃及血吸虫和曼氏血吸虫的分布。日本血吸虫仅见于亚洲，主要在中国和菲律宾。可引起肠道血吸虫病的湄公血吸虫见于老挝和柬埔寨，间插血吸虫分布于中部非洲。马来血吸虫分布限于泰国和马来西亚的局部地区。我国只有日本血吸虫，主要流行于长江两岸及其以南地区，尤以长江中下游流行严重。血吸虫患者的排泄物粪、尿、痰含有活卵，尤其是粪便中的活卵，为主要传染源。这些含有活卵的排泄物可以污染水源、沟塘，造成不同程度的疫区。传播媒介主要是钉螺，钉螺体内的尾蚴可陆续逸出至少1.5年以上。传播途径主要是通过皮肤与疫水接触，如游泳、洗衣、捕鱼等，亦可在饮用生水时从口腔黏膜侵入体内。任何性别、年龄、职业的人群均为易感人群，在流行区因有重复感染，故感染程度随年龄增高。一般以夏、秋季获得感染为最多。

（三）发病机制　　尾蚴在疫水中，当与人体接触时侵入皮肤，脱去尾部变为童虫，童虫在皮下停留5～6小时，即进入小血管和淋巴管，一般在侵入后第二天随血流经右心、肺动脉到达肺部毛细血管，在侵入后第8～9天童虫可穿过肺泡壁毛细血管而进入胸腔、横膈进而达腹腔，进入门脉系统。童虫到达门脉系统寄生并发育为成虫，之后成虫逆行到痔上静脉及肠系膜下静脉内寄生并产卵，自感染至产卵一般为4～6周。血吸虫主要在人体门脉系统的血管中寄生，成虫产出的虫卵主要沉积在肠黏膜下及肝组织内。如果成虫寄生和虫卵沉着在超出此范围以外的器官组织并造成损害时，则称为异位血吸虫病。肺血吸虫病是血吸虫异位寄生于肺组织所造成的损害，移行途径有以下几种：①虫卵循门脉侧支循环经右心入肺，诱导产生虫卵肉芽肿反应，严重的可引起弥漫性、闭塞性肺小动脉炎，少数可引起肺动脉高压和心力衰竭，以慢性血吸虫病肝纤维化患者多见；②尾蚴侵入皮肤，沿血液或淋巴液移行至肺组织，发生肺部变态反应性炎症，临床症状常呈一过性，为急性血吸虫病的早期表现；③偶有血吸虫在肺内异位寄生，甚至雌虫、雄虫合抱产卵。

（四）病理　　童虫移行至肺部，可引起肺组织充血、出血和嗜酸性粒细胞浸润等过敏性肺炎的病理变化，这些病变常于感染后1～2周出现，很快消失。虫卵沉积肺部引起的反应因其发育成熟程度而异：成熟的虫卵可引起组织坏死与急性渗出性炎症，虫卵沉积处常有血管内膜炎、嗜酸性肉芽肿，感染严重时可形成急性脓肿，随着虫卵的死亡，脓肿渐被吸收并形成肉芽肿，该肉芽肿含有大量类上皮细胞并杂有异物巨细胞，与结核结节很像，被称为"假结核"，小的肉芽肿可逐渐纤维化，虫卵死亡后偶可钙化；未成熟的虫卵所引起的组织反应较轻，虽也有"假结核"形成，但嗜酸性粒细胞和中性粒细胞浸润不多。肺慢性血吸虫病主要是由于沉积在肺内的血吸虫卵的机械性或化学性刺激，引起肺间质、支气管黏膜下层充血、水肿、溃疡形成，支气管、细支气管管腔狭窄，黏膜上皮和纤维组织增生、细胞浸润等物理改变。

（五）临床表现　发病季节多在夏、秋季，随侵入病原体的多寡和肺部病变范围而异。在急性感染后1~2周，由于童虫在体内移行过程中所产生的机械性损害和人体对童虫代谢产物的反应，有不同程度的症状。如弛张热或低热（少数有高热）、咳嗽、咳痰和带血丝，胸痛和哮喘，也可有腹痛、瘙痒、荨麻疹等过敏症状。在初次受大量感染1个月后（最短10余天，最长达2个月，相当于成虫大量产卵期），急性起病（多数），严重程度不等，临床表现主要有发热，以间歇热、弛张热为多见，早晚波动幅度较大。另外，患者可有干咳、气急、胸痛、心悸，肺部听诊可闻及干、湿啰音。此期亦可引起严重过敏反应，有荨麻疹、支气管哮喘、血管神经性水肿、淋巴结肿大等。卵周围有急性脓肿形成，可以有气急、哮喘、胸痛、咳血痰或脓血痰。伴随恶心、呕吐、腹痛、腹泻等腹部症状在早期相当多见，可以是过敏反应的一部分，但持久的腹泻都是由于虫卵对肠黏膜刺激所致。肺血吸虫病慢性期可表现为血吸虫性慢性支气管炎、反复发作的过敏性肺炎、支气管扩张症、胸膜炎等。

（六）辅助检查

1. 血常规　急性期白细胞总数和嗜酸性粒细胞计数增高，嗜酸性粒细胞一般占15%~20%，偶可达70%，嗜酸性粒细胞的增多程度与感染轻重不成比例，重症患者可不增多，或反见减少，或代以中性粒细胞增多，为病情凶险之兆。慢性血吸虫病患者的嗜酸性粒细胞一般不超过20%，而晚期病例则增多不明显。此外，亦可伴有血红蛋白降低。

2. 病原学检查　粪便检查直接涂片或采用沉淀和孵化法找虫卵或毛蚴。痰也可通过直接涂片法或沉淀和孵化法找到虫卵或毛蚴。直肠黏膜活检或压片可找到虫卵。支气管刷检、支气管黏膜活检也可找到血吸虫卵。

3. 免疫学检查

（1）抗体检测：有辅助诊断价值。以皮内试验、尾蚴膜试验、环卵沉淀试验特异性较高而应用较多。一般此类方法不作确诊依据。

（2）抗原检测：检测抗原的明显优点为，循环抗原（CAg）的存在表明活动性感染。血清（和尿）中CAg水平一般与粪虫卵计数有较好相关性。治疗后CAg较快消失，故有可能用于考核药物疗效。用Dot-ELISA检测急、慢性血吸虫病患者血清样本，敏感度分别约为90%和85%，特异度为98%。

4. X线检查　大多有明确的肺实质性改变，可见肺纹理增加、片状阴影、粟粒状改变、肺门阴影增大等。早期两肺纹理增强，继而两肺出现散在点状浸润，边缘模糊，以中下部肺野为多。随着病情发展，肺部阴影趋于致密，并有互相融合的倾向，形似支气管肺炎。当虫卵死亡，周围组织反应消失，病变逐渐吸收、缩小，边缘转为清晰、整齐，遗留点状阴影，与粟粒型肺结核的表现近似，以后点状阴影逐渐减

少，有时可见钙化现象。典型X线病变一般在3~6个月内逐渐消失。少数病例肺小动脉广泛闭塞，可引起肺动脉高压及右心肥厚的表现。如有多次疫水接触史而反复感染，肺野可有新旧不一、密度不等且大小不均的粟粒状阴影。慢性肺血吸虫病可表现为密度增高的片状阴影，与健康肺组织有明确边界，状如炎性假瘤或肿瘤。

5. 胸部CT检查　急性肺血吸虫病患者可见一过性的微结节影（2~5mm）出现，也可表现为较大结节（5~15mm），结节中心部分密度较高，边缘不清晰，周围可见磨玻璃样的渗出影，呈现"晕征"。此期还可以见到病变处的支气管壁增厚征象。慢性肺血吸虫病，CT扫描可见肺野内裂隙状的渗出影，肺内有多发纤维条索影，典型的结节或微结节影。结节多分布于两肺中下叶，胸膜下或者支气管分叉处。

6. 纤维支气管镜检查　血吸虫病急性期，部分病例在纤维支气管镜下观察可见支气管黏膜充血、水肿和黏膜下黄色颗粒；慢性期则有浅表溃疡，粟粒状结节、瘢痕，支气管腔狭窄，分泌物潴留等。可通过支气管刷检、支气管黏膜组织活检找到血吸虫卵。所见虫卵以钙化壳或空壳（黑色）最为常见，偶见成熟或未成熟活卵，活卵无色、透明，其中毛蚴清晰可见。如虫卵形态变化可能为死卵，血吸虫的死卵可长期存留在组织中不消失。

（七）诊断　有血吸虫流行区居住和与疫水接触史，伴有呼吸道症状，血嗜酸性粒细胞计数增高，胸部X线片、CT提示肺内有小结状或粟粒状病变或炎性病变，需考虑肺血吸虫病的可能。血吸虫抗原皮内试验、循环抗原阳性，或粪便、直肠黏膜活检或压片找到虫卵，均高度提示肺血吸虫病的可能。痰找到虫卵或毛蚴，支气管刷检、支气管黏膜活检找到血吸虫卵，即可确定诊断。

（八）鉴别诊断　肺血吸虫病主要应与粟粒型肺结核、硅肺、慢性支气管炎、支气管扩张及非特异性小叶肺炎等相鉴别。

（九）治疗　临床治疗与一般血吸虫病治疗相同。目前治疗血吸虫病的药物首选吡喹酮。吡喹酮对各种血吸虫均有良好杀虫作用，对日本血吸虫的作用尤强。血吸虫与药物接触后，立即发生痉挛性麻痹而迅速"肝移"，部分虫体在门脉中即死亡。吡喹酮对移行期童虫无杀灭作用，但对成熟的虫卵有毒性作用，未成熟的虫卵则不受影响。

吡喹酮治疗各型血吸虫病的剂量与疗程：

1. 慢性血吸虫病　住院患者总剂量为60mg/kg，体重以60kg为限，2天内分4~6次餐间口服。儿童体重<30kg者，总剂量为70mg/kg。若现场大规模治疗，轻、中度流行区用的总剂量为40mg/kg，一剂疗法；重流行区可用50mg/kg，一天内分2次口服。

2. 急性血吸虫病　成人总剂量为120mg/kg（儿童为140mg/kg），4~6天疗法，每天剂量分2~3次服，一般病例可给10mg/kg、3次/d，连服4天。

3. 晚期血吸虫病　晚期病例多数伴有各种夹杂症。药

物代谢动力学研究表明,慢性与晚期患者口服吡喹酮后,药物吸收慢,在肝脏内首次通过效应差,排泄慢,生物半衰期延长,且药物可由门静脉经侧支循环直接进入体循环,故血药浓度明显增高。因此,药物剂量宜适当减少。一般可按总剂量40mg/kg,1次或分2次服,1天服完。

急性患者按上述剂量治疗,粪便孵化于第18~20天转阴,6~12个月远期疗效在90%左右。慢性患者,如在轻流行区无重复感染者,6个月粪便孵化阴转率在98%左右,12个月时为90%;但在重流行区可能由于重复感染,远期疗效为68%~85%。

（十）预防　积极治疗患者、病畜,以控制传染源;管理粪便,减少水污染,灭钉螺以消灭中间宿主,避免接触疫水。对难以避免接触疫水者,可使用防护药、具,如穿长筒胶靴、经氯硝柳胺浸渍过的防护衣或涂擦苯二甲酸二丁酯油膏等防护药物。青蒿素衍生物蒿甲醚和青蒿琥酯对童虫有很好的杀灭作用,对已接触过疫水者,在接触疫水后第7天至第10天服用青蒿琥酯,成人每次服300mg,儿童按6mg/kg计算,以后每周服用1次,离开疫水后再加服1次,可达到早期治疗的目的。

四、肺胸膜阿米巴病

（一）概述　肺胸膜阿米巴病(pleuropulmonary amebiasis)系指溶组织内阿米巴原虫(*Entamoeba histolytica*)感染人体后,经直接或间接途径,侵入肺、支气管、胸膜所引起的疾病。主要表现有阿米巴肺炎、肺脓肿、脓胸等,是全身阿米巴感染的肺部表现。在肠外阿米巴病中,发病率仅次于肝脏。

（二）病原学　阿米巴原虫属叶足纲(Lobosasida)—阿米巴目(Amoebida)。由于生活环境不同,可分为内阿米巴和自由生活阿米巴。内阿米巴寄生于人和动物,主要有4个属,仅有内阿米巴属的溶组织内阿米巴具有致病性。自由生活阿米巴主要有5个属,生活在水和泥土中,其中的耐格里属阿米巴和棘阿米巴偶可引起脑膜脑炎和眼部感染。过去认为全球溶组织内阿米巴感染率约为10%,现在已经清楚其中大部分为非致病性的迪斯帕内阿米巴(*Entamoeba dispar*),还有小部分为莫氏阿米巴(*Entamoeba moshkovskii*),莫氏阿米巴检出率与溶组织内阿米巴相似,是否具有致病性还不确定。后两种阿米巴与溶组织内阿米巴形态相同,从形态学上难以区分,需通过生化或PCR检测进行进一步鉴定。溶组织内阿米巴原虫的形态:①大滋养体,也称组织型滋养体,属致病型,直径为20~60μm,大多为20~30μm。常伸出单一伪足,做定向移动,形态多变。②小滋养体,又称共栖或囊形滋养体,直径为12~30μm。它生活在肠腔中,以肠道细菌和肠内含物为营养,不吞噬红细胞。③包囊,圆球形,直径为5~20μm,囊壁厚约0.5μm,透明,折光性强。包囊→小滋养体→包囊是生活史的基本过程。大滋养体是致病型,小滋养体是滋养

体与包囊的中间过渡类型,成熟包囊具有感染性,有较强的抵抗外界能力,在粪便中存活2周以上,在水中存活5周以上,是传播疾病的唯一形态。

该病全球分布,多见于热带与亚热带。任何性别、年龄的人群均为易感人群,高流行区内可发生重复感染。其感染率的高低与各地环境卫生、经济状况、饮食习惯和阿米巴致病力等密切相关。在我国阿米巴病的分布一般农村高于城市,近年来由于我国卫生状况和生活水平的提高,除个别地区外,已较为少见,大多为散发病例,据统计人群感染率在1%~2%。每年全球约有10万人死于阿米巴病,在寄生虫感染引起的死亡中,其病死率仅次于疟疾。

（三）发病机制　溶组织内阿米巴的传播方式有以下几种:①包囊污染水源,可造成该地区的暴发流行;②以粪便作肥料的未洗净和未煮熟的蔬菜也是重要的传播因素;③包囊污染手指、食物或用具而传播;④蝇类及蟑螂都可接触粪便,体表携带和呕吐粪便使包囊污染食物而成为重要传播媒介;⑤男性同性性行为。

当人吞入被包囊污染的食物或水后,因包囊有抗胃酸作用,可顺利到达小肠下段,借助于胰蛋白酶的催化作用,囊内虫体脱囊而出,分裂成小滋养体,在肠腔内定居。在结肠功能正常情况下,小滋养体停止活动,分泌囊壁形成包囊,随粪便排出。当宿主机体抵抗力下降或肠功能紊乱时,小滋养体侵入肠壁,大量增殖,转变为大滋养体。大滋养体首先通过分子量为260 000的凝集素吸附于宿主结肠上皮,分泌穿孔素、半胱氨酸蛋白酶等水解酶破坏肠黏膜上皮屏障和穿破细胞,引起组织溶解、坏死。滋养体黏附、破坏红细胞与中性粒细胞,可释放更多的酶,加重组织炎症和破坏,形成脓肿。

肺、胸膜阿米巴病中,90%为肝源性,可由肝脓肿穿破到胸膜腔和肺;经肝、膈、肺粘连处组织间隙、血管侵入肺;经肝静脉入下腔静脉至肺和胸膜。肠源性则滋养体从肠壁病灶经肠道淋巴管、胸导管,入上腔静脉或直肠下静脉而入下腔静脉,再侵入肺。

（四）病理　肺、胸膜阿米巴病是溶组织内阿米巴原虫感染所致的肺及胸膜化脓性炎症。阿米巴原虫在肺内大多首先形成局限性炎性实变、阿米巴肺炎,病情发展为肺脓肿,亦可转向痊愈。肝穿破至肺者,脓肿内容物往往为巧克力色,含变性红细胞、溶解物质及阿米巴。穿破性脓肿多为单发,位于肺下叶,肝、膈、肺间常有粘连,脓肿的基底部有时即为粘连的膈所构成。血源感染性脓肿可位于任何肺叶,呈多发性。肝脓肿穿破至胸腔后,胸膜发生急性炎变,转成阿米巴脓胸。偶有反应性胸膜炎。穿破支气管形成肝支气管瘘。由于肝、胸膜、肺紧密相邻,故病变常为混合性,即肺脓肿、脓胸或瘘任何形式的组合。

（五）临床表现　本病多发于青年,男性多于女性,患者大多有阿米巴肝脓肿或阿米巴痢疾病史。急性起病者多有发热、寒战。慢性起病或疾病慢性期,患者有营养不

良、消瘦、贫血等出现。早期阿米巴脓肿刺激膈肌，引起下胸部疼痛，并可反射至肩颈部。若侵入胸腔，则可有干咳、咳少量黏性痰或脓痰，脓肿破入支气管则咳出大量酱红色或巧克力色黏稠脓性痰。每日痰量可达数百毫升，亦可大量咯血。继发细菌感染痰液常呈黄绿色。肝胆道支气管瘘咳出苦味胆汁痰。

肺部体征亦因疾病类型不同而异。一般表现有肺部呼吸音减弱，散在干、湿啰音，肺实变体征及胸腔积液体征。肝可肿大，有压痛，肝区可隆起，季肋区可有叩击痛。慢性者可有杵状指（趾）。

（六）辅助检查

1. 血常规 血白细胞及其分类升高，血沉增快。慢性期白细胞可正常或接近正常，血红蛋白或血浆蛋白可降低。

2. 病原学检查 痰或胸腔积液直接查找阿米巴原虫。慢性感染者一般检测其包囊，常采用稀释的卢戈碘液加以识别。

阿米巴培养：常用洛克营养琼脂培养基。在标本中原虫量不多，一般直接镜检难以检测时，采用培养可提高检测阳性率。

3. 血清免疫学方法 检测阿米巴抗体，有间接荧光抗体（IFA）、间接血凝（IHA）、酶标记免疫吸附试验（ELISA）等方法。

4. X 线检查 阿米巴肺炎在炎症早期仅呈充血性变化，表现为肺纹理增多，实变期肺野有斑絮状阴影。肺脓肿可表现为肺野大片絮状阴影，密度不均，阴影中可见透亮区或液平。肝穿破性肺阿米巴病变，多位于右肺下叶的前基底段。合并胸腔积液，可见外高内低的弧状阴影。

5. 超声检查 明确有无肝脓肿，或肺脓肿、胸腔积液，或应用于定位或引导下穿刺引流。

（七）诊断 肺、胸膜阿米巴病确诊主要根据：①病史中患者是否有阿米巴肠病、阿米巴肝病或痢疾病史（"腹泻"），居住区是否有阿米巴病流行存在等；②临床有发热、白细胞增多，或贫血、营养不良、咳嗽、胸痛、呼吸困难、咳大量脓痰或巧克力色痰；③胸部 X 线和 B 超检查发现肺或胸腔内多发病灶或积液，膈肌抬高、肝脓肿；④痰或胸腔积液检测到阿米巴原虫；⑤临床症状和 X 线、超声检查所见异常，经抗阿米巴原虫治疗后消失或显著改善；⑥手术证明。如具备①~③可拟诊本病；具备①~④或①②③⑤，可确诊为本病；手术病理见阿米巴原虫即可确诊。

（八）鉴别诊断 本病需注意与肺囊肿继发感染、肺部细菌性脓肿、细菌性脓胸、肺结核、肺部肿瘤、支气管扩张、膈下脓肿等相鉴别。

（九）治疗

1. 药物治疗

（1）甲硝唑（灭滴灵）：为广谱抗原虫药物，系肠外阿米巴病的首选药物。口服吸收完全、迅速，且对各种形态的阿米巴原虫有疗效。剂量为 1.2~2.4g/d，分 3 次口服，疗程为 5~10 天。必要时，可重复 1 个疗程。严重的阿米巴病可用甲硝唑静脉滴注，首剂为 15mg/kg，继之以 7.5mg/kg，每隔 8~12 小时重复。另外，可有恶心、呕吐、腹泻、头晕、头痛等症状。该药可能致胎儿畸形，故孕妇、哺乳期妇女慎用。

（2）替硝唑（甲硝乙基磺酰咪唑）：系硝基咪唑衍生物，对各种形态的阿米巴原虫均有效。疗效与甲硝唑相似。吸收快，不良反应小。每天 2g，1 次口服，连用 5 天，可根据病情需要重复 2~3 个疗程。偶有腹部不适，便秘、腹泻、恶心、食欲减退、瘙痒等。

（3）氯喹：口服能完全吸收，血药浓度高，尤适用于体弱者。成人为 0.6g/d，连服 2 天，后改为 0.3g/d，2~3 周为 1 个疗程。毒性较轻，大剂量时可有头痛、胃肠道反应、皮疹等改变。

2. 穿刺引流治疗 对于阿米巴脓胸在给予积极药物治疗的同时，应穿刺引流排脓。穿刺时间选择在药物治疗开始后 3~5 天，根据病情需要可重复穿刺引流，若呈包囊性者，则在 B 超引导下穿刺为更佳。

3. 外科手术治疗 对于肝支气管瘘或支气管瘘持续存在者，慢性肺脓肿、脓胸后肺不张或脓胸引流排脓不畅，内科保守治疗无效或疗效欠佳者，均可考虑手术治疗。通常采用脓腔开放引流，闭式引流，肺叶、肺段切除，或胸膜剥脱术等。

（十）预防 注意个人卫生，加强粪便管理，防止水源污染，彻底治疗患者和带虫者，消灭传染源。

五、肺弓形虫病

（一）概述 肺弓形虫（或弓形体）病（pulmonary toxoplasmosis）系由刚地弓形虫（*Toxoplasma gondii*）所致的肺部炎症。该原虫侵入人体产生血行播散，最易侵犯中枢神经系统，肺部亦可受累。弓形虫通常隐性感染，人群弓形虫抗体阳性率随年龄、饮食卫生习惯不同而波动，年纪越大，弓形虫抗体阳性率越高，可达 100%，欧洲、亚洲和非洲育龄妇女血清弓形虫抗体阳性率为 20%~60%。在细胞免疫功能缺损宿主中，弓形虫可以引发肺部感染，弓形虫已成为免疫功能抑制尤其是艾滋病患者中重要的机会性感染寄生虫。

（二）病原学 弓形虫的发育过程需要两个宿主，经历无性生殖和有性生殖两个世代的交替。猫科动物为终宿主，在终宿主小肠上皮细胞内进行有性生殖，同时也可在肠外其他组织细胞内进行无性增殖，故猫是弓形虫的终宿主兼中间宿主。弓形虫的中间宿主很广泛，包括哺乳动物（猪、羊、狗、牛、鼠、兔）、禽类（鸡、鸭、鸽为主）和人，在中间宿主体内弓形虫只能进行无性增殖。其发育阶段有 5 种不同的形态，即滋养体、包囊、裂殖体、配子体和囊合子。前两者主要见于中间宿主，亦可见于终末宿主。后三者仅见于终末宿主猫的小肠黏膜上皮细胞内。典型滋养体呈香蕉形、新月形或弓形,一端尖,另一端钝圆,$(3.5\sim8\mu m)\times(1.5\sim4\mu m)$大小,吉姆萨或瑞氏染色胞质呈蓝色,核呈红色,主要见于急性感染期。包囊呈圆形或椭圆形,内含数百至数千个囊殖体,主要出现在慢性感染期。裂殖体及配子体在终末宿主猫的小肠黏膜上皮细胞内进行有性繁殖,产生囊合子,通过猫粪排出体外。囊合子需要在外界发育 $1\sim2$ 天或更长时间,才具有传染性。囊合子抵抗力较强,在潮湿的土壤里可活数月乃至数年。

(三)发病机制　当猫粪内的囊合子、动物肉类中的包囊或假包囊被人吞食后,在肠内逸出子孢子、缓殖子或速殖子,随即侵入肠壁经血或淋巴进入单核巨噬细胞系统的细胞内寄生,并扩散到全身各组织器官,如脑、淋巴结、肝、心、肺、肌肉等,进入细胞内并发育增殖,形成假包囊,破裂后,速殖子侵入新的组织细胞,主要以内二芽殖法增殖。在免疫功能正常的机体,部分速殖子侵入宿主细胞后,特别是脑、眼、骨骼肌的虫体增殖速度减慢,形成囊壁而成为包囊,包囊在宿主体内可存活数月、数年或更长。当机体免疫功能低下或长期应用免疫抑制剂时,组织内的包囊可破裂,释出缓殖子,进入血流并到其他新的组织细胞形成包囊或假包囊,继续发育增殖、破坏宿主细胞。

刚地弓形虫呈世界性分布,人群普遍易感,但多为隐性感染,但当机体抵抗力降低时可转为活动性,在幼儿、肺结核患者、免疫低下老年患者易形成急、慢性感染,在器官移植、艾滋病患者中可造成致命性机会性感染。

(四)病理　肺弓形虫病肉眼可见受累的肺坚实、充血,切面是棕红色,胸膜有出血点,支气管旁淋巴结中度肿大。光镜下可见肺泡腔内浆液渗出,偶有透明膜形成或纤维蛋白脓性渗出物,少量中性粒细胞浸润,肺泡壁细胞增生和脱落,上皮细胞和巨噬细胞内可见弓形虫滋养体和/或包囊。肺间质可有淋巴细胞、浆细胞浸润,并可见成纤维细胞和巨噬细胞。肺组织内亦可见肉芽肿改变,其中央为带状或局部性坏死,周围有淋巴细胞和少量多核巨细胞。肉芽肿内很难发现弓形虫,边缘及附近正常组织内却可见到游离的弓形虫。

(五)临床表现　取决于原虫感染的时间、部位及机体反应性,弓形虫病分先天性及后天获得性两类。绝大部分病例临床无症状。

后天获得性弓形虫病系指出生后人体经口或接触感染外界猫粪中的卵囊或肉类中的包囊,患者多见于年长儿,病情轻重不一。有症状者分局限性感染及全身性感染两种。局限性者表现为淋巴结炎,以颌下及颈部淋巴结肿大多见,累及肺部者急性期可有上呼吸道感染样症状如头痛、肌痛、干咳等,咳嗽为阵发性,少数咳多量黏液痰或黏液血痰,慢性经过可有类似慢性支气管炎、喘息性支气管炎或支气管哮喘发作的临床表现。全身性感染多见于免疫功能低下者,几乎均是由于播散性弓形虫病累及肺部所致,常为弥漫性肺部炎症,症状严重,可有高热、咳嗽、发绀和呼吸困难,或出现皮疹、淋巴结肿大、脑膜炎症状。

先天性肺弓形虫病多由于母体妊娠晚期急性感染所致。新生儿出生时可出现视网膜脉络膜炎、脑积水,小脑或大脑畸形,抽搐或精神运动障碍,肝、脾肿大等表现。若出生后呈带虫状态,则经过数周至数月后逐渐出现症状,以神经系统异常为主,表现为视网膜脉络膜炎、斜视、失眠、癫痫、精神运动或智力迟钝或伴发肺炎。

体格检查肺部可闻及干、湿啰音,可有皮疹,肝、脾、淋巴结肿大。

(六)辅助检查

1. 血、生化检查　血常规可正常或伴有轻度白细胞升高或轻度贫血,在 HIV 感染者中,血 LDH 常升高并大于 600U/L。

2. 病原学检测　直接光镜检查:痰液、支气管肺泡灌洗液、血液、尿液等其他体液,以及淋巴结、肺组织、肌组织或其他活组织等标本可采用直接涂片或印片。

3. 血清免疫学检查　染色试验(Sabin-Feldman dye test)是诊断弓形虫病的一种经典方法,具有高度的特异性和敏感性。当将活弓形虫滋养体与正常血清混合,在 37℃ 孵育 1 小时后,大多数虫体失去原有的新月形特征,而变为圆形或椭圆形,此时若用碱性亚甲蓝染色,则胞质深染。相反,当将虫体与免疫血清和补体(辅助因子)混合时,则仍保持原有形态,对碱性亚甲蓝也不着色。镜下计数 100 个弓形虫速殖子,统计着色和不着色速殖子比例数。以 50% 虫体不着色的血清稀释度为该份受试血清的最高稀释度。以血清稀释度 1:8 阳性者判断为隐性感染;1:128 阳性者为活动性感染;1:1 024 及以上阳性者为急性感染。其他如间接荧光抗体、间接血凝、补体结合试验,均具有一定的诊断价值;急性期可检测 IgM 或 IgG 两倍以上升高,IgM 在感染 1 周后出现,且可持续到感染后 18 个月,但弓形虫特异 IgM 的特异性低。在 AIDS 患者因其抗体免疫应答可缺乏,其血清学动态变化并不可信。皮内试验亦具有很高的特异性,对慢性病例有筛选作用,在流行病学调查上有诊断价值。

4. 胸部 X 线片　免疫功能正常或轻度抑制的患者多表现为肺部结节状、斑片状或大片浸润影,也可表现为两肺毛玻璃样浸润影或囊状阴影,可伴少量胸腔积液,病灶进展缓慢。重度免疫抑制的患者多表现为两肺弥漫性肺泡性渗出影。

5. 胸部 CT　重症免疫抑制的患者肺部 CT 多表现为双肺毛玻璃样浸润影或弥漫性肺泡性渗出影,也可因小叶间隔、叶间胸膜增厚形成"铺路石"样病灶,可伴有单侧或双侧少量胸腔积液。

6. 纤维支气管镜检查　对于不能明确诊断的患者,积极进行纤维支气管镜活检及支气管肺泡灌洗找弓形虫是明确诊断的关键。可用 PCR 方法在灌洗液中检测弓形虫的 DNA,缺点是敏感性低。

(七)诊断　有与猫、狗等宠物、家畜密切接触史,患者免疫功能低下,有发热、呼吸道症状或伴神经系统症状。胸部 X 线片见肺部结节、斑片浸润或两肺弥漫性渗出影,需考虑弓形虫感染的可能,血液、体液活组织病理检查找到弓形虫虫体即可确诊。由于弓形虫检测的阳性率较低,弓形虫 IgG、IgM 检测有助于判断病情和诊断。

（八）鉴别诊断　　先天性弓形虫病应与巨细胞病毒（CMV）感染、新生儿溶血症等鉴别。后天获得性感染应与传染性单核细胞增多症及各种发热性疾病鉴别。免疫抑制患者还需要与耶氏肺孢子菌鉴别。

（九）治疗

1. 非 AIDS 患者

（1）磺胺嘧啶和乙胺嘧啶:均可干扰弓形虫体内的叶酸代谢,从而抑制弓形虫滋养体的分裂繁殖,但对包囊无效。两药均可通过血脑屏障,故对潜在或症状性弓形虫脑膜炎均有肯定效果。两药常联合使用是弓形虫的一线治疗措施。磺胺嘧啶 80mg/（kg·d）,分 3~4 次口服,首剂加倍,15 天为 1 个疗程（或+复方新诺明 2 片,2 次/d,首剂加倍,15 天为 1 个疗程）。乙胺嘧啶 25mg,2 次/d,首剂加倍,15 天为 1 个疗程。服用乙胺嘧啶时需要肌内注射亚叶酸钙,成人 10mg/d,以减轻乙胺嘧啶对骨髓的抑制作用。

（2）磺胺甲噁唑-甲氧苄啶（SMZ-TMP）:疗效同乙胺嘧啶-磺胺嘧啶。

（3）克林霉素:效果不及磺胺类药物,10~30mg/（kg·d）,分 3 次口服,10~15 天为 1 个疗程,可与磺胺类药物联合应用,用法同上。

（4）阿托伐醌:羟基 1,4-萘醌是辅酶 Q 的同系物,其作用部位为细胞色素 bc1 结合点（结合点Ⅲ）,通过抑制电子传递而抑制相关酶的活性,具有抗几种原虫的活性。适用于不能耐受 SMZ-TMP 的患者。口服,750mg/次,3 次/d,与食物同服,疗程为 21 天。

（5）阿奇霉素:5mg/（kg·d）,首剂加倍,10 天为 1 个疗程,可与磺胺类药物联合应用,用法同上。

根据病情,以上治疗可间隔 5~7 天后重复 1~2 个疗程。

2. AIDS 患者　　急性期疗程加倍,病情控制后以磺胺嘧啶 500mg,4 次/d 口服,联合乙胺嘧啶 25mg,1 次/d 口服,终身维持。

（十）预防　　注意饮食卫生,肉类要充分煮熟,同时预防熟食污染。注意宠物卫生,每天清除猫粪,处理猫粪后要用肥皂认真洗手。

六、线虫病的肺部表现

（一）概述　　线虫属的寄生虫一般不寄生肺内,但其幼虫在发育过程中能在人体内移行,引起内脏幼虫移行症（visceral larva migrans,VLM）,在肺部移行可出现一过性肺部病变。偶有成虫异位寄生于肺部并产卵,可引起肺部症状。

（二）病原学　　线虫（roundworm,nemathelminth）属于线形动物门—线虫纲（Nematoda）,种类极多,其中寄生于人体的有 10 余种。常见的引起肺部病变的线虫主要有蛔虫、钩虫、丝虫、粪类圆线虫和旋毛虫等,偶见蛲虫累及肺部。此外,动物寄生线虫如犬恶丝虫、猪蛔虫、犬弓蛔虫、猫弓蛔虫、棘颚口线虫、肝毛细线虫、美丽筒线虫及喉比翼线虫等也偶见引起人体肺部病变,多为幼虫在人体肺部移行所致。

（三）发病机制　　线虫引起肺部病变一般通过三个途径:①幼虫移行于肺部:线虫产卵后,卵在不同的环境下发育成幼虫,幼虫可经过各种途径到达肺部,成为造成肺部病变的最主要的原因。其中,钩虫、蛔虫和粪类圆线虫的幼虫在发育过程中都需经过血液到达肺部毛细血管,再穿过血管壁到达肺泡,在肺泡腔内长期或短期停留,之后沿支气管、气管到达咽部,再进入肠道,这三种线虫是引起肺部线虫病最常见的病原体。丝虫和旋毛虫的幼虫经过血液分别到达肝脏、肌肉组织,有时也可累及肺,但发病率相对前三者更低。②成虫寄生于肺部:蛔虫的成虫偶可经肝脓肿侵入胸腔引起胸膜炎或穿入静脉最后到达肺动脉引起肺栓塞,亦有报道成虫经咽部进入气管、支气管,造成窒息。丝虫成虫可到达肺血管,引起肺栓塞。蛲虫幼虫不能通过血液、淋巴到达肺,其成虫偶可经过口、鼻吸入肺内,并在肺内产卵引起病变。粪类圆线虫的幼虫偶可在细支气管内发育为成虫。③虫卵沉积于肺部:雌性成虫寄生于肺部,可排出大量虫卵,引起肉芽肿性病变。

（四）病理　　线虫的幼虫、成虫和虫卵滞留肺部,可引起以嗜酸性粒细胞为主的炎症浸润或肉芽肿反应。肺泡内有浆液性渗出,细支气管也有嗜酸性粒细胞浸润,支气管分泌物增加,并可出现支气管痉挛。幼虫在肺中移行,可穿过毛细血管进入肺泡,引起点状出血,大量幼虫移行可引起出血性肺炎;幼虫经细支气管、支气管、咽喉移行时,可引起支气管肺炎、支气管炎、喉炎。幼虫或成虫进入肺动脉,可引起肺栓塞,深部淋巴管阻塞可引起乳糜胸或血性乳糜胸。幼虫或成虫侵入胸腔,可引起胸腔积液或脓胸。旋毛虫侵及呼吸肌可引起呼吸疼痛,侵及平滑肌可引起咳嗽和气急。另外,偶见蛔虫成虫进入气管、支气管引起窒息。

（五）临床表现　　线虫幼虫在肺内移行可引起一系列临床症状,其共同特征有发热、咳嗽、血丝痰、黏液痰及气急和哮喘,可伴有皮肤荨麻疹和腹痛、腹胀、便秘、腹泻等消化道症状。

蛔蚴、钩蚴一般在感染后 1 周左右起病,并可持续 2 周左右。蛔虫感染严重者可引起哮喘急性发作,具有地方流行性特点。蛔虫成虫通过肝脓肿入肺,可引起胸膜炎;穿入静脉入肺,可引起肺栓塞;逆行至咽部进入气管、支气管,可引起窒息。钩蚴可引起喉炎及声音嘶哑。

粪类圆线虫感染者多生活于流行区、与土壤有接触史，感染较轻者，其症状类似蛔、钩蚴感染，当机体免疫力低下时感染较严重，可有支气管肺炎、肺栓塞、胸腔积液及哮喘，严重者可有多器官功能衰竭。

丝虫感染时微丝蚴血症一般不引起病变，在特殊情况下，个别死亡微丝蚴可由嗜酸性粒细胞等包绕在肺部形成小结节，可无临床症状。反应严重者可表现如热带嗜酸性粒细胞增多症，起病缓慢，约1/3有中度发热、乏力、食欲减退，阵发性痉挛性干咳伴少量黏液痰和痰血，常伴淋巴结、肝脏肿大。丝虫病慢性期可引起乳糜胸或血性乳糜胸，丝虫成虫也可引起肺栓塞。

旋毛虫的呼吸道症状类似蛔、钩虫所引起者，感染2~3周后可累及肌肉而引起呼吸疼痛及气急。

蛲虫罕见呼吸道症状，偶报道引起哮喘。

（六）辅助检查

1. 血常规 可见嗜酸性粒细胞计数升高，可达10%~80%，白细胞计数正常或升高。

2. 病原学检查 粪便中可查蛔、钩虫的虫卵或成虫，也可查粪类圆线虫的杆状蚴。痰液或胸腔积液中找到虫卵或幼虫、成虫即可确诊。外周血中可检查丝虫的微丝蚴。肛周皮肤查找蛲虫卵或成虫。肌肉活检查找旋毛虫幼虫及包囊。

3. 血清免疫学检查 线虫抗原十分复杂，感染后可产生一定获得性免疫，包括体液免疫和细胞免疫两个方面，产生一定保护性免疫，减少重复感染。临床上多采用皮内试验测抗原，间接血凝法或免疫酶联吸法等测定抗原或抗体，有辅助诊断及流行病学调查的价值，但多不能作为治疗的依据。

4. 分子生物学技术 可采用DNA探针、PCR技术、PCR-ELISA法检测丝虫。

5. 胸部X线片 胸部X线片表现为一过性炎性浸润，中、下肺野出现小点状、片状阴影，可呈游走性，并可伴肺纹理增粗、肺门影增浓，一般在2周左右消退。线虫幼虫感染临床表现程度各不相同，但大多较轻，严重者少见。

6. 纤维支气管镜检查 灌洗液嗜酸性粒细胞增多，肺组织活检可见嗜酸性粒细胞浸润或嗜酸性肉芽肿，还可见到虫卵、幼虫或成虫。

（七）诊断
需根据流行病学、临床表现和实验室检查进行综合诊断。病原的发现可确定诊断，免疫学检查仅作为辅助方法。

（八）治疗

1. 对症和支持治疗 有呼吸道症状可进行止咳、平喘、祛痰、止痛治疗，伴有细菌感染加用抗生素。伴有消化道症状也需要选用止泻、助消化药物。以过敏反应为主要表现

者可加用激素。

2. 病原治疗 一旦明确诊断，均应及早给予特效驱虫药治疗。

（1）蛔虫、钩虫、蛲虫治疗常用药物有：①首选阿苯达唑，400mg，一次顿服；②甲苯咪唑，100mg，2次/d口服，连服3天；③噻嘧啶，5~10mg/kg，晚上1次顿服。

（2）丝虫治疗常用药物：①首选呋喃嘧酮（furapyrimidone），对微丝蚴与成虫均有杀灭作用，对马来丝虫和班氏丝虫均有良好效果，疗效优于乙胺嗪。用于班氏丝虫病，20mg/（kg·d），分3次餐后口服，连续7日为1个疗程；用于马来丝虫病，15~20mg/（kg·d），分3次餐后服用，连续6日为1个疗程。②乙胺嗪（海群生），对马来丝虫的疗效优于班氏丝虫，对微丝蚴的作用优于成虫。治疗班氏丝虫病，200mg，3次/d，餐后口服，连续7日为1个疗程；治疗马来丝虫病，200mg，3次/d，餐后口服，连续3日为1个疗程。间隔1~2个月后可重复2~3个疗程。患者服药后可因大量微丝蚴的死亡而引起变态反应，出现发热、寒战、头痛等症状。③伊维菌素，具有广谱抗丝虫活性，对微丝蚴具有强大的杀灭活性，但对成虫无活性。可影响盘尾丝虫的微丝蚴在雌虫子宫内的正常发育，并抑制其从孕虫宫内的释放，迅速减少患者皮肤内的微丝蚴数量，为治疗盘尾丝虫病的首选药，0.15~0.2mg/kg，单剂顿服，间隔6~12个月复治1次。

（3）粪类圆线虫常用药物：①首选噻咪唑，25mg/（kg·d），分2次口服，3日为1个疗程，播散性粪类圆线虫病者的疗程为5日，幼虫移行症的疗程7~10日；②阿苯达唑，400mg/d，连服6日；③伊维菌素，对噻咪唑、阿苯达唑耐药的粪类圆线虫，0.2mg/kg，单剂顿服。

（4）旋毛虫常用药物：①首选阿苯达唑，400mg/d，5日为1个疗程。②噻苯达唑，能抑制雌虫产幼虫，并可驱除肠道内的早期幼虫和杀死肌纤维间的幼虫，25mg/kg，2次/d口服，连服5~10日。在病原治疗时宜注意赫氏反应发生，若体温过高或出现心脏和中枢神经系统受累的征象及严重的毒血症时，可辅以肾上腺皮质激素治疗，利用其非特异性的消炎和抗变态反应的作用以缓解症状。泼尼松20~60mg/d，口服3~4日，然后逐渐减量，10~14日后停药。

（九）预防
注意个人和饮食卫生，饭前便后洗手，加强粪便管理。

（瞿介明）

参考文献

[1] 朱文君，韩秀敏，郭亚民. 苯并咪唑类药物治疗包虫病研究进展[J]. 中国血吸虫病防治杂志, 2017, 29（4）: 530-533.

[2] DEPLAZES P, RINALDI L, ALVAREZ ROJAS CA, et al. global distribution of alveolar and cystic echinococcosis[J]. Adv Parasitol, 2017, 95: 315-493.

[3] BULAKÇI M, KARTAL MG, YILMAZ S, et al. Multimodality imaging in di-

agnosis and management of alveolar echinococcosis: an update[J]. Diagn Interv Radiol, 2016, 22 (3): 247-256.

[4] SANTIVANEZ S, GARCIA HH. Pulmonary cystic echinococcosis[J]. Curr Opin Pulm Med, 2010, 16 (3): 257-261.

[5] GONG Z, MIAO R, SHU M, et al. Paragonimiasis in children in Southwest China: A retrospective case reports review from 2005 to 2016[J]. Medicine (Baltimore), 2017, 96 (25): e7265.

[6] 胡杨红, 詹学. 肺吸虫病的诊治进展[J]. 中华临床医师杂志, 2017, 11 (5): 849-854.

[7] SUNANDA H, SHIVALINGAIAH B, PALEY T, et al. Demographic characteristic and analysis of pulmonary paragonimiasis in patients attending RIMS, Manipur[J]. Lung India, 2016, 33 (2): 140-143.

[8] 刘君, 程训佳, 潘孝彰. 常见食源性吸虫病及其诊治进展[J]. 传染病信息, 2015, 28 (3): 141-144.

[9] LAL C, HUGGINS JT, SAHN SA. Parasitic diseases of the pleura[J]. Am J Med Sci, 2013, 345 (5): 385-389.

[10] BASTOS ADE L, BRITO IL. Acute pulmonary schistosomiasis: HRCT findings and clinical presentation[J]. J Bras Pneumol, 2011, 37 (6): 823-825.

[11] GRAHAM BB, BANDEIRA AP, MORRELL NW, et al. Schistosomiasis-associated pulmonary hypertension: pulmonary vascular disease: the global perspective[J]. Chest, 2010, 137 (6 Suppl): 20S-29S.

[12] RYAN U, PAPARINI A, OSKAM C. New technologies for detection of enteric parasites[J]. Trends Parasitol, 2017, 33 (7): 532-546.

[13] CUSTODIO H. Protozoan parasites[J]. Pediatr Rev, 2016, 37 (2): 59-69.

[14] LÜBBERT C, WIEGAND J, KARLAS T. Therapy of liver abscesses[J]. Viszeralmedizin, 2014, 30 (5): 334-341.

[15] SKAPPAK C, AKIERMAN S, BELGA S, et al. Invasive amoebiasis: a review of Entamoeba infections highlighted with case reports[J]. Can J Gastroenterol Hepatol, 2014, 28 (7): 355-359.

[16] CHOUDHURI G, RANGAN M. Amebic infection in humans[J]. Indian J Gastroenterol, 2012, 31 (4): 153-162.

[17] LABOUDI M. Review of toxoplasmosis in Morocco: seroprevalence and risk factors for toxoplasma infection among pregnant women and HIV-infected patients[J]. Pan Afr Med J, 2017, 27: 269.

[18] FUGLEWICZ AJ, PIOTROWSKI P, STODOLAK A. Relationship between toxoplasmosis and schizophrenia: A review[J]. Adv Clin Exp Med, 2017, 26 (6): 1031-1036.

[19] ALDAY PH, DOGGETT JS. Drugs in development for toxoplasmosis: advances, challenges, and current status[J]. Drug Des Devel Ther, 2017, 11: 273-293.

[20] 张瑞岩, 刘全, 商立民, 等. 抗弓形虫药物研究进展[J]. 动物医学进展, 2010, 31 (1): 95-100.

[21] PANAYOTOVA-PENCHEVA MS, ALEXANDRV MT. Some pathological features of lungs from domestic and wild ruminants with single and mixed protostrongylid infections[J]. Vet Med Int, 2010, 2010: 741062.

[22] OKADA F, ONO A, ANDO Y, et al. Pulmonary computed tomography findings of visceral larva migrans caused by Ascaris suum[J]. J Comput Assist Tomogr, 2007, 31 (3): 402-408.

[23] CHITKARA RK, KRISHNA G. Parasitic pulmonary eosinophilia[J]. Semin Respir Crit Care Med, 2006, 27 (2): 171-184.

[24] INOUE K, INOUE Y, ARAI T, et al. Chronic eosinophilic pneumonia due to visceral larva migrans[J]. Intern Med, 2002, 41 (6): 478-482.

第十节
肺结核

一、概述

结核病（tuberculosis）是由结核分枝杆菌复合群，包括结核分枝杆菌、牛分枝杆菌、非洲分枝杆菌和田鼠分枝杆菌所引起的一种全身性疾病。结核病通过空气在人与人之间传播。活动性结核患者在 1 年之中可以通过密切接触感染 10~15 人。因此，结核病是严重危害人民群众身体健康和卫生公共安全的传染病之一。据 2010 年我国第五次结核病流行病学抽样调查估计，我国 15 岁以上人群的结核病患病率为 459/10 万，涂阳肺结核患病率为 66/10 万，菌阳肺结核患病率为 119/10 万，死亡率为 4.1/10 万。目前我国仍是全球 30 个结核病高负担国家之一，世界卫生组织（WHO）估算 2019 年中国约有新发结核病患者 83.3 万人，仍居全球第 3 位。

肺结核（pulmonary tuberculosis）是指发生在肺组织、气管、支气管及胸膜的结核病变，在我国属于乙类传染病。临床上多呈慢性过程，少数可急起发病。常有低热、乏力等全身症状和咳嗽、咯血等呼吸系统表现。

二、结核病相关术语定义

（一）结核分枝杆菌潜伏感染　　机体内感染了结核分枝杆菌，但没有发生临床结核病，没有临床细菌学或者影像学方面活动结核的证据。结核分枝杆菌潜伏感染者的干扰素-γ 释放试验（interferon-gamma release assay, IGRA）或结核菌素皮肤试验（tuberculin skin test, TST）呈阳性，但无症状，且痰中也无结核分枝杆菌。

（二）活动性结核病　　具有结核病相关的临床症状和体征，结核分枝杆菌病原学、病理学、影像学等检查有活动性结核的证据。活动性结核按照病变部位、病原学检查结果、耐药状况、治疗史分类。

（三）非活动性肺结核病　　无活动性结核相关临床症状和体征，细菌学检查阴性，影像学检查符合以下一项或多项表现，并排除其他原因所致的肺部影像改变可诊断为非活动性肺结核：①钙化病灶（孤立性或多发性）；②索条状病灶（边缘清晰）；③硬结性病灶；④净化空洞；⑤胸膜增厚、粘连或伴钙化。

三、结核病病因和主要危险因素

（一）结核分枝杆菌　　结核分枝杆菌细长、略弯曲，聚集呈分枝状排列增殖。因其细胞壁含有大量脂质，不易着色，经齐-内抗酸染色呈红色，无菌毛和鞭毛，不形成芽孢，有荚膜。结核分枝杆菌为专性需氧菌，营养要求高，最适 pH

以 6.5~6.8 为宜,生长缓慢,一般 2~4 周可见菌落生长。对人致病的结核分枝杆菌现一般认为有人型、牛型、非洲型。人型与牛型菌形态相似,对豚鼠皆有较强致病力,但人型菌对家兔致病力远较牛型菌为弱。

结核分枝杆菌对酸、碱、自然环境和干燥有抵抗力,但对湿热、酒精和紫外线敏感,对抗结核药物易产生耐药性。结核分枝杆菌细胞壁中含脂质,故对乙醇敏感。75%酒精作用 5~30 分钟死亡,液体中加热 62~63℃,30 分钟死亡。结核分枝杆菌对紫外线敏感,直接日光照射 2~7 小时可被杀死。紫外线可用于结核患者衣服、书籍等的消毒。结核分枝杆菌在干燥痰内可存活 6~8 个月。结核分枝杆菌的抵抗力与环境中有机物的存在有密切关系,如痰液可增强结核分枝杆菌的抵抗力。因大多数消毒剂可使痰中的蛋白质凝固,包在细菌周围,使细菌不易被杀死。5%石炭酸在无痰时 30 分钟可杀死结核分枝杆菌,有痰时需要 24 小时;5%甲酚皂溶液(来苏儿)在无痰时 5 分钟杀死结核分枝杆菌,有痰时需要 1~2 小时。

结核分枝杆菌不产生内、外毒素。其致病性可能与细菌在组织细胞内大量繁殖引起的炎症,菌体成分和代谢物质的毒性及机体对菌体成分产生的免疫损伤有关。致病物质与荚膜、脂质和蛋白质有关。

1. 荚膜的主要成分为多糖、部分脂质和蛋白质。其对结核分枝杆菌的作用有:①荚膜能与吞噬细胞表面的补体受体 3(CR3)结合,有助于结核分枝杆菌在宿主细胞上的黏附与入侵;②荚膜中有多种酶可降解宿主组织中的大分子物质,供入侵的结核分枝杆菌繁殖所需的营养;③荚膜能防止宿主的有害物质进入结核分枝杆菌,甚至如小分子 NaOH 也不易进入。故待检结核标本用 4%NaOH 消化时,一般细菌很快杀死,但结核分枝杆菌可耐受数十分钟。结核分枝杆菌入侵宿主后,荚膜还可抑制吞噬体与溶酶体的融合。

2. 细菌毒力可能与其所含复杂的脂质成分有关,特别是糖脂更为重要。

(1)索状因子:是分枝菌酸和海藻糖结合的一种糖脂。能使细菌在液体培养基中呈蜿蜒索状排列。此因子与结核分枝杆菌毒力密切相关。它能破坏细胞线粒体膜,影响细胞呼吸,抑制白细胞游走和引起慢性肉芽肿。若将其从细菌中提出,则细菌丧失毒力。

(2)磷脂:能促使单核细胞增生,并使炎症灶中的巨噬细胞转变为类上皮细胞,从而形成结核结节。

(3)硫酸脑苷脂(sulfatide):可抑制吞噬细胞中吞噬体与溶酶体的结合,使结核分枝杆菌能在吞噬细胞中长期存活。

(4)蜡质 D:是一种肽糖脂和分枝菌酸的复合物,可从有毒株或卡介苗中用甲醇提出,具有佐剂作用,可激发机体产生迟发型超敏反应。

3. 蛋白质有抗原性,和蜡质 D 结合后能使机体发生超敏反应,引起组织坏死和全身中毒症状,并在形成结核结节中发挥一定作用。

结核病发病危险因素主要为与结核患者有密切接触史。密切接触者就是指与确诊肺结核患者,特别有呼吸道症状患者一起生活、工作或学习,在密闭空间超过 24 小时以上的成员。

(二)免疫功能下降　　结核感染后是否发病与宿主免疫力有关。免疫功能下降是结核病发病主要危险因素。其主要为生理性和病理性免疫功能下降,其次为免疫功能下降,如服用免疫抑制剂药物等。

1. 生理性免疫功能下降

(1)老年人:免疫衰老(immunosenescence)指与年龄相关的免疫器官逐渐萎缩和免疫功能的衰退。机体的抗结核免疫效应主要通过 T 淋巴细胞倡导的巨噬细胞的细胞免疫反应。随年龄增长,中枢免疫器官骨髓(各类血细胞和免疫细胞发生和成熟场所)和胸腺(T 淋巴细胞分化、发育、成熟的场所)逐渐萎缩,骨髓造血成分减少而被脂肪组织取代,胸腺的皮质、髓质组织逐渐减少被脂肪、纤维组织围包绕成散在小岛。

(2)妊娠期妇女:妊娠期妇女自主神经调节失调,体内分泌及代谢功能紊乱,机体免疫力降低;孕激素水平升高和膈肌抬高的物理因素致肺呈充血状态;甲状腺功能亢进,代谢率增加,能耗增加,有利于结核分枝杆菌在肺内生长;妊娠使肾上腺皮质激素分泌进行性升高,使毛细血管通透性增加,以及 T 淋巴细胞活性降低,使机体内结核分枝杆菌易于由淋巴系统扩散至血液循环,而引起结核的播散,导致妊娠期和产褥期发生肺结核的同时伴有肺外结核。

2. 病理性免疫功能下降

(1)营养不良:营养不良是指因缺乏热量和/或蛋白质所致的一种营养缺乏症。营养不良的病理生理改变包括新陈代谢异常和组织器官功能低下。

1)新陈代谢异常:包括糖、脂肪、蛋白质及水盐代谢异常。表现为血糖偏低、皮下脂肪减少、三头肌皮肤皱褶厚度(TSF)减少及臂肌围(AMC)减少、血清白蛋白含量下降,甚至出现低蛋白性水肿等代谢紊乱现象。

2)组织器官功能低下:包括各系统的器官功能低下,其中免疫功能低下为主。表现有非特异性和特异性免疫功能低下,如皮肤屏障功能白细胞吞噬功能低下等。在体液免疫方面,由于蛋白质减少,影响抗体产生和亲和力,但总抗体水平不受影响。营养不良患者细胞免疫功能受到了多方面的损害,它包括了淋巴细胞总数下降,辅助性 T 淋巴细胞与抑制性 T 淋巴细胞比率下降,促进了结核发生和发展,并导致传染免疫减弱或消失。

(2)糖尿病:糖尿病引起机体白细胞吞噬能力下降,淋巴细胞转化功能降低,巨噬细胞与 Th1 细胞功能下降;同时,糖尿病患者蛋白质代谢紊乱,引起低蛋白血症、营养不良,可降低机体防御功能。

(3)艾滋病(AIDS):人类免疫缺陷病毒(HIV)主要感染 $CD4^+T$ 淋巴细胞、单核巨噬细胞、B 淋巴细胞、小神经胶质细胞和骨髓干细胞等。HIV 感染人体后,选择性吸附于靶细胞的 CD4 受体上,在辅助受体的帮助下进入宿主细胞。病毒 RNA 在逆转录酶作用下形成 cDNA,在 DNA 聚合酶作用下形成双股 DNA,在整合酶的作用下,新形成的非共价结合的双股 DNA 整合入宿主细胞染色体 DNA 中,杀伤 T 淋巴细胞,导致 CD4$^+$T 淋巴细胞数目进行性下降,即使存活的 CD4$^+$T 淋巴细胞的免疫功能也降低,细胞免疫功能随之降低。HIV 还可使单核巨噬细胞功能异常,抗 HIV 和其他病原体感染的能力下降,导致并发严重机会性感染,特别是结核感染。

四、结核病发病机制

（一）感染途径　结核分枝杆菌主要通过呼吸道传播。传染源主要是排菌肺结核患者的飞沫。健康人吸入患者咳嗽、打喷嚏时喷出的带菌飞沫,可引起肺部结核菌感染。次要途径是经消化道进入体内。少量、毒力弱的结核分枝杆菌多能被人体防御功能杀灭;只有受到大量毒力强的结核分枝杆菌侵袭而人体免疫力低落时,感染后才能发病。其他感染途径,如通过皮肤、泌尿生殖道,较少见。

（二）免疫与变态反应　结核分枝杆菌是胞内感染菌,其免疫主要是以 T 细胞为主的细胞免疫。T 细胞不能直接和胞内菌作用,先与宿主感染细胞反应,导致细胞崩溃,释放出结核分枝杆菌。机体对结核分枝杆菌虽能产生抗体,但抗体只能与释出的细菌接触起辅助作用。天然免疫中巨噬细胞是结核感染的主要的靶细胞,也是机体抗结核感染的最早期作用和最具有代表性的细胞群。但随着研究的深入,发现在结核感染的发展中有重要作用的其他细胞群,如中性粒细胞,是最早被征集到炎症部位,通过氧依赖的杀菌物质和胞外捕获机制来杀病原微生物。在抗结核的细胞免疫反应中,主要参与的细胞是 CD4$^+$ 和 CD8$^+$T 细胞。巨噬细胞中结核分枝杆菌通过 MHCⅡ类分子的抗原提呈给 CD4$^+$T 细胞,被早期细胞因子如 IL-12、IL-18 等诱导向 Th1 型细胞分化。这种 CD4$^+$T 细胞能够产生大量的 IFN-γ 等细胞因子,激活巨噬细胞,加速吞噬和杀灭结核分枝杆菌。另有研究说明,CD4$^+$ 细胞还参与被感染的细胞的凋亡。抗原特异的溶细胞性 CD4$^+$T 细胞杀灭吞噬了结核分枝杆菌的巨噬细胞,其中对细胞的溶解会导致细菌的扩散,但是释放出的细菌又会被机体中的其他巨噬细胞吞噬,这样形成的一个恶性循环;只有调节巨噬细胞和溶细胞性 T 细胞活化之间平衡,才能利于感染的控制。总的来说,CD4$^+$T 细胞在机体抗结核感染起着重要作用,例如当 HIV 感染的患者缺乏 CD4$^+$T 细胞时,结核感染便不能控制。对于 CD8$^+$T 细胞对结核感染的控制作用主要是产生颗粒溶素（granulysin）和穿孔素来直接杀灭结核分枝杆菌;还有 r/δT 细胞,在天然免疫和适应性免疫起连接作用,其作用不仅仅是产生细胞因子和细胞毒性作用,还可以维持宿主细胞的完整性和内环境的稳态。另外,还有些调节性 T 细胞和单核细胞都能产生免疫抑制性的细胞因子 TGF-β,可以被 manLAM 刺激分泌增加,下调炎症反应,利于结核分枝杆菌的生存。

五、结核病病理

（一）结核病的基本病变　结核分枝杆菌侵入人体后引起机体炎症反应,结核分枝杆菌与人体抵抗力之间较量互有消长,可使病变过程十分复杂,但其基本病变主要有渗出、变质和增生三种性质。

1. 以渗出为主病变　表现为充血、水肿和白细胞浸润。早期渗出性病灶中有中性粒细胞,以后逐渐为单核细胞（吞噬细胞）所代替。在大单核细胞内常可见到吞入的结核分枝杆菌。渗出性病变往往出现在结核炎症的早期或病灶发生恶化时,有时亦见于浆膜结核。病情好转时,渗出性病变可以完全消散、吸收。

2. 以增生为主病变　开始时可有一段短暂的渗出阶段。当大单核细胞吞噬并消化了结核分枝杆菌后,菌的磷脂成分使大单核细胞形态变大而扁平,类似上皮细胞,称为"类上皮细胞"。类上皮细胞相聚成团,中央可有多核巨细胞（Langhans 细胞）出现。它们能将结核分枝杆菌抗原的信息传递给淋巴细胞,在其外围常有较多的淋巴细胞聚集,形成典型的结核结节,为结核病特征性的病变,"结核"由此得名。结核结节中不易找到结核分枝杆菌。以增生为主的病变往往发生在菌量较少、人体细胞介导免疫占优势的情况下。

3. 以变质为主病变　常发生在渗出或增生性病变的基础上。当人体抵抗力降低或菌量过多,变态反应过于强烈时,上述渗出性病变和结核结节连同原有的组织结构一起坏死。这是一种彻底的组织凝固性坏死。大体标本的坏死区呈灰白色或略带黄色,质松而脆,状似干酪,故名干酪样坏死。镜检可见一片凝固的、染成伊红色的、无结构的坏死组织。

上述三种病变可同时存在于一个肺部病灶中,但往往有一种病变是主要的。例如,渗出性病变和增生性病变的中央常可见少量干酪样坏死;而以变质为主的病变,常同时伴有不同程度的渗出和结核结节的形成。

（二）结核病变的转归

1. 干酪样坏死病灶　干酪样坏死病灶中结核分枝杆菌大量繁殖,可引起液化,有人认为是中性粒细胞和大单核细胞浸润的结果。液化的干酪样坏死物部分被吸收,部分由支气管排出后形成空洞,亦可在肺内造成支气管播散。当人体免疫力增强和在抗结核药物治疗下,病灶可以逐渐愈合。渗出性病灶可以通过单核巨噬细胞系统的吞噬作用而吸收、消散,甚至不留瘢痕。较小的干酪样坏死或增生性病变也可经治疗自然吸收、缩小,仅遗留轻微的纤维瘢痕。病灶在愈合过程中常伴有组织增生,形成条索状瘢痕。干酪样病灶也可由于失水、收缩和钙盐沉着,形成钙化灶而愈合。

2. 结核病灶的播散　人体初次感染结核分枝杆菌时,结核分枝杆菌被细胞吞噬,经淋巴管被带到肺门淋巴结,少量结核分枝杆菌常可进入血液循环向全身播散,但并不一定伴有明显的临床症状（隐性菌血症）。坏死病灶侵蚀血管,大量结核分枝杆菌进入血液循环,可引起包括肺在内的全身粟粒型结核,如脑、骨、肾结核等。肺内结核分枝杆菌也可沿支气管播散到其他肺叶。当大量痰结核分枝杆菌被咽入消化道,也可引起肠结核、腹膜结核等。肺结核可局部进展扩大,直接蔓延到胸膜,引起结核性胸膜炎。

3. 原发性与继发性肺结核　肺结核可分为原发性和继发性两大类。结核分枝杆菌初次感染而在肺内发生病变,称为原发性肺结核,常见于小儿。如若人体反应性低,病灶

局部反应轻微,结核分枝杆菌常沿淋巴管到达淋巴结。继发性肺结核一般发生在曾受过结核分枝杆菌感染的成年人。此时,人体对结核分枝杆菌具有免疫和变态反应。潜伏在肺内细菌复发,病灶多位于肺尖附近,结核分枝杆菌一般不波及局部淋巴结,也较少引起血行播散。但肺内局部组织炎症反应剧烈,容易发生干酪样坏死和形成空洞(图24-10-1)。

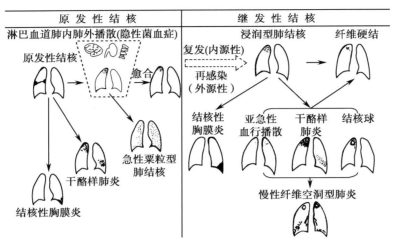

图 24-10-1　肺结核病自然过程示意

六、肺结核病的临床表现

（一）症状　　咳嗽、咳痰≥2周,或痰中带血或咯血为肺结核可疑症状。肺结核多数起病缓慢,部分患者可无明显症状,仅在胸部影像学检查时发现。随着病变进展,可出现咳嗽、咳痰、痰中带血或咯血等,部分患者可有反复发作的上呼吸道感染症状。肺结核还可出现全身症状,如盗汗、疲乏、间断或持续午后低热、食欲不振、体重减轻等,女性患者可伴有月经失调或闭经。少数患者起病急骤,有中、高度发热,部分伴有不同程度的呼吸困难。

病变发生在胸膜者可有胸痛和呼吸困难等症状。

病变发生在气管、支气管者多有刺激性咳嗽,持续时间较长,支气管淋巴瘘形成并破入支气管内或支气管狭窄者,可出现喘鸣或呼吸困难。

少数患者可伴有结核性超敏感症候群,包括结节性红斑、疱疹性结膜炎/角膜炎等。

儿童肺结核还可表现发育迟缓。儿童原发性肺结核可因气管或支气管旁淋巴结肿大而压迫气管或支气管,或发生淋巴结-支气管瘘,常出现喘息症状。

当合并有肺外结核病时,可出现相应累及脏器的症状。

（二）体征　　早期肺部体征不明显,当病变累及范围较大时,局部叩诊呈浊音,听诊可闻及管状呼吸音,合并感染或合并支气管扩张时,可闻及湿啰音。病变累及气管、支气管,引起局部狭窄时,听诊可闻及固定、局限性的哮鸣音,当引起肺不张时,可表现气管向患侧移位,患侧胸廓塌陷、肋间隙变窄,叩诊为浊音或实音,听诊呼吸音减弱或

消失。

病变累及胸膜时,早期于患侧可闻及胸膜摩擦音,随着胸腔积液的增加,患侧胸廓饱满,肋间隙增宽,气管向健侧移位,叩诊呈浊音至实音,听诊呼吸音减弱至消失。当积液减少或消失后,可出现胸膜增厚、粘连,气管向患侧移位,患侧胸廓可塌陷,肋间隙变窄,呼吸运动受限,叩诊为浊音,听诊呼吸音减弱。

原发性肺结核可伴有浅表淋巴结肿大,血行播散型肺结核可伴肝脾肿大、眼底脉络膜结节,儿童患者可伴皮肤粟粒疹。

七、辅助检查

（一）必需的检查项目

1. 血常规、尿常规。

2. 感染性疾病筛查(乙型肝炎、丙型肝炎、艾滋病等)。

3. 肝肾功能、电解质、血糖、血沉(或C反应蛋白)、血尿酸。

4. 痰抗酸杆菌涂片及镜检、痰分枝杆菌培养。

5. 心电图、胸部X线片。

（二）根据患者病情可选的检查项目

1. 抗结核药物敏感试验及菌种鉴定(痰分枝杆菌培养阳性者选做)。

2. 支气管镜检查(怀疑存在支气管结核或肿瘤患者)。

3. 胸部CT检查(需与其他疾病鉴别诊断或胸部X线片显示不良者)。

4. 胸部超声(怀疑胸腔积液、心包积液患者)。

5. 细胞免疫功能检查(怀疑免疫异常患者)。

6. 痰查癌细胞、血液肿瘤标志物(如癌胚抗原等)(怀疑合并肿瘤患者)。

八、专科检查

(一)胸部影像学检查 胸部影像学检查是早期发现结核病的重要工具。对病灶部位、范围、性质、发展情况和治疗效果做出判断,对治疗方案很有帮助。因此,我国最近颁布的结核病分类标准,仍以其在肺部表现及性质进行分类。

1. 原发性肺结核 原发性肺结核主要表现为肺内原发病灶及胸内淋巴结肿大,或单纯胸内淋巴结肿大。儿童原发性肺结核也可表现为空洞、干酪性肺炎及由支气管淋巴瘘导致的支气管结核。

2. 血行播散型肺结核 急性血行播散型肺结核表现为两肺均匀分布的大小、密度一致的粟粒状阴影;亚急性或慢性血行播散型肺结核的弥漫病灶,多分布于两肺的上中部,大小不一,密度不等,可有融合。儿童急性血行播散型肺结核有时仅表现为磨玻璃样影,婴幼儿粟粒状病灶周围渗出明显,边缘模糊,易于融合。

3. 继发性肺结核 继发性肺结核胸部影像表现多样。轻者主要表现为斑片、结节及索条影,或表现为结核球或孤立空洞;重者可表现为大叶性浸润、干酪性肺炎、多发空洞形成和支气管播散等;反复迁延进展者可出现肺损毁,损毁肺组织体积缩小,其内多发纤维厚壁空洞、继发性支气管扩张或伴有多发钙化等,邻近肺门和纵隔结构牵拉移位,胸廓塌陷,胸膜增厚、粘连,其他肺组织出现代偿性肺气肿和新旧不一的支气管播散病灶等。

4. 气管、支气管结核 气管及支气管结核主要表现为气管或支气管壁不规则增厚、管腔狭窄或阻塞,狭窄支气管远端肺组织可出现继发性不张或实变、支气管扩张及其他部位支气管播散病灶等。

5. 结核性胸膜炎 结核性胸膜炎分为干性胸膜炎和渗出性胸膜炎。干性胸膜炎为胸膜的早期炎性反应,通常无明显的影像表现;渗出性胸膜炎主要表现为胸腔积液,且胸腔积液可表现为少量或中大量的游离积液,或存在于胸腔任何部位的局限积液,吸收缓慢者常合并胸膜增厚、粘连,也可演变为胸膜结核球及脓胸等。

(二)细菌学检查 细菌学检查是确诊肺结核病的主要方法,也是制订治疗方案和考核治疗效果的主要依据。因此,所有患者确诊必须有细菌学检查结果。由于肺结核患者的排菌具有间断性和不均匀性的特点,所以要多次查痰。通常初诊患者要求留取 3 个痰涂片标本和 1 个痰结核分枝杆菌培养标本,包括:①即时痰,为患者就诊时深呼吸后咳出的痰液;②清晨痰,为清晨晨起即用清水漱口后深咳出的痰液;③夜间痰,为送痰前一日夜间咳出的痰液。其阳性率依次为清晨痰>夜间痰>即时痰。合格的痰标本应是脓样、干酪样或脓性黏液样性质的痰液,痰量以 3~5ml 为

宜。如高度怀疑肺结核的患者,应及时留取脓样、干酪样或脓性黏液样性质的痰液进行检查。使肺结核病患者早期诊断、早期治疗,减少在社会或医院内传播。

1. 涂片显微镜检查 痰涂片检查结果是诊断肺结核的一项重要指标,多次涂片检查阴转情况是化疗效果评价的重要指标,更是反映某一国家或地区结核病疫情的严重程度的指标。作为诊断手段,对肺结核的诊断准确性高、技术简单、价格低廉、报告快速。

(1)齐-内抗酸染色显微镜检查:结果判断如下。

齐-内染色抗酸杆菌阴性:连续观察 300 个不同视野,未发现抗酸杆菌。

齐-内染色抗酸杆菌阳性:抗酸杆菌菌数为 1~8 条/300 个视野。

齐-内染色抗酸杆菌阳性(+):3~9 条/100 视野,连续观察 300 个视野。

齐-内染色抗酸杆菌阳性(++):1~9 条/10 视野,连续观察 100 个视野。

齐-内染色抗酸杆菌阳性(+++):1~9 条/1 个视野。

齐-内染色抗酸杆菌阳性(++++):≥10 条/1 个视野。

报告(+)时至少观察 300 个视野,报告(++)至少观察 100 个视野,(+++)、(++++)时至少观察 50 个视野。

不典型抗酸菌(如颗粒体、丝状体、巨球体等),按实际观察情况描述报告结果。例如:齐-内染色阳性颗粒体(++)。

(2)荧光染色镜检结果分级报告标准:

荧光染色分枝杆菌阴性(-):0 条/50 个视野。

荧光染色分枝杆菌阳性(报告分枝杆菌数):1~9 条/50 个视野。

荧光染色分枝杆菌阳性(+):10~49 条/50 个视野。

荧光染色分枝杆菌阳性(++):1~9 条/1 个视野。

荧光染色分枝杆菌阳性(+++):10~99 条/1 个视野。

荧光染色分枝杆菌阳性(++++):100 条及以上/1 个视野。

报告(++)至少观察 50 个视野,(+++)及以上的阳性结果至少观察 20 个视野。

结核分枝杆菌的典型菌落形态为:不透明淡黄色、粗糙、干燥、凸起于培养基,有的成菜花样。如果发现培养基液化或者长霉菌,则报告污染。

2. 分枝杆菌培养 分枝杆菌分离培养检查法,是结核病确诊最可靠的方法,是获得纯培养物进行菌种鉴定、药物敏感性试验及其他生物学研究的基础,主要用于传染源的发现、确定诊断、疗效评估、耐药监测及流行病学调查。分枝杆菌培养检查以培养基主要分固体培养法和液体培养法。

分枝杆菌分级报告标准:

无菌落生长,报告培养阴性。

菌落生长不及斜面面积 1/4 时,报告实际菌落数。

菌落占斜面面积 1/4,报告(+)。

菌落占斜面面积 1/2,报告(++)。

菌落占斜面面积 3/4,报告(+++)。

菌落布满培养基斜面,报告(++++)。

3. 分子生物学检查 聚合酶链反应(polymerase chain

reaction,PCR)或称 DNA 体外扩增技术是一种选择性的体外扩增 DNA 或 RNA 片段的方法,作为分子生物学实验手段之一,由于其敏感性高、特异性强可以排除非结核分枝杆菌肺病和反应迅速等特点,已纳入为肺结核确诊指标中。

目前常用的方法包括:①荧光定量 PCR,是利用荧光信号的变化实时检测 PCR 扩增反应中每一个循环扩增产物量的变化,并通过 Ct 值和标准曲线的分析对起始模板进行定量检测的方法。②半巢式全自动实时荧光定量 PCR 检测(Xpert MTB/RIF)技术,是一种半巢式实时荧光 PCR 体外诊断技术,可对结核分枝杆菌及利福平耐药性进行检测。③环介导等温扩增法(loop-mediated isothermal amplification,LAMP),是针对靶基因序列的不同区域设计几种特异引物,利用链置换 DNA 聚合酶(Bst DNA polymerase)在等温条件(65℃左右)即可完成核酸扩增反应的特点,对结核分枝杆菌目的 DNA 片段进行检测,从而获得结核病信息的方法。④线性探针技术,其将 PCR 扩增、反向杂交、膜显色技术合为一体,通过引物扩增目的片段,扩增产物与膜上固定的特异性探针杂交,杂交物通过酶显色反应判断结果。线性探针检测结核分枝杆菌耐药基于结核分枝杆菌针对不同药物的基因突变位点不同,各突变位点与耐药性有一定的相关性,通过检测出突变位点的 DNA 片段,来判定结核分枝杆菌是否耐药。⑤交叉引物扩增技术(crossing priming amplification,CPA),是一种新的核酸恒温扩增技术。CPA 与其他技术相结合(如快速核酸提取技术、核酸试纸条检测技术等),形成一个完整的现场快速分子检测平台。⑥线性探针技术(line probe assay,LPA),可同时检测 INH 和 RFP 耐药基因的突变。其优点为,所需时间短仅 24~48 小时,可直接检测涂片阳性痰标本,方法较为简单。⑦高分辨熔解曲线(high resolution melting,HRM)技术:实时荧光 PCR 熔解曲线法建立在野生型 DNA 分子和突变型 DNA 分子的 GC 含量不同的基础之上,通过监测升温过程中荧光探针与靶标 DNA 结合情况,从而判断检测结核分枝杆菌相应位点的基因型情况,并最终判定结核分枝杆菌对相应药物的耐药情况。

4. 免疫学检查　作为因病原微生物感染所造成的人体疾病之一,在临床上可利用免疫学实验技术检查机体对分枝杆菌,特别是结核分枝杆菌感染造成的免疫反应,从而帮助临床医师进行鉴别诊断;但由于结核分枝杆菌的生物特性及此类病原菌引起的人体免疫反应较为特殊和复杂,因此目前结核病免疫学的检测结果,在结核病的临床诊治中,只能够作为辅助参考,不能作为结核病诊断和评价治疗效果的指标。

(1)结核菌素皮肤试验:在左前臂掌侧前 1/3 中央皮内注射 5IU PPD,以局部出现 7~8mm 大小的圆形橘皮样皮丘为宜。72 小时(48~96 小时)检查反应。以皮肤硬结为准。如患者患有过敏性疾病,应采用对侧右前臂掌侧做生理盐水皮试对照。

阴性反应(-):硬结平均直径<5mm 或无反应者为阴性。

阳性反应(+):硬结平均直径≥5mm 者为阳性。硬结平均直径≥5mm 且<10mm 为一般阳性;硬结平均直径≥10mm 且<15mm 为中度阳性;硬结平均直径≥15mm 或局部出现双

圈、水疱、坏死及淋巴管炎者为强阳性。

结核菌素试验阴性反应,除提示没有结核分枝杆菌感染外,还见于以下情况:①结核分枝杆菌感染后需 4~8 周才充分建立变态反应;在这变态反应前期,结核菌素试验可为阴性。②在应用糖皮质激素等免疫抑制剂者,或营养不良及麻疹、百日咳等患者,结核菌素反应也可暂时消失。③严重结核病和各种危重患者对结核菌素无反应,或仅为弱阳性,这都是由于人体免疫力连同变态反应暂时受到抑制的结果;待病情好转,又会转为阳性反应。④其他如淋巴细胞免疫系统缺陷(如淋巴瘤、白血病、结节病、艾滋病等)患者和老年人的结核菌素试验也常呈阴性。

结核菌素试验阳性反应,仅表示结核感染,并不一定患病。结核菌素试验对婴幼儿的诊断价值比成年人大,因为年龄越小,自然感染率越低;3 岁以下强阳性反应者,应视为有新近感染的活动性结核病,须给予治疗。

(2)γ-干扰素释放试验:γ-干扰素释放试验(interferon gamma release assays,IGRA)是检测结核分枝杆菌(MTB)特异性抗原刺激 T 细胞产生的 γ-干扰素,以判断是否存在 MTB 的感染。在诊断潜伏结核感染、合并糖尿病、老年肺结核、儿童结核性脑膜炎及肺外结核等具有一定的辅助诊断价值。中华医学会结核病学分会建议,IGRA 不能用于确诊或排除活动性结核病,但对缺少细菌学诊断依据的活动性结核病(如菌阴肺结核等),IGRA 可在常规诊断依据的基础上,起到补充或辅助诊断的作用。

(3)结核分枝杆菌抗体测定:血清抗结核抗体检测在临床上使用较多,成为结核病的快速辅助诊断手段,然而其敏感性和特异性均不高。

5. 结核病病理学检查　病理学改变表现为上皮细胞样肉芽肿性炎,光学显微镜下可见大小不等、数量不同的坏死性和非坏死性的肉芽肿。肉芽肿是由上皮样细胞结节融合而成。典型的结核病变由融合的上皮样细胞结节组成,中心为干酪样坏死,周边可见朗汉斯多核巨细胞,外层为淋巴细胞浸润和增生的纤维结缔组织。但要证明结核性病变,需要在病变区找到病原菌。组织病理学通常可采用抗酸染色方法。切片染色后显微镜下常常可以在坏死区中心或坏死区与上皮样肉芽肿交界处查见红染的两端钝圆并稍弯曲的短棒状杆菌;用金胺罗达明荧光染色,在荧光显微镜下也可查见杆菌。利用 PCR 技术能对石蜡包埋组织中结核分枝杆菌 DNA 进行检测,并与其他抗酸杆菌相鉴别。对一些陈旧性结核病变,仅有凝固性坏死和纤维化病变,在抗酸染色未找到结核分枝杆菌情况下,应用 PCR 对结核分枝杆菌 DNA 检测,敏感性和特异性高,对于确定诊断有较好帮助。

6. 支气管镜检查　支气管结核表现为黏膜充血、溃疡、糜烂、组织增生、形成瘢痕和支气管狭窄,可以在病灶部位钳取活体组织进行病理学检查和结核分枝杆菌培养。对于肺内结核病灶,可以采集分泌物或冲洗液标本做病原学检测,也可以活检进行病理检查。

临床高度怀疑气管支气管结核存在,应进行支气管镜检查。支气管镜检查的适应证包括:①肺结核患者咳嗽、气促、呼吸困难等临床症状与肺部病灶范围、严重程度不相

符;②肺结核患者抗结核化学治疗后,肺内病变吸收好转,但咳嗽等症状仍无明显改善;③肺结核患者治疗过程中出现患侧病灶增多、增大,出现支气管播散病灶、张力性空洞;④肺结核患者胸部 X 线等影像学检查提示阻塞性肺炎、肺充气不良、肺不张、局限性肺气肿及多叶段广泛病灶;⑤肺结核患者胸部 CT 平扫、高分辨率 CT、气管及支气管多维重建技术等,提示气管、支气管内壁粗糙、不光滑或伴有叶、段支气管狭窄及闭塞;⑥不明原因的慢性持续性咳嗽、咳痰、咯血、喘鸣、声嘶及呼吸困难,尤其是痰抗酸杆菌阳性而肺部无结核病灶。

九、诊断

肺结核的诊断是以病原学(包括细菌学、分子生物学)检查为主,结合流行病史、临床表现、胸部影像、相关的辅助检查及鉴别诊断等,进行综合分析做出诊断。以病原学、病理学结果作为确诊依据。儿童肺结核的诊断,除痰液病原学检查外,还要重视胃液病原学检查。

(一)确诊病例

1. 痰涂片阳性肺结核诊断　凡符合下列项目之一者:①2 份痰标本涂片抗酸杆菌检查阳性者;②1 份痰标本涂片抗酸杆菌检查阳性,同时具备肺结核影像学特点者;③1 份痰标本涂片抗酸杆菌检查阳性,并且 1 份痰标本分枝杆菌培养阳性者。

2. 仅分枝杆菌分离培养阳性肺结核诊断　具备肺结核影像学特点;至少 2 份痰标本涂片阴性并且分枝杆菌培养阳性者。

3. 分子生物学检查阳性肺结核诊断　具备肺结核影像学特点;结核分枝杆菌核酸检测阳性者。

4. 肺组织病理学检查阳性肺结核诊断　肺组织病理学检查证实为结核病变者。

5. 气管、支气管结核诊断　凡符合下列项目之一者:①支气管镜检查符合气管、支气管结核改变,支气管病理学检查证实为结核病变者;②支气管镜检查符合气管、支气管结核改变,涂片显微镜检查阳性,或分枝杆菌培养阳性,菌种鉴定为结核分枝杆菌复合群,或结核分枝杆菌核酸检测阳性者。

临床上重视以下几点并严格遵循诊断流程(图 24-10-2),才能及时做出气管支气管结核的正确诊断:①提高医务人员对气管支气管结核的认识;②对慢性刺激性咳嗽、咳嗽、咯血及喘鸣等症状就诊者,尤其是青、中年女性,应高度警惕气管支气管结核;③肺结核患者治疗过程中出现上述临床表现及影像学改变,而不能用原肺部病变解释者,应高度怀疑气管支气管结核存在;④对上述高度怀疑支气管结核患者,应先行痰菌及胸部影像学等检查进行大致判断,并尽早实施支气管镜检查;⑤结合支气管镜检查,寻找微生物学或病理学确诊证据。

由于结核病的病理特点可同时表现为渗出、增生及变性坏死等不同改变,支气管镜下有时可以表现为 2 种以上不同病理类型特征,随着疾病转归,其镜下改变也可大不相同。依据支气管镜下观察到的主要大体改变及组织病理学特征,分为以下类型:①Ⅰ型(炎症浸润型):病变以充血及水肿为主。表现为气管、支气管黏膜充血、水肿,病变局部黏膜表面见灰白色粟粒状结节,气道黏膜下组织肿胀而有不同程度的狭窄(图 24-10-3A)。此型在支气管黏膜处刷检涂片有较高的抗酸杆菌检出率,活检可见支气管组织中以炎症细胞浸润为主,属结核病变早期组织学改变。②Ⅱ型

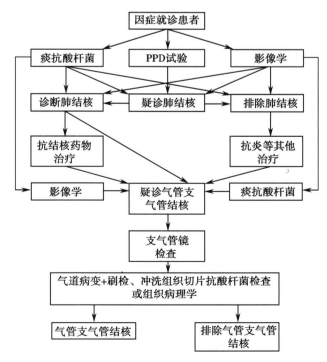

图 24-10-2　气管支气管结核诊断流程

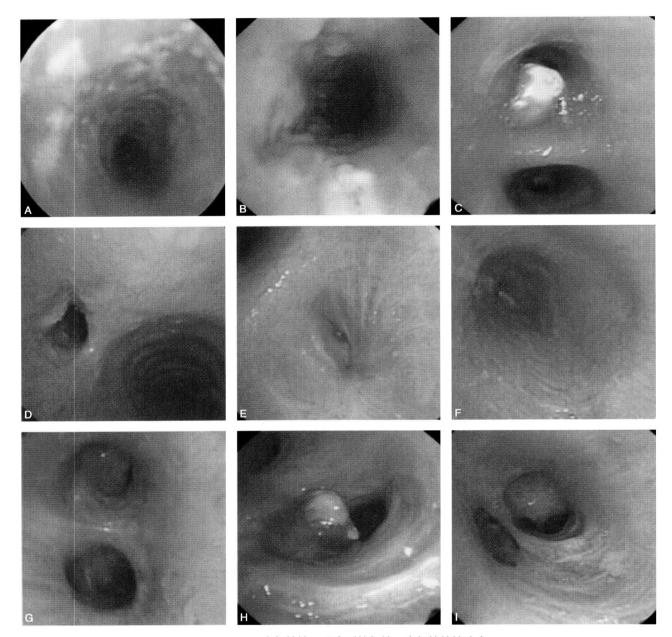

图 24-10-3   支气管镜下观察到的气管、支气管结核改变

A. 炎症浸润型；B. 溃疡坏死型；C. 肉芽增殖型；D. 瘢痕狭窄型（管腔狭窄）；E. 瘢痕狭窄型（管腔闭塞）；F. 管壁
软化型（近端）；G. 管壁软化型（远端）；H. 淋巴结瘘型（破溃期）；I. 淋巴结瘘型（破溃后期）。

（溃疡坏死型）：病变以局部溃疡及坏死为主。表现为病变区域在充血、水肿的基础上，局部出现边缘不整、深浅不一的溃疡，溃疡表面常有灰白色干酪样坏死物覆盖，溃疡深度随病变轻重各异，轻者仅局限于黏膜层，重者可深达黏膜下层，并可导致气管、支气管软骨的破坏，病变区域触之易出血（图 24-10-3B）。此型抗酸杆菌检出率亦较高，属结核病变损伤的明显期。③Ⅲ型（肉芽增殖型）：病变以局部肉芽组织增生为主。气管、支气管黏膜的充血、水肿减轻，黏膜的溃疡面开始修复，病变明显处可见肉芽组织增生，表面可见坏死物，增生肉芽组织将管腔部分阻塞（图 24-10-3C）。此时组织学改变处于结核病变损伤向修复期的过渡阶段，

活检常可见到较典型的类上皮细胞、多核巨细胞及朗汉斯巨细胞。④Ⅳ型（瘢痕狭窄型）：病变以瘢痕形成、管腔狭窄或闭塞为主。气管、支气管黏膜组织被增生的纤维组织取代，形成瘢痕，纤维组织增生及瘢痕挛缩导致所累及的支气管管腔狭窄（图 24-10-3D）或闭塞（图 24-10-3E）。此型病变结核趋于稳定或痊愈，刷检查找抗酸杆菌多为阴性，组织活检也多无异常发现。⑤Ⅴ型（管壁软化型）：受累的气管、支气管软骨环因破坏而缺失或断裂，因失去支撑结构导致气管、支气管管腔塌陷，并形成不同程度的阻塞，尤以呼气相及胸膜腔内压增高时明显，病变远端支气管可出现不同程度的支气管扩张（图 24-10-3F、G）。本型患者确诊时，结核

病变多已稳定或痊愈,可表现为反复非特异性感染。⑥Ⅵ型(淋巴结瘘型):纵隔或肺门淋巴结结核破溃入气道,形成支气管淋巴结瘘。淋巴结结核破溃前期表现为局部支气管因淋巴结结核外压、侵袭导致的黏膜充血、水肿、粗糙及管腔狭窄;破溃期表现为淋巴结破溃进入支气管,局部溃疡形成,白色干酪样坏死物溢入支气管管腔,瘘口周围组织充血、水肿;破溃后期表现为炎症消失,组织修复,瘘口肉芽肿形成,瘘口愈合闭塞,局部遗留有炭末沉着(图24-10-3H、I)。

6. 结核性胸膜炎诊断　凡符合下列项目之一者可确诊:①具备结核性胸膜炎影像学特点;胸腔积液或胸膜病理学检查证实为结核病变者。②具备结核性胸膜炎影像学特点;胸腔积液病原学检查,涂片显微镜检查阳性,或分枝杆菌培养阳性,菌种鉴定为结核分枝杆菌复合群,或结核分枝杆菌核酸检测阳性者。

(二) 临床诊断病例　痰细菌病原学阴性者,经鉴别诊断排除其他肺部疾病,同时符合下列项目之一者。

1. 具备肺结核影像学特点;以及有结核病临床症状者。

2. 具备肺结核影像学特点;以及结核菌素皮肤试验中度阳性或强阳性者。

3. 具备肺结核影像学特点;以及γ-干扰素释放试验阳性者。

4. 具备肺结核影像学特点;以及结核分枝杆菌抗体阳性者。

5. 具备肺结核影像学特点;以及肺外组织病理检查证实为结核病变者。

6. 具备气管、支气管结核影像学特点;支气管镜检查符合气管、支气管结核改变者可诊断为气管、支气管结核。

7. 具备结核性胸膜炎影像学特点;胸腔积液为渗出液、腺苷脱氨酶升高,同时具备结核菌素皮肤试验中度阳性或强阳性、γ-干扰素释放试验阳性或结核分枝杆菌抗体阳性者可诊断为结核性胸膜炎。

8. 儿童肺结核临床诊断病例应同时具备以下2条:①具备肺结核影像学特点及有结核病临床症状者;②具备结核菌素皮肤试验中度阳性或强阳性,或γ-干扰素释放试验阳性者。

十、诊断分型

(一) 按病变部位

1. 肺结核　指结核病变发生在肺、气管、支气管和胸膜等部位,分为以下5种类型:①原发性肺结核,包括原发综合征和肺内淋巴结结核(儿童尚包括干酪性肺炎和气管、支气管结核);②血行播散型肺结核,包括急性、亚急性和慢性血行播散型肺结核;③继发性肺结核,包括浸润型肺结核、结核球、干酪性肺炎、慢性纤维空洞性肺结核和毁损肺等;④气管、支气管结核,包括气管、支气管黏膜及黏膜下层的结核病;⑤结核性胸膜炎,包括干性、渗出性胸膜炎和结核性脓胸。

2. 肺外结核　指结核病变发生在肺以外的器官和部位,如淋巴结(除外胸内淋巴结)、骨、关节、泌尿生殖系统、消化道系统、中枢神经系统等部位。肺外结核按照病变器官及部位命名。

(二) 按耐药状况

1. 非耐药结核病　结核患者感染的结核分枝杆菌在体外未发现对检测所使用的抗结核药物耐药。

2. 耐药结核病　结核患者感染的结核分枝杆菌在体外被证实在1种或多种抗结核药物存在时仍能生长。耐药结核病分为以下几种类型:①单耐药结核病,指结核分枝杆菌对1种一线抗结核药物耐药;②多耐药结核病,指结核分枝杆菌对1种以上的一线抗结核药物耐药,但不包括对异烟肼、利福平同时耐药;③耐多药结核病(MDR-TB),指结核分枝杆菌对包括异烟肼、利福平同时耐药在内的至少2种以上的一线抗结核药物耐药;④广泛耐药结核病(XDR-TB),指结核分枝杆菌除对一线抗结核药物异烟肼、利福平同时耐药外,还对A组抗结核药物氟喹诺酮类抗生素中至少1种产生耐药,以及3种A组药物(如贝达喹啉、利奈唑胺)中的至少1种耐药;⑤利福平耐药结核病(RR-TB),指结核分枝杆菌对利福平耐药,无论对其他抗结核药物是否耐药。

(三) 按治疗史

1. 初治结核病　初治患者指符合下列情况之一:①从未因结核病应用过抗结核药物治疗的患者;②正进行标准化疗方案规则用药而未满疗程的患者;③不规则化疗未满1个月的患者。

2. 复治结核病　复治患者指符合下列情况之一:①因结核病不合理或不规则用抗结核药物治疗≥1个月的患者;②初治失败和复发患者。

十一、鉴别诊断

影像学是早期发现肺结核病的重要工具。由于肺结核可酷似任何肺部疾病,特异性较低,因而主要与下列影像学相似疾病鉴别诊断。

(一) 影像呈浸润表现的肺结核鉴别　影像呈浸润表现的肺结核应与细菌性肺炎、肺真菌病和肺寄生虫病等感染性肺疾病相鉴别。细菌性肺炎常有受凉史,多伴血白细胞升高,抗感染治疗病灶吸收较快;肺真菌病常有长期应用抗生素、免疫抑制剂或患有免疫疾病史,痰真菌培养阳性、血G试验及GM试验阳性,抗感染、抗结核治疗无效,抗真菌治疗有效;肺寄生虫病患者常有在流行地区居住史,食污染食物及饮生水史,痰内或胸腔积液查到虫卵,血清特异性抗体检查有助于诊断。

(二) 肺结核球鉴别　肺结核球与周围性肺癌、炎性假瘤、肺错构瘤和肺隔离症等相鉴别。周围性肺癌患者常以咳嗽、胸痛就诊或体检发现病灶,病灶多有分叶、毛刺,多无卫星病灶,患者痰中可找到瘤细胞,经皮肺穿刺活检或经支气管镜肺活检病理检查常能确诊;炎性假瘤是一种病因不明的炎性肉芽肿病变,患者以前曾有慢性肺部感染史,抗感染治疗病灶逐渐缩小;肺错构瘤常为孤立病灶,呈爆米花样阴影;肺隔离症以20岁以内年轻人较多,不伴肺内感染时可长期无症状,病变好发于肺下叶后基底段,以左下肺多见,密度均匀、边缘清楚、很少钙化,血管造影及肺放射性核素扫描可见单独血供,可确诊。

(三)血行播散型肺结核鉴别　　血行播散型肺结核与支气管肺泡细胞癌、肺含铁血黄素沉着症和弥漫性肺间质病相鉴别。肺泡细胞癌患者多无结核中毒症状,胸闷、气短症状明显,可以有较多泡沫样痰液,病灶多发生于双肺中下肺野,分布不均匀,痰中检查可查到癌细胞,经皮肺活检、经支气管镜肺活检常能确诊;肺含铁血黄素沉着症患者常有反复咳嗽、咯血及缺铁性贫血症状,有过敏、二尖瓣狭窄、肺出血-肾炎综合征等病史,阴影中下肺野分布较多,患者痰巨噬细胞内发现含铁血黄素颗粒可助诊断,确诊通常依靠经皮肺组织活检或经支气管镜肺活检病理检查;弥漫性肺间质病患者病史较长,进行性呼吸困难,部分患者有粉尘接触史,阴影以中下肺野、内中带较多,患者未并发感染时多无发热,低氧血症明显,确诊通常需肺活检病理检查。

(四)支气管淋巴结结核鉴别　　支气管淋巴结结核与中央型肺癌、淋巴瘤和结节病相鉴别。肺癌患者年龄多在40岁以上,患者早期可有刺激性干咳、血痰,多无结核中毒症状;淋巴瘤为淋巴系统的恶性肿瘤,可表现为单侧或双侧肺门淋巴结肿大,患者多伴血红蛋白降低、浅表部位淋巴结肿大;结节病是原因不明的全身性肉芽肿疾病,影像学表现为双侧肺门或纵隔淋巴结肿大,结核菌素试验多为阴性,Kveim试验阳性,血管紧张素转化酶升高,肾上腺皮质激素治疗有效,以上疾病确诊通常需支气管镜检查或超声内镜检查并病理检查。

(五)肺结核空洞鉴别　　肺结核空洞与癌性空洞、肺囊肿和囊性支气管扩张相鉴别。肺癌性空洞的洞壁多不规则,空洞内可见结节状突起,空洞周围无卫星灶,空洞增大速度较快;肺囊肿为肺组织先天性异常,多发生在肺上野,并发感染时空腔内可见液平,周围无卫星灶,未并发感染时可多年无症状,病灶多年无变化;囊性支气管扩张多发生在双肺中下肺野,患者常有咳大量脓痰、咯血病史,薄层CT扫描或碘油支气管造影可助诊断。

(六)结核性胸膜炎鉴别　　结核性胸膜炎与各种漏出性胸腔积液、癌性胸腔积液和类肺炎性胸腔积液相鉴别。胸腔积液诊断的一项必要工作是鉴别渗出液(来自侵及胸膜的疾病、导致血管通透性增加和/或胸膜淋巴回流减少的疾病)与漏出液(起因于正常胸膜系统胸内流体静力压和胶体渗透压的紊乱),其鉴别目前仍采用Light标准检测胸腔积液(PF)、血清乳酸脱氢酶(LDH)和总蛋白。如果符合下列1项或多项标准,胸腔积液可能是渗出性的:①PF的蛋白/血清蛋白比值>0.5;②PF的LDH/血清LDH比值>0.6;③PF的LDH>2/3正常血清LDH上限。

胸腔积液脂质和胆固醇的测量一般用于怀疑乳糜胸或假性乳糜胸的诊断。当胸腔积液总甘油三酯(TG)>110mg/dl,胸腔积液TG/血清TG>1,胸腔积液胆固醇/血清胆固醇<1时,可诊断乳糜胸。胸腔积液TG<50mg/dl可排除乳糜胸的诊断。心源性胸腔积液、肝性胸腔积液和肾性胸腔积液,临床上积液多为双侧,有原发病病史,无结核中毒症状,胸腔积液的密度为1.016,蛋白含量<30g/L,通常为漏出液,原发病好转后胸腔积液很快吸收。肿瘤胸膜转移及胸膜间皮瘤,患者常有剧痛,胸腔积液多为血性,胸腔积液瘤细胞及胸膜活检特别是胸腔镜下直视活检病理检查可助诊断。肺炎旁胸腔积液患者有感染史,抗感染治疗后胸腔积液很快吸收。

(七)气管支气管结核鉴别　　肺内结核病灶广泛者,只要注意避免漏诊,明确气管支气管结核诊断多无困难。肺内病变较少或无病灶者,需与下列疾病相鉴别,以免误诊。

1. 支气管哮喘　　气管支气管结核临床上常被误诊为支气管哮喘,尤其是青中年女性患者,两种疾病需鉴别诊断。支气管哮喘是气道炎症导致的气道高反应性及可逆性气流受限。支气管哮喘表现为反复发作性喘息、胸闷及咳嗽症状,发病时哮鸣音具有弥漫性及可逆性、以呼气相为主,肺功能检查(呼气流速、支气管激发试验或运动试验、支气管舒张试验等)外周血及痰液嗜酸性粒细胞计数等结果有助于支气管哮喘诊断。气管支气管结核喘鸣可表现在呼气相,也可表现在吸气相,多合并肺部结核病变,支气管镜检查刷检、冲洗标本发现MTB或活检组织病理学显示结核病病理改变。

2. 支气管扩张症　　气管支气管结核及肺结核可继发支气管扩张症,有时与非结核原因引起的支气管扩张症鉴别较困难。支气管扩张症是支气管及周围肺组织慢性炎症导致的支气管壁肌肉和弹性组织破坏,管腔不可逆的扩张、变形。支气管扩张症的典型临床表现为慢性咳嗽、咳大量脓痰和反复咯血,影像学对诊断具有决定性价值,胸部高分辨率CT扫描可表现为柱状、囊状或混合型支气管扩张。非结核性支气管扩张症多具有年幼时曾患麻疹、百日咳及肺炎等病史,双下肺多发,结核病相关检查如痰菌检查等阴性。结核性支气管扩张症多有明显肺结核病史,双肺上叶后段及下叶背段多发,支气管镜检查对气管支气管结核引起的支气管扩张症诊断有一定价值。

3. 慢性阻塞性肺疾病(COPD)　　多发生在老年患者,咳嗽、咳痰、喘息多每年冬、春季易发生,一般不伴咯血,多有肺气肿体征,两肺可闻及散在干、湿啰音,痰液多为白色黏痰,感染时可呈脓性,结核病相关检查如痰菌检查等阴性。

4. 气管支气管真菌感染　　气管支气管真菌感染多发生于体弱多病者,多有长期使用抗生素或抗菌药物、免疫抑制剂史、经支气管镜获取的活体组织、保护性刷检和冲洗液标本真菌及 MTB 检查有助于鉴别诊断。

5. 气管支气管肿瘤 气管支气管良性肿瘤有非结核性肉芽肿、平滑肌瘤、息肉、软骨瘤、脂肪瘤、错构瘤、神经纤维鞘瘤、鳞状上皮乳头状瘤及多形性腺瘤等;恶性肿瘤有原发性支气管肺癌、腺样囊性癌、淋巴瘤、类癌、黏液表皮样癌及恶性黑色素瘤等,转移癌有食管癌、胃癌及甲状腺癌转移等。经支气管镜活检组织病理学等可鉴别诊断。

6. 气管支气管其他病变 非结核性病因引起的气管支气管疾病有结节病、淀粉样变、复发性多软骨炎、骨化性气管支气管病、先天性气管支气管软化症等疾病。依据病史、临床表现及必要的相关化验检查(如血液血管紧张素转换酶测定等),主要结合支气管镜检查(取得活检标本进行组织病理学、刚果红染色等,BALF 及冲洗液标本进行 T 细胞亚群测定等),与气管支气管结核相鉴别。

(八)肺结核与非结核分枝杆菌肺病鉴别 非结核分枝杆菌肺病临床表现酷似肺结核病。多继发于支气管扩张、硅肺和肺结核病等慢性肺病,也是人类免疫缺陷病毒(HIV)感染或获得性免疫缺陷综合征(AIDS)的常见并发症。常见临床症状有咳嗽、咳痰、咯血、发热等。胸部 X 线片可表现为炎性病灶及单发或多发薄壁空洞,纤维硬结灶、球形病变及胸膜渗出相对少见。病变多累及上叶的尖段和前段。但亦有 20%~50% 的患者无明显症状。痰抗酸染色涂片检查阳性,无法区别结核分枝杆菌与非结核分枝杆菌,只有通过分枝杆菌培养菌型鉴别方可鉴别。其病理组织学基本改变类似于结核病,但非结核分枝杆菌肺病的组织学上改变以类上皮细胞肉芽肿改变多见,无明显干酪样坏死。胶原纤维增生且多呈现玻璃样变,这是与结核病的组织学改变区别的主要特点。

十二、治疗

结核病是由结核分枝杆菌引起的传染病,所以针对结核分枝杆菌采用强有力的化疗药物,规律、全程地用药,杀灭结核分枝杆菌,消除传染性,同时给结核病变的修复创造条件,是肺结核治疗的基本。当使用化疗药物,痰菌不能转阴,或虽已阴转但病灶修复不充分,病灶内仍残留活菌将来复发可能性较大时,才使用外科疗法。因此,全身化学治疗是结核病治疗的最基本方法。

(一)化学治疗 肺结核患者一经确诊,就要及时给予治疗。合理的化学治疗(简称"化疗")是消除传染性、阻断传播和治愈患者的关键措施。

1. 化疗对象 痰结核分枝杆菌阳性的肺结核患者是治疗的主要对象,痰菌阴性的活动性肺结核及肺外结核患者亦应予以治疗。

2. 化疗原则 尽管化疗易受多种因素的干扰,针对不同病情所采取的治疗方案和治疗形式各异,但都必须遵循"早期、规律、全程、联合、适量"的化学治疗原则,以期达到

杀灭结核分枝杆菌、促进病灶愈合、消除症状和防止复发的目的。因此,正确使用抗结核药物,制定合理的化疗方案和遵循化疗原则,是结核病化疗成功的关键。

3. 化疗方案

(1)化疗方案的制定需参考以下情况:①需要掌握既往治疗情况、治疗方案及实施情况,对于初治失败的患者需了解失败的原因;②了解是否伴发特殊情况(如并发症或伴发疾病)。

(2)任何化疗方案均包括 2 个不同的治疗阶段。

1)强化治疗阶段:杀死繁殖期菌群,防止或减少继发耐药菌产生。根据患者的诊断情况,初治肺结核以 3~4 种药物联用 8 周,复治肺结核以 4~5 种药物联用 8~12 周。

2)巩固治疗阶段:杀死残留病灶内少数代谢低下或半静止状态的结核分枝杆菌,防止复发。采用 2~3 种药物联用,继续杀灭残余菌群。

(3)用药方式有 3 种类型:①全程每日用药;②强化期每日用药,巩固期间歇用药;③全程间歇用药。

(4)各种类型结核病化疗方案与选择(在以下方案中,药物名称前数字表示服药月数,右下方数字表示每周用药次数):

1)初治活动性肺结核化疗方案:新涂阳和新涂阴肺结核患者选择短程化疗方案治疗。

①2HRZE/4HR——强化期,异烟肼、利福平、吡嗪酰胺、乙胺丁醇每日 1 次,共 2 个月;巩固期,异烟肼、利福平每日 1 次,共 4 个月。

②$2H_3R_3Z_3E_3/4H_3R_3$——强化期,异烟肼、利福平、吡嗪酰胺、乙胺丁醇隔日 4 次,共 5 个月;巩固期,异烟肼、利福平隔日 1 次(即 H_3R_3 为隔日 1 次或每周 3 次),共 4 个月。

注:①如新涂阳肺结核患者治疗至 2 个月末痰菌检查仍为阳性,则应延长 1 个月的强化期治疗,继续期化疗方案不变,第 3 个月末增加一次查痰;如第 5 个月末痰菌阴性,则方案为 $3H_3R_3Z_3E_3/4H_3R_3$ 或 3HRZE/4HR。在治疗至第 5 个月末或疗程结束时痰涂片仍阳性者,为初治失败。②如新涂阴肺结核患者治疗过程中任何一次痰菌检查阳性,均为初治失败。③所有初治失败患者均应进行重新登记,分类为"初治失败",用复治涂阳肺结核化疗方案治疗。④儿童慎用乙胺丁醇。⑤对初治失败的患者,如有条件,可增加痰培养和药敏试验,根据药敏试验结果制定化疗方案。

2)复治肺结核化疗方案:

①2HRZES/6HRE——强化期,异烟肼、利福平、吡嗪酰胺、乙胺丁醇、链霉素每日 1 次,共 3 个月;巩固期,异烟肼、利福平、乙胺丁醇每日 1 次,共 5 个月。

②$2H_3R_3Z_3E_3S_3/6H_3R_3E_3$——强化期,异烟肼、利福平、吡嗪酰胺、乙胺丁醇、链霉素隔日 1 次,共 3 个月;巩固期,异烟肼、利福平、乙胺丁醇隔日 1 次(即 $H_3R_3E_3$ 为隔日 1 次或每周 3 次),共 5 个月。

注:①因故不能使用链霉素患者,延长 1 个月的强化期,即 $H_3R_3Z_3E_3/6H_3R_3E_3$ 或 3HRZE/6HRE。②如复治涂阳肺结核患者治疗至第 2 个月末痰菌仍阳性,使用链霉素方案治疗患者则应延长 1 个月的复治强化期方案治疗,继续期治疗

方案不变,即3H₃R₃Z₃E₃/6H₃R₃E₃或3HRZE/6HRE;未使用链霉素方案的患者,则应再延长1个月的强化期,继续期治疗方案不变,即4H₃R₃Z₃E₃/6H₃R₃E₃或4HRZE/6HRE,均应在第3个月末增加一次查痰;第5个月末或疗程结束时痰菌阳性为复治失败。③在有条件的地区,复治失败的患者可增加痰培养和药敏试验,根据药敏试验结果制定化疗方案。

4. MDR-TB 或 RR-TB 肺结核化疗　化学治疗仍然是耐多药结核病的主要治疗手段。规范地制定化疗方案,是保障治疗成功的重要措施。

(1) 实施化学治疗的方式:

1) 标准化治疗:依据国家或本地区耐药结核病检测资料、针对不同耐药类型群体组织专家设计统一的耐药结核病化学治疗方案进行治疗,该治疗方案将涵盖绝大多数患者。

2) 个体化治疗:依据结核病患者临床分离菌株的药物敏感性试验(DST)结果、既往用药史、耐药结核病接触史和患者的依从性进行综合考虑后实施的治疗方法。必须有高水平的实验室提供可靠的DST结果,同时需要有经验丰富的专科医师判断患者既往的疗效,制定合理的治疗方案。

3) 经验性治疗:指高度怀疑但未确诊为耐药结核病之前,依据当地具有代表性的耐药结核病检测资料、患者既往用药史、耐药结核病接触史及对药物的耐受性,结合临床经验而实施的治疗方法。原则上不推荐经验性耐药结核病化学治疗,即便需要,也应该在专家组的指导下进行。一旦获得可靠的DST结果后,应结合患者的临床病史和对药物的耐受性,及时对原方案进行调整,给予标准化或个体化的治疗方案。

(2) 治疗方案设计的基本原则:

1) 对所有诊断明确的MDR-TB或RR-TB患者应给予及时治疗,但选用何种治疗方案均应征得患者的知情同意。

2) 在治疗前需进行表型DST,包括一线及二线抗结核药物,有条件时应同时采用快速分子药敏检测。

3) 应基于患者药敏试验结果、药物的可及性及既往用药史等选用抗结核药物制定治疗方案。

4) 长程治疗方案可为标准化,也可为个体化,并可全程口服用药;而短程治疗方案大部分为标准化治疗方案。

5) 对所有MDR-TB或RR-TB患者,应采取全程督导下的化学治疗。

6) 需对所有纳入MDR-TB或RR-TB治疗的患者积极开展抗结核药物安全性监测和管理(active TB drug safety monitoring and management,aDSM),并及时发现、处理抗结核药物的不良反应。

7) 药物的剂量应根据患者的体重而定。

(3) MDR-TB 治疗药物:

1) 根据WHO的推荐意见,结合我国实际情况,将MDR/RR-TB长程治疗方案中使用的抗结核药物按优先顺序分为以下3组(表24-10-1)。

A组:首选药物,包括左氧氟沙星或莫西沙星、贝达喹啉和利奈唑胺。

B组:次选药物,包括氯法齐明、环丝氨酸或特利齐酮。

C组:备选药物,包括吡嗪酰胺、乙胺丁醇、德拉马尼、丙硫异烟胺、阿米卡星或卷曲霉素、对氨基水杨酸、亚胺培南/西司他丁或美罗培南。

表 24-10-1　MDR/RR-TB 化疗药物及分组

组别	药物	缩写
A组:首选药物	左氧氟沙星或	Lfx
	莫西沙星	Mfx
	贝达喹啉	Bdq
	利奈唑胺	Lzd
B组:次选药物	氯法齐明	Cfz
	环丝氨酸/特利齐酮	Cs/Trd
C组:备选药物	吡嗪酰胺	Z
	乙胺丁醇	E
	德拉马尼	Dlm
	丙硫异烟胺	Pto
	阿米卡星或	Am
	卷曲霉素	Cm
	对氨基水杨酸	PAS
	亚胺培南-西司他丁或	Ipm-Cln
	美罗培南	Mpm

需要说明的是:①Bdq使用超过6个月的安全性和有效性证据不足,在个别患者中延长其使用时间需要遵循"WHO关于Bdq和Dlm治疗MDR-TB超说明书用药最佳实践的声明";②同时使用Bdq和Dlm的证据不足;③Lzd的最佳疗程尚未确定,使用至少6个月的疗效好,但毒性及不良反应可能会限制其使用;④Dlm使用超过6个月的安全性和有效性证据不足,个别患者延长其使用时间需要遵循"WHO关于Bdq和Dlm治疗MDR-TB超说明书用药最佳实践的声明";⑤只有DST结果证实敏感时,Z才能作为一种有效药物;⑥只有DST结果证实敏感时,才能考虑使用Am或Cm,同时应进行严格的听力监测;⑦在使用碳青霉烯类药物时,需要添加阿莫西林/克拉维酸,但其不能单独作为一种药物,也不能单独使用;⑧C组备选药物的排序主要考虑药物的有效性、安全性及目前在我国的可及性和可行性。

(4) MDR-TB 治疗方案推荐:

1) 长程MDR-TB治疗方案:长程MDR-TB治疗方案是指至少由4种有效抗结核药物组成的18~20个月的治疗方案,可为标准化或个体化。长程MDR-TB治疗方案取得了较好的临床疗效,且安全性良好,该方案适合于所有MDR-TB或RR-TB患者。

选药原则:应根据药物的有效性和安全性、DST方法的可靠性及结果的可信度、患者既往用药史、药物耐受性及潜在的药物间相互作用等选用药物。选药顺序时,应首先选用所有的A组3种药物,接着选用B组2种药物,若A和B

组中的药物不能使用时可以选用 C 组药物,以组成有效的治疗方案;口服药物优先于注射剂;强化期至少由 4 种有效抗结核药物组成,巩固期至少有 3 种药物继续治疗;同一类药物不能联合使用,如注射类抗结核药物(Am、Cm)、氟喹诺酮类药物(Lfx、Mfx)等;具完全性双向交叉耐药的抗结核药物,如氨基糖苷类中的卡那霉素和 Am、硫胺类中的乙硫异烟胺和 Pto 及 Cs 和特立齐酮,当其中任一药物耐药时,不能再选用同组中的另一种药物。利福霉素类药物之间的耐药性基本上为完全交叉,故利福平耐药时不应选用利福喷丁和利福布汀。Cm 为多肽类,和氨基糖苷类药物的耐药性为不完全交叉,耐 Cm 并不一定耐 Am,而耐 Am 也不一定耐 Cm,需要根据 DST 结果进行选药。氟喹诺酮类药物为不完全交叉耐药,建议根据氟喹诺酮类药物的 DST 结果选药。

方案推荐:根据 WHO 相关指南及有关文献,结合我国的实际情况,推荐以下 2 套长程 MDR-TB 治疗方案以供参考,也可根据患者的具体情况,考虑采用我国"十一五"和"十二五"国家科技重大专项 MDR-TB 治疗相关课题研究的治疗方案。由于各种原因,以上方案都不能组成时,可根据耐药结核病的化疗原则及方案的选药原则组成个体化治疗方案。

推荐方案一(全程口服方案):6Lfx(Mfx)BdqLzdCfzCs/12Lfx(Mfx)LzdCfzCs(数字代表时间:月)。说明:若以上方案中的某种药物因故不能使用时,可以在 C 组中选用有效的口服药物。方案注解:总疗程为 18 个月,强化期为 6 个月,每日使用 Lfx(或 Mfx)、Bdq、Lzd、Cfz 和 Cs;巩固期为 12 个月,每日使用 Lfx(或 Mfx)、Lzd、Cfz 和 Cs。

推荐方案二(含注射剂方案):6Lfx(Mfx)Bdq(Lzd)Cfz(Cs)PtoZ(E)Am(Cm)/12Lfx(Mfx)Cfz(或 Cs)PtoZ(E)(数字代表时间:月)。说明:若以上方案中的某种药物因故不能使用时,可以在 C 组中选用有效的口服药物。方案注解:总疗程为 18 个月,强化期为 6 个月,每日使用 Lfx(或 Mfx)、Bdq(或 Lzd)、Cfz(或 Cs)、Pto、Z(或 E)和 Am(或 Cm),对于病变范围广泛的复治患者及强化期结束时痰菌未阴转者,强化期可延长至 8 个月,此时继续期的时间相应缩短。继续期为 12 个月,每日使用 Lfx(或 Mfx)、Bdq(或 Lzd)、Cfz(或 Cs)、Pto 和 Z(或 E)。

特殊情况下的应用:儿童、老年、孕妇及合并 HIV 感染的 MDR-TB 或 RR-TB 患者均可采用长程 MDR-TB 化疗方案,但不能选用有禁忌证的药物,如孕妇不能使用氨基糖苷类药物、Cm、Pto 等。该长程 MDR-TB 治疗方案同样适合于肺外 MDR-TB 或 RR-TB 患者,但对于结核性脑膜炎患者除根据 DST 结果选药外,要根据药物透过血脑屏障的情况,制定长程 MDR-TB 治疗方案。Lfx、Mfx、Pto、Cs、Lzd、Imp-Cln、Mpm 和 Z 均可以很好地透过血脑屏障;Am 在脑膜炎症时可以透过;PAS 和 E 透过血脑屏障的能力较弱,不能作为治疗 MDR-TB 或 RR-TB 结核性脑膜炎的有效药物。目前,Cm、Cfz、Bdq 和 Dlm 治疗结核性脑膜炎的研究资料有限。

推荐意见:①对 MDR-TB 或 RR-TB 患者使用长程治疗方案时,方案中至少由 4 种有效抗结核药物组成,尽可能包含所有 A 组药物和 B 组药物,并且在继续期至少要有 3 种

药物;如果 A 组和 B 组中的药物仍无法组成有效方案时,则需加入 C 组药物(2B)。②Lfx 或 Mfx 应加至 MDR-TB 或 RR-TB 患者长程治疗方案中(1B)。③对于 18 岁或以上 MDR-TB 患者,强烈推荐将 Bdq 应用于长程治疗方案中(1B);对于 6~17 岁的青少年患者,也可将 Bdq 应用于长程治疗方案中(2C)。④Lzd 应加至 MDR-TB 或 RR-TB 患者长程治疗方案中(1B)。⑤Cfz 和 Cs 可加至 MDR-TB 或 RR-TB 患者长程治疗方案中(1B)。⑥Z 可加至 MDR-TB 或 RR-TB 患者长程治疗方案中(2C)。⑦E 可加至 MDR-TB 或 RR-TB 患者长程治疗方案中(2C)。⑧Dlm 可加至 3 岁或 3 岁以上 MDR-TB 或 RR-TB 患者长程治疗方案中(2B)。⑨在 MDR-TB 或 RR-TB 患者的长程治疗方案中可选用 Pto(2C)。⑩18 岁或 18 岁以上的 MDR-TB 或 RR-TB 患者,可选用 Am 或 Cm 至长程治疗方案中,18 岁以下慎用(2C)。⑪在 MDR-TB 或 RR-TB 患者的长程治疗方案中可选用 PAS(2C)。⑫Ipm-Cln 或 Mpm 可加至 MDR-TB 或 RR-TB 患者长程治疗方案中(2C)。⑬MDR-TB 或 RR-TB 患者的长程治疗方案中包含 Am 或 Cm 时,建议强化期疗程为 6~8 个月,总疗程为 18~20 个月(2B)。⑭儿童、老年、孕妇及合并 HIV 感染的患者均可采用长程 MDR-TB 化疗方案,但不能选用有禁忌证的药物(2C)。⑮肺外 MDR-TB 或 RR-TB 患者也可使用长程 MDR-TB 治疗方案,但 MDR-TB 或 RR-TB 结核性脑膜炎患者除根据 DST 结果外,还要根据药物透过血-脑屏障的情况选择药物(2B)。

2) **短程 MDR-TB 治疗方案:**短程 MDR-TB 治疗方案是指疗程为 9~12 个月的 MDR-TB 治疗方案,这种方案大部分是标准化方案,其药物组成和疗程可因背景及证据不同而异;有证据显示,短程 MDR-TB 治疗方案具有较好的临床疗效和安全性。

适用人群:未接受或接受二线抗结核药物治疗不足 1 个月的新诊断的 MDR-TB 或 RR-TB 患者。

不适用人群:①对 MDR-TB 短程方案中任何一种药物耐药或可疑无效(异烟肼耐药除外)的 MDR-TB 或 RR-TB 患者;②使用过方案中 1 种或多种二线药物超过 1 个月(除非已经证实对这些二线药物敏感)的 MDR-TB 或 RR-TB 患者;③对短程 MDR-TB 方案中的任何药物不能耐受或存在药物毒性风险(如药物间的相互作用)的 MDR-TB 或 RR-TB 患者;④合并妊娠 MDR-TB 或 RR-TB 患者;⑤合并血行播散性结核病、中枢神经系统结核病,或合并 HIV 感染的肺外结核病的 MDR-TB 或 RR-TB 患者。

方案推荐:

推荐方案一:4~6Am(Cm)Mfx(Lfx)PtoCfzZH^high-dose^E/5Mfx(Lfx)CfzZE。方案注解:总疗程为 9~12 个月,强化期为 4 个月(若痰抗酸杆菌涂片不能阴转,可延长至 6 个月),药物包括 Am(或 Cm)、Mfx(或 Lfx)、Pto、Cfz、Z、Hhigh-dose[10~15mg/(kg·d)]和 E;巩固期为 5 个月,可延长至 6 个月。药物包括 Mfx(或 Lfx)、Cfz、Z 和 E。在异烟肼敏感或低浓度耐药时,才可使用 Hhigh-dose。

推荐方案二(基于 Z 敏感的方案):当感染的结核分枝杆菌对 Z 敏感时,且符合短程治疗其他条件的情况下,可采

用以下方案——6Am（Cm）Lfx（Mfx）PtoZLzd（Cfz/Cs）/6Lfx（Mfx）PtoZLzd（Cfz/Cs）。方案注解：总疗程12个月，强化期6个月，药物包括 Am（或 Cm）、Lfx（或 Mfx）、Pto、Z、Lzd（Cfz 或 Cs）；巩固期为6个月，药物包括 Lfx（或 Mfx）、Pto、Z、Lzd（Cfz 或 Cs）。

特殊情况下的应用：儿童、老年及合并 HIV 感染的患者均可采用 MDR-TB 短程化疗方案，除非有药物禁忌证。

推荐意见：①对于既往使用短程治疗方案中所包含的二线抗结核药物进行治疗未超过1个月或排除对氟喹诺酮类药物及二线注射类药物耐药的 MDR-TB 或 RR-TB 患者，推荐使用9~12个月的短程治疗方案替代长程治疗方案（2B）；②儿童、老年及合并 HIV 感染的患者均可采用短程 MDR-TB 化疗方案，除非有药物禁忌证（2C）。

6~8Cm（Am）Lfx（Mfx）Pto Cs Lzd（Cfz）Z/12~16Lfx（Mfx）Pto Cs Lzd（Cfz）Z。方案注解：总疗程为20~24个月。注射期为6~8个月，每日使用 Cm（或 Am）、高剂量 Lfx（或 Mfx）、Pto、Cs、Lzd（和/或 Cfz）和 Z；非注射期为12~16个月，每日使用高剂量 Lfx（或 Mfx）、Pto、Cs、Lzd（和/或 Cfz）和 Z。特殊患者（如儿童、老年人、孕妇、使用免疫抑制及发生药物不良反应等）可以在上述方案基础上，调整药物剂量或药物。

（5）疗效考核：痰细菌学检查是考核疗效的主要指标。痰菌阴转，说明病灶内菌量大为减少或已治愈；如痰菌未阴转或复阳，提示病变复发或治疗失败。

非耐多药肺结核病治愈：完成规定疗程。疗程结束时连续2次痰涂片或培养阴性，每次间隔至少30天，第2次阴性结果在疗程最后1个月末。

耐多药肺结核病治愈：完成规定疗程。疗程结束时连续3次痰培养阴性，每次间隔至少30天，第3次阴性结果在疗程最后1个月末。

（二）对症治疗

1. 毒性症状 肺结核的毒性症状在有效抗结核治疗1~2周内多可消退，不需要特殊处理。对于干酪性肺炎、急性粟粒型肺炎、结核性脑膜炎有高热等严重结核毒性症状，就以卧床休息和抗结核药物治疗为主。若毒性症状过于严重，可在使用有效抗结核药物的同时，加用糖皮质激素以减轻炎症和过敏反应，促使渗液吸收。毒性症状减退后，激素剂量递减，至4~6周停药。

2. 咯血 咯血是指源于喉及喉部以下即气管、支气管或肺部任何部位的出血，经口腔咯出。咯血的原因多种多样，肺结核是咯血的常见原因，在结核病变的恶化、好转或钙化时均可发生。活动期肺结核患者咯血量与肺部病变严重程度可不平行。由于咯血可使结核病灶播散、肺内继发感染、失血性休克、窒息，可能危及患者生命，所以临床工作者对于咯血的诊治应予高度重视。因此，治疗原则为保持气道通畅，止血，防治并发症，维持患者生命功能。

（三）外科治疗

肺结核外科治疗主要适应证是经合理化学治疗后痰菌未阴转，耐多药患者厚壁空洞，结核性脓胸，支气管胸膜瘘和大咯血保守治疗无效者，或虽已阴转但病灶修复不充分，病灶内仍残留活菌将来复发的可能性较大。

（四）气管支气管结核治疗

1. 治疗原则 抗结核药物的化学治疗是治疗结核病包括气管支气管结核的根本原则，气管支气管结核的分型、分期不同所采取的治疗原则侧重也不同。

（1）针对 I～Ⅲ型及Ⅳ型临床活动期气管支气管结核，以尽快杀灭 MTB 为重点，避免 MTB 产生耐药性，预防或减轻病变段气道遗留下器质性的狭窄、闭塞及软化等改变。

（2）针对Ⅳ、Ⅴ型临床非活动期气管支气管结核，主要是治疗气道狭窄、闭塞、软化，尤其是严重中心气道，最大限度地恢复病变段气道的通畅和引流，改善肺的通气，尽可能保全肺功能。

2. 经支气管镜介入治疗 在抗结核药物全身化学治疗的基础上，配合支气管镜下的气道腔内介入治疗，不仅可以提高气管支气管结核的治疗效果，减少其所致的各种并发症和后遗症，最大限度地保全患者的肺功能，同时还能有效地解决一些传统抗结核药物化学治疗无法解决的问题。

目前针对气管支气管结核介入治疗方法包括经支气管镜气道内给药、冷冻术、球囊扩张术、热消融疗法（激光、高频电刀、氩气刀及微波等）、气道内支架置入术等措施，不同类型介入治疗技术的各自特点亦不尽相同，临床上有时采用多种方法相结合的综合介入治疗。

（1）抗结核药物气道内局部应用：气道内局部给予抗结核药物，能使药物直接到达病灶区域而发挥作用，由于局部药物浓度高，能有效地起到杀菌、抑菌的效果，加快痰菌转阴，促进气道内病灶吸收，减少并发症发生等，但必须是在全身有效应用抗结核药物化学治疗的基础上进行的。

经支气管镜直视下气道内给药，具有部位准确、操作简便等优点。经支气管镜所给予的抗结核药物主要包括异烟肼和利福平等，如能在注射用抗结核药物中加入适量的高聚物或共聚物等，制成赋形剂或缓释剂，可延长抗结核药物在局部的作用时间，进一步提高治疗的效果。经支气管镜气道内给予的抗结核药物分为病灶表面局部药物喷洒及病灶内抗结核药物加压注射，前者主要针对炎症浸润型和溃疡坏死型，后者主要适用于肉芽增殖型和淋巴结瘘型。

（2）冷冻术（cryosurgery）：

1）适应证：肉芽增殖型、淋巴结瘘型、瘢痕狭窄型（管腔闭塞）气管支气管结核，气道支架置入后再生肉芽肿的消除。

2）禁忌证：无特殊禁忌证，禁忌证同支气管镜检查。

3）治疗原理：基于制冷物质和冷冻器械产生的超低温，可使局部结核性肉芽肿组织及 MTB 菌体因组织细胞内的水分子迅速结晶成冰、细胞停止分裂并融解坏死，并引起局部血流停止及微血栓形成等慢性病理过程而导致坏死。

4）治疗方式：分为冷冻消融和冷冻切除2种方式。冷冻消融即冷冻及自然融化，较其他介入手段作用慢，并具有延迟效应，远期疗效较好；冷冻切除即直接撕扯下坏死组织而立即削减病灶,但应注意治疗结核性肉芽肿时冷冻切除极容易引起大出血。临床推荐使用冷冻消融方式治疗。推荐冷冻消融治疗时每次持续时间为 5~6 分钟,一般不要超过 10 分钟,间隔 0.5~1.0 分钟后,可重复进行 1~3 个冷冻-解冻循环周期,每周进行 1 次。

5)特点:冷冻术作用较弱,局部反应轻,患者易接受。冷冻治疗一般不损伤气道软骨,几乎不会发生气道穿孔,治疗后肉芽组织增生、纤维瘢痕形成率低,不影响心脏起搏器工作,不破坏金属、硅酮支架。

6)并发症:单纯冷冻治疗并发症较少见,主要为气道痉挛,特别长时间冷冻可导致气道冻伤。

(3)球囊扩张术(balloon dilation therapy):

1)适应证:气管支气管结核引起的中心气道等较大气道瘢痕性狭窄,所属该侧肺末梢无损毁。

2)禁忌证:气管支气管结核管壁软化型,其他禁忌证同支气管镜检查。

3)治疗原理:球囊扩张治疗的原理是将球囊导管自支气管镜活检孔送至气道狭窄部位,用液压枪泵向球囊内注水使球囊充盈膨胀,导致狭窄部位气道形成多处纵行撕裂伤,从而使狭窄气道得以扩张。

4)注意事项:①应严格掌握适应证,充分进行术前准备,把握扩张时机,既不能操之过急(如急性炎症期),也不能延误扩张机会(如气道完全闭锁)。全身及局部有效抗结核药物治疗,冷冻术等措施有助于减轻水肿、清除坏死物、削减肉芽肿及纤维瘢块等,待气道内局部病灶得到控制后再行扩张。上述措施在减轻临床症状、促进病灶愈合、为早期扩张创造机会且防止扩张后病灶播散、再狭窄的发生等方面具有积极意义。②扩张用压力可选择 2~8 个大气压(202~808kPa),通常由低到高,扩张气管时球囊持续膨胀时间为 15 秒以内,扩张气管以下部位时球囊持续膨胀时间为 1 分钟左右,若无明显出血,间隔 15~30 秒,可重复 1~2 次充盈球囊扩张。③结合胸部 CT 支气管多维重建影像学及支气管镜下表现,尽量准确判断狭窄的程度和范围及有无扩张指征,并选择适当型号的球囊导管,避免选择超过狭窄段正常生理直径的球囊导管。④对于狭窄程度重且气道开口较小的病例,目测不好判断狭窄程度及球囊导管能否顺利进入时,可先以探针试探能否进入狭窄气道,并大致估计狭窄程度。若不能进入,可尝试冷冻术、针形激光刀或针形高频电刀进行狭窄口切开。上述措施除冷冻术外,需特别慎重。⑤对于气道完全闭锁、探针进入狭窄段较浅的病例,应首先结合病史、临床及影像学等判断有无处理价值,可尝试冷冻术或在气道内超声引导下用针形激光刀或针形高频电刀打通闭锁,闭锁打通后再进行球囊扩张。若合并末梢侧肺已明显毁损,则建议外科手术。⑥扩张中遇瘢痕组织较硬,扩张时应逐渐增加压力泵压力及扩张维持时间,或以针形激光刀、针形高频电刀对纤维瘢痕行放射状切割松解,切不可骤增扩张压力,以防止出现较大的撕裂伤,甚至造成气道的撕裂出现纵隔气肿、气胸、气管胸膜瘘及气管食管瘘等严重并发症。⑦气管狭窄及距气管隆突较近部位主支气管狭窄扩张时,尤其是要重视主气道是否通畅,肺部通气功能是否受到影响。⑧多部位中心气道等较大气道狭窄,应采用先处理近端气道再处理远端气道,即由近端向远端扩张方案。⑨扩张出现气道撕裂伤,可先镇咳,预防感染及对症处理等治疗,一般均可自愈。局部小量出血时,可应用稀释的肾上腺溶液进行局部喷洒止血。⑩60 岁以上年龄较大的患者要慎重选择扩张治疗。⑪长期反复行支气管镜检查、扩张,势必造成患者身心、经济上的负担,应认真权衡利弊,更加符合卫生经济学、伦理学要求。

5)并发症:常见急性并发症表现为胸部疼痛不适、少量出血,气道严重撕裂可引起气道内大出血、纵隔气肿、皮下气肿、气胸、气道软化、气管胸膜瘘及气管食管瘘等,慢性并发症为肉芽组织增生致增生性再狭窄。

(4)热消融疗法:

1)适应证:气管支气管结核肉芽增殖型。

2)禁忌证:同支气管镜检查。

3)治疗措施:目前利用热消融疗法治疗方式有激光、高频电刀、氩等离子体凝固(argon plasma coagulation,APC)、微波等,各自具有特点及治疗优缺点。

4)治疗原理:利用发热效应,引起结核等组织细胞凝固与坏死而达到治疗目的。激光治疗主要借助于高功率激光,直接烧灼、凝固、汽化或炭化组织;高频电刀是通过高频电流热效应烧灼病变组织,使病变组织发生蛋白质变性、凝固、坏死;APC 又称氩气刀,通过高频电刀电离的氩气将高频电流输送到靶组织,避免了高频电刀的电极与组织直接接触;微波治疗是基于高频电磁波——微波对不同血运组织、细胞敏感性不同,使组织、细胞蛋白质变性、凝固及坏死。

5)注意事项:①上述治疗措施均可能造成气道黏膜损伤,刺激黏膜增生,即再生肉芽肿发生。APC 黏膜损伤范围大于激光、高频电刀。②热消融疗法削减突出到管腔内较大的结核性肉芽肿,依次推荐使用激光、高频电刀、微波及APC 等,并要求尽量不损伤气道黏膜。③若使用热消融疗法削减较大的结核性肉芽肿,肉芽肿基底部推荐使用冷冻疗法,以更好地修复气道黏膜损伤及彻底消除再生性肉芽肿。④针对中心气道等较大气道严重瘢痕狭窄、管腔闭塞处理,因气道走行出现较大扭曲而偏离原正常走行,若使用热消融疗法,推荐使用针形激光刀或针形高频电刀,慎重选择 APC 或高频电凝,切不可盲目行事,以免造成气道及周围血管透壁伤而危及生命。⑤热消融治疗时,禁止使用氧疗吸入。

6)并发症:均可导致气道黏膜烧伤、气道穿孔、气道内大出血、低氧血症、气胸、纵隔和皮下气肿等,汽化烟雾可引起咳嗽等。

(5)支架置入术(stent therapy):

1)适应证:气管、主支气管等大气道严重狭窄导致呼吸困难、呼吸衰竭,严重影响生活质量者;气管支气管结核管壁软化型合并呼吸道反复严重感染;中心气道瘢痕狭窄经球囊扩张成形术等联合治疗反复多次仍难以奏效,并呼吸功能不佳者。

2)禁忌证:同支气管镜检查的禁忌证。

3）治疗原理：气道内支架治疗是利用支架的支撑作用重建气道壁的支撑结构，保持呼吸道通畅。

4）支架类型：目前适合于治疗气管支气管结核气道狭窄的支架为硅酮支架、全覆膜金属支架及金属裸支架。支架应首选硅酮支架，目前国内尚无硅酮支架，可选择可回收的全覆膜金属支架、可回收的金属裸支架，一般情况下禁止使用不可回收的金属裸支架。

5）注意事项：①气管支气管结核所引起的气道狭窄为良性狭窄，支架置入术应慎之又慎、权衡利弊。②由于支架置入后肉芽组织增生所致的再狭窄不可避免，尤其是无覆膜的金属裸支架刺激增生作用较强，在管壁软化的基础上，可能继发Ⅲ型狭窄，且后续处理耗费人力、物力较大，不论是Ⅳ型还是Ⅴ型，均以置入临时性支架为妥。推荐金属支架取出时间为置入后30天内，最长不应超过60天。至于既不影响支架取出，又是置入最短时长，而且是气道成形、硬化又具有良好支撑作用的共同时间点，还有待于不断研究探索。③若合并呼吸困难、呼吸功能不良、呼吸道反复感染，临床评估患者生存期较短、临时性支架效果可能不佳且无手术指征者，才可考虑永久性支架置入。④支架置入后24~48小时、第1个月内应每周、1个月后应每个月进行气管镜检查1次。气道雾化吸入、祛痰药应用可降低气道再狭窄发生率。⑤气管结核合并气管及主支气管等气道狭窄，气管支架置入能迅速改善通气、缓解症状，并能为处理下游主支气管等气道狭窄提供充足的空间帮助。可通过支架对下游狭窄气道进行球囊扩张术等介入治疗。⑥支架置入后可应用冷冻术，消除气道内肉芽组织增生。

6）并发症：支架置入可引刺激性咳嗽、气道局部异物感、出血、感染、气道再狭窄（痰液阻塞及黏膜肉芽肿增生）、支气管管壁瘘、支架移位、支架疲劳、支架断裂及支架取不出等并发症。

（6）各型气管支气管结核的介入及综合介入治疗：

1）Ⅰ型：经支气管镜吸引清除气道分泌物，局部给予抗结核药物。

2）Ⅱ型：经支气管镜吸引、钳夹等清除气道分泌物，局部给予抗结核药物，冷冻术去除坏死物及促溃疡修复。

3）Ⅲ型：经支气管镜局部给予抗结核药物，冷冻消融或冷冻切除消除增殖肉芽组织，热消融疗法消除较大的增殖肉芽组织。

4）Ⅳ型：球囊扩张术为首选、主要的手段。中心气道等较大气道狭窄处瘢痕严重者，可依据胸部CT多维重建及增强扫描情况，慎重选用热消融疗法（针形激光刀、针形高频电刀），予以切割消除狭窄或为球囊扩张创造条件。中心气道等较大气道完全闭塞，所属肺不张形成时间较短且末梢侧肺呈致密改变无毁损者，可尝试冷冻或在审慎评价后慎选热消融疗法打通闭锁，联合应用球囊扩张术、暂时性支架置入术。对多次球囊扩张、局部药物应用，气道仍反复回缩性狭窄者，若合并反复感染、咯血，有手术指征者建议手术切除；若合并呼吸困难，无手术指征，经评估生存期较短者，在审慎评价后可考虑永久性支架置入；若合并反复感染、呼吸困难，无手术指征，经评估生存期较长者，在审慎评

价后可考虑暂时性支架置入。

5）Ⅴ型：对于中心气道管壁软化，可考虑硅酮支架置入术，鉴于国内尚缺乏硅酮支架，在审慎评价后可置入全覆膜金属支架或金属裸支架临时性置入。

6）Ⅵ型：淋巴结瘘破溃前期及破溃期，可经支气管镜局部给予抗结核药物、冷冻术及热消融疗法；破溃后期，若存在瘘口肉芽肿形成，则给予冷冻术、热消融疗法，若瘘口愈合、闭塞仅局部遗留炭末沉着，则无需特殊处理。

3. 肾上腺糖皮质激素应用　使用糖皮质激素必须在强有力的抗结核治疗方案实施下，且仅在下列情况时酌情使用，针对气管支气管结核推荐短期雾化吸入或气道内局部用药，防止滥用糖皮质激素。

（1）各种介入治疗后的气道局部、喉头急性水肿。

（2）介入治疗后气道明显挛缩。

（3）呼吸道严重炎症反应，常发生于Ⅰ型和Ⅱ型。

4. 手术治疗　外科手术切除指征：气管支气管结核合并所属气道狭窄、闭塞，造成末梢肺叶和肺段不张、阻塞性感染、肺通气功能不良，给予全身抗结核化学治疗，有介入治疗指征的患者加强气道内局部介入治疗，仍不能取得满意疗效者；气道狭窄、闭塞造成末梢肺毁损，反复阻塞性感染，合并支气管扩张伴反复咯血者。外科手术前应进行规范的抗结核药物化学治疗。术式应视不同情况，严格按照结核病外科治疗原则，由外科医师决定。

（五）结核性胸膜炎治疗　　结核性胸膜炎的治疗原则为抗结核药物化学治疗与局部治疗相结合。抗结核疗程一般为9个月，初治轻症患者可适当缩短疗程，但不短于6个月，有时需适当延长疗程。

1. 胸腔穿刺抽液或置管引流　抽出胸腔积液可使肺复张，减少因纤维素沉着引起的胸膜增厚、粘连而改善呼吸功能。极少量积液可不抽液，或只做诊断性穿刺；中量以上积液应及早抽液，可缓慢一次抽尽胸腔积液，必要时留置引流管。抽液过程中应严密观察患者反应，如出现肺复张性水肿、纵隔摆动引起的剧烈咳嗽、胸闷不适，应立即停止抽液，给予地塞米松5~10mg静脉注射。

2. 内科胸腔镜治疗　适用于包裹性积液患者，可切断粘连、消灭残腔、剥脱及清除胸膜表面纤维素膜，促进肺复张。

3. 糖皮质激素治疗　急性结核性渗出性胸膜炎者中毒症状较严重，胸腔积液较多，可在化疗和抽液治疗的同时应用泼尼松治疗，每天30~40mg，一次口服，待体温正常，全身中毒症状消除，胸腔积液吸收后逐渐减量，一般疗程为4~8周，治疗时要注意激素的禁忌证和不良反应。对胸膜炎已转为慢性者，不宜使用激素治疗。

4. 外科治疗　若病情发展为慢性脓胸、胸膜增厚、内科治疗无效时，可考虑外科治疗。

（1）胸膜纤维板剥脱术：适用于慢性脓胸，胸膜增厚，内科治疗无效，肺内无活动性病灶，无支气管狭窄，估计术后肺能重新复张。

（2）胸廓改形术：适用于肺不能复张，肺复张后可能结

核复发或恶化者。

（3）胸膜肺切除术:适用于结核性脓胸伴有患侧肺内空洞,广泛干酪性病变或合并支气管胸膜瘘,痰持续排菌者。

（谭守勇）

参考文献

[1] 钟南山,马小军,徐英春.临床路径释义:感染性疾病分册[M].北京:中国协和医科大学出版社,2018.

[2] 中华人民共和国国家卫生和计划生育委员会.肺结核诊断:WS 288—2017[M].北京:中国标准出版社,2017.

[3] 肖和平,沙巍,成诗明.结核病专科医师培训教程[J].北京:科学出版社,2017.

[4] 唐神结,李亮.临床医务人员结核病防治培训教材[J].北京:人民卫生出版社,2018.

[5] 中华医学会结核病学分会.《中华结核和呼吸杂志》编辑委员会.γ-干扰素释放试验在中国应用的建议[J].中华结核和呼吸杂志.2014.37（10）:744-747.

[6] 中华医学会结核病学分会.中国耐多药和利福平耐药结核病治疗专家共识（2019年版)[J].中华结核和呼吸杂志.2019.42（10）:733-747.

第十一节
非结核分枝杆菌肺病

一、概述

非结核分枝杆菌（nontuberculous mycobacteria, NTM）肺病是指由非结核分枝杆菌感染肺而引起的肺组织病变。非结核分枝杆菌指除结核分枝杆菌复合群（包括结核分枝杆菌、牛分枝杆菌、非洲分枝杆菌、田鼠分枝杆菌）和麻风分枝杆菌以外的其他分枝杆菌。目前已发现至少有40种NTM与肺部感染有关。引起肺部病变的菌种主要包括鸟分枝杆菌复合群（MAC）、堪萨斯分枝杆菌、脓肿分枝杆菌和蟾蜍分枝杆菌。

我国NTM感染呈现南方多于北方、气候温和地区多于气候寒冷地区、沿海地区多于内陆地区的特点。2010年第五次全国结核病流行病学调查数据显示的NTM分离率为22.9%。广州市2010—2012年结核病防治所就诊的可疑肺结核患者痰标本中NTM分离率为19.1%。NTM种属分布常具有地域特点,不同国家报道的NTM菌种组成、菌种构成比例多存在明显差异。东亚地区NTM菌种分布的荟萃分析结果显示,临床标本中分离最多的是胞内分枝杆菌（MAC,67%）,东北亚地区如日本和韩国尤其多见;快生长NTM如脓肿分枝杆菌在中国、新加坡较其他国家较为多见,但欧洲和北美很常见的玛尔摩分枝杆菌和蟾蜍分枝杆菌在东亚地区却鲜有报道;亚洲国家NTM感染患者中,37%曾罹患结核病。现有文献提示,我国分离最多的NTM菌种为胞内分枝杆菌,在北方可达40%~60%,而南方地区除了胞内分枝杆菌外,脓肿分枝杆菌也占较高比例;与北方相比,南方的NTM种类更具有多样性。

NTM的毒力较结核分枝杆菌低,属于机会致病菌,多继发于有慢性肺基础疾病的患者,NTM肺病的临床特征与肺结核极为相似,临床医师极易误诊误治,由于治疗方法与肺结核不同,一旦误治,可能造成严重后果。

二、相关术语定义

（一）快生长分枝杆菌（rapidly growing mycobacteria, RGM）　　RGM在固体培养基上培养7天内,即获得肉眼生长。临床最常见的有临床价值的RGM包括脓肿分枝杆菌、偶然分枝杆菌和龟分枝杆菌,RGM感染通常选用大环内酯类、氨基糖苷类和氟喹诺酮类等药物联合治疗。

（二）慢生长分枝杆菌（slowly growing mycobacteria, SGM）　　在固体培养基上培养需要7天以上,才获得肉眼可见菌落。最常见的有临床价值的SGM包括鸟分枝杆菌复合群（Mycobacterium avium complex, MAC;主要包括鸟分枝杆菌和胞内分枝杆菌）、堪萨斯分枝杆菌及蟾蜍分枝杆菌等,治疗通常选取大环内酯类和利福霉素类药物,有时加用注射类抗结核药物联合治疗。

非结核分枝杆菌种类见表24-11-1。

表24-11-1　可引起肺部疾病的缓慢生长和快速生长非结核分枝杆菌种类

缓慢生产分枝杆菌		快速生长分枝杆菌	
细菌学名	中文译名	细菌学名	中文译名
M. arupense		*M. abcessus*	脓肿分枝杆菌
M. asiaticum	亚洲分枝杆菌	*M. alvei*	河床分枝杆菌
M. avium	鸟分枝杆菌	*M. boenickei*	
M. branderi	布分枝杆菌	*M. bollettii*	
M. celatum	隐藏分枝杆菌	*M. brumae*	雾分枝杆菌
M. chimaera		*M. chelonea*	龟分枝杆菌
M. florentinum		*M. confluentis*	汇合分枝杆菌

续表

缓慢生产分枝杆菌		快速生长分枝杆菌	
细菌学名	中文译名	细菌学名	中文译名
M. gordonae	戈登分枝杆菌		
M. heckeshornense		*M. elephantis*	
M. interjectum	插入分枝杆菌	*M. fortuitum*	偶发分枝杆菌
M. intermedium	中间分枝杆菌	*M. goodii*	戈地分枝杆菌
M. intracellulare	胞内分枝杆菌	*M. holsaticum*	
M. kansasii	堪萨斯分枝杆菌	*M. mageritense*	
M. kubicae		*M. massiliense*	
M. lentiflavum	缓黄分枝杆菌	*M. mucogenicum*	黏液分枝杆菌
M. malmoense	玛尔摩分枝杆菌	*M. peregrinum*	外来分枝杆菌
M. palustre		*M. phocaicum*	
M. saskatchewanse		*M. septicum*	脓毒性分枝杆菌
M. scrofulaceum	瘰疬分枝杆菌	*M. thermoresistible*	耐热分枝杆菌
M. shimodei			
M. simiae	猿分枝杆菌		
M. szulgai	苏尔加分枝杆菌		
M. triolex	三重分枝杆菌		
M. xenopi	蟾分枝杆菌		

注：*M.* 为*Mycobacterium* 的缩写。

三、病因和主要危险因素

MTM 的细菌学特点与结核分枝杆菌（MTB）类似，属于需氧菌，细胞壁富含脂质使其具备抗酸染色的特点，由于细胞壁疏水性强，不利于水溶性营养物质和药物进入，因此细菌能对抗各种去污剂。NTM 在环境中普遍存在，以土壤和水中最为常见，水源性 NTM 与人类感染的关系最为密切。城市供水系统通常使用含氯制品进行杀菌，因此供水系统中能耐受氯的放线菌成为最重要菌群，其中就包括 NTM。NTM 具有易于形成生物膜、耐饥饿、耐极端温度的特点，决定了其能够在水中长期存活。对于大多数 NTM 菌种来说，最佳的体外培养温度为 35~37℃，但有些菌种如海分枝杆菌和溃疡分枝杆菌需要较低的培养温度（28~30℃），而嗜热分枝杆菌最佳生长温度是 42℃。

NTM 肺病可发生于任意年龄段，主要的易感人群为：①患基础肺疾病如慢性阻塞性肺疾病（COPD），既往有肺结核、胸部手术史、肺癌、肺间质病、囊性纤维化者；②职业为采矿、焊接、喷漆等；③有食管动力障碍或胸廓畸形者；④其他，如有原发或继发免疫缺陷、长期应用激素、有严重脏器疾病、高龄、酗酒和吸烟者。

四、发病机制

NTM 通过呼吸道、胃肠道和皮肤等途径侵入人体后，其致病过程与结核病相仿。开始，中性粒细胞捕捉并杀灭大部分 NTM，残余的 NTM 被巨噬细胞吞噬并在巨噬细胞内生长、繁殖，在溶酶体酶的作用下部分 NTM 被溶解，其抗原产物及其菌体成分被运送至局部的淋巴结，在此通过一系列途径激活多种效应细胞，释放多种细胞因子，从而产生 CD4+T 细胞等介导的免疫反应和迟发型变态反应。CD4+T 细胞主要分泌 γ-干扰素和 IL-12 等，激活中性粒细胞和巨噬细胞，杀灭 NTM。文献报道，人类免疫缺陷病毒（HIV）感染者 CD4+T 细胞降至 $50×10^6$/L 以下时，可发展为播散性 NTM 病，而无 HIV 感染者发生播散性 NTM 病，与 γ-干扰素和 IL-12 合成与反应通路中某些基因突变有关。不少前炎症细胞因子，如肿瘤坏死因子-α（tumor necrosis factor，TNF-α）也参与 NTM 感染的免疫发病过程，TNF-α 可激活其他细胞因子如 IL-18、IL-1β，从而吸引炎症细胞聚集在病变局部；TNF-α 还可上调黏附分子表达，增加同型和异型细胞间的黏附作用；促进巨噬细胞活化，增强其吞噬作用；参与肉芽肿形成，从而在 NTM 感染中起保护作用；然而，TNF-α 也可导致组织坏死、空洞形成。TNF-α 拮抗剂英夫利昔和可溶性受体依那西普有可能使 NTM 感染发展为活动性 NTM 病。

五、病理

NTM 与 MTB 的菌体成分和抗原有其共同性,但 NTM 的毒力较 MTB 弱。NTM 病的病理所见与结核病很难鉴别,区别在于 NTM 病的干酪样坏死较少,机体组织反应较弱。NTM 肺病的病理组织所见包括以淋巴细胞、巨噬细胞浸润和干酪样坏死为主的渗出性反应,以类上皮细胞、朗汉斯巨细胞肉芽肿形成为主的增殖性反应,以浸润相关细胞消退伴有肉芽肿相关细胞的萎缩及胶原纤维增生为主的硬化性反应 3 种。肺内可见坏死和空洞形成,常为多发性或多房性,侵及双肺,位于胸膜下,以薄壁为主,洞内坏死层较厚且较稀软,与肺结核空洞有所不同。NTM 肺病组织学可分为 4 型,即纤维空洞或类结核型、支气管扩张型、结节型和其他类型(包括肺纤维化、肺气肿和肺不张等)。

六、临床表现

NTM 病的全身中毒症状和局部损害表现与结核病相似,在无菌种鉴定结果的情况下,可长期被误诊为结核病。女性患病率明显高于男性,老年人居多。大多数患者肺部已有基础疾病,如 COPD、支气管扩张症、囊性纤维化、尘肺、肺结核和肺泡蛋白沉积症等。患者的临床表现差别较大,有的人没有明显症状,由体检发现;有的人已进展到肺空洞,病情严重;多数人发病缓慢,常表现为慢性肺部疾病的恶化,也可有急性发病;可有咳嗽、咳痰、咯血、胸痛、气急、盗汗、低热、乏力、消瘦和萎靡不振等症状。

胸部 X 线片显示炎性病灶及单发或多发的薄壁空洞,而纤维硬结灶、球形病变及胸膜渗出相对少见。病变多累及上叶尖段和前段。胸部 CT,尤其是高分辨率 CT 可清楚显示 NTM 肺病的肺部病灶,可有结节影、斑片及小斑片样实变影、空洞(尤其是薄壁空洞)影、支气管扩张、树芽征、磨玻璃影、线状及纤维条索影、胸膜肥厚粘连等表现,且通常以多种形态病变混杂存在。由于 NTM 病程较长、肺组织破坏较重及并发症的存在,一般 NTM 肺病患者的肺通气功能减退较肺结核更为明显。

七、常规检查项目

(一)必需的检查项目

1. 血常规、尿常规。
2. 感染性疾病筛查(如乙型肝炎、丙型肝炎、艾滋病等)。
3. 肝肾功能、电解质、血糖、血沉(或 C 反应蛋白)、血尿酸。
4. 痰抗酸杆菌涂片及镜检、痰分枝杆菌培养及菌种鉴定。

5. 心电图、胸部 X 线片。

(二)根据患者病情可选的检查项目

1. 非结核分枝杆菌药物敏感试验。
2. 支气管镜检查(怀疑存在支气管结核或肿瘤患者)。
3. 胸部 CT 检查(需与其他疾病鉴别诊断或胸部 X 线片显示不良者)。
4. 胸部超声(怀疑胸腔积液、心包积液患者)。
5. 细胞免疫功能检查(怀疑免疫异常患者)。
6. 痰查癌细胞、血液肿瘤标志物(如癌胚抗原等)(怀疑合并肿瘤患者)。

八、专科检查

(一)病原学检查

NTM 病的确诊依赖于细菌学检测,标本可来源于患者的痰液、脓液或者胸腹水和脑脊液,亦可通过各种创伤性检查获取标本,例如支气管肺泡灌洗液、经皮肺穿刺标本等;可以进行抗酸涂片及分枝杆菌培养。抗酸涂片无法区分结核和非结核分枝杆菌,传统的鉴定方法(生化法和鉴别培养基的使用)往往需要较长的时间(6~12 周)(见本章第十节)。目前有一些包括分子生物学在内的鉴定方法,可用于快速诊断。

1. 色谱法　不同菌种的 NTM 具有其独特的细胞成分,通过色谱法检测这些成分来进行菌种鉴定,例如通过气相色谱(gas-liquid chromatography)分离并分析细胞中脂肪酸的指纹图谱或峰的数量、位置、高度;通过高效液相色谱法(high-performance liquid chromatography,HPLC)直接检测分枝杆菌细胞壁分枝菌酸和对细菌染色体的 GC% 进行检测。

2. 分子生物学方法　细菌基因组 DNA 中某些序列具有高度保守的种特异性,通过各种方法把序列检测出来,就可以进行菌种鉴定。这些序列包括 16S rRNA、16S~23S rRNA、IS6110、oxyR、ahpC、rpoB、hsp65 等。而方法包括直接测序和在 PCR 扩增高保守片段后采用核酸探针或基因芯片检测,亦可进行限制性内切酶消化作用后形成不同的条带,称为 PCR-限制性片段长度多态性分析法(PCR-restriction fragment length polymorphism,PCR-RFLP)或称 PCR-限制性核酸内切酶分析法(PCR-restriction endonuclease analysis,PRA)。在这些方法中,16S rRNA 测序技术的准确率最高,为 99%~100%。

(二)药物敏感试验

由于 NTM 对常见的抗结核药物大多耐药,一旦确定为 NTM 病,则不一定需要进行常规的抗结核药物敏感性试验。对于未经治疗的 MAC 病患者,仅推荐进行克拉霉素敏感性试验。对未经治疗的堪萨斯分枝杆菌病患者,仅需进行利福平药敏试验;对利福平耐药的堪萨斯分枝杆菌分离株,应进行多种抗结核药物的药敏试验,包括利福布汀、乙胺丁醇、异烟肼、克拉霉素、氟喹诺酮类、阿米卡星和磺胺类药物;海分枝杆菌分离株不需要进行常规药敏试验,除非是治疗失败的患者;对于快速生长分枝杆菌（偶然分枝杆菌、脓肿分枝杆菌和龟分枝杆菌），常规药敏试验应包括阿米卡星、伊米配能（仅限于偶然分枝杆菌）、多西环素、氟喹诺酮类药物、磺胺类药物或复方磺胺甲噁唑、头孢西丁、克拉霉素、利奈唑胺和妥布霉素（仅限于龟分枝杆菌）。

九、诊断

具有呼吸系统症状和/或全身症状，经胸部影像学检查发现有空洞性阴影、多灶性支气管扩张及多发性小结节病变等，已排除其他疾病，在确保标本无外源性污染的前提下，符合以下条件之一者可做出 NTM 肺病的诊断。

1. 痰 NTM 培养 2 次均为同一致病菌。

2. 支气管肺泡灌洗液（BALF）中 NTM 培养阳性 1 次，阳性度为（++）以上。

3. BALF 中 NTM 培养阳性 1 次，抗酸杆菌涂片阳性度为（++）以上。

4. 经支气管镜或其他途径的肺活组织检查，发现分枝杆菌病的组织病理学特征性改变（肉芽肿性炎症或抗酸染色阳性），并且 NTM 培养阳性。

5. 肺活组织检查发现分枝杆菌病的组织病理学特征性改变（肉芽肿性炎症或抗酸染色阳性），并且痰标本和/或 BALF 标本的 NTM 培养阳性≥1 次。

十、诊断分型及病情分度

（一）NTM 感染　　NTM 皮肤试验阳性及缺乏组织、器官受到 NTM 侵犯的依据，符合上述条件者，即可诊断为 NTM 感染。

（二）疑似 NTM 肺病　　符合以下条件之一，即可考虑为疑似 NTM 肺病。

1. 痰抗酸杆菌检查阳性而临床表现与肺结核不相符者。

2. 痰液显微镜检查发现菌体异常的分枝杆菌。

3. 痰或其他标本中分枝杆菌培养阳性，但其菌落形态和生长情况与 MTB 复合群有异。

4. 接受正规的抗结核治疗无效而反复排菌的患者，且肺部病灶以支气管扩张、多发性小结节及薄壁空洞为主。

5. 有免疫功能缺陷，但已除外肺结核的肺病患者。

十一、鉴别诊断

非结核分枝杆菌肺病的临床表现酷似肺结核。多继发于支气管扩张、硅沉着病和肺结核病等慢性肺病，也是人类免疫缺陷病毒（HIV）感染或获得性免疫缺陷综合征（AIDS）的常见并发症。常见临床症状有咳嗽、咳痰、咯血、发热等。胸部 X 线片可表现为炎性病灶及单发或多发薄壁空洞，纤维硬结灶、球形病变及胸膜渗出相对少见。病变多累及上叶的尖段和前段。但亦有 20%~50% 的患者无明显症状。

痰抗酸染色涂片检查阳性，无法区别结核分枝杆菌与非结核分枝杆菌，只有通过分枝杆菌培养方可鉴别菌型。其病理组织学基本改变类似于结核病，但非结核分枝杆菌肺病的组织学上改变以类上皮细胞肉芽肿改变多见，无明显干酪样坏死。胶原纤维增生且多呈现玻璃样变，这是与结核病的组织学改变区别的主要特点。

十二、治疗

大多数 NTM 对常用的抗分枝杆菌药物均耐药，考虑到其临床治疗效果多不确切，临床医师在决定是否治疗时应进行综合判断。对于症状较轻微，胸部影像学表现为病灶较局限，经过动态随访变化不明显，且药敏试验结果为广泛高度耐药，仅依靠目前的药物难以取得理想疗效，或耐受性较差的高龄 NTM 肺病患者，可不给予抗分枝杆菌治疗。

治疗原则：①由于 NTM 的耐药模式可因菌种不同有所差异，所以治疗前行药物敏感试验仍十分重要；②尽管目前难以确定药敏试验结果与临床效果的相关性，但制定 NTM 病的治疗方案时，仍应尽可能根据药敏试验结果和用药史，选择 5~6 种药物联合治疗，强化期为 6~12 个月，巩固期为 12~18 个月，在 NTM 培养结果阴转后继续治疗 12 个月以上；③不同 NTM 病的用药种类和疗程可有所不同；④不建议对疑似 NTM 肺病患者进行试验性治疗；⑤对 NTM 肺病患者应谨慎采用外科手术治疗；⑥根据 NTM 肺病的严重程度、NTM 进展风险、合并症和治疗目标决定治疗时机。

（一）缓慢生长型 NTM 肺病

1. MAC 肺病　　对于肺部有结节性病灶或支气管扩张及不能耐受每日治疗的患者，推荐采用每周 3 次的治疗方案：每次克拉霉素 1 000mg（或阿奇霉素 500~600mg）、利福平 600mg 和乙胺丁醇 25mg/kg。对于有纤维空洞的 MAC 肺病或有严重的结节性病灶及支气管扩张症患者，推荐采用每日治疗方案：克拉霉素 500~1 000mg/d（体重<50kg 者为 500mg/d）或阿奇霉素 250~300mg/d、利福平 450~600mg/d（体重<50kg 者为 450mg/d）和乙胺丁醇 15mg/（kg·d）。在治疗开始的 2~3 个月可考虑用阿米卡星或链霉素，每周 3 次。

严重进展性病变或接受过治疗的患者，推荐方案：克拉霉素 500~1 000mg/d（体重<50kg 者为 500mg），或阿奇霉素 250~300mg/d、利福布汀 150~300mg/d（体重<50kg 者为 150mg/d），或利福平 450~600mg/d（体重<50kg 者为 450mg/d）、乙胺丁醇 15mg/（kg·d），治疗开始的 2~3 个月应用阿米卡星或链霉素，每周 3 次。

对播散性 MAC 病患者的推荐方案：克拉霉素 1 000mg/d 或阿奇霉素 250~300mg/d、利福布汀 300mg/d 和乙胺丁醇 15mg/（kg·d）。获得性免疫缺陷综合征（艾滋病）合并播散性 MAC 病患者，应持续抗分枝杆菌治疗直至其免疫功能恢复后 1 年，甚至终身服药。

2. 堪萨斯分枝杆菌肺病　　推荐采用每日治疗方案：利福

平 10mg/(kg·d)(最大量为 600mg/d)、异烟肼 5mg/(kg·d)(最大量为 300mg/d)、乙胺丁醇 15mg/(kg·d),疗程至痰培养结果阴转 12 个月;对利福平耐药的堪萨斯分枝杆菌病患者,推荐以体外药敏试验为基础,由 3~4 种药物组成治疗方案,包括克拉霉素或阿奇霉素、莫西沙星、乙胺丁醇、磺胺甲噁唑或链霉素等,疗程至痰培养结果阴转 12~15 个月。

3. 海分枝杆菌肺病　治疗方案:采用利福平或利福布汀、乙胺丁醇和克拉霉素,疗程为 4~6 个月。对疗效不佳者,可采用外科手术清创治疗。

4. 瘰疬分枝杆菌肺病　治疗方案:采用含克拉霉素、环丙沙星、利福平或利福布汀、乙胺丁醇等方案进行治疗,疗程为 18~24 个月。对局部病变,可采取外科手术清除。

5. 溃疡分枝杆菌肺病　治疗方案:采用克拉霉素和利福平治疗 8 周,对于疗效不佳者可辅以外科手术清创治疗及皮肤移植。

6. 嗜血分枝杆菌肺病　治疗方案:采用克拉霉素、利福平或利福布汀及环丙沙星,疗程为 12 个月。对于免疫功能受损的嗜血分枝杆菌淋巴结病患者,推荐采用外科手术治疗。

7. 蟾分枝杆菌肺病　治疗方案:采用克拉霉素、利福平和乙胺丁醇治疗,疗程至痰培养结果阴转后 12 个月;对于药物疗效不佳且肺功能良好者,可考虑外科手术治疗。

8. 玛尔摩分枝杆菌肺病　治疗方案:采用克拉霉素、利福平、乙胺丁醇和异烟肼治疗,必要时可加用氟喹诺酮类药物,疗程为痰培养结果阴转后 12 个月。

(二)快速生长型 NTM 肺病

1. 脓肿分枝杆菌肺病　治疗方案:采用 1 种大环内酯类药物联合 1 种或多种静脉用药物,如阿米卡星、头孢西丁或伊米配能,疗程为 6 个月,对于肺部病变局限且可耐受手术的患者,可同时采用外科手术治疗,以提高治愈率。

脓肿分枝杆菌皮肤、软组织和骨病的推荐治疗方案:克拉霉素 1 000mg/d 或阿奇霉素 250mg/d、阿米卡星 10~15mg/d、头孢西丁 12g/d(分次给予)或伊米配能 500mg(分次给予),重症病例的疗程至少 4 个月,骨病患者的疗程至少 6 个月,对于病灶广泛、脓肿形成及药物疗效不佳者,可采用外科清创术或异物清除术。

2. 龟分枝杆菌肺病　推荐治疗方案:克拉霉素加 1 种敏感药物,疗程至痰培养结果阴转后 12 个月。

龟分枝杆菌皮肤、软组织和骨病的推荐治疗方案:根据体外药敏试验结果,至少采用 2 种敏感药物,如妥布霉素、克拉霉素和喹诺酮类药物,疗程至少 4 个月,骨病患者的疗程至少 6 个月,对于病灶广泛、脓肿形成及药物治疗效果不佳者,可采用外科清创术或异物清除处理。

3. 偶然分枝杆菌肺病　推荐治疗方案:克拉霉素加 1 种敏感药物,疗程为痰培养结果阴转后 12 个月。

偶然分枝杆菌皮肤、软组织和骨病的推荐治疗方案:根据体外药敏试验结果,至少采用 2 种敏感药物,如氟喹诺酮类、利福平或利福布汀和克拉霉素或阿米卡星,疗程至少 4 个月,骨病患者至少 6 个月。对于病灶广泛、脓肿形

成及药物疗效不佳者,可采用外科清创术或异物清除处理。

(谭守勇)

参考文献

[1] 中华医学会结核病学分会.《中华结核和呼吸杂志》编辑委员会. 非结核分枝杆菌病诊断与治疗专家共识[J]. 中华结核和呼吸杂志. 2012. 35 (8): 572-580.

[2] 中华人民共和国国家卫生和计划生育委员会肺结核诊断: WS 288—2017[M]. 北京: 中国标准出版社, 2017.

[3] 初乃惠, 段鸿飞. 非结核分枝杆菌病诊断与治疗[M]. 北京: 人民卫生出版社, 2018.

第十二节
骨髓及实体器官移植术后肺部感染

目前,异基因骨髓干细胞移植(hematopoietic stem cell transplantation, HSCT)及肾脏、肝脏、心脏、肺脏、小肠等实体器官移植(solid organ transplant, SOT)技术已经日臻成熟,但影响移植术后受者存活率的两大主要因素,依然是排斥反应和感染。HSCT 及 SOT 术后,受者需要长期使用免疫抑制剂来预防和治疗排斥反应,而长期免疫抑制剂的使用,使受者的细胞免疫及体液免疫功能低下,继发各种病原体感染的风险显著增加,尤其在术后早期、大剂量免疫抑制剂使用期或再次冲击治疗时期。自从 2015 年,我国成立了规范的器官获取组织后,公民逝世后器官捐献逐渐成为移植受体得到脏器的重要来源。来源于捐赠的供体,死亡前绝大部分在 ICU 入住,接受气管插管等生命脏器辅助支持,供体本身携带的病原体成为受体感染的主要原因之一。严重的感染不仅损害移植物功能,而且显著增加 SOT 受者的死亡率,使实体器官移植面临更大的挑战。回顾性研究显示,SOT 术后,1 年内的死亡原因中,由于感染导致的比例达到 41%;而前瞻性研究显示,未来的几年,这种比例将更加升高,达到 53%。由此可见,全面进入器官捐赠时代后,SOT 术后面临感染的形势将更加严峻。SOT 术后约有 40% 的围手术期死亡的原因是感染,或其他并发症同时合并感染。感染的病原学之中,细菌感染是最常见的;感染的部位方面,以肺部感染最常见。细菌感染可以单独反复发生,或者与其他病原体混合感染。

一、移植受者肺部感染概述

(一)移植受者肺部感染发病率及危害　肺部感染在全球的发病率和死亡率高,无论在发达国家还是发展中国家,肺部感染都是导致死亡的重要原因之一。据世界卫生组织对所有人群的调查显示,肺部感染是世界上最常见的感染性死亡原因,每年导致近 3 500 万人死亡,重症肺炎

的病死率可高达 30%~50%。而 SOT 受者作为免疫受限人群，肺部感染的风险更高，而且这种高风险状态伴随终身。但是，不同的术后时间、不同的器官移植类型，感染的特点及严重程度有所不同。所有的 SOT 术后早期（术后 30 天内），肺部感染是受者死亡的主要原因之一，尤其是肺移植术后及心肺联合移植术后。肺移植术后的 30 天至 1 年内，细菌感染不仅始终是导致受者死亡的首位原因，而且其比例显著高于其他死亡原因。SOT 术后早期，细菌感染是最常见的，死亡率也最高，随后的第 2~3 个月病毒感染率显著增加，之后依次是真菌、分枝杆菌、寄生虫等特殊病原体感染率显著增加。

HSCT 及 SOT 术后，各个脏器的感染率增加，包括手术部位、手术器官及血流感染，但肺部的感染率不仅显著高于其他脏器，而且肺部感染主要以原发感染为主。肺部感染高发的主要原因为肺脏本身属于与外界相通的开放性器官，各种病原体容易侵犯气道黏膜屏障，尤其是在围手术期、大剂量免疫抑制剂的使用、患者所处的环境为院内医疗场所时。而肺移植及心肺联合移植术后，肺部感染的发生率更高，主要原因为：①肺移植及心肺联合移植手术过程中的暴露、术后来源于供体肺及气道的病原体均是受体感染的主要感染源之一；②手术操作本身对气道黏膜屏障的破坏、气道黏膜肿胀、吻合口水肿，使气道分泌物引流不畅，而气道分泌物本身就是细菌良好的培养基；③疼痛刺激、神经受损等多种因素，使受者咳嗽、咳痰能力下降，痰液引流不畅，痰液作为细菌良好的培养基，引流不畅即可导致肺部感染率显著增加；④手术使得相应的神经组织如膈神经、迷走神经、喉返神经等受到一定损伤，气道纤毛的摆动能力显著下降、对黏液和病原微生物的清除能力下降等多种因素，使肺移植后肺部感染率更高。

（二）移植受者肺部感染特点　相对于普通患者，移植受者的肺部感染往往存在以下特点：①机会性感染常见；②混合感染多见，病原体复杂；③移植术后早期的细菌感染，以多耐药菌常见；④严重程度高；⑤病情进展迅速；⑥病死率高；⑦精准化诊断相对困难；⑧治病原耐药率高，可供选择的治疗用药相对较少；⑨治疗反应差，疗效慢。其感染的程度往往比较严重，一旦发生感染，病情进展迅速，也容易并发腹腔内感染甚至血流感染，且病死率高。而 SOT 受者感染后的临床症状、体征可能不典型或者延迟出现，感染相关指标往往无明显升高或升高不显著；另外，患者对气管镜检查、CT 及 B 超引导穿刺等有创辅助检查的耐受性差；因此，对病原学的精准化诊断带来一定困难，从而影响抗感染药物的选择，使治疗难度显著增加。另外，多种药物的同时使用使得药物之间的相互作用复杂、药物不良反应及对肝肾功能的影响等因素又进一步增加了治疗难度。而移植受者免疫力的低下、低蛋白血症、糖尿病等因素的影响，使受者对抗感染治疗的反应慢，需要更长疗程。

（三）肺部感染的高危因素　围手术期的肺炎多为院内获得性，以 HAP 为主，病原体以细菌为主。高危因素主要包括：①受体和供体呼吸道的耐药病原体的存在，尤其是肺移植或心肺联合移植受者；②供体肺在离体后、植入前缺血时间过长；③受体的年龄、基础疾病影响，如老年移植受者（>60 岁）、有糖尿病、高血压、肝功能受损等合并疾病者；④大剂量免疫抑制剂的使用，尤其是术前采用免疫诱导治疗者；⑤单肺移植受者；⑥移植术后出现严重并发症（肾功能不全、胆道感染或梗阻等）；⑦留观 ICU 时间与气管插管时间过长（≥72 小时）、再次手术；⑧术前 90 天内使用过抗生素治疗；⑨近期住院时间大于 5 天等。

术后远期的肺炎，以 CAP 相对多见，病原体以病毒较常见，其次为细菌及真菌，高危因素主要包括：粒细胞减少或缺乏，再次冲击治疗或增强免疫抑制剂的使用，老年移植受者（>60 岁），有糖尿病、高血压、肝功能受损等合并疾病者，单肺移植受者，既往有耐药菌定植或曲霉菌定植者等。

二、肺部感染的分类

HSCT 及 SOT 术后肺部感染导致的肺炎，有多种分类方法。按照严重程度，分为重症肺炎与非重症肺炎；按照病原体分类，可以分为细菌性肺炎、病毒性肺炎、真菌性肺炎等；按照肺部受累的面积，分为大叶性肺炎、小叶性肺炎、支气管肺炎等。目前常用的分类方法主要是按照罹患感染的场所，分为社区获得性肺炎（community acquired pneumonia, CAP）和院内获得性肺炎（hospital acquired pneumonia, HAP）。但是，术后时间、器官移植类型不同，感染的特点及严重程度也有所不同。移植术后早期（1 个月内），细菌感染是最常见的病原体，随后细菌感染的发病率逐渐下降，而病毒、真菌、特殊病原体、寄生虫等感染的发病率依次逐渐增加。因此，结合移植术后患者的肺部感染的特点，临床上常采取几种分类方法结合，利于诊断及治疗。

（一）移植受者肺部细菌感染　细菌感染是移植术后早期最主要的病原体，包括 HSCT 及 SOT，尤其是 SOT 围手术期。随着抗菌药物的广泛应用，细菌的耐药性也不断增强。在过去的 20 多年，出现了许多新的多重耐药、广泛耐药甚至全耐药的"超级细菌"，给移植医学带来了巨大的挑战。与普通细菌相比，耐药菌感染后相关并发症多、死亡率高。移植受者作为免疫缺陷人群，一旦患者发生多耐药菌感染，死亡率高达 40% 以上。

1. 肺部细菌感染的常见病原体

（1）围手术期及术后早期：无论 HSCT 还是 SOT 受者，围手术期及术后早期的肺炎多为 HAP，因感染来源主要为院内获得性，其菌种以多重耐药的革兰氏阴性杆菌常见。根据中国耐药细菌监测网的数据，除了肠科杆菌属中的大肠埃希菌外，非发酵糖的革兰氏阴性杆菌占所有分离菌株的 24.1%，其中最多见者依次为鲍曼不动杆菌（38.3%）、铜绿假单胞菌（36.0%）、嗜麦芽窄食单胞菌（11.9%）。另外，近年来革兰氏阳性球菌的分离率逐年上升（图 24-12-1A），最多见者依次为金黄色葡萄球菌、肠球菌属和凝固酶阴性葡萄球菌。其中，甲氧西林耐药菌株的分离率逐年增加；

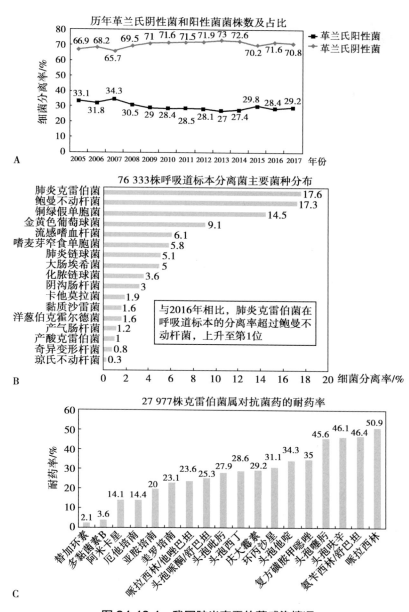

图 24-12-1　我国肺炎克雷伯菌感染情况
A. 近年来革兰氏阳性球菌的分离率逐年上升；B. 肺炎克雷伯菌的分离率跃居首位，替代了既往多年鲍曼不动杆菌占有的首位；C. 肺炎克雷伯菌对抗生素的耐药情况。

2017 年国内的数据显示，金黄色葡萄球菌的平均检出率达到 35.3%，凝固酶阴性葡萄球菌中甲氧西林耐药株占比为 80.3%。甲氧西林耐药株对大环内酯类、氨基糖苷类和喹诺酮类等多数抗菌药物的耐药率均显著高于甲氧西林敏感株。针对免疫缺陷人群，甲氧西林耐药菌株，尤其是耐药金黄色葡萄球菌（MARSA）的感染不容忽视。

近年来，碳青霉烯类耐药的肠科杆菌属（CRE）的分离率及感染率逐年上升。CRE 主要包括克雷伯菌属、肠杆菌属、沙雷菌属、变形菌属等。其中，碳青霉烯类耐药的肺炎克雷伯菌感染的发生率显著增加。根据我国耐药细菌监测网的数据，该细菌每年的分离率呈稳步上升趋势：从

2005 年的 3% 左右上升到了 2017 年的 24%，上升幅度高达 8 倍。而 2017 年的呼吸道分泌物中，肺炎克雷伯菌的分离率跃居首位，替代了既往多年鲍曼不动杆菌占有的首位（图 24-12-1B）。而且，其对多种抗生素的耐药率也显著上升（图 24-12-1C）。

（2）术后远期：移植受者在术后中远期的肺炎大多为 CAP，因感染来源主要为社区获得性，但也有部分受者因排斥反应、肝肾功能异常、心血管疾病、CAP 等并发症返回医院治疗期间，继发获得 HAP。对于 CAP 患者，根据不同的人群，常见的感染菌群也有所不同。对于年轻、免疫抑制的程度相对较轻、无基础肺疾病、一般情况良好、无需收住医院

者,常见的感染细菌为流感嗜血杆菌、需氧革兰氏阴性杆菌、金黄色葡萄球菌、卡他莫拉菌等。而对于年老或具有基础肺疾病者、需要收住院但非重症者,常见细菌为流感嗜血杆菌、混合感染、需氧革兰氏阴性杆菌、金黄色葡萄球菌等。上述需要收住院且需要收住 ICU 诊治的重症者,常见的感染菌为需氧革兰氏阴性杆菌、嗜肺军团菌、肺炎克雷伯菌、金黄色葡萄球菌、诺卡菌等。对于有结构基础肺病的患者或单肺移植的患者,铜绿假单胞细菌感染也较常见。

2. 肺部细菌感染的治疗原则　移植受者罹患肺炎的概率显著高于普通人群,无论是 CAP 还是 HAP;而且,其严重程度也高于普通人群。因此,一旦诊断为肺炎,应尽早给予相应治疗。主要治疗原则包括早期足量的抗菌药物治疗、免疫抑制剂的调整、对症支持治疗等。

(1)抗菌药物的治疗原则:抗菌药物起始治疗应尽早开始,在确立临床诊断并安排合理病原学检查及标本采样后,根据患者年龄、基础疾病、临床特点、实验室及影像学检查,疾病严重程度、肝肾功能、既往用药及药物敏感性情况,尽早开始抗菌药物治疗。具体策略如下:

1)在围手术期及术后早期,抗生素的使用应该建立在以下 3 项基础之上:①供体的病原学证据;②受体的临床感染症状及体征;③受体的病原学依据。

2)病原学的结果回报之前,根据当地的流行病学、患者的基础疾病状态,予以能够覆盖常见病原体的广谱抗生素。之后,病原学结果回报后,再根据药敏结果对原有的经验性广谱抗生素进行调整,改为针对性的目标抗生素。

3)尽量根据药敏结果选择敏感抗菌药物,当所有药物均不敏感时,选择与最低抑菌浓度(MIC 值)较接近敏感折点的药物。

4)多耐药阴性菌的治疗不仅需要增加抗生素的剂量,而且需要联合用药,但同时注意根据患者的年龄、肝肾功能及体表面积进行相应调整。

5)根据 PK/PD 原理设定给药方案,如增加给药剂量或次数、延长抗菌药滴注时间等。

(2)免疫抑制剂的调整:目前 SOT 术后免疫抑制的维持治疗,通常采用经典的三联药物维持,即细胞周期抑制药物,最常用的是霉酚酸酯类;钙磷酸酶抑制剂,以环孢素 A 或普乐可复最常用;小剂量的糖皮质激素。一般来说,对于发生明确感染的移植受者,尽量降低免疫抑制剂的强度,尤其是重症感染。免疫抑制剂的调整,首先考虑减少或暂停细胞周期抑制药物;然后考虑降低钙磷酸酶抑制剂的强度。而对于重症感染、尤其是脓毒血症、血流动力学不稳定或感染性休克患者,糖皮质激素还可以短期增加剂量、静脉使用,以减轻急性炎症反应对组织的损伤。在重症感染的急性期,可予以 0.5~1mg/kg 静脉使用 3~5 天,随后恢复至发病前的维持剂量。

(3)移植受者 MDR 细菌感染的抗生素选择推荐:移植受者的 MDR 细菌感染,主要为革兰氏阴性杆菌。如培养结果为鲍曼不动杆菌,则应该选择以下列几种药物为基础的联合用药原则,包括以舒巴坦或其合剂为基础的联合、以多黏菌素为基础的联合或以替加环素为基础的联合。对于铜

绿假单胞菌导致的感染,建议依据抗菌药物敏感性,选择一种抗菌药物以明确治疗。在泛耐药铜绿假单胞菌广泛流行的机构,日常药敏试验建议包含多黏菌素类。不动杆菌属导致的感染,如果仅对多黏菌素类敏感,可以静脉给予多黏菌素 B 或多黏菌素 E;如果是重症肺部感染或同时伴有严重肺部感染,可以同时辅助吸入多黏菌素 E。但由于多黏菌素价格昂贵且肾毒性大,因此,权衡利弊使用。近年来,由于碳青霉烯类等广谱抗生素的普遍使用,呼吸道标本培养到嗜麦芽窄食单胞菌的概率显著升高,故首先要判断是定植菌还是耐药菌,一旦判断嗜麦芽窄食单胞菌是真正的责任致病菌,由于其导致的肺部感染或其他部位的感染,抗感染治疗一般首选复方磺胺甲噁唑,其他可以选择的药物有替卡西林克拉维酸、头孢哌酮舒巴坦、氟喹诺酮类、替加环素、多黏菌素等。厌氧菌感染一般选择青霉素(脆弱拟杆菌除外)、甲硝唑、克林霉素,严重者可以选择碳青霉烯类。如培养结果为阳性球菌中的 MRSA,一般选择万古霉素、利奈唑胺、替考拉宁或替加环素,如果培养结果为 VRE,一般选择利奈唑胺或替考拉宁等。具体抗生素的选择根据药敏结果,剂量根据 PK/PD 原理。

(4)移植受者细菌性肺炎的支持治疗:移植受者的细菌性肺炎的支持治疗包括呼吸支持、器官功能支持、维持内环境稳态、营养支持、康复支持等。

(二)移植受者病毒性肺炎的诊治　病毒感染是移植术后主要的感染病原之一,包括多种常见的呼吸道病毒及机会性感染病毒。前者主要包括流感病毒、呼吸道合胞病毒、冠状病毒、鼻病毒、腺病毒等。后者主要包括巨细胞病毒(cytomegalovirus,CMV)及水痘-带状疱疹病毒。移植受者的病毒感染中,以 CMV 感染最常见。CMV 是一类常见的疱疹病毒,在人类血清中的阳性率为 30%~97%。免疫功能正常的人感染 CMV 后通常表现为短时间的发热或无症状,此后 CMV 会在多种细胞中呈终身潜伏状态,成为再次活化的储存,携带者成为易感人群。机体免疫状态良好时,CMV 感染者大多数呈隐性感染,移植受者处于免疫抑制状态,术后继发 CMV 感染的概率远远高于正常人。机体免疫状态良好时,CMV 感染者大多数呈隐性感染。SOT 受者处于免疫抑制状态,术后继发 CMV 感染的概率远远高于正常人群。CMV 肺炎不仅是 SOT 受者常见的感染性并发症,也是重要的死亡原因之一。CMV 容易侵犯移植物,可能与移植物内存在异常的免疫应答反应有关。CMV 感染后对人体的危害包括直接效应和间接效应两个方面。直接效应方面,主要仅病毒感染本身对靶器官的损害,如 CMV 肺炎。间接效应方面,由于 CMV 具有调控免疫系统的能力,CMV 感染可以诱发移植物功能丧失、全身微血管病变及冠脉病变等。

1. CMV 肺炎的高危因素　移植术前供体(D)及受体(R)血清 CMV-IgG 是对 SOT 受者进行 CMV 感染危险度分层的主要指标。风险程度依次为:$D^+/R^- > D^+/R^+ > D^-/R^+ > D^-/R^-$。因此,$D^+/R^-$ 受体人群,属于极高危人群。另外,免疫抑制的程度对 CMV 感染也有影响;一般来讲,免疫抑制越强,罹患 CMV 感染的概率就高,CMV 感染的程度也越重。

抗淋巴细胞球蛋白类制剂如抗胸腺球蛋白或 OKT3 的使用，使 CMV 感染的风险增加 3~4 倍。与他克莫司相比，mTOR 抑制剂（依维莫司、西罗莫司）的替代使用可以降低 CMV 病的发生率。其他疱疹科病毒或 EBV、HHV-6、HHV-7 等病毒感染属于协同高危因素。

2. CMV 肺炎的诊断标准　SOT 受者 CMV 肺炎的主要诊断标准如下。

（1）符合 SOT 宿主因素。

（2）具有 CMV 肺炎的特异性临床表现，如：①发热；②咳嗽；③气促或呼吸困难；④肺功能 $FEV_1 \leq 80\%$ 基础值；⑤需要氧气支持或原有基础上对氧气的需求增加。

（3）有典型的胸部影像学改变：胸部 X 线片以细小网格影及小结节影为主要表现的间质性肺炎的表现，胸部 CT 表现为毛玻璃阴影、直径 <1cm 的小结节影，缺乏大的结节影及有支气管充气征的实变阴影。急进型及缓进型 CMV 肺炎的影像学表现分别见图 24-12-2 和图 24-12-3。

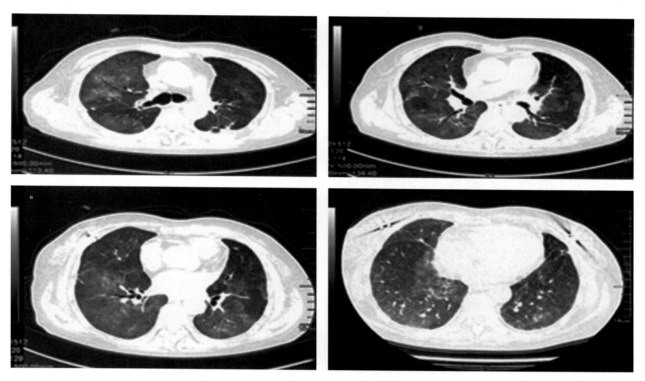

图 24-12-2　急进型 CMV 肺炎的影像学表现

急进型 CMV 肺炎的影像学表现：双肺主要表现为两肺广泛毛玻璃样阴影，伴有双肺多发粟粒样小结节影（来自双肺移植术后患者的胸部影像学，其血液、BALF 液和痰液标本中 CMV-DNA 检测均阳性，肺组织活检证实有 CMV 包涵体）。

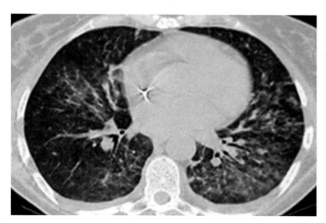

图 24-12-3　缓进型 CMV 肺炎影像学表现

双肺主要表现为弥漫性间质性肺炎、间质纤维化。

（4）血清中 CMV-PCR 阳性，伴支气管肺泡灌洗液（BALF）中 CMV-PCR 阳性或 CMV 培养阳性。

（5）具有 CMV 综合征的临床表现，如白细胞或血小板减少、关节或肌肉疼痛等。

（6）如果同时有肺活检，组织病理发现 CMV 包涵体，并排除其他原因如急性排斥反应导致的肺炎。

上述诊断标准中，如果满足前 5 项诊断标准中任何 1 条及第 6 条标准，即可诊断；或全部符合前 4 条诊断标准。

3. 移植受者 CMV 肺炎的预防　如无预防措施，SOT 术后 3 个月之内就可能发生典型的 CMV 感染；如果接受了 CMV 感染的预防治疗，感染的发生时间可以被推迟。预防性用药一般选用更昔洛韦静滴或缬更昔洛韦口服，所有用药剂量均根据肾功能进行调整。口服更昔洛韦的生物利用度低，而且对于活跃的 CMV 复制，口服治疗可能会导致耐药性的出现，故不推荐口服更昔洛韦预防或治疗。阿昔洛韦不能用于 CMV 感染的预防。对于移植受者，CMV 感染的

预防方案有两种,即普遍预防和抢先治疗。分述如下:

（1）普遍预防:针对所有 SOT 受者,在处于病毒感染风险期给予一段时间的抗病毒药物。在肺移植和心肺联合移植受者中,针对 D^+/R^- 这类极高危人群,建议口服预防用药时间为半年以上。然而,随着预防时间的延长,骨髓抑制显著增加,尤其是对于中国人群,所以限制了其长期用药。

（2）抢先治疗:对体内检测出早期 CMV 复制但无相关临床症状的患者应用抗病毒药物,以阻止疾病的进展。抢先治疗是预防 CMV 肺炎的有效预防措施,尤其是针对极高危患者。抗病毒治疗期间,建议每周一次的 PCR 或 pp65 抗原分析进行监测 CMV 病毒载量,直至连续两次转阴。有些中心用的是混合方案,先普遍预防一段较短的时间,如果出现 CMV 检测阳性,再抢先治疗。

4. 移植受者 CMV 肺炎的治疗 总治疗原则:一旦怀疑或确诊为 CMV 肺炎时,适当减少免疫抑制剂的剂量。治疗分为诱导治疗及维持治疗。具体疗程应该个体化,主要根据临床表现及 CMV 病毒负荷量的清除程度。

（1）诱导治疗:更昔洛韦静滴,起始治疗剂量为每次 5mg/kg,每 12 小时一次,持续 2~4 周;或至少持续至血液中 CMV-PCR 检测连续 2 次均为阴性（每周一次）后,才考虑改为口服。

（2）维持治疗:初期以静脉更昔洛韦治疗的受者,治疗 2~3 周,或一旦临床及病毒学上得以充分控制后,可以改为更昔洛韦剂量减半或缬更昔洛韦口服持续治疗,直到连续 2 次检测 CMV-PCR 转为阴性后,再持续治疗 2 周。

（3）CMV 肺炎的治疗应该持续到临床症状消失、实验室检测持续转为阴性。

（4）对于更昔洛韦耐药的 CMV 肺炎,需要以足量膦甲酸钠单独治疗或与更昔洛韦联合治疗;治疗用药期间密切检测 CMV-PCR。对于伴有危及生命的 CMV 肺炎及或伴有其他形式严重疾病的患者,可以在现有抗病毒治疗方案的基础上加用 IVIg 或 CMV 特异性免疫球蛋白。目前国外市场上的使用的包括 cytotect 或 cytogam,国内尚无药品。

（三）移植受者的侵袭性肺真菌病 在移植受者中,侵袭性真菌病（invasive fugal disease,IFD）已成为死亡的重要原因。近年来,由于新型免疫抑制剂及各种预防策略的应用,移植受者真菌感染的模式已发生显著变化,真菌的耐药性增加了临床治疗难度,严重影响了受者的预后。

1. 移植受者 IFD 的流行病学特点 国内及欧美流行病学研究显示,IFD 的发生率依据移植器官的种类和免疫抑制程度、各移植中心的环境及预防性药物的使用情况等因素而不尽相同。就肺移植术后人群来讲,伴有有气道吻合口疾病的患者,其真菌感染的发生率高于无气道吻合口病变的患者。对于肺移植术后,IFD 病原以曲霉最多见;而其他实体器官如肝、肾、心脏、胰腺、小肠等 SOT 受者,IFD 病原以念珠菌最多见,其次为曲霉菌、隐球菌、非曲霉菌（除外毛霉）、地方性真菌、毛霉及耶氏肺孢子菌等。但无论是肺移植还是其他实体器官移植,一旦发生肺病真菌感染,最常见的病原体仍然是曲霉。对于 HSCT 受者,念珠菌的血流感染较多见,而肺部原发的真菌感染病原体仍以曲霉为主。

2. 移植受者 IFD 的诊断 鉴于我国目前没有器官移植相关的 IFD 大规模循证医学资料,诊断标准参照联合发布的 IFD 修订定义,并参考我国《血液病/恶性肿瘤患者侵袭性真菌病的诊断标准与治疗原则（第四次修订版）》和《重症患者侵袭性真菌感染诊断与治疗指南》中所推荐的诊断标准和方法,沿用分层诊断体系,以宿主因素、临床特征和微生物学或组织感染真菌病理学依据 3 项指标为诊断要素,保留了原有的确诊（proven）、临床诊断（probable）和拟诊（possible）,增加了未确定（undefined）的诊断。

（1）确诊:

1）深部组织真菌病:至少符合一项宿主因素,一项临床标准、一项微生物学标准和一项病理诊断依据。

2）真菌血症:①血液真菌培养出现念珠菌、酵母菌阳性或获得性霉菌（不包括曲霉菌属和除马尔尼菲篮状菌以外的其他青霉属）阳性;②同时临床症状及体征符合相关致病菌的感染。

（2）临床诊断:至少符合一项宿主因素,一项临床标准和一项微生物学标准。针对曲霉感染,对于移植受者,BALF 的半乳甘露聚糖抗原（GM）检测对侵袭性肺曲霉病的诊断价值高于血液,不推荐血液 GM 作为常规筛查的工具。针对移植术后高危患者,血清 G 试验可以作为侵袭性肺曲霉病的支持诊断,但不是特异性检测手段。

（3）拟诊:至少符合一项宿主因素,一项临床标准,缺乏微生物学标准。

（4）未确定:至少符合一项宿主因素,临床证据及微生物结果不符合确诊、临床诊断及拟诊 IFD 标准。

（5）IFD 的影像学表现:怀疑 IFD 时,推荐做高分辨率胸部 CT,其敏感度高于胸部 X 线片。移植受者曲霉病的主要临床类型为侵袭性肺曲霉病及支气管肺曲霉病。其典型表现为片状空腔实变,有时伴有小结节。图 24-12-4A、B 为不同类型的肺曲霉病的典型影像学表现。随着 SOT 的发展和进步,肺念珠菌病的报道逐渐增多。原发性肺念珠菌病罕见,继发性肺念珠菌病主要来自血行播散。胸部 CT 检查可提高阳性率,但没有特异性,主要表现为双肺多发结节、斑片状或融合性实变区、磨玻璃样渗出影及光晕征。图 24-12-5 为肾移植术后曲霉感染的影像学表现。图 24-12-6A、B 为肺念珠菌病的影像学表现。隐球菌病的诊断主要依靠病理,其影像学表现缺乏特异性,主要表现为肺部结节影。图 24-12-6C 为肾移植术后患者肺部隐球菌病影像学表现。

3. 移植受者 IFD 的预防 鉴于移植受者的免疫功能低下状态,一旦发生 IFD,病情进展迅速,不但影响移植物功能,重者甚至威胁受者的生命。由于目前临床上缺少快速、特异的诊断手段,合理的预防措施更为重要,以期达到降低 IFD 的发病率和病死率。预防策略包括普遍预防及药物靶向预防;前者是针对所有的移植术后患者进行的预防措施,后者是移植受者在某些特定情况时所采取的具有针对性的药物防范措施。肺作为与外界相通的器官,吸入真菌孢子是最常见的感染途径,因此,主要针对吸入途径进行预防。

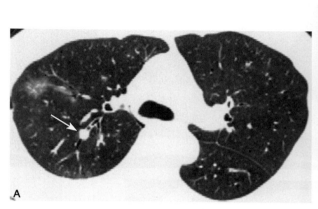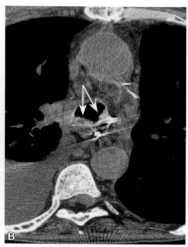

图 24-12-4　SOT 受者肺曲霉病及支气管-肺曲霉病的 HRCT 的不同表现

A. 肺移植术后患者，CT 显示片状空腔实变伴有小结节（箭头所示）；B. 心脏移植术后患者，支气管肺曲霉病，轴向 CT 显示细支气管周围结节（箭头所示），与支气管肺曲霉病表现一致，通过气管镜诊断为曲霉菌感染。

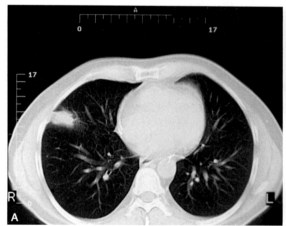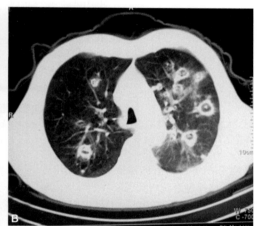

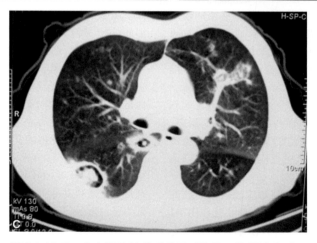

图 24-12-5　来自肾移植术后曲霉感染的影像学演变过程

A. 远端支气管实变和结节；B. 小叶中心结节伴有晕轮；C. 几天至几周的治疗后演变成空腔。

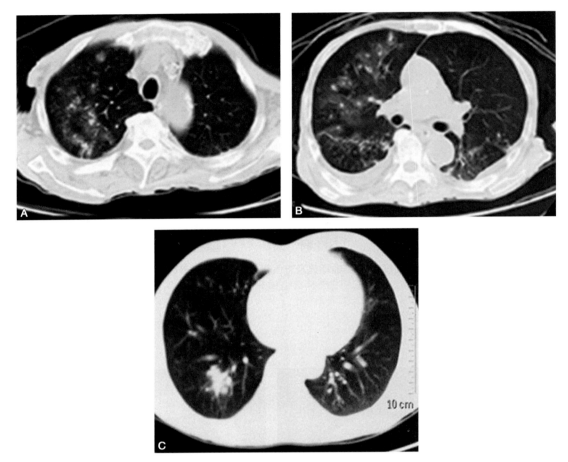

图 24-12-6　肺念珠菌病和隐球菌病的影像学表现
　　A、B. 肺念珠菌病主要表现为双肺多发结节、斑片状或融合性实变区、磨玻璃样渗出影及光晕征；C. 肺隐球菌病在 CT 表现为肺部结节影。

　　（1）普遍预防：对于所有的移植受者，真菌的普遍预防策略主要包括严格控制医院内和医院外的环境因素。

　　针对院内患者，主要策略包括：①尽量提供单人病房，避免医院内及周围建筑、施工、装修等，避免绿色鲜花及植物等入室，减少真菌孢子接触的机会；②减少不必要的侵入性操作，尽早拔除各种留置导管，缩短静脉通道保留时间等；③在进行强化抗排斥治疗期间（如大剂量糖皮质激素冲击、单克隆或多克隆抗体的应用）的患者，应置于防护环境中以降低霉菌的暴露，并根据个体差异、高危因素，酌情予以药物预防。

　　对于院外患者：①减少门诊 IFD 高危患者的霉菌暴露，包括避免修剪花园、禁忌进行播种施肥等园艺活动，避免密切接触装修或施工现场；②肺移植中心应进行 IFD 感染案例的常规监测。

　　（2）靶向预防：SOT 受者的靶向预防应该根据不同的器官移植类型和高危因素，选择与免疫抑制剂相互作用小、安全、高效、低毒的药物。肺移植术后真菌感染的概率更高。实体器官移植术后常见的真菌包括曲霉菌、念珠菌、隐球菌、毛霉等。相对于其他实体器官移植，肺移植术后最常见的真菌感染类型是曲霉菌，其次为念珠菌、足放线菌、隐球菌、毛霉等。研究显示，肺移植术后的真菌感染类型中，曲霉感染占首位，而 HSCT 及其他器官移植术后，念珠菌是常见的真菌感染类型，尤其是长期使用广谱抗生素、中央静脉插管、肾替代疗法的受者。无论是 SOT 还是 HSCT 受者，如果是原发于肺的真菌感染，曲霉仍然是首位的病原菌。因此，对于 SOT 术后，抗真菌药物的预防需要根据不同器官受者的类型进行选择。

　　对于肺移植和心肺联合移植受者，针对高危人群，建议采用抗真菌药物进行靶向预防；预防的主要目标病原菌为曲霉菌，其次为念珠菌和足放线菌。高危人群主要包括：①肺移植或移植后存在曲霉菌定植者；②在取出供体肺脏后发现真菌感染证据的；③术前或术后存在鼻窦真菌感染的证据者；④单肺移植者；⑤气道并发症患者如早期气道出血、吻合口裂开者；⑥CMV 感染，尤其是 CMV 肺炎者；⑦大剂量糖皮质激素冲击或其他免疫抑制剂的使用；⑧获得性低丙蛋白血症（IgG<400mg/dl）。针对上述高危人群，予以靶向预防。药物选择：建议系统性使用唑类药物预防，泊沙康唑被推荐是肺移植术后预防用药的一线用药，还可以选择其他系统性抗真菌药如伏立康唑、伊曲康唑或氟康唑，也可以同时局部用药，如两性霉素 B 雾化吸入。预防用药可

以持续至移植后 3~4 个月。对于两性霉素 B 雾化吸入，两性霉素 B 脂质体和脱氧胆酸盐单体比较，两种药物均表现出相似的耐受性、肾安全性及血清药物浓度。药物剂量在接受呼吸机治疗的患者中通常不进行调整。

对于存在高危因素的心、肝、肾、小肠、胰腺等肺外 SOT 受者及 HSCT 受者，预防性使用的抗真菌药物包括棘白菌素类或伊曲康唑或泊沙康唑、两性霉素 B 脂质体等。

4. 移植受者并发 IFD 的治疗　移植受者发生 IFD 时，多数处于免疫功能低下和危重状态，治疗中应根据移植器官特点选择治疗用药。

（1）治疗策略及药物：IFD 的治疗分为拟诊治疗、临床诊断治疗、确诊治疗三级。目前临床应用的抗真菌药物有多烯类、三唑类、棘白菌素类和氟胞嘧啶，各类药物的适应证、常用剂量有所不同。与普通人群相比，移植受者的 IFD 进展迅速，而受者由于免疫功能受抑制，其临床特征表现滞后，抗体反应迟缓，因此，应重视及时把握恰当的治疗时机。

1）拟诊治疗：又称经验治疗。当诊断证据不足且高度怀疑 IFD 时，为避免不必要的致命性并发症，降低病死率，在充分、全面衡量移植受者的整体状况后，可以根据以往的经验给予受者适当的抗真菌治疗。

2）临床诊断治疗：又称先发治疗，针对临床具有宿主因素、环境因素或临床特点的高危移植受者进行连续监测（影像学和微生物学相关项目），发现阳性结果，立即开始抗真菌治疗，以避免因免疫反应低下而延误治疗时机，同时避免经验治疗带来的用药过度和滥用。

3）确诊治疗：又称为目标治疗，是针对明确的真菌种类选择抗真菌药物进行特异性抗真菌治疗。

4）补救性治疗：补救性治疗常用于部分病情较重患者，单药初始治疗失败或疗效较差，严重基础疾病患者，严重、持续粒细胞缺乏患者。换用或联合用药选择，如棘白菌素联用伏立康唑或两性霉素 B 联合棘白菌素药物。

（2）不同 IFD 的抗真菌治疗：

1）侵袭性念珠菌病的治疗：①念球菌血症：非中性粒细胞减少或粒细胞缺乏患者，使用棘白菌素类药物进行初始治疗（卡泊芬净的负荷剂量为 70mg/d，米卡芬净的负荷剂量为 100mg/d），对于可疑唑类和棘白菌素类药物耐药的念珠菌感染患者，推荐使用两性霉素 B 脂质制剂［3~5mg/（kg·d）］，尤其是肾移植受者，但是要考虑两性霉素 B 的肾毒性。对于病情不重、没有氟康唑耐药株出现的非中性粒细胞减少患者，可以选择氟康唑静脉注射或口服，首剂 800mg［12mg/（kg·d）］作为负荷剂量，然后改为 400mg［6mg/（kg·d）］的维持剂量，作为棘白菌素类药物的替代治疗。中性粒细胞减少或粒细胞缺乏患者，移植受者一旦出现念珠菌血症，需要使用棘白菌素类药物或两性霉素 B 脂质体进行治疗。必须每天至少进行 1 次血培养，连续 3 次结果为阴性，才能确认念珠菌血症治愈。单纯性念珠菌血症，确认治愈后再治疗 14 天，对于病情复杂的患者，则需更长时间。②肺移植出现吻合口气管支气管念珠菌感染的患者，推荐使用雾化两性霉素 B 脂质体，每天 2~3 次，每次 5mg 氧气雾化吸入，使用支气管镜清除杂物；联合使用棘白菌素类治疗。③念珠菌心内膜炎患者，无论是原发还是人工瓣膜，均推荐 1 周内（甚至更早）进行手术治疗。④眼部念珠菌感染，尚没有菌株药物敏感试验结果时，推荐应用两性霉素 B 脂质体单药或联合 5-氟胞嘧啶治疗，不推荐棘白菌素类；如敏感患者推荐使用氟康唑或伏立康唑；若感染累及玻璃体，则应在全身系统治疗的基础上行玻璃体切割术或玻璃体内注射两性霉素 B。

2）侵袭性曲霉病的治疗：①对于 SOT 受者，在高度可疑侵袭性曲霉病时，应早期进行抗真菌治疗。②伏立康唑［负荷剂量为 6mg/（kg·d）；或 200mg/12h，维持剂量为 4mg/12h］或两性霉素 B 脂质体［3mg/（kg·d）］作为初始治疗。但 SOT 受者需要长期使用的钙调磷酸酶抑制剂（CNI）类药物，与唑类抗真菌药物之间具有相互作用，CNI 类药与唑类药会互相提高对方的血药浓度及药物曲线下面积。因此，使用唑类药物时，必须根据药物浓度对二者的剂量进行相应调整。初始使用唑类药品时，将 CNI 类药物的剂量在原有基础上减少 1/3，之后根据伏立康唑的血清药物浓度及 CNI 类浓度进行剂量调整，伏立康唑血浆浓度应保持在 1~4mg/L。③对于病情危重的患者，推荐伏立康唑注射给药，以保证生物利用度，对于肾功能受损或病情稳定的患者，可口服给药，并监测血浆浓度。用药过程中注意肝毒性的监测，尤其是肝移植者，并注意其与免疫抑制剂的相互作用。④如患者无法用伏立康唑（如肝毒性、严重的药物相互作用、无法耐受及对三唑类过敏等），则使用两性霉素 B。⑤如果病情严重（肺炎或播散性疾病），在保证伏立康唑有效浓度的基础上，可选用伏立康唑加卡泊芬净联合治疗。单药初始治疗失败的患者，采用抗真菌药物联合治疗。

3）侵袭性肺隐球菌病的治疗：①扩散性肺浸润、急性呼吸衰竭或伴有脑膜炎、播散性疾病，诱导治疗采用两性霉素 B 脂质体 3~4mg/（kg·d）。巩固治疗采用氟康唑 400~800mg/d，连用 8 周。维持治疗采用氟康唑 200mg/d，疗程为 6~12 个月。②局灶性肺部感染或无症状患者偶然发现的肺隐球菌病：采用氟康唑 400mg/d［6~8mg/（kg·d）］治疗，疗程为 6~12 个月。

三、总结

无论是 HSCT 还是 SOT 受者，由于长期免疫抑制剂的使用，SOT 术后的受者作为免疫受限人群，细菌、真菌、病毒等各种病原体感染的风险均显著增加。但是，术后时间、器官移植类型不同，患者的感染的特点及严重程度也有所不同。因此，对于此类患者肺部感染的诊治，要根据患者的术后时间、器官移植类型，结合患者的年龄、基础疾病、合并症、免疫状态、当地的流行病学等情况综合考虑，尽量予以精准化诊治，提高治愈率。

（巨春蓉）

参考文献

[1] KRITIKOS A, MANUEL O. Bloodstream infections after solid-organ transplantation[J]. Virulence, 2016, 7 (3): 329-340.

[2] HARRIS B, LOWY FD, STOVER DE, et al. Diagnostic bronchoscopy in solid-organ and hematopoietic stem cell transplantation[J]. Ann Am Thorac Soc, 2013, 10 (1): 39-49.

[3] SHIELDS RK, CLANCY CJ, GILLIS LM, et al. Epidemiology, clinical characteristics and outcomes of extensively drug-resistant Acinetobacter baumannii infections among solid organ transplant recipients[J]. PLoS One, 2012, 7 (12): e52349.

[4] YUAN X, LIU T, WU D, et al. Epidemiology, susceptibility, and risk factors for acquisition of MDR/XDR Gram-negative bacteria among kidney transplant recipients with urinary tract infections[J]. Infect Drug Resist, 2018, 11: 707-715.

[5] FP HU, GUO Y, ZHU DM, et al. Resistance trends among clinical isolates in China reported from CHINET surveillance of bacterial resistance, 2005-2014[J]. Clin Microbiol Infect, 2016, 22 (Suppl 1): s9-s14.

[6] 胡付品, 郭燕, 朱德妹, 等. 2016 年中国 CHINET 细菌耐药性监测[J]. 中国感染与化疗杂志, 2017, 17 (5): 481-491.

[7] ZHANG R, LIU L, ZHOU H, et al. Nationwide surveillance of Clinical Carbapenem-resistant Enterobacteriaceae (CRE)strains in China[J]. EBio Medicine, 2017, 19: 98-106.

[8] 中华医学会呼吸病学分会. 中国成人社区获得性肺炎诊断和治疗指南 (2016 年版)[J]. 中华结合和呼吸杂志, 2016, 39 (4): 1-27.

[9] GIANNELLA M, MUÑOZ P, ALARCÓN JM, et al. PISOT study group. Pneumonia in solid organ transplant recipients: a prospective multicenter study[J]. Transpl Infect Dis, 2014, 16 (2): 232-241.

[10] KENGKLA K, KONGPAKWATTANA K, SAOKAEW S, et al. Comparative efficacy and safety of treatment options for MDR and XDR Acinetobacter baumannii infections: a systematic review and network meta-analysis[J]. J Antimicrob Chemother, 2018, 73 (1): 22-32.

[11] SCHWABER MJ, CARMELI Y. An ongoing national intervention to contain the spread of carbapenem-resistant enterobacteriaceae[J]. Clin Infect Dis, 2014, 58 (5): 697-699.

[12] CANNON MJ, SCHMID DS, HYDE TB.Review of cytomegalovirus seroprevalence and demographic characteristics associated with infection[J]. Rev Med Virol, 2010, 20: 202-213.

[13] LINARES L, SANCLEMENTE G, CERVERA C, et al. Influence of cytomegalovirus disease in outcome of solid organ transplant patients[J]. Transplant Proc, 2011, 43 (6): 2145-2148.

[14] RAZONABLE RR, HUMAR A. AST Infectious Diseases Community of Practice. Cytomegalovirus in solid organ transplantation[J]. Am J Transplant, 2013, 13 Suppl 4: 93-106.

[15] HUMAR A, SNYDMAN D, AST Infectious Diseases Community of Practice. Cytomegalovirus in solid organ transplant recipients[J]. Am J Transplant, 2009, 9 Suppl 4: S78-S86.

[16] KANTER J, PALLARDÓ L, GAVELA E, et al. Cytomegalovirus infection renal transplant recipients:risk factors and outcome[J]. Transplant Proc, 2009, 41 (6): 2156-2158.

[17] KOTTON CN, KUMAR D, CALIENDO AM, et al. The third international consensus guidelines on the management of cytomegalovirus in solid-organ transplantation[J]. Transplantation, 2018, 102 (6): 900-931.

[18] BEAM E, RAZONABLE RR. Cytomegalovirus in solid organ transplantation: epidemiology, prevention, and treatment[J]. Curr Infect Dis Rep, 2012, 14 (6): 633-641.

[19] FISHMAN JA, GROSSI PA. Donor-derived infection-the challenge for transplant safety[J]. Nat Rev Nephrol, 2014, 10 (11): 663-672.

[20] ESHRAGHI H, HEKMAT R. Which CMV viral load threshold should be defined as CMV infection in kidney transplant patients？ [J]. Transplant Proc, 2015, 47 (4): 1136-1139.

[21] EID AJ, RAZONABLE RR. New developments in the management of cytomegalovirus infection after solid organ transplantation [J]. Drugs, 2010, 70 (8): 965-981.

[22] JAMAL AJ, HUSAIN S, LI Y, et al. Risk factors for late-onset cytomegalovirus infection or disease in kidney transplant recipients[J]. Transplantation, 2014, 97 (5): 569-575.

[23] TORRE-CISNEROS J, AGUADO JM, CASTON JJ, et al. Management of cytomegalovirus infection in solid organ transplant recipients: SET/GESITRA-SEIMC/REIPI recommendations[J]. Transplant Rev (Orlando), 2016, 30 (3): 119-143.

[24] LURAIN NS, CHOU S. Antiviral drug resistance of human cytomegalovirus[J]. Clin Microbiol Rev, 2010, 23 (4): 689-712.

[25] PAPPAS PG, KAUFFMAN CA, ANDES DR, et al. Clinical Practice Guideline for the Management of Candidiasis: 2016 Update by the Infectious Diseases Society of America[J]. Clin Infect Dis, 2016, 62 (4): e1-e50.

[26] PAPPAS PG, ALEXANDER BD, ANDES DR, et al. Invasive fungal infections among organ transplant recipients:results of the Transplant-Associated Infection Surveillance Network (TRANSNET)[J]. Clin Infect Dis, 2010, 50 (8): 1101-1111.

[27] NEOFYTOS D, FISHMAN JA, HORN D, et al. Epidemiology and outcome of invasive fungal infections in solid organ transplant recipients[J]. Transpl Infect Dis, 2010, 12 (3): 220-229.

[28] 中国侵袭性真菌感染工作组. 血液病/恶性肿瘤患者侵袭性真菌病的诊断标准与治疗原则 (第四次修订版)[J]. 中华内科杂志, 2013, 52 (8): 704-709.

[29] DE PAUW B, WALSH TJ, DONNELLY JP, et al. Revised definitions of invasive fungal disease from the European Organization for Research and Treatment of Cancer/Invasive Fungal Infections Cooperative Group and the National Institute of Allergy and Infectious Diseases Mycoses Study Group (EORTC/MSG) Consensus Group [J]. Clin Infect Dis, 2008, 46 (12): 1813-1821.

[30] RUIZ-CAMPS I, AGUADO JM, ALMIRANTE B, et al. Guidelines for the prevention of invasive mould diseases caused by filamentous fungi by the Spanish Society of Infectious Diseases and Clinical Microbiology (SEIMC) [J]. Clin Microbiol Infect, 2011, 17 Suppl 2: S1-S24.

[31] PERFECT JR, DISMUKES WE, DROMER F, et al. Clinical practice guidelines for the management of cryptococcal disease: 2010 update by the infectious diseases society of america [J]. Clin Infect Dis, 2010, 50 (3): 291-322.

[32] WALSH TJ, ANAISSIE EJ, DENNING DW, et al. Treatment of aspergillosis: clinical practice guidelines of the Infectious Diseases Society of America[J]. Clin Infect Dis, 2008, 46 (3): 327-360.

[33] GAVALDÀ J, MEIJE Y, FORTÚN J, et al. Invasive fungal infections in solid organ transplant recipients[J]. Clin Microbiol Infect, 2014, 20 Suppl 7: 27-48.

[34] CORNELY OA, BASSETTI M, CALANDRA T, et al.ESCMID* guideline for the diagnosis and management of Candida diseases 2012: non-neutropenic adult patients[J]. Clin Microbiol Infect, 2012, 18 Suppl 7: 19-37.

[35] NETT JE, ANDES DR. Antifungal agents: spectrum of activity, pharmacology, and clinical indications[J]. Infect Dis Clin North Am, 2016, 30 (1): 51-83.

[36] SHOHAM S, MARR KA. Invasive fungal infections in solid organ transplant recipients[J]. Future Microbiol, 2012, 7 (5): 639-655.

[37] CHAU MM, KONG DC, VAN HAL SJ, et al. Consensus guidelines for optimising antifungal drug delivery and monitoring to avoid toxicity and improve outcomes in patients with haematological malignancy[J]. Intern Med J, 2014, 44 (12b): 1364-1388.

[38] ZWALD FO, SPRATT M, LEMOS BD, et al. Duration of voriconazole exposure: an independent risk factor for skin cancer after lung transplantation[J]. Dermatol Surg, 2012, 38 (8): 1369-1374.

第十三节
类鼻疽

一、概述

类鼻疽是由类鼻疽伯克霍尔德菌（burkholderia pseudomallei）引起、全身各器官均可能累及的一种人畜共患病，主要发生在农民及糖尿病患者，以菌血症型多见，临床表现多种多样，缺乏特异性，极易误诊，有"似百样病"之称，该病一旦形成败血症，可侵犯全身多器官系统，病情重，病死率及复发率都高。

该疾病是一类不能忽视的热带疾病，但一直没有受到各方的重视。来自泰国曼谷的研究者 Direk Limmathurotsakul 等建立了一个模型，将地球划分为 800 万个 5km² 的小块。通过土壤鉴定数据、温度、降雨，以及过去 100 年来 22 000 例人与动物感染的病例，他们计算出每块土地中类鼻疽杆菌的数量。该模型表明，这类疾病在热带国家最为常见，经鉴定有多达 34 个国家包括在内。随着认识及诊断水平提高，越来越多的国家从环境中分离到了该菌，东南亚、澳大利亚北部、我国南方地区均发现了广泛的类鼻疽菌病原，并且感染报道随之增加，现如今在泰国，类鼻疽已经成为社区获得性感染性疾病死亡的第三位病因，仅次于 HIV 感染及结核。

类鼻疽在越南战争时期造成了大量美军士兵的死亡，它可迅速发病，持续超高热、头痛、剧烈咳嗽、快速死亡，或者在疾病传播数年后，一部分人才开始起病，轻度的发热、隐隐的胸口疼痛、肺部的空洞，令人极易误诊为结核病，最终结局中仍然有相当一部分患者死亡。美国士兵不仅在战争期间，甚至在战后回到美国仍频繁受到该病的袭扰，该病被喻为"越南的定时炸弹"而日益受到重视。类鼻疽伯克霍尔德菌作为该病的病原体，具有强致病性、对多种抗生素耐药及气溶胶传播的特性，已被美国国立卫生研究院和美国疾病控制预防中心列为 B 类生物战剂微生物。

类鼻疽被认为是少见病，全球人类类鼻疽目前报道不多，可能与我们对该病的知识缺乏，临床医师重视不够及细菌检验人员缺乏对该菌生长特点的识别有关，并不一定真的少见。

二、病原与流行病学

类鼻疽是一种人畜共患病，由类鼻疽伯克霍尔德菌感染所致。类鼻疽伯克霍尔德菌是一种革兰氏阴性杆菌，分布广泛，主要存在水或土壤中，极易传播与感染，在体外易培养，对抗菌药物耐药性强。

类鼻疽伯克霍尔德菌主要感染畜类为羊、猪和马，人普遍易感，人类患者主要分布在热带及亚热带，多位于南北纬 20° 之间的热带和亚热带，东南亚和澳大利亚最为多见，也广泛分布于我国南方地区如海南、广西、广东、福建，我国分离率最高的地区是海南岛环岛周边地带。

类鼻疽好发于多雨的秋、冬季，台风过后病例增加，考虑台风对含病原菌的气溶胶形成有促进作用，男性、农民、糖尿病患者等为该病已知的危险因素，大部分类鼻疽患者是因农务而接触细菌的农民，由于职业原因常接触土壤或水，且缺乏无保护措施，主要的传染途径是皮肤伤口接触到受病原菌污染的土壤或水，也可能因吸入、食入受污染的土壤或水，或吸入受污染的尘土而受感染。也有发现艾滋病患者及吸毒者发生危重的类鼻疽败血症。

类鼻疽目前的流行趋势在增加。

三、发病机制与病理

类鼻疽伯克霍尔德菌以气溶胶或带菌液体的形式，通过黏膜黏附和创伤面直接感染机体，几乎能感染机体任何器官，包括脑、肺、肝脏、肾脏、皮肤，引起脓肿。类鼻疽伯克霍尔德菌毒力因子及其分泌的外毒素是导致疾病发生的关键，该菌含有两种主要抗原，一种为特异性耐热多糖抗原，另一种为与鼻疽杆菌相同的不耐药蛋白质共同抗原；其次还有鞭毛抗原。根据其不耐热抗原的有无，可以分为两个血清型。Ⅰ型菌具有耐热和不耐热两种抗原，主要分布于亚洲地区；Ⅱ型菌只有耐热抗原，主要分布于澳大利亚和非洲地区。

该菌进入人体后，除局部引起结节样炎症外，多经淋巴及血流入血，分泌致死性毒素和坏死性毒素而发展成败血症，累及全身组织和器官。如果一次感染机体的菌量足够大（或以气溶胶形式感染），可能导致急性类鼻疽；如果免疫状态低下、菌量少，则倾向于二次菌血症，导致慢性感染。

急性感染时，主要病变为多发性脓肿形成；慢性感染时，病灶中心可见干酪样坏死，单核细胞和浆细胞浸润，肉芽组织形成，无钙化现象。

四、临床表现

类鼻疽临床表现纷繁复杂，可出现畏寒、发热、头痛、咳嗽、咳痰、胸痛、腹痛、尿频、尿急、尿痛、骨关节疼痛等非特异性表现，各系统均可能累及，极易误诊，素有"似百样病"之说，类鼻疽肺炎也容易误诊为肺结核等疾病。

该病潜伏期长短不一。急性或暴发性类鼻疽潜伏期为 4~5 天，慢性类鼻疽为 3 个月至 15 年或更长。急性暴发性感染以败血症多见,几乎全部患者均有畏寒或寒战、发热,体温多呈稽留热,肺部易受累且比其他系统进展更为迅速,病情更加严重,呼吸道症状如咳嗽、咳痰、气促、胸痛/背痛、咯血均为常见症状,容易出现脓毒性休克伴多脏器功能衰竭、弥散性血管内凝血及死亡。累及其他系统时,可出现相应症状,如头痛、神志不清、腹痛和骨关节痛等。慢性感染可无发热,常表现为多发性脓肿,累及全身多个器官,如合并肺部感染和肝、脾脓肿等。

五、辅助检查

1. 血常规及炎症指标 类鼻疽患者白细胞总数、中性粒细胞比例及 CRP 升高常见,尤其以 CRP 的敏感性更高。尽管如此,CRP 诊断类鼻疽的特异性不高,而且 CRP 正常时也不能除外类鼻疽的可能。

2. 微生物学检查 直接细菌涂片革兰氏染色(油镜下),用亚甲蓝染色,菌体呈现两极浓染,形态如"别针"(图 24-13-1);用鞭毛染色法,菌体可见 1~4 根端毛。

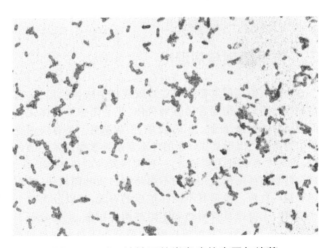

图 24-13-1 油镜下的类鼻疽伯克霍尔德菌

细菌培养:菌落生长缓慢,血平板 35℃ 24 小时培养后可见光滑、湿润、半透明的小菌落,取出平板时可嗅到杨桃味(土霉味,并可随培养时间延长而增强)。48 小时培养后菌落为 2~3mm,最大可达 5mm,有溶血环,用斜光照射,菌落呈现银灰色,散光并变浑浊,中心厚实,凸起,边缘平坦,有不规则皱褶(图 24-13-2),如老年人手背纹样;对糖类氧化能力强。特别应指出的是,在分离类鼻疽菌时,对平板上的可疑菌落应连续观察不少于 3 天,以免遗漏。

3. 胸部 X 线片或肺 CT 类鼻疽肺炎胸部影像学表现多样,与肺结核、癌症、结节病较难鉴别。受累部位以上叶为多见,但并不局限于上叶,常多叶受累。病变性质以浸润灶最为常见,可以是小斑片状高密度影,亦可以为累及一叶甚至多叶的大片状高密度影合并空洞,常伴有胸腔积液,大部分为少量积液。

示例为海南省东方市一位 25 岁的青年农民类鼻疽败血症(图 24-13-3),可见左肺大片实变伴多发鼠咬样空洞形

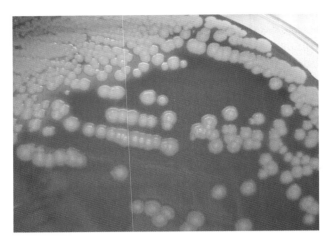

图 24-13-2 生长着类鼻疽伯克霍尔德菌的血平板

成;右肺多发实性小片状影;左侧胸腔积液;肝脏饱满;脾脏低密度灶形成。

4. 血清学及分子生物学检测 血清学监测主要有间接血凝实验和补体实验两种,受特异性及需动态观察等限制,对诊断帮助不大。

分子生物学检测目前主要是针对类鼻疽伯克霍尔德菌的 bimA 设计特异性引物用于快速诊断,在临床上的应用尚需进一步成熟。

六、诊断与鉴别诊断

细菌分离培养是诊断类鼻疽的"金标准",该菌不是人体定植菌。针对高危职业、易感因素并存且感染不易控制的人群,更应及早行包括血培养在内的相关部位的多次细菌学检查。影像学检查对诊断特异性不高,对判断病情的严重程度比较有帮助。

该病急性型需与急性鼻疽、伤寒、疟疾、葡萄球菌败血症及肺炎等鉴别。慢性型应与结核病、慢性鼻疽病等鉴别。

七、预后

类鼻疽患者入院后确诊时间长,治疗中发热时间长,发热体温峰值高,平均住院时间长,病死率高,复发率高。病死率达 20%~80%。复发率达 5%~47.4%。

八、治疗

类鼻疽目前的流行趋势在增加,该菌对多种抗菌药物自然耐药,存在多药外排泵系统和一些基因编码的 A、B 和 D 类 β-内酰胺酶等,目前对碳青霉烯类、β-内酰胺类加 β-内酰胺酶抑制剂药物、喹诺酮类、四环素类、复方新诺明的耐药率较低,可作为经验性治疗的首选抗菌药物,且需联合用药。了解该病诊疗情况,尽早进行细菌培养尤其是血培养,选择敏感抗菌药物早期、联用、足剂量、足疗程是治疗的关键。

我国目前尚无针对该病的指南或共识。澳大利亚类鼻

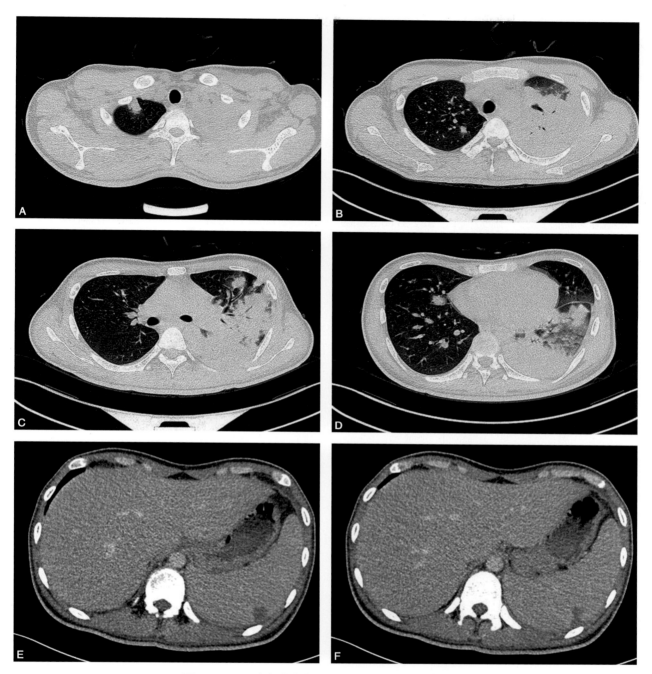

图 24-13-3 类鼻疽伯克霍尔德菌胸部 CT 影像学表现

疽病治疗方案分为初期强化治疗和后期病原菌清除治疗。初期强化治疗的一线药物至少包含头孢他啶或亚胺培南、美罗培南等，β-内酰胺酶抑制剂（阿莫西林-克拉维酸盐）则作为二线药物，静脉用药 1~2 周。如果有化脓性感染并发症，则延长至 6 周或更长，取决于临床应答情况。病原菌清除治疗可采用口服方案，包括甲氧苄啶-磺胺甲噁唑和阿莫西林-克拉维酸，治疗周期一般为 3~6 个月。

部分肺外化脓性病灶吸收艰难，可做外科引流，并延长抗菌药物疗程。

（李慧灵）

参考文献

[1] 蒋忠军，宋阳，陆振豸，等.我国类鼻疽研究的历史与现状[J].热带医学杂志，2002，2（2）：176-180.

[2] 方静，方瑶.类鼻疽的研究进展及诊疗现状微生物与感染[J].微生物与感染，2013，8（2）：115-118.

[3] 马广强，王倩，朱金华，等.类鼻疽菌素是类鼻疽伯克霍尔德菌的主要毒力因子之一[J].第二军医大学学报，2013，34（12）：1281-1286.

[4] WIERSINGA WJ，CURRIE BJ，PEACOCK SJ. Melioidosis[J]. N Engl J Med，2012，36（11）：1035-1044.

[5] 杨小敏，陈海.耐药类鼻疽伯克霍尔德菌感染的临床分析[J].南方医科大学学报，2008，28（10）：1933-1934.

[6] PILATZ S, BREITBACH K, HEIN N, et al. Identification of Burkholdera pseudomallei genes required for the intracellular lifecycle and in vivo virulence[J]. Infect Immun, 2006, 74 (6): 3576-3586.

[7] 诸葛宝忠, 朱德全, 邱晓丽, 等. 类鼻疽伯克霍尔德菌感染临床诊断与治疗研究进展[J]. 国际检验医学杂志, 2012, 33 (15): 1853-1856.

[8] 吴多荣, 王旭明, 黄会, 等. 10 种抗菌药物对类鼻疽伯克霍尔德菌体外抗菌活性探讨[J]. 中国热带医学, 2014, 14 (5): 596-598.

[9] 钟有清, 林慧. 海南岛 40 例患者的类鼻疽临床特征及随访分析[J]. 中华肺部疾病杂志 (电子版), 2014, 7 (2): 187-189.

[10] 钟佳芳, 陈如寿. 三亚地区类鼻疽伯克霍德菌血流感染 40 例临床分析[J]. 中国热带医学, 2014, 14 (9): 1147-1149.

[11] PIBALPAKDEEA P, WONGRATANACHEEWINB S, TAWEECHAISUPAPONG S, et al. Diffusion and activity of antibiotics against Burkholdera pseudomallei biofilms[J]. Int J Antimicrob Agents, 2012, 39 (4): 356-359.

[12] 李天娇, 符惠群, 黄涛, 等. 类鼻疽伯克霍尔德菌感染的临床特点与耐药性分析[J]. 中国试验诊断学, 2011, 15 (5): 888-890.

[13] 邹文茂, 李景辉, 邓超, 等. 35 例类鼻疽病例临床特点分析[J]. 中国感染控制杂志, 2018, 17 (2): 146-150.

[14] 吴华, 王旭明, 黄东良. 海南类鼻疽的流行病学特点和临床特点调查研究[J]. 中国全科医学, 2013, 16 (8): 923-926.

[15] 俞安乐, 陈海, 李群. 12 例类鼻疽的影像表现分析[J]. 中华放射学杂志, 2007, 41 (11): 1186-1188.

[16] CURRIE BJ, WARD L, CHENG AC. The epidemiology and clinical spectrum of melioidosis: 540 cases from the 20 year Darwin prospective study[J]. PLoS Negl Trop Dis, 2010, 4 (11): e900.

[17] LIMMATHUROTSAKUL D, WONGRATANACHEEWIN S, TEERAWATTANASOOK N, et al. Increasing incidence of human melioidosis in Northeast Thailand[J]. Am J Trop Med Hyg, 2010, 82 (6): 1113-1117.

第二十五章
气管支气管疾病

第一节
慢性咳嗽

临床上通常将以咳嗽为唯一症状或主要症状,时间超过8周,胸部X线检查无明显异常者称为不明原因慢性咳嗽,简称慢性咳嗽。慢性咳嗽的常见病因主要为咳嗽变异性哮喘(CVA)、上气道咳嗽综合征、嗜酸性粒细胞性支气管炎、变应性咳嗽、胃食管反流性咳嗽,这些病因占慢性咳嗽的70%~95%,另外5%~30%为其他慢性咳嗽病因或原因不明的慢性咳嗽。这些慢性咳嗽病因虽然比例不高,但涉及病因种类繁多。这些少见病因中相对常见的病因包括慢性支气管炎、支气管扩张、支气管结核、血管紧张素转换酶抑制剂诱发的咳嗽等。慢性咳嗽对患者的生活质量造成较大影响,也是抗菌药物滥用的重灾区,应引临床医生的重视。结合国内慢性咳嗽的研究进展,中国2005年制定了《咳嗽的诊断与治疗指南(草案)》,并相续于2009年、2015年进行了修订。

一、嗜酸性粒细胞性支气管炎

临床上表现为慢性刺激性干咳或咳少许黏痰,诱导痰嗜酸性粒细胞(eosinophil,Eos)增高,糖皮质激素治疗效果良好,患者肺通气功能正常,无气道高反应性(airway hyper-responsiveness,AHR)、峰流速变异率正常,无法诊断为支气管哮喘,称为嗜酸性粒细胞性支气管炎(eosinophilic bronchitis,EB)。近年来国内外研究发现有10%~22%的慢性咳嗽是由EB引起。EB作为慢性咳嗽的常见病因已成为广大专家的共识,2005年中国《咳嗽的诊断与治疗指南(草案)》和2006年美国《咳嗽的诊断与治疗指南》均将EB作为一种独立的疾病列入慢性咳嗽的常见病因。

(一)病因与发病机制 本病的病因尚未明了,可能与空气污染有关。部分患者存在变应性因素,与吸入变应原有关,如尘螨、花粉、蘑菇孢子等,也有职业性接触化学试剂或化学制品所致的报道,如乳胶手套、丙烯酸盐、布西拉明(bucillamine)。为何EB患者存在类似哮喘的嗜酸性粒细胞性炎症却缺乏气道高反应性,机制并未完全明确,可能与气道炎症分布的类型、部位,以及气道重塑的差异有关。诱导痰检查EB和CVA患者的嗜酸性粒细胞水平无明显差异,支气管黏膜病理检查表明EB和哮喘的气道炎症病理特点存在类似之处,均涉及多种炎症细胞,包括Eos、T淋巴细胞和肥大细胞等,但EB的气道炎症程度

比哮喘更轻,炎症范围更为局限。相对于哮喘,EB的炎症细胞往往以浸润气道的黏膜层为主,因此,这些炎症细胞分泌的炎性介质或细胞因子对黏膜下层平滑肌的作用相对减弱,可能是EB不出现气道高反应性的原因之一。肥大细胞定位、数量及活化不同也是EB缺乏气道高反应性的原因。EB患者支气管刷检样本中肥大细胞数量明显高于哮喘患者,而哮喘患者气道平滑肌中肥大细胞浸润的数量明显高于EB患者和健康对照组,痰液中组胺与前列腺素D2浓度增加只见于EB,提示气道浅部结构的肥大细胞激活是EB的特征。肥大细胞数量及浸润部位与气道高反应性有关,其在平滑肌浸润引起气道高反应性与气道阻塞,而在上皮浸润引起支气管炎与咳嗽。而EB中增高的组胺和前列腺素D2是与咳嗽密切相关的炎症介质。此外,有研究报道,EB患者可保持气道构型能预防其发展成气道高反应性,而哮喘患者气道重构明显可能加速气道高反应性发生。

(二)临床表现 本病可发生于任何年龄,但多见于青壮年,男性多于女性。主要症状为慢性刺激性咳嗽,一般为干咳,偶尔咳少许黏痰,白天为主,少数表现为夜间咳嗽,但相对哮喘夜间咳嗽的比例要低,部分患者对油烟、灰尘、异味或冷空气比较敏感,接触空气污染物或感冒常为咳嗽的诱发因素。患者病程可长达数年以上。部分患者伴有变应性鼻炎症状。体格检查无异常发现。

(三)辅助检查 外周血象正常,少数患者Eos比例及绝对计数轻度增高。诱导痰细胞学检查Eos≥2.5%,多数在10%~20%,个别患者可高达60%以上。肺通气功能正常,支气管舒张试验,组胺或乙酰甲胆碱激发试验气道高反应阴性,气道峰流速变异率正常。X线胸片或CT检查无异常表现,偶见肺纹理增粗。呼出气一氧化氮水平显著增高(32ppb),有助于EB/CVA患者的辅助诊断。辣椒素咳嗽敏感性增高。部分患者皮肤变应原(过敏原)点刺试验可呈阳性反应,IgE水平增高。

(四)临床诊断 临床上以刺激性干咳或伴少许黏痰为唯一症状或主要症状,肺通气功能正常,无气道高反应性,诱导痰Eos≥2.5%,糖皮质激素治疗有效即可诊断为EB。通过诱导痰检查与治疗反应可与其他慢性咳嗽病因相鉴别。须注意与CVA相鉴别:CVA与EB均以刺激性咳嗽为主要临床症状,诱导痰Eos增高,通气功能正常,但CVA表现为气道反应性增高,组胺或乙酰甲胆碱支气管激发试验阳性,或气道峰流速变异率>20%。

（五）治疗　通常采用中等剂量的吸入性糖皮质激素进行治疗，布地奈德 200～400μg/次，或等效剂量的其他吸入性糖皮质激素治疗，每天 2 次，持续应用 8 周以上。严重的病例需加用泼尼松口服 10～30mg/d，持续 3～7 天。EB 对糖皮质激素治疗反应良好，治疗后很快咳嗽消失或明显减轻，痰 Eos 数明显下降至正常或接近正常。个别病例需要长期吸入糖皮质激素甚至系统应用糖皮质激素治疗，才能控制痰 Eos 增高。

（六）预后　多数患者治疗后症状消失，部分患者还有轻微的咳嗽症状。近半数患者出现症状复发，合并鼻炎或治疗后痰嗜酸性粒细胞持续增高是复发的危险因素。长期随访显示，肺功能保持稳定，仅极少数患者发生支气管哮喘，因此 EB 不是哮喘或 COPD 的早期阶段。

二、咳嗽变异性哮喘

咳嗽变异性哮喘（cough variant asthma，CVA）是指以慢性咳嗽为主要或唯一临床表现，没有明显喘息、气促等症状，但有气道高反应性的一种特殊类型哮喘。CVA 最早由 Glause 于 1972 年提出，我国对 CVA 的研究主要从 80 年代开始。国内一项多中心的支气管哮喘大型流调，显示 CVA 占全部哮喘患者的 8.4%。成人可能高于此比例。国内外多项研究发现，CVA 是成人慢性咳嗽最常见的病因，比例从 10%～50% 不等。全国多中心慢性咳嗽病因调查显示 CVA 占成人慢性咳嗽病因的 32%。

（一）病因与发病机制　CVA 的病因还不十分清楚，目前认为与典型哮喘类似，同时受遗传因素和环境因素的双重影响。

发病机制与气道高反应性、神经机制、多种细胞参与的气道慢性炎症和 IgE 介导的变态反应（又称过敏反应）有关，但程度可能相对较轻。之所以 CVA 仅出现咳嗽而无明显喘息，目前认为主要有以下原因：①CVA 咳嗽敏感性相对较高；②CVA 气道反应性较哮喘低；③CVA 喘鸣阈值较典型哮喘高，其需更大程度的刺激才能生产气道痉挛和喘鸣。目前认为咳嗽反射敏感性与气道反应性是两种独立存在而又相互关联的反射类型。咳嗽受体主要分布在大气道，炎症介质的化学刺激和支气管收缩致气道机械性变形的物理刺激，均可作用于大气道的咳嗽受体，患者表现以咳嗽为主。在相对缺乏咳嗽受体的小气道产生病变，主要症状多为喘息。

（二）临床表现　CVA 主要表现为刺激性干咳，通常咳嗽比较剧烈，夜间咳嗽为其重要特征。感冒、冷空气、灰尘、油烟等容易诱发或加重咳嗽。患者通常有反复发作的咳嗽史，多于天气转变（尤其是春秋季）时发病，夜间或清晨出现咳嗽或加重。多为比较剧烈的刺激性咳嗽，干咳或咳少量白色黏液痰。较严重的病例，在剧烈咳嗽时可伴有呼吸不畅、胸闷、呼吸困难或不典型的喘息。

（三）辅助检查

1. 血常规　一般正常，少数患者外周血检查嗜酸性粒细胞轻度增高。

2. 血清 IgE　部分患者增高。

3. 皮肤点刺试验　60%～80% 对变应原呈阳性反应，最常见的变应原为屋尘螨、粉尘螨。

4. 诱导痰检查　多数患者诱导痰嗜酸性粒细胞增高。诱导痰分析不仅可用于 CVA 的辅助诊断，还可判断气道炎症程度及治疗反应，指导临床治疗。有报道显示，结合诱导痰检测来指导哮喘的临床治疗要优于单纯依靠症状及肺功能指标。另外有研究显示，诱导痰嗜酸性粒细胞较高者发展为典型哮喘的几率较高。

5. 呼出气 NO 检测　呼出气一氧化氮（FeNO）水平增高有助于 CVA/EB 的诊断，但作为与 EB 鉴别指标意义不大。

6. 支气管激发试验　是诊断 CVA 最关键和最有价值的方法，目前激发剂常用组胺或乙酰甲胆碱，其敏感性高，特异性相对较低，但同样存在假阴性情况。最终的结果判断还需要结合操作过程中患者配合程度和近期用药情况等综合分析。治疗有效方可明确诊断。

7. 支气管舒张试验　目前国内以 FEV1 增加>12%，绝对值增加>200ml 为阳性标准，是判断存在可逆气道阻塞的重要指标。由于 CVA 的通气功能一般正常，因此对 CVA 的诊断价值不大。

8. 呼气峰值流量（PEF）监测　既往采用日间最大变异率指标，阳性判断标准是>20%，最新 GINA 指南提出平均日变异率的指标，阳性标准是>10%，提示存在可逆的气流阻塞。敏感性和特异性均较低，不宜用 PEF 监测作为 CVA 的常规诊断方法。

（四）诊断　CVA 诊断标准需要满足下列 4 个条件：①慢性咳嗽，常为明显的夜间或清晨刺激性咳嗽。②支气管激发试验阳性，或支气管舒张剂试验阳性或 PEF 周变异率>20% 或平均每日昼夜变异率>10%。③抗哮喘治疗有效。④排除其他原因导致的慢性咳嗽。

诱导痰检查嗜酸性粒细胞比例增高和呼出气 FeNO 水平增高有助于 CVA 的诊断。

（五）鉴别诊断

1. 慢性支气管炎　慢性支气管炎患者多为中老年，病史较长，常有明显的咳痰症状，多数与吸烟有关或职业环境有关，支气管激发试验和诱导痰细胞学检查可资鉴别。

2. 嗜酸性粒细胞性支气管炎　临床表现类似，多数患者诱导痰检查嗜酸性粒细胞比例亦同样增高，但气道高反应性测定阴性，PEF 日间变异率正常。

3. 支气管结核　少数患者以咳嗽为唯一症状，X 线检查未见明显异常，有时可闻及喘鸣音。但与哮喘不同的是，喘鸣音较局限，以吸气期为主。支气管舒张剂治疗无效。纤维支气管镜检查和刷检涂片可确诊。

4. 胃食管反流性咳嗽、上气道咳嗽综合征等。

（六）治疗　CVA 的治疗原则与典型哮喘相同，大多数患者吸入小剂量糖皮质激素加 β_2 受体激动剂即可，很少需要口服糖皮质激素治疗。治疗时间不少于 8 周。多数患者对治疗有非常好的反应，病情缓解后可数年不复发。但部分患者停药后复发，需要长期使用预防治疗。白三烯受体拮抗剂可有效缓解 CVA 的咳嗽症状和气道炎症。对于采用吸入性糖皮质激素（inhaled corticosteroid，ICS）和支气管舒张剂治疗无效的难治性 CVA 咳嗽，排除依从性差和其他病因后，可加用白三烯受体拮抗剂或中药治疗。

（七）预后　30%~40% 的 CVA 患者会逐渐发展为典型哮喘，发展为典型哮喘的危险因素包括诱导痰嗜酸性粒细胞过高、重度气道高反应性等。对于具有高危因素的患者，长期吸入糖皮质激素具有积极的预防作用。

三、上气道咳嗽综合征

上气道咳嗽综合征（upper airway cough syndrome，UACS）是指引起咳嗽的各种鼻咽喉疾病的总称，既往称为鼻后滴漏综合征（post-nasal drip syndrome，PNDS）。UACS 是慢性咳嗽的常见病因，在欧美一些研究甚至为慢性咳嗽的第一病因，占慢性咳嗽病因 41%，在国内相对较低，大约为 18%。

鼻后滴漏感、频繁清喉，咽后黏液附着、鹅卵石样征为其典型表现。UACS 的基础疾病以各种类型的鼻炎、鼻窦炎最为常见。临床诊断需结合基础疾病、咳嗽及相关症状、鼻咽检查及治疗反应进行综合判断。在建立诊断以前应排除引起慢性咳嗽的其他常见原因。其治疗的选择取决于其基础疾病。对于病因明确的患者需要制订具有针对性的病因治疗方法。而病因不明确，应在明确诊断之前可给予经验性药物治疗。第一代抗组胺药联合盐酸伪麻黄碱是常用的经验性治疗药物。

（一）病因与发病机制　UACS 的基础疾病主要为变应性鼻炎与鼻窦炎，其他病因包括慢性咽喉炎、慢性扁桃体炎、血管运动性鼻炎、嗜酸细胞增多性非变应性鼻炎、感染性鼻炎、细菌性鼻窦炎、真菌变应性鼻窦炎、解剖异常诱发的鼻炎、理化因素诱发的鼻炎、职业性鼻炎、药物性鼻炎、妊娠期鼻炎等。一般而言，除变应性鼻炎外其他类型的鼻炎均可归入非变应性鼻炎的范畴，占鼻炎患者的 20%~50%。

临床研究发现，上气道咳嗽综合征引起咳嗽的机制是通过兴奋上气道咳嗽反射的传入神经起作用。其中一种可能的机制是鼻腔或鼻窦的分泌物流入下咽部或喉部，并兴奋分布在这些区域的咳嗽感受器。同时，在上气道咳嗽综合征诱发的咳嗽患者中，上气道的咳嗽反射比普通人更加敏感。另外可能的机制是咳嗽反射的传入神经被周围的各种物理或化学刺激物直接兴奋，从而导致部分咳嗽中枢反应的增强。此外，上气道咳嗽综合征引起的咳嗽还可以由吸入鼻腔分泌物通过刺激下气道咳嗽感受器所致。

（二）临床表现　UACS 的咳嗽多伴咳痰，以日间为主，入睡后很少有咳嗽。常伴有鼻后滴漏感、清喉、喉痒、鼻塞、流涕等，有时还会主诉声音嘶哑。多有上气道疾病的病史。典型者查体可见咽部黏膜鹅卵石样观、咽部黏液附着。这些临床表现比较常见，但并不具有特异性，其他病因咳嗽的患者也常有这些表现。

少数 UACS 患者并没有相应的上气道症状或体征，但对第一代抗组胺剂和减充血剂的治疗有效，Irwin 等认为这是隐匿性 UACS 所致。

（三）诊断　咳嗽特征、时间和伴随症状对典型 UACS 的诊断具有一定的价值。但单纯依靠临床表现诊断 UACS 的特异性和敏感性并不高。UACS 涉及多种鼻部基础疾病，其诊断主要是根据病史和相关检查综合判断，所以在建立诊断以前应排除引起慢性咳嗽的其他常见原因。中国《咳嗽的诊断与治疗指南（2015）》提出的 PNDS（UACS）标准如下：①发作性或持续性咳嗽，以白天为主，入睡后较少；②有鼻部和/或咽喉疾病的临床表现和病史；③辅助检查支持鼻部和/或咽部疾病的诊断；④经针对性治疗后咳嗽缓解。

（四）治疗　对于 UACS，其治疗的选择某种程度上取决于其基础疾病。对于病因明确的患者则需要制订具有针对性的特异性治疗方法。而病因不明确，应在明确诊断之前给予经验性药物治疗。

1. 变应性鼻炎　对于变应性鼻炎，通过改善环境、避免接触变应原是最有效的治疗方法，但是往往难以完全实现。鼻吸入皮质激素类药物、抗组胺类药物是治疗变应性鼻炎的一线药物，并能有效治疗变应性鼻炎引起的咳嗽。无镇静作用的第二代抗组胺类药物优于第一代抗组胺药物。抗组胺药/减充血剂联合用药（A/D）是治疗变应性鼻炎的有效方法，可以通过抗组胺作用减少肥大细胞的脱颗粒、通过血管收缩作用减少血浆渗出和黏膜水肿，阻止炎性细胞进入抗原沉积区域。白三烯受体拮抗剂可以有效缓解变应性鼻炎的症状。

如有明确的变应原且药物治疗效果不佳时，可考虑特异性变应原免疫治疗，但需时较长。如果通过改善环境和鼻内药物治疗，变应性鼻炎的咳嗽和其他症状得以控制，则未必一定要进行变应原免疫治疗。

2. 血管运动性鼻炎　第一代 A/D 制剂治疗通常有效，异丙托溴铵鼻腔喷雾也一定效果。如果第一代 A/D 制剂治疗无效或者有禁忌证如青光眼、良性前列腺增生等，可先选用异丙托溴铵治疗。鼻用皮质类固醇对血管运动性鼻炎的疗效尚不确定。

3. 细菌性鼻窦炎　虽然通常认为鼻窦炎是由细菌感染引起，但急性鼻窦炎大多由于病毒侵入引起。由于临床上难以区分急性细菌性鼻窦炎和急性病毒性鼻窦炎，所以延迟使用抗菌药物而先给予第一代 A/D 治疗 1 周更为合理。急性鼻窦炎并发细菌感染，最常见病原菌为肺炎链球菌和流感嗜血杆菌，其他病原菌包括厌氧菌、卡他莫拉菌、金黄色葡萄球菌等，卡他莫拉菌尤其在儿童多见。

急性细菌性鼻窦炎的治疗包括抗菌药物、鼻内皮质激素及减充血药。不管急性还是慢性鼻窦炎,鼻内皮质激素治疗均有帮助。

慢性鼻窦炎诊断明确后,内科药物治疗为首选。抗菌药物可根据细菌培养与药物敏感试验进行选用,经验性治疗可选择广谱耐 β-内酰胺酶类抗生素,如头孢噻肟、阿莫西林-克拉维酸等。通常抗流感嗜血杆菌、厌氧菌、肺炎链球菌治疗至少 3 周。大环内酯类抗菌药对慢性鼻窦炎的效果不肯定。单纯抗菌药物治疗效果并不明显,特别是合并过敏因素者,需联合使用抗组胺药、减充血剂、鼻用激素及促纤毛运动药。口服第一代 A/D 制剂至少 3 周,局部鼻黏膜减充血剂只能短期使用。使用上述方法治疗咳嗽消失后,鼻内激素治疗还应持续 3 个月。药物治疗无效的慢性鼻窦炎使用盐水冲洗有效。慢性鼻窦炎对药物治疗不敏感且存在解剖异常导致鼻腔阻塞的患者,应考虑鼻内镜手术治疗。

4. 变应性真菌性鼻窦炎　对于变应性真菌性鼻窦炎的治疗,主要是手术清除过敏霉菌黏液。功能性鼻内镜手术是首选有效的治疗方式,术中可以彻底清除鼻窦内的病变黏膜、变应性黏蛋白及真菌成分,减少机体对真菌的免疫反应,对所累及的鼻窦进行通洗引流治疗。

与变应性支气管肺曲霉病不同,不主张使用类固醇激素治疗。局部抗真菌剂具有一定的疗效。变应性真菌性鼻窦炎与侵袭性真菌性鼻窦炎的治疗原则也不相同,抗真菌药多具有严重的毒副作用,一般不主张全身使用,手术治疗的患者可在术前应用。

5. 理化刺激性鼻炎　当环境中明确实存在刺激物时,避免暴露,增强通风,采取相应的个人防护措施,如使用带有高效空气微粒过滤器防尘、防雾或防烟面具。

6. 药物性鼻炎　治疗的关键是停止使用当前药物,有时可一次一侧鼻内用药,A/D 制剂或者鼻内皮质激素治疗较为合理,但其效果没有确切的数据考究。

四、胃食管反流性咳嗽

胃食管反流(gastroesophageal reflux,GER)是指胃酸和其他胃或十二指肠内容物反流进入食管的现象,正常人也存在一定程度的反流,称为生理性反流。非生理性 GER 可引起临床症状,甚至组织病理学的改变。当引起食管症状与并发症,和/或组织病理学的改变时,统称为胃食管反流病(gastroesophageal reflux disease,GERD)。GERD 在西方国家较为常见,患病率为 7% ~ 15%,甚至更高,而国内的患病率相对要低,但有上升的趋势。

GERD 的特征性症状为反酸、嗳气、烧心或胸骨后烧灼感,其食管外表现为咳嗽、胸闷、喘息、咽喉疼痛、心前区痛等。通常以慢性咳嗽为主要临床表现的 GERD 称为胃食管反流性咳嗽(gastroesophageal reflux-related chronic cough,GERC)。GERC 是慢性咳嗽的常见原因,占慢性咳嗽病因的 8% ~ 41%。我们的研究结果显示 GERC 约占慢性咳嗽病因的 12%。

(一)病因与发病机制　很多因素可以加重或诱发胃食管反流性疾病。

1. 药物　①阿仑膦酸钠(alendronate,治疗绝经后骨质疏松的药物);②口服激素;③支气管舒张药物:β$_2$ 肾上腺素受体激动剂,氨茶碱;④前列腺素类;⑤钙通道阻滞剂;⑥抗胆碱药;⑦吗啡、杜冷丁。

2. 肥胖。

3. 吸烟、酒精、咖啡因、高脂肪食物/巧克力、刺激性食物、柑橘类酸性饮料等。

4. 剧烈运动。

5. 长期胃肠插管、肺移植、肺切除术、腹膜透析。

6. 支气管哮喘、阻塞性睡眠呼吸障碍等。

7. 职业　致使腹压增加的一些职业,如歌剧歌手、管弦乐器家等。

GERC 的发病机制涉及食管-支气管反射、微量误吸、食管运动功能失调、植物神经功能失调与气道炎症等,传统观点认为微量误吸起着主要作用,但食管 pH 监测发现 GERC 多数情况下只存在远端反流,现在认为食管-气道之间的神经反射引起的神经源性炎症及相关神经肽可能起着更为重要的作用。

(二)临床表现　多为刺激性干咳,亦可表现为有痰的咳嗽。绝大多数为白天咳嗽,个别表现为夜间咳嗽。我们研究发现 72% 以白天咳嗽为主,28% 日夜均有咳嗽,没有发现以夜间咳嗽为主的患者。熟睡后及平卧位状态时,食管下段的括约肌张力反射性增强,更不易发生一过性的括约肌松弛和反流。相反,直立体位时,食管下段括约肌发生松弛,出现 GERC 的可能性反而更大。52.2% 的患者在进食,尤其是进食刺激性食物后有咳嗽加重的表现。进食也可以导致反流加重,其机制主要有:进食后使胃扩张,并通过咽-食管反射导致短暂的食管下段括约肌松弛;食物直接作用导致食管下段压力降低;进食刺激性食物损伤食管黏膜等。

典型反流症状表现为胸骨后烧灼感、反酸、嗳气、胸闷等。有微量误吸的 GERD 患者,早期更易出现咳嗽及咽喉部症状。很多患者合并反流相关症状,但临床上也有不少GERC 患者完全没有反流症状,咳嗽是其唯一的临床表现。

(三)辅助检查　检查手段包括食管 pH 监测、胆汁反流测定、腔内阻抗测定、食管钡餐、食管镜、食管内压力测定等。

1. 食管 pH 监测　通过食管 24 小时 pH 监测观察反流情况及咳嗽与症状相关概率(symptom association probability,SAP)是目前诊断 GERC 最敏感、最特异的方法。食管 pH 监测虽是目前最好的检测方法,但仍存在如下问题:①若反流间歇发生,可能导致假阴性结果;②非酸反流如胆汁反流,酸性反流合并碱性反流时其 pH 可能正常,所以结果阴性者也不能完全排除 GERC 诊断。最终确诊 GERC,需要根据抗反流治疗的效果来判断。

2. 腔内阻抗监测　可动态测定气、液体在食管腔内的运动情况,根据特定的阻抗变化图形,可以识别 95% 的食管反流。若同时进行 24 小时食管 pH 监测可以精确观察酸和非酸反流事件。对于临床上经充分抗酸治疗后仍有症状者，可评价其是否仍有持续存在的反流和非酸反流，从而为进一步确诊或调整治疗方案提供依据。

3. 胆红素测定 可诊断胆汁反流。

4. 食管压力测定 通过连续灌注导管测压系统进行食管测压，能了解食管下括约肌（low esophageal sphincter，LES）长度、位置和压力、食管体部吞咽蠕动波的振幅和速度，从而为 GERD 患者食管运动功能提供客观、定量的数据资料。

5. 内镜检查 内镜检查是诊断反流性食管炎的主要方法，尤其对有食管炎症、糜烂，甚至溃疡的患者，内镜检查意义更大。但多数 GERC 无食管炎的表现，胃镜检查也不能确定反流与咳嗽的相关性。

6. 其他检查 除以上检查方法外，钡餐、放射性核素、食管内灌酸试验、B 超等也可用于诊断胃食管反流病。钡餐检查特异性低，敏感性也仅为 26%～33%，除非考虑合并食管裂孔疝等解剖学变异，一般不用钡餐检查诊断 GERC。

（四）诊断标准 GERC 的诊断应结合病史、检查结果（尤其是食管 pH 监测）及治疗反应综合考虑。根据《咳嗽的诊断与治疗指南（2015）》，GERC 的诊断标准如下：

1. 慢性咳嗽，以白天咳嗽为主。

2. 24 小时食管 pH 监测 Demeester 积分≥12.70，和/或 SAP≥95%。

3. 排除 CVA、EB、PNDS 等疾病。

4. 抗反流治疗后咳嗽明显减轻或消失。

24 小时食管 pH 监测正常不能排除 GERC，因为患者可能存在非酸或弱酸反流，或间歇性反流。抗反流治疗有效是诊断 GERC 最重要的标准，但抗反流治疗无效并不能完全排除 GERC 的存在，因为可能抗反流治疗力度不够，或内科药物治疗无效，或者为非酸性反流等。

对于没有条件进行 24 小时食管 pH-多通道阻抗监测的慢性咳嗽患者，如果其具有①患者有明显的进食相关性咳嗽，如餐后咳嗽、进食咳嗽等；②患者伴有典型的胸骨后烧灼感、反酸等反流症状或胃食管反流病问卷（GerdQ）≥8分；③排除 CVA、UACS、EB 等慢性咳嗽的常见原因，或按这些疾病治疗效果不佳等特征时应考虑 GERC 的可能，可进行诊断性治疗。推荐采用 PPI 试验：服用标准剂量质子泵抑制剂（如奥美拉唑 20～40mg，2 次/d），诊断性治疗时间不少于2 周。抗反流治疗后咳嗽消失或显著缓解，可以临床诊断GERC。相比于 24 小时食管 pH-多通道阻抗监测等检查更经济简单，但特异性较低。

GERC 的鉴别诊断要涵盖常见的慢性咳嗽病因。由于GERD 的发病较为常见，要注意鉴别在部分合并有反流症状或反流病的咳嗽患者中，其反流症状或反流病可能仅仅是伴随现象，并非是导致咳嗽的原因。

（五）治疗

1. 一般措施 主要是生活饮食习惯的调整，如高蛋白、低脂饮食，少食多餐，睡前忌食。避免食用松弛食管下端括约肌的食物，如脂肪、咖啡、坚果、巧克力等；忌烟酒、酸性或辛辣刺激性饮料或食物，如薄荷、洋葱、大蒜。若患者夜间平卧时症状明显，可予以抬高床头。

2. 制酸治疗 根据制酸药的作用机制，目前制酸药分为 2 种类型。

（1）质子泵抑制剂：通过抑制胃 H^+-K^+-ATP 酶，发挥强力抑酸作用，作用持久，可使胃内 pH 升高至 7.0，一次用药大部分胃酸分泌被抑制 24 小时以上。其对幽门螺杆菌也有一定的抑制作用。奥美拉唑为第一代质子泵抑制剂，新一代质子泵抑制剂如潘多拉唑和雷贝拉唑抑制胃酸作用更强。

质子泵抑制酸效果更好，如合并夜间酸反流，可联合使用 H_2 受体拮抗药。

（2）H_2 受体拮抗剂：通过阻断壁细胞上 H_2 受体，抑制基础胃酸和夜间胃酸的分泌，对胃泌素及 M 受体激动剂引起的胃酸分泌也有抑制作用。常用的 H_2 受体拮抗剂有西咪替丁（甲氰咪胍）、雷尼替丁、法莫替丁等。

3. 促胃动力药 促胃动力药如多潘立酮、西沙必利等可增加贲门括约肌张力，松弛幽门，加速胃的排空，防止食物反流。

4. 胃黏膜保护剂 胃黏膜保护剂如前列腺素衍生物类（米索前列醇、恩前列素）、硫糖铝、胶体次枸橼酸铋、替普瑞酮等可通过增强胃黏膜的细胞屏障和/或黏液-碳酸氢盐屏障功能发挥作用。

药物治疗建议联合应用制酸药（质子泵抑制剂或 H2 受体拮抗剂）及胃肠促动力药。部分患者单用抑酸治疗即有效。如果采用 H2 受体拮抗剂无效，改用质子泵抑制剂可能有效。临床研究表明，质子泵抑制剂奥美拉唑相比 H2 受体拮抗剂雷尼替丁具有更好的治疗效果。药物治疗起效快者数天，慢者需 2～4 周以上方可起效。咳嗽消失后一般再继续治疗 2～3 个月。难治性 GERC 可使用巴氯芬或加巴喷丁治疗，但存在着一定程度的嗜睡、困倦等不良反应。

5. 手术治疗 如采用足够的强度和疗程治疗，咳嗽仍无改善时，可以考虑采取抗反流手术治疗。手术治疗效果各家报导不一，咳嗽缓解率在 41%～82%，国内缺乏这方面的资料。由于手术可能发生胃轻瘫等并发症，且有一定的复发率，因此应严格把握手术治疗指征。

五、变应性咳嗽

变应性咳嗽（atopic cough，，AC）通常存在特应征（atopy）的基础因素，唯一或最主要的临床症状是慢性咳嗽，诱导痰嗜酸性粒细胞正常，无气道高反应性或可逆性气道阻塞，支气管舒张剂治疗无效，抗组胺药物和/或糖皮质激素能有效控制咳嗽。中国的变应性咳嗽定义不同于日本，将非哮喘性嗜酸性粒细胞性支气管炎排除在外。国内报道占慢性咳嗽的 12%。

（一）病因 特应征体质和环境职业因素可能是发

病的危险因素。理论上导致气道变应性炎症的各种特异性吸入物如尘螨、花粉和动物毛屑，呼吸道感染或定植的细菌和真菌及部分食物等均可为病因。日本发现来自环境中或上气道感染及定植的真菌如白念珠菌、担子菌、皮状丝孢酵母、季也蒙毕赤酵母、棕黑腐质霉和白色链霉菌等吸入可以引起变应性咳嗽。

（二）病理和病理生理　　常有变应原皮试阳性或特异性 IgE 阳性，诱导痰嗜酸细胞不增高，肺通气功能正常，无气道可逆性和高反应性，但咳嗽敏感性明显增高。经治疗咳嗽缓解或消失后，咳嗽敏感性可以恢复正常。

变应性咳嗽、嗜酸性粒细胞性支气管炎和咳嗽变异性哮喘之间的病理和病理生理特点等的比较见表 25-1-1。

表 25-1-1　变应性咳嗽、嗜酸性细胞性支气管炎和咳嗽变异性哮喘的主要特征及区别

特征	变应性咳嗽	嗜酸性粒细胞性支气管炎	咳嗽变异性哮喘
变应性	常见	±	常见
可逆性气流受限	−	−	+
气道高反应性	−	−	+
咳嗽敏感性增加	+	+	±
对支气管扩张剂的反应	−	−	+
对皮质类固醇反应	+	+	+
对 H_1 拮抗剂反应	+	未知	±
发展至典型哮喘	极少	约 10%	约 30%
痰液嗜酸性粒细胞比例	正常	增高	通常增高
黏膜下嗜酸性粒细胞	±	增多	通常增多
支气管肺泡灌洗液嗜酸性粒细胞数	−	增多	增多
基底膜	未知	增厚	增厚
杯状细胞增生	未知	未知	+
血管增生	未知	未知	+

（三）临床表现　　可发生于任何年龄，但好发于中年人，尤以中年女性最多见，男女之比约为 1:3。常可追溯到既往过敏史和家族过敏史，但无哮喘病史。

1. 症状　咳嗽是唯一或最主要的临床症状，常为干咳，多为阵发性，夜间睡眠或清晨起床后咳嗽较剧烈。吸入油烟、灰尘、冷热空气、刺激性气体、汽车尾气、讲话、运动和大笑等可诱发或加重咳嗽。可伴有咽喉痒或痰液黏附在咽喉的感觉。女性患者可因咳嗽出现压力性尿失禁。

2. 体征　无明显阳性体征。

3. 辅助检查

（1）血液检查：可有外周血 Eos 比例或绝对数升高，或血清总 IgE 增高，血清变应原特异性 IgE 抗体阳性。

（2）诱导痰细胞学检查：诱导痰 Eos 比例正常。

（3）咳嗽敏感性检查：常明显增高。

（4）变应原皮试检查：变应原皮肤针刺试验阳性。

（5）肺功能检查：肺通气功能正常。支气管舒张试验和激发试验阴性，峰流速变异率正常。

（6）影像学检查：X 线胸片或胸部 CT 检查无异常发现或仅见肺纹理增多。

（7）纤维支气管镜检查：没必要常规进行。除支气管黏膜充血外，一般无其他异常发现。支气管黏膜活检病理检查可见黏膜下层较多 Eos 浸润。支气管肺泡灌洗液中 Eos 无明显增多。

（8）咽拭子真菌培养：部分患者可检出白念珠菌等。

（四）诊断　　应综合分析症状、体征和辅助检查结果建立。中国咳嗽指南提出的变应性咳嗽诊断标准为：

1. 慢性咳嗽。

2. 肺通气功能正常，气道高反应性检测阴性。

3. 具有下列指征之一：①过敏物质接触史；②变应原皮肤针刺试验阳性；③血清总 IgE 或特异性 IgE 增高；④咳嗽敏感性增高。

4. 排除咳嗽变异性哮喘、非哮喘性嗜酸性粒细胞性支气管炎、上气道咳嗽综合征等其他原因引起的慢性咳嗽。

5. 抗组胺药物和/或糖皮质激素治疗有效。

（五）鉴别诊断　　主要和引起慢性咳嗽的其他疾病相鉴别。

1. 非哮喘性嗜酸性粒细胞性支气管炎　临床上表现为慢性咳嗽，胸片和肺通气功能正常，气道反应性检查阴性，支气管舒张剂治疗无效及糖皮质激素能控制咳嗽等与变应性咳嗽非常相似，两者具有较多的共同点而不易鉴别。日本较少使用非哮喘性嗜酸性粒细胞性支气管炎的病名，变应性咳嗽的定义中事实上包括非哮喘性嗜酸性粒细胞性支气管炎。我国定义的变应性咳嗽排除了诱导痰 Eos 增高，与非哮喘性嗜酸性粒细胞性支气管炎容易鉴别。

2. 咳嗽变异性哮喘　慢性咳嗽的主要病因，诱导痰中 Eos 可增高，但存在气道高反应性，支气管舒张剂治疗有效等可鉴别。少部分咳嗽变异性哮喘气道高反应性检查可呈假阴性,此时可给予1周或以上的支气管舒张剂进行诊断性治疗,如咳嗽不缓解,没有治疗效果不佳的有关并发症或相关因素,基本可以排除咳嗽变异性哮喘的诊断。

3. 上气道咳嗽综合征(鼻后滴漏综合征)　上气道咳嗽综合征也对抗组胺药物治疗有效,变应性鼻炎引起者可有特应征表现,甚至合并无症状的嗜酸性粒细胞性支气管炎,应注意与变应性咳嗽相鉴别。典型上气道咳嗽综合征有慢性鼻炎病史,伴有鼻后滴漏感或咽喉清洁感,少部分患者有鼻塞和流涕症状,鼻黏膜充血或咽后壁淋巴细胞增生呈卵石样外观可资鉴别。美国将缺乏慢性鼻病史和上气道症状体征及抗组胺治疗有效者称"沉默型鼻后滴漏综合征",可能事实上就是我们所定义的变应性咳嗽。

4. 病毒感染后咳嗽　病毒感染后咳嗽绝大多数为亚急性咳嗽,但个别可能持续达数月之久,用抗组胺药物治疗咳嗽能减轻或消失,有时易与变应性咳嗽相混淆,但病毒感染后咳嗽在咳嗽症状出现前有明确的上气道感染史。

5. 慢性支气管炎　慢性支气管炎多与吸烟或空气污染有关,除咳嗽外,多有咳痰,戒烟或脱离污染环境1个月后咳嗽能明显减轻,抗胆碱药、支气管舒张剂和祛痰剂有助于改善症状等可与变应性咳嗽鉴别。

(六)治疗

1. 抗组胺药物　抗组胺药物治疗对60%左右的变应性咳嗽有效。可供选择的抗组胺药物品种很多,不同药物对变应性咳嗽的疗效有无差别尚不清楚,可根据药物来源、副作用和价格等具体情况加以选用。常用药物有氯雷他定,西替利嗪,氮卓斯汀,依匹斯汀和非索非那定等。

2. 糖皮质激素　抗组胺药物虽能明显缓解咳嗽,但要完全消除咳嗽常需加用糖皮质激素治疗。吸入糖皮质激素是最合适的方法。对咳嗽剧烈或不适合吸入糖皮质激素者,短期(1~2周)每天口服泼尼松20~30mg有助于快速控制症状。

3. Th2细胞因子抑制剂　如甲磺司特,为Th1/Th2平衡调节剂,是一种新颖抗变态反应药,有研究显示,用甲磺司特300mg/d治疗4周能提高变应性咳嗽患者的咳嗽阈值,并可降低外周血中嗜酸性粒细胞水平和血清IgE水平,这些研究表明Th2细胞因子可能会增大AC患者的气道咳嗽反射敏感性。

4. 其他治疗　如针对病因治疗,避免接触变应原。有日本学者发现气道担子菌感染引起的AC,用低剂量抗真菌药伊曲康唑(50~100mg/d)治疗2周后缓解,并认为低剂量抗真菌药可能是治疗真菌在气道定植引起AC的治疗策略。

(七)预后　本病呈良性经过,目前认为不向哮喘或慢性阻塞性肺疾病演变。长期随访肺功能下降速度与正常人无异。但咳嗽控制停药后,约50%的患者在4年内复发。

六、慢性咳嗽其他病因

慢性咳嗽的常见病因主要为咳嗽变异性哮喘、嗜酸性粒细胞性支气管炎、胃食管反流性疾病、上气道咳嗽综合征,这些病因占慢性咳嗽的70%~95%,另外5%~30%为相对少见的其他慢性咳嗽病因或原因不明的慢性咳嗽。这些少见的慢性咳嗽病因虽然比例不高,但涉及病种类繁多。

(一)慢性支气管炎　慢性支气管炎(chronic bronchitis)定义为咳嗽、咳痰达3个月以上,连续2年或更长,并除外其他已知原因引起的慢性咳嗽。主要表现为慢性咳嗽,咳嗽白色黏液痰或白色泡沫痰,冬季或受凉时加重,多与吸烟有关。而其他慢性咳嗽病因绝大多数与吸烟无关。

慢性支气管炎占慢性咳嗽病因5%~10%。由于慢支诊断标准缺乏客观依据,因此容易造成误诊。广州呼吸健康研究院调查显示,近80%慢性咳嗽患者被诊断为"支气管炎、慢性支气管炎或慢性咽喉炎",其中绝大多数系误诊,对慢性咳嗽病因认识不足和未开展相关慢性咳嗽检查是主要原因。

(二)支气管扩张症(bronchiectasis)　由于慢性炎症引起气道壁破坏,导致非可逆性支气管扩张和管腔变形,主要病变部位为亚段支气管。临床表现为咳嗽、咳脓痰,甚至咯血。典型病史者诊断并不困难,无典型病史的轻度支气管扩张症则容易误诊。X线胸片改变(如卷发样)对诊断有提示作用,怀疑支气管扩张症时,最佳诊断方法为胸部高分辨率CT。

(三)气管支气管结核(bronchial tuberculosis)　气管支气管结核在慢性咳嗽病因中所占的比例尚不清楚,但在国内并不罕见,多数合并肺内结核,也有不少患者仅表现为单纯性支气管结核,其主要症状为慢性咳嗽,可伴有低热、盗汗、消瘦等结核中毒症状,有些患者咳嗽是唯一的临床表现,查体有时可闻及局限性吸气期干啰音。X线胸片无明显异常改变,临床上容易误诊及漏诊。

对怀疑气管支气管结核的患者应首先进行痰涂片找抗酸杆菌。部分患者结核杆菌培养可阳性。X线胸片的直接征象不多,可发现气管、主支气管的管壁增厚、管腔狭窄或阻塞等病变。CT特别是高分辨率CT显示支气管病变征象较胸片更为敏感,尤其能显示叶以下支气管的病变,可以间接提示诊断。支气管镜检查是确诊气管支气管结核的主要手段,镜下常规刷检和组织活检阳性率高。

(四)血管紧张素转换酶抑制剂(ACEI)诱发的咳嗽　咳嗽是服用ACEI类降压药物的常见副反应,发生率为10%~30%,占慢性咳嗽病因的1%~3%。停用ACEI后咳嗽缓解可以确诊。通常停药4周后咳嗽消失或明显减轻。可用血管紧张素Ⅱ受体拮抗剂替代ACEI类药物。

(五)支气管肺癌(bronchogenic carcinoma)　支气管肺癌初期症状轻微且不典型,容易被忽视。咳嗽常为中心型肺癌的早期症状,早期普通X线检查常无异常,故容易漏诊、误诊。因此在详细询问病史后,对有长期吸烟史,出现刺激性干咳、痰中带血、胸痛、消瘦等症状或原有咳嗽性质发生改变的患者,应高度怀疑肺癌的可能,进一步进行影像学检查和支气管镜检查。

(六)心理性咳嗽(psychologic cough)

心理性咳嗽是由于患者严重心理问题或有意清喉引起,又有文献称为习惯性咳嗽、心因性咳嗽。小儿相对常见,在儿童1个月以上咳嗽病因中占3%~10%。典型表现为日间咳嗽,可表现为轻微或剧烈干咳,专注于某一事物及夜间休息时咳嗽消失,常伴随焦虑症状。

心理性咳嗽的诊断系排他性诊断,只有其他可能的诊断排除后才能考虑此诊断。儿童主要治疗方法是暗示疗法,可以短期应用止咳药物辅助治疗。对年龄大的患者可辅以心理咨询或精神干预治疗,适当应用抗焦虑药物。儿童患者应注意与抽动秽语综合征相鉴别。

(七)其他病因

包括肺间质纤维化、支气管异物、支气管微结石症、骨化性支气管病、纵隔肿瘤及左心功能不全等。近年来我们还发现以慢性咳嗽为主要表现的睡眠呼吸暂停综合征、心律失常(早搏)、颈椎病、舌根异位腺瘤症等罕见病因。

(赖克方)

参考文献

[1] 赖克方. 慢性咳嗽[M]. 北京:人民卫生出版社,2008.

[2] 赖克方,李斌恺,王法霞,等. 慢性咳嗽患者的诊疗现状调查[J]. 国际呼吸杂志,2011,31(9):645-647.

[3] 杨存珍,陈如冲,李斌恺,等. 女性慢性咳嗽患者生活质量及尿失禁调查[J]. 国际呼吸杂志,2010,30(7):391-394.

[4] LAI KF, PAN JY, CHEN RC, et al. Epidemiology of cough in relation to China[J]. Cough, 2013, 9(1):18-25.

[5] 赖克方,陈如冲,刘春丽,等. 慢性咳嗽的病因分布及诊断程序的建立[J]. 中华结核和呼吸杂志,2006,29(2):96-99.

[6] 赖克方,陈如冲,林玲,等. 不同病因慢性咳嗽临床特征的诊断价值[J]. 中华结核和呼吸杂志,2009,32(6):418-421.

[7] 中华医学会呼吸病学分会哮喘学组. 咳嗽的诊断与治疗指南(2009版)[J]. 中华结核和呼吸杂志,2009,32(6):407-513.

[8] 中华医学会呼吸病学分会哮喘学组. 咳嗽的诊断与治疗指南(2015)[J]. 中华结核和呼吸杂志,2016,39(5):323-354.

[9] LAI KF, CHEN RC, LIN JT, et al. A prospective, multicenter survey on causes of chronic cough in China[J]. Chest, 2013, 143(3):613-620.

[10] 陈如冲,刘春丽,罗炜,等. 慢性咳嗽常见病因之间咳嗽敏感性的差异. 中国呼吸与危重监护杂志,2013,12(4):384-389.

[11] GIBSON PG, DENBURG J, DOLOVICH J, et al. Chronic cough: eosinophilic bronchitis without asthma[J]. Lancet, 1989, 333(8651):1346-1348.

[12] FANG Z, HUANG C, ZHANG JJ, et al. Traffic-related air pollution induces non-allergic eosinophilic airway inflammation and cough hypersensitivity in guinea pigs[J]. Clin Exp Allergy, 2019, 49(3):366-377.

[13] 马洪明,朱礼星,赖克方,等. 嗜酸粒细胞性支气管炎的气道炎症和临床特点[J]. 中华结核和呼吸杂志,2003,26(6):362-365.

[14] LUO W, CHEN Q, CHEN R, et al. Reference value of induced sputum cell counts and its relationship with age in healthy adults in Guangzhou, Southern China[J]. Clin Respir J, 2018, 12(3):1160-1165.

[15] OH MJ, LEE JY, LEE BJ, et al. Exhaled nitric oxide measurement is useful for exclusion of nonasthmatic eosinophilic bronchitis in patients with chronic cough[J]. Chest, 2008, 134(5):990-995.

[16] OGAWA H, FUJIMURA M, MYOU S, et al. Eosinophilic tracheobronchitis with cough hypersensitivity caused by Streptomyces albus antigen[J]. Allergy, 2000, 49(1):83-87.

[17] YI F, CHEN RC, LUO W, et al. Validity of fractional exhaled nitric oxide in diagnosis of corticosteroids responsive cough[J]. Chest, 2016, 149(4):1042-1051.

[18] 张永明,林江涛. 呼出气一氧化氮测定在慢性咳嗽诊治中的应用价值初探[J]. 中华结核和呼吸杂志,2011,34(7):504-508.

[19] LAI KF, LIU BJ, XU DY, et al. Will Nonasthmatic eosinophilic bronchitis develop into chronic airway obstruction?: A prospective, observational study[J]. Chest, 2015, 148(4):887-894.

[20] LAI K, CHEN R, PENG W, et al. Non-asthmatic eosinophilic bronchitis and its relationship with asthma[J]. Pulm Pharmacol Ther, 2017, 47:66-71.

[21] 李馨,余莉,魏为利,等. 支气管扩张剂治疗有效和无效咳嗽变异性哮喘的比较研究[J]. 同济大学学报(医学版),2011,32(1):95-100.

[22] 张巧,马千里,黄赞胜,等. 上气道咳嗽综合征病因的初步研究[J]. 中国呼吸与危重监护杂志,2010,9(5):458-461.

[23] CHEN Z, SUN L, CHEN H, et al. Dorsal vagal complex modulates neurogenic airway inflammation in a guinea pig model with esophageal perfusion of HCl[J]. Front Physiol, 2018, 15(9):536.

[24] 朱礼星,马洪明,赖克方,等. 胃食管反流性咳嗽的临床分析[J]. 中华内科杂志,2003,42(7):461-465.

[25] 刘春丽,赖克方,陈如冲,等. 胃食管反流性咳嗽的临床特征与诊断探讨[J]. 中华内科杂志,2005,44(6):438-441.

[26] 刘玻,余莉,邱志宏,等. 多通道食管腔内阻抗-pH监测对胃食管反流性咳嗽的诊断价值[J]. 中华内科杂志,2012,51(11):867-870.

[27] XU XH, YANG ZM, CHEN Q, et al. Therapeutic efficacy of baclofen in refractory gastroesophageal reflux-induced chronic cough[J]. World J Gastroenterol, 2013, 19(27):4386-4392.

[28] FUJIMURA M, OGAWA H, NISHIZAWA Y, et al. Comparison of atopic cough with cough variant asthma: is atopic cough a precursor of asthma?[J]. Thorax, 2003, 58(1):14-18.

[29] MORICE AH, JAKES AD, FARUQI S, et al. A worldwide survey of chronic cough: a manifestation of enhanced somatosensory response[J]. Eur Respir J, 2014, 44(5):1149-1155.

[30] 曾运祥,谢展鸿,吴景明,等. 以慢性咳嗽为主要表现的颈椎病一例[J]. 中华结核和呼吸杂志,2009,32(6):471-472.

[31] 谭亚夏,林玲,赖克方,等. 舌根异位涎腺致慢性咳嗽诊断延误一例[J]. 中华结核和呼吸杂志,2009,32(6):473-474.

[32] DENG HY, LUO W, ZHANG M, et al. Initial empirical treatment based on clinical feature of chronic cough[J]. Clin Respir J, 2015, 10(5):622-630.

[33] PRATTER MR. Overview of common causes of chronic cough: ACCP evidence-based clinical practice guidelines[J]. Chest, 2006, 129(1):59-62.

[34] DICPINIGAITIS PV. Chronic cough due to asthma: ACCP evidence-based clinical practice guidelines[J]. Chest, 2006, 129(1):75S-79S.

[35] MORICE AH, FONTANA GA, BELVISI MG, et al. ERS guidelines on the assessment of cough[J]. Eur Respir, 2007, 29（6）: 1256-1276.

[36] Japanese Respiratory Society. Concept and use of the guidelines. The committee for the Japanese Respiratory Society guidelines for management of cough[J]. Respirology, 2006, 11（s4）: 135S-136S.

[37] PRATER M. Chronic upper airway cough syndrome secondary to rhinosinus diseases（previously referred to as postnasal drip syndrome）: ACCP evidence-based clinical practice guidelines[J]. Chest, 2006, 129（1）: 63S-71S.

第二节
上气道梗阻

一、 概述

上气道梗阻（upper airway obstruction，UAO）是一类由多种原因所致的上气道气流严重受阻的临床急症，其临床表现不具特异性，易与支气管哮喘及慢性阻塞性肺疾病等疾病相混淆。临床上，该症以儿童多见，在成人则较为少见。引起上气道梗阻的原因较多，其中，以外源性异物所致者最为常见，其余较常见者有喉运动障碍、感染、肿瘤、创伤及医源性等。对上气道梗阻的及时认识和治疗具有极为重要的临床意义，因为大多数患者既往身体健康，经有效治疗后可以完全康复。

二、 上气道的解剖

呼吸系统的传导气道包括鼻、咽喉、气管、主支气管、叶支气管、段支气管、细支气管直至终末细支气管等部分。根据周围小气道和中心大气道在机械力学等呼吸生理功能上的不同，一般将呼吸道分为两部分：①上气道，包括鼻、咽、喉及声门邻近相关结构。②下气道，包括气管、各级支气管至终末细支气管，分为三个部分：中心气道，包括气管、主支气管、右中间段支气管；中气道，指各叶、段支气管至管径大于或等于 2mm 的气道；小气道，指管径小于 2mm 的气道，通常位于第 9 级支气管。

三、 上气道梗阻的病理生理学

正常情况下，吸气时，呼吸肌收缩使胸内压力降低，气道内压力低于大气压，气体由外界进入肺内；相反，呼气时，呼吸肌松弛使胸内压力升高，气体由肺内排出体外。急性上气道梗阻则可直接影响机体的通气功能，外界的氧气不能被吸入肺内，机体代谢所产生的二氧化碳亦不能排出体外，引起急性呼吸衰竭，如未能获得及时救治，因严重缺氧和二氧化碳潴留，会导致患者死亡。

上气道梗阻主要影响患者的通气功能，由于肺泡通气减少，在患者运动时可产生低氧血症，但其弥散功能则多属正常。上气道梗阻的位置、程度、性质（固定型或可变型）及呼气或吸气相压力的变化，引起患者出现不同的病理生理改变，产生吸气气流受限、呼气气流受限，抑或两者均受限。

四、 病因

临床上，上气道梗阻虽较为少见，但可由多种疾病引起，引起成人和儿童不同解剖部位上气道梗阻的常见原因，总结于表 25-2-1，供临床诊断时参考。极少数情况下，功能性声带异常或心理性因素，亦可引起上气道梗阻。

表 25-2-1　成人和儿童上气道梗阻的常见原因

1. 化脓性腮腺炎
2. 扁桃体肥大/扁桃体周围脓肿
3. 化脓性颌下腺炎（Ludwig 咽峡炎）
4. 舌：①巨舌症；②舌下血肿；③舌蜂窝织炎
5. 咽后壁脓肿
6. 喉：①喉癌。②错构瘤。③喉部狭窄。④喉部水肿。a. 血管性水肿：变态反应，C_1 酯酶抑制剂缺乏，使用血管紧张素转换酶抑制剂；b. 气管插管拔管后；c. 烧伤。⑤喉结核。⑥会厌：会厌炎，杓会厌皱襞肥大。⑦声带。a. 息肉及乳头状瘤；b. 声带麻痹：单侧麻痹（鳞癌、喉返神经损伤、迷走神经损伤），双侧麻痹（喉张力障碍：帕金森病、Gerhardt 综合征、镇静药物过量、Shy-Drager 综合征、橄榄体脑桥小脑萎缩；代谢原因：低血钾、低血钙；复发性多软骨炎；颅内肿瘤），喉运动障碍，类风湿关节炎，c. 异物
7. 咽喉部软组织增生或肌肉支撑力下降：肥胖、年老、阻塞性睡眠呼吸暂停综合征

五、 临床表现

上气道梗阻的症状和体征与气道阻塞的程度和性质有关。上气道梗阻早期一般无任何表现，往往在阻塞较严重时开始出现症状。急性上气道梗阻起病急骤，病情严重，甚至导致窒息而死亡，常有明显的症状和体征。上气道梗阻的临床表现并无特异性，可表现为刺激性干咳、气喘和呼吸困难，患者往往因呼吸困难而就诊；其呼吸困难以吸气困难为主，活动可引起呼吸困难明显加重，且常因体位变化而出现阵发性发作。少数患者夜间出现打鼾，并可因呼吸困难加重而数次惊醒，表现为睡眠呼吸暂停综合征。吸入异物所致者，可有呛咳史，常有明显的呼吸窘迫，表情异常痛苦，并不时抓搔喉部。

临床上所见的大多数上气道梗阻为不完全性梗阻。主要体征为吸气性喘鸣，多在颈部明显，肺部亦可闻及但较弱，用力吸气可引起喘鸣明显加重。吸气性喘鸣多见于声带或声带以上部位；双相性喘鸣提示阻塞在声门下或气管内。儿童出现犬吠样咳嗽，特别是夜间出现，多提示为喉支气管炎，而流涎、吞咽困难、发热而无咳嗽则多见于严重的

会厌炎。一些患者可出现声音的改变,其改变特点与病变的部位和性质有关,如单侧声带麻痹表现为声音嘶哑;双侧声带麻痹声音正常,但有喘鸣;声门以上部位病变常出现声音低沉,但无声音嘶哑;口腔脓肿出现含物状声音。

六、诊断

（一）肺功能检查　气道阻塞时,流量-容积曲线出现明显的变化,具有一定的诊断价值。但肺功能检查对有急性窘迫的患者不能进行,且对上气道梗阻的敏感性并不高。因此,目前已逐渐为内镜检查所替代。

（二）影像学检查

1. 颈部平片　气道平片对上气道梗阻的诊断虽可提供重要信息,但其准确性较差,应与病史和体征相结合进行判断,目前已较少使用。

2. CT 扫描　气道 CT 扫描可以了解阻塞处病变的大小和形态,气道狭窄的程度及其与气道壁的关系,以及病变周围组织的情况,是目前诊断上气道梗阻的主要检查手段之一。对疑为上气道梗阻的患者应进行颈部和胸部的 CT 扫描,必要时进行气道三维重建。增强 CT 扫描尚有助于明确病变的血供情况。对气道内占位性病变,CT 扫描可清楚地显示。

3. MRI 检查　具有很好的分辨能力,可预计气道闭塞的程度和长度,对评价纵隔情况具有较好的价值。

（三）内镜检查　内镜如可视喉镜或可弯曲支气管镜检查能直接观察上气道情况,观察声带、气管环的变化及呼吸过程中病变的动态特征,且可采集活体组织进行病理学检查,故对诊断具有决定性作用,其价值优于影像学检查。因此,对疑为上气道梗阻者,均应考虑进行内镜检查。严重呼吸困难者须做好内镜下介入治疗的准备和麻醉措施,慎重评估操作风险,对血管源性疾病严禁进行活组织检查。

七、治疗

由于引起上气道梗阻的原因较多,治疗方法的选择须根据其病因和严重程度而定。对严重的上气道梗阻应采取紧急处理措施,解除呼吸道阻塞,挽救患者生命。对一些类型的上气道梗阻,改变体位可以使其症状得以减轻;对感染性疾病所致者,如会厌炎、咽后壁脓肿等应及时给予敏感而有效的抗生素治疗。

急性上气道梗阻常发生在医院外,如不能及时获得诊断和处理,易导致患者死亡。经内镜下介入治疗上气道梗阻,近年来获得长足的发展,取得了较为满意的疗效。

（一）上气道异物阻塞的救治

1. 吸入异物的急救手法　首先使用牙垫或开口器开启口腔,并清除口腔内异物;以压舌板或食指刺激咽部,同时以 Heimlich 手法使患者上腹部腹压急速增加,可排除一些

气道内异物;对清醒可直立的患者,施救者可从患者后面抱住其上腹部,右手握拳,拇指指向剑突下方,左手紧抵右拳,急速地向上向内重压数次;对于仰卧的患者,施救者可面向患者跪于其双腿两侧,上身前倾,右手握拳置于剑突下方,左手置于右手之上,急速地向下向前内重压上腹部。

2. 支气管镜摘除异物　经上述手法不能取出的异物,或不适宜手法取出的异物如鱼刺,应尽快在喉镜或支气管镜的窥视下摘除异物。

（二）药物治疗　对于喉或气管痉挛所致的上气道梗阻,以及一些炎症性疾病引起的黏膜水肿所致上气道梗阻,药物治疗具有重要的价值。对这类上气道梗阻有效的药物主要为肾上腺素和糖皮质激素,常可挽救患者的生命;但应注意,这两类药物对会厌炎的治疗效果不佳,甚至导致不良反应而不宜使用。

1. 肾上腺素　可兴奋 α 肾上腺素受体,引起血管收缩,减轻黏膜水肿,对喉支气管炎具有良好的治疗作用,也可用于治疗喉头水肿。使用时,多采用雾化吸入或气管内滴入,每次 $1 \sim 2mg$,亦可选用皮下或肌内注射,每次 $0.5 \sim 1mg$,起效迅速,但维持时间短暂,应多次用药。

2. 糖皮质激素　具有消除水肿,减轻局部炎症的作用,可用于多种原因所致的上气道梗阻,如气管插管后水肿等。对于病毒性喉支气管炎,吸入性糖皮质激素具有良好的效果。Durward 等发现给予布地奈德(budesonide)吸入治疗,可明显降低插管率。但激素治疗对上气道瘢痕或肿瘤性狭窄所致者无效。

（三）气管插管或气管切开术　气管插管或切开可建立有效的人工气道,为保持气道通畅和维持有效呼吸提供条件。尤其对需要转院治疗者,气管插管可明显降低患者的死亡率。对于喉头水肿、喉痉挛、声带功能失调、吸入性损伤、咽峡炎、会厌炎、喉和气管肿瘤等,可考虑进行气管插管或切开。但应注意,气管插管或切开本身亦可引起上气道梗阻,故对接受这类治疗的患者更应密切观察。

（四）手术治疗　对于喉或气管肿瘤或狭窄所致的上气道梗阻,可采用喉气管切除和重建进行治疗,87% 的患者可获得良好的治疗效果。对于扁桃体肥大的上气道梗阻,进行扁桃体摘除可使其症状明显改善。对于口咽部狭窄所致者,进行咽部手术具有一定的治疗作用。对于内镜下无法摘除的异物,亦应行手术治疗。

（五）激光治疗　激光治疗可使肿瘤、肉芽肿等病变组织炭化、缩小,并可部分切除气管肿瘤,从而达到解除气管狭窄,缓解症状,具有一定的治疗作用。激光治疗可经纤维支气管镜使用。目前临床上使用的激光主要是以钇铝石榴石晶体为其激活物质的激光(Nd:YAG 激光),其穿透力较强,操作激光热消融治疗时必须注意控制氧浓度,避免起火。

（陈　愉）

参考文献

[1] 程德云. 上气道梗阻[M]//朱元珏. 陈文彬. 呼吸病学. 北京: 人民卫生出版社. 2003: 912-919.

[2] Alcamo E. Bergdahl J. Anatomy coloring workbook[M]. 3rd ed. [S. l.]: Penguin Random House. 2010.

[3] Perkin RM. Swift JD. Newton DA. Pediatric hospital medicine: textbook of inpatient management[M]. [S. l.]: Lippincott Williams & Wilkins. 2010.

[4] Ward JPT. Ward J. Wiener CM. The respiratory system at a glance[M]. [S. l.]: Wiley-Blackwell. 2006.

[5] Ochs. M. Nyengaard JR. Jung A. et al. The number of alveoli in the human lung[J]. Am J Respir Crit Care Med. 2004. 169 (1): 120-124.

[6] Moore EJ. Feliciano DV. Mattox KL. Trauma[M]. New York: McGraw-Hill Medical Pub. 2008.

第三节
支气管哮喘

支气管哮喘(bronchial asthma)简称哮喘,是一种以慢性气道炎症和气道高反应性为特征的异质性疾病。主要特征包括气道慢性炎症,气道对多种刺激因素呈现的高反应性,广泛多变的可逆性气流受限,以及随病程延长而导致的一系列气道结构的改变,即气道重构。临床表现为反复发作的喘息、气急、胸闷或咳嗽等症状,常在夜间及凌晨发作或加重,多数患者可自行缓解或经治疗后缓解。哮喘的具体临床表现形式及严重程度在不同时间表现为多变性。根据全球和我国哮喘防治指南提供的资料,经过长期规范化治疗和管理,80%以上的患者可以达到哮喘的临床控制。

一、流行病学

哮喘是世界上最常见的慢性疾病之一,全球约近4亿患者、我国成人中约有4 570万哮喘患者。各国哮喘患病率从1%~18%不等。一般认为儿童患病率高于青壮年,成人男女患病率大致相同,发达国家高于发展中国家,城市高于农村。约40%的患者有家族史。

在欧美等发达国家的儿童及青少年中,哮喘及哮喘症状患病率在近20年增加了近一倍。哮喘患病率最高的国家和地区是英国(>15%)、新西兰(15.1%)、澳大利亚(14.7%)、爱尔兰(14.6%)、加拿大(14.1%)及美国(10.9%)。在北美,大约3 350万人,即1/10的人口患有哮喘,某些种族甚至发病率会更高,如非洲裔美国人及西班牙人。

我国哮喘患病率也逐年上升,据我国现有流行病学调查结果显示,因地区差异,哮喘患病率为0.31%~3.38%。2010年在我国8个省市进行的"全国支气管哮喘患病情况及相关危险因素流行病学调查"(CARE研究),采用多级随机整群抽样人户问卷调查,共调查了164 215名14岁以上者,结果显示我国14岁以上人群哮喘患病率为1.24%,其中四川省哮喘患病率最高,达2.30%。北京(1.19%)、上海(1.14%)、广东(1.13%)和辽宁(1.69%)的哮喘患病率分别较2000—2002年的数据(北京0.48%、上海0.41%、广东0.99%和辽宁1.40%)增高了147.9%、190.2%、14.5%和20.7%。

有关哮喘病死率的资料尚不多。由于不同国家对疾病分类及诊断标准的不同,研究所得结论也有较大差异,加上部分死于哮喘的老年患者中,其真正的死因可能是由于COPD或心功能不全等病症所表现出的类似于哮喘的临床症状,这样就使得哮喘死亡率资料的价值受到了一定的影响。然而对于35岁以下诊断为死于哮喘的患者,其影响和干扰因素相对较少,其准确率往往超过80%。目前全世界大约每年由于哮喘死亡346 000人,大多数哮喘患者的死亡发生于45岁以上的患者,大部分是可以预防的,多与长期控制不佳,最后一次发作时没有及时获得医疗救援有关。在2003年GINA公布的数据中,哮喘病死率在(1.6~36.7)/10万哮喘患者。哮喘病死率的高低,与患者的社会经济状况、医疗保障条件及既往病史等有关。表25-3-1是2003年部分国家与地区哮喘病死率情况,哮喘死亡排在前10位的大多为一些经济欠发达的发展中国家。而这些国家的哮喘患病率都不是很高,这在一定程度上反映出在包括中国在内的发展中国家,哮喘防治工作任重而道远。

表 25-3-1　2003 年部分国家与地区哮喘病死率（1/100 000 哮喘患者）

国家与地区	病死率	国家与地区	病死率
中国内地	36.7	美国	5.2
俄罗斯	28.6	德国	5.1
乌兹别克斯坦	27.2	西班牙	4.9
阿尔巴尼亚	20.8	韩国	4.9
南非	18.5	捷克	4.8
新加坡	16.1	以色列	4.7
罗马尼亚	14.7	新西兰	4.6
墨西哥	14.5	哥斯达黎加	3.9
马耳他	11.6	澳大利亚	3.8
哥伦比亚	10.1	爱尔兰	3.6
丹麦	9.3	意大利	3.6
乌克兰	8.7	智利	3.5
日本	8.7	英格兰	3.2
马其顿	8.2	苏格兰	3.0
比利时	7.7	爱沙尼亚	3.0
拉脱维亚	7.1	威尔士	2.9
挪威	7.1	奥地利	2.6
瑞士	7.0	厄瓜多尔	2.3
葡萄牙	6.9	希腊	2.1
波兰	6.6	乌拉圭	2.1
法国	6.5	瑞典	2.0
泰国	6.2	巴西	1.8
阿根廷	5.8	加拿大	1.6
中国香港	5.6	芬兰	1.6

二、病因与发病机制

哮喘的病因和发病机制非常复杂，至今尚未完全阐明。20世纪50年代曾认为哮喘是一种气道平滑肌功能异常性疾病。20世纪80年代后提出了哮喘的本质是气道慢性炎症和气道高反应性（AHR）。近年来，随着分子生物学、遗传学、免疫学、细胞生物学等技术的广泛应用，哮喘的发病机制研究已取得很大进展。

（一）病因　哮喘的病因还不十分清楚，患者个体过敏体质及外界环境的影响是发病的危险因素。哮喘与多基因遗传有关，同时受遗传因素和环境因素的双重影响。

1. 遗传因素　哮喘是一种复杂的，具有多基因遗传倾向的疾病。所谓的多基因遗传，是指不同染色体上多对致病基因共同作用，这些基因之间无明显的显隐性区别，各自对表现型的影响较弱，但具有协同或累加效应，发病与否受环境因素的影响较大。多基因遗传的这些特点使得哮喘具有明显的遗传异质性，这就意味着某些群体中发现的遗传易感基因在另外的群体中不一定能发现，也使得哮喘相关基因的寻找和鉴定成为一个庞大的工程。传统的遗传易感基因研究从病例和家系入手，通过连锁分析或关联分析方法来寻找哮喘相关基因。哮喘遗传协作研究组（CSGA）通过三个种族共140个家系研究分析，将哮喘遗传易感基因粗略分为三类：①决定变态性疾病易感性的HLA-Ⅱ类分子基因遗传多态性（如6p[21-23]）；②T细胞受体（TCR）高度多样性与特异性IgE（如14q[11.2]）；③决定IgE调节及哮喘特征性气道炎症发生发展的细胞因子基因及药物相关基因（如11q[13]、5q[31-33]）。5q[31-33]区域内含有包括细胞因子簇（IL-3、IL-4、IL-9、IL-13、GM-CSF）、β_2肾上腺素受体、淋巴细胞糖皮质激素受体（GRL）、白三烯C4合成酶（LTC4S）等多个与哮喘发病相关的候选基因。这些基因对IgE调节及对炎症的发生发展很重要，因此5q[31-33]又被称为"细胞因子基因簇"。

以上基于病例和家系的研究主要缺陷是样本数不够，许多结果不能重复。近年来，点阵单核苷酸多态性（SNP）基因分型技术，也称为全基因组关联研究（genome wide association studies，GWAS）的发展给哮喘的易感基因研究带来了革命性的突破。GWAS不需要大样本的家系研究，同时又能得到更为有力的统计结果。最近2年采用GWAS鉴定了多个哮喘易感基因（表25-3-2），并且得到了很好的重复。

近年来对哮喘易感基因的研究更进一步深入到基因-环境相互作用的领域。有研究显示有40%~50%的遗传倾向由环境因素所致。一同被抚养成长的单卵双胎的特异性同病率仅为50%~60%。这提示对某些环境触发因素暴露的差异可能导致了疾病表达的部分不一致。此外，内毒素通过衔接TLR4（Toll like receptor 4）和CD14起作用，在基因表达中CD14的多态性发生功能改变。基因编码的TLR4可以改变对内毒素的反应，在内毒素浓度较低的环境中CD14 C-260T等位基因的个体纯合子可延缓哮喘病程的进展，而在内毒素浓度较高的环境中，这种表型可使哮喘的患病概率

表 25-3-2　GWAS 鉴定的哮喘易感基因及相关表型

研究者	基因名称	染色体区域	相关表型
Weidinger	FCERIA	1q[23]	总 IgE
	RAD50	5q[23]	IgE、哮喘
Gudbjartsson	IL1RL1/IL18R1	2q[12]	血 Eos、哮喘
	WDR36	5q[22]	血 Eos、哮喘
	MYB	6q[23]	血 Eos、哮喘
	IL33	9q[24]	血 Eos、哮喘
Kim	CTNNA3	10q[22.2]	TDI 相关性哮喘
Moffatt	ORMDL3	17q[12-17 q21.1]	儿童哮喘
Himes	PDE4D	5q[12]	儿童哮喘
Hancock	TLE4	9q[21.31]	儿童哮喘
Van	ADAM33	20p[13]	气道高反应、哮喘
Rehli	CHI3L1	1q[32.1]	气道高反应、哮喘
Bouzigon	GSDMB	17q[21.1]	儿童哮喘
Laitinen	GPRA	7p[14.3]	哮喘
Kobika	ADRB2	5q[32]	IgE、哮喘

增高。尘螨抗原Derp Ⅰ可以调节TGF-β_1基因多态性，改变相应的免疫应答模式而影响哮喘表型。尘螨还可通过改变IL-10和树突状细胞相关核蛋白1（DCNP1）的基因多态性调节抗原特异性IgE的产生。研究发现被动吸烟增加儿童哮喘发生率与TNF-α基因和染色体17q[21]区域的SNP多态性有关。母体妊娠期间吸烟与诸如IL-1受体拮抗因子的标志物间存在相互作用，可显著增加其后代发生哮喘的风险。

2. 环境因素　主要包括变应原性和非变应原性因素，其中吸入性变应原是哮喘最重要的激发因素，而其他一些非变应原性因素也可以促进哮喘的发生。

（1）变应原性因素

1）室内变应原：尘螨是最常见的室内变应原，常见的有四种：屋尘螨、粉尘螨、宇尘螨和多毛螨。90%以上螨类存在于屋尘中，屋尘螨是持续潮湿的气候中最主要的螨虫。屋尘螨抗原由螨虫身体各部分、分泌物和排泄物组成。尘螨主要抗原为Derp Ⅰ和Derp Ⅱ，主要成分为半胱氨酸蛋白酶或酪氨酸蛋白酶，这些变应原具有蛋白溶解活性，使它们更容易进入具有免疫活性的细胞。1g尘土中屋尘螨的变应原浓度>0.5g成为对螨过敏的危险因素，可激发哮喘症状。家养宠物如猫、狗、鸟等也是室内变应原的重要来源，这些变应原存在于它们的皮毛、唾液、尿液与粪便等分泌物中。猫是这些动物中最重要的致敏者，其主要变应原成分Fel d1，存在于猫的皮毛、皮脂分泌物和尿液中，是引起哮喘急性发作的主要危险因子。狗产生2种重要的致敏蛋白（Can fl 和 Can f2)，来自狗的变应原特征和来自猫的变应原相似，因此，猫和狗的致敏物质有轻微程度的交叉反应。蟑螂也是常见的室内变应原，常见的与哮喘相关的有蟑螂美洲大蠊、德国小蠊、东方小蠊和黑胸大蠊，我国以黑胸大蠊常见。真菌也是存在于室内空气中的变应原之一，特别在阴暗潮湿及通风不良的地方，此外真菌也容易生长在制冷、加热、湿化系统中，室内湿化器促进了真菌生长及增加空气传播的危险性。常见真菌有青霉、曲霉、分枝孢子菌和念珠菌等。

2）室外变应原：花粉和草粉是最常见的引起哮喘发作的室外变应原，其对哮喘的影响随气候和地域条件变化。木本植物（树花粉）常引起春季哮喘，而禾本植物的草类和莠草类花粉常引起秋季哮喘。我国东部地区主要为豚草花粉，北部主要为蒿草类。真菌也是室外重要变应原，其诱发哮喘也有季节性。

3）职业性变应原：可引起职业性哮喘的常见的变应原有油漆、谷物粉、面粉、木材、饲料、茶、咖啡豆、家蚕、鸽子、蘑菇、异氰酸盐、邻苯二甲酸、松香、活性染料、过硫酸盐、乙二胺等。

4）食物：如鱼、虾、蟹、蛋类、牛奶等均是常见的变应原，食物中的添加剂如防腐剂、染色剂也可以引起哮喘急性发作。

5）药物：阿司匹林和一些非糖皮质激素类抗炎药是药物所致哮喘的主要变应原，其他一些药物如普萘洛尔（心得安）、抗生素（青霉素、头孢菌素）、水杨酸酯等也可以引起哮喘发作。

（2）非变应原性因素

1）大气污染：空气污染（SO_2、NO_x）及职业中接触的氨气等可致支气管收缩、一过性气道反应性增高并能增强对变应原的反应。日常生活中诱发哮喘的常见空气污染有煤气、油烟、杀虫喷雾剂及蚊香等。

2）吸烟：香烟烟雾是一种重要的哮喘促发因子。吸烟对哮喘的影响已有明确的结论，主动吸烟会加重哮喘患者肺功能的下降，加重病情并降低治疗效果。被动吸烟也是诱发哮喘的重要因素，特别是对于那些父母抽烟的哮喘儿童，常因被动吸烟而引起哮喘发作。母亲在妊娠期间吸烟也会影响胎儿的肺功能及日后发生哮喘的易感性。

3）感染：流行病学证据证实呼吸道病毒感染与儿童和成人的哮喘急性发作均有密切关系。呼吸道感染常见病毒有呼吸道合胞病毒（RSV）、腺病毒、鼻病毒、流感病毒、副流感病毒、冠状病毒，以及某些肠道病毒。与成人哮喘有关的病毒以鼻病毒和流感病毒为主；RSV、腺病毒、副流感病毒和鼻病毒则与儿童哮喘发作关系较为密切。RSV 是出生后第一年的主要病原，在 2 岁以下的感染性哮喘中占 44%，在大儿童哮喘中也有 10% 以上与其感染有关。因急性 RSV 感染住院的儿童在 10 年后有 42% 发生哮喘。婴幼儿期的细菌感染，尤其是肺炎衣原体，对成年后哮喘的发生也起着重要的作用。

4）月经、妊娠等生理因素：有些女性哮喘患者在月经期前 3~4 天有哮喘加重的现象，这与经前期黄体酮的突然下降有关。妊娠也是诱发哮喘加重的因素之一。妊娠 9 周的胎儿胸腺已可产生 T 淋巴细胞，第 19~20 周，在胎儿各器官中已产生 B 淋巴细胞，由于在整个妊娠期胎盘主要产生 Th2 细胞因子，因而在胎儿肺的微环境中，Th2 反应是占优势的。若母亲已有特异性体质，又在妊娠期接触大量的变应原（如牛奶中的乳球蛋白，鸡蛋中的卵蛋白或螨虫的 Der p Ⅰ 等）或受到呼吸道病毒特别是 RSV 的感染，即可能加重其 Th2 调控的变态反应，增加胎儿出生后变态反应和哮喘发病的可能性。

5）精神和心理因素：部分哮喘的发生和加重与精神和心理因素有关。有报道称 70% 的患者哮喘发作受心理因素参与，哮喘患者常见的心理异常表现为焦虑、抑郁、过度的躯体关注等。精神因素诱发哮喘的机制目前还不清楚。

6）运动：运动诱发支气管哮喘发作是较为常见的问题。跑步、爬山等运动尤其容易促使轻度哮喘或稳定期哮喘发作。

7）其他：有报道称微量元素缺乏，主要是缺铁、缺锌等可能诱发哮喘。也有研究认为肥胖或高体重指数与哮喘高患病率之间存在相关性，但还需要进一步证实。

（二）发病机制 哮喘的发病机制非常复杂，主要包括气道炎症机制、免疫与变态反应机制、气道神经调节机制及遗传机制等。T 细胞介导的免疫调节的失衡与慢性气道炎症的发生是最重要的哮喘发生机制。气道重构与慢性炎症和上皮损伤修复相关，并越来越受到重视。气道慢性炎症与气道重构共同导致气道高反应性的发生。

1. 气道炎症机制 哮喘气道炎症反应涉及众多炎症细胞、炎症介质和细胞因子的参与和相互作用（详见第三章）。

（1）气道炎症产生的途径：当变应原进入机体后，被抗原呈递细胞（如树突状细胞、单核巨噬细胞等）内吞并激活 T 细胞，活化的辅助性 T 细胞（主要是 Th2 细胞）产生白细胞介素（IL）-4、IL-5、IL-13 等进一步激活 B 淋巴细胞，由 B 细胞分泌的特异性 IgE 可借助于肥大细胞和嗜碱性粒细胞表面的高亲和力受体（FcεR Ⅰ），以及中性粒细胞、巨噬细胞和 NK 细胞表面的低亲和力 IgE 受体（FcεR Ⅱ，又称 CD23），固定在细胞表面，使细胞处于"致敏状态"。当再次接触同种变应原，就会引起异染性细胞释放多种介质和细胞因子。这些介质会引起气道平滑肌痉挛，黏膜微血管通透性增加，气道黏膜水肿、充血，黏液分泌亢进，并诱发气道高反应性。在上述过程中所分泌的细胞因子 IL-3、IL-5、GM-CSF 和黏附分子、趋化因子，使嗜酸性粒细胞分化、激活，延长其寿命并浸润于气道。激活的嗜酸性粒细胞会释放一些细胞因子和四种细胞毒蛋白质。其中，嗜酸性粒细胞阳离子蛋白（eosinophil cationic protein，ECP）、嗜酸性粒细胞过氧化物酶（eosinophil peroxidase，EPO）和主要碱性蛋白（major basic protein，MBP）能使气道上皮细胞脱落、坏死，暴露气道上皮的神经末梢，使其受损或易感，也能诱发气道高反应性及气道重建。Shen HH 等的研究采用 Eos 过继转移、Eos 缺陷、IL-5 及 Eotaxin-2 双转基因小鼠证实了 Eos 与哮喘发病之间存在直接的因果关系，更重要的是这些研究还揭示了 Eos 在哮喘发病中不仅仅是终末效应细胞,还在于其免疫调节作用,即 Th2 免疫效应细胞向肺部炎症局部的募集依赖于 Eos 及抗原呈递作用。这些炎症细胞在介质的作用下又可分泌多种介质,使气道病变加重,炎症浸润增加,产生哮喘的临床症状。

(2) Th1/Th2 免疫失衡:Th2 免疫应答占优势的 Th1/Th2 免疫失衡在 80% 左右的哮喘患者中存在,是哮喘重要的发病机制之一。尘螨、花粉等变应原进入气道以后,攻击气道上皮细胞并分泌 IL-25、IL-33 等细胞因子进而启动 Th2 优势的免疫反应。活化的 Th2 细胞分泌的细胞因子,如 IL-4、IL-5、IL-13 等可以直接激活嗜酸性粒细胞、肥大细胞及肺泡巨噬细胞等多种炎症细胞,使之在气道浸润和募集。这些细胞相互作用可以分泌出许多种炎症介质和细胞因子,如组胺、前列腺素(PG)、白三烯(LT)、嗜酸性粒细胞趋化因子(ECF)、中性粒细胞趋化因子(NCF)、转化生长因子(TGF)、血小板活化因子(PAF)等,构成了一个与炎症细胞相互作用的复杂网络,使气道收缩,黏液分泌增加,血管渗出增多。Th17 细胞是 Th 家族的新成员,对其在哮喘发生中的作用还处在认知过程中。Th17 主要产生 IL-17A/F 和 IL-22,IL-17 可促进气道成纤维细胞、上皮细胞和平滑肌细胞的活化,使这些细胞高表达 IL-6、IL-8、粒细胞集落刺激因子(G-CSF)等因子。其中 IL-8 是中性粒细胞趋化因子,而 IL-6 和 G-CSF 可以促进粒细胞增殖,产生中性粒细胞炎症。目前认为 Th17 细胞在部分以中性粒细胞浸润为主的激素耐受型哮喘和重度哮喘中起重要作用。调节性 T 细胞具有抑制 T 细胞免疫应答的功能,其在哮喘发病中的作用还有待进一步证实。

(3) 细胞因子网络的形成及其作用:哮喘气道炎症反应涉及炎症细胞、炎症介质和细胞因子的相互作用。细胞间的相互作用是维持这种炎症的重要基础,而介导细胞间的相互作用主要由 2 个免疫"通信"系统来完成。即:①可溶性蛋白质分子(细胞因子和脂质类介质);②白细胞表面受体与靶细胞表面分子(配体)之间的相互作用。这两个系统密切联系构成复杂的细胞因子网络,通过增强或诱导细胞间的作用或控制细胞对炎症介质的反应,实现细胞特异性和选择性地移到炎症反应部位。许多细胞因子在哮喘的气道炎症中起重要作用,尤其是 IL-5 可能在控制嗜酸性粒细胞介导的气道炎症反应中起核心作用,IL-4 在 B 细胞合成 IgE 的调节过程中起关键作用,IL-17、调节性 T 细胞等均在哮喘气道炎症发生中起重要作用。但由于细胞因子网络错综复杂,所谓网络的"启动子"至今尚未能确定,因此进一步从细胞水平和分子水平研究细胞因子作用的调节机制,将对哮喘的防治起到重大推动作用。

2. 气道重构机制　气道重构也是哮喘的重要特征,表现为气道上皮细胞黏液化生、平滑肌肥大/增生、上皮下胶原沉积和纤维化、血管增生等。气道重构使得哮喘患者对吸入激素的反应性降低,出现不可逆或部分不可逆的气流受限,以及持续存在的气道高反应性。气道重构的发生主要与持续存在的气道炎症和反复的气道上皮损伤/修复有关。

(1) 气道炎症:参与哮喘发生的多种炎症细胞,包括嗜酸性粒细胞、肥大细胞、Th2 细胞、巨噬细胞等可分泌一系列与气道重构发生相关的炎症因子,促进成纤维细胞增生、胶原沉积、平滑肌增生肥大及微血管增生。多种炎症介质参与哮喘的气道重构过程,其中最主要的有:TGF-β、血管内皮生长因子(VEGF)、白三烯、基质金属蛋白酶-9(MMP-9)、解聚素和金属蛋白酶-33(ADAM-33)。

1) TGF-β:可来源于气道上皮细胞、平滑肌细胞和炎症细胞如嗜酸性粒细胞、中性粒细胞等,具有广泛的调节细胞增殖分化、促进结缔组织蛋白合成的作用,在哮喘气道重构中起着重要作用。TGF-β 刺激成纤维细胞分泌细胞外基质蛋白(胶原、纤维粘连蛋白),同时又抑制细胞外基质降解酶(如胶原酶)的产生,从而促进细胞外基质的沉积。表达 TGF-β 的嗜酸性粒细胞是气道重构的一个重要的促进因素。在气道嗜酸性粒细胞浸润明显的重度哮喘患者中 TGF-β 表达尤其增高。

2) VEGF:哮喘患者肺组织血管增生,痰液、支气管肺泡灌洗液和支气管活检标本中 VEGF 及其受体表达增加。研究发现肺组织靶向的 VEGF 转基因小鼠出现哮喘样的改变,不仅表现有血管增生,还有气道炎症、水肿、黏液化生、肌细胞增生及气道高反应性,表明 VEGF 不仅是血管重构的介质,也是血管外重构、气道炎症的介质。一氧化氮(NO)是 VEGF 血管外重构效应的重要介质。

3) 白三烯:白三烯 D4 能促进表皮生长因子诱导平滑肌细胞增殖。应用白三烯抑制剂能显著抑制卵清蛋白(ovalbumin,OVA)诱导的小鼠哮喘模型气道上皮下纤维化、平滑肌增生和杯状细胞增生。人体研究发现 CysLT 受体 1 抑制剂可抑制气道肌成纤维细胞的增生。

4) MMP-9:属细胞外蛋白酶家族,在组织重构过程中负责细胞外基质的降解。哮喘患者支气管肺泡灌洗液、血液、痰中 MMP-9 水平明显增高。

5) ADAM-33:与 MMP-9 一样,ADAM-33 也是一个金属蛋白酶,在慢性气道损伤和修复中起作用。中重度哮喘患者肺组织表达 ADAM-33mRNA 水平较轻度哮喘者和正常人明显增高,免疫组化显示重度哮喘患者气道上皮、黏膜下胞和平滑肌细胞表达 ADAM-33 较轻度哮喘患者明显增高。

(2) 气道上皮损伤/修复:除气道炎症外,由环境因素或变应原直接导致的气道上皮的损伤及伴随发生的修复过程在气道重构的发生发展中起了重要作用。Plopper 等最先提出了上皮间质营养单位(epithelial mesenchymal trophic unit,EMTU)这一概念,指出气道上皮受环境刺激损伤后,一些炎症介质如 TGF-β、表皮生长因子(epidermal growth factor,EGF)等分泌增加,同时细胞间粘连蛋白减少,上皮细胞发生变形,并高分泌基质金属蛋白酶和细胞外基质,该过程称为上皮间质转化(epithelial mesenchymal transition,EMT)。紧靠上皮的星形成纤维细胞在各种因素刺激后也发生变化,转化为肌成纤维细胞,分泌细胞外基质(ECM),同时也释放一系列前炎症介质,促进气道重构的发生。

3. 气道高反应性(AHR)发生机制　AHR 是指气道对多种刺激因素如变应原、理化因素、运动、药物等呈现高度敏感状态,是哮喘的一个重要特征。早在 20 世纪 40 年代,Curry 就提出了哮喘患者存在气道反应性增高。但由于受到气道反应性测定技术的限制,这一论点一直被人们所忽视。直到 1975 年 Chai 介绍标准的气道反应性测定技术,越来越多的证据表明气道高反应性是哮喘的基本特征,有症状的哮喘患者几乎都存在 AHR。AHR 的发生与气道炎症、气道重构和神经调节的异常相关。

气道炎症是导致 AHR 的重要机制之一,多种炎症细胞与 AHR 发生相关,最主要的有嗜酸性粒细胞、T 淋巴细胞(尤其是 Th2 淋巴细胞)和肥大细胞。动物研究和多项临床研究表明嗜酸性粒细胞与 AHR 相关,但是一项 IL-5 抗体的临床研究却发现虽然 IL-5 抗体可明显降低嗜酸性粒细胞水平,但却不能降低 AHR。肥大细胞是组胺、前列腺素 D_2 和半胱氨酰白三烯的重要来源,有研究认为气道平滑肌层中的肥大细胞的增加与 AHR 的增高尤为相关。中性粒细胞与 AHR 发生的相关性还不清楚。

气道重构尤其是气道周围平滑肌层的增厚也在 AHR 中发挥重要作用。气道平滑肌中含有多种收缩功能蛋白,如平滑肌肌动蛋白等,当受到变应原或炎症因子刺激后,气道平滑肌收缩致使气道狭窄,气道反应性增高。采用影像学手段研究发现,气道重构可使哮喘患者的支气管树收缩出现广泛不一致,这种现象称为气道收缩的异质性(heterogeneity)。部分区域气道平滑肌严重收缩致气道陷闭(airway closure)。研究表明 AHR 的发生不仅是因为气道狭窄,气道收缩异质性和气道陷闭的存在同样起了重要的作用。气道收缩异质性和气道陷闭越明显的哮喘患者,AHR 越高。部分哮喘患者在气道炎症消退后仍存在明显的气道高反应性,即可能与气道重构的存在相关。但也有研究认为,当气道重构发展到一定程度后,增厚的气道壁变得坚固而影响平滑肌的收缩,反而降低气道反应性。因此,气道重构对 AHR 的影响可能还与重构的严重程度有关。此外,异常的神经调节也在 AHR 中发挥作用。支气管受复杂的自主神经支配,除胆碱能神经、肾上腺素能神经外,还有非肾上腺素能非胆碱能(NANC)神经系统。支气管哮喘与 β 肾上腺素受体功能低下和迷走神经张力亢进有关,并可能存在有 α 肾上腺素能神经的反应性增加。NANC 能释放舒张支气管平滑肌的神经介质如血管活性肠肽(vasoactive intestinal peptide,VIP)、NO,以及收缩支气管平滑肌的介质如 P 物质、神经激肽,两者平衡失调,则可引起支气管平滑肌收缩。

虽然 AHR 是哮喘的主要病理生理特征,然而出现 AHR 者并非都是哮喘,如长期吸烟、接触臭氧、上气道病毒感染、慢性阻塞性肺疾病(COPD)等也可出现 AHR。

4. 免疫与变态反应机制 自从 1967 年日本学者石板等发现 IgE 抗体是导致速发型变态反应的"反应素"以来,Ⅰ 型变态反应已被公认为过敏性哮喘的重要发病机制。Ⅰ 型变态反应指的是已免疫机体在再次接触同样变应原刺激时所产生的反应。它主要涉及变应原、抗体、细胞、受体和介质 5 个环节。当外源性变应原通过吸入、接触或食入途径进入机体,在 T 淋巴细胞协助下,使 B 淋巴细胞转化为浆

细胞,产生 IgE 抗体。IgE 黏附于支气管黏膜下肥大细胞和血液循环中的嗜碱性粒细胞表面的 IgE Fc 受体上,使这些效应细胞致敏。当机体再次接触相同抗原时,抗原即以抗原桥联形式与效应细胞上的 IgE 结合,通过抗原-抗体相互作用,使肥大细胞和嗜碱性粒细胞脱颗粒。近年来还发现嗜酸性粒细胞、巨噬细胞、淋巴细胞和血小板上还存在第二类 IgE 受体(FcεRⅡ)。它虽属于低亲和力 IgE 受体,但在 IgE 与抗原存在的情况下,可使这些效应细胞直接地、特异性地参与变态反应及其炎症反应过程。和哮喘发病相关的免疫-变态反应有两种类型,即哮喘的速发反应和哮喘的迟发反应。

(1)哮喘速发反应(early asthmatic response,EAR):患者在吸入抗原 10 分钟后 FEV_1 下降,15~30 分钟达高峰,持续 1.5~3 小时后缓解,此为 EAR。

(2)哮喘迟发反应(late asthmatic response,LAR):患者在吸入抗原后 3~4 小时可再次出现 FEV_1 下降,8~12 小时达高峰,可持续数日或数周,此为 LAR。约半数以上患者出现 LAR。

5. 气道的神经-受体调节机制 20 世纪中叶以前,人们一直认为哮喘发病是由神经机制所致,此后免疫学及炎症发病学说逐渐占优势。最近由于证实呼吸道广泛存在神经肽网,故又重提神经异常发病机制,认为气道的炎症反应可影响神经和神经肽调控机制,而神经机制反过来又影响炎症反应。

(1)肾上腺素能神经-受体失衡机制:肾上腺素能神经系统包括交感神经、循环儿茶酚胺、α 受体和 β 受体,任何一方面的缺陷或损伤均可导致气道高反应性,并引起哮喘发病。

1)β 受体功能异常:在人类气道及肺组织内存在高密度的 β 受体,肺组织中 $β_2$ 受体和 $β_1$ 受体的比例为 3∶1,但中央及外周气道平滑肌上全部为 $β_2$ 受体。从大气道直到终末细支气管,且无论动物和人,β 受体的密度随气道管径变小而逐渐增高,由此可见 β 受体激动剂是支气管和细支气管的强力扩张剂。β 受体功能低下、$β_2$ 受体自身抗体的产生是哮喘发病的一个重要环节。但哮喘患者的 β 受体功能异常可能并非哮喘病本身所固有,即不是原发的改变,而是继发性改变的结果。这种改变的可能原因为:①气道炎症引起 β 受体功能低下;②长期应用 β 受体激动剂产生耐受性;③产生 β 受体自身抗体。

2)α 受体功能异常:与 β 受体相比较,肺内 α 受体分布相对少得多:α 受体主要位于细支气管和黏膜下腺体,大气道很少有 α 受体。当 α 受体激活时可导致气道平滑肌痉挛。但 α 受体功能异常在哮喘发病的重要性尚不清楚,有人认为该机制只有在 β 受体拮抗剂或有内毒素存在时才起作用。

(2)胆碱能神经-受体失衡机制:胆碱能神经系统是引起人类支气管痉挛和黏液分泌的主要神经,包括胆碱能神经(迷走神经)、神经递质乙酰胆碱(ACh)和胆碱受体。从大气道到终末细支气管的气道平滑肌和黏液腺体内均有胆碱能神经分布,但随着气道变小,胆碱能神经纤维的分布也

越来越稀疏,至终末细支气管只有极少的胆碱能神经纤维分布,而在肺泡壁则缺如。当胆碱能神经受刺激其末梢释放 ACh,后者与 M 受体结合引起气道痉挛和黏液分泌增加。其作用大小与胆碱能神经的分布相似,即胆碱能神经对大气道的作用显著大于对小气道的作用,同样抗胆碱药物对大、中气道的扩张作用亦明显大于对小气道的作用。哮喘患者对吸入组胺和乙酰甲胆碱反应性显著增高,其刺激阈值明显低于正常人,提示可能存在一种胆碱能神经张力的增加,同时也可能意味着哮喘患者的气道对内源性 ACh 的反应性增高。近年来发现哮喘患者体内 M_1、M_3 受体数量增加、功能亢进,而 M_2 受体数量减少、功能低下,故易导致大气管平滑肌收缩和黏液分泌亢进。

（3）非肾上腺素能非胆碱能神经功能失调与神经源性炎症:气道的自主神经系统除肾上腺素能和胆碱能神经系统外,尚存在第三类神经,即非肾上腺素能非胆碱能(NANC)神经系统。NANC 神经系统又分为抑制性 NANC 神经系统(i-NANC)及兴奋性 NANC 神经系统(e-NANC)。NANC 神经系统与气道平滑肌功能、肺的生理功能及其调节有密切关系,其在哮喘发病中的作用已日益受到重视。

1）i-NANC 功能异常:i-NANC 可能是人类唯一的舒张支气管的神经。其神经递质为血管活性肠肽(VIP)和 NO。VIP 具有扩张支气管、扩张肺血管、调节气道腺体分泌的作用,它是最强烈的内源性支气管扩张物质,这种扩张作用不依赖于肾上腺素受体,不受肾上腺素及胆碱受体拮抗剂的影响。目前认为 VIP 可能是支气管张力主要调节剂。哮喘时 VIP 合成和释放减少,因哮喘发作而死亡的患者其 VIP 可完全缺如。NO 是体内内皮细胞、中性粒细胞、巨噬细胞、神经组织在一定刺激下所产生,气管和肺组织中也有 NO 存在。在哮喘发病机制中,NO 具有自相矛盾的双重作用,一方面可舒张肺血管和支气管平滑肌,使哮喘症状减轻;另一方面大量 NO 合成使其毒性作用加强,哮喘不仅不能缓解,症状反而加重。哮喘患者呼出气 NO 含量较正常人高 2~3 倍。临床研究证实,吸入低浓度 NO 具有舒张支气管和降低气道阻力的作用,而吸入高浓度 NO 则产生毒性作用。

2）e-NANC 功能异常:e-NANC 神经在解剖上相当于感觉神经 C 纤维。其神经递质为感觉神经肽,包括 P 物质(SP)、神经激肽 A(NKA)、神经激肽 B(NKB)、降钙素基因相关肽(CGRP)。感觉神经肽受体分为 NK_1、NK_2 和 NK_3 三个亚型。这些肽类递质通过局部轴索反射从感觉性神经中释放后,直接参与了哮喘的气道炎症反应。

3）神经源性炎症:气道的感觉神经末梢受到刺激时,通过传入神经元轴突的其他分支引起感觉神经末梢释放介质(如 SP、CGRP 等),引起多种末梢反应,该过程称为局部轴突反射。从感觉神经末梢释放的 SP、CGRP 及 NKP 等导致血管扩张、血管通透性增加和炎症渗出,此即为神经源性炎症。神经源性炎症能通过局部轴突反射释放感觉神经肽而引起哮喘发作。

哮喘发病机制见图 25-3-1。

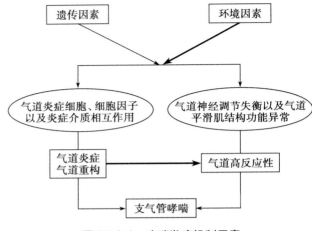

图 25-3-1　哮喘发病机制示意

三、病理

疾病早期,肉眼观解剖学上很少见器质性改变。随着疾病发展,病理学变化逐渐明显。肉眼可见肺膨胀及肺气肿,肺柔软疏松有弹性,支气管及细支气管内含有黏稠痰液及黏液栓。支气管壁增厚、黏膜肿胀充血形成皱襞,黏液栓塞局部可出现肺不张。

显微镜下,支气管哮喘气道的基本病理改变为气道炎症和气道重构。气道炎症表现为上皮下多种炎症细胞,包括肥大细胞、巨噬细胞、嗜酸性粒细胞、淋巴细胞与中性粒细胞浸润。气道黏膜下组织水肿,微血管通透性增加,支气管内分泌物潴留,支气管平滑肌痉挛,纤毛上皮细胞脱落,基底膜露出,杯状细胞增生及黏液分泌增加等病理改变。若哮喘长期反复发作,则出现气道重构的改变,表现为支气管平滑肌层增厚、气道上皮下纤维化、气道与血管周围胶原沉积增加、基底膜增厚和透明样变、血管增生等。

四、临床表现

（一）症状　典型的哮喘表现为反复发作喘息、气促,伴或不伴胸闷或咳嗽。部分患者咳痰,多于发作趋于缓解时痰多,如无合并感染,常为白黏痰。发作时的严重程度和持续时间个体差异很大,轻者仅感呼吸不畅,或胸部紧迫感。重者则可感到极度呼吸困难,被迫采取坐位或呈端坐呼吸,甚至出现发绀等。哮喘症状可在数分钟内发作,经数小时至数天,用支气管舒张药后缓解或自行缓解,也有少部分不缓解而呈持续状态。在夜间及凌晨发作和加重常是哮喘的特征之一。不少患者发作有一定季节性,好发于春夏交接时或冬天。也有部分女性患者在月经前或期间哮喘发作或加重。

此外,临床上还存在部分非典型表现的哮喘。如咳嗽变异性哮喘(cough variant asthma, CVA),咳嗽为唯一的表现,常于夜间及凌晨发作,运动、冷空气等诱发加重,气道反应性测定存在高反应性,抗生素或镇咳、祛痰药治疗无效,使用支气管解痉剂或吸入皮质激素治疗有效。有些青少年患者,其哮喘症状表现为运动时出现胸闷、咳嗽和呼吸困难,称为运动性哮喘。还有部分哮喘患者,在症状良好控制的情况下,会突然发生致死性的哮喘发作,称为"脆性哮喘"。以胸闷作为唯一症状的不典型哮喘类型称为胸闷变异性哮喘(chest tightness variant asthma,CTVA),患者以中青年多见,病程往往较长,起病隐匿,胸闷可以在活动后诱发,部分患者夜间发作较为频繁,可有季节性,但无咳嗽、喘息,亦无痰、无胸痛。部分患者因为怀疑心脏疾病而接受心导管、动态心电图、心脏超声、平板试验等检查。还有部分患者被长期误诊为心因性疾病,甚至出现躯体化精神障碍。这类患者肺通气功能往往正常,气道反应性增高,PEF变异率≥20%,诱导痰Eos增高不明显,对哮喘治疗效果明显,但对治疗的反应相对典型哮喘而言起效比较慢,部分患者需要辅助心理治疗。

(二)体征 典型的体征是呼气相哮鸣音,这是判断哮喘处于发作期还是缓解期的重要指标。一般哮鸣音的强弱和气道狭窄及气流受阻的程度平行,哮鸣音越强,往往说明支气管痉挛越严重。哮喘症状缓解时,支气管痉挛减轻,哮鸣音也随之减弱或消失。但需注意,不能将哮鸣音的强弱和范围作为估计哮喘急性发作严重度的根据。当气道极度收缩加上黏液栓阻塞时,气流反而减弱,这时哮鸣音减弱,甚至完全消失,表现为"沉默肺",这是病情危笃的表现。哮喘发作时还可以有肺过度充气体征,如桶状胸、叩诊过清音、呼吸音减弱等,呼吸辅助肌和胸锁乳突肌收缩增强,严重时可有发绀、颈静脉怒张、奇脉、胸腹反常运动等。非发作期体征可无异常。

五、辅助检查

(一)呼吸功能检查

1. 通气功能检测 在哮喘发作时呈阻塞性通气功能改变,呼气流速指标均显著下降,第1秒用力呼气容积(FEV_1)、一秒率(第1秒用力呼气容积与用力肺活量比值(FEV_1/FVC)及PEF均减少。肺容量指标可见用力肺活量减少、残气量增加、功能残气量和肺总量增加,残气占肺总量百分比增高。缓解期上述通气功能指标可逐渐恢复。病变迁延、反复发作者,其通气功能可逐渐下降。

2. 支气管激发试验(bronchial provocation test,BPT) 用以测定气道反应性。常用吸入激发剂为乙酰甲胆碱、组胺、甘露糖醇等。吸入激发剂后其通气功能下降、气道阻力增加。运动亦可诱发气道痉挛,使通气功能下降。一般适用于通气功能在正常预计值的70%以上的患者。如FEV_1下降≥20%,可判断为激发试验阳性。通过剂量反应曲线计算使FEV_1下降20%的吸入药物累积剂量(PD20-FEV_1)或累积浓度(PC20-FEV_1),可对气道反应性增高的程度做出定量判断。

3. 支气管舒张试验(bronchial dilation test,BDT) 用以测定气道可逆性。有效的支气管舒张药可使发作时的气道痉挛得到改善,肺功能指标好转。常用的吸入性支气管舒张剂有沙丁胺醇、特布他林及异丙托溴铵等。舒张试验阳性诊断标准:①FEV_1较用药前增加≥12%,且其绝对值增加≥200ml;②PEF较治疗前增加60L/min或增加≥20%。

4. PEF及其变异率测定 PEF可反映气道通气功能的变化。哮喘发作时PEF下降。由于哮喘有通气功能时间节律变化的特点,监测PEF日间、周间变异率有助于哮喘的诊断和病情评估。PEF平均每日昼夜变异率(连续7天,每天PEF昼夜变异率之和/7)≥10%,或PEF周变异率{(2周内最高PEF值-最低PEF值)/[(2周内最高PEF值+最低PEF值)/2]×100%}≥20%,提示存在气道可逆性的改变。

(二)痰液检查 大多数哮喘患者诱导痰液中嗜酸性粒细胞计数增高(≥2.5%),且与哮喘症状相关。诱导痰嗜酸性粒细胞计数可作为评价哮喘气道炎症指标之一,也是评估糖皮质激素治疗反应性的敏感指标。

(三)血嗜酸性粒细胞计数 外周血嗜酸性粒细胞计数增高≥3%,提示嗜酸性粒细胞增高为主的哮喘炎症表型,也可以作为判断抗炎治疗是否有效的哮喘炎症指标之一。

(四)特异性变应原检测 哮喘患者大多数伴有过敏体质,对众多的变应原和刺激物敏感。测定过敏性指标结合病史有助于对过敏性哮喘的诊断,对哮喘的精准诊疗具有重要意义。2015年的英国哮喘指南草案更改了以往"对哮喘患者进行变应原检测是不重要"的观点,认为给哮喘患者进行变应原的检查是有必要的。

1. 血清总免疫球蛋白E(IgE)测定 血清总IgE历来被视为过敏的标志物,但其他疾病包括蠕虫感染、变应性支气管肺曲霉病、巴克利综合征及其他原发免疫缺陷和IgE型骨髓瘤也可导致血清总IgE水平升高。总IgE>60IU/ml(放免吸附法)常用于协助诊断过敏性哮喘。

2. 血清特异性IgE检测 对变应原特异性IgE抗体直接免疫化学测定,可在一次分析中筛选出多种变应原的特异性IgE抗体,因此能检测出单个血液样本中存在的所有特异性IgE抗体。它的高阴性预测值有助于筛查出那些存在致敏状态,但临床病史未提示IgE介导的过敏性疾病患者。血清特异性IgE检测的临界值为0.35kU/L,大于或等于该值即为阳性,提示患者处于致敏状态。

3. 变应原皮肤点刺试验(skin prick test,SPT) SPT是临床最常用的变应原体内诊断方法,操作简单、快速、重复性好且灵敏度高。SPT阳性定义为至少1种变应原所致风团直径大于阴性对照直径3mm及以上。

(五)动脉血气分析 哮喘发作时由于气道阻塞且通气分布不均,通气/血流比值失衡,可致肺泡-动脉血氧分压差($P_{A-a}O_2$)增大;严重发作时可有缺氧,PaO_2降低。由于过度通气可使$PaCO_2$下降,pH上升,表现呼吸性碱中毒。若重度哮喘,病情进一步发展,气道阻塞严重,可有缺氧及CO_2滞留,$PaCO_2$上升,表现呼吸性酸中毒。若缺氧明显,可合并代谢性酸中毒。

（六）胸部 X 线检查　　早期在哮喘发作时可见两肺透亮度增加,呈过度通气状态;在缓解期多无明显异常。如并发呼吸道感染,可见肺纹理增加及炎性浸润阴影。同时要注意肺不张、气胸或纵隔气肿等并发症的存在。

六、诊断

（一）诊断标准

1. 典型哮喘的临床症状和体征

（1）反复发作喘息、气急,伴或不伴胸闷或咳嗽,夜间及晨间多发,常与接触变应原、冷空气、理化刺激及病毒性上气道感染、运动等有关。

（2）发作时双肺可闻及散在或弥漫性哮鸣音,呼气相延长。

（3）上述症状和体征可经治疗缓解或自行缓解。

2. 可变气流受限的客观检查　　①支气管舒张试验阳

性;②支气管激发试验阳性;③平均每日 PEF 昼夜变异率≥10%或 PEF 周变异率≥20%。

符合上述症状和体征,同时具备气流受限客观检查中的任一条,并除外其他疾病所引起的喘息、气急、胸闷和咳嗽,可以诊断为哮喘。哮喘诊断流程见图 25-3-2。

不典型哮喘的诊断:①咳嗽变异性哮喘。咳嗽作为唯一或主要症状,无喘息、气急等典型哮喘症状,同时具备可变气流受限客观检查中的任一条,除外其他疾病所引起的咳嗽。②胸闷变异性哮喘。胸闷作为唯一或主要症状,无喘息、气急等典型哮喘症状,同时具备可变气流受限客观检查中的任一条,除外其他疾病所引起的胸闷。③隐匿性哮喘。指无反复发作喘息、气急、胸闷或咳嗽的表现,但长期存在气道反应性增高。随访发现有 14%~58% 的无症状气道高反应性者可发展为有症状的哮喘。

（二）分期　　根据临床表现可分为急性发作期（acute exacerbation）、慢性持续期（chronic persistent）和临床控制期（clinical remission）。慢性持续期是指每周均不同频

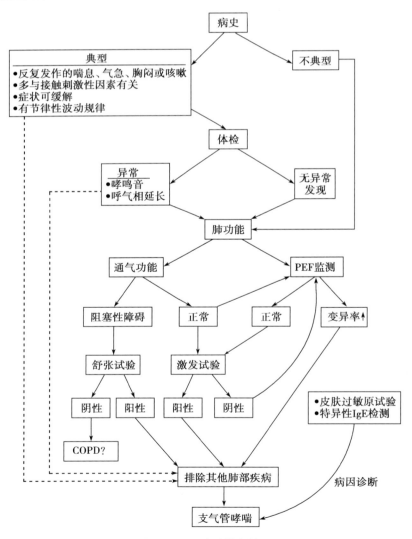

图 25-3-2　哮喘诊断流程

度和/或不同程度地出现症状(喘息、气急、胸闷、咳嗽等);临床控制期系指经过治疗或未经治疗,症状、体征消失,肺功能恢复到急性发作前水平,并维持4周以上,1年内无急性发作。

(三) 分级

1. 病情严重程度的分级　主要用于治疗前或初始治疗时严重程度的判断,在临床研究中更有其应用价值。(表25-3-3)

2. 控制水平的分级　这种分级方法更容易被临床医师掌握,有助于指导临床治疗,以取得更好的哮喘控制。控制水平的分级见表25-3-4。

3. 哮喘急性发作时的分级　哮喘急性发作是指喘息、气促、咳嗽、胸闷等症状突然发生,或原有症状急剧加重,常有呼吸困难,以呼气流量降低为其特征,常因接触变应原、刺激物或呼吸道感染诱发。其程度轻重不一,病情加重,可

在数小时或数天内出现,偶尔可在数分钟内即危及生命,故应对病情做出正确评估,以便给予及时有效的紧急治疗。哮喘急性发作时病情严重程度的分级,见表25-3-5。

七、鉴别诊断

(一)左心衰竭引起的喘息样呼吸困难　过去称为心源性哮喘,发作时的症状与哮喘相似,但其发病机制与病变本质则与支气管哮喘截然不同,为避免混淆,目前已不再使用"心源性哮喘"一词。患者多有高血压、冠状动脉粥样硬化性心脏病、风湿性心脏病和二尖瓣狭窄等病史和体征。阵发性咳嗽,常咯出粉红色泡沫痰,两肺可闻及广泛的湿啰音和哮鸣音,左心界扩大,心率增快,心尖部可闻及奔马律。病情许可作胸部X线检查时,可见心脏增大,肺淤血征,有助于鉴别。若一时难以鉴别,可雾化吸入β_2肾上腺素受体激动剂或静脉注射氨茶碱缓解症状后,进一步检查。

表 25-3-3　病情严重程度的分级

分级	临床特点
间歇状态 (第1级)	症状<每周1次 短暂出现 夜间哮喘症状≤每月2次 FEV_1占预计值百分比≥80%或PEF≥80%个人最佳值,PEF或FEV_1变异率<20%
轻度持续 (第2级)	症状≥每周1次,但<每日1次 可能影响活动和睡眠 夜间哮喘症状>每月2次,但<每周1次 FEV_1占预计值百分比≥80%或PEF≥80%个人最佳值,PEF或FEV_1变异率20%~30%
中度持续 (第3级)	每日有症状 影响活动和睡眠 夜间哮喘症状≥每周1次 FEV_1占预计值百分比60%~79%或PEF60%~79%个人最佳值,PEF或FEV_1变异率>30%
重度持续 (第4级)	每日有症状 频繁出现 经常出现夜间哮喘症状 体力活动受限 FEV_1占预计值百分比<60%或PEF<60%个人最佳值,PEF或FEV_1变异率>30%

表 25-3-4　控制水平分级

A:哮喘症状控制		哮喘症状控制水平		
		良好控制	部分控制	未控制
过去四周,患者存在:		无	存在1~2项	存在3~4项
日间哮喘症状>2次/周	是□否□			
夜间因哮喘憋醒	是□否□			
使用缓解药次数>2次/周	是□否□			
哮喘引起的活动受限	是□否□			

B:未来风险评估(急性发作风险,病情不稳定,肺功能迅速下降,药物不良反应)
与未来不良事件风险增加的相关因素包括:
临床控制不佳;过去一年频繁急性发作;曾因严重哮喘而住院治疗;FEV_1低;烟草暴露;高剂量药物治疗

表25-3-5　哮喘急性发作时病情严重程度的分级

临床特点	轻度	中度	重度	危重
气短	步行、上楼时	稍事活动	休息时	休息时,明显
体位	可平卧	喜坐位	端坐呼吸	端坐呼吸或平卧
讲话方式	连续成句	单词	单字	不能讲话
精神状态	可有焦虑,尚安静	时有焦虑或烦躁	常有焦虑、烦躁	嗜睡或意识模糊
出汗	无	有	大汗淋漓	大汗淋漓
呼吸频率	轻度增加	增加	常>30 次/min	常>30 次/min
辅助呼吸肌活动及三凹征	常无	可有	常有	胸腹矛盾运动
哮鸣音	散在,呼吸末期	响亮、弥漫	响亮、弥漫	减弱乃至无
脉率/(次·min^{-1})	<100	100~120	>120	脉率变慢或不规则
奇脉	无,<10mmHg	可有,10~25mmHg	常有,>25mmHg(成人)	无,提示呼吸肌疲劳
最初支气管扩张剂治疗后PEF占预计值或个人最佳值比例	>80%	60%~80%	<60% 或 <100L/min 或作用持续时间<2 小时	无法完成检测
PaO$_2$(吸空气)/mmHg	正常	≥60	<60	<60
PaCO$_2$/mmHg	<45	≤45	>45	>45
SaO$_2$(吸空气)/%	>95	91~95	≤90	≤90
pH	正常	正常	正常或降低	降低

（二）慢性阻塞性肺疾病（简称慢阻肺，COPD）　多见于中老年人,有慢性咳嗽史,喘息长期存在,有加重期。患者多有长期吸烟或接触有害气体的病史。有肺气肿体征,两肺或可闻及湿啰音。但临床上严格将慢阻肺和哮喘区分有时十分困难,肺功能检查及支气管激发试验或舒张试验有助于鉴别。慢阻肺也可与哮喘合并同时存在。

（三）上气道梗阻　可见于中央型支气管肺癌、气管支气管结核、复发性多软骨炎等气道疾病或异物气管吸入,导致支气管狭窄或伴发感染时,可出现喘鸣或类似哮喘样呼吸困难、肺部可闻及哮鸣音。但根据临床病史,特别是出现吸气性呼吸困难,以及痰液细胞学或细菌学检查,胸部 X 线摄片、CT 或 MRI 检查或支气管镜检查等,常可明确诊断。

（四）变态反应性肺浸润　见于热带嗜酸性粒细胞增多症、肺嗜酸性粒细胞增多性浸润、多源性变态反应性肺泡炎等。致病原为寄生虫、原虫、花粉、化学药品、职业粉尘等,多有接触史。X 线胸片可见弥漫性肺间质病变成斑片状浸润,血嗜酸性粒细胞显著增高,有助于鉴别。

（五）变应性支气管肺曲霉病（allergic bronchopulmonary aspergillosis，ABPA）　常以反复哮喘发作为特征,伴咳嗽、咳痰,痰多为黏液脓性,有时伴血丝,可分离出棕黄色痰栓,常有低热,肺部可闻及哮鸣音或干啰音;X 线检查可见浸润性阴影,段性肺不张,牙膏征或指套征（支气管黏液栓塞）;外周血嗜酸性粒细胞明显增高,曲霉变应原皮肤点刺可出现双向皮肤反应（即刻及迟发型）,血清IgE 水平通常比正常人高 2 倍以上。

（六）胃食管反流（GER）　在食管贲门迟缓症、贲门痉挛等疾病中,常出现胃或十二指肠内容物通过食管下端括约肌反流入食管的现象,反流物多呈酸性。只要有少量被吸入气管,即刻刺激上气道感受器通过迷走神经反射性地引起支气管痉挛,而出现咳嗽和喘鸣。有报道认为在严重哮喘患者,其 GRE 的发生率可接近 50%,说明 GRE 至少是使哮喘患者不断发作、症状难于控制的重要诱因,对GRE 进行针对性治疗,可明显改善哮喘症状。

（七）上气道咳嗽综合征（UACS）　常见于慢性鼻窦炎,其分泌物常在患者平卧时通过后鼻道进入气管,可引起类似哮喘的咳嗽和喘鸣症状,同时也是部分哮喘患者反复发作及治疗不佳的重要因素。

（八）肺栓塞　肺栓塞是指各种栓子堵塞肺动脉系统而致血流不通的一组疾病,主要症状表现为胸闷、憋气、呼吸困难,有时易与哮喘混淆。但肺栓塞患者一般肺部听不到哮鸣音,平喘药治疗无效,血气分析显示明显的低氧血症。进一步的确诊需借助核素肺通气/灌注扫描、肺动脉造影、肺部螺旋 CT 及 MRI 检查等。

（九）高通气综合征　这是一组由于通气过度超过生理代谢所需而引起的病症,通常可由焦虑和某种应激反应所引起。过度通气的结果是呼吸性碱中毒,从而表现呼吸深或快、呼吸困难、气短、胸闷、憋气、心悸、头昏、视物模糊、手指麻木等症状。严重者可出现手指,甚至上肢强直、口周麻木发紧、晕厥、精神紧张、焦虑、恐惧等症状。这组综合征不同于哮喘,它不由器质性疾病所引起。因此,各项功能检查一般都正常,无变应原诱发因素,肺部听诊无哮鸣音,支气管激发试验(乙酰甲胆碱或组胺吸入)阴性,过度通气激发试验有助于本病诊断。

八、哮喘控制的评估和气道炎症监测

（一）哮喘控制的评估　临床上可以通过对哮喘患者进行简易问卷方法、肺功能监测、气道炎症监测及哮喘患者的生命质量评估的控制水平进行评估。

目前证实有效的评估哮喘控制的工具如哮喘控制测试(ACT)(表25-3-6)、哮喘控制问卷(ACQ)、哮喘治疗评估问卷(ATAQ)、哮喘控制评分系统等,也有助于评估哮喘的严重程度和控制水平。ACT是一种简便的测试工具,不需要肺功能检查,在中国进行的多中心可行性研究证实与ACQ评分、肺功能指标和呼吸专科医生的评估具有很好的一致性。

表25-3-6　ACT问卷及其评分标准

问题	1	2	3	4	5
过去4周内,在工作、学习或家中,哮喘妨碍您进行日常活动的时间占多少?	所有时间	大多数时间	有些时候	极少时候	没有
在过去4周内,您有多少次呼吸困难?	每天不止1次	1天一次	每周3~6次	每周1~2次	完全没有
过去4周内,因为哮喘症状(喘息、咳嗽、呼吸困难、胸闷或疼痛),您有多少次在夜间醒来或早上比平时早醒?	每周4个晚上或更多	每周2~3个晚上	每周1次	1~2次	没有
过去4周内,您有多少次使用急救药物治疗(如沙丁胺醇)?	每天3次以上	每天1~2次	每周2~3次	每周1次或更少	没有
您如何评估过去4周内您的哮喘控制情况?	没有控制	控制很差	有所控制	控制良好	完全控制

注:第一步,请准确记录每个问题的得分。　第二步,把每一题的分数相加得出总分。　第三步,ACT评分的意义:25分,代表哮喘完全控制;20~24分,代表哮喘良好控制;≤19分,哮喘未得到控制,提示需要升级治疗以达到理想控制;≤14分,哮喘非常严重,没有得到控制,应该尽快就诊。

（二）气道炎症监测　哮喘气道炎症的持续是临床症状反复发作的病理基础,长期持续的慢性炎症还与气道结构改变即所谓气道重构密切相关。哮喘治疗的根本目的应当是消除气道炎症,而监测、评估气道炎症应作为哮喘管理的重要内容,其目的在于:①评估哮喘的严重程度;②预测哮喘急性发作;③评价药物治疗的效果;④指导哮喘治疗方案的调整。

多种方法可用于评价哮喘气道炎症,大体上可分为有创技术和无创技术。有创检测技术包括经支气管镜黏膜活检、支气管肺泡灌洗术(BAL)及外科手术标本的病理学研究。近年来多种无创技术用于气道炎症的监测与评估,包括:

1. 气道反应性测定　气道反应性测定能够间接反映气道炎症,是目前最重要的能够实际运用于临床的检测技术,不仅可以作为排除或确定哮喘(特别是非典型哮喘)诊断的有力依据,也可用于评估哮喘病情轻重,连续观察气道反应性,有助于判断病情发展、治疗效果和预后等。国内外均有研究证明以气道反应性高低指导哮喘治疗方案的调整,更有利于控制气道炎症,有助于取得更好的哮喘控制。此外气道反应性消失的患者通常表示哮喘完全控制,停药之后哮喘复发的风险相对较低。支气管激发试验不能用于肺功能较差($FEV_1\% < 70\%$)的患者,敏感性高而特异性相对较低,因此作为哮喘长期监测、评估的工具尚难以普遍推广。

2. 诱导痰检查　哮喘患者在没有自发痰或痰量不足时,可通过吸入高渗盐水刺激气道分泌物的方式取得诱导痰。诱导痰当中多种成分可以用于哮喘病情评估与监测。包括:

(1) 嗜酸性粒细胞计数(Eos)及其衍生产物测定:多数研究表明,哮喘患者诱导痰中Eos计数增高,且与哮喘急性症状相关。抗炎治疗可使痰Eos计数降低,哮喘症状复发或加重时,痰Eos又复升高,表明诱导痰Eos作为哮喘气道炎性标志之一,能及时反映哮喘气道炎症水平,也是一个对糖皮质激素治疗非常敏感的即刻反应指标。

(2) 一氧化氮(NO)及其代谢产物:一般通过测定呼出气和诱导痰中 NO_2^-/NO_3^-,推算出NO含量。哮喘患者诱导痰中 NO_3^-/NO_2^- 的含量显著增加,并与呼出气中NO浓度平行。

(3) 白三烯(LTs):半胱氨酸白三烯(Cys-LTs,包括LTC4、LTD4、LTE4)是哮喘气道炎症中的重要的炎性介质。哮喘患者诱导痰当中Cys-LTs水平增高,且在糖皮质激素治疗后仍维持较高水平,提示白三烯是不依赖于糖皮质激素的炎症反应途径。

3. 呼出气一氧化氮(FeNO)检测　一氧化氮是一种气体分子,可由气道表面多种固有细胞和炎症细胞在一氧化氮合成酶氧化作用下产生。哮喘未控制时一氧化氮升高,糖皮质激素治疗后降低。FeNO测定可以作为评估气道炎症和哮喘控制水平的指标,FeNO也可以用于判断吸入激素治疗的反应。美国胸科协会推荐FeNO的正常参考值:健康儿童5~20ppb,成人4~25ppb。FeNO≥50ppb提示激素治疗效果好,<25ppb提示激素治疗反应性差。但是FeNO测

定结果受多种因素的影响,诊断的敏感度和特异度差别较大,连续测定、动态观察 FeNO 变化的临床价值更大。

4. 呼出气冷凝液检测　呼出气冷凝液(exhaled breath condensate,EBC)检测的基本原理是冷却呼出气体得到冷凝液,而后通过测定冷凝液中的各种炎症介质水平来反映肺部疾病的炎症状态。呼出气冷凝液中包含的介质众多,现已经发现的超过 200 多种。通过测定 EBC 中多种产物可以评估哮喘患者肺部炎症和氧化应激水平,常用的指标包括 H_2O_2、NO 代谢产物(NO_2^-/NO_3^-)、丙二醛、硝基酪氨酸、RS-Nos、8-异前列腺素(8-iso-PG)及 pH 等。EBC 当中尚可测定白三稀(LTs)和腺苷水平,其意义与检测诱导痰和外周血相似,但能直接反映肺部炎性状态是其优点。

EBC 的采集过程对生理功能无任何不良影响,适用范围广,具有广阔的应用前景。尚待解决 EBC 的收集及检测过程的标准化问题,特别需要提高对低浓度介质的分析测试手段。

5. 其他　通过外周血检测炎性细胞和介质是一种传统的方法,标本采集方便,检测技术成熟,其缺陷在于外周血指标很难真实、适时地反映气道炎症。外周血细胞因子的生物活性受到多种因素的干扰,其水平与肺内水平相关性不高。某些炎性介质如白三烯、血清阳离子蛋白和可溶性白介素-2 受体的临床价值正在研究当中。此外,尿液中某些成分也可用于哮喘的监测,如尿液 LTE4 水平与血清、EBC 浓度具有较好的相关性。

九、治疗

(一)确定并减少危险因素接触　部分患者能找到引起哮喘发作的变应原或其他非特异刺激因素,应指导患者脱离变应原的接触和避免危险因素的暴露。尽管对已确诊的哮喘患者应用药物干预,对控制症状和改善生活质量非常有效,但仍应尽可能避免或减少接触危险因素,以预防哮喘发病和症状加重。

许多危险因素可引起哮喘急性加重,被称为"触发因素",包括变应原、病毒感染、污染物、烟草烟雾、药物。减少患者对危险因素的接触,可改善哮喘控制并减少治疗药物需求量。早期确定职业性致敏因素,并防止患者进一步接触,是职业性哮喘管理的重要组成部分。

(二)药物治疗　治疗哮喘的药物可分为控制性药物和缓解性药物。①控制性药物:是指需要长期每天使用的药物。这些药物主要通过抗炎作用使哮喘维持临床控制,其中包括吸入性糖皮质激素(简称激素)、全身用激素、白三烯调节剂、长效 β_2 受体激动剂(LABA,须与吸入性糖皮质激素联合应用)、缓释茶碱、色苷酸钠、抗 IgE 抗体及其他有助于减少全身激素剂量的药物等。②缓解性药物:是指按需使用的药物。这些药物通过迅速解除支气管痉挛从而缓解哮喘症状,其中包括速效吸入 β_2 受体激动剂、全身用激素、吸入性抗胆碱药、短效茶碱及短效口服 β_2 受体激动剂等。

1. 激素　激素是最有效的控制气道炎症的药物。给药途径包括吸入、口服和静脉应用等,吸入为首选途径。

(1)吸入给药:吸入性糖皮质激素(inhaled corticoste-roid,ICS)的局部抗炎作用强;通过吸气过程给药,药物直接作用于呼吸道,所需剂量较小;并且通过消化道和呼吸道进入血液药物的大部分被肝脏灭活,因此全身性不良反应较少。研究结果证明,吸入性糖皮质激素可以有效减轻哮喘症状、提高生命质量、改善肺功能、降低气道高反应性、控制气道炎症,减少哮喘发作的频率和减轻发作的严重程度,降低病死率。当使用不同的吸入装置时,可能产生不同的治疗效果。多数成人哮喘患者吸入适当剂量激素即可较好地控制哮喘。过多增加吸入性糖皮质激素剂量对控制哮喘的获益较小而不良反应增加。由于吸烟可以降低激素的效果,故吸烟患者须戒烟并给予较高剂量的吸入性糖皮质激素。吸入性糖皮质激素的剂量与预防哮喘严重急性发作的作用之间有非常明确的关系,所以,严重哮喘患者长期大剂量吸入激素是有益的。

吸入性糖皮质激素在口咽部局部的不良反应包括声音嘶哑、咽部不适和念珠菌感染。吸药后及时用清水含漱口咽部,选用干粉吸入剂或加用储雾器可减少上述不良反应。吸入性糖皮质激素的全身不良反应的大小与药物剂量、药物的生物利用度、肝脏首过代谢率及全身吸收药物的半衰期等因素有关。已上市的吸入性糖皮质激素中丙酸氟替卡松和布地奈德的全身不良反应较少。目前有证据表明成人哮喘患者每天吸入低至中等剂量激素,不会出现明显的全身不良反应。长期高剂量吸入激素后可能出现的全身不良反应包括皮肤瘀斑、肾上腺功能抑制和骨密度降低等。已有研究证据表明吸入性糖皮质激素可能与白内障和青光眼的发生有关,但前瞻性研究没有证据表明与其后囊下白内障的发生有明确关系。目前没有证据表明吸入性糖皮质激素可以增加肺部感染(包括肺结核)的发生率,因此伴有活动性肺结核的哮喘患者可以在抗结核治疗的同时给予吸入激素治疗。

临床上常用的吸入性糖皮质激素有 4 种,包括二丙酸倍氯米松、布地奈德、丙酸氟替卡松、环索奈德等。一般而言,使用干粉吸入装置比普通定量气雾剂方便,吸入下气道的药物量较多。

溶液给药:布地奈德混悬液经以压缩空气为动力的射流装置雾化吸入,对患者吸气配合的要求不高,起效较快,适用于轻中度哮喘急性发作时的治疗。

吸入性激素是长期治疗哮喘的首选药物。国际上推荐的每天吸入激素的剂量见表 25-3-7。我国哮喘患者所需吸入性糖皮质激素剂量比表 25-3-7 中推荐的剂量要小一些。

表 25-3-7　常用吸入性糖皮质激素的每天剂量与互换关系

药物	低剂量/μg	中剂量/μg	高剂量/μg
二丙酸倍氯米松	200~500	500~1 000	>1 000~2 000
布地奈德	200~400	400~800	>800~1 600
丙酸氟替卡松	100~250	250~500	>500~1 000
环索奈德	80~160	160~320	>320~1 280

（2）口服给药:适用于中度哮喘发作、慢性持续哮喘大剂量吸入激素联合治疗无效的患者和作为静脉应用激素治疗后的序贯治疗。一般使用半衰期较短的激素（如泼尼松、泼尼松龙或甲泼尼龙等）。对于激素依赖型哮喘,可采用每天或隔天清晨顿服给药的方式,以减少外源性激素对下丘脑-垂体-肾上腺轴的抑制作用。泼尼松的维持剂量最好每天≤10mg。

长期口服激素可以引起骨质疏松症、高血压、糖尿病、下丘脑-垂体-肾上腺轴的抑制、肥胖症、白内障、青光眼、皮肤菲薄导致皮纹和瘀斑、肌无力。对于伴有结核病、寄生虫感染、骨质疏松、青光眼、糖尿病、严重忧郁或消化性溃疡的哮喘患者,全身给予激素治疗时应慎重并应密切随访。长期甚至短期全身使用激素的哮喘患者可感染致命的疱疹病毒,应引起重视。尽管全身使用激素不是一种经常使用的缓解哮喘症状的方法,但是对于严重的急性哮喘是需要的,因为它可以预防哮喘的恶化、减少因哮喘而急诊或住院的机会、预防早期复发、降低病死率。推荐剂量:泼尼松龙30~50mg/d,5~10天。具体使用要根据病情的严重程度,当症状缓解或其肺功能已经达到个人最佳值,可以考虑停药或减量。地塞米松因对下丘脑-垂体-肾上腺轴的抑制作用强,不推荐长期使用。

（3）静脉给药:严重急性哮喘发作时,应经静脉及时给予琥珀酸氢化可的松（400~1 000mg/d）或甲泼尼龙（80~160mg/d）。无激素依赖倾向者,可在短期（3~5天）内停药;有激素依赖倾向者应延长给药时间,控制哮喘症状后改为口服给药,并逐步减少激素用量。

2. β₂ 受体激动剂　通过对气道平滑肌和肥大细胞等细胞膜表面的 β₂ 受体的作用,舒张气道平滑肌、减少肥大细胞和嗜碱性粒细胞脱颗粒和介质的释放、降低微血管的通透性、增加气道上皮纤毛的摆动等,缓解哮喘症状。此类药物较多,可分为短效（作用维持4~6小时）和长效（维持10~12小时）β₂ 受体激动剂。后者又可分为速效（数分钟起效）和缓慢起效（30分钟起效）2 种（表 25-3-8）。

表 25-3-8　β₂ 受体激动剂的分类

起效时间	作用维持时间	
	短效	长效
速效	沙丁胺醇吸入剂	福莫特罗吸入剂
	特布他林吸入剂	
	非诺特罗吸入剂	
慢效	沙丁胺醇口服剂	沙美特罗吸入剂
	特布他林口服剂	

（1）短效 β₂ 受体激动剂（short-acting Beta2 agonist,SABA）:常用的药物如沙丁胺醇（salbutamol）和特布他林（terbutalin）等。

1）吸入给药:可供吸入的短效 β₂ 受体激动剂包括气雾剂、干粉剂和溶液等。这类药物松弛气道平滑肌作用强,

通常在数分钟内起效,疗效可维持数小时,是缓解轻至中度急性哮喘症状的首选药物,也可用于运动性哮喘。如每次吸入 100~200μg 沙丁胺醇或 250~500μg 特布他林,必要时每 20 分钟重复 1 次。1 小时后疗效不满意者应向医生咨询或去急诊。这类药物应按需间歇使用,不宜长期、单一使用,也不宜过量应用,否则可引起骨骼肌震颤、低血钾、心律失常等不良反应。压力型定量手控气雾剂（pMDI）和干粉吸入装置（DPI）吸入短效 β₂ 受体激动剂不适用于重度哮喘发作;其溶液（如沙丁胺醇、特布他林、非诺特罗及其复方制剂）经雾化泵吸入适用于轻至重度哮喘发作。

2）口服给药:如沙丁胺醇、特布他林、丙卡特罗片等,通常在服药后 15~30 分钟起效,疗效维持 4~6 小时。如沙丁胺醇 2~4mg,特布他林 1.25~2.5mg,每天 3 次;丙卡特罗 25~50μg,每天 2 次。使用虽较方便,但心悸、骨骼肌震颤等不良反应比吸入给药时明显。缓释剂型和控释剂型的平喘作用维持时间可达 8~12 小时,特布他林的前体药班布特罗的作用可维持 24 小时,可减少用药次数,适用于夜间哮喘患者的预防和治疗。长期、单一应用 β₂ 受体激动剂可造成细胞膜 β₂ 受体的向下调节,表现为临床耐药现象,故应予避免。

3）注射给药:虽然平喘作用较为迅速,但因全身不良反应的发生率较高,国内较少使用。

4）贴剂给药:为透皮吸收剂型。现有产品有妥洛特罗（tulobuterol）,分为 0.5mg、1mg、2mg 三种剂量。由于采用结晶储存系统来控制药物的释放,药物经过皮肤吸收,因此可以减轻全身不良反应,每天只需贴敷 1 次,效果可维持 24 小时。对预防晨间发作有效,使用方法简单。

（2）长效 β₂ 受体激动剂（long-acting β₂-agonist,LABA）:这类 β₂ 受体激动剂的分子结构中具有较长的侧链,舒张支气管平滑肌的作用可维持 12 小时以上。目前在我国临床使用的吸入性 LABA 有 2 种。沙美特罗（salmeterol）:经气雾剂或碟剂装置给药,给药后 30 分钟起效,平喘作用维持 12 小时以上。推荐剂量 50μg,每天 2 次吸入。福莫特罗（formoterol）:经都保吸入装置给药,给药后 3~5 分钟起效,平喘作用维持 8~12 小时以上。平喘作用具有一定的剂量依赖性,推荐剂量 4.5~9μg,每天 2 次吸入。吸入 LABA 适用于哮喘（尤其是夜间哮喘和运动诱发哮喘）的预防和治疗。福莫特罗因起效相对较快,也可按需用于哮喘急性发作时的早期干预治疗。

近年来推荐联合吸入性糖皮质激素和 LABA 治疗哮喘。这两者具有协同的抗炎和平喘作用,可获得相当于（或优于）应用加倍剂量吸入性糖皮质激素时的疗效,并可增加患者的依从性、减少较大剂量吸入性糖皮质激素引起的不良反应,尤其适合于中至重度持续哮喘患者的长期治疗。不推荐长期单独使用 LABA,应该在医生指导下与吸入性糖皮质激素联合使用。

3. 白三烯调节剂（leukotriene modifiers）　包括半胱氨酰白三烯受体拮抗剂（leukotriene receptor antagonists,LTRA）和 5-脂氧化酶抑制剂。除吸入性糖皮质激素外,白三烯调节剂是唯一可单独应用的控制性药物,可作为轻度

哮喘的替代治疗药物和中重度哮喘的联合治疗用药。目前在国内应用主要是半胱氨酰白三烯受体拮抗剂，通过对气道平滑肌和其他细胞表面白三烯受体的拮抗，抑制肥大细胞和嗜酸性粒细胞释放出的半胱氨酰白三烯的致喘和致炎作用，产生轻度支气管舒张和减轻变应原、运动和二氧化硫（SO_2）诱发的支气管痉挛等作用，并具有一定程度的抗炎作用。本品可减轻哮喘症状、改善肺功能、减少哮喘的恶化。但其作用不如吸入性糖皮质激素，也不能取代激素。作为联合治疗中的一种药物，本品可减少中至重度哮喘患者每天吸入激素的剂量，并可提高吸入激素治疗的临床疗效。联用本品与吸入激素的疗效比联用吸入 LABA 与吸入激素的疗效稍差，但本品服用方便。尤适用于阿司匹林哮喘、运动性哮喘和伴有变应性鼻炎、哮喘患者的治疗。本品使用较为安全。虽然有文献报道接受这类药物治疗的患者可出现 Churg-Strauss 综合征，但其与白三烯调节剂的因果关系尚未肯定，可能与减少全身应用激素的剂量有关。5-脂氧化酶抑制剂齐留通可能引起肝脏损害，需监测肝功能。通常口服给药。白三烯受体拮抗剂扎鲁司特 20mg，每天 2 次；孟鲁司特 10mg，每天 1 次；异丁司特 10mg，每天 2 次。

4. 茶碱 具有舒张支气管平滑肌作用，并具有强心、利尿、扩张冠状动脉、兴奋呼吸中枢和呼吸肌等作用。有研究资料显示，低浓度茶碱具有抗炎和免疫调节作用。

（1）口服给药：包括氨茶碱和控（缓）释型茶碱。用于轻至中度哮喘发作和维持治疗。一般剂量为每天 6 ~ 10mg/kg。口服控（缓）释型茶碱后昼夜血药浓度平稳，平喘作用可维持 12 ~ 24 小时，尤适用于夜间哮喘症状的控制。联合应用茶碱、激素和抗胆碱药物具有协同作用。但本品与 β_2 受体激动剂联合应用时，易出现心率增快和心律失常，应慎用并适当减少剂量。

（2）静脉给药：氨茶碱加入葡萄糖溶液中，缓慢静脉注射［注射速度不宜超过 0.25mg/（kg·min）］或静脉滴注，适用于哮喘急性发作且近 24 小时内未用过茶碱类药物的患者。负荷剂量为 4 ~ 6mg/kg，维持剂量为 0.6 ~ 0.8mg/（kg·h）。由于茶碱的"治疗窗"窄，以及茶碱代谢存在较大的个体差异，可引起心律失常、血压下降、甚至死亡，在有条件的情况下应监测其血药浓度，及时调整浓度和滴速。茶碱有效、安全的血药浓度范围应在 6 ~ 15mg/L。影响茶碱代谢的因素较多，如发热性疾病、妊娠，抗结核治疗可以降低茶碱的血药浓度；而肝脏疾患、充血性心力衰竭及合用西咪替丁或喹诺酮类、大环内酯类等药物均可影响茶碱代谢而使其排泄减慢，增加茶碱的毒性作用，应引起临床医师的重视，并酌情调整剂量。多索茶碱的作用与氨茶碱相同，但不良反应较轻。双羟丙茶碱的作用较弱，口服生物利用度低，不良反应也较少。

5. 抗胆碱药物 吸入抗胆碱药物如异丙托溴铵、氧托溴铵和噻托溴铵等，可阻断节后迷走神经传出支，通过降低迷走神经张力而舒张支气管。其舒张支气管的作用比 β_2 受体激动剂弱，起效也较慢，但长期应用不易产生耐药，对老年人的疗效不低于年轻人。

本品有气雾剂和雾化溶液两种剂型。经 pMDI 吸入异

丙托溴铵气雾剂，常用剂量为 20 ~ 40μg，每天 3 ~ 4 次；经雾化泵吸入异丙托溴铵溶液的常用剂量为 0.5mg，每天 3 ~ 4 次。噻托溴铵系长效抗胆碱药物，对 M_1 和 M_3 受体具有选择性抑制作用，仅需每天 1 次吸入给药。本品与 β_2 受体激动剂联合应用具有协同、互补作用。本品对有吸烟史的老年哮喘患者较为适宜，但妊娠早期妇女和患有青光眼或前列腺增生的患者应慎用。异丙托溴铵可用在一些因不能耐受 β_2 受体激动剂的哮喘患者上，目前也已有证据表明噻托溴铵对哮喘长期治疗有一定效果。

6. 抗 IgE 治疗 抗 IgE 单克隆抗体（omalizumab）是一种人源化的重组鼠抗人的抗 IgE 单克隆抗体（rhMuab E25），具有阻断游离 IgE 与 IgE 效应细胞（肥大细胞、嗜碱性粒细胞）表面受体结合的作用，但不会诱导效应细胞的脱颗粒反应。目前它主要用于 4 级或以上治疗仍未控制且血清 IgE 水平增高的严重哮喘患者。全球多项临床及上市后研究显示，抗 IgE 单克隆抗体可显著改善重度哮喘患者的症状、肺功能和生活质量，减少口服激素和急救用药，降低哮喘严重急性发作率，降低住院率，且具有良好的安全性和耐受性。因此，从 2006 年起 GINA 推荐将本品作为治疗难治性哮喘的治疗方法之一。使用方法：皮下注射，使用时根据患者治疗前 IgE 水平和体重确定注射剂量，每 2 周或 4 周给药 1 次，疗程一般不少于 6 个月。

7. 抗 IL-5 治疗 IL-5 是促进嗜酸性粒细胞增多、在肺内聚集和活化的重要细胞因子。抗 IL-5 单抗（mepolizumab）、抗 IL-5R 单抗（benralizumab）治疗哮喘，可以减少患者体内嗜酸性粒细胞浸润，减少哮喘急性加重和改善患者生命质量，对于高嗜酸性粒细胞血症的哮喘患者效果好。用于 4 级或以上治疗仍未控制的严重嗜酸性粒细胞哮喘。

8. 变应原特异性免疫疗法 变应原特异性免疫疗法（allergen specific immuno therapy，AIT）通过皮下注射常见吸入变应原（如尘螨、豚草等）提取液，可减轻哮喘症状和降低气道高反应性，适用于变应原明确，且在严格的环境控制和药物治疗后仍控制不良的哮喘患者。其远期疗效和安全性尚待进一步研究与评价，变应原制备的标准化也有待加强。AIT 存在变态反应的风险，应在医师指导下进行。舌下给药较皮下注射简便，变态反应发生率较低，长期疗效尚待进一步验证。

9. 其他治疗哮喘药物

（1）抗组胺药物：口服第二代抗组胺药物（H_1 受体拮抗剂）如酮替芬、氯雷他定、阿司咪唑、氮卓斯汀、特非那定等具有抗变态反应作用，但在哮喘治疗中的作用较弱。可用于伴有变应性鼻炎哮喘患者的治疗。这类药物的不良反应主要是嗜睡。阿司咪唑和特非那定可引起严重的心血管不良反应，应谨慎使用。

（2）其他口服抗变态反应药物：如曲尼司特（tranilast）、瑞吡司特（repirinast）等可应用于轻至中度哮喘的治疗。其主要不良反应是嗜睡。

（3）可能减少口服糖皮质激素剂量的药物：通过安慰剂对照的随机双盲试验结果证实，甲氨蝶呤和环孢素 A 可以显著减少口服激素依赖性哮喘患者口服激素的剂量。连

续治疗 4~5 个月后,可使口服激素剂量平均减少 50%。这些药物具有一定的不良反应,只能在专科医生指导下使用。属于这一类的其他药物包括静脉注射免疫球蛋白(特别是对儿童哮喘患者)、氨苯砜(dapsone)、秋水仙碱(colchicine)及羟氯喹(hydroxychloroquine)等,由于尚无高级别循证医学研究证据,上述药物的疗效和安全性尚不明确,不宜常规使用。此外,小剂量大环内酯类抗生素(克拉霉素等)口服也有助于难治性哮喘的治疗,可减轻中性粒细胞为主的气道炎症,降低气道高反应性。

10. 新的治疗药物和方法

(1) 新型的 ICS、ICS/LABA 复合制剂及 ICS+LABA+LAMA 三联复合制剂。①环索奈德(ciclesonide):该药为前体药,吸入肺内后生成有活性的去异丁酰基环索奈德,其活性是前体药的 100 倍。环索奈德气雾剂的颗粒小,在肺内的沉降率超过 50%,可以每日一次使用,全身性不良反应少。②ICS/LABA 复合制剂:这类复合制剂有环索奈德/福莫特罗、糠酸莫米松/福莫特罗、糠酸莫米松/茚达特罗和丙酸倍氯米松/福莫特罗等。③ICS+LABA+LAMA 三联复合制剂:糠酸氟替卡松-维兰特罗-乌美溴铵干粉剂、布地奈德-福莫特罗-格隆溴铵气雾剂,都是在 ICS+LABA 复合制剂基础上再加上 LAMA,重度哮喘患者使用吸入的三联复合制剂更为方便。

(2) 生物制剂。①抗 TSLP 治疗:胸腺基质淋巴细胞生成素(thymic stromal lymphopoietin, TSLP)是一种来源于上皮细胞的细胞因子,作为变态反应的始动因子在哮喘发病中发挥重要作用。新近研究显示,在接受长效 β 受体激动剂和中高剂量吸入性糖皮质激素治疗仍未能控制的哮喘人群中,TSLP 的抗体(tezepelumab)可显著降低哮喘的发作率,且其效果独立于基线时期血嗜酸性粒细胞计数,显示出对非嗜酸性粒细胞性重度哮喘的治疗作用。②抗 TNF-α 治疗:哮喘患者体内 TNF-α 水平升高,TNF-α 与哮喘发病机制有关,抗 TNF-α 单抗能特异性与 TNF-α 结合,从而阻断 TNF-α 的作用。研究结果显示,抗 TNF-α 单抗治疗哮喘的疗效与风险各家报道不一,尤其是该药的不良反应较大,如严重感染和肿瘤的发生,甚至有死亡的个案报道。该药还需要扩大样本量做进一步的临床研究,以确定其疗效与安全性。③其他生物制剂:目前有多个生物制剂处于 Ⅱ 期或 Ⅲ 期的临床研究阶段,如针对细胞因子的抗 IL-4 单抗、抗 IL-9 单抗及炎症介质抑制剂等。

(3) 支气管热成形术(bronchial thermoplasty):是经支气管镜射频消融气道平滑肌治疗哮喘的技术,可以减少哮喘患者的支气管平滑肌数量,降低支气管收缩能力和降低气道高反应性。对于 4 级或以上治疗仍未控制的哮喘,该方法是一种可以选择的方法。多项研究结果证明,支气管热成形术对重度哮喘有效,但其远期疗效及安全性、最大获益人群等仍需进一步临床研究。选用该方法要严格掌握适应证,注意围手术期安全性,分析获益风险比,并要在有资质的中心进行。

(三) 急性发作期的治疗

哮喘急性发作是指患者喘息、气急、胸闷、咳嗽等症状在短时间内迅速加重,肺功能恶化,需要给予额外的缓解药物进行治疗的情况。哮喘发作的常见诱因有接触变应原、各种理化刺激物或上气道感染等,部分哮喘发作也可以在无明显诱因的情况下发生。哮喘发作多见于治疗依从性差、控制不佳的患者,但也可见于控制良好的患者。

对于具有哮喘相关死亡高危因素的患者,需要给予高度重视,这些患者应当尽早到医疗机构就诊。高危患者包括:①曾经有过气管插管和机械通气濒于致死性哮喘的病史;②在过去 1 年中因为哮喘而住院或急诊;③正在使用或最近刚刚停用口服激素;④目前未使用吸入性糖皮质激素;⑤过分依赖 SABA,特别是每月使用沙丁胺醇(或等效药物)超过 1 支的患者;⑥有心理疾病或社会心理问题,包括使用镇静剂;⑦有对哮喘治疗计划不依从的历史;⑧有食物过敏史。

哮喘发作的治疗取决于哮喘加重的严重程度及对治疗的反应。治疗的目的在于尽快缓解症状、解除气流受限和改善低氧血症,同时还需要制订长期治疗方案以预防再次急性发作。

轻度和部分中度急性发作可以在家庭中或社区中治疗。家庭或社区中的治疗措施主要为重复吸入速效 β₂ 受体激动剂,在第 1 小时每 20 分钟吸入 1~2 喷。随后根据治疗反应,轻度急性发作可调整为每 3~4 小时 1~2 喷。如果对吸入性 β 受体激动剂反应良好(呼吸困难显著缓解,PEF>预计值或个人最佳值 80%,且疗效维持 3~4 小时),通常不需要使用其他的药物。如果治疗反应不完全,尤其是在控制性治疗的基础上发生的急性发作,应尽早口服激素(泼尼松龙 0.5~1mg/kg 或等效剂量的其他激素)5~7 天,必要时到医院就诊。

部分中度和所有重度急性发作均应到急诊室或医院治疗。除氧疗外,应重复使用速效 β₂ 受体激动剂,可通过压力定量气雾剂的储雾器给药,也可通过射流雾化装置给药。推荐在初始治疗第 1 小时每 20 分钟雾化给药 1 次,随后根据需要间断给药(每 4 小时 1 次)。目前尚无证据支持常规静脉使用 β₂ 受体激动剂。联合使用 β₂ 受体激动剂和抗胆碱能制剂(如异丙托溴铵)能够取得更好的支气管舒张作用。茶碱的支气管舒张作用弱于 SABA,不良反应较大,应谨慎使用。对规则服用茶碱缓释制剂的患者,静脉使用茶碱应尽可能监测茶碱血药浓度。中重度哮喘急性发作应尽早使用全身激素,特别是对速效 β₂ 受体激动剂初始治疗反应不完全或疗效不能维持者,以及在口服激素基础上仍然出现急性发作的患者。口服激素与静脉给药疗效相当,副作用小。推荐用法:泼尼松龙 30~50mg 或等效的其他激素,每天单次给药。严重的急性发作或口服激素不能耐受时,可采用静脉注射或滴注,如甲泼尼龙 80~160mg,或氢化可的松 400~1 000mg 分次给药。地塞米松因半衰期较长,对肾上腺皮质功能抑制作用较强,一般不推荐使用。静脉给药和口服给药的序贯疗法有可能减少激素用量和不良反应,如静脉使用激素 2~3 天,继之以口服激素 3~5 天。不推荐常规使用镁制剂,可用于重度急性发作(FEV₁ 25%~30%)或对初始治疗反应不良者。哮喘急性发作的医院内治疗流程见图 25-3-3。

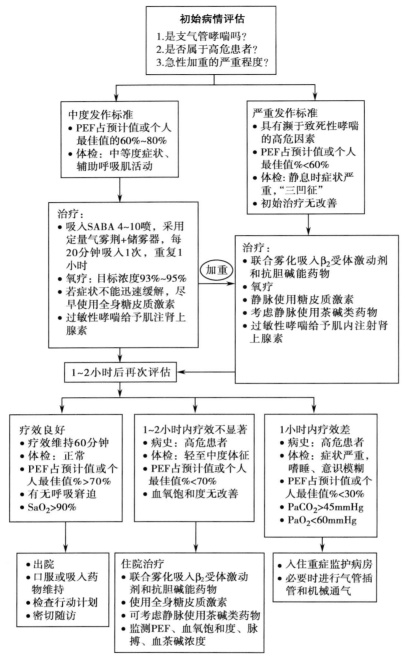

图 25-3-3　哮喘急性发作医院内处理流程

重度和危重度哮喘急性发作经过上述药物治疗,临床症状和肺功能无改善甚至继续恶化,应及时给予机械通气治疗,其指征主要包括:意识改变、呼吸肌疲劳、$PaCO_2 \geqslant$ 45mmHg(1mmHg = 0.133kPa) 等。哮喘急性发作机械通气需要较高的吸气压,可使用适当水平的呼气末正压(PEEP)治疗。如果需要过高的气道峰压和平台压才能维持正常通气容积,可试用允许性高碳酸血症通气策略以减少呼吸机相关肺损伤。

初始治疗症状显著改善,PEF 或 FEV_1 恢复到占预计值或个人最佳值的 60% 以上者可回家继续治疗。治疗前 PEF 或 $FEV_1 < 25\%$ 或治疗后 $< 40\%$ 者应入院治疗。在出院时或近

期的随访时,应当为患者制订一个详细的行动计划,审核患者是否正确使用药物、吸入装置和峰流速仪,找到急性发作的诱因并制订避免接触的措施,调整控制性治疗方案。严重的哮喘急性发作意味着哮喘管理的失败,这些患者应当给予密切监护、长期随访,并进行长期哮喘教育。

大多数哮喘急性发作并非由细菌感染引起,应严格控制抗菌药物的使用的指征,除非有细菌感染的证据,或属于重度或危重哮喘急性发作。

(四)慢性持续期的治疗　哮喘的治疗应以患者的病情严重程度为基础,根据其控制水平选择适当的治

疗方案。哮喘药物的选择既要考虑药物的疗效及其安全性,也要考虑患者的实际状况,如经济收入和当地的医疗资源等。要为每个初诊患者制订哮喘治疗计划,定期随访、监测,改善患者的依从性,并根据患者病情变化及时修订治疗方案。哮喘患者长期治疗方案分为5级,见表25-3-9。

表 25-3-9　根据哮喘控制水平确定和调整治疗方案

治疗方案	第1级	第2级	第3级	第4级	第5级
推荐选择控制药物	不需使用药物	低剂量 ICS	低剂量 ICS 加 LABA	中/高剂量 ICS 加 LABA	加其他治疗如 LAMA[b]、IgE 单克隆抗体、IL-5 单克隆抗体
其他选择控制药物	低剂量 ICS	白三烯受体拮抗剂	中/高剂量 ICS[a]	中/高剂量 ICS 加 LABA 加 LAMA[b]	低剂量口服糖皮质激素
		低剂量茶碱	低剂量 ICS 加白三烯受体拮抗剂	高剂量 ICS 加白三烯受体拮抗剂	
			低剂量 ICS 加茶碱	高剂量 ICS 加茶碱	
缓解药物	按需使用 SABA	按需使用 SABA	按需使用 SABA 或低剂量布地奈德/福莫特罗或倍氯米松/福莫特罗		

注:[a] 中国哮喘患者接受 GINA 推荐高限 ICS 剂量的半量,也能获得与高限剂量相似的效果(证据等级 B);[b]LAMA 吸入仅用于 18 岁及以上成人;SABA,短效 β₂ 受体激动剂;LAMA,长效抗胆碱药;LABA,长效 β₂ 受体激动剂;ICS,吸入性糖皮质激素。

对以往未经规范治疗的初诊轻症哮喘患者可选择第2级治疗方案;如哮喘患者症状明显,应直接选择第3级治疗方案。从第2级到第5级的治疗方案中都有不同的哮喘控制药物可供选择。而在每一级中都应按需使用缓解药物,以迅速缓解哮喘症状。

如果使用该级治疗方案不能够使哮喘得到控制,治疗方案应该升级直至达到哮喘控制为止。当达到哮喘控制并维持至少 3 个月后,治疗方案可考虑降级。GINA 和我国哮喘防治指南的建议减量方案如下:推荐的药物减量方案的选择通常是首先减少激素用量(口服或吸入),再减少使用次数(由每日 2 次减至每日 1 次),然后再减去与激素合用的控制药物,以最低剂量 ICS 维持治疗直到最终停止治疗。

通常情况下,患者在初诊后 2~4 周回访,以后每 1~3 个月随访 1 次。出现哮喘发作时应及时就诊,哮喘发作后 2 周~1 个月内进行回访。

十、重度哮喘

(一)定义　　重度哮喘通常是指在过去 1 年中 >50% 时间需要给予高剂量 ICS 联合 LABA 和/或 LTRA/缓释茶碱,或全身激素治疗,才能维持哮喘控制,或即使在上述治疗下仍不能控制的哮喘。

(二)评估　　对重度哮喘的评估,至少包括 3 个方面内容:

1. 明确哮喘诊断　　即确定所谓的"难治性"哮喘确实是哮喘。某些疾病常表现类似哮喘样的症状,如:功能失调性呼吸困难/声带功能障碍、细支气管炎、异物吸入、过度通气综合征、肿瘤所致的中心气道阻塞/压迫、支气管病变/异物(如支气管结核、淀粉样变、类癌、气管狭窄)、慢性阻塞性肺疾病、支气管扩张症、复发性多软骨炎、过敏性肺炎、嗜酸性粒细胞增多症、变应性支气管肺曲霉病、变应性肉芽肿性血管炎(Churg-Strauss 综合征)、肺血栓栓塞症、慢性心功能不全、胃食管反流等。因此对于考虑重度哮喘的患者,首先应该对患者的病史进行仔细评估以除外其他疾病,包括进一步行肺功能检查、胸部高分辨率 CT、气管镜等。

2. 评估混杂因素和合并症　　治疗不充分、治疗依从性差、吸入技术掌握不佳及存在未去除的诱发哮喘加重的危险因素等,是哮喘难以控制的常见原因。因此加强对哮喘患者及家属的教育,帮助患者选择合适的药物,制订个体化管理措施对于哮喘的控制至为重要。

3. 初步评估哮喘表型,指导选择合适的治疗策略　　哮喘(特别是重度哮喘)是一种异质性疾病,并非具有相同的临床病程和治疗反应。虽然目前还没有被广泛接受的特定哮喘表型的定义,但识别特定表型的特征将有助于哮喘的预后评估,且可能有助于个体化治疗方案的选择。

确定嗜酸性粒细胞或 Th2 细胞参与的变态反应炎症水平有助于预测患者对激素治疗和靶向治疗(如抗 IgE、抗 IL-5)的反应性,其生物标志物目前包括外周血嗜酸性粒细胞计数、血清 IgE、FeNO、血清骨膜蛋白等。

(三)治疗

1. 教育与管理　　包括提高治疗依从性,掌握吸入装置的使用方法,提高自我管理水平。

2. 去除诱发因素和治疗并发症　　有效减少或避免变应原,减少或避免空气中有害刺激因子,戒烟。对于存在心理因素、严重鼻窦炎、胃食管反流、阻塞性睡眠呼吸暂停低通气综合征等合并症者给予积极有效的治疗。

3. 药物治疗　　可用于重度哮喘治疗的药物包括 ICS 及口服激素、LABA、LTRA、缓释茶碱、LAMA 等。针对外周血 IgE 水平增高的重度哮喘患者考虑加用 IgE 单克隆抗体,外周血嗜酸性粒细胞增高的重度哮喘可加用 IL-5 单克隆抗体。部分重度哮喘患者可考虑选用支气管热成形术。

十一、教育与管理

尽管哮喘尚不能根治,但通过有效的管理,通常可以使哮喘病情得到满意控制。哮喘管理的长期目标是:①达到良好的症状控制并维持正常活动水平;②最大程度降低急性发作、固定性气流受限和不良反应的未来风险。在与患者制订哮喘管理的共同目标时,要考虑到不同的医疗制度、药物的可及性、文化差异和个人喜好等因素。

哮喘教育必须成为医患之间所有互助关系中的组成部分。对医院、社区、专科医师、全科医师及其他医务人员进行继续教育,通过培训哮喘管理知识,提高与患者沟通技巧,做好患者及家属教育。患者教育的目标是增加理解、增强技能、增加满意度、增强自信心、增加依从性和自我管理能力,促进健康、减少卫生保健资源使用。

(一)教育内容　①通过长期规范治疗能够有效控制哮喘;②避免触发、诱发因素的方法;③哮喘的本质、发病机制;④哮喘长期治疗方法;⑤药物吸入装置及使用方法;⑥自我监测:如何记录、解释哮喘日记内容、PEF 和哮喘控制测试(ACT)变化;⑦哮喘先兆、哮喘发作征象和相应自我处理方法,何时就医;⑧哮喘药物知识;⑨如何根据自我监测结果判定控制水平,选择治疗;⑩心理因素在哮喘发病中的作用。

(二)教育方式　①初诊教育:是最重要的基础教育和启蒙教育,是医患合作关系起始的个体化教育,首先应提供患者诊断信息,了解患者对哮喘治疗的期望和可实现的程度,并至少进行上文①至⑤内容教育,预约复诊时间,提供教育材料。②随访教育和评价:是长期管理方法,随访时应回答患者的疑问、评估最初疗效。定期评价、纠正吸入技术和监测技术,评价书面管理计划,理解实施程度,反复提供更新教育材料。③集中教育:定期开办哮喘学校、学习班、俱乐部、联谊会进行大课教育和集中答疑。④自学教育:通过阅读报纸、杂志、文章、看电视节目、听广播进行。⑤网络教育:通过中国哮喘联盟网(www. chinaasthma. net. cn)等或互动多媒体技术传播防治信息。⑥互助学习:举办患者防治哮喘经验交流会。⑦定点教育:与社区卫生单位合作,有计划开展社区、患者、公众教育。⑧调动全社会各阶层力量宣传普及哮喘防治知识。

哮喘教育是一个长期、持续过程,需要经常教育,反复强化,不断更新,持之以恒。

(三)新的哮喘管理模式——评估、治疗和监测　哮喘治疗的目标是达到并维持哮喘控制。大多数患者通过医患合作制订的药物干预策略,能够达到这一目标,患者的起始治疗及调整是以患者的哮喘控制水平为依据,包括评估哮喘控制、治疗以达到控制,以及监测以维持控制这样一个持续循环过程(图 25-3-4)。

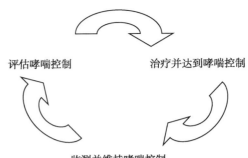

图 25-3-4　哮喘长期管理的模式

一些经过临床验证的哮喘控制评估工具如:哮喘控制测试(ACT)等,也可用于评估哮喘控制水平。ACT 仅通过回答有关哮喘症状和生活质量的 5 个问题的评分进行综合判定,25 分为控制、20~24 分为部分控制、≤19 为未控制,并不需要患者检查肺功能。这些问卷不仅用于临床研究,还可以在临床工作中评估患者的哮喘控制水平,通过长期连续检测维持哮喘控制,尤其适合在基层医疗机构推广,作为肺功能的补充,适用于患者自我评估哮喘控制,患者可以在家庭或医院,就诊前或就诊期间完成哮喘控制水平的自我评估。这些问卷有助于改进哮喘控制的评估方法并增进医患双向交流,提供了反复使用的客观指标,以便长期监测。

在哮喘长期管理治疗过程中,必须采用评估哮喘控制方法,连续监测提供可重复的客观指标,从而调整治疗,确定维持哮喘控制所需的最低治疗级别,以维持哮喘控制,降低医疗成本。

(颜伏归　沈华浩)

参考文献

[1] Global Initiative for Asthma (GINA). Global strategy for asthma management and prevention (update 2021) [R/OL]. [2021-03-01].http: //www. ginasthma. org.

[2] 中华医学会呼吸病学分会哮喘学组. 支气管哮喘防治指南(2020 年版)[J]. 中华结核和呼吸杂志, 2020, 43(12):1023-1048.

[3] 钟南山. 支气管哮喘:基础和临床[M]. 北京:人民卫生出版社, 2006.

[4] 沈华浩. 哮喘手册[M]. 3 版. 北京:人民卫生出版社, 2016.

[5] 中华医学会呼吸病学分会哮喘学组. 重症哮喘诊断与处理中国专家共识[J]. 中华结核和呼吸杂志. 2017. 40(11):813-829.

[6] 沈华浩, 应英年. 支气管哮喘的临床与实验室诊断[J]. 中华结核和呼吸杂志, 2007. 30(8):634-636.

[7] BARNES PJ. Immunology of asthma and chronic obstructive pulmonary disease[J]. Nat Rev Immunol, 2008, 8(3):183-192.

[8] SHEN HH, OCHKUR SI, McGARRY MP, et al. A causative relationship exists between eosinophils and the development of allergic pulmonary pathologies in the mouse[J]. J Immunol, 2003, 170(6):3296-3305.

[9] CORREN J. PARNES JR. WANG L. et al. Tezepelumab in adults with uncontrolled asthma[J]. N Engl J Med. 2017. 377(10):936-946.

[10] 沈华浩, 杜旭菲, 应颂敏. 中国支气管哮喘防治指南与全球支气管哮喘防治创议的异同[J]. 中华结核和呼吸杂志. 2018. 41(3):166-168.

第四节 慢性阻塞性肺疾病

慢性阻塞性肺疾病（chronic obstructive pulmonary disease, COPD）简称慢阻肺，是一种严重危害人类健康的常见病、多发病，致残率及病死率高，造成严重的经济负担和社会负担。根据 2017 年全球慢性呼吸系统疾病负担报告，COPD 是全球最常见的慢性呼吸道疾病，也是慢性呼吸道疾病所致死亡的最常见原因。2002 年进行的基于肺功能测定的大规模横断面调查结果表明，我国 40 岁以上人群患病率达 8.2%。2012 年至 2015 年进行的我国 2 个慢阻肺流行病学调查研究结果显示，20 岁以上人群慢阻肺患病率为 8.6%，40 岁以上人群慢阻肺患病率已上升至 13.6%，提示我国慢阻肺防治形势十分严峻。

一、定义和概述

慢阻肺是一种常见的、可以预防和治疗的疾病，由吸入有害气体或有害颗粒物，引起气道和/或肺泡异常，以持续的呼吸道症状和气流受限为特征。慢阻肺主要累及肺脏，也可以引起全身（或称肺外）的不良效应，可存在多种合并症。

慢阻肺的气流受限是由慢性支气管炎引起的小气道病变，以及肺气肿引起的肺实质破坏共同导致的，以上两个因素在不同的患者所占的比重不同。这些改变并不总是同时出现，它们随时间以不同的速度进展。以前慢阻肺的定义总是强调"肺气肿"和"慢性支气管炎"，在 2017 年和 2018 年版 GOLD（慢阻肺全球防治创议）报告中，慢阻肺的概念已不包括这些术语。肺气肿，是一个病理术语，是指肺气体交换表面（肺泡）的破坏，虽然常在临床中应用，但是仅能描述慢阻肺患者存在的多种结构异常中的一种。慢性支气管炎，是指每年咳嗽、咳痰 3 个月以上，并持续 2 年者，对于临床及流行病学仍然是一种有用的术语，但仅少数慢性支气管炎患者的临床表现符合此定义。重要的是，慢性呼吸道症状可以先于气流受限出现，很多并没有气流受限的吸烟者存在肺气肿、气道壁增厚和气体陷闭等肺结构的改变。无症状慢阻肺是否存在，目前还存在争议，需要更多研究探索其病程演变及预后。

支气管哮喘及一些已知病因或具有特征病理表现的气流受限疾病，如支气管扩张症、肺结核纤维化病变、肺囊性纤维化、弥漫性泛细支气管炎及闭塞性细支气管炎等，均不属于慢阻肺。

二、危险因素

（一）宿主因素

1. 基因 已知的遗传危险因素为先天性的 α1-抗胰蛋白酶缺乏。α1-抗胰蛋白酶是血液循环中一种主要的蛋白酶的抑制剂。尽管 α1-抗胰蛋白酶缺乏仅与世界上小部分人

群有关，但它体现了遗传与环境暴露相互作用导致慢阻肺的发病机制。在重度慢阻肺吸烟人群中，已观察到气流阻塞具有显著的家族性风险，这提示遗传因素可能影响本病的易感性。单一基因，例如基因编码的金属基质蛋白酶 12（MMP12）基因，已被认为与肺功能下降有关。全基因组相关研究已经开始将遗传位点和慢阻肺表型相关联，然而，这些基因是直接导致慢阻肺还是仅仅作为致病基因的标记物仍不明确。

2. 年龄和性别 年龄通常被列为慢阻肺的危险因素。目前尚不清楚的是正常衰老导致的慢阻肺，还是年龄反映了生存期暴露积累总量。气道和肺实质的老化类似于一些慢阻肺相关的结构的改变。既往大部分研究显示慢阻肺的发病率与死亡率，男性要高于女性，但是近期发达国家的研究表明，本病发病男女比例相当，可能反映了吸烟模式的变化。尽管有争议，还有一些研究表明，女性较男性对烟草的作用更敏感，相同的吸烟量会导致女性患病更严重，这种观点在动物研究和人的病理标本中证实。

3. 肺脏生长和发育 妊娠、出生、儿童及青春期的危险因素暴露影响肺的发育和生长。在胚胎及儿童期，任何可影响肺脏生长的因素均具有潜在的增加慢阻肺风险的作用。例如，一项大规模研究证实，出生体重与成年后 FEV_1 呈正相关；另一项研究发现儿童早期肺部感染对成年后的肺功能亦有影响。在生命早期出现的危险因素被命名为"儿童期不利因素"，其对预测成年肺功能的有重要意义。有一项评估三个纵向队列的研究发现，约 50% 的患者发展为慢阻肺是由于 FEV_1 随时间加速下降，另外 50% 的患者发展为慢阻肺是由于肺的生长和发育异常。医学研究委员会针对 43 岁成年人进行全国健康与发展调查，发现早期的烟草暴露与婴儿期呼吸道感染、家庭生活过度拥挤之间存在协同作用，导致肺功能下降。

（二）有害物质接触

1. 吸烟 吸烟是目前最常见的导致慢阻肺的危险因素。与不吸烟者相比，吸烟者出现呼吸道症状和肺功能异常的概率更高，每年 FEV_1 下降的速度更快，慢阻肺的死亡率更高。其他类型的烟草（如烟斗、雪茄、水烟）和大麻也同样是慢阻肺的危险因素。被动吸烟也会导致慢阻肺的发生，这是由于吸入的颗粒物增加了肺脏总负担。妊娠期间吸烟，可能会影响宫内胎儿的肺脏生长发育及免疫系统的形成，进而使胎儿面临日后患病的风险。

2. 职业粉尘与化学物质 职业暴露包括有机和无机粉尘、化学物质、烟雾。一项横断面的观察性研究显示，患者报告的工作间粉尘和烟雾的暴露不仅与气流受限和呼吸道症状增加相关，而且肺 CT 也显示更多的肺气肿和气体陷闭。美国国家健康和营养检测研究对 1 万例年龄在 30~75 岁的成年人进行调查后发现，因工作导致慢阻肺者占总人群的 19.2%，占不吸烟人群的 31.1%。世界上职业暴露控制措施较差的地区，职业暴露的风险似乎远远高于欧洲及北美国家。

3. 生物燃料 中国不吸烟人群中慢阻肺的患病率为 5.2%，室内空气污染如煤和木材等生物燃料都是其患病的

可能原因。木材、动物粪便、农作物残梗、煤炭在明火或通风不佳的火炉中燃烧，可导致很严重的室内空气污染。不断有研究证实，在通风条件差的室内燃烧生物性燃料，进行取暖或烹饪造成室内空气污染是导致慢阻肺的一个很重要的危险因素。世界上30亿人使用生物燃料或煤炭作为主要的烹饪、取暖及其他家庭所需的能源，因此，世界范围内的危险人群数量很多。

4. 空气污染　城镇严重的空气污染对已有心肺疾病的个体很有害。最近，两项来自中国的横断面研究表明空气中悬浮颗粒物的水平与慢阻肺的患病率相关。空气污染对肺的成熟和发育有很重的影响。例如，儿童健康研究发现来自室外二氧化氮（NO_2）和颗粒物气体动力学直径<2.5μm（$PM_{2.5}$）较高水平社区的儿童出现肺功能下降。环境中NO_2和$PM_{2.5}$水平的下降明显减低肺生长受损的风险。

（三）感染　感染（细菌或病毒）在慢阻肺的发生与疾病进展中起一定作用，细菌定植与气道炎症有关，并在急性发作中发挥重要作用。幼年时有严重的呼吸道感染史与成年时肺功能下降及呼吸道症状增加有关。感染的易感性在慢阻肺急性加重期有重要作用，但是对如何发病尚不清楚。有证据表明HIV感染可加速吸烟相关的肺气肿和慢阻肺发生，肺结核病亦是慢阻肺的危险因素。此外，结核病还是慢阻肺的一种鉴别诊断和潜在的共患疾病。

（四）社会经济状态　发生慢阻肺的风险与社会经济状态呈负相关。低社会经济状态可能与暴露于室内及室外空气污染物、拥挤、营养状态差或其他因素有关。

三、发病机制

慢阻肺的呼吸道炎症表现为香烟烟雾等慢性刺激物作用于气道，使气道发生异常炎症反应。氧化与抗氧化失衡、肺部的蛋白酶和抗蛋白酶失衡进一步加重肺组织炎症。这些机制共同促进慢阻肺特征性改变。肺组织炎症在戒烟后仍会持续存在，虽然可能是由于自身抗原及持续存在的微生物发挥作用，但具体机制尚不明确。

（一）炎症　慢阻肺主要以外周气道、肺实质和肺血管中大量增加的巨噬细胞为特征，同时伴有活化的中性粒细胞和淋巴细胞（Tc1、Th1、Th17、ILC3）大量增加。一些患者也有可能出现嗜酸性粒细胞、Th2或ILC2细胞的增加，尤其是临床上与哮喘有重叠时。所有这些炎症细胞、上皮细胞及其他结构细胞一起释放多种炎症介质。最近一项研究表明，小气道黏膜表明分泌的IgA缺乏与细菌的移位、小气道炎症和气道重构相关。

慢阻肺患者的炎症介质增加，包括吸引循环中炎症细胞的趋化因子、放大炎症反应过程的促炎因子及诱导气道壁结构变化的生长因子。趋化因子如白细胞介素-8（IL-8），吸引循环中的炎症细胞；脂质介质如白三烯B_4（LTB_4），吸引中性粒细胞和T淋巴细胞。致炎因子包括TNF-α、IL-1β、IL-6放大炎症反应，促进慢阻肺全身炎症发展。生长因子如转化生长因子-β（TGF-β），诱导小气道纤维化，引起气道壁结构变化。研究表明，血IL-17A的水平增加慢阻肺的易感性，与气流受限（FEV_1）呈负相关，这与Th17细胞和IL-17诱导的$CD8^+$T细胞（Tc17）有关，这些细胞数目与气流受限的严重程度相关。IL17a-/-小鼠经弹性蛋白酶诱导后，肺气肿的改变明显减少，提示IL-17A在弹性蛋白酶诱导的肺气肿中发挥重要作用，可能成为治疗的潜在靶点。

（二）氧化应激　氧化应激是慢阻肺的重要机制。慢阻肺的生物标志（如过氧化氢和8-isoprostane）在慢阻肺患者呼出的冷凝液、痰及体循环中浓度升高。急性加重时氧化应激进一步加重。氧化物由香烟烟雾和其他吸入颗粒产生，并通过巨噬细胞和中性粒细胞活化的炎性细胞释放出来。慢阻肺患者内源性抗氧化物产生下降，这源于Nrf2转录因子表达减少，它对许多抗氧化基因发挥调节功能。氧化应激对肺组织造成一些不利的影响，包括激活炎症基因、使抗蛋白酶失活、刺激黏液高分泌，并增加血浆渗出。这些有害反应大多数是由过硝酸盐介导，通过超氧阴离子和一氧化氮的相互作用产生。而一氧化氮是由诱导型一氧化氮合酶产生，主要表达在慢阻肺患者的外周气道和肺实质。氧化应激也能引起慢阻肺患者肺组织组蛋白去乙酰酶活性下降，导致炎症基因表达增加，同时糖皮质激素的抗炎活性下降。

（三）蛋白酶和抗蛋白酶的失衡　慢阻肺患者肺组织中分解结缔组织的蛋白酶和对抗此作用的抗蛋白酶之间存在失衡。慢阻肺患者中炎症细胞和上皮细胞释放的几种蛋白酶表达增加，并存在相互作用。弹性蛋白是肺实质结缔组织的主要成分，蛋白酶引起弹性蛋白破坏，后者是肺实质中重要的结缔组织成分，这种破坏是肺气肿的重要特征。

四、病理

慢阻肺特征性的病理学改变存在于气道、肺实质和肺的血管系统。由于肺组织反复的损伤和修复，慢阻肺的病理改变表现为慢性炎症、特异性炎性细胞数目的增加及肺结构的变化。气道内炎性细胞的浸润和组织结构的改变，增加疾病的严重程度，并且吸烟停止后炎症持续存在。在中心气道，炎症细胞浸润表层上皮，黏液分泌腺增大和杯状细胞增多使黏液分泌增加。在外周气道，慢性炎症反应导致气道壁损伤和修复过程反复发生。修复过程导致气道壁结构重构，胶原含量增加及瘢痕组织形成，这些病理改变造成气腔狭窄，引起固定性气道阻塞。

慢阻肺患者典型的肺实质破坏表现为小叶中央型肺气肿，涉及呼吸性细支气管的扩张和破坏。病情较轻时，这些破坏常发生于肺的上部区域，但病情发展，可分布于全肺并破坏毛细血管床。

慢阻肺肺血管的改变以血管壁的增厚为特征，内膜增厚是疾病早期的结构改变。接着出现平滑肌增加和血管壁炎症细胞浸润。慢阻肺加重时，平滑肌、蛋白多糖和胶原的增多进一步使血管壁增厚。慢阻肺晚期继发肺心病时，部分患者可见多发性肺细小动脉原位血栓形成。

五、病理生理

气流受限及气体陷闭：小气道炎症程度、纤维化和腔内渗出物与 FEV_1、FEV_1/FVC 降低相关。外周气道阻塞使得在呼气时气体陷闭，导致过度充气。尽管肺气肿引起气体交换异常比引起 FEV_1 下降更为常见，但在呼气时能促进气体陷闭，尤其是当疾病发展到重度时，肺泡与小气道的附着受到破坏。过度充气使吸气容积下降，导致功能残气量增加，尤其是在运动时，引起呼吸困难和运动能力受限。目前认为，过度充气在疾病早期即可出现，是引起劳力性呼吸困难的主要原因。作用在外周气道的支气管扩张剂能减轻气体陷闭，因此可降低肺容积，改善症状和运动能力。

气体交换异常：外周气道阻塞、肺实质破坏及肺血管的异常等减少了肺气体交换能力，产生低氧血症，以后可出现高碳酸血症。通气量减少也可以由通气驱动下降或无效腔样通气增加引起。由于气流受限严重、过度充气和呼吸肌力下降，导致通气量减少，这将引起 CO_2 潴留。肺泡通气异常和肺血管床减少进一步加重通气血流比值异常。

肺动脉高压：主要在慢阻肺的晚期出现，长期慢性缺氧可导致肺血管广泛收缩和肺动脉高压，最终导致血管内膜增生，晚期出现平滑肌增生/肥大等结构改变。但是即使轻度慢阻肺患者肺微血管血流也存在明显异常，随着疾病进展而加重。肺血管炎症反应与气道炎症类似，表现为内皮细胞功能异常。肺血管床减少，引起肺循环压力增高。进行性肺动脉高压可引起右心肥大，最终出现右心衰竭。CT扫描测量的肺动脉内径与慢阻肺急性加重的风险相关。这表明肺血管的改变可能是慢阻肺症状和急性加重的主要驱动因素。

全身表现：慢阻肺患者常常伴有其他慢性疾病，它们具有共同的危险因素，如吸烟、老龄和不能活动等，对健康状态和生存率有重要影响。循环中炎症介质导致骨骼肌萎缩和恶病质，并诱发或加重共患疾病的发生，如缺血性心脏病、心力衰竭、骨质疏松、正细胞性贫血、糖尿病及代谢性疾病。

六、临床表现

（一）病史特征　①吸烟史：多有长期较大量吸烟史。②家庭烹调和取暖燃料产生的烟雾接触史。③职业性或环境有害物质接触史：如较长期粉尘、烟雾、有害颗粒或有害气体接触史。④家族史：慢阻肺有家族聚集倾向。⑤发病年龄及好发季节：多于中年以后发病，症状好发于秋冬寒冷季节，常有反复呼吸道感染及急性加重史。随病情进展，急性加重愈渐频繁。⑥可合并慢性肺源性心脏病史：慢阻肺后期出现低氧血症和/或高碳酸血症，可并发慢性肺

源性心脏病和右心衰竭。

（二）症状

1. 咳嗽　通常为慢阻肺的首发症状，起初咳嗽为间歇性，以后每天或整日均有咳嗽。

2. 咳痰　慢阻肺通常咳少量黏液性痰，部分患者在清晨较多。由于文化习惯和性别的因素，患者的咳痰量很难评估，因为有些患者可能会把咳出的痰咽下去。此外，咳痰可以是间歇的，可伴有加重和缓解。合并感染时痰量增多，常有脓性痰。

3. 喘息和胸闷　在不同的时间段变化很大。部分患者特别是重度患者有喘息；胸部紧闷感通常于劳力后发生，与呼吸费力、肋间肌等容性收缩有关。

4. 呼吸困难　为慢阻肺最重要的临床表现，一般呼吸困难被描述为呼吸费力、胸部紧缩感、气不够用或者喘息。

5. 重症患者的其他症状　重度和极重度患者常出现全身症状，如体重下降、食欲减退、外周肌肉萎缩和功能障碍、精神抑郁和/或焦虑等。合并感染时可咳血痰或咯血。长时间剧烈咳嗽，胸膜腔内压会快速升高，可能会导致咳嗽性晕厥。同时剧烈咳嗽也可导致肋骨骨折，有时甚至是无症状的。踝部水肿可能提示患者并发肺心病。

（三）体征　慢阻肺早期体征可不明显。随疾病进展，常有以下体征。

1. 视诊及触诊　胸廓形态异常，包括胸部过度膨胀、前后径增大、剑突下胸骨下角（腹上角）增宽及腹部膨凸等；常见呼吸变浅，频率增快，辅助呼吸肌如斜角肌及胸锁乳突肌参加呼吸运动，重症可见胸腹矛盾运动；患者不时采用缩唇呼吸以增加呼出气量；呼吸困难加重时常采取前倾坐位；低氧血症者可出现黏膜及皮肤发绀，伴右心衰竭者可见下肢水肿、肝脏增大。

2. 叩诊　由于肺过度充气使心浊音界缩小，肺肝界降低，肺叩诊可呈过度清音。

3. 听诊　两肺呼吸音可减低，呼气延长，平静呼吸时可闻及干啰音，两肺底或其他肺野可闻及湿啰音；心音遥远，剑突部心音较清晰响亮。

七、辅助检查

（一）肺功能检查　肺功能检查是检测气流受限最客观、重复性良好的指标。肺功能指标应基于年龄、身高、性别和种族等参考值做评估。吸入支气管舒张剂后 $FEV_1/FVC<0.7$ 仍然是判断是否存在气流受限的肺功能标准。这一指标简单，不依赖参考值，而且被用于很多临床试验，得到了很多临床治疗推荐。但是，FEV_1/FVC 的比值在 $0.6\sim0.8$，不应使用一次吸入支气管舒张剂后 FEV_1/FVC 的比值判断有无气流受限，需要重复肺功能，在一些情况下，由于生理变异这个比值可能会发生改变。如果第一次的吸入支气管扩张剂后 $FEV_1/FVC<0.6$，这个比值不大可能会升高至0.7以上，不需要重复肺功能。

与 FEV$_1$/FVC 的正常值低限（LLN）相比，采用固定 FEV$_1$/FVC 比值来定义气流受限，对于老年人，会导致过度诊断，对于年龄<45 岁的人群，尤其是轻度慢阻肺患者，则会导致漏诊。LLN 是基于不同年龄段健康人群的正态分布而得出，将数值位于健康人群数值 5% 以下定义为异常。由于目前缺乏对比这两种指标的临床研究，所以从科学的角度上，很难决定用哪个标准诊断慢阻肺更加合适。

由于慢阻肺诊断不仅只参考肺功能指标，还包括临床症状和危险因素接触史，因此实际上，采用固定比值作为慢阻肺诊断标准导致患者误诊和过度治疗的风险毕竟是有限的。诊断的简单性和一致性对于繁忙的临床医生至关重要。因此，GOLD 更倾向于支持使用固定比值。

（二）胸部 X 线检查　　X 线检查可以用来排除其他疾病，同时确定患者是否存在共患疾病，如呼吸疾病（如肺纤维化、支气管扩张、胸膜疾病）、骨骼疾病（如脊柱后侧突）、心脏疾病（如心脏扩大）。慢阻肺早期胸片可无明显变化，以后出现肺过度充气包括：肺容积增大，胸腔前后径增长，肋骨走向变平，肺透亮度增加，肺纹理纤细稀少，膈肌低平，心脏悬垂狭长，有时可见肺大疱形成。并发肺动脉高压和肺源性心脏病时，除心增大的 X 线征外，还可有肺动脉圆锥膨隆，肺门血管影扩大及右下肺动脉增宽等。

（三）胸部 CT 检查　　CT 检查一般不作为常规检查。但是，在鉴别诊断时，胸部 CT 可以用来筛查有无支气管扩张和肺癌。高分辨率 CT（HRCT）对辨别小叶中心型或全小叶型肺气肿及确定肺大疱的大小和数量，有很高的敏感性和特异性，对预测肺大疱切除或外科减容手术等的效果有一定价值。

（四）血氧和动脉血气分析　　脉氧仪可以用来评估一个患者的氧合情况，从而判断患者是否需要辅助氧疗。脉氧监测应该用来评估所有 FEV$_1$<35%，或者临床提示有呼吸衰竭或者右心衰竭的慢阻肺患者。呼吸衰竭的血气诊断标准为海平面吸空气时动脉血氧分压（PaO$_2$）<8.0kPa（60mmHg）伴或不伴动脉血二氧化碳分压（PaCO$_2$）>6.7kPa（50mmHg）。

（五）运动试验和体力活动的评价　　目前用来客观评价患者运动耐力受损的方法包括自测步行距离和在实验室进行的递增运动试验，能够很好地反应患者的生活质量和预后。步行测试可用于评估残疾和死亡风险，并用于评估肺康复的有效性。目前应用的两种步行测试包括往返步行试验和 6 分钟步行距离试验。

（六）其他实验室检查　　慢阻肺患者可见血红蛋白及红细胞增高或减低。并发感染时，痰涂片可见大量中性粒白细胞，痰培养可检出各种病原菌，常见者为肺炎链球菌、流感嗜血杆菌、卡他莫拉菌、肺炎克雷伯菌等。反复住院和行机械通气的患者可见不动杆菌的和铜绿假单胞菌等。

八、严重度分级

（一）气流受限严重程度的分级　　由于 FEV$_1$ 下降与气流受限有很好的相关性，在吸入足够剂量的短效支气管舒张剂后 FEV$_1$/FVC%<70% 的基础上，FEV$_1$ 的变化是严重度分级的重要依据。Ⅰ 级（轻度）：FEV$_1$≥80% 预计值；Ⅱ 级（中度）：50%≤FEV$_1$<80% 预计值；Ⅲ 级（重度）：30%≤FEV$_1$<50% 预计值；Ⅳ 级（极重度）：FEV$_1$<30% 预计值。

需要指出的是，在 FEV$_1$、症状、健康状况受损三者之间仅存在较弱的相关性。基于这个原因，我们还需要对患者进行症状评估。

（二）症状评估　　慢阻肺是一种以呼吸困难为主要特征的疾病，用改良版英国医学研究委员会问卷（mMRC）作为评价呼吸困难的简单指标就能评价患者的症状。同时，mMRC 与反映健康状况的其他指标相关性良好，并能预测远期死亡风险。慢性呼吸问卷（CRQ）和圣乔治呼吸问卷（SGRQ）是非常全面的疾病特异性健康相关的生活质量或健康状况问卷，但是太复杂，不适合日常实践中应用。目前已开发出 2 个比较适合临床应用的综合评价量表，即慢阻肺评估测试（CAT^{TM}）和慢阻肺控制问卷（CCQ）。慢阻肺评估测试（CAT^{TM}）包含 8 条，反映了慢阻肺对患者生活质量的影响。很多文献显示 CAT 评分与圣乔治呼吸问卷有很好的相关性。

推荐 SGRQ 症状评分≥25 作为开始规律治疗的界值，CAT^{TM} 相对应的界值为 10。单纯呼吸困难界值不能与综合症状评分界值等同，因此不能计算出 mMRC 界值。大多数 SGRQ≥25 的患者 mMRC≥1，而 mMRC<1 的患者也会存在慢阻肺的多个其他症状。我们更加推荐应用综合的症状评估方法，但是由于 mMRC 已被广泛应用，所以把 mMRC≥2 作为临界值，区分"呼吸困难轻"和"呼吸困难重"。

（三）急性加重风险的评估　　慢阻肺急性加重的定义为呼吸症状急剧恶化，导致需要额外的治疗。急性加重发生后应该与患者加重前的病程、症状、体征、肺功能、动脉血气分析及其他实验室检查进行比较，以判断急性加重的严重程度。特别注意了解本次病情加重或新症状出现的时间，气促、咳嗽的严重程度和频度，痰量及痰的颜色，日常活动受限程度，是否出现过水肿及持续时间，既往加重时的情况和有无住院治疗，以及目前的治疗方案等。是否出现辅助呼吸肌群参与呼吸活动、胸腹矛盾呼吸、发绀、下肢水肿、右心衰竭和血流动力学不稳定等征象有助于判定慢阻肺急性加重的严重程度。对于极重度慢阻肺患者，神志变化是病情恶化和危重的最重要指标，一旦出现需立即送医院诊治。

急性加重事件可分为轻度（仅需要短效支气管扩张剂治疗）、中度（需要短效支气管扩张剂、抗生素和/或口服皮质激素治疗）、重度（患者需要住院或急诊就医）。重度急性加重也可导致急性呼吸衰竭。很多大型研究显示,使用 GOLD 肺功能分级的患者急性加重频率差异很大。既往的急性加重事件的频率,就是最好的预测指标。

此外,气流受限的恶化与频繁的急性加重、死亡的风险相关。因慢阻肺急性加重导致的住院,与不良预后和死亡风险的增加相关。肺功能受损的严重程度,与急性加重频率、死亡风险增加相关。从整体人群来看,约 20% 的 GOLD 2 级(中度气流受限)患者发生频繁急性加重,需要使用抗生素和/或全身糖皮质激素,但是 GOLD 3 级(重度)和 GOLD 4 级(极重度)患者发生频繁急性加重的概率更高。由于 FEV_1 本身存在较大的变异性,因此临床上尚无法将 FEV_1 作为患者急性加重或死亡风险的预测指标。

血嗜酸性粒细胞计数可以预测慢阻肺急性加重的风险。对伴有血嗜酸性粒细胞计数增高的患者,联合使用 ICS 和 LABA 预防急性加重的疗效优于 LABA。这些结果表明,血嗜酸性粒细胞计数一方面可作为预测急性加重风险的生物标记物,另一方面可以预测 ICS 的疗效。

(四)慢阻肺综合评估 慢阻肺对个体患者的影响,需要将肺功能分级、症状评估和急性加重史相结合。这种新的评估方法见图 25-4-1。按照 GOLD 修订后的评估系统,患者应进行肺功能检查气流受限的严重程度(即肺功能分级),还需要 mMRC 或 CAT^{TM} 评估症状,最后详细记录既往的急性加重史(包括住院史)。

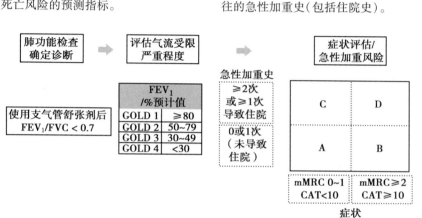

图 25-4-1 慢阻肺的诊断路径

在评估系统中,数字代表了气流受限的严重程度(肺功能 1~4 级),而字母(A~D 组)包含了患者的症状负荷和急性加重史,用于指导治疗方案的选择。在整体人群水平,FEV_1 是预测死亡率和住院率的重要指标,以及评估非药物治疗(如肺减容术或肺移植手术)的指标。但是,对于指导个体用药方案,FEV_1 准确性不足,并不能单独用于指导慢阻肺治疗。此外,在一些情况下,例如患者在住院期间或紧急到门诊或急诊室就医时,临床医生不需要肺功能数据,只根据症状和急性加重史,就可以按照改良后的 ABCD 分组启动治疗计划了。这种新的评估系统既承认了 FEV_1 在指导个体化治疗方案的局限性,又强调了患者的症状和急性加重风险在指导治疗中的重要性。气流受限与另外两个临床参数的分离使得被评估的内容和先后顺序更加清晰。

当气流受限水平和症状评分之间存在明显不一致的时候,应当进行更详细的评估,更好地了解肺脏力学(如进行完整的肺功能测试)、肺结构(肺 CT 检查)和/或可能影响患者症状的共患疾病(如缺血性心脏病)。当患者临床症状很轻微,但是肺功能显示严重的气流受限,这有可能是因为气流受限让患者减少了活动,从而使得这些患者的症状被低估。

九、诊断

慢阻肺的诊断应根据临床表现、危险因素接触史、体征

及实验室检查等资料,综合分析确定。任何有呼吸困难、慢性咳嗽或咳痰,和/或且有危险因素暴露史的患者,临床上需要考虑慢阻肺的诊断。诊断慢阻肺需要进行肺功能检查,吸入支气管扩张剂后 $FEV_1/FVC < 70\%$ 即可明确存在持续的气流受限,除外其他疾病可确诊为慢阻肺。因此持续气流受限是慢阻肺诊断的必备条件。

十、鉴别诊断

慢阻肺应与支气管哮喘、支气管扩张症、充血性心力衰竭、肺结核等鉴别(表 25-4-1)。慢阻肺与支气管哮喘的鉴别有时存在一定困难。慢阻肺多于中年后起病,哮喘则多在儿童或青少年期起病;慢阻肺症状缓慢进展,逐渐加重,哮喘则症状起伏大;慢阻肺多有长期吸烟史和/或有害气体、颗粒接触史,哮喘则常伴过敏体质、变应性鼻炎和/或湿疹等,部分患者有哮喘家族史;慢阻肺时气流受限基本为不可逆性,哮喘时则多为可逆性。然而,部分病程长的哮喘患者已发生气道重塑,气流受限不能完全逆转;而少数慢阻肺患者伴有气道高反应性,气流受限部分可逆。此时应根据临床及实验室所见全面分析,必要时做支气管舒张试验和/或 PEF 昼夜变异率来进行鉴别。在一部分患者中,这两种疾病可同时存在,哮喘-慢阻肺重叠(ACO)被认为是两种慢性气流受限的常见疾病的重叠,而不是一种独特的综合征。

表 25-4-1　慢阻肺的鉴别诊断

诊断	鉴别诊断要点
慢阻肺	中年发病;症状缓慢进展 多有吸烟史或其他烟雾接触史
支气管哮喘	发病早(多见于儿童期) 症状每天变异较大;多于夜间和清晨发作 可有过敏、鼻炎和/或湿疹史 可有哮喘家族史 可伴肥胖
充血性心力衰竭	多有心脏病史 听诊双肺可闻及广泛的湿啰音和哮鸣音 胸部 X 线片示心脏扩大及肺水肿
支气管扩张	大量脓痰;常与细菌感染有关 胸片/CT 示支气管扩张、管壁增厚
结核病	各年龄均可见 胸片示肺浸润性病灶或结节状空洞样改变 细菌学检查可确诊
闭塞性细支气管炎	多青年发病,无吸烟史 可能有类风湿关节炎或急性烟雾接触史 可见于肺移植或骨髓移植后 呼气相 CT 可见低密度影
弥漫性泛细支气管炎	主要见于亚裔 多为男性,无吸烟史 几乎所有患者均有慢性鼻窦炎 胸部 X 线/HRCT 检查可见弥漫分布的小叶中心型结节影和过度充气征

十一、治疗

(一)稳定期治疗

1. 戒烟　戒烟是影响慢阻肺自然病程的最有力的干预措施。有效的措施和足够的时间可以使戒烟成功率达到 25%。尼古丁替代产品,包括尼古丁胶、吸入剂、喷鼻剂、透皮贴剂、舌下含片或者糖浆,都能增加长期戒烟率。药物治疗,伐尼克兰、安非他酮和去甲替林都能增加长期戒烟率。医护人员及健康专家提供的戒烟咨询比患者单独戒烟显著增加成功率,即使简短的建议(3 分钟)也可以增加戒烟的成功率。

2. 控制职业性或环境污染　避免或防止粉尘、烟雾及有害气体吸入。

3. 疫苗

(1) 流感疫苗:可以减少慢阻肺患者疾病的严重程度和死亡。接种疫苗患者的急性加重总次数比接受安慰剂患者显著下降。疫苗包括死疫苗和活菌疫苗,推荐使用灭活的病毒疫苗。人群研究发现,慢阻肺患者接种流感疫苗可以降低多年缺血性心脏病的风险。不良反应的发生一般轻微且短暂。

(2) 肺炎链球菌疫苗:23 价肺炎链球菌多糖疫苗(PPSV23)能够降低年龄<65 岁、FEV_1<40% 预测值和有共患疾病的慢阻肺患者的社区获得性肺炎。13 价共轭肺炎链球菌疫苗(PCV13)在年龄≥65 岁成年人中能有效降低菌血症和严重的侵袭性肺炎链球菌病。一个面向≥65 岁成年人的大型 RCT 研究中显示 PCV13 对预防疫苗型社区获得性肺炎(45.6%)和疫苗型侵袭性肺炎链球菌(75%)有效,有效性至少持续 4 年。

4. 药物治疗　药物治疗用于预防和控制症状,减少急性加重的频率和严重程度,改善健康状况和运动耐力。根据患者的症状、气流受限的情况及急性加重的程度,权衡每一种药物的临床有效性、副作用及患者的医疗花费,拟定出个体化的治疗方案。

(1) 支气管舒张剂:支气管扩张剂可以使 FEV_1 升高或改善其他肺功能参数,原理是通过改善气道平滑肌的张力引起气道扩张。

(2) β_2 受体激动剂:作用于 β_2 肾上腺素受体,增加 cAMP,使支气管平滑肌舒张。β_2 受体激动剂分为短效(SABA)和长效(LABA)。短效 β_2 受体激动剂扩张支气管效果一般可维持在 4~6 小时。长效 β_2 受体激动剂持续时间可长达 12 小时或者更长时间,不妨碍按需使用 SABA 治疗带来的好处。福莫特罗和沙美特罗每日使用 2 次,可降低急性加重的频率和住院率,但是对死亡率和肺功能下降无影响。茚达特罗每日使用 1 次,可以改善呼吸困难、健康状况和急性加重的频率。部分患者在吸入茚达特罗后出现咳嗽。另外,奥达特罗和维兰特罗也是每日使用 1 次,可以提高肺功能和改善症状。不良反应:对于敏感患者,刺激 β_2 肾上腺素受体可导致静息时窦性心动过速,并有潜在的促心律失常作用。对于部分老年患者,不管给药途径是什么,大剂量使用 β_2 受体激动剂都会造成肌肉震颤。目前没有研究报道 β_2 受体激动剂的使用与肺功能加速下降或慢阻肺死亡率增加有关。

(3) 抗胆碱药:抗胆碱药可与迷走神经末梢释放的乙酰胆碱竞争性地与平滑肌细胞表面的胆碱受体结合,因而可阻断乙酰胆碱导致的支气管平滑肌收缩,对慢阻肺患者有舒张支气管的作用。胆碱受体为毒蕈碱样受体,在人体主要有 M_1、M_2、M_3 三种类型,M_1 存在于副交感神经节,能介导乙酰胆碱的传递,M_3 分布在气道平滑肌细胞上,可能还分布在黏膜下腺体细胞上,能介导乙酰胆碱的作用,故 M_1 和 M_3 能促进支气管平滑肌收缩和黏液腺分泌,M_2 分布在胆碱能神经末梢,能反馈性地抑制乙酰胆碱的释放,故能部分抵消 M_1 和 M_3 的作用。短效抗胆碱药(SAMA)如异丙托溴铵和氧托溴铵可以与 M_2 受体结合,长效抗胆碱药(LAMA)如噻托溴铵、阿地溴铵、格隆溴铵能够持久地结合到 M_3 毒蕈碱样受体,快速与 M_2 毒蕈碱样受体分离,从而延长了支气管扩张的作用。LAMA 中部分是一天一次给药(噻托溴铵和芜地溴铵),部分为一天两次给药(阿地溴铵)。噻托溴铵能够改善临床症状和健康状况,提高肺康复的效果,降低急性加重和住院率。一项来自中国的多中心随机双盲对照研究发现,使用噻托溴铵治疗轻中度慢阻肺患者 2 年,可显著改善支气管舒张前后的 FEV_1，显著改善早期慢阻肺患者支气管扩张后的 FEV_1 年下降速率。证明在无或仅有轻微症状的早期慢阻肺患者，使用长效支气管扩张剂噻托溴铵，能给患者带来临床益处。但是，由于停用噻托溴铵后，两组的年下降率没有统计学差异，提示噻托溴铵早期治疗能否改善疾病的预后，目前尚不清楚。

抗胆碱药最主要的副作用是口干。尽管偶有前列腺症状的报道，但是并没有数据显示它们之间存在因果关系。有研究报道慢阻肺患者常规使用异丙托溴铵能增加心血管事件的发生。一项大型长期的慢阻肺患者临床研究显示，噻托溴铵联合其他标准治疗对心血管风险并没有影响。

（4）糖皮质激素：慢阻肺稳定期单独吸入糖皮质激素治疗并不能阻止 FEV_1 下降的趋势，也不能改变慢阻肺患者的死亡率。TORCH 研究发现单用丙酸氟替卡松，较安慰剂或者沙美特罗联合丙酸氟替卡松出现了更高死亡率的趋势。但是，在高心血管风险的慢阻肺的生存研究（SUMMIT）中，糠酸氟替卡松治疗的慢阻肺患者并没有观察到死亡率增加。

对于中度到极重度的慢阻肺患者，以及反复急性加重者，吸入性糖皮质激素和长效的 β_2 受体激动剂联合治疗，在改善肺功能、健康状态和减少急性加重方面比单药使用更有效。以全因死亡率作为主要研究终点的临床试验，未能证实联合使用 ICS 和长效支气管扩张剂对生存率的影响有统计学意义。

对外周血嗜酸性粒细胞增高的慢阻肺患者的临床研究表明，联合使用 ICS/LABA 预防急性加重的疗效优于 LABA。血嗜酸性粒细胞计数一方面可作为预测急性加重风险的生物指标，另一方面可以预测 ICS 对预防急性加重事件的疗效。

西班牙肺病和胸外科学会（SEPAR）提出的西班牙慢阻肺指南（GesEPOC）和西班牙哮喘管理指南（GEMA）的提案指出，在不能证实哮喘诊断的情况下，支气管扩张剂试验（$FEV_1 \geqslant 15\%$ 和 $\geqslant 400ml$）或血液嗜酸性粒细胞计数 $\geqslant 300$ 个/μl，可以诊断哮喘-慢阻肺重叠（asthma-COPD overlap，ACO）。对于 ACO 患者，无论气流受限程度如何，均应该首选 ICS/LABA。

不良反应：随机对照研究显示 ICS 的使用会导致口腔念珠菌病、声音嘶哑和肺炎的发生率增高。肺炎高风险因素包括现在吸烟，年龄 $\geqslant 55$ 岁，既往有急性加重或肺炎病史，体重指数（BMI）$<25kg/m^2$，MRC 呼吸困难评分差和/或严重气流受限。观察性研究发现 ICS 治疗可能与糖尿病发病/控制不佳、白内障和分枝杆菌感染的风险增加有关。但是这些问题缺乏 RCT 研究证据，因此不能得出确定的结论。

ICS 停药：目前关于 ICS 停药对肺功能、症状和急性加重的影响，不能得出明确的结论。WISDOM 研究显示 ICS 撤退对慢阻肺中、重度急性加重无影响，但是，ICS 撤退导致 FEV_1 中度下降（第 18 周 FEV_1 下降 38ml，第 52 周 FEV_1 下降 43ml），可能和循环中嗜酸性粒细胞基线水平增加有关。研究结果的差异可能与研究方法的不同有关，包括维持长效支气管扩张剂的使用可能减少了 ICS 停药反应。

（5）茶碱类药物与磷酸二酯酶-4（PDE4）抑制剂

1）茶碱类药物：茶碱是引用最广的甲基黄嘌呤，通过细胞色素 P450 混合功能氧化酶代谢。茶碱能够舒张支气管，加强支气管上皮细胞的纤毛运动，改善膈肌收缩力的作用。所有显示茶碱在慢阻肺治疗有效的研究均是缓释剂型。血茶碱浓度 $>5mg/L$，即有治疗作用；$>15mg/L$ 时副作用明显增加。证据表明对于稳定期慢阻肺，茶碱有中度支气管扩张的作用。沙美特罗联合茶碱对改善 FEV_1 和呼吸困难症状比单用沙美特罗更明显。但是，小剂量茶碱减少慢阻肺急性加重的证据仍然不充分。

吸烟、饮酒、服用抗惊厥药、利福平等可引起肝脏酶受损并缩短茶碱半衰期；老人、持续发热、心力衰竭和肝功能明显障碍者，同时应用西咪替丁、大环内酯类药物（红霉素等）、氟喹诺酮类药物（环丙沙星等）和口服避孕药等都可能使茶碱血浓度增加。副作用包括房性和室性心律失常（可致命）及惊厥。其他副作用包括头痛、失眠、恶心和烧心，这些症状在血清茶碱浓度在治疗范围内就可以出现。

2）磷酸二酯酶-4（PDE4）抑制剂：主要作用是通过抑制细胞内的环磷酸腺苷的降解来减轻炎症。罗氟司特口服每日 1 次，无直接扩张支气管作用，但是能够改善应用沙美特罗或噻托溴铵治疗的慢阻肺患者的 FEV_1。对于存在慢性支气管炎、重度至极重度慢阻肺、既往有急性加重史的患者，罗氟司特可使需用激素治疗的中重度急性加重发生率下降 $15\% \sim 20\%$。罗氟司特联合长效支气管扩张剂可改善肺功能。针对既往有急性加重史或有住院史的慢阻肺患者，罗氟司特治疗获益更大。副作用：最常见的是恶心、食欲下降、腹痛、腹泻、睡眠障碍和头痛，发生在治疗早期，可能有可逆性，并随着治疗时间的延长而消失。有研究显示罗氟司特治疗期间出现不明原因的体重下降（平均 2kg），因此建议在治疗期间监测体重，低体重患者避免使用。罗氟司特与茶碱不应同时应用。

（6）其他药物

1）祛痰药（黏液溶解剂）：慢阻肺患者的气道内可产生大量黏液分泌物，可促使继发感染，并影响气道通畅，应用祛痰药似有利于气道引流通畅，改善通气，但效果不确切，仅对少数有黏痰的患者有效。常用药物有盐酸氨溴索（ambroxol）、乙酰半胱氨酸等。

2）抗氧化剂：慢阻肺气道炎症使氧化负荷加重，促使慢阻肺的病理、生理变化。应用抗氧化剂如 N-乙酰半胱氨酸、羧甲司坦等可降低疾病反复加重的频率。

3）抗生素：与常规治疗相比，急性加重频繁的慢阻肺患者，使用阿奇霉素（250mg/d，或 500mg，3 次/周）或红霉素（500mg，2 次/d）治疗一年，可以明显降低慢阻肺患者急性加重的风险。应用阿奇霉素可引起细菌耐药和听力损伤发生率的增加。一个因果分析的研究发现积极吸烟者获益较少。目前还没有一年以上的数据显示长期使用抗生素对预防慢阻肺的急性加重的有效性和安全性。

4）中医治疗：辨证施治是中医治疗的原则，对慢阻肺的治疗亦应据此原则进行。实践中体验到某些中药具有祛痰、支气管舒张、免疫调节等作用，值得深入的研究。

5. 联合使用支气管扩张剂　联合使用不同作用机制的支气管扩张剂，与增加单一支气管扩张剂药量相比，可以增加支气管扩张的程度并降低副作用的风险。FLAME 研究显示，二联吸入疗法（茚达特罗+格隆溴铵）患者中度或重度急性加重发病率明显低于另一个二联吸入疗法（氟替卡松+沙美特罗），并且延缓出现首次急性加重的时间，降低肺炎的发生率。IMPACT 研究显示，二联吸入疗法（氟替卡松-维兰特罗）慢阻肺患者中度或重度急性加重的发病率低于另一个二联吸入疗法（芜地溴铵-维兰特罗），与 FLAME 研究结果相反；可能与二联吸入治疗（芜地溴铵-维兰特罗）患者突然停用了糖皮质激素导致急性加重增加、疗效降低有关。

针对 C 组慢阻肺患者，初始推荐 LAMA，频繁急性加重的患者可以从 LAMA+LABA 或者 LABA+ICS 获益。由于 ICS 在某些患者中会增加肺炎的风险，因此推荐初始治疗方案是 LABA+LAMA。

三联疗法疗效优于单药和双药联合。关于慢阻肺三联吸入治疗的大型研究主要有 TRINITY、TRIBUTE、TRILOGY、IMPACT 研究。前三项研究均发现与二联吸入治疗和噻托溴铵吸入相比，三联吸入治疗显著减少中重度急性加重频率，分别减少了 20%、15%、23%。IMPACT 研究显示三联治疗较氟替卡松-维兰特罗显著减少了 15%，三联治疗较芜地溴铵-维兰特罗显著减少了 25%。FULFIL 研究三联疗法（糠酸氟替卡松/芜地溴铵/维兰特罗）治疗慢阻肺患者结果显示，三联治疗对改善肺功能及生活质量优于 ICS/LABA。

针对 D 组患者，在获得进一步的证据之前，建议首选 LAMA/LABA 联合治疗，只有在用 LAMA+LABA 方案治疗的基础上，或者某些患者（既往诊断/目前怀疑为 ACO，或血嗜酸性粒细胞增多）可能从增加 ICS 治疗获益，才升级到三联吸入疗法，从而避免将三联吸入疗法扩展到 A、B 和 C 慢阻肺患者，导致潜在的不当伤害（如肺炎等）。在治疗无效且增加不良反应时，降级和停用 ICS，不会带来额外风险。此外，若 LAMA+LABA+ICS 仍无法控制急性加重，可考虑加用罗氟司特（针对 FEV1%预计值<50%、有慢性支气管炎，尤其是近一年至少有一次因急性加重住院的患者）或加用大环内酯类抗生素治疗。

6. 氧疗　慢阻肺稳定期进行长期家庭氧疗（LTOT），目的是使患者在海平面水平，静息状态下，达到 $PaO_2 \geq$ 60mmHg 和/或使 SaO_2 升至 90%，这样才可维持重要器官的功能，保证周围组织的氧供。对具有慢性呼吸衰竭的患者可提高生存率。对血流动力学、血液学特征、运动能力、肺生理和精神状态都会产生有益的影响。LTOT 的适应证：①$PaO_2 \leq 7.3kPa$（55mmHg）或 $SaO_2 \leq 88\%$，有或没有高碳酸血症。②$PaO_2 7.3 \sim 8.0kPa$（55~60mmHg），或 $SaO_2 < 89\%$，并有肺动脉高压、右心衰竭或红细胞增多症（血细胞比容>55%）。LTOT 一般是经鼻导管吸入氧气，流量 1.0~2.0L/min，吸氧持续时间>15h/d。一旦开展 LTOT，在 60 至 90 天期间内，应对患者的疗效进行重新评估，在患者吸入相同水平的氧气或空气后，重复进行动脉血气或氧饱和度测试，以判断氧疗是否有效及是否需要继续治疗。

7. 通气支持　无创通气已广泛用于极重度的慢阻肺稳定患者，无创通气联合长期氧疗对某些患者，尤其是日间有明显高碳酸血症的患者或许有一定的益处。慢阻肺和阻塞性睡眠呼吸暂停的患者，应用持续正压通气在改善生存率和住院率方面有明确益处。

慢性呼吸衰竭急性加重住院治疗后的慢阻肺患者是否需要家庭无创通气治疗，目前仍不确定，治疗效果受持续存在的高碳酸血症影响。最近的一项多中心、前瞻性 RCT 研究发现，持续高碳酸血症的慢阻肺患者，在家庭氧疗的基础上使用无创机械通气可以延长再次入院的时间，和减少 12 个月的死亡率。两项回顾性研究表明出院后使用家庭无创通气可以降低再次入院率和提高生存率。另外一项 RCT 研究显示无创机械通气对生存率无益处。

上述研究的结果相反，可能原因包括：患者特征不清，入组的标准不同，研究的证据力度不强，NPPV 设置不能达到足够的通气，NPPV 治疗依从性差。对于部分近期住过医院的患者，尤其是日间有显著持续性高碳酸血症的患者（$PaCO_2 \geq 52mmHg$），无创机械通气可能提高生存率。

8. 康复治疗　肺康复是基于对患者的整体评估，干预措施全面，不局限于运动训练、教育、自我管理干预，目的在于通过改变行为模式，改善慢性呼吸疾病患者的神态和精神状态，并促进长期坚持增强健康的行为。患者在治疗前应仔细评估，包括目标的确认、特殊的医疗需求、吸烟状态、营养状态、自我管理能力、健康素养、心理健康状态、社会环境、并发症、运动能力和局限性。方案最好持续 6~8 周，延长到 12 周或更长没有显示更有优势。推荐每周进行两次指导下的运动训练，包括耐力训练、间歇训练、抗阻/力量训练；理想状态下，上下肢训练包括步行运动、灵活性、吸气肌训练，神经肌肉的电刺激也应该包括在内。所有的康复治疗方案（种类和强度）应该个体化，以达到最大的功能获益。肺康复可降低近期有急性加重的慢阻肺患者（距前一次住院≤4 周）的再次入院率，是改善呼吸困难、健康状况和运动耐力最有效的治疗策略。

9. 外科治疗

（1）肺大疱切除术：在有指征的患者，术后可减轻患者呼吸困难的程度并使肺功能得到改善。术前胸部 CT 检查、动脉血气分析及全面评价呼吸功能对于决定是否手术是非常重要的。

（2）肺减容术：采用支气管镜肺减容术（弹簧圈植入或支气管内阀）或外科切除手术治疗过度充气的肺气肿患者。需要考虑以下因素：利用 HRCT 检测肺气肿的程度和类型；通过 HRCT 检测叶间裂完整性，以及做生理评估反映叶间侧支通气状况，当地医生对上述手术操作的熟练程度。

通过生理评估，如果患者叶间裂完整或缺乏叶间侧支通气，则支气管内阀、肺弹簧圈或外科切除手术具有一定的疗效。如果患者缺乏完整的叶间裂或存在叶间侧支通气，可采用肺弹簧圈或外科切除手术治疗。对于上叶为主的非均质性肺气肿患者，可采用外科切除手术或支气管镜肺减容疗法。大多数研究中心，均质肺气肿患者通常不采用外科切除手术治疗，支气管镜肺减容术（肺弹簧圈或支气管内阀疗法）可以起到很好的疗效。

（3）肺移植术：对于选择合适的慢阻肺晚期患者，肺移植术可改善生活质量，改善肺功能，但技术要求高、花费大、很难推广应用。

10. 教育与管理 目的是激励、培养和指导患者形成更为健康的生活模式，并掌握有效的疾病管理技能。医生与护理人员需要超越单一的教育/咨询模式，以达到帮助患者学习和采用可持续的自我管理技能。除了解决行为风险

（吸烟、饮食、运动），自我管理还应该包括监测和管理疾病征兆的能力、坚持治疗（包括药物和其他医疗方面的建议）、保持和医护人员的定期沟通。

总之，稳定期慢阻肺的处理原则根据病情的严重程度不同，选择的治疗方法也有所不同，图 25-4-2 展示了慢阻肺的初始治疗及随后的治疗，是根据慢阻肺患者个体化症状及急性加重的风险评估，采取升/降级治疗模式。

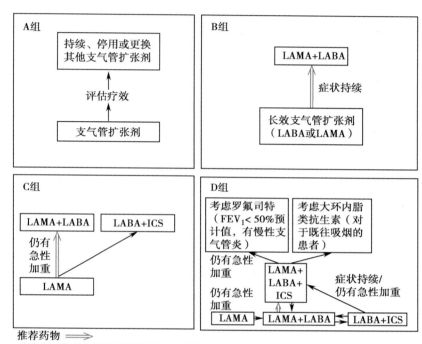

对于主观症状和气流受限程度出入较大的患者，需要进一步评估

图 25-4-2 依据 GOLD 分组的药物治疗方法

（二）急性加重期的治疗

1. 确定 COPD 急性加重（AECOPD）的原因 AECO-PD 最常见原因是呼吸道感染，主要是病毒、细菌的感染，气道内的细菌负荷增加或气道内出现新菌株。其他诱发因素包括吸烟、空气污染、吸入变应原、外科手术、应用镇静药物、停用慢阻肺吸入药物治疗、气胸、胸腔积液、充血性心力衰竭、心律不齐及肺栓塞等。

2. AECOPD 的诊断和严重性评估 AECOPD 的诊断完全依赖于临床表现（表 25-4-2），即患者主诉症状的突然变化（基线呼吸困难、咳嗽和/或咳痰情况）超过日常变异范围。AECOPD 是一种临床除外诊断，临床和/或实验室检查可以排除这些症状突然变化的其他特异性疾病。某些生物标志物与 AECOPD 的发生有关，血嗜酸性粒细胞可作为预测急性加重的生物标志物，较高的血嗜酸性粒细胞计数可预测急性加重的风险，可以指导慢阻肺稳定期吸入性糖皮质激素的个体化治疗。

通常 AECOPD 分为：①轻度，单独使用短效支气管扩张剂（SABD）治疗；②中度，使用 SABD 和抗生素，加用或不加用口服糖皮质激素；③重度，患者需要住院或急诊、ICU治疗。10% 至 30% 重度急性加重的慢阻肺患者治疗效果差。

表 25-4-2 AECOPD 的临床评估：病史和体征

病史	体征
FEV$_1$ 的严重程度	辅助呼吸肌群参与呼吸运动
病情加重或新症状出现的时间	胸腹矛盾运动
既往加重的次数（急性加重，住院）	进行性加重或新出现的中心性发绀
合并症	外周水肿
目前稳定期的治疗方案	血流动力学不稳定
既往应用机械通气的资料	右心衰竭征象
	反应迟钝

对于这些病例应重新评估是否存在容易与 AECOPD 混淆的其他疾病，例如：肺炎、充血性心力衰竭、气胸、胸腔积液、肺栓塞和心律失常等。药物治疗依从性差也可引起症状加重，与真正的急性加重难以区分。血脑钠肽水平增高结合其他的临床资料，可以将充血性心力衰竭引起的急性呼吸困难与 AECOPD 区分开来。

3. 院外治疗 对于慢阻肺加重早期,病情较轻的患者可以在院外治疗,但需注意病情变化,及时决定送医院治疗的时机。

4. 住院治疗 AECOPD 患者到医院就诊或住院治疗的指标:①症状显著加剧,如突然出现的静息状况下呼吸困难;②出现新的体征或原有体征加重(如发绀、外周水肿);③新近发生的心律失常;④有严重的伴随疾病;⑤初始治疗方案失败;⑥高龄慢阻肺患者的急性加重;⑦诊断不明确;⑧院外治疗条件欠佳或治疗不力。

AECOPD 收入重症监护治疗病房(ICU)的指征:①严重呼吸困难且对初始治疗反应不佳;②精神障碍、嗜睡、昏迷;③经氧疗和无创正压通气(NIPPV)后,低氧血症(PaO$_2$<50mmHg)仍持续或呈进行性恶化,和/或高碳酸血症(PaCO$_2$>70mmHg)无缓解甚至有恶化,和/或严重呼吸性酸中毒(pH<7.30)无缓解,甚至恶化。

AECOPD 主要的治疗方案:

(1)控制性氧疗:氧疗是 AECOPD 住院患者的基础治疗。无严重合并症的慢阻肺急性加重期患者氧疗后易达到满意的氧合水平(PaO$_2$>60mmg 或 SaO$_2$>90%)。但吸入氧浓度不宜过高,需注意可能发生潜在的 CO$_2$ 潴留及呼吸性酸中毒,给氧途径包括鼻导管或文丘里面罩,其中文丘里面罩更能精确地调节吸入氧浓度。氧疗 30 分钟后应复查动脉血气,以确认氧合满意,且未引起 CO$_2$ 潴留及/或呼吸性酸中毒。

(2)抗生素:AECOPD 感染的病原体可能是病毒或细菌,抗菌药物在急性加重期的应用仍存在争议。现在推荐 AECOPD 患者接受抗菌药物治疗的指征:①在 AECOPD 时,同时出现以下三种症状:呼吸困难加重、痰量增多和痰液变脓;②患者仅出现以上三种症状中的两种但包括痰液变脓这一症状;③严重的急性加重,需要有创或无创机械通气。住院的急性加重期患者病原检查时,痰培养或气管吸取物(机械通气患者)可很好地替代支气管镜,用于评价细菌负荷和潜在的致病微生物。临床上应用的抗菌药物的类型应根据当地细菌耐药的情况选择。对于反复发生急性加重的患者、严重气流受限和/或需要机械通气的患者,应做痰培养,因为此时可能存在革兰氏阴性杆菌(例如:铜绿假单胞菌属或其他耐药菌属)感染,并出现抗菌药物耐药。抗菌药物的推荐治疗程为 5~7 天,特殊情况可延长抗菌药物的应用时间。初始抗菌药物治疗的建议:AECOPD 患者通常可分为 2 组。A 组:无铜绿假单胞菌感染危险因素;B 组:有铜绿假单胞菌感染危险因素。如果无铜绿假单胞菌危险因素则有数种抗菌药物可供选择。选择主要依据急性加重的严重程度,当地耐药情况,费用和潜在的依从性。推荐使用阿莫西林/克拉维酸钾,也可选用左氧氟沙星或莫西沙星。对于有铜绿假单胞菌危险因素的患者,可选择环丙沙星和/或抗铜绿假单胞菌的 β 内酰胺类,同时可加用氨基糖苷类抗菌药物。应根据患者病情严重程度和临床状况是否稳定,选择使用口服或静脉药物。

(3)支气管舒张剂:单一吸入短效 β$_2$ 受体激动剂,或

短效 β$_2$ 受体激动剂和短效抗胆碱药联合吸入,适用于慢阻肺急性加重期的治疗。目前尚无临床研究评价吸入长效支气管舒张剂(β$_2$ 受体激动剂或抗胆碱药或联合制剂)和/或吸入性糖皮质激素在 AECOPD 中的作用,仍建议在急性加重期维持这些药物治疗或在出院前尽早地开始应用。茶碱可适用于短效支气管扩张剂效果不好的患者,但副作用较常见。茶碱类药物血清浓度个体差异较大,治疗窗较窄,监测血清茶碱浓度对于评估疗效和避免副作用的发生都有一定意义。

(4)糖皮质激素:急性加重期住院患者使用全身糖皮质激素治疗,可缩短康复时间,改善肺功能(FEV$_1$)和氧饱和度,降低早期反复和治疗失败的风险,缩短住院时间。推荐应用泼尼龙每天 40mg 治疗 5 天。单独雾化吸入布地奈德虽然较昂贵,对于一些急性加重的患者可以作为替代口服激素治疗的方法。口服糖皮质激素与静脉应用糖皮质激素疗效相当。研究显示外周血嗜酸性粒细胞水平低的 AECOPD 患者对糖皮质激素治疗效果欠佳。

(5)机械通气。AECOPD 患者并发呼吸衰竭时机械通气的目的:①纠正严重的低氧血症,增加 PaO$_2$,使 SaO$_2$>90%,改善重要脏器的氧供应;②治疗急性呼吸性酸中毒,纠正危及生命的急性高碳酸血症,但不必要急于恢复 PaCO$_2$ 至正常范围;③缓解呼吸窘迫,当原发疾病缓解和改善时,逆转患者的呼吸困难症状;④纠正呼吸肌群的疲乏;⑤降低全身或心肌的氧耗量。

1)无创机械通气:无创机械通气(NIV)可降低急性呼吸衰竭或慢性呼吸衰竭急性加重的慢阻肺住院患者的气管插管、病死率、治疗并发症和住院时间及入住 ICU 时间。其应用标准见表 25-4-3。

表 25-4-3 NIV 在 AECOPD 应用的适应证和禁忌证

1. 适应证(至少符合以下 1 个条件)

呼吸性酸中毒(动脉血 PH≤7.35 和/或 PaCO$_2$>6kPa 或 45mmHg)

严重呼吸困难合并临床症状,提示呼吸肌疲劳

呼吸功增加,例如应用辅助呼吸肌呼吸,出现胸腹矛盾运动;或者肋间隙肌群收缩

虽然持续氧疗,但仍有低氧血症

2. 禁忌证

呼吸明显抑制或停止

心血管系统功能不稳定(低血压、心律失常、心肌梗死)

精神状态改变或不合作者

易误吸者(吞咽反射异常,严重上消化道出血)

痰液黏稠或有大量气道分泌物

近期曾行面部或胃食管手术

头面部外伤

固定的鼻咽部异常

烧伤

2）有创性机械通气：患者经 NIV 初始治疗失败而接受有创机械通气治疗，共患疾病、致残率、病死率都会增加，住院时间会延长。极重度慢阻肺患者使用有创机械通气的影响因素包括突发事件的可逆性、患者自身意愿及是否具备重症监护设施。主要风险包括呼吸机相关肺炎、气压伤、气管切开和呼吸机依赖的风险。对于有 NIV 禁忌或使用 NIV 失败的严重呼吸衰竭者，一旦出现严重的呼吸形式、意识、血流动力学等改变，应及早插管改用有创通气。AECOPD 患者使用有创机械通气的指征见表 25-4-4。

表 25-4-4　AECOPD 患者有创机械通气指征

不能耐受 NIV 或 NIV 治疗失败（或不适合 NIV）
呼吸或心搏骤停
精神状态受损，严重的精神障碍需要镇静剂控制
大量吸入或持续呕吐
长期不能排除呼吸道的分泌物
严重的血流动力学不稳定，对液体疗法和血管活性药物无反应
严重的室性心律失常
威胁生命的低氧血症，NIV 无效或不能耐受 NIV

常用的通气模式包括辅助控制通气（A-CMV）、同步间歇指令通气（SIMV）和压力支持通气（PSV），也可试用一些新型通气模式，如比例辅助通气（PAV）等。其中 SIMV+PSV 和 PSV 已有较多的实践经验，目前临床最为常用。PAV 尚处于探索阶段。因慢阻肺患者广泛存在内源性呼气末正压（PEEPi），为减少因 PEEPi 所致吸气功耗增加和人机不协调，可常规加用一个适度水平（PEEPi 的 70%~80%）的外源性呼气末正压（PEEP）。慢阻肺的撤机可能会遇到困难，需设计和实施周密的方案。NIPPV 已被用于帮助早期脱机并初步取得了良好的效果。

（6）慢阻肺常与其他疾病合并存在，最常见的是心血管疾病、抑郁和焦虑和骨质疏松。应努力发现患者的合并症并给予适当的治疗。治疗合并症应依据各种疾病指南。

（7）其他治疗：密切监测出入量和电解质，纠正电解质紊乱，补充营养；对卧床、红细胞增多症或脱水的患者，无论是否有血栓栓塞性疾病史均需考虑使用肝素或低分子肝素；注意痰液引流，积极排痰治疗。

（王慎临　冉丕鑫）

参考文献

[1] CHO MH, MCDONALD MLN, ZHOU X, et al. Risk loci for chronic obstructive pulmonary disease: a genome-wideassociation study and meta-analysis[J]. Lancet Respir Med, 2014, 2（3）: 214-225.

[2] ALLINSON JP, HARDY R, DONALDSON GC, et al. Combined impact of smoking and early life exposures on adult lung function trajectories[J]. Am J Respir Crit Care Med, 2017, 96（8）: 1021-1030.

[3] ZHOU Y, ZOU Y, LI X, et al. Lung function and incidence of chronic obstructive pulmonary disease after improved cooking fuels and kitchen ventilation: a 9-year prospective cohort study[J]. Plos Med, 2014, 11（3）: 1-11.

[4] HU G, ZHONG N, RAN P. Air pollution and COPD in China[J]. J Thorac Dis, 2015, 7（1）: 59-66.

[5] LIU S, ZHOU Y, LIU S, et al. Association between exposure to ambient particulate matter and chronic obstructive pulmonary disease: results from a cross-sectional study in China[J]. Thorax, 2017, 72（9）: 788-795.

[6] WANG C, XU J, YANG L, et al. Prevalence and risk factors of chronic obstructive pulmonary disease in China（the China Pulmonary Health [CPH] study）: a national cross-sectional study[J]. Lancet, 2018, 391（4）: 1706-1717.

[7] GAUDERMAN WJ, AVOL E, GILLILAND F, et al. The effect of air pollution on lung development from 10 to 18 years of age[J]. New Engl J Med, 2004, 351（11）: 1057-1067.

[8] POLOSUKHIN VV, RICHMOND BW, DU RH, et al. SIgA deficiency in individual small airways is associated with persistent inflammation and remodeling[J]. Am J of Respir Crit Care Med, 2017, 195（8）: 1010-1021.

[9] XU WH, HU XL, LIU XF, et al. Peripheral Tc17 and Tc17/interferon-γ cells are increased and associated with lung function in patients with chronic obstructive pulmonary disease[J]. Chin Med J, 2016, 129（8）: 909-916.

[10] KURIMOTO E, MIYAHARA N, KANEHIRO A, et al. IL-17A is essential to the development of elastase-induced pulmonary inflammation and emphysema in mice[J]. Respir Res, 2013, 14（1）: 1-10.

[11] AARON SD, TAN WC, BOURBEAU J, et al. Diagnostic instability and reversals of chronic obstructive pulmonary disease diagnosis in individuals with mild to moderate airflow obstruction[J]. Am J Respir Crit Care Med, 2017, 196（3）: 306-314.

[12] SCHERMER TR, ROBBERTS B, CROCKETT AJ, et al. Should the diagnosis of COPD be based on a single spirometry test[J]. NPJ Prim Care Respir Med, 2016, 26: 16059.

[13] MELANI, ANDREA S. Long-acting muscarinic antagonists[J]. Exp Rev Clin Pharmacol, 2015, 8（4）: 479-501.

[14] ZHOU Y, ZHONG NS, LI X, RAN P, et al. Tiotropium in early-stage chronic obstructive pulmonary disease[J]. New Engl J Med, 2017, 377（10）: 923-935.

[15] CALVERLEY PM, ANDERSON JA, CELLI B, et al. Salmeterol and fluticasone propionate and survival in chronic obstructive pulmonary disease[J]. New Engl J Med, 2007, 356（8）: 775-789.

[16] VESTBO J, ANDERSON JA, BROOK RD, et al. Fluticasone furoate and vilanterol and survival in chronic obstructive pulmonary disease with heightened cardiovascular risk（SUMMIT）: a double-blind randomised controlled trial[J]. Lancet, 2016, 387（10030）: 1817-1826.

[17] NANNINI LJ, LASSERSON TJ, Poole P. Combined corticosteroid and long-acting beta（2）-agonist in one inhaler versus long-acting beta（2）-agonists for chronic obstructive pulmonary disease[J]. Cochrane Database Syst Rev, 2012, 9（9）: CD006829.

[18] NANNINI LJ, Cates CJ, Lasserson TJ, et al. Combined corticosteroid and long-acting beta-agonist in one inhaler versus inhaled steroids for chronic obstructive pulmonary disease[J]. Cochrane Database of Syst Rev, 2003, 11（4）: CD003794.

[19] SIDDIQUI SH, GUASCONI A, VESTBO J, et al. Blood eosinophils: a bio-

marker of response to extrafine beclomethasone/formoterol in chronic obstructive pulmonary disease[J]. Am J of Respir Crit Care Med, 2015, 192（4）：523-525.

[20] PLAZA V, ÁLVAREZ F, CALLE M, et al. Consensus on the Asthma-COPD OVERLAP SYNdrome（ACOS）between the Spanish COPD Guidelines（GesEPOC）and the Spanish Guidelines on the Management of Asthma（GEMA）[J]. Archivos De Bronconeumologia, 2017, 53（8）：443-449.

[21] MAGNUSSEN H, DISSE B, RODRIGUEZROISIN R, et al. Withdrawal of inhaled glucocorticoids and exacerbations of COPD[J]. New Engl J Med, 2014, 371（14）：1285-1294.

[22] WATZ H, TETZLAFF K, WOUTERS E F, et al. Blood eosinophil count and exacerbations in severe chronic obstructive pulmonary disease after withdrawal of inhaled corticosteroids: a post-hoc analysis of the WISDOM trial[J]. Lancet Respir Med, 2016, 4（5）：390-398.

[23] COSÍO BG, SHAFIEK H, IGLESIAS A, et al. Oral low-dose theophylline on top of inhaled fluticasone-salmeterol does not reduce exacerbations in patients with severe COPD: a pilot clinical trial[J]. Chest, 2016, 150（1）：123-130.

[24] ZHOU Y, WANG X, ZENG X, et al. Positive benefits of theophylline in a randomized, double-blind, parallel-group, placebo-controlled study of low-dose, slow-release theophylline in the treatment of COPD for 1 year[J]. Respirology, 2006, 11（5）：603-610.

[25] RABE KF, CALVERLEY PMA, MARTINEZ FJ, et al. Effect of roflumilast in patients with severe COPD and a history of hospitalisation[J]. Eur Respir J, 2017, 50（1）：1700158.

[26] WEDZICHA JA, BANERJI D, CHAPMAN KR, et al. Indacaterol-glycopyrronium versus salmeterol-fluticasone for COPD[J]. New Engl J Med, 2016, 374（23）：2222-2234.

[27] LIPSON D, BARNHART F, BREALEY N, et al. Once-daily single-inhaler triple versus dual therapy in patients with COPD[J]. New Engl J Med, 2018, 378（18）：1671-1680.

[28] VESTBO J, PAPI A, CORRADI M, et al. Single inhaler extrafine triple therapy versus long-acting muscarinic antagonist therapy for chronic obstructive pulmonary disease（TRINITY）: a double-blind, parallel group, randomised controlled trial[J]. Lancet, 2017, 389（10082）：1919-1929.

[29] PAPI A, VESTBO J, FABBRI L, et al. Extrafine inhaled triple therapy versus dual bronchodilator therapy in chronic obstructive pulmonary disease（TRIBUTE）: a double-blind, parallel group, randomised controlled trial[J]. Lancet, 2018, 391（10125）：1076-1084.

[30] SINGH D, PAPI A, CORRADI M, et al. Single inhaler triple therapy versus inhaled corticosteroid plus long-acting β2-agonist therapy for chronic obstructive pulmonary disease（TRILOGY）: a double-blind, parallel group, randomised controlled trial[J]. Lancet, 2016, 388（10048）：963-973.

[31] LIPSON D A, BARNACLE H, BIRK R, et al. FULFIL Trial: once-daily triple therapy for patients with chronic obstructive pulmonary disease[J]. Am J Respir Criti Care Med, 2017, 196（4）：438-446.

[32] MURPHY PB, REHAL S, ARBANE G, et al. Effect of home noninvasive ventilation with oxygen therapy vs oxygen therapy alone on hospital readmission or death after an acute COPD exacerbation: a randomized clinical trial[J]. Jama, 2017, 317（21）：2177-2186.

[33] GALLI JA, KRAHNKE JS, JAMES M A, et al. Home non-invasive ventilation use following acute hypercapnic respiratory failure in COPD[J]. Respir Med, 2014, 108（5）：722-728.

[34] COUGHLIN S, LIANG WE, PARTHASARATHY S. Retrospective assessment of home ventilation to reduce rehospitalization in chronic obstructive pulmonary Disease[J]. J Clin Sleep Med, 2015, 11（6）：663-670.

[35] CASANOVA C, CELLI BR, TOST L, et al. Long-term controlled trial of nocturnal nasal positive pressure ventilation in patients with severe COPD[J]. Chest, 2000, 118（6）：1582-1590.

第五节
支气管扩张症

一、概述

支气管扩张症是较为常见的慢性气道炎症性疾病,常见的临床表现包括慢性咳嗽、咳痰,伴有或不伴有咯血、发热、气促等症状。近年来,越来越多国家和地区的研究者开始重视支气管扩张症的诊治,支气管扩张症的流行病学与临床医学研究快速发展。最新的研究结果表明,支气管扩张症并非是一种罕见病（orphan lung disease）。德国、英国的支气管扩张症患病率为 67/100 000 与 566.1/100 000（男性）、485.5/100 000（女性）；我国支气管扩张症的患病率可能高达 1 000/100 000。在临床上,不少地区支气管扩张症仍经常被、误诊,治疗手段较为有限,这均为限制改善支气管扩张症临床管理的重要因素。因支气管扩张症能够显著降低生活质量,反复气道感染与炎症加重常见,明确支气管扩张症的发病机制、寻找干预潜在靶点将可能改善患者的预后。

二、相关术语定义

（一）支气管扩张症 支气管的病理性、不可逆性扩张。在胸部高分辨率断层扫描下,符合下列标准之一者即可诊断为支气管扩张症:支气管直径大于伴行支气管动脉直径,支气管随走行方向管腔直径没有缩小趋势甚至逐渐增大,距离胸膜1cm处仍肉眼可见支气管。

（二）恶性循环学说 在原发或继发病因的作用下,气道感染与炎症导致气道结构破坏,使得支气管腔增大,上述过程反复出现,互为因果,最终推动支气管扩张症的不断进展。

三、病因

支气管扩张症的病因包括多种,主要可以分为原发性和继发性病因,简要概括如下:

（一）原发性病因
1. 原发性纤毛运动不良综合征 常染色体隐形遗传性疾病,多由于控制纤毛生成的基因变异引起;常伴有纤毛摆动频率下降或摆动方式的紊乱,提示气道清除功能障碍。

2. 支气管肺发育不良 可能通过支气管清除障碍而引

起支气管扩张症。

3. 原发性免疫功能缺陷　容易出现支气管树反复感染，最终演变成为支气管扩张症。

4. 其他遗传性疾病　软骨缺乏症、马方综合征、Mounier-Kuhn 综合征。

（二）继发性病因

1. 感染后　包括肺结核、麻疹、百日咳、肺炎及其他肺部或全身感染性疾病。

2. 获得性免疫功能缺陷　艾滋病为代表的获得性免疫功能缺陷症可以增加气道感染的风险，感染与宿主防御缺陷的相互作用可能导致支气管扩张症的发生发展。

3. 慢阻肺　长期的气道重塑、慢性炎症被认为是引发支气管扩张症的原因。

4. 哮喘　气道重塑在哮喘患者中常见，其中少数哮喘患者在疾病发展过程中可以形成支气管扩张症。

5. 胃食管反流、误吸　多认为由于消化液进入支气管树中，引起气道炎症和气道结构破坏。

6. 变应性支气管肺曲霉病　曲霉引起黏液高分泌及气道炎症，造成气道清除功能障碍，炎症细胞活化后导致支气管扩张症形成发展。

7. 结缔组织疾病　考虑与自身免疫相关的免疫功能障碍，继发气道重塑、气道微环境改变。

8. 支气管异物　与气道清除功能障碍，气道微环境改变后病原体反复感染有关。

9. 抗糜蛋白酶缺乏症　多见于伴有肺气肿的患者，可能与气道局部炎症、抗蛋白酶失衡有关。

10. 恶性肿瘤　可能与免疫功能紊乱有关。

11. 其他少见病　例如黄甲综合征、Young 综合征，具体机制不明。

明确支气管扩张症病因谱具有临床意义，针对性治疗可能显著缓解部分病因（如免疫功能缺陷、反流）引起的支气管扩张症。据近期的一项荟萃分析结果，在已知病因中，感染后（约30%）、免疫缺陷（约10%）是最常见的病因；且有约12%的支气管扩张症患者可能通过详细的病因筛查而在后期治疗中获益。然而，有40%～50%的患者经全面诊断性测试后仍无法确定病因，临床医生将此类病因归为特发性支气管扩张症。特发性有别于没有任何病因。事实上，特发性是排除性诊断。在部分患者中，利用更详尽的诊断学检测手段可能有助于发现一些已知的病因。

四、发病机制

支气管扩张症的发病机制仍未完全明确。"恶性循环"学说认为支气管扩张症是原发与继发病因、反复气道感染、气道炎症、炎症细胞活化后触发了蛋白酶过度释放而引起不可逆的气道病理性扩张。但是上述主要元素之间的因果关系仍不甚明确。在 20 世纪 80 年代，曾有学者建立过支气管扩张症的动物模型——对大鼠予以铜绿假单胞菌灌注，并对同侧支气管行结扎术，数天后即患侧支气管出现了典型的支气管扩张症病理性改变，包括大量炎症细胞浸润、支气管黏膜基质破坏、管腔扩大。这些事实说明，气道感染和引流不畅很可能是支气管扩张症发生发展的重要因素。然而该模型仅能模仿铜绿假单胞菌感染后肺炎迁延不愈，其尚不能有效解释其他机会致病菌、病毒感染甚至是免疫缺陷、纤毛运动不良如何引起导致支气管扩张症的发生发展。

慢性气道炎症在推动支气管扩张症"恶性循环"发展起关键作用，但是一直以来学术界均未能明确解释慢性气道炎症维持和发展的原因。既往曾有学者发现，支气管扩张症患者中存在囊性纤维化跨膜调节蛋白功能异常，但其与气道炎症的维持和发展之间的相关性仍不甚明确。最近的研究提示，铜绿假单胞菌等机会致病菌细胞壁上的内毒素可以介导囊性纤维化跨膜调节蛋白功能异常，其引起细胞内氯离子浓度增高，继而激活了血清皮质激素激酶-1，其进一步触发以核因子相关信号转导通路为代表的气道炎症过程。重要的是，氯离子浓度增高本身可以导致气道慢性炎症的持续发展，这一机制已经在支气管扩张症患者中得到初步验证。但细胞内氯离子浓度增高与炎症细胞释放的蛋白酶之间的相关性仍有待进一步研究的探讨。

五、病理

（一）大体标本　肉眼可见受累的支气管管腔扩大，可伴有支气管扭曲、支气管树结构紊乱、气道内黏液积聚。支气管的炎症可累及支气管壁旁肺实质，引起局部肺不张。远端气道囊状支气管扩张症者其受累肺段的肺泡结构可能完全被破坏，多个囊状支气管扩张症病灶融合，囊腔充满大量炎症渗出物。部分支气管扩张症患者的病灶可伴有肺大疱、空洞、曲霉球形成。支气管扩张症受累程度较严重者可有多个肺段及肺叶不张、坏死（毁损肺），常见于部分结核后支气管扩张症患者中。

（二）组织病理切片　可见气道上皮结构破坏，包括纤毛倒伏、纤毛细胞坏死或减少、杯状细胞增生、黏液积聚、细胞间连接松散、支气管黏膜基质水肿充血。炎症细胞浸润在支气管扩张症受累气道中常见，多为中性粒细胞，部分患者以淋巴细胞浸润为著（可能与铜绿假单胞菌感染或吸烟有关），部分患者还伴嗜酸性粒细胞性炎症。支气管腔内大量中性粒细胞浸润。相邻的支气管扩张症受累肺段间的肺实质因慢性炎症而形成肉芽肿组织。

六、临床表现

（一）症状　在临床上，支气管扩张症是慢性咳嗽的常见疾病。慢性咳嗽、咳痰是支气管扩张症最常见的症状，尽管部分支气管扩张症患者没有症状（无症状型支气管扩张症）或者症状较轻。气道感染与炎症均为慢性咳嗽、气道黏液高分泌的重要诱因。支气管扩张症患者中湿性咳嗽常见，少部分患者仅有干咳。有趣的是，部分支气管扩张症患者主诉每天的排痰时间较为固定（多于午后、夜间睡前），患者在该时间点咳嗽频率一过性增加，气道分泌物排出后咳嗽频率逐渐减少；但痰量较多的支气管扩张症患者排痰时间段分布较宽。部分患者可伴有气促、咯血、胸痛、胸闷、发热、全身乏力、体重下降。咯血对患者构成较大的心理负担，其多与气道炎症、感染、动静脉畸形或牵张变形破裂有关；大咯血虽危及生命，但随着支气管扩张症诊治水平的提高其发生率已有显著下降。气促在支气管扩张症患者中常见，通常与肺功能受损（气道阻塞、高反应性、换气功能障碍）有关，但是支气管扩张症患者的中枢驱动受损是否与气促发生有关仍有待探讨。反复的气道感染与炎症可以引起显著的系统性炎症反应，其被认为可以导致全身乏力、体重下降等全身表现。

（二）体征　支气管扩张症患者多有营养不良，严重者可表现为恶病质。患者的体征往往不够特异，但听诊常可闻及受累肺段对应投影区的吸气相粗和/或细湿啰音，合并气道高反应性者可于用力呼气末期闻及高调干啰音。较少见的体征还包括右位心（主要见于原发性纤毛运动不良综合征引起的支气管扩张症）、黄甲（对称性指甲脱色变黄，伴有甲床红肿）等。部分病情较为严重或病程较长的患者可以出现杵状指（趾）、发绀等体征。部分支气管扩张症患者在疾病进展过程中可合并慢性肺心病，患者通常在气道感染加重后出现发绀、颈静脉怒张、下肢水肿等表现。

七、辅助检查

（一）影像学评价　支气管扩张症的诊断曾依赖于胸部 X 线成像术及支气管碘油造影术，但其因为空间分辨率低（灵敏度与特异度较低）、患者耐受性差及操作风险较大，并未在后期的临床中得到广泛应用。

胸部 CT 目前已成为诊断支气管扩张症的"金标准"。国际指南均推荐使用高分辨率 CT（层厚≤2mm）对支气管扩张症进行临床诊断，然而我国广大偏远地区的医疗机构多未配备高分辨率 CT 扫描仪。在医疗设备配备条件有限的基层医疗机构中，常规 CT（层厚为 5mm、7mm）也在一定程度上有助于诊断支气管扩张症。但较大的层厚可能会大大增加了漏诊的风险，也不利于发现病变较轻且位于外周肺段的支气管扩张症病灶。

胸部高分辨率 CT 能够提供较多有临床价值的信息，包括支气管扩张症受累的肺叶数及单个肺叶内支气管扩张症的严重程度。支气管扩张症的影像学表现可分为三类：柱状、囊柱状、囊状扩张（图 25-5-1）。对于同一支气管段而言，柱状支气管扩张多为疾病发展早期的征象，而囊状则为疾病后期的征象，囊柱状支气管扩张介乎于两者之间。但对于不同肺叶而言，支气管扩张症的影像学受累程度个体间差异甚大。为评价支气管扩张症的影像学受累程度，现行的改良 Reiff 评分将舌叶单独列为一个肺叶，即总共 6 个肺叶。每个肺叶的支气管扩张症严重程度评分分别为：柱状——叶分，囊柱状支气管扩张——囊分，囊状扩张——囊分，故总分最高为 18 分。分数越高者支气管扩张症影像学

受累程度越严重。现行影像学评分并不一定完全与支气管扩张症实际严重程度平行。在临床上，部分患者仅有 1 个肺叶出现囊状支气管扩张，但部分患者可表现为 4 个肺叶的柱状支气管扩张，故影像学评分能否准确反映支气管扩张症的严重程度仍有待探讨。

胸部 CT 除了能够对支气管扩张症的影像学严重程度做出评价外，还能提示其他的伴随影像学特征，包括黏液栓塞或树芽征（图 25-5-2）、通气不均、炎症渗出、结节、空洞、支气管腔狭窄、肺气肿/肺大疱、肺不张（图 25-5-3）、肺不张、内脏转位（图 25-5-4）等。部分的影像学伴随征象可以协助判断支气管扩张症的病因，并指导治疗。

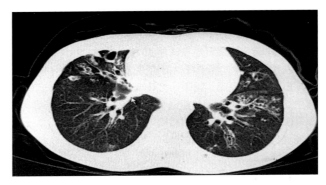

图 25-5-1　支气管扩张症的影像学表现

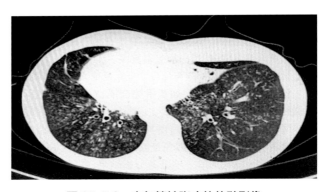

图 25-5-2　支气管扩张症的伴随影像
黏液栓塞或树芽征

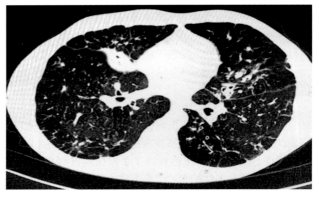

图 25-5-3　支气管扩张症的伴随影像
通气不均、炎症渗出、结节、支气管腔狭窄、肺气肿/肺大疱、肺不张等

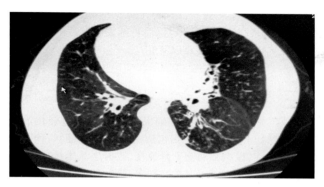

图 25-5-4　支气管扩张症的伴随影像
肺不张、内脏转位

（二）肺功能检测　肺功能受损在支气管扩张症患者中常见,部分支气管扩张症患者的主诉为气促、呼吸困难,因此对支气管扩张症疾病严重程度的评价应该重视对肺功能的检查。目前临床上常用的肺功能检查手段包括用力肺活量测定、残气功能测定、弥散功能测定、支气管激发/舒张试验,部分研究中心开展过脉冲振荡法气道阻力测试、运动心肺功能测定等。

单从通气功能障碍的角度分析,尽管肺通气功能正常或大致正常的患者占 35%,限制性、阻塞性、混合型通气功能障碍分别占稳定期支气管扩张症患者的 15%、23%、28%。弥散功能下降可见于 20% 的稳定期支气管扩张症患者中。通气功能与病程、铜绿假单胞菌感染状态、胸部 CT 评分密切相关。有趣的是,用力肺活量测定可能往往会忽略在疾病早期或者严重程度较轻的支气管扩张症,事实上这些患者往往已经出现肺通气不均、气道阻力增高,部分支气管扩张症患者还出现运动时的气体交换功能下降,提示重视对支气管扩张症肺功能障碍的早期诊断可能有助于今后的临床管理。部分的支气管扩张症患者可能同时合并哮喘,支气管激发或舒张试验可能有助于诊断气道反应性增高或者可逆性。

（三）支气管镜　胸部 CT 侧重于从影像学的角度评估支气管扩张症的肺部受累状况,但若需评价支气管腔内的病变、采集气道分泌液,纤维支气管镜则具有较大的优势:例如其能够向临床医生提供直观的信息,包括支气管黏膜充血程度、分泌物积聚的部位、新生物、支气管开口通畅度等。经纤支镜(带保护性装置)采集痰液有助于减少口腔污染对痰液培养结果的影响。

（四）痰培养与药敏试验　明确气道机会致病菌感染状况对制订诊疗计划有重要的指导意义。在稳定期,至少 50% 支气管扩张症患者痰液中能够至少分离出一种的机会致病菌。以铜绿假单胞菌为代表的机会致病菌可显著影响支气管扩张症患者的预后。单次的痰培养结果除了能够告知临床医师当前支气管扩张症患者气道感染状况外,还包括致病菌的耐药性这一重要信息。然而,单次痰培养结果并不一定完全代表支气管扩张症患者气道感染状况,因

此应嘱患者定期随访,原则上在一年内至少相隔 3 个月行痰培养与药敏试验,以进一步了解气道细菌定植状况,并为实行强化抗生素治疗提供决策依据。

（五）咳嗽敏感性测定　慢性咳嗽是支气管扩张症的主要临床表现,除生活质量问卷外,咳嗽敏感性评价有助于了解患者的咳嗽诱发阈值,明确咳嗽的机制。评价咳嗽敏感性的简便方法是使用致咳嗽激发剂(辣椒素、异硫氰酸丙酯、三磷酸腺苷)进行吸入激发试验。咳嗽激发试验的主要研究终点为引起咳嗽至少 5 次对应的激发剂浓度(C5),C5 的数值越低则咳嗽敏感性越高。然而 C5 数值越低的患者是否更能从减轻咳嗽高敏的药物治疗中获益仍有待探讨。

八、体检和常规检查项目

1. 身高、体重,计算体重指数,即体重(kg)/身高^2(m^2)。
2. 体格检查,包括心肺触诊与听诊、双指(趾)、颈动脉充盈、下肢视诊。
3. 血细胞计数,特别是白细胞计数、平均红细胞血红蛋白浓度。
4. 动脉血气分析(急性加重者可考虑行本项检查)。
5. 病因学评价。
6. 胸部高分辨率 CT。
7. 手臂动脉舒张反应(用于评价患者是否发展出心血管系统疾病的早期征象)。
8. 痰培养与药敏试验。
9. 肺功能检查(肺通气功能测定、支气管舒张或激发试验、弥散功能测定)。
10. 免疫球蛋白水平。
11. 部分患者应检查自身免疫指标。

九、临床分期及病情分度

在临床上,基于症状与体征,支气管扩张症可以分为稳定期与急性加重期。支扩临床稳定期的定义尚未完全统一。支气管扩张症的临床稳定期定义是:至少 4 周呼吸道症状在正常日间症状变异范围以内。欧洲呼吸病学会在 2017 年发表了最新的支气管扩张症的急性加重诊断标准专家共识,该文件明确,连续 2 天或以上出现至少 3 种症状的显著恶化或加重:咳嗽频率增加、痰量增加、痰脓性增加或难以咳痰、新发气促或气促加重、新发咯血或咯血加重、疲乏、活动耐力下降,而且以上症状的改变需要立即改变患者当前的治疗策略(例如增加抗生素)。

既往支气管扩张症一直缺少疾病特异的严重程度评估系统。影像学评分及 FEV$_1$ 均曾被用以反映支气管扩张症的疾病严重程度,但其均忽略了其他指标(特别是铜绿假单胞菌定植、急性加重频率、住院频率)对预后的影响。根据全球多中心临床数据,西班牙学者 Martinez-Garcia 和英国学

者 Chalmers 分别开发出 FACED 评分、支气管扩张症严重程度指数(BSI)这两个综合评价指标。这两个评分指标所纳入的临床指标大致相同(FACED 评分没有纳入最近一年内支气管扩张症的急性加重频率),但各指标的权重有差异。两个评价系统均将支气管扩张症患者区分为轻度、中度、重度。但是据国际多中心临床数据(包括我国的数据库),FACED 评分更可能低估了支气管扩张症患者的疾病严重程度,即更大比例的支气管扩张症患者会被定为患有轻度或中度支气管扩张症。有趣的是,BSI 对预测支气管扩张症急性加重、住院及死亡风险的价值更高。此外,若根据合并症种类及数目进行评价,则 BACI 这一新开发的指标也可以从不同侧面预测支气管扩张症患者的预后。

十、诊断

目前,尽管有学者提出使用低剂量 CT 以减少辐射电离风险,但胸部高分辨率 CT 仍为诊断支气管扩张症的重要手段。符合下述影像学诊断标准中一点或以上即可确诊支气管扩张症:①支气管直径大于伴行支气管动脉直径;②支气管管径沿走行无逐渐缩小的趋势甚至逐渐增大;③距离胸膜 1cm 仍肉眼可见支气管影。值得注意的是,某些 CT 图像可能受体位影响而会存在伪影,事实上部分正常人可能会有某些的支气管壁增厚或管腔增大,临床医师应综合考虑临床表现后慎重下诊断。此外,最近有国外文献对第一条诊断标准提出质疑,即部分支气管/气管动脉管径比值大于 1.0 可能仅仅是因为支气管动脉管径较小,而非支气管管径增大;这些患者一般并没有表现出典型的支气管扩张症症状。

十一、鉴别诊断

(一)慢性支气管炎　慢性咳嗽、咳痰为主要症状,在疾病进展过程中可出现急性加重事件,但慢性支气管炎患者多与慢性接触有毒气体(如香烟烟雾、生物燃料废气)有关,临床症状一般不表现为咯血、长期低热,胸部 CT 提示仅有肺纹理增粗。

(二)肺结核　主要症状包括咳嗽、咳痰、咯血,伴有或不伴有体重下降、盗汗、午后潮热等毒血症状;胸部 CT 提示肺尖或上肺受累常见,病灶可表现为斑片状浸润影,可伴空洞形成、纤维化、胸膜粘连。

(三)肺脓肿　急性起病,伴畏寒、发热、咳大量脓痰,但多于排痰后全身性症状减轻,抗生素治疗病灶可缩小,胸部 CT 提示肺部阴影,部分病灶可见液平。

(四)肺囊肿　慢性病程,咳嗽、咳大量脓痰常见,在胸部 CT 中表现为双肺多发性圆形阴影,壁薄,但受累病灶周围组织浸润较少见。

(五)肺癌　症状包括咳嗽、咳痰、咯血、杵状指

(趾)、体重下降、恶病质,胸部 CT 可见结节影或占位性病变,阻塞肺段/叶支气管开口以后可继发阻塞性肺炎,肺部病灶在抗感染治疗后多难以消退。

十二、治疗

支气管扩张症是结构性肺疾病,不可能通过强化治疗后完全恢复正常。治疗原则包括:缓解和控制症状,预防和治疗并发症,减缓肺功能下降速度,改善生活质量,降低支气管扩张症急性加重及住院率频率、死亡率。

(一)药物治疗　治疗支气管扩张症的药物手段主要包括化痰药、支气管舒张剂、抗生素、抗炎药物、免疫调节剂等。并非所有的支气管扩张症患者均需要接受治疗。目前临床上认为无症状支气管扩张症患者日常不一定需要接受规律治疗,症状轻微的患者是否需要接受规律治疗仍未能取得专家共识。

在临床实践中,应根据患者的具体情况、个人意愿与经济能力,选择最佳治疗方案。尽管目前尚无标准或最合适的方案,黏液高分泌、咳嗽敏感性增高、气道感染和气道炎症是药物干预的重要靶点。

1. 抗生素　抗生素显著降低气道的细菌负荷、减轻气道炎症,有助于打破"恶性循环"。鉴于频繁使用系统性抗生素将增加耐药风险,英国及欧洲呼吸病学会的支气管扩张指南均不推荐常规对稳定期支气管扩张患者予抗菌药物治疗。痰培养与药敏试验结果有助于选用敏感的抗菌药物:例如环丙沙星、左氧氟沙星等氟喹诺酮类是铜绿假单胞菌感染患者的首选用药,碳青霉烯联合内酰胺酶抑制剂可以用于对氟喹诺酮类反应欠佳或病情较重的患者。病情较重、全身状况较差的患者应静脉用药。抗生素(如环丙沙星、丁胺卡那、妥布霉素)长期吸入可用于机会致病菌(特别是铜绿假单胞菌)定植、频繁急性加重(每年至少 3 次)者中。最新的国际多中心临床研究表明,吸入环丙沙星有助于降低气道细菌负荷、改善生活质量、减少急性加重风险。但是相对于用药 28 天-停药 28 天组,该效应似乎在用药 14 天-停药 14 天组中更为显著。

2. 化痰药与高渗盐水　化痰药的主要作用机制为破坏黏蛋白的二硫键,降低痰液黏度、减轻气道氧化应激负担。临床上已上市的药物包括氨溴索、羧甲司坦、厄多司坦、N-乙酰半胱氨酸、舍雷肽酶等。住院患者或者急性加重的患者可考虑静脉用药。然而至今仍无临床试验提示化痰药规律使用对支气管扩张症患者的有效性,鉴于缺乏循证医学依据,目前欧洲呼吸病学指南并未推荐规律使用化痰药治疗稳定期支气管扩张症。高渗盐水增加气道黏膜表面的渗透压以降低气道分泌物的黏度,促进纤毛摆动。既往曾有临床试验发现高渗盐水可能使稳定期支气管扩张症患者获益,但受研究的样本量及设计影响,目前尚缺乏循证医学依据支持其在临床上的应用推广。

3. 支气管舒张剂　尽管支气管扩张症患者受累的支气管管腔扩大,但受慢性炎症气道高分泌、气道重塑影响,不

少患者可以出现气促的症状。临床上常用短效制剂（沙丁胺醇、异丙托溴铵等）或长效制剂（福莫特罗、沙美特罗、噻托溴铵等）。部分患者主诉在吸入支气管舒张剂后能够协助其排痰。然而支气管舒张剂对稳定期支气管扩张症的疗效仍不够明确，建议合并气流受限者规律吸入。

4. 糖皮质激素　尽管吸入性糖皮质激素能够减轻气道炎症，来源于慢阻肺的大型临床试验提示长期吸入糖皮质激素可能增加患者罹患肺炎的风险。鉴于现有临床试验提示吸入性糖皮质激素对支气管扩张症患者的疗效有限，欧洲呼吸病学会不推荐常规予以吸入性糖皮质激素治疗稳定期支气管扩张症患者（包括铜绿假单胞菌定植患者）。考虑到部分支气管扩张症患者合并哮喘，增加吸入性糖皮质激素可能有助于降低气道反应性，但吸入性糖皮质激素是否应该被推荐常规用于支气管扩张症合并哮喘的患者中仍有待进一步的循证医学证据。

5. 大环内酯类　大环内酯类能够有效减轻气道炎症，对气道局部有免疫调节作用。最新的欧洲呼吸学会指南推荐频繁加重（1 年至少 2 次加重）及铜绿假单胞菌定植的患者规律使用（半年至一年）大环内酯类，支气管扩张症患者最显著的临床获益是生活质量改善及急性加重风险降低。然而，长期使用大环内酯类可能会增加细菌（特别是铜绿假单胞菌）的耐药风险，因此并非所有支气管扩张症患者均适合使用大环内酯类治疗。然而，现有的临床证据均来源于研究期限不大于一年的临床试验，长期使用大环内酯类支气管扩张症患者的临床获益是否能够一直维持或逐渐消减尚有待探讨。

6. 免疫调节剂　免疫调节剂在稳定期支气管扩张症中的地位尚不够明确。一般地，临床医师倾向于推荐反复出现气道感染、急性加重者使用。建议根据药物的种类、作用机制、既往支气管扩张症急性加重频率、患者的意愿进行选择。

7. 其他药物　茶碱及其他抗炎药物（如磷脂酶 E4 抑制剂）抑制气道炎症，但目前尚无任何的临床试验提示其有效性与安全性。支气管扩张症患者的囊性纤维化跨膜调节蛋白功能有不同程度的异常，而激活囊性纤维化跨膜调节蛋白以后气道上皮的细胞内氯离子浓度有所下降，因此囊性纤维化跨膜调节蛋白激活剂可能是今后药物研发的重要方向。

（二）物理治疗手段　黏液高分泌在支气管扩张症患者中常见，降低黏液黏度、促进纤毛摆动有助于改善气道清除功能，降低气道感染反复发作的风险。胸部物理治疗包括用力呼吸、体位引流、拍背、呼气末正压等手段，其各有优缺点。治疗时间应尽可能个体化，充分考虑到患者的偏好及舒适度。对使用单一方法后临床获益不够显著者，可以推荐使用两种或以上的手段交替或联合使用。

（三）手术治疗　最新的欧洲呼吸病学指南推荐手术治疗主要应用于出现危及生命的大咯血、经内科治疗仍无效的单个肺叶/段支气管扩张症患者。随着胸外科微创手术的快速发展，目前支气管扩张症患者手术切除病变肺叶/段的适应证不断放宽，术后患者的康复时间更短，生活质量大大提高。然而并非所有患者都合适进行手术治疗，多个肺叶支气管扩张、肺功能损害特别严重者不建议进行手术治疗。

（四）鼻窦炎的治疗　不少研究发现，30%~50%的支气管扩张症患者合并慢性鼻窦炎（伴有或不伴有鼻息肉）。因此，临床医生需要根据"同一气道，同一疾病"，注意支气管扩张症患者上气道炎症疾病的筛查，并对伴有慢性鼻窦炎的支气管扩张症患者予以个体化治疗方案（包括规律使用生理盐水洗鼻、鼻吸入皮质激素、促纤毛运动药物等）。

（五）心理干预　不少支气管扩张症患者合并焦虑、抑郁，其严重影响了患者的生活质量，包括自我认知及社交活动的参与。临床医生需注意对支气管扩张症患者的心理状况进行评价，以便于及时干预，改善其生活质量。

（六）疗效评价与跟踪随访　不少支气管扩张症患者对支气管扩张症的认知不足，误以为经过规范治疗后即可以完全治愈。因此，临床医师首先需要向支气管扩张症患者进行宣教，其次是对支气管扩张症的临床评估不应仅限于单一次的门诊或住院部访视。支气管扩张症患者的急性加重常见，特别是在国内治疗不够规范的背景下，患者容易四处求医，抗生素滥用现象尤为突出。临床医师应定期复查，及时了解症状的改善程度、肺功能及痰培养结果，关注患者的心理状况改变。规范治疗后症状有所改善且支气管扩张症急性加重频率减少，则可维持或适当降阶治疗。

（关伟杰）

参考文献

[1] Anon. European Commission. Policy：rare diseases[EB/OL].[2020-03-05]. http://ec. europa. eu/health/rare_diseases/policy/index_en. htm.

[2] RINGSHAUSEN FC, DE ROUX A, DIEL R, et al. Bronchiectasis in Germany：a population-based estimation of disease prevalence[J]. Eur Respir J, 2015, 46（6）: 1805-1807.

[3] QUINT JK, MILLETT ER C, JOSHI M, et al. Changes in the incidence, prevalence and mortality of bronchiectasis in the UK from 2004 to 2013: a population-based cohort study[J]. Eur Respir J, 2016, 47（1）: 186-193.

[4] 周玉民, 王辰, 姚婉贞, 等. 我国 7 省市地区 40 岁及以上居民支气管扩张症的患病情况及危险因素调查[J]. 中华内科杂志, 2013, 52（5）: 379-382.

[5] LIN JL, XU JF, QU JM. Bronchiectasis in China[J]. Ann Am Thorac Soc. 2016;13（5）: 609-616.

[6] PASTEUR MC, BILTON D, HILL AT, British Thoracic Society Bronchiectasis Non-CF Guideline Group. British Thoracic Society Guideline for non-CF bronchiectasis[J]. Thorax, 2010, 65（Sppul 1）: i1-i58.

[7] POLVERINO E, GOEMINNE PC, MCDONNELL MJ, et al. European Respiratory Society guidelines for the management of adult bronchiectasis [J]. Eur Respir J, 2017, 50（3）. pii: 1700629.

[8] LONNI S, CHALMERS JD, GOEMINNE PC, et al. Etiology of non-cystic fibrosis bronchiectasis in adults and its correlation to disease severity [J]. Ann Am Thorac Soc, 2015, 12（12）: 1764-1770.

[9] GAO YH, GUAN WJ, LIU SX, et al. Aetiology of bronchiectasis in adults: a systematic literature review[J]. Respirology, 2016, 21（8）: 1376-1383.

[10] TORREGO A, HAQUE RA, NGUYEN LT, et al. Capsaicin cough sensitivity in bronchiectasis[J]. Thorax, 2006, 61（8）: 706-709.

[11] GUAN WJ, GAO YH, XU G, et al. Capsaicin cough sensitivity and the association with clinical parameters in bronchiectasis[J]. Plos One, 2014, 9（11）: e113057.

[12] GAO YH, GUAN WJ, XU G, et al. The role of viral infection in pulmonary exacerbations of bronchiectasis in adults: A prospective study[J]. Chest, 2015, 147（6）: 1635-1643.

[13] GUAN WJ, GAO YH, XU G, et al. Sputum matrix metalloproteinase-8 and -9 and tissue inhibitor of metalloproteinase-1 in bronchiectasis: Clinical correlates and prognostic implications[J]. Respirology, 2015, 20（7）: 1073-1081.

[14] GUAN W J, GAO Y H, XU G, et al. Characterization of lung function impairment in adults with bronchiectasis [J]. Plos One, 2014, 9（11）: e113373.

[15] GUAN WJ, GAO YH, XU G, et al. Impulse oscillometry in adults with bronchiectasis[J]. Ann Am Thorac Soc, 2015, 12（5）: 657-665.

[16] DAVIES G, WELLS A U, DOFFMAN S, et al. The effect of Pseudomonas aeruginosa on pulmonary function in patients with bronchiectasis[J]. Eur Respir J, 2006, 28（5）: 974-979.

[17] PASTEUR MC, HELLIWELL SM, HOUGHTON SJ, et al. An investigation in causative factors in patients with bronchiectasis[J]. Am J Respir Crit Care Med, 2000, 162（4 Pt 1）: 1277-1284.

[18] MARTINEZ-GARCÍEZMÁ, DE GRACIA J, VENDRELL RELAT M, et al. Multidimensional approach to non-cystic fibrosis bronchiectasis: the FACED score[J]. Eur Respir J, 2014, 43（5）: 1357-1367.

[19] CHALMERS JD, GOEMINNE P, ALIBERTI S, et al. The bronchiectasis severity index: An international derivation and validation study[J]. Am J Respir Crit Care Med, 2014, 189（5）: 576-585.

[20] MCDONNELL MJ, ALIBERTI S, GOEMINNE PC, et al. Multidimensional severity assessment in bronchiectasis: an analysis of seven European cohorts[J]. Thorax, 2016, 71（12）: 1110-1118.

[21] MCDONNELL MJ, ALIBERTI S, GOEMINNE PC, et al. Comorbidities and the risk of mortality in patients with bronchiectasis: an international multicentre cohort study[J]. Lancet Respir Med, 2016, 4（12）: 969-979.

[22] MAO B, YANG JW, LU HW, XU JF. Asthma and bronchiectasis exacerbation[J]. Eur Respir J, 2016, 47（6）: 1680-1686.

[23] GUILEMANY JM, ANGRILL J, ALOBID I, et al. United airways: the impact of chronic rhinosinusitis and nasal polyps in bronchiectasic patient′s quality of life [J]. Allergy, 2009, 64（10）: 1524-1529.

[24] GUILEMANY JM, ANGRILL J, ALOBID I, et al. United airways again: high prevalence of rhinosinusitis and nasal polyps in bronchiectasis [J]. Allergy, 2009, 64（5）: 790-797.

[25] MCCULLOUGH A, THOMAS ET, RYAN C, et al. Interventions for enhancing adherence to treatment in adults with bronchiectasis[J]. Cochrane Database Syst Rev, 2015, 11: CD011023.

第六节
肺不张

一、概述

肺不张（atelectasis）是指一侧肺或叶、段及亚段的肺容量及含气量减少，肺组织塌陷。由于肺泡内气体吸收，肺不张在影像学上表现为受累区域的透光度降低，邻近结构（支气管、肺血管和肺间质）向不张区域聚集，有时可见肺泡腔实变。由于肺小叶或段之间的侧支通气有时可使肺不张区域仍有一定程度的透光。当肺组织塌陷时，可以影响肺通气和/或肺换气两个环节，导致外界吸入的气体不能进入肺泡，流经病变区域的血流不能得到充分的气体交换，可进一步导致低氧血症等病理生理变化。

肺不张可分为先天性和后天获得性两种。先天性肺不张是指婴儿出生时肺泡内无气体充盈，常见原因为新生儿呼吸窘迫综合征，又称肺透明膜病。常见于早产儿，患儿由于缺乏肺表面活性物质，导致呼气末肺泡塌陷，临床表现为患儿出生不久即有进行性加重的呼吸窘迫和呼吸衰竭。临床绝大多数肺不张为后天获得性，是本章讨论的重点。

二、病因和发病机制

肺不张根据其发生机制分为阻塞性（吸收性）和非阻塞性肺不张。阻塞性肺不张是最常见的肺不张类型，当肺泡和气管之间的气道受到内源性或外源性阻塞时，阻塞支气管远端的肺段或肺叶内的气体被吸收，使肺组织塌陷，也称为吸收性肺不张。阻塞性肺不张因阻塞部位的不同，可分为大气道阻塞（如段、叶或主支气管）和小气道阻塞（如外周支气管和细支气管）两组。非阻塞性肺不张包括压迫性、被动性、粘连性、瘢痕性及盘状肺不张等。压迫性肺不张系因邻近肺组织出现病变，对其周围正常肺组织的推压所致，常见原因包括肿瘤、弥漫性间质性肺疾病的肺气囊及肺大疱等。被动性肺不张是由于胸腔内积气、积液、纵隔肿瘤、膈疝等原因导致胸腔压力变化，进而压缩肺组织导致肺不张。粘连型肺不张指肺泡壁内膜表面相互粘连，导致周围气道与肺泡的塌陷，形成机制尚未完全明确，可能与缺乏表面活性物质有关。此类肺不张主要出现在新生儿肺透明膜病（又称新生儿呼吸窘迫综合征）及肺栓塞时。瘢痕性肺不张多源于慢性炎症，常伴有肺实质不同程度的纤维化。瘢痕性肺不张通常继发于支气管扩张、结核、真菌感染或机化性肺炎。盘状（线状）肺不张较为少见，其发生与横膈运动减弱（常见于腹水时）或呼吸动度减弱有关。由于肺不张类型的不同，其病因和发生机制也各不相同（表25-6-1）。

表 25-6-1　肺不张分类及常见病因

Ⅰ. 阻塞性肺不张:大气道阻塞	支气管炎
1. 肿瘤	支气管扩张
支气管肺癌	Ⅲ. 压迫性肺不张:肺疾病
支气管类癌	1. 肺肿瘤
腺样囊性瘤	2. 弥漫性间质性肺疾病(如结节病、淋巴瘤)
转移性肿瘤	3. 邻近肺组织过度充气(如肺大疱、严重肺气肿及气流受限)
淋巴瘤	Ⅳ. 被动性肺不张:肺外疾病
其他较少见肿瘤(脂肪瘤、颗粒细胞瘤)	1. 气胸
2. 炎症	2. 胸腔积液
结核和真菌感染(支气管内肉芽肿、结石、支气管狭窄)	3. 膈疝
结节病,支气管内肉芽肿(罕见)	4. 胸膜肿瘤(如间皮瘤、胸膜转移肿瘤)
3. 其他	Ⅴ. 粘连性肺不张
左心房增大	1. 新生儿呼吸窘迫综合征
吸入异物、食物或胃内容物	2. 肺栓塞
气道导管移位	Ⅵ. 瘢痕性肺不张
气管切开处肉芽组织增生	1. 肺结核
淀粉样变	2. 组织胞浆菌病
Wegener 肉芽肿	3. 硅肺
Ⅱ. 阻塞性肺不张:小气道阻塞	4. 胶原沉着病
1. 黏液栓	5. 特发性肺间质纤维化
胸腔或腹腔剧烈疼痛	6. 放射性肺炎(末期)
使用呼吸抑制药物(如吗啡)	Ⅶ. 医源性肺不张
哮喘	1. 经支气管镜肺减容术
囊性纤维化	2. 支气管内单向活瓣
2. 炎症	3. 堵塞性或生物蛋白胶支气管堵塞
支气管肺炎	

(一) 阻塞性肺不张　叶、段支气管部分或完全性阻塞可引起多种影像学改变,其中之一为肺不张。阻塞的后果与阻塞的程度、病变的可变性、是否存在侧支通气等因素有关。引起阻塞的病变可在管腔内、外或管壁内。当气道发生阻塞后,受累部分肺组织中的血管床开始吸收肺泡内空气并使肺泡逐渐萎缩。研究表明,在一个充满空气的健康肺脏中,阻塞气道 24 小时后肺内空气将被完全吸收。如果试验前肺内充满的是 100% 纯氧,阻塞气道 1 小时后即可发生肺不张,因为氧气的弥散速率远远高于氮气。阻塞性肺不张发生后,肺内空气被吸收使胸腔内负压增高,促使毛细血管渗漏,液体潴留于不张肺的间质与肺泡中,这种情况类似"淹溺肺"。但不是所有的支气管阻塞都一定会引起肺不张,这取决于肺叶或肺段之间是否存在的良好的侧支通气。侧支通气的存在可以使阻塞远端肺组织保持正常通

气,甚至在极少的情况下还可发生过度膨胀。

1. 肿瘤性支气管狭窄　支气管肺癌是导致气道阻塞的重要原因之一。完全性支气管阻塞主要见于鳞癌和大细胞未分化癌,而腺癌和小细胞癌较为少见。典型的患者为中老年男性,有多年重度吸烟史,常有呼吸症状如咳嗽、咳痰、咯血、胸痛和呼吸困难。胸片可见肺门增大,纵隔增宽。在某些病例中由于肿瘤体积较大,形成"S"征。支气管刷检行细胞学检查或支气管活检对于明确肿瘤所致的肺不张有极高的诊断价值。当合并有肺门纵隔淋巴结增大时,还可以行经支气管镜超声引导的穿刺活检或纵隔镜活检,也可得到阳性结果。肺内转移性肿瘤偶亦侵及支气管使其阻塞,但不易与支气管肺癌鉴别诊断,如肾上腺样瘤肺转移。肿瘤转移时亦可因肿大的淋巴结压迫支气管而致肺不张。此外,淋巴瘤亦可引起支气管阻塞和肺不张。霍奇金淋巴

瘤可在支气管壁内浸润引起肺不张,同时常伴有其他部位的病变如纵隔淋巴结肿大、肺内空洞、肺内结节或弥漫的间质浸润。通过纤维支气管镜活检、灌洗或痰的细胞学检查常可做出诊断。一些非霍奇金淋巴瘤亦可引起肺不张,但一般见于疾病的晚期。肺泡细胞癌一般不会引起支气管阻塞。

良性支气管肿瘤相对少见。约有 10% 的畸胎瘤表现为孤立性支气管内肿瘤,除非引起阻塞性肺不张或阻塞性肺炎,通常没有临床症状。其他支气管内良性肿瘤如支气管腺瘤、平滑肌瘤、纤维瘤、神经鞘瘤、软骨瘤、血管瘤、脂肪瘤等也可引起阻塞性肺不张。支气管腺瘤恶性程度相对较低,90% 的支气管腺瘤为类癌。支气管腺瘤体积常常较大,部分位于支气管外,故在胸片上可见邻近肺门的中等大小的不透光阴影伴远端肺不张。大多数腺瘤起源于较大的主支气管,很容易在纤维支气管镜下可见并取材进行活检。腺瘤表面的支气管黏膜常保持完整,纤维支气管镜下活检偶可引起大量出血,细胞学检查或支气管冲洗常无阳性发现。

2. 感染与炎症　支气管结核是引起良性支气管狭窄的最主要原因。在原发性肺结核中,支气管阻塞和肺不张主要由肿大的淋巴结压迫管腔所致。在继发性肺结核中,支气管内膜结核常可由于结核性肉芽组织增生、溃疡引起管腔狭窄,在病变愈合期也可出现纤维性狭窄。支气管镜检查或痰培养可以明确诊断。有时仅从纤维支气管镜下所见即可明确狭窄的性质为结核性,此外,结核性肺不张还可由肺实质的瘢痕牵拉所致。肺真菌病特别是变应性支气管肺曲霉病亦可引起支气管阻塞。很多慢性炎症也可导致支气管狭窄。Wegener 肉芽肿也可引起支气管狭窄和肺不张,但支气管镜下活检通常不易明确诊断。

3. 其他原因　临床上黏液栓或黏液脓痰引起的支气管阻塞和肺叶、段或全肺不张较为常见。手术患者在术后 24~48 小时出现发热、心动过速、呼吸急促、咳嗽有痰声但咳嗽无力,受累区域叩诊呈浊音,呼吸音降低需要考虑黏液栓导致的肺不张,尤其是有慢性支气管炎病史、重度吸烟或术前存在呼吸道感染的患者。如果患者麻醉时间过长、上腹部手术、术中或术后气道清洁较差,黏液栓导致的肺不张则更容易发生。纤维支气管镜检查常可见相应支气管有散在的黏液栓。神经系统基础疾病的患者和胸部外伤患者由于呼吸肌无力、胸廓活动度受限或处于昏迷状态,气道分泌物清除能力下降,也易形成黏液栓而致肺不张。慢性呼吸道疾病如慢性化脓性支气管炎、支气管哮喘急性发作、支气管扩张及肺囊性纤维化病患者,在外周气道或细支气管内形成黏液栓也可引起相应部位的肺不张。成年哮喘患者如发生肺不张,需注意是否有变应性支气管肺曲霉病所致黏液栓的可能。由于黏液栓所致的肺不张一般通过胸部物理治疗促进排痰常可改善,但有时可能需要纤支镜吸出痰栓。

异物吸入主要见于婴幼儿,常见吸入物为花生、瓜子、糖果、鱼刺、笔帽等,偶见戴义齿或昏迷、迟钝的老年人。面部创伤,特别是车祸伤,可吸入碎牙。有明确的异物吸入史往往能明确诊断,但如果吸入异物及症状出现时间间隙期

太长,以及婴幼儿异物吸入时周围无陪伴,往往不能提供确切吸入史,此时诊断比较困难。胸部影像检查常可提供有价值的线索。如果异物不透 X 线,胸部 CT 即可明确诊断并定位。若为透过 X 线异物,则 X 线片上的阻塞性病变或其他的放射学改变亦可提示异物所在。支气管内活瓣性病变所致的阻塞性肺过度充气是婴幼儿异物吸入最常见的影像学改变,而成人则往往表现为肺不张。如果临床上初步考虑为支气管异物,应通过支气管镜检查证实并通过支气管镜达到治疗目的。大多数异物在镜下可以看到。某些异物由于引起明显的炎症反应而被隐藏于水肿的黏膜下不易被发现,或时间太长已被肉芽组织包绕。

支气管结石较为少见,是由支气管周围钙化的淋巴结穿破支气管壁形成。常见病因为肺结核和组织胞浆菌病。临床症状有咳嗽、反复咯血与胸痛,如有咯出沙砾状物或钙化物质的病史极有诊断价值。造成阻塞的主要原因为围绕突出管腔的结石形成大量的肉芽肿组织。典型的胸部影像表现为肺不张与近端的多数钙化影。胸部 CT 对于明确结石的存在及评价结石与支气管壁的关系更有价值。纤维支气管镜检查可协助诊断。

支气管周围邻近组织结构异常也可压迫支气管导致肺不张,如动脉瘤、心腔扩大(特别是左心房)、肺门淋巴结肿大、纵隔肿瘤、纤维化性纵隔炎及纵隔囊肿。外源性压迫最常见为支气管周围肿大的淋巴结,其中右肺中叶最常受累。引起淋巴结肿大的病因主要为结核,其次为真菌感染、淋巴瘤、转移性肿瘤。普通胸片可见与肺不张同时存在的肺门肿大与血管异常,从而提示外源性压迫的可能性。胸部 CT 可进一步明确诊断。纤维支气管镜在阻塞部位活检有时可获得原发疾病的组织学资料,但必须在活检前排除动脉瘤。类癌的淋巴结肿大罕有压迫支气管,而淋巴瘤和转移性肿瘤亦极少引起肺门淋巴结肿大,此种情况下的肺不张通常是由支气管内的直接侵犯而非外源性压迫所致。

右肺中叶特别易于发生慢性或复发性感染及肺不张,可能与中叶支气管解剖特点有关。右肺中叶支气管较为细长,周围有多组淋巴结环绕,且中叶与其他肺叶之间缺乏侧支通气。各种原因引起的慢性或反复右肺中叶不张称为中叶综合征,最常见的原因为非特异性感染,多为非阻塞性肺不张。需留意肿瘤是中叶肺不张常见原因之一。此外,结核、支气管结石、支气管扩张等也可导致中叶肺不张。

(二)非阻塞性肺不张

1. 压迫性肺不张(compressive atelectasis)　压迫性肺不张是指因肺组织因受其邻近肺部扩张性病变的推压所致的肺不张,其病因包括肺内肿瘤、肺大疱、肺气囊。压迫性肺不张往往较局限,为轻微或为不完全性肺不张,不张部位位于肺部病变周围。

2. 被动性肺不张(passive atelectasis)　被动性肺不张是由于胸腔内病变推移挤压肺组织所致肺不张。这种肺不张通常较轻微或为不完全性,偶为完全性肺萎陷。其病因为胸腔内病变,包括胸腔积液、脓胸、气胸及胸腔内肿瘤。腹部膨隆亦可使膈肌上抬挤压致肺不张,如过度肥

胖、腹腔内肿瘤、肝脾大、大量腹水、肠梗阻及怀孕等。

3. 粘连性肺不张（adhesive atelectasis） 粘连性肺不张是由于肺泡表面活性物质不足而致肺泡萎陷，肺容量减少。肺泡表面活性物质产生不足或活性下降常见于透明膜病、急性呼吸窘迫综合征。肺栓塞也可能导致粘连性肺不张，其产生机制目前还不明确。可能与肺动脉栓塞发生后数小时内肺泡表面活性物质耗竭，致肺容积和肺顺应性降低，从而继发肺不张。

4. 瘢痕性肺不张（cikatricial atelectasis） 大多数瘢痕性肺不张继发于慢性炎症过程，如结核、真菌感染、硅肺、煤工尘肺、石棉肺、支气管扩张、矿物油肉芽肿和慢性非特异性肺炎（机化性肺炎），其中结核导致的瘢痕性肺不张最为常见。慢性炎症所致的肺不张通常同时伴有明显的纤维化，可引起受累肺叶的皱缩和容量减少，这种情况下肺容量的减少较其他类型的肺不张更为严重。硬皮病和其他结缔组织疾病亦可引起肺内的纤维化和瘢痕性肺不张。

5. 圆形肺不张（rounded atelectasis） 圆形肺不张为一种特殊类型的肺不张。通常位于胸膜下肺基底部呈圆形或椭圆形，其下方有支气管或血管影延伸到肺门，形似"彗星尾"，常可见邻近胸膜与叶间裂增厚。发生机制为脏层胸膜或小叶间隔纤维变性及增厚，胸膜内陷，肺组织不能充分复张，常见于石棉性胸膜炎。

6. 盘状肺不张 盘状或碟状肺不张为局部亚段肺不张。肺不张呈线状，位于横膈上方，几乎总是延伸到胸膜，常呈水平方向，但有时可呈斜或垂直的方向。这种肺不张的厚度自数毫米至 1cm 以上，宽 2~6cm，表现为盘状或碟状阴影，随呼吸上下移动。常见于腹水或过度肥胖时横膈运动减弱，或各种原因引起的呼吸动度减弱时。

7. 坠积性肺不张（hypostatic atelectasis） 肺脏存在重力依赖部分和非重力依赖部分，重力依赖部分的减少提示有肺组织灌注增加与肺泡通气下降。直立位时呼吸末肺尖与肺底肺泡容积梯度约为 4:1，平卧时其比例约为 2.5:1。重力梯度可在某些情况下参与肺不张的形成，如长期卧床的患者，呼吸过于表浅，黏液纤毛输送系统受损，以及肺重量增加的疾病如肺炎、肺水肿与肺充血等。

三、临床表现

肺不张的症状和体征主要取决于原发病因、阻塞程度和阻塞发生速度、受累范围及是否合并感染。由肺不张本身导致的症状只有呼吸困难。通常在短期内形成的阻塞伴大面积肺组织萎陷，特别是合并感染时，除了突发的呼吸困难、发绀以外，患者可有明显的患侧疼痛，甚至出现血压下降、心动过速、发热等。而缓慢形成的肺不张可以没有症状或仅轻微症状。中叶综合征多无呼吸困难症状，但常有剧烈的刺激性干咳。

既往病史可提示支气管阻塞和肺不张的可能性。若患者病史中有肺结核、肺真菌感染、异物吸入或慢性哮喘，应注意有无支气管狭窄。既往有胸部创伤史者应注意排除有无未发现的支气管破裂和支气管狭窄。某些哮喘患者若持续发作喘息，需注意有无黏液栓阻塞发生肺不张；如此次患者有发热，则需排查是否合并细菌和/或真菌感染。外科手术后 48 小时出现发热和心动过速（手术后肺炎）常由肺不张引起。继发于支气管结石的肺不张患者约有 50% 有咳出钙化物质的历史，患者常常未加以注意，需要医生的提示。肺不张发生风险高的患者如重症监护病房的患者、全身麻醉手术患者，出现不明原因呼吸急促、血氧饱和度下降等表现时，需要考虑是否发生肺不张。儿童出现呼吸系统症状时均应想到异物吸入的可能。继发于支气管肺癌的肺不张主要见于有吸烟史的中年或老年男性并常有慢性咳嗽史。

阻塞性肺不张的典型体征包括肺容量减少的征象（如触觉语颤减弱、膈肌上抬、纵隔移位），叩诊浊音，语音震颤和呼吸音减弱或消失；如有少量气体进入萎陷的区域，可闻及湿啰音。手术后发生肺不张的患者可有明显的发绀和呼吸困难，较有特征的是发现带痰声而无力的咳嗽。如果受累的区域较小，或周围肺组织充分有效地代偿性过度膨胀，此时肺不张的体征可能不典型或缺如。非阻塞性肺不张如果其主要的支气管仍然通畅，语音震颤常有增强，呼吸音存在。上叶肺不张因其邻近气管，故可在肺尖闻及支气管呼吸音。下叶肺不张的体征与胸腔积液、单侧膈肌抬高的体征相似。详细的体格检查可发现与基础疾病有关的体征，为临床提供诊断线索。

四、影像学检查

影像学检查为肺不张诊断最重要的手段。对于怀疑肺不张的患者，应进行胸部 X 片或胸部 CT 等影像学检查，明确是否存在不张及不张部位，并为病因诊断提供线索。常规胸部平片通常即可明确肺叶或肺段不张的存在及其部位，但其表现变化较大且常不典型。胸部 CT 能够明确肺不张部位，并且有助于明确导致不张原因。其他影像学检查如肺血管造影对于某些原因导致的肺不张也有诊断意义。

（一）肺不张的征象

直接 X 线征象：叶间裂向不张的肺侧移位，这是肺不张最常见的征象，移位程度取决于塌陷肺组织面积；不张的肺组织透亮度降低，均匀性密度增高，恢复期或伴有支气管扩张时可见密度不均（囊状透亮区）。不同程度的体积缩小，亚段及以下的肺不张因有其他侧支的通气而体积缩小不明显。叶段性肺不张一般呈钝三角形，也可表现为扇形、三角形、带状、圆形等。另外，如果是非阻塞性肺不张，可出现"支气管空气征"（air bronchogram），可排除完全性支气管阻塞，但不能除外肺叶萎陷。

间接 X 线征象：由于肺体积缩小，病变区域的支气管与血管纹理聚拢，而邻近肺组织代偿性膨胀，致使血管纹理稀疏，并向不张的肺叶弓形移位；肺门阴影缩小和消失，并且与肺不张的致密影相隔合；纵隔、心脏、气管向患侧移位，特别是全肺不张时明显，有时健侧肺组织移向患侧，而出现肺疝；横膈肌升高，胸廓缩小，肋间隙变窄。

CT 征象:由于肺体积缩小,病变肺叶或段表现为致密影。如病变区域为不完全阻塞,可见有支气管气像。同时,叶间裂、支气管、血管、横膈、心脏、纵隔位置可有相应改变。

1. 全肺不张 由支气管阻塞引起的单侧肺完全不张,表现为病侧胸廓内出现均匀密度增高影;气管、纵隔及心脏移向患侧;患侧横膈升高,胸廓塌陷,肋间隙变窄。对侧肺组织代偿性过度充气,可能导致肺组织越过前正中线,形成肺疝(herniation)。如果肺不张是因为异物或痰栓急性阻塞导致,去除异物或痰栓,不张的肺可以完全复张。如阻塞物是肿瘤或者淋巴结,由于此过程往往是缓慢发生,不张的肺组织可能纤维化,去除阻塞物后复张速度缓慢或不能完全复张。由气胸、胸腔积液或者胸腔内肿瘤引起的同侧肺不张程度往往较支气管阻塞引起的阻塞性肺不张轻,气管、纵隔及心脏位置无明显变化或者仅向对侧偏移。

2. 右肺叶不张

(1) 右上肺不张(图 25-6-1):X 线主要表现为右上肺实变影及水平裂向上收缩,侧位片可以发现斜裂上部向前偏移。由于不张的肺向前上内收缩,实变影往往表现为三角形或窄带状致密影,尖端指向肺门,基底贴胸壁,右中下叶呈代偿性肺气肿,血管纹理分散稀疏。由于右上叶各肺段不张影响的肺容积不大,对气管、肺门、纵隔及横膈位置影响不明显,但上肺不张有时可出现膈上尖峰征(juxta-phrenic peak),即一基底位于横膈圆顶尖部的小三角致密影。CT 表现与 X 线类似。当长期不张的右上肺不张形成小三角形高密度影,紧贴右上纵隔旁,可通过胸部 CT 与奇叶作鉴别。

导致右肺上叶不张的常见原因是结核和中央型肺癌。如果不张肺组织与周围胸膜有粘连,则肺叶不能完全向上和向内收缩,胸片上呈凹面向下的弧形,如果合并肺门肿块,表现为反"S"形征象(Golden 反 S 征),往往提示原发性肺部肿瘤。

(2) 右肺中叶不张(图 25-6-2):右肺中叶不张较常见,

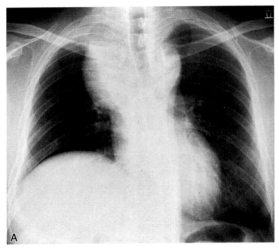
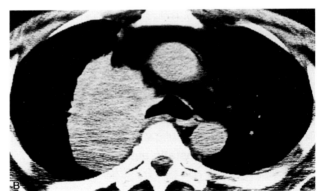

图 25-6-1 右上肺不张影像

A. 右肺上叶不张,胸片见右上肺边缘锐利的致密影,尖端指向肺门;B. 右上肺支气管肺癌,CT 见右上肺不张,右主支气管狭窄。

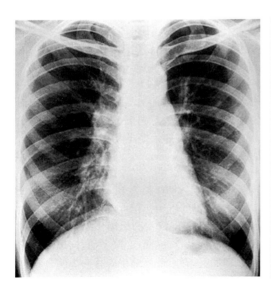
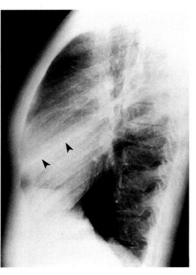

图 25-6-2 右肺中叶不张

支气管扩张患者。后前位胸片右心界模糊,侧位胸片见线状致密影(箭头)。

X 线表现为右心缘旁三角形软组织密度影,其尖端指向外侧,水平裂移向内下。因右肺中叶紧靠右心房,右心缘不清晰,借此可与右下肺不张鉴别;纵隔、心脏和横膈一般无移位。侧位片可见至肺门区向前下斜行的带状致密影,上缘为向下移位的水平裂,下缘为向前上移位的斜裂下部,致密影尖端位于水平裂和斜裂交界处。CT 表现为不完全的致密扇形影,位于水平裂下方,相对胸部 X 线能够更好地评价右中叶支气管周围淋巴结肿大情况。

（3）右肺下叶不张（图 25-6-3）：心缘旁呈一三角形向上的阴影,尖端指向肺门,阴影基底与横膈内侧相贴,呈现上窄下宽的三角形致密影。如果不合并有中叶不张,右心缘清晰。斜裂向内下移位,在前后位胸部 X 线可见。肺门向内下移位,横膈上升,心脏向患者移位,有时可遮挡不张的肺组织。侧位片可见斜裂向后下凸,此征象可与向前凸的包裹性积液鉴别。另外,当右下叶肺不张发生后正常纵隔软组织可由中线部位拉向患侧,表现为锁骨影之上出现一与纵隔相连接的三角形影像,此征象具有重要的诊断意义。

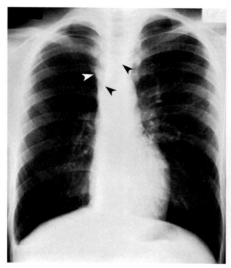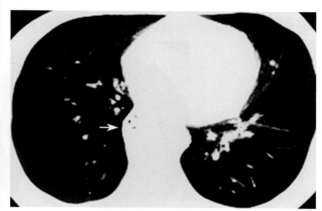

图 25-6-3 右肺下叶不张

支气管扩张患者。后前位胸片因右肺下叶体积缩小很难辨析,见右肺代偿性肺气肿和肺血管纹影稀疏。前纵隔角右移形成三角征（箭头）。

3. 左肺叶不张

（1）左肺上叶不张（图 25-6-4）：不张肺组织向前内收缩至纵隔,表现为边缘模糊的左肺门阴影,常与纵隔肿瘤混淆。常常合并下叶代偿性肺气肿,特别是下叶背段代偿性膨胀可达肺尖区,或者在纵隔边缘与不张肺组织之间形成半月状过度充气区域,分别表现为空气新月征和 Luftsiches 征,两者均为左上肺叶不张的特殊 X 线表现。侧位胸片显示不张的肺组织后方斜裂前移,与正常肺组织边缘清晰。左肺舌叶不张使左心缘模糊。舌叶不张常伴纵隔气肿出现,充气的纵隔使舌叶外侧移位,表现为外侧致密影,需与软组织肿块、肺炎或者胸腔积液鉴别。

（2）左肺下叶不张（图 25-6-5）：左肺下叶不张导致心影后三角形实变影,使心影密度增高,实变影外缘为向下内移位的斜裂,左肺门下移,同侧横膈升高。侧位片显示一边缘模糊的高密度影,位于椎体旁,与横膈界限不清。

4. 其他类型肺不张

（1）圆形肺不张:多数圆形肺不张发生与石棉性胸膜炎导致胸膜瘢痕形成有关,其他可以导致胸膜纤维化的疾病也可能形成圆形肺不张。其机制可能为:胸膜增厚及纤维化、内陷,以及小叶间隔纤维化,形成圆形肺组织塌陷。X线表现为胸膜下的圆形肿块,多位于下叶后部。扭曲的支气管血管汇聚于肿块,称为"彗星尾"征,常常合并胸膜纤维化的其他表现,如肋膈角变钝。

（2）线状肺不张（盘状肺不张）:为肺底部局部亚段肺不张,位于横膈上方,呈 2~6cm 长的线状或盘状阴影,随呼吸上下移动,几乎总是延伸到胸膜。常呈水平方向,但有时可呈斜或垂直的方向,这种肺不张的厚度自数毫米至数厘米。其发生与横膈运动减弱有关,常见于腹水或因胸部疼痛出现的呼吸运动幅度减弱。

（二）其他影像学检查 断层摄片对下述情况帮助较大:描述萎陷肺叶的位置与形状,有无支气管空气征,有无钙化及其位置阻塞病变的性状,有无管腔内引起阻塞的包块。CT 检查对于此类问题的诊断价值更大,特别是对下述情况明显优于断层摄影包括:明确支气管腔内阻塞性病变的位置甚或性质,探查肿大的纵隔淋巴结鉴别纵隔包块与纵隔周围的肺不张。支气管造影主要用于了解非阻塞性肺不张中是否存在支气管扩张,但目前已基本为 CT 所取代。如怀疑肺不张由肺血栓所致,可考虑行肺通气-灌注显像或肺血管造影,相对而言血管造影的特异性较高。对纤维化性纵隔炎所致肺不张的患者,上腔静脉血管造影有一定的价值。心血管疾病引起压迫性肺不张时可选择多种影像学手段。

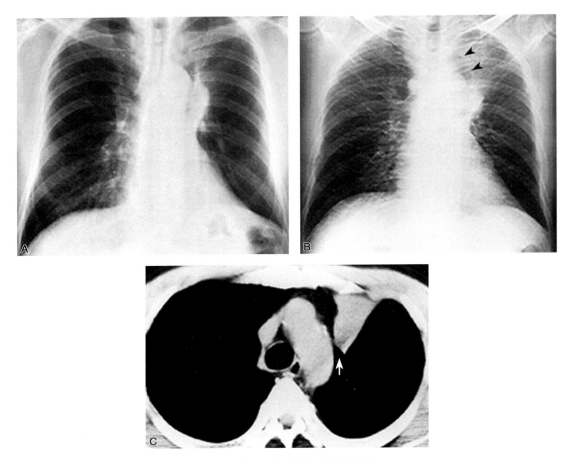

图 25-6-4　左肺上叶不张肺癌患者

A. 后前位胸片示左肺门旁致密影；B. 前后位胸片示在左上肺不张和主动脉弓之间透光区（Luftsiches sign）（箭头）；C. CT 见左上肺不张显示为尖端指向肺门的三角形致密影，下叶背段代偿性膨胀插入不张的肺叶间，形成 Luftsiches 征（箭头）。

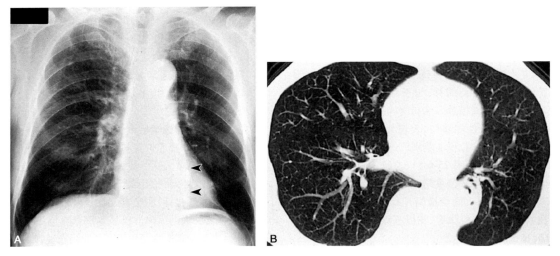

图 25-6-5　左肺下叶不张支气管扩张患者

A. 后前位胸片示左肺门缩小，左肺血管纹理稀疏，左肺下叶不张边缘易被误认为降主动脉轮廓；B. CT 左侧脊柱旁含支气管气像的致密影为不张的左下肺。

五、其他辅助检查

血液常规检查对肺不张的鉴别诊断价值有限。血嗜酸性粒细胞增高可见于哮喘及变应性支气管肺曲霉病,偶可见于霍奇金淋巴瘤、非霍奇金淋巴瘤、支气管肺癌和结节病。阻塞远端继发感染时血中性粒细胞增多、血沉增快。慢性感染和淋巴瘤可有贫血。结节病、淀粉样变、慢性感染和淋巴瘤可见 γ 球蛋白增高。血清学试验检测抗曲霉抗体对诊断变应性支气管肺曲霉病的敏感性与特异性较高。组织胞浆菌病和球孢子菌病引起支气管狭窄时,特异性补体结合试验可为阳性。血及尿中检出 5-羟色胺对支气管肺癌引起的类癌综合征有诊断价值。

六、诊断

肺不张是不同病因所致的一种共同的临床表现。因此,对肺不张的诊断主要包括两个部分:明确肺不张的诊断,寻找导致肺不张的基础病因。

(一)明确肺不张的诊断

当存在容易发生肺不张基础疾病的患者,出现呼吸困难或者呼吸困难度迅速加重,需考虑是否在基础疾病基础上发生肺不张,影像学检查常常能够建立诊断。在胸部平片上,除了肺部实变影,更具有诊断意义的是由于肺不张引起肺容量减少所致的影像学改变,如叶间裂移位,肺门、气管、膈及心脏移位,肋间隙变窄,以及邻近肺代偿性气肿等。

(二)病因诊断

当通过临床症状及胸部 X 线明确肺不张诊断后,不论患者年龄大小,均需寻找阻塞原因。借助纤维支气管镜检查,可以窥视到段支气管和亚段支气管内病变,胸部 CT 则可帮助澄清发生肺不张的原因。

七、治疗

(一)急性肺不张(acute atelectasis)

急性肺不张(包括术后急性大面积的肺萎陷)需要尽快去除基础病因。如果怀疑肺不张由阻塞所致,而咳嗽、吸痰及经过 24 小时的胸部理疗仍不能缓解或者患者不能配合治疗时,应当考虑行纤维支气管镜检查。支气管阻塞的诊断一旦确定,治疗措施即应针对阻塞病变及合并的感染。纤维支气管镜检查时可吸出黏液栓或浓稠的分泌物而使肺脏得以复张。如果怀疑异物吸入,应立即行支气管镜检查,较大的异物可能需经硬质支气管镜方可取出。

肺不张患者的一般处理包括:①卧位时头低脚高患侧向上,以利引流;②适当的胸部物理治疗;③鼓励翻身、咳嗽、深呼吸。如有感染的临床或实验室证据,应当使用广谱抗生素。住院患者应根据病原学资料和药敏试验选择针对性强的抗生素。神经肌肉疾病引起的反复发生的肺不张,可试用持续气道正压(CPAP)通气可能有一定的帮助。

(二)慢性肺不张(chronic atelectasis)

肺萎陷的时间越久,则肺组织毁损纤维化或继发支气管扩张的可能性越大。任何原因的肺不张均可继发感染,故若有痰量及痰中脓性成分增加应使用适当的抗生素。部分结核性肺不张通过抗结核治疗也可使肺复张。以下情况应考虑手术切除不张的肺叶或肺段:①缓慢形成或存在时间较久的肺不张,通常继发慢性炎症使肺组织机化挛缩,此时即使解除阻塞性因素,肺脏也难以复张。②由于肺不张引起频繁的感染或咯血。如系肿瘤阻塞所致肺不张,应根据细胞学类型,肿瘤的范围与患者的全身情况,决定是否进行手术治疗及手术的方式,放射治疗与化疗亦可使部分患者的症状得以缓解。支气管支架植入术可以帮助处理部分肿瘤阻塞所致肺不张。

八、预防

术后肺不张是预防管理的重点所在。目前有很多风险预测模型应用于临床以确定术后肺不张发生的高危患者。常见危险因素包括:全麻、基础肺疾病、基础神经肌肉疾病、肥胖、高龄、气道黏液潴留或黏液栓、胸腔积液、卧床时间长(尤其是体位改变受限)、呼吸表浅(因疼痛或固定)。重度吸烟与慢性阻塞性肺疾病患者是手术后发生肺不张的主要高危人群。因此应在术前戒烟并训练咳嗽与深呼吸,围手术期注意痰液引流。避免使用作用时间过长的麻醉方式,术后尽量减少镇静剂使用以免抑制咳嗽反射。麻醉结束时不应使用 100% 的纯氧。患者应每小时翻身一次,鼓励咳嗽和深呼吸。必要时可雾化吸入支气管扩张剂、生理盐水或祛痰药物可以达到扩张湿化气道、促进分泌物排出的目的。因胸廓疾患、神经肌肉疾病或中枢神经疾病所致通气不足,或呼吸浅快,以及长期进行机械通气的患者,均有发生肺不张的可能,应予以特别注意并进行严密的监护。

(冯玉麟 欧雪梅)

参考文献

[1] 朱元珏, 陈文彬. 呼吸病学[M]. 北京: 人民卫生出版社, 2003.

[2] SUTTON D. Textbook of radiology and imaging[M]. 7th ed. Melbourne: Churchill Livingstone, 2003.

[3] FISHMAN AP, ELIAS JA, FISHMAN J, et al. Fishman's Pulmonary Diseases Disorders[M]. 4th ed. New York: McGraw Hill Professional, 2008.

[4] HANSELL DM, BANKIER AA, MACMAHON H, et al. Glossary of terms for thoracic imaging[J]. Radiology, 2008, 246 (3): 697-722.

[5] PERONI DG, BONER AL. Atelectasis: mechanisms, diagnosis and management[J]. Paediatr Respir Rev, 2000, 1 (3): 274-278.

[6] ASHIZAWA K, HAYASHI K, ASO N, et al. Lobar atelectasis: diagnostic pitfalls on chest radiography[J]. Brit J Radiology, 2001, 74 (877): 89-97.

[7] RESTREPO RD, BRAVERMAN J. Current challenges in the recognition, prevention and treatment of perioperative pulmonary atelectasis[J]. Expert Rev Respir Med, 2015, 9 (1): 97-107.

第七节
弥漫性泛细支气管炎

弥漫性泛细支气管炎（diffuse panbronchiolitis, DPB）是以两肺弥漫性呼吸性细支气管及其周围的慢性炎症为特征，可引起严重呼吸障碍的，病因不明的气道疾病。受累部位主要是呼吸性细支气管以远的终末气道。病变广泛累及呼吸性细支气管"全层"及周围组织，遍布双肺。日本学者二十世纪六七十年代根据病理学改变发现此疾病，并根据临床、影像学及病理特征提出 DPB 是一种独立性疾病。1983 年 CHEST 杂志发表 DPB 第一篇综合性报道。1996 年我国首次报道了明确诊断的 DPB。

一、流行病学

根据日本 20 世纪 80 年代的人口调查，全国发病率为 11.1/10 万。近年来发病率有所下降。发病年龄分布高峰为 40~60 岁的人群，无性别差异。2/3 的 DPB 患者没有吸烟史，也没有有毒气体暴露史。DPB 主要集中在东亚国家，亚洲以外地区病例数量极少，西方国家中 DPB 患者半数为亚裔移民。目前认为 DPB 在东亚人群中发病率较高，因此推测 DPB 可能有遗传易感性。

在未应用红霉素治疗以前，合并铜绿假单胞菌感染者 10 年生存率仅为 12%，而不合并铜绿假单胞菌感染者 10 年生存率为 73%。

二、病因

DPB 的病因至今不明。其可能与以下几个因素相关：人种特异性及遗传因素、慢性气道炎症、免疫系统功能障碍、环境因素等。

（一）人种特异性及遗传因素

1. HLA 基因 研究表明 DPB 发病以东亚人居多，有明显的人种差别且部分者有家族倾向。研究中指出，在人体白细胞抗原 I 类抗原中，日本患者与 HLA-B54 的 B * 5401 和 B * 5504 抗原基因具有高度相关性，在非日本人群的亚洲人群中目前没有确定与此基因有关。而在韩国 DPB 患者中，则显示出与 HLA-A11 具有高度相关性。因此，Keicho 等提出了 DPB 疾病易感基因的假说：推测疾病的易感基因可能在第 6 染色体短臂 6p21.3 的 HLA-A 与 HLA-B 之间，存在于 HLA-B 至 HLA-A 方向 300kb 距离处约 200kb 长度的基因区域中。此外，还有研究发现 HLA II 类基因的 TAP 基因影响人体白细胞抗原 I 类抗原在外周血白细胞表面的稳定结合，也可能与 DPB 的发病相关。

2. 其他基因 有研究推测 DPB 可能与已被确认的黏蛋白基因中的 MUC_5B 及 MUC_5AC 基因多态性及基因异常表达有关。在气道黏膜表面的杯状细胞中，通常 MUC_5B 基因是被限制表达的，然而在 DPB 患者中，这个基因可能存在

异常表达。而本只表达于气道上皮细胞的 MUC_5AC，却同时又在杯状细胞中表达。这可能是 DPB 患者气道高分泌和大量咳痰的原因之一。Keicho 等在一个研究中，通过基因标记物在上述提到的 200kb 的易感基因中克隆出新的与 DPB 疾病易感性相关的基因——黏蛋白样基因 1 和 2（PBMUCL1 和 PBMUCL2）。此外，白介素-8 基因也可能参与 DPB 的发病。

（二）慢性气道炎症

1. 中性粒细胞 中性粒细胞聚集在近端大气道是此疾病的一大特征，DPB 患者支气管内分泌物中中性粒细胞及蛋白水解产物明显增高，炎症部位过多的中性粒细胞趋化因子（主要为 IL-8、白三烯 B4 等）和循环系统中白细胞表面黏附分子的上调都为募集中性粒细胞至近端气道做出了贡献。聚集在气道内的中性粒细胞释放的炎症因子及炎症介质等可能参与气道的炎症反应。

2. 淋巴细胞和巨噬细胞 淋巴细胞和巨噬细胞主要聚集在呼吸性细支气管周围。Sato 等人发现在 DPB 患者的肺活检标本中频繁观察到支气管相关淋巴组织的增生，其中表面 IgM 阳性的 B 淋巴细胞主要分布于滤泡区，T 淋巴细胞（T 淋巴细胞以 $CD4^+$ 细胞为主）主要分布于滤泡旁区。有报道称表达 $CD8^+/CD II b^-$ 的细胞毒性 T 淋巴细胞也被激活，激活的细胞数量与支气管液中趋化因子 MIP-1a（巨噬细胞炎症蛋白-1a）的水平相关。患者呼吸性细支气管分泌物中淋巴细胞绝对数明显高于正常组。应用十四元环大环内酯类抗生素治疗后，淋巴细胞数下降；提示淋巴细胞是 DPB 发病的重要细胞成分及淋巴细胞有可能促使慢性气道炎症的发生。

3. 树突状细胞（DC） 在 DPB 患者细支气管上皮和黏膜下组织中 $CD1a^+$、$CD1c^+$ 和 $CD83^+$ 的树突状细胞数量明显高于正常肺组织，DC 是最强的抗原呈递细胞，在最初的免疫反应中扮演着中心角色，其在 DPB 患者的细支气管中增高可能与细支气管上细胞的粒细胞巨噬细胞刺激因子（granulocyte-macrophage colony-stimulating factor，GM-CSF）有关。因此推测其通过抗原呈递，刺激淋巴细胞，致呼吸性支气管及其周围的慢性炎症，DC 在 DPB 黏膜免疫反应中起了重要作用。

（三）免疫系统功能障碍
有文献指出，推测 DPB 患者免疫学方面异常可能继发于慢性感染。大部分日本患者在无支原体感染证据时，血清冷凝集试验效价连续升高；血清 IgA 升高及类风湿因子增高在 DPB 患者的检查结果中经常出现，有学者认为 DPB 可能是免疫学相关疾病。病理学方面，呼吸性细支气管壁有淋巴细胞、浆细胞、组织细胞浸润，常伴有淋巴滤泡的形成等特征提示 DPB 可能与免疫功能异常相关。DPB 可伴发类风湿关节炎、成人 T 淋巴细胞白血病、溃疡性结肠炎等疾病也提示其可能是免疫学相关疾病。

（四）环境因素
刺激性有害气体吸入与大气污

染、强酸烟雾、氯气、溶媒性气体、化学药品和各种粉尘等可致本病。二氧化硫污染区DPB发病率高于一般地区。

三、发病机制

正常气道有三个防御体系共同起作用:物理防御,包括黏液纤毛清除系统;非特异性免疫,由气道黏膜表面的上皮细胞和巨噬细胞参与;特异性免疫,提供免疫球蛋白和T细胞受体。慢性气道炎症通常是由其中之一有缺陷而触发。当存在有其中一种或多种防御缺陷的时候,一旦病原微生物被吸入气道,就会牢牢地黏附在支气管黏膜表面,进行复制和通过诱发炎症反应来损伤周围组织。在病灶部位,通过微生物本身抗原物质或黏膜细胞产生的中性粒细胞趋化因子募集到大量中性粒细胞,然后活化的中性粒细胞在支气管中会释放大量蛋白水解酶和超氧化物来阻止微生物的进一步定植。尽管支气管上皮细胞可以产生各种抗菌肽,但在DPB患者的病灶部位,这些抗菌肽好像并不能有效地消灭这些病原微生物,这其中原因目前还不清楚。在这一背景下,支气管内经常处于黏液高分泌状态,黏液纤毛系统也被严重损伤。因此形成一个慢性气道炎症的恶性循环。

当上下气道都被损伤时,患者可以被诊断为鼻窦支气管综合征(sinobronchial syndrome,SBS)。SBS是指慢性鼻窦炎同时伴有下气道炎性病变的慢性气道疾病,如囊性纤维化、原发性纤毛运动不良综合征等疾病。由于DPB是呼吸性细支气管及其周围的慢性炎症而且大部分都伴有慢性鼻窦炎,故有学者认为DPB也是一种SBS。

DPB患者痰培养疾病早期,痰中多为流感嗜血杆菌、肺炎链球菌、肺炎克雷伯菌或金黄色葡萄球菌,而晚期多以铜绿假单胞菌为主。铜绿假单胞菌是DPB的发病原因还是继发的感染尚不清楚。这种现象与囊性纤维化合并支气管扩张极其相似。可以确定的是铜绿假单胞菌的感染在DPB的发病机制中有重要作用。由于患者气道黏膜上的铜绿假单胞菌产生的杀白细胞毒素、外毒素A、内毒素、弹性蛋白酶和鞭毛蛋白及其他细菌产生的弹性蛋白酶和一些炎症介质所构成的生物膜可能参与了气道上皮细胞的损伤和气道炎症过程,因此有文献指出,DPB患者治疗过程中,应重视对铜绿假单胞菌感染的处理。

四、病理学改变

(一)肉眼改变　　肺表面弥漫分布多个细小灰白色结节,触之有细沙样、颗粒样不平感;切面可见广泛细支气管为中心的结节,有时可见支气管扩张,以两肺下叶多见。通常显示肺过度充气(图25-7-1A)。

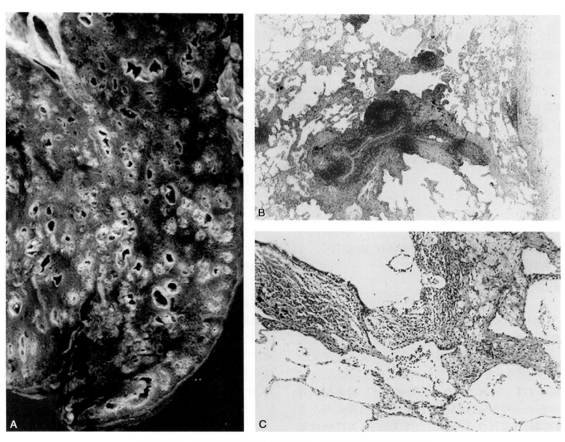

图25-7-1　弥漫性泛细支气管炎的大体和镜下病理学改变

（二）镜下所见 病理学特点中，镜下病灶部位显示弥漫性分布的以呼吸细支气管为中心的细支气管炎及细支气管周围炎，病变累及细支气管全层，故称之为"泛"。DPB定位于细支气管和呼吸性细支气管，而其他肺组织区域可以完全正常，主要特点为细支气管全壁炎，特征性改变为细支气管，呼吸性细支气管炎症使细支气管狭窄、阻塞；肺泡间隔和间质可见泡沫样细胞改变（图25-7-1B、C）。但与呼吸性细支气管和肺泡管连通的肺泡壁不受泡沫细胞积聚的影响。而细支气管、呼吸性细支气管炎症则表现为管壁增厚，淋巴细胞、浆细胞和组织细胞浸润。在DPB病情进展期可见肉芽组织充填于呼吸性细支气管腔内，导致管壁狭窄或闭塞、继发性细支气管扩张和末梢气道过度充气。DPB晚期很难与广泛支气管扩张区别，因为DPB晚期常存在继发性近端细支气管扩张。需要说明的是，典型病例经X线和HRCT即可诊断；临床和影像学改变不典型者，须取肺组织活检。肺活检以开胸或经胸腔镜为好。

五、临床表现

本病常隐匿缓慢发病。发病可见于任何年龄。但40～60岁的成年人多见。发病无性别差异。

（一）症状 超过80%的DPB患者既往或者并存有鼻窦炎。可有鼻塞、流脓涕、嗅觉减退等症状，但有些患者可无症状，仅在进行影像学检查时被发现。绝大部分DPB患者的主要有三大症状：慢性咳嗽、咳脓痰、活动时呼吸困难。患者一般先出现咳嗽、咳痰，随之再出现活动时呼吸困难。在未进行任何治疗干预的患者中，约50%的患者每日痰量超过50ml。如不治疗，病情可迅速进展，发展为支气管扩张、呼吸衰竭、肺动脉高压及肺源性心脏病。严重患者多死于慢性呼吸衰竭。在未应用红霉素治疗前，未合并及合并铜绿假单胞菌感染患者的10年生存率分别为73%和12%。

（二）体征 胸部听诊多为双下肺间断性粗湿啰音，以水泡音为主，有时可闻及干啰音、捻发音，或两种同时存在。部分患者因存在支气管扩张可有杵状指（趾）。

六、辅助检查

（一）影像学检查

1. 胸部X线 胸部X线可见两肺弥漫性散在分布的颗粒样小结节状阴影，以下肺野多见。随病情进展可见肺过度充气。晚期可见支气管扩张双轨征或环形阴影。

2. 胸部CT 肺部CT或者高分辨率CT的典型表现有：两肺弥漫性小叶中心性颗粒样结节状阴影，颗粒样小结节的边缘模糊，其直径在2～5mm，边缘无融合，为呼吸性细支气管区域的炎性病变所致；颗粒样结节附近侧端有分支"边缘字形树芽"征，这可能与被分泌物填满的细支气管相关；常见有伴发囊状细支气管扩张和支气管扩张，可见呈多

发环形影，并由于管腔的炎性狭窄导致近端支气管轻微扩张；有时还可见到有"马赛克"征，以及在呼气相胸部CT上可见有空气潴留，这是因为在病变区有炎性狭窄的支气管远端的肺泡内气体无法排出，表现为无壁小透亮区；当肺内继发有其他病菌感染时，可见斑片状-大片状炎性渗出灶，可为结核、金黄色葡萄球菌、铜绿假单胞菌甚至霉菌等感染表现；部分患者可见有肺间质纤维化改变、纵隔淋巴结肿大及胸腔积液征象。肺部CT或HRCT如存在上述改变，对诊断DPB有重大意义。有文献指出报道，小结节、树芽征、黏液栓在经大环内酯类抗生素治疗后，可以吸收，为可逆性改变，而支气管扩张及肺间质纤维化为不可逆改变。

3. 鼻窦CT 患者既往有或伴有鼻窦炎或者慢性鼻窦炎病史，CT表现为鼻窦黏膜增厚、窦腔积液，无窦壁骨质破坏性改变，最常累及双侧上颌窦。对疑诊DPB患者应该常规进行鼻窦影像学检查，如确定存在鼻窦炎，将有助于DPB诊断。

（二）肺功能检查及血气分析 患者有严重的气流受限，早期肺功能检查主要表现为阻塞性通气功能障碍或混合性通气功能障碍，而随着疾病的发展，部分患者可伴有轻、中度限制性通气功能障碍；并且对支气管舒张剂反应不佳。$FEV_1/FVC<70\%$，肺活量占预计值的百分比（$VC\%$）<80%。疾病晚期残气量占预计值的百分比可达到$RV\%>150\%$或残气量占肺总量百分比（$RV/TLC\%$）>45%。然而弥散功能和肺顺应性通常在正常范围内。

动脉血气分析通常显示疾病早期出现低氧血症，氧分压可低于80mmHg。存在铜绿假单胞菌定植患者及疾病晚期患者，肺换气能力不断下降，进一步导致了更严重的低氧血症，并且还可出现高碳酸血症。此外，随着疾病发展，还会出现肺动脉高压和肺心病等并发症。重症患者常常死于慢性呼吸衰竭。

（三）实验室检查 90%日本肺支原体感染的DPB患者血清冷凝集试验效价升高（>1:64），而在另外一些研究中表示，在非日本的DPB患者中，这一指标阳性率较低，国内资料的回顾分析也进一步证实了这种差异性的存在：总阳性率54.1%，病理诊断的患者阳性率仅40%。这可能与实验的非特异性、缺乏稳定性、药物影响和人群特异性等有关。患者常有血清IgA增高，类风湿因子阳性，其他非特异性炎症指标可有中性粒细胞轻微增高，血沉增快，C反应蛋白增高。部分患者可见外周血$CD4^+/CD8^+$比值上升，γ值球蛋白增高，抗核抗体滴度升高。痰细菌学检查发现疾病早期，痰中多为流感嗜血杆菌，有时可见肺炎链球菌、肺炎克雷伯菌或金黄色葡萄球菌，而晚期多以铜绿假单胞菌为主。研究表明，经过4年的治疗后，铜绿假单胞菌得清除率可达到60%。

（四）病理学检查 病理学检查是确诊DPB的金标准。典型病例经X线和HRCT即可诊断，临床和影像学改变不典型者，须取肺组织活检。如果肺活检能发现典型的DPB病理学改变即可确诊。首选经支气管镜肺活检

(TBLB)，但 DPB 病变主要位于呼吸性细支气管及其周围区域，TBLB 常取材少，不一定能取得呼吸性细支气管病变部位。因此可在 TBLB 时增加取材量来提高检出率，即取 3~5 块肺组织。如 TBLB 仍不能确诊，可行胸腔镜下肺活检或开胸肺活检，提高本病的确诊率。

集试验等，而且除外其他疾病。目前我国尚无 DPB 诊断标准，仍使用 1998 年修改的日本临床诊断标准（表 25-7-1）。在 2017 年我国出版的《上-下气道慢性炎症性疾病联合诊疗与管理专家共识》中，我国专家添加了肺部高分辨率 CT 对疾病严重程度进行的评估及分级。

七、诊断

（一）临床诊断标准　DPB 的临床诊断主要依据临床、胸部影像学、有无慢性鼻窦炎、肺功能检查及血清冷凝

（二）病理确诊　肺组织病理学检查是诊断 DPB 的金标准。对于临床及胸部影像学表现不典型的患者可行胸腔镜下肺活检或开胸肺活检标本进行病理检查。经肺活检如能发现典型的 DPB 病理学改变即可确诊。

表 25-7-1　DPB 的临床诊断标准（1998 年日本厚生省）

（一）诊断项目

1. 必要项目
   （1）持续性咳嗽、咳痰、活动时呼吸困难
   （2）目前或既往有慢性鼻窦炎（需 X 线或 CT 确定）
   （3）胸部影像学检测胸部 X 线见两肺弥漫分布的颗粒样结节状阴影或胸部薄层 CT 见两肺弥漫性小叶中心性颗粒样结节状阴影。肺部高分辨率 CT 对疾病严重程度进行评估及分级，共分为 4 个阶段[*]：
   　　A. 第 1 阶段：支气管血管分支结构末端可见直径 <5mm 的小结节
   　　B. 第 2 阶段：小叶中心结节以 Y 字形连接于支气管血管分支结构末端并形成"树芽征"，出现小结节的细支气管内充满分泌物
   　　C. 第 3 阶段：出现以早期支气管扩张为表现的小结节囊样扩张
   　　D. 第 4 阶段：以连接于膨胀近端支气管大的囊样扩张为特点

2. 参考项目
   （1）胸部听诊间断性湿啰音
   （2）$FEV_1/FVC<70\%$ 及 $PaO_2<80mmHg$
   （3）血清冷凝集试验效价 >1:64

3. 需除外其他疾病（包括慢性支气管炎、支气管扩张症、纤毛运动不良综合征、阻塞性细支气管炎、囊肿性纤维症等疾病）

（二）临床诊断

　　（1）临床诊断：符合必要项目（1）、（2）、（3）加参考项目中 2 项以上及除外其他疾病
　　（2）临床高度可疑诊断：符合必要项目（1）、（2）、（3）及除外其他疾病
　　（3）临床可疑诊断：符合必要项目（1）、（2）及除外其他疾病

注：[*] 在 2017 年我国出版的《上-下气道慢性炎症性疾病联合诊疗与管理专家共识》中，我国专家添加了肺部高分辨率 CT 对疾病严重程度进行评估及分级。

八、鉴别诊断

DPB 的鉴别诊断可以从三个层面进行分析：第一，从临床表现相似的疾病入手，需与 COPD、支气管扩张、支气管哮喘等疾病鉴别。第二，可从 X 线及 CT 表现相似的疾病展开鉴别，包括 COPD、支气管扩张、粟粒型肺结核、结节病、肺淋巴管癌病、肺泡细胞癌、间质性肺疾病等。第三，与病理改变相似的疾病进行鉴别。主要沿细支气管分布的炎性病变除 DPB 外，还有呼吸性细支气管炎伴间质性肺疾病（RB-ILD）和慢性外源性变应性肺泡炎（又称过敏性肺炎）。它们的病理改变都以细支气管为中心，而且均为炎性改变，无特征性的细胞以供鉴别。但 RB-ILD 可见到细支气管管腔内和周围的肺泡腔内大量的巨噬细胞聚集；慢性外源性变应性肺泡炎则应有大量的淋巴细胞浸润和嗜酸性粒细胞浸润。在上述特点不十分显著时，应参考临床有关资料尤其

是影像学表现帮助鉴别。如慢性外源性变应性肺泡炎在嗜酸性粒细胞浸润不明显时，病理上与 DPB 鉴别十分困难，但此时参考 HRCT 变化，则二者完全不同：慢性外源性变应性肺泡炎以中上肺野分布的斑片状阴影或网结节影为主，分布不均匀，可有融合；而 DPB 则是弥漫分布于两肺，大小非常均匀的，以小叶为中心的小结节影，无融合。DPB 的病理表现有一定的特征性，结合 HRCT 可以做出更为精确的诊断。

（一）慢性支气管炎、慢性阻塞性肺疾病　本病晚期才会出现呼吸困难，多见于老年男性。胸部 CT 检查不可见两肺弥漫性分布颗粒样结节状阴影。肺功能检查为阻塞性通气功能障碍，FEV_1/FVC 下降和残气量（RC）增加更为显著，弥散功能可降低，但 DPB 患者肺弥散功能和顺应性通常在正常范围内。且 DPB 患者大部分合并有慢性鼻窦炎。

（二）支气管扩张　本病患者可有反复咯血,而DPB患者一般不会出现咯血,只有在晚期激发支气管扩张是才有可能出现咯血症状。胸部CT可见支气管扩张征而无两肺颗粒样结节状阴影,可资鉴别。

（三）阻塞性细支气管炎（bronchiolitis obliterans,BO）　是一种小气道疾病。临床表现为急速进行性呼吸困难,较之DPB患者的随疾病进展而逐渐出现活动性呼吸困难不同。肺部听诊时DPB患者主要以双下肺粗湿啰音为主,有时可闻及哮鸣音;而BO患者则为肺部可闻及高调的吸气中期干鸣音;BO患者胸部X线提示肺过度通气,但无浸润影,也很少有支气管扩张;DPB患者胸部CT影像为两肺弥漫性分布颗粒样结节状阴影,在此两疾病可有不同。BO患者肺组织活检显示直径为1~6mm的小支气管和细支气管的瘢痕狭窄和闭塞,管腔内无肉芽组织息肉,而且肺泡管和肺泡正常,这与DPB患者之前所讲的病理学改变稍有不同。BO对激素治疗反应差,预后不良。两者病理鉴别极为重要。

（四）间质性肺疾病　本病最主要的症状是进行性加重的呼吸困难,多为干咳,DPB患者多为异常痰量增多。体征上本病有半数以上的患者双肺可闻及爆裂音Velcro啰音。胸部影像学改变主要为间质性改变,DPB影像学主要表现为两肺弥漫性分布的颗粒样结节状阴影。此外,肺间质纤维化有明显的肺弥散功能减低,而DPB患者弥散功能多正常而且两者病理不同,可资鉴别。

（五）囊性纤维化（cystic fibrosis,CF）　本病是一种家族性的先天性常染色体隐性遗传性疾病。本病主要累及全身外分泌器官。通常可见呼吸系统以外的其他系统症状。此外,患者常合并有鼻息肉和慢性鼻窦炎。与DPB不同之处主要为CF患者常有家族史,儿童或青少年多见,临床可有消化道症状,出汗时皮肤可有盐斑。典型CF胸部CT表现为囊柱状支气管扩张、支气管壁增厚和斑片状密度增高影,而无弥漫性分布两肺的颗粒样结节状阴影。

九、治疗

DPB是一种可治性疾病,治疗首选红霉素（ETM）、克拉霉素或罗红霉素等十四元环大环内酯类药物,疗效显著。其治疗原则是,不管痰中的细菌种类如何,均应首选上述十四元环大环内酯类药物。

自1984年日本学者工藤翔二等使用红霉素小剂量、长期给药疗法以来,得到了肯定的治疗效果。除部分支气管扩张的病例外,几乎所有的病例在用药4周到3个月后,各种临床表现都得到不同程度的改善。部分文献报道十五元环大环内酯类药物阿奇霉素对DPB似乎也有较好疗效,但其最佳使用方法及疗程尚待进一步研究。需要强调的是十六元环大环内酯类药物,如交沙霉素等对DPB治疗无效。根据2000年日本厚生省重新修改的DPB治疗指南,治疗方案如下:

（一）治疗方案

1. 一线治疗方案　初期患者红霉素400~600mg/d,口服。疗效多在治疗后2~3个月出现,治疗后2~3个月内检查患者的临床症状、肺功能和影像学等,确定有效,可继续使用红霉素,治疗6个月以上,经6个月治疗后恢复正常者可考虑停药。对于病情不断发展的患者可持续用药2年以上,经2年治疗后病情稳定者可考虑停药。停药后复发的病例,再使用仍然有效。伴有严重支气管扩张或呼吸衰竭的DPB患者,治疗需要2年以上或需长期用药。因新大环内酯类药物每次给药量少,每日给药次数亦减少,故不良反应率较红霉素明显降低。如服用红霉素2~3个月无效者或出现红霉素的副作用或药物相互拮抗作用时,可选择使用二线治疗方案。如二线治疗方案3个月以上仍无效者应考虑是否为DPB患者。应谨慎排除其他疾病的可能。用药期间应注意复查肝功能等。

2. 二线治疗方案　十四元环大环内酯类药物如克拉霉素（克拉仙,CTM）、罗红霉素（RTM）与红霉素疗效相同。克拉霉素200~400mg/d,每日分1次或2次口服;罗红霉素150~300mg/d,每日分1次或2次口服。用药期间注意复查肝功能等。

（二）DPB急性发作期治疗　如果DPB患者急性加重情况时,多为流感嗜血杆菌或铜绿假单胞菌等导致支气管扩张合并感染,此时应加用其他对应抗生素进行抗感染治疗。此外,根据患者情况给予对症治疗,如祛痰剂、支气管扩张剂及氧疗等。

（三）合并症治疗　合并有慢性鼻窦炎患者应积极进行鼻窦炎相关治疗。出现肺心病及右心功能不全,应治疗右心衰竭。合并低氧血症或呼吸衰竭,应考虑长期氧疗,而严重呼吸衰竭者可能需要机械通气治疗。

（四）皮质激素　糖皮质激素的应用,疗效虽不肯定,但应用普遍。其治疗机制可能主要在于其抗炎和免疫抑制作用。通常为1~2mg/（kg·d）,待症状缓解后,渐渐减量。疗程至少6个月,可于整个疗程中与大环内酯类药物配合使用,逐渐减量。

（五）肺移植　Sugimoto等的研究发现,对于使用十四元环大环内酯类抗生素治疗后无明显效果,病情逐渐恶化的部分患者,对其进行肺移植手术,术后患者存活时间可达中值随访4.9年以上,在中值随访2年里均未复发。这表明对于使用十四元环大环内酯类抗生素无效患者,肺移植可能是一个可行的选择。

红霉素等十四元环的大环内酯类药物治疗DPB取得了显著疗效,但其治疗作用机制尚不完全清楚。目前认为其有效可能与以下机制有关:①抑制黏蛋白及阻断氯离子通道及气道过度分泌;②抑制中性粒细胞活性及其黏附,阻断气道细胞因子及炎症介质参与的慢性炎症反应,减少中性粒细胞在气道黏膜聚集;③抑制淋巴细胞的增生和活化,促进单核-巨噬细胞的成熟和分化;④抑制铜绿假单胞菌在支气管管壁上的生物膜形成,抑制细菌产生毒性代谢产物,减小其对基底膜的黏附作用,减少气道上皮的损伤。

十、预后

DPB 患者如果能得到早期诊断和治疗,其预后良好。目前在我国临床医生对本病认识仍不够充分,仍有一些误诊、漏诊病例,治疗仍有欠规范。今后亟待提高对 DPB 的认识,此外,应尽快进行我国 DPB 的流行病学调查,建立我国 DPB 患者的临床诊断标准和治疗指南。

(程璐令　江霜霜)

参考文献

[1] 王岚, 蔡柏蔷. 中国人弥漫性泛细支气管炎和冷凝集试验的探讨[J]. 基础医学与临床. 2009. 29 (10): 1075-1078.

[2] 郝风华, 张建红, 钟晓燕. 胸部 CT 对弥漫性泛细支气管炎的诊断价值[J]. 中国 CT 和 MRI 杂志. 2013. 11 (2): 19-21.

[3] 中华医学会呼吸病学分会哮喘学组. 上-下气道慢性炎症性疾病联合诊疗与管理专家共识[J]. 中华医学杂志. 2017. 97 (26): 25-26.

[4] 曹秀琨. 弥漫性泛细支气管炎的研究进展[J]. 当代医学. 2010. 16 (3): 19-20.

[5] 尤小芳, 史景云, 邵江, 等. 弥漫性泛细支气管炎的 CT 表现[J]. 中国医学影像技术. 2009. 25 (4): 623-625.

[6] SUGIMOTO S. OTO T. MIYOSHI K. et al. Lung transplantation for diffuse panbronchiolitis[J]. J Heart Lung Transplant. 2013. 32 (4): 188.

[7] SUGIMOTO S. MIYOSHI K. YAMANE M. et al. Lung transplantation for diffuse panbronchiolitis: 5 cases from a single centre[J]. Interact Cardiovasc Thorac Surg. 2016. 22 (5): 679-681.

[8] LYNCH DA. Imaging of small airways disease and chronic obstructive pulmonary disease[J]. Clin Chest Med. 2008. 29 (1): 165-179.

[9] KEICHO N. HIJIKATA M. Genetic predisposition to diffuse panbronchiolitis[J]. Respirology. 2011. 16 (4): 581-588.

[10] KUDOH S. KEICHO N. Diffuse panbronchiolitis[J]. Clin Chest Med. 2012. 33 (2): 297-305.

[11] 谢峥, 韦炳能, 黄庆宁, 等. 弥漫性泛细支气管炎的多层螺旋 CT 诊断价值[J]. 放射学实践. 2012. 27 (3): 301-304.

[12] 钟南山, 刘又宁. 呼吸病学[M]. 2 版. 北京: 人民卫生出版社, 2012.

第八节
闭塞性细支气管炎

闭塞性细支气管炎(obliterative bronchiolitis,OB)是一种因各种损伤因素或炎症导致的肺内最小气道阻塞的疾病,也称为缩窄性细支气管炎。起始时因发现有患者吸入双乙酰(一种用于黄油香料中的化学成分)后引发本病,故又称

为“爆米花肺”。OB 是一种少见的肺部疾病,发病机制与炎症导致的瘢痕组织形成有关。其主要特征是进行性气流阻塞,影像学上缺乏肺部渗出性病变,对治疗反应不佳,且死亡率高。

一、概述

OB 的病因很多,最常见的病因是肺移植后的慢性排斥反应和造血干细胞移植后的移植物抗宿主病。其他病因包括结缔组织病(类风湿关节炎尤为多见)、病毒感染(呼吸道合胞病毒、腺病毒、HIV 和巨细胞病毒)、重症多形性红斑、肺孢子菌肺炎、药物反应、支气管肺发育不全的并发症、吸入毒性烟雾[二乙酰、二氧化硫、二氧化氮、氨气、氯、氯化亚砜、异氰酸甲酯、氟化氢、溴化氢、氯化氢、硫化氢、二氯化碳酰、聚酰胺染料、芥子气、臭氧]、金属、粉尘、微粒物质或污染物。更少见的病因有慢性过敏性肺炎、IgA 肾病、运动失调性毛细血管扩张症、赖氨酸尿性蛋白耐受不良、特发性炎性肠病、胃食管反流、误吸活性炭、采食大量的罂粟碱、弥漫性神经内分泌细胞增生和副肿瘤性天疱疮等。如找不到病因,则称为特发性闭塞性细支气管炎。

细支气管是指直径小于或等于 2mm 的小气道,缺乏软骨。OB 主要病理特征包括:只累及终末和呼吸性细支气管,但不累及末梢的肺实质。在炎症及纤维化进程中,呼吸性细支气管管腔狭窄,甚至完全闭塞。次要特征包括:细支气管周围炎、管腔扩张并扭曲、细支气管平滑肌过度增生和支气管扩张。病变分布极度不均,呈补丁状。因此传统的经气管镜肺活检极少能够证实闭塞性细支气管炎的诊断,通常需要外科肺活检方可明确诊断。必要时还需进行弹性染色和连续系列切片才能发现纤维化成分。

OB 的症状主要包括干咳、呼吸困难、喘息和疲乏。症状通常在数周至数月内进行性加重,也可突然起病并快速加重。有时症状于毒物暴露或感染 2~8 周后才发生。在 40%~60% 患者中可听到吸气中期的吱吱噪音。疾病晚期时,可听到啰音和喘鸣音。铜绿假单胞菌或金黄色葡萄球菌导致的反复感染可加速疾病的进程。支气管肺泡灌洗液显示中性粒细胞增多(>40%)及中性粒细胞相关产物升高。

OB 患者的胸片通常显示正常或过度充气状态,重症患者可显示网状影、结节影或囊性病变。胸部 HRCT 可更好地显示 OB 的特征。HRCT 上正常的细支气管并不显影,但扩张的细支气管(管腔直径>2mm)或管壁增厚时则可显影。OB 重要的 HRCT 特征是斑片状肺过度充气,CT 可更好地发现局部病变和气体闭陷。OB 次要 HRCT 特征包括近端支气管扩张、支气管壁增厚、结节影、小叶中心分支结构和管腔内填充影。呼气相气体闭陷的面积和气流阻塞的严重程度密切相关。

OB 的生理学诊断标准包括不可逆性气流受限;$FEV_1 < 60\%$ 预计值;排除其他原因所致气流阻塞。病情严重患者的 FEV_1 可降至 $16\%~21\%$ 预计值。次要特征包括 FEV_1/FVC 比值和 $MMEF_{25\%~75\%}$ 下降,RV 升高,肺总量正常或升高。吸

入支气管舒张剂后气流受限无改善。病情严重时弥散功能（D_LCO）可下降。呼吸生理学的肺容积指标和气体交换指标与胸部 HRCT 异常病变范围无显著相关，但 FEV 水平与具有亚段性支气管扩张的肺段数量呈负相关。也有研究发现胸部 HRCT 上肺部透亮面积和小气道功能不全的相关度很好，且气道壁增厚与总体的气体闭陷程度密切相关。总体来说，目前认为肺功能是诊断 OB 和监测病情变化的最好指标。

激素单药治疗或联合免疫抑制剂是目前主要的治疗方案，但由于 OB 是不可逆的，其治疗目标是减缓疾病的进展。但通常疗效很差，且有明显的毒副作用。继发性细菌感染可加速疾病的进程。大环内酯类抗生素具有一定的免疫调节作用，在各种不同病因导致的 OB 患者中有些治疗成功的病例报道，但尚需进一步研究的证实。对于病情严重的 OB 患者，可尝试单肺移植治疗，目前也有一些移植治疗成功的病例报道。不管何种致病因素，OB 患者的总体预后差。大部分患者的病情进行性加重，最终在数月至数年内死于呼吸衰竭。但病情下降速率在患者个体之间的差异性很大。少数患者在起病初期病情恶化，持续一段时间后可自行缓解，保持稳定状态。

OB 是影响肺移植患者长期生存率的主要原因。闭塞性细支气管炎综合征（bronchiolitis obliterans syndrome，BOS）是对应于肺移植患者 OB 的临床综合征，移植术后一年内 BOS 的发生概率很低，但术后 2.5 年和 10 年的累计发病率却分别高达约 30% 和 75%。但在过去的 20 年里 BOS 的发病率正逐渐下降。

二、病理

肺移植术后 OB 的病理特征与其他各种病因导致的 OB 相似。但这些患者的肺动脉和静脉壁增厚特别明显，这可能提示存在慢性异基因移植血管病。常规经支气管镜肺活检通常不能明确 OB 的诊断，需要外科肺活检或尸体解剖的证实。

三、病理生理

目前认为 BOS 是慢性异基因移植排斥反应的一种表现形式，大量研究已经证实急性细胞排斥反应是 BOS 的重要危险因素。多次或严重急性细胞排斥反应和迟发型急性细胞排斥反应可增加 BOS 的风险。甚至有学者认为单次轻微的急性细胞排斥反应也可增加 BOS 的风险。因此有些研究中心为及时发现和治疗无症状的极轻微的排斥反应，把支气管纤维镜检查当作常规监测检查项目。

经典的急性细胞排斥反应是以血管为中心的淋巴细胞优势的炎症反应。但血管周围急性细胞排斥反应合并气道纤维增殖阻塞的机制尚未清楚。目前淋巴细胞性细支气管炎被认为可能是气道急性反应的表现，因感染也可引起相似的淋巴细胞性细支气管炎病理表现，故在临床实践中需要排除感染后才能诊断淋巴细胞性细支气管炎。

现已有研究证实淋巴细胞性细支气管炎是 BOS 的危险因素。

人类白细胞抗原（HLA）不匹配和 HLA 抗体的形成是 OB 的危险因素，现有的研究结果显示大于 95% 肺移植患者可能有两个位点以上的 HLA 不匹配。研究也证实合并 BOS 患者的淋巴细胞对捐赠器官抗原高度致敏，且寡克隆 $CD4^+T$ 细胞扩增，而不合并 BOS 患者则没有这些表现。体外研究已经证实 I 型抗 HLA 抗体可以诱导气道上皮细胞增殖、释放纤维形成生长因子和凋亡。因此，抗 HLA 抗体对气道上皮细胞可能有直接的致病作用。研究显示器官特异性抗 HLA 抗体（donor-specific anti-HLA antibodies，DSA）阳性的肺移植患者接受靶向抗体治疗后 BOS 的发生率与 DSA 阴性肺移植患者相似，且治疗成功的 DSA 转阴患者发生 BOS 的频率比 DSA 持续阳性的患者低。其他 BOS 风险因子包括缺血再灌注损伤、原发性移植物功能障碍、CMV、社区获得性呼吸道病毒感染、铜绿假单胞菌/曲霉定植或感染和胃食管反流。任何对异基因气道移植的伤害均可增加 BOS 的风险，其发病机制可能涉及固有免疫路径。理论上，损伤因素导致危险信号的传播，通过 Toll 样受体激活特异的抗原呈递细胞，固有免疫的分子多态性可影响肺移植术后急性细胞反应和 BOS 的发生率。总体来说，各种损伤因素都可诱导炎症介质、免疫细胞和细胞因子等以异基因移植气道为中心进行聚集，导致强烈的纤维增殖过程，异基因移植气道腔内产生大量的肉芽组织，最终发生气道内胶原纤维性阻塞。间充质细胞是纤维增殖的主要效应细胞，来自供体肺的支气管肺泡灌洗液中的间充质细胞集落水平升高。

四、临床特征

肺移植术后 BOS 患者的症状是非特异性，主要表现为进行性呼吸困难。由于 OB 病变是片状分布的，而经支气管镜肺活检术（transbronchoscopic lung biopsy，TBLB）获取到的样本很小，诊断效率低，为 15%~48%；外科肺活检的诊断效率较高，但临床实践中的可行性不高。因此，病理学诊断 OB 是非常困难的。肺功能检测是诊断 BOS 和监测病情的必要检查。除外其他原因所致 FEV_1 下降后，一旦 FEV_1 低于基础值即可诊断 BOS。FEV_1 基础值是指肺移植术后，至少间隔 3 个月未吸入支气管舒张剂的两次最高的 FEV_1 的平均值。如果患者无气流阻塞的证据，即 $FEV_1 > 80\%$ 时，称为 BOS 0 级。尽管目前有些临床中心已经应用呼出气 NO、呼出气冷凝物及血清尿液生物标志物等协助诊断和监测 BOS，但至今未能证实其优于肺功能。胸部 HRCT 显示 62%~80% 肺移植后合并 BOS 患者有近端支气管扩张、支气管壁增厚、片状低密度影和马赛克征。呼气末影像特征比吸气末的更敏感，CT 上的气体闭陷范围和 BOS 严重程度密切相关，且可除外吻合口狭窄、感染和对侧肺过度充气等原因引起的气流受限，但在评估气流受限方面还是不如肺功能敏感。

五、临床进展

BOS 的进展可以是隐匿的，也可以突然起病并快速进展。起始起病时间可发生于肺移植术后 3 个月至 9 年余。其典型的进程是进行性气流受限，反复发生下气道感染，最终发生致命性的呼吸功能不全。有些肺移植患者一旦发生 BOS 后，病情就保持不可逆的进行性进展；而另外一些患者则表现为，刚起病时肺功能急剧快速下降，之后则在较长时间内（数月至数年）保持稳定状态。总体来说，肺移植患者诊断 BOS 后的 5 年生存率为 57%~74%。另外一些研究则发现 BOS 诊断后的生存率仅为 2.5 年。

基于以上原因，有学者提出慢性异基因排斥性肺功能不全的定义，即肺移植术后 FEV_1 持续下降 >20% 的基础值。有两种表型：中性粒细胞性可逆性异基因移植肺功能不全，以中性粒细胞炎症为特征，对阿奇霉素治疗有反应；另外一种则称为 BOS，气道炎症很轻，主要以纤维化性损害为主，对阿奇霉素及其他治疗无反应。有研究认为中性粒细胞性可逆性异基因移植肺功能不全是 BOS 的早期表现，如不予规范的治疗则可进展为纤维化性 BOS。也有学者提出，如慢性异基因排斥性肺功能不全患者的 TLC 下降 >10% 的基础值时则称为限制性异基因排斥综合征（restrictive allograft syndrome，RAS），RAS 患者的预后比典型的 BOS 患者差。早发型慢性异基因排斥性肺功能不全、中性粒细胞性可逆性异基因移植肺功能不全和 RAS 是肺移植患者预后差的危险因素。

六、治疗

强化免疫抑制治疗是治疗肺移植后 BOS 患者的核心治疗方案，目前大部分研究均以稳定或减缓 FEV_1 的下降速率作为治疗有效的标准，但至今尚无循证医学证据证实其可以改善患者的预后。甲泼尼龙冲击治疗联合免疫抑制剂是主要的治疗方案，包括甲氨蝶呤、环磷酰胺、西罗莫司、细胞溶解剂（OKT3 抗体、抗淋巴细胞球蛋白、抗胸腺细胞球蛋白）、白介素-2 受体拮抗剂（达克珠单抗、巴利昔单抗）及阿仑单抗等。此外，还有全淋巴照射和体外光疗等疗法。有较多的研究报道大环内酯类抗生素（阿奇霉素）成功治疗了肺移植后 BOS 患者。对于支气管肺泡灌洗液中性粒细胞比例 >15% 的患者获益更大。也有研究显示阿奇霉素联合白三烯受体拮抗剂治疗比阿奇霉素单药治疗可更好减慢 FEV_1 下降速率。

基于气道纤维化的病理结果，一旦 BOS 诊断成立，治疗的预期结果往往都不理想，因此预防策略对改善患者长期生存率更有临床价值。初步研究显示阿奇霉素和克拉霉素均可延迟 BOS 的发生和进展。由于胃食管反流参与 BOS 的发生，积极抗反流治疗可能可以延缓 FEV_1 的下降。对于药物治疗失败的患者，可考虑再次肺移植手术治疗。

造血干细胞移植患者　　异基因造血干细胞移植（hematopoietic stem cell transplantation，HSCT）术后肺部并发症发生率为 25%~50%，包括感染性和非感染性，移植术后肺部并发症的发生与死亡率密切相关。OB/BOS 是最常见的迟发型非感染性肺部并发症。多发生于 HSCT 术后 3 个月至数年。OB/BOS 主要发生于异基因 HSCT 患者，发生率为 2%~10%。在自体 HSCT 中，OB/BOS 的发生率极低。总体来说，由于各项研究所应用的诊断标准不一致，所报道的 OB/BOS 的发生率差异较大。2005 年达成新的 OB/BOS 国际诊断标准共识：FEV_1<75% 预计值；FEV_1/FVC<70%；HRCT 有气体闭陷、小气道壁增厚或支气管扩张的证据或 RV>120% 预计值；无呼吸道感染。应用这项诊断标准进行数据分析的大样本研究报道显示 OB/BOS 的发生率约 5.5%。

HSCT 术后 OB/BOS 的危险因素很多，几乎所有患者 OB/BOS 的发生与慢性移植物抗宿主病（graft-versus-host disease，GVHD）相关，慢性 GVHD 是 OB/BOS 最重要的危险因素，但也有一些 HSCT 术后合并 OB/BOS 患者没有发生 GVHD。有研究应用 GVHD 对 OB/BOS 的发生率进行分层：进展性慢性 GVHD > 慢性 GVHD 重新活动 > 静止期慢性 GVHD > 急性 GVHD。OB/BOS 的危险因素可分为三类：肯定因素包括异基因 HSCT 和进展性慢性 GVHD；高度可能因素包括慢性 GVHD 重新活动、老年患者、既往有阻塞性肺疾病（FEV_1/FVC<70%）、HSCT 术后 100 天内发生病毒感染（流感病毒、副流感病毒、腺病毒和呼吸道合胞病毒）；低度可能危险因素包括急性 GVHD、以白消安为基础的治疗方案、全身放疗、以甲氨蝶呤为基础的预防 GVHD 方案、低 γ 球蛋白血症、CMV 感染、老龄骨髓捐献者、女性骨髓捐献给男性患者、无相关移植、基因易感人群、有基础间质性肺疾病、基础疾病（如慢性髓细胞性白血病）、胃食管反流病、血液来源干细胞、从诊断白血病到骨髓移植间期 >14 个月等。

七、发病机制

HSCT 后 OB/BOS 的发病机制是多因素的，包括同种异基因免疫损伤和其他免疫混合损伤对患者肺部的打击。重复损伤模型是目前最为大家认可的假说。对患者肺部重复多次的轻度和/或重度损伤可激活非特异性炎症反应。一种或多种联合损伤最终导致同种免疫反应和气道的纤维化性阻塞。这些损伤因素可以是独立、联合或协同的，包括胃食管反流导致的误吸、移植前预处理方案和低免疫球蛋白导致的各种病毒性肺炎等，它们使大量的 T 淋巴细胞激活增殖，导致延迟型变态反应。遗传易感性也参与 HSCT 后 OB/BOS 的形成，移植前低水平的肺泡表面活性蛋白 D 可增加 OB/BOS 的风险。下游的固有免疫通路[核苷酸结合寡聚化结构域 2（nucleotide-binding oligomerization domain 2，NOD2）/半胱天冬酶募集结构域 15（caspase recruitment domain 15，CARD15）变异]也与 OB/BOS 的形成密切相关。这些结果同时也反映遗传易感性参与 HSCT 术后急性和慢性排斥反应。综上所述，重复损伤激活固有免疫反应，诱发同种异基因的适应性免疫反应，即捐献骨髓者 T 淋巴细胞活化并攻击患者的细支气管上皮细胞和引起慢性炎症反应，患者的成纤维细胞和肌成纤维细胞在气道内形成肉芽肿,最终导致气道纤维化性阻塞。

八、临床特征

据文献报道 50%～100% 患者出现咳嗽;50%～70% 出现呼吸困难;可有喘息和鼻窦炎;罕见发热,如发热,通常提示感染。约 20% 患者经肺功能检查诊断 OB/BOS 时并无症状。疾病晚期时出现严重的气流阻塞、咳嗽、活动后呼吸困难和氧疗状态。常见体征包括:喘鸣音、高调的吱吱声、干啰音和呼吸音减弱等。通常同时出现慢性 GVHD 的表现:肝功能异常、腹泻、皮肤病变和干燥综合征等。

胸部 X 线常显示正常或过度充气表现。HRCT 可显示典型的呼气相气体闭陷、支气管扩张、小叶中心性结节和马赛克征。气体闭陷的严重程度和 FEV₁、FEV₁/FVC、RV 等肺功能指标密切相关。

OB/BOS 患者的支气管肺泡灌洗(bronchoalveolar lavage,BAL)显示中性粒细胞或淋巴细胞或两者升高,但 BAL 更重要的价值是协助排除肺部感染和其他原因所致的气道异常。TBLB 通常不能诊断 OB/BOS,外科肺活检显示纤维化性细支气管管腔阻塞。在临床实践中,并不主张应用积极行外科肺活检。在排除其他原因的前提下,出现上述典型的临床特征时可诊断 OB/BOS。

九、临床进程

个体差异大,大部分患者 FEV₁ 缓慢进展;少数患者因气流受限的急性加重呈阶梯式下降;极少数患者在数月内 FEV₁ 快速下降并出现致命性呼吸衰竭;其他患者则稳定或改善。研究显示 OB/BOS 患者 3 年、5 年和 10 年的死亡率分别为 9%、12% 和 18%。而合并慢性 GVHD 的 OB/BOS 患者 3 年、5 年和 10 年的死亡率分别为 22%、27% 和 40%。死亡的风险因素包括移植前合并气道阻塞性疾病、干细胞来源、供体受体基因匹配状况、CMV 血清学阳性、防治 GVHD 的方案、对初始治疗无反应、FEV₁ 快速进展(年下降率>10%)、老龄患者(>60 岁)、进展型慢性 GVHD、原发病复发和病毒性肺炎史。

十、治疗

目前有关治疗 HSCT 后 OB/BOS 的研究很少,主要是针对慢性 GVHD 治疗。大剂量激素联合吗替麦考酚酯、环孢素和他克莫司等免疫抑制剂是一线治疗方案。泼尼松 1～1.5mg/kg,2～6 周后逐渐减量,疗程 3～12 个月。必要时也可行甲泼尼龙冲击治疗。也有学者尝试于 HSCT 术后 90～360 天应用静脉注射免疫球蛋白(intravenous immunoglobulin,IVIG)预防性治疗,500mg/kg,与对照组比较,OB/BOS 发生率、气流阻塞严重程度及慢性 GVHD 的发生率和死亡率均相似,且停止 IVIG 后体液免疫的恢复受损,于 HSCT 术后 730 天时血清 IgG1 和 IgA 水平低于对照组,在整个观察期间 IVIG 组的感染率高于对照组。有关大环内酯类抗生素治疗 HSCT 后 OB/BOS 的研究结果不一致,一项研究应用阿奇霉素 250mg,每周 3 次,共 12 周,与对照组比较,可改善 FEV₁。另外一项则应用阿奇霉素 250mg,每天 1 次,共 12 周,但未能显示任何益处。孟鲁司特则可改善皮肤、肝脏和胃肠道等的慢性 GVHD 表现,但目前缺乏治疗 OB/BOS 的研究。吸入性糖皮质激素除了可能可以减少全身激素的使用外,也未能显示让患者获益。有一些小样本研究报道 TNF 抑制剂和利妥昔单抗可改善 OB/BOS 和慢性 GVHD。

(韩茜 罗群)

参考文献

[1] WRIGHT JL. CAGLE P. CHURG A. et al. Diseases of the small airways [J]. Am Rev Respir Dis. 1992. 146(1): 240-262.

[2] HACHEM RR. TRULOCK EP. Bronchiolitis obliterans syndrome: pathogenesis and management [J]. Semin Thorac Cardiovasc Surg. 2004. 16(4): 350-355.

[3] KREISS K. GOMAA A. KULLMANN G. et al. Clinical bronchiolitis obliterans in workers at a microwave-popcorn plant [J]. N Engl J Med. 2002. 347(5): 330-338.

[4] BORTHWICK LA. MCILROY EI. GOROWIEC MR. et al. Inflammation and epithelial to mesenchymal transition in lung transplant recipients: role in dysregulated epithelial wound repair [J]. Am J Transplant. 2010. 10(3): 498-509.

[5] KASTELIJN EA. VAN MOORSEL CH. RUVEN HJ. et al. Genetic polymorphisms and bronchiolitis obliterans syndrome after lung transplantation: promising results and recommendations for the future [J]. Transplantation. 2012. 93(2): 127-135.

[6] CHRISTIE JD. CARBY M. BAG R. et al. Report of the ISHLT Working Group on Primary Lung Graft Dysfunction part II: definition. A consensus statement of the International Society for Heart and Lung Transplantation [J]. J Heart Lung Transplant. 2005. 24(10): 1454-1459.

[7] GIRGIS RE. TU I. GJ B. et al. Risk factors for the development of obliterative bronchiolitis after lung transplantation [J]. J Heart Lung Transplant. 1996. 15(12): 1200-1208.

[8] CAI J. TERASAKI PI. Induction immunosuppression improves long-term graft and patient outcome in organ transplantation: an analysis of United Network for Organ Sharing registry data [J]. Transplantation. 2010. 90(12): 1511-1515.

[9] NAKASONE H. KANDA J. YANO S. et al. A case control study of bronchiolitis obliterans syndrome following allogeneic hematopoietic stem cell transplantation [J]. Transpl Int. 2013. 26(6): 631-639.

[10] DIGNAN FL. AMROLIA P. CLARK A. et al. Diagnosis and management of chronic graft-versus-host disease. 2012. 158(1): 46-61.

第九节
气管支气管异物

气管支气管异物(tracheobronchial foreign body)是临床常见危及生命的急症之一,多见于儿童,其中1~3岁可占60%~70%以上,其严重性取决于异物的性质和造成气道阻塞的程度,轻者可引起支气管炎症,重者可窒息死亡,是小儿意外死亡最主要的原因。因为在这年龄段的儿童喜欢将小件物体含于口中,且他们缺少磨牙,口中含有东西的同时喜欢玩耍、奔跑等,极易发生误吸。据统计,气管支气管异物占美国儿童玩具相关损伤的12%,占小于4岁儿童意外死亡的7%。

一、病因

根据气管支气管异物的来源,可分为内源性气管支气管异物和外源性气管支气管异物。内源性气管支气管异物是因呼吸道损伤、炎症、出血等因素下在气管支气管出现的坏死物、分泌物、血块等。外源性气管支气管异物是经口吸入、医疗操作、创伤等因素所造成的外界各种物体进入气管支气管甚至肺组织里,一般情况下气管支气管异物均指属外源性,也是临床上最常见的类型。外源性气管支气管异物与以下因素有关:

1. 进食时哭闹、嬉笑。这是造成儿童吸入异物最常见的因素,文献报道可达80%的小儿吸入异物与这方面的因素有关。

2. 进食时玩耍、跌倒。

3. 小儿、老年人由于喉反射、防御功能发育未完善或功能下降可导致食物容易进入下气道。

4. 医疗操作如气管插管、上气道手术、下气道操作等将牙齿、口腔内的食物或异物、医疗器械的部件带入或掉落在下气道。

5. 醉酒、使用镇静剂、精神患者或企图自杀者。

二、异物沉积的部位

综合国内外的报道,吸入性气管支气管异物沉积在右侧支气管的机会较高,其次为左侧支气管和气管。右侧气道沉积机会较高的原因可能与右侧支气管直径较左侧支气管大,且与气管所形成的角度较小及右侧肺活量较大等方面的因素有关。同时也应注意,对异物较小且没有固定或嵌顿时,由于咳嗽、体位等情况异物可以发生移动,有可能从一侧移动到另一侧。

三、异物的种类

异物可分为两类(图25-9-1)。

1. 有机物　有机物异物是最常见的气管支气管异物,植物类如大的豆状物(花生、黄豆等)、果仁(西瓜籽、葵花籽

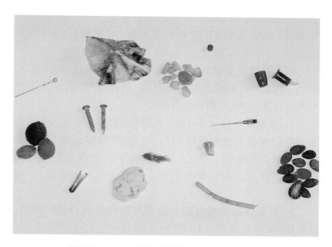

图 25-9-1　部分常见气管支气管异物

等)、蔬菜、果冻等,动物类如猪骨、鱼骨等。

2. 无机物　包括义齿、大头针、医疗器械用品的部件、笔套等,一些特殊的物质如汽油、沙子等也可被吸入气道。

异物的种类繁多,理论上讲凡是小物品均可能被吸入为气道异物,特别是成人的气道异物,无奇不有,小儿的气道异物则以食品类占绝大部分。河北北方学院附属第一医院报道的3 018例气管支气管异物,植物性异物2 592例(85.9%),其中以花生、大豆、葵花子、西瓜子最多,特殊异物426例(14.1%),包括塑料笔套、金属笔套、硬币、游戏机币、大头针、口哨、图钉、塑料玩具、铁钉、义齿等。在对12 979例儿童异物的文献综述中发现81%的异物是有机物异物,其中以坚果(特别是花生)和籽(主要是葵花籽和西瓜籽)最常见。另外,异物也与当地的文化习惯有关,如在土耳其青少年女性中,由于在穿戴头巾中经常口含头巾的别针,故别针是当地青少年女性最常见的吸入性异物。

四、临床表现

异物进入气管、支气管后引起的病理变化及对机体的影响,与异物性质、异物停留时间和异物形状有关。光滑性异物如玻璃球、不锈钢珠、塑料玩具,因对气管黏膜刺激轻,炎症反应轻;矿物性异物反应也较轻;植物性异物如花生,因含有游离脂酸,对黏膜的刺激性很强,豆类异物在气道中浸泡后膨胀,可发生阻塞;化学类的强酸、强碱、辣椒等对气道的刺激性强,局部的炎症明显。

典型的吸入性异物可有以下的阶段。①吸入期:异物经声门入气管时,必出现剧烈呛咳,有的同时出现短暂憋气和面色青紫。如异物嵌顿于声门或异物较大,则可出现声嘶及呼吸困难,严重者发生窒息。如异物刺激性小或异物较小直接进入气管,除有轻微咳嗽外可无其他症状。②安静期:异物进入气管、支气管后,停留于某一部位,刺激性小,此时患者可有轻微咳嗽而无其他症状,常被忽视。此期长短不定,如异物堵塞气管引起炎症,则此期很快结束进入第3期。③炎症期:异物的局部刺激和继发性炎症,加重了

支气管的堵塞,可出现相应的症状如发热、咳嗽、咳痰、喘息等表现。④并发症期:随着炎症发展,可出现反复气道炎症、局部肉芽增生、肺炎、肺不张、肺脓肿或脓胸等。

临床表现与异物的类型、大小、所在的位置、时间的长短、患者的年龄和状态等因素有关,因此,异物的临床表现可为急性期、亚急性期和慢性期。

1. 急性期　吸入异物后立即发生剧烈呛咳、面红耳赤、憋气、呼吸困难或呼吸不畅、气喘、声嘶等症状,由于激烈咳嗽可出现流泪、呕吐。有时可由于气管内异物随气流向上撞击声门出现气管拍击声。严重时可出现窒息、心搏骤停。

2. 亚急性期和慢性期　患者可出现咳嗽、咳痰、胸痛、呼吸困难、反复发热、痰中带血或咯血、喘息、发绀等表现,并可有由于各种特殊异物的刺激、继发的各种并发症如肺不张、肺脓肿等情况而出现相应的临床表现。

五、辅助检查

(一)影像学检查对气管支气管异物的诊断有重要意义　X线检查如异物为不透光的金属则在正位及侧位照片可直接诊断。对透光的异物则可根据其阻塞程度不同而产生肺气肿或肺不张等间接证据而诊断。肺部透视可直接观察纵隔摆动情况,诊断的准确率较高。CT检查:CT检查气管支气管异物,最有诊断价值的是异物本身与局限性支气管阻塞征象,也可显示由异物引起的间接征象。除采用常规的断层扫描外,也可采用矢状面扫描或冠状面扫描显示支气管走行,以增强诊断的准确性。CT仿真支气管镜能较好地显示气管、支气管腔内情况及腔外肺组织的关系,在成人可达5级支气管水平,大于6个月儿童可显示4级支气管,小于6个月的儿童可显示3级支气管。CT仿真支气管镜可直接显示异物的形态、位置及与相邻结构的情况,对气管支气管异物的诊断有很大的价值。报道对一组20例临床考虑气道异物但胸部X线照片无异常的患者进行仿真支气管镜检查,诊断的敏感性为92.3%,特异性为85.7%。

(二)支气管镜检查　支气管镜检查是诊断气管支气管异物的"金标准",支气管镜检查可明确是否异物,同时可了解是何种异物及形态、位置、周围的情况等资料,为制订治疗方案提供必需的信息,也可有助于鉴别其他疾病。对那些异物吸入史不明确、症状体征不典型、临床怀疑异物但影像学检查不明确,应行支气管镜检查。推荐采用可弯曲支气管镜,对儿童异物,宜选用直径较小(如2.8mm、3.5mm、4.0mm)的支气管镜,以免漏掉较小支气管的异物。

六、诊断

根据病史、临床表现、影像学检查及支气管镜检查,绝大多数的气道异物可得到诊断。

典型的异物三联征"咳嗽、喘息、窒息"只出现在少部分患者,部分患者可能没有上述典型表现或表现很轻,偶然才发现的。特别是儿童,如吸入异物时没有其他人在场或表现不典型,吸入史可能被忽略,到亚急性期和慢性期时可能只表现为"哮喘"样症状而被误诊。

七、治疗

气管支气管异物应及时诊断,尽早取除,解除气道阻塞,缓解或减少对气道的刺激及继发感染,保持呼吸道通畅,防止因呼吸困难、缺氧而致心肺功能衰竭。

(一)经气管镜取出　近年来,随着呼吸支持、可弯曲支气管镜操作技术、摘取异物器具等方面的不断提高及完善,经可弯曲支气管镜摘取异物的成功率及安全性明显提高,已成为治疗的主要手段。硬质支气管镜在某些特殊情况下有一定的优势,但相对可弯曲支气管镜,硬质支气管镜存在操作难度大、普及性较低、远端支气管异物无效等不足之处。这里重点介绍经可弯曲支气管镜摘取异物。有研究报道了从2000—2008年期间1 027例气道异物的儿童患者采用纤维支气管镜摘取异物,成功率91.3%,12.9%的患儿出现短暂的缺氧,经暂停操作、给氧后缓解,其中17例有少量出血,3例出现心动过缓,认为纤维支气管镜是有效和安全的,可作为气道异物的首选手段。笔者30多年来,采用可弯曲支气管镜治疗超过600例的气道异物,成功率为99%,只有1例异物过大卡在声门处无法取出,改用硬质支气管镜后取出,全部患者无严重并发症发生,总体安全性较好。

1. 气管镜　有可弯曲支气管镜和硬质支气管镜。可弯曲支气管镜,根据患者气道大小、异物所在的位置、拟采取的方法等因素可选择直径不同的支气管镜,目前可经选择的支气管镜的外径有5.9mm(工作通道2.8mm)、4.9mm(工作通道2.0mm)、4.0mm(工作通道2.0mm)、3.5mm(工作通道1.2mm)、2.8mm(工作通道1.2mm)。有条件的单位应备好各种型号的支气管镜以根据术中的情况进行选择或交替使用。原则上,儿童患者选用直径较小的支气管镜,但常用的取异物器械不能通过其操作通道,因此,外径4.0mm且操作通道2.0mm的支气管镜特别适用于小儿、外周气道、伴有气道狭窄等情况。硬质支气管镜包括不同型号的支气管镜及相应异物钳取器具。

2. 异物摘取器具　有多种异物摘取器具:组织钳、鳄鱼齿钳、橡皮头形异物钳、三爪钳、圈套器、网篮、球囊导管、冷冻探针等。

3. 方法　术前应按经支气管镜介入手术的要求做好相关的检查及术前准备、术中监护及术后恢复等。

(1)麻醉:①局部麻醉,一般成人或12岁以上的儿童、经可弯曲支气管镜且估计摘取难度及风险不高者可采用在局部麻醉下进行。从可操作性及患者的耐受性考虑,建议在局部麻醉的基础上,予全身的镇静药和镇痛药如咪达唑仑、哌替啶或芬太尼。②全身麻醉,儿童、估计摘取异物的难度及风险较高、经硬质支气管镜摘取等情况,应在全身麻醉下进行。

（2）支气管镜进入的途径：可弯曲支气管镜可经口、经鼻、经面罩、经喉罩、经气管插管或气管导管插入。异物较小时，可经鼻插入，否则一般情况下经口插入支气管镜，以便钳住异物拔出时可顺利通过上气道。喉罩是全身麻醉经支气管镜介入诊疗时很好的通道，其口径大，支气管镜插入时不影响机械通气，插入方便快捷，通气效果好，尤其适用于小儿、声门下的异物。

（3）具体方法的选择：对普通异物，可先尝试鳄齿钳，大多数可成功。

对体积较大、普通型号的钳子难以抓住的异物，可采用特殊功能钳或网篮。

小儿吸入花生、瓜子等质地不硬的食物时，首选小球囊，可快速、完整取出异物，特别是时间较长、钳子容易夹碎的异物。

对于某些异物钳难以钳住或钳夹时易碎的异物，如牙齿、较大且表面平坦的骨头、药丸、易碎物（如果冻、血块、坏死物等），冷冻方法可充分发挥优势。

反张异物钳可应用于笔帽等中空有孔的异物，既能从异物内部很好固定异物，又能最大可能减少支气管镜及异物与声门接触面积，使异物容易取出。

如果异物表面被肉芽组织覆盖，先应用高频电刀、氩等离子体凝固（argon plasma coagulation，APC）、激光等技术处理肉芽后，再根据异物的情况决定摘取方案。

对小气道的异物，可应用超细支气管镜明确异物的位置，再进行尝试；如果是不透光的异物，可在 X 线透视下引导钳取。

对较大的异物，可先用活检钳钳夹成小碎片或者用激光打碎异物后再分次取出。

异物大且锋利，可先插入气管插管，把异物拉到插管里，再把支气管镜、异物、插管一起拉出，必要时可考虑气管切开。

对难治性异物，如可能先拿同样或类似的异物在体外实验，也可联合多种方法。如图 25-9-2 所示的患者，由于不慎吸入牙科器械的部件且落入外周小气道，笔者先把同样的异物在体外实验，活检钳钳不住异物，网篮又很难网牢，圈套器相对容易套住。在实际操作中，笔者首先应用超细支气管镜（外径 2.8mm）在右下叶后基底段支气管的第 6 级发现异物，随后换成外径为 4.0mm 的支气管镜，按照之前探明的路径进入在 X 线透视下应用圈套器在不断的尝试下终于将异物套住后取出。

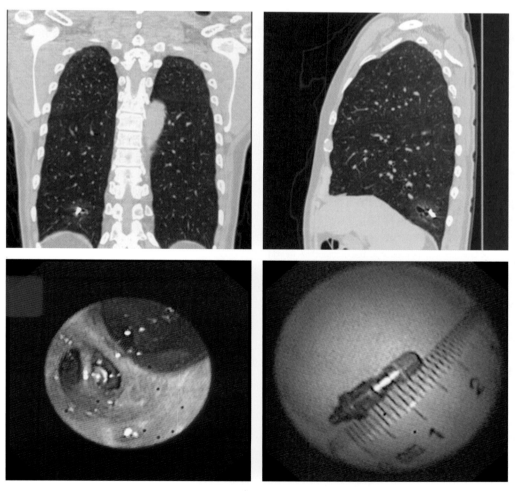

图 25-9-2　支气管异物的 CT 表现及取出的异物

（4）并发症：异物在取出的过程中可能损伤气道而引起支气管瘘、纵隔气肿、气胸；损伤血管而引起大出血；操作引起的喉痉挛、支气管痉挛，以及异物卡住在声门会引起窒息；操作过程中对气道的梗阻等因素造成缺氧、呼吸功能不全、心律失常、心功能不全、脑功能受损等；操作不当将异物推进到远端小气道，导致经支气管镜取出异物困难甚至失败。对于较大的异物且已导致一侧肺不张和/或合并严重感染的患者，应注意防范由于操作不当引起异物移位到对侧支气管并引起严重气道阻塞导致呼吸功能急剧衰竭的发生，尤其在小儿患者。

近年来，由于麻醉技术、生命支持等方面技术的不断提高及改进，重大并发症发生机会明显减少。有文献综述了从 2000 年 1 月到 2009 年 10 月的 12 979 例儿童异物经支气管镜摘取过程中重大并发症的发生率为 0.96%，死亡率为 0.42%。

（二）外科手术治疗　经支气管镜取异物失败，则应考虑手术治疗。具体可行气管或支气管切开取出异物、肺叶或肺段切除术等。

（陈小波）

参考文献

[1] Centers For Disease Control And Prevention（CDC）. Toy-related injuries among children and teenagers—United States. 1996[J]. Morb Mortal Wkly Rep. 1997. 46（50）: 1185-1189.

[2] MANTOR PC. TUGGLE DW. TUNELL WP. An appropriate negative bronchoscopy rate in suspected foreign body aspiration[J]. Am J Surg. 1989. 158（6）: 622-624.

[3] FIDKOWSKI CW. ZHENG H. FIRTH PG. The anesthetic considerations of tracheobronchial foreign bodies in children: a literature review of 12. 979 cases[J]. Anesth Analg. 2010. 111（4）: 1016-1025.

[4] 薛刚，尚小领，林彦涛，等. 气管支气管异物 3 018 例临床分析[J]. 中国耳鼻咽喉颅底外科杂志. 2008. 14（5）: 372-374.

[5] BHAT KV. HEGDE JS. NAGALOTIMATH US. et al. Evaluation of computed tomography virtual bronchoscopy in paediatric tracheobronchial foreign body aspiration[J]. J Laryngol Otol. 2010. 124（8）: 875-879.

[6] TANG LF. XU YC. WANG YS. et al. Airway foreign body removal by flexible bronchoscopy: experience with 1027 children during 2000—2008[J]. World J Pediatr. 2009. 5（3）: 191-195.

[7] 李时悦，何颖，迟峰，等. 经可弯曲支气管镜应用冷冻方法摘除难取性气道异物[J]. 中华结核和呼吸杂志. 2006. 29（9）: 641-642.

[8] 李强. 呼吸内镜学[M]. 上海: 上海科学技术出版社. 2003.

第十节
塑型性支气管炎

塑型性支气管炎（plastic bronchitis, PB）是一种较为少见的呼吸系统疾病，其特点是黏稠的内生性异物堵塞气管、支气管从而导致一系列的临床症状。早在公元 2 世纪 Galen 观察到患者咳出了一些支气管形状的物质，他推测可能是"肺动脉或者静脉"，后来的研究者证实为气道内的分泌物。

一、流行病学

塑型性支气管炎发病机制尚未明确，真实的发病率难以准确的获得，常存在诊断不足的问题。只有在患者咳出支气管形状的塑型物、支气管镜检查和尸检时才得以确诊。

二、病理学和疾病分类

塑型性支气管炎的塑型物中含有大量的黏蛋白，与正常呼吸道黏膜产生的黏液聚合物不同，其黏蛋白之间是交叉相连的而非线性连接的，其中仅含有少量的纤维蛋白。不同的学者对于本病分型有不同的见解。Seear 根据塑型物的病理特点，把疾病分成两个类型，Ⅰ型炎症细胞型，Ⅱ型非炎症细胞型。Ⅰ型通常与支气管疾病有关，这一类型的组织学特点是上皮细胞炎症，临床表现通常是急性的而非慢性的。Ⅱ型多出现于发绀型的先天性心脏病和肺部淋巴管畸形，病理组织中缺乏炎症细胞，临床表现通常是慢性、反复的而非急性的。Brogan 按照与塑型性支气管炎关联疾病的角度分为三个类别：过敏/哮喘相关、心脏疾病相关和特发性。而 Rubin 则认为，哮喘严重发作时气道黏液栓塞是由于分泌腺高反应性（secretory hyperresponsiveness）所导致，不能算真正意义的塑型性支气管炎。Madsen 提出的疾病分析方法首先基于关联疾病，如致病因素不清楚才通过塑型物的病理特点进行分型。仅仅针对塑型物进行病理分型，并无助于患者的诊断、治疗和预后。

三、塑型性支气管炎和关联疾病

综合现有病例报道和小型的案例研究，可能与塑型性支气管炎关联的疾病包括：肺部疾病、心血管疾病、淋巴系统解剖异常、特发性和多因素性。根据证据的等级分为以下三个类别。

1. 已被证实有关联性的疾病　具有 Fontan 循环的先天性心脏病、肺部淋巴管解剖异常、A 型流行性感冒病毒或曲霉感染导致的肺炎。

2. 可能具有关联性的疾病　吸入毒气（例如：芥子气）、镰状细胞病急性胸部综合征（sickle cell acute chest syndrome, SCACS）、严重的哮喘急性发作。

3. 关联性未获证实的疾病　囊性纤维化、慢性阻塞性肺疾病、支气管扩张、细菌性肺炎。

四、临床表现

主要的临床表现是患者经咳嗽排出支气管形状的塑型物，可被误认为是面条、鸡肉等气道异物。在儿童很少有通过咳嗽排出塑型物的病史。

重症者病情进展迅猛，大量的塑型物堵塞气道可导致患者出现严重的呼吸困难、发绀、三凹征、一侧或双侧的肺部呼吸音减弱、气胸和纵隔气肿等表现。血气分析结果可表现为低氧血症伴/不伴二氧化碳潴留。

本病需与气道异物、重症肺炎、严重的支气管哮喘发作和各种原因导致的急性呼吸窘迫综合征相鉴别。及时进行支气管镜检查有助于确诊，同时可以尝试取出塑型物达到改善通气的目的。如患者出现下列情况，应考虑本病：

1. 短时间内迅速进展的呼吸道梗阻和呼吸困难等表现。

2. 经气管插管呼吸机通气和常规气道护理无法改善通气。

3. 没有明确的气道异物史而表现为一侧或双侧肺部呼吸音减弱。

4. 顽固的喘息，虽经过使用支气管扩张剂、糖皮质激素治疗，但没有效果。

五、诊断

确诊主要根据咳出塑型物的病史或者通过吸痰、支气管镜检查取出塑型物。胸部影像学检查多无特征性改变，可表现为局限的肺叶或段不张、肺气肿、纵隔气肿、气胸等影像学改变。

六、治疗

治疗主要包括原发病的治疗和气道梗阻的处理。

（一）原发病的治疗

1. 先天性心脏病的手术治疗和改善心功能。

2. 选择性地堵闭异常的胸部淋巴管。

3. 胸导管结扎。

（二）气道梗阻的处理

1. 物理治疗　常规的气道护理、清理气道分泌物是安全和有效的处理方式。每日常规高频振动肺部理疗刺激患者咳嗽或使用咳嗽辅助装置可协助患者排出气道内的塑型物，并预防塑型物重新聚集。

2. 药物治疗　由于塑型性支气管炎的发病率很低，而患者在使用某一可能有效的药物同时还使用了很多其他的治疗方式，使得药物治疗的效果难以得到客观和准确的判断。基于少量的病例报道和小型的病例研究，以下的药物被认为可能有效。

（1）口服低剂量的大环内酯类抗生素：通过阻止细胞外调节蛋白激酶（extracellular regulated protein kinases，ERK）1 和 2 活化，降低黏蛋白的产生，从而降低塑型性支气管炎的严重程度。

（2）雾化吸入肝素：肝素本身不能溶解塑型物，但可以发挥抗炎作用，减少黏蛋白分泌，阻止纤维蛋白途径的组织因子激活，降低血管通透性。

（3）口服或全身糖皮质激素：对嗜酸性粒细胞炎症导

致的塑型性支气管炎可能有效。

（4）雾化吸入组织纤溶酶原激活物（tissue plasminogen activator，tPA）：对于病情不稳定无法耐受支气管镜检查和治疗的患者，雾化吸入 tPA 0.7～1mg/kg，每 4 小时一次。但应注意，tPA 对呼吸道有刺激性，可能导致患者出现呼吸困难、咯血，同时该药物非常昂贵。目前美国正在开展关于本药物的 2 期临床试验。

（5）以下的药物在塑型性支气管炎的治疗中有应用，但疗效未获得证实：①雾化吸入 β 受体激动剂；②阿法链道酶；③黏液溶解剂，例如乙酰半胱氨酸；④祛痰剂，例如愈创木酚甘油醚；⑤非大环内酯类抗生素；⑥雾化吸入高渗盐水。

3. 经支气管镜取出　支气管镜有可弯曲支气管镜和硬质支气管镜两种。可弯曲支气管镜操作灵活、创伤小，是诊断塑型性支气管炎的重要手段，同时可以开展治疗，取出塑型物解除呼吸道梗阻。建议尽量选择配有 2.0mm 操作通道的可弯曲支气管镜，以便有足够的负压对塑型物进行吸引。但对于儿童患者，还需要考虑到其年龄特点，可以选择外径为 2.8mm、3.5mm 配有 1.2mm 操作通道的可弯曲支气管镜。术前根据患者的年龄特点、病情分级，按照支气管镜介入手术的要求做好术前检查和准备、术中和术后监护。

（1）麻醉

1）局部麻醉：对于病情稳定，不需要高级生命支持的成人和儿童患者可以使用利多卡因局部黏膜麻醉，辅以全身镇静、镇痛药物，例如咪达唑仑、芬太尼等。

2）全身麻醉：使用硬质支气管炎方法，病情危重需要高级气道辅助通气，塑型物取出难度大，配合能力差的患者需要采用全身麻醉的方式。

（2）支气管镜进入途径

1）硬质支气管镜：使用直接喉镜暴露声门，直接插入。

2）可弯曲支气管镜：可根据患者需要呼吸支持方式的不同，选择经口、经鼻、经面罩、经喉罩和经气管插管进入。使用喉罩既能保障有效的呼吸支持又不占用气道，尤其适合对通气有较高要求的儿童患者。

（3）取出方式：原则是先处理病变较轻的一侧，操作中要注意保障患者的通气，如出现血氧不稳定或迅速下降可先暂停操作，充分通气后再继续。

1）经硬质支气管镜：从声门区逐渐往下导入支气管镜探查，找到塑型物后，直视下用异物钳以适当的力度将其钳出，一次难以完整取出的需多次钳取，直至直视下没有异物残留。较小的塑型物可使用生理盐水冲洗、负压吸引清理干净。如遇黏膜出血，用肾上腺棉球压迫止血。

2）经可弯曲支气管镜：①负压吸引，一些小的和嵌入支气管腔比较松动的塑型物可以直接通过负压吸引取出。取出时动作要轻柔，以免远端的塑型物断开。配有 2.0mm 操作通道的可弯曲支气管镜可获得更大的吸力，但在儿童患者受限于气道的直径问题，部分患者只能选择外径较小的配有 1.2mm 操作通道的可弯曲支气管镜。②钳取：使用活检钳、异物钳对塑型物进行钳取。但由于塑型物比较脆，成功率往往不高，需要反复多次钳取。③冻取：塑型物富含水分，且容易断开，使用二氧化碳冷冻设备对其进行冻取是非常理想的方式。但受限于冷冻探头的外部直径,仅能用于配合 2.0mm 操作通道的可弯曲支气管镜。④刷取:使活检刷插入塑型物的中间,轻轻旋转、搅动使毛刷充分地黏住塑型物,然后小心地把支气管镜连同毛刷一起撤出呼吸道。

七、预后

由于炎症导致的塑型性支气管炎通过治疗关联疾病和取出塑型物解除呼吸道梗阻,预后通常较为理想。而由于发绀型先天性心脏病导致的塑型性支气管炎预后则较差,患者常死于呼吸衰竭和中心气道梗阻。Madsen 等的统计结果发现,炎症细胞型的塑型性支气管炎死亡率为 6%~50%,而非炎症细胞型的塑型性支气管炎死亡率为 28%~60%。

(林俊宏 邓力)

参考文献

[1] RUBIN B K. Plastic bronchitis [J]. Clin Chest Med. 2016. 37 (3): 405-408.

[2] EBERLEIN MH. DRUMMOND MB. HAPONIK EF. Plastic bronchitis: a management challenge [J]. Am J Med Sci. 2008. 335 (2): 163-169.

[3] MADSEN P. SHAH SA. RUBIN BK. Plastic bronchitis: new insights and a classification scheme [J]. Paediatr Respir Rev. 2005. 6 (4): 292-300.

[4] ZhaNG J. KANG X. Plastic bronchitis associated with influenza virus infection in children: a report on 14 cases [J]. Int J Pediatr Otorhinolaryngol. 2015. 79 (4): 481-486.

[5] SCHMITZ LM. RIHAWI M. Plastic bronchitis: a complication of myocardial revascularization. Am J Respir Crit Care Med. 2012. 185 (8): 896-897.

[6] JOHNSON RS. SITALUMSDEN EG. Plastic bronchitis [J]. Thorax. 1960. 15 (4): 325-332.

[7] SRIRATANAVIRIYAKUL N. LAM F. MORRISSEY BM. et al. Safety and clinical utility of flexible bronchoscopic cryoextraction in patients with non-neoplasm tracheobronchial obstruction: a retrospective chart review [J]. J Bronchology Interv Pulmonol. 2015. 22 (4): 288-293.

[8] DORI Y. ITKIN M. Etiology and new treatment options for patients with plastic bronchitis [J]. J Thorac Cardiovasc Surg. 2016. 152 (2): 49-50.

[9] 中华医学会儿科学分会呼吸学组儿科支气管镜协作组. 儿科支气管镜术指南(2009 年版)[J]. 中华儿科杂志, 2009, 47 (10): 740-744.

第十一节 变应性支气管肺曲霉病

一、概述

变应性支气管肺曲霉病(allergic bronchopulmonary aspergillosis,ABPA)是烟曲霉致敏引起的一种变应性肺部疾病,表现为慢性哮喘和反复出现的肺部阴影,可伴有支气管扩张。该病相对少见,临床上常被误诊为支气管哮喘(以下简称哮喘)、支气管扩张等;而早期诊断、及时给予全身糖皮质激素(以下简称激素)治疗,可控制病情,防止不可逆性肺

部损害的发生。少见情况下,其他真菌也可引起与 ABPA 相似的表现,统称变应性支气管肺真菌病(allergic bronchopulmonary mycosis,ABPM)。

二、相关术语定义

1. **囊性纤维化** 第 7 对染色体的囊性纤维化跨膜传导调节因子基因突变引起的常染色体隐性遗传疾病,主要影响肺部和消化系统,也常发生于胰脏、肝脏、肾脏,其他表现有慢性鼻-鼻窦炎(chronic rhinosinusitis,CRS)、儿童发育不良、油便、杵状指(趾)、男性因缺乏输精管或女性过于浓厚的黏液妨碍精子前进导致不育不孕。

2. **夏科-雷登(Charcol-Leyden)结晶** 为无色透明,两端尖长的菱形结晶,折光性较强,由嗜酸性粒细胞破裂之后嗜酸性颗粒融合而成,常见于支气管哮喘及肺吸虫病者等。

3. **真菌致敏** 真菌皮肤点刺实验阳性或真菌抗原特异性的血清 IgE 阳性。

三、流行病学

ABPA 较常发生于哮喘患者,研究显示 ABPA 在哮喘中所占比例为 1.0%~3.5%。国内研究发现在连续就诊的哮喘患者中 2.5% 为 ABPA。一项系统性综述结果显示,在就诊于呼吸专科或哮喘专科的哮喘患者中,ABPA 的比例可达 12.9%。除哮喘外,ABPA 还可见于其他疾病。在欧美国家,肺囊性纤维化并发 ABPA 相对多见,病例汇总后所得患病率为 8.9%。此外,ABPA 还可发生于其他肺部疾病患者,例如支气管扩张、慢性阻塞性肺疾病等。

四、临床表现

ABPA 多于哮喘诊断多年后发病,但也可见于新发哮喘。与其他过敏性疾病常见于儿童不同,ABPA 发病率在成年人最高。由于临床对该病认识不足,常被漏诊,往往发展至晚期出现不可逆性结构改变才得以确诊。

ABPA 的临床表现多种多样,缺乏特异性,主要表现为咳嗽、咳痰、喘息,还可见低热、消瘦、乏力、胸痛等。咳棕褐色黏冻样痰栓为特征性表现。存在支气管扩张时,可有不同程度的咯血。少数患者可以没有明显症状。急性加重时出现咳嗽、喘息、咯血、咳大量黄黏痰等。缓解期上述症状可消失或明显减轻。

体检时肺部可闻及湿啰音或哮鸣音。晚期患者可出现杵状指(趾)和发绀。由于黏液嵌塞可引起肺不张甚至肺萎缩,体格检查可发现呼吸音减弱或闻及管状呼吸音。肺部浸润累及肺外周时,可发生胸膜炎,吸气时可伴胸壁活动受限和胸膜摩擦音。

五、辅助检查

(一)皮肤试验 皮肤试验是检查 ABPA 变应原简

单而又快速的方法,皮肤试验包括点刺试验和皮内试验。

1. 点刺试验　点刺试验是由 Lewis 和 Grant 在 1924 年首次描述。由 Pepys 进行改进之后,直到 20 世纪 70 年代才被广泛采用。改进的皮肤点刺试验是在前臂屈侧酒精消毒后的皮肤上滴一小滴变应原溶液,每滴变应原液滴之间间隔 2~5cm 以避免假阳性反应。使用一次性的点刺针,垂直进针,轻轻地通过变应原液滴,迅速刺入表皮,然后轻抬针头,深度为刺破表皮但不引起流血为宜。舍弃点刺针,并在 1 分钟之后使用吸滤纸轻轻地吸除多余的变应原液体,15 分钟后观察结果,每种变应原点刺针的使用在变应原之间不能混用,以防变应原之间交叉混合,影响试验结果的判断。阳性的结果通常是变应原风团直径超过阴性对照风团直径 3mm 以上。建议首选皮肤点刺试验,若结果阴性,可继续进行皮内试验,一些患者可能仅能通过皮内试验出现变态反应。

2. 皮内试验　皮内试验由 Mantoux 首先描述,直到目前仍然是临床广为应用的一种诊断方法。其方法是:使用 0.5ml 或 1.0ml 的注射器,通过 26 号或 27 号针头,将 0.01~0.02ml 的变应原溶液注射到真皮层,以求在皮肤的表面形成一个直径 2~3mm 的小丘,20 分钟后观察结果,皮内试验以风团≥5.0mm 为阳性。

变应原一般选择烟曲霉、白念珠菌、交链孢菌、特异青霉菌和其他真菌。对烟曲霉呈现阳性速发型皮肤反应是诊断的必备条件,皮肤点刺试验阴性时可再进行皮内试验。如变应原为高质量,阴性的皮肤反应可排除本病。但由于其他真菌也可引起本病,当烟曲霉皮试呈阴性反应,临床又十分怀疑时,还应进行其他曲霉或真菌的皮肤试验。

需要注意的是受试者的受试部位、年龄、性别、试验时间,尤其是服用过 H_1 受体拮抗剂等药物均可影响皮试的结果。

(二)血清学检查

1. 血清总 IgE(TIgE)水平　血清 TIgE 是 ABPA 诊断及随访中非常重要的免疫学指标。健康人、过敏性哮喘及 ABPA 患者血总 IgE 水平均存在较大波动。而且,就诊前的治疗尤其是全身皮质类固醇的使用可导致 TIgE 下降。因此,一旦怀疑 ABPA 应尽早在治疗前进行 TIgE 的测定,在治疗的过程中应动态监测 TIgE 的变化以指导药物的调整。

目前用于诊断 ABPA 的血 TIgE 临界值尚缺乏统一标准,TIgE 的临界值 500IU/ml(1kU/L = 1IU/ml = 2.4ng/ml)会使 ABPA 诊断的灵敏度过高,造成过度诊断,还可能将真菌过敏性的重度哮喘(SAFS)误诊为 ABPA,所以,大多学者建议以 1 000IU/ml 为临界值,还要结合病史、皮试及真菌特异性 IgE(SIgE)和影像学的结果来确诊。

经治疗后,患者血清 TIgE 水平可降低,但大多数患者血清 TIgE 水平不会降至正常。因此,患者需要多次随访并确定其"新的基线值"。如果 TIgE 水平出现明显回升,提示可能病情复发。如果在未经糖皮质激素治疗时血清 TIgE 处于正常水平,一般可除外活动性 ABPA。

2. 特异性 IgE(SIgE)水平　曲霉 SIgE 也被视为 ABPA 特征性的诊断指标,尤其对未发现中心性支气管扩张和无肺浸润的患者阳性诊断意义大,一般认为应高于曲霉致敏性哮喘患者曲霉 SIgE 抗体水平的 2 倍以上,目前建议采用>0.35kU/L 作为诊断临界值。在评估哮喘患者是否患

有 ABPA 时,建议进行曲霉变应原皮试和烟曲霉 SIgE 水平联合检测(后者更加灵敏)。

烟曲霉 SIgE 和 TIgE 是疾病活动的敏感指标。另外,在支气管肺泡灌洗液中,烟曲霉 SIgE 为外周血的 48 倍,而 TIgE 并不比外周血高,提示烟曲霉 SIgE 是呼吸道和肺内产生的,而 TIgE 可能不来自支气管和肺,或不滞留在肺脏。

推荐使用 ImmunoCAP 的荧光免疫法作为首选的理想方法检测 TIgE 及烟曲霉 SIgE。如果烟曲霉 SIgE 阳性,则应测量血清 TIgE 水平。如果 TIgE>1 000kU/L,那么应完成针对 ABPA 的其他检测,包括胸部 HRCT、烟曲霉 IgG 特异性抗体或烟曲霉血清沉淀素,以及总嗜酸性粒细胞计数,从而确诊 ABPA(图 25-11-1)。

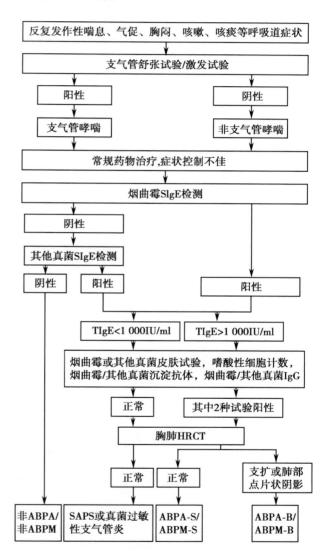

图 25-11-1　变应性支气管肺曲霉病诊断流程

3. 烟曲霉血清沉淀素或特异性 IgG(SIgG)　用琼脂凝胶双扩散法(double gel diffusion techniques)、酶联免疫吸附试验(ELISA)、荧光免疫分析(FEIA)等均可检测血清特异性沉淀抗体,方法比较简单,69%~90% 的 ABPA 患者可有曲霉血清沉淀素阳性,但对于 ABPA 的诊断特异性不高。如果 ABPA 患者出现高滴度的曲霉 IgG 抗体,同时伴有胸膜

纤维化或持续性肺部空洞形成,则提示为慢性肺曲霉病(chronic pulmonary aspergillosis,CPA)。用 ImmunoCAP 的荧光免疫法测定曲霉 SIgG 灵敏度高且重复性好,可用于治疗过程中 IgG 水平的动态检测。

4. 半乳甘露聚糖试验(GM 试验) 半乳甘露聚糖是曲霉细胞壁的一种多糖,真菌菌丝生长时半乳甘露聚糖可释放入血,血清 GM 试验主要适用于侵袭性曲霉感染的早期诊断。由于 ABPA 只是曲霉在气道内的定植和致敏,而并非侵袭性感染,因此,半乳甘露聚糖极少释放入血,血清 GM 试验通常为阴性。近年来有学者通过检测痰液中半乳甘露聚糖的方法协助判断 ABPA 患者有无气道内曲霉的存在,其敏感度高于痰曲霉培养。

5. 重组曲霉组分蛋白测定 ABPA 患者大多采用曲霉的粗提物进行评估。这些抗原缺乏可重复性和一致性,并经常与其他抗原发生交叉反应。ImmunoCAP FEIA 技术的最新进展已经对重组烟曲霉组分蛋白 Asp f1、Asp f2、Asp f3、Asp f4 和 Asp f6 在哮喘和 ABPA 中的诊断性能进行了评估。哮喘和 ABPA 患者的 rAsp f1 和 rAsp f3 抗体均会升高,而仅有 ABPA 患者的 rAsp f4 和 rAsp f6 抗体升高。然而,不同中心得到的结果并不一致。因此,该专家组认为,虽然当前数据提示重组抗原对于哮喘的诊断,并可能对 ABPA 的诊断有着令人期待的作用,但仍需要通过不同中心的更大规模研究来给出这些变应原诊断价值的最终建议。

(三) 胸部影像学

1. 胸部影像学的非特异性改变 ABPA 最常见的 X 线胸片表现为肺部一过性浸润影或实变影(游走性和反复性),肺浸润呈均质性斑片状、片状或点状或点片状分布,部位不定,可累及单侧、双侧、上、中、下肺均可,暂时性、反复性和移动性是 ABPA 的特点。ABPA 不常见的肺部影像还包括粟粒性肺结节影、胸腔积液等。部分患者在疾病后期可出现肺部空腔、曲霉球形成及上肺纤维化,提示并发 CPA。

2. 胸部影像学的特异性改变 随着胸部高分辨率 CT(HRCT)的普及,ABPA 常见肺部影像表现包括黏液嵌塞、支气管扩张、小叶中心性结节、树芽征和马赛克征等。根据是否有中心性支气管扩张,ABPA 可分为变态反应性支气管肺曲霉病-血清 IgE 增高型(ABPA-S)和变态反应性支气管肺曲霉病-中心性支气管扩张型(ABPA-CB)。气道黏液嵌塞在 ABPA 很常见,胸部 HRCT 上表现为套管征或牙膏征。气道黏液栓通常为低密度影(图 25-11-2),但 20% 也可为高密度黏液影(high-attenuation mucus,HAM),定义为气道内黏液栓密度高于脊柱旁肌肉的 HRCT 值,这也成为 ABPA 特征性的影像表现之一,外周细支气管黏液阻塞可见"树芽征"。中央性支气管扩张曾一直是 ABPA 诊断标准之一,但其用于诊断 ABPA 的敏感度仅为 37%。此外,33%~43% 的中央性支气管扩张也可延伸至外周,26%~39% 的 ABPA 只有周围性支气管扩张。因此,目前认为中央性支气管扩张应视为 ABPA 的并发症,而非其诊断标准。

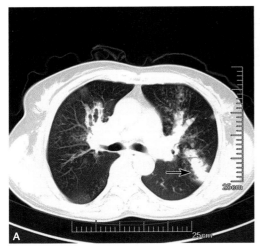
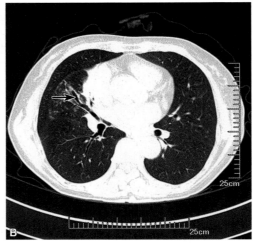
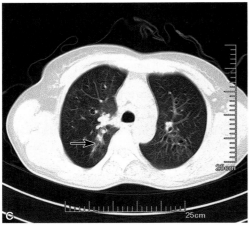
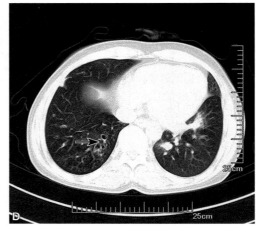

图 25-11-2 变应性支气管肺曲霉病患者的胸部 HRCT
A. 可见左上叶舌段和左下叶黏液栓(箭头);B. 可见右中叶中央性支气管扩张(箭头);C. 可见右上叶袖套征(箭头);D. 可见右下叶囊状支气管扩张和左下叶黏液栓(箭头)。

（四）血常规和血嗜酸性粒细胞　外周血嗜酸性粒细胞计数>1 000 个/μl 曾为诊断 ABPA 的主要标准之一，但仅 40%的 ABPA 患者在初诊时满足此标准。外周血嗜酸性粒细胞与肺部嗜酸性粒细胞浸润程度不平行，因此外周血嗜酸性粒细胞计数正常，或者<1 000 个/μl 时并不能排除 ABPA。

（五）痰液检查　痰液，特别是痰栓，直接显微镜检查或染色后镜检可发现菌丝，偶而可见到分生孢子，也常见到嗜酸性粒细胞，有时见到夏科-雷登（Charcol-Leyden）结晶。因为曲霉无处不在，易于造成污染，所以，痰培养必须重复进行，多次出现同一种真菌才有意义。ABPA 患者痰培养曲霉阳性率为 39%~60%，对于 ABPA 的诊断意义有限。但考虑到耐药问题，建议对需要使用抗曲霉药物的患者，在治疗之前进行痰培养，并根据药敏试验结果合理用药。

（六）肺功能　对有反复呼吸道症状的患者进行肺通气功能和支气管舒张（或激发）试验来诊断哮喘，同时评价患者肺功能受损状况，但对于 ABPA 的诊断无意义。急性期表现为可逆性阻塞性通气功能障碍，慢性期则表现为混合性通气功能障碍和弥散功能降低。不推荐采用曲霉抗原进行支气管激发试验，因为可能导致致死性支气管痉挛。慢性 AB-PA 患者晚期出现肺纤维化时可表现为限制性通气功能障碍及弥散功能障碍。肺功能检查可作为治疗效果的评价指标。

（七）病理学　一般没有必要为明确诊断进行肺活检，但如果依据临床表现、血清学及肺部影像学仍不能确诊时可行肺活检。ABPA 典型的病理学特征为：①支气管腔内黏液栓塞。嗜酸性粒细胞等炎症细胞浸润，可见夏科-雷登晶体；②富含嗜酸性粒细胞的非干酪性肉芽肿，主要累及支气管和细支气管；③嗜酸性粒细胞性肺炎；④中心性支气管扩张。早期阶段病理检查可见支气管壁单核细胞和嗜酸性粒细胞浸润，随着疾病的进展可见支气管腔黏液嵌塞及嗜酸性粒细胞肺炎，随后可出现闭塞性细支气管炎、肉芽肿性支气管炎和肺间质纤维化。病变肺组织中偶见曲霉菌丝（图 25-11-3）。在临床、血清学和胸部影像学检查均不能做出 ABPA 的诊断时，进行肺活检病理检查是必要的。

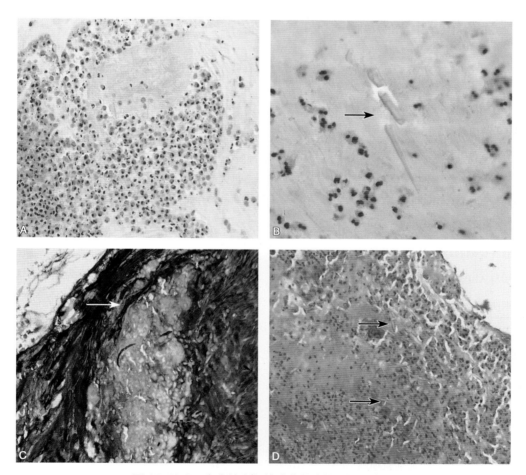

图 25-11-3　变应性支气管肺曲霉病的肺组织病理

A. 肺组织可见大量嗜酸性粒细胞浸润；B. 夏科-雷登结晶（箭头）；C. 为六铵银染色，可见烟曲霉菌丝（箭头）；D. PAS 染色，可见烟曲霉菌丝（箭头）。

六、诊断标准

ABPA 在 1952 年已在国外被提出,至今为止其诊断标准亦多次被修改。而目前最新关于 ABPA 的诊断标准为 2013 年由 Agarwal 等人提出的,即哮喘、囊性纤维化患者,必备标准(同时满足):①烟曲霉 IgE 水平升高或烟曲霉点刺试验阳性;②总 IgE 水平升高(>1 000IU/ml)。其他标准(至少满足 2 条):①烟曲霉沉淀抗体或 IgG 抗体阳性;②提示 ABPA 的影像学肺部阴影;③嗜酸性粒细胞>500 个/μl。另外如果患者满足所有的其他标准,总 IgE 水平<1 000IU/ml 也可以接受。

2013 年国际人类和动物真菌学会(ISHAM)专家组提出了新的 ABPA 诊断标准。我们认为这一诊断标准更加符合 ABPA 的疾病特征,简洁实用,有助于及时或早期诊断 AB-PA,及时治疗,改善疾病预后。因此在这一诊断标准的基础上,结合我国的疾病分布特点和临床实际情况,提出以下诊断标准。诊断 ABPA 须具备第 1 项、第 2 项和第 3 项中至少 2 条(表 25-11-1)。

表 25-11-1　ABPA 诊断标准

1. **相关疾病**

(1) 支气管哮喘

(2) 其他:支气管扩张症、慢阻肺、肺囊性纤维化等

2. **必需条件(2 条均具备)**

(1) 烟曲霉特异性 IgE 水平升高,或 I 型曲霉皮试阳性(针对曲霉变应原的速发型皮肤超敏反应)*

(2) 总 IgE 水平升高(>1 000IU/ml)*

3. **其他条件(3 条中至少符合 2 条)**

(1) 血嗜酸性粒细胞计数>0.5×10^9/L*

(2) 影像学与 ABPA 一致的肺部阴影*

(3) 血清烟曲霉特异 IgG 抗体或沉淀素阳性

注: * 说明见正文。

1. 相关疾病　①哮喘,特别是难治性哮喘或重度哮喘;②其他疾病:支气管扩张症、慢阻肺、肺囊性纤维化等。

2. 必需条件　①血清烟曲霉 SIgE 水平升高(>0.35kU/L)或烟曲霉皮试速发反应阳性;②血清 TIgE 水平升高(>1 000IU/ml),如果满足其他条件,<1 000IU/ml 也可考虑诊断。以上 2 条均应具备。

3. 其他条件　①外周血嗜酸性粒细胞>0.5×10^9/L;使用激素者可正常,以往的数据可作为诊断条件。②影像学与 ABPA 一致的肺部阴影:一过性病变包括实变、结节、牙膏征或手套征、游走性阴影等,持久性病变包括平行线状影和环状阴影、支气管扩张和胸膜肺纤维化等。③血清烟曲霉 SIgG 抗体或沉淀素阳性。

疾病分型:肺部 HRCT 显示中心性支气管扩张或支气管黏液栓,即支气管扩张型 ABPA(ABPA-B);如无支气管扩张,则诊断为血清型 ABPA(ABPA-S)。

当临床考虑 ABPA、拟行有关诊断检查时,建议首先进行曲霉 SIgE 测定和/或曲霉皮试(前者更敏感)。如果其中之一阳性,应进一步检测血清 TIgE,如>1 000IU/L,进而行胸部 CT、外周血嗜酸性粒细胞计数、曲霉 SIgG 测定等。

ABPA 的临床表现缺乏特征性,尤其是在疾病的早期,可被误诊或漏诊多年,但哮喘几乎是所有患者共同的临床表现。因而在哮喘管理中,无论病情严重程度或控制状态如何,均应高度警惕 ABPA 的发生。建议在所有哮喘患者进行曲霉变应原皮试和/或曲霉 SIgE 检测以明确曲霉致敏情况。对于曲霉致敏的患者,应行进一步检查以及时明确是否存在 ABPA。对于存在曲霉致敏,但尚未达到 ABPA 诊断标准的患者应定期随访,以便在出现支气管扩张或肺功能明显受损之前获得及时诊断。对于临床怀疑 ABPA,但缺乏上述检查条件者,应及时转诊到有条件的医院进行诊治。

根据临床表现、血清学和影像学检查,ABPA 的自然病程可分为 I~IV 期,对于评价患者个体的疾病状况和转归有帮助。I 期:新发的、活动性 ABPA;II 期:临床和血清学缓解期;III 期:复发性活动性 ABPA;IV 期:慢性激素依赖性哮喘;V 期:进行性炎症和气道扩张引起的纤维-空洞病变,可导致进展性呼吸衰竭和死亡。需要指出的是,ABPA 的病程不一定按照上述顺序演变;在患者就诊时,也难以预料是否会进入缓解期,是否会复发,抑或持续进展。一般认为早期诊断和治疗可降低未来疾病进展的风险。

七、鉴别诊断

曲霉和其他真菌在呼吸道和肺部引起的反应,临床上可有多种表现形式,包括真菌过敏性支气管炎、气道定植、真菌致敏性重度哮喘(severe asthma with aspergillus sensitization,SAFS)、ABPA/ABPM、侵袭性肺真菌病等。ABPA 也极易误诊为其他具有相似表现的呼吸道疾病,例如过敏性肺炎(外源性变应性肺泡炎)、变应性血管炎性肉芽肿(CSS)、伴发哮喘的肺嗜酸性粒细胞浸润症等。在我国,ABPA 因其影像表现多样,加之上肺野病变多见,因而常被误诊为肺结核。有时 ABPA 的团块状阴影(黏液栓)可被误诊为肺部肿瘤。

SAFS 是因真菌致敏导致的严重哮喘,其与 ABPA 在临床表现和实验室检查有相似之处,不易鉴别,尤其是血清型 ABPA。SAFS 的诊断标准包括:①难以控制的重度哮喘;②真菌致敏,真菌变应原皮试阳性或真菌 SIgE 增高,但血清 TIgE 水平<1 000IU/ml。SAFS 患者无肺部浸润和支气管扩张等影像表现(表 25-11-2)。

表 25-11-2　ABPA 与 SAFS 的临床表现和实验室检查的比较

项目	ABPA	SAFS
临床表现		
哮喘	各种程度	严重
中心型支气管扩张	有(早期可没有)	没有
肺部浸润影	有,激素治疗可好转	没有
黏液痰栓	有	不明确
真菌情况		
血清曲霉沉淀抗体阳性	有	没有
曲霉特异性 IgG 抗体阳性	有	没有
真菌变异原速发性皮肤试验阳性	曲霉阳性	有
真菌 SIgE 升高	曲霉 SIgE 升高	有
血清总 IgE 升高(大于1 000IU/ml)	有	没有
气道曲霉定植	有	不明确

八、治疗

ABPA 的治疗目标包括控制症状,预防急性加重,防止或减轻肺功能受损。治疗药物在抑制机体曲霉变态反应的同时,清除气道内曲霉定植,防止支气管及肺组织出现不可逆损伤。

1. 避免变应原接触　ABPA 患者应尽量避免接触曲霉等变应原,脱离过敏环境对于控制患者症状、减少急性发作非常重要。

2. 糖皮质激素　口服激素是治疗 ABPA 的基础治疗,不仅抑制过度免疫反应,同时可减轻曲霉引起的炎症损伤。早期应用口服激素治疗,可防止或减轻支气管扩张及肺纤维化造成的慢性肺损伤。绝大多数 ABPA 患者对口服激素治疗反应良好,短时间内症状缓解、肺部阴影吸收。口服激素的剂量及疗程取决于临床分期。有研究提示,中等剂量激素与高剂量激素在治疗效果上相当,同时不良反应更少。建议对于 I 期和Ⅲ期患者,泼尼松的起始剂量为 0.5mg/kg,每日 1 次,2 周;继以 0.25mg/kg,每日 1 次,4~6 周。然后根据病情试行减量,一般每 2 周减 5~10mg,建议采用隔日给药方法。治疗时间依据疾病严重程度不同而有所差异,总疗程通常在 6 个月以上。对于Ⅳ期患者,可能需要长期口服小剂量激素维持治疗。

吸入性糖皮质激素(ICS)不作为 ABPA 的首选治疗方案,单独使用 ICS 并无临床获益。但对于全身激素减量至≤10mg/d(泼尼松当量)的患者,联合使用 ICS 可能有助于哮喘症状的控制,同时可减少全身激素用量。

3. 抗真菌药物　抗真菌药物可能通过减少真菌定植、减轻炎症反应而发挥治疗作用。对于激素依赖患者、激素治疗后复发患者,建议使用。研究发现伊曲康唑(itraconazole)可减轻症状,减少口服激素用量,同时降低血清总 IgE 水平、减少痰嗜酸性粒细胞数目。成年患者通常的用量为 200mg,口服,每日 2 次,4~6 个月;如需继续用药,亦可考虑减至 200mg,每日 1 次,4~6 个月。伊曲康唑有口服胶囊和口服液两种剂型。服用胶囊制剂需要胃酸以利吸收,可与食物或酸性饮料一起服用,应避免同时服用质子泵抑制剂和抗酸药;而口服液则需空腹时服用。由于口服伊曲康唑生物利用度个体差异大,有条件者建议进行血药浓度监测。伊曲康唑在肝脏代谢,肝功能不全者慎用。总体而言,伊曲康唑副作用少见,包括皮疹、腹泻、恶心、肝毒性等。建议用药期间监测肝功能。

近年研究发现其他唑类如伏立康唑(voriconazole)也具有同样的疗效,临床改善可见于 68.5%~78% 的患者,不良反应少见,包括肝功能损害、肢端水肿、皮疹、恶心、呕吐。视觉异常相对多见,停药后可很快恢复。对于伊曲康唑治疗无改善的患者,换用伏立康唑仍可见疗效。伏立康唑的用法用量:200mg,口服,1 次/12h(体重≥40kg),或 100mg,口服,1 次/12h(体重≤40kg)。疗程同伊曲康唑。

4. 其他药物　重组人源化 IgE 单克隆抗体——奥马珠单抗(omalizumab)治疗可改善症状,减少急性发作和住院次数,改善肺功能,减少口服激素剂量。但报道资料多为个例经验和小样本研究,目前暂不推荐常规使用。

九、病情监测和预后

ABPA 患者接受治疗后,最初每 6~8 周随访 1 次,评估症状、血清 TIgE 水平、胸部 X 线、肺功能等。症状缓解,肺部阴影消失,外周血嗜酸性粒细胞降低,血清 TIgE 降低并稳定,可视为病情缓解。TIgE 水平是反映疾病活动性的重要指标,治疗目标是使 TIgE 水平下降 35%~50% 以上;在 ABPA 患者 TIgE 水平很难恢复到正常范围。一般 I 期或Ⅲ期患者每 6~8 周监测 TIgE,以后每 2 个月复查 1 次;完全缓解后,每 6 个月至 1 年复查 1 次。在这一过程中,根据临床缓解情况,确定每一患者个人的 TIgE 基线值;若 TIgE 较基线水平升高>2 倍,即使没有出现临床症状及肺部浸润影等改变,也提示疾病复发。肺功能检查可以评估患者肺通气功能受损程度,建议每年至少复查 1 次。

ABPA 如能早期诊断并规范治疗,病情可缓解并长期控制,预后较好。即使大多数 V 期患者,其病情也可以稳定数年,但肺功能受损严重(FEV₁<0.8L)的患者预后较差。ABPA 远期并发症包括严重气流受限、肺不张、侵袭性肺曲霉病及肺纤维化。

(时旭　李靖)

参考文献

[1] 中华医学会呼吸病学分会哮喘学组. 变应性支气管肺曲菌病诊治专家共识[J]. 中华医学杂志, 2017, 97（34）: 2056-2650.

[2] PATTERSON K, STREK ME. Allergic bronchopulmonary aspergillosis[J]. Proc Am Thorac Soc, 2010, 7（3）: 237-244.

[3] AGARWAL R. Allergic bronchopulmonary aspergillosis[J]. Chest, 2009, 135（3）: 805-826.

[4] 徐凌, 蔡柏蔷, 徐凯峰, 等. 变态反应性支气管肺霉病 23 例分析[J]. 中华内科杂志, 2007, 46（3）: 208-212.

[5] 叶枫, 张挪富, 钟南山. 变应性支气管肺曲霉病三例并文献复习[J]. 中华结核和呼吸杂志, 2009, 32（6）: 434-438.

[6] 李然, 胥杰, 孙永昌, 等. 变态反应性支气管肺曲霉病 11 例临床分析[J]. 中华哮喘杂志: 电子版, 2011, 5（6）: 423-428.

[7] 胡红, 张丽, 余丹阳, 等. 变应性支气管肺曲霉病七例临床特点分析[J]. 中华结核和呼吸杂志, 2012, 35（1）: 37-41.

[8] 牟艳, 叶伶, 龚颖, 等. 血清霉菌特异性 IgE 阳性支气管哮喘患者的临床及过敏状态分析[J]. 中华结核和呼吸杂志, 2013, 36（8）: 563-566.

[9] AGARWAL R, CHAKRABARTI A, SHAH A, et al. Allergic bronchopulmonary aspergillosis: review of literature and proposal of new diagnostic and classification criteria[J]. Clin Exp Allergy, 2013, 43（8）: 850-873.

[10] 马艳良, 张为兵, 余兵, 等. 支气管哮喘患者中变应性支气管肺曲霉病的检出及临床特点初步调查[J]. 中华结核和呼吸杂志, 2011, 34（12）: 909-913.

[11] AGARWAL R, AGGARWAL AN, GUPTA D, et al. Aspergillus hypersensitivity and allergic bronchopulmonary aspergillosis in patients with bronchial asthma: systematic review and meta-analysis[J]. Int J Tuberc Lung Dis, 2009, 13（8）: 936-944.

[12] MATURU VN, AGARWAL R. Prevalence of Aspergillus sensitization and allergic bronchopulmonary aspergillosis in cystic fibrosis: systematic review and meta-analysis[J]. Clin Exp Allergy, 2015, 45（12）: 1765-1778.

[13] PASTEUR MC, HELLIWELL SM, HOUGHTON SJ, et al. An investigation into causative factors in patients with bronchiectasis[J]. Am J Respir Crit Care Med, 2000, 162（4 Pt 1）: 1277-1284.

[14] JIN J, LIU X, SUN Y. The prevalence of increased serum IgE and Aspergillus sensitization in patients with COPD and their association with symptoms and lung function[J]. Respir Res, 2014, 15（1）: 130.

[15] 刘晓芳, 孙永昌, 金建敏, 等. 慢性阻塞性肺疾病合并变应性支气管肺霉并三例临床分析[J]. 中华结核和呼吸杂志, 2013, 36（10）: 741-745.

[16] GREENBERGER PA, BUSH RK, DEMAIN JG, et al. Allergic bronchopulmonary aspergillosis[J]. J Allergy Clin Immunol Pract, 2014, 2（6）: 703-708.

[17] ROSENBERG M, PATTERSON R, MINTZER R, et al. Clinical and immunologic criteria for the diagnosis of allergic bronchopulmonary aspergillosis. Ann Intern Med, 1977, 86（4）: 405-414.

[18] SCHWARTZ HJ, GREENBERGER PA. The prevalence of allergic bronchopulmonary aspergillosis in patients with asthma, determined by serologic and radiologic criteria in patients at risk[J]. J Lab Clin Med, 1991, 117（2）: 138-142.

[19] PATTERSON R, GREENBERGER PA, HALWIG JM, et al. Allergic bronchopulmonary aspirgillosis: natural history and classification of early diagnosis by serologic and roentgenographic studies[J]. Arch Intern Med, 1986, 146（5）: 916-918.

[20] 汤蕊, 张宏誉. 变态反应性支气管肺曲霉菌病误诊 23 例分析[J]. 国际呼吸杂志, 2009, 29（17）: 1033-1035.

[21] DENNING DW, O'DRISCOLL BR, POWELL G, et al. Randomized controlled trial of oral antifungal treatment for severe asthma with fungal sensitization: The Fungal Asthma Sensitization Trial（FAST）study[J]. Am J Respir Crit Care Med, 2009, 179（4）: 330-331.

[22] AGARWAL R, AGGARWAL AN, DHOORIA S, et al. A randomised trial of glucocorticoids in acute-stage allergic bronchopulmonary aspergillosis complicating asthma[J]. Eur Respir J, 2016, 47（2）: 490-498.

[23] Anon. Inhaled beclomethasone dipropionate in allergic bronchopulmonary aspergillosis. Report to the Research Committee of the British Thoracic Association[J]. Br J Dis Chest, 1994, 73（4）: 51-52.

[24] STEVENS DA, SCHWARTZ HJ, LEE JY, et al. A randomized trial of itraconazole in allergic bronchopulmonary aspergillosis[J]. N Engl J Med, 2000, 342（11）: 756-762.

[25] ELPHICK H, SOUTHERN KW. Antifungal therapies for allergic bronchopulmonary aspergillosis in people with cystic fibrosis[J]. Cochrane Database Syst Rev, 2016, 11: CD002204.

[26] MOREIRA AS, SILVA D, FERREIRA AR, et al. Antifungal treatment in allergic bronchopulmonary aspergillosis with and without cystic fibrosis: a systematic review[J]. Clin Exp Allergy, 2014, 44（10）: 1210-1227.

[27] LIMPER AH, KNOX KS, SAROSI GA, et al. An official American Thoracic Society statement: Treatment of fungal infections in adult pulmonary and critical care patients[J]. Am J Respir Crit Care Med, 2011, 183（1）: 96-128.

[28] CHISHIMBA L, NIVEN RM, COOLEY J, et al. Voriconazole and posaconazole improve asthma severity in allergic bronchopulmonary aspergillosis and severe asthma with fungal sensitization[J]. J Asthma, 2012, 49（4）: 423-433.

[29] 沈崇灵, 法理学. 中国成人社区获得性肺炎诊断和治疗指南[J]. 1994, 39（4）: 51-52.

[30] EVANS MO, MORRIS MJ, COOP CA, et al. Omalizumab, an additional therapy for allergic bronchopulmonary aspergillosis[J]. Ann Allergy Asthma Immunol, 2015, 115（3）: 250-251.

[31] VOSKAMP AL, GILLMAN A, SYMONS K, et al. Clinical efficacy and immunologic effects of omalizumab in allergic bronchopulmonary aspergillosis[J]. J Allergy Clin Immunol Pract, 2015, 3（2）: 192-199.

[32] LEHMANN S, PFANNENSTIEL C, FRIEDRICHS FA, et al. Omalizumab: a new treatment option for allergic bronchopulmonary aspergillosis in patients with cystic fibrosis[J]. Ther Adv Respir Dis, 2014, 8（5）: 141-149.

[33] 中华医学会呼吸病学分会哮喘学组. 支气管哮喘防治指南（2016 年版）[J]. 中华结核和呼吸杂志, 2016, 39（9）: 675-697.

[34] LÖTVALL J, AKDIS CA, BACHARIER LB, et al. Asthma endotypes: a new approach to classification of disease entities within the asthma syndrome[J]. J Allergy Clin Immunol, 2011, 127（2）: 355-360.

第二十六章
肺血管疾病

第一节
概论

肺血管疾病,包括肺栓塞、肺动脉高压(pulmonary hypertension,PH)、肺血管炎等,是高致残率、高病死率、社会经济负担沉重的疾病,多年来我国医学界对这一领域重视不足,虽然近年来这一状况有所改观,但仍远不能满足人民群众的健康需求。因此,系统、深入地了解肺循环的有关知识,开展对肺循环的临床与研究工作,将直接促进临床医学的发展。

肺循环(pulmonary circulation,PC)是连接左、右心之间的桥梁,肺循环、体循环和整个机体的生理和病理生理功能变化都有密切联系。肺循环从右心室射血入肺动脉,经过肺内各级肺动脉分支,流至肺泡周围的毛细血管网,在此进行气体交换,使静脉血变成含氧丰富的动脉血,通过肺内各级肺静脉属支,再汇集至肺静脉注入左心房。肺循环的特点是路程短,只通过右心和肺,主要功能是血液和肺泡之间、肺泡和肺泡之间进行气体交换。影响肺循环的因素很多,如血流动力学的改变、缺氧、各种血管活性物质的失衡,以及肺血管的损伤及结构变形等。研究肺循环时须全面观察心脏系统和肺血管的组织和细胞的结构、功能和病理变化及病理生理表现。只有这样才能较深入地揭示肺循环的本质及其障碍发生的原因。

一、相关定义

(一)肺血管疾病 肺血管结构和/或功能异常引起的局部或整体肺循环障碍。肺血管疾病包括先天性和获得性肺动脉和/或肺静脉、肺微血管病变的疾病,既可以是原发于肺血管本身病变如特发性 PH、肺血管炎、肺动静脉瘘,也可以是呼吸系统疾病、心血管疾病或某些全身系统性疾病使其受累。由此可见,肺血管疾病是肺循环障碍的总称。

(二)肺动脉高压 由多种原因引起,以肺血管阻力进行性升高为主要特征的临床-病理生理综合征,可导致右心负荷增大,右心功能不全,而引起一系列临床表现,严重者可发生右心衰竭甚至死亡。

(三)动脉性肺动脉高压(pulmonary arterial hypertension,PAH) 病变直接累及肺动脉并引起肺动脉结构和功能改变的肺动脉高压。

(四)特发性肺动脉高压(idiopathic pulmonary arterial hypertension,IPAH) 是指没有明确原因的肺动脉高压。

(五)遗传性肺动脉高压(heritable pulmonary arterial hypertension,HPAH) 是指有遗传学证据(家族中有两人或两人以上发病)但又不存在其他引起肺动脉高压的原因。

二、肺血管疾病临床分类

肺血管病病种众多,病因繁杂。就肺血管病整体而言,迄今尚无公认的分类。虽在过去 Brenner 和 Wagenvort 根据病理形态学改变进行了分类,但不能完全反映当代肺血管病的全貌。在此我们将几种分类体系进行以下归纳。

(一)病因学分类 1996 年 Heath 根据病因对肺血管病的分类。

1. **致丛性肺动脉病** 见于左向右分流性先天性心脏病、特发性 PH 和肝硬化门静脉高压相关性 PH。

2. **低氧性肺血管重构** 见于慢性低氧性肺疾病如 COPD、慢性高原病。

3. **抑制食欲药物所致 PH** 如阿米雷司,芬氟拉明和其他导致 PH 的抑制食欲药物。

4. **婴儿亚急性高原病**

5. **肺静脉闭塞病** 见于博来霉素,或可能的病毒或弓形虫感染引起的肺血管病。

6. **肺栓塞** 包括血栓、羊水、脂肪、空气等引起的各种类型肺栓塞。

7. **发绀型先天性心脏病致肺动脉血栓形成** 见于法洛四联症和三尖瓣闭锁。

8. **肺静脉高压** 见于二尖瓣狭窄、左心房黏液瘤、慢性左心衰竭。

9. **肺纤维化** 见于多种原因引起的间质性肺炎和蜂窝肺、尘肺引起的广泛肺纤维化。

10. **肉芽肿** 见于结核病、结节病、巨细胞动脉炎和大动脉炎。

11. **寄生虫** 血吸虫。

12. **代谢性原因** 肺钙质沉着症,糖原贮积症。

13. **肿瘤** 见于肺创伤性血管瘤和肉瘤。

14. **先天性异常** 肺动静脉瘘。

（二）病理生理学分类　　肺动脉压力取决于三方面：左心房压、肺血流量和肺血管阻力，因此从病理生理学角度对肺血管病的分类如下。

1. 导致肺血流增加的疾病——先天性左向右分流

（1）心内分流：房间隔缺损、室间隔缺损。

（2）心外分流：动脉导管未闭。

2. 导致肺血管阻力增加的疾病

（1）主要由于毛细血管前动脉或小动脉引起的肺血管阻力增加。

1）低氧性肺血管收缩导致血管阻力增加：①见于吸入气氧分压低导致的低氧血症，如长期居住高原地区等；②长期或反复肺泡低通气导致的低氧血症，如病态性肥胖、神经肌肉疾病、严重脊柱畸形、阻塞性睡眠呼吸障碍等；③主要由于通气血流比例失调导致的低氧血症，主要见于COPD、慢性支气管炎、哮喘、肺气肿、支气管扩张、间质性肺疾病等。

2）腔内阻塞、纤维化或动脉破坏引起的血管阻力增

加：①肺栓塞、血吸虫病、镰状细胞病、肺纤维化、肺血管炎；②毒素，如减肥药、可卡因、静脉吸毒；③HIV、特发性PH。

（2）主要由于毛细血管后静脉引起的肺血管阻力增加：周围血管闭塞性疾病（PVOD）、硬化性纵隔炎、反常性静脉回流。

3. 导致左心房压增加的疾病

（1）左心室收缩功能不全。

（2）左心室舒张功能不全：肥厚型心肌病、限制性心包炎。

（3）心脏瓣膜病：二尖瓣狭窄、二尖瓣关闭不全。

（4）其他：左心房黏液瘤。

（三）病理学分类　　我国程显声教授等1991年将临床与病理相结合，根据涉及的大小肺血管病变进行了分类。笔者参照PH新的分类进行修订，以下肺血管病分类（表26-1-1）可进行临床分类，以便于临床使用。

表 26-1-1　肺血管病分类

大血管病	小血管病
（一）大动脉	（一）动脉性肺动脉高压
1. 先天性	1. 特发性肺动脉高压
（1）肺动脉闭锁	2. 遗传性肺动脉高压
（2）一侧肺动脉缺如	3. 药物所致和毒物所致PH
（3）肺动脉发育不全	4. 疾病相关肺动脉高压
（4）肺动脉狭窄	（1）结缔组织疾病
（5）肺动脉起源异常	（2）HIV感染
（6）迷走肺动脉	（3）门静脉高压
（7）特发性肺动脉扩张	（4）先天性心脏病
（8）肺动脉瘤	（5）血吸虫病
2. 获得性	5. 肺静脉闭塞病和/或肺毛细血管瘤样增生症
（1）肺动脉血栓形成	6. 新生儿持续性肺动脉高压
（2）肺动脉栓塞	（二）左心疾病所致肺动脉高压
（3）肺动脉炎	1. 左心室收缩性功能不全
①大动脉炎	2. 左心室舒张性功能不全
②白塞病	3. 心脏瓣膜病
③结节性脉管炎	4. 先天性/获得性左心流入道/流出道梗阻和先天性心肌病
④坏死性血管炎	5. 先天性/获得性肺静脉狭窄
⑤其他肺血管炎	（三）肺部疾病和/或低氧所致肺动脉高压
（二）肺静脉	（四）慢性血栓栓塞性肺动脉高压和其他肺动脉阻塞性疾病
1. 肺静脉畸形引流	（五）未明和/或多因素所致PH
2. 肺静脉狭窄	
3. 肺静脉血栓形成	
4. 肺静脉炎小血管病	

三、肺血管病研究的历史回顾与概况

（一）对肺循环的早期认识　　对肺循环最早的描述可以追溯到公元2世纪的Galen，他认为血液通过室间隔上看不到的小孔从心脏右侧流至心脏左侧，并与空气混合并产生"精气"，然后分布到身体各部。Nafis对首次对肺循环做了阐述，他提出："肺脏由支气管、动静脉分支、静脉和动

脉导管束的分支组成，这些组成部分由疏松多孔的结缔组织相连，静脉和动脉导管束的主要功能是向心脏运输血液，血液通过这些脉管分支上的孔渗漏到肺泡，并与空气混合，当混合发生在心脏的左心腔时，形成的混合物即为精气。混合物是通过动脉静脉导管束输送到左心腔"。

1553年Servetus对肺循环赋予了新的含义，即"气体与从心脏通过动静脉送入肺中的空气混合，精气所具有的鲜亮颜

色是肺赋予的，而不是心脏"。1628 年，Harvey 通过动物实验证实，血液从右心室到肺，而后通过肺静脉回到左心室，在室间隔上找不到任何孔。Nafis 和 Servetus、Vesalius、Harvey 等被认为是肺循环的先驱者。直到 18 世纪才由 Lavoisier 真正提出肺循环的生理学功能是带走二氧化碳输送氧气。

关于肺循环的病理学和病理生理学描述始于 18 世纪。1762 年 Morgagni 和 1826 年 Laennec 分别发现肺气肿患者中存在右心室肥大。1846 年 Virchow 在《血栓形成和栓塞》一书中提出多发性肺栓塞患者伴有右心室扩张。1880 年 Connheim 通过动物模型观察到，当实验动物的肺血管床 3/4 被堵塞时，肺动脉压开始显著升高；正常的呼吸有助于肺循环的正常运转，而正压通气对肺循环运转有一定影响。Connheim 在广泛肺栓塞，弥漫性支气管炎，极端肥胖患者的尸体解剖中均发现存在右心室肥厚。

（二）肺血管病的近代历史发展　　近代医学对肺循环的认识是伴随着对肺栓塞和 PH 的研究而进一步深入的。自 19 世纪初期病理学家在尸检中发现肺动脉内存在血栓至今，在近 200 年的时间里，主要从以下四个方面对 PTE 和 DVT 进行了研究：病理与病理生理学机制的认识，影像学诊断技术的进步，疾病治疗策略的发展和危险因素的探究。20 世纪初 PH 作为一种新的面孔出现，之后的 100 年中，从早期对 PH 患者的临床表现及肺动脉的病理特征的认识，进一步发展到肺循环血流动力学评估技术的发展，直至近年来，随着细胞学，分子学和遗传学发展，人们对肺血管病和肺循环的认识更为深入。关于 PH 基础和临床研究取得的巨大进展，显示了生物医学科学的巨大进步。

1. 肺血管病表象描述时代——症状学和病理基础　20 世纪 40 年代之前被称为 PH 研究的早期时代。1891 年 Romberg 在尸检中观察到首例"肺血管硬化"，这是关于 PH 的最早期报道，之后，在先天性心脏畸形相关的 PH 患者中发现发绀和/或不能解释的右心室肥厚。从这里面既有对于临床表现早期描述——发绀，又有对病理标本的详细描述——右心室肥厚。

在 20 世纪早期 PH 被认为与梅毒有关，当时认为肺血管损害可能是由于先天性的肺动脉中层变薄。后期有学者描述存在着肺血管内膜损害，包括内皮细胞的表型改变，并提示这些损害可能是由于内皮细胞增殖。1958 年，Heath 和 Edwards 在一项广泛的关于 67 例先天性心脏畸形相关的 PH 及一例 IPAH 患者的肺研究中描述了 PH 的血管病理，提出了充血性心脏改变相关 PH 的结构性分类。其最初提出仅适用于先天性心脏畸形相关 PH 的分类，该分类不适用于其他形式的 PH。在这一描述中，作者推测一些病理改变是由于肺动脉压或肺血管阻力升高导致更复杂的血管重塑，如丛状和扩张性损害。对 PH 的最完整的描述是在 1970 年 Wagenvoort 等收集的 156 例 PH 的病例研究。Heath、Edwards 和 Wagenvoor 一起制定了一套标准：对肺动脉病变的严重程度进行分级，并提出了许多此病的特定损伤表现，包括内膜纤维化、中层平滑肌肥厚、丛状损害、原位血栓等。

1973 年 WHO 首次制定的分类法显示了病理学的重要

性。当时提出的原发性 PH 这一术语，包括慢性血栓栓塞性疾病、肺静脉闭塞性疾病及原发性丛状动脉病。这一分类依赖于病理学作为定义分类及疾病进程的标准。缺点是血管损害作为这一分类的基础，不能帮助鉴别与 PAH 相关的潜在的临床情况。1998 年 WHO 会议按血流动力学和临床分类，而不是单纯基于肺血管病理。但是所有这些分类方法均不能反映出血管损伤的形成机制；PH 相关的潜在的临床情况（如 HIV 感染，硬皮病等）及血管损害之间的关系和血管损害与血流动力学对肺动脉压的影响相关性仍不清楚。

2. 肺血管病血流动力学时代——肺血管收缩的细胞和分子基础　　现在对于肺循环的理解，是随着 19 世纪 50 年代肺动脉导管作为评价肺血管血流动力学的技术手段开始的。1929 年德国 Forssman 在人类历史上首先地将心导管经静脉插入自己的心脏；1941 年 Richard 和 Cournard 将心导管术用于临床，研究心脏生理功能，分析心脏不同部位的血氧，并建立了 Fick 公式计算心排血量；1945 年 Cournard 用心导管直接测量了肺动脉压力。导管技术的介入从根本上改变了对肺循环的理解，超越了对于肺循环进行的单纯临床描述学和病理学评价，开始着眼于病理生理学的认识。

肺动脉导管早期的主要贡献在于对低氧性肺血管收缩的研究价值。1946 年，Euler 和 Liljestrand 报道了低氧诱导肺血管收缩的猫的动物实验，并设想低氧导致的肺血管收缩是为了维护通气血流比例，阐明了循环中内源性儿茶酚胺的作用。不久，Cournand 提出低氧在人类是有效的肺血管收缩因子，同时提出乙酰胆碱是短效而有效的肺血管扩张剂。

慢性低氧可以导致慢性 PH。肺循环研究中低氧感知机制是另一个重要的领域。线粒体电子传递作为介质的来源可引起低氧触发的血管收缩机制。低氧抑制电压依赖性钾通道（Kv），导致静息膜电位去极化和钙通过电压依赖性钙通道内流。

3. 肺血管病的介质研究时代——肺血管平滑肌细胞和内皮细胞功能　　随着研究的不断深入，人们对肺循环生理的理解越来越深入，对化学药物的不断开发深化了我们对于 PAH 潜在的细胞信号机制的理解。这些进展及动物模型的建立使得越来越多有效的治疗手段开始应用于临床。

最早用于评价血管反应的药物是钙离子拮抗剂（CCBs），1992 年 Rich 等进行了一项前瞻性研究，评价了 CCBs 对 IPAH 的治疗效果，结果发现 CCBs 对于血管反应阳性的患者具有较为确切的临床疗效。

前列环素是从兔或猪的主动脉分离出来的，作为一种可以有效抑制人血小板聚集并能舒张肺循环的前列腺素。1976 年 Vane 等发现前列环素，而 Moncada 推动了随后工作。以后的研究显示 IPAH 患者尿中 6-酮基 PG1（一个前列环素的代谢物）与血栓素的比例降低，支持在临床上对 IPAH 可考虑应用前列环素。血管舒张剂/细胞生长抑制剂和血管收缩剂/细胞生长促进剂的失衡是导致 PAH 发生的重要机制。1982 年，Rubin 等第一次将前列环素应用于 PH 患者，随后的基础和临床实验研究证实持续静脉使用前列环素（依前列醇）可提高生存率，改善心肺功能。

NO 被认为是内皮源性血管舒张因子，也可用抑制血小板聚集和血管平滑肌细胞的增殖。NO 可直接激活可溶性鸟苷酸环化酶（sGC），而环磷酸鸟苷（cGMP）可激活 cGMP 激酶，使钾离子通道开放，抑制钙离子内流，使细胞内钙浓度降低，松弛肺血管平滑肌。因此 NO 舒张血管效应依赖于能够增加并维持血管平滑肌细胞中 cGMP 的含量。而 cGMP 降解主要依赖磷酸二酯酶5（PDE5），PDE-5 抑制剂可在这一环节阻止 cGMP 降解，增加 cGMP 的细胞内浓度，发挥其扩血管作用。多种 PDE5 抑制剂（如西地那非）在 PH 临床治疗中表现出比较好的疗效。

内皮素-1（ET-1）在 1988 年首次被分离出，作为强有力的血管收缩因子，ET-1 在动物模型和人类均高表达。其信号传递通过两个不同的 G 蛋白配对的受体进行：ETa 和 ETb。激活 ETa 导致血管收缩；刺激 ETb 的效应随细胞类型的不同而不同，对平滑肌细胞其导致血管收缩，而对内皮细胞其导致血管舒张。从 2000 年始，ET-1 受体拮抗剂（如波生坦）开始被用于评价对 PH 的治疗效果，发现可以改善患者的功能状态和生活质量，目前已经被批准用于临床治疗 PH。

4. 肺血管病基因学研究时代——分子遗传学研究 1954 年，Dresdale 报道了 2 例母子 PH，提示 PH 可能有其基因学基础。PH 的基因研究突破取决于 PH 的家系注册完善，以及 DNA 的破解，还有赖于分子遗传学进展及人类基因组工程的完成。骨形成蛋白受体-2（BMPR-2）被发现在 75% FPAH 和 25% IPAH 中存在。此后数十种基因被证实在 PH 中发挥作用。

四、我国肺血管病防治研究的现状与展望

我国于 20 世纪 50 年代初首先由黄宛教授将心导管检查术引进中国。1962 年胡旭东教授和方圻教授出版了《心导管检查术》，1980 年陈灏珠教授又出版了《心脏导管术的临床应用》。他们都做了大量心肺血流动力学的临床研究工作，对中国在该领域的研究和临床应用做出了贡献。

慢性阻塞性肺疾病（COPD）、PH、肺心病是严重危害人民健康的常见、多发病。20 世纪 70 年代，以慢性肺源性心脏病防治研究为重点，在蔡如升、翁心植、程显声等老一辈专家的倡导下，开展了大量的关于缺氧性 PH 的临床和基础研究工作，对我国缺氧性 PH 的基础和临床工作做了广泛且深入的探讨，包括缺氧疾病相关 PH 的早期诊断；COPD 合并 PH 的预防和治疗；COPD 合并肺心病时多发性肺细小动脉原位血栓形成的诊治方法和三维病理学研究等诸多方面，提高了对 PH、肺心病的发病干预和治疗效果。系列的临床研究及呼吸重症监护室的建设，使肺心病住院病死率由 35% 降至 15% 以下。1993 年程显声教授主编出版了我国第一部肺循环专著《肺血管疾病学》。进入 20 世纪 90 年代特别是 21 世纪初，我国开展了卓有成效的肺血栓栓塞症-深静脉血栓形成的系列研究，其中包括：发现 *PAI-1* 启动子 4G/5G、4G/4G，*ACE* 基因 I/D 和 *Fbg-β455G/A* 基因多态性与汉族人肺栓塞发生相关，而凝血酶原 G20210A 与汉族人群肺栓塞的发生无关，揭示了汉族人群不同于欧美人群的易栓遗传特点；基于前瞻性大样本多中心随机对照试验，发现低于传

统剂量一半的 rt-PA 50mg 为适宜溶栓剂量，提出有效和更加安全、经济的方案；评价尿激酶 2 小时与 12 小时溶栓方案，证实 2 小时方案的有效性、安全性与实用性；制定我国第一部《肺血栓栓塞症的诊断与治疗指南（草案）》并于 2018 年更新为《肺血栓栓塞症诊治与预防指南》；首次将肺栓塞以专章写入国家统编本科与研究生教材；在全国范围内推动肺栓塞的规范化防治，建立全国肺栓塞防治协作网；全面推进了我国肺栓塞领域的学科与防治体系建设。我国医学界对肺栓塞的诊断意识、临床检出率和规范化治疗水平显著提高。

近十余年来 PH 的研究取得了显著进展，前列环素类药物、内皮素受体拮抗剂、磷酸二酯酶-5 抑制剂等在国内相继应用于临床，使 PH 的 5 年生存率已由过去的 30% 上升到 50% 左右。探讨 PH 的发病机制，进行早期诊断与干预策略研究；评估患者长期药物治疗的效果及探讨相关因素的影响；寻找有效、价廉的治疗方案等，是我国在本领域亟须解决的研究课题。

近年国际肺血管病领域有了很大发展，但就总体而言，我国肺血管疾病防治与基础研究与国外先进国家相比，仍存在不小的差距。因此需要我们不懈的努力，积极推动我国肺血管病防治和研究工作，规范肺血管病的预防和诊治方法，为保护人民健康做出贡献。

（王　辰）

第二节
肺血栓栓塞症

一、概述

肺栓塞是以各种栓子阻塞肺动脉或其分支为其发病原因的一组疾病或临床综合征的总称，包括肺血栓栓塞症（pulmonary thromboembolism，PTE）、脂肪栓塞综合征、羊水栓塞、空气栓塞、肿瘤栓塞等，其中 PTE 为肺栓塞的最常见类型。引起 PTE 的血栓主要来源于下肢的深静脉血栓形成（deep vein thrombosis，DVT）。PTE 和 DVT 合称为静脉血栓栓塞症（venous thromboembolism，VTE），两者具有相同易患因素，是 VTE 在不同部位、不同阶段的两种临床表现形式。血栓栓塞肺动脉后，血栓不溶、机化、肺血管重构致血管狭窄或闭塞，肺血管阻力（pulmonary vascular resistance，PVR）增加，肺动脉压力进行性增高，最终可引起右心室肥厚和右心衰竭，称为慢性血栓栓塞性肺动脉高压（chronic thromboembolic pulmonary hypertension，CTEPH）。

在全球范围内 PTE 和 DVT 均有很高的发病率。在美国，VTE 的年发病率为 1.08‰，每年有 90 万例 VTE 发生。在欧盟的 6 个主要国家，症状性 VTE 的发生例数每年 >100 万例。亚洲国家 VTE 并不少见，亚洲地区部分国家尸检 VTE 发生率与西方国家结果相近。近年来国内 VTE 的诊断例数迅速增加，绝大部分医院所诊断的 VTE 病例数较 20 年前有 10~30 倍的增长。来自国内 60 家大型医院的统计资料显示，住院患者中 PTE 的比例从 1997 年的 0.26‰ 上升到

2008 年的 1.45‰。

二、相关术语定义

（一）肺栓塞（pulmonary embolism，PE）

内源性或外源性栓子阻塞肺动脉或其分支引起肺循环障碍的临床和病理生理综合征。

（二）PTE

是指来自静脉系统或右心的血栓阻塞肺动脉或其分支所致疾病，是肺动脉或者肺动脉某一分支被血栓阻塞而引起的病理过程。临床上最常见的血栓来自下肢或盆腔深静脉。PTE 是最常见的 PE 类型，以肺循环和呼吸功能障碍为主要临床表现和病理生理特征。

（三）DVT

是引起 PTE 的主要血栓来源，DVT 多发生于下肢或者盆腔深静脉，脱落后随血液循环进入肺动脉及其分支。

（四）VTE

由于 PTE 与 DVT 在发病机制上存在相互关联，是同一种疾病病程中两个不同的阶段，因而统称为 VTE。

（五）CTEPH

是以肺动脉血栓机化、肺血管重构致血管狭窄或闭塞，肺动脉压力进行性升高，最终导致右心衰竭为特征的一类疾病，是急性 PTE 的一种远期并发症，属于 PH 的第四大类，也是可能治愈的一类 PH。

三、危险因素

任何可以导致静脉血流淤滞、血管内皮损伤和血液高凝状态的因素（Virchow 三要素）均为 VTE 的危险因素，包括遗传性和获得性 2 类。

（一）遗传性危险因素

由遗传变异引起，常以反复发生的动、静脉血栓形成为主要临床表现。50 岁以下的患者如无明显诱因反复发生 VTE 或呈家族性发病倾向，需警惕易栓症的存在。

（二）获得性危险因素

获得性危险因素是指后天获得的易发生 VTE 的多种病理生理异常，多为暂时性或可逆性危险因素，如手术、创伤、急性内科疾病（如感染等）、某些慢性疾病（如肾病综合征、炎性肠病等），恶性肿瘤亦是 VTE 重要的危险因素。VTE 与某些动脉性疾病，特别是动脉粥样硬化有共同的危险因素，如吸烟、肥胖、高胆固醇血症、高血压和糖尿病等。获得性危险因素可以单独致病，也可同时存在，协同作用。

四、病理生理机制

PTE 栓子可以来源于下腔静脉路径、上腔静脉路径或右心腔，其中大部分来源于下肢深静脉。多数情况下 PTE 继发于 DVT，约 70% 的 PTE 患者可在下肢发现 DVT；而在近端 DVT 患者中，通常有 50% 的患者存在症状性或无症状 PTE。随着颈内静脉、锁骨下静脉置管和静脉内化疗的增多，来源于上腔静脉路径的血栓较前有增多趋势；右心腔来源的血栓所占比例较小。PTE 血栓栓塞可以是单一部位的，也可以是多部位的。影像学发现栓塞更易发生于右侧和下肺叶。PTE 发生后，栓塞局部可能继发血栓形成，参与发病过程。

（一）PVR 增加和心功能不全

栓子阻塞肺动脉及其分支达一定程度（30%～50%）后，因机械阻塞作用，加之神经体液因素（血栓素 A2 和 5-羟色胺的释放）和低氧所引起的肺动脉收缩，导致 PVR 增加，动脉顺应性成比例下降。PVR 的突然增加导致了右心室后负荷增加，肺动脉压力升高。右心扩大致室间隔左移，使左心室功能受损，因此，左心室在舒张早期发生充盈受阻，导致心排血量的降低，进而可引起体循环低血压和血流动力学不稳定。心排血量下降，主动脉内低血压和右心室压升高，使冠状动脉灌注压下降。

（二）呼吸功能不全

PTE 的呼吸功能不全主要为血流动力学障碍的结果。心排血量降低导致混合静脉血氧饱和度下降。PTE 导致血管阻塞、栓塞部位肺血流减少，肺泡无效腔量增大；肺内血流重新分布，而未阻塞血管灌注增加，通气血流比例失调而致低氧血症。部分患者（约 1/3）因右心房压力增加，而出现卵圆孔再开放，产生右向左分流，可能导致严重的低氧血症（同时增加矛盾性栓塞和猝死的风险）。远端小栓子可能造成局部的出血性肺不张，引起局部肺泡出血，表现为咯血，并可伴发胸膜炎和胸腔积液，从而对气体交换产生影响。由于肺组织同时接受肺动脉、支气管动脉和肺泡内气体三重氧供，故肺动脉阻塞时较少出现肺梗死。如存在基础心肺疾病或病情严重影响到肺组织的多重氧供，则可能导致肺梗死。

（三）CTEPH

部分急性 PTE 经治疗后血栓不能完全溶解，血栓机化，肺动脉内膜发生慢性炎症并增厚，发展为慢性 PTE；此外，DVT 多次脱落反复栓塞肺动脉亦为慢性 PTE 形成的一个主要原因，肺动脉血栓机化的同时伴随不同程度的血管重构、原位血栓形成，导致管腔狭窄或闭塞，PVR 和肺动脉压力逐步升高，形成 PH，称为 CTEPH；多种影响因素如低氧血症、血管活性物质（包括内源性血管收缩因子和炎性细胞因子）的释放可以加重这一过程，右心后负荷进一步加重，最终可致右心衰竭。

五、临床表现

急性 PTE 临床表现多种多样，均缺乏特异性，容易被忽视或误诊，其严重程度亦有很大差别，从轻者无症状到重者出现血流动力学不稳定，甚或猝死。急性 PTE 的临床表现见表 26-2-1。

表 26-2-1　急性肺血栓栓塞症的临床表现

症状	体征
1. 呼吸困难及气促(80%~90%)	1. 呼吸急促(52%)
2. 胸膜炎性胸痛(40%~70%)	2. 哮鸣音(5%~9%),细湿啰音(18%~51%),血管杂音
3. 晕厥(11%~20%)	3. 发绀(11%~35%)
4. 烦躁不安、惊恐甚至濒死感(15%~55%)	4. 发热(24%~43%),多为低热,少数患者可有中度以上的发热(11%)
5. 咳嗽(20%~56%)	5. 颈静脉充盈或搏动(12%~20%)
6. 咯血(11%~30%)	6. 心动过速(28%~40%)
7. 心悸(10%~32%)	7. 血压变化,血压下降甚至休克
8. 低血压和/或休克(1%~5%)	8. 胸腔积液体征(24%~30%)
9. 猝死(<1%)	9. 肺动脉瓣区第二心音亢进(P2>A2)或分裂(23%~42%)
	10. 三尖瓣区收缩期杂音

六、辅助检查

(一)疑诊相关检查

1. 血浆 D-二聚体　血栓形成时因血栓纤维蛋白溶解导致 D-二聚体浓度升高。D-二聚体分子量的异质性很大,基于不同原理的试验方法对 D-二聚体检测的敏感性存在差异显著。因此,临床医师应了解本医疗机构所使用 D-二聚体检测方法的诊断效能。酶联免疫吸附分析、酶联免疫荧光分析、高敏感度定量微粒凝集法和化学发光法等 D-二聚体检测方法,敏感性高,其阴性结果在低、中度临床可能性患者中,能有效排除急性 VTE。D-二聚体对急性 PTE 的诊断敏感度在 92%~100%,对于低度或中度临床可能性患者具有较高的阴性预测价值,若 D-二聚体含量<500μg/L,可基本排除急性 PTE。但 D-二聚体对于诊断 PTE 的阳性预测价值较低,不能用于确诊。

D-二聚体的诊断特异性随着年龄的升高而逐渐下降,随年龄调整的 D-二聚体临界值[>50 岁患者为年龄(岁)×10μg/L]可使特异度增加到 34%~46%,敏感度>97%。

2. 动脉血气分析　急性 PTE 常表现为低氧血症、低碳酸血症和肺泡-动脉血氧分压差($P_{A-a}O_2$)增大。但部分患者的结果可以正常,40% PTE 患者动脉血氧饱和度正常,20% PTE 患者肺泡-动脉氧分压差正常。

3. 血浆肌钙蛋白　包括肌钙蛋白 I(cTNI)及肌钙蛋白 T(cTNT),是评价心肌损伤的指标。急性 PTE 并发右心功能不全(right ventricular dysfunction,RVD)可引起肌钙蛋白升高,水平越高,提示心肌损伤程度越严重。目前认为肌钙蛋白升高提示急性 PTE 患者预后不良。

4. 脑钠肽(BNP)和 N-末端脑钠肽前体(NT-proBNP)　BNP 和 NT-proBNP 是心室肌细胞在心室扩张或压力负荷增加时合成和分泌的心源性激素,急性 PTE 患者右心室后负荷增加,室壁张力增高,血 BNP 和 NT-proBNP 水平升高,升高水平可反映 RVD 及血流动力学紊乱的严重程度,无明确心脏基础疾病患者如果 BNP 或 NT-proBNP 增高,需考虑 PTE 的可能;同时该指标也可用于评估急性 PTE 的预后。

5. 心电图　大多数患者表现有非特异性的心电图异常。较为多见的表现包括 V_1~V_4 的 T 波改变和 ST 段异常;部分患者可出现 $S_1Q_{III}T_{III}$ 征(即 I 导 S 波加深,III 导出现 Q/q 波及 T 波倒置);其他心电图改变包括完全或不完全右束支传导阻滞;肺型 P 波;电轴右偏,顺钟向转位等。心电图改变多在发病后即刻开始出现,以后随病程的发展演变而呈动态变化。观察到心电图的动态改变较之静态异常对于提示 PTE 具有更大意义。

6. 胸部 X 线片　PTE 患者胸部 X 线检查常有异常表现:区域性肺血管纹理变细、稀疏或消失,肺野透亮度增加,肺野局部浸润性阴影,尖端指向肺门的楔形阴影,肺不张或膨胀不全,右下肺动脉干增宽或伴截断征,肺动脉段膨隆及右心室扩大征,患侧横膈抬高,少至中量胸腔积液征等。但这些表现均缺乏特异性,仅凭胸部 X 线检查不能确诊或排除 PTE。

7. 超声心动图　超声心动图在提示 PTE 诊断和排除其他心血管疾病方面有重要价值。超声心动图检查可发现右心室后负荷过重的征象,包括出现右心室扩大、右心室游离壁运动减低,室间隔平直,三尖瓣收缩期反流峰值压差>30mmHg(1mmHg=0.133kPa)、下腔静脉扩张吸气塌陷率减低等。超声心动图可作为危险分层的重要依据。在少数患者中,若超声发现右心系统(包括右心房、右心室及肺动脉)血栓,同时临床表现符合 PTE,即可诊断 PTE。超声心动图检查可床旁进行,在血流动力学不稳定的疑似 PTE 中有诊断及排除诊断的价值。如果超声心动图检查显示没有右心室负荷过重或功能不全的征象,应该寻找其他导致血流动力学不稳定的原因。

(二)确诊相关影像学检查

PTE 的确诊检查包括 CT 肺动脉造影(computed tomographic pulmonary angiography,CTPA)、放射性核素肺通气/灌注(V/Q)显像、磁共振肺

动脉造影（magnetic resonance pulmonary arteriography，MR-PA）、肺动脉造影等，DVT 确诊影像学检查包括加压静脉超声（compression venous ultrasonography，CUS）、CT 静脉造影（computed tomographic venography，CTV）、放射性核素静脉显像、静脉造影等。

1. CTPA　CTPA 可直观地显示肺动脉内血栓形态、部位及血管堵塞程度，对 PTE 诊断的敏感性和特异性均较高，且无创、便捷，目前已成为确诊 PTE 的首选检查方法。其直接征象为肺动脉内充盈缺损，部分或完全包围在不透光的血流之间（轨道征），或呈完全充盈缺损，远端血管不显影；间接征象包括肺野楔形、条带状密度增高影或盘状肺不张，中心肺动脉扩张及远端血管分支减少或消失等。

2. V/Q 显像　V/Q 显像是 PTE 重要的诊断方法。典型征象是呈肺段分布的肺灌注缺损，并与通气显像不匹配。但是由于许多疾病可以同时影响患者的肺通气和血流状况，致使 V/Q 显像在结果判定上较为复杂，需密切结合临床进行判读。V/Q 平面显像结果分为 3 类：①高度可能：2 个或 2 个以上肺段通气/灌注不匹配；②正常；③非诊断性异常：非肺段性灌注缺损或<2 个肺段范围的通气/灌注不匹配。V/Q 断层显像（SPECT）发现 1 个或 1 个以上肺段 V/Q 不匹配即为阳性；SPECT 检查很少出现非诊断性异常；如果 SPECT 阴性可基本除外肺栓塞。

V/Q 显像辐射剂量低，示踪剂使用少，较少引起过敏反应。因此，V/Q 显像可优先应用于临床可能性低的门诊患者、年轻患者（尤其是女性患者）、妊娠、对造影剂过敏、严重的肾功能不全等。

3. MRPA　MRPA 可以直接显示肺动脉内的栓子及 PTE 所致的低灌注区，从而确诊 PTE，但对肺段以下水平的 PTE 诊断价值有限。MRPA 无 X 线辐射，不使用含碘造影剂，可以任意方位成像，但对仪器和技术要求高，检查时间长。肾功能严重受损、对碘造影剂过敏或妊娠患者可考虑选择 MRPA。

4. 肺动脉造影　选择性肺动脉造影为 PTE 诊断的"金标准"。其敏感度约为 98%，特异度为 95%～98%。PTE 的直接征象有肺血管内造影剂充盈缺损，伴或不伴轨道征的血流阻断；间接征象有肺动脉造影剂流动缓慢，局部低灌注，静脉回流延迟等。如缺乏 PTE 的直接征象，则不能诊断 PTE。肺动脉造影是一种有创性检查，发生致命性或严重并发症的可能性分别为 0.1% 和 1.5%，随着 CTPA 的发展和完善，肺动脉造影已很少用于急性 PTE 的临床诊断，应严格掌握适应证。

（三）DVT 相关影像学检查

1. CUS　CUS 通过直接观察血栓、探头压迫观察或挤压远侧肢体试验和多普勒血流探测等技术，可以发现 95% 以上的近端下肢静脉内的血栓。静脉不能被压陷或静脉腔内无血流信号为 DVT 的特定征象和诊断依据。CUS 具有无创及可重复的特性，基本已取代静脉造影成为 DVT 首选的诊断技术。

2. CTV　CTV 可显示静脉内充盈缺损，部分或完全包围在不透光的血流之间（轨道征），或呈完全充盈缺损。CTPA 联合 CTV 可同时完成，仅需 1 次静脉注射造影剂，为 PTE 及 DVT 的诊断，尤其是盆腔及髂静脉血栓的诊断提供依据。CTPA 联合 CTV 进行检查，可以提高 CT 对 PTE 诊断的敏感性，但同时进行 CTPA 和 CTV 检查的放射剂量明显增多，需要权衡利弊。

3. 放射性核素下肢静脉显像　放射性核素下肢静脉显像适用于对碘造影剂过敏的患者，属无创性 DVT 检查方法，常与 V/Q 显像联合进行。

4. 磁共振静脉造影（MRV）　MRPA 联合 MRV 检查，可以提高 MRI 对 PTE 诊断的敏感性，但同时进行 MRPA 和 MRV 检查，增加了技术难度，仅推荐在技术成熟的研究中心进行。

5. 静脉造影　静脉造影为诊断 DVT 的"金标准"，可显示静脉堵塞的部位、范围、程度，同时可显示侧支循环和静脉功能状态，其诊断的敏感度和特异度接近 100%。在临床高度疑诊 DVT 而超声检查不能确诊时，应考虑行静脉造影。其属于有创性检查，应严格掌握其适应证。

（四）求因相关检查
对于确诊的 PTE 患者应进行求因相关检查，对于疑似遗传缺陷患者，应先做病史和家族史的初筛，主要评估指标包括（但不限于）：血栓发生年龄<50 岁、少见的栓塞部位、特发性 VTE、妊娠相关 VTE、口服避孕药相关 VTE 及华法林治疗相关的血栓栓塞等；家族史包括（但不限于）：≥2 个父系或母系的家族成员发生有（无）诱因的 VTE。

1. 抗凝蛋白　抗凝血酶、蛋白 C 和蛋白 S 是血浆中重要的生理性抗凝血蛋白。抗凝血酶是凝血酶（F II a）的主要抑制物，此外还可和其他多种活化的凝血因子（如 FIXa、Xa、XIa 和 XIIa 等）；蛋白 C 系统主要灭活 FVa 和 FVIIIa，蛋白 S 是蛋白 C 的辅因子，可加速活化的蛋白 C 对 FVa 和 FVIIIa 的灭活作用；抗凝蛋白缺陷患者易在合并其他风险因素或无明显诱因的情况下发生 VTE。

抗凝药物可干扰抗凝蛋白检测的结果。抗凝血酶活性检测需在停用肝素类药物至少 24 小时后进行；蛋白 C 和蛋白 S 活性检测在停用维生素 K 拮抗剂（VKA）至少 2～4 周后进行，并通过检测凝血酶原时间或国际标准化比值（INR）以评估患者 VKA 停药后的残留抗凝效果。

2. 抗磷脂综合征相关检测　抗磷脂综合征实验室检查应包括狼疮抗凝物、抗心磷脂抗体和抗 β_2 糖蛋白 1 抗体。临床上需要对以下患者进行抗磷脂综合征相关检测：50 岁以下的无明显诱因的 VTE 和无法解释的动脉血栓栓塞、少见部位发生血栓形成、习惯性流产、血栓形成或病理妊娠合并自身免疫性疾病（包括系统性红斑狼疮、类风湿关节炎、免疫相关性血小板减少症和自身免疫性溶血性贫血），部分患者可见活化部分凝血活酶时间（APTT）延长。如果初次狼疮抗凝物、抗心磷脂抗体和 β_2 糖蛋白 1 抗体检测阳性，建议 3 个月之后再次复查。

七、诊断

目前 PTE 的诊断与处理主要基于疑诊、确诊、求因、危险分层的策略。

（一）疑诊　　对存在危险因素，特别是并存多个危险因素的病例，需有较强的诊断意识，需注意：①临床症状、体征，特别是在高度可疑病例出现不明原因的呼吸困难、胸痛、咯血、晕厥或休克，或伴有单侧或双侧不对称性下肢肿胀、疼痛等，对诊断具有重要的提示意义。②结合心电图、胸部 X 线片、动脉血气分析等基本检查，可以初步疑诊 PTE 或排除其他疾病。③超声检查可以迅速得到结果并可在床旁进行，虽一般不能作为确诊方法，但对于提示 PTE 诊断和排除其他疾病具有重要价值，宜列为疑诊 PTE 时的一项优先检查项目；若同时发现下肢 DVT 的证据则更增加了诊断的可能性。④根据临床情况进行临床可能性评估可以提高疑诊

PTE 的准确性。目前已经研发出多种明确的临床预测评分，最常用的包括简化 Wells 评分、修订版 Geneva 评分量表等（表 26-2-2）。⑤宜尽快常规行 D-二聚体检测，据以做出排除诊断。⑥临床评估低度可能的患者，如 D-二聚体检测阴性，可基本除外急性 PTE，如 D-二聚体检测阳性，则需进一步行确诊检查。临床评估高度可能的患者，则直接行确诊检查。

（二）确诊　　对于疑诊 PTE 的患者需要根据血流动力学情况，采取不同的诊断策略（图 26-2-1、图 26-2-2）。

血流动力学不稳定的 PTE 疑诊患者，如条件允许，则需完善 CTPA 检查以明确诊断或排除 PTE；如无条件或不适合行 CTPA 检查，建议行床旁超声心动图检查，如发现右心室负荷增加和/或发现肺动脉或右心腔内血栓证据，在排除其他疾病可能性后，可按照 PTE 进行治疗；同时可行肢体 CUS，如发现 DVT 的证据，则 VTE 诊断成立，并可启动治疗。在临床情况稳定后行相关检查明确诊断。

表 26-2-2　PTE 临床可能性评分表

简化 Wells 评分	计分	修订版 Geneva 评分[a]	计分
PTE 或 DVT 病史	1	PTE 或 DVT 病史	1
4 周内制动或手术	1	1 个月内手术或骨折	1
活动性肿瘤	1	活动性肿瘤	1
心率/（次·min^{-1}）		心率/（次·min^{-1}）	
≥100	1	75~94	1
		≥95	2
咯血	1	咯血	1
DVT 症状或体征	1	单侧下肢疼痛	1
其他鉴别诊断的可能性低于 PTE	1	下肢深静脉触痛及单侧下肢水肿	1
		年龄>65 岁	1
临床可能性		临床可能性	
低度可能	0~1	低度可能	0~2
高度可能	≥2	高度可能	≥3

注：PTE，肺血栓栓塞症；DVT，深静脉血栓形成；[a] 修订版 Geneva 评分：0~1 分为低度可能，2~4 分为中度可能，≥5 分为高度可能。

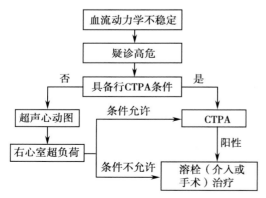

图 26-2-1　高危肺血栓栓塞症诊断流程

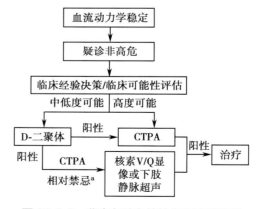

图 26-2-2　非高危肺血栓栓塞症诊断流程
[a] 碘剂过敏、肾功能不全、孕妇。

血流动力学稳定的 PTE 疑诊患者,首选 CTPA 进行确诊检查。如果存在 CTPA 检查相对禁忌(如造影剂过敏、肾功能不全、妊娠等),可选择其他影像学确诊检查,包括 V/Q 显像、MRPA。

(三)求因　　求因对于确定 VTE 的治疗策略和疗

程至关重要。在急性 PTE 的求因过程中,需要探寻任何可以导致静脉血流淤滞、血管内皮损伤和血液高凝状态的因素,包括遗传性和获得性 2 类,具体见表 26-2-3。即使充分评估,部分患者仍然找不到危险因素,通常称为特发性 VTE。对这部分患者,应该进行密切随访,需要注意潜在的恶性肿瘤、风湿免疫性疾病、骨髓增殖性疾病等。

表 26-2-3　静脉血栓栓塞症常见危险因素

遗传性危险因素	获得性危险因素		
	血液高凝状态	血管内皮损伤	静脉血流淤滞
抗凝血酶缺乏	高龄	手术(多见于全髋关节或膝关节置换)	瘫痪
蛋白 S 缺乏	恶性肿瘤		长途航空或乘车旅行
蛋白 C 缺乏	抗磷脂抗体综合征	创伤/骨折(多见于髋部骨折和脊髓损伤)	急性内科疾病住院
V因子 Leiden 突变(活性蛋白 C 抵抗)	口服避孕药	中心静脉置管或起搏器	居家养老护理
凝血酶原 20210A 基因变异(罕见)	妊娠/产褥期	吸烟	
XII因子缺乏	静脉血栓个人史/家族史	高同型半胱氨酸血症	
纤溶酶原缺乏	肥胖	肿瘤静脉内化疗	
纤溶酶原不良血症	炎症性肠病		
血栓调节蛋白异常	肝素诱导血小板减少症		
纤溶酶原激活物抑制因子过量	肾病综合征		
非"O"血型	真性红细胞增多症		
	巨球蛋白血症		
	植入人工假体		

(四)危险分层　　PTE 危险分层主要基于患者血流动力学状态、心肌损伤标志物及右心室功能等指标进行综合评估,以便于医师对 PTE 患者病情严重程度进行准确评价,从而采取更加个体化的治疗方案。血流动力学不稳定的 PTE 为高危;血流动力学稳定的 PTE,可根据是否合并 RVD 和心脏生物学标志物异常将 PTE 患者分为中危和低危。

1. 高危 PTE　以休克和低血压为主要表现,即体循环收缩压<90mmHg,或较基础值下降幅度≥40mmHg,持续 15 分钟以上。须除外新发生的心律失常、低血容量或感染中毒症所致的血压下降。

2. 中危 PTE　血流动力学稳定,但存在 RVD 的影像学证据和/或心脏生物学标志物升高为中危组。根据病情的严重程度,可以将中危 PTE 进行再分层。中高危:RVD 和心脏生物学标志物升高同时存在。中低危:单纯存在 RVD 或心脏生物学标志物升高。

RVD 的诊断标准:影像学证据包括超声心动图或 CT 提示 RVD,超声检查符合下述其中 2 项指标:①右心室扩张(右心室舒张末期内径/左心室舒张末期内径>1.0 或 0.9);②右心室游离壁运动幅度减低;③三尖瓣反流速度增快;④三尖瓣环收缩期位移减低(<17mm)。CTPA 检查符合以下条件:四腔心层面发现的右心室扩张(右心室舒张末期内

径/左心室舒张末期内径>1.0 或 0.9)。

心脏生物学标志物包括 BNP、NT-proBNP、肌钙蛋白。其升高与 PTE 短期预后显著相关。

3. 低危 PTE　血流动力学稳定,不存在 RVD 和心脏生物学标志物升高的 PTE。

国外指南推荐将 PTE 严重程度指数(PESI)或其简化版本(sPESI)作为划分中危和低危的标准。sPESI 评分:由年龄>80 岁、恶性肿瘤、慢性心肺疾病、心率≥110 次/min、收缩压<100mmHg、动脉血氧饱和度<90% 等 6 项指标构成。每项赋值 1 分,sPESI≥1 分者 30 天全因死亡率明显升高。sPESI≥1 分归为中危,sPESI=0 分归为低危,若 sPESI=0 分但伴有 RVD 和/或心脏生物学标志物升高,则归为中危。此分型标准主要用于评估患者的预后,决定患者是否早期出院,临床可参考应用。

八、鉴别诊断

肺栓塞常易误诊为肺炎、胸膜炎、慢性阻塞性肺疾病急性加重、急性心肌梗死、主动脉夹层、肺不张等。因此,诊断肺栓塞时必须注意与上述疾病鉴别。

(一)肺炎、胸膜炎　　肺炎、胸膜炎患者可有胸痛、

咳嗽、发热,肺部阴影可与肺梗死混淆,但血气分析无低碳酸血症和低氧血症,心电图也多无改变,血浆 D-二聚体检查正常,抗炎治疗后吸收较快,行肺 V/Q 显像或 CTPA 检查可鉴别是否肺栓塞。

（二）慢性阻塞性肺疾病　　慢性阻塞性肺疾病急性加重是指在疾病过程中,患者短期内咳嗽、咳痰、气促和/或喘息加重,痰量增多,呈脓性或黏液脓性,可伴发热等炎症明显加重的表现,但咯血少见。行肺 V/Q 显像或 CTPA 检查可明确诊断。

（三）急性心肌梗死　　急性心肌梗死患者常有心绞痛病史,可出现急性心肌梗死特征性心电图及相应的心肌酶学演变,心律失常的发生率较高。而肺栓塞出现胸膜性胸痛、咳嗽、呼吸困难、发绀的比率较高。部分老年肺栓塞患者心电图可出现 Ⅱ、Ⅲ、AVF 导联 ST 段及 T 波改变,常因胸痛、气促而误诊为冠状动脉供血不全或心内膜下心肌梗死。但急性肺栓塞患者心电图常有肺型 P 波、电轴右偏、$S_1Q_{\text{Ⅲ}}T_{\text{Ⅲ}}$ 征等改变,冠状动脉造影检查可资鉴别。

（四）主动脉夹层　　急性肺栓塞出现胸痛、上纵隔增宽(上腔静脉扩张)伴休克者,可与主动脉夹层混淆,但主动脉夹层患者多有高血压病史、肢体脉搏改变,超声或 CT 检查有主动脉增宽现象。

（五）肺不张　　肺不张和肺栓塞在 X 线胸片上均可表现为片状阴影,血气改变也相近,行肺 V/Q 显像或 CTPA 检查可明确诊断。

九、治疗

（一）一般治疗　　对高度疑诊或确诊急性 PTE 的患者,应严密监测呼吸、心率、血压、心电图及血气的变化,并给予积极的呼吸与循环支持。

对于高危 PTE,如合并低氧血症,应使用经鼻导管或面罩吸氧;当合并呼吸衰竭时,可采用经鼻/面罩无创机械通气或经气管插管行机械通气;当进行机械通气时,应注意避免其对血流动力学的不利影响,机械通气造成的胸腔内正压可以减少静脉回流、加重 RVD,应该采用低潮气量(6~8ml/kg)使吸气末平台压<30cmH$_2$O(1cmH$_2$O = 0.098kPa);应尽量避免做气管切开,以免在抗凝或溶栓过程中发生局部大出血。

对于合并休克或低血压的急性 PTE 患者,必须进行血流动力学监测,并予支持治疗。血管活性药物的应用对于维持有效的血流动力学至关重要。去甲肾上腺素仅限于急性 PTE 合并低血压的患者,可以改善右心功能,提高体循环血压,改善右心冠脉的灌注。肾上腺素也可用于急性 PTE合并休克患者。多巴酚丁胺及多巴胺可用于心指数较低的急性 PTE 患者。

对于焦虑和有惊恐症状的患者应予安慰,可适当应用镇静剂;胸痛者可予止痛剂;对于有发热、咳嗽等症状的患者可予对症治疗以尽量降低耗氧量;对于合并高血压的患者,应尽快控制血压;另外应注意保持大便通畅,避免用力,以防止血栓脱落。

（二）抗凝治疗　　抗凝治疗为 PTE 的基础治疗手段,可以有效地防止血栓再形成和复发,同时促进机体自身纤溶机制溶解已形成的血栓。临床高度可疑急性 PTE,在等待诊断结果过程中,可开始应用胃肠外抗凝治疗(普通肝素、低分子肝素、磺达肝癸钠等)。一旦确诊急性 PTE,如果没有抗凝禁忌,宜尽早启动抗凝治疗。急性 PTE,初始抗凝治疗可选用低分子肝素、普通肝素、磺达肝癸钠、负荷量的利伐沙班或阿哌沙班。如果选择华法林长期抗凝,应在使用胃肠外抗凝药物的 24 小时内重叠华法林,调节 INR 目标值为 2.0~3.0,达标后停用胃肠外抗凝。如果选用利伐沙班或阿哌沙班,在使用初期需给予负荷剂量;如果选择达比加群或者艾多沙班,应先给予胃肠外抗凝药物至少 5 天。

抗凝治疗的标准疗程为至少 3 个月,部分患者在 3 个月的抗凝治疗后,血栓危险因素持续存在,为降低其复发率,需要继续进行抗凝治疗,通常将 3 个月以后的抗凝治疗称为延展期抗凝治疗。急性 PTE 是否要进行延展期抗凝治疗,需充分考虑延长抗凝疗程的获益/风险比,如特发性 VTE、复发性 VTE、相关危险因素持续存在、活动期肿瘤、存在残余血栓及 D-二聚体水平持续升高等,VTE 复发风险进一步增加,延展期抗凝对于预防 VTE 复发具有重要意义。延展期抗凝治疗的药物通常与初始抗凝药物一致,也可根据临床实际情况做出适当调整。常用的延展期抗凝药物有华法林、低分子肝素,直接口服抗凝血药(利伐沙班、达比加群、阿哌沙班等)。此外,在延展期治疗过程中,如果患者拒绝抗凝治疗或无法耐受抗凝药物,尤其是既往有冠心病史,并且曾因冠心病应用抗血小板治疗的患者,可考虑给予阿司匹林口服进行 VTE 二级预防。

延长抗凝疗程会带来出血的风险。出血危险因素包括高龄、近期出血、肿瘤、肝肾功能不全、血小板减少、贫血等(表 26-2-4),具备 2 个以上(含)上述危险因素者,出血风险会进一步增加。需要在出血和复发之间寻求风险与获益的最佳平衡点,如果复发风险显著超过出血风险,则需延长抗凝治疗时间。

表 26-2-4　抗凝治疗的出血高危因素

患者自身因素	合并症或并发症	治疗相关因素
年龄>75 岁	恶性肿瘤	抗血小板治疗中
既往出血史	转移性肿瘤	抗凝药物控制不佳
既往卒中史	肾功能不全	非甾体抗炎药的使用
近期手术史	肝功能不全	
频繁跌倒	血小板减少	
嗜酒	糖尿病	
	贫血	

1. 胃肠外抗凝药物 主要包括以下几种:

（1）普通肝素（unfractionated heparin，UFH）:首选静脉给药,先给予 2 000~5 000U 或按 80U/kg 静注,继之以 18U/（kg·h）持续静脉泵入。在开始治疗后的最初的 24 小时内每 4~6 小时监测 APTT,根据 APTT 调整剂量（表 26-2-5）,使 APTT 在 24 小时之内达到并维持于正常值的 1.5~2.5 倍。达到稳定治疗水平后,改为 APTT 监测 1 次/d。UFH 也可采用皮下注射方式给药。一般先予静注负荷量 2 000~5 000U,然后按 250U/kg 皮下注射,1 次/12h。调节注射剂量使 APTT 在注射后的 6~8 小时达到治疗水平。

表 26-2-5 静脉泵入 UFH 时 APTT 的监测与药物调整

APTT 监测	初始剂量及调整剂量	下次 APTT 测定的间隔时间/（h）
治疗前检测基础值	初始剂量:80U/kg 静脉注射,继以 18U/（kg·h）静脉滴注	4~6
<35 秒（<1.2 倍正常值）	予 80U/kg 静脉注射,继以静脉滴注剂量增加 4U/（kg·h）	6
35~45 秒（1.2~1.5 倍正常值）	予 40U/kg 静脉注射,继以静脉滴注剂量增加 2U/（kg·h）	6
46~70 秒（1.5~2.3 倍正常值）	无须调整剂量	6
71~90 秒（2.3~3.0 倍正常值）	静脉滴注剂量减少 2U/（kg·h）	6
>90 秒（>3 倍正常值）	停药 1 小时,继以静脉滴注剂量减少 3U/（kg·h）,恢复静脉滴注	6

注:UFH,普通肝素;APTT,活化部分凝血活酶时间。

UFH 可能会引起肝素诱导的血小板减少症（HIT）。对于 HIT 高风险患者,建议在应用 UFH 的第 4~14 天内（或直至停用 UFH）,至少每隔 2~3 天行血小板计数检测。如果血小板计数下降>基础值的 50%,和/或出现动静脉血栓的征象,应停用 UFH,并改用非肝素类抗凝药。对于高度可疑或确诊的 HIT 患者,不推荐应用 VKA,除非血小板计数恢复正常（通常至少达 150×10⁹ 个/L）。

对于出现 HIT 伴血栓形成的患者,推荐应用非肝素类抗凝药,如阿加曲班和比伐卢定。合并肾功能不全的患者,建议应用阿加曲班。病情稳定后（如血小板计数恢复至 150×10⁹ 个/L 以上）时,可转为华法林或利伐沙班。

（2）低分子量肝素（low molecular weight heparin,LMWH）:LMWH 必须根据体重给药。不同种类的 LMWH 的剂量不同,1~2 次/d,皮下注射。我国用于 PTE 治疗的 LMWH 种类见表 26-2-6。对于大多数病例,按体重给药是有效的,但对过度肥胖者或孕妇宜监测血浆抗 Xa 因子活性并据之调整剂量。抗 Xa 因子活性在注射 LMWH 后 4 小时达高峰,在下次注射之前降至最低。每天 2 次应用的控制目标范围为 0.6~1.0U/ml。应用 LMWH 的疗程>7 天时,应注意监测血小板计数。

LMWH 由肾脏清除,对于肾功能不全慎用。若应用则需减量并监测血浆抗 Xa 因子活性。对于严重肾衰竭者（肌酐清除率<30ml/min）,建议应用静脉 UFH。对于大剂量应用 UFH,但 APTT 仍不能达标者,推荐测定抗 Xa 因子水平,以指导剂量调整。

（3）磺达肝癸钠:为选择性 Xa 因子抑制剂,通过与抗凝血酶特异性结合,介导对 Xa 因子的抑制作用。磺达肝癸钠应根据体重给药,1 次/d 皮下注射,无需监测。应用方法见表 26-2-6。对于中度肾功能不全（肌酐清除率 30~50ml/min）患者,剂量应该减半。对于严重肾功能不全（肌酐清除率<30ml/min）患者禁用磺达肝癸钠。目前没有证据表明磺达肝癸钠可以诱发 HIT。

初始抗凝治疗通常指前 5~14 天的抗凝治疗。与 UFH 相比,LMWH 和磺达肝癸钠发生大出血或者 HIT 的风险较低,所以首选用于 PTE 患者的初始抗凝治疗。UFH 半衰期较短,抗凝易于监测,且鱼精蛋白可以快速逆转其作用,因此对于需要进行再灌注治疗、有严重肾功能损害（肌酐清除率<30ml/min）、严重肥胖的患者,推荐应用 UFH。

表 26-2-6 常用 LWMH 和磺达肝癸钠的使用

药品	使用方法（皮下注射）	注意事项
依诺肝素（克赛）	100U/kg,1 次/12h 或 1.0mg/kg,1 次/12h	单日总量≤180mg
那曲肝素（速碧林）	86U/kg,1 次/12h 或 0.1ml/10kg,1 次/12h	单日总量≤17 100U
达肝素（法安明）	100U/kg,1 次/12h 和 200U/kg,1 次/d	单日剂量≤18 000U
磺达肝癸钠（安卓）	（1）5.0mg（体重<50kg）,1 次/d	
	（2）7.5mg（体重 50~100kg）,1 次/d	
	（3）10.0mg（体重>100kg）,1 次/d	

注:LWMH,低分子量肝素。

（4）阿加曲班：为精氨酸衍生的小分子肽，与凝血酶活性部位结合发挥抗凝作用，在肝脏代谢，药物清除受肝功能影响明显，可应用于 HIT 或怀疑 HIT 的患者。用法：2μg/（kg·min），静脉泵入，监测 APTT 维持在 1.5～3.0 倍基线值（≤100 秒），酌情调整用量［≤10μg/（kg·min）］。

（5）比伐卢定：为一种直接凝血酶抑制剂，其有效抗凝成分为水蛭素衍生物片段，通过直接并特异性抑制凝血酶活性而发挥抗凝作用，作用短暂（半衰期 25～30 分钟）而可逆，可应用于 HIT 或怀疑 HIT 的患者。用法：肌酐清除率>60ml/min，起始剂量为 0.15～0.2mg/（kg·h），监测 APTT 维持在 1.5～2.5 倍基线值，肌酐清除率在 30～60ml/min 与<30ml/min 时，起始剂量分别为 0.1mg/（kg·h）与 0.05mg/（kg·h）。

2. 口服抗凝药物　主要包括以下 2 种：

（1）华法林：胃肠外初始抗凝（包括 UFH、LMWH 或磺达肝癸钠等）治疗启动后，应根据临床情况及时转换为口服抗凝药物，最常用是华法林。华法林初始剂量可为 3.0～5.0mg，>75 岁和出血高危患者应从 2.5～3.0mg 起始，INR 达

标之后可以每 1～2 周检测 1 次 INR，推荐 INR 维持在 2.0～3.0（目标值为 2.5），稳定后每 4～12 周检测 1 次。

对于口服华法林的患者，如果 INR 在 4.5～10，无出血征象，应将药物减量，不建议常规应用维生素 K；如果 INR>10，无出血征象，除药物暂停使用外，可以口服维生素 K；如果出现大出血，一旦发生出血事件，应立即停用华法林，并根据出血的严重程度，可立即给予维生素 K 治疗，5～10mg/次，建议静脉应用。除维生素 K 外，联合凝血酶原复合物浓缩物或新鲜冰冻血浆均可起到快速逆转抗凝的作用。

（2）直接口服抗凝药物（direct oral anticoagulants，DOACs）：DOACs 是指这类药物并非依赖于其他蛋白，而是直接抑制某一靶点产生抗凝作用，目前的 DOACs 主要包括直接 Xa 因子抑制剂与直接 Ⅱa 因子抑制剂。直接 Xa 因子抑制剂的代表药物是利伐沙班（rivaroxaban）、阿哌沙班（apixaban）和艾多沙班（edoxaban）等。直接凝血酶抑制剂的代表药物是达比加群酯（dabigatran）。DOACs 的具体用法详见表 26-2-7。

表 26-2-7　直接口服抗凝药物的特点及其在肺血栓栓塞症中的用法

药物	用法用量	肾脏清除
达比加群酯	胃肠外抗凝至少 5 天，达比加群酯 150mg，2 次/d	++++
利伐沙班	利伐沙班 15mg，2 次/d×3 周，后改为 20mg，1 次/d	++
阿哌沙班	阿哌沙班 10mg，2 次/d×7d，后改为 5mg，2 次/d	+
艾多沙班	胃肠外抗凝至少 5 天，艾多沙班 60mg，1 次/d	++

如果选用利伐沙班或阿哌沙班，在使用初期需给予负荷剂量（利伐沙班 15mg，2 次/d，3 周；阿哌沙班 10mg，2 次/d，1 周）；如果选择达比加群或者艾多沙班，应先给予胃肠外抗凝药物 5～14 天。

由于目前国内尚缺乏 DOACs 特异性拮抗剂，因此患者一旦发生出血事件，应立即停药，可考虑给予凝血酶原复合物、新鲜冰冻血浆等。

（三）溶栓治疗　溶栓治疗可迅速溶解部分或全部血栓，恢复肺组织再灌注，减小肺动脉阻力，降低肺动脉压，改善右心室功能，减少严重 VTE 患者的病死率和复发率。急性高危 PTE，如无溶栓禁忌，应进行溶栓治疗；急性中高危 PTE，应先给予抗凝治疗，并密切观察病情变化，一旦出现临床恶化，在治疗和观察过程中出现低血压、休克；或尚未进展至低血压、休克，但出现心肺功能恶化，如症状加重、生命体征恶化、组织缺氧、严重低氧血症、心脏生物学标志物升高等，且无溶栓禁忌，可给予溶栓治疗。急性 PTE 患者溶栓治疗后，如效果不佳或出现临床恶化，可考虑适当追加溶栓药物剂量。溶栓的时间窗一般定为 14 天以内，但鉴于可能存在血栓的动态形成过程，对溶栓的时间窗不作严格规定。溶栓治疗的主要并发症为出血。用药前应充分评估出血风险，必要时应配血，做好输血准备。溶栓前宜留置外周静脉套管针，以方便溶栓中取血监测，避免反复穿刺血管。

溶栓治疗的禁忌证分为绝对禁忌证和相对禁忌证（表 26-2-8）。对于致命性高危 PTE，绝对禁忌证亦应被视为相对禁忌证。

表 26-2-8　溶栓禁忌证

绝对禁忌证	相对禁忌证
结构性颅内疾病	收缩压>180mmHg
出血性脑卒中病史	舒张压>110mmHg
3 个月内缺血性脑卒中	近期非颅内出血
活动性出血	近期侵入性操作
近期脑或脊髓手术	近期手术
近期头部骨折性外伤或头部损伤	3 个月以上缺血性脑卒中
出血倾向（自发性出血）	口服抗凝治疗（如华法林）
	创伤性心肺复苏
	心包炎或心包积液
	糖尿病视网膜病变
	妊娠
	年龄>75 岁

注：1mmHg=0.133kPa。

常用的溶栓药物有尿激酶、链激酶和 rt-PA。三者溶栓效果相仿，临床上可根据条件选用，具体用法见表 26-2-9。rt-PA 可能对血栓有更快的溶解作用，低剂量溶栓（50mg rt-PA）与 FDA 推荐剂量（100mg rt-PA）相比疗效相似，而安全性更好。

表 26-2-9　溶栓药物使用方法

药物	方案
链激酶	负荷量 25 万 U，静脉注射 30 分钟，继以 10 万 U/h 持续静脉滴注 12~24 小时
	快速给药：150 万 U 持续静脉滴注 2 小时
尿激酶	负荷量 4 400U/kg，静脉注射 10 分钟，继以 2 200U/（kg·h）持续静脉滴注 12 小时
	快速给药：2 万 U/kg 持续静脉滴注 2 小时
rt-PA	50mg 持续静脉滴注 2 小时

注：rt-PA，重组组织型纤溶酶原激活剂。

溶栓治疗结束后，应每 2~4 小时测定 1 次 APTT，当其水平<正常值的 2 倍，即应重新开始规范的抗凝治疗。考虑到溶栓相关的出血风险，溶栓治疗结束后，可先应用 UFH 抗凝，然后再切换到 LMWH、磺达肝癸钠或利伐沙班等，更为安全。

（四）介入治疗　　急性 PTE 介入治疗的目的是清除阻塞肺动脉的栓子，以利于恢复右心功能并改善症状和生存率。介入治疗包括：经导管碎解和抽吸血栓，或同时进行局部小剂量溶栓。急性高危 PTE 或伴临床恶化的中危 PTE，若有肺动脉主干或主要分支血栓，并存在高出血风险或溶栓禁忌，或经溶栓或积极的内科治疗无效，在具备介入专业技术和条件的情况下，可行经皮导管介入治疗。介入治疗的并发症包括远端栓塞、肺动脉穿孔、肺出血、心脏压塞、心脏传导阻滞或心动过缓、溶血、肾功能不全及穿刺相关并发症，应在有经验的中心进行，可以在经皮导管介入治疗同时辅以肺动脉内溶栓治疗。

（五）手术治疗　　急性高危 PTE，若有肺动脉主干或主要分支血栓，如存在溶栓禁忌、溶栓治疗或介入治疗失败、其他内科治疗无效，在具备外科专业技术和条件的情况下，可考虑行肺动脉血栓切除术。肺动脉血栓切除术可以作为全身溶栓的替代补救措施。适用于经积极内科或介入治疗无效的急性高危 PTE，要求医疗单位有施行该类手术的条件与经验。

（王辰　翟振国）

参考文献

[1] 中华医学会呼吸病学分会肺栓塞与肺血管病学组，中国医师协会呼吸医师分会肺栓塞与肺血管病工作委员会，全国肺栓塞与肺血管病防治协作组．肺血栓栓塞症诊治与预防指南[J]．中华医学杂志，2018，98（14）：1060-1087.

[2] KEARON C, AKL EA, COMEROTA AJ, et al. Antithrombotic therapy for VTE disease: antithrombotic therapy and prevention of thrombosis. 9th ed: American College of Chest Physicians Evidence-Based Clinical Practice Guidelines[J]. Chest, 2012, 141（2）：419-494.

[3] KEARON C, AKL EA, ORNELAS J, et al. Antithrombotic Therapy for VTE disease: CHEST Guideline and Expert Panel Report[J]. Chest, 2016, 149（2）：315-352.

[4] KONSTANTINIDES SV, TORBICKI A, AGNELLI G, et al. 2014 ESC guidelines on the diagnosis and management of acute pulmonary embolism[J]. Eur Heart J, 2014, 35 （43）：3033-3069.

[5] 徐晓峰，杨媛华，翟振国，等．内科重症监护病房中深静脉血栓的发病情况及危险因素分析[J]．中华流行病学杂志，2008，29（10）：1034-1037.

[6] JIMÉNEZ D, DE MIGUEL-DÍEZ J, GUIJARRO R, et al. Trends in the management and outcomes of acute pulmonary embolism: analysis from the RIETE registry[J]. J Am Coll Cardiol, 2016, 67（2）：162-170.

[7] ZÖLLER B, LI X, SUNDQUIST J, et al. Age- and gender-specific familial risks for venous thromboembolism a nationwide epidemiological study based on hospitalizations in Sweden[J]. Circulation, 2011, 124（9）：1012-1020.

[8] 国家"十五"攻关"肺栓塞规范化诊治方法的研究"课题组．急性肺血栓栓塞症患者 516 例临床表现分析[J]．中华医学杂志，2006, 86（31）：2161-2165.

[9] ROY PM, COLOMBET I, DURIEUX P, et al. Systematic review and meta-analysis of strategies for the diagnosis of suspected pulmonary embolism[J]. BMJ, 2005, 331（7511）：259.

[10] HENZLER T, SCHOENBERG S O, SCHOEPF U. Diagnosing acute pulmonary embolism systematic review of evidence base and cost-effectiveness of imaging tests[J]. J Thorac Imaging, 2012, 27（5）：304-314.

[11] SCHOUTEN HJ, GEERSING GJ, KOEK HL, et al. Diagnostic accuracy of conventional or age adjusted D-dimer cut-off values in older patients with suspected venous thromboembolism: systematic review and meta-analysis. BMJ, 2013, 346: 2492.

[12] ROBERTSON L, JONES LE. Fixed dose subcutaneous low molecular weight heparins versus adjusted dose unfractionated heparin for the initial treatment of venous thromboembolism[J]. Cochrane Database Syst Rev, 2017, 2: CD001100.

[13] BULLER HR, DAVIDSON BL, DECOUSUS H, et al. Subcutaneous fondaparinux versus intravenous unfractionated heparin in the initial treatment of pulmonary embolism[J]. N Engl J Med, 2003, 349（18）：1695-1702.

[14] YOO HH, QUELUZ TH, EL DIB R. Anticoagulant treatment for subsegmental pulmonary embolism[J]. Cochrane Database Syst Rev, 2016（1）：CD010222.

[15] WANG C, ZHAI Z, YANG Y, et al. Efficacy and safety of low dose recombinant tissue-type plasminogen activator for the treatment of acute pulmonary thromboembolism: a randomized, multicenter, controlled trial[J]. Chest, 2010, 137（2）：254-262.

[16] KUO WT, BANERJEE A, KIM PS, et al. Pulmonary Embolism Response to Fragmentation, Embolectomy, and Catheter Thrombolysis （PERFECT）Initial Results From a Prospective Multicenter Registry[J]. Chest, 2015, 148（3）：667-673.

[17] LEHNERT P, MØLLER CH, MORTENSEN J, et al. Surgical embolectomy compared to thrombolysis in acute pulmonary embolism: morbidity and mortality[J]. Eur J Cardiothorac Surg, 2017, 51（2）：354-361.

第三节
肺血管炎

血管炎(vasculitis)是以血管壁的炎症和纤维素样坏死为主要病理特征的一组异质性疾病,可累及各种各样的血管临床表现复杂多样且可交叉重叠。血管炎包括的疾病很广泛,既可以是原发性血管炎,也可以伴随或继发于其他疾病;侵犯的血管可以动脉为主,也可以同时累及动脉、静脉和毛细血管;可以小血管为主要侵犯对象,也可以是以较大血管为主的疾病;血管炎可以是系统性的,引起多系统、多器官的功能障碍,也可以局限于某一器官。肺血管炎,顾名思义,就是指肺血管受侵犯的血管炎,通常是系统性血管炎的肺部受累,少数可以是局限于肺血管的炎症;一些肺血管炎比较少见,诊断比较困难,应该引起临床足够重视。

一、概述

(一)分类　1837 年 Schonlein 最早将血管炎作为一有特殊临床病理表现的独立疾病提出。此后随着人们对血管炎认识的不断深入,对血管炎的定义和分类不断进行修改和补充,出现了很多分类标准。之所以学者们对血管炎的分类各有侧重,未能统一,是因为:①这些血管炎病因大都不很清楚;②临床病理及血清学指标缺少特异性;③不同器官及器官的不同部位其病理表现并不完全一样,且可能处于不同进展阶段以至于组织活检常为非特异表现或出现假阴性;④每一种血管炎其具体临床表现差异较大,严重程度不等;⑤其他一些非血管炎性疾病如肿瘤、药物毒副作用、心内膜炎等临床表现类似血管炎表现,这些因素给血管炎的临床诊断和分类造成很大困难。

美国风湿病学会 1990 年通过对 807 例患者的研究讨论提出了 7 种原发性血管炎的分类标准,包括大动脉炎(Takayasu arteritis)、巨细胞动脉炎(颞动脉炎)、结节性多动脉炎(未区分经典型和显微镜下型)、韦格纳肉芽肿(目前采用坏死性肉芽肿性血管炎这一名称)、Churg-Strauss 综合征(变应性肉芽肿性血管炎)、过敏性紫癜和变应性血管炎。该分类标准较之以往有了很大进步,对血管炎的定义更清晰、明确。但临床常见的、1948 年即被提及的"显微镜下的动脉周围炎"(即显微镜下多血管炎)并未包括在内。

此后,1994 年在美国 Chapel Hill 会议上,来自 6 个不同国家、不同中心和不同专业学者经过认真讨论,对原发性血管炎的一系列命名和分类标准进行了总结,它按照受累血管的大小进行简单分类,分为大血管炎、中血管炎和小血管炎(CHCC1994 分类标准),这一分类方法因便于分类和应用而在科研、临床上沿用多年。这一分类标准虽有很大进步,但最大的缺陷在于有很多明确的血管炎(如白塞病)并未被收入。由此,2012 年,新版 CHCC 分类方法诞生,此次修订,由来自 12 个国家的 28 位专家参与,具体见表 26-3-1。

表 26-3-1　2012 年 CHCC 血管炎分类和命名

1. 大血管炎
   大动脉炎(Takayasu)(TAK)
   巨细胞动脉炎(GCA)

2. 中血管炎
   结节性多动脉炎(PAN)
   川崎病(KD)

3. 小血管炎
   ANCA 相关性血管炎
   - 显微镜下多血管炎
   - 肉芽肿性多血管炎(GPA)
   - 嗜酸性肉芽肿性多血管炎(EGPA)(原名:Churg-Strauss 综合征,CSS)
   免疫复合物小血管炎
   - 抗肾小球基底膜病
   - IgA 血管炎(过敏性紫癜):累及小血管(毛细血管、微小静脉、微小动脉)的、伴有 IgA 免疫物沉积为主的血管炎,典型的累及皮肤、肠道及肾小球,伴有关节痛或关节炎
   - 冷球蛋白血症性血管炎:累及小血管(毛细血管、微小静脉、微小动脉)的、伴有冷球蛋白免疫物沉积和冷球蛋白血症的血管炎。皮肤及肾小球常被累及
   - 低补体性荨麻疹性血管炎(HUV)(抗 C1q 性血管炎)

4. 变异性血管炎
   白塞病(BD)
   科根综合征(CS)

5. 单器官的血管炎(SOV)
   皮肤白细胞破碎性血管炎
   皮肤血管炎
   原发性中枢神经血管炎
   孤立性主动脉炎
   其他

6. 与系统性疾病相关的血管炎
   狼疮性血管炎
   类风湿性血管炎
   结节病性血管炎

7. 与可能的病因相关的血管炎
   丙肝病毒相关性冷球蛋白血症性血管炎
   乙肝病毒相关性血管炎
   梅毒相关性主动脉炎
   血清病相关性免疫复合物性血管炎
   药物相关性免疫复合物性血管炎
   肿瘤相关性血管炎
   其他

1. 大血管炎 包括大动脉炎和巨细胞动脉炎（GCA），是在所有类型的血管炎中唯一具有 1A 级循证医学证据的类型。主要累及大动脉，但也有一部分大血管炎患者以中小动脉受累为主要表现。

二者均好发于女性，临床表现，甚至组织病理学表现有很多相似性，往往难以区分。最大的区别在于好发年龄：大动脉炎好发于年轻患者（年龄<50 岁），主要累及主动脉及其主要分支；而 GCA 好发于中老年患者，特别易发于颈动脉的颅外分支，常累及颞动脉，多发于 50 岁以上患者，多伴有风湿性多肌痛。

2. 中血管炎

（1）结节性多动脉炎（经典的结节性多动脉炎，PAN）：中动脉及小动脉的坏死性炎症，不伴有肾小球肾炎，无微小动脉（arteriole）、毛细血管（capillary）或微小静脉（venule）的炎症，且与 ANCA 不相关。

（2）川崎病（Kawasaki disease，KD）病：累及大、中、小动脉的血管炎，并伴有皮肤黏膜淋巴结综合征。常累及冠状动脉，并可累及主动脉及静脉，且几乎只发生于婴幼儿，与其他类型的血管炎不难鉴别。

3. 小血管炎 根据血管壁上免疫复合物沉积的多寡将小血管炎分为：ANCA（抗中性粒细胞胞质抗体）相关性血管炎（AAV）和免疫复合物性小血管炎，二者的鉴别也主要以此为依据，但标准未提出明确的"多""寡"的具体标准。

根据 ANCA 的类型将 AAV 再细分为 3 类：MPO-ANCA 相关性 AAV、PR3-ANCA 相关性 AAV、ANCA 阴性 AAV。

当某一患者有充分证据诊断为 AAV，但血清 ANCA 检测始终阴性时，则诊断为 ANCA 阴性 AAV。根据组织病理学特点将 AAV 分为显微镜下多血管炎（MPA）、肉芽肿性多血管炎（GPA）、嗜酸性肉芽肿性多血管炎（EGPA）和单器官 AAV，临床上一般也应用该分类法。

（1）显微镜下多血管炎（MPA）：累及小血管（毛细血管、微小静脉、或微小动脉）的系统性、坏死性血管炎，无肉芽肿形成，免疫组织学检查无或仅有少量免疫复合物沉积，也可能涉及小及中等动脉。坏死性肾小球肾炎很多见，肺的毛细血管炎也常发生。

（2）肉芽肿性多血管炎（GPA）：主要累及上、下呼吸道的肉芽肿性炎症，涉及小到中血管的坏死性血管炎（如毛细血管、微小静脉、微小动脉、小及中等动脉），坏死性肾小球肾炎多见。

（3）嗜酸性肉芽肿性多血管炎（EGPA）（原名：Churg-Strauss 综合征，CSS）：累及呼吸道的高嗜酸性粒细胞肉芽肿性炎症，涉及小到中等大小血管的坏死性血管炎，并伴有哮喘和高嗜酸性粒细胞血症。鼻息肉常见，ANCA 阳性的 EGPA 患者肾损害发生率高。

临床上，仅仅累及上或下呼吸道的 EGPA 也不少见。许多不典型 EGPA 没有坏死性肾小球肾炎。值得注意的是，研究发现，无肾损害的 EGPA 仅约 25% 出现 ANCA 阳性，而有肾损害（任何形式）的 EGPA 约 75% 出现 ANCA 阳性，出现坏死性肾小球肾炎者，则 100% ANCA 阳性。EGPA 的血管外表现往往为非肉芽肿性，如肺、心肌和胃肠的非肉芽肿性嗜酸性粒细胞性炎症也很常见。

需要注意的是，一部分 GPA/EGPA 患者病变仅局限于呼吸系统，无其他器官、系统受累的依据，但其临床及病理学表现与 GPA/EGPA 累及呼吸道的患者完全一致，因此通常将这部分患者归为 GPA/EGPA，而非单器官性血管炎（SOV）（尤其当 ANCA 阳性时更支持此观点）。

（4）免疫复合物性小血管炎：小血管壁多有明显的免疫复合物沉积，坏死性肾小球肾炎常见。CHCC 2012 分类标准中的免疫复合物性小血管炎一般指原发性，包括抗肾小球基底膜病、冷球蛋白血症性血管炎、IgA 性血管炎、低补体性荨麻疹性血管炎（HUV）。

从广义上讲，免疫复合物性小血管炎包括的范围相当广泛，许多与系统性疾病相关的血管炎、与可能病因相关的血管炎均以免疫复合物在血管壁沉积为特征（如狼疮性血管炎、类风湿性血管炎等），但在该标准中将它们归为其他相应的类别。

4. 变异性血管炎（variable vessel vasculitis，VVV） 为 CHCC 2012 分类标准新增内容，包括白塞病和科根综合征，以全层血管炎为主要特征，任何大、中、小及任何种类的血管（动脉、静脉、毛细血管）均可累及。

（1）白塞病（Behcet disease，BD）：是以复发性口腔溃疡、外阴溃疡、眼炎及皮肤损害为突出表现的慢性全身性血管炎性疾病。白塞病可累及神经系统、消化道、肺、肾及附睾等器官，其基本病理表现为皮肤黏膜、眼及全身多系统的血管炎。青壮年男性多见。

（2）科根综合征（Cogan's syndrome，CS）：是一种累及眼、听觉-前庭系统的疾病，主要表现为基质性角膜炎、前庭功能障碍、突发听力下降，以及系统性血管炎等。发病率极低，青壮年多见，无性别差异。

5. 单器官的血管炎（single-organ vasculitis，SOV） 亦为 CHCC 2012 分类标准新增内容。血管炎病变局限在某一器官或系统，可发展为系统性血管炎。需要注意的是，诊断 SOV 必须除外为系统性血管炎累及该器官/系统所致病变。

临床上系统性血管炎仅累及一个器官/系统的病例并不少见，如 MPA 仅累及肾脏、GPA/EGPA 仅累及呼吸道、白塞病仅累及中枢神经系统等，若诊断某一系统性血管炎依据充分，且该器官/系统病变符合这一系统性血管炎特点，则应诊断为系统性血管炎，而非 SOV。因抗中性粒细胞胞质抗体相关性血管炎（ANCA-associated vasculitis，AAV）、中血管炎、VVV 缺乏特异性血清标志物，且往往很难取得具有诊断意义的病理学结果，有时在临床中与 SOV 难以区分。

6. 与系统性疾病相关的血管炎/与可能的病因相关的血管炎 与上述 5 种类型的血管炎不同，该二者为继发性血管炎，与某个或某些因素相关，可能相关的因素非常广泛，如结缔组织病、肿瘤、感染性疾病、淋巴细胞增殖性疾病、骨髓异常增生综合征、IgG4 相关性疾病、某些药物等。

二者之间的界限比较模糊,区别仅在于与系统性疾病相关的血管炎与其原发病的关系基本已明确并得到公认,而与可能的病因相关的血管炎与其原发因素之间的关系尚不能确定。

(二) 流行病学　至今我国尚缺乏原发性系统性血管炎的发病率和患病率的资料。肺血管炎在临床并不常见,以继发于弥漫性结缔组织病较为多见;随着对血管炎认识的不断提高,ANCA 相关性血管炎,包括 GPA、EGPA 和 MPA,临床上发病率呈增高趋势。原发性系统性血管炎中 Takayasu 动脉炎和白塞病可累及肺动脉;而 ANCA 相关性血管炎主要侵犯肺实质。

血管炎各年龄段均可发现,但一些具体病种有年龄和性别倾向。川崎病和过敏性紫癜以青少年儿童多见;Takayasu 动脉炎以青中年女性多见;巨细胞动脉炎多见于老年人;结缔组织病的继发性血管炎则以育龄期女性多见。坏死性肉芽肿性血管炎和 Churg-Strauss 综合征及白塞病中青年男性患者占多数,而显微镜下多血管炎老年患者不少见。

原发性系统性血管炎的发病率有明显的地域和种族差异:巨细胞动脉炎主要见于欧美的白种人,而 Takayasu 动脉炎在日本、中国等亚洲地区和南美洲地区较为常见;ANCA 相关性血管炎中欧美国家以坏死性肉芽肿性血管炎为主,日本和中国则以显微镜下多血管炎较多见;白塞病的高发区为东亚、中东、地中海地区,被称为"丝绸之路病",土耳其的发病率最高,为 80/10 万~370/10 万,我国为 14/10 万,其次为韩国和日本,欧美地区则明显少见。

(三) 病理　血管炎病理特点是血管壁的炎症反应,常常贯穿血管壁全层,且多以血管为病变中心,血管周围组织也可受到累及,但支气管中心性肉芽肿病是个例外。大中小动静脉均可受累,亦可出现毛细血管炎症。炎症常伴纤维素样坏死、内膜增生及血管周围纤维化。因此肺血管炎可导致血管堵塞而产生闭塞性血管病变。炎症反应细胞有中性粒细胞、正常或异常淋巴细胞、嗜酸性粒细胞、单核细胞、巨噬细胞、组织细胞、浆细胞和多核巨细胞,且多为多种成分混合出现。如以中性粒细胞为主时,即表现为白细胞碎裂性血管炎;以淋巴细胞为主时,则是肉芽肿性血管炎的主要表现。但不同血管炎的不同病期,浸润的炎症细胞种类和数目也会有变化。如在白细胞碎裂性血管炎急性期过后也出现大量淋巴细胞浸润,而在肉芽肿性血管炎晚期,炎症细胞可以单核细胞、组织细胞及多核巨细胞为主而非淋巴细胞。

(四) 病因和发病机制　近年来,血管炎的治疗取得了很多进步,但血管炎的病因和发病机制仍不十分清楚。目前认为血管炎是在遗传易感性基础上,在环境因素作用下,通过免疫异常介导的炎症反应所致,参与血管炎发病机制的因素见表 26-3-2。

表 26-3-2　参与血管炎发病机制的因素

1. 细胞	7. 细胞因子和趋化因子
T 淋巴细胞	肿瘤坏死因子(TNF)
B 淋巴细胞	γ 干扰素(IFN-γ)
单核细胞/巨噬细胞	白细胞介素(IL)-1,IL-1Ra
血小板	
NK 细胞	IL-2
嗜酸性粒细胞	IL-4
中性粒细胞	IL-6
内皮细胞	IL-10
2. 生长因子	IL-12
血管内皮生长因子(VEGF)	IL-15
血小板来源生长因子(PDGF)	IL-17
粒细胞集落刺激因子(G-CSF)	IL-18
巨噬细胞集落刺激因子(M-CSF)	IL-8
	RANTES
3. 自身抗体	8. 黏附因子/细胞受体
抗中性粒细胞胞质抗体(ANCA)	β_2-integrin
抗内皮细胞抗体(ACEA)	E-selectin
4. 补体成分	ICAM-1
5. 药物	VCAM-1
6. 感染性因素(病原体)	Fcγ 受体

如前所述,有些血管炎的发生率有种族差异,部分血管炎有家族聚集现象,均提示遗传因素是其发病原因之一。近年研究发现了不同血管炎的多个易感基因,但是其研究结果在不同人群之间不一致。血管炎的发生率也存在地域差异,提示可能有环境因素参与,包括感染及药物等。许多研究提示病毒(乙型肝炎病毒、丙型肝炎病毒、EB 病毒、巨细胞病毒、细小病毒 B19、HIV 病毒等)和细菌(金黄色葡萄球菌及结核分枝杆菌等)感染与不同类型血管炎可能相关,如乙型肝炎病毒与结节性多动脉炎、丙型肝炎病毒与原发性冷球蛋白血症血管炎、金黄色葡萄球菌与 GPA、结核分枝杆菌与 Takayasu 动脉炎及白塞病,但均缺乏直接证据。研究提示接触硅物质与 GPA 发病有关。丙硫氧嘧啶、甲巯咪唑、肼屈嗪等药物可引起 ANCA 阳性,部分患者出现血管炎表现。白三烯受体拮抗剂与 EGPA 发病有一定关系。

如表 26-3-2 所示,参与血管炎发病机制因素可能是多方面的,具体包括病理性免疫复合物在血管壁的形成和沉积、体液免疫反应(抗中性粒细胞胞质抗体、抗内皮细胞抗体)、细胞免疫反应和肉芽肿形成,由病原微生物、肿瘤及毒物导致血管内皮细胞功能受损。大量证据显示免疫细胞之间、淋巴细胞和内皮细胞之间,以及细胞因子和黏附因子之间的相互作用,在血管炎的发病机制中都起一定的作用。参与不同类型血管炎发病的因素和具体机制也不相同。

致病免疫复合物的形成及沉积在血管壁,通过经典途径激活补体而导致血管壁炎症。已经证实经典型结节性多动脉炎、原发性冷球蛋白血症血管炎和过敏性紫癜等主要影响小到中等血管的血管炎的主要发病机制为免疫复合物沉积。

越来越多的研究表明抗中性粒细胞胞质抗体(ANCA)在血管炎发病机制中起重要作用。ANCA 是一种以中性粒细胞和单核细胞胞质成分为靶抗原自身抗体,通常以乙醇固定的底物用间接免疫荧光法检测,根据荧光染色模型分为胞质型(cytoplasmic pattern,c-ANCA),其靶抗原为蛋白酶3(PR3),在酒精固定过程中,初级颗粒破裂,PR3 释放,因其电荷性不强,因此间接免疫荧光染色就表现为粗糙颗粒样胞质内染色类;核周型(perinuclear pattern,p-ANCA)主要针对颗粒中丝氨酸蛋白酶,如髓过氧化物酶(MPO)、弹力蛋白酶、乳铁蛋白等成分,这些成分多带阳性电荷,在间接免疫荧光染色中,随着颗粒破裂释放,易与带负电荷的细胞核结合,表现为核周型。目前认为,针对 PR3 的 c-ANCA 主要在活动性 GPA 患者血清中检测到,且特异性较高,大多数情况下 PR3-ANCA 滴度与病情活动呈正相关。而针对 MPO 的 p-ANCA 在 MPA 和 EGPA 中更常出现。因此,GPA、MPA(包括特发性新月体肾小球肾炎)和 EGPA 被称为 ANCA 相关性小血管炎(ANCA-associated small-vessel vasculitis,AAV)。而针对其他成分的不典型 p-ANCA,则在许多疾病如炎症性肠病、自身免疫性肝病、结缔组织病、慢性感染及类风湿关节炎中均可出现,甚至在一小部分正常人中亦可出现。有时在间接免疫荧光染色中 ANCA 也可出现类似 p-ANCA 的染色模型,被误认为 p-ANCA 阳性。因此,在评价 p-ANCA 阳性结果时,需结合其所针对的抗原及临床表现进行具体分析,很多情况下,不典型 p-ANCA 仅提示存在慢性炎症反应,对血管炎诊断并无特异性。因此,仅 PR3-ANCA 和 MPO-ANCA 阳性对系统性血管炎诊断较为特异,需要结合临床表现和病理学结果进行具体分析。

ANCA 抗原大多数都是中性粒细胞在宿主防御反应中用以杀菌成分。但为何会针对这些自身抗原产生免疫反应及感染在其中起何作用目前尚不很清楚。确实反复细菌感染可导致血管炎加重;而且 GPA 患者鼻腔金葡菌带菌状态会导致血管炎复发。研究表明复方磺胺甲噁唑对治疗局限型 GPA 是有效的,而且对多系统受累的患者可以减少复发。

在动物模型中,已经证实 MPO-ANCA 具有致病性;而 PR3-ANCA 的致病性尚不明确。ANCA 在血管炎中的发病机制有几种假说。一种理论认为一些前炎症因子如 IL-1、TGF-β、TNF 或病原成分可以激活中性粒细胞,导致胞质颗粒中的一些成分移位到细胞表面,中性粒细胞表面表达 PR3 和 MPO,能够与 ANCA 相互作用。这些细胞因子还导致内皮细胞过度表达黏附因子。ANCA 也可诱导中性粒细胞释放活性氧自由基及溶酶体酶,导致局部内皮细胞受损。这些中性粒细胞可以穿过受损的内皮细胞,聚集在血管周围。

还有人认为血管内皮细胞本身可以表达 ANCA 抗原。总之,ANCA 可以促使中性粒细胞黏附于血管内皮细胞,间接导致内皮细胞损伤,促进中性粒细胞移位,进入血管周围组织。

抗内皮细胞抗体(AECA)可见于 GPA、MPA、Takayasu 动脉炎、川崎病及伴血管炎的系统性红斑狼疮和类风湿关节炎,检出率为 59%~87%。在动物模型中,AECA 可诱发鼠血管炎的发生,表现为肺肾小动脉和静脉周围淋巴样细胞浸润,以及部分血管壁外有免疫球蛋白沉积,是 AECA 致病的直接证据。AECA 通过补体介导的细胞毒作用或抗体依赖性细胞介导的细胞毒作用导致内皮细胞的破坏和溶解。AECA 能与内皮细胞结合,通过 NF-κB 途径诱导内皮细胞活化,促进其表达黏附分子,以及上调细胞因子分泌,从而使得白细胞易于在该部位募集,并黏附于内皮细胞表面造成细胞损伤。

近年研究表明 T 淋巴细胞介导的细胞免疫反应也是血管炎的主要发病机制之一,包括辅助性 T 淋巴细胞(Th1、Th2 和 Th17)、调节性 T 淋巴细胞(CD4$^+$CD25^{high}Foxp3$^+$)和细胞毒性 T 淋巴细胞均参与。部分血管炎患者外周血和/或病变部位激活的 CD4$^+$T 细胞增加,它们表达 CD25、CD38、CD45RO 和 HLA-DR 明显增加,提示这是一类被活化的记忆 T 细胞。T 细胞参与血管炎发病机制最直接的证据是证实患者的外周血中有抗原特异性的 T 淋巴细胞,应用体外淋巴细胞增殖试验,抗 PR3-ANCA 阳性 GPA 患者的淋巴细胞对纯化的 PR3 的反应更多且更强,故认为患者体内存在 PR3 特异性的 T 淋巴细胞。Th1 淋巴细胞及其产生的 INF-γ 和 IL-2 是肉芽肿性血管炎发病机制中的主要因素,INF-γ 是巨细胞动脉炎和 Takayasu 动脉炎病变关键的细胞因子,与巨细胞形成、内膜增厚、组织缺血及新生血管形成有关。有人提出 GPA 的病理过程可能是一个 Th1/Th2 的二相转换,开始为 Th1 型反应为主的肉芽肿形成阶段,T 淋巴细胞主要表达和分泌 Th1 型细胞因子(INF-γ 和 IL-2);随后 Th1 型细胞因子诱导和刺激中性粒细胞和单核细胞的活化并表达 ANCA 靶抗原,使 ANCA 发挥作用,转变为以 Th2 型为主的体液免疫反应,表达 IL-4 相对增多,导致广泛的血管炎症病变。

(五)临床表现 肺血管炎的全身症状包括发热、乏力、消瘦和盗汗等,尤其是系统性血管炎和弥漫性结缔组织病患者。有肺动脉受累的 Takayasu 动脉炎可出现呼吸困难。GPA 和 MPA 可出现咳嗽、呼吸困难、胸痛及咯血,弥漫性肺毛细血管炎所致的弥漫性肺泡出血患者可出现大咯血。白塞病患者也可出现咯血,尤其是肺动脉瘤破裂而出现致命性大咯血。EGPA 常伴有反复发作呼吸困难及哮喘病史。

体征和受累器官相关联。如白细胞碎裂性血管炎其皮疹及溃疡多较明显,关节畸形提示存在类风湿关节炎。鼻及上呼吸道溃疡提示可能存在 GPA 或淋巴瘤样肉芽肿,前者还可出现(浅层)巩膜炎及球后肉芽肿。白塞病多伴有口腔、外阴痛性溃疡及眼色素膜炎。结节性多动脉炎及 EGPA

常出现周围神经受累,而巨细胞动脉炎早可出现中枢神经系统受累体征。肺部的体征也因病变性质及其严重程度而异。

(六)诊断和鉴别诊断　血管炎因发病率低、临床表现多而复杂,涉及各个临床科室,临床医生认识相对不足,因而诊断非常困难,正确的诊断思路对本病的确诊至关重要。

在所有血管炎中,均或多或少出现一些临床及实验室检查异常。临床上,若遇到以下患者,要注意血管炎可能:

1. 不明原因的全身症状(发热、消瘦和疲乏等)。

2. 多脏器受累,除血液系统以外,尤其是肾(缺血性肾衰竭和肾小球肾炎等)、肺(浸润影、空洞、出血和呼吸衰竭等)及神经系统(2根以上独立外周神经损伤)。

3. 皮损(紫癜、网状青斑、溃疡或指端梗死及结节坏死性皮疹等)。

4. 抗核抗体谱阴性,而ANCA阳性,炎性指标(血沉、C反应蛋白等)升高。

5. 抗生素治疗无效,而激素治疗有效。

在疑似诊断的基础上,结合具体患者的临床、实验室(如ANCA、类风湿因子、抗核抗体谱、补体、冷球蛋白、肝炎病毒抗体及抗基底膜抗体等)、血管造影、血管超声,甚至PET-CT等影像学检查或组织病理加以诊断,并注意与一些继发性血管炎进行鉴别诊断。值得注意的是,血管炎损害趋于局限和节段性,活检需有足够大标本的完整切片。

(1)感染性血管炎:许多不同病原体感染均可引起血管炎样表现,包括细菌(如链球菌、葡萄球菌、沙门菌、耶尔森菌、分枝杆菌及假单胞菌等)、真菌、立克次体、伯氏疏螺旋体及病毒感染(如甲、乙、丙型肝炎病毒,巨细胞病毒,EB病毒,带状疱疹病毒及HIV病毒等),根据其临床表现及相应实验室检查大多容易鉴别。感染性疾病引起的过敏性血管炎多以皮肤病变为主。

(2)肿瘤或结缔组织病继发血管炎:当患者出现血管炎样表现(尤其是以皮肤病变为主)时,如果同时伴有肝脾大、淋巴结肿大、血细胞减少或外周血涂片异常时,应注意排除肿瘤继发血管炎可能。恶性淋巴瘤和白血病容易出现这种表现,而实体瘤相对少见。此外,一些结缔组织病也可出现继发血管炎表现,常见的有系统性红斑狼疮、类风湿关节炎、干燥综合征及皮肌炎、混合性结缔组织病等,需注意加以鉴别。

此外,还要注意某些药物诱发的血管炎,如阿托伐他汀和丙硫氧嘧啶等。

血管炎确诊需靠组织活检病理和/或血管超声、造影等,应该尽可能进行这些检查以明确血管炎的诊断。因为血管炎一旦确诊,多需长期治疗,而治疗药物毒副作用较多。表26-3-3列出血管炎诊断常见活检部位及血管造影的敏感性,但这种敏感性在不同的研究者及不同的研究人群中是有差异的。

表26-3-3　血管炎诊断检查的敏感性

检查	阳性率/%
肌活检(有症状或肌电图异常部位)	33~66
腓肠神经活检(有症状或肌电图异常)	约75
经皮肾活检	13~100
鼻黏膜活检	20~55
睾丸活检(有症状)	约70
肝活检	0~7
内脏血管造影	83~88

一般来说,应对有症状且比较方便易取的部位进行活检,对无症状部位如肌肉、睾丸或周围神经进行盲检阳性率较低;皮肤、肌肉、鼻黏膜及颞动脉活检耐受性好,且容易获取;尽管对于确诊某一血管炎皮肤活检缺乏特异性,但结合临床、实验室及放射学表现,往往可以对血管炎做出诊断。睾丸受累不多见,且睾丸活检需进行全麻,患者有时难以接受。若患者有周围神经受累的临床表现或肌电图及神经传导速度测定异常,则进行腓肠神经活检很有帮助,但活检常有下肢远端局部感觉障碍后遗症。超声引导下经皮肾活检并不危险,但血管炎表现不多见,其最常见的组织病理改变为局灶节段坏死性肾小球肾炎。对于诊断肺血管炎,经支气管镜肺活检阳性率不高,应行开胸活检或胸腔镜肺活检。

对于怀疑血管炎,却无合适的活检部位,应行血管造影,血管炎血管造影典型表现为节段性动脉狭窄,有时出现囊样动脉瘤样扩张及闭塞。一般采用腹腔血管造影,有时尽管并无腹部表现血管造影亦可出现异常,在肾脏、肝脏及肠系膜血管均可出现异常。血管造影出现囊样动脉瘤表现提示病情多较严重。有效的治疗可以逆转血管造影异常。但血管造影特异性不高,多种原发性系统性血管炎及继发性血管炎均可引起类似血管造影异常,如结节性多动脉炎、GPA、EGPA、类风湿关节炎及系统性红斑狼疮血管炎及白塞病等。另外,其他一些疾病,如左心房黏液瘤、细菌性心内膜炎、血栓性血小板减少性紫癜、抗磷脂综合征、腹部结核、动脉夹层、肿瘤及胰腺炎等均可引起血管造影异常。在巨细胞动脉炎、大动脉炎、Buerger病其血管造影有一定特点,受累血管分布不同且没有囊样动脉瘤表现。

二、分述

(一)大血管炎

1. 巨细胞动脉炎　其常见临床表现包括头痛、颞动脉区压痛、间歇性下颌运动障碍、肌痛、视力受损及脑血管意外等;多见于60岁以上老年患者,女性多见,是男性的2~3倍。多伴贫血、红细胞沉降率和C反应蛋白明显升高,颞动脉活检可见淋巴细胞及巨细胞浸润伴内膜增生及弹性层破坏,且病变多呈跳跃性分布。巨细胞动脉炎常伴风湿性多肌痛表现如发热、乏力、体重下降及近端肢带肌无力及僵硬。此外,亦有报道本病亦可累及大动脉如主动脉和肺动脉。

对皮质激素治疗反应良好。一般主张用大剂量持续疗法,如泼尼松,维持到症状缓解、血沉下降到正常或接近正常时开始减量,总疗程约需数月,不宜过早减量或停用,以免病情复发。对有糖皮质激素禁忌者,可采用非甾体抗炎药与细胞毒类免疫抑制剂如环磷酰胺、甲氨蝶呤等联合治疗。也可试用雷公藤多苷治疗。出现失明等动脉缺血症状者,建议加小剂量阿司匹林。其他在研的新药,如 Tocilizumab(humanized monoclonal antibody to IL-6 receptor),Ⅱ期临床试验显示出良好的疗效。

2. 大动脉炎　又称 Takayasu 动脉炎。主要累及主动脉及其分支,如无名动脉(头臂干)、左颈总动脉、左锁骨下动脉、胸主动脉、腹主动脉及肾动脉等。其病理多表现为单个核细胞浸润和肉芽肿形成,引起受累血管狭窄、闭塞和动脉瘤形成,从而出现发热、无脉、肢痛、腹痛、失明、脑血管意外、高血压、心力衰竭及动脉瘤等一系列临床表现。病情活动常伴血白细胞、红细胞沉降率及 C 反应蛋白升高。体检时常可发现无脉或两侧桡动脉搏动强度不等,在颈部或胸背腹部可听到血管杂音,血管彩超、CT 血管成像(CTA)、磁共振显像(MRI)及动脉造影可进一步明确诊断。

肺动脉受累较常出现,有报道达 50%,可伴肺动脉高压,也可出现显著临床表现,如咯血、胸痛等。有研究表明,即使在无明显肺部症状患者,其肺活检及血管造影亦有肺动脉受累表现。

在疾病活动期需予中等-大剂量皮质激素治疗,必要时加用免疫抑制剂。伴有外周血管或脑供血不足时可予扩血管药物改善脑和肢体血运,以及阿司匹林抗血小板治疗。

动脉狭窄、闭塞和动脉瘤形成者可行经皮腔内血管成形术(球囊扩张术)及支架植入等介入治疗或外科手术治疗的可能。国内有报道本病结核菌感染伴发率高,注意排除结核感染可能,但不主张对所有患者均予抗结核治疗。

(二)主要影响中等大小血管的血管炎

结节性多动脉炎(polyarteritis nodosa,PAN):是一累及多系统的全身性疾病,主要病理表现为中、小肌性动脉中性粒细胞浸润,伴内膜增生、纤维素样坏死、血管闭塞及动脉瘤形成等,以致受累组织出现缺血和梗死。随受累动脉的部位不同,临床表现多样,可仅局限于皮肤(皮肤型)或单个器官,也可波及多个器官或系统(系统型),以肾脏,心脏,神经及皮肤受累最常见,可有肾小动脉血管炎,但没有肾小球肾炎及微动脉、毛细血管和小静脉受累。可发生于任何年龄,男性多于女性(约 4:1),较常出现关节肌肉、肝和肠系膜血管、睾丸、周围神经系统及肾脏动脉受累,很少累及肺。因此若出现肺血管受累证据应注意与 MPA、EGPA 及 GPA 鉴别。

PAN 也可以继发于某些疾病或药物。最常见的继发因素是 HBV、HCV 感染,偶见于 HIV 感染。

糖皮质激素是治疗本病的首选药物,未经治疗者预后较差,及早使用可改善预后。病情较轻,无严重内脏损害者,以糖皮质激素单独治疗,泼尼松 1mg/(kg·d)口服。如

病情重,激素治疗效果不佳,可联合选用细胞毒药物,如环磷酰胺、硫唑嘌呤、甲氨蝶呤等。常有血栓形成,加用非激素类抗炎药,如肠溶阿司匹林等有相当的对症疗效,如出现血管狭窄,可加用扩血管药如钙离子拮抗剂。

(三)主要影响小血管的血管炎

1. 坏死性肉芽肿性血管炎(GPA)　又称为 Wegener 肉芽肿。其临床主要表现为上下呼吸道坏死性肉芽肿性炎症、系统性坏死性血管炎及肾小球肾炎,也可累及眼、耳、心脏、皮肤、关节、周围和中枢神经系统。若病变仅局限于上、下呼吸道,则称为局限型。本病各年龄均可发病,但以中年男性多见。

肺部病变可轻可重,严重者可出现致命的弥漫性肺泡出血。2/3 患者可出现胸部 X 线异常,可单侧受累,也可双侧受累。主要表现肺部浸润影或结节,有的伴空洞形成;由于支气管病变可引起肺不张,也可出现胸膜增厚及胸腔积液。病理活检往往表现为肺组织坏死,伴肉芽肿炎症,浸润细胞包括中性粒细胞、淋巴细胞、浆细胞、嗜酸性粒细胞及组织细胞,血管炎症可导致血管阻塞及梗死。1/3 患者可出现肺毛细血管炎而咯血,此外,有些患者还可出现肺间质纤维化、急慢性细支气管炎和闭塞性细支气管炎等。

大量临床研究表明,90% 以上病情活动的坏死性肉芽肿性血管炎患者血清中出现 ANCA 阳性,多为胞质型(c-ANCA),其针对的靶抗原是蛋白酶 3(PR3-ANCA),病情静止时约 40% 的患者阳性,因此 PR3-ANCA(c-ANCA)不但有重要诊断意义,而且与疾病的活动性有关,可作为监测疾病活动度的一项重要指标。

随着细胞毒药物,尤其是环磷酰胺的应用,坏死性肉芽肿性血管炎的死亡率已明显下降。对有重要器官功能受损的活动期患者,诱导缓解期通常给予每天口服环磷酰胺 1.5~2mg/kg,也可用环磷酰胺 1.0g 静脉冲击治疗,每 2~3 周一次,多与皮质激素联合应用。疾病缓解后需要应用环磷酰胺或硫唑嘌呤维持治疗 2 年或以上,过早停药则复发率高。无重要器官严重受累的轻型患者可予甲氨蝶呤诱导缓解和维持治疗。局限型、上呼吸道携带金黄色葡萄球菌或容易复发患者可加用复方磺胺甲噁唑。危重型(如弥漫性肺泡出血、急进性肾功能不全等)则需要血浆置换、免疫吸附、甲泼尼龙静脉冲击治疗等。难治性病例可试用利妥昔单抗等生物制剂治疗。

2. 变应性肉芽肿性血管炎(EGPA)　又称 Churg-Strauss 综合征。是以支气管哮喘、嗜酸性粒细胞增多和肉芽肿性血管炎为主要特征的一种全身性疾病,以中年男性多见,常伴有变应性鼻炎、鼻息肉和支气管哮喘史。肺、周围神经、心脏、胃肠道和皮肤均较常受累。早期文献报道与坏死性肉芽肿性血管炎相比,本病肾脏受累少见且病变较轻;目前认为约半数患者有肾脏受累,严重时亦可出现肾功能不全。EGPA 呼吸系统表现除支气管哮喘外,还可出现咳嗽、咯血,胸部影像学可见游走性斑片状浸润影或结节影,空洞罕见。约半数患者 ANCA 阳性,多为 MPO-ANCA(p-ANCA),与肾脏损害、多发性单神经炎和肺泡出血等血

管炎表现相关;而嗜酸性粒细胞增高则与心脏病变有关。糖皮质激素是主要治疗药物,若存在肾脏、胃肠道、中枢神经系统和心脏等严重病变,提示预后不良,需积极联合免疫抑制剂治疗。研究发现,对 EGPA 相关的难治性哮喘,美泊利单抗及奥马珠单抗已取得良好效果。

3. 显微镜下多血管炎(MPA) 又称为显微镜下多动脉炎,是从结节性多动脉炎中分离出来的一种独立的血管炎。其临床表现为坏死性微小动脉、微小静脉及毛细血管炎症,主要累及肾脏、皮肤和肺脏,是肺出血-急进性肾炎综合征常见原因之一,多伴有 ANCA 阳性。组织病理特点为受累血管没有或很少有免疫球蛋白和补体成分沉积;受累血管可出现纤维素样坏死及中性粒白细胞和单核细胞浸润,可伴血栓形成;肾脏则表现为局灶节段性肾小球肾炎,有时伴新月体形成;肺脏受累则表现为坏死性肺毛细血管炎。

本病中老年常见,男性略多。起病时多伴乏力、体重下降、发热和关节痛等全身症状。肾脏受累常见,表现为蛋白尿、(镜下)血尿、细胞管型尿和肾功能不全,很多患者表现为快速进展性肾小球肾炎(RPGN)。皮肤受累以紫癜或结节多见,也可出现眼、胃肠道及外周神经受累。肺部表现为肺部浸润影及肺泡出血,有时可出现大咯血,肺间质纤维化也不少见。约 80% 患者 ANCA 阳性,是重要诊断依据之一,其中约 60% 抗原是髓过氧化物酶阳性(MPO-ANCA,p-ANCA),肺受累及者常有此抗体,另有约 40% 的患者为抗蛋白酶-3 阳性(PR3-ANCA,c-ANCA)。治疗原则同坏死性肉芽肿性血管炎,5 年生存率约 60%,死亡多出现在第 1 年,肾衰竭及感染是死亡主要原因。

4. IgA 血管炎(过敏性紫癜) 又名 Henoch-Schonlein 紫癜,儿童多见,成人亦可发病,是一种白细胞碎裂性血管炎。多伴有上呼吸道前驱感染,随后出现臀部及下肢紫癜,关节炎及腹痛,有些患者亦可出现镜下血尿及蛋白尿(肾小球肾炎),呼吸道受累相对少见,可表现为肺泡出血及肺门周围片状浸润影。血清 IgA 可升高,组织活检病理免疫荧光也可见到 IgA 沉积。皮肤及关节病变仅需对症处理,胃肠道(腹痛、消化道出血和穿孔)、肾脏(高血压、蛋白尿和肾功能异常)及其他脏器严重病变(如肺泡出血、神经系统病变等)则需要大剂量皮质激素治疗,必要时加用免疫抑制剂。

5. 原发性冷球蛋白血症性血管炎 反复发作的(皮肤)紫癜、关节痛/关节炎、肾脏及其他内脏器官受累,伴有血清冷球蛋白含量增高及类风湿因子阳性是本病临床特点。白细胞浸润性血管炎,血管壁有免疫球蛋白和补体沉积是其组织学特点。肺也可受侵犯常表现为弥漫性间质性浸润,肺血管也呈现也呈上述炎症性改变。与丙型肝炎病毒感染有关。

(四)白塞病 白塞病既可累及大血管,又可累及小血管;既可累及动脉,又可累及静脉和毛细血管。其临床主要表现为反复发作口腔痛性溃疡、外阴溃疡和眼色素膜炎三联征,可伴关节炎、结节红斑或脓疱样丘疹和下肢静脉血栓性静脉炎,亦可累及消化道、心血管、(中枢)神经系统、

肾脏及肺脏。活动期患者可出现针刺反应阳性。受累部位可出现 IgG 及补体沉积。

10% 患者可出现肺脏受累,表现为反复发作肺炎及咯血,有时可出现致命性大咯血。咯血原因可能是由于肺小血管炎或支气管静脉破裂,也可能是由于肺动脉瘤破裂或动静脉瘘所致。白塞病伴有重要脏器,如眼、神经系统、胃肠道及肺脏等受累者应予积极免疫抑制治疗,联合应用大剂量皮质激素和免疫抑制剂(硫唑嘌呤、环孢素及环磷酰胺等),严重时可应用生物制剂,如抗 TNF-α 抑制剂(英夫利西单抗、依那西普、阿达木单抗等)、抗 CD₂₀ 单抗(利妥昔单抗等)、α 干扰素。病情活动所致的咯血单纯手术治疗效果不佳,容易复发或出现新的动脉瘤,需要免疫抑制剂或生物制剂治疗;危及生命的大咯血可予介入栓塞或支架治疗。

(五)继发于结缔组织病的血管炎

1. 系统性红斑狼疮 系统性红斑狼疮肺部受累主要表现为胸膜炎、胸腔积液,也可出现肺不张、急性狼疮性肺炎、弥漫性肺间质病变及血管炎等。肺血管炎主要是一种白细胞碎裂性血管炎,可伴纤维素样坏死,但在红斑狼疮中的具体发生率各家报道不一。有部分患者可出现肺动脉高压,多为轻～中度。北京协和医院的资料表明严重者亦可出现重度肺动脉高压甚至右心衰竭,此类患者预后差。上述胸膜、肺实质及肺血管病变对大剂量皮质激素和免疫抑制剂治疗通常有效。病情危重或难治性病例可用大剂量丙种球蛋白冲击、血浆置换、免疫吸附或利妥昔单抗等生物制剂。

2. 类风湿关节炎 除关节受累外,亦可出现血管炎表现,如单发或多发性单神经炎、皮肤溃疡和肢端坏疽等。其肺部受累主要表现为胸膜炎或胸腔积液、肺内结节和肺间质病变,极少部分患者可出现肺血管炎及肺动脉高压。上述关节外表现常常需要大剂量皮质激素联合免疫抑制剂(环磷酰胺最常用)治疗。

3. 系统性硬化症 主要临床表现为指端硬化及躯干四肢皮肤硬化。患者常伴有明显雷诺现象、肺间质病变和/或肺动脉高压;可出现小动脉和(微)细动脉的内膜增生,向心性纤维化致使小动脉狭窄和闭塞;但炎症细胞浸润和纤维素样坏死并不常见。因此,严格意义上来说,其属于血管病而不能称为血管炎,对(皮质)激素及免疫抑制剂治疗大多无效。几年来,国内外开始试用干细胞治疗,取得一定疗效。

4. 干燥综合征 是一个主要累及外分泌腺体的慢性炎症性自身免疫病,又名自身免疫性外分泌腺体上皮细胞炎或自身免疫性外分泌腺病。国外及国内的流行病学资料表明干燥综合征并非少见病。其不仅可以影响唾液腺(和泪腺)引起口干与眼干,还可累及肾小管上皮引起肾小管酸中毒,累及肝胆管上皮、胰管上皮及胃肠道腺体上皮引起消化道症状,累及肺细支气管上皮引起肺间质纤维化及肺动脉高压。

干燥综合征血管炎及高丙种球蛋白血症亦是肺间质纤维化及肺动脉高压的重要致病机制。治疗上强调在肺间质病变早期予以积极皮质激素及免疫抑制剂治疗。

（六）其他偶发性肺血管炎　此类疾病均为肺部（病变）为主的疾病，也可能有肺血管炎的表现。

1. 淋巴瘤样肉芽肿病　是一种以血管为中心的肉芽肿病，肺无例外均被侵犯，通常伴皮肤或中枢神经系统受累。1972 年首次由 Liebow 等所描述。组织形态学主要表现为上下呼吸道、皮肤、中枢神经系统中以血管为中心破坏性的浸润性病变。浸润细胞主要为淋巴母细胞、浆细胞、组织细胞及含有不正常核分裂象的不典型大淋巴细胞，并形成肉芽肿性病变。最初认为本病是一种良性或淋巴瘤前期病损，目前倾向于归类为淋巴瘤。

此病较少见，与 GPA 不同，上呼吸道和肾脏极少受累，下呼吸道症状较多见如胸痛、呼吸困难及咳嗽等。但胸部 X 线所见也是多发结节状阴影伴有空洞形成，与 GPA 很相似；胸腔积液多见，但肺门淋巴结罕有侵及。中枢和周围神经系统常被侵及，出现脑梗死和周围神经病变等。实验室检查常难帮助诊断，皮肤病损活检可能有帮助，需依靠病理组织学检查以确定诊断。

未经治疗的淋巴瘤样肉芽肿一般迅速恶化，最终多死于中枢神经系统病变。约半数患者经环磷酰胺和皮质激素治疗可能缓解，平均生存期为 4 年，治疗不能缓解时将发展为血管中心性 T 细胞性淋巴瘤。但也可有良性类型的存在，后者主要表现为多形性淋巴细胞浸润的血管炎和肉芽肿形成，很少有组织坏死，治疗反应良好，也曾被称为"淋巴细胞血管炎和肉芽肿病"。

2. 坏死性结节病样肉芽肿病　1973 年首先由 Liebow 报道。其组织学特点是肺内融合的肉芽肿性病变，其形态与结节病相似，但伴有肺动脉与静脉的坏死性肉芽肿性血管炎病变，约半数患者不伴肺门淋巴结肿大，和典型结节病不同。本病预后良好，常可自然缓解，可能此病是结节病的一种变异型。

3. 支气管中心性肉芽肿病　临床症状可有发热、乏力、咳嗽和哮喘等，嗜酸性粒细胞计数可以增高，胸部 X 线片显示浸润性或结节状阴影，也可出现肺不张，与其他全身性（系统性）血管炎疾病不同处为多无多器官受累，半数患者与曲（霉）菌或其他真菌接触有关；肺部以支气管为中心，由淋巴细胞和浆细胞浸润使小气道破坏，肉芽肿形成是基本组织（病理）学改变，病变附近的小动静脉可受侵犯，因此肺血管炎是继发性的病理过程。此病临床上罕见，有专家认为支气管的肉芽肿性炎症可能是人体对不同抗原的一种免疫反应，不能定义为一种确定的疾病。预后较佳，可以自然缓解，只需对症治疗，症状重者方需皮质激素治疗。

（七）治疗　血管炎的早期诊断和早期治疗能有效改善疾病的预后。血管炎的治疗方法主要包括激素治疗、免疫抑制剂治疗及免疫调节治疗等。近年来，生物制剂在临床的广泛应用，极大地推动了血管炎治疗进程的发展。

1. 原发性血管炎的治疗　原发性血管炎，是指大血管炎、中血管炎、小血管炎、变异性血管炎及单器官性血管炎，目前的治疗方法如下：

（1）糖皮质激素：糖皮质激素通过多种机制抑制炎症反应，大剂量和中等剂量的糖皮质激素主要用于急性期诱导缓解。甲泼尼龙冲击疗法主要用于重症患者（如急进性肾小球肾炎和肺大出血），一般静脉滴注每次 0.5~1.0g，每日或隔日 1 次，连续 3 次为 1 个疗程，个别重症患者需要 2~3 个疗程。多数初治患者仅需中等剂量的口服激素，甲泼尼龙 1.0mg/(kg·d)，4~6 周后逐渐减量。糖皮质激素对大多数血管炎有效，尤其对急性期的血管炎效果较为明显。

（2）免疫抑制剂

1）环磷酰胺（CTX）：通过抑制 T 和 B 淋巴细胞增殖而发挥其细胞毒作用、免疫抑制作用和抗炎作用。CTX 是目前治疗血管炎疗效肯定的药物，CTX 联合激素可用于诱导缓解 ANCA 相关性血管炎（AAV），大大改善了患者预后。但进一步的研究发现，虽然大部分 AAV 患者均可获得全部或部分缓解，但 CTX 并不能降低其复发率；从长期疗效来看，联合应用 CTX 和激素后，AAV 缓解率仅 60%~85%，且存活率也不太理想。CTX 治疗系统性血管炎时，主要通过口服给药和静脉冲击疗法两种途径。口服 CTX[2mg/(kg·d)]，高龄及肾功能不全者（应适当减量）起效慢，常导致累积剂量过高，从而引起明显的不良反应，如严重感染、出血性膀胱炎、骨髓抑制等，故近年来 CTX 静脉冲击疗法应用较多，CTX 的推荐剂量为每次 15mg/kg，每 2~3 周给药一次，连续应用 1 年。

2）甲氨蝶呤（MTX）：为叶酸类似物，为叶酸代谢的拮抗剂可抑制 DNA 和 RNA 的合成，同时其还具有抗炎和免疫抑制的作用。MTX 多用于 CTX 禁忌证患者及无严重脏器损伤且肾功能基本正常的患者。对于轻症的 AAV 患者，激素联合 MTX 与激素联合 CTX 在诱导缓解率上相似，但 18 个月时的复发率 MTX 组高于 CTX 组。

3）硫唑嘌呤：为血管炎维持治疗阶段[2mg/(kg·d)]的常规用药，对于一些顽固病例，可进行大剂量（1 200mg/月，连续应用 6 个月）静脉冲击疗法。

4）羟氯喹：为 4-氨基喹啉衍生物类抗疟药，作用和机制与氯喹类似，但毒性仅为氯喹的一半，除了抗疟外，也有抗炎、调节免疫、抗感染、抗凝等作用。近年来，有学者用于多种原发性血管炎及自身免疫性疾病相关的血管炎的维持治疗，取得良好的效果。

5）吗替麦考酚酯（MMF）：为新一代免疫抑制剂，可同时抑制体液免疫和细胞免疫反应。近年来，MMF 被广泛应用于治疗免疫介导的严重肾小球肾炎。临床研究表明，在治疗狼疮的血管炎性损伤方面，MMF 比 CTX 更有效。另外，在进行 AAV 维持治疗时，MMF 更有效且安全性更高。有研究表明 MMF 在 AAV 的诱导缓解及维持治疗中具有重要作用，可使 50% 的复发患者达到缓解，同时糖皮质激素的用量也明显减少。

6）环孢素：环孢素[2mg/(kg·d)]治疗原发性小血管炎时，具有较好的维持缓解、防止复发的作用。但鉴于其致肾脏纤维化和血管病变的不良反应，目前并不推荐使用。

7）他克莫司（FK506）：是一种兼有免疫抑制剂功能的大环内酯类抗生素，具有与环孢素相似且更广泛的免疫抑制作用，效力比环孢素高 10~100 倍。FK506 能够抑制 CIM[+] T

细胞活化及增殖，主要用于器官和组织移植前后治疗机体的排斥反应，近年来 FK506 也被用来治疗某些自身免疫疾病。已有的研究表明，FK506 对难治性科根综合征（CS）、EGPA、GPA、白塞病（BD）及 TAK 具有较好的治疗效果。虽然其不良反应比环孢素少，但对于 BD 患者，应尤其注意 FK506 的中枢神经毒性。

8）沙利度胺：具有免疫调节和抗炎作用，可用于治疗多发性骨髓瘤、麻风病及多种自身免疫性疾病。其主要的不良反应有便秘、皮疹、外周性水肿等。

（3）血浆置换：是通过体外血液净化技术，将血浆中诸如自身抗体、免疫复合物、毒物等大分子物质清除，以减轻此类物质对机体伤害，逆转病理过程的一种方法。所以血浆置换需要补充大量的血浆及血浆代用品，且应该尽量补充新鲜冰冻血浆，必要时还需补充凝血因子制品。此外，大量输注血制品还存在感染血源性传染病及发生过敏的风险。

血浆置换作为二线疗法，可用于难治性血管炎的治疗。有研究表明，血浆置换术可逆转新月体型肾小球肾炎导致的肾功能不全，并能使患者停止透析。另外，相对于激素冲击疗法，血浆置换更能改善肾功能，但并不能增加存活率。

（4）免疫吸附：免疫吸附疗法是在血浆置换的基础上发展起来的新技术，其优点是对血浆中致病因子清除的选择性更高，而血浆中有用成分的丢失范围与数量更小，同时避免了血浆输入所带来的各种不良影响。与血浆置换相比，免疫吸附具有选择性强、效率高、避免感染及保留血浆成分等特点。

（5）生物制剂

1）利妥昔单抗：为人鼠嵌合型抗 CD20 的 IgG1/K 单克隆抗体，可调动自身免疫系统，清除 CD20$^+$ 的 B 细胞。利妥昔单抗与糖皮质激素联合，可用于治疗成人 GPA 和 MPA。

2）英夫利西单抗：为人肿瘤坏死因子-α（TNF-α）的单克隆抗体，与传统免疫抑制剂联合应用可有效缓解血管炎患者急性活动期病情。有研究显示，对 10 例难治性系统性血管炎患者（其中包括 7 例 GPA 患者）应用英夫利西单抗之后，7 例 GPA 患者均获得完全或部分缓解；而对于难治性 ANCA 相关性血管炎，英夫利西单抗的药效仅维持数周或数月，不推荐作为维持治疗的用药，且药物导致的感染问题不可忽视。

3）依那西普：为 TNF 受体 P75 与人 IgG 的 Fc 片段的融合蛋白，与传统的诱导疗法（CTX 或 MTX）相比，依那西普并未表现出明显的预防复发的作用。

4）阿达木单抗：为抗 TNF 的人源化单克隆抗体，有研究报告，对于 BD 患者合并肺动脉瘤导致的反复咯血患者，CTX 联合激素治疗后仍复发，应用阿达木单抗（修美乐）治疗后，临床缓解长达 30 个月，且肺损伤得到控制旧。

5）托珠单抗：为针对 IL-6 受体的人源化单克隆抗体，在 GCA、TKA、WG 等患者中，IL-6 升高常提示疾病活动。最近有研究表明，托珠单抗在治疗大血管炎（包括 TAK 和 GCA）尤其是难治性病例时，具有良好效果。

此外，可用于治疗血管炎的生物制剂还有阿仑珠单抗、戈利木单抗、美泊利单抗等。

综上所述，这些生物制剂可能不能单独用于血管炎的诱导或维持治疗，但可作为某些难治性血管炎的辅助治疗或次选治疗。

2. 继发性血管炎的治疗　继发性血管炎的治疗原则主要是在改善血管炎症状的基础上，积极治疗原发病。例如，约 5% 的丙型肝炎病毒感染患者发生混合性冷球蛋白血症性血管炎，治疗方案推荐优先治疗丙型肝炎病毒感染；梅毒相关的主动脉炎优先推荐针对梅毒螺旋体的治疗；狼疮性血管炎、类风湿性血管炎和结节病性血管炎中优先联合激素、免疫抑制剂、生物制剂等积极治疗原发病，改善全身的免疫失调及炎性反应；肿瘤相关血管炎的治疗应优先干预肿瘤的进程；药物相关性血管炎的治疗应优先停用相关的药物及清除体内药物代谢产物等。

（刘春丽）

参考文献

[1] JENNETTE JC, FALK RJ, BACON PA, et al. 2012 Revised international Chapel Hill consensus conference nomenclature of vasculitides[J]. Arthritis Rheum, 2013, 65（1）: 1-11.

[2] Flores-Suárez LF, ALBA MA, MATEOS-TOLEDO H, et al. Pulmonary involvement in systemic vasculitis [J]. Curr Rheumatol Rep, 2017, 19（9）: 56.

[3] RIANCHO-ZARRABEITIA L, ZURBANO F, Gómez-Román J, et al. Isolated pulmonary vasculitis: case report and literature review[J]. Semin Arthritis Rheum, 2015, 44（5）: 514-517.

[4] HOFFMAN GS. Giant cell arteritis[J]. Ann Intern Med, 2016, 165（9）: ITC65-ITC80.

[5] GRAYSON PC, MAKSIMOWICZ-MCKINNON K, CLARK TM, et al. Distribution of arterial lesions in Takayasu's arteritis and giant cell arteritis[J]. Ann Rheum Dis, 2012, 71（8）: 1329-1334.

[6] Talarico R, Barsotti S, Elefante E, et al. Systemic vasculitis and the lung[J]. Curr Opin Rheumatol, 2017, 29（1）: 45-50.

[7] Castañer E, ALGUERSUARI A, GALLARDO X, et al. When to suspect pulmonary vasculitis: radiologic and clinical clues[J]. Radiographics, 2010, 30（1）: 33-53.

[8] Grosse C, Grosse A. CT findings in diseases associated with pulmonary hypertension: a current review[J]. Radiographics, 2010, 30: 1753-1777.

[9] BALINK H, BENNINK RJ, VAN ECK-SMIT BL, et al. The role of 18F-FDG PET/CT in large-vessel vasculitis: appropriateness of current classification criteria? [J]. Biomed Res Int, 2014, 2014: 687608.

[10] LAPRAIK C, WATTS R, BACON P, et al. BSR and BHPR guideline for the management of adult with ANCA associated vasculitis[J]. Rheumatology, 2007, 46（10）: 1615-1626.

[11] FALK RJ, GROSS WL, GUILLEVIN L, et al. Granulomatosis with polyangiitis（Wegener's）: an alternative name for Wegener's granulomatosis[J]. Arthritis Rheum, 2011, 63（4）: 863-864.

[12] HILHORST M, VAN PAASSEN P, TERVAERT JWC, et al. Proteinase 3-ANCA vasculitis versus myeloperoxidase-ANCA vasculitis[J]. J Am Soc Nephrol, 2015, 26（10）: 2314-2327.

[13] ADRIEN M, CACOUB P, DESBOIS AC, et al. Investigational drugs in

systemic vasculitis [J]. Expert Opin Investig Drugs, 2017, 26 (9): 1049-1061.

[14] LUTALO PMK, D´CRUZ DP. Biological drugs in ANCA-associated vasculitis[J]. Int Immunopharmacol, 2015, 27 (2): 209-212.

[15] HATEMI G, SILMAN A, BANG D, et al. EULAR recommendation for the management of Behcet disease[J]. Ann Rheum Dis, 2008, 67 (12): 1656-1662.

[16] FRANKEL SK, COSGROVE GP, FISCHER A, et al. Update in the diagnosis and management of pulmonary vasculitis[J]. Chest, 2006, 129 (2): 452-465.

[17] FORBESS L, BANNYKH S. Polyarteritis nodosa [J]. Rheum Dis Clin North Am, 2015, 41 (1): 33-46.

[18] SUZUKI H, KIRYLUK K, NOVAKJ, et al. The pathophysiology of IgA nephropathy[J]. J Am Soc Nephrol, 2011, 22 (10): 1795-1803.

[19] Cacoub P, Comarmond C, Domont F, et al. Cryoglobulinemia vasculitis [J]. Am J Med, 2015, 128 (9): 950-955.

[20] SHARMA A, DHOORIA A, AGGARWAL A, et al. Connective tissue disorder-associated vasculitis[J]. Curr Rheumatol Rep, 2016, 18 (6): 31.

[21] LALLY L, SAMMARITANO LR. Vasculitis in antiphospholipid syndrome [J]. Dis Clin N Am, 2015, 41 (1): 109-123.

[22] KARPATHIOU G, BATISTATOU A, BOGLOU P, et al. Necrotizing sarcoid granulomatosis: a distinctive form of pulmonary granulomatous disease [J]. Clin Respir J, 2018, 12 (4): 1313-1319.

附：嗜酸性肉芽肿性多血管炎

一、概述

嗜酸性肉芽肿性多血管炎（eosinophilic granulomatosis with polyangiitis，EGPA）是一种可累及全身多个系统的少见的自身免疫性疾病，主要表现为外周血及组织内嗜酸性粒细胞增多、浸润及小中血管的坏死性肉芽肿性炎症，属于抗中性粒细胞胞质抗体（anti-neutrophil cytoplasmic antibodies，ANCA）相关性系统性血管炎。1951年由Churg和Strauss发现并报道，曾被称为Churg-Strauss综合征（Churg-Strauss syndrome，CSS）或变应性肉芽肿性血管炎（allergic granulomatosis and angiitis，AGA）。2012年Chapel Hill会议根据其临床及实验室检查特点将其更名为EGPA。国外报道总患病率为10.7/100万~13.0/100万，年发病率为0.5/100万~6.8/100万。支气管哮喘人群中EGPA的发病率为0~67/100万，年发病率则高达64.4/100万，远高于总人群中EGPA的发病率。我国尚缺乏流行病学资料。

EGPA发病高峰年龄为30~40岁，男女均可发病，病因不明。EGPA最早且最易累及呼吸系统，绝大多数首发症状为喘息样发作和鼻-鼻窦炎症状，因此首诊于呼吸内科，且常误诊为难治性支气管哮喘（哮喘）。随着病情的进展，全身多系统均可受累并造成不可逆的器官损害。大部分EGPA患者在出现多器官损害后才得以确诊，给治疗带来困难，并影响预后。

二、临床表现

EGPA可累及鼻窦、肺、皮肤、神经系统、心脏、胃肠道、肾脏等多个脏器，其中绝大多数患者存在哮喘和/或变应性鼻炎。EGPA自然病程可分为前驱期、组织嗜酸性粒细胞浸润期和血管炎期，但不是所有EPGA患者均会经历3个分期，且分期没有明显的界限，可同时出现喘息、嗜酸性粒细胞浸润和血管炎表现。

EGPA前驱期除出现一般症状如发热、全身不适外，常出现多种呼吸道疾病症状，96%~100%的患者可出现喘息、咳嗽、呼吸困难等，与单纯支气管哮喘难以鉴别。大部分患者有多组鼻窦受累，少部分患者可累及眼眶，极少数患者可出现鼻腔或鼻窦肉芽肿、出血及鼻腔结痂等肉芽肿性血管炎改变，还可出现分泌性中耳炎及神经性耳聋等。组织嗜酸性粒细胞浸润期常表现为外周血嗜酸性粒细胞增多及器官浸润（包括肺、心肌、胃肠道等），60%~70%的患者出现肺部受累。组织嗜酸性粒细胞浸润期可持续数月或数年，有些患者亦可出现在血管炎期。血管炎期常表现为严重的喘息、呼吸困难及系统性（坏死性）血管炎引起的一系列继发性改变，如发热、咯血、皮肤损害、心功能不全、肾功能不全及神经系统损伤等。

1. 呼吸系统受累　大部分EGPA患者以喘息发病，95%以上的患者有喘息、咳嗽等病史，75%的患者出现变应性鼻炎，是EGPA的典型初始症状，患者也可出现反复发作的鼻炎或鼻息肉。肺部游走性或一过性浸润影是EGPA的特征性影像学表现之一，该特征被列为1990年美国风湿病学会（American College of Rheumatology，ACR）对于该疾病的分类标准之一。胸部高分辨率CT对EGPA肺实质病变的显示更为敏感，约86%的活动期EGPA可出现肺部磨玻璃影，25%可发现肺外周小结节影。另外，有66%的患者表现为气道壁增厚和支气管扩张。肺部浸润并非EGPA的特异性表现，需除外其他嗜酸性粒细胞性肺疾病。肺活检发现肺组织及肺、支气管小血管内外和/或血管壁嗜酸性粒细胞浸润，可高度提示EGPA的诊断。

2. 心脏受累　心脏受累严重者预后差，是EGPA的主要死亡原因（约占50%）。27%~47%的EGPA患者可出现心脏受累并出现相应的临床表现，可出现心肌、心内膜、心包和冠状动脉受累，表现为扩张性心肌病、嗜酸性粒细胞性心内膜炎、嗜酸性粒细胞性心肌炎、冠状动脉血管炎、心脏瓣膜病、充血性心力衰竭、心包炎及心包积液等。

3. 胃肠道受累　发生率为37%~62%，可出现腹痛、腹泻、消化道出血甚至肠道穿孔等胃肠道症状。活检可发现胃肠壁嗜酸性粒细胞浸润。少部分可见肉芽肿形成或结节性肿块，导致肠梗阻。若病变侵犯浆膜，可导致腹膜炎、腹水。此外，胃肠道血管炎可引起胃肠道缺血性改变。

4. 神经系统受累　见于约70%的患者。可有多发性单神经炎或感觉运动混合性外周神经病变。典型的多发性单神经炎表现为垂腕或足下垂，可经神经传导检查或神经活检确诊。25%的患者有中枢神经系统受累，表现为脑部弥漫性病变及脑血管事件。尽管中枢神经系统受累少见，但仍为本病的主要死亡原因之一。任何合并神经系统症状的支气管哮喘患者均须除外EGPA。

5. 肾脏受累　EGPA肾脏受累较显微镜下多血管炎（microscopic polyangiitis，MPA）或肉芽肿性多血管炎（granulomatosis with polyangiitis，GPA）少见。尽管发生肾血管炎者

较少(约1/3),且严重程度较低,但可迅速从单纯尿检异常发展为急性进展性肾小球肾炎。

6. 皮肤受累　70%的患者可出现皮肤受累,是血管炎期的主要表现之一,常表现为分布在四肢和头皮的紫癜、结节及丘疹等。

三、病史与辅助检查

1. 仔细询问病史及体格检查　仔细询问病史和体格检查,及早发现EGPA可疑病例。需要认真询问多器官受累的表现,同时需特别注意,长期口服糖皮质激素(激素)可能掩盖多器官受累的表现。

2. 外周血和呼吸道嗜酸性粒细胞检测　嗜酸性粒细胞增多是EGPA的特征之一,但其血嗜酸性粒细胞绝对值较特发性嗜酸细胞增多综合征(idiopathic hypereosinophilic syndrome,IHES)低,可出现于病程的任何阶段。外周血嗜酸性粒细胞的比例常高于10%,是EGPA诊断依据之一。长期口服激素(包括含有激素的中药复方)可影响外周血嗜酸性粒细胞的实际水平。仔细询问病史,尤其是了解发病时或治疗前的血嗜酸性粒细胞比例,有助于早期发现EGPA。EGPA喘息症状出现时常伴有外周血嗜酸性粒细胞比例增高。此外,诱导痰或支气管肺泡灌洗液(BALF)中嗜酸性粒细胞明显增高也是重要特点之一,EGPA患者BALF中嗜酸性粒细胞的比例常可高达25%以上。

3. ANCA　ANCA的检测必须同时采用间接免疫荧光法(indirect immunofluorescence,IIF)和酶联免疫吸附测定法(enzyme linked immunosorbent assay,ELISA)两种方法。IIF法中,若中性粒细胞胞质的免疫荧光检测为阳性,称为胞质型ANCA阳性(cytoplasmic anti-neutrophil cytoplasmic antibodies,c-ANCA);若中性粒细胞的细胞核周围的免疫荧光检测为阳性,称为核周型ANCA阳性(perinuclear anti-neutrophil cytoplasmic antibodies,p-ANCA)。用ELISA法测定时,c-ANCA阳性者丝氨酸蛋白酶-3(proteinase-3,PR3)抗体阳性,即PR3-ANCA阳性;p-ANCA阳性者,髓过氧化物酶(myeloperoxidase,MPO)抗体阳性,即MPO-ANCA阳性。38%~50%的EGPA患者p-ANCA阳性,其中p-ANCA阳性的患者中92%~100%为MPO-ANCA阳性,约9%的EGPA患者为c-ANCA阳性。但ANCA阴性时不能排除EGPA的可能性。ANCA阳性患者出现发热及肾脏受累的发生率高,胸部影像学出现较多的肺部蜂窝影样改变,而ANCA阴性患者的通气功能明显下降。

4. 血清免疫球蛋白测定　EGPA血管炎期血清IgE和IgG水平升高,为EGPA的特征之一,但需与其他IgE和IgG水平升高的疾病相鉴别,如变应性支气管肺曲霉病(allergic bronchopulmonary aspergillosis,ABPA)、恶性肿瘤及其他结缔组织病等。血IgE和IgG水平与EGPA病情相关,血管炎反复发作时,血IgE和IgG可持续升高,EGPA病情缓解时下降。此外,EGPA前驱期变应原特异性IgE(specific IgE,sIgE)可以增高。

5. 其他血液学指标　ESR和C反应蛋白可呈中度升高,与疾病活动性相关。γ-球蛋白及α-球蛋白均可升高;类风湿因子滴度阳性,补体可升高。多数EGPA患者可出现轻

至中度贫血。部分患者血癌胚抗原(carcinoembryonic antigen,CEA)可轻度升高。

6. 尿常规检查　可见血尿和/或轻度蛋白尿,可伴尿白细胞增多或多种细胞管型。

7. 影像学检查　鼻窦CT检查可发现鼻窦炎的表现。肺部影像学表现为多变的游走性病变,激素治疗后短时间内变化明显。常见的影像学异常包括广泛的支气管壁增厚、斑片状磨玻璃影和肺纹理增加,还可出现多发小叶中心结节、树芽征、小结节、空气潴留、支气管痰栓、肺气肿、实变灶、支气管扩张、肺小血管纹理增粗、肺不张、肺间质性改变、纵隔淋巴结肿大、胸腔积液及胸膜增厚等。这些肺部影像学表现是EGPA与难治性哮喘鉴别的重要依据之一。此外,影像学检查也是发现多器官受累的重要手段,应采用超声与磁共振成像(MRI)对心脏、肾脏、肝脏和血管系统等进行全面检查。

8. 组织病理学检查　病理学检查对EGPA的诊断非常有帮助。EGPA病变可以累及肺脏、心脏、肾、皮肤、胃肠道、淋巴结、胰腺及脾脏等,典型的表现为肉芽肿和坏死性病变,坏死灶内可见嗜酸性粒细胞、嗜酸性坏死碎片或夏科-雷登结晶,周围有类上皮细胞和多核巨细胞形成的肉芽肿。病变早期没有出现血管炎时,可仅见组织内嗜酸性粒细胞浸润。血管炎期,可见小至中等大小的血管壁纤维素性坏死、嗜酸性粒细胞和淋巴细胞浸润。嗜酸性粒细胞主要分布在血管壁内层,可同时表现为坏死及肉芽肿形成。这种损伤进展缓慢,直到血管壁纤维化及管腔闭塞。病变后期病理表现为小血管栓塞、血管壁弹力纤维破坏,嗜酸性粒细胞浸润不明显。肺部受累的EGPA,经支气管镜肺活检(TBLB)病理发现典型坏死性肉芽肿性病变的阳性率不高,电视胸腔镜外科手术(VATS)肺活检的临床价值高于TBLB,但由于是有创性检查,应慎重权衡利弊。

9. 肺功能检查　肺功能检查的项目主要包括肺通气功能、肺弥散功能、支气管激发试验及支气管舒张试验等,推荐作为常规检测项目。无条件行支气管激发试验的医院可动态监测肺功能的变化或呼气峰流速的变异率。EGPA患者的肺功能变化可与支气管哮喘类似,存在可逆的气流受限和气道高反应性,但气道高反应性检查阴性时不能排除EGPA的可能。EGPA出现肺部浸润时,常伴有肺弥散功能下降。肺功能检查是指导治疗和评估疗效的重要参考指标之一。

10. 其他辅助检测　①超声心动图:可协助判断心脏受累情况;②呼出气一氧化氮(fractional exhaled nitric oxide,FeNO)检测:增高(>50ppb)提示激素治疗反应好,可协助评估气道炎症治疗前后的变化;③胃肠镜检查:有消化道症状及高度疑诊EGPA累及消化道的患者适用。

四、诊断与鉴别诊断

(一)诊断及病情评估

1. EGPA的诊断　目前EGPA的诊断标准主要参考1990年美国风湿病学会提出的分类标准(表26-3-4),包括临床表现、实验室检查、影像学检查、病理活检等。6条分类标准包括:①哮喘样症状(或喘息发作);②嗜酸性粒细胞增多

（>10%）；③单发或多发神经病变；④非固定性肺浸润；⑤鼻窦炎；⑥血管外嗜酸性粒细胞浸润，符合4条或以上可诊断EGPA。本共识特别提出，该标准中的第1条"哮喘"的真正含义是指哮喘样表现，包括喘息、咳嗽、胸闷及呼吸困难等。EGPA一旦确诊，需详细评估呼吸系统、肾、心脏、胃肠道和/或外周神经等多器官受累情况。

EGPA可分为局限型和全身型两种。满足1990美国风湿病学会制定的6条标准中的至少4条，且仅有肺部和呼吸系统受累（包括耳鼻喉）的EGPA患者，称为局限型EGPA。若满足1990美国风湿病学会制定的6条标准中的至少4条，有至少2个及以上脏器受累者，则为全身型EGPA。局限型EGPA可以转化为全身型EGPA。

表26-3-4 1990年美国风湿病学会制定的EGPA分类标准

标准	定义
哮喘样表现	喘息病史或呼气相弥漫性高调啰音
外周血嗜酸性粒细胞增多	>10%
单发或多发神经病变	由系统血管炎引发的单神经或多发性单神经病变或多神经病变（手套或袖套样分布）
肺非固定性浸润影	影像学检查提示游走性或短暂性肺部浸润影（不包括固定性浸润影）
鼻窦病变	鼻窦疼痛或压痛，鼻窦影像学提示鼻窦透亮度下降
活检提示血管外嗜酸性粒细胞浸润	活检结果（包括动脉、小动脉、小静脉）示血管外大量嗜酸性粒细胞浸润

注：本标准中第1条指哮喘样表现，包括喘息及呼气相弥漫高调的啰音等。

2. 预后不良的相关因素 EGPA治疗应根据是否存在影响预后的因素而决定。目前评估预后的标准主要参考2011年修订的5因子评分评价体系，该体系是1996年法国血管炎研究组织（french Vasculitis Study Group，FVSG）在5因子评分（five-factor score，FFS）的基础上修改制定的：①胃肠道受累；②心脏受累；③肾功能不全（血肌酐>150μmol/L）；④年龄>65岁；⑤缺乏耳鼻喉部位受累的证据。每项计1分，总分5分。分数越高，预后越差。

（二）鉴别诊断

1. 喘息样发作性疾病

（1）支气管哮喘：EGPA可以先有哮喘的病史。两者鉴别的要点为：哮喘极少出现累及其他器官的表现，外周血嗜酸性粒细胞比例一般为轻度增高或正常，肺弥散功能多正常，无游走性肺部炎性浸润等胸部X线表现，ANCA阴性，活检多以支气管黏膜及黏膜下嗜酸性粒细胞浸润为主，偶见肺组织少量嗜酸性粒细胞浸润，无血管嗜酸性粒细胞浸润的特征表现。

（2）ABPA：ABPA不累及肺外器官（不包括上呼吸道），胸部CT常见中心性支气管扩张、烟曲霉特异性IgE水平增高、烟曲霉皮试速发反应阳性及血清烟曲霉抗原沉淀抗体阳性等可与EGPA鉴别。

2. 嗜酸性粒细胞增多相关性疾病 包括遗传性（家族性）高嗜酸性粒细胞增多症、继发性（反应性）高嗜酸性粒细胞增多症、原发性（克隆性）高嗜酸性粒细胞增多症和特发性高嗜酸性粒细胞增多症等，建议参照嗜酸性粒细胞增多症诊断与治疗中国专家共识（2017年版）中的相应诊断标准进行鉴别诊断。

3. 其他血管炎

（1）肉芽肿性多血管炎：既往称为韦格纳肉芽肿，是一种坏死性肉芽肿性血管炎，病变累及全身小动脉、静脉及毛细血管，上下呼吸道及肾脏最易受累。该病无喘息样症状，外周血嗜酸性粒细胞增高不明显，主要是c-ANCA和/或抗PR3-ANCA阳性，X线胸片特征性表现包括结节、空洞且多形、多变，活检组织病理可见少量嗜酸性粒细胞。

（2）显微镜下多血管炎：常表现为坏死性肾小球肾炎和肺毛细血管炎。无明显喘息症状，外周血嗜酸性粒细胞无明显增高，p-ANCA和/或抗MPO-ANCA阳性，且阳性率高于EGPA。活检组织病理无嗜酸性粒细胞浸润和肉芽肿病变。

（3）结节性多动脉炎：是一种累及中、小动脉的坏死性血管炎，多以皮疹和周围神经系统损害为主，几乎不累及肺部，无哮喘的典型临床表现。外周血嗜酸性粒细胞比例增高不明显，ANCA阴性，病理活检以非肉芽肿性血管炎表现为主。

五、治疗

EGPA的治疗取决于疾病的严重程度、受累的器官、病情是否活动等因素。参照最新全球EGPA诊治专家共识2015版中的22条推荐标准，活动期全身型EGPA定义为新出现或复发或恶化的EGPA，需要添加或增加激素和/或添加或更换其他免疫抑制剂。参照我国《支气管哮喘防治指南（2016年版）》，活动期局限型EGPA的定义为喘息、咳嗽、胸闷等症状加重，并伴有呼气峰流速下降和/或外周血嗜酸性粒细胞升高。

EGPA患者的预后与最初治疗的方案相关。制定治疗方案前要先进行5因子评分（FFS）以评估是否存在预后不良的因素。FFS评分：0分，EGPA患者可使用激素控制症状；FFS评分≥1，建议激素和免疫抑制剂联合治疗。总体治疗方案分为诱导缓解和维持治疗2个阶段。缓解的定义为临床表现消失。诱导缓解治疗方案主要包括激素和/或免疫抑制剂（如环磷酰胺），诱导缓解治疗的疗程目前尚无定论；病情达到缓解后，维持治疗推荐使用硫唑嘌呤或甲氨蝶呤，维持治疗疗程尚无定论，2015年全球EGPA诊治专家共识推荐的治疗时间为疾病达到缓解后至少 24 个月。

1. 激素治疗　是治疗 EGPA 的基础药物。有危及生命的脏器受累时建议采用甲泼尼龙冲击疗法（500～1 000mg，静脉注射，连续 3 天）。对有严重器官受累表现的患者，建议的激素剂量为泼尼松 1mg/（kg·d）或等效剂量的其他糖皮质激素。对于无危及生命及无严重器官受累表现的 EGPA 患者，可考虑单用激素治疗。诱导治疗阶段建议激素（如泼尼松）的起始剂量为 1mg/（kg·d），4～6 周后逐渐减量[理想状态 3 个月后减至 0.3mg/（kg·d），6 个月后减至 0.15mg/（kg·d）]至最小有效剂量，若有可能，直至停用。

2. 激素联合免疫抑制剂治疗　对危及生命和/或 FFS ≥1 或有严重器官受累的患者应采用激素联合免疫抑制剂（如环磷酰胺）进行诱导缓解治疗。需要注意的是，严重肺泡出血、眼部病变、暴发性的多发性单神经炎等可危及生命和/或导致严重功能障碍，尽管这些表现未被列入 FFS 评价体系，但仍建议联合免疫抑制剂（如环磷酰胺）治疗。环磷酰胺连续口服[2mg×（kg·d）]或静脉冲击治疗可能同样有效。静脉冲击的建议疗法为前 3 次每 2 周给药 1 次，每次 15mg/kg 或 0.6g/m^2，最大剂量为 1.2g/次；以后每 3 周冲击 1 次，每次 15mg/kg 或 0.7g/m^2，共 3～6 次。使用时要注意根据肾功能调节环磷酰胺的剂量，观察其不良反应。

在诱导缓解治疗后建议给予维持治疗（推荐使用硫唑嘌呤或甲氨蝶呤）以避免复发并减少激素用量。硫唑嘌呤的建议剂量为每日 2mg/kg，甲氨蝶呤的剂量建议为每周 10～20mg，同时补充 10～30mg 叶酸。维持治疗的疗程尚无定论，根据 2015 年全球 EGPA 诊治专家共识的推荐，至少应为 24 个月。

对于无危及生命和/或严重器官受累表现者可单用激素治疗，若患者不能在 3～4 个月内将激素减至<7.5mg/d 时，可考虑添加免疫抑制剂；对于复发的 EGPA 患者也要考虑添加免疫抑制剂。

3. 靶向治疗药物　包括美泊利单抗（mepolizumab）、利妥昔单抗（rituximab）、奥马珠单抗（omalizumab）。靶向治疗药物对于 EGPA 的疗效目前仅有小样本的临床研究数据支持。

4. 其他及吸入药物治疗　EGPA 具有和哮喘相似的呼吸道表现和病理生理学特点，需要同时给予局部治疗。通常按照重度哮喘的治疗方案（GINA 4～5 级的治疗）：推荐使用高剂量吸入激素和支气管舒张剂（β$_2$ 受体激动剂）的复方制剂，如布地奈德/福莫特罗、倍氯米松/福莫特罗/氟替卡松/沙美特罗等，大部分患者需要持续吸入治疗。对于有哮喘表现的患者还可考虑联合白三烯受体拮抗剂（如孟鲁司特钠等）、茶碱缓释制剂、抗胆碱药（如噻托溴铵等）治疗，有助于缓解喘息症状，改善肺通气功能。

5. 其他治疗

（1）血浆置换：血浆置换治疗 EGPA 的疗效存在争议。

（2）静脉注射免疫球蛋白：可作为激素和/或其他免疫抑制剂疗效不佳且对其他治疗无效的 EGPA 患者或孕妇的二线治疗。

（3）α 干扰素：部分患者可作为二线或三线治疗药物。

（4）鼓励患者接种灭活疫苗和流感、肺炎球菌疫苗；应用免疫抑制剂和/或泼尼松≥20mg/d 的患者禁忌接种灭活疫苗。

（5）周围神经受累或运动功能障碍的患者应常规接受物理治疗。

六、预后

EGPA 的预后取决于是否得到早期诊断和及时治疗。早诊断、早治疗可改善预后，提高患者的生存质量。应用激素或必要时联用免疫抑制剂，可明显改善 EGPA 患者的预后。EGPA 的 5 年生存率为 68%～100%，10 年生存率约为 79.4%。EGPA 首位死亡原因是心力衰竭或心肌梗死，其次是肾衰竭和中枢神经系统病变。哮喘频繁发作及全身血管炎进展迅速者预后不佳。年龄>65 岁是高病死率的因素之一，心肌受累可能降低生存率。p-ANCA 阳性及周围神经病变可能是疾病复发的危险因素。

（刘春丽　张清玲）

参考文献

[1] 嗜酸性肉芽肿性多血管炎诊治规范多学科专家共识编写组. 嗜酸性肉芽肿性多血管炎诊治规范多学科专家共识[J]. 中华呼吸与结核杂志. 2018, 41（7）：514-521.

[2] JENNETTE JC, FALK RJ, BACON PA. et al. 2012 revised international Chapel Hill consensus conference nomenclature of vasculitides[J]. Arthritis Rheum, 2013, 65（1）：1-11.

[3] SZCZEKLIK W, SOKOLOWSKA BM, ZUK J, et al. The course of asthma in Churg-Strauss syndrome[J]. J Asthma, 2011, 48（2）：183-187.

[4] COMARMOND C, PAGNOUX C, KHELLAF M. et al. Eosinophilic granulomatosis with polyangiitis（Churg-Strauss）：clinical characteristics and long-term follow up of the 383 patients enrolled in the French Vasculitis Study Group cohort[J]. Arthritis Rheum. 2013, 65（1）：270-281.

[5] KEOGH KA, SPECKS U. Churg-Strauss syndrome: clinical presentation, antineutrophil cytoplasmic antibodies, and leukotriene receptor antagonists [J]. Am J Med. 2003, 115（4）：284-290.

[6] ABRIL A. Churg-strauss syndrome: an update[J]. Curr Rheumatol Rep. 2011, 13（6）：489-495.

[7] VAGLIO A. CASAZZA I, GRASSELLI C. et al. Churg-Strauss syndrome [J]. Kidney Int. 2009. 76（9）：1006-1011.

[8] BALDINI C. TALARICO R. DELLA ROSSA A. et al. Clinical manifestations and treatment of Churg-Strauss syndrome[J]. Rheum Dis Clin North Am. 2010, 36（3）：527-543.

[9] GRECO A, RIZZO M, DE VIRGILIO A, et al. Churg-strauss syndrome[J]. Autoimmun Rev. 2015, 14（4）：341-348.

[10] 李杰. 张黎明, 赵雯. 等. 嗜酸性肉芽肿性血管炎43例临床分析[J]. 中华医学杂志. 2016, 96（10）：787-791.

[11] GROH M, PAGNOUX C, BALDINI C. et al. Eosinophilic granulomatosis with polyangiitis（Churg-Strauss）（EGPA）consensus task force recommendations for evaluation and management[J]. Eur J Intern Med. 2015, 26 （7）：545-553.

[12] DWEIK RA, BOGGS PB. ERZURUM SC. et al. An official ATS clinical practice guideline: interpretation of exhaled nitric oxide levels（FENO） for clinical applications[J]. Am J Respir Crit Care Med. 2011, 184（5）：

602-615.

[13] 中华医学会呼吸病学分会哮喘学组. 变应性支气管肺曲霉病诊治专家共识[J]. 中华医学杂志, 2017, 97（34）：2650-2656.

[14] 中华医学会血液学分会白血病淋巴瘤学组. 嗜酸粒细胞增多症诊断与治疗中国专家共识（2017年版）[J]. 中华血液学杂志, 2017, 38（7）：561-565.

[15] CARTIN-CEBA R, KEOGH KA, SPECKS U, et al. Rituximab for the treatment of Churg-Strauss syndrome with renal involvement[J]. Nephrol Dial Transplant, 2011, 26（9）：2865-2871.

[16] WECHSLER ME, AKUTHOTA P, JAYNE D, et al. Mepolizumab or placebo for eosinophilic granulomatosis with polyangiitis[J]. N Engl J Med, 2017, 376（20）：1921-1932.

[17] JACHIET M, SAMSON M, COTTIN V, et al. Anti-IgE monoclonal antibody（Omalizumab）in refractory and relapsing eosinophilic granulomatosis with polyangiitis（Churg-Strauss）：Data on seventeen patients[J]. Arthritis Rheumatol, 2016, 68（9）：2274-2282.

[18] KIM S, MARIGOWDA G, OREN E, et al. Mepolizumab as a steroid-sparing treatment option in patients with Churg-Strauss syndrome. J Allergy Clin Immunol, 2010, 125（6）：1336-1343.

[19] DONOHUE JF. Montelukast and Churg-Strauss syndrome[J]. Chest, 2001, 119（2）：668.

[20] SEELIGER B, Förster M, HAPPE J, et al. Interferon-α for induction and maintenance of remission in eosinophilic granulomatosis with polyangiitis: a single-center retrospective observational cohort study[J]. J Rheumatol, 2017, 44（6）：806-814.

第四节
肺动静脉瘘及肺血管畸形

肺动静脉瘘（pulmonary arteriovenous fistulae, PAVF）又称为肺动静脉瘤（pulmonary arteriovenous aneurysms）、肺血管瘤（pulmonary angioma）、动静脉血管瘤病（arteriovenous angiomatosis）、海绵状血管瘤（cavernous haemangiomas）、肺动静脉畸形（pulmonary arteriovenous malformations, PAVM）等。肺动静脉瘘和伴有分流的 PAVM 这两个名称可以互换使用，但目前更倾向于使用 PAVM。

肺动静脉瘘是一种连接肺动脉和肺静脉的异常的血管结构，其特征为肺动脉与静脉之间的毛细血管被旁路所代替，形成异常的管状交通，造成不同程度的肺内右向左分流。这些交通支对机体的影响依赖于血管受累的程度，如果畸形血管仅累及外周动脉和静脉，分流量较小，通常不影响肺循环的血流动力学，或仅产生轻微的影响；如果受累血管为较大的静脉和动脉，或者较多的肺毛细血管被畸形血管所代替，则可导致严重的血流动力学改变。

一、病因

肺动静脉瘘可以是先天性的，也可以是获得性的。先天性肺动静脉瘘有两种情况：①海绵状血管瘤，通常由肺动脉发出 1 个或多个扭曲和扩张的分支；②毛细血管扩张，形成一个毛细血管巢，通常合并存在遗传性出血性毛细血管扩张症（hereditary hemorrhagic telangiectasia, HHT），约 80% 的肺动静脉瘘患者伴有 HHT。获得性的肺动静脉瘘通常发生于肝硬化患者，如肝肺综合征（hepatopulmonary syndrome, HPS），也可见于创伤、感染如肺血吸虫病或放线菌病等患者。

HHT 是一种常染色体显性遗传病，目前已经明确有三个基因突变，发生在具有不同临床表型的患者中。在第 9 号染色体 ENG 编码区的内皮糖蛋白（endoglin）基因突变，临床上主要表现为脑和肺动静脉瘘。位于 12 号染色体 ACVRL1 编码区的激活素受体样激酶 1（ALK1）为调控血管生长和修复的基因，此基因突变者常表现为肝动静脉畸形，5% 伴有肺动静脉瘘，而肺动脉高压几乎只发生在这种突变的个体中。1%~2% 的患者存在 SMAD4 基因突变，主要表现为幼年息肉病综合征。

二、流行病学

肺动静脉瘘较为少见，目前尚没有基于人群的发病率的数据。根据尸体解剖的结果，约 15 000 例中仅有 3 例存在肺动静脉瘘。也有文献报道，肺动静脉瘘的发病率为 2/10 万~3/10 万，女性多见，男女比例为 1:1.5 到 1:1.8。首次发生症状的年龄不等，但大多数患者确诊的年龄在 30 岁左右。

三、临床表现

肺动静脉瘘患者临床表现的轻重取决于动静脉瘘的大小、数量及右向左分流的程度，大多数患者可能没有临床症状或仅有活动时呼吸困难，也可表现为无症状型发绀（cyanosis）。分流量较大者会出现严重发绀、杵状指（趾）、运动耐力下降及呼吸困难。PAVM 壁破裂导致咯血或血胸较为少见，一旦发生往往是致命的，多发生于存在肺动脉高压的患者或体动脉血管与肺动静脉瘘有交通的情况。有时在胸部听诊时可听到杂音。因为大多数病灶位于肺底部，多发生在靠近胸膜处，直立位时由于下肺血流量增多，可以出现低氧血症（直立型低氧血症），而在仰卧位时由于通过病灶处的血流减少则会使呼吸困难得到改善。

伴有 HHT 的肺动静脉瘘患者可表现为典型的三联征，即反复鼻出血、皮肤黏膜毛细血管扩张和家族病史。

四、并发症

肺动静脉瘘可以导致严重的并发症，由于在病灶部位失去了毛细血管的滤过作用，因而正常情况下能够被毛细血管床阻挡的细小栓子，会通过畸形血管进入到体循环，从而造成矛盾性栓塞，可表现为短暂性缺血发作、卒中或脑脓肿。不常见但是可威胁生命的并发症包括血胸和咯血。表 26-4-1 列举了肺动静脉瘘的各种并发症。

表 26-4-1　肺动静脉瘘的并发症

神经系统	心血管系统	呼吸系统	血液系统
脑脓肿	肺动脉高压	咯血	红细胞增多
脑卒中	高动力性心力衰竭	血胸	
偏头痛	矛盾性栓塞		
癫痫发作			

五、辅助检查

（一）吸入100%的氧计算分流率

分流率（Qs/Qt）的计算公式为：$Qs/Qt = (CcO_2 - CaO_2)/(CcO_2 - CvO_2)$

CcO_2 为终末毛细血管氧含量，CvO_2 为混合静脉血氧含量。上述方程是计算分流率最准确的方法，但是由于它需要插入右心导管来检测混合静脉血氧饱和度，因此难以临床实施。可以使用简化的分流率计算方法：

$$Qs/Qt = (P_AO_2 - PaO_2)/(P_AO_2 - PaO_2 + 1\,670)$$

P_AO_2 为肺泡氧分压，PaO_2 为动脉氧分压。

此种方法非常容易进行且最为经济，故为首选的诊断方法。患者吸入100%的氧气20分钟后，检测动脉血氧分压（PaO_2），通过分流方程计算分流率。如果分流率超过5%，则需进行进一步的检查。但它并不是一个无错误的方法。如果面罩密闭不严或吸氧时间不足，则会影响结果的准确性；吸入100%氧检查本身也会引起肺不张和少量分流。

（二）造影超声心动图

又称心脏声学造影，是检测肺动静脉瘘最敏感和安全的检查方法，目前被广泛使用。采用团注的方法，将经过充分摇动形成了细小气泡的盐水经外周静脉注入，同时进行超声心动图检查。在正常情况下，气泡将被肺脏毛细血管所捕获而停留在肺内，但是如果存在动静脉分流，在3~4个心动周期后气泡会在左心房内显影，而当存在心内分流时，气泡在3个心动周期内显影。心脏声学造影不能定量判断分流率。由于它的敏感性过高，临床上轻微的、无意义的分流也可以检测出来。

（三）放射性核素显像

放射性核素显像是将^{99m}锝白蛋白聚合物注入体内，正常情况下虽有极少量碎片和游离^{99m}锝通过肺毛细血管进入体循环，但因放射性极少，全身显像仅见两肺显影。如果体循环中脑、脾、肾也显影，说明存在右向左分流。其阴性结果是必要的除外诊断依据。放射性核素显像也是一个敏感的方法，而且能够计算出分流率，但它不能区分是心内分流还是肺内分流。

（四）CT扫描

造影剂增强CT对肺动静脉瘘的诊断比传统的肺动脉造影更敏感，而且能很好地显示瘘的部位和结构。CT可见供血动脉与畸形血管相连，呈条状或结节状。引流静脉与畸形血管和肺静脉相连向左心房走行（图26-4-1）。毛细血管扩张型则呈弥漫分布的小结节影，明显强化。三维螺旋CT在分析特殊部位的动静脉瘘方面更精确，且避免了造影剂的注射。其缺点在于如果伴有血管肿瘤则会出现假阳性的结果。

（五）肺动脉造影

肺动脉造影仍是诊断肺动静脉瘘的"金标准"，数字减影血管造影已经大部分取代了传统的造影技术。血管造影可以对肺动静脉瘘的形态、复杂性和大小等提供详细的信息（图26-4-2）。

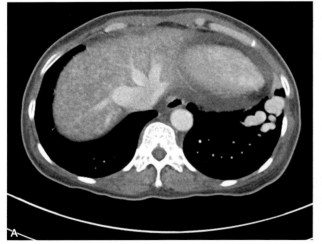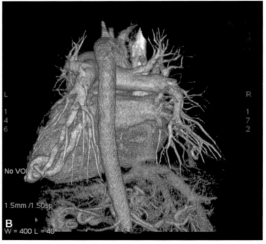

图 26-4-1　肺动静脉畸形的 CT 影像

患者，女性，44岁，遗传性出血性毛细血管扩张症。A. 左下肺一团增强的血管团；B. 血管容积重建可见左下肺动脉增粗，与畸形血管相连，并由肺静脉引流至左心房。

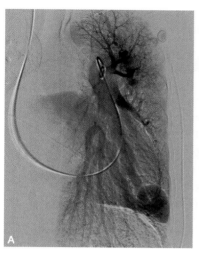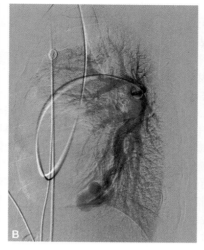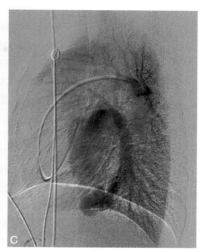

图 26-4-2　肺动脉造影

与图 26-4-1 为同一患者。　A. 左下肺巨大肺动静脉瘘；B. 左侧位造影，动脉期，肺动脉入畸形血管；C. 左侧位造影，静脉期，畸形血管与肺静脉相连，引流入左心房。

六、诊断

（一）肺动静脉瘘的诊断　　肺动静脉瘘主要依靠临床表现、右向左分流的证据及影像学表现进行诊断。诊断流程见图 26-4-3。

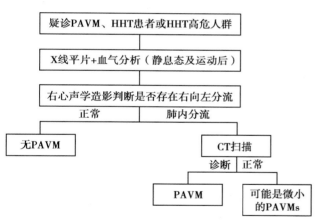

图 26-4-3　肺动静脉畸形的诊断流程

（二）HHT 的诊断　　根据 2000 年发布的 Curaçao 标准，存在以下 3 项即可诊断 HHT，存在 2 项为可疑 HHT：

1. 自发的、反复发生的鼻出血。

2. 在口唇、口腔、手指、鼻等多部位存在毛细血管扩张的表现。

3. 内脏病变如胃肠道毛细血管扩张或肺、肝、脑、脊髓等存在动静脉畸形。

4. 家族史，其一级亲属存在 HHT。

七、治疗

（一）经皮导管栓塞术　　经皮导管栓塞术（tran-

scatheter embolisation，TCE）是肺动静脉瘘的标准治疗，可以起到根治的作用，从而有效地避免了矛盾性栓塞及其他肺动静脉瘘相关的并发症的发生。通常将导管从股静脉插入，栓塞治疗前，先行肺动脉造影充分了解病变部位、形态、类型和累及的范围和程度，而后选择性地进入到肺动静脉瘘的供血动脉，实施栓塞术。

根据需要栓塞血管的大小和复杂程度，可以选择多种材料用于肺动静脉瘘的栓塞，目前常用的栓塞材料为不锈钢弹簧圈和可分离球囊。TCE 的指征包括有症状的动静脉瘘患者，以及无论有无症状，动静脉瘘的供血动脉直径大于 3mm 者。一般，PAVM 的供血动脉直径在 3~9mm 时可以使用球囊或弹簧圈治疗，而直径大于 8mm 的血管可以单独使用弹簧圈处理，也可以弹簧圈与球囊联合使用。

TCE 最常见的并发症是操作相关并发症，如造影剂过敏、操作部位的局部出血等，胸膜炎性胸痛可见于 13% 的患者，呈自限性。在操作后 4~6 周，可发生晚期胸膜炎伴发热及肺部浸润，主要见于较大肺动静脉瘘栓塞后。少见的并发症有心绞痛和螺圈移位到肺静脉，或出现矛盾性螺圈栓塞。

（二）外科手术　　外科手术是治疗肺动静脉瘘的经典方法，但随着 TCE 治疗技术的发展，外科手术在很大程度上已经被栓塞治疗所取代。对于肺动静脉瘘破裂入胸腔、栓塞治疗失败、对造影剂过敏及不接受栓塞治疗者可以进行手术治疗。手术切除畸形血管是根治性治疗措施，可根据病变的复杂程度、范围、大小、数量及类型选择局部切除、肺段切除、肺叶切除、血管结扎或全肺切除。严重的肺动静脉瘘是双侧肺移植的适应证。

八、筛查与随访

所有 HHT 患者都应该进行常规筛查，以便发现潜在的右向左分流情况并及早进行处理。HHT 的家族成员也应该进行肺动静脉瘘的筛查。可以使用常规的无创性诊断技术进行筛查,如最简单的吸入 100% 氧的方法进行分流判断。也可使用放射性核素和造影超声心动图进行筛查。

由于肺动静脉瘘的患者存在多种并发症的风险,因而均应进行规律随访。约 15% 的肺动静脉瘘行栓塞术后会复发,其复发形式有可能是堵塞血管的再通,也有可能是堵塞血管邻近的动脉向病灶供血或堵塞前闭合的旁路发生开放。因而在进行栓塞后的 6 个月、1 年及其后的每 3～5 年,需要进行随访。一般来说,肺动静脉瘘在栓塞治疗 1 年后会消失或形成一个纤维索条。而一旦发现动静脉瘘持续存在或再次出现均提示再通,而且是再栓塞的指征。因此,螺旋 CT 扫描应每 3～5 年时进行检查,以便发现进展的或新形成的小的肺动静脉瘘。对于没有治疗的肺动静脉瘘及怀疑微小肺动静脉瘘的患者,应每 3～5 年进行螺旋 CT 检查,以及早发现病情变化。

(杨媛华)

参考文献

[1] KAVARANA MN, JONES JA, STROUD RE, et al. Pulmonary arteriovenous malformations after the superior cavopulmonary shunt: mechanisms and clinical implications[J]. Expert Rev Cardiovasc Ther, 2014, 12(6): 703-713.

[2] HOLZER RJ, CUA CL. Pulmonary arteriovenous malformations and risk of stroke[J]. Cardiol Clin, 2016, 34(2): 241-246.

[3] SHOVLIN CL. Pulmonary arteriovenous malformations[J]. Am J Respir Crit Care Med, 2014, 190(11): 1217-1228.

[4] CARTIN-CEBA R, SWANSON KL, KROWKA MJ. Pulmonary arteriovenous malformations[J]. Chest, 2013, 144(3): 1033-1044.

[5] LACOMBE P, LACOUT A, MARCY PY, et al. Diagnosis and treatment of pulmonary arteriovenous malformations in hereditary hemorrhagic telangiectasia: an overview[J]. Diagn Interv Imaging, 2013, 94(9): 835-848.

[6] NARSINH KH, RAMASWAMY R, KINNEY TB. Management of pulmonary arteriovenous malformations in hereditary hemorrhagic telangiectasia patients[J]. Semin Intervent Radiol, 2013, 30(4): 408-412.

[7] CHINET T. How to follow-up patients with hereditary haemorrhagic telangiectasia and suspected pulmonary arteriovenous malformations[J]. Eur Respir J, 2016, 47(6): 1618-1621.

第五节
肺动脉高压

肺动脉高压(pulmonary hypertension, PH)是由已知或未知原因引起肺动脉内压力异常升高的疾病或病理生理综合征,存在肺循环障碍与右心高负荷,可导致右心衰竭甚至死亡。PH 既可来源于肺血管自身病变,也可继发于其他心肺疾病,病因广泛,患病率高。不管源于何种病因,PH 常呈进行性发展,严重影响患者生活质量和预后。PH 在临床常见,是严重危害人民健康的医疗保健问题。随着人们对其致病原因、病理和病理生理学认识的深入,对 PH 的诊断和治疗也取得了显著进步。

一、肺动脉高压概念和临床分类

肺动脉高压的诊断标准:在海平面、静息状态下,肺动脉平均压(mean pulmonary artery pressure, mPAP)≥25mmHg(1mmHg=0.133kPa)。右心导管检查为测定肺动脉压力的参比指标("金指标"),是临床诊断肺动脉高压的确诊依据。近年来,大量研究数据显示,健康人肺动脉平均压为:(14.0±3.3)mmHg,2018 年第六次世界肺动脉高压会议上提出,以 mPAP≥20mmHg 作为判断肺动脉高压的标准。对于 PAH,除了上述标准外,尚需满足肺毛细血管嵌顿压(pulmonary capillary wedge pressure, PCWP)或左心室舒张末压≤15mmHg,肺血管阻力(pulmonary vascular resistance, PVR)>3Wood 单位[1wood 单位=79.993dyn/(s·cm^5)]。当缺乏右心导管检查资料时,多普勒超声心动图估测三尖瓣峰值流速>3.4m/s 或肺动脉收缩压>50mmHg 的患者亦可确诊为 PH。因存在个体差异,有时以肺动脉压之绝对值作为 PAH 判断标准难于认识右心后负荷的病理性升高,此时测定运动后 PVR 变化趋势具有重要意义。如果运动后 PVR 增高,即使肺动脉压未达到 PAH 标准,亦说明右心后负荷病理性增高,提示已在原基础值上出现了有意义的肺动脉压升高。

随着人们对其发病机制、病理和病理生理、流行病学及治疗学等方面研究的深入,有关肺动脉高压的分类和名词也在不断更新。关于肺动脉高压的较为权威的分类包括分别于 1998 年、2003 年、2008 年、2013 年及 2018 年召开的世界卫生组织(WHO)第二、三、四、五、六次肺动脉高压会议修订的分类。

多年来,我国一直将"肺动脉高压"作为"pulmonary hypertension"的标准医学名词。其字义即指肺动脉压力增高。该名词早已被广泛接受和使用,且是经过国家自然科学名词审定委员会审定的国家标准科学名词,并无不妥。"pulmonary arterial hypertension"即动脉性肺动脉高压(PAH)属于分类中的第一大类,即直接引起肺动脉血管本身结构异常的一类肺动脉高压,PAH 体现了疾病的性质、发病原因和/或病理特点,能够比较恰当地反映新分类的实质。

第二大类为"左心疾病所致肺动脉高压"。这一类型的肺动脉高压指的是左心疾病致功能障碍所引起的肺静脉压力增高,后者进而导致肺动脉高压的发生,属于毛细血管后性肺动脉高压。

第三类为"肺脏疾病和/或低氧所致肺动脉高压",这也是国内学者多年来研究相对深入的一类肺动脉高压,常简称为"低氧性肺动脉高压"。

第四类为"肺动脉阻塞所致的肺动脉高压",以慢性血栓栓塞性肺动脉高压最常见。

第五类为"未明多因素机制所致肺动脉高压"。这一类型包括一些由其他疾病经多种不明机制所导致的肺动脉高压。2018 年在法国尼斯召开的第六次肺动脉高压会议修订的肺动脉高压分类的规范中文译名和英文名称及建议见表 26-5-1。

表 26-5-1　肺动脉高压及其分类的中英文名词

1. **动脉性肺动脉高压**（pulmonary arterial hypertension，PAH）

　　特发性 PAH（idiopathic PAH）

　　遗传性 PAH（heritable PAH）

　　药物和毒物所致的 PAH（drug-and toxin-induced PAH）

　　PAH 相关因素（PAH associated with）：

　　　　结缔组织疾病（connective tissue disease）

　　　　HIV 感染（HIV infection）

　　　　门静脉高压（portal hypertension）

　　　　先天性心脏病（congenital heart disease）

　　　　血吸虫病（schistosomiasis）

　　钙离子拮抗剂长期有效的 PAH（long-term responders to calcium channel blockers PAH）

　　肺静脉闭塞性疾病、肺毛细血管瘤病相关 PAH（PVOD、PCH PAH）

　　新生儿持续性肺动脉高压（persistent PH of the newborn syndrome）

2. **左心疾病所致肺动脉高压**（PH due to left heart disease）

　　射血分数保留心力衰竭导致的 PH（PH due to heart failure with preserved LVEF）

　　射血分数降低心力衰竭导致的 PH（PH due to heart failure with reduced LVEF）

　　心脏瓣膜病导致的 PH（PH due to valvular heart disease）

　　先天性/获得性毛细血管后阻塞性病变导致的 PH（congenital/acquired cardiovascular conditions leading to post-capillary PH）

3. **肺部疾病和/或低氧所致 PH**（PH due to lung diseases and/or hypoxia）

　　阻塞性肺疾病（obstructive lung disease）

　　限制性肺疾病（restrictive lung disease）

　　其他限制性与阻塞性通气障碍并存的肺部疾病（other lung disease with mixed restrictive/obstructive pattern）

　　缺氧但不合并肺疾病（hypoxia without lung disease）

　　肺发育异常性疾病（developmental lung disorders）

4. **慢性血栓栓塞性肺动脉高压和/或其他肺动脉阻塞导致的 PH**（PH due to pulmonary artery obstructions）

　　慢性血栓栓塞性肺动脉高压（chronic thromboembolic PH）

　　其他引起肺动脉阻塞的病变（other pulmonary artery obstructions）

　　　　肺动脉肉瘤或血管肉瘤（pulmonary artery sarcoma or angiosarcoma）

　　　　其他恶性肿瘤（other malignancies）

　　　　非恶性肿瘤（non-malignant tumor）

　　　　肺血管炎（pulmonary vasculitis）

　　　　先天性肺动脉狭窄（congenital pulmonary artery stenosis）

　　　　寄生虫阻塞（parasite obstruction）

5. **未知因素和/或多种机制所致肺动脉高压**（PH with unclear and/or multifactorial mechanisms）

　　溶血性疾病（haematological disorders）：

　　　　慢性溶血性贫血（chronic haemolytic anaemia）

　　　　骨髓增殖性疾病（myeloproliferative disorders）

　　系统性和代谢性疾病（systemic and metabolic disorders）：

　　　　肺朗格汉斯细胞组织细胞增多症（pulmonary Langerhans cell histiocytosis Gaucher disease）

　　　　糖原贮积病

　　　　神经纤维瘤病（glycogen storage disease neurofibromatosis）

　　　　结节病（sarcoidosis）

　　其他（others）：

　　　　慢性肾衰竭伴或不伴血液透析（chronic renal failure with or without haemodialysis）

　　　　纤维素性纵隔炎（fibrosing mediastinitis）

　　　　复杂先天性心脏病（complex congenital heart disease）

二、病因和流行病学

关于 PAH 流行病学,迄今没有确切的资料,国外现有的数据主要来源于多中心登记注册研究或大规模临床试验,国内流行病学资料更是匮乏,数据仅限于某家医院 PAH 住院构成比。1998 年全美住院患者的统计资料显示,IPAH 发病率为 30/100 万~50/100 万。各种结缔组织病 PAH 发生率不同,系统性硬化症 PAH 的发生率 16% 左右。先天性体-肺分流疾病 PAH 的发生率约为 13%,门静脉高压 PAH 的发生率为 2.0%~5.0%,人类免疫缺陷病毒(HIV)感染 PAH 的发生率为 0.5%,镰状细胞病 PAH 的发生率为 20%~40%。欧洲的注册研究表明,成人 PAH 的年发病率为 2.4/100 万。PAH 患者中 39.2% 为 IPAH,15.3% 与结缔组织疾病相关,11.3% 与先天性心脏病相关,10.4% 与门静脉高压相关,9.5% 与食欲抑制剂相关,6.2% 与 HIV 感染相关。苏格兰对其肺血管病中心 PAH 患者的住院数据进行统计,发现 PAH 患病率为 52‰,通过金标准诊断程序明确的 PAH 发病率为 25‰。

IPAH 最初被形容为年轻女性的疾病。美国国立卫生研究院的注册研究显示,从 1981—1988 年期间,平均年龄在(36±15)岁的患者中,女性与男性比率为 1.7:1。然而,所有性别及年龄段皆可能患病,目前老年病例日益增多,在美国和欧洲的注册研究报告显示,平均年龄约为 50 岁。虽然老年患者的 PH 大多继发于左心脏疾病或肺部疾病,但 IPAH 在这个年龄群体中确实存在。老年 IPAH 患者男女比例相对平衡(女性:男性为 1.2:1),但诊断时心功能更差、6 分钟步行距离更短(6MWD)、预后更加不良。

在缺乏 PAH 靶向药物的传统治疗时代,IPAH 患者的平均生存期较短,多数 IPAH 患者在出现症状后 2 年左右才明确诊断,而诊断后的自然病程平均不超过 3 年。根据 1987 年美国国立卫生院(NIH)的统计,IPAH 平均生存期仅为 2.8 年,1、3 和 5 年生存率分别为 68%、48% 和 34%。自 20 世纪 90 年代以来 PAH 靶向药物陆续上市,2006 年法国注册登记提示新发 IPAH、家族性 PAH 及阿米雷司相关 PAH 患者 1 年生存率为 89.3%,2010 年法国随访研究结果显示,新发 IPAH、遗传性 PAH 及阿米雷司相关 PAH 患者的 1、2 和 3 年生存率分别达到 89%、68% 和 55%。

我国 PAH 病因分布与西方国家明显不同,我国最常见的病因为先天性心脏病,其次为 IPAH 和结缔组织病相关 PAH,结缔组织病相关 PAH 最常见病因为系统性红斑狼疮和干燥综合征。我国 IPAH 以中青年女性为主,老年患者相对少见。2006 年以前我国没有 PAH 靶向药物,IPAH 和家族性 PAH 的 1、3 和 5 年生存率分别为 68.0%、38.9% 和 20.8%,2007 年以后我国逐步进入靶向药物时代。2011 年我国研究表明,IPAH 的 1、3 年生存率分别为 92.1%、75.1%,基本达到西方发达国家水平。

三、病理

各种 PAH 病理学改变相似,但这些病变在肺血管床中的分布和所占比例不同。

(一)肺动脉病变　　主要见于 IPAH、FPAH 和 AP-AH。主要组织病理学改变包括中膜增生肥厚、内膜增生、外膜增厚及丛样病变(complex lesions)。由于肌性动脉中膜内的平滑肌纤维肥厚、增生及结缔组织基质和弹力纤维增多,肺泡前和泡内肺动脉中膜截面积增加,表现为中膜增厚;内膜增生细胞可呈现成纤维细胞、肌成纤维细胞、平滑肌细胞特征,并表现为向心层状、非向心或向心性非层状增生;外膜增厚较难判断,见于多数 PAH 患者;丛样病变是指局灶性内皮过度分化增生,并伴有肌成纤维细胞、平滑肌细胞、细胞外基质的增生;动脉炎以动脉壁炎细胞浸润和纤维素样坏死为特征,可能与丛样病变有关。

(二)肺静脉病变　　主要见于肺静脉闭塞症。特征表现在以下几个方面:不同直径的肺静脉和肺小静脉出现弥漫性、不同程度的闭塞,可为完全性闭塞或偏心性层状阻塞;肺泡巨噬细胞、肺泡 II 型上皮细胞的胞质及细胞间质中含铁血黄素沉积;毛细血管扩张、突出变形,肺小动脉出现中膜肥厚和内膜纤维化;肺小叶间隔常出现渗出,进一步发展可出现肺间质纤维化。丛样病变和纤维素样动脉炎的改变不见于闭塞性肺静脉病。

(三)肺微血管病变　　也称肺毛细血管瘤。是一种罕见的病理情况。主要表现在以下几个方面:以肺内毛细血管局限性增殖为特征,呈全小叶和部分小叶分布;异常增生的毛细血管可穿过动静脉壁,侵犯肌层,引起管腔狭窄;病变区域可见巨噬细胞和 II 型肺上皮细胞含铁血黄素沉积;肺动脉也可出现明显的肌层肥厚和内膜增生。

四、病理生理和发病机制

PAH 的发生是一个多种因素参与的过程,涉及多种细胞和生物化学路径。肺血管阻力升高的机制包括:血管收缩、肺血管壁闭塞性重塑、炎症反应和血栓形成。PAH 不同发病机制之间的相互作用并不清楚,还有待进一步研究,以便确定引发 PAH 的最先触发点和最好的治疗靶点。

(一)肺血管收缩　　在 PAH 发生早期起主要作用,主要与以下几个因素有关:肺血管平滑肌细胞 K^+ 离子通道表达或功能异常;血管扩张剂和抗增殖物如血管活性肠肽的血浆水平降低;血管内皮功能异常时缩血管物质血栓素 A2(TXA2)和内皮素-1(endothelin-1,ET-1)生成增多,而舒血管物质一氧化氮(NO)和前列环素生成减少。

(二)肺血管重塑　　PAH 随病情进展,出现内皮细胞、平滑肌细胞、成纤维细胞等过度分化增生,并累及血管壁各层,导致闭塞性病变;血管壁外膜细胞外基质产物如胶原、弹力蛋白、纤维结合素及黏胶素增多;血管生成素-1(angiopoietin-1)是肺血管发育的关键细胞因子,PAH 患者其浓度增高,且与病情成正相关。

（三）炎症反应 炎症细胞和血小板在 PAH 的发生中具有重要作用。炎症细胞在 PAH 的病变部位广泛存在，并且伴有促炎症介质明显升高。另外，观察到血小板中的缩血管物质 5-羟色胺（5-HT）的代谢途径在 PAH 时也发生了改变。

（四）原位血栓形成 研究证实 PAH 存在凝血状态异常，在弹性动脉和微循环血管中常可见血栓。在 IPAH 患者反映凝血酶活性的纤维蛋白肽 A 水平及 TXA2 浓度均升高。

（五）遗传机制 研究发现基因突变是部分 PAH 患者最根本的病因，基因检测可从分子水平确诊 PAH。IPAH 和遗传性 PAH 均为单基因常染色体显性遗传，目前已知 9 个致病基因——*BMPR2*、*BMP9*、*ACVRL1*、*ENG*、*SMAD9*、*BMPR1B*、*TBX4*、*CAV1* 和 *KCNK3*，可解释 50%～80% 的遗传性 PAH 和 20%～50% 的遗传性散发型 IPAH 患者的病因。

BMPR2 是最主要的遗传性 PAH 和 IPAH 致病基因。西方人群中 70%～80% 的遗传性 PAH 患者和 20%～40% 的 IPAH 患者携带 *BMPR2* 基因突变。中国人群中 *BMPR2* 突变比例在遗传性 PAH 和 IPAH 分别为 53% 和 15%。*BMPR2* 突变与先天性心脏病相关 PAH 亦紧密相关，先天性心脏病相关 PAH 患者中 *BMPR2* 基因突变率为 7.5%，而先天性心脏病术后 PAH 患者中 *BMPR2* 突变率为 12.3%。*BMPR2* 基因突变的外显率（即致病基因突变携带者最终发生 PAH 的比率）约为 20%，且受性别影响，男性携带者外显率为 14%，女性携带者外显率为 42%，且基因突变与临床表型紧密相关。与不携带突变的患者相比，携带 *BMPR2* 突变的 IPAH/遗传性 PAH 患者发病更早，临床表型更重，预后更差。

遗传性出血性毛细血管扩张症相关 PAH 为单基因常染色体显性遗传，其中 *ACVRL1* 和 *ENG* 是最主要的致病基因，可解释 71% 中国患者的病因。PVOD 和 PCH 为常染色体隐性遗传病，主要由 *EIF2AK4* 基因突变引起。几乎全部的遗传性 PVOD/PCH 及 9%～25% 的散发患者携带 *EIF2AK4* 基因的纯合突变或复合杂合突变。对于临床疑似 *PVOD/PCH*，推荐进行遗传学检测，如检出 *EIF2AK4* 双等位基因突变，可从分子水平确诊 PVOD/PCH。由于基因突变在 PAH 发生发展中发挥重要作用，基因诊断对于患者临床诊断、治疗及患者家属的早期预警非常重要。

除了潜在的遗传缺陷，还发现了一些内皮细胞功能的异常，其中很多有可能是血管损伤的结果。由于 IPAH 女性的发病率较高，许多患者体内可发现独特的白细胞抗原表型和自身免疫性抗体，用免疫抑制剂治疗后 IPAH 病情好转等，提示免疫因素也可能在 IPAH 的发病机制中起重要作用。

血管收缩、血管重塑、原位血栓形成导致了肺血管阻力增加，钾通道表达和功能异常及内皮功能不全与过度的肺血管收缩有关，并且导致了血管舒张因子的缺乏，从而导致肺血管收缩和重塑，PAH 形成。PAH 患者体内可能存在血管舒张因子和收缩因子的失衡、生长抑制因子和促丝分裂因子的失衡及抗栓和促凝因素的失衡。

五、临床表现和诊断

PAH 临床表现缺乏特异性，诊断难度较大。而病理、病因识别技术的提高促进了 PAH 的临床诊断。肺动脉高压的诊断应包括以下四个方面：结合临床表现和危险因素识别可疑的肺动脉高压的患者；对高危或疑诊患者行血流动力学检查，明确是否存在肺动脉高压；对证实肺动脉高压患者进行病因学分析和临床归类；对肺动脉高压进行临床评估和功能评价。

（一）结合临床表现和危险因素，进行初步检查识别可疑的肺动脉高压的患者

1. 临床表现 最常见的症状为进行性活动后气短，以及乏力、晕厥、胸痛、咯血、雷诺现象等，临床上无基础心肺疾病的人出现呼吸困难，或出现不能单纯用心肺疾病来解释的呼吸困难，都应考虑到 PAH 的可能。严重病例会于静息状态下出现呼吸困难症状。出现右心衰竭时可表现为下肢水肿、腹胀、厌食、咯血等，对于后者，支气管动脉栓塞治疗通常是有效的，但以咯血为首发症状时，患者死亡率较高。有些 PH 患者可出现相关疾病的某些症状，如结缔组织病相关的各种皮疹、红斑、关节肿痛等。疾病相关的，如先天性心脏病，HIV，慢性肝脏疾病，左心衰竭或二尖瓣、主动脉瓣瓣膜疾病，慢性肺部、胸廓疾病或睡眠呼吸障碍等，表现出相关疾病的症状或病史。

体征包括左侧胸骨旁抬举感、肺动脉瓣第二心音（P2）亢进、分裂，剑突下心音增强；胸骨左缘第 2 肋间收缩期喷射性杂音，肺动脉明显扩张时，可出现肺动脉瓣关闭不全的舒张早期反流性杂音，即 Graham-Steel 杂音；右心室扩张时，胸骨左缘第 4 肋间闻及三尖瓣全收缩期反流性杂音，吸气时增强。右心衰竭的患者可见颈静脉充盈、肝大、外周水肿、腹水及肢端发冷，可出现中心型发绀。肺部听诊往往正常。

杵状指（趾）通常不是 IPAH 的表现。杵状指（趾）的出现提示需寻找导致肺血管疾病的其他病因：如先天性心脏疾病、肝脏疾病、PVOD 或特发性肺纤维化。

2. 常规检查

（1）心电图：右心室肥厚或负荷过重、以及右心房扩大改变可作为支持肺动脉高压的诊断依据，但心电图对诊断 PH 的敏感性和特异性均不高，不能仅凭心电图正常就排除 PH。

（2）胸部 X 线片：多可发现异常，包括肺门动脉扩张伴远端外围分支纤细（"截断"征）、右心房室扩大。还可排除中、重度肺部疾病及左心疾病所致肺静脉高压。X 线胸片正常不能排除轻度的左心疾病所致或肺静脉闭塞性 PH。

（3）动脉血气分析：动脉血氧分压（PaO_2）通常正常或稍低于正常值，动脉血二氧化碳分压（$PaCO_2$）常因过度通气而降低。

（二）对高危或疑诊患者行血流动力学检查，明确是否存在肺动脉高压

1. 超声心动图 经胸多普勒超声心动图（transthoracic

Doppler-echocardiography,TTE)是一项无创筛查方法,可用于高危患者的早期筛查、早期诊断。可以较清晰地显示心脏各腔室结构变化、各瓣膜运动变化及大血管内血流频谱变化,间接推断肺循环压力的变化。超声心动图能够间接定量测定肺动脉压,目前的指南推荐使用超声心动图评估肺动脉高压的可能性。常用方法包括:三尖瓣反流压差法,通过伯努利方程($4v^2$,v表示三尖瓣反流峰速)计算收缩期右心房室压差,加上右心房压即等于肺动脉收缩压;右心室射血间期法,运用右心室射血前期、右心室射血时间、血流加速时间、血流减速时间等参数,通过建立的回归方程式估测肺动脉压。肺动脉压力增高引起的某些间接征象,包括右心室肥大、肺动脉内径增宽和膨胀性下降、三尖瓣和肺动脉瓣反流等有助于诊断。

超声心动图有助于鉴别诊断和病情评估,可发现左、右心室直径和功能,三尖瓣、肺动脉瓣和二尖瓣的异常,右心室射血分数和左心室充盈情况,下腔静脉直径及心包积液等,还能够直接判断心脏瓣膜和左心室舒缩功能,明确是否存在PVH的因素;还可以评估三尖瓣环收缩期位移(TAPSE)、Tei指数等间接评价右心功能;三维、四维超声心动图可提供更可靠的右心室容量和收缩功能测定结果;TTE有助于左心瓣膜性心脏病和心肌病所致肺静脉高压及先天性体-肺分流性心脏病的确诊;明确分流性先天性心脏病,有助于先天性心脏病的诊断。超声声学造影有助于卵圆孔开放或小的静脉窦型房间隔缺损的诊断。而经食管超声可用于小的房间隔缺损的诊断和缺损大小的确定。

2.右心漂浮导管检查 右心漂浮导管测压是目前临床测定肺动脉压力最为准确的方法,也是评价各种无创性测压方法准确性的"金标准"。除准确测定肺动脉压力外,其在PAH诊断中的作用还包括:①测定肺动脉楔嵌压,提示诊断肺静脉性PAH;②测定心腔内血氧含量,有助于诊断先天性分流性心脏病。如无右心导管资料不能诊断PAH,指南建议,所有拟诊肺动脉高压者均需行右心导管检查以明确诊断、明确病情严重程度及指导治疗。

右心导管可用于证实PAH的存在,评价血流动力学受损的程度、测试肺血管反应性。右心导管检查时应测定的项目包括:心率、右心房压、肺动脉压(收缩压、舒张压、平均压)、肺毛细血管楔嵌压(PCWP)、心排血量(用温度稀释法,但有先天性体-肺循环分流时应采用Fick法)、血压、肺血管阻力(PVR)和体循环阻力、动脉及混合静脉血氧饱和度(如存在体如循环分流,静脉血标本应取上腔静脉血)。PAH的判定标准:静息mPAP≥25mmHg,并且PCWP≤15mmHg,PVR>3mmHg/(L·min)(Wood单位)。

(三)对证实肺动脉高压患者进行病因学分析和临床归类 不同类型PAH治疗原则不同,因此,当明确PAH后还应做出分类诊断。一方面,应仔细询问病史,如有无减肥药物服用史、有无肝脏或心脏基础疾病、结缔组织疾病、血栓危险因素等相应病史;另一方面,各型PAH具有相应不同的临床特点,需要仔细鉴别。如不能明确,应进行相应辅助检查以助进一步分类诊断。

1.血液学检查 血常规、血生化应作为常规检查;血清学检查某些自身抗体如抗Scl-70抗体、抗RNP抗体、抗核抗体(包括抗ds-DNA抗体、抗Sm抗体等)及类风湿因子,对于诊断结缔组织病相关性PAH意义较大,抗核抗体滴度有意义升高和/或有可疑CTD临床征象的患者都应进一步行血清学检查;肝功能与肝炎病毒标记物、甲状腺功能、HIV抗体的检查也可提示门静脉高压、甲状腺疾病及HIV感染相关性PAH的可能;抗磷脂抗体检查,即狼疮抗凝物和抗心磷脂抗体等有助于筛查有无易栓症。右心室负荷过重的PAH患者脑钠肽(BNP)升高,且与右心功能不全严重程度及病死率相关,PAH患者治疗前和治疗后肌钙蛋白升高提示预后不佳。神经内分泌激素如去甲肾上腺素和ET-1血浆水平与生存率相关。

2.肺功能测定 PAH患者一般呈轻度限制性通气障碍和弥散功能障碍,无气道阻塞,肺一氧化碳弥散量(D_LCO)通常是降低的,占预期值的40%~80%,D_LCO极重度下降而不伴严重肺通气功能障碍时,要注意PVOD/PCH可能;如表现为阻塞性通气功能障碍或严重限制性通气功能障碍,多为低氧性PH,提示存在慢性阻塞性肺疾病(COPD)、间质性肺疾病(ILD)等。

3.多导睡眠监测 对伴有打鼾的PAH患者应行多导睡眠监测,以诊断睡眠呼吸障碍引起的低氧性PH。

4.肺通气灌注扫描 如果肺通气灌注扫描表现为不同程度的肺段或肺叶灌注缺损,提示存在诊断慢性栓塞性肺动脉高压(CTEPH),而其他类型的PAH无此表现。PAH患者肺通气/灌注显像结果可完全正常。鉴别CTEPH与IPAH的敏感性和特异性分别高达90%~100%和94%~100%。需注意,肺血管炎、PVOD/PCH同样可见通气/灌注不匹配现象,因此,需要进一步检查。

5.CT检查 包括普通CT、高分辨率CT及CT肺动脉造影,根据不同的临床情况选用。HRCT能发现间质性肺疾病、肺气肿,以及淋巴结疾病、胸膜阴影、胸腔积液。当出现双侧小叶间隔线增厚,小叶中心边界不清的小结节状模糊影,常提示PVOD/PCH。对肺实质性疾病(如COPD、弥漫性间质性肺疾病)的诊断意义重大,此外对肿瘤、纤维纵隔炎等引起的PAH也有较高的诊断价值。如肺灌注显像提示段或亚段肺灌注缺损,而通气正常,即通气/灌注不匹配,应选择行CT肺动脉造影(CTPA)检查,为判定CTEPH的存在及病变程度提供依据。

6.肺动脉造影和磁共振成像 经CTPA仍不能明确诊断的患者,应行肺动脉造影检查。肺动脉造影应作为CTEPH的常规检查,用以判定CTEPH患者能否进行肺动脉血栓内膜剥脱术。

心脏磁共振是目前评价右心大小、形态和功能的"金标准",且具有较高的可重复性。心脏磁共振可无创评估血流动力学状态、估测每搏量、心排血量、肺动脉弹性和右心室质量。心脏磁共振也可用于评价肺动脉高压患者病情严重程度及治疗效果。因此,磁共振成像技术在PAH患者的应用呈增加趋势,且得到指南的推荐。对于超声心动图无法确诊的先天性心脏病患者,心脏磁共振也可提供更多诊断信息。对于疑诊肺动脉阻塞性疾病患者,注射对比剂或无对比剂磁共振肺动脉造影都具有一定诊断价值,尤其适合一些临床特殊情况,如孕妇、肾功能不全或对含碘对比剂过敏患者。不过,心脏磁共振评估右心功能要求技术较高,国内应用尚不成熟。

（四）对肺动脉高压患者进行病情严重程度的评估和动能评价　PAH尤其是PAH严重度的评估对治疗方案的选择及预后判断具有重要意义,最新的研究及指南建议根据临床表现、运动耐量及右心功能及右心导管等综合风险分层评估,以指导治疗,评估主要包括以下几个方面,具体见表26-5-2。

表26-5-2　肺动脉高压的危险评估

预后评估（估计的1年死亡率）	低危<5%	中危5%~10%	高危>10%
右心衰竭的临床表现	无	无	有
症状进展	无	慢	快
晕厥	无	偶发晕厥	反复晕厥
WHO功能分级	Ⅰ、Ⅱ	Ⅲ	Ⅳ
6-MWD	>440m	165~440m	<165m
心肺运动实验	最高氧耗>15ml/（min·kg）（>65%预计值）VE/VCO₂slope<36	最高耗氧11~15ml/（min·kg）（35%~65%预计值）VE/VCO₂slope 36~44.9	最高氧耗<11ml/（min·kg）（<35%预计值）VE/VCO₂slope≥45
血浆NT-proBNP水平	BNP<50ng/L NT-proBNP<300ng/ml	BNP50~300ng/L NT-proBNP 300~1 400ng/ml	BNP>300ng/L NT-proBNP>1 400ng/ml
影像学（超声心动图、心脏磁共振）	右心房面积<18cm² 无心包积液	右心房面积18~26cm² 无或少量心包积液	右心房面积>26cm² 心包积液
血流动力学	RAP<8mmHg CI≥2.5L/（min·m²）混合静脉血氧饱和度>65%	RAP 8~14mmHg CI2.0~2.4L/（min·m²）混合静脉血氧饱和度60%~65%	RAP>14mmHg CI<2.0L/（min·m²）混合静脉血氧饱和度<60%

注:WHO功能分级采用1998年制定的NYHA心功能分级。

1. 肺动脉压力　一般根据静息状态下肺动脉平均压将PAH分为三级,轻度:26~35mmHg;中度:36~45mmHg;重度:>45mmHg,此为PAH的血流动力学分级。

2. 靶器官损害　主要指右心结构和功能的改变。肺动脉压力的增加,右心后负荷加大,出现代偿性右心室肥厚;随病情进展,肺动脉压进一步增加,右心失代偿出现形态学改变即右心房和右心室扩大;最终出现右心衰竭。有无靶器官损害及损害程度与PAH患者预后关系密切,超声心动图及右心导管检查有助于右心功能的判断。

3. 功能分级　参照纽约心脏学会（NYHA）心功能分级标准,即Ⅰ级:体力活动不受限,日常活动不引起过度的呼吸困难、乏力、胸痛或晕厥;Ⅱ级:体力活动轻度受限,休息时无症状,日常活动即可引起呼吸困难、乏力、胸痛或晕厥;Ⅲ级:体力活动明显受限,休息时无症状,轻于日常活动即可引起上述症状;Ⅳ级:不能从事任何体力活动,休息时亦有呼吸困难、乏力等症状及右心衰竭体征,任何体力活动后加重。

4. 运动耐量　运动试验能够客观评估患者的运动耐量,对于判定病情严重程度和治疗效果有重要意义。常用检查包括6分钟步行试验（6-min walk test,6-MWT）和心肺运动试验（cardiopulmonary exercise testing,CPET）。

6-MWT是评价PAH患者活动能力的客观指标,简单易行且经济,结果与NYHA分级负相关,并能预测IPAH患者的预后。6-MWT通常与Borg评分共同评估劳力性呼吸困难的程度。针对IPAH的研究表明6-MWT结果与肺血管阻力显著相关,对IPAH预后的判断具有重要意义。

心肺运动试验（CPET）是在进行标准运动试验的同时对患者的通气和肺气体交换进行监测,用以提供其他的病理生理信息。PAH患者峰值氧耗、最大做功、无氧阈及峰值氧脉搏降低;而代表无效通气的VE/VCO₂斜率增加。峰值氧耗与患者的预后相关。CPET不受主观因素的影响,对患者的功能状态评价更为客观。但是,CPET技术复杂,其结果的准确性与操作者的经验有关,并非所有PAH患者能够完成此项试验。

5. 生物标记物　生物标记物是评估和监测PAH患者的右心室功能和评价预后的无创方法。脑钠肽（brain natriuretic peptide,BNP）由心肌细胞感受到室壁张力的改变后释放,其前体NT-proBNP半衰期长,稳定性强,血浆BNP/NT-proBNP水平可反映右心室功能受损的严重程度,可用于监测疗效和估测预后。血浆NT-proBNP水平升高提示预后差。血浆肌钙蛋白T和I升高是心肌受损的特殊标记物,肌钙蛋白T升高是肺动脉高压患者预后不良的独立预测因子。血清尿酸是外周组织缺血损伤的氧化代谢标记物。高尿酸水平预示 IPAH 患者生存期短。

六、治疗

不同类型 PAH 治疗原则不尽相同,正确认识引起 PAH 的相关疾病,并针对相关疾病进行积极治疗,是治疗疾病相关性 PAH 的首要措施。例如:结缔组织病相关 PAH 应首先使用激素和免疫抑制剂的治疗;药物或毒物所致 PAH 应首先停止使用药物或接触毒物。对于直接影响肺血管功能或结构的 PAH,治疗上以纠正或逆转肺血管改变为主;对于严重的 PAH,可以考虑介入或手术治疗。

(一)一般治疗

1. 活动和旅行　适当调整日常活动,可提高生活质量,减少症状。体力活动强度不应过强。避免在餐后、气温过高及过低情况下进行活动。低氧能够加重 PAH 患者肺血管收缩,尽量避免到海拔 1 500~2 000m 的低压低氧区。尽量避免飞机旅行,如必须乘坐时应吸氧。

2. 预防感染　PAH 易发生肺部感染,肺炎占总死亡原因的 7%,因此应及早诊断、积极治疗。推荐使用流感和肺炎球菌疫苗。采用静脉导管持续给予前列环素的患者,若出现持续发热,应警惕导管相关感染。

3. 避孕、绝经期后激素替代治疗　妊娠和分娩会使患者病情恶化。育龄期妇女应采取适宜方法避孕。若怀孕应及时终止妊娠。若采用激素药物避孕,应考虑到对凝血功能的影响。绝经期妇女是否应采用激素替代治疗,尚不明确。

4. 降低血液黏度　PAH 患者长期处于低氧血症患者(如存在右向左分流)往往出现红细胞增多症,血细胞比容升高。当患者出现头痛,注意力不集中等症状,伴有血细胞比容超过 65% 时,可考虑放血疗法以降低血液黏度,增加血液向组织释放氧的能力。

5. 抗凝治疗　PAH 患者容易发生肺动脉原位血栓形成,加重 PAH,部分患者如慢性血栓栓塞性肺动脉高压、特发性肺动脉高压、可遗传性肺动脉高压及食欲抑制剂相关性肺动脉高压,需要抗凝治疗。常用口服抗凝剂华法林,一般认为国际化标准比值 INR 目标值为 1.5~2.5。但对于门静脉高压相关性肺动脉高压患者,由于消化道出血概率增加,应慎用抗凝药物。影响抗凝剂药效或增加胃肠道出血风险的药物应避免使用。

6. 氧疗　对于各型 PAH 患者,低氧均是加重肺循环压力的一个重要因素,一般认为应给予氧疗以使动脉血氧饱和度达到 90% 以上。

7. 抗心力衰竭治疗　利尿剂一直是治疗心力衰竭(包括右心室衰竭)的主要药物。可消除水肿,减少血容量,减轻右心负荷,改善患者症状,对于存在右心功能不全的患者尤为适用,但应避免过快,以免引起低血压、电解质紊乱及肾功能不全。推荐首先使用襻利尿剂。呋塞米(furosemide)是较常用的襻利尿剂,而托拉塞米(torsemide)疗效更佳、副作用更少。对于肺动脉高压患者常联合使用抗醛固酮药物(如螺内酯)和襻利尿剂。

存在右心功能不全的患者可以小剂量应用洋地黄类药物,但应注意密切监测血药浓度;多巴胺、多巴酚丁胺能够增强心肌收缩,增加肾血流量,增大剂量尚能够维持血压,在晚期 PAH 患者适当应用有利于改善症状。

8. 心理治疗　IPAH 患者发病年龄较早(年龄中位数为 40 岁),因体力活动受限、生活方式打乱,且常受到一些不良预后信息的影响,所以许多患者存在不同程度的焦虑和/或抑郁。应为患者提供足够信息,与家属配合治疗。必要时建议患者接受心理医师的治疗。

(二)药物治疗

各型 PAH 均存在不同程度的肺血管功能或结构性改变。这些血管改变在 IPAH 表现更为明显,近年来,针对 PAH 肺血管功能和结构改变的药物治疗取得了较大进展,常用治疗药物如下,详见第十八章第十节"肺动脉高压的药物治疗"。

1. 钙通道阻滞剂(calcium channel blockers,CCB)　CCB 通过抑制钙离子进入肺血管平滑肌细胞,扩张肺动脉,降低肺血管阻力,可明显降低静息及运动状态下肺动脉压力和阻力。推荐的钙通道阻滞剂包括地尔硫䓬(diltiazem)、氨氯地平(amlodipine)和长效硝苯地平(nifedipine)。目前已明确,仅有少数患者经长期服用 CCB 使生存率得到改善。这部分患者有两个特点,即急性血管反应试验阳性,对长期 CCB 治疗能持续保持反应。

2. 前列环素类药物(prostanoids)　前列环素可能通过以下机制起作用:松弛血管平滑肌、抑制血小板聚集、修复内皮细胞、抑制细胞迁移、增殖而逆转肺血管的重塑、改善肺部对 ET-1 的清除能力、增加肌肉收缩力、增强外周骨骼肌的氧利用、改善运动时的血流动力学情况。前列环素类似物包括静脉用依前列醇、皮下/静脉用曲前列尼尔、口服贝前列素、吸入伊洛前列素等。适用于各种类型的 PAH,包括 IPAH、结缔组织疾病所致 PAH、体-肺分流的先天性心脏病所致 PAH,以及门静脉高压、Gaucher 病、HIV 感染等所致 PAH。

(1)曲前列尼尔(treprostinil):是一种三苯环的前列环素类似物,室温下仍保持稳定,可以采用皮下注射。不良反应与依前列醇类似,皮下注射部位的疼痛常限制剂量增加。

(2)贝前列素钠(sodium beraprost):是第一个化学性质稳定,口服具有活性的前列环素类似物。空腹吸收迅速,口服后 30 分钟血药浓度达峰值,单剂口服的半衰期为 35~40 分钟。

(3)伊洛前列素(iloprost):在我国已批准上市。伊洛前列素性质较稳定,通过吸入方式给药可选择性作用于肺血管,其血浆半衰期为 20~25 分钟,作用时间较短,药物吸入 30~60 分钟后,血流动力学效应基本消失,因此每天需要吸入 6~9 次,初始吸入剂量从 2.5μg 开始(吸入装置中口含器所提供的剂量),根据患者的耐受性可增加到 5μg。不良反应有潮热、头疼、血压降低等。推荐吸入伊洛前列素用于 WHO 功能分级 Ⅲ 或 Ⅳ 级的 PAH 患者,围手术期 PH 危象的预防和治疗。

（4）司来帕格：为前列环素受体激动剂，不是真正意义上的前列环素类药物，为口服剂型，需要逐渐增加药物剂量，进行滴定。常见的不良反应为：头痛、下颌疼痛、脸红、腹泻等，在滴定中要注意观察。

3. 内皮素-1 受体拮抗剂（endothelin-1 antago-nists）　ET-1 是强血管收缩剂，并能刺激肺血管平滑肌细胞增殖。目前在国内已经有多个药物及品种批准上市，如波生坦、安立生坦、马昔腾坦，这些药物通过作用于细胞膜上内皮素受体，从而扩张肺血管，降低肺动脉压力。部分药物有肝功能损害要注意监测，其他不良反应还包括贫血、致畸、睾丸萎缩、男性不育、液体滞留和下肢水肿等。

4. 磷酸二酯酶抑制剂-5（phosphodiesterase-5，PDE-5）　PDE-5 抑制剂可抑制肺血管环磷酸鸟苷（cyclic guanosine monophosphate，cGMP）的降解，使血管平滑肌细胞松弛，抑制细胞增殖，从而降低肺动脉压力、改善血管重构。国内目前常用的是西地那非及他达拉非，目前均未获得批准 PAH 适应证，应用中要注意与患者做好沟通。

5. 一氧化氮（nitric oxide，NO）与L-精氨酸（L-arginine）　NO 是一种血管内皮舒张因子，吸入 NO 可激活肺血管平滑肌细胞内鸟苷酸环化酶，使细胞内环磷酸鸟苷水平增高，游离钙浓度降低，从而选择性扩张肺血管。L-精氨酸为 NO 的前体物质，口服或注射 L-精氨酸可促进 NO 合成。吸入 NO 或应用 L-精氨酸，均能不同程度降低肺动脉压。NO 的长期应用价值尚无充分证据，且国内尚无医用 NO。

6. 可溶性鸟苷酸环化酶激动剂　目前国际上获批的只有利奥西呱（riociguat），其是一种可溶性鸟苷酸环化酶（sGC）刺激剂，可以刺激和增加鸟苷酸环化酶受体对一氧化氮的敏感性，适用于术后持续性/复发性 CTEPH 及不能手术的 CTEPH 及第一类 PAH 的治疗。

7. 急性血管扩张试验（acute vasodilator tes-ting）　PAH 病变早期，血管平滑肌收缩经常存在，对药物治疗反应较好；晚期血管内膜和中层纤维化及血栓形成等限制了血管扩张，对治疗反应不佳，甚至出现矛盾反应。急性血管扩张试验的首要目标就是筛选出可能对口服钙通道阻滞剂治疗有效的患者，并通过试验选择进一步治疗方案。不应根据经验应用 CCB，以免加重患者病情。如 IPAH 患者病情不稳定或合并严重右心衰竭而无法接受钙通道阻滞剂治疗时，则不必进行血管扩张试验。肺静脉高压、低氧性 PAH、栓塞性 PAH 及其他类型 PAH 由于治疗原则不同，无须进行试验；对于合并严重右心衰竭或病情不稳定而无法接受钙通道阻滞剂治疗者，也不必进行试验。

（1）试验药物和方法。①一氧化氮吸入：10~20ppm（1ppm=10⁻⁶）；②静脉应用依前列醇：初始 2ng/（kg·min）持续静脉滴注，以后每 10~15 分钟增加 2ng/（kg·min），一般不超过 12ng/（kg·min）；③静脉应用腺苷：初始 50μg/（kg·min），每 2 分钟增加 50μg/（kg·min），最大不超过 500μg/（kg·min）。用药过程中应用右心导管每 10~15 分钟监测一次血流动力学指标，当发生下列任何一种情况时

中止试验：①肺动脉压下降达到目标值；②体循环收缩压下降 30% 或低于 85mmHg；③心率增加超过 40%；④心率低于 65 次/min 并出现低血压症状；⑤发生不可耐受的头痛、头晕、恶心等不良反应；⑥血管扩张剂已用至最大剂量。

（2）判断标准：血管扩张试验阳性标准为 mPAP 下降 ≥10mmHg，且 mPAP 下降到 ≤40mmHg，同时心排出量增加或保持不变。一般而言，仅有 10%~15% 的 IPAH 患者可达到此标准。有学者认为，采用心脏超声自身对照的方法，在排除操作误差的情况下，也可进行治疗前后的疗效判断，但尚待研究证实。有研究表明急性反应越敏感的患者，预示钙通道阻滞剂长期有效的可能性越大。

急性血管扩张试验阳性患者，选择长期应用 CCB，其生存率能明显提高。目前主张小剂量开始，逐渐加大剂量，心功能不全者慎用。对于 CCB 疗效判定，目前尚无统一的标准，多数资料建议 CCB 治疗过程中监测血流动力学变化，如治疗 12~16 周后，PAH 功能分级达到或维持 I 或 II 级，血流动力学接近正常者为有效，否则应改用其他药物治疗。

8. 治疗策略与联合用药　急性血管反应性试验阴性者，需要靶向药物治疗。治疗上建议根据心功能分级及风险分层选择单药治疗或联合治疗（具体见第十八章第十节"肺动脉高压的药物治疗"）。

恰当的联合用药可增加疗效，减少药物剂量，减轻毒副作用，改善长期预后，目前得到更多的推荐。

（三）介入及手术治疗　介入及手术治疗均建议在有经验的医疗中心实施，以降低操作风险。

1. 房间隔球囊造口术　尽管右向左分流使体动脉血氧饱和度下降，但心房之间的分流可增加体循环血流量，结果氧运输增加。因此，房间隔缺损存在对严重 PAH 者可能有益。此外，心房水平分流能缓解右心房、室压力，减轻右心衰竭的症状和体征。适应证：晚期 NYHA 功能 III、IV 级，反复出现晕厥和/或右心衰竭者；肺移植术前过渡，或其他治疗无效者。

2. 肺移植或心肺联合移植　对于已经接受最完善的内科疗法仍然失败的患者，肺移植是最终选择。根据国际心肺移植协会的建议，推荐考虑移植的 PAH 患者情况包括：在最大药物治疗下长期处于 NYHA 评级 III 级或 IV 级、6 分钟步行距离短或不断下降、静脉依前列腺醇治疗失败、心脏衰竭且心指数小于 2L/（min·m²），以及右心房压力升高（大于 15mmHg）的患者。此外，由于 PVOD 的治疗效果不好，所有该病的患者一旦被确诊，都应建议进行肺移植评估。目前更多实施双肺移植；对于艾森门格综合征及终末期心力衰竭患者，应考虑施行心肺联合移植，对某些复杂缺损及某些室间隔缺损的患者，心肺联合移植存活率更高。

肺动脉高压患者接受肺移植后一年生存率大约是 70%，这一数字低于其他疾病的肺移植患者，部分原因是由于肺移植后短期并发症的发生概率较高。从长远来看，接受肺移植的 PAH 患者的表现与因其他肺疾病接受肺移植的患者一样好，甚至更好。第 1 年生存期后，某些条件下，肺动脉高压患者接受肺移植后可达到平均 10 年的生存期。

七、总结

肺动脉高压是由多种已知或未知原因引起的肺动脉压异常升高的一种病理生理状态，常呈进行性发展，严重影响患者生活质量和预后。PAH 患者主要临床症状表现为进行性活动后气短，临床上无基础心肺疾病的人出现呼吸困难，或出现不能单纯用心肺疾病来解释的呼吸困难，都应考虑到 PAH 的可能。右心漂浮导管测压是诊断 PH 的金标准，超声心动图则适用于高危患者的早期筛查、早期诊断。不同类型 PAH 治疗原则不尽相同，明确引起 PAH 的根本原因，确定其分型并针对相关疾病进行积极治疗，是治疗疾病相关性 PAH 的首要措施。合理用药，适当联合，有指征地进行手术治疗，对改善长期预后有积极作用。

八、前景与展望

近年来，PAH 的分子遗传学、病理学和病理生理学及相对应而制订的 WHO 新分类取得了明显的认识，新的治疗手段对改善预后产生了积极的影响。应该说，国内外的系列研究已经为 PAH 的防治带来了新的希望。我们应该重视和加强包括 PAH 在内的肺循环疾病的基础与临床研究，提高临床医师的认识与认知，正确认识和把握 PAH 的研究现状，充分了解和跟踪 PAH 发展趋势，加强国内的协作研究和国际间的交流与合作，为肺动脉高压的防治事业做出积极贡献。

（刘春丽 翟振国 王辰）

参考文献

[1] McLAUGHLIN VV, ARCHER SL, BADESCH DB, et al. ACCF/AHA 2009 expert consensus document on pulmonary hypertension: a report of the American College of Cardiology Foundation Task Force on Expert Consensus Documents and the American Heart Association: developed in collaboration with the American College of Chest Physicians, American Thoracic Society, Inc., and the Pulmonary Hypertension Association [J]. Circulation, 2009, 119 (16): 2250-2294.

[2] GALIE N, HOEPER MM, HUMBERT M, et al. The Task Force for the Diagnosis and Treatment of Pulmonary Hypertension of the European Society of Cardiology (ESC) and the European Respiratory Society (ERS) endorsed by the International Society of Heart and Lung Transplantation (ISHLT) Guidelines for the diagnosis and treatment of pulmonary hypertension [J]. Eur Respir J, 2009, 34: 1219-1263.

[3] GALIÈ N, HUMBERT M, VACHIERY JL, et al. 2015 ESC/ERS Guidelines for the diagnosis and treatment of pulmonary hypertension [J]. Eur Respir, J 2015, 46 (4): 903-975.

[4] GALIÈ N, MCLAUGHLIN V V, RUBIN L J, et al. An overview of the 6th World Symposium on Pulmonary Hypertension [J]. Eur Respir J, 2019, 53 (1): 1802148.

[5] SIMONNEAU G, MONTANI D, CELERMAJER DS, et al. Haemodynamic definitions and updated clinical classification of pulmonary hypertension [J]. Eur Respir J, 2019, 53 (1): 1801913.

[6] FROST A, BADESCH D, GIBBS JSR, et al. Diagnosis of pulmonary hypertension [J]. Eur Respir J, 2019, 53 (1): 1801904.

[7] MORRELL NW, ALDRED MA, CHUNG WK, et al. Genetics and genomics of pulmonary arterial hypertension [J]. Eur Respir J, 2019, 53 (1): 1801899.

[8] 王辰, 谢万木, 程显声. 应当规范"Pulmonary Hypertension"及其相关术语的中文名词 [J]. 中华医学杂志, 2010, 90 (21): 1443-1445.

[9] 翟振国, 谢万木, 王辰. 肺动脉高压的概念和临床分类 [J]. 中华结核和呼吸杂志, 2007, 30 (9): 651-653.

[10] WANG J, ZHANG C, LIU C, et al. Functional mutations in 5′UTR of the BMPR2 gene identified in Chinese families with pulmonary arterial hypertension [J]. Pulm Circ, 2016, 6 (1): 103-108.

[11] HUMBERT M, GUIGNABERT C, BONNET S, et al. Pathology and pathobiology of pulmonary hypertension: state of the art and research perspectives [J]. Eur Respir J, 2019, 53 (1): 1801887.

[12] 中华医学会心血管病学分会肺血管病学组, 中华心血管病杂志编辑委员会. 中国肺高血压诊断和治疗指南 2018 [J]. 中华心血管病杂志, 2018, 46 (12): 933-962.

[13] GALIÈ N, CHANNICK RN, FRANTZ RP, et al. Risk stratification and medical therapy of pulmonary arterial hypertension [J]. Eur Respir J, 2019, 53 (1): 1801887.

[14] FISHMAN A P. Primary pulmonary arterial hypertension: a look back. J Am Coll Cardiol, 2004, 43 (12 Suppl): 2s-4s.

[15] BADESCH DB, ABMAN SH, AHEARN GS. Medical therapy for pulmonary arterial hypertension: ACCP evidence-based clinical practice guidelines [J]. Chest, 2004, 126 (1 Suppl): 35s-62s.

[16] GALIE N, TORBICKI A. The task force on diagnosis and treatment of pulmonary arterial hypertension of the European society of cardiology. Guidelines on diagnosis and treatment of pulmonary arterial hypertension [J]. Eur Heart J, 2004, 25: 2243-2278.

第六节
肺源性心脏病

一、概述

肺源性心脏病（pulmonary heart disease），也称肺心病（cor pulmonale），由 Paul D. White 医生在 1931 年首次提出。1963 年世界卫生组织将其定义为"由肺部功能和/或结构的异常导致的右心室肥厚，除外左心疾病或先天性心脏病引起的这些改变"。之后其定义逐渐演变为"肺部结构或功能异常导致的右心室扩张"。按疾病发生急缓，可分为急性和慢性肺心病。急性肺心病（acute cor pulmonale）指各种原因，特别是肺栓塞（pulmonary embolism，PE）引起突发肺循环阻力急剧增加而导致右心功能障碍，甚至心力衰竭，主要心脏变化为急性右心室扩张。慢性肺心病（chronic cor pulmonale）则是由于肺动脉压力逐渐升高导致右心室做功增加，而引发的心脏病，主要以右心室肥厚为主，也可伴有右心室扩张。狭义的肺心病多由慢性阻塞性肺疾病（COPD）引起，广义的包括各种原发影响胸廓、肺或肺血管结构的疾病，如肺动脉高压(PH)及肺栓塞等,因此,肺心病的病因十分广泛,累及的人群也十分庞大。需要特别指出,以前教科书所著肺心病章节多侧重于介绍狭义的 COPD 性肺心病,很少涉及全面的肺心病及其处理。本节将重点对肺高血压和右心功能不全的机制、诊断流程、评价和治疗路径做些补充和讨论。

二、流行病学

肺心病患病率无准确流行病学数据,由于无法区分原发病和肺心病对于死亡的影响,肺心病相关的准确死亡率亦难以评估。我国自 1973 年 5 月正式成立全国肺心病研究协作组,1973—1983 年全国普查结果显示肺心病全国平均患病率约为 0.48%。吸烟者比不吸烟者的患病率明显为高,西北地区不吸烟者患病率为 0.27%,吸烟者为 1.46%,而且吸烟时间越长,肺心病患病率越高,吸烟 10 年者患病率 0.9%,11 年以上者为 2.9%。1991 年对 10 万农村人口调查发现肺心病患病率为 4‰,占 ≥15 岁人群的 7‰,占 COPD 人群的 22%,按当时全国总人口计算我国肺心病患者约有 550 万之多。2003 年北京农村地区慢性肺心病占 40 岁以上人口的 1.72%,在 COPD 患者中的患病率为 18.92%,男性多于女性,随着年龄的增加肺心病的发病率增加,70~90 岁者肺心病患病率达到 55.24%。3 项国内老年心力衰竭研究结果提示,肺心病是老年心力衰竭住院患者的常见病因之一,占 7.3%,且随年龄增加而增加,80 岁以上老年心力衰竭住院患者中 14.2% 因肺心病住院。美国约有 8% 的人口患有 COPD,世界多中心研究结果显示 40 岁以上人群 COPD(肺功能 Ⅱ 级以上)患病率为 10.1%,其中男性 11.8%,女性 8.5%。右心室功能障碍在 COPD 患者中很常见,存在肺高血压时更为明显。COPD 患者队列研究发现,30% 的患者超声心动图显示右心室增大,19% 的患者显示肺高血压。在重度 COPD 患者中肺高血压更为常见(33%)。尸检表明,慢性肺部疾病患者中超过 40% 发现肺心病。美国肺心病患者占所有心力衰竭住院患者 10%~30%,其中 COPD 是常见病因,个别报道中比例高达 84%。在 COPD 患者中,约有 5% 患有左心室射血分数保留的心力衰竭(heart failure with preserved ejection fraction,HFpEF),而亚临床舒张性心功能不全可高达 75%。法国一项大型临床研究提示 COPD 患者约有 50% 合并有肺高血压。印度等空气污染较严重的国家,肺心病发生率约为 16%。英国等空气普遍污染的国家,肺心病占所有心力衰竭患者的 30%~40%。通常情况下,在吸烟人群广泛,空气污染严重,慢性支气管炎和肺气肿发病率较高的地区,肺心病患病率也相应升高。男性多于女性,这可能和吸烟者中男性比例较高和男性相对更长时间暴露于空气污染中有关。普通人群中肺高血压患病率约为 97/100 万,部分类型肺高血压可发展至肺心病。

急性肺心病与多种临床疾病的不良转归相关,如肺栓塞、急性呼吸窘迫综合征(acute respiratory distress syndrome,ARDS)。肺栓塞发病率较难统计,因很多肺栓塞患者可无任何症状,有时亦为偶然诊断,甚至部分患者首发表现即为

死亡。在西方国家总人群中肺栓塞年发病率估计为 0.5‰,法国肺栓塞年发病率超过 100 000 例,英格兰和威尔士地区住院患者中每年肺栓塞患者约 65 000 例,而在意大利每年新发生的肺栓塞病例不少 60 000 例。我国急性肺栓塞防治项目对 1997—2008 年全国 60 多家三甲医院的急性肺栓塞患者进行登记注册,16 792 182 例住院患者中共有 18 206 例确诊为急性肺栓塞,发生率为 0.1%。我国虽然没有确切流行病学资料,但肺栓塞是常见病已成共识。肺栓塞引起急性肺心病者并不少见,血流动力学不稳定或稳定的肺栓塞患者均可伴有急性肺心病。有研究报道,急性肺心病在肺栓塞患者中的发生率为 36%,在大面积肺栓塞患者中的发生率 61%。从 20 世纪 80 年代开始,研究者发现急性肺心病可发生于急性呼吸窘迫综合征中,发生率波动在 22%~60%。

三、病因

急性肺心病最常见于急性肺栓塞,还常见于 COPD 相关肺高血压等各类肺高血压急性加重期,此外急性呼吸窘迫综合征和机械通气(主要是指冠脉疾病或严重败血症导致右心室收缩功能受损的患者)也可引起急性肺心病。

慢性肺心病常见于各种类型的肺高血压,包括 PAH、慢性肺病或缺氧导致的肺高血压、慢性血栓栓塞性肺动脉高压(chronic thromboembolic pulmonary hypertension,CTEPH)等,先天性心脏病相关 PAH 和左心疾病相关肺高血压不属于肺心病范畴。根据 2018 年第六届世界肺动脉高压大会目前对肺动脉高压的分类,与肺心病有关的肺动脉高压包括:①第 1 类肺动脉高压(PAH)的部分疾病如特发性 PAH、遗传性 PAH、药物和毒物相关性 PAH,以及相关因素 PAH 包括结缔组织病、HIV 感染、门静脉高压、血吸虫病、肺静脉/肺毛细血管受累 PAH 等;②第 3 类慢性呼吸道疾病和/或缺氧引起的肺动脉高压如(COPD、毛细支气管炎等)、限制性肺疾病(神经肌肉疾病、尘肺、间质性肺纤维化等)、其他混合性限制/阻塞性肺疾病、非肺部疾病所致低氧(中央肺泡通气不足、睡眠呼吸暂停综合征等)、肺发育异常性疾病等;③第 4 类慢性血栓栓塞性肺动脉高压如 CTEPH、其他肺动脉阻塞性病变(肺动脉肉瘤或血管肉瘤、其他恶性肿瘤、非恶性肿瘤、肺血管炎、先天性肺动脉狭窄、寄生虫阻塞)等;④第 5 类多种原因肺动脉高压的部分疾病如血液系统疾病、系统性疾病、慢性肾衰竭、纤维纵隔炎、节段性肺动脉高压等。

四、危险因素

肺栓塞发生急性肺心病的最关键因素是肺动脉阻塞的严重程度,其次是基础心肺疾病。其他如感染、心律失常等。

急性呼吸窘迫综合征发生急性肺心病的常见危险因素为低氧血症、高碳酸血症、贫血、酸中毒、脓毒症、心律失常等。

慢性肺心病急性发作可由多种原因所致,最常见的有气管、支气管感染,主要为病毒、细菌感染。环境、理化因素改变,稳定期治疗不规范等均可导致急性加重。

五、病理

（一）急性肺心病 肺栓塞急性肺心病肺部主要病理表现包括肺动脉内栓子，甚至肺梗死，详见第二十六章第二节"肺血栓栓塞症"。心脏主要表现可有左右心室心肌尤其是心内膜下心肌缺血及坏死。

急性呼吸窘迫综合征急性肺心病的肺血管病理表现为纤维蛋白血栓形成，广泛存在于大、小肺动脉，肺血管阻塞。病变存在时间性，插管后不到 10 天死亡的患者，肺血管阻塞主要是由于血栓合并出血和水肿，而在插管 10 天后死亡的患者，纤维细胞性内膜闭塞致灌注小动脉减少是肺血管床阻塞的原因。长期存活者有广泛的肺血管重塑。

（二）慢性肺心病 慢性肺心病病理表现包括肺部基础病变、肺动脉病变和心脏病变等，肺部基础病变及肺动脉病变详见其他章节。心脏主要表现为心脏重量增加，右心室肥大，室壁增厚，心腔扩大，肺动脉圆锥膨隆，心尖圆钝，心脏顺钟向转位。镜检心肌纤维不同程度的肥大或萎缩性变形，灶性心肌纤维坏死及纤维化，心肌间质水肿。

六、发病机制

成人右心室大体呈三角形，室腔成狭窄新月形，室壁薄，室间隔凸向右心室一面（图 26-6-1），表浅环行肌层，是左心室心肌的连续，环行肌层收缩，右心室游离壁向室间隔收缩，深层肌为纵向肌纤维，收缩期纵向心肌收缩牵拉三尖瓣环朝向心尖运动，右心室缩短。与左心室相比，右心室曲率半径更大，但因其压力较低，极大减低了室壁张力（室壁张力＝[半径×压力]/[2×厚度]）。右心室顺应性较左心室大，心室内压受血容量影响不大，但右心室壁薄，受压力变化影响大，若出现肺循环高血压，右心室则会扩大，最终功能不全。

（一）急性肺心病 急性肺心病是急性右心衰竭的一种形式。正常情况下，右心室每分排出量和左心室每分排出量相等，因肺循环血流阻力小，所以肺动脉压远较主动脉压为低，右心室泵血至低阻力的肺循环。在肺血管阻力（pulmonary vascular resistence，PVR）上升导致后负荷急剧增加的情况下，右心室通过增加收缩期和舒张期体积代偿，如果后负荷明显增加，则右心室收缩功能和室间隔运动受损，导致心排血量下降和急性肺心病。肺循环血流阻力可能是绝对增加（右心室收缩正常，肺血管阻力显著增加）或相对增加（右心室收缩功能降低，肺血管阻力轻度增加）。

急性肺栓塞时肺血管床阻塞程度、基础心肺疾病和神经体液调节是肺心病是否发生的最重要因素。肺血管床面积减少 30%～40%，肺动脉平均压可达 30mmHg 以上，右心室平均压可升高；肺血管床面积减少 40%～50%，肺动脉平均压可达 40mmHg，右心室充盈压升高，心指数下降；肺血管床面积减少 50%～70%，可出现持续性 PAH；肺血管床面积减少大于 85%，可导致猝死。5-羟色胺、缺氧等引起广泛肺小动脉痉挛，增加肺血管阻力和肺动脉压力。肺动脉压力的急剧增加使右心室后负荷增加，进而右心室壁张力增加，导致右心室扩张，右心室扩张后室间隔左移（图 26-6-1），左心回血量减少，左心室舒张受限，心排血量急剧下降，体循环血压下降，冠状动脉供血减少和心肌缺血。另外，右心室壁张力增加也可减少右冠状动脉灌注，右心室心肌氧耗增加，导致心肌缺血，共同影响心功能。

急性呼吸窘迫综合征患者肺心病的发生与呼吸道疾病和机械通气影响肺血管功能相关。急性呼吸窘迫综合征常存在肺微血管阻塞，这种阻塞可由肺血管收缩或肺毛细血管凝结引起。低氧肺血管收缩是一种快速的适应性反应，可降低肺内通气不良部位的血流，改善通气血流比例。然而，由于严重的肺部损伤，在普遍缺氧的状态下，低氧肺血管收缩增加右心室后负荷。此外，内皮型一氧化氮合酶（endothelial nitric oxide synthase，eNOS）、内皮素和前列腺素等血管张力介质的不平衡导致血管收缩。微血管血栓和毛细血管的丧失也使得总肺血管阻力增加。机械通气时不恰当的高气道压使肺泡过度膨胀压迫肺毛细血管床，增加右心室后负荷，而低潮气量和低平台压的肺保护性通气可能导致

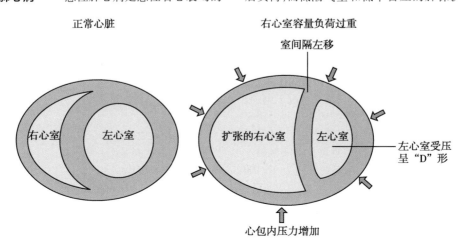

图 26-6-1 正常及右心室容量负荷过重时心室结构

高碳酸血症,使肺动脉压显著增加。另外,过高的潮气量或呼气末正压(positive end expiratory pressure,PEEP)水平致胸膜压增加,这种压力的一部分将被传递到上腔静脉和右心房,导致静脉回流减少,增加右心室前负荷。原发呼吸道疾病和机械通气的不利影响共同作用导致急性肺心病。

(二)慢性肺心病　肺功能和结构改变导致肺高血压是导致肺心病的病理生理学基础(图 26-6-2)。因呼吸及循环系统有很大的代偿能力,所以当肺部有严重病变才能引起持续性肺高血压,使右心负荷增加,导致右心室肥厚、扩大,当超过其代偿能力时即出现右心衰竭。

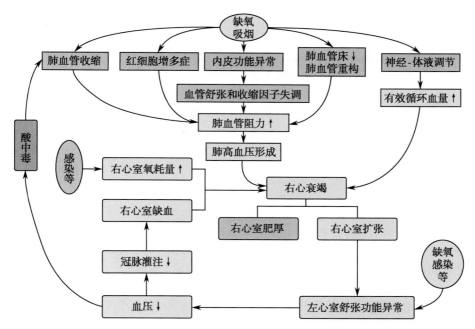

图 26-6-2　慢性肺源性心脏病的病理生理学

1. 呼吸功能改变　多数肺组织或肺动脉及其分支的病变均可影响呼吸功能,使呼吸系统出现阻塞性和/或限制性通气功能障碍,进一步发展至通气血流比例失调出现换气功能障碍,或疾病本身影响换气功能,最终导致低氧血症和高碳酸血症。

2. 肺血管结构及功能改变

(1) 血管床减少:慢性肺部疾病及缺氧性疾病引起的长期低氧状态可导致肺血管内皮细胞增厚,平滑肌肥大;长期反复的肺部炎症累及肺小动脉,引起管壁炎,使管壁增厚、狭窄和纤维化和闭塞;肺气肿致肺泡内压升高,压迫肺毛细血管使管腔狭窄或闭塞,肺泡间隔破裂融合成肺大疱,使毛细血管网毁损;原发性肺血管疾病,如肺血管炎、特发性 PAH 等侵及血管壁,使之痉挛、增厚、纤维化,均可使血管床减少。

(2) 肺血管收缩:缺氧是引起肺动脉痉挛的主要原因。低氧作用于肺血管平滑肌细胞膜上的离子通道,引起钙内流增加和钾通道活性阻滞,肌肉兴奋-收缩耦联效应增强;低氧刺激血管内皮细胞,使内皮衍生的收缩因子如内皮素-1合成增加而内皮衍生的舒张因子如一氧化氮和前列环素产生和释放减少;低氧刺激主动脉体和颈动脉窦化学感受器,使交感神经兴奋,儿茶酚胺分泌增加;缺氧后无氧代谢造成酸中毒,酸中毒状态下肺动脉对缺氧更为敏感。

(3) 肺血管重构:缺氧性 PAH 肺血管改变主要表现在小于 60μm 的无肌层肺小动脉出现明显肌层,大于 60μm 的肺小动脉中层增厚,内膜纤维增生,内膜下出现纵行肌束,

以及弹力纤维和胶原纤维性基质增多,使血管变硬,阻力增加。长期持续性肺血管痉挛可使肌层小动脉增厚、内膜灶性坏死、纤维增生,血管狭窄;内皮功能受损,舒张因子如一氧化氮和前列环素下降,收缩和促增殖因子如血栓素 A2 和内皮素-1 过度表达,使血管紧张度上调,促进包括内皮细胞、平滑肌细胞及成纤维细胞的过度增殖;缺氧本身可增加肺血管内皮生长释放因子的分泌和成纤维细胞分泌的转化生长因子 β 的表达,使血管平滑肌细胞和肺动脉外膜成纤维细胞增殖。

(4) 血黏度增加:慢性缺氧,导致红细胞生成素分泌增加,继发性红细胞生成增多,血液黏稠度增加。当血细胞比容大于 55%~60%时血黏度明显升高。

(5) 血容量增加:缺氧和高碳酸血症使交感神经兴奋,肾小管收缩,肾血流量减少,水钠潴留,导致血容量增加。

(6) 肺高血压形成:肺血管床减少,肺动脉痉挛与血管重构,血黏度增加,血容量增加及肺微动脉原位血栓形成等,均可引起肺血管阻力增高,肺动脉压力增高。长期肺循环阻力增加,可使小动脉中层进一步增生肥厚,加重肺高血压,造成恶性循环。

3. 右心功能不全及右心衰竭

(1) 右心负荷增加:慢性肺心病前负荷增加的主要原因为长期组织缺氧引起心排血量代偿性增加和慢性缺氧导致血容量增多,而后负荷增加的主要原因是肺动脉压力增高和血黏度增加,由于右心对压力比容量耐受差,后负荷增

加往往先于前负荷。肺血管阻力和肺动脉压力增高引起右心室代偿性肥厚。肺高血压早期，右心室代偿能力尚可，舒张末压仍正常。随着疾病进展，特别是急性加重期，肺动脉压持续升高，超过右心室代偿能力，右心排血量下降，收缩末期残留血量增加，舒张末压增高，导致右心室扩大和心力衰竭。引发 PAH 右心室从适应状态到适应不良状态的转变机制尚未完全明了，可能的机制：①遗传因素。骨形成蛋白Ⅱ型受体（bone morphogenetic protein type Ⅱ receptor，BMPR2）基因是 PAH 最常见的致病基因。在相同后负荷状态下，骨形成蛋白Ⅱ型受体基因突变者的右心室射血分数（right ventricular ejection frac-tion，RVEF）在 PAH 靶向治疗前和治疗后均低于不携带骨形成蛋白Ⅱ型受体基因突变者。骨形成蛋白Ⅱ型受体基因突变者在确诊 PAH 时已有严重右心室功能不全，生存率显著降低。②神经激素过度激活。长期压力负荷下，神经激素系统被激活，尤其是交感神经和肾素血管紧张素醛固酮系统（renin-angiotensin-aldoste-rone system，RAAS）。虽然在短期内通过增强心室收缩和心室肥厚来维持心脏输出，但自主神经失调可能是 PAH 右心室适应状态向右心功能不全过渡的关键因素。研究发现，PAH 患者的 β_1 肾上腺素受体密度降低；缺氧与肺动脉结扎 PAH 模型中肾上腺素受体的 mRNA 和蛋白表达下调，使得通过去甲肾上腺素与 β_1 肾上腺素受体结合激活的蛋白质激酶 A 下降，导致参与钙处理和肌丝功能的肌联蛋白蛋白质激酶 A 介导磷酸化减少，肌联蛋白低磷酸化引起间质纤维化、血管周围纤维化及心肌细胞硬化，右心室舒张硬化增加。回顾性小样本研究提示，β 受体拮抗剂倾向改善 PAH 患者右心功能。肾素血管紧张素醛固酮系统抑制剂影响右心室适应性，去神经化治疗（影响交感神经和肾素血管紧张素醛固酮系统系统）不仅改善血流动力学，而且降低右心室纤维化和舒张硬化，提示肾素血管紧张素醛固酮系统激活对右心室的影响。③右心室缺血。PAH 右心室适应状态向右心功能不全过渡的标志是毛细血管稀疏。心肌毛细血管的丢失和剩余毛细血管完整性的丧失导致右心室微血管功能障碍、细胞凋亡和炎症。体循环低血压、高右心室压力和心肌收缩压迫致右冠状动脉血流量减少也是引起 PAH 患者右心室缺血的因素。肺高血压患者的右心室肥厚是可逆的。肺移植患者在移植后右心室大小和质量可以恢复正常，但右心室内在功能是否恢复有待进一步研究。

（2）右心室储血及泵血功能受损：右心室前负荷过重，心室扩张是主要代偿机制；后负荷过重，心肌肥厚是主要代偿机制；右心负荷增加，心肌耗氧量增多，而右心功能不全亦影响左心排血量，降低右冠状动脉灌注压，减少冠状动脉血流量，影响右心室储血和泵血功能，加重右心功能不全。PAH 不仅导致右心室重构改变，降低右心室收缩功能，亦引起右心室心肌收缩的不同步性。此外，酸中毒增加心肌代谢耗能，影响心肌收缩力；反复慢性肺部感染，细菌毒素侵犯心肌，引起心肌炎，甚至发生心肌病，均可能影响右心室功能。

4. 左心受累　尸检证明，慢性肺心病伴左心室肥大者占 62.6%。缺氧、高碳酸血症、肺部感染引起心肌损害；血容量增加及支气管分流增加左心室负担及老年人合并动脉

粥样硬化影响心肌氧供等均可使左心功能受损。肺高血压时，左右心室主要通过五个方面相互作用：①同在一个循环系统，右心室压力负荷增加，回心血量减少，左心室相对充盈不足。②心包的限制：右心室扩大，左心室扩大受限，影响左心室舒张功能。③室间隔的作用：左右心室共同占有室间隔。右心室收缩期负荷增加导致收缩末期左心室构型异常，室间隔左移、变平，甚至翻转，于收缩末期压迫左心室，导致左心室等容舒张时间延长及早期充盈变为晚期充盈。肺血管阻力增加，致使右心室搏出量减少，左心室前负荷下降，加之室间隔向左侧移位，舒张早期左心室容量即减少，进一步使左心室充盈时间受损，特别是快速充盈时间，左心室充盈受损导致左心室泵血功能降低，舒张末容量降低。左心室舒张充盈受损，最终导致左心房压增加。左心功能不全引起肺静脉压力升高，肺动脉压力升高，进一步加重右心功能不全。正常负荷情况下，右心室收缩对左心室泵功能的直接作用很小。④心脏扭转运动：心脏的运动包括纵向运动、径向运动、扭转运动。左心室扭转运动是心脏三维空间形变的一个重要组成部分，是指心尖部相对于基底部的旋转运动，在左心室收缩期射血及舒张早期充盈中起重要作用。心室收缩功能的实现，不仅依靠心肌收缩缩短，还有赖于扭转运动。右心室压力负荷增加，室间隔平直或凸向左心侧，左心室构型改变，宏观上，短轴面右心室由新月形变为圆形，心室由 O 形变为 D 形（见图 26-6-1），左心室舒张末容积变小，微观上，左心室心肌降段与升段纤维的交叉角度发生异常，双螺旋结构的稳定性受到破坏，导致泵功能损伤。超声影像可见肺高血压患者的左心室基底段旋转明显变差。⑤心室同步化：正常情况下，左右心室产生几乎同步的机械收缩效应。肺高血压时右心室心肌收缩不同步，由于左、右心室是一个连续的整体，具有共同的室间隔和心包，必然对左心室的同步化产生影响。

5. 多脏器损害　肺心病及肺部基础疾病引起低灌注、感染、炎症、免疫反应及氧化应激等可引起全身器官损害，最后导致多脏器衰竭。

七、临床表现

（一）急性肺心病

1. 症状　大块肺栓塞或急性呼吸窘迫综合征导致右心室后负荷急剧增加时，患者可表现为呼吸困难、气促、咳嗽、咯血，心悸、胸痛、濒死感，烦躁不安、惊恐，大汗淋漓、四肢厥冷，晕厥，甚至休克。严重者因严重心律失常而死亡，故猝死一大重要原因为急性肺心病。

2. 体征　心动过速，血压下降。可伴发热，多为低热。颈静脉充盈或异常搏动。肺大面积梗死区域叩诊浊音，呼吸音减弱或伴有湿啰音。如病变累及胸膜可出现胸膜摩擦音或胸腔积液。心浊音界扩大，胸骨左缘第 2~3 肋间肺动脉区浊音增宽，搏动增强。肺动脉瓣区第 2 音亢进或分裂，并可闻及收缩期和舒张期杂音。三尖瓣区可闻及收缩期杂音。右心衰竭时，可有颈静脉怒张，肝大并伴疼痛、压痛，急性期一般不伴明显下肢水肿。

（二）慢性肺心病 本病发展缓慢,临床上除原有肺、胸疾病的症状和体征外,主要是逐步出现的心肺功能不全及其他器官受累的征象,往往为急性发作期与缓解期交替出现,急性次数发作越多,心肺功能损害越重。

1. 功能代偿期 此期心功能代偿一般良好,肺功能处于部分代偿阶段,患者常有慢性咳嗽、咳痰和喘息,活动即感心悸、气短、乏力和劳动耐力下降。胸痛可能与右心缺血或炎症波及胸膜有关。咯血少见。体征主要为不同程度的发绀和肺气肿体征,如桶状胸、肺部听诊过清音、肺下界下移,听诊普遍性呼吸音减低,常可听到干、湿啰音。右心室虽扩大,但心界因肺气肿不易叩出。心音遥远,第2心音亢进,提示肺高血压。剑突下及心脏收缩期搏动,三尖瓣区闻及收缩期杂音,提示有右心室肥厚和扩大。部分患者因肺气肿胸膜腔内压升高,阻碍腔静脉回流,出现颈静脉充盈,又因膈肌下降,肝下缘可在肋缘触及,但此时多无静脉压升高,肝脏并非淤血,前后径并不增大,且无压痛。

2. 功能失代偿期

（1）呼吸衰竭:急性呼吸道感染是常见诱因。由于通气和换气功能进一步减退,此期主要表现与缺氧和二氧化碳（carbon dioxide，CO_2）潴留相关。呼吸困难加重,发绀明显,常有头痛,夜间为甚。中、重度呼吸衰竭时可有轻重不等的肺性脑病表现（详见第四十章"呼吸衰竭"）。高碳酸血症时周围血管扩张,儿茶酚胺分泌亢进,出现皮肤潮红、多汗。

（2）心力衰竭:以右心衰竭为主,患者心悸、气促更明显,发绀更严重,伴食欲不振、腹胀、恶心等。颈静脉怒张,肝大并有压痛。肝颈静脉回流征阳性,并可出现腹水及下肢水肿。心率增快,可出现心律失常,剑突下常可闻及全收缩期反流性杂音,响度取决于室-房间压差,吸气时增强。随着右心室扩大,心脏顺钟向转位,三尖瓣左移,杂音也向左移,范围扩大,甚至出现由三尖瓣相对性狭窄引起的舒张中期杂音。严重者在胸骨左缘三尖瓣区可出现舒张期奔马律。右心性第4心音和第3心音分别表示右心室顺应性下降和右心功能不全。当心力衰竭控制后,心界可回缩,杂音可减轻或消失。严重者可出现肺水肿及全心衰竭体征。

八、辅助检查

（一）急性肺心病

1. 血液检查 右心室压力负荷增加后心肌拉伸,引起脑钠尿肽（brain natriuretic peptide，BNP）或N末端脑钠尿肽前体（N terminal pro-brain natriuretic peptide，NT-proBNP）的分泌,此二者血浆浓度反映了右心功能不全和血流动力学损害的程度,需反复监测。若浓度不断升高,提示心力衰竭加重,预后差;若治疗后浓度逐渐下降,表明治疗有效,预后好。肺栓塞可致右心室心肌梗死,此时可出现肌钙蛋白I或T升高,故肺栓塞患者需筛查肌钙蛋白水平。

2. 心电图检查 急性右心劳损常见的典型改变有:①心律失常（窦性心动过速、心房扑动、心房颤动、房性心动过速及房性期前收缩等）。房性心律失常,特别是心房颤动

和心房扑动也常见于急性肺栓塞,可能由右心房扩大引起。②非特异性ST、T改变,右胸导联T波倒置,多呈对称性。T波倒置的机制尚不清楚,有人认为是由于迅速增加的右心室压力超负荷、右心室扩张引起的急性肺心病,导致严重的右心室缺血或儿茶酚胺-组织胺引起的心肌缺血所致;也有人认为是左束支传导阻滞引起的心脏记忆现象,或心外膜与心肌M区和心内膜与心肌M区间相反压力阶差（跨室壁复极离散度）所造成。③$S_1Q_3T_3$、S_1Q_3或Q_3T_3型,肺栓塞特征性心电图改变,反映急性右心室扩张,其发生率为15%～25%。④右束支传导阻滞（完全性、不完全性）或近似不完全性右束支传导阻滞图形。与肺栓塞有关的右束支传导阻滞经常是一过性的,随右心血流动力学好转而消失,也可持续数月以上。

3. 超声心动图 肺栓塞患者超声心动图可正常,但若出现急性肺心病,超声心动图敏感性较高。右心室压力负荷增加后,超声心动图可有相关征象,如右心室壁局部运动幅度下降,右心室和/或右心房扩大,三尖瓣反流速度增快、反流量增加,室间隔左移运动异常,肺动脉干增宽,也可有卵圆孔开放。另外,也可见右心房或右心室游离血栓,此时再次栓塞甚至死亡风险高。超声心动图亦有助于鉴别诊断,排除急性心肌梗死和心包疾病。右心室除评估大小外,还可用三尖瓣环收缩期位移（tricuspid annular plane systolic excursion，TAPSE）和Tei指数（即心肌做功指数）评价右心室收缩功能,这些指标为肺心病常规需监测的内容。超声心动图包括经胸超声心动图和经食管超声心动图两种方法。经胸超声心动图是无创的,可以在大多数病例中提供可靠的信息。当经胸超声心动图受到回声反射差的限制时,可以使用经食管超声心动图。与经胸超声心动图相比,经食管超声心动图可以更准确地发现急性肺心病。在急性呼吸窘迫综合征中,可通过比较右心室舒张期末面积（right ventricular end-diastolic area，RVEDA）和左心室舒张期末面积（left ventricular end-diastolic area，LVEDA）评估右心室大小。当0.6<右心室舒张期末面积/左心室舒张期末面积<1时,提示中度右心室扩张,而>1时则提示重度右心室扩张。

（二）慢性肺心病

1. 血液检查 同急性肺心病,脑钠尿肽和N末端脑钠尿肽前体可作为慢性肺心病长期监测指标以评估慢性右心衰竭情况,但应考虑到年龄、急性冠脉综合征、肺栓塞、房颤等其他可能导致其增高的因素。慢性肺心病肌钙蛋白增高提示明显心肌损伤,病情较重,但须与左心疾病相鉴别。

2. 心电图检查 心电图发现右心室肥大特异性高但敏感性较低,仅有25%～40%。心电图（图26-6-3）常表现为心电轴右偏,P波高尖（Ⅱ、Ⅲ、aVF导联P波>0.25mV），V_1导联R/S>1，V_6导联R/S<1,胸导联T波倒置、双向或低平,以及完全性或不完全性右束支传导阻滞等。急性发作期缺氧、酸中毒、电解质紊乱可引起ST-T段改变及心律失常,但诱因解除、病情缓解后常可恢复。多数COPD患者致肺高血压程度相对较轻,且胸腔过度充气往往导致心电图低电压,心电图的异常表现少于PAH患者。

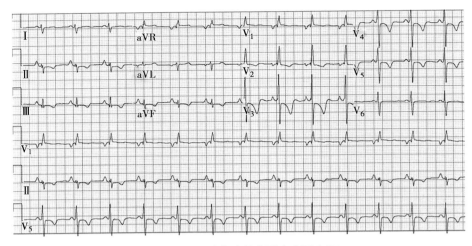

图 26-6-3　肺心病的典型心电图表现

V₁ 导联 R/S>1，V₆ 导联 R/S<1；心电轴右偏；Ⅱ、Ⅲ、aVF 肺性 P 波；右束支传导阻滞
（宽 QRS 波，V₁ 导联 RsR1 波型，V₆ 导联 S 波切迹）。

3. X 线胸片　早期肺心病患者心脏大小可能正常，但随着疾病进展，心脏会顺钟向旋转，主动脉结变小。右前斜位 X 线片可见右心室向前向左扩张，胸骨前间隙变小。后前位 X 线胸片显示右心室扩大构成左心缘大部分，导致左心室向后移位，心胸比增大，肺门增大，主肺动脉及其分支扩张，右下肺动脉干和左肺动脉干增粗（直径分别大于 16mm 和 8mm），伴外周肺血管稀疏（"截断现象"）（图 26-6-4）。同时可见肺部原发疾病的表现。一般无肺水肿表现，除非合并左心衰竭。

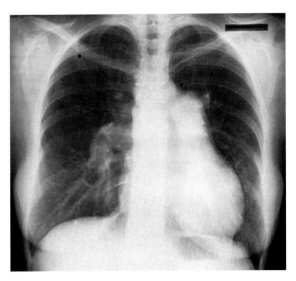

图 26-6-4　肺心病 X 线胸片表现

4. 肺功能检测和动脉血气分析　肺心病患者肺功能和动脉血气多为异常，不同病因表现不同。PAH 患者表现为弥散功能障碍和轻到中度肺容积减少，动脉血氧分压正常或轻度降低，二氧化碳分压通常降低。COPD 所致肺高血压，肺功能和动脉血气表现为残气量增加，弥散功能减低，二氧化碳分压正常、降低或升高（详见第九章第一节"血气

分析"和第十二章"肺功能检查"）。

5. 超声心动图　多普勒超声心动图技术是目前评价右心功能最常用的方法，操作简单安全。M 型超声心动图可以检测三尖瓣环收缩期位移，反映右心室纵向收缩功能，一般认为三尖瓣环收缩期位移>15mm 提示右心室收缩功能正常，<8mm 常伴有严重的右心功能障碍。二维超声心动图无法直接评估右心功能，但可通过右心房大小、右心室内径、右心室面积变化分数（right ventricular fractional area change，RVFAC）、三尖瓣环收缩期位移、Tei 指数及有无心包积液等间接评价，肺心病患者常表现为右心房和右心室增大，左心室内径正常或受压呈 D 形，右心室壁增厚，肺动脉增宽，右心室面积变化分数减小。右心室面积变化分数在一定程度上反映右心室整体收缩功能，右心室内径及右心室内径/左心室内径比可以反映右心室扩张程度，从而间接反映右心室功能。脉冲多普勒技术可以检测右心室做功指数（right ventricular myocardial performance index，RVMPI），即右心室等容收缩期与等容舒张期之和与心室射血时间的比值，反映右心室收缩和舒张整体功能，但该指标易受检测方法和血流动力学的影响。组织多普勒技术可在同一心动周期中测定等容收缩期与等容舒张期，提高右心室做功指数测量的准确性和重复性。组织多普勒技术可测定反映右心室收缩功能的右心室应变及应变率、反映右心室自身收缩功能且不受血流动力学影响的右心室等容收缩期加速度。组织多普勒技术不依赖心室的几何形状，可以更好地观察心肌的运动状态，可以准确检测反映右心室纵向收缩功能的三尖瓣环收缩峰值运动速度。三维超声心动图技术克服了传统二维超声心动图受右心室几何形状限制的缺点，可以观察右心室的立体结构和右心室射血分数，心功能早期受累时，主要是心室的舒张末期压力与容积增加，而每搏量与射血分数下降，心率代偿性加快，心排血量保持不变，只有当心功能进一步受损时，射血分数显著降低，心排血量下降。斑点示踪技术可以观察右心室局部和整体的运动状态，评

价右心室应变及应变率。

6. 右心导管检查　右心导管术（right heart catheterization，RHC）是确诊肺高血压和评估肺循环血流动力学指标的金标准，也是临床上分析病情轻重，判断疗效的重要方法，PAH 患者均需接受右心导管术检查，但慢性肺部疾病或缺氧相关肺高血压患者非必需。只有静息状态下肺动脉平均压≥25mmHg 才可诊断肺高血压。对于 PAH 患者，在右心导管检查过程中还可进行急性肺血管扩张试验，以筛选出少部分可长期使用钙通道阻滞剂治疗的肺血管扩张试验阳性患者，阴性者使用钙通道阻滞剂无益。肺心病患者在疾病早期，肺血管阻力和肺动脉压力逐渐升高，心排血量轻度下降，但右心室功能仍处于代偿状态；而疾病晚期，右心室收缩功能失代偿，心排血量显著降低使得肺动脉压力反而会降低（图 26-6-5）。肺心病患者血流动力学受损程度和原发疾病密切相关，如特发性 PAH 通常肺动脉平均压较高，而 COPD 等慢性肺病所致肺心病在心排血量正常情况下，肺动脉平均压通常在 25~35mmHg。在静息状态下，右心导管测得肺动脉平均压≥25mmHg，肺动脉楔压≤15mmHg，肺血管阻力>3Wood 单位可诊断为 PAH；缺氧和慢性肺疾病所致肺动脉平均压≥25mmHg，同时肺动脉楔压≤15mmHg 即可诊断为肺高血压。

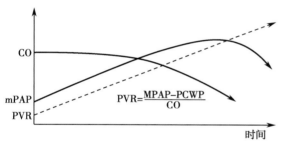

图 26-6-5　肺心病病程中血流动力学变化趋势

7. 胸部 CT 和肺动脉造影　胸部 CT 对肺心病诊断和鉴别诊断均有重要价值。慢性肺心病 CT 下可见右心室扩大，室间隔变平；肺动脉直径增加，外周肺血管变细（图 26-6-

6）。当肺动脉平均直径大于 29mm，肺动脉与同层面升主动脉直径比大于 1，且有 3 个或 4 个肺段动脉与伴行支气管横径之比大于等于 1，需高度怀疑肺高血压。此外，肺窗 CT 图像可观察肺实质病变，如磨玻璃影、马赛克征、片状阴影、肺内结节等；纵隔窗 CT 图像可分析肺门淋巴结增大、测量肺动脉和主动脉直径、右心室扩大程度、室间隔位置、肺动脉狭窄、肺动脉血栓等，明确肺心病病因及疾病严重程度（详见第十章"呼吸系统疾病的影像学检查与诊断"）。肺动脉增强 CT 和肺动脉造影术可清晰呈现典型 CTEPH 的影像学特点，如单侧肺动脉闭塞，肺动脉管壁粗糙不规则，在确定患者能否行外科手术治疗上很有价值。

8. 心脏磁共振成像（cardiac magnetic resonance，CMR）　心脏磁共振成像常被作为评估右心室结构和功能的参考标准，可以用于肺高血压患者的病情评价、药物疗效和预后的评价。心脏磁共振成像心脏基本形态扫描，肺动脉高压患者多表现为进行性右心房、右心室扩大及肺动脉增宽，心室中部右心室与左心室直径比值多大于 1，扩大的右心室使得室间隔向左偏移，在短轴切面，左心室呈 D 形，右心室由新月形变为圆形。心脏磁共振成像电影序列技术可以获得右心室质量，定量分析心肌的肥厚程度；可准确检测右心室收缩末期容积和右心室舒张末期容积及右心室射血分数。心肌灌注延迟扫描技术可以发现可能与心功能相关的延迟显像的心肌范围，心肌磁共振标测技术可追踪心肌的运动，评价心脏整体和局部的收缩和舒张功能。

9. 放射性核素显像技术　具有无创、可将解剖与功能相结合等优点，可以用于病因、药物疗效和预后的评价。肺通气显像可见中央气道内的发射性沉积增多，呈不规则分布的"热点"，末梢肺实质内的放射性分布量减少，且不均匀，呈散在的减低区或缺损区，肺灌注显像表现为肺尖部的血流灌注明显高于肺下部。心肌血池显像可以较准确的评估右心室射血分数，右心室射血分数的正常值为 45%±5.0%。心肌代谢显像表现为肺高血压患者左心室及右心室游离壁氟代脱氧葡萄糖标化摄取比值增高，可以用于评价药物疗效。

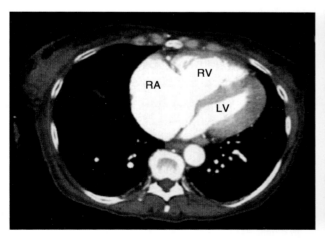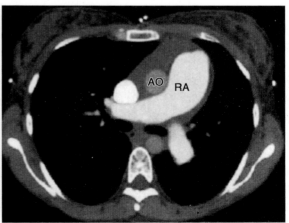

图 26-6-6　肺心病胸部 CT 表现

AO：主动脉；LV：左心室；RA：右心房；RV：右心室。

10. 心肺运动试验（cardiopulmonary exercise testing，CPET）　心肺运动试验为评估慢性肺心病患者心肺功能储备的一项重要检查，既可用于评估患者运动耐力和疾病严重程度，也可用于检测药物疗效，亦有一定预后预测价值。由于血流动力学的压力和心排量随着心脏衰竭程度的加重，会表现出失代偿，即非常严重的患者其压力反而有所下降（而非继续递增）；而心肺运动试验最大摄氧量和二氧化碳通气当量等多项关键指标可与右心衰竭疾病严重程度呈现良好地相关性，均无代偿和失代偿的反向变化趋势，因此优于传统的心血管功能测定，为病情评估和临床诊断提供客观的参考依据。

11. 其他　血氧检测和多导睡眠监测可以用于怀疑睡眠呼吸暂停低通气综合征患者；免疫学检查如抗核抗体、抗心磷脂抗体、狼疮抗凝物等有助于明确患者是否是结缔组织相关 PAH；病程急剧变化者应该行甲状腺功能检查。光学相干断层成像（optical coherence tomography，OCT）是目前评价肺血管病变的重要方法，可以较早发现肺血管重构的早期征象，亦可用于指导 CTEPH 的介入治疗。

九、诊断

肺心病的诊断包含 4 个要素：①病因可能是肺部疾病包括肺血管异常，或胸廓疾病，或中枢性通气不足；②心脏扩大局限在右心室，可能是扩张、肥厚或两者兼有；③肺高血压是必要条件，右心室扩张或肥厚主要取决于肺高血压的程度和持续时间；④除外获得性左心疾病及先天性心脏病。

急性肺心病基础疾病为急性肺栓塞、急性呼吸窘迫综合征、机械通气、COPD 相关肺高血压等各类急性加重等，可引起肺动脉压力急剧升高，并除外左心疾病及先天性心脏病。超声心动图可见右心室扩张和/或右/左心室舒张末期直径比值增加，肺动脉收缩压升高，右心室游离壁运动减弱，三尖瓣环收缩期位移减少；CT 肺动脉造影（四腔心切面）示右/左心室舒张末直径比值增加；右心导管检查符合肺高血压诊断标准。急性肺心病没有特异性生化标志物，但某些标志物可协助诊断，包括上文提到的脑钠尿肽、N 末端脑钠尿肽前体、肌钙蛋白等。右心导管、经胸或经食管超声心动图为诊断急性肺心病最可靠的方法，亦可监测治疗效果。超声心动图诊断急性呼吸窘迫综合征急性肺心病的标准为右心室舒张期末面积/左心室舒张期末面积>0.6 并且存在收缩期末室间隔矛盾运动。心脏磁共振成像对于评估右心功能特异性最高，但在急性肺心病时难以实现。故结合患者病史、相关血清标志物和超声心动图可诊断急性肺心病，有条件可行右心导管以确诊和监测疗效。

慢性肺心病诊断参考 1980 年全国第三次肺心病专业会议制订的诊断标准。标准中的（四）（五）（六）项有条件的单位可作诊断参考。该标准在高原地区仅供参考。超声心动图新技术、放射性核素显像、心脏磁共振可帮助评估右心功能，监测治疗效果，判断预后。

（一）基础疾病　为肺胸疾病或肺血管病变，根据病史、体征、心电图、X 线片，并可参考放射性核素、超声心动图、心电向量图、肺功能或其他检查判定。

（二）右心功能不全　主要表现为颈静脉怒张、肝肿大压痛、肝颈静脉反流征阳性、下肢水肿及静脉压增高等。

（三）肺动脉高压、右心室增大的诊断依据

1. 体征　剑突下出现收缩期搏动、肺动脉瓣区第 2 心音亢进。三尖瓣区心音较心尖部明显增强或出现收缩期杂音。

2. X 线诊断标准

（1）右肺下动脉干扩张：①横径≥15mm；②右肺下动脉横径与气管横径比值≥1.07；③经动态观察较原右下肺动脉干增宽 2mm 以上。

（2）肺动脉段中度凸出或其高度≥3mm。

（3）中心肺动脉扩张和外周分支纤细，两者形成鲜明对比。

（4）动脉圆锥部显著凸出（右前斜位 45°）或"锥高"≥7mm。

（5）右心室增大（结合不同体位判断）。

具有上述 5 项中的 1 项可诊断。

3. 心电图诊断标准

主要条件：

（1）额面平均 QRS 电轴≥+90°。

（2）V1 R/S≥1。

（3）重度顺钟向转位（V5 R/S≤1）。

（4）$R_{V1}+S_{V5}>1.05mV$。

（5）aVR R/S 或 R/Q≥1。

（6）$V_1 \sim V_3$ 呈 Qs、Qr、qr（需除外心肌梗死）。

（7）肺性 P 波：①P 电压≥0.22mV，或②电压 0.2mV，呈尖峰型，结合 P 电轴>+80°，或③当低电压时 P 电压>1/2R，呈尖峰型，结合 P 电轴>+80°。

次要条件：

（1）肢导联低电压。

（2）右束支传导阻滞（不完全性或完全性）。

具有一条主要条件即可确诊，两条次要条件的为可疑肺心病的心电图表现。

4. 超声心动图诊断标准

主要条件：

（1）右心室流出道内径≥30mm。

（2）右心室内径≥20mm。

（3）右心室前壁的厚度≥5.0mm，或有前壁搏动幅度增强者。

（4）左/右心室内径比值<2。

（5）右肺动脉内径≥18mm，或肺动脉干≥20mm。

（6）右心室流出/左心房内径比值>1.4。

（7）肺动脉瓣曲线出现肺动脉高压征象者（a 波低平或<2mm，有收缩中期关闭征等）。

参考条件：

（1）室间隔厚度≥12mm，搏幅<5mm 或呈矛盾运动征

象者。

（2）右心房增大，≥25mm（剑突下区）。

（3）三尖瓣前叶曲线 DE、EF 速度增快，E 峰呈尖高型，或有 AC 间期延长者。

（4）二尖瓣前叶曲线幅度低，CE<18mm，CD 段上升缓慢，延长，呈水平位或有 EF 下降速度减慢，<90mm/s。

说明：①凡有胸肺疾病的患者，具有上述两项条件者（其中必具一项主要条件）均可诊断肺心病；②上述标准仅适用于心前区探测部位。

5. 心电向量图诊断标准　在胸肺疾病基础上，心电向量图具有心室及/或心房增大指征者均符合诊断。

（1）轻度右心室肥厚

1）①横面 QRS 环呈狭长形，逆钟向运行，自左前转向右后方，其 S/R>1.2；或②X 轴上（额面或横面）右/左向量比值>0.58；或③向量角<-110°伴 S 向量电压>0.6mV。

2）①横面 QRS 环呈逆钟向运行，其右后面积占总面积20%以上，伴额面 QRS 环呈顺钟向运行，最大向量方位>+60°；或②右下或右上面积占总面积20%以上。

上述两条（5项）中具有 1 项即可诊断。

（2）中度右心室肥厚

1）横面 QRS 环呈逆钟向运行，其向前+右后面积>总面积 70%以上且右后向量>0.6mV。

2）横面 QRS 环呈 S 字形，主体及终末部均向右后方位。

以上两条具有一条即可诊断。

（3）重度右心室肥厚：横面 QRS 环呈顺钟向运行，向有向前，T 环向左后。

（4）右心房增大

1）额面或侧面最大 P 向量电压>0.18mV。

2）横面 P 环呈顺钟向运行。

3）横面向前 P 向量>0.06mV。

以上三条符合一条即可诊断，额面最大 P 向量>+75°作为参考条件。

6. 放射性核素　肺灌注扫描显示肺上部血流增加，下部减少。即表示可能有肺动脉高压。

十、鉴别诊断

（一）急性肺心病　本病需与其他原因引起的休克和心力衰竭相鉴别，尤其是急性冠脉综合征的鉴别。一般心肌梗死后出现的胸骨后压榨性或窒息性疼痛，有一定放射部位，疼痛与呼吸无关，除肺水肿外，一般无咯血，不出现肺实变征。心肌酶谱明显升高。心电图呈特征性进行性改变，出现异常 Q 波，且不易消失。

（二）慢性肺心病

1. 冠状动脉粥样硬化性心脏病　慢性肺心病和冠心病均多见于老年人，均有心脏扩大，心律失常和心力衰竭，少数肺心病患者胸导联心电图心室波呈 QS 型，颇似前壁心肌梗死，如 QRS 电轴左偏酷似左束支前分支阻滞，因此应与冠心病鉴别。但冠心病患者无慢性支气管炎和阻塞性肺气肿的病史而常有心绞痛史，ST 及 T 波改变明显，经吸氧或口服扩管药物后可改善，X 线胸片主要表现为左心室肥厚；但应该注意冠心病合并肺心病可能。

2. 风湿性心脏病　肺心病者三尖瓣区常闻及吹风样收缩期杂音，可向心尖部传到，或因肺动脉瓣关闭不全出现肺动脉瓣区闻吹风样舒张期杂音，加之右心肥大和 PAH 等表现，易与风湿性心瓣膜病相混淆。但风湿性心脏病患者发病较早，常有风湿性关节炎和心肌炎病史，二尖瓣或主动脉瓣区可及特征性杂音，X 线胸片示左心房增大等可予以鉴别，另外近年来风湿性心脏病逐年减少。

3. 原发性心肌病　当发生右心衰竭，尤其是伴有呼吸道感染时与肺心病相似。但该病多见于青壮年，无明显呼吸道感染史及显著肺气肿征，无明显肺高血压征，心电图以心肌广泛损害为主，超声心动图示各心腔明显增大，二尖瓣开放幅度减低，室间隔及左心室后壁运动幅度减低。

十一、并发症

（一）肺性脑病　CO_2 中毒或 CO_2 麻醉、呼吸性酸中毒和缺氧所致，临床特征为原有的呼吸衰竭症状加重并出现神经精神症状如神志恍惚、嗜睡或谵妄、四肢抽搐，甚至昏迷等。详见相关章节。

（二）肝脏功能损害　反复右心衰竭、反复和严重的呼吸衰竭及感染、营养不良等原因导致肝脏功能损害。临床表现为血清酶学（谷丙转氨酶，谷草转氨酶）异常增高，黄疸，肝淤血（肝大，肝区压痛，胃肠道淤血症状），肝硬化。

（三）肾脏功能损害　缺氧与二氧化碳潴留、酸血症、右心衰竭及老龄、肾毒性药物的使用等原因导致肾功能损害。临床表现为少尿、无尿及氮质血症，可有水肿、厌食、恶心、呕吐和低钠血症，可合并代谢性酸中毒及高钾血症，严重时血压升高并发左心衰竭。实验室检查血肌酐、肾小球、肾小管功能相关指标异常。

（四）消化道损害　缺氧与二氧化碳潴留、凝血机制障碍、肾上腺皮质激素等药物刺激可致胃肠黏膜糜烂、溃疡出血，肝硬化并食管静脉曲张破裂出血，合并弥散性血管内凝血者消化道出血，是肺心病严重并发症之一。临床可出现呕血、黑便或便潜血阳性，腹胀及上腹部疼痛。

（五）　血流迟缓和长期卧床可导致下肢静脉血栓形成，继而发生肺栓塞和肺梗死。左右心腔内附壁血栓可分别引起体肺动脉栓塞，可引起脑、肾、脾、肠系膜梗死及上下肢坏死。长期卧床患者易并发呼吸道感染。

（六）弥散性血管内凝血（disseminated intravascular coagulation，DIC）　肺部感染、缺氧、高碳酸

血症和酸血症、红细胞增多、低血压可诱发弥散性血管内凝血的发生。肺心病并发弥散性血管内凝血可呈亚急性或慢性发病过程,其主要表现为出血,可局限于某一脏器,如胃肠道黏膜小量出血,皮肤可正常;或表现为穿刺部位皮肤出血或皮肤紫斑等;也可有身体多处出血。常合并低血压、顽固性休克、肺性脑病、黄疸、非心力衰竭引起的少尿和无明显原因的抽搐、昏迷等一个或多个脏器损害。结合实验室检查指标可确诊。

(七)休克　感染、顽固性右心衰竭和全心衰竭、失血单个或多个病因可导致休克。往往在心肺功能衰竭基础上发生休克。由于血管收缩,血流量减少,皮肤温度降低。但在肺心病 CO_2 潴留患者, CO_2 潴留可掩盖已存在的循环衰竭,肢端温度不一定发凉。个别感染性休克外周血管阻力低,心排血量高,皮肤温度升高。

(八)多脏器功能损害　感染、缺氧与二氧化碳潴留、低灌注状态、医源性因素(如大量激素可致消化道出血)、高龄、营养不良、免疫力低下等可致多脏器功能损害。

十二、治疗

(一)急性肺心病

1. 原发疾病的治疗　急性肺心病是可逆的,原发疾病的治疗至关重要。肺栓塞合并急性肺心病并不改变肺栓塞患者的治疗策略,应根据肺栓塞病情严重程度,迅速准确地对患者进行危险度分层,然后制定相应的治疗策略。肺栓塞出现休克或持续性低血压的血流动力学不稳定为高危患者,立即进入紧急诊断流程,一旦确诊,应迅速启动再灌注治疗(抗凝、溶栓、碎栓等)。对中高危肺栓塞患者,应严密监测,以早期发现血流动力学失代偿,必要时启动补救性再灌注治疗。再灌注治疗可迅速溶解/清除血栓,恢复肺组织灌注,快速改善肺血流动力学指标,逆转右心衰竭,增加肺毛细血管血容量及降低病死率和复发率。急性呼吸窘迫综合征合并急性肺心病的治疗原则和关键要素在于逆转始发因素,控制促发因素(如低氧血症、高碳酸血症、贫血、酸中毒、脓毒症、心律失常等)。

2. 一般治疗　密切监测血压、呼吸、心率、心电图及血气等变化。预防感染、预防血栓、营养支持、监测体重、纠正贫血、控制血糖等。需要指出的是,休克和心力衰竭患者需要维持较高血红蛋白水平,急性右心衰竭患者也需要。

3. 氧疗　充足的氧供对急性肺心病患者很重要,可以避免缺氧肺血管收缩导致的后负荷增加。氧饱和度应维持在 92% 以上。

4. 机械通气　急性肺栓塞患者常伴中等程度的低氧血症和低碳酸血症,低氧血症通常在吸氧后好转。当给予机械通气时胸腔内正压会减少静脉回流,加重血流动力学不稳定的急性肺栓塞患者的右心功能不全。因此,机械通气时呼气末正压要慎用,应给予较低的潮气量(约6ml/kg去脂

体重)以保持吸气末平台压力 <30cmH_2O(1cmH_2O = 0.098kPa),尽量减少不良血流动力学效应。机械通气是急性呼吸窘迫综合征治疗的重要手段,但由于机械通气可能加重右心室功能不全,引起急性肺心病,应采取右心保护性机械通气策略包括俯卧位通气(详见相关章节)。

5. 优化容量管理　容量管理是急性肺心病的一个关键考虑因素,初诊时确定患者的容量状态。容量管理的一个主要目标是降低左心房压力,目的是减少充血和脉冲的右心室负荷。临床上可根据周围水肿、颈静脉搏动判断中心静脉压(central venous pressure,CVP)升高。如果容量状态不确定,或者患者在治疗后出现血流动力学不稳定或肾功能恶化,中心静脉导管或肺动脉导管的血流动力学监测可以帮助确定最佳右心房压,维持适宜的右心室前负荷。右心功能严重依赖容量,优化前负荷和降低后负荷都很关键。若前负荷太低,右心室射血分数受影响。若前负荷过重会使室间隔左移,左心排血量减低,由于心室相互作用导致低血压,尤其是在高胸膜腔内压时或心包疾病时。过度补液无益,可能导致右心机械性扩张致右心功能恶化,减弱收缩功能。因此,补液需谨慎,需同时监测心排血量。急性右心衰竭导致的心排血量不足是急性肺栓塞患者死亡的首要原因。急性肺栓塞合并右心衰竭,积极扩容不仅无益,反而有可能因过度机械牵张或反射机制抑制心肌收缩力而加重右心功能不全。

6. 增强心肌收缩力　强心药可通过增加环磷酸腺苷浓度而提高心肌收缩力和心排血量。血管活性药物可增加右心室充盈压,减轻心内膜下心肌缺血。需要注意,所有的强心药同时也作用于左心室。

(1)多巴酚丁胺:心脏泵衰竭治疗中的传统强心药,通过激动 β_1 受体增强心肌收缩力而发挥作用。同时也可激活 β_2 受体而舒张血管和降低后负荷。在急性肺心病时,小剂量多巴酚丁胺[2~5μg/(kg·min)]增加心排出量,降低肺血管阻力,更高剂量[5~10μg/(kg·min)]只引起心动过速和增加心肌氧耗量而不降低肺动脉压。在急性右心衰竭动物模型中,多巴酚丁胺在改善右心室功能方面优于去甲肾上腺素,可能因其正性肌力作用更强,而不收缩外周血管。然而,多巴酚丁胺可激动外周 β_2 受体致低血压,有时需要另加用一种外周血管收缩剂(如去甲肾上腺素)。

(2)米力农:一种选择性磷酸二酯酶-3 抑制剂,亦有正性肌力和血管舒张作用。尽管可以降低肺血管阻力,增加右心室射血分数,但扩张体循环血管导致低血压的作用限制了其应用。吸入米力农可减少低血压发生但仍有降低肺血管阻力和增加右心室射血分数的作用,甚至可以改善肺血管内皮功能。然而,由于肺部和右心室磷酸二酯酶-5 的选择性表达,磷酸二酯酶-5 抑制剂比磷酸二酯酶-3 抑制剂更有效且对肺动脉和右心室更特异。

(3)左西孟旦:为肌钙蛋白 C 增敏剂,其作用依赖细胞内钙离子浓度,可在不增加心肌氧耗的同时增加心肌收缩力。左西孟旦通过激活血管平滑肌细胞线粒体上的三磷酸腺苷敏感型钾离子通道和抑制内皮素-1 而发挥广泛舒张血管和抗心肌缺血的作用。该药可增加心排血量,降低肺血

管阻力,改善局部灌注,亦可通过抑制可溶性黏附分子而改善内皮功能。左西孟旦减轻损伤导致的右心室和左心室功能不全,并增加局部血流和全身氧气输送。尽管和多巴酚丁胺及米力农类似,有舒血管作用,但其似乎对肺动脉更特异。右心衰竭动物研究表明在减轻右心室后负荷和增加右心室心肌收缩力方面,左西孟旦优于多巴酚丁胺。然而,因其可致低血压和心律失常,其在急性右心衰竭中的应用还需进一步研究证实。左西孟旦目前在欧洲获批,在美国尚未获批。

7. 保持灌注　低血压(收缩压<80~90mmHg)时,可能需要兼具正性肌力及升压作用的药物来维持足够灌注,包括多巴胺、去甲肾上腺素和肾上腺素。去甲肾上腺素是一种有效的 α_1 受体激动剂,β 受体活性较弱,可使血管收缩,并具有不太显著的变力和变时效应,以 0.05~0.5μg/(kg·min)的速度滴注,应用时建议监测动脉血压合血流动力学效应。肾上腺素兼具去甲肾上腺素和多巴酚丁胺的优点,而无体循环扩血管效应。急性肺栓塞合并休克或持续性低血压患者在药物、外科或介入再灌注治疗的同时,通常需使用升压药,如去甲肾上腺素。

8. 扩张肺血管　血管扩张剂降低急性肺栓塞患者肺动脉压力和肺血管阻力,但缺乏肺血管特异性,经体循环给药后可能导致体循环血压进一步降低。吸入一氧化氮可能改善急性肺栓塞患者的血流动力学状态和气体交换。吸入一氧化氮可能改善急性呼吸窘迫综合征患者的右心功能。

(二)慢性肺心病　目前主要治疗策略是治疗原发疾病,同时通过增加右心室收缩力和降低肺血管阻力以改善机体氧和能力和右心室功能。主要治疗目标为改善症状,提高运动耐力和生活质量,减缓疾病进展,降低病死率和住院率。

1. 基础治疗　治疗肺心病加重的诱因如呼吸道感染、贫血、心律失常等,适当休息,限制水、盐摄入,纠正电解质及酸碱平衡紊乱。治疗引起肺动脉高压的基础疾病,如COPD 患者给予支气管舒张剂,睡眠呼吸暂停低通气综合征者给予机械通气,PAH 根据指南给予选择性肺血管舒张剂等。此外,出现呼吸衰竭及并发症时需采取综合措施,缓解支气管痉挛、清除痰液、通畅呼吸道等,必要时行气管插管和机械通气治疗等(详见第三篇"呼吸系统疾病治疗学")。

2. 氧疗和机械通气

(1)吸氧虽不能显著改善血流动力学参数,但长期氧疗可改善肺高血压患者生存率和减慢疾病进展。COPD 患者肺动脉氧分压<55mmHg 或氧饱和度<90%,推荐长期低流量氧疗。肺高血压患者当外周血氧饱和度低于 92%或动脉血氧分压<60mmHg 时建议吸氧使氧饱和度>92%。吸氧也有益于氧分压和氧饱和度较高的患者。但并不是所有患者都可以从吸氧中获益,吸氧治疗(吸氧 24 小时)后肺动脉平均压显著下降超过 5mmHg 者 2 年生存率为 88%,而吸氧后肺动脉平均压无反应者生存率仅为 22%;基线肺血管阻力>400dyn/(s·cm⁵)者氧疗效果也欠佳。运动和睡眠时吸氧可以改善中重度 COPD 所致肺高血压患者的肺动脉平均压,但是否可预防疾病进展仍需进一步研究。

(2)机械通气常用于治疗右心衰竭所致呼吸疲劳者,目的是改善氧合和通气而不影响右心室后负荷、静脉回流或舒张功能。但是它有可能升高跨肺压增加右心室输出阻力从而使右心衰竭恶化降低心排血量。为了避免增加肺血管阻力必须限制跨肺压。气体滞留可增加肺血管阻力升高胸膜腔和心包压力导致舒张充盈受损,用较低的呼吸频率可用来限制气体滞留,给予适宜的呼气末压可以限制机械通气对肺血管的作用。

3. 正性肌力药　肺心病血流动力学稳定者首选多巴酚丁胺,肺高血压患者给予 2~5μg/(kg·min)可增加心排血量,降低肺血管阻力。多巴胺常用于严重低血压患者,初始剂量为 3~5μg/(kg·min),可逐渐加大到 8~10μg/(kg·min)甚至更高。对于心率偏快的肺高血压合并重症右心衰竭患者可选择左西孟旦,改善心排血量及维持体循环血压首选去甲肾上腺素和多巴胺。

4. 地高辛　在早期小样本研究中,肺高血压和右心功能不全患者使用地高辛后,心排血量或右心室射血分数可急性增加。荟萃分析没有发现地高辛可以改善右心室射血分数、运动能力或纽约心脏功能分级(NYHA)心功能。地高辛长期给药其疗效不明。但如合并有房性快速性心律失常,可予以地高辛控制心室率。

5. 利尿治疗　利尿剂是慢性肺心病容量管理的基石。利尿剂能减轻或消除体循环淤血或水肿,降低前负荷,改善心功能。过分利尿可减少右心排血量,易引起低钾、低氯性碱中毒;使痰液黏稠不易咳出,加重呼吸衰竭;此外,血液浓缩、黏度增加,易促使弥散性血管内凝血的发生。根据病因、右心衰竭的严重程度及其他合并疾病如肾功能决定利尿强度。常用利尿剂为口服氢氯噻嗪 25~50mg/d、呋塞米 20mg/d、托拉塞米 10~20mg/d、丁脲胺 1mg/d,可逐渐增加剂量至尿量增加,直至体重恢复后维持剂量。口服利尿剂效果不佳,可静脉用利尿剂。口服利尿剂联合使用优于单一利尿剂大剂量应用。需根据电解质水平等综合评估,决定是否给予患者醛固酮拮抗剂。常规利尿剂效果欠佳,可合并应用特异性拮抗精氨酸升压素托伐普坦(7.5~15mg/d),尤适用于高容或等容性低钠血症者。心力衰竭合并低蛋白血症患者,补充人血白蛋白治疗,同时加强利尿治疗。利尿剂使用过程中,需密切监测患者生化指标和肾功能,避免低钾血症和因容量不足造成肾前性肾衰竭。

6. 选择性肺血管扩张剂　右心衰竭是 PAH 的最终转归,血管舒张剂可减轻右心室后负荷,改善 PAH 患者预后。目前 PAH 的特异性药物治疗有钙离子通道阻滞剂、前列环素类似物、内皮素受体拮抗剂、磷酸二酯酶-5 抑制剂等,详见肺动脉高压的药物治疗章节。推荐第 1 类 PAH 患者应用钙离子通道阻滞剂(仅急性肺血管扩张试验阳性者)和 PAH 靶向药物(前列环素类似物、内皮素受体拮抗剂、磷酸二酯酶-5 抑制剂等)。不推荐对肺疾病相关性肺高血压患者行 PAH 药物治疗。如患者患有肺疾病,同时疑诊 PAH(表现为轻度肺实质异常,症状难以单独用肺结构异常来解释,血流动力学表现为 PAH 的特征,如重度肺高血压、肺血管阻力升高、心排血量降低)则可根据 PAH 治疗推荐来进行治疗,但治疗中需注意合并肺疾病对症状和治疗反应方面潜在影响。PAH 靶向药物治疗 CTEPH 患者可提升运动功能,改善血流动力学水平。目前并没有随机对照研究表明 PAH 靶向药物对第 5 类肺高血压有效,部分患者可能合并肺静脉阻塞性疾病,此类患者如果使用肺动脉舒张药物,会使得病情恶化。

7. 心律失常　当房颤或房扑影响血流动力学时需应用抗心律失常药物或电复律维持窦性心律。持续性房性心律失常尤其是心房颤动和心房扑动提示 PAH 患者预后不佳,一旦发生应积极复律治疗,药物难以复律时可考虑电复律或射频消融治疗。应尽量避免 β 受体拮抗剂类,因此类药物可能引起支气管收缩。心脏再同步化可改善右心衰竭的右心射血分数及血流动力学,但目前仍需进一步研究帮助确定再同步化治疗、起搏的选择位点和选择结果变量的长期效果。

8. 抗凝　CTEPH 患者需终生抗凝;特发性 PAH、遗传性 PAH 和减肥药相关 PAH 如无抗凝禁忌证可考虑长期抗凝治疗,而其他类型肺高血压尚无证据支持抗凝治疗可使患者额外获益。合并矛盾性栓塞的艾森曼格综合征患者、合并肺动脉原位血栓形成的患者需酌情抗凝治疗。通常使用华法林将国际标准化比值(international normalized ratio, INR)调节至 2.0~3.0,亦可考虑用新型口服抗凝药治疗。

9. 对于肺动脉高压患者,无论有无右心衰竭,不推荐血管紧张素转换酶抑制剂、血管紧张素受体 II 抑制剂和 β 受体拮抗剂,除非合并高血压、冠脉疾病或左心衰竭。

10. 循环机械支持　右心衰竭患者可能需要机械支持维持冠状动脉灌注和体循环血压。主动脉球囊反搏可以增加右心衰竭患者右冠状动脉灌注,减轻缺血,减少血管升压药物如去甲肾上腺素的应用,避免其对肺血管阻力的不利作用。右心室辅助装置能改善血流动力学,是继发于原发心室疾病右心衰竭患者过渡到心脏移植的桥梁。

11. 外科或介入治疗　主要包括肺动脉血栓内膜剥脱术、经皮房间隔造口术、经皮肺动脉球囊扩张术、肺或心肺移植等。

(1)肺动脉内膜剥脱术(pulmonary endarterectomy, PEA):由于血栓机化和血管内膜纤维增生是导致血管床面积受损的最主要原因,因此 PEA 是目前指南推荐治疗 CTEPH 的首选方法。PEA 能将机化血栓及增生内膜从肺动脉中剥离,恢复肺动脉血流灌注,大幅降低患者肺动脉压力和肺血管阻力,长期预后得到显著改善,部分患者可以得到彻底治愈。因手术技术和器械所限,PEA 适合那些以肺动脉近端(左右肺动脉主干、叶水平开口,即美国加州大学圣地亚哥医学中心 CTEPH 临床分型 I 或 II 型病变)受累为主的患者。而对于以肺动脉远端(仅累及段或亚段肺动脉,即 III 和 IV 型病变)受累为主者 PEA 手术难度较大,术后发生残余肺高血压风险高,目前可根据各个中心经验选择 PEA 或介入治疗。尤其是 IV 型病变患者,PEA 术难以有效剥离,故应首选介入治疗。对于肺血管阻力显著增高(超过 15Wood 单位)且和患者肺动脉狭窄情况不匹配患者,PEA 术后残余肺高血压和各类围手术期并发症发生率均明显增高,需谨慎选择 PEA 术。

(2)经皮肺动脉腔内成形术(percutaneous transluminal pulmonary angioplasty, PTPA):临床中有相当比例 CTEPH 患者因存在较多远端肺动脉受累或其他严重合并症,并不适合行 PEA 术。即便在开展 PEA 手术经验较多的西方发达国家仍有近半数 CTEPH 患者不具备 PEA 手术指征。而在发展中国家能接受 PEA 治疗的 CTEPH 患者比例更低。而且限于患者肺动脉受累部位和手术技术所限,仍有一定比例患者 PEA 术后会残余肺动脉狭窄和肺动脉高压。此外,还有部分患者尽管静息肺循环血流动力学指标正常,但活动后仍有症状,无法达到正常的运动心肺功能水平。近年来,随着日本经皮肺动脉腔内成形术,也称为球囊肺动脉成形术(balloon pulmonary angioplasty, BPA)技术策略的革新,这项技术在 CTEPH 患者中的应用得到蓬勃发展,临床疗效和安全性均有极大提高,已成为 CTEPH 患者,尤其是不适合 PEA 手术或 PEA 术后残存肺高血压患者的重要治疗方法。CTEPH 患者拟行经皮肺动脉腔内成形术治疗的适应证包括:①影像学(肺动脉 CT 或肺动脉造影)提示合并有较严重外周肺动脉狭窄性病变而不适合行 PEA 术患者(III 或 IV 型);②存在高龄(75 岁以上)或其他严重合并症而不适合行 PEA 的 CTEPH 患者;③PEA 术后仍残余肺动脉高压或仍有临床症状(运动耐力下降或低氧血症)患者。经皮肺动脉腔内成形术和经皮肺动脉支架植入术也可治疗大动脉炎所致肺动脉狭窄。

(3)经皮房间隔造口术:心房内右向左分流可降低右心室压力,增加左心室前负荷和心排血量,尽管体循环血氧饱和度下降,但体循环心排血量显著改善仍能从整体上改善体循环氧气输送,还可以降低交感活性。因该方法可能导致病情恶化,甚至死亡,须认真选择合适的患者和手术时机。右心房压>20mmHg 而静息状态下氧饱和度<85% 者禁用。晚期肺动脉高压心功能 III、IV 级,反复出现晕厥和/或右心衰竭者;等待肺移植的或者无法接受内科治疗者可考虑房间隔造口术治疗。

(4)肺或心肺移植:PAH 患者移植包括单肺移植、双肺移植和心肺联合移植。移植的疗效仅在前瞻性、无对照的研究中进行了评价,肺和心肺移植术后 3、5 年存活率分别为 55% 和 45%。影响移植成功因素是完成移植评估和等待合适供体的时间。纽约心脏功能分级差的患者在等待移植过程中死亡率高,因此纽约心脏功能 III 级或 IV 级的患者,在进行药物治疗时就必须至移植中心进行移植评估,以避免延迟评估和移植登记。目前 PAH 患者肺移植或心肺联合移植适应证为:晚期纽约心脏功能 III 级或 IV 级,经现有治疗病情无改善的患者。目前我国在 PAH 患者肺或心肺移植方面经验尚不足。

十三、预后及预防

(一)预后　　肺心病即是疾病严重程度的一个标志,也与疾病的不良转归相关,与疾病的病死率相关。

急性肺心病与静息时心率显著升高、体循环血压降低、更加需要血流动力学支持相关。急性呼吸窘迫综合征患者急性肺心病与 28 天病死率及院内病死率独立相关。

COPD 患者合并肺心病 5 年生存率仅为 30%。长期氧疗可提高肺心病患者生存率,但即便是长期氧疗的 COPD 合并肺心病患者 5 年生存率也仅为 36%,较单纯 COPD 患者低(66%)。另外,COPD 患者肺动脉压力若 ≥35mmHg,提示预后差。全国 1986 年住院病死率统计,农村和城市医院以肺心病病死率为最高。

PAH 的症状、体征与死亡均与右心衰竭相关。PAH 低危组患者 1 年死亡率<5%。低危组患者无病情进展,WHO 心功能分级在 Ⅰ 级和 Ⅱ 级,6 分钟步行距离在 440m 以上,无右心功能不全。中危组患者预计 1 年死亡率在 5%~10%。中危组患者一般处于 WHO 心功能 Ⅲ 级,运动功能中度受损,有右心功能不全征象,但没有右心衰竭。高危组患者预计 1 年死亡率在 10% 以上,这些患者一般为 WHO 心功能分级 Ⅲ 级或者 Ⅳ 级,临床症状进展,有严重的右心功能不全或右心衰竭及继发的器官损害。近些年来,肺高血压的治疗取得显著进展,但主要体现在 PAH 患者和 CTEPH 患者中,随着靶向治疗药物不断出现,改良经皮肺动脉球囊扩张术及肺动脉内膜剥脱术治疗 CTEPH 日臻成熟,以及治疗策略更新,患者生活质量和预后得到明显改善。在缺乏肺动脉高压靶向药物的传统治疗时代,美国原发性肺高血压的 1、3 和 5 年生存率分别为 68%、48% 和 34%。自 20 世纪 90 年代以来肺动脉高压靶向药物陆续上市,2006 年法国注册登记提示 IPAH 患者 1 年生存率为 88%;2010 年法国长期随访研究结果表明,特发性 PAH、家族性 PAH 及减肥药相关 PAH 患者的生活质量和生存时间明显改善,1、3 和 5 年生存率分别达到 87%、76% 和 67%。2006 年以前我国仍没有任何一种肺动脉高压靶向药物,特发性 PAH 和家族性 PAH 的 1、3 和 5 年生存率分别为 68.0%、38.9% 和 20.8%;自 2007 年我国逐步进入靶向药物时代,特发性 PAH 的 1 年和 3 年生存率分别为 92.1% 和 75.1%,基本达到西方发达国家水平,但仍然任重道远。

(二)预防　　肺心病的预防关键在于基础疾病的防治,同时心脏保护。我国 1973 年以前肺心病住院病死率 30%,此后加强肺心病的防治,1983 年下降至 15% 以下。

肺心病的主要预防措施为防治本病的支气管、肺和肺血管等基础疾病(详见第四篇"呼吸系统疾病")。如建立并巩固基层肺心病防治网络,保证肺心病缓解防治工作顺利进行;早期戒烟;遵医嘱坚持氧疗;坚持 PAH 靶向药物治疗等。

肺栓塞是急性肺心病的常见原因,预防肺栓塞发生,从而减少肺栓塞合并急性肺心病的发生。50% 的肺栓塞为有明确诱发危险因素的肺栓塞。一些暂时性或可逆性危险因素,如手术、创伤、制动、妊娠、口服避孕药或激素替代治疗,可诱发肺栓塞。应用风险评估工具,如 Caprini 风险评估模型、Padua 风险评估模型、Geneva 评分等,对患者进行静脉血栓栓塞症风险分层,采取相应的预防血栓形成的措施,低风险的患者建议下床活动和/或穿分级弹力袜等,中度风险和高风险的患者建议下床活动、穿分级弹力袜、下肢静脉泵、

药物治疗等,以减少肺栓塞的发生。肿瘤患者中肺栓塞发生率 4%~20%,肿瘤患者血栓复发的风险增加 3 倍,肿瘤合并静脉血栓栓塞症死亡风险增加 4 倍,加强肿瘤患者的血栓预防措施,降低肺栓塞发生风险。

对急性呼吸窘迫综合征高危患者应严密观察,加强监护,一旦发现呼吸频率、PaO₂ 降低等肺损伤表现,在治疗原发疾病时,应早期给予呼吸支持和其他有效的预防及干预措施,防止急性呼吸窘迫综合征进一步发展为急性肺心病和重要脏器损伤。

慢性肺心病患者常反复急性加重,心肺功能损害逐渐加重,多数预后不良。但经积极治疗,心肺功能可以获得一定程度的恢复。慢性肺心病急性发作的主要预防措施包括适当体力活动;去除各类易造成心力衰竭的因素,如感染、过劳、情绪激动、心律失常等;低盐,控制出入量。已经发生失代偿的右心衰竭患者应注意使容量负荷增加的因素,包括水和钠盐的摄入、不按时服药、服用非甾体抗炎药和非二氢吡啶类钙离子拮抗剂等。接种流感和肺炎疫苗有利于防止感冒。生活中可做适量活动,但不宜做剧烈运动。WHO 心功能分级 Ⅲ 级和 Ⅳ 级的患者及动脉血氧分压持续低于 60mmHg(8kPa)的患者不宜在海拔 1 500m 以上的高地生活。

心脏保护:PAH 靶向药物通过舒张肺血管、降低肺血管张力,改善了 PAH 患者的预后,但对患者死亡率和生活质量的影响仍有限,考虑到肺高血压和右心室之间的联系,以及右心室功能与患者预后密切相关,心脏保护治疗可能发挥作用。PAH 患者的心脏保护治疗,其目的不是阻止右心室重构,重构是心脏对肺高血压的必要应对,而是帮助右心室改善其在肺高血压中的功能特性,从而改善生活质量、增加肺高血压患者生存的希望。目前尚没有心脏保护药物上市,研究热点集中在心肌细胞生长、氧化应激、心肌能量代谢和线粒体动力学四个方面。

(华潞　荆志成)

参考文献

[1] FISHMAN AP. State of the art: chronic cor pulmonale [J]. Am Rev Respir Dis, 1976, 114 (4): 775-794.

[2] KONSTANTINIDES SV, TORBICKI A, AGNELLI G, et al. 2014 ESC guidelines on the diagnosis and management of acute pulmonary embolism [J]. Eur Heart J, 2014, 35 (43): 3033-3069.

[3] GALIÈ N, HUMBERT M, VACHIERY J L, et al. 2015 ESC/ERS guidelines for the diagnosis and treatment of pulmonary hypertension: the joint task force for the diagnosis and treatment of pulmonary hypertension of the European society of cardiology (ESC) and the European respiratory society (ERS): endorsed by: association for European paediatric and congenital cardiology (AEPC), international society for heart and lung transplantation (ISHLT) [J]. Eur Heart J, 2016, 37 (1): 67-119.

[4] VIZZA CD, LYNCH JP, OCHOA LL, et al. Right and left ventricular dysfunction in patients with severe pulmonary disease [J]. Chest, 1998, 113 (3): 576-583.

[5] VOELKEL NF, QUAIFE RA, LEINWAND LA, et al. Right ventricular func-

tion and failure: report of a national heart, lung, and blood institute working group on cellular and molecular mechanisms of right heart failure[J]. Circulation, 2006, 114 (17): 1883-1891.

[6] HAN MK, MCLAUGHLIN VV, CRINER GJ, et al. Pulmonary diseases and the heart[J]. Circulation, 2007, 116 (25): 2992-3005.

[7] HADDAD F, DOYLE R, MURPHY DJ, et al. Right ventricular function in cardiovascular disease, part II-pathophysiology, clinical importance, and management of right ventricular failure[J]. Circulation, 2008, 117 (13): 1717-1731.

[8] HADDAD F, HUNT SA, ROSENTHAL DN, et al. Right ventricular function in cardiovascular disease, part I: anatomy, physiology, aging, and functional assessment of the right ventricle[J]. Circulation, 2008, 117 (11): 1436-1448.

[9] MARKEL TA, WAIRIUKO GM, LAHM T, et al. The right heart and its distinct mechanisms of development, function, and failure[J]. J Surg Res, 2008, 146 (2): 304-313.

[10] BOGAARD HJ, ABE K, NOORDEGRAAF AK, et al. The right ventricle under pressure: cellular and molecular mechanisms of right-heart failure in pulmonary hypertension[J]. Chest, 2009, 135 (3): 794-804.

[11] LAHM T, MCCASLIN CA, WOZNIAK TC, et al. Medical and surgical treatment of acute right ventricular failure[J]. J Am Coll Cardiol, 2010, 56 (18): 1435-1446.

[12] VAN DER BRUGGEN CEE, TEDFORD RJ, HANDOKO ML, et al. RV pressure overload: from hypertrophy to failure[J]. Cardiovasc Res, 2017, 113 (12): 1423-1432.

[13] KONSTAM MA, KIERNAN MS, BERNSTEIN D, et al. Evaluation and management of right-sided heart failure: a scientific statement from the American heart association[J]. Circulation, 2018, 137 (20): 578-622.

[14] RUBIN LJ. Cor pulmonale revisited[J]. J Am Coll Cardiol, 2013, 62 (12): 1112-1113.

[15] 蔡如升.慢性肺心病 20 年防治研究[M].北京: 科学技术文献出版社, 1994.

第二十七章
支气管和肺肿瘤

第一节
支气管肺癌

一、概述

原发性支气管肺癌为起源于支气管黏膜或腺体的肿瘤（以下简称肺癌），从治疗角度出发，临床上将将其分为小细胞肺癌（small cell lung cancer,SCLC）和非小细胞肺癌（non-small cell lung cancer,NSCLC）。

世界卫生组织公布的资料表明肺癌是严重危害人类健康的疾病，男女肺癌死亡率均居全球癌症首位。中国肿瘤中心公布的肿瘤年发病人数为429.16万例（男251.21万例,女177.95万例），其中肺癌年发病人数为73.33万例（男50.93万例,女22.40万例），男女发病率均为亚洲肺癌发病率之首，年因病死亡人数为61.02万例（男43.24万例,女17.78万例），居中国肿瘤之首。

我国肺癌5年存活率仅为15.6%，其主要原因是发现、诊断偏晚。要改善肺癌预后，急需提高早期肺癌诊治水平，特别是将诊断肺癌的目光前移至肺结节阶段，尽早干预才能改善患者预后。在CT出现之后，很多患者的肺部小结节得以早发现和早治疗，甚至治愈。但同时产生相关问题，部分难以确诊的患者为之寝食不安，长期随访会伴随医疗费用增加，以及辐射剂量诱发癌变的可能性等。如何解决这一矛盾，需要切实可行的顶层设计，研发相关新技术，同时依靠规范有序的分期和精准的多学科治疗方案，才能取得惠及大众的效果。

二、相关术语定义

（一）支气管肺癌 起源于支气管黏膜或腺体的肿瘤称为支气管肺癌,简称肺癌。

（二）肺癌筛查 采用灵敏度高、简便、无痛、价廉、易于接受的方法,发现高危人群的早期肺癌或者无症状的肺癌即为肺癌筛查。目前采用的方法主要为低剂量CT（low-dose CT,LDCT）,也在研究生物标志物,将来的出路可能为两类方法与物联网医学技术和人工智能结合一同筛查肺癌。

（三）肺结节 肺结节指在影像学中表现为≤3cm的孤立性或多发性肺磨玻璃影灶,半实性或实性病灶,不伴肺不张、肺门肿大和胸腔积液。为了便于分级诊疗,最近更新的中国肺结节诊治指南将其中直径≤1cm的定义为小结节,直径≤0.5cm的定义为微小结节。

（四）早期肺癌 20世纪80年代认为早期肺癌只限于Ⅰ期NSCLC,包括隐性肺癌（TisN0M0）,T1/2N0M0,T2N0M0。随着第8版TNM分期的发表,Ⅰ期又细分为ⅠA1、ⅠA2、ⅠA3和ⅠB期,其相应的病理5年生存率分别为90%、85%、80%和74%。其中ⅠA1~ⅠA3的5年生存期大于80%。国内专家的意见,早期肺癌应指NSCLC的原位癌及ⅠA1、ⅠA2、ⅠA3期。这几组肺癌的原发灶直径小于等于3cm,没有支气管周围和/或同侧肺门淋巴结转移,5年生存率高。

（五）分子病理学 病理学与细胞生物学和分子生物学的发展,相互渗透而形成了新的分支学科——分子病理学,由于其在蛋白质和核酸等生物大分子水平上,应用分子生物学理论、技术及方法研究疾病发生发展的过程,以及诊断方法,从而给传统病理学注入了生机。

（六）物联网医学 物联网医学是指将多种传感器嵌入和装备到医疗行业的设备中,将"物联网"与现有的互联网整合起来,实现医院、患者与医疗设备的整合。包括物联网的全面感知,可靠传输和智能处理,可应用于医疗、健康管理、老年健康照护等领域,起到云连知名专家,端享现代医疗的效果。

（七）人工智能 人工智能是计算机科学的一个分支,它企图了解智能的实质,并生产出一种新的与人类智能相似的方式做出反应的智能机器,其中包括机器人、语言识别、图像识别、自然语言处理和专家系统等。人工智能从诞生以来,理论和技术日益成熟,应用领域也不断扩大,可以设想,未来人工智能带来的科技产品,将会是人类智慧的"容器"。人工智能可以模拟人的意识、思维的信息过程。人工智能不是人的智能,但能像人那样思考、也可能超过人的智能,用于早期肺癌诊断。

（八）液体活检 液体活检通过检测血液、唾液、尿液、胸腔积液和腹水等体液中的循环肿瘤细胞、循环肿瘤DNA、循环肿瘤RNA和外泌体等肿瘤来源的生物标志物,动态反馈肺癌的进展,为肺癌的早期诊断、病情评估、疗效跟踪、预后预测等提供了一种简便快捷的手段。

三、主要危险因素和发病机制

（一）吸烟 大量研究表明,吸烟是肺癌的主要危险因素之一,而且是肺癌死亡率进行性增加的首要原因。烟雾中的尼古丁、苯并芘、亚硝胺和少量放射性元素钋等均有致癌作用,尤其易致鳞癌和未分化小细胞癌。动物实验中也可通过纸烟烟雾和焦油诱发肺癌。严格设计的回顾性和前瞻性研究均表明,与不吸烟者相比,吸烟者发生肺癌的风险平均高 9~10 倍,重度吸烟者可达 10~25 倍。吸烟量与肺癌之间存在着明显的量-效关系,开始吸烟的年龄越小,吸烟时间越长,吸烟量越大,肺的发病率和死亡率越高。一支烟的致癌危险性相当于 1~4mrad 的放射线,每天吸 30 支纸烟,相当于 120mrad 的放射线剂量。被动吸烟或环境吸烟也是肺癌的病因之一,其风险增加 20%~30%。加大戒烟宣教,加强烟草依赖机制研究,探索更加有效的戒烟方法,对于降低吸烟相关性肺癌的发生率和病死率均将具有非常重要的作用。戒烟后 2~15 年期间肺癌发生的危险性进行性减少,此后的发病率相当于终生不吸烟者。

（二）大气污染　　工业废气中致癌物质可污染大气,特别是细颗粒物(PM$_{2.5}$)含有 3,4-苯并芘、氧化亚砷、放射性物质、镍、铬化合物、不燃脂肪族碳氢化合物等致癌物质。流行病学研究显示长期暴露于较高浓度的 PM$_{2.5}$ 可使肺癌死亡风险增加 8%~37%;长期暴露 PM$_{2.5}$ 与肺腺癌的发病风险增加有关。哈佛六城市研究对 8 111 名成人进行前瞻性研究,发现长期暴露 PM$_{2.5}$,浓度每增加 10μg/m^3,肺癌死亡风险增加 37%。美国癌症协会研究对 1 200 万成人开展前瞻性队列研究,发现长期暴露 PM$_{2.5}$ 后每增加 10μg/m^3 浓度,肺癌死亡的相对危险度为 1.14。另一项美国对 6 338 名不吸烟的成年人开展长达 15 年的 AHSMOG 队列研究,发现长期暴露 PM$_{10}$(即平均空气动力学直径<10μm 的大气颗粒物)与男性肺癌死亡存在显著正相关,年 PM$_{10}$ 浓度超过 100μg/m^{3}43 天,男性肺癌死亡相对危险度为 2.38;PM$_{10}$ 浓度每增加 24.08μg/m^3,男性肺癌死亡相对危险度为 3.36;后续研究表明 PM$_{10}$ 中包含的 PM$_{2.5}$ 起主要作用。最近的一项欧洲 9 国家开展的 17 项长期前瞻性队列研究,发现长期暴露 PM$_{2.5}$ 与肺腺癌的发病风险增加有关;PM$_{2.5}$ 每增加 5μg/m^3,肺腺癌的发病风险比为 1.55。日本对 63 520 名 40 岁以上居民进行的前瞻性队列研究结果显示,肺癌死亡风险比为 1.23;PM$_{2.5}$ 浓度每增加 10μg/m^3,肺癌死亡风险增加 27%。

（三）职业因素　　　　也是肺癌的重要致病因素之一。世界卫生组织统计资料表明,2004 年职业暴露致癌物造成 111 000 人死于肺癌。目前已知工业生产中与肺癌发病有关的特殊物质有石棉、砷、铬、镍、铍、煤焦油、芥子气、三氯甲醚、氯甲甲醚、烟草的加热产物,以及铀、镭等放射性物质衰变时产生的氡和氡子气、电离辐射和微波辐射等。这些因素可使肺癌发生危险性增加 3~30 倍。从接触到发生肺癌的时间与暴露的程度有关,通常超过 10 年,平均为 16~17 年。其中石棉是世界公认的致癌物质,可能是人类肺癌中最常见的职业因素。接触石棉的工人中,肺癌、胸膜和腹膜间皮瘤的发病率均较高,潜伏期可达 20 年或更久。此外,铀暴露和肺癌发生之间也有密切关系,特别是 SCLC,吸烟可明显加重这一危险性。目前职业相关肺癌正引起有关部门关注,绝大多数职业性肺癌暴露风险都可以预防,完善我国的相关规划和防控措施,加强劳动防护,减少职业暴露,将有助于降低相关的肺癌发病率和病死率。

（四）遗传和基因改变　　目前研究提示肺癌是个体易感性与环境致癌因素相互作用的结果。一项研究纳入肺癌患者和对照者各 270 例(匹配年龄、民族、性别和地区)的研究,发现在患者的亲属中癌症死亡率增加。男性发生肺癌风险与吸烟的关联比家族遗传因素强;女性则家族遗传因素占主导地位;与对照组相比,病例组吸烟亲属肺癌死亡率的相对风险为 2~2.5 倍。另一项路易斯安那州的研究表明,与对照组相比病例组亲属肺癌的相对风险为 2.4 倍,女性亲属比男性亲属表现出更强的家族聚集性。对不同组织类型的发病情况进行的遗传流行病学研究,发现 35.8% 的肺鳞癌患者有肺癌家族史,58.3% 的细支气管肺泡细胞癌女性患者有肺癌家族史,并且她们中 3/4 的人双亲患有肺癌。随着肿瘤分子机制研究的深入,人们已经逐渐认识到肺癌的发生和发展是一个多基因参与的复杂过程。众多癌基因(如 *ras*、*myc*、*bcl-2*),抑癌基因(如 *p53*、*Clu3p*、*p16*、*Rb*、*FHIT*),转移相关基因(如 *mtal*、*Tiam-1*)参与调控肺癌发生、发展、侵袭及转移。此外,还包括错配修复基因,如 *hMSH2* 和 *hPMS1* 的异常和端粒酶的表达等。最近我国研究表明,两个新基因位点(13q12.12 和 22q12.2)和几个遗传变异(3q28、5p15.33、13q12.12 和 22q12.2)与中国汉族肺癌易感性有关。

（五）其他因素　　大剂量电离辐射可引起肺癌,但不同射线产生的效应不同。慢性阻塞性肺疾病肺癌的危险因素,相当于甚至超过吸烟的风险。控制吸烟因素后,气流受限者可增加肺癌风险 4~6 倍。但尚不清楚气流受限是否直接作为肺癌的致病因素,还是相同的致病因素同时导致气流受限和肺癌。美国癌症学会发现结核病者患肺癌的风险是正常人 10 倍,其组织学类型主要是腺癌。此外,病毒感染、真菌毒素(黄曲霉毒素)等,也可能对肺癌的发生起促进作用。也有研究表明膳食中摄入 12 种植物雌激素,可降低肺癌发病风险。水果和蔬菜的高摄入与肺癌风险降低相关,可能与水果和蔬菜中存在特定抗氧化剂,微量营养素如 β-胡萝卜素,维生素 C、维生素 E 等有关。越来越多的研究提示绿茶中茶多酚可能有预防肺癌作用。也有研究表明抑郁、忧虑、悲伤、紧张、愤怒或焦虑等情绪可使机体产生应激,可影响下丘脑神经内分泌系统的调节及自主神经系统的功能,降低机体的细胞免疫水平,增加肺癌发生的概率,但其机制尚未阐明。

四、病理

（一）腺癌　　　　肺腺癌为具有腺体结构和/或能产生黏液或表达肺泡细胞标记者。肿瘤细胞呈腺泡样、乳头样、微乳头、贴壁样或实性生长,多为周围型,部分为中央型。目前病理学诊断的早期肺腺癌主要指原位、微浸润、贴壁生长为主型腺癌和 TNM Ⅰ 期的 NSCLC。大多数肺腺癌是通过非典型腺瘤样增生发展为原位腺癌(adenocarcinoma in situ, AIS)后再发展为微浸润性腺癌(minimally invasive adenocarcinoma, MIA),最终发展为浸润性腺癌。少数肺腺癌可在早期阶段即直接发展为侵袭能力极强的浸润性腺癌。2015年WHO肺腺癌分类中将AIS定义为病变直径≤3cm,肿瘤细胞完全沿原肺泡壁生长,肺泡腔内无瘤细胞形成乳头,无间质、脉管或胸膜浸润的小腺癌。原位腺癌相当于TNM分期中的原位癌(tumor in situ, Tis)。

典型非黏液性原位腺癌的特征包括低级别核,染色质细腻,核仁不明显,有核沟和核包涵体,呈有序排列的小扁平状单层,肺泡腔内可见巨噬细胞。黏液性原位腺癌罕见,但与浸润性黏液腺癌有很多共同特征。AIS组织病理特征为常位于周围肺组织胸膜下,且多非实性,切面呈灰褐或灰白色,质地较软。其诊断需结合组织结构、细胞学形态等诸多因素而综合分析判断。

AIS不形成乳头或微乳头结构,瘤细胞完全沿原肺泡壁呈贴壁样生长,无间质、脉管或胸膜浸润,肿瘤内或肿瘤周围的肺泡腔内无肿瘤细胞播散。几乎所有的AIS均为非黏液性,瘤细胞呈立方形或柱状,形态类似肺泡Ⅱ型上皮细胞或Clara细胞。缺乏细胞核非典型性或呈现低级别异型性。2015版WHO分类提出,如形态完全符合AIS的标准,对>3cm的肿瘤可做出"贴壁生长为主的腺癌,倾向(或疑为)原位腺癌"的诊断。

非黏液型AIS免疫组化特征类似于常见的浸润性肺腺癌,与高分化腺癌相似,TTF-1、napsin A阳性,而CK20阴性。

1. 微浸润性腺癌(microinvasive adenocarcinoma, MIA) MIA指最大径≤3cm,癌细胞主要沿肺泡壁生长且浸润灶最大径≤0.5cm的小腺癌。MIA常发生于周边肺组织,非黏液性者常表现为磨玻璃样成分为主的混杂性结节,实性成分位于病变中央且≤0.5cm,在分期中通常为T1a。

MIA最大径≤3cm,贴壁样生长的区域组织结构和细胞形态特征与AIS类似。其浸润灶最大径≤0.5cm,可为任意其他组织亚型(如腺泡型、乳头状和实性腺癌等)或肌成纤维细胞增生伴瘤细胞浸润。若同一肿瘤内有多处浸润性病灶,可用浸润灶的百分比之和乘以肿瘤最大径,其数值≤0.5cm仍可诊断为MIA。大多MIA为非黏液型,常呈Ⅱ型肺泡细胞和Clara细胞分化。黏液型MIA常含有丰富黏液的柱状上皮细胞,细胞核较小、位于基底部,也可呈现杯状细胞形态。如果肿瘤内出现淋巴管、血管、气道或胸膜侵犯,含有肿瘤性坏死,或存在肿瘤细胞气道播散,通常将其诊断为浸润性腺癌。

与高分化腺癌相似,非黏液型MIA免疫组化特征与常见的浸润性肺腺癌类似,TTF-1、napsin A阳性,而CK20阴性。而黏液型MIA与浸润性黏液腺癌类似,TTF-1和napsin A阴性,而CK20和HNF4A阳性。

2. 浸润性腺癌 浸润性腺癌呈腺体状分化,表现为腺泡状、乳头状、微乳头状、贴壁或实性生长,能产生黏液或表达肺泡细胞标志物。

2015版WHO肺腺癌分类采纳了2011年IASLC/ATS/ERS公布的肺腺癌的国际多学科分类。在该分类中,肺腺癌包括的主要亚型有贴壁状生长的腺癌、腺泡样腺癌、乳头样腺癌、实性腺癌、黏液腺癌、胶样腺癌、胎儿型腺癌、肠型腺癌等。大多数腺癌为多种亚型的混合,根据腺癌的主要组织学亚型进行分类,评估同一肿瘤内不同亚型成分的半定量百分比增量至少为5%。

(二)鳞状细胞癌 鳞状细胞癌指癌细胞有角化或细胞间桥,表达鳞状细胞标记的一组恶性肿瘤。鳞癌多为中央型,可形成息肉状肿物阻塞支气管腔而导致分泌物潴留、肺不张、支气管扩张和感染性支气管肺炎。有时可为周围型,易形成中央性坏死和空洞。2015版WHO肺癌分类将肺鳞状细胞癌分为浸润前病变的原位鳞状细胞癌、浸润性鳞状细胞癌(角化性鳞状细胞癌、非角化性鳞状细胞癌)和基底细胞样鳞状细胞癌。

1. 鳞状细胞原位癌(carcinoma in situ, CIS) CIS发生于支气管黏膜上皮,从基底到表面全层被不典型的鳞状细胞取代,细胞呈显著不典型增生,细胞不成熟性和细胞多形性,核分裂全层可见,但异型细胞不突破上皮基底膜。CIS的免疫组化特征为癌细胞通常呈角蛋白阳性表达,包括CK5/6、34BE12、EMA、P63、P40阳性。而TTF-1阴性,同时PAS染色无黏液着色。

2. 浸润性鳞状细胞癌 角化性鳞状细胞癌的细胞质丰富,红染,有折光性,核深染,看不见核仁,可见角化、角化珠形成或细胞间桥。肿瘤细胞呈p40、p63、CK5、CK5/6阳性,TTF-1阴性或局灶弱阳性。非角化型鳞状细胞癌则为空泡状核、核仁明显,缺乏角化。由于组织形态上与低分化腺癌细胞类似,常需免疫组织化学方法鉴别,前者p40、p63、CK5、CK5/6弥漫强阳性,而TTF-1阴性或局灶弱阳性。

3. 基底细胞样鳞状细胞癌 癌细胞呈实性结节状或小梁状,外周细胞排成栅栏状。细胞小、胞质少,界限清楚,核深染、核质比高,核仁不明显,易见核分裂象(15~50个/$2mm^2$),缺乏鳞状细胞分化,常见粉刺样坏死。肿瘤细胞增殖指数Ki-67为50%~80%。大多基底细胞样鳞状细胞癌有间质的透明变性或黏液样变性,肿瘤可包含角化性鳞状细胞癌或非角化性鳞状细胞癌成分,但基底样成分要多于50%。基底细胞样鳞状细胞p40、p63、CK5、CK5/6、CK1、CK10、CK14弥漫强阳性,TTF-1阴性。大细胞神经内分泌癌也可见肿瘤细胞栅栏样和菊形团样结构,基底细胞样鳞状细胞癌则细胞更小,缺乏核仁,神经内分泌标志物如CD56、CgA、突触素常阴性,但少于10%的病例可为局灶阳性。

(三)神经内分泌肿瘤 肺神经内分泌肿瘤包括一系列有神经内分泌组织形态学特征的肿瘤,免疫组化或超微结构(神经内分泌颗粒)显示有神经内分泌分化证据。2015版WHO将SCLC、复合性小细胞癌、大细胞神经内分泌癌(large cell neuroendocrine carcinoma, LCNEC)、复合性LCNEC、不典型类癌(atypical carcinoid, AC)、典型类癌(typical carcinoid, TC)及弥漫性特发性的神经内分泌细胞增生(作为浸润前病变)集中归类为神经内分泌肿瘤。

1. 典型类癌 肺恶性肿瘤中1%~2%为类癌,分为TC

和 AC。TC 定义为核分裂<2 个/2mm²，且无坏死的类癌。目前将 TC 大小界定为>5mm，是将其与肺微瘤型类癌相鉴别的唯一特征。TC 瘤细胞呈多边形，大小一致，核居中，染色质呈细颗粒状，细胞质较丰富，嗜酸性，核仁通常不明显。瘤细胞最常见生长方式为器官样和小梁状、乳头状、假腺样和滤泡样等，间质富含血管。大多 TC 病例细胞角蛋白，如 AE1/AE3、cam5.2 阳性，少数病例阴性。典型类癌 CK7、CK20 均阴性，极少部分 CK7 可阳性。神经内分泌标志如 Syn、CgA、CD56 常强阳性。TTF-1 大部分阴性，大约 1/3 的病例可阳性，且常见于周围型类癌。

2. 不典型类癌 AC 罕见，仅占类癌的 11%~24%，WHO 肺肿瘤分类中将其定义为核分裂为 2~10 个/2mm² 或伴有坏死的类癌，核分裂增多和坏死特征均存在。虽然与 TC 的临床表现相似，但是 AC 患者发病年龄较轻，约 60% 有吸烟史。与 TC 相比，AC 患者预后较差，在诊断时 30%~40% 的患者已有淋巴结转移，5 年生存率为 60%~70%，10 年生存率为 35%~50%。AC 肿瘤形态与 TC 相似，直径 2~4cm，肿瘤可突入气管腔内，甚至阻塞气管腔。其切面多成灰褐色至黄红色，有时见灶性出血，而 TC 较少见。与 TC 相似，典型 AC 的组织学表现为由大小相对一致的圆形或多角形细胞组成，染色质呈细颗粒状，胞质中等，更常见多形性核。AC 的生长方式大多呈器官样，坏死常位于癌巢中央，呈灶性或点状，偶见大片梗死样坏死。由于坏死仅为灶性或点状，在穿刺活检或支气管肺活检标本中很少见到。与 TC 相似，AC 对化疗不敏感，首选手术治疗。

与 TC 一样，AC 免疫组化特征为细胞角蛋白和神经内分泌标记均阳性，患者中 TTF-1 阳性率<50%。TC 和 AC 较其他两种高级别神经内分泌肿瘤增殖指数更低。

3. SCLC SCLC 常发生于大支气管，浸润支气管壁，引起管腔狭窄。在发生发展的早期多已转移到肺门和纵隔淋巴结，并易侵犯血管，在诊断时大多已有肺外转移。SCLC 细胞呈巢片状、小梁状排列或弥漫分布，癌细胞小，异型明显，胞质少，核呈圆形、卵圆形或短梭形，核深染或染色质细颗粒状，核仁不明显，核分裂象易见。广谱 CK 在 SCLC 细胞中表达特点是在核旁呈逗点样或于胞质内弥漫表达；突触素和 CD56 常为弥漫强阳性，而 CgA 常呈灶性或弱阳性，60% 以上 SCLC 的 CD117 阳性。此外，SCLC 的 Ki-67 阳性指数>50%，平均≥80%。为防止将伴有机械性损伤的类癌诊断为 SCLC，建议在小活检标本中增加 Ki-67 阳性指数的检测。

4. LCNEC 倾向于发生在周围肺实质，肿瘤生长迅速，易侵犯淋巴结和血管，常转移到局部淋巴结和远处器官。LCNEC 细胞较大，呈圆形、多边形或略呈不规则形，胞质量中等，部分较稀薄以致透亮，核大、染色质粗，核仁大而明显，易见核分裂。癌细胞弥漫分布，被纤维结缔组织分隔成大巢团状，形成器官样结构，在癌巢内可见广泛性地图状坏死。癌细胞表达神经内分泌指标（CD56、CgA、突触素中一个指标阳性即可，但需>10% 的癌细胞明确阳性）。CD56 敏感性最高，但 CgA、突触素的特异性更强。LCNEC 常见 p40 阴性，但 p63 可阳性。约 7% 的 LCNEC 表达 CD117。Ki-67 阳性指数一般为 40%~80%。如肿瘤形态像不典型类癌，但核分裂象>10 个/2mm²，仍需诊断 LCNEC。

此外，有研究表明将肿瘤分为不同的细胞类型并不意味着它只由一种类型的细胞组成，只说明该细胞类型占优势。如果对肿瘤的整体标本进行充分的组织学检查，很多肺癌可有 2 种甚至 4 种细胞类型，其中以鳞癌、腺癌常见。还可将鳞癌和腺癌进一步区分为分化好、中度分化和分化差 3 种。分化好者常生长慢、转移晚，预后较好。SCLC 和大细胞肺癌基本都是未分化的，不适合这种区分。

五、临床表现

（一）无症状肺癌 此处提出"无症状肺癌"主要目的是从顶层设计角度来引领早期肺癌筛查。早期肺癌主要指 NSCLC 的原位癌及ⅠA 期，此时肺癌的原发灶直径≤3cm，没有支气管周围和/或同侧肺门淋巴结转移。在原位癌和微浸润性癌阶段可以没有任何临床表现，只有在筛查时才能被发现。为发现这一阶段的早期肺癌，鉴于中国吸烟、被动吸烟人群比例较高，大气污染和肺癌发病的年轻化现状，参考《肺结节诊治中国专家共识（2018 年版）》，建议应用 LDCT 筛查我国肺癌高危人群，年龄≥40 岁且具有以下任一危险因素者：①吸烟≥20 包年（或 400 年支），或曾经吸烟≥20 包年（或 400 年支），戒烟时间<15 年；②有环境或高危职业暴露史（如石棉、铍、铀、氡等接触者）；③合并慢阻肺、弥漫性肺纤维化或既往有肺结核病史者；④既往罹患恶性肿瘤或有肺癌家族史者。

（二）有症状肺癌 在肺癌浸润阶段，根据其部位和范围而产生相关临床症状。如渐进性咳嗽、气促、胸痛、声音嘶哑，或失声及咯血，取决于疾病进程和部位。可按部位分为支气管-肺局部、肺外胸内扩展、胸外转移和非转移性胸外表现四类。

1. 支气管-肺局部表现 常有刺激性干咳，少数表现为高调金属音性咳嗽或刺激性呛咳。肿瘤向管腔内生长时可有间歇或持续性血痰，表面糜烂严重侵蚀大血管者时可出现咯血，但少见大咯血者。肿瘤长向支气管内并引起部分阻塞时，可有呼吸困难，喘息，偶尔表现为局限或单侧哮鸣音。气道阻塞还可引起阻塞性肺炎和肺不张，伴发热、咳嗽等呼吸道症状。因其经抗生素治疗即可改善，易误诊为肺炎。近半数患者可有模糊或难以描述的胸痛或钝痛，可为炎症波及部分胸膜或胸壁引起，也可为肿瘤侵犯所致。

2. 肺外胸内扩展表现 肺癌生长侵犯胸腔、胸壁、纵隔或附近结构和神经，可引起相应症状。肺癌或转移性癌性淋巴结肿大，可压迫左侧喉返神经可引起声音嘶哑。上腔静脉受到附近肿大的转移性淋巴结压迫，或右上肺的原发性肺癌侵犯，以及腔静脉内癌栓阻塞静脉回流可引起上腔静脉阻塞综合征，表现为头面部和上半身淤血水肿、颈静脉怒张、颈部肿胀，患者常主诉领口进行性变紧，前胸壁可见到扩张的静脉侧支循环。肺尖部肺癌又称肺上沟瘤（Pancoast 瘤），易压迫颈部交感神经引起同侧瞳孔缩小，上睑下垂，额部少汗等体征，称 Horner 综合征。约 10% 的患者有不同程度的胸腔积液,可由于肺淋巴回流受阻或肿瘤转移至胸膜引起。1%的患者可由于肿瘤转移至食管旁的淋巴结,造成食管部分阻塞引起吞咽困难。

3. 胸外转移表现　胸腔外转移的症状和体征以神经内分泌肿瘤中的 SCLC 居多,其次为未分化大细胞肺癌、腺癌、鳞癌。可表现为颅内转移的神经症状,包括颅内压增高,如头痛、恶心、呕吐、精神状态异常。少见的症状为癫痫发作,偏瘫,小脑功能障碍,定向力和语言障碍。此外还可有脑病,小脑皮质变性,外周神经病变,肌无力及精神症状。

肿瘤转移到骨骼可引起骨痛和病理性骨折,常见于 SCLC。大多为溶骨性病变,少数为成骨性。肿瘤转移至脊柱后可压迫椎管引起局部压迫和受阻症状。此外,也常见股骨、肱骨和关节转移,甚至引起关节腔积液。

少数肺癌也可转移到腹部。部分 SCLC 可转移到胰腺,表现为胰腺炎症状或阻塞性黄疸。其他细胞类型的肺癌也可转移到胃肠道、肾上腺和腹膜后淋巴结,多无临床症状,需要依靠 CT、MRI 或 PET 做出诊断。

4. 胸外表现　非转移性胸外表现称为副癌综合征。少数患者的初诊是因为全身症状,或这些与肿瘤远处转移无关的缺乏特异性的症状和体征,主要表现为以下几方面。

(1) 库欣综合征:常见于神经内分泌肿瘤中的 SCLC 或类癌。2%~5%的患者可有库欣综合征,可在瘤组织中甚至循环血中测到促肾上腺皮质激素增高。该激素虽然有自主生理性作用,但不同于正常的激素,因为地塞米松不能抑制促肾上腺皮质激素在尿中的终末代谢物 17-OHCS。

(2) 抗利尿激素分泌异常:可引起厌食,恶心,呕吐等水中毒症状,还可伴有进行性加重的神经并发症。其特征是低钠(血清钠<135mmol/L),低渗(血浆渗透压<280mOsm/kg)。

(3) 类癌综合征:典型表现主要为面部、上肢躯干的潮红或水肿,胃肠蠕动增强,腹泻,心动过速,喘息,瘙痒和感觉异常。这些阵发性症状和体征与肿瘤释放不同的血管活性物质有关,除了 5-羟色胺外,还包括缓激肽,血管舒缓素和儿茶酚胺。

(4) 异位促性腺激素:异位促性腺激素的发病率不多,大部分是大细胞肺癌,主要为男性轻度乳房发育和增生性骨关节病。

(5) 低血糖:见于鳞癌,为胰岛素分泌增加或胰岛素样活动的结果,切除肿瘤后可减轻。

(6) 高钙血症:常见于鳞癌,可由骨转移或肿瘤分泌过多甲状旁腺素相关蛋白引起。临床表现为嗜睡、厌食、恶心、呕吐、体重减轻和精神变化。切除肿瘤后血钙水平可恢复正常。

(7) 神经肌肉表现:癌性神经肌肉病变是肺癌常见的非转移性胸外表现,发生率近 15%。一项研究发现,其中 56% 为 SCLC,22% 为鳞癌,16% 为大细胞肺癌,5% 为腺癌。半数患者没有其他的肺癌症状,而且 1/3 的神经肌肉病变发生在其他症状出现前或肺癌明确诊断前一年,因此推论这些症状与转移无关。主要表现为:①小脑退行性变,如共济失、眩晕、构音障碍;②运动神经病变,如进行性消耗、虚弱和肌纤维自发性收缩;③多神经炎合并混合的运动和感觉障碍;④感觉性神经病变,如麻木,有时面部肢体疼

痛,逐渐丧失全身各种感觉,反射减弱,偶尔出现耳聋;⑤精神异常,如进行性痴呆,时有抑制性精神错乱、木僵或精神不稳定;⑥肌病,如萎缩性轻瘫,特别是肢体肌肉和近端肢体;⑦多发性肌炎,特别是肌肉和近端肢体肌肉疲劳,如盆部和大腿肌肉,消耗明显而且有原发肌纤维变性;⑧自主神经系统异常,如直立性低血压;⑨骨骼表现,支气管肺癌最常见的末梢体征是杵状指(趾),有时合并肥大性骨关节病。

六、体检和常规检查项目

主要包括发现早期肺癌与精准治疗相关的体检和常规检查项目。

(一) 临床信息　如患者年龄、职业、吸烟史、慢性肺部疾病(如慢阻肺和肺结核、弥漫性肺纤维化)史、个人和/或家族肿瘤史、治疗经过及转归,可为鉴别诊断提供重要参考意见。

(二) 体格检查　包括全身体检和浅表淋巴结检查;全身体检有助于发现转移性肺癌的原发灶。检查浅表淋巴结有助于发现晚期肺癌及协助肺癌的分期。

(三) 血肿瘤标志物

1. 促胃液素释放肽前体　可作为 SCLC 的诊断和鉴别诊断的首选标志物。

2. 神经特异性烯醇化酶　用于 SCLC 诊断和治疗反应监测。

3. 癌胚抗原　目前血清中癌胚抗原的检查主要用于判断肺癌预后及对治疗过程的监测。

4. 细胞角蛋白片段 19　对肺鳞癌诊断的敏感性、特异性有一定参考意义。

5. 鳞状细胞癌抗原　对肺鳞癌疗效监测和预后判断有一定价值。如果在随访阶段发现肿瘤标志物进行性增高,需要排除早期肺癌。

(四) X 线胸片　X 线胸片简便、易行、价廉,为目前常规体检项目,可以发现 1cm 以上肺癌(图 27-1-1)。但是其分辨率有限并存在死角,很难发现直径小于 5~6mm 病变,少数支气管内肿瘤和原位癌也可漏诊。即使 X 线胸片发现结节后,也建议同时行胸部薄层 CT 检查,以便精准诊断和鉴别诊断。

(五) LDCT 筛查　对 LDCT 筛查肺癌一度存在较大争议。长达 10 年的大样本 ELCAP 研究证实 LDCT 筛查可发现 85% 的 I 期肺癌,手术切除后 10 年生存率为 92%。其后美国国家癌症研究所又进行了一项大规模 LDCT 对比 X 线胸片筛查肺癌的随机对照研究(NLST)。该研究将 53 454 位肺癌高危人群随机分为 LDCT 组和 X 线胸片组,结果 LDCT 组肺癌诊断率为 645/万,而 X 线胸片组诊断率仅为 572/万。LDCT 组肺癌死亡率为 247/万,而 X 线胸片

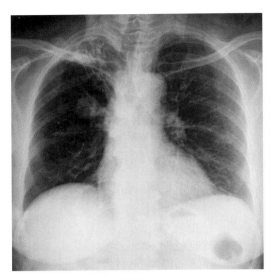

图 27-1-1 表现为肺结节的肺癌

组为 309/万,与 X 线胸片相比 LDCT 可以降低 20% 的肺癌死亡率(P=0.004)。为此,美国国立综合癌症网络(National Comprehensive Cancer Network,NCCN)已经推荐使用 LDCT 在高危吸烟者和既往吸烟者中筛查肺癌。我国共识也推荐应用 LDCT 筛查。同时在研究如何应用物联网医学技术,特别是影像人工智能处理技术协助肺结节的诊断和鉴别诊断。这将有利于将目前水平高低不一的、手工业作坊式的诊断模式,提高为同质化现代流水作业工程。

(六)痰细胞学检查 如果收集痰标本方法得当,3 次以上的系列痰标本可提高中央型肺癌的诊断率。如果患者的痰量不多,可通过吸入加温的 10%~15% 生理盐水或 20% 丙烯乙二醇诱导痰。

七、辅助检查

(一)CT 薄层 (≤1mm 层厚)的胸部 CT 可以更好地评价肺结节的形态特征,协助鉴别诊断。

1. 设定 CT 参数和扫描范围 ①扫描参数:总辐射暴露剂量≤5mSv;kVp 为 120,mAs≤60;机架旋转速度≤0.5;探测器准直径≤1.5mm;扫描层厚 1mm;扫描间距≤层厚(3D 成像应用时需有 50% 重叠)。②扫描范围:从肺尖到肋膈角(包括全部肺),扫描采样时间≤10 秒,呼吸时相为深吸气末,CT 扫描探测器≥16 排,不需要造影剂。可以提供更多关于肺结节位置、形状、边缘、密度和血管生成等信息,有助于鉴别诊断。

2. 周围型肺癌影像学表现 2~5mm 的早期病变多呈局限性小斑片或者微小结节影,边缘不清,密度较淡,易误诊为炎症或结核。随着肿瘤增大,可形成直径 0.5~1cm 密度较高,边缘毛糙的小结节影。肿瘤增大至直径 2~3cm 后,则呈边界清楚,圆形或类圆形密度增高影,伴有分叶、脐凹或细毛刺状阴影(图 27-1-2)。直径小于 3cm 的类圆形阴影在影像学中被称为肺结节;可依据其密度分为实性(图 27-1-3)、纯磨玻璃(密度较淡,ground-glass opacity,GGO,图 27-1-4)

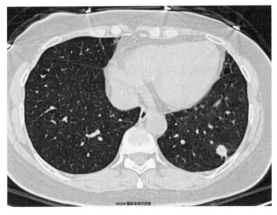

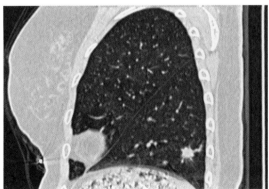

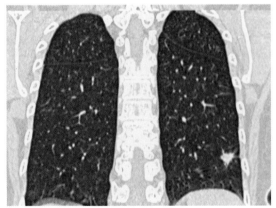

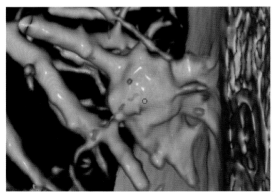

图 27-1-2 伴有分叶、脐凹或细毛刺状结节

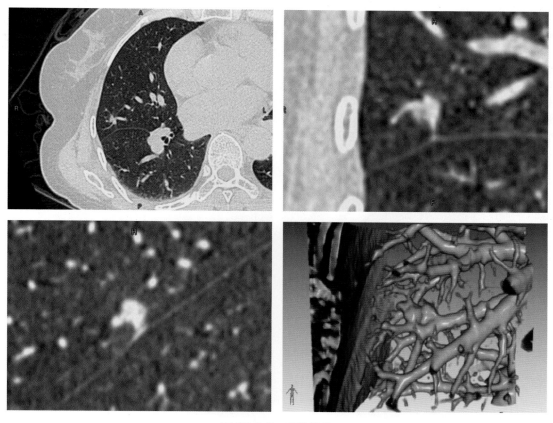

图 27-1-3　实性结节

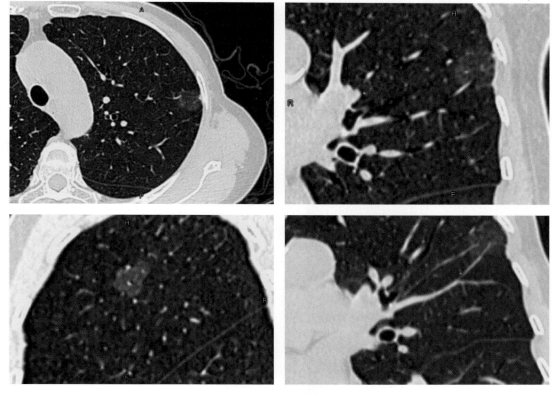

图 27-1-4　纯磨玻璃

和混杂性结节(中间实性,周围密度较淡,图27-1-5)。薄层CT可清晰地显示典型肿瘤为分叶、边缘毛刺、胸膜凹陷征,甚至钙质分布类型、支气管充气征和空泡征。

如肿瘤向肺门淋巴结蔓延,可见其间引流淋巴管增粗形成条索状阴影伴肺门淋巴结增大。癌组织坏死与支气管相通后,可呈厚壁,偏心,内缘凹凸不平的癌性空洞(图27-1-6)影。继发感染后可见洞内液平。腺癌影像学表现多种多样,可表现为类似支气管肺炎样斑片状浸润影,偶呈两肺大小不等的结节样阴影。随病情发展逐渐增多、增大,甚至融合成肺炎样片状阴影。病灶间常有增深的网状阴影,有时可见支气管充气征。

病灶内存在钙化,尤其是位于中央、均匀环状或爆米花样分布常提示为良性病变,原发性支气管肺癌可出现偏心钙化。

3. 中央型肺癌影像学表现　肿瘤向管腔内生长时可引起支气管阻塞征象。阻塞不完全时呈现段、叶局限性气肿。完全阻塞后则表现为段、叶不张。肺不张伴有肺门淋巴结肿大时,下缘可表现为倒 S 状影像(图27-1-7),是中央型肺

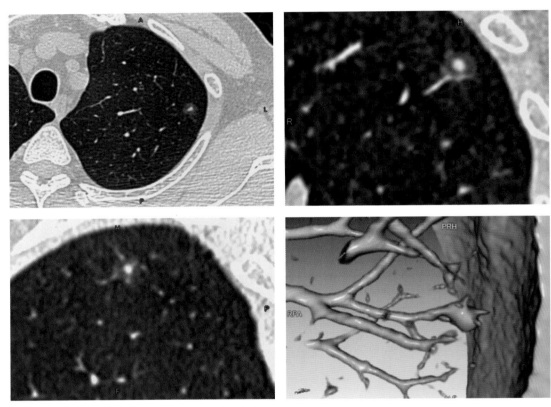

图 27-1-5　混杂性结节

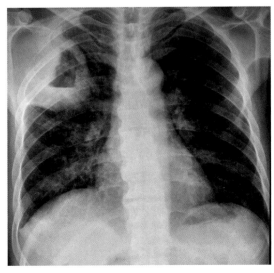

图 27-1-6　癌性空洞

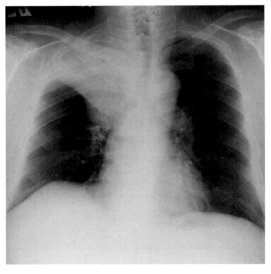

图 27-1-7　肺不张伴有肺门淋巴结肿大的倒 S 状影

癌,特别是右上叶中央型肺癌的典型征象。引流支气管被阻塞后,易导致远端肺组织继发性肺炎或肺脓肿。抗生素治疗后吸收多不完全,易复发。若肿瘤向管腔外生长,可表现为单侧性、不规则的肺门肿块。肿块也可由支气管肺癌与转移性肺门或纵隔淋巴结融合而成。CT支气管三维重建技术(仿真内镜)可发现段支气管以上管腔内的肿瘤或狭窄。

(二) 核医学检查

1. 单光子发射计算机断层显像　应用肿瘤细胞摄取放射性核素与正常细胞之间的差异,进行肿瘤定位、定性和骨转移诊断(图27-1-8)。常用方法为放射性核素肿瘤阳性显像和放射免疫肿瘤显像。前者以亲肿瘤的标记化合物作为显像剂,性能稳定,特异性差。后者以放射性核素标记的肿瘤抗原或其相关抗原制备的特异抗体为显像剂进行肿瘤定位诊断,特异性高,但制备过程复杂,影响因素多,稳定性差。

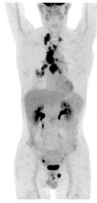

图27-1-8　左肺鳞癌第3腰椎和左侧髂骨转移

2. 正电子发射计算机体层显像　与正常细胞相比,肺癌细胞代谢较高,增殖较快,对葡萄糖的摄取较多。18-氟-2-脱氧D-葡萄糖注入体内后,易于在肿瘤细胞内大量积聚(图27-1-9)。其相对摄入量可以反映肿瘤细胞的侵袭性及生长速度,可用于肺癌及淋巴结转移的定性诊断。PET扫描对肺癌的敏感性可达95%,特异性可达90%,对发现转移病灶也很敏感,但对肺泡细胞癌的敏感性较差,评价时应予考虑。

(三) 非手术活检

非胸外科医师介入的检查均可称为非手术活检,包括支气管镜、CT或B超引导穿刺、电磁导航和激光共聚焦等。

1. 支气管镜　经支气管镜肺活检、气管镜超声引导针吸活检、食管镜超声引导针吸活检和自荧光纤维支气管镜等均被广泛地应用于中央型和周围型病变的诊断。对于镜下可见的管腔内病变,刷检诊断率可达92%,活检诊断率可达93%,缺点是活检得到的标本量较少,很难检查到黏膜下深部病变中恶性细胞,此时加用支气管镜针吸活检可提高诊断率。经支气管镜肺活检可显著提高周围型肺癌的诊断率,对于直径大于4cm病变的诊断率可达50%~80%,但对于直径小于2cm病变的诊断率仅20%左右。气管镜超声引导针吸活检现已用于直径<1cm的淋巴结,可安全地穿刺第2、3、4、7、10、11、12组淋巴结。该技术适用于第9、8、7、6和5组淋巴结活检。自荧光纤维支气管镜可实时采集图像,检测出气管支气管黏膜中很小区域的荧光变化。对气管支气管树上异常荧光区域黏膜的活检可增加恶变前小病灶(发育异常)或早期恶变(原位癌)的检出率。气道内超声可将支气管镜和超声系统联合起来,弥补肉眼的不足,提高外周孤立肺结节活检的阳性率,提高对纵隔淋巴结分期的准确度,提高早期支气管内肿瘤(原位癌)的检出率,并可指导局部治疗。

2. 电磁导航支气管镜(electromagnetic navigation bronchoscopy,ENB)　其原理是应用CT获得的肺和支气管数字图像重建支气管树三维虚拟结构,由计算机引导探头至病灶部位进行活检。ENB平均导航误差为9mm左右,对周围型肺病灶的检查成功率可达67%,对周围型肺病灶和纵隔淋巴结活检阳性率更高,并且可以避免X

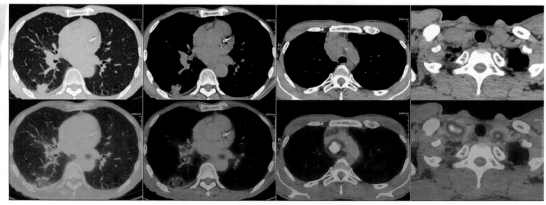

图27-1-9　低分化肺腺癌伴纵隔、双侧肺门和锁骨区多发淋巴结转移

线透视对人体的伤害。

3. 激光共聚焦　最早称荧光共聚焦显微镜支气管镜（fluorescent confocal microscope，FCFM），现在统称激光共聚焦。探测深度可达支气管壁下 50μm，图像直径约为600μm，可观察到支气管和细支气管壁上皮下网状板的清晰图像（图27-1-10）。选择性 FCFM 检查抗酸杆菌发现的可疑病变部位，即所谓的"光学活检"，有利于发现发育不良和原位癌。联合使用 FCFM 和自荧光纤维支气管镜，可以在组织损伤最少的条件下，观察到与癌前期病变有关的支气管基底膜变化，甚至是原位癌。

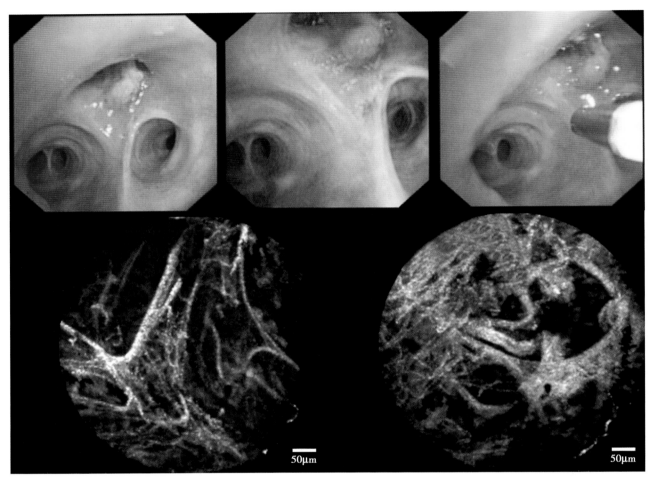

图27-1-10　激光共聚焦看到的清晰图像

4. 非气管镜针吸细胞学检查　①浅表淋巴结针吸细胞学检查：可在局麻或不麻醉时对锁骨上或腋下肿大的浅表淋巴结进行针吸细胞学检查。对于质硬，活动度差的淋巴结可得到很高的诊断率。②经皮针吸细胞学检查：病变靠近胸壁者可在超声引导下针吸活检；病变不紧贴胸壁时，可在透视或 CT 引导下穿刺针吸或活检。为提高诊断率，可在病灶多点穿刺。25%～30%可并发气胸。肺压缩少于25%者通常可自行吸收，气胸量较多者需胸穿抽气或闭式引流。发生气胸的主要诱发因素是原有慢阻肺。此外，不建议用于早期肺癌，因其有种植性转移可能性。

（四）手术活检　对高度怀疑肺癌的病例，经上述各种方法检查都未能确诊，可考虑手术活检。

1. 胸腔镜活检　对于 PET/CT 和人工智能等技术高度怀疑为早期肺癌，且其他方法无法取得活检标本者，可考虑胸腔镜检查。

2. 纵隔镜活检　存在纵隔淋巴结肿大，且气道内超声无法明确诊断者，可考虑纵隔镜手术活检。

3. 淋巴结摘除活检　手术摘除浅表淋巴结，如锁骨上、前斜角肌或腋下淋巴结行病理检查。

（五）物联网医学　该技术具有其特有的联网、感知、信息挖掘和拓展功能，不但适合肺癌筛查，方便信息采集和储存，而且还有利于联合云中专家进行多学科会诊和随访跟踪。

八、诊断

为改善预后，需要强调早期诊断、及时诊断和精准诊断。

（一）早期诊断 指诊断无症状高危人群中的早期肺癌。因为肺癌的远期生存率与早期诊断密切相关，所以应大力提倡筛查危险人群以便早期诊断和治疗。为此，应普及肺癌防治知识，对40岁以上成人，特别是长期重度吸烟者，以及其他危险因素者应该建议LDCT筛查。发现肺结节后，应该按照《肺结节诊治中国专家共识（2018年版）》及亚太肺结节评估指南进行管理。对于0.5~1.0cm的小结节应该转到中国肺癌防治联盟建立的肺结节诊治分中心进行管理，诊断困难者转到联盟示范基地进行管理，行薄层CT检查，辅以人工智能诊断，提高诊断和鉴别诊断的效率，对可疑者应该及早进行非手术或者手术活检。

（二）及时诊断 指对有症状就诊者尽快明确诊断。尽管早期诊断非常重要，但目前大多数患者有症状才就诊检查，而有症状时多数错过了早期肺癌的诊治机会。

为避免这些误区，初诊医师应有高度警惕性，在最短的时间内即给出明确诊断和鉴别诊断意见。对有任何肺癌可疑症状者即应及时排查，特别是重点检查有症状的高危人群或有下列可疑征象者：①无明显诱因的刺激性咳嗽持续2~3周，治疗无效；②原有慢性呼吸道疾病，咳嗽性质改变；③短期内持续或反复痰血或咯血，且无其他原因可解释；④反复发作的同一部位肺炎，特别是肺段肺炎；⑤原因不明的肺脓肿，无中毒症状，无大量脓痰，无异物吸入史，抗炎治疗效果不显著；原因不明的四肢关节疼痛及杵状指（趾）；⑥影像学提示局限性肺气肿或段、叶性肺不张，孤立性圆形病灶和单侧性肺门阴影增大；原有肺结核病灶已稳定，而形态或性质发生改变；⑦无中毒症状的胸腔积液，尤其是呈血性、进行性增加者。

对于有上述表现之一，即应酌情进行必要的检查，如薄层CT、PET/CT、非手术或者手术活检。仍无法诊断者，应及时转到医师有经验且有条件的上级医院进一步诊治。

（三）精准诊断 肺癌精准医学不仅要了解患者临床症状、体征、生化、影像信息，更需要掌握和理解肺癌的基因组学、蛋白组学、代谢组学及其他分子分型信息，以指导精准治疗。因为有靶向药物治疗必须明确靶基因、靶人群。目前临床疗效明显的两大治疗靶点为表皮生长因子受体（epidermal growth factor receptor，EGFR）基因突变和间变性淋巴瘤激酶（anaplastic lymphoma kinase，ALK）基因重排。肿瘤细胞免疫治疗以激活T细胞消灭肿瘤的程序性细胞死亡蛋白-1（programmed death-1，PD-1）及其配体（PD-L1）最为引人注目。

1. EGFR EGFR-TKI是治疗NSCLC疗效最重要的预测因子。突变通常发生于外显子18~21，其中包括常见的19外显子缺失、21外显子L858R点突变及与EGFR-TKI耐药相关的20外显子T790M点突变。在非选择性中国NSCLC患者中，EGFR总突变率30%左右，腺癌患者突变率约50%，不吸烟腺癌可以高达60%~70%，而鳞癌患者仍有10%的EGFR突变率。因此，需要提高临床医师常规进行EGFR突变检测的意识。

2. 棘皮动物微管相关类蛋白4（echinoderm microtubule-associated protein 4，EML 4）基因与ALK基因重排（EML4-ALK） ALK是一种间变性淋巴瘤激酶，2007年发现在肺癌患者中由于染色体倒位形成EML4-ALK，会促使肺癌发生和进展。EML4-ALK融合基因主要存在于不吸烟或少吸烟的肺腺癌患者中，且通常与EGFR基因不同时存在于同一患者。目前报道的ALK基因融合的发生率在NSCLC中大概4%。用于检测融合基因的方法有多种，包括免疫组织化学方法、荧光原位杂交技术和逆转录聚合酶链式反应，目前标准的检测方法是荧光原位杂交技术，已有获得FDA批准的商业试剂盒供临床应用。

3. PD-1/PD-L1 PD-1/PD-L1应答的广度、深度和持久性均十分罕见，是近年来肿瘤免疫疗法研究的热点。各种临床试验证明，肿瘤细胞表达PD-L1增加患者应用抗PD-1/PD-L1抑制剂后反应率高于对照组。此外，携带体细胞突变的肿瘤细胞可产生新抗原，而T细胞识别新抗原可能对检查点抑制剂的免疫活性至关重要，定量估计肿瘤基因组编码区突变总数即肿瘤突变负荷可协助选择治疗受益患者。

九、分期

肺癌分期对选择恰当的治疗方法和判断预后具有重要意义，肺癌精准医疗也依赖于准确的分期。分期是用简洁的语言来描述原发瘤的位置和大小，向肺外生长的情况，有无局部、肺门和纵隔淋巴结的转移及远处脏器的转移。

（一）TNM分期

IASLC第8版肺癌TNM分期及其对应的临床分期见表27-1-1~表27-1-4。

表27-1-1 T分期：原发肿瘤（T）

T	定义
Tx	原发肿瘤不能评价；或痰、支气管冲洗液找到癌细胞，但影像学或支气管镜无法发现
T0	无原发肿瘤的证据
Tis	原位癌
T1	肿瘤最大径≤3cm，周围包绕肺组织或脏层胸膜，支气管镜见肿瘤侵及叶支气管，未侵及主支气管[a]
T1a(mi)	微浸润性腺癌（minimally invasive ad）[b]
T1a	肿瘤最大径≤1cm[a]

续表

T	定义
T1b	肿瘤最大径>1cm,≤2cm[a]
T1c	肿瘤最大径>2cm,≤3cm[a]
T2	肿瘤最大径>3cm,但≤5cm,或符合以下任何一点[c]: • 累及主支气管,但尚未侵犯气管隆突 • 侵及脏层胸膜 • 部分或全肺有阻塞性肺炎或肺不张
T2a	肿瘤最大径>3cm,≤4cm
T2b	肿瘤最大径>4cm,≤5cm
T3	肿瘤最大径>5cm,≤7cm 或任何大小的肿瘤已直接侵犯下述任何结构之一者:胸壁(包含肺上沟瘤)、膈神经、心包;原发肿瘤同一叶内出现单个或多个卫星结节
T4	肿瘤最大径>7cm 或任何大小的肿瘤直接侵犯了下述结构之一者:膈肌、纵隔、大血管、气管、喉返神经、食管、椎体、气管隆突;同侧非原发肿瘤所在叶的其他肺叶出现单个或多个结节

表 27-1-2 N 分期:区域淋巴结

N	定义
Nx	区域淋巴结不能评价
N0	无区域淋巴结转移
N1	同侧支气管周围淋巴结和/或同侧肺门淋巴结及肺内淋巴结转移,包括原发肿瘤的直接侵犯
N2	同侧纵隔和/或气管隆突下淋巴结转移
N3	对侧纵隔、对侧肺门淋巴结,同侧或对侧斜角肌或锁骨上淋巴结转移

表 27-1-3 M 分期:远处转移

M	定义
M0	无远处转移
M1	有远处转移
M1a	对侧肺叶出现的肿瘤结节;胸膜结节、恶性胸腔积液或恶性心包积液[d]
M1b	胸腔外单一转移灶[e]
M1c	胸腔外多个转移灶(1个或多个远处器官)

注:右上角字体标注为与第 7 版相比的第 8 版修改。[a] 任何大小的非常见的表浅肿瘤,只要局限于支气管壁,即使累及主支气管,也定义为 T1a;[b] 单发结节,肿瘤最大径≤3cm,贴壁型生长为主,病灶中任一浸润病灶的最大径≤5mm;[c] 具有这些特点的 T2 肿瘤,如果≤4cm 或者大小不能确定的归位 T1a;如果>4cm,≤5cm 归位 T2b;[d] 大部分肺癌患者的胸腔积液或心包积液是由肿瘤所引起的,但如果胸腔积液或心包积液多次细胞学检查未能找到癌细胞,积液又是非血性和非渗出的,临床判断该积液与肿瘤无关,这种类型的积液不影响分期,患者应归类为 M0;[e] 包括累及单个远处淋巴结(非区域 LN)。

表 27-1-4 TNM 与临床分期关系

T	N0	N1	N2	N3	M1a 任何 N	M1b 任何 N	M1c 任何 N
T1a	ⅠA1	ⅡB	ⅢA	ⅢB	ⅣA	ⅣA	ⅣB
T1b	ⅠA2	ⅡB	ⅢA	ⅢB	ⅣA	ⅣA	ⅣB
T1c	ⅠA3	ⅡB	ⅢA	ⅢB	ⅣA	ⅣA	ⅣB
T2a	ⅠB	ⅡB	ⅢA	ⅢB	ⅣA	ⅣA	ⅣB
T2b	ⅡA	ⅡB	ⅢA	ⅢB	ⅣA	ⅣA	ⅣB
T3	ⅡB	ⅢA	ⅢB	ⅢC	ⅣA	ⅣA	ⅣB
T4	ⅢA	ⅢA	ⅢB	ⅢC	ⅣA	ⅣA	ⅣB

对于肺部多发结节的病例,需要根据影像学和病理学特征来区分是转移还是多原发灶。若为多原发肿瘤,需对每个肿瘤进行单独分期;而对于多发 GGO 类病灶,T 分期由分期最高的结节为准,后面括号内加上结节数目,如 T1a(3)N0M0;对于弥漫性肺炎型腺癌,肿瘤位于单一肺叶时定义为 T3,累及同侧另一肺叶时定义为 T4,累及对侧肺时定义为 M1a。上述两种情况均仅有一个 N 分期及 M 分期。

（二）SCLC 分期　　采用的是局限和广泛两期分类法。局限型指肿瘤局限于一侧胸腔内,包括有锁骨上和前斜角肌淋巴结转移的患者,但无明显上腔静脉压迫,声带麻痹和胸腔积液。广泛型则指超过上述范围者。新的指南建议在此基础上加入 TNM 分期,后者一方面更适用于手术治疗患者的分期,另外由于放疗技术的改进,也适用于对局限期患者行精准 N 分期来确定放射野。

根据两种分期的定义,局限期 SCLC 等同于 T 任何 N 任何 M0 期,除去多发肺结节的 T3～T4 期;广泛期 SCLC 等同于 T 任何 N 任何 M1a/b 期,包括多发肺结节的 T3～T4 期。

十、鉴别诊断

（一）肺结核

1. 肺结核球　应与周围型肺癌相鉴别。结核球多见于年轻患者,病灶多位于结核好发部位,如肺上叶尖后段和下叶背段。一般无症状,病灶边界清楚,密度高,可有包膜。有时含钙化点,周围有纤维结节状病灶,多年不变。

2. 肺门淋巴结结核　易与中央型肺癌相混淆,但肺门淋巴结结核多见于儿童、青年,多有发热、盗汗等结核中毒症状,抗结核治疗有效。肺癌多见于中年以上成人,病灶发展快,呼吸道症状比较明显。

3. 粟粒型肺结核　应与弥漫分布的肺腺癌相鉴别。通常粟粒型肺结核患者年龄较轻,伴发热、盗汗等全身中毒症状,呼吸道症状不明显。影像表现为细小、分布均匀、密度较淡的粟粒样结节病灶。经支气管镜肺活组织检查,常可帮助明确诊断。T-SPOT 对结核诊断有一定帮助。当人接触过结核菌后可被体内的 Th1 型 T 淋巴细胞记录,并分泌一种特异 γ 干扰素,通过酶联免疫斑点技术进行检测,可证明体内是否存在这种激活的 T 细胞,比常用的 PPD 灵敏度高,并且能排除接种卡介苗导致的阳性。

（二）侵袭性肺真菌病　指真菌直接侵犯肺或支气管而引起的急、慢性组织病理损害。其原发性病原菌,常导致免疫功能正常者的原发性感染,主要有组织胞浆菌、球孢子菌、副球孢子菌、孢子丝菌等。条件致病性真菌或称机会性真菌,病原性弱,如念珠菌属、曲霉属、隐球菌属、毛霉和青霉属、根霉属、镰刀霉属及肺孢子菌等,多在易感宿主引起深部真菌感染。近年随着真菌高危易感因素者增多,肺部真菌感染者日益增多。血清学检查中隐球菌夹膜试验多糖抗原检测特异性较强,其他主要依据活检病理学诊断。

（三）肺炎　约 1/4 的肺癌以肺炎形式表现,少部分伴有阻塞性肺炎。若起病缓慢,无毒性症状,抗生素治疗后炎症吸收缓慢,或同一部位反复发生肺炎时,应考虑到肺癌可能,尤其是段、叶性病灶,伴有体积缩小者。肺部慢性炎症机化,形成团块状的炎性假瘤,也易与肺癌相混淆。但炎性假瘤往往形态不整,边缘不齐,有密度较高的核心,易伴有胸膜增厚,病灶长期无明显变化。

（四）肺脓肿　癌性空洞可继发感染,应与原发性肺脓肿鉴别。前者可有刺激性咳嗽、反复血痰,随后出现感染、咳嗽加剧等症状,而原发性肺脓肿起病急,中毒症状重,多有寒战、高热、咳嗽、咳大量脓臭痰等症状。肺脓肿胸部影像学表现为均匀的大片状炎性阴影,空洞内常见较深液平面,血常规检查可有白细胞和中性粒细胞增多。

（五）结核性胸膜炎　结核性胸膜炎的胸腔积液多为透明,草黄色,有时为血性。癌性胸腔积液则多为血性。肿瘤阻塞淋巴管时,可引起漏出性胸腔积液。胸腔积液常规,T-SPOT 和病理检查,有助于鉴别诊断。

（六）结节病　典型的结节病表现为双侧肺门及纵隔对称性淋巴结肿大,可伴有肺内网状、结节状或片状阴影。组织活检病理有助于鉴别诊断。

（七）纵隔淋巴瘤　颇似中央型肺癌,常为双侧性,可有发热等全身症状,但支气管刺激症状不明显,痰脱落细胞检查阴性。

（八）肺部良性肿瘤　许多良性肿瘤在影像学上与恶性肿瘤和相似。其中尤以支气管腺瘤、错构瘤等更难鉴别,需要活检病理鉴别。

十一、治疗

为达到精准医疗目的,治疗方案应该根据肺癌临床分期,组织病理学和分子病理学决定。早期 NSCLC 通过外科手术或放疗根治,对化疗的反应较 SCLC 差。晚期 NSCLC 主要依赖化疗、靶向治疗、放疗及免疫治疗等综合治疗。通常 SCLC 发现时已转移,难以通过外科手术根治。

（一）NSCLC 规范治疗

1. Ⅰ、Ⅱ期患者治疗　对于可耐受手术者首选手术。电视辅助胸腔镜手术可用于早期肺癌或肺功能欠佳的周围型肺癌患者。术前需进行全身综合评估,在心、肺功能允许情况下,选择安全的肺切除、肺叶切除、楔形切除或肺段切除等术式。通常单肺切除需 $FEV_1 > 2L$,$D_LCO > 60\%$;肺叶切除需 $FEV_1 > 1.5L$,$D_LCO > 50\%$。如术前 FEV_1 和 D_LCO 均 < 40% 预计值,手术后死亡率增加。有研究表明,楔形切除和肺段切除局部复发率较肺叶和肺切除明显升高。肺叶和肺切除的死亡率分别为 3% 和 9%。对于大于 70 岁的患者,单

肺切除死亡率可达 16%～25%。此外在术中应注意周围淋巴结清扫。对于ⅠA期(T1abcN0)患者,术中发现切缘阴性需密切随访,若切缘阳性则首选再次切除或放疗。对于ⅠB期(T2aN0)和ⅡA期(T2bN0)患者术中切缘阴性需继续观察或给予高危者化疗,若切缘阳性则首选再次切除±化疗,或放疗+化疗。此外,对于ⅡA期(T1ab～2aN1)和ⅡB期(T3N0;T2bN1)患者术中切缘阴性,推荐辅助化疗±放疗,若切缘阳性则应再次切除联合化疗或放疗联合治疗。对于拒绝手术或无法手术的患者,可选择立体定向放射治疗±化疗。

2. 可手术的Ⅲ期患者治疗　对于可手术切除的ⅢA期肺癌[单侧纵隔累及(N2),肿瘤(T3)累及胸壁、膈肌或胸膜和肺上沟瘤]单纯手术往往难以充分延长生存期。与单纯手术或术后放疗相比,新辅助治疗模式如化疗序贯放疗或同步放化疗能够明显改善生存率。此外,对于术中切缘阴性ⅢA期(T1～3N2)患者,可行辅助化疗±放疗,若切缘阳性则行术后辅助放化疗。放疗射线可损伤肺实质和胸内其他器官,如脊髓、心脏和食管,对有严重肺部基础疾病的患者也应谨慎选择。

3. 难以手术的Ⅲ期患者治疗　对 T1～2、T3(>5cm 且

≤7cm)、纵隔活检为 N2 者应做脑 MRI、放射性核素骨扫描,或 PET/CT 扫描以除外有无转移。若未发现全身转移,根据体力状况(performance status,PS)评分选择根治性同步放化疗或诱导化疗±放疗。若诱导化疗后疾病无进展,可考虑手术+放化疗或放疗(若起始治疗未用)。若疾病进展则行局部病灶放疗(若起始治疗未用)±化疗,对有全身播散者的治疗同 M1 方案。化疗联合放疗可采取同步或序贯的策略。与序贯放疗相比,同步放化疗的中位生存期更长,但多见毒性反应。对于有 EGFR 突变和 ALK 阳性的患者,也可考虑靶向治疗(参考Ⅳ期)为主的综合治疗。

4. Ⅳ期患者治疗　70%患者预后差,其中 PS 评分为0(无症状)、1(有症状,完全能走动)、2(卧床时间<50%)、3(卧床时间>50%)和4(卧床不起)的患者相应中位生存期分别为 34、25、17、8 和 4 周。治疗策略包括靶向治疗、规范化疗、免疫治疗等综合治疗。

(1)靶向治疗:为精准治疗和改善患者预后,建议检测腺癌、大细胞癌和组织学类型不明确 NSCLC 的表皮生长因子受体(EGFR)、ALK、HER2、ROS1、MET、KRAS、BRAF、RET基因的突变和融合状态,以精准指导靶向治疗药物的选择(表 27-1-5)。

表 27-1-5　NSCLC 靶向治疗方案

驱动基因	一线治疗	后线治疗
EGFR 敏感突变	吉非替尼、厄洛替尼、阿法替尼、奥希替尼	奥希替尼
ALK 融合	克唑替尼、色瑞替尼、阿雷替尼	色瑞替尼、阿雷替尼、布吉他滨
*ROS*1 融合	克唑替尼、色瑞替尼	
BRAF V600E 突变	达拉非尼+曲美替尼	达拉非尼+曲美替尼
MET 扩增或 14 外显子跳读突变	克唑替尼	
RET 融合	卡博替尼、凡德他尼	
*HER*2 突变	Ado-trastuzumab emtansine	

1) *EGFR* 敏感突变 NSCLC 的治疗:针对 *EGFR* 突变阳性晚期 NSCLC 一线治疗,多个随机对照研究显示 EGFR-TKI一代药物吉非替尼(gefitinib)、厄洛替尼(erlotinib)、埃克替尼(icotinib)和二代阿法替尼(afatinib)对比化疗可显著改善患者无进展生存时间(progress free survival,PFS),目前上述四种药物已被国家药品监督管理局(NMPA)批准用于 EGFR 突变晚期 NSCLC 患者标准一线治疗。然而 EGFR-TKI在一线治疗后 8～16 个月后不可避免出现耐药,其中 50%甚至更高比例的患者可出现 *EGFR* 基因 20 号外显子 T790M突变,三代 EGFR-TKI 奥希替尼对比化疗治疗 T790M 突变患者可显著延长 PFS,因此奥希替尼被 NMPA 批准用于EGFR-TKI 一线治疗后进展存在 T790M 突变的晚期 NSCLC患者。奥希替尼是中国上市的第三代不可逆性 EGFR-TKI,对 *EGFR* 敏感突变和 T790M 耐药突变均有较好作用。其他耐药机制还包括 *MET* 扩增、*HER*2 扩增、*EGFR* 扩增、*PIK3CA*突变、*BRAF* 突变及 SCLC 转化,可行化疗,或根据其耐药机制给予相应的靶向治疗或入组临床研究。

2) *ALK* 融合基因阳性 NSCLC 的治疗:克唑替尼(crizo-

tinib)是 ALK、c-MET 和 ROS-1 酪氨酸激酶的口服小分子抑制剂。多项临床试验显示,对于 *ALK* 融合基因阳性的晚期NSCLC 患者,克唑替尼对比化疗一线治疗可显著延长患者PFS,因此克唑替尼被 NMPA 批准作为 *ALK* 融合基因晚期NSCLC 患者的一线治疗用药。克唑替尼治疗后出现疾病进展,可根据临床进展模式选择继续克唑替尼±局部治疗,或含铂双药化疗,也可选择第二代 ALK 抑制剂色瑞替尼(ceritinib)和阿来替尼(alectinib)。2018 ASCO 大会公布第二代ALK 抑制剂阿来替尼一线治疗 ALK 阳性 NSCLC 的中位PFS 达到 34.8 个月,是克唑替尼组的近 3 倍,且显著延缓脑转移的发生,有助于让肺癌成为慢性疾病。阿来替尼已被美国 FDA 批准用于 ALK 阳性晚期 NSCLC 的一线治疗。

(2)化疗±抗血管生成治疗:对于驱动基因阴性的Ⅳ期非鳞 NSCLC 患者,若其 PS 评分为 0～1 分,一线治疗可采用下列方案之一:①含铂双药化疗:标准一线化疗方案为顺铂或卡铂联合紫杉醇、多西他赛、吉西他滨、长春瑞滨或培美曲塞(表 27-1-6 为具体化疗方案及剂量)。化疗有效率为20%～50%,中位生存期 8～10 个月,1 年生存率 30%～35%,

2 年生存率 10%~15%。若 PS 评分为 2 分者,选择单药化疗,可选药物包括紫杉醇、多西他赛、吉西他滨或长春瑞滨或培美曲塞。疗程为 4~6 周期。②贝伐珠单抗联合化疗(若符合标准):抗血管生成药物贝伐珠单抗在我国Ⅲ期临床研究(BEYOND)中显示,在非鳞 NSCLC 患者中,化疗联合抗血管生成治疗可增加客观缓解率(objective response rate,ORR)和疾病控制率,显著延长 PFS 和总生存时间(overall survival,OS)。因此对于 PS 评分为 0~1 的晚期非鳞 NSCLC 患者,在没有明确咯血和肿瘤侵犯大血管的情况下,推荐贝伐珠单抗联合化疗。③我国一项Ⅲ期随机临床研究表明,重组人血管内皮抑制素联合长春瑞滨/顺铂治疗晚期 NSCLC 患者较安慰剂联合同样化疗方案能显著提高 ORR,并显著改善进展时间,且两组的不良反应发生率没有统计学差异。对 NSCLC 二线化疗药物,推荐选择多西他赛和培美曲塞。PS 为 2 分者可选择含铂双药或单药化疗。PS 为 3~4 分者不建议化疗,建议最佳支持治疗。对于驱动基因阴性的Ⅳ期鳞癌,除不推荐使用抗血管生成药物和培美曲塞,其他化疗方案同非鳞 NSCLC 患者。

表 27-1-6 晚期非鳞 NSCLC 化疗方案

一线化疗方案

顺铂 75mg/m² d1 或卡铂 AUC 5 d1 联合紫杉醇 175mg/m² d1,每 3 周 1 次

顺铂 75mg/m² d1 或卡铂 AUC 5 d1 联合多西他赛 75mg/m² d1,每 3 周 1 次

顺铂 75mg/m² d1 或卡铂 AUC 5 d1 联合吉西他滨 1 000~1 250mg/m² d1,d8,每 3 周 1 次

顺铂 75mg/m² d1 或卡铂 AUC 5 d1 联合长春瑞滨 25mg/m² d1,d8,每 3 周 1 次

顺铂 75mg/m² d1 或卡铂 AUC 5 d1 联合培美曲塞 500mg/m² d1,每 3 周 1 次

二线化疗方案

多西他赛 75mg/m² d1,每 3 周 1 次

培美曲塞 500mg/m² d1,每 3 周 1 次

(3)免疫治疗:针对免疫检查点通路尤其是 PD-1/PD-L1 通路的抑制剂是目前最为有效的肺癌免疫治疗方式之一,其机制是通过阻断 PD-1 与 PD-L1 的结合以解除 T 细胞受抑制状态,使 T 细胞恢复活性增强免疫应答,进而清除肿瘤细胞。PD-1/PD-L1 抑制剂治疗在晚期 NSCLC 患者的一线、二线治疗中均获得良好的 OS 表现,体现了 PD-1/PD-L1 抑制剂治疗的持久反应。纳武利尤单抗(nivolumab)和帕博利珠单抗(pembrolizumab)是最先进入临床试验的 PD-1 抗体,checkmate-017、checkmate-057 及 keynote-010 分别验证了与化疗相比,Nivolumab 和 Pembrolizumab 在晚期 NSCLC 患者二线治疗中能提高患者总生存期(OS)。2015 年 Nivolumab 被 FDA 批准用于晚期 NSCLC 的二线治疗,Pembrolizumab 被 FDA 批准用于表达 PD-L1(≥1%)转移性 NSCLC 的二线治疗。随后,Pembrolizumab 进行了一线治疗的探索,key-note-024 纳入初治非 EGFR 突变、非 ALK 基因融合的晚期 NSCLC 患者,对比一线化疗,Pembrolizumab 组 PFS 与 OS 均有显著延长。2016 年 10 月,Pembrolizumab 被 FDA 批准用于一线治疗 PD-L1 高表达(≥50%)且非 EGFR 突变、非 ALK 基因融合的 NSCLC。

(4)放疗:如果患者原发瘤阻塞支气管引起阻塞性肺炎、咯血、上呼吸道或上腔静脉阻塞等症状,应考虑放疗,对无症状者也可考虑预防性治疗。疗程通常为 2~4 周,剂量 30~40Gy,缓解症状概率依次为:咯血 84%、上腔静脉综合征 80%、骨转移疼痛 66%、呼吸困难 60%、咳嗽 60%、肺萎陷 23%,以及声带麻痹 6%。心脏压塞可考虑心包穿刺术和放疗,颅脑和脊髓压迫或臂丛神经受累亦可给予姑息放疗。对于颅脑转移和脊髓压迫者,也可给予地塞米松(25~75mg/d,分 4 次),并迅速减至缓解症状所需的最低剂量。

(5)支持治疗:包括适当的营养支持,化疗时给予止吐药,用顺铂治疗时补充体液。监测血细胞计数和出血或感染等征象,以便必要时给予促红细胞生成素和粒细胞集落刺激因子,并且根据粒细胞计数的最低点调整化疗剂量。改良的止吐药可使患者耐受性提高。

(二)SCLC

1. 局限期 可考虑手术切除。SCLC 患者中 30%~40%为局限期,T1~2N0 患者,手术治疗可取得明显疗效。纵隔淋巴结阴性的术后患者,仅需要依托泊苷联合铂类方案化疗,5 年生存率为 30%~60%;对于纵隔淋巴结阳性患者,除化疗外还需放疗。超过 T1~2N0 的患者,根据 PS 评分建议依托泊苷联合铂类方案化疗±放疗,或最佳支持治疗。

(1)放疗联合化疗:对于大多数局限期患者,同步放化疗优于序贯放化疗。临床荟萃分析结果表明,给予铂类为基础的化疗方案 30 天内进行胸部放疗,其 5 年生存率明显高于化疗 30 天后开始放疗的患者。同步放化疗可缩短总治疗时间,增加治疗强度,并有协同抗肿瘤作用。至于放疗剂量,美国 NCCN 指南建议的胸部照射剂量为 45Gy,1.5Gy/次,每天 2 次/3 周;或 60~70Gy,1.8~2.0Gy/次,每天 1 次/6~8 周。由于 SCLC 细胞增殖快,理论上认为超分割方案(放疗总剂量不变的情况下,减少每次放疗的剂量,增加放疗次数)应优于常规方案,但患者 3 级放射性食管炎的发生率较高。目前尚不清楚在生物剂量等效的情况下,较大剂量的常规放疗与超分割放疗的疗效是否有差别。超分割方案是否真正优于常规方案仍有待进一步临床试验验证。

(2)预防性脑照射(prophylactic cranial irradiation,PCI):对于治疗后完全或部分缓解的 SCLC 局限期患者,PCI(25Gy、10 次分割,2 周内完成)能够降低脑转移的发生率和死亡率。然而 PCI 可导致大脑认知功能异常,在老年患者中尤须注意,不推荐年龄>65 岁、有严重的合并症、PS>2、神经认知功能障碍的患者行 PCI 治疗。

2. 广泛期 主要治疗措施为化疗。依托泊苷联合铂类、伊利替康联合铂均为广泛期 SCLC 患者的一线治疗方案(表 27-1-7 为具体化疗方案及剂量)。化疗为每 3 周 1 周期,共 4~6 周期。与顺铂比较,卡铂较少发生恶心、呕吐和

神经毒性。化疗后达到完全缓解或部分缓解的广泛期患者可考虑加胸部放疗和 PCI，具体剂量同局限期 SCLC。有伴局部症状的广泛期 SCLC 患者，如上腔静脉阻塞综合征、脊髓压迫症、脑转移所致颅内高压等常可危及生命，应强调及早局部放疗。

表 27-1-7　SCLC 化疗方案

一线化疗方案

局限期 SCLC

顺铂 75mg/m² d1 或卡铂 AUC 5～6 d1 + 依托泊苷 100mg/m² d1～d3，每 3 周 1 次

对于放疗 + 化疗，推荐应用顺铂/依托泊苷

广泛期 SCLC

顺铂 75mg/m² d1 或卡铂 AUC 5～6 d1 + 依托泊苷 100mg/m² d1～d3，每 3 周 1 次

顺铂 60～75mg/m² d1 或卡铂 AUC 5 d1 + 伊立替康 60mg/m² d1,d8,d15，每 4 周 1 次

二线化疗方案（目前尚无标准二线方案）

进入临床试验

3 个月内复发，PS 0～2

紫杉醇，或多西他赛，或拓扑替康，或伊立替康，或异环磷酰胺，或吉西他滨

3 个月 < 复发 < 半年

拓扑替康，或紫杉醇，或多西他赛，或伊立替康，或吉西他滨，或长春瑞滨，或 CAV（CTX+ADM+VCR）

半年后复发，可用初始方案

3. SCLC 的二线治疗　大多数 SCLC 患者在初始治疗后容易出现复发和耐药；3 个月内复发或进展者推荐拓扑替康、伊立替康、吉西他滨或紫杉醇等药物治疗；3～6 个月内复发或进展者推荐拓扑替康、伊立替康、吉西他滨、多西他赛等药物治疗；6 个月后复发或进展者可选择初始治疗方案。

目前，SCLC 的靶向治疗还没有明显突破。免疫治疗在 SCLC 中显示了较好的疗效。NCCN 指南推荐 Nibolumab+Ipilimumab 作为 SCLC 患者二线治疗备选方案。但是需要特别提出的是，虽然联合用药方案有明显疗效，但联合用药的毒副作用很大，目前还没有任何国家批准该方案。

十二、预防和预后

肺癌的病因预防最重要，避免接触危险因素，如吸烟和以 PM2.5 为主的大气污染，加强职业接触中劳动保护，有助于减少肺癌发病。不吸烟及及早戒烟可能是预防肺癌最有效的措施。遗憾的是仅有 5%～20% 患者戒烟成功，其原因与尼古丁成瘾有关，需选用戒烟药物协助戒烟。预后取决于早发现、早诊断、早治疗。很多研究表明肺癌的筛查可以发现 I 期肺癌，并可提高患者生存率。

肺癌的预后不但取决于发现的早晚，也受治疗是否精准的影响。由于早期诊断困难致使肺癌预后差，86% 的患者在确诊后 5 年内死亡。只有 15% 的患者在确诊时病变局限，5 年生存率可达 50%。为此，笔者在诊断中特别提出"早

期诊断""及时诊断"和"精准诊断"的三类诊断概念，以推动早期肺癌的发现和晚期肺癌的精准治疗。

肿瘤诊疗技术的不断改进，如人工智能诊断、表观遗传学等研究的进步，肺癌精准治疗和免疫治疗药物的不断涌现，以及物联网医学技术的发展，均有助于大幅度改善肺癌患者的预后。

（白春学）

参考文献

[1] 中华医学会呼吸病学分会肺癌学组，中国肺癌防治联盟专家组. 肺结节诊治中国专家共识（2018 年版）[J]. 中华结核和呼吸杂志，2018，41（10）：763-771.

[2] 中华医学会呼吸病学分会肺癌学组，中国肺癌防治联盟. 晚期非小细胞肺癌分子靶向治疗专家共识（2013 年版）[J]. 中华结核和呼吸杂志，2014，37（3）：177-183.

[3] 中华医学会呼吸病学分会肺癌学组，中国肺癌防治联盟. 原发性支气管肺癌早期诊断中国专家共识（草案）[J]. 中华结核和呼吸杂志，2014，37（3）：172-176.

[4] 丁飞红，白春学. 细颗粒物的致病机制及其防治[J]. 中华结核和呼吸杂志，2013，36（1）：51-53.

[5] 物联网辅助肺结节评估中国专家组. 物联网辅助肺结节评估中国专家共识[J]. 国际呼吸杂志，2017，37（8）：561-568.

[6] 中华医学会呼吸病学分会肺癌学组，中国肺癌防治联盟. 晚期非小细胞肺癌抗血管生成药物治疗中国呼吸领域专家共识（2016 年版）[J]. 中华结核和呼吸杂志，2016，39（11）：839-849.

[7] BAI C, CHOI CM, CHU CM, et al. Evaluation of pulmonary nodules: clinical practice consensus guidelines for Asia[J]. Chest, 2016, 150（4）：877-893.

[8] YANG D, ZHANG X, POWELL CA, et al. Probability of cancer in high-risk patients predicted by the protein-based lung cancer biomarker panel in China: LCBP study. Cancer, 2018, 124（2）：262-270.

[9] CHEN W, ZHENG R, BAADE PD, et al. Cancer statistics in China, 2015[J]. CA Cancer J Clin, 2016, 66（2）：115-132.

[10] National Lung Screening Trial Research Team, ABERLE DR, ADAMS AM, et al. Reduced lung-cancer mortality with low-dose computed tomographic screening[J]. N Engl J Med, 2011, 365（5）：395-409.

[11] GOULD MK, DONINGTON J, LYNCH WR, et al. Evaluation of individuals with pulmonary nodules: when is it lung cancer? Diagnosis and management of lung cancer, 3rd ed: American College of Chest Physicians evidence-based clinical practice guidelines[J]. Chest, 2013, 143（5 Suppl）：93-120.

[12] Häussinger K, BECKER H, STANZEL F, et al. Autofluorescence bronchoscopy with white light bronchoscopy compared with white light bronchoscopy alone for the detection of precancerous lesions: a European randomised controlled multicentre trial[J]. Thorax, 2005, 60（6）：496-503.

[13] THIBERVILLE L, MORENO-SWIRC S, VERCAUTEREN T, et al. In vivo imaging of the bronchial wall microstructure using fibered confocal fluorescence microscopy[J]. Am J Respir Crit Care Med, 2007, 175（1）：22-31.

[14] NEUMANN H, FUCHS FS, VIETH M, et al. Review article: in vivo imaging by endocytoscopy. Aliment Pharmacol Ther, 2011, 33（11）：1183-1193.

[15] SHIBUYA K, FUJIWARA T, YASUFUKU K, et al. In vivo microscopic imaging of the bronchial mucosa using an endo-cytoscopy system[J]. Lung Cancer, 2011, 72（2）：184-190.

[16] ANANTHAM D, FELLER-KOPMAN D, SHANMUGHAM LN, et al. Elec-

tromagnetic navigation bronchoscopy-guided fiducial placement for robotic stereotactic radiosurgery of lung tumors: a feasibility study [J]. Chest, 2007, 132（3）: 930-935.

[17] MAHAJAN AK, PATEL S, HOGARTH DK, et al. Electromagnetic navigational bronchoscopy: an effective and safe approach to diagnose peripheral lung lesions unreachable by conventional bronchoscopy in high-risk patients[J]. J Bronchology Interv Pulmonol, 2011, 18（2）: 133-137.

[18] GOLDSTRAW P, CHANSKY K, CROWLEY J, et al. The IASLC lung cancer staging project: proposals for revision of the TNM stage groupings in the forthcoming（eighth）edition of the TNM classification for lung cancer[J]. J Thorac Oncol, 2016, 11（1）: 39-51.

[19] GUO S, DIEP D, PLONGTHONGKUM N, et al. Identification of methylation haplotype blocks aids in deconvolution of heterogeneous tissue samples and tumor tissue-of-origin mapping from plasma DNA[J]. Nat Genet, 2017, 49（4）: 635-642.

第二节
其他气管、支气管和肺部恶性肿瘤

一、概述

所有原发性肺肿瘤中不到 1% 为其他气管、支气管和肺部恶性肿瘤。尽管发病率极低，但其包括 100 多种不同病理组织学特征，且有不同临床表现、影像学特征及预后。部分原发于肺脏，少数亦可源于其他脏器，很少仅累及肺脏单一器官。约有 60% 为良性病变，40% 为恶性病变。鉴于肺癌组织病理分类概念的演变，根据世界卫生组织（WHO）肺癌组织学分类 2015 版，本节选取部分具有相对高的发病率和诊断治疗相对特殊的少见肺部恶性肿瘤，类癌、大细胞神经内分泌癌、肉瘤样癌、癌肉瘤和伴睾丸核蛋白（the nuclear protein of the testis, NUT）基因重排的中线癌加以介绍。

二、神经内分泌肿瘤

其发病率为 1.49/10 万，细胞具有神经内分泌的组织形态学特征，免疫组化或超微结构（神经内分泌颗粒）显示神经内分泌分化特征。WHO 2015 版将小细胞癌（small cell lung carcinoma, SCLC）、大细胞神经内分泌癌（large cell neuroendocrine carcinoma, LCNEC）、不典型类癌（atypical carcinoid tumor, AC）、典型类癌（typical carcinoid tumor, TC）及弥漫性特发性的神经内分泌细胞增生（作为浸润前病变）集中归为神经内分泌肿瘤。

与 SCLC 和 LCNEC 相比，类癌具有特殊临床表现、流行病学、组织学，并有遗传差异。发病年龄相对较轻，预后较好。SCLC 和 LCNEC 有丝分裂率高、坏死多，并可与其他病理类型（包括腺癌或鳞状细胞癌）混合存在。Ki-67 免疫组化（immunohistochemistry, IHC）染色有助于鉴别。计数 2mm^2 的区域中有丝分裂数是鉴别不典型类癌与典型类癌，类癌与 SCLC 和 LCNEC 的组织学标准（表 27-2-1）。

表 27-2-1　肺神经内分泌肿瘤特点

项目	类癌		高级别神经内分泌癌	
	TC	AC	LCNEC	SCLC
占肺癌比例	1%~2%	0.1%~0.2%	2.1%~3.5%	14%
5 年生存率	90%~95%	60%~70%	10%~40%	≤5%~10%
组织病理学特征				
神经内分泌特征	分化好	分化好	分化差	分化差
细胞大小	中	中	中~大	小~中
核分裂（/2mm^2）	<2 个	2~10 个	中位 70 个	中位 80 个
坏死	无	灶性、点状	可见，片状	多见，大片状
神经内分泌标志物 IHC	+++	++~+++	++~+++	可阴性
Ki-67 增殖指数	≤5%	5%~20%	50%~100%	80%~100%
临床特征				
中位发病年龄/岁	40~50	50~60	68	50~70
常见发生部位	中央	周围	周围	中央
吸烟者	约 1/3	64%	98%	97%
淋巴结转移	4%~14%	35%~64%	40%	90%
远处转移	15%	10%	65%	60%~70%

类癌体细胞基因突变率极低,约每100万个碱基对中0.4个。TP53、RB1突变和PI3K/AKT/mTOR信号通路的异常发生率在TC<5%,AC约20%,但常见于SCLC和LCNEC。抑癌基因MEN1突变仅在AC中发生。染色体重塑相关基因突变率,如MEN1、PSIP1、ARID1A等在TC/AC和LCNEC/SCLC中分别为45.5%和55%,提示类癌不是高级别肺神经内分泌肿瘤的早期病变,染色体重塑改变可能与肺神经内分泌肿瘤发生相关。

(一)类癌　　类癌约60%起源于胃肠道系统,25%起源于肺脏,占肺恶性肿瘤1%,分为TC和AC。后者占11%~24%,易转移扩散或术后复发。AC吸烟患者比例高于TC。有类癌家族史并携带MEN1基因可能是类癌发病高危因素。

1. 病理学　　支气管类癌起源于神经内分泌细胞,生长缓慢,可局部浸润,偶尔发生转移。类癌大多位于大气道,形成突出于支气管腔内的球形或手指状肿物,覆盖的支气管黏膜通常是完整的。其直径在中心型较周围型大,一般3.1cm(0.5~10cm),周围型平均2.4cm(0.5~6cm)。

镜下可见类癌细胞群集成团或成条,细胞集落之间有纤细的纤维组织分割,呈类器官性生长,肿瘤细胞呈多边形,细胞特征均匀一致,胞质少,胞核有细小颗粒状染色体。细胞角蛋白如AE1/AE3、cam5.2和神经内分泌标记Syn、CgA、CD56通常阳性,以TC的分布和强度最高。TC和AC较其他两种高级别神经内分泌肿瘤增殖指数更低。约1/3的TC为TTF-1阳性,且常见于周围型类癌,AC TTF-1阳性率<50%。(图27-2-1、图27-2-2)

2. 临床表现　　AC与TC的临床表现相似。60%~70%的类癌累及近端气道,常见呼吸困难、咳嗽、阻塞性肺炎和肺不张等相关症状。咯血发生率为10%~20%。如为周围型肺类癌,多无呼吸道症状。约2%患者可出现脸部潮红,腹泻,气喘等类癌综合征表现。

3. 诊断和鉴别诊断　　可通过非手术活检获得组织标本确诊。鉴别诊断主要依靠组织病理学和IHC。小标本活检鉴别TC和AC很难。4%~14%TC有区域淋巴结转移,发现转移灶不能作为TC和AC的鉴别依据。此外,小标本受挤压时易与SCLC混淆,Ki-67>50%可协助诊断SCLC。需注意

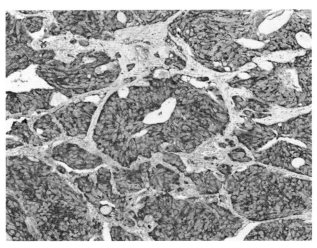

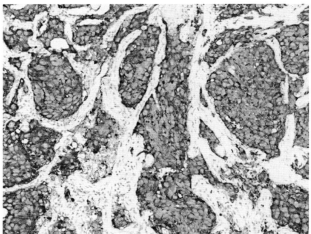

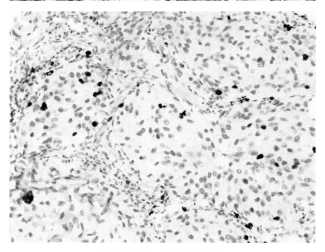

图27-2-2　不典型类癌

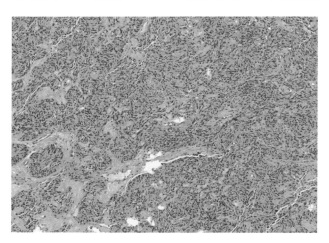

图27-2-1　类癌(HE)

与其他组织器官来源的类癌进行鉴别。

4. 治疗　　通常参考NSCLC多学科综合全程管理模式。对于Ⅰ期、Ⅱ期和ⅢA患者首选根治性手术治疗。但目前术后辅助治疗和晚期患者的治疗各指南意见尚不一致(表27-2-2)。NCCN指南推荐Ⅱ期和Ⅲ期术后辅助化疗,有残留病灶(R1切除)、切缘阳性、有纵隔淋巴结转移(N2)时可考虑放疗。但欧洲内分泌肿瘤协作组(ENETS)推荐辅助治疗仅限于AC淋巴结转移患者。北美内分泌肿瘤协作组认为术

表 27-2-2　不同指南对晚期类癌治疗推荐

指南	一线治疗	其他推荐
NCCN NET(2016)	长效或缓释奥曲肽或帕瑞肽(SSA)	临床快速进展者依维莫司和干扰素或化疗(3类)
NCCN(2019)	VP16+顺铂(限于 AC)	对 TC 没有证据哪种方案更优 对 AC/TC 可选舒尼替尼
ENETS(2015/2016)	长效或缓释奥曲肽(SSA)或肽类受体放射性核素治疗(PRRT)	SSA 适用于 TC/AC(Ki-67<10%)生长缓慢、表达生长抑素受体者 依维莫司推荐用于不适合 SSA 治疗者 化疗推荐用于 AC(Ki-67>15%),其他治疗失败者 肽类受体放射性核素用于生长抑素受体均质、强表达者

后辅助治疗缺少有效证据。不可手术Ⅲ期患者可采用同步放化疗或序贯放化疗,化疗推荐依托泊苷联合顺铂。

晚期患者的治疗药物主要有依维莫司、生长抑素类似物(somatostatin analogs,SSA)、肽类受体放射性核素治疗(peptide receptor radionuclide therapy,PRRT)、替莫唑胺、干扰素。Ⅲ期 RADIANT-4 研究显示,在复治患者中依维莫司显著改善晚期胃肠道或肺来源分化良好的神经内分泌肿瘤患者无进展生存时间(progress free survival,PFS),对比安慰剂将中位 PFS 从 3.9 个月延长至 11.0 个月(HR=0.48,$P<0.01$),亚组分析依维莫司治疗延长 PFS(9.2 个月 vs 3.6 个月)5.6 个月,在 2016 年被 FDA 和 EMA 批准用于治疗晚期不可切除分化良好的无功能肺类癌。

晚期肺类癌对生长抑素类似物(SSA:长效奥曲肽或帕瑞肽)的治疗建议来自其他部位起源的 NET 或回顾性研究。新型 SSA 帕瑞肽与 SSTR1、3 和 5 结合,而奥曲肽仅与 SSTR2 结合。帕瑞肽可治疗奥曲肽耐药的 1~2 级 NET。

SSA 和依维莫司联合可能会更好的控制肿瘤生长。RADIANT-2 研究结果表明长效奥曲肽(LAR)联合依维莫司较 LAR+安慰剂有延长伴类癌综合征神经内分泌肿瘤患者 PFS 趋势(13.63 个月 vs 5.59 个月),可能因研究样本量较小故未达到统计学差异。随机对照Ⅱ期 LUNA 研究表明生长抑素类似物帕瑞肽(pasireotide)联合依维莫司治疗肺或胸腺类癌较单药更有效。该研究纳入人群肺来源占 94%,不典型类癌占 69%,无功能占 77%。帕瑞肽组、依维莫司组和联合组 9 个月时 PFS 分别为 8.5、12.5 和 11.8 个月。帕瑞肽、依维莫司单药中位治疗持续时间分别为 38.9、26.9 周,联合组中帕瑞肽和依维莫司中位治疗持续时间分别为 48.4 周和 49.0 周。

其他治疗药物中,仅有回顾性研究表明替莫唑胺治疗复治肺类癌患者的中位 PFS 达 5.1 个月。肽类受体放射性核素 Lu-PRRT 治疗晚期 AC/TC 的Ⅱ期研究表明,TTF-1 表达阴性和 PET 阴性的 TC/AC 患者 PFS 时间都较阳性患者明显延长,提示二者可能是 AC/TC 的预后因子。舒尼替尼是一种口服多靶点酪氨酸激酶抑制剂,具有直接抗肿瘤和抗血管生成的活性。一项对 44 例类癌患者的多中心Ⅱ期临床研究表明,客观缓解率 2.4%,疾病控制率 83%,至疾病进展时间 10.2 个月,但纳入的是进展期胃肠胰神经内分泌肿瘤(GEP-NETs)患者。

5. 预后　与以下临床和病理表现有关,如可否手术切除、分期、瘤体体积(>3cm)、淋巴结转移、血管侵犯、非典型与典型类癌组织学表现、支气管腔内与腔外播散等。TC 患者预后较好,而 AC 瘤体较大,35%~64% 的患者在诊断时已有淋巴结转移,生存率 5 年 60%~70%,10 年 35%~50%。

(二) LCNEC　回顾性研究表明 LCNEC 发病率为 2.1%~3.5%,但由于细胞学和小标本诊断相对困难,易误诊为大细胞未分化癌,真实发病率可能被低估。其发病一般与老年(平均年龄 65 岁)、重度吸烟男性人群密切相关。临床和影像学特点类似于其他支气管肺癌患者。

1. 病理学　具有如下特征:①瘤细胞分布弥漫,被纤维结缔组织分隔成大的巢团状,形成器官样结构,呈小梁、玫瑰和栅栏状,神经内分泌分化呈瀑样巢式生长,瘤组织内可见广泛的地图状坏死;②高有丝分裂率(>10 个/2mm²);③NSCLC 细胞学特性,包括瘤细胞体积较大(约 3 个或以上淋巴细胞大)、胞质丰富、核质比低、染色质粗、核仁大而明显;④IHC 或电子显微镜可见表达神经内分泌指标(CD56、嗜铬素 A、突触素中任一指标阳性即可,但需>10% 的肿瘤细胞明确阳性),CD56 的敏感性最高,但 CgA、突触素的特异性更强。

LCNEC 常 p40 阴性,但 p63 可阳性。约 7% 的 LCNEC 表达 CD117。Ki-67 阳性指数一般为 50%~80%。如肿瘤形态像不典型类癌,但核分裂>10 个/2mm²,仍需诊断 LCNEC。

当 LCNEC 有腺癌、鳞状细胞癌、巨细胞癌和/或梭形细胞癌成分,被称为复合性 LCNEC。复合性 LCNEC 亦表现出高度恶性生物学行为,5 年生存率为 30%,与纯 LCNEC 非常相近。

回顾性全外显子、基因组和转录组测序表明,LCNEC 体细胞突变频率高,常见突变有 TP53(85%)、RB1(47%)、KEAP1(18%)、STK11(10%),RB1 突变者 92% 与 TP53 共突变,而 RB1 和 STK11 突变互斥。LCNEC RB1 基因突变率和 RB1 蛋白表达丢失率(45%~67%)均低于 SCLC(80%~90%),但 STK11、KRAS、KEAP1 突变在 LCNEC 中常见。另有<2% 的 ALK、RET 融合,0~23% ERBB2 扩增,而 SCLC 则没有。混合型 LCNEC 中可有极少数表皮生长因子受体(epidermal growth factor receptor,EGFR)突变。P16(CDKN2A)可抑制细胞周期 D 依赖性激酶(CDK4/6)磷酸化 RB1,P16 和 RB1 失活互斥,低 RB1 和高 P16 蛋白表达组合在 LCNEC 中为 45%~78%,在 SCLC 中几乎>90%。RB1 野生型或 RB1 阳性染色的 LCNEC 患者按 NSCLC 化疗方案(吉西他滨/紫杉

醇)治疗时较按 EP 方案显著延长 PFS 和 OS。上述 LCNEC 和 SCLC 在基因层面的差异,提示存在以下两类 LCNEC:SCLC 样(*RB*1 和 *TP*53 突变,可伴随 *MYCL*1 扩增)和 NSCLC 样(*P*16/*CDKN*2*A* 缺失、*KEAP*1 和 *STK*11 突变、*TTF*-1 扩增)。

2. 临床表现 常见为周围型,可无症状或伴咳嗽胸痛等。约 20% 为中央型,可有咯血、气道阻塞的症状体征。少见副癌综合征,半数以上患者诊断时已有淋巴结转移和/或远处转移。

3. 诊断和鉴别诊断 诊断主要依靠形态学和 IHC,但小标本活检很难明确。回顾性基因组测序表明,LCNEC 存在 NSCLC 样、SCLC 样、类癌样三种亚型,对治疗反应不同,未来是否需要对 LCNEC 进行分子诊断从而指导治疗值得探索。

4. 治疗 尚缺乏有效的标准治疗方案。可对早期患者行根治性手术,也可考虑含铂方案新辅助化疗潜在可切除肿瘤。关于是否需术后辅助化疗,Rossi 等回顾性研究和 Iyoda 等单中心前瞻性研究表明,术后予顺铂+依托泊苷(EP)化疗者生存明显优于无铂化疗或术后不辅助治疗者。一项术后辅助 EP 化疗对比伊立替康联合顺铂(IP)的 III 期随机对照临床研究表明,两者疗效接近,3 年无复发生存率分别为 84% 和 79%。

晚期 LCNEC 的化疗方案存在争议。通常遵循 NSCLC 的治疗原则。但鉴于 LCNEC 具有神经内分泌功能,在 ASCO 指南中也对 EP 方案进行了非正式推荐。回顾性分析 LCNEC 分子亚型与化疗疗效之间的研究表明,*RB*1 野生型患者应用含吉西他滨/多西他赛的生存获益好于 EP 方案,而 *RB*1 突变型患者二者疗效接近,应用培美曲塞可能效果较差。因此,未来可能需开展根据基因分型选择治疗方案的研究。

也有研究应用抗血管生成靶向药联合化疗治疗 LECNC。免疫检查点抑制剂(immunocheckpoint inhibitors,ICIs)在晚期 LCNEC 中的治疗价值目前缺乏证据,但基于 LCNEC 的高肿瘤突变负荷,和 ICIs 在 SCLC 中的有效性和 FDA 审批通过,ICIs 完全有望为 LCNEC 患者带来改善生存的希望。

预防性颅脑照射主要适用于局限期化疗后部分或完全缓解患者,可成为 LCNEC 未来治疗的一个研究方向。

5. 预后 通常较差,其生物学恶性程度与 SCLC 类似,5 年生存率为 35.3%,5 年无病生存率 27.4%。

三、肉瘤样癌

肉瘤样癌(sarcomatoid carcinoma,SC)可发生于全身各脏器,以肺脏多见,为一种特殊类型的分化差的 NSCLC,主要成分为表达上皮性标志物的肉瘤样组织。肺肉瘤样癌(pulmonary sarcomatoid carcinoma,PSC)发生率不到所有肺癌的 1%,包括多形性癌(pleomorphic carcinoma,PC)、梭形细胞癌和巨细胞癌(giant cell carcinoma),对放化疗不如其他类型肺癌敏感,预后较差。

(一)病理学 PSC 是一组起源于相同原始上皮,经上皮间质转化(epithelial-mesenchymal transition,EMT)及完全性间叶表型关闭后形成的一组转化性癌。某些基因改变可能驱动 EMT,参与 PSC 的发生。目前常用的 PSC 的 IHC 检测为上皮性标志物(上皮细胞膜抗原 EMA、细胞角蛋白 CK 等)和间质细胞标志物(波形蛋白 Vimentin、CD68、S-100 蛋白)。

PC 为 PSC 最常见亚型,是一种低分化非小细胞癌,上皮成分可以是鳞状细胞癌、腺癌或大细胞癌,但至少要含有 10% 的梭形细胞和/或巨细胞成分。PC 是一种双相型肿瘤,多表现为梭形细胞或巨细胞与肿瘤内的上皮成分相融合,或两者形成清楚的界线,其中鳞状细胞癌成分多为中低分化,有时见角化珠形成,腺癌成分多呈乳头、腺泡状或黏液样。镜下梭形细胞多以束状或层状任意排列,形态多样,可见深染的细胞核及核仁。

梭形细胞癌(图 27-2-3)是一种罕见的低分化 NSCLC,约占肺肿瘤 0.17%,完全由恶性梭形肿瘤细胞组成,本质是上皮来源肿瘤,但有向间叶分化特征,梭形细胞外观呈纺锤样,细胞核染色较深,且核仁较明显、胞质丰富,梭形细胞多呈巢状或不规则束状排列。IHC 提示 CK 阳性,Vimentin 阳性,EMA 阴性,镜下可见弥散性分布和局灶密集的淋巴细胞及浆细胞浸润,少数患者还要与炎性肌纤维母细胞瘤及机化性肺炎相鉴别。

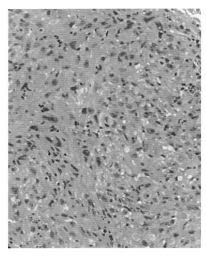
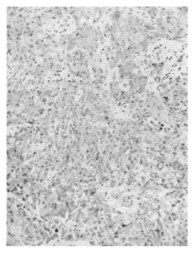

图 27-2-3 梭形细胞癌

GCC 则全部由多形性的多核和/或单核巨细胞构成，癌细胞体积较大，形态各异，各细胞间黏附性差，故癌细胞多呈弥散性分布，细胞核大，异型明显，多有巨核或多核，这些巨细胞具有丰富的嗜酸性细胞质，常伴有白细胞的增多，而且还有明显的炎症成分。

部分 PSC 可以检测出驱动基因。对 33 例 PSC 患者多基因检测结果显示 72%（24/33）至少存在一个基因突变，58% 的患者（19/33）存在 TP53 突变，30%（10/33）发生了 KRAS 突变，而 AKT1、JAK3、BRAF、NRAS 及 PIK3CA 各 1 例（各 3%）突变，ALK 重排 1 例。另有报道 PSC 发生 EGFR 突变率不等（0~28%），可能与种族、肿瘤亚型 PSC 患者中 EGFR 突变频率不同有关。PSC 发生 EGFR 突变可能与肿瘤组织中存在腺癌的转化或腺癌病理特征有关。MET 基因 14 外显子跳跃突变在肺肉瘤样癌中发生率可高达 22%~31.8%。但仅发生在含腺癌上皮成分或无上皮成分的 PSC 患者中。

（二）临床表现　　PSC 常见于中老年男性，半数以上有吸烟史，临床表现与其他类型肺癌相似。由于恶性程度高，多数诊断时肿瘤已较大，并易发生局部侵犯和远处转移，临床病程短。70% 表现为周围型实性肿块，瘤体较大，生长快，易出现癌性空洞。

（三）诊断　　PSC 的诊断主要依靠病理形态学和 IHC 检测。由于通常癌组织中可存在少量梭形细胞，故只在肉瘤样组织占 50% 以上才可诊断肉瘤样癌，否则宜诊断为癌伴部分呈梭形细胞型或部分肉瘤样分化。鉴于 PSC 中，尤其是含有腺癌成分者可有一定程度驱动基因检出率，故推荐分子检测有无驱动基因，以指导靶向治疗药物选择。

（四）治疗　　早期 PSC 患者首选手术治疗。但其复发率较高，术后辅助化疗和实际疗效目前仍不清楚。晚期 PSC 治疗亦为棘手。若存在驱动基因突变，选择相应的靶向治疗。不同小样本研究报道存在 EGFR 突变的患者接受 EGFR 酪氨酸激酶抑制剂治疗的获益亦有差异。一项对 141 例中国 PSC 患者的研究发现 5 例存在 ALK 重排（3.5%），其中 1 例 ALK 重排阳性的肺多形性癌的患者接受了 ALK 抑制剂克唑替尼的治疗后部分缓解。MET 14 外显子跳跃突变的肺癌患者使用小分子 MET 抑制剂赛沃替尼、Tepotinib、卡马替尼、克唑替尼治疗可获得很好疗效。若为野生型患者，一线推荐含铂双药化疗，但回顾性研究的结果显示缓解率和生存改善似乎差于其他类型 NSCLC。对 41 例肺多形性癌患者肿瘤组织分析显示，90.2%（37/41）有 PD-L1 高表达，PD-L1 在肿瘤组织中肉瘤区域的表达明显高于癌性区域，提示选择性作用于 PD-1/PD-L1 通路可能是治疗这种侵袭性肿瘤的发展方向。迄今为止，关于 PSC 患者应用 PD-1 和 PD-L1 抑制剂的研究报道有限，值得考虑研究免疫治疗 PSC 的潜在作用。

四、癌肉瘤

癌肉瘤（carcinosarcoma，CS）含有分化差的癌和肉瘤两种成分。其中癌性成分可是鳞癌、腺癌、大细胞癌或几种癌相互混合，最常见鳞状细胞癌，其次是腺癌和腺鳞癌。间叶组织成分中最常见横纹肌肉瘤，其次是骨肉瘤和软骨肉瘤。关于肺癌肉瘤的组织发生认识不一，多数学者支持单克隆学说，即由多能干细胞分化演变而成。IHC 可协助肺癌肉瘤诊断和鉴别诊断。证实上皮性成分可用 CK、EMA 及 CEA，证实间叶成分可用 S100 蛋白、Desmin、Vimentin 等。癌肉瘤常见 TP53 突变，但 KRAS 突变少见，EGFR 突变更是罕见。

男性癌肉瘤发生率是女性的 7~8 倍，中位年龄 65 岁，多数为重度吸烟者。肿瘤具高度侵袭性，易发生远处转移。周围型多于中央型，肿块常较大，部分在影像学上可见病灶内钙化影。治疗首选手术，应争取肺叶或全肺切除，术中常规清除胸内淋巴结，术后积极给予放疗和化疗。对于肿瘤较大者可予术前放化疗，提高手术切除率。晚期病例则以药物治疗为主。肺癌肉瘤的预后欠佳，5 年生存率为 21.1%。

五、淋巴上皮瘤样癌（lymphoepithelioma-like carcinoma，LELC）

LELC 是一种好发于鼻咽部的未分化癌，偶发生于唾液腺、胃、结肠、肝胆系统、皮肤和肺等器官。该病与 EB 病毒感染密切相关，发生率占肺癌 0.9%，大部分为亚洲人群。病理学特征表现为成片状或巢状排列的瘤细胞，组织基质中含大量的反应性淋巴细胞、浆细胞或其他炎症细胞，大量的炎症细胞浸润肿瘤细胞岛，和肿瘤细胞掺杂混合（图 27-2-4）。根据组织病理形态学特征和 IHC 检测，结合 EBER 原位杂交证实有 EB 病毒感染后，即可确诊。由于 LELC 在组织形态上与未分化鼻咽癌较难鉴别，故需要患者进行鼻咽部检查已排除肺部为转移性肿瘤的可能。早期可考虑根治性手术，但晚期尚无最佳药物治疗方案。采用顺铂联合 5-FU+四氢叶酸、紫杉醇、吉西他滨治疗可一定程度控制肿瘤生长，对多线化疗耐药后的 LELC 给予 PD-1 抑制剂纳武利尤单抗治疗有效。其生存率 2 年 88%，5 年 62%。高 PD-L1 表达和 CD8[+]TILs 浸润可能与预后良好相关。

六、NUT 癌

与染色体 NUT 基因重排相关的低分化癌称为 NUT 癌，是一种罕见的高度侵袭性肿瘤。染色体 15q14 上的 NUT 基因（NUTM1）与染色体 19p13.1 上的 BRD4（70%）基因，或染色体 9q34.2 上的 BRD3（6%）基因发生染色体易位，形成新的融合基因，BRD-NUT 融合基因蛋白可抑制 NUT 癌细胞向鳞状上皮分化。24% 病例的融合伴侣基因不明。可发生于各年龄，中位年龄 30 岁，男女比例相近。NUT 癌大多发生于膈肌以上鼻咽、鼻窦、会厌、气管、胸腔、纵隔等中线器官。

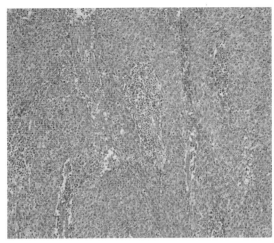
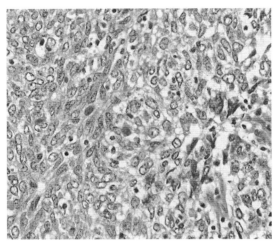
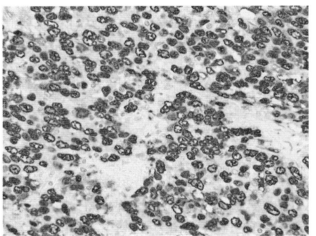

图27-2-4   淋巴上皮瘤样癌

但也有膈肌以下中线器官（膀胱、髂骨）及非中线器官（如腮腺、颌下腺、腹部脏器）的病例报道。

病理学表现（图27-2-5）为巢状及片状排列的低分化/未分化瘤细胞，常有不同程度的鳞状上皮分化，具特征性"鳞状上皮陡然分化"现象，即不成熟、分化较差细胞突然过渡为分化较好的成熟鳞状上皮细胞巢，而没有出现鳞状上皮层次的逐渐分化。中央可有角化，时会出现类似胸腺小体结构。几乎100% NUT癌病例表达NUT核蛋白（≥50%的肿瘤细胞均表达），其特异性和敏感性均在90%以上，FISH检测有 *NUT* 基因易位或 *BRD-NUT* 融合基因即可确诊。此外NUT癌弥漫或局灶性表达CK-pan，P40及P63有较高表达率；CK7、CK20可有不同程度表达；上皮细胞膜抗原（EMA）、癌胚抗原（CEA）常为局灶阳性。肿瘤细胞还偶有表达TTF-1、CgA、Syn、CD34、CD56。IHC与FISH检测相结合可使NUT癌诊断的敏感性及特异性达到100%。

许多患者就诊时已经发生肿瘤转移，常见转移部位是淋巴结、骨、肺、胸膜、皮肤及皮下软组织。生长在纵隔内的巨大肿瘤常出现上腔静脉综合征及胸腔积液，平均生存期为7~12个月。目前尚无特异性治疗方案。作用于bromo-

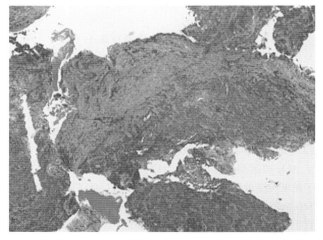

图27-2-5   NUT癌

domain and extra-terminal（BET）蛋白家族的BRD结构域的小分子抑制剂通过影响表观遗传调控而抗肿瘤。BET bromodomain小分子抑制剂治疗NUT癌的临床研究正在进行中。

（胡洁   白春学）

参考文献

[1] TRAVIS WD, BRAMBILLA E, BURKE AP, et al. WHO classification of tumours of the lung, pleura thymus and heart[M]. 4th ed. Geneva: WHO Press, 2015: 69-98.

[2] PAVEL M, O′TOOLE D, COSTA F, et al. ENETS Consensus guidelines update for the management of distant metastatic disease of intestinal, pancreatic, bronchialneuroendocrine neoplasms （NEN） and NEN of unknown primary site[J]. Neuroendocrinology, 2016, 103（2）: 172-185.

第三节
支气管、肺良性肿瘤

一、概述

支气管、肺良性肿瘤是生长在支气管和肺实质内的肿瘤。临床较少见,占原发性肺肿瘤的2%~5%。病因和发病机制不明。可来源于上皮、间皮组织及其他异常。包括错构瘤、硬化性肺细胞瘤、脂肪瘤、平滑肌瘤、纤维瘤、神经纤维瘤、软骨瘤等,其中以错构瘤为最常见。绝大多数肺良性肿瘤为周围型肿瘤,常无症状,仅在胸部影像学检查时被发现。少数向管腔内生长的肿瘤可产生阻塞症状,如发热、咳嗽、咳痰、咯血、胸痛等。影像学检查示边缘清晰、光滑、密度较高的球形阴影,有时在病灶内可见钙化。肺部良性肿瘤多生长缓慢,临床上最主要的是与恶性肿瘤的鉴别诊断。近年来,随着影像技术的进步(如CT扫描和正电子发射断层扫描)及微创诊断技术(经支气管镜活检、经皮肺穿刺活检与电视胸腔镜手术)的发展,支气管、肺良性肿瘤的诊断率有一定提高。由于半数良性肿瘤术前未获确诊,多需手术病理证实。术后多无复发,预后良好。

2015年3月,国际癌症研究机构第4版《WHO肺、胸膜、胸腺和心脏肿瘤分类》正式出版,相较于世界卫生组织1999年及2004年的分类标准,肺肿瘤分类有一定改变,根据生物学行为不同分别编码为:0代表良性;1代表不确定、交界性或生物学行为未定;2代表原位癌/上皮内瘤变Ⅲ级;3代表恶性。而肺炎性假瘤则被认为是由肺内慢性炎症产生的肉芽肿、机化、纤维结缔组织增生及相关的继发病变形成的肿块,并非真正的肿瘤。表27-3-1中纳入了所有生物学行为编码为0的肺肿瘤。

表27-3-1　WHO肺良性肿瘤分类

1. 上皮性肿瘤	2. 间叶性肿瘤
不典型腺瘤样增生	肺错构瘤
弥漫性特发性肺神经内分泌细胞增生	软骨瘤
多形性腺瘤	血管周上皮样细胞肿瘤,良性
乳头状瘤:鳞状上皮乳头状瘤(外生性、内翻性)、腺样乳头状瘤、混合性鳞状细胞和腺样乳头状瘤	肌上皮瘤
	3. 异位性肿瘤
腺瘤:硬化性肺细胞瘤、肺泡性腺瘤、乳头状腺瘤、黏液性囊腺瘤、黏液腺腺瘤	畸胎瘤,成熟性
	脑膜瘤,非特殊类型

二、病因和发病机制

支气管、肺良性肿瘤的发病原因尚不十分清楚。支气管乳头状瘤可能与慢性炎症如人乳头状瘤病毒感染有关。关于肺错构瘤的来源,目前多认为是支气管的一部分组织在胚胎发育时期因某些原因倒转和脱落,被正常肺组织包绕,这一部分组织生长缓慢,也可能在一定时期内不生长,以后逐渐发展成瘤所致。

三、病理

支气管、肺良性肿瘤的诊断主要取决于其病理表现。

（一）肺错构瘤（hamartoma）　　是肺部最常见的良性肿瘤。病理学特征是正常组织的不正常组合和排列,这种组织学的异常可能是器官组织在数量、结构或成熟程度上的错乱。瘤体有包膜,多呈圆形或椭圆形,主要组织成分有软骨、腺体、平滑肌、脂肪、上皮细胞及纤维组织等,肿瘤内各成分占比不同,但多以软骨和纤维组织为主。位于支气管内者可以主要由脂肪成分组成。若单纯由软骨组织构成,则为软骨瘤,二者易混淆,故充分取材很关键。肿瘤可发生钙化,多位于中心,分布较均匀。此种钙化结构常类似爆米花样。

（二）畸胎瘤（teratoma）　　可能由迷走的胚性组织,沿支气管下行,在肺内发育而形成。支气管腔内的畸胎瘤体积很小,有蒂与管壁相连。肺内畸胎瘤多为圆形实质性或囊性肿块,有包膜,表面光滑,可有分叶。组织学检查可见含有来自三个胚层发生的组织,来自外胚层的皮肤及其附件、毛发、神经细胞、牙齿;来自中胚层的横纹肌、平滑肌、血管、软骨及造血组织;以及来自内胚层的支气管上皮、肠上皮、甲状腺等。囊性畸胎瘤的腔内充满皮脂、胶冻样物,浅黄或棕色,腔壁厚薄不一。

（三）支气管腺瘤（bronchial adenoma）

为起源于支气管黏液腺体、腺管上皮或黏膜下的 Kultschitsky 细胞的一组良性肿瘤,但有恶变倾向。病理变化可分为三种类型:①支气管类癌(bronchial carcinoid)又称类癌型腺瘤(carcinoid adenoma)占支气管腺瘤的 80%～90%。来自支气管壁的 Kulchitsky 细胞。好发于大的支气管。90%可在支气管镜下窥见。多数有完整的包膜,外观呈灰白色或淡红色,与周围肺组织分界清楚。亦可突破包膜呈浸润性生长。镜检见大小一致的小瘤细胞,成群聚集,呈索条状排列或腺管样排列。胞质丰富,其内含有深黑色嗜银颗粒。基质富血管,易出血。基质可退化形成透明组织,以至钙化。②腺样囊性癌(adenoid cystic carcinoma)原称圆柱瘤(cylindromas),占支气管腺瘤 10%～15%。发生于气管或气管隆突及大支气管。含多形、暗染的细胞,交错排列成圆柱或管状。内含 PAS 染色阳性的上皮细胞黏液。核分裂象较类癌多见。③黏液上皮样瘤(mucoepidermoid tumor)源于大支气管的黏液腺,占支气管腺瘤的 2%～3%。切面见多个充满黏液囊腔。镜检见角化细胞,分泌黏蛋白细胞及中间型或过渡型细胞组成瘤。

（四）硬化性肺细胞瘤（sclerosing pneumocytoma）

即原来所称肺硬化性血管瘤,是一种少见的肺部良性肿瘤。因其组织形态类似于皮肤组织中的硬化性血管瘤,于 1956 年由 Liebow 和 Hubbell 首次报道并命名。既往分类将肺硬化性血管瘤排在"混杂性肿瘤"中,而 2015 版 WHO 分类把硬化性肺细胞瘤归入"肺腺瘤",定义为"一种肺细胞起源肿瘤,由类似肺泡Ⅱ型上皮细胞及圆形细胞构成,组织学所见包括实性、乳头状、硬化及出血不同复合区域"。病理检查见被覆在乳头及腔隙表面增生的肺泡上皮细胞,大部分为立方形或扁平,少部分呈卵圆形或柱状,可有异型性;另可见位于上皮下间质中明显增生的单核样细胞,成分较单一,大小形态较一致,呈卵圆形或多角形,胞质淡染或透明,胞核呈卵圆形并可见小核仁,无核分裂及坏死。两种细胞均被认为是肿瘤性的,可能起源于呼吸道多潜能原始上皮细胞,具有肺泡Ⅱ型上皮细胞的分化特征,但泡沫样组织细胞灶性聚集及肥大细胞散在分布对硬化性肺细胞瘤的诊断及鉴别诊断有重要提示意义。

（五）支气管软骨瘤（chondroma of the bronchus）

为来源于气管、支气管和细支气管的软骨而生长的良性肿瘤。肿瘤外观呈分叶状,表面光滑无蒂或呈息肉样突出于支气管腔内。镜检肿瘤含玻璃样软骨及少量弹力纤维,但无胶原纤维。软骨细胞较大,排列不规则。有些软骨瘤呈黏液样特征。有的发现骨化或含脂肪,甚至中央有红骨髓形成。

（六）支气管乳头状瘤（papilloma of bronchus）

极少见,是呼吸系统少见的良性肿瘤,有一定恶变倾向。肿瘤常发生于支气管近端,突出于支气管,为局限于气道内的息肉样或无蒂肿物,组织学检查示肿瘤由结缔组织基质所构成,常有淋巴细胞浸润,其表面被覆纤毛柱状上皮细胞和间变的鳞状上皮。病理类型包括鳞状细胞乳头状瘤、腺上皮乳头状瘤及混合性三种。

（七）支气管平滑肌瘤（intrabronchial leiomyoma）

起源于支气管平滑肌的良性肿瘤,非常罕见,占肺内良性肿瘤的 2%。一般沿下 1/3 气管的膜部生长,因为此区域含有丰富的平滑肌纤维。大约 45%的肺平滑肌瘤位于支气管内,其余位于肺实质内和气管内。平滑肌瘤的组织病理为交错分布的长纺锤细胞束及大量的嗜酸细胞,细胞减少往往合并间质透明化及血管结构的明显减少,细胞核呈椭圆形,核仁不清楚,不伴异型有丝分裂。平滑肌瘤在光学显微镜下很难与纤维瘤、神经纤维瘤、神经鞘瘤区分。应用免疫过氧化物酶染色可以显示平滑肌瘤内含有弹性蛋白、肌动蛋白、S-100 蛋白。

（八）肺纤维瘤（pulmonary fibroma）

多位于外周肺,呈坚硬、成束和灰白色外观。可能起源于间皮下成纤维细胞,由不规则排列的胶原束和纺锤状成纤维细胞构成。细胞核长,内有分布不匀的染色质。肿瘤边缘整齐,无包膜;中央呈玻璃样变;无骨化或向外扩散的征象。

（九）支气管及肺脂肪瘤（lipomas of bronchus and lung）

支气管及肺脂肪瘤来源于支气管黏膜下脂肪,通常有蒂。肿瘤可以由气管环延至气管周围组织,经内镜切除后可复发。肿瘤全部或几乎全部由成熟脂肪组织组成,切面可见黄色油脂。镜检见纤维脂肪瘤结构。

（十）肺脑膜瘤（meningiomas）

脑膜瘤是中枢神经系统常见肿瘤,而发生在中枢神经系统以外的异位脑膜瘤比较少见。原发于肺而无中枢神经系统累及者尤为罕见。肺脑膜瘤与颅内连于硬脑膜表面蛛网膜细胞(arachnoidal cell)发生的肿瘤相对应,可能起源于肺多潜能细胞(pluri-potent cell)、异位胚胎残余(heterotopic embryonic rests)或脑膜上皮样结节(meningothelioid nodules),虽然孤立性脑膜上皮样结节缺乏突变损伤,但多发性者因基因转变,促进其发生肿瘤性增生。大多数边界清楚,质硬,切面灰白色到黄褐色,直径 4～60mm(中位数 18mm)。镜下可见各种组织学亚型,以过渡性及砂粒体型多见。常发生于慢性心血管疾病或肺疾病,尤其是肺脏有瘢痕组织形成者。单发瘤多生长缓慢,呈良性经过;多发结节时,常伴有局部浸润或肺门、纵隔淋巴结节转移,此时多认为肿瘤呈恶性表现。

（十一）神经源性肿瘤（neurogenic tumour）

肺内和肺外神经鞘瘤、神经纤维瘤具有类似的组织学表现。神经鞘瘤有包膜,分为两型:Antoni A 型(由密集的梭形细胞组成,核呈长梭形,梭形细胞常平行排列)和 B 型

（瘤细胞稀少，细胞之间为染色差的间质成分）。神经纤维瘤是由梭形细胞、嗜酸细胞和胶原纤维构成。神经鞘瘤可表现出施旺细胞衍生物的超微结构，包括明显的交错突细胞、基底膜及 Luse 小体。神经鞘瘤和神经纤维瘤都为 S-100 蛋白阳性。

（十二）支气管颗粒细胞瘤（granular cell tumors） 由 Kramer 于 1939 年首先报道，因其组织发生不明，既往又被称为颗粒性肌母细胞瘤或颗粒细胞性施万细胞瘤。多位于主支气管内，偶有位于周围肺组织者。部分患者可伴有其他部位的颗粒细胞瘤，表现为多中心特征；如多器官受累，有恶性可能。多为无蒂或有蒂的息肉样白色结节，也可表现为黏膜的嵴样增厚。肿瘤表面光滑，边界清楚，无包膜。约 20% 的颗粒细胞瘤沿支气管黏膜下生长，偶见侵入周围肺组织。镜下：由大的卵圆形或多边形的细胞组成，这些细胞富含嗜酸性的胞质颗粒。免疫组化：S-100 蛋白和波形蛋白为阳性；细胞角蛋白阴性。

（十三）肌上皮瘤（myoepithelioma） 肌上皮肿瘤（myoepithelial tumours）分为肌上皮瘤及肌上皮癌（myoepithelial carcinoma），其中肌上皮瘤为良性肿瘤。肺的肌上皮肿瘤罕见，良性者多发生于成年女性。镜下，肿瘤呈小梁状或网状排列，黏液性基质丰富，细胞呈上皮样或纺锤形，胞质透明或嗜酸，核大小一致，有时呈砂粒体样外观，胞质内可见玻璃样砂粒体，恶性者核分裂多见，呈现出血、坏死及核的非典型。肿瘤细胞可表达 CK、S-100 及 Calponin，大多数可表达 GFAP、SMA、p63，而 desmim 及 CD34 阴性。越来越多的证据表明 *EWSR1* 基因重排是肌上皮肿瘤重要的标志物，而肌上皮癌具有显著多形性，缺乏 *EWSR1* 基因重排。

其他良性肿瘤包括多形性腺瘤、良性血管周上皮样细胞肿瘤等罕见，不再赘述。

四、临床表现

支气管、肺良性肿瘤大多生长缓慢。实质型良性肿瘤位于肺周边部，很少引起临床症状，仅体检时经影像学检查偶然发现，近 90% 查体无相关体征。少数患者可因瘤体较大、邻近支气管受压狭窄而有临床症状，最常见咳嗽及非特异性胸痛，也可胸闷、痰中带血、乏力等。管腔内生长良性肿瘤的临床表现取决于其大小及活动度。体积较小的气管、支气管肿瘤，多无任何症状。而较大的肿瘤，因不完全地阻塞气管，可闻及喘鸣音。如果肿瘤大部或完全阻塞呼吸道，引起支气管内分泌物的清除受限，可导致反复发作的肺炎、支气管炎、肺脓肿等，通气受限导致远端肺不张或肺气肿。表现为咳嗽、咳痰、胸痛、发热、喘鸣甚至咯血等症状。

（一）肺错构瘤 发病年龄多数在 40 岁以上，男性多于女性。绝大多数错构瘤（约 80% 以上）生长在肺的周边部，紧贴于肺的脏层胸膜之下，有时突出于肺表面，因此临床上一般没有症状，查体也没有阳性体征，多在胸部 X 线检查时发现。只有当错构瘤发展到一定大小，足以刺激支气管或压迫支气管造成支气管狭窄或阻塞时，才出现咳嗽、咳痰、胸痛、发热、气短、痰中带血甚至咯血等临床症状，这时也可以出现相应的临床体征，如哮鸣音或管状呼吸音。支气管内错构瘤常常由于气道梗阻而较早引起咳嗽、咯血、呼吸困难和阻塞性肺炎等症状。

（二）畸胎瘤 发病年龄多在青壮年，男女无差别。早期无症状，瘤体较大或合并感染后，可有咳嗽、咳痰、呼吸困难甚至咯血等症状，可反复发作，少数有杵状指（趾）。早期无症状，瘤体巨大者，肺部听诊可有局部呼吸音减弱，合并感染后肺部可有湿啰音。

（三）支气管腺瘤 常发生于 30～50 岁，平均 45 岁。男女发病率相仿。症状随肿瘤生长部位和支气管腔有无阻塞、局部浸润和远处转移而异。发生在肺的边缘部多无症状，常在 X 线检查时发现。若发生于较大的支气管，初期即出现刺激性干咳，反复痰血。肿瘤增大，可发生局部阻塞性肺气肿和局限性固定哮鸣音。管腔全部阻塞，可出现肺不张。阻塞远端的肺继发感染，可发生肺炎、肺脓肿或支气管扩张。由于腺瘤为良性，故症状存在时间较长，有的长达 5～15 年才确诊。若发生恶变转移，其症状与其他癌肿转移相似。少数支气管类癌患者可出现阵发性皮肤发红、腹痛、腹泻、哮喘和心动过速等类癌综合征，或向心性肥胖、高血压、水肿、乏力、低钾性碱中毒及色素沉着等异位 ACTH 综合征表现。

（四）硬化性肺细胞瘤 好发于成年女性，男女比例约为 1:4，一般无症状，也可伴有咳嗽、胸痛、咯血等非特异性表现，其症状与肿瘤大小和发生部位相关。如瘤体向支气管腔内生长，可以阻塞支气管，引起阻塞性肺炎或肺不张，出现相应的症状及体征。

（五）支气管软骨瘤 肿瘤生长缓慢，临床症状不明显。当肿瘤长大阻塞支气管可引起继发感染。

（六）支气管乳头状瘤 临床又可分为单发和多发两种类型。单发乳头状瘤可位于支气管树的任何部位，但多见于叶或段支气管，其组织学分型多为鳞状细胞乳头状瘤。少数位于周边肺组织内，由类似透明细胞或混合上皮型细胞构成。男性成年患者多见，表现为慢性咳嗽、喘鸣、反复发作的肺炎及哮喘样症状。多发性乳头状瘤多见于 5 岁以下儿童。目前认为，慢性炎症如人乳头瘤病毒感染可能为其病因。此类患者也被称为复发性呼吸道乳头状瘤。肿瘤常首先发生在会厌、喉部等上呼吸道，极少见下呼吸道是首先发生的部位。多为良性，部分患者可以自行消退。临床表现声嘶，晚期可见喘鸣及气管梗阻等表现。

（七）支气管平滑肌瘤   气道平滑肌瘤多发生在15~72 岁，没有性别差异。支气管平滑肌瘤虽然是良性的，但因为气道阻塞常较早出现干咳、痰血等症状，若肿瘤完全堵塞支气管可引起肺不张，出现相应的体征。

（八）肺纤维瘤   一般无症状。常在 X 线检查时发现。

（九）支气管及肺脂肪瘤   支气管及肺脂肪瘤通常发生在中老年人，男性多见（约 90%）。像其他支气管肿瘤一样，脂肪瘤可以产生气道阻塞性症状和体征，如咳嗽、咳痰、咯血、喘鸣、反复发作的肺炎和支气管扩张。

（十）肺脑膜瘤   女性略多，发病中位年龄 57 岁。本病症状无明显特殊性，单发且瘤体较小时可无症状，或有轻微咳嗽、咳痰表现，多发或瘤体较大时可出现气促、呼吸困难、痰中带血甚至咯血症状。

（十一）神经源性肿瘤   胸内神经源性肿瘤（神经纤维瘤和神经鞘瘤）通常发生在后纵隔，很少发生在肺内。研究结果表明，神经纤维瘤比神经鞘瘤多见，发生比例 3∶1。大多数神经源性肿瘤在肺实质内，通常无症状，但约 25% 发生在支气管上的肿瘤可引起阻塞性症状。大多数为单发，不伴有 Recklinghausen 病（神经纤维瘤病）。临床症状取决于肿瘤的大小和支气管梗阻的程度。

（十二）支气管颗粒细胞瘤   本病男女发病率相近，可发生于任何年龄，以 30~50 岁最多见。位于肺周边者可无症状，因其他疾病查体而意外发现，但绝大多数瘤体位于支气管或气管内，可引起咳嗽、阻塞性肺炎及咯血等症状，支气管镜活检可确诊。

五、辅助检查

本组病例血清学检测等多无变化，对疾病诊断和治疗意义不大。

在常规 X 线胸片上很难识别支气管肺良性肿瘤，而且其临床和影像表现通常与恶性肿瘤难以区别。许多良性肿瘤的 X 线胸片表现相似，包括肺不张、肺炎、支气管扩张和纵隔移位等，不具特异性。而胸部 CT 能够显示肿瘤的大小和范围，以及邻近脏器受累情况，有助于手术方式选择。对于气管及支气管腔内病变则行支气管镜检查有助于诊断。

（一）肺错构瘤   肺错构瘤 X 线表现呈孤立圆形阴影，边缘清晰、光滑。结节可发生于肺的任何部位，单发错构瘤绝大多数为肺实质内型，支气管腔内型极少见。肿块直径为 2~4cm。肺内"钱币状"块影密度不均匀，有时发现肿块内有点状或爆米花状钙化，病灶周围无卫星灶与胸膜反应，长期动态观察肿块很少增大。CT 扫描是错构瘤的

主要影像学检查手段。病灶边缘光滑，多呈圆形或类圆形，无毛刺征，可有分叶征。病灶多小于 5cm。肿块多为软组织密度肿块，其内多有脂肪密度区，为其典型 CT 表现。部分病例可出现钙化，其中典型的"爆米花"样钙化是肺错构瘤特征性表现。肿块多位于肺内，少数可靠近肺门，亦可位于气管腔内，肺门及纵隔内无肿大淋巴结。增强后肿块无强化或仅轻度强化，动态增强扫描的时间-密度曲线无上升的改变。支气管内错构瘤的 CT 表现是伴有阻塞性肺炎的支气管内肿块，如果肿块内包含有脂肪或钙化，便可做出错构瘤的特异性诊断。周围型错构瘤有时缺乏典型的钙化或脂肪密度且形态不规则时，需要与周围型肺癌相鉴别，前者瘤体边缘光滑，无毛刺征象，后者结节多有短密毛刺，轮廓可呈分叶状，肿块内可见"空泡征"或"支气管充气征"或"胸膜凹陷征"，并很少发生钙化。瘤体内有钙化时，需要与结核球相鉴别，错构瘤的钙化多呈环状，或典型爆米花样钙化，而结核球的钙化多呈斑片状或不规则钙化，且密度较高，病灶周围常有卫星灶。

（二）畸胎瘤   X 线胸片可见圆、椭圆形，大小不等实性或囊性阴影，囊内密度不均，常可发现牙齿或钙化影，胸部 CT 扫描可更清楚显示囊内结构有助确诊。

（三）支气管腺瘤   肿瘤极小时 X 线检查可阴性。近肺门的支气管腺瘤，可呈圆形或半圆形阴影；位于肺脏周边部者，呈结节状或球形影。可伴阻塞性肺气肿，肺不张，阻塞性肺炎，甚至肺脓肿。支气管镜检查是诊断本病的重要方法之一，可见支气管腔内表面光滑的肿瘤，不仅能确定肿瘤部位，且可活检提供病理学诊断。由于肿瘤富含血管，且表面有完整黏膜上皮覆盖，故要提高确诊率，必须重复做深部活检，但应防止出血；而痰脱落细胞、支气管冲洗及刷检物涂片检查对本病诊断无帮助。须与腺瘤鉴别的肺肿块有以下疾病。①周围型支气管癌：发生的年龄相对地比腺瘤大，生长快。X 线上腺瘤的结节状或圆形灶边界较肺癌锐利，但有时难于区别。诊断困难时，应及时剖胸探查，以免失去根治的机会。②肺结核球：好发于两肺上叶尖后段或下叶背段，周围常有卫星灶，病灶中常有向心性或密集的钙化灶。③肺错构瘤：呈圆形或分叶状块影，边缘清楚，病灶内有钙化点，有时呈爆玉花样。

硬化性肺细胞瘤影像学表现多为肺部圆形或类圆形孤立性肿块，直径多在 3cm 左右，很少超过 5cm，边界清晰，密度均匀，偶有钙化。如肺硬化性细胞瘤长入支气管腔内，X 线胸片上可看到段或叶的不张，大气管断层或 CT 扫描可见支气管内肿块影。支气管镜检查对腔内型肺硬化性细胞瘤有较大价值，可清楚地看到突出于支气管内新生物，表面光滑，具有一定的活动性，不与支气管壁粘连。支气管镜活检可以明确诊断，但由于肺硬化性细胞瘤易出血，活检时应特别注意，有时因出血活检组织块较小，往往影响诊断。

（四）支气管软骨瘤   影像学表现一般也和支气管

阻塞有关,肿块可有分叶,并见钙化点,即使借助支气管镜亦难与错构瘤相鉴别。

（五）支气管乳头状瘤　单发乳头状瘤因多位于支气管内,故 X 线胸片很少见到瘤体,常需 CT 检查。影像学表现包括息肉样的管腔内肿块、肺不张及阻塞性肺炎。如果远端气道受累,则表现为肺内结节,常伴有空洞形成。支气管镜检查可发现局限于气道内的息肉样或无蒂肿物。个别病例在鳞状上皮出现异型性的基础上可以发生癌变。多发性乳头状瘤因大的远端支气管内肿瘤引起气管阻塞,影像学检查可见肺不张、肺炎、脓肿及支气管扩张等。

（六）支气管平滑肌瘤　CT 表现为边界光滑,局限于支气管壁的腔内软组织肿块,偶尔伴有缺血造成的囊样变性。和其他良性气管肿瘤一样,平滑肌瘤没有特异性 CT 表现,但 CT 有助于显示支气管及周围组织的受累情况。

（七）肺纤维瘤　影像学表现为边缘整齐的致密阴影。

（八）支气管及肺脂肪瘤　脂肪瘤的 X 线胸片表现一般和支气管阻塞有关。因为肿物周围有纤维包膜,所以支气管内镜通常不能对诊断提供足够的信息。支气管镜的发现易导致误诊,这是因为同时检出的与慢性刺激和炎症有关的不典型细胞,可导致支气管肺癌的错误诊断。CT 检出脂肪组织具有很高的特异性和敏感性,有利于气管支气管脂肪瘤的确诊。但支气管内错构瘤在 CT 上也可以表现为脂肪密度肿块,因此,在 CT 上如果发现了支气管内脂肪密度肿物,鉴别诊断需要包括脂肪瘤和错构瘤。

（九）肺脑膜瘤　影像学检查多为肺部单发结节,边缘光滑、齐整,无毛刺,可呈分叶状;多发结节时,结节多大小不等,常伴肺门或纵隔淋巴结肿大。

（十）神经源性肿瘤　X 线胸片上的表现一般和支气管阻塞有关。一些经手术证实的支气管内神经源性肿瘤,在 CT 上表现为圆形、椭圆形或分叶状,边界清晰,密度均匀的肿块。

（十一）支气管颗粒细胞瘤　支气管镜活检可确诊。

六、诊断与鉴别诊断

支气管、肺良性肿瘤诊断主要依靠影像学检查,多数是在胸部 X 线常规检查时偶然发现。术前常不能明确诊断。需与无症状的早期周围型肺癌、结核球及其他良性肺肿瘤等相鉴别。胸部 CT 检查发现特征性 CT 表现有助于鉴别诊

断(参见辅助检查),PET-CT 对鉴别良性与恶性肺部肿瘤有较大的价值。而支气管腔内病变诊断则多需行支气管镜检查及活检。

七、治疗

由于肺良性肿瘤术前很难确切诊断,尤其难与肺癌鉴别,且偶有癌变的可能,因此一般主张及早手术。即使是已明确的良性肿瘤,早期手术也可避免因瘤体增大而引起的肺炎、肺不张、支气管扩张等并发症而使病情加重或复杂化。生长于较大支气管壁的肿瘤可通过支气管镜摘除;不能摘除者,根据病变累及肺脏的范围,可连同肿瘤行肺楔形切除、肺叶切除或全肺切除术。术中可以根据探查所见做出初步判断,必要时送病理冷冻切片检查,以明确诊断。确定良性性质后,手术以尽量保存正常肺组织为原则。一般手术预后良好,术后多无复发。如肺功能差或身体其他条件难以承担开胸手术时,可严密观察。

（洪群英）

参考文献

[1] BINIWALE R, KELLER SM. Primary lung tumors other than bronchogenic carcinoma: benign and malignant [M]//FISHMAN AP. Fishman's pulmonary diseases and disorders. 4th ed. New York: McGraw-Hill, 2008: 1917-1928.

[2] MYERS JL, GIORDANO TJ. Benign Lung Tumors [M]// MASON RJ, BROADDUS VC, MARTIN T, et al. Murray and Nadel's textbook of respiratory medicine. 5th ed. Philadelphia: WB Saunders Company, 2010: 991-1000.

[3] GIBSON GJ, GEDDES DM, COSTABLE U. Respiratory medicine[M]. 3rd ed. Edinburgh: Elsevier Science Ltd, 2003: 1872-1880.

[4] 张敦华. 支气管、肺良性肿瘤及肿瘤样病变 [M]//陈灏珠, 林果为. 实用内科学. 北京: 人民卫生出版社, 2009: 1812-1817.

[5] BORCZUK AC. Benign tumors and tumorlike conditions of the lung[J]. Arch Pathol Lab Med, 2008, 132（7）: 1133-1148.

[6] 萨藤三. 支气管、肺良性肿瘤及瘤样病变[M]. 上海: 上海科学技术出版社, 1991: 509-519.

[7] TRAVIS WD, BRAMBILLA E, MULLER-HERMELINK HK, et al. WHO classification of pathology and genetics of tumours of the lung, pleura, thymus and heart[M]. 3rd ed. Lyon: IARC Press, 2004: 125-144.

[8] TRAVIS WD, BRAMBILLA E, BURKE AP, et al. WHO classification of tumours of the lung, pleura, thymus and heart[M]. Lyon: IARC Press, 2015: 153-181.

[9] TRAVIS WD, BRAMBILLA E, NICHOLSON AG, et al. The 2015 World Health Organization classification of lung tumors: impact of genetic, clinical and radiologic advances since the 2004 classification[J]. J Thorac Oncol, 2015, 10（9）: 1243-1260.

[10] STEVIC R, MILENKOVIC B. Tracheobronchial tumors[J]. J Thorac Dis, 2016, 8（11）: 3401-3413.

[11] AGARWAL A, AGRAWAL A, ALAGUSUNDARMOORTHY SS, et al. Benign endobronchial neoplasms: a review[J]. J Pulm Respir Med, 2015: 275.

第四节
肺转移性肿瘤

一、概述

由于肺循环接收所有右心室的血液，为此肺是其他器官恶性肿瘤转移的首选部位，也是恶性细胞进入静脉循环的天然目的地。并且当癌症细胞通过血源途径转移时，同时也在肺部种植播散。近来研究发现原发肿瘤的特性，肿瘤起源组织和肺组织微环境也都在肿瘤细胞转移到肺的过程中发挥着重要作用。早在 1889 年，Paget 即基于对乳腺癌转移的非随机性观察，提出了所谓"种子和土壤"假说，随着科学的进步，现在对于该过程的理解已经上升至分子水平。为此，本章节将循序介绍肺转移性肿瘤的流行病学概况、病理学研究进展、诊断和鉴别诊断方法，以及治疗方案。

二、相关术语定义

（一）肺转移性肿瘤 由身体其他部位恶性肿瘤转移至肺的肿瘤，可由血行播散、淋巴道转移或邻近器官直接侵犯所致。多见于绒毛膜癌、乳腺癌、肝癌、骨肉瘤和胰腺癌；也可见于甲状腺癌、肾癌、前列腺癌和肾胚胎癌等。

（二）原发性肺肿瘤 指原发于支气管、肺实质和肺间质的肿瘤。按其组织形态可归类为上皮性肿瘤、软组织肿瘤和间皮细胞瘤。

三、流行病学

目前研究表明，肺癌患者中肺转移的发生率在 20% ~ 40%，但对其他肿瘤肺转移的确切发生率尚缺乏确切统计数据。目前发表的关于癌症患者肺转移的报告采用了不同方法，包括监测患者呼吸系统症状，常规 X 线胸片或 CT 扫描，以及部分通过尸检获得数据，发现肺转移发生率随着检测方法的不同逐渐增加，而且肺始终是实体肿瘤发生远处转移最常见的部位之一。

四、发病机制

虽然肺循环接收所有来自右心室的血液，但临床研究表明大多数进入循环的肿瘤细胞不会引起明显转移，这说明肿瘤细胞仅仅进入肺部是不够的。因此，某些肿瘤易于播种在肺部形成转移瘤，必然有其他机制或者微环境的参与。下述相关研究的最新进展，有助于加深我们从分子和细胞生物学机制理解肿瘤的器官特异性转移。

最初作为白细胞转运的媒介被发现的趋化因子，是一组介导了肿瘤生物学效应的多个重要病理过程的细胞因子，包括细胞增殖、血管生成、侵袭和转移。肿瘤细胞中的不同的趋化因子受体结合不同器官中所表达的相应的趋化因子配体，可能是导致各种实体肿瘤（包括肺癌、乳腺癌和前列腺癌等）器官特异性转移的原因。以往研究发现，趋化因子受体 CXCR4 和 CCR7 在人类乳腺癌细胞系，原发乳腺肿瘤样本及其转移部位中高度表达，而与其结合的相应配体 CXCL12 和 ICCL21 则在乳腺癌常见远道转移器官中表达较多，如肺、脑、骨和淋巴结等。在乳腺癌细胞系中，受体 CXCR4 或 CCR7 的信号传导促进了肿瘤的体外迁移和侵袭，而针对 CXCR4 的抗体或拮抗剂显著降低了乳腺癌细胞在体内转移到局部淋巴结和肺的能力。在另一项研究中，恶性黑色素瘤除 CXCR4 和 CCR7 外，还高表达的趋化因子受体 CCR10，CCR10 的配体在正常的真皮组织中高度表达，这可用于解释黑色素瘤向皮肤转移的高发生率。另一项肺癌转移的研究发现，与原发肿瘤细胞相比，转移细胞在 CXCR4 的表达上更加丰富，这表明 CXCR4 表达细胞在转移的微环境中具有优势。在癌症细胞上的趋化因子受体与组织特异性表达的化学配体可能在决定循环肿瘤细胞的转移目标器官方面起着关键作用。

TGF-β 是近期研究所关注的另一个可能在转移性肺肿瘤中发挥重要作用的细胞因子。该因子可通过上调 *ANGPTL4* 基因，促进乳腺癌细胞的肺特异性转移进程，而 TGF-β 在诱导乳腺癌细胞所表达的 *ANGPTL4* 增强了其在肺部而非骨骼中的定植。其对应的蛋白 Angptl4 可破坏肺微血管细胞连接，增加肺毛细血管通透性，促进肿瘤细胞进入肺实质，相比之下，在骨髓组织通常更容易渗漏的小血管床中，这一机制并不占优势。

对肿瘤细胞器官特异性转移分子机制方面的研究进展有望促进研发新的治疗方法，从而预防、减少或治疗肺转移性肿瘤，并可能对癌症死亡率的降低产生有益影响。

五、病理学

当原发肿瘤和肺结节的活检组织都可用于病理检测时，病理学家对转移性肺结节的评估首要了解原发肿瘤的分期和分级，以及原发肿瘤发生肺转移的可能性，如果肺转移结节的大体和微观病理特征与原发肿瘤非常相似，则很容易诊断。

然而，由于组织学特征的重叠，有时病理学家难以将肺原发肿瘤与肺转移性肿瘤进行鉴别诊断。当腺癌的外观并不足以区分转移性和原发性肺癌时，免疫组化染色有助于鉴别，因为肺腺癌可通过特异性免疫组化标记物鉴定，主要包括细胞角蛋白 7、甲状腺转录因子 1（TTF-1）、表面活性剂蛋白 A 和 B（SP-A 和 SP-B）等。例如，细胞角蛋白可用于鉴别原发肺腺癌和结肠腺癌肺转移，其中细胞角蛋白 7 提示肿瘤来源于肺，细胞角蛋白 20 提示肿瘤来源于结肠。TTF-1 是一种在肺和甲状腺的胚胎和成人上皮细胞中表达的核转录蛋白，可在 75% 的肺腺癌中检测到。除甲状腺癌外，其他器官转移到肺的腺癌中通常很少发现。其他肿瘤的特异性标志物也可用于鉴别转移性病变，例如转移到肺部的乳腺癌可以保持其原始的雌激素受体。

随着基因检测和肿瘤蛋白质分类技术的进步，分子分类已经成为帮助确定肺结节为原发抑或转移的新兴工具之一。Giordano 团队试图开发一种鉴别肺、结肠和卵巢的腺癌的方法，他们发现了三组腺癌中 20 个差异表达的基因，并通过这些基因正确地鉴定了 154 例肿瘤中的 152 例。同时，其他研究小组相继提出了更广谱的肿瘤分子分类方法，以确定未知肿瘤的原发组织。Tothil 团队在已知来源的 229 个样本中筛选并验证了一个基于基因阵列的分类方法，之后又用其鉴定了 11 例不明来源的原发性恶性肿瘤中的 9 例，并发现分类验证失败的两例肿瘤并非腺癌，而为鳞癌。随后，对患者临床资料的回顾分析支持了基因分类方法的评估。在另一项研究中，研究者旨在发现一种基于基因表达的分类方法以区分头颈部鳞癌肺转移和原发性肺鳞癌，这在临床上的鉴别诊断较为困难，因为这些鳞状癌的组织学相似性，且患者常具备共同的危险因素。该项研究鉴定了 10 个基因，在筛选和验证样本中都能准确鉴别肺原发肿瘤和上消化道肿瘤。据此可推测分子技术将提供新的肿瘤分类方法，提高鉴别诊断的能力，并有助于识别新的结节。

六、临床表现

临床表现随原发肿瘤和发现的不同时间而异。有肺外肿瘤史的患者所发现的肺结节，既可与原发肿瘤同时发现，也可在原发肿瘤之后因常规随访或出现相关肺部症状而发现。由于人类的肺功能储备程度较高，致使早期血源性肺转移很少产生症状，即使对于转移性肿瘤负荷较大的患者，也仅出现轻微症状。咳嗽、呼吸困难、胸痛或胸部不适等症状主要见于肺广泛转移，淋巴浸润或大量胸腔积液患者。患者存在肺转移性肿瘤的线索常来自影像学检查，最常见者是位于下叶的多发肺结节。在少数情况下，偶然发现的孤立性肺结节是肿瘤发生远处器官转移的第一个征象。一般体检很少直接发现肺转移，但对孤立性肺结节患者，体检不应遗漏关键部位，如乳房或腹部是否存在肿块或肿大的淋巴结。对于恶性胸腔积液，体检会发现呼吸音减弱，叩诊音变钝，触觉语颤减少，必要时需要胸腔积液穿刺以便进一步诊断。

七、体检和常规检查项目

体检和常规检查有助于诊断和鉴别诊断。体检需要详细询问病史和发现浅表淋巴结肿大，常规检查包括 CT，肿瘤标志物，相关良性病变的针对性特殊检查，如 T-SPOT，隐球菌荚膜试验等协助鉴别诊断，与真菌和结核等主要疾病鉴别。PET/CT 有助于发现肺外原发灶，协助转移性肺肿瘤的诊断和评估。

八、辅助检查

（一）支气管镜检查 纤维支气管镜检查适用于中央位置的病变和纵隔淋巴结。对增大的纵隔淋巴结行支气管镜针刺活检是安全的，对恶性纵隔淋巴结转移者有较佳

的诊断率。虽然传统支气管镜对肺实质病变检查诊断的准确性随支气管分级而迅速下降，对周围肺结节的敏感性低于 20%，但是超声支气管镜引导下的经支气管针吸活检术（EBUS-TBNA）明显提高了活检阳性率。另外，一项采用三维 CT 重建的新技术结合磁导航，增加了肺外周小结节活检准确性，其敏感性可达 69%~80%（直径最小至 7mm，最大至 8cm，平均小于 2cm）。将该技术与实时成像相结合，使用径向探头超声确认虚拟图像提示位置，可将穿刺活检的准确性提高到 88%。使用支气管镜检查，可以从一个区域或多个不同的结节中取多个样本，不会增加气胸的风险。激光共聚焦是更新的诊断技术，我们的经验表明，激光共聚焦显微内镜可以作为探头，灵活插入普通支气管镜的活检管道，对支气管黏膜及肺泡结构进行实时的、动态的和连续的显微成像。通过运用针对共聚焦图像判别的 Columbus 改良标准，可以实现在体鉴别结节的良恶性，使经支气管镜肺癌检测敏感性由 70% 提高至 80%，特异性由 58% 提高至 74%，对恶性病变的诊断率高达 75%，其中敏感性为 100%，特异性为 47%。

（二）CT 引导下进行活检穿刺 一般来说，CT 引导下的活检是安全、准确的，但是，对于原位和ⅠA 期肺癌，不提倡使用该技术，因为有种植性转移风险。对周围病变，CT 引导活检的阳性率随病灶大小而变化，小病变（直径＜1cm）的为 65%~75%，直径大于 1.5cm 者大于 95%。CT 引导下经胸穿刺活检的主要风险是气胸，其中 10%~15% 的患者需要进行胸导管闭式引流，而随着针道长度的增加，以及阻塞性肺病的存在，出现气胸的风险也会增加。在一项6 881 例大型回顾性研究中，严重并发症 74 例，空气栓塞 6 例，张力性气胸 10 例，重度肺出血 6 例，血胸 9 例，针道播种6 例，并有 8 例死亡。

（三）手术活检 手术肺活检对肺结节的鉴别诊断具有至关重要的作用，并可同时治疗。使用激光或低温治疗的支气管内消融术对缓解支气管内阻塞非常有效，可推荐给具有此类技术经验的中心。由于大多数中心只专注于其中的一种或至多两种介入方法，因此很少报道恶性气道阻塞姑息性介入治疗的有效性和安全性。

九、诊断

诊断主要依靠病理。无法获得活检标本时，其他临床资料有助于判定是否为转移性肺肿瘤，但是很难精准判断其原发灶、生物学行为和指导精准治疗。根据临床上经验，有癌症史患者的肺结节可能是转移或原发性肺癌；转移性瘤可能性会随着肺转移瘤和肺癌风险因素的不同而异。当临床和/或组织学评价不能区分原发性肺癌或转移时，肿瘤特异性标志物的免疫组化技术可提供帮助。

对于大多数非生殖细胞来源的肿瘤，肿瘤标记物没有足够的特异性，活检是指导治疗的必须依据，而且是寻找转移到其他部位的证据。建议从全面的体检开始，以寻找任

何增大的淋巴结,骨骼压痛或肝大,以指导取样。除了手术活检之外,现在还有多种非手术(内科)活检方法,临床医生可通过权衡准确性、风险和成本效益选择。非手术活检方法包括纤维支气管镜、CT 引导穿刺活检。

对于以下几类特点的肺结节且有癌症史的患者,肺结节的活检或许并无必要:①原发肿瘤发生肺转移可能性大;②多发肺结节;③肺结节为新发或持续增大;④下叶肺结节;⑤边界光滑;⑥患者先前的癌症与可测量的血清标志物(CA19-9、CA125、CEA、AFP、CYFRA21 等)密切相关,这类患者的肿瘤相关标志物水平升高可能证实了肺转移性肿瘤的诊断,并排除了活检的必要。

未来的选择可能包括分子表型等。诊断方法的选择将取决于患者的临床状况、既往肿瘤史、是否有特殊的诊断方法,以及治疗前诊断的需要。

十、鉴别诊断

当有癌症史的患者被发现肺结节时,先要区分是否为肿瘤,需要与良性肿瘤、肉芽肿性感染等鉴别(表 27-4-1)。如果明确是肿瘤还要明确为转移性还是原发性,以指导后续精准治疗。边缘光滑,位于下叶的多发肺结节较大概率为肺转移性肿瘤;但对于孤立性肺结节,则很难在临床上将

其确诊为肺转移性肿瘤。某些情况下,患者原发肿瘤类型可以为转移和原发性肺癌的鉴别诊断提供线索。由 Quint 团队在 1994—1999 年进行的一项既往有癌症史患者的孤立性肺结节的回顾性研究中,对肺转移的多种可能预测因素进行了研究,包括患者年龄、吸烟史、原发肺外肿瘤的组织学特征。在入组的 161 例孤立性实性肺结节患者中有,81 例(50%)确诊为原发性肺癌,这在有头颈部、膀胱、乳房、子宫颈、胆管、食管、卵巢、前列腺或胃肿瘤史的患者中更为常见;50 例患者(31%)被确诊为肺转移,这在患有唾液腺、甲状腺、肾上腺肿瘤、黑色素瘤和肉瘤的患者中更为常见;同时,原发性肺癌或肺转移性肿瘤在结肠癌、肾脏或子宫的早期癌症患者中同样可能出现。在淋巴瘤或白血病患者中,良性结节的患者比例很高(14 例中有 6 例),表明肉芽肿感染好发于这类患者,而总共 161 例患者中有 30 例(19%)为良性结节。相比之下,Cahan 及其团队于更早的 1940—1975 年进行的相似的研究中,800 例患者中只有 11 例(1.3%)被确诊为良性。这两项研究中一致的发现是头颈部鳞癌或食管癌患者的比例很高,这些患者随后罹患原发性肺癌。当然,对于这些患者而言,常见的危险因素共存,而且吸烟史增加了先前非肺癌患者中肺孤立性结节被诊断为肺癌的可能性。通过结合这些既往研究的数据,临床医生可以更准确地估计肺部结节是转移性、原发性或良性的可能性。

表 27-4-1　肺部结节的鉴别诊断

良性肿瘤	非感染性肉芽肿	其他类型
错构瘤	风湿性关节炎	闭塞性细支气管炎伴机化性肺炎
腺瘤	肉芽肿性血管炎(即 Wegener 肉芽肿病)	脓肿
脂肪瘤	类肉状瘤病	硅肺
感染性肉芽肿	石蜡瘤	纤维变性/瘢痕
结核	其他	血肿
组织胞浆菌病		假性肿瘤
球孢子菌病		球形肺炎
足菌肿(足分枝菌病)		肺栓塞
蛔虫病		动静脉畸形
棘球蚴囊肿		支气管性囊肿
恶丝虫病(犬恶丝虫病)		淀粉样瘤

十一、治疗

(一)热消融　射频消融术(RFA)利用射频能量发热和诱导细胞死亡,是最常见的用于治疗肺肿瘤的热消融方法。尽管 RFA 的作用并不像其他选择那样明确,但其在治疗肺转移瘤中的作用正在显现,可能也很适合肺转移瘤,因为它能将热能集中在肿瘤组织内,消耗能量很少。没有扩散到邻近充气正常、肺实质较小的肿瘤,如直径 3cm 以下,可能比大的肿瘤更合适用 RFA 治疗,位于周边肺实质

和远离肺门结构的肿瘤可以安全地接受 RFA,甚至肿瘤邻近某些重要脏器,如胸主动脉和心脏等,也可以安全地接受 RFA 治疗。

(二)手术切除的肺转移　有时手术切除肺转移性肿瘤可能是合适的选择,彻底切除所有转移瘤对提高生存率至关重要。大多数报告肺转移瘤切除术的并发症发病率为 10%,死亡率低于 2%。必须考虑手术切除的选择标准,进行术前仔细考虑预后因素来确定患者是否能够从肺转移

瘤切除术中获得最大效益。原发性恶性肿瘤不同,手术患者的长期生存率也不同。肺转移瘤切除术后存活时间最长的恶性肿瘤包括软组织肉瘤、结直肠癌、子宫癌/宫颈癌、头颈部癌、乳腺癌、睾丸肿瘤、肾细胞瘤和黑色素瘤。接受肺转移瘤切除术之前必须考虑病变的数目、位置、大小、肺功能和患者的一般情况,以及任何局部侵犯的证据或对全身治疗反应的影响。

(白春学　杨达伟)

参考文献

[1] BAI CX, CHOI CM, CHU CM, et al. Evaluation of pulmonary nodules: clinical practice consensus guidelines for Asia[J]. Chest, 2016, 150 (4): 877-893.

[2] ARENBERG D, PICKENS A. Metastatic malignant tumors[M]// MASON R, BROADDUS VC, MARTIN T, et al. Murray and Nadel's textbook of respiratory medicine. 5th ed.Philadelphia: WB Saunders Company, 2010: 1160-1170.

第二十八章
特发性间质性肺炎和其他弥漫性肺疾病

第一节
特发性间质性肺炎概论

间质性肺疾病(interstitial lung disease,ILD)是以肺泡壁为主并包括肺泡周围组织及其相邻支撑结构病变的一组非肿瘤、非感染性疾病群;病变可波及细支气管和肺泡实质,因此亦称为弥漫性实质性肺疾病(diffuse parenchymal lung disease,DPLD)。不明原因的间质性肺炎即特发性间质性肺炎(idiopathic interstitial pneumonias,IIPs)是 ILD 中的一组疾病。

一、认识的变迁

1892 年,Osler 记载了慢性间质性肺炎患者组织病理学所见:"在气管、血管、肺叶间隔和肺泡壁可见纤维蛋白样的变化",并对此种所见定义为"肺硬化"(cirrhosis of the lung)。虽然不同病例所见有所不同,但在当时难以对"肺硬化"进行病理分类。1944 年,Hamman 和 Rich 描述了 4 例死于急性弥漫性肺间质纤维化患者的肺脏病理所见:肺间质结构中有广泛的结缔组织增生,肺泡壁明显增厚,早期可见成纤维细胞聚集。尽管上述病例都表现为急性过程,且病因未明,按现在的认识应属于 IIPs 中的急性间质性肺炎(acute interstitial pneumonia,AIP),但当时被命名为 Hamman-Rich 综合征,并在相当长的时期不分急性或慢性,统统用于特发性间质性肺疾病的记载中。1960 年,Scadding 通过与 Hamman-Rich 的急性肺间质纤维化进行对比,提出慢性弥漫性肺间质纤维化这一命名,1964 年发表了致纤维化性肺泡炎(fibrosing alveolitis)的病例报告,其中包含急性型和更常见的慢性型,并描述了从临床到组织病理学的整个变化过程。这一过程的基本特征是肺泡腔内炎症细胞渗出和巨噬细胞聚集,肺泡壁的炎症、增厚和进行性网状纤维增生和纤维化形成。为此,Scadding 将这种肺泡炎前冠以"致纤维化"修饰,使致纤维化性肺泡炎这一命名的内涵意义更为明确。这一时期,人们已经认识到弥漫性肺间质纤维化应成为一个独立的疾病谱,尽管一些病因已明(如尘肺等),但病因未明者占居多数。因此,对本病的认识多限于临床描述和病理所见的记载。如何对不明病因的 ILD 进行科学的分类是个难题,处于混沌阶段。

尽管对 IIPs 的病因仍不清楚,但随着越来越多的病例报告,尤其是组织病理学发现不同 IIPs 患者的病理呈现出明显的异质性,因此初期的病理学分类就成为必然。20 世纪 60 年代末至 70 年代初,Liebow 和 Carrington 在 Scadding 的基础上对 IIPs 提出了具有里程碑意义的病理学分类(表 28-1-1),首次将 IIPs 分为 5 个亚型并提出 Hamman-rich 综合征应归属为 UIP 急性型。

表 28-1-1　Liebow 和 Carrington 对 IIPs 的病理分类

普通型间质性肺炎(usual interstitial pneumonia,UIP)
脱屑性间质性肺炎(desquamative interstitial pneumonia DIP)
闭塞性细支气管炎-间质性肺炎(bronchiolitis obliterans with interstitial pneumonia,BIP)
淋巴细胞性间质性肺炎(lymphoid interstitial pneumonia,LIP)
巨细胞性间质性肺炎(giant cell interstitial pneumonia,GIP)

至此,IIPs 病理分类的雏形已经形成。Liebow 等认为此种分类在很大程度上与临床和影像学特点具有相关性,最终有助于探索病因,并可能成为新的治疗策略的基础。Liebow 分类使人们对 IIPs 混沌的认识变清晰了,但还不能解决许多困惑。在 IIPs 中代表性疾病是特发性肺纤维化(idiopathic pulmonary fibrosis,IPF),其病理所见为 UIP。人们发现,本来对糖皮质激素治疗效果欠佳的 IPF 却有一部分呈现出了较好的疗效。这些患者的支气管肺泡灌洗液中可表现为淋巴细胞增加,组织病理学也见到明显的肺泡间隔炎症细胞浸润。针对这一现象,1994 年,Katzenstein 提出了非特异性间质性肺炎(nonspecific interstitial pneumonia,NSIP)的概念,即将过去认为是 UIP,但实际上又与其存在若干区别,如病变分布弥漫、时相一致、无结构重塑等特点者从 UIP 中分离出来,认定为 NSIP。符合 NSIP 的病例多数对糖皮质激素治疗反应良好,预后较佳。NSIP 的提出是 IIPs 病理分类的一大进步,虽然有人戏称 NSIP 为"破烂筐"(wastebasket),其内涵尚不清楚,但它对保证 IIPs 病理分类的完整性并改善其混乱状态具有重要意义。需要指出的是,NSIP 这一名词的本身并非新创,在 Katzenstein 之前已有艾滋病、胶原血管病和药物性肺病等关于 NSIP 的描述,与前者不同的是 Katzenstein 为其注入了新的内涵。

基于越来越多的研究和报道,特别是开胸肺活检(open lung biopsy,OLB)和电视胸腔镜外科手术(video-assisted thoracic surgery,VATS)肺活检的广泛应用,Katzenstein 和 Myers 对 Liebow 的最初病理分类提出新认识和修正。原分类中的巨细胞性间质性肺炎(GIP)和淋巴细胞性间质性肺炎(LIP)两种间质性肺炎已查明均非特发性。GIP 被证实系吸入含超硬质合金烟雾中的钴、钨等粉尘所致的硬金属尘肺，它以肺泡腔内异常巨细胞聚集，偏光镜检可见被吞噬的具折射性金属纤维为特征。LIP 已证实与某些自身免疫疾病和淋巴细胞增殖性疾病相关联，被视为低恶性度淋巴细胞增殖症或淋巴瘤的前期或过渡期，也可见于艾滋病患者。至于闭塞性细支气管炎-间质性肺炎（BIP）或闭塞性细支气管炎伴机化性肺炎（bronchiolitis obliterans organizing pneumonia，BOOP），其病理学以腔内增殖性病变为主，影像学呈斑片气腔阴影分布。为此，Katzenstein 和 Myers 将 BIP（BOOP）、LIP 和 GIP 划出 IPF 的范围，提出了 IPF 的新分类，并得到美国胸科协会（ATS）和欧洲呼吸学会（ERS）的认同（表 28-1-2）。

**表 28-1-2　特发性肺纤维化病理分类
（Katzenstein 和 Myers，1998）**

普通型间质性肺炎（UIP）
脱屑性间质性肺炎（DIP）/呼吸性细支气管炎伴间质性肺疾病（RB-ILD）
急性间质性肺炎（AIP，Hamman-rich 综合征）
非特异性间质性肺炎（NSIP）

Katzenstein 和 Myers 在 IPF 的分类中除保留了 Liebow 分类中的 UIP、DIP 外，还将 AIP、NSIP 纳入其中，并把呼吸性细支气管炎伴间质性肺疾病（RB-ILD）并入 DIP。1944 年 Hamman 和 Rich 描述的 4 例死于原因不明的弥漫性肺间质纤维化病例即 Hamman-Rich 病在分类中被称为 AIP，酷似 ARDS 所见，有理由将它从 UIP 中独立分出。RB-ILD 在 1987 年由 Myers 等提出，这个名称来源于呼吸性细支气管炎（respiratory bronchiolitis，RB），由于患者常见于吸烟者，所以称为吸烟者细支气管炎。RB-ILD 被认为是脱屑性间质性肺炎（DIP）的一种，以描述那些病变局限于呼吸性细支气管及其周围的 DIP。90% 的 DIP 和几乎所有的 RB-ILD 有吸烟史，提示吸烟或其他环境因素在 DIP/RB-ILD 的发病机制中有一定作用。

在 Katzenstein 和 Myers 提出新的 IPF 病理学分类不久，很多学者认为，与以往相比，现在根据临床资料，在相当程度上已可能将预后差的 UIP 和预后相对好的 DIP、NSIP 等区分开来。因此，把 IPF 的含义局限于 UIP 会提高对 UIP 诊断的警觉性，提高临床和病理诊断的联系，从而更好地判断预后。于是，2002 年，ATS/ERS 达成共识，将 IPF 的内涵局限于 UIP，属 IIPs 中的一个亚型而不包括同属于 IIPs 的 AIP、DIP、RB-ILD 和 NSIP。从此，IPF 局限为 UIP 的专用名词，而不包括其他间质性肺炎。在此基础上，IIPs 于 2013 年又增加了胸膜肺实质弹力纤维增生症（pleuroparenchymal fibroelastosis，PPFE）的新成员，形成目前国际较为公认的 ATS/ERS 关于 IIPs 的新分类。

二、病因和分类

引起 ILD 的病因很多，可达 180 种以上。由于其异质性，迄今分类方法尚不统一。目前较多被采用的是 2002 年 ATS/ERS 发表的专家共识所推荐的分类方法，其中 IIPs 分类部分于 2013 年进行了修正。现据此整理 ILD/DPLD 分类见表 28-1-3。

表 28-1-3　ILD/DPLD 分类

分类	疾病
已知病因 ILD	职业性肺病（尘肺）
	药物性肺病
	结缔组织疾病相关性 ILD（CTD-ILD）
特发性间质性肺炎	主要特发性间质性肺炎
	特发性肺纤维化
	特发性非特异性间质性肺炎
	呼吸性细支气管炎-间质性肺疾病
	脱屑性间质性肺炎
	隐源性机化性肺炎
	急性间质性肺炎
	罕见特发性间质性肺炎
	特发性淋巴细胞性间质性肺炎
	特发性胸膜肺实质弹力纤维增生症
	不能分类的特发性间质性肺炎[*]
肉芽肿性 ILD	结节病
	外源性变应性肺泡炎
	Wegener 肉芽肿
少见性 ILD	肺泡蛋白沉积症
	肺出血-肾炎综合征
	肺淋巴管平滑肌瘤病
	朗格汉斯细胞组织细胞增生症
	特发性肺含铁血黄素沉着症
	慢性嗜酸细胞性肺炎等

注：[*] 不能分类的特发性间质性肺炎原因有以下几项。①临床资料、影像学资料，或者病理学资料不足。②临床表现，影像学资料和病理学发现不一致，可见于以下情况：a. 先前的治疗导致影像学或组织学表现发生巨大变化（比如，激素治疗后的脱屑性间质性肺炎行肺活检只显示残余的非特异性间质性肺炎）；b. 新的类型，或已知类型的特殊变异不能以现行的 ATS/ERS 分类标准来具体归类（比如，机化性肺炎合并肺纤维化）。③多种类型的 HRCT 表现和/或病理学类型，可能发生在同一个 IIP 患者身上，而难以确定其具体类型。

由表 28-1-3 可见，IIPs 仅为内容诸多的 ILD 中的一组疾病，其主要特点是原因不明。鉴于此点并为满足临床实际工作需要，也有根据疾病进展特点或临床行为对主要特发性间质性肺炎进行分类的建议（表 28-1-4、表 28-1-5）。

表 28-1-4 根据疾病进展特点的主要 IIPs 分类

分类	临床-影像-病理诊断	影像和/或病理形态学类型
慢性致纤维化性 IP	特发性肺纤维化（IPF）	普通型间质性肺炎（UIP）
	特发性非特异性间质性肺炎（iNSIP）	非特异性间质性肺炎（NSIP）
吸烟相关性 IP*	呼吸性细支气管炎-间质性肺疾病（RB-ILD）	呼吸性细支气管炎（RB）
	脱屑性间质性肺炎（DIP）	脱屑性间质性肺炎（DIP）
急性/亚急性 IP	隐源性机化性肺炎（COP）	机化性肺炎（OP）
	急性间质性肺炎（AIP）	弥漫性肺泡损伤（DAD）

注：IP，间质性肺炎；*脱屑性间质性肺炎也可见于非吸烟者。

表 28-1-5 根据疾病临床行为的主要 IIPs 分类

临床行为	治疗目的	监测策略
可逆性或自限性（如大多 RB-ILD 患者）	去除可能的原因	短期（3~6 个月）观察，以判断疾病进展
伴有进展因素的可逆性疾病（如富细胞型 NSIP 和某些纤维化型 NSIP，DIP，COP）	取得初始效果后合理的长期治疗	长期观察，保证治疗效果稳定
伴有部分残留的稳定病变（如某些纤维化型 NSIP）	维持目前状态	长期观察，评估疾病进程
具有潜在稳定，但可能进展性的不可逆疾病（如某些纤维化型 NSIP）	预防进展	长期观察，评估疾病进程
即使积极治疗，仍呈不可逆进行性进展的疾病（如 IPF，某些纤维化型 NSIP）	延缓疾病进展	长期观察，评估疾病进程，判定肺移植或有效的辅助治疗方法

三、诊断思路

（一）首先确定 ILD 主要通过询问病史、体格检查、胸部影像学、肺功能（包括动脉血气分析）检查来确定。

病史中最重要的症状是进行性呼吸困难，干咳和乏力也较常见。多数 ILD 患者体格检查可在双侧肺底部闻及 Velcro 啰音，偶可闻及喘鸣和湿啰音。晚期患者低氧严重者可见发绀。

胸部 X 线片对 ILD 的诊断有重要作用，某些征象可提示特异性诊断。疾病早期可见磨玻璃样改变，更典型的改变是小结节影、线状（网状）影，或二者混合的网状结节状阴影。肺泡充填性疾病表现为弥漫性边界不清的肺泡性小结节影，有时可见含气支气管征。随病情进展，浸润改变逐渐变粗糙，肺容积缩小，晚期可出现囊性变（蜂窝样改变）。

肺功能检查主要表现为限制性通气功能障碍、弥散功能减低，动脉血气分析依病情可出现不同程度的低氧血症，二氧化碳潴留罕见。

对符合上述临床特点的患者应考虑为弥慢性间质性肺疾病。

（二）除外非 IIPs 能够引起弥漫性 ILD 的病因近 180 余种，可谓庞杂。在确定是 ILD 之后，就应该搞清楚是属于哪一类 ILD，即除外非 IIPs。

认真、细致地询问环境接触史、职业史、用药史和家族史等对于诊断职业/环境相关性 ILD、药物相关性 ILD 至关重要。此外，结合病史和必要的实验室检查明确是否属于结缔组织疾病相关性 ILD。HRCT 影像特点可提供某些非 IIPs 线索，如：朗格汉斯组织细胞增生症（PLCH）、肺淋巴管平滑肌瘤病（PLAM）、肺泡微结石症等。BALF 检查不但可提供肺泡蛋白沉积症、肺含铁血黄素沉着症和嗜酸性粒细胞性肺炎等非 IIPs 疾病的诊断依据，还能鉴别 X 线影像学表现为 ILD 的特殊病原体引起的肺炎、癌性淋巴管炎等的非间质性肺疾病。

（三）面对可能的 IIPs 提倡呼吸内科、影像、病理等多学科医生共同参与，以提高诊断的准确性。如对上述翔实的病史、实验室和 BALF 检查结果及胸部影像学的综合分析分析仍不能明确病因，就应考虑 IIPs。面对 IIPs，首先要评估 IPF 的可能性，HRCT 的 UIP 型特征性所见是诊断 IPF 最坚实的基础。如 HRCT 表现为任何否定 UIP 型影像学的特征（详见本章第二节）则要考虑其他类型 IIPs 的诊断。非 IPF 的 IIPs 各自具有一定的临床特点，可据此并依据必要时的组织病理学资料做出临床或最终确定诊断。

（康　健）

参考文献

[1] HAMMAN L. RICH AR. Acute diffuse interstitial fibrosis of the lungs [J]. Bull Johns Hopkins Hosp. 1944(74): 177-212.

[2] LIEBOW AA. CARRINGTON DB. The interstitial pnenmonias [M]//SIMON M. POTCHEN EJ. LEMAY M. Frontiers of pulmonary radiology: pathophysiologic. roentgenographic and radioisotopic considerations. Michigan: Grune & Stratton, 1969: 102-141.

[3] KATZENTEIN AL. FIORELLI RF. Nonspecific interstitial pneumonia/fibrosis. Histologic features and clinical significance [J]. Am J Surg Pathol, 1994. 18(2): 136-147.

[4] KATZENSTEIN AL, MYERS JL. Idiopathic pulmonary fibrosis: clinical relevance of pathologic classification[J]. Am J Respir Crit Care Med, 1998, 157(4 Pt 1): 1301-1315.

[5] DEMEDTS M, COSTABEL U. ATS/ERS international multidisciplinary consensus classification of the idiopathic interstitial pneumonias[J]. Eur Respir J, 2002, 19(5): 794-796.

[6] BRADLEY B, BRANLEY HM, EGAN JJ, et al. Interstitial lung disease guideline: the British Thoracic Society in collaboration with the Thoracic Society of Australia and New Zealand and Irish Thoacic Society[J]. Thorax, 2008, 63(Suppl 5): 1-58.

[7] TRAVIS WD, COSTABEL U, HANSELL DM, et al. An official American Thoracic Society European Respiratory Society statement: update of the international multidisciplinary classification of the idiopathic interstitial pneumonias[J]. Am J Respir Crit Care Med, 2013, 188(6): 733-748.

第二节
特发性肺纤维化

特发性肺纤维化(IPF)是原因不明的慢性间质性肺疾病中较为常见的代表性疾病,归属特发性间质性肺炎(IIPs)的分类中,病理表现为 UIP。欧洲学者曾经称其为隐源性致纤维化性肺泡炎(cryptogenic fibrosing alveolitis, CFA)。本病临床上多表现为进行性呼吸困难伴有刺激性干咳,双肺可闻及 Velcro 啰音,常有杵状指(趾)。胸部 X 线片主要表现为双肺底和周边分布的弥漫性网格状、蜂窝状阴影,肺功能为限制性通气障碍。病情一般进行性发展,最终因呼吸衰竭导致死亡。

一、流行病学

不同国家和地区关于 IPF 的流行病学数据有一定差距。美国的患病率为 14/10 万~42.7/10 万,发病率为 6.8/10 万~16.3/10 万;东欧国家波兰和捷克联合对所属 400 万居民的调查结果显示,患病率和发病率分别为 6.5/10 万~12.1/10 万和 7.4/万~12.8/万。而北欧国家芬兰和挪威的患病率为 16/10 万~24/10 万,挪威的发病率为 4.3/10 万。亚洲国家尚无 IPF 患病率和发病率的报道。

IPF 患病率和发病率的男女比例分别为 1.4:1 和 1.3:1。本病老年易患,诊断时平均年龄 67 岁,60% 以上的患者年龄大于 60 岁。

二、病因和发病机制

IPF 的直接致病因子尚不清楚,因此被冠以“特发性”,即病因不明。但诸多证据表明本病的发生与一些危险因素有关。

(一)遗传因素　　以下事实提示遗传因素或先天性易感因子可能与本病的发病有关:①家族性肺纤维化的病例在国内外均有报道,且数量不断增加,这种病例多见于嫡亲和单卵双胞胎;②某些已知遗传疾病患者的肺纤维化发病率很高;③同样暴露于已知可引起肺纤维化的环境中,但

仅有少数发病;④动物实验发现,特定的鼠系对发生肺纤维化有遗传易感性。

(二)吸烟　　虽然约 1/3 的 IPF 发生在终生不吸烟者,但多数的临床研究证实吸烟增加 IPF 发生的危险性,其暴露程度与 IPF 的发生率呈正相关,尤其是吸烟大于 400 支/年者。

(三)环境暴露　　暴露于某些金属粉尘(黄铜、铅及钢铁)和木质粉尘(松木)者的患病风险显著增加。其他粉尘暴露,如理发业、鸟类饲养、石材切割和抛光等也可能与 IPF 的发生有关。IPF 患者尸体解剖发现肺部淋巴结内可见无机物颗粒,也支持 IPF 环境学病因。

(四)病毒感染　　某些病毒在 IPF 发生中是否发挥了重要作用一直受到学者们的关注。目前支持病毒感染与 IPF 发病机制之间存在联系的主要证据是流行病学研究结果。有资料表明,高达 97% 的 IPF 患者肺中可以检测到 EB 病毒、巨细胞病毒、丙型肝炎病毒和人疱疹病毒中的一种或多种。因此推测,慢性病毒感染作为一种免疫刺激剂,引起慢性增殖性或炎性环境,导致肺纤维化的发生。但也有不支持这一观点的流行病学资料。关于病毒感染的病因假说仍存在不少争议。

(五)胃食管反流　　动物实验和临床研究均发现长期反复的胃内容物吸入可导致肺纤维化的发生,因此胃食管反流(GER)与 IPF 的关系受到重视。也有人认为,IPF 患者减低的肺顺应性导致胸膜腔压力在吸气时较正常人更低,导致食管和食管下段括约肌功能不全,故而发生了 GER,即其可能是 IPF 的结果,而非病因。

目前认为肺泡损伤修复中抗纤维化和致纤维化之间的平衡紊乱是 IPF 的主要发病机制。该认识依据的主要事实是:IPF 的病理改变多源于肺泡上皮细胞受损和修复异常;损伤修复的主要部位常可见到大量的成纤维细胞灶;肺泡上皮细胞损伤可使成纤维细胞增殖并向肌成纤维细胞转化等。肺泡损伤修复障碍机制十分复杂,现仅归纳其主要机制并简述如下:在不明病因作用下肺泡上皮细胞受损,氧化-抗氧化、Th1/Th2、凝血与抗凝、纤维细胞和炎症细胞等途径被激活,由此引起抗纤维化介质和致纤维化介质的失衡,导致肺泡上皮细胞向基质转化和分化、血管内皮细胞和成纤维细胞增殖及细胞外基质的产生,最终因过多的细胞外基质沉积而出现纤维化。

三、病理

大体病理:肺容积缩小,质地偏韧硬,脏层胸膜可见局限性瘢痕。切面观,弥漫性实变区和相对正常的肺结构相间存在,依疾病轻重不同其比例各异,严重受累处可见蜂窝肺。

组织病理学表现为 UIP,成纤维细胞灶是其重要的特征性所见(图 28-2-1)。

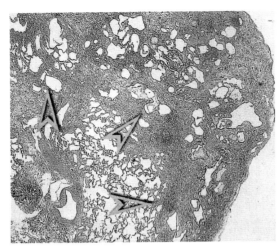
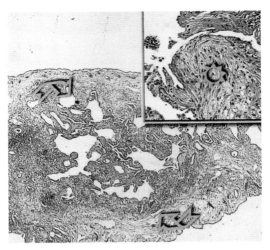

图 28-2-1   UIP 的组织病理学所见
可见明显的肺组织结构破坏和斑片状纤维化（箭头处），伴胸膜下蜂窝肺；右图上角为成纤维细胞灶。

（一）典型 UIP   满足以下 4 个条件：①明显的结构破坏和纤维化伴或不伴胸膜下蜂窝肺；②肺实质可见斑片状纤维化；③成纤维细胞灶；④无不支持 UIP 诊断的特征。

（二）可能 UIP   满足以下 3 个条件：①明显的结构破坏和纤维化伴或不伴胸膜下蜂窝肺；②仅有斑片状纤维化和成纤维细胞灶所见之一者；③无不支持 UIP 诊断的特征。

（三）疑似 UIP   满足以下 3 个条件：①斑片或弥漫的肺实质纤维化，伴或不伴肺间质炎症；②缺乏 UIP 其他诊断条件；③无不支持 UIP 诊断的特征。

不支持 UIP 诊断的组织病理学所见主要有：透明膜形成、机化性肺炎、肉芽肿、远离蜂窝区明显的炎性细胞浸润、气道中心性病变等。

四、临床表现

男性患病率略高于女性。本病好发于 40 岁以后，年龄大于 60 岁者占 2/3。起病隐袭，进行性呼吸困难是最突出的症状，尤其是活动后呼吸困难更为明显。部分患者有不同程度的咳嗽，主要为干咳或有少许白色黏液痰。可出现食欲减退、体重减轻、消瘦、无力等症状。疾病早期，可能查不到肺部体征。随着病情进展可出现呼吸浅快，吸气时双肺中下野可闻及 Velcro 啰音。杵状指（趾）多见。疾病晚期可出现发绀，部分患者发展为肺心病，可见相应的临床表现。

本病病程多呈慢性，少数患者可出现急性加重。

五、辅助检查

（一）实验室检查   IPF 患者的血液检查结果缺乏特异性。部分患者可见血沉增快，丙种球蛋白、乳酸脱氢酶（LDH）水平升高。还可出现某些抗体阳性或滴度增高，如抗核抗体（ANA）和类风湿因子（RF）等可呈弱阳性反应。

（二）肺功能检查   表现为限制性通气功能障碍。肺活量、肺总量减少，弥散功能降低，$P_{A-a}O_2$ 增大。动脉血气分析为低氧血症，常伴有二氧化碳分压降低，后者由低氧引起的肺泡过度通气所致。

（三）胸部 X 线影像学   仔细观察 IPF 患者的 X 线胸片（图 28-2-2），绝大多数可发现异常。最常见的影像学异常是双侧弥漫分布、相对对称的网状或网状结节影，多位于基底部、周边部或胸膜下区，多伴肺容积缩小。随疾病进展，可出现直径多在 3 ~ 15mm 大小的多发性囊状透光影（蜂窝肺）。

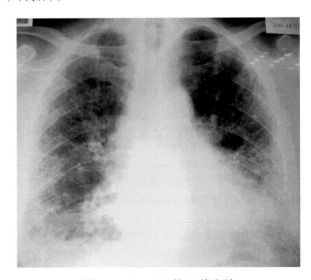

图 28-2-2   IPF 的 X 线胸片
X 线胸片示双肺中下野网格状影，肺容积缩小。

HRCT 是否呈 UIP 型所见,是诊断 IPF 的重要依据(图 28-2-3)。典型 UIP 型符合以下 4 项条件:①病变主要位于胸膜下和肺基底部;②异常的网格状阴影;③蜂窝样改变,伴或不伴牵拉性支气管扩张;④无不符合 UIP 型的任何一项。可能 UIP 型符合以下 3 项条件:①病变主要位于胸膜下和肺基底部;②异常的网格状阴影;③无不符合 UIP 型的任

何一项。不符合 UIP 型的所见有 7 项(符合其中任何 1 项):①病变主要分布于上、中肺野;②病变主要沿支气管血管束分布;③广泛磨玻璃样影(范围超过网格样影);④大量微结节(双侧,上肺野分布为主);⑤散在囊状病变(多发,双侧,远离蜂窝肺区域);⑥弥漫性马赛克征/气体陷闭(双侧,三叶或多肺叶受累);⑦支气管肺段/肺叶实变影。

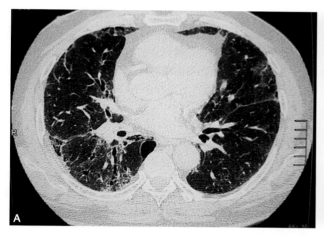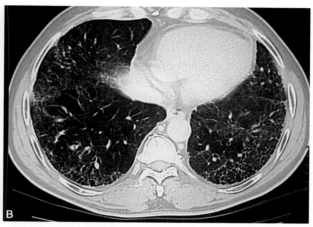

图 28-2-3　特发性肺纤维化的 HRCT 表现
A. 可见线状影和牵拉性支气管扩张。B. 双下肺周边分布的网格和蜂窝状影。

（四）纤维支气管镜检查　纤支镜检查主要目的是为排除其他疾病,如结节病、结核病、新生物等。纤支镜直接观察多无异常发现。支气管肺泡灌洗液中细胞成分因病期不同可有差异。疾病早期也可能出现淋巴细胞轻度增多,随疾病进展则表现为中性粒细胞增高。

（五）肺组织活检　采用外科性肺活检或电视胸腔镜外科手术肺活检获取组织标本进行 IPF 的病理诊断是确诊 IPF 的金标准。但由于这是一种创伤性检查,会给患者带来不同程度的痛苦并增加急性加重的风险。因此,对年老体弱、呼吸功能很差而不适合或拒绝做活检者,根据临床表现和上述检查结果,尤其是有典型 HRCT 所见并排除其他致病原因后也可做出临床诊断。

六、诊断和鉴别诊断

（一）诊断　诊断 IPF 需要符合以下标准:①排除其他已知的 ILD 病因;②未行外科肺活检的患者,HRCT 呈现典型 UIP 型所见;③进行外科肺活检的患者,HRCT 和肺活检组织病理类型符合特定的组合(表 28-2-1)。

IPF 急性加重(acute exacerbations of IPF)是指疾病过程中出现急性、不明原因的明显病情恶化,其诊断应符合如下标准:①既往已诊断或本次拟诊断 IPF 的患者;②近 30 天内呼吸困难加重或肺功能恶化,不能用其他原因解释;③HRCT 显示在 UIP 型所见基础上新出现磨玻璃影和/或实变影(如无既往 HRCT 做对比,可忽略"新出现");④无肺部感染的证据;⑤排除如左心衰竭、肺血栓栓塞症和其他原因

引起的急性肺损伤等。如临床资料不完整,暂不能满足上述全部 5 项标准时,可考虑为"疑似 IPF 急性加重"。

表 28-2-1　HRCT 和组织病理学所见相结合的 IPF 诊断标准

HRCT 类型	外科肺活检组织病理类型	是否诊断 IPF
典型 UIP	典型 UIP	是
	很可能 UIP	是
	可能 UIP	是
	不可分类的纤维化	是
	不符合 UIP	否
可能 UIP	典型 UIP	是
	很可能 UIP	是
	可能 UIP	很可能
	不可分类的纤维化	很可能
	不符合 UIP	否
不符合 UIP	典型 UIP	可能
	很可能 UIP	否
	可能 UIP	否
	不可分类的纤维化	否
	不符合 UIP	否

（二）鉴别诊断 IPF 主要应与以下弥漫性间质性肺疾病进行鉴别：

1. 尘肺 包括无机尘肺和有机尘肺。应详细询问患者的职业史，这是鉴别诊断的前提。要明确接尘时间、接尘浓度、粉尘性质及同工种其他从业人员的健康情况等重要问题，在此基础上结合胸部 X 线影像学特点可做出鉴别诊断。

2. CTD-ILD 类风湿关节炎、皮肌炎、干燥综合征等引起肺损伤的组织病理学所见可为 UIP，其 X 线表现有时与 IPF 类似，因此需与 IPF 进行鉴别。鉴别诊断的要点在于详细了解有无风湿病的临床表现和分析血清学实验室检查结果等，尤其对女性且 HRCT 未表现为典型 IPF 所见者应格外注意。

3. 其他 IIPs 确切的鉴别诊断需要外科性肺活检的组织病理学资料，相关临床资料可供参考。详见本章其他分节内容。

七、治疗

近年来，伴随多项关于 IPF 药物治疗的国际多中心、大样本、随机双盲对照试验结果的发表，该病的治疗策略逐渐清晰起来。中华医学会呼吸病学分会于 2016 年发表了《特发性肺纤维化诊断和治疗中国专家共识》，对规范我国 IPF 的诊治具有重要意义。

（一）药物治疗

1. 酌情使用的药物 IPF 尚无肯定显著有效的治疗药物。根据近年来的随机对照临床试验的结果，结合我国临床实际情况，可以酌情使用下列药物。

（1）吡非尼酮（pirfenidone）：吡非尼酮是一种多效性的吡啶化合物，具有抗炎、抗纤维化和抗氧化特性。在动物和体外实验中，吡非尼酮能够抑制重要的促纤维化和促炎细胞因子，抑制成纤维细胞增殖和胶原沉积。吡非尼酮能够延缓 FVC 下降速率，可能在一定程度上降低病死率。该药副作用主要包括光过敏、乏力、皮疹、胃部不适和厌食等。推荐轻到中度肺功能障碍的 IPF 患者应用吡非尼酮治疗。

（2）尼达尼布（nintedanib）：是一种多靶点酪氨酸激酶抑制剂，能够抑制血小板衍化生长因子受体、血管内皮生长因子受体及成纤维细胞生长因子受体。本药能够显著地减少 IPF 患者 FVC 下降的绝对值，一定程度上缓解疾病进程。尼达尼布最常见的不良反应是腹泻，多数程度不严重；部分患者可出现肝功能异常，应在服药过程中定期检查，并酌情减量或停药。推荐用于轻到中度肺功能障碍的 IPF 患者治疗。

关于以上两种药物治疗重度肺功能受损的 IPF 患者能否获益，以及药物服用的疗程尚需进一步研究。

（3）抗酸药物：IPF 常合并胃食管反流，其中近半数患者没有临床症状。慢性微吸入包括胃食管反流是继发气道和肺脏炎症的危险因素，可能引起或加重 IPF。应用抗酸药物包括质子泵抑制剂或组胺 2 受体拮抗剂，可能降低胃食管反流相关肺损伤的风险。

（4）N-乙酰半胱氨酸：该药能切断黏蛋白的二硫键，降低黏液的黏稠度；高剂量（1 800mg/d）时在 IPF 患者体内可以转化为谷胱甘肽前体，间接提高肺脏上皮细胞衬液中谷胱甘肽水平，起到抗氧化作用。本品单药治疗可以改善 IPF 患者的咳痰症状，长期服用安全性好。就总体 IPF 患者而言，虽然最新的循证医学研究未能证实该药对 FVC 下降的延缓作用，但对于部分 *TOLLIP* 基因表型的 IPF 患者显示了一定的疗效。因此推荐，对于已经应用 N-乙酰半胱氨酸单药治疗的 IPF 患者，可以维持该药的治疗。

2. 不推荐使用的药物或治疗方案 下列药物或治疗方案对于大多数 IPF 患者不推荐使用，医生应根据临床实际情况酌情掌握。

（1）泼尼松、硫唑嘌呤和 N-乙酰半胱氨酸联合治疗：该三药联合治疗不能延缓疾病进展且出现诸多的副作用，或使原有合并症如糖尿病、心脑血管疾病和骨质疏松等恶化。

（2）抗凝药物：虽然肺纤维化形成中伴有血管内皮的损伤、凝血系统激活、纤维蛋白沉积和纤溶异常等病理生理过程，但临床资料表明，口服华法林治疗 IPF 可能导致出血等副作用的发生，增加病死率。对于没有合并静脉血栓栓塞症或心房颤动的 IPF 患者，不推荐长期应用抗凝药物治疗。

（3）西地那非：该药不能延缓 IPF 疾病进展，也不能降低 IPF 急性加重频次或病死率，可能带来副作用和高昂的医疗花费，不推荐 IPF 患者应用西地那非治疗。

（4）波生坦和马西替坦：是双重内皮素-A、内皮素-B 拮抗剂，临床用于肺动脉高压的治疗。但循证医学证据表明，二者不能延缓 IPF 疾病进展或降低病死率。因此，无论 IPF 患者是否合并肺动脉高压，均不推荐波生坦或马西替坦治疗。

（5）伊马替尼：是一种酪氨酸激酶抑制剂，虽然体外实验具有抑制肺成纤维细胞向肌成纤维细胞的分化和增殖、抑制细胞外基质的产生，进而发挥抗肺纤维化作用，但临床资料未能显示其延缓 IPF 疾病进展或降低病死率的疗效。不推荐 IPF 患者应用伊马替尼治疗。

（二）肺移植 肺移植可用于药物治疗无效的终末期肺纤维化患者。药物治疗无效的 IPF 患者预后很差，多数患者在 2~3 年内死亡。严重的肺功能改变（VC 或 TLC<60% 预计值，或 $D_LCO<40\%$ 预计值）两年死亡率高达 50% 以上。除非有特殊禁忌证，对于严重肺功能损害、氧依赖且病情逐渐恶化者，应行肺移植。

（三）其他治疗 对已出现呼吸衰竭的 IPF 患者应进行氧疗，长期氧疗能提高患者的生存质量，也期望延长寿命。

对咳嗽严重且影响生活者应止咳。

少数患者晚期可发展为肺心病，应予相应的治疗。

肺康复旨在减轻症状，改善机体功能。肺康复的内容包括呼吸生理治疗，肌肉训练（全身性运动和呼吸肌锻炼），营养支持,精神治疗和教育。

（四）IPF 急性加重的治疗　由于 IPF 急性加重病情严重,病死率高,虽然缺乏随机对照研究,临床上仍然以糖皮质激素冲击或高剂量作为主要的治疗方案。现普遍应用甲基泼尼松龙,起始剂量为 500～1 000mg/d,静脉滴注;连续 3 日后改为 1～2mg/（kg·d）,通常为每日 120mg,分次静脉注射,以后改为每日泼尼松 40～60mg 或甲基泼尼松龙 32～48mg 口服,4～8 周后逐渐减至维持量。具体量及调整的速度应根据患者的病情及疗效而定。对于 IPF 急性加重不同 HRCT 影像学分型,糖皮质激素的治疗效果有差异。周边型治疗效果较好,而对多灶型或弥漫型治疗效果差。

环孢素或环磷酰胺/硫唑嘌呤等免疫抑制剂治疗 IPF 急性加重的效果尚不能肯定,但在糖皮质激素治疗无效的情况下可考虑试用。

八、预后

IPF 没有自然缓解倾向,诊断后平均存活时间 3～5 年。IPF 最常见的死因是呼吸衰竭,其他还包括心力衰竭、缺血性心脏病、感染和肺栓塞等。

（康　健）

参考文献

[1] DEMEDTS M, COSTABEL U. ATS/ERS international multidisciplinary consensus classification of the idiopathic interstitial pneumonias[J]. Eur Respir J, 2002, 19(5): 794-796.

[2] BRADLEY B, BRANLEY HM, EGAN JJ, et al. Interstitial lung disease guideline: the British Thoracic Society in collaboration with the Thoracic Society of Australia and New Zealand and Irish Thoacic Society[J]. Thorax, 2008, 63(Suppl 5): 1-58.

[3] KONDOH Y, TANIGUCHI H, KAWABATA Y, et al. Acute exacerbation in idiopathic pulmonary fibrosis: analysis of clinical and pathologic findings in three cases[J]. Chest, 1993, 103(6): 1808-1812.

[4] COLLARD HR, MOORE BB, FLAHERTY KR, et al. Acute Exacerbations of Idiopathic Pulmonary Fibrosis[J]. Am J Respir Crit Care Med, 2007, 176(7): 636-643.

[5] KIM DS, PARK JH, PARK BK, et al. Acute exacerbation of idiopathic pulmonary fibrosis: frequency and clinical features[J]. Eur Respir J, 2006, 27(1): 143-150.

[6] AZUMA A, NUKIWA T, TSUBOI E, et al. Double-blind, placebo-controlled trial of pirfenidone in patients with idiopathic pulmonary fibrosis[J]. Am J Respir Crit Care Med, 2005, 171(9): 1040-1047.

[7] RAGHU C, COLLARD HR, EGAN JJ, et al. An official ATS/ERS/JRS/ALAT statement: idiopathic pulmonary fibrosis: evidence-based guidelines for diagnosis and management[J]. Am J Respir Crit Care Med, 2011, 183(6): 788-824.

[8] TRAVIS WD, COSTABEL U, HANSELL DM, et al. An official American Thoracic Society/European Respiratory Society statement: update of the international multidisciplinary classification of the idiopathic interstitial pneumonias[J]. Am J Respir Crit Care Med, 2013, 188(6): 733-748.

[9] 中华医学会呼吸病学分会间质性肺疾病学组. 特发性肺纤维化诊断和治疗中国专家共识[J]. 中华结核和呼吸杂志, 2016, 39(6): 427-432.

第三节
特发性非特异性间质性肺炎

一、概述

特发性非特异性间质性肺炎（idiopathic nonspecific interstitial pneumonia,iNSIP）是特发性间质性肺炎（IIP）的一个病理类型。该病理类型由 Katzenstein 等于 1994 年首次报道,当时他发现有一组患者在临床上与特发性间质性肺炎相似,而在病理组织学上不同于普通型间质性肺炎（UIP）,也不像其他类型的 IIP,如脱屑性间质性肺炎（DIP）、急性间质性肺炎等（AIP）和隐源性机化性肺炎（COP）等的病理表现,因此提出将其称为非特异性间质性肺炎（NSIP）。由于 NSIP 的病理表现可以是特发性（找不到原因）,也可以继发于结缔组织疾病相关性肺病（CTD-ILD）、药物性肺损伤、外源性变应性肺泡炎和感染等疾病,因此临床上一直没有承认 NSIP 是一个独立的疾病。2002 年美国胸科协会（ATS）和欧洲呼吸学会（ERS）发表的 IIP 分类和诊断标准的国际多学科专家共识中,仍将 NSIP 作为"临床用名"纳入 IIP 的临床-影像-病理学诊断分类中,直到 2008 年 ATS 发表了有关特发性非特异性间质性肺炎的综合研究报告,就 iNSIP 的地位和诊断有关问题进行了表述,确认 iNSIP 为一个独立的疾病实体,其临床特点、病理学表现和预后存在着很大的异质性。

二、病理

根据细胞成分和纤维化成分可分为 3 个亚组:Ⅰ组以间质性炎症为主（富细胞型）,Ⅱ组兼有炎症和纤维化（混合型）,Ⅲ组以纤维化为主（纤维化型）。富细胞型主要表现为肺泡间质的炎症,肺脏常均匀受累,时相均一,无纤维化;浸润的炎性细胞主要是淋巴细胞和浆细胞,肺泡结构没有破坏,常常伴有肺泡Ⅱ型上皮细胞的增生。纤维化型主要表现肺间质有不同程度的纤维化,可伴有轻微的炎症或者缺乏炎症反应;病变时相均一,很少有单纯性纤维化区,在同一病例同一病理标本上,见不到像 UIP 那样新老病灶并存的现象。在大约 20% 病例可以找到成纤维细胞灶,但所占数量少（占总体病变的 10% 以下）。混合型主要表现为肺间质同时有大量的慢性炎细胞浸润和明显的胶原纤维沉积。

三、临床特征

特发性非特异性间质性肺炎患者的临床表现差异很大,不同的病理亚型,其临床过程和预后也不同。iNSIP 的平均发病年龄比特发性肺纤维化（IPF）患者年轻 10 岁以上，可发生于任何年龄段，无性别差异，与吸烟无关。起病通常呈慢性渐进性，少数患者为亚急性表现。咳嗽、呼吸困难和乏力是常见的症状，几乎半数患者有体重减轻的表现。仅少数患者出现全身症状如发热，10%～35% 的患者有杵状指（趾）。爆裂音起初以双下肺为著，但随着病情进展可以逐渐扩展。

四、辅助检查

（一）胸部 X 线检查　　典型的特发性非特异性间质性肺炎 X 线胸片表现为双肺弥漫性浸润影或斑片状模糊影，经常累及双下肺。胸部 HRCT 表现与病理类型有关，富细胞型主要表现为磨玻璃影；混合性为磨玻璃影伴有不规则的线状或网状影；纤维化型则表现为以网格为主伴有不同程度的磨玻璃影和牵拉性支气管扩张，少数患者可有少许蜂窝状改变。双肺阴影常呈对称性分布，以胸膜下为著。

（二）肺功能　　肺功能表现与 IPF 相似，但其生理学异常程度比 IPF 轻，超过 90% 的患者表现为限制性通气功能障碍，极少数患者有轻度的阻塞性通气功能障碍，所有患者均有肺弥散功能下降，超过 2/3 的患者运动时可出现低氧血症。

（三）支气管肺泡灌洗液　　支气管肺泡灌洗液的特点与 IPF 患者不同，绝大多数患者淋巴细胞比例增高，支气管肺泡灌洗液 CD4/CD8 比值多降低，极个别患者中性粒细胞和/或嗜酸性粒细胞数目也有增加。

五、诊断

特发性非特异性间质性肺炎的诊断与其他 IIP 的诊断一样，需要呼吸-影像-病理学专家多学科讨论（MDT）才能做出比较准确的临床诊断。

诊断标准包括：

1. 慢性或亚急性起病，可发生于各年龄段。
2. 临床表现为咳嗽、活动后气短，伴或不伴有发热。
3. 影像学表现为双肺胸膜下或基底部弥漫性分布的磨玻璃影和网格影，伴或不伴有牵拉性支气管扩张。
4. 病理学诊断或符合 NSIP 表现。
5. 排除其他可能的原因，如 CTD-ILD、药物性肺损伤、外源性过敏性肺炎和感染等。

六、鉴别诊断

（一）特发性肺纤维化（IPF）　　纤维化型 NSIP 的病理和影像学表现有时与 IPF 不易区分。IPF 的主要鉴别点是：①老年男性（多为 50 岁以上的男性），常有吸烟史；②胸部 HRCT 主要表现为双肺胸膜下和基底部为主的网状影和蜂窝影，伴或不伴牵张性支气管扩张；③对糖皮质激素

无反应，预后差；④组织病理呈斑片状分布，病变时相不一，间质有不同程度的慢性炎症和纤维化，有成纤维细胞灶和镜下蜂窝肺。

（二）隐源性机化性肺炎（COP）　　指原因不明的机化性肺炎，COP 的主要鉴别点有：①临床上呼吸困难和发热较为突出；②HRCT 表现为胸膜下或支气管周围分布的磨玻璃或实变影，可呈游走性；③病理符合机化性肺炎表现。

（三）脱屑性间质性肺炎（DIP）　　DIP 是一种吸烟相关的间质性肺炎，DIP 的鉴别要点有：①有吸烟史；②胸部 HRCT 显示双肺基底部和胸膜下分布的磨玻璃样影，其内可见小囊泡样改变，③病理可见含色素颗粒的肺泡巨噬细胞弥漫分布在呼吸性细支气管及其远端的气腔。

（四）其他继发性 NSIP　　结缔组织疾病相关性间质性肺疾病、药物性肺损伤、外源性过敏性肺炎、无机粉尘吸入和感染等均可以导致 NSIP 样病理表现，临床需要详细的询问职业史、个人史、用药史和完整的结缔组织疾病抗体筛查。

七、治疗及预后

大多数患者对肾上腺糖皮质激素（简称激素）有较好的反应，故肾上腺皮质激素可作为首选的治疗药物，常规剂量推荐泼尼松 0.5～1.0mg/（kg·d）（或等效其他激素）口服，对于起病比较急、症状比较重的患者也可以给予甲泼尼龙 40～80mg/d 静脉滴注 3～5 天，然后序贯口服激素治疗，4～6 周后可以逐渐减量，以 10～15mg/d 维持。对于激素不敏感或纤维化型 NSIP 的患者，可以加用细胞毒类药物或抗纤维化药物，总疗程需要根据病情决定，一般 1～1.5 年。

特发性非特异性间质性肺炎的预后与纤维化的程度有关，但总体预后较 IPF 好，平均死亡率为 16%，5 年存活率 90%，10 年存活率为 35%，富细胞型特发性非特异性间质性肺炎患者几乎能完全缓解，但可能复发。

（徐作军）

参考文献

[1] KATZENSTEIN AL. FIORELLI RF. Nonspecific interstitial pneumonia/fibrosis. Histologic feature and clinical significance [J]. Am J Surg Pathol. 1994. 18(2): 136-147.

[2] American Thoracic Society. European Respiratory Society. American Thoracic Society/European Respiratory Society International Multidisciplinary consensus classification of the idiopathic interstitial pneumonias [J]. Am J Respir Crit Care Med. 2002. 165(2): 277-304.

[3] TRAVIS WD. HUNNINGHAKE G. KING TJ. et al. Idiopathic nonspecific interstitial pneumonia: report of an American Thoracic Society project [J].

Am J Respir Crit Care Med, 2008, 177(12): 1338-1347.

[4] TRAVIS WD, COSTABEL U, HANSELL DM, et al. An official American Thoracic Society/European Respiratory Society statement: Update of the international multidisciplinary classification of the idiopathic interstitial pneumonias[J]. Am J Respir Crit Care Med, 2013, 188(6): 733-748.

第四节
急性间质性肺炎

急性间质性肺炎(acute interstitial pneumonia, AIP)是一种暴发性重症间质性肺疾病,常迅速发展为急性呼吸衰竭甚至死亡。该病由 Hamman 和 Rich 1935 年首次报道,因此称为 Hamman-Rich 综合征。1986 年 Katzenstein 总结了 8 例与 Hamman-Rich 综合征相似的病例,发现所有患者的病理表现与急性呼吸窘迫综合征(ARDS)的纤维增殖期相同,即弥漫性肺泡损伤(DAD)伴有明显的纤维化形成,为了与 ARDS 相区别,称之为急性间质性肺炎(AIP)。2002 年 ATS/ERS 发表的特发性间质性肺炎分类中,将急性间质性肺炎纳入特发性间质性肺炎(IIP)的范畴。

一、病因及发病机制

AIP 的病因至今不明,由于其临床及病理表现与 ARDS 相似,而有些患者发病初期有流感样症状,所以有人认为它的发病可能与病毒急性感染密切相关,但至今尚无确切证据。

弥漫性肺泡损伤(DAD)是 AIP 发生发展的病理基础,DAD 的演变过程有时相特征,即早期急性渗出期、中期机化期和晚期纤维化期。虽然发生 DAD 的确切机制目前尚不清楚,但目前认为急性渗出期是由于某种原因导致肺泡上皮细胞迅速出现广泛的弥漫性损伤所致。肺泡上皮细胞的损伤和死亡导致肺泡上皮细胞产生和释放大量炎症介质,如肿瘤坏死因子-α、白细胞介素-1β 和单核细胞趋化因子等。这些炎性介质和化学趋化因子可以趋化多种炎性细胞尤其是中性粒细胞进入肺泡和肺泡间隔,然后通过释放氧自由基和蛋白酶进一步促进上皮细胞损伤和肺泡腔炎性渗出,从而造成恶性循环。AIP 中上皮细胞与基底膜损伤的程度可影响到随后成纤维细胞反应的性质和程度。肺泡上皮细胞受损后发生的凋亡、上皮间质转化(EMT)和炎性介质释放,促进成纤维细胞增殖并分化为肌成纤维细胞,导致胶原生成增加、肺泡隔增宽及肺泡壁塌陷,发生进行性纤维化反应。

二、病理学

AIP 的肺泡损伤呈双肺弥漫性、均一性病变,几乎无正常肺组织。早期由于肺泡内皮细胞和肺泡毛细血管内皮弥漫性受损导致大量蛋白物质进入肺泡内形成透明膜,即为急性渗出期。随着时间的推移,间质增厚、渗出物机化、透明膜部分溶解和肺泡 II 型上皮细胞增生,此为增生期;随着病程进展成纤维细胞增生并产生大量胶原蛋白则标志着 DAD 从炎症渗出期发展到了纤维化期,表现为胶原生成增加、肺泡隔增宽、肺泡渗出物进一步机化、肺泡壁塌陷和蜂窝肺的形成。

AIP 与其他间质性肺疾病的病理鉴别:普通型间质性肺炎(UIP)通常为不均一性病变,在同一份标本上正常肺组织、纤维细胞增生和终末期蜂窝肺可以同时看到;对于机化性肺炎一般是在细支气管和肺泡腔发生成纤维细胞增生和胶原生成,而肺间质只是发生水肿并不存在纤维化。

三、临床特点

AIP 通常发生于既往无肺病史的健康个体,男女发病率大致相等,与吸烟无关。大多数患者年龄超过 40 岁,平均年龄在 50~55 岁。AIP 起病时间 0~90 天不等,但是中位时间为 7~14 天。AIP 早期可出现感冒样前驱症状如咽痛、头痛和肌痛。几乎所有患者均有咳嗽,其中大部分出现呼吸困难,75%患者发热。

查体没有特异性,多表现为心动过速、呼吸增快和低氧血症等急性表现,听诊可闻及爆裂音(Velcro 音)。

四、辅助检查

(一)影像学检查　　胸部影像学表现与 ARDS 的表现相似。X 线胸片显示为双侧弥漫性磨玻璃阴影。高分辨率 CT(HRCT)检查通常显示双侧、对称的斑片状磨玻璃样影,常伴有气腔实变、小叶内隔增厚及牵拉性支气管扩张征。

(二)支气管肺泡灌洗检查　　支气管肺泡灌洗(BAL)检查的主要作用是在 AIP 的鉴别诊断中排除其他疾病,如肺泡出血、嗜酸性粒细胞增多症、感染及肺癌或淋巴瘤肺弥漫性浸润等。AIP 的 BAL 细胞学分类可显示中性粒细胞比例明显增加,但这些表现是非特异性的。

(三)肺活检　　可以行经支气管镜透壁肺活检(TBLB)、电视胸腔镜外科手术肺活检或开胸肺活检以协助诊断。由于 TBLB 的活检组织少,对 AIP 诊断意义不大,因此对于想尽早明确诊断的患者来说,电视胸腔镜外科手术肺活检或开胸肺活检是首推的活检选择。

五、诊断

AIP 的诊断必须符合下列三个条件:①出现类似 ARDS 的临床综合征表现;②病理学检查证实存在 DAD;③临床找不到任何原因。因此,在最初的临床、实验室及微生物学检查之后,需行开胸或胸腔镜肺活检来证实诊断。若患者的肺功能无法安全承受肺活检,但存在与 AIP 相符的临床综合征且无其他诊断的临床、血清学和 BAL 证据,则可临床拟诊为 AIP。

六、鉴别诊断

AIP 的鉴别诊断包括多种肺部疾病，许多与 AIP 表现相似的疾病可通过实验室、微生物学和 BAL 检查来鉴别，如心力衰竭、弥漫性肺泡出血综合征、急性嗜酸性粒细胞性肺炎、隐源性机化性肺炎和过敏性肺炎等。其他疾病则需通过肺活检来鉴别。一旦肺活检确诊为 DAD，需要明确排除 DAD 的其他已知病因（如结缔组织病、药物中毒、放射性肺炎、毒物接触或病毒感染）。

AIP 还应考虑与其他间质性肺炎相鉴别，包括特发性肺纤维化（IPF）、非特异性间质性肺炎（NSIP）、结缔组织疾病相关性间质性肺疾病（CTD-ILD）和慢性过敏性肺炎（CHP）等出现的急性加重（AE）情况，此类患者的肺组织学检查显示为 UIP 或 NSIP 背景下的 DAD，鉴别的关键点是这些患者在急性加重前已经存在间质性肺疾病。

七、治疗

AIP 的治疗主要是支持治疗。虽然糖皮质激素的治疗被广泛使用，但确切效果仍不明确。

（一）支持疗法　急性呼吸衰竭患者的一般支持治疗包括辅助供氧、通气支持及预防并发症（如静脉血栓栓塞、消化道出血和院内肺炎等）。由于大多数患者会出现呼吸衰竭，故通常需无创或有创机械通气。

（二）糖皮质激素　一旦做出 AIP 的诊断，建议尽早开始全身应用大剂量糖皮质激素，如甲泼尼龙 500～1 000mg/d，分次静脉给药，一般连用 3 天，以后可以根据病情进行逐渐减量。大剂量糖皮质激素治疗 AIP 的资料仅限于小型病例系列研究，并且所报道的结果差异很大。在糖皮质激素治疗期间，宜监测糖皮质激素引发的副作用。

（三）免疫抑制治疗　有使用糖皮质激素联合免疫抑制剂成功治疗 AIP 的病例报告，但数量有限。常用的免疫抑制剂包括：环磷酰胺、环孢素和硫唑嘌呤等。

（四）抗感染治疗　由于难以完全排除感染，故通常在开始糖皮质激素治疗的同时经验性给予广谱抗生素。

（五）抗纤维化治疗　两种新型抗纤维化制剂吡非尼酮和尼达尼布可以延缓 IPF 患者肺功能的下降，但对 AIP 是否有治疗作用，目前尚不清楚。如果患者经济情况允许，可以酌情考虑试用，但必须与患者或家属交代清楚为非适应证用药。

（六）肺移植　目前肺移植可能是唯一可以治愈 AIP 并延长患者生存期的一种有效的治疗方法。如果患者

条件允许，可以考虑推荐使用。

八、预后

AIP 的院内死亡率高于 50%，而且初次住院后存活患者中大部分会在起病后 6 个月内死亡。目前尚无已知因素可预测 AIP 存活者的病程。

（徐作军）

参考文献

[1] HAMMAN L, RICH AR. Fulminating diffuse interstitial fibrosis of the lungs[J]. Trans Am Clin Climatol Assoc, 1935, 51: 154-163.

[2] KATZENSTEIN AL, MYERS JL, MAZUR MT. Acute interstitial pneumonia. A clinicopathologic, ultrastructural, and cell kinetic study[J]. Am J Surg Pathol, 1986, 10(4): 256-267.

[3] American Thoracic Society, European Respiratory Society. American Thoracic Society/European Respiratory Society International Multidisciplinary Consensus Classification of the idiopathic interstitial pneumonias[J]. Am J Respir Crit Care Med, 2002, 165(2): 277-304.

[4] KANG D, NAKAYAMA T, TOGASHI M, et al. Two forms of diffuse alveolar damage in the lungs of patients with acute respiratory distress syndrome[J]. Hum Pathol, 2009, 40(11): 1618-1627.

[5] BOUROS D, NICHOLSON AC, POLYCHRONOPOULOS V, et al. Acute interstitial pneumonia[J]. Eur Respir J, 2000, 15(2): 412-418.

[6] VOURLEKIS JS, BROWN KK, SCHWARZ MI. Acute interstitial pneumonitis: current understanding regarding diagnosis, pathogenesis, and natural history[J]. Semin Respir Crit Care Med, 2001, 22(4): 399-408.

第五节
隐源性机化性肺炎

一、概述

隐源性机化性肺炎（cryptogenic organizing pneumonia，COP）曾被称为"特发性闭塞性细支气管炎伴机化性肺炎"（idiopathic BOOP，iBOOP），其诊断源自于病理学上的机化性肺炎（organizing pneumonia，OP），结合临床及其他资料排除导致 OP 的原因后，方形成所谓"隐源性机化性肺炎"的"临床-影像-病理诊断"。

COP 最早由 Lange 于 1901 年做过描述，但一直没有深入地研究。直到 1983 年，Davison 等首先提出了 COP 是一种临床病理综合征的概念。1985 年 Epler 等将同样的病变定义为"闭塞性细支气管炎伴机化性肺炎"（bronchiolitis obliterans organizing pneumonia，BOOP）。有时也称为"特发性闭塞性细支气管炎伴机化性肺炎"（idiopathic BOOP，iBOOP），因此 COP 与 iBOOP 实为同一概念。COP 这一命名既突出了以机化性肺炎为主的特点，又避免了与其他原因所致的细支气管炎的相互混淆，为广大学者所接受。COP 是特发性间质性肺炎（idiopathic interstitial pneumonia，IIP）中

的一种主要类型,2002 年美国胸科协会和欧洲呼吸学会发表的 IIP 国际共识中,按照发生率的高低将 COP 排在第 3 位。在 2013 年美国胸科协会和欧洲呼吸学会发表的 IIPs 的国际共识中,COP 被列在 IIPs 主要类型的第 5 位。

二、流行病学

至今 COP 仍缺乏精确的流行病学资料。有报道机化性肺炎(OP)的发病率估计为 6/10 万~7/10 万,其中超过半数为 COP,但 COP 确切的发病率目前尚不清楚。近 20 年来国内外报道的 COP 病例逐渐增多,可能与肺活检率增加有关。近年来较大样本量的 COP 研究报道有两项,2011 年 Jung-Wan Yoo 等报道了 76 例 COP,2017 年土耳其学者报道了一组 100 例 COP 的影像学分析。上海市肺科医院 2007 年曾报道经肺组织活检证实的 COP 25 例,分析了 COP 的临床、影像、病理特点,强调 COP 的诊断是个动态过程,需要充分排除继发性 OP,应长期保持随访。本病在 50~60 岁发病率较高,男、女性发病情况相近,儿童偶见。

三、病因

COP 的病因虽然不明,但多数患者对糖皮质激素反应良好,因此曾推测与免疫学异常有关,并且在本病部分患者活检标本内有免疫复合物增加,部分患者常以"感冒"样症状起病,不能否定病毒感染为其病因的可能性,但尚缺乏可靠的证据。有明确的原因和相关临床伴随疾病的机化性肺炎,称为继发性机化性肺炎,如感染后、结缔组织病、药物及骨髓移植后等可引起继发性 OP(表 28-5-1)。

表 28-5-1　继发性 OP 常见病因

继发因素	疾病
感染性疾病	包括细菌、病毒、真菌、寄生虫等
药物或治疗相关	包括各种药物反应、博来霉素、甲氨蝶呤、可卡因、干扰素等;放射性损伤,如乳腺癌放疗术后少数患者可发生 COP
各种原因所致的吸入性损伤	如胃内容吸入、毒性气体的吸入等
其他不明原因的情况	结缔组织疾病:如多发性肌炎和皮肌炎、类风湿关节炎、系统性红斑狼疮、系统性硬化症等 骨髓移植和其他移植后排异反应:如肺移植、肝移植后 肿瘤或骨髓增殖性疾病:如血液系统肿瘤、肺癌等 自身免疫系统疾病:慢性甲状腺炎、溃疡性结肠炎、各种免疫缺陷综合征、冷球蛋白血症等 其他情况:急性呼吸窘迫综合征(ARDS)、过敏性肺炎、慢性嗜酸细胞性肺炎、韦格纳肉芽肿、结节病、远端小气道阻塞/阻塞性肺炎、慢性的心脏/肾脏功能衰竭等

四、发病机制

目前认为 OP 是肺组织对不同的损伤因素所产生的共同反应,其形成过程经历了纤维素样炎症细胞簇的聚集、纤维炎症的肉芽形成及肉芽组织的成熟等不同阶段。首先是肺泡上皮细胞的损伤、坏死,导致肺泡基底层剥脱,基底层出现一些裂隙。继之血管内皮细胞轻度受损,炎症细胞(淋巴细胞、中性粒细胞、嗜酸性粒细胞)浸润肺间质,血浆蛋白渗漏至肺泡腔,在肺泡腔内形成纤维蛋白样炎症细胞簇(肉芽组织),由纤维蛋白和炎症细胞组成。随后纤维蛋白断裂,成纤维细胞通过基底层的间隙由间质迁移至纤维蛋白残余物中,不断增生,并转变为肌成纤维细胞,形成结缔组织栓,其中的炎症细胞随着肉芽组织的成熟几乎完全消失。肺泡上皮细胞也逐渐增生,使基底层再上皮化,因此,保持了肺泡结构的完整。

五、组织病理学表现

COP 的主要病理变化呈斑片状分布,光镜下最具特征性的病理变化为沿着小气道周围呈斑片状分布的远端气道和肺泡腔内的息肉状肉芽组织增生(图 28-5-1),这些肉芽组织主要由增生的成纤维细胞组成,部分病例可见肉芽组织通过肺泡孔从 1 个肺泡扩展到邻近的肺泡,形成典型的"蝴蝶状"结构,病变时相一致。病灶区域肺间质可见轻至中度淋巴细胞和浆细胞浸润,肺泡壁正常或轻度增厚,但严重的纤维化和蜂窝肺不常见。

六、临床表现

本病多为亚急性起病,病情较轻;偶有急性起病者临床表现同 ARDS。主要临床表现分为两大类:一类为呼吸系统症状和体征,包括咳嗽、气促、咯血、胸痛、肺部细湿啰音等,无哮鸣音;另一类为全身症状和体征,包括低热、盗汗、乏力等,多不出现杵状指(趾)。COP 临床表现缺乏特征性,往往被诊断为肺部感染,但抗生素治疗无效。

七、影像学表现

COP 影像学表现变化多端(图 28-5-2),其特点可总结为"五多一少":即多态性、多发性、多变性、多复发性、多双肺受累;蜂窝肺少见。

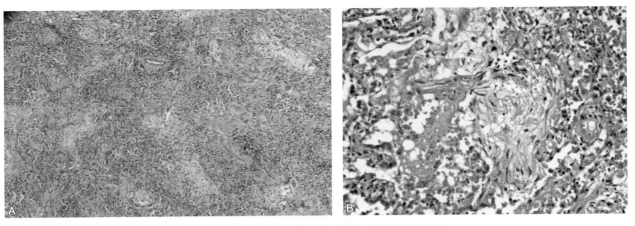

图 28-5-1   隐源性机化性肺炎的肺组织病理学表现

A. 肺组织切片中可见大量淡染的肉芽组织分布于肺泡和肺泡间隔中，可见"蝴蝶状"结构，HE×100；B. 肺泡腔内机化物由松散胶原组织和梭形细胞混合而成，边界清晰，周围肺组织见慢性炎性细胞浸润，HE×400。

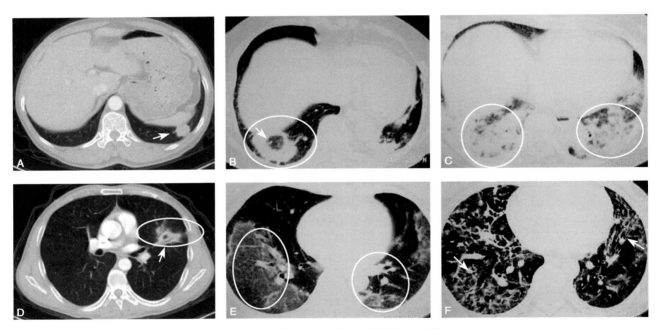

图 28-5-2   隐源性机化性肺炎的胸部 CT 表现

COP 胸部 CT 表现病灶形态多种多样，包括结节影可伴分叶毛刺（A 箭头示），反晕征（B 圈和箭头示），絮状实变影（C 圈示），肺实变影（D 圈示）伴支气管充气征（D 箭头示），斑片磨玻璃影（E 圈示）、条索状（F 箭头示）。

（一）多态性   可呈斑片状、肺实变状、团块状、条索状、地图状、结节状、粟粒状、网织状、蜂窝状等各种形态，以前四种比例较高。每例患者多同时具有两种以上的形态。重症和晚期的 COP 可表现为蜂窝肺、肺容积缩小等类似 UIP 的改变。有一定沿着小气道分布的特点，如斑片状影中央可见小气道影，可能与肉芽肿阻塞气道引起周围肺组织炎症、不张或感染有关；粟粒型病变为沿着小气道分布的小结节，并有马赛克征。

（二）多发性   COP 多为两肺多发性病灶。但近年随着病理活检的增加，发现单侧肺内多发病灶或者单发病灶比例也有增加，此类患者临床症状少见，多为体检发现，

需充分排除继发性 OP 方能诊断。

（三）多变性   病灶有明显的游走性，具有此起彼伏的特点，多数病例在一周内可观察到病灶的明显变化。抗感染治疗基本不影响病灶的变化。

（四）多复发性   复发率多在 13%~66%。激素治疗减量过程中或者停药后容易复发，但再次激素治疗效果仍然良好。

（五）多双肺受累   上中下肺野均可见，上肺病灶不少见，左右两侧无明显差异。部分沿胸膜下，部分沿支气

管血管束分布，另也有部分病例随机分布。部分可合并纵隔淋巴结肿大，半数伴有胸膜不同程度受累，双肺受累患者胸膜受累多于单肺受累。

（六）蜂窝肺少见　仅有少数晚期重症 COP 出现蜂窝肺，需与 UIP 鉴别。

COP 的 HRCT 表现有一定的特征性，对 COP 的诊断具有高度的提示性，但并不具备确诊价值。

八、实验室检查

1. 血常规可表现为白细胞总数增加，中性粒细胞比例增加等。

2. 血沉和 C 反应蛋白可增高。

3. 抗核抗体和类风湿因子偶尔出现阳性，但滴度不高。

4. γ-谷氨酰转移酶和碱性磷酸酶可升高，尤其是多次复发的患者升高明显。

5. 肺功能变化通常为轻度的限制性通气障碍。部分患者可出现轻度的低氧血症。个别重症 COP，病情快速进展者，可出现严重的低氧血症。

6. 支气管肺泡灌洗液（BALF）中细胞成分的变化对 COP 的诊断有一定的预测价值。典型的 COP，BALF 中淋巴细胞>25%，CD4/CD8<0.9；如果再结合至少以下两项以上指标：巨噬细胞>20%，或中性粒细胞>5%，或嗜酸性粒细胞>2%但<25%，对 COP 诊断的阳性预测值可达到 85%。

除了 BALF，其他辅助检查对 COP 的诊断帮助不大。但某些项目，如血沉、C-反应蛋白等，可作为治疗前后判断疗效的指标。有些项目可反映患者的复发迹象，如碱性磷酸酶的升高等。还有许多临床常规进行的检查项目，其主要的

作用在于排除其他继发性 OP，如支气管肺泡灌洗液的病原体检查、肿瘤细胞的检查等。

九、诊断

COP 的诊断依赖于典型的病理学和临床、影像学特征性表现，并除外任何已知的或相关的疾病。

（一）病理诊断　组织病理学是 COP 诊断的基本条件。电视胸腔镜外科手术（VATS）肺活检或开胸肺活检可获得理想病理标本；经支气管镜肺活检（TBLB），或经皮肺穿刺活检标本也有一定的诊断价值。病理诊断为 OP 后，还需要结合一些特殊染色方法，包括抗酸染色、六胺银染色、PAS 染色、网状染色等，还有新近研发的检测手段，例如病原体基因测序等，充分排除继发因素后，方能考虑 COP。

（二）病因诊断　COP 诊断最基本的问题是排除其他继发性的 OP。许多疾病早期表现可能与 COP 相似，或者因检查手段所限而不能及时查明病因，容易被误诊为 COP。随着时间的推移和病情的进展，原发病表现会逐渐显现，如果过早给予 COP 的诊断，可能漏诊其他严重的继发性 OP，如肿瘤、真菌、结核感染等。因此，COP 的诊断在某种程度上类似非特异性间质性肺炎（nonspecific interstitial pneumonia，NSIP），其诊断是阶段性的，最后的确诊需经长期随访，充分排除继发性 OP 后才能下结论。

（三）COP 诊断分级　COP 可依据临床、影像、病理学表现进行诊断分级（表 28-5-2）。

表 28-5-2　COP 诊断分级

诊断分级	病理表现为 OP	典型的临床和影像学表现	除外其他继发性 OP 疾病
确诊（definite）	经开胸或胸腔镜活检证实	是	是
很可能（probable）	仅经 TBLB/PNLB 活检发现	是	？
可能（possible）	无	是	？

注：PNLB，percutaneous needle lung biopsy，经皮肺穿刺活检术。

重症和进行性进展的 COP：指的是发生严重呼吸衰竭需要进行机械通气的 COP 患者。这种病例尽管不多，但诊断和治疗非常困难。其中有些属于真正的 COP，有些则可能是与其他疾病重叠所致，如 ARDS、急性间质性肺炎（acute interstitial pneumonia，AIP）、胶原血管系统疾病等。有些 COP 病例首发表现为 ARDS/AIP，但病理改变为 OP，而非弥漫性肺泡损伤；有些 ARDS 患者虽然病理表现有 OP 改变，但往往与胶原血管疾病和接触某些药物或变应原有关；有些快速进展的 COP 在临床、影像甚至病理学改变方面均与 ARDS 和 AIP 极其相似，但 COP 对激素治疗反应相对较好。有些重症的 COP 也可进展到严重的纤维化和蜂窝肺，与 UIP 的急性加重不易鉴别。

COP 的诊断是一个动态的过程：任何病例，尤其是没有

确诊的病例，如果已经开始治疗，都必须保持动态随访。如果出现提示其他疾病的迹象、或泼尼松剂量在 20mg/d 以上时复发，必须重新考虑诊断，必要时重复肺组织活检明确诊断。

十、鉴别诊断

COP 的诊断需排除所有继发性 OP（同前），重点需与下列疾病相鉴别：

（一）慢性嗜酸性粒细胞性肺炎（chronic eosinophilic pneumonia，CEP）　CEP 与 COP 临床表现相似，影像学上均可表现为斑片影，均对激素治疗反应较

好。但 CEP 患者的影像学病灶游走性不明显,复发时在原来部位出现,BALF 以嗜酸性粒细胞增加为主,嗜酸性粒细胞占细胞总数的 25% 以上,而 COP 以淋巴细胞增加为主,嗜酸性粒细胞一般占总数的 5%。最终鉴别诊断依赖病理学检查,二者组织病理学均可有 OP 表现,但 CEP 病理特征为肺泡、肺间质以嗜酸性粒细胞浸润为主,而 COP 则以肉芽组织增生为主。

（二）外源性变应性肺泡炎（extrinsic allergic alveolitis，EAA）

也称过敏性肺炎（hypersensitivity pneumonitis，HP），是由反复吸入有机粉尘或化学活性物质所引起的免疫介导的肺部疾病。慢性期影像学表现呈现弥漫性肺间质纤维化改变,可见肺容积缩小,有蜂窝肺,与 COP 鉴别诊断并无困难,但急性期 HP 的 X 线及 HRCT 表现为双肺斑片状浸润影,与气道走向一致,可呈游走性,病理表现也可有部分 OP 的改变,易与 COP 混淆。需结合职业史环境、吸入抗原激发试验,皮肤抗原试验及血清查沉淀抗体等检查进行鉴别诊断。

（三）细支气管肺泡癌（bronchioloalveolar carcinoma，BAC）

影像学上可表现为局部或弥漫浸润、实变影,尤其是后者需要与 COP 鉴别,BAC 的多发实变影无游走性,同时伴多发性结节的特点。临床上患者常有大量泡沫痰,痰中可查到癌细胞,细胞学或组织病理学可排除。

（四）肺原发性恶性淋巴瘤

主要需要与低度恶性黏膜相关淋巴组织（mucosa associated lymphoid tissue，MALT）B 细胞淋巴瘤相鉴别,患者常隐匿起病、病史较长、部分无症状,其 HRCT 可表现为单发或多发性类结节影和实变影,与 COP 颇为类似,鉴别诊断需要肺活检病理。

（五）普通型间质性肺炎

也称寻常型间质性肺炎（usual interstitial pneumonia，UIP），是间质性肺炎主要的病理类型。晚期 COP 与 UIP 的鉴别是一个难点,二者在临床、影像学,甚至在病理组织学上均有相似性,表 28-5-3 为鉴别要点。

表 28-5-3　晚期的 COP 与 UIP 鉴别要点

鉴别要点	COP	UIP
年龄	较轻,通常小于 50 岁	多大于 50 岁
X 线胸片	大部分病例网状影少,结节影多,周边分布特点不似 UIP 明显	网状影为主,周边及肺底部明显
CT	蜂窝肺相对较少或为局灶性	蜂窝肺明显
病理改变	肺泡和细支气管腔内肉芽组织明显,间质内成纤维细胞灶相对较少	间质内大量成纤维细胞灶,而气腔内肉芽组织较少

此外,部分孤立局灶型 COP 还需与肺癌、结核球、肺栓塞、肺部良性肿瘤鉴别。

十一、治疗

COP 的药物治疗主要是肾上腺糖皮质激素。皮质激素的剂量和疗程目前尚无统一规范,大体上有两种情况:一种为低剂量、短疗程,另一种为起始高剂量、长疗程。严重的患者可采用静脉给药-口服序贯的治疗方法,静脉用药可快速控制肺内炎性病变,然后改为口服,逐步减量,根据患者的情况进行个体化调节,维持用药至病灶完全吸收。这种方法具有起效快、患者依从性高、不良反应少等优点。

COP 治疗过程中最多见的问题是在减量过程中和停药后的复发。有些病例多次复发,最多达 9 次。文献报道的复发率多在 13%~58%。减量过程中的复发占 68%,泼尼松剂量在 5~15mg/d 时易于复发;停药后的复发占 32%,多发生在停药后 1~3 个月内。减量的过程应进行密切随访,部分患者在泼尼松减量或停药后,复查胸部 X 线片及 HRCT 时发现病灶增多,重新调整激素用量至 30mg/d 时症状缓解,病灶再次吸收。目前多建议疗程为 1 年,因停药过早,复发的可能性即增加。如果已经形成严重的纤维化和蜂窝肺,维持时间应在病灶稳定后至少 6 个月。

也有文献报道使用阿奇霉素、克拉霉素等大环内酯类抗生素治疗 COP 有效,但多为个案报道,单用大环内酯类药物治疗 COP 的疗程和疗效尚有待考证。

十二、预后

COP 预后良好,5 年生存率达到 73%~98%,部分 COP 患者可自然缓解。

（李惠萍）

参考文献

[1] CORDIER JF. Cryptogenic organizing pneumonia [J]. Clin Chest Med. 2004(25): 727-738.

[2] American Thoracic Society. European Respiratory Society. American Thoracic Society/European Respiratory Society international multidisciplinary consensus classification of the idiopathic interstitial pneumonias. This joint statement of the American Thoracic Society (ATS), and the European Respiratory Society (ERS) was adopted by the ATS board of directors, June 2001 and by the ERS Executive Committee. June 2001 [J]. Am J Respir Crit Care Med. 2002. 165(2): 277-304.

[3] TRAVIS WD, COSTABEL U, HANSELL DM, et al. An official American Thoracic Society/European Respiratory Society statement: update of the international multidisciplinary classification of the idiopathic interstitial pneumonias[J]. Am J Respir Crit Care Med, 2013, 188(6): 733-748.

[4] RADZIKOWSKA E, WIATR E, REMISZEWSKI P, et al. Organizing pneumonia—analysis of 18 own cases[J]. Pneumonol Alergol Pol, 2004, 72(3/4): 99-104.

[5] OYMAK FS, DEMIRBAS HM, MAVILI E, et al. Bronchiolitis obliterans organizing pneumonia. Clinical and roentgenological features in 26 cases[J]. Respiration, 2005, 72(3): 254-262.

[6] GUDMUNDSSON G, SVEINSSON O, ISAKSSON HJ, et al. Epidemiology of organising pneumonia in Iceland[J]. Thorax, 2006, 61(9): 805-808.

[7] YOO JW, SONG JW, JANG SJ, et al. Comparison between cryptogenic organizing pneumonia and connective tissue disease-related organizing pneumonia[J]. Rheumatology (Oxford), 2011, 50(5): 932-938.

[8] YILMAZ S, Akıncı Özyürek B, Erdoğan Y, et al. Retrospective evaluation of patients with organizing pneumonia: is cryptogenic organizing pneumonia different from secondary organizing pneumonia? [J]. Tuberk Toraks, 2017, 65(1): 1-8.

[9] EPLER GR. Bronchiolitis obliterans organizing pneumonia[J]. Arch Intern Med, 2001, 161(2): 158-164.

[10] GARIBALDI BT, WEST NE, ILLEI PB, et al. Bronchiolitis obliterans organizing pneumonia following a jalapeño grease fire[J]. Chest, 2015, 147(2): 31-33.

[11] CAMUS P, NEMERY B. A novel cause for bronchiolitis obliterans organizing pneumonia: exposure to paint aerosols in textile workshops[J]. Eur Respir J, 1998, 11(2): 259-262.

[12] ROMERO S, HERNÁNDEZ L, GIL J, et al. Organizing pneumonia in textile printing workers: a clinical description[J]. Eur Respir J, 1998, 11(2): 265-271.

[13] LEE LT, HO CH, PUTTI TC. Bronchiolitis obliterans organizing pneumonia following nitric acid fume exposure[J]. Occup Med (Lond), 2014, 64(2): 136-138.

[14] 李惠萍, 范峰, 李秋红, 等. 肺活检证实隐源性机化性肺炎 25 例临床诊治体会[J]. 中华结核和呼吸杂志, 2007, 30(4): 259-264.

[15] Chung MP, Nam BD, Lee KS, et al. Serial chest CT in cryptogenic organizing pneumonia: Evolutional changes and prognostic determinants[J]. Respirology, 2018, 23(3): 325-330.

[16] LAZOR R, VANDEVENNE A, PELLETIER A, et al. Cryptogenic organizing pneumonia. Characteristics of relapses in a series of 48 patients[J]. Am J Respir Crit Care Med, 2000, 162(2 Pt 1): 571-577.

[17] LOHR RH, BOLAND BJ, DOUGLAS WW, et al. Organizing pneumonia. Features and prognosis of cryptogenic, secondary, and focal variants[J]. Arch Intern Med, 1997, 157(12): 1323-1329.

[18] OYMAK FS, DEMIRBAS HM, MAVILI E, et al. Bronchiolitis obliterans organizing pneumonia. Clinical and roentgenological features in 26 cases [J]. Respiration, 2005, 72(3): 254-262.

[19] CHANG J, HAN J, KIM DW, et al. Bronchiolitis obliterans organizing pneumonia: clinicopathologic review of a series of 45 Korean patients including rapidly progressive form[J]. J Korean Med Sci, 2002, 17(2): 179-186.

[20] 蔡后荣, 张湘燕, 李惠萍. 实用间质性肺疾病[M]. 2 版. 北京: 人民卫生出版社, 2016: 133-147.

第六节
呼吸性细支气管炎伴间质性肺疾病

呼吸性细支气管炎伴间质性肺疾病(respiratory bronchiolitis with interstitial lung disease, RB-ILD)和脱屑性间质性肺炎(DIP)是弥漫性间质性肺疾病中的两个疾病实体,虽然 2002 年 ATS/ERS 发表的共识报告中将二者纳入"特发性间质性肺炎"中,2013 年 ATS/ERS 更新的关于 IIPs 新分类的共识报告仍将其保留,但这两个疾病并非"特发",尤其是 RB-ILD 患者全部为吸烟者,与吸烟的相关性十分明确。因此,该报告虽将本病留在"特发性间质性肺炎"之列,但同时提出,RB-ILD 和 DIP 属于吸烟相关性间质性肺炎。

一、病因和病理

早在 1974 年,Niewoehner 等人在对 19 例年轻猝死者进行尸检分析时发现,死者中生前并无肺病的吸烟者,其肺组织病理学呈现特殊的所见,即呼吸性细支气管腔内有大量巨噬细胞聚集,其胞质内含有金色和棕色颗粒。研究者将此种病理改变称为"呼吸性细支气管炎(respiratory bronchiolitis, RB)",认为与吸烟相关。此后的组织病理学研究看到,这种 RB 常与呼吸性细支气管周边不同程度的肺纤维化相伴,因此,Myers 于 1987 年提出了 RB-ILD 的概念。Fraig 等通过分析 156 例外科性肺活检标本进一步证实,有 RB 组织病理学所见的 108 例患者均为吸烟者;24 例非吸烟者未见 RB。该研究还显示,肺泡巨噬细胞中金色和棕色颗粒的多少及细支气管周边纤维化的程度,均与吸烟量呈正相关。Ryu 等发表的关于 35 例 DIP/RB-ILD 患者临床分析的结果证实,RB-ILD 患者的吸烟率为 100%,部分患者的病情仅戒烟就可获得一定程度的临床改善。上述事实说明,RB-ILD 并非属"特发性",吸烟是其重要病因。

RB-ILD 的组织病理学主要特征:①病变呈斑片状分布;②呼吸性细支气管及其周围气腔内含大量棕色颗粒的巨噬细胞聚集,不累及远端气腔;③明显的呼吸性细支气管炎;④肺泡隔增宽;⑤无纤维化和蜂窝肺等。

二、临床表现

本病男女皆可罹患,男性为女性的 1.6~2 倍,中老年为主。患者有吸烟史,吸烟量多在每年 30 包以上。RB-ILD 常隐匿起病,最主要的临床症状是干咳和进行性呼吸困难,部分患者咳少量黏痰。其他症状还有胸痛、乏力、体重减轻等。上述症状无特异性。双肺可闻及 Velcro 啰音是本病常见的体征。很少见杵状指(趾)。

三、辅助检查

RB-ILD 常规实验室检查无特殊意义。BALF 检查可见到含有棕色、黄色甚至黑色色素的肺泡巨噬细胞,尤其是见到大量棕色巨噬细胞时对诊断有一定提示;如缺少上述的"吸烟者巨噬细胞"则不支持本病的诊断。

1.肺功能检查　RB-ILD 可表现为阻塞性、限制性或混合性通气功能障碍,小气道功能减低。多数患者的残气量增加,肺弥散功能可轻度降低。动脉血气分析可表现为低氧血症。

2.胸部 HRCT　RB-ILD 的主要影像表现:①病变双肺弥漫分布;②中央支气管和周围支气管的管壁增厚;③小叶中心性结节影;④斑驳的磨玻璃影;⑤主要位于上叶的小叶中心型肺气肿等。

四、诊断与鉴别诊断

对有重度吸烟史,临床表现为干咳、进行性呼吸困难,BALF 中见到大量棕色巨噬细胞,肺 HRCT 表现为弥漫分布的中央支气管和周围支气管的管壁增厚、小叶中心性结节影或弥漫性磨玻璃影的患者,在除外其他可能疾病(尘肺、外源性变应性肺泡炎、药物性肺病、肺泡出血性疾病等)后应考虑本病的可能性。确切诊断需要外科性肺活检取材的组织病理学资料。

RB-ILD 与 DIP 同为吸烟相关性间质性肺炎,在病因、病理、临床特点等诸方面均有相似之处,因此,全面了解二者的异同点,综合分析临床资料后做出准确的判断,对于评估预后、采用有差异的治疗方案有实际意义。表 28-6-1 列举RB-ILD 与 DIP 的若干不同点,以供参考。

表 28-6-1　RB-ILD 与 DIP 的特点

特点	RB-ILD	DIP
组织病理学	细支气管中心性巨噬细胞聚集	肺泡腔内巨噬细胞聚集
吸烟者	100%	65%~90%
发病方式	多为慢性	多为亚急性
杵状指(趾)	很少见	25%~40%
HRCT	弥漫分布的磨玻璃影和小叶中心性结节影	中下肺野为主分布的磨玻璃影,可见囊状影
肺功能	混合型通气功能障碍	限制性通气功能障碍
BALF	吸烟者特点	可见嗜酸细胞增高

五、治疗

戒烟是治疗 RB-ILD 和 DIP 的主要手段。一组 22 例RB-ILD 患者随访的研究结果证实,所有停止吸烟患者的病情均未进一步发展。因此,一经诊断就应力劝戒烟。评估戒烟的疗效应在无其他干预措施的情况下,至少观察 3 个月以上时间才可做出。

糖皮质激素可试用于戒烟后肺功能未能改善和病情进展的 RB-ILD 患者,但其疗效、使用剂量和疗程尚不确定。根据病情,一般使用剂量为:泼尼松 20~40mg/d 口服,不推荐更大的剂量。疗程视疗效而定,病情改善或稳定后可继续数月乃至更长;如经 3 个月治疗病情无改善或恶化者应停用糖皮质激素。

(康　健)

参考文献

[1] NIEWOEHNER DE, KLEINERMAN J, RICE DB. Pathologic changes in the peripheral airways of young cigarette smokers[J]. N Engl J Med. 1974, 291 (15): 755-758.

[2] FRAIG M, SHREESHA U, SAVICI D, et al. Respiratory bronchiolitis: a clinicopathologic study in current smokers, ex-smokers, and never-smokers [J]. Am J Surg Pathol, 2002(26): 647-653.

[3] RYU JH, MYERS JL, CAPIZZI SA, et al. Desquamative interstitial pneumonia and respiratory bronchiolitis-associated interstitial lung disease [J]. Chest. 2005, 127(1): 178-184.

[4] WELLS AU, NICHOLSON AG, HANSELL DM. Challenges in pulmonary fibrosis. 4: smoking-induced diffuse interstitial lung diseases [J]. Thorax, 2007, 62(10): 904-910.

[5] TRAVIS WD, COSTABEL U, HANSELL DM, et al. An official American thoracic society/European respiratory society statement: update of the international multidisciplinary classification of the idiopathic interstitial pneumonias[J]. Am J Respir Crit Care Med. 2013, 188(6): 733-748.

第七节
淋巴细胞性间质性肺炎

一、概述

淋巴细胞性间质性肺炎(lymphoid interstitial pneumonia, LIP)定义为以肺间质的淋巴细胞,伴浆细胞和组织细胞渗出为特征性病理改变的间质性肺炎。自 20 世纪 60 年代首次由 Carrington 和 Liebow 描述以来,LIP 一直作为特发性间质性肺炎的一个特定的类型,因为特发性 LIP 非常罕见,在2012 年的特发性间质性肺炎的国际新分类中,将其列为罕见的特发性间质性肺炎分类中。临床上 LIP 多继发于干燥综合征等自身免疫性疾病和 HIV 感染。LIP 是良性淋巴细胞增殖性疾病谱中的一个临床病理疾病实体,代表了一组肺脏对多种刺激的非特异性淋巴细胞增生性反应。目前无明确的流行病学资料,男、女性均可发病,男女比为 1∶2.75,男性多为特发性 LIP,女性多为自生免疫疾病相关。非 HIV 感染相关的 LIP 诊断时年龄在 30~50 岁。

二、病因与发病机制

LIP 的确切病因目前尚不清楚。临床上 LIP 多与一些自身免疫性疾病(干燥综合征、类风湿关节炎、系统性红斑狼疮、多发性肌炎)和感染(HIV,EB)有关。25%LIP 有干燥综合征,1%干燥综合征可以发展 LIP。绝大多数患者有多克隆高球蛋白血症,但也有约 10% 的病例伴有低球蛋白血症,提示 LIP 与异常球蛋白血症有关,但是不清楚是异常球蛋白血症启动 LIP,还是病毒感染等导致异常的免疫反应加重损害;病原体通过何种通路诱导淋巴样组织增生也不清楚。HIV 和 EB 感染引起肺脏支气管相关的淋巴组织的炎症渗出可以增加 LIP 发生的危险。几个家族队列提示 LIP 还与遗传易感相关,进一步提示淋巴细胞调节紊乱参与 LIP 的发病。

三、临床表现

LIP 可以出现在任何年龄段,起病隐匿,时常偶然被发现,病史长达 3 年或更长时间。进行性加重的咳嗽和呼吸困难为主要表现,可有胸痛,咯血及系统症状如发热、盗汗、消瘦等。体检可以听到爆裂音,有时伴喘鸣和呼气相延长。罕见杵状指(趾)。特发性 LIP 很少有肺外征象如外周淋巴结肿大、肝脾大等。

四、辅助检查

1. X 线胸片　可以见双下肺为主的网状、网状结节状影,还可有边界不清的结节或斑片磨玻璃影或实变影。

2. 肺高分辨率 CT　两肺支气管血管束增厚或小叶间隔增厚,斑片磨玻璃样影,边界不清楚的小叶中心结节,胸膜下大小不等的结节。特征性表现为两肺散在多发性、大小不等的薄壁囊腔(1~30mm),见于 80% 的患者。另可见纵隔淋巴结增大。

3. 可有高球蛋白血症,球蛋白增高常以 γ 球蛋白为主。

4. 肺功能常表现为限制性通气功能障碍及弥散功能受损。

5. 支气管肺泡灌洗液分类可见大量淋巴细胞。

6. 病理表现多为弥漫性肺间质致密淋巴细胞浸润,和广泛的小叶间隔增厚,常可见淋巴滤泡,支气管血管周围鞘增厚,但通常病变轻微。腺泡内无病变特别严重的区域,偶有非坏死性肉芽肿形成。淋巴细胞呈多克隆性,主要是 T 细胞,内有散在的 B 细胞、浆细胞和组织细胞,可伴 Ⅱ 型肺泡上皮细胞的增生及巨噬细胞聚集。

五、诊断标准

根据发病症状、体征、病程、肺部影像学可考虑诊断 LIP,确诊有赖于肺部活检病理结果,但需首先除外淋巴增殖性疾病如淋巴瘤,结缔组织病如类风湿关节炎、干燥综合征、系统性红斑狼疮和免疫缺陷引起的继发性淋巴增殖等疾病。

六、鉴别诊断

临床上,LIP 主要与低度恶性淋巴瘤相鉴别,恶性淋巴瘤的淋巴细胞呈单克隆性,致密浸润,形态单一,可有肺结构的破坏、Dutcher 小体(含有免疫球蛋白的核内包涵体)、胸膜浸润,病变沿淋巴通路分布(支气管血管束、胸膜和小叶间隔),但 HE 染色常难以区分这两种疾病,因此需要进行免疫组化染色及分子基因重排检测。LIP 尚需与细胞型 NSIP 鉴别,后者男性略多,肺高分辨率 CT 上以磨玻璃样影为其显著特征,病理上间质炎性细胞浸润程度轻于 LIP。过敏性肺炎的高分辨率 CT 上亦表现为磨玻璃样影及边界不清的小叶中央性结节,需要与 LIP 鉴别,但呼气相可显示气体陷闭引起的斑片状密度减低区,提示存在细支气管的炎症。此外囊状气腔、小叶间隔增厚、淋巴结增大罕见。过敏性肺炎患者常有吸入有机粉尘颗粒,症状的出现与从事某些活动存在时间相关性,可呈急性或亚急性发病,病理上病变常在细支气管周围分布,炎性细胞浸润程度轻于 LIP,常见肉芽肿、机化性肺炎等较为特征的表现,由此可与 LIP 鉴别。

七、治疗与预后

1. **一般及对症治疗**　患者出现低氧或呼吸衰竭时,予以氧疗改善缺氧。

2. **免疫抑制剂治疗**　LIP 的治疗为糖皮质激素或联合免疫抑制剂。糖皮质激素剂量:泼尼松 0.75~1mg/(kg·d),服用 8~12 周或直至病情稳定,然后逐渐减量至 0.25mg/(kg·d),继续服用 6~12 周。LIP 的病程个体差异很大,经过治疗的大部分患者症状消失或改善,一些患者在进展为肺纤维化和肺心病之前病情可以相对稳定数月或数年,也有患者可在数月内死于肺部疾病,偶尔可见自然缓解的病例。目前治疗是否会影响疾病的进展或显著影响肺的生理学尚不清楚。LIP 患者诊断后 5 年内病死率为 33%~50%,近 5% 的患者发展为低度恶性的 B 细胞淋巴瘤。

(代华平)

参考文献

[1] PANCHABHAI TS, FARVER C, HIGHLAND KB. Lymphocytic interstitial pneumonia[J]. Clin Chest Med, 2016, 37(3): 463-474.

[2] TRAVIS WD, COSTABEL U, HANSELL D, et al. An official American thoracic society/European respiratory society statement: update of the international multidisciplinary classification of the idiopathic interstitial pneumonias[J]. Am J Respir Crit Care Med, 2013, 188(6): 733-748.

[3] NICHOLSON AG. Lymphocytic interstitial pneumonia and other lymphoproliferative disorders in the lung[J]. Semin Respir Crit Care Med, 2001, 22(4): 409-421.

[4] SWIGRIS JJ, BERRY GJ, RAFFIN TA, et al. Lymphoid interstitial pneumonia: a narrative review[J]. Chest, 2002, 122(6): 2150-2164.

第八节
外源性变应性肺泡炎

外源性变应性肺泡炎(extrinsic allergic alveolitis，EAA)，又称过敏性肺炎(hypersensitivity pneumonitis，HP)，是一种复杂的综合征，通常是由暴露于各种吸入肺泡的微小的有机物质颗粒(<5μm)所致的炎症反应。在易感人群中，这些抗原激发针对小气道和肺实质的过度免疫反应。致病的抗原包括：真菌、细菌、原虫、动物和昆虫等蛋白质，以及小分子量化学复合物。HP可发生于各种不同的职业、家庭和娱乐场所。

一、流行病学

由于全球各地对HP的定义和诊断方法不同、暴露物质的种类和强度、地理状况、农业和工业颗粒及宿主的危险因素等差异，各文献报道的HP发病率也有显著差异。很多HP患者无症状导致的漏诊及医务人员对本病认识不足导致的误诊等因素都会影响HP真正发病率的评估。另外，至今还缺乏可以评估各种不同类型HP的统一的标准化的流行病学方法。尽管如此，在暴露于特定职业环境的人群中，HP的发病率明显升高。一项英国的大样本研究显示HP的发病率约1/10万。儿童HP发病率很低，约为4/10万。

二、发病机制

目前HP的发病机制尚未清楚，患者的基因易感性和环境中各种促进致病的因素是HP发生的基本要素，抗原的暴露则是诱导因素。

在现实世界中，最常见的抗原是嗜热放线菌种、真菌和鸟类蛋白质。其中嗜热放线菌种(如酵母菌)和真菌(如曲霉和产青霉素菌)是农夫等职业环境和居住环境中致病性较强的危险因素。来自禽类血清、粪便和羽毛的高分子量蛋白质、低分子量蛋白质等可引起"养鸟者肺"，也称为"养鸽者肺"。这些禽类包括鸽子、长尾小鹦鹉、虎皮鹦鹉和其他的小笼鸟。使用或接触羽绒服、羽绒被和羽绒枕头的易感人群也可致病。定植于热水中的鸟型分枝杆菌也可诱发HP，如使用热水澡桶和温水疗法池也可致病。免疫原分枝杆菌可污染金属加工液，使汽车工厂和金属加工作业等工人在金属切割、清洗机器和机床加工时暴露于污染液体而导致HP。一些低分子量化学物质不是抗原，但可与机体内的热蛋白结合形成半抗原，最终导致HP。如异氰酸酯主要用于生产聚氨酯聚合物，而后者是在生产聚氨酯泡沫、绘画颜料和塑料制品等中必不可少的材料。

有关基因易感性的研究很少，目前主要评估主要组织相容性复合物(major histocompatibility compounds，MHC)在调节免疫反应中的地位。MHC基因组区域中高水平的多态性和杂合性使人体免疫系统抵抗各种不同病原体提供高选择性的功能，但同时也增加了导致各种不同的多样化的免疫病理疾病的风险。MHC II类分子是HP高易感性的区域，HLA-DR和DQ的多态性与HP高风险性密切相关。同样，免疫蛋白酶体催化亚基(PSMB8)参与降解泛素化蛋白，并形成MHC I类分子。与对照组比较，HP患者的PSMB8-KQ基因表达水平显著升高。与抗原处理相关的转运体的基因多态性也可增加HP患病的易感性。

多数急性HP患者起病时有呼吸道病毒感染的症状，其中大部分患者下呼吸道的分泌物可检测到常见的呼吸道病毒。动物研究也发现，感染副流感病毒老鼠接触HP抗原后的炎症反应水平明显升高，且炎症反应的持续时间明显延长，甚至可延迟至病毒感染后30周。对从事农业人群的研究发现，有机氯杀虫剂和氨基甲酸盐杀虫剂也是农民肺的危险因素。

吸烟对HP的发生似乎有保护作用，研究发现在同种及同等水平致病抗原暴露的前提下，非吸烟者发生HP的人数比吸烟者多，且血清中针对致病抗原的特异性抗体水平更高。吸烟对HP的保护机制尚未清楚，大多数专家认为是尼古丁的保护作用。动物研究结果显示，让老鼠暴露于致病抗原并同步给予尼古丁治疗后，肺部的炎症水平明显降低，尼古丁可抑制巨噬细胞的激活，降低淋巴细胞的增殖，并使T淋巴细胞功能下降。尼古丁乙酰胆碱受体α7的激活可减少巨噬细胞促炎因子的释放；对于淋巴细胞，则降低Th1和Th17的反应性，同时增强Th2的反应性。尽管现有的证据提示HP更易发生于非吸烟的患者，但吸烟的HP患者更易进展为慢性病程，反复发作，生存率明显降低。动物研究也证实短期(4周)的烟草暴露可降低炎症反应和淋巴细胞增殖，但长期暴露(17周)则增强肺部炎症反应和促进纤维化的发生及进展。

流行病学研究显示在暴露于致病抗原的人群中，只有少数人发生无症状的轻微淋巴细胞性肺泡炎。这些研究结果提示，暴露于HP致病抗原时，大部分人群发生免疫耐受。尽管免疫耐受的机制还未明确，调节性T细胞在组织损伤和保护性免疫反应之间的平衡起重要作用。研究显示从无症状暴露人群中提取的调节性T细胞和正常无暴露人群的调节性T细胞相似，均可抑制T淋巴细胞的增殖，但从HP患者血清和支气管肺泡灌洗液中提取的调节性T细胞则不能抑制活化的T淋巴细胞增殖。在HP动物研究中也发现调节性T细胞具有抗炎作用。

三、免疫病理学的机制

急性HP时，免疫复合物介导免疫反应。亚急性和慢性HP时，在主调控因子"转录因子Tet"作用下，诱导T淋巴细胞向Th1免疫反应。CD4+T淋巴细胞与肺泡巨噬细胞及树突状细胞呈递的HP致病抗原相互作用，进而分化成各种不同的效应细胞。IL-12和IFN-γ使淋巴细胞向Th1细胞分化。HP动物模型的实验研究显示表达CD34和Toll样受体对树突状细胞高效运送和形成肉芽肿性Th1炎症反应起关键性作用。同样，肺泡上皮细胞和免疫细胞的凋亡可促进CD11c+树突状细胞成熟和合成趋化因子，激发针对HP致病抗原的免疫反应。CD4$^+$ T 淋巴细胞可分化成经典的 Th1 和 Th2 细胞，还可分化成各种不同效应细胞，如 Th17 细胞、滤泡辅助性 T 淋巴细胞和调节性 T 淋巴细胞。研究证实 CD4$^+$ Th17 细胞在肺纤维化形成中起重要作用。免疫病理进程有助于诱导疾病发展成慢性病程和纤维化的形成。慢性 HP 患者的 CD4$^+$ T 细胞水平和 CD4$^+$/CD8$^+$ 比例升高，提示免疫反应向 Th2 反应偏移，Th2 反应则是促纤维化的形成。γδT 淋巴细胞通过调节 IL-22 水平而起到抗纤维化的作用。阻断 IL-22 信号通路可加速肺纤维化进程。其他炎症细胞在纤维化进程中的作用还不清晰。

四、临床表现

尽管目前所知的致病抗原很多，但它们所导致的临床特征相似，通常分为急性、亚急性和慢性。由于从抗原暴露至出现症状的潜伏期的不确定性，因此这种分类还存在很大的争议。而急性和慢性的表现同时存在，使亚急性 HP 的诊断更为困难。

急性 HP 患者暴露于抗原几个小时后出现流感样症状，脱离抗原数小时至数天后症状逐渐减轻或消失，但重新暴露于抗原后症状再发加重。病情发作时很难和病毒或支原体性呼吸道感染相鉴别。对于从事农业人群，必须注意和有机粉尘毒性综合征鉴别。少数患者的呼吸道症状很轻，仅表现为发热，有些甚至无症状。对于出现喘息、气道高反应和 X 线胸片正常的患者，需要与暴露于职业环境中的支气管哮喘鉴别，但 HP 患者的症状通常不会进行性加重，且间歇性发作，脱离变应原后自行改善。部分从事农业工作 HP 患者病情反复发作后可发展为阻塞性肺气肿，而不是肺纤维化。

亚急性 HP 是一种咳嗽和呼吸困难进行性加重的疾病。通常于反复吸入低水平的致病抗原数周至数月后隐匿起病，常见临床表现包括呼吸困难、疲劳和咳嗽。有些患者刚起病时可仅有发热，直到呼吸道症状明显时才能诊断。鉴别诊断包括肺炎和机化性肺炎、非特异性间质性肺炎、淋巴细胞性间质性肺炎和药物导致的肺疾病等非感染性间质性肺炎。结节病也可出现肉芽性结节，但边缘清晰，多沿淋巴管分布。

未能及时识别和规范治疗的急性和亚急性 HP 可进展为慢性 HP。但大多数患者并无急性病程的症状，而表现为隐匿起病慢性进行性进展的纤维化性肺疾病，多发生于鸟抗原暴露的患者。临床表现包括慢性进行性呼吸困难、咳嗽、疲劳、不适和体重下降。可有杵状指（趾），通常提示病情加重。病情晚期可表现为 UIP 或纤维化型 NSIP。

部分慢性 HP 患者可出现呼吸功能的急剧恶化，HRCT 显示新出现的双侧磨玻璃影。这些患者预后很差，通常需要机械通气。病情急性加重多发生于男性吸烟、支气管肺泡灌洗液中淋巴细胞较少而中性粒细胞升高、诊断时纤维化面积较大及肺功能较差的患者。病理活检提示在肺纤维化基础上出现明显的弥漫性机化性肺泡损伤。

五、影像学检查

急性 HP 时主要的病变特征是磨玻璃影、实变影和边缘不清的结节影。部分患者可出现无异常的影像学表现。亚急性/慢性 HP 的主要特征是大小不一的磨玻璃影或边缘不清的结节影、小气道阻塞广泛时可出现马赛克征、呈肺叶性分布的呼气相的斑片状气体闭陷。慢性 HP 特征性表现是同时合并网格影、磨玻璃影和小叶中心性结节影，网格影主要分布于胸膜下或支气管血管束周围，双下肺相对正常。慢性 HP 和 IPF 及 NSIP 的主要鉴别点是出现肺叶性的气体闭陷及肺透亮度下降、小叶中心性结节和双中上肺分布为主。在磨玻璃影中合并薄壁气囊相对少见，与淋巴细胞性间质性肺炎较难鉴别。有些从事农业的未吸烟患者则表现为肺气肿，而不是肺纤维化；有些患者则同时合并肺纤维化及肺气肿。

六、肺功能检查

对 HP 来说，肺功能异常即无特异性，也无诊断性。大部分间质性肺疾病患者均可出现与 HP 相似的肺功能异常。肺功能的临床价值在于评估诊断时病情的严重性和随访时病情的演变。急性 HP 时，肺功能表现为限制性通气功能障碍和中至重度的弥散功能下降；少部分患者的肺功能可正常。部分从事农业的 HP 患者则表现为阻塞性通气功能障碍。大部分患者表现为活动后低氧血症，而静息状态下时则无低氧血症。

七、支气管肺泡灌洗液检查

对于 HP 相关的肺部炎症，支气管肺泡灌洗液检测是一种很敏感的方法。T 淋巴细胞比例明显升高，通常>50%，可作为与其他间质性肺疾病的重要鉴别点；而吸烟、HRCT 显示纤维化性病变或慢性 HP 患者的 T 淋巴细胞计数则常偏低。对于有暴露史的无症状人群，T 淋巴细胞计数也可升高，表明这是正常炎症反应或无临床意义的低强度肺泡炎。由于越来越多的证据表明 CD4$^+$ T 淋巴细胞和 CD8$^+$ T 淋巴细胞计数及 CD4$^+$/CD8$^+$ 比例可随吸入抗原的性质、暴露的强度、吸烟状况和临床分期等因素的变化而变化，故目前不建议常规临床检测。抗原暴露后几天内，支气管肺泡灌洗液中可出现少量的 B 淋巴细胞、浆细胞和肥大细胞及高水平的免疫球蛋白 M、G 和 A；有学者认为支气管肺泡灌洗液中肥大细胞升高可与其他间质性肺疾病鉴别。急性 HP 时中性粒细胞也可升高。蛋白质组学研究显示 HP-UIP 患者中的表面活性蛋白 A、Ig 重链 α、热休克糖蛋白、结合珠蛋白和 IgJ 链等水平明显升高；而 HP-NSIP 患者中的谷胱甘肽、维生素 D-结合蛋白质和 β-肌动蛋白等水平明显升高。

八、组织病理检查

急性 HP 时显示疏松的组织细胞沿支气管周分布，间质内中性粒细胞明显升高伴纤维蛋白沉积。少量患者的肺泡内纤维蛋白沉积明显，符合急性纤维素性机化性肺炎表现。不管是何种病因，最后导致的亚急性 HP 均表现为以细支气管炎为中心的肉芽肿性间质性肺炎，参与炎症的细胞主要是淋巴细胞，伴少量的浆细胞和组织细胞，偶见嗜酸性粒细胞和中性粒细胞。除了"热水浴缸肺"相关肉芽肿的边缘比较清晰外，通常是体积较小、结构疏松、边缘不清的非坏死性肉芽肿，大多数患者伴细支气管周围淋巴组织增生。也常可见散在分布的含有非特异性胞质包涵体的多核巨细胞。但在临床实践中，约有 30% 外科肺活检患者未见这种典型的肉芽肿特征。目前研究发现应用一种称为半胱氨酸蛋白酶的组织蛋白酶 K 进行染色可提高对微小肉芽肿的检出率，组织蛋白酶 K 主要在激活的巨噬细胞和上皮样细胞中表达。在包括 HP 的所有肉芽肿中，可见上皮样细胞和巨噬细胞高水平表达组织蛋白酶 K；而脱屑性间质性肺炎和呼吸性细支气管炎并间质性肺炎患者的支气管肺泡灌洗液中肺泡巨噬细胞的组织蛋白酶 K 染色是阴性的。因此，在慢性 HP 中，组织蛋白酶 K 可能是肉芽肿高敏感性和特异性的标志物。慢性 HP 患者的病理学特征是在亚急性 HP 基础上出现纤维化性病变和肺结构毁损，可表现为 UIP 样改变（斑片状纤维化、胸膜下蜂窝肺和成纤维细胞灶）、NSIP 样改变、OP 样改变或气道中心纤维化。有时由于肺组织标本缺乏典型的亚急性病变，无法和特发性 UIP 鉴别。支持 HP 的病理特征包括：以细支气管为中心的炎性渗出性病变、支气管周围纤维化、支气管上皮细胞过度增生、肉芽肿或多核巨细胞（染色常可见胆固醇裂隙）。支气管上皮化生也多见于 HP，而 IPF 患者中极少见。气道中心纤维化有时可累及细支气管周围的肺泡管并延伸至肺小叶周围局域，呈现桥梁纤维化征象，可协助鉴别慢性 HP 和 IPF。HP 病变分布相对不均，有些组织样本呈现典型的 HP 表现，有些则为 UIP 样或 NSIP 样改变。因此，肺活检取材时应取两个不同肺叶的组织标本。

九、抗原检测、特异性抗体和 T 细胞激发试验

特异性循环抗体是致敏的证据和抗原暴露的标志物，但不是疾病的依据。在特定的临床背景下，如特异性循环抗体阳性，可协助诊断 HP。在确诊的 HP 患者中也可出现假阴性的结果。免疫过滤法、酶免疫测定和荧光酶免疫分析等新检测方法已可成功检测 HP 抗原，如痰的假单胞菌属和免疫原性。针对禽类抗原的 IgG 抗体>10mg/L 时可协助 HP 的诊断，滴度越高则 HP 的可能性越高，滴度越低则暴露于该抗原的可能性越低。由于很难找到慢性肺纤维化患者的特异性抗体，有研究用特异性抗原刺激外周血中的单核细胞，如单核细胞增殖指数升高则可诊断 HP。抗原激发试验是诊断 HP 的金标准，抗原激发 8~12 小时后出现咳嗽、呼吸困难、发热、FVC 和血氧饱和度下降等表现，则称为激发试验阳性。由于无法预测激发试验后所导致躯体伤害的严重程度，故试验后 24 小时内必须密切监测患者的病情演变。

如激发试验阳性，结合病史和临床特征可明确诊断 HP，但如激发试验阴性，依然无法排除 HP。由于仍缺乏标准化的抗原（不准确的抗原和刺激物的混合物）和激发技术及有严重损害患者健康的风险，故不建议临床实践中常规应用激发试验。

十、诊断

HP 的诊断取决于临床表现和暴露性质。由于缺乏特异性的特征，临床医生的高度怀疑、抗原的暴露史及临床表现、放射学特征、实验室检查和病理检查结果等的综合分析是 HP 诊断的决定性因素。明确的暴露史、流感症状及几小时或几周后症状自行缓解是诊断急性 HP 的重要依据，HRCT 表现为斑片状磨玻璃影和支气管肺泡灌洗液中性粒细胞与淋巴细胞升高也是重要的诊断线索。亚急性和慢性 HP 的诊断更为困难，暴露史、特异性血清抗体、间质性肺疾病的临床行为、支气管肺泡灌洗液淋巴细胞升高、HRCT 有磨玻璃影、边缘不清的小叶中心性结节、马赛克征和气体闭陷、病理显示小叶中心性肉芽肿性间质性肺炎等都是诊断的重要线索。慢性 HP 的 HRCT 特征与亚急性的相似，在亚急性的基础上出现明显的网格影。隐匿起病的慢性 HP 通常缺乏亚急性的特征，因此最难明确诊断。

延迟诊断和漏诊的常见原因包括：缺乏对患者及家属直接或间接暴露史的质疑、不能识别暴露史与疾病之间的联系（如暴露于工作或居住环境中的受污染水源）、把血清沉淀素阴性作为排除 HP 的重要标准、肺功能或胸部影像学正常、缺乏明确的致病抗原的暴露史以致误诊为其他间质性肺疾病、由于忽视 HP 相关的细微病变特征和非特征的病变导致对病理结果的错误解读或评估不足。

十一、治疗

早期诊断及避免抗原接触是管理 HP 的关键措施。尽管有少数患者再次接触抗原后病情不会加重，甚至会逐渐耐受，但绝大部分患者病情进一步加重。改善工厂和农业工作环境是减少抗原暴露的重要措施；必要时也可让患者远离相关的污染环境。对于没有条件或不愿意离开相关致病环境时，安装空气净化器可最大程度地减少抗原的暴露。目前治疗 HP 的药物是口服激素，但其长期疗效尚未明确。对于亚急性 HP 患者，避免抗原暴露并持续口服泼尼松 3~6 个月后可停药。对于亚急性加重的慢性 HP 患者，先给予泼尼松 0.5mg/（kg·d），4~6 周后逐渐减量，最后 10mg/d 长期维持治疗。必要时可联合硫唑嘌呤、环磷酰胺等免疫抑制剂治疗。有病例报道吸入表面激素可减少全身激素的用量。在治疗期间，如患者临床症状和/或肺功能无改善，应停止激素治疗。对于严重的非结核分枝杆菌相关的 HP 患者，激素治疗同样有效。对于晚期的慢性 HP 患者，不建议激素治疗，可考虑肺移植治疗。

十二、预后

有关 HP 预后的资料很少,大多来自"鸽子肺"和"农民肺"。总的来说,急性 HP 时,如能及时诊断和治疗,绝大多数患者的病情可快速改善。而亚急性和慢性 HP 时,尤其是"鸽子肺"患者,大多数病情进行性进展为不可逆的肺纤维化,并于诊断后几年内死亡。HRCT 或肺组织病理显示纤维化时,患者的预后通常较差,UIP 样或 NSIP 样表现患者的生存率与 IPF 患者的相似。20% 慢性 HP 患者合并肺动脉高压,并与死亡率的升高密切相关。

（韩茜　罗群）

参考文献

[1] BOURKE SJ, DALPHIN JC, BOYD G, et al. Hypersensitivity pneumonitis: current concepts[J]. Eur Respir J Suppl, 2001, 18(32): 81S-92S.

[2] BALDWIN CI, TODD A, BOURKE S, et al. Pigeon fanciers' lung: effects of smoking on serum and salivary antibody responses to pigeon antigens[J]. Clin Exp Immunol, 1998, 113(2): 166-172.

[3] LACASSE Y, SELMAN M, COSTABEL U, et al. Classification of hypersensitivity pneumonitis: a hypothesis[J]. Int Arch Allergy Immunol, 2009, 149(2): 161-166.

[4] AGARWAL R, NATH A. Hot-tub lung: hypersensitivity to Mycobacterium avium but not hypersensitivity pneumonitis. Respir Med, 2006, 100(8): 1478.

[5] FrANKS TJ, GALVIN JR, FRAZIER AA. The impact and use of high-resolution computed tomography in diffuse lung disease[J]. Curr Diagn Pathol, 2004, 10(4): 279-290.

[6] CORDEIRO CR, JONES JC, ALFARO T, et al. Bronchoalveolar lavage in occupational lung diseases[J]. Semin Respir Crit Care Med, 2007, 28(5): 504-513.

[7] SCHUYLER M, CORMIER Y. The diagnosis of hypersensitivity pneumonitis[J]. Chest, 1997, 111(3): 534-536.

[8] CORMIER Y, Bélanger J. Long-term physiologic outcome after acute farmer's lung[J]. Chest, 1985, 87(6): 796-800.

第九节
肺嗜酸性粒细胞浸润症

肺嗜酸性粒细胞浸润症(pulmonary infiltration with eosinophilia,PIE,或 pulmonary eosinophilia)是一组以气道或肺实质嗜酸性粒细胞浸润为特征的疾病。最早是在 20 世纪 50 年代由 Reeder 和 Goodrich 提出"PIE syndrome"的概念,概括一组以肺部实质性浸润伴外周血嗜酸性粒细胞增多为特征的疾病。但后来有学者发现部分肺部疾病(如急性嗜酸性粒细胞性肺炎)有肺部嗜酸性粒细胞浸润但不伴有外周血嗜酸性粒细胞增多,或是仅有支气管肺泡灌洗液(BALF)中嗜酸性粒细胞的增多而没有外周血中嗜酸性粒细胞增多。1994 年 Allen 等学者提出满足下列之一即可考虑肺嗜酸性粒细胞浸润症的诊断:①伴有外周血嗜酸性粒细胞增多的肺部浸润性病变;②开胸或经支气管肺活检证实组织中嗜酸性粒细胞增多;③支气管肺泡灌洗液嗜酸性粒细胞增加。此外,对诊断来说还有很重要的一点是这类疾病大多数对激素治疗比较敏感。

肺嗜酸性粒细胞浸润症根据病因分为四类:①变态反应性肺嗜酸性粒细胞浸润症,如哮喘、变应性支气管肺曲霉病(allergic bronchopulmonary aspergillosis,ABPA);②特发性(原因不明的)肺嗜酸性粒细胞浸润症,如单纯性肺嗜酸性粒细胞浸润症(simple pulmonary eosinophilia,SPE,又名 Löffler's syndrome)、慢性嗜酸性粒细胞性肺炎(chronic eosinophilic pneumonia,CEP)、急性嗜酸性粒细胞性肺炎(acute eosinophilic pneumonia,AEP)、嗜酸性肉芽肿性多血管炎(eosinophilic granulomatosis polyangitis,EGPA,过去曾称作"丘-施综合征,Churg-Strauss syndrome")、特发性嗜酸性粒细胞增多综合征(idiopathic hyper-eosinophilic syndrome,IHS);③外源性因子引起的肺嗜酸性粒细胞浸润症,如寄生虫感染引起的肺嗜酸性粒细胞增多症、药物或毒素引起的嗜酸性粒细胞性肺炎;④其他肺部疾病伴随的外周血嗜酸性粒细胞增加,如致纤维化性肺泡炎、肺癌、淋巴瘤、结节病、结核等。

多数 PIE 表现为外周或组织中嗜酸性粒细胞增多,伴肺部体征或胸部影像学异常。在 PIE 的诊断中,胸部 CT 检查比普通 X 线胸片检查更具临床价值,可以表现为肺实质密度增高影。但在不同类型的 PIE 中其影像学表现常有重叠,多需要结合病史和其他检查综合判断。仔细询问病史、仔细的体格检查和必要的实验室检查非常有价值。如喘息史提示可能是 EGPA、ABPA;疫区或疫水接触史应考虑寄生虫感染;同时还应询问药物接触史。实验室检查中外周血细胞分类计数对 PIE 的诊断非常重要,大多数患者外周血嗜酸性粒细胞增多,但也有少数例外,如 AEP。大便检查和血清学检查对寄生虫感染或 ABPA 有一定价值。支气管肺泡灌洗(BAL)对 PIE 的判断非常有价值,因为有些 PIE 外周血嗜酸性粒细胞并不多,此时 BALF 中嗜酸性粒细胞增多可能是最早的(也有可能是唯一的)支持 PIE 的依据。

对于原因不明的 PIE 需做肺功能检查,有些疾病如 AEP、CEP 和热带肺嗜酸性粒细胞增多症表现为典型的限制性通气功能障碍,而 ABPA 和 EGPA 则表现为阻塞性通气功能障碍。对于 EGPA 的诊断可能需要肺活检,但是 ABPA、IHS 和药物反应或寄生虫感染多数不需要行肺活检。

一、变态反应性肺嗜酸性粒细胞浸润症

（一）变应性支气管肺曲霉病（allergic bronchopulmonary aspergillosis，ABPA）　曲霉菌广泛存在于自然界,迄今发现约有 200 种,但只有相对少数可引起人类发病,其中最常见的有烟曲霉、黄曲霉、黑曲霉。曲霉菌所致的肺部疾病统称为肺曲霉病,因宿主和暴露时间不同而有不同的临床表现,大致分为肺曲霉球(常继发于肺部空洞性疾病)、变应性支气管肺曲霉病(ABPA,基础疾病多为哮喘和囊性纤维化)、慢性坏死性曲霉病(有慢性肺部疾

病或轻度免疫缺陷患者)和侵袭性肺曲霉病(多发生在免疫缺陷或器官移植患者)。其中 ABPA 是一种非感染性炎症性疾病,以机体对寄生于支气管内的曲霉发生变态反应为主要特点。

1. 病因及发病机制　首先曲霉孢子经呼吸道吸入,黏附在气道上皮细胞表面或细胞之间发育生长成为菌丝。在此过程中释放蛋白水解酶和其他毒性物质,破坏气道上皮;上皮层结构被破坏后有利于曲霉抗原与上皮细胞直接相互作用从而进一步激活上皮细胞。激活的上皮细胞释放一系列炎症因子和趋化因子启动炎症反应,同时被蛋白水解酶破坏的上皮层增强了曲霉抗原和其他变应原转运和呈递,进而诱导 Th2 型免疫反应,产生 IL-4、IL-13、IL-5,其中 IL-4 和 IL-13 诱导 B 细胞产生 IgE 并激活肥大细胞,IL-5 使嗜酸性粒细胞脱颗粒。这种 I 型变态反应引起气道壁和周围肺组织的损害,出现支气管痉挛,腺体分泌增多,临床上表现为喘息、咳痰。其次肺部抗原持续存在是疾病进展、气道重构的重要因素。曲霉自身释放的毒性物质可以抑制肺内吞噬细胞的活性并使纤毛的清除功能减弱,从而使抗原持续存在气道中,同时诱发局部炎症,形成黏液栓致支气管扩张,并且使嗜酸性粒细胞分泌多种致纤维化因子及抗原抗体介导的 III 型免疫反应等引起气道重构,最终致肺纤维化。

2. 病理特点　ABPA 的病理改变早期主要表现为支气管壁被单核细胞和嗜酸性粒细胞浸润,然后出现黏液嵌塞和嗜酸性粒细胞肺炎,进一步进展为慢性或渗出性毛细支气管炎和中心性支气管肉芽肿,晚期出现广泛纤维化及瘢痕形成。

支气管壁浸润及支气管黏液嵌塞:支气管壁损害在病理上主要表现为类似哮喘的炎症过程,即嗜酸性粒细胞、淋巴细胞和浆细胞浸润的炎症反应,气道上皮损坏或杯状细胞增生,鳞状化生,溃疡;基底膜增厚;随后软骨消失,纤维化。接着支气管腔被过敏性黏液嵌塞,过敏性黏液由分层排列的细胞(指退化或存活的嗜酸性粒细胞及其他炎症细胞)、细胞碎片和黏液组成,有时其中可看到 Charcot-Leyden 晶体及真菌菌丝,但使用组织化学染色,菌丝一般也很难找到。

嗜酸性粒细胞性肺炎:肺泡和肺间质内充满嗜酸性粒细胞、巨噬细胞等炎症细胞和 Charcot-Leyden 晶体。

中心性支气管肉芽肿:支气管内含黄色非干酪样肉芽肿,类似坏死性肉芽肿,沿支气管呈线状或结节状蔓行延伸分布,有时充满支气管腔而将其阻塞。肉芽肿中心有坏死的嗜酸性粒细胞和中性粒细胞,有时还可看到稀疏或断裂的菌丝。此外,还有罕见的曲霉球及继发于阻塞引起的改变如急性或机化性细菌性肺炎、脓肿形成、脂质性肺炎和慢性间质性肺炎等。

3. 易感因素　宿主的潜在性肺部疾病和遗传学上的特点与 ABPA 的发生有关。潜在性肺部疾病主要指支气管哮喘和囊性纤维化,在持续性哮喘患者中 ABPA 的发生率为 1%~2%,而肺囊性纤维化患者是 7%(1%~15%)。此外遗传性过敏症、先天性免疫缺陷综合征、高 IgE 综合征和慢性

肉芽肿疾病等患者也易发生 ABPA。遗传学研究发现 HLA-DR2 和 HLA-DR5 基因型可以促使 ABPA 的发生,而 HLA-DQ 基因则起保护作用。还有一些易感因素如囊性纤维化患者跨膜转导调节基因的突变、肺表面活性蛋白 SP-A2 胶原区域的多型性、甘露聚糖结合凝集素结构基因的多态性及气道分泌物的生物化学特点和环境暴露史等。

4. 临床分期　ABPA 自然病程可分五期,I 期(急性期):典型发作症状,可有肺部浸润影,血清总 IgE 升高;II 期(缓解期):哮喘症状仅靠支气管扩张药及吸入糖皮质激素可控制,血清 IgE 和 X 线胸片正常至少 6 个月;III 期(复发加重期):急性症状发作或无症状但肺部出现新的浸润影,且血清 IgE 升高 2 倍以上;IV 期(糖皮质激素依赖哮喘期):进入此期后,症状必须靠口服糖皮质激素控制,即使症状缓解也难以停药;V 期(肺间质纤维化期):肺呈广泛纤维化改变,不可逆性的肺损害,最终因呼吸衰竭而死亡。临床分期可指导治疗,但这五期不是 ABPA 的必然过程,各患者因其诊断早晚及治疗及时与否而呈现不同的临床经过。

5. 临床表现

(1)症状和体征:复发和缓解常交替出现,症状没有特异性,如咳嗽、咳痰、喘息、咯血、发热、胸痛,典型的患者可咳出支气管树状痰栓,痰栓咳出后支气管痉挛症状常明显改善;很多患者同时伴有其他变态反应,如鼻炎、结膜炎、过敏性皮炎及对常见肺部变应原和花粉的敏感性增强。疾病晚期发展为肺纤维化可出现呼吸衰竭表现。体征也缺乏特异性,发作时可有湿啰音,出现肺实变或纤维化时可在吸气末听到裂帛音(Velcro 音)。

(2)影像学:暂时性改变包括肺部的浸润影、痰栓(单支受累表现为牙膏状、纺锤状、闭块状,相邻支气管受累表现为 V 形或 Y 形)、肺不张;永久性改变包括支气管扩张、支气管管壁增厚、肺大疱、胸膜增厚、肺纤维化等。

(3)肺功能变化:主要表现为包括限制和阻塞的混合性通气功能障碍和弥散功能降低(在 V 期和 III 期明显)。但个体差异很大,有些患者肺功能可以相对稳定,而另一些患者肺功能却呈进行性下降。

6. 诊断　ABPA 是持续性哮喘和囊性纤维化的重要并发症,极少部分发生在如前述的其他疾病基础上,而健康人几乎不发病。

诊断标准包括:①发作性支气管哮喘;②霉菌变应原速发性皮肤试验阳性;③霉菌变应原沉淀抗体阳性;④血清总 IgE 浓度升高(>1 000ng/ml);⑤抗霉菌变应原特异性 IgE、IgG 抗体效价升高;⑥外周血嗜酸性粒细胞增多;⑦肺部游走性浸润病灶;⑧近端支气管扩张症。其中第⑥、⑦条主要出现在 ABPA 急性期或加重恶化期,因而不是诊断所必要的。而第⑧条对 ABPA 诊断很有帮助但不是所有患者都会出现。

继发于囊性纤维化患者的 ABPA 诊断标准因支气管堵塞、肺部浸润影、支气管扩张在囊性纤维化患者中比较常见,这使得囊性纤维化基础上发生 ABPA 的诊断较为困难。美国囊性纤维化基金会提出了新的诊断标准,包括:①临床恶化(咳嗽、喘息、痰量增多、活动受限和肺功能降低);②曲

霉变应原速发性过敏反应（皮肤试验阳性或 IgE 反应）；③血浆总 IgE 浓度 >1 000ng/ml；④曲霉变应原沉淀抗体阳性；⑤有异常的 X 线胸片表现（浸润影、黏液痰栓或与以前 X 线胸片比较表现出难以解释的改变）。确诊必须同时满足以上 5 项。

7. 防治　曲霉广泛分布于自然界，存在于有机坏死物、发霉的谷物、酿造食品、水、土壤、衣服、空气、动物皮毛，尽可能脱离变应原，避免接触曲霉污染的环境；如果不能脱离，采取各种防护措施如防尘、戴防护口罩等。

8. 治疗　ABPA 是对曲霉引起的一种变态反应性疾病，糖皮质激素是最有效的治疗，口服激素联合伊曲康唑是目前治疗方案。Ⅰ 期和 Ⅲ 期患者使用泼尼松 0.5mg/（kg·d），一般 2 周或待症状控制或肺部浸润影改善后改为相同剂量隔日口服维持 3 个月，之后逐渐减量，减量过程至少 3 个月以上。ABPA 的发生与气道内真菌持续存在有关，所以在激素治疗同时加用抗真菌药可以清除支气管内的真菌，可望降低糖皮质激素的用量和稳定症状。近年应用伊曲康唑（itraconazole）作为 ABPA 的辅助治疗可有效控制哮喘，改善肺功能，减少激素使用量，降低血浆中 IgE 水平。三唑类新抗真菌药伏立康唑（voriconazole）主要用于侵袭性肺曲霉病的治疗，而在 ABPA 的治疗中研究很少。但与伊曲康唑相比，伏立康唑有更好的口服生物利用度，且其吸收不受胃酸影响，可作为 ABPA 的另一种治疗选择。

（二）支气管哮喘　支气管哮喘（bronchial asthma，简称哮喘）是由多种细胞（如嗜酸性粒细胞、肥大细胞、T 淋巴细胞、中性粒细胞、气道上皮细胞等）和细胞组分参与的气道慢性炎症性疾病。这种慢性炎症与气道高反应性相关，通常出现广泛多变的可逆性气流受限，并引起反复发作性的喘息、气急、胸闷或咳嗽等症状，常在夜间和/或清晨发作、加剧，多数患者可自行缓解或经治疗缓解。嗜酸性粒细胞是哮喘气道炎症的主要效应细胞之一，患者往往存在肺组织的嗜酸性粒细胞浸润。详见第二十五章第三节"支气管哮喘"。

二、原因不明的肺嗜酸性粒细胞浸润症

（一）单纯性肺嗜酸性粒细胞浸润症（simple pulmonary eosinophilia，SPE）　Löffler 于 1932 年首先描述本病，故又名 Löffler 综合征。其特点为游走性肺部浸润伴外周血嗜酸性粒细胞计数增高，肺部症状轻微，多数仅有轻咳，病程呈自限性，常于 3~4 周内自行痊愈。

1. 病因　本症很可能为肺泡的一过性变态反应，常见病因为寄生虫感染和药物反应。约有 1/3 患者未能查出病因。本病在某些地区呈季节性流行，故推测环境抗原因素在某些地区亦为可能的病因。

蛔虫感染是最常见的病因，蛔虫体多种物质有很强的抗原性。实验证明，进食蛔虫卵后，幼虫移行至肺可发生本症典型的肺部表现与嗜酸性粒细胞升高。引起本病的其他寄生虫有钩虫、丝虫、绦虫、姜片虫、旋毛虫和阿米巴

原虫等。药物有对氨基水杨酸钠、阿司匹林、青霉素、硝基呋喃妥因、保泰松、氯磺丙脲、肼屈嗪、美卡拉明、磺胺类药和甲氨蝶呤等。尚有吸入花粉、真菌孢子等产生本病的报道。

2. 病理　病理变化主要位于肺间质、肺泡壁及终末细支气管壁，有不规则的嗜酸性粒细胞浸润灶，有时肺泡内可见成堆的嗜酸性粒细胞，极少累及血管。

3. 临床表现　SPE 轻者只有微热、疲倦及轻微干咳等，重者可发高热、阵发性咳嗽及喘气等急性症状；严重时，偶可发生呼吸衰竭。胸部听诊有湿性或干性啰音，有时叩诊可呈浊音。脾可稍大。肺功能检查表现为轻中度限制性通气功能损害伴有弥散功能下降。影像学的表现为 X 线胸片可见云絮状斑片影，大小、形状及位置都不恒定，呈游走样，多在 1 个月内自行消退。这种阴影往往是非节段性的，可以单发或多发，边缘模糊，多位于周围肺野。高分辨率 CT 显示为磨玻璃阴影或阴影内有充气征，主要位于中下肺叶的周围区域，或表现为单个或多个含气的结节，其周围伴有磨玻璃样改变。在影像学上应与其他游走性阴影性疾病如肺出血、肺血管炎、隐源性机化性肺炎或反复吸入性肺炎等相鉴别。当影像学上表现为含气的结节周围伴有磨玻璃样晕征时应与肺部感染（如侵袭性肺曲霉病、毛霉菌病和念珠菌病）、原发性或转移性出血性肿瘤、细支气管肺泡癌或肺淋巴瘤等相鉴别。外周血嗜酸性粒细胞增多，可达 10%~20%，有时高达 60%~70%，且比正常嗜酸性粒细胞大，并含有大型颗粒。痰液中亦可见到较多嗜酸性粒细胞。

4. 诊断　本症的诊断主要根据外周血嗜酸性粒细胞增多伴游走性肺部浸润灶，且临床症状轻微，能自愈等特点。怀疑由蛔虫感染引起者，可在症状出现 2 个月后，即尾蚴在体内发育成虫后，做粪便集卵检查。

5. 治疗　一般不需要治疗。疑为药物引起者应立即停药，寄生虫所致者可予驱虫治疗。如症状显著或反复发作，可予糖皮质激素治疗。

（二）急性嗜酸性粒细胞肺炎（acute eosinophilic pneumonia，AEP）　AEP 是一类与其他特发性嗜酸性粒细胞性肺疾病不同的一类疾病，主要临床特征是急性发热，持续时间常不超过 5 天；低氧血症；胸部影像检查示弥漫性肺泡或肺泡-肺间质密度增高影；BALF 中嗜酸性粒细胞超过 25%；无寄生虫、真菌或其他微生物感染的证据；糖皮质激素治疗快速有效。外周血嗜酸性粒细胞计数多正常，但在随后的病程中可以升高。与外周血嗜酸性粒细胞不同，BALF 中嗜酸性粒细胞非常高，这是 AEP 重要的特征。在 AEP 急性期行肺功能检查多提示为限制性通气功能障碍。AEP 对糖皮质激素治疗有效，而且反应迅速，多在 24~48 小时内起效，且与 CEP 不同，停用糖皮质激素后一般也不会复发。

1. 病因　AEP 的确切病因迄今未明，可能与药物或抗原、尘埃、海洛因、烟雾或病毒等吸入有关。近年有多篇报道发现第 1 次吸烟或戒烟多年后又重新吸烟诱发本病，并且

有人观察到吸烟负荷试验可重现 AEP 临床表现。

2. 病理 AEP 主要病理特征是以嗜酸性粒细胞浸润为主的肺泡炎,肺泡腔、肺泡壁、肺泡间隔、细支气管周围、小叶间隔及胸膜有广泛嗜酸性粒细胞和小圆细胞浸润及纤维素性渗出,亦可出现单侧或双侧胸膜反应、胸腔积液,病情严重者有肺泡内出血及嗜酸性粒细胞破碎。

3. 临床表现 AEP 好发于以往健康的青年,常急性起病,表现为发热(37.5~40.0℃)、畏寒、干咳、呼吸困难、胸痛、肌肉酸痛、上腹部不适等,重者可出现急性呼吸衰竭。80% 的患者胸部听诊可闻及爆裂音(Crackle 音)或小水泡音,部分患者可听到哮鸣音,多伴心动过速。症状持续时间多短暂,平均 3 天左右,有自愈倾向,但亦可有迅速恶化,24 小时内即需行机械通气者。

AEP 患者外周血白细胞一般均升高,可达 $(15~20)\times 10^9/L$ 或以上,以中性粒细胞为主,多数患者症状明显时外周血嗜酸性粒细胞正常或降低(嗜酸性粒细胞向肺聚集),但在病后第 5~10 天及第 20~30 天时可分别出现 2 次外周血嗜酸性粒细胞增多,这种现象是 AEP 重要的临床特点。有人认为第 1 次(病后 5~10 天)外周血嗜酸性粒细胞出现高峰是由于残留的抗原刺激引起骨髓嗜酸性粒细胞池的释放增加,第 2 次高峰(病后 20~30 天)是骨髓嗜酸性粒细胞分化和产生增加所致。血 CRP 阳性,血沉、IgE、粒细胞集落刺激因子(G-CSF)及 IL-5 常增高。胸腔积液为渗出液,嗜酸性粒细胞明显增多(可高达 50%),葡萄糖在正常范围内。血液及 BALF 细菌、分枝杆菌、真菌、军团菌、病毒等培养及其抗体测定均阴性。粪中找不到寄生虫或寄生虫卵。

血气分析多表现为严重的低氧血症,在呼吸空气的条件下,$PaO_2 \leqslant 60mmHg$(1mmHg = 0.133kPa),肺泡-动脉血氧分压差($P_{A-a}O_2$)>40mmHg,pH 常高,$PaCO_2$ 常低下,呈呼吸性碱中毒表现。

AEP 患者 BALF 细胞总数增高,常大于 $(0.8~1.2)\times 10^9/L$,嗜酸性粒细胞>25%,甚至>50%,这是诊断本病最有用的依据,怀疑为 AEP 患者应尽早进行 BALF 检查。此外,BALF 中亦可见中性粒细胞、淋巴细胞比例增高,但肺泡巨噬细胞比例下降,无论涂片染色或培养均找不到病原体。

AEP 患者 X 线胸片示两肺弥漫性间质性、肺泡性或混合性浸润阴影,常伴双侧或单侧少量胸腔积液,以双侧多见,40%~50% 可见 Kerley B 线和 A 线,纵隔淋巴结可肿大,但心影多正常。CT 检查能更清楚地显示两肺弥漫性磨玻璃状、片状或网状阴影,小叶间隔肥厚及胸腔积液。

4. 诊断 AEP 目前尚无明确的病因学诊断,但临床上凡遇年轻患者,特别是男性,有发热、咳嗽、气急或急性呼吸衰竭等临床症状,肺部听诊有 Crackle 音或小水泡音,X 线胸片两肺弥漫性浸润阴影,严重低氧血症,BALF 嗜酸性粒细胞明显增多,或肺活检示肺泡腔、肺泡间隔有大量嗜酸性粒细胞浸润,均应考虑为 AEP。

综合 Allen 及 Pope-Harman 提出的诊断标准,符合下列几点可作为 AEP 诊断依据:①1 周以内的急性发热;②胸部 X 线示两肺弥漫性浸润阴影;③严重低氧血症,呼吸空气条件下 $PaO_2 \leqslant 60mmHg$,动脉血氧饱和度(SaO_2)<90% 或 $P_{A-a}O_2$>40mmHg;④BALF 嗜酸性粒细胞≥25% 或肺活检示肺嗜酸性粒细胞弥漫浸润;⑤无支气管哮喘或其他过敏史;⑥有时能自愈或经糖皮质激素治疗有效,治疗结束后无复发亦无后遗症。

5. 治疗 糖皮质激素对 AEP 有特效,应视病情轻重调节剂量,病情轻者可口服泼尼松 20mg(甲泼尼龙 16mg),每日 3 次,病情重者可用甲泼尼龙 125mg 静脉注射,每 6 小时 1 次,症状控制后可减量或改为口服泼尼松 40~60mg/d,并逐渐减量,治疗数小时或 1 周以内,临床表现可迅速缓解甚至消失,但疗程仍需 10 天至 3 个月,以防复发。

6. 预后 AEP 预后良好,有自愈倾向,停止糖皮质激素治疗后常无复发,亦无后遗症。

(三)慢性嗜酸性粒细胞性肺炎(chronic eosinophilic pneumonia,CEP) CEP 病因不明,多表现为慢性进行性加重的临床表现和组织学特征。女性较男性更多见,其临床表现常较隐匿,患者在明确诊断前多存在较长时间的不典型的临床表现。轻症患者肺功能可正常,但多数表现为限制性通气功能障碍。胸部 X 线片示肺段或叶性分布的片状阴影,常为双侧外带分布("肺水肿反转"表现),阴影可呈游走性。外周血嗜酸性粒细胞常呈轻中度增多,但也有重度增多者。BALF 中嗜酸性粒细胞比例非常高。CEP 在我国并不常见。

1. 病因 本病的病因尚不清楚,可能是一种自身免疫性疾病,也有学者认为可能与寄生虫(钩虫、蛔虫等)及药物所致的变态反应有关。现有的临床研究资料表明,1/3~1/2 的患者有特应体质、过敏性鼻炎或鼻息肉病史;2/3 以上的患者原无支气管哮喘史,而在患本病前数月发生支气管哮喘;或在患 CEP 同时出现支气管哮喘的症状。

2. 病理 CEP 的主要病理特点为肺泡腔及间质内有不同程度的炎性细胞浸润,其中含有大量的嗜酸性粒细胞。聚集的嗜酸性粒细胞可发生坏死形成"嗜酸性脓肿",但常不出现组织坏死。在肺泡腔及巨噬细胞内还可见到游离的 Charcot-Leyden 结晶体。肺间质内可伴有成纤维细胞增生及轻度的胶原增多,有的病例可出现闭塞性细支气管炎的改变及非坏死性、机化性小血管炎。

3. 临床表现 CEP 无特异性临床表现。起病常隐匿,有些患者在确诊前已患病数月,平均时间长达 7.7 个月。常见症状为发热,可为低热或高热,自感乏力、体重下降及夜间多汗。患病初期为干咳,以后咳少量黏液痰,偶有咯血,可有胸痛。疾病进展后可出现进行性气短,严重者还可发生呼吸衰竭或急性呼吸窘迫综合征(ARDS)。部分患者可出现淋巴结肿大及肝大。在未经治疗的患者,上述症状可以持续存在。值得注意的是 40% 的 EGPA 病例可先出现肺浸润、哮喘及嗜酸性粒细胞增多,后出现系统性血管炎的表现,提示在某些患者 CEP 可能为 EGPA 的一部分。

CEP 患者外周血白细胞总数常中度升高,60%~90% 患者的白细胞分类显示嗜酸性粒细胞增多,甚至高达 90%。有 1/3 病例外周血嗜酸性粒细胞并不增多,因此外周血嗜酸性粒细胞比例正常不能除外 CEP。可出现血小板增加、正常细胞正常色素性贫血、血沉增快。血清 IgE 水平升高。痰液及 BALF 中嗜酸性粒细胞增多,甚至在外周血嗜酸性粒细胞正常时,痰及 BALF 中亦可出现此种改变,因此,支气管镜及 BALF 检查对疾病的确诊很有意义。

肺功能变化主要为中、重度限制性通气障碍和弥散功能减低,伴哮喘时可有阻塞性通气障碍。急性期可出现低氧血症。

影像学检查在 CEP 诊断中有十分重要的作用,特别是高分辨率薄层 CT 可为鉴别诊断提供依据。胸部 X 线片的主要特征为:①非节段性均匀的肺实变阴影,病变边缘模糊,可有非典型性改变如结节状阴影、弥漫性磨玻璃样改变、肺不张及病变内空腔形成;②肺内病变发生于外 2/3 肺野,即位于外周,呈"肺水肿反转"表现,通常为双侧,以中上肺野多见,因此,如发现位于双上肺外周的实变阴影,高度提示 CEP;③肺内病变为非游走性,如未进行治疗肺内阴影可持续数周,而在糖皮质激素治疗后 48 小时病变即可迅速消失;④病变可在同一部位复发。另外,CEP 还可累及胸膜出现胸腔积液。

胸部 CT 检查能更准确地显示肺内病变的部位,特别是临床怀疑 CEP 而普通 X 线胸片表现不典型的病例。随着病情的进展,CT 的影像也有变化。在患病的前几周,影像表现为分布于外周的实变影,如有磨玻璃样改变,常与实变区相连,偶可独立存在。如患病时间在 2 个月以上,可出现与胸膜平行的条状带。在少部分病例,还可有纵隔及肺门淋巴结肿大。Takeshi 等研究发现 HRCT 对 CEP 及 ABPA 和 AEP 的诊断准确率明显高于其他嗜酸性粒细胞性肺部疾病,其中对 CEP 的诊断准确率可达 78%。虽然本病的临床表现是非特异性的,但根据分布于外周的肺实变阴影及 BALF 中嗜酸性粒细胞增多可做出诊断,仅有极少数病例需开胸肺活检,糖皮质激素试验性治疗可进一步确诊。

4. 治疗　主要使用糖皮质激素,口服泼尼松的初始剂量为每日 30~60mg,或甲泼尼龙 24~48mg,10~14 天后逐渐减少口服剂量。口服激素后 6 小时内体温即可下降,2~3 天低氧血症纠正,2 周内多数患者症状完全消失、X 线胸片显著改善,最后肺内可遗留纤维化改变。多数学者认为激素治疗至少需维持 4~6 周,甚至数月或数年。本病可有多次复发,但复发后糖皮质激素依然有效。本病预后良好,偶见未经治疗者自愈。

（四）嗜酸性肉芽肿性多血管炎　嗜酸性肉芽肿性多血管炎(eosinophilic granulomatosis polyangiitis,EGPA)过去称丘-施综合征(Churg-Strauss syndrome,CSS),变应性肉芽肿性血管炎(allergic granulomatous angiitis,AGA)是一种以哮喘、血和组织中嗜酸性粒细胞增多、嗜酸性粒细胞性坏死性血管炎伴有坏死性肉芽肿为特征的系统性小血管炎。1951 年由 Churg 和 Strauss 首先描述,故而得名。如果下列 6 个标准中出现 4 个或 4 个以上时可以考虑其诊断:哮喘、外周血嗜酸性粒细胞超过 10%、神经病变、移行性或一过性肺部阴影、鼻窦异常、病理检查示血管外嗜酸性粒细胞浸润。

1. 病因　EGPA 病因仍不清楚,由于部分患者可出现有哮喘、嗜酸性粒细胞增加和血清 IgE 水平增高等提示其与免疫反应或变态反应有关。哮喘发作是 EGPA 的一个重要特征,但其发病年龄相对于普通哮喘患者来说较晚;另外支气管哮喘患者外周血嗜酸性粒细胞也可增多,但常不超过 $0.8×10^9$/L,EGPA 者则高得多。

2. 病理　典型病理改变为:①嗜酸性粒细胞组织浸润;②坏死性血管炎;③血管外肉芽肿形成。3 种病理改变可单独或同时存在。

3. 临床表现　患者出现肺部嗜酸性粒细胞浸润或血管炎后可有发热、咳嗽、呼吸困难。约 85% 患者有局灶性节段性肾小球肾炎,但病变较轻,可有血尿、蛋白尿等急性肾炎表现,少数发生急性肾衰。66%~75% 的患者出现外周单神经病或多发性单神经病,表现为肌痛、肌力下降,深浅感觉减退。皮肤损害多见,约占 70%,表现为可触知性紫癜、红斑、皮下结节、荨麻疹等。心脏病变发生率高且严重,是最常见的死亡原因。心肌肉芽肿形成和冠状动脉血管炎可导致充血性心力衰竭、心律失常、心内膜炎、心包积液和限制性心肌病。

全身症状可有发热、乏力、食欲缺乏、全身不适及体重减轻。体温超过 38℃,持续 3 周以上。

影像学上 EGPA 常呈双侧非节段性实变影或呈网络结节状阴影。HRCT 可以发现胸膜下磨玻璃样阴影或肺叶分布的实变影,小叶中心性结节,支气管壁增厚和小叶间隔增厚等。少见的表现有肺气肿、纵隔或肺门淋巴结肿大、胸膜腔或心包腔积液等。需要与 CEP 和其他类型肺血管炎和肉芽肿病相鉴别。在 CT 上,CEP 表现为同源性周围肺野含气的实变影,而 EGPA 的肺实变影则倾向于呈肺叶分布,常有小叶中心性结节形成,周围呈磨玻璃样变。肉芽肿性多血管炎、淋巴瘤样肉芽肿病和坏死性结节性肉芽肿病常表现为可伴有空洞形成单个或多个结节,而 EGPA 常表现为周围肺实变,多个结节很少见。

4. 诊断　1990 年美国风湿病协会(ACR)制定的诊断标准为符合以下 6 个条件中的 4 个者可诊断 EGPA:①哮喘;②不论白细胞总数多少,嗜酸性粒细胞>10%;③单神经炎(包括多神经炎)或多发性神经炎;④X 线表现为非固定的肺部浸润;⑤鼻窦炎;⑥活检示血管以外的嗜酸性粒细胞浸润。活检仍然是诊断的"金标准",原来的开胸肺活检已被经支气管镜针吸活检所代替。

5. 治疗　多数患者对激素治疗效果良好,一般患者(无威胁生命表现者)可口服泼尼松 40~80mg 直至症状好转。胸部 X 线片、外周血嗜酸性粒细胞计数、血沉、CRP 等指标显示病情活动得到控制 1 个月后逐渐减量,维持治疗 1 年以上。减量要慢,如症状反复,激素需改回原剂量或适当加大剂量。近年来强调早期大剂量激素冲击治疗,尤其是急性期、有多脏器受累者,给予甲泼尼龙 1g,每日静脉滴注 1 次,连续使用 3 天,后改为泼尼松 80mg/d,连续服用 1~15 个月,之后逐渐减量。免疫抑制药可提高缓解率,协助激素减量或停药,并降低复发率。以下三种情况,需加用免疫抑制药:①对激素治疗反应差或产生依赖的患者;②有致命性合并症的患者,如进展性肾衰或心脏受累的患者;③出现与疾病进展相关的合并症,如血管炎伴有周围神经病。常用环磷酰胺或硫唑嘌呤。若对环磷酰胺或硫唑嘌呤反应差,可在激素基础上加用环孢素,疗程亦不应少于 1 年。无效者可考虑血浆置换。

(五) 特发性嗜酸细胞增多综合征(idiopathic hypereosinophilic syndrome,IHS)

IHS 是一种少见的疾病,表现为原因不明的嗜酸性粒细胞明显增多,同时伴有多个脏器由于嗜酸性粒细胞浸润聚集而导致功能异常。IHS 由 Hardy 等于 1968 年首次报道。诊断标准包括长达 6 个月以上外周血嗜酸性粒细胞持续升高($1.5×10^9$/L);无寄生虫感染、变态反应及其他已知原因嗜酸性粒细胞增多的证据;器官受累和多脏器功能异常。

1. 病因和病理 IHS 病因不明,多于 30 ~ 40 岁时起病,男女比例为 7∶1。心脏和中枢神经系统特别容易受累,心脏受累包括心内膜纤维化、限制性心肌病、心瓣膜病变及附壁血栓形成等。高达 40% 患者可出现肺部病变,多数与心力衰竭导致的肺水肿有关。也有报道可出现血栓栓塞性疾病、周围神经病变、胃肠道、肾脏、皮肤和关节受累等。BALF 中嗜酸性粒细胞可高达 73%。组织病理学检查会发现 IHS 患者组织中(包括肺等)有大量嗜酸性粒细胞浸润聚集,伴有组织结构破坏和坏死。

2. 临床表现 IHS 临床发现复杂多样,症状体征缺乏特异性。影像学检查也不具特征性,肺部可以呈局灶性或弥漫性,也可以呈间质性或肺泡浸润性,大多数肺部阴影与严重心力衰竭有关。50% 左右患者可出现胸腔积液。CT 上呈伴或不伴周围云雾样改变的结节,或者是局限性或弥漫性磨玻璃样影。IHS 影像学上的鉴别诊断与勒夫勒综合征(嗜酸性粒细胞性心内膜炎)相类似。

3. 诊断 1975 年 Chusid 等提出了具体的诊断标准:①嗜酸性粒细胞绝对数高于 $1.5×10^9$/L,持续 6 个月以上或因嗜酸性粒细胞增多于 6 个月内死亡;②有多系统及多脏器受累的证据;③未发现引起嗜酸性粒细胞增多的常见原因。此后,国内外均应用该诊断标准。

4. 鉴别诊断 IHS 临床表现复杂多样,症状体征缺乏特异性,而临床上反应性或继发性嗜酸性粒细胞增多的原因又很多,故首诊常易误诊。临床上诊断 IHS 首先要排除引起反应性或继发性嗜酸性粒细胞增多的疾病,包括:①寄生虫感染,如蛔虫病、钩虫病、丝虫病、血吸虫病、肺吸虫病、华支睾吸虫病、类圆线虫病、旋毛虫病等。某些寄生虫病大便常规不一定能找到虫卵,血清学及 PCR 方法有助于病原诊断。②变态反应性疾病,如支气管哮喘、荨麻疹、血管神经性水肿、药物过敏等。③药物所致嗜酸性粒细胞增多。④某些感染伴嗜酸性粒细胞增多,如结核、猫抓病、艾滋病、念珠菌感染等。⑤皮肤病伴嗜酸性粒细胞增多。⑥血液病伴嗜酸性粒细胞增多,如急性髓单细胞性白血病、慢性髓性白血病、真性红细胞增多症、霍奇金病、非霍奇金淋巴瘤、血管免疫母细胞淋巴结病、恶性组织细胞病、多发性骨髓瘤、γ_2 重链病等均可伴嗜酸性粒细胞增多,但只是伴发,应有原发

病症状体征。⑦恶性肿瘤,约 0.5% 伴有嗜酸性粒细胞增多。⑧风湿性疾病伴嗜酸性粒细胞增多,如类风湿关节炎、系统性红斑狼疮、皮肌炎、血管炎、结节性多动脉炎,均应有相应临床表现,血清学及病理改变。⑨肺嗜酸性粒细胞浸润综合征,包括单纯性肺嗜酸性粒细胞浸润症(过敏性肺炎)、慢性持久性肺浸润嗜酸性粒细胞增多、慢性哮喘性肺浸润嗜酸性粒细胞增多、热带性肺嗜酸性粒细胞浸润症和流行性嗜酸性粒细胞增多症。⑩EGPA,典型者有哮喘,嗜酸性粒细胞增多,坏死性血管炎及血管外肉芽肿形成四联症,病理活检有助于鉴别。⑪嗜酸性粒细胞性胃肠炎(变应性胃肠炎)。⑫嗜酸性粒细胞白血病,本病与 IHS 临床上均可累及多脏器,某些 IHS 亦存在克隆性证据,鉴别比较困难,但前者可有白血病的一般特征,如骨髓和/或外周血原始细胞增多,细胞遗传学可有 8、10、16 号染色体异常,细胞培养示嗜酸性粒细胞集落增加,对化疗反应差,存活期短,激素亦不能改变病程。

5. 治疗 治疗措施应个体化,以控制器官损害、延长生存期为目的。Parrillo 等提出如果无脏器浸润可不进行特殊治疗,只需定期观察。对有脏器浸润的病例首选糖皮质激素治疗。糖皮质激素无效者可用羟基脲或长春新碱。最近,国外报道生物反应调节剂如 α2 干扰素能抑制嗜酸性粒细胞生成,最小剂量 300 万 U,皮下注射,每周 3 次,持续数月,可达长期缓解,对耐药病例仍有效,也可作为一线治疗药。环孢素亦可试用。白细胞去除术可去除血中大量嗜酸性粒细胞,但作用短暂。有血栓栓塞或心室内血栓形成者,可用抗凝药及抗血小板药物。脾切除术适用于巨脾、脾梗死、脾功能亢进及脾破裂者。有明显心脏瓣膜损伤、心内膜血栓形成可行瓣膜置换或修补术。骨髓移植曾有数例报道,但除有恶性过程者外多不主张应用。

(六) 支气管中心性肉芽肿病(bronchocentric granulomatosis,BG)

支气管中心性肉芽肿病是一种罕见的疾病,主要表现为支气管或细支气管上皮坏死性肉芽肿病变,周围肺组织呈慢性炎症改变。大约 1/3 患者有组织中嗜酸性粒细胞增多,且往往伴有哮喘发作、外周嗜酸性粒细胞增多、组织病检中见到真菌菌丝和痰培养时曲霉菌阳性。这些患者组织病检时可类似于 ABPA。另外,2/3 患者肺部病变中可能是中性粒细胞增加而非嗜酸性粒细胞增加,并且不伴有哮喘发作。在无哮喘发作的患者中,BG 的病因往往不清楚。

1. 病因 支气管中心性肉芽肿病因不明,可能与病毒、细菌、衣原体、侵袭性霉菌感染及免疫复合物沉积有关,在支气管树处形成溃疡及肉芽肿浸润病变。

2. 病理 支气管中心性肉芽肿主要为侵犯支气管和细支气管的肉芽肿性疾病,有时累及肺组织,但不侵犯肺外组织。主要病理改变在小支气管及细支气管,小支气管及细支气管充满白色坏死组织,在坏死性肉芽肿周围环绕上皮样细胞。哮喘患者以嗜酸性粒细胞浸润为主,而非哮喘患者则以浆细胞、淋巴细胞浸润为主。近肉芽组织的肺动脉有浆细胞浸润。支气管黏膜下有浆细胞、淋巴细胞及嗜酸

性粒细胞,大支气管内有黏液性栓子存在。

3. 临床表现 本病症状较胸部其他肉芽肿性疾病轻,早期仅有急性支气管炎症状,主要表现为咳嗽,呈阵发性刺激性咳嗽,咳痰不多,为少许黏液痰;发热,以低热为主,但可出现高热、胸痛及活动后气促,少数患者可出现痰中带血,这与本组病例早期症状相符。病变早期 X 线片表现无异常或仅有肺纹理增粗,当病变进展到支气管出现气道阻塞时患者表现为胸闷、气促及病变侧呼吸音明显减低体征,并可闻及湿啰音,X 线片表现类似支气管肺曲霉病及支气管黏栓症,有肺叶及肺段实质性浸润及肺不张。BG 的影像学表现无特征性,主要有两种较典型的表现,即结节影或块影(60%)和肺炎性实变影(27%)。多为单侧(73%),尤其以上叶多见(60%)。CT 上表现为局灶性块影或伴肺不张的肺叶实变。若疑为支气管中心性肉芽肿病,应立即行纤维支气管镜检查及病变处活检做病理检查,这是目前诊断支气管中心性肉芽肿病最可靠的方法。

4. 治疗 激素治疗本病疗效甚佳,但可复发。首先给予大剂量激素冲击治疗,1 个月后若纤维支气管镜复查支气管开口逐渐增大则减量,若临床症状基本消失、X 线胸片复查基本正常可停用激素。由于支气管阻塞可引起继发性肺部感染,抗生素应提倡早期、足量、联合应用,同时还应予祛痰、对症及加强全身支持治疗,这更有利于病变的吸收及消散,达到治愈目的。

三、外源性因子引起的肺嗜酸性粒细胞浸润症

(一)寄生虫感染(parasitic infections)

多种寄生虫感染可以引起肺部病变,同时伴有血液和组织中嗜酸性粒细胞增多。寄生虫感染导致肺部嗜酸性粒细胞浸润聚集可能有 2 个主要原因:直接侵犯(如蛔虫、丝虫、并殖吸虫、十二指肠钩虫)和变态反应(如溶组织内阿米巴、弓蛔虫、华支睾吸虫)。在华支睾吸虫感染时,生命周期中出现的不同抗原可引起免疫反应,导致肺部出现单个或多个移行结节。由于不同地域寄生虫感染的类型不同,了解当地寄生虫的流行情况对诊断非常有用。

粪类圆线虫(strongyloides stercoralis)感染可伴有外周血嗜酸性粒细胞增加、皮疹和一过性肺部阴影。在细胞免疫缺陷的患者,粪类圆线虫感染可导致严重后果,患者可出现肺部弥漫性病变、革兰氏阴性菌脓毒血症、呼吸衰竭等,死亡率高。

蛔虫(ascaris lumbricoides)感染也是一种导致肺部阴影和外周血嗜酸性粒细胞增加的常见疾病。在大多数 Löffler 综合征患者中蛔虫感染可能是肺部阴影的主要原因。

班氏吴策线虫和马来丝虫感染是引起热带肺嗜酸性粒细胞增多症主要原因,血清和 BALF 中含有高水平的 IgE 和 IgG,并且与疾病的活动有关。外周血中嗜酸性粒细胞计数可达 3 000×10⁹/L,BALF 中嗜酸性粒细胞平均在 50%以上。热带肺嗜酸性粒细胞增多症最早期的组织学检查特点是组织细胞向肺泡腔内移行,随后大量嗜酸性粒细胞

侵入肺泡腔和间质,常常形成嗜酸性粒细胞脓肿。长期患者可出现肺纤维化。胸部影像学检查提示下肺弥漫性网格样阴影。

血吸虫病是一种地方病,多见于热带或亚热带地区。这种感染可分为三类:变态反应性肺炎,急性血吸虫病和慢性血吸虫病。慢性或复发性感染多发生于到疫区旅游或居住的人群。血吸虫卵存积于肺血管床可导致肉芽肿和纤维化形成闭塞性动脉病和肺动脉高压。急性血吸虫病多见于无免疫力而去疫区旅游者,与第 1 次接触血吸虫有关,CT 检查可以在肺部发现大小介于 2~15mm 细小结节,或者是周围伴磨玻璃样晕征的较大结节。

肺吸虫病(paragonimiasis)是由 Pwestermani 引起的一种寄生虫病,多见于摄取生的或未煮熟的感染了后囊蚴的河蟹或蝲蛄所致。在痰、胸腔积液或 BALF 中发现肺吸虫卵可以明确诊断,皮试或血清学检查对诊断也有帮助。影像学检查结果与疾病分期有关,早期表现主要为幼虫移行所致,可导致气胸、液气胸、局灶性含气实变影或条索影。后期主要与包囊形成有关,可出现薄壁囊肿、块状实变影、结节和支气管扩张的表现。典型 CT 表现可以为边缘模糊的胸膜下或叶间胸膜下结节,这些结节常含低密度的坏死组织,也可以为局限性胸膜增厚或胸膜下与周围肺野坏死性结节相连的条索影。在 CT 与组织病理检查结果相关性研究发现,胸膜下结节多是中央为多个虫卵的坏死性肉芽肿或由肉芽组织形成的机化性肺炎。邻近的胸膜增厚多与淋巴细胞浸润致组织纤维增生所致。其他 CT 表现有邻近的支气管扩张、磨玻璃样实变影、胸腔积液或气胸。肺吸虫病在影像学上有时还类似于肺癌,甚至在 PET 检查时也表现为对 ¹⁸F-氟代脱氧葡萄糖(¹⁸F-FDG)摄入增加。不伴有肺实质病变仅侵犯胸膜或心包膜的肺吸虫病也有报道。影像学上肺吸虫病需要与细菌感染所致的肺脓肿、血管炎、肺结核和隐球菌病等鉴别。

(二)药物反应

多种药物或毒性物质可致肺部嗜酸性粒细胞浸润,药物引起的嗜酸性粒细胞性肺疾病可以有多种多样的表现,从轻微的 SPE 样的表现到暴发的 AEP 样表现。历史上有两次较明显的药物性嗜酸性粒细胞性肺疾病暴发,第一次是食用含氨基苯衍生物的菜籽油所致的毒油综合征,第二次是与摄入 L-色氨酸有关的嗜酸性粒细胞增多性肌痛综合征。药物引起的皮肤反应如中毒性表皮坏死溶解和 DRESS 综合征[伴嗜酸性粒细胞增多和系统性损害的药疹(drug rash with eosinophilia and systemic symptoms)]甚至是致命的。药物引起的皮肤反应一般不引起肺部病变,一旦出现多提示病情严重。

药物性酸性粒细胞性肺疾病的诊断多依赖于用药史和外周血嗜酸性粒细胞计数,而非影像学检查。组织病理学检查发现药物引起的嗜酸性粒细胞性肺炎主要表现为肺泡腔嗜酸性粒细胞和巨噬细胞聚集。在相邻的肺泡隔或肺间质内也常伴有嗜酸性粒细胞、淋巴细胞和浆细胞浸润。胸部影像学表现多种多样且无特异性,可以呈实变、肺门腺病、胸腔积液、网状密度增高影等。CT 检查可以进一步明确

上述影像学检查结果,可以见到磨玻璃样实变影、结节和不规则的条索影等。

药物引起的嗜酸性粒细胞性肺疾病多数仅需停用所用的药物即可,少数情况下如严重或持续存在的病例可短程使用糖皮质激素,有助于病情的恢复。

四、其他肺部疾病伴随的外周血嗜酸性粒细胞增加

许多其他肺部疾病也可伴有一定程度的外周血嗜酸性粒细胞增加,如球孢子菌或肺孢子菌引起的肺部感染、分枝杆菌感染、某些类型肿瘤(如非小细胞性肺癌、淋巴瘤、淋巴细胞性白血病)、胶原血管性疾病如类风湿病、韦格纳肉芽肿、致纤维化性肺泡炎、特发性肺纤维化和朗格汉斯细胞组织细胞增生症等。然而这些疾病一般不能被称为嗜酸性粒细胞性肺疾病,因为它们往往不具备典型的组织嗜酸性粒细胞增多。

（应颂敏　沈华浩）

参考文献

[1] 沈华浩, 孙永昌, 林江涛, 等. 变应性支气管肺曲霉病诊治专家共识[J]. 中华医学杂志, 2017, 97 (34): 2650-2656.

[2] 中华医学会血液病学分会白血病淋巴瘤学组. 嗜酸粒细胞增多症诊断与治疗中国专家共识 (2017 年版)[J]. 中华血液学杂志, 2017, 38 (7): 561-565.

[3] 嗜酸性肉芽肿性多血管炎诊治规范多学科专家共识编写组. 嗜酸性肉芽肿性多血管炎诊治规范多学科专家共识[J]. 中华结核和呼吸杂志, 2018, 41 (7): 514-521.

[4] ULLMANN AJ, AGUADO JM, ARIKAN-AKDAGLI S, et al. Diagnosis and management of aspergillus diseases: executive summary of the 2017 ESC-MID-ECMM-ERS guideline [J]. Clin Microbiol Infect, 2018, 24 (Suppl 1), e1-e38.

[5] ALLEN JN, DAVIS WB. Eosinophilic lung diseases[J]. Am J Respir Crit Care Med, 1994, 150(5): 1423-38.

[6] PATTERSON K, STREK ME. Allergic bronchopulmonary aspergillosis[J]. Proc Am Thorac Soc, 2010, 7(3): 237-244.

[7] PATTERSON R, GREENBERGER PA, HALWIG JM, et al. Allergic bronchopulmonary aspergillosis. Natural history and classification of early disease by serologic and roentgenographic studies[J]. Arch Intern Med, 1986, 146(5): 916-918.

[8] STEVENS DA, SCHWARTZ H J, LEE JY, et al. A randomized trial of itraconazole in allergic bronchopulmonary aspergillosis[J]. N Engl J Med, 2000, 342(11): 756-762.

[9] MILLER BA, GRAY A, LEBLANC TW, et al. Acute eosinophilic pneumonia secondary to daptomycin: a report of three cases[J]. Clin Infect Dis, 2010, 50(11): E63-E68.

[10] COTTIN V, CORDIER JF. Eosinophilic pneumonias[J]. Allergy, 2005, 60(7): 841-857.

[11] BALDINI C, TALARICO R, ROSSA AD, et al. Clinical manifestations and treatment of Churg-Strauss syndrome[J]. Rheum Dis Clin North Am, 2010, 36(3): 527-543.

[12] SIMON HU, ROTHENBERG ME, BOCHNER BS, et al. Refining the defi-nition of hypereosinophilic syndrome[J]. J Allergy Clin Immunol, 2010, 126 (1): 45-49.

[13] ALLEN JN. Drug-induced eosinophilic lung disease[J]. Clin Chest Med, 2004, 25(1): 77-88.

[14] JEONG YJ, KIM KI, SEO IJ, et al. Eosinophilic lung diseases: a clinical, radiologic, and pathologic overview [J]. Radiographics, 2007, 27 (3): 617-637.

第十节　肺朗格汉斯细胞组织细胞增生症

一、概述

肺朗格汉斯细胞组织细胞增生症(pulmonary Langerhans' cell histiocytosis, PLCH)是以肺脏单器官朗格汉斯细胞增生浸润为特征,形成多发的细支气管旁间质结节和囊腔的一种慢性进展性肺疾病。PLCH 为罕见病,通常在中青年人发病,无性别差异,与吸烟密切相关,是一种吸烟相关性间质性肺疾病,其自然病程不同于多个系统受累的朗格汉斯细胞组织细胞增生症(Langerhans' cell histiocytosis, LCH)。

二、分类

组织细胞增生症(histiocytosis)代表了一大类异质性的组织细胞增生性疾病,其中既包括侵袭性恶性肿瘤,如组织细胞淋巴瘤,也包括淋巴结的单纯性反应性组织细胞增生。

1868 年德国的医学生 Paul Langerhans 偶然地发现了人类皮肤中的朗格汉斯细胞。朗格汉斯细胞是一种特殊的组织细胞,分化于单核巨噬细胞系,作为抗原呈递细胞发挥作用。以朗格汉斯细胞增生和浸润造成器官功能障碍为特征的一组疾病称为 LCH。1941 年 Farber 发现三种疾病,即莱特勒-西韦病(Letterer-Siwe disease)、汉-许-克综合征(Hand-Schüller-Christian disease)和骨骼或肺脏嗜酸性粒细胞肉芽肿,有着相似的朗格汉斯细胞组织细胞增生和浸润的组织病理表现。莱特勒-西韦病是一种致死性的系统性疾病,多发生于 3 岁以下的幼儿,成人罕见,累及皮肤、淋巴结、骨骼、肝脏和脾脏,气胸是其常见的肺脏并发症。汉-许-克综合征是一种多灶性疾病,多于儿童发病,成人罕见,通常累及肺脏和骨骼,常见的三联征包括骨质破坏、眼球突出和尿崩症。嗜酸性粒细胞肉芽肿指单个器官受累的 LCH。1951 年,Friedman 首次报道了 2 例以肺脏受累为主要表现的 LCH。1953 年 Lichtenstein 将上述三种疾病命名为“组织细胞增多症 X”,“X”意为该病的病因和发病机制不清楚。

为了阐明朗格汉斯细胞在此类疾病中的核心作用,1997 年世界卫生组织组织细胞/网状组织细胞增生委员会(WHO Committee on Histiocytic/Reticulum Rell Proliferations)提出用“朗格汉斯细胞组织细胞增生症”一词替代“组织细胞增多症 X”。LCH 通常累及的器官包括骨骼(特别是颅骨和中轴骨)、肺脏、中枢神经系统(特别是下丘脑区域)及皮肤(表 28-10-1)。

表28-10-1　朗格汉斯细胞组织细胞增生症的简单分类

单器官受累	多系统疾病
肺脏（占肺脏受累病例的85%以上）	多器官疾病伴肺脏受累（占肺脏受累病例的5%~15%）
骨骼	多器官疾病不伴肺脏受累
皮肤	多器官组织细胞疾病
垂体	
淋巴结	
其他部位：甲状腺、肝脏、脾脏、脑	

三、流行病学

目前没有 PLCH 发病率和患病率的准确资料。Caensler 和 Carrington 分析 502 例弥漫性肺疾病外科肺活检的肺脏组织病理，其中嗜酸性粒细胞肉芽肿 17 例，占 3.4%，提示 PLCH 可能是一类罕见的疾病。比利时一项回顾性研究显示，5 年间 20 个肺科中心的间质性肺疾病 360 例中，PLCH 占 3%。日本流行病学研究估计男性和女性 PLCH 年患病率分别为 0.27/10 万和 0.07/10 万。PLCH 患者早期症状轻微，戒烟后疾病有自限倾向，临床诊断时有可能漏诊，发病率和患病率会被低估。

本病通常在 30~50 岁发病，无明显性别差异。PLCH 发病与吸烟密切相关，90%~100%PLCH 发生于现吸烟者或戒烟者。戒烟后 PLCH 患者的胸部影像可以好转，终末期 PLCH 接受肺移植的患者如果继续吸烟，PLCH 可能再发。尽管 PLCH 发病与烟草吸入有关，吸烟量与 PLCH 疾病的严重程度没有相关性。多数 PLCH 患者是重度吸烟者，吸烟史较短的患者也可以发生 PLCH。绝大多数成人 PLCH 是散发病例，其发病与基因的关系尚不清楚。多数 PLCH 在高加索人发病，非洲裔美国人和其他种族的发病相对较少。

目前全球有 11 亿吸烟者，每年导致近 500 万人死于吸烟相关的疾病。我国是世界上最大的烟草生产国和消费国，烟草生产量占世界总量的 1/3，吸烟者多达 3.5 亿，占全球吸烟总人数的 1/3。这些庞大的吸烟人群是罹患吸烟相关肺脏疾病的潜在人群。随着 HRCT 的广泛应用和诊断意识的增强，我国陆续报道了 PLCH 病例。

四、发病机制

PLCH 肉芽肿具有破坏和重塑周围肺实质的特性，其机制尚不清楚。PLCH 特征性的表现为 CD1a⁺细胞（朗格汉斯细胞）大量聚集，形成疏松的细支气管中心性肉芽肿，侵入肺泡腔形成囊腔破坏肺实质。从外周血募集骨髓造血前体细胞，在相应组织中进一步分化为朗格汉斯细胞。PLCH 病变周围可见生长因子，如粒细胞-巨噬细胞集落刺激因子（GM-CSF）和趋化因子（CCL20 和 CCL2），促进上述分化作用。局部的新生血管生成与细胞黏附分子的作用有关，可

以促进朗格汉斯细胞、T 淋巴细胞和其他炎症细胞聚集。肉芽肿的 CD1a⁺细胞呈现出不同表型，可见不同类型的细胞膜标志物。这些标志物与通常见到的树突状细胞暴露于多种病原体后发现的标志物相似。Langerin 是新发现的朗格汉斯细胞标志物，能够诱导朗格汉斯细胞内 Birbeck 颗粒形成，对细胞具有高度的选择性。LCH 病变范围内 langerin（CD207⁺）细胞的特异性基因表达与未成熟的髓样树突状细胞前体相一致。此外，CD1a⁺细胞介导的 T 淋巴细胞的细胞毒作用可能存在障碍，因此 CD1a⁺细胞不是组织破坏的唯一原因，LCH 肉芽肿中金属蛋白酶参与了肺实质损伤，白细胞介素（IL)-17 参与组织重塑。同时，Notch1 信号通路的激活介导朗格汉斯细胞发挥作用。

近来的研究证实，PLCH 是一种烟草烟雾引起的不同临床表型的炎症性髓样肿瘤。BRAF 基因编码蛋白属于一种细胞内 Ras-Raf 丝裂原活化蛋白激酶，BRAF 基因突变见于增殖性恶性肿瘤，包括恶性黑色素瘤、结肠腺癌、乳头状甲状腺癌和肺腺癌等。BRAF 激酶活化导致细胞外信号调节激酶磷酸化，使 MAPK 信号传导通路持续活化，影响细胞生长和增殖。28%~40% PLCH 患者肺组织检测到 *BRAF V600E* 基因突变。具有 *BRAF V600E* 基因突变的 PLCH 患者，累计烟草暴露量高于基因突变阴性者。

五、病理

PLCH 肺脏大体标本表现为双侧多发结节伴不同程度的囊腔。单结节病变罕见，也可见支气管内的肿块。双上肺叶受累显著，肺底部不受累。结节的形状不规则，边缘呈星状。终末期表现为致密的纤维化和囊腔改变，呈蜂窝肺。

低倍镜下，肺组织中散在的以细支气管为中心的星状间质性结节是 PLCH 主要的组织病理学特征（图 28-10-1），病变时相不均一，结节（多数直径为 1~5mm）、囊腔和纤维斑痕同时存在。结节由混合的细胞群构成，不同数量的朗格汉斯细胞、嗜酸性粒细胞、淋巴细胞、浆细胞、成纤维细胞和细胞质含有烟尘颗粒的吸烟者巨噬细胞。少数病例结节不明显。

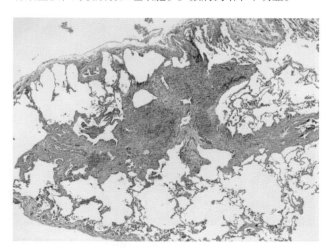

图 28-10-1　朗格汉斯细胞组织细胞增生症病理学改变（HE 染色）

朗格汉斯细胞外观均一,细胞质呈弱嗜伊红染色,有明显的沟状核膜(图 28-10-2),细胞核 S100 阳性,细胞表面 CD1a 抗原呈阳性(图 28-10-3)。电子显微镜下,朗格汉斯细胞内可见五层棒状的特殊结构,称为 Birbeck 颗粒。

终末期 PLCH 以显著的纤维斑痕为特征,有不同直径的囊腔样改变,形成蜂窝肺和斑痕旁肺气肿,病变以双上叶为著。胸部影像中的结节影,对应的组织病理改变为星状间质性结节,囊腔影为扩张的细支气管。结节和囊腔周围的肺脏可见吸烟所致的呼吸性细支气管炎和"脱屑性间质性肺炎样反应",即肺泡腔内吸烟者肺泡巨噬细胞的聚集。肺气肿也比较常见,呈气腔扩大伴纤维化。

当患者发生气胸时,胸膜可以表现为反应性嗜酸性粒细胞胸膜炎,以间皮细胞增生、慢性炎症和嗜酸性粒细胞浸润为主,为非特异性病理表现。终末期患者可以伴有肺动脉高压,主要与肺小动脉和肺小静脉受累有关,血管壁可见中膜增厚和内膜增生,肺朗格汉斯细胞可能通过产生细胞因子和生长因子参与肺血管重建(图 28-10-4)。

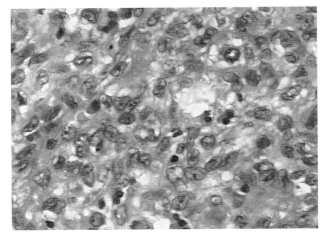

图 28-10-2　朗格汉斯细胞外观均一,细胞质呈弱嗜伊红染色,有明显的沟状核膜

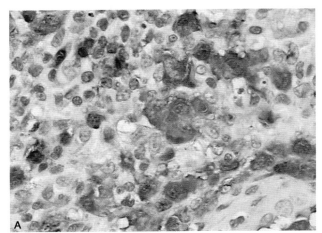

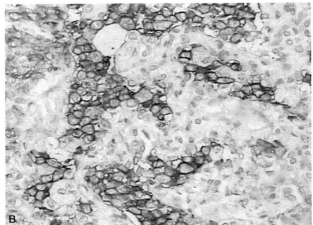

图 28-10-3　朗格汉斯细胞细胞核 S100 阳性(A),细胞表面 CD1a 抗原呈阳性(B)

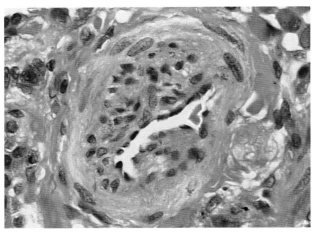

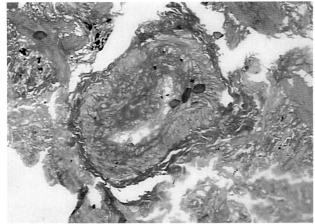

图 28-10-4　肺朗格汉斯细胞可能通过产生细胞因子和生长因子参与肺血管重建

六、临床表现

临床表现有差异,10%~25%患者没有呼吸道症状,容易漏诊。约2/3患者出现咳嗽和活动性呼吸困难的呼吸道症状。10%~20%患者伴有全身症状,如消瘦、乏力、发热、盗汗和食欲减退。患者出现全身症状时,应注意检查是否存在潜在的肿瘤。15%~20%患者由于胸膜下囊腔破裂导致自发性气胸,可以是本病的首发症状。在疾病发展过程中,单侧或双侧气胸可以反复发生。咯血少见,仅见于5% PLCH患者。少数患者合并肺动脉高压,可见肺心病的临床表现。

除呼吸道症状外,5%~15%患者有其他器官受累的症状,包括骨骼受累引起的疼痛,髋关节受累时出现的跛行;下丘脑受累引起尿崩症,出现多尿、烦渴;皮肤LCH引起的皮疹;浅表淋巴结受累引起淋巴结肿大;甲状腺受累引起甲状腺肿大及功能异常;肝脏和脾脏受累引起腹部不适。

体格检查肺部多无异常发现,杵状指(趾)罕见。

七、辅助检查

(一)常规实验室检查　没有特异性,对诊断缺乏帮助。外周血嗜酸性粒细胞、血清血管紧张素转换酶在正常范围。部分患者红细胞沉降率轻度增快。

(二)肺功能　PLCH患者肺功能可以表现为阻塞性、限制性或混合性通气障碍。疾病早期,肺总量和呼气流速通常在正常范围。随着病情进展,部分患者表现为限制性通气功能障碍,肺总量降低,与肺纤维化相关;少数患者出现气流受限和肺过度充气、残总比增高。胸部HRCT囊腔病变的程度与肺功能异常具有相关性。80%~90% PLCH患者可见肺一氧化碳弥散量(D_LCO)显著下降。动脉血氧分压与肺脏受累的程度相平行。终末期患者出现6分钟步行试验的步行距离减少。

(三)支气管肺泡灌洗液(BALF)细胞学分析　有助于诊断,BALF中细胞免疫化学朗格汉斯细胞(CD1a$^+$)大于5%(正常范围<1%),提示PLCH的诊断。约50%患者的CD1a$^+$细胞比例增高,CD1a比例正常不能除外PLCH。支气管镜下气管、支气管无异常发现。由于PLCH病变呈灶状分布,经支气管镜肺活检(TBLB)诊断阳性率较低,为10%~40%。

八、胸部影像

(一)X线胸片　PLCH早期,X线胸片表现为双肺对称性边界不清的小结节或网结节间质浸润,以双中上肺为著,肋膈角通常不受累(图28-10-5)。囊状改变是疾病特征性的改变,既可以是主要病变,也可以与小结节影同时存在。疾病晚期,小结节影减少,囊状改变逐渐占优势。PLCH终末期可见多个直径在2cm以上相邻的囊腔,不易与

肺气肿或淋巴管平滑肌瘤病相鉴别(LAM)。X线胸片可见直径在5~10mm多发的环形阴影。与多数间质性肺疾病导致肺容积缩小不同,PLCH患者X线胸片示肺间质改变,但肺容积正常或扩大。极少数PLCH患者X线胸片显示孤立性肺结节。胸腔积液罕见。合并肺动脉高压的患者,X线胸片示右下肺动脉干增宽,肺动脉段膨隆,以及右心扩大表现。极少数早期患者,X线胸片正常。

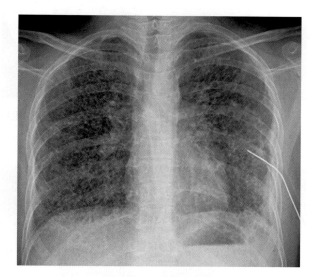

图28-10-5　朗格汉斯细胞组织细胞增生症早期的X线胸片表现

(二)胸部HRCT　胸部HRCT可以更好地显示PLCH的病变形态和分布特点,是临床诊断PLCH的重要依据。主要病变形态有囊腔改变和小结节影。早期病变以小叶中心性结节为主,多数是直径1~5mm的微结节,也可以见到直径大于1cm较大的结节,伴少量囊腔改变(图28-10-6)。随着疾病进展,囊腔逐渐增多。这些囊腔大小不等,可孤立存在,也可相互融合。囊壁厚薄不规则、直径大小不一,呈弥漫性分布,以中上肺野为著,不累及肋膈角(图28-10-7和图28-10-8)。

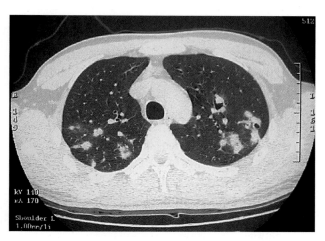

图28-10-6　朗格汉斯细胞组织细胞增生症早期的HRCT表现

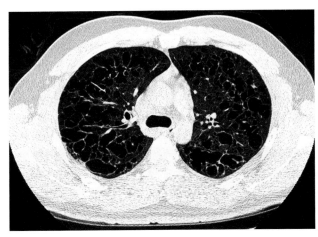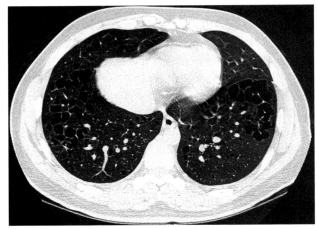

图 28-10-7   朗格汉斯细胞组织细胞增生症进展期的 HRCT 表现

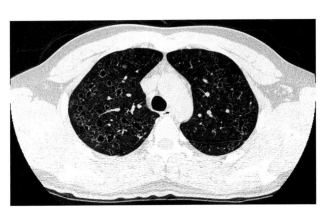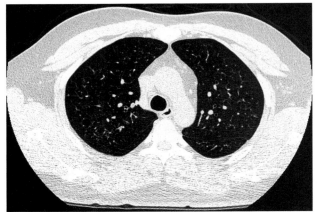

图 28-10-8   朗格汉斯细胞组织细胞增生症进展期的 HRCT 表现

晚期可以出现均匀遍布全肺的囊腔影,类似于小叶中央型肺气肿。其他 HRCT 改变包括磨玻璃样渗出影、线状影,偶见胸腔积液和肺门淋巴结增大。胸部 HRCT 动态观察发现,在一定时间内结节影逐渐出现空洞并向囊性变进展。也有部分患者戒烟后,囊腔改变和结节影,能吸收好转。

（三）正电子发射计算机断层显像（PET/CT）   [18] 氟脱氧葡萄糖 PET/CT 用于肿瘤的诊断和分期,有助于评价多系统 LCH 和多灶性骨病,对 PLCH 的诊断价值需要进一步研究。45%（5/11 例）PLCH 患者经 PET/CT 检查呈阳性,肺脏可见显著的炎症性结节,其中 3 例为多器官受累,包括肺脏、骨骼和肝脏。PLCH 早期肺脏炎症性结节病变和厚壁囊腔在 PET/CT 显像呈阳性,标准摄取值（SUV）为 2.0~18.2；肺脏多发薄壁囊腔病变在 PET/CT 显像呈阴性。PET/CT 显像不是 PLCH 患者的常规检查手段,无法鉴别 PLCH 肺脏的良性结节和恶性肿瘤。

九、诊断

中青年吸烟者,胸部 HRCT 显示双侧对称性多发小结节

影和囊腔影,以双上中肺野为著,结合 BALF 中 CD1a[+] 朗格汉斯细胞>5%,以及脱离烟草暴露后有自然缓解趋势,可以临床诊断为 PLCH。由于 TBLB 取得的组织块小,诊断阳性率低,对于临床不能明确诊断的病例,通常需要采取外科肺活检或经支气管冷冻肺活检。肺组织病理示典型的以细支气管为中心的星状 CD1a[+]/CD207[+] 细胞聚集形成的肉芽肿结节和/或囊腔,可以做出病理诊断。诊断 PLCH 时,需要检查肺外器官受累情况,如髋骨、皮肤、垂体、淋巴结、甲状腺、肝脏和脾脏等。

十、鉴别诊断

PLCH 在诊断时应注意与其他表现为囊状影的疾病鉴别。

（一）肺气肿   PLCH 是吸烟相关的肺脏疾病,首先应当与肺气肿相鉴别。肺气肿的早期,胸部 HRCT 表现为多发圆形低密度区,没有壁,称为多发的密度减低区,周围的肺组织相对正常。组织病理证实这种低密度区是肺小叶中心的破坏区。当病变进展为重度肺气肿时,破坏区融合,出现肺血管纹理稀疏。值得注意到是,PLCH 的征象与肺气肿征常常合并存在。

（二）LAM 是发生于育龄妇女的一种异常的平滑肌细胞增生性疾病，主要累及肺脏、淋巴结和肾脏等器官和系统，其胸部 HRCT 表现为均匀弥漫分布的薄壁囊腔阴影，绝大多数患者囊腔影分布无上中下肺的差别，也无内带与外带的分布差异，肺底和肋膈角也可以受累。囊腔大小较为均匀一致。

（三）支气管扩张 胸部 HRCT 呈多发囊状阴影，有明确的壁，囊状影沿支气管树分布，囊壁较厚，较少分布于肺脏外周，支气管扩张呈轨道征，支气管扩张迂曲呈分支状、环状影，合并感染时囊状影可见气液平面，可与 PLCH 相鉴别。

（四）结节病 约 1/3 PLCH 患者可见纵隔或支气管旁淋巴结轻度肿大，应与结节病鉴别。极少数的肺结节病胸部 HRCT 也可以表现多发囊状阴影。

十一、治疗

（一）非药物治疗

1. 戒烟 PLCH 病程具有异质性，约 40% 的患者在诊断后 2 年的随访期间，表现为气流受限或 D_LCO 显著下降；随访 5 年，约 50% 患者出现肺功能障碍，发展为慢性阻塞性肺疾病和/或肺纤维化；10%～20% 患者在诊断早期病情较为严重，逐渐进展为呼吸衰竭和慢性肺源性心脏病。吸烟与 PLCH 进展和复发关系密切，患者必须戒烟。75% PLCH 患者在戒烟后 6～24 个月自然缓解或病情稳定。值得注意的是，X 线胸片对肺部病变诊断的敏感性低于胸部 HRCT，可能低估肺脏囊性变的范围和程度，早期文献报告的"自然缓解"，可能与采用 X 线胸片诊断有一定关系。

2. 氧疗 有低氧血症的 PLCH 患者，建议长程家庭氧疗。

3. 气胸的治疗 并发自发性气胸的 PLCH 患者，通常需要胸腔闭式引流。反复发作气胸、经胸腔闭式引流术仍然漏气者，可以采取胸膜固定术。进入肺移植等待名单的患者，应避免进行胸膜切除术。

4. 肺移植 PLCH 伴呼吸衰竭或肺动脉高压是肺移植的适应证，1、2 和 5 年的生存率分别为 63.6%、57.2% 和 53.7%，移植肺脏中 20%（8/29 例）再发 PLCH，与持续烟草暴露有关。

（二）药物治疗

1. 糖皮质激素 症状严重，影像学或肺功能恶化者，可以口服糖皮质激素。泼尼松的初始剂量为每天 0.5～1.0mg/kg，之后逐渐减量，连续服用 6～12 个月。但激素的疗效尚未得到随机对照临床试验证实。吸入糖皮质激素和/或支气管扩张剂有助于缓解支气管痉挛和治疗慢性阻塞性肺疾病。

2. 威罗非尼（vemurafenib） 是一种 BRAF 丝氨酸-苏氨酸激酶（包括 BRAF V600E）突变抑制剂，目前用于治疗晚期转移性或不能切除的黑色素瘤。威罗非尼有可能成为 *BRAF V600E* 基因突变阳性、戒烟后病情仍进展的

PLCH 患者的治疗选择。

3. 克拉屈滨（cladribine） 化学名为 2-氯脱氧腺苷，是一种嘌呤核苷类似物，对淋巴细胞和单核细胞具有直接的细胞毒性作用，是多系统 LCH 的二线治疗药物，对 PLCH 患者也具有改善作用。3 例病情进展的 PLCH 患者接受皮下注射克拉屈滨每天 0.1mg/kg，每月 5 天，连续 4～5 个月，能够明显地改善呼吸道症状和肺囊腔病变。评价克拉屈滨治疗 PLCH 疗效和安全性的 II 期临床试验正在开展。

4. 其他化疗药物 长春新碱、甲氨蝶呤、环磷酰胺和依托泊甙也用于对激素治疗没有反应的 LCH 多器官受累者。放疗可以减轻骨骼受累的症状，对肺脏病变无效。

5. 肺动脉高压的药物治疗 肺动脉高压是 PLCH 的并发症之一，29 例 PLCH 合并肺动脉高压患者，经右心导管测定肺动脉平均压为（45±14）mmHg，估计 1、3 和 5 年生存率分别为 96%、92% 和 73%。应用内皮素受体拮抗剂、磷酸二酯酶 5 抑制剂或联合治疗，少数患者吸入伊洛前列素，可以稳定病情。

（叶 俏）

参考文献

[1] VASSALLO R, RYU JH, COLBY TV, et al. Pulmonary Langerhans'-cell histiocytosis[J]. N Engl J Med, 2000, 342(26): 1969-1978.

[2] TORRE O, ELIA D, CAMINATI A, et al. New insights in lymphangioleiomyomatosis and pulmonary langerhans cell histiocytosis[J]. Eur Respir Rev, 2017, 26(145): 170042.

[3] FAVARA BE, FELLER AC, PAULI M, et al. Contemporary classification of histiocytic disorders. The WHO committee on histiocytic/reticulum cell proliferations. reclassification working group of the histiocyte society[J]. Med Pediatr Oncol, 1997, 29(3): 157-166.

[4] RODEN AC, HU XW, KIP S, et al. BRAF V600E expression in Langerhans cell histiocytosis: clinical and immunohistochemical study on 25 pulmonary and 54 extrapulmonary cases[J]. Am J Surg Pathol, 2014, 38(4): 548-551.

[5] KAMIONEK M, MOGHADDAM PA, SAKHDARI A, et al. Mutually exclusive extracellular signal-regulated kinase pathway mutations are present in different stages of multi-focal pulmonary Langerhans cell histiocytosis supporting clonal nature of the disease[J]. Histopathology, 2016, 69(3): 499-509.

[6] 叶俏, 代华平, 李雪, 等. 成人肺朗格汉斯细胞组织细胞增多症五例临床分析[M]. 中华结核和呼吸杂志, 2008, 31(7): 492-496.

[7] LE PAVEC J, LORILLON G, Jaïs X, et al. Pulmonary langerhans cell histiocytosis-associated pulmonary hypertension clinical characteristics and impact of pulmonary arterial hypertension therapies[J]. Chest, 2012, 142(5): 1150-1157.

[8] KRAJICEK BJ, RYU JH, HARTMAN TE, et al. Abnormal fluorodeoxyglucose PET in pulmonary langerhans cell histiocytosis[J]. Chest, 2009, 135(6): 1542-1549.

[9] VASSALLO R. Diffuse lung diseases in cigarette smokers[J]. Semin Respir Crit Care Med, 2012, 33(5): 533-542.

[10] LORILLON G, BERGERON A, DETOURMIGNIES L, et al. Cladribine is effective against cystic pulmonary langerhans cell histiocytosis[J]. Am J Respir Crit Care Med, 2012, 186(9): 930-932.

第十一节
弥漫性肺泡出血

弥漫性肺泡出血(diffuse alveolar hemorrhage,DAH),是指某些免疫性或突发性疾病过程中由于肺泡毛细血管、小动脉及小静脉损伤导致红细胞聚集于肺泡而引起的一种临床病理综合征。其病因各异,共性为肺泡微循环的损伤,临床表现为咯血、进行性呼吸困难和贫血,X线胸片或CT显示双肺斑片影或弥漫浸润影,严重者可迅速进展为呼吸衰竭而危及生命。由于病因复杂,诸多致病因素均可导致DAH,早期诊断困难,常易误诊和延误治疗。

一、病因及分类

理论上任何引起肺泡微循环损伤的因素均可导致肺泡出血。目前DAH分类没有统一认可的标准,通常可根据基础病因结合组织病理学特征分为三种类型:

（一）肺血管炎相关性DAH　　主要包括肺小血管炎和系统性血管炎,如ANCA相关性血管炎、抗基底膜抗体疾病及SLE和其他结缔组织病的继发性血管炎。也可见于其他情况所致血管炎,如特殊感染、药物、恶性肿瘤和移植排异。

（二）非血管炎性肺泡出血（bland pulmonary hemorrhage,单纯型DAH）　　此类DAH,红细胞(RBC)漏入肺泡,但无肺泡毛细血管和小动静脉炎症和损伤。上皮病变轻微而散在分布。肺血管炎和单纯型肺泡出血都可见于抗GBM病和SLE。

（三）弥漫性肺损伤合并DAH　　感染、毒物吸入、细胞毒性药物化疗、放射治疗、骨髓移植等导致弥漫性肺损伤,引起肺血管炎症或红细胞直接外溢导致DAH。

弥漫性肺泡出血病因及分类总结见表28-11-1。

表 28-11-1　弥漫性肺泡出血病因及分类

（一）肺毛细血管炎
1. ANCA 相关性血管炎
肉芽肿性多血管炎(GPA)
显微镜下多血管炎(MPA)
嗜酸性肉芽肿性多血管炎(EGPA)
2. 孤立性肺毛细血管炎(ANCA 阳性或阴性)
3. Pauci 免疫性肾小球肾炎
4. 原发性免疫复合物介导的血管炎
5. 抗肾小球基底膜抗体疾病
(Goodpasture 综合征*)
6. 免疫复合物相关性肾小球肾炎
7. 过敏性紫癜
8. 结缔组织疾病
系统性红斑狼疮*
混合型结缔组织病
类风湿关节炎
硬皮病
多发性肌炎
原发性抗磷脂综合征
混合型冷球蛋白血症
白塞病
9. 肺同种异体移植急性排斥反应
10. 自体骨髓移植
11. 特发性肺间质纤维化
12. 重症肌无力
13. 溃疡性结肠炎
14. 钩端螺旋体病*
15. 药物相关
肿瘤化疗药
丙基硫氧嘧啶
维甲酸
（二）单纯型肺泡出血
1. 抗肾小球基底膜抗体疾病
2. Goodpasture 综合征*
3. 系统性红斑狼疮*
4. 二尖瓣狭窄*
5. 左心功能衰竭
6. 亚急性细菌性心内膜炎
7. 肺静脉闭塞症
8. 肺毛细血管多发性血管瘤病
9. 淋巴管平滑肌瘤病
10. 结节性硬化症
11. 多发性骨髓瘤
12. 凝血功能障碍性疾病
药物:抗凝、溶栓
抗血小板
13. DIC
14. 药物:胺碘酮、青霉胺
15. 特发性肺含铁血黄素沉积症
（三）弥漫性肺损伤
1. 肺部感染
病毒:CMV、HIV、H1N1、H7N9
曲霉菌
卡氏肺孢子菌(PCP)
钩端螺旋体*
2. 系统性红斑狼疮*
3. 多发性肌炎*
4. 恶性肿瘤:淋巴瘤
5. 造血干细胞移植
6. 自体骨髓移植*
7. 吸入可卡因
8. 细胞毒药物*
胺碘酮、硫氧嘧啶
青霉胺、西罗莫司
9. 放射治疗
10. ARDS(其他任何原因)

注:* 这些疾病既可出现肺毛细血管炎,又可出现单纯型肺出血或弥漫性肺损伤。

临床上相同病因可由不同途径导致 DAH,如病理结果提示 SLE 主要通过继发性血管炎导致 DAH 发生,此外有部分通过非血管炎途径,病理表现为弥漫性肺损伤(DAD)。不同药物通过多种途径导致肺泡出血,如免疫反应(如PTU、化疗药物)、肺泡毛细血管基底膜的直接毒性(可卡因)或凝血异常均可导致 DAH。丙硫氧嘧啶(PTU)、青霉胺、肼屈嗪等可引起 ANCA 相关性血管炎(AV),临床酷似原发性血管炎。基础疾病往往决定了患者的预后及治疗方案的选择。

二、病理

DAH 的组织学类型主要包括毛细血管炎、肺泡出血及弥漫性肺泡损伤。肺毛细血管炎是最常见的组织病理学类型,主要特征为肺泡间隔中性粒细胞的浸润。这些细胞通过释放氧自由基及细胞质酶破坏肺泡毛细血管及其基底膜和肺泡壁,使其结构的完整性受到破坏,从而导致红细胞从毛细血管中渗出至间质及肺泡腔。常伴有纤维蛋白从受损的毛细血管中渗出,有时可见毛细血管壁及间质真性纤维蛋白样坏死。随着中性粒细胞被破坏(白细胞破碎),它们逐渐固缩并形成碎片,并且细胞核碎片会聚集于间质及肺泡腔内。其他的组织学特征包括肺泡毛细血管血栓,肺泡 Ⅱ 型上皮细胞增生、肺泡内机化性肺炎及肺泡间质的单核细胞浸润。在 DAH 的消散期,间质及肺泡巨噬细胞中将出现含铁血黄素沉积。

DAH 其他组织学类型还包括良性肺出血及弥漫性肺泡损伤。良性肺出血主要表现在肺毛细血管无肺泡结构的炎症及损伤的基础上出现的肺泡腔出血。组织病理学特征包括红细胞充填于肺泡中及肺泡 Ⅱ 型上皮细胞的增生。若DAH 反复发作,则可能出现间质纤维化。弥漫性肺泡损伤也可导致 DAH,其特征为间质及肺泡水肿及肺泡透明膜形成。

三、症状和体征

由于 DAH 与众多基础疾病相关,其症状和体征复杂且无特异性。主要症状包括咯血、咳嗽和呼吸困难,因程度不同,可表现为急性、亚急性和反复发作,严重者出现呼吸衰竭。但约 33% 的 DAH 患者虽有广泛的肺泡出血可无咯血。此时一个显著特点是与咯血量不对称的贫血或短期内贫血加重(24 小时血红蛋白降低 20g/L 以上)。部分患者出现发热及非异性胸痛。如有其他的症状,可能提示伴有系统性疾病(见表 28-11-1)。

肺部检查可能闻及吸气相捻发音、细湿啰音及肺实变征象,仔细查体有时也可提示系统性疾病的诊断,如皮疹、紫癜、滑膜炎或者眼部受累、听力下降。

四、辅助检查

(一)常规实验室检查　多有血红蛋白下降和红细胞减少,主要是由于急性失血和/或缺铁性贫血。慢性长期出血患者,常表现长期贫血。急性、暴发性 DAH 患者出血程度往往很大,监测血红蛋白(Hb)对早期诊断 DAH 具有重要作用,可作为初筛指标。由于许多导致 DAH 的基础病常会造成肾脏损害,常规检查可能发现患者肌酐进行性升高,尿分析可有大量尿蛋白及可见红细胞、皱缩红细胞或者红细胞管型。

(二)可疑病原体的筛查　包括鼻咽拭子、痰、支气管肺泡灌洗液的涂片、培养或 PCR 检查、血培养及血清学检查等,确认有无常见细菌、各型呼吸道病毒及肺孢子菌等感染性疾病。

(三)血清免疫血检查　DAH 患者多数具有一种或多种自身抗体阳性,对病因学诊断有重要的意义(表 28-11-2)。

表 28-11-2　导致 DAH 的一些特定疾病的实验室检查结果及典型的系统累及情况

疾病	ANCA	ANA	RF	补体水平	ABMA	累及系统
肉芽肿性多血管炎	+c-ANCA	+/-	+/-	正常	无	上下呼吸道、肾脏、皮肤、关节等
显微镜下多血管炎	+P-ANCA	+/-	+/-	正常	无	肾脏、肺、皮肤、关节等
孤立性肺毛细血管炎	无	无	无	正常	无	肺部
系统性红斑狼疮	无	有	有	低	无	肾脏、皮肤、关节肺、胸膜等
过敏性紫癜	+/-	无	无	正常	无	肾脏、皮肤、关节、肺等
Goodpasture 综合征(ABMA)	无	无	无	正常	有	肾脏、肺
特发性肺含铁血黄素沉积征	无	无	无	正常	无	肺

注:ABMA,抗基膜抗体;ANA,抗核抗体;ANCA,抗中性粒细胞胞质抗体;RF,类风湿因子。

(四)影像学检查　X 线胸片及胸部 CT 显示两肺快速出现弥漫性肺泡浸润影(图 28-11-1,图 28-11-2),由于肺泡出血部位在肺泡腔,往往表现为腺泡填充样影像,初期表现为磨玻璃影,中后期表现为结节影,此在高分辨率 CT (HRCT)上十分明显,这种腺泡填充影弥漫均匀,常沿支气管血管束分布,以中上肺更为典型。当出血迅速,量较大时可表现为大片渗出浸润影、实变影,持续 1~2 周可消失(图 28-11-2)。在慢性反复发作的 DAH 者,可能表现为肺纤维

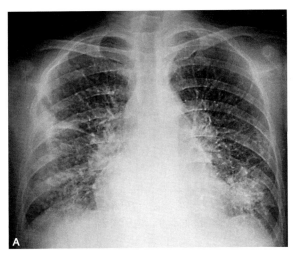
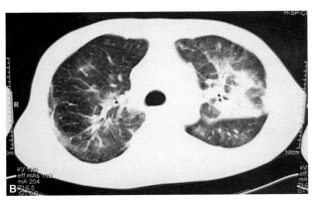

图 28-11-1 患者男性，25 岁，发热，呼吸困难，诊为 SLE 合并肺泡出血，影像学检查结果
A. X 线胸片显示双肺片状模糊影；B. 胸部 CT 显示双肺大片浸润影及毛玻璃样变。

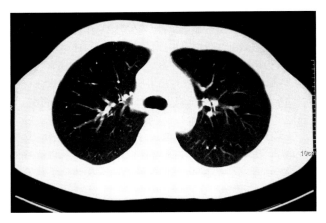

图 28-11-2 弥漫性肺泡出血治疗后 CT 表现
与图 28-11-1 为同一患者，胸部 CT 显示经激素及免疫抑制剂治疗后肺部阴影完全吸收。

化。CT 对于 DAH 与肺部感染及其他肺弥漫性疾病的鉴别十分重要。由于暴发性 DAH 者常不具备外出 CT 检查条件，床旁 X 线检查同样可提供重要信息。

（五）肺功能检查 低氧血症普遍存在，与其他弥漫性间质性肺疾病相反，DAH 患者肺弥散功能［肺一氧化碳弥散量（D_LCO）］常常升高，D_LCO 升高成为 DAH 的特征性表现。

（六）纤维支气管镜 对 DAH 诊断十分重要，原则上对可疑 DAH 患者应尽早进行支气管肺泡灌洗检查，术中见 ≥3 个独立肺段灌洗液呈血性或洗肉水样，起病 48h 后灌洗液中吞噬含铁血黄素巨噬细胞计数增多（>20%），普鲁士蓝染色阳性，具有确诊意义。对既往出血者也有诊断意义，镜检可发现大量含铁血黄素细胞。通过气管内分泌物或灌洗液进行细菌、真菌及病毒等病原学检测，有助于明确肺部感染疾病。

（七）肺组织活检 DAH 很少需要肺活检，支气管镜肺活检因组织小，形态不特异，对 DAH 的病理诊断仅有参考价值，对除外部分肺局部病变和基础病有帮助。开胸肺活检能确定 DAH 的存在，明确部分潜在病因，但作为有创检查方法，存在加重病情、增加死亡率的风险。一般认为如可通过其他部位活检（如肾、鼻旁窦等）获得病因学证据者，尽量避免进行肺活检。其适应证仅限于症状不典型、临床或血清学无系统性疾病证据、单纯肺出血的年轻患者。此外，肺活检还可协助鉴别部分感染性肺疾病。

如临床高度怀疑系统性血管炎、SLE、GPA、肺出血-肾炎综合征（Goodpasture 综合征）等，肾组织活检结合直接免疫荧光染色具有诊断及鉴别诊断价值。

五、诊断

早期诊断，及时治疗，是成功救治 DAH 的关键。对有相应症状和高危因素者，一旦怀疑 DAH，必须首先明确诊断，了解其严重程度和进展速度，然后积极寻找其可能的病因。

当患者出现迅速进展的呼吸困难或血氧下降、咯血而高度怀疑 DAH 时，首先稳定呼吸状况，同时进行血常规、胸部 X 线检查或 HRCT 检查。Hb 明显下降伴肺部新出现的弥漫浸润影，如能除外其他部位出血，往往对于诊断具有重要意义。其次积极除外感染因素，尽快进行纤维支气管镜做 BALF 检查。如患者符合以下 3 项或 3 项以上，并除外急性呼吸窘迫综合征、肺栓塞、急性肺水肿等，即可诊断 DAH：

1. 临床表现咯血、呼吸困难、低氧血症。

2. 胸部影像学新出现的双侧弥漫性、或单侧肺泡充填性、浸润或实变影。

3. 血红蛋白（Hb）降至低于 10g/L 或血红蛋白 24 小时内下降 20g/L。

4. 支气管肺泡灌洗多肺段回收液呈血性，或发现肺含铁血黄素细胞，普鲁士蓝染色（+）。

明确 DAH 病因也同样关键。首先要明确 DAH 是仅限于肺部还是系统性疾病的一部分,其次判断是否为肺部感染性疾病或其他基础病合并感染导致 DAH。详细询问病史及全面细致的体格检查常能帮助诊断和提供相应线索,如免疫性疾病还是药物因素、感染性疾病等,指导选择相应免疫学和病原学检查,包括支气管肺泡灌洗液的涂片、培养和细胞学分类及血清学检查,必要时行病变部位的组织活检。对暂时无法明确病因者可密切随访。

六、鉴别诊断

DAH 作为综合征,诊断时需要与其他咯血、贫血、呼吸困难和弥漫性肺部阴影的疾病相鉴别。首先需明确与肺部感染的关系。由于原发疾病本身及使用激素、免疫抑制剂导致的免疫功能缺陷易发生特殊病原体的肺部感染,如肺结核、真菌和病毒性肺炎。肺部感染既可能是 DAH 的病因和诱发因素,两者间还需相互鉴别,其在临床及影像特征均非常相似,致使诊断困难。再者,DAH 还需要与结缔组织病、药物和其他原因所致的间质性肺炎相鉴别,如狼疮性肺炎、间质性肺炎和外源性过敏性肺炎。其他需要鉴别的疾病包括急性左心衰竭、肺水肿、肺泡蛋白沉积症及血液系统疾病,如肺淋巴瘤、白血病的肺浸润。

七、治疗

DAH 的治疗主要是减轻肺泡毛细血管膜的损害(包括自身免疫性和非免疫性),祛除诱因和控制相关基础疾病。关键是早期发现,及时治疗。对危重患者,可先稳定呼吸状况,选择经验性治疗,同时积极寻找原发疾病和诱因,根据实验室检查,及时调整治疗方案。

(一)对症支持治疗　　对感染所致或并发感染的 DAH 应积极控制感染。如药物所致者,需及时停用相关药物,必要时使用拮抗剂,如输注血制品逆转阿昔单抗的抗血小板效应,用维生素 K 及新鲜冰冻血浆成功治疗抗凝药华法林所致的 DAH。凝血功能失调和心功能衰竭亦应积极纠正。低氧血症者应给予充分氧疗,必要时可应用无创辅助通气,对于重度患者需要有创机械通气及体外膜氧合等手段纠正低氧,同时给予静脉营养支持,维持水、电解质平衡等对症治疗,为全身治疗争取时间。

(二)糖皮质激素和免疫抑制剂　　DAH 虽病因多样,但免疫性疾病最常见,甚至其他原因 DAH,如部分药物和感染,也多与免疫因素相关。因此经验治疗常以糖皮质激素(CS)为主,根据不同病因及疾病严重程度,选择相应的激素治疗方案。严重的结缔组织病和血管炎病例,可"冲击治疗",如甲泼尼龙 500~1 000mg/d,静脉滴注 3 天后,改为 1~2mg/(kg·d)静脉滴注或口服,随病情缓解可逐步缓慢减量。对系统性血管炎及结缔组织病所致 DAH,应加用免疫抑制剂联合治疗,尤其是病情较重患者,通常首选环磷酰胺(CTX),常剂量 1~2mg/(kg·d)。病情严重者可用 CTX 冲击,0.75g/(m²·d),静脉滴注 3 天,病情缓解时可改为维持量 1~2mg/(kg·d)。维持治疗时间主要取决于 DAH 的缓解情况及基础病情。其他免疫抑制剂,如硫唑嘌呤(AZA)、甲氨蝶呤(MTX)、吗替麦考酚酯(MMF)、依那西普等亦可应用。其他免疫相关的肺泡出血单用激素不能有效控制或在激素减量过程中病情反复者也可考虑加用免疫抑制剂。治疗强度主要取决于疾病的严重程度和并发症的风险。包括 DAH 的存在、肾脏疾病的程度及受累器官系统的数量。糖皮质激素和免疫抑制剂通常采用序贯治疗,可分为两个阶段:

1. 缓解诱导阶段　短期大剂量用药,尽快控制疾病后逐渐减量。

2. 维持阶段　较长使用较低剂量的药物治疗,维持疾病缓解,同时降低药物不良反应的风险。

(三)血浆置换(plasma exchange,PE)　　有利于清除机体内循环的血浆抗体和免疫复合物,保护肾功能,减轻 DAH。最近的研究表明,严重疾病的患者应该接受 CTX、CS 和 PE 联合治疗。在治疗重度肾功能障碍伴 DAH 患者,标准的 CTX+CS 方案中加入 PE 治疗效果优于大剂量、脉冲、静脉注射类固醇,可用于 ANCA 阳性血管炎和 SLE 相关 DAH 的重症患者及激素冲击治疗仍未控制者的治疗。血浆置换的持续时间和频率取决于循环血中抗体的水平。

(四)其他治疗　　对重度 DAH 患者的补充治疗,有一些病例报告,其中包括失活的人类因子Ⅶ,该因子被用于诱导止血。

(五)难治性 DAH　　通常指积极使用大剂量糖皮质激素和免疫抑制剂或 PE 治疗依然无效者。对此类患者,可静脉注射大剂量免疫球蛋白,或考虑使用新型或实验性药物,包括抗肿瘤坏死因子-α、抗胸腺细胞球蛋白(拮抗 T 细胞)、利妥昔单抗(单克隆抗 CD20 抗体,拮抗 B 细胞)。利妥昔单抗作为抗人 CD20 单克隆抗体能够有效控制常规治疗无效的 SLE 相关 DAH 患者的病情。有报道利妥昔单抗用于治疗 11 例接受超大剂量激素或有 CTX 禁忌证的 ANCA 相关血管炎的患者,所有患者均获得缓解,其中 8 例 ANCA 转阴。但其长期疗效及不良反应有待进一步临床研究。

(许文兵)

参考文献

[1] PARK MS. Diffuse alveolar hemorrhage[J]. Tuberc Respir Dis (Seoul), 2013, 74(4): 151-162.

[2] COLLARD HR, SCHWARZ MI. Diffuse alveolar hemorrhage[J]. Clin Chest Med, 2004, 25(3): 583-592.

[3] OLSON A, SCHWARZ M. Diffuse alveolar hemorrhage[M]//COSTABEL U, DU BOIS RM, EGAN JJ. Diffuse parenchymal lung disease. Basel: S.

Karger AG, 2007: 250-263.

[4] TRAVIS WD, COLBY TV, LOMBARD C, et al. A clinicopathologic study of 34 cases of diffuse pulmonary hemorrhage with lung biopsy confirmation [J]. Am J Surg Pathol, 1990, 14(12): 1112-1125.

[5] LARA AR, SCHWARZ MI. Diffuse alveolar hemorrhage [J]. Chest, 2010, 137(5): 1164-1171.

[6] FONTENOT A P, SCHWARZ M I. Diffuse alveolar hemorrhage [M]// SCHWARZ MI, KING TE, Jr. Interstitial lung disease. 4th ed. Hamilton: B. C. Decker, 2003: 632-656.

[7] LEE AS, SPECKS U. Pulmonary capillaritis [J]. Seminar in Respir Crit Care Med, 2004, 25(5): 547-555.

[8] NGUYEN T, MARTIN MK, INDRIKOVS AJ. Plasmapheresis for diffuse alveolar hemorrhage in a patient with Wegener's granulomatosis: case report and review of the literature [J]. J Clin Apher, 2005, 20(4): 230-234.

[9] 倪磊, 李庆云. 应重视弥漫性肺泡出血综合征的诊治策略 [J]. 内科理论与实践, 2016, 11(4): 202-204.

第十二节 气道中心性间质纤维化

一、概述

间质性肺疾病（interstitial lung diseases, ILD）是一组以肺泡单位的炎症和间质纤维化为基本病变的非肿瘤性、非感染性疾病的总称。随着认识的深入，近年来不断有新的、不同于现有已知任何一型的间质性肺疾病报道，气道中心性间质纤维化（airway-centered interstitial fibrosis, ACIF）即是其中之一。此病于 2004 年由 Churg 等首先命名，目前共报道93例，其中国内报道5例。迄今为止，规模最大的一组病例为 2015 年 Kuranishi 等报道的 68 例患者。ACIF 病理上以细支气管中心性纤维化为特征，影像学上则有大气道周围纤维化的表现。

二、病因和发病机制

ACIF 的病因及发病机制目前不清。环境/职业暴露、胃食管反流和结缔组织病可能是其危险因素。在报道的93例患者中，59例有不同的环境或职业暴露史，包括鸟类、霉菌、木材燃烧引起的烟雾、棉花、牧草、粉笔灰、农药、清洁剂、可卡因等，其中确诊过敏性肺炎（血清中相关抗体阳性）5例。38例有或曾有胃食管反流症状，其中确诊胃食管反流 29例。12例合并结缔组织病。93例中仅10例患者找不到任何危险因素。在有吸烟史记录的87例患者中，吸烟37例，不吸烟50例。因此 ACIF 可能与有机/无机物质的吸入或胃液的吸入有关。

三、临床表现

患者年龄 23~69 岁，平均 55.0 岁，男：女约为4：5。病程通常大于1年。主要表现为慢性咳嗽和缓慢进展的呼吸困难，可有咳痰，胸痛罕见。查体双肺底可闻及爆裂音，可有杵状指（趾）。

四、辅助检查

（一）影像学　　X 线胸片上显著的异常为弥漫性网状结节影，以中内带为主，有支气管壁的增厚及小环状影，多有肺容积减小。CT 上主要的异常是支气管血管周围间质增厚，牵引性支气管扩张伴气道壁增厚及周围纤维化（图28-12-1）。一些病例中，邻近中心气道可见纤维团块影。在 Kuranishi 等报道的 68 例患者中，病变表现为支气管血管束周围分布者占 79.4%，外周分布为主者占 20.6%，网状影见于所有患者，磨玻璃样阴影见于 83.8% 的患者，支气管扩张见于 63.2% 的患者，另有 36.8% 的患者表现为马赛克征或气体陷闭，20.6% 的患者表现为小叶中央性结节。蜂窝肺、囊状影、胸腔积液及纵隔淋巴结肿大少见。

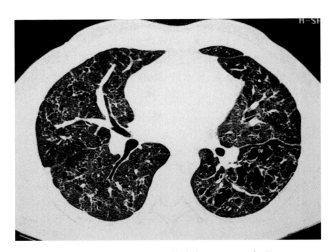

图 28-12-1　ACIF 的胸部 HRCT 表现
HRCT 显示支气管血管周围间质增厚、弥漫性线网状影及囊状影。

（二）肺功能和血气分析　　肺功能表现为限制性通气功能障碍，弥散功能障碍。血气分析多有不同程度的静息或运动后低氧血症。

（三）支气管肺泡灌洗　　11 例患者进行了支气管肺泡灌洗，其中 2 例患者支气管肺泡灌洗液（BALF）分析正常，但未给出具体数值，其余 9 例 BALF 中巨噬细胞平均为 78%±11%；淋巴细胞平均为 18%±11%；中性粒细胞 0~9%，其中 7 例≤1%；嗜酸性粒细胞 0~9%，其中 6 例≤1%。

（四）病理　　ACIF 病理上表现为以膜性和呼吸性细支气管为中心的间质纤维化（图28-12-2）。细支气管常有狭窄和扭曲，但无肉芽组织或纤维组织引起的闭塞。因外膜纤维组织增生，细支气管壁常显著增厚，某些病例有细支气管壁上皮下纤维化和显著的平滑肌增生。受累气道周围肺实质有不同程度的纤维化。许多患者有细支气管上皮化生。气道壁和间质偶有少量淋巴细胞和浆细胞浸润。肺泡内通常没有或仅有少量的巨噬细胞。胸膜也常有纤维化改变。

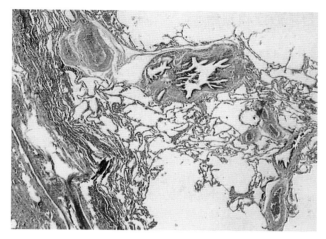

图 28-12-2　ACIF 的肺组织切片（HE 染色，×30）

肺组织切片 HE 染色显示：细支气管周围纤维化，平滑肌增生，细支气管壁轻度慢性炎症细胞浸润。

由于肺活检标本均是开胸肺活检所得，因此只能从胸部 CT 上推测有大气道受累。正是因为有大小气道的同时受累，所以将此病命名为气道中心性间质纤维化。难得的是，Magali 等对一例肺移植患者进行了研究，肉眼下，肺体积缩小，切面有弥漫的支气管和细支气管血管束周围纤维性增厚，胸膜下也可见到局灶性纤维带。组织学上最明显的改变是以大小气道为中心的间质纤维化，纤维病变中有一些小血管结构。间质炎症反应轻微。Magali 等的研究证实了大气道受累的存在。

五、诊断

缓慢起病，以咳嗽、进行性呼吸困难为主要表现，肺功能呈限制性通气功能障碍，CT 上有支气管壁增厚及支气管血管周围间质增厚，病理上表现为以膜性和呼吸性细支气管为中心的间质纤维化，可有细支气管上皮化生，无上皮样肉芽肿，据此可诊断。

六、鉴别诊断

在间质性肺疾病中能显著影响细支气管的疾病有外源性变应性肺泡炎（extrinsic allergic alveolitis，EAA）、呼吸性细支气管炎伴间质性肺疾病（RB-ILD）、隐源性机化性肺炎（cryptogenic organizing pneumonia，COP）及其他一些间质性肺疾病，如肺朗格汉斯细胞组织细胞增生症（pulmonary Langerhans cell histiocytosis，PLCH）等。这些疾病均可有慢性咳嗽和呼吸困难的临床表现，但影像学和病理上各有特点。

（一）EAA　又称为过敏性肺炎（hypersensitivity pneumonitis，HP），是由反复吸入各种具有抗原性的有机气雾颗粒、低分子量化学物质所引起，临床症状的出现与从事某些活动在时间上有相关性。HP 可分为急性、亚急性、慢性三种类型。急性/亚急性 HP 的典型 CT 表现为弥漫分布、边界不清、密度较淡的、以小叶为中心的微小结节影，弥漫性磨玻璃影及气体陷闭引起的斑片状密度减低区。慢性 HP 最主要的 CT 表现为牵引性支气管扩张、小叶间隔增厚、小叶内网状影，病变主要分布在支气管血管束周围，可以上叶明显，也可见气体陷闭、磨玻璃影、边界不清的小叶中央性结节及蜂窝肺，与特发性肺纤维化不同，蜂窝肺并不以基底部为著。HP 患者 BALF 中淋巴细胞显著升高，通常占 40% 以上。病理上，急性/亚急性 HP 主要表现为气道中心性炎症，炎症反应明显，可见淋巴细胞、浆细胞以细支气管为中心斑片状浸润肺泡壁，常见非坏死性上皮样肉芽肿或多核巨细胞。慢性 HP 主要表现为纤维化，可类似于普通型间质性肺炎和纤维化型非特异性间质性肺炎，但常见细支气管周围纤维化伴成纤维细胞灶。"桥接纤维化"在慢性 HP 中亦较常见，表现为从小叶中心延伸到另一个细支气管、小叶间隔或胸膜的纤维化病变。Gaxiola 等曾对 110 例慢性过敏性肺炎患者进行了研究，发现有 3 例患者病理上表现为 ACIF。因此，从目前的文献报道来看，ACIF 可能是慢性 HP 中的一种病理类型，特发性 ACIF 少见。

（二）RB-ILD　RB-ILD 常见于严重吸烟者（平均在 30 包/年以上），胸部 X 线表现为弥漫对称分布的网状或网状结节影伴磨玻璃样变、支气管壁增厚，肺容积通常正常。此外，约 20% 的 RB-ILD 患者胸部 X 线检查可正常。BALF 中巨噬细胞显著增加。病理上表现为以呼吸性细支气管和邻近肺泡为中心的肺泡巨噬细胞聚集伴轻度间质炎症，巨噬细胞胞质中含棕或褐色颗粒，细支气管周围可有轻度纤维化，并向邻近肺泡间隔延伸。戒烟或糖皮质激素治疗病情可改善。

（三）COP　无明显病因，呼吸困难常呈亚急性发作。最常见的 X 线表现为双肺斑片状分布的肺泡浸润影，可游走。不到 20% 的患者可以弥漫间质浸润为主要表现，75% 的患者肺容积正常。HRCT 上表现为斑片状分布的气腔实变影或磨玻璃样影，50% 以上的患者表现为胸膜下或支气管周围分布。BALF 中淋巴细胞增加（可达 40%），嗜酸性粒细胞和中性粒细胞也可增加。病理上的特征性改变为肺泡和细支气管管腔内的肉芽组织，由增生的成纤维细胞和肌成纤维细胞组成。

（四）闭塞性细支气管炎（bronchiolitis obliterans，BO）　BO 与 ACIF 也有许多类似之处，如：小支气管和细支气管壁的增厚，不同程度的上皮下纤维化和平滑肌增生，还可有外膜的纤维化，但 BO 的主要病理学表现为小支气管和细支气管的狭窄和闭塞；早期 X 线胸片可正常或仅有轻度的过度充气，随着疾病的进展，可出现亚段肺不张、肺容积缩小和/或纤维化；HRCT 上表现为肺段或肺叶分布的密度减低区,尤以呼气相明显;肺功能呈阻塞性通气功能障碍;BALF 中中性粒细胞增加,据此可与 ACIF 鉴别。

(五)PLCH PLCH 是一种较罕见的单核-吞噬细胞异常增生性疾病,此病与吸烟密切相关,90%~100% 的患者为吸烟者,肺功能可表现为阻塞、限制或混合性通气功能障碍,VC 通常降低,但 RV 正常或增加,因此 TLC 相对正常,RV/TLC 增加,70%~100% 的患者有弥散功能障碍。影像学上表现为双侧对称分布的小结节影,伴薄壁或厚壁囊状影。病变主要集中在上中肺野。胸腔积液和肺门淋巴结增大非常罕见。BALF 中巨噬细胞显著增加,中性粒细胞和嗜酸性粒细胞也有中度增加,淋巴细胞比值正常或下降。PLCH 的特征性组织学改变为肉芽肿性病变,早期集中在终末细支气管和呼吸性细支气管周围,进行性侵犯和破坏细支气管壁,肉芽肿中心区含大量朗格汉斯细胞,周围有淋巴细胞、嗜酸性粒细胞、浆细胞、巨噬细胞浸润,随后病变逐渐向邻近的肺泡间质扩展形成典型的星形灶或环形结节灶,邻近肺泡腔内可见大量巨噬细胞,以后病灶内可出现纤维化。免疫组化染色示膜表面 CD1a、S-100 蛋白阳性。

此外,Yousem 等于 2002 年报道 10 例特发性细支气管中心性间质性肺炎(idiopathic bronchiolocentric interstitial pneumonia),其影像学表现为双侧基底分布的网状、网状结节影。病理上表现为以细支气管为中心的慢性炎症细胞浸润,主要为淋巴细胞和浆细胞,7 例患者同时存在细支气管周围纤维化及细支气管和杯状细胞化生。同年 de Carvalho 等报道 12 例小叶中央性纤维化(centrilobular fibrosis),其 HRCT 表现为斑片状分布的胸膜下实变影,常累及中下肺野,较大气道也受累,表现为明显的支气管壁增厚。病理上病变以细支气管为中心,可见明显的小叶结构紊乱,结构重建区可见致密胶原沉积,扩大的支气管腔和囊腔中充满嗜碱性物质,囊腔上皮有广泛的坏死和再生现象,鳞状上皮化生见于 58.33% 的患者,异物见于 41.57% 的患者。作者认为上述病变是由吸入所致。随后,de Souza 等对 28 例系统性硬化肺部受累的患者进行了研究,发现 21% 为小叶中央性纤维化。细支气管周围化生(peribronchiolar metaplasia)是 2005 年由 Fukuoka 等报道,共 15 例患者,病理上主要表现为细支气管上皮沿着增厚的细支气管周围肺泡壁增生,细支气管周围纤维化见于 11 例患者,小气道炎症细胞浸润见于 5 例患者,CT 上表现为马赛克征、气体陷闭、胸膜下斑片状磨玻璃影,有 3 例患者胸部 CT 正常。上述 3 种疾病与 ACIF 一起在病理上均表现为以细支气管为中心,均可见细支气管周围纤维化,因此有些学者认为他们是同一种疾病,但这一观点并未在国际上得到一致性认可,因此,这 4 种疾病究竟是不同的疾病,还是同一种疾病的不同阶段表现尚需要更多的临床病例积累和研究。

最近,又有一种新的以气道为中心的间质性肺疾病报道,被命名为气道中心性纤维弹性组织增生症(airway-centered fibroelastosis),共 5 例患者,均为不吸烟女性,有慢性哮喘病史,年龄 38~56 岁,表现为慢性呼吸困难伴急性发作,3 例肺功能呈阻塞性通气功能障碍,2 例为限制性通气功能障碍,CT 上表现为显著的支气管壁增厚、支气管壁变形、支气管扩张及进行性的肺实质缩小、肺上叶胸膜下实变,病理上表现为肺上叶广泛的气道中心性纤维弹性组织增生。

七、治疗和预后

除 3 例治疗情况不详外,其余 90 例患者中 74 例患者接受了不同剂量的激素治疗,32 例患者尚接受了免疫抑制剂治疗,仅 1 例患者单用免疫抑制剂治疗。在 Kuranishi 等报道的 68 例患者中,中位生存期为 116 个月,5 年死亡率为 32.5%。而在 Kuranishi 之前报道的 22 例患者中除 3 例预后不详外,治愈/改善者占 31.6%,稳定者占 15.8%,进展/死亡者占 52.6%。Jouneau 等报道 1 例患者激素治疗无效后加用克拉霉素,随访 20 个月病情稳定。预后不佳的预测因素有:存在咳嗽、静息状态下 SaO_2 低、气道中存在机化组织、存在成纤维细胞灶及显微镜下蜂窝肺。

(徐 凌)

参考文献

[1] CHURG A, MYERS J, SUAREZ T, et al. Airway-centered interstitial fibrosis. a distinct form of aggressive diffuse lung disease [J]. Am J Surg Pathol, 2004, 28(1): 62-68.

[2] SERRANO M, MOLINA-MOLINA M, Ramírez J, et al. Airway-centered interstitial fibrosis associated with exposure to fumes from cleaning products [J]. Arch Bronconeumol, 2006, 42(10): 557-559.

[3] COLOMBAT M, GROUSSARD O, Taillé C, et al. Lung transplantation in a patient with airway-centered fibrosis [J]. Am J Surg Pathol, 2004, 28(11): 1540-1542.

[4] 苗立云, 蔡后荣, 章宜芬, 等. 气道中心性间质纤维化一例并文献复习 [J]. 中国呼吸与危重监护杂志, 2007, 6(5): 393-394, 355.

[5] YI XH, CHU HQ, CHENG XM, et al. Idiopathic airway-centered interstitial fibrosis: report of two cases [J]. Chin Med J (Engl), 2007, 120(9): 847-850.

[6] 徐凌, 蔡柏蔷, 刘鸿瑞, 等. 气道中心性间质纤维化的诊断及鉴别诊断 [J]. 中国医学科学院学报, 2005, 27(1): 99-102.

[7] FENTON ME, COCKCROFT DW, WRIGHT JL, et al. Hypersensitivity pneumonitis as a cause of airway-centered interstitial fibrosis [J]. Ann Allergy Asthma Immunol, 2007, 99(5): 465-466.

[8] 魏志敏, 姜天福, 赵鹏, 等. 气道中心性肺间质纤维化(附 1 例报告) [J]. 青岛大学医学院学报, 2009, 45(2): 165-166.

[9] GAXIOLA M, Buendía-Roldán I, Mejía M, et al. Morphologic diversity of chronic pigeon breeder's disease: clinical features and survival [J]. Respir Med, 2011, 105(4): 608-614.

[10] JOUNEAU S, KERJOUAN M, CAULET-MAUGENDRE S, et al. Clarithromycin stops lung function decline in airway-centered interstitial fibrosis [J]. Respiration, 2013, 85(2): 156-159.

[11] KURANISHI LT, LESLIE KO, FERREIRA RG, et al. Airway-centered interstitial fibrosis: etiology, clinical findings and prognosis [J]. Respir Res, 2015, 16(1): 55.

[12] YOUSEM SA, DACIC S. Idiopathic bronchiolocentric interstitial pneumonia [J]. Mod Pathol, 2002, 15(11): 1148-1153.

[13] DE CARVALHO ME, KAIRALLA RA, CAPELOZZI VL, et al. Centrilobular fibrosis: a novel histological pattern of idiopathic interstitial pneumonia[J]. Pathol Res Pract, 2002, 198(9): 577-583.

[14] DE SOUZA RB, BORGES CT, CAPELOZZI VL, et al. Centrilobular fibrosis: an underrecognized pattern in systemic sclerosis[J]. Respiration, 2009, 77(4): 389-397.

[15] FUKUOKA J, FRANKS TJ, COLBY TV, et al. Peribronchiolar metaplasia: a commonhistologic lesion in diffuse lung disease and a rare cause of interstitial lung disease: clinicopothologic features of 15 cases[J]. Am J Surg Pathol, 2005, 29(7): 948-954.

[16] PRADERE P, GAUVAIN C, DANEL C, et al. Airway-Centered fibroelastosis: a distinct entity[J]. Chest, 2016, 149(3): 767-774.

第十三节
肺泡蛋白沉积症

一、概述

肺泡蛋白沉积症(pulmonary alveolar proteinosis,PAP)是表面活性物质体内代谢失衡引起的一种综合征,以肺泡内过碘酸希夫染色阳性磷脂蛋白类物质的不断沉积为特征,影响肺内气体交换,严重可导致呼吸衰竭,由Rosen于1958年首次报告。PAP是呼吸系统的一种罕见病,每100万人口有PAP患者3.7~6.1人,分为先天性、自身免疫性和继发性三类,其中90%PAP患者属于自身免疫性。

二、病因和发病机制

肺泡表面活性物质由肺泡Ⅱ型上皮细胞所分泌,70%~80%被肺泡上皮细胞重吸收代谢,剩下由肺泡巨噬细胞吞噬所代谢,其产生和清除处于动态平衡。研究表明,PAP与肺泡巨噬细胞清除肺表面活性物质功能下降有关,未发现存在肺泡上皮细胞过度增生或过度分泌的情况。目前PAP的确切病因尚不清楚,各种引起肺泡巨噬细胞功能障碍或缺陷的原因,均能引起PAP的发生。

(一)抗GM-CSF抗体　　粒细胞-巨噬细胞集落刺激因子(GM-CSF)是一种造血细胞生长刺激因子,不仅具有刺激骨髓细胞及其干细胞增殖分化的作用,还可以调节肺泡巨噬细胞的吞噬功能及其对表面活性物质的降解能力。GM-CSF在保持肺内表面活性物质的平衡起着十分重要的作用,在1994年,Dranoff等发现GM-CSF编码基因缺失可导致小鼠肺泡蛋白沉积,出现与PAP患者表型相同的肺部病变,通过转基因技术在肺组织重构GM-CSF表达可使基因敲除小鼠肺泡沉积的磷脂蛋白样物质消失,肺部病理改变恢复正常。然而,从PAP患者中并没有发现GM-CSF编码基因缺失或异常,血清和灌洗液GM-CSF水平没有显著下降反而有部分患者水平较正常人高。1999年,Kitamura等在11例PAP患者的血清和支气管肺泡灌洗液中均发现高

水平的抗GM-CSF抗体,而正常对照者这种抗体水平极低。后期从PAP患者中提取到的抗GM-CSF抗体注射到健康的非人灵长类动物体内,能够复制出PAP的生化学、细胞学及病理学特征,进一步证实抗GM-CSF抗体在自身免疫性PAP形成起到关键作用。抗GM-CSF抗体与GM-CSF特异性结合,阻断GM-CSF下游通路,最终导致肺泡巨噬细胞降解肺泡表面活性物质能力下降,肺泡蛋白沉积形成。

(二)继发于其他疾病或因素　　常见继发于血液系统相关疾病,如白血病、骨髓增生异常综合征、多发性骨髓瘤等。其次可继发于感染性疾病,如人类免疫缺陷病毒、分枝杆菌、诺卡菌、真菌、巨细胞病毒等。与PAP相关的暴露因素以硅暴露最常见,其次有棉麻、铟、镓、铝等。其他继发因素包括继发于免疫系统疾病、血液系统外的恶性肿瘤。这些继发因素引起肺泡巨噬细胞功能障碍或缺陷的原因,引起PAP的发生。

(三)基因突变　　多发生在婴幼儿,GM-CSF受体βc基因突变鼠可引起肺泡腔内PAS阳性蛋白样物质的进行性沉积。Dirksen等对3例急性白血病呼吸衰竭患儿进行研究,其中2例确诊为PAP,1例疑诊PAP,3例白血病患者细胞均不能表达正常的βc链,在白血病经治疗后,βc链表达单正常,肺部症状消失,考虑GM-CSF/IIL-3/IL-5受体βc表达异常与人PAP有关。另一项研究中,7例PAP患儿有3例存在βc表达缺陷,进一步证实GM-CSF受体βc表达异常与人PAP有关。肺泡表面活性物质B(SP-B)、肺泡表面活性物质C(SP-C)、ABCA3等基因突变也与先天性PAP发生有关。

三、病理

肉眼观察:肺大部呈实变,胸膜下可见弥漫性黄色或灰黄色小结节或小斑块,结节直径由数毫米至2cm不等,切面可见黏稠黄色液体流出。如不合并感染,胸膜表明光滑。PAP的支气管肺泡灌洗液呈牛奶状或米汤样,质地如淤泥,比重高,静置后可沉至瓶底(图28-13-1)。

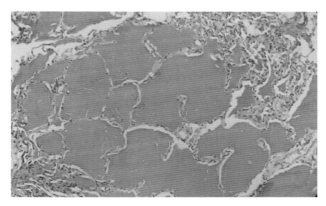

图28-13-1　肺组织病理活检示肺泡腔充满大量PAS染色阳性物质(PAS染色,×200)

（一）光镜检查　　肺泡及细支气管腔内充满无形态的、过碘酸希夫（PAS）染色阳性的富含磷脂物质，肺泡间隔正常或增宽，但间隔内无明显纤维化（图 28-13-2）。在不溶性的肺泡物质中，可发现大量巨噬细胞，巨噬细胞质也为 PAS 染色阳性，与周围的物质相类似。这些物质为脂蛋白，经淀粉酶消化后 PAS-D 染色也是阳性。

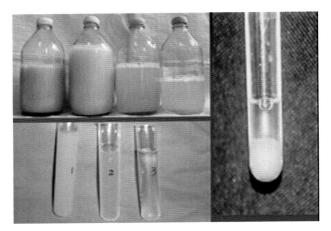

图 28-13-2　呈牛奶状或米汤样的支气管肺泡灌洗液

（二）电镜检查　　肺泡 Ⅱ 型上皮细胞、肺泡腔及巨噬细胞内可见许多电子密度的层状体，是由环绕的三层磷脂构成，其部分类似肺泡表面活性物质，这些层状体来源于肺泡 Ⅱ 型上皮细胞。

四、临床表现

男性多于女性（2.65∶1），本病任何年龄均可发病，诊断中位年龄为 39 岁，72% 的患者有吸烟史。

约 1/3 的患者可无症状，有些患者可有轻微咳嗽、咳少许白黏痰，病情进展时可出现活动后气促，其他少见的症状有乏力、体重减轻等。继发感染时，可出现发热、脓性痰，也可出现胸痛、咯血等。体格检查可以没有阳性体征或肺底可闻及少许湿啰音，如出现明显湿啰音则提示合并感染可能。严重缺氧的患者可出现发绀、杵状指（趾）。

五、辅助检查

（一）常规检查　　血常规中白细胞总数及分类一般正常，合并感染时可不同程度升高。红细胞及血红蛋白浓度通常正常，如病情进展缺氧时可升高，缺氧时间越长，血红蛋白浓度升高越明显。研究表明，动脉血气中的氧分压（PaO_2）及肺泡-动脉血氧分压差（$P_{A-a}O_2$）、血清乳酸脱氢酶、血清癌胚抗原和血清 KL-6 与疾病严重程度相关，可用于评估病情。

（二）抗 GM-CSF 抗体　　未常规应用于临床检测，只有部分医院开展。研究表明，其敏感性和特异性分别为 100% 和 98%，只有 0.3% 的健康人可存在轻微升高。抗 GM-CSF 抗体仅与病因有关，与疾病严重程度无关。

（三）影像学检查　　胸部 X 线表现为弥漫性磨玻璃样阴影，常融合成片状，类似肺水肿，但无左心功能不全的表现。患者的体征常较 X 线表现明显轻，这种影像和症状不匹配的特征可为本病的特点之一。胸部高分辨率 CT（HRCT）可呈磨玻璃影及网状及斑片状影，可为对称性或不对称性，有时可见支气管充气征。病变与周围肺组织间常有明显的界限且边界不规则，形成较特征性的地图样改变，称为地图征。HRCT 可清晰显示肺间质改变，肺泡实变，小叶间隔增厚，表现为多角形态，形成碎石路征或铺路石征（图 28-13-3）。并发感染时，感染处可表现为局限性实变影。

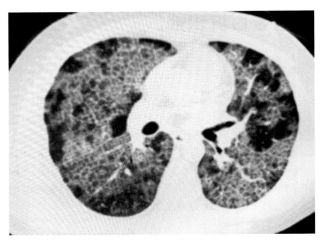

图 28-13-3　双肺呈"地图"状分布，小叶间隔增厚，呈"铺路石"样改变

（四）肺功能　　通气功能可正常或呈轻度限制性通气功能障碍。绝大部分患者存在弥散功能不同程度降低。研究表明，肺一氧化碳弥散量（D_LCO）与疾病严重程度相关，可用于评估病情。

（五）肺活检及支气管肺泡灌洗（BAL）　　典型支气管肺泡灌洗液（BALF）呈"牛奶状"或"泥浆样"，放置后可出现沉淀，BALF 细胞学分类无特异。结合病史及影像学，若支气管肺泡灌洗液 PAS 染色阳性，可考虑为 PAP。确诊需要靠肺组织病理学。

六、诊断、鉴别诊断及分型

PAP 患者症状不典型，诊断主要依据影像学及组织病理。胸部影像学特别是出现磨玻璃影、地图征、铺路石征等典型表现需高度怀疑 PAP，但需要和肺水肿、肺真菌病、卡氏肺孢子菌肺炎、外源性变应性肺泡炎、结节病等疾病相鉴别。经支气管镜肺活检或外科肺活检组织病理学示肺泡腔内出现 PAS 和 PAS-D 染色阳性的嗜伊红物质可确诊为 PAP。有以下三种分型：

（一）自身免疫性 PAP　　血清中抗 GM-CSF 抗体阳性,约占 90%。

（二）先天性 PAP　　抗 GM-CSF 抗体阴性,存在 GM-CSF 受体 α 链或 β 链缺陷,约占 1%。

（三）继发性 PAP　　抗 GM-CSF 抗体阴性,不存在 GM-CSF 受体 α 链或 β 链缺陷,且有其他系统性疾病的确诊依据,占 9% ~ 10%。

七、病情分级及疾病状态

疾病严重程度的评分(disease severity score, DSS) 是目前 PAP 通常采用的疾病分级方法: DSS1, $PaO_2 \geq 70mmHg$ 且患者无症状; DSS2, 患者有症状且 $PaO_2 \geq 70mmHg$; DSS3, $PaO_2 \geq 60$ 且 $<70mmHg$; DSS4, $PaO_2 \geq 50$ 且 $<60mmHg$; DSS5, $PaO_2 <50mmHg$。

研究中一般以 PaO_2、$P_{A-a}O_2$ 及 D_LCO 的变化来进行疾病状态的评估,分为稳定期、自身缓解期和进展期。

（一）进展期　　PaO_2 下降大于 10mmHg 或 $P_{A-a}O_2$ 上升大于 10mmHg 或 D_LCO% 预计值下降大于 10%。

（二）自身缓解期　　PaO_2 上升大于 10mmHg 或 $P_{A-a}O_2$ 下降大于 10mmHg 或 D_LCO% 预计值上升大于 10%。

（三）稳定期　　介于自身缓解期和进展期之间。

八、治疗

稳定期及自身缓解期不需治疗,每日监测血氧饱和度变化,定期复查。患者主要增强自身免疫力,如坚持适量运动,避免熬夜,避免身处粉尘较大的环境。值得注意的是,PAP 虽然是间质性肺疾病,但研究表明,使用糖皮质激素会加重病情,可能与其促使肺泡表面活性物质分泌及抑制肺泡巨噬细胞功能有关,所以 PAP 患者应避免使用糖皮质激素。近期也有临床研究,观察稳定期患者雾化吸入 GM-CSF 是否会延长稳定期时间,但与观察组相比,暂未发现有明显差异。进展期患者需要治疗,治疗方法如下:

（一）全肺灌洗　　全肺灌洗(whole lung lavage, WLL)通过物理性移除沉积的脂蛋白样物质,改善肺泡弥散功能,缓解患者症状,自 1965 年 Ramirez 等首次应用肺灌洗治疗 PAP 获得良好效果后,数十年作为唯一有效的治疗方法。其间程序经过不断简化和改进,例如使用全身麻醉、增大灌洗量,配合体位变化和胸部叩击、震动、增加胸膜腔内压等方法,逐渐从肺段分次灌洗到单肺 WLL,最后发展到双肺同期序贯 WLL。

1. 适应证　　WLL 适应证尚未有共识,国外有人提出,当病情进展或有气促或活动受限的患者,静息状态下 $PaO_2 <65mmHg$(1mmHg = 0. 133kPa)和肺泡-动脉血氧分压差($P_{A-a}O_2$)$>40mmHg$ 或肺内分流 $>10\% ~ 12\%$ 时,即有全肺灌洗指征。当患者合并肺部感染时,建议控制肺部感染后再进行 WLL。

2. 灌洗形式　　临床上肺灌洗主要有两种形式,①WLL: 患者在全麻后行双腔气管插管,进行一侧肺通气,另一侧肺灌洗。单侧肺灌洗需要的生理盐水量 10~20L,直到回收液清亮为止。暂没有统一操作步骤的共识,各医疗机构根据经验改良操作步骤例如人工增加胸膜腔内压、灌洗时体位变动等,但由于没有随机对照试验,尚不能判断添加这些方法是否更有效。对于严重呼吸衰竭或不能耐受单肺通气的患者,可考虑在 ECMO 或高压氧舱辅助下进行 WLL。WLL 的优点在于灌洗彻底,效果显著,疗效维持时间长。大约 80% 的 PAP 患者经过第 1 次全肺灌洗后临床症状、影像学及肺功能有改善,维持时间平均约 15 个月。大约 15% 的患者灌洗效果欠佳,每 6 个月需要灌洗一次,其中不到 10% 的患者灌洗无效,但是目前尚没有预测全肺灌洗疗效的生物学指标,不能鉴别出哪些患者无效或效果不佳。②支气管镜下分段肺灌洗术:患者在局部麻醉下,通过支气管镜行肺段或肺叶灌洗治疗,每次灌洗 50ml 生理盐水,灌洗至回收液清亮,最多重复 6 次,2 ~ 3 日后可重复进行灌洗。此方法优点是无需全身麻醉和气管插管机械通气、灌洗液量少(约为全肺灌洗量的 1/10)、操作时间短、术中和术后并发症风险较低,但因为灌洗量少,可能造成灌洗不彻底,影响疗效。适用于不能耐受全身麻醉或婴幼儿患者。

3. 并发症　　WLL 常见的并发症包括:灌洗液溢漏至非灌洗侧肺、低氧血症、支气管痉挛、胸腔积液、气胸、液气胸和肺部感染。广州呼吸健康研究院对 78 例次全肺灌洗进行总结,其中 18 例次发生围手术期并发症,术中并发症 7 例次,包括胸腔积液 1 例次,气胸 2 例次,心力衰竭 2 例次和心律失常 2 例次。术后并发症 11 例次,包括胸腔积液 3 例次,感染 4 例次,肺不张 1 例次,肺水肿 1 例次,喉头水肿 1 例次,胸腔积液并肺部感染 1 例次。此外 23 例次发生一过性术后发热,不需特殊处理。研究表明,并发症发生率与灌洗的回收率呈负相关,当回收率 $<86.82\%$,预测 WLL 发生并发症的敏感度为 87.7%,特异度为 94.4%,曲线下面积(AUC_{ROC})为 0.926。

（二）GM-CSF　　自身免疫性 PAP 患者存在高水平抗 GM-CSF 抗体,与 GM-CSF 特异性结合,阻断 GM-CSF 下游通路,最终导致肺泡巨噬细胞降解肺泡表面活性物质能力下降,肺泡蛋白沉积形成。而目前抗 GM-CSF 抗体形成原因未明,通过补充 GM-CSF,恢复 GM-CSF 通路和肺泡巨噬细胞降解表面活性物质能力成为可能。GM-CSF 治疗有两种形式:皮下注射及雾化吸入,但应优先选择雾化吸入方式。

1. 雾化吸入 GM-CSF　　国外最早应用 GM-CSF 雾化吸入治疗自身免疫性 PAP 的个案报道于 2004 年,Wylam 等使用雾化吸入 GM-CSF 治疗了 12 例不需要紧急行全肺灌洗的自身免疫性 PAP 患者,治疗方案为:250μg,2 次/d,d1~d7,两周为 1 个疗程,如果 12 周未起效,剂量从 250μg 增至 500μg,总疗程 24 周,其中 10 例患者常规量起效,1 例增量至 500μg 起效,有效率为 11/12(91.69%),大多数患者起效时间为 4 周。在 30.5 个月(3~68 个月)的随访期中,无明显不良反应,白细胞也未见明显升高或降低。其中 5 例有效者病情复发,其中 4 例复发时间为停药后 6.3 个月(5.5~12 个月),重新吸入 GM-CSF 后仍可有效。随后,Tazawa 等报道在一项多中心、Ⅱ期临床研究中,经过 3 个月观察期排除自发改善的患者后,共纳入 39 例自身免疫性 PAP 患者,治疗方案为 125μg 雾化吸入,2 次/d,d1~d8,每 2 周为 1 个疗程,连续 6 个疗程。然后 125μg 雾化吸入,1 次/d,d1~d4,每 2 周为 1 疗程,连续 6 个疗程,总疗程为 24 周,有效率为 24/39(62%)。其中 17 例(71%)在用药后 3 个月内起效,7 例(29%)在 4~6 个月起效。在 52 周的随访当中,83%(29/35)保持稳定,不需要额外治疗。在安全性方面,只有 2 例患者出现可能与药物有关的不良反应,1 例患者出现发热,胸部 CT 检查后诊断为肺炎,经抗生素治疗后好转,GM-CSF 重新使用后未发现不良反应。另 1 例患者胸部 CT 发现左侧胸壁结节,经外科活检后诊断为肺结核,经异烟肼、利福平和左氧氟沙星治疗 9 个月后治愈。1 例有效患者复发,重新吸入 GM-CSF 后改善。

2. 雾化吸入 GM-CSF 方式优于皮下注射 2011 年 Khan 发表了一篇荟萃分析,总结了 2011 年之前发表的所有 GM-CSF 治疗 PAP 的疗效及安全性研究。结果发现,吸入给药无论从有效率、复发率还是安全性方面,都优于皮下给药。在有效性方面,皮下注射 GM-CSF 治疗有效率为 43%~48%,而雾化吸入治疗,在观察期排除自发缓解的患者后仍有 62%;在安全性方面,雾化吸入比皮下注射治疗不良反应要少得多;在起效时间方面,皮下注射 GM-CSF 治疗至少 8~12 周,而雾化吸入患者大多数在 4~12 周已经有明显改善,因为雾化吸入可使药物更好沉积在肺泡腔,药物浓度高,起效快;在复发率方面,总复发率为 29.7%(95% CI 10.5~60.4),雾化吸入治疗复发率较低,为 15.2%(95% CI 1.4~68.8),皮下注射治疗 43.9%(95% CI 11.8~82.1);在经济性方面,因为雾化吸入直接作用于肺泡腔,所以治疗方案中药物用量更少,更经济。

(三)利妥昔单抗 利妥昔单克隆抗体是 B 细胞表面 CD20 抗原的单克隆抗体,通过减少表达 CD20 的 B 细胞数量,影响 T 细胞的活化,进而引起细胞因子产生减少,抑制浆细胞产生抗体的作用,已经在一些自身免疫性疾病中显示很好的疗效,例如类风湿关节炎、特发性血小板减少性紫癜和系统性红斑狼疮等,故根据此原理应用于自身免疫性 PAP 中。2009 年,Borie 等首次报道 1 例病情进展的自身免疫性 PAP 患者,给予利妥昔单抗静脉注射好转的过程。治疗方案为:第 1 天和第 15 天分别静脉注射利妥昔单抗 1 000mg,治疗显示 B 细胞和血清抗 GM-CSF 抗体均有下降,并持续至治疗后第 9 月。治疗第 6 个月,患者动脉血气改善,但影像学和肺功能并没有改善,治疗第 9 个月,患

者气促症状和运动耐力改善,同时肺功能和影像学也有改善并维持至治疗后第 12 个月。Amital 等报道 1 例经过全肺灌洗和皮下 GM-CSF 治疗效果不佳的患者,再次加重后给予利妥昔单抗(375mg/m², 1 周 1 次,总疗程 4 周)治疗,2 个疗程后患者气促症状、运动耐量、肺功能、动脉血气和影像学均有改善,但血清抗 GM-CSF 抗体改变不明显。目前只有一个前瞻性临床研究,Kavuru 等纳入 10 例病情严重程度中度的、初次诊断为自身免疫性 PAP 的患者,于第 0 天和第 15 天分别给予利妥昔单抗 1 000mg 静脉注射,其中 9 例完成治疗,有效率为 77.78%(7/9),有效者均有动脉血气、肺功能和影像学的改善,B 细胞和灌洗液中抗 GM-CSF 抗体也有降低,但血清抗 GM-CSF 抗体变化没有统计学意义。

(四)血浆置换 自身免疫性 PAP 体内存在高水平抗 GM-CSF 抗体,而血浆置换术可清除血浆中病理性抗原、抗体、免疫复合物、蛋白质、炎症介质、毒素、毒物等成分,为此血浆置换可能成为治疗自身免疫性 PAP 的有效方法。然而,国内尚无成功的个案报道,国外也只有少量的个案报道,有效性和安全性仍待进一步确定。

(五)其他 既往报道一例 PAP 患者予肺移植治疗,但移植后仍复发。其次,既往假设将血清 GM-CSF 水平降至阈值以下可治愈自身免疫性 PAP,但已有案例将其降至阈值以下仍复发,所以目前为止仍没有治愈的手段,抗 GM-CSF 抗体的产生原因或上游的靶点因子仍有待研究,或许将会成为日后治疗的新手段。

九、预后

7.9%~29% 的 PAP 患者可以自行缓解。其余大部分患者需要进行全肺灌洗,全肺灌洗应用于临床治疗后,已经将 5 年生存率大大提高。继发感染是影响 PAP 预后重要因素,由于 PAP 患者体内抗 GM-CSF 抗体存在,导致肺泡巨噬细胞及中性粒细胞功能障碍,同时肺泡腔内蛋白样物质异常沉积易于细菌繁殖,使得 PAP 患者易于发生各种肺部感染,特别是机会性感染,是导致患者死亡的重要因素;而死于 PAP 本身所致的呼吸衰竭是极为少数的。

(郭文亮　李时悦)

参考文献

[1] LETH S. BENDSTRUP E. VESTERGAARD HA. Autoimmune pulmonary alveolar proteinosis: treatment options in year 2013[J]. Respirology. 2013. 18(1): 82-91.

[2] BECCARIA M. LUISETTI M. RODI G. et al. Long-term durable benefit after whole lung lavage in pulmonary alveolar proteinosis[J]. Eur Respir J. 2004. 23(4): 526-531.

[3] CaRRAWAY MS. GHIO AJ. CARTER JD. et al. Detection of granulocyte-macrophage colony-stimulating factor in patients with pulmonary

alveolar proteinosis [J]. Am J Respir Crit Care Med, 2000, 161 (4): 1294-1299.

[4] KITAMURA T, TANAKA N, WATANABE J, et al. Idiopathic pulmonary alveolar proteinosis as an autoimmune disease with neutralizing antibody against granulocyte/macrophage colony-stimulating factor[J]. J Exp Med, 1999, 190(6): 875-880.

[5] SAKAGAMI T, BECK D, UCHIDA K, et al. Patient-derived granulocyte/macrophage colony-Stimulating factor autoantibodies reproduce pulmonary alveolar proteinosis in nonhuman primates[J]. Am J Respir Crit Care Med, 2010, 182(1): 49-61.

[6] 周子青, 郭文亮, 陈愉, 等. 全肺灌洗术治疗肺泡蛋白沉积症围手术期并发症分析[J]. 中华结核和呼吸杂志, 2017, 40(7): 499-503.

[7] 郭文亮, 曾运祥, 苏柱泉, 等. 粒细胞-巨噬细胞集落刺激因子雾化吸入治疗自身免疫性肺泡蛋白沉积症一例并文献复习[J]. 中华结核和呼吸杂志, 2015, 38(10): 751-755.

[8] SEYMOUR JF, DUNN AR, VINCENT JM, et al. Efficacy of granulocyte-macrophage colony-stimulating factor in acquired alveolar proteinosis[J]. N Engl J Med, 1996, 335(25): 1924-1925.

[9] SEYMOUR JF, PRESNEILL JJ, SCHOCH OD, et al. Therapeutic efficacy of granulocyte-macrophage colony-stimulating factor in patients with idiopathic acquired alveolar proteinosis[J]. Am J Respir Crit Care Med, 2001, 163(2): 524-531.

[10] BONFIELD TL, KAVURU MS, THOMASSEN MJ. Anti-GM-CSF titer predicts response to GM-CSF therapy in pulmonary alveolar proteinosis[J]. Clin Immunol, 2002, 105(3): 342-350.

[11] VENKATESHIAH SB, YAN TD, BONFIELD TL, et al. An open-label trial of granulocyte microphage colony stimulating factor therapy for moderate symptomatic pulmonary alveolar proteinosis [J]. Chest, 2006, 130 (1): 227-237.

[12] ARAI T, HAMANO E, INOUE Y, et al. Serum neutralizing capacity of GM-CSF reflects disease severity in a patient with pulmonary alveolar proteinosis successfully treated with inhaled GM-CSF [J]. Respir Med, 2004, 98(12): 1227-1230.

[13] WYALAM ME, TEN R, PRAKASH UB, et al. Aerosol granulocyte-macrophage colony-stimulating factor for pulmonary alveolar proteinosis[J]. Eur Respir J, 2006, 27(3): 585-593.

[14] TAZAWA R, TRAPNELL BC, INOUE Y, et al. Inhaled granulocyte/macrophage-colony stimulating factor as therapy for pulmonary alveolar proteinosis[J]. Am J Respir Crit Care Med, 2010, 181(12): 1345-1354.

[15] PAPIRIS SA, TSIRIGOTIS P, KOLILEKAS L, et al. Long term inhaled granulocyte macrophage-colony stimulating factor in autoimmune pulmonary alveolar proteinosis: effectiveness, safety, and lowest effective dose[J]. Clin Drug Investig, 2014, 34(8): 553-564.

[16] KAVURU MS, BONFIELD TL, THONMSSEN MJ. Plasmapheresis, GM-CSF and alveolar proteinosis[J]. Am J Respir Crit Care Med, 2003, 167(7): 1036-1037.

[17] LUISETTI M, RODI G, PEROTTI C, et al. Plasmapheresis for treatment of pulmonary alveolar proteinosis [J]. Eur Respir J, 2009, 33 (5): 1220-1222.

[18] GARBER B, ALBORES J, WANG T, et al. A plasmapheresis protocol for refractory pulmonary alveolar proteinosis [J]. Lung, 2015, 193 (2): 209-211.

[19] BORIE R, DEBRAY MP, LAINE C, et al. Rituximab therapy in autoimmune pulmonary alveolar proteinosis [J]. Eur Respir J, 2009, 33 (6): 1503-1506.

[20] AMITAL A, DUX S, SHITRIT D, et al. Therapeutic effectiveness of rituximab in a patient with unresponsive autoimmune pulmonary alveolar proteinosis[J]. Thorax, 2010, 65(11): 1025-1026.

[21] KAVURU MS, MALUR A, MARSHAL LI, et al. An open-label trial of rituximab therapy in pulmonary alveolar proteinosis[J]. Eur Respir J, 2011, 38(6): 1361-1367.

第十四节
淋巴管平滑肌瘤病

淋巴管平滑肌瘤病(lymphangioleiomyomatosis, LAM), 又称淋巴管肌瘤病, 是一种罕见的以双肺弥漫性囊性变为主要特征的多器官受累肿瘤性疾病, 几乎所有病例均发生于女性, 尤其是育龄期女性。LAM 的平均诊断年龄在 40 岁左右, 早期症状较轻, 可出现反复气胸、乳糜胸和咳嗽、咯血等, 主要临床表现为劳力性呼吸困难, 随疾病进展, 肺功能呈进行性恶化, 晚期出现呼吸衰竭。肺外表现包括: 肾血管平滑肌脂肪瘤(angiomyolipoma, AML), 又称血管肌脂瘤; 腹膜后实性或囊性淋巴管肌瘤(lymphangioleiomyoma, 或 lymphangiomyoma)等。目前, LAM 患者可考虑使用靶向药物 mTOR 抑制剂西罗莫司(又称雷帕霉素)治疗, 终末期 LAM 患者可考虑接受肺移植治疗。

一、病因

近年来, LAM 已被定义为一种低度恶性、侵袭性、转移性肿瘤, 而非一种传统的间质性肺疾病。LAM 根据病因可分为两类: ①无遗传背景的散发型 LAM(sporadic LAM, S-LAM); ②与遗传病结节性硬化症相关的 LAM(tuberous sclerosis complex associated LAM, TSC-LAM)。S-LAM 和 TSC-LAM 这两者在临床上有很多相似之处, 但后者有 TSC 的多系统表现, 如神经精神系统症状和皮肤病变等。

结节性硬化症(Tuberous sclerosis complex, TSC)是常染色体显性遗传病, 常有家族遗传史, 主要是位于 9q34.3 的 TSC1 基因和位于 16p13.3 的 TSC2 基因突变所致。TSC 发病率为 1/6 000~1/10 000, 以多器官受累的良性错构瘤为主要临床特征, 受累器官包括大脑、皮肤、肾脏、肺、心脏、视网膜等。目前, TSC 基因诊断率不足 25%; 目前根据临床特征可建立诊断, 主要临床特征包括脑皮质不典型增生、室管膜下结节、室管膜下巨细胞性星形细胞瘤(subependymal giant cell astrocytoma, SEGA)、肾血管平滑肌脂肪瘤、肺淋巴管肌瘤病、心脏横纹肌瘤、皮肤损害等。

目前, TSC 女性患者肺部筛查时, 30%~40% 可发现肺部 LAM 病变, 虽然全球 TSC 患者数超过 100 万例, 而实际临床确诊的 TSC-LAM 病例远远低于预估数据; 另外, 由于部分 TSC-LAM 患者的临床表现不典型, 常常被误诊为 S-LAM。全球 S-LAM 病的发病率没有准确的流行病学数据, 据推测, S-LAM 的平均患病率约每 100 万女性人口中 4.9 人。全球

LAM 病友组织登记的病例总数超过 2 000 例,截止到 2017 年底,我国文献报道和注册登记的病例数超过 600 例,主要分布在北京、上海、广州、长沙等 LAM 罕见病专科门诊。在全球已报道的 LAM 病患者中,S-LAM 约占 85%。

临床上几乎所有 LAM 均发生于女性,尤其以育龄期女性为主。以往国外文献中仅有数例男性 LAM 病例报道,极其罕见。

二、发病机制

LAM 发病机制相关研究在近 20 年来取得重大进展。目前,认为 LAM 发生与 *TSC1/TSC2* 基因突变密切相关(图 28-14-1)。其中 *TSC1/TSC2* 基因突变机制中被普遍接受的理论是 Knudson 的肿瘤二次打击学说(two-hit theory)。具体来说在 S-LAM,主要发生在病灶部位组织存在 *TSC2* 基因突变,因此 LAM 和 TSC 具有相似的发病机制。两种疾病的差别之处在于:LAM 患者通常发生 2 次体细胞突变,且突变仅见于病灶组织和细胞,因此 S-LAM 是 *TSC2* 基因突变相关的非遗传肿瘤性疾病;然而,TSC 则是遗传性疾病,典型的 TSC-LAM 患者可发生 1 次胚系突变和 1 次体细胞突变,因此全身各器官均有影响。相似的发病机制可以解释两种疾病在临床上许多相似之处,而在 TSC 女性患者中除了发生 LAM 特征的肺部弥漫性囊性变,部分 TSC 患者肺部受累可出现肺部多灶性微结节增生症(multifocal micronodular pneumocyte hyperplasia,MMPH)。

TSC1 和 *TSC2* 基因分别编码错构瘤蛋白(Hamartin)和马铃薯蛋白(Tuberin)。TSC1 和 TSC2 蛋白在体内以复合体的方式对雷帕霉素靶蛋白(mTOR)起抑制作用,当 *TSC1/*

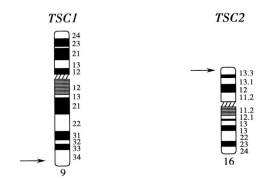

- *TSC1* 基因位于 9q34.1
- 编码错构瘤蛋白
- 发现于 1997 年

- *TSC2* 基因位于 16p13.3
- 编码马铃薯球蛋白
- 发现于 1993 年

图 28-14-1　*TSC1/TSC2* 基因突变位点和编码功能蛋白

TSC2 基因突变发生功能缺陷时,mTORC1 持续过度活化,导致 LAM 肿瘤细胞过度增生(图 28-14-2)。LAM 患者在病理上以具有平滑肌细胞特征的肿瘤细胞(LAM 细胞)为特征,目前认为其发生主要与 TSC1/TSC2 功能缺陷所导致的 mTOR 持续过度活化有关。

LAM 的多器官受累与 LAM 肿瘤细胞的转移特征有关,在 LAM 患者的血液、胸腔积液、尿液中均可检测到 LAM 细胞,在接受肺移植治疗的 LAM 病患者,移植肺有可能发生新的 LAM 肿瘤病变。

LAM 的病因尚未明确。几乎所有的 LAM 患者均为女性,推测雌激素在其发生过程中起作用,但目前的研究还不能很好地解释这一现象。抗雌激素的治疗策略对 LAM 病患者也没有确切的治疗和延缓疾病进展作用。

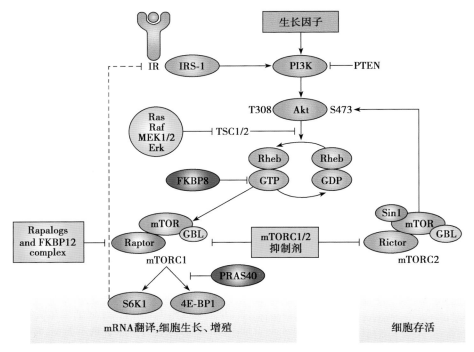

图 28-14-2　mTOR 信号通路及 mTOR 抑制剂西罗莫司的作用靶点示意

三、病理

　　LAM 患者的肺部病理标本的采集途径包括经支气管镜肺活检(TBLB)及手术肺活检(小开胸或胸腔镜下肺活检)。临床大体标本可显示肺部弥漫性囊状改变。显微镜下显示异常增生的梭形平滑肌样和血管周上皮样肿瘤细胞,又称 LAM 细胞(图 28-14-3)。LAM 细胞分布于肺间质、小气道、肺泡间隔、小动脉或小静脉、淋巴管和胸膜等部位。肺泡 II 型上皮细胞增生。在含气的囊状结构内壁,可以看到成簇分布的平滑肌束。肺外病变的病理标本可以显示相似的异常平滑肌细胞增生。血管肌脂瘤病理检查还可以看到脂肪

细胞等成分。

　　目前,在病理学分类上,LAM 属于血管周上皮细胞样细胞瘤(PEComa)中的一类。其免疫组化特征为抗平滑肌肌动蛋白(SMA)抗体染色阳性,黑色素瘤相关抗原 HMB45 阳性,有的可出现 desmin 阳性。约有一半 LAM 病患者的雌激素和孕激素受体阳性,其临床意义尚未完全明确。

四、临床表现

　　LAM 是虽然一种罕见疾病,但临床症状没有特异性,漏诊和误诊情况比较常见,因此在日常临床工作中需要提高

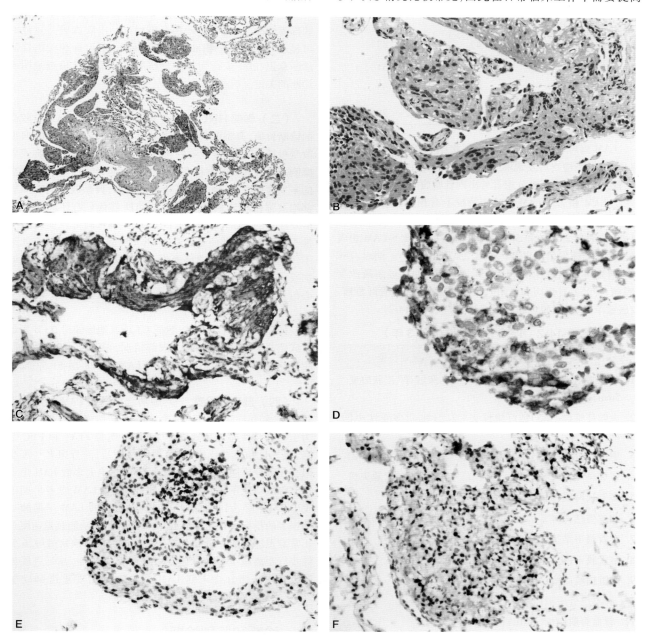

图 28-14-3　LAM 肺组织病理

A.(HE 染色,×40)、B.(HE 染色,×200).LAM 典型病理改变:肺部囊性病变及多发的不成熟的平滑肌样细胞和血管周上皮样细胞异常增生;C.(免疫组化,×200).SMA(+);D. HMB45(+);E. ER(+);F. PR(+)。

诊断意识。常见的呼吸系统症状包括劳力性呼吸困难、自发性气胸、乳糜胸、咯血和胸痛等。LAM 几乎仅发生于女性患者，平均诊断年龄在 35~40 岁。通常起病隐匿，在临床出现症状前可能已经有活动耐力下降等表现，随疾病发展呼吸困难逐渐明显并进行性加重。气胸和乳糜胸常为 LAM 的首发症状，并可反复发生。在整个病程中，有 60%~70% 的患者会出现气胸，30% 的患者会出现乳糜胸（表 28-14-1）。

表 28-14-1 LAM 病患者的常见临床表现

临床表现	发生率/%	
	发生在首诊时	发生在病程中
气胸	43	65
呼吸困难	42	87
咳嗽	20	51
咯血	14	22
乳糜胸	12	28

LAM 病可有肺外受累，可出现腹胀和腹痛等症状。腹部和盆腔 CT 检查可发现淋巴结肿大、腹膜后淋巴管平滑肌瘤、肾血管肌脂瘤。部分患者可出现乳糜腹水或盆腔积液。

S-LAM 和 TSC-LAM 在临床特征上有相似之处，但各自有自己的表型特点。S-LAM 比 TSC-LAM 患者胸腔积液发生率高（分别为 23.5% 和 3.9%），而 TSC-LAM 比 S-LAM 患者肾血管肌脂瘤发生率更高（为 88.2% 和 29.1%）。同时，TSC 的患者还可以出现 TSC 相关的全身表现，如神经系统改变（癫痫、神经发育迟缓和自闭）、皮肤改变（面部血管纤维瘤、皮肤鲨革斑、色素脱色和甲周纤维瘤）（表 28-14-2）。

表 28-14-2 TSC 诊断标准（2013 年）

主要特征	次要特征
1. 色素脱色斑（≥3 个，直径≥5mm）	1. "斑驳样"皮肤改变
2. 血管纤维瘤（≥3）或纤维性头部斑块	2. 牙釉质多发性小凹（>3）
3. 甲周纤维瘤（≥2）	3. 口腔内纤维瘤（≥2）
4. 鲨革斑	4. 视网膜色素缺失斑
5. 多发视网膜错构瘤	5. 多发肾囊肿
6. 脑皮质结构异常（≥3）*	6. 非肾脏的错构瘤
7. 室管膜下结节	
8. 室管膜下巨细胞星形细胞瘤	
9. 心脏横纹肌瘤（单发或多发）	
10. 肺淋巴管平滑肌瘤病（LAM）	
11. 肾血管肌脂瘤（AML）（≥2）	

注：*包括结节和脑白质辐射状迁移线。TSC 确诊：2 个主要特征，或 1 个主要特征加 2 个次要特征（仅有 LAM + AML 而没有其他特征不能确诊 TSC）；TSC 疑诊：1 个主要特征，或 2 个次要特征。

LAM 患者体征缺乏特异性。少见的体征包括：肺部干湿啰音、气胸、胸腔积液、心包积液、腹水、淋巴水肿，等。如果在 TSC 的基础上发生，还有 TSC 特异的症状和体征。

常规的实验室检查没有特殊发现。生物标志物血清血管内皮生长因子-D（VEGF-D）水平显著升高和循环血 LAM 细胞的检测均有报道，特别是血清 VEGF-D 在 LAM 诊断方面具有良好的敏感性和特异性，同时也是评估西罗莫司治疗反应的敏感性指标，对临床诊治有指导作用。

五、辅助检查

（一）X 线胸片 LAM 患者的 X 线胸片不能显示肺部囊性改变，仅可显示透亮度增加。出现胸膜并发症时可显示气胸和胸腔积液（图 28-14-4）。对可疑病例需提高诊断意识，进一步行胸部高分辨率 CT（HRCT）检查是明确诊断的关键。

（二）胸部 HRCT 胸部 HRCT 对于 LAM 有较高的诊断价值，典型的影像改变具有诊断意义。LAM 的典型改变包括：双肺弥漫性薄壁囊性改变，伴或不伴有气胸或乳糜胸。囊性病变的直径在数毫米至数厘米。病变可呈散在的多发囊性改变，病变也可分布于全肺，典型改变时双侧肺部均被弥漫相连的薄壁囊性结构所替代（见图 28-14-4）。需要注意的是，普通胸部 CT 在显示 LAM 肺部改变时敏感性不如 HRCT。即使为典型的 LAM 病例，普通 CT 检查如果不仔细阅片，LAM 的薄壁囊性改变容易被误读为肺纹理增加或肺气肿而被漏诊。如果有气胸、乳糜胸、淋巴结肿大及心包积液等，在 CT 上也会呈现相应表现。

（三）腹部 CT 腹腔 CT 或其他影像检查（B 型超声或磁共振）可以了解有无腹部情况，判断是否存在肾脏、腹膜后或其他部位血管肌脂瘤或 LAM（图 28-14-5）。

（四）肺功能检查 肺功能检查在 LAM 早期可大致正常，随疾病进展可出现阻塞性通气功能障碍或以阻塞为主的混合性通气功能障碍，通常表现为 FEV_1 和 FVC 下降，残气量和残总比增加，值得一提的是，部分患者气流受限存在部分可逆，舒张试验阳性。同时，绝大多数 LAM 患者伴有弥散功能下降。和 FEV_1 相比，更多 LAM 患者早期出现 D_LCO 下降，因此 D_LCO 可能是更敏感的 LAM 早期肺功能损害的指标。有文献报道 LAM 患者的肺功能衰退速度是正常衰退速度的 2~4 倍甚至更多。同时随着疾病进展，6 分钟步行距离减少。动脉血气可显示低氧血症，并可进展为呼吸衰竭。部分终末期 LAM 病患者可出现重度肺动脉高压。

六、诊断和鉴别诊断

（一）诊断要点 在临床工作中，一旦发现女性患者，特别是育龄期女性，发生自发性气胸或乳糜胸（两者可

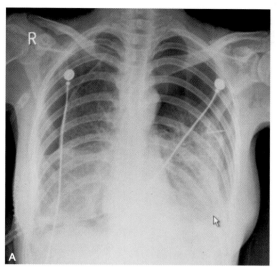

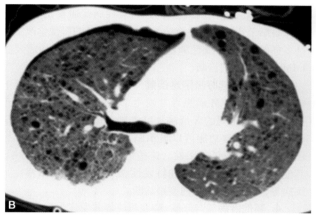

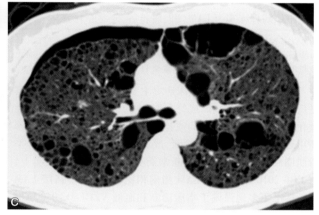

图 28-14-4 LAM 胸部影像学典型表现

A. 胸部 X 线示双侧气胸并乳糜胸；B. TSC-LAM 胸部 HRCT 示双肺弥漫性囊性变并右侧气胸；C. S-LAM 胸部 HRCT 示弥漫性双肺囊性变、双肺肺大疱和右侧气胸。

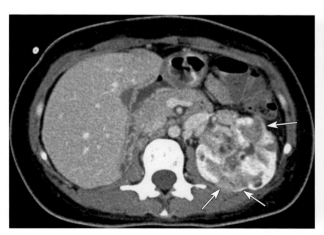

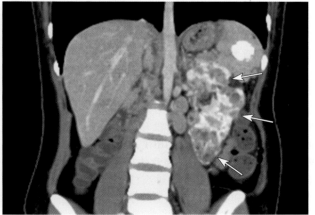

图 28-14-5 LAM 腹部影像学典型表现

TSC-LAM 腹部增强 CT 示左肾多发血管平滑肌脂肪瘤（箭头），右肾切除术后。

以反复发生），或者在年轻女性出现慢性进展的呼吸困难或低氧血症，需要考虑到 LAM 的可能。特别是气胸、或乳糜胸与双肺弥漫性囊性病变在女性患者同时出现时，需要高度怀疑 LAM。欧洲呼吸学会 2010 年公布了全球第一部 LAM 诊治指南。2017 年美国胸科协会和日本呼吸学会公布了 LAM 临床实践指南，更新了 LAM 确诊标准（表 28-14-3）。

表 28-14-3　LAM 诊断标准（ATS/JRS，2017）

LAM 确诊标准：符合 LAM 的临床病史和肺部 HRCT 特征；同时具备以下一个或多个特征
- 结节性硬化症
- 肾血管平滑肌脂肪瘤
- 乳糜胸或乳糜腹水
- 淋巴管平滑肌瘤
- 血清血管内皮细胞生长因子-D（VEGF-D）≥800pg/ml *
- 在浆膜腔积液或淋巴结中发现 LAM 细胞或 LAM 细胞簇
- 组织病理证实为 LAM（肺、腹膜后、或盆腔肿瘤）

注：LAM，淋巴管平滑肌瘤病；TSC，结节性硬化症；AML，肾血管平滑肌脂肪瘤；VEGF-D，血管内皮生长因子，* VEGF-D 尚无诊断用试剂盒，目前常用的试剂盒来自 R&D Systems（美国）

其中，符合 LAM 的临床病史主要指病程中有气胸，尤其是反复发生的气胸，和/或符合 LAM 的肺功能改变。结节性硬化症可以是临床确诊的或拟诊病例。肾血管肌脂瘤的诊断可通过典型的影像学诊断，或通过病理诊断。淋巴管平滑肌瘤和淋巴结受累的诊断常需要病理学证据。事实上，与 ERS 2010 年第一部 LAM 指南相比，2017 年更新版 LAM 诊断标准更多地强调了临床诊断和血液 VEGF-D 的诊断价值，对于有典型病史和特征性肺部 HRCT，结合前四项临床特征之一，便可建立诊断；对于胸部 HRCT 疑诊的患者，推荐行血液 VEGF-D 检查来进一步确认 LAM 诊断，而不是先考虑进行诊断性肺活检。病理活检仍然是 LAM 诊断的金标准。目前，经支气管镜肺活检（TBLB）确诊 LAM 的阳性率较高，且创伤较小，耐受性好；部分胸部 HRCT 不典型患者，仍然建议行 VATS 进一步明确诊断，因为近年来国内外研究发现部分 LAM 患者尽管血清 VEGF-D 并不升高，但病理活检仍然确诊 LAM。此外，肺部 HRCT 对 LAM 的早期筛查和诊断仍然具有重要意义。在各种弥漫性间质性肺疾病中，肺 HRCT 对 LAM 病具有较高的诊断价值。典型的肺部 LAM 表现为双肺弥漫的薄壁囊状病变。ERS 2010 年版指南中特征性的肺 HRCT 指的是双肺有多个（>10 个）薄壁含气囊腔，肺容量正常或增加，同时没有明显的其他肺部病变，如间质性肺炎；而符合性的肺 HRCT 指的是双肺仅有少量（2~9 个）薄壁含气囊腔。需要注意的是 ERS 关于特征性和符合性改变的描述特异性仍不够高，因为能够引起肺部弥漫性囊性变的疾病病种比较多，需要仔细鉴别。

（二）鉴别诊断

1. 弥漫性囊性肺疾病（diffuse cystic lung disease，DCLD）鉴别诊断　典型的 LAM 影像改变具有诊断意义。部分临床常见肺部疾病亦须鉴别，如特发性肺间质纤维化（蜂窝肺）、风湿病合并肺病变（干燥综合征、硬皮病等）、外源性变应性肺泡炎、石棉肺等。此外，慢性气道疾病也常出现囊状改变，如肺气肿和支气管扩张症。重点一提的是，少数罕见肺部疾病以双肺弥漫性囊性变为特征，需要仔细鉴别，如：Birt-Hogg-Dubé 综合征、淋巴细胞性间质性肺炎、淀粉样变、滤泡性细支气管炎、轻链沉积病、转移瘤（子宫内膜细胞肉瘤、滑膜细胞肉瘤、平滑肌肉瘤）、肺囊性纤维化等。

2. 肺朗格汉斯细胞组织细胞增生症（pulmonary Langerhans'cell histiocytosis，PLCH）　LAM 的主要鉴别诊断之一。PLCH 的特点：①男性吸烟者更多一些。而几乎所有的 LAM 病患者为女性（男性患者的 LAM 病诊断需要极其谨慎）；②15% 的 PLCH 可以合并骨骼囊性损害和尿崩症等多系统表现；③PLCH 肺部病变的分布和形态和 LAM 有不同。PLCH 主要分布于中上肺野，囊大小不规则，合并结节影。LAM 病则全肺分布，囊性病变通常比较均匀，不伴有结节影。需要注意的是 LAM 病患者的影像学改变也是多样的，所有弥漫性肺部囊性改变的女性患者均需要把 LAM 病列为鉴别诊断。

3. 其他引起呼吸困难疾病　从症状上看，常被误诊的疾病是哮喘。LAM 病患者常发生于年轻女性，以呼吸困难为主要症状，常规的 X 线胸片可以显示肺充气征象，难以显示囊状改变。肺功能可以显示阻塞性通气功能障碍，部分还有支气管舒张试验阳性。这些情况，很容易误诊为哮喘。其他还有多种呼吸疾病，如特发性肺纤维化、慢性阻塞性肺疾病等，均是比较常见的鉴别诊断。

4. 其他疾病　与气胸、胸腔积液等并发症为表现时，需考虑到相应的鉴别诊断。

5. 肾脏肿瘤　LAM 或 TSC 患者常出现的肾血管肌脂瘤为良性肿瘤，需要临床医生注意的是，部分 S-LAM 患者常常以肾 AML 为首发临床表现，而没有肺部症状，极易误诊或漏诊。由于 LAM 和 TSC 很少见，而肾脏出现占位性病变时恶性肿瘤的比例更高，需要我们，特别是泌尿外科医生对这一点特别留意。女性肾脏肿瘤患者，需要把 LAM 病和 TSC 列为鉴别诊断。以避免不必要的全肾切除。

七、治疗

（一）一般建议　和其他慢性肺部疾病一样，LAM 病患者应该尽可能保持正常的工作生活，饮食保持均衡营养，保持正常体重，避免吸烟。注射流感疫苗和肺炎疫苗有助于减少肺部感染的发生。飞机旅行总体是安全的，对于肺功能损害较轻的散发和 TSC-LAM 患者，可以安全地飞机旅行。重症患者在飞机旅行前需要咨询专科医生。患者正在气胸、或近期气胸、或胸部手术后，需要等待数周后患者完全康复了再安排飞机旅行。

（二）呼吸困难的治疗　LAM 患者在疾病的进展过程中呼吸困难症状会逐年加重。约 1/4 的 LAM 患者对支气管扩张剂有应答,同时伴有患者的临床获益。那些对支气管扩张剂有反应的患者趋向于存在气流受限,并且 FEV₁下降更快。尽管在一些患者中可以见到气道炎症,但是 LAM 患者吸入糖皮质激素的有效性还没有被评价。如果出现明显的低氧血症,可给予氧疗。

(三)抗雌激素治疗 由于 LAM 好发于育龄期女性,并在妊娠期疾病进展较快,长期以来,抗雌激素治疗在临床上被用于 LAM 病的治疗,但目前并没有确切的循证医学有效证据。目前抗雌激素治疗不应列为常规治疗,仅在肺功能下降速度显著增加时尝试使用。肌内注射黄体酮是目前唯一推荐可以试用的治疗方法。另外,对于 LAM 患者,应建议避免使用含有雌激素的药物和食物。有些患者在妊娠期呼吸困难加重,肺部并发症增加,因此建议 LAM 患者在决定妊娠时需要谨慎。但是否妊娠需要结合患者本人的意愿和病情做出个体化的建议。需要注意的是,2016 年 ATS/JRS 公布的 LAM 临床实践指南中建议不要对 LAM 患者使用抗雌激素疗法。抗雌激素治疗药物包括孕酮、促性腺激素释放激素(GnRH)激动剂、选择性雌激素受体调节剂(例如他莫昔芬)和卵巢切除术等。

(四)并发症的处理 LAM 最常见的并发症包括气胸、乳糜胸和肾血管肌脂瘤。由于 LAM 患者的气胸很容易复发,在第一次发生气胸时就应考虑行单侧或双侧胸膜固定术。乳糜胸如果有手术治疗的指征,需在术前评估患者的淋巴循环系统、明确渗漏部位,再采取相应的治疗,以避免盲目的胸导管结扎术。目前,西罗莫司已经证实对 LAM 合并乳糜有确切疗效,胸导管结扎已经不作为临床首选治疗乳糜胸的治疗手段。血管肌脂瘤直径如果>4cm,应考虑栓塞或手术治疗,目前大多数 AML 对西罗莫司具有良好的治疗反应,推荐 LAM 合并 AML 患者中长期使用。

(五)西罗莫司 LAM 发病机制的分子基础是 *TSC2* 基因突变和 mTOR 信号通路的过度激活。西罗莫司(雷帕霉素)由于能够特异性抑制 mTOR 活性,被列为 LAM 治疗的首选药物。2008 年,Bissler 等发表了第一项西罗莫司治疗 LAM 和 TSC 的开放和非随机研究(CAST),该研究以 TSC-LAM 和 S-LAM 相关的肾 AML 大小作为观察终点,在 12 个月的观察期中,西罗莫司使肾 AML 肿瘤体积缩小约 50%。其中的 11 例 LAM 患者的肺功能也明显改善。2011 年,McCormack 等发表了一项针对 LAM 的随机双盲安慰剂平行对照的临床研究(MILES),进一步证实了西罗莫司能够有效延缓肺功能的下降。治疗组在 12 个月后 FEV₁ 增加了 (19±124)ml,而安慰剂组则下降了(134±182)ml。血清 VEGF-D 在西罗莫司治疗后也显著下降。治疗组在停药后继续观察 12 个月,西罗莫司的获益逐渐减少。在此之后,西罗莫司得到了广泛的临床应用。2014 年和 2015 年,日本和美国 FDA 先后批准了孤儿药西罗莫司用于治疗 LAM 的适应证。如今,西罗莫司治疗 LAM 已经被国际临床指南所推荐。我国制定的《西罗莫司治疗淋巴管肌瘤病专家共识(2018)》,是我国首部呼吸罕见病专家共识,该共识明确提出了我国西罗莫司治疗 LAM 中国人群的适应证、禁忌证、剂量、疗程、注意事项等,具有重大临床指导意义。此外,另一个西罗莫司的类似化合物依维莫司,同样也是 mTOR 活性抑制剂,目前尚在研究之中。

(六)肺移植 随着我国肺移植工作的日趋成熟,肺移植成为重症或终末期 LAM 的治疗选择之一。欧洲报道的 1 年和 3 年移植后生存率分别为 79% 和 73%;法国报道的 5 年和 10 年生存率分别为 64.7% 和 52.4%。个别患者的移植后肺脏可出现新的 LAM 病变。由于肺移植后 LAM 复发罕见,且常无症状,不需要常规监测是否有 LAM 复发。虽然胸膜固定术可能会增加肺移植手术中出血风险,但单侧或双侧胸膜手术(即胸膜固定术或胸膜切除术)已经不再被认为是肺移植的禁忌证。

八、预后

LAM 呈慢性病程,即使病变程度严重的患者,静息或氧疗状态下患者可无明显的呼吸困难表现。LAM 病的平均诊断年龄在 40 岁左右,肺功能指标 FEV₁ 的平均下降速度为 75~118ml/年。约 10% 的患者接受肺移植手术。从出现症状开始计算,10 年生存率为 80%~90%,从肺活检确诊日期开始计算,10 年生存率约为 70%。死亡率约为 5.5%。正在研究的新的实验性治疗方案如果证明有效,将有可能进一步改善患者的预后。

(刘杰 徐凯峰)

参考文献

[1] CARSILLO T, ASTRINIDIS A, HENSKE EP. Mutations in the tuberous sclerosis complex gene TSC2 are a cause of sporadic pulmonary lymphangioleiomyomatosis[J]. Proc Natl Acad Sci USA, 2000, 97(11): 6085-6090.

[2] STRIZHEVA GD, CARSILLO T, KRUGER WD, et al. The spectrum of mutations in TSC1 and TSC2 in women with tuberous sclerosis and lymphangiomyomatosis[J]. Am J Respir Crit Care Med, 2001, 163(1): 253-258.

[3] BISSLER JJ, MCCORMACK FX, YOUNG LR, et al. Sirolimus for angiomyolipoma in tuberous sclerosis complex or lymphangioleiomyomatosis[J]. N Engl J Med, 2008, 358(2): 140-151.

[4] JOHNSON SR, CORDIER JF, LAZOR R, et al. European respiratory society guidelines for the diagnosis and management of lymphangioleiomyomatosis[J]. Eur Respir J, 2010, 35(1): 14-26.

[5] MCCORMACK FX. Lymphangioleiomyomatosis[J]. a clinical update. Chest, 2008, 133(2): 507-516.

[6] ORLOVA KA, CRINO PB. The tuberous sclerosis complex[J]. Ann N Y Acad Sci, 2010, 1184: 87-105.

[7] RYU JH, MOSS J, BECK GJ, et al. The NHLBI lymphangioleiomyomatosis registry: characteristcs of 230 patients at enrollment[J]. Am J Respir Crit Care Med, 2006, 173(1): 105-111.

[8] 胡晓文, 朱建荣, 徐凯峰. 1981 年至 2009 年中国淋巴管肌瘤病文献资料汇总分析[J]. 中国呼吸与危重监护杂志, 2010, 9(5): 508-511.

[9] GLASGOW CG, STEAGALL WK, TAVEIRA-DASILVA A, et al. Lymphangio-

leiomyomatosis (LAM): molecular insights Lead to targeted therapies[J]. Respir Med. 2010, 104(Suppl 1): S45-S58.

[10] NORTHRUP H, KRUEGER DA. Tuberous sclerosis complex diagnostic criteria update: recommendations of the 2012 international tuberous sclerosis complex consensus conference [J]. Pediatr Neurol. 2013, 49(4): 243-254.

[11] MCCORMACK FX, INOUE Y, MOSS J, et al. Efficacy and safety of sirolimus in lymphangioleiomyomatosis[J]. N Engl J Med. 2011, 364(17): 1595-1606.

[12] MCCORMACK FX, TRAVIS WD, COLBY TV, et al. Lymphangioleiomyomatosis: calling it what it is: a low-grade, destructive, metastasizing neoplasm[J]. Am J Respir Crit Care Med. 2012, 186(12): 1210-1212.

[13] MCCORMACK FX, GUPTA N, FINLAY GR, et al. Official American thoracic society/Japanese respiratory society clinical practice guidelines: lymphangioleiomyomatosis diagnosis and management[J]. Am J Respir Crit Care Med. 2016, 194(6): 748-761.

[14] GUPTA N, FINLAY GA, KOTLOFF RM, et al. Lymphangioleiomyomatosis diagnosis and management: high-resolution chest computed tomography, transbronchial lung biopsy, and pleural disease management, an official American thoracic society/Japanese respiratory society clinical practice guideline[J]. Am J Respir Crit Care Med. 2017, 196(10): 1337-1348.

[15] XU KF, TIAN X, YANG Y, et al. Rapamycin for lymphangioleiomyomatosis: optimal timing and optimal dosage[J]. Thorax. 2018, 73(4): 308-310.

[16] TAKADA T, MIKAMI A, KITAMURA N, et al. Efficacy and safety of long-term sirolimus therapy for Asian patients with lymphangioleiomyomatosis[J]. Ann Am Thorac Soc. 2016, 13(11): 1912-1922.

[17] BISSLER JJ, KINGSWOOD JC, RADZIKOWSKA E, et al. Everolimus for angiomyolipoma associated with tuberous sclerosis complex or sporadic lymphangioleiomyomatosis (EXIST-2): a multicentre, randomised, double-blind, placebo-controlled trial[J]. Lancet. 2013, 381(9869): 817-824.

[18] 刘杰, 钟南山, 陈荣昌, 等. 结节性硬化症相关型和散发型肺淋巴管肌瘤病 30 例临床回顾研究[J]. 中华肺部疾病杂志: 电子版. 2017, 10(5): 514-520.

[19] 刘杰, 钟南山, 陈荣昌, 等. 淋巴管肌瘤病并肾血管平滑肌脂肪瘤 41 例临床回顾研究[J]. 国际呼吸杂志. 2017, 37(22): 1720-1726.

[20] Oprescu N, Mccormack FX, Byrnes S, et al. Clinical predictors of mortality and cause of death in lymphangioleiomyomatosis: a population-based registry[J]. Lung. 2013, 191(1): 35-42.

[21] 中华医学会呼吸病学分会间质性肺疾病学组, 淋巴管肌瘤病共识专家组, 中国医学科学院罕见病研究中心, 等. 西罗莫司治疗淋巴管肌瘤病专家共识(2018)[J]. 中华结核和呼吸杂志. 2019, 42(2): 92-97.

第十五节
药物导致的肺部疾病

自从 19 世纪以来, 医护人员发现越来越多的药物可引起肺部毒性作用, 随着新药研发的成功和快速进入临床应用, 药物导致肺部疾病的患者快速增多。1880 年国外学者 Osle 在尸检时首次描述了海洛因导致肺水肿, 药物可以累及肺部的任何成分, 但肺实质是最易受累的部位。至今已发现超过 350 多种的药物可以导致肺部损害。药物导致肺部疾病可引起明显的呼吸生理功能下降, 甚至需要及时的积极的干预。尽管各种不同药物导致肺部疾病的病理生理学、临床表现和预后等差异很大, 但它们的诊断和治疗路径均相似。药物导致肺部疾病的诊断是排除性的诊断, 临床医生必须对药物导致肺部疾病保持有高度的警惕及熟悉各种药物相关的临床综合征。

一、引起药源性肺疾病的药物

(一)抗肿瘤化疗药物 很多化疗药物均具有潜在的肺毒性作用, 随着对肿瘤生物学机制理解的加深, 可选择的药物及其他治疗措施明显增多, 患者生存率也显著延长。同时延迟发生的药物导致肺疾病也增多。当化疗药物、放射性治疗或生物疗法期间同时联合造血支持治疗、骨髓/造血干细胞移植时, 对药物导致肺疾病评估的难度明显增加。很多化疗药物均直接或间接参与肺毒性作用。化疗患者发生药物导致肺疾病发生率为 5%~10%。

1. 细胞毒性抗生素

(1)博来霉素: 博来霉素是蠕动链霉菌产生的细胞毒性抗生素, 主要治疗淋巴瘤、生殖细胞肿瘤及头颈部癌症等肿瘤。由于博来霉素分布在皮肤和肺部的浓度很高, 其毒副作用也主要集中在这些部位。文献报道博来霉素导致肺疾病的发生率为 6%~18%, 死亡率为 1%~2%。多数研究认为博来霉素损伤血管内皮细胞和肺泡上皮细胞, 肺泡 I 型上皮细胞死亡, 肺泡 II 型上皮细胞过度增生合并发育异常, 导致成纤维细胞激活、胶原沉积和纤维化。研究显示博来霉素治疗 6 小时后, 支气管肺泡灌洗液中 TNF 和 IL-6 水平升高, 使肺泡内巨噬细胞释放巨噬细胞炎症蛋白 1α(MIP-1α)增多, 从而促进纤维化的形成。TNF 和 IL-1 水平的持续升高也可使 TGF-β 水平升高, 导致肺纤维化。动物研究证实应用抗体中和 TGF-β、TNF、MIP-1α 和 IL-1 后, 可改善肺纤维化。博来霉素导致肺毒性作用的危险因素包括: ①累积剂量越大损伤越明显; ②用药后 6 个月内的高氧浓度治疗; ③联合放疗可使放射性肺损伤加重, 扩散至原有放射性治疗的部位之外, 且可持续数年; ④肾功能损害使博来霉素排泄减慢; ⑤年龄>70 岁; ⑥合用其他细胞毒性药物, 使协同肺毒性作用增大。大多患者隐匿性起病或亚急性起病; 多发生于治疗后数周至 6 个月内。表现为低度发热、干咳和呼吸困难, 偶有胸骨下或胸膜炎性胸痛, 20% 患者无任何症状。影像学特征是双下肺分布为主的网格影、细结节影和叶性分布的实变影。急性起病者很少, 多表现为呼吸困难、咳嗽和皮疹综合征, 可伴胸痛。病理学提示嗜酸性粒细胞浸润和过敏性肺炎样改变。但再次用药后未必再次出现相似的症状。治疗原则是终止用药; 对于病情严重患者, 可用激素治疗, 起始剂量泼尼松 60~100mg/d, 逐渐减量, 总疗程约 2 年。

(2)丝裂霉素: 丝裂霉素是一种烷基化细胞毒性抗生素, 主要治疗乳腺、胃肠道和妇科肿瘤。各文献报道肺毒性发生率差异较大, 3%~39%。由于丝裂霉素很少单独使用, 目前认为其肺毒性作用和其他联合应用的药物密切相关, 包括博来霉素、长春碱、顺铂、5-氟尿嘧啶、环磷酰胺和多柔比星(阿霉素)。放射性治疗和氧疗也是协同致病因素。丝裂霉素导致肺损伤有三种临床表现形式:①慢性肺炎并纤维化,是最常见的一种,发生机制与脂质过氧化损伤、过敏反应和免疫介导损伤等有关。其毒性作用与剂量关系不大,但如>30mg/m² 时可增加致病风险。多发生于治疗后 2~12 个月后,偶有单次剂量治疗后立即起病。临床特征包括咳嗽、进行性呼吸困难胸膜炎性胸痛和疲乏。影像学显示双肺渗出性间质性病变,偶有细结节影。病理学特征为单核细胞浸润、肺泡链接细胞过度增生、胶原沉积和肺泡间隔增厚。停药和激素治疗后病情改善良好。②曾经应用长春碱治疗的患者,通常于应用长春花碱治疗后数小时内出现呼吸困难、低氧、气道痉挛和双肺间质渗出性病变。少数患者进展为呼吸衰竭和非心源性肺水肿。经停药、激素和支持治疗后病情可部分缓解。③溶血尿毒症综合征表现为微血管病性溶血性贫血、血小板减少和肾衰竭。约一半的患者进展为非心源性肺水肿,可合并肺泡出血,发生机制与肺血管内皮损伤有关。预后差,死亡率72%,合并非心源性肺水肿患者死亡率高达95%。

(3)放线菌素 D:放线菌素 D 主要治疗肉瘤、Wilson 肿瘤和妊娠性绒毛膜癌等,其肺毒性作用和博来霉素、丝裂霉素等相似。它可加重放射性肺炎,这种辐射增敏作用可长时间维持。

2. 烷化剂抗肿瘤药 烷化剂抗肿瘤药主要与 DNA 结构形成共价键,即烷化作用。氮芥是第一种抗肿瘤的烷化剂抗肿瘤药。导致肺疾病的烷化剂抗肿瘤药包括氮芥衍生物(环磷酰胺、沙可来新、苯丁酸氮芥和异环磷酰胺)、烷基磺酸(白消安)和亚硝脲类(亚硝基脲氮芥/BCNU、洛莫司汀/CCNU)。氮芥衍生物和烷基磺酸对肺损伤的发生率较低,当联合放疗、氧疗或其他细胞毒性药物时,肺损伤发生率明显升高。联合用药很难鉴别是单种药物导致肺损伤还是药物相互作用所致。原发肺部疾病可能也增加药物性肺损伤的风险。

(1)环磷酰胺:环磷酰胺导致肺疾病的发生率<1%,当联合其他细胞毒性药物治疗或放疗时,发生率明显升高。环磷酰胺是一种无活性的前体药物,经肝脏代谢后转化成活性复合物、磷酰胺芥子气和膀胱毒性代谢产物丙烯醛。无活性复合物与活性衍生物的药代动力学均受细胞色素P450超家族酶或与其他药物相互作用等的影响。发病机制可能与环磷酰胺导致肝谷胱甘肽消耗,从而使细胞对氧化损伤的敏感性增加等相关。临床特征为咳嗽和进行性呼吸困难,常伴发热。起病时间有很大的个体差异性,从治疗后 2周至 13 年。影像学表现为双肺间质纤维化,常伴明显的胸膜增厚。一旦发生肺纤维化,激素治疗效果欠佳,预后也较差。

(2)白消安:白消安主要用于治疗骨髓增生性疾病,因需长期应用导致的剂量积累可能与其肺毒性作用相关,剂量积累>500mg 时,肺毒性作用风险明显升高。白消安也可联合放疗及环磷酰胺用于骨髓移植前或外周血干细胞移植前的预处理。文献报道这种预处理方案与移植后的闭塞性细支气管炎等迟发型肺毒性损伤相关,移植后 2 年闭塞性细支气管炎的发生率约为 1.7%。白消安导致肺疾病多于治疗后数周内发生,临床表现包括咳嗽、发热、疲劳、体重下降和进行性呼吸困难。影像学和病理学特征与环磷酰胺导致

肺疾病的相似。出现明显的临床症状时,通常对激素治疗的反应差。

(3)其他烷化剂:苯丁酸氮芥和美法仑(苯丙氨酸氮芥)都是慢作用的氮芥。苯丁酸氮芥主要用于治疗慢性淋巴细胞白血病,也可治疗结节病等非肿瘤性疾病。其肺毒性作用<1%,与累积剂量无相关性。支气管肺泡灌洗液显示 CD8⁺T 淋巴细胞为主的肺泡炎,也可有嗜酸性粒细胞增多症,这均提示超敏反应参与致病过程,基于这些可能的致病机制,对于肺疾病持续进展者,可考虑给予激素治疗。美法仑主要治疗多发性骨髓瘤和卵巢癌、横纹肌肉瘤、骨肉瘤等实体肿瘤。美法仑导致肺疾病的发生率极低,主要表现为肺间质性纤维化。

3. 抗代谢药物

(1)甲氨蝶呤:甲氨蝶呤是一种叶酸拮抗剂,当大剂量治疗肿瘤时,甲氨蝶呤导致肺疾病的发生率约为 7%,但无显著的剂量相关性。与环磷酰胺联合治疗有肺毒性作用的协同效应。激素减量和肾上腺切除术均可增加甲氨蝶呤导致肺疾病的风险。甲氨蝶呤导致肺疾病的机制尚未明确,最常见的表现为发热、呼吸困难、咳嗽、不舒服、皮疹和肌痛。通常于治疗后 4 周内起病。影像学显示弥漫性肺间质性渗出,偶有单侧或双侧胸腔积液、结节影、肺门和纵隔淋巴结肿大。也可出现正常的影像表现。外周血嗜酸性粒细胞升高,支气管肺泡灌洗液显示淋巴细胞性肺泡炎,提示超敏反应参与疾病的发生。但停药后或持续用药后,病情均可自行缓解,重新用药后也未必导致病情再次发作。部分患者可进展为慢性间质性肺炎和肺纤维化。甲氨蝶呤导致肺疾病也可是亚急性起病,多于用药后 4 个月内出现,其临床表现和影像学特征与其他细胞毒性药物导致的肺病相似,病理学特征显示间质和肺泡炎症、纤维化;也可表现为间质嗜酸性粒细胞浸润和肉芽肿性炎症;后者通常提示过敏反应型的炎症。对激素治疗的反应性较好。少数患者表现为胸膜炎、胸腔积液和神经源性肺水肿。对于结缔组织病患者,发生甲氨蝶呤导致肺疾病的风险因素包括年龄>60岁;有风湿相关胸膜肺病史;合并糖尿病;使用其他抗风湿病药物史;低蛋白血症。

(2)阿糖胞苷:阿糖胞苷是一种嘧啶核苷类似物,可快速抑制 DNA 的合成。主要治疗急性白血病和非霍奇金病,其肺毒性作用和治疗的强度密切相关。大剂量治疗时急性或亚急性呼吸功能不全的发生率 5%~44%,表现为发热、咳嗽、呼吸困难和呼吸急促,多于用药后数周内起病。其发病机制与非心源性肺水肿相关。少数患者出现机化性肺炎,表现为发热和呼吸困难。对激素治疗反应较好。总体死亡率 6%~13%。

4. 亚硝脲类细胞毒药物 亚硝脲类包括卡莫司汀(卡氮芥)、洛莫司汀(环己亚硝脲)、甲基环己亚硝脲和氯乙链脲菌素等。治疗各种肿瘤,卡莫司汀和洛莫司汀可通过血脑屏障,因此更适合治疗中枢神经系统肿瘤。卡莫司汀导致肺疾病包括早期起病时表现为肺生理异常或间质性肺炎;迟发型表现为肺纤维化。少数患者治疗后数年才起病。致病风险因素包括累积剂量>1 200mg/m²;女性;联合应用其他细胞毒药物;有基础肺病。对于早发型的患者,激素治

疗效果较好。洛莫司汀、甲基环己亚硝脲和氯乙链脲菌素等的肺部表现为慢性肺炎或肺纤维化。其肺毒性作用机制和危险因素与卡莫司汀的相似。

5. 生物治疗制剂

（1）全反式维甲酸：全反式维甲酸是维生素 A 的衍生物，可诱导肿瘤细胞分化成熟的中性粒细胞，用于治疗急性白细胞增多性白血病。全反式维甲酸综合征多于用药后 2~21 天发生，表现为发热、水肿、体重增加、肺间质和肺泡内渗出、胸腔和心包积液、弥漫性肺泡出血和肾功能不全。病理学特征为肺泡实质内成熟髓系细胞浸润，伴或不伴肺泡出血，偶见纤维素样坏死和肺毛细血管炎。发病机制尚未明确，可能与中性粒细胞黏附分子和血管内皮细胞内黏附分子的高表达有关，导致血管内皮损伤，最终导致水肿、出血、纤维素性炎症和中性粒细胞浸润。全反式维甲酸综合征发生率为 5%~27%，死亡率为 5%~29%。及时停药和激素治疗通常预后较好。

（2）白细胞介素-2：白细胞介素-2（IL-2）是一种由激活的淋巴细胞分泌的糖蛋白。IL-2 单药或联合淋巴因子激活的杀伤细胞可有效地治疗转移性肾癌和黑素瘤。IL-2 导致肺疾病的发生机制与血管通透性升高相关，IL-2 激活的淋巴细胞释放大量的 IL-1 和肿瘤坏死因子等细胞因子，从而改变血管内皮的通透性；IL-2 也可促进自然杀伤细胞在血管内皮上的黏附，破坏血管的完整性；IL-2 也与多器官的损伤相关，累及心脏时，导致心功能不全和肺水肿。表现为双肺局灶性或弥漫性实质性渗出病变；多伴胸腔积液。病情轻的患者仅出现无症状的限制性或阻塞性通气功能异常；病重患者则出现呼吸功能不全。呼吸功能不全与非心源性肺水肿、肾功能不全和低血压相关。IL-2 导致肺疾病的发生与 IL-2 的累积剂量密切相关，停药后数天内可自行缓解。

（3）表皮生长因子受体抑制剂

1）吉非替尼：选择性抑制表皮生长因子受体的酪氨酸激酶，治疗非小细胞肺癌。吉非替尼导致肺疾病的发病机制与肺损伤后引起表皮生长因子受体表达上调有关，表皮生长因子受体可促进肺泡 Ⅱ 型上皮细胞过度增生，而吉非替尼则抑制肺损伤后肺泡上皮细胞的再生。临床特征为快速进展的呼吸困难和低氧血症，影像学表现为双肺弥漫性磨玻璃影。病理学显示弥漫性肺泡损伤，多于用药后 24~42 天起病，偶见用药后数天内发病。发病率约为 1%，如有肺纤维化等基础疾病，发病率可高达 33%~56%。1/3 患者病情可进展为呼吸衰竭，甚至死亡。激素治疗由吉非替尼导致肺疾病的临床价值尚有争议。

2）贝伐单抗：是针对血管内皮生长因子的单克隆抗体，治疗乳腺癌、结肠癌、肾癌和非小细胞肺癌。其对肺部的主要毒副作用表现是咯血；发生率约为 6%，主要发生于鳞癌或合并癌性空洞的患者，发生咯血后窒息的风险极高。

3）利妥昔单抗：是一种针对 B 淋巴细胞表面 CD20 抗原的单克隆抗体，主要治疗 B 淋巴细胞性非霍奇金淋巴瘤和难治性免疫性血小板减少性紫癜。单药或联合其他细胞毒药物可引起急性间质性肺炎。发病率极低，约为 0.03%。临床表现为隐匿起病的咳嗽和呼吸困难，继续用药后病情通常急剧进展，出现低氧血症，胸部 HRCT 显示双肺弥漫性磨玻璃影，病理学提示机化性肺炎或闭塞性细支气管炎并机化性肺炎。对激素治疗反应较好。

6. 其他抗肿瘤药物　丙卡巴肼（甲苄肼）是细胞毒药物，主要治疗淋巴瘤，可引起过敏性肺炎。咳嗽、气促和发热是最常见的临床表现，多发生于治疗第 2~3 个周期后。个体对激素治疗的个体差异性很大。紫杉碱是紫杉醇属药物，作用于细胞周期中的 G2 和 M 期，治疗乳腺癌、卵巢癌和非小细胞肺癌。过敏性肺炎发生率约为 30%。临床特征为呼吸困难、气道痉挛、荨麻疹和低血压。紫杉碱化疗时同时给予激素和抗组胺药可减少过敏性肺炎发生率为 1%~2%。与紫杉碱比较，紫杉萜导致肺疾病的发生率较低，表现为与毛细血管渗漏相关的液体潴留，如外周水肿、胸腔积液和腹水等，多于用药 1 周~2 周后起病。用药前给予激素预处理可减少间质性肺炎发生率。病理学表现为药物相关过敏性肺炎或弥漫性肺泡损伤。与其他药物导致的过敏性肺炎比较，其病情恢复更慢。

（二）抗菌药物

1. 呋喃妥因　呋喃妥因相关肺损伤的发生率小于 1%，女性发生率较高。分为急性反应和慢性反应，病死率只有 1%，多见于慢性反应者。

（1）急性反应：多于用药后几小时或几天内发生，既往应用呋喃妥因出现过非肺部并发症的患者发病率更高。临床表现为发热、呼吸困难、咳嗽和胸痛，严重时出现低氧血症，可闻及湿啰音。可出现白细胞增多症或嗜酸性粒细胞增多症。X 线胸片显示肺泡病变和/或间质病变，多为单肺病变或双肺不对称性病变，基底部多见，可合并胸腔积液。病理检查显示肺组织内成纤维细胞增生，淋巴细胞、浆细胞浸润，但嗜酸性粒细胞少见，肺泡内可见细胞脱落物质。治疗多采用停药和支持疗法，激素的疗效不确定。

（2）慢性反应：多于用药后 6 个月乃至几年内发生，较急性反应少见。起病隐匿，临床表现为干咳、呼吸困难，间有发热和嗜酸细胞增多。胸部 HRCT 显示双肺间质性病变；肺功能显示限制性通气障碍；病理学表现为间质炎症细胞浸润和纤维化。临床表现和特发性肺间质纤维化患者的相似。部分患者停药后病变可缓解，如停药后 2~4 个月病情无好转，可给予激素治疗。但激素的疗效并不明确。

2. 柳氮磺吡啶　柳氮磺吡啶主要用于治疗炎症性肠病，多于用药后 1 个月~8 个月起病，有两种反应方式：肺浸润阴影伴外周血嗜酸性粒细胞增多症和闭塞性细支气管炎并机化性肺炎，临床表现为咳嗽、呼吸困难，可伴发热。影像学显示间质炎症和纤维化。停药 1 周至 6 个月后可自行好转，病情严重患者可以给予激素治疗。此外，注意与炎症性肠病相关肺部疾病鉴别。

3. 其他抗菌药物　总体来说，抗菌药物导致肺损伤的发生率很低。多表现为嗜酸细胞性肺炎。高血药浓度的多黏菌素和氨基糖苷类药物可诱发呼吸肌无力，多发生于腹腔或胸腔内局部治疗患者。

（三）心血管药物

1. 血管紧张素转换酶抑制剂　广泛应用于心血管疾

病,肺部并发症是顽固性干咳,多于用药后几周内起病,发生率为 5%~20%。发病机制与体内慢反应物质、激肽和 P 物质的代谢相关。这些物质主要经血管紧张素转换酶转化降解。停药后数天咳嗽可自行缓解,必要时可给予氯苯氯丁酸和色甘酸钠治疗。

2. 胺碘酮　主要治疗心律失常,其导致肺损伤的发生率为 4%~6%。发病机制不清,可能与细胞内磷脂代谢异常有关。肺损伤的发生与用药时间、剂量和血清药物浓度无明显相关。通常起病隐匿,用药后 1 个月至几年内发病,临床表现为干咳、呼吸困难,可伴低热和胸痛。病变初期影像学改变较轻,病变不对称或仅限于肺上叶,病情严重患者可出现弥漫性肺泡或间质病变。肺功能显示肺总量和弥散功能下降。也可表现为过敏性肺炎和闭塞性细支气管炎并机化性肺炎。胺碘酮导致肺损伤的病死率高达 10%~20%。激素的疗效不明确,通常需 2~6 个月甚至更长时间的治疗。如因各种原因必须继续应用胺碘酮时,可联合激素治疗。

3. β 肾上腺素受体拮抗剂　β 肾上腺素受体拮抗剂主要通过阻断分布在呼吸道的 β_2 肾上腺受体,导致支气管痉挛。多发生在原有阻塞性肺疾病患者,正常人和无症状的哮喘患者用药后也可发病。病例报道 β 肾上腺素受体拮抗剂也可导致间质性肺炎。

4. 妥卡尼和氟卡尼　妥卡尼可导致急性间质性肺炎,多于用药后 3 周至几个月内出现,停药并给予激素治疗后预后较好。氟卡尼可引起 ARDS 和淋巴细胞性间质性肺炎。

（四）抗炎药物　抗炎药物分为甾体类和非甾体类,非甾体类药物导致的肺损伤包括:哮喘、非心源性肺水肿、药物诱导性 SLE 和嗜酸细胞性肺炎等。

1. 阿司匹林　阿司匹林导致肺损伤的发生率很高,最常见的是哮喘,约为 5% 的哮喘患者对阿司匹林不耐受,病情严重者可引起致死性支气管痉挛。鼻炎、鼻息肉患者应用阿司匹林也易诱发哮喘发作。发病机制可能与花生四烯酸代谢过程中环氧化酶被抑制,脂氧化酶产物白三烯类物质增多及前列腺素失衡等因素相关。阿司匹林导致肺损伤与药物的剂量无关,起病可快可慢。长期应用水杨酸药物也可以引起 ARDS,发病可能与血液中高浓度水杨酸相关。

2. 金制剂　金制剂应用于风湿性关节炎等疾病。弥漫性肺间质纤维化多于用药后几周内发生,通常起病隐匿,临床表现为呼吸困难,伴或不伴发热,间有外周血嗜酸细胞增多。大部分患者在停药后病情可缓解,病情严重者需要激素治疗,总体预后较好,但是要注意与风湿性疾病相关肺间质纤维化相鉴别。

3. 青霉胺　青霉胺导致的肺损伤包括药物诱导性 SLE,闭塞性细支气管和肺出血-肾炎综合征。药物诱导性 SLE 合并胸腔积液时,如果胸腔积液中糖含量正常,可与风湿性疾病相关胸腔积液相鉴别。青霉胺导致的闭塞性细支气管炎对激素治疗反应差,病死率高。青霉胺导致的肺出血-肾炎综合征表现为弥漫性肺泡出血,病死率高。早期发现并积极实施血液透析、血浆置换和免疫抑制剂等治疗可降低病死率。

二、发病机制

药物导致的肺部疾病主要累及肺实质,发病机制包括氧化损伤、对肺泡毛细血管内皮细胞的细胞毒性作用、免疫介导的肺损伤及磷脂在细胞内沉积等,最终导致支气管痉挛、肺炎、肺纤维化、超敏反应和非心源性肺水肿等不同的组织病理学和临床表现。

三、临床表现

不同的药物引起的肺部疾病的临床表现差异很大,总体来说,可以大致分为以下几类。

（一）支气管痉挛　雾化吸入、口服、静脉滴注和外用等方式的用药均可诱发支气管痉挛,最快时可于用药后几分钟内就出现急性支气管痉挛。表现为喘息和呼吸困难。X 线胸片显示肺过度充气状态。药物引起支气管收缩的机制包括:通过 β 受体拮抗剂和抗胆碱剂直接作用于气道平滑肌;阿司匹林对环氧合酶的抑制作用;异丙托溴铵和色甘酸盐通过迷走反射刺激气道;吗啡诱导各种炎症介质释放导致气道收缩;青霉素诱发 IgE 介导的 I 型超敏反应;利福平诱发其他药物在肝脏的酶促降解。导致支气管痉挛的常见药物包括非激素抗炎药物（NSAIDs）、阿司匹林、β 受体拮抗剂、血管紧张素转换酶抑制剂、先锋霉素类抗生素、氢化可的松、呋喃妥因、青霉素和他莫昔芬等。放射科常用的含碘或葡聚糖铁化合物的造影剂过敏反应。

（二）闭塞性细支气管炎并机化性肺炎　闭塞性细支气管炎是因气道炎症和阻塞引起的慢性气流受限。闭塞性细支气管炎并机化性肺炎是药物诱发肺部组织对非特异性炎症损伤的病理反应。临床表现包括干咳、呼吸困难和双肺爆裂声。影像学表现为支气管周围和胸膜下分布为主的斑片状实变影并伴有气体闭陷。呼吸生理学显示 FEV_1、呼气中期流速（25%~75%）和弥散功能下降。病理特征为肺泡及呼吸性细支气管腔内疏松肉芽组织填塞,但肺组织结构保持完整。终止致病药物及应用激素后通常病情改善良好。

（三）过敏性肺疾病　也称为嗜酸性粒细胞增多性药疹伴全身症状,是一种使用药物 1~8 周后出现的包括细胞因子和 T 淋巴细胞激活的免疫介导的严重反应,可急性、亚急性和慢性起病。任何药物均可引起过敏综合征,表现为咳嗽、呼吸困难、发热、皮疹、血清高嗜酸性粒细胞血症和短暂性肺浸润。过敏性肺病可表现为慢性嗜酸性粒细胞性肺炎,也可表现为亚急性低度发热、不舒服、体重下降、干咳和呼吸困难等临床特征。影像学表现为肺外周分布的斑片状实变影。支气管肺泡灌洗液嗜酸性粒细胞>25% 可协助诊断过敏性肺疾病。肺功能显示 FVC 和 D_LCO 下降。HRCT 显示双上肺分布为主的磨玻璃影和小叶中心性结节,呼气相气体闭陷。对于慢性病程患者,HRCT 可显示蜂窝肺和牵张性支气管扩张等纤维化病变。病理特征为终末细支气管内边缘清晰的疏松的肉芽肿伴肺泡壁淋巴细胞和浆细胞的浸润;也可表现 UIP 样或 NSIP 样改变。常见导致过敏性肺病的药物为呋喃妥因和甲氨蝶呤。最重要的管理原则是停止致病药物的使用,部分患者对激素治疗反应较好。

(四)肺泡炎 药物导致肺泡炎的主要机制是过敏反应。呋喃妥因和环磷酰胺释放毒性氧化物和丙烯醛;博来霉素导致成纤维细胞增殖;青霉胺影响胶原形成。胺碘酮、苯妥英钠和卡马西平等也可引起肺泡炎。柳氮磺胺吡啶是一种抗炎药,但患者可因对硫吡啶基过敏而导致肺泡炎。临床表现包括干咳和呼吸困难。早期影像学特征为对称性网格影,病情进展时可出现典型的纤维化性病变。呼吸生理学特征为 FVC、TLC 和 D_LCO 下降。

(五)药物导致的红斑狼疮 很多药物可诱发红斑狼疮,肼屈嗪、普鲁卡因胺、异烟肼、奎尼丁、苯妥英钠和青霉胺等是最常见的药物。通常隐匿起病,多于服药后数月发生。临床表现包括呼吸困难、发热、皮疹、关节痛、关节肿胀和全身症状。50%~80%患者有胸膜炎,是最常见的胸部病变。抗核抗体或抗组蛋白抗体多显示阳性,而抗 DNAs 抗体阴性。胸部影像学特征是双肺渗出性病灶、肺炎、肺不张和胸腔积液。胸腔积液葡萄糖水平检测正常。终止药物使用是关键的治疗措施,但如无其他药物取代,可在应用最小剂量的同时联合激素治疗。

(六)肺泡出血 临床表现包括咯血、呼吸困难、双肺渗出性病变、贫血。药物导致弥漫性肺泡出血是一种过敏反应,代表肺泡毛细血管基底膜受损或凝血功能障碍。导致过敏性反应的药物有丙硫氧嘧啶、青霉素、柳氮磺胺吡啶和肼屈嗪。导致凝血功能障碍的药物有口服抗凝剂、溶纤维蛋白药和血小板糖蛋白抑制剂。对肺组织有直接毒性作用的药物有胺碘酮、吉非替尼、西罗莫司和可卡因。支气管肺泡灌洗液显示出血性液体,结合胸部影像学新出现的渗出性病变可协助诊断。通常不需要肺活检。停药后凝血功能改善有助于肺泡出血的诊断和预后。

(七)肺间质纤维化 肺间质炎症是药物导致肺疾病中最常见的病变。小孩和老年患者的发病风险更高。当药物在肺内的浓度过高时,在发生生物转化过程中产生大量的反应性代谢产物,或产生对肺高度特异性生物活化产物,从而增加对肺组织的毒性作用,最终导致氧化和抗氧化失衡及发生肺间质纤维化。放疗可与博来霉素的协同作用增加肺的毒性作用。临床表现为干咳和呼吸困难。胸部 HRCT 显示双下肺胸膜下网格影、牵张性细支气管扩张和蜂窝肺。肺功能显示限制性通气功能障碍和 D_LCO 下降。肺组织病理特征为肺泡间隔和支气管周围淋巴细胞聚集及浆细胞浸润,可见间质纤维化。与 UIP 比较,药物导致 NSIP 中的间质炎症更明显、病变更均一。总体来说,肺间质纤维化常呈进行性加重,且对激素治疗反应差。急性胺碘酮中毒时,即使及时停药并给予积极激素治疗,死亡率仍高达 40%~50%。导致肺纤维化的药物包括抗 TNF-制剂阿达木单抗、胺碘酮、博来霉素、苯丁酸氮芥、环磷酰胺、金制剂、干扰素、英夫利西单抗、甲氨蝶呤、呋喃妥因、紫杉醇、青霉胺、苯妥英钠、西罗莫司和他汀类药物。

(八)嗜酸性粒细胞性肺疾病 药物导致嗜酸性粒细胞性肺疾病的表现形式有单纯肺嗜酸性粒细胞增多症、急性嗜酸性粒细胞性肺炎、慢性嗜酸性粒细胞性肺炎、Churg-Strauss 综合征和嗜酸性粒细胞性胸腔积液。药物导致嗜酸性粒细胞性肺疾病的诊断是排他性诊断,需要详细询问病史、体检、实验室检查和胸部影像学检查。血清嗜酸性粒细胞计数通常升高,支气管肺泡灌洗液嗜酸性粒细胞和淋巴细胞比例升高。肺组织病理特征无特异性,因此通常不需要肺活检。停药后呼吸道症状可自行缓解,不建议常规激素治疗。四环素可导致急性嗜酸性粒细胞性肺炎,其影像学特征与特发性急性嗜酸性粒细胞性肺炎的相似。重新使用药物后症状通常再次发作。扎鲁司特和孟鲁司特等白三烯受体拮抗剂即可导致 Churg-Strauss 综合征,同时也是治疗 Churg-Strauss 综合征的重要治疗药物。同样,药物导致的 Churg-Strauss 综合征和特发性 Churg-Strauss 综合征的临床表现及影像学特征均相似,也需要长期激素和免疫抑制剂治疗。

(九)肺水肿和急性呼吸窘迫综合征 肺水肿和急性呼吸窘迫综合征是药物导致肺疾病中常见的表现形式。其临床特征与其他原因所致的肺水肿相似。呼吸困难、呼吸急促和低氧血症。对于大部分药物来说,其确切的发病机制尚未清楚。特异质反应是最常见的发病机制,其次是毛细血管渗漏、过敏性反应和血容量过多。升高的血管通透性导致大量的蛋白和液体进入肺间质和肺泡腔。胸部影像学显示肺泡和间质渗出,与心源性肺水肿不同,无心脏肥大和血流重新分配现象。明确的诊断需除外其他原因所致的肺水肿和急性呼吸窘迫综合征。大部分患者的病情可自行缓解,主要给予氧疗和利尿处理,激素的治疗作用还不明确。病情严重者需正压通气治疗。重新使用药物后可使病情再发。

四、辅助检查

由于可引起药物性肺病的药物及相应的不良反应很多,目前很难有一个统一的辅助检查系统,故应根据不同药物及所引发病变的差异而有所变化,必要时可检测血药浓度。

肺功能检测是药物导致肺疾病最常用的初筛和监测工具,对于缺乏临床表现的接受化疗患者尤为重要,可及早诊断和治疗药物导致的肺疾病,改善患者预后。其典型的特征是肺容积和弥散功能下降。弥散功能下降被认为是药物导致肺疾病最早期的特征。肺功能无法预测突然快速起病的肺损伤;起始用药时导致的肺损伤未必代表肺损伤将持续进行或进一步加重,更不代表肺损伤将进展为不可逆性的肺纤维化。恶性肿瘤本身或相关治疗可导致患者虚弱、疼痛和镇痛镇静剂的使用等因素均可影响肺功能的结果。

原发性肺癌、转移性肺癌、感染和胸腹部手术等也可引起肺功能异常,使药物导致肺疾病的及早诊断更加困难。但至今判断为肺功能障碍加重的阈值也未达成共识,因此应用肺功能检测判断药物导致肺疾病必须建立在相关的临床资料上。

五、诊断

及时诊断药物导致肺疾病是患者原有治疗方案调整的重要依据。明确药物应用和肺疾病形成的联系是诊断药物导致肺疾病的第一个关键步骤。药物应用必须位于临床症状出现之前,药物应用至出现临床症状的时间因发病机制不同有较大的差异,如药物应用至发生支气管痉挛的时间很短,而发生肺纤维化则大多需要几年时间。因为药物导致肺疾病患者的症状、体征、实验室检查和影像学特征等都不是特异性的,故诊断路径必须包括了解患者详细的用药史(既往和现在的用药、剂量、用法及疗程)和对临床特征的准确评估。急性支气管痉挛表现为 FEV_1 和 FEV_1/FVC 比值下降等气道阻塞性改变,对支气管扩张剂反应良好。闭塞性细支气管炎表现为固定性阻塞性气流受限,起始时 FEV_1 降低,随病情加重,出现 $FEV_{25\%\sim75\%}$ 和 FEV_1/FVC 比值下降,对支气管扩张剂反应不佳。肺纤维化表现为 FVC 和 TLC 降低等限制性通气功能障碍,以及因肺间质异常所致的 D_LCO 降低和通气灌注不匹配导致的气体交换功能障碍。病情较轻时,出现运动后低氧血症,加重时进展为静息状态下低氧血症。完善全血细胞计数、痰液检测、包括类风湿因子和抗核抗体等的血清学检测及心脏彩超等项目,以除外其他原因所致的肺疾病。药物导致过敏性肺炎的支气管肺泡灌洗液显示淋巴细胞计数>50%,CD4/CD8 比值下降;而嗜酸性粒细胞性肺炎时嗜酸性粒细胞计数>25%;肺泡出血时显示吞噬含铁血黄素的巨噬细胞和血性支气管肺泡灌洗液;应用胺碘酮患者可发现较多泡沫巨噬细胞;化疗药物导致的细胞毒性肺炎则以中性粒细胞升高为主。对于大多数患者,肺活检的临床价值不大,但如临床考虑过敏性肺炎或闭塞性细支气管炎并机化性肺炎,则建议积极外科肺活检。

六、鉴别诊断

药物导致肺疾病的诊断都是排他性的。而大部分患者缺乏特异性的症状和体征或都很轻,仅出现胸部影像学的异常;肿瘤患者通常需要多药组合治疗或联合放射性治疗、骨髓移植和造血干细胞移植等其他治疗方式,多药或单药联合放射性治疗导致的混合肺毒性作用通常大于单药的肺毒性作用,此时要准确评估单药的肺毒性作用是不现实的;化疗导致的骨髓抑制或免疫抑制及肿瘤本身的免疫抑制作用等均可使患者容易发生机会性感染,而肺炎和药物导致肺疾病的影像学特征非常相似,难以鉴别。研究报道药物导致肺疾病约为免疫抑制患者肺部并发症的 5%~30%;有时癌性淋巴管炎或胸膜肺转移癌表现与药物导致肺疾病极

为相似;尽管大多数药物的肺毒性作用与药物累积剂量相关,但有些药物累积剂量几小时也可导致肺疾病;有些化疗药物导致的肺毒性作用发生于应用药物后数月甚至数年后;而且同种药物导致肺疾病的临床及影像学特征的个体差异性很大。因此对化疗药物导致肺疾病的及时诊断是非常困难的。

七、治疗

管理原则是停止致病药物,选择毒副作用更小的药物。对于闭塞性细支气管炎并机化性肺炎、过敏性肺炎或嗜酸性粒细胞性肺炎患者,激素治疗可加快症状改善;但对于肺纤维化、肺血管疾病和闭塞性细支气管炎,激素治疗则无效。如考虑过敏反应时,停止药物一段时间后可考虑行激发试验。如该药物对患者的治疗作用很大,而替代药物治疗效果不好或有过敏的高风险时,可行脱敏治疗或诱导耐受试验,但在治疗之前临床医师必须和患者及家属充分沟通,说明脱敏治疗的副作用。对于有药物的毒性作用者,建议永久性停药。

(韩茜 罗群)

参考文献

[1] 蔡柏蔷. 李龙芸. 协和呼吸病学[M]. 北京: 中国协和医科大学出版社. 2005: 1299-1307.

[2] O´SULLIVAN JM, HUDDART RA, NORMAN AR, et al. Predicting the risk of bleomycin lung toxicity in patients with germ-cell tumours[J]. Ann Oncol, 2003, 14(1): 91-96.

[3] TAKANO T, OHE Y, KUSUMOTO M, et al. Risk factors for interstitial lung disease and predictive factors for tumor response in patients with advanced non-small cell lung cancer treated with gefitinib[J]. Lung Cancer, 2004, 45(1): 93-104.

[4] SANDLER A, GRAY R, PERRY M, et al. Paclitaxel-carboplatin alone or with bevacizumab for non-small-cell lung cancer[J]. N Engl J Med, 2006, 355(24): 2542-2550.

[5] AKIRA M, ISHIKAWA H, YAMAMOTO S. Drug-induced pneumonitis: thin-section CT findings in 60 patients[J]. Radiology, 2002, 224(3): 852-860.

[6] CAMUS P, MARTIN WJ, ROSENOW EC. Amiodarone pulmonary toxicity[J]. Clin Chest Med, 2004, 25(1): 65-75.

[7] MULLER NL, WHITE DA, JIANG H, et al. Diagnosis and management of drug-associated interstitial lung disease[J]. Br J Cancer, 2004, 91(Suppl 2): S24-S30.

[8] HIGENBOTTAM T, KUWANO K, NEMERY B, et al. Understanding the mechanisms of drug-associated interstitial lung disease[J]. Br J Cancer, 2004, 91(Suppl 2): S31-S37.

[9] BARTAL C, SAGY I, BARSKI L. Drug-induced eosinophilic pneumonia: a review of 196 case reports[J]. Medicine (Baltimore), 2018, 97(4): e9688.

[10] CURTIS JR, SARSOUR K, NAPALKOV P, et al. Incidence and complications of interstitial lung disease in users of tocilizumab, rituximab, abatacept and anti-tumor necrosis factor α agents, a retrospective cohort study[J]. Arthritis Res Ther, 2015, 17: 319.

第二十九章
肉芽肿性肺疾病

第一节
结节病

一、结节病概述和历史回顾

结节病(sarcoidosis)是一种原因不明的以非干酪样坏死性上皮细胞肉芽肿为病理特征的系统性疾病。以中青年发病为主。最常侵犯的部位是双侧肺门和纵隔淋巴结,其次是肺脏、皮肤、眼睛、浅表淋巴结、肝脏、脾脏、肾脏、骨髓、神经系统、心脏等几乎全身各器官。临床表现多种多样,可以无明显的临床症状,也可以有发热、胸痛、咳嗽、咳痰或/其他器官受累的症状。诊断需要依靠临床、影像和病理进行综合判断。糖皮质激素是主要治疗手段。本病为一种自限性疾病,大多预后良好,有自然缓解的趋势,少数病例的病情呈进行性进展,晚期呈现受累脏器功能衰竭。

1877 年英国医师 Hutchinson J 首次报道了一位 58 岁肢体多发性突出表面的皮肤损害患者,当时他认为这是"痛风"的表现,并未予以明确的命名。1899 年挪威皮肤科医师 Boeck C 鉴于患者皮损外表与肉瘤相似,故称之为"类肉瘤病(sarcoid)"。随着人们对本病研究和认识的不断深入,该病的命名及诊断和治疗经历了不断的变迁。1940 年该病正式被命名为"结节病(sarcoidosis)",并沿用至今。1941 年挪威皮肤学家 Kveim A 将结节病患者淋巴结提取物接种到其他结节病患者皮内,发现可引起同样的结节样病变;以后美国学者 Siltzbach L 对其进行了改进,用结节病患者的脾脏提取液作为抗原接种到其他患者皮内,证实该方法具有很好的特异性,此后被正式命名为"Kveim-Siltzbach"试验,且在相当长的时间内被用作结节病诊断标准之一。1946 年 Löfgren S 发现结节病患者可表现为结节性红斑、双侧肺门淋巴结肿大、发热和多关节炎,并将其命名为"Löfgren 综合征"。1951 年皮质激素开始用于结节病的治疗,取得了良好的效果,其后有学者提出通过 X 线胸片分期以评估预后。随着研究的深入,结节病的发病机制逐渐被揭示。1975 年首次提出血清血管紧张素转换酶(SACE)可作为结节病活动性判断的生物学标记物。1977 年 Voisin E 发现结节病患者支气管肺泡灌洗液中淋巴细胞比例增加,此外,1981 年 Hunninghake GW 等发现结节病是以病变部位辅助 T 淋巴细胞激活为主的疾病。Moller 于 1996 年进一步证实了结节病是 Th1 淋巴细胞介导的免疫异常性疾病。

二、流行病学

结节病世界各地均有发生,任何年龄、性别及种族均可发病,发病率差异很大。本病好发于 40 岁以下,80%的发病年龄在 25~45 岁,儿童和老年人罕见。高峰年龄男性为 30~40 岁,女性呈双峰分布:第一高峰 20~29 岁,第二高峰 50~59 岁。女性发病略高于男性。美国女性年发病率为 6.3/10 万,男性为 5.9/10 万。由于人种不同,结节病的发病率不同,黑种人最高,白种人次之,黄种人较低。美国黑种人年发病率为 35.5/10 万,白种人为 10.9/10 万。结节病发病率与地区也有关,寒冷地区多发,热带较少。

我国被认为是结节病发病率较低的地区,但近年来发病率有明显增高趋势。结节病在我国平均发病年龄为 38.5 岁,30~40 岁占 55.6%,男女发病率之比为 5∶7。

三、病因学

结节病的病因目前尚不清楚。一百多年来,许多学者对结节病的病因提出了多种假说,包括:①病原微生物;②职业和环境因素;③基因易感性;④免疫调节异常等(表 29-1-1),但至今缺乏确切的证据说明它们与结节病的发病关系。

在众多可能的感染性因素中,研究最多,受关注最高的是结核分枝杆菌,早在 1936 年 Schaumann 就提出了此假设,但一直没有被证实。近年来随着核酸检测技术和免疫学方法的进展,有学者报道可以在高达 60%的结节病组织中检测到结核分枝杆菌的 DNA,但至今仍没有直接证据证实结节病与结核分枝杆菌之间的关系。

在职业和环境因素探讨方面,最具有代表性的研究是在美国进行的结节病病因学病例对照研究(ACCESS),本研究共收集了 706 例病理证实的结节病患者,同时根据性别、年龄、种族和地理位置匹配情况选择了 706 例对照人群,以大于 5%的暴露人群发生结节病的风险(OR)超过 2 倍作为阳性标准,但本研究没有得到阳性结论。一些达到 1.5 倍风险的因素有:从事农业劳动、发霉的工作环境、接触杀虫剂、消防队员等,而吸烟与结节病发病呈负相关。

由于结节病有明显的地区和种族差异及有家族发病现象,因此有学者认为遗传因素可能在结节病的发病机制中起了一定的作用。具有结节病发病因素背景的人群在接触某种抗原后可能更容易产生肉芽肿性炎症反应。遗传易感性的差异可表现在免疫调节,T 细胞功能,或抗原递呈和识别等方面。

表 29-1-1　曾被提出的结节病的可能原因

1. 病原微生物
　细菌
　　结核分枝杆菌
　　非典型分枝杆菌
　　痤疮丙酸杆菌
　　伯氏疏螺旋体
　　支原体
　病毒
　　EB 病毒
　　巨细胞病毒
　　疱疹病毒
　　丙肝病毒
　　反转录病毒

2. 环境因素
　吸入物
　　铝
　　滑石粉
　　锆
　　铍
　　花粉
　　杀虫剂
　　霉菌

3. 职业因素
　养鸟
　汽车制造
　教师
　消防队员
　棉纺工人

4. 基因因素
　MHC 基因
　　嗜乳脂蛋白样 2 基因（BTNL2）
　　人类白细胞抗原基因（HLA）
　受体基因
　　维生素 D 基因
　　趋化因子受体 1
　　趋化因子受体 5
　　补体受体 1（TLR1）
　　Toll 样受体 4（TLR4）
　炎性基因
　　肿瘤坏死因子（TNF）
　　α 干扰素（IFN-α）
　　转化生长因子（TGF）
　　白介素-1 和白介素-8（IL-1、IL-8）
　　血管紧张素转换酶（ACE）
　　热激蛋白（HSP）
　　Clara 细胞-10kD 蛋白
　　血管内皮生长因子（VEGF）

人类白细胞抗原（HLA）与结节病的易感性有一定关系，各国的研究结果差异很大。我国结节病患者 HLA-DR5 基因频率增加，HLA-DR7 基因频率减少。HLA 与临床表现和病程也有一定关系。HLA-B8 与结节病的急性炎症反应有关，而 HLA-B13 与慢性、进展性病程相关。

血管紧张素转换酶（ACE）基因存在缺失（D）和插入（I）多态性。我国结节病患者 DD 型较对照组增多，ID 型频率减少，II 型无差别。DD 型与高水平的血清 ACE 相关，而 II 型与低水平的 SACE 相关。

四、病理学

结节病的病理特征是非干酪样坏死性上皮细胞肉芽肿，典型的病变分为中心区和周边区两部分。中心区结构致密，没有坏死，由上皮样细胞、多核巨细胞、巨噬细胞及散在的 CD4+ 淋巴细胞组成。周边区由圈状的疏松排列的淋巴细胞，单核细胞和成纤维细胞组成。上皮样细胞肉芽肿结节，大小形态比较一致，分布均匀，境界清楚（图 29-1-1）。巨噬细胞内常有包涵体，如星状体和 Schaumann 体（图 29-1-2）。

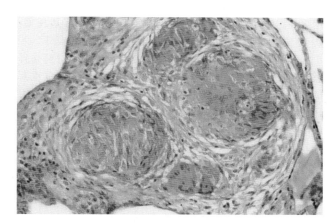

图 29-1-1　结节病非干酪样坏死性上皮细胞肉芽肿

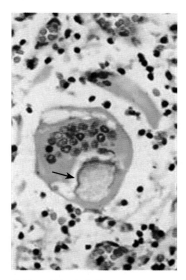

图 29-1-2　多核巨噬细胞内的 Schaumann 体（箭头）

结节病肉芽肿可彼此融合，但通常仍保留原有结节轮廓。肉芽肿可存在数月或数年，但最终向两个方向发展，或消失而不遗留形态改变，或发展为纤维化。银染色可见结节周围有大量网状纤维增生，在结节内最初嗜银纤维较少，以后逐渐增多，围绕每个细胞形成网状，并与结节周围嗜银纤维融合，最终整个结节被纤维化组织所替代。晚期结节病以广泛肺纤维化为特征。

五、免疫学及发病机制

虽然结节病的病因至今不明，但至少有三个方面的证据说明结节病是由基因易感性宿主对特殊的抗原发生免疫反应的结果。①流行病学特点；②表现为以 CD_4^+T 淋巴细胞激活为主的炎症反应；③结节病患者 T 细胞受体（TCR）研究结果提示存在着特异性抗原。目前认为，结节病是由未知的特异性抗原引起的以局部 CD_4^+T 淋巴细胞激活为特征的细胞免疫性疾病。

（一）细胞免疫 结节病是以病变部位 CD4+T 辅助细胞（主要是 Th1 细胞）激活、增殖为主的细胞免疫功能增强性疾病，但是结节病患者的细胞免疫存在着矛盾现象：病变部位细胞免疫功能增强，而外周细胞免疫功能低下。

结节病病变部位 CD4+T 淋巴细胞持续激活、增殖并释放各种炎性介质在结节病发生、发展过程中起着非常重要的作用。通过支气管肺泡灌洗液（BALF）和肺组织免疫组化检查，目前已证实结节病是以 Th1 细胞（主要产生 IL-2, INF-γ 和 TNF-β 等细胞因子）激活为主的细胞免疫性疾病。Th1 细胞的激活需依赖二种信号，其一为巨噬细胞释放的白介素-1（IL-1），其二为抗原呈递细胞（APC）呈递的抗原。Th1 从 APC 接受抗原信息，主要依靠 T 细胞表面存在的 T 细胞受体（TCR）。吞噬抗原的 APC 细胞和激活的 Th1 细胞通过自分泌和旁分泌途径，不断释放 IL-1、IL-2、IL-12、IL-15 和 TNF-α 等多种细胞因子，使得巨噬细胞和 CD4+T 淋巴细胞不断向病变部位聚集并激活，从而造成一种恶性循环。

结节病外周细胞免疫功能低下，表现为外周血 T 淋巴细胞数量减少，CD4/CD8 下降，对结核菌素皮肤试验无反应。造成这种矛盾现象的原因可能为：①CD4+T 辅助细胞的分布异常。由于外周血 CD4+T 辅助细胞向炎症部位大量积聚使得在外周血 CD4+T 辅助细胞减少。②调节 T 淋巴细胞与效应细胞平衡失调。人体存在着一种调节 T 淋巴细胞（Treg 细胞，其表面表达 CD4+CD25^bright FoxP3+），其主要功能是免疫调节。在结节病病变部位，由于 CD4+T 细胞的大量激活、增殖，在肉芽肿周围聚集了许多 CD4+CD25^bright FoxP3+ Treg 细胞，这种细胞具有强大的抗增殖活性，其主要功能是抑制局部细胞免疫增强和局部炎症反应，但这种细胞不能完全抑制 TNF-α 的产生，因此不能有效控制局部炎症反应，从而造成恶性循环，CD4+CD25^bright FoxP3+ Treg 细胞不断大量的增殖，导致结节病活动期患者的支气管肺泡灌洗液（BALF）和外周血中 Treg 细胞也有明显的增多，从而抑制了外周的细胞增殖活性，造成皮肤结核菌素试验无反应。

（二）体液免疫 结节病患者常可出现多克隆高丙种球蛋白血症。伴有结节红斑的急性结节病患者可出现 IgM 和 IgA 水平升高，随着结节红斑的消退，IgM 和 IgA 增高的程度有所降低，但免疫球蛋白的变化与病情变化无关。研究发现，在结节病支气管肺泡灌洗液中很少见到 B 淋巴细胞，同样在结节病肉芽肿组织也很少见到 B 淋巴细胞，而外周血 B 淋巴细胞并不过量分泌免疫球蛋白，故许多学者推测，结节病患者出现非特异性的免疫球蛋白增高，可能是由于病变部位 T 细胞在激活过程中，产生多种 B 淋巴细胞刺激因子，非特异性地刺激 B 淋巴细胞所致。

（三）肉芽肿形成 从广义上说，肉芽肿可分为两大组：一组是异物肉芽肿，另一组是过敏反应性肉芽肿，结节病肉芽肿属于后者。虽然导致结节病肉芽肿形成的最早期生化反应尚不清楚，但病变部位 T 细胞的持续激活及其释放的细胞因子在结节病肉芽肿形成过程中起重要作用。

1. 抗原识别及处理 结节病形成的第一步，是抗原接触、处理和递呈。结节病的抗原是什么现在还不清楚。目前认为，当结节病抗原进入体内后，抗原呈递细胞（APC，如肺泡巨噬细胞和肺内树突状细胞）首先吞噬抗原，通过消化处理，再将经过处理的抗原片段（一般为含 8~24 个氨基酸短肽），通过 HLA-Ⅱ 类分子递呈给 T 辅助细胞并激活 T 辅助细胞。

2. 炎症反应 APC 细胞和致敏、活化的 T 淋巴细胞可以通过自分泌和旁分泌途径释放大量的细胞因子、化学趋化因子和黏附分子等，如 IL-1、IL-2、γ 干扰素（IFN-γ）、淋巴细胞功能相关抗原（LFA-1）、细胞间黏附分子（ICAM-1）、巨噬细胞移动抑制因子（MIF）、TNF-α、IL-6、巨噬细胞炎症蛋白-1（MIF-1）、单核细胞趋化蛋白-1（MCP-1）和调节激活正常 T 细胞表达和分泌趋化细胞因子（RANTES）等，上述因子进一步激活和趋化淋巴细胞和单核巨噬细胞向肺内炎症部位聚集并激活，从而形成一个复杂的炎症反应网络，共同发挥作用。

特别需要指出的是，下呼吸道的上皮细胞，特别是肺泡Ⅱ型上皮细胞也可通过其原有的 HLA-DR 表达和一些黏附分子的表达共同刺激 T 细胞。肺泡Ⅱ型上皮细胞在结节病发病机制中的作用有待进一步阐明。

3. 肉芽肿形成机制 持续性的抗原存在，导致 APC 细胞和活化的 T 辅助细胞持续性产生各种炎性介质，使得淋巴细胞和单核细胞不断募集到病变部位，由单核细胞分化成的巨噬细胞、上皮样细胞和多核巨细胞等炎症细胞在细胞间黏附分子（如 LFA-1 和 ICAM）等因素的作用下逐步形成肉芽肿。

（四）纤维化 结节病肉芽肿中的免疫细胞和炎性介质参与纤维化过程。比较重要的有胰岛素样生长因子-1（IGF-1）、转化生长因子-β（TGF-β）、血小板源性生长因子（PDGF）及纤维蛋白原沉积等。另外 Th1/Th2 平衡失调，特别是病变部位 Th1 细胞因子向 Th2 细胞因子（IL-4 和 IL-13）转化时，容易发展为纤维化。

六、结节病的临床表现

结节病可累及全身各系统,临床表现复杂多样,90%以上的患者为胸内结节病,以肺外病变作为首发症状的结节病较为少见,各系统受累的频率见表29-1-2。结节病的临床表现与患者的种族、疾病的分期、受累器官及肉芽肿病变的程度等相关。临床上30%~60%的结节病患者可无症状,仅在胸部X线检查时偶尔被发现。约1/3的结节病患者可出现非特异的临床表现,如发热、乏力、胸痛和体重下降。发热多为低热,个别结节病患者可为高热。

表29-1-2　结节病累及各系统的频率

器官	受累频率/%
肺	90
纵隔淋巴结	95~98
肝脏	50~80
脾脏	50~60
关节	25~50
皮肤	25
眼睛	25
鼻黏膜	20
骨髓	15~40
外周淋巴结	30
胸膜	1~5
腮腺	10
心脏	5
骨	5
神经系统	5
钙代谢	1~2
内分泌腺	少见
胃肠道	少见
肾脏	少见
生殖系统	少见

根据结节病临床表现,可以将结节病分为急性和慢性两种类型:急性型结节病表现为急性发作的结节性红斑、双肺门淋巴结肿大、发热和多关节炎,临床称为Lofgren综合征,这类患者预后好,自愈率高。慢性型结节病常隐匿起病,容易出现狼疮样冻疮结节、多脏器受累和眼部慢性表现,病程往往大于2年。

（一）胸内结节病　90%以上的结节病发生在胸内。呼吸道症状一般比较轻,以干咳多见。有50%的结节病没有症状,只是偶然在X线胸片上发现异常。1/3~1/2的结节病患者临床上有呼吸困难、干咳和胸痛表现。咯血偶然可以见到,多为痰中带血丝。结节病患者听诊往往无

阳性发现,杵状指(趾)发生率小于1%。

肺门和纵隔淋巴结肿大以双侧对称性肿大为特征,肺内改变早期为肺泡炎,继而发展为肺间质浸润,晚期为肺间质纤维化。根据胸部X线表现,结节病的胸内改变可分为五期(表29-1-3和图29-1-3~图29-1-6)。

表29-1-3　胸内结节病的分期

分期	X线表现
0期	无异常X线所见
Ⅰ期	肺门淋巴结肿大,而肺部无异常
Ⅱ期	肺部弥漫性病变,同时有肺门淋巴结肿大
Ⅲ期	肺部弥漫性病变,不伴肺门淋巴结肿大
Ⅳ期	肺纤维化

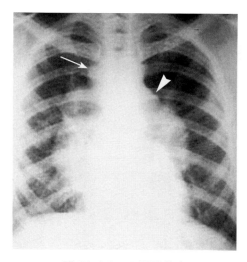

图29-1-3　Ⅰ期结节病

双肺门对称性淋巴结肿大伴右上纵隔淋巴结肿大,双肺野未见明显病变。

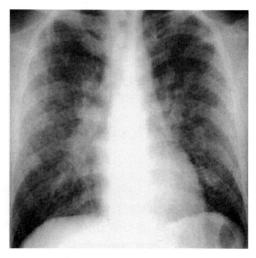

图29-1-4　Ⅱ期结节病

双肺门淋巴结肿大,双中下肺可见弥漫性网状结节影。

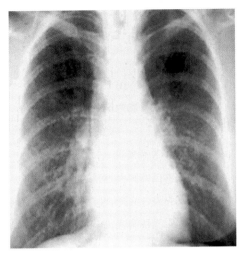

图 29-1-5 Ⅲ期结节病
双肺野弥漫性病变但不伴肺门淋巴结肿大。

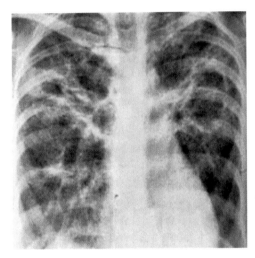

图 29-1-6 Ⅳ期结节病
双肺纤维化伴有蜂窝肺形成。

结节病的肺实质改变常见,但咽部、气管和支气管等也会被累及,可发生气道狭窄和支气管扩张。这些不典型胸内结节病如不注意鉴别诊断,很容易造成误诊。不典型胸内结节病可有如下表现:支气管狭窄或压迫造成的肺不张,肺内孤立阴影,空洞病变,单侧或双侧肺实变,双肺粟粒样结节,胸腔积液,气胸,单侧纵隔和/或肺门淋巴结肿大,双侧肺门淋巴结不对称肿大,以及淋巴结钙化等。

(二)周围淋巴结 周围淋巴结肿大占结节病患者的1/3。周围淋巴结受累以颈前、颈后、锁骨上淋巴结多见;腹股沟、腋窝、肘窝次之。淋巴结大小差异很大,小的如绿豆大小,大的如核桃大小,常为孤立的、偶尔多发,可活动,较韧,质如橡皮状,无痛。结节病侵犯周围表浅淋巴结时一般常伴有双侧肺门淋巴结肿大。如果没有双侧肺门和纵隔

淋巴结肿大,单以周围淋巴结肿大为临床表现的结节病一般不会引起临床注意。

(三)皮肤 结节病的皮肤受损相当多见,占11%~25%。结节病的皮肤受损分为特异性和非特异性两种。结节性红斑为非特异性皮肤表现。特异性皮肤表现有斑片或结节状病变:冻疮样狼疮结节、斑丘疹、色素减退、红皮病、皮肤溃疡、银屑病样皮损、瘢痕性脱发、皮下结节等。结节性红斑最为常见(图29-1-7),多为结节病的早期表现,多发于女性,典型的结节红斑表现为无痛性皮肤微隆起的红斑损害,多见于下肢。冻疮样狼疮结节的部位主要在面颊、鼻、唇和耳(图29-1-8)。

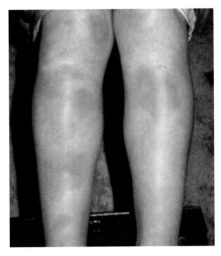

图 29-1-7 结节病的皮肤改变

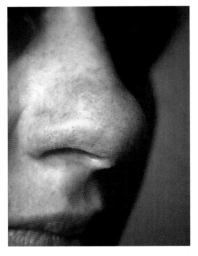

图 29-1-8 结节病的冻疮样皮肤改变

(四)心脏 受累部位以传导系统及心肌为主,病变广泛时可累及主动脉、肺动脉、心内膜或心包。心脏结节病是结节病患者突然死亡的重要原因。受累部位以传导系

统及心肌为主,病变广泛时可累及主动脉、肺动脉、心内膜或心包。结节病的心脏表现并无特异性,主要临床表现是心律失常、充血性心力衰竭、心包积液、瓣膜病变、心肌炎和心肌病等。

（五）眼睛　　眼部结节病约占全身结节病的25%,其中1/3急性起病,以年轻女性多见,主要发生在结节病的早期。患者常伴有眼部疼痛和视力障碍,其余病例起病隐匿,病情呈慢性过程。结节病的眼部病变主要表现为葡萄膜炎(最常见为虹膜睫状体炎。多见的双侧典型表现为视神经乳头变形),也可表现为急性结合膜炎和干燥性角膜结膜炎,前者多见于早期病变,结合膜活检有助于确定诊断,后者可导致眼部干燥,如病变同时累及唾液腺可以表现出干燥综合征的症状;晚期可并发白内障和青光眼。

（六）神经系统　　5%~10%结节病患者有神经系统受累。结节病可侵犯神经系统的任何部位。脑部损害以肉芽肿浸润性损害为主,最常见的受累部位是脑膜、丘脑和垂体。脑实质的损害以脑室周围及室管膜受累为主。脊髓主要表现为亚急性或慢性脊髓病。周围神经和脑神经损害常表现为多发性神经炎、多发性神经根病等。几乎所有的脑神经都可被累及,但以面神经受累最为常见。

（七）泌尿系统　　结节病的肾小球,肾小管或动脉受累罕见,但1,25-二羟基维生素D的过度产生很常见,可导致肠道钙吸收增加,骨吸收增加,尿钙增加,伴或不伴高钙血症。这个过程会最终导致肾钙化和肾衰竭。即使结节病患者血钙浓度正常,1,25-二羟基维生素D调节异常也可能导致肾石病和肾功能不全。

（八）消化系统　　消化系统结节病主要见于肝脏、胰腺和胃肠道,结节病脾脏肿大者并不少见,但多无临床症状。肝脏受累者可以有血清转氨酶、碱性磷酸酶或胆红素升高,极少数患者可发展为肝硬化和门脉高压或因肝内胆管肉芽肿形成而产生慢性胆汁淤积。

（九）外分泌腺　　结节病可以累及腮腺、泪腺、颌下腺,表现为单侧或双侧的腺体肿大。如果腮腺肿大伴发热、葡萄膜炎及神经麻痹则称为葡萄膜腮腺热,或Heerfordt综合征。

（十）骨骼关节　　结节病性关节炎以侵犯大关节为主,表现为单发性或多发性关节炎。症状与风湿和类风湿关节炎相似。结节病的最常见骨关节炎表现为急性多关节炎,可发生于结节病早期,表现为关节的红肿、疼痛。膝关节和踝关节最常受累,其次为肘、腕、肩关节,手或足部末端指(趾)关节也可受累。

（十一）内分泌系统　　2%~10%的结节病患者可发生高钙血症,其发生机制与血中1,25-二羟基维生素D增高有关,而1,25-二羟基维生素D的升高与肉芽肿形成部位活化的单核巨噬细胞有关。长时间的高钙血症可能导致肾钙沉着症、肾结石和肾衰竭。如果结节病累及垂体和下丘脑,则会发生隐匿性糖尿病。

（十二）生殖系统　　女性生殖器官和乳房内可发生无症状的肉芽肿,子宫是最易受累的器官,但男性的生殖系统很少受累。

七、结节病的诊断

结节病的诊断应根据临床表现、胸部X线征象、血清学检查、免疫学指标、支气管肺泡灌洗液(BALF)和^{67}Ga肺扫描等检查进行综合判断,但最后确诊依赖于病理学检查。

（一）临床常用检查方法的评价

1. 血清学检查　　活动期结节病可出现外周血淋巴细胞计数减少,约1/3的结节病患者可出现轻度贫血及全血细胞减少。血沉多加快,其原因可能与血清球蛋白含量有关。C反应蛋白在少数病例可增高。活动期患者有2%~10%合并高钙血症及高尿钙症。血清免疫球蛋白水平一般高于正常,尤其多见于伴有结节性红斑和双侧肺门淋巴结肿大的患者。当病变侵及骨骼和肝脏时碱性磷酸酶可升高。

2. 影像学检查　　胸部影像学检查十分重要。典型表现为双肺门及纵隔淋巴结对称性肿大,可伴有肺内结节状、网状或斑片状阴影。根据胸部X线片的表现可对胸内结节病进行分期(见本节临床表现部分)。

（1）典型胸内结节病的X线表现

1）胸内淋巴结肿大。①肺门淋巴结肿大:为对称性肿大,常呈土豆状,边界清楚,密度均匀,是肺内结节病的典型表现。单侧肺门淋巴结肿大较少见。②纵隔淋巴结肿大:在前后位X线胸片上,为一侧或双侧纵隔阴影增大,侧位X线片除常见的气管旁淋巴结肿大外,气管隆突下和肺动脉窗淋巴结均可受累。胸部CT可以很清楚显示各组肿大的淋巴结(图29-1-9)。

2）肺内改变。①间质性改变:最为常见,表现为肺纹理增粗、紊乱的索条影,有时交织成网,也可表现为由肺门向外引伸的串珠样索条状阴影或小片状浸润影,沿支气管血管束分布;②肺泡型改变:表现为片絮状渗出或实变阴影,呈节段分布,似节段性肺炎,或以肺门区为中心,向外周发展,呈典型的碟形分布;③粟粒样改变:呈双肺散在粟粒状点影,边界清楚,直径为1~2mm,以双上肺多见;④团块样改变:表现为肺内多发性大结节,这些结节的特点是不超过叶间裂;⑤纤维瘢痕性病变:双肺在磨玻璃阴影基础上出现网状、结节状阴影,晚期可并发肺大疱、囊状支气

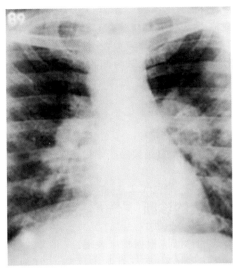
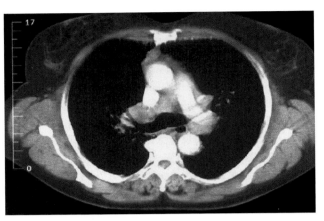
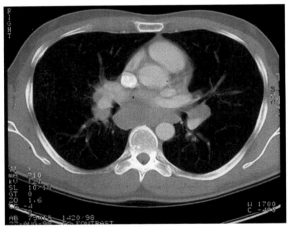

图29-1-9 结节病肺门及纵隔淋巴结肿大

管扩张、气胸、肺不张,最后发展成肺动脉高压、肺心病(图29-1-10)。

(2)不典型胸内结节病影像学表现:不典型结节病的临床诊断较为困难,易漏诊或误诊,应引起重视。不典型结节病影像学检查主要有以下表现:

1)肺内病变。X线征象可归为:①孤立性结节影,与原发性支气管肺癌难以鉴别,极易误诊;②肺不张,可能与局部淋巴组织增生压迫支气管所致;③肺实变,可以单侧也可以双侧肺实变;④双肺粟粒样结节不伴有肺门和纵隔淋巴结肿大,表现为较为均匀的结节影,直径2~5mm,有时伴有细网格影。

2)肺门及纵隔淋巴结病变。不典型的表现有:①单纯纵隔淋巴结肿大,容易与淋巴瘤、肿瘤转移或淋巴结核混淆;②单侧或不对称性肺门淋巴结肿大。

3)胸膜病变:结节病引起的胸膜病变(如胸腔积液、气胸、乳糜胸)发生率为2%~4%。胸腔积液可以为单侧,也可以双侧,有些患者可以同时伴有心包积液,需要临床注意鉴别。

3. 支气管镜检查 支气管镜检查对结节病的诊断具有

重要作用,不仅可以观察有无气道内病变,而且可以进行支气管黏膜活检、支气管肺泡灌洗液(BALF)检查、经支气管镜肺活检(TBLB)和经支气管镜淋巴结吸活检(TBNA)。

(1)支气管镜黏膜活检:纤维支气管镜有时可见支气管黏膜水肿或网状血管增生,黏膜小结节,呈白色或黄白色。黏膜活检的阳性率取决于黏膜是否受累,病变部位活检阳性率高达80%以上,没有病变的黏膜活检阳性率也在30%左右,总体阳性率在39%~69%。

(2)经纤支镜肺活检:是目前确诊结节病较为简便和安全的活检方法。文献报告TBLB不仅对Ⅱ期及Ⅲ期患者有诊断价值,对X线胸片阴性而仅有肺门淋巴结肿大的Ⅰ期患者也能获阳性结果。X线胸片有斑点状结节影的病例,其阳性率为50%~80%。X线胸片肺部无异常的病例,阳性率有时也可达50%~60%。

(3)经支气管镜淋巴结针吸:对于肿大的肺门和纵隔淋巴结,可以通过经支气管镜淋巴结针吸技术取得少许组织或细胞进行检查,总体阳性率在60%左右。近年来随着经支气管镜超声引导淋巴结针吸技术(EBUS-TBNA)的应用,淋巴结穿刺阳性率明显提高,阳性率可达95%以上。

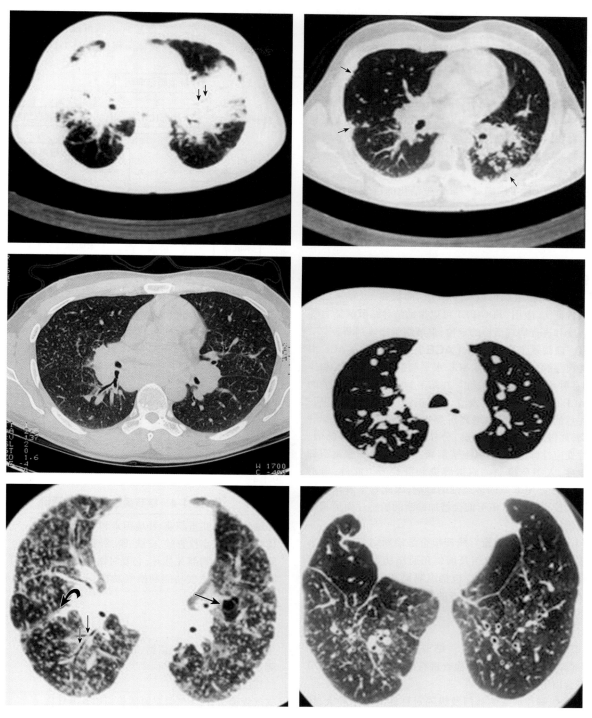

图 29-1-10　结节病各种肺部影像学表现

4. 支气管肺泡灌洗　对 BALF 作细胞成分和 T 淋巴细胞亚群的分析,对进一步了解结节病局部的免疫过程和判定结节病病变的活动性有重要意义,对评价治疗效果也有一定参考价值。由于结节病是以 CD4$^+$T 淋巴细胞激活增殖为主的疾病,因此 BALF 中,细胞总数、淋巴细胞比例和 CD4/CD8 比值均升高。结节病患者淋巴细胞比例常>20%,有时可以高达 60%。一般认为,BALF 中淋巴细胞数>20%,对活动期结节病有诊断价值,其敏感性为的 69.1%,但特异性较差,为 56.3%。CD4/CD8 敏感性低,特异性与数值有关。如果 CD4/CD8>5,可证实结节病诊断;CD4/CD8>3.6~5,结节病可能性大。

5. 肺功能检查　肺功能检查可了解肺受损的程度,但与临床和 X 线胸片改变的相关性差。肺功能可以正常,也可以呈限制性或阻塞性通气功能障碍,病变严重时可以有弥散功能受损。动脉血气分析早期可以正常,但在运动后血氧会下降,反映弥散功能障碍。晚期常有低氧血症和高二氧化碳血症。系列肺功能检查对了解病情进展和缓解有一定帮助。

6. Kveim-Siltzbach 皮肤试验　Kveim-Siltzbach 皮肤试验曾经用于结节病的诊断，但这项检查由于抗原制备和阳性率的限制已经很少使用。

7. 结核菌素试验　结节病的结核菌素试验通常为阴性或弱阳性。结核菌素试验在西方国家被用以鉴别结节病和结核。在我国，结节病为常见病，将此项结果用于结节病鉴别诊断时需要慎重。国内文献报道结节病患者结核菌素试验的阳性率为 12%~28%。

8. ^{67}Ga（镓）扫描　^{67}Ga 能被活化的巨噬细胞和淋巴细胞摄取，可了解结节病病变的活动性和受累程度，并为活检部位提供依据。头颅^{67}Ga 扫描呈现熊猫脸较具特异性，其他部位出现阳性结果可见于许多疾病，临床应注意鉴别。

9. ^{18}氟脱氧葡萄糖正电子发射断层扫描（^{18}FDG-PET）　肉芽肿组织可以摄取^{18}FDG 而显影，近年来已有多篇报告证实，应用^{18}FDG-PET 可以帮助估计结节病器官受累的程度和进行病理活检的定位，也可用于疗效判断。

10. 血管紧张素转换酶（ACE）　一般认为 ACE 由上皮样肉芽肿分泌，但血清 ACE 水平与病情严重程度和体内"肉芽肿负荷"没有相关性。在结节病仅有 50%~75% 的患者 ACE 水平升高，所以血清 ACE 正常不能排除结节病。值得注意的是，ACE 活性增高可发生在其他种类的肉芽肿性疾病，如铍病、硅肺、石棉肺、分枝杆菌病、麻风、淋巴瘤、外源性变应性肺泡炎、组织胞浆菌病、朗格汉斯细胞组织细胞增生症、人类免疫缺陷病毒感染和肝炎等。此外，血清 ACE 水平还受 ACE 基因多态性的影响，因此有学者认为通过基因型校正的 ACE 值可能会增加诊断的敏感性而更具临床诊断价值。

11. 组织病理学检查　病理检查是诊断结节病的金标准。皮肤结节、浅表淋巴结及前斜角肌脂肪垫淋巴结活检均是常见部位。有创的检查包括纵隔镜和胸腔镜，以及开胸肺活检，其他可供活检组织检查的组织还有肿大的腮腺、病变鼻黏膜和肝脏等。

（二）临床诊断标准　结节病的诊断需要依靠临床、胸部影像学、病理和辅助检查进行综合判断。确诊结节病须符合以下条件：

1. X 线胸片示双侧肺门及纵隔对称性淋巴结肿大，伴有或不伴有肺内网状、结节及斑片状阴影。

2. 组织活检证实或符合结节病。

3. 需除外结核病、淋巴系统肿瘤或其他肉芽肿性疾病。

支气管肺泡灌洗液中 T 淋巴细胞比例和/或 CD4/CD8 比值升高；血清 ACE 水平升高；结核菌素纯蛋白衍生物（PPD）皮肤试验为阴性或弱阳性反应；^{18}FDG-PET 或^{67}Ga 放射性核素扫描及高钙血症或尿钙增多可以作为结节病重要辅助诊断参考指标。

（三）临床诊断路径　减少结节病误诊漏诊的关键

在于提高对该病的警惕性，临床上凡是有双侧肺门和纵隔淋巴结肿大的患者，均应该想到本病可能。临床诊断路径可以按照下列顺序进行（具体流程见图 29-1-11）。

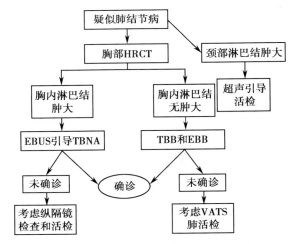

图 29-1-11　疑似肺结节病的诊断流程

TBB：经支气管镜活检术；EBB：支气管内淋巴结活检；EBUS：支气管内超声；EBUS-TBNA：EBUS-介导的经支气管淋巴结针吸活检。

1. 仔细寻找有无其他脏器受累的表现　由于结节病可以同时累及多系统，因此应该进行全面仔细的体格检查，比如皮肤、浅表淋巴结、腮腺、眼睛等，如果能够找到证据，一方面提示有多系统受累的表现，另一方面可以行必要的病理检查，以明确诊断。患者就诊时应进行的初始评价见表 29-1-4。

表 29-1-4　结节病患者的初始评价

详细的病史：注重职业、环境因素和症状
体格检查：重点检查肺、皮肤、眼、肝脏和心脏
胸部影像学：胸部 X 线片，必要时做高分辨率胸部 CT
肺功能检查：通气功能和换气功能（VC、FEV$_1$、一氧化碳弥散功能等）
心电图
眼科检查
生化检查：血常规、血清钙、肝功能和肾功能
测定 SACE
结核菌素试验
支气管镜检查：支气管黏膜活检、TBLB、BALF

2. 相关的辅助检查　如 SACE、PPD、ESR、CRP、肿瘤标记物等，可以帮助诊断和鉴别诊断。特别需要指出的是，结节病仅有 50%~75% 的患者 SACE 升高，因此 SACE 不高，不能排除结节病。

3. 支气管镜检查　对可疑患者联合进行支气管肺泡灌洗液（BALF）中淋巴细胞分类、T 细胞亚群、支气管黏膜活检和经支气管镜肺活检，绝大多数患者可以明确诊断，故对诊断和鉴别诊断具有重要意义。

4. 有创病理学检查　对于上述检查仍不能明确的患

者,可以考虑进行包括纵隔镜淋巴结活检、经皮肺穿刺活检、胸腔镜肺活检或开胸肺活检,但由于该类检查均为有创性,临床应严格掌握适应证。

八、治疗

(一)药物

1. 肾上腺糖皮质激素　自1951年,Siltzbach发现肾上腺糖皮质激素(以下简称激素)对结节病治疗有效以来,激素一直为结节病治疗的首选经典药物,它对于缓解症状、减少肉芽形成具有肯定疗效,但是随着治疗病例数的增多,有学者发现激素对疾病的自然病程和远期疗效存在不确定性。

临床常用泼尼松或甲泼尼龙片剂口服,泼尼松初始剂量30~40mg/d(或等效剂量),在最初的3个月内,宜使用15mg/d以上的剂量,3个月后以10~15mg/d的剂量维持6~9个月,然后在3~6个月内逐渐把皮质激素撤完,总疗程1~1.5年。

目前无循证医学证据表明吸入激素对结节病治疗有效,但对以咳嗽或有气道高反应性的患者可以试用吸入皮质激素以缓解临床症状。

在使用激素期间,应注意激素的副作用,包括免疫功能抑制、血糖升高、高血压、骨质疏松及肥胖等。

2. 非肾上腺皮质激素药物　当激素治疗无效或患者不能耐受激素的副作用时,就要考虑其他替代药物。也可以用于一些需要长期使用激素,如心脏、神经系统结节病,但有使用激素的禁忌证的患者,可以减少激素的用量。

(1)细胞毒药物:因起效比较缓慢,故多用于慢性结节病。

1)甲氨蝶呤(methotrexate,MTX):是治疗结节病的二线药物中最常用的一种。一般7.5~15mg口服,一周1次。由于起效时间较慢,故多用于对激素抵抗或复发的慢性结节病,治疗皮肤、眼部、神经系统等病变的有效率为75%~100%,肺结节病的有效率40%~47%,与激素同时使用可以减少激素用量,甚至完全停用激素,并且出现不能耐受的副作用少,是一个理想的替代激素的药物。

2)硫唑嘌呤(azathioprine):仅有少量治疗肺结节病的

非随机对照研究,提示硫唑嘌呤作为治疗肺结节病的二线药物可以在一定程度上改善病情或减少激素的剂量。一般用于严重、难治性结节病,如神经系统病变。剂量在50~150mg/d,开始时应从小剂量开始逐渐加量,并注意血常规和肝功能的监测。

3)环孢素(cyclosporin):目前最常用于神经系统结节病。对肺结节病的治疗结果并不一致,目前缺乏有效依据,必要时可根据患者情况有选择使用。

4)环磷酰胺(cyclophosphamide,CTX):在结节病中的应用相对较少,有时被用在难治性结节病,如经激素治疗失败的神经系统、心脏、肾脏病变。剂量在50~150mg/d。副作用主要有骨髓抑制、消化道症状、出血性膀胱炎等。

5)苯丁酸氮芥(chlorambucil):其作用并不优于其他细胞毒药物,而且副作用较大,因此已基本被其他药物所取代。

(2)非细胞毒药物

1)氯喹和羟氯喹(chloroquine,hydroxychloroquine):用于治疗结节病已有多年的历史。总的来说治疗的有效率低于50%,其中治疗皮肤结节病的有效率为35%。肺结节病的疗效比较难判断,可作为慢性结节病的维持治疗。副作用包括消化道症状和视网膜病变等,羟氯喹的副作用较轻微。治疗中应定期行眼部检查,监测肝功能变化。

2)己酮可可碱(pentoxifylline):至今报道的研究并不多,但目前还没有关于治疗慢性病例或远期预后的研究。

3)沙利度胺(thalidomide):目前仅局限于治疗结节病皮肤病变,疗效比较确切,但用以治疗肺结节病只有极少量报道。除了致胎儿畸形的危险外,其他副作用还有嗜睡、便秘、无痛性外周神经病变等。

3. 特异性抗TNF-α药物

(1)英夫利西单抗(infliximab):目前已有几个用它成功治疗结节病的病例报道,均取得了理想的效果。但因为属于一种新的治疗药物,而且价格昂贵,目前还未能广泛应用。常见的副作用与不良反应有:过敏反应、感染等。

(2)依那西普(entanercept):是一种可溶性TNF-α受体融合蛋白。国外已有治疗结节病的报道,但资料还很少。

临床常用的药物、剂量、有效率及毒副作用见表29-1-5。

表29-1-5　治疗结节病的非肾上腺皮质激素药物

药物	剂量	有效率/%	毒性	用途
甲氨蝶呤	7.5~15mg/周	60~80	血液、胃肠、肺、肝	慢性、严重、难治
硫唑嘌呤	50~200mg/d	50~80	血液、胃肠、致癌性	慢性、严重、难治
环磷酰胺	50~150mg/d	80	血液、胃肠、致癌性、膀胱	难治
羟氯喹	200~400mg/d	30~50	胃肠、视网膜	慢性、急性、单器官
己酮可可碱	400mg,3次/d	50~70	胃肠	急性、单器官
环孢素	5~10mg/(kg·d)	0~80	胃肠、高血压、肾衰	难治

（二）适应证　由于绝大部分结节病患者不经治疗可获自行缓解，而且治疗本身也会带来许多副作用，所以结节病在开始治疗前首先要考虑能否先观察而不予治疗，尤其是对 I 期或急性型的结节病患者。一般认为，在出现以下情况时可考虑给予治疗，并首选口服肾上腺糖皮质激素。这些指征包括：

1. 有明显的呼吸系统症状，如咳嗽、呼吸困难、胸痛等，和/或明显的全身症状，如乏力、发热等。

2. 肺功能进行性恶化。

3. 胸部影像学检查病变进行性加重。

4. 有肺外重要脏器的受累，如心脏、神经系统、眼睛和肝脏等。

治疗目的在于控制结节病活动，保护重要脏器功能，在使用这些药物时，要考虑到这些药物潜在的副作用和可能带来的益处。

（三）复发结节病的治疗　结节病治疗中还存在的一个重要问题是复发，20%～60%的患者在激素减量过程中或停用后复发，复发的患者多需要更长期，可能是数年的治疗。但判断患者有无复发的可能性是非常困难的。对于停药后复发病例，一般糖皮质激素治疗仍然有效，因此多数学者倾向于这时给予更大剂量或更长时间的维持治疗以防止再次复发，并在必要时加用其他如细胞毒性药物。对于在激素减量中复发的患者，可以考虑给予小剂量激素长期维持。如果已经发生了不可逆的器官损害，如肺纤维化、肝硬化等，那么治疗的重点应该转移到加强支持治疗上，而不应一味地加大激素用量或盲目加用其他免疫抑制剂来试图逆转损害。

九、预后

结节病的预后与胸部 X 线片的分期有一定关系。I 期结节病 60%～80%可缓解，II 期结节病 50%～60%可缓解，III期结节病只有不到 30%可缓解。有 Lofgren 综合征的预后最佳，自愈率超过 80%。提示预后不良的因素有：黑种人，40岁以后发病，症状持续超过 2 年，以及 IV 期结节病等。由于50%的复发患者发生在停止糖皮质激素治疗后的 2～6 个月内，因此长期的仔细随访是必需的。结节病的病死率为1%～4%，肺、心脏和中枢神经系统受累是主要致死原因。

（徐作军）

参考文献

[1] IANNUZZI MC, RYBICKI BA, TEIRSTEIN AS. Sarcoidosis[J]. N Engl J Med, 2007, 357(21): 2153-2165.

[2] HUNNINGHAKE GW, COSTABEL U, ANDO M, et al. Statement on sarcoidosis (the joint statement of the american thoracic society, the europe-an respiratory society, and the world association of sarcoidosis and other granulomatous disorders)[J]. Am J Respir Crit Care Med, 1999, 160(2): 736-755.

[3] 徐作军, 赵岩, 朱席琳, 等. 人类白细胞抗原与结节病易感性及其不同临床表现的关系[J]. 中华内科杂志, 1996, 35(11): 730-733.

[4] 徐作军, 罗慰慈, 邱长春, 等. 结节病患者血管紧张素转换酶基因多态性初探[J]. 中华结核和呼吸杂志, 1997, 20(6): 376-377.

[5] The ACCESS Research Group. Design of a case control etiologic study of sarcoidosis (ACCESS)[J]. J Clin Epidemiol, 1999, 52(12): 1173-1186.

[6] GERKE AK, HUNNINGHAKE G. The immunology of sarcoidosis[J]. Clin Chest Med, 2008, 29(3): 379-390.

[7] BOTTARO L, CALDERAN L, DIBILIO D, et al. Pulmonary sarcoidosis: atypical HRTC features and differential diagnostic problems[J]. Radiol Med, 2004, 107(4): 273-285.

[8] NISHIYAMA Y, YAMAMOTO Y, FUKUNAGA K, et al. Comparative evalu-ation of ^{18}F-FDG PET and ^{67}Ga scintigraphy in patients with sarcoidosis[J]. J Nucl Med, 2006, 47(10): 1571-1576.

[9] TRISOLINI R, LAZZARI AL, CANCELLIERI A, et al. Transbronchial needle aspiration improves the diagnostic yield of bronchoscopy in sarcoidosis[J]. Sarcoidosis Vasc Diffuse Lung Dis, 2004, 21(2): 147-151.

[10] GARWOOD S, JUDSON M, SILVESTRI G, et al. Endobronchial ultra-sound for the diagnosis of pulmonary sarcoidosis[J]. Chest, 2007, 132(4): 1298-1304.

[11] COSTABEL U, GUZMAN J, DRENT M. Diagnostic approach to sarcoid-osis[M]//DRENT M, COSTABEL U. Sarcoidosis: European respiratory mono-graph. Sheffield: ERS Journals Ltd, 2005: 259-264.

[12] COSTABELA U, OHSHIMOA S, GUZMANB J. Diagnosis of sarcoidosis[J]. Curr Opin Pulm Med, 2008, 14(5): 455-461.

[13] PARAMOTHAYAN NS, LASSERSON TJ, JONES PW. Corticosteroids for pulmonary sarcoidosis[J]. Cochrane Database Syst Rev, 2005, 18(2): CD001114.

[14] PARAMOTHAYAN NS, LASSERSON TJ, WALTERS EH. Immunosup-pressive and cytotoxic therapy for pulmonary sarcoidosis[J]. Cochrane Da-tabase Syst Rev, 2006, 19(3): CD003536.

[15] BAUGHMAN RP, COSTABEL U, DU BOIS RM. Treatment of sarcoidosis[J]. Clin Chest Med, 2008, 29(3): 533-548.

第二节
淋巴瘤样肉芽肿病

淋巴瘤样肉芽肿病（lymphomatoid granulomatosis, LYG）是一种罕见的血管中心性和伴血管损伤的 B 细胞淋巴增生性疾病（LPD），常有 B 淋巴细胞增生紊乱，高度增生的 T 细胞浸润，并与 EBV 感染相关。临床上可多系统受累，肺受累最为常见（90%～100%），特征是多发性肺结节病灶，病理可见血管壁淋巴细胞浸润，也可以涉及皮肤、肾和神经系统。由 Liebow 等于 1972 年首先描述，当其在研究韦格纳（Wegener）肉芽肿时发现的一种淋巴结以外的以血管为中心伴血管损害的淋巴增生性病。开始因其兼有韦格纳肉芽肿和淋巴瘤的临床和病理学特征，难以确定是变异的韦格纳肉芽肿还是淋巴瘤，故称之为淋巴瘤样肉芽肿。目前认为LYG 是由 EBV 阳性 B 淋巴细胞混合数量不等的反应性 T 细胞组成的血管中心和血管破坏性淋巴组织增生性疾病。2003 年 WHO 肺肿瘤组织学分类将 LYG 列入淋巴组织增生性肿瘤项下 AIL Ⅱ 级（恶性潜能未定）介于良性淋巴细胞血管炎及肉芽肿（AIL Ⅰ 级）与血管中心性淋巴瘤（AIL Ⅲ 级）之间。另外无论其组织学形态、侵蚀性还是疗效预后，LYG 都具有良恶渐变的特点，部分已可诊断为 B 细胞淋巴瘤。在 2008 年和 2016 年版的 WHO 关于淋巴造血组织的肿瘤的分类中，把 LYG 归属为成熟 B 细胞肿瘤中弥漫性大 B 细胞淋巴瘤。

一、病因发病机制

LYG 至今病因不明，其发病与免疫功能抑制、先天性或后天性免疫功能不全有关，包括器官移植、自体干细胞移植、干燥综合征、HIV 感染、X-淋巴增殖综合征和原发性免疫功能缺陷者患病风险均高于正常人。在几乎所有患者中，LYG 似乎均与 EBV 感染有关。EB 病毒感染机体后，可与 B 细胞结合，导致 B 细胞的单克隆性增生。正常机体通常可借助 T 细胞的免疫杀伤机制消灭病毒，但如患者出现免疫缺陷、免疫抑制或 T 细胞发育异常时，机体不能有效杀灭病毒并可导致感染的 B 细胞形成系列细胞因子，加重 EBV 的感染和促进病变细胞的增殖和转录，使其在 T 细胞和其他反应性细胞的伴随下无限制的克隆。

二、病理学表现

（一）大体表现 为灰黄或粉色结节，中心可有坏死和空洞形成。

（二）镜下表现 如图 29-2-1 所示，淋巴瘤样肉芽肿病病理形态具有以下特点：血管中心淋巴细胞浸润，细胞呈多样性，不同程度的坏死。病变有显著的血管中心和血管破坏性的分布特点。主要累及肌性动、静脉，血管壁全层有较多淋巴细胞浸润，内膜显著增厚，管壁狭窄，甚至闭塞，但管壁完整。除大片坏死区外，无灶状管壁的坏死和肌层的断裂，甚至在大片坏死区仅见残留病变血管结构。在早期或较小的病灶，病变主要局限于血管壁，随着病变扩大，可累及血管周围的肺组织。淋巴瘤样肉芽肿病浸润的细胞呈现多样性，有较多小淋巴细胞，少许组织细胞，浆细胞和数量不等体积较大的不典型淋巴细胞，细胞体积较大，核空泡状，可有双核或多核，核仁明显。但一般无中性粒细胞和嗜酸性粒细胞。尽管称其为淋巴瘤样肉芽肿病，但病变中无明显上皮样细胞肉芽肿和多核组织细胞。

（三）免疫组织化学染色 如图 29-2-2~图 29-2-4 所示，淋巴瘤样肉芽肿病的小淋巴细胞大部分为 CD2、CD3、CD4、CD45RO 阳性的 B 辅助淋巴细胞，少数为 CD8 阳性的 T 杀伤细胞和 CD56 阳性的自然杀伤细胞。不典型大淋巴细胞 CD20、CD79a 阳性的 B 细胞，部分病例显示轻链限制性和免疫球蛋白重链重排阳性，EBER(+)。

（四）组织分级 LYG 的预后与其病变中的不典型淋巴细胞的数目有关，数量越多，预后越差。据此提出根据不典型淋巴细胞数量而定的 3 级分级系统，近来 WHO 分类

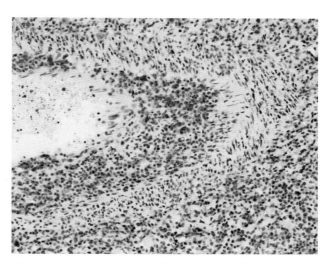

图 29-2-2 CD3 免疫组化染色显示较多小淋巴细胞阳性

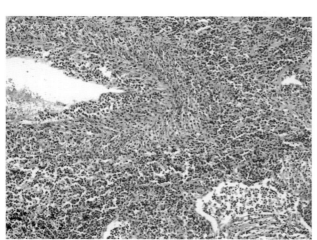

图 29-2-1 肺组织内血管壁见较多淋巴细胞浸润

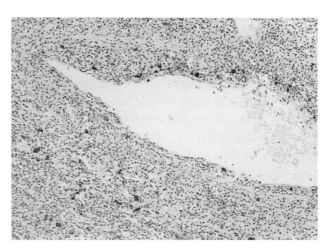

图 29-2-3 CD20 免疫组化显示散在大细胞阳性

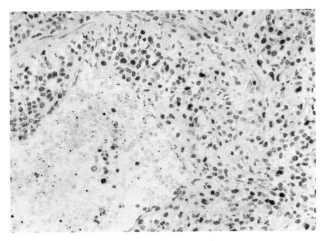

图 29-2-4　EBV 原位杂交散在阳性，EBER（＋）

对 LYG 组织分级提供了特殊标准，主要根据原位 EBV 阳性细胞数目和大 B 淋巴细胞的比例。

Ⅰ级：病变为血管中心性和细胞壁内淋巴细胞浸润，浸润细胞有小淋巴细胞、组织细胞，小淋巴细胞具轻微细胞异型性，大淋巴细胞及核分裂少见，小于 1%。可见 EBV RNA 阳性细胞（约小于 5 个/HPF），无坏死或局部灶性坏死，呈良性病程。

Ⅱ级：病变浸润细胞为小淋巴细胞、多形性淋巴细胞，小淋巴细胞具不规则细胞核，可见大淋巴细胞，但少于细胞总数的 5%。可见散在核分裂，有凝固性坏死，但不广泛。常见 EBV RNA 阳性细胞为 5~20 个/HPF，为交接病程。

Ⅲ级：病变体积明显增大，不典型大淋巴数量明显增多呈片状分布，小淋巴细胞有明显异型性和不规则的核，大淋巴细胞多，核染色质粗，可见明显核仁，核分裂易见，凝固性坏死广泛。许多细胞可见 EBV RNA 阳性（大于 50 个/HPF）。组织学分级越高，预后越差。Ⅲ级可视为弥漫大 B 细胞淋巴瘤的亚型，临床上可作为弥漫大 B 细胞淋巴瘤对待。

通过基因重组技术证实：大多数Ⅰ级病例为多克隆，而Ⅱ、Ⅲ级则多为单克隆免疫球蛋白。

三、临床表现

LYG 的年龄范围是 2.5~85 岁，发病年龄多为 34~48 岁。男性多见，男女患病比例为 2∶1。根据影像学和病理学的提示，LYG 最常累及的是肺（超过 90%），但仅 67% 患者有肺部表现，最常见的症状为咳嗽和呼吸困难，胸痛及咯血也可发生。全身系统的症状包括发热、抑郁、体重下降、关节肌肉疼痛。皮肤是 LYG 常见的累及部位（25%~50%）。10%~25% 的患者以皮肤损害为首发症状，有时可先于肺部受累 2~9 年出现。皮肤表现为皮下结节、斑丘疹、红斑多见。血管损害时可见坏死的皮肤和溃疡形成，皮损可见于任何部位，但常见于臀部、大腿部及下肢。修复过程伴有瘢痕和色素沉着。

神经系统受累主要是中枢神经系统，仅次于肺和皮肤的常见受累器官，主要症状为头痛、失语、共济失调、感觉异常、精神错乱等。周围神经系统也有受累。其他系统病变包括肝大、脾大、肝功能异常。少数人出现淋巴肿大，脾大和腹水等。

四、辅助检查

（一）胸部 X 线及 CT 检查　是发现 LYG 的主要手段，但缺乏特异性，表现依病程而异，以双下肺周边多发的片状阴影、肿块影和结节影常见，沿支气管血管束和小叶间隔分布。如图 29-2-5 所示，胸部 CT 显示病灶更清晰，能发现部分早期病变。根据形态不同，可分为 4 种不同类型：

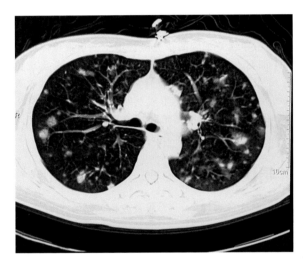

图 29-2-5　胸部 CT 显示双肺多发结节影，沿支气管血管管束和小叶间隔分布

1. **类肺炎型**　表现为双肺大片状密度增高影，多位于两肺下野边缘模糊，病灶内可见支气管征象。

2. **肿块型**　表现为双肺多发大小不等的不规则肿块，边缘不光整、欠锐利，有分叶，无毛刺，可合并坏死、空洞。

3. **结节型**　表现为双肺多发大小不等的结节影，以中下肺野多见，结节边缘欠锐利。

4. **混合型**　表现为双肺大片状密度增高影及不规则肿块或大小不等的结节影。

（二）实验室检查　一般无特异性，部分患者白细胞计数增多，贫血，血沉正常或增快。肝酶轻度升高。类风湿因子可阳性，免疫球蛋白 IgM 或 IgG 轻度升高。

五、诊断

本病的早期诊断困难，凡有肺部结节，合并皮肤损害、神经系统症状者应怀疑本病。影像学检查是发现及动态观察本病变化的主要手段，确诊需要依靠组织病理学检查。

如呈现典型病理学特征，组化可见 CD20 阳性大 B 淋巴细胞和大量 CD3 阳性的小淋巴细胞的血管浸润、坏死,伴 EBV 感染的证据,LYG 诊断不困难。但如缺乏这些特征,诊断有一定困难,在疑难病例,病理诊断应结合临床以帮助确诊。

(一)主要诊断标准,必要条件

1. 混合的单核细胞浸润,包含大小不等的淋巴细胞,常有浆细胞和组织细胞,其呈结节状分布于肺实质和浸润血管壁。

2. 数量不等的 CD20 阳性大 B 淋巴细胞,形态不典型,其背景为 CD3 阳性的小淋巴细胞。

(二)次要诊断标准,支持条件

1. 不典型细胞浸润伴有组织坏死。
2. 原位杂交显示 EBER(+)。
3. 影像显示肺内多发结节影,或皮肤、神经系统受累。

六、鉴别诊断

从病史、影像学特征及组织病理形态的相似性,应与以下疾病相鉴别:

1. 包括淋巴瘤在内的多种淋巴增生性疾病。
2. 肉芽肿性多血管炎(Wegener 肉芽肿)。
3. 淋巴细胞性间质性肺炎(LIP)。
4. 真菌或结核性肉芽肿。
5. 浆细胞性肉芽肿。
6. 肺转移肿瘤。
7. 器官移植或 MTX 导致的医源性免疫缺陷性淋巴增殖性疾病。

七、治疗

对肺原发性 LYG 迄今无标准的治疗方案。目前主要根据组织学分级来选择治疗手段。对于肺部病变较为局限的 LYG 患者,多主张积极手术切除或放射治疗,术后可行全身系统治疗。单用糖皮质激素治疗效果差,多种药物联合效果较好。通常以大剂量的糖皮质激素加环磷酰胺为基础的联合化疗报道最多。现认为组织病理学分级 I、II 级且临床无症状的患者推荐临床观察或糖皮质激素治疗,可选用泼尼松,常用剂量为 1mg/kg,隔天 1 次。I、II 级患者也可选择干扰素 α-2b,用法 1 000 万 U 皮下注射,每周 3 次,持续 40~60 周。组织学 I、II 级但具有侵袭性的患者需单用或者联合化疗。强化治疗可用 R-CHOP 方案(利妥昔单抗、环磷酰胺、多柔比星、长春新碱、泼尼松)或者 R-CVP 方案(利妥昔单抗加环磷酰胺、长春新碱、泼尼松)。组织学 III 级患者可按 EBV 阳性的大 B 细胞淋巴瘤治疗,一般可推荐用 R-CHOP 或类似的强化治疗方案。在联合化疗失败后,骨髓移植可一定程度的缓解病情和延长生存期。

联合化疗无反应的患者还可尝试大剂量化疗加干细胞移植。近几年越来越多的靶向药物治疗研究作为传统化疗的补充手段。

八、预后

本病预后个体差异较大,并且与组织分级密切相关。I、II 级患者生存期可以很长,尤其是病变局限于肺内者。约 1/3 的 I 级和 2/3 的 II 级 LYG 患者最终进展为淋巴瘤,III 级均为淋巴瘤。虽有部分患者在无任何治疗的情况下,病变自行消退,多数患者预后差,中位生存期为 2 年左右。死亡原因多为呼吸衰竭和咯血、中枢神经系统侵犯。

(许文兵)

参考文献

[1] LIEBOW AA, CARRINGTON CR, FRIEDMAN PJ. Lymphomatoid granulomatosis[J]. Hum Pathol, 1972, 3(4): 457-558.

[2] SWERDLOW SH, CAMPO E, PILERI SA, et al. The 2016 revision of the World Health Organization classification of lymphoid neoplasms[J]. Blood, 2016, 127(20): 2375-2390.

[3] SONG JY, PITTALUGA S, DUNLEAVY K, et al. Lymphomatoid granulomatosis-a single institute experience: pathologic findings and clinical correlations[J]. Am J Surg Pathol, 2015, 39(2): 141-156.

[4] KATZENSTEIN AA, DOXADER E, NARENDRA S. Lymphomatoid granulomatosis: insight gained over 4 decades[J]. Am J Surg Pathol, 2010, 34(12): e35-e48.

[5] 庞涛, 王新怡, 柳澄, 等. 肺淋巴瘤样肉芽肿的 CT 特征[J]. 医学影像学杂志, 2010, 20(9): 1300-1302.

[6] 冯瑞娥, 田新伦. 淋巴瘤样肉芽肿[M]//刘鸿瑞. 肺非肿瘤性疾病诊断病理学. 北京: 人民卫生出版社, 2010: 235-237.

[7] 周璇, 陈少贤, 陈彦凡. 淋巴瘤样肉芽肿病的诊治新进展[J]. 实用医学杂志, 2010, 26(11): 1888-1889.

[8] JUNG KH, SUNG HJ, LEE JH, et al. A case of pulmonary lymphomatoid granulomatosis successfully treated by combination chemotherapy with rituximab[J]. Chemotherapy, 2009, 55(5): 386-390.

第三节
坏死性结节病样肉芽肿病

坏死性结节病样肉芽肿病(necrotizing sarcoid granulomatosis, NSG)于 1973 年由 Liebow 在一篇肺肉芽肿病和血管炎的文献中首先报道。NSG 主要表现为肺部的结节病样肉芽肿,伴有不同程度的非干酪样坏死和肉芽肿性血管炎。NSG 的病因和发病机制不明。

NSG 肺部大体病理常见多发结节,大小不等的团块,多分布于胸膜下或沿支气管血管束分布,偶然中心可见空洞。胸膜上可有多发结节,黏附在壁层胸膜上,引起胸膜肥厚和纤维化。NSG 肉芽肿的镜下特征和分布与结节病非常相似,其血管炎可累及肺脏的肌性动脉和静脉,表现为不同类型的病理损害,典型表现为结节病样肉芽肿、血管炎和大面积的梗死样坏死。肿大的肺门淋巴结中可见肉芽肿性炎症。胸膜受累时,可见广泛的肉芽肿和机化性纤维化。

NSG 的发病年龄多在 40 岁以上(14～75 岁,平均 49 岁),女性多见,男女之比约为 1:2.2。白种人发病率高。咳嗽是最常见的临床表现,其他症状包括胸膜性胸痛、呼吸困难,可有发热、盗汗、体重下降、乏力等全身症状。肺外受累少见,可累及眼、皮肤、神经、肝、肾、消化道等。15%～40%没有症状。血沉可增快,CRP 和纤维蛋白原多正常。ACE 多正常。肺功能多正常,部分患者可有限制和/或阻塞性通气功能障碍。

影像学的常见表现为双肺多发性结节或团块,边缘规整或略不规整,结节直径从小于 5mm 到大于 1cm 不等,可达 2～4cm。多发的非叶段分布的边界不清的斑片状或大片状肺实变影常见,多分布在胸膜下,有些可见支气管气像,和机化性肺炎的表现非常相似。结节、团块或片状影中内可有单发或多发的小空洞。结节和弥漫性浸润影可以并存。单发结节或团块少见。肺门淋巴结肿大报道不一,从 8%～79% 不等。胸腔积液少见,常为单侧。NSG 与经典结节病的不同在于,纵隔和肺门的淋巴结常常靠近下方,并且肺部病变常常倾向于形成空洞。

NSG 和结节病之间的关系存在很大的争议。有学者认为 NSG 是一种独立的疾病,主要原因为 NSG 的病理学表现中血管炎和坏死都很显著,这些和经典的结节病不同,同时,肺门淋巴结肿大少见。有人则认为 NSG 是结节病的一个亚型,主要依据为 NSG 肉芽肿的组织学表现和结节病非常相似,NSG 和结节病的不同之处在于有较大范围的凝固性梗死,可能为肉芽肿病血管炎导致血管阻塞所致。另外,有学者发现 NSG 病变部位 CD4/CD8 比例升高,而外周血则相反,这点也和结节病相同。

NSG 可被误诊为结节病、结核、真菌感染、坏死性肉芽肿性多血管炎(旧称 Wegener 肉芽肿)等,诊断依赖肺活检病理。NSG 与坏死性肉芽肿性多血管炎的主要鉴别点在于后者肺组织病理中类似于结节病样的肉芽肿很少见,且无上呼吸道受累、肾小球肾炎或其他系统性血管炎的表现。

NSG 目前尚无标准治疗方案。部分患者可在数周到 1 年内自愈。病情严重者可使用糖皮质激素治疗。部分孤立性病变常在手术切除后诊断明确。NSG 可复发,有文献报道复发间隔时间可长达 12 年。NSG 预后良好,因为部分患者可自愈或对激素治疗反应好,目前不主张使用免疫抑制剂。

(李海潮)

参考文献

[1] FRAZIER AA, ROSADO-DE-CHRISTENSON ML, GALVIN JR, et al. Pulmonary angiitis and granulomatosis: radiologic-pathologic correlation [J]. Radiographics, 1998, 18(3): 687-710.

[2] POPPER HH, KLEMEN H, COLBY TV, et al. Necrotizing sarcoid granulomatosis-is it different from nodular sarcoidosis? [J]. Pneumologie, 2003, 57(5): 268-271.

[3] QUADEN C, TILLIE-LEBLOND I, DELOBBE A, et al. Necrotising sarcoid granulomatosis: clinical, functional, endoscopical and radiographical evaluations [J]. Eur Respir J, 2005, 26(5): 778-785.

[4] BARREIRO TJ, GEMMEL DJ, KATZMAN PJ. Necrotizing sarcoid granulomatosis [J]. Clin Pulm Med, 2008, 15(5): 254-257.

[5] KARPATHIOU G, BATISTATOU A, BOGLOU PA, et al. Necrotizing sarcoid granulomatosis: A distinctive form of pulmonary granulomatous disease [J]. Clin Respir J, 2018, 12(4): 1313-1319.

第三十章
结缔组织病的肺部表现

第一节
概论

结缔组织病(connective tissue diseases,CTD)是一组临床上常见的自身免疫性疾病,为侵犯全身结缔组织的多系统疾病,也称为胶原血管疾病或风湿免疫病。这类疾病泛指一系列系统性自身免疫性疾病,其特征为自身免疫和自身免疫介导的器官损伤现象。CTD包括类风湿关节炎、系统性红斑狼疮、系统性硬化症、原发性干燥综合征、多发性肌炎/皮肌炎、混合性结缔组织疾病、未分化结缔组织疾病、复发性多软骨炎、强直性脊柱炎和系统性血管炎等(表30-1-1)。

表30-1-1 结缔组织病和其他伴随肺部表现的风湿免疫疾病

类风湿关节炎(rheumatoid arthritis)

系统性红斑狼疮(systemic lupus erythematosus)

系统性硬化症(systemic sclerosis)

原发性干燥综合征(primary Sjögren's syndrome)

多发性肌炎/皮肌炎(polymyositis/dermatomyositis,PM/DM)

混合结缔组织疾病(mixed connective tissue disease)

未分化结缔组织疾病(undifferentiated connective tissue disease)

其他风湿性疾病(other rheumatologic disorders)

系统性血管炎(systemic vasculitis)

肉芽肿病多血管炎(granulomatosis with polyangiitis,GPA),旧称:韦格纳肉芽肿(Wegener's granulomatosis)

显微镜下多血管炎(microscopic polyangiitis,MPA)

嗜酸性肉芽肿病多血管炎(eosinophilic granulomatosis with polyangiitis,EGPA),旧称:变应性肉芽肿血管炎(Churg-Strauss vasculitis)

脊柱关节病(spondyloarthropathy)

复发性多软骨炎(relapsing polychondritis)

白塞病(Behcet's disease)

抗磷脂综合征(antiphospholipid syndrome)

CTD可累及多种脏器,使疏松结缔组织发生黏液性水肿、类纤维蛋白变性、小血管炎性坏死和/或组织损伤。由于肺和胸膜由丰富的胶原、血管等结缔组织构成,且有调节免疫、代谢和内分泌等非呼吸功能,CTD患者的肺脏常常是自身免疫调节的靶器官,故CTD大多可损伤肺和胸膜等呼吸系统各器官,累及呼吸肌群、胸膜、传导气道、小气道、肺实质、肺间质和肺血管等,诱发结缔组织病的肺部表现(表30-1-2)。结缔组织病引起肺和胸膜病变的病理基础是:间质炎症、肺泡间隔炎症、血管炎、肺泡渗出、肉芽肿形成、胸膜渗出等。CTD引起肺、气管-支气管、肺血管、胸膜、咽喉和呼吸肌的病损时,实质上呼吸系统的各个组成部分均处于CTD损伤的危险部位,可出现多种临床表现,特异的CTD疾病常常伴随有一定的肺部表现。例如,某些CTD疾病易发生气道疾病,而有的则常伴发间质性肺疾病(ILD)。但是,几乎所有的CTD疾病患者都可以出现多部位的肺部病变,甚至有些患者可以咳嗽、咳痰、气短等呼吸系统症状为首发症状。而且这些患者并发社区获得性肺炎及与免疫抑制药物所致的肺部感染概率增加。抗肿瘤坏死因子-α(TNF-α)抑制剂增加了感染的风险,尤其是分枝杆菌感染,包括结核和非结核分枝杆菌感染。细胞毒药物,特别是甲氨蝶呤和金制剂,也能够诱发肺间质各种各样的非感染性反应,这通常与原发性的结缔组织病的肺部表现很难鉴别。由此可见,由于类似的许多肺部表现也可能发生在其他许多疾病,故CTD及其肺部表现之间的关系十分复杂。此外,虽然大部分肺部表现发生在CTD诊断后的最初几年,但是也有可能隐性CTD的肺部特征。

表30-1-2 结缔组织病原发性和继发性肺部表现

原发性肺部表现

  胸膜病变:①胸腔炎;②胸腔积液/胸膜增厚

  气道病变:

    上呼吸道:①环杓关节病变;②气管疾病

    下呼吸道:①支气管扩张;②细支气管炎

  血管:①肺动脉高压;②血管炎

  肺实质:①ILD;②弥漫性肺泡出血;③急性肺炎

  类风湿结节

继发性肺部表现:①感染;②药物中毒;③恶性疾病;④血栓栓塞

一、发病率

结缔组织病肺部表现往往与全身疾病同时或先后出现,但也有部分患者首先出现肺部表现,其病因尚不清楚。临床上大部分结缔组织病的肺部表现发生在已经明确诊断的结缔组织病患者中,但是有时肺部病变可能比典型的系统性表现出现更早。例如,类风湿关节炎和多发性肌炎/皮肌炎患者中,肺部间质性病变的出现也许会早于关节和肌肉的病变数月甚至数年。系统性硬化症病例也有类似报道。已有研究发现19%的患者最初诊断为特发性肺纤维化,而在其后的1~11年期间发展为结缔组织疾病,其中主要是类风湿关节炎或多发性肌炎/皮肌炎。这些患者以年轻患者居多,且大多数为女性。胸膜炎伴有或不伴有胸腔积液常常是类风湿关节炎或系统性红斑狼疮的先兆表现。已有报道急性免疫性肺炎或弥漫性肺泡出血可能是系统性红斑狼疮、多发性肌炎/皮肌炎和混合性结缔组织病的信号。

实际上,结缔组织病合并肺部并发症和胸膜病变的发生频率变异较大(表30-1-3)。高达60%的患者在疾病过程

中可以发现ILD,而系统性硬化症患者尸检病理发现100%有肺间质病变。但在强直性脊柱炎患者中间质性肺疾病并不多见。目前临床医师对结缔组织病肺部并发症的认识水平不断提高,而且现有的临床诊断技术不断发展,例如HRCT的应用、支气管肺泡灌洗的开展,因而能够在临床症状不明显及X线胸片正常的结缔组织病患者中发现肺部异常改变。结合生理学检查,包括肺功能检查、肺容积测定和弥散功能测定等,结缔组织病的肺部表现可以得到早期发现。

表30-1-3　结缔组织病肺部并发症的发生频率

临床表现	相对频率(0~4)						
	SLE	RA	SSc	PM/DM	MCTD	AS	SS
呼吸肌群功能障碍	2	1	0	2	1	0	0
吸入性肺炎	0	0	3	3	2	0	2
继发性肺动脉高压	2	1	4	1	2	0	0
血管炎	2	2	0	1	1	0	0
间质性肺疾病	2	3	4	3	2	1	3
毛细血管炎+DAH	2	1	1	1	1	0	0
轻度DAH	2	0	0	0	1	0	0
弥漫性肺泡损伤	2	0	0	1	1	0	0
非特异性间质肺炎	2	3	3	3	2	0	1
淋巴细胞性间质肺炎	1	2	1	0	0	0	3
普通型间质性肺炎	2	3	2	2	2	1	1
蜂窝肺	1	2	4	3	2	1	1
闭塞性细支气管炎伴机化性肺炎	1	3	1	3	1	0	1
细支气管炎	1	2	1	0	1	0	1
闭塞性细支气管炎	0	2	0	0	0	0	1
胸膜渗出	2	3	1	0	2	0	1
肺实质结节	0	2	0	0	0	0	0

注:SLE,系统性红斑狼疮;RA,类风湿关节炎;SSc,系统性硬化症;PM/DM,多发性肌炎/皮肌炎;MCTD,混合性结缔组织疾病;AS,强直性脊柱炎(ankylosing spondylitis);SS,干燥综合征;DAH,弥漫性肺泡出血。

结缔组织病是继发性ILD的首要原因,ILD在CTD各疾病类型中的发生率有所不同,SSc为58%~80%、PM/DM为43%、RA为18%、SLE为18%、SS为13%、MCTD为30%~85%。ILD是导致CTD死亡的重要原因之一,结缔组织病合并间质性肺疾病(CTD-ILD)的病死率是:SSc为9%~30%、PM/DM为30%、RA为5%、SLE为18%、SS为13%、MCTD为30%~85%。在美国CTD-ILD占全部ILD死亡的25%。

认识和研究CTD肺部表现的临床与发病机制,必须熟悉和重视CTD在呼吸系统的临床表现、发病机制、组织病理学、诊断方法、诊断标准和治疗。CTD的肺部表现临床诊断

较困难。有时即使已经明确诊断为全身CTD的患者,如出现呼吸系统症状,仍须严格排除肺部感染、肺水肿等肺部其他各种常见并发症,才能诊断结缔组织病的肺部表现,必要时应该行肺、胸膜活检。支气管肺泡灌洗(BAL)、放射性核素扫描、胸部HRCT对CTD肺部表现有一定诊断意义。

二、临床特征

结缔组织病肺部表现的临床特征包括:活动后气短、呼吸困难、干咳、胸痛、咯血、吸气末爆裂音(Velcro啰音)、杵状指(趾)、发热、胸膜病变和类风湿结节等(表30-1-4)。

表 30-1-4　结缔组织病肺部表现的临床特征

CTD	RA	SLE	SSc	PM/DM	SS	MCTD	AS
胸膜病变							
胸膜炎	+	+	+	+	+	+	+
自发性气胸	+	−	−	+	−	−	+
间质病变							
DAD	+	+	+	+	−	+	−
UIP	+	+	+	+	+	+	+
OP	+	+	+	+		+	
LIP	+	−	−	−	+	+	−
NSIP	+	+	+	+	+	+	+
淀粉样变	+	−	−	−	+	−	+
不典型纤维化疾病	+	−	+	−	−	+	+
类风湿结节	+	−	−	−	−	−	−
气道病变							
RB	+	−	−	−	−	+	−
支气管扩张症	+	+	−	−	−	+	−
肺泡损伤							
肺出血	+	+	+	+	−	+	−
嗜酸细胞性肺炎	+	−	−	−	−	+	−
血管病变							
血管炎	−	+	+	+	+	+	−
肺动脉高压	+	+	+	+	+	+	−
肺栓塞	−	+	−	−	−	−	−
间接作用							
膈肌功能障碍	−	−	+	−	−	+	−
肺萎缩综合征	−	+	−	−	−	−	−
胸廓固定	+	−	−	+	−	+	−
环杓关节炎	+	+	−	−	−	−	+
气道干燥	−	−	−	−	+	−	−
盘状肺不张							
肺癌	−	−	+	+	−	+	+
淋巴瘤	−	−	−	−	+	+	−

注：CTD，结缔组织病；RA，类风湿关节炎；SLE，系统性红斑狼疮；SSc，系统性硬化症；PM/DM，多发性肌炎/皮肌炎；MCTD，混合性结缔组织疾病；SS，干燥综合征；AS，强直性脊柱炎；DAD，弥漫性肺泡损伤；UIP，普通型间质性肺炎；OP，机化性肺炎；LIP，淋巴细胞性间质性肺炎；NSIP，非特异性间质肺炎；RB，呼吸性细支气管炎；+，阳性；−，阴性。

　　结缔组织病相关肺部病变的诊断应在基础疾病诊断的基础上结合呼吸系统的临床表现、胸部影像学、肺功能检查、支气管肺泡灌洗、临床运动试验、血清标记物测定及肺活检等手段进行综合判断，其中临床表现、胸部影像学和肺组织病理学三者最为重要。特发性间质性肺炎（IIP）确诊的 CRP 模式，即临床-影像-病理（clinical-radiological-pathological，C-R-P）的诊断形式，同样也适用于 CTD-ILD。当 CTD 基础疾病诊断明确，结合典型的胸部影像学表现常能做出正确诊断,不一定必须依靠肺活检的病理结果。

三、辅助检查

结缔组织病是继发性 ILD 的首要基础疾病,对患有结缔组织病的患者出现呼吸系统症状时应及时评价其肺部病变。尤其需注意的是,某些结缔组织病患者的肺部病变可能在出现结缔组织病症状之前发生,有些甚至出现在其基础疾病若干年前,即肺部表现先行,结缔组织病症状出现在后。肺部病变的状态或病程与基础结缔组织病本身的程度无关,独立进展。因此,对患有 ILD 的患者进行针对 CTD 的常规检查,正受到越来越多的重视。尤其是那些与肺部病变高度相关的结缔组织疾病,如系统性硬化症(SSc)等。临床上通常需要根据影像学检查、肺功能试验、支气管肺泡灌洗(BAL)和肺活检的结果综合判定。某些血清标志物也可用于进展性肺纤维化的早期检测。

(一)胸部影像学

1. X 线胸片　在 CTD 肺间质受累的检测上价值有限,4%~10%的 CTD 患者合并肺间质病变初期 X 线胸片表现为正常。

2. 胸部 HRCT　CTD-ILD 的胸部 HRCT 主要表现:①线状阴影:小叶间隔肥厚;②网状阴影;③蜂窝:囊泡聚合,壁厚;④磨玻璃样阴影;⑤小结节;⑥支气管扩张等。其中磨玻璃样阴影是指病变部位的血管影可透视的淡片状阴影,为可逆性病变,具有重要的治疗学意义。

与 X 线胸片相比,胸部 HRCT 的优点为:①薄层 1~2mm,更能清楚地显示肺的微细结构和轮廓,能显示肺的次级小叶,可进一步明确 X 线胸片上易混淆的表现,可判断肺间质病变、影像学特征及其分布,是肺间质病变的诊断所必须。②可重建影像,如矢状、冠状像。③呼气像 HRCT 对评价肺与气流受限相关病变时尤为实用,如 SS 患者的细支气管周围和/间质性淋巴细胞浸润病变的检出。④HRCT 为无创性,可反复检查,是 CTD-ILD 进行病程随访和评价治疗效果的最实用检查方法,能观察病变全貌。⑤有利于指导有创操作,如肺活检的部位。⑥能识别出多种 ILD 病理亚型,尤其对鉴别 UIP 和非 UIP 病变的评价极有价值。HRCT 对非 UIP 的特异度仅为 40%,敏感度为 88.8%。对 UIP 的特异度为 90%,敏感度为 62%~78.5%。对 CTD 诊断明确且 HRCT 有典型表现的 ILD 患者的诊断无须开胸肺活检,这对于不能接受肺活检的患者 UIP 和 NSIP 的鉴别更为有用。⑦HRCT 能识别大部分的 CTD-ILD,包括:SSc、SS、AS、SLE 和 RA 等。因此当 CTD 疑诊 ILD 时 HRCT 可作为一种筛查手段。⑧肺部受累是导致 CTD 患者的重要死亡原因,HRCT 可协助预测患者的预后。

当 HRCT 表现不是某种 CTD 的已知的典型 HRCT 表现时,则必须考虑其他的鉴别诊断,包括药物性肺损伤、感染(尤其是免疫系统受抑制的患者)、支气管肺泡细胞癌及以血管为中心的和以支气管为中心的病变时,应当考虑进行肺活检。HRCT 和肺功能试验是检测、随访和评估 CTD-ILD

治疗反应的有效无创性方法。

(二)肺功能检查

肺功能试验是系统性疾病中临床评价肺实质病变的重要检查之一。肺功能参数包括肺总量(TLC)、肺活量(VC)、第 1 秒用力呼气容积(FEV$_1$)和肺一氧化碳弥散量(D$_L$CO)。结缔组织病合并间质性肺疾病患者肺功能异常的主要表现为限制性通气功能障碍,肺活量(VC)、用力肺活量(FVC)、呼吸峰值流量(PEF)、肺总量(TLC)、肺一氧化碳弥散量(D$_L$CO)和肺一氧化碳弥散量与肺泡通气量比值(D$_L$CO/VA)均下降。其原因包括通气受限、弥散障碍、V/Q 不匹配和骨骼肌无力等。其中 D$_L$CO 是肺纤维化病变严重度的重要指标和疾病预后可靠的预测因素。然而,肺功能试验在肺间质病变的评价方面也存在局限性。如 D$_L$CO 减少可能反映进展性间质纤维化,也可能是肺血管疾病,如果不伴肺容量减少,则孤立性肺血管疾病可能性较大。

(三)临床运动试验

心肺运动试验中可观察到的肺间质受累的典型反应:①有氧代谢能力(耗氧量)的下降;②异常的肺气体交换(血氧饱和度下降、动脉血氧分压降低、肺泡动脉血氧梯度增加和死腔通气增加);③异常的通气反应(高通气伴潮气量轻度增加);④异常的心血管反应(血氧饱和度降低、心率减慢或增快和心电图异常)。肺间质病变早期即可出现运动性低氧血症和/或肺泡-动脉氧压差的改变,对于不便或不能耐受运动试验检查的患者,可通过 6 分钟步行试验,用脉搏血氧饱和度仪监测动脉血氧饱和度、低氧血症及 6 分钟内行走距离进行评估。

(四)支气管肺泡灌洗

支气管肺泡灌洗(BAL)在 CTD-ILD 的诊断和分期中的作用还没有得到证实,其临床价值在于除外感染、结核、肿瘤、肺泡蛋白沉积症、药物反应、肺泡出血、嗜酸细胞性肺炎、外源性变应性肺泡炎等其他弥漫性肺实质疾病。尽管支气管肺泡灌洗液(BALF)的成分对 CTD-ILD 的诊断不具有特异性,但许多间质性肺病都有特征性的细胞学分类改变。UIP 的 BALF 中以淋巴细胞不增加为特征,可与非 UIP 鉴别。COP 和细胞性 NSIP 的 BALF 中淋巴细胞增加,而 CD4/CD8 比值降低。AIP 的 BALF 以中性粒细胞增加为特征,部分病例有淋巴细胞增加;DIP 中 BALF 有嗜酸性粒细胞增加,也有部分病例淋巴细胞增加;LIP 病初 BALF 有淋巴细胞增加,末期为中性粒细胞增加。特发性间质性肺炎(IIP)-BALF 鉴别要点亦基本适用于 CTD-ILD。

(五)肺活检/病理

多数病例根据临床、HRCT、肺功能均能确诊,对诊断困难者应行肺活检。

1. 经支气管镜肺活检(TBLB)　TBLB 作为活检手段已广泛应用于肺部疾病检查。40%~85%的患者可根据 TBLB 明确诊断。但因 TBLB 为盲检且取材小,对于肺纤维化严重病例常因取材不理想不能提供可靠的诊断依据,在

ILD 诊断中的价值远不如 HRCT 大。但其有创伤小、易操作、可重复性强等优点，并可除外结核、肿瘤、肉芽肿等疾病，仍有重要作用。TBLB 一般应多次多部位取材，选择至少 2~4 个部位进行活检。对诊断困难者，可选择外科肺活检。

2. 外科肺活检　外科肺活检包括开胸肺活检（OLB）和电视胸腔镜外科手术肺活检，因后者损伤小，多被优先选择。对于病变均一的疾病，无需特定部位，一处取材即可。而对于 CTD-ILD 病变部位不同标本各异时，需慎重选择取材部位，应避开纤维蜂窝部位。支气管周围病变建议选择病变进展部位楔状切除。肺尖、中叶、舌叶等非特异性纤维化病变多的部位不宜取材。

3. 病理　CTD-ILD 病理类型为 NSIP、UIP、COP、DAD 和 LIP，其他病理类型亦有报道。一项 80 例 SSc 患者的肺组织学研究中，NSIP 占 78%（62/80），UIP 占 8%（6/80）。PM/DM 中以 NSIP 和 COP 为主，SS 中 LIP 为特征性组织学改变，RA 以 UIP 为主。一般认为 CTD-ILD 的 UIP 组织学类型的预后较 IIP-IPF 好，可能因为成纤维细胞灶较少，SSc-UIP 和 SSc-NSIP 的预后无差别。由于病理为一时所见，很少能观察整个病程的演变，且为局部所见，不能充分把握肺整体病变。CTD-ILD 中不同疾病可出现同一种肺病理类型，同一种疾病也可能在不同阶段有不同的病理表现。因而，单纯靠肺病理不能确定其病因时，结合临床判断很重要。

四、组织病理学

（一）间质性肺疾病（ILD）

1. 弥漫性肺泡损伤（diffuse alveolar damage，DAD）　这一基础病理改变可见于 ARDS、特发性急性间质性肺炎（Hamman-Rich 综合征）、严重的病毒性肺炎和某些细胞毒药物造成的肺损伤。肺损伤主要是由间质性炎症浸润、间质性水肿和纤维蛋白沉积混合组成，以及伴有特征性的肺泡内透明膜形成。重症病例肺泡内可发现红细胞（弥漫性肺泡出血）。随着疾病的进展，出现肺泡内机化，肺泡内和间质纤维化，肺泡塌陷，晚期纤维化阶段出现"蜂窝肺"。SLE 中可发生一种急性免疫性肺炎，即急性狼疮性肺炎。PM/DM 也可出现这种基础组织病理学表现。

2. 非特异性间质肺炎（NSIP）　为肺间质内淋巴浆细胞不同程度浸润和胶原沉积为特征的组织病理学的一组系列改变（图 30-1-1）。肺间质内淋巴浆细胞炎症与肺泡 II 型上皮细胞增生共同存在。纤维化组内炎症常伴有胶原（纤维）均匀的沉积。疾病进展时可发生肺部结构的变形或蜂窝肺，出现纤维化后可显著影响疾病进程，并且提示普通型间质性肺炎（UIP）的可能性。NSIP 多见于 RA、PM/DM、混合性结缔组织疾病和系统性硬化症。

3. 淋巴细胞性间质性肺炎（LIP）　为肺间质内成熟淋巴细胞的单一浸润（图 30-1-2）。这些淋巴细胞倾向于在间质内形成成双的核心，并以血管为中心分布。LIP 的其他特征包括巨噬细胞、肉芽肿形成和淀粉样物质沉积。LIP 能

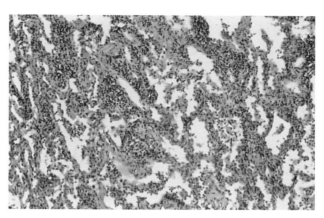

图 30-1-1　类风湿关节炎合并 NSIP，肺间质中显示淋巴浆细胞浸润和少许胶原沉积

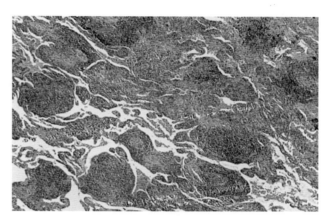

图 30-1-2　原发性干燥综合征合并 LIP，显示稠密的淋巴细胞、淋巴滤泡和肺间质增宽

够进展成为 UIP 和晚期出现蜂窝肺。在结缔组织病中，这种类型的间质性肺炎最常见于原发性干燥综合征，其次见于伴随于其他结缔组织病的继发性干燥综合征，多见于 RA。

4. 普通型间质性肺炎（UIP）　为特发性肺纤维化的基本病理损伤，也可以出现在结缔组织病中。由各种程度的单核细胞浸润和成纤维细胞增生，导致肺泡间质内胶原沉积（图 30-1-3）。随着疾病的进展，这种纤维化反应造成肺结构的显著破坏，遗留下由上皮细胞形成的 2~3mm 的囊腔，称为"蜂窝肺"（图 30-1-4）。UIP 的其他特征包括：II 型上皮细胞增生，肺泡间质内有巨噬细胞和平滑肌浸润。结缔组织病伴发 UIP 时的其他异常发现（这些现象不存在于特发性肺纤维化中）有局灶性慢性胸膜炎、淋巴样滤泡生发中心形成、血管周围胶原沉积和 CD4+ T 淋巴细胞增多，这在 RA 患者中尤为多见。

5. 闭塞性细支气管炎伴机化性肺炎（BOOP）　BOOP 是一种组织学损伤，通常由药物、感染、放射和特发性病变所致。BOOP 也见于结缔组织病的合并症，尤其是 RA 和 PM/DM。其组织病理学有以下三个特征：①肺泡腔内和肺泡管内成纤维细胞的增殖和早期胶原沉积（Masson 体）；②由成纤维细胞和单核细胞组成的炎性息肉突入呼吸和末

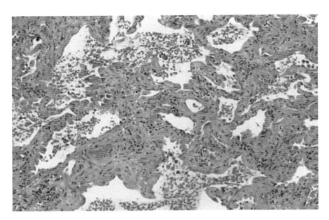

图 30-1-3　类风湿关节炎合并 UIP，显示肺间质增宽，伴有不同程度的单核细胞浸润和胶原沉积

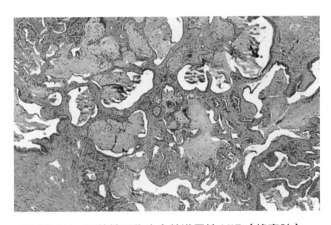

图 30-1-4　系统性硬化症合并进展性 UIP（蜂窝肺），正常的肺组织被大量的纤维组织所替代及化生的上皮细胞，充满产生浓缩黏液的囊性物质

端细支气管内；③累及区域内肺泡间隔淋巴浆细胞浸润伴有Ⅱ型肺泡细胞增生（图 30-1-5）。BOOP 是一种潜在的能够完全可逆的损伤；但如果损伤继续，可能演变成为晚期纤维化和蜂窝肺。

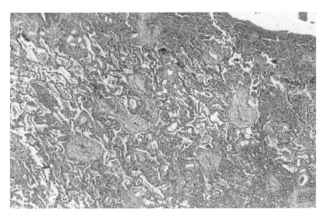

图 30-1-5　类风湿关节炎合并 BOOP，显示肺间质内单核细胞浸润，但无胶原沉积，也无肺泡管和肺泡内成纤维细胞浸润和早期的胶原产生

（二）肺血管疾病　　肺动脉高压最常见于系统性硬化症，目前也已经在 SLE、RA 和 MCTD 中发现，这一类型肺动脉高压的组织学等同于特发性肺动脉高压综合征（IPAH）。IPAH 原称为原发性肺动脉高压，IPAH 见于无结缔组织病的年轻女性。此类丛源状增殖性疾病影响小动脉和肺肌性小动脉。这种类型的肺动脉高压必须与继发于低氧性血管收缩所致的肺动脉高压相鉴别，低氧性血管收缩常常是由间质性肺疾病或重症 COPD 所造成。在这种丛源状病变内有内膜上皮增殖和平滑肌细胞增殖，造成血管内膜增厚形成洋葱环样的病变，最终形成血管腔内堵塞。因低氧血症所致的继发性肺动脉高压，其血管中层肥厚是主要改变。在 SLE 和抗磷脂综合征患者中，发生肺动脉高压的原因常常与反复发生的肺栓塞相关，临床上和 IPAH 相似。血管炎是指血管损伤的急性炎症过程，造成血管壁的纤维性坏死。在结缔组织病中，最常见的是小血管炎，通常涉及小动脉和肺肌性小动脉。一般多见于 SLE，其次是 RA、PM/DM 和 MCTD。伴随小动脉炎发生的是毛细血管炎。

（三）弥漫性肺泡出血　　弥漫性肺泡出血（DAH）是指肺泡腔内红细胞累积，导致含铁血黄素在肺泡和肺间质内沉积，可形成纤维化。DAH 有二种不同的组织类型。一种是单纯的出血，缺乏炎症，类似与特发性肺含铁血黄素沉积症（图 30-1-6）。另一种是肺毛细血管炎，为肺泡间质内中性粒细胞浸润，导致肺泡-毛细血管基底膜的坏死和丧失完整性，毛细血管破坏和血栓形成，而红细胞漏出至肺泡腔内，造成肺泡腔内红细胞的累积（图 30-1-7）。肺毛细血管炎的一个重要特征是中性粒细胞大量浸润、白细胞碎片和凋亡细胞。细胞核碎片聚集在坏死、水肿的间质和肺泡腔内，由于毛细血管的破坏，红细胞能够漏出到间质基质内。也可见毛细血管和动脉内血栓、机化性肺炎和Ⅱ型上皮细胞增生。

毛细血管炎最常见于系统性血管炎，尤其是 GPA（肉芽肿病多血管炎）和 MPA（显微镜下多血管炎）、结节性多动脉炎的小血管类型。在结缔组织病中，单纯的肺泡出血类

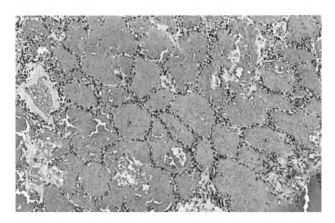

图 30-1-6　SLE 患者合并弥漫性肺泡出血，除了肺泡Ⅱ型上皮细胞增生外，几乎没有肺间质改变，肺泡内充满红细胞

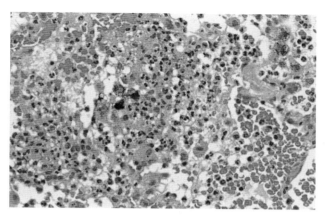

图 30-1-7　SLE 患者肺毛细血管的低倍镜表现，由于炎症细胞的急性和慢性浸润造成肺间质增厚。肺泡腔内充满红细胞和中性粒细胞

型和继发于肺毛细血管炎的弥漫性肺泡出血类型，两种类型都常见于 SLE。肺毛细血管炎的病例也可见于 RA、SS、PM/DM 和 MCTD。

（四）细支气管炎　细支气管炎是指累及末端支气管和呼吸性细支气管的炎症-纤维化过程及围绕肺泡的结构。呼吸性细支气管炎主要见于吸烟者伴有或不伴有结缔组织病。也有一种细胞型毛细支气管炎的原发类型，可以并发于结缔组织病，通常发生在 RA 和 SS。从组织学上看，这是一种单核细胞浸润毛细支气管管壁的类型，而没有侵犯细支气管的管腔。与之相反，闭塞性细支气管炎有细支气管管腔的中心纤维化，导致严重的阻塞性肺疾病（图 30-1-8）。闭塞性细支气管炎多见于 RA 的并发症。

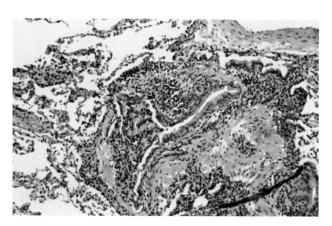

图 30-1-8　类风湿关节炎合并闭塞性细支气管炎，由于纤维性向心性缩窄和严重的慢性炎症，细支气管管腔直径明显缩小

（五）肺实质结节　RA 和 SS 可发现非感染性的炎性肺实质结节。在 RA 中，这类结节称为坏死性结节或者类风湿结节。这些损伤可发生在胸膜和肺实质，其实质等同于皮下类风湿结节。在肺实质这些结节通常位于小叶间的间隔和胸膜下肺实质。坏死性结节内包含有栅栏样的间质

细胞、巨细胞和其他单核细胞环绕纤维蛋白样的碎片。SS 病例中圆形结节阴影常称为假性淋巴瘤，偶可被常规普通 X 线胸片检查发现。假性淋巴瘤被认为是淋巴细胞性间质性肺炎的一种局灶类型，是由淋巴细胞和组织细胞的浸润及肉芽肿形成的阴影所构成。假性淋巴瘤存在潜在向恶性病变转化的危险性，以及可出现其他类型的淋巴细胞性间质性肺炎。

五、结缔组织病中自身抗体的检测

（一）自身免疫反应与组织损伤　自身抗体与特定疾病或某些症状的密切相关性，提示自身免疫反应与发病相关，如 Good-pasture 综合征患者抗肾小球基底膜抗体（anti-GMB）在病变局部的检出；ANCA 相关性血管炎包括 GPA、MPA 和 EGPA，也可检测相应的自身抗体。

（二）自身抗体与疾病的相关性　抗核抗体（ANA）是一组针对细胞内所有抗原成分（细胞核、细胞质、细胞骨架、分裂周期蛋白等）的自身抗体的总称，主要靶抗原为细胞核的核酸和核蛋白成分，形成了一个抗体谱（表 30-1-5）。

1. 自身抗体与 SSc　大于 90% 的系统性硬化症患者血清中出现 ANA。其中三个抗体最为重要，包括抗着丝点抗体（ACA）、抗拓扑异构酶抗体（ATA）和抗 RNA 聚合酶抗体。不同的抗体表型与各自的临床表现密切相关。其中，ATA（又称抗 Scl-70）为 SSc 的疾病标记抗体，特异度为 100%，敏感度为 40%。SSc 患者的阳性率为 28%~70%，CREST 综合征为 13%，PM/Scl 综合征为 12%，而局限性 SSc 一般为阴性。SSc 合并肺纤维化者该抗体阳性率升高至 30%~70%，提示发生肺纤维化的危险性及预后不良。

2. 自身抗体与 PM/DM　自身抗体中的抗 Jo-1 抗体即抗组胺酰-tRNA 合成酶抗体是抗合成酶抗体家族中的主要成员（占 75%），其在 PM 病例有较高的检出率（20%~30%），是 PM 特异的标记抗体，如合并 ILD 则阳性率可增加（达 50%~100%），特异度大于 95%。DM 的阳性率 5%，不伴肌炎者无阳性检出。

3. 自身抗体与 RA　RA 患者的血清和关节液中可检测出多种自身抗体，如 RF、抗角蛋白抗体（AKA）、抗核周因子（APF）、抗环瓜氨酸肽（CCP）和抗 Ⅱ 型胶原抗体，上述抗体通过与自身的 IgG 结合，形成免疫复合物，激活补体，引起自身免疫反应，导致关节组织的破坏。炎症细胞和趋化因子参与了 RA 的病理过程。

（1）类风湿因子（RF）：类风湿因子是一个针对 IgG 的 Fc 段产生的免疫球蛋白（Ig）。RF 可以表现为各种亚型的免疫球蛋白 Ig（IgG、IgM、IgD、IgA 及 IgE）。血清中检出的类风湿因子多为 IgM 类型。RF 在 RA 的诊断敏感度较高，特异度较低。RF 水平与关节外病变如皮肤结节、间质性肺炎和血管炎相关。血清中含有高效价类风湿因子的 RA 患者，较血清阴性患者的临床表现更严重。IgG-RF 具有高亲和力和高度特异性，是在 T 淋巴细胞辅助下经特异性诱导抗原

表 30-1-5　结缔组织病中的自身抗体

CTD	自身抗体	靶点	注释
系统性硬化症（SSc）	Anticentromere 抗着丝点抗体（ACA）	着丝点蛋白（CENP A-F）	SSc 全部病例中 20%～40% 阳性,有广泛的种族变异
			70%～80% 病例合并局限的皮肤病变伴有肺动脉高压
	抗 Scl-70	DNA 拓扑异构酶 1	SSc 病例中 28%～70% 阳性,存在明显的种族差异;>30% 病例以上合并弥漫性皮肤病变伴有间质性肺疾病（ILD）
	抗 PM-Scl	—	多发性肌炎-硬皮病重叠综合征
	抗核抗体	RNA 聚合酶-1	SSc 患者中 8%～20% 阳性,其存活率低于 10 年,可伴有肾危象
	抗 Ku	DNA 结合蛋白	多发性肌炎-硬皮病重叠综合征
类风湿关节炎（RA）	类风湿因子	IgG	血清检测阳性的患者常常伴有肺部结节
	抗角蛋白抗体（AKA）		AKA 在 RA 的阳性率为 50%～60%,特异度 95%～100%
	抗核周因子抗体（APF）		APF 在 RA 的阳性率为 48%～92%,特异度 72.7%～90%。RF 阴性病例中 APF 的阳性率为 40%
	抗环瓜氨酸肽抗体（抗 CCP）		RA 诊断敏感度为 75.4%,特异度达 97.3%。对 RA 早期诊断敏感率为 50%,特异度达 97%
	抗核抗体	—	—
	抗组蛋白	组蛋白	5% 患者合并类风湿性血管炎
系统性红斑狼疮（SLE）	抗 dsDNA	dsDNA	50%～75% 病例阳性,强力提示合并肾炎,尤其是与活动性狼疮和狼疮肾炎的相关
	ANA	—	90%～95% 病例阳性
	抗 Ro/抗 La	RNA 转录因子	60%～20% 病例阳性
	抗组蛋白	组蛋白	药物诱发狼疮阳性率 >90%,原发性 SLE 为 20%～30%
	抗 Sm	—	抗 Sm 抗体阳性率为 15%～30%,特异度高,为 SLE 疾病标记抗体;抗 Sm 抗体与狼疮脑病、肾病及不良预后相关
	狼疮抗凝物	磷脂	20%～30% 病例阳性
混合结缔组织病（MCTD）	抗 U1-RNP	小核蛋白	U_1RNP 抗体为 MCTD 的标记抗体;肌炎重叠综合征（SSc 中阳性率为 10%）
	抗 U2-RNP	—	肌炎,SLE,SSc
多发性肌炎/皮肌炎（PM/DM）	抗 Jo-1	组氨酰 tRNA 合成酶	在炎性肌病中的阳性率为 20%～30%,但是合并弥漫性肺间质纤维化时可达 50%～100%
	抗 PL-7	苏氨酰 tRNA 合成酶	抗合成酶综合征中阳性率 <3%
	抗 PL-12	丙氨酰 tRNA 合成酶	抗合成酶综合征中阳性率 <3%
	抗 EJ	甘氨酰 tRNA 合成酶	抗合成酶综合征中阳性率 <2%
	抗 OJ	异亮氨酰 tRNA 合成酶	抗合成酶综合征中阳性率 <2%

续表

CTD	自身抗体	靶点	注释
多发性肌炎/皮肌炎（PM/DM）	抗 Mi-2	核蛋白类	Mi-2 抗体与 DM 有关，为 DM 特异的标记抗体，DM 中阳性率为 15%~20%，特异度大于 97%，常伴有典型 DM 的急性发病。PM 中抗体阳性率为 8%，该抗体阳性的患者对糖皮质激素反应好
	抗 Ku	核蛋白类	伴有肌炎-CTD 重叠综合征
抗磷脂综合征	抗心磷脂抗体	膜磷脂	疾病诊断取决于临床特征
	狼疮抗凝物		
干燥综合征（SS）	抗 Ro(SS-A)	RNA 转录因子	原发性干燥综合征中阳性率为 40%~50%（SLE 中为 25%~30%）
	抗 La(SS-B)		SS 中阳性率为 50%（SLE 为 10%）
肉芽肿病多血管炎（GPA）	c-ANCA	PR3	特异度大于 95%，急性期阳性率为 70%~95%
嗜酸性肉芽肿病多血管炎（EGPA）	p-ANCA	MPO	EGPA 的阳性率为 70%，显微镜下多血管炎（MPA）为 50%

注：ANA，抗核抗体；dsDNA，双链 DNA；CTD，结缔组织病；PM-Scl，多发性肌炎-硬皮病；Scl-70，硬皮病-70；SLE，系统性红斑狼疮；SS，干燥综合征；SSc，系统性硬化症。

或超抗原作用下产生的。RA 患者血清和关节液中还可检测出多种抗胶原抗体，其中 Ⅱ 型胶原抗体最为重要。

（2）抗角蛋白抗体（AKA）/抗核周因子（APF）抗体：为抗口腔黏膜细胞抗原得到的抗体。多数 RA 患者中该抗体阳性。APF 和 AKA 为针对同一抗原，即人口腔上皮细胞质内的透明角质蛋白颗粒的抗体，瓜氨酸是抗 filaggrin（上皮细胞分化终末阶段的骨架成分）相关抗体识别的主要抗原决定簇。APF 在 RA 患者的阳性率为 48%~92%，特异度为 72.7%~90%。RF 阴性者 APF 的阳性率为 40%。抗角蛋白抗体（AKA）在 RA 患者的阳性率为 50%~60%，特异度为 95%~100%。通常 IgM-RF 和 CCP 同时阳性者，RA 诊断特异度为 98%。IgG-RF 阳性率较低但诊断特异度强，IgM-RF 特异度差，但与 IgA-RF 同时阳性者提示 RA。

（3）抗环瓜氨酸肽抗体：即抗 CCP 抗体，RA 诊断的敏感度为 75.4%，特异度高达 97.3%。尤其对 RA 的早期诊断的敏感度为 50%，特异度高达 97%。抗 CCP 抗体与 RF 间无相关性。

4. 自身抗体与 SLE　几乎所有的 SLE 患者血清中都能检测到 ANA。ANA 包括抗细胞核抗原 ENA 抗体或者抗双链 DNA 抗体的各种亚型。抗 Sm 抗体阳性率为 15%~30%，特异度极高。抗 SSA/Ro 及抗 SSB/La 抗体可以出现于 SLE 患者和 SS 患者的血清中。狼疮因子（LE）为针对脱氧核糖核酸的自身抗体，活动性狼疮 50%~60% 可检出该抗体，部分 MCTD 亦可阳性。抗磷脂抗体阳性者常伴严重的出血性肺泡炎，可见血管内凝血和内皮损伤。

5. 自身抗体与干燥综合征（SS）　抗 SSA 和抗 SSB 抗体均属 IgA 型，与 SS 密切相关，也可出现于部分 SLE 患者。抗 SSA 和 SSB 对 SS 的诊断有重要意义。原发性干燥综合征中抗 SSA 抗体的阳性率为 40%~50%（SLE 中为 25%~30%），抗 SSB 抗体的阳性率为 50%（SLE 为 10%）。

6. 自身抗体与 MCTD　抗 U_1RNP 抗体为 MCTD 的标记性抗体，为 IgG 型，与特定的抗原表位识别相关，其抗原决定簇位于 U_1-A 蛋白的 RNA 结合部位。而 SLE 患者抗 U_1RNP 为 IgG 和 IgM，不识别该抗原决定簇。抗核抗体也增高，但抗体水平与疾病的活动性不成比例。抗 U_1RNP 抗体能和 U_1RNA 反应，抗 U_1RNA 和疾病的活动性及典型的临床表现相关。因此，抗 U_1RNA 亦被认为是 MCTD 的特异性标志。

7. 自身抗体与血管炎　c-ANCA 为针对 PR3 的抗体，GPA 的特异度大于 95%，急性期阳性率为 70%~95%。p-ANCA 为针对 MPO 的抗体，EGPA 的阳性率为 70%，显微镜下多血管炎（MPA）为 50%，其与肺泡出血密切相关。

六、自身免疫特征的间质性肺疾病（IPAF）

2015 年欧洲呼吸学会/美国胸科协会提出自身免疫特征的间质性肺炎（interstitial pneumonia with autoimmune features,IPAF）的概念。①IPAF：特指具有某种疾病状态的患者，患者具备 ILD 和其他临床、血清学和/或肺部形态学特征等的综合表现，且推断这些表现可能来自基础的系统性自身免疫状况，但是目前不符合现有的风湿病学的某一特定的 CTD 的诊断标准；②提出 IPAF 描述性的分类标准。

IPAF 的分类标准如下：①胸部 CT 或外科肺活检病理表现为间质性肺炎的患者；②除外其他已知的导致间质性肺

疾病的原因;③目前不符合诊断为某一具体的 CTD 标准;④具备临床、血清学和形态学特征中至少 2 项特征中的 1 项表现。

（一）临床特征　①远端手指皮肤裂纹（技工手）;远端指尖皮肤溃疡;炎症性关节炎或多关节晨僵≥60 分钟;②手掌或指腹的毛细血管扩张;③雷诺现象;④不明原因的手指水肿;⑤不明原因的手指伸侧固定性皮疹（Gottron 征）。

（二）血清学特征　①抗核抗体（ANA）≥1:320 滴度,弥漫型,斑点状,均质型或者 a. ANA 核仁型（任意滴度）;或 b. ANA 着丝点型（任意滴度）。②类风湿因子≥2× 正常值上限。③抗环瓜氨酸肽抗体（抗 CCP）。④抗 dsD-NA;⑤抗 Ro（SS-A）。⑥抗 La（SS-B）。⑦抗核糖蛋白。⑧抗 Sm。⑨抗拓扑异构酶（Scl-70）。⑩抗 tRNA 合成酶（例如:Jo-1、PL-7、PL-12;其他:EJ、OJ、KS、Zo、tRS）。⑪抗 PM-Scl。⑫抗 MDA-5。

（三）形态学特征

1. HRCT 提示的影像学类型　①非特异性间质性肺炎（NSIP）;②机化性肺炎（OP）;③NSIP 和 OP 重叠;④淋巴细胞性间质性肺炎（LIP）;

2. 外科肺活检组织病理学类型或特征　①NSIP;②OP;③NSIP 和 OP 重叠;④LIP;⑤间质集合淋巴结伴随生发中心;⑥弥漫性淋巴浆细胞浸润（伴有或不伴有淋巴样滤泡）。

3. 累及多部位（除了间质性肺炎之外）　①不能解释的胸腔积液和胸膜增厚;②不能解释的心包积液或心包增厚;③不能解释的原有气道疾病（不能用肺功能、影像学或病理学解释）;④不能解释的肺血管病变。

七、结缔组织病肺部表现的处理概述

（一）基本原则　CTD-ILD 患者中,针对 ILD 的治疗是临床令人关注的问题。《2018 中国结缔组织相关间质性肺病诊断和治疗专家共识》提出了一些指导性的建议。目前多数的免疫抑制疗法适用于具有胸外炎症性特征的疾病（例如滑膜炎或肌炎）,而不是 ILD。在 CTD 患者中,由于亚临床型的 ILD 患病率相当高,最重要的是判断 CTD-ILD 患者呼吸系统损害的严重程度。CTD-ILD 的治疗通常取决于临床上 ILD 损害的程度;临床上症状、生理和/或影像学等,ILD 是否进行性进展;以及胸外炎症是否需要治疗等。

1. 胸外表现的处理　传统的改变病情抗风湿药物（disease modifying antirheumatic drugs,DMARDs）常常用于 CTD 的胸外表现,尤其是滑膜炎和肌炎。但某些治疗特别是甲氨蝶呤（MTX）,有潜在的诱发间质性肺炎的可能性,先前有肺部受累的患者可能更为敏感。总之,由于 MTX 潜在的肺脏毒性作用,并且由于 MTX-间质性肺炎难以与基础的 ILD 相鉴别,所以 CTD-ILD 患者中避免使用 MTX。DMARDs 已经成为风湿免疫学临床实践中的主要治疗药物,对于滑膜炎、肌炎、眼部疾病及 RA 和其他 CTD 的皮肤表现等均有显著的疗效。生物类 DMARDs,特别是抗肿瘤坏死因子（TNF）类药物可能伴有间质性肺炎风险的增加,故在 CTD-ILD 患者中应用这些制剂应谨慎。当 ILD 和胸外表现均需要治疗时,可以联合一种制剂治疗 ILD,例如:硫唑嘌呤（AZA）或者吗替麦考酚酯（MMF）,结合生物学 DMARDs,例如:依那西普或利妥昔单抗（RTX）治疗滑膜炎和肌炎。这个领域,随着新的药物和新的研究依据的出现,将会有更多新的治疗选择。

2. 药物治疗策略　CTD-ILD 患者如果 ILD 临床表现显著并且进展,临床处理中必须应用免疫抑制剂（图 30-1-9）。目前仅仅只有少数资料讨论涉及 CTD-ILD 处理策略,在 SSc-ILD 的临床试验中,仅仅只有 2 个临床对照试验报告。该研究表明,环磷酰胺（CYC）对于 SSc-ILD 合并活动性肺泡炎的治疗效果通常在治疗 12 个月后出现。口服 CYC 12 个月,与安慰剂组相比较,用力肺活量、肺总量、呼吸困难指数（TDI）、皮肤厚度和生活质量获得显著改善,而 24 个月后未再出现 CYC 的药物治疗疗效。目前 CTD-ILD 的临床处理限于经验治疗,而不是循证医学实践。

此外,免疫抑制疗法常常伴有显著的副作用,包括感染。当然,存在的基础 CTD 也增加了感染的风险。生物类 DMARDs,特别是抗肿瘤坏死因子（TNF）类药物增加机会性感染的可能性,包括结核分枝杆菌。RA 老年患者往往合并慢性肺部疾病（如慢阻肺和哮喘）或糖尿病,如应用抗肿瘤坏死因子（TNF）类药物,则增加细菌感染的风险。由于基础的 CTD 疾病与感染的症状和体征相似,临床鉴别诊断的难度增加。

CTD-ILD 一般处理程序:首先为诱导治疗,其后为维持治疗,与系统性血管炎的处理相似。诱导治疗需要应用较高剂量的糖皮质激素（CSs）,同时短期应用较为有效的免疫抑制制剂（可能伴有较大的毒副作用）,例如:环磷酰胺（CYC）。其后为维持治疗,应用毒副作用较少的免疫抑制制剂（如:AZA 或 MMF）,同时糖皮质激素逐渐减量。此外,由于 CTD 合并 ILD 的患者预后通常较差,如能稳定疾病则认为是治疗成功的表现。

（二）临床药物应用

1. 糖皮质激素和免疫抑制剂　尽管糖皮质激素存在较多的不良反应,但因其强有效的抗炎及免疫抑制作用,仍被广泛地用于结缔组织病及合并症的治疗。其他免疫抑制剂有环磷酰胺、硫唑嘌呤、甲氨蝶呤（MTX）。这些药物具有细胞毒性和较多严重的不良反应,尤其是 MTX 能导致肺损伤,有时很难与基础疾病和肺部感染相鉴别。另外,由于环孢素（cyclosporin）和他克莫司（tacrolimus）对 T 细胞的强有力的、特异的抑制作用,临床亦有治疗作用,但需要仔细监测血药浓度,以预防和减少不良反应。目前仍是以糖皮质激素为中心,免疫抑制剂、细胞毒性药物为辅助的治疗方法（表 30-1-6）。

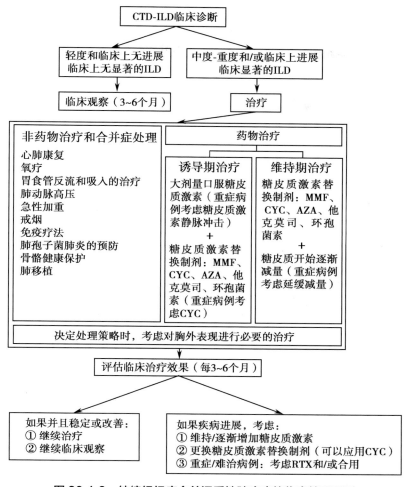

图30-1-9 结缔组织病合并间质性肺疾病的临床处理原则

MMF：吗替麦考酚酯；CYC：环磷酰胺；AZA：硫唑嘌呤；RTX：利妥昔单抗。

表30-1-6 结缔组织疾病肺部表现免疫抑制治疗的常用药物

药物	剂量	应用时期	适应证	评价	监测
硫唑嘌呤	1~2mg/（kg·d） 最大剂量：200mg/d	持续使用	SSc、RA、DM、PM、SS	6~9个月内不能判断最佳疗效，但是比环磷酰胺副作用小可以长期应用 开始剂量50mg/d；监测全血细胞计数，1个月后服用维持剂量	监测全血细胞和肝功能，第1个月每2周一次，以后每月1次 测定TPMT，如果降低，调整为较小剂量
环磷酰胺（口服）	1~2mg/（kg·d）	不确定	SSc、RA	口服环磷酰胺可以连续应用3个月，3个月后改为硫唑嘌呤；因为在弥漫性肺疾病治疗中，硫唑嘌呤的副作用较小	监测全血细胞和肝功能、尿常规检查，每月2次
环磷酰胺（静脉）	每月500~1 000mg，静脉冲击，应用1~6个月	不确定	SSc、RA	静脉用药可迅速缓解症状，尤其是血管炎治疗； 剂量：2~4mg/（kg·d），应用3~4天 静脉环磷酰胺冲击疗法可间隔1~3个月，其优点：副作用较小，累积剂量较低；尤其适用于非血管炎的治疗	监测全血细胞和肝功能、尿常规检查，每月2次

续表

药物	剂量	应用时期	适应证	评价	监测
环孢素	5mg/(kg·d)	持续使用	SSc,RA 等	生物利用度不稳定,因而必须进行血液监测 可与泼尼松龙联合应用	血压 尿素氮和肌酐 环孢素水平
甲氨蝶呤	7.5~25mg/周	持续使用	SSc,RA 等	二线治疗药物 肺部毒性限制应用	监测全血细胞和肝功能
泼尼松龙	0.5~1mg/(kg·d) 或 20mg 隔日 1 次 最高 60mg/d	持续使用	SSc,RA,DM,PM,SS	对于细胞型弥漫性肺疾病,泼尼松龙可以单独大剂量使用,随后在控制症状的前提下逐渐减量。如果与免疫抑制剂联合应用,则使用小剂量治疗方案	监测血压、血糖、骨密度、体重和精神状态; 8~12 周后逐渐减量不推荐 SSc 时应用大于 20mg/d;如果需要长期应用,考虑使用其他制剂
甲泼尼松龙	500~1 000mg/d	3~5 天	CTD-ILD 急性加重	用于诱导缓解疗法,尤其适用于血管炎或急性间质性肺炎,随后应用泼尼松龙或泼尼松龙+免疫抑制剂维持治疗	监测血压、血糖、骨密度、体重和精神状态;使用前除外感染
吗替麦考酚酯	1.0~1.5g,每日 2 次	不确定	SSc,RA,DM,PM	—	第一个月每周监测全血细胞,第 2、3 个月每月 2 次,以后每月 1 次
他克莫司	1mg,每日 2 次	不确定	DM,PM	—	第 1 个月每周监测全血细胞、血电解质/肝肾功能、血糖和血压,以后每月 1 次 随诊血浆水平,剂量取决于低谷水平,目标低谷水平为 5~10ng/ml 随时有肾毒性的发生

注:RA,类风湿关节炎;SLE,系统性红斑狼疮;SSc,系统性硬化病(系统性硬化症);PM,多发性肌炎;DM,皮肌炎;MCTD,混合性结缔组织疾病;SS,干燥综合征;TPMT,硫代嘌呤甲基转移酶(thiopurine methyltransferase)。

2. 细胞因子调节治疗

(1)肿瘤坏死因子(TNF)-α 阻滞剂:已广泛用于对 MTX 治疗耐受的 RA 患者的治疗。已有 3 种 TNF-α 阻滞剂:依那西普(etanercept)、英夫利西单抗(infliximab)和阿达木单抗(adalimumab)目前在临床应用。这三种药物具有相同的安全性和有效性。TNF-α 阻滞剂与 MTX 效果好于单用。尤其对肺部受累的 RA 患者有益的。因有英夫利西单抗有发生 RA 相关的纤维化肺泡炎恶化的报道,使用时应当谨慎。不良反应为注射局部反应和上呼吸道感染和过敏反应。对潜伏性结核感染的患者,有必要进行预防性抗结核治疗。

(2)N-乙酰半胱氨酸(N-acetylcysteine,NAC):抑制 TGF-B₁ 活性、成纤维细胞增殖及胶原产生。2014 年 PANTHER 研究显示三联疗法[NAC 1 800mg/d+泼尼松 0.5mg/kg+硫唑嘌呤 2mg/(kg·d)]的死亡率和不良事件发生率高,在研究中期即被停止。2015 年 PANTHER 后续基因型研究根据 *TOLLIP* 基因中 RS3750920 位点的基因型进行分层,与安慰剂相比,NAC 治疗可以显著改善 TT 基因型 IPF 患者的生存率。对 CTD-ILD 的疗效需临床对照试验的尚需进一步证实。

(3)吡啡尼酮(pirphenidone):是一种羟基吡啶低分子量化合物,在实验动物中对纤维化有抑制作用。CAPACITY 研究和 ASCEND 研究结果显示吡啡尼酮可延缓 IPF 患者 FVC 的年下降率。吡啡尼酮治疗 SSc-ILD 和 RA-ILD 的国际多中心前瞻性随机对照临床研究正在进行中,其疗效有待研究结果的证实。

(4)尼达尼布(nintedanib):是一种多靶点酪氨酸激酶抑制剂(tyrosine kinase inhibitor,TKI),可以抑制纤维化进展和多种肿瘤。尼达尼布的靶点包括血小板衍化生长因子受体 α 和 β,血管内皮生长因子受体 1、2、3 及成纤维细胞生长因子 1、2、3。TOMORROW 研究和 INPULSIS 研究表明,尼达尼布(150mg,每日 2 次)可以显著降低 FVC 年下降率,一定程度上改善患者呼吸困难症状及延缓病情进展。SENSCIS 研究结果显示尼达尼布可降低 SSc-ILD 患者的 FVC 年下降率。

(5)其他抗纤维化药物:环磷酰胺是一种广谱免疫抑制剂,美国以 158 例 SSc 患者为对象进行了多中心、随机、双盲、安慰剂对照的临床研究,口服环磷酰胺大于或等于 2mg/(kg·d),治疗和随访各 1 年的研究结果证实,对 SSc-ILD 有效。

八、总结

结缔组织疾病代表了一组异质系统性自身免疫性疾病，肺脏常常是自身免疫-调节器官损伤的靶器官。肺脏任何部位都可能出现损伤，在 CTD 中常能够发现肺脏的多部位受累。ILD 和 CTD 的相互关系尤为复杂，ILD 在疾病过程呈慢性进展，有时也呈现急性发作、暴发性疾病。ILD 可以先于 CTD 出现，或者与 CTD 同时出现，也可能成为 CTD 患者鉴别诊断的症状。了解这些复杂的相互关系、多学科参与评估和处理，可以提高 CTD 患者的临床诊断水平。

（蔡柏蔷）

参考文献

[1] COSGROVE GP, SCHWARZ MI. Pulmonary manifestations of the collagen vascular diseases[M]//Fishman AP. Fishman's Pulmonary Diseases and Disorders. 4th ed. New York: McGraw-Hill, 2008: 1193-1212.

[2] DEVARAJ A, WELLS AU, HANSELL DM. Computed tomographic imaging in connective tissue diseases[J]. Semin Respir Crit Care Med, 2007, 28(4): 389-397.

[3] SILVA CI, Müller NL. Interstitial lung disease in the setting of collagen vascular disease[J]. Semin Roentgenol, 2010, 45(1): 22-28.

[4] FISCHER A, DU BOIS R. Interstitial lung diseasein connective tissue disorders[J]. Lancet, 2012, 380(9842): 689-698.

[5] VIJ R, NOTH I, STREK ME. Autoimmune-featured interstitial lung disease: a distinct entity[J]. Chest, 2011, 140(5): 1292-1299.

[6] OLSON KA, BROWN KK, FISCHER A. Connective tissue disease-associated lung disease [J]. Immunol Allergy Clin NorthAm, 2012, 32 (4): 513-536.

[7] VIJ R, NOTH I, STREK ME. Autoimmune-featured interstitial lung disease: a distinct entity[J]. Chest, 2011, 140(5): 1292-1299.

[8] VIJ R, STREK ME. Diagnosis and treatment of connective tissue disease-associated interstitial lung disease[J]. Chest, 2013, 143(3): 814-824.

[9] SOCIETY AT, SOCIETY ER. An official American thoracic society/European respiratory society statement: update of the international multidisciplinary classification of the idiopathic interstitial pneumonias[J]. Am J Respir Crit Care Med, 2013, 188(6): 733-748.

[10] 蔡柏蔷. 结缔组织疾病肺部表现[M]. 北京: 人民卫生出版社, 2014: 1-18.

[11] COTTIN V. Idiopathic interstitial pneumonias with connective tissue diseases features: a review[J]. Respirology, 2016, 21(2): 245-258.

[12] FISCHER A, ANTONIOU KM, BROWN KK, et al. An official European Respiratory Society/American Thoracic Society research statement: interstitial pneumonia with autoimmune features[J]. Eur Respir J, 2015, 46(4): 976-987.

[13] HU Y, WANG LS, WEI YR, et al. Clinical characteristics of connective tissue disease-associated interstitial lung disease in 1044 Chinese patients [J]. Chest, 2016, 149(1): 201-208.

[14] WELLS AU, MARGARITOPOULOS G, ANTONIOU KM, et al. Interstitial lung disease in systemic sclerosis[M]//COTTIN V, CORDIER JF, RICHELDI L. Orphan lung diseases: a clinical guide to rare lung disease. London: Springer, 2015: 379-390.

[15] CRESTANI B, DEBRAY MP, DANEL C, et al. Interstitial lung disease in connective tissue disease other than systemic sclerosis [M]//COTTIN V, CORDIER JF, RICHELDI L. Orphan Lung Diseases: A Clinical Guide to Rare Lung Disease. London: Springer, 2015: 391-418.

[16] COTTIN V. Significance of connective tissue diseases features in pulmonary fibrosis[J]. Eur Respir Rev, 2013, 22(129): 273-280.

[17] COTTIN V, NUNES H, MOUTHON L, et al. Combined pulmonary fibrosis and emphysema syndrome in connective tissue disease [J]. Arthritis Rheum, 2011, 63(1): 295-304.

[18] CHARTRAND S, FISCHER A. Management of connective tissue disease-associated interstitial lung disease [J]. Rheum Dis Clin North Am, 2015, 41(2): 279-294.

[19] TASHKIN DP, ELASHOFF R, CLEMENTS PJ, et al. Effects of 1-year treatment with cyclophosphamide on outcomes at 2 years in scleroderma lung disease[J]. Am J Respir Crit Care Med, 2007, 176(10): 1026-1034.

[20] SPAGNOLO P, CORDIER JF, COTTIN V. Connective tissue diseases, multimorbidity and the ageing lung [J]. Eur Respir J, 2016, 47 (5): 1535-1558.

[21] VIJ R, STREK ME. Diagnosis and treatment of connective tissue disease-associated interstitial lung disease[J]. Chest, 2013, 143(3): 814-824.

第二节
类风湿关节炎的肺部表现

类风湿关节炎（rheumatoid arthritis, RA）是以关节疼痛、变形及周围软组织肿胀等关节病为主的全身性自身免疫性疾病，是最常见的累及肺的结缔组织疾病。我国 RA 的患病率约为 0.3%，即我国 RA 患者数大约有 400 万人之多。RA 可见于任何年龄，以 20~40 岁居多，女性较男性多见。临床表现为多关节炎，主要累及手足小关节，病情迁延反复。RA 的病因至今不明，一般认为 RA 的发病与遗传、自身免疫及环境因素有关。

一、类风湿关节炎的肺部受累

RA 的肺部受累发生率可高达 47%，也是 RA 患者的主要死亡原因之一。故发现 RA 的肺部表现相当重要，尤其是对 50 岁以上的患者更为重要。RA 的胸膜和肺部表现较为常见，且变化多端，表 30-2-1 为 RA 肺部受累出现的胸膜、肺部表现。虽然 RA 以中年女性多见，但肺部受累的 RA 患者中，则以男性多见。年龄分布方面与是否合并呼吸系统受累并无明显差别。通常吸烟是 RA 患者肺部受累的高危因素。肺部受累多在 RA 诊断后 5 年内出现，部分患者在被诊断 RA 时常常发现有呼吸系统受累；少部分 RA 患者，肺部受累可早于其典型的关节炎出现。大多数患者在有呼吸系统症状时，经过进一步检查化验即可发现有肺部受累。但随着对 RA 肺部受累的认识提高，部分患者经胸部 HRCT、肺功能等检查，在呼吸系统临床表现出现之前，就可以诊断为 RA 合并肺部受累。

表 30-2-1　类风湿关节炎患者的胸膜、肺部表现

1. 胸膜病变
    胸膜炎
    胸腔积液
    气胸
    液气胸
    支气管胸膜瘘
    脓胸
    胸膜纤维化

2. 气道病变
    气道阻塞
    上气道疾病:环杓关节炎等
    支气管扩张
    闭塞性细支气管炎
    滤泡性细支气管炎
    弥漫性泛细支气管炎

3. 肺实质病变
    间质性肺炎
    普通型间质性肺炎(UIP)
    非特异性间质性肺炎(NSIP)
    机化性肺炎(OP)
    淋巴细胞性间质性肺炎(LIP)
    弥漫性肺泡损伤(DAD)
    急性嗜酸细胞性肺炎
    肺尖纤维化
    淀粉样变
    肺类风湿结节
    坏死性结节
    Caplan 综合征
    类风湿结节

4. 肺血管病变
    肺动脉高压
    肺血管炎
    弥漫性肺泡出血合并毛细血管炎

5. 淀粉样变

6. 继发性呼吸系统受累
    机会性感染
    肺结核
    非结核分枝杆菌感染
    奴卡菌感染
    肺孢子菌肺炎(PCP)
    巨细胞病毒(CMV)肺炎
    药物相关性
    甲氨蝶呤(MTX)
    金制剂
    D-青霉胺
    硫唑嘌呤

二、胸膜病变

胸膜病变在 RA 患者中常见,发病率可高达 38%~73%,以中年男性多见,伴有或不伴有胸腔积液。胸部 X 线表现为胸膜增厚,单侧或双侧胸腔积液,有时也可伴有心包积液(图 30-2-1)。胸腔镜检查可发现壁层胸膜有轻度炎症。胸膜增厚,表现为有多数散在囊泡和结节。脏层胸膜可见瘤状和泡状突起。胸膜活检可呈非特异性炎症,若发现与皮下类风湿结节相似的肉芽肿病变则可支持 RA 的诊断。

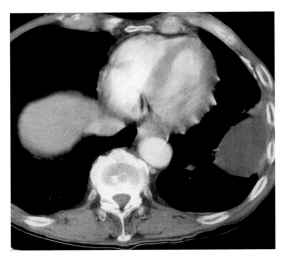

图 30-2-1　RA 累及胸膜时,CT 检查发现左侧包裹性胸腔积液

(一)临床表现　RA 累及胸膜时可有胸膜炎或胸腔积液,或两者同时存在。临床表现为不同程度的胸闷、气短和发热,20%~28%的患者伴有胸痛。约 1/3 患者同时有肺实质受累,包括肺间质性疾病或肺部类风湿结节。如果合并有肺内病变,患者可有咳嗽,咳痰等。大约 5%的患者出现胸腔积液,胸腔积液有时会自发消失,但可以复发或成为慢性胸腔积液。RA 合并胸腔积液时,积液的量通常为少量到中等量,大部分患者为单侧胸腔积液。然而,25%的患者可有双侧胸腔积液,偶尔胸腔积液的量相当大,以至于影响患者的呼吸。

自发性气胸、脓胸、液气胸等很罕见,自发性气胸多因渐进性坏死的胸膜类风湿结节破裂引起,部分患者可以引起长期的支气管胸膜瘘。脓胸则是由于胸膜类风湿结节感染后坏死、破裂引起,对于这类患者需要积极胸腔引流和全身抗生素的使用。这些情况在临床中都很罕见。

(二)类风湿性胸腔积液的实验室检查　RA 患者如果有胸腔积液存在,则需进行胸腔积液检查,以明确胸腔积液的性质。类风湿性胸腔积液通常在外观上呈现为浆液的和不透明的。如果胸腔积液表现为混浊的或牛奶状,则与胸腔积液中含有较多的胆固醇或胆固醇结晶有关。类风湿性胸腔积液中胆固醇或胆固醇结晶累积。RA 的胸腔积液一般不表现为血性,如出现血性胸腔积液,则需除外其他原因所致的胸腔积液,如合并恶性肿瘤等。

类风湿性胸腔积液的典型生化检查(表30-2-2)发现,包括糖含量降低、渗出液改变,表现为胸腔积液内蛋白含量升高和乳酸脱氢酶增加。类风湿性胸腔积液的糖含量可低于10mg/dl,70% RA 患者的胸腔积液糖含量少于30~40mg/dl。这与糖从血液中转运到胸腔积液时存在着障碍有关。胸腔积液的 pH 通常较低,大部分患者小于7.2。pH 的降低反映了 CO_2 从胸膜腔流出存在着障碍。白细胞数一般低于 $10×10^9/L$,细胞分类表明以淋巴细胞、中性粒细胞和单核细胞占优势。其他发现有类风湿因子水平升高。

表30-2-2 类风湿性胸膜渗出时的胸腔积液特征

单侧多见
少到中量胸腔积液
淡黄色
渗出性胸腔积液
 高蛋白:胸腔积液中蛋白/血清蛋白>0.5,蛋白>30g/L
 高 LDH:胸腔积液 LDH/血清 LDH>0.6
     胸腔积液 LDH>2/3 的血清 LDH 正常值上限
 糖:70%以上的患者<40mg/dl
   40%以上的患者<10mg/dl,有时甚至无糖
 类风湿因子阳性,可高于血清中浓度
 pH<7.2
 白细胞计数<$10×10^9/L$
 细胞分类:以淋巴细胞、中性粒细胞和单核细胞为主
 C3、C4 降低
慢性期患者胸腔积液胆固醇结晶阳性

注:LDH,乳酸脱氢酶。

类风湿性胸腔积液诊断时,需要排除感染性和肿瘤性疾病引起的胸腔积液。类风湿性胸腔积液一般不需要特殊处理,胸腔积液量少时可暂不治疗;若胸腔积液量较大,出现压迫症状时,则需进行胸腔穿刺,抽取胸腔积液及用糖皮质激素或免疫抑制剂等治疗。偶尔需要做胸膜腔内硬化剂治疗。

三、肺实质病变

(一)RA 合并间质性肺疾病(RA-ILD) 间质性肺疾病(ILD)是 RA 最为常见的肺部表现,而且在临床上20%的弥漫性肺间质纤维化患者与 RA 有关。本病多见于老年男性,男女比例为1.5:1~2:1。大多数患者有吸烟史,类风湿因子水平高,且有明显的关节外症状。约有70%的患者在关节炎发作5年后出现肺部受累。但有15%的患者在关节炎出现6年前即有胸部 X 线的改变。还有15%的患者在关节炎晚期出现肺部病变。

1.临床表现 大部分患者起病隐匿,疾病进展缓慢,临床症状主要为进行性呼吸困难和干咳。晚期可出现特征性体征:杵状指(趾),两下肺可闻及爆裂音(Velcro 啰音)。若患者伴有感染、肿瘤或药物反应时,治疗非常困难。患者在晚期多死于呼吸衰竭。RA 患者合并肺间质病时,其预后比

RA 合并其他肺部表现(如肺部结节或 BOOP)的患者要差。

RA 合并肺间质纤维化与特发性肺纤维化(IPF)及其他结缔组织病合并间质性肺疾病,在影像学上难以区别。高分辨率 CT(HRCT)是发现肺部间质改变的较为敏感的方法,而且 HRCT 还可以发现 RA 伴随的其他胸部异常,包括支气管扩张、肺部结节、淋巴结病和胸膜疾病(图30-2-2)。

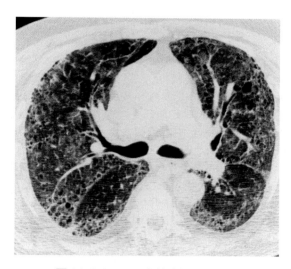

图30-2-2 RA 合并肺间质纤维化
HRCT 显示蜂窝肺样改变和周围肺野的网状阴影。

肺功能改变主要为限制性或限制-阻塞性通气功能障碍。早期特征性改变为弥散功能下降和肺容量的减少。

支气管肺泡灌洗(BAL)广泛用于肺间质病的研究。RA 合并肺间质病时,BAL 的改变变化多端。通常,RA 患者不合并肺间质病时,其 BAL 的细胞分类为正常表现,但也可能呈现出淋巴细胞肺泡炎的改变。相反,RA 患者临床上明确合并有肺间质病,BAL 表现为中性粒细胞肺泡炎和巨噬细胞绝对数的增加,其 BAL 的表现类型与 IPF 的 BAL 类型相似。一般而言,BAL 表现为淋巴细胞增多的患者,通常对糖皮质激素治疗的反应较好;而表现为中性粒细胞肺泡炎的患者对糖皮质激素的治疗反应较差,其预后不良。

RA-ILD 的发病机制尚不清楚。此外,临床上应注意许多常用抗风湿药也可引起弥漫性肺部病变,如金制剂、青霉胺、甲氨蝶呤等。这些药物所引起的肺部病变与 RA 本身所致的间质性肺部病变难以鉴别。

2.病理 RA-ILD 的肺部病变的病理类型上,一般以 UIP 为主;其次为 NSIP、OP,而 LIP、DAD 少见。RA 合并间质性肺疾病时通常并不推荐外科肺活检。但是,RA-ILD 患者获得特异性病理学诊断后,有助于判断疾病的进程和治疗反应。RA-ILD 的病理学类型与特发性间质性肺炎(IIP)的病理学类型相似。然而,某些研究发现,例如淋巴样组织增生和浆细胞浸润在 RA-ILD 中常见。RA-ILD 另一个显著特点是,在同一个活检标本中可以发现不止一种的病理学类型,常常发现多种病理学类型。系列比较能够发现这些差异。UIP 的病理学特征是"不均匀性",正常肺组织区域内散布着活动的纤维化病灶(成纤维细胞病灶)、肺间质炎

症和蜂窝样病变,病变通常好发于胸膜下。相反,NSIP 的特征是广泛的、弥漫性的"不均匀性"。NSIP 有两种类型:细胞型 NSIP 的特征是淋巴细胞和浆细胞浸润伴有少许纤维化;纤维化型 NSIP 的特征是纤维化病变,可单独出现或与炎性病变区域共同存在。炎症可表现为弥漫性的单核细胞浸润,也可为胶原沉着伴少许炎症。而 UIP 的特征性改变例如成纤维细胞病灶则较为少见,并且如果存在,也不是主要病变。进展型的 NSIP 与 UIP 难以鉴别。

机化性肺炎(OP)作为原发性病变,在 RA-ILD 中占10%~22%。这一病理类型可为 RA 本身所致,也可能是药物过敏的后果,如甲氨蝶呤、利妥昔单抗、柳氮磺吡啶和依那西普等。OP 的病理学发现有:马逊体(Masson bodies)肉芽肿组织所致的栓塞,延伸到支气管腔和肺泡,并阻塞气道。组织栓子由炎症细胞、细胞残片、纤维素、肌纤维母细胞和未成熟的结缔组织所组成。

3. 治疗 RA 患者在治疗中,往往需要使用免疫抑制剂,部分患者还需要使用糖皮质激素。治疗上目前认为对于 RA 有效的药物对于 RA-ILD 不一定有效,治疗方案上以糖皮质激素(中等量-足量)及免疫抑制剂的使用为主,但确切的方案目前尚未达到共识,如糖皮质激素的起始量、使用疗程、减量方案及免疫抑制剂的种类、用量及疗程、减停药方案等。而 TNF-α 拮抗剂等生物制剂在 RA 的关节炎治疗上有很好的疗效,但对 RA-ILD 的疗效还有待进一步明确。

部分患者可以合并机会性感染,因此在鉴别诊断上需要与 RA 合并机会性感染,如 PCP、巨细胞病毒(CMV)肺炎等、治疗药物相关性肺损害(NSAIDs 类药物引起的急性过敏性肺炎、MTX 所致肺损害等)相鉴别。

RA-ILD 是影响 RA 患者生活质量和生存期的重要因素,也是 RA 致死的主要原因之一,一旦诊断,需要积极治疗。临床上如果有杵状指(趾)、肺一氧化碳弥散量(D_LCO)降低、病理类型为 UIP、HRCT 显示蜂窝肺样改变的患者往往提示预后不良。但是,纤维化型 RA-ILD(病理类型为UIP、纤维化为主型的 NSIP)的预后较纤维化型 IIP 要好。由于不同的病理改变对治疗反应和预后往往不同,故在治疗前应该明确患者的基础病理改变性质。目前有关吡非尼酮和尼达尼布等抗纤维化药物治疗纤维化型 RA-ILD 的研究很少,大多数专家认为患者对抗纤维化药物治疗可能获益,但需结合药物副作用进行综合评估。

(二)其他肺实质病变 除了 RA-ILD 外,RA 患者的肺实质病变还可以表现为肺内小结节影、急性嗜酸细胞性肺炎、肺尖纤维化、肺内小结节等,罕见的还有肺淀粉样变等。

既往认为 RA 合并肺内小结节影并不多见,但随着HRCT 在临床的广泛应用,现发现 RA 合并肺内小结节影并非少见,发生率为 22%~32.5%。肺内小结节影可以在 RA的各个病程中出现,少部分还可以早于 RA 的诊断而出现。通常在男性、RF 阳性、有皮下结节的患者中多见;一般无明显的临床症状,但若出现结节破溃、继发感染可以合并胸腔积液、支气管胸膜瘘、脓胸等而出现相应的临床表现。胸部

CT 以小结节或微结节多见,一般直径小于 3mm;多分布于外周、胸膜下,部分可以是钙化的小结节。病理上小结节中心是纤维素性坏死,周围有单个核细胞及肉芽肿形成。类风湿结节对治疗 RA 关节炎的药物反应也很好,一般明确诊断后,无需特殊治疗,只要定期随诊。但需特别注意与其他结节性病变的鉴别,尤其是肿瘤性病变、感染性病变,后者一般有其他临床表现,结节直径较大,且在短期内有增大。

急性嗜酸细胞性肺炎或急性过敏性肺炎主要是由治疗药物引起,如 NSAIDs 类药物、MTX 等,临床表现为发热、咳嗽、呼吸困难,常伴有皮疹、外周血嗜酸性粒细胞升高等,在停药后症状能减轻、缓解,部分患者需要在停药同时予以糖皮质激素的积极治疗。

少部分 RA 患者还可以合并肺尖纤维化;这与强直性脊柱炎合并的肺尖纤维化类似。部分肺尖纤维化与渐进性坏死性肺类风湿结节的空腔化病变有关。另外,在 RA 患者中可以继发肾、胃肠道的淀粉样变,但 RA 继发肺淀粉样变很罕见。

四、肺部类风湿结节

类风湿结节在 RA 患者中较常见,其中肺部类风湿结节是发生于胸膜下或肺间质的坏死性结节,常发生于类风湿因子滴度很高、伴有皮下结节的重度 RA 患者,组织学上与类风湿皮下结节类似。结节可单发或多发,以多发多见,直径 0.1~7cm 不等,圆形或卵圆形,大的结节可形成空洞,空洞的大小与关节炎的加重或缓解平行。肺结节可变大或变小,多与皮下结节相平行。病理学上,类风湿结节的中心由类纤维蛋白坏死所组成,外带环绕有单核细胞、慢性炎症细胞和肉芽组织。肺部类风湿结节的病理学改变与皮下结节的组织学发现相同。

(一)临床表现 RA 患者合并肺部类风湿结节时,其临床症状不明显,结节较大时或继发感染时,患者可有咳嗽。累及胸膜时有胸痛。肺尖部较大结节压迫神经可引起疼痛。结节坏死时可发生咯血;若坏死结节位于外周,可引起胸膜炎或气胸。胸部 X 线表现为圆形空洞,密度均匀,边缘清楚。有时可见厚壁而光滑的空洞。结节及其空洞消长常与 RA 的活动性和皮下结节的消长相平行。诊断需靠病理,可行经支气管镜肺活检(TBLB)或经胸壁针刺活检。必要时开胸肺活检。有空洞时需与结核及肿瘤相鉴别。

(二)治疗 合并肺部类风湿结节的 RA 患者一般预后良好,不影响肺功能,不需要特殊处理,糖皮质激素的治疗效果不确定。

五、类风湿尘肺

临床上常称为 Caplan 综合征,为 Caplan 1953 年首次报告。RA 患者合并尘肺时常合并 Caplan 综合征,患者肺部除尘肺外还可见多发性圆形结节影。此外,从事翻砂、石棉、

陶瓷、纺织、花岗岩和铅等职业的类风湿患者也可见这种类似病变。病理学表现为类似 RA 结节，但在中央坏死区可见煤尘沉积。结节以纤维变性和中心区易有空洞形成为特征。肉眼可见结节为圆形或卵圆形，切面呈黄黑相间的同心圆结构。组织学与胸膜-肺结节的渐进性坏死性结节相仿，有时可见多核巨细胞。外周有炎症区，有中性粒细胞和巨噬细胞。

Caplan 综合征可无特征性的临床表现，胸部 X 线表现以多发性结节状阴影为主，也可为单发结节。直径可达 3cm 或者更大，多为于肺周围部。半数可见空洞，偶尔并发支气管胸膜瘘，但极少合并胸膜炎。治疗无特殊，糖皮质激素治疗无效。主要为对症治疗及治疗并发症。

六、肺血管炎及肺动脉高压

RA 患者并发肺动脉高压较少见，有肺动脉高压者常合并雷诺现象。病理可见动脉发生纤维素样坏死，在瘢痕处的肺叶内间隔中伴小动脉和静脉闭塞。动脉管腔狭小。RA 发生肺动脉高压的产生机制尚不清楚，多数认为与循环免疫复合物（CIC）有关。CIC 促发血管炎、血管痉挛及血管内血栓形成等，导致肺动脉高压。

临床表现与特发性肺动脉高压相似，诊断主要靠多普勒超声心动图，心电图、X 线胸片早期往往是正常的，其诊断意义较小，晚期可发现肺动脉增粗。肺功能检查可发现弥散功能下降和低氧血症。部分患者可发现髓过氧化物酶抗中性粒细胞胞质抗体（p-ANCA）。创伤性的检查有右心导管测定。治疗可以静脉应用甲泼尼龙，随后应用口服泼尼松加环磷酰胺，可能对早期患者有效，但疗效往往不确定。

七、气道受累

慢性气道阻塞是 RA 患者常见的临床表现，临床上患者可有气流阻塞的症状，包括咳嗽、痰量增加和呼吸困难。肺功能检查可发现气流阻塞。FEV$_1$ 和 FEV$_1$/FVC 在 RA 患者中可出现明显降低，其发生率为 38%~81%。发生原因与 RA 患者的气道反应性增加有关。通常认为呼吸系统感染在气道阻塞的发病中起了重要的作用。治疗上，如果患者症状轻微或缺如，则不需要特殊处理。必要时可吸入支气管扩张剂或糖皮质激素。

（一）上呼吸道病变　环杓关节炎相关性气道病变可以累及上气道。环杓关节有一个确实的滑膜面，在 RA 患者中可受到影响。间接或直接喉镜检查及 CT 可以发现 75% 的 RA 患者有环、杓状软骨异常。RA 可合并环杓关节炎及喉炎，最常见的症状是咽喉部异物感、咽痛、声嘶、喘鸣和呼吸困难，有时疼痛可放射至耳部。症状严重者可有吸气时呼吸困难，讲话时疼痛。RA 颞颌关节可引起小颌畸形，甚至发生阻塞性睡眠呼吸暂停综合征。喉镜检查见声带充血、水肿，环、杓状软骨活动异常，黏膜增厚。肺功能流量-容积曲线示吸气段呈锯齿形。某些 RA 患者中，环杓关节是最主要的受累关节，可出现在疾病的早期，此时其他关节可能还没有累及。

环杓关节受累可导致环、杓状软骨功能损伤，甚至关节强直。严重的患者中，患者合并气流阻塞。环杓关节炎的患者合并有声带异常，如果需进行气管内插管治疗，则可能导致声带损伤或咽喉部水肿。

（二）支气管扩张　HRCT 可发现 RA 患者中支气管扩张相当常见（图 30-2-3），但临床上支气管扩张的症状不多见。HRCT 检查表明 30% 的 RA 患者合并支气管扩张，其发生机制仍然不明确。RA 患者发生气管和支气管感染的可能性增加，也容易发生气道阻塞，最终导致支气管扩张的发生。

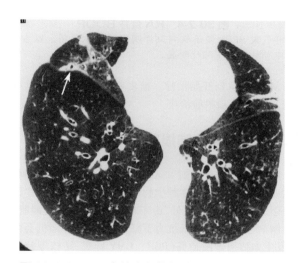

图 30-2-3　RA 合并支气管扩张，HRCT 显示右中叶柱状支气管扩张

（三）闭塞性细支气管炎伴机化性肺炎（BOOP）　BOOP 可见于系统性疾病，包括 RA、其他结缔组织病和炎症性肠病，以及病毒和细菌感染性疾病，也可为药物或接触毒性物质后的并发症，或为一种特发性的疾病过程。BOOP 的病理特征是细支气管管腔内和肺泡导管中存在肉芽组织，远端的肺组织中合并有机化性肺炎。

BOOP 患者通常表现为非特异性症状，包括阵发性咳嗽、呼吸困难、体重下降和发热等。查体可闻及爆裂音。胸部影像学检查的典型表现为双肺斑片状阴影，CT 有时可发现实变区域或呼气末气体陷闭（图 30-2-4）。肺功能检查表现为限制性通气功能障碍。由于经支气管镜获得的标本太少，BOOP 的诊断通常需要外科肺活检（开胸肺活检或经胸腔镜肺活检）。

合并有 BOOP 患者，通常应用糖皮质激素治疗。经糖皮质激素治疗后的 BOOP 患者，其预后良好。泼尼松的剂量为 1~1.5mg/(kg·d)，最大剂量可达 100mg/d，应用 1~2 个月。也可以静脉应用大剂量糖皮质激素冲击治疗，如果治疗成效，随后将糖皮质激素在 3~6 个月内逐渐减量。在激素减量期间及治疗终止后，应该仔细监护患者病情。如果

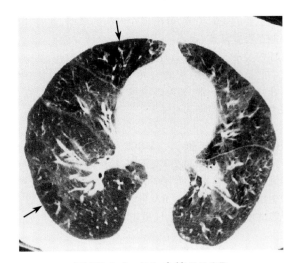

图 30-2-4　RA 合并 BOOP

呼气末 HRCT 显示双侧斑片阴影及气体陷闭,以右中肺叶和右下肺叶明显。

病情复发,应重新开始治疗。糖皮质激素无效或患者不能耐受,则联合环磷酰胺治疗。

八、药物相关性肺损害

RA 的治疗经常用到 NSAIDs 类药物、各种免疫抑制剂、糖皮质激素,现在还有多种生物制剂应用于临床,这些药物均可引起肺部损害。此外,由于糖皮质激素、免疫抑制剂、生物制剂等使用,机体抵抗力下降,容易合并肺部机会菌感染,发生如肺孢子菌肺炎(PCP)、CMV 肺炎、结核等肺部并发症,这些需要与 RA 的肺部受累相鉴别,并及时给予适当处理。不过,有时药物性肺损害与 RA 肺受累的鉴别并非容易,尤其是免疫抑制剂甲氨蝶呤(MTX)肺损害。

(一)甲氨蝶呤肺炎　　MTX 早在 1948 年首次作为肿瘤化疗药物应用于临床的,20 世纪 80 年代才被应用于 RA 的治疗中。其主要副作用有口腔溃疡、脱发、骨髓抑制等,肺损害也并不少见。MTX 肺损害的发生率为 1%~5%。具体发病机制还不明确,可能与过敏反应有关,但也发现部分患者再次使用 MTX,并未再次出现肺部受累。

临床上应用相对较低的剂量,如每周 1 次 10~20mg,也可在 RA 患者中发生间质性肺疾病,而且与年龄、性别、疾病的时间和累积剂量无关。通常 RA 患者合并有 RA 相关肺部病变时,容易发生甲氨蝶呤肺炎。RA 患者应用 MTX 治疗时,1%~11%的患者发生甲氨蝶呤肺炎。50%的患者发生在 MTX 治疗后 4 个月左右得到诊断,临床上以急性发热(93%)、干咳(82%)、呼吸困难(69%)为主要表现,HRCT 主要表现为双肺对称性分布的浸润性磨玻璃样渗出影,也可有气体陷闭、索条影、结节影等表现。部分患者可出现肺内网格、蜂窝影等慢性肺纤维化的表现;还有 7%~17%的患者会合并胸膜肥厚。白细胞计数可增加,约 50%的患者出现外周血嗜酸性粒细胞的轻度升高,血沉加快,乳酸脱氢酶增

加。通常,高龄、合并糖尿病、已有肺部受累、先前曾用过硫唑嘌呤、金制剂或 D-青霉胺等药物、低白蛋白血症等的 RA 患者,易出现 MTX 肺损害,因此在上述高危患者中应该尽可能避免使用 MTX。对于应用 MTX 以后发生这一临床情况的 RA 患者,应该停用 MTX,否则就可能进展成为晚期肺间质纤维化。

(二)金制剂诱发肺炎　　RA 患者中,金制剂诱发肺炎需与 RA 合并间质性肺疾病的各种类型相鉴别,特别要提及其基础病理改变可能相同,表现为不同程度的 NSIP 和 BOOP。一般在应用金制剂治疗后 4~6 周后出现呼吸困难和咳嗽,少数患者有外周血嗜酸性粒细胞增多症。偶尔 X 线胸片显示混合性肺泡间质浸润阴影。支气管肺泡灌洗表明淋巴细胞占优势。停用这一药物后能够显著减轻症状,据此可以与 RA 合并间质性肺疾病相鉴别。严重的患者伴有显著的气体交换异常,糖皮质激素治疗可以迅速减轻症状。目前国内外临床已几乎不再使用金制剂治疗 RA。

总之,药物相关性肺损害需要与 RA 肺部表现、继发感染等相鉴别,但有时鉴别上述情况很困难。一般认为经皮肺穿刺病理学检查是最好的鉴别诊断方法。支气管肺泡灌洗液中若以淋巴细胞增多为主,且以 CD_4^+ 的 T 细胞为主,则更提示是 MTX 损害;病原学的阳性则提示继发感染。治疗方面,如果诊断或高度怀疑是 MTX 所致的肺损害,应该及时停药,并予以糖皮质激素+环磷酰胺或硫唑嘌呤等免疫抑制剂,常可以获得很好的疗效。

九、类风湿关节炎合并肺部感染

RA 患者感染的风险增加,肺脏是常见的感染部位,RA 患者发生肺炎的概率几乎是普通人群的 2 倍。糖皮质激素治疗与肺炎发生的风险随剂量的增加而增加,当剂量大于 10mg/d 时,肺炎的风险明显增加。MTX 治疗伴有发生系统性感染的风险及机会性感染,例如:肺孢子菌肺炎和播散性组织胞浆菌病。大部分感染发生于治疗的最初 2 年。

应用抗 TNF-α 抑制剂增加了感染的风险,球孢子菌病(coccidioidomycosis)、组织胞浆菌病、李斯特菌属、诺卡尔菌属和曲霉属所致的感染都已经报道。严重感染的风险尤其好发于治疗后的第一个月。抗 TNF-α 制剂显著增加分枝杆菌感染的风险,尤其增加结核分枝杆菌感染的风险。TNF-α 在形成和稳定肉芽肿过程中起了重要作用,阻断这一分子可能使潜伏的结核病重新活动。应用抗 TNF-α 制剂治疗的患者结核病可以出现特异的表现,尤其是肺外结核和播散性结核。

在应用这些制剂之前,筛查潜伏性结核病可以显著降低感染的发生数量。预防结核的措施包括:详细询问结核病风险的病史;结核菌素皮肤试验(表 30-2-3)。结核菌素皮肤试验阴性在免疫抑制的患者中并不能除外潜伏的结核病。应用 γ 干扰素释放试验(如 T-Spot、QuantiFERON-TB Gold Test)较为敏感。潜伏性结核病患者在使用抗 TNF-α 抑制剂治疗之前,需要应用异烟肼治疗 9 个月,可降低 TNF-α

抑制剂治疗并发结核病的发生率。使用这些药物治疗的患者应该密切观察感染的症状和体征。

表30-2-3 应用抗TNF-α抑制剂治疗之前，评估和处理潜伏性结核病

完整的病史
危险因素
    居住于结核病高发的国家
    密切接触活动性结核病患者
    医务工作者
    曾经拘留在监狱内
    流浪人员
    过去结核菌素皮肤试验阳性
    滥用毒品史
筛查措施
    结核菌素皮肤试验
    γ干扰素释放试验（interferon-γ release assay）
    对病史疑有结核病或结核菌素皮肤试验阳性,进行胸部
        X线检查
9个月异烟肼治疗
    结核菌素皮肤试验≥5mm
    结核菌素皮肤试验≤5mm,如果存在危险因素或者胸部
        X线片显示纤维条索阴影
    γ干扰素释放试验阳性

应用新型生物制剂治疗RA,例如利妥昔单抗（rituximab）、托珠单抗（tocilizumab）、阿那白滞素（anakinra）和阿巴他普（abatacept）,应该注意并发感染的可能性。使用这些药物之前同样需要筛查潜伏性结核病。

当然,临床上鉴别感染和非感染性肺部炎症有时相当困难,特别是OP和其他类型的ILD可能有类似感染的表现。肺部结节阴影的鉴别诊断不仅有类风湿结节,而且包括细菌、真菌和分枝杆菌感染。许多患者中应该考虑进行支气管镜检查和外科肺活检。

（蔡柏蔷）

参考文献

[1] ANTIN-OZERKIS D, EVANS J, RUBINOWITZ A, et al. Pulmonary manifestations of rheumatoid arthritis [J]. Clin Chest Med, 2010, 31 (3): 451-478.

[2] SCHWARZ MI, ZAMORA MR, HODGES TN, et al. Isolated pulmonary capillaritis and diffuse alveolar hemorrhage in rheumatoid arthritis and mixed connective tissue disease[J]. Chest, 1998, 113(6): 1609-1615.

[3] METAFRATZI ZM, GEORGIADIS AN, IOANNIDOU C, et al. Pulmonary involvement in patients with early rheumatoid arthritis[J]. Scand J Rheumatol, 2007, 36(5): 338-344.

[4] LESLIE KO, TRAHAN S, GRUDEN J. Pulmonary pathology of the rheumatic diseases[J]. Semin Respir Crit Care Med, 2007, 28(4): 369-378.

[5] GAUHAR UA, GAFFO AL, Alarcón GS. Pulmonary manifestations of rheumatoid arthritis[J]. Semin Respir Crit Care Med, 2007, 28(4): 430-440.

[6] KIM EJ, COLLARD HR, KING TE. Rheumatoid arthritis-associated interstitial lung disease: the relevance of histopathologic and radiographic pattern[J]. Chest, 2009, 136(5): 1397-1405.

[7] BALLBIR-GURMAN A, YIGLA M, NAHIR AM, et al. Rheumatiod pleural effusion[J]. Semin Arthritis Rheum, 2006, 35(6): 368-378.

[8] BROWN KK. Rheumatoid lung disease[J]. Proc Am Thorac Soc, 2007, 4 (5): 443-448.

[9] KIM EJ, ELICKER BM, MALDONADO F, et al. Usual interstitial pneumonia in rheumatoid arthritis-associated interstitial lung disease[J]. Eur Respir J, 2010, 35(6): 1322-1328.

[10] 中华医学会风湿病学分会. 类风湿关节炎诊断及治疗指南[J]. 中华风湿病学杂志, 2010, 14(4): 265-270.

第三节
系统性红斑狼疮的肺部表现

系统性红斑狼疮（systemic lupus erythematosus, SLE）是一种多因素（遗传、环境、感染、药物和免疫反应各环节）参与的自身免疫性结缔组织病,常常累及多系统、多器官,临床表现复杂,病程迁延反复。多见于年轻女性,男女发病比为1:（5~10）。患者突出表现有多种自身抗体,其中最重要的是双链DNA抗体。SLE往往累及全身多个器官系统,呼吸衰竭、肾衰竭、感染和中枢神经系统损伤是SLE患者死亡的主要原因。

临床上有半数以上的SLE患者伴有各种肺、胸膜病变,仅次于肾、关节和皮肤。SLE肺部病变的发生机制与循环免疫复合物（CIC）有关,常见的肺和胸膜的表现见表30-3-1。其中,间质性肺炎发生率为98%,胸膜肥厚83%,支气管肺炎57%。全部均有细支气管扩张、灶性肺气肿等远端气道病变。

表30-3-1 SLE的肺和胸膜的病变

病变部位	SLE常见肺和胸膜的临床表现
胸膜病变	胸膜炎 胸膜腔渗出
肺实质病变	急性狼疮性肺炎 闭塞性细支气管炎伴机化性肺炎（BOOP） 急性呼吸窘迫综合征 弥漫性肺泡出血 慢性间质性肺炎/肺纤维化 尿毒症性肺水肿 呼吸肌衰弱 膈肌功能障碍/肺萎缩综合征（SLS） 感染性肺炎
血管受累	肺血管炎 急性可逆性低氧血症 肺栓塞/血栓栓塞性疾病 肺动脉高压
气道疾病	阻塞性肺疾病 肺不张 上气道疾病

一、狼疮性胸膜炎

SLE 较其他结缔组织病易累及胸膜。狼疮性胸膜炎是 SLE 胸膜病变的最常见表现,发生率达 60%~70%,可表现为干性、单侧或双侧渗出性胸膜炎,通常以双侧胸腔积液多见。狼疮性胸膜炎和/或胸腔积液也可能是 SLE 的唯一临床表现,常可以反复发生,胸腔积液多为少量或中等量,但个别 SLE 患者偶有大量胸腔积液的临床表现。某些患者可能合并更为严重的合并症,例如急性狼疮性肺炎或狼疮性肾炎。狼疮性胸膜炎一般发生在确诊 SLE 的患者中,CIC 在狼疮性胸膜炎的发生中发挥重要作用。SLE 合并胸膜病变的病理改变主要是淋巴细胞、浆细胞的浸润,胸膜增厚和纤维化常见,免疫荧光染色可见免疫球蛋白和补体沉着。偶尔累及胸膜血管时有血管炎的表现。

(一)临床表现 SLE 患者出现胸腔积液时或病变累及胸膜后,常有胸痛、发热、咳嗽、胸闷等症状,并有胸腔积液的体征。影像学检查可以发现单侧或双侧的胸腔积液,常常伴有心包积液(图 30-3-1)。胸腔积液通常是浆液性的,偶呈血性,生化检查为渗出液。胸腔积液中白细胞数(5~10)×10⁹/L,急性期以中性粒细胞为主,慢性期以单核细胞为主。胸腔积液无特异性,常被误认为感染性类肺炎性胸腔积液。胸腔积液中葡萄糖值与血糖接近,故测定胸腔积液中的葡萄糖水平有助于鉴别 SLE 所致的胸腔积液。大多数 SLE 患者的胸腔积液抗核抗体(ANA)值升高,胸腔积液 ANA 滴度大于 1:160,且胸腔积液 ANA/血清ANA>1,此为确诊 SLE 合并狼疮性胸膜炎最有价值的检查之一。胸腔积液 C3、C4 降低,CIC 升高。胸腔积液中有时可查见狼疮细胞(LE 细胞),这是狼疮性胸膜炎特异的诊断标志,但是狼疮细胞的敏感度变化很大,据报道从 0 到 90%。狼疮性胸腔积液可自行吸收,亦可经常复发,或向对侧迁徙倾向。

(二)鉴别诊断 狼疮性胸膜炎通常发生在已经确诊为 SLE 的患者,但是也可为疾病首先出现的症状和体征。故对于原因未明的胸腔积液和胸膜病变,在鉴别诊断时应该考虑到 SLE 的可能性。此外,SLE 患者如发现有胸腔积液,除狼疮性胸膜炎外,还需考虑其他疾病的可能性。包括感染、结核性胸膜炎、肺栓塞、充血性心力衰竭和肾炎等。

(三)治疗 SLE 患者的狼疮性胸膜炎的处理强调原发病的治疗,糖皮质激素治疗有效,常常能迅速缓解患者的症状。抗生素、抗结核药物治疗无效。大量胸腔积液可穿刺抽液治疗。胸腔内注射糖皮质激素并不能获得更为显著的疗效。治疗狼疮性胸腔积液时很少需要使用胸腔导管进行引流。对于难治性狼疮性胸腔积液在抗炎治疗后,可以应用四环素或石膏粉作胸膜硬化疗法,往往能获得成功。

二、肺实质受累

急性狼疮性肺炎的发生率为 1%~4%,多见于女性患者,为 CIC 介导的急性肺损伤。病情演变迅速,死亡率高达50%,死亡原因常为急性呼吸衰竭,或者是 SLE 的其他并发症(肾炎、脑病),或者合并院内感染。组织学可见肺出血、水肿、肺泡间隔中性粒细胞浸润和急性毛细血管炎,亦可见中等血管炎。免疫组织学染色,可见免疫复合物沉积,电镜可见肺泡间隔和毛细血管上皮细胞胞质网中有电子致密颗粒。

(一)临床表现 常表现为原有 SLE 症状加重,伴发热、咳嗽、咳痰,进行性呼吸困难和呼吸窘迫,甚至咯血。严重时可发生急性呼吸窘迫综合征,血气分析表现为低氧血症和低碳酸血症。X 线胸片表现是非特异的,常见改变为中下肺野边缘不清的片状浸润影,易游走或迅速消失,或呈弥漫性小结节影(图 30-3-2)。

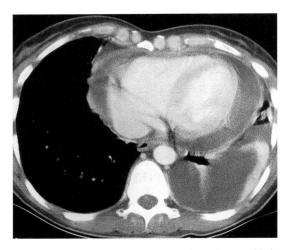

图 30-3-1 SLE 合并狼疮性胸膜炎时,CT 检查发现左侧胸腔积液伴有心包积液

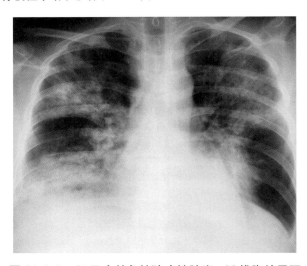

图 30-3-2 SLE 合并急性狼疮性肺炎,X 线胸片示双肺斑片状阴影,部分实变区内有气囊样改变

（二）诊断和鉴别诊断 典型的急性狼疮性肺炎常发生于已确诊的 SLE 患者，但也可为 SLE 患者的首发临床表现。有报道 12 例急性狼疮性肺炎患者中，其中 6 例在发病前未确诊为 SLE。临床上对于不可解释的肺部浸润阴影，尤其是青年女性，则应该考虑到急性狼疮性肺炎的可能性。由于 SLE 患者合并肺部感染较为多见，也可有肺部浸润阴影，临床上鉴别急性狼疮性肺炎与感染所致的肺炎是相当困难的，尤其是已经使用免疫抑制剂治疗的 SLE 患者。故在诊断急性狼疮性肺炎时需要仔细排除肺部感染的可能性。应该作血和痰的常规培养，必要时作经纤维支气管镜检查以获取下呼吸道的标本，进行病原体培养。急性狼疮性肺炎的病理学检查无特异性，常见有肺泡壁炎症、肺泡出血、水肿、间质性肺炎和毛细血管内血栓等。

（三）治疗

1. SLE 合并急性狼疮性肺炎时，抗生素治疗无效。可试用大剂量糖皮质激素，必要时采取冲击治疗（如甲泼尼龙 1g/d）数日，常联合使用免疫抑制药物，如环磷酰胺和硫唑嘌呤，同时监测临床表现、肺弥散功能及其支气管肺泡灌洗液检查等判断疗效和调整治疗。也可试用血浆置换术与其他治疗方法联合应用。急性狼疮性肺炎合并呼吸衰竭时需要机械通气治疗。

2. 弥漫性间质性肺炎和间质纤维化 尸检资料证实 SLE 合并间质性肺炎占 98%，临床表现有活动期 SLE 的患者，其中狼疮肺 25.8% 有肺间质纤维化，20.6% 有间质性肺炎。SLE 合并间质性肺炎的病理类型有：UIP、LIP、NSIP 和 OP，UIP 常常发生在急性狼疮性肺炎之后。通常为慢性过程，少数由急性狼疮性肺炎发展而来，其肺部的主要症状为呼吸困难、干咳和胸痛等。急性发作时需要专业的团队，综合考虑免疫治疗、继发感染和器官功能支持和功能保护等因素，才能有效降低病死率。有少数患者发生 OP 和肺淀粉样变。这些变化与 RA 时发生的病变相似。

SLE 合并肺间质纤维化的发生率较低（<3%），且主要见于 SLE 病程长者及曾患急性狼疮性肺炎者。轻者无症状，较重者可有干咳、进行性呼吸困难、活动性气短等。胸部 X 线表现为弥漫网状或网结节状阴影，以两下肺明显，同时可见浸润阴影及盘状肺不张。胸部 HRCT 显示磨玻璃样改变、小叶间隔增厚和蜂窝肺。肺功能检查呈典型限制性通气功能障碍，运动后弥散功能下降和低氧血症加剧。肺泡灌洗和 ^{67} 镓扫描有助于诊断。确诊有赖于肺活检。糖皮质激素联合环磷酰胺或硫唑嘌呤的治疗效应取决与其肺部基础病理组织学，如果肺部病理改变为 NSIP 或机化性肺炎，则治疗反应较好；一旦出现胶原沉积和蜂窝肺形成，则治疗效果较差。

继发性感染性肺炎多见，患者因长期免疫抑制治疗，抵抗力低下，易并发肺部感染，临床上有高热，咳嗽，咯大量黄脓痰等，X 线胸片表现为片状浸润阴影，抗生素治疗有效，吸收快。

三、弥漫性肺泡出血

临床上约 2% 的 SLE 患者可并发弥漫性肺泡出血，伴有肺动脉高压时更易发生肺泡出血。通常主要发生在年轻女性患者。肺泡出血系肺泡-毛细血管单位的急性损伤，有非特异性肺泡炎和肺血管炎的表现，以弥漫性肺泡出血和大量含铁血黄素细胞沉积于肺泡腔内为其特征。亦可见肺泡壁增厚，透明膜形成，纤维蛋白、免疫球蛋白和/或补体沉积于肺泡隔和小血管壁。

SLE 并发弥漫性肺泡出血的发病机制仍然不清楚，也许有多种机制参与了发病。免疫复合物介导的肺损伤、以肺微血管炎或毛细血管炎形式存在的血管炎、与感染有关的弥漫性血管损伤和其他基础疾病以单一或联合形式参与了发病过程。从临床表现到病理学改变，急性狼疮性肺炎和急性肺泡出血有相似之处。这似乎代表了急性炎症性肺部疾病的不同疾病过程，其特征为从肺泡到毛细血管单元的不同损伤形式。

（一）临床表现 SLE 并发弥漫性肺泡出血的临床表现变化相当大，轻症者少见，表现为慢性轻度肺泡出血类型。起病初期，30%~50% 的患者有咯血；在疾病过程中，高达 90% 的患者出现咯血。急性、大量、危及生命的大出血时，临床表现为突发性呼吸困难，发热，咳嗽，大咯血，并迅速出现低氧血症和严重贫血。实验室检查可发现红细胞比积下降，X 线胸片表现为两肺大片弥漫性浸润影，边界模糊。支气管肺泡灌洗液中有大量含铁血黄素细胞。SLE 患者并发肺泡出血时，60%~90% 的患者常常同时有活动性狼疮性肾炎的临床表现。此外，近 1/3 患者可有急性病毒性或细菌性呼吸道感染，呼吸道感染尤其好发于应用环磷酰胺治疗的患者。病原体包括巨细胞病毒、军团菌、曲霉和金葡菌等。

（二）诊断 如同狼疮性肺炎，大部分 SLE 相关的肺泡出血发生于已经确诊的 SLE 患者。但是，据文献报道，部分患者是在发生肺泡出血后确诊为 SLE。SLE 相关的肺泡出血的诊断，需要综合临床表现和组织病理学检查。临床上任何表现为肺泡出血的患者，均应作 SLE 的血清学检查。其他血清学检查也需进行，以除外引起肺泡出血的其他各种原因，如测定抗中性粒细胞胞质抗体以排除肉芽肿病多血管炎，检测抗肾小球基底膜抗体以除外肺出血-肾炎综合征（Goodpasture's syndrome）。此外，SLE 合并肺泡出血须与充血性心力衰竭、尿毒症性或血小板减少性咯血相鉴别。通常需要做支气管镜检查，以发现出血部位，在急性发作时支气管肺泡灌洗液为血性。当患者无大咯血时，支气管肺泡灌洗液中如充满含铁血黄素的巨噬细胞，也为肺泡出血的证据。有时需进行开胸肺活检，但如果患者临床表现典型且血清学证据，也并不一定作开胸肺活检检查。

急性肺泡出血时的组织学发现与狼疮性肺炎相似，包括单核细胞和中性粒细胞的间质浸润、透明膜形成、肺泡坏死、水肿、微血管血栓、含铁血黄素的巨噬细胞、血管内膜增殖和血管内壁血栓机化等。某些患者可见弥漫性肺泡损伤,或感染的征象。80%的患者发现肺小动脉和微小动脉、尤其是毛细血管有炎性改变。在有肺泡出血的情况下,虽然毛细血管炎提示 SLE 的可能性,但并不特异,也可能与其他疾病有关。荧光免疫研究表明肺泡壁、肺间质及毛细血管上皮细胞有 IgG、其他抗体和 C3 沉积,但不是所有 SLE 合并肺泡出血的患者都有这些表现。

（三）治疗　弥漫性肺泡出血是一种致死性疾病,患者常常合并有医院内获得性肺炎,其死亡率高达 40%~90%。治疗上应立即给予氧疗或机械通气、输血等支持治疗,并给予大剂量糖皮质激素冲击治疗,常用甲泼尼龙 0.5g~1g/d,分多次给予,连续应用 3~4 天后逐渐减量,可以联合环磷酰胺和硫唑嘌呤治疗。亦可行血浆置换术(plasmapheresis),但效果未获证实。

四、肺不张

胸膜炎或狼疮性肺炎所致胸痛及膈肌运动受限,可产生小区域阶段性肺不张、肺基底段盘状肺不张(图 30-3-3)。临床有明显症状如咳嗽等。由于肺容量下降,肺内分流增大,可有呼吸困难、发绀和低氧血症。肺功能主要为限制性通气功能障碍。

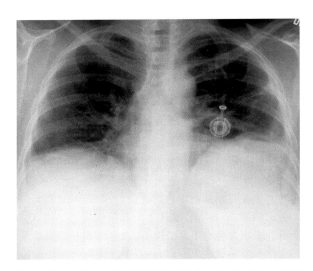

图 30-3-3　SLE 合并膈肌功能不全,X 线胸片显示肺容积减少、横膈升高和盘状肺不张

五、肺血管炎和肺动脉高压

过去认为,SLE 的肺血管炎发病率很低,临床上较难诊断。而尸检发现有肺血管炎、肺血栓栓塞和肺梗死等多种类型,19%的患者合并肺小动脉炎。过去认为肺动脉高压很少见,但近来通过多普勒超声动态观察 SLE 患者,发现 14% 有肺动脉高压,其病因可能由于肺血管炎、肺纤维化、肺血栓栓塞或血管痉挛等引起。

SLE 并发肺动脉高压的具体发病机制尚不清楚,伴有雷诺现象的 SLE 患者 75%~80%患有肺动脉高压。特发性肺动脉高压患者 7%~30%有雷诺现象,其中 16%~54%的 SLE 患者血清狼疮抗凝物(LA)阳性,核糖核蛋白抗体、类风湿因子、抗磷脂抗体和抗内皮细胞抗体也呈阳性。而其他胶原病所致的下肢深静脉血栓与脑血栓 LA 亦阳性,认为 LA 与血栓形成密切相关。这类患者常有反复肺栓塞与肺梗死,易产生肺动脉高压。此外,抗磷脂抗体与 SLE 相关的肺动脉高压之间存在着一定的关系,这些抗体也与急性和复发性肺血栓栓塞有关。

（一）临床表现和诊断　SLE 患者合并肺动脉高压时,与特发性肺动脉高压相似。临床上有进行性呼吸困难、活动耐力下降、伴有右心室劳损的症状,严重时可并发肺心病。疾病早期 X 线胸片正常,但疾病晚期可出现典型的肺动脉增宽的表现。超声心动图或心导管检查有肺动脉压力的抬高,肺动脉造影可除外血栓栓塞性疾病。SLE 合并肺动脉高压时的组织病理学改变无特异性。病理学异常表现包括肌肉肥厚、内膜增生、葱皮样纤维化、丛状损害和原位血栓等。肺血管炎的表现罕见。有报道,偶见有肺动脉高压的少见临床表现——肺静脉堵塞病的组织病理学改变。

（二）治疗　SLE 患者合并严重肺动脉高压时,其预后与特发性肺动脉高压相似,有着相当高的死亡率,患者常死于心脏骤停。治疗可用血小板抑制剂和抗凝治疗。血管扩张剂疗法对 SLE 合并肺动脉高压的疗效似乎不很理想,但有报道,6 例 SLE 合并肺动脉高压的患者经用依前列醇(epoprostenol)长期治疗(>12 周),并合并应用抗凝治疗,肺动脉压力明显降低,肺血管阻力下降,取得了较为满意的疗效。

六、肺血栓栓塞

肺血栓栓塞以往被认为是 SLE 的罕见肺部合并症,北京协和医院从 1997 年 1 月收治的 327 例 SLE 中合并肺血栓栓塞 9 例,占 2.8%。文献报道,180 例 SLE 患者中有 16 例合并肺血栓栓塞,占 8.9%(16/180)。提示 SLE 合并肺血栓栓塞并不罕见。SLE 合并肺栓塞患者中典型的呼吸困难、咯血、胸痛三联征并不常见,大多数患者仅有渐进性活动后气短,并无咯血、胸痛。常易与 SLE 的其他肺部损害相混淆,如胸膜炎、出血性肺泡炎及呼吸肌无力、慢性间质性肺疾病、机会性肺炎和肺动脉高压。尤其是肺动脉高压与肺血栓栓塞的表现极为相近,而 SLE 又常常合并肺动脉高压。所以,临床上 SLE 患者须明确是否合并肺血栓栓塞可能;而发现肺动脉高压、肺血栓栓塞病患者需要除外 SLE。

SLE 合并肺血栓栓塞的发病机制如下:①静脉系统血栓脱落导致肺栓塞。②血管炎基础上广泛的肺原位微小血栓形成,而较大的血管内无血栓栓塞,此假说因作为组织病理学证据的肺组织活检或尸检标本数太少,而尚未得到广泛证。常常仅表现为肺动脉高压,雷诺现象和抗磷脂综合征与其有一定联系。手足雷诺现象可以代表内脏血管的痉挛收缩，导致肺组织缺氧损伤，因此易于形成血栓。③SLE所引起的肾病综合征导致高黏滞状态亦是肺血栓栓塞的成因之一。

（一）诊断　　SLE合并肺血栓栓塞时症状不典型，易误（漏）诊。如SLE活动并出现雷诺现象进行性加重（尤其是肺原位微小血栓形成者），且患者活动后心悸、气短，反复咯血，兼有中、重度肺动脉高压、抗RNP抗体阳性者，应予以注意有无并发肺血栓栓塞的可能性，应行肺 V/Q 显像和CTPA 以鉴别。对于 SLE 合并肺血栓栓塞患者，应补充行狼疮抗凝物、抗心磷脂抗体和抗 β_2 糖蛋白1抗体等检查，以明确是否合并抗磷脂综合征。常规胸部影像学检查（胸部X线片、CT 等）对诊断肺血栓栓塞用处不大。

（二）治疗　　须联合应用足量糖皮质激素、免疫制剂加有效的溶栓、抗凝治疗以缓解症状，抑制 SLE 活动和减轻肺栓塞的临床表现。对于确诊抗磷脂综合征的患者，应该接受长疗程的维生素 K 相关的抗凝药物（VKA）治疗，使国际标准化比值（INR）达到 2～3。对于发生过一次动脉血栓事件的抗磷脂综合征患者，推荐 VKA 治疗使 INR 达到 2～3 或者 3～4，具体根据不同个体的出血/血栓发生风险进行调整。利伐沙班不可用于三种 aPL 均阳性（狼疮抗凝物，抗心磷脂抗体，抗 β_2 糖蛋白1抗体）的患者。在给予充分治疗仍发生反复动脉或静脉血栓的患者，可以考虑联用低剂量阿司匹林，提升 INR 目标值至 3～4 或者改用低分子肝素治疗。

七、肺萎缩综合征（SLS）

以往发现 SLE 可引起胸壁呼吸肌和膈肌病变。患者可有气短，卧位时气短为更明显。胸部 X 线片表现为膈高位而肺野清晰，或可见两下肺野膈面上见盘状肺不张和小片状模糊影，肺功能表现为限制性通气功能障碍。现在将 SLE 并发的这一组临床表现称为肺萎缩综合征（shrinking lung syndrome，SLS），即因膈肌病变而引起的膈肌抬高、呼吸困难和限制性通气功能障碍的一组疾病。SLE 合并 SLS 的机制仍然不十分清楚，多数认为与膈肌功能衰竭或胸壁运动受限有关。

（一）临床表现　　SLS 通常在诊断 SLE 后 4 个月至 24 年内发生，SLE 患者合并 SLS 时，表现为活动后呼吸困难，导致运动能力显著下降，甚至在静息状态下也会有呼吸困难。胸膜性胸痛是常见症状。查体可以发现患者呼吸频速、浅快和胸廓运动幅度受限，并应用辅助呼吸肌进行呼吸，仰卧位时有腹部矛盾运动。

（二）诊断　　胸部 X 线检查可以发现一侧横膈特征性的抬高，少数患者有胸膜增厚或少量胸腔积液，透视下常见一侧或双侧横膈运动迟钝，甚至可见横膈完全停止运动。SLE 患者如合并有肌病，同时有 SLS 存在时，则有肌酶谱的升高。肺功能检查有特征性的限制性通气功能障碍，伴有肺容量的下降。弥散功能也降低，但是经肺容量纠正后的弥散常数（Kco）是正常的或仅仅少有下降。最大吸气和气压力降低。血气分析示 PaO_2 正常或在活动后稍有下降。经支气管镜肺活检或开胸肺活检发现肺组织正常。

（三）治疗　　SLE 合并 SLS 时的治疗是经验性的，目前尚无特异的治疗方法。糖皮质激素治疗可以减轻症状和改善肺功能。个别患者曾应用茶碱治疗，750mg/d，使症状减轻，肺总量增加 31%，这可能与茶碱增加呼吸肌群功能有关。也有报道吸入 β 受体激动剂可能有效，环磷酰胺和硫唑嘌呤可以试用。如果患者有明显的限制性通气功能障碍，则需在休息运动时进行氧疗，必要时可进行夜间无创机械通气治疗。

（蔡柏蔷）

参考文献

[1] KAMEN D, STRANG C. Pulmonary manifestations of systemic lupus erythematosus[J]. Clin Chest Med, 2010, 31(3): 479-488.

[2] KEANE MP, LYNCH JP. Pleuropulmonary manifestations of systemic lupus erythematosus[J]. Thorax, 2000, 55(2): 159-166.

[3] WARRINGTON KJ, MODER KG, BRUTINEL WM. The shrinking lungs syndrome in systemic lupus erythematosus[J]. Mayo Clin Proc, 2000, 75(5): 467-472.

[4] ROBBINS IM, GAINE SP, SCHILZ R, et al. Epoprostenol for treatment of pulmonary hypertension in patients with systemic lupus erythematosus[J]. Chest, 2000, 117(1): 14-18.

[5] HAHN BH. Systemic lupus erythematosus[M]//BRAUNWALD E, FAUCI AS, ISSEBACHER KJ, et al. Harrisons principles of internal medicine. 15th ed. New York: McGraw-Hill, 2002: 1922-1928.

[6] MAYBERRY JP, PRIMACK SL. Müller NL. Thoracic manifestations of systemic autoimmune diseases: radiographic and high-resolution CT findings[J]. Radiographics, 2000, 20(6): 1623-1635.

[7] SWIGRIS JJ, FISCHER A, GILLES J, et al. Pulmonary and thrombotic manifestations of systemic lupus erythematosus[J]. Chest, 2008, 133(1): 271-280.

[8] COGHLAN JG, HANDLER C. Connective tissue associated pulmonary arterial hypertension[J]. Lupus, 2006, 15(3): 138-142.

[9] DU BOIS RM, WELLS AU. The lungs and connective tissue diseases[M]//Mason RJ, Broaddus VC, Murray JF et al. Murray and Nadel's textbook of respiratory medicine. 4th ed. Philadelphia: W. B. Saunders Company, 2005: 1609-1633.

[10] COSGROVE GP, SCHWARZ MI. Pulmonary manifestations of the collagen vascular diseases//Fishman AP. Fishman's pulmonary diseases and disorders[M]. 4th ed. New York: McGraw-Hill, 2008: 1193-1212.

[11] PARAMBIL JG, MYERS JL, RYU JH. Diffuse alveolar damage: uncommon manifestation of pulmonary involvement in patients with connective tissue diseases[J]. Chest, 2006, 130(2): 553-558.

[12] 中华医学会风湿病学分会. 系统性红斑狼疮诊断及治疗指南[J]. 中华风湿病学杂志, 2010, 14(5): 342-347.

[13] XIA YK, TU SH, HU YH, et al. Pulmonary hypertension in systemic lupus erythematosus: a systematic review and analysis of 642 cases in Chinese population[J]. Rheumatol Int, 2013, 33(5): 1211-1217.

第四节 系统性硬化症的肺部表现

硬皮病(scleroderma)是一种原因不明的以皮肤、血管和内脏器官(包括胃肠道、肺、心、肾等)的纤维化为特征,导致免疫系统异常和器官功能衰竭的结缔组织病。根据患者皮肤病变的范围和性质,以及是否出现内脏病变,分为三类:①系统性硬化症(systemic sclerosis, SSc);②局限性硬皮病;③硬皮病样疾病。SSc分布很广,病因不明,累及多器官,所有种族均可患病。儿童及青年不多见,发病率随年龄增长而增加,高峰出现在30~50岁,女性多见,男女比例为1:3。SSc的年发病率约为14.1/100万。在我国,硬皮病的发病率仅次于RA、SLE而居第三位。

系统性硬化症除表现为皮肤弥漫性或局限性增厚外,还伴有不同程度的内脏器官受累,这是与局限性硬皮病的主要区别。在SSc中,弥漫型皮肤病变是指迅速出现的肢体远端、面、躯干的对称性皮肤增厚,这类患者早期易出现内脏病变,而且内脏受累较多较重,病变进展较快,预后较差;而局限型皮肤病变是指对称性皮肤增厚局限于肢体远端和面部,内脏受累较轻较少,病变进展较慢,预后较好。CREST综合征包括:皮下钙质沉积(calcinosis cutis)、雷诺现象(Raynaud phenomenon)、食管蠕动异常(esophageal dysmotility)、指(趾)硬化(sclerodactyly)和皮肤毛细血管扩张(telangiectasia),这类患者若不出现肺动脉高压或原发性胆汁性肝硬化,预后应比局限性皮肤型SSc好;也有少数SSc患者只有内脏器官的损害而无皮肤受累表现。

系统性硬化症的诊断需要符合1项主要标准或者3项次要标准中的2项(包括2项)以上的次要标准。①主要标准:手部皮肤增厚。②次要标准:a. 指端硬皮病(即:主要标准的改变,但局限于手指);b. 手指瘢痕或者手指指垫损伤,由于缺血造成手指末端病变或手指指垫组织缺乏;c. 双侧肺基底部纤维化。

另外,符合SSc诊断标准、同时满足SLE、RA或PM/DM诊断标准的重叠综合征(overlap syndrome)患者,则可为SSc的一种亚型。局限性硬皮病病变局限于皮肤、皮下组织和肌肉,而无系统症状。SSc是一种系统性的自身免疫性疾病,由于结缔组织的异常增生,累及皮肤真皮层则造成皮肤肿胀、变厚变硬及萎缩等特异性临床表现,同时还累及肺、消化道、肾和心血管等多个脏器而表现出相应症状。SSc比其他结缔组织病更容易累及肺脏,并且肺部受累是SSc主要的死因之一。SSc最常见的肺部表现是间质性肺炎,约占80%;其次是肺动脉高压(PAH),约占50%,但是,SSc相关的肺动脉高压(SSc-PAH)是SSc患者主要的死亡原因。

系统性硬化症的主要肺部表现:肺间质纤维化、肺动脉高压、肺泡出血、吸入性肺炎、机化性肺炎、支气管肺癌、钙质沉着症、肺囊性纤维化、药物诱发的肺疾病、胸膜疾病和自发性气胸、肺血管疾病、伴有或不伴有肺纤维化、结节病。

一、肺间质纤维化

SSc肺部病变最常见的是间质性肺疾病(ILD),ILD在局限性皮肤型或者弥漫性皮肤型SSc均可发生。SSc患者肺活检有肺纤维化表现者高达70%~80%。SSc合并肺间质纤维化和IPF的病理表现很难鉴别。早期改变包括间质水肿,肺泡壁增厚,肺泡间隔内炎症细胞浸润(单核细胞、中性粒细胞、嗜酸性粒细胞和淋巴细胞等),结缔组织基质细胞浸润,成纤维细胞增生,胶原蛋白沉积,以及肺泡腔内炎症(主要是巨噬细胞),II型肺泡细胞增生,不同程度的血管腔闭塞。病变主要分布在胸膜下、肺底及肺后段。由于广泛的纤维化导致肺泡壁逐渐变薄、破裂,形成许多小气囊。还可能有肺动脉高压表现。SSc相关性肺间质纤维化者病理改变以非特异性间质性肺炎(NSIP)类型为主,明显多于普通型间质性肺炎(UIP)的类型。SSc相关性间质性肺炎中,NSIP类型占77.5%,UIP类型占7.5%,终末期病变不能分类的有7.5%,其他类型包括呼吸性细支气管炎伴间质性肺疾病(RB-ILD)、结节病、机化性肺炎等。UIP病理学特点为病变在空间分布和时间分布上都存在明显的异质性:正常肺组织和病变组织间杂;不同部位的病变新旧程度不一,有些病灶处于活动性炎症期而另外一些则处于明显纤维化期,可以见到活跃增殖的成纤维细胞灶和胶原沉积或者蜂窝样改变同时存在。而NSIP特点为肺泡壁内有不同程度的炎症或者纤维化改变,但在时间上基本一致,无UIP新旧病灶共存的现象。

(一)临床表现 急性起病很少见,多数患者起病隐匿,在SSc病程中逐渐出现呼吸系统症状。呼吸系统症状缺乏特异性,呼吸困难最常见,约占60%,典型的症状为慢性、进行性加重的活动后气短。呼吸困难程度通常较轻,与肺纤维化、肺顺应性降低有关。如果呼吸困难症状较重,并且缺乏影像学改变,则更可能提示肺血管性疾病或者肺动脉高压。11%~18%的SSc患者有咳嗽,多为干咳。如果痰量增多则提示合并感染或者支气管扩张。咯血较少见,可能的原因为合并支气管肺癌、支气管扩张或毛细血管炎所致的肺泡出血。治疗硬皮病的D-青霉胺可导致肺肾综合征,也表现为咯血。胸膜性胸痛较少见,但43%~81%的患者有胸膜炎及胸腔积液。自发性气胸少见,但由于肺顺应性降低,合并气胸后恢复缓慢、且容易复发。听诊有双肺底的爆裂音,约半数患者有此体征。胸膜摩擦音较少见。杵状指(趾)也很少见。其余的尚有肺动脉高压体征,晚期可以有肺心病体征。

(二)辅助检查

1. 血清学检查 90%SSc患者抗核抗体(ANA)呈阳性。特异性抗体为抗着丝点抗体(anticentromere antibody, ACA)和抗Scl-70抗体。抗Scl-70抗体又称抗拓扑异构酶I （anti-topoisomerase Ⅰ）抗体，更常见于弥漫性皮肤型 SSc，与 ILD 发生风险增加相关；而 ACA 多见于局限性皮肤型 SSc，与肺血管疾病和肺动脉高压关系更密切。

2. 影像学表现 SSc 患者 X 线胸片表现可为正常，或仅有轻度间质纹理增厚。典型的 X 线胸片表现为双肺对称的网状结节影，首先出现在双肺底及肺外带，随后病变逐渐往上发展，累及下 2/3 肺，但一般不累及肺尖。随着病情进展，网状结节影逐渐加重，甚至表现为蜂窝肺和肺容积缩小。少部分患者可有胸腔积液、胸膜增厚。胸腔积液的原因可能有胸膜受累，也可能是由于肺动脉高压或者心肌纤维化所致的充血性心力衰竭。和 SLE 或 RA 比较，SSc 胸腔积液较少见。X 线胸片还可以有肺动脉压增高的征象。

CT 尤其是高分辨率 CT（HRCT）对发现肺部受累敏感性更高，约 91% SSc 患者 HRCT 有肺间质改变。常见表现有磨玻璃样改变、不规则线状影、网状结节影、蜂窝样改变及牵引性支气管或细支气管扩张。病变首先出现在肺底、胸膜下及背侧，逐渐向中上肺、肺内侧及前侧发展（图 30-4-1）。上述改变缺乏特异性，与 SLE、RA 及混合型结缔组织病的肺间质改变相似。

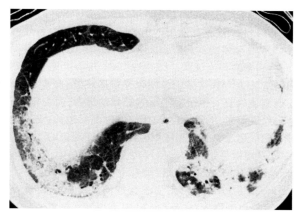

图 30-4-1 SSc 合并非特异间质肺炎
HRCT 显示双肺基底部实变；肺活检证实为 NSIP。

3. 肺功能检查 肺功能改变为限制性通气功能障碍及弥散功能下降。限制性通气功能障碍表现为肺活量（VC）、肺总量（TLC）、残气量（RV）下降，肺顺应性降低。SSc 患者的 VC 下降的速度是正常人群的 3 倍，BAL 提示有活动性肺泡炎的患者 VC 下降更快。并且 SSc 发病的前 2 年内 VC 下降更快，故早期发现肺部病变具有重要意义。弥散功能（D_LCO）下降是 SSc 肺间质病变最敏感的指标之一，对早期诊断有重要意义。较少见的改变有阻塞性或者混合型肺功能改变。运动肺功能检测显示：V/Q 不匹配加重，$P_{A-a}O_2$ 增大，死腔通气增加，V_D/V_T 增大。

4. 血气分析 早期无明显改变。随着疾病进展可出现 PaO_2 及 SaO_2 下降，$PaCO_2$ 正常或者下降。

5. 支气管肺泡灌洗（BAL） 50% ~ 60% SSc 患者 BAL 有异常发现。在出现呼吸道症状或影像学改变前，BAL 即可发现肺泡炎的存在，故有利于发现亚临床患者。BAL 特点为肺泡巨噬细胞、中性粒细胞、嗜酸性粒细胞或者淋巴细胞增多，也可有 IgG、FN、CIC 等非细胞成分增多。通常，BAL 中性粒细胞升高的患者 CT 往往表现为进展期病变、尤其是网格影改变（提示肺纤维化）；而嗜酸性粒细胞增多与磨玻璃改变有关（提示肺泡炎）。BAL 有肺泡炎表现者呼吸困难症状及影像学异常更明显，且肺功能恶化更快。BAL 中性粒细胞升高者呼吸困难更明显，肺功能下降更快、预后更差，但也有研究并未观察到类似结果。虽然许多患者 BAL 结果正常，但病情却在进展，所以不宜单独用 BAL 的结果来指导治疗或者监测病情。

6. 病理活检 经支气管肺活检（TBLB）受取材部位和标本量限制，对 SSc-ILD 的诊断价值有限。外科胸腔镜或者开胸肺活检是诊断 ILD 最可靠的标准。然而对于 SSc 外科肺活检并非必需，除非胸部 HRCT 不符合典型 ILD，怀疑肉芽肿疾病或者其他疾病，与感染鉴别困难等情况下，可以考虑进行外科肺活检。

（三）诊断及鉴别诊断 SSc 患者出现呼吸困难、咳嗽等症状时，首先需严格除外肺部感染和肺水肿等并发症，尤其是在影像学改变不典型时。根据病史、查体、胸部 HRCT、肺功能和 BAL 等检查可明确 SSc 肺部受累情况。部分 SSc-ILD 患者没有症状。因此诊断 SSc 时，应进行全面检查来筛查有无肺部受累并评价严重程度，包括：胸部 HRCT、肺功能（包括 D_LCO）、6 分钟步行试验、血氧饱和度，以及呼吸困难评分（如 Borg 指数）。有时肺部损害可出现在皮肤病变之前，或者在没有硬皮病的 SSc 情况下，诊断较困难，此时雷诺现象及血清自身抗体有助于 SSc 诊断。为了监测 ILD 进展可以每半年复查肺功能（包括 FVC 和 D_LCO），如果临床症状有恶化应该及时复查肺功能。HRCT 并不需要频繁复查，但肺功能有恶化应及时复查胸部 CT。确诊 SSc 时胸部 HRCT 正常的患者中 85% 随诊 5 年后仍然没有 ILD。因此，不合并 ILD 的 SSc 患者，建议随诊第 2 年和第 5 年时复查胸部 HRCT。

（四）治疗

1. 一般治疗 包括氧疗，肺康复治疗，控制心力衰竭及感染及治疗胃食管反流等。

2. 药物治疗 肺泡炎持续存在者，肺容积及 D_LCO 下降更明显、更快。故免疫抑制剂可用于治疗 SSc 所致的肺间质纤维化。环磷酰胺（CTX）合并低剂量泼尼松治疗可改善肺功能及预后。两者用于疾病早期可有效抑制肺泡炎。

CTD 相关 ILD 中，SSc-ILD 的随机对照研究数量有限。目前缺乏足够证据指导治疗，也无统一的治疗方案。治疗必须个体化，要充分衡量风险效益比。SSc-ILD 患者以下情况可以考虑开始治疗：有呼吸道症状；有疾病活动或者进展证据，包括疾病处于相对较早阶段，肺功能异常并且有下降趋势，胸部 HRCT 有磨玻璃影等；并且无禁忌证，如感染、免疫缺陷、妊娠或哺乳等。

目前主要治疗药物是糖皮质激素和免疫抑制剂。常用的治疗方案为环磷酰胺和口服小剂量糖皮质激素（相当于泼尼松≤10mg/d)。不能使用环磷酰胺的患者,可以考虑吗替麦考酚酯(mycophenolate mofetil,MMF)或者硫唑嘌呤加小剂量糖皮质激素。

(1)糖皮质激素:虽然在临床中糖皮质激素常用于治疗ILD,但是糖皮质激素对于SSc-ILD的疗效缺乏足够证据。糖皮质激素最佳剂量目前也没有统一意见。有专家认为泼尼松应≤10mg/d,并且应该联合其他免疫抑制剂,如环磷酰胺、吗替麦考酚酯治疗及硫唑嘌呤等。也有个别观察性研究显示,大剂量激素有短期疗效,但仍有待进一步研究。对于起病较急或者病情较重的患者,可以酌情给予泼尼松起始剂量0.5~1mg/(kg·d),逐渐减量。但是使用糖皮质激素需要慎重,一方面是缺乏足够的有效证据,有免疫抑制和感染风险,并且大剂量激素治疗对于SSc患者有导致硬皮病肾危象的风险。

(2)环磷酰胺:环磷酰胺是治疗SSc-ILD最常用的免疫抑制剂。但是环磷酰胺治疗SSc-ILD目前仍存在争议。随机双盲安慰剂对照研究(scleroderma lung study)显示,158名有活动性肺泡炎的SSc-ILD患者口服环磷酰胺[≤2mg/(kg·d)]治疗12个月,可以减慢肺功能(FVC)下降速度,改善呼吸困难、活动耐力、健康相关生活质量和皮肤增厚。至24个月,除了呼吸困难有改善,环磷酰胺的其他作用不再显著。有荟萃分析研究了环磷酰胺对于SSc-ILD肺泡炎的疗效,结果显示环磷酰胺治疗12个月能够改善FVC恶化,但是不能够防止D_LCO恶化。有临床意义的肺功能改善应大于10%,如果以此为标准,则环磷酰胺对于SSc-ILD的疗效并不显著。另有研究表明,环磷酰胺治疗ILD恶化的SSc患者,6个月和2年时分别有70%和51.8%的患者肺功能稳定或者改善。因此CTX对于进展或者加重期的SSc-ILD可能更有治疗价值,但仍需要进一步研究。总的来说,环磷酰胺可以用于SSc-ILD,但是剂量和疗程必须个体化,并且用药过程中应密切监测血常规、尿常规及肝肾功能。

(3)吗替麦考酚酯:有数个回顾性研究及观察性队列研究显示,吗替麦考酚酯治疗SSc-ILD,患者肺功能改善或者稳定。另有前瞻性观察研究显示14名SSc-ILD患者接受吗替麦考酚酯治疗12个月,6例FVC改善大于10%,5例保持稳定。最新研究结果显示,与环磷酰胺对比,吗替麦考酚酯稳定或改善肺功能的疗效相似,但患者对吗替麦考酚酯的耐受性更好,副作用更小。

(4)硫唑嘌呤:硫唑嘌呤治疗SSc-ILD的研究资料也很有限。小规模回顾性研究显示,11例有症状加重或者肺功能恶化的SSc-ILD患者,给予硫唑嘌呤和泼尼松治疗,8例治疗时间大于1年,其中5例FVC有改善,3例FVC稳定。另有研究比较硫唑嘌呤和环磷酰胺的疗效,结果环磷酰胺组FVC和D_LCO稳定,而硫唑嘌呤治疗组FVC和D_LCO恶化。也有研究显示患者完成CTX治疗后,可以用硫唑嘌呤维持治疗。

(5)自体干细胞移植:另有研究比较了自体干细胞移植和静脉环磷酰胺治疗SSc。治疗12个月干细胞治疗组FVC显著改善,80%的患者改善持续至2年。这个结果提示干细胞移植可能比环磷酰胺有效,但仍有待进一步研究。

(6)利妥昔单抗(retuximab):也有报道利妥昔单抗治疗环磷酰胺难治性SSc-ILD,结果显示症状、肺功能和HRCT有改善。

(7)抗纤维化治疗:最近的研究结果显示尼达尼布可延缓患者肺功能的下降。

对于终末期肺间质纤维化患者,在无其他脏器活动性病变时可考虑行肺移植术。

(五)预后 SSc合并间质性肺疾病的患者和IPF相比,其预后较好,SSc患者的5年生存率为86%,后者为50%。通常NSIP类型者预后比UIP类型为好,但目前在SSc肺间质纤维化患者中并未观察到NSIP类型和IPF类型的预后有差异。确诊时D_LCO和FVC水平越低,SSc肺间质纤维化的死亡率越高。

二、肺动脉高压

SSc合并肺动脉高压(SSc-PAH)的发病率为6%~60%,其中局限型SSc较易发生PAH。局限型SSc临床上诊断PAH者仅有9%,但病理活检发现65%有PAH。通常,50%~60%局限型SSc和33%弥漫型SSc合并PAH。SSc-PAH发生原因有两方面:一是继发于严重的肺间质纤维化;另外可能是由于肺血管本身的病变,也即孤立性的PAH,其严重程度与间质病变的程度无关。孤立性PAH几乎仅见于局限型SSc。孤立性PAH常见于长期合并雷诺现象、血浆ACA阳性、显微镜检查有甲皱毛细血管扩张的患者,而与年龄、性别、病程等无关。SSc发生PAH的危险因素包括:皮肤受累有限、病程超过10年、起病年龄较大、雷诺现象的严重程度和时间及甲褶毛细血管的密度等。肺弥散功能(D_LCO)的降低是发生PAH的独立危险因素。

SSc发生PAH的机制为进行性的肺纤维化和血管闭塞,肺动脉血管痉挛,以及左室功能衰竭等。严重的肺间质纤维化导致肺血管逐渐闭塞、肺血管床进行性减少。研究表明肺活量(VC)和肺血管床大小线性相关,VC在50%~80%预测值时静息肺动脉压正常、运动时肺动脉压升高,VC小于50%时静息肺动脉压升高。肺血管痉挛是PAH的另一可能机制,其原因为收缩血管和舒张血管的因子比例失衡。内皮素-1(endothelin-1,ET-1)由肺血管的内皮细胞产生,内皮细胞功能异常,ET-1产生增加及其他缩血管因子产生减少,导致PAH。有研究报道,血流动力学监测过程中注入冰盐水时,引起肺动脉收缩、导致急性PAH,被称为肺雷诺现象。几乎所有局限型SSc合并PAH的患者都有雷诺现象,这部分患者从温暖环境转移到冷空气中时,会引起D_LCO下降。此外,高凝状态、肺血管内膜增生和动脉外膜的纤维化导致的血管阻塞等因素也参与发病。高血压或者心肌受累时也会导致充血性的PAH。

继发于严重肺间质纤维化的PAH病理改变如前所述。孤立性的肺动脉高压几乎全发生在局限型SSc患者。肺血管病变主要累及肌性小动脉,小动脉向心型纤维化、逐渐替代了正常的内膜及中层,使血管壁增厚、硬化、狭窄。按病变严重程度分 3 级:1 级指肌性动脉中层肥厚,内膜层内富含酸性黏多糖的胶原向心型沉积;2 级病变包括血管内膜纤维弹性组织斑块形成,血管闭塞近 50%;3 级病变指多数动脉血管闭塞>75%。1、2 级病变肺动脉压增高并不明显,3 级病变常常有明显的 PAH。严重的肺纤维化很少见。坏死性血管炎、丛样病变和再通几乎见不到。小动脉纤维弹性组织斑块中有单核细胞浸润,提示炎症和自身免疫导致血管内皮损伤。上述病变在局限型 SSc 中更明显,也可见于弥漫型 SSc,但病变较轻。同样的病变可以出现在支气管动脉,肺静脉也可以有硬化表现。严重的孤立性肺血管病变可以继发的右心肥厚,并且比继发于肺纤维化者更严重。

(一)临床表现 SSc 合并轻度 PAH 可无症状,有明显症状者多见于中重度 PAH。症状缺乏特异性症状,呼吸困难最常见,其次是乏力、胸部不适、晕厥、心悸、咳嗽和咯血等,偶有声音嘶哑。常见体征有:肺动脉瓣区第二心音亢进,三尖瓣区可闻及收缩期杂音,剑突下心脏搏动明显;合并右心功能不全时有颈静脉怒张、肝脏增大、下肢水肿等。颈静脉搏动 α 波、胸骨后搏动、右室收缩期前奔马律及肺动脉瓣区第 2 心音亢进等四项体征综合起来发现 PAH 的敏感度为 62%。

(二)辅助检查

1. 影像学 X 线胸片及胸部 CT 示肺野内大致正常。X 线胸片可有 PAH 表现:右下肺动脉横径≥15mm,或右下肺动脉横径/气管横径≥1.07;肺动脉段突出,其高度≥3mm;中心肺动脉扩张和外周分支变细形成鲜明对比;右心室增大等。

2. 超声心动图 经胸壁超声心动图(transthoracic echocardiography,TTE)是诊断 PAH 的无创性方法。TTE 根据三尖瓣反流速度可以估测肺动脉收缩压(PASP),是目前最常用的筛查方法。荟萃分析显示,TTE 测量的三尖瓣反流速度与右心导管结果有较好的相关性。其他可以提示肺动脉高压的 TTE 表现包括右房右室扩大,室间隔变形,肺动脉反流增加及右室射血加速时间缩短等。欧洲呼吸学会/欧洲心脏学会关于 TTE 诊断肺动脉高压的标准为,如果三尖瓣反流速度>3.4m/s 并且 PASP>50mmHg 则提示很可能为肺动脉高压。如果三尖瓣反流速度≤2.8m/s,PASP≤36mmHg,并且无其他提示肺动脉高压的超声表现,则肺动脉高压可能性很小。

3. 脑钠肽 N 末端片段(NT-proBNP) Pro-BNP 也可用于 SSc-PAH 筛查。Pro-BNP 水平与右心导管血流动力学相关。Pro-BNP>240pg/ml 对于诊断 SSc-PAH 的特异度为 90%。但是 Pro-BNP 正常不能除外 PAH。另外,SSc 可有心肌受累和心功能不全,Pro-BNP 也可以增高。

4. 肺功能 合并 ILD 时肺功能改变如前所述。PAH 肺功能障碍表现为单纯性 D_LCO 下降。因此 D_LCO 也可以用于筛查 PAH。$D_LCO<43\%$ 诊断 PAH 的敏感度为 87%。$D_LCO/VA<70\%$ 提示 2.5 年内发生 SSc-PAH 的风险增加 18

倍。SSc-PAH 患者中 $D_LCO>80\%$ 很少见,仅有不到 1/6 的 SSc-PAH 患者 $D_LCO>60\%$。

5. 右心导管检查 经外周静脉(颈内静脉、锁骨下静脉)插入导管,经腔静脉、右心房、右心室达肺动脉,可以直接测量肺动脉压力。右心导管是测肺动脉压最准确的方法,可以诊断上述无创手段不能发现的 PAH。仅有约 1% 的 SSc-PAH 患者血管舒张试验有反应,并且 SSc-PAH 患者使用钙离子拮抗剂治疗有多种副作用。因此目前指南并不推荐 SSc-PAH 患者在右心导管检查时进行血管舒张试验,也不推荐使用钙离子拮抗剂。

6. 6 分钟步行试验 在特发性肺动脉高压患者中,6 分钟步行试验有助于评估病情进展和监测治疗反应,但在 SSc-PAH 患者中的应用尚未证实。SSc 患者骨骼肌肉受累较常见,可影响 6 分钟步行检测结果。

(三)诊断 SSc-PAH 症状轻微并且缺乏特异性,容易漏诊。当 SSc 患者呼吸困难明显、D_LCO 下降、NT-proBNP 升高,而 X 线胸片或 HRCT 缺乏肺实质改变或两者不成比例时应高度怀疑 PAH。SSc 患者每年应进行超声心动图检查以筛查 PAH。SSc 患者有不能解释的呼吸困难,D_LCO 下降,三尖瓣反流速度>3.2m/s 或者有其他提示肺动脉高压的超声表现,可考虑进行右心导管检查。SSc-PAH 的诊断流程图如图 30-4-2 所示。

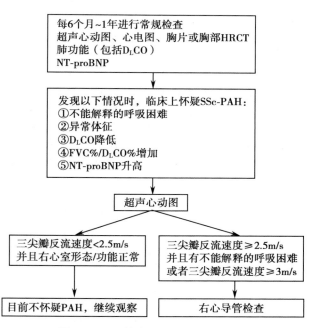

图 30-4-2 筛查 SSc-PAH 的流程

(四)治疗

1. 一般治疗 血氧饱和度低于 90% 可予以氧疗。水肿或者容量过多时使用利尿剂。难治性右心衰竭所致的心律失常时使用地高辛治疗。IPAH 和 CTD-PAH 合并晚期 PAH 时,可以口服抗凝治疗,但是抗凝治疗的风险效益比尚不明确。由于 SSc 患者溃疡性食管炎和胃窦血管扩张的发病率较高,不到一半的 SSc-PAH 患者能够耐受长期抗凝治疗。因此 SSc-PAH 是否抗凝应该个体化,充分衡量获益及出血风险。

2. 扩张肺血管药物治疗 目前已有三类药物可以用于 SSc-PAH 治疗,包括前列环素类似物、内皮素受体拮抗剂和磷酸二酯酶抑制剂。但是目前上述药物尚不能改善预后。目前不推荐使用钙离子拮抗剂治疗 SSc-PAH,但钙离子拮抗剂可以用于改善雷诺现象。SSc-PAH 的治疗要比 IPAH 复杂,治疗有效率更低。

(1) 前列环素(PGI$_2$)类似物:依前列醇(epoprostenol)是已知的治疗 PAH 最有效的药物,并且是唯一被随机对照研究证实可以改善 IPAH 生存的药物。依前列醇治疗 SSc-PAH,可以改善活动耐力和血流动力学,但是不能改善生存。依前列醇的缺点是需要持续静脉注射,使用不方便。吸入前列环素类似物是另外一种选择,但是目前还没有治疗 SSc-PAH 和 CTD-PAH 的队列研究。Triprostinil(remodulin)可供皮下注射,但是由于注射后局部皮肤疼痛,限制其使用。目前推荐前列环素类似物适用于美国纽约心脏病学会(NYHA)心功能分级四级、一线治疗无效的 SSc-PAH 患者。国内只有吸入性伊洛前列素上市,该药起效迅速,但作用时间较短,半衰期为 20~25min。每次吸入 5~20μg,每天 6~9 次。

(2) 5 型磷酸二酯酶抑制剂:西地那非及他达拉非同其他降肺动脉压药物比较优势在于口服给药,耐受良好,并且每天只需要用 1 次(他达拉非)至 3 次(西地那非)。关于西地那非治疗 SSc-PAH 的研究数据解释起来比较困难,这是由于缺乏单纯为 SSc-PAH 设计的试验。研究表明,西地那非治疗 PAH 12 周,可以改善 6 分钟步行距离。该试验亚组分析显示,西地那非治疗 CTD-PAH(其中 45% 为 SSc-PAH),6 分钟步行试验增加 55 米,mPAP 和 PVR 也有改善。尽管数据仍然有限,但是由于费用较低,使用方便并且耐受良好,5 型磷酸二酯酶抑制剂仍然被列为治疗 SSc-PAH 的一线用药。西地那非推荐初始剂量 20mg,每天 3 次。

(3) 内皮素受体拮抗剂:波生坦是口服内皮素受体拮抗剂,治疗 IPAH 能够改善 6 分钟步行距离、血流动力学和临床恶化时间。但是有小规模回顾性研究显示,波生坦对于 SSc-PAH 疗效不佳,多数患者随诊 6 个月功能分级有下降。安立生坦(ambrisentan)是选择性更强的内皮素受体拮抗剂。能够抑制内皮素 A 受体激活介导的血管收缩和细胞增殖,而保留了内皮素受体 B 的功能,后者可以促进一氧化氮和前列环素(prostacyclin)释放起到血管舒张作用。安立生坦能够改善 CTD-PAH 患者的 6 分钟步行距离。荟萃分析显示,内皮素受体拮抗剂能够改善 PAH 患者的活动耐力,但是亚组分析显示 CTD-PAH(多数为 SSc-PAH)疗效不显著。尽管指南推荐内皮素受体拮抗剂和磷酸二酯酶抑制剂并列为 PAH 治疗的一线用药,但是对于 SSc-PAH,有专家推荐内皮素受体拮抗剂用于不能耐受磷酸二酯酶抑制剂或者磷酸二酯酶抑制剂单药治疗无效的患者。波生坦推荐用法是初始剂量 62.5mg,每天 2 次,连用 4 周;后续剂量 125mg,每天 2 次,维持治疗。

(4) 联合用药:对于单药治疗无效的患者,可给予联合用药治疗。目前有多个临床试验证实,联合治疗 PAH 效果优于单药治疗。但是这些研究没有包括足够的 SSc-PAH 患者。以下情况可以考虑联合用药:如果胃肠外用药治疗不可行的情况下,联合用药可以作为替代方案;等待肺移植的过渡期;帮助胃肠外用药减量。

SSc 治疗方案如图 30-4-3 所示。

3. 肺移植 终末期患者、无其他脏器活动性病变者可以考虑。

(五)预后 合并 PAH 的 SSc 患者死亡率增加。SSc-PAH 疾病相关死亡风险是 IPAH 的 4 倍。与其他结缔组织病相关 PAH 相比,SSc-PAH 的预后更差。即使在现有的多种肺血管扩张药物治疗下,SSc-PAH 的 3 年存活率仍小于 60%。预后不良因素包括:男性,诊断时年龄较大,心包积液,NYHA 心功能分级严重程度,右心功能不全,以及低钠血症。

三、其他肺部病变

(一)肺癌 SSc 发生肿瘤的风险增高。有研究报道 SSc 年龄标准化癌症发病率为普通人群的 2.1 倍。SSc 合并肿瘤中约 1/3 为肺癌。澳大利亚研究显示,632 名 SSc 患者,其中 19 人发生肺癌。来自丹麦的研究纳入 2 046 名 SSc 患者,肿瘤的标准化发病率(standardized incidence ratio,SIR)为 1.5,最常见的为肺癌(SIR 1.6)和血液系统肿瘤(SIR 2.5)等。

(二)吸入性肺炎 SSc 患者食管受累及胃食管反流很常见,容易发生吸入性肺炎。

(三)胸腔积液 少于 10% 的 SSc 患者可以有胸腔积液。通常无症状或者症状轻微。

(四)自发性气胸 是 SSc 少见的肺部并发症。可能是由于胸膜下肺大疱破裂所致。气胸处理方法取决于基础肺疾病类型和严重程度。没有肺实质病变的患者,可以按照原发性自发性气胸处理,而有胸膜下肺大疱的患者可以按照 COPD 合并气胸处理。

(五)支气管扩张 SSc 患者胸部 HRCT 支气管扩张较常见。有研究显示,22 例 SSc 患者中 59% 有支气管扩张表现。

(六)药物相关肺损害 某些治疗 SSc 的药物如甲氨蝶呤可以引起药物相关间质性肺炎。

(七)弥漫性肺泡出血(DAH) DAH 相当少见。其机制可能为免疫复合物参与,病理改变为毛细血管

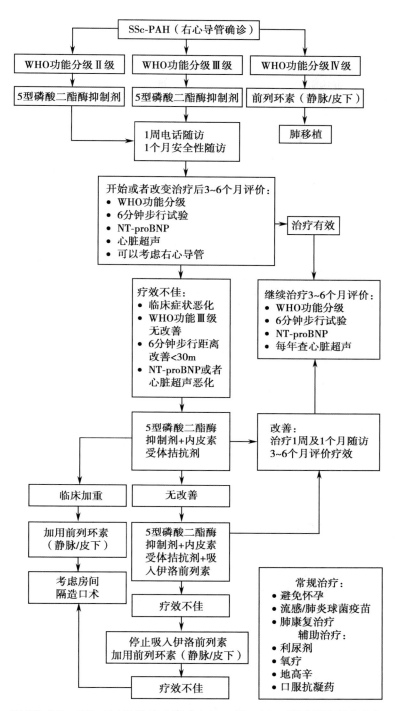

图 30-4-3 SSc-PAH 治疗方案（Johns Hopkins 肺动脉高压方案）

炎和肺泡壁局灶性纤维素样坏死。

（八）肺静脉闭塞症（pulmonary veno-occlusive disease，PVOD） SSc-PAH 患者中可能有一部分为 PVOD。PVOD 特点为肺静脉和小静脉内膜增生、纤维化及闭塞。确诊需要肺活检。但是由于肺动脉高压时外科肺活检风险增加，因此诊断困难。PAH 患者如果胸部 HRCT 有小叶中心型磨玻璃影、小叶间隔增厚和淋巴结增大，要考虑 PVOD。有病理研究表明 SSc-PAH 中肺静脉受累并不少

见。这也许能够解释 SSc-PAH 患者对于扩张肺血管药物效果不佳，并且用扩血管药物后容易发生肺水肿。PVOD 治疗手段为肺移植。

SSc 的肺部病变较常见，并且是 SSc 重要的致残和致死原因。症状和体征不具备特异性，诊断需严格除外肺部感染、肺水肿等肺部并发症，必要时肺活检。目前尚无满意的治疗方案，肺泡炎阶段用糖皮质激素和免疫抑制剂对于改善症状和肺功能有效。

（蔡柏蔷）

参考文献

[1] 中华医学会风湿病学分会. 系统性硬化病诊断及治疗指南[J]. 中华风湿病学杂志, 2011, 15(40): 256-259.

[2] 徐东, 李梦涛, 侯勇, 等. 系统性硬化病患者临床表现分析: 来自中国欧洲抗风湿病联盟硬皮病试验研究组数据库资料[J]. 中华风湿病学杂志, 2011, 15(7): 455-459.

[3] 彭敏, 许文兵, 施举红, 等. 系统性硬化症的肺部表现[J]. 中国呼吸与危重监护杂志, 2011, 10(4): 386-390.

[4] BUSSONE G. MOUTHON L. Interstitial lung disease in systemic sclerosis. Autoimmun Rev. 2011, 10(5): 248-255.

[5] BOUROS D. WELLS AU, NICHOLSON AG, et al. Histopathologic subsets of fibrosing alveolitis in patients with systemic sclerosis and their relationship to outcome [J]. Am J Respir Crit Care Med, 2002, 165 (12): 1581-1586.

[6] IUDICI M. VAN DER GOES MC, VALENTINI G. et al. Glucocorticoids in systemic sclerosis: weighing the benefits and risks-a systematic review[J]. Clin Exp Rheumatol, 2013, 31(2 Suppl 76): 157-165.

[7] POORMOGHIM H. MORADI LAKEH M. MOHAMMADIPOUR M. et al. Cyclophosphamide for scleroderma lung disease: a systematic review and meta-analysis[J]. Rheumatol Int, 2012, 32(8): 2431-2444.

[8] CHAISSON NF. HASSOUN PM. Systemic sclerosis-associated pulmonary arterial hypertension[J]. Chest, 2013, 144(4): 1346-1356.

[9] VIJ R. STREK ME. Diagnosis and treatment of connective tissue disease-associated interstitial lung disease[J]. Chest, 2013, 143(3): 814-824.

[10] VAN DEN HOOGEN F. KHANNA D. FRANSEN J. et al. 2013 Classification criteria for systemic sclerosis an American college of rheumatology/European league against rheumatism collaborative initiative [J]. Arthritis Rheum. 2013, 65(11): 2737-2747.

第五节　特发性炎性肌病的肺部表现

特发性炎性肌病(idiopathic inflammatory myopathy, IIM)是一组获得性的异质性系统性风湿病, 虽然被命名为肌炎, 其自身免疫性炎症不仅局限于肌肉组织。基于肌肉症状、皮疹和组织病理学特征, IIM 的可分为不同亚组, 包括皮肌炎(dermatomyositis, DM)、多发性肌炎(polymyositis, PM)、包涵体肌炎和免疫诱导坏死性肌炎。虽然这是目前最常用的分类方法, 但由于病理表现的重叠性, 此种分类并未从疾病本质将不同亚型区分开来。近 10 年来, 由于肌炎自身抗体的发现, 肌炎由一类累及肌肉和皮肤的疾病演变为累及多个脏器复杂病变。而将肌炎特异性抗体(myositis specific autoantibody, MSA)纳入肌炎的分类标准则进一步将不同的临床亚型区分开来, 从而指导患者的治疗和判断患者预后。其中, PM 和 DM 对肺部的累及最为常见, 且不同 MSA 阳性患者疾病行为和预后亦有不同, 因此本节主要讨论 PM 和 DM。

一、流行病学

我国 PM/DM 的发病率尚不十分清楚, 国外报告的发病率为 6/100 万~10/100 万, 女性多于男性。PM 发病高峰为 60~69 岁, 而 DM 发病高峰为 50~59 岁。DM 比 PM 多见, PM 儿童很少见。

二、发病机制

天然免疫和适应性免疫均参与了炎性肌病的发生发展。虽然 PM 和 DM 有一些相似之处, 但两者之间免疫组化的异质性表明其发病机制可能不同。

DM 特征性改变为由补体介导的小血管病变。DM 最初的靶抗原可能位于肌束内的毛细血管内皮细胞上, 自身抗体直接攻击内皮细胞, 激活补体 C3 而启动补体的活化途径, 最终形成 C5b-9 膜攻击复合物, 导致肌纤维损伤和免疫反应性的微血栓形成。病理主要表现为 B 细胞和 CD4[+] T 细胞浸润, 分布于血管周围或肌束周围。因此, DM 则是体液免疫介导为主的小血管病变, 靶器官是血管。

PM 病理改变主要表现为非坏死性肌纤维周围 CD8[+] T 细胞的浸润, 提示存在肌肉纤维的损伤与再生。与 DM 不同, PM 患者微血管相对完整, 较少见 B 细胞浸润。CD8[+] T 细胞与巨噬细胞增殖, 与表达 MHC I 型抗原的肌纤维相互作用, 导致肌内膜的改变。因此, PM 是细胞免疫介导的 HLA 限制性、抗原特异性的针对肌纤维的自身免疫反应。

三、临床表现

(一)骨骼肌受累的表现　对称性四肢近端肌无力是本病的特征性表现, 可伴肌痛或肌压痛。上肢近端肌肉受累时, 可出现抬臂困难, 不能梳头和穿衣; 下肢近端肌受累时, 常表现为上楼梯和上台阶困难, 蹲下或从座椅上站起困难。远端肌无力不常见。

(二)DM 皮肤病变

1. 向阳性皮疹(heliotrope rash)　是 DM 特征性的皮肤损害, 发生率为 60%~80%, 表现为上眼睑或眶周水肿性暗紫红色斑, 近睑缘处可有毛细血管扩张。皮疹还可出现在两颊部、鼻梁、颈部、前胸 V 形区(V 领征)和肩背部(称为披肩征)。

2. Gottron 疹　是 DM 特征性的皮肤损害, 发生率约为 80%, 出现在关节的伸面, 特别是掌指关节、指间关节或肘关节伸面的红色或紫红色斑丘疹, 边缘不整, 可融合成片, 伴有皮肤萎缩、毛细血管扩张和色素沉着或减退。

3. Gottron 征　关节伸侧(肘、膝、内踝或指间关节)皮损伴鳞屑、过度角化、色素改变和毛细血管扩张。

4. 甲周病变　甲根皱襞处可见毛细血管扩张性红斑或出现瘀点, 甲皱及甲床有不规则增厚, 甲周可有线状充血性红斑, 局部色素沉着或色素脱失。

5. "技工手"　在手指的掌面和侧面出现污秽、深色的水平线横过手指。因类似于长期手工操作的劳动手, 称

"技工手"。

6. 其他皮肤黏膜改变　手指的雷诺现象、皮下钙化及手指溃疡等表现。

（三）胸部病变

1. 肺间质病变　PM/DM 合并间质性肺疾病（ILD）约为 30%。ILD 可能早于、晚于或并发于皮肤和肌肉的病变。某些患者可能无临床症状而于偶然的影像学检查发现 ILD；部分患者则表现为进展迅速的呼吸困难。不同的病理改变有不同的临床表现：如患者急性起病，组织病理学显示弥漫性肺泡损伤（diffuse alveolar damage，DAD），肺泡壁水肿，肺泡内纤维素的沉积和透明膜的形成及局部的肺泡出血时提示预后很差。而组织病理学检查提示为机化性肺炎（organizing pneumonia，OP）或非特异性间质性肺炎（nonspecific interstitial pneumonia，NSIP），那么激素治疗可能有效。

2. 吸入性肺炎　吸入性肺炎在 DM/PM 患者中发生率为 15%~20%，而下咽部和食管上部横纹肌的炎症和肌病导致吞咽困难时，发生率高达 40%~45%。吞咽困难和吸入性肺炎常示预后不良。

3. 呼吸肌功能异常　呼吸肌炎症引起的限制性通气功能障碍、肺容量降低和低通气可导致呼吸衰竭，发生率约为 5%。少数患者呼吸肌肌力的减低较外周骨骼肌更明显。呼吸肌无力还可表现为最大吸气和呼气压的降低。咳嗽反射的减退和最大吸气能力降低可导致肺实质炎症、支气管黏液栓塞和肺不张。

4. 肺动脉高压　肺动脉高压的可能发生机制有：扩张型心肌病所致的左室功能不全、呼吸肌无力所致的 II 型呼吸衰竭或 ILD 所致的气体交换异常；原发的小动脉和小肌性肺动脉的纤维增殖可导致管腔狭窄和闭塞。肺动脉高压预后很差。

5. 纵隔气肿或气胸　虽然临床较为少见，纵隔气肿或气胸常为 DM 的特征性表现。患者常合并 ILD、皮肤血管病变、肌酶轻度升高或正常、年龄较轻及既往使用过全身激素。纵隔气肿或气胸出现常提示预后不良。

（四）非骨骼肌肌群受累的表现

PM 累及咽、食管上端横纹肌较常见，表现为吞咽困难，饮水发生呛咳；食管下段和小肠蠕动减弱与扩张可引起反酸、食管炎和上腹胀痛等。心脏受累时，可出现心肌炎、心包积液、心律不齐等，晚期可出现充血性心力衰竭。心脏受累常提示预后不良。

（五）关节症状

关节炎可见于 20%~30% 的肌炎患者，关节可早于肌肉症状数年出现。典型表现为对称性多关节受累：掌指关节、近端指间关节、腕关节、膝关节等。几乎所有合并抗环瓜氨酸肽抗体（anti-CCP）阳性的肌炎患者都存在关节炎。

（六）其他

少数患者有肾脏受累的表现，如蛋白尿、血尿。部分患者有发热、体重下降等。

四、辅助检查

（一）一般检查

可有轻度贫血、白细胞增多，血沉和 C 反应蛋白可正常，且其水平与 PM/DM 肌病的活动程度并不平行。血清 IgG、IgA、IgM 球蛋白可增高，补体 C3、C4 可降低。

（二）肌酶谱检查

急性期肌酸激酶（CK）、醛缩酶、谷草转氨酶、谷丙转氨酶及乳酸脱氢酶等可明显增高，其中 CK 的改变对肌炎最为敏感，升高的程度与肌肉损伤的程度平行。肌力常滞后于肌酶改变 3~10 周。少数患者在肌力完全恢复正常时 CK 仍然升高。少数患者活动期 CK 可正常，称为无肌病性皮肌炎，这种情况 DM 比 PM 常见。

（三）自身抗体

近年来，IIM 相关自身抗体的不断发现使临床医生对于对疾病异质性的认识不断深入。大体上讲，自身抗体可分为肌炎特异性抗体（myositis specific antibody，MSA）和肌炎相关性抗体（myositis associated antibody，MAA）。由于 MSA 各抗体之间存在互排性，可提示不同亚型潜在的环境和基因易感性，从而对治疗方案选择和预后判断有一定程度的指导作用。MAA 是一类可于非 IIM 但合并肌炎患者中检测到的抗体，例如系统性硬化症和系统性红斑狼疮等。（表 30-5-1）列出了不同肌炎谱自身抗体所对应的不同临床表型。

（四）间质性肺疾病相关生物标志物

目前并无明确的血清学标志物预测 ILD 的发生；而在明确 ILD 的情况下，部分指标可能提示疾病的活动，如涎液化糖链抗原（KL-6）、钙卫蛋白、B 细胞活化因子（BAFF）和血清铁蛋白可能有一定的提示意义。

（五）肌电图检查

肌电图检查常为肌源性损害，表现为：①时限短、小型的多相运动电位，是轻度用力收缩所记录到的运动单位动作电位，与肌纤维减少有关。②纤颤电位，正弦波。静止状态下的肌肉没有电位产生，当病情急性进展或活动，可见到自发电位。③插入性激惹和异常的高频放电，可能为肌纤维膜的弥漫性损害所致。少数患者肌电图检查无明显异常。晚期可出现神经源性和肌源性混合相表现。因此，肌电图对 PM/DM 的诊断无特异性，只可证实有活动性肌病。

（六）高分辨率 CT（HRCT）检查

对于 PM/DM 患者定期进行胸部 HRCT 检查有助于早期发现 ILD 改变。特征性的肺部影像学分为四种类型：普通型间质性肺炎（usual interstitial pneumonia，UIP）、NSIP、OP 及弥漫性肺泡损伤（diffuse alveolar damage，DAD）。其中以 NSIP 最为常见，而 DAD 常见于急性进展性 ILD 或其他类型 ILD 基础之上的急性加重期。某些患者中可见不同类型的重叠。

表 30-5-1　肌炎自身抗体与临床特征相关性

抗体	临床表现				
	肺部疾病	皮肤疾病	肌肉疾病	肿瘤	其他
肌炎特异性抗体（MSA）					
anti-ARSA[a]	以肺为主要病变或合并 ILD，大多数初诊无肺部病变的患者可能在随访中发展为 ILD	DM 相关性皮疹较常见	较常见但随 ARS 亚型不同而稍有变化	相关性未知	与雷诺现象、关节炎、技工手和发热相关
anti-MDA5	疾病可以肺部表现为主，可表现为快速进展型 ILD，死亡率高	大部分有典型皮疹，合并 ILD 患者中常见皮肤溃疡	较轻或无	相关性未知	与无肌病性皮肌炎
anti-SAE	相关性未知	通常有典型皮疹	初期无，后期可能合并	报道结果不一	
anti-Mi2	相关性未知	通常有典型皮疹	较轻	报道结果不一	
anti-TIF1	相关性未知	通常有典型皮疹；与严重和光敏性皮肤病变相关；特征性的红色重叠白色皮疹	通常较轻	与肿瘤发生强相关（>40 岁）	钙质沉积
anti-NXP2	相关性未知	通常有典型皮疹	通常较重	有相关性	见于青少年皮肌炎，伴钙质沉积
anti-SRP	ILD 更常见	通常不典型皮疹	通常较重，CK 明显升高	相关性未知	见于坏死性肌病
anti-HMGCR	相关性未知	通常不典型皮疹	通常较重，CK 明显升高		见于坏死性肌病，与他汀类药物相关
肌炎相关性抗体（MAA）					
anti-PM/Scl	疾病可以肺部表现为主	可有皮肌炎皮疹，合并硬皮病皮疹提示重叠综合征	较频繁	相关性未知	与重叠综合征相关，通常为硬皮病
anti-Ro52	无明确相关性但通常与 ARS 抗体相关	与 DM 无明确相关性而光敏和皮疹较常见	相关性未知	相关性未知	与重叠综合征相关[b]
anti-Ku	相关性未知	相关性未知	相关性未知	相关性未知	与重叠综合征相关[b]

注：ARS，氨酰 tRNA 合成酶；CK，肌酸激酶；DM，皮肌炎；HMGCR，3-羟基-3-甲基戊二酰辅酶 A 还原酶；ILD，间质性肺疾病；MDA5，黑色素瘤分化相关蛋白 5；NXP2，核基质蛋白 2；SAE，小泛素样修饰酶激活酶；SRP，信号识别颗粒；TIF1，转录中介因子；

[a]通常称为抗合成酶抗体，包括抗 Jo-1、抗 PL-7、抗 PL-12、抗 EJ、抗 OJ、抗 He、抗 KS 和抗 Zo；[b]最常见的重叠为系统性硬化症、系统性红斑狼疮、混合性结缔组织病和干燥综合征。

（七）组织病理检查

1. PM 的病理学特征　PM 肌活检标本的普通 HE 染色常为纤维大小不一、变性、坏死和再生，以及炎性细胞浸润。但这种表现不具有特异性。典型的免疫组化检测可见到肌细胞表达 MHCI 分子明显上调；浸润的炎性细胞主要为 CD8[+] T

淋巴细胞，呈多灶状分布在正常的肌纤维周围及肌纤维内。

2. DM 的病理学特征　受累的皮肤可出现非特异的液化变性或空泡变性，基底膜增厚，弥漫性炎症改变。Gottron 斑丘疹的病理特征为表皮的增生，棘层增厚或乳头瘤样增殖。肌肉病理表现为：炎症分布位于血管周围或在束间隔及其周围,而不在肌束内。浸润的炎性细胞以 B 细胞和 CD4⁺ T 细胞为主。肌纤维表达 MHC I 分子明显上调,束周萎缩即肌束周围 2~10 层的萎缩性肌纤维是 DM 的特征性表现,即使未见明显的炎症表现也可诊断 DM。

3. 肺部的病理学特征　特发性间质性肺炎的病理分型仍然适用于 IIM-ILD。最常见的病理学改变为 NSIP,表现为肺间质均一性炎症细胞浸润或胶原纤维沉积,约占 PM/DM 患者的 80%;OP 为肺泡腔内疏松的肉芽组织形成并延伸至邻近气道,造成小气道的阻塞,OP 常与 NSIP 重叠出现,两者的出现提示患者对于激素或免疫抑制剂的反应较好。UIP 表现为肺间质异质性胶原沉积、成纤维细胞灶和蜂窝肺形成,UIP 型提示对激素治疗不敏感,预后较 NSIP 差;DAD 表现为弥漫性间质炎症水肿伴透明膜形成,常见于肺部进展迅速的患者且预后较差。

五、诊断

虽然临床上 PM/DM 的诊断长期沿用 1975 年 Bohan/Peter 建议的诊断标准,此标准未能将 IIM 与其他类型肌病区分,且各亚型之间定义亦存在重叠,因此存在一定局限性。在 2017 年,欧洲风湿学会/美国风湿学会(EULAR/ACR)通过将 976 例 IIM 和 624 例非 IIM 但具备类似症状或检查结果的患者进行对比,制定了新的 IIM 分类标准(表 30-5-2)。该标准使用评分系统,将 IIM 分为"肯定""很可能"及"可能",并且将 IIM 的不同亚型进一步区分,在敏感性、特异性及分类准确性方面均优于与既往标准。然而该标准目前仅适用于研究和临床试验而并不作为临床诊断标准,未来对于更多 MSA 指标、影像学等其他检查的纳入将进一步对该标准进行修订。

表 30-5-2　EULAR-ACR 制定成人/儿童炎性肌病诊断标准及主要分类

1. 有肌肉活检结果:
   很可能特发性炎症性肌病(IIMs):总分≥6.7 分并<8.7 分(可能性≥55%并<90%)
   明确 IIMs:总分≥8.7 分(可能性≥90%)
2. 无肌肉活检结果:
   很可能 IIMs:总分≥5.5 分并<7.5 分(可能性≥55%并<90%)
   明确 IIMs:总分≥7.5 分(可能性≥90%)

变量	分数/分	
	无肌肉活检	有肌肉活检
1. 与疾病相关的初次发病年龄≥18 并<40 岁	1.3	1.5
2. 与疾病相关的初次发病年龄≥40 岁	2.1	2.2
3. 肌肉无力		
渐进性近端上肢客观性对称性无力	0.7	0.7
渐进性近端上肢客观性对称性无力	0.8	0.5
颈部屈肌较伸肌无力	1.9	1.6
腿部近端肌群较远端肌群无力	0.9	1.2
4. 皮肤改变		
向阳疹	3.1	3.2
Gottron 疹	2.1	2.7
Gottron 征	3.3	3.7
5. 其他临床表现		
吞咽困难或食管动力障碍	0.7	0.6
6. 实验室检查结果		
抗合成酶抗体(抗 Jo-1 抗体)阳性	3.9	3.8
血清学指标升高:肌酸激酶、乳酸脱氢酶、天冬氨酸转氨酶或丙氨酸转氨酶	1.3	1.4
7. 肌肉活检特征——存在		
单个核细胞浸润肌内膜,围绕而不侵犯肌纤维		1.7
肌周或血管周围单个核细胞浸润		1.2
束周萎缩		1.9
边缘空泡		3.1

六、特殊类型的 PM/DM

（一）抗合成酶综合征（anti-synthase syndrome，ASS）

与 PM/DM 相关的抗体中，有一类抗合成酶抗体（anti-synthase antibody，ASA），此类抗体阳性的患者具有一组特殊的症候群，即肌炎、肺间质病变、对称性多关节炎、急性发热、技工手、雷诺现象，称为 ASS。

（二）无肌病性皮肌炎

DM 患者只有皮肤受累而无明显的肌肉病变，称为无肌病性皮肌炎。典型皮肤病变包括 Gottron 征、Gottron 疹、向阳性眶周水肿、甲周毛细血管扩张及异色皮疹。患者合并间质性肺疾病及肿瘤的概率较其他亚型高。在自身抗体谱中，特异性较高的有抗 MDA5 和 TIF1，前者与 ILD 的发展相关而后者常与肿瘤相关。

七、鉴别诊断

多种疾病可引起皮肤及肌肉病变，因此 PM 需要与多种类型的肌病作鉴别。临床上作鉴别诊断的肌病有：药物性肌病、激素性肌病、肌营养不良症和恶性肿瘤相关性肌病等。

八、治疗

虽然目前缺乏临床大型研究数据，因此对于 PM/DM 治疗并无相关指南推荐，但比较公认的常规治疗包括激素联用一种或多种免疫抑制剂，近年针对 PM/DM 免疫发病机制相关通路的生物治疗逐渐增多；此外，PM/DM 是一组异质性疾病，治疗方案应强调个体化的原则。对于其他累及器官的处理也十分重要。

（一）免疫抑制治疗

1. 糖皮质激素　仍被认为是治疗肌炎的首选药物。起始剂量受许多因素影响（如年龄、病程、禁忌证等）。如有典型肌无力表现，泼尼松 $1mg/(kg \cdot d)$（平均 60mg/d，不超过 80mg/d）；若患者存在严重肌无力症状或合并其他器官损伤（如 ILD），则使用大剂量甲泼龙冲击治疗，1g/d，连续 3d。减药方案可采用每月减量 20%~25% 直至减至维持剂量 5~10mg/d，亦可有个体差异。

2. 甲氨蝶呤（MTX）　某些研究表明，联用 MTX 可能加速肌炎恢复，改善关节症状且缩短激素使用时间。推荐剂量为每周 ≤25mg，口服或皮下注射。然而，对于已经合并有 ILD 的患者，要警惕 MTX 相关性肺损伤的发生，因此对于已经合并有明显 ILD 的患者禁用 MTX。

3. 吗替麦考酚酯（MMF）　作为麦考酚酸的前体药物，MMF 抑制嘌呤的合成从而抑制 B 和 T 淋巴细胞的增殖。对于 MMF 的研究目前只有少数病例报道，在一项针对难治性 DM/PM 的开放性研究中，使用 MMF 联合免疫球蛋白使所有 7 例患者达到完全缓解。

4. 钙调神经磷酸酶抑制剂　环孢菌素抑制白介素-2

（IL-2）的生成和释放及 IL-2 诱导的 T 细胞活化，而他克莫司作为第二代抑制剂，主要作用于胞内蛋白肽酰-脯氨酰-顺反式异构酶 FKBP12，从而抑制 T 细胞活化。目前对于两个药物的研究显示了其在对于难治性肌炎患者肌肉力量改善和肌酶下降方面的作用，在使用过程中要注意定期监测药物浓度。

5. 环磷酰胺（CTX）　CTX 可抑制细胞生长，通常用于治疗重症肌炎、快速进展性肌炎和对其他二线三线药物无效的难治性肌炎。可采用口服或静脉滴注，使用过程中需注意血常规、肝功能等指标监测，并警惕其诱发肿瘤的风险。

（二）生物制剂

相对于免疫抑制药物，生物制剂具有特异性和靶向性的优势，可针对肌炎发病机制中的某一类型免疫细胞或细胞因子：如针对 B 细胞的利妥昔单抗、针对白介素-6 受体的托珠单抗、JAK 抑制剂托法替尼等，但是，需注意生物制剂相关的副作用，如感染等。而且，对于生物制剂的疗效和安全性仍然有赖于大型双盲随机多中心的临床试验数据支持。

（三）免疫调节

静脉注射免疫球蛋白（intravenous immunoglobulin，IVIG）可抑制免疫介导的器官损伤，通常建议与其他免疫抑制剂联用，特别当患者合并感染或肿瘤时。使用剂量及疗程更多取决于病情的严重程度及患者对治疗的反应。近年部分研究对报道使用微泵皮下注射球蛋白可改善肌肉力量和生活质量并减少免疫抑制剂的剂量。

（四）肌肉锻炼

既往在肌炎的治疗中并不主张肌肉锻炼，认为锻炼会造成肌肉损伤，诱导继发性炎症反应。然而越来越多的研究已经证实锻炼在肌炎治疗的有效性及安全性。目前大部分研究表明为期 12 周的抗阻运动对于活动期或静止期的肌炎均有改善肌力和提高生活质量的作用，而活动的强度和时间有待进一步研究证实。

九、特殊情况的治疗

（一）合并 ILD 者

总体而言，对于 IIM-ILD 的治疗目标是 IIM 与 ILD 的双重达标，以延长患者临床恶化时间为目标，最终延长患者生存期，提高生活质量。目前对肌炎相关 ILD 的不同治疗方案尚无相关的前瞻性研究进行对比，对于免疫抑制剂的选择主要取决于 ILD 的严重程度和病程进展速度。快速进展型或合并呼吸衰竭的患者需要选择更为积极的治疗方案。另外，有相关报道适时加用抗纤维化药物（吡非尼酮、尼达尼布等）可缩短重症患者的急性病程，稳定对于激素/免疫抑制剂耐药的难治性 IIM-ILD 患者的肺功能。无论选择何种治疗方案，都需要对患者病情进行动态评估（包括临床症状、实验室检查和 HRCT）及相应调整治疗方案。对于病情快速进展而内科治疗无效的患者有条件应尽快考虑肺移植（图 30-5-1）。

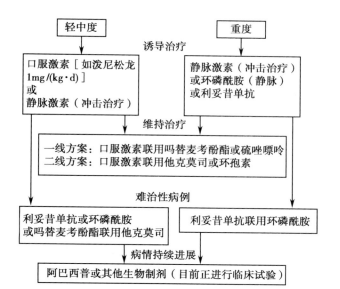

图 30-5-1 IIM-ILD 的治疗流程

（二）抗 MDA5 阳性皮肌炎　对于抗 MDA5 阳性皮肌炎患者，需定期检查肺功能和胸部 HRCT 以早期发现肺部病变，部分患者以快速进展型 ILD 为首发临床表现，病情十分凶险。治疗方案的选择取决于病情的严重程度及皮肤以外其他器官的累及情况。几乎所有的病例都需要不同免疫抑制剂的联用。

（三）皮肤病变　部分患者皮肤病变作为疾病的主要病变且较为顽固。防晒及避免使用光敏药物，局部使用激素或钙调神经磷酸酶抑制剂可能有效；也可使用羟氯喹，但部分患者可能出现红皮病。对于大部分患者，治疗 DM 的皮疹可能需要与治疗肌无力同样积极。相对于皮疹，钙质沉着的治疗往往更为困难，内科治疗可能无效，而对于严重患者，需要外科切除。

（四）吞咽困难　咽及食管上端横纹肌受累引起的吞咽困难有时对激素及免疫抑制剂的反应不明显。加用 IVIG 可能有效。另外，对于吞咽肌功能训练能有效预防呛咳引起的吸入性肺炎。

十、预后

研究报道 PM/DM 患者 5 年和 10 年的生存率分别为 95% 和 84%，激素及免疫抑制剂的应用使患者的生存率有明显的提高。DM（特别是无肌病性皮肌炎）合并 ILD 预后较 PM 差；按肺部疾病本身分类：急性 DAD、基础 D_LCO<45% 预计值、支气管肺泡灌洗液中性粒细胞升高、HRCT 广泛磨玻璃影或蜂窝肺、病理学表现提示 DAD 或 UIP 与预后不良相关；按 IIM 相关特征分类：CK 升高、雷诺现象、吞咽困难、PM/DM 分型及 MSA 阳性可能与 ILD 预后无关。按血清抗体分类：抗 Mi-2 抗体阳性者的预后较好，5 年生存率可达 95%；而 ASA 阳性易复发，预后较差，抗 MDA5 抗体者阳性

预后最差，据报道 6 个月生存率低至 54%。

（韩茜 罗群）

参考文献

[1] FIRESTEIN GS, BUDD RC, GABRIEL SE. et al. 凯利风湿病学 [M]. 8 版. 栗占国, 唐福林, 译. 北京: 北京大学医学出版社, 2011: 1437-1464.
[2] 蒋明, DAVID YU. 林孝义, 等. 中华风湿病学 [M]. 北京: 华夏出版社. 2004: 1091-1106.
[3] KANG EH, LEE EB, SHIN KC. et al. Interstitial lung disease in patients with polymyositis, dermatomyositis and amyopathic dermatomyositis [J]. Rheumatology. 2005, 44(10): 1282-1286.
[4] TZELEPIS GE, TOYA SP, MOUTSOPOULOS HM. Occult connective tissue diseases mimicking idiopathic interstitial pneumonias [J]. Eur Respir J. 2008. 31(1): 11-20.
[5] SUDA T, FUJISAWA T, ENOMOTO N, et al. Interstitial lung diseases associated with amyopathic dermatomyositis [J]. Eur Respir J. 2006. 28(5): 1005-1012.
[6] CRESTANI B. The respiratory system in connective tissue disorders [J]. Allergy. 2005, 60(6): 715-734.
[7] LUNDBERG IE, DE VISSER M, WERTH VP. Classification of myositis [J]. Nat Rev rheumatol. 2018. 14(5): 269-278.
[8] ODDIS CV, AGGARWAL R. Treatment in myositis [J]. Nat Rev Rheumatol. 2018. 14(5): 279-289.
[9] MCHUGH NJ, TANSLEY SL. Autoantibodies in myositis [J]. Nat Rev rheumatol. 2018. 14(5): 290-302.

第六节
混合性结缔组织病的肺部表现

混合性结缔组织病（mixed connective tissue disease, MCTD）也称为 Sharp 综合征，MCTD 具有系统性红斑狼疮（SLE）、系统性硬化症（SSc）、多发性肌炎/皮肌炎（PM/DM）和类风湿关节炎（RA）的混合临床表现，但又不符合其中任一疾病分类诊断标准，且血液中有高滴度的抗核糖核蛋白抗体（抗 U1RNP）。MCTD 是一独立性疾病，是具有 2 种以上结缔组织病（包括 SSc、RA、SLE、PM/DM 等）共同表现的综合征。部分混合性结缔组织病患者以后可发展为 SLE、SSc、干燥综合征（SS）等。MCTD 的发病年龄为 4~80 岁，平均为 37 岁。大约 80% 为女性。

一、临床表现

MCTD 最常见的是硬皮病样表现，其次是肌炎样表现，SLE 样表现居第三。典型的表现包括多关节炎、肌炎、雷诺现象、肿胀手、肺部病变、食管蠕动减弱、脱发、颊部皮疹、浆膜炎、淋巴结病，心脏和肾脏损害相对较少。MCTD 早期症状可能较少，较难确诊。回顾性分析结果显示这些早期患者 60% 开始被诊断为 RA、SSc、SLE、PM/DM 或未分化结缔组织病（undifferentiated connective tissue disease, UCTD）。事

实上 90% 的混合性结缔组织病患者都表现为上述症状的重叠,只有不到 10% 的患者为未分化表现。

二、实验室检查

抗 U1RNP 抗体为 MCTD 的血清学标志,特别是高滴度的抗体,血凝法测定抗体滴度至少大于 1∶1 600,相当于对流免疫电泳法 1∶(64~128)的滴度。除抗 U1RNP 外,抗核抗体(ANA)滴度也较高,但抗体水平的高低与疾病的活动性不成比例。通常,抗 U1RNP 抗体和肌炎、雷诺现象、肾炎相关,雷诺现象和抗 U1RNP 出现的频率越高,肾炎的发生率就越低或肾炎较轻。系统性红斑狼疮患者抗 U1RNP 常见为 IgG 和 IgM,而 MCTD 则为 IgG。用 U1-70kD 蛋白和 U1-A 蛋白的重组融合蛋白来研究抗体的表位识别,显示 MCTD 患者血清识别的抗原决定簇位于 U1-A 蛋白的 RNA 结合部位,而 SLE 患者血清不识别该抗原决定簇,但两者的血清能同时和抗原的其他表位结合。因此,MCTD 患者高滴度的 IgG 型抗 U1RNP 抗体和它特定的抗原表位识别相关。

半数 MCTD 患者 RF 阳性,RF 的高低和关节炎的严重性相关。80% 的患者抗单链 DNA(ss-DNA)抗体阳性,抗 ds-DNA 偶见阳性且是短暂的,也可能是由于 ds-DNA 中混含有 ss-DNA 所造成的假阳性。长期高水平的抗 ds-DNA 和抗 Sm 抗体是不支持 MCTD 诊断的证据。17% 的患者出现抗淋巴细胞抗体,10% 的患者血清梅毒学试验阳性,大部分患者有高球蛋白血症,血沉升高常常和疾病的活动性相关,低补体血症不如系统性红斑狼疮常见。

三、诊断和鉴别诊断

(一)诊断 临床上对有雷诺现象、关节痛或关节炎、肌痛、手肿胀的患者,如果有高滴度斑点型 ANA 和高滴度抗 U1RNP 抗体阳性,而抗 Sm 抗体阴性者,要考虑 MCTD 的可能,高滴度抗 U1RNP 抗体是诊断 MCTD 必不可少的条件。MCTD 诊断的标准是 1987 年由美国 Sharp 等学者分别提出的。

Sharp 诊断标准为目前常采用的 MCTD 诊断标准:

1. 主要标准 ①肌炎(严重);②肺侵犯:a. 弥散功能<70%,b. 肺动脉高压,c. 肺活检示增殖性血管炎;③雷诺现象或食管蠕动减弱;④肿胀手或手指硬化;⑤抗 ENA 抗体≥1∶10 000 和抗 U1RNP 抗体(+)和抗 Sm 抗体(-)。

2. 次要标准 ①脱发;②白细胞减少;③贫血;④胸膜炎;⑤心包炎;⑥关节炎;⑦三叉神经病变;⑧颊部红斑;⑨血小板减少;⑩轻度肌炎;⑪手肿胀史。

确诊:至少满足 4 条主要标准和抗 U1RNP(+)(滴度至少 1∶4 000),且抗 Sm 抗体阴性。

可能诊断:满足 3 条主要标准伴抗 Sm 抗体阴性;或 2 条主要标准(①、②或③中的 2 条)加 2 条次要标准和抗 U1RNP(+)(滴度至少 1∶1 000)。

(二)鉴别诊断 MCTD 主要和 SLE、SSc、RA、PM/DM 等相鉴别,因这些疾病间的临床表现交叉重叠,但 MCTD 都不具备上述疾病各自的诊断标准。

四、MCTD 的肺部改变

MCTD 的肺部改变常见,约 30%~85% 的患者可出现肺部受累表现,较其他结缔组织病合并肺部病变要高。早期可能仅有肺功能障碍,若不详细检查,则不易发现。通常 MCTD 的主要肺部表现为弥漫性肺间质纤维化(30%),肺实质损害、肺血管病变(肺动脉高压占 15%~30%)。还有 1/3 表现为胸膜炎,常为双侧胸腔积液。MCTD 的大部分肺部临床表现与 SLE 和 PM/DM 的肺部表现相似。MCTD 肺部病变患者大多没有症状,症状的出现常表明肺损害已比较明显。临床表现为呼吸困难、胸膜疼痛和肺啰音,肺动脉高压形成后可出现右心衰竭的表现。病理可见肺间质弥漫性炎症和纤维化,肺泡壁有 CIC 沉着,免疫荧光染色阳性。肺动脉血管内膜增生和黏液瘤样变化。约 30% 的患者出现胸部 X 线改变,17.9% 表现为肺间质纤维化,呈细网状阴影,主要见于中、下肺野。82% 的 MCTD 患者可有肺功能障碍,主要为限制性通气功能障碍和弥散功能障碍,39.3% 的患者 $D_L CO<70\%$。

MCTD 的主要肺部表现:间质性肺炎和纤维化、胸膜腔渗出、肺动脉高压、肺血栓栓塞、慢性缺氧、肺血管炎、吸入性肺炎、肺出血、肺部结节、多发性肺囊肿、气道阻塞性疾病、纵隔淋巴结病、低通气性呼吸衰竭、横膈功能障碍。

(一)肺部间质性病变 MCTD 合并肺部间质性病变患者的平均年龄约为 42 岁(19~67 岁),女性多见。患者的临床表现类型有:SLE、SSc 和 PM/DM 等。主要临床表现有:呼吸困难、胸痛和胸闷、咳嗽。

MCTD 患者的肺实质组织病理学分析表明,其异常改变与特发性肺间质纤维化相类似。MCTD 合并肺间质病的发病机制与系统性红斑狼疮和系统性硬化症的发病机制几乎一致。肺组织的组织学改变有:肺泡间隔内淋巴细胞、浆细胞和Ⅲ型胶原浸润,可发生肺间质纤维化和蜂窝肺形成。69% 的 MCTD 患者有肺功能异常,甚至无呼吸系统症状的患者也可有肺功能异常的表现。主要有一氧化碳弥散量($D_L CO$)显著下降和限制性通气功能障碍,肺总量和肺容量减少。血气分析显示低氧血症改变。胸部影像学检查显示典型的肺间质纤维化。通常,肺间质纤维化首先出现在肺基底部周围区域,随后病变延伸呈不均匀分布。可有肺泡和肺间隔的浸润性改变。晚期则表现为蜂窝肺(图 30-6-1)。支气管肺泡灌洗显示中性粒细胞占优势,与 SSc、RA 和 PM/DM 患者合并肺间质改变时相似。

(二)胸腔积液 胸腔积液是 MCTD 最常见的肺部表现,其发生率约为 50%。胸腔积液的量通常不多并能自行吸收。MCTD 合并胸腔积液的常见临床表现有呼吸困难、胸痛和咳嗽,查体可发现双肺底湿啰音、喘鸣音和胸腔积液体征等。

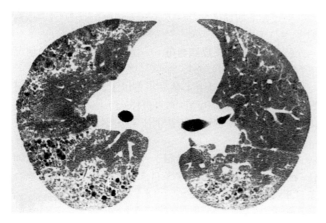

图30-6-1　MCTD合并淋巴细胞性间质性肺炎，胸部CT显示肺周围间质性病变伴多发小囊性病变形成

（三）**肺动脉高压**　MCTD合并肺动脉高压是患者死亡的一个主要原因，其发生机制目前尚不清楚。MCTD合并致死性肺动脉高压多见于年轻女性（14~34岁）。进行性的肺动脉高压常伴有肺部严重的血管损伤和右心室肥厚。组织学检查可发现显著的内膜增生，肺动脉和肺小动脉中间层肥厚，从而使血管腔狭窄。某些病例有肺动脉内血栓栓塞形成和肺血管炎的组织学表现。临床表现主要是SLE的MCTD患者发生肺血栓栓塞的可能性较大。

（四）**吸入性肺炎**　在SSc和PM/DM患者中，食管肌张力障碍相当普遍。反流性食管炎和胃内容物的反复吸入是严重的并发症。如果MCTD患者在临床上主要表现为SSc和PM/DM，则易发生吸入性肺炎。MCTD患者的食管肌张力障碍与SSc患者相似。MCTD患者的食管流体压力测量发现食管的张力降低和扩张，与SSc患者相同。食管下端括约肌张力的降低与食管反流和吸入性肺炎相关。

（五）**肺泡出血**　肺泡出血是SLE患者的主要并发症之一。MCTD患者如果临床上主要表现类似SLE，则可能发生肺泡出血综合征。临床表现有咯血、双侧肺部浸润阴影、呼吸困难、贫血和急性肾衰竭。组织学检查发现有肾脏的坏死性血管炎和肾小球免疫复合物沉积。

（六）**呼吸衰竭**　近端肌病是PM/DM的主要特征之一，并可涉及呼吸肌，从而造成低通气性呼吸衰竭。临床上79%的MCTD患者可发生炎性肌病，故呼吸衰竭也是MCTD患者潜在的并发症。

五、治疗

　　MCTD治疗主要是根据临床表现、疾病的进展、对治疗的反应来选择性采取措施。患者要注意休息，避免剧烈活动和日光暴晒，肢体保温、保持情绪稳定，以减少雷诺现象的发作。合理的营养也很重要。常用药物有非甾体抗炎药

（NSAID）、糖皮质激素、细胞毒类药物、钙拮抗剂、血管紧张素转换酶抑制剂等。

　　（一）**NSAID**　合并关节炎者可选用一种非甾体抗炎药，少数有关节骨破坏畸形者加用甲氨蝶呤（MTX），每周10~15mg口服或肌内注射、羟氯喹口服每日0.25~0.5g等。

　　（二）**糖皮质激素**　约2/3的MCTD患者对糖皮质激素治疗有效，根据病情的活动与否增减或停用糖皮质激素，如以系统性硬化症表现为主的混合性结缔组织病对糖皮质激素治疗反应较差。当出现较重的浆膜炎、肌炎、心肌炎、肾炎和血管炎时应选用中等至大剂量糖皮质激素甚至冲击治疗。

　　（三）**细胞毒类药物**　用糖皮质激素疗效不佳或重要脏器损害的患者，如肺动脉高压、肾脏病变、坏死性血管炎、高球蛋白血症等可联合使用免疫抑制剂，如环磷酰胺（CTX）、硫唑嘌呤（AZA）、MTX等。CTX常用于诱导期，AZA多用于维持缓解期。CTX和AZA口服剂量为1~2mg/（kg·d），静脉CTX 0.5~0.8g/m² ，每半个月或1个月1次酌情用药。糖皮质激素与细胞毒类药物联合应用，可减少两者的剂量和副作用，同时又增加疗效。

　　（四）**其他药物**　钙拮抗剂如硝苯地平（硝苯吡啶）等扩张血管，减轻雷诺症。对于肺动脉高压的治疗强调针对基础疾病免疫抑制治疗及针对PAH本身的靶向治疗，必要时可以靶向药物联合使用。

　　MCTD合并胸膜和肺部并发症患者的预后取决于疾病的并发症、治疗所致的毒副作用和基础疾病的自然病程，MCTD患者的预后估计与SLE患者相类似。

（蔡柏蔷）

参考文献

[1] PRAKSH UB. Respiratory complications in mixed connective tissue disease[J]. Clin Chest Med, 1994, 19(4): 733-746.

[2] SCHWARZ MI, ZAMORA MR, HODGES TN, et al. Isolated pulmonary capillaritis and diffuse alveolar hemorrhage in rheumatoid arthritis and mixed connective tissue disease[J]. Chest, 1998, 113(6): 1609-1615.

[3] FARHEY Y, HESS EV. Mixed connective tissue disease[J]. Arthritis Care Res, 1997, 10(5): 333-342.

[4] BULL TM, FAGAN KA, BADESCH DB. Pulmonary vascular manifestations of mixed connective tissue disease[J]. Rheum Dis Clin North Am, 2005, 31(3): 451-464.

[5] HANT FN, HERPEL LB, SILVER RM. Pulmonary manifestations of scleroderma and mixed connective tissue disease[J]. Clin Chest Med, 2010, 31(3): 433-449.

[6] 中华医学会风湿病学分会. 混合性结缔组织病诊断及治疗指南[J]. 中华风湿病学杂志, 2011, 15(1): 42-45.

第七节
干燥综合征的肺部表现

干燥综合征(Sjögren syndrome,SS)是一种自身免疫性外分泌腺体慢性炎症性疾病,其特征为外分泌腺高度淋巴细胞浸润。SS 主要侵犯唾液腺和泪腺,主要症状包括干燥性角膜、结膜炎,口腔干燥等,为一种系统性疾病,临床上任何系统、任何器官都可能累及,其中以肾脏受累而发生肾小管疾病多见。SS 同时累及其他器官时可造成多种多样的临床表现。受累器官中可见到大量淋巴细胞浸润,血清中可出现多种自身抗体。干燥综合征分原发性干燥综合征和继发性干燥综合征。前者单独存在,后者与 RA、SLE、SSc 等并存。SS 涉及临床多个学科,包括风湿免疫、呼吸、心、肾、消化、神经和内分泌等多个内科专业,以及眼科、口腔科和病理科等学科。

一、干燥综合征的诊断

干燥综合征的典型临床表现包括眼干、口干及关节疼痛等,血清学检查往往有抗核抗体(ANA)伴 IgG 水平升高,抗 SSA/SSB 抗体阳性,而抗 SSB 抗体阳性更具特异性。SS 的诊断有赖于多方面的判断。目前常用的 SS 分类诊断标准包括:2002 年修订的干燥综合征国际分类标准[美欧共识标准(American and European Consensus Group Classification, AECG 标准)]、2012 年干燥综合征国际临床合作联盟(Sjögren's International Collaborative Clinical Alliance,SICCA)分类诊断标准和 2016 年美国风湿病学会/欧洲风湿病联盟(ACR/EULAR)原发性干燥综合征分类标准。AECG 标准见表 30-7-1。

表 30-7-1　干燥综合征国际分类(诊断)标准(2002 年修订版)

Ⅰ.口腔症状:3 项中有 1 项或 1 项以上
  1. 每日感到口干持续 3 个月以上
  2. 成年后腮腺反复或持续肿大
  3. 吞咽干性食物时需用水帮助

Ⅱ.眼部症状:3 项中有 1 项或 1 项以上
  1. 每日感到不能耐受的眼干持续 3 个月以上
  2. 有反复的沙子进眼或沙磨感觉
  3. 每日需用人工泪液 3 次或 3 次以上

Ⅲ.眼部检查:下述检查任一项或 1 项以上阳性
  1. Schirmer Ⅰ试验(+)(≤5mm/5 分)
  2. 角膜染色(+)(≥4 van Bijsterveld 计分法)

Ⅳ.组织学检查:下唇腺病理示淋巴细胞灶≥1

Ⅴ.唾液腺受损:下述检查任一项或 1 项以上阳性
  1. 唾液流率(+)(≤1.5ml/15min)(不刺激法)
  2. 腮腺造影(+)
  3. 唾液腺同位素检查(+)

Ⅵ.自身抗体:抗 SSA 或抗 SSB(+)(双扩散法)

上述标准的具体分类:

(一)原发性干燥综合征　无任何潜在疾病的情况下,有下述 2 条则可诊断:

1. 符合表 1 条目中 4 条或 4 条以上,但必须含有条目Ⅳ(组织学检查)和条目Ⅵ(自身抗体)。

2. 条目Ⅲ、Ⅳ、Ⅴ、Ⅵ 4 条中任 3 条阳性。

(二)继发性干燥综合征　患者有潜在的疾病(如任一结缔组织病),符合表 1 条目Ⅰ和Ⅱ中任 1 条,同时符合条目Ⅲ、Ⅳ、Ⅴ中任 2 条。

(三)必须除外　颈头面部放疗史、丙肝病毒感染、AIDS、淋巴瘤、结节病、GVHD 病、抗乙酰胆碱药的应用(如阿托品、莨菪碱、溴丙胺太林、颠茄等)。

二、干燥综合征的胸膜-肺部表现

约 10%的 SS 患者有呼吸系统症状。上下呼吸道黏膜的淋巴细胞浸润和外分泌腺体萎缩是 SS 胸膜-肺部损害的病理基础。主要表现为间质性肺疾病和胸膜疾病(表 30-7-2),但大部分 SS 患者即使有胸膜-肺部损害存在,而临床表现不明显,可仅仅有肺功能或胸部 X 线的异常。

表 30-7-2　干燥综合征的胸膜腔-肺部表现

鼻黏膜干燥

气道疾病:气管支气管干燥、阻塞性肺疾病、滤泡性淋巴细胞气管炎和支气管炎

间质性肺疾病:淋巴细胞性间质性肺炎、肺间质纤维化

肺泡疾病:淋巴细胞肺泡炎

恶性疾病:肺部淋巴瘤

假性淋巴瘤

胸膜疾病:胸膜腔渗出、胸膜炎、胸膜增厚

其他少见的肺部表现:肺动脉高压、大疱性肺疾病

(一)上呼吸道　SS 的上呼吸道表现,主要为鼻黏膜的干燥和结痂,使嗅觉、味觉受影响,易发生鼻出血和鼻中隔增厚。咽鼓管阻塞可伴发中耳炎,造成传导性耳聋。

(二)气道疾病　SS 是由于腺体和腺体外的病理改变造成了气道疾病。腺体功能不全可导致气管支气管干燥和气道腺体外淋巴细胞浸润,组织学上表现为滤泡性支气管炎,临床上有小气道疾病阻塞性疾病的症状和体征。患者也可有气道高反应的表现。

1. 气管支气管干燥　气管干燥是原发性干燥综合征的最为常见的呼吸道症状,患者常表现为干咳———一种刺激性的咳嗽。干咳可为 SS 患者的唯一临床表现,此时胸部 X 线、肺功能测定均可为正常。气管支气管干燥使气道内黏液变得黏稠,因而患者易发生反复的支气管内感染或肺炎。

2. 气道阻塞性疾病　气道激发试验表明,50%原发性或继发性干燥综合征患者表现为气道高反应性,这种气道高反应性与哮喘患者的气道高反应性完全不同,对吸入皮质激素和色甘酸钠无反应。影像学研究表明,SS患者合并气道阻塞性疾病的发生率为22%~31%,可表现为支气管扩张、支气管管壁增厚、气体陷闭等(图30-7-1)。组织病理学检查有滤泡性淋巴细胞支气管炎等。临床上应注意与哮喘、慢性支气管炎、支气管扩张或吸烟所致的小气道疾病相鉴别。

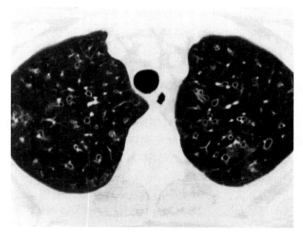

图30-7-1　干燥综合征合并支气管扩张,HRCT示广泛的柱状支气管扩张

（三）间质性肺疾病　SS患者中,间质性肺疾病(ILD)常见,而且多发生于原发性干燥综合征的患者,其发生率为8%~38%。肺部浸润性病变程度变化相当大,轻者表现为亚临床型的肺泡炎,重者表现为显著的肺间质纤维化或蜂窝肺。与SS相关的ILD,其组织病理常见表现为淋巴细胞性间质性肺炎(LIP)。LIP胸部X线表现为从弥漫性、纤维性的间质性浸润到网状结节影(图30-7-2)。少见的组织病理改变为寻常型间质性肺炎(UIP)和闭塞性支气管炎伴机化性肺炎(BOOP)。

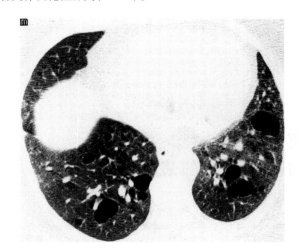

图30-7-2　干燥综合征合并淋巴细胞性间质性肺炎（LIP），HRCT显示散在的薄壁囊肿

SS合并ILD时的临床表现变化相当大,故有时发现患者的肺部间质疾病较为困难。大部分患者表现为非特异性症状,表现为运动时呼吸困难或胸痛。肺功能测定表现为:25%的SS患者可有肺总量的下降,用力肺活量(FVC)的异常降低。但是弥散功能损害的证据不多。故肺功能对肺部炎症的诊断价值比肺活检和支气管肺泡灌洗敏感性要差。

多数SS患者有肺实质摄取的增加,其中某些患者可能无呼吸系统症状,也无胸部影像学方面的异常。故阳性的^{67}Ga扫描提示隐性、亚临床型的一种肺实质病变。

支气管肺泡灌洗(BAL)是评估SS患者肺间质疾病的一种重要方法。原发性干燥综合征患者的淋巴细胞肺泡炎的发生率相当高,但有时患者尚无临床症状、影像学表现或肺部疾病的体征。如果行BAL检查,则可在BAL灌洗液中发现淋巴细胞增多,反映了支气管淋巴细胞浸润的存在。

（四）恶性淋巴瘤　SS的淋巴浸润过程在组织病理方面的表现:①局限性腮腺和泪腺的良性淋巴细胞增殖和浸润;②一种淋巴细胞良性聚集成团块,呈中间阶段表现,称为假性淋巴瘤;③B细胞增殖、淋巴瘤前期;④症状明显的恶性淋巴瘤,通常为B细胞非霍奇金淋巴瘤,但某些患者表现为Waldenstrom巨球蛋白血症。从良性的淋巴细胞增殖过程转变为恶性肿瘤,其原因是慢性的、广泛的B细胞刺激。SS相关的淋巴瘤主要起源于腮腺,但也可见于淋巴结、骨髓、胸腺、肝、肾脏、乳腺和其他黏液腺部位,包括胃、肺和皮肤等。反过来,一些新诊断为非霍奇金淋巴瘤的患者中,有的患者有口腔干燥、角结膜炎的体征或腮腺淋巴瘤,有的发现有ANA、抗Ro/SSA或抗La/SSB。

（五）肺淋巴瘤和假性淋巴瘤　与其他部位的淋巴瘤相比,肺淋巴瘤相对较少,只占SS患者的1%~2%。但是被诊断为与SS相关的淋巴瘤患者中,20%有肺部的异常。SS患者合并肺淋巴瘤,在影像学上可表现为弥漫性肺泡浸润类型、弥漫性肺间质疾病类型、弥漫性网状结节类型、肺实质结节类型、纵隔淋巴结肿大或胸腔积液伴有或不伴有纵隔疾病。SS合并肺淋巴瘤的临床预后还没有报道。这些肿瘤放疗后可缩小,大部分患者应用标准的化疗方案,治疗反应与其他非霍奇金淋巴瘤类似。

假性淋巴瘤是一种肿瘤样的淋巴细胞团块聚集,但不符合恶性肿瘤的诊断标准。SS相关的假性淋巴瘤已见于腮腺、胃、肾脏、淋巴结、肝脏和肺脏。多克隆T细胞为主要的细胞类型伴有B细胞亚群。肺部影像学改变为团块状阴影伴有肺间质纤维化。这种病变可能进展为典型的淋巴瘤,对苯丁酸氮芥或环磷酰胺治疗反应好。

（六）胸膜疾病　原发性干燥综合征合并胸腔积液少见,胸腔积液大多发生于继发性干燥综合征,如继发于RA和SLE。个别原发性干燥综合征患者有胸膜增厚和胸膜炎。

（七）其他肺部疾病　SS罕见有肺部囊性或大疱

性肺疾病。由于支气管阻塞和末端小叶过度充气而发生囊性改变，这种囊性改变常伴随有支气管周围炎症。这种囊性改变的形成机制与肺部其他囊性病变的形成机制相类似，例如：淋巴管肌瘤病、嗜酸性肉芽肿病血管炎等。此外，其他少见的合并症还有：肺动脉高压、肺部淀粉样变、结节病、肺不张和支气管扩张。

（蔡柏蔷）

参考文献

[1] CAIN HC, NOBLE PW, MATTHAY RA. Pulmonary manifestations of Sjögren's syndrome[J]. Clin Chest Med, 1998, 19(4): 687-700.

[2] KOKOSI M, RIEMER EC, HIGHLAND KB. Pulmonary involvement in Sjögren syndrome[J]. Clin Chest Med, 2010, 31(3): 489-500.

[3] 中华医学会风湿病学分会. 干燥综合征诊断及治疗指南[J]. 中华风湿病学杂志, 2010, 14(11): 766-768.

[4] ITO I, NAGAI S, KITAICHI M, et al. Pulmonary manifestations of primary sjögren's syndrome[J]. Am J Respir Crit Care Med, 2005, 171(6): 632-638.

[5] BAQIR M, KLUKA EM, AUBRY MC, et al. Amyloid-associated cystic lung disease in primary Sjögren's syndrome[J]. Respir Med, 2013, 107(4): 616-621.

[6] RAMOS-CASALS M, TZIOUFAS AG, STONE JH, et al. Treatment of primary Sjögren's syndrome a systematic review[J]. JAMA, 2010, 304(4): 452-460.

[7] VITALI C, BOMBARDIERI S, JONSSON R, et al. Classification criteria for Sjögren's syndrome: a revised version of the European criteria proposed by the American-European Consensus Group[J]. Ann Rheum Dis, 2002, 61(6): 554-558.

第八节
结节性多动脉炎的肺部表现

结节性多动脉炎（polyarteritis nodosa, PAN）是坏死性血管炎的一种，可侵犯全身中小动脉并导致其进行性炎症和坏死的免疫性疾病，一般发生在中等口径的肌型动脉，损害呈节段型分布，易发生于动脉的分支处，向远端扩散。多见于20~50岁的男性。PAN可为特发性或继发于其他疾病如HBV、HCV和毛细胞白血病等。其组织学特征为多个脏器或系统的中小动脉坏死性血管炎，受损血管中膜增生，导致血流缓慢而易发生血栓；另外血管弹性减弱，导致动脉瘤形成。

结节性多动脉炎的主要诊断步骤是：①具有典型的临床症状和体征及多器官损害，临床上疑是PAN的患者，应取病变部位，如皮肤、肌肉（腓肠肌）、神经、肾组织或睾丸活检，以明确坏死性血管炎的诊断；②选择性血管造影：主要是内脏血管，如肾血管造影等，若发现有小和中等口径的动脉呈瘤样扩张或口径增大，直径达1cm左右，或外周血管树的"切断"现象，有助于坏死性血管炎的诊断。若在不同的器官中同时发现上述病变，则意义就更大。

结节性多动脉炎在临床上应该与下列疾病鉴别，尤其

是显微镜下多血管炎（MPA）和嗜酸性肉芽肿病多血管炎（EGPA）。这二种疾病虽然与PAN有相似之处，但是，PAN具有以下特点：①血管炎可累及各种不同口径的血管，既可累及中、小口径的肌性动脉，也可累及小动脉、小静脉和静脉；②很少发生以坏死性肾小球肾炎为特点的肾受累；③以微血管瘤多见；④PAN很少有ANCA阳性。而EGPA的特点为：①血管内和外均有肉芽肿形成；②嗜酸性粒细胞组织浸润，外周血嗜酸性粒细胞增多；③既往有支气管哮喘史和/或慢性呼吸道病的病史。

结节性多动脉炎多累及皮肤、肾脏和外周神经系统，也可累及消化道和心脏。皮肤表现包括紫癜、网状青斑和结节；肾脏受累多有高血压、肾功能不全或肾梗死；约有70%的患者会发生周围神经炎，而仅有5%~10%的患者会有中枢神经系统的累及。

约1/3的患者有肺部表现，较特异的表现为支气管动脉动脉瘤。除此以外，PAN对肺部的累及并不具特异性，主要包括间质性肺炎，肺纤维化和哮喘等类型的相关临床表现，但是如果既往史有HBV、HCV、毛细胞白血病或伴有其他器官累及需要考虑此病。肺活检可作为确诊的依据，但如活检有较高风险时，血管造影发现动脉微血管瘤或内脏血管的栓塞也有一定的参考价值，胸部CTA或MRA亦可用于评估血管的累及，但其敏感性和特异性均不及血管造影。

PAN的治疗取决于病变的严重性和累及器官及患者本身的病毒性肝炎，轻度PAN不伴有病毒性肝炎可使用糖皮质激素单药治疗，而加用免疫抑制剂如硫唑嘌呤或环磷酰胺可维持病情稳定，帮助激素减量；另外，若患者有病毒肝炎基础，建议先行抗病毒治疗后在考虑免疫抑制剂治疗。

（蔡柏蔷）

参考文献

[1] HOWARD T, AHMAD K, JEROME A, et al. Polyarteritis nodosa[J]. Tech VascInterv Radiol, 2014, 17(4): 247-251.

[2] Hernández-Rodríguez J, ALBA MA, Prieto-González S, et al. Diagnosis and classification of polyarteritis nodosa[J]. J Autoimmun, 2014, (48/49): 84-89.

[3] FORBESS L AND BANNYKH S. Polyarteritis nodosa[J]. Rheum Dis Clin North Am, 2015, 41(1): 33-46.

第九节
白塞病的肺部表现

白塞病（Behcet's disease, BD）或称白塞综合征，是一种病因未明的慢性多系统疾病，基本病理改变为血管炎。临床上以反复发作的口腔和生殖器溃疡、葡萄膜炎为特征，本病根据1937年土耳其其皮肤科医师Behcet首次病例报道而命名。2012年欧洲风湿病年会（EULAR）对1994年CHCC

血管炎分类命名进行了重新分类和命名,分为:①大血管性血管炎。②中等血管性血管炎。③小血管炎。④多血管炎:白塞病。⑤单一脏器血管炎。⑥系统性疾病相关性血管炎。⑦可能病因相关性血管炎。BD可累及大、中、小动脉或静脉。总体来说,男性患者发病率更高,且病变更严重。尽管动静脉均可受累,但静脉受累更多见,因此下肢深静脉血栓是最常见的病变。肺动脉受累是继腹部大动脉和外周动脉瘤之后常见的动脉病变。由于肺部病变大多病情严重,是白塞病最常见的致死原因之一,且肺动脉病变管理的难度高,故一直都是白塞病中各种血管病的研究热点。

一、流行病学

现有的资料表明,东亚、中东、地中海等丝绸之路沿线国家是白塞病高发地区。回顾性研究报道白塞病肺部损害发生率的差异性较大,为1%~7.7%。中国白塞病患者的肺损害发生率为7.4%~15.2%。肺动脉病变多发生于青年男性患者,但近年来女性患者有上升的趋势。

二、病因和发病机制

(一)遗传因素 家庭聚集性发病提示遗传易感性参与疾病的发生。文献报道1%~18%患者呈家庭聚集性发病,土耳其、以色列和韩国等尤为明显。中国家庭聚集性发病患者较低,约为2.6%。与白塞病的关系最为密切的基因是*HLA-B51*。另外,有关单卵双胞胎和双卵双胞胎聚集性发病的研究也进一步证实遗传易感性与白塞病的密切相关性。进一步研究发现日本、土耳其、德国、以色列、希腊等种族人群中易感基因是*HLA-B5101*和/或*HLA-B5108*亚型,且与其紧密连锁的基因也可能参与疾病的发生。其他研究还发现*HLA-B51*和疾病严重程度密切相关。

(二)环境因素 不同国家报道的白塞病发生率不同,沿亚洲到地中海的古丝绸之路分布国家的发病率较高。因此,目前认为居住地的地理环境、微量元素失平衡(如铜离子过高)、有机氯农药污染等因素均与白塞病的发生有关。

(三)感染因素 由于细菌抗原和宿主抗原结构相似,它们之间的交叉反应性在白塞病的发生及进展中扮演重要角色。T淋巴细胞和B淋巴细胞可识别暴露的细菌和自身的抗原表位,并决定疾病的起始和维持。研究已证实白塞病患者高表达针对分枝杆菌热激蛋白的IgG和IgA抗体,这种热激蛋白与人体线粒体内的热激蛋白高度相似。进一步的研究发现血清抗体水平和白塞病患者葡萄膜炎的严重程度密切相关。针对链球菌属热激蛋白的抗体水平和皮肤黏膜病变相关。针对幽门螺杆菌内毒素的抗体水平也与血管内皮损伤相关。另外,1型单纯疱疹病毒(HSV-1)感染与白塞病的致病密切相关。

(四)中性粒细胞功能亢进 大量中性粒细胞的组织浸润是白塞病最突出的病理特征之一。经抗原刺激活化的T淋巴细胞释放多种炎性细胞因子和高浓度的超氧阴离子等反应氧中间物,激活和募集中性粒细胞,导致中性粒细胞功能亢进。

(五)内皮细胞损伤与血栓形成 白塞病可累及全身的动、静脉,发生阻塞性血管炎,动、静血栓发生率高达20%~40%。凝血系统过度活化和纤溶功能障碍、免疫功能紊乱和中性粒细胞功能亢进导致的血管内皮细胞损伤、凝血通路中的基因缺陷、血栓调节素和E-选择素、抗血管内皮细胞抗体等水平升高,均参与血管炎发生和血栓形成。

(六)免疫异常 多数研究认为Th1细胞反应在白塞病的免疫发病机制中起主要作用,患者外周血淋巴细胞亚群比例失调,$CD4^+/CD8^+$ T细胞比值和$CD4^+CD45$ RA^+ T细胞降低。研究证实血清sFas/APO-1水平升高与白塞病活动性神经系统病变或肺部病变相关。临床活动期患者的外周血NK细胞活性显著降低,白塞病患者对病毒感染的免疫防御能力下降可能与之有关。也有学者认为Th1/Th2(Th0)细胞的分歧型和/或混合型表达模式是白塞病的免疫学表现特点。体液免疫也参与白塞病的发生及进展,研究证实白塞病患者血清中C9水平显著升高,循环免疫复合物水平与白塞病的病情活动度密切相关。阿弗他口腔溃疡的组织学表现为血管周围C3、C1q、IgM和IgG沉积;免疫电镜显示血管壁内皮细胞下C3沉积。另外,其他与白塞病有关的自身抗体水平升高,包括针对链球菌抗原、抗眼色素膜、视网膜组织成分的抗体,抗血管内皮细胞抗体等。

三、病理

白塞病的基本病理学改变是血管炎,血管壁和血管周围有淋巴单核细胞浸润,少量浆细胞、嗜酸性粒细胞、巨噬细胞和中性粒细胞浸润,管壁上有时可见免疫复合物沉积。白塞病的肺组织病变可分为血管病变和纤维化病变,以前者为主。病理学特征为毛细血管及不同口径动脉和静脉损害的节段性血管炎,有肉眼或显微镜下的血管炎改变。炎症渗出可以破坏动脉壁的弹力组织和肌组织,由纤维组织取代,形成动脉瘤或瘤样扩张,还可使血管内膜显著增厚、弹力纤维退行性变、栓子阻塞血管和栓子机化血管再通等,可造成肺血管闭塞,导致肺动脉高压、肺梗死。纤维化病变表现为炎细胞浸润,造成血管内皮细胞增生及肺间质、胸膜和纵隔广泛纤维化。肺泡毛细血管周围炎可使血管内皮增生、纤维化,影响换气功能。胸膜下小静脉和毛细血管也可发生炎症造成渗出性胸腔积液。

四、起病方式和病变类型

和外周静脉病变一样,肺动脉病变多于白塞病起病3~4年后发病。80%肺动脉病变患者合并静脉血栓,其中下肢深静脉血栓最为常见。肺动脉病变也常合并静脉窦血栓，约1/3肺动脉病变患者合并右心内血栓。而肺外动脉病变很少合并静脉血栓，常于白塞病起病8～9年后发病。因此有学者认为肺动脉具有静脉的结构特征，即血管壁较薄、弹性小和压力低，故肺动脉病变特征与静脉病变特征相似，且两者密切相关。肺动脉病变包括肺动脉栓塞和肺动脉瘤，最近一项研究显示78%白塞病患者出现肺动脉瘤，合并或不合并肺动脉栓塞；22%患者出现孤立性肺动脉栓塞。另外，在随访过程中，大部分患者的肺动脉瘤出现部分或完全性栓塞，而孤立性的肺动脉栓塞也可转变成肺动脉瘤。综上所述，目前大多数学者认为白塞病患者的肺动脉病变是血栓形成，而不是血栓栓塞。支持这个观点的依据有：①对白塞病的患者尸体解剖的系列报道显示肺栓塞发生率很低；②白塞病患者肺动脉栓塞通常合并明显的血管炎，血栓溶解后肺通气灌注不匹配持续存在，而其他原因导致肺栓塞，则无血管炎变，血栓溶解后肺通气灌注基本匹配；③单纯免疫抑制治疗（不联合抗凝治疗）可减少白塞病复发和诱导缓解；④肺动脉栓塞和肺动脉瘤的临床特征和影像学特征基本相似。

五、临床表现

咯血是肺部病变最常见、也是最难治的临床表现，是提示肺部血管病变的特异性表现，发生率高达80%。约30%的患者发生大咯血，且其中15%的患者出现严重窒息和死亡。即使在血管炎稳定期，也有约1/4的患者发生咯血。与单纯肺动脉栓塞比较，肺动脉瘤易发生大咯血。咯血的主要原因有肺动脉瘤破裂、支气管血管吻合处破裂、血栓栓塞导致肺梗死和支气管黏膜溃疡等。其他非特异性症状包括咳嗽（60%）、发热（47%）、胸痛（32%）、呼吸困难（30%）等。与单纯皮肤黏膜病变比较，伴血管病变患者发热风险增高四倍，同时发热提示肺动脉病变进展，当激素减量时，发热和咳嗽常再发，只有少数患者以咯血作为疾病再发的主要表现。此时影像学上常表现为结节影、实变影或伴液气平面的空洞。呼吸困难通常是肺实质损害所致，包括支气管炎、肺气肿、肺纤维化和胸膜炎等形成的限制性或阻塞性通气障碍，通常不是肺血管病变的特异性表现。肺梗死或肺部感染也是胸痛、咳嗽和发热等的重要原因之一。

六、辅助检查

胸部高分辨率计算机断层扫描（HRCT）是评估白塞病相关肺病最重要且方便、可靠的检查。增强胸部螺旋CT可用于诊断早期肺小动脉瘤，血管成像技术可以重建血管形态，是最安全、最理想的肺动脉瘤辅助检查手段。白塞病的总体肺部损害可分为三种类型：肺动脉瘤形成；肺实质改变（玻璃影、结节影、实变影）；血管闭塞、纵隔炎、纵隔纤维化、支气管炎、肺气肿、气体闭陷、肺纤维化、胸膜炎、胸膜结节、胸腔积液等其他表现。结节影和实变影是肺血管病变进展

期的主要表现，经过激素和免疫抑制治疗后结节影和实变影可显著缩小，与肺动脉病变的分布相似，病变主要分布于双下肺。结节影的病理学特征显示细支气管炎伴机化性肺炎、肉芽肿或肺梗死。在随访过程中，胸膜下的结节影和实变影可进展成空洞，这提示坏死或梗死的过程。另外，纵隔淋巴结病、少量胸腔和心包积液及心内充盈缺损也是提示肺动脉病变的特异性征象。

正电子发射计算机断层成像（positron emission tomography and computed tomography，PET/CT）上主要显示肺实质对氟脱氧葡萄糖的摄取，肺动静脉的摄取量很少，至今仅有个案病例报道对肺动脉瘤的评估有帮助。肺血管造影是诊断肺动脉瘤的金标准，也可评估肺动脉高压、肺动脉损害、单个或多个肺动脉闭塞情况，但因白塞病病理基础为血管炎，不建议常规应用。

肺通气/灌注扫描可显示双侧弥漫性或亚段灌注减低，与通气不匹配，常因病变区内的血管收缩、血管腔狭窄和血量减少及肺通气不良所致。肺动脉壁炎症造成的管腔狭窄可显示长期存在的灌注缺损，而肺动脉栓塞所显示的灌注缺损则短期内消失。

白塞病肺部损害者的肺功能检查多显示阻塞性通气功能障碍，对支气管扩张药物治疗反应很差。

大部分患者在疾病演变过程中均出现轻度肺动脉压升高，肺动脉收缩压为35～45mmHg，通常伴血清BNP水平升高和心功能轻度受损，以上信息提示小/微小血管受累的程度与更大血管的病变损害程度相似；合并严重肺动脉高压患者的死亡风险明显升高。

七、诊断

白塞病国际研究协作组1990年提出的诊断标准包括：①复发性口腔溃疡：由医生或患者发现的阿弗他溃疡及疱疹样溃疡，每年至少发作3次；②复发性生殖器溃疡；③眼部损害：前葡萄膜炎、后葡萄膜炎或裂隙灯下显示玻璃体内细胞或眼科医生发现视网膜血管炎；④皮肤损害：医生或患者发现结节红斑、假性毛囊炎或丘疹脓疱样损害或未接受皮质类固醇治疗的壮年患者出现痤疮样结节；⑤针刺反应阳性：24～48小时后阳性反应。在有口腔溃疡的前提下，并符合以下项目中的两项：生殖器溃疡、眼部损害、皮肤损害及阳性针刺反应等即可诊断。

对于无口腔溃疡而有其他白塞病典型症状的患者：主要累及肠、血管或神经的特殊类型，此时临床医生在诊断白塞病时还是应该根据临床症状进行综合分析。对于病情活动程度的评估，2014年提出新的白塞病国际标准：眼睛病变2分；生殖器溃疡2分；口腔溃疡2分；皮肤损害1分；神经系统表现1分；血管表现1分；针刺反应阳性1分。达到或>4分时提示白塞病。

八、治疗

白塞病治疗目的在于控制现有症状，防治重要脏器损

害,减缓疾病进展。目前暂无有效根治方法。

合理使用糖皮质激素及免疫抑制剂是治疗白塞病肺部病变的首选方案。糖皮质激素能明显缓解血管炎症。单纯应用抗凝、止血药物治疗效果不佳。肺动脉血管瘤形成时,2018 年 EULAR 的治疗推荐为应用大剂量激素静脉冲击治疗,甲泼尼龙 1g/d,3 天后减量至泼尼松剂量 1mg/(kg·d)。并联合应用环磷酰胺静脉冲击治疗,每月 1g,同时密切监测外周血白细胞,6~12 个月后,如病情稳定,可改为硫唑嘌呤 2.5mg/(kg·d)。对于传统药物治疗失败患者,应用英夫利西单抗治疗可能获益。不建议积极外科手术治疗。但对于巨大肺动脉瘤患者,可选择肺叶切除术。由于肺叶切除后会使残余肺的动脉瘤内压力升高,从而增加动脉瘤破裂出血的风险。现有的研究证实手术治疗导致的死亡风险比药物治疗的更高,因此建议仅在危及生命的情况下施行手术治疗。患者有大咯血的高风险时,建议积极介入栓塞治疗。如肺动脉瘤同时合并外周动脉瘤患者,则建议综合评估动脉瘤的位置、大小及外科手术医师的临床经验选择介入栓塞、结扎或搭桥手术。

对于合并血栓、梗死或血管瘤破裂患者,根据病情严重程度参照肺动脉血管瘤形成患者的治疗方案。对于病情较轻的患者,糖皮质激素常用剂量为泼尼松 1mg/(kg·d)。单独使用免疫抑制剂治疗也可取得较好疗效。环孢素 A 起效快,初始剂量为 5mg/(kg·d),根据临床效果及不良反应调整用量,也可与环磷酰胺合用。也可选用其他免疫抑制剂如苯丁酸氮芥、甲氨蝶呤等。白塞病合并肺血栓形成时,使用抗凝药物可导致大咯血甚至死亡,而且通常血栓会牢固附着于血管内壁形成机化,抗凝效果不好,故不建议常规使用抗凝药物。如临床有使用抗凝药物的必要,则建议在积极免疫抑制治疗之后应用。

α 干扰素是先天性有免疫调节功能的细胞因子,起始时主要用于治疗白塞病患者的 1 型单纯疱疹病毒;但在临床实践中发现 α 干扰素可通过减少循环血中的 γδ-T 淋巴细胞,抑制 T 淋巴细胞在血管内皮上的黏附,从而改善血管炎。沙利度胺也有免疫调节功能,减少肿瘤坏死因子的产生和活性,减少中性粒细胞的迁移。也可尝试依那西普和阿达木单抗等肿瘤坏死因子阻滞剂治疗。

对于肺动脉瘤破裂引起大咯血的患者,首选应用止血剂治疗和血管栓塞术等介入治疗。必要时行手术治疗,但术后也可能发生吻合处动脉瘤。术前给予糖皮质激素及免疫抑制剂可减少手术并发症的风险。

九、预后

70%白塞病合并肺部病变患者经过积极激素和免疫抑制剂治疗后病情缓解或改善,但仍有 20%的患者病情反复发作。据研究报道 7 年的死亡率高达 25%,在随访过程中约 50%患者出现反复咯血和呼吸困难,其余患者可无任何症状。大肺动脉瘤和肺动脉高压是预后差的重要危险因素,且肺动脉瘤对患者死亡率的影响比肺动脉栓塞更大。肺动脉瘤患者 1 年和 5 年生存率分别为 57%和 39%。因此

对该病的早期识别和及时有效干预有助于改善患者的预后。

(韩茜 罗群)

参考文献

[1] SAKANE T, TAKENO M, SUZUKI N, et al. Behçet's disease[J]. N Engl J Med, 1999, 341(17): 1284-1291.

[2] BANG DS, OH SH, LEE KH, et al. Influence of sex on patients with Behçet's disease in Korea[J]. J Korean Med Sci, 2003, 18(2): 231-235.

[3] LEE KH, CHUNG HS, KIM HS, et al. Human alpha-enolase from endothelial cells as a target antigen of anti-endothelial cell antibody in Behçet's disease[J]. Arthritis Rheum, 2003, 48(7): 2025-2035.

[4] MUMCU G, INANC N, YAVUZ S, et al. The role of infectious agents in the pathogenesis, clinical manifestations and treatment strategies in Behçet's disease[J]. Clin Exp Rheumatol, 2007, 25(4 Suppl 45): S27-S33.

[5] EDREES A, NAGUIB S, EL MENYAWI M, et al. Pulmonary manifestations in a group of patients with Behçet's disease[J]. Int J Rheum Dis, 2017, 20(2): 269-275.

[6] Alibaz-Oner F, Sawalha AH, Direskeneli H. Management of Behçet's disease[J]. Curr Opin Rheumatol, 2018, 30(3): 238-242.

[7] Arida A, Fragiadaki K, Giavri EA. Anti-TNF agents for Behçet's disease: analysis of published data on 369 patients[J]. Semin Arthritis Rheum, 2011, 41(1): 61-70.

第十节
强直性脊柱炎的肺部表现

强直性脊柱炎(ankylosing spondylitis, AS)是一种中轴关节炎症为主、几乎累及全部骶髂关节并可有肌腱端炎的一种风湿病,而髋、肩以外的四肢关节受累也很常见。其病因不明,可能有一定的遗传倾向,通常白种人的发病率高于黑种人。强直性脊柱炎有明显家族聚集现象,并与 HLA-B27 密切相关,炎症累及滑膜关节和软骨关节及肌腱、韧带附着于骨的部位(肌腱端),常发生椎间盘纤维环及其附近韧带钙化和骨性强直,引起纤维性和骨性强直。肌腱韧带与骨的附着点处的炎症为本病特征性病理变化。本病可能合并反应性关节炎(或赖特综合征)、银屑病关节炎及慢性炎性肠病(继发性强直性脊柱炎)。骶髂关节炎是强直性脊柱炎的病理标志,也常是最早的病理表现之一。骶髂关节炎的早期病理变化包括软骨下肉芽组织形成,组织学上可见滑膜增生和淋巴样细胞及浆细胞聚集、淋巴样滤泡形成及含有 IgG、IgA 和 IgM 的浆细胞。骨骼侵蚀和软骨破坏随之发生,然后逐渐被退变的纤维软骨替代,最终发生骨性强直。

强直性脊柱炎的周围关节病理显示滑膜增生、淋巴样浸润和血管翳形成,但无 RA 常见的滑膜绒毛增殖和纤维原沉积。在强直性脊柱炎,软骨下肉芽组织增生常引起软骨破坏。其他慢性脊柱关节病也可见到相似的滑膜病理,但赖特综合征的早期病变则突出表现为更显著的多形核白细胞浸润。肌腱端炎是在韧带或肌腱附着于骨的部位发生的

炎症,在强直性脊柱炎常发生于脊柱和骨盆周围,最终可能导致骨化,这是脊柱关节病的另一病理标志。

强直性脊柱炎尚无诊断性的或特异性的检查。75%以上的患者出现血沉增快,轻至中度 IgA 升高亦常见,但与类风湿因子和抗核抗体无任何相关性。与其他炎性关节病相比,其关节液亦无特别之处。15%的患者可有轻度正细胞正色素性贫血。

HLA-B27 检测阳性是 AS 诊断的重要指标和线索,尤其是早期中轴性 SpA 患者,绝大部分的患者通过结合病史、体征和 X 线检查等结果能做出诊断。因为该试验对某些种族来说对诊断有很高的敏感性,对有腰痛的强直性脊柱炎的患者来说,HLA-B27 必须作为诊断和排除诊断的常规筛选检测,但对检验结果的解读很大程度上取决于检测的背景。

强直性脊柱炎发病隐匿,为一种多系统的疾病,关节外表现有眼部、心血管、神经系统和呼吸系统的并发症。强直性脊柱炎的肺部表现,其发生率约为 1.3%,即 2 080 例强直性脊柱炎患者中有 28 例发生胸廓或肺部病变。强直性脊柱炎累及肺部初期通常是无症状的,其肺部表现主要有胸廓异常(胸壁活动受限)和肺实质受累(上叶肺纤维性改变)。偶尔强直性脊柱炎患者可有环杓关节疾病,则有声嘶、咽痛,重者有上气道阻塞、急性呼吸衰竭或肺心病,需作气管切开或杓状软骨切除术。

目前 AS 的诊断仍沿用 1984 年修订的纽约标准:①下腰背痛持续至少 3 个月,疼痛随活动改善,但休息不减轻;②腰椎在前后和侧屈方向活动受限;③胸廓扩展范围小于同龄和性别的正常值;④双侧骶髂关节炎 Ⅱ~Ⅳ级,或单侧骶髂关节炎 Ⅲ~Ⅳ级。如患者具备④并分别附加①~③项中的任何一项可确诊为 AS。对一些暂时不符合诊断标准者,可参考有关脊柱关节病的诊断标准,主要包括 Amor、脊柱关节病欧洲研究组和 2009 年 ASAS 推荐的中轴 SpA 的分类标准。

一、胸廓受限

由于炎症所造成的肋椎关节的融合和胸部脊柱的强直,患者可发生限制性通气功能障碍。通常以前胸廓受限多见。胸廓扩展试验时,即在第四肋间隙水平测量深吸气和深呼气时胸廓扩展范围,两者之间的正常值不小于 2.5cm,而有肋骨和脊椎广泛受累者则胸廓扩展减少。肺功能异常较轻微,肺活量(VC)和肺总量(TLC)仅轻度下降,功能残气量(FRC)和残气量(RV)正常或增加,气流常在正常范围内。最大呼气和吸气压力降低。VC 的降低是与因胸廓固定而造成的胸廓顺应性下降有关,而不是肺实质病变所致,患者的弥散功能往往是正常的。

通常肺功能异常程度与反映疾病急性炎症程度的血沉、胸廓活动度和疾病分期相关。患者尚能尽量维持正常的肺功能,其原因:①增加了膈肌的活动度,使通气增加;②胸廓固定在肺容量较大的位置;③胸廓对称性得以维持。

治疗的目标是防止关节炎症的进展、维持脊柱和胸廓的活动度。目前有小样本的研究认为非甾体抗炎药物治疗并不能有效改善肺功能或阻断疾病的进展,但尚需进一步的研究证实。

二、肺尖纤维化

强直性脊柱炎患者合并肺尖纤维化的发生率从 1.3% 到 30% 不等,主要见于男性患者,男女之比为 50∶1。大部分病例的发病时期在关节病变后 6~35 年,平均为 15 年以上。个别患者可先出现肺尖纤维化,而后出现骨骼系统的症状。

强直性脊柱炎合并肺炎纤维化的发病机制不清,其可能原因如下:①由于胸廓活动受限和僵直,肺上叶通气减少;②胸廓活动受限和胸椎的僵直对肺尖部肺实质的压迫增加,此类患者中气胸的发生率也增加;③肺部反复感染,胸廓僵直可损害咳嗽和呼吸机制,造成肺部感染,进而发生肺纤维化;④因其他疾病行胸部放射治疗;⑤由于食管平滑肌功能不全,造成反复吸入性肺炎;⑥气道炎症,有人认为肺部间质性病变为强直性脊柱炎的骨骼外的表现之一。除病变广泛,通常此类肺尖纤维化的临床症状轻微。继发细菌或霉菌感染后,临床症状相对较多。肺囊肿形成、支气管扩张或肺部空腔内霉菌球形成后可发生咯血,偶可致大咯血,一般不出现杵状指(趾)。

1. 辅助检查　辅助检查主要排除其他结缔组织病所致肺间质纤维化的可能性。强直性脊柱炎中常有血清碱性磷酸酶和肌酸磷酸激酶水平的增加。支气管肺泡灌洗(BAL)有 B 淋巴细胞的增加和中性粒细胞的减少。早期胸部 X 线表现为肺炎小结节或线状浸润影和胸膜增厚。早期可表现为单侧肺尖纤维化,以后可发展成双侧。一般早期病变多见于右上肺区。随着病情进展,结节可发生融合成为较大的阴影。晚期病例可有空洞和囊腔形成,肺实质的纤维化和胸膜病变。由于这些放射学改变与肺结核相似,故强直性脊柱炎易误诊为肺结核。严重的肺炎纤维化可产生上叶支气管扩张,造成肺门的上提。

胸部 CT 有助于发现肺部病变的范围、胸膜增厚、肺实质纤维化、肺容积改变、空洞形成和支气管扩张;尤其是能诊断空洞内霉菌球形成。其他发现有气管扩张、纵隔淋巴结病和支气管壁增厚(图 30-10-1)。

2. 组织病理学　强直性脊柱炎合并肺炎纤维化的组织病理学无特异性,常见肺组织病理改变有胶原降解、肺泡间隔纤维化、瘢痕、透明膜形成、支气管扩张、薄壁肺大疱和空洞。可发现圆细胞、成纤维细胞和慢性炎症细胞如淋巴细胞和浆细胞的浸润。而缺乏血管炎和肉芽肿疾病的特征。强直性脊柱炎可合并 BOOP。

3. 其他并发症　肺上叶空洞形成时常常合并感染,以分枝杆菌和真菌常见。最常见的病原体是烟曲霉,其次是各种类型的分枝杆菌,包括念珠菌属、土曲霉、黑曲霉、波伊德霉样真菌和偶发分枝杆菌等。

4. 治疗　强直性脊柱炎合并肺炎纤维化通常是进展的,目前尚无有效的治疗方法来阻止疾病的进展。治疗主要是针对其合并的肺部感染进行治疗。手术治疗(肺叶切除)易发生支气管胸膜瘘和慢性肺脓肿。除了因曲霉球所

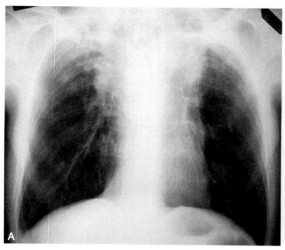
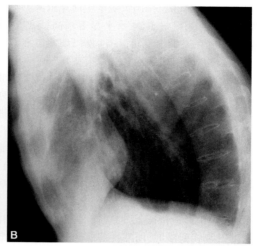
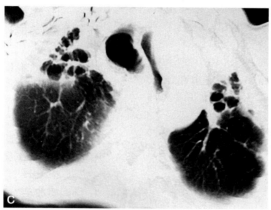

图 30-10-1 强直性脊柱炎的肺部表现

A. X 线胸片显示双上肺瘢痕形成和肺容积减少；B. 侧位 X 线胸片示脊柱病变；C. 胸部 CT 显示肺尖部位容积明显减少伴牵拉性囊性支气管扩张。

致的大咯血以外,一般不提倡外科手术治疗。吡非尼酮和尼达尼布可延缓 IPF 患者 FVC 下降,但对强直性脊柱炎合并肺炎纤维化患者是否有效尚需研究的进一步证实。

强直性脊柱炎合并肺尖纤维化患者的预后取决于肺部并发感染的范围和严重程度,因其他疾病行胸部放射治疗的患者发生肺部感染和支气管肺癌的危险性也增加。患者死亡原因与呼吸系统、肾脏和心脏的有关合并症有关。

(蔡柏蔷)

参考文献

[1] LEE-CHIONG TL. Pulmonary manifestation of ankylosing spondylitis and relapsing polychondritis[J]. Clin Chest Med. 1998, 19(4): 747-759.

[2] TAUROG JD, LIPSKY PE. Ankylosing spondylitis, reactive arthritis, and undifferentiated spondyloarthropathy[M]//BrAUNWALD E. FAUCI AS. ISSE-BACHER KJ, et al. Harrisons principles of internal medicine. 15th ed. New York: McGraw-Hill, 2002: 1949-1955.

[3] MAYBERRY JP, PRIMACK SL. MULLER NL. Thoracic mayifestations of systemic autoimmune diseases: radiographic and high-resolution CT findings [J]. Radiographics. 2000, 20(6): 1623-1635.

[4] 中华医学会风湿病学分会. 强直性脊柱炎诊断及治疗指南[J]. 中华风湿病学杂志, 2010, 14(8): 557-559.

[5] KANATHUR N, LEE-CHIONG T. Pulmonary manifestations of ankylosing spondylitis[J]. Clin Chest Med. 2010, 31(3): 547-554.

第十一节
IgG4 相关性肺疾病

一、概述

IgG4 相关性疾病(IgG4 related disease, IgG4-RD)是一种新认识的、病因尚不明确的系统性疾病,累及多个脏器或组织,为慢性、进行性发展的自身免疫性疾病,通常与 IgG4 淋巴细胞密切相关。该类疾病以血清 IgG4 水平升高及 IgG4 淋巴细胞浸润多种器官和组织为特征,常见受累器官包括泪腺、胰腺和腹膜后间隙等,累及的器官或组织由于慢性炎症及纤维化进程可导致弥漫性肿大。该类疾病对糖皮质激素治疗反应良好。

IgG4-RD 具有以下特点:①一个或多个器官或组织肿胀

增大,似肿瘤样;②IgG4 淋巴细胞大量增生而导致淋巴细胞增生性浸润和硬化;③血清 IgG4 水平显著增高(>135mg/dl),IgG4 淋巴细胞在组织中浸润(IgG4 淋巴细胞占淋巴细胞的 50% 以上);④对糖皮质激素治疗反应良好。

IgG4-RD 几乎可见于任何一个脏器系统:胆管、唾液腺、眼周组织、肾脏、肺、淋巴结、脑膜、主动脉、乳腺、前列腺、甲状腺、心包和皮肤,无论哪个脏器受累,其组织病理学特点均高度相似。IgG4-RD 最常见的临床表现形式有:① I 型自身免疫性胰腺炎(IgG4 相关性胰腺炎);②唾液腺疾病(如 Mikulicz 综合征、硬化性涎腺炎或 Kuttner 肿瘤)。事实上,很多有关 IgG4-RD 的经验总结均来自这两类疾病的研究。

IgG4-RD 在组织形态特征上最具特征性的是呈席纹样分布的致密淋巴浆细胞浸润、闭塞性静脉炎和轻中度嗜酸性粒细胞浸润。炎性损害通常在组织内形成肿瘤样团块,从而破坏受累脏器。除一些特殊情况,中性粒细胞与肉芽肿在 IgG4-RD 组织中一般极为少见。

除了形态学,尚需免疫组化来帮助 IgG4-RD 的诊断。炎性浸润由 T 细胞和 B 细胞混合构成,T 细胞呈散在分布,而 B 细胞通常聚集在生发中心。受累组织中可见到免疫球蛋白的各个亚型,但 IgG4 占主要部分。

IgG4 相关性疾病通常亚急性起病,大部分患者不合并全身症状,一般不伴随发热和 C 反应蛋白的升高,往往在行常规影像学检查或作病理分析时无意中诊断。某些患者局限于单一脏器,另一些除了主要脏器受累外还合并其他脏器受累。只有极少数患者可自发改善或缓解,其他则需药物治疗。

IgG4-RD 通常有两种临床表现。①肿瘤样损害:可导致脏器呈肿瘤样肿大,如自身免疫性胰腺炎中胰腺肿大,Mikulicz 综合征中涎腺肿大等;②过敏性疾病:许多 IgG4-RD 患者具有过敏性特征,如特应性、湿疹、哮喘和血嗜酸性粒细胞升高。在 IgG4-RD 患者中,高达 40% 合并存在过敏性疾病,如支气管哮喘或慢性鼻窦炎。虽然 IgG4-RD 呈亚急性发展,但如果不予治疗,仍可导致组织损害甚至脏器功能衰竭。

正常人群中 IgG4 只占总 IgG 的不到 5%,是比重最低的亚型。大部分 IgG4 相关性疾病的患者血清 IgG4 水平均升高。虽然绝大多数患者经糖皮质激素治疗后血清 IgG4 水平较治疗前降低。但血清 IgG4 水平升高并非 IgG4-RD 特有,也可见于其他疾病,包括变应性疾病,细菌、真菌和寄生虫感染,Rosai-Dorfman 疾病,ANCA 相关血管炎,多发性肌炎/皮肌炎,胰腺癌,肝胆癌和肺癌。临床一般以 135mg/dl 作为血清 IgG4 水平是否升高的阈值。

IgG4-RD 患者与正常人群相比,更易患恶性肿瘤,包括肺癌、结肠癌和淋巴瘤等,原因不详。因此对于 IgG4-RD 患者,不管是在诊断时还是随诊过程中,始终需警惕合并恶性肿瘤的可能。

二、IgG4 相关性肺疾病

IgG4 相关性肺疾病(IgG4 related lung disease, IgG4-

RLD)是 IgG4 相关性疾病累及肺或胸膜时的表现。可单发于肺或同时累及肺外组织。随着对 IgG4 认识的加深,发现14%患者合并肺部或胸膜病变;54%的患者合并存在肺部损害,胸腔内淋巴结病是最为常见的表现。通常,中老年患者较多,平均年龄 69 岁,男性患者居多。IgG4 相关性疾病胸腔内受累的形式如表 30-11-1 所示。

表 30-11-1　IgG4 相关性疾病胸腔内受累的形式

部位	受累形式
肺实质	结节或团块,间质性肺疾病
气道	气管支气管狭窄
胸膜	胸膜结节,胸腔积液
纵隔	淋巴结病,纤维化性纵隔炎

(一)临床表现　　IgG4-RLD 的临床表现取决于病变涉及的部位,症状无特异性。患者中大约一半伴有呼吸道症状,包括咳嗽、胸痛、血痰和活动后气短,而另一半只有影像异常而无呼吸道症状。与其他脏器的 IgG4-RD 相似,发热、体重减轻、出汗等全身症状较为少见。IgG4-RLD 的临床肺部表现相当不特异,难以借此与其他肺部疾病相区分。总之,IgG4-RLD 的肺部表现可以归纳为 4 种类型:肺间质改变、纵隔病变、气道疾病和胸膜病变,IgG4 相关性肺疾病的主要特征见表 30-11-2。

1. 肺间质改变　也称为 IgG4 相关性间质性肺疾病(ILD)。2004 年首例报道的 IgG4-RLD 合并间质性肺炎,诊断为急性间质性肺炎。CT 示中下肺叶磨玻璃样改变,双下肺有明显的蜂窝样病变。以后又发现 IgG4-RLD 可以合并非特异性间质性肺炎。机化性肺炎也是 IgG4-RLD 的一种表现。

2. 纵隔病变　硬化性纵隔炎、纵隔淋巴结肿大或肺门淋巴结肿大可为 IgG4-RLD 的一种表现。肺门淋巴结肿大见于胸部 IgG4-RD 或者非胸部 IgG4-RD。

3. 气道疾病　IgG4-RD 和哮喘的临床特征之间可能存在某种联系。一例 IgG4-RLD 男性患者合并典型的临床哮喘症状,肺功能示气流受限,有阳性的支气管激发试验。支气管镜检查显示炎性改变,免疫染色示 IgG4 阳性浆细胞数量增加。

4. 胸膜病变　IgG4-RD 可以合并胸膜病变,但是较为罕见。临床表现为单一的胸膜渗出,较为多见的是疾病肺部表现的其中一项表现。

(二)病理　　IgG4-RLD 的肺组织病理具有以下特点:弥漫性淋巴浆细胞浸润、不规则纤维化,同时累及动静脉的内膜炎症不伴坏死,IgG4(+)浆细胞绝对数量和相对数量的明显增多。在细胞成分上,浆细胞为主要成分,其次为淋巴细胞和组织细胞;在某些患者嗜酸性粒细胞可以很明显,但肉芽肿极为少见。可见,IgG4-RLD 的病理特点基本与其他部位的相似,但也略有不同:与自身免疫性胰腺炎的组

表 30-11-2　IgG4 相关性肺疾病的主要特征

临床特征	实验室检查	影像学	IgG4 相关性疾病的诊断标准
1. 咳嗽 2. 胸痛 3. 呼吸困难 4. 咯血 5. 无症状	1. 大部分患者血清 IgG4 和可溶性 IL-2 受体增加 2. 血清和/或支气管肺泡灌洗液 KL-6 可能增加 3. ANA、RF、CRP、ESR 水平对鉴别诊断帮助不大	1. 累及：气道、肺实质、肺间质、纵隔、胸膜 2. CT 表现类型： ● 实变、结节、肿块影 ● 磨玻璃阴影 ● 间质性肺炎类型合并蜂窝肺、支气管扩张和弥漫性磨玻璃影 ● 支气管血管类型合并支气管血管壁增厚和叶间间隔增厚 3. PET：病变形态多变	1. 高度提示： 至少需要 2 项组织病理学特征（除非泪腺炎）： ● 浓密的淋巴浆细胞浸润 ● 纤维化（席纹状） 闭塞性静脉炎 IgG4⁺增加：IgG⁺细胞比例>40% 2. 可能的组织病理学特征： ● 单一组织学特征 ● 需要其他证据以明确诊断例如：累及其他器官 血清 IgG4 水平>135mg/dl 3. 组织病理学证据不充分：不符合以上两项标准

织病理相比,肺组织内席纹样改变不太明显,而胶原纤维化与成纤维细胞增生活跃更为突出;此外,胰腺组织中仅见到静脉炎,而肺组织中往往动脉与静脉同时受累。

在肺实质受累的患者中,组织病理上有时可符合机化性肺炎(OP)或非特异性间质性肺炎(NSIP)的病理特点。当胸膜受累时,病理上表现为硬化性炎症导致的胸膜显著增厚。在壁层胸膜,硬化性炎症可延伸至胸膜下纤维与脂肪组织;而当脏层胸膜损害时可累及胸膜下肺组织。

（三）影像学　IgG4-RLD 的胸腔内受累包括肺实质、气道、胸膜及纵隔,可以只累及一个部位,或同时累及多个部位。肺实质受累的影像可表现为如下 4 种形态:①实变结节肿块型;②磨玻璃型;③间质性肺炎型;④支气管血管束型。前两者为肺泡腔病变,密度增高,大小不等,可单发或多发,无明确的肺叶倾向。实变结节肿块型要与恶性肿瘤相鉴别,而磨玻璃样的样式要与肺泡细胞癌相鉴别。这两种形态临床上往往因为与肿瘤难以区分而行楔形切除或肺叶切除,最终病理证实。后两者为间质病变,可以表现为网格、蜂窝、不规则索条、小叶间隔与支气管血管束的增粗。事实上,单从影像上是无法与某些特发性间质性肺炎相区分的,如特发性肺纤维化(IPF)、非特异性间质性肺炎(NSIP)、隐源性机化性肺炎(COP)和结节病。

气道受累的情况很少见。气管镜下见气管支气管狭窄、黏膜充血水肿;而 CT 上还见到纵隔淋巴结肿大和支气管血管束增粗。另一种情况是气道受压牵拉之后出现的狭窄,如纵隔纤维化对气道的压迫,以及肺间质病变引起的牵拉性支气管扩张。

部分患者以胸膜为主要受累部位,表现为脏层胸膜或壁层胸膜上结节样损害,合并胸腔积液的情况较为少见。病理特点如前所述。

IgG4-RD 患者中,40%~90% 可合并存在纵隔或肺门淋巴结肿大,往往通过 CT 或 PET 得以证实。纤维化性纵隔炎有一部分最终被证实为 IgG4-RD。

（四）诊断标准　目前 IgG4-RD 尚无国际公认的诊断标准,但是先前的共识提示其诊断需要符合以下两条标准:①血清 IgG4 水平升高,大于 135mg/dl;②IgG4⁺/IgG 浆细胞比值大于 40%。研究发现,血清 IgG4 水平大于 135mg/dl 具有 97% 的敏感度,诊断 IgG4-RD 具有 79.6% 的特异度。

日本 IgG4 小组在 2011 年发布了 IgG4 相关性疾病的通用临床诊断标准,见表 30-11-3。IgG4-RLD 的诊断标准见表 30-11-4。此诊断标准的核心是结合临床表现、血清 IgG4 水平及病理特点,将诊断区分为确诊(临床、血清与病理皆备)、可能(缺少血清)与可疑(缺少病理)。重要的是,一定要与恶性肿瘤与类似疾病相鉴别。

表 30-11-3　IgG4 相关性疾病的通用临床诊断标准（2011 年）

1. 临床检查显示单脏器或多脏器的局灶/弥漫性肿大或团块
2. 血液检查显示血清 IgG4 水平升高(≥135mg/dl)
3. 病理检查显示:
(1) 显著的淋巴细胞与浆细胞浸润和纤维化
(2) IgG4⁺浆细胞浸润:IgG4⁺/IgG⁺>40%,并且 IgG4⁺浆细胞>10 个/HPF

确定诊断:1+2+3
可能诊断:1+3
可疑诊断:1+2

表 30-11-4　IgG4 相关性肺疾病的诊断标准（2016 年）

A. 诊断性指标

Ⅰ. 胸部影像学　包括以下任何一项的胸内病变：肺门/纵隔淋巴结病、支气管壁/支气管血管束增厚、小叶间隔增厚、结节影、渗出性病变、胸膜增厚和/或胸腔积液

Ⅱ. 血清学　IgG4 水平升高（≥135mg/dl）

Ⅲ. 病理学　符合以下 2 项或以上的胸内器官组织（a. ≥3 项；b. 2 项）

（1）显著的淋巴细胞与浆细胞浸润至支气管血管鞘周围间隙、小叶间隔和/或胸膜

（2）IgG4$^+$/IgG$^+$ 细胞比例>40% 和/或 IgG4$^+$ 浆细胞>10 个/HPF

（3）闭塞性静脉炎或动脉炎

（4）席纹状纤维化或有纺锤状细胞在浸润的淋巴细胞周围增殖的纤维化

Ⅳ. 其他器官受累　合并胸腔外器官受累，并符合 IgG4 相关性疾病的诊断标准，如硬化性泪腺炎/唾液腺炎，自身免疫性胰腺炎，IgG4 相关性硬化性胆管炎，IgG4 相关性肾病和腹膜后纤维化

Ⅴ. 参照指标　低补体血症

B. 诊断

1. 确定诊断：Ⅰ+Ⅱ+Ⅲa，或 Ⅰ+Ⅱ+Ⅲb+Ⅳ

确定的病理诊断：Ⅰ+Ⅲ 中的所有 4 项

2. 可能诊断：Ⅰ+Ⅱ+Ⅳ，或 Ⅰ+Ⅱ+Ⅲb+Ⅴ

3. 可疑诊断：Ⅰ+Ⅱ+Ⅲb

（五）治疗　　IgG4-RLD 通常对糖皮质激素治疗反应良好，目前尚无糖皮质激素治疗方案方面的相关研究，但一般给予初始剂量 30mg/d 到 1mg/（kg·d），若治疗有效，2 周内即可见明显的症状缓解。糖皮质激素可在后续数月内逐渐减量，密切监测期间症状缓解情况及有无反复。当糖皮质激素减量到 ≤10mg/d 后，可考虑维持数月以降低复发率。

（蔡柏蔷）

参考文献

[1] UMEHARA H, OKAZAKI K, MASAKI Y, et al. A novel clinical entity, IgG4-related disease (IgG4 RD): general concept and details [J]. Mod Rheumatol, 2012, 22(1): 1-14.

[2] GHAZALE A, CHARI ST, ZHANG L, et al. Immunoglobulin G4-associated cholangitis: clinical profile and response to therapy [J]. Gastroenterology, 2008, 134(3): 706-715.

[3] EBBO M, GRADOS A, BERNIT E, et al. Pathologies associated with serum IgG4 elevation [J]. Int J Rheumatol, 2012, 2012(8): 602809.

[4] YAMAMOTO M, TAKAHASHI H, TABEYA T, et al. Risk of malignancies in IgG4-related disease [J]. Mod Rheumatol, 2012, 22(3): 414-418.

[5] ZEN Y, NAKANUMA Y. IgG4-related disease: a cross-sectional study of 114 cases. Am J Surg Pathol, 2010, 34(12): 1812-1819.

[6] ZEN Y, INOUE D, KITAO A, et al. IgG4-related lung and pleural disease: a clinicopathologic study of 21 cases [J]. Am J Surg Pathol, 2009, 33(12): 1886-1893.

[7] INOUE D, ZEN Y, ABO H, et al. Immunoglobulin G4-related lung disease: CT findings with pathologic correlations [J]. Radiology, 2009, 251(1): 260-270.

[8] UMEHARA H, OKAZAKI K, MASAKI Y, et al. Comprehensive diagnostic criteria for IgG4-related disease (IgG4-RD), 2011 [J]. Mod Rheumatol, 2012, 22(1): 21-30.

[9] RYU JH, SEKIGUCHI H, YI ES. Pulmonary manifestations of immunoglobulin G4-related sclerosing disease [J]. Eur Respir J, 2012, 39(1): 180-186.

[10] KOBAYASHI H, SHIMOKAWAJI T, KANOH S, et al. IgG4-positive pulmonary disease [J]. J Thorac Imaging, 2007, 22(4): 360-362.

第三十一章
职业性肺病

第一节
概论

职业性肺病是指在生产过程中,因接触职业病危害因素,产生以呼吸道及肺部损伤为主的疾病。根据 2013 年《职业病分类和目录》(国卫疾控发〔2013〕48 号),目前我国职业性尘肺病及其他呼吸系统疾病共有 19 种,包括尘肺病 13 种[硅肺、煤工尘肺、石墨尘肺、炭黑尘肺、石棉肺、滑石尘肺、水泥尘肺、云母尘肺、陶工尘肺、铝尘肺、电焊工尘肺、铸工尘肺、根据《职业性尘肺病的诊断》和《职业性尘肺病的病理诊断》可以诊断的其他尘肺病],以及其他呼吸系统疾病 6 种[过敏性肺炎、棉尘病、哮喘、金属及其化合物粉尘肺沉着病(锡、铁、锑、钡及其化合物等)、刺激性化学物所致慢性阻塞性肺疾病、硬金属肺病]。部分职业性化学物中毒以呼吸道及肺部的急慢性损伤为主,如铍病、氯气中毒、二氧化硫中毒、光气中毒、氨气中毒、铟及其化合物中毒、臭氧等;此外,能引起职业性肿瘤的石棉、氯甲醚、双氯甲醚、砷及其化合物、焦炉逸散物、六价铬化合物、毛沸石等均可导致肺部肿瘤。

容易罹患职业性肺病的人群有:①从事矿业开采、建筑作业、无机粉尘制造业的劳动者,在生产过程中吸入大量的致尘肺病的无机粉尘,可发生尘肺病;②从事化学品加工、制造业的劳动者,长期暴露于各种有毒化学物质中,其发生慢性阻塞性肺疾病(chronic obstructive pulmonary disease,COPD)、急慢性肺损伤危险明显增加;③从事有机粉尘(棉尘、植物性粉尘)的劳动者,其发生职业性棉尘病、职业性哮喘的危险明显增加;④农业作业者在生产时吸入霉菌代谢产物或动物性蛋白质,可导致罹患过敏性肺炎危险性增加,如农民肺、蔗尘肺、蘑菇肺、麦芽肺和养鸽者肺等。

当具有全身毒性的生产性化学物以气态或气溶胶的形式进入呼吸道后,容易通过肺部丰富的血管床进入血流,引起机体全身中毒。但对呼吸系统而言,最常见的是刺激性毒物造成的直接损伤,如"化学性炎症"(chemical inflammation)、"化学性肺水肿"(chemical pulmonary edema),或进而引起急性呼吸窘迫综合征(acute respiratory distress syndrome,ARDS),某些亲肺物质甚至未直接接触肺脏也可造成肺损伤。化学物质(包括某些硬金属)若具有抗原或半抗原特征,尚可引起呼吸道过敏或肺脏免疫性疾病,如"哮喘"(asthma)、"气道高反应性"(airway hyperreactivity,AHR)、"过敏性肺炎"(allergic pneumonia)等。呼吸道慢性炎症尚可进展为 COPD;生产性粉尘(直径<5μm)如若沉积于呼吸性细支气管及肺泡,则可引起"粉末沉着症"(thesaurosis)、

肺间质肉芽肿病变(granulomatous lesion)或肺纤维化(pulmonary fibrosis),严重者甚至导致肺循环障碍、气体交换功能障碍、进行性缺氧。还有些物质长期作用于呼吸道和肺组织,尚可引起癌瘤。

职业性肺病的病因十分明确,其发病与患者职业中接触的职业病危害因素有明确相关性,常常表现为疾病或相似症状在同工种工友中有"群发"现象,脱离作业环境后,患者症状明显改善。除生物因素外,绝大多数职业病危害因素具有"剂量-效应关系(dose-effect relationship)"和"时间-效应关系(time-effect relationship)",毒物接触时间越长,接触剂量越大,损伤越严重,累计损伤的脏器越多,后果也越严重。但同时应注意,职业性肺病的临床表现大多不具有特异性,常常与相似症状的呼吸系统疾病混淆,如不能明确病因,必将影响治疗效果,因此在职业性肺病诊断中应紧密结合患者职业史,谨慎做好鉴别诊断。为了保证职业病诊断有法可依、有法必依,2002 年 5 月 1 日我国首次实施《中华人民共和国职业病防治法》,将职业病诊断纳入法制轨道,随后又分别在 2011 年 12 月 31 日、2016 年 7 月 2 日、2017 年 11 月 4 日和 2018 年 12 月 29 日重新修正《中华人民共和国职业病防治法》。这说明职业病的诊断工作与一般疾病有明显不同,职业病诊断必须依法执行,体现在职业病诊断须依照"法定程序(legal proceedings)"进行、须以国家职业卫生标准为诊断依据、须在备案的有职业病诊断资格的医疗卫生机构、由具有职业病诊断资质的医生进行诊断。任何违背上述诊断规程的"职业病诊断",都属于非法。

职业性肺病危害因素和致病机制复杂繁多,有的致病因素一旦造成机体损伤,常不易获得完全康复,这些综合因素决定了职业性肺病治疗的应依据以下主要原则:

1. 由于病因明确,因此职业性肺病可以通过病因学预防和控制其发生和发展,病因治疗(etiological therapy)也是职业病治疗的根本。不能完全避免病因接触,则需尽速排除进入体内的有毒有害物质,或解除其有害作用、缓和或消除其对机体造成的损伤,病因治疗是职业病预防和治疗的根本,也是有效防治职业性肺病发生发展的重要手段。

2. 对症支持治疗(symptomatic and supportive therapy)可以减轻病患痛苦,提高其生活质量和社会参与能力。病因治疗虽有助于中断职业病危害因素对机体的损伤,但对已经造成的机体功能或结构损伤却无能为力;对症支持治疗则是维持生命和功能、争取抢救时间的重要保障,更是修复机体功能、促进机体康复的必要基础,是职业病治疗的关键组成部分。由于多数理化因子并无特殊治疗药物,对于病因常缺乏有效的针对性措施,使对症支持治疗更成为职业病的主要治疗措施。

3. 建立职业健康监护档案,做好职业健康管理,是预防职业性肺病发生的重点工作。职业健康监护是对接触职业病危害因素人员的健康状况进行动态、系统的检查和分析,能发现早期健康损害。在疾病尚未发生之前或疾病初期,展开针对致病因素的消除或阻遏措施,可消除或控制病因对机体的损伤、降低患病风险、控制疾病发展或转为慢性疾病,同时避免或减少并发症、最大限度地减少职业病造成的危害。

4. 对从事职业病危害因素作业的劳动者、已患职业性肺病的患者,开展健康教育。《中华人民共和国职业病防治法》第三十三条规定:用人单位与劳动者订立劳动合同(含聘用合同,下同)时,应当将工作过程中可能产生的职业病危害及其后果、职业病防护措施和待遇等如实告知劳动者,并在劳动合同中写明,不得隐瞒或者欺骗。说明劳动者对作业环境中的职业病危害因素情况有知情权,用人单位有责任和义务让劳动者知道所从事的职业病危害因素对机体可能的危害及在工作环境中应该采取的防护措施。

5. 做好病后健康管理,职业性肺病患者应改变不良的生活习惯,戒烟,尽量改善生活环境,避免继续接触对呼吸系统有致病作用的有毒有害因素,以免进一步损伤呼吸系统,预防肺部并发症。

6. 康复治疗和训练(rehabilitation therapy)是保证职业性肺病患者生存质量的重要方法。很多文献报道发现在原发病治疗缺乏特殊疗效的情况下,通过肢体体操训练、呼吸训练、柔韧性训练及康复教育等综合性肺康复治疗,能有效改善尘肺病患者运动耐力和提高生活质量,同时能有效的改善患者抑郁、焦虑状态,具有明确的临床推广价值。这对于各种职业性肺病患者,尤其是病情较重者,更具重要意义,也提示康复治疗也将是今后职业医学需要着力加强的环节。

（关里　李树强）

参考文献

[1] 赵金垣. 临床职业病学[M]. 北京: 北京大学医学出版社, 2017.
[2] 李德鸿. 不要把尘肺病防治引入歧途[J]. 环境与职业医学, 2018, 35(4): 283-285.

第二节
肺尘埃沉着病

一、概述

肺尘埃沉着病(pneumoconiosis),又称尘肺,是指在职业活动中长期吸入生产性粉尘而引起的、以肺组织弥漫性纤维化为主的全身性疾病,它是目前我国最常见和最主要的职业病,约占全国每年新发职业病总数的 90%。根据有关资料,到 2017 年底,我国累计发生尘肺病例已近 90 万例,并以每年新增 2 万名患者的速率递增,发病年龄在 30~50 岁者约占患者总数的 90% 以上,死亡率高达 22%,全国每年因

尘肺造成的直接经济损失超过 400 亿元人民币。由于绝大部分(90%以上)是农民工,多在劳动条件极差、缺乏职业卫生监督的小型或家庭式厂矿工作,流动性强,故发病情况绝大多数未能进入国家卫生统计数据;此外,目前粉尘接触者的体检率还不到实际接尘人数的 30%,这使卫生统计部门报告的病例数更远远低于实际情况。近三四十年来,发达国家在改善粉尘作业环境和个人保护方面做出了巨大努力,有效控制了尘肺的发病,尘肺患者日渐减少,中国和一些欠发达国家患者较多,后者迫于经济发展压力,尚难以集中精力关注尘肺的治疗问题;即便在中国,尘肺的治疗和研究也多局限在少数职业病防治专职机构,尚未形成整体医疗体系的合力,以致久攻不下。专家预测,即使从现在开始采取有效防控措施,鉴于尘肺的迟发特点,今后若干年内,我国尘肺的防治形势仍将十分严峻。

（一）病因　　以往多认为只有二氧化硅(SiO_2)形成的硅尘才能引起肺纤维化,其病变程度也与肺内硅尘蓄积量密切相关。但大量临床病例证实,还有一些生产性粉尘,如煤尘(主要由碳、氢、氧、氮组成的有机矿物)、石棉尘(主要是镁和硅构成的硅酸盐)、滑石尘(主要为含镁的硅酸盐和碳酸盐)、炭黑尘(主要是碳氢化合物)等,也可引起尘肺,只是致纤维化能力较二氧化硅弱,引起尘肺的潜隐期也较长而已。按照致病性粉尘的种类,可将尘肺大致分为五大类:

1. **硅沉着病**　又称硅肺(silicosis),系吸入含有游离二氧化硅的粉尘所致。

2. **硅酸盐肺(silicatosis)**　系吸入含有与金属离子相结合的二氧化硅(硅酸盐)粉尘所致,如石棉肺、滑石尘肺、云母尘肺、水泥尘肺等。

3. **碳素尘肺(carbon pneumoconiosis)**　系吸入含炭粉尘所致,如煤肺、石墨尘肺、炭黑尘肺、活性炭尘肺等。

4. **金属尘肺(metallic pneumoconiosis)**　系吸入某种金属粉尘所致,如铝尘肺、钡尘肺等。

5. **混合性尘肺(mixed pneumoconiosis)**　系吸入两种或多种粉尘所致,如电焊工尘肺、煤硅肺、铁硅肺等。

我国 2013 年颁布的职业病分类目录中将硅肺、煤工尘肺、石墨尘肺、石棉肺、炭黑尘肺、滑石尘肺、水泥尘肺、云母尘肺、陶工尘肺、铝尘肺、电焊工尘肺、铸工尘肺等 12 种尘肺规定为法定职业病;还另外预留了尘肺病种的扩展空间,即根据《职业性尘肺病的诊断》和《职业性尘肺病的病理诊断》可以诊断的其他尘肺。

（二）接触机会　　很多工业生产过程可以产生粉尘,尤其是下列这些生产岗位,如防护措施不良,即可引起尘肺:

1. **矿山开采**　各种金属和非金属矿山(包括金属矿、石棉矿、煤矿等)的开采、凿岩、爆破,以及运输、粉碎、焙烧、加工等过程。

2. **机械制造业**　如铸造、造型、清砂、打磨、电焊等工种。

3. 建筑材料（包括、耐火材料、水泥、石料等）生产制造 包括开采、运输、破碎、筛选、切割、打磨等过程。

4. 其他 如公路、铁路、水利、水电建设中的隧道开凿、工程爆破，以及陶瓷、玉器、砂轮、油毡等加工、生产过程。

（三）发病机制

1. 尘肺发病机制的经典学说 近百年来，尽管进行了大量的研究，但对尘肺发病机制的认识，一直停留于对海量数据的困惑中，认识偏于局限，缺乏整体关联，不少认识仍止步于几种古老学说之前，认为尘肺的发病机制过于复杂，难以澄清厘清。经典的尘肺发病机制学说主要有如下几个：

（1）机械作用学说：人们对石棉沉着病（又称石棉肺）的研究发现，胸膜内的石棉纤维绝大多数是细而短的温石棉，因易于刺入胸膜而具有较强的损伤性；此种纤维体积较大，更不易经由淋巴系清除；闪石石棉纤维直而硬，机械刺激作用更强，故接触闪石石棉者肺胸膜皮细胞瘤的发病率也最高。因此认为，机械刺激作用可能是尘肺发病的重要机制，Setanton 还据此提出了纤维"外观（长/径）比值（aspect ratio）"的石棉肺发病理论。

（2）表面活性学说：由于任何物体表面都能吸附所在介质中的分子和颗粒，表面积越大，吸附力也越大，因此提出，粉尘颗粒也可吸附那些在肺内产生的氧自由基（如硅氧自由基、硅过氧基、超氧阴离子、羟自由基等），并借此引起肺组织脂质过氧化和炎症性损伤，最终导致成纤维细胞增生及肺纤维化。

（3）免疫反应学说：免疫反应是人体抵御外来侵袭和维持体内环境平衡的一种重要方式。从尘肺病理形态来看，初期的硅肺结节含有较多细胞成分，随着病变进展，导致大量纤维组织增生，使硅结节逐步转化为无细胞成分的玻璃样变组织，推测此一过程可能有抗原-抗体反应参与；有关尘肺的生化、血清免疫学等方面研究资料亦证实尘肺发生发展过程中有免疫因素参与。

（4）肺泡巨噬细胞（pulmonary alveolar macrophage，PAM）激活学说：粉尘进入并滞留肺组织时，可激活肺内广泛存在的巨噬细胞，使之吞噬尘粒，并产生大量炎性物质和活性氧类（reactive oxygen species，ROS），进一步吸引巨噬细胞聚集，引起巨噬细胞性肺泡炎；吞噬尘粒的巨噬细胞会发生坏死崩解，释出粉尘颗粒，这些粉尘和含尘巨噬细胞（尘细胞）可在肺间质（包括淋巴组织）聚集，形成粉尘灶（尘斑），再进而形成尘细胞肉芽肿，其可逐渐被胶原纤维取代，导致肺纤维化。此学说自 20 世纪 60 年代提出以来，已逐渐为学界接受，但其对发病的关键环节，如巨噬细胞的激活、肺组织的损伤修复、粉尘的归宿等细节仍缺乏清晰诠释，总体认识仍处于朦胧状态，也使临床精准诊断和有效治疗难有进展。

2. 尘肺发病机制的深入进展

（1）分子层面的认识：近一二十年来，由于分子生物学、分子免疫学等领域的飞速进展，已经勾画出尘肺发病机制的细致环节，其清晰度并不亚于目前对其他疾病的认识。

兹以最为典型、致病力最强的硅尘（SiO_2 粒子）为例：

研究发现，硅尘本身即具有"病原体相关分子模式"（pathogen-associated molecular pattens，PAMPs）或损伤相关的分子模式（damage associated molecular patterns，DAMPs）特征，前者是存在于低等微生物细胞壁上的一些保守成分，后者则来自机体细胞死亡所释出的内源性分子，这些成分在高等哺乳动物体内均不存在，属于"非己成分"，故可借此被体内免疫细胞识别，进而启动激活、吞噬、清除等一系列免疫应答反应。因此，硅尘一旦进入肺泡或肺间质并与肺巨噬细胞（pulmonary macrophage，PM）相遇，尘粒表面的这些结构特征即会为 PM 膜上模式识别受体（pattern recognition receptor，PRRs）识别，这些受体——如清道夫受体（scavenger receptor，SRs）、Toll 样受体（Toll-like receptors，TLRs）、核苷酸结合寡聚化结构域（NOD）样受体 [nucleotide binding oligomerization domain（NOD）-like receptors，NLRs）等，都是一些异质非酶跨膜蛋白质，可以识别来源于非高等动物保守的分子结构，通过一系列蛋白级联反应使 PM 进入激活状态，吞噬 SiO_2 尘粒，进而经由 NALP3 炎性体、MAPKs 信号通路激活 NK-κB、AP-1 等核转录因子产生更多炎性因子吸引更多巨噬细胞，加剧巨噬细胞性肺泡炎；激活的巨噬细胞会释放各种生物活性因子和大量活性氧，直接损伤肺泡间质成分（包括肺泡毛细血管）和肺上皮细胞。上述粉尘颗粒和含尘巨噬细胞（尘细胞）在肺间质及淋巴组织聚集，还可坏死崩解释出尘粒及细胞成分，进一步诱发炎症过程，在局部形成尘细胞肉芽肿——尘（硅）结节（dust noduls or silicotic nodules），肉芽肿为纤维组织取代后即导致肺纤维化。

综上可见，硅肺的本质其实就是一种非特异性肺内炎症反应，它主要包括三个重要环节：①进入肺内的 SiO_2 尘粒，其可视为尘肺发病的"点火器"，因其一旦进入肺泡或间质，即可为肺巨噬细胞"识别"，并吞噬尘粒形成"尘细胞"（dust cells）；此过程产生的 ROS 会通过激活线粒体凋亡通路甚至细胞死亡受体（TNFR-1、FAS 等）介导巨噬细胞凋亡；凋亡细胞释出的尘粒，部分经肺内淋巴系统进入血液循环，尚未排出的尘粒又可再次为 PM 吞噬，重复上述过程。②肺巨噬细胞激活，此可视为引起肺间质炎症的"导火索"，因此过程会生成大量 ROS 及各种细胞因子，引起炎症的"瀑布效应"，不但招募更多巨噬细胞聚集，且造成肺组织损伤，包括间质组织（肺血管、肺淋巴管）和肺泡上皮。③肺损伤的过度修复，可视为肺间质纤维化的"加速器"，因大量激活的巨噬细胞产生的炎性因子不少成分，如白介素（interleukin）、趋化因子（chemokines）、肿瘤坏死因子-β（tumor necrosis factor-β，TGF-β）、结缔组织生长因子（connective tissue growth factor，CTGF）等，都是纤维化病变的正性调节因子，不但可诱导成纤维细胞大量分化为肌成纤维细胞（myofibroblast），而且能引起细胞外基质大量生成，从而在尘粒或尘细胞周围诱发肉芽肿、纤维化，形成真正的尘肺病变——"尘（硅）结节"。上述病变的积累必然会造成肺组织的结构重塑（remodeling），使细支气管、肺血管、肺泡等扭曲、变形、阻塞，最终导致肺通气障碍、肺气肿、肺大疱、肺循环压力增高、右心功能不全,低氧血症逐渐加重,构成硅肺典型临床表现的病理生理基础。

(2)肺内尘粒的归宿:以往多认为二氧化硅等尘粒基本不会溶解,一旦诱发肺内纤维化过程,则被包裹在胶原纤维中形成"硅结节"。近年利用电感耦合等离子体质谱技术(inductively coupled plasma mass spectrometry, ICP-MS)可以十分精确地检测血、尿、肺组织等生物标本中的含量;研究发现,呼吸性粉尘进入肺泡后,可透过直径 10~15μm 的肺泡孔(alveolar pores)进入间质,或被肺泡巨噬细胞(alveolar macrophage, AM)吞噬随痰液排出,也可在巨噬细胞凋亡后重复前述过程。吸入的粉尘量越多,接尘时间越长,进入间质的尘粒越多,肺间质的炎症反应愈加激烈,纤维化进程也随之加速。已有研究证实,进入肺间质的粉尘也可像进入间质的其他"异物",如病毒、细菌、其他微生物等一样(大小均在 5μm 左右,甚至更小),可经由肺内淋巴系统排入血液,而后由尿液排出。本研究室利用胸导管淋巴瘘模型直接观察硅肺大鼠肺内硅尘排出机制和规律,利用免疫组化技术在显微镜下发现硅尘可以直接诱导肺内淋巴小管增生(采用 LYVE-1 标记),染硅大鼠肺间质淋巴管数量从灌注二氧化硅后一周开始即呈现时间依赖性增加,三周左右达到高峰;借助偏振光显微镜和扫描电镜,可见肺内各级淋巴管、支气管淋巴结均存在白色、折光的晶体颗粒,能谱分析进一步证实,该白色结晶即为二氧化硅;同时,其胸淋巴导管淋巴液、血清和尿中硅含量亦见增加,且与肺淋巴管密度呈直线相关;近年更有研究开始探讨尿硅在硅肺临床诊治中价值。大量临床研究还证实,肺内淋巴结中硅结节的形成远早于肺野其他部分出现的硅结节,提示肺内淋巴系统在肺内粉尘排出中确实具有重要地位。另有研究表明,如果接尘浓度不是很高[假设在时间加权平均浓度(time weighted average, TWA)上下],<5μm 尘粒占 80%,年工作时间为 300 天、日工作时间为 8 小时、劳动强度中等情况下接触 30 年,此接尘者肺内尘沉积量的理论值应在 600g 以上;但死亡病例尸检结果均显示,此类患者死后肺内 SiO_2 含量平均仅 3g 左右,显示肺内 99% 的硅尘已经消失,从另一侧面提示肺内淋巴系统对肺间质粉尘强大的清除能力。

上述进展提示:①硅肺的本质实际上是肺间质的慢性非特异性炎症,病因即是硅尘本身;②硅结节并不是长在肺里的"石头",其主要成分是机体的纤维组织,是蛋白质。这一新的认识为开展硅肺的科学治疗提供了重要的理论基础。

3. 尘肺发病的影响因素 总的说来,尘肺的发病比较缓慢,病因不同,发病的潜隐期也不同,如硅肺,多在接触二氧化硅粉尘后 5~10 年后才发病,石棉肺则在接触石棉尘 15~20 年才发病,而煤工尘肺、水泥尘肺更慢,一般在接触粉尘 20~30 年后才发病;但其也受一些因素的影响,主要有:

(1)空气中粉尘浓度:作业场所粉尘浓度越高,发病率越高、发病时间也越短,提示加强防尘措施,减少接尘浓度,可以明显延长发病时间,减少甚至杜绝肺病的发生。

(2)粉尘性质:不同性质的粉尘致纤维化程度不同,其中以游离二氧化硅(SiO_2)致纤维化的作用最强,其次为石棉和滑石;减少这些物质在粉尘中含量,也可明显延长发病时间,减少尘肺发生。

(3)粉尘颗粒大小:直径<10μm 的粉尘才可被吸入呼吸道深部,故被称为"可吸入性粉尘"(inhalable dusts);直径<5μm 的尘粒则被称为"呼吸性粉尘"(respirable dusts),它更为细小,分散度更大,更容易进入肺泡。

(4)进入肺泡粉尘数量:此为尘肺发病的重要影响因子,如有研究表明,进入肺内二氧化硅的总量不到 4g 者不会引起硅肺,达到 5g 以上可能引起 I 期硅肺,6、7g 以上才有可能引起 II、III 期硅肺。

(5)尘粒物理性状:新产生的尘粒,表面的生物活性和致纤维化能力均强;尘粒表面越粗糙,产生炎症刺激和致纤维化能力越强。溶解度低的粉尘(如二氧化硅、石棉等),致肺纤维化能力多较强,反之,致尘肺能力亦减弱(面粉、铍化合物等)。此外,粉尘颗粒的机械作用也不容忽视,如闪石石棉纤维直而硬,其导致的肺间皮细胞瘤的发病率也最高,此种机械刺激作用与石棉肺的发生尤其具有密切关系。

(6)机体状况:慢性呼吸道及肺部疾病者,防御功能下降,更易受粉尘侵袭;机体的免疫功能更对尘肺的发生发展有明显影响,如某些个体在接触煤尘后可出现免疫指标迅速增高(停止接尘后即下降),引起煤工尘肺后常伴发关节炎或红斑狼疮或结节性动脉炎或硬皮病或结节病等免疫性疾病,有的甚至发生"类风湿尘肺"(又称卡普兰综合征,Caplan syndrome)——肺内出现 0.5~5cm、大小不一的圆形阴影,进展迅速,常伴有类风湿性关节炎;高浓度硅尘接触者有的尚可发生"急进性硅肺"(acute silicosis),接尘 1 年左右即发病,进展十分迅速,数年内即因呼吸衰竭死亡,肺内则出现大量蛋白沉积,均提示与免疫功能异常有关。

(四)病理特点

1. 尘肺的基本病理改变 尘肺的基本病理改变为巨噬细胞性肺泡炎(macrophages alveolitis)、尘细胞肉芽肿(dust cells granuloma)和尘性纤维化(dust fibrosis);此类病理改变主要位于肺间质,三者并存,随时间推移逐渐以肺纤维化为主。

2. 尘肺肺纤维化的基本类型 大致有三种:结节性肺纤维化(nodular pulmonary fibrosis)、尘斑性肺纤维化(dust spots pulmonary fibrosis)弥漫性肺纤维化(diffuse pulmonary fibrosis)。

(1)结节型肺纤维化:主要发生在接触硅尘或硅混合尘工种,是硅肺、煤硅肺的主要病理表现,基本病理改变是胶原和纤维组织(粉尘可以和胶原纤维共存,但以后者为主),称为"硅结节"(silicotic nodules),其也可融合形成大块纤维化,多分布在支气管和血管周围,以及肺泡、肺小叶间隔和胸膜,肺淋巴引流区域的淋巴结也可见结节和纤维化。肉眼观察呈圆形或类圆形,境界清楚,色灰黑,触摸有坚硬感,直径为 2~3mm(范围多在 1~5mm);也可为硅结核结节,即硅结节或混合尘结节与结核性病变混合形成结节。晚期或重度硅肺的病理特点是数量不等的硅结节互相融合形成团块，或代之以粗大的胶原纤维；团块中血管、淋巴、气道俱被毁损，肺组织重塑严重，构成死腔通气、肺大疱、肺气肿、肺内分流、淋巴循环受阻、肺循环高压、严重低氧血症的病理基础。

肺引流淋巴结也可查见硅结节，且早于肺内硅结节形成；硅肺病例尸检发现肝、脾、腹腔淋巴结中也可出现硅结节，提示肺内硅尘可通过淋巴进入血液循环，表明肺内淋巴系统确为肺内粉尘的重要排泄途径。

（2）尘斑型肺纤维化：多见于煤尘、炭系粉尘及金属粉尘所致之尘肺，见于铸工和电焊工尘肺。尘斑主要由尘粒和胶原纤维构成，偶见结节形成，灶周有肺气肿，所在处小叶间隔及胸膜下纤维化明显，脏层胸膜表面尘斑甚至聚合成大小不等的黑色斑片。尘斑外观呈灰黑色、质软，境界不清，直径 0.5~1.5mm，灶中可见网织纤维、胶原纤维与粉尘相间杂，但以粉尘为主；病灶与纤维化肺泡壁或肺间质相连呈星芒状，位于小叶中心。

煤尘还易引起肺内大块纤维化（直径大于 20mm）；个别免疫功能异常的煤尘接触者甚至可在类风湿关节炎基础上伴发"类风湿尘肺结节"。

（3）弥漫性肺纤维化：主要发生于石棉肺，也可见于水泥、滑石、电焊尘等所致尘肺。主要病理改变为弥散全肺的肺纤维化，病变由剥脱性支气管-肺泡炎开始，逐渐发展为支气管及其周围肺泡纤维化；由于无气肺泡增多，常形成小支气管的囊样扩张，构成蜂窝样改变，甚至进展成胶原纤维硬化区；胸膜病变与肺内病变同步进行，其可因石棉纤维刺激而发生急、慢性炎症，形成局部或弥漫性增厚；肺引流淋巴结无特殊变化。

（五）临床表现

1. 早期症状　多不明显。由于尘肺的病变主要位于肺间质，大约一半以上尘肺患者在早期常无明显症状。

2. 呼吸困难　为本病重要临床特点。随尘肺病情进展，肺内纤维化加剧，肺组织重塑，导致小血管扭曲闭塞、肺循环高压、小气道受压闭锁、肺内死腔通气增加、肺气肿、换气功能障碍，常出现劳力性呼吸困难（如登高、较强体力负荷等时），且逐渐加重，严重时在无体力负荷时也出现胸闷、气短。症状出现早晚和程度轻重与尘肺种类、病情、有无并发症等有密切关系。

3. 胸痛　可见于各期患者，尤多见于石棉肺和硅肺，但与尘肺期别、病情严重度无明显关系。其部位不一，多为局部隐痛，也有诉为胀痛、刺痛者；程度不剧，能够耐受。其原因多可能与肺内纤维病变牵拉，以及胸膜炎症、增厚引起的刺激有关。

上述各个症状在石棉肺、硅肺、煤硅肺患者的发生率及严重度均高于其他尘肺；症状的轻重程度与 X 线表现不平行，而与心、肺功能有一定关系。

4. 咳痰喘　此并非尘肺特异表现，而为慢性支气管炎的典型症状。接尘工人尸检结果显示其慢性支气管炎的病理检出率高达 86%~94%，提示粉尘确可引起"尘性支气管炎"（dust bronchitis）；但多年流行病学调查发现，接尘工人慢性支气管炎临床患病率仅为 40%~43%，与我国一般居民的患病率相近（43%），亦即将近一半的"尘性支气管炎"并未引起临床症状。由于慢性支气管炎首要病因为吸烟（不吸烟的尘肺患者绝大多数无咳、痰、喘症状），而井下矿工的吸烟率（45.2%~79.9%）与一般居民十分相近（24.1%~81.4%），故考虑尘肺患者的慢性支气管炎也主要源于吸烟，慢性咳、痰、喘症状不应视为尘肺的特征性表现。但晚期患者由于肺内组织重塑，导致肺内血管、淋巴管、细支气管扭曲变形，肺大疱、肺气肿、肺循环高压，导致痰液增多、排痰困难、右心功能不良，亦可引起或加重咳痰喘症状。

5. 常见并发症　尘肺本身通常无特异性体征，体征也主要来自并发症，常见有：

（1）消化功能障碍：表现为食欲不振、消化不良、腹胀、便秘等。

（2）抵抗力降低：表现为易感冒或感染（尤其是呼吸系统感染，如支气管、肺等），且不易康复；反复发生和持续存在的肺内感染很易诱发支气管扩张、肺气肿、肺大疱、气胸。

（3）肺结核：尘肺极易合并结核（患病率平均约为23%），此可能与尘肺肺间质广泛纤维化造成血液和淋巴循环不良，使肺组织对结核分枝杆菌的防御功能降低，肺巨噬细胞吞噬粉尘后噬菌能力下降等原因有关。尘肺并发结核后，两者可相互促进，加速病情进展，且易诱发咯血、气胸、呼吸衰竭等表现；且由于肺内广泛纤维化，抗结核治疗效果往往较差，易于复发，故成为威胁尘肺患者生命的主要原因之一。

（4）肺源性心脏病：尘肺时广泛的肺纤维化、肺组织重塑，造成的肺内血管和细支气管变形堵塞、肺循环阻力增高，常可导致右心扩大、右心功能不全，最终进展为肺心病，表现为发绀、颈静脉怒张、肝大、下肢水肿、进行性呼吸困难等。

（5）呼吸衰竭：肺内弥漫性纤维化、肺组织重塑、肺气肿，最终常导致通气不足、V/Q 比例失调、病理性分流增加，兼之呼吸氧耗增加，很易诱发呼吸衰竭，肺内弥散功能障碍更可加剧低氧血症（尤其是运动性低氧血症）；如同时合并慢性肺心病，则犹如雪上加霜，更易诱发呼吸功能衰竭。

（6）肺癌：国际癌症研究机构（International Agency for Research on Cancer，IARC）1996 年正式宣布二氧化硅为人类确定致癌物（Ⅰ类），并估计全球至少有 10% 的肺癌是由其诱发的。

（六）X 线表现特点

X 线影像学检查是肺部疾病最重要、可靠、直观检查手段，自 1935 年左右开始出现防电击、防散射的 X 线设备后，使该技术在临床得到广泛应用，80 余年来，成像技术从普通摄影发展为高千伏摄影、体层摄影、数字 X 线成像、计算机体层成像等，显示和分辨能力不断提高，使临床诊断水平得到大幅提升。我国用于尘肺诊断的 X 线影像技术近年也开始从高千伏摄影逐渐向数字 X 线成像过渡，希望不久将来，能有更多影像学新技术得以用于尘肺的诊断工作。根据目前常用 X 线成像技术，尘肺的肺部特征性 X 线表现有如下几个：

1. 小阴影（small opacity） 主要指肺野内最大直径不超过10mm的阴影，根据其形态不同，可分为圆形或不规则形两类，圆形小阴影按直径大小又分成 p（<1.5mm）、q（1.5~3mm）、r（>3mm）三种；不规则小阴影也可按直径大小分成 s（<1.5mm）、t（1.5~3mm）、u（>3mm）三种。

（1）圆形小阴影（round small opacity）：X线胸片上呈圆形或椭圆形阴影，直径1~5mm，边界较清晰，质地较致密，其相应的病理学基础主要是硅结节，较大的阴影多半是多个硅结节相互重叠的结果；石棉肺在X线胸片上也可出现圆形小阴影，可能是肺内弥漫性纤维化相互重叠所致，而非真正的结节性病变。X线胸片上圆形小阴影的大小和密度与吸入粉尘中 SiO_2 含量有一定关系，一般而论，p 型小阴影密度也较低，多见于煤尘和其他含 SiO_2 较少粉尘引起的尘肺；较大的小阴影（如 q 型小阴影）密度也往往较高，则多见于含游离 SiO_2 较高粉尘引起的尘肺。此外，小阴影的致密程度还与尘结节周围组织的对比度有一定关系，尘结节周围出现一定程度肺气肿，可使小阴影更易显现，轮廓也更清晰，但严重的肺气肿亦会遮掩小阴影，使之影像模糊。

圆形小阴影偶可发生钙化，可能与尘结节中心血管闭塞引起结节变性、软化、机化有关，因在此基础上容易引起钙质沉着。钙化点的密度明显增高，边缘锐利；可表现为小阴影中心钙化，也可为多个小钙化点成簇出现于小阴影中。

（2）不规则小阴影（irregular small opacity）：主要指X线胸片上一些粗细、长短、形态不一的致密阴影，可以互不相干，也可杂乱无章地交织在一起，构成毛玻璃状、网状、蜂窝状表现；其相应的病理学基础是弥漫性肺间质纤维化，也可能与各类尘结节、支气管扩张、肺大疱及肺组织重塑等病理变化有关。此类阴影尤多见于石棉肺、煤工尘肺、陶工尘肺。

2. 大阴影（large opacity） 指直径和宽度大于10mm以上的阴影，除肺部表现外，还可以有胸膜和肺门阴影的改变；其相应的病理学基础是肺间质出现范围较大的纤维化，使众多尘结节被融合在一起；其大小差异很大，可从直径10mm到侵占一侧肺的大半，且不受叶间裂的限制，多见于 SiO_2 含量较高的粉尘引起的尘肺，如硅肺。

大阴影大多由较密集的类圆形阴影聚集形成，初时密度并不均匀，单个小阴影仍可分辨，周围气肿带不明显，边界也不太清晰，通常称为"小阴影聚集"（aggregation of small opacities）；随纤维化加剧，小阴影轮廓逐渐消失，最终形成密度均匀、边界清楚的大阴影。其多对称分布于两肺上、中野中、外带，呈"八"字形，周围有较清晰的气肿带；有时也可在单侧肺野出现，右侧往往居多；此种大阴影还可向上、下延伸，纵贯全肺。

大阴影有时也可由两上肺的"发白区"发展而来，阴影外缘常与胸壁相连，密度由外向内逐渐降低，边界不清；随病情进展，逐渐形成密度高而均匀、轮廓清晰的条形大阴影，并向肺门靠拢，阴影外侧出现气肿带。有时大阴影可由少量斑片、索状阴影，逐渐形成条状大阴影，多与后肋骨垂直，常见于两肺上肺野中、外带（有时也可发生于其他部位，如心影区、脊柱或纵隔旁，后前位X线胸片则难发现，需做

CT检查方易观察）。大阴影有时也可表现为单发或多发的类圆形大阴影，密度较高，边界清楚，外侧缘有气肿带，其发展多较缓慢，可见于各个肺区。

大阴影中心可发生空洞，多因感染后发生液化坏死所致，最常见于结核感染，洞多较小，洞壁较厚，且不整齐，需注意与结核空洞鉴别。

3. 肺纹理（lung markings） 主要为肺血管（也包括伴随的小气管、淋巴管）的投影形成，正常时从肺门向外延伸，由粗变细，逐渐减少或消失；尘肺患者则见肺纹理增多、增粗，直至外带，乃血管周围发生纤维变性所致，支气管壁增厚时尚可形成与肺纹理平行的双线影。肺内纤维化严重时，由于发生肺组织重塑、纤维组织牵拉、血管走向改变或管腔闭锁，可使肺纹理紊乱、模糊、减少、中断，甚至消失；支气管和肺泡感染也可引起上述变化。

4. 肺门（hilus of lung） 在解剖上，肺门是由肺根部的大动静脉、支气管、淋巴结、结缔组织、脂肪等成分构成。在X线胸片上，肺门主要是肺内大血管的投影，正常淋巴结不易显示；一旦尘细胞在肺门淋巴结聚集崩解，并导致淋巴结发生胶原增生或纤维化，X线胸片上即呈现肺门增大、密度增高影像。纤维增生的淋巴结易发生坏死、钙盐沉积（于包膜下），形成肺门"蛋壳样钙化"，多见于双侧肺门或肺门附近肺野，可见于各期尘肺，甚至在肺野出现小阴影前，与粉尘接触量和粉尘含硅量有密切关系。肺门部位的纤维增生、收缩、牵拉还会造成肺门结构紊乱、轮廓不清、向上或向外移位；晚期患者由于肺循环压力升高、扩张，则产生肺门残根现象；肺门部位的纤维组织还可牵拉肺内大阴影向肺门移动，与肺门和纵隔阴影重合，使阴影外侧膨成弧形，但周围常有较为显著的气肿带，与纵隔肿瘤有别。

5. 其他改变 主要有如下两个：

（1）胸膜：胸膜改变以石棉肺最为突出，最常见"弥漫性胸膜增厚"，主要由脏层胸膜增厚引起，也可见于其他尘肺及非尘肺性胸膜疾病（如结核性胸膜炎、脓胸及肺内慢性炎症等），并非尘肺的特异性改变。对石棉肺具有诊断意义的胸膜改变为"胸膜斑"（pleural plaques），其为厚度大于5mm的局限性胸膜增厚阴影，多发生于中、下肺野侧后壁层胸膜，也可波及心包膜和膈面胸膜，使该部膈肌呈现局限性僵直；如心包膜与胸膜粘连、增厚，则易造成心缘模糊紊乱，形如毛发，故称"蓬发心（shaggy heart）"；胸膜斑易发生钙化，使其更易辨认。

（2）肺气肿：也是尘肺最常见的并发症之一，主要因终末细支气管远端气道弹性减退，或伴有气道壁破损所形成，主要因吸烟、感染、大气污染、长期吸入刺激性化学物质或粉尘等引起慢性细支气管炎症，造成管腔狭窄或阻塞而致；此也与蛋白酶-抗蛋白酶功能失衡有关——因慢性炎症可引起体内蛋白酶活性增高，α1抗胰蛋白酶缺乏者对蛋白酶的抑制能力减弱，更易发生肺气肿。尘肺患者常见如下几种类型：①弥漫性肺气肿，X线胸片上可见两肺透光度普遍增高，肺纹理稀疏，肋骨趋于水平，肋间隔增宽；横膈降低；心膈角和肋膈角均增大。②瘢痕旁肺气肿，多表现为环绕大阴影周围的透明带。③泡性肺气肿，X线胸片上表

现为蜂窝样改变。④肺大疱,大小不一,分布广泛,X线胸片上表现为薄壁透亮区,可呈多房性,泡壁也可不完整;其可压迫附近肺组织造成肺纹理靠拢、小阴影密集,多见于晚期尘肺。

(七)诊断和鉴别诊断

1. 诊断 国家诊断标准《职业性尘肺病的诊断》(GBZ 70—2015)规定,申请尘肺诊断的患者必须提供详细可靠的职业史、高千伏X线或数字X线拍摄的、质量合格的后前位X线胸片及相关临床检查资料;必要时尚需了解患者所在单位的尘肺流行病学情况及有关动态观察资料。诊断标准按左右肺的上、中、下共6个肺区(zone of lung),将小阴影的密集度(profusion)分成4大级:0级为无小阴影或甚少,1级指

有一定量小阴影,2级指有多量小阴影,3级指有很多小阴影;在此基础上再将每级划分为三小级,即 0/−,0/0,0/1;1/0,1/1,1/2;2/1,2/2,2/3;3/2,3/3,3/+,以便更细致地反映病变情况;总体密集度(overall density)是在各个肺区小阴影密集度的基础上对全肺密集度的一个总体判定,以最高的肺区密集度作为全肺总密集度。以此为依据,诊断标准将尘肺病情分为三期:

(1)尘肺壹期:有下述表现之一者。①总体密集度1级的小阴影,分布范围至少达到2个肺区(图31-2-1);②接触石棉粉尘,有总体密集度1级的小阴影,分布范围只有1个肺区,同时出现胸膜斑;③接触石棉粉尘,小阴影总体密集度为0,但至少有两个肺区小阴影密集度为0/1,同时出现胸膜斑。

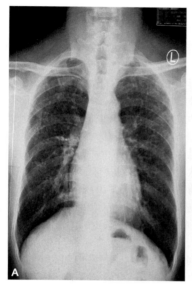
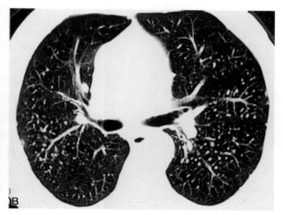

图 31-2-1 尘肺壹期胸部 X 线及 CT 表现
A. X线胸片可见双肺上中肺野弥散分布 p 类小阴影,达到 4 个肺区,密集度为 1 级;
B. CT 片上可见双肺纹理增重,透光度增加,在此背景上弥散分布圆形小阴影及少量不规则小阴影。

(2)尘肺贰期:有下述表现之一者。①有总体密集度2级的小阴影,分布范围超过4个肺区;②有总体密集度3级的小阴影,分布范围达到4个肺区(图31-2-2);③接触石棉粉尘,有总体密集度1级的小阴影,分布范围超过4个肺区,同时出现胸膜斑并已累及部分心缘或膈面;④接触石棉粉尘,有总体密集度2级的小阴影,分布范围达到4个肺区,同时出现胸膜斑并已累及部分心缘或膈面。

(3)尘肺叁期:有下列表现之一者。①出现大阴影,其长径不小于20mm,短径大于10mm;②总体密集度达到3级的小阴影分布范围超过4个肺区,并有小阴影聚集;③总体密集度达到3级的小阴影分布范围达到4个肺区,并出现大阴影(图31-2-3);④石棉尘接触者,总体密集度达到3级的小阴影,分布范围超过4个肺区,同时单侧或双侧多个胸膜斑长度之和超过单侧胸壁长度的1/2或累及心缘使其部分区域显示模糊蓬乱。

目前的尘肺临床诊断仍主要依靠X线胸片,未能综合考虑肺脏和全身功能状况,致使诊断分级与实际病情有不小出入,有欠客观、科学,亟需在今后的工作中尽快予以完善、改进。

2. 鉴别诊断 诊断的基础是鉴别诊断。由于尘肺的X线胸片改变特异性不强,尤其需要与其他疾病进行鉴别。

(1)肺结核:肺结核是结核分枝杆菌引起的一种慢性传染病,它是全球第九大死因,也是因单一病原体感染造成的主要死因,死亡率高于艾滋病。世界卫生组织资料,2016年全球结核病新发病例数为1 040万例,其中痰中排菌者尤具传染性。尘肺患者由于肺内长期存在炎性损伤,抵抗力较低,使肺结核成为尘肺患者最常见的并发症,甚至有人认为尘肺患者几无一人可以幸免肺结核感染。结核菌检查是确诊肺结核最特异、可靠的方法,如:①痰涂片检查抗酸杆菌阳性,肺结核诊断基本可以成立,但其平均阳性率仅为

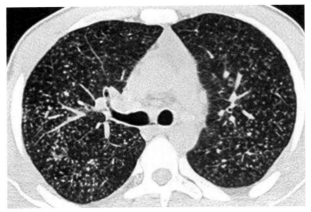
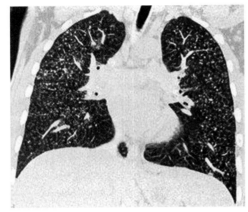

图 31-2-2　尘肺贰期胸部 CT 表现

可见双侧肺野密集分布 p-q 类小阴影，密度较高，边缘较清晰，密集度达到 2 级。

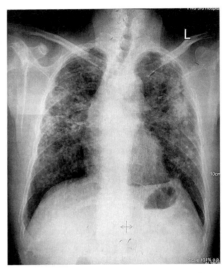

图 31-2-3　尘肺叁期胸部 X 线表现

可见双侧肺野在肺气肿背景上弥散分布圆形和不规则小阴影，右中肺外带出现明显小阴影聚集，左中外带已形成大阴影，最小直径＞20mm；双肺门增大，气管右移；左隔膜有粘连现象。

34%，尘肺患者由于肺内胶原增生、气道变形狭窄，痰液难以咳出，阳性率更低（多＜25%）。②痰培养结核分枝杆菌，此法更为精确，且可做药物敏感试验与菌型鉴定，特异度高，但阳性率也仅为 30%。③聚合酶链反应（PCR）在体外使痰中所含微量结核菌的 DNA 扩增，而后用电泳法检出，敏感度和特异度虽大为提高，但假阳性和假阴性率也明显增加。④免疫学方法，如结核菌素试验（OT test），影响因素太多，假阴性率太高。由上可见，肺结核的诊断尚缺乏简便可靠的"金标准"，尤其是菌阴性肺结核的诊断更为困难，使 X 线胸片诊断的重要性明显提升。①壹、贰期尘肺：需注意与血行播散型肺结核鉴别，后者是结核菌经血液循环急性播散引起的败血症，起病较急，常有明显的结核中毒症状，如高热、盗汗、消瘦、乏力、食欲不振、全身不适等，其早期 X 线表现为弥漫网织状阴影，发病二三周后出现细小结节状阴影，

具有"三均匀"特点，即大小、密度、分布都十分均匀，甚至肺尖、肋膈角处也有小结节分布；另见肺门淋巴结肿大，但无间质纤维化征象；变化迅速，给予抗结核治疗后 1~2 个月，结节影即可吸收或病灶融合。②贰、叁期尘肺：需注意与浸润性肺结核鉴别，后者在 X 线胸片上主要是大小不等、形状不一的斑片影或结核球，多分布于双上肺野。需注意其早期，双上肺野 X 线片浸润影易误诊为"发白区"，但该浸润影多不对称，密度不均（中心密度较高），并有肺门引流影，临床症状也较明显。结核球直径多＜30mm，常有纤维膜，边缘多较清晰光滑，附近常出现若干小病灶或出现引流支气管（呈条索状阴影），相应区域常出现胸膜粘连；球内可有钙化灶、透光区或空洞形成；尘肺大阴影则大小不一（20~100mm以上），密度较均匀，大多对称分布，周围常有气肿带，常纵向排列于外带，变化缓慢，但随病情进展密度逐渐增加，并向心收缩。③尘肺空洞：应注意与结核空洞的鉴别，单纯尘肺空洞较少见，多为合并结核的结果，空洞多单发、较大、位于阴影中心部，洞壁较厚，肺野衬有散在圆形或不规则小阴影；结核性空洞可单发，也可为多发，形态不一，常有偏心溶解现象。

有报告认为 CT 引导下肺穿刺活检可检出大部菌阴肺结核（77%），特异度达 100%，可作为菌阴肺结核诊断和鉴别诊断的重要方法。此外，全血 γ 干扰素释放试验（interferon gamma release assays，IGRAs）已经列入欧美等国结核病诊疗指南，具有快速、敏感、特异等优点，对菌阴肺结核也有一定诊断价值。

（2）肺癌：肺癌位居人类恶性肿瘤发病率第一位，胸部影像学、痰、胸腔积液癌细胞检查，以及支气管镜及 CT 引导下活体组织检查均有助于肺癌的诊断。

X 线片上，壹、贰期尘肺需注意与周围型肺癌鉴别，后者多在肺前部（如上叶前段、中叶等处），单发，边缘有分叶、毛刺，肿块内钙化极少见。此外，还需注意与弥漫型肺癌鉴别，其常在两肺形成广泛结节性或浸润性病变，大小多在 1~2mm 至 3~5mm，密度较高且均匀，轮廓清楚，有融合倾向，分布常不对称、不均匀，融合之病灶内常有支气管充气征，在 X 线胸片上与壹、贰期尘肺有时不易鉴别，粉尘接触

史,临床症状(尘肺多较轻微),常可提供一些线索。多层螺旋CT薄层增强扫描是鉴别肺内小结节良、恶性的重要手段;此外,CT图像血管造影、多平面重建、最大密度投影等后处理方法,协助明确肿物与中央肺动、静脉的关系,也有助于肺癌判断。

(3)结节病(sarcoidosis):结节病是一种全身性肉芽肿性疾病,其肺部影像学可见肺部粟粒状、结节状或棉团状阴影,晚期呈现弥漫性纤维化改变,需与尘肺鉴别。该病的诊断要点是:多发于中青年,对皮质激素有良好反应,预后大多较好;X线胸片特点是双肺门和纵隔淋巴结对称性肿大,伴有肺内阴影;血清血管紧张素转化酶(ACE)增高,BALF液中T淋巴细胞比例和CD4/CD8比值增加,PPD试验阴性或弱阳性,血钙和尿钙增高;放射性核素扫描符合结节病表现;淋巴结组织活检或经支气管肺活检(transbronchial lung biopsy,TBLB)可见上皮细胞性肉芽肿;各项检查未发现支持其他诊断的证据。

(4)肺泡微石症(pulmonary alveolar microlithiasis):肺泡微石症在X线胸片上也可表现为两肺漫布细小砂粒状阴影,密度高,边缘光滑,不融合,下肺野较多,阴影一般不发生变化。该病是一种罕见的慢性肺疾病,起病于儿童期,若干年后始出现临床症状,肺组织病理有助于诊断,可见肺泡钙颗粒沉着(0.1~0.3mm),微结石呈同心圆状分层结构,似洋葱,无明显炎性反应及间质变化。

(5)特发性肺间质纤维化(idiopathic pulmonary fibrosis,IPF):X线胸片主要改变为双肺弥散、对称分布的网状或网状结节影,肺底部、周边和胸膜下多见,常伴肺容积缩小,晚期可见肺内出现3~15mm大小囊状透光区(蜂窝样改变)。诊断要点是患者多无粉尘接触史,多在50岁以上发病,预后不良,诊断后存活时间不超过5年;肺组织活检、血细胞抗核抗体阳性、BALF液中性粒细胞数明显增加等有助于提供诊断线索。

(6)外源性变应性肺泡炎(extrinsic allergic alveolitis,EAA):本病是易感人群反复吸入各种具有抗原性的有机粉尘或低分子量化学物质引起的弥漫性间质性肉芽肿性肺病,吸入含嗜热放线菌干草引起的农民肺即是其中一种。其X线胸片常表现为双肺磨玻璃样及云絮状阴影,或弥漫性分布的小结节影;慢性病例尚可见网格状、蜂窝状纤维索条影及肺不张、肺气肿及胸膜增厚等征象。追索病史有助于鉴别诊断,本病急性发作前数小时均有相关抗原物质吸入史;症状明显,为急性喘息性支气管炎表现;脱离抗原之后,多于数小时内症状获得改善,肺部X线改变亦可在1个月左右逐渐消失;血清学检查可见特异性沉淀素抗体等。

(7)肺含铁血黄素沉着症(pulmonary hemosiderosis,IPH):本病的特征为肺泡毛细血管出血,血红蛋白分解生成的含铁血黄素沉着在肺泡间质,最后导致肺纤维化。X线胸片可见密度、大小不一的云雾状影及分布均匀的网状或粟粒状影,以中内带显著;晚期可见肺纤维化、肺气肿等征象。本病主要发生于风湿性心脏病二尖瓣狭窄患者,由于肺内淤血、肺毛细血管扩张,导致肺内出血,肺内病变亦随风湿性心脏病病情消长;亦见于"特发性"IPH患者,其在儿童期即开始发病,反复发作多年,细致询问病史乃鉴别诊断的关键环节。

(8)肺泡蛋白沉积症(pulmonary alveolar proteinosis,PAP):本病是一种亚急性、进行性肺内积聚黏蛋白及脂类物质的疾病,又称"肺泡磷脂沉着症",原因不明,较为罕见。由于肺通气和换气功能均受严重影响,故最突出的临床症状是进行性、劳力性呼吸困难,重者出现发绀、杵状指(趾)。X线胸片可见肺门周围出现细小弥漫性、低密度浸润影,可进展为整个大叶实变,病灶之间有肺气肿带或小透亮区;高分辨率CT可见病变区毛玻璃样改变,叶间叶内胸膜不规则增厚,但无小结节影和纤维化;支气管肺泡灌洗液呈"乳状",肺泡和细支气管腔内充满无定形、PAS染色阳性、富含磷脂物质;肺组织病理检查亦未见明显纤维化发生。

(八)治疗　　近年由于对尘肺发病机制认识的提升,发病的关键环节获得了较为清晰的诠释,为尘肺新的治疗策略提供了科学依据。近年的临床实践表明,尘肺的彻底治愈已经成为可能,尘肺的临床预后已逐渐呈现出重大变化。主要策略是利用现有条件,采用中西医结合办法,针对尘肺发病机制的关键环节展开综合阻遏,实施要点有以下五个方面:

1. 改善咳痰喘症状　此症状虽非尘肺的特征性表现,而是慢性支气管炎、慢性阻塞性肺疾病的表现,大约见于40%尘肺患者,且主要与吸烟有关,但随肺内纤维化病情加剧,常成为晚期患者的主要病情之一,故需尽力克服。其治疗的首要措施除戒烟外,还需注意消除其肺循环障碍,降低肺循环压力,改善右心功能;其次是采用临床应对慢性阻塞性肺疾病的治疗原则,如消炎、止咳、祛痰、平喘、肺脏灌洗等,积极改善症状。鉴于尘肺患者抵抗力普遍下降,且存在不同程度弥漫性肺纤维化和肺组织重塑,很易发生各类感染,治疗中尤需注意如下几点:

(1)加强肺内感染预防:如适当加强深呼吸锻炼,注意防寒,避免出汗时脱衣,避免流感流行期间出入公共场所,每年入冬前接种流感疫苗等。

(2)抗感染:一旦发生呼吸系统感染,应尽早给予规范的抗菌药物治疗,可能情况下应及时选择敏感抗菌药物。

(3)加强排痰:对此类患者最为重要,首先应培训其本人和家属学会体位、手法、机械辅助等排痰方式。此外,可使用祛痰剂降低痰液黏滞度,使之易于咳出。目前临床最常使用的祛痰药是黏液溶解剂,如蛋白分解酶(如链道酶strptodornase)、二硫键裂解剂[如乙酰半胱氨酸(acetylcysteine),羧甲基半胱氨酸(carbocisteine),厄多司坦(erdosteine)]和糖蛋白溶解剂[如溴己新(bromhexine),氨溴索(ambroxol)等];以雾化吸入疗效更好,高渗盐水甚至盐粒气溶胶雾化吸入也能达到良好的祛痰效果。

(4)平喘:喘息为本病患者另一突出症状,故解痉、平喘为改善呼吸系统症状的又一重点。一般可用甲基黄嘌呤类平喘药[如氨茶碱(aminophylline)、多索茶碱(doxofylline)等]、β₂受体激动剂[如丙卡特罗(procaterol)、沙美特罗(salmeterol)、福莫特罗(formoterol)、博利康尼(bricanyl)等,后三者有吸入剂型,效果更好,但沙美特罗需 30 分钟才能起效,故不适治疗急性发作〕、抗胆碱药〔如异丙托溴铵(ipratropium bromide)、噻托溴铵(tiotropium bromide)等,后者作用时间长达 24 小时,应用更为简便〕,临床也可联用上述药物,以更有效地改善症状和肺功能。

(5)止咳:咳嗽虽然也是本病的常见症状,但多不严重,且患者多有黏痰,故一般情况下不宜使用强力止咳药,而应使用兼具祛痰、平喘作用药物,如复方福尔可定(compound pholcodine)等;刺激性干咳尚可选用右美沙芬(dextrome- thorphan)、苯丙哌林(benproperine)、苯佐那酯(benzonatate)、左羟丙哌嗪(levodro-propizine)等,但不宜久服,以免影响排痰。

气溶胶(雾化)吸入途径由于可将药物分散成细小微粒悬浮于气体中,容易进入呼吸道深部及肺内,故对于肺内病变尤其是慢性肺疾病的治疗具有优势,不仅可以大大减少用药量,增强肺部疾病疗效,且可改善呼吸道症状,值得推广;如有临床报告,即便单纯吸入岩盐气溶胶,亦有助于湿化气道、排痰消炎、止咳平喘,对于慢性气道炎症、哮喘和尘肺患者有明显辅助疗效。上述治疗虽非针对尘肺肺纤维化病变的根本措施,但对于提升患者生活质量、减轻心理压力、增强治疗信心均具重要价值,不可忽视。

2. 抗炎治疗 前已述,在尘肺发病机制中,肺间质炎症既是尘肺发病的"导火索",也是"火药桶",因此,抑制肺内炎症反应当可有效阻遏尘肺发病进程,故为尘肺重要的基础治疗。由于尘肺发病的关键环节是肺间质存在持续炎症状态,故抗炎治疗必须长期坚持;注意此处所指"炎症"乃病理学范畴广义的"炎症反应",并非狭义的"感染"。

(1)抗炎症:临床可采用的手段很多,如全面抑制炎症反应(NSAID、改性四环素类、免疫抑制剂等);或抑制相关炎症因子的合成酶,如脂氧合酶(减少前列腺素生成,可用苯恶洛芬、黄芩黄素等)、磷酸酯酶 A2(减少花生四烯酸生成,可用糖皮质类固醇等)、血栓素合成酶(减少血栓素生成,可用咪唑、酮康唑等);或抑制白细胞与血管内皮吸附(可用白介素-4、白介素-8、转移生长子 β、氨苯砜等);此外,乌司他丁(ulinastatin)也有明显抗炎作用,可在选用之列。原则是尽量选择使用方便、价格低廉、效果可靠、副作用小的药物,以便于推广。

(2)抗氧化:这是加强抗炎治疗效果的重要辅助措施。因粉尘(尤其是 SiO_2)本身、PM 对 SiO_2 的识别激活过程,以及之后发生的肺间质炎症,都会产生大量活性氧;现代医学科学进展更发现炎症的病理机制即是氧化损伤,肺内长期持续的氧化损伤引起的过度修复正是肉芽肿及纤维化发生的重要原因。目前已有大量抗氧化剂进入临床应用,如维生素类(维生素 C、维生素 E、β 胡萝卜素等)、金属类(硒、锌等)、活性物质〔如半胱氨酸、金属硫蛋白及氨基酸类(色氨酸、DL-甲硫氨酸、DL-组氨酸、L-半胱氨酸等)〕;不少中药也具有抗氧化功能,如五味子、雪莲、人参、红参、党参、丹参、生地、当归、酸枣仁、灵芝、何首乌、黄芪、白芍、生姜、桑叶、车前子、女贞子、枸杞子等。近年来,临床更常使用下列药物:还原型谷胱甘肽(GSH)、辅酶 Q10、超氧化物歧化酶

(SOD)、银杏叶制剂、红景天制剂、依达拉奉(edaravone)、乌司他丁(urinastatin)、α 硫辛酸(alpha lipoic acid)等,效果肯定。

(3)减轻粉尘侵袭:一旦罹患尘肺,应尽早脱离粉尘接触。此外,还可采用肺灌洗疗法,如大容量全肺灌洗(massive whole-lung lavage,MWLL),此法虽对驱排肺间质粉尘、消除尘肺结节或纤维团块帮助不大,但对清除呼吸道内粉尘、分泌物、炎症细胞和细胞碎片,减少进入肺间质的粉尘量、减轻呼吸道和肺间质炎症、改善气道功能和症状,均有较好效果可将其列为尘肺的规范防治手段,定期(每 4~5 年)为接尘人员(包括尘肺患者)进行一次大容量全肺灌洗,以阻滞尘肺的发生和进展。

需要指出的是,上述抗炎措施是对疾病发生发展阶段的早期干预,故需尽早应用;但该类药物对疾病损伤的后果并无修复作用,临床很难对其"疗效"进行精确评估,但决不可因此而忽略其重要价值。

3. 改善呼吸困难 呼吸困难是尘肺的特征性临床表现,其病理基础是肺间质广泛的胶原增生和纤维化导致肺间质结构重塑所造成的小气道和小血管狭窄闭塞、肺循环压力增高、肺血流减少,进而引起通气血流比例失调、肺循环"分流"、死腔样通气、右心功能不良、低氧血症,最终导致不断加重的劳力性呼吸困难。临床和实验研究证实,进入肺间质的粉尘绝大多数可以被肺内淋巴系统主动排出,残留在肺间质的粉尘仅为吸入量的 1% 左右,提示药物驱排粉尘并非治疗重点,而改善肺间质状况(包括血液循环、淋巴循环),不仅有助于促进粉尘排出,且可改善肺泡氧合功能,从而能有效减轻或消除呼吸困难。本项治疗重点有如下几个:

(1)降低肺循环压力:目前尚无专门针对因肺间质纤维化引起的肺循环高压的治疗药物,适合长期使用、副作用小、效果肯定的方法大致有如下几种:①缓和的扩胸和深呼吸运动;②鼓励经常饮水;③适当抗凝,如阿司匹林、华法林、蛇毒溶栓剂等;④血管舒张药,如地巴唑、烟酸肌醇、单硝酸山梨醇酯、钙离子通道阻滞剂(地尔硫䓬、硝苯地平、氨氯地平)等;也可吸入 NO,但目前应用尚不普遍,仍需积累经验。其他扩血管药物如磷酸二酯酶 5 抑制剂、内皮素 1 受体拮抗剂、前列环素类等也可使用,但副作用较大、价格较贵,不适长期应用。

(2)合理氧疗:出现发绀或查有低氧血症者,需及时给氧,以保持血液循环有适度氧张力,防止低血氧引起血管收缩,加重症状。但对此类患者必须强调低浓度、低流量、间断给氧原则(重度患者在低氧血症纠正后亦应按此原则给氧),以免导致 CO_2 潴留及呼吸性酸中毒。此外,长期高浓度给氧还会加速肺纤维化进程,应引起高度警惕。

(3)化解间质淤积状况:尘肺的呼吸困难,主要源于粉尘诱发的肺间质持续的炎症反应导致的间质胶原增生、纤维化生和组织重塑。多年研究已经证实此种"尘结节"或尘性纤维团块的主要成分是蛋白成分,并非粉尘本身;而由蛋白质引起的沉积是可以通过药物逆转(美国曾使用微小分

子 RNA 使实验性尘肺大鼠肺纤维化完全消失），或予以化解、逆转、吸收的（如临床对于冠状动脉栓塞、脑栓塞、脑出血、血管栓塞等疾病治疗均取得很好效果），尘肺的肺间质胶原和纤维组织也不应例外。21 世纪初开始，北京大学第三医院职业病研究中心的研究团队就此展开了艰苦的实验研究和临床实践，获得圆满结果，目前正组织全国性多中心临床研究，以期早日在临床推广，造福广大患者。鉴于专用药物尚需审批、临床试验等冗长过程，目前主要利用已在临床使用的类似药物代用，主要是通络活血化瘀类中草药（如通心络胶囊、蚓激酶胶囊、溶栓胶囊、三七丹参片、血塞通胶囊等）；如辅以西医扩张血管、抗凝溶栓等药物，疗效当更为显著。一般在服用 7~10 天即可见效；30 天为一疗程，间隔 7~10 天，直至症状明显改善或消失。

4. 抗纤维化治疗　尘肺的抗纤维化治疗迄今仍无特效药物；动物实验曾显示有些药物可以抑制硅尘所致肺纤维化病变，如克矽平、磷酸哌喹、羟基磷酸哌喹、柠檬酸铝、汉防己甲素、矽肺宁等，但单独或联合应用于临床后均未见明显效果。临床曾寄希望于治疗特发性肺纤维化的药物，目前该类药物只有二个获得正式批准，即尼达尼布（nintedanib）和吡非尼酮（pirfenidone，piresupa），但迄今临床仅观察到对肺纤维化微弱的阻滞作用，并无法逆转纤维化进程。肺移植（lung transplantation）曾被认为是治疗特发性肺纤维化和晚期硅肺的希望，但由于肺移植的供体来源有限、移植后生存期较短（很少超过 10 年）、术后并发症较多、需终身接受免疫抑制剂治疗、费用高昂等原因，使其很难成为临床的常规治疗手段。其他抗纤维化方法仍在探索之中，如 γ 干扰素、酪氨酸激酶 FAK、赖氨酸氧化酶、白三烯拮抗剂、内皮素受体拮抗剂、脯氨酸同系物、盐酸克洛肟、NO、CO、H_2，甚至干细胞等，迄今尚未见可靠的临床效果报告。

5. 辅助治疗　彻底戒烟、适当营养、合理的生活制度、适度的体育活动，以及对症治疗有助于提高机体抵抗力、改善肺功能、预防感染和并发症，对延缓尘肺进展，延长患者寿命具有肯定作用，应给予充分重视，并纳入规范化管理。

（九）劳动能力鉴定　尘肺确诊后，应按照国家规定对尘肺患者劳动能力进行鉴定，作为处理尘肺患者的补偿和安置的根据。按国家标准《劳动能力鉴定职工工伤与职业病致残等级》（GB/T 16180—2014），依据患者肺部病变程度、肺代偿功能的级别（包括尘肺期别、肺功能状况、血氧水平及有无活动性肺结核等合并症）进行综合评定。尘肺的伤残程度可分为十级，七级至十级为部分丧失劳动能力，五级至六级为丧失大部分劳动能力，一级至四级为丧失全部劳动能力；肺功能正常的壹期尘肺可定为 7 级伤残；壹期尘肺若伴轻度肺功能障碍或轻度低氧血症，可定为 6 级伤残；贰期尘肺，或壹期尘肺伴有中度肺功能障碍或中度低氧血症，可定为 4 级伤残；叁期尘肺，或贰期尘肺伴有中度肺功能障碍或中度低氧血症，可定为 3 级伤残；叁期尘肺伴有中度肺功能障碍或中度低氧血症，可定为 2

级伤残；叁期尘肺伴有重度肺功能障碍或重度低氧血症，可定为 1 级伤残。

（十）预防　尘肺最根本的、最有效的防控手段是改善粉尘作业生产环境，完善工人个人防尘措施，切实减少工人的粉尘接触量。此概念百年以前即为人所熟知，发达国家自 20 世纪初开始，即不断加强立法并采取严格措施，大力改善粉尘作业卫生环境，降低作业工人的粉尘接触量，至 20 世纪 70 年代，其尘肺发生率几乎接近零。在新中国成立初期就曾着力强调粉尘作业卫生管理工作，并陆续颁布了一系列尘肺防治的政策、法规和办法，如 1987 年 12 月国务院发布的《中华人民共和国尘肺防治条例》、2001 年修订的《中华人民共和国职业病防治法》（现为 2018 年修订），对防尘及职工健康管理等做了更加明确细致的规定，针对防尘降尘总结出了"宣、革、水、密、风、护、管、查"八字方针，提出三大防控措施：

1. 组织管理措施　主要是加强领导，发动群众，建立和健全防尘规章制度，定期督促检查，开展卫生宣教，坚决贯彻"预防为主"方针。

2. 生产技术措施　关键是改革工艺过程、革新生产设备；应用产尘量小和/或致肺纤维化能力弱的原材料，推广遥控操作、隔室监控等现代技术手段降尘防尘；尽可能地采用湿式作业，防止粉尘飞扬，降低生产现场的粉尘浓度；对不能采取湿式作业的场所，采用密闭尘源与局部抽风相结合的办法，防止粉尘外逸；要求粉尘作业场所空气中粉尘浓度达到国家卫生标准（表 31-2-1）。

表 31-2-1　工作场所空气中粉尘容许浓度（GBZ 2.1—2019）

粉尘名称	时间加权平均容许浓度（PC-TWA）/（mg·m^{-3}）	
	总尘	呼尘
硅尘		
10% ≤ 游离 SiO_2 含量 ≤50%	1	0.7
50%<游离 SiO_2 含量≤80%	0.7	0.3
游离 SiO_2 含量>80%	0.5	0.2
石棉（石棉含量>10%）		
粉尘	0.8	—
纤维	0.8f/ml	—

注：①总尘（total dust），指用直径为 40mm 滤膜，按标准粉尘测定方法采样所得到的粉尘；②呼尘为呼吸性粉尘（respired dust）的总称。指按呼吸性粉尘标准测定方法所采集可进入肺泡的粉尘粒子，其空气动力学直径均在 7.07 μm 以下，空气动力学直径 5 μm 粉尘粒子的采样效率为 50%。

3. 卫生保健措施　包括加强个人防护措施，如佩戴防尘护具（安全帽、防尘口罩、送风头盔、送风口罩等），讲究个人卫生，勤换工作服，勤洗澡等；接尘工人进行健康监护包括上岗前、在岗期间定期健康检查和离岗时体检;工龄较长的工人须进行离岗后随访检查等。

综上可见,尘肺的防治仍是一项艰巨任务,需要卫生行政部门、职业安全卫生监督机构、涉尘厂矿企业、各级医疗研究机构密切配合、长期积极坚决贯彻"预防为主"方针,彻底改变涉尘作业"脏、乱、差"的状况,才能有效遏制尘肺的高发趋势。值得反思和痛定思痛的是,尽管上述原则和法律、法规已经宣传、实施了60余年,但我国尘肺的发病情况依然十分严峻,发病率未见明显下降,累计的患病人数却近90万人,给国家发展和社会进步带来巨大压力。其实,彻底控制尘肺的发生并非"天方夜谭"式的神话,众多发达国家已经做出了榜样。关键在于所有的防护原则和措施必须依法认真执行,只要切实贯彻预防为主的方针,确保粉尘作业现场空气中粉尘浓度得到切实控制无需很久,我国就一定能够彻底消除尘肺,使健康中国战略目标得以顺利实现。

二、硅肺

(一)简介　硅肺(silicosis)是由于长期吸入游离二氧化硅(silicon dioxide)粉尘(硅尘)引起以肺部弥漫性纤维化病变为主的一种全身性疾病,其发生、发展与生产环境中粉尘浓度、粉尘中游离二氧化硅含量、暴露时间和防护情况密切相关。根据国家卫生计生委资料,2013年我国尘肺发病数约占职业病总发病数87%,硅肺发病人数在12种尘肺中仅次于煤工尘肺(60%),约占尘肺总数35%。

硅肺的病因为二氧化硅,也称硅石,化学式SiO_2,分子量60.08;它是一种坚硬难溶的固体,常以石英、鳞石英、方石英三种变体出现,约占地壳质量的12%,地表16km内大约65%为硅石成分,可见分布之广。天然的二氧化硅分为无定形和晶态两大类,硅藻土是无定形二氧化硅,其为低等水生植物硅藻的遗体,为白色固体或粉末状,多孔、质轻、松软的固体,吸附性强,不溶于水。晶态二氧化硅则主要存在于石英矿中,纯石英为无色透明棱柱状结晶,称为水晶,含有微量杂质的水晶则带不同颜色(如紫水晶、茶晶、墨晶等);细小的石英晶体为砂石,如黄砂(含较多铁杂质)、白砂(杂质少、较纯净)等;凝固的二氧化硅含水胶体为蛋白石,脱水后则为玛瑙,其小于几微米的晶粒即为玉髓、燧石,是次生石英岩的主要成分。二氧化硅晶体中,4价电子的硅原子位于正四面体的中心,4个氧原子位于正四面体的4个顶角上,构成四面体结构;整个晶体是一个巨型分子,SiO_2是其组成的最简式,仅表示二氧化硅晶体中硅和氧的原子数之比,并不表示单个二氧化硅分子。二氧化硅为酸性氧化物,化学性质十分稳定,不溶于水也不与水反应,除氟、氟化氢、氢氟酸外,与其他卤素、卤化氢及各种酸类均不起作用,但可与强碱或熔化的碱反应生成硅酸盐和水,与多种金属氧化物在高温下生成硅酸盐。

(二)接触机会　二氧化硅是地壳的主要成分之一,各种岩石和矿石均含一定量的游离二氧化硅,如石英含

99%、砂岩含80%、花岗岩含65%等。在工业生产中,与岩石或矿石直接接触的行业是接触二氧化硅的主要渠道,常见如:①矿山开采,包括凿岩、爆破、支柱、运输等,其中煤矿、金属矿等尤为突出;②开山筑路、挖掘隧道等作业;③石料加工行业,如手工或机械加工石材、墓碑,以及石质工艺品雕刻等作业。

其他接触游离二氧化硅的行业还有:①建材行业,如制造耐火材料、硅砖、玻璃、水泥、石料、研磨材料等作业,以及切割、破碎、筛选、拌料等岗位;②金属冶炼业,如矿石的粉碎、筛分、运输等作业;③铸造行业的配砂、造型、清砂、喷砂作业;④机械行业的电焊作业等;⑤石英(是近乎纯净的结晶型二氧化硅)加工作业,如水晶、石英、宝石的粉碎、研磨、运输等工种。

(三)致病机制　硅尘的致病机制在概述中已有详细叙述,肺泡巨噬细胞(pulmonary alveolar macrophage,PAM)是硅尘的主要靶细胞,其释放的炎性因子和致纤维化因子是形成硅肺的必要条件和关键因素;二氧化硅尘粒则是引起硅肺的"导火索",它不仅可以激活PAM,并可直接引起细胞凋亡,诱发肺间质的炎症"瀑布效应",加剧肺组织损伤、胶原增生、纤维化和重塑,最终导致肺内通气和换气功能障碍、低氧血症、肺循环高压、肺心病,构成尘肺进行性呼吸困难的病理学基础。

游离二氧化硅已被国际癌症研究中心(IARC)从动物致癌物升级为肯定的人类致癌物(Ⅰ类),值得密切关注。

(四)病理改变　肉眼下硅肺肺脏体积增大,表面呈灰黑色,质坚韧,胸膜增厚粘连;剖面可见单个、境界清楚、硬度较高、直径0.5~2.5mm的硅结节,多位于支气管和血管周围,为灰白色(如接触的硅尘是比较纯的二氧化硅,结节可呈蓝色或绿色;煤矿工人的硅结节呈黑色,接触赭石矿则为红色),结节周围肺组织常见有肺气肿。

显微镜下,硅结节主要由"尘结胞"聚集而成,围绕胶原中心呈星状聚集,细胞间有网状纤维增生;而后,结节逐渐演变成以成纤维细胞、纤维细胞和胶原纤维构成,胶原纤维逐渐发生玻璃样变(从中央区开始,向周围发展),呈同心圆状或旋涡状排列,结节周围可有新生纤维组织包绕,结节中央可见内膜增厚的血管,偏光显微镜可见硅结节和肺组织内有硅尘分布(呈双屈光性)。硅结节可随疾病发展融合成大块纤维化(可形成空洞);肺实质(包括细支气管和血管)可有广泛破坏,代之以广泛的胶原纤维,形成不同程度间质纤维化,范围可达全肺2/3以上;胸膜也可因纤维组织弥漫增生而广泛增厚,甚至在胸壁上形成胸膜胼胝,有的可厚达1~2mm。肺门淋巴结是最早出现对硅反应的部位,在X线胸片发现肺野出现硅结节前,大体标本已可见到肺门淋巴结肿大、粘连,其组织学表现与肺野结节相似,如散在非坏死性肉芽肿、类纤维化改变等,且更明显,淋巴结因而出现肿大、变硬;此外,硅尘还可循血液循环转运,在肝、脾、骨髓等处形成结节。

另有一种类型称"急性硅肺"(acute silicosis),较为少

见,其进展很快,起因于高浓度、小颗粒(直径通常仅 1~2μm)SiO_2 粉尘暴露,多见于喷砂作业。肉眼下,肺内硅结节并不多,肺外表呈灰色实变;显微镜下,肺泡中充满泡沫状渗出物,其间含有多量巨噬细胞,肺组织呈现广泛间质纤维化及肺泡Ⅱ型上皮细胞增殖,组织学特征颇似"肺泡蛋白沉积症"或"脱屑性间质性肺炎"。

(五)临床表现　游离二氧化硅在粉尘中致病性最强,通常将接触含 10% 以上游离二氧化硅的粉尘作业专称为"硅尘作业";生产环境空气中粉尘的时间加权平均容许浓度(permissible concentration-time weighted average, PC-TWA)常以游离二氧化硅含量作为划分基础,如空气中游离二氧化硅 ≥10% 但 ≤50% 时,PC-TWA 定为 $1mg/m^3$;>50% 但 ≤80% 时规定为 $0.7mg/m^3$;>80% 时则定为 $0.5mg/m^3$,超过以上标准即容易致病。致病性还与空气中游离二氧化硅含量密切相关,如粉尘中游离二氧化硅含量低于 30% 时硅肺发病工龄多在 20 年以上,粉尘中游离二氧化硅含量在 40%~80% 时,接触 5 年即可发病。此外,粉尘颗粒越小(1~3μm),越易引起发病,如石英喷砂工和石英粉碎工,接触硅尘浓度较高、颗粒也较小,发病多较快,X 线胸片上纤维结节通常也较大,肺功能损害也较严重;急性硅肺尤其多见于高浓度、高二氧化硅含量的粉尘作业,1~4 年即可发病,并可迅速诱发呼吸衰竭导致死亡。

1. 主要症状　硅肺早期,症状常轻微,可以出现乏力、食欲不振、头晕、失眠、心悸等全身表现;随病情进展,主要症状为:

(1)胸闷气短:此为呼吸困难表现,出现最早,进行性加重,最初多发生在体力劳动或剧烈运动时,称为"劳力性呼吸困难(dyspnea on exertion)",以后在轻体力劳动甚或安静时也可出现,是硅肺最典型的临床表现。

(2)胸痛:多为阵发性刺痛或胀痛,部位不固定,原因可能与肺纤维化累及胸膜有关,如胸痛突然加重并伴有气急,应考虑自发性气胸的可能。

(3)咳嗽:多因支气管炎所致,吸烟为主要诱因,因发生较早,且逐渐加重,常被误认为硅肺的主要表现。合并支气管或肺部感染时可出现多量黏液或脓性痰,甚至少量血痰(大量咯血则罕见)。尚未脱离粉尘作业者痰中常带有所接触粉尘的颜色,如煤工可咳黑痰等。

2. 主要体征　硅肺早期多无特殊体征,随病情进展及并发症,可出现各种相应体征,如继发肺气肿时可出现桶状胸、叩诊过清音、杵状指(趾);并发胸膜炎时,可闻及胸膜摩擦音;并发支气管炎、支气管扩张时,可出现两肺干、湿啰音;晚期并发肺源性心脏病时,可产生右心衰竭体征,如发绀、颈静脉怒张、肝大、下肢水肿等。

3. 主要并发症　可参见本节概述相关内容。常见如:①支气管及肺部感染;②自发性气胸;③肺源性心脏病;④呼吸衰竭;⑤肺结核等。

4. X 线胸片表现　在高千伏 X 线胸片上,常可见肺野内出现圆形小阴影,一般以 p 型小阴影为主,最初现于两肺中下区,较淡、较少;随着疾病进展,小阴影逐渐致密、增

多,可遍及全肺,并出现 q 型影和 r 型影;与此同时,肺内可有数量不等、大小不等的网状、星芒状不规则阴影,还可出现"白圈黑点"的泡性肺气肿和弥漫性肺气肿征象。融合块状大阴影是晚期硅肺的特征性表现,多见于两上肺野外带,开始时可为局部小阴影增多、密集,重叠,大阴影轮廓并不清晰,逐渐发展即成为致密、轮廓清楚、周围包绕有气肿带的"大阴影",其形态多种多样,可单独位于一侧,也可与肋骨垂直呈翼状或八字形对称分布于两肺。胸膜常有肥厚,肺门阴影增大、浓密,有时尚可见肺门淋巴结蛋壳样钙化。

(六)辅助检查

1. 肺功能　硅肺早期,肺功能损害较小。随着纤维化的进展,肺功能受损逐渐明显,如肺组织弹性减少、容积缩小,气道损害亦从小气道逐渐扩展至中、大气道,最终出现阻塞性或限制性通气功能损害或混合性通气功能损害,使 VC、FVC、FEV_1、FEV_1/FVC 等指标均见降低,残气量增高,且随病情而呈进行性加重。硅肺后期,换气功能也渐损害,可见 D_LCO(肺一氧化碳弥散量)降低。

2. 血气分析　动脉血气分析显示,早期、无合并症的硅肺患者仅少数出现轻度低氧血症;随肺内出现较广泛纤维化或肺内感染时,PaO_2 和 $SatO_2$ 均会明显降低,导致 Ⅰ 型呼吸衰竭,部分患者(约占 1/3)尚可伴有高碳酸血症,提示出现 Ⅱ 型呼吸衰竭。

3. 其他辅助检查　肺 CT 检查对硅肺小阴影检出率与 X 线片差别不明显,但在观察大阴影和胸膜病变方面则明显优于后者;对于肺癌、肺结核的鉴别诊断也有重要价值。

支气管镜检查可以直接观察呼吸道病变,并可通过细胞刷和冲洗进行细胞学检查和肺活检,有助于提供病因(粉尘)及肺纤维化信息,对尘肺诊断、鉴别诊断都有一定价值。经皮胸腔穿刺肺活检也有助于硅肺的鉴别诊断。

生化指标的检测,如血清铜蓝蛋白、血清纤维粘连蛋白、血清免疫球蛋白(IgG、IgA、IgM)等虽可以间接反映纤维化程度,但缺乏特异性,在临床上对于硅肺诊断和鉴别诊断的意义不大。

(七)诊断与鉴别诊断　硅肺的诊断原则与其他尘肺相同,必须具备可靠二氧化硅(石英)粉尘接触史,典型的 X 线胸片表现,在排除其他原因引起的类似疾病并综合分析后,才可做出诊断。国家已颁布《职业性尘肺病的诊断》(GBZ 70—2015),可作为硅肺诊断与分期的依据,但须注意保证所摄 X 线胸片的技术质量,坚持集体诊断;对疑难病例,需结合临床做好鉴别诊断,并参考有关职业流行病学资料进行综合分析,尤其注意与以下几种常见肺部疾病相鉴别,如肺结核、肺癌、特发性肺纤维化、结节病、肺含铁血黄素沉着症等;具体细节可参考本节概述相关内容。

(八)治疗　对于防控硅肺,预防始终应该放在第一位。硅肺诊断一经确定,不论其期别高低,即应尽快调离硅尘作业现场,使肺脏不再继续接触二氧化硅粉尘,这是延

缓硅肺病变发展最重要的措施。

目前尚无硅肺治疗的特效药物,20世纪中叶,曾研发不少旨在抑制硅肺进展的药物,如克矽平、磷酸哌喹、磷酸羟基哌喹、粉防己碱(汉防己甲素)、柠檬酸铝等,但多次大规模多中心临床研究均未见在改善疾病症状或延缓病情等方面有明显作用,故至今未获国家药品监督管理局批准。

21世纪初,有人开始将支气管肺泡灌洗术(bronchoalveolar lavage),包括全肺双侧大容量灌洗和小容量肺段灌洗,用于尘肺治疗,由于其对尘肺肺纤维化病变并无改善作用,故不少学者均持反对态度。但近二十年的临床实践表明,该治疗可以有效清除气道和肺泡腔内粉尘、尘细胞、细胞碎片及分泌物,并有助于改善呼吸道症状;二十多年来,仅中国煤炭工人北戴河疗养院,即已为15 000余名尘肺患者(包括贰期、叁期患者)做过全肺大容量灌洗,未发生1例医疗事故,可见其安全性并无问题。另鉴于其对呼吸道和肺泡内粉尘的良好清除能力,以及对减轻肺间质尘性巨噬细胞炎的肯定作用,故建议尘肺领域应对此项医疗技术的临床价值应予重新评价,接尘工人不妨每4~5年做全肺大容量灌洗1次,并可列为尘肺的常规预防、治疗措施。

由于近年人们已经较清晰地了解硅肺发病的分子机制和关键环节,也使有效消除肺纤维化病变、根治硅肺成为可能,具体细节可参阅本节概述相关内容。

肺移植虽是拯救晚期硅肺患者生命的手段之一(尤其是年轻患者),但由于器官来源有限、费用昂贵、生存年限较短,目前仍不宜在硅肺治疗中推广。

(九)预防 可参见本节概述相关内容。

三、煤工尘肺

煤工尘肺(coal workers' pneumoconiosis,CWP)是指煤矿各工种工人长期吸入生产环境中的粉尘所引起尘肺的总称,又称采煤工人肺病、黑肺病或炭末沉着症,是发展中国家常见职业病之一。以前认为这主要是吸入含有硅煤粉引起的"煤硅肺"(anthraco-silicosis),但目前认为,吸入煤尘也可以引起"煤肺"(coal pneumoconiosis),且存在剂量-反应关系,但发病工龄较长(多在20~30年以上),病情进展缓慢,危害较轻;此外,煤工尘肺还包括硅肺(silicosis)。

(一)接触机会 煤是由沼泽地中腐烂植物沉积而成,地理条件使植物受到高压高温后形成泥煤,约经2.5亿年以上化学变化,泥煤逐渐变成褐煤,再转变为烟煤,最后形成无烟煤。煤本身所含游离二氧化硅通常很低,且与其沉积岩层成分(如砂岩、泥岩、页岩、淤泥、耐火石、石灰石等)密切相关,不同岩石层可使不同煤矿或同一煤矿不同煤层的粉尘成分各不相同。因此,在煤矿生产过程中,通常既有煤尘又有硅尘同时存在。

硅肺主要见于煤矿中从事岩石巷道开凿的掘进工,煤肺则主要见于从事采煤、运煤、地面装卸等工作的采煤工、运煤工及装卸工;但煤矿的井下工种并不固定,大多数工人

既从事岩石掘进接触硅尘,又从事采煤接触煤尘,在病理上往往兼有硅肺及煤肺的特征,此类尘肺称为"煤硅肺",它是我国煤工尘肺最常见的类型,约占煤工尘肺的80%以上,单纯煤肺或硅肺各约占10%。根据国家新公布的资料,煤工尘肺仍是当前发病人数最多的尘肺病种之一,如2016年全国共报告新发职业病31 789例,其中尘肺病例为28 088例(占职业病总例数88.4%),而煤工尘肺为13 070例,约占尘肺总病例数44.5%。但有研究认为,上报的煤工尘肺病例数仅占估算病例数6.7%,实际发病数可能远高于报告的病例数;目前全国尘肺患者总数约为600多万人,煤工尘肺病人数至少应在550万人左右。

(二)致病机制 由于煤肺的发病与煤尘中含有的游离二氧化硅数量有关,故多认为其发病原因与硅肺相似。近年来又开始关注遗传机制在煤工尘肺发病中地位,并认为缺氧、活性氧自由基、热应激、免疫功能等因素也介入其中。已有研究发现,HSP70-1+190(G/C)位点多态性可能与煤肺有关,携带CC基因型煤尘接触工人较携带GG基因型的更易发生肺部病变,还有研究发现 *HSP70-hom2437* 基因多态性可能与煤工尘肺易感性及严重程度有关。此外,进行性大块纤维化(progressive massive fibrosis,PMF)和类风湿尘肺(rheumatoid pneumoconiosis,Caplan syndrome)的发生不仅与二氧化硅量,以及肺内脂类、胶原蛋白含量有关,且涉及同时罹患结核病或类风湿病,有些患者血清中可检出非特异性抗体及抗核抗体,类风湿因子阳性率也高于单纯尘肺及正常人,均提示免疫因素参与其中。

(三)病理改变 煤肺典型的病理改变为弥漫的煤尘灶、灶周肺气肿及肺间质纤维化。煤肺外观呈黑色,较软,剖面可见大量黑色斑点状的"煤斑"(coal macules,即煤尘灶),煤斑直径2~4mm,由粉尘、尘细胞淤积在一级和二级呼吸性细支气管周淋巴管内形成,由于呼吸性细支气管位于次级肺小叶的中心部位,所以在一个肺小叶中有5~6个煤斑;镜下,煤斑呈星芒状,由大量吞噬煤尘的巨噬细胞和网状纤维组成,后期尚夹杂少量胶原纤维,呼吸性细支气管平滑肌因受压而萎缩,管腔扩张,这是形成灶周肺气肿或小叶中心性肺气肿的病理基础。煤尘和尘细胞还可沉积于肺泡腔、胸膜下和肺小叶间隔等处,并引流至肺门淋巴结,使之肿大。

煤硅肺的病理改变与一般硅肺相同,以煤硅结节和大块纤维化为特征。煤硅结节(anthraco-silicotic nodules)以紧密排列的胶原纤维为核心,外周为一厚层尘细胞和网状纤维组织,纤维可向邻近肺泡间隔和小叶间隔延伸,形成放射状圆结节。其另一种形态是混合性尘结节,多为圆形或椭圆形,直径1~5mm或更大,组织学特点是胶原纤维与含硅煤尘颗粒、尘细胞交织存在,无明显胶原核心。

晚期可见进行性大块纤维化(PMF),主要见于在硅肺及煤硅肺接触者,病理学常根据是否伴有PMF将煤工尘肺分为复杂煤工尘肺和单纯煤工尘肺。PMF多位于两肺上、中叶,为灰黑色或黑色、质地坚韧的纤维化团块,内部较为

均匀；镜下见由粗大的胶原纤维束、堆积于纤维束间的尘细胞、淋巴细胞及埋于其间的小支气管和小血管残迹、增生的肺间质组织交织融合而成；纤维团块可因缺血、液化坏死形成厚壁空洞，内存黑色稀薄液体，多较结核空洞小，但有时不易鉴别；还有一种 PMF 是由很多煤硅结节融合而成的融合块。随着大块纤维化肺组织的收缩、上移，团块周边可形成气肿带或肺大疱，肺基底部也常出现肺气肿。

患有关节炎的煤硅尘接触者还会发生"类风湿尘肺"，该病发病、进展均较快。类风湿尘肺结节病理特征十分明显：其体积较大，肉眼下为 20~50mm，融合后可达 50mm 以上，多见于肺下叶，其切片由内向外呈现黄、黑、白多层结构，分别由坏死组织（内层）、煤尘、白细胞、胆固醇结晶、成纤维细胞、淋巴细胞、浆细胞（中层），以及胶原纤维组成；结节可发生空洞和钙化，提示病情趋于稳定。

（四）临床表现 煤工尘肺进展缓慢，平均发病工龄一般为 15~25 年（平均为 21 年），平均晋级年限为 12~13 年，但近 20 年调查发现，由于大量涌现的私人小煤窑劳动条件极为恶劣，使发病年龄、发病工龄、晋级年限均大幅缩短，不少地区农民工甚至 3 年即罹患严重煤工尘肺。

单纯煤工尘肺早期可无明显症状和体征，或仅在劳累时稍有胸闷、气短；随尘肺病变进展，症状逐渐加重，可出现咳嗽、咳痰等，重症患者甚至出现端坐呼吸、口唇和甲床发绀、杵状指（趾）、桶状胸、呼吸音减低或粗糙，合并感染时可闻及干、湿啰音，哮鸣音等。煤工尘肺出现 PMF 者，症状往往较同期硅肺为重。

常见并发症有：

1. 肺部感染 煤工尘肺由于患者局部和全身免疫机制均降低，更易引发肺部感染，患者常出现呼吸困难，症状可在短期内加重，咳痰增多、痰液性质改变，两下肺部闻及明显湿啰音，肺心病和呼吸衰竭患者常出现心肺功能恶化。由于患者存在肺内血液和淋巴循环障碍，致感染常迁延不愈，反复发作，并易导致真菌二重感染；肺部反复感染又会促进肺纤维化过程，进一步损害心肺功能，是患者病情恶化和死亡的重要原因。

2. 肺结核 流行病学调查显示，我国尘肺患者肺结核的并发率为 15.8%，煤工尘肺的肺结核并发率平均为 9.9%，其中贰期及叁期煤工尘肺患者肺结核的并发率（分别为 15.1% 及 31.3%），均高于同期贰期、叁期硅肺患者肺结核的并发率（分别为 12.1% 及 10.9%），提示煤工尘肺更易合并结核。近年的调查资料显示各地差异甚大，可能与劳动、生活条件有密切关系，如唐山的调查资料显示，其煤工尘肺肺结核并发率为 8.9%，壹、贰、叁期煤工尘肺肺结核并发率分别为 6.5%、11.5%、15.5%；而淮南的调查资料显示其 40 岁以下煤工尘肺肺结核并发率竟达 34.9%，提示肺结核仍是煤工尘肺值得关注的临床问题。

3. 肺源性心脏病 煤工尘肺患者出现反复咳嗽、咳痰、胸闷、心悸，抗炎治疗效果较差，呼吸困难无明显改善，且出现嗜睡者，应考虑合并肺源性心脏病可能。由于煤工尘肺较硅肺有较高的慢性支气管炎和肺气肿并发率，故继发肺

源性心脏病者较多，有调查显示，煤工尘肺并发肺心病死亡约占煤工尘肺死亡数 32.47%，是煤工尘肺的主要死亡原因之一。

4. 类风湿关节炎 国内报道 3.76% 煤工尘肺患者合并类风湿关节炎，被称为"类风湿尘肺"，也称 Caplan 综合征，辅助检查常见类风湿因子、自身免疫抗体阳性，血清免疫球蛋白异常。典型的 X 线胸片表现为肺内出现直径 0.5~1.0cm 的类圆形结节（或称 Caplan 结节），有的可达 5cm，一般多发，外带和下肺野居多，边缘清楚，密度较低，多在关节炎发作前后出现，在出现关节炎后病情常迅速进展。此结节可融合形成大块，伴发空洞或钙化，易误诊为 PMF，但 PMF 多为煤工尘肺晚期表现，多见于硅肺和煤硅肺病例，而 Caplan 结节则经常发生在煤肺病情相对较轻病例。病理学上，Caplan 结节中心常为坏死组织及数量不等的胶原和粉尘，坏死区外层主要为淋巴细胞和浆细胞（还可有多形核白细胞和少量巨噬细胞）组成活动性炎症外周带，附近的动脉可见闭塞性动脉内膜炎；不典型结节可为大小不等的圆形或不规则小阴影，诊断较为困难。

（五）X 线胸片特点

1. 煤肺 以细网状不规则阴影为主，其间可夹杂星芒状圆形小阴影，形态不规则，边界较模糊，密度较低，可见到"白圈黑点"征象；晚期并发肺气肿时，双下肺透明度增高，膈肌低平。单纯煤肺大阴影罕见，肺门和胸膜的改变亦较少。

2. 煤硅肺 早期多以 p 型小阴影为主（也可以 p、q 型小阴影为主），可伴有少量 s、t 型小阴影，随煤硅肺病变加重，q、r 型小阴影增多；小阴影的分布以两中肺区多见，其次是两下肺区。叁期煤硅肺的大阴影多见于中上肺区，是多个小圆形阴影增大、集聚、融合形成，早期可不对称，边界多模糊；少数病例没有明确的小阴影，或者小阴影十分稀疏的背景上出现大阴影。已形成的大阴影较为致密，边界清楚，呈圆形、椭圆形或长条形、腊肠状，与脊柱呈平行，上下延伸；其周边可见密度减低的气肿带，也可见肺大疱，较重病例尚可在肺尖部、肺底部出现密度减低区或肺气肿（图 31-2-4）。肺门阴影增大较常见，有时还可见到肺门淋巴结蛋壳样环形钙化阴影，但较硅肺少见。

煤硅肺合并结核时圆形小阴影增大较快，边缘模糊，不对称；邻近胸膜明显增厚，有肺门引流带，团块不与后肋垂直；出现空洞时，洞壁多较厚，内壁凹凸不平，甚不整齐。

（六）肺功能检查 煤工尘肺因大量的煤尘和煤尘细胞滞留于呼吸性支气管和肺泡，煤斑、灶周肺气肿形成，大块纤维化及弥漫肺间质纤维化，以及呼吸性气道、肺组织弹性纤维破坏，使肺通气功能及换气功能均明显受损。既往报道以阻塞型通气障碍多见，其次为混合型，限制型则较少；笔者所在单位分析了 301 例硅肺、煤工尘肺及陶工尘肺患者的肺功能，均以限制型通气功能障碍为主，近年多篇报道均有类似结果；此外，还发现硅肺和煤工尘肺均随期别升高，肺功能障碍逐渐转为以混合型为主。上述肺功能损害

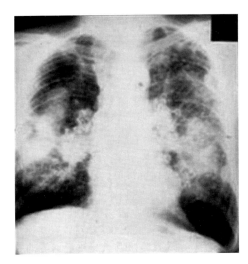

图 31-2-4　煤工尘肺叁期 X 线胸片

由图可见双侧中肺野为多个大团块影充斥融合，几乎占据一半肺野，密度较致密均匀；左侧阴影边界不清，周边似有网状结构及不同类型小阴影分布，右侧腊肠状大阴影边界稍清晰，双侧阴影与肺门重合，纵隔增宽；阴影周边尤其是肺尖和肺底部有明显肺气肿；胸膜稍肥厚，肋膈角圆钝。

类型的差别可能与判别标准不同有关，2002 年以后，中华医学会呼吸学分会修订的慢性阻塞型肺疾病诊治指南接受该病诊断分级标准的全球倡议，以 $FEV_1/FVC < 70\%$ 作为诊断阻塞型肺病的早期灵敏指标。以往以 FEV_1 下降判断为阻塞型，FVC、FEV_1 两指标下降判断为混合型，即显明显不足。

肺功能测定是评价尘肺患者劳动能力和代偿功能的重要手段，是较 X 线影像学改变更为敏感的检测手段，但在某种程度上易受被试者主观因素影响，故应注意检测质量控制。

（七）诊断及鉴别诊断　煤工尘肺的诊断与分期可根据我国颁布的《职业性尘肺病的诊断》（GBZ 70—2015）进行，确诊主要有赖于可靠的职业接触史及肯定的 X 线胸片改变。

诊断时需注意与肺及支气管慢性感染鉴别，此时 X 线胸片可出现较多网状和点状阴影，但此类阴影密度多较低，常与肺纹理相连接，抗生素治疗后阴影可少或消失；此外，还需注意与特发性弥漫性肺间质纤维化、肺含铁血黄素沉着症等鉴别，出现团块状影时需注意与肺结核和支气管肺癌相鉴别，均可参考本节概述相关内容。

（八）治疗

1. 诊断一经确立后，应立即调离粉尘作业，注意身心健康、合理营养，进行适度的运动，以增强机体抵抗力和改善肺功能。

2. 大容量肺灌洗术。多数煤工尘肺患者自觉在灌洗后临床症状有较大改善，但其远期效果及抗纤维化作用仍需进一步观察总结。

3. 综合治疗，如对症治疗（止咳、平喘、祛痰、消炎），积极防治并发症（特别是呼吸道感染和结核）等，均可参见本节概述相关内容。

（九）预防　　可参阅本节概述相关内容。

四、石棉肺

（一）简介　　石棉肺（asbestosis）是长期吸入石棉粉尘引起的以肺部弥漫性纤维化为特征的一种全身性疾病。有文献报道，1994—2010 年，全球石棉肺年新诊断病例数为 5 280 例，年死亡病例数约为 1 320 例，死亡平均年龄为 73 岁；1997—2009 年，我国累计报告石棉肺病例数为 2 520 例，中位发病工龄为 17~25 年，中位发病年龄为 47~63 岁，病死率约为 46.8%。

石棉是一种纤维性结晶状结构的硅酸盐类矿物质，主要是由镁和硅构成，还含有不等量的氧化钙和氧化铝等，矿石纤维长度一般为 2~3cm（也有长达 200cm 以上者）。石棉分为两大类：①蛇纹石石棉（serpentine asbestos），主要品种为温石棉（chrysotile），它具有较好的可纺性能，主要成分有二氧化硅、氧化镁和结晶水，分子式是 $Mg_6[(OH)4Si_2O_5]_2$，呈白色或灰色，半透明，无磁性，不导电，耐火、耐碱，纤维坚韧柔软，具有丝的光泽和好的可纺性。②角闪石石棉（amphiboles），主要品种有青石棉（crocidolite）、铁石棉（amosite）、直闪石棉（anthophyllite）、透闪石石棉（tremolite）和阳起石（actinolite）等，主要根据所含钠、钙、镁和铁等成分的数量而相区分；纤维坚硬，呈直杆状结构。上述两类石棉矿物本身可有纤维结构或非纤维结构两种，只有呈纤维结构的蛇纹石和角闪石才称为石棉。世界石棉已探明的储量约为 2 亿吨，主要分布在俄罗斯、中国、加拿大、哈萨克斯坦、巴西、南非和津巴布韦，其中俄罗斯乌拉尔地区和加拿大魁北克地区合计约占世界总储量的 50%。

世界上所用的石棉 95% 左右为温石棉，其纤维可以分裂成极细的元纤维（fibrils），工业上每消耗 1 吨石棉约有 10g 石棉纤维释放到环境中；1kg 石棉约含 100 万根元纤维，其直径一般为 0.5μm，长度在 5μm 以下，在大气和水中能悬浮数周、数月，可持续地造成广域性污染。此种石棉纤维体积极小，正属于"呼吸性粉尘（respirable dust）"范畴，易于进入肺内，长期吸入能引起石棉肺、肺癌、胸膜间皮瘤、腹膜间皮瘤和胃肠癌等。

（二）接触机会　　石棉（asbestos）具有良好的抗拉性，以及隔热、保温、耐酸、碱腐蚀、绝缘等特点，故在工业生产和日常生活中应用极为广泛。如石棉纤维可以织成纱、线、绳、布等，作为传动、保温、隔热、绝缘等部件材料或衬料，也可制成防火板、防火纸、保温管、窑垫及保温、防热、绝缘、隔音等材料；可与水泥混合制成瓦、板、管等石棉水泥制品；石棉和沥青掺合可以制成板、毡、砖、漆、嵌填油灰等，用作高级建筑物的防水、保温、绝缘、耐酸碱等交通工程材料；石棉与酚醛、聚丙烯等塑料黏合，可以制成火箭抗烧蚀器材、飞机机翼、油箱、火箭尾部喷咀管、鱼雷高速发射器，以及船舶、汽车、飞机、坦克、舰舶的隔音、隔热材料；石棉与各种橡胶混合压模后，还可做成液体火箭发动机连接件的密封材料；与酚醛树脂层压板，可做导弹头部的防热材料；青石棉还可做防化学、防原子辐射的衬板、隔板、过滤器及耐酸盘根、橡胶板等。

在石棉开采、选矿、运输、轧棉、梳棉、纺线、加工等过程，以及废石棉再生利用作业时，均有机会接触大量石棉纤维和粉尘。如拆除废旧房屋、锅炉等含有大量石棉材料的设施时，均可接触大量石棉纤维；有的石棉矿位于地表，开采时易造成石棉尘飞扬，还可能对大气、水源等周围环境造成污染。

（三）致病机制　石棉引起肺纤维化的机制与其他尘肺大致相同，但石棉对巨噬细胞和成纤维细胞的毒性比二氧化硅小，其致肺纤维化和致肿瘤活性却远比二氧化硅强（尤其是长纤维石棉），提示直接机械刺激在致纤维化作用中可能具有重要地位。一般而论，直径小于 $3\mu m$ 的石棉纤维吸入后可深入到呼吸性细支气管、肺泡管甚至肺泡，并通过机械刺激和化学作用引起细支气管-肺泡炎；到达肺泡的石棉纤维被巨噬细胞吞噬后，可引起细胞坏死崩解，导致巨噬细胞性肺泡炎，这种过程不断反复，使炎症反应在肺组织不断持续，逐渐形成尘结节，并进展为尘细胞肉芽肿。有研究表明，活性氧（ROS）和活性氮（RNS）是介导石棉毒性的重要的第二信使，石棉可引起 ROS 和 RNS 大量生成，导致肺上皮细胞 DNA 损伤、凋亡，而肺泡上皮细胞凋亡正是肺纤维化的早期事件。石棉还可以直接刺激成纤维细胞，加速胶原合成和纤维化进程。

温石棉纤维可以从肺泡迁移到肺间质、胸膜腔和局部淋巴结，肺部淋巴系统可能在石棉纤维在脏层和壁层胸膜的播散种植过程中起主要作用。研究发现，石棉纤维由呼吸道吸入肺内后很容易聚集于外周，直接刺激胸膜形成胸膜斑；由于石棉肺患者胸腔积液中可见石棉纤维，故推测石棉纤维可能通过壁层胸膜淋巴管的开口进入壁层胸膜，此外，也不排除纵隔淋巴结中的石棉纤维逆行至胸骨后和肋间淋巴结到达壁层胸膜。

石棉也是一种致癌物，可引起肺癌和胸膜间皮瘤，它在恶性细胞形成的每个阶段都起着重要作用，这些作用并不依赖于肺纤维化的进程。近年的流行病学调查资料表明，石棉肺患者还易并发肺癌、胸膜和腹膜间皮瘤、食管癌、胃癌、结肠癌、喉癌等恶性肿瘤，据统计，石棉肺合并肺癌者高达 12%~17%，吸烟的石棉工人患肺癌的危险性比不吸烟人群高 53~92 倍；石棉肺合并恶性胸膜间皮者更为多见，有报告称，52 例间皮瘤患者中约 80% 有石棉粉尘的职业接触史。我国对石棉肺患者全死因分析表明，死于肺癌者约为 25%，死于胸式腹膜间皮瘤为 7%~10%，死于消化道癌为 8%~9%。

（四）病理　石棉肺的病理学特点是弥漫性肺间质纤维化（diffuse pulmonary fibrosis）、在肺内沉积并形成石棉小体（asbestos body）、脏层胸膜肥厚（pleural thicking）壁层胸膜形成胸膜斑（pleural plaque），个别患者尚可出现胸膜间皮瘤（pleural mesothelioma）；病变以双肺下叶为著。

1. 弥漫性肺纤维化　石棉肺早期可见细支气管脱屑性和闭塞性肺泡炎改变，伴石棉纤维沉积，巨噬细胞也大量增加，包裹和吞噬石棉纤维，并引起网状纤维和胶原纤维增生，造成肺泡闭塞；随病情进展，纤维化可遍及各肺小叶，形成粗细不一的纤维索条，以双肺下叶最为明显，有时尚可见 0.5~2mm 外形不规则的小结节，在偏光镜下，具双折射特性的针状石棉纤维清晰可见。淋巴结的改变多较轻微。

晚期的石棉肺可见大块纤维化，其由弥漫性纤维组织、残存的肺泡小岛及粗大的血管、支气管所构成，呈蜂窝状；胸膜下纤维化可与肺实质深部的纤维索条紧密连接甚至融合，多见于两肺基底部；肺体积明显缩小、质地变硬。

2. 石棉小体　石棉接触者可在肺内、痰中检出石棉小体，胸膜斑和支气管肺泡灌洗液中有时也可找到石棉小体。其外观呈金黄色或黄褐色，长 20~200μm，粗 1~5μm，末端膨大呈哑铃状或火柴样，普鲁氏蓝染色时小体常呈阳性反应，一般认为系石棉引起红细胞破裂后，铁蛋白黏多糖成分吸附于石棉纤维所致；石棉小体旁常可见异物巨细胞。在弥漫性纤维化肺组织中查见石棉小体是病理诊断石棉沉着症的重要依据，痰中查见石棉小体亦提示肯定的石棉接触史，但肺内石棉小体的多寡与肺纤维化程度无明显相关，仅反映石棉纤维的沉积量。

3. 胸膜增厚和胸膜斑　石棉肺多伴有弥漫性胸膜纤维化，潜伏期较长，常与胸腔积液有关，一般最先累及脏层胸膜使之明显增厚，多见于肋膈角，常为单侧；还易造成脏层和壁层胸膜粘连融合，这两种类型的胸膜增厚可以共存。

约半数以上患者胸膜有局限性胸膜斑块，其特点是仅发生于壁层胸膜，是一种不连续的纤维组织，发展缓慢，潜隐期多在 15 年以上；病变常双侧对称，多发生于第五至第八肋间的侧后胸壁，很少累及肺尖及肋膈角，斑块与脏层胸膜无粘连，边界清楚，略凸出于胸膜，表面光滑有光泽，灰白色，半透明，质地坚硬，类似软骨，可部分或大部分钙化。镜下可见主要由胸膜弹力层重叠交错、玻璃样变的胶原纤维构成，斑块中可有钙质沉着，但无石棉纤维。

4. 胸膜间皮瘤　胸膜间皮瘤是原发于胸膜间皮组织或胸膜下间质组织的一种少见肿瘤，可有多种组织形态，一类以纤维细胞为主（纤维型），另一类以上皮细胞为主（上皮型）。根据肿瘤生长方式又可分为：局限型间皮瘤（多数为良性，也可以是低度恶性）、弥漫型胸膜间皮瘤（几乎均为恶性，为石棉纤维引起胸膜间皮瘤主要类型）。

肉眼观察，胸膜间皮瘤多呈白色或黄白色，为覆盖于肺表面的局部肿块，也可包裹整个肺叶或全肺，累及纵隔和心包，甚或沿叶间隔蔓延，侵入肺内；早期需注意与胸膜斑区别。

（五）临床表现　石棉纤维可以通过皮肤接触、食物摄入或呼吸道吸入进入人体，但石棉肺则主要因长期吸入石棉纤维引起，其潜隐期比硅肺要长，有的甚至达 40 年以上,我国石棉肺的发病工龄多在 15~20 年,此期长短主要与生产环境中石棉粉尘浓度高低有关。

石棉肺患者的临床症状与一般尘肺相似,早期多无症状,随病情进展,出现活动后胸闷、气短、阵发性干咳,以及乏力、食欲减退、消瘦等全身症状,合并呼吸道感染时可咯大量黏痰;常有胸痛,大多局限且不固定,如出现持续剧烈胸痛,应警惕胸膜间皮瘤的可能。早期多无体征,肺内感染时可闻及干、湿啰音,有时在肺底或腋下听到捻发音;晚期多合并肺气肿,可见桶状胸、叩诊呈过清音、发绀及杵状指(趾)。石棉肺很易并发呼吸道感染、自发性气胸、肺源性心脏病等,但合并肺结核的发病率仅为 10% 左右,远低于硅肺,多数病情较轻,进展缓慢。

接触石棉还可引起皮肤疣状赘生物——石棉疣(asbestos wart),常发生于手指屈面、手掌、前臂和足底,是石棉纤维进入皮肤引起的局部慢性增生性改变;疣状物自针头至绿豆大,表面粗糙,有轻度压痛,病程缓慢,可经久不愈。

石棉(尤其是青石棉)还有致癌作用,主要是肺癌和胸膜间皮瘤(尤其是间皮瘤);劳动条件恶劣的石棉作业工人因吞入大量石棉纤维,还可引起腹膜间皮瘤。在石棉高暴露量人群,间皮瘤的年发生率是 366/10 万,而在轻到中度暴露的人群,间皮瘤的年发生率约为 67/10 万;其潜伏期多较长,一般在接触石棉尘 35~40 年后才发病,病因以青石棉和铁石棉为主,可能与该类石棉纤维较为坚硬挺直,易穿透组织抵达肺深部有关。

1. 胸部 CT 检查　肺实质改变　主要为网状不规则小阴影,其可由小到大、由疏到密,逐渐发展。早期多见于中下肺野,以后可扩展到上肺野,小阴影增多可使肺野透明度减低,呈毛玻璃样;随病情进展,上述不规则阴影密度逐渐增高,且结构紊乱,状如绒毛或蜂窝,有时在网状阴影间尚夹杂有少量密度不高、细小圆形和类圆形阴影(图 31-2-5)。双上肺透光度常增高;肺门淋巴结一般不增大。

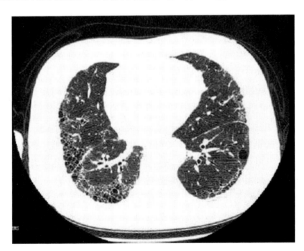

图 31-2-5　石棉肺肺部 CT 检查图像
可见肺内毛玻璃样背景上弥散分布网状不规则小阴影,肺纹理粗大紊乱,周边近胸膜处为蜂窝状改变,结构紊乱,多处与胸膜粘连;空泡处透光度明显增高。

2. 胸膜改变　石棉肺几种良性的胸膜改变即:弥漫性胸膜纤维化、胸膜斑和圆形肺不张。

(1)弥漫性胸膜纤维化:石棉肺患者易出现单侧或双侧胸腔积液,多能缓慢地自行消退,但常导致弥漫性胸膜纤维化增厚、粘连,主要累及脏层胸膜和肋膈角,X 线下可见双侧胸壁广泛的不规则阴影。其与胸膜斑或间皮瘤无明显关联,但对于接触石棉的胸腔积液患者,应注意除外结核性胸腔积液和早期间皮瘤。纵隔胸膜增厚并与心包膜粘连时,常形成一侧或双侧心缘模糊,肺门或肺内纤维化阴影重叠,常使心脏轮廓不清,若心包膜与壁层胸膜粘连,尚可形成所谓"蓬发状心影(shaggy heart)",这是晚期石棉肺重要的 X 线征象之一。

石棉肺还有一种特殊类型的胸膜增厚——"圆形肺不张",亦称"折叠肺"或"Blesovsky 综合征",其 X 线胸片特点是彗星尾征,即在胸膜的一个或几个部位出现具有特征性的圆形、不透明的曲线结构,尾部朝向肺门(彗星尾),需与周围型肺癌进行区别。圆形肺不张的形成机制尚不清,可能为壁层胸膜纤维化伴有胸腔积液或感染时,部分肺组织粘连,引起支气管扭曲和阻塞,造成远端肺不张所致。大部分圆形肺不张的患者没有症状,但肺不张的体积增大或肺功能受损时则可现症状。

(2)胸膜斑:为石棉肺特征性改变,是石棉纤维刺激壁层胸膜所导致的局部胸膜增厚,X 线下多为双侧胸壁中、下部位对称性阴影,密度不均,常呈三角形,内缘清晰(偶见单侧形态不规则者),部分胸膜斑可钙化,更易辨认。结核、心力衰竭、外伤等因素亦会引起肺尖和肋膈角处的局限性胸膜增厚,但石棉引起的胸膜斑多发生于肺尖和肋膈角以外肺区,厚度多大于 5mm,可出现局限性钙化,更易鉴别。胸膜斑有时也见于膈肌的腱膜部,偶见于心包和叶间胸膜;正位 X 线片有时较难发现侧后胸膜的胸膜斑,但 45° 斜位 X 线片和 CT 片则可以清楚地显示(图 31-2-6)。

CT 检查对肺纤维化和胸膜异常较常规 X 线胸片检查具有更高敏感性,尤其有助于发现后下方胸膜、纵隔胸膜或

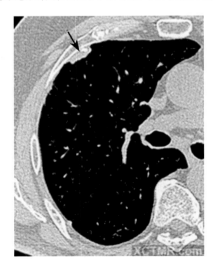

图 31-2-6　石棉肺肺部 CT 检查显示之胸膜斑
箭头所示为右中肺前壁壁层胸膜生成之胸膜斑。

横膈面的增厚、粘连,以及脊柱旁的胸膜斑或钙化等。此外,CT 检查还可早期发现胸膜壁不规则的块状病变,可为间皮瘤的辨认提供重要信息。

（六）肺功能检查　　石棉肺典型的肺功能改变是限制性通气功能障碍,弥漫性胸膜增厚者更加明显,此种通气功能障碍常早于胸部 X 线检查出现异常,甚或早于临床症状。有报道指出,接触石棉 5 年以上的工人,VC、FVC、FEV$_1$ 尚无明显改变,胸部 X 线也未出现异常时,D$_L$CO 已有降低。此外,石棉肺也见小气道有广泛损伤,V$_{50}$ 及 V$_{25}$ 的异常率常高达 70% 以上。晚期石棉肺患者,特别是有广泛的胸膜改变者,肺顺应性多有显著减低,可见 VC、FVC、TLC 呈进行性降低,RV 及 RV/TLC 则见增高。

（七）诊断与鉴别诊断

1. 诊断　　可参照《职业性尘肺病的诊断》(GBZ 70—2015)进行诊断,诊断原则是:确切的石棉尘职业接触史、现场劳动卫生学调查亦证实患者确有大量石棉粉尘接触、临床表现和 X 线胸片(质量合格)表现符合石棉肺特点,并可排除其他肺部类似疾病。

石棉肺的 X 线分级为:①肺野出现总体密集度 1 级的小阴影,分布范围虽未超过 4 个肺区,如出现胸膜斑,仍可诊断为石棉肺壹期;②肺野出现总体密集度 1 级的小阴影、分布范围超过 4 个肺区;或总体密集度 2 级、分布范围达到 4 个肺区者,如胸膜斑已累及部分心缘或膈面,可诊断为石棉肺贰期;③X 线胸片表现有总体密集度 3 级的小阴影,分布范围超过 4 个肺区,如单侧或两侧多个胸膜斑长度之和超过单侧胸壁长度的 1/2;或累及心缘使其显示部分蓬乱者,可诊断为石棉肺叁期。

对于个别不易辨认及疑难的病例,可行 CT 扫描协助诊断和鉴别诊断。

2. 鉴别诊断

（1）其他原因所致肺间质纤维化:如外源性变应性肺泡炎、硬皮病、类风湿病、结节病、红斑狼疮、特发性肺间质纤维化、药物及癌症放射治疗引起的肺间质纤维化等。如根据含大量真菌、细菌有机粉尘吸入史可与外源性变应性肺泡炎进行鉴别;依据职业接触史、胶原病特殊的临床表现及辅助检查可与结缔组织病鉴别;特发性肺间质纤维化虽与石棉肺的体征、X 线改变及通气功能障碍等表现十分相似,但该类患者无石棉纤维职业接触史,且病情进展较快,无特异性胸膜改变等情况,均有助于鉴别。

（2）胸膜改变:主要注意与结核性胸膜肥厚或钙化鉴别,该病有结核病史,病变多为一侧性,且多累及肋膈角,无石棉肺的肺部表现。发生在侧胸壁的胸膜斑则需注意与肥胖者胸膜下脂肪鉴别,后者多位于侧胸壁第 6~8 肋处,两侧对称,很少累及肋膈角。

（八）治疗　　目前尚无有效的药物可以控制石棉肺的发展,本节概述的综合治疗可供石棉肺治疗参考;此外,还需注意积极防治各种并发症,尤其是控制呼吸道感染。

但由于石棉肺的发病机制尚包括石棉纤维的直接刺激作用,提示该病的根治尚不能完全等同硅肺,需开展进一步探索。

（九）预防　　参见本节概述相关内容。

五、其他职业性尘肺

除了硅肺、煤工尘肺和石棉肺外,我国规定的法定职业性尘肺还有:铸工尘肺、电焊工尘肺、水泥尘肺、滑石尘肺、陶工尘肺、炭黑尘肺、石墨尘肺、云母尘肺和铝尘肺等,这些尘肺既具有共同点,又具有各自的特点,现分别介绍如下:

（一）铸工尘肺（founder's pneumoconiosis）　　铸造生产是机械制造工业第一道工序,包括型砂配制、砂型制造、浇铸、打箱、清砂等过程,生产的铸件主要是钢铸件、铁铸件和有色合金铸件,铸造的主要原料是砂石(砂中游离二氧化硅量多在 70% 以上),其次是黏土。由于不同铸造对型砂耐火性的要求不同,需用型砂也不同,如钢件多需较高浇铸温度,其型砂多使用石英砂,此工种所发生的尘肺多为"硅肺";一般铸件多使用黏土(主要成分是硅酸铝)、天然砂及石墨、煤粉、石灰石、滑石粉等,游离二氧化硅含量相应较低,尘肺主要由混合粉尘引起,被专称为"铸工尘肺",发病相对缓慢(发病工龄多为 20~30 年)。

铸工尘肺的病理改变既有硅肺特征,又有与硅肺不同的特点:肉眼下胸膜表面及切面上可见大小不等灰黑色或黑色斑点;镜下可见肺泡腔内充斥大量粉尘和尘细胞,细支气管和血管周围有大量尘细胞、粉尘、胶元纤维形成的尘纤维灶(比硅结节稍小),灶周常伴有小叶中心性肺气肿,胸膜和叶间胸膜可见纤维性增厚。

临床症状不明显,且缺乏特异性,随病变进展,可出现胸闷、咳嗽、咳痰、气短等症状。肺功能早期多为正常,后期可逐渐出现阻塞性通气功能障碍或以阻塞为主的通气功能障碍,吸烟者或合并有慢性阻塞性肺疾病时可出现限制性通气功能障碍。X 线胸片可见两肺中下肺野首先出现不规则小阴影,并向中上肺野扩展,呈网状或蜂窝状影像;类圆形小阴影出现较晚且较小(多为 p 型影),密度较低;大阴影极少出现;可伴有肺气肿。胸部 HRCT 可早于 X 线胸片发现小阴影,可望对铸工尘肺的诊断与鉴别诊断有所帮助。

（二）电焊工尘肺（welder's pneumoconiosis）　　电焊工尘肺是长期接触高浓度电焊烟尘起的尘肺。电焊时,电焊条的药皮、焊芯和金属器材在电弧高温下(3 000~6 000℃)会产生大量的金属氧化物及各种烟尘,并以气溶胶状态散发到空气中,经过迅速冷凝形成"电焊烟尘"或称"焊烟"。焊烟的尘粒很小,多为 0.4~0.5μm,其中带有不同极性电荷的尘粒还可相互吸引,形成较大粒径的粉尘。其化学组成则取决于焊条种类和所焊接的金属,大部分是氧化铁,其次为氧化锰、无定形二氧化硅和 Al、Mg、Cu、Zn、Cr、Ni 等微量金属,故电焊工尘肺实质上属混合性金属尘肺的一种；它还含有氮氧化物、臭氧、一氧化碳等有害气体，碱性焊条尚含有可溶性氟化物。电焊工尘肺的发病也较缓慢，发病工龄至少在 15 年以上，但在极高浓度烟尘环境中，3～5 年也可发病。主要职业接触机会为焊接作业，在建筑、矿山、机械、造船、化工、铁路及国防工业等被广泛应用。焊接工艺种类较多，如自动埋弧焊、气体保护焊、等离子焊、手工电弧焊（手把焊）等，其中手把焊的应用较为普遍，故焊工尘肺绝大多数发生在手把焊工中，在密闭或通风不良的空间作业，尤其容易引起本病。

　　肉眼下电焊工尘肺的肺脏呈灰黑色，体积增大，肺剖面可见散在、大小不等的不规则或星芒状"尘结节"，直径多为 1mm 以下，大于 3mm 的极少，主要由含尘巨噬细胞、单核细胞组成（部分病灶可为单纯粉尘沉着，称为"尘斑"，尘粒铁染色呈阳性），不含或仅含少量胶原纤维，主要分布在肺间质及呼吸性支气管和血管周围，周围常可见程度不同的灶周气肿；极少数病例，肺内可见多量由粉尘纤维灶构成的大块纤维化。由于焊烟中还含有氮氧化物等有害气体，还可造成支气管炎症和扩张。

　　早期无或仅有轻微症状，病情进展或并发支气管扩张、肺气肿时，方出现相应症状，如咽干、咳嗽、胸闷、气短、胸痛、咯血等，体征也相应出现。早期肺功能多正常，随病情发展，肺功能亦逐渐降低。病情早期，肺部的 X 线表现以 s 型不规则小阴影为主，多分布于两肺中、下区，同时见肺纹理增多、增粗，扭曲变形，出现网状阴影；随病情进展，也可出现密度较低的类圆形小阴影（以 p 型小阴影为主），逐渐增大，以中上肺区多见；出现大阴影的病例极少；可并发肺气肿，多较轻；肺门极少改变，偶见肺门淋巴结钙化，并发肺结核也较少。

（三）水泥尘肺（cement pneumoconiosis）

水泥为人工合成的粉状硅酸盐建筑材料，还含有少量 SiO_2、Al_2O_3、Fe_2O_3、MgO、P_2O_5 等成分及铬、钴、镍等微量元素。水泥生产过程大致分为原料开采、生料制备、熟料煅烧、水泥制成和水泥装运等工序，在破碎、配料、磨粉、输送和包装等过程中均有机会接触大量粉尘（生料破碎和原料配料过程，粉尘中游离 SiO_2 浓度可达 10% 以上，而熟料和成品水泥中游离二氧化硅含量仅为 1%～9%），但多数从事水泥生产的工人兼做各工序工作，故均有机会罹患水泥尘肺。由于水泥的主要成分硅酸盐，游离二氧化硅甚少（仅为 2% 左右），故水泥粉尘引起肺部病变主要属于硅酸盐尘肺，而接触水泥生料粉尘引起的尘肺，则属于混合性尘肺。

　　水泥尘肺的发病工龄更长，多在 20 年以上，病情进展缓慢，早期多无症状，晚期主要表现为干咳、气短，劳动或登高时加重；如不伴有并发症，预后多较好。肺功能初为小气道功能降低，后进展为阻塞性通气功能障碍，晚期则为混合性通气功能障碍。胸部 X 线表现主要为粗细、长短、形态不一、致密交叉的不规则 s 型小阴影；在此背景上可见密度较低、形态不整的类圆形小阴影，大小多在 1.5～3mm，随病情进展两上肺野可见 q 型阴影或长条形与肋骨走行相垂直八字型的大阴影，周边有气肿带；肺门可见增大，结构紊乱。

（四）滑石尘肺（talc pneumoconiosis）

滑石属一种次生矿物，由含镁的硅酸盐和碳酸盐矿石蚀变而成，含有结合二氧化硅、氧化镁等成分，某些品种尚含少量游离二氧化硅或石棉，手感软而滑腻。滑石尘肺是由于长期吸入滑石粉尘而引起的肺部弥漫性纤维化，属于一种硅酸盐类尘肺。在其矿石开采、选矿、粉碎、加工、运输等过程都会接触到滑石粉尘；造纸、皮毛、橡胶、陶瓷、电工、建筑、医药、纺织、机器制造、化妆品、糖果等工业中常使用滑石作填料或防粘剂，也可能接触滑石粉尘。

　　滑石尘肺的病理特点主要为粉尘结节、弥漫性肺间质纤维化和异物肉芽肿，有时尚可在肺内发现"石棉小体"。X 线表现以混合性小阴影为主，即在不规则小阴影背景上出现散在的圆形小阴影，少数病例可出现胸膜斑（滑石斑），均可能与滑石中含有石棉有关；晚期病变可出现大阴影。滑石尘肺发病工龄更长，多在 20～30 年，病变进展也缓慢，临床症状远较硅肺和石棉肺为轻，晚期出现混合型通气功能障碍；合并肺结核的病例较多。

（五）云母尘肺（mica pneumoconiosis）

云母是钾、镁、锂、铝等的铝硅酸盐，属层状晶体结构矿物，在自然界分布甚广，通常与花岗伟晶岩结合，杂在石英与长石之间，含有一定量游离二氧化硅，其特点是易剥离为薄片，柔软透明，具有耐酸、耐热、绝缘等特性，故常用于制造云母耐热材料、轻质隔音隔板、绝缘砖瓦或其他绝缘材料、云母纸、云母玻璃，此外，在制造水泥、油漆、橡胶、陶瓷时也常用云母粉作为填充剂。云母采矿、选矿、制造及使用行业均有机会接触云母粉尘，由于不同云母粉尘二氧化硅含量不同，致纤维化的程度也不同：使用云母行业发生的云母尘肺多属硅酸盐尘肺，而云母采矿、选矿等生产过程由于还可能接触不同浓度二氧化硅，故其发生的尘肺多为混合尘肺。

　　云母尘肺的主要病理改变是尘性弥漫性肺部纤维化，病程缓慢，发病工龄多在 20 年以上，临床症状与一般硅酸盐肺症状相似，多较轻微。X 线胸片主要以 s 型不规则小阴影为主，间有少量 p 型类圆形小阴影；肺门不清楚，少数可见胸膜钙化。

（六）陶工尘肺（potter's pneumoconiosis）

陶工尘肺包括瓷土采矿工人和陶瓷制造工人所患的尘肺，不同工种所接触的粉尘性质不同，所含游离 SiO_2 的量也不相同。陶瓷的主要原料是瓷土，是含水的硅酸盐（silicate），主要品种为高岭土（kaolin），其所含游离 SiO_2 不多，故瓷土采矿工人主要发生硅酸盐肺（silicatosis）；但陶瓷的制坯原料和瓷釉中则含有较高浓度的游离二氧化硅（23%～58%），可引起硅肺。由于此类工人的岗位调动频繁，常接触各种粉尘，故将此行业的尘肺统称为"陶工尘肺"。

　　陶工尘肺临床症状也与一般硅酸盐肺症状相似，较轻，进展较慢（发病工龄亦在 20 年以上），晚期由于肺组织广泛纤维化，可出现肺气肿、肺源性心脏病表现。X 线胸片表现也以不规则形小阴影为主；随病变进展，不规则小阴影逐渐增粗、致密、交织成网状，两肺中下区还可见圆形 p 型影或

q 型影,甚至可见到大阴影,后者边界清晰,周边常有气肿带;肺门阴影增大较常见,肺门淋巴结可见蛋壳样钙化;胸膜肥厚以肺尖部明显,两下胸膜和叶间胸膜也可累及。主要合并症是肺结核。

（七）炭黑尘肺（carbon black pneumoconiosis）

炭黑也称"碳黑",是碳氢化合物(石油、天然气、松脂、焦炭等)在空气不足情况下受热分解形成的极为细小的无定形炭粒,外观为疏松、质轻而极细的黑色粉末,大小一般为 0.04~1.0μm,所含二氧化硅极少(<1.5%),主要用作黑色染料,制造油墨、中国黑、油漆等,也用作橡胶的补强剂。生产和使用炭黑的工人长期吸入炭黑粉尘可引起"炭黑尘肺",属于碳素尘肺的一种。

炭黑尘肺发病工龄较长,多数在 30 年以上。其病理类型为尘斑型尘肺,斑周有肺气肿,仅有轻度弥漫性肺纤维化。临床症状多不明显,预后较好。X 线改变主要为进展缓慢、弥散分布的细小、圆形 p 型小阴影,伴少量不规则 s 型阴影;偶见肺气肿及轻度胸膜肥厚。

（八）石墨尘肺（graphite pneumoconiosis）

天然石墨是一种具有银灰色有金属光泽的单质碳,是元素碳的一种同素异构体,每个碳原子周边以共价键连接另外三个碳原子,形成六角形的四层晶体结构,密度 2.1~2.3。其广泛分布于火成岩、沉积岩及变质岩(如片麻岩、石英岩、大理岩等)中,各类矿石中石墨含量差异很大,一般为 4%~20%,常混有一定量的游离二氧化硅(5%~49%)和其他矿物质,因此,采矿工人接触上述岩石粉尘后,可能发生石墨尘肺(游离 SiO_2>5%),甚至可能罹患硅肺。合成石墨则是用无烟煤或石油焦炭,在电炉中经 2 000~3 000℃的高温处理制得,石墨含量在 90% 左右,游离 SiO_2 含量多在 0.1% 以下。石墨以往主要用于制造铅笔芯和润滑剂,但由于石墨的每个碳原子均会放出一个电子,也属于导电体,随科学技术的发展,石墨已成为高科技领域中新型复合材料的重要原料,在国民经济中具有无可限量的作用。

长期吸入石墨粉尘可引起石墨尘肺,多发生于石墨工厂的工人,发病工龄较长,多在 20 年以上(石墨矿工人因同时接触较高浓度二氧化硅,故其主要罹患硅肺),国内外文献已报告 300 多例,其中 39 例已经病理检查证实。石墨肺的病理改变主要是尘斑和肺气肿,也可引起肺间质纤维化和肉芽肿,类似炭黑。其临床症状多较轻微,进展缓慢,出现并发症时才引起相应症状体征。肺功能检查主要为阻塞性通气功能障碍和肺气肿表现。胸部 X 线检查可见中、下肺区出现 s 型不规则小阴影和 p 型类圆形小阴影,密度较低;纹理常增多;肺门阴影密度可增高,但明显增大者少见;少数病例可出现肺气肿和灶周气肿。

（九）铝尘肺（aluminium pneumoconiosis）

铝制品具有质轻、耐久、不燃、不腐烂、不发霉、不受虫蛀等特点,是优良的保温、隔热、吸声材料,被广泛用于航空、建材工业,铝粉可用于制造炸药、导火剂,氧化铝经电炉熔融成的聚晶体还可制成磨料粉和磨具等。铝粉尘粒极小(小于 5μm 占 63%,小于 10μm 占 83%),且荷正电,由于尘粒互相排斥,故可长期悬浮于空气中。长期接触金属铝粉或氧化铝粉尘,均有机会发生铝尘肺。

铝尘肺发病较慢,发病工龄多在 10~15 年以上。铝尘在肺内以肺门分布最多,肺尖部较少,肺底部最少;实验性铝尘肺的主要病理改变为细胞增生为主的肉芽肿性小结节,晚期可伴一定程度纤维化,多位于终末细支气管和呼吸性细支气管旁和肺泡间隔。临床症状较轻,仅有咳嗽、胸痛、气短等;胸部 X 线表现为肺纹理增强的背景上出现 2~3mm 的类圆形小阴影及少量不规则小阴影。

六、新近报道的几种尘肺

我国的职业病目录中,除规定了 12 种法定职业性尘肺外,还设立了一项开放性条款(第 13 项),即根据《职业性尘肺病的诊断》和《职业性尘肺病的病理诊断》可以诊断的其他尘肺也可诊断为职业性尘肺。近三四十年来,随着新材料、新产品、新工艺开发引进,一些新尘肺也相继出现,应紧密结合临床实践,积极开展现场劳动卫生和流行病调查,以及时做出诊断处理,不使病情延误,并借此进一步积累资料,丰富尘肺的内涵。兹将近年报道较多新的尘肺简介如下:

（一）与职业有关的一些尘肺

1. 蔺草尘肺（rush pneumoconiosis） 蔺草也称茳芏、茳肚、席草、大甲蔺、苑里蔺、三角蔺草、石草、咸草、江蓠子、蓝草、七岛蔺、灯芯草、三角葱,草茎圆滑细长,粗细均匀,壁薄芯疏,软硬适度,纤维长而富弹性,且抗拉性好,色泽鲜艳,清香浓郁,是一种极佳的绿色植物纤维,其编织的各类产品具有通气、吸湿、清凉、保温、调节干湿的功能,皮肤感触异常舒适;日本普遍使用的日式草席"tatami"即是由蔺草加工而成。蔺草过去主要生长在日本、中国台湾等地,20 世纪 80 年代开始引种于我国福建、江浙、安徽等地,蔺草席加工生产也随之转移到上述地区。

日本早在 1970 年已报告过蔺草席工人发生尘肺的病例,2002 年肖国兵等首次报告了我国的蔺草尘肺病例,其后又进一步对 2001—2004 年 359 家从事蔺草加工企业 17 574 人进行健康检查,共检出 212 例尘肺,患病率为 1.2%,实际接尘工龄最短 1 年,最长 18.33 年,平均发病工龄为(6.1±3.0)年。调查表明,蔺草尘肺主要发生于蔺草的加工过程,为了增加强度、保持色泽,须将蔺草在矿物粉尘浆池中进行"染土"处理,此也成为其后各工序出现大量粉尘的主要原因。染土使用的尘浆是以多种矿物为原料,经破碎、研磨、筛分加工而成的混合矿粉;X 线衍射和 X 线荧光分析表明,染土成分以高岭土、石英、叶蜡石、绿泥石、明矾石、云母为主,分散度 7μm 以下者占 27.5%,游离 SiO_2 平均含量约为 25.6%。该作业除了编织、烘席为半机械化外,其余工序均为手工;车间空气中平均总粉尘浓度为(27.09±2.82)mg/m³,平均呼吸性粉尘浓度为(6.78±2.52)mg/m³;工人每年约连续工作半年,每日工作时间长达 10~12 小时,且经常加班加点。

动物实验证实,蔺草染土的致病机制和硅尘相似:大鼠在接尘 6 个月后,高倍镜下可见肺组织出现结节性肉芽肿、尘粒沉着、巨噬细胞和成纤维细胞浸润;随着染尘时间推移,可有胶原纤维进一步增生,但蔺草染土粉尘致纤维化程度较低。蔺草尘肺患者肺内也观察到含有大量尘细胞的纤维结节,尘细胞沉积处可见长度为 1~20μm 双折光性的针状颗粒,但无硅结节形成。接尘工人脱离粉尘作业环境,其肺内肉芽肿样肺泡炎或肺间质纤维化能否自行逆转,尚需进一步研究。

蔺草尘肺早期多无明显的临床症状,容易忽视;随着肺部病情进展,可渐出现胸痛、胸闷、咳嗽、气喘等症状,晚期可合并肺气肿、肺源性心脏病、气胸、继发肺感染,甚至并发肺结核。X 线胸片主要为类圆形小阴影,密度较硅肺浅淡,早期以上肺野尤其是右侧多见,而后逐渐扩散至全肺野;可形成大阴影,其形态多呈圆形或带状,边缘多清楚,邻近常有胸膜肥和粘连;肺门、纵隔淋巴结肿大及钙化少见。应注意与粟粒性肺结核、肺含铁血黄素沉着症、肺泡微石症、肺结节病、肺转移癌等疾病鉴别。

2. 磁材粉尘肺(magnet material pneumoconiosis)　浙江省乡镇企业在 20 世纪 80 年代初开始生产磁性材料,在国内市场占有率达 95% 以上,但也出现新的职业危害——"磁材粉尘",2006 年金志朝等对 89 名接尘工人进行职业健康检查发现 10 名工人患尘肺,并首先报道此种由混合性磁材粉尘引起的尘肺;2010 年林惠芬等又报告了 15 例。

此种磁材主要产品系永磁铁氧体一次性预烧锶料,主要原料为铁鳞渣(Fe_2O_3)85.2%、碳酸锶粉($SrCO_3$)14%、高岭土粉($Al_2O_3 \cdot H_2O$)0.4%、碳酸钙粉($CaCO_3$)0.4% 及 SiO_2,粉尘中游离 SiO_2 含量虽低(2.74%~3.22%),但分散度较高(≤5μm 尘粒占 64.4%~79.6%),极易随呼吸进入肺内。调查表明,发病车间内扬尘点多,通风设备差,粉尘检测点最高超标 9 倍。有人认为铁鳞渣内的无机碳酸盐具有硅酸盐类特征,也可能引起肺组织纤维化;此外,磁性材料产生的静电是否可使粉尘悬浮时间更长、更易吸入肺内,均值得深入研究。

此类尘肺患者的接尘工龄为 4.5~10.5 年,主要为壹期和贰期患者。临床常见不同程度咳嗽、咳痰、胸闷、胸痛等症状;X 线胸片可见密集度不等的圆形小阴影及弥漫的肺间质纤维化;肺功能呈混合型通气功能障碍。其进展、预后等仍需继续观察,以进一步积累经验。

3. 硅藻土尘肺(diatomaceous pneumoconiosis)　硅藻土是一种生物成因的硅质沉积岩,由古代硅藻的遗骸组成,化学成分主要为 Si(OH)$_4$,此外还有少量 Al_2O_3、CaO、MgO 等,主要用作吸附剂、助滤剂和脱色剂。中国、美国、丹麦、法国、俄罗斯、罗马尼亚等国分布较多;我国的硅藻土储量约 3.2 亿吨,远景储量达 20 多亿吨,主要在华东及东北地区,但优质土仅集中于吉林省长白地区,其他矿床的杂质含量较高,不能直接加工利用。硅藻土具有细腻、松散、质轻、多孔、吸水等特点,用其制造的助滤剂广泛用于油类、脂肪、蜡制品、涂料、颜料、糖及糖浆、酒和酿造制品、药品、化学品制造,以及水处理等工业生产。

1961 年,美国学者 Rubin 首次报告了一例硅藻土尘肺尸检结果,引起了学者对硅藻土粉尘致尘肺作用的重视。其主要病理学特点是肺内小血管周围出现大量纤维组织,并形成弥漫性的细小结节,双肺有广泛的胶原纤维组织增生;肺泡腔及纤维组织间可见多量吞噬大量粉尘的尘细胞,伴有广泛的间质性肺泡炎。

近年国内报道,硅藻土尘肺主要见于其煅烧加工制作助滤剂过程,使用者很少发病。研究发现,硅藻土原矿的主要成分 Si(OH)$_4$ 经加热煅烧可生成 $SiO_2 + 2H_2O$,使游离的 SiO_2 含量由原来的 4.03% 猛增至 52.7%,成品硅藻土粉尘直径更小(大多 ≤5mm),更易通过肺泡孔进入肺间质成为高致病性粉尘(电镜下可见其形状多为有锐利棱角的多型小体)。用熟硅藻土染尘大鼠能引起尘肺,且发展快,病情重,预后差。有建议认为,我国职业病尘肺名单中应列入硅藻土尘肺。

4. 矿(岩)棉尘肺(rock wool pneumoconiosis)　矿物棉尘是一类由硅酸盐熔融物制得的蓬松状短细纤维,按所用原料可分为岩石棉(rock wool)和矿渣棉(mineral wool)两大类,前者以火成岩、变质岩与沉积岩等天然岩石为主要原料,常为玄武岩、石灰石、辉绿岩、角闪岩、泥灰岩、长石、黏土等;后者以某些冶金矿渣为主要原料,如铁、磷、镍、铬、铅、铜、锰、钛、锌等矿渣。其制品具有质轻、耐久、不燃、不腐烂、不发霉、不受虫蛀等特点,是优良的保温隔热、吸声材料。以往尚无人造矿物纤维引起尘肺的报道,但动物实验提示矿岩纤维粉尘具有潜在的致纤维化能力;近年国内也有报道指出,矿(岩)棉尘可以引起尘肺,病例的接尘工龄为 9~17 年,既往无其他粉尘接触史,临床主要表现为间断性胸闷、咳嗽、咳痰等症状;X 线胸片显示双肺弥漫分布的圆形和不规则小阴影,CT 可见散在的粟粒结节影,值得进一步关注。

5. 其他致尘肺粉尘　①陶瓷纤维(ceramic fibers):陶瓷纤维是一种纤维状轻质耐火材料,重量轻、耐高温、热稳定性好、导热率低、比热小、耐机械震动,被广泛应用于机械、冶金、化工、石油、陶瓷、玻璃、电子等行业。其主要成分是铝硅酸盐和氧化铝(还添加氧化锆或氧化铬,以使其耐热温度进一步提高);实验研究发现,此类纤维可导致肺纤维化、肺癌和间皮瘤。目前尚未见此类纤维粉尘引起尘肺的临床报告,但其可能造成的健康危害仍值得警惕。②玉石粉尘(jade dusts):玉石和宝石加工、打磨近年已成为尘肺发生的一个新行业,据调查,这些物质中二氧化硅含量在 10%~90%,如果防护不当,极易引起硅肺,临床病例已见增多,值得进一步关注。③纳米颗粒(nanoparticles):近些年来,纳米材料对人体健康的影响开始受到关注,尽管目前尚未证实纳米颗粒可致肺纤维化,但无疑是粉尘对人体危害的新课题。国际放射线防护委员会(ICRP)在 1994 年指出,纳米颗粒可以在人类呼吸道和肺泡中沉积,沉积的部位与粒径有关,粒径为 20nm 的颗粒,约有 50% 可沉积在肺泡内,动物实验表明，纳米颗粒可使肺巨噬细胞清除能力显著下降，并导致肺部炎症反应，且与纳米颗粒的小粒径和大表面积有关，同时也与纳米颗粒可刺激机体产生自由基继而引发氧化损伤有关。2009 年初，日本环境厅召开研讨会讨论纳米颗粒的健康影响问题，认为鉴于纳米颗粒具有与石棉相似的性质，故应高度警惕其对人体健康及生态环境可能的不良影响，并计划出台预防细则，这些动态均值得我国关注。

（二）非职业性尘肺　　Policard 等于 1952 年曾报道在非洲撒哈拉沙漠地区发现有非职业性尘肺患者，Mathur 等于 1997 年报道在印度西北部塔尔沙漠农村地区的农民中也出现"沙漠肺综合征"患者，患病率达 0.41%。近年我国发现，西北风沙地区 70 岁以上农民 X 线胸片硅肺检出率为 10.34%；病理检查亦显示双肺出现硅结节及弥漫性肺间质纤维化改变；X 线衍射及电子探针检测发现肺组织有大量石英存在。孟紫强等于 2008 年对我国三面被沙漠包围、沙尘多发的甘肃省民勤县居民进行了流行病学调查，发现非职业性尘肺患病率高达 5.33%，表明长期暴露于沙尘可引发非职业性尘肺，应引起高度重视，加强环境治理；但本病仍需应注意与结核病等进行鉴别，以免误诊。由于这种尘肺主要发生在沙尘频发区，且往往是沙漠地区或邻近沙漠的地区，故有人建议将这种尘肺定名为"沙漠尘肺"（简称"沙漠肺"）。同样，居住在土路边、煤仓或运煤通道附近，在大量扬尘等环境因素影响下，可否引起非职业性尘肺，也值得进一步关注。

（赵金垣）

参考文献

[1] 胡缘，赵金垣，白玉萍，等. 血清硅元素水平对矽肺早期诊断意义的探讨[J]. 中国工业医学杂志，2009，22 (4): 250-252.

[2] 刘微，刘和亮，张秀峰，等. 矽肺大鼠肺内淋巴管增生与纤维化进程的关系[J]. 环境与职业医学，2016，33 (8)753-757.

[3] 吴芬，夏昭林. 基因多态性与尘肺病遗传易感性关系研究进展[J]. 中国工业医学杂志，2008，21 (5): 309-311, 318.

[4] 丛翠翠，毛丽君，赵金垣. 溶血磷脂酸与肺纤维化的研究进展[J]. 中华临床医师杂志：电子版，2012，6 (23): 7716-7719.

[5] 丛翠翠，毛丽君，赵金垣. 淋巴系统与尘肺[J]. 中国工业医学杂志，2013，26 (3): 190-194.

[6] 余杰，毛丽君，赵金垣. 二氧化硅通过肺泡巨噬细胞的识别反应启动肺内的炎性损伤的机制[J]. 中国工业医学杂志，2015，28 (4): 265-269.

[7] 余杰，毛丽君，赵金垣. 肺纤维化的分子调控机制[J]. 国际呼吸杂志，2015，35 (21): 1667-1671.

[8] 高永恒，吴洁，邢景才，等. 我国尘肺 X 线诊断标准的沿革[J]. 中华劳动卫生职业病杂志，2013，31 (7): 557-559.

[9] 关里，赵金垣. 氧疗的合理应用及其研究进展[J]. 中国工业医学杂志，2014，27 (6): 422-424.

[10] 赵金垣，王世俊. 尘肺应为可治之症[J]. 环境与职业医学，2016，33 (1): 90-95.

[11] YU J, MAO L, GUAN L, et al. Ginsenoside Rg1 enhances lymphatic transport of intrapulmonary silica via VEGF-C/VEGFR-3 signaling in silicotic rats[J]. Biochem Biophys Res Commun, 2016, 472 (1): 182-188.

[12] SEAMAN DM, MEYER CA, KANNE JP. Occupational and environmental lung disease[J]. Clin Chest Med, 2015, 36 (3): 249-268.

[13] COX-GANSER JM, BURCHFIEL CM, FEKEDULEGN D, et al. Silicosis in lymph nodes: the canary in the miner?. J Occup Environ Med, 2009, 51 (2): 164-169.

[14] TAEGER D, BRÜNING T, PESCH B, et al. Association between lymph node silicosis and lung silicosis in 4, 384 German uranium miners with lung cancer[J]. Arch Environ Occup Health, 2011, 66 (1): 34-42.

[15] MONTGOMERY RL, YU GY, LATIMER PA, et al. MicroRNA mimicry blocks pulmonary fibrosis[J]. EMBO Mol Med, 2014, 6 (10): 1347-1356.

[16] RIMAL B, GREENBERG AK, ROM WN. Basic pathogenetic mechanisms in silicosis: current understanding[J]. Curr Opin Pulm Med, 2005, 11 (2): 169-173.

[17] HUAUX F. New developments in the understanding of immunology in silicosis[J]. Curr Opin Allergy Clin Immunol, 2007, 7 (2): 168-173.

[18] BARGAGLI E, OLIVIERI C, BENNETT D, et al. Oxidative stress in the pathogenesis of diffuse lung diseases: a review[J]. Respir Med, 2009, 103 (9): 1245-1256.

[19] MOSSMAN BT, BORM PJ, CASTRANOVA V, et al. Mechanisms of action of inhaled fibers, particles and nanoparticles in lung and cardiovascular diseases[J]. Part Fibre Toxicol, 2007, 4 (4): 1-10.

[20] WU F, XIA Z, QU Y, et al. Genetic polymorphisms of IL-1A, IL-1B, IL-1RN, NFKB1, FAS, and FASL, and risk of silicosis in a Chinese occupational population[J]. Am J Ind Med, 2008, 51 (11): 843-851.

[21] GREENBERG MI, WAKSMAN J, CURTIS J. Silicosis: a review[J]. Dis Mon, 2007, 53 (8): 394-416.

[22] 佚名. 2015—2016 年全国职业病报告情况[J]. 职业卫生与应急救援，2018，36 (1): -F0003.

[23] 张海英，张高洪，伍传仁，等. 热休克蛋白 HSP70-hom2437 位点基因多态性与煤工尘肺的关系[J]. 环境与职业医学，2007，24 (6): 577-579.

[24] 王玉珍，周舫，秦卫东，等. HSP70 基因多态性对煤尘接触工人早期肺部改变的影响[J]. 中国职业医学，2010，37 (3): 199-201, 205.

[25] 王丹，张敏，郑迎东. 中国煤工尘肺发病水平的估算[J]. 中华劳动卫生职业病杂志，2013，31 (1): 24-29.

[26] 徐希娴，毛丽君. 301 例矽肺、煤工尘肺及陶工尘肺肺功能及影像学改变临床分析[J]. 中国工业医学杂志，2010，23 (5): 332-334.

[27] Laney AS, Weissman DN. Respiratory diseases caused by coal mine dust[J]. J Occup Environ Med, 2014, 56 (Suppl 10): S18-S22.

[28] Mirsadraee M. Anthracosis of the lungs: etiology, clinical manifestations and diagnosis: a review[J]. Tanaffos, 2014, 13 (4): 1-13.

[29] Mirsadraee M, Saffari A, Sarafraz YM, et al. Frequency of tuberculosis in anthracosis of the lung: a systematic review[J]. Arch Iran Med, 2013, 16 (11): 661-664.

[30] 王治明，王绵珍，兰亚佳. 温石棉与肺癌：二十七年追踪研究成果[J]. 中华劳动卫生与职业病杂志，2001，19 (2): 105-107.

[31] Kamp DW. Asbestos-induced lung diseases: an update[J]. Transl Res, 2009, 153 (4): 143-152.

[32] 王晓艳，苏敏. 石棉肺的病理学：对诊断标准的更新[J]. 环境与职业医学，2012，29 (3): 175-182.

[33] COURTICE MN, LIN S, WANG X. An updated review on asbestos and related diseases in China[J]. Int J Occup Environ Health, 2012, 18 (3): 247-253.

[34] LIU G. CHERESH P. KAMP DW. Molecular basis of asbestos-induced lung disease[J]. Annu Rev Pathol, 2013, 8 (1): 161-187.

[35] KiM JS. YI JG. KIM YK, et al. Notes from the 2012 annual meeting of the Korean Society of Thoracic Radiology: asbestos-related thoracic disea-ses[J]. J Thorac Imaging, 2013, 28 (3): w49-w55.

[36] 张敏. 铸造作业工人职业接触与健康损害研究进展[J]. 国外医学卫生学分册, 2009, 36 (6): 355-361.

[37] 毛翎, 施瑾, 陈子丹, 等. 电焊工尘肺X线胸片圆形小阴影的随访研究[J]. 中华劳动卫生职业病杂志, 2014, 32 (11): 823-827.

[38] 毛丽君, 史志澄, 李树强. 水泥尘肺病例特点分析[J]. 中国职业医学, 2014, 41 (6): 670-673.

[39] AKIRA M, KOZUKA T, YAMAMOTO S, et al. Inhalational talc pneumo-coniosis: radiographic and CT findings in 14 patients[J]. Am J Roentgenol, 2007, 188 (2): 326-333.

[40] HULO S. CHEROT-KORNOBIS N, EDME JL, et al. Mica dust and pneu-moconiosis: example of a pure occupational exposure in a muscovite milling unit[J]. J Occup Environ Med, 2013, 55 (12): 1469-1474.

[41] 张建中, 陈法明, 周缘. 长沙市陶瓷制品作业尘肺病现况流行病学研究[J]. 中国预防医学杂志, 2012, 13 (10): 779-782.

[42] DELL LD. GALLAGHER AE. CRAWFORD L, et al. Cohort study of car-bon black exposure and risk of malignant and nonmalignant respiratory dis-ease mortality in the US carbon black industry[J]. J Occup Environ Med, 2015, 57 (9): 984-997.

[43] 肖国兵, 王仁元, 徐来荣, 等. 蔺草染土粉尘对工人健康影响的研究[J]. 中华劳动卫生职业病杂志, 2002, 20 (2): 90-92.

[44] FuJIMOTO K. M ü ller NL, KATO S, et al. Pneumoconiosis in rush mat workers exposed to clay dye" sendo" dust: clinical, radiologic, and his-topathologic features in seven patients[J]. Chest, 2004, 125 (2): 734-743.

[45] 肖国兵, 蔡建忆, 周承来, 等. 蔺草加工业粉尘危害动态分析蔺草加工业粉尘危害动态分析[J]. 中华劳动卫生职业病杂志, 2006, 24 (9): 552-553.

[46] 张青, 金盛辉, 金焱, 等. 蔺草工尘肺影像学特点分析[J]. 中国职业医学, 2010, 37 (4): 308-310.

[47] 金志朝, 张妙珍, 马福云, 等. 某磁材企业粉尘危害调查分析[J]. 中国职业医学, 2006, 33 (6): 473-475.

[48] 林惠芬, 马福云. 磁材粉尘致尘肺15例[J]. 中华劳动卫生职业病杂志, 2010, 28 (4): 305-305.

[49] 江华丰, 陈培兴, 赵强华, 等. 硅藻土尘肺发病研究[J]. 中国工业医学杂志, 1997, 10 (5): 292-293.

[50] 许天培, 江华丰, 陈培兴, 等. 硅藻土尘肺1例病理报告[J]. 中华劳动卫生职业病杂志, 2000, 18 (1): 28-28.

[51] 施海燕, 毛翎, 周韶炜, 等. 硅藻土助滤剂生产作业引发尘肺病的分析[J]. 中华劳动卫生职业病杂志, 2009, 27 (10): 626-627.

[52] 朱晓俊, 陈永青, 李涛. 人造矿物纤维绝热棉对作业工人呼吸系统的影响[J]. 环境与职业医学, 2014, 31 (4): 262-266.

[53] 张敏, 张幸. 耐火陶瓷纤维流行病学和毒理学研究进展[J]. 环境与职业医学, 2013, 30 (1): 63-66.

[54] POLICARD A, COLLECT A. Deposition of silicosis dust in the lungs of inhabitants of Saharan regions[J]. Arch Ind Hyg Occup Med, 1952, 5 (6): 527-534.

[55] MATHUR ML. CHOUDHARY RC. Desert lung syndrome in rural dwell-ers of the thar desert, India[J]. J Arid Environ, 1997, 35 (3): 559-562.

[56] 孟紫强, 杨振华, 潘竞界, 等. 沙尘天气多发区民勤县发现多例非职业性尘肺病[J]. 生态毒理学报, 2008, 3 (4): 337-342.

第三节
职业性哮喘

一、概述

支气管哮喘（bronchial asthma）是一种由多种细胞，特别是肥大细胞、嗜酸性粒细胞和T淋巴细胞参与的气道慢性炎症性疾病。主要特征包括气道慢性炎症、气道对多种刺激因素呈高反应性、可逆性气流受限及病情迁延导致的气道重构改变。临床表现为反复发作性喘息、呼吸困难、胸闷、咳嗽，可经治疗缓解或自行缓解。病理生理特点为急性支气管平滑肌痉挛、黏膜及黏膜下水肿、黏液过度分泌、管腔黏液栓形成、支气管上皮剥脱、基底膜增厚、气道黏膜下嗜酸性粒细胞、淋巴细胞等炎症细胞浸润，可以伴有下气道壁纤维化。目前，全球至少有3亿支气管哮喘患者，我国哮喘患者约有4 500万人。随着经济高速发展和人们生活方式改变，我国哮喘患病率呈快速上升的趋势，已成为危害健康的重要慢性气道疾病之一。

由于职业原因接触生产环境中的致喘物质所引起的哮喘称为"职业性哮喘"（occupational asthma, OA），职业性哮喘是支气管哮喘的一种。典型的表现为工作期间或工作后出现喘息、咳嗽、胸闷，常伴有鼻炎、结膜炎，症状的发生与工作环境有密切关系。世界范围内职业性哮喘占哮喘总人数的2%~7%；而在北美和西欧发达国家，职业性哮喘约占总哮喘患者的15%，数量上已超过尘肺而成为最常见的职业性肺部疾病。随着工业现代化的发展，我国职业性哮喘的发病率也在逐年增加，在职业人群中，职业性哮喘的患病率在5%以上，明显高于一般性哮喘。某些职业人群哮喘的患病率尤为突出，如聚氨酯（polyurethane, PUR）作业人员中哮喘的患病率可达5%~10%，邻苯二甲酸酐（phthalic anhydride, PA）接触人群中哮喘的患病率可达20%以上，谷物作业工人哮喘患病率为2%~40%，接触含酶清洗剂的生产人员中哮喘患病率可达16%~45%，可见职业性哮喘在职业病领域中十分常见。因此，提高对职业性哮喘的认识和加强防范，对于保护工人的身体健康、提高工作效率、促进经济发展和维护社会稳定均具有重要意义。

二、病因和主要危险因素

存在于工作环境中的可引起哮喘的物质称为职业性致喘物（occupational asthma agents），目前已被确认的职业性致喘物有400余种，常见的有几十种。它们可分为高分子量的生物学物质和低分子量的化学物质两类，其中大多数为职业性致喘物，少数属于刺激性物质，它们广泛分布于化工、合成纤维、橡胶、塑料、黏合剂、电子、制药、印刷、纺织、皮革、油漆、颜料、照相、冶炼、农药、家禽饲养、粮食、食品、饮料、木材加工、作物种植、实验研究等工农业生产岗位或技术部门（表31-3-1）。

表 31-3-1　常见职业性致喘物及相关职业

致喘物质	相关职业
（一）工业性化学品	
1. 异氰酸酯类：甲苯二异氰酸酯、二苯甲撑二异氰酸酯、萘二异氰酸酯等	化工、涂料、泡沫塑料、黏合剂、制鞋、印刷
2. 苯酐类：邻苯二甲酸酐、偏苯三酸酐、四氯苯酐、三苯六羧酐等	化工、塑料、涂料、橡胶、黏合剂
3. 胺类：乙二胺、二乙基三胺、三乙基四胺、对苯二胺等	树脂、涂料、橡胶、染料、电子、照相
4. 树酯类：如环氧树脂、松香树脂等	树脂、电子
5. 金属类：如金属盐类（铂、钴、镍、铬）、金属烟尘（锌、镉、钒、铝）	冶金、化工、印染、制药、电镀、矿业
6. 刺激性气体：如 NH_3、O_3、HCl、HF 等	化工、冶金、铸造、树脂
7. 染料	纺织、印染
8. 农药	农药制造、农药使用
（二）药物	
青霉素类、头孢菌素类、螺旋霉素、四环素类、磺胺类、哌嗪枸橼酸盐等	药物制造和使用
（三）其他化学物质	
酚、甲醛、松香、乙二胺、巯基乙酸胺、过硫酸盐、各种清洁剂	化工、塑料、制药、日常清洁工作
（四）酶类	
木瓜蛋白酶、舒替兰酶、胰酶、胃蛋白酶、胰蛋白酶、真菌淀粉酶、枯草杆菌蛋白水解酶等	制药、食品加工、洗衣剂制造使用
（五）动物成分	
1. 动物身体成分（血清、蛋、奶、蜂王浆、毒素、蚕丝、皮革、羽毛等）及其排泄物（尿、粪、皮屑、羽毛、蛾鳞片等）	动物和禽类饲养、养蚕、丝织、养蜂、皮革或羽毛加工、食品加工等
2. 昆虫：家庭尘螨、谷螨、禽螨、蚕、蟑螂、小麦象鼻虫等	谷物储藏加工、养蚕、养禽、食品加工
3. 水产品：鱼、虾、蟹、蛤、牡蛎等	水产加工食用
（六）植物成分	
1. 植物粉尘：谷类、面粉、大豆、蓖麻子、咖啡豆、茶叶、烟叶、棉籽、芝麻、亚麻、剑麻、蒜粉、蘑菇、草莓等	食品加工、制茶、制烟、纺织、种植
2. 植物成分：花生、豆类（黄豆、绿豆、红豆、黑豆）、坚果类（胡桃、山胡桃、开心果、榛子、腰果、松子、栗子）	加工或食用
3. 植物胶：如阿拉伯胶、黄芪胶、卡拉牙胶等	印染、食品、制革、制药
4. 木尘：如桃花心木、水衫、雪松、枫树、橡树、栎树、紫檀、柏树等	木材加工、温室种植、食品加工
（七）微生物成分	
1. 微生物蛋白质成分	
2. 霉菌及其孢子	

注：表中列出的致喘物质可大致分为低分子量化学物［（一）~（三）类］和高分子量生物质［（四）~（七）类］。根据哮喘发病机制的差异又可将致喘物质分为免疫介导型和非免疫介导型。免疫介导型哮喘的发病有潜伏期，它又可分为 IgE 介导型和非 IgE 介导型两种，前者多由高分子量变应原诱发（少数低分子量变应原也可诱发此型），后者仅见于低分子量变应原。非免疫介导型哮喘的发作无潜伏期，其气道的炎症可由致喘物直接刺激作用引起，也可通过致喘物的药理作用来刺激肥大细胞、平滑肌细胞或神经纤维等途径引起。

目前我国职业性哮喘规定的病因范围暂限于异氰酸酯类［甲苯二异氰酸酯（TDI）、二苯甲二异氰酸酯（MDI）、六甲二异氰酸酯（HDI）、萘二异氰酸酯（NDI）等］、苯酐类［邻苯二甲酸酐（PA）、苯三酸酐（TMA）、四氯苯酐（TCPA）等］、多胺类（如乙二胺、二乙烯二胺、三乙基四胺、氨基乙基乙醇胺、对苯二胺等）、铂复合盐、剑麻、抗生素中的青霉素类（6-APA）和头孢菌素类（7-ACA）、甲醛、过硫酸盐、生物蛋白、木尘、大型真菌、天然乳胶共计 12 大类。

三、发病机制

哮喘的发病机制尚未完全明确,目前可概括为机体变态反应、气道慢性炎症、神经功能调节异常等因素相互作用、共同参与了哮喘的发病过程。具体发病机制可大致归纳如下:

（一）变态反应　职业性致喘物中的动植物、微生物所含有的蛋白、多糖、糖蛋白、多肽等成分,分子量较高(20~50kDa),具有完全抗原(complete antigen)特性,可使人体致敏。当变应原进入具有过敏体质的机体后,通过巨噬细胞和 T 淋巴细胞的传递,刺激机体的 B 淋巴细胞合成特异性 IgE 或 IgG4,并结合于肥大细胞和嗜碱性粒细胞表面的高亲和性的 IgE 受体(FcεR1),使之成为致敏细胞(allergilized cell),致敏状态可维持数月或更长。若长期不接触变应原,此致敏状态可逐渐消失;一旦变应原再次进入体内,则可与致敏细胞表面的 IgE 或 IgG4 交联,从而促发细胞内一系列的反应,表现为致敏细胞脱颗粒,释放多种生物活性介质如组胺(histamine)、激肽原酶(kininogenase)、缓激肽(bradykinin)、白三烯(leukotriene,LTs)、血小板活化因子(platelet activating factor,PAF)、前列腺素 D2(prostaglandin D2,PGD2)、中性粒细胞趋化因子(neutrophil chemotactic factor,NCF)等,导致平滑肌收缩、黏液分泌增加、血管通透性增高和炎症细胞浸润等;而炎症细胞在介质的作用下又可分泌多种介质,使气道病变加重,炎症浸润增加,诱发"速发性变态反应(immediate asthmatic response,IAR)",产生哮喘的临床症状,其中个体特异质在发病中的地位十分重要。

由于不同类型、不同病程的哮喘,都表现为以肥大细胞、嗜酸性粒细胞、T 淋巴细胞等多种炎症细胞在气道的浸润和聚集。这些细胞相互影响,分泌出数十种炎症介质和细胞因子,这些介质、细胞因子与炎症细胞互相作用构成十分复杂的反应网络,使气道炎症持续存在并形成恶性循环,提示炎症反应在哮喘的发病机制中具有重要地位。

职业性致喘物中的有机、无机化学物和药物,分子量均较低(多<5kDa),属于半抗原(half antigen,hapten);但其化学结构中的活性反应基团进入人体后,可与体内蛋白结合而成为全抗原,可使人致敏而引起哮喘。这些化学物除对人致敏外,尚可引起黏膜的刺激性炎症(irritable inflammtion),导致气道高反应性,使气道对多种刺激因子出现过强或持久的收缩反应,构成哮喘发生发展的另一重要因素。

（二）直接刺激作用　气道炎症是导致气道高反应性的重要机制之一,气道上皮损伤和上皮内神经的调控异常等因素也参与了气道高反应性的形成。当气道受到刺激后,可直接引起多种炎症细胞释放炎症介质和细胞因子——这被称为"神经源性炎症(neurogenic inflammation)";刺激物还可通过神经轴索反射引起副交感神经兴奋性增加、神经肽释放等机制,最终导致气道高反应性。此外,刺激物还可直接损伤气道黏膜柱状上皮细胞,使之坏死、脱落、上皮细胞间隙增宽,引起神经末梢裸露,对外来刺激敏感化,同时释放 P 物质等感觉神经多肽,亦导致气道高反应性。直接刺激机制主要见于氯气、氨气、二氧化硫等刺激性气体中毒后发生的哮喘中。

气道高反应性为支气管哮喘患者的共同病理生理特征,然而气道高反应性并非支气管哮喘所独有,如长期吸烟、臭氧接触、病毒性呼吸道感染、慢性支气管炎及慢性阻塞性肺疾病等也可出现气道高反应性;但中度以上气道高反应性一定会引起哮喘发作。

（三）神经功能调节异常　支气管受复杂的自主神经支配,除胆碱能神经、肾上腺素能神经外,还有非肾上腺素能非胆碱能(NANC)神经系统,其兴奋性改变或介质分泌异常,均可能诱发哮喘,如 β 肾上腺素受体功能低下、迷走神经张力亢进、可能还伴有 α-肾上腺素能神经的反应性增加等。NANC 神经可释放舒张支气管平滑肌的神经介质(如血管肠激肽、一氧化氮等)和收缩支气管平滑肌的介质(如P 物质、神经激肽等),如果两者平衡失调,就会引起支气管平滑肌收缩,导致哮喘发作。

某些职业性致喘物具有某些药理作用,可直接使支气管-肺组织释放组胺等介质或者阻断 β2 肾上腺素受体(β2-adrenergic receptor)从而使 cAMP 水平下降;或者直接抑制胆碱酯酶而引起神经介质乙酰胆碱(acetylcholine)蓄积等,最终导致平滑肌痉挛、气道阻力增高等生物学效应,诱发哮喘。此种机制主要见于棉麻尘、异氰酸酯及有机磷农药等所致的哮喘。

以上机制并非单一、孤立地起作用,而常常是混合存在,或是以一种为主,其他为辅,互相牵连,呈现交错复杂的联系。如果比较哮喘发作的致病因素,气道炎症及炎症诱发的气道重塑(airway remodeling)比支气管平滑肌的痉挛、肥大更为重要,因为大、中支气管软骨环的支撑力可大大限制气道平滑肌的痉挛效应,仅在细小支气管,气道平滑肌痉挛才能在诱发气道狭窄方面发挥作用。

根据气道炎症的细胞浸润以嗜酸性粒细胞为主,目前多数学者倾向于哮喘病的气道炎症是变应性的,可伴有不同程度的神经源性炎症、感染性炎症等。在变应原诱发的速发相哮喘反应中,引起哮喘气道通气障碍的原因以气道平滑肌痉挛为主;而在变应原诱发的迟发相哮喘反应中,气道变应性炎症改变则为气道通气障碍的主要原因,即气道变应性炎症导致的黏膜炎性水肿、充血、渗出及黏液栓形成等引起了气道的阻塞性改变。

四、病理

哮喘病的气道炎症十分明显,可以遍布于大、小气道的各级支气管直至肺泡。早期病理检查可见呼吸道有大量嗜酸性粒细胞、肥大细胞、淋巴细胞、巨噬细胞和中性粒细胞浸润,伴有明显的血管扩张、黏膜肿胀、分泌物增多、上皮脱落、管腔形成黏液栓等。如果哮喘反复发作,气道可呈慢性炎症改变,表现为黏膜柱状上皮细胞纤毛倒伏、脱落,黏膜杯状细胞增多,黏膜层大量炎性细胞浸润、黏液腺增生、基底膜增厚,支气管平滑肌增生。

由于气道长期反复的炎症发作,使气道上皮反复炎性损伤—增生—修复—再损伤—再增生—再修复,最终导致气道重塑。气道重塑是气道炎症慢性化发展的必然结果,气道重塑是哮喘病发展成难治性哮喘重要的病理学基础之一。气道重塑在临床上表现为可逆性较差甚至不可逆的通气功能障碍,但同时仍然可以出现气道高反应性或迟发相哮喘的特征。气道重塑引起以呼气相为主的通气功能障碍,肺泡内气体滞留使肺泡长期过度膨胀、弹性降低,可形成阻塞性肺气肿,甚至发展为肺源性心脏病。气道重塑多发生在成年哮喘患者,儿童较为少见。

五、临床表现

多数职业性哮喘临床表现与一般支气管哮喘相似,但也有其发作特点,如每当接触职业性致喘物后即会诱发喘息,伴有呼吸困难、咳嗽,两肺出现弥漫或散在哮鸣音,脱离接触后自行缓解,如此反复;气道亦可对其他刺激物呈高反应性,使非特异性支气管激发试验(non-specific bronchial provocation test)为阳性反应,如醋甲胆碱(乙酰甲胆碱)或组胺吸入激发试验、运动激发试验等。

由抗原或半抗原致喘物引起的变应性哮喘(allergic asthma),在临床上具有以下特点:①接触人群中仅有少数人发病,患者多具有特异体质或过敏家族史;②发病与接触剂量无明显效应关系,低剂量接触同样可诱发哮喘,如TDI,在环境浓度为0.5ppm时才有黏膜刺激作用,但吸入0.001ppm(相当于1/500毒性浓度)即可诱发哮喘;③发病存在较长的潜伏期,从第一次接触到发生哮喘,可数周、数年到20年不等,一般来说,高分子量有机物潜伏期较长,需数年,而一般化学品潜伏期则较短,多可在一年内诱发;④发生哮喘前常存在与过敏有关的前驱症状,如过敏性鼻炎、荨麻疹等;⑤实验室免疫学指标如抗原支气管激发试验(antigen-bronchial provocation test,A-BPT)、变应原皮肤试验(allergen skin test,A-ST)、抗原特异性抗体(S-IgE、S-IgG4)检测等往往呈阳性,其水平与气道高反应性相平行;⑥支气管活体病理及支气管肺泡灌洗液(BALF)检查符合变应性哮喘特征,病理检查示嗜酸性粒细胞浸润、血管扩张、管腔黏液栓形成等,BALF检查示有大量嗜酸性粒细胞、上皮细胞及肥大细胞,炎症因子主要碱性蛋白(main basic protein,MBP)、白三烯(leukotriene,LT)含量增加等。

而由刺激性气体中毒后出现的哮喘则具有如下临床特点:①支气管哮喘出现在一次高浓度刺激性气体中毒事件后,并持续反复发作较长时间;患者原无哮喘史,也无特异质倾向。②实验室检查示有气道阻力增高,存在气道高反应性,非特异性支气管激发试验阳性,但无明显的免疫学指标异常。③支气管活检标本显示有黏膜损害、炎症,但无明显的嗜酸性粒细胞和T淋巴细胞浸润。

六、体检和常规检查项目

(一)体格检查
哮喘发作时典型的体征是双肺可闻及广泛的呼气相哮鸣音,但严重的哮喘发作,哮鸣音反而减弱,甚至完全消失,表现为"沉默肺",是病情严重的表现。

(二)血细胞计数
部分患者有嗜酸性粒细胞计数增高。

(三)痰液检查
部分患者痰涂片显微镜下可见较多嗜酸性粒细胞。

(四)血气分析
哮喘发作时由于过度通气及缺氧,血气分析可见 PaO_2 和 SaO_2 降低,$PaCO_2$ 下降,pH上升,呈现呼吸性碱中毒;严重时由于气道阻塞、缺氧及 CO_2 潴留,也可表现为呼吸性酸中毒或合并代谢性酸中毒。

(五)胸部X线检查
哮喘发作时可见两肺透亮度增加,呈过度充气状态,缓解期多无明显异常;如并发呼吸道感染,可见肺纹理增加及炎症性浸润阴影,同时注意有无肺不张、气胸或纵隔气肿等并发症。

七、辅助检查

(一)肺功能检查

1. 肺通气功能检测　哮喘发作时,呼气流速明显降低,呈阻塞性通气功能障碍表现,FVC正常或下降,FEV_1、FEV_1/FVC 及 PEF 均下降;残气量及残气量与肺总量比值增加。其中以 $FEV_1/FVC<70\%$ 或 FEV_1 低于正常预计值的80%为判断气流受限的重要指标。哮喘缓解期上述通气功能指标可逐渐恢复正常。病变迁延、反复发作者,其通气功能可逐渐下降。

2. 非特异性支气管激发试验(non-specific bronchial provocation test,NS-BPT)　本试验用于测定气道反应性,常用的吸入激发剂为醋甲胆碱和组胺,其激发剂包括白三烯 E4、腺苷、甘露醇、高渗盐水等,也有用物理激发因素如运动、冷空气等作为激发剂。受试者吸入规定剂量的激发剂后,动态监测其肺功能变化如 FEV_1、FEF 等。如 FEV_1 下降≥20%,判断结果为阳性,提示存在气道高反应性。BPT适用于非哮喘发作期、FEV_1 在正常预计值70%以上的患者。

3. 支气管舒张试验(bronchial dilation test,BDT)　本试验用于测定气道的可逆性改变,常用的吸入支气管舒张剂有沙丁胺醇、特布他林。吸入支气管舒张剂前测定基础肺功能,然后吸入支气管舒张剂20分钟后再次测定肺功能,FEV_1 较用药前增加≥12%,且其绝对值增加≥200ml,判断结果为阳性,提示存在可逆性的气道阻塞。

4. 呼气峰值流量(peak expiratory flow,PEF)及其变异率测定　哮喘发作时PEF下降,由于哮喘患者的通气功能有随时间节律变化的特点,监测PEF日间、周间变异率有助于哮喘的诊断和病情评估。成人PEF平均变异率>10%或PEF周间变异率>20%,提示存在可逆性的气道改变。

（二）特异性变应原相关检查　特异性变应原相关检查包括体外实验和体内试验两个部分。

1. 体外实验　主要是血液中的抗体检测，包括总 IgE、特异性 IgE、特异性 IgG 或 IgG4 等。多采用放射性变应原吸附试验（RAST）或酶联免疫吸附试验（ELISA）进行检测，有较高的敏感性。

2. 体内试验

（1）变应原皮肤试验（allergen skin test, AST）：本试验简便易行，为检测变应原的常用手段。目前常用皮内或点刺法，重复试验多呈阳性反应。职业性变应原如枯草杆菌蛋白水解酶、铂复合盐、谷物等均可产生即刻型阳性反应；某些低分子量化学物如二异氰酸甲苯酯（toluene diisocyanate, DTI）、苯酐（phthalic anhydride, PA）等则需要先与蛋白结合后，再进行皮肤试验，同时以载体蛋白作为对照来判定检测结果。

（2）抗原特异性支气管激发试验（antigen specific bronchial provocation test, A-BPT）：该试验被认为是确诊哮喘病因的金标准，是将变应原直接作用于气道的试验方法。试验有助于确定可疑变应原与气道阻塞症状之间的因果关系，并可观察呼吸道反应类型，因此是病因诊断的最直接的依据。

（3）职业型支气管激发试验：鉴于 A-BPT 存在诱发受试者严重哮喘发作的风险，目前多采用"职业型 BPT"即"自然 BPT"，或现场 BPT。模拟现场条件使受试者吸入可疑职业性变应原进行 BPT，该方法较 A-BPT 更易于实施与掌握，患者容易接受；观察时间相对较长，更易发现迟发型反应及工作环境对气道功能的影响。

八、诊断

诊断职业性哮喘，首先要明确患者是否属于支气管哮喘，因此，应先按照国内支气管哮喘的诊断标准做出肯定的临床诊断；然后再进行病因判断。

（一）支气管哮喘的诊断　我国关于支气管哮喘的主要诊断标准是：

1. 典型哮喘的临床症状和体征　①反复发作喘息、气急，伴或不伴胸闷或咳嗽，夜间及晨间多发，常与接触变应原、冷空气、物理、化学性刺激及上呼吸道感染、运动等有关；②发作时双肺可闻及散在或弥漫性哮鸣音，呼气相延长；③上述症状和体征可经治疗缓解或自行缓解。

2. 可变气流受限的客观检查　①支气管舒张试验阳性（吸入支气管舒张剂后，FEV_1 增加>12%，且 FEV_1 绝对值增加>200ml）；②支气管激发试验（醋甲胆碱或组胺或运动激发试验）阳性；③呼气峰值流量（peak expiratory flow, PEF）平均每日昼夜变异率（连续 7d，每日 PEF 昼夜变异率之和/7）>10%，或 PEF 周变异率{（2 周内最高 PEF 值－最低 PEF 值）/［（2 周内最高 PEF 值＋最低 PEF）×1/2］×100%}>20%。符合上述症状和体征，同时具备气流受限客观检查中的任一条，并除外其他疾病所引起的喘息、气急、胸闷及咳

嗽，可以诊断为哮喘。

对于临床症状仅表现为反复咳嗽、胸闷等其他呼吸道症状的不典型患者，应至少具备可变气流受限客观检查中的一条，并除外其他疾病所引起的咳嗽、胸闷等症状，可以诊断为哮喘。

（二）职业性哮喘的诊断　职业性哮喘属于职业性疾病，病因诊断尤其重要，因为这不仅涉及疾病的预防、治疗，也涉及劳动赔偿，与劳动者和用人单位切身利益有着密切关系，故诊断有很强的技术性与政策性。世界各国政府根据本国具体情况划定了职业性哮喘的病因范围，以此作为判定本国法定职业性哮喘的依据。我国已颁布的《职业性哮喘的诊断》（GBZ 57—2019）规定的变应原范围包括：①异氰酸酯类；②酸酐类；③多胺类；④金属（如：铂复合盐）；⑤剑麻；⑥药物，如β-内酰胺类抗生素中的含 6-氨基青霉烷酸（6-APA）结构的青霉素类和含 7-氨基头孢霉烷酸（7-ACA）结构的头孢菌素类；⑦甲醛；⑧过硫酸盐；⑨生物蛋白；⑩木尘；⑪大型真菌；⑫天然乳胶。由上可见，目前规定的职业性哮喘大多或主要是变应性哮喘。因此，在病因诊断方面以此作为出发点，应用病因特异性的诊断方法，明确职业性病原物，除外非职业性原因。主要诊断原则有如下几点：

1. 职业性致喘物接触史明确且临床表现符合变应性哮喘特征　有确凿的接触规定范围内的职业变应原的病史是诊断本病的前提；其次是患者从事本职业前无哮喘病史，而接触某职业性变应原后发生哮喘，每次哮喘发作与接触前述职业性有害因素有密切关系，脱离接触则不发病；发病有较长的潜伏期，作业工龄一般在半年以上，发病前期常有过敏性鼻炎或皮肤过敏等症状；还有些"迟发性哮喘"，多为下班后或夜间发作，诊断时应予考虑。

2. 抗原特异性实验室指标异常　特异性变应原试验是确定职业性病因重要的客观依据，也是与非职业性哮喘进行鉴别的重要手段。职业性哮喘诊断标准所称的特异性变应原试验包括：作业现场支气管激发试验、实验室变应原支气管激发试验、变应原特异性 IgE 抗体检测和特异性变应原皮肤试验。按照检测方式可以分为体内及体外两种：

（1）体内试验：①变应原皮肤试验目前认为是 OA 变应原筛检的客观依据之一，在哮喘诊断中主要开展皮肤点刺试验和皮内试验。两者比较而言，点刺试验的安全性、特异性较高，但敏感性较差；而皮内试验则与之相反。需要注意的是，皮肤和支气管是两种不同的靶器官，在免疫细胞的数量、敏感性和介质释放能力等方面均存在一定的差异；另外，皮肤试验的结果判定还要受到所用皮试液的影响，目前国内皮肤试验常缺乏标准化的皮试液。②"室内"或"职业型"支气管激发试验（bronchial provocation test, BPT）是检测变应原对气道的直接作用的试验方法，是病因诊断的最直接的依据。鉴于当前实验室条件及职业性哮喘本身特点的要求，目前多采用职业型 BPT，也称自然型 BPT，或现场 BPT。常用的观察方式为：工作前检测基础肺功能值，记录临床症状、体征；进入工作岗位后每 15 分钟至 1 小时连续进

行肺功能（FEV₁）检测及临床症状、体征的观察，至少 8 小时；FEV₁ 下降值 15% 以上即为阳性。

（2）体外实验：主要是抗原特异性抗体检查，包括特异性 IgE、特异性 IgG 或 IgG4 等测定。变应原特异性 IgE 准确性较高，结合病史有助于病因诊断。如特异性 IgE 对铂复合盐、TDI、PA、酶洗剂、谷物、木尘等哮喘的检测阳性率可达 50%～100%，而且与其他指标如特异性 IgG4、A-ST 等也有较好的相关性。总 IgE 测定对哮喘诊断价值不大，但其增高的程度可作为重度哮喘使用抗 IgE 抗体治疗及调整剂量的依据。需要注意的是，抗原特异性抗体检查的阳性率不但取决于机体的免疫状况外，也与所使用抗原的纯度、效价及测试手段有关。

因此，职业性哮喘诊断需根据确切的职业性变应原接触史、变应性哮喘发病的临床特征及抗原特异性实验室检查指标，参考现场职业卫生学调查资料，进行综合分析，并排除其他病因所致哮喘或呼吸系统疾病后，方能做出诊断。

九、鉴别诊断

职业性哮喘诊断不但需与非职业性哮喘鉴别，还需与有类似临床表现的其他疾病鉴别，如心源性哮喘、慢性喘息性支气管炎、支气管肺癌、支气管内膜结核等。

（一）非职业性哮喘　　具有多基因遗传倾向，发病可呈家族聚集现象，常有过敏性家族史。发病年龄较低，幼年即可有哮喘病史。诱发哮喘的变应原为生活、环境等普通致敏原，发病常有季节性。哮喘症状可对患者的情绪产生不良影响。值得注意的是，工作中的某些有害因素可使原已存在的哮喘的症状进一步加重，即职业加重型哮喘。鉴别要点见表 31-3-2。

表 31-3-2　职业性哮喘与非职业性哮喘的病史鉴别

鉴别点	非职业性哮喘	职业性哮喘
过敏家族史	常有	可有
年龄	较低，幼时常哮喘史	较高
发作季节性	有	无
症状发作	接触普通致敏源	职业性致喘物接触
情绪影响	常有	少
普通变应原皮试	常阳性	常阴性

（二）左心衰竭引起的呼吸困难　　左心衰竭引起的呼吸困难曾称为"心源性哮喘"，发作时的症状与重度哮喘相似，极易混淆，但其发病机制与哮喘截然不同。左心衰竭引起的呼吸困难见于左心功能衰竭患者，常具有如下临床特点：多有高血压、冠状动脉粥样硬化性心脏病、风湿性心脏病、二尖瓣狭窄等心血管病史；临床表现为气急、喘息、端坐呼吸、阵发性咳嗽，常咳粉红色泡沫痰；两肺可闻及广泛的湿啰音和哮鸣音，左心界扩大，心率增快，心尖部可闻及奔马律；胸部 X 线检查可见心脏增大及肺脏淤血征等，超声心动图可见心脏收缩功能减弱、射血分数减低；以上特点有助于鉴别诊断。

（三）慢性喘息性支气管炎　　慢性喘息性支气管炎多见于中老年人，多有长期吸烟或接触有害气体的病史，一般很少有家族史。常先有咳嗽、咳痰症状若干年之后，才伴发喘息，且以咳嗽、咳痰为主；多在寒冷季节发病，上呼吸道感染为其最主要诱因；体检双肺常以湿啰音为主，可有哮鸣音；治疗上，支气管扩张剂对支气管哮喘的疗效显著，而慢性喘息性支气管炎发病时，抗生素是基础的治疗手段。

（四）变态反应性支气管肺曲霉病　　该病由支气管肺曲霉感染并引发变态反应所致，常以反复哮喘发作为特征，可咳出棕褐色黏稠痰块或咳出树枝状支气管管型，痰液中嗜酸性粒细胞数增加，痰液镜检或培养可发现曲霉。胸部 X 线呈游走性或固定性浸润病灶，CT 可显示近端支气管呈囊状或柱状扩张。曲霉抗原皮肤试验呈双相反应，曲霉抗原特异性沉淀抗体测定阳性，血清 IgE 水平显著升高。

（五）支气管肺癌　　中央型肺癌导致支气管狭窄或类癌综合征等，均可出现喘鸣或类似哮喘样呼吸困难的症状，肺部可闻及哮鸣音。但此类疾病的呼吸困难在吸气相最明显，呼吸困难及哮鸣音症状多为持续状态，且进行性加重，发作时常无诱因；常有血痰，痰中可找到癌细胞；胸部 X 线片、CT 或 MRI 检查或纤维支气管镜检查有助于鉴别诊断。

（六）支气管内膜结核　　气管内膜结核引起支气管阻塞，也可以引起类似哮喘的症状体征。但患者的哮喘样症状多为持续进行性加重，发作时常无诱因；常有低热、盗汗、体重减轻等结核中毒症状，可有血痰及咯血，痰中可找到结核分枝杆菌；胸部 X 线片、CT 或 MRI 检查或纤维支气管镜检查有助于明确诊断。

十、治疗

1. 诊断一旦确立，即应尽速脱离原工作岗位，甚至脱离周围有害环境，这既是重要的预防措施，也是根本的治疗措施。经验证明，早期脱离职业性变应原不但能明显降低气道高反应性，而且使完全治愈不再复发的机会也大为增加。

2. 目前尚无职业性哮喘的特异性治疗药物，仍以对症治疗为主。职业性哮喘的治疗重点主要在于哮喘发作期的处理，常用药物有：

（1）β₂ 受体激动剂（β₂ receptor agonists）：常用短效剂型如沙丁胺醇（salbutamol）、特布他林（terbutaline），数分钟即可起效，可维持数小时；也可使用长效剂型如丙卡特罗

（procaterol）、沙美特罗（salmeterol）、福莫特罗（formoterol）等，平喘作用可维持 12 小时以上。可口服、气雾吸入及注射给药。

（2）肾上腺皮质激素（corticoids）：具有抗炎作用，可抑制炎症细胞活化、减少炎症介质合成、减少微血管渗出，并可加强支气管扩张剂的效用。依据病情可口服、注射及雾化吸入用药。注射或口服常用药物为泼尼松、地塞米松、甲泼尼龙等；气雾剂如倍氯米松（beclometasone）、布地奈德（budesonide）、丙酸氟替卡松（fluticasone propionate）等。

（3）白三烯调节剂（leukotriene modifiers）：目前以白三烯受体拮抗剂应用较多，常用药物如扎鲁司特（zafirlukast）、异丁司特（ibudilast）、孟鲁司特（montelukast）等。

（4）抗胆碱药物（anticholinergics）：常用药物如异丙托溴铵（ipratropium bromide）、氧托溴铵（oxitropium bromide）、噻托溴铵（tiotropium bromide）等。

（5）黄嘌呤类（xanthines）药物：常用药物有氨茶碱、缓释茶碱等。

（6）抗组胺药（antihistamine drugs）：常用药物有扑尔敏、噻庚啶、特非那丁（teldane）、氯雷他定（loratadine）、地氯雷他定（desloratadine）、西替利嗪（cetirizine）等。

3. 中医药辨证施治。

4. 其他对症治疗，如抗炎、止咳、祛痰等。

十一、预防

1. 严格执行就业上岗前职业健康检查和职业禁忌证制度，应禁止有特异质及气道过敏者从事接触致喘物的工作。

2. 做好卫生宣教，工人应充分了解职业性哮喘的预防要点及早期临床表现，以利于早期发现、早期脱离接触、早期治疗，有效改善预后。

3. 严格安全管理，加强通风除尘，坚持改良工艺，推进原料替代，加强设备维修保养，及时处理生产废物，定期进行环境卫生检测，实施封闭或隔离式操作，降低工作环境中有害物质浓度。直接接触化学品时必须佩戴个人防护用具（如防护服、防毒口罩、防护帽等），以切实减少职业性变应原的接触。

4. 定期进行健康检查，重点观察呼吸疾病表现，开展肺功能（主要是 FEV_1 和 PEF）、变应原皮肤试验及血清特异性抗体检测，做好详细记录。

5. 一旦发现哮喘患者，应及时给予调离，避免再次接触；对于过敏性鼻炎患者，也应提高警觉，及时治疗、复查，以防止诱发哮喘。

（张雁林　刘镜愉）

参考文献

[1] 中华医学会呼吸病学分会哮喘学组. 支气管哮喘防治指南（2016 版）[J]. 中华结核和呼吸杂志, 2016, 39（9）: 675-697.

[2] FRIEDMAN-JIMENEZ G, HARRISON D, LUO H. Occupational asthma and work-exacerbated asthma[J]. Semin Respir Crit Care Med, 2015, 36

（3）: 388-407.

[3] 国家卫生健康委. 中华人民共和国国家职业卫生标准: 职业性哮喘的诊断 GBZ 57—2019[S/OL]. [2020-05-21]. http://www.zybw.com/upload/file/20190228/636869469457388208309453.pdf.

[4] 中国医师协会呼吸医师分会. 无创气道炎症评估支气管哮喘的临床应用中国专家共识[J]. 中华结核和呼吸杂志, 2015, 38（5）: 329-341.

[5] CHENG LE, SULLIVAN BM, RETANA LE, et al. IgE-activated basophils regulate eosinophil tissue entry by modulating endothelial function[J]. J Exp Med, 2015, 212（4）: 513-524.

[6] MAYER A, PACHECO K. RADS and its variants: asthma by another name. Immunol Allergy Clin North Am, 2013, 33（1）: 79-93.

[7] 赵金垣. 临床职业病学[M]. 3 版. 北京: 北京大学医学出版社, 2017: 181-190.

[8] 苏楠, 林江涛, 刘国梁, 等. 我国 8 省市支气管哮喘患者控制水平的流行病学调查[J]. 中华内科杂志, 2014, 53（8）: 601-606.

[9] BATEMAN ED, HURD SS, BARNES PJ, et al. Global strategy for asthma management and prevention: GINA executive summary[J]. Eur Respir J, 2008, 31（1）: 143-178.

[10] MUNOZ X, CRUZ MJ, BUSTAMANTE V, et al. Work-related asthma: diagnosis and prognosis of immunological occupational asthma and work-exacerbated asthma[J]. J Investig Allergol Clin Immunol, 2014, 24（6）: 396-405.

第四节
农民肺

一、概述

农民肺（farmer's lung）是外源性变应性肺泡炎或外源性过敏性细支气管肺泡炎的一种，美国多称为"过敏性肺炎（hypersensitivity pneumonitis）"。它是农民或其他劳动群众在作业环境中接触发霉的稻草或稻谷时，吸入含有嗜热放线菌等致病菌的有机粉尘所引起的外源性变应性肺泡炎，肺内形成巨噬细胞性肉芽肿和肺间质纤维化改变。本病在世界各地分布较广，有些国家和地区将其列为职业性疾病。该病以农业人口居多，因在农业生产中，人们与有机粉尘（organic dusts）的接触机会更为密切频繁，常见有机粉尘为混合性植物颗粒或片段、微生物、霉菌及其孢子或毒性产物、蕈类培养基或其孢子、植物花粉、昆虫及其片段、饲料成分（包括动植物粉、抗生素等添加剂）、畜禽类排泄物及其分解物、动物皮毛，以及鸟类、啮齿动物的血、尿、蛋白成分等。通常根据暴露的职业环境和变应原不同，农民肺又可分为"打谷人肺""收割人肺""养鸟者肺（bird breeder's lung）""蔗尘肺（bagassosis）""蘑菇肺（mushroom worker's lung disease）"等。

其中以"农民肺"最具代表性，以往主要见于加工饲料的农民，因在操作中接触发霉的稻草、稻谷而吸入含有嗜热放线菌等有机尘埃，在肺内包括终末呼吸道引起免疫机制介导的炎症反应，并形成巨噬细胞性肉芽肿和肺间质纤维化。秋收时节农民肺最多见,其原因是秋收时节农民大量接触发霉的粮草、柴禾、饲料、粮食后,霉菌随粉尘被人吸入而发生肺部病变。该病在世界各地皆有分布,1932 年 Campbell 首次报道 5 例农民肺,并提出吸入发霉的干草尘可引起此种肺部疾病。我国江苏省大丰县和湖北省洪湖县在国内首先报道,发病率分别为 6.4%~8.3% 和 7.59%。

二、病因和主要危险因素

干草小多孢菌(micropolyspora faeni)、普通嗜热放线菌(thermoactinomyces vulgaris)是农民肺最常见的致病菌。此外普通高温放线菌、白色嗜热放线菌、绿色嗜热单孢菌也可以致病,在我国热吸水链霉菌是引起农民肺的主要病原体之一,有时各种曲霉菌属(Aspergillus)也可成为该病的致病病原体。嗜热放线菌在自然界分布甚广,嗜潮湿,最适生长温度为 40~60℃。谷物、稻草、植物残渣(如甘蔗渣、蘑菇渣、土豆渣)及室内湿化器或空调器内的尘埃等,一旦潮湿发霉,即可达到此种温度、湿度条件,成为此类"嗜热"放线菌生长繁殖的"温床"。

以往,本病主要见于饲养畜、禽的农民,单纯种植粮食的农民很少发生;且多发生于寒冷潮湿的晚冬、早春季节,因此时农民接触发霉的粮草、柴禾、饲料、粮食的机会较多,容易造成较大量霉菌随粉尘吸入肺内,引发病变。研究发现,霉变的禾草在粉碎搅动时,一立方米空气中可含霉菌1 600 万个,操作者每分钟吸入的霉菌可达 75 万个。需要注意的是,由于这些人群的作业内容常随季节的变化发生改变,其接触的病原体也会不断变化;此外,其他变应原、化学物质、有毒气体、传染性病原体在引发其呼吸道症状中也起着不可忽视的作用。

近年来,随着农业生产的发展,温室(greenhouse,农民称为"大棚")蔬菜种植技术日益普及,种植者发生农民肺被特称为"温室肺"或"大棚肺"的比率也日见增加;据我国辽宁省 2009 年的调查资料,该省从事该项农业生产的人群中,"大棚肺"的发生率已达 5.7%,值得进一步关注。

三、发病机制

农民肺是否发病及其严重程度主要取决于接触强度、频度及时间,受染者本身对病原体抗原的易感性也具有重要作用。因此,同样环境中工作的人员中并非人人患病,如农村中的非农业人口也可能吸入少量病原体,但除在其血清可能发现有关沉淀素抗体外,并不发病。

嗜热放线菌即便吸入人体,在 37℃ 体温下并不能繁殖,患者的痰液中也很难找到或培养出嗜热放线菌。一般认为吸入嗜热放线菌的孢子才能诱发变态反应,对机体而言,放线菌的孢子是一大分子胶原异物,具有抗原性,吸入后可刺激机体产生免疫应答,体液免疫和细胞免疫机制均介入本病的发病过程;当被"致敏"的机体再次吸入该种孢子后,即可迅速诱发过敏反应,在数小时内引起变应性肺泡炎或间质性肺炎,一般以Ⅲ型(免疫复合物型)和Ⅳ型(迟发型细胞免疫型)变态反应为主;约有 10% 患者尚可出现支气管哮喘症状,提示Ⅰ型变态反应也参与了本病的发病过程。

嗜热放线菌的孢子是一种较难溶解的颗粒,它可随呼吸气在肺泡内做布朗运动,借助呼吸运动和肺泡表面活性物质的作用,经由呼吸细支气管、终末细支气管及气道清除出体外;也可黏附在肺泡内表面或被巨噬细胞吞噬;孢子还可通过肺泡上皮的胞饮作用穿越细胞进入肺泡间质,直接刺激致敏的 T 淋巴细胞使之向肺内集聚,同时继发中性粒细胞浸润、激活及肺内白介素-1、白介素-8、肿瘤坏死因子-α等生成增加,这些细胞因子的促炎和趋化作用,进一步放大了炎症反应,最终导致血管通透性增加及更多白细胞向肺内迁移,加重组织损伤。激活的 T 淋巴细胞释放多种淋巴因子,特别是巨噬细胞趋化因子和激活因子,使巨噬细胞向肺内趋化聚集、活化,释出溶酶体酶、纤维化因子等物质,促进炎症反应。孢子抗原还会刺激记忆性 B 淋巴细胞加速分裂产生新的记忆细胞和浆细胞,后者则大量产生抗体,诱发体液免疫。

一次吸入较大量嗜热放线菌孢子,常会导致剧烈的炎症反应,并迅速引起血管通透性增加,损伤肺功能,诱发缺氧;若长期反复吸入上述病原体,则会引起肺内胶原沉积及肺实质损伤,最终造成肺容量下降,肺功能障碍。

四、病理

农民肺的急性期病变主要是肺间质充血、水肿,并有单核巨噬细胞浸润(中性粒细胞较少,极少见到嗜酸细胞),形成巨噬细胞或类上皮细胞性肉芽肿,分布于细支气管周围、肺泡间隔和肺泡腔内;电镜下可见肺泡Ⅱ型上皮细胞增生,提示同时存在受损肺泡的修复过程。如急性期内未能及时治愈,或又反复接触抗原,则使病程迁延不愈并诱发间质性炎症,间质有浆细胞、肥大细胞、组织细胞及淋巴细胞浸润,并出现无明显机化、非坏死性小肉芽肿,通常分布于细支气管周围。

一旦转为慢性,则可见肺间质纤维性增生,肉芽肿增多(肉芽肿是Ⅳ型变态反应的表现,但至纤维化晚期时可能消失),并有小瘢痕灶、闭塞性细支气管炎形成;此时,肺弹性减退,质硬,肺容积显著缩小,胸膜增厚,肺门淋巴结常呈慢性炎症反应。肺间质纤维化和瘢痕灶是农民肺的最终结局,瘢痕灶周围的肺泡多有扩张融合,形成灶周肺气肿,常可导致阻塞性通气功能障碍;以上病变亦会破坏肺泡的气血屏障结构,导致呼吸功能不全。肺内上述病变和缺氧进而引起肺循环阻力增加、右心室代偿性肥大,构成肺源性心脏病的病理学基础。

五、临床表现

多数农民肺患者有从事接触霉干草工作的职业史,通常临床症状与吸入抗原量和吸入时间长短有显著相关性。根据发病特征、病情程度和病程长短,可分为三型:

（一）急性型   多于吸入较大量嗜热放线菌孢子后4~8小时内发病,起病急骤,主要表现为畏寒、高热、多汗、全身不适、食欲不振、恶心、头痛,且伴胸闷、气短、干咳或仅少量黏液痰,极易误诊为"感冒",但上呼吸道症状并不明显。体检可见呼吸急促,双下肺可能闻及少量湿啰音和捻发音,偶有哮鸣音、心率加快等;胸部 X 线检查可见肺纹理增重,并出现散在边缘模糊的点片状阴影,严重者可以融合,并遍及各个肺区。另可见白细胞(主要是中性粒细胞,而非嗜酸性粒细胞)、ESR、C 反应蛋白及免疫球蛋水平升高,但这些指标并不具备诊断特异性,仅有参考价值。约有 10% 的患者可出现哮喘样发作、皮肤瘙痒和黏膜水肿等速发型变态反应症状。如吸入病原体量较多,患者尚可很快进展为急性呼吸衰竭甚至引起猝死。本型病例的自愈性很强,脱离抗原接触后上述症状可在一天或数天内消失,体征和胸部 X 线表现也可逐渐消失,预后良好,但再接触抗原时可再发病。

（二）亚急性型   当吸入细菌抗原强度较小,但持续吸入者,其临床症状相对较轻。常无发热寒战,主要以咳嗽、咳白黏痰、胸闷、气短、食欲不振、全身乏力为特点。多为急性延迟发展而来,症状较重易误诊。

（三）慢性型   多因长期反复大量接触此类致病性有机尘埃所致,病情长期不愈,导致患者发生不可逆性肺损伤。临床可见咳嗽、咳痰,稍活动甚至静息时出现呼吸困难,伴发绀、厌食、极度乏力、消瘦,继发感染者可有发热、多汗。体检可见两肺广泛湿啰音,少数可并发气胸,易误诊为"慢性支气管炎"。可见总肺活量(TLC)、用力肺活量(FVC)降低,提示存在限制性通气功能障碍,严重者还可出现阻塞性通气功能及弥散功能障碍,可引起慢性肺源性心脏病、杵状指(趾),常可因呼吸衰竭导致死亡,死亡率接近 10%。

胸部 X 线检查可见肺纹理增强,双肺散在结节状、网状甚至条索状阴影。高分辨率 CT 为农民肺最可靠检查手段,可清楚显示肺纤维化状况,如肺野出现蜂窝状结构,支气管-血管周围分布有磨玻璃样结节等;CT 检查无异常发现多可排除慢性农民肺。

六、诊断及鉴别诊断

（一）诊断

急性型农民肺诊断要点

1. 患者有明确的病原接触史,再次接触病原诱发典型症状发作,为诊断的重要依据。

2. 临床症状符合急性型农民肺表现;接触嗜热放线菌孢子后数小时内发病,乃重要临床特征之一。

3. 胸部 X 线胸片或 CT 检查符合急性农民肺的特征性改变;病理学检查符合过敏性肺泡炎表现。

4. 血清免疫学检查发现特异性抗体(如沉淀性 IgG 抗体)可提示受检者有病原接触史。

中华人民共和国国家职业卫生标准:《职业性过敏性肺炎的诊断》(GBZ 60—2014),可供农民肺诊断之参考。该病诊断原则为:根据短时间或反复多次吸入生物性有机粉尘或特定的化学物质的职业史,出现以呼吸系统损害为主的临床症状、体征和胸部影像学表现,结合辅助检查结果,参考现场职业卫生学调查,综合分析,排除其他原因所致的类似疾病后,方可诊断。将过敏性肺炎分为两级:

1. 急性过敏性肺炎   常在短时间吸入生物性有机粉尘或特定的化学物质数小时后,出现下列表现者:

（1）干咳、胸闷、呼吸困难,并可有高热、畏寒、寒战、出汗、周身不适、食欲不振、头痛、肌痛等,肺部可闻及吸气性爆裂音。

（2）胸部影像学检查显示双肺间质浸润性炎症改变。

2. 慢性过敏性肺炎   常有急性过敏性肺炎发作的病史,亦可由反复吸入生物性有机粉尘或特定的化学物质后隐匿发生,出现下列表现者:

（1）渐进性呼吸困难及咳嗽、咳痰,体重明显下降,双肺可闻及固定性吸气性爆裂音。

（2）胸部影像学检查显示肺间质纤维化改变。

（二）鉴别诊断   农民肺应与下列疾病相鉴别:

1. 感冒   农民肺急性发病时缺乏上呼吸道症状,结合数小时前接触抗原史,不难做出判断。

2. 肺炎   主要注意与过敏性肺炎(寄生虫、药物等引起)及过敏性肉芽肿性血管炎等相区别。病史追溯对与前者鉴别有提示意义;后者则为一少见的系统性风湿免疫系统疾病,早期主要表现为过敏性鼻炎和鼻息肉,常伴有哮喘,外周嗜酸性粒细胞增多、受累组织嗜酸性粒细胞浸润为其重要特征,可与本病鉴别,全身性血管炎常在哮喘发作数年后出现。

3. 支气管哮喘   约 10% 的农民肺可发生哮喘样症状,但程度较轻,全身症状较明显;病史、免疫学和 X 线胸片特点有助于鉴别诊断。

4. 肺结核   慢性农民肺病变易误诊为肺结核,但后者多呈慢性过程,病程与本病病原接触无关,痰内能找到结核菌,抗结核治疗有效,为鉴别诊断要点。

5. 慢性支气管炎   反复发作的慢性农民肺患者可有慢性咳嗽、咳痰等表现,其晚期尚可合并慢性支气管炎,据调查,我国江南农村的"慢性支气管炎"患者中约 20% 实际上是慢性型农民肺;但根据抗原接触史及血清免疫学检查结果鉴别并不困难。

6. 特发性肺间质纤维化   农民肺晚期也可呈现肺间质纤维化,但其病史、病程和免疫学或肺活组织检查,均有别于特发性肺间质纤维化。

7. 结节病(sarcoidosis)   是一种可累及多系统、器官的肉芽肿性疾病,常侵犯肺,病因尚不清楚,具有自限性;病史及免疫学检查有助于两者鉴别。

七、辅助检查

（一）特殊检查

1. 嗜热放线菌   痰或气道灌洗液查(或培养)嗜热放

线菌对临床诊断没有意义，因为此类病原体吸入后，在37℃体温下并不繁殖，而即便痰中找到少量嗜热放线菌也不一定致病。

2. 特异性抗体　接触抗嗜热放线菌（或其亚型），血中可出现其沉淀素抗体，对诊断具有明确提示作用，但这只表示患者曾经感染过相应抗原，并不代表其是否引起发病，调查发现，接触抗原而未发病者该类抗体亦有50%左右呈现阳性；停止接触抗原，该种抗体可在数年内消失，如长期反复小量接触抗原时血清中抗体可长期存在（例如生活在农民肺流行区的非农业工作者）。

农民肺的肺组织应能查出病原的沉淀素抗体，但由于目前市售的抗原品种太少，如选用的抗原并非患者接触的类型，该种特异性抗体检查也可能为阴性，故不能以此指标的阴性结果作为排除农民肺的证据。

3. 循环免疫复合物　血中发现嗜热放线菌的免疫复合物，对诊断意义较大，但该种免疫复合物需及时检测，因其会在数月内消失。

4. 激发试验　工作环境中吸入嗜热放线菌孢子后4~8小时发病是确诊的重要依据，此亦称"自然激发试验（natural challenge test）"，但实验室条件下进行激发可能存在一定风险；皮肤抗原试验亦可能产生严重不良反应，不宜常规使用。

（二）其他辅助检查

1. 胸部影像学检查　急性期胸部X检查可无异常所见或仅有肺纹理增粗、紊乱，或中肺野出现小结节状阴影，边缘不清，直径为1至数毫米，重症病例尚可出现弥散分布的斑片状阴影；随病情加重，密度增高，边缘亦渐清晰，脱离抗原接触后病灶多在数天或数周内消失。慢性型则见双肺野出现细小线条状、网状或结节状阴影，有的阴影可从肺门向外放射成条索状及斑块状，肺野尚可出现蜂窝样透亮区，病变多发于上中肺野双侧，可不对称；偶有胸膜渗出、肺门淋巴结肿大、钙化空洞、肺不张等。

胸部高分辨率CT检查更易发现轻微病灶如毛玻璃样影、小结节影、线条样影或囊样变等。

2. 肺功能检查　早期肺功能改变多不明显，病情进展可出现限制性通气功能障碍，晚期尚可伴发阻塞性通气功能障碍及弥散功能减退，此时，血气分析可呈现动脉血氧降低，甚至出现二氧化碳潴留。

上述辅助检查结果均不具特异性，仅能反映病情严重程度，并不能为诊断提供确切证据。

八、治疗

本病并无特殊疗法，脱离接触抗原的环境是最根本、最有效的治疗。初次急性发作者脱离病原后大多有自限趋势，即便只给对症支持治疗，一般1~7天均有明显好转，3~4周症状可完全消失，但X线胸片上病灶吸收及肺功能完全恢复还需持续一些时日。治愈后，应避免再次接触上述病病原，以免疾病进展为慢性。

对于病情严重，出现呼吸困难甚至有哮喘发作者，可使用肾上腺糖皮质激素以抑制免疫反应，减轻肺内炎症，促进病灶吸收。以泼尼松（prednisone）或泼尼松龙（prednisolone）为例，开始可用30~40mg/d，2次/d，4~8周或病情好转后逐渐减量。

慢性型，是否用药或用多长时间尚无定论，可先试服，如病情有改善，病灶有所吸收，可适当延长用药时间，逐渐减量停服；病灶已呈瘢痕化或间质纤维化十分明显者，使用激素效果可能不佳并易继发感染，有害无益。合并呼吸衰竭、肺心病者，应给以相应的对症支持治疗。

九、预防

避免接触嗜热放线菌是根本措施，反复发作农民肺的患者应转换职业，离开发病环境；初次发病者在改善工作环境，并采取预防措施后，仍可考虑从事原来工作。具体预防措施工作包括：

1. 收藏柴火、干草、粮食、饲料要选择地势高、干燥通风的地方，防止雨淋，并经常通风、翻晒，防止发霉；不在住房内堆放柴草，不用发霉的禾草铺床。

2. 翻动或取用上述物料时，应注意通风、吸尘，站在上风处戴双层防尘口罩操作；采用机械操作时也应注意出料密闭，防止粉尘飞扬；漏气的管道、布袋要及时检查修补，或安装旋风式集尘器、布袋滤尘器。

3. 在温室或蔬菜大棚内从事农副业生产应戴口罩、手套操作；工作结束后，应更换干净衣服；工作服、口罩、手套应及时清洗并晒干。

4. 如接触发霉的粮、草或从事温室工作后出现类似感冒症状，应想到罹患农民肺可能，并及时告知就诊医师；临床医生发现患者有上述工作史，应进行相应霉菌的血清免疫学及X线胸片检查，以及时检出患者，及时治疗处理。

（关里　赵金垣）

参考文献

[1] DEPIERRE A, DALPHIN JC, PERNET D, et al. Epidemiological study of farmer's lung in five districts of the French Doubs province[J]. Thorax, 1988, 43 (6): 429-435.

[2] 刘朔, 陈东红, 付爽, 等. 大棚作业农民肺患病率调查及危险因素分析:中国东北部地区5880名农民的流行病学调查[J]. 中华结核和呼吸杂志, 2015, 38 (10): 785-785.

[3] HANAK V, GOLBIN JM, RYU JH. Causes and presenting features in 85 consecutive patients with hypersensitivity pneumonitis[J]. Mayo Clin Proc, 2007, 82 (7): 812-816.

[4] CORMIER Y, BROWN M, WORTHY S, et al. High-resolution computed tomogramphic characteristics in acute farmer's lung and in its follow-up[J]. Eur Respir J, 2000, 16 (1): 56-60.

[5] MORELL F, ROGER A, REYES L, et al. Bird fancier's lung:a series of 86 patients[J]. Medicine (Baltimore), 2008, 87 (2): 110-130.

[6] COSTABEL U, BONELLA F, GUZMAN J. Chronic hypersensitivity pneumonitis[J]. Clin Chest Med, 2012, 33 (1): 151-163.

第五节
棉尘病

棉尘可对人体健康带来多种不良影响,临床表现也多种多样:作用于气道可引起棉尘病,作用于肺部可引起棉尘肺,它还可以引起全身症状,如"有机尘毒性综合征(棉尘热)"(organic dust toxic syndrome,mill fever)等。本节拟重点介绍棉尘病。

棉尘病(byssinosis)是指因长期接触棉、麻等植物性粉尘后引起的具有特征性的公休日后上班第一天胸部紧束感和/或胸闷、气短等症状,并伴急性通气功能下降的呼吸道阻塞性疾病;长期反复发作可致慢性通气功能损害。

一、接触机会

本病多发生于纺织厂接触棉尘较多的混棉工或梳棉工,其他岗位如纺棉、纺纱、织布、绕棉、准备、织布等,以及棉花收割、扎棉、弹棉、棉花加工等也有密切接触棉尘机会。此外,麻的加工和纺织(梳麻、前纺、细纱)过程接触麻粉尘,也可引起本病发生。

本病患病率各地报告差别甚大(1.2%~83.8%),大多在10%~20%,接触工龄>20年者患病率显著升高。有报告指出,1981—1996年429名中国棉纺工人的棉尘病累积发病率为24%;同时期亚麻厂的棉尘病发病率为38%~54%,以梳麻工发病率最高(52%),其他工种较低,但仍达19%。

二、致病机制

棉尘的致病机制尚不十分清楚,主要涉及以下几个环节:

(一)导致气道高反应性　体外实验曾发现,棉尘可诱导肺组织释放组胺及其他介质,从而造成支气管平滑肌收缩,此种活性来源于棉桃苞叶提取物,其可增加气道对乙酰甲胆碱的反应性,引起气道高反应性。苞叶易碎,轧棉时会黏附在棉纤维上,故使棉尘也有很高含量的苞叶成分,典型的"星期一呼吸困难症状"很可能是棉尘中苞叶成分引起的瞬间的炎症反应;反复、持续的炎性损伤则会导致气道反应性增高,并逐渐进展为慢性不可逆性气道阻塞。特异质(atopy)可能是棉尘引起呼吸道敏感性增加的一个重要因素,如调查发现虽然棉尘接触者班后均见 FEV_1 下降,但易感人群下降的幅度更大。

(二)引起气道炎症　研究发现,棉尘还能直接激活肺内巨噬细胞,使之产生多种炎性介质,如白三烯(LT)、血小板活化因子(PAF)等,可将中性粒细胞募集到炎症区,附着于肺毛细血管壁并游走至肺间质,加剧炎症反应;而PAF可能是迄今为止所发现致支气管收缩能力最强的物质,这可能是棉尘肺患者出现胸闷的原因。研究发现,从棉尘暴露豚鼠肺中分离出来的中性粒细胞可直接诱导离体气管平滑肌收缩;给无哮喘史和过敏史的健康受试者吸入棉花苞叶提取物,可在其支气管灌洗液中获得中性粒细胞及其趋化因子,且二者水平与棉花苞叶提取物诱导的支气管收缩程度一致。这种伴有气道阻塞的肺内急性炎性反应是棉尘等有机粉尘独有的炎性机制,它并不依赖于特异反应性。

(三)内毒素的作用　近几十年研究表明,内毒素可能在棉尘病发病机制中占有重要地位;内毒素不仅可引起支气管收缩、增加气道高反应性、激活肺泡巨噬细胞、导致气道炎性反应,而且是棉尘病进展为慢性阻塞性气道损伤的重要环节。毒素主要是来自革兰氏阴性细菌细胞壁成分脂多糖A,它是脂多糖(LPS)的生物活性成分,脂多糖炎性活性的强弱与脂质A分子中酰基链的数目、排列及该分子上的阴离子磷酸基团有密切关系。不少报道指出,棉尘中内毒素含量与健康志愿者支气管收缩及肺功能 FEV_1 下降程度呈正相关;有研究比较了棉尘提取物及脂多糖对气道的激发效应,发现脂多糖可强烈影响棉尘提取物对气道平滑肌的收缩及炎性效应,两者具有协同作用。有学者对上海纺织工人的急性气道反应、慢性 FEV_1 下降与棉尘、内毒素接触间的关系进行了20年的前瞻性研究,发现棉尘及内毒素是班后 FEV_1 下降的重要危险因素,班后 FEV_1 下降与慢性 FEV_1 下降间有很强的关联,慢性肺通气功能下降与内毒素水平有着更强烈相关,而与棉尘不相关。

新近在模拟慢性职业性接触棉纺尘的动物模型发现,内毒素暴露5天即可出现显著气道高反应性,暴露8周时可见中央气道阻力增加、支气管肺泡灌洗液中中性粒细胞增多[特别是促炎性树突状细胞(DCs)数目明显增多,巨噬细胞所占比例减低]、DCs募集相关基因上调、气道周围炎症区DCs聚集。已知DCs是最有效的抗原提呈细胞,可驱动持久的中性粒细胞炎性反应,而稳定期肺巨噬细胞有抑制DC抗原提呈和气道高反应性的作用,起到"抗炎"作用,因此,二者比例的逆转在慢性内毒素暴露导致肺持续性炎症和发生慢性气道阻塞发病机制上可能是一关键环节。

三、临床表现

棉尘病可分为急性和慢性两种形式。

(一)急性棉尘病　较为少见,多在接触后数周至数月内发病,主要见于新工人。其在接触棉尘后出现急性呼吸功能改变, FEV_1 明显降低(在应用支气管扩张剂或休息后可以恢复),往往成为这些工人在较短时间内调离棉尘作业的主要原因。 FEV_1 下降多少可作为急性棉尘病诊断界线意见尚不一致,但无论如何,接尘初期呼吸道反应可能是日后发病的基础,应予关注。

(二)慢性棉尘病　指经典的棉尘病,已列入我国法定职业病目录,其发病工龄一般在10年以上;某些作业如弹棉、制毡等，由于棉质差，粉尘浓度大，发病工龄可以提前到 4 年左右。早期症状是：每于工休后上班第 1 天工作 2~3 小时后或下班前，出现胸部紧束感或胸闷，伴鼻咽部刺激、咳嗽、少量咳痰、急性肺通气功能下降，称为"星期一呼吸困难症状"。病情轻者可产生快速耐受（tachyphylaxis），上述表现第 2 天即可恢复；随病情发展，除第 1 个工作日外，其他工作日也有胸部紧束感或胸闷，咳嗽加剧、持续有痰，肺通气功能进一步下降，长期反复发作，最终可进展为慢性阻塞性气道疾病。

四、辅助检查

（一）肺通气功能测定 通常以 FEV_1 作为检测肺通气功能可靠和易行指标，其改变一般可分为两类：

1. 急性气道反应 主要表现为班后 FEV_1 下降，可伴或不伴棉尘病症状；可通过测定工休后（指离开接触粉尘 36 小时以上）再上班第一天的肺通气功能，或工作日班前班后（上班工作 6 小时后）的肺功能，评价有无急性通气功能下降，此种下降多是可逆的，在应用支气管扩张剂或休息后可以恢复。在评价棉尘对呼吸功能影响时，还应注意吸烟对肺功能的影响，主要对 50%肺活量最大呼气流量（V_{50}）、25% 肺活量最大呼气流量（V_{25}）的影响。

2. 慢性改变 指 FEV_1、FVC 基础水平均发生下降，用 FEV_1 或 FVC 的实测值占预计值的百分数表示。FEV_1/FVC 比值则可用于判断有无慢性阻塞性肺疾病，使用支气管扩张剂后 FEV_1/FVC 仍<70%可视为阳性；上述慢性肺通气功能的改变多为不完全可逆性改变。

（二）气道高反应性测定 主要依据棉尘吸入后对乙酰甲胆碱的反应性；棉尘病时此反应性增高。

（三）X 线检查 棉尘病的胸部 X 线检查一般无特殊改变。

五、诊断与鉴别诊断

我国已颁布《职业性棉尘病的诊断》（GBZ 56—2016），诊断主要根据长期接触棉、麻等植物性粉尘的职业史、具有特征性呼吸系统症状、急性或慢性肺通气功能损害，结合现场劳动卫生情况调查，在排除吸烟等其他原因引起的阻塞性呼吸系统疾病后做出诊断。可分为如下几级：

（一）棉尘病 I 级 工休后工作第 1 天或工作时连续几天均发生胸部紧束感或胸闷、气短等特征性的呼吸系统症状，FEV_1 班后与班前比较下降 10%以上。

（二）棉尘病 II 级 前述呼吸系统症状持续加重，并伴有慢性通气功能损害，FEV1 或 FVC 小于预计值的 80%。（一）中，继续使用"工休"，见《职业性棉尘病的诊断》

（GBZ 56—2016）。

棉尘病并不包括"棉纺热（mill fever）"及"织布工咳（weavers cough）"，前者多在初次接触较高剂量棉、麻等植物性粉尘引起，为内毒素吸入引起的全身症状，多发生在接触棉尘 4~8 小时后，通常持续 1 天，主要症状为颤抖、肌肉关节痛、疲劳、干咳，类似早期流感，有轻度白细胞增多，肺活量降低，肺部 X 线片无改变，反复接触后发热及流感样症状消失；后者多发生于棉纺品加工处理作业，症状以发热、剧烈咳嗽及呼吸困难为特点，应注意与慢性支气管炎、支气管哮喘、肺结核、尘肺等鉴别。

六、治疗原则

本病无特殊治疗，主要原则为：

1. 棉尘病 I 级患者 应进行对症治疗，必要时调离接触棉、麻等植物性粉尘作业；但观察对象仅作定期健康检查，不调离原有作业。

2. 棉尘病 II 级患者 应调离接触棉、麻等植物性粉尘的工作，按慢性阻塞性肺疾病治疗原则进行对症处理，如抗感染、支气管解痉、止喘、止咳祛痰等，也可给予中医辨证施治。

七、预防

可参考本章概述相关内容，尽量降低生产场所棉尘浓度，使之达到安全标准；并改善工作环境卫生状况，加强个体防护（如工作时应佩戴防尘口罩），降低作业环境中内毒素水平；间断作业，定时轮班作业；作业者应定期体检，有明显症状者应及时脱离作业，密切观察；对反复发作的急性病例，应脱离接触，避免形成不可逆转的肺部损害。

（徐希娴）

参考文献

[1] KHAN AJ, NANCHAL R. Cotton dust lung diseases[J]. Curr Opin Pulm Med, 2007, 13 (2): 137-141.

[2] WANG XR, EISEN EA, ZHANG HX, et al. Respiratory symptoms and cotton dust exposure: results of a 15 year follow up observation[J]. Occup Environ Med, 2003, 60 (12): 935-941.

[3] 刘春华, 邵冬青, 杨森, 等. 亚麻尘致棉尘病的调查[J]. 中华劳动卫生职业病杂志, 1994, 2 (4): 216-218.

[4] SCHACHTER EN, ZUSKIN E, BUCK M, et al. Airway responses to the inhalation of cotton dust and cotton bract extracts[J]. Respiration, 2006, 73 (1): 41-47.

[5] LAI PS, CHRISTIANI DC. Long-term respiratory health effects in textile workers[J]. Curr Opin Pulm Med, 2013, 19 (2): 152-157.

[6] DUBE KJ, INGALE LT, INGLE ST. Respiratory impairment in cotton-ginning workers exposed to cotton dust[J]. Int J Occup Saf Ergon, 2013, 19 (4): 551-560.

[7] WANG XR, ZHANG HX, SUN BX, et al. A 20-year follow-up study on chronic respiratory effects of exposure to cotton dust[J]. Eur Respir J,

2005, 26 (5): 881-886.

[8] WANG X, ZHANG HX, SUN BX, et al. Cross-shift airway responses and long-term decline in FEV1 in cotton textile workers[J]. Am J Respir Crit Care Med, 2008, 177 (3): 316-320.

[9] SHI J, HANG JQ, MEHTA AJ, et al. Long-term effects of work cessation on respiratory health of textile workers: a 25-year follow-up study[J]. Am J Respir Crit Care Med, 2010, 182 (2): 200-206.

第六节
肺铍沉积症

一、概述

铍(beryllium, Be)是一种广泛用于航空航天、石油仪器、制冷机械、邮电通信等高科技工业领域的轻金属。早在20世纪30~40年代，人们就认识到铍具有较强的毒性。接触铍及其化合物可致急、慢性铍病、接触性皮炎、皮肤溃疡，且可使动物及人体致癌。肺铍沉积症又称为铍病。急、慢性铍病(beryllium disease, BD 或 berylliosis)是以呼吸系统损害为主的全身性疾病。短期内吸入高浓度可溶性铍化合物的烟尘、蒸汽，可引起的急性化学性支气管炎、肺炎、肺水肿，称为急性铍病；多次呼吸道吸入或破损皮肤接触铍或其难溶性化合物粉尘，经过一定潜伏期，可发生以肺部肉芽肿及间质纤维化为主的病变，称为慢性铍病。

二、病因和主要危险因素

铍病的病因是铍及其化合物。铍的原子序数为4，原子量为9.01，熔点为1 278℃，沸点为2 970℃，相对密度为1.85。铍为最轻的稀有碱土金属，呈银灰色，难溶于水，可溶于酸，与碱可生成盐类；化学性质与铝相近，其氧化物也是两性的。铍容易为X线穿透，铍核被中子、α粒子、γ射线撞击时，可产生中子。铍具有重量轻、强度高、导热导电性好、无磁性、加工时不产生火花等特点，制成合金可明显提高金属的抗振性、防腐性及抗疲劳性，在航天、卫星、原子能、军事等特殊领域有重要用途。

常用的铍化合物为氢氧化铍[beryllium hydroxide, Be(OH)$_2$]、氧化铍(beryllium oxide, BeO)、氟化铍(beryllium fluoride, BeF$_2$)、氯化铍(beryllium chloride, BeCl$_2$)、硫酸铍(beryllium sulfate, BeSO$_4$)、碳酸铍(beryllium carbonate, BeCO$_3$)、硝酸铍[beryllium nitrate, Be(NO$_3$)$_2$]等。

主要接触机会为：

1. 铍的提炼过程　铍主要以氧化铍(BeO)形式存在于某些宝石中，其中仅绿柱石(3BeO·Al$_2$O$_3$·6SiO$_2$)具有工业开采价值，含铍量为9%~13%。矿石开采引起中毒的报告不多，但矿石粉碎过程则有机会接触含铍粉尘。矿粉经煅烧、浸出、沉淀，制得Be(OH)$_2$后，再锻烧成BeO，并将其转化为卤化物，然后用镁还原法或熔盐电解法制得金属铍，这些过程均有较多机会接触铍或其化合物粉尘。

2. 制造合金　这是铍的主要用途，如铍铜合金可制备耐腐、抗振、抗冲击部件；铍镍合金可大力增加金属硬度及延展强度，可用以制作钻石钻头；还可与铝、锌、钴、镁、铁等制成合金而极大改进其机械性能，因而在电子电信器材、航空航天、军事等领域具有重要用途。

3. 核工业和航天工业　如铍可用作原子反应堆的中子减速剂、反射体材料、中子源、核研究用核靶、X线管和闪烁计数器探头、高级仪表部件(如导航系统陀螺仪等)、耐高温陶瓷制品；铍单品还用于制造中子单色器等。

三、发病机制

铍及其化合物都具有较大的毒性，毒性强弱与铍化合物的种类、理化性质、接触剂量、接触时间、侵入途径及个体敏感性等因素有密切关系。

完整的皮肤不吸收铍或其化合物，仅产生局部作用，可致过敏性皮炎、皮肤溃疡；但金属铍或不溶性铍盐可经由破损皮肤进入体内，引起皮肤甚至引起肺内肉芽肿病变。胃肠道的摄取率也很低，因为铍和难溶性铍化合物很难吸收，可溶性铍化合物则在胃肠内生成不溶性磷酸盐沉淀，随粪便排出，故胃肠道对铍类化合物的摄取率一般不会超过0.2%。相对之下，呼吸道是铍的主要侵入途径，粒子较小(直径<5μm)的金属铍或其化合物可进入呼吸道深部并滞留在肺泡或小气道，水溶性较强的可被间质血管或淋巴管吸收，难溶的化合物则为巨噬细胞吞噬，部分随痰排出，部分进入肺间质，引起肺内肉芽肿病变。

进入血液的铍大部分与血浆中α球蛋白结合，小部分可形成磷酸铍或氢氧化铍而成为向组织转运的主要形式，与结合型铍构成动态平衡；以游离状态存在于血中的铍量极少。进入体内的铍最初分布于各个组织，以肺、肺淋巴结、肝、骨骼、肾为多；尔后由于组织清除能力的差异，肺淋巴结和骨骼成为铍在体内的主要蓄积地。铍可通过胎盘屏障，但难透过血脑屏障。体内的铍主要经尿排出，速率甚慢，半衰期可达数年。

急性铍病和慢性铍病的发病机制并不相同。急性铍病主要由可溶性铍化合物引起，以化学刺激损伤为主，具有明显的剂量-反应关系；可溶性铍化合物对肺的直接刺激可使溶酶体酶大量释出，引起细胞损伤，甚至导致急性支气管肺炎、肺水肿。

慢性铍病则为金属铍及其不溶性化合物引起，属于迟发型变态反应。铍在体内是一种半抗原，与蛋白质结合即成为完全抗原，激活体液免疫和细胞免疫反应，导致机体产生抗铍特异性抗体，并同时激活细胞免疫反应，引起CD4$^+$T淋巴细胞在肺内积聚、增殖。患者血清中γ球蛋白、IgG、IgA均明显升高，实验动物的淋巴细胞转移给健康动物，也可引起铍病。吸入肺内的铍还可通过非特异性炎症反应途径诱导肺内肉芽肿生成，从而刺激促炎细胞因子和生长因子生成，促进肉芽肿机化，最终形成纤维结节，损害肺脏功能。研究表明慢性铍病患者中97%可检出主要组织相容性复合物HLA-DPb1(Glu 69)，而对照组检出率仅30%左右，该基因型为慢性铍病易感性的标志,提示遗传素质在慢性铍病的发生中可能具有重要作用。

1993年国际癌症研究机构(IARC)将铍和铍化合物列为Ⅰ类致癌物。铍是DNA复制或修复的抑制剂,并可能增加核苷的错误掺入,具体的致癌机制尚有待于进一步研究。

四、病理

病理研究显示,急性铍病肺内主要表现为炎症及水肿改变,肺泡表面有透明膜形成、肺泡腔内充满渗出液、巨噬细胞、成纤维细胞及少量脱落上皮细胞、红细胞、中性粒细胞;肺间质有淋巴细胞、浆细胞浸润。迁延型病例可出现肺组织纤维化,但无肉芽肿,与一般化学性肺炎病理表现无明显差异,但在严重病例可出现肝实质细胞和肾小管上皮细胞变性、坏死。

慢性铍病肺内主要病变为广泛而散在的非干酪性结节性肉芽肿。肉眼可见肺体积增大,肺表面和切面广泛散布有大小不一(2~15mm)灰白色的结节性病灶,同时可见弥漫性间质纤维化。肉芽肿早期多由单核细胞及少量淋巴细胞、浆细胞、纤维素构成;后期肉芽肿内出现巨细胞,胞体内可见有各种包涵体,呈星状或贝壳样状,肉芽肿中心区可发生玻璃样变性,最后形成胶原。此种非坏死性肉芽肿在组织形态上与结节病(sarcoidosis)颇为相似,鉴别难度较大。此类铍肉芽肿还可发生在上呼吸道、肝、肾、脾、心肌、横纹肌、胸膜、皮肤等肺外器官,使铍病呈现全身性毒性表现。

五、临床表现

(一)急性铍病 主要因吸入大量可溶性铍化合物如氟化铍、硫酸铍、氯化铍等粉尘所致。吸入后经3~6小时潜伏期,出现咽痛、咳嗽、气短、胸闷、胸痛等呼吸道刺激症状;部分可有"金属烟雾热"样表现,如头痛、头晕、全身酸痛、乏力、畏寒、发热、胸闷、憋气、咳嗽、咳痰等;严重者症状逐渐加重,可有血痰、胸痛、呼吸急促、心悸、发绀等化学性肺炎或肺水肿表现。查体可闻及肺内散在湿啰音,X线胸片显示肺内有絮状或点片状散在阴影,肺门增大;肝脏亦可肿大、压痛,甚至出现黄疸。实验室检查可见白细胞总数及嗜酸性粒细胞增多,血清谷丙转氨酶(GPT)及胆红素增高,尿铍显著增高(>5μg/L)。

急性铍病经积极治疗,症状可在2~4周内消失,但肺部病变需3~4个月才能完全吸收;少数患者肺内可残留纤维化病变,甚至转化为慢性肉芽肿。

(二)慢性铍病 慢性铍病发病机制为变态反应,主要是多次吸入一定剂量的难溶性铍化合物(如金属铍、氧化铍、氢氧化铍等)烟雾或粉尘引起;破损皮肤接触上述化合物也可诱发本病。慢性铍病的潜伏期多较长,可为数月、数年甚至数十年;妊娠、分娩、手术、呼吸道感染、吸入刺激性气体等可成为发病诱因,使潜伏期缩短。主要临床表现为渐进出现的胸闷、气短、胸痛、咳嗽,并伴有乏力、食欲不振、消瘦、头晕、头痛、失眠、低热、肝区胀痛、腹胀、腹泻、关节疼痛等全身症状。早期体征不明显,后期肺部可出现干、湿啰音,可有桶状胸,并出现发绀、端坐呼吸等右心衰竭表现,并可出现肝脾及浅表淋巴结肿大,部分患者可并发肾结石。

胸部X线检查是慢性铍病的主要诊断依据,其主要特点为在网状阴影改变的背景上出现颗粒或结节样阴影,肺透明度降低,肺门上提,肺门淋巴结肿大;肺内改变发展较为缓慢,常呈静止状态。肺功能检查早期仅见通气功能略有降低,晚期可见换气功能也有障碍,动脉血氧分压下降。尿铍可升高,但多<5μg/L。

(三)铍的皮肤损伤 金属铍或可溶性铍盐可致接触性皮炎(contact dermatitis)或过敏性皮炎(allergic dermatitis),夏季尤易发病,皮损多在暴露部位或易搔抓的部位,常为斑疹、丘疹、疱疹,严重时可发生水疱,脱离接触后3~7天可痊愈,不留痕迹。可溶性铍化合物污染创口可引起皮肤溃疡并向深部发展,溃疡边缘隆起成堤,状如鸟眼,数月方能愈合并遗留瘢痕;金属铍及不溶性铍化合物刺入皮肤,可形成皮肤深部肉芽肿,并反复溃破,长期不愈。

六、体检和常规检查项目

(一)体格检查 可有呼吸频率加快;口唇发绀、双侧桶状胸和湿啰音等,缺乏特异性。

(二)血细胞计数 可有血嗜酸性粒细胞计数增加。

(三)肺功能检查 早期通气功能略有降低,晚期表现为混合性功能障碍。

(四)胸部X线检查 急性铍病表现为肺纹理增多、肺内絮状或点片状散在阴影,肺门增大。慢性铍病在网状阴影改变的基础上出现颗粒或结节样阴影。

七、辅助检查

(一)尿铍 尿铍仅反映近期接触水平,正常人群尿铍多呈阴性,尿中检出铍即提示有铍接触,急性铍病患者尿铍增高常较明显,多>5μg/L,但其水平高低与疾病严重度并无明显相关关系。慢性铍病患者尿铍也可升高,但多<5μg/L;尿铍水平与慢性铍病的发病及严重程度的相关性更差,尿铍阴性并不能否定慢性铍病的存在,尿铍阳性亦仅能表明近期有铍接触,而不能借此诊断铍病。

(二)特异性免疫指标 这是慢性铍病最重要诊断依据之一,对鉴别铍病及肺内其他性质的纤维化及肉芽肿病变具有重要价值。常用指标有:

1. 铍皮肤斑贴试验(skin patch test) 有资料表

明,慢性铍病患者阳性率可在99%以上,铍病观察对象阳性率约为22%,铍接触者为4.3%,非接铍者及硅肺患者阳性率仅为2.2%。

2. 以铍为抗原的淋巴细胞转化试验(lymphocyte transformation test)　慢性铍病患者阳性率可达77%~80%,铍接触者阳性率仅为6%,无铍接触者为阴性。

3. 以铍为抗原的白细胞移动抑制试验(leukocyte migration inhibition test)　随肺部病变进展,阳性率亦增高,慢性铍病患者阳性率可达97%以上。

4. 以铍为抗原的淋巴细胞增殖试验(lymphocyte proliferation test)　因为铍病患者支气管肺泡灌洗液中的T淋巴细胞处于活化状态,与铍盐共同培育,可出现很强的特异性增殖反应;与外周血淋巴细胞相比较,反应明显增强,提示患者肺部有大量致敏淋巴细胞浸润和渗出,存在着过敏性肺炎,这为铍病的细胞免疫性质及病因诊断提供了依据。

八、诊断

(一)急性铍病　根据明确的短期内吸入大量铍化合物的职业史,出现以急性呼吸系统损害为主的临床表现,X线检查证实肺内有点片状阴影且对抗炎治疗反应不佳,结合现场职业卫生学调查资料,进行综合分析,排除其他原因所致的类似疾病后,即可考虑急性铍病诊断。

(二)慢性铍病　根据长期接触铍及其化合物的职业史,出现渐进性的以呼吸系统损害为主的临床表现,以胸部X线检查影像学改变作为主要依据,参考其他辅助检查如肺功能障碍(尤其是弥散功能下降)、特异性免疫指标阳性,结合现场职业卫生学调查资料,进行综合分析,排除其他原因所致的类似疾病后,可考虑慢性铍病诊断。如仅根据胸部X线检查影像学改变难以确诊时,可行肺组织活检以明确诊断。

(三)铍引起的皮肤损害　未被列入"铍病"范围,可参照《职业性皮肤病的诊断总则》(GBZ 18—2013)、《职业性接触性皮炎的诊断》(GBZ 20—2019)等进行诊断处理。

九、诊断分型及病情分度

我国已颁布《职业性铍病的诊断》(GBZ 67—2015),该标准按照病情严重程度将急性铍病、慢性铍病都分为二级:

(一)急性铍病

1. 轻度　短期内吸入大量铍化合物后,出现鼻咽部干痛、剧咳、胸部不适等呼吸道刺激症状,胸部X射线检查显示出现肺纹理增强、扭曲及紊乱等表现,符合急性气管-支气管炎的影像学改变[参见《职业性急性化学物中毒性呼吸系统疾病诊断标准》(GBZ 73—2009)]。

2. 重度　短期内吸入大量铍化合物后,出现气短、咳嗽、咳痰、咯血、发热等表现,肺部可闻及湿啰音,胸部X射线检查可见肺野内弥漫云絮状或斑片状阴影,有时可出现肺水肿、呼吸衰竭。亦即符合下列条件之一:①急性支气管肺炎;②肺水肿[参见《职业性急性化学物中毒性呼吸系统疾病诊断标准》(GBZ 73—2009)]。

(二)慢性铍病

1. 轻度　有长时间铍及其化合物的接触史,出现胸闷、咳嗽、气短等呼吸系统症状,胸部X线检查显示有散在分布的圆形和不规则形小阴影,符合肺肉芽肿及轻度肺间质纤维化改变。

2. 重度　有长时间铍及其化合物的接触史,出现明显的胸闷、胸痛,进行性的呼吸困难、发绀,胸部X线检查显示弥漫性肺纤维化,可伴有中度或重度肺通气功能障碍。

十、鉴别诊断

(一)急性铍病　应与肺部感染、急性左心衰竭、刺激性气体中毒等相鉴别。

1. 肺部感染　多有肺部基础疾病或免疫抑制病史,受凉、疲劳等情况可为诱发因素。临床表现为咳嗽、咳痰、气短,可有发热、头痛等全身表现,查体可闻及肺部干/湿啰音。血白细胞及中性粒细胞数可见升高,血沉增快。X线胸片可见双肺纹理增多或斑片状阴影。细菌感染所致者,抗生素治疗效果明显。

2. 急性左心衰竭　急性左心衰竭可引起明显的呼吸困难,常具有如下临床特点:多有高血压、冠状动脉粥样硬化性心脏病、风湿性心脏病、二尖瓣狭窄等心血管史;临床表现为气急、喘息、端坐呼吸、阵发性咳嗽,常咳粉红色泡沫痰;两肺可闻及广泛的湿啰音和哮鸣音,心率增快;胸部X线检查可见心脏增大及肺淤血征等,超声心动图可见心脏收缩功能减弱、射血分数减低;以上特点有助于鉴别。

3. 刺激性气体中毒　有明确的刺激性气体接触史,临床表现为咳嗽、咳痰、气短、咽痛,可有流泪、结膜发红等眼部刺激症状,可伴有发热、头痛等全身表现,查体可闻及肺部干湿啰音。X线胸片可见双肺纹理增多或斑片状阴影。脱离刺激性气体接触后症状可减轻,严重者可予糖皮质激素治疗减轻炎症反应。

(二)慢性铍病　应与粟粒性肺结核、肺血吸虫病、尘肺、结节病、肺泡癌、肺含铁血黄素沉着症、肺泡微石症等疾病鉴别。

1. 粟粒型肺结核　粟粒型肺结核是由于大量的结核分枝杆菌沿血液循环进入肺内而形成,肺内表现为许多粟粒状致密阴影,直径均在1~2mm,多呈圆形、椭圆形,边界清晰,广泛的分布于两肺全肺野,粟粒阴影密集时可遮盖肺纹理。患者多有肺部基础疾病或免疫抑制病史,除呼吸道症状外,还有长期低热、盗汗、体重减轻等结核中毒症状。结核菌素试验(PPD)呈强阳性反应,痰结核菌涂片及培养阳性;抗结核药物治疗有效。

2. 肺血吸虫病　肺血吸虫病是由于血吸虫或其虫卵在肺组织内引起的以肺内炎症、脓肿、肉芽肿假结核等为主要表现的病变。临床上除一般血吸虫病症状外,常表现为发热、咳嗽、咳痰、咯血、胸痛或哮喘等呼吸道症状。患者多有明确的流行病区接触史,传播途径主要是通过皮肤与疫水接触,亦可在饮用生水时从口腔黏膜侵入体内。急性期白细胞总数和嗜酸性粒细胞计数增高,嗜酸性粒细胞一般占15%～20%;粪便或痰检可找到虫卵或毛蚴。治疗上吡喹酮首选,效果明显。

3. 尘肺　由于在职业活动中长期吸入生产性粉尘并在肺内潴留而引起的以肺组织弥漫性纤维化为主的疾病。患者有明确的粉尘接触史,流行病学调查显示同工种劳动者有类似表现。临床表现为咳嗽、气短、胸闷等非特异症状,X 线胸片显示早期为两上肺野出现圆形小阴影,随着病情进展,中、下肺野也出现圆形小阴影,肺内小阴影增多、变大,密集度增高。

十一、治疗

(一)急性铍病　患者应立即脱离铍接触,淋浴换衣,清洗污染皮肤,卧床休息,避免体力活动;可给止咳、祛痰、解痉、镇静、吸氧等对症处理及抗感染治疗。特效疗法为糖皮质激素治疗,如地塞米松可每日最高可予 40～80mg(分次应用),3～5 天后改为泼尼松口服治疗,症状改善后可逐渐减量。

经治疗后,急性铍病患者原则上不宜再从事铍作业;需密切观察肺内变化(每半年进行一次 X 线检查),如连续两年无变化,则可按铍作业人员进行动态观察。

(二)慢性铍病

目前尚无特殊驱排药物可用,治疗原则除对症支持疗法外,糖皮质激素为唯一有效的疗法。可口服泼尼松 20～40mg/d,分次服用,3 个月为 1 个疗程;然后视病情逐渐减量,并长期小剂量维持(5mg/d)。激素治疗无效者可考虑给予甲氨蝶呤(methotrexate)治疗。

慢性铍病一经诊断,即应调离铍作业及其他粉尘作业岗位,轻度病例可安排适当工作,重度病例应住院治疗或休养。

(三)皮肤损伤　皮炎患者应脱离铍接触,清洗皮肤。局部可用 2%硼酸及 0.1%依沙吖啶(雷佛奴尔)湿敷,急性期后可用激素软膏,也可全身使用抗过敏药及钙剂;溃疡应注意清创,可外用激素软膏、10%鱼肝油软膏或中药生肌消炎膏;皮下肉芽肿则应行外科手术切除,以助早期愈合。

十二、预防

预防是应对铍中毒的关键措施,对防止急性铍中毒有显著效果。急性铍病乃铍的化学刺激作用引起非特异性炎症反应。有研究表明,作业场所空气中铍浓度超过 $0.1mg/m^3$,可引起急性中毒。我国规定的职业场所空气中铍的时间加权平均容许浓度(permissible concentration-time weighted average,PC-TWA)(每天 8 小时工作,每周 40 小时工作)为 $0.0005mg/m^3$;短时间接触容许浓度(permissible concentration-short term exposure limit,PC-STEL)(15 分钟)不得超过 $0.001mg/m^3$。慢性铍病属变态反应性疾病,即使很低水平的铍接触难以完全防止慢性铍病发生,虽然尚无证据表明停止铍接触可中止慢性铍病进展,但使患者脱离铍接触岗位仍是重要的预防措施。

铍作业工人应做好就业前职业健康检查,下列疾病应视为职业禁忌证:各种过敏性疾病如哮喘、花粉症(俗称枯草热)、药物或化学物质过敏等,以及各种心脏、肺脏、肝脏、肾脏疾病及严重皮肤病等。对铍接触者进行定期体检,至少应包括一项特异性免疫指标检查。实践表明,患者在出现任何症状、体征或 X 线异常表现前,特异性免疫指标即可呈现阳性,对早期发现疾病有重要价值。

(张雁林　刘镜愉)

参考文献

[1] GOSSMAN WG, BHIMJI SS. Berylliosis (Chronic Beryllium Disease) [M]. USA Florida: Stat Pearls Publishing House, 2017.

[2] FONTENOT AP, FALTA MT, KAPPLER JW, et al. Beryllium-Induced hypersensitivity: genetic susceptibility and neoantigen Generation [J]. J Immunol, 2016, 196 (1): 22-27.

[3] 骆金俊, 李进, 郁春辉. 铍的致癌性和遗传毒性 [J]. 微量元素与健康研究, 2013, 30 (5): 68-70.

[4] 高斌. 铍加工中铍尘危害调查 [J]. 中国现代医药杂志, 2015, 17 (1): 104-105.

[5] 齐放, 肖云龙, 肖友立, 等. 中华人民共和国国家职业卫生标准: 职业性铍病的诊断 GBZ 67—2015 [S]. 北京: 中国标准出版社, 2015.

[6] LI L, HAMZEH N, GILLESPIE M, et al. Beryllium increases the CD14 (dim)CD16+subset in the lung of chronic beryllium disease [J]. PLoS One, 2015, 10 (2): e0117276.

[7] MAYER A, HAMZEH N. Beryllium and other metal-induced lung disease [J]. Curr Opin Pulm Med, 2015, 21 (2): 178-184.

[8] BALMES JR, ABRAHAM JL, DWEIK RA, et al. An official American Thoracic Society statement: diagnosis and management of beryllium sensitivity and chronic beryllium disease [J]. Am J Respir Crit Care Med, 2014, 190 (10): e34-e59.

[9] PETUKH M, WU B, STEFL S, et al. Chronic Beryllium Disease: revealing the role of Beryllium ion and small peptides binding to HLA-DP2 [J]. PLoS One, 2014, 9 (11): e111604.

[10] DAI S, FALTA MT, BOWERMAN NA, et al. T cell recognition of beryllium [J]. Curr Opin Immunol, 2013, 25 (6): 775-780.

第七节
金属及其化合物粉尘肺沉着病

一、概述

金属及其化合物粉尘肺沉着病（pulmonary thesaurosis induced by dust of metal and its compounds）曾被称为"金属粉末沉着症"（metal dust thesaurosis）或良性尘肺（benign pneumoconiosis），是指在职业活动中长期吸入锡（tin）、铁（iron）、锑（antimony）、钡（barium）及其化合物粉尘，引起吞噬金属及其化合物粉尘的肺巨噬细胞在终末细支气管及周围肺泡腔内聚集并沉积的肺部疾病，可伴有轻度肺组织纤维增生。

职业性接触的金属粉尘有铝、铍、锡、铁、锑、钡、铜、钴、镍、钛等30多种，其中有近20多种粉尘可造成职业危害。有些金属粉尘吸入后可长期沉积于肺内，但致纤维化能力不强，仅在肺组织中沉着引起异物反应或轻微纤维化反应，被称为"惰性粉尘"，其引起的肺脏病变被称为金属及其化合物粉尘肺沉着病。其临床特点是停止粉尘作业后，X线胸片上的点状阴影不再进展，或可逐渐消退（即所谓的"自净"现象），症状不明显，也不影响肺功能。但也有些学者提出，无论何种粉尘，吸入一定量后均会引起不同程度的纤维化，并导致呼吸功能改变，所谓良性尘肺主要是相对于致纤维化作用强的粉尘而言，长期吸入较高浓度此类"惰性粉尘"也会对人体呼吸系统造成一定损害，仍应注意加强防护。

从19世纪起，国外陆续有铁、钡、锡、锑等尘肺的报道。新中国成立后国内有关金属尘肺的报道很多，广西首先报道锡末沉着症和锑尘肺，相继又报道了铁末沉着症、钡尘肺、铝尘肺等。通过对铁末沉着症的研究，过去曾认为无害的含铁粉尘已被证实可引起不同程度的呼吸道症状和轻度的肺纤维化。其他的包括钡、钛、钨等金属和某些稀土金属如铈（cerium）等也可产生肺的金属粉尘沉着症，但国际组织和我国已对硬金属肺病有明确定义，因此本节仅对硬金属以外的可以引起金属粉尘沉着症的金属（锡、锑、铁、钡及其化学物）进行描述。

二、4种金属及其化合物粉尘肺沉着病

（一）肺锡末沉着症（tin dust thesaurosis）或称锡尘肺（stannosis）
锡是一种柔软、有韧性、银白色略带蓝色的低毒性金属，主要用于制造黄铜、青铜、含锡特种金属等。释放到环境中的金属锡会迅速形成无机锡化合物，有机锡化合物可通过阳光和细菌也会降解为无机锡化合物。无机锡不能在环境中被破坏，只能改变它的形式。进食含锡的易拉罐包装的饮料和食品可使其从消化道进入人体；在含有锡在工作场所或接近危险废物的场地，呼吸空气或接触锡粉尘可使其从呼吸道进入人体。长期吸入锡的粉尘和烟雾时可引起肺部的"锡末沉着症"或称"锡尘肺"。发病工龄最短6年，多则10余年。

研究表明，锡尘可以封闭巨噬细胞的网络效应从而影响支气管功能而致病，但不会导致淋巴管堵塞，也不会刺激支气管上皮细胞或肥大黏液腺而引起慢性支气管炎。金属锡末可经肺泡、细支气管、支气管随呼吸道的分泌物排出体外，故脱离作业后，可见肺内类圆形阴影逐渐"自净"，并向肺门转移形成肺门金属样块状阴影，所以肺锡末沉着症只是锡末沉着而没有或只有较轻度的纤维增生。目前没有吸入无机锡及其化合物引起心血管系统、血液系统及肌肉骨骼系统改变的证据。锡的胃肠道吸收差，因此其口服后毒性不大，但摄入量非常大时会引起胃痛、贫血、肝功能及肾功能损害。锡接触皮肤及眼睛可引起刺激症状。无机锡会影响人体代谢必需的微量元素，如过量锡会导致锌的吸收减少，降低铜的含量。

病理检查，肺切面可见较大量1~3mm大小的灰黑色圆形病灶，分布于全肺，不突出于切面；肺门淋巴结变黑，但不硬；镜下可见大量含尘巨噬细胞聚集在肺泡壁、肺间质、胸膜下及淋巴管、血管、小支气管周围，大量粉尘颗粒沉积在肺门淋巴结中；仅有轻微的细胞反应，可见少量网织纤维和胶原纤维，无明显肺气肿和纤维化改变。

锡尘肺发病早期症状少而轻微，随病程的进展可出现咳嗽、咳痰、疲倦和胸痛等；部分患者可出现轻度肺气肿体征，其他均无特殊；但当合并有肺部感染时症状和体征增多。肺功能多无明显改变，或仅表现为最大通气量和第1秒用力呼气容积较正常人偏低。胸部X线表现可分为三期：①形态改变初期：肺野内有密集度较高、边缘锐利的类圆形小阴影，有些小阴影由多个细小斑点集合而成，形似花瓣状，但不融合，不规则阴影较少；②斑点沉着期：两肺满布直径为2mm，密度高边缘锐利的斑点状阴影，肺门阴影密度高，近似金属块状影；③肺门金属块状影形成期：在肺门第一级支气管周围有各种形态，沿支气管排列密度高的块状阴影，肺纹理和胸膜无明显改变。

锡尘肺进展缓慢，脱离接触后病变多无进展。有的患者脱离粉尘作业10余年后，肺内结节阴影可逐渐消退；同时，肺门阴影明显致密而呈金属块状阴影。

（二）铁末沉着症（siderosis）
铁是一种比较稳定的金属，自然界中，常以氧化物形式存在，如赤铁矿、褐铁矿、磁铁矿等。在铁矿的开采、运输、粉碎、冶炼及合金生产中都有含铁或氧化铁粉尘存在，在钢的研磨可产生金属铁粉尘；在焊接作业可产生氧化铁烟尘，玻璃板、石器、银和钢的抛光中会接触高分散度的氧化铁，氧化铁还用于抛光等。机械铸件的铲边、磨光，金属研磨（铁丸、钢球）及工业漆料生产、加工均可产生铁尘或含铁混合尘（含二氧化硅、石棉等）。吸入金属铁或氧化铁粉尘可引起"铁末沉着症"，发病工龄一般为10~20年或更长。

接触铁的混合性粉尘可致肺纤维化，单纯铁粉尘有轻度致肺纤维化作用，可能与铁尘对肺泡巨噬细胞膜的损伤有关。生产条件下，很少产生纯金属铁或氧化铁粉尘，因此单纯的肺部铁末沉着症十分少见。在某些含铁粉尘作业环境中可同时存在一定量的二氧化硅，工人吸入后可发生"铁尘肺（arc-welder's disease）"，如赤铁矿工肺等；电焊作业中

电焊烟尘除主要成分除氧化铁外,还有锰、硅、硅酸盐等,长期吸入这种混合性粉尘可引起电焊工尘肺。这些疾病均需与肺铁末沉着症相鉴别。

氧化铁主要沉着在胸膜淋巴管,使肺表面呈铁锈褐色或深砖红色,肺切面可见分布均匀、直径 1~4mm、质软的灰色或铁锈褐色尘斑,但很难区分单个病变;镜下可见大量铁尘颗粒和含尘巨噬细胞沉积在血管和支气管周围、肺泡腔与肺泡壁内,肺间质有轻度网状纤维增生,无胶原纤维化。X 线胸片可见双肺野出现 0.5~2mm 点状致密影,无融合;肺门阴影增浓但不大。患者多无临床症状,肺功能改变不明显;脱离接触后,胸部 X 线片显示阴影可变淡甚至消失。

铁粉尘沉着症发展缓慢,病程较长,发病早期症状少而轻微,随病程的进展可出现咳嗽、咳痰、胸痛、胸闷、气喘、呼吸困难及呼吸道阻塞等症状。部分患者可出现轻度肺气肿表现,其他均无特殊体征。肺功能改变不明显。X 线胸片可见双肺弥漫性、直径 0.5~2mm 小圆形阴影或线状阴影,无明显融合趋势;肺门淋巴结密度增浓,肺门影略增大;肺纹理无明显增粗紊乱,无明显胸膜增厚。脱离接触多年后,由于粉尘可自肺排出,胸部 X 线阴影变淡甚至消失。

（三）肺锑末沉着症（antimony dust thesaurosis）或称锑尘肺（antimonosis）

锑在地壳中的含量为 0.000 1%,最常见的锑矿石有:自然锑（Sb）、辉锑矿（SbS_3）、硫氧锑（$2Sb_2S_3O_2$）、方锑矿（Sb_2O_3）、锑赭石（Sb_2O_4）,目前已知的含锑矿物多达 120 种。我国锑储量最丰富,产量最高。锑是一种蓝白色、比铜硬、性脆、富有延展性、具有金属光泽的金属,常温下不易被氧化,高温时可氧化生成三氧化二锑。后者为白色结晶粉末,受热颜色变黄,冷却后恢复原色,是两性氧化物,难溶于水,可溶于酸和碱。

锑用途十分广泛,如制造各种合金（可增加其硬度和强度）、蓄电池极板、焊料、电缆包皮、枪弹,用作化工催化剂、缩聚催化剂;高纯锑是半导体硅和锗的掺杂元素;锑白（三氧化二锑）是搪瓷、油漆的白色颜料和阻燃剂的重要原料;硫化锑（五硫化二锑）是橡胶的红色颜料;生锑（三硫化二锑）可用于生产火柴和烟剂,被广泛用于阻燃剂、搪瓷、玻璃、橡胶、涂料、颜料、陶瓷、塑料、半导体元件、烟花、医药及化工等生产。锑矿开采,特别在锑的冶炼、精炼及合金生产过程中可产生大量锑烟尘,在颜料等锑化合物的生产及包装等生产过程则主要产生锑粉尘。

锑尘是一种致病力较弱的粉尘,能否引起锑尘肺目前意见尚不一致。实验证明,大鼠长期吸入三氧化二锑粉尘后,发现有局部肺间质纤维化改变。炼锑工人可出现锑尘肺,肺部 X 线可见肺门增大,肺纹理增多,透明度下降等变化;但肺功能并不受累,人肺组织学检查未观察到明显纤维化改变。目前无明确锑致纤维化作用的报道,三氧化二锑尘有一定的致肺纤维化作用,但程度较轻,其具体机制有待探讨。此外,锑尘对心脏还有一定影响,多表现为 T 波异常,可能是由于锑对大脑皮质抑制,引起自主系统功能失调及心脏兴奋过度所致。

锑尘肺患者工龄多在 10 年以上,一般症状轻微,仅有气促、咳痰、胸痛等,无明显体征。肺功能无明显改变。胸部 X 线检查可见大量致密结节状阴影,肺部不规则阴影增多;肺门阴影增密,无融合现象;胸膜一般无改变,肺气肿少见;肺部阴影进展缓慢,很少合并结核;停止接触后,X 线改变无明显消退。喉炎、支气管炎、肺气肿及肺部其他感染为常见合并症。当患者合并锑中毒时,则可出现乏力、头晕、头痛、失眠、食欲减退、恶心、腹痛、广泛性肌肉痉挛、齿龈色素沉着（蓝线）等。炼锑工人常患接触性皮炎（又称锑疮、锑斑病）,好发于四肢、面部及胸部等暴露部位。

（四）肺钡末沉着症（barium dust thesaurosis）或称钡尘肺（baritosis）

钡是一种银白色的碱土金属,在地壳的含量约为 0.05%,广泛分布于碳酸钡和重晶石矿中,主要以硫酸钡、氧化钡和碳酸钡的形态存在。钡的用途广泛,如金属钡可用作消气剂（除去真空管和显像管中的痕量气体,也是精制炼铜时的优良去氧剂）、球墨铸铁的球化剂,同时也是轴承合金的组分;硫酸钡主要作为扩充剂和充填剂应用在造纸业、纺织业、染料业、油印业、玻璃陶瓷制造、电子工业等行业中,同时还是胃肠道等 X 线检查的不透光介质;锌钡白用作白漆颜料;碳酸钡用作陶器釉料;硝酸钡用于制造焰火和信号弹;重晶石用于石油钻井;钛酸钡用于制造电容器等。

长期吸入多量的钡或不溶性钡盐（如硫酸钡、氧化钡等）粉尘,可引起"肺钡末沉着症"或"钡尘肺"。钡尘吸入肺泡后,部分被吞噬细胞吞噬,沿淋巴系统运至肺门淋巴结;部分则沉积在肺泡和肺间质中,形成粉尘小灶,其周围一般不引起纤维组织增生,或仅有轻微的纤维化改变;钡尘可随肺泡、支气管分泌物排出体外。

病理检查可见肺表面有多数孤立的灰色斑点,切面可见多量孤立和细小的灰白色结节,无融合和纤维化,肺门淋巴结不大;镜下可见肺内有较活跃的含钡尘的巨噬细胞反应,在肺间质和小支气管和血管周围可见多量钡尘沉着。动物实验也提示硫酸钡仅引起轻度组织反应而无明显肺纤维化。

钡尘肺患者的临床表现不明显,可有轻微咳嗽、咳痰,但一般无气促或呼吸困难,肺功能检查也多无明显异常。X 线胸片检查可见两肺有均匀而较密集分布的小点状阴影,直径 1~3mm,边缘清晰锐利,不融合;Kerley B 线明显,肺门淋巴结增密,但不增大;肺纹理和胸膜正常。停止接触钡尘作业后,随着粉尘的清除,钡尘性结节可以缓慢地消失,肺野逐渐清晰。但若同时接触二氧化硅粉尘,如重晶石矿工,则有伴发硅肺可能。

三、辅助检查

（一）X 线胸片

金属及其化合物粉尘肺沉着病共同的 X 线胸片表现主要为肺野内可见密度增高、边缘清晰的小圆形或不规则细小阴影,伴肺门影的增大、密度增高;停止接尘后一定时间,肺部 X 线细小阴影可自行消退（即"自净"）。具体描述如下:

1. 肺门改变　早期可见肺门影增宽、浓密;伴随双肺小阴影密集度增高及病情进展,肺门影密度也在增高,当肺内小阴影密集度达到 2 级时,多数能见到肺门金属样密度阴影,这种阴影形状多样,有圆点状、蝶状、枯树枝状,沿第一级支气管周围排列分布,个别呈蛋壳样。

2. 肺纹理改变　早期双肺纹理增强,可放射致肺野外带区,双肺野透亮度减弱、有薄雾或面纱感、即呈"磨玻璃样"改变;随着病情进展,肺纹理增多、增粗、扭曲紊乱,部分肺纹理相互交错呈网格状,网影多为纤细、淡薄、模糊,以中下肺区为著,边界稍模糊,当肺内小阴影增多,肺纹理被掩盖、逐渐减少、甚至完全消失。

3. 小阴影的形态、分布及密集度　长期接触者早期两肺野可见广泛分布淡薄的类圆形和不规则小阴影,呈针尖大小的细小结节状小阴影,以 p 型影为主,少量 s 型影,有的小阴影可表现为稍大约 2 或 4mm 的 q 型影;随着病情进展而表现小阴影的数量增加、密度增高,有的小结节可成簇状或集合而成花瓣状阴影,但不融合,无片块状大阴影形成。小阴影分布以中下肺野较密集,边缘锐利。不规则阴影较少。但脱离粉尘接触若干年后,肺内小阴影在"自净"过程中可逐渐减少、密度减低,肺纹理重现、增强。

4. 其他表现　肺野内可见指向肺门的高密度条索状阴影,可能是锡尘沿支气管、血管周围沉着的阴影,宛如金属铸型,被称为"铸型征"。某些病例可以看到 Kerley B 线及胸膜改变。

脱离接触后病变多无进展。有的患者脱离粉尘作业若干年后,肺内小结节状小阴影可逐渐消退。表现为肺内小阴影变淡、减少,同时肺门阴影明显致密而呈高密度金属块状阴影。

（二）肺部 CT 检查　当病变发展或转归到某一阶段、达不到 X 线胸片诊断标准或需要做鉴别诊断时可行 CT 进一步检查。肺部 CT 可见双肺弥漫分布小结节,部分表现为树芽状;小结节主要呈小叶中心分布,也可见于胸膜下,分布达到 2 个肺区;可有双侧支气管血管束增粗或小叶间隔增厚;3 个月内随访复查,小结节的数量和分布无变化,支气管血管束及小叶间隔改变无变化。

（三）纤维支气管镜检查　纤维支气管镜灌洗液中检出锡、铁、锑、钡及其化合物等可支持诊断。

（四）肺功能检查　大多患者肺功能无明显异常;锑冶炼工人肺功能改变以 VC、FVC、FEV_1 及 $FEF_{25\%\sim75\%}$ 指标为主,提示肺通气功能有不同程度的影响,且主要表现为气道阻塞尤其是小气道功能损害。

（五）实验室检查　可以检测血、尿、大便及身体组织中总锡及有机锡的含量,但含量的异常升高只能提示近期接触过量的锡,不能提示是何时接触,与临床表现和疾病严重程度并无明显相关性;可对血、尿、毛发中的含锑量进行测定,其值与接触的锑尘浓度有关,但与工龄长短、临床表现及锑尘肺的严重程度之间并无明显相关。

四、诊断

根据可靠的职业性金属(锑、铁、锡、钡等)及其化合物粉尘接触史(≥5 年),以间质性肺疾病为主的影像学表现为主要依据,结合现场职业卫生学、职业性金属及其化合物粉尘肺沉着病流行病学调查资料和职业健康监护资料,参考临床表现和辅助检查,排除其他类似肺部疾病后可诊断为金属(注明类别)及其化合物粉尘沉着病。

职业性金属及其化合物粉尘肺沉着病 X 线影像学改变是一个渐变的过程,动态系列 X 线胸片能系统地观察病变演变过程,更准确地判定小阴影的性质,为诊断提供更为可靠的依据。因此,原则上两张及以上间隔时间超过半年的动态 X 线胸片方可确诊。但特殊情况下,有可靠的职业性金属及其化合物粉尘接触史和职业流行病学调查资料支持,有典型的职业性金属及其化合物粉尘肺沉着病 X 线胸片表现,并有明确的临床资料可排除其他疾病,亦可考虑做出诊断。

五、鉴别诊断

（一）电焊工尘肺　均有粉尘接触史及 X 线胸片改变,但电焊工尘肺所接触粉尘为含二氧化硅混合粉尘,可引起迟发性肺纤维化。而金属粉尘沉着症的接触粉尘为金属及其化合物,一般脱离接触有"自净"作用。可做肺部 CT 及支气管纤维镜冲洗液检查进一步明确。

（二）急性粟粒型肺结核　无职业接触史,儿童多见。是急性血行播散型肺结核的一部分,起病急,有严重中毒症状,有时可伴发结核性脑膜炎和其他部位的结核病,X 线胸片显示双肺野均匀分布,密度和大小均匀,边缘清楚的粟粒状阴影,抗结核治疗效果较好。而金属粉尘肺沉着症临床表现无全身中毒症状,且小结节阴影在 X 线胸片上表现密度较高,同时有职业接触史。

（三）结节病　为原因不明、非干酪性类上皮细胞肉芽肿性疾病。可侵犯全身许多脏器,但多发生在肺部及胸内淋巴结。早期常无明显症状或体征,Ⅱ 期结节病肺门淋巴结肿大,伴有肺部浸润,肺部病变广泛对称地分布于两侧,呈结节状、点状或絮状阴影。Ⅲ 期结节病肺部呈现纤维化改变,而肺门肿大淋巴结消失。纤维化阴影中常混杂有肉芽肿的阴影,病变广泛者可出现肺脏皱缩、膈肌升高、肺门上提等。结节病的诊断主要依据 X 线胸片、胸 CT 改变、组织学活检及 Kvein 试验阳性。患者可能伴有其他脏器病变,血清血管紧张素转换酶活性升高,结核菌素皮试阴性或弱阳性可作为参考指标。

（四）肺泡微结石症　往往有家族史,多无粉尘接触史。X 线胸片上两肺满布细砂样状阴影,大小在 1mm 左右,边缘清楚,以肺内侧多见,肺门影不大,肺纹理无明显变化,病程进展缓慢。

（五）细支气管肺泡癌　　常咳较多白色泡沫痰,有时咯血,痰中查见癌细胞。

（六）肺铁末沉着症　　需要注意与铁尘肺、肺泡微石症、含铁血黄素沉着症等相鉴别。

铁尘肺是因为某些含铁粉尘作业环境中可同时存在一定量的 SiO_2,工人吸入这样的粉尘可发铁尘肺,如赤铁矿工肺。银抛光时需要大量氧化铁,尽管粉尘中无石英,仍可发生大块肺纤维化。近年来国内对氧化铁的致纤维化作用做了大量研究工作,认为肺内铁尘长期沉积可引起尘肺样改变。其主要病理表现与电焊工尘肺类似,为呼吸性细支气管壁及其肺泡,血管、支气管周围组织粉尘沉着及尘性改变较轻。

含铁血黄素沉着症多见于风湿性心脏病二尖瓣狭窄者,有左心衰竭病史,无职业史。以反复发作咯血、气短和不明原因的缺血性贫血为特点,有杵状指(趾)、脾大等体征。X线胸片可见大小不一的、分布不均匀、一定数量的细结节阴影,密度大,伴有少量条索状阴影,晚期出现广泛肺间质纤维化。痰及支气管肺泡灌洗液中可查到吞噬含铁血黄素的巨噬细胞,往往有心脏病体征。

六、治疗与预防

诊断明确后应及时脱离职业性锡、铁、锑、钡及其化合物粉尘作业,必要时给予对症支持治疗。

在预防方面应加强金属冶炼、粉碎等工序的机械化、密闭化,加强个人防护,从事操作时应戴防尘口罩,禁止在工作场所中吸烟、进食。并应定期进行职业健康检查,对肺部X线的改变进行动态观察。

（赵赞梅　徐希娴）

参考文献

[1] SUBRAMANYAM B, ROESLI R. Inert Dusts[M]//SUBRAMANYAM B. Alternatives to pesticides in stored-product IPM. New York: Springer, 2000: 321-380.

[2] POTKONJAK V, PAVLOVICH M. Antimoniosis: a particular form of pneumoconiosis[J]. Int Arch Occup Environ Health, 1983, 51 (3): 199-207.

[3] 刘镜愉. 吸入金属后的肺损害[J]. 工业卫生与职业病, 1990, 16 (2): 121-125.

[4] 葛宪民, 李小萍, 王力珩, 等. 锡末沉着病患者X线胸片长期动态观察[J]. 中华劳动卫生职业病杂志, 2011, 29 (7): 550-552.

[5] ROBERTSON A J, RIVERS D, NAGELSCHMIDT G, et al. Stannosis: benign pneumoconiosis due to tin dioxide [J]. Lancet, 1961, 1 (7186): 1089-1093.

[6] 王锐. 锡尘肺: 附117例分析[J]. 工业卫生与职业病, 1994, 20 (6): 338-341.

[7] 张国忱, 谢汝能, 陈怀道, 等. 肺锡尘沉着症工业卫生学、实验病理学及X线形态学观察14例报告[J]. 江西医药, 1980 (3): 17-20, 22, 63.

[8] 钟金球. 肺锡末沉着症25年回顾[J]. 职业与健康, 2001, 17(4): 9-11.

[9] ALTRAJA A, NIGOL K, ALTRAJA S, et al. Increased bronchoalveolar lavage fluid tin content in stannosis[J]. Chest Dis Rep, 2012, 2 (1): e8.

[10] DUNDON C C, HUGHES J P. Stannic oxide pneumoconiosis[J]. Am J Roentgenol Radium Ther, 1950, 63 (6): 797-812.

[11] 李长根, 赵健. 铁尘肺病人与6种法定尘肺病人死亡病例资料分析[J]. 预防医学文献信息, 2001, 7 (3): 265-266.

[12] 陆志英, 吴培华. 氧化铁粉尘对肺的作用[J]. 中华劳动卫生职业病杂志, 1993, 11 (2): 88-90.

[13] DAGUENEL J, GAUCHER P, DUMORTIER L, et al. Antimoniose pulmonaire[J]. Arch Mal Prof, 1979, 40: 110-112.

[14] 陈少雄, 邹昌淇. 含铁粉尘对肺部的作用[J]. 职业医学, 1992, 19 (1): 42-44.

[15] STOKINGER H E. A review of world literature finds Iron oxides noncarcinogenic[J]. Am Ind Hyg Assoc J, 1984, 45 (2): 127-133.

[16] DAA T. Epidemiology survey of respiratory pathology in iron and steel works in portugal[J]. Pneumoiogia, 1975, 6 (4): 151.

[17] 戈兆凤, 韦邦阳. 锑环境健康效应的研究进展[J]. 环境与健康杂志, 2011, 28 (7): 649-653.

[18] 辛业志. 工业锑尘和尘肺[J]. 卫生研究, 1977 (5): 373-377.

[19] WINSHIP K A. Toxicity of antimony and its compounds[J]. Adverse Drug React Acute Poisoning Rev, 1987, 6 (2): 67-90.

[20] 辛业志, 何滔, 周旭, 等. 工业锑尘对肺脏致纤维化作用的初步探讨[J]. 山西医药杂志, 1981 (1): 6-9.

[21] 李小萍, 葛宪民, 王力珩. 三氧化二锑职业性肺损伤研究概况[J]. 中国工业医学杂志, 2007, 20 (5): 320-322, 346.

[22] 李红, 周东海. 某锑矿井下锤工尸检1例分析报告[J]. 工业卫生与职业病, 1997, 23 (6): 360-360.

[23] 班小萍. 炼锑工人的肺通气功能测定[J]. 职业医学, 1994 (3): 41-43.

[24] HOLWEGER H, Müller E A. The photospheric barium spectrum: Solar abundance and collision broadening of BaII lines by hydrogen[J]. Solar Physics, 1974, 39 (1): 19-30.

第八节
硬金属肺病

硬质合金（hard-metal）是以碳化钨为主要成分（70%～95%）、钴为黏合剂（5%～25%）,并加入少量其他金属如铬、镍、钼等经粉末冶金工艺铸型、烧结制成的超硬合金。其粉末平均粒径为 $0.5 \sim 15\mu m$,容易进入并沉积于肺泡,长期吸入可导致呼吸系统损伤,引起支气管哮喘及弥漫性间质性肺疾病,被称为"硬金属肺病"（hard mental lung disease, HM-LD）。2013年我国《职业病分类和目录》调整中,已将硬金属肺病列为新增的法定职业病。

一、接触机会

我国硬金属产量约占世界生产总量的40%。此类金属由于具有很高的强度、硬度、耐热性及耐酸碱性,故用途很广,可用以制造高速切削、研磨钻石、凿岩的钻头、冲头,或用以抛光其他金属或硬质材料。硬金属的球磨、混合、压制、成型生产,或研磨、切削加工过程,或从事稀有金属粉末冶金研究,均有机会接触硬质金属粉尘。

二、致病机制

在相关作业工人中,HMLD 的发病率为 0.13%~3.8%,其发病机制尚不十分清楚。吸入硬金属粉尘尚可引起支气管哮喘,用钴蛋白结合物对患者进行皮试可呈阳性反应,患者 IgE 增高,在钴抗原的培育下可引起淋巴细胞增殖,提示哮喘属于变态反应性,考虑与钴的抗原性有关,吸入钴进行气道激发试验或变应原皮肤试验均支持钴是硬金属支气管哮喘的病因。还有一些研究认为 HMLD 可能起因于慢性过敏反应,因 HMLD 早期多有过敏性肺炎症状和体征,脱离接触后症状体征消失,再接触则症状体征重现,并逐渐加重。有报道 1 例接触硬金属粉尘 40 年的患者,在接触性皮炎反复发作 20 年后发生 HMLD,提示 HMLD 可能与患者长期处于致敏状态有关;长期持续接触可使肺部病变累积加重,X 线胸片影像学改变不再可逆,提示已进展为肺间质纤维化。

硬金属肺病间质病变可呈现多种组织病理学改变,但特征性病理表现是巨细胞间质性肺炎(giant cell interstitial pneumonia,GIP),特点是小叶中心性炎症及纤维化,可伴蜂窝样改变;肺泡腔内可见巨噬细胞和多核巨细胞,较大的多核巨细胞可以吞噬或包裹较小的多核巨细胞、单核巨噬细胞和淋巴细胞。肺组织电子探针显微分析显示钨主要分布于巨细胞及小叶中心;免疫组织化学下显示硬金属元素所在的小叶中心纤维化区可见 CD8+ 阳性 T 淋巴细胞和 CD163+ 阳性单核巨噬细胞,提示上述两种细胞在 HMLD 的炎症、纤维化发病中可能起重要作用;动物实验显示钴对肺有毒性,含有碳化钨的钴粉尘致病作用较单独的钴更大。多数研究认为 HMLD 的发生与钨、钴的暴露水平、暴露持续时间等关系不大,而与个体易感性关系更为密切,如个体敏感性增高者虽为较短时间、较低水平接触,仍可引起发病;个体易感性低者 HMLD 的病理多表现为普通型间质性肺炎(usual interstitial pneumonia,UIP)类型,此时钨仅见于小动脉周围,与小叶中心纤维化及炎性细胞浸润无关。还有研究认为 HMLD 病理类型与钨在肺中的沉积量有关,GIP 型较非 GIP 型患者肺中钨的沉积量为高。

三、临床表现

硬金属肺病的临床表现较复杂,主要有两种表现形式:支气管哮喘及缓慢进展的间质性肺疾病。

1. 支气管哮喘 类似于过敏性肺炎和/或间质性肺疾病的急性哮喘综合征。

临床症状多出现于接触硬金属粉尘数月到数年后,表现为干咳、气短、喘息、胸部紧束感,一般于接触粉尘 4~6 小时后出现症状,常在晚饭后加重,周末或假日症状消失,重返岗位后症状再度出现;肺功能测定显示上班后第 1 秒用力呼气量(FEV$_1$)、用力肺活量(FVC)、最大呼气流速(PEFR)均下降,气道阻力增加,呈迟发及双相的哮喘反应。

2. 间质性肺疾病 发病工龄 2.5~30 年,通常在接尘 10 年以上。典型的肺间质改变为 GIP,主要表现为咳嗽、气短、活动后呼吸困难、食欲减退和体重减轻等;胸部听诊可闻及细小湿啰音。肺功能检查呈限制性通气功能障碍和弥散功能降低,早期停止接触肺功能可有改善,晚期则通气功能及弥散功能进一步降低,出现低氧血症;X 线检查早期两肺底部可见细小的结节伴网状、磨玻璃样及实变阴影;随间质纤维化进展,不规则小阴影增粗、增密,形成广泛的网状阴影、蜂窝肺及牵拉性支气管扩张。支气管肺泡灌洗液(BALF)检查:可见总细胞数增加,以巨噬细胞为主,伴有大量多核巨细胞,淋巴细胞及嗜酸性粒细胞可逐渐增加,CD4+ 及 CD8+ 比值倒置;肺组织及 BALF 中多核巨细胞是硬金属肺病诊断的特异指标,同时也是 GIP 最具价值的组织学诊断指标。须注意的是 HMLD 并非都表现为 GIP,也可表现为其他间质性肺炎类型,故有人建议将肺组织中钨检测也列为硬金属肺病诊断指标;此外,钴的皮肤斑贴试验阳性,也反映机体的易感性,也应给予重视。

四、诊断与鉴别诊断

我国已经颁布《职业性硬金属肺病的诊断》(GBZ 290—2017)国家标准,可供作诊断之依据。该标准规定患者必须有明确的硬金属粉尘接触史,以呼吸系统损伤为主的临床表现和胸部影像学出现肺间质病变,在排除其他尘肺及隐匿性致纤维化肺泡炎等疾病后方可做出诊断;如职业史不明确,可以检测其接触粉尘中是否含有钨、钴成分,也可检测其肺组织或 BALF 中是否含有钨、钴成分,负荷一项者即可予以确认。实难确诊者,可行肺组织病理学检查,发现 GIF 者即可予以确诊。

五、治疗

一经发现出现支气管哮喘及间质纤维化改变,即应尽早脱离硬金属粉尘接触;哮喘和过敏性肺炎可给予支气管扩张剂及糖皮质激素吸入剂治疗;出现间质性肺炎、GIP 者则主要给予糖皮质激素治疗;可以适当吸氧,并酌情给予抗过敏、抗感染、止咳、平喘、抗纤维化等治疗。

六、预防

生产中应注意密闭作业,加强通风,有效控制粉尘的产生及逸散。操作时戴防尘口罩,定期进行职业健康检查。一经诊断,应脱离硬金属粉尘接触。有反复发作的接触性过敏性皮炎患者或钴斑贴试验阳性者应脱离硬金属粉尘环境。

(徐希娴 赵金垣)

参考文献

[1] 孙治平, 李宝平, 高丽妮. 硬金属肺部诊疗进展[J]. 中华劳动卫生职业病杂志, 2014, 3 (11): 871-873.

[2] SAUNI R, LINNA A, OKSA P, et al. Cobalt asthma-a case series from a cobalt plant[J]. Occup Med (Lord), 2010, 60 (4): 301-306.

[3] TANAKA J, MORIYAMA H, TERADA M, et al. An observational study of giant cell interstitial pneumonia and lung fibrosis in hard metal lung disease [J]. BMJ Open, 2014, 4 (3): e004407.

[4] TAKADA T, MORIYAMA H, SUZUKI E. Elemental analysis of occupational and environmental lung diseases by electron probe microanalyzer with wavelength dispersive spectrometer[J]. Respir Investig, 2014, 52 (1): 5-13.

[5] MORIYAMA H, KOBAYASHI M, TAKADA T, et al. Two-dimensional analysis of elements and mononuclear cells in hard metal lung disease[J]. Am J Respir Crit Care Med, 2007, 176 (1): 70-77.

[6] 陈艳霞, 李西西, 罗英男, 等. 硬金属肺病生物标志物的研究进展 [J]. 预防医学论坛, 2014, 20 (9): 701-704.

[7] 李志辉, 王焕强, 李涛. 硬金属肺病临床分析[J]. 中国工业医学, 2016, 43 (1): 52-56.

[8] 李颖, 肖雄斌, 肖云龙, 等. 职业性硬金属肺病一例并文献复习 [J]. 环境与职业医学, 2016, 33 (1): 73-76.

[9] 严蓉, 阮艳君, 孙道远. 硬金属肺病的研究进展[J]. 中华劳动卫生职业病杂志, 2016, 34 (3): 228-231.

第三十二章
理化因素所致的肺部疾病

第一节
放射性肺损伤

一、概述

放射性肺损伤(radiation-induced lung injury,RILI)系由于骨髓移植预处理,肺部及纵隔肿瘤、食管癌、乳腺癌、恶性淋巴瘤或胸部其他部位肿瘤经放射治疗后,在放射野内正常肺组织受到损伤引起的炎症反应。早期改变主要为肺泡炎[放射性肺炎(radiation pneumonitis,RP)],发生在放射治疗后1~3个月,晚期改变主要为纤维化(放射性肺纤维化 radiation fibrosis,RF),常发生在放射治疗后3~6个月。早期炎症反应,可以无症状;后期发展成肺纤维化,导致呼吸功能损害,甚至呼吸衰竭。目前多数研究认为RILI的发生,并非截然可分的放射性肺炎和放射性肺纤维化的两个阶段,而是一种极其复杂的、多种炎症因子和炎症介质参与的、互相影响、互相调节的网状交织过程。随着放疗技术的发展,放射治疗的适应证增加了,疗效提高了,放射性肺损伤的发生率有所下降,但同时随着综合治疗的普遍应用,又增加了放射性肺损伤发生的数量。有症状的放射性肺损伤的发病率为5%~50%。多数放射性肺损伤呈隐形进程。数十年的研究,目前尚无特异治疗方法,预防仍是重要措施。

二、发病因素

放射性肺损伤的影响因素较多,主要有下面两个方面。

(一)物理学因素 正常肺组织接受照射的剂量和面积是引起RILI的主要因素。在相同时间内,放射量越大,发生率越高,肺的损伤越严重。在5周内放射量阈值在25Gy的常规放射量较为安全。放射剂量在6周内20Gy极少产生放射性肺损伤;剂量超过40Gy,放射性肺炎发生率达100%;放射量超过60Gy,可引起严重肺损伤。同样大的剂量,行大面积照射治疗引起的肺组织损伤远较肺局部照射严重;肺下叶放疗比上叶肺放疗的肺损伤发生率高;照射速度越快,越易产生肺损伤;放疗前或放疗期间作化疗,促进放射性肺损伤的发生。

除V_{20}、V_{30}(V_{20}、V_{30}分别指受到20Gy或30Gy剂量照射时的肺体积占全肺总体积的百分率)、MLD等经典的剂量体积直方图(dose volume histograms,DVH)与RILI发生相关外,低剂量体积参数,V_5、V_{10}、V_{13}也与RILI发生有关。此外,RILI还与正常肺组织并发症概率(normal tissue complication probability,NTCP)、剂量分割模式、放射性技术等相关。如三维适形放射治疗(3-dimensional conformal radiotherapy,3D-CRT)、调强放射治疗(intensity modulated radiotherapy)、IMRT、立体定向放射治疗(stereotactic radiotherapy,SRT)、螺旋断层放疗(tomotherapy)、质子治疗(proton therapy,PT),这些放疗新技术的发展,使放射治疗的适应证扩大了,疗效提高了;而放射性肺损伤减少了,是划时代的进展。

(二)临床因素 一般情况差的患者损伤重;年老比青壮年损伤重;女性损伤大于男性;吸烟者较不吸烟者易损伤;基础肺功能差者损伤重,FEV_1大于2L者损伤相对轻;肿瘤位于中、下叶者损伤重;其他如临床分期、是否接受过化疗、个体对放射线的敏感性等因素均与RILI有关。

三、发病机制

放射性肺损伤发病机制还不十分清楚,认为是肺组织直接受放射损伤及炎症细胞、炎症因子、自由基等多种因素共同存在、相互影响、综合调控的复杂过程。

(一)肺Ⅱ型上皮细胞损伤 肺Ⅱ型上皮细胞是肺组织细胞中对射线最敏感的细胞之一,它在肺受放射后最早出现形态学变化,并在放射后6个月内持续存在损伤变化。放射后肺Ⅱ型上皮细胞的异常变化,可能使其分泌的前列腺素E2水平降低,对成纤维细胞的抑制减少,从而使成纤维细胞增生。

(二)血管内皮细胞受损 毛细血管内皮细胞是放射性肺损伤重要的靶细胞之一。放射性肺损伤后,血管内皮细胞空泡化,管腔阻塞,细胞破裂、脱落,造成毛细血管的栓塞。致使血管内皮细胞合成前列腺素-2(PGI-2)、血管紧张素转换酶(ACE)、血浆素原激活因子(PLA)等减少,致肺组织纤溶能力下降,组织纤维化增强。

(三)细胞因子介导 放射损伤后能致纤维化的细胞因子增多。包括:肿瘤坏死因子-α(TNF-α)、成纤维细胞生长因子β(FGF-β)、转化生长因子β(TGF-β)、表皮生长因子(EGF)、白介素-1(IL-1)、白介素-6(IL-6)、血小板源性生长因子(PDGF)、巨噬细胞生长因子(MFGF)和纤维连接蛋白(fibronectin)等。其中TGF-β是目前公认与放射性肺纤维化的发生和发展关系最密切的介导因子。

（四）自由基的过氧化损伤 放射性肺损伤使吞噬细胞受炎性分泌物刺激后产生过量自由基,导致肺组织脂质过氧化损伤和刺激成纤维细胞增殖。

四、病理

放射性肺损伤的病理变化可分为急性放射性炎症改变和慢性纤维化病变。急性炎症改变多发生在放射治疗后1~3个月,亦可发生在放射治疗结束后6个月。主要表现为肺毛细血小动脉充血、扩张和栓塞,血管通透性增高,肺泡细胞肿胀,Ⅱ型肺泡细胞和肺泡巨噬细胞增加,淋巴管扩张和肺泡内透明膜形成。肺泡壁有淋巴细胞浸润,急性可自行消散,也可有结缔组织增生和纤维化。慢性阶段的肺组织变化为广泛肺泡纤维化、肺泡间隔增厚,肺泡萎缩,血管内壁增厚、玻璃样变和硬化,管腔狭窄或阻塞致使气体交换功能降低和肺动脉压力增高。若继发肺部感染可促进放射性肺纤维化,也是导致死亡的重要诱因。

呼吸功能改变:由于放射性肺炎和肺纤维化,肺顺应性下降,肺活量、肺总量、残气量、第1秒用力呼气容积减少,表现为限制性通气障碍。通气/血流比例降低,气体弥散障碍,导致低氧血症。肺功能检查可早期发现RILI。往往早于X线胸片的发现。

五、临床表现

轻者无症状。可在放射治疗后立即出现刺激性咳嗽,多数在放射治疗2~3个月后出现症状,个别在停止放射治疗半年后出现刺激性干咳,活动后加剧,伴有气急、心悸和胸痛。不发热或低热,偶有高热,体温高达40℃。放射性损伤产生肋骨骨折,局部有疼痛。放射性食管炎可产生吞咽困难。随肺纤维化加剧逐渐出现呼吸困难。易发生呼吸道感染而使症状加重,出现发绀。

体检可发现胸部放射野局部的皮肤萎缩变色硬。多数肺部无阳性体征,肺内纤维化广泛时端坐呼吸,呼吸音普遍减弱,可闻及捻发音或爆裂音(inspiratory crepitus 或 crackles)。继发细菌感染可出现干、湿啰音。偶有胸膜摩擦音。伴发肺源性心脏病,则可出现颈静脉充盈、肝大及压痛,全身水肿等右心衰竭的表现。

六、辅助检查

轻者可无明显异常,重者见WBC升高或降低,血气分析示:氧分压(PaO_2)下降,二氧化碳分压($PaCO_2$)升高。血浆和/或肺组织中肿瘤坏死因子-α(TNF-α)、转化生长因子β(TGF-β)、白介素-1β(IL-1β)、白介素-6(IL-6)、血小板源性生长因子(PDGF)、细胞内黏附分子-1(ICAM-1)及P、E选择素(selection)可增加。血沉加快。

X线表现:多数于停止放射治疗1~3个月后,肺部始有异常表现。急性期在照射肺野出现片状或融合成大片、致密的模糊阴影,照射范围呈毛玻璃样表现,其间隐约可见网状阴影,与支气管肺炎或肺水肿极相似。慢性期产生肺纤维化,呈网状、条索状或团块状收缩阴影,主要分布于肺门或纵隔两侧及其他放射肺野。由于肺纤维收缩,气管、心脏移向病侧,同侧膈肌抬高,正常肺组织产生代偿性肺气肿。发生肺动脉高压时,表现为右肺下动脉横径增厚,肺动脉段突出或右心肥大。常伴胸膜腔积液征,偶见自发性气胸。

支气管肺泡灌洗:放射性肺炎患者支气管肺泡灌洗液中细胞数明显增多,主要是淋巴细胞的增多,而且是活化的淋巴细胞为主。

此外,经支气管镜或剖胸活检有助于排除其他肺部疾病。

七、诊断

（一）诊断 有胸部接受放射治疗的病史,干咳,进行性气促,X线胸片或CT检查在照射野内出现肺组织炎性或/和纤维化改变的影像学征象者,即可诊断为RILI。

（二）病情评估 病情评估是为了更好施治和预测病情的转归。目前尚无统一的评估标准,多数采用6级评估标准。

0级:无症状,无变化。1级:轻微干咳,劳动时有呼吸困难;有轻度影像学改变,肺纤维化改变<25%。2级:持续性咳嗽,需用麻醉性镇咳药,稍微活动即有呼吸困难,休息后即缓解,肺纤维化改变在25%~50%。3级:重度咳嗽,麻醉镇咳药无效,安静休息时有呼吸困难,肺纤维化改变在大于50%且小于等于75%。4级:严重呼吸功能不全,需持续吸氧或辅助通气治疗;肺纤维化>75%。5级:放疗毒所致死亡。

八、鉴别诊断

急性放射性肺炎应与下列疾病相鉴别,结合病因、病史、临床表现、多项检查等综合判断。

（一）非放射性肺炎 包括肺炎支原体肺炎、肺炎球菌性肺炎、葡萄球菌肺炎、克雷伯菌肺炎及某些抗癌药物如博来霉素等所致药物性间质性肺炎等。病变常受肺叶、肺段限制,多伴有体温升高和中性粒细胞升高,抗生素治疗明显有效,肺部病变可迅速吸收,而放射性肺炎抗生素治疗无效,使用大量激素4~6周后,胸部X线片才可见有逐渐吸收的表现。后期常出现纤维条索影。

（二）浸润型肺结核 本病与照射野及放疗的时间剂量无关。病变密度不均,常位于双上肺,抗结核治疗可使病灶吸收。

（三）肺部肿瘤 包括原发性支气管肺癌和肺部转移性肿瘤,病变阴影常超出或远离照射野范围,病变呈浸润、肿块或弥漫型。可伴有其他地方的转移灶出现,且呈持续进展。

九、预防及治疗

应用最新放射技术,严格掌握放射剂量、照射野的大小和照射速度,是预防放射性肺炎发生的最好方法。

肾上腺皮质激素:是目前治疗放射性肺炎最有效的药物,特别在早期使用。急性期可用泼尼松(每日 1mg/kg),待症状消失后逐渐减量,疗程视病情而定,一般不少于 6 周。它能减轻肺实质细胞和微血管的损害程度、减轻肺组织渗出和水肿,进而有效地减轻症状。目前,人们正致力于发展一种具有抗纤维化作用且副作用较小的皮质类固醇衍生物。另外,为减轻症状还可以采用雾化吸入法。其他可试用的药物有:

1. 细胞毒性药物　目前使用较多的有环磷酰胺、甲氨蝶呤、巯嘌呤等。以环磷酰胺(CTX)为例,可以 100 ~ 150mg/d 口服,或 400mg 静脉注射,一周 1 次,或 200mg 静脉注射,一周 2 次。秋水仙碱是治疗肺纤维化有效药物,但因其不良反应大,广泛应用受到限制。

2. 大环内酯类抗生素　十四元环的大环内酯类抗生素具有非特异性的抗炎和免疫调节作用。氟伐他汀:可抑制 TGF-β 的表达,进而抑制肺成纤维细胞的增生和过量基质产生。

3. 还原型谷胱甘肽(GSH)　一方面能够与体内自由基结合,加速自由基排泄,另一方面可以中和氧自由基,避免产生过氧化脂质,防止细胞的损伤,并促进正常细胞蛋白质的合成,起到保护正常细胞的作用。

4. 己酮可可碱　一种磷酸二酯酶抑制剂,可通过提高细胞内环-磷酸腺苷(cAMP)在转录和转录后的水平发挥对 TNF-α 等细胞因子的抑制作用。

5. 前列腺素 E1(PGE1)　PGE1 是由环氧化物酶作用形成的花生四烯酸代谢产物,可以选择性地扩张肺血管。

6. 中医药治疗　中医学者普遍认为,放射性肺炎,病因当属热毒内侵、灼伤肺络、伤津耗气、血络瘀阻。具体治法主要有:养阴清肺法、活血化瘀法、清肺化痰法、解毒散结润肺法等。所用方剂有:百合固金汤、沙参麦冬汤、清燥救肺汤、参芪补肺汤、小青龙汤、贝母瓜蒌散、千金苇茎汤、桃红四物汤。李广虎等报道,丹参酮ⅡA 能使肺泡炎、纤维化病变减轻。

7. 甲苯吡啶酮　新型口服有效抗纤维化药物,实验证明,此药可使小鼠体内超氧化物歧化酶(SOD)活性明显下降,并经病例证实,其对肺纤维化有明显的抑制作用。

8. 干扰素　是一个多肽分子家族,目前研究,IFN-β、IFN-γ 有抗纤维化作用。对此药的临床研究仍在深入。

9. 抗凝疗法　对防止小血管栓塞有效。氧气吸入以改善低氧血症。伴细菌感染,选用有效抗生素,控制感染。支持疗法及止咳、解热药的辅助治疗十分重要。

十、预后

轻度急性放射性肺炎给予肾上腺皮质激素和支持疗法,肺内炎症可自行吸收消散。严重广泛纤维化和治疗反应不佳者,可发生呼吸衰竭和心力衰竭而死亡。

(张珍祥)

第二节
吸入性肺损伤

一、概述

吸入性肺损伤(aspiration lung injury, ALI)是指由于吸入各种有害物质引起的程度不同的气管、支气管和肺实质损伤。

吸入气道的物质除胃酸(Mendelson 综合征)、含有细菌的口咽部分泌物及胃内容物(吸入性肺炎)外;有害气体、烟雾、重金属、刺激性液体(如矿物油、动植物油脂等)、无刺激性液体(淡水、海水)及固体异物等均可形成吸入性肺损伤。

轻者可仅有刺激性咳嗽、胸闷等不适;重者可表现为吸入性肺炎、肺脓肿、化学性肺炎、气管及支气管炎、气道阻塞、肺不张、肺水肿,甚至发生急性呼吸窘迫综合征(ARDS)及多器官功能不全综合征(MODS),而危及患者的生命。

一些有害物质如一氧化碳、氰化物及化学毒气等不仅可引起肺部病变,还可引起其他脏器、系统的病变和功能障碍。

吸入大量的热气、蒸汽、火焰、烟雾及伴随的化学毒气引起的肺损伤又叫呼吸道烧伤。轻者损伤鼻腔及咽喉部,重者也可造成呼吸道和肺损伤。

二、病因和发病机制

正常人由于会厌、声门、保护性的反射和吞咽的协同作用,食物和异物不易进入下呼吸道,少量液体亦能通过咳嗽排出。当神经系统病变或神志不清时,如假性延髓性麻痹、脑血管意外、癫痫发作、酒精中毒或安眠药中毒、全身麻醉等,由于吞咽和声门关闭动作不协调,咳嗽受到抑制,异物或食物即可吸入气道;食管病变如食管失弛缓症、食管上段癌肿、Zenks 食管憩室,食物下咽不能全部入胃,反流入气管;癌肿或外伤引起的食管气管瘘,食物可经食管直接进入气管内;医源性的因素,如胃管刺激咽部引起呕吐,气管插管或气管切开影响喉功能,抑制正常咽部运动等,可将呕吐物吸入气道。呼吸道纤毛清除功能受损:侵入下呼吸道的微小颗粒主要由呼吸道纤毛运动系统清除,以保持呼吸道的清洁。慢性呼吸系统疾病,如慢性支气管炎、支气管扩张、支气管哮喘等使纤毛运动功能严重受损,致使下呼吸道的分泌物和病原微生物清除困难,易患吸入性肺炎。

老年人、严重营养不良、糖尿病、恶性肿瘤、慢性心功能不全等疾病均可使机体的免疫功能降低,发生吸入性肺炎的可能性增加。

吸入物产生肺损伤的严重程度与吸入胃液中的盐酸浓度、吸入量及在肺内的分布情况有关。吸入胃酸的 pH<2.5

时,可严重损伤肺组织,吸入液体少至 50ml 即能引起肺损害。动物实验中证实,吸入 pH<1.5 的液体 3ml/kg 时,动物死亡 100%。吸入液的分布范围越广泛,损害越严重。吸入细菌污染的口腔分泌物,由机体免疫功能及吸入细菌的数量和毒性强度决定吸入性肺炎的发生发展。

当意外吸入大量的热气、蒸汽、火焰、烟雾及伴随的化学毒气引起的肺损伤,是一个相当复杂的病理过程。包括热损伤和化学损伤。其中,涉及化学物质中毒、炎症、肺不张、ARDS 及 MODS 等一系列全身性改变。

三、病理和病理生理

吸入胃内容物后,胃酸刺激支气管引起强烈的支气管痉挛,接着发生支气管上皮的急性炎症反应和支气管周围的炎症细胞浸润。进入肺泡的胃液迅速向周围肺组织扩散,肺泡上皮细胞破坏、变性并累及毛细血管壁,血管壁通透性增加和肺泡毛细血管壁破坏,形成间质性肺水肿、肺泡水肿。数日后肺泡内水肿和出血逐渐吸收并有透明膜形成,然后引起纤维化。吸入同时可将咽部寄殖菌带入肺内,产生以厌氧菌感染为主的继发性细菌感染,形成肺脓肿(详见有关章节)。肺水肿使肺组织弹性减弱,顺应性降低,肺容量减少,Ⅱ型肺泡细胞破坏,表面活性物质减少,使小气道闭合,肺泡萎陷引起肺不张。肺泡通气不足,通气/血流比值降低、静动脉分流增加,导致低氧血症。血管内液体大量渗出或反射性血管扩张,血容量可减少 35% 以上,可发生低血容量性低血压。吸入碳氢化合物的病理过程与胃酸吸入相仿,因其表面张力低,吸入后在肺内大面积扩散,并使表面活性物质失活,更易产生肺不张、肺水肿,导致严重低氧血症。

四、临床表现

临床表现与诱发因素和机体的状态有关。多有明确的误吸病史,如醉酒、中毒、抽搐、麻醉及昏迷后出现呕吐,口咽部常有呕吐的胃内容物;或有机械通气,留置胃管,误吸或溺水等病史。吸入呕吐物可突发喉反射性痉挛和支气管刺激发生喘鸣、剧咳。食管、支气管瘘引起吸入性肺炎,每天进食后有痉挛性咳嗽伴气急;神志不清者,吸入后常无明显症状,但于 1~2 小时后可突发呼吸困难,出现发绀,常咳出浆液性泡沫样痰,可带血。两肺可闻及湿啰音和哮鸣音,出现严重低氧血症,可产生急性呼吸窘迫综合征(ARDS),并可伴二氧化碳潴留和代谢性酸中毒。

实验室检查:白细胞计数中度升高伴核左移,或仅有中性粒细胞升高动脉血气分析显示低氧血症。

X 线检查:表现为两肺散在不规则片状边缘模糊阴影。肺内病变分布与吸入时体位有关,常见于肺的后下部位,以右肺为多见,发生 ARDS 时可见双肺毛玻璃样改变。

如作纤维支气管镜检查,在气管或支气管中看到食物颗粒和其他胃内容物时,具有诊断价值。

五、诊断

诊断吸入性肺损伤,应当对那些容易发生吸入的患者引起注意,当他们突然发生呼吸困难,有或无刺激性咳嗽而出现呼吸衰竭,应首先高度怀疑本病。意外情况,如火灾、运输强酸、强碱发生外漏等引起接触人员出现呼吸道症状和体征,应考虑有吸入性肺损伤。需鉴别的疾病有心源性肺水肿、肺栓塞、细菌性肺炎和其他引起 ARDS 的原因,如脓毒血症和低血压等。

六、预防

应针对诱发因素进行预防,如手术麻醉前必须使胃排空,对昏迷患者可采取头低及侧卧位,尽早安置胃管,必要时作气管插管或气管切开等。口咽部护理对防止吸入性肺炎十分重要。喂食及体位:危重患者平卧位可增加误吸的发生率。胃肠动力药和制酸药的使用可减少胃内容物反流。血管紧张素转换酶抑制剂(ACEI)具有抗高血压、扩张血管和保护肾脏的作用。近年来发现,ACEI 除具有上述作用外,还可增强老年人尤其是合并脑血管意外患者的咳嗽反射、减轻吞咽障碍、增加血浆和呼吸道分泌物中 P 物质的含量,预防吸入性肺炎的发生。

确保运输安全,防止火灾发生。

七、治疗

阻断各种可能引起吸入的途径,阻止气道及肺损伤的发展。

吸氧,应用纤维支气管镜或气管插管吸出胃内容物或异物,机械通气,必要时采用呼气末正压通气治疗;纠正血容量可用低盐白蛋白或低分子右旋糖酐等。使用利尿剂可避免左心室负荷过重和胶体渗入肺间质。肾上腺皮质激素治疗尚有争论。有学者认为吸入 12 小时内大量使用肾上腺皮质激素 3~4 天,可能有助于肺部炎症的吸收。细菌感染时根据吸入的内容、时间及病原菌,选用合适的抗生素。

(张珍祥)

第三节
气道灼伤

一、概述

气道灼伤(airway burn)是由于吸入挥发性强酸、强碱或某些酸、碱液体或某些气体造成气道黏膜损伤、糜烂、水肿致气道不同程度狭窄。临床表现为咳嗽、呼吸困难的急性呼吸道疾病。

二、病因与发病机制

多数是由于意外造成盛装强酸、强碱或臭氧的容器破裂时,现场人员没有及时离开而吸入挥发性气雾溶液;或者是误吸酸性、碱性液体,使气道受酸、碱化学性或氧化剂的灼伤,酸对呼吸道黏膜的损伤主要是受累组织的凝固;碱则是引起黏膜的溶解和深部气道组织的损伤;过氧化物通过脂过氧化反应直接损伤组织细胞并导致炎性介质的释放,后者加重组织损伤。此外,无论是酸、碱或过氧化物对组织细胞的直接或间接损伤,都可能引起炎性细胞渗出和炎性因子(如白介素等)的释放,引起过度炎症反应,这可能是急性肺损伤和后期并发症更重要的发病机制。继而发生气道狭窄,继发呼吸道感染,甚至出现急性肺损伤(ALI)或急性呼吸窘迫综合征(ARDS)(表32-3-1)。

表32-3-1 一些有害气体的水溶性和损伤机制

有害气体	水溶性	损伤机制
氨气	高	碱烧伤
氯气	中度	酸烧伤,氧自由基损伤
盐酸	高	酸烧伤
氮氧化物	低	酸烧伤,氧自由基损伤
臭氧	低	氧自由基损伤
光气	低	酸烧伤
二氧化硫	高	酸烧伤

三、临床表现

轻重不一,患者表现各异。轻者表现频繁干咳、胸闷;重者极度呛咳,吸气性或双相性呼吸困难,咯血性分泌物,甚至呼吸窘迫;亦可见鼻腔有灼伤。肺部可听到鼾音和湿啰音。无创血氧饱和度检测,呈现低氧。早期X线表现不明显,后期可有气道狭窄的征象。

四、诊断

有有害气体吸入史及现场,结合临床表现,上呼吸道损伤的体征诊断一般不难。

五、预防及治疗

预防为主。切实加强有害气体生产、运输过程中的安全措施,防止泄漏,防止小孩误吸。一旦发生意外,立即离开现场,对已有吸入者迅速送往医院处理,包括清洗皮肤,吸氧,经纤维支气管镜清理呼吸道残留的吸入物,早期可雾化吸入肾上腺素,或注入稀释的糖皮质激素,减轻气道阻塞的症状,清除坏死组织,保持气道通畅,防止继发气道狭窄。对严重上呼吸道广泛水肿的患者应给予糖皮质激素。缺氧患者要给予吸氧。及时吸出上呼吸道分泌物,出现急性上呼吸道梗阻时要及时给予气管插管或气管切开,保持呼吸道通畅。

有呼吸道感染征象,应用合适的抗生素,控制感染。

六、预后

轻者可有胸闷等不适,重者可有永久性气道狭窄的后遗症。合并严重感染或ARDS可危及生命。

(张珍祥)

参考文献

[1] 钟南山,刘又宁.呼吸病学[M].2版北京:人民卫生出版社,2012:761-764.

[2] 俞森洋.呼吸危重病学[M].北京:中国协和医科大学出版社,2008:1102-1115.

[3] 伍海琼.放射性肺损伤的研究进展[J].肿瘤预防与治疗,2015,28(4):223-227.

[4] 王绿化,傅小龙,陈明,等.放射性肺损伤的诊断与治疗[J].中华放射肿瘤学杂志,2015,24(1):4-9.

[5] 孙雨云.放射性肺损伤的放射物理学因素影响分析[J].健康前沿,2016,23(10):8-9.

[6] 韩水云,孙晓江,许亚萍.放射性肺损伤的风险预测研究进展[J].中华放射肿瘤学杂志,2015,24(2):222-224.

[7] 谷铣之,殷蔚伯,余子豪,等.肿瘤放射治疗学[M].4版.北京:中国协和医科大学出版社,2008:636.

[8] 张瑾熔,刘珊珊,吕茵,等.血浆中TNF-α、IL-6、ACE水平及DVH参数与放射性肺炎发生的相关性研究[J].中国癌症杂志,2010,20(6):440-445.

[9] 王明臣,刘洪明,刘杰,等.放射性肺炎影响因素的多元回归分析[J].中华放射肿瘤学杂志,2003,12(z1):49-51.

[10] HERNANDO ML, MARKS LB, BENTEL GC, et al. Radiation-induced pulmonary toxicity: a dose-volume histogram analysis in 201 patients with lung cancer[J]. Int J Radiat Oncol Biol Phys, 2001, 51(3):650-659.

[11] PARK KJ, CHUNG JY, CHUN MS, et al. Radiation-induced lung disease and the impact of radiation methods on imaging features[J]. Radiographics, 2000, 20(1):83-98.

[12] MAASILTA P, HALLMAN M, TASKIEN E, et al. Bronchoalveolar lavage fluid findings following radiotherapy for non-small cell lung cancer[J]. Int J Radiat Oncol Biol ehys, 1993, 26(1):117-123.

[13] TAKIGAWA N, SEGAWA Y, SAEKI T, et al. Bronchiolitis obliterans organizing pneumonia syndrome in breast-conserving therapy for early breast cancer: radiation-induced lung toxicity[J]. Int J Radiat Oncol Biol Phys, 2000, 48(3):751-755.

[14] 赵峰,咸好文,赵一玲,等.氟伐他汀对博来霉素A5致大鼠肺纤维化的治疗作用[J].第四军医大学学报,2002,24(6):493-496.

[15] 杨新华,孔德洪,钟兰俊,等.还原型谷胱甘肽减轻NSCLC放射性肺损伤的临床观察[J].临床肺科杂志,2003,8(5):390-391.

[16] 李广虎,李志平,徐泳,等.丹参酮ⅡA对放射性肺纤维化防治作用的实验研究[J].中华放射肿瘤学杂志,2006,15(1):50-54.

[17] 高晓方,崔社怀.干扰素γ及地塞米松对实验性肺纤维化大鼠血清IL-4、SP-A含量的影响[J].实验医学杂志,2004,20(5):498-500.

[18] Mark PE. Aspiration pneumonitis and aspiration pneumonia[J]. N Engl J Med, 2001, 344(9):655-671.

[19] 应可净, 刘富光, 胡月梅, 等. 纤维支气管镜检查应用于呼吸道烧伤的评估[J]. 中国实用内科杂志, 1994, 4 (14): 203-204.

第四节
类脂性肺炎

类脂性肺炎(lipoid pneumonia)是肺对一些脂类物质的一种慢性炎症反应。

一、病因与发病机制

根据发生类脂性肺炎的不同原因可分为外源性和内源性。外源性类脂性肺炎是因吸入植物性、动物性或矿物性油类所致。牛奶、奶制品和鱼肝油含有动物油。婴幼儿、儿童和老年人在进食时注意力不集中,哭闹、说话及大笑易引起误吸。动物脂肪可被肺脏脂肪水解酶水解为脂肪酸,引起呼吸道酸烧伤,严重时可出现急性出血性肺炎;植物油的吸入往往发生于进食或进食植物油后呕吐物误吸。植物油吸入肺损伤的严重性轻重不一,与吸入植物油的种类和数量有关。一些植物油吸入不引起肺部的炎症反应和肺纤维化,吸入后大部分经过咳嗽排出;另一些植物油吸入则可引起类似动物油吸入的肺部反应。矿物油类主要包括柴油、汽油及石油的其他液体产品,以及家具擦光剂等。矿物油为惰性物质,在体内不被水解,吸入肺脏迅速乳化,被巨噬细胞所吞噬,通过淋巴管运走;若留下残留物,这类物质吸入引起的肺损伤包括刺激呼吸道引起的化学性炎症,可引起肺纤维化;肺泡表面活性物质被灭活而引起的肺不张、肺水肿及严重的低氧血症。医用液状石蜡滴鼻剂,常流入肺脏下垂部;用液状石蜡作缓泻剂,误吸时可吸入两肺。矿物油刺激性小,经咽部进入支气管树而不引起咳嗽反射,也能阻碍气道上皮的纤毛运动对吸入油类的排除。

内源性类脂性肺炎亦称胆固醇肺炎(cholesterol pneumonia),是肺癌、支气管扩张、放射治疗及继发于硬皮症或尘肺的纤维化等的并发症,也可以发生于脂肪栓塞、肺泡蛋白沉积症和脂质累积症等疾病时。

二、病理

矿物油引起的类脂性肺炎,可见肺泡间隔增厚和水肿,含有淋巴细胞和充满脂质的巨噬细胞。在肺淋巴管和肺门淋巴结中可见小油滴。可见大量纤维化,正常肺结构消失。如是结节状,病变很像肿瘤,称石蜡瘤。

胆固醇肺炎,肺大体标本的切面可见灰色或黄色的外观。镜检:在肺泡和肺泡壁可见含大量胆固醇的巨噬细胞。核位于中央,苏丹染色,胞质明亮。肺泡内皮细胞增生,并有不同程度的小叶间纤维化。

三、临床表现

多数患者无症状,常 X 线胸片发现异常才引起注意。常见症状为咳嗽、活动后呼吸困难,可发生胸痛、咯血、发热(常为低热)、寒战、盗汗和体重减轻。体检可无体征,或有发热、呼吸急促、胸部听诊呈浊音,可听到支气管性或支气管肺泡性呼吸音和干湿啰音或捻发音。

动脉血气分析可正常,运动后可出现低氧血症。重症患者可有低氧血症、低碳酸血症和轻度呼吸性碱中毒。肺功能检查为限制性通气功能障碍、肺顺应性下降。痰液检查,痰液中巨噬细胞内可见直径 5～50mm 的空泡,集合成团,苏丹染色时呈深橘黄色,并有相同染色的细胞外小油滴。

X 线胸片可见单侧或双侧浸润影,呈局限性或弥散性分布,多见双下肺,空气支气管征可见,发生纤维化时,肺容量减少,有线性和结节状浸润影。亦有呈局限性块影,似支气管肺癌。

四、诊断鉴别诊断

诊断类脂性肺炎依靠详细询问病史;痰液中查见充满脂质的巨噬细胞有助诊断。肺部有块状阴影,可作经支气管镜肺活检(TBLB),有助于鉴别其他原因引起的肺纤维化,肺部结节状块影,必须与肺癌鉴别。

五、预防及治疗

外源性类脂性肺炎以预防为主,勿用液状石蜡滴鼻和导泻,易患人群格外注意。机械工人和司机应遵守操作规程,防止误吸;小孩和老人饮食时应防止误吸。指导患者进行咳嗽锻炼,持续数日,促进矿物油排出。亦有使用皮质激素治疗取得效果的报道。吸入初期可试用纤维支气管镜行支气管肺泡灌洗,协助脂类排出。越早进行支气管灌洗治疗越好,既减轻并发细菌感染机会,又减少梗阻的进一步恶化及肺间质的损害。内源性胆固醇肺炎以手术切除为主,尤其是难与肺癌鉴别者。

(张珍祥)

参考文献

[1] 钟南山, 刘又宁. 呼吸病学[M]. 2 版北京: 人民卫生出版社, 2012: 761-764.

[2] 俞森洋. 呼吸危重病学[M]. 北京: 中国协和医科大学出版社, 2008: 1102-1115.

[3] 伍海琼. 放射性肺损伤的研究进展[J]. 肿瘤预防与治疗, 2015, 28 (4): 223-227.

[4] 王绿化, 傅小龙, 陈明等. 放射性肺损伤的诊断与治疗[J]. 中华放射肿瘤学杂志. 2015, 24 (1): 4-9.

[5] 孙雨云. 放射性肺损伤的放射物理学因素影响分析[J]. 健康前沿. 2016. 23 (10): 8-9.

[6] 韩水云, 孙晓红, 许亚萍. 放射性肺损伤的风险预测研究进展[J]. 中华放射肿瘤学杂志. 2015. 24 (2): 222-224.

[7] 谷铣之, 殷蔚伯, 余子豪, 等. 肿瘤放射治疗学[M]. 4 版. 北京: 中国协和医科大学出版社. 2008: 636.

[8] 张瑾熔, 刘珊珊, 吕茵, 等. 血浆中 TNF-α、IL-6、ACE 水平及 DVH 参数与放射性肺炎发生的相关性研究[J]. 中国癌症杂志, 2010, 20 (6): 440-445.

[9] 王明臣, 刘洪明, 刘杰. 等. 放射性肺炎影响因素的多元回归分析 [J]. 中华放射肿瘤学杂志, 2003, 12 (增刊): 49-51.

[10] HERNANDO ML, MARKS LB, BENTEL GC, et al. Radiation-induced pulmonary toxicity: a dose-volume histogram analysis in 201 patients with lung cancer [J]. Int J Radiat Oncol Biol Phys, 2001, 51 (3): 650-659.

[11] PARK KJ, CHUNG JY, CHUN MS, et al. Radiation-induced lung disease and the impact of radiation methods on imaging fea-tures [J]. Radiographics, 2000, 20 (1): 83-98.

[12] MAASILTA P, HALLMAN M, TASKIEN E, et al. Bronchoalveolar lavage fluid findings following radiotherapy for non-small cell lung cancer [J]. Int J Radiat Oncol Biol ehys, 1993, 26 (1): 117-123.

[13] TAKIGAWA N, SEGAWA Y, SAEKI T, et al. Bronchiolitis obliterans organizing pneumonia syndrome in breast-conserving therapy for early breast cancer, radiation-induced lung toxicity [J]. Int J Radiat Oncol Biolphys,

2000, 48 (3): 751-755.

[14] 王明臣, 刘洪明, 刘杰, 等. 放射性肺炎影响因素的多元回归分析[J]. 中华肿瘤放射学杂志, 2003, 12: 49-51.

[15] 赵峰, 戚好文, 赵一玲, 等. 氟伐他汀对博来霉素A5致大鼠肺纤维化的治疗作用[J]. 第四军医大学学报, 2002, 24 (6): 493-496.

[16] 赵新华, 孔德洪, 钟兰俊, 等. 还原型谷胱甘肽减轻 NSCLC 放射性肺损伤的临床观察[J]. 临床肺科疾病, 2003, 8 (5): 390-391.

[17] 李广虎, 李志平, 徐泳, 等. 丹参酮II对放射性肺纤维化防治作用的实验研究[J]. 中华放射肿瘤学杂志, 2006, 15 (1): 50-54.

[18] 高晓方, 崔社怀. 干扰素 γ 及地塞米松对实验性肺纤维化大鼠血清 IL-4、SP-A 含量的影响[J]. 实验医学杂志, 2004, 20 (5): 498-500.

[19] MARK PE. Aspiraion pneumonitis and aspiration pneumonia [J]. N Engl J Med, 2001, 344: 655-671.

[20] 应可净, 刘富光, 胡月梅, 等. 纤维支气管镜检查应用于呼吸道烧伤的评估[J]. 中国实用内科杂志, 1994, 4 (14): 203-204.

第三十三章
睡眠呼吸障碍与呼吸调节异常

第一节
概论

正常通气量的维持需足够的潮气量及呼吸频率，即每分通气量=潮气量×呼吸频率。呼吸控制系统任何环节的病变均可影响呼吸深度及频率，致通气功能紊乱。临床上见到的病例多为几个环节病变同时存在，极少数情况下，单纯呼吸中枢病变即可导致通气功能紊乱。狭义的呼吸控制功能障碍多指以呼吸中枢功能障碍为主者，可分为两大类：一类以呼吸节律异常为主，表现为不规则呼吸，血气波动大，例如睡眠呼吸暂停；另一类以呼吸频率及/或深度异常为主，但呼吸节律尚规整，例如肺泡低通气综合征。

一、呼吸功能的调节及睡眠的影响

呼吸系统的主要功能在于为机体提供氧气（O_2）、排出二氧化碳（CO_2），并参与酸碱平衡调节。机体主要通过以下途径实现呼吸调控：一是大脑皮质参与的行为调节（behavioral control）系统；二是与低 O_2、高 CO_2 等化学性刺激有关的代谢性调节（metabolic control）系统。完整的呼吸调节系统包括中枢控制器、感受器及效应器三个部分（图 33-1-1）。中枢控制器（central controller）系指广泛分布在延髓及脑桥网状结构两侧的神经元群。延髓是呼吸节律的起源部位。脑桥参与呼吸节律的精细调节，下丘脑则与情绪变化时的呼吸模式改变有关。大脑皮质的神经活动可控制随意呼吸运动（行为调节）。与睡眠-觉醒状态相关的呼吸刺激-醒觉刺激（wakefulness stimulus）也属此环节。感受器（sensors）：代谢性调节是呼吸调控主要途径。它通过中枢（延髓腹侧）及外周化学感受器（主要为颈动脉体，主动脉体作用较弱）感受 pH、$PaCO_2$ 及 PaO_2 的变化。$PaCO_2$ 升高可刺激呼吸中枢，增强呼吸；而 PaO_2 仅在降至 60mmHg 以下时才发挥显著呼吸刺激作用。细支气管内的牵张感受器（stretch receptors），肺部的快适应感受器（rapidly adapting receptors）及 J 感受器，也参与部分呼吸调节。其中，与上气道感受器相关反射在睡眠呼吸障碍疾病的发病机制中起重要作用。效应器（effectors）包括与呼吸肌及其与呼吸中枢间信号传递的神经通路。呼吸肌包括膈肌，肋间肌，腹肌等呼吸辅助肌，膈肌担负呼吸做功的 70% 以上。上气道辅助结构及功能异常是睡眠呼吸紊乱疾病重要机制之一。

睡眠对呼吸及呼吸调节功能具有重要影响（图 33-1-2）。根据脑电图、眼电图及肌电图的变化，睡眠可分为非快速眼动期（non-rapid eye movement，NREM）及快速眼动期

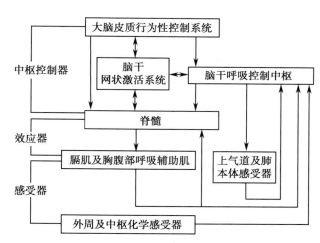

图 33-1-1　完整的呼吸调节系统

（rapid eye movement，REM）。NREM 睡眠由浅入深又分为 I、II、III 期三个时相。不同睡眠时相对呼吸调节功能影响不一。在 NREM 睡眠期，醒觉刺激等行为调节功能几乎丧失，中枢及外周化学感受器对低 O_2 及高 CO_2 敏感性显著降低，对呼吸阻力负荷增加的代偿力下降。潮气量及呼吸频率均下降，通气量减少，PaO_2 下降 4~8mmHg，$PaCO_2$ 升高 4~6mmHg。在 I、II 期时，会出现周期性呼吸（periodic breathing），III 期时呼吸规整。进入 REM 睡眠期，通气量进一步减低，呼吸节律极不规则，呼吸频率、潮气量及血气水平波动较大，偶有短暂中枢性呼吸暂停。在此期内，大脑皮质活动活跃，行为性调节能发挥一定作用，但代谢性调节系统的敏感性及中枢对呼吸负荷增加的代偿能力进一步下降。睡眠状态下，脊髓及与呼吸肌运动有关神经元活动减弱，肋间肌及上气道肌肉活动减弱，气道阻力显著增高。膈肌的收缩力基本保持清醒水平，但在 REM 睡眠期，因发生节段性收缩，通气效率下降。

二、睡眠呼吸障碍的分类

睡眠呼吸障碍（sleep disordered breathing，SDB）是以睡眠时的呼吸功能异常为主要特征，可伴或不伴清醒状态下的呼吸异常，根据国际睡眠疾病分类（ICSD-III）分为阻塞型睡眠呼吸暂停综合征（obstructive sleep apnea disorders，OSAS）、中枢型睡眠呼吸暂停综合征（central sleep apnea syndromes，CSAS）、睡眠相关肺泡低通气综合征（sleep related hypoventilation syndrome）、睡眠相关低氧血症（sleep related hypoxia）及单独症候群和正常变异五大类（表 33-1-1）。其中以 OSAS 最为常见。

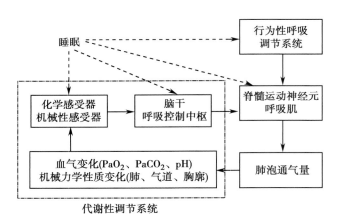

图 33-1-2　睡眠对呼吸及呼吸调节功能的影响

表 33-1-1　睡眠呼吸障碍的国际分类

1. 阻塞型睡眠呼吸暂停综合征（OSAS）

成人阻塞型睡眠呼吸暂停综合征

儿童阻塞型睡眠呼吸暂停综合征

2. 中枢型睡眠呼吸暂停综合征（CSAS）

CSA 伴潮式呼吸（陈-施呼吸）

疾病所致 CSA 但不伴潮式呼吸

高原周期性呼吸致 CSA

药物或毒品致 CSA

原发型 CSA

婴儿原发型 CSA

早产儿原发型 CSA

治疗相关的 CSA

3. 睡眠相关肺泡低通气综合征

肥胖低通气综合征

先天性中枢性肺泡低通气综合征

迟发型中枢性低通气综合征伴下丘脑功能障碍

特发性中枢性肺泡低通气

药物或物质致睡眠相关低通气

疾病致睡眠相关低通气

4. 睡眠相关低氧血症

5. 单独症候群和正常变异

鼾症

夜间呻吟（catathrenia）

注：CSA, 中枢型睡眠呼吸暂停。

（韩　芳）

第二节
睡眠呼吸暂停低通气综合征

一、定义

　　睡眠呼吸暂停（sleep apnea，SA）指睡眠时间歇性发生的口鼻呼吸气流消失持续 10 秒以上。SA 可分为阻塞型、混合型及中枢型三种。阻塞型睡眠呼吸暂停（obstructive sleep apnea，OSA）指上气道完全阻塞，呼吸气流消失但胸腹呼吸运动仍存在；中枢型睡眠呼吸暂停（central sleep apnea，CSA）指呼吸气流及胸腹部的呼吸运动均消失；混合型睡眠呼吸暂停（mixed sleep apnea，MSA）兼有二者的特点，一般先出现 CSA，接着为 OSA。三者常出现在同一患者的睡眠过程中，但以其中一种为主。上气道部分塌陷时，呼吸气流虽未彻底消失，但通气量已不能满足机体需要，称为低通气（hypopnea），其定义为呼吸气流下降至基础值的 20%～50%，且伴血氧饱和度（SaO_2）下降 4% 以上或觉醒，临床后果及诊治与 SA 相同（图 33-2-1），常与 OSA 合并。睡眠呼吸暂停低通气综合征（SAHS）指由于睡眠时频发呼吸暂停及/或睡眠通气不足导致低氧血症和睡眠紊乱，从而引起的一系列病理生理改变及间不适症状。以阻塞型睡眠呼吸暂停低通气综合征（OSAHS）最为常见，占 90% 以上，其次为中枢型睡眠呼吸暂停低通气综合征（CSAHS），混合型睡眠呼吸暂停低通气综合征（mixed sleep apnea hypopnea syndrome，MSAHS）在成人中少见。临床上将 AHI 超过 5 次/h，但无症状的个体称为阻塞型睡眠呼吸暂停低通气者，而并非"综合征"患者。上气道阻力综合征（upper airway resistance syndrome，UARS）是由于入睡后上气道阻力异常增加所致的睡眠障碍性疾病。患者以白天嗜睡为主要症状，系因夜间频繁觉醒，睡眠质量下降所致。呼吸气流并无减低，血氧正常。

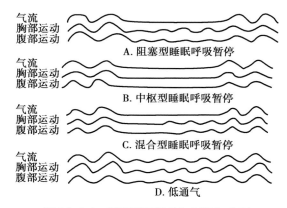

图 33-2-1　睡眠呼吸暂停与低通气分型

A.阻塞型睡眠呼吸暂停：呼吸气流消失但胸腹呼吸运动仍存在；B.中枢型睡眠呼吸暂停：呼吸气流及胸腹呼吸运动均消失；C.混合型睡眠呼吸暂停：呼吸暂停过程中先出现 CSA，接着为 OSA；D.低通气：呼吸气流幅度降低但未完全消失。

二、流行病学

在欧美等发达国家及地区，SAHS 的成人患病率为 2%～4%，中国香港中年男性 SAHS 的患病率为 4.1%。国内多家医院的流行病学调查显示有症状的 SAHS 的患病率在 3.5%～4.8%，且南北差异不明显。男女患者的比率为 2:1～4:1，进入更年期后，女性的发病率明显升高。老年人睡眠时呼吸暂停的发生率增加，但 65 岁以上的重症患者减少。

三、易患因素及发病机制

（一）阻塞型睡眠呼吸暂停的易患因素及发生机制

睡眠呼吸暂停并非一独立的疾病，而是多种病变的一种共同病理表现，其发生是多种因素共同作用的结果（表 33-2-1）。全面了解这些易患因素，对指导进一步的治疗有帮助。例如，对部分存在上气道解剖狭窄者（表 33-2-2），外科手术治疗可能取得良效。OSA 发生的关键在于睡眠时咽气道的塌陷。气道阻塞的部位可以在鼻咽部、口咽部或喉咽部，80%以上的患者为口咽和喉咽部的联合阻塞。引起上气道阻塞的原因既有解剖上的异常，又有功能上的缺陷。它们都是通过增加咽气道的可塌陷性、影响其开放与关闭的力量对比而发挥作用（图 33-2-2）。

（二）中枢型睡眠呼吸暂停的病因及发生机制

发生中枢型睡眠呼吸暂停时，中枢呼吸驱动暂时丧失，气流及胸腹部的呼吸运动全部消失，胸膜腔内压为零。CSA 与呼吸控制功能失调的关系较为明确（表 33-2-3，图 33-2-3）。

表 33-2-1 阻塞型睡眠呼吸暂停的易患因素

一般性因素
　男性、老年、肥胖、种族及遗传因素
　镇静安眠药物、饮酒、吸烟
上气道解剖狭窄
　咽腔解剖结构异常、鼻堵塞
机械性因素
　仰卧位睡眠
神经肌肉病变
　上气道扩张肌活动减弱、胸廓畸形
中枢神经系统疾病
　脑梗死、颅外伤、脑干脑炎后遗症
　脑干肿瘤
心血管系统疾病
　慢性心功能不全
呼吸控制功能异常
　呼吸中枢驱动减弱
　呼吸调节不稳定
　呼吸中枢对阻力负荷代偿减弱
　上气道局部反射活动的抑制
内分泌系统
　疾病甲状腺功能减退症，肢端肥大症

表 33-2-2 可诱发 OSA 的上气道解剖异常

鼻黏膜及骨性结构的病变
　过敏性鼻炎、血管运动性鼻炎、上呼吸道感染、鼻中隔偏曲、鼻息肉、肿瘤
扁桃体及腺样体增生肥大
腭垂粗、长，软腭低垂
咽喉部脂肪沉积，软组织肥厚
舌体肥大，舌根后坠
小颌畸形、下颌后缩
颈短粗
咽喉部肿瘤致局部淋巴结增大
　淋巴瘤、喉癌、艾滋病早期
颈部放射性水肿或纤维化
手术后瘢痕狭窄
　腭垂咽软腭成形术后的鼻咽部缩窄
声带麻痹、声带蹼
类风湿关节炎累及下颌关节

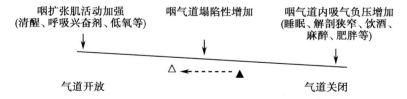

图 33-2-2　咽气道塌陷性增加的发生机制

咽气道的开放与塌陷取决于以上各力量的平衡，从上图可见三角形支点右侧使上气道闭合的力量主要为气道负压，支点左侧使上气道开放的力量主要为咽扩张肌的活动，咽腔内在塌陷性增加（支点左移）时，也易发生睡眠呼吸暂停。

表 33-2-3　可引起中枢型睡眠呼吸暂停的疾病

呼吸驱动降低或消失
　化学感受器缺陷:原发性肺泡低通气综合征
　自主神经系统功能障碍:Shy-Drager 综合征、糖尿病、家
　　族性自主神经系统功能障碍
　大脑前叶病变:卒中、外伤、脑炎
　脑干病变:卒中、肿瘤、脑干脑炎、多发性硬化
　脊髓病变:颈髓外伤、多发性硬化、脊髓灰质炎
　神经-肌肉病变:膈神经病变、重症肌无力、肌肉萎缩、脊
　　柱畸形
呼吸中枢的敏感性继发性钝化
呼吸中枢驱动不稳定
　入睡、缺氧、初入高原、左心功能不全、中枢神经系统
　　病变
气道局部反射活动对呼吸中枢驱动的抑制
　咽塌陷、呛咳、刺激咽喉部

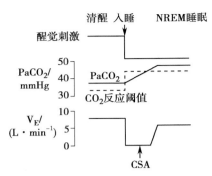

图 33-2-3　中枢型睡眠呼吸暂停与呼吸控制功能失调的关系

四、病理生理及临床表现

（一）病理生理　　频发的 SA 可引起严重的血气异常及睡眠紊乱,从而累及全身各个系统。近年来,SA 引起的自主神经系统功能紊乱对心血管系统的损害也引起了广泛的重视(图 33-2-4)。

（二）临床表现　　SAHS 患者的临床症状复杂多样,轻重不一,不少患者白天并无不适。临床症状除包括与 SA 本身直接有关者外,SA 引起的多系统损害也可引起相应的临床症状(表 33-2-4)。其中最主要的临床症状是睡眠打鼾、频繁发生的呼吸停止现象及白天嗜睡。打鼾是 SAHS 最典型的症状之一,患者的鼾声响亮而不规律,时断时续,声音忽高忽低,称作"复苏性"鼾声(resuscitative snoring)。频发的睡眠呼吸停止现象常由患者的配偶发现,此现象对中重度患者的诊断准确率达 90% 以上。白天不分时间、地点,不可抑制地入睡是中、重度 SAHS 的表现,也是患者就诊的主要原因之一。夜间或晨起口干常提示打鼾伴夜间张口呼吸,对独居者及并不知晓自己是否打鼾者可提供有用的诊断线索。

长期睡眠呼吸暂停者,白天活动时气短可能是肺泡通气不足的表现。性欲减退和阳痿在男性重症 SAHS 患者中并不少见;SA 可引起睡眠紊乱、生长激素分泌减少,这种改变在儿童患者中表现尤为明显,可严重影响儿童的生长发育。重症 SAHS 患者的近记忆力下降,注意力集中能力、理解能力减退,性格及行为异常也不少见。这些都严重影响患者的工作、学习及生活。除影响自身健康外,还会因交通事故、工伤等对家庭及社会造成一定危害。

新生儿特别是早产儿 SA 的发生率很高,病理性的 SA 可能与婴儿猝死综合征(sudden infant death syndrome,SIDS)

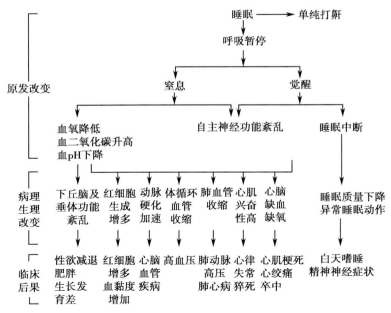

图 33-2-4　睡眠呼吸暂停的病理生理改变

表 33-2-4　睡眠呼吸暂停低通气综合征的临床症状

白天的临床症状	夜间的临床症状
白天嗜睡	打鼾
疲劳,睡觉不解乏	同居者发现睡眠时呼吸间歇
记忆力减退,工作能力下降,学习成绩差	睡眠时异常动作
	失眠易醒、多梦、噩梦
激动易怒	多尿、遗尿
早晨头痛、头晕、口干	夜间出汗
阳痿、性欲减退	憋气,胸痛,心慌
与嗜睡有关的意外事故	胃食管反流

有关。儿童 SAHS 患者的就诊原因多为上课犯困、学习成绩差、激动,易怒、白天行为异常等。打鼾、夜间睡眠动作异常及遗尿者也较多见。生长发育迟缓在重症儿童患者中表现十分突出。老年 SAHS 患者以失眠为主诉者增多,由于多合并其他疾病,SAHS 症状常不典型。

CSA 也会引起反复缺氧及睡眠紊乱,病理生理改变与 OSAHS 相同。但 CSAHS 肥胖者少,打鼾、日间嗜睡及性功能障碍轻,失眠易醒,可有抑郁症状。

五、诊断及鉴别诊断

（一）诊断标准　整夜 7 小时的睡眠中发生呼吸暂停及/或低通气达 30 次以上或每小时超过 5 次且伴有相应临床症状者,即可诊断为 SAHS。经无创通气治疗后,相应的临床症状随 SA 减少而改善有助于确立诊断。

（二）诊断方法

1. 体检　除常规的体检外,对 SAHS 患者应注意以下几个方面。肥胖是 SA 的易患因素之一,其危险度是性别的 4 倍、年龄的 2 倍。颈围是反映睡眠时上气道口径及功能特异性较强的指标。上气道解剖狭窄同时伴睡眠不好及白天嗜睡,常提示存在 SA,而且有手术治疗的可能。合并存在心肺疾病均会引起低氧血症而致呼吸调节不稳定,诱发 SA。口唇发绀、下肢水肿可见于并发白天肺泡通气不足者。测定睡前及醒后血压,有助于了解高血压与 SAHS 的关系。如体检有甲状腺功能减退的征象,需进一步检查。

2. 辅助检查　头颅 X 线检查可以定量地了解颌面部异常的程度,鼻咽镜检查有助于评价上气道解剖异常的程度,对考虑手术治疗有帮助。疑甲状腺功能低下者可测定甲状腺激素水平。疑白天通气不足或出现呼吸衰竭者可行血常规、血气分析及肺功能检查。动态心电图检查发现睡眠心律失常或睡眠状态下心率波动幅度较大者,常提示 SAHS 的可能。

3. 睡眠呼吸监测　在配偶及家属的帮助下,通过仔细询问病史及系统查体能够基本了解患者的睡眠及呼吸情况,提供有关 SAHS 的诊断线索、提示可能病因及并发症,并初步判断其严重程度。但要最后确立或排除诊断,须到睡眠中心应用多导生理记录仪（polysomnograph,PSG）进行睡眠呼吸监测,监测信号包括以下三个方面:①睡眠情况:脑电图、眼动图及颏舌肌肌电图;②呼吸情况:口鼻气流、胸部及腹部呼吸运动及动态 SaO_2 监测;③心电图。必要时可同步监测动态血压、食管内压、鼾声、腿动及体位变化。其适用指征为:①临床上怀疑为 SAHS 者;②临床上其他症状体征支持患有睡眠呼吸障碍,如夜间哮喘、肺或神经肌肉疾病影响睡眠;③难以解释的白天低氧血症或红细胞增多症;④原因不明的夜间心律失常、夜间心绞痛、清晨高血压;⑤监测患者夜间睡眠时低氧程度,为氧疗提供客观依据;⑥评价各种治疗手段对 SAHS 的治疗效果;⑦诊断其他睡眠障碍性疾病。

在传统的有纸记录被计算机化的数据采集、储存及分析系统取代后,家庭化、病床边的简易初筛装置甚至通过远程中心工作系统遥控监测也得到了应用。因 PSG 费用昂贵,且部分患者易地入睡困难,夜间 SaO_2 动态监测可作为筛选。

4. 试验性无创通气治疗　试验性无创正压通气治疗后症状明显改善支持睡眠呼吸障碍的诊断,反之考虑其他睡眠障碍性疾病;而 SAHS 患者经正规治疗后白天嗜睡仍未完全改善者,有合并其他睡眠障碍性疾病的可能。

（三）病情严重程度的评价　SAHS 患者病情的严重程度是决定患者是否需要进行治疗的主要依据。目前尚无公认的 SAHS 病情评价标准,单纯根据多导生理记录仪睡眠呼吸监测结果可以将 SAHS 患者的病情分为正常（AHI<5 次/h）、轻度（5 次/h≤AHI≤15 次/h）、中度（15 次/h<AHI ≤30 次/h）和重度（AHI>30 次/h）,主要依据是大规模多中心临床试验睡眠心脏健康研究（SHHS）证实 AHI 在 15 次/h 以上可导致心脑血管并发症的增加。但结合临床和实验室检查资料进行的 SAHS 严重程度分级（表 33-2-5）可能更具实用性。

表 33-2-5　基于临床和检查资料进行的 SAHS 严重程度分级

分级	临床表现
无症状	可观察到偶发的呼吸暂停
轻度	有一定程度的嗜睡,与呼吸暂停有关,并有心血管疾病的风险
中度	嗜睡影响生活,有与呼吸紊乱相关的睡眠障碍、心血管病风险
重度	导致功能减退的嗜睡和心肺功能不全、神经行为损害和呼吸暂停重

（四）鉴别诊断　SAHS 可累及全身各个系统,白天的临床表现复杂多样,缺少特异性,极易被误诊为其他系统的疾病,如神经症、心脏病。避免误诊、漏诊的关键在于加强对睡眠呼吸障碍性疾病的认识。

1. 与其他睡眠呼吸障碍性疾病的鉴别　除 OSAHS 外,

因呼吸紊乱引起的睡眠呼吸障碍性疾病还包括上气道阻力综合征（UARS）、睡眠低通气综合征（sleep hypoventilation syndrome）、COPD 患者的睡眠低氧血症、神经肌肉疾病患者的睡眠通气不足、夜间哮喘等。这些患者可能并无典型的睡眠打鼾，多导睡眠图也无频发的呼吸暂停，但其基本病理生理改变均为低氧、高二氧化碳血症和/或睡眠结构紊乱，临床后果与 OSAHS 相同。此外，它们与 SAHS 重叠发生的概率也相当高。虽然无创正压通气治疗对这些疾病均有效，但在无创呼吸机选择（BiPAP 或 CPAP）、压力设定等方面均有不同。

2. 与其他睡眠障碍性疾病的鉴别 睡眠医学是一门新兴的交叉学科，在国际分类中睡眠障碍性疾病包括 4 大类共 89 种疾病，OSAHS 只是其中较为常见的一种。目前国内的大多数的睡眠中心只开展对 OSAHS 的诊治，还应加强对其他睡眠障碍性疾病的认识。白天嗜睡是 SAHS 最突出的症状之一，也是患者就诊的主要原因，应加以鉴别（表 33-2-6），询问表 33-2-7 的几个问题有助于鉴别。而应用爱泼沃斯嗜睡量表（Epworth sleep scale，ESS）及多次小睡睡眠潜伏期试验（MSLT）可以评估白天嗜睡的严重程度及明确可能的病因。

表 33-2-6 引起成年人白天嗜睡的常见原因

内源性因素	外源性因素	生物节律紊乱	其他
发作性睡病	睡眠习惯不良	时差	抑郁症
周期性嗜睡症	环境原因	倒班	酒精成瘾
原发性嗜睡症	睡眠不足	睡眠-觉醒周期不规律	帕金森病
外伤后嗜睡	服用镇静安眠药	睡眠时相延迟或提前	
不宁腿综合征	饮酒		
睡眠呼吸暂停低通气综合征			

表 33-2-7 SAHS 鉴别诊断中问诊的关键问题

问题	备注
1. 是否有短暂的与情绪相关的脱力（猝倒症，cataplexy）发生？	如有，可能为发作性睡病
2. 睡眠时是否打鼾？鼾声是否高低不均？	如有，可能合并睡眠呼吸暂停
3. 睡眠时是否有踢腿动作？	如有，应怀疑不宁腿综合征
4. 是否有服用兴奋剂或镇静药物史？	如有，应考虑药物作用或成瘾
5. 周末时睡眠时间是否较平时明显延长？	如有，应怀疑平常睡眠不足

3. 与其他系统合并症及并发症的鉴别 OSAHS 引起的血气紊乱及睡眠障碍可引起全身多系统的损害。临床实践中也发现，不少患者因 OSAHS 的并发症而到相关专业门诊首诊，反复诊治效果不佳才转到睡眠中心。中国睡眠研究会的近期统计表明，我国的睡眠中心多设在呼吸科，部分在神经科及耳鼻喉科，美国的调查也发现而来自家庭及内科其他科室的就诊者高达 66%，来源于呼吸科者只占 6%，耳鼻喉科占 20%，神经科占 8%。值得注意的是，甲状腺功能减退症及肢端肥大症患者均可以睡眠打鼾为主诉而就诊，应注意病因诊断。近年来，随着介入性诊断技术的普及，OSAHS 患者因夜间憋气而误认为是冠心病行冠状动脉造影者不在少数。对冠状动脉造影阴性者，应怀疑 OSAHS 的可能。

六、治疗

（一）病因治疗 甲状腺功能减退是 SA 肯定的病因之一，甲状腺素替代治疗后 SA 常可减轻或消失。半数心力衰竭患者可出现 SA，以 CSA 为主，经药物治疗心功能改善后，CSA 可以好转。

（二）氧疗 对于绝大多数 SAHS 患者，氧疗并无必要；有氧疗指征者，也应与气道持续正压通气结合进行，以免单纯吸氧延长 SA 持续时间而引起 CO_2 潴留、加重睡眠紊乱。

（三）一般治疗 指导患者养成良好的睡眠习惯，获得足够的睡眠时间及最好的睡眠质量。减肥、戒烟、戒酒、慎用镇静安眠药物、侧卧位睡眠及应用鼻黏膜收缩剂滴鼻保持鼻道通畅，对轻症患者及单纯打鼾者可能有效。

（四）药物治疗 甲羟孕酮（安宫黄体酮）、乙酰唑胺具有呼吸兴奋作用，均曾被试用治疗 CSAHS，但由于疗效差、副作用大，现已少用。目前尚无药物对 SA 有肯定疗效。

（五）口器治疗　主要有下颌移动装置及固舌装置，是针对喉咽部狭窄的治疗手段。前者通过前移下颌骨使舌体前移而扩大上气道，后者直接牵拉舌体而防止舌根后坠。对轻、中度 SAHS 患者或不耐受 CPAP 治疗者可试用。

（六）手术治疗　手术治疗主要基于两个目的：①绕开睡眠时易发生阻塞的咽气道，建立第二呼吸通道。②针对不同的阻塞部位，去除解剖狭窄、扩大气道。由于其有创性及疗效有限，除一些具有手术适应证者、年轻轻症患者或 CPAP 治疗失败者外，手术治疗对大多数 OSAHS 患者不作为首选；对 CSAHS 患者无效。主要术式有气管切开造口术，腭垂咽软腭成形术（uvulopalatopharyngoplasty，UPPP），扁桃体、腺样体切除术，鼻中隔偏曲矫正、鼻息肉摘除、鼻甲切除等鼻部手术及针对喉咽部解剖狭窄的手术如颏骨前徙术、舌骨悬吊术、舌成形术。近年来，植入能够刺激舌下神经的起搏器通过舌根前移而改善睡眠呼吸暂停取得一定效果，已经获得美国 FDA 的批准。

总之，治疗 OSA 的手术复杂多样，必须仔细进行术前检查，严格选择手术适应证，必要时联合应用多种术式分期进行。

（七）持续气道正压通气治疗　无创正压通气（noninvasive positive pressure ventilation，NPPV）是指无须建立人工气道（如气管插管和气管切开等），在上气道的结构和功能保持完整的情况下实施的气道内正压通气。NPPV 包括持续气道正压（continuous positive airway pressure，CPAP）、双水平气道正压（bilevel positive airway pressure，BPAP）和自动气道正压（auto-titrating positive airway pressure，APAP）等多种通气模式。1981 年澳大利亚的睡眠呼吸疾病专家 Sullivan 教授等首次成功应用 CPAP 治疗 OSAHS，1985 年以后随着人机连接界面的不断改进，CPAP 应用得到推广；1991 年美国匹兹堡大学的睡眠呼吸疾病专家 Sanders 教授研发的 BPAP 呼吸机问世，能够有效提供通气支持、改善 CO_2 潴留，拓展了无创正压通气的应用领域。1993 年能够根据上气道阻力变化而自动调节呼吸机压力的 APAP 应用于临床，大大提高了患者的舒适度。近年来，随着计算机和自动控制技术的发展，在以上基本模式的基础上，多种新的无创通气技术相继问世，在提高使用舒适度、增加长期依从性和开拓适应证等方面取得了重要进展。（图 33-2-5）

（1）无创气道正压通气的主要模式：CPAP 是指在自然呼吸状态下，吸气相和呼气相持续输送一定的正压形成"气体支架"使上气道保持开放。CPAP 只需设置一个固定压力，通常在 $4\sim20cmH_2O$。是最早研发并应用于临床治疗 OSAHS 的无创正压通气模式，目前仍然是大多数 OSAHS 患者的首选呼吸机模式。除 OSAHS 外，CPAP 也可用于治疗中枢型睡眠呼吸暂停/陈-施呼吸（central sleep apnea with Cheyne-Stokes breathing，CSA-CSB）、某些肥胖低通气综合征（obesity hypoventilation syndrome，OHS）、部分 OSAHS 合并慢性阻塞性肺疾病（chronic obstructive pulmonary disease，

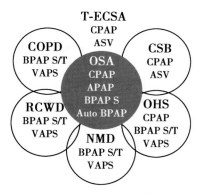

图 33-2-5　用于治疗 OSA 的多种无创通气技术

T-ECSA：重叠综合征和治疗相关中枢型睡眠呼吸暂停；CPAP：无创呼吸机选择；ASV：适应性伺服通气；COPD：慢性阻塞性肺疾病；BPAP S/T：自主触发时间控制模式；VAPS：容量保证压力支持通气；CSB：陈-施呼吸；OSA：阻塞型睡眠呼吸暂停；APAP：自动气道正压；BPAP S：自主触发模式；Auto BPAP：自动双水平气道正压；RCWD：限制性胸廓疾病；OHS：肥胖低通气综合征；NMD：神经肌肉疾病。

COPD）即重叠综合征和治疗相关中枢型睡眠呼吸暂停（treatment-emergent central sleep apnea，T-ECSA）患者的治疗。CPAP 简单易用、相对价廉，但不适合用于 CO_2 潴留较重者，也不能根据患者的需要而自动调整压力水平和潮气量的大小。

BPAP 通过分别设置和调整吸气压（inspiratory positive airway pressure，IPAP）和呼气压（expiratory positive airway pressure，EPAP）改善上气道阻塞。IPAP 和 EPAP 之间的压力差即压力支持（pressure support，PS，PS = IPAP−EPAP）是保证足够潮气量的基础。通过扩大压力差来增强吸气力量支持和肺泡通气量，从而降低 CO_2 水平，同时减轻呼吸肌负荷。EPAP 可维持呼气相的上气道开放、改善阻塞型睡眠呼吸暂停、增加功能残气量、防止肺泡萎陷。BPAP 可提供 3 种通气治疗模式。①自主触发（BPAP-S）模式：患者自主呼吸触发 IPAP 和 EPAP 的转换。BPAP-S 模式需在治疗前分别设置 IPAP 和 EPAP，在压力滴定时分别调节 IPAP 和 EPAP 的水平。②自主触发时间控制（BPAP-ST）模式：即在自主触发的基础上加入备用呼吸频率。患者可自主触发 IPAP/EPAP 的转换，如果在一定的时间内无自主呼吸，呼吸机将按照预设的备用呼吸频率补足呼吸频率。BPAP-ST 模式除设置压力外，还应设置等于或稍低于睡眠中自主呼吸频率的备用呼吸频率和适当的吸气压力上升时间。③时间控制（BPAP-T）模式：该模式需设置呼吸频率和 IPAP 时间即 IPAP/EPAP 及吸气、呼气压力水平。无论患者呼吸状况如何，呼吸机均以固定的呼吸频率、固定的吸气/呼气比例或固定的 IPAP/EPAP 切换时间送气。BPAP 可用于 OSAHS 的治疗，但其更重要的应用指征是慢性肺泡低通气，该类患者常伴 CO_2 潴留，尤以睡眠时为重。与 CPAP 相比，BPAP 治疗 OSAHS 的依从性并无明显差异。对于某些 CPAP 治疗

失败者可试用 BPAP。BPAP-ST 模式使用不当造成过度通气时可能诱发中枢型呼吸暂停。BPAP-S 模式通常用于 CPAP 滴定压力达到≥15cmH$_2$O 仍不能有效消除阻塞型呼吸事件或不能耐受高 CPAP 而出现严重呼气困难、吞气、窒息感的 OSAHS 患者。BPAP-ST 模式主要用于限制性胸廓疾病、神经肌肉疾病(neuromuscular disease，NMD)和 OHS 患者，或因呼吸中枢驱动减低需要辅助通气患者，或合并日间呼吸衰竭的 COPD 患者，也可用于 CSAS，特别是伴 CO$_2$ 升高的 CSAS 和 T-ECSA 患者。但无论哪一类型的 CSAS，首先应治疗基础病。BPAP-S 模式已达到最大压力支持(或最大耐受度)而未能维持足够通气或仍然存在呼吸肌疲劳可以应用 BPAP-ST 模式。但呼吸支持频率的设定应避免影响人机同步性。BPAP-T 模式单独应用机会不多，但对可能出现呼吸骤停而又不能长期插管机械通气如急性进展性 NMD 患者提供有限的保护。

APAP 根据探测到的气流量(呼吸暂停或低通气)、气流波形(气流受限)、震动(鼾声)和/或气道阻力在预设的最大和最小压力之间自动调整压力水平，保证上气道开放所需的最低有效治疗压力。APAP 用于无充血性心力衰竭、无明显肺疾病、无非阻塞性呼吸事件所致夜间氧饱和度降低及无 CSAS 的中重度 OSAHS 患者，适于仰卧、REM 睡眠、饮酒和服用镇静促眠药物相关的 OSAHS 的治疗。APAP 可用于辅助进行非 PSG 下无人工值守的自动压力滴定，提供确定家庭 CPAP 最适治疗压力的参考值，也可用于 OSAHS 的长期家庭治疗。

其他新型无创正压通气模式包括：①自动双水平气道正压(auto BPAP)模式，根据睡眠中出现的各种呼吸事件，在所设置的 EPAP 和 IPAP 范围内分别自动调整 EPAP 和 IPAP 以保持气道开放。需设置最大 IPAP、最小 EPAP、最大和最小压力支持或固定压力支持。对压力敏感者或对 CPAP 和 APAP 的高压力不耐受者可能从 Auto BPAP 中获益，长期使用的依从性与 CPAP 相似，可能提高舒适度。②自动三水平呼吸(auto-trilevel PAP)模式，在呼气相前期输送压力相对较低的 EPAP，呼气末适当提高 EPAP，形成 IPAP、EPAP 和呼气末 EPAP 三个压力水平。有限的研究表明，该技术对于同步去除残存的阻塞型呼吸暂停和纠正高碳酸血症可能较 BPAP 更有效。③适应性伺服通气(adaptive servo-ventilation，ASV)模式，是以某一时间窗内峰流速或分钟通气量的 90% 为目标通气量，实时自动调整压力支持水平以达到目标通气量。当通气和气流降低时压力支持增加，而通气和气流升高时压力支持减少，具有稳定通气的作用。需设置固定 EPAP 或最大和最小 EPAP、最大和最小压力支持及备用呼吸频率。EPAP 保持气道开放以消除阻塞型呼吸暂停，压力支持在最大和最小之间与气流自动适应，使不稳定的呼吸幅度和节律趋于稳定，避免过度通气和低碳酸血症导致的中枢型睡眠呼吸暂停。目前已知 ASV 不适于治疗左室射血分数≤45% 的 CHF 伴 CSA-CSB 的患者，但对左室射血分数>45% 的 CHF 伴 CSA-CSB 者、CSAS、T-ECSA 及阿片类所致 CSA 有一定疗效，但因对 COPD、限制性

肺疾病及 NMD 患者有加重 CO$_2$ 潴留的风险，不提倡使用。ASV 的主要优势在于稳定通气，在治疗 CSAS 和 T-ECSA 方面，与 BPAP-ST 相比可进一步降低 AHI，但对上气道完全闭合的中枢型呼吸暂停，呼吸机触发的压力支持常不能有效输送足够的气流或潮气量，需要提高 EPAP 水平以开放上气道。④容量保证压力支持通气(volume-assured pressure support，VAPS)模式，可通过自动调整压力支持的水平来保证设定的潮气量或肺泡通气量。当潮气量或肺泡通气量低于目标值时则提高压力支持，反之则降低压力支持。需根据目标潮气量或体重估算的肺泡通气量，预设 EPAP、最大和最小 IPAP、备用呼吸频率及 IPAP 时间或最小和最大压力支持。VAPS 主要用于治疗 COPD、NMD 或 OHS 等 CAH 患者。其优势在于无论患者的呼吸努力、气道阻力和肺顺应性如何变化均可保证预设的目标潮气量，特别是 REM 睡眠的通气量。与 BPAP-ST 相比可进一步提高有效通气量、降低 PaCO$_2$，从而改善 CO$_2$ 潴留，但在改善睡眠质量方面二者无明显差异。

无创正压通气呼吸机的其他辅助功能包括延时升压功能、呼气相压力释放技术及呼吸事件自动追踪管理系统等可以提高舒适度，为临床决策提供依据。

(2)人机连接界面分类及应用：人机连接界面是无创通气人与呼吸机连接的界面。人机连接界面选择或佩戴不佳会导致不适及漏气，引起频繁觉醒、睡眠片断化，因治疗压力降低而影响呼吸机治疗效果和依从性，甚至治疗失败。必须认真选配人机连接界面，以达到漏气量最小、舒适度最好、安全性最佳、使用最方便的目标。

人机连接界面的类型包括：①鼻罩：覆盖并包绕整个鼻部，经鼻腔输送压力。简单易用、耐受性好，但容易经口漏气。②鼻枕：以两个鼻垫插入并封闭鼻孔，经鼻腔输送压力。与面部皮肤的接触面积最小，轻巧、易于接受、可避免漏气对眼睛的刺激，不影响患者佩戴时阅读。插入式鼻垫本身可引起鼻腔不适，压力较大时的直接作用对鼻黏膜刺激较大，患者入睡后易因鼻枕移位而漏气。③口鼻罩：同时覆盖口和鼻，患者可经口和/或经鼻呼吸，避免经口漏气。对于鼻腔阻塞、压力足够但仍张口呼吸而严重漏气的患者有益，但因与面部皮肤接触面积大，容易漏气且舒适性较差，还可造成幽闭恐惧。影响患者饮水、交流，与鼻罩相比，对疗效和依从性影响更大。④全脸面罩：遮罩整个面部。可作为缓解由于佩戴其他人机连接界面而造成鼻梁皮肤损伤的替代。因接触面部皮肤面积更大，更易漏气，舒适性也更差。⑤口含罩(mouth piece)：蝶形软片置于唇齿间，密封罩夹固于唇外，经口腔输送压力。优势是不阻挡视野，防止口漏气和鼻周皮肤损伤。但易口干，特别需要加强湿化。可能出现鼻漏气。

目前已出现了各种品牌、样式和大小的人机连接界面，选择应该个体化。结合每个患者的面部情况、皮肤敏感性、治疗模式和压力高低按需选择不同款式和型号的人机连接界面。专业测量卡尺会有所帮助，但最可靠的方法还是患者充分试戴的体验。口鼻周围皮肤完好和上下齿列完整是佩戴鼻罩和/或口鼻罩的基础。压力滴定或开始 NPPV 治疗

时大部分患者更愿意选择鼻罩,后续治疗中鼻罩的应用也最为普遍,通常是患者 NPPV 治疗的首选。习惯张口呼吸者戴鼻罩并非禁忌,最初治疗时可考虑口鼻罩或加用下颌托带,数日后张口改善即可更换为鼻罩。幽闭恐惧症、胡须浓密的患者更倾向使用鼻枕。选择鼻枕时鼻垫尺寸应足够大才能保证密封性。对于 NPPV 治疗期间严重鼻充血或张口呼吸而经相应治疗无效的患者可考虑使用口鼻罩。多个上齿缺如者须佩戴义齿使用口鼻罩。全脸面罩限于在医师指导下用于特殊患者。口含罩仅为其他面罩的补充,除非特殊情况如面部解剖结构异常、不能经鼻呼吸或 NMD 患者。极少数幽闭恐惧症患者也可能选择口含罩。NMD 患者选择面罩时应充分考虑呼吸机故障、停电或呕吐等特殊情况下无法独自摘除面罩而引起的窒息风险,口鼻罩可能增加这种机会,而鼻罩更易经口漏气,导致有效通气量减少并使睡眠片段化,所以应仔细选择。

(3) 湿化器可内置或外接于主机,分为冷湿化和加温湿化。冷湿化不具备加温功能,湿化效果有限。加温湿化器通过加热板使储水盒中水温升高,可维持吸入气的适宜温度和较大湿度、减轻黏膜干燥而提高舒适感。实验表明令人满意的温度为 26~28℃,相对湿度为 70%~80%。除加温湿化器外,还可以选择加温湿化管路,以防止气体在输送过程中因降温而在管路中冷凝,进一步提高湿化效果。加温湿化特别适用于干燥环境和经口漏气或鼻充血的患者。应当根据气候、环境、室内温湿度、使用压力水平及患者的感受来调节加温湿化水平。为防止冷凝水倒灌入患者呼吸道,呼吸机应放置在低于患者头部的水平,还可以下调加温湿化挡位、使用管路隔热套或加温管路,减少冷凝水的形成。尽管加温湿化可否提高 NPPV 治疗的接受性和长期治疗的依从性尚无定论,但对经口漏气、鼻充血或口鼻干燥患者在压力滴定及长期治疗过程中肯定建议使用。

(4) 无创正压呼吸机治疗 OSA 压力滴定和参数设置:合适的治疗压力是保证治疗成功的关键,应用 NPPV 前需进行压力滴定。压力滴定是指通过逐渐调整压力,寻找并确定维持上气道开放所需最低有效治疗压力即最适压力的过程。该压力可消除所有睡眠期及各种睡眠体位下的呼吸暂停、低通气、呼吸努力相关性觉醒和鼾声,并维持整夜睡眠中氧饱和度在正常水平,恢复正常睡眠结构。最适压力并非一绝对数值,可在一个较小范围内动态变化。压力滴定的主要目的是为长期家庭无创通气治疗提供最适压力。技术人员整夜值守进行 PSG 下人工压力滴定是确定最适压力的标准程序。重度 OSA 患者还可以实施分段压力滴定(同一夜中前半夜 PSG 诊断分析,后半夜压力滴定),非 PSG 下的 APAP 自动压力滴定目前已广泛用于无重要合并症的中重度 OSA 患者。

在开始压力滴定前首先应详细询问患者的病史,包括睡眠史、既往史、过敏史、用药史和治疗史,评价有无合并症和并发症,认真回顾多导睡眠图,必要时进行胸部影像学、肺功能和动脉血气分析。对患者进行有关睡眠呼吸疾病、家庭无创正压通气压力滴定和治疗的教育,使患者了解治疗指征、作用原理和可能存在的不适与缓解方法。其次,帮助患者试戴面罩、适应压力。面罩应达到最大的舒适性和最小的漏气量。滴定期间,当观察到任何明显的非故意漏气或患者感觉到面罩不适,应当调整或更换面罩。根据患者具体情况选择适宜的 NPPV 设备、确定初始治疗模式及压力。滴定后还应当向患者介绍 NPPV 呼吸机的组件、使用意义、依从性和清洁保养注意事项等。

整夜或分段人工压力滴定使用标准 PSG 系统和与之连接的 CPAP、BPAP 或多模式滴定设备在正规睡眠中心或睡眠实验室中完成。自动压力滴定则使用 APAP 在睡眠实验室或家中进行。均应由具备一定经验的技师按照滴定规则执行操作,经睡眠医生检查审核滴定结果、选择合适的压力水平并出具滴定处方。

人工压力滴定是指在睡眠实验室应用 PSG 同时连接 CPAP、BPAP 或多模式压力滴定设备,根据睡眠过程中出现的呼吸事件逐步调整压力,以确定维持上气道开放所需的最低有效治疗压力的过程。为设定长期使用 CPAP 时的固定压力、使用 BPAP 时的 IPAP 和 EPAP 或使用 APAP 时的压力范围而提供依据。

(5) 治疗依从性与随访:加强对长期家庭 NPPV 治疗者的跟踪随访是发挥最大疗效、改善患者远期预后的关键。由经培训的专业人员对 NPPV 治疗依从性、有效性和安全性进行密切临床观察和随访,包括面对面访谈、下载治疗数据,也可以通过远程医疗系统来实现。治疗后第 1 周、第 1 个月和第 3 个月及时随访,此后每半年或 1 年规律随访。通过询问原有症状的改善和存在的不良反应,以及下载 NPPV 实际使用时间、残存 AHI、漏气量和潮气量来评价治疗效果和依从性。NPPV 治疗前和治疗中的教育、选择合适的治疗模式及面罩、理想的压力滴定结果和合理的参数设置、早期和规律地主动随访、及时干预处理不良反应和不适感觉可提高治疗依从性。

(韩 芳)

第三节
肺泡低通气及肺泡低通气综合征

动脉血 CO_2 分压($PaCO_2$)是反映肺泡通气量大小的可靠指标。$PaCO_2$ 超过 45mmHg 即表示存在肺泡低通气(alveolar hypoventilation)。当 $PaCO_2$ 达到 50~70mmHg 时,与其相伴的低氧血症可导致红细胞增多、肺动脉高压、肺心病、呼吸衰竭等一系列的病理生理改变及临床症状,称为肺泡低通气综合征(alveolar hypoventilation syndrome)。许多疾病可引起肺泡低通气,特发性低通气很少见。低通气的流行病学特点目前还不是很清楚,但几乎所有能导致明显高碳酸血症的疾病都伴有睡眠低通气。美国的研究表明在体重指数(BMI)大于 35kg/m² 的成年住院患者中,31% 的人有肥胖低通气综合征,他们的并发症发生率和死亡率均明显增高,但绝大多数尚未引起医护人员的注意。

一、病因及发病机制

慢性肺泡低通气的病因很多(表 33-3-1),均通过影响呼吸控制系统的一个或数个环节致肺泡低通气(表 33-3-2)。临床上,常几种机制合并存在,且互为因果。睡眠对低通气有很大影响,肺泡低通气可以只在睡眠时发生,可以伴或不伴呼吸暂停和呼吸不足(hypopnea),已存在的高碳酸血症和低氧血症患者在睡眠时恶化,尤其是快动眼睡眠时。根据睡眠疾病国际分类第 3 版(ICSD-3)的分类,睡眠相关低通气(sleep related hypoventilation disorders)包括肥胖低通气综合征(OHS)、先天性中枢性肺泡低通气综合征(CCHS)、迟发性中枢性低通气综合征伴下丘脑功能障碍(LO-CCHS)、特发性中枢性肺泡低通气(ICAH)、药物或物质致睡眠相关低通气、疾病致睡眠相关低通气。

表 33-3-1　慢性肺泡低通气的病因

机制	病因
1. 中枢调节受抑制	
药物	麻醉剂,酒精,巴比妥类、苯二氮草类
代谢性碱中毒	
中枢性肺泡低通气	脑炎,外伤,出血,肿瘤,卒中,变性,神经脱髓鞘
原发性肺泡低通气	基因异常
慢性缺氧/高碳酸血症	COPD,睡眠呼吸障碍,高海拔
甲状腺功能低下	
2. 神经肌肉疾病	
脊髓损伤	
前角细胞疾病	脊髓灰质炎后综合征,肌萎缩性脊髓侧索硬化
外周神经病变	吉兰-巴雷综合征,白喉,膈神经受损
神经肌肉接头病变	重症肌无力,抗胆碱酯酶药中毒,箭毒样药物,肉毒杆菌中毒
肌病	假性肥大型肌营养不良症(DMD),多发性肌炎
3. 胸廓及肺疾病	
胸壁畸形	脊柱后侧凸,纤维胸,胸廓成形术,肥胖低通气
上呼吸道阻塞	睡眠呼吸暂停,甲状腺肿,会厌炎,气管狭窄
下呼吸道阻塞性肺疾病	COPD,囊性纤维化

表 33-3-2　慢性肺泡低通气的发生机制

受损环节	缺陷部位或原因	主要表现
控制中枢	脑干呼吸神经元或神经网络	化学感受反射受损 睡眠呼吸紊乱
感受器	代谢性碱中毒	pH 升高
	外周化学感受器	低氧反应降低
	中枢化学感受器	高 CO_2 反应降低
效应器	神经肌肉病变	最大吸气压降低
	胸廓及肺病变	呼吸力学性质改变

脑干功能或器质性病变多引起呼吸节律改变,尤以睡眠状态下显著。单纯代谢性呼吸控制功能异常者,其化学感受器对异常血气及酸碱度变化不能感受或虽能感受但不足以刺激脑干呼吸神经元发出足够强冲动以产生足够通气量,此种患者因其行为性控制系统、传导通路及效应器官均正常,有意识深呼吸尚可使通气量达到正常。但入睡后行为性调节功能减弱或消失,低通气常加重,尤以非快动眼睡眠的 3 期降低明显。表现为原发性呼吸性酸中毒及继发性碳酸氢盐增加。此类患者称为"不愿呼吸者"(won't breathe)。呼吸驱动的减弱可以源于先天异常,也可以后天获得。某些药物、慢性缺氧、高碳酸血症、一些影响脑干或外周化学感受器的疾病均可降低中枢对化学刺激的反应性。甲状腺功能低下也可降低呼吸驱动,是一个经常被忽视的低通气的病因。先天性中枢性肺泡低通气综合征(CCHS)是一种罕见的多发生于儿童的低通气疾病,其根本缺陷在于呼吸中枢不能对外周化学感受器传入的信号进行有效整合。*PHOX2B* 基因与呼吸节律的形成有关,约 2/3 的 CCHS 患者存在这一基因的变异。这一途径可能在成人原发性肺泡低通气综合征(IAHS)的发病机制中也有一定的作用。

效应系统受损者,虽经有意识过度呼吸也不能达到正常的通气量,此类可称为不能呼吸者(can't breathe)。当患者的脊髓、呼吸相关的神经、呼吸肌存在原发性损伤时,脑干呼吸中枢的调节不能完全代偿呼吸肌力量的不足,这部分患者就可能出现低通气。通常只有在膈肌功能显著受损(>80%)时,才会出现明显的通气不足。REM 期间,辅助呼吸肌如胸锁乳突肌张力减退,呼吸运动主要依赖膈肌,故 REM 睡眠期是这些患者最为脆弱的时候,因此,在患有神经肌肉疾病的患者中,不管是起初的夜间通气不足还是最终的白天呼吸衰竭,几乎都可以首先表现在 REM 睡眠期间。低通气从局限于 REM 睡眠到 NREM 睡眠及至最终进展到白天的呼吸衰竭,其发展的快慢取决于呼吸肌受损的形式、原发疾病的进展速度、年龄、体重及是否合并急性呼吸道感染。肺、气道或胸壁病变的患者,其呼吸做功增加,易发生低通气,最常见的例子就是慢性阻塞性肺疾病(COPD)。过度肥胖可作为一种机械负荷作用于呼吸系统,降低胸壁的顺应性,但体重并不是肥胖低通气的唯一决定因素。大多数肥胖个体可通过呼吸驱动的代偿性增加维持正常的 $PaCO_2$ 水平,只有少部分化学反应性降低的肥胖者才会有 CO_2 潴留,不改变体重及呼吸系统的物理性质,仅单纯的增加呼吸驱动就可改善低通气。最近有研究表明,瘦素缺陷的 ob/ob 小鼠常发生低通气,其呼吸中枢对高二氧化碳的反应性在清醒和睡眠时均减弱,而且这些异常改变在小鼠肥胖之前就已存在;若给小鼠人工补充瘦素,可同时纠正低通气和对高二氧化碳的低反应性。人体研究也发现,在预测高碳酸血症方面,血中的瘦素水平与体重指数的价值相当甚至更好。阻塞型睡眠呼吸暂停不仅见于大多数 OHS 患者,也可见于一些高碳酸血症者和轻度肥胖者,并且在 OSA 患者睡眠期间对其进行有效的持续正压通气治疗(CPAP)后,大多数白天低通气也随之缓解。睡眠期间发生的通气障碍如何导致白天的高碳酸血症目前还不得而知。一个可能的原因是慢性间歇性的缺氧和高碳酸血症及睡眠剥夺相互作用使得白天的呼吸调节钝化,这一恶性循环使得呼吸中枢的反应性下降,导致白天的低通气。对高碳酸血症的 OSA 患者进行短时程的 CPAP,可提高中枢的化学敏感性。

原发性代谢性碱中毒者,其低通气属代谢性控制系统正常代偿,故称"不应呼吸者"(should't breathe)。

二、病理生理及临床表现

无论病因及发病机制为何,肺泡低通气综合征的发病关键在于通气不足导致的高 CO_2 及低氧血症,以及继发的血流动力学及神经系统改变(图 33-3-1)。

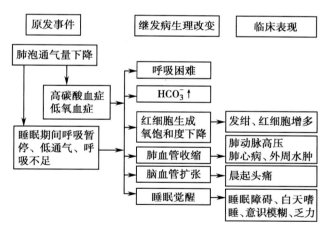

图 33-3-1 肺泡低通气综合征病理生理改变及临床表现

患者的临床症状主要分为两组,一是与基础疾病有关的症状,二是与通气不足有关的表现。后者的严重程度与 $PaCO_2$ 及 PaO_2 水平、起病缓急和病程长短有关。发绀、红细胞增多、肺动脉高压及肺心病多与长期低氧血症有关,而头痛、意识模糊、嗜睡等神经精神症状多与高 CO_2 血症及睡眠质量下降有关。由于高碳酸血症和缺氧总是同时出现,二者的区分并非绝对,病情严重者可出现 Ⅱ 型呼吸衰竭。早期,患者几乎感觉不到或仅有轻微的呼吸不适感,而更多地表

现为因睡眠障碍和睡眠剥夺所致的嗜睡、意识模糊、晨起头痛、疲劳、困乏等。随病情进展,患者开始出现呼吸困难,初期只在活动时出现,逐渐发展到静息状态,尤以呼吸控制系统效应器病变为主的"不能呼吸者"表现明显;而以化学感受器敏感性降低为主的"不愿呼吸者",气短症状并不明显。若高碳酸血症和缺氧进一步发展,则会出现心血管系统失代偿的征象,包括肺动脉高压、右心衰竭或认知障碍。其他一些临床表现则与原发病相关。例如,当有神经肌肉疾病时,可伴随明显肌无力、咳嗽能力减弱、反复的下呼吸道感染等。

几种重要的肺泡低通气综合征:

(一)肥胖低通气综合征(OHS)

也称高碳酸血症性睡眠呼吸暂停或肥胖相关的睡眠相关肺泡低通气。尽管 OHS 长期存在白天清醒时的肺泡低通气($PaCO_2$ 大于 45mmHg),但高 CO_2 血症和低氧血症可能长期被忽视,直到因感染或应用镇静剂等导致急性呼吸衰竭,情况突然恶化才引起注意。PSG 显示睡眠期间肺泡低通气加重,在 REM 睡眠期比 NREM 睡眠期更严重;80%~90% 的 OHS 患者合并 OSA,在该情况下应同时诊断 OSA 和 OHS;常伴动脉血氧饱和度下降,但并非诊断所必需。不伴 OSA 的 OHS 患者表现为睡眠期间持续或间断的呼吸变浅,伴肺泡低通气和低氧血症加重。通过夜间无创通气治疗,日间高碳酸血症可能改善甚至达到正常。

(二)先天性中枢性肺泡低通气综合征(CCHS)

先天性中枢性肺泡低通气综合征以肺泡通气不足和自主神经功能失调为主要表现,最早的病例报道见于 1970 年。多数在婴幼儿起病,但儿童和成人发病的晚发型患者也有越来越多的报道。发病的关键在于 PHOX2B(paired-like homeobox 2B)基因功能的改变导致呼吸中枢化学感受器的敏感性降低。100% 的患者存在 PHOX2B 基因的变化,大约 90% 的为新生突变(de novo mutation),其余 5%~10% 遗传自父母,遗传模式为常染色体显性遗传。PHOX2B 的基因型与 CCHS 的临床表型密切相关,疾病的严重程度受突变类型的影响;突变位点越多发生清醒肺泡低通气及呼吸衰竭等严重疾病的可能性越大,严重者需要 24 小时持续通气支持;某些患者则病情轻、发病晚。存在移码突变者罹患神经系统肿瘤的风险更高。PHOX2B 基因检测已经成为确诊 CCHS 的必需检查手段,可以预测患者的预后。

(三)迟发性中枢性肺泡低通气伴下丘脑功能障碍(LoCHHD)

迟发性中枢性肺泡低通气伴下丘脑功能障碍是一种呼吸中枢调控功能障碍性疾病。患者出生时多健康,直至幼儿阶段(通常 2~3 岁)出现饮食过量和重度肥胖,接着出现中枢性肺泡低通气(往往表现为呼吸衰竭),呼吸衰竭可因轻微的呼吸道感染或麻醉而诱发。大多数患者清醒时呼吸可充分代偿,睡眠时需要通气支持,呼吸衰竭失代偿或病情恶化时在清醒和睡眠时均需呼吸支持。与肥胖低通气综合征不同的是,减肥疗效差,肺泡低通气会持续存在。患者常逐渐出现激素水平增加或降低等下丘脑源性

内分泌功能障碍的特征,表现为以下一种或多种内分泌失调的表现,如尿崩症、抗利尿激素分泌过多、性早熟、性腺功能减退症、高泌乳素血症、甲状腺功能减退及生长激素分泌减少等,常见情绪和行为异常,有时相当严重。PHOX2B 基因阴性可与迟发性先天性中枢性肺泡低通气综合征鉴别。基因检测也可与 Prader-Willi 综合征相鉴别,减肥后仍持续存在的肺泡低通气,可以与 OHS 鉴别。

(四)特发性中枢性肺泡低通气(ICH)　特发性中枢性肺泡低通气指在肺功能及呼吸泵功能正常的患者,由于肺泡通气量下降导致睡眠相关高碳酸血症与低氧血症。患者不存在任何可识别的呼吸系统疾病,通气不足主要因呼吸中枢对 CO_2 和 O_2 化学反应钝化所致,睡眠期间因化学感受器的敏感性进一步降低及呼吸肌肉活动减弱,肺泡低通气进一步恶化。起病时间不定,通常在青春期或成年早期发病,缓慢进展。诊断必须明确存在睡眠相关肺泡低通气和排除内科、神经系统疾病导致的肺泡低通气及其他类型的低通气综合征。可能合并存在 OSA,但并非肺泡低通气的主要原因。

(五)药物或毒品导致的睡眠相关肺泡低通气　由于长期使用抑制呼吸驱动和/或损害呼吸肌肉功能的药物或毒品导致的慢性肺泡低通气和高碳酸血症,但清醒时 CO_2 水平可能正常。药物包括麻醉剂、镇静药物和肌松剂。同时饮酒或联合用药者患病的风险增加。患者可以没有任何症状或主诉呼吸困难、胸闷及疲劳,随着用药时间的延长或剂量的增加可能出现神经认知功能障碍。患者可能因疑似 OSA 进行评估而确诊,或在发生呼吸衰竭后被诊断。PSG 监测发现特征性的共济失调呼吸模式(ataxic breathing)有助于发现诊断线索,尿检筛查药物应该作为睡眠监测前的常规筛查项目,有助于病因诊断。其诊断必须同时满足标准①~③:①存在睡眠相关肺泡低通气;②至少一种抑制呼吸驱动的药物或毒品是导致睡眠相关肺泡低通气的主要原因;③排除其他原因所致的肺泡低通气综合征。

三、诊断

低通气综合征的患者的评估包括:①判定是否存在肺泡低通气;②发现引起低通气的病因。

(一)病史及体检　与低通气有关的症状及体征缺乏特异性,但系统的病史及体检常可提示低通气的病因,发现与低通气有关的并发症并评价其严重程度。另外,还有助于了解原发病的进展情况,估计预后。临床观察到胸腹部矛盾运动常提示膈肌收缩功能受损。

(二)辅助检查　肺泡低通气综合征的有关辅助检查包括:动脉血气分析、血常规、电解质分析、X 线胸片、睡眠呼吸监测、超声心动图、甲状腺功能测定、肺功能检查。其中动脉血气分析及肺功能检查对确立低通气的诊断及明确病因具有重要作用。

动脉血气分析:肺泡低通气最典型的特征是 $PaCO_2$ 升高,常伴低氧血症。血气紊乱在其他严重并发症出现之前即已存在。目前,对严重肺疾病如 COPD 引起的慢性低通气患者,动脉血气分析已成为常规检查,因而漏诊者少。肺外疾病引起的低通气常缺少典型的呼吸系统表现,应重视动脉血气分析,防止漏诊。由于 PAH 患者可通过自主性过度通气使 $PaCO_2$ 降至正常,而有些低通气综合征患者的高碳酸血症仅出现在睡眠时,所以单次的动脉血气分析可能检测不到血中碳酸浓度的升高。

其他一些证据包括血浆 HCO_3^- 浓度的升高、EKG、胸部 X 线片、ECG 上的肺动脉高压、右心室肥大等也可提示慢性低通气的存在。Hct 和 Hb 升高提示合并严重的低氧血症。

肺功能测定:即使症状典型、诊断明确者,肺功能测试也应作为常规检查,以明确呼吸控制系统受损的环节(表33-3-3)。对活动时气短症状重者,支气管激发/扩张试验有助于与运动性哮喘鉴别。怀疑膈肌收缩减弱者除测定最大吸气压及最大呼气压外,还可测定跨膈压。

表 33-3-3　肺泡低通气患者的肺功能检查发现

肺泡低通气类型	气体交换功能	流速及容量		呼吸系统阻力及顺应性	最大吸气压及最大呼气压	低氧、高 CO_2 反应性		睡眠呼吸监测
	$P_{A-a}O_2$	FEV_1/FVC	FVC			V_E	$P_{0.1}$	
1. 不能呼吸者								
神经肌肉疾病	正常	正常	降低	正常	降低	降低	降低	低通气加重
胸廓疾病	正常	正常	降低	正常	正常	降低	正常	可能有 SA
肺疾病	升高	正常或降低	降低	异常	正常	降低	正常	可能有 SA
2. 不愿呼吸者								
代谢性控制系统	正常	正常	正常	正常	正常	降低	降低	SA
行为性呼吸控制系统	正常	可能异常	可能异常	正常	可能异常	正常	正常	正常

注:$P_{A-a}O_2$,肺泡-动脉血氧分压差;$P_{0.1}$,吸气开始 0.1 秒时的口腔阻断压,是反映呼吸中枢驱动强弱的指标;SA:睡眠呼吸暂停。

许多患者在早期并无清醒时通气不足,相关症状系由睡眠时低通气引起,睡眠呼吸监测有助诊断。多导睡眠脑电图(PSG)可用于寻找睡眠呼吸暂停和呼吸不足。当 $PaCO_2$ 比清醒状态下平卧时升高 10mmHg 以上,动脉血氧饱和度在睡眠时下降数分钟且无法用呼吸暂停和呼吸不足解释时,提示睡眠低通气。整夜监测经皮二氧化碳分压(Ptc-CO_2)和夜间氧饱和度的动态变化可作为 PSG 之前的筛查实验。$PtcCO_2$ 严格来讲监测的是组织中的 CO_2 水平。主要工作原理是,血液中溶解的氧和二氧化碳能够通过机体皮肤组织弥散。在耳垂、额头或前臂等部位的皮肤表面放置一个纽扣大小的监测探头,探头表面装有通透性良好的亲水性薄膜。通过加热(温度维持在 $42\sim45℃$)加速血液循环促进二氧化碳透过皮肤弥散。探头内部通过电解液 pH 的变化而监测组织中 CO_2 浓度的变化。监测结果会受到患者皮肤表面情况、皮下组织局部微循环及电极温度的影响。低温加热探头放置于前臂、胸前、新生儿腹壁或耳垂。相关信号可以同步输入 PSG,反映机体 CO_2 水平的动态变化。对低通气综合征特别是睡眠低通气综合征的诊断具有重要价值。也用于指导无创通气治疗过程中压力水平的调定,美国睡眠医学会明确推荐在 NPPV 滴定时应用经皮二氧化碳分压($TcPCO_2$)或呼气末二氧化碳分压($EtCO_2$)辅助调压。

(三)几种重要的肺泡低通气综合征的诊断标准

1. 肥胖低通气综合征(OHS)　确诊须满足下列①~③的所有标准。①存在清醒肺泡低通气($PaCO_2 > 45mmHg$):可以通过动脉血 $PaCO_2$、呼气末 $PetCO_2$ 或经皮 $PtcCO_2$ 监测来评估;②肥胖:国人肥胖的诊断标准为 $BMI>27kg/m^2$(国外的标准为 $BMI>30kg/m^2$,儿童需大于同年龄性别第 95 百分位数);③除外引起肺泡低通气的其他原因:包括肺实质或气道疾病、肺血管病、胸廓疾病(除了因肥胖导致的负荷增加)、药物、神经肌肉疾病或已知的先天性或特发性中枢肺泡低通气综合征。

2. 先天性中枢性肺泡低通气综合征(CCHS)　CCHS 的诊断必须满足以下①和②两条标准项:①存在睡眠相关的肺泡低通气;②存在 *PHOX2B* 基因突变;③须排除原发的心、肺、脑、神经肌肉及代谢性疾病等引起的肺泡低通气。

3. 迟发性中枢性肺泡低通气伴下丘脑功能障碍(LoCHHD)　该疾病的诊断必须满足(1)~(5)的各项标准:

(1)存在睡眠相关肺泡低通气。

(2)最初几年无症状。

(3)患者具有至少两种下列情况:①肥胖;②下丘脑源性内分泌异常;③严重的情绪或行为障碍;④神经源性肿瘤。

(4)不存在 *PHOX2B* 基因突变。

(5)疾病不能被另一种睡眠障碍,内科或神经系统疾病,药物或物质使用更好地解释。

4. 特发性中枢性肺泡低通气(ICH)　必须满足以下

(1)和(2)两条标准并排除内科、神经系统疾病导致的肺泡低通气及其他类型的低通气综合征才能做出特发性中枢性肺泡低通气的诊断。可能合并存在 OSA,但并非肺泡低通气的主要原因。如果满足诊断标准应同时诊断 OSA 和特发性中枢肺泡低通气。

(1)存在睡眠相关肺泡低通气。

(2)肺泡低通气并非主要因肺实质或气道疾病、肺血管病变、胸壁疾病、用药或神经系统障碍、肌无力或肥胖及先天性肺泡低通气综合征所致。

四、治疗

(一)治疗原发病　去除诱发因素。纠正电解质紊乱及酸碱失衡,慎用镇静安眠药。

(二)药物治疗　孕激素、氨茶碱及乙酰唑胺等均具有呼吸兴奋作用,对部分"不愿呼吸者"有一定疗效,可使 $PaCO_2$ 降低 $10\sim20mmHg$,但起效慢,副作用大。对效应器官病变为主的"不能呼吸者"效果差。

(三)氧疗　一般高 CO_2 血症本身较少引起较严重的临床后果,处理上可以比较从容;但严重低氧血症患者应予重视。持续低流量吸氧既可迅速改善 PaO_2,又可避免高流量吸氧加重 CO_2 潴留的危险,必要时与机械通气联合应用。

(四)机械通气　治疗肺泡低通气综合征的关键在于改善患者的通气状况,机械通气辅助呼吸是最有效的措施。大多数患者经鼻罩应用无创正压通气如 CPAP 或 BPAP 可取得良效,部分患者需长期家庭应用,但多只需睡眠时应用即可。负压通气及膈肌起搏应用较少。对病情危重者可通过气管插管或气管切开进行机械通气,待病情稳定后改为无创通气。

(韩　芳)

参考文献

[1] 何权瀛, 陈宝元. 睡眠呼吸病学[M]. 北京: 人民卫生出版社, 2009: 89-281.

[2] SHAW JE, PUNJABI NM, WILDING JP, et al. Sleep-disordered breathing and type 2 diabetes: a report from the International Diabetes Federation Taskforce on Epidemiology and Prevention[J]. Diabetes Res Clin Pract, 2008, 81 (1): 2-12.

[3] EPSTEIN LJ, KRISTO D, STROLLO PJ, Jr. et al. Clinical guideline for the evaluation, management and long-term care of obstructive sleep apnea in adults[J]. J Clin Sleep Med, 2009, 5 (3): 263-276.

[4] KRYGER MH, ROTH T, DEMENT WC. Principle and Practice of Sleep Medicine[M]. 4th ed. Edinburgh: Elsevier Inc, 2005: 968-1139.

[5] ATS/ACCP/AASM Taskforce Steering Committee. Executive summary on the systematic review and practice parameters for portable monitoring in the investigation of suspected sleep apnea in adults[J]. Am J Respir Crit

Care Med, 2004, 169 (10): 1160-1163.

[6] LOUBE DI, GAY PC, STROHL KP, et al. Indications for positive airway pressure treatment of adult obstructive sleep apnea patients: a consensus statement[J]. Chest, 1999, 115 (3): 863-866.

[7] VERSE T, PIRSIG W. New developments in the therapy of obstructive sleep apnea[J]. Eur Arch Otorhinolaryngol, 2001, 258 (1): 31-37.

[8] 陈宝元, 何权瀛. 咽部扩张肌与阻塞性睡眠呼吸暂停低通气综合征[J]. 中华结核和呼吸杂志, 2003, 26 (11): 719-720.

[9] ISSA FG, SULLIVAN CE. Reversal of central sleep apnea using nasal CPAP[J]. Chest, 1986, 90 (2): 165-171.

[10] SIN DD, LOGAN AG, FITZGERALD FS, et al. Effects of continuous positive airway pressure on cardiovascular outcomes in heart failure patients with and without Cheyne-Stokes respiration[J]. Circulation, 2000, 102 (1): 61-66.

[11] 董霄松, 何权瀛, 韩芳, 等. 经鼻持续气道正压通气治疗睡眠呼吸暂停综合征的依从性及其影响因素[J]. 中华结核和呼吸杂志, 2002, 25 (7): 399-402.

[12] TESCHLER H, DOHRING J, WANG YM, et al. Adaptive pressure support servo-ventilation: a novel treatment for Cheyne-Stokes respiration in heart failure[J]. Am J Respir Crit Care Med, 2001, 164 (4): 614-619.

[13] HAN F. Sleep Disorders: hypoventilation//Laurent GJ, Shapiro SD. Encyclopedia of Respiratory Medicine[M]. UK: Elsevier Limited, 2006: 85-90.

[14] HAN F, CHEN E, WEI H, et al. Treatment effects on carbon dioxide retention in patients with obstructive sleep apnea-hypopnea syndrome[J]. Chest, 2001, 119 (6): 1814-1819.

[15] 陈宝元, 陈荣昌, 王辰. 着力推进我国无创正压通气领域的快速发展[J]. 中华医学杂志, 2014, 94 (38): 2961-2963.

[16] 中华医学会呼吸病学分会睡眠呼吸障碍学组. 阻塞性睡眠呼吸暂停低通气综合征患者持续气道正压通气临床应用专家共识 (草案)[J]. 中华结核和呼吸杂志, 2012, 35 (1): 13-18.

[17] SULLIVAN CE, ISSA FG, BERTHON-JONES M, et al. Reversal of obstructive sleep apnoea by continuous positive airway pressure applied through the nares[J]. Lancet, 1981, 1 (8225): 862-865.

[18] 黄席珍, 徐永兴. 经鼻持续正压通气治疗阻塞性睡眠呼吸暂停[J]. 中华结核和呼吸杂志, 1991, 14 (4): 225-227.

[19] 韩芳. 加强无创正压通气技术在中国睡眠呼吸障碍患者治疗中的应用[J]. 中华医学杂志, 2015, 95 (16): 1201-1202.

[20] QASEEM A, HOLTY JE, OWENS DK, et al. Management of obstructive sleep apnea in adults: a clinical practice guideline from the American College of Physicians[J]. Ann Intern Med, 2013, 159 (7): 471-483.

[21] BERRY RB, PARISH JM, HARTSE KM. The use of auto-titrating continuous positive airway pressure for treatment of adult obstructive sleep apnea. An American Academy of Sleep Medicine review[J]. Sleep, 2002, 25 (2): 148-173.

[22] MORGENTHALER TI, AURORA RN, BROWN T, et al. Practice parameters for the use of autotitrating continuous positive airway pressure devices for titrating pressures and treating adult patients with obstructive sleep apnea syndrome: an update for 2007[J]. An American Academy of Sleep Medicine Report. Sleep, 2008, 31 (1): 141-147.

[23] 全伟, 丁宁, 董艳彬, 等. 自动三水平气道正压通气对伴高碳酸血症重叠综合征患者的疗效[J]. 中华医学杂志, 2014, 94 (38): 2968-2972.

[24] MORGENTHALER TI, GAY PC, GORDON N, et al. Adaptive servoventilation versus noninvasive positive pressure ventilation for central, mixed, and complex sleep apnea syndromes[J]. Sleep, 2007, 30 (4): 468-475.

[25] SCHWAB RJ, BADR SM, ETEIN LJ, et al. An official American Thoracic Society statement: continuous positive airway pressure adherence tracking systems. The optimal monitoring strategies and outcome measures in adults[J]. Am J Respir Crit Care Med, 2013, 188 (5): 613-620.

[26] TEO M, AMIS T, LEE S, et al. Equivalence of nasal and oronasal masks during initial CPAP titration for obstructive sleep apnea syndrome[J]. Sleep, 2011, 34 (7): 951-955.

[27] BACHOUR A, VITIKAINEN P, VIRKKULA P, et al. CPAP interface: satisfaction and side effects[J]. Sleep Breath, 2013, 17 (2): 667-672.

[28] BERRY RB, BROOKS R, GAMALDO CE, et al. The AASM manual for the scoring of sleep and associated events: rules, terminology and technical specifications, version 2. 3[M]. Darien Illinois: American Academy of Sleep Medicine, 2016: 55-60.

[29] American Academy of Sleep Medicine. Treatment-Emergent Central Sleep Apnea /International Classification of Sleep Disorders[M]. 3rd ed. Darien IL: American Academy of Sleep Medicine, 2014: 102-107.

[30] JAVAHERI S, SMITH J, CHUNG E. The prevalence and natural history of complex sleep apnea[J]. J Clin Sleep Med, 2009, 5 (3): 205-211.

[31] CASSEL W, CANISIUS S, BECKER HF, et al. A prospective polysomnographic study on the evolution of complex sleep apnoea[J]. Eur Respir J, 2011, 38 (2): 329-337.

[32] TRIMBLE MO, ZUMSTEIN RA. Developing and maintaining therapeutic compliance[M]. [S. l.]: [s. n.], 2012: 422-435.

[33] LEE-CHIONG T. Fundamentals of Sleep technology[M]. 2nd ed. Williams Wilkins: Lippincott, 2011: 421-435.

[34] SUGIURA T, NODA A, NAKATA S, et al. Influence of nasal resistance on initial acceptance of continuous positive airway pressure in treatment for obstructive sleep apnea syndrome[J]. Respiration, 2007, 74 (1): 56-60.

[35] 董霄松, 何权瀛, 韩芳, 等. 经鼻持续气道正压通气治疗睡眠呼吸暂停综合征的依从性及其影响因素[J]. 中华结核和呼吸杂志, 2002, 25 (7): 399-402.

第四节
高通气综合征

一、概述

高通气综合征 (hyperventilation syndrome, HVS) 是心理或躯体依赖的呼吸异常情况, 表现为呼吸深快、节律不齐, 间断屏气或点头呼吸, 导致过度通气, 低碳酸血症和呼吸性碱中毒, 临床表现为呼吸困难、头晕、胸闷、震颤或麻痹等一系列症状。并非所有高通气综合征患者均存在过度通气和二氧化碳分压 (PCO_2) 降低, 多数情况下为可觉察或不可觉察的阵发性发作, 如果出现慢性 HVS, 长期存在 PCO_2 水平降低, 则提示呼吸中枢存在易敏状态。由于 HVS 病因机制尚不明确, 临床表现多样性和易变性, 诊断常被延误, 确诊极其困难。即使怀疑是 HVS, 也没有明确的评价和诊断标准或确切一致的治疗策略和干预措施, 多在患者多方求诊或诊断性治疗后才被确认。

二、流行病学

随着生活方式改变,生活节奏加快和精神压力增加导致 HVS 发病率逐年增加。欧洲数据显示,HVS 患者占门诊患者总数的 4%~11%。HVS 在士兵中集中发病,城市居民中也有散发病例。女性发病率高于男性,年轻者多见,哮喘患者发病率高于普通人群 3 倍。在各级医院中,胸闷、胸前区疼痛患者或阵发性乳房疼痛常到心血管内科就诊,失眠和焦虑人群则在神经内科更为多见。儿童总体发病率尚未明确,哮喘儿童 HVS 发病率大概为 5.3%,且与哮喘控制不佳相关。虽然 HVS 影响广泛,但目前仍缺乏对该人群管理的共识。

三、诱因

HVS 诱发因素多与心理因素有关。士兵中 HVS 诱因通常是上级批评、战友纠纷、环境不适、考核不利、情感纠纷、家庭变故等。儿童 HVS 的主要诱因是家庭和学校管理过于严厉,其中家庭因素(50.0%)显著高于学校因素(26.9%)。父母过多的管教和责骂是家庭生活环境的主要诱因,孩子们经常和父母同住,很难摆脱家庭环境。考试是学校因素中的主要问题,通常儿童的学习成绩多居中上等,但老师的期望值更高,孩子们普遍认为测试结果不尽如人意。提示儿童 HVS 是家庭、学校、社会的共同问题,需全方位共同解决。

四、病因和发病机制

HVS 病因尚未明确,负面情绪、躯体表现,心理活动及呼吸生理等均参与发病过程。自主呼吸稳定性失调与 HVS 相关,表现为过度换气,大量二氧化碳(CO_2)排出,引起呼吸性碱中毒;呼吸性碱中毒又导致呼吸功能紊乱加重,形成恶性循环。近期研究发现空鼻综合征患者多数合并 HVS,具体原因尚不清楚。个案报道显示局部麻醉、剧烈疼痛、牙科手术等亦可诱发 HVS 出现。

延髓呼吸中枢控制呼吸功能,延髓表面 CO_2 受体和颈动脉体维持动脉血 pH 稳定性,并受负反馈调控。Haldane 等认为 HVS 患者的呼吸调控出现紊乱,正常的负反馈调节被逆转,过度换气使 $PaCO_2$ 降低,CO_2 减少进一步导致换气过度和进一步降低 $PaCO_2$。Fink 等通过大脑成像研究发现,运动皮质参与运动时通气量变化调节,因此通气量增加不能完全由代谢因素解释。皮质调节是前反馈调节,即在 CO_2 出现异常引起负反馈调节之前发生。可对即将发生的异常变化进行预见性地纠正,提前改变通气模式,避免负反馈调节所具有的波动和滞后两项缺点。但是在 HVS 患者中,呼吸中枢及皮质调节丧失了正常的稳定性和适应性,曾经感知的"危险"作为表象留在脑内,导致反馈调节异常,当呼吸受到刺激时会出现一过性过度通气,潮气末 $PaCO_2$ 降低。

发作时过度通气使动脉血 CO_2 减少,血管运动中枢受到抑制,静脉血回流量减少、脑血管收缩、脑血流量减少,故

脑电图可出现一过性慢波增多。碱性环境下,血液中钙离子进入细胞内,血浆游离钙离子下降,可致手足麻木或搐搦。儿童时期因大脑功能和结构发育不完善,自主神经和情绪活动的调节能力相对较弱,受刺激时易出现神经功能失调而出现 HVS。

五、临床表现

HVS 发生时血液呈一过性呼吸性碱中毒,可出现一系列神经、循环、肌肉系统等临床症状,表现为气短、呼吸困难、心悸、心慌、头晕、焦虑不安、精神错乱、视物不清等症状,严重者甚至出现意识模糊、晕厥。其临床症状与心、脑、呼吸系统器质性病变临床症状相似,根据患者临床表现及反复发作情况,可分为急性和慢性 HVS,后者较易误诊。

六、辅助检查

（一）一般检查　心率(增快)、心电图(窦性心动过速)、脑电图(一过性慢波增多)、血液电解质检测(低钾血症、低钙血症等)、心肌酶谱、血气分析(不同程度动脉血 pH 升高、$PaCO_2$ 降低)可有不同程度改变。

（二）焦虑自评量表（SAS）评分　是一种分析患者主观症状简便可靠的临床测量工具。SAS 共有 20 个问题,采用 4 级评分,主要评定测量当前或 1 周内症状出现的频率。"1"表示没有或很少时间有;"2"表示有时有;"3"表示大部分时间有;"4"表示绝大部分或全部时间有。SAS 的主要统计指标为总分,将 20 个问题的得分相加得粗分,用粗分乘以 1.25 取整数部分为标准分。我国通常选取 50 标准分作为焦虑症状分界值。

（三）Nijimegen 评分　Nijimegen 评分问卷共有 16 项选项,包括胸痛、精神紧张、视物模糊、头晕、精神错乱或对周围情况完全不加注意、呼吸深而快、气短、胸部发紧或不适、腹胀、手足麻木或针刺感、呼吸困难、手指或上肢强直、口唇周围发紧、手足冰凉、心悸或心慌、焦虑不安。根据症状出现频率程度计分。0 = 从来没有;1 = 偶尔;2 = 有时;3 = 经常;4 = 频繁。16 项总积分 ≥23 分为诊断标准。少数患者表现为频繁急性发作,计分方法为:1 = 0~3 次/月;2 = 1~2 次/周,3 = 3~6 次/周,4 = 1 次/d 或更频繁。

（四）过度通气激发试验　让缓解期患者按照 60 次/min 频率自主过度通气 3 分钟,随后嘱患者正常呼吸。立即询问患者在深快呼吸过程中的感觉和症状,如果患者出现呼吸困难、胸痛、精神紧张、头痛、头晕、手指针刺感、口唇周围发紧、手足冰冷、心悸心慌、焦虑不安等症状,则激发试验阳性。

七、诊断

有焦虑、情感应激发病因素,症状典型的患者,在排除

其他器质性疾病基础上，需要进行 Nijmegen 问卷积分诊断，同时结合血气分析、电解质检查，是临床方便实用的 HVS 诊断方法。过度通气激发试验由于患者症状发作时不能做，症状缓解后又不易接受，其临床应用受到限制。

HVS 诊断标准为：①有典型症状，Nijmegen 症状学问卷总积分≥23分；②过度通气激发试验阳性；③发病前有精神创伤史或过度疲劳、精神紧张、应激等心因性诱因；④排除其他器质性疾病导致的过度通气。符合①、②、③、④条标准可确诊为 HVS；符合③、④且部分符合①、②者为可疑 HVS；以上标准均不符合者可排除 HVS。

八、鉴别诊断

主要与器质性疾病引起的过度通气状态鉴别，很多器质性疾病如低氧血症、肺炎、肺损害、充血性心力衰竭、代谢性酸中毒、发热等，都可出现过度通气，但不属于 HVS 范畴。小儿 HVS 诊断应经生化检查排除器质性病变并做诱发试验或/和纸袋试验证实，以免造成误诊和漏诊。

九、治疗

HVS 治疗分为急性期和缓解期。心理疏导为基础治疗，急性期可通过简单的纸袋或面罩重复呼吸，适当应用镇静剂、钙剂缓解症状；缓解期进行腹式呼吸训练是目前普遍应用的措施，在缓解症状、减少发作频率和强度方面有很好疗效。

（一）纸袋试验治疗　　若患者出现口唇、手足麻木感，可用纸袋或面罩口鼻重复呼吸，使吸入气体中 CO_2 浓度提高而减轻症状。原理是患者吸入气体中 CO_2 浓度增加，同时生理无效腔增加，肺泡中 CO_2 浓度增加从而使动脉血 $PaCO_2$ 增高，刺激呼吸中枢降低呼吸频率进而缓解呼吸性碱中毒引起的一系列症状。

（二）药物治疗　　急性期以对症处理为主。患者心理素质容易接受暗示，可给予少量输液；肌内注射地西泮（安定）10mg 以镇静催眠；低钾者适当补充钾盐；手足搐搦者可静脉缓慢推注葡萄糖酸钙。

缓解期可使用抗焦虑药，β 受体拮抗剂等。研究显示心理干预同时给予小剂量的帕罗西汀，可缩短心理治疗的时限，并可巩固其疗效。帕罗西汀为选择性 5 羟色胺重摄取抑制剂，对惊恐障碍疗效明确且耐受性良好，可以减少发作频率，能改善 HVS 伴随的焦虑不安、抑郁等症状，其优点起效快，不良反应轻，无明显依赖性，但复发率较高，应注意巩固性治疗。

（三）认知转变疗法　　可通过过度激发试验诱发出临床症状，采用必要的检查排除其他器质性疾病，明确诊断以消除患者错误的认知。同时配合心理疗法，以达到认知行为治疗的效果。治疗过程中应首先取得良好的医患关系，采用面谈、提问、启发、想象技术、角色扮演等方法协助患者挖掘和识别自动思维；并进一步识别患者的潜在设想，根据患者的反应情况逐步分析患者的不良认知，并与其共同讨论合理的思维方式，采取合适的干预措施和治疗策略。治疗时限一般为 3~6 个月。

（四）心理疗法　　将患者安置于光线适中、安静的房间中，隔开日常陪伴人员，与患者真诚地进行语言沟通。认真倾听患者对病史、症状的叙述，耐心回答问题，取得患者信任。通过沟通让患者明白所有症状都是由于换气过度所致，并不是器质性疾病导致；告知 HVS 的诊断和疾病性质，使之明白进行正确的呼吸调节后疾病是可以治愈的，引导患者逐步消除恐惧，减轻精神负担，继而放松全身。心理疗法通过一定程序学习自我控制和调节，降低机体的应激唤醒水平，改善患者既往不良情绪体验，在全身肌肉放松的基础上体会精神放松，使紧张情绪逐步消失。

（五）腹式呼吸训练　　呼吸训练是成人 HVS 的一线推荐治疗方法，患者接受 20 次腹式呼吸训练，每次 1 小时，每周 2~3 次，2~3 个月为 1 个疗程。根据儿童年龄和能力呼吸训练亦适用于儿童治疗，但在儿童中并未做一线推荐。具体方法是：让患者学习正确的腹式呼吸、缓慢呼吸，通过减慢呼吸频率，减少或消除过度通气，阻断 HVS 发生及恶性循环，使患者内环境趋于平衡，从而减轻并最终消除呼吸性碱中毒。

（六）中医中药治疗　　中医认为高通气综合征患者多数有阴阳两虚，发病前因劳累、精神紧张等，致阳虚而元气不能自摄，阴虚而又不能纳气，从而发生喘逆迫促，甚则有将脱之势。因"肝主情志"，主气在肺，调气在肝，肝在身心。针刺选用肝经主穴，针刺选穴：肺俞、天突、膻中、神门、内关、足三里等。用药选取疏肝解郁中药，临床常用苓桂术甘汤、参赭镇气丸、逍遥散加减方等治疗有一定疗效。

十、预后

HVS 发病率有所增高，需要根据疾病状况应用不同的治疗，通常预后较好，但严重者亦诱发心肌梗死等并发症，甚至导致死亡。临床上应重视 HVS 的判断和治疗，避免严重事件发生。

（陈莉延）

参考文献

[1] 韩江娜, SESEPERS R, STEGEN K. 等. 高通气综合征? 还是惊恐障碍? [J]. 中华结核和呼吸杂志, 2001, 24 (9): 516-517.

[2] HOWELL JB. The hyperventilation syndrome: a syndrome under threat? [J]. Thorax, 1997, 52 (Suppl 3): S30-S34.

[3] MANGIN D, BEQUIGNON E, ZERAH-LANCNER F, et al. Investigating hyperventilation syndrome in patients suffering from empty nose syndrome

[J]. Laryngoscope, 2017, 127 (9): 1983-1988.

[4] BANSAL T, HOODA S. Hyperventilation syndrome after general anesthesia: our experience [J]. J Anaesthesiol Clin Pharmacol, 2016, 32 (4): 536-537.

[5] 韩江娜, 朱元珏. 呼吸的前反馈调节与高通气综合征[J]. 中华结核和呼吸杂志, 2005, 28 (2): 77-80.

[6] TENG YH, TSAI HT, HSIEH YS, et al. Elevated erythrocyte carbonic anhydrase activity is a novelclinical marker in hyperventilation syndrome[J]. Clin Chem Lab Med, 2009, 47 (4): 441-445.

[7] TOMIOKA S, NAKAJO N. Beta-adrenergic blocker for hyperventilation syndrome in dentistry: a report of three cases[J]. Oral Sci Int, 2011, 8 (1): 34-35.

[8] CHENIVESSE C, SIMILOWSKI T, BAUTIN N, et al. Severely impaired health-related quality of life in chronic hyperventilation patients: exploratory data[J]. Respir Med, 2014, 108 (3): 517-523.

[9] KISHIMOTO N, MOMOTA Y. Hyperventilation syndrome in an aged male patient[J]. J Dent Sci, 2017, 12 (2): 198-199.

[10] BARKER NJ, JONES M, O'CONNELL NE, et al. Breathing exercises for dysfunctional breathing/hyperventilation syndrome in children [J]. Co-chrane Database Syst Rev, 2013 (12): CD010376.

[11] JONES M, HARVEY A, MARSTON L, et al. Breathing exercises for dysfunctional breathing/hyperventilation syndrome in adults[J]. Cochrane Database Syst Rev, 2013 (5): CD009041.

[12] D'ALBA I, CARLONI I, FERRANTE AL. Hyperventilation syndrome in adolescents with and without asthma [J]. Pediatr Pulmonol, 2015, 50 (12): 1184-1190.

[13] 张晓雷, 李胜岐, 赵立, 等. 高通气综合征患者运动通气应答的研究[J]. 中华结核和呼吸杂志, 2005, 28 (9): 645-646.

[14] TENG YH, TSAI HT, HSIEH YS, et al. Elevated erythrocyte carbonic anhydrase activity is a novel clinical marker in hyperventilation syndrome [J]. Clin Chem Lab Med, 2009, 47 (4): 441-445.

[15] TOMIOKA S, NAKAJO N. Beta-adrenergic blocker for hyperventilation syndrome in dentistry: a report of three cases [J]. Oral Sci Int, 2011, 8 (1): 34-35.

[16] CHENIVESSE C, SIMILOWSKI T, BAUTIN N, et al. Severely impaired health-related quality of Life in chronic hyperventilation patients: exploratory data[J]. Respir Med, 2014, 108 (3): 517-523.

第三十四章
高原与高原（山）病

第一节
高原形成与低氧环境

一、概述

随着地球周围大气层的演化，约于 20 亿年前氧（oxygen，O_2）开始出现于大气成分中，在近 100 万年，大气中氧含量迅速增高，在距今 50 万年时达到峰值并稳定下来。因此鸟类和哺乳类在进化过程中，约于近 25 万年大气氧富有量相当于当今水平的条件下其呼吸功能逐步发展。

在地球上的造山运动中，安第斯、喜马拉雅山等逐步隆起，抬升，一些生物物种进入高山或随高原（山）隆升而不断向高处发展，寻求新的生存空间。但哺乳类动物进入高山地区仅出现在近代进化史上，当其进入高山时的呼吸功能正是其祖先原先在氧气充足的环境中所选择演化的，如今身处低氧环境，其呼吸系统的功能和结构必须经过一个深刻的改造过程，也就是通过"自然选择"以适应这一环境。

二、高原低氧环境与人体反应

耸立在地球上的高山和高原，构成特殊的地理单元，形成独特的自然景观和生态系统。近一个世纪以来，高原成为对人类最具挑战性的环境之一。这不仅是面对各种进入高山的人和居住在高原地区的人群，更是面对医学和生理学关于缺氧问题的挑战，它提出一个必须要解决的问题——人类对高原的习服（acclimatization）和适应（adaptation）。我国是"高山之国"，号称"世界屋脊"的青藏高原是世界上海拔最高（平均海拔 4 000m 以上）、面积最大（250km^2）、人口相对最多（约 2 000 万人）的高原，具有重要的经济和国防地位。因此对高原医学的研究，在我国具有特别重要的意义。此外，当前许多国家的学者都试图利用高原这个天然实验室，研究高原低氧对人类的影响，以进一步解决临床医学常见的缺氧问题。

高原环境对人类的影响涉及大气物理、地球化学和生态系统等多种因素，其中大气压低、低氧、低温、低湿、太阳辐射强和气候多变等因素往往综合作用于人体，但最关键起始发性影响和损伤作用的就是高原低氧（hypoxia）。高原低氧这一术语，表达了这样一个概念，即高原环境随海拔增高，形成大气压（PB）下降，其中氧分压（PO_2）随之下降，即空气中的氧含量低下，由此导致从吸入气氧分压（P_IO_2）到肺泡气氧分压（P_AO_2）至动脉血氧分压（PaO_2）均逐步下降，这种从大气到机体细胞线粒体的氧传送过程是呈瀑布式逐级递减降低，故也称"氧瀑布"（oxygen cascade）（图 34-1-1）。

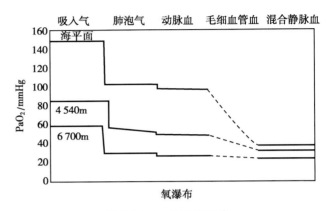

图 34-1-1　氧瀑布示意

一般来说，在中海拔高原（海拔 2 000~3 000m），人体开始出现低氧反应。海拔 3 000m 以上高原，人体的氧离曲线开始陡峭，缺氧明显化。海拔 4 500m 以上，大气压近于海平面的 1/2，此时人体出现明显的低氧血症，并引起显著生理反应和一系列临床问题。到达特高海拔，即 5 500m 以上，人类无法长期生存。而在珠穆朗玛峰顶，其海拔为 8 848.86m，大气压仅为海平面的 1/3（251torr，1torr = 133.3Pa），肺泡气氧分压低至 35torr，此时人体的血氧水平相当于心肺患者濒死状态的水平，一个健康强壮的人也只能短时停留，低氧是高原对人类的挑战。

（吴天一）

第二节
高原生理习服-适应

一、高原习服-适应的概念

在环境低氧的作用下，在自然选择的压力下，生命形式在漫长的时间内根据达尔文发现的进化机制改变了它们的特性，不适应环境者终被淘汰，而成功闯关的物种就是适应所处的极端低氧环境而发展的那些物种。由此，在高原低氧环境所存在的生物（包括人类），由环境所决定的器官功能和结构的变化，表现为两种形式，一种为短时的仅表现功能和结构的调整和代偿，称为习服（acclimatization）。另一种为通过长期基因突变，使功能结构发生深刻改造或重建，而这些特性又通过生殖传给后代而巩固下来，称为适应（adaptation）。

在青藏高原，就人类而言，再次表述以上概念如下：

（一）习服　　是指平原人在高原经数周、数月甚至多年而产生的一系列反应过程，是一种可逆的非遗传性的生理和形态变化，使之能生存于一个外异环境。习服并使机体产生对高原低氧的耐力，这正是人体具有深刻柔韧性的表现。

（二）适应　　是在高原居住并经许多代后发生的改变，大致反映了对低氧环境真正的遗传选择性反应。适应是有遗传学基础，并发展为具有生化、生理和解剖学特征，使之能在高原环境达到最佳生存境地。青藏高原世居藏族就是这样一个人类生物适应的典型。

高原习服和适应，都是为了保持在细胞水平的氧分压趋于正常，机体将产生一系列的生理机制，包括通气增强、低氧通气反应易感、肺对氧的弥散增强、心排血量增加、酸-碱平衡的调节、增加血液的携氧能力、改变氧离曲线的形状及对体循环、肺循环、脑循环和微循环的调控等。健康的平原人到高原后可以逐步达到"获得性习服"（acquired acclimatization），而高原世居者则可达到了"自然适应"（natural adaptation），这样建立起与低氧环境的对立统一，来保证高原上正常的生命过程。

二、高原习服-适应两种生物学模式的比较

我国青藏高原的平原移居汉族为高原习服的典型代表，而藏族则为高原低氧适应的人类最佳群体，现对其习服-适应这两种生物学模式的生理机制作一比较如下：

（一）生命早期适应　　一个非常有趣的生物现象是，胎儿在子宫内处于低氧环境，相似于高原。在海平面，脐动脉的氧分压仅 20mmHg，相当处于大气氧分压力 60mmHg 即约为海拔 7 500m 高度，著名高原生理学家 Barcroft 曾形容为"fetal everest"，即胎儿在珠穆朗玛峰。但目前对生命早期的适应所知甚少。我们认为，人类对高原的适应是从受精卵生命开始的瞬间即开始了的，研究初步证明，藏族已建立起完善的母体-胎盘-胎儿系统（maternal-placental-fetal system）及适应低氧的胎盘机制（placental mechanism），从而保证胎儿获得更充分的氧供。藏族胎儿宫内发育正常，具有较重的新生儿及较大的胎盘，新生儿脐带血氧饱和度较高而血红蛋白量较低，婴幼儿肺动脉肌层较薄等都是宫内适应良好的印记。

（二）器官水平适应　　藏族人具有完善的氧传送系统（oxygen transport system）及强大的心肺储备及摄氧能力，其最大通气量（VEmax）、最大心排血量（COmax）、最大氧耗量（VO₂max）、最大做功（Wmax）及无氧代谢阈值（AT），不论在高原现场，或减压舱模拟低氧，均明显高于汉族人，在海拔 5 000m 做竭力运动时，藏族人的以上生理优势就更为明显。

（三）细胞水平适应　　氧代谢表明，与移居汉族相比，藏族可以较低的氧耗完成同一做功，其动静脉氧阶差（AaDO₂）则较小，说明藏族更多地依靠组织适应（tissue adaptation），即对氧的利用更充分，更经济和更有效。

（四）分子水平适应　　近年来，通过全基因组测序、群体遗传学和分子生物学等多种手段，初步探明，藏族人与移居藏区汉族人在全基因组 DNA 序列和基因表达谱上存在差异。在藏族人群的基因组中筛选出多个受到了较强达尔文正选择的低氧代谢相关基因，包括 *EPAS1* 也即低氧诱导因子 2α（HIF-2α）、*EGLN1*（*PHD2*）和 *HMOX2* 等。如通过重测序分析发现藏族人群中 *EPAS1* 基因受到很强的达尔文正选择作用，并且藏族人群中受正选择的单倍型频率高达 72%，而在汉族人群中仅有 2.2%，世界上其他人群则无这一单倍型。在这些候选基因中，*EPAS1* 和 *EGLN1* 表现出在低氧下对血红蛋白浓度有效的调控。藏族人群红细胞值和血红蛋白浓度保持在适当的生理水平，从而不会发生红细胞过度增多而导致血液黏稠度增高的"高原红细胞增多症"；藏族人有较高的动脉血氧饱和度与其具有一个调控 SaO₂ 的主基因（major gene）有关。这样藏族人在高原极端低氧环境下，保持了正常的体循环、微循环和组织氧供。

藏族人与另一支同源于蒙古人种但高原适应历史较短的南美安第斯 Quechua 印第安人相比，藏族人在低氧通气反应（HVR）不钝化、低氧肺血管增压反应（HPVR）却钝化及红细胞不增生上优于印第安人。而皆知低氧肺循环和低氧通气反应，在进化和遗传适应上具有象征代表性，遗传因素发挥重要的调控作用。藏族人与某些高山土生动物的适应模式甚为相似，而平原动物则对高原出现习服形式的功能适应，如红细胞增多及肺动脉增压，从而进一步证明藏族人对高原的适应是整体的综合的全面适应。这是经历长期高原居住经过自然选择而获得遗传适应（genetic adaptation）的结果。

藏族人低氧生理研究为人类高原适应提供了一个理想的生物学模式，有助于阐明高原适应机制，劳动力受限因素及高原病病理生理及防治对策。而且，对于普通医学中极带共性的缺氧问题也有重要借鉴意义，因而受到国际关注。

三、肺及呼吸在高原习服-适应中的地位

1. 肺在高原低氧适应中具有门户作用，机体为了从大气中提取更多的氧，首先依靠肺呼吸来增强通气和弥散功能。肺是唯一与大气低氧直接接触的脏器，而同时也是对低氧刺激和低氧感受"首当其冲"的器官。

2. 在高原低氧和疾病状态下，随着缺氧加重，在接受低氧应激时，通过周边化学感受器颈动脉体对低氧感受并向呼吸中枢发出信号，立即引起通气增强，使机体获取更多的氧。但这种功能增强有一定的限度，过度通气将引起耗氧增加及导致酸碱失衡，因此尚需依赖于机体整体的适应。

由于肺是与外界氧交换的唯一器官,尽管肺功能有很大的代偿潜力,但也有其脆弱的一面,即易受损伤,祖国医学把肺称为"娇脏",不无道理。

3. 肺内血管的内皮细胞及肺泡上皮细胞具有多种免疫、代谢和释放血管活性物质的功能,在多种病理损伤下,这些功能的失调不仅引起肺动脉高压及肺毛细血管通透性增强,而且导致细胞因子和炎性介质的失控性释放,从而影响全身多脏器而形成病理性连锁反应。

4. 高原低氧损伤在呼吸的突出的表现是高原低氧通气障碍、高原睡眠呼吸障碍及高原肺动脉高压,其是发生高原肺水肿和慢性高原病(红细胞增多型和肺动脉高压型)重要的病理生理基础。所以,高原低氧与肺呼吸的关系特别密切,这是需要加以强调的。

提高对这一问题的认识,对于高原人体生理适应的调节及某些常见高原病如高原肺水肿、高原性心脏病的早期诊治,从肺和呼吸调控入手,把好病理生理第一关,将有重要意义。

(吴天一)

第三节
高原肺水肿

一、概念

高原肺水肿(high altitude pulmonary edema,HAPE)是急性高原病中最常见和严重的一型,且发病急骤、经过凶险,治疗不当,可致死亡,对高原建设者、旅游者、登山者都是巨大的威胁,因此是防治的重点。另外,从某种意义上讲,HAPE是高原低氧所致肺损伤的一个典型例子,所以对HAPE病理生理和发病机制的研究已经超过了HAPE作为高原病本身的意义,可以作为许多临床医学中低氧所致肺损伤病理生理机制认识的借鉴。

二、发病情况

根据发病情况,可将高原肺水肿分为以下两型:

(一)初入型高原肺水肿(entry or ascent HAPE) 未经习服的平原地区人,在急速进入高原后的1~3天,或晚至7~14天发病。这在我国的参与高原建设者、旅游者和登山者中最常见。

(二)再入性高原肺水肿(reentry or renascent HAPE) 指久居或世居高原者,已获得对高原低氧环境的习服-适应,到海平面或海拔低处短期居住一段时间(1~15天)后,于重返高原后很快发病。这在南美的安第斯地区居民,尤儿童及青少年多见。近年来我国高原居民去往平原或海平面再回高原的往返日益频繁,这一类型HAPE也渐多见。

尽管发病情况有别,但两种高原肺水肿的病理生理和临床表现相同。

三、人群发病率

高原肺水肿在世界不同地区的患病率有所不同。如Rennie统计在尼泊尔珠峰地区海拔4 000~5 000m的初来高山的旅游者中患病率为0.66%。而Singh报道,1962年在喜马拉雅山区的印度军人中患病率低者为0.75%,高者达到15.5%。

在我国,对不同高原地区、不同人群和不同劳动性质的调查结果发病率相差很大,为0.2%~10%。据我们对青藏高原海拔3 301~4 200m地区调查结果为,人群年发病率为28/10万~78/10万,说明此病并不罕见。劳动条件和高原卫生保障明显影响HAPE的发病率,如同在唐古拉山海拔4 000~4 500m地区,20世纪80年代,在青藏公路建设工人中HAPE发病率高达9.8%,而2001—2005年,青藏铁路修建时,由于高原卫生防护条件的明显改善,建设工人中HAPE发病率仅为0.47%。

四、危险因素

(一)海拔高度 高原肺水肿的发病高度一般在海拔3 000m以上,但如在进山期间有强体力活动,也可在海拔2 000m发病。随着海拔增高,发病率升高。

(二)年龄与性别 再入性高原肺水肿以2岁以上小儿和少年患病率高,从而认为青少年是一个高危个体,其易感性可能一方面青少年肺血管对低氧刺激有更强的收缩反应,另方面青少年抵达高原后兴奋好动,活动量大,运动导致缺氧加重,肺动脉压升高。成年人中Hackett曾指出:男性、年轻、好动者易患,的确符合大多观察,但男女两性及各年龄都可罹患。

(三)进入高原的速度 在短期内急速进入高原,如乘飞机与数小时内抵达高原,机体没有一个习服过程,则易发生高原肺水肿。近年来,由于从平原乘飞机进入青藏高原的人数大为增加,故乘飞机患病者显著增多。例如中国人民解放军西藏军区总医院收治的171例高原肺水肿患者中,有140例系乘飞机进藏者。现代化的交通工具提供了进入青藏高原的便利条件,但也增加了HAPE的发病率。相反,如乘大巴或乘火车缓慢进入高原者患病率较低,特别是经阶梯适应,逐步登高者HAPE的发病率明显降低。

(四)劳动强度 快速进入高原立即进行剧烈体力活动或过度劳累容易罹患高原肺水肿。劳动或剧烈运动时机体耗氧量明显增加,加重高原缺氧。在海拔4 000m以上,初入高原时,即使作中等以上劳动也易发生高原肺水肿。

(五)寒冷 高原肺水肿一年四季均可发病,但冬、春季节患病者较多。本病与寒冷关系密切,寒冷时不仅机体代谢增加,耗氧量增多,使体循环血管收缩,肺血流量增加,致肺动脉压和肺血管阻力升高,因而可诱发高原肺水肿。

（六）并发上呼吸道感染　约50%的患者发病前有上呼吸道感染的历史。感冒等上呼吸道感染多伴有发热,使耗氧量增加,更主要是高原低氧损伤加炎症感染的双重作用,这促使了高原肺水肿的发生。

五、病理变化

（一）组织形态学　肺充血水肿,重量增加,压之充实,有大量粉红色液体溢出。肺的水肿分布常不一致,有些区域明显水肿或出血,有些区域则正常或仅过度膨胀。肺部血管直至毛细血管均有显著扩张充血,导致肺泡隔膜增厚。肺泡及胸膜可有散在出血灶。镜下可见肺泡腔内充满水肿液,有水肿凝块、红细胞、多形核白细胞、巨噬细胞,而数量不多(图34-3-1),肺泡腔内常有透明膜(hyaline membranes)形成,与肺泡壁密切相接,这种透明膜的组织化学性质与新生儿呼吸困难综合征(respiratory distress syndrome of the new-born)的透明膜相似。肺毛细血管呈充血状内有红细胞沉积,肺小动脉或薄壁小静脉内可见新鲜血栓形成或纤维素凝块,且肺内有小梗死区。血管周围水肿出血可见。有肺淋巴管扩张及间质性肺水肿。重症者伴有肺泡出血,在充血的脑髓中有出血灶;或同时伴有高原脑水肿病变。右心室扩张,左心室一般正常。在平原人罹患初入性HAPE者其肺血管的肌层是正常的。

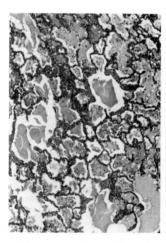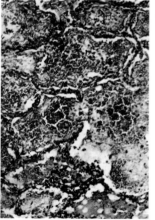

图34-3-1　高原肺水肿病理,肺泡腔内充满水肿液凝块

（二）超微结构学　Heath等曾进行了与HAPE相关的动物实验,将Wistar大鼠置于减压舱内,模拟大气压为265mmHg下12小时,这一高度相当于珠峰峰顶高度(8 848.86m,PB 243～255mmHg)。在这一极度低氧条件下,肺内有多发性的内皮水疱形成,并伸入到肺毛细血管内。从纵切面观,这些水疱顺着所在毛细血管呈长形,足以阻塞

肺毛细血管。水疱以蒂从肺泡壁融合的似有积液的基底膜局部增宽处突出,被一层极薄的由局部积液所扩张的肺毛细血管内皮细胞及其细胞质所覆盖。当将水疱作横切面时,有时则未见疱蒂,看来是由双重膜覆盖的圆形体,给以游离于肺毛细血管内的假象。在模拟高原低氧条件下,肺内许多毛细血管均含有水疱,从而使含有红细胞的毛细血管变形,其血管直径减小。膜性肺细胞显示出微饮液作用(micropinocytosis)和水肿变性。

六、病理生理

（一）肺动脉高压　肺血流动力学的研究证实肺动脉高压是关键因素,Fred等(1962)及Hultgren等(1964)首先应用心导管术直接测量HAPE患者的肺动脉压力,发现有不同程度的肺动脉高压,显著者可高达144/104mmHg(19/14kPa)。同时左心房压及肺楔压正常,排除了左心衰竭,是非心源性肺水肿。对曾患HAPE的恢复期患者吸入低氧气体,出现明显的低氧性肺动脉增压反应(HPVR),提示肺血管对低氧存在易感性。

由于肺小动脉解剖学的特征,即高原缺氧导致了肺肌性小动脉明显收缩,而肺非肌性小动脉的通路则变大,从而引起不均匀的肺局部灌注,即血管痉挛处血流减少,而大量血流则涌入这些大口径的通道流动,造成它们供血的那些毛细血管的流体静力压增高,使液体渗入肺。以后大量有创和无创性血流动力学研究进一步证实了以上结论。

（二）肺微血管裂隙　电子显微镜技术证实了肺微血管裂隙的存在。Severinghaus等做过一系列研究。首先在Long-Evans大鼠身上分离出肺,给予静脉注入12～35μm的聚苯乙烯乳胶小球以完全阻塞终末血管床,使血流被迫进入未被阻塞的肺动脉,使之过度扩张并增压至100mmHg(13.3kPa),结果发现在血管周围出现袖带状水肿。以后在犬的实验进一步证实,但有时在未加血管栓塞而有低氧肺高压的对照组也可出现类似的血管周围袖带状水肿,不过在单纯栓塞而无肺高压时则从不出现这种水肿。

肺泡壁通常是由邻近肺泡上皮细胞的细胞质突起连接形成,肺毛细血管壁亦以同样方式由内皮细胞的细胞质突起构成。发生本病时,发现肺泡上皮和肺血管内皮细胞变性,细胞质突起皱缩,细胞因缩回突起而使这种突起的连接点处间隙变大,形成内皮细胞分离,基底膜暴露,经血管裂隙形成,于是较大的分子,如水、胶体粒子甚至细胞可通过此孔隙从毛细血管进入肺泡。这一裂隙说(leakage theory)提供了HAPE时肺毛细血管通透性增高的生物物理学原理。

（三）肺毛细血管应激衰竭　近年来,West等通过一系列动物实验观察到低氧应激下肺毛细胞壁的完整性受损,认为这是低氧下肺毛细血管应激衰竭(stress failure of pulmonary capillaries)的结果。他们首先对Sprague-Dawley大白鼠在极度低氧下(大气压236～294torr,相当于7 000m～

9 000m)8~12 小时后,肺动脉收缩压由对照的 30.5mmHg±0.5mmHg(4.06kPa ± 0.07kPa)上升至 48mmHg ± 2mmHg(6.38kPa±0.27kPa)。此时于气管内可见泡沫血样液体,超微结构检查观察到一系列肺毛细血管受损现象,包括毛细血管内皮层或整个壁层崩裂、肺泡上皮层肿胀、红细胞及水肿液进入肺泡壁间质中,肺泡腔内充满蛋白液体及红细胞,内皮细胞饮液突起伸入毛细血管腔内。

随后在兔的实验突然增高左心房或肺动脉压力,可引起高分子量蛋白及红细胞由血管内外渗至肺泡腔内,电镜观察可见在肺泡腔内有内皮细胞及上皮细胞碎片,渗漏的高分子蛋白、红细胞、白三烯 B$_4$(leukotriene B$_4$,LTB$_4$)。这些形态改变在升压至 24mmHg(3.2kPa)有时即可出现。这一学说进一步为 HAPE 时肺毛细血管损伤,导致通透性改变及随之的炎症反应打下了理论的基础。

(四)高蛋白、高渗出性肺水肿   在肺水肿的发病机制上,在肺通透性渗漏和流体静力性渗漏间存在着差别,前者一般以炎症为起因使肺血管内皮屏障易受损害而导致大量蛋白及红细胞从血管内渗漏至血管外间隙。而流体静力型渗漏是由于血管内压增高,最常见于充血性心力衰竭,引起液体和蛋白选择性地渗漏至间质或肺泡腔,渗液为低蛋白含量。临床上如何区别二者? 1979 年 Fein 等首先推荐用测定肺水肿患者的肺水肿液蛋白含量来判别是否属于肺泡-毛细血管通透性肺水肿。自 1984 年起,Schoene 等先后在麦金利峰海拔 4 000m 处,应用纤维支气管镜技术采集 HAPE 患者的支气管肺泡灌洗液(BALF),获得了惊人的发现。首先发现 HAPE 的 BALF 含有大量高分子蛋白,其总蛋白量比健康对照组高达 60 倍,这种高通透性渗漏与 ARDS 极为相似,但 HAPE 的 BALF 中有大量肺泡巨噬细胞,而 ARDS 则为大量多形核中性粒细胞(polymorphonuclear neutrophile,PMN),显示炎症反应。

以后的研究获得了更丰富的内容,HAPE 患者的 BALF 中不仅有大量蛋白、肺泡巨噬细胞,还有中性粒细胞、淋巴细胞及红细胞,并且有较高量的免疫球蛋白 IgG、IgA、IgM、α-补体 C3、补体 C5 裂片、α1-抗胰蛋白酶、蓝铜浆素等。

这样的 BALF 特性,可以除外 HAPE 是如左心衰竭因肺毛细血管压力增高引起低蛋白渗漏液的肺水肿,而是一种高蛋白、高渗出性肺水肿。然而另外表明肺水肿性质与 ARDS 的相似也增加了鉴别的难度。

在同一地区的急性高原病(AMS)不伴有肺水肿者,则 BALF 并无蛋白渗漏,尽管其血氧合水平降低,SaO$_2$ 为 70.0%±2.4%,Schoene 等认为此时可能有间质性肺水肿而尚无肺泡水肿,间质性肺水肿可以导致肺膨胀不全,肺内分流和通气/灌注(V/Q)障碍。

(五)细胞因子和炎性介质的共性作用   这方面是近年来的研究热点。日本信州大学医学部以酒保惠嗣为首的研究小组,对发生在日本 Alps(长野)登山者中的 HAPE 进行了这方面的研究。他们对入院 1~4 天内的 HAPE 患者抽取了 BALF,发现细胞总数、肺泡巨噬细胞、中性白细胞及

淋巴细胞数均增多,同时总蛋白、白蛋白、乳酸脱氢酶(LDH)、白介素(interleukin,IL)-1β、IL-6、IL-8、肿瘤坏死因子(TNF)-α 增高,但 IL-1α 及 IL-10 不增高。还注意到 IL-6 及 TNF-α 与肺动脉压-楔压呈正相关及与 PaO$_2$ 值呈负相关,即低氧血症愈重,肺动脉压愈高,IL-6 及 TNF-α 的含量愈高。因此他们认为炎性介质在 HAPE 发病早期起着一定作用。尽管这些炎性介质十分类似于 ARDS,但其反应是短暂的,并且没有原发性感染的原因。

德国汉堡大学以 Bärtsch 为首的一批学者却得出不同的结果,他们在 HAPE 早期,测定血清 TNF-α、IL-1、IL-2 及 IL-6 均不增高。另一组 Pavlicek 等对 HAPE 易感者(即曾患过 HAPE 者)在抵达海拔 4 000m 第 1 天,尽管出现明显低氧血症(SaO$_2$ 69.6%±9.1%),血清补体 C3 及 α$_1$-抗胰蛋白酶水平有所提高,但仍在临床允许范围内,IL-6、运铁蛋白(TF)及 C 反应蛋白(CRP)均不增高。为此,Bärtsch 认为所观察到的炎症反应只是继发现象而非原因,他们坚持 HAPE 的流体静力压说,即高原低氧作用下,肺小动脉及小静脉发生显著的低氧性肺血管收缩,导致某些血管壁过度扩张,由此使细胞连接开裂及可能引起肺-毛细血管膜应激衰竭。由于上述这些肺损伤,所出现的 HAPE 时 BALF 中的炎症反应只是一个继发性事件。在此基础上,血纤溶活性功能障碍导致纤维蛋白异常增高,促进了肺血管微血栓形成,也是一个重要因素。

但是不论是始发机制或继发现象,效应细胞、细胞因子及炎性介质在 HAPE 的病理生理过程中有重要作用。

(六)HAPE 发病与相关基因的研究   基因表达的变化对认识 HAPE 的病理生理,特别其易感机制有重要意义。一项短时间(3 小时)的低氧暴露即已观察到出现一些不同类型的基因表达。在低氧暴露下还发现许多基因是与细胞的抗氧化能力有关,动物实验中脑和肺的转录也观察到基因表达变化伴有血管再收缩及抗氧化调节变化。近年来的研究发现 HAPE 是与多种基因类型间相关,包括一氧化氮合酶 3(nitric oxide synthase 3,NOS3)、细胞色素 P450(cytochrome P450)、家族型 11(family 11)、亚家族 B(subfamily B,CYP11B)、血管紧张素转换酶(angiotensin 1 converting enzyme,ACE)、热激蛋白 70(heat shock protein 70,HSP 70)、内皮素-1(endothelin-1)、肺表面活性蛋白(pulmonary surfactant protein A1)、羟基酪氨酸酶(tyrosine hydroxylase,TH)及血管内皮生长因子(vascular endothelial growth factor,VEGF)。这些基因是依赖于不同的生物分子作为介导体而表达为各种生理表征。

近年的一项研究观察到在低氧条件下大量覆盖的基因不同的表达伴有能量代谢改变可能由此引起易感性,在 HAPE 其发生易感性是与基因组广泛的表征伴有不同的氧化磷酸化(oxidative phosphorylation)通路调控有关。

最引人注目的是一氧化氮(NO)的基因表达。NO 也即血管内皮舒张因子(endothelial reflation factor,EDRF),由肺血管内皮细胞释放,是重要的舒血管物质。高原低氧下可显著抑制一氧化氮合酶(NOs)的基因表达,NO 合成减少,从

而成为低氧性肺血管收缩的重要机制之一。Busch 等测定了 HAPE 易感者呼出气的 NO 量，结果在吸入 12% 氧 2 小时后，NO 排出量减少了 25%，而健康对照组并无减少。还注意到低氧下肺动脉收缩压（SPAP）的升高程度与呼吸道排出 NO 的浓度呈负相关（$r = -0.49, P = 0.04$）。Duplain 等系在高山现场（海拔 4 559m）测定 HAPE 呼出气 NO 含量比健康对照组低 30%。张西洲等（1999）对海拔 3 700m 的 11 例 HAPE 患者测定血浆 NO 含量，结果治疗前为（59.60±6.8）μmol/L，比治疗后（69.80±4.65）μmol/L 明显为低（$P < 0.01$）。以上研究也为应用 NO 治疗 HAPE 提供了依据，并已取得了实际效果。

七、临床表现

（一）症状体征　　起病急促，其症状体征与一般肺水肿相似，如初期有刺激性咳嗽，咳出少量黏液痰，伴有心悸、气急、颜面及唇、舌呈暗灰色或发绀。继之痰量增多，痰液稀薄呈白色泡沫样。严重者咳出粉红色或血性泡沫痰，有时可因痰多而从口鼻涌出。肺部听诊布满湿啰音等。但应注意下列几点：①早期可先有头痛、无力等急性高原病的一般症状，如发生频繁干咳、气短、发绀则多提示为本病先兆，应予以警惕；②心血管征象较突出，部分血压增高，也有血压轻或中度降低，甚至休克。后期可有右心衰竭；③可伴有发热、寒战，如体温持续不降，可能提示并发感染；④如出现神经精神症状，特别是共济失调（ataxia）则提示并发高原脑水肿。

（二）心肺 X 线征象　　肺部病灶的表现形态和分布依随病程的长短、病情轻重而异，概括起来有以下几种。①肺纹理的改变：一般表现为肺野透光度减低、背景混浊，重者呈毛玻璃样改变，可为局灶性、单侧或双侧。肺纹理增多、增粗时，间质中可出现网织状影，心影轮廓有的模糊不清，此多为早期改变或病情较轻者的改变。②片絮状阴影：多数患者为浓淡不一或中心密度较高、边缘密度较低之斑片状、团絮状以至融合成大片的阴影，有的患者病灶分布较对称，但也有不对称者，或局限于某一肺叶或肺段内（图 34-3-2）。③结节状改变：有些患者为许多大小不一致的结节状阴影，直径 0.4～0.2cm，圆形或卵圆形影，中心密度较高，周围较淡，但边缘尚可清楚显示，亦可成簇或散在分布于各种片状阴影之间，这种结节状影到后期可融合成大片的片絮状影（图 34-3-3）。

（三）心电图改变　　①窦性心动过速；②肺动脉高压及右心负荷过重心电图，如电轴右偏、aVR 导联 R/Q>1、V_1 导联 R/S>1、不完全或完全性右束支传导阻滞或右心室肥厚；③有时出现心肌缺血图形，如 S-T 段、T 波改变、Q-T 间期延长等。

（四）血流动力学　　右心导管术或 Echo-Doppler 的检测结果均显示肺动脉压增高，显著者可达 144/104mmHg

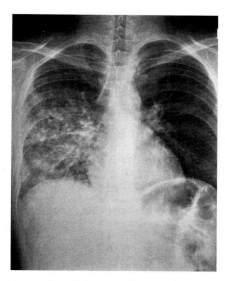

图 34-3-2　高原肺水肿 X 线胸片显示右下肺斑片状阴影

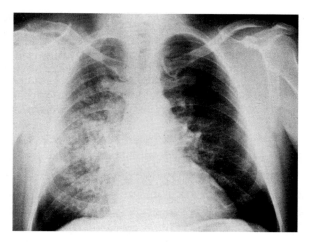

图 34-3-3　高原肺水肿 X 线胸片显示右下肺大片絮状阴影

（19/14kPa）。但肺楔压不增高，提示为非心源性肺水肿。

八、诊断与鉴别诊断

（一）现场诊断　　按国际高山医学协会 1992 年的标准为：近期抵达高原，出现以下表现者则诊断为该病。

1. 症状　　出现至少以下两项者：静息时呼吸困难、咳嗽、虚弱或活动能力减低、胸部有紧缩感或闷胀感。

2. 体征　　出现至少以下两项者：至少在一侧肺野可闻及啰音或喘鸣音、中枢性发绀、呼吸急促、心动过速。

（二）临床诊断　　①发病历史；②临床症状体征；③应有胸部 X 线检查的依据。

（三）鉴别诊断

1. 肺炎　高原肺水肿的弥漫型、局限型中部分 X 线征象与支气管肺炎有相似之处,但此类肺炎多发于儿童、老年人及体弱者,咳白色或脓性痰。X线征象为点状、斑片状病灶沿肺纹理分布,以中下肺野为重,心血管多无改变。大叶性肺炎X线显示密度均匀致密的病灶多在一叶肺内。依据病史,不难鉴别。

2. 高原肺水肿非心源性肺水肿,心血管患者有原发病史,易于鉴别。

3. 高原肺水肿还需要与发生在高原的急性呼吸窘迫综合征(ARDS)相鉴别。首先应指出,HAPE与ARDS是两种不同疾病,HAPE是高原特发病,是肺型的重症急性高原病。ARDS是由严重的创伤、感染、休克、中毒等多种病因使肺成为受损的靶器官而继发的一种呼吸衰竭综合征。但是,许多观察注意到HAPE非常相似于发生于高原地区的ARDS,而这种临床征象的相似性必然存着相近的病理生理基础。可以说,HAPE与ARDS是高原急性危重病中最引人注目的两种疾病。这两种疾病的临床表现有很大相似性,如两者均可以呼吸困难、进行性的低氧血症和以肺水肿为特征,血气分析均可出现PaO_2、SaO_2下降,$PaCO_2$一定程度降低及肺泡-动脉血氧分压差($P_{A-a}O_2$)增大。但早期病例,依据发病原因不难区别二者。而当HAPE出现呼吸衰竭、ARDS出现明显肺水肿时,二者则极易混淆。如有条件应用纤维支气管镜技术采集HAPE患者的支气管肺泡灌洗液(BALF),作BALF细胞学分类,有一定协助诊断的意义(见前述)。但现场往往难以做到,因此结合临床病史非常重要。

应该强调指出,HAPE在下列情况下可发展为ARDS:①延误诊断或治疗不当,致病情恶化;②严重的双肺弥漫性肺水肿,病变在短期内迅速发展者;③混合型肺/脑水肿,是AMS中最严重一型;④继发肺部严重感染,也要注意有时并发肠道感染。在上述情况下,由于严重的低氧血症,显著的肺动脉高压,肺毛细血管通透性增强,肺泡透明膜形成,此时低氧损伤若再并发感染,产生大量白细胞及炎性介质,进一步造成肺损伤,肺微血管血栓形成,肺微循环障碍,通气/灌注比率失衡,肺内动静脉分流等,则必然发展为ARDS。故凡HAPE患者,临床上出现严重呼吸困难、窘迫、呼吸率≥30次/min,X线胸片肺部阴影扩散化甚至出现白肺,PaO_2低于该高度的生理下限,就可诊断继发ARDS。

九、预防

个体和群体都存在对HAPE的易感性。HAPE的预防一个是强调逐步登高,一般原则是在海拔2 000m以上,每天的上升高度不要超过350m,防止快速连续急进高原,因急进高原既可诱发高原病,又延长高原习服的时间。另一个是避免抵达高原后的前数日即作强烈体力活动。要禁酒及不用安眠药。药物预防是一种手段,但不可替代上述措施。药物使用的原理是促使肺血管扩张,以防止肺动脉增压反应及改善肺的气体交换。

(一)硝苯地平(nifedipine)　是钙离子(Ca^{2+})通道阻滞剂。HAPE降低肺动脉高压为防治的关键,而多种钙通道阻滞剂均可同时作用于体循环和肺循环而使血管扩张,具有降低肺动脉压力及阻力和改善肺气体交换的功能。此药用以预防HAPE已有一段实践时间,证明硝苯地平有抑制低氧性肺血管收缩的作用,降低高原肺动脉高压、改善运动能力、改善肺气体交换及减少肺X线影像上的病损。

(二)他达拉非(tadalafil)或西地那非(sildenafil)　他达拉非10~20mg,每日2次;西地那非50mg,每8小时1次,应在进入高原前24小时开始应用。二者均为5型磷酸二酯酶抑制剂(phosphodiesterase-5 inhibitors),可以有效防止HAPE发生。

(三)沙美特罗(salmeterol)　沙美特罗是一种β肾上腺素受体激动剂,应用于支气管哮喘,观察到可逐步清除掉肺部积液。Sartori等由此提出了一个理论即HAPE对肺内皮细胞钠的转运不足,因此进行一项实验,对37名登山队员是对HAPE的易感者,于1天内攀登至Mount Rosa(4 559m),分为两组对比,吸入沙美特罗组HAPE的发生率比安慰剂对照组下降了50%以上。但下列疾病:肝脏功能不全、低钾血症及过速型心律失常者应禁用。他达拉非和沙美特罗对进入高原地区人员的安全性都值得进一步研究。

(四)地塞米松(dexamethasone)　已证明这一皮质激素可有效预防AMS,对预防HAPE也有效。一般认为用小剂量的糖皮质激素即可预防AMS,又不至于影响肾上腺皮质对低氧的正常反应。一般在进山前一天开始服用,可沿用至下山;登山速度为>1 000m/d在5天以内时,用量为4~8mg,每12小时1次。其预防作用根据动物实验,地塞米松可以通过抑制低氧介导的内皮功能障碍而促使NO合酶的合成,因此具有扩血管作用而预防HAPE。在高原,地塞米松不能突然停用,尽管其不一定促进习服,但对抵抗HAPE者可提高体能。

(五)乙酰唑胺(acetazolamide)　是碳酸酐酶抑制剂可以阻断肺血管的收缩,其主要用于AMS和HAPE,也有减低HAPE的危险因素,如可抑制低氧性肺血管收缩反应,从而起到预防HAPE的效果。用量为250mg,每8小时1次,在上山前一天开始服用。近来都建议250mg,每天2次,同样有效而副作用少。但在肾功能不全的患者,据情或减少剂量及延长用药间期或者完全禁用。如患者原已有酸中毒、磺胺类药物过敏及肝病者也应禁用。

十、治疗

HAPE如治疗处理及时有效,则恢复快且可完全治愈。几十年来的临床观察一致认为迅速低转至平原是最有效的策略,病情很快反转及自愈。然而在患者发病的现场、地形、交通及种种当时条件常不允许实施快速低转,此时只有采取就地治疗为第一步,同时应用综合疗法。

（一）迅速低转　　发现患者后立即迅速向低地转移是最有效的疗法，至少争取向下低转 1 000m。在高山条件下，低转应有效组织和有经验的人来实施，做好各种准备（药物、氧气）和随时采取应急措施。直升机或救护车当然理想，但很多情况是靠人力抬运或牦牛驮运，这时患者应处于被动尽量安静状态，因任何导致患者颠簸活动都会加剧缺氧而使病情恶化。

在患者不可能或不适宜低转，或在低转过程中（如青藏铁路建设唐古拉山需长途低转过程），可用简便手提式低压舱，即增压袋（pressure bag），目前有多种类型，可按 2~4lb/in（1lb = 0.45kg，1in = 2.54cm）增压数小时达到模拟下降 1 500m 或更低。

（二）呼吸末正压通气　　对重症 HAPE 或怀疑发生 ARDS 者，可应用持续正压通气（continuous positive airway pressure，CPAP）治疗，在有自发性呼吸的患者可以保持呼吸道的正压通气，而类似于呼吸末正压通气（positive end-expiratory pressure，PEEP）的生理效果。

（三）氧气应用　　不论低转或暂时难以低转，供氧都是关键性治疗，应立即实施。改善动脉血氧水平可以减低肺血管收缩和降低肺动脉压力，从而移除血管外潴积的液体。供氧的综合措施是吸入高流量氧（4~6L/min），严格卧床，加强保温，争取立即低转 500~1 000m。氧气治疗是最关键，结合迅速低转将取得显著效果。

（四）吸入一氧化氮（nitric oxide，NO）　　NO 产生于肺内皮细胞，是一种自然的血管扩张剂。而在 HAPE 易感者在低氧条件下其呼出气的 NO 水平降低。Scherrer 等首先对 18 例 HAPE 易感者在 4 559m 治疗。治疗前与非 HAPE 易感对照组相比，MPAP 增高明显而 PaO_2 下降，出现了肺动脉高压及低氧血症。NO 治疗后 PAP 降低而 PaO_2 升高，但对照组的 PaO_2 则下降，这可能与通气/灌注比率失衡（V/Q mismatching）加重有关。NO 首先到达具有通气功能和非水肿区并扩张此处血管。由此将水肿区的血流驱向非水肿区和改善了 V/Q 比率，而纠正了低氧血症。一般吸入 40ppm 15 分钟可以改善 HAPE 患者的氧合能力。

在临床上已观察到，对有低氧性肺动脉高压的患者，在予以吸入低浓度 NO 后，NO 可选择性地作用于肺血管、扩张肺动脉、降低 PAP、改善心功能、提高对周围组织的氧供，而取得明显疗效。

但在高原现场应用 NO 治疗限于条件常不可能实施，此时可用 NO 的合成前体 L-精氨酸（L-arginine）替代治疗。在医院等应用 NO 是值得推荐的，疗效是被肯定的，而且应配合其他药物治疗，主要有：地塞米松（dexamethasone）、硝苯地平（nifedipine）和西地那非（sildenafil）等，参阅以上预防用药。

（吴天一）

第四节
高原性心脏病

一、我国学者的重要贡献

高原性心脏病（high altitude heart disease，HAHD）的发现及对这一高原特殊疾病名称的确立，都源自我国学者自 20 世纪 50 年代起所做的巨大贡献，对高原病及心血管病均具有双重里程碑意义。国外学者是以后才逐渐认识同类高原低氧性肺动脉高压心脏疾病的。

1955 年我国四川省人民医院的吴德诚和刘永儒首先报道了一例出生于拉萨（海拔 3 658m）的汉族男婴，11 个月，在拉萨出现水肿、尿少、呼吸困难、发绀。胸部 X 线检查心脏呈球形增大，心电图示右心室肥厚。该患儿辗转 2 个月始从拉萨低转至成都，但经治无效死亡。尸检发现肺动脉弥漫性扩大，肺小动脉有多发性新鲜血栓，右心显着肥大扩张。作者认为该例患儿从病理上排除了先天性或其他器质性心脏病，从而第一次被命名为"高原性心脏病"，即小儿高原性心脏病（pediatric high altitude heart disease，PHAHD），认为属于急性肺心病的范畴。

1965 年吴天一等正式报告在青藏高原的一组 22 例成人高原性心脏病病例，男性 21 例，女性 1 例，4 例发病在海拔 3 402~3 750m，18 例在 4 150~4 888m。18 例为平原地区人移居高原后 2~9 年发病，4 例为中海拔高原（2 000~2 500m）居住者，包括 1 名藏族人，在迁往海拔 4 200m 以上 2~12 年后发病，全组平均发病时间为 5 年 3 个月。主要临床症状为呼吸困难、心悸、胸闷、疲乏、咳嗽。全部病例均有不同程度的右心衰竭，出现颈静脉怒张、肝大、腹水及皮下水肿等。实验室检查有红细胞增多，Hb 平均 211g/L（170~245g/L）。X 线检查肺门扩大、肺纹增粗、肺动脉段凸出，右心或全心扩大。ECG 示垂悬型心电位、顺钟向转位、电轴右偏、肺性 P 波、右心室肥厚及右束支传导阻滞。由于临床上有明显的肺动脉高压征象及均有右心衰竭，故命名为"成人高原性心脏病"（adult high altitude heart disease，AHAHD）。

此后在青藏高原有一系列大量的临床病例报告，总数近万例，积累了丰富的临床学和病理生理学资料。

二、病理变化

李经邦等 1966 年在病理上对 51 例死于"高原不适应症"（即 PHAHD）的婴幼儿尸检材料做了分析，发现主要特征为肺动脉圆锥突出，肺动脉主干扩张，肺动脉分支内膜增生，中层增厚、弹力纤维增生、断裂，血栓形成，右心房、室高度肥大扩张，心肌广泛变性、坏死、瘢痕形成，认为是高原缺氧引起的肺动脉高压和心肌损伤的结果。1974 年林治平和吴天一报道了在青藏高原海拔 2 231~4 780m 所见的 286 例小儿高原性心脏病，根据 11 例尸检主要病变在肺动脉及右心、肺小动脉肌层显著增厚，右心室高度肥厚（图 34-4-1，图 34-4-2），故明确指出本病系高原低氧引起的一种肺动脉高压症。

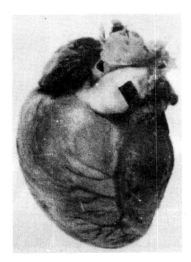

图 34-4-1　小儿高原性心脏病尸检标本

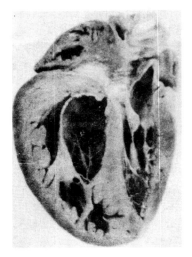

图 34-4-2　小儿高原性心脏病

成人的尸检病理资料较少,主要病变亦为肺小动脉肌层显著增厚,右心室高度肥厚或全心增大,肺动脉常有血栓形成,有一例因左心房巨大血栓而突然死亡。其他为充血性心力衰竭的病损(图 34-4-3)。

三、病理生理及发病机制

(一)高原低氧性肺动脉高压是基本的发病机制

1. PHAHD 的高原肺动脉高压　人类胎儿在胎盘内处于低氧环境(PaO₂低于 30mmHg,约相当于海拔 7 500m),同时,肺呼吸尚未建立,肺部血流经动脉导管入体循环,此时其肺小动脉肌性增厚,称为"胎儿型"肺小动脉。但在海平面出生后,处于常氧环境,肺呼吸建立,动脉导管逐渐关闭,肌性肺小动脉在数周内消退,转化为肌层菲薄的"成人型"肺小动脉,PAP 下降至正常水平。而在高原出生后,婴幼儿仍处于低氧环境,其"胎儿型"肺小动脉退化延迟,约须经数月或更长,PAP 仍保持较高水平,右心室依然肥厚,称为小儿"高原心脏(high altitude heart)",有的甚至退化不全

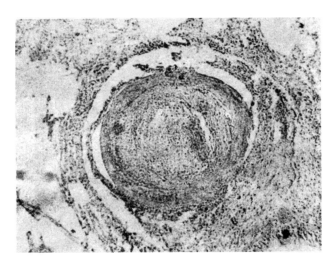

图 34-4-3　一名 42 岁汉族男性高原性心脏病患者,肺小动脉肌层显著增厚,并有血栓形成

(incomplete regression),PAP 持续增高,而发生 PHAHD。

此外,平原人,特别是汉族移居高原者,母亲在高原妊娠时,经多普勒技术测定子宫动脉及髋动脉血流量与世居藏族相比明显为低,使汉族胎儿多易发生宫内发育迟缓(intrauterine growth restriction,IUGR),出生时其脐带血氧饱和度也明显低于藏族新生儿。这类汉族新生儿常为低体重儿(<2 500g),其出生后明显的低氧血症使"胎儿型"肺小动脉向"成人型"转化延迟,这种肌肉型肺小动脉及肺细小动脉的异常肌化是形成严重肺动脉高压的形态学基础。而当吸入低氧气体时,其 PAP 迅速明显增高,证明此类患儿肺小动脉对低氧的易感性而产生明显 HPVR。PHAHD 时肺小动脉肌层肥厚和肺细小动脉出现异常肌化,导致严重肺动脉高压,MPAP 在 33~47mmHg,平均为 44mmHg,返回海平面后经 3~6 个月才逐渐恢复正常。

2. AHAHD 的高原肺动脉高压　选取心导管资料对肺循环的研究证明 AHAHD 与居住同高度的健康人相比,有轻或中度的肺动脉高压。杨之等 1985 年报告 6 例男性汉族患者均在称多(海拔 3 950m)当地医院行右心导管术,有 4 例表现肺动脉高压,其 MPAP 为 4.1kPa(30.8mmHg)。吴天一等 1999 年观察 18 例患者中有 5 例(27.8%)呈现肺动脉高压。1 例 MPAP 明显升高[10.0/4.8kPa(6.4kPa),75/36mmHg(48mmHg)],余 4 例为轻度。上述患者在海拔 3 719~4 280m 发病,但右心导管术是在海拔 2 261m,鉴于肺动脉压力于低转后迅速下降,提示肺血管收缩是肺高压的主要因素,但吸氧并未能使肺动脉压降至正常,说明尚有肺血管解剖学变化参与了肺阻力增高。AHAHD 的 PAP 虽较 PHAHD 患儿为低,但持续的肺高压,特别当运动或并发呼吸道感染时,PAP 将明显增高,日久必将引起右心损害。

(二)红细胞增多及相关分子机制　HAHD 的另一个相关的致病因素为红细胞增多,而肺高压与红细胞增多间又形成相互促进的密切关系。人类群体居住在高原受到

自然选择的压力,HAHD 被认为是对高原应激缺乏/丧失了适应,从而产生大量循环血的红细胞及高含量血红蛋白来代偿低氧。由于低氧性肺血管收缩及重建,而红细胞过度增生导致的高血黏稠度增加了血管阻力,促使肺动脉压进一步增高。

近年的研究已证实不同的高原人群对慢性低氧的反应存在差异,而这些人群中只有一部分人是对 HAHD 的易感者。而这些易感者可能与其基因成分有关。Mejia 等曾在安第斯对 48 名 HAHD(CMS) 及 56 名对照组进行了一组基因学研究,观察一系列候选基因包括红细胞生成素(erythropoietin,EPO)、红细胞生成素受体(erythropoitin-receptor,EpoR)、低氧诱导因子-1α(hypoxic-inducible factor 1 alpha,HIF-1α)、von Hippel-Landau 病肿瘤抑制物(VHL)、羟基赖氨酸酶域 1、2、3(prolyl hydroxylase domain 1,2,3,PHD1,PHD2,PHD3)及其他基因,结果没有发现这些候选基因的多态性与红细胞过度增多有何相关。

不过根据一项全基因测序研究,发现 VEGF 及其他 9 个基因在 HIF 调控下成为正选择的候选基因。因此这些基因也可能是 HAHD 相关的候选基因。目前发现某些基因如内皮素 1(Endothelin-1,ET-1)、血管紧张素转换酶(ACE)基因多态性、内皮细胞生长因子 A(VEGFA)和一氧化氮合酶(Nos)等基因在低氧性肺动脉高压的调控上起重要作用,已显示出一些与 HAHD 相关的分子生物学的亮点。

四、临床特征

（一）症状　　PHAHD 与 AHAHD 的表现有所不同,PHAHD 的小儿早期一般表现为烦躁不安、夜啼不眠、食欲不振、咳嗽、多汗、声嘶等。约半数患儿有呼吸道感染的前期症状,并常反复。继而精神萎靡、颜面苍白、憋气、呼吸困难、消化功能紊乱(呕吐、稀便、腹胀),或有发作性昏厥,最终发展为右心衰竭。

AHAHD 起病缓慢,主要出现劳力性呼吸困难、心悸、胸闷、头痛、头晕、耳鸣、失眠、疲乏、食欲减退、发绀及小血管高度扩张等。

（二）体征　　呼吸急促,发绀明显。小儿体格发育一般较差,可有心前区隆起。成人常呈多血症外观,可有代偿性肺气肿征,部分有杵状指(趾)。血压多正常,心窝部收缩期搏动,心界扩大,心率增快,也有少数呈心动过缓。部分病例心尖区或三尖瓣区有柔和的收缩期吹风样杂音,偶尔心尖区或肺动脉瓣出现舒张期杂音,肺动脉瓣第二心音亢进或分裂。肺部可闻及干、湿啰音,多与感染有关。当出现右心衰竭时有颈静脉怒张、肝脏肿大、肝颈静脉反流征阳性、腹水及水肿等。现将资料完整的发生在青藏高原286例 PHAHD 患者的症状和体征发生率列于表 34-4-1。

表 34-4-1　286 例 PHAHD 患者症状和体征分析*

症状和体征	病例数	比例/%	症状和体征	病例数	比例/%
烦躁不安	149	52.1	心率增快（100~180 次/min）	157	54.9
夜啼不眠	49	17.1	二尖瓣区收缩期杂音		
呼吸困难	233	81.5	Ⅰ级	91	31.8
咳嗽	255	89.2	Ⅱ级	140	49.0
憋气	126	44.1	Ⅲ级	9	3.1
多汗	111	38.8	无	46	16.1
声嘶	36	12.6	肺动脉区第二心音亢进	226	79.0
厌食	121	42.3	肺动脉区第二心音分裂	94	32.9
稀便	60	21.0	颈静脉怒张	68	23.8
呕吐	29	10.1	肝大	240	83.9
腹胀	23	8.0	脾大	18	6.3
精神萎靡	81	28.3	肺部干啰音	152	53.1
颜面部苍黄	147	51.4	肺部湿啰音	155	54.2
发绀	230	83.5	杵状指(趾)	5	1.7
鼻翼扇动	137	47.9	心前区胸骨隆起	8	2.8
发热	157	54.9	少尿	162	56.6
咳粉红色泡沫痰	3	1.0	水肿	138	48.2

注:*体征以入院时体检为准,病史中有水肿,向海拔低处(2 261m)转移在入院时水肿已经消退者未计入。

五、辅助检查

综合国内报道文献,HAHD 的主要辅助检查结果如下:

(一)血液学　　白细胞数多正常,计数 $>10\times10^9/L$ 以上者占 43.2%~45.4%,常与合并呼吸道感染有关。成人患者常出现高原红细胞增多症(high altitude excessive polycythemia,HAPC),红细胞计数(6.8~9.5)$\times10^{12}/L$,血红蛋白 190~280g/L。小儿红细胞增多者仅占 10% 左右,相反有 22%~50% 呈不同程度的贫血。

(二)胸部 X 线表现　　PHAHD 与 AHAHD 也有所不同,在婴幼儿心脏常呈球形增大或全心扩大,搏动减弱,常与心肌炎或心包积液影像相似,易误诊,需加注意(图 34-4-4),随着年龄增长,其心脏特征向成年改变过渡(图 34-4-5)。AHAHD 主要表现为右心室增大、肺动脉段突出、肺动脉圆锥膨隆,有的甚至呈动脉瘤样凸起。突出之肺动脉段常见搏动增强,但未见肺门舞动。右肺下动脉干扩张(高原地区成人应以≥16mm 为标准),也有中心肺动脉扩张而外围分支细少,形成"残根状"者。部分肺门影扩大,肺纹增多、粗重或呈网状。心脏扩大占 66.3%~95%,主要是右心增大,心尖上翘或圆突,也有以右心为主的全心扩大,单纯表现为左心增大者甚少。上腔静脉影多增宽。

(三)心电图及心电向量图　　主要特征为电轴右偏,极度顺钟向转位($V_5R/S \le 1$),肺性 P 波(3.2%~29.3%)或尖峰形 P 波(27.3%~29.2%),右心室肥厚或伴有心肌劳损(33.5%~100%)(图 34-4-6),右束支传导阻滞(完全或不完全性,占 4.9%~26.8%),仅少数呈双侧心室肥厚。也可出现下述值得注意的变化:①V_1~V_3 呈 QS 型,酷似心肌梗死,而待病情好转或转往低地区可转为 rs 或 rS 型;②出现 $S_1S_2S_3$ 图形,一般反映右心室肥厚;③"假性"电轴左偏,实际也是 QRS 电轴极度右偏,右心室肥厚的一种表现;④ST-T 段改变,常见于 Ⅱ、Ⅲ、aVF 及右胸前导联,有的 T 波倒置,颇似"冠状 T";⑤少数有期前收缩,P-R 间期或 Q-T 间

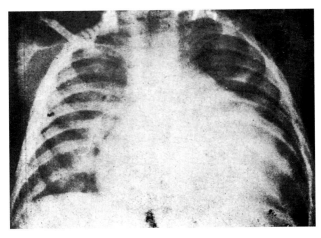

图 34-4-4　6 月龄小儿高原性心脏病 X 线胸片表现

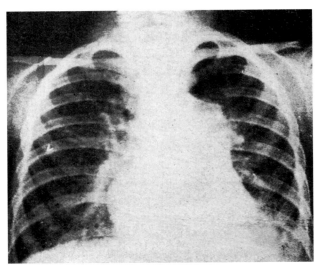

图 34-4-5　6 岁小儿高原性心脏病 X 线胸片表现
肺动脉段突出,右心室增大。

期延长、低电压等。

(四)超声心动图　　AHAHD 的超声心动图主要特

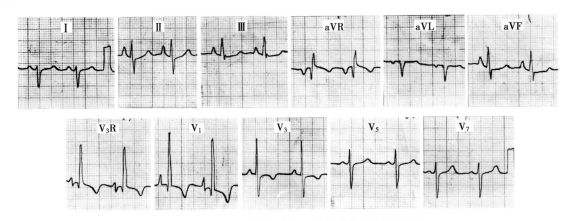

图 34-4-6　14 月龄小儿高原性心脏病心电图表现
窦性心律,电轴右偏,肺性 P 波,右心室肥厚,明显顺钟向转位。

征为:右心室流出道增宽,平均宽径(36.9±5.7)mm,右心室内径增大,平均(27.7±5.4)mm,左/右心室内径比值减小,为1.98±0.6,右心室/左心房内径比值增大,为1.82±0.8。

（五）血气分析　动脉血氧饱和度(SaO_2)明显低于同海拔高度的正常人。动脉血氧分压(PaO_2)降低而动脉血二氧化碳分压($PaCO_2$)增高,此与HVR钝化有关。pH多正常或轻偏酸,虽有通气低下,但由于血浆碳酸氢盐含量增高而加以代偿。

（六）肺功能　李英锐等在拉萨(海拔3 658m)对30例AHAHD患者进行肺功能测定,患者均汉族男性,年龄20~56岁(平均34.6岁),移居高原2~38年(平均16.1年),均符合中华医学会诊断标准,且均有心脏肥大及不同程度心力衰竭。对照组40例,汉族男性,19~58岁(平均34.5岁)移居拉萨1~36年(平均16.0年),经检查无心、肺疾病及高原病史。两组均入院检测,应用电子肺量计测定肺功能。结果显示:①AHAHD患者的肺容量(VC):12例正常而18例反有明显增高,对照组各项肺容积均较平原正常预计值扩大20%~80%,示肺容积相应扩大,AHAHD组过度扩大者则较对照组显著扩大($P<0.05$),而未扩大者则较对照组显著降低($P<0.01$)。②肺通气:对照组通气流速各项指标均较平原正常预计值增高20%~80%,示通气流速加快,与VC增大都是高原习服的表现,以获取更多的氧;患者组无论肺容积扩大与否,与对照组相比最大呼气中段流率(MMEF)及用力肺活量(FVC)的V50、V25均有明显降低($P<0~0.01$),最大通气量(MBC)、V75也降低,但统计学差异不明显。对其中返回成都平原5例在5天内复查肺功能,以上指标均恢复大致正常,提示并非肺疾病引起,而提示可能与对高原低氧应激代偿过度有关。同时患者组的残气率过多、通气量及通气流速减低,因此无论肺容积增大与否,仍然导致PIO_2降低、弥散功能降低及肺摄氧减少。③肺换气:患者组摄氧量较对照明显降低,从PaO_2值判定,对照组为轻度低氧血症,而患病组为中度低氧血症,两组$PaCO_2$分别为(26.36±1.68)mmHg及(28.14±1.98)mmHg,均在正常范围内。④氧耗量及基础代谢:患病组耗氧量、产热量及基础代谢(BMR)较对照组明显增高。由于摄氧减少而耗氧量增加,严重损害其氧储备,长期低氧血症形成,将在AHAHD发生和发展中可能起重要作用。

六、临床诊断

现将中华医学会高原医学分会(1995)结合国际高山医学协会的国际标准(青海标准)于2007年1月发布的HAHD的诊断标准如下:

（一）小儿高原性心脏病诊断标准

1. 发病一般在海拔3 000m以上,少数易感者亦可于海拔2 500m左右发病。

2. 父母系平原人移居高原后生育的子女,小儿在平原出生后移居高原均可罹患。少数高原世居儿童也可发病。

3. 2岁以下儿童最为易感,但其他年龄儿童亦可罹患。发病多呈亚急性(数周至数月)经过。

4. 主要表现为呼吸困难、发绀及充血性心力衰竭。有显著的肺动脉高压及右心肥大征象(包括心电图、超声心动图及胸部X线摄片等证实)。

5. 肺动脉压标准　PAP测定应用心导管术或超声心动图以Bernoulli(2003)法计算。婴幼儿(指1岁以内)MPAP>50mmHg,其他年龄儿童,当MPAP>25mmHg时为发生肺动脉高压,PAP≥40mmHg为达到诊断高原性心脏病(即PHAHD)标准。

6. 排除渗出性心包炎、心肌病、先天性心血管病及风湿性心脏病。

7. 转往海拔低处,病情即有明显好转。此项在高原现场诊断时只作参考。

（二）成人高原性心脏病诊断标准

1. 高原发病,在海拔2 500m以上,移居者易患,世居者亦可罹患。

2. 以下症状体征各按无、轻、中、重分别计0、1、2、3分:呼吸困难/或心悸、睡眠障碍、发绀、静脉扩张、局部感觉异常、头痛、耳鸣。

3. Hb　男性>180g/L、<210g/L计0分,≥210g/L计3分;女性>160g/L、<190g/L计0分,≥190g/L计3分。将上述症状计分与Hb计分累加在一起,按总分数先判定属于CMS的诊断,即:无CMS,0~5;轻度CMS,6~10;中度CMS,11~14;重度CMS,≥15。

4. 肺动脉压标准　PAP测定应用心导管术或超声心动图以Bernoulli(2003)法计算肺动脉压。成人诊断标准为MPAP>25mmHg。

5. 无肺动脉压测定条件的现场诊断肺动脉压高压的征象为心电图心电轴右偏及明显右心室肥厚;超声心动图右室流出道≥33mm,右室内径≥23mm;X线胸片右肺下动脉干横径≥17mm。至少具备以上两项。

6. 排除其他心血管疾病,特别是慢性阻塞性肺疾病、肺心病。

7. 转往海拔低处,病情即缓解,肺动压高压及心脏病损逐渐恢复正常。此项在高原现场诊断时只作参考。

（三）诊断中应关注的问题

1. 生理性和病理性肺动脉高压的区别　HAHD不论成人或小儿在诊断中的一个突出问题是如何判定肺动脉高压,前面提出的PAP数据是诊断时重要的参考依据,但是在生理性和病理性之间有时会形成交叉。根据对202例AHAHD的多普勒超声心动图检测,AHAHD的MPAP为30.98mmHg,比同海拔健康人的24.45mmHg明显为高($P<0.001$)。一般来说MPAP>30mmHg应认为属于病理性的。但在高原现场直接测定PAP常有困难,故吴天一等提出如达到下列间接指标时一般不应再视为生理性肺动脉高压:

①心电轴≥120°或 $R_{V_1} + S_{V_5} ≥ 1.2mV$;②心电向量图出现右前型(横面 QRS 环呈顺钟向)右室肥厚;③超声心动图右室流出道≥33mm 或右室流出道/左房内径>1.6;④X 线片显示右肺下动脉干横径≥17mm 或右肺下动脉干横径与气管横径比值≥1.10。

2. 应紧密结合临床 高原健康人由于居住历史、海拔高度不同特别是个体对低氧反应的较大差异,如按常规判定肺动脉高压及右心室肥厚的指标(例如全国肺心病诊断标准中右心室肥厚以心电轴>90° 为指标之一),则在高原将出现大量健康人的假阳性。故诊断应特别重视病史及经过,如有较明显的临床症状,又有较明显的肺动脉高压征象、明显的低氧血症(SaO_2 低于健康值的 10% 以下)、明显的红细胞增多(在 AHAHD),则有助于确定 HAHD 的诊断。相反,无明确的临床症状,在高原劳动生活均正常,虽有轻度肺动脉高压及右心肥大,也应视为生理习服性变化,而不符合 HAHD 的诊断,或者虽有的症状较明显,但所有诊断的客观指标均不达标,也不宜轻易诊断为 HAHD,可以追踪观察。

3. 与慢性肺心病的鉴别 HAHD 是肺血管病变引起的肺动脉高压及右心损害,从广义上是属于肺心病的血管型。而慢性阻塞性肺源性心脏病在高原发病率高,病情重。根据目前 AHAHD 的诊断客观指标与全国肺心病诊断标准本身很难区别二者。但 HAHD 在病因、经过及预后上则与慢性阻塞性肺源性心脏病不同。HAHD 的下列几项有助于鉴别:①无慢性肺、胸疾病史,仅后期并发感染或出现心力衰竭时才有咳嗽、咳痰;②临床症状相对较轻,病程迁延;③转往海拔低处病情好转,但固有征象不变;④X 线胸片多无慢性弥漫性纤维化及肺气肿征象;⑤CO_2 潴留及呼吸性酸中毒不如肺心病明显。

七、预防

面对 PHAHD 的严峻挑战,高原医务人员逐步提高了认识,积累了经验,在防治上有几个关键问题必须高度关注。

1. 低体重儿 在高原出生的汉族新生儿中低体重儿的发生率较高,即体重低于 2 500g,据吴天一等在果洛(海拔 3 750m)地区的调查,对 42 例汉族新生儿其母亲在该地至少生活 2 年以上,另 32 例藏族新生儿均为当地世居者后代。藏族新生儿平均体重为($3 448±48$)g,汉族新生儿平均体重为($3 014±42$)g,较藏族明显为低($P<0.05$),汉族低体重儿发生率为 19%,藏族为 3%。经随诊 2 年,汉族低体重儿中有 5 例(12%)发生 PHAHD,其中 3 例死亡,而藏族低体重儿中无 1 例发生 PHAHD 者。汉族低体重儿的宫内发育不良,肺小动脉的肌性结构更重并在出生后退化极为延滞,从而形成严重的肺动脉高压。高原低体重儿是发生 PHAHD 的一个重要危险因素。

2. 改善婴幼儿的营养状态 PHAHD 患儿常有营养不良及贫血,先天不足和后天消化道功能低下,30%左右有腹泻,夜间哭闹不安,体能消耗很大,不少患儿面黄肌瘦,十分衰弱。因此改善哺乳及饮食营养极为重要,必要时少量多

次输血或输入血浆、白蛋白等。

3. 孕妇的低氧习服状态 孕妇的高原低氧习服优劣直接影响到新生儿的健康状态。移居高原的汉族孕妇中有一部分处于习服不良状态,其心血管功能较低,通气水平低下,在妊娠期有明显的低氧血症,对胎儿的供氧及营养提供不足,从而导致宫内发育迟缓(IUGR),由此形成高原低体重新生儿。如果孕妇有心血管问题、高血压、过劳、吸烟等因素,或有妊娠前子痫或有过流产史者,则其胎儿的 IUGR 呈高发生率,特别是有妊娠期贫血的孕妇。一项在海拔 2 220～4 850m 地区的观察发现,孕妇的贫血程度和海拔的高度与新生儿体重呈负相关。因此在妊娠前后提高孕妇的习服水平和改善营养状态是另一个预防 PHAHD 的关键因素。

4. 汉族孕妇以到平原分娩为佳 最有效的预防是汉族孕妇,特别是在海拔 3 000m 以上的孕妇,最好在预产期前 6 个月返回平原,并在平原分娩,这样会有许多安全因素;此外,如能待到小儿 2 岁以后再一起去高原,则较理想,实施多年来证明,这一措施已使 PHAHD 发病明显减少。

八、治疗手段

(一)向低处转移 小儿高原性心脏病在高原就地治疗疗效不佳,预后较差,有较高病死率,故应坚决将患儿及时转往低海拔处,在低转过程,特别从高海拔偏远地区向低海拔或平原低转,如果只有父母携带将具有很大危险,一旦发生病情恶化,处于束手无策,患儿往往死于途中。必须有医护人员护送,有良好的交通工具、急救药品和充足的氧气,沿途严密观察病情。

成人高原心脏病目前尚无特效治疗,对于病情较重且在高原就地治疗无明显效果,病状不断发展者,最有效的方法仍然是将患者转往平原地区,低转至平原并不再返回高原,对早期患者也是可靠的预防,可以防止病情进一步发展。但实际上不尽可取,因不少患者由于家庭、社会和经济的原因,特别是那些高原世居者仍需留居高原,或者在平原好转后又返回高原他的家,这是一些需要特殊应对的患者。

(二)氧疗 是首要的治疗措施,并要求早期、及时和充分供氧,以纠正低氧血症,这在 PHAHD 效果尤为明显,氧流量依病情决定,病情稳定后仍以经湿化的氧予持续低流量吸入。对 AHAHD 患者宜用间歇性供氧,治疗可提高血液氧合及部分降低肺动脉压。但在高原就地吸氧只能暂时减轻症状,特别对 AHAHD 并不理想。高压氧治疗可用于重症严重缺氧患者,但长期应用也无明显疗效。

(三)预防和控制感染 HAHD 患者极易并发各种感染,尤其是上、下呼吸道感染,这在 PHAHD 极为普遍而且是致命性的,因感染后呼吸道缺氧更严重,肺动脉压更行增高、心力衰竭易于发生或很快加重甚至不可逆转。故预防和控制感染是一项关键性治疗,应选择强有力的抗生素,或者联合用药,疗效不佳须及时调整用药,但注意过敏和毒性反应。

（四）强心药物　　有心功能不全或已有心力衰竭者应尽早选用快速洋地黄制剂，常用地高辛口服或去乙酰毛花苷（西地兰）静脉注射，20 世纪在青藏高原较普遍地应用毒毛花苷 K，疗效快速、稳定，一般在用药 10 天后心力衰竭可获得控制。在心力衰竭稳定后改为口服地高辛，然而在高原应用洋地黄制剂必须注意的是，高原心肌缺氧下对洋地黄的耐受性减低，另外高原多处水质过硬和含钙较高，用平原常规剂量有时也易出现中毒反应，必须加以注意。对心力衰竭并有水肿者，宜用利尿剂，其间注意水电平衡。

（五）放血疗法　　对伴有显著红细胞增多症的患者，可行放血术，单独放血或同时输入等容量液体（等容血液稀释），而后者可能更为可取，因其改善症状的时间更长。然而，我们观察到偶尔在放血术后数日至数周出现了"反跳"现象，其时血红蛋白值又明显增高。放血疗法也只是权宜之计。

（六）降低肺动脉高压药物　　α-受体抑制剂酚妥拉明（phentolamine mesilate）有降低肺高压的作用，但不稳定。目前认为硝苯地平（nifedipine）是降低高原肺高压较有效的药物，常先选用控释片口服，首剂 10mg，后可 20mg/d，应注意禁忌证，与氧疗并用，则可提高疗效。吴天一等对在青海海拔 3 000m 以上发病的 AHAHD 患者 112 例，应用枸橼酸西地那非片（sildenafil citrate tablets），每日 25～50mg，疗程 15～20 日，有明显的降低肺动脉高压的作用，改善心功能，而极少副作用，值得采用。

（七）改善低氧通气药物　　醋酸甲羟基孕酮（medroxyprogresterone acetate）可增加通气提高血氧分压（PaO_2）而降低血二氧化碳分压（$PaCO_2$）由此使血细胞比容（Hct）降低和改善若干症状，但有时在男性患者出现性欲减低，而被拒绝应用。

（八）中药/藏药　　近年来，中药/藏药对 HAHD 的防治显示有较好的作用，如红景天（Rhodiola Eoccinea）在高原可改善睡眠，而高原睡眠低氧血症常很明显，该剂则可提高血氧合作用。其他如丹参、人参（红参性平为佳）及唐古特青兰等也有某些防治作用。

在我国，随着西部大开发及青藏高原的建设发展，从平原来到高原的人日益增多，而且逐步向高海拔区居住，尽管对高原病的防治工作获得了加强，然而机体对低氧的反应是生理规律，而且人群中存在对低氧易感的个体，尤其是在高原出生的婴幼儿或从平原移居高原 2 岁以下的儿童，是一个特殊的最易发生低氧损伤的群体。低氧性肺动脉高压不论在儿童和成年人中均极常见，其中重度的和持续的肺高压将发展为高原性心脏病，目前除了向低地转移外，高原就地治疗尚难取得明显效果，因此对 HAHD 的系统研究特别是有效防治尚需进一步深入。

（吴天一）

参考文献

[1] 吴天一. 高原肺水肿[J]. 中华医学杂志, 1975 (4): 293-296.

[2] 吴天一, 李万寿, 赵桂兰. 高原肺水肿治疗问题的探讨[J]. 中国循环杂志. 1989, 4 (2): 120-122.

[3] WEST JB, TSUKIMOTO K, MATHIEU-COSTELLO O, et al. Stress failure in pulmonary capillaries[J]. J Appl Physiol, 1991, 70 (4): 1731-1742.

[4] PAUL S, GANGWAR A, ARYA A, et al. High altitude pulmonary edema: An update on omics data and redefining susceptibility [J]. J Proteomics Bioinform, 2015, 8 (6): 116-125.

[5] STORZ JF. Evolution. Genes for high altitudes [J]. Science, 2010, 329 (5987): 40-41.

[6] 吴德诚, 刘永儒. 高原心脏病[J]. 中华儿科杂志, 1955, 6 (5): 348-350.

[7] 林治平, 吴天一. 小儿高原性心脏病 286 例临床分析[J]. 中华医学杂志. 1974, 54 (6): 353-356.

[8] 吴天一, 王祖慰, 李春华. 成人高原心脏病 22 例分析[J]. 中华内科杂志, 1965, (4): 293-296.

[9] SUI GJ, LIU YH, CHENG XS, et al. Subacute infantile mountain sickness [J]. J. Pathol, 1988, 155 (2): 161-170.

[10] 李经邦, 王银蓉, 焦宏骏. 57 例婴幼儿高山适应不全症病理学观察[J]. 中华病理学杂志. 1966, 10 (2): 98-99.

[11] 吴天一, 金炳生, 徐复达. 成人高原心脏病的临床特征: 附 202 例分析[J]. 心肺血管学报, 1990, 9: 32-35.

[12] WU TY, MIAO CY. High altitude heart disease in children in Tibet[J]. High Alt Med Biol, 2002, 3 (3): 323-325.

[13] ANAND IS, WU TY. Syndromes of subacute mountain sickness [J]. High Alt Med Biol, 2004, 5 (2): 156-170.

[14] 李英锐, 王鹿朝, 主召新, 等. 慢性高原心脏病患者肺功能、摄氧量和机体耗氧量的研究[J]. 高原医学杂志, 1995, 5 (1): 33-35.

[15] LEON-VELARDE F, MAGGIORINI M, REEVES JT, et al (17 co-authors). Consensus Statement on Chronic and Subacute High Altitude Disease[J]. High Alt Med Biol, 2005, 6 (2): 147-157.

[16] WU TY. Pediatric high altitude heart disease: A hypoxic pulmonary hypertension syndrome[M]//ALDASHEV A, NAEIJE R. Problems of High Altitude Medicine and Biology. Springer-Verlag Press, 2007: 231-247.

[17] 吴天一, 徐复达, 金炳生. 高原心脏病诊断问题探讨[J]. 临床心血管病杂志, 1989, 5 (4): 229-232.

[18] WU TY, MIAO CY, LIN CP, et al. Altitude illness in children on the Tibetan plateau[M]//OHNO H, KOBAYASHI T, MASUYAMA S, et al. Progress on Mountain Medicin. Singshu Univ. Press, Matsumoto, Jpn. 1998: 195-200.

第三十五章
胸膜疾病

第一节
概论

胸膜腔是位于肺和胸壁之间的一个潜在的空隙。它作为肺和胸壁之间的联结系统而成为呼吸系统结构的重要部分。胸膜是以间皮细胞覆盖的疏松的、不规则的结缔组织所组成。覆盖在肺实质表面上的浆膜称为脏层胸膜，覆盖在其余胸膜腔的浆膜称为壁层胸膜，两层胸膜在肺门根部汇合。在两层胸膜表面上有一层很薄的液体（厚 2~10μm），在呼吸运动时起润滑作用。胸膜腔和其中的液体并非处于静止状态，在每一次呼吸周期中胸膜腔形状和压力均有很大变化，液体和蛋白质持续进入和离开胸膜腔，保持出入平衡。

胸膜和胸膜腔的功能至今仍未完全清楚。胸膜的主要功能是把胸壁的压力传导到肺，可帮助维持肺的形状，亦与胸腔积液的形成和吸收有关。胸膜主要由间皮细胞和结缔组织组成，间皮细胞直径 6~12μm，间皮细胞与间皮细胞之间的连接有漏隙，过多的液体可经过此漏隙进入低压、高容的胸膜腔，形成胸腔积液。扫描电子显微镜发现整个胸膜表面覆盖着微绒毛，微绒毛直径约 0.1μm，长度 0.5~1.9μm。微绒毛的功能以往认为是增加脏层胸膜吸收胸腔积液的能力，后来研究认为其功能主要是保持胸腔积液和减少肺和胸壁的摩擦。研究已经证明间皮细胞是活泼的细胞，对许多刺激有反应。间皮细胞参加了自分泌或旁分泌调节通路，此通路对于胸膜的发育、对损伤的反应，或间皮细胞瘤的形成可能是相当重要的。目前，人胸膜间皮细胞体外培养已用于结核性胸膜炎、胸腔感染、石棉性胸膜病变、肿瘤性胸腔积液、间皮细胞瘤和化学性胸膜固定术等的机制研究。

20 世纪 80 年代中期以前，一直认为胸腔积液是从壁层胸膜产生，脏层胸膜吸收的，主要基于壁层和脏层胸膜之间的静水压、胶体渗透压和胸膜腔内负压的梯度对比，认为胸腔积液的交换完全取决于流体静水压和胶体渗透压之间的压力差。这一认识来自对薄脏层胸膜动物的实验研究，脏层胸膜薄的动物（如兔）其壁层胸膜主要由肋间动脉供血，毛细血管压高，而脏层胸膜由肺动脉供血，毛细血管压低，所以受压力的驱动，液体从壁层胸膜滤过进入胸膜腔，脏层胸膜以相仿的压力将胸腔积液回吸收。但是，人类胸膜是厚胸膜，脏层胸膜由支气管动脉供血，然后引流入肺静脉，即体循环也是脏层胸膜主要的供血系统，其胸腔积液的形成和吸收与薄胸膜动物不同。现在已明确多数胸腔积液的发生来自间质，胸膜对液体和蛋白质都有通透性，胸膜腔内

压低于间质压，此压力差产生的梯度使液体从间质移入胸膜腔内。影响液体从毛细血管进入胸腔或从胸腔向毛细血管移动由流体净水压和胶体渗透压所决定。壁层胸膜毛细血管的流体静水压约 30cmH₂O，而胸膜腔内压约-5cmH₂O，其流体静水压差等于 30-(-5)=35cmH₂O，故液体从壁层胸膜的毛细血管向胸腔内移动。与流体静水压相反的压力是胶体渗透压梯度，血浆胶体渗透压约 34cmH₂O。胸腔积液含有少量的蛋白质，其胶体渗透压约 5cmH₂O，产生的胶体渗透压梯度为 34-5=29cmH₂O。因此，流体静水压与胶体渗透压的梯度差为 35-29=6cmH₂O，故液体从壁层胸膜的毛细血管进入胸腔。由于脏层胸膜也有体循环的血液供应，液体移动的净梯度接近零，故对胸腔积液的回吸收作用不大。

现已明确，胸腔积液主要由壁层淋巴管微孔（stomas）重吸收。对厚胸膜的绵羊研究发现，绵羊正常胸腔积液由壁层胸膜淋巴管吸收，因为壁层胸膜上有淋巴间隙，其间有淋巴管微孔，间皮细胞及其微绒毛与淋巴管的内皮细胞结构上是连续的。对清醒绵羊胸腔内注入蛋白质浓度为 10g/L 的自体蛋白溶液 10ml/kg 产生人工胸腔积液，发现胸腔积液几乎全部由壁层淋巴管移出，速度为每小时 0.28ml/kg。淋巴系统清除胸腔积液的速度是胸腔积液产生速度的 28 倍。Negrini 等利用微穿刺技术和立体显微镜观察，测定兔子壁层胸膜下淋巴管压力和胸腔内荧光葡聚糖的流向，证明壁层胸膜下淋巴管内压力低于胸腔积液内压力，压力差使胸腔积液从胸腔内流向壁层胸膜淋巴网络。由于人壁层胸膜间皮细胞间也存在淋巴管微孔，而脏层胸膜由体循环的支气管动脉供血，因此，对胸腔积液的产生和吸收的机制达成共识，即胸腔积液从壁层和脏层胸膜的体循环血管由于压力梯度通过有渗漏性的胸膜进入胸膜腔，然后通过壁层胸膜的淋巴管微孔经淋巴管回吸收，这一形式类似于机体的任何间质腔。正常情况下脏层胸膜对胸腔积液循环的作用较小（图 35-1-1）。进一步研究将有助于阐明胸腔积液发生机制和病理生理改变。

如上文所述，胸膜腔内压在功能残气位时约为-5cmH₂O，在肺总量（TLC）位时可达-30cmH₂O。虽然胸膜腔内压低于大气压，但胸膜腔并没有气体蓄积。这是因为毛细血管内的气体分压之和约为 700mmHg（PH₂O=47mmHg，PCO₂=46mmHg，PN₂=570mmHg，PO₂=40mmHg），低于大气压的 760mmHg，由于毛细血管气体的总压力低，维持胸膜腔内没有气体，如有气体进入胸膜腔也可通过毛细血管吸收。临床上通过吸入氧气，提高肺泡的氧浓度并降低氮浓度，从而降低毛细血管血的氮浓度，促进胸膜腔内气体的吸收。

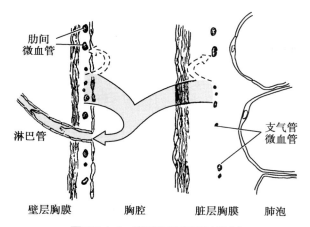

图 35-1-1　胸腔积液循环的机制

胸腔积液从壁层和脏层胸膜滤入胸膜腔，从淋巴管微孔吸收。

胸膜腔的功能究竟有多重要？

过去认为胸膜腔在正常情况下作用不大，胸膜腔消失对肺功能没有影响。例如，Gaensler 测定 4 例接受胸膜切除术患者的肺功能，发现术前和术后 6~17 个月，肺功能没有变化。而且，术侧肺的通气量和氧摄入量与健侧肺相比术后亦没有改变。Ukale 等报道对经 X 线和胸腔镜检查没有发现胸膜和肺病变的 10 例恶性胸腔积液患者进行胸膜固定术，经 1~102 个月的随访，肺功能都在正常范围。另外，亚洲象、非洲象及一些哺乳动物没有胸膜腔的这一现象，支持正常生理情况下胸膜腔并不重要这一观点。这些事实提示我们，胸膜与胸膜腔的存在，在生理角度上看并非十分重要。

但是，由于胸膜腔是肺和胸壁的连续密闭系统，因此是呼吸器官的重要特征。胸膜腔内压对于心肺生理学是重要的，因为它是肺和心脏的外表面和胸腔内表面的压力。由于肺、心脏和胸腔均是可扩张的器官，一个可扩张的物体的容量决定于该物体内外的压力差和顺应性，因此胸膜腔内压对这三个重要结构的容量起重要的决定作用，如呼吸周期、血液回流和心脏功能。

胸膜腔内压的变化在许多疾病中确实起重要的病理生理作用，只要这一潜在的腔隙容量扩大和压力增加了，就可引起症状甚至死亡，例如气胸和胸腔积液。另外，动物实验表明，胸膜腔对缓解肺水肿起了重要的作用，是肺水肿的缓冲区。例如，静脉内注射油酸诱发产生急性呼吸窘迫综合征的动物研究中，20% 的肺水肿液从脏层胸膜进入到胸膜腔中。在超负荷液体诱发的羊高压性肺水肿中，亦有 20% 的水肿液从胸膜腔清除。说明胸膜腔对肺水肿起重要的缓冲作用，可以缓解肺水肿造成的症状和损害。

肺-胸膜医学实践中一个逐渐受到重视的重要部分是肺和/或系统性疾病的引起的胸膜损害。胸膜疾病临床上非常常见，英国报道年发病率为 3 000/100 万，我国人口如按此推算，年发病数约 400 万人。而美国报道胸腔积液每年的病例数为 160 万人，按此人口推算我国年发病人数应达 693 万人左右。住院的内科患者 10% 伴有胸腔积液，呼吸内科

疾病 25%~30% 与胸膜病变有关，62% 住 ICU 患者伴有胸腔积液。而且，近年的文献表明胸膜疾病的发病率正在上升。胸膜疾病可以原发于胸膜组织本身，或继发于肺内病变，亦可来源于全身其他器官病变。不同病因的胸膜疾病影像学上可表现为 3 大类：胸腔积液、气胸和胸膜增厚改变。

胸腔积液临床上非常多见，也是许多疾病的伴随表现，有 50 种以上的疾病可伴有胸腔积液，涵盖内、外、妇、儿科疾病甚至胎儿期。有些临床操作或药物也可引起胸腔积液。对于病因分布，我国 4 个较大样本渗出性胸腔积液的综合分析，结核性胸腔积液占 46.7%，恶性胸腔积液占 28.2%，与欧美的病因分布明显不同，欧美国家的结核性胸腔积液较少。诊断胸腔积液的步骤，首先应确定胸腔积液的存在，继而分辨积液的性质，最后确定积液的病因，以病因诊断最为重要。

漏出液和渗出液的鉴别目前仍采用 Light 标准：①胸腔积液蛋白质和血清蛋白质之比大于 0.5；②胸腔积液 LDH和血清 LDH 之比大于 0.6；③胸腔积液 LDH 为血清 LDH 正常值上限的 2/3。符合以上任何一个标准是渗出液，不符合者为漏出液。自 1972 年 Light 提出这一诊断标准以来，其他研究者提出了一些新的指标鉴别漏出液和渗出液。如胸腔积液胆固醇水平、胆红素浓度、胆碱酯酶和血清-胸腔积液白蛋白梯度等指标，此外，铁蛋白、碱性磷酸酶、肌酸激酶、尿酸和细胞因子等也被用于漏出液和渗出液的鉴别诊断。最近报道 N 末端前脑利钠肽（NT-proBNP）对心脏病所致的漏出液有较好的诊断效能，可区别由于强烈利尿所致的假性渗出液。近十几年来有许多文献用新的生化指标和 Light 标准进行对比，结果显示，Light 标准仍然是鉴别漏出液和渗出液的金标准，其敏感度 99%，正确率 96%，优于其他指标。胸腔积液 LDH 单项指标或和胆固醇联合评价，其鉴别诊断效能接近 Light 标准，且具有不需要同时测定胸腔积液和血清水平的优点。对于临床上符合漏出液而 Light 标准符合渗出液的病例，可测定血清-胸腔积液蛋白质梯度或白蛋白梯度，如蛋白质梯度>31g/L 或白蛋白梯度>12g/L 为漏出液。值得注意的是，肿瘤细胞阳性的胸腔积液有 1%~5% 表现为漏出液，其原因是伴有形成漏出液的疾病，如肾衰竭、心功能衰竭、深静脉血栓等。

胸腔积液病因的鉴别一直是临床上重视的问题。在国内主要是结核性和恶性胸腔积液的鉴别。除了胸腔积液外观、常规、生化、细菌学、细胞学检查外，结核性胸膜炎和肿瘤的标志物是研究的热点。目前比较肯定对结核性胸膜炎具诊断价值的是胸腔积液腺苷脱氨酶（ADA）和 γ 干扰素，后者诊断特异度更高。近年有报道胸腔积液 C-反应蛋白对结核性胸腔积液也有较好的诊断价值。对于胸腔积液细胞学阴性的可疑恶性胸腔积液，测定肿瘤标志物有助于诊断。癌胚抗原（CEA）是一广泛应用的肿瘤标志物，特异度较高，敏感度约 60%。迄今已探讨了许多肿瘤标志物对恶性胸腔积液的诊断价值，如 CA 15-3、CA 19-9、CA 72-4（糖类抗原）、CA 125（癌抗原）、CYFRA 21-1（细胞角蛋白 19 片段）、TPA-M（组织多肽抗原）、SCC（鳞状细胞抗原）、NSE（神经元特异烯醇酶）、铁蛋白、SSEA-1（唾液酰时期专一性胚胎抗原）、

HLA-1 抗原等,敏感度和特异度均不满意,良恶性病变重叠较多。系统分析和荟萃分析证明这些新的指标诊断效能并不优于 CEA。目前倾向多指标联合检测以提高诊断效率,但临床应用烦琐,费用高。近年还应用端粒酶、钙卫蛋白、血管内皮生长因子、存活素、内皮素等诊断恶性胸腔积液,寻找敏感度、特异度较高的肿瘤标志物,有待临床资料的积累和验证其诊断效能。

胸腔积液细胞学对恶性胸腔积液的检出率在 62% ~ 90%,增加胸穿次数能增加检出率,第 1 次可诊断 65%,第二次和第三次可分别增加 27% 和 5% 的检出率;增加标本胸腔积液量并不能增加检出率;普通胸腔积液细胞学分析在鉴别腺癌、间皮瘤、淋巴瘤及非恶性反应性淋巴细胞增多上受到限制,故近年细胞化学染色及基因分析应用明显增加,但其敏感性和特异性并没有明显增加,而费用较昂贵。

气胸也是常见病、多发病,但死亡率较低。其病因是胸膜下肺大疱(blebs)和肺大疱(bulla),前者多发于年轻人,后者多发于 COPD 患者。临床诊断不难,经常规 X 线检查即可确定。近年对气胸的处理方面有几个较明显的变化。首先,对气胸患者必须评价其临床严重程度而不是视其气胸面积大小,即:第一,区分为稳定性气胸或非稳定性气胸,前者可观察治疗而后者必须积极干预。第二,对大多数原发性自发性气胸,推荐单纯针刺抽气治疗,尤其是首次气胸者。对继发性自发性气胸,推荐插管引流,小导管引流其有效性类似于大导管,但患者更舒适更易接受。第三,对反复气胸者建议行胸膜固定术,推荐用四环素及其衍生物。欧洲呼吸学会(ERS)则推荐经胸腔镜滑石粉喷洒。第四,对于持续漏气的患者或肺不能膨胀的患者,推荐早期行电视胸腔镜外科手术(VATS)。最后,对于艾滋病伴发气胸的患者,因为其他方法治疗效果较差,推荐胸腔插管(带 Heimlich 活瓣)后在家治疗或 VATS。

胸膜增厚性疾病主要为胸腔内肿瘤。多来自肺内或肺外器官的转移瘤,少数为原发于胸膜组织的间皮细胞瘤。除肿瘤外,尚有良性胸膜增厚或胸膜钙化、纤维球和胸膜纤维瘤或脂肪瘤。确诊有待于原发肿瘤的发现、胸膜改变和胸腔积液的检查。经临床详细检查和胸腔积液检查仍不能明确病因者,可选择下列的检查。

胸部 CT 或 PET/CT:CT 可显示肺、胸膜和纵隔病变。对胸膜的形态观察及引导胸膜活检有极大的帮助。PET/CT 对恶性胸膜病变的诊断敏感度 97%,特异度 89%,与胸腔镜的诊断效率相当。

闭式针刺胸膜活检:活检针有 Cope 针、Abrams 针、Raja 针(改良的 Abrams 针)、Tru-Cut 活检针等。国外多使用 Abrams 针和 Cope 针,国内则以改良的直径较小的 Cope 针居多。有报道使用 Cope 针抽完胸腔积液后进行细胞刷检,诊断阳性率可明显提高。CT 引导下胸膜活检有助于提高检出率,也可超声引导下胸膜活检。

内科胸腔镜术:对胸膜疾病诊断有较高的敏感度和特异度,应用这一技术,可以达到以往开胸手术的效果。目前已应用于不明原因胸腔积液、恶性胸腔积液、复杂性类肺炎性胸腔积液、乳糜胸、血胸、气胸和胸膜增厚性病变的诊断

和治疗。内科胸腔镜仅需要局麻,具有简单、费用低、诊断效率高和安全、少并发症等优点,并且可以进行胸腔内治疗,在临床上的应用越来越广泛。

开胸胸膜活检:由于胸腔镜的应用开胸活检已经极少使用。其主要适应证是进行性的原因不明的胸膜疾病。如果无胸腔镜检查的禁忌证,应优先考虑胸腔镜检查,因后者并发症和死亡率较低。

(谢灿茂)

第二节
结核性胸膜炎

结核性胸膜炎可发生于任何年龄,青壮年最为多见。胸膜炎常为单侧,双侧者常提示为血行播散性结核所致。积液量多为少量至中等量。由于结核性胸膜炎渗液中的蛋白质浓度较高,易导致胸膜粘连及肥厚。

一、病因和发病途径

结核性胸膜炎的致病菌是结核分枝杆菌。引起结核性胸膜炎的途径有:①肺门淋巴结核的细菌经淋巴管逆流至胸膜;②邻近胸膜的肺结核病灶破溃,使结核分枝杆菌或结核感染的产物直接进入胸膜腔内;③急性或亚急性血行播散性结核引致胸膜炎;④机体的变应性较高,胸膜对结核毒素出现高度反应引起渗出;⑤胸椎结核和肋骨结核向胸膜腔溃破。既往认为结核性胸腔积液系结核毒素过敏的观点是片面的,因为胸膜针刺活检或胸腔镜活检已经证实 80% 结核性胸膜炎壁层胸膜有典型的结核病理改变。因此,结核分枝杆菌直接感染胸膜是结核性胸膜炎的主要发病机制。

二、病理

早期胸膜充血,白细胞浸润,随后为淋巴细胞浸润占优势。胸膜表面有纤维素性渗出,继而出现浆液性渗出。由于大量纤维蛋白沉着于胸膜,可形成包裹性胸腔积液或广泛胸膜增厚。胸膜常有结核结节形成。

三、临床表现

大多数结核性胸膜炎为急性起病。其症状主要表现为结核的全身中毒症状和胸腔积液所致的局部症状。结核中毒症状主要表现为发热、畏寒、出汗、乏力、食欲缺乏、盗汗。局部症状有胸痛、干咳和呼吸困难。胸痛多在疾病早期,位于胸廓呼吸运动幅度最大的腋前线或腋后线下方,呈锐痛,随深呼吸或咳嗽而加重。数天后由于胸腔积液逐渐增多,胸痛逐渐减轻或消失。积液对胸膜的刺激可引起反射性干咳,体位转动时更为明显。积液量少时仅有胸闷、气促,大量积液压迫肺、心和纵隔,则可发生呼吸困难。积液产生和

聚集越快、越多，呼吸困难越明显，甚至可有端坐呼吸和发绀。

体征与胸腔积液量和积聚部位有关。积液量少者或叶间胸膜积液的胸部体征不明显，或早期可闻及胸膜摩擦音。胸腔积液中等量以上时患侧胸廓稍凸，肋间隙饱满，呼吸运动受限。气管、纵隔和心脏向健侧移位。患侧语音震颤减弱或消失，叩诊浊音或实音。听诊呼吸音减弱或消失，语音传导减弱。由于接近胸腔积液上界的肺被压缩，在该部听诊时可发现呼吸音不减弱反而增强。如有胸膜粘连与胸膜增厚时，可见患侧胸廓下陷，肋间隙变窄，呼吸运动受限，语音震颤减弱，叩诊浊音，呼吸音减弱。

四、辅助检查

（一）实验室检查　　结核性胸膜炎初期，血中白细胞总数可增高或正常，中性粒细胞占优势，尔后白细胞计数正常，并转为淋巴细胞为主。红细胞沉降率增快，血C-反应蛋白（CRP）升高。

胸腔积液外观多为草黄色或深黄色，可为混浊性，易凝固；20%左右为血性胸腔积液。胸腔积液检查提示为渗出液，细胞学分类急性期以中性粒细胞占优势，尔后以淋巴细胞占优势。绝大多数患者胸腔积液间皮细胞计数<5%。胸腔积液蛋白定量多大于30g/L，如大于50g/L，则更支持结核性胸膜炎的诊断。

胸腔积液腺苷脱氨酶（ADA）水平增高有助于结核性胸膜炎的诊断，其敏感性和特异度均可达到90%左右。不同的研究中ADA用于诊断结核性胸膜炎的界限值不同，可波动于30~70U/L，国内大多使用ADA>45U/L作为支持结核性胸膜炎的依据。胸腔积液ADA水平越高，患结核性胸膜炎的可能性就越大。需要注意的是，胸腔积液ADA水平在脓胸、类风湿性胸膜炎和淋巴瘤患者中亦可增高；此外，在一些罕见的疾病如Q热和布鲁氏菌病患者中也可增高。

胸腔积液γ干扰素水平增高亦有助于结核性胸膜炎的诊断。国外研究显示胸腔积液γ干扰素>3.7U/ml诊断结核性胸膜炎的敏感度和特异度均可达到98%。脓胸患者胸腔积液γ干扰素水平亦可增高。γ干扰素释放试验目前也有用于结核性胸膜炎的诊断研究，但其诊断效能不高，有报道其AUC仅0.544，明显低于ADA的诊断效能。

胸腔积液CRP、可溶性Fas配体（sFasL）、IL-27等也用于结核性胸腔积液的诊断，但仍需积累更多的资料证实其诊断效能。目前还没有其他标志物的诊断效能能够超越ADA和γ干扰素。

最近有学者用多元逻辑回归分析发现，年龄、TNF-α、LDH、ADA、CRP和CEA具有最好的区别效能，尤其是ADA，每增加1个单位，结核性胸膜炎的可能性增加8.2%。其诊断结核性胸膜炎的敏感度85.8%，特异度97.4%，阳性似然比33.0，阴性似然比0.15。

胸腔积液结核性抗原和抗体的测定特异度不高，限制了其临床应用。

结核性胸膜炎患者胸腔积液涂片找抗酸杆菌的阳性率低于5%，培养阳性率也仅为10%~20%。如果行胸腔镜下胸膜活检组织的结核分枝杆菌培养，则阳性率可大于70%。

（二）胸膜活检　　胸膜针刺活检是诊断结核性胸膜炎的重要手段，B型彩色超声或CT引导的胸膜穿刺针活检可以显著提高活检的阳性率。活检的胸膜组织除了可行病理检查外，还可行结核分枝杆菌的培养。壁层胸膜病理检查有肉芽肿病变提示结核性胸膜炎的诊断，虽然其他的疾病如真菌性疾病、结节病、土拉菌病（tularaemia）和类风湿性胸膜炎均可有肉芽肿病变，但95%以上的胸膜肉芽肿病变为结核性胸膜炎所致；如为干酪性肉芽肿病变则可确定为结核性胸膜炎。如胸膜活检未能发现肉芽肿病变，活检标本应该加做抗酸染色。结核性胸膜炎患者第1次胸膜活检约60%的患者可发现结核肉芽肿病变，活检3次可达到80%左右。如活检标本行结核分枝杆菌培养加上病理检查，则诊断的阳性率可达到90%。胸腔镜直视下胸膜活检的阳性率和特异性更高。

（三）X线检查　　胸腔积液在300ml以下时，后前位X线胸片可能无阳性发现。少量积液时肋膈角变钝，积液量多在500ml以上，仰卧位透视观察时，由于积聚于胸腔下部的液体散开，复见锐利的肋膈角。也可患侧卧位X线摄片，可见肺外侧密度增高的条状影。中等量积液表现为胸腔下部均匀的密度增高阴影，膈肌影可被遮盖，积液呈上缘外侧高，内侧低的弧形阴影。大量胸腔积液时，肺野大部呈均匀浓密阴影，膈肌影不清，纵隔向健侧移位。

部分结核性胸膜炎可表现为特殊类型，常见的有：①叶间积液，液体积聚于一个或多个叶间隙内。表现为边缘锐利的梭形阴影或圆形阴影，在侧位X线胸片上显示积液位置与叶间隙有关。②肺下积液，液体主要积聚于肺底与膈肌之间，常与肋胸膜腔积液同时存在。直立位时，表现为患侧膈肌影升高，膈肌顶点由正常的内1/3处移到外1/3处，中部较平坦。左侧肺底积液表现为膈影与胃泡之间的距离增大，患侧肋膈角变钝。如怀疑肺下积液，让患者患侧卧位20分钟后作胸透或X线胸片检查，此时液体散开，患侧肺外缘呈带状阴影，并显出膈肌影。带状阴影越厚，积液越多。③包裹性积液，系胸膜粘连形成的局限性胸腔积液。肋胸膜腔包裹性积液常发生于下部的后外侧壁，少数可发生在前胸壁。X线征象直立位或适当倾斜位时可显示底边贴附于胸壁、内缘向肺野凸出的边界锐利、密度均等的梭形或椭圆形阴影，阴影边缘与胸壁呈钝角。④纵隔积液，系纵隔胸膜腔的积液。前纵隔积液表现为沿心脏及大血管边沿的阴影，右前上纵隔积液阴影颇似胸腺阴影或右上肺不张阴影。取右侧卧位，左前斜30°位置20~30分钟后，拍摄该体位的后前位X线胸片，显示上纵隔阴影明显变宽。前下纵隔积液须与心脏增大阴影或心包积液相鉴别。后纵隔积液表现为沿脊柱的三角形或带状阴影。

胸部CT对特殊类型的积液的诊断敏感性和特异性很高，可较清楚地显示胸腔积液和纵隔积液，有很好的临床诊断价值，并可引导穿刺。

（四）超声波检查　超声探测胸腔积液的灵敏度高，定位准确，并可估计胸腔积液的深度和积液量，指导穿刺部位的定位。超声还有助于胸腔积液和胸膜增厚的鉴别。

五、诊断及鉴别诊断

结核性胸膜炎的确诊需要胸腔积液或胸膜活检标本中找到结核分枝杆菌，或胸膜活检有典型结核性肉芽肿病变；然而根据病史和临床表现，以及胸腔积液中 ADA 或 γ 干扰素水平增高，临床上也可以诊断结核性胸膜炎。结核性胸膜炎须与细菌性肺炎、类肺炎性胸腔积液及恶性胸腔积液等进行鉴别。

（一）细菌性肺炎　结核性胸膜炎的急性期常有发热、胸痛、咳嗽、气促，血白细胞升高，需和细菌性肺炎相鉴别。肺炎患者的咳嗽多伴有咳痰，肺部有实变体征或有湿啰音，胸部 X 线检查表现为肺部炎症浸润阴影或实变影，痰涂片或培养常可发现致病菌。结核性胸膜炎则以干咳为主，胸部体检及 X 线检查表现为胸腔积液的体征和影像学改变，部分患者 PPD 皮试可呈阳性结果。

（二）类肺炎性胸腔积液　患者大多先有细菌性肺炎、肺脓肿和支气管扩张合并感染等肺部炎症表现，然后出现胸腔积液。积液量一般不多，通常见于病变的同侧。患者血白细胞升高，中性粒细胞增加伴有核左移。胸腔积液检查外观可为草黄色或脓性，白细胞总数明显增高，以中性粒细胞为主，葡萄糖和 pH 降低，培养可有病原菌生长。

（三）恶性胸腔积液　多继发于肺癌、乳腺癌、淋巴瘤等的胸膜直接侵犯或转移，以及恶性胸膜间皮瘤，其中以肺癌胸膜转移所致的恶性胸腔积液在临床上最为常见。结核性胸膜炎与恶性胸腔积液的鉴别要点见表 35-2-1。

表 35-2-1　结核性胸膜炎与恶性胸腔积液鉴别要点

鉴别要点	结核性胸膜炎	恶性胸腔积液
年龄	青、少年多见	中、老年多见
中毒症状	多有	一般无
胸痛	短暂，锐痛	持续，钝痛
血丝痰	无（无肺实质病变者）	可有
胸腔积液量	多为中、少量	多为大量，抽液后生长速度快
胸腔积液外观	草黄色	多呈血性
胸腔积液细胞类型	淋巴细胞为主，间皮细胞<5%	大量间皮细胞
胸腔积液 ADA	常>45U/L	<45U/L
胸腔积液 CEA	<20μg/L	>20μg/L
胸腔积液 γ 干扰素	>3.7U/ml	<3.7U/ml
胸腔积液脱落细胞检查	阴性	可找到肿瘤细胞
胸膜活检	结核性肉芽肿	肿瘤组织
CT 检查	无肿瘤表现	有原发肿瘤表现
PPD 皮肤试验	可呈阳性	多为阴性

（四）其他原因的胸腔积液　结核性胸膜炎有时还须与系统性红斑狼疮性胸膜炎、类风湿性胸膜炎及各种原因所致的漏出性胸腔积液等鉴别，这些疾病均有各自明显的临床特点，鉴别一般并不困难。

六、治疗

结核性胸膜炎的治疗包括一般治疗、胸腔穿刺抽液和抗结核药物治疗。

1. 一般治疗　体温 38℃ 以上可卧床休息，一般患者可以适当起床活动。总的休息时间大约以体温恢复正常、胸腔积液消失后再持续 2~3 个月为佳。此外，给予营养支持和对症治疗。

2. 胸腔穿刺抽液　由于结核性胸膜炎患者胸腔积液的蛋白含量高，容易引起胸膜粘连，故原则上应尽快抽尽胸腔积液。胸腔抽液有以下作用：①减轻中毒症状，加速退热。②解除肺脏和心脏血管受压，改善呼吸及循环功能。③防止胸膜粘连、增厚。大量胸腔积液者每周抽液 2~3 次，直至胸腔积液完全消失。临床上患者的首次抽液不要超过 700ml，以后每次抽液量不应超过 1 000ml，最多不要超过 1 500ml。如抽液过快、过多，可由于胸膜腔内压骤降发生复张后肺水肿（re-expansion pulmonary edema，RPE）和循环衰竭,表现为剧咳、气促、咳大量泡沫状痰,双肺满布湿啰音,动脉血氧分压(PaO_2)下降,X 线检查显示肺水肿征。应立即吸氧,密切监测循环和呼吸状况,控制液体入量,必要时给予持续气道正压(continuous positive airways pressure,CPAP)机械通气,酌情应用利尿药和糖皮质激素。若抽液时发生头晕、冷汗、心悸、面色苍白、脉细等表现应考虑"胸膜反应",应立即停止抽液,使患者平卧,必要时皮下注射 0.1% 肾上腺素 0.5ml,密切观察病情,注意血压变化,防止休克。目前也有学者主张早期给予胸腔插管引流(可用细导管),可减少胸膜增厚和胸膜粘连等并发症。

3. 抗结核药物治疗　其原则与方法和活动性肺结核相同。强化期一般予以异烟肼(INH)、利福平(RFP)、吡嗪酰胺(PZA)和乙胺丁醇(EMB)联合治疗 2 个月;巩固期予以 INH 和 RFP 治疗 4~7 个月。剂量:INH 0.3g/d,顿服;RFP 0.45~0.6g/d(体重<50kg 用 0.45g/d,≥50kg 用 0.6g/d),顿服;PZA 1.5g/d,顿服;EMB 0.75g/d,顿服。治疗过程必须注意抗结核药物的副作用,如肝功能损害、周围神经炎、过敏反应等,发生时应根据情况减量或停用。

结核性胸膜炎不主张常规使用糖皮质激素,因其有许多副作用。当大量胸腔积液吸收不满意或结核中毒症状严重时可用泼尼松 30mg/d,至胸腔积液明显减少或中毒症状减轻时每周减少 5~10mg,一般 4~6 周停药。减药太快或用药时间太短,容易产生胸腔积液或毒性症状的反跳。

胸腔内注射抗结核药物或糖皮质激素没有肯定意义。口服抗结核药物在胸腔积液中的浓度已经足够,胸腔内注射药物对促进胸腔积液吸收及预防胸膜增厚与不用药物者没有显著差异。胸腔内注入肝素可预防胸膜增厚。

(唐可京　谢灿茂)

参考文献

[1] LIGHT RW. Pleural Diseases[M]. 6th ed. Philadelphia: Lippincott Williams & Wilkins, 2013: 247-262.

[2] GOTO M, NOGUCHI Y, KOYAMA H, et al. Diagnostic value of adenosine deaminase in tuberculous pleural effusion: a meta-analysis[J]. Ann Clin Biochem, 2003, 40 (Pt 4): 374-381.

[3] VILLENA V, LÓPEZ-ENCUENTRA A, POZO F, et al. Interferon gamma levels in pleural fluid for the diagnosis of tuberculosis[J]. Am J Med, 2003, 115 (5): 365-370.

[4] DIACON AH, VAN DE WAL BW, WYSER C, et al. Diagnostic tools in tuberculous pleurisy: a direct comparative study[J]. Eur Respir J, 2003, 22 (4): 589-591.

[5] LIGHT RW. Establishing the diagnosis of tuberculous pleuritis[J]. Arch Intern Med, 1998, 158 (18): 1967-1968.

[6] SMALL PM, FUJIWARA P. Management of tuberculosis in the United States[J]. N Engl J Med, 2001, 345 (3): 189-200.

[7] BLUMBERG HM, BURMAN WJ, CHAISSON RE, et al. American thoracic society/centers for disease control and prevention/infectious diseases society of America: treatment of tuberculosis[J]. Am J Respir Crit Care Med, 2003, 167 (4): 603-662.

[8] HAVELOCK T, TEOH R, LAWS D, et al. BTS pleural disease guideline group. Pleural procedures and thoracic ultrasound: British thoracic society pleural disease guideline 2010[J]. Thorax, 2010, 65 Suppl 2: ii61-ii76.

[9] VALDÉS L, SAN JOSÉ E, FERREIRO L, et al. Interleukin 27 could be useful in the diagnosis of tuberculous pleural effusions[J]. Respir Care, 2014, 59 (3): 399-405.

[10] VALDÉS L, SAN JOSÉ E, FERREIRO L, et al. Predicting malignant and tuberculous pleural effusions through demographics and pleural fluid analysis of patients[J]. Clin Respir J, 2015, 9 (2): 203-213.

第三节
恶性胸腔积液

恶性胸腔积液(malignant pleural effusion)是恶性肿瘤直接侵犯、转移到胸膜或原发性胸膜肿瘤所致的胸腔积液,临床上以前者多见。其确切的发病率还不清楚。恶性胸腔积液是各科医师尤其是内科医师、呼吸科医师和肿瘤科医师临床上所面临的最常见的问题之一。但是,必须注意的是胸膜恶性肿瘤不一定有胸腔积液,例如不少胸膜间皮瘤没有胸腔积液。同样,转移性胸膜肿瘤也可以没有胸腔积液。因此,胸膜肿瘤病变引起胸腔积液可为临床提供原发肿瘤转移的信息和进一步诊断和决定治疗方案的机会。恶性胸腔积液约占所有胸腔积液病因的 1/4,占渗出性胸腔积液的 42%。一项连续性纳入 1 000 例胸腔积液患者的前瞻性临床研究发现,恶性胸腔积液占病因 36%,其临床特点是胸腔积液发生迅速,量多难以控制,抽液后又可迅速增多。

一、病因和发病机制

胸膜可直接被邻近器官的肿瘤所侵犯,如肺、胸壁(包括乳房)、膈肌和纵隔。根据两项尸解报告,最常见的胸膜肿瘤来自脏层胸膜的肿瘤栓子,继而种植到壁层胸膜。胸腔积液的发生可以是肿瘤直接侵犯胸膜的结果,也可以是纵隔淋巴管阻塞所致。然而,胸膜腔肿瘤种植产生胸腔积液的确切机制仍未完全阐明,可能是由肿瘤及其伴随的炎症直接引起胸膜通透性增加从而产生胸腔积液。在某些情况下,伴有胸腔积液的恶性肿瘤其积液并非由肿瘤侵犯胸膜所引起,Sahn 把此种积液称为类恶性胸腔积液(paramalignant pleural effusion)。其原因有:①肿瘤压迫淋巴管,使淋巴液回流障碍;②阻塞性肺不张使肺容积下降,胸膜腔内压降低;③心包受累使体循环毛细血管内压上升;④肺栓塞;⑤全身营养不良、低蛋白血症。肿瘤患者合并类恶性胸腔积液仍还有手术机会。

有资料显示胸膜最常见的转移性肿瘤男性为肺癌,女性为乳腺癌。引起胸腔积液常见的原发肿瘤依次为肺癌(37.5%)、乳腺癌(16.8%)、淋巴瘤(11.5%)、生殖系统肿瘤(9.4%)、胃肠道肿瘤(6.9%),其他肿瘤占 7.2%,未明肿瘤来源者为 10.7%。

二、临床表现

患者年龄多在 40 岁以上,有些患者有原发病表现,病程中出现胸腔积液;有些患者胸腔积液为第一表现,经检查后发现肿瘤。大多数患者的主要症状是活动后气促,随着积液量的增加而明显加重。如患者健侧卧位时,呼吸困难更加明显,抽液后可迅速缓解。大量积液患者静息时也可出现呼吸困难。如抽液后没有明显缓解,应考虑肺部肿瘤的严重侵犯。咳嗽是另一典型的症状,尤其是在大量胸腔积液患者,抽液后也可明显改善。其他症状有消瘦、胸痛、乏力和食欲减退,多无发热。胸痛多持续性,胸腔积液增多胸痛不见减轻反而加重。胸膜间皮瘤胸痛较为突出,且进行性加重。

小量积液可没有任何体征,中等及大量积液可见患侧胸廓饱满,呼吸运动减弱,语颤减低,叩诊浊音或实音,呼吸音减弱或消失。可有原发肿瘤的体征及转移体征。

胸腔积液多呈血性或为草黄色后转为血性,胸腔积液增长迅速,难以控制,抗结核治疗无效。

三、辅助检查

(一)血液检查

1. **血常规**　一般无异常。淋巴瘤患者可有血细胞减少,白血病患者外周血可有白血病血象。

2. **肿瘤标志物**　见胸腔积液肿瘤标志物检查,但血液肿瘤标志物含量往往低于胸腔积液含量。不同原发肿瘤其标志物有所不同。

(二)胸腔积液检查

2000 年 ERS/ATS 专家共识和 2010 年英国胸科学会(BTS)指南提出,对心脏大小正常的单侧或双侧胸腔积液患者行诊断性胸腔穿刺,积液做如下常规检查:白细胞计数及分类、总蛋白、乳酸脱氢酶(LDH)、葡萄糖、pH、淀粉酶和细胞学。

1. **外观**　多为血性胸腔积液或草黄色,血性可表现为洗肉水样或静脉血样,有些表现为乳糜积液。

2. **细胞**　多表现淋巴细胞为主,红细胞增多。40% ~ 90% 可查到恶性肿瘤细胞,反复多次检查可提高检出率,第 1 次阳性率 65%,第 2 次可增加 27%,第 3 次可增加 5%。研究发现增加胸腔积液量(0.2 ~ 2 800ml)并不能提高阳性率。胸腔积液标本有凝块应固定及切片行组织学检查。胸腔积液中恶性肿瘤细胞常有核增大且大小不一、核畸变、核深染、核浆比例失常及异常有丝核分裂等特点,应注意鉴别。胸腔积液中间皮细胞常有变形,易误认为肿瘤细胞。如不能鉴别可行组织化学染色,如钙视网膜蛋白、WT-1、D2-40、MOC31 等,鉴别间皮瘤和腺癌。其他 DNA 甲基化分析等也有帮助。

3. **pH 和葡萄糖**　正常胸腔积液 pH 接近 7.6。pH 降低可见于不同原因的胸腔积液,如脓胸、食管破裂、类风湿性积液等,恶性积液也可降低。

正常胸腔积液中葡萄糖含量与血中含量相近。漏出液与大多数渗出液葡萄糖含量正常;而脓胸、类风湿关节炎、系统性红斑狼疮、结核和恶性胸腔积液中含量可 < 3.3mmol/L。

葡萄糖和 pH 均较低,提示肿瘤广泛浸润,其胸腔积液肿瘤细胞发现率高,胸膜活检阳性率高,胸膜固定术效果差,患者存活时间亦短。

4. **蛋白质**　恶性积液蛋白含量高于 > 30g/L,胸腔积液/血清比值大于 0.5。但有些积液介于渗出液和漏出液之间。

5. **类脂**　乳糜胸的胸腔积液呈乳状混浊,离心后不沉淀,苏丹Ⅲ染成红色;甘油三酯含量>1.24mmol/L,胆固醇不高,脂蛋白电泳可显示乳糜微粒,多见于胸导管破裂。假性乳糜胸的胸腔积液呈淡黄或暗褐色,含有胆固醇结晶及大量退变细胞(淋巴细胞、红细胞),胆固醇多大于 5.18mmol/L,甘油三酯含量正常。与陈旧性积液胆固醇积聚有关,可见于恶性胸腔积液,也见于陈旧性结核性胸膜炎、肝硬化和类风湿关节炎胸腔积液等。

6. **酶**　LDH 活性是反映胸膜炎症程度的指标,其值越高,表明炎症越明显。LDH>500U/L 常提示为恶性肿瘤或胸腔积液已并发细菌感染。

胸腔积液淀粉酶升高可见于急性胰腺炎、恶性肿瘤等。淀粉酶同工酶测定有助于肿瘤的诊断,如唾液型淀粉酶升高而非食管破裂,则恶性肿瘤可能性极大。

7. **肿瘤标志物**　癌胚抗原(CEA)在恶性胸腔积液中早期即可升高,且比血清更显著。若胸腔积液 CEA>20μg/L 或胸腔积液/血清 CEA>1,常提示为恶性胸腔积液,其敏感度 40% ~ 60%,特异度 90%。胸腔积液端粒酶测定与 CEA 相比,其敏感度和特异度均大于 90%。近年还开展许多肿瘤标志物检测,糖类抗原如 CA 15-3、CA 19-9、CA 72-4 等,癌抗原如 CA 125 等,细胞角蛋白 19 片段(CYFRA 21-1)、组织多肽抗原(TPA-M)、鳞状细胞抗原(SCC)、神经元特异烯醇酶(NSE)、铁蛋白、唾液酰时期专一性胚胎抗原(SSEA-1)和 HLA-1 抗原、钙卫蛋白、内皮素、血管内皮生长因子(VEGF)等,可作为鉴别诊断的参考。但目前还没有敏感度和特异度较高的肺癌标志物。联合检测可提高阳性检出率。

(三)影像学检查

1. **胸部 X 线检查**　是发现胸腔积液的基本方法。X 线胸片提示恶性胸腔积液的征象有:分叶状胸膜增厚,肋间隙变窄,患侧膈肌抬高,伴有因肿瘤阻塞气道导致肺不张而引起纵隔移位。但这些征象仅有提示意义,不能作为确诊依据。

2. **CT 扫描**　能根据胸腔积液的不同密度判断为渗出液、血液或脓液,还可显示纵隔、气管旁淋巴结、肺内肿块和胸膜间皮瘤和肺内转移性肿瘤。胸部 CT 提示恶性胸膜疾病的征象:①周缘胸膜增厚;②结节状胸膜增厚;③壁层胸膜增厚大于 1cm;④纵隔胸膜受累或有原发肿瘤的证据。CT 诊断特异度 22% ~ 56%,敏感度 88% ~ 100%。但仍需病理学的确诊。

3. **PET**　FDG-PET 发现恶性胸膜疾病的敏感度 93% ~ 100%,阴性预测值 94% ~ 100%,特异度 67% ~ 89%,阳性预测值 63% ~ 94%。假阳性主要为炎症性胸膜疾病。必须注意的是滑石粉胸膜固定术会增加 FDG 的摄取,其 FDG-PET 的表现类似于恶性胸膜疾病复发。PET/CT 双时点检查(1 小时和 2 小时显像)可较好地鉴别良恶性胸腔积液,良性病变第二时点 SUV 减弱,而恶性病变第二时点比第一时点明显增强。

4. MRI 敏感度、特异度相似或优于胸部 CT。能很好显示胸壁及膈肌受累。但增强 CT 仍是首选的检查手段。

5. 超声检查 能发现少量的胸腔积液。超声提示恶性胸腔积液的征象包括胸膜实性病变;低回声的胸膜增厚,边缘不规则或模糊;胸膜肿块侵犯周围结构;"回荡征"(swirling pattern)表明细胞碎片的存在。还能用于引导活检提高诊断效率、放置引流管等。

6. 全身骨扫描 发生骨转移时局部可见浓集,有助肿瘤病变的诊断和胸腔积液性质的判断。

(四)其他辅助检查

1. 闭式胸膜针刺活检 敏感度 40%~75%,对细胞学阴性的恶性积液,阳性率较低。禁忌证有出血性疾病、抗凝药物、INR 升高、血小板 <20×10⁹/L、胸壁感染等。并发症有气胸、血胸、疼痛等。多次多部位活检可提高阳性率。对无条件做胸腔镜的科室,仍是有效的方法。如在 CT 引导下进行胸膜活检,可明显提高阳性率和阴性预测值。

2. 闭式胸膜腔刷检 有报道采用 COPE 胸膜活检针和细胞刷,经活检针抽胸腔积液后,将细胞刷经胸膜活检针套管进入胸腔作刷检,诊断阳性率 91%,明显高于胸膜活检和细胞学检查。没有气胸和其他并发症,此操作安全、有效,可代替胸腔镜检查和开胸探查。

3. 淋巴结活检 锁骨上、腋窝、前斜角肌脂肪垫淋巴结活检可发现原发肿瘤的淋巴结转移。

4. 支气管镜 用于中央型肺癌检查。由于胸腔积液多由周围型肺癌引起,故阳性率不高。

5. 胸腔镜 可直接在镜下清楚观察病变部位、范围、形态,活检取材满意,必要时可同时做肺活检。目前多用内科胸腔镜,其特点仅需要局麻、简单、费用低、诊断效率高、安全、少并发症,并可进行胸腔内治疗。敏感度 85%,特异度 100%,8% 假阴性,无假阳性。目前有胸腔镜自体荧光检查,胸腔镜下联合自体荧光技术,恶性病变的颜色由白色/粉红色变为红色。其敏感度 100%,特异度 75%,阳性预测值 92%。

6. 开胸胸膜活检 对疑难病例可作为最后确诊手段。由于胸腔镜的广泛应用,目前临床上较少使用。

四、治疗

原则是治疗原发肿瘤,减少胸腔积液,提高患者的生活质量,延长生命。除了胸腔积液细胞学阴性的类恶性胸腔积液外,大多数患者不能手术治疗。

(一)全身化疗
全身化疗后 32%~75% 的胸腔积液可得到控制。但在全身化疗之前应尽量抽出胸腔积液,因为抗肿瘤药蓄积在胸腔积液中可增加全身的毒性。化疗药物和方案的选择参见相关肿瘤的化疗方案。

(二)纵隔放疗
适应证是乳糜胸的恶性胸腔积液患者。发生乳糜胸表明胸导管受到肿瘤压迫,化疗无效时可采取此法。对淋巴瘤和转移性肿瘤的有效率为 50%~68%。

(三)化学性胸膜固定术(chemical pleurodesis)
适应证是那些不准备全身化疗的患者和非乳糜胸的患者,或已全身化疗失败或纵隔放疗失败患者。通过化学性胸膜固定术唯一可缓解的症状是呼吸困难,如患者症状与胸腔积液无关则不必进行。此种局部疗法不能延长患者的生命,但可改善患者的生活质量。

化学性胸膜固定术前先行肋间插管接密闭水封瓶引流液体,如引流后肺不能复张,则不应行胸膜固定术。文献报道有采用胸-腹腔分流术,但临床实践中极少应用。患者一般情况良好时,亦可考虑胸膜切除术。目前常用的硬化剂有:

1. 滑石粉 可用滑石粉浆 5~10g+生理盐水 100ml 经胸腔引流管注入,夹管 2 小时后接水封瓶引流。另可用滑石粉喷雾剂,该装置连接一长管插入胸腔内在胸膜表面喷洒,或经胸腔镜行胸膜表面喷洒。有效率 81%~100%,副作用较少,有报道可引起肺炎和呼吸衰竭。如同时用激素或非激素抗炎药可能降低效果。

2. 四环素及其衍生物 四环素常用量 1.5g 或米诺环素 0.3g 溶解于生理盐水后胸腔内注入。

3. 博来霉素和米托蒽醌 前者 60mg,后者 30mg,溶于 30~50ml 生理盐水后胸腔内注入,博来霉素有效率为 54%~64%,米托蒽醌有效率为 67%~71%。其他用于胸腔内注射的抗肿瘤药物还有顺铂、多柔比星(阿霉素)、依托泊苷(鬼臼乙叉苷)、氟尿嘧啶和丝裂霉素 C(自力霉素),平均有效率约为 50%。

4. 短小棒状杆菌菌苗 其为阳性厌氧菌,有明显的免疫刺激作用和细胞毒性作用,其优点是可直接注入胸腔而不需要胸腔插管,有效率约为 76%。

(四)胸腔内化疗
Shigemura 等报道了胸腔镜下灌注热化疗药物治疗肺癌胸膜播散,证实该疗法是安全可行的,且具有更好的药代动力学。70% 胸腔积液细胞学转阴,不良反应不多,主要是呕吐、肾毒性和持续漏气等。Seto 则报道了 80 例患者胸腔内注射低张性顺铂治疗 NSCLC 引起的恶性胸腔积液的 Ⅱ 期临床试验,总有效率 83%。胸腔内化疗的效果仍需进一步观察证实。

(五)胸腔穿刺抽液和肋间插管引流治疗
以往采用此方法重复抽取胸腔积液以缓解患者症状。其缺点是恶性胸腔积液多在抽液后 1~3 日内很快增多,重复抽液使蛋白质丢失和导致胸腔积液包裹,故仅适应于那些晚期患者用以缓解症状。首次抽液不超过 1.5L。代替重复胸穿抽液的方法是胸腔插管引流,可每日或隔日放液。目前建议用10~14F(1F=0.33mm)小孔胸腔导管。抽液或引流完全后可行胸膜固定术。

(六)胸-腹腔分流术　对于经胸腔插管引流肺仍不能复张者,或化学性胸膜固定术无效者,有报道使用丹佛胸-腹腔分流装置(Denver pleuro-peritoneal shunts),将胸腹腔插管经皮下单向引流入腹腔,但此法临床上极少使用。

(七)胸膜切除术　适应证:①原因不明的胸腔积液开胸探查时术中发现胸膜恶性病变,可立即行壁层胸膜切除术,能有效地预防胸腔积液复发。②持续性胸腔积液患者,患侧肺萎陷,不能行胸膜固定术者。手术包括剥除萎陷肺的胸膜和切除壁层胸膜。控制胸腔积液有效率达90%。

(八)症状治疗　胸痛者应予足量止痛药,不应担心麻醉剂成瘾。呼吸困难者可给予吸氧等对症处理。

(九)其他方法　目前报道的还有胸腔放射治疗、OK-432(一种化脓性链球菌提取的免疫调节剂)、干扰素、¹³¹碘标记的肿瘤相关单克隆抗体胸腔内注射治疗恶性胸腔积液,其效果有待评价。

(谢灿茂)

参考文献

[1] ROBERTS ME, NEVILLE E, BERRISFORD RG, et al. Management of a malignant pleural effusion: British Thoracic Society Pleural Disease Guideline 2010[J]. Thorax, 2010, 65(Suppl 2): ii32-ii40.

[2] VILLENA V, LÓPEZ ENCUENTRA A, ECHAVE-SUSTAETA J, et al. Prospective study of 1 000 consecutive patients with pleural effusion. Etiology of the effusion and characteristics of the patients[J]. Arch Bronconeumol, 2002, 38(1): 21-26.

[3] SHIGEMURA N, AKASHI A, NAKAGIRI T, et al. Pleural perfusion thermo-chemotherapy under VATS: a new less invasive modality for advanced lung cancer with pleural spread[J]. Ann Thorac Surg, 2004, 77(3): 1016-1021, 1022.

[4] SETO T, USHIJIMA S, YAMAMOTO H, et al. Intrapleural hypotonic cisplatin treatment for malignant pleural effusion in 80 patients with non-small-cell lung cancer: a multi-institutional phase II trial[J]. Br J Cancer, 2006, 95(6): 717-721.

[5] LIGHT RW. Pleural Diseases[M]. 5th ed. Philadelphia: Lippincott Williams & Wilkins, 2007: 133-161.

[6] RODRIGUEZ-PANADERO F. Effusion from malignancy[M]//LIGHT RW, GARY LEE YC. Textbook of pleural diseases. London: Arnold, 2003: 297-309.

[7] SAHN SA. Pleural diseases related to metastatic malignancies[J]. Eur Respir J, 1997, 10(8): 1907-1913.

[8] LIGHT RW. Clinical practice. Pleural effusion[J]. N Engl J Med, 2002, 346(25): 1971-1977.

[9] ALKHAWALDEH K, BIERSACK HJ, HENKE A, et al. Impact of dual-time-point F-18 FDG PET/CT in the assessment of pleural effusion in patients with non-small-cell lung cancer[J]. Clin Nucl Med, 2011, (6): 423-428.

第四节
类肺炎性胸腔积液及脓胸

尽管目前许多强有力的抗生素在临床应用,肺炎仍然是最常见的疾病之一。在美国,肺炎伴胸腔积液位居胸腔积液病因的第二位,渗出性胸腔积液病因的第一位。多数肺炎伴胸腔积液患者通过有效的抗生素治疗积液可以自行吸收,但约10%的患者需要侵入性操作干预。据统计,住院的细菌性肺炎患者约有40%伴有胸腔积液,其病死率高于无胸腔积液的肺炎患者。

一、定义及病因

类肺炎性胸腔积液(parapneumonic effusions)系指细菌性肺炎、肺脓肿和支气管扩张感染等肺部炎症引起的胸腔积液;如积液呈稠厚、脓性外观者称为脓胸(empyema)。类肺炎性胸腔积液中需要治疗性胸腔穿刺或胸腔插管引流才能缓解者称为复杂性类肺炎性胸腔积液。

类肺炎性胸腔积液常为细菌性肺炎累及胸膜所致,尤其是年老体弱、未及时治疗、免疫功能低下或接受免疫抑制剂治疗者的发生率更高。此外也可见于肺脓肿、支气管扩张或肺癌合并感染等。脓胸患者多有肺部感染,但外科手术后脓胸也较常见,其他的病因包括气胸行胸腔穿刺术或胸腔插管引流术后的并发症,食管穿孔,邻近部位的化脓性感染(纵隔炎、膈下脓肿、肝脓肿、化脓性心包炎等)直接侵蚀、穿破或通过淋巴引流累及胸膜腔,以及类风湿性胸腔积液患者因为胸膜下结节坏死导致的支气管胸膜瘘等。

二、病原学

任何可引起肺部感染的病原体均可产生胸腔积液。既往的类肺炎性胸腔积液的病原体以肺炎链球菌或溶血性链球菌最常见,在抗生素普遍应用以后,则以金黄色葡萄球菌为主。近年来厌氧菌和革兰氏阴性杆菌感染呈上升趋势。类肺炎性胸腔积液的病原体也因患者是社区获得性或医院获得性胸膜腔感染而不同(表35-4-1),了解获得环境有助于指导抗生素的经验治疗。

社区获得性胸膜腔感染分离出的病原菌以革兰氏阳性需氧菌最为常见,链球菌属和金黄色葡萄球菌约占65%。革兰氏阴性病原菌,如肠杆菌目细菌、大肠埃希菌和流感嗜血杆菌相对较少见,且多见于合并其他疾病的患者。胸腔积液厌氧菌培养出的比例近年来逐渐增高,占12%~34%;在用DNA扩增等检测方法时可高达76%,且在约14%培养阳性的患者中可为唯一培养出的病原体。

表35-4-1　社区获得性和医院获得性胸膜腔感染的细菌学

胸膜腔感染	常见病原菌
社区获得性	链球菌属（52%） 　米勒链球菌、肺炎链球菌、中间型链球菌 金黄色葡萄球菌（11%） 革兰氏阴性需氧菌（9%） 　肠杆菌科、大肠埃希菌 厌氧菌（20%） 　梭杆菌属、拟杆菌属、消化链球菌属、混合菌
医院获得性	葡萄球菌 　甲氧西林耐药金黄色葡萄球菌（MR-SA）（25%）、金黄色葡萄球菌（10%） 革兰氏阴性需氧菌（17%） 　大肠埃希菌、铜绿假单胞菌、克雷伯菌属 厌氧菌（8%）

医院获得性胸膜腔感染胸腔积液培养阳性的患者中金黄色葡萄球菌感染的比例可高达50%，其中约2/3为甲氧西林耐药金黄色葡萄球菌（MRSA）。革兰氏阴性病原菌，最常见的为大肠埃希菌、肠杆菌属和假单胞菌属细菌；其中需要入住重症监护病房（ICU）的患者中培养出革兰氏阴性需氧菌的比例显著增高。混合感染多见于革兰氏阴性病原菌和厌氧菌的感染。真菌性脓胸少见，只占胸膜腔感染的不到1%，其中绝大多数是念珠菌属感染，主要见于免疫抑制患者，病死率很高（可高达73%）。

其他少见的胸膜腔感染包括溶组织阿米巴感染形成的阿米巴肝脓肿破溃入胸膜腔形成的脓胸，以及由革兰氏阴性病原菌-类鼻疽伯霍尔德杆菌引起的胸膜腔感染等。此外，胸膜腔感染的患者约有40%的胸腔积液病原学培养为阴性。

三、病理生理

类肺炎性胸腔积液可分成3个阶段，但界限并不十分明确。

1. 渗出阶段（exudative stage） 胸膜毛细血管通透性增高，导致液体进入胸膜腔。此阶段的胸腔积液为游离性渗出液，其特征是白细胞计数低，LDH水平低，葡萄糖水平和pH正常，不含细菌。如果在此阶段适当应用抗生素，大多数胸腔积液不会进行性增多，也不用胸腔内插管引流。

2. 纤维脓性阶段（fibropurulent stage） 如果没有进行适当的治疗，单纯性的类肺炎性胸腔积液可进展到纤维脓性阶段。此阶段的特征是胸腔积液进行性积聚，胸腔积液中有大量中性粒细胞、细菌和细胞碎屑。纤维蛋白沉积在被累及的脏层和壁层胸膜，积液倾向于形成包裹和分隔。包裹预防了脓胸的扩展，但增加了胸腔插管引流的困难。此阶段胸腔积液pH和葡萄糖水平进行性下降，LDH水平进行性增高。

3. 机化阶段（organization stage） 成纤维细胞从脏层和壁层胸膜表面向积液处生长，产生一无弹性的膜称为胸膜皮（pleural peel），可影响肺的膨胀，损害肺功能。胸腔积液浓稠，如未及时治疗，脓液可突破胸壁或肺，形成胸壁脓性窦道或支气管胸膜瘘。

四、临床表现

类肺炎性胸腔积液和脓胸的临床表现主要取决于患者是需氧菌或厌氧菌感染。

需氧菌肺炎伴有或不伴有胸腔积液者的临床表现基本相同。患者表现为急性起病，发热、寒战、胸痛、咳嗽、咳痰和血白细胞增高，有肺部炎症和积液的体征。无胸腔积液的肺部感染患者胸膜炎性胸痛发生率为59%，伴胸腔积液者为64%。患者出现症状未及时就医的时间越长，发生胸腔积液的可能性越大。如抗生素治疗48小时以上仍发热，则提示为复杂性类肺炎性胸腔积液。患者如先表现为肺炎然后出现胸腔积液则较易诊断为类肺炎性胸腔积液。年老体弱和/或接受糖皮质激素及免疫抑制剂治疗的患者，可无上述急性症状而发病。

厌氧菌感染累及胸膜者多为亚急性起病，70%的患者多于出现症状后一周就诊。患者较少发热，体重减轻比较明显。许多患者口腔卫生较差，且有饮酒、意识丧失或误吸史。大多数患者血白细胞明显增高（中位数$23.5 \times 10^9/L$）并有轻度贫血。

五、诊断

1. 确定有无肺部炎症 肺部炎症包括细菌性肺炎、肺脓肿和支气管扩张合并感染等，根据临床症状、体征和胸部X线检查诊断并不困难。需要注意的是，部分患者可没有明确肺部炎症表现。此外，约有14%的胸膜腔感染患者血细菌培养阳性，因此可疑胸膜腔感染患者应进行血需氧菌和厌氧菌培养。

2. 确定有无胸腔积液 对每一例肺炎患者最初的检查都要注意是否有类肺炎性胸腔积液的存在。确定是否有复杂性类肺炎性胸腔积液是非常重要的，因为胸腔插管引流与否与其死亡率有关。

肺部体检结合胸部X线检查对确定中等量以上的胸腔积液较为容易，而少量胸腔积液则要通过更细致的检查才能确定。前后位或侧位的X线胸片显示肋膈角模糊或变钝，或膈肌模糊者提示胸腔积液存在的可能性，通过改变体位透视或侧卧位X线胸片检查可以帮助确定积液的存在，此时积液散开，肋膈角或膈肌变清晰。胸部CT对胸腔积液的诊断效率更高，还可鉴别肺和胸膜的病变，了解肺实质病变的位置和特征，有助于鉴别诊断和指导治疗。此外，胸部超声检查也可确定胸腔积液是否存在、是否包裹性，并可指导胸腔积液的穿刺定位。

3. 确定积液的性质 一旦考虑为类肺炎性胸腔积液，且积液厚度>10mm，应尽早行胸腔穿刺，检查胸腔积液外观、细胞数和分类、胸腔积液生化（pH、蛋白质、葡萄糖、淀粉酶和LDH等）、胸腔积液革兰氏染色、胸腔积液需氧菌和厌氧菌培养等。胸腔积液pH是判断患者是否须行胸腔插管引流的最重要的指标之一,胸腔积液用于测定 pH 的标本需用肝素化的注射器隔离空气保存送检,并用血气分析仪测定 pH。胸腔积液早期可表现为无菌性浆液性渗出,pH>7.30,葡萄糖>3.3mmol/L,LDH<500U/L,细胞分类以中性粒细胞为主。随病情的进一步加重,类肺炎性胸腔积液的表现更为典型,表现为脓性渗出,pH<7.10,葡萄糖<2.2mmol/L,LDH>1 000U/L,中性粒细胞总数在 10×10^9/L 以上,此时胸腔积液涂片革兰氏染色或细菌培养可阳性。胸腔积液有臭味常提示厌氧菌感染,然而仅有 60% 左右的厌氧菌性脓胸有恶臭味。

临床上根据胸腔积液检查的情况决定是否须行胸腔插管引流,需要引流的情况包括:①胸膜腔内积脓;②胸腔积液革兰氏染色阳性;③胸腔积液葡萄糖<2.2mmol/L;④胸腔积液培养阳性;⑤胸腔积液 pH<7.00;⑥胸腔积液 LDH>3×正常血清值高限;⑦胸腔积液为包裹性。这些情况也预示

着患者预后较差。

六、分类

类肺炎性胸腔积液和脓胸所包括的范围很宽,很少量积液的患者仅需要给予抗生素治疗,而多发包裹性脓胸可能需要行胸膜剥脱术。类肺炎性胸腔积液和脓胸的分类标准主要有两个:Light 分类法和美国胸科医师学会(American College of Chest Physicians,ACCP)分类法。

(一)Light 分类法　Light 分类法主要根据胸腔积液量、胸腔积液外观、胸腔积液生化特征及积液是否包裹把类肺炎性胸腔积液和脓胸分成 7 类,对临床处理具有较大的指导意义(表 35-4-2)。

表 35-4-2　类肺炎性胸腔积液和脓胸的 Light 分类法和治疗方案

1 类:无意义的胸腔积液	少量,侧卧位 X 线胸片积液厚度<10mm 无需胸腔穿刺
2 类:典型的类肺炎性胸腔积液	积液厚度>10mm 胸腔积液葡萄糖>2.2mmol/L,pH>7.20 LDH<3×正常血清值高限 胸腔积液革兰氏染色和培养阴性 单纯使用抗生素
3 类:边缘性复杂性类肺炎性胸腔积液	7.00<pH<7.20 和/或 LDH>3×正常血清值高限,胸腔积液葡萄糖>2.2mmol/L 胸腔积液革兰氏染色和培养阴性 抗生素+反复胸腔穿刺抽液
4 类:单纯性复杂性类肺炎性胸腔积液	pH<7.00 或葡萄糖<2.2mmol/L 或 革兰氏染色或培养阳性 胸腔积液外观非脓性且无包裹 胸腔插管引流+抗生素
5 类:复合性复杂性类肺炎性胸腔积液	pH<7.00 和/或葡萄糖<2.2mmol/L 或 革兰氏染色或培养阳性 多发包裹性 胸腔插管引流+胸腔内注入纤溶药物(很少需行胸腔镜或开胸行胸膜剥脱术)
6 类:单纯性脓胸	胸腔积液外观脓性 游离积液或单个包裹性 胸腔插管引流±胸膜剥脱术
7 类:复合性脓胸	胸腔积液外观脓性 多发包裹性 胸腔插管引流±胸腔内注入纤溶药物 常需行胸腔镜或胸膜剥脱术

注:1 类,无意义的胸腔积液(nonsignificant pleural effusion)。胸腔积液量少,侧卧位 X 线胸片积液厚度<10mm。1 类患者无需胸腔穿刺,给予适当抗生素治疗。

2 类,典型的类肺炎性胸腔积液(typical parapneumonic pleural effusion)。侧卧位 X 线胸片积液厚度>10mm。胸腔积液葡萄糖>2.2mmol/L,pH>7.20,LDH 水平小于正常血清值高限的 3 倍,胸腔积液革兰氏染色和培养阴性。2 类患者除了初次穿刺以明确积液性质外,一般不需给予其他侵入性操作;但如果胸腔积液量增长快或患者有明显毒性症状,则需要反复胸腔穿刺抽液。

3 类,边缘性复杂性类肺炎性胸腔积液(borderline complicated parapneumonic effusion)。胸腔积液革兰氏染色和培养阴性,胸腔积液葡萄糖>2.2mmol/L;但 pH 7.00~7.20,LDH 水平高于正常血清值高限的 3 倍,胸腔积液为包裹性。患者胸腔积液相对较低的 pH、相对较高的 LDH 水平及包裹性胸腔积液均提示患者胸腔内炎症水平较高。部分 3 类患者的胸腔积液可自行缓解,其他则需要侵入性操作。

4 类,单纯性复杂性类肺炎性胸腔积液(simple complicated parapneumonic effusion)。胸腔积液 pH<7.00,葡萄糖<2.2mmol/L 或革兰氏染色或培养阳性。胸腔积液外观非脓性且无包裹。4 类患者的胸腔积液多数不能通过单纯给予抗生素而消失,需要一定的侵入性治疗。

5 类,复合性复杂性类肺炎性胸腔积液(complex complicated parapneumonic effusion)。5 类患者符合 4 类患者的标准,但胸腔积液为包裹性。5 类患者可能需要纤溶药物或可行胸腔镜下松解粘连,部分患者需要开胸行胸膜剥脱术。

6 类,单纯性脓胸(simple empyema)。胸腔积液外观为脓性,可以为游离积液或形成单个包裹性。患者需要相对大直径(28~36F)的导管行胸腔插管引流。6 类患者脏层胸膜表面通常会形成一层厚的胸膜皮,阻碍了肺膨胀。如果胸腔插管引流数天后仍存在较大的脓腔,则需要考虑行胸膜剥脱术以消灭脓腔。

7 类,复合性脓胸(complex empyema)。胸腔积液外观为脓性且形成多发包裹性。患者需要大直径导管行胸腔插管引流,并可在胸腔内使用纤溶药物以促进引流通畅。大部分患者需要侵入性治疗,如胸腔镜下松解粘连或开胸行胸膜剥脱术。

（二）ACCP 分类法　2000 年 ACCP 根据胸腔解剖学特征（A）、胸腔积液细菌学（B）和胸腔积液生化（C）三方面把类肺炎性胸腔积液分成 4 类，并对每类的预后风险性及是否需要引流进行了评估（表 35-4-3）。

表 35-4-3　类肺炎性胸腔积液 ACCP 分类及预后风险性

胸腔解剖学		胸腔积液细菌学		胸腔积液生化	分类	不良预后风险	引流
A_0 少量游离积液（侧卧位 X 线胸片，B 超或 CT 扫描示积液厚度<10mm）	和	B_X 培养和革兰氏染色结果未知	和	C_X pH 未知	1	非常低	无需
A_1 小至中量游离积液（>10mm 但<1/2 单侧胸腔）	和	B_0 培养和革兰氏染色阴性	和	C_0 pH≥7.20	2	低	无需
A_2 大量游离积液（>1/2 单侧胸腔），或包裹性积液，和/或积液伴有壁层胸膜增厚	或	B_1 培养和革兰氏染色阳性	或	C_1 pH<7.20	3	中等	需要
		B_2 脓性			4	高	需要

1 类：胸腔积液为少量（侧卧位 X 线胸片，B 超或 CT 扫描示积液厚度<10mm）游离积液，因为积液量少而不能够行胸腔穿刺，故胸腔积液细菌学和生化特征未知。1 类胸腔积液的患者预后较好。

2 类：胸腔积液为小至中量（积液厚度>10mm 但<1/2 单侧胸腔）游离积液，胸腔积液的培养和革兰氏染色为阴性，胸腔积液 pH≥7.20。2 类胸腔积液的患者预后不良的风险性较低。

3 类：胸腔积液符合以下三项指标中的至少一项：①胸腔积液量>1/2 单侧胸腔，胸腔积液为包裹性，或伴有壁层胸膜增厚；②胸腔积液培养和革兰氏染色阳性；或③胸腔积液 pH<7.20 或胸腔积液葡萄糖<3.3mmol/L。3 类胸腔积液的患者预后不良的风险性为中等。

4 类：胸腔积液为脓性，该类患者预后不良的风险性高。

七、治疗

治疗主要包括两方面，一方面是选择合适的抗生素，另一方面是处理胸腔积液；此外应给予足够的营养支持。

（一）抗生素的选择　所有类肺炎性胸腔积液患者均应给予抗生素治疗。胸腔积液革兰氏染色有助于指导初始抗生素的选择。待胸腔积液或血细菌培养阳性结果报告后，抗生素的选择应根据病原菌的种类和药物敏感试验结果做出相应的调整。由于类肺炎性胸腔积液中厌氧菌感染所致者占了相当比例，故所有患者应经验性使用抗菌谱覆盖厌氧菌的抗生素。初始的抗生素选择主要基于感染是社区获得性抑或医院获得性，以及患者病情的严重程度；另外需要考虑当地抗生素的耐药情况及抗生素穿透入胸膜腔的能力。动物实验证明不同抗生素穿透入感染性胸膜腔的程度有很大的差别，甲硝唑穿透性最好，其次是青霉素、克林霉素、万古霉素和头孢曲松（头孢三嗪）；喹诺酮类抗生素和克拉霉素的穿透性也很好；而氨基糖苷类抗生素不易穿透

入胸膜腔。

对于社区获得性感染，经验性抗生素治疗应覆盖常见的社区获得性病原菌及厌氧菌。比较常用的抗生素包括阿莫西林/克拉维酸联合甲硝唑、克林霉素单用或联合喹诺酮类抗生素或头孢菌素；其他可选择的抗生素包括氯霉素、碳青霉烯类抗生素（如美罗培南）、第三代头孢菌素，以及广谱抗假单胞菌青霉素类（如哌拉西林）。对于医院获得性脓胸，经验性抗生素治疗应覆盖革兰氏阳性和阴性的需氧菌及厌氧菌，并应覆盖 MRSA，待细菌培养结果出来后再予以调整。抗生素的使用剂量无须因为胸腔积液的存在而增加，也不推荐常规胸腔内给予抗生素。抗生素的使用疗程目前尚没有统一意见，目前临床上一般推荐至少使用 3 周，可先给予静脉用抗生素，待临床和实验室检查结果好转后转换为口服抗生素。

（二）胸腔积液的处理　类肺炎性胸腔积液的处理方法主要依据胸腔积液的性质而选择，包括临床观察、治疗性胸腔穿刺、胸腔插管引流、胸腔内注入纤溶药物、VATS 松解粘连、开胸行胸膜剥脱术和松解粘连，以及开窗引流。

1. 临床观察　类肺炎性胸腔积液一旦发现应尽早进行胸腔积液检查以明确是否需要引流，故一般来说大多数患者不适于仅仅行临床观察。尽管仅有 10% 左右的患者需要引流，但对这些需要引流的患者尽早引流非常重要，因为容易引流的游离性胸腔积液在 12~24h 后即可形成包裹性而难于被引流。临床观察仅仅适合于患者在侧卧位 X 线胸片、B 超或 CT 扫描时示积液厚度<10mm 者。

2. 治疗性胸腔穿刺　重复胸腔穿刺抽液（可在 B 超引导下）有助于类肺炎性胸腔积液包括复杂性积液的治愈。其优点是损伤小，对局限和包裹性积液可以较精准穿刺，患者治疗期间不必限制活动。有报道平均穿刺 3 次，其成功率为 81%，仅有 4% 患者需手术干预，1 年生存率达 88%，可以作为复杂性类肺炎性胸腔积液一线的治疗。但由于患者需行多次穿刺，可能导致住院时间延长。

3. 胸腔插管引流　胸腔插管闭式引流对于大多数复杂性类肺炎性胸腔积液患者都是适合的初始引流方法。插管位置应有利于胸腔积液的引流，最好在 B 超引导下进行。如果患者脏层胸膜已经覆盖有纤维素皮（fibrinous peel），在引流管加用负压吸引装置可能促进肺的膨胀，并加快脓腔的消灭。关于胸腔插管所用的导管，在过去一般推荐使用相对大直径（28～36F）的导管以防止黏稠胸腔积液可能堵塞小直径导管。但目前亦有研究显示用 Seldinger 技术置入8～12F 的猪尾巴管或 10～14F 的 Malecot 导管对于脓胸患者也取得良好的效果，可能与导管位置放置准确有关。此外，对于小直径导管可通过三通接头每 6h 给予 20～30ml 生理盐水冲管预防堵塞。

对于复杂性类肺炎性胸腔积液患者，胸腔插管闭式引流成功的标志是患者在 24h 内临床情况和影像学得到改善。如果患者插管 24h 内没有明显的好转，需要考虑引流不理想或抗生素选择不正确。在这些患者需要重新回顾胸腔积液培养的结果，而引流不理想通常是由于插管位置不正确所致。此外，胸腔积液分房导致引流不充分，脏层胸膜表面纤维素组织覆盖致使肺组织不能膨胀也可导致引流失败。如果引流不充分需要考虑胸部 CT 检查以明确是哪方面的问题。如果确定胸腔积液为多房性，需要考虑行 VATS 松解粘连。

如果胸腔插管闭式引流后患者临床情况和影像学得到改善，胸腔导管应留置到每天胸腔积液引流量小于 50ml 并且引流液颜色转为清澈黄色为止。应每天定量测定引流液收集系统里的沉淀物（代表胸腔积液白细胞和坏死物），如果沉淀物每天大于 5ml 则不能停止引流。有人认为类肺炎性胸腔积液 ACCP 分类标准中 3 类或 4 类患者，给予单纯的治疗性胸腔穿刺或胸腔插管引流对于大多数患者来说仍不够充分。

4. 胸腔内注入纤溶药物　胸腔积液包裹会致使复杂性类肺炎性胸腔积液的引流困难，胸腔内给予纤溶药物的理论依据是其可以破坏形成包裹的纤维蛋白膜而促进胸腔积液的引流。常用的药物为链激酶，但其有效性目前仍存在很多争论。最近一项大型的多中心、随机、双盲、安慰剂对照的临床研究显示，胸腔内给予链激酶治疗复杂性类肺炎性胸腔积液既不能减少患者的死亡率和需要外科手术的概率，也不能缩短住院时间和获得长期的影像学和肺功能改善；且有发热、白细胞增多和乏力等副作用。胸腔内给予新型的纤溶药物——组织纤溶酶原激活剂（tPA）联合降低积液黏稠度和破坏生物膜制剂——重组 DNAase（链球菌 DNA 酶，链道酶）治疗复杂性类肺炎性胸腔积液，结果显示有利于胸腔积液的引流。对于不能施行 VATS 的医院或者患者不能接受外科手术者则可以考虑使用。

5. VATS　目前认为 VATS 对于复杂性类肺炎性胸腔积液的治疗有益，对于此类患者当胸腔积液引流不充分者可考虑 VATS，在此之前应行胸部 CT 扫描以明确脓腔的大小和范围，以及胸膜表面是否增厚。VATS 可以松解粘连、打断胸膜腔的多房性以使胸膜腔得到彻底的引流，亦可帮助引流管放置到最合适的位置；另外还可行 VATS 下胸膜剥脱术。如果 VATS 不能使肺完全复张，VATS 的切口可以扩大为开胸术以进行完全的胸膜剥脱术。

6. 胸膜剥脱术　开胸行胸膜剥脱术可以去除脏层胸膜和壁层胸膜上所有的纤维组织，清除胸腔内积脓，促进肺的膨胀。胸膜剥脱术为胸部大手术，需要完全的胸廓切口，因此不适用于显著衰弱的患者。对于胸膜腔感染急性期的患者，胸膜剥脱术仅在考虑控制胸膜腔的感染时使用，而不适用于仅仅为去除增厚的胸膜，因为这些增厚的胸膜通常在数月后自行缓解。如果 6 个月后患者的胸膜仍有增厚并且患者的肺功能显著下降致使活动受限时则应考虑行胸膜剥脱术，然而这种情况并不多见。

7. 开窗引流　开窗引流（open drainage）适用于胸膜腔的慢性引流。有两种方法可选择：最简单的方法是在脓腔的下部的表面切除 1～3 条肋骨节段，插入 1 支或多支粗短的引流管，引流液可引流到收集袋中。此法比闭式引流的优点是引流更为充分，患者不必连接水封瓶。引流后每天用温和的抗菌溶液冲洗，待脓腔缩小至 10cm 以下时可拔去引流管，然后用凡士林纱布引流条换药。另一相似但较复杂的方法是开窗垫瓣引流（open-flap drainage），切除脓腔表面 2 条以上的肋骨节段，在胸膜腔和胸壁的引流口置以皮肤和肌肉瓣，其优点是创造了皮肤衬垫的瘘管，不用插管而起引流作用。患者可在家自行处理，脓腔可逐渐闭合。需要注意的是开窗引流不能太早用于治疗复杂性类肺炎性胸腔积液，只有确定已经形成包裹性脓胸之后才能使用这一方法，否则会引起气胸。因此在开窗引流之前，可先留置胸腔导管与大气相通一短暂时间，然后行 X 线胸片检查确定没有气胸后才可进行。

（三）营养支持　类肺炎性胸腔积液患者营养不良可导致免疫低下、康复延迟和预后不佳，故临床上应给予足够的营养支持，必要时应考虑给予鼻饲等方法补充营养。

（唐可京　谢灿茂）

参考文献

[1] LIGHT RW. Pleural Diseases [M]. 5th ed. Philadelphia: Lippincott Williams & Wilkins, 2007: 179-210.

[2] MASKELL NA, BATT S, HEDLEY EL, et al. The bacteriology of pleural infection by genetic and standard methods and its mortality significance [J]. Am J Respir Crit Care Med, 2006, 174 (7): 817-823.

[3] COLICE GL, CURTIS A, DESLAURIERS J, et al. Medical and surgical treatment of parapneumonic effusions: an evidence-based guideline [J]. Chest, 2000, 118 (4): 1158-1171.

[4] TEIXEIRA LR, SASSE SA, VILLARINO MA, et al. Antibiotic levels in empyemic pleural fluid [J]. Chest, 2000, 117 (6): 1734-1739.

[5] LIAPAKIS IE, KOTTAKIS I, TZATZARAKIS MN, et al. Penetration of newer quinolones n the empyema fluid [J]. Eur Respir J, 2004, 24 (3): 466-470.

[6] LIAPAKIS IE, LIGHT RW, PITIAKOUDIS MS, et al. Penetration of clarithromycin in experimental pleural empyema model fluid [J]. Respiration, 2005, 72 (3): 296-300.

[7] SHANKAR S, GULATI M, KANG M, et al. Image-guided percutaneous drainage of thoracic empyema: can sonography predict the outcome? [J]. Eur Radiol, 2000, 10 (3): 495-499.

[8] MASKELL N, DAVIES CW, NUNN AJ, et al. U. K. Controlled trial of intrapleural streptokinase for pleural infection[J]. N Engl J Med, 2005, 352 (9): 865-874.

[9] DESLAURIERS J, JACQUES LF, Grégoire J. Role of eloesser flap and thoracoplasty in the third millennium[J]. Chest Surg Clin N Am, 2002, 12 (3): 605-623.

[10] DAVIES HE, DAVIES RJ, DAVIES CW. BTS pleural disease guideline group. Management of pleural infection in adults: British Thoracic Society Pleural Disease Guideline 2010[J]. Thorax, 2010, 65 (Suppl 2): ii41-ii53.

[11] JOUNEAU S, LETHEULLE J, DESRUES B. Repeated therapeutic thoracentesis to manage complicated parapneumonic effusions [J]. Curr Opin Pulm Med, 2015, 21 (4): 387-392.

第五节 其他原因胸腔积液

据统计,引发胸腔积液的原因超过 50 种。除了常见的原因如结核性、肿瘤性和类肺炎性胸腔积液以外,胸腔积液还可继发于真菌、病毒、寄生虫感染、肺栓塞、胃肠道疾病、心脏和心包疾病、妇产科疾病、结缔组织疾病和药物反应等。

一、心脏疾病引起的胸腔积液

胸腔积液是心脏疾病的常见表现,当基础心脏疾病严重到引起充血性心力衰竭时,大多数患者会产生漏出性胸腔积液,故胸膜腔是心力衰竭的缓冲地带,可以减缓心力衰竭的症状。心包疾病引起胸腔积液较少见,但是在没有心力衰竭的情况下也可发生。心包疾病原因不同,胸腔积液可呈漏出液或渗出液。

（一）发病率 目前心脏疾病引起胸腔积液的发病率尚缺乏流行病学数据,其结果取决于受检查的人群。58%~73%住院的充血性心力衰竭患者经常规 X 线胸片检查可以发现胸腔积液。50%冠心病监护病房（CCU）患者经超声检查可发现胸腔积液。如行胸部 CT,高达 87%的充血性心力衰竭患者有胸腔积液。早期研究尸解发现死于心力衰竭的患者 90%有胸腔积液,其中 88%患者胸腔积液呈双侧,8%和 4%仅表现为单侧右侧或单侧左侧积液。

心包疾病引起胸腔积液决定于其病因,各种病因的心包疾病常规 X 线检查约 35%有胸腔积液。仅 37%为双侧积液,大多数（60%）为左侧积液。胸内恶性肿瘤、结核病和结缔组织病如类风湿关节炎等均可累及心包和胸膜,引起心包和胸腔积液。

（二）发病机制 胸腔积液的产生和吸收的机制在概论中已经阐述,脏层胸膜对正常的胸腔积液吸收作用不大。但是,对充血性心力衰竭的患者,脏层胸膜对胸腔积液

的产生和再吸收可能起重要作用。Allen 等在绵羊的实验中用左心房气球导管造成高左房压和肺水肿,发现胸腔积液产生量和肺水肿程度相关,没有肺水肿就不产生胸腔积液。Broaddus 等用大量盐水输注给绵羊,发现 25%盐水进入胸腔。肺泡水肿的消退需要肺泡液吸收入肺间质再通过肺淋巴管吸收,如间质压升高到一定程度液体就会在胸膜下的肺间质经脏层胸膜间皮细胞进入胸腔从而产生胸腔积液。

心包疾病患者胸腔积液的机制还不清楚。某些患者的疾病可能波及心包和胸膜,如结核性心包炎,系由于心包和胸膜均为间皮心包所覆盖。同时累及心包和胸膜在心包肿瘤中约占 1/3。而较难解释的是那些单一左侧胸腔积液的患者,其病因多为特发性或急性炎症性心包疾病。左侧积液可能代表机体对邻近炎症的交感反应或淋巴管引流的损害。

（三）临床表现 患者有典型的充血性心力衰竭表现,呼吸困难、端坐呼吸和水肿。较少有胸膜炎性疼痛。如积液量大,呼吸困难更加明显。典型体征有颈静脉怒张,肺部湿啰音,收缩期第 3 心音奔马律和外周水肿。肺底叩诊浊音、语音震颤减弱,可闻及支气管呼吸音。

心包炎患者有明显胸痛及呼吸困难。典型者可闻及心包摩擦音,如有低血压、心率快、奇脉则要警惕心脏压塞。如心包炎是系统性疾病如系统性红斑狼疮或类风湿关节炎的表现时,有其基础疾病的其他临床特征。

（四）辅助检查

1. 胸腔积液 充血性心力衰竭引起的胸腔积液为漏出液,蛋白低(胸腔积液/血清蛋白比<0.5),LDH 不高,细胞数<1.0×10^9/L,大多为淋巴细胞和间皮细胞。必须注意的是,如病程中强利尿可引起假性渗出液。

心包炎产生的积液多为渗出液。一般来说,心包液和胸腔积液性质相同,检查胸腔积液可能发现病因。如胸腔积液涂片发现恶性细胞或抗酸杆菌,心包液和胸腔积液 ANA 升高提示红斑狼疮。心力衰竭本身可伴有心包积液,但和胸腔积液相比较少发生,约 20%失代偿性心力衰竭伴有心包积液,多为漏出液。

2. 影像学 后前位 X 线胸片示大多数患者双侧胸腔积液和心影增大。心力衰竭的其他征象包括肺血管淤血、间隔纹理增多和肺泡水肿。胸腔积液多为游离性,中等量,不超过半个胸腔,积液量右侧常多于左侧,也有报道左、右侧积液基本相等。

超声检查有助于局限性或包裹性积液的诊断,对心脏疾病、心功能、心包积液和有无心包增厚的诊断优于常规 X 线检查。

胸部 CT 检查可鉴别或排除肺内疾病。

（五）治疗 心力衰竭的治疗包括利尿、减少后负荷和洋地黄药物。有报道用静脉利尿剂可缩短住院时间而不增加病死率。如基础心脏疾病处理成功的话,胸腔积液

会自行吸收。

心包疾病导致的积液取决于对基础疾病的治疗。浆膜炎症经抗炎治疗或结核经抗结核治疗对心包积液和胸腔积液均有效。但是，如果有心脏压塞可能时，应马上行心包引流，以防危及生命。恶性心包积液多是晚期肿瘤的表现，需要局部治疗控制积液的产生，心包硬化术可用四环素及其衍生物或博来霉素，可预防 75% 患者积液再发。也可心包开窗把心包液引流入胸腔或腹腔。症状明显的缩窄性心包疾病也可能需要行心包切除术。

二、血管疾病引起的胸腔积液

（一）肺栓塞　　30% 肺栓塞可发生胸腔积液。在美国和捷克，肺栓塞所致积液为病因的第四位。

1. 病因和发病机制　　肺栓塞可引起渗出液或漏出液。渗出性胸腔积液与肺毛细血管通透性增加使蛋白和液体进入胸腔有关。由于通透性增加，过多的液体进入肺间质腔，这些间质中的液体经脏层胸膜进入胸腔。目前认为，由于富含血小板的血栓释放细胞因子或炎症介质使毛细血管通透性增加，此外远端毛细血管缺血在血管通透性增加也起重要的作用。血小板富含血管内皮生长因子（vascular endothelial growth factor，VEGF），此因子能明显增加血管的通透性，肺栓塞胸腔积液中 VEGF 明显升高。漏出性积液多由于肺循环或体循环压力升高所致。肺栓塞多伴有肺动脉压和体循环压的升高，压力升高可导致胸腔积液形成增加。

2. 临床表现　　肺栓塞患者主要表现为 3 组症状：①胸膜炎性胸痛或咯血；②呼吸困难；③循环障碍引起的晕厥。体格检查依发生频率可见气促、湿啰音、心率快、出汗、喘息、发热、胸膜摩擦音和 Homans 征。

3. 辅助检查

（1）胸腔积液：可呈漏出液或渗出液。外观黄色或血性，WBC 可低于 0.1×10^9/L 或大于 50.0×10^9/L，细胞分类无特异性。虽然对已诊断为肺栓塞的患者胸腔积液检查意义不大，但对于合并发热的患者应排除胸腔感染的可能性。

（2）影像学和其他检查：见肺栓塞。

4. 治疗　　对合并有血性胸腔积液的患者抗凝治疗并不是禁忌证，抗凝治疗不会引起胸腔内的出血。肺栓塞的积液量一般较少，不必穿刺或引流。

（二）脓毒症肺栓塞　　脓毒性肺栓塞（septic pulmonary emboli）系指当血栓含有微生物时可发生脓毒栓子，引起肺栓塞。脓毒栓子可以是细菌、真菌或寄生虫。多数脓毒栓子来源于心脏的三尖瓣或室间隔缺损的心内膜炎或血栓性静脉炎。常见细菌为金黄色葡萄球菌。

患者多有系统性炎症反应综合征（systemic inflammatory response syndrome，SIRS）的临床表现。胸部 X 线检查肺周边可见多发的、边界不清的、圆形或楔状的阴影，阴影大小可相似或不一致，与栓子的大小和栓塞部位等因素有关。由于存在细菌感染，空洞常见，许多发展迅速，通常是薄壁空洞没有气-液平面。

右心内膜炎的患者约 25% 有胸腔积液，为渗出液，多数细菌培养阴性。积液细胞多为中性粒细胞、淋巴细胞或单个核细胞。积液特征性改变是乳酸脱氢酶明显升高。

（三）Lemierre 综合征　　此综合征是脓毒栓子的一种特殊情况，系口咽部感染后引起颈内静脉血栓性静脉炎和转移性栓子，常常转移到肺和关节。症状包括呼吸困难、胸膜炎性胸痛、发热和咯血。最常见细菌是厌氧的革兰氏阴性菌坏死梭杆菌。如有转移性感染和颈内静脉血栓性静脉炎可诊断。辅助诊断方法包括颈、胸部的对比增强 CT，典型影像学表现为静脉曲张静脉壁增厚、腔内充盈缺损和局部软组织水肿。

约 32% 患者伴有胸腔积液，14% 合并脓胸，12% 合并气胸。如果积液为感染性者，应肋间置管引流或行胸腔镜治疗。

（四）肺静脉阻塞性疾病　　该疾病较为罕见。可有反复的肺静脉血栓形成，临床表现为肺动脉高压和肺水肿，病因不清。典型表现为缓慢发展的呼吸困难和急性肺水肿引起的强迫性端坐呼吸。胸部 X 线检查显示大多数患者有少量胸腔积液和 Kerley B 线，可能系慢性肺毛细血管高压使液体进入肺间质腔所致。

胸腔积液为漏出液，此病诊断只能通过外科肺活检。预后较差，多在诊断后 2 年死亡。唯一能改善预后的方法是肺移植。

三、结缔组织病引起的胸腔积液

结缔组织病（CTD）的肺-胸膜侵犯临床常见且表现不一。现代胸部扫描技术和免疫组织学的精细化的发展使许多 CTD 患者肺-胸膜异常得以早期发现。补体活化介导的和血管炎引起的胸膜炎症增加毛细血管的通透性引起胸腔积液和纤维化的发生。胸腔积液也可继发于复合因素如肺炎、充血性心力衰竭和脓毒症，这些情况在 CTD 患者也非常常见。临床医师必须熟悉 CTD 患者的肺-胸膜表现，才能尽早识别患者的情况和采取适当的处理。

（一）类风湿胸膜炎　　类风湿关节炎（RA）是未明原因的慢性炎症性关节病。亚洲发病率为 0.2%，北美洲发病率为 1%。约 5% 患者发生胸膜炎，虽然 RA 女性多发，但男性 RA 常累及胸膜，发生率约为女性的 5 倍。

发生胸膜炎主要是毛细血管通透性增加，尤其是邻近风湿结节的部位。胸膜炎症可能通过 IL-15 和补体介导，胸膜腔内的炎症往往伴有胸腔积液中细胞和胸膜组织 IgM 和 IgG 表达的增加。病理表现为类风湿性胸膜炎，可为小的纤维板到广泛的胸膜反应性纤维化。

多发于年龄 60 岁以上的男性，RA 史 10 年以上的患者，表现为胸膜炎性胸痛，部分患者有发热，易与感染混淆。少数患者可无任何症状，于常规 X 线检查发现有胸腔积液。典型的 X 线胸片表现小到中量的单侧胸腔积液，也有双侧积液或大量积液。较罕见的表现为胸膜下结节。约 1/3 类风湿胸膜炎患者有肺间质性病变和肺实质病变,20% 有纤维性肺泡炎。

胸腔积液为渗出液,典型者乳酸脱氢酶(LDH)升高,常 >1 000IU/L,低葡萄糖和 pH。腺苷脱氨酶(ADA)也可升高,注意和结核性及炎症性积液鉴别。积液类风湿因子≥1:320 或与血清类风湿因子水平相当强烈提示类风湿性胸膜炎的诊断,胸腔积液中补体 C4 升高对诊断也有帮助。闭式胸膜针吸活检对诊断帮助不大,胸膜镜可帮助确诊。

大多数患者积液不需要治疗,多在 3 个月内吸收。少数患者积液可能持续 1 年。胸腔内注入糖皮质激素在某些患者有效。对反复发生积液的患者,可考虑胸膜固定术。

(二)系统性红斑狼疮

系统性红斑狼疮(SLE)多发于女性,欧洲年发病率为 1.8/10 万,北美洲为 4.6/10 万。胸膜炎是 SLE 最常见的胸膜表现。约 5% SLE 患者有胸膜炎性胸痛或胸腔积液。

免疫复合物沉积在胸膜微血管和补体激活是 SLE 的临床特征。尸体解剖证明 40% 患者为急性纤维素性胸膜炎,30% 胸膜纤维化和胸膜增厚。胸膜镜检查可见多发性脏层胸膜结节,胸膜活检标本为非特异性胸膜炎伴有淋巴细胞和浆细胞的浸润。血管壁和周围组织有多核白细胞浸润,中等大小血管壁和结缔组织中常见补体 C3 沉积。

SLE 发生于任何年龄,5% ~ 10% SLE 以胸膜炎作为首要表现。胸膜炎性胸痛是最常见的症状,其他症状还有呼吸困难、咳嗽和发热。狼疮性胸膜炎很少没有症状。胸膜炎发于关节炎和关节痛。胸腔积液多为双侧,小到中等量,也有大量积液引起纵隔移位或长时间不能吸收。X 线胸片显示肺泡渗出、肺不张和心影增大。但是,SLE 伴有胸腔积液应注意其他原因,如肾病综合征、心力衰竭、肺栓塞、类肺炎性胸腔积液和尿毒症等。

胸腔积液为渗出液,LDH 升高,但不超过 500U/L;细胞以多核白细胞和单核白细胞为主;胸腔积液 pH 多>7.30,葡萄糖>60mg/dl 急性发生的积液则可以升高。以前的研究认为 SLE 细胞对诊断有帮助,目前多以提出胸腔积液中 ANA 升高>1:160 或胸腔积液/血清比值>1.0 作为诊断依据。

胸腔积液多经激素治疗后自行吸收,泼尼松 60 ~ 80mg/d 直到胸腔积液吸收,然后根据临床情况减量。对激素有抵抗者可行胸膜固定术,先用四环素及其衍生物,无效再考虑滑石粉。有报道对顽固性积液行胸膜切除术有效。

(三)其他结缔组织病

1. 嗜酸性肉芽肿性多血管炎(eosinophilic granulomatosis with polyangiitis,EGPA) 以哮喘、外周血嗜酸性粒细胞增高和系统性血管炎为特征,多数患者先有哮喘和变应性鼻炎,随着外周血嗜酸性粒细胞明显升高,最后出现危及生命的并发症相关症状。约 30% 嗜酸性肉芽肿性多血管炎患者病程中出现胸腔积液。胸膜病理检查显示嗜酸性粒细胞浸润,伴有胸膜下坏死性血管炎和淋巴管扩张。积液的原因可能由于血管炎引起胸膜下微循环通透性增加、淋巴管阻塞和胸膜下肺组织梗死所致。

胸腔积液可单侧或双侧,量可大可小。呈血性外观,典型者嗜酸性粒细胞明显升高。多数积液经糖皮质激素治疗可吸收。

2. 白塞病(Behcet disease,BD) 系慢性、炎症性多系统疾病,以复发性口腔和生殖器溃疡及眼睛炎症为特征。1% ~ 8% BD 患者有肺损害,最常见为咯血(约 77%),次之为上腔静脉阻塞及肺浸润。约 70% BD 患者有胸腔积液,也有个案报道患者有无症状的胸膜下肺肿块。

胸腔积液的病因研究不多,如果是漏出液或乳糜积液,可能与上腔静脉阻塞综合征相关。积液对 BD 的影响不大。

3. 系统性硬化病(systemic sclerosis,SSc) 胸腔积液在 SSc 不常见,发生率为 2.7% ~ 7%。胸腔积液的原因可能与胸膜的血管炎所致的微血管通透性增加有关,引起渗出性积液。SSc 胸腔积液的原因还有心力衰竭和感染。糖皮质激素和环磷酰胺对 SSc 引起的胸腔积液有效。

4. 肉芽肿性多血管炎(granulomatosis with polyangiitis,GPA) 以上下呼吸道和肾脏坏死性肉芽肿性血管炎为特征。5% ~ 30% GPA 患者伴有胸腔积液,积液的原因可能与血管炎引起毛细血管通透性增加有关,积液为渗出液,多为小量和双侧,多核粒细胞占优势,pH 和葡萄糖正常。糖皮质激素和环磷酰胺对 GPA 积液有效。

四、消化系统疾病引起的胸腔积液

胸膜腔与腹腔解剖上仅间隔几毫米,中间有膈肌分开。因为膈肌有很小的淋巴管穿过,所以任何腹腔液体只要接触到膈肌的腹腔侧可引起胸腔积液;同时,膈肌血管丰富,腹腔感染或非感染的炎症也可引起膈肌血管的炎症而产生胸腔积液。另外,由于手术、导管或外伤引起膈肌任何部位的破裂,也可使腹腔液体通过膈肌裂口进入胸腔而引起胸腔积液。

(一)肝脏疾病

肝性胸腔积液(hepatic hydrothorax)定义为肝硬化和门脉高压的患者合并胸腔积液,并排除原发于心脏、肺或胸膜疾病的胸腔积液。换言之,肝性胸腔积液可定义为胸膜腔内有腹水。肝硬化患者肝性胸腔积液的发生率并不高,决定于肝硬化的严重程度和腹水是否存在,伴有腹水的肝硬化患者约 6% 合并胸腔积液。一般认为,如没有腹水,诊断肝性胸腔积液必须小心。但仍有 20% 左右的肝性胸腔积液患者没有发现腹水。肝性胸腔积液大多发生在右侧,约 79.5%,左侧 17.5%,双侧 6%。胸腔积液性质为漏出液。

1. 病因和发病机制 推测肝性胸腔积液的发生机制包括:①低蛋白血症,血浆胶体渗透压降低;②由于门静脉和奇静脉系统侧支吻合的形成血浆从高压的奇静脉渗出;③胸导管淋巴管漏出;④腹水经膈肌的淋巴管进入胸腔。目前广泛接受的机制是肝性胸腔积液是腹水直接经膈肌的缺损(defects)进入胸腔。无腹水的肝性胸腔积液,其机制是腹水形成后快速经膈肌进入胸腔变成胸腔积液,原因是正常情况下胸膜腔内压为负压。

2. 临床表现　患者可无症状或症状变化范围很大,如活动后气促到呼吸衰竭,决定于积液量的大小,如腹水量,胸腔积液产生的速度和是否伴有肺部疾病等。

3. 诊断　胸腔积液和腹水性质相同,均为漏出液。证实胸腹腔之间有无相通最好的方法是闪烁显像,用放射性标志物质如 ^{99m} 锝硫磺胶体或 ^{99m} 锝-多聚白蛋白直接注入腹水,然后进行胸部间歇扫描,24 小时内间歇扫描胸腔积液显像阳性。无腹水者可腹腔内置入导管,注入含有放射性标志物的生理盐水 500ml 后进行胸部显像。

4. 治疗　第一线治疗是限制钠的摄入和利尿,首选螺内酯,无效时加用呋塞米。如最大耐受剂量利尿剂、反复胸穿抽液无效,或再发胸腔积液内科治疗无效而需反复抽液控制症状者可认为是顽固性积液。顽固性胸腹水患者的处理应先引流腹水,无腹水后才抽胸腔积液,或腹腔穿刺抽液不能缓解呼吸困难时才做胸穿抽液。胸穿抽液易缓解患者的呼吸困难,除气胸以外,并发症少。但是,不主张胸腔插管引流,因为不能解决根本问题,而且大量胸腔积液的丢失可致患者死亡。如确需要反复抽液或插管引流,应补充适当液体和蛋白质。

腹腔静脉分流用于顽固性腹水也用于肝性胸腔积液的治疗。腹腔静脉分流相关的问题是阻塞和感染,因此限制其使用。如果患者准备接受肝移植,就不应考虑腹腔静脉分流。经颈静脉肝内门体循环分流是门脉和肝静脉之间的非外科吻合,对顽固性肝性胸腔积液也有效,完全缓解(无胸腔积液)40%~58%,部分缓解(有些胸腔积液但不用穿刺抽液)16%~40%。其优点是无剖腹手术相关的并发症,长期存活者肝功能改善,但其 90 天平均病死率仍高达28%。化学性胸膜固定术效果不佳,原因是腹水可迅速进入胸腔使硬化剂稀释而不能起到固定效果。开胸闭合膈肌缺损(defect)则病死率太高限制其使用。有报道经电视胸腔镜行滑石粉胸膜固定术有效率 40%~75%,但住院时间延长,长期胸腔插管引起低钠血症和脓胸,病死率也高。故肝性胸腔积液的治疗以内科保守治疗为主,效果不佳时才选择介入治疗。

(二) 胰腺疾病　胰腺炎是最常引起胸腔积液的疾病。急性胰腺炎时,胰腺渗液进入周围淋巴管和膈肌下淋巴管,前者是腹膜下丛的一部分而后者通过膈肌与胸腔相通。由于急性胰腺炎时胸腔积液的淀粉酶明显高于血清,因此,这些淋巴管一定参与胰腺渗液输送到胸腔的过程。目前已知胰腺炎的病因超过 50 种,其诊断是极端困难的,尤其在慢性胰腺疾病,其淀粉酶仅略有升高或在正常范围。

1. 胰腺炎相关胸腔积液有两个不同的类型

(1) 急性胰腺炎:最常见伴有胸腔积液的类型。主要表现为腹痛、恶心、呕吐及腹胀,多数患者有发热,如重症胰腺炎时可有低血压、休克、水、电解质和酸碱平衡紊乱。50%患者可伴有胸腔积液,多同时伴有腹水和心包积液,有些患者积液时可伴有肺不张。胸腔积液多数是小量,当胰腺炎好转时可自行吸收。积液检查为渗出液,中性粒细胞占优势,淀粉酶明显升高,一般为血清浓度的 2 倍以上。

(2) 胰管破裂:大多由于慢性胰腺炎伴有胰管狭窄或结石引起,也可因胰腺手术后、胰管内肿瘤或外伤引起。胰管破裂早期胰液通过网膜引起胰性腹水;后期腹水则位于腹膜后继而进入胸膜腔。这些瘘管会持续存在直到胰液排除减慢,胰管引流重建,或异常部分的外科切除。胰管破裂引起的胸腔积液其淀粉酶极高,往往超过 100 000IU/L。

有时,胰腺假性囊肿可移行到膈肌表面,虽然完整的假性囊肿可移行到纵隔,或罕见地移行到胸腔,表现为肿块性病变,但是,更常见的是囊肿渗漏或破裂入膈肌下、纵隔或胸膜腔。由于胸腔是负压,假性囊肿液进入胸腔没有阻力。来自假性囊肿或胰腺瘘管的胸腔积液为渗出液,量大,中性粒细胞占优势,血性胸腔积液嗜酸性粒细胞可升高。

必须注意的是胸腔积液淀粉酶在某些情况下可升高,如食管破裂、肿瘤、卵巢癌或异位妊娠,临床上应鉴别诊断。

2. 治疗　急性胰腺炎经治疗后胸腔积液可吸收。胰腺瘘管经"胰腺休息"、静脉高营养和胸穿抽液 2~4 周内 50%患者可治愈。胰管内支架、瘘管结扎、瘘管放疗在某些患者有效。

(三) 脾脏疾病　脾梗死、脾血肿和脾脓肿常引起胸腔积液。临床表现积液多在左侧并往往伴有胸膜炎性疼痛;胸腔积液为渗出液,小量,中性粒细胞升高,往往不需要特殊处理。但是,脾的基础疾病临床上应仔细鉴别,罕见的脾病变有脾肿瘤、上皮样囊肿、脾静脉栓塞和淀粉样变时的脾自发性破裂。

脾梗死是血管阻塞引起,脾动脉是单一的动脉,没有侧支循环。这种解剖上的特点使脾容易被镰状细胞所阻塞,在高原镰状细胞杂合子可以发生。治疗性脾栓塞处理脾功能亢进时当 80%脾梗死时可发生胸腔积液。

脾血肿常由外伤引起,胸腔积液常伴有膈下血肿。有些患者可能自诉无胸外伤史,因为很轻的外伤可引起脾血肿。胸腔积液可以是血性的或非血性的,如血肿持续较长时间时,积液可能超过 2 周才能完全吸收。

脾脓肿较罕见,有报道镰状细胞贫血和静脉吸毒者可发生脾脓肿。其他原因还有脾外伤、邻近部位感染和心内膜炎。脾结核也有报道。

(四) 食管破裂　食管破裂常伴外伤,多由内镜或手术引起。自发性食管破裂少见,食管肿瘤、Barrett 溃疡、放疗、食管克罗恩病、疱疹性食管炎或结核性食管炎均能引起食管破裂,甚至急速吞食肉块也可引起食管破裂。

医源性食管破裂伴有胸腔积液最常见的原因是食管狭窄接受食管扩张后,其他的内镜检查或治疗引起的还有食管异物的取出,食管静脉硬化治疗。主要的症状是胸痛,可持续数小时。如内镜检查或治疗后出现胸痛,应马上进行食管造影以建立诊断,然后禁食和使用抗生素。外伤或术后食管也可穿孔,如食管癌手术易有吻合口渗漏,胸腔手术导致食管的损伤等。

胃食管连接部贴近纵隔胸膜,任何原因引起的食管破裂可使食管液进入纵隔。由于食管黏液不是无菌的,可引起纵隔炎和脓胸。食管穿孔死亡者多由于需氧和厌氧菌引起纵隔炎所致。如发生脓胸则应积极引流。

胸腔积液的特征为淀粉酶升高,大多来自唾液淀粉酶。胸腔积液 pH 低,系由于细菌代谢产物和中性粒细胞代谢所致。积液可大量、单侧或双侧,单独右侧积液少见。有时胸腔积液还可见食物。

应尽可能迅速做出诊断,如患者有干呕或食管检查治疗操作并有肺部症状应马上评价有无食管破裂。站立位 X 线胸片可确定是否有胸腔积液或纵隔是否有气体,并可提示食管穿孔的部位。食管下段的穿孔引起左侧液气胸,食管中段的穿孔引起右侧胸腔积液。胸部 CT 比胸部 X 线片对纵隔积液和积气诊断敏感性和特异性高。

处理上首先应用适当的抗生素治疗纵隔炎和胸腔感染。抗生素和鼻胃管吸引的保守治疗大多有效。对伴有胸腔积液或气胸的患者应尽早(诊断后 12 小时内)进行纵隔探查。积液量大者应抽液或插管引流。

（五）膈下脓肿　　膈下脓肿约 80% 有胸腔积液,多数来自外科手术后,腹部手术约 1% 发生膈下脓肿,发生时间约在术后 1~3 周。一些膈下脓肿并没有腹部手术史,如胃、十二指肠和阑尾穿孔,憩室炎,胆囊炎,胰腺炎或外伤,这些患者往往容易漏诊。胸腔积液系膈下炎症引起膈肌毛细血管通透性增加所致,胸腔积液培养多阴性。

患者可有胸部或腹部症状,大多数患者术后有发热、白细胞增多和腹痛;胸部症状是胸膜炎性胸痛,X 线表现为胸腔积液、下肺炎症和压缩性肺不张,以及患侧膈肌抬高。胸腔积液大多为少量,也可大量,性质为渗出液,多形核白细胞占优势。

治疗包括适当的抗生素和引流。由于膈下脓肿多数为多病原体感染,如大肠埃希菌、金黄色葡萄球菌和厌氧菌,因此,初始治疗多用广谱抗生素和能抗厌氧菌药物。膈下脓肿引流可经皮或经外科途径插管引流。胸腔积液一般不用处理,经积极的抗生素治疗可自行吸收,但大量的积液或脓胸则要进行积极的引流。

（六）肝脓肿　　20% 肝脓肿伴有胸腔积液,胸腔积液的病因和性质与膈下脓肿相似。由于未经治疗的肝脓肿死亡率极高,因此,对右侧胸腔积液为渗出性、白细胞占优势者应考虑是否有肝脓肿。

多数化脓性肝脓肿的患者有发热,厌食,约 50% 患者有寒战。约半数患者有肝胆道疾病。腹痛最为常见,但并不一定在右上腹部。大多数患者肝大质软。实验室检查可有白细胞升高,贫血,碱性磷酸酶升高和高胆红素血症。诊断依靠腹部 CT 或超声,确诊可在 CT 或超声引导下经皮穿刺抽吸脓液。

治疗与膈下脓肿相似。

（七）肝移植后胸腔积液　　几乎所有接受肝移植的患者(77%~100%)术后都发生胸腔积液。一般在移植后 72

小时内 95% 发生右侧胸腔积液,5% 左侧积液。也有报道 1/3 是双侧,其余是右侧,右侧的积液量明显多于左侧。

胸腔积液产生的原因尚未明确,有认为是手术时右上腹部的广泛分离和牵拉使右膈肌损伤或刺激引起。胸腔积液的自然过程是术后前 3 天胸腔积液量不断增多,然后逐渐吸收,时间可能是几周甚或数月。积液一般不用处理,如量大引起肺部症状时可抽液。如手术时用纤维密封胶喷洒在膈肌底面可有效预防胸腔积液的产生。

（八）其他少见原因　　胃淋巴瘤、胃癌、小肠和大肠病(如 Menetrier 病、HIV 肠病、重度 Crohn 病)、胆囊疾病、炎症性肝病、食管静脉曲张硬化治疗等均可伴有胸腔积液,诊断时须注意鉴别。

五、妇产科疾病引起的胸腔积液

各种妇产科疾病可伴有胸腔积液。除了妊娠期间肺炎、病毒感染或肺栓塞等常见原因外,妇科和产科有些疾病可发生胸腔积液,如卵巢过度刺激综合征、胎儿胸腔积液和产后胸腔积液等。

（一）卵巢过度刺激综合征　　卵巢过度刺激综合征(OHSS)是绒毛膜促性腺激素(hCG)促排卵的一种严重并发症,氯米芬(克罗米芬)偶然也可引起。此综合征以卵巢增大和液体移位为特征,引起血管内血容量严重不足。严重的 OHSS 可威胁生命,临床表现为大量腹水或胸腔积液,以及呼吸困难、血黏度升高、肾/肝功能障碍或全身性水肿。重症 OHSS 也包括肾衰竭、血栓栓塞、大量腹水或急性呼吸窘迫综合征。

使用促性腺激素的患者 3%~7% 发生严重 OHSS,其中 29% 有胸腔积液。胸腔积液的原因尚未清楚,可能与：①卵巢增大伴有卵泡、黄体、出血性卵巢囊肿和间质水肿形成;②短期内液体从血管内移出到血管外有关。OHSS 的危险因素包括年龄<35 岁,虚弱体质,多囊卵巢综合征,妊娠,使用 hCG,高雌二醇血症(>2 500pg/ml)和多滤泡。

发生 OHSS 最初多主诉腹部不适或腹胀,继而恶心、呕吐和腹泻。如果症状加重,多与发生腹水、胸腔积液或呼吸困难有关。呼吸症状在注射 hCG 后 7~14 天发生,在最严重阶段,患者血黏度增高,凝血功能异常和肾功能减退。胸腔积液多发生在右侧(53%),左侧 18%,双侧 29%。积液为渗出液。

OHSS 主要是支持治疗。患者多有明显的低蛋白血症和低血容量,因此,蛋白和血容量补充是重要的治疗手段。如果患者有呼吸困难和胸腔积液,可行治疗性胸腔穿刺,一般一次抽液即可缓解症状,有些患者可能需要 2~3 次抽液,有报道抽液可多达 6 800~8 500ml,故应根据患者的症状和积液量决定胸穿抽液量及次数。

（二）胎儿胸腔积液　　由于对优生优育的重视和检查手段的发展,胎儿胸腔积液的诊断和治疗在临床上已非少见。胎儿胸腔积液发生率约 1/10 000 个分娩,在有条件的医院,目前胎儿胸腔积液已可在母体中得到有效治疗。如未得到及时的治疗,胎儿病死率可高达 37%,可能与非免疫性水肿、早熟和肺发育不全有关。

胎儿胸腔积液的病因目前未明,可能是多因素的。有些证据显示胎儿胸腔积液多是乳糜液,其特征是以淋巴细胞为主的积液。另外,如新生儿胸腔积液检查也是乳糜液,大多是胎儿胸腔积液病程的延续。胎儿胸腔积液的乳糜微粒分析是无用的,因为胎儿不可能进食任何食物如脂质食物,故其乳糜胸的诊断与成人不同。在一项 82 例胎儿胸腔积液的分析中,约 58% 为双侧胸腔积液,约 17% 为右侧积液,约 24% 为左侧积液。另外,约 42% 的孕妇羊水过多。

胎儿胸腔积液如不处理,有些可自行吸收,有些可加重呈全身水肿。一些新生儿产后由于肺发育不全死亡。有报道外科和保守治疗效果相当,也有报道介入治疗预后优于保守治疗。有学者建议胎儿胸腔积液的处理方案:如发现胎儿胸腔积液,2~3 周内重复超声检查。如积液量减少,每 2~3 周复查 1 次;如积液量不变或增加,行诊断性羊膜腔穿刺,羊水行染色体分析,并做培养判断有否细菌或病毒感染。同时,对胎儿进行胸腔穿刺,胸腔积液应送培养、细胞分析和生化分析。胸腔穿刺前后超声检查评估肺的大小和膨胀程度。胎儿肺如不能正常膨胀,应进行手术介入治疗。手术介入可行胸腔羊膜腔分流或重复治疗性胎儿胸腔穿刺,后者可能更为容易,患者更易接受。

（三）产后胸腔积液　　产后胸腔积液可在产后立即发生或 1 周后发生,其胸腔积液的病因不同。

1. 产后早发性胸腔积液　系产后 24 小时内发生的胸腔积液。目前报道经阴道分娩早发性积液发生率为 46%~67%,其中双侧积液为 55%~75%,这些病例均在分娩后 24 小时内经摄正侧位 X 线胸片诊断。但是,如用超声诊断,仅 2%~17.6% 有胸腔积液。因所报道的病例数不多,其差别的原因还不清楚。

产后早发性积液的原因还不清楚,推测与下列因素有关:①妊娠期间胶体渗透压降低,胸腔积液形成增加;②第二产程用力时憋气(Valsalva 呼吸方式)使系统静脉压升高可影响胸膜腔的淋巴回流。

大多数患者无症状,不需要治疗。

2. 产后迟发性胸腔积液　指产后数周内发生的胸腔积液。发生率较低,目前仅有少数病例报道。其原因可能与抗磷脂抗体的存在有关。

典型的临床表现是产后数周内发热、胸腔积液和肺部渗出。患者往往有胸痛,有些患者有心包炎和/或静脉血管栓塞。抗磷脂抗体阳性,但不符合 SLE 的诊断标准;所有报道的患者梅毒试验呈假阳性反应。必须注意的是抗磷脂综合征其中的一个并发症是自发性流产,多发生在妊娠中期。

抗磷脂抗体阳性的孕妇产后应仔细观察,早期发现胸膜、肺、心脏或血栓的症状或征象。如发生这种并发症时,应产后再测定抗磷脂抗体,如阳性,排除肺栓塞和感染后可给予免疫抑制治疗。

（四）Meigs 综合征　　此综合征是 Meigs 于 1937 年首次描述,指良性实体卵巢肿瘤的患者伴有腹水和胸腔积液。而且,如卵巢肿瘤切除后,胸腹水应同时吸收。但是,此定义目前已经扩大到盆腔的其他疾病,包括良性囊性卵巢肿瘤、子宫良性肿瘤(纤维肌瘤)、无转移的恶性程度低的卵巢肿瘤和子宫腺肌瘤。因此,伴有胸腔积液和腹水的盆腔肿瘤只要外科切除后胸腔积液和腹水永远消失者可诊断为 Meigs 综合征。

腹水可能与原发肿瘤大量分泌液体有关,大的肿瘤分泌的液体更多。胸腔积液则可能是腹水通过膈肌的小孔进入胸膜腔,类似于肝硬化发生胸腹水的机制。因为:①胸腔积液和腹水的性状一样;②胸腔胸腔穿刺抽液后积液很快再发;③有些卵巢肿瘤的患者只有腹水没有胸腔积液。也有认为腹水由淋巴管经膈肌进入胸腔而产生胸腔积液。

Meigs 综合征患者以消瘦、胸腔积液、腹水和盆腔肿块为特征,与胸腔积液有关的唯一症状是气短。胸腔积液发生在右侧 70%,左侧 10%,双侧 20%。胸腔积液蛋白多大于 30g/L,因此是渗出液。必须认识到的最重要的一点是并非有胸腔积液和腹水的患者都有不能切除的盆腔恶性肿瘤,同时,有部分 Meigs 综合征患者血清肿瘤标志物 CA-125 升高,但并不是恶性肿瘤。

女性有盆腔肿块、胸腔积液和腹水多认为是患有不能切除的肿瘤,因此,应在体液或活检标本中寻找恶性肿瘤的证据。最初的评价应包括胸腔积液和腹水的细胞学,如果细胞学阴性,而且没有其他部位恶性肿瘤的依据,患者应接受手术探查。如果是良性肿瘤,可切除原发肿瘤。如手术后胸腔积液和腹水吸收而且不再发生,则诊断可以成立。胸腔积液和腹水一般在术后 2 周内吸收。

（五）其他　　有报道 30% 子宫内膜异位症伴有腹水和胸腔积液,其发生机制和 Meigs 综合征相似。积液多发生在右侧,呈血性或巧克力样,CA-125 可升高。此症并有腹水和胸腔积液治疗较难,促孕药、达那唑或醋酸亮丙瑞林效果不好,仅不足 50% 的患者有效。临床上常予子宫全切除和双侧输卵管和卵巢切除。

月经期血气胸多伴有盆腔或腹腔子宫内膜异位症,故右侧血气胸多发。其机制推测子宫内膜组织经膈肌进入胸腔,患者经期来临时,内膜组织脱落入胸膜腔从而产生血气胸。患者多为未产妇,平均年龄 32 岁。症状为呼吸困难或胸痛。治疗以子宫全切除和双侧输卵管卵巢切除为主要手段。激素治疗仅能暂时改善。大量血气胸时可肋间插管引流。

（谢灿茂）

参考文献

[1] LIGHT RW. Clinical practice. Pleural effusion[J]. N Engl J Med, 2002, 346 (25): 1971-1977.

[2] HOOPER C, LEE YC, MASKELL N, et al. Investigation of a unilateral pleural effusion in adults: British Thoracic Society Pleural Disease Guideline

2010[J]. Thorax, 2010, 65 (Suppl 2): ii4-ii17.

[3] PORCEL JM. Pleural effusions from congestive heart failure[J]. Semin Respir Crit Care Med, 2010, 31 (6): 689-697.

[4] NATANZON A, KRONZON I. Pericardial and pleural effusions in congestive heart failure-anatomical, pathophysiologic, and clinical considerations [J]. Am J Med Sci, 2009, 338 (3): 211-216.

[5] LIGHT RW. Pleural Diseases[M]. 5th ed. Philadelphia: Lippincott Williams & Wilkins, 2007: 252-264.

[6] JOSEPH J, SAHN SA. Connective Tissue diseases and the pleura[J]. Chest, 1993, 104 (1): 262-270.

[7] ALBERTS WM, SALEM AJ, SOLOMEN DA, et al. Hepatic hydrothorax. Cause and management[J]. Arch Intern Med, 1991, 151 (12): 2383-2388.

[8] STRANGE C. Pleural effusions due to gastrointestinal disease [M]// LIGHT RW, GARY LEE YC. Textbook of pleural diseases. London: Arnold, 2003: 410-418.

[9] ABRAMOV Y, ELCHALAL U, SCHENKER JG. Pulmonary manifestations of severe ovarian hyperstimulation syndrome: a multicenter study[J]. Fertil Steril, 1999, 71 (4): 645-651.

[10] ABRAMOV Y, ANTEBY SO, FASOULIOTIS SJ, et al. Markedly elevated levels of vascular endothelial growth factor, fibroblast growth factor, and interleukin 6 in Meigs' syndrome[J]. Am J Obstet Gynecol, 2001, 184 (3): 354-355.

第六节
气胸

气胸（pneumothorax）是指气体进入胸膜腔，造成积气状态，称为气胸。通常分为三大类：自发性气胸、创伤性气胸和人工气胸。自发性气胸是由于肺部疾病使肺组织和脏层胸膜破裂，或由于靠近肺表面的微小泡和肺大疱破裂，肺和支气管内空气进入胸膜腔所致。按照气胸发生前有无合并肺部疾病又可将自发性气胸分为原发性气胸（primary spontaneous pneumothorax，PSP）和继发性气胸（secondary pneumothorax，SSP）。创伤性气胸是指胸部外伤或医疗诊断和治疗操作过程中引起的气胸。人工气胸是为诊治胸内疾病，人为将气体注入胸膜腔。按气胸与外界空气的关系又可分为：①闭合性气胸：胸膜裂口较小，随着肺萎缩和浆液性渗出而封闭，不再有空气漏入胸膜腔，胸膜腔内压接近或超过大气压，抽气后胸膜腔内压下降。②开放性气胸：胸膜裂口持续开放，气体随呼吸自由进出胸膜腔，胸膜腔内压在大气压上下波动，抽气后压力无改变。③张力性气胸：胸膜裂口呈单向活瓣或活塞作用，吸气时裂口张开，空气进入胸膜腔；呼气时裂口关闭，气体不能排出，导致胸膜腔内空气越积越多，胸膜腔内压迅速升高呈正压，抽气至负压不久后又迅速变成正压。这种气胸引起病理生理改变最大，如不及时处理减压，可导致猝死。此外，还有一些特殊的气胸，如月经性气胸、妊娠合并气胸及老年性自发性气胸等。

一、病因和发病机制

正常情况下胸膜腔内没有气体，这是因为毛细血管血

中各种气体分压的总和仅为 706mmHg，比大气压低 54mmHg。呼吸周期胸腔内均为负压，系胸廓向外扩张，肺向内弹性回缩对抗产生的。胸腔内出现气体仅在三种情况下发生：①肺泡与胸腔之间产生破口，气体将从肺泡进入胸腔直到压力差消失或破口闭合；②胸壁创伤产生与胸腔的交通；③胸腔内有产气的微生物。临床上主要见于前两种情况。自发性气胸是内科最常见的急症之一，健康成年男性的年发病率为 18/10 万～28/10 万，女性为 1.2/10 万～6/10 万。1991—1995 年在英国的成年男性气胸死亡率为 1.26/100 万，女性为 0.62/100 万。气胸的发病年龄呈双峰分布，分别为 15～34 岁及 55 岁以上。根据有无发病原因，自发性气胸分为原发性气胸和继发性气胸。原发性气胸发生在无明确的基础肺疾病的健康人，但胸膜下肺大疱破裂可能是气胸发生的主要机制，而吸烟是健康人肺大疱发生的病因之一。继发性气胸发生在有基础肺疾病的患者。气胸的发病似乎与躯体活动没有明显的关系。原发性气胸通常发生在较高的个体，女性的发病率较低。胸膜压从肺底部到肺尖部逐渐升高，因此高个体肺尖部肺泡膨胀的压力明显高于肺底部，理论上更容易发生胸膜下肺大疱。原发性气胸在 4 年内的复发率为 54%，单一危险因素包括吸烟、男性患者的身高及年龄超过 60 岁的患者。影响继发性气胸复发的危险因素包括肺纤维化和肺气肿。

二、临床表现

（一）症状　起病大多急骤，典型症状为突发胸痛、继而胸闷或呼吸困难，并可有刺激性干咳。也有发病缓慢，甚至无自觉症状。部分患者发病前有用力咳嗽、持重物、屏气或剧烈活动等诱因，也有不少患者在正常活动或安静休息时发病。症状轻重取决于起病急缓、肺萎缩程度、肺原发疾病及原有心肺功能状况等。许多患者（特别是原发性气胸的患者）在症状出现前几天即已存在气胸，并且这一阶段的时间越长，越容易发生复张性肺水肿（re-expansion pulmonary oedema，RPO）。一般来讲，继发性气胸患者的症状要比原发性气胸患者严重，并且患者呼吸困难的程度与气胸的程度并不成正比。当患者出现血流动力学障碍时，应考虑张力性气胸的存在。

（二）体征　气胸体征视积气多少而定。少量气胸可无明显体征，气体量多时患侧胸部饱满，呼吸运动减弱，触觉语颤减弱或消失，叩诊鼓音，听诊呼吸音减弱或消失。肺气肿并发气胸患者虽然两侧呼吸音都减弱，但气胸侧减弱更明显，即使气胸量不多也有此变化，因此叩诊和听诊时应注意左右对比和上下对比。大量气胸时纵隔向健侧移位。右侧大量气胸时肝浊音界下移，左侧气胸或纵隔气肿时在左胸骨缘处听到与心搏一致的咔嗒音或高调金属音（Ham-man 征）。当患者出现发绀、大汗、严重气促、心动过速和低血压时应考虑存在张力性气胸。

三、辅助检查

（一）影像学检查　　X 线检查是诊断气胸的重要方法。若临床高度怀疑气胸而后前位 X 线胸片正常时，应该进行侧位 X 线胸片或者侧卧位 X 线胸片检查。气胸 X 线胸片上大多有明确的气胸线，为萎缩肺组织与胸膜腔内气体交界线，呈外凸线条影，气胸线外为无肺纹理的透光区，线内为压缩的肺组织。大量气胸时可见纵隔、心脏向健侧移位。合并胸腔积液时可见气液面。局限性气胸在后前位 X 线检查时易漏诊，侧位 X 线胸片可协助诊断，X 线透视下转动体位也可发现。若围绕心缘旁有透光带应考虑有纵隔气肿。X 线胸片是最常应用于诊断气胸的检查方法，CT 对于小量气胸、局限性气胸及肺大疱与气胸的鉴别比 X 线胸片敏感和准确。气胸的基本 CT 表现为胸膜腔内出现极低密度的气体影，伴有肺组织不同程度的压缩萎陷改变。CT 扫描还是气胸与某些疑难病例（例如肺压缩不明显而出现窒息的外科性肺气肿、复杂性囊性肺疾病、有可疑性肺大疱等）相鉴别唯一有效的手段。

（二）气胸的容量　　就容积而言，很难从 X 线胸片精确估计，并且，X 线胸片存在低估气胸量的趋势，因为它是一个二维图像，而胸膜腔是三维结构。1993 年英国胸腔学会的指南中将气胸分为三类。①小量：肺周边缘少量气体；②中量：肺被压缩至距心缘的一半；③大量：肺不含气体，并从膈肌分离。用该法估计气胸量往往低于实际大小。2003 年英国胸腔学会的指南中提出了更为精确的计算方法，气胸量近似肺门水平线上肺直径立方与半胸直径立方的比率。如果后前位 X 线胸片半胸直径为 10cm，气胸带宽度为 1cm，被压缩的直径为 9cm，那么 1cm 气胸大约占半胸容积的 27%（计算公式：$[(10^3 - 9^3) \div 10^3] \times 100\% = 27\%$）。同样，2cm 气胸占半胸容积的 49%。如果气胸时肺边缘至胸壁的大约距离<1cm，那么不主张采用针穿抽气。然而，既然肺边缘至胸壁距离 2cm 的气胸的实际容量大约占单侧胸腔容量的 50%，那么应该考虑为大量气胸，如果情况许可，抽气是安全的。因此，英国胸腔学会规定，"小量"气胸是指肺门水平侧胸壁至肺边缘的距离<2cm，而"大量"气胸是指肺门水平侧胸壁至肺边缘的距离≥2cm。而美国胸科医师学会将肺顶端至同侧胸廓的最上部胸壁的距离≥3cm 定义为"大量"。

如果需要精确估计气胸的容量（图 35-6-1），CT 扫描是最好的方法。

（三）胸膜腔内压测定　　有助于气胸分型和治疗。闭合性气胸胸膜腔内压略有升高，抽气后压力下降，且留针观察 2~3 分钟压力不再回升，表明脏层胸膜破口不再漏气。开放性气胸胸膜腔内压在 0cmH₂O 上下波动，抽气后留针观察 2~3 分钟，压力无变化。张力性气胸因脏层胸膜破口呈单向活瓣，胸膜腔测压显示压力明显增高，呈正压，抽气后压力可轻微下降，留针观察 2~3 分钟后胸膜腔压力又迅速升至正压。张力性气胸应紧急排气治疗。

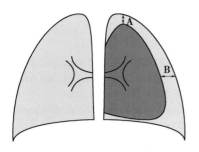

图 35-6-1　气胸量的估计
A. ACCP 肺顶端至同侧胸廓的最上部胸壁的距离；
B. BTS 肺门水平侧胸壁至肺边缘的距离。

（四）血气分析和肺功能检查　　多数气胸患者的动脉血气分析不正常，有超过 75% 的患者 PaO₂ 低于 80mmHg。16% 的继发性气胸患者 PaO₂ < 55mmHg、PaCO₂ > 50mmHg。肺功能检查对检测气胸发生或者容量的大小帮助不大，故不推荐采用。

（五）胸腔镜检查　　可明确胸膜破裂口的部位及基础病变，同时可以进行治疗。

四、诊断

根据临床表现、体征及影像学资料，气胸的诊断通常并不困难。尽管临床表现包括呼吸困难程度不是气胸量大小的可靠指标，虽然呼吸困难等临床表现不能判断气胸量的大小，但是根据症状和体格检查常常可以发现气胸。许多患者尤其是原发性气胸患者发病数天因为症状轻微而不到医院就诊，46% 的气胸患者 2 天后才就诊。这一临床特点很重要，因为肺再膨胀后发生的复张性肺水肿可能与肺被压缩的时间长短有关。

可通过测定胸膜腔内压来明确气胸类型（闭合性、开放性、张力性）的诊断。

五、鉴别诊断

（一）肺大疱　　肺大疱起病缓慢，病程较长；而气胸常常起病急，病史短。X 线检查肺大疱为圆形或椭圆形透光区，位于肺野内，其内仍有细小条状纹理；而气胸为条带状影，位于肺野外胸腔内。肺周边部位的肺大疱易误诊为气胸，X 线胸片上肺大疱线是凹面向侧胸壁；而气胸的凸面常朝向侧胸壁，胸部 CT 有助于鉴别诊断。经较长时间观察，肺大疱大小很少发生变化，而气胸形态则日渐变化，最后消失。

（二）急性心肌梗死　　有类似于气胸的临床表现，如急性胸痛、胸闷、呼吸困难、休克等临床表现，但患者常有冠心病、高血压病史，心音性质及节律改变，无气胸体征，心电图或胸部 X 线检查有助于鉴别。

（三）肺栓塞　有栓子来源的基础疾病，无气胸体征，胸部 X 线检查有助于鉴别。

（四）慢性阻塞性肺疾病和支气管哮喘　慢性阻塞性肺疾病呼吸困难是长期缓慢加重的，支气管哮喘有多年哮喘反复发作史。当慢性阻塞性肺疾病和支气管哮喘患者呼吸困难突然加重且有胸痛时，应考虑并发气胸的可能，胸部 X 线检查可助鉴别。

六、治疗

由于胸部影像学（CT 和胸腔镜）的进展，曾被认为无实质疾病的气胸患者被发现有肺气肿样的变化，或与肺大疱无关的脏层胸膜的缺陷；而由于这些发现，治疗应以气胸量的大小和患者的症状为指导。COPD 是继发性气胸患者中最为常见的疾病，必须留意此类患者并进行积极的治疗，因为他们对气胸的耐受性较差。试验表明对 50 岁以上的气胸患者，同原有肺部疾病的患者一样，单纯抽气治疗往往不能奏效。因此，在考虑治疗方案时，50 岁以上的原发性气胸应该等同于继发性气胸对待。另一个需要考虑的因素是有无呼吸困难。胸腔气体自然吸收的比率是每 24h 吸收半侧胸廓的 1.25%～2.2%。因此，气胸后若让其自然吸收，则需要 6 周以上的时间，如果存在漏气，这一时间会更长。

气胸的治疗目的是促进患侧肺复张、消除病因及减少复发。基本治疗措施包括保守治疗、排气疗法、防止复发措施、手术疗法及防治并发症等。原发性和继发性气胸的治疗程序见图 35-6-2。

（一）保守治疗　包括卧床休息、氧疗及酌情镇痛、镇静、止咳、通便等以祛除诱因。体弱、营养状态欠佳者适当给予支持治疗。对住院治疗的患者都应该给予高流量吸氧，吸入高浓度的氧气可能可以降低胸膜毛细血管气体总压力，使胸膜毛细血管压与胸膜腔内压的压力差增加，从而促进胸腔气体的吸收；此外还可以提高血中 PO_2，使氮分压（PN）下降，从而增加胸膜腔与血液间的 PN 差，促使胸膜腔内的氮气向血液转递（氮-氧交换），促进肺复张。自发性气胸患者每 24 小时气体吸收率为半量气体容量的 1.25%～2.2%，肺压缩 15% 者需要 8～12 天才能完全复张，进行高流量吸氧可使气胸的吸收速度增加 4 倍。但要注意氧中毒的发生，避免持续吸入高浓度氧。具体方法，氧流量为 10L/min，每天 2 次，每次 20 分钟。

1. 症状轻微的气胸　对症状轻微的闭合性小量自发性气胸患者只需保守治疗。气胸量小于 15% 的患者中超过 80% 的患者进行临床观察即可，这期间发生持续漏气的概率很低。并且，单纯观察的气胸病例的复发率低于行胸腔穿刺干预者。对于小量（<1cm）继发性气胸或者没有临床症

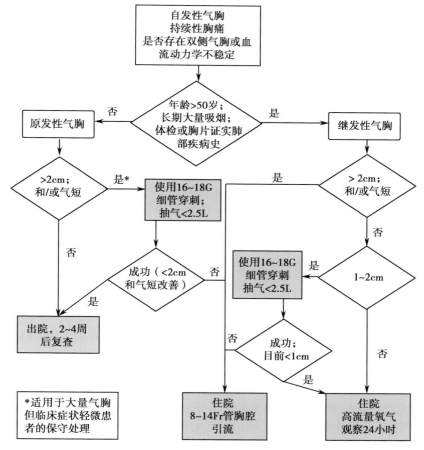

图 35-6-2　自发性气胸的治疗流程

状的孤立性肺尖部气胸患者也可考虑进行保守治疗,但是建议住院观察。

2. 症状性气胸 这些患者不适合保守治疗,需要积极治疗,包括抽气或者胸腔闭式引流。小量气胸(<2cm)患者出现明显呼吸困难可能提示为张力性气胸。

(二)排气疗法

1. 单纯抽气 小孔导管(14～16G)抽气与大孔径(>20F)的胸腔引流管的治疗效果相当,它的优点在于可以减轻疼痛评分并缩短住院天数。

对继发性气胸进行单纯抽气治疗后应该收入院观察24小时以上,如果病情无好转就需要进行插管引流。单纯抽气对于大量继发性气胸(≥2cm),尤其是年龄超过50岁的患者的失败率高,且复发率也高,开始就应该考虑插管引流。同时要对肺基础疾病进行积极的治疗。统计学分析表明单纯抽气治疗的成功率为30%～80%。如果抽气的总量在2.5L以上,则考虑存在持续漏气而肺复张的可能性较小,此时应选择小导管插管引流。

对原发性气胸初次单纯抽气复张失败的患者中有超过1/3以上的患者可以通过第2次抽气复张。失败后再考虑进行小导管插管引流。

2. 肋间插管引流 视情况采用小胸导管(13F)或较大的导管插管引流。有研究表明采用小胸导管治疗气胸的成功率低,并建议采用较大的导管,然而后来的研究结果并不与此相符,认为较小口径的胸导管效果更好。与大口径胸导管引流系统相比,采用小口径胸导管引流系统的平均引流时间为2～4天不等。这些研究均未发现导管阻塞的问题。目前在非复杂性气胸中更推荐采用小导管(<14F)引流,其成功率与大口径导管相似,但胸痛等不适症状更少。通过小导管内置套管系统仍可进行化学性胸膜固定术。若出现胸腔积液和大漏气且超过小导管的引流能力时,那么采用小导管很容易失败,而选择较大的导管则更加有效。

目前尚无证据显示夹管可以提高成功率或者预防复发。无论拔管前是否夹管,24h肺复张的成功率几乎相同。但许多医生仍然主张拔管前夹管以在床旁直接观察有无小量漏气。夹管数小时后应该进行胸部X线检查,这样可以发现小量或者间歇的漏气,从而避免再次插管。

3. 胸腔负压引流 目前尚没有证据支持对自发性气胸患者常规首选胸腔引流。X线胸片提示持续漏气、气胸复张不完全或者完全不复张应采用肋间负压引流。持续漏气常常被定义为插管48h后从肋间导管持续逸出气泡。正常人吸气时胸膜腔内压力为-8cmH$_2$O,而呼气时为-3.4cmH$_2$O。肋间插管引流时各种因素对胸膜腔负压产生影响。鉴于这些生理因素的差异,有人认为,对于所有复张缓慢的气胸患者都应该采用-10～20cmH$_2$O的负压引流系统,因为该系统以15～20L/min的气流量增加负压。

胸腔插管后过早采用负压引流,尤其是对已经发病数天的原发性气胸患者,可能会诱发复张后肺水肿,应该避免。大多数复张后肺水肿并没有在X线胸片上发现肺水肿的表现,但复张后肺水肿的发生率高达14%,较大量的原发性气胸且年轻患者(<30岁)的发病率更高。因此在治疗大量气胸的年轻患者时尤其要小心,对于自发性气胸患者不宜马上进行负压引流。

(三)内科化学性胸膜固定术 原发性与继发性气胸的复发率都很高,可以通过将各种硬化剂注入胸膜腔以减少复发率。化学性药物注入胸腔后产生无菌性胸膜炎症引起胸膜粘连。在过去人们对许多硬化剂进行了研究。目前推荐四环素作为原发性和继发性气胸治疗的一线硬化剂。米诺环素和多西环素作为硬化剂在动物模型中被证明是合理的替代硬化剂。

与单独采用胸导管引流的气胸患者相比,通过胸导管注入500mg四环素实际上并不能显著降低气胸的复发率。改为注入1 500mg四环素后气胸的复发率明显下降而没有出现明显的合并症。因此,该剂量可作为内科胸膜固定术的常规剂量。若四环素胸膜固定术失败仍可采用滑石粉进行药物性和外科性胸膜固定术。

胸膜内局部注射麻醉剂(20～25ml 1%利多卡因即200～250mg)可明显减轻疼痛且不影响血气分析结果,也不影响化学胸膜固定剂的应用。

(四)支气管内活瓣支架 近年,单向活瓣支架应用于持续漏气的气胸的治疗。单向活瓣支架是一种覆膜的自膨胀镍钛支架,目前有两种类型的活瓣:一种是EBV(endobronchial valves)(图35-6-3),采用硅凝胶膜,呈"鸭嘴状";另一种是IBV(intrabronchial valves)(图35-6-4),采用聚氨酯薄膜,呈"伞状"。呼气时它们允许空气和分泌物溢出,但吸气时阻止空气进入被阻塞的气道,减少通过脏层胸膜的气流。建议治愈后6周将支架取出。

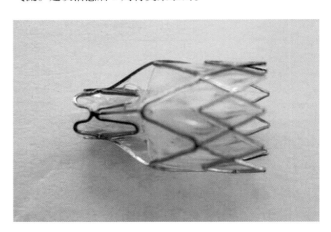

图35-6-3 EBV单向活瓣支架

(五)手术治疗

1. 外科手术适应证 出现下列情况是需考虑外科手术治疗:①同侧复发的气胸;②对侧首发的气胸;③同时发生的两侧自发性气胸;④肋间引流5～7天后持续性漏气或肺未能复张;⑤自发性血气胸;⑥高风险职业(如飞行员、司机等);⑦妊娠。

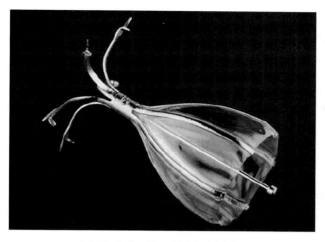

图 35-6-4　IBV 单向活瓣支架

患者的意愿也是需要考虑的因素。部分初发气胸的患者即便不是因为职业因素，在权衡复发的风险与慢性疼痛、躯体不适及医疗花费的利弊之后，也选择手术治疗。

2. 手术治疗方法

（1）外科手术：为了治疗和预防气胸复发，在胸膜漏气的部位进行烧灼、结扎或缝合并发的肺大疱以关闭漏口是必要的治疗手段。外科手术（首选电视胸腔镜外科手术）的术后气胸复发率很低（约为 1%），术并发症的综合发生率为 3.7%，大多数为痰液潴留和术后感染。

（2）外科化学性胸膜固定术：由于滑石粉便宜且作为硬化剂治疗复杂性气胸的成功率（85%～90%）与胸腔镜治疗相似，因此目前滑石粉胸膜固定术再次激起了人们的兴趣。滑石粉胸膜固定术是一个难度不大或疼痛不严重的手术，采用滑石粉粉剂或悬液，剂量为 2～10g，肋间插管注入，适合于不愿意手术治疗或身体虚弱不能耐受常规麻醉手术的患者。滑石粉胸膜固定术的副作用包括：①成人呼吸窘迫综合征，其发生与所用滑石粉颗粒的大小有关；②脓胸，正确使用消毒的滑石粉极少发生此并发症；③肺炎和呼吸衰竭。

（六）并发症及其治疗

1. 血气胸　气胸出血系胸膜粘连带内的血管被撕断所致，肺复张后出血多能自行停止。如持续出血不止，排气、止血、输血等处理无效，应开胸手术止血。

2. 脓气胸　由结核分枝杆菌、金黄色葡萄球菌、肺炎杆菌、厌氧菌等引起的干酪性肺炎、坏死性肺炎及肺脓肿可并发脓气胸，应紧急排脓和排气，并选择有效的抗菌药物治疗（全身和局部）。支气管胸膜瘘持续存在者需手术治疗。

3. 纵隔气肿和皮下气肿　张力性气胸抽气或行闭式引流术后，可沿针孔或切口出现胸壁皮下气肿。高压的气体进入肺间质，循血管鞘经肺门进入纵隔，继沿筋膜进入颈部皮下组织及胸腹部皮下。因纵隔内大血管受压，可出现胸骨后疼痛、气急、发绀、血压下降、心浊音界缩小或消失、心音遥远，纵隔区可闻及与心搏一致的破裂音。X 线胸片见皮下和纵隔旁出现透明带。皮下气肿及纵隔气肿多能随胸膜

腔内气体排出减压而自行吸收，如纵隔气肿张力过高而影响呼吸和循环时，可作胸骨上窝穿刺或切开排气。

（七）合并症的处理

1. 妊娠合并气胸　虽说女性气胸的发生率低于男性，但是育龄期妇女气胸并不少见。妊娠和分娩阶段气胸的复发率较高，由此给母亲和胎儿带来潜在危害。早期的文献推荐积极的治疗方式，如长时间的胸腔引流、胸廓切开或提前终止妊娠。近年观点发现了变化，认为保守的治疗方式可以获得同等的疗效。如果孕妇没有呼吸困难、胎儿无不适、气胸量<2cm 则可以暂时观察。若存在持续漏气则建议胸腔插管引流。在分娩之后可选择创伤小的电视胸腔镜外科手术（VATS）以避免以后妊娠时再次复发。为了避免气胸在自然分娩和剖宫产时复发，可考虑选择剖宫产手术。

2. 月经性气胸（catamenial pneumothorax，CPTX）　是自发性气胸的一种特殊类型，临床上以女性反复发作在月经周期的自发性气胸为特征，发病机制尚不清楚，可能与子宫内膜异位症和膈肌缺孔有关。好发于右侧，但左侧或双侧也有发生。患者常合并盆腔、胸、腹腔等部位子宫内膜异位症和膈肌小缺孔的存在。子宫内膜异位于膈肌和/或胸膜、肺，在月经周期发生异位子宫内膜的自发性脱落，引起自发性气胸是 CPTX 的主要原因。此外，月经期不均匀的宫缩，促使气体进入宫腔，经输卵管进入腹腔，此时阻塞膈肌微孔的异位子宫内膜脱落，膈肌通道开放，气体进入胸腔而发病。在子宫内膜异位的女性患者中，血浆 CA125 往往增高。

月经性气胸的治疗需要呼吸科、胸外科和妇产科医生的协作。通过改变患者月经周期，避免发生子宫内膜脱落，从而达到治疗的目的。此法适用于年龄较大、不需生育的患者。对于明确 CPTX 子宫内膜异位部位，内科治疗效果不好、张力性气胸、有显著胸膜增厚至肺膨胀不全者、10～19岁的青少年患者手术治疗是最好的选择。可选择单纯膈肌缺孔修补术、部分膈肌或膈膜切除术、肺部分切除加折叠缝合或单纯缝合。对于非育龄期妇女，也可选择妇科手术包括输卵管结扎术、部分卵巢切除术、子宫切除术等。手术切除可使气胸复发率降至 2% 以下，疗效最确切为开胸术加妇科手术（尤其是子宫切除术），几乎无复发。

3. AIDS 合并气胸　超过 5% 的 AIDS 的患者合并气胸，且 40% 的患者为双侧气胸。HIV 感染高发的地区高达 25% 的患者发生自发性气胸。肺孢子菌感染是 AIDS 患者发生气胸最重要的危险因子，因为严重的坏死性肺泡炎，导致胸膜下的肺实质被坏死的薄壁囊肿和气腔所取代。研究显示喷他脒气雾剂预防治疗是气胸发生的独立危险因子。此外，全身糖皮质激素的应用也是这类患者发病的危险因素。

AIDS 患者发生卡氏肺囊虫的感染并合并气胸的患者，往往存在持续漏气、治疗难度大、复发及死亡率较高等特点。并且，患者免疫抑制的程度越重及 CD4 数量越低，气胸的治疗效果越差。治疗方法包括胸腔闭式引流或外科手术。单纯抽气治疗往往很难奏效。

（徐莉莉　施焕中）

参考文献

[1] GUPTA D, HANSELL A, NICHOLS T, et al. Epidemiology of pneumothorax in England[J]. Thorax, 2000, 55 (8): 666-671.

[2] WITHERS JN, FISHBACK ME, KIEHL PV, et al. Spontaneous pneumothorax. Suggested etiology and comparison of treatment methods[J]. Am J Surg, 1964, 108 (6): 772-776.

[3] MILLER AC, HARVEY JE. Guidelines for the management of spontaneous pneumothorax. Standards of Care Committee, British Thoracic Society [J]. BMJ, 1993, 307 (6896): 114-116.

[4] HENRY M, ARNOLD T, HARVEY J, et al. BTS guidelines for the management of spontaneous pneumothorax [J]. Thorax, 2003, 58 (Suppl 2): ii39-ii52.

[5] WEST JB. Distribution of mechanical stress in the lung, a possible factor inlocalisation of pulmonary disease [J]. Lancet, 1971, 1 (7704): 839-841.

[6] O´HARA VS. Spontaneous pneumothorax[J]. Mil Med, 1978, 143 (1): 32-35.

[7] MILLER WC, TOON R, PALAT H, et al. Experimental pulmonary edema following re-expansion of pneumothorax[J]. Am Rev Respir Dis, 1973, 108 (3): 664-666.

[8] WARAKAULLE DR, TRAILL ZC. Imaging of pleural disease[J]. Imaging, 2004, 16 (1): 10-21.

[9] FLINT K, AL-HILLAWI AH, JOHNSON NM. Conservative management of spontaneous pneumothorax[J]. Lancet, 1984, 1 (8378): 687-689.

[10] KIRCHER LT, Jr, SWARTZEL RL. Spontaneous pneumothorax and its treatment[J]. J Am Med Assoc, 1954, 155 (1): 24-29.

[11] CHADHA TS, COHN MA. Noninvasive treatment of pneumothorax with oxygen inhalation[J]. Respiration, 1983, 44 (2): 147-152.

[12] MARQUETTE CH, MARX A, LEROY S, et al. Simplified stepwise management of primary spontaneous pneumothorax: a pilot study[J]. Eur Respir J, 2006, 27 (3): 470-476.

[13] CHEN JS, HSU HH, TSAI KT, et al. Salvage for unsuccessful aspiration of primary pneumothorax: thoracoscopic surgery or chest tube drainage? [J]. Ann Thorac Surg, 2008, 85 (6): 1908-1913.

[14] LAL A, ANDERSON G, COWEN M, et al. Pneumothorax and pregnancy [J]. Chest, 2007, 132 (3): 1044-1048.

[15] LIGHT RW, HAMM H. Pleural disease and acquired immune deficiency syndrome[J]. Eur Respir J, 1997, 10 (11): 2638-2643.

[16] PARRY GW, JUNIPER ME, DUSSEK JE. Surgical intervention in spontaneous pneumothorax[J]. Respir Med, 1992, 86 (1): 1-2.

[17] CHEE CBE, ABISHEGANADEN J, YEO JKS, et al. Persistent air-leak in spontaneous pneumothorax clinical course and outcome[J]. Respir Med, 1998, 92: 757-761.

[18] ALMIND M, LANGE P, VISKUM K. Spontaneous pneumothorax: comparison of simple drainage, talc pleurodesis, and tetracycline pleurodesis[J]. Thorax, 1989, 44 (8): 627-630.

[19] BARKER A, MARATOS EC, EDMONDS L, et al. Recurrence rates of video-assisted thoracoscopic versus open surgery in the prevention of recurrent pneumothorax: a systematic review of randomized and non-randomized trials[J]. Lancet, 2007, 370 (9584): 329-335.

[20] NOPPEN M, MEYSMAN M, D´HAESE J, et al. Comparison of video-assisted thoracoscopic talcage for recurrent primary versus persistent secondary spontaneous pneumothorax [J]. Eur Respir J, 1997, 10 (2): 412-416.

[21] LIGHT RW. Tension pneumothorax[J]. Inten Care Med, 1994, 20 (7): 468-469.

[22] MACDUFF A, ARNOLD A, HARVEY J. Management of spontaneous pneumothora: British Thoracic Society Pleural Disease Guideline 2010[J]. Thorax, 2010, 65 (Suppl 2): ii18-ii31.

[23] BINTCLIFFE OJ, HALLIFAX RJ, EDEY A, et al. Spontaneous pneumothorax: time to rethink management? [J]. Lancet Respir Med, 2015, 3 (7): 578-88.

[24] BAUMANN MH, STRANGE C, HEFFNER JE, et al. Management of spontaneous pneumothorax: an American College of Chest Physicians Delphi consensus statement[J]. Chest, 2001, 119 (2): 590-602.

[25] LAZARUS DR, CASAL RF. Persistent air leaks: a review with an emphasis on bronchoscopic management[J]. JThorac Dis, 2017, 9 (11): 4660-4670.

[26] PERRICONE G, AIROLDI A, VANGELI M. Pleural disease[J]. N Engl J Med, 2018, 378 (18): 1753-1754.

[27] BAGAN P, BERNA P, ASSOUAD J, et al. Value of cancer antigen 125 for diagnosis of pleural endometriosis in females with recurrent pneumothorax[J]. Eur Respir J, 2008, 31 (1): 140-142.

第七节
恶性胸膜间皮瘤

一、概述

恶性胸膜间皮瘤（malignant pleural mesothelioma, MPM）是发生在胸膜表面的具有侵袭性的恶性肿瘤，是致命的恶性肿瘤。有局限型和弥漫型之分，主要表现为持续性胸痛和呼吸困难。MPM 起病隐袭，诊断困难，可引起淋巴结肿大，侵及心包，导致上腔静脉堵塞、心脏压塞等。在美国，每年约有 3 000 例新发的 MPM 患者。据估计，世界范围内的发病率将在下一个 20 年再次上升。在世界不同国家中，MPM 的发病率有显著差异，从每年 7/100 万（日本）到 40/100 万（澳大利亚）不等，该病在欧洲的发病率不到 20/100 万。这主要与这些国家过去几十年中石棉的消费量有关。

二、病因和主要危险因素

（一）石棉　　石棉暴露是参与 MPM 发病的主要因素，石棉广泛使用之前该病罕见。石棉主要包括 6 种可形成极细纤维的硅酸盐矿物：温石棉、青石棉、铁石棉、直闪石石棉、透闪石石棉和阳起石石棉。温石棉属于蛇纹石类矿物，其他属于角闪石矿物。在肺内，温石棉的生物持续性较角闪石短。温石棉、铁石棉和青石棉已被广泛用于工业用途。接触角闪石形成 MPM 的风险更高。MPM 最初发生在壁层胸膜，而非脏层胸膜表面。多种机制参与这一过程，其中一种可能性是石棉纤维刺穿肺脏表面，在壁层胸膜的间皮细胞层不断来回刮擦，造成损伤、炎症和修复的过程。

所有长期接触石棉的个体均为高危人群。石棉暴露到 MPM 发生的潜伏期为 20~60 年，平均为 40 年。潜伏期大于

15 年者占所有病例的 99%。胸膜斑是石棉暴露的一个征象。MPM 中男性患者居多,其超过 80% 有石棉接触史。但在女性患者中,则很少有石棉暴露史。另外,石棉暴露史与 MPM 之间有明确的剂量关系,但在小剂量石棉暴露者中,也可发生 MPM。

(二)猿病毒 40　　猿病毒 40(SV40)是一种 DNA 病毒,也被认为是 MPM 病因之一。这种病毒是存在于人类和啮齿动物细胞内的一种强力的瘤源性病毒,可以阻断肿瘤抑制基因。在脑和骨的肿瘤、淋巴瘤和 MPM 里已经发现 SV40 DNA 序列,在非典型间皮细胞增生和间皮非侵入性损害中也发现有该序列。推测 SV40 在 MPM 的发病机制中可能起作用,但仍然有待证明。

(三)其他因素　　除石棉外,MPM 的其他潜在致病因素或协同因素包括:接触其他自然纤维(如毛沸石、氟浅闪石)或是人造纤维(耐火陶瓷)。此外,电离辐射也是需要考虑的因素。

尽管 MPM 与石棉暴露之间存在着既定的联系,然而,据估计,只有 5%~17% 的人暴露在高水平的石棉下会发展为 MPM。这表明其他人-环境和/或遗传因素可能在 MPM 中起作用。

三、发病机制

间皮细胞对于石棉纤维毒性作用的敏感度高出支气管上皮细胞 10 倍以上。胸膜腔内注入石棉后,首先引起的是巨噬细胞吞噬反应,继而产生炎症和细胞因子的释放,炎症细胞产生大量的自由基和活性氧并/或导致免疫活性细胞的改变从而降低对肿瘤的免疫力。MPM 被认为有不同程度的 T 细胞和 M2 巨噬细胞浸润,这些巨噬细胞被认为有助于肿瘤从宿主免疫系统中逃逸。在其他人类肿瘤中发现的其他免疫抑制因子,如肿瘤相关的程序性死亡受体-配体(programmed cell death-ligand 1,PD-L1)表达,可能与 MPM 有关。分子图谱显示,肉瘤样 MPM 亚型具有较高的 PD-L1 RNA 表达。

石棉纤维对 DNA 的直接和间接损伤被认为是一种重要的致病途径。当间皮细胞吞噬石棉纤维时,纤维可以穿透细胞核,直接干扰有丝分裂纺锤体和染色体。有丝分裂结构与石棉交织的复合体纤维导致有丝分裂受损、DNA 点突变、DNA 链染色体断裂。这些通常导致细胞凋亡,特别是基因突变。对老鼠的研究表明石棉暴露降低了细胞毒性活性,降低了肺内自然杀伤(NK)细胞总数,NK 细胞活性降低,外周血 NK 细胞增多。这一系列结果最终导致细胞恶性转化。

四、病理

恶性间皮瘤分为 3 型:上皮样型、肉瘤样型和混合型,这些亚型具有明显不同的预后。上皮样型间皮瘤最常见,主要由多边形、立方状或椭圆形细胞组成,无基底膜,胞质嗜酸性,可见核分裂瘤细胞排列成管状、乳头状和实性等。上皮样病变的鉴别诊断主要包括反应性间皮增生、其他上皮样原发性胸膜肿瘤和胸膜上皮样转移瘤。肉瘤样型瘤细胞呈梭形,交织成束,局灶车辐状、漩涡状排列,染色较深,核分裂多见,肉瘤样型的鉴别诊断主要包括纤维胸膜炎、肉瘤样原发性胸膜肿瘤和肉瘤-转移到胸膜的瘤样肿瘤。

五、临床表现

MPM 患者中 80% 为男性,通常表现为与胸腔积液相关的呼吸困难,常伴有胸壁疼痛(超过 60% 的患者),其他表现包括消瘦、疲劳、恶病质、发热、盗汗、血小板增多,初期红细胞沉降率升高和贫血等并不常见,但 MPM 病程后期则十分明显。即使所有细胞学检查结果都是阴性,对不明原因的反复发作的胸腔积液和胸膜疼痛应怀疑 MPM。MPM 通常在症状出现 2 或 3 个月后才被确诊,在发病率低的地区延误诊断的可能性更大。因为 MPM 的发生和发展较为隐蔽,所以患者就诊时肿瘤往往已经广泛侵犯周围组织。MPM 局部侵袭和远处转移常可引起淋巴结肿大,可导致上腔静脉堵塞、心脏压塞、皮下肿块、脊髓压迫等。10%~20% 的 MPM 患者可发生对侧肺或腹膜腔的转移。临床诊断时需要注意 MPM 的高危因素,包括:

1. 石棉暴露史,尤其是暴露时间大于 15 年者。
2. 不明原因的胸腔积液和胸膜疼痛。
3. 浅表淋巴结肿大、皮下肿块。
4. 急性或亚急性呼吸困难。

六、体检和常规检查项目

(一)体格检查　　MPM 最常见的体征与胸腔积液关系密切。可发现呼吸音降低或消失、单侧胸腔的固定及胸廓活动受限,皮下转移性结节一般发生在胸廓切开术和先前胸腔穿刺的部位。

(二)血液和肿瘤标志物　　MPM 患者特别是进展期患者经常表现为非特征性贫血、血小板增多症、红细胞沉降率增高和微球蛋白水平增高。

血清间皮相关蛋白(soluble mesothelin-related peptide,SMRP)是间皮素的一种可溶性多肽。超过 60% 的 MPM 患者在诊断时 SMRP 水平增高,与肿瘤的临床分期相关联,且与肿瘤体积呈正相关,在术后患者中有明显下降,因此它可能有助于疗效的监测。近年还发现骨调素也可能是 MPM 的标志物。联合检测这些标志物有助于提高诊断 MPM 的敏感度和特异度。另外,研究表明纤维蛋白-3 在预测患者预后方面有重要价值。然而,这些标志物仍然不足以用于预测预后或监测肿瘤疗效。

(三)胸部影像学检查　　胸部 CT 扫描可见胸膜斑、不规则胸膜增厚及大量胸腔积液。同时可以评估肿瘤的范围、转移的情况,例如:肿瘤侵犯压迫上腔静脉、侵犯心包等。MRI 用于进一步评估肿瘤侵犯膈肌、胸壁、纵隔和其他部位的情况。

七、辅助检查

（一）胸腔穿刺的细胞学检查　　对复发性的胸腔积液,可经胸腔穿刺抽水进行细胞学的检查,可以作为 MPM 的初步筛查方法。

（二）CT 或超声引导下胸膜活检　　在影像检查引导下对局灶性胸膜结节或弥漫性胸膜增厚穿刺活检被认为是诊断良恶性胸膜的常用诊断方法。可在 CT 扫描指导下,通过艾布拉姆斯针状胸膜活检（CT scan-guided pleural biopsy using an Abrams' needle, ANPB）或切针状胸膜活检（CT scan-guided cutting-needle pleural biopsy, CNPB）进行组织病理学分析。CT 引导切割针胸膜活检可用于患者没有胸腔积液,并可将诊断灵敏度提高到 80% 左右。CT 引导活检是一种可靠、安全的诊断方法。CNPB 也可以在超声引导下进行。

（三）胸腔镜诊断　　胸腔镜检查是最好的确诊方法,因其可获得更多病理学信息。对于计划接受抗肿瘤治疗的患者,强烈建议进行胸腔镜活检,这将:①增强临床分期的准确性;②可进行组织学确诊;③能够更准确地确定 MPM 的病理亚型;④活检组织还可用于其他研究（如分子生物学分析）。在进行胸腔镜活组织检查时,建议尽量减少切口的数量（2 个或更少）,理想情况下切口应放置在随后明确切除的区域,以避免肿瘤种植转移到胸壁。

（四）开胸活检　　对于计划接受治疗的可疑 MPM 患者,如果无法行胸腔镜检查,应该进行开胸胸膜活检。建议尽可能小的切口（通常为 6cm 或更小）。

（五）病理学检查　　足够的组织很重要,可对 MPM 肿瘤组织中的上皮和肉瘤样成分进行相对定量分析。免疫组织化学检测应作为组织学诊断的补充,可选择性地应用于 MPM 的阳性标志物（例如 calretinin、血栓调节蛋白、keratins 5/6、CAM5.2、EMA、波形蛋白及 nuclear WT1 等）,总体灵敏度为 45%~100%,以及 MPM 的阴性标志物（例如 CEA、Ber-Ep4、MOC-31、EPCAM、Claudin 4 及 TTF-1 等）,总体特异度是 53%~100%。

MPM 的显微镜下表现多变,很容易与良性胸膜病变或者胸膜转移性肿瘤相混淆,例如肺癌和乳腺癌的胸膜转移肿瘤。在标准切片固定进行 HE 染色的条件下,其细胞形态容易和间皮瘤混淆。此外,有些良性的胸膜炎症或者反应性胸膜病变（如心力衰竭、结缔组织病、肺炎、消化系统疾病如肝硬化等所致的胸腔积液）中同样存在间皮细胞的增生,并且这些患者与 MPM 的发病年龄相当,从而导致误诊。

MPM 肿瘤基因组测序目前还处在研究之中,可能在不久的将来会有应用前景,但目前不推荐将其用于临床实际工作。

（六）肺功能检查　　MPM 患者典型的肺功能异常表现为限制性通气功能障碍。若胸腔积液的量无变化,用力肺活量的改变则可说明疾病进展或缓解。

八、诊断

对于既往石棉接触史,胸痛、憋气,胸部 CT 可见胸膜斑、不规则胸膜增厚及大量胸腔积液,应警惕此病。最终诊断和分期根据临床症状、体征,影像学和病理结果。

对于 MPM 患者,推荐应用增强胸部和上腹部 CT 扫描作为初步分期的判断依据。若在最初的 PET/CT 或胸部 CT 检查中发现对侧胸膜异常,可采用对侧胸腔镜以排除对侧疾病。如果在胸部和上腹部 CT 或 PET/CT 上观察到提示腹部转移性疾病的异常,则应考虑进行专门的腹部（+/-盆腔）增强 CT 扫描。对于正在考虑进行外科手术的患者,如果存在肿大的和/或 PET/CT 显示高摄取的纵隔淋巴结,应考虑使用纵隔镜和/或超声支气管镜。通常 PET/CT 检查可用于 MPM 患者的初步分期。对于不考虑进行手术切除的患者,可以省略此项检查。

MRI（最好是增强的）可用于进一步评估肿瘤侵犯膈肌、胸壁、纵隔和其他部位的情况。对于在影像学上发现有可疑腹腔内疾病且无其他手术禁忌证的患者,强烈建议进行腹腔镜检查。评估 MPM 的分期最好需要放射科医生的参与。放射科医生根据修改后的 RECIST 标准确定 CT 上 MPM 的测量部位。这一方法需要计算多达 6 个测量位点的总和,垂直于胸壁或纵隔测量至少 1cm 的厚度,在 3 个 CT 层面上,每个层面不超过 2 个位置,且至少要有 1cm 的层间隔。目前的 AJCC/UICC 分期（表 35-7-1、表 35-7-2）仍然难以适用于 T 和 N 两个部分的临床分期,因此可能无法准确地预测预后。应该认识到,对于临床分期为 Ⅰ/Ⅱ 期的患者,手术所见可能会导致分期升级。

表 35-7-1　恶性胸膜间皮瘤的 TNM 分期

分期	定义
原发性肿瘤（T）	
Tx	原发肿瘤不能确定
T0	没有证据显示原发肿瘤
T1	肿瘤仅限于同侧胸膜±脏层±纵隔胸膜
T2	肿瘤侵犯同侧胸膜表面（壁层、纵隔、膈肌和脏层胸膜）,至少有以下特征之一:膈肌受累;或脏层胸膜肿瘤扩展至其下肺实质
T3	局限的进展期肿瘤,但仍有可能清除。肿瘤累及所有同侧胸膜表面（壁层、纵隔、膈肌和内脏胸膜）,具有以下特征中的至少一种:胸内筋膜受累;扩展至纵隔脂肪;孤立性、完全可切除的肿瘤灶延伸至胸壁软组织心包非跨壁受累

续表

分期	定义
T4	局部的进展期肿瘤,不能手术切除。肿瘤侵犯所有同侧胸膜表面(壁层,纵隔,膈肌,脏层),并至少有下列之一特征:弥漫性肿块或多发的胸壁肿瘤,有或无肋骨受累;直接经膈肌向腹膜侵犯;直接扩展至对侧胸膜;肿瘤直接扩展至纵隔器官;直接扩展至脊柱;肿瘤侵犯心包,有或无心包积液或肿瘤累及心肌

区域淋巴结(N)

Nx	区域淋巴结无法评估
N0	无局部淋巴结转移
N1	转移至同侧支气管、肺、肺门或纵隔(包括乳房内结节,膈肌周围,心包脂肪肋间淋巴结)淋巴结
N2	转移至对侧纵隔、同侧或对侧转移瘤锁骨上淋巴结

远处转移(M)

M0	无远处转移
M1	有远处转移

表 35-7-2 第 8 版 AJCC/UICC 恶性胸膜间皮瘤 TNM 与临床分期的关系

项目	N0	N1	N2
T1	IA	Ⅱ	ⅢB
T2	ⅠB	Ⅱ	ⅢB
T3	ⅠB	ⅢA	ⅢB
T4	ⅢB	ⅢB	ⅢB
M1	Ⅳ	Ⅳ	Ⅳ

九、 鉴别诊断

(一)结核性胸膜炎 结核性胸膜炎常表现为胸膜充血,肥厚,粘连及乏力、盗汗等结核症状,偶尔胸腔积液中可查及结核分枝杆菌。腺苷脱氨酶(ADA)水平增高是 T 淋巴细胞对某些特殊病变局部刺激产生的一种反应,结核性胸腔积液患者 ADA 活性可以显著增高。虽然胸腔积液 ADA 水平被确定对疾病的诊断有一定的帮助,但诊断结核性胸腔积液和恶性胸腔积液时仍应谨慎使用 ADA,尤其当胸腔积液是唯一表现时。

(二)类肺炎性胸腔积液 起病较急,常伴有肺部感染性病变,临床特征上表现为咳嗽、胸痛、咳痰、发热等主要症状,也有部分患者有呼吸困难等症状。诊断主要依据病原学的明确,但培养的阳性率较低。除病原学检查之外,反映全身细菌感染的降钙素原在类肺炎性胸腔积液的诊断上亦有意义。目前普遍认为它是反映细菌感染的指标。

(三)腺癌胸膜转移 研究发现,MPM 环状胸膜增厚、胸膜增厚大于 1cm、纵隔胸膜受累、有胸膜斑、病侧肺容积小及胸壁受累等方面的检出率较胸膜转移性腺癌明显增多,而规则的胸膜增厚、纵隔和/或肺门淋巴结肿大、两侧胸膜受累等的检出率则以胸膜转移性腺癌居多,上述不同的表现有助于两者的鉴别。

十、治疗

(一)外科治疗 对于早期 MPM 患者,建议进行手术。手术方式包括胸膜外肺切除术(EPP)或保肺的胸膜切除术/胸膜剥脱术(P/D)。当进行手术时,保肺手术应是首选,围手术期和长期风险降低。高水平的医学中心可经过严格选择后对患者进行胸膜外肺切除术。虽然胸膜部分切除术/剥离术达不到治愈目的,但能缓解症状,特别是对于化学性胸膜固定术无效、且有肺不张综合征的患者。研究显示,根治术后患者中位生存期为 20~24 个月,术后死亡率降至 5%,而复发率较高,约为 50%。对于可行手术的患者,由于存在肿瘤种植转移到胸壁的风险,不推荐在术前进行胸腔导管置入。

对侧纵隔(N2)或锁骨上(N2)淋巴结转移是 MPM 手术的禁忌证。对于组织学证实同侧纵隔淋巴结受累的患者,可在多学科综合治疗(新辅助化疗或辅助化疗)下进行减瘤性手术。组织学确诊肉瘤样型 MPM 的患者不应进行手术。

将手术治疗作为单一的治疗是不够的,应辅以其他抗肿瘤治疗(化疗和/或放疗)。治疗方案应由包含胸外科,呼吸科,肿瘤内科和放疗科的多学科医生共同制订。由于外科手术很难达到根治性切除,基于多学科综合治疗的原则,可在术前或术后行培美曲塞/铂类方案化疗 4~6 个周期。辅助放疗可能降低局部复发的风险,可用于手术治疗后的患者。

(二)化疗 化疗可改善 MPM 患者的生存和生活质量,因而各指南均推荐非手术的 MPM 患者应用化疗。目前推荐的一线化疗方案是培美曲塞联合铂类制剂。一线培美曲塞化疗应进行至少 4~6 个周期。对于病情稳定或反应良好的患者,推荐休息观察。目前没有足够的证据支持在 MPM 患者使用培美曲塞进行维持治疗,因此不推荐维持治疗。

研究表明在以培美曲塞为基础的化疗方案中加贝伐单抗可以改善患者的生存,因此贝伐单抗可用于无其禁忌证的 MPM 患者。随机临床试验显示贝伐单抗联合应用顺铂/培美曲塞方案患者获益,但贝伐单抗联合应用卡铂/培美曲塞的方案获益证据尚不足。但对于可能无法耐受顺铂的患者,卡铂可作为顺铂的替代品。

对于上皮型、微小胸膜病变的无症状非手术患者,可在开始化疗前进行密切的观察,暂不治疗。一般状态较差的患者(PS 评分 2 分)可行单药化疗或姑息治疗。PS 评分 3 分或以上的患者应接受姑息治疗。

以培美曲塞为基础的一线化疗控制时间持续 6 个月以上的 MPM 患者,二线仍可应用原方案。鉴于 MPM 患者的二线化疗效果非常有限,建议参与相关的临床试验。对于不能进行临床试验的患者,长春瑞滨可作为二线疗法。

(三)放疗　　放疗可作为一种缓解患者症状的有效的治疗方式,建议对切除部分病灶且组织病理学阳性的患者行辅助放疗,防止肿瘤播散。对于局部无症状复发的患者,可行放疗。剂量分割取决于疾病的部位和范围,应由放疗科医生与患者协商确定。

对接受非保肺减瘤性手术的患者可行半胸新辅助放疗。这种方案潜在的毒性尚不确定,应当在临床试验背景下,在经验丰富的中心进行。对于接受保肺减瘤性手术的患者,不推荐应用新辅助放疗,因其存在潜在的严重的肺部毒性,可行半胸辅助调强放疗。这种方案潜在的毒性不确定,应在临床试验背景下,在经验丰富的中心进行。

若行姑息性放疗,电子、二维、三维和调强放疗都是适合的,具体的技术选择取决于治疗靶病灶和靶器官的位置。质子疗法可以考虑在经验丰富的中心进行,最好是在临床试验的情况下进行。不必为防局部复发行预防性局部照射。

(四)临床试验　　尽管目前 MPM 诊治较前有所进步,但治疗手段和效果仍然有限,患者预后差。近五年,国内外学者在积极进行 MPM 的基因组学研究,积极进行驱动基因、抗血管生成制剂及针对免疫检测点(PD-1,PDL-1)治疗的探索,取得一些进步,有待进一步的验证。由于 MPM 的发病率低,入组临床试验进行较慢,鼓励更多的患者参加临床试验,寻找新的有效的 MPM 治疗手段。

(张予辉　施焕中)

参考文献

[1] HENLEY SJ, LARSON TC, WU M, et al. Mesothelioma incidence in 50 states and the District of Columbia, United States, 2003-2008[J]. Int J Occup Environ Health, 2013, 19 (1): 1-10.

[2] 钟南山, 刘又宁. 呼吸病学[M]. 2 版. 北京: 人民卫生出版社, 2012.

[3] WOOLHOUSE I, BISHOP L, DARLISON L, et al. British Thoracic Society Guideline for the investigation and management of malignant pleural mesothelioma[J]. Thorax, 2018, 73 (Suppl 1): i1-i30.

[4] DE RIENZO A, ARCHER MA, YEAP BY, et al. Gender-Specific molecular and clinical features underlie malignant pleural mesothelioma[J]. Cancer Res, 2016, 76 (2): 319-328.

[5] SOLBES E, HARPER RW. Biological responses to asbestos inhalation and pathogenesis of asbestos-related benign and malignant disease[J]. J Investig Med, 2018, 66 (4): 721-727.

[6] KINDLER HL, ISMAILA N, ARMATO SG, et al. Treatment of malignant pleural mesothelioma: American Society of Clinical Oncology Clinical Practice Guideline[J]. J Clin Oncol, 2018, 36 (13): 1343-1373.

[7] METINTAS M, YILDIRIM H, KAYA T, et al. CT scan guided Abrams' needle pleural biopsy versus ultrasound-assisted cutting needle pleural biopsy for diagnosis in patients with pleural effusion: a randomized, controlled trial[J]. Respiration, 2016, 91 (2): 156-163.

[8] JONES M, HARVEY A, MARSTON L, et al. Breathing exercises for dysfunctional breathing/hyperventilation syndrome in adults[J]. Cochrane Database Syst Rev, 2013 (5): CD009041.

[9] D'ALBA I, CARLONI I, FERRANTE AL. Hyperventilation syndrome in adolescents with and without asthma[J]. Pediatr Pulmonol, 2015, 50 (12): 1184-1190.

[10] 张晓雷, 李胜岐, 赵立, 等. 高通气综合征患者运动通气应答的研究[J]. 中华结核和呼吸杂志, 2005, 28 (9): 645-646.

[11] TENG YH, TSAI HT, HSIEH YS, et al. Elevated erythrocyte carbonic anhydrase activity is a novel clinical marker in hyperventilation syndrome[J]. Clin Chem Lab Med, 2009, 47 (4): 441-445.

[12] TOMIOKA S, NAKAJO N. Beta-adrenergic blocker for hyperventilation syndrome in dentistry: a report of three cases[J]. Oral Sci Int, 2011, 8 (1): 34-35.

[13] CHENIVESSE C, SIMILOWSKI T, BAUTIN N, et al. Severely impaired health-related quality of Life in chronic hyperventilation patients: exploratory data[J]. Respir Med, 2014, 108 (3): 517-523.

第三十六章
纵隔疾病

纵隔是两侧纵隔胸膜之间的间隙及位于其中的器官的总称。其范围前为胸骨,后为脊柱,上界为由第1胸椎、第1对胸肋和胸骨上缘共同围成的胸廓上口,下界为膈肌,左右界为两侧纵隔胸膜。为临床工作方便,纵隔被人为地划分为不同的区域,近年来以四分法应用较广。该划分法自第4胸椎下缘至胸骨柄下缘划一条直线,将纵隔划分为上纵隔和下纵隔;下纵隔又分为三个区:自胸骨到心包前缘为前纵隔,心包所在区域为中纵隔,心包至脊柱之间为后纵隔(图36-0-1)。纵隔内有许多重要结构。如上纵隔内有胸腺、上腔静脉、左右无名静脉、奇静脉、主动脉弓、无名动脉、左颈总动脉、左锁骨下动脉、气管、食管、胸导管、淋巴结、交感神经、膈神经、喉返神经等;前纵隔为脂肪组织,其内有胸骨淋巴结和纵隔前淋巴结;中纵隔主要由心脏和心包占据,此外尚有升主动脉、上腔静脉下段、肺动脉、气管、主支气管、膈神经和淋巴结等;后纵隔内有食管、胸主动脉、奇静脉、半奇静脉、胸导管、迷走神经、交感神经等。

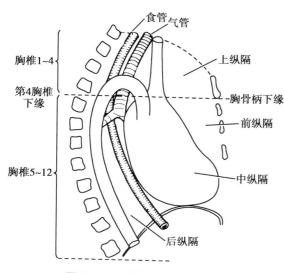

图 36-0-1　纵隔临床解剖分区

(图中标注:食管气管、胸椎1~4、第4胸椎下缘、胸椎5~12、上纵隔、胸骨柄下缘、前纵隔、中纵隔、后纵隔)

纵隔疾病的临床诊断方法近年取得了明显的进步。除了传统的病史询问、体格检查、实验室检查外,各种影像学检查技术发展很快:CT扫描和磁共振成像(MRI)可以清晰地显示纵隔内结构变化,正电子发射断层显像(PET)已应用于纵隔疾病(特别是纵隔占位性病变)的辅助诊断。采用各种活检技术以获取组织学或细胞学材料进行病理学或细胞学检查,对于明确纵隔内病变的性质具有重要意义。

本章将分别叙述纵隔炎、纵隔气肿、纵隔疝和纵隔占位性病变等临床主要的纵隔疾病。

第一节
纵隔炎

纵隔炎(mediastinitis)按照发病时间,可以分为急性和慢性纵隔炎。前者为急性感染性病变,易迅速发展为纵隔脓肿,临床表现急、重、凶险,病死率较高;后者起病多潜隐,病理改变可表现为以肉芽肿病变为主者(亦称为肉芽肿样纵隔炎)或以纤维化病变为主者(亦称为成纤维化纵隔炎、纵隔纤维化或硬化性纵隔炎),临床主要表现食管、腔静脉及纵隔内其他脏器狭窄或梗阻所致的症状和体征。按照其发病机制,将其分为原发性纵隔炎和继发性纵隔炎。原发性纵隔炎被认为是一种原因不明的免疫系统疾病,通常起病缓慢;而继发性纵隔炎则是由于颈部与胸部纵隔解剖特点,而在各间隙间扩散的感染性疾病,易引发全身毒性反应,可蔓延至纵隔各重要器官与大血管,多发病凶猛,病死率高。以下将分别按照发病时间,介绍急性和慢性纵隔炎的临床特点和诊治原则。

急性纵隔炎

(一)病因

1. 继发于纵隔及其邻近脏器损伤或感染　食管疾病是导致本病的常见原因,如食管癌手术后发生吻合口瘘、食管异物致食管穿孔、食管镜检查误伤食管致穿孔、食管扩张治疗等过程中损伤食管致穿孔、严重呕吐致食管损伤(Mallory-Weiss综合征)、剧烈咳嗽致食管破裂、食管癌坏死形成溃疡、放射治疗后食管壁坏死、气管切开后放置的气管内管压迫致气管食管瘘等,均可使含大量细菌的消化道或呼吸道液体进入纵隔,导致纵隔急性化脓性感染。气管插管或支气管镜检查损伤气管壁形成瘘管或气管术后吻合口瘘亦可引起本病。近年随着心脏外科手术的普遍开展，胸骨正中切口术后感染导致急性纵隔炎的病例日渐增多。其他如纵隔淋巴结、心包等部位的化脓性感染亦可蔓延至纵隔的疏松结缔中。纵隔邻近脏器如肺和胸膜化脓性感染可扩散到纵隔，腹膜后的化脓性感染及膈下脓肿等亦有累及纵隔者。战争期间钝性或贯通性胸部外伤是急性纵隔炎的常见原因。

2. 下行性感染 颈深部筋膜间隙与纵隔是相通的，因此，口腔和颈部的化脓性感染可向下蔓延至纵隔导致本病，牙龈脓肿等口腔疾病所致的急性纵隔炎常为需氧菌与厌氧菌的混合性感染。

3. 血行感染 可见于脓毒败血症患者，细菌(多为金黄色葡萄球菌)由身体其他部位经血行达到纵隔而致病。

由于纵隔内除各种脏器外为疏松的结缔组织，感染一旦发生常迅速蔓延，易于累及邻近脏器，如因食管穿孔所致的急性纵隔炎常并发脓胸。纵隔脓肿形成后亦可破入胸膜腔、食管、支气管等邻近组织。

(二) 临床表现 本病起病急骤。全身毒血症状十分明显，高热、寒战、烦躁不安，严重者发生感染中毒性休克。继发于食管疾病者常有下咽不适或疼痛，其部位往往提示食管穿孔处；下行性急性纵隔炎常伴有原发感染灶的症状，如咽痛不适等。纵隔脓肿形成可压迫大气道，患者出现咳嗽、呼吸困难、发绀、心动过速等症状。胸骨后疼痛明显，并向颈部放射。感染向下蔓延时，可有上腹痛。体检患者多呈急性面容，胸骨触痛或叩痛，纵隔浊音界扩大，纵隔有积气者于颈部可扪及皮下气肿，发生脓胸或脓气胸者可查出胸腔积液或积气体征。外周血中见白细胞总数和中性粒细胞比例均明显增高。

X线胸片见两侧纵隔阴影增宽，一般以两上纵隔较明显，侧位X线胸片见胸骨后密度增高，气管和主动脉弓轮廓模糊。形成纵隔脓肿者见软组织影向纵隔的一侧凸出，可压迫气管或食管而使其移位，其内可见液平。纵隔气肿、颈部皮下气肿亦较常见。尚可见胸腔积液和积气的征象，左侧较多。对怀疑原发病为食管疾病者行食管碘油或有机碘液造影可证实食管穿孔、食管气管瘘、食管胸膜瘘等病变。CT扫描和磁共振成像对于明确纵隔脓肿的部位及确定引流治疗方案很有帮助。

(三) 诊断 结合食管病变、内镜检查、口腔或咽部脓肿等相关病史，临床症状和体征及相应的X线胸片改变一般即可做出临床诊断。

(四) 治疗

1. 内科治疗 早期根据经验性用药原则选用大剂量广谱抗生素，对于继发于口腔和颈部脓肿的下行性感染者应注意抗生素既能覆盖需氧菌、又能覆盖厌氧菌，对于血行感染者应重点选用抗金黄色葡萄球菌的药物，病原菌明确后可参考体外药敏试验结果选药。加强支持疗法，对于因食

管穿孔或食管瘘而需禁食者可经完全胃肠外营养疗法补足所需的各种营养成分。积极纠正休克，纠正缺氧。

2. 外科治疗 纵隔急性继发性感染一般需要立即采用积极、有力的措施，若有延迟，则会造成多脏器功能衰竭和中毒性休克，纵隔感染的并发症较为危险，因为造成感染的细菌多为肠道致病菌，此类致病菌进入组织后产生很强的致病力，导致周围组织广泛坏死，若并发食管穿孔，其中所含的许多口腔内高度有害的细菌可以引起非常严重的中毒、细菌或毒素通过纵隔丰富的淋巴网吸收，很快产生菌血症、毒血症和败血症，甚至并发中毒性休克。另外本病还可以引起心包炎，胸腔积脓，心肺功能衰竭和大血管腐蚀性的致死性出血等不可救治的并发症，甚至迅速死亡。根据其复杂性、严重性、多腔隙性，根据纵隔感染的范围、脓肿部位，采取不同的手术径路和治疗方法：

(1) 下行性坏死性纵隔炎治疗：咽部脓肿及口腔脓肿引起的下行性坏死性纵隔炎在早期多采用经颈纵隔引流的治疗方法，后来外科医生渐渐认识到胸部引流的重要性。外科应力求"通畅、彻底、充分"的治疗原则，颈部引流结合胸部引流，配合负压吸引，引流管内冲洗，彻底消灭残腔。对于是否需要开胸手术，则不是完全的必要。根据CT评价纵隔炎的感染程度来分型，从而制订手术方案：Ⅰ型(局限型)：气管隆突以上的上纵隔炎，使用经颈纵隔引流即可；对于弥散累及至前下纵隔的患者(ⅡA)，颈部切开+经剑突切开引流或前纵隔切开比较合适；后下纵隔的患者(ⅡB)需要合并颈部引流加开胸术来保证充分的引流和切除所有坏死的组织。而在合并前后纵隔的感染患者，单纯的颈部引流是远远不够的。随着微创技术的推广，最近国内外均有一些应用胸腔镜和纵隔镜来对胸腔及纵隔进行充分引流而获得成功的案例报道。

(2) 心脏手术后纵隔脓肿的外科治疗：心脏手术后胸骨裂开及纵隔感染的原因有：固定胸骨的钢丝过紧过细，钢丝固定不紧；钢丝数目不够；胸骨切割时偏离中线；患者过度肥胖或合并糖尿病、肥胖、骨质疏松，大量使用肾上腺皮质激素，体外循环与机械呼吸时间过长、术后低心排等危险因素的存在。对于高危患者，应采取多种手段进行避免，例如：6钢丝胸骨固定法、连锁"8"字缝合固定法、Robicsek方法、X钢板固定等。而诊断一旦明确，当即积极处理。对于感染较轻的患者，可采用一般的闭式冲洗引流法，彻底清创，清除感染坏死组织和纤维沉积物，彻底清创，一期关闭切口，胸骨后留置引流管，依次用生理盐水、过氧化氢溶液(双氧水)、苯扎氯铵溶液(新洁尔灭)、碘伏反复冲洗胸骨后，一般7～10天冲洗液由浑浊变为清亮澄清，引流量与灌洗量趋于平衡，此法能迅速控制感染，使得全身情况改善，在感染未扩散引起胸骨骨髓炎前早期施行效果甚佳，已被公认为较合宜的处理措施。此时可先行拔除灌洗插管，1～2天后再拔除引流插管。如果闭式引流失败，可开放引流：全麻下自原胸部正中切口进胸，清除切口内线结、血凝块、骨蜡等全部异物，必要时切除剑突，吸尽胸骨后脓液，用刮匙搔刮皮肤切缘及胸骨断端，去除失活组织及局部肉芽组织。待出现清洁的肉芽面后，再二期缝合切口或二期愈合，亦可

以使用血供良好的肌瓣移植,填充前纵隔死腔,可大大提高纵隔感染的治愈率,常用的肌瓣有:胸大肌瓣、腹直肌瓣和背阔肌瓣。

(徐 鑫)

第二节
纵隔气肿

纵隔气肿(pneumomediastinum)指气体在纵隔的结缔组织间隙内聚积。多数患者由于积气量不多,症状轻微,但有少数患者因合并张力性气胸或支气管断裂、食管破裂等,突然发生或大量气体进入纵隔,压迫纵隔内器官,可导致呼吸循环障碍,病情危重且进展迅速,甚至危及生命。

一、病因和发病机制

根据纵隔内气体的来源部位可将纵隔气肿的病因和发病机制归纳为以下几类:

(一)肺泡壁破裂所致的纵隔气肿 肺泡壁因肺泡内压急骤上升或因其他疾病发生损伤破裂即可导致气体由肺泡内进入肺间质,形成间质性肺气肿;气体再沿肺血管周围鞘膜进入纵隔。常因同时有脏层胸膜损伤而合并自发性气胸,但亦可见仅有纵隔气肿者。常见原因如用力剧咳或吸气后用力屏气致肺泡内压剧增,哮喘急性发作时气流严重受限致肺泡内压剧增(尤其常见于儿童),机械通气使用不当致气道压过高,张力性气胸时过高的胸膜腔内压亦可使邻近肺组织肺泡内压剧增致肺泡破裂,金黄色葡萄球菌肺炎等疾病致肺泡壁破坏,闭合性胸部外伤因外部剪切力致肺泡壁损伤等。

(二)纵隔内气道破裂所致的纵隔气肿 最常见于胸外伤患者,亦有少数气管肿瘤并发纵隔气肿的报道;纤支镜检查可因操作过程中患者剧咳或用于憋气导致肺泡壁破裂而发生纵隔气肿,亦可因活检时损伤气道壁而使气体由气道破口进入纵隔。

(三)食管破裂所致的纵隔气肿 包括剧烈呕吐致食管破裂,食管外伤,内镜检查损伤食管,食管痉挛阻塞而致近端破裂,异物损伤食管,食管癌肿瘤组织坏死,食管手术后瘘等。

(四)颈部气体进入纵隔 如气管切开术后、甲状腺手术后、扁桃体切除术后等,空气自颈部创口进入皮下组织聚积,沿颈深筋膜间隙即可进入纵隔内。

(五)腹腔气体进入纵隔 胃肠穿孔、人工气腹术等,腹腔内气体可沿膈肌主动脉裂孔和食管裂孔周围的疏松结缔组织进入纵隔。

尚有部分纵隔气肿患者临床不能确定其气体来源部位及病因。

二、临床表现

纵隔气肿的症状轻重不一,主要与纵隔气肿发生的速度、纵隔积气量的多少、是否合并张力性气胸等因素有关。少量积气患者可完全无症状,仅于胸部 X 线片上见纵隔气肿的征象。积气较多,压力较高时,患者可感胸闷不适,咽部梗阻感,胸骨后疼痛并向两侧肩部和上肢放射。纵隔内大量积气或合并有张力性气胸者,临床表现危重,严重呼吸困难,烦躁不安,意识模糊甚至昏迷,发绀明显,若不及时抢救可很快危及生命。

体格检查可发现颈部皮下气肿,严重者皮下气肿可漫延至面部、胸部、上肢,甚至蔓延至腹部和下肢,出现皮肤黏膜发绀,呼吸困难。病情严重者血压下降,脉搏频数。颈静脉怒张。心尖搏动不能触及,心浊音界缩小或消失,心音遥远,约半数患者可于心前区闻及与心搏一致的咔嗒声(Hamman 征),以左侧卧位时较为清晰。并有张力性气胸者尚可见相应体征。

胸部 X 线检查对明确纵隔气肿的诊断具有决定性的意义。于后前位 X 线胸片上可见纵隔胸膜向两侧移位,形成与纵隔轮廓平行的高密度线状阴影,其内侧与纵隔轮廓间为含气体的透亮影,通常上纵隔和纵隔左缘较明显,上述征象应与正常存在的纵隔旁狭窄的透亮带(即由视觉误差所产生的 Mach 带)相区别,其鉴别要点在于 Mach 带的外侧并无高密度的纵隔胸膜影。此外,部分患者尚可在胸主动脉旁或肺动脉旁发现含气透亮带。婴儿当纵隔内气体量较多时可显示胸腺轮廓。纵隔气肿在侧位 X 线胸片上表现为胸骨后有一增宽的透亮度增高区域,将纵隔胸膜推移向后呈线条状阴影,心脏及升主动脉前缘与胸骨间距离增大。胸部 CT 因不受器官重叠的影响,对纵隔气肿显示较清楚,尤其是当纵隔内积气量较小时较后前位 X 线胸片易于识别。X 线检查尚可清晰地显示同时存在的气胸及下颈部和胸部皮下气肿。

三、诊断

根据有诱发纵隔气肿的有关疾病史,有呼吸困难和胸骨后疼痛等症状,应考虑纵隔气肿的可能性;若尚有颈部和胸部皮下气肿、颈静脉充盈等体征,则应高度怀疑本症,并行胸部 X 线检查以明确诊断。应注意与其他可以引起胸痛、呼吸困难、发绀等症状的疾病相鉴别。

四、治疗

纵隔气肿治疗的关键在于采取积极措施控制原发疾病,如控制哮喘发作以缓解气流受限,对外伤所致气道损伤应及早进行手术治疗。对气管切开术后并发的纵隔气肿应立即拆除皮肤和皮下组织缝线,使气体可外逸。对合并气胸的纵隔气肿患者应尽早施行胸腔闭式引流术,许多患者随着胸膜腔内压的下降,纵隔气肿的程度亦可明显减轻。

根据纵隔气肿引起的不同临床症状,采取不同的治疗的方法,目前常采用的三种治疗方法有:①无症状或轻微症状的纵隔气肿不需特别处理,只需采取休息、止痛、吸氧、消炎平喘等对症处理及针对原发病治疗,同时密切观察。②对于非张力性纵隔气肿,可予以颈部及胸部皮下组织积气区域留置粗针头排气。③若纵隔积气量大,压力高或为张力性纵隔气肿,导致纵隔内器官受压严重出现呼吸及循环系统障碍时,可于胸骨柄上窝2~3cm处做一横切口,剥离气管前筋膜,排气减压。紧急情况下也可紧贴胸骨左缘第二肋间针刺排气,待症状缓解后,应积极治疗原发病防止气体继续进入纵隔。

(徐　鑫)

第三节
纵隔疝

纵隔疝(mediastinal hernia)是指一侧肺脏的部分组织通过纵隔突入到另一侧胸腔,它与纵隔移位不同,后者系整个纵隔连同其内容物向对侧移位,但二者在临床上较难鉴别,且常可并存。纵隔在解剖学上有三个较薄弱的区域:①前上纵隔,位于第1~4肋软骨水平,前方为胸骨,后方为大血管,下方以心脏为界。②后上纵隔,位于主动脉和奇静脉之上第3~5胸椎水平,前方为食管、气管和大血管,后方为脊椎。③后下纵隔,位于主动脉弓、奇静脉和第5胸椎之下,前方为大血管和心脏,后方为降主动脉和脊椎。纵隔疝常发生于前上纵隔结构薄弱区,而发生于后上纵隔或后下纵隔者较少见。

纵隔疝产生的原因为两侧胸腔的内压不均等,导致压力较高一侧胸腔内部分肺脏经纵隔结构薄弱区突入压力较低的一侧胸腔内,以恢复两侧胸膜腔内压的平衡。常见者如一侧肺大疱、张力性气胸、局限性阻塞性肺气肿、胸腔积液、肺囊肿和肿瘤等;或一侧肺不张、一侧全肺切除术后。也有因一侧胸腔病变产生瘢痕收缩而将健侧胸腔部分肺脏经纵隔结构薄弱区域牵拉进入患侧胸腔的,如见于肺结核纤维化、慢性胸膜炎瘢痕收缩等。

纵隔疝的临床表现主要为原发疾病的症状和体征,如发生于张力性气胸者表现为严重的呼吸困难和循环紊乱,因纵隔疝常与纵隔移位并存,故体检时可见气管移位,心界移位,心尖搏动点移位等体征。

纵隔疝的诊断主要依赖胸部X线检查。后前位X线胸片可见局部透亮区域超过了气管轴线,是肺组织疝入对侧胸腔的征象,疝入对侧的肺组织内很少见肺纹理。胸部CT可以清晰地显示纵隔疝的部位和范围,对于确诊价值很大。此外,胸部X线检查多有助于明确导致纵隔疝的原发疾病的诊断。

纵隔疝的治疗原则为处理原发疾病,对于纵隔疝本身并无特殊的针对性治疗方法。

(徐永健)

第四节
纵隔占位性病变

导致纵隔占位性病变的疾病很多,包括纵隔原发性良性和恶性肿瘤、纵隔转移性肿瘤、各种纵隔囊肿及炎症性病变(如各种肉芽肿性病变)等。转移性肿瘤中最重要者为肺癌纵隔淋巴结转移,明确其诊断对于合理选择肺癌患者的治疗方案至关重要,本书对此于第四篇第二十七章第一节"支气管肺癌"中有详细叙述;对于纵隔肉芽肿性病变等炎症性病变于本章第一节"纵隔炎"中叙述,此处均不再重复。本节中主要介绍纵隔原发性肿瘤和纵隔囊肿。

有关纵隔原发性肿瘤和纵隔囊肿(合称为纵隔肿物)的流行病学资料比较缺乏,有人依据对文献中2 400例病例的分析结果,提出各种纵隔内肿物的相对发生率见表36-4-1。

表 36-4-1　成人和儿童纵隔肿物的相对发生率

疾病	成人/%	儿童/%
胸腺瘤	19	—
囊肿	21	18
支气管源性囊肿	7	8
心包源性囊肿	7	<1
肠源性囊肿	3	8
其他囊肿	4	2
神经源性肿瘤	21	40
淋巴瘤	13	18
干细胞肿瘤	11	11
内分泌性肿瘤(甲状腺、甲状旁腺、类癌)	6	—
间质瘤	7	9
其他恶性肿瘤	2	4

纵隔肿物患者的临床表现差异较大。约半数患者完全没有临床症状,于因其他原因行胸部X线检查时偶然地发现纵隔肿物。出现临床症状的患者主要有两方面表现:第一,由纵隔肿物直接压迫和侵犯邻近的胸内脏器而产生的症状,如咳嗽、胸痛、气促、吞咽困难、上腔静脉梗阻、声嘶等,尚可见Horner综合征、膈神经麻痹及脊髓受压有关的症状,如肿物导致气道阻塞而并发阻塞性肺炎可出现寒战发热,个别前纵隔肿瘤可压迫心脏,中纵隔肿瘤可造成右室流出道梗阻;第二,全身症状,主要是由肿瘤分泌某些激素而导致的症状,如甲状腺功能亢进、库欣综合征、男性乳腺发育、高钙血症等。

X线胸片常可为纵隔肿物的发现提供重要线索。胸部CT和MRI检查对于纵隔肿物的定位诊断价值非常高;同时,由于常见的纵隔肿物各有其好发部位,故依据影像学资料确定肿块在纵隔内的位置对于纵隔肿物的定性诊断也具有一定的辅助价值。上纵隔常见的肿物包括胸骨后异位甲状腺、甲状腺肿瘤、胸腺肿瘤和胸腺囊肿,前纵隔常见的肿物包括畸胎瘤等生殖细胞肿瘤及心包囊肿等;中纵隔常见的肿物为淋巴瘤和支气管囊肿;后纵隔常见的肿物为各种神经源性肿瘤,肠源性囊肿也多位于后纵隔内。另外,由于纵隔内肿物的病理学种类非常多,仅凭影像学资料进行定性诊断常常碰到困难,因此,在可能时应采用各种技术尽量获取组织学标本或细胞学标本以明确诊断。

纵隔肿物的治疗依疾病的不同而不同。一般认为,对于原发性纵隔肿瘤,无论良性或恶性,可能时均应行手术切除治疗。对良性原发性纵隔肿瘤之所以也应积极手术治疗,一方面是因为肿瘤可以压迫纵隔内的重要脏器,产生不良后果;另一方面是因为一部分良性肿瘤具有恶变的趋势。

一、纵隔原发性肿瘤

正常纵隔内的组织结构较为复杂,各种组织细胞发生异型增生均可发展为良性或恶性肿瘤,因此,纵隔原发性肿瘤的种类繁多。从病理学角度可将纵隔原发性肿瘤分为4大类:①发育异常性肿瘤,包括纵隔生殖细胞肿瘤(如畸胎类肿瘤、精原细胞瘤等),胸内异位组织肿瘤(如胸内甲状腺肿瘤、胸内甲状旁腺肿瘤等)和纵隔异位骨髓或骨髓脂肪瘤;②淋巴网状组织肿瘤,包括胸腺瘤,胸腺脂肪瘤,胸内浆细胞瘤和纵隔巨大淋巴结增殖症;③神经组织肿瘤,包括神经鞘源性肿瘤(如神经纤维瘤、神经鞘瘤、神经源性肉瘤、颗粒细胞肌母细胞瘤等),交感神经源性肿瘤(如神经母细胞瘤、成熟型神经节细胞瘤、神经节母细胞瘤等)和副神经节瘤;④间叶组织肿瘤,包括血管源性肿瘤(如血管瘤、血管内皮瘤、血管外皮瘤等),淋巴管源性肿瘤(如淋巴管瘤、淋巴外皮瘤等),结缔组织性肿瘤(如纤维瘤、纤维肉瘤、黏液瘤、黄色肉芽肿、弹力纤维脂肪瘤等),脂肪组织肿瘤(如脂肪瘤、脂肪肉瘤),软骨和骨肿瘤(如软骨瘤和骨软骨瘤、脊索瘤和骨纤维结构不良等),肌组织肿瘤(如平滑肌瘤、平滑肌肉瘤、横纹肌肉瘤等)和混合性间质层瘤。尽管纵隔原发性肿瘤种类很多,但临床常见者仅为数种,其余均较少见,且仅凭临床症状、体征、化验室资料及各种影像学资料不易确诊,有赖于手术切除后行病理学检查方能明确诊断。其治疗方法多以手术切除为主。以下仅叙述临床较常见的几种原发性纵隔肿瘤,包括常见于上纵隔的胸腺瘤和胸内甲状腺肿块,常见于前纵隔的畸胎瘤和常见于后纵隔的神经源性肿瘤。

(一)胸腺瘤 胸腺瘤在纵隔原发性肿瘤中较为常见,多于40~50岁时发现,女性略多于男性。胸腺瘤的病因和发病机制均尚未阐明。胸腺于胚胎6周时由第三咽囊上的一个皮芽逐渐发育而成,下降进入上纵隔,故胸腺瘤最多见于上纵隔。但也有少数生长于其他部位的异位胸腺瘤,如颈部、肺脏、后纵隔等。

胸腺瘤的病理分类法有数种,各自的侧重点不同。Le-vine和Rosai分类法侧重于临床预后,将胸腺瘤分为非浸润性(良性)胸腺瘤和浸润性胸腺瘤,后者又分为Ⅰ类恶性胸腺瘤和Ⅱ类恶性胸腺瘤(又称胸腺癌)。Muller-Hermelink分类法侧重于胸腺瘤与对应正常细胞形态和功能的关系,将胸腺瘤分为髓性胸腺瘤、混合性胸腺瘤、皮质为主的胸腺瘤、皮质性胸腺瘤和分化良好的胸腺癌等。也有按肿瘤主要组成成分进行分类的,分为上皮细胞型胸腺瘤、梭形细胞型胸腺瘤、淋巴细胞型胸腺瘤和混合细胞型胸腺瘤。

约1/3至半数患者可无任何临床表现,仅于因其他原因行胸部X线检查时发现。其余患者可见局部症状或出现与胸腺有关的全身疾病的表现。胸腺瘤的局部症状由肿瘤压迫或侵犯邻近的纵隔结构所致,可见咳嗽、气急、胸痛、吞咽困难、声嘶等。可继发呼吸系统感染。出现上腔静脉综合征常常提示为恶性胸腺瘤。重症肌无力是胸腺瘤最常合并的全身性疾病,重症肌无力患者中约15%伴有胸腺瘤,而胸腺瘤患者中约35%伴有重症肌无力。合并低丙种球蛋白血症可反复发生严重的感染,患者除IgG和IgA水平降低外,尚可出现细胞免疫功能下降。其他与胸腺瘤有关的全身性疾病包括系统性红斑狼疮、类风湿病、多发性肌炎、甲状腺功能亢进症、克罗恩病、溃疡性结肠炎、干燥综合征、再生障碍性贫血等,推测可能与胸腺瘤患者机体免疫系统功能发生紊乱有关。

X线胸片示肿瘤多位于上纵隔,较多见于心底部与升主动脉交界处。肿块呈圆形或卵圆形,边界光滑,或有分叶,可向纵隔的一侧或两侧凸出,肿块较大者尚可推挤心脏大血管向后移位。异位胸腺瘤则可位于胸腔的其他部位。胸腺瘤一般密度均匀,少数可见于点状钙化或囊壁钙化。恶性胸腺瘤向心包侵袭可引起心包积液,胸膜转移者可见胸膜多发性结节状阴影。观察胸腺瘤的包膜是否完整对于判断肿瘤的良恶性具有一定价值,良性胸腺瘤有完整的包膜,轮廓清楚光滑;恶性胸腺瘤包膜不完整,轮廓毛糙不规则,分叶现象明显。胸廓CT检查可以更清晰地显示上述各种病变,见肿块位于上纵隔大血管前间隙内,圆形或卵圆形,呈均匀软组织影,其内可有囊性变,少数有斑片状钙化。良性者包膜完整;侵袭性者向包膜外侵犯,表现为肿瘤后方与大血管之间的脂肪层消失,侵犯心包及上腔静脉可造成邻近胸膜不规则增厚及胸腔和心包积液。

一旦发现胸腺瘤,只要患者能够耐受手术,均应积极进行手术治疗。手术除可切除肿瘤外,尚能提供病理学检查标本以获得准确的病理学诊断,以指导制订进一步的治疗方案。良性胸腺瘤手术切除后一般无需放射治疗。恶性胸腺瘤一般容易局部复发,但较少远处转移,手术切除后尚应进行放疗和化疗。

(二)胸内甲状腺肿块 虽然胸内甲状腺肿块在需行甲状腺切除术的患者中仅占1%~3%,但它在全部纵隔肿物中占有相当的比例。其中最多见的为结节性甲状腺肿,它多发于40~50岁的人群,女性较多见,约为男性的3~4倍。少数为甲状腺炎或甲状腺癌。大多数纵隔内甲状腺肿是颈部甲状腺肿在胸骨下的直接延伸,在胸廓开口附近,有一个小的峡部将颈部和胸内两处的甲状腺肿连接起来，或为颈部结节性甲状腺肿的下极朝下滑行到上纵隔内，一般位于气管前的上纵隔内，也有少数位于气管、头臂静脉和头臂动脉或锁骨下动脉之后。极少数纵隔内甲状腺肿块与颈部甲状腺完全无联系，推测为胚胎期异位发生的甲状腺组织。

许多纵隔内甲状腺肿块患者没有自觉症状，仅于其他原因行胸部 X 线检查时偶然发现。常见症状包括呼吸困难（常于颈部活动时加重）、咳嗽、声嘶、胸骨后疼痛等，偶见上腔静脉阻塞现象。体检可发现患者做吞咽动作时肿物向上移动，听诊可闻及吸气或呼气期喘鸣音。偶见位于气管后的肿物引起吞咽困难。少数患者可见甲状腺功能亢进的表现，极个别患者甚至出现甲状腺功能亢进危象。

胸部 X 线检查见纵隔内边缘清楚、密度均匀的圆形或卵圆形块影，边界光滑或呈分叶状。典型者位于上纵隔前部，可使气管向后移位。肿块内较常见钙化。有认为肿块上端宽大与颈根部软组织影连续；肿块上缘轮廓影消失，紧靠颈根部软组织影；气管受压自颈部开始，向下延续至上纵隔；以上三点提示肿块呈颈纵隔连续征象，可作为纵隔内甲状腺肿块的 X 线诊断依据。胸部 CT 检查具有重要价值，下述征象提示纵隔内甲状腺肿块：①肿块与颈部甲状腺相连；②肿块内有局部钙化灶；③肿块的 CT 值相对较高，一般此邻近的肌肉组织高 15HU；④应用碘造影剂静脉注射后肿块密度明显增高，且持续时间较长。对于异位迷走的甲状腺肿块根据胸部 X 线检查甚难做出诊断。

放射性核素[131]I 检查对于明确纵隔内甲状腺肿块的性质很有帮助，但应注意常有假阴性发生。对临床怀疑纵隔内甲状腺块而[131]I 放射性核素扫描检查未能发现阳性征象者胸部 CT 检查可能会有所帮助。

对于纵隔内甲状腺肿块一般应积极争取手术，既可切除肿块，避免对纵隔内重要脏器的压迫，又可获得明确的病理学诊断。但对于无临床症状，手术耐受性较差，且根据其他资料判断胸内肿块为恶性病变的可能性较小者，亦可暂缓手术治疗，但应严密随访观察。

（三）纵隔畸胎瘤　畸胎瘤是指含有所在部位正常时所没有的多种形态组织的肿瘤，这些组织通常起源于外胚层、中胚层和内胚层中的两种甚至三种胚层。畸胎瘤常见于身体的中线部位，如颅底、颅咽管、颈部、纵隔、后腹膜、卵巢、骶前、睾丸等处，纵隔尤其是前纵隔是最常见部位之一。纵隔畸胎瘤在所有纵隔肿块中所占的比例较高，是临床较常见的纵隔原发性肿瘤。

畸胎瘤的来源问题迄今仍无一致意见，目前一般认为这类肿瘤是来自个体发育初期的卵黄囊向泌尿生殖嵴移动过程中被遗留下来的全能性干细胞。畸胎瘤的病理组织结构十分复杂多样，一般按其组成组织的成熟度分为成熟畸胎瘤和未成熟畸胎瘤，前者多为良性囊性型，后者多为恶性实体型。成熟畸胎瘤又分囊性和实性两种。囊性成熟畸胎瘤又名皮样囊肿，为薄壁单房或多房囊肿，镜下除见外胚层组织外，亦可见中胚层和内胚层组织。皮样囊发生恶变者

不多见，约占 10%。实性成熟畸胎瘤主为实性肿块，镜下可见源自所有胚层的各种组织成分，内以内胚层源性上皮成分居多，而外胚层源性皮肤和神经组织等则较囊性型者为少见，组织的成熟程度介于良性囊性畸胎瘤和恶性未成熟畸胎瘤之间。未成熟畸胎瘤由未分化成熟的组织组成，以实体性者居多，其原始上皮细胞多排列成腺癌形象，一般不见由外胚层衍生的神经组织、皮肤或牙齿等。

畸胎瘤的临床表现依其成熟度不同而异。成熟畸胎瘤多呈良性经过。良性畸胎瘤多见于儿童和青年人，在儿童发病率无明显性别差异，而在成年人中男性较多见。50%~70% 的纵隔畸胎瘤为良性，在儿童期发生的畸胎瘤几乎均为良性，仅 1% 为恶性。患者可无临床症状，仅偶然于因其他原因行胸部 X 线检查时被发现。肿瘤逐渐增大压迫邻近纵隔结构可导致胸痛、胸闷不适、咳嗽、吞咽困难等临床症状。少数患者可因支气管受压而发生阻塞性肺炎或肺不张。偶有肿瘤溃蚀到支气管内，可见咳出毛发或皮脂样物，此时仅凭该临床表现即可较有把握地诊断胸内囊性畸胎瘤。囊性畸胎瘤偶可破溃入纵隔而引起纵隔炎，破溃入胸膜腔并继发感染而引起脓胸，破溃入心包可引起心包炎或心脏压塞。囊肿继发感染时临床症状可明显加重。

未成熟畸胎瘤多为恶性，男性较多，肿瘤生长快，呈浸润性生长，常见上腔静脉阻塞综合征，患者消瘦、干咳、声嘶、呼吸困难，可见膈神经麻痹，肿瘤侵犯心包可致血性心包积液，侵犯胸膜可见血性胸腔积液。少数患者肿瘤可向远处转移到肝脏、骨骼等，引起相应症状。

胸部 X 线检查见大多数畸胎瘤位于前纵隔，邻近心脏大血管起始部。良性肿瘤呈圆形或卵圆形，轮廓光滑，而恶性肿瘤多呈分叶状。皮样囊肿的周边可见钙化，由于胸腺癌也可见钙化，故该 X 线征象对于二者的鉴别诊断并无帮助。少数患者于瘤体内可见成熟骨骼和牙齿影像，据此即能较可靠地诊断成熟畸胎瘤。肿块增大速度较快多为恶性畸胎瘤的征象，但须注意成熟畸胎瘤亦可因瘤内出血而致瘤体较快增大。胸部 CT 检查诊断纵隔畸胎瘤的价值明显高于常规 X 线检查者，它可以更清晰准确地显示肿块的部位、大小、外周轮廓、有无钙化、有无骨骼结构或牙齿等。出现肺炎、肺不张、胸腔积液、心包积液、纵隔炎等并发症时 X 线检查可见相应的改变。

由于畸胎瘤有发生感染、破溃、压迫邻近器官、出血和恶变的可能，故不论肿瘤大小和性质良恶，均应早期手术治疗，力争彻底切除。一期切除困难时，可分期手术。对恶性畸胎瘤可于术后辅以放疗和化疗。

（四）纵隔神经源性肿瘤　神经源性肿瘤在纵隔肿瘤中非常常见，约占全部纵隔肿物的 20%。

纵隔神经源性肿瘤病理组织学类型较多，起源于外周神经的有神经鞘瘤（又名雪旺瘤）、神经纤维瘤和神经源性肉瘤，起源于交感神经节的有神经节细胞瘤、神经节母细胞瘤和神经母细胞瘤。其中神经鞘瘤、神经纤维瘤、神经节细胞瘤等为良性肿瘤，神经节母细胞瘤为中间型肿瘤，神经源性肉瘤和神经母细胞瘤为恶性肿瘤。良性肿瘤的发病率远

远高于恶性肿瘤者。

神经源性肿瘤可发生于任何年龄,但以青年人的发病率最高,其中神经纤维瘤、神经鞘瘤和神经源性肉瘤多见于成人,而神经节母细胞瘤和神经母细胞瘤多见于儿童。绝大多数(90%以上)的纵隔神经源性肿瘤位于后纵隔脊柱旁沟内,约占后纵隔肿瘤的3/4;极少数纵隔神经源性肿瘤发生于前纵隔,多来源于迷走神经、膈神经等。

神经鞘瘤和神经纤维瘤多见于头部、颈部、上下肢和躯干部,位于纵隔者仅占少数;尽管如此,它们却是纵隔神经源性肿瘤中发病率最高者。通常无临床症状,仅于其他原因行胸部 X 线检查时偶尔发现。少数患者可有胸痛和肩背疼痛,或沿肋间神经走向出现疼痛。极少数肿瘤可向邻近的椎体或肋骨挤压生长,靠近椎间孔的可扩大椎间孔,位于肋间的可使肋间隙增宽,肋骨缘变形增厚。患者亦可有咳嗽、咯血、吞咽困难等,或出现喉返神经麻痹、Horner 综合征、Pancoast 综合征等。

胸部 X 线检查见肿块大多位于后纵隔脊柱旁,在侧位片见肿块的后缘大都重叠于椎间孔。肿块呈圆形、卵圆形或哑铃形,哑铃形的一部在椎间孔内,边界清楚,密度均匀。胸部 CT 可以清楚地显示病变形状和部位,对于向椎体挤压生长者可显示椎体骨质压迫性吸收。肿块大多数为单个,若呈多发性则提示为神经纤维瘤病。其余纵隔神经源性肿瘤的临床和 X 线表现与上述相似。

纵隔神经源性肿瘤仅凭临床表现和 X 线检查结果甚难推断其病理学类型,也不易判断其良恶性,例如根据椎体受侵蚀或出现喉返神经麻痹、Horner 综合征等并不能肯定即为恶性肿瘤,而且,与纵隔内其他肿块也很难鉴别。因此,对于发现纵隔占位性病变疑为纵隔神经源性肿瘤者应积极争取手术切除。良性肿瘤易切除,但要注意复发问题。恶性肿瘤预后不佳。

二、纵隔囊肿

纵隔囊肿(mediastinal cysts)属纵隔肿物(mediastinal masses)中的一类,常需要与纵隔肿瘤(mediastinal tumors)鉴别,所以归纳在同一章中进行论述。纵隔囊肿的发病率占全部纵隔肿物的20%左右。其种类繁多,大多是先天性发育异常所致,如来源于气管或支气管芽的气管和支气管囊肿,来源于前肠芽的胃囊肿和胃肠囊肿及由于中胚层组织发育异常所致的心包囊肿和囊性淋巴管瘤等。这类发育异常性囊肿不发生恶变;此外,纵隔囊肿尚包括寄生虫性(如包囊虫性)囊肿、血肿囊性变和胰腺假性囊肿等。

(一)气管支气管囊肿　气管支气管囊肿是纵隔先天性发育异常性囊肿中较常见的一种。大多数气管支气管囊肿发生于受孕后第26～40天,发生较早者多形成纵隔内肿物,而发生较晚者多形成肺内肿物,个别病例亦有见于横膈内或横膈下者。纵隔气管支气管囊肿依其所在部位可分为气管旁、气管隆突周围、肺门旁、食管旁和其他部位等5组,其中大多数位于气管隆突周围,多有蒂与大气道相连。

位于气管隆突周围的囊肿易因压迫邻近组织而引起临床症状。

纵隔内气管支气管囊肿的临床表现主要与其部位有关,位于气管隆突周围的囊肿可以在体积尚不大时即引起明显的临床症状,而其他部位的囊肿可以长到很大而仍无明显临床表现。常见的临床症状包括呼吸困难(活动时尤为明显)、持续性咳嗽及喘鸣,在儿童患者易误诊为哮喘、喘息性细支气管炎、气管支气管狭窄或气道异物等。囊肿与气道相通者易并发感染而出现相应的临床表现。个别病例囊肿可致气管阻塞或右心室流出道阻塞。

胸部 X 线检查常见中纵隔气管隆突附近边界清楚、质地均匀的纵隔内肿物,多为圆形或卵圆形,随呼吸运动其形状可发生变化。亦可见于纵隔内其他部位。一般无分叶,无钙化。气管隆突下的囊肿可使隆突角度增大,食管旁的囊肿钡餐检查可见食管有明显受压。与气道相通而继发感染者可见囊肿在短期内扩大,可出现气液平面。胸部 CT 扫描可以明确囊肿的位置及其与周围结构的关系,典型的囊肿呈圆形或卵圆形,CT 值为 0～20HU,囊壁十分菲薄;囊腔内液体含蛋白量高时 CT 值升高,反复慢性感染者囊壁可以增厚。

较大的气管支气管囊肿一般应行手术切除治疗。对于无临床症状而手术耐受性较好的患者可行择期手术;呼吸道压迫症状明显者(多见于小儿患者)有时须行急诊手术;囊肿继发感染者可先予抗生素和局部引流治疗,感染控制后再行手术切除。手术治疗效果良好,但个别患者术后囊肿可复发。

(二)食管囊肿　食管囊肿来源于胚胎期前肠,为食管发育过程中未能形成正常管腔的结果。囊壁内衬非角化鳞状上皮,有双层平滑肌,可见食管腺体。有时可见小范围的纤毛柱状上皮,可能与覆盖纤毛上皮的胎儿食管结构相似,不可误认为起源于支气管的结构,壁内无软骨有助于鉴别。食管囊肿多位于食管旁。多数患者无症状,少数因压迫食管而出现吞咽困难。部分患者可因慢性咳嗽而误诊为哮喘或慢性支气管炎。

胸部 X 线检查见病变位于后纵隔前部食管旁,圆形或卵圆形,边界清楚。食管吞钡检查可见食管明显受压,但黏膜皱襞完整。如囊肿发生溃疡而与食管相通,囊肿内可见气体,吞钡检查时可见钡剂进入囊肿内。食管囊肿与位于食管旁的支气管囊肿其 X 线表现完全相同,不易鉴别,往往须待手术后病理学检查才能确诊。

手术切除是本病的唯一治疗方法。

(三)胃肠囊肿　胃肠囊肿较罕见。关于其起源有数种学说解释,多认为系因胚胎早期内胚层与脊索未完全分离所致。胃肠囊肿的内衬细胞包括胃黏膜上皮细胞、小肠上皮细胞和纤毛柱状上皮细胞等,其中胃黏膜上皮细胞可具有分泌功能,导致消化性溃疡。

本病男性较常见。临床症状出现较早,多于儿童期或更早即有临床表现,包括疼痛、呼吸困难、咳嗽、呕吐、消瘦、呕血等,囊内的胃黏膜上皮细胞分泌酸性物质和某些蛋白酶,使囊壁发生溃疡,并可累及邻近组织,在气管支气管和食管等部位形成瘘管,引起相应的临床症状。

胸部 X 线检查见囊肿位于纵隔脊柱旁,圆形或椭圆形,轮廓清楚光滑,密度均匀。囊肿多通过蒂与脊膜及胃肠道相连接。若连接处位于胸内食管则多无交通;相反,若连接处位于腹腔内胃肠道,则大多数其间有交通,空气可进入囊腔内,造影检查时钡剂亦可进入囊腔内。常可见胸椎、颈椎畸形,如半脊柱畸形、后位脊椎裂、脊柱侧弯等。

外科手术切除是本病唯一的治疗方法。为避免发生气管支气管瘘、食管瘘、胸椎破坏等并发症,应争取早期手术治疗。

(四)心包囊肿 心包囊肿大多数为先天性疾病,个别病例可于患急性心包炎多年后发生心包囊肿。

心包囊肿一般呈梭形或卵圆形,壁菲薄,内含清亮的或草黄色的液体,囊壁由单层扁平或柱状细胞覆盖,细胞形态极似间皮细胞。

胸部 X 线检查见心包囊肿通常位于前纵隔心膈角区,但也有位置较高者,少数患者可延伸至上纵隔区,右侧明显较左侧多见。囊肿轮廓清楚光滑,密度均匀,一般无钙化影。有时在侧位 X 线胸片可见囊肿呈水滴状上尖下圆的阴影,可能为囊肿嵌入叶间裂所形成,具有一定的特征性。大多数囊肿直径为 3~8cm,但也有小至 1cm 和大至 28cm 的报道。CT 检查有助于明确阴影的囊性结构,对位于不典型部位者诊断价值更高。透视下囊肿的形态可随体位变动和呼吸动作而有变化。

大多数心包囊肿不引起临床症状,仅于常规体检或因其他原因行胸部 X 线检查时被发现;个别患者因囊肿过大压迫邻近结构而产生胸骨后压迫感、呼吸困难或咳嗽等症状;极个别报道心包囊肿继发感染者。

一般不需处理,症状明显者可手术切除。

(五)胸腺囊肿 胸腺囊肿较为罕见,仅占全部纵隔肿物的 1%~2%。大多数为来自胸腺咽管上皮的先天性囊肿,可发生于从颈部到前纵隔的胸腺下降线的任何地方;也有个别报道与手术创伤、炎症等有关者。

病理学上胸腺囊肿应与胸腺瘤、霍奇金病等形成的假性囊肿相鉴别,假性囊肿壁一般较厚,在其纤维性壁内可找到残余的瘤组织。

患者多为儿童和年轻人,大多无临床症状,仅于因其他原因行胸部 X 线检查时被发现。少数囊肿过大者可出现胸部疼痛或胀闷感、咳嗽、呼吸困难、吞咽困难、声嘶等症状。

胸部 X 线检查无特异性表现,囊肿边缘光滑,圆形或卵圆形,位于前纵隔。CT 和磁共振检查有助于明确囊性特征。

手术治疗既可切除囊肿,也有助于明确组织学诊断。胸腺囊肿切除后不复发,预后好。

(徐永健)

参考文献

[1] 朱元珏, 陈文彬. 呼吸病学 [M]. 北京:人民卫生出版社, 2003: 1321-1333.

[2] 蔡柏蔷. 李龙芸. 协和呼吸病学 [M]. 北京: 中国协和医科大学出版社, 2005: 1385-1424.

[3] ATHANASSIADI KA. Infections of the mediastinum [J]. Thorac Surg Clin, 2009, 19 (1): 37-45.

[4] ALMAN C, KANTARCI F, CETINKAYA S. Imaging in mediastinitis: a systemic review based on aetiology [J]. Clin Radiol, 2004, 59 (7): 573-585.

[5] CACERES M, ALI SZ, BRAUD R, et al. Spontaneous pneumomediastinun: a comparative study and review of the literature [J]. Ann Thorac Surg, 2008, 86 (3): 962-966.

[6] DUWE BV, STERMAN DH, MUSANI AI. Tumors of the mediastinum [J]. Chest, 2005, 128 (4): 2893-2909.

[7] DATE H. Diagnostic strategies for mediastinal tumors and cysts [J]. Thorac Surg Clin, 2009, 19 (1): 29-35.

[8] QUINT LE. Imaging of anterior mediastinal masses [J]. Cancer Imaging, 2007, 7 (Special issue A): S56-S62.

[9] 同济医科大学病理学教研室, 中山医科大学病理学教研室. 外科病理学 [M]. 2 版. 武汉: 湖北科学技术出版社, 1999: 433-451.

[10] 荣独山. X 线诊断学: 第一册 [M]. 2 版. 上海. 上海科学技术出版社, 1995: 200-213.

[11] 崔祥宾, 王鸣岐, 萨藤三. 实用肺脏病学 [M]. 上海: 上海科学技术出版社, 1991: 553-566.

[12] FRASER RG. Diagnostic of diseases of the chest [M]. 3rd ed. Philadelphia: Saunders, 1991: 2794-2920.

[13] IMRAN MB. KUBOTA K, YOSHIOKA S, et al. Sclerosing mediastinitis: findings on fluorine-18 fluorodeoxyglucose positron emission tomography [J]. Clin Nucl Med, 1999, 24 (5): 305-308.

[14] BASKETT RJ, MACDOUGALL CE, ROSS DB. Is mediastinitis a preventable complication?. a 10-year review [J]. Ann Thorac Surg, 1999, 67 (2): 462-465.

[15] MILANO CA. GEORGIADE G. MUHLBAIER LH, et al. Comparison of omental and pectoralis flaps for poststernotomy mediastinitis [J]. Ann Thorac Surg, 1999, 67 (2): 377-380.

[16] ENDO S, MURAYAMA F, HASEGAWA T, et al. Guideline of surgical management based on diffusion of descending necrotizing mediastinitis [J]. Jpn J Thorac Cardiovasc Surg, 1999, 47 (1): 14-19.

[17] RODRIGUEZ E. SOLER R. POMBO F, et al. Fibrosing mediastinitis: CT and MR findings [J]. Clin Radiol, 1998, 53 (12): 907-910.

[18] LESSER T, BARTEL M. Videothoracoscopic excision of mediastinal parathyroid adenoma [J]. Eur J Surg, 1999, 165 (4): 395-397.

[19] GLICK RD, PEARSE IA, TRIPPETT T, et al. Diagnosis of mediastinal masses in pediatric patients using mediastroscopy and the Chamberlain procedure [J]. J Pediatr Surg, 1999, 34 (4): 559-564.

[20] KANEKI T, KUBO K, SONE S, et al. Spontaneous pneumomediastinum: origin identified by chest computed tomography [J]. Intern Med, 1998, 37 (10): 877-879.

[21] RIBET ME, COPIN MC, GOSSELIN B. Bronchogenic cysts of the mediastinum [J]. J Thorac Cardiovasc Surg, 1995, 109 (5): 1003-1010.

第三十七章
膈肌疾病

膈肌是由肌肉和腱膜组成的隔膜,其功能是分隔胸腹腔并且是主要的吸气肌肉,同时也参与多种与胸腹腔压力维持有关的活动功能,如分娩、排便过程等。从广义的角度来看,膈肌疾病应该包括膈肌的萎缩和无力,而且比较常见,该部分将会在呼吸力学部分阐述。本节主要介绍膈肌麻痹、膈肌疝和膈肌肿瘤。膈肌膨出在膈肌麻痹的鉴别中简介。

第一节
膈肌麻痹

膈肌麻痹系由于一侧或两侧支配膈神经的神经元或神经纤维受损,神经冲动传导被阻断而产生的膈肌麻痹,导致膈肌膨出和运动障碍。

一、病因

病因多样,以恶性肿瘤直接侵犯、颈椎疾病导致的膈神经压迫和外科手术或外伤等创伤性因素为最常见的病因。受损的部位可以是脊髓颈段或膈神经传出的行程。

二、病理改变

膈肌麻痹使膈肌处于松弛状态。由于胸膜腔的负压牵拉使膈肌被动延长和向上膨升。长期膈肌麻痹可产生膈肌萎缩形成一层薄膜。最后形成后天性膈肌膨出。表现为薄膜状的膈肌与腹腔脏器明显向胸腔内膨出。

三、病理生理

从吸气肌肉组成的角度来看,左右膈肌之间属于"并联"的连接,膈肌与肋间外肌等吸气肌肉之间属于"串联"的连接。单侧的膈肌麻痹将会降低50%的膈肌力量,但仍然可以与肋间外肌等吸气肌肉等共同作用,维持一定的吸气驱动压。双侧完全的膈肌麻痹则严重影响吸气驱动压的产生。肋间外肌等吸气肌肉收缩时产生的胸膜腔负压,使麻痹的膈肌牵拉上移,影响胸膜腔负压(吸气驱动压)的产生。最终的胸膜腔负压取决于麻痹的膈肌被动牵拉时产生的被动张力,导致吸气驱动压明显下降。膈肌折叠术的治疗原理是把麻痹的膈肌缩短,增加其被动牵拉所产生的张力,从而达到增加吸气驱动压和改善呼吸困难的目的。

四、临床表现

膈肌麻痹可以是单侧、双侧、完全性或不完全性。单侧膈肌麻痹可以无症状或仅在较剧烈运动时出现呼吸困难。左侧膈肌麻痹因胃底升高可能有嗳气、腹胀、腹痛等消化道症状。双侧完全性膈肌麻痹时,导致明显呼吸困难,腹部反常呼吸(吸气时腹部凹陷),呼吸费力和辅助呼吸肌肉动用。常伴呼吸衰竭而出现相应的表现,如发绀等,甚至造成呼吸机依赖。由于肺膨胀受限和排痰无力,容易有反复肺炎和肺不张。

五、检查

(一) 影像学检查 单侧膈肌麻痹可见单侧膈肌膨出和矛盾运动(吸气时患侧膈上升而健侧下降),通常是患者就诊的主要原因(图37-1-1A)。双侧膈肌麻痹可见肺容量降低,双侧膈肌上抬,透视可见膈肌反常呼吸(图37-1-1B)。

(二) 肺功能检查 单侧膈肌麻痹可见轻-中度限制性通气功能障碍。双侧完全性膈肌麻痹时,可见严重的限制性通气功能障碍。

六、诊断

双侧完全性膈肌麻痹时的临床表现有一定的特征性,根据临床上严重的呼吸困难和腹部反常呼吸,结合有可能引起膈肌麻痹的基础疾病,可以做出临床诊断。单侧膈肌麻痹者,尤其是不完全性麻痹者,临床上通常无症状,需要通过辅助检查来明确诊断。对膈肌麻痹有确诊意义的检查包括X线胸部透视和摄片及膈神经电或磁波刺激(诱发动作电位)与跨膈压测定(图37-1-2),出现膈神经诱发电位消失和无法诱发跨膈压可确诊膈肌麻痹。

七、鉴别诊断

单侧膈肌麻痹主要需要与先天性膈肌膨出相鉴别。先天性膈肌膨出是膈肌发育的异常,膈肌局部或单侧薄弱,导致膈肌位置上升,但膈神经的功能存在,表现为吸气时仍然有一定程度的下降,诱发的膈神经复合动作电位存在。双侧的膈肌麻痹主要需与其他神经肌肉疾病鉴别。

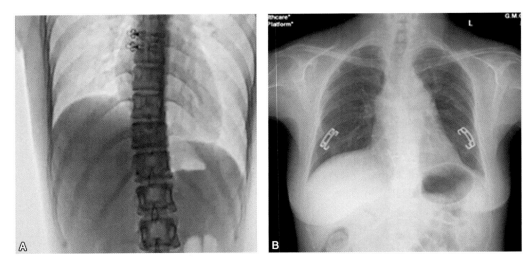

图 37-1-1　膈肌麻痹的胸部影像学表现
A. 右膈神经麻痹引起右膈肌上抬；B. 双侧膈肌麻痹导致双侧膈肌上抬。

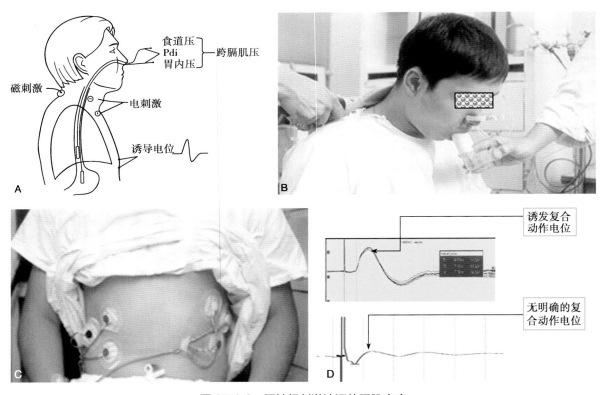

图 37-1-2　膈神经刺激法评估膈肌麻痹
A. 膈神经刺激和监测反应示意；B. 受试者接受膈神经磁波刺激检查；C. 监测体表膈肌肌电图的电极位置；D. 上图为正常的诱发动作复合电位，下图为膈神经损伤患者磁波刺激后没有明显的诱发复合动作电位。

八、治疗

　　治疗上应该首先争取明确病因，作针对性治疗。牵拉性和炎症性的膈神经麻痹，大部分患者可在 4~7 个月内自然恢复。切断性（如手术）或侵犯性（如恶性肿瘤）膈神经麻痹是永久性损害。单侧膈肌麻痹通常无明显的症状，无需特殊治疗。双侧膈肌麻痹引起严重呼吸困难和呼吸衰竭时，多数需用机械通气辅助呼吸。首选无创通气治疗。当无创机械通气不能达到理想的通气效果或有明显肺部感染时，应考虑做气管插管或切开。对于双侧膈神经永久性麻痹的患者，当基础疾病稳定时，可考虑膈肌折叠术，以减轻呼吸困难。

（陈荣昌）

第二节
膈肌疝

膈肌疝是指腹腔内或腹膜后的脏器通过膈肌裂孔或缺损进入胸腔的病理状态。临床上将膈肌疝分为：①先天性膈肌疝（胸腹膜疝、胸骨旁疝和主动脉裂孔疝等）；②创伤性膈肌疝；③食管裂孔疝。

一、先天性胸腹膜疝

腹腔内脏器通过膈后外侧部的胸腹膜孔疝入胸腔者称胸腹膜疝（又称 Bochdalek 疝或膈肌后外侧疝）。主要见于新生儿，其发病率约 0.159/10 万新生儿，常合并其他畸形。在成年人此疝罕见。好发于左侧，占 70%～90%。右侧少见是由于右膈有肝脏保护，且右侧的 Bochdalek 孔在胚胎发育期较左侧闭合早。

（一）膈肌发育的胚胎学与膈疝的病因　胚胎发育过程中，由横膈、纵隔和胸壁肌肉的一部分发育成膈肌，最后闭合的部分是后外侧三角区，即胸腹膜裂孔。如膈肌的胚胎发育障碍使胸腹膜裂孔延迟闭合或肠管过早转入腹腔，腹内脏器易经此孔向胸膜腔疝出，造成胸腹膜疝，可合并肠旋转不全、左侧阑尾等畸形。

（二）病理　胸腹膜裂孔位于膈肌的后外侧部，左右均有，呈三角形，尖端朝向膈肌的中央部，底边在肾脏之上。缺损的胸腹膜裂孔大小不等，从 1cm 至单侧膈肌大部分面积。腹腔脏器经缺损疝入，多无疝囊。左侧的常见疝内容物有胃、大网膜、结肠、小肠、脾、肾和胰腺等。右侧的常见疝内容物有肝、小肠和结肠。约 1/3 的患者伴有小肠旋转不全。部分病例合并高位肾、肺发育不全、支气管囊肿或先天性心脏病等。

（三）病理生理　与疝大小、内容物和是否有阻塞或嵌顿有关。小的疝和疝内容物没有受到阻塞或嵌顿时，可能无特殊的病理生理学变化。大的疝内容物可以对患侧肺挤压，导致外压性肺不张和影响肺部的通气和换气功能。纵隔移位使大血管扭曲，回心静脉血量减少而造成低心排血量。疝内容物为胃肠时，由于管腔的扭曲，可能引起胃肠梗阻。当疝内容物的血液循环受阻时，有可能导致绞窄而引起疝内容物的坏死。

（四）临床表现　常影响呼吸系统和消化系统。

1. 症状　在新生儿最常见的表现为急性呼吸困难和呼吸衰竭，大多数在出生后数小时内出现发绀，吸奶或啼哭时加重。如果进入胸腔的腹部脏器较多，常因急性呼吸衰竭而危及生命。当合并明显呕吐症状时，应考虑有肠梗阻或肠道旋转不全。在年长儿童或成人，多有轻度慢性呼吸系统和胃肠道症状，表现为反复呼吸系统感染，剧烈活动时气促明显、间歇性腹痛、呕吐、消化不良等，但很少有急性呼吸困难。当出现绞窄和梗阻时，有相应的表现。

2. 体征　患侧胸廓动度变小，胸部叩诊浊音或鼓音（取决于疝入胸腔内的脏器含有气体、液体或实质性脏器），患侧肺泡呼吸音减弱甚至消失，心音遥远。如果疝内容物为胃肠，常可听到肠鸣音。

（五）X 线表现　胸腹膜疝 X 线胸片或胸透时的典型表现为：患侧胸腔内有多个气襻，腹部充气的肠襻减少，心和纵隔向健侧移位，多数发生在左侧。右侧胸腹膜疝时，如果疝内容物为肝脏，则表现为右下胸腔内有一不透明的肿块影，纵隔向左移位，右上腹部有"缺肝征"（即在右上腹的肝区出现充气肠襻）。在新生儿，X 线钡餐检查可能加重胃肠道梗阻，使嵌顿的肠襻进一步膨胀，加速坏死和破裂，故应尽可能避免做此项检查。然而，年龄>3 岁的患者，出现肠梗阻或绞窄的可能性很低。可考虑钡餐（疝内容物为胃）或钡灌肠（疝内容物为结肠）协助明确诊断。人工气腹检查可见气体进入胸腔，有确诊意义。MRI 和 CT 检查可通过矢状面或冠状面断层显示，能够清晰显示疝的部位和疝入的内容（图 37-2-1），具有确诊的意义，已经成为主要的诊断手段。

胸腹膜疝应与下述疾病相鉴别：先天性肺囊肿、先天性局部肺气肿、先天性囊性腺样畸形和肺发育不良等。当疝比较小且疝内容物为实质性脏器（如大网膜等）时，需要与下肺部的肿瘤相鉴别。当疝内容物含有较多液体时，有误诊为胸腔积液的报道。当疝内容物含有较多的气体时，亦有误诊为气胸的报道。只要提高认识水平，通过多种切面的 CT 或 MRI 成像，通常鉴别不难。

（六）治疗　通常需要外科手术治疗。在新生儿，巨大的疝如不行手术治疗，约 75% 的病婴在 1 个月内死亡。选择合适的手术时机很重要。产后 2 天内手术，死亡率较高（50%～75%），产后 2 天以上手术，其死亡率明显降低。因此，当病情严重时，可考虑机械通气或体外膜氧合，待产后 2～5 天再行手术治疗，有利于降低死亡率。手术疗效和预后还与患侧肺发育不良的程度，是否有胃肠道扭转、梗阻、绞窄或合并其他畸形等因素有关。

年长儿童和成人的胸腹膜疝内容多为胃、结肠、肝脏等。对呼吸和循环影响不大。一般肠梗阻和绞窄的可能性较低。应该择期手术治疗，死亡率低（1%～3%），疗效多满意。

二、先天性胸骨旁疝

先天性胸骨旁疝是指腹内脏器经 Morgagni 孔疝入胸腔形成。因此裂孔位于膈肌的前部胸骨后方，故也称胸骨后疝或前膈疝。此疝罕见，1761 年 Morgagni 首次报道。根据临床统计，右侧多见，双侧次之，左侧极少。

（一）病因　胸骨旁疝的形成是由于膈肌先天发育

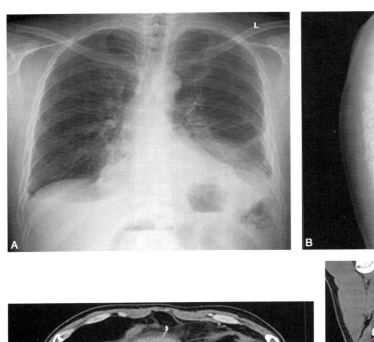
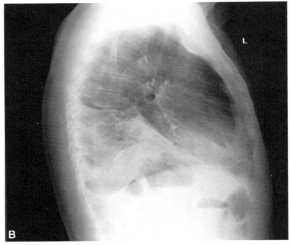
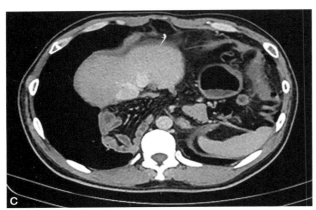
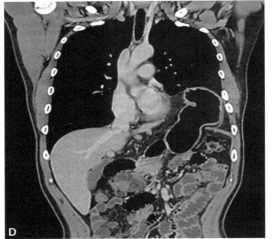

图 37-2-1　先天性胸腹膜疝

A. 正位 X 线片上显示左下肺野斑片影，伴有透亮区；B. 侧位 X 线片显示病变靠后；C、D. CT 显示腹腔脏器经膈肌的后外部分疝入胸腔。

的障碍。由于胚胎期横中膈的胸骨后部分发育不全或合并胸骨与肋骨发育不全，在胸骨下端膈肌的前内侧形成小三角形缺损区（Morgagni 裂孔）。由于左膈前部有心包膈面相贴保护，所以大多数胸骨旁疝在右侧出现。

（二）病理　胸骨旁疝多有由腹膜构成的疝囊，无真疝囊者少见。常见的疝内容物为大网膜和横结肠，胃和肝也可能被累及；也有报道盲肠、末段回肠和升结肠均可疝入胸腔。在某些病例，部分胃壁疝入胸腔，但无症状；当出现梗阻或嵌顿时才被发现。通常疝的内容物不会很大。

（三）临床表现

1. 症状　大部分患者无症状，只在查体时被发现心膈角处的阴影。有症状者，通常以胃肠道症状为主，亦可有呼吸系统症状。胃肠道症状主要是由于疝出的内脏嵌顿、扭转造成梗阻所致。常见的症状有上腹胀痛，站立或弯腰时加重；也可有痉挛性腹痛、不定位的腹部绞痛、呕吐等肠梗阻症状。但多数为不完全性梗阻，完全性肠梗阻、坏死或穿

孔的并发症少见。因肺受疝内容物挤压，引起咳嗽、反复肺部感染或呼吸困难。上述症状因年龄而异。在婴儿，以肺受压引起的呼吸系统症状为主；而在儿童，则以胃肠道症状为主，可伴有呼吸系统症状。在成年人，多数无症状，个别有胃肠道症状。

2. 体征　多数无异常体征。个别巨大疝的患者，可见患侧呼吸动度减弱，局部叩诊呈鼓音或实音，呼吸音减弱。当合并有肠梗阻时，腹部有相应的体征。

（四）X 线表现　胸骨旁疝的诊断主要依据 X 线检查。后前位 X 线胸片的典型征象是在心膈角有一类圆形阴影，多见于右侧。侧位 X 线胸片示阴影在前心膈角，占据膈肌和前胸壁的相连区。如疝囊内有肠襻，在阴影内可有气襻影，有确诊的意义（图 37-2-2）。若疝内容物为大网膜，显示为密度均匀的致密影。如疝内容物为横结肠，钡灌肠可见横结肠上提，其远段因重力作用而呈下垂状。当阴影不含气襻，钡餐和钡灌肠又难以判断时，则需要与胸膜心包囊肿、局部型胸膜间皮瘤、纵隔脂肪瘤、膈肌肿瘤、前胸壁肿

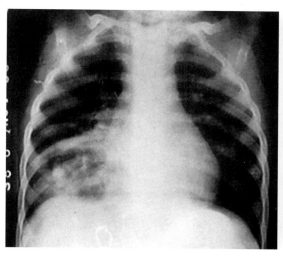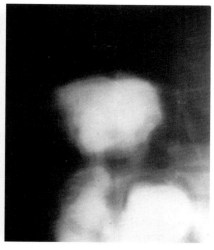

图 37-2-2 先天性胸骨旁疝
后、前位 X 线片示右下肺近心膈角处阴影，内有多个透光区，钡灌肠显示疝内容物为结肠。

瘤及肺癌鉴别。CT 和 MRI 检查有较大的诊断价值。

（五）治疗　Morgagni 裂孔较小，疝入的内脏较容易嵌顿或绞窄。因此，通常推荐手术治疗。部分无症状的病例，不愿意接受手术治疗或有手术的相对禁忌证时，应该严密观察，一旦出现症状，应争取手术治疗。不能排除肿瘤时，亦是手术指征。

三、创伤性膈疝

创伤性膈疝包括胸腹部外伤、手术或膈下感染后所致的膈肌破裂，腹腔脏器疝入胸腔。由于右膈肌有肝脏保护，所以，创伤性膈疝常见于左膈肌。

（一）病因　引起创伤性膈疝的常见原因有：①严重的胸腹闭合伤，如压伤、钝性外伤、爆炸伤等，由于胸腔和腹腔内压力突然改变，亦可导致膈肌破裂；②直接外伤，如胸腹部贯穿伤（枪弹伤、刀刺伤等）；③手术损伤，如涉及食管贲门或其他在膈肌附近的手术；④膈下炎性、膈肌囊肿、肝脏化脓性病变或消融治疗等引起膈肌穿破等。

（二）病理　创伤性膈疝的病理改变主要决定于损伤的原因和严重程度。外伤性引起者，需要注意并发其他脏器损伤的可能性，尤其是肝脾破裂、腹腔内出血等。常见的疝内容物为胃、大网膜、结肠、小肠等。一般无疝囊。病程长者疝入内脏多可与膈肌或肺粘连。

（三）临床表现
1. 病史与症状　膈肌的破裂通常是外伤或疾病的一部分。复合伤者由于病情严重，容易掩盖膈肌破裂的症状。常见的临床表现有呼吸困难、胸腹部疼痛向肩部放射等，严重者可有发绀、低血压等。但这些症状缺乏特异性。
2. 体征　无特异性体征，与疝的大小、部位、疝的内容物、是否合并有嵌顿绞窄等因素有关。

（四）诊断　创伤性膈疝的临床表现缺乏特征性。在处理胸腹外伤时，要提高警惕性，有膈肌破裂可能性时应做相应检查。需要剖腹或剖胸治疗时，要仔细检查膈肌有无破裂。一般外伤性膈疝，通过常规胸部 X 线检查、胃肠造影、人工气腹、CT 或 MRI 检查（矢状面或冠状面断层显示），可以明确诊断。亦有报道在急性损伤时未发现，经过数月乃至数年后出现膈疝引起的症状时，始被发现。

（五）治疗　外伤性膈疝常见于复合伤的患者，应该在严密观察和护理的前提下，争取尽早手术治疗，修复损伤的膈肌，避免胃肠道梗阻和肺受压的危险。非急性期的患者，亦应争取手术治疗。通常选择经胸入路，能够较好地分离粘连带。

四、食管裂孔疝

食管裂孔疝是指胃贲门、胃上部和部分胃前壁甚至全胃经膈肌的食管裂孔，疝入膈上的后纵隔。食管裂孔疝是最常见的膈疝。根据贲门有否移位及胃疝入的情况，可分为下列类型（图 37-2-3）：①滑动型。由于食管裂孔明显扩大和膈食管韧带松弛，贲门和胃体上部经扩大的食管裂孔，连同膈肌的食管韧带疝入后纵隔。站立位或腹腔内压力降低时，疝入部分的胃自动回纳。这类可上下自由滑动的疝较常见，约占临床患者的 90%，称为滑动性食管裂孔疝。②食管旁疝。贲门位置不变，部分胃底部和胃前壁经扩大的食管裂孔，疝入食管前或两侧有腹膜形成的盲囊。③少数患者兼有上述两种类型的特征，称为混合型食管裂孔疝。④大滑动型。整个胃经扩大的食管裂孔翻入后纵隔，但贲门仍留在原来位置，胃底高于食管，幽门也可经食管裂孔疝入膈上。

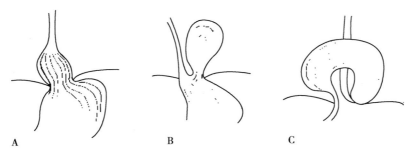

图 37-2-3　食管裂孔疝的分类示意
A. 滑动型；B. 食管旁疝；C. 混合型。

（一）病因　　食管裂孔疝形成的原因有先天性因素，例如食管孔裂孔发育不良，裂孔周围组织薄弱造成解剖结构上的弱点。然而，食管裂孔疝多见于 40 岁以上的患者，可见后天性因素也起很重要的作用。肥胖、习惯性便秘、慢性咳嗽、多次妊娠和练武功时不正当屏气等因素，可致使腹压长期增高，食管裂孔逐渐扩大，构成食管裂孔疝的发病基础。

（二）病理生理　　食管胃交界处的贲门具有类似活瓣样的作用，食物和液体只能咽下入胃，而贲门具有防止食物反流入食管的作用。当贲门部疝入胸腔时，这种防止反流的功能明显减弱，容易出现胃内容物反流，导致反流性食管炎的病变和临床表现。

（三）临床表现　　食管裂孔疝多见于中年以上的男性。部分患者无症状，有症状者多数由于胃液反流造成食管下段反流性食管炎相关的症状，引起胸骨后不适、疼痛和烧灼感等。严重者有可能引起吸入性肺炎等其他反流相关的临床表现。食管裂孔疝也可并发绞窄、出血和胃壁坏死与穿孔，但发生率低。通常无异常体征。

（四）诊断　　食管裂孔疝的诊断主要依靠胸部影像学检查。检查时嘱患者平卧或头低位，在上腹部加压及嘱患者用力收腹加压时，容易观察到阳性征象。X 线钡餐透视检查时，典型的食管裂孔疝的征象包括：膈下食管段变短增宽或消失，贲门上移牵拉胃黏膜呈幕状，食管胃狭窄环上移至膈上（Schalzki 环形狭窄）（图 37-2-4），膈上见纹理粗大的胃黏膜。胸部 CT 或 MRI 可以多角度和多层面成像，更加有利于判断食管裂孔疝及其类型（图 37-2-5）。

纤维食管镜检查有助于了解反流性食管炎的情况和食管下括约肌松弛的程度；也可以了解有无合并食管下段狭窄、慢性溃疡或恶变等。

食管测压和 pH 的动态测定有助于明确诊断反流性食管炎，当难以与心肌梗死、胆道疾病、胃和十二指肠溃疡等鉴别时，食管测压和 pH 的动态测定有助于明确胃食管反流的诊断。

（五）治疗　　部分食管裂孔疝患者无症状，大多数患者的症状轻微，而且，出现嵌顿和绞窄的可能性很少。所以，主要是采用内科治疗。可通过下列措施来降低腹腔内压力与减少胃液反流。常用的具体措施包括：

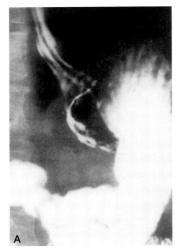
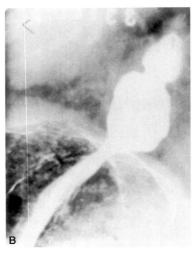

图 37-2-4　滑动型食管裂孔疝的胸部 X 线表现
A. 胃前庭呈幕状改变，提示滑动型食管裂孔疝；B. 滑动型食管裂孔疝的双环状影，上环相当于贲门。

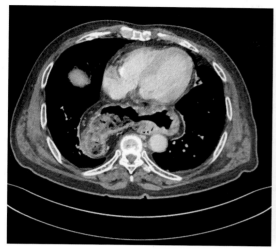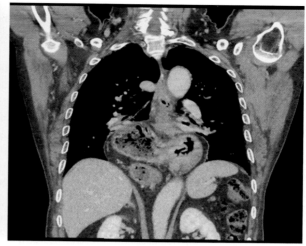

图 37-2-5 食管裂孔疝的 CT 表现，部分胃体经过扩大的食管裂孔进入胸腔

1. **饮食调节** 控制饮食量，避免过饱、饮酒及服用刺激胃酸分泌的食物，如辣椒、葱蒜及酸性、油脂或糖含量高的食品。

2. **适当减肥** 有利于降低腹腔压力。

3. **避免增加腹腔压力的因素** 如抬重物或弯腰、扎过紧的宽腰带、穿着紧身衣服等。

4. **抬高床头睡眠** 睡眠时将床头抬高 20°~30°，以防止胃液反流。

5. **应用制酸剂和促进胃动力的药物** 常用组胺 H_2 受体拮抗剂和多潘立酮等胃动力药，通过减少胃酸分泌和促进胃的排空，可以减少反流，缓解症状。

个别患者症状严重，当影响工作和正常生活，或严重的反流性食管炎引起黏膜溃疡出血、反复吸入性肺炎或合并有食管下段瘢痕性狭窄时，应考虑手术治疗。如果并发疝的嵌顿绞窄，应急诊手术治疗。手术效果多数满意。近年来应用腹腔镜诊断和治疗食管裂孔疝越来越多。

（陈荣昌）

第三节
膈肌肿瘤和肿块

膈肌的原发性肿瘤（tumor of the diaphragm）罕见。尽管邻近的器官组织的恶性肿瘤，如胃癌、肝癌、胆囊癌、肺癌、结肠或盆腔和后腹膜的恶性肿瘤，经常直接侵犯或转移累及膈肌，但通常与原发肿瘤相连或者作为全身性转移性肿瘤的一部分，故不在本节中论述。此外，膈肌的肿块还有可能是由于有先天性和后天性囊肿（如创伤后血肿或脓肿所遗留的囊肿）及棘球蚴病（包虫病）等疾病所引起。由于临床表现和影像学改变类似，在本节中一起论述。

一、病理

膈肌肿瘤中，良性（包括囊肿）占 40%，恶性占 60%。良性肿瘤以脂肪瘤最为常见，其他有纤维瘤、间皮瘤、血管瘤、神经纤维瘤、神经鞘瘤、纤维肌瘤、淋巴管瘤、畸胎瘤、错构瘤、皮样囊肿等。恶性肿瘤以纤维肉瘤最常见，其他文献报道的恶性肿瘤还有脂肪肉瘤、横纹肌肉瘤、神经源性肉瘤、平滑肌肉瘤等。

二、临床表现

良性肿瘤和囊肿多无症状，多数在胸部 X 线检查时发现膈肌形态异常。恶性肿瘤常有胸背痛；侵犯膈神经时可有肩部和上腹部放射性疼痛、呃逆和咳嗽（与膈神经的感觉纤维受刺激有关），严重者可引起膈肌麻痹；部分患者合并胸腔积液或腹水；巨大肿瘤挤压肺可引起呼吸困难等压迫症状。肿瘤向腹腔生长可产生胃肠道症状和肝区疼痛。有报道膈肌恶性肿瘤可引起杵状指（趾）和骨关节肿痛等类似肺性骨关节病的表现，切除肿瘤后症状缓解。通常无特异性体征。

三、诊断

胸部影像学检查是发现和诊断膈肌肿瘤与肿块的主要方法。常规 X 线胸片显示膈面上的球形或块状阴影，随膈肌上下活动。良性者多数表面光滑，恶性者多呈分叶状。当恶性肿瘤侵犯膈神经时，可引起膈肌麻痹的表现。可伴有胸腔积液或腹水。这些 X 线影像学改变有时较难与膈疝、肺底肿瘤、肺底包裹性积液、膈下肿瘤和局限性膈肌膨出等鉴别。CT 或 MRI 检查更容易发现膈肌肿物和与其他疾病鉴别。必要时可进行人工气胸或气腹、胸腔镜或腹腔镜的检查，有利于证实诊断。

四、治疗

膈肌肿瘤应争取手术治疗，根据良性或恶性及病理类型，在术后行放疗或化疗。膈肌的缺损可以直接缝合或用补片修复。

（陈荣昌）

参考文献

[1] 郑则广, 陈荣昌, 张秀燕, 等. 电刺激和磁波刺激法评价膈肌功能的比较[J]. 中国呼吸与危重监护杂志, 2004, 3 (2): 117-119.

[2] KOTECHAS, BARBATO A, BUSH A, et al. Congenital diaphragmatic hernia[J]. Eur Respir J, 2012, 39 (4): 820-829.

[3] KEIJZER R, PURI P. Congenital diaphragmatic hernia[J]. Semin Pediatr Surg, 2010, 19 (3): 180-185.

[4] BROWN SR, HORTON JD, TRIVETTE E, et al. Bochdalek hernia in the adult: demographics, presentation, and surgical management [J]. Hernia, 2011, 15 (1): 23-30.

[5] KISHORE GS, GUPTA V, DOLEY RP, et al. Traumatic diaphragmatic hernia: tertiary centre experience[J]. Hernia, 2010, 14 (2): 159-164.

[6] CADA M, GERSTLE JT, TRAUBICI J, et al. Approach to diagnosis and treatment of pediatric primary tumors of the diaphragm[J]. J Pediatr Surg, 2006, 41 (10): 1722-1726.

[7] GRAHAM R, KAPLAN D, EVANS CC, et al. Diaphragmatic plication for unilateral diaphragmatic paralysis: a 10-year experience [J]. Ann Thorac Surg, 1990, 49 (2): 248-252.

[8] FRENCKNER B, Ehrén H, GRANHOLM T, et al. Improved results in patients who have congenital diaphragmatic hernia using preoperative stabilization, extracorporeal membrane oxygenation, and delayed surgery [J]. J Pediatr Surg, 1997, 32 (8): 1185-1189.

[9] 李泽坚, 徐乐天. 膈肌疾病[M]//罗慰慈. 现代呼吸病学. 北京: 人民军医出版社, 1997: 999-1009.

[10] GE W, YU DC, JIANG CP, et al. Giant solitary fibrous tumor of the diaphragm: a case report and review of literature[J]. Int J Clin Exp Pathol, 2014, 7 (12): 9044-9049.

第三十八章
少见呼吸系统疾病

第一节
气管食管瘘

一、概述

气管食管瘘(tracheoesophageal fistula,TEF)泛指由于各种原因使气管壁与食管壁的完整性受到破坏,在两者间形成异常的通道,按照病因可分为先天性与继发性两种,以后者居多。根据瘘口所在处及贯通部位可分为:气管食管瘘、支气管食管瘘、气管胸腔胃瘘、气管纵隔瘘、胃食管细支气管瘘等,其发病原因复杂,治疗困难,由于在气道与消化道间存在异常通道,导致其内气、液体相互交通,患者易进食反流、剧烈呛咳并引起难以控制的吸入性肺炎,故难以进食,病情迅速恶化,病死率高。

二、病因及发病机制

(一)先天性气管食管瘘 先天性气管食管瘘系由于先天性胚胎发育异常形成气管与食管间由瘘管相连通,半数以上患儿伴有其他先天性畸形,如心血管、泌尿生殖系统和肺发育不全。大多数为散发性,仅少数有家族史。先天性气管食管瘘伴食管闭锁的新生儿可出现进食呛咳和反流,并呕出咽喉部分泌物。常因吸入性肺炎和呼吸窘迫而迅速死亡。

(二)继发性气管食管瘘

1. 继发性良性气管食管瘘(acquired nonmalignant TEF)

(1)创伤性气管食管瘘

1)常见于医源性因素,包括外科手术后吻合口瘘、外科手术损伤、气管插管或气管切开损伤气管膜部、球囊持续高压力压迫、食管支架植入后撕裂管壁、气道内介入操作损伤等。

2)也可继发于钝性外伤或颈部胸部的开放性撕裂伤。

(2)感染性气管食管瘘:化脓性感染、肉芽肿性疾病如结核及克罗恩病等、梅毒、真菌感染等可导致管壁破坏穿孔形成瘘。化脓性肺部感染可破溃至消化道形成胃食管细支气管瘘(肺瘘),范围广,不局限在某个叶段支气管,远端肺组织感染需要引流,难以封堵,治疗困难。

2. 继发性恶性气管食管瘘

(1)肿瘤直接侵犯或转移所致:引起恶性气管食管瘘最常见的原因是食管癌,其次是肺癌、气管癌和喉癌淋巴结转移。晚期食管癌因癌组织侵犯食管壁全层,而食管上中段前壁毗邻气管、左主支气管后壁,当肿瘤累及气道壁且生长过快而出现缺血坏死时易形成瘘。

(2)肿瘤治疗过程中继发因素所致:放射治疗在杀伤肿瘤组织的同时也损伤正常食管组织的再生能力,致使肿瘤坏死而正常组织修复能力低下形成瘘;局部动脉灌注化疗、全身化疗后肿瘤组织坏死吸收也易导致瘘的形成;食管癌晚期因食管狭窄行食管内支架治疗时,为防止食管支架移位,常采用哑铃状或喇叭口状支架,使支架两端对食管壁产生较大压力或剪切力,影响食管壁缺血坏死形成瘘。

三、临床表现

气管食管瘘由于瘘口的大小和所在部位的不同,出现程度不一的临床症状,其特征性症状为进食后出现阵发性呛咳,咳出食物残渣,随着病情进展呈持续性加重的吞咽困难和呼吸困难。部分患者表现为平卧位烧灼样刺激性呛咳或加重,坐立位呛咳减轻或消失;反流误吸导致肺部感染者可有大量分泌物,可呈白黏痰、脓痰甚至血性痰。

四、辅助检查

(一)胸部影像学

1. 胸部X线片 吸入性肺炎是其中一种常见X线征象,表现为沿支气管分布的斑片状阴影,以中下肺野多见。但是,先天性气管食管瘘很少可以通过X线胸片等做出诊断。

2. 支气管X线造影或食管造影 可以帮助确定瘘口的位置、大小、形态、走向等,有重要价值,但瘘口较大时造影需谨慎,在吞咽造影剂时存在严重误吸可能。造影有时也难以显示细小瘘管。禁用硫酸钡造影,以防钡剂通过瘘口进入肺部形成顽固性异物沉积性肺炎。

3. CT或MRI 亦是对气管食管瘘诊断的敏感方法,能较好且细致地观察气道、食管、胸腔、纵隔和胃部病变,对于评估疾病严重程度、明确瘘口与周围组织的关系、决定后续治疗方案等均有重要价值。此外,对于需要植入气管支架封堵的病例,利用CT重建图像有助于准确测量气道与瘘口的相关数据,便于确定支架规格。

(二)内镜检查

1. 支气管镜检查 一般可以直接见到瘘口,确认瘘口在气管或支气管内的位置。如果瘘口很小或在叶段支气管以下常不易发现,口服亚甲蓝(美蓝)后再行支气管镜检查有助于发现瘘口，或通过动态观察气道壁是否有气泡溢出也有助于判断小瘘口的存在，如伴液气胸，也可通过胸腔引流瓶观察。

2. 胃镜检查　也是重要确诊手段之一，可以直视瘘口，或观察到瘘口冒气泡，需要结合食管造影等来证实瘘口的存在。胃镜检查可帮助观察瘘口周围黏膜和胃壁的情况，必要时可进行活检确诊疾病病因。胃镜还可以在气道内支架封堵瘘口后观察瘘口的愈合情况。

五、治疗

（一）外科手术　　对于可以耐受手术和有手术适应证的患者，外科手术是气管食管瘘主要的治疗手段之一，利用影像学和内镜检查来明确瘘口的大小及位置，以便于在单纯缝合修补或切除并重建气管之间做出合适的选择。对良性气管食管瘘患者，如有手术机会应尽量争取手术切除瘘管和病变的组织，对于病变不可逆的肺组织可行肺叶或全肺切除术，与瘘有关的食管憩室亦应切除。可于食管和气管之间植入如胸膜、肌肉、心包膜或膈肌瓣等组织包裹瘘口以减少复发。如气道缺损较多，可行气道替代物移植。但对恶性继发性气管食管瘘患者一般为肿瘤晚期，身体状况差，基本不适合手术治疗。

（二）内镜及介入治疗　　经支气管镜、胃镜及影像引导下的介入治疗是对不适合手术的气管食管瘘的主要治疗手段，可很大程度减轻患者的症状，改善生活质量。介入治疗目前最常用的为气道和/或消化道支架的植入，以及镜下药物注射、烧灼、金属夹等。

1. 植入支架　是通过物理学方法遮盖瘘口，从而防止食物及分泌物通过瘘口进入呼吸道，控制吸入性肺炎，同时防止呼吸道的气体进入消化道。支架植入后也能解除并存的气道或食管狭窄。临床实践已证实经气道或食管植入支架具有操作创伤小、并发症少、疗效确切等优点。介入操作受患者身体状况的限制较小，耐受性好，在一定时间内支架可随时取放，已成为气管食管瘘姑息治疗最可行和常用的方法。

理想的堵瘘支架应满足：完全覆盖瘘口及瘘管并与周围管壁贴合良好；植入支架稳定性良好，特别是支架覆膜牢靠不易破损；支架植入后不易移位；支架能长时间维持一定张力；良性瘘口应放置可回收支架，而恶性病变则需长久植入支架。应用金属覆膜支架或硅酮支架封堵瘘口须注意支架移位、分泌物潴留、肉芽组织增生等支架植入常见并发症，更需要注意避免支架植入后瘘口扩大的问题，尤其多见于在食管侧植入过大或哑铃形的金属支架。

2. 其他经气道介入治疗技术　如气管支架植入联合气管镜下烧灼术，还有生物蛋白胶瘘口局部灌注封堵术，均适合治疗小瘘口或与支架联合应用，但封堵1~2周后因生物胶的溶解瘘口会发生再通，因而临床应用较少。如瘘口的部位在支气管残端，也可通过心脏房间隔封堵器做封堵，其双鼓形结构可固定于瘘口两侧的管壁上。

（三）内科保守治疗　　一般情况较差不能耐受手术的气管食管瘘患者，内科保守治疗是基本的治疗措施，包括使用抗生素控制肺部感染、静脉高营养、空肠造瘘等支持治疗。

1. 抗感染　一旦发生继发性气道-消化道瘘后往往预后不良，大多数患者于1个月内会死于呼吸道感染和营养不良。国内有研究报道气管食管瘘患者下呼吸道病原学培养以革兰氏阴性菌和真菌为主，分别占64.7%和25.5%，其中以铜绿假单胞菌最为常见，这可能与反复使用抗生素及肠道菌群移位有关。

2. 营养支持　气管食管瘘患者由于无法经口进食，以及感染所导致的应激及炎症反应，患者常出现严重的营养不良。营养不良一方面导致瘘口延迟愈合或无法愈合，同时也导致临床并发症显著增加。因此积极有效的营养支持对于气管食管瘘的整体治疗效果至关重要。

3. 放置胃管或经皮胃镜下胃造瘘术（PEG）或空肠造瘘术（PEJ）　估计在较短时间内可以愈合的气管食管瘘，可以通过放置胃管或空肠管进行管饲。估计长时间不容易愈合的，可以选择在内镜引导及介入下，经皮穿刺放置胃造瘘管和/或空肠营养管，以达到胃肠内营养和/或胃肠减压的目的。相对于传统的通过外科手术的胃造瘘及空肠造瘘术，PEG及PEJ具有操作简便、快捷、创伤小的优点，且只需要局部麻醉，从而减少了全身麻醉可能的危险及副作用。

（陈　愉）

参考文献

[1] LENZ CJ, BICK BL, KATZKA D, et al. Esophagorespiratory fistulas: survival and outcomes of treatment [J]. J Clin Gastroenterol, 2018, 52 (2): 131-136.

[2] VAN HALSEMA EE, VAN HOOFT JE. Clinical outcomes of self-expandable stent placement for benign esophageal diseases: a pooled analysis of the literature [J]. World J Gastrointest Endosc, 2015, 7 (2): 135-153.

[3] FREITAG L. Treatment of airway-esophageal fistulas [M] // ERNST A, HERTH FJ. Principles and practice of interventional pulmonology. New York: Springer, 2013: 421-434.

[4] 吴雪梅, 柯明耀, 罗炳清, 等. 气道覆膜支架治疗胸腔胃-气道瘘48 例临床分析 [J]. 国际呼吸杂志, 2014, 34 (20): 1554-1557.

[5] 王洪涛, 王国磊, 王文光, 等. 外科治疗食管呼吸道瘘：附7例报道 [J]. 中国癌症杂志, 2015, 25 (7): 549-554.

[6] 吴雪梅, 柯明耀, 罗炳清, 等. Dumon 支架治疗气道消化道瘘 31 例近期疗效观察 [J]. 国际呼吸杂志, 2016, 36 (4): 292-296.

[7] WANG H, TAO M, ZHANG N, et al. Airway covered metallic stent based on different fistula location and size in malignant tracheoesophageal fistula [J]. Am J Med Sci, 2015, 350 (5): 364-368.

[8] KE MY, HUANG R, LIN LC, et al. Efficacy of the Dumon™ stent in the treatment of airway gastric fistula: a case series involving 16 patients [J]. Chin Med J (Engl), 2017, 130 (17): 2119-2120.

[9] 丛明华, 金发光, 柯明耀, 等. 继发性气道-消化道瘘介入诊治专家共识 [J]. 中华肺部疾病杂志（电子版）, 2018, 11 (2): 131-138.

第二节
先天性肺动静脉瘘

先天性肺动静脉瘘（congenital pulmonary arteriovenous fistula，PAVF）是一种少见的先天性肺部血管发育异常。60%~90%的 PAVF 伴发遗传性出血性毛细血管扩张症（hereditary hemorrhagic telangiectasia，HHT），同时可累及胃肠道，又称 Osler-Weber-Rendu 病。该疾病女性的发病率为男性的 2 倍，属常染色体显性遗传性疾病。

一、概念及流行病学

PAVF 是指肺动脉及其分支与相应的静脉血管扩大迂曲或形成海绵状血管瘤，造成动静脉直接相通而引起的血流异常短路，使得肺动脉的低氧血不经过肺毛细血管进行氧合而直接由肺静脉引流至左心，形成右向左分流。栓子和细菌能直接经肺动静脉瘘进入体循环引起中风和脑脓肿。

PAVF 首先由 Churton 于 1897 年报道，称为多发性肺动脉瘤。1939 年 Smith 首先应用心血管造影证实本病。该疾病曾用病名较多，如肺动静脉瘤、肺血管扩张症（haemagiectasis of the lung）、毛细血管扩张症伴肺动脉瘤（haemonreac telangiectasia with pulmonary artery aneurysm）等。PAVF 的发病率为 2/10 万~3/10 万，女性较男性常见。

二、病因

在胚胎发育过程中，胚芽周围的静脉丛（即后腮丛）与第 6 对动脉弓衍生出来的肺动脉支相吻合，形成血管床。随着胚胎的发育，此处的血管床出现血管间隔，形成肺毛细血管，将原始的动静脉丛分隔开，形成正常的肺动脉-肺毛细血管-肺静脉系统。一旦血管间隔形成出现障碍，肺动脉分支不经毛细血管网，直接与肺静脉分支相通，即形成先天性肺动静脉瘘。病因尚不清楚，由于本病存在家族性，因此有关病因的遗传学研究是近来的热点。超过 20% 的遗传性出血性毛细血管扩张症患者并发 PAVF，特别是与位于染色体 9q34.11 的 endoglin 基因变异相关的遗传性出血性毛细血管扩张症患者，并发 PAVF 的概率更高。

三、病理

PAVF 多发生于双肺下叶内侧或肺外周胸膜下。单侧肺多见，约占 80%。多发性占 30%，双侧同时发生者占 8%~10%。根据其病理特点 PAVF 可分两型即囊型和弥漫型。囊型是指瘘口形成团状血管瘤囊，又分为单纯型和复杂型，单纯型为 1 支供血的肺动脉与 1 支引流的肺静脉直接沟通，囊瘤无分隔，最为常见；复杂型为 2 支以上的供血动脉与引流静脉直接沟通，囊瘤有分隔。弥漫型指动静脉之间多数细小的瘘管相连，无瘤囊形成，很罕见。80%~90% 的 PAVF

属于单纯型。95% 的 PAVF 由肺动脉供血，其余约 5% 的患者由体循环动脉或二者同时供血。体循环供血动脉可涉及胸主动脉、乳内动脉、肋间动脉、冠状动脉等异常分支。PAVF 对血流动力学的影响不大。病理性动静脉分流形成后，部分血氧含量低的肺动脉血未经肺泡进行气体交换，直接通过肺静脉进入体循环，使机体动脉血氧饱和度有不同程度下降。

四、临床表现

PAVF 的临床症状及严重程度与病变大小密切相关，主要取决于右向左的分流量，若分流量较小，患者可无明显症状；分流量较大，超过 20% 时则可出现低氧血症的一系列表现，也可因分流量较大导致心力衰竭发生。

本病呈隐匿性进展，10% 左右的患者在婴幼儿期出现症状，而大多数均在成年后出现症状，随着病情发展，发生各种并发症的风险也相应增加。部分患者（13%~55%）亦无任何症状，通过常规胸部 X 线检查而发现。

最早出现的症状是呼吸困难。病史较长、分流量大的患者可出现劳力性呼吸困难、发绀、杵状指（趾）典型的三联征表现，由于静脉血不经过肺泡毛细血管直接进入体循环，可发生异位血栓栓塞，如脑缺血、脑梗死、脑脓肿等而表现出相应的症状及体征，少数情况会出现血管破裂引起的血胸或者大咯血而危及生命。

30% 的患者有黏膜毛细血管扩张。50% 左右的患者可在胸部听到连续或收缩期血管杂音。伴发遗传性出血性毛细血管扩张症的 PAVF 患者出现早期、无诱因的反复鼻出血，随着年龄增加可出现皮肤黏膜毛细血管扩张的症状及体征。

最常见的并发症为神经系统的并发症，当供血动脉直径大于 3mm 时，并发症发生率高。

五、辅助检查

（一）血常规　　长期慢性缺氧可导致红细胞、血红蛋白升高。反复出血患者往往表现为贫血。

（二）胸部 X 线检查　　胸部 X 线检查目前作为 PAVF 的一线筛选检查。X 线检查可见肺内单个或多个钱币样结节病灶，直径 1cm 至数厘米不等，密度增高而均匀，边界锐利，多位于中下肺野内侧带。透视下可见肺门血管搏动亢进，肿块大小随呼吸而改变，深吸气时增大，呼气时缩小（Valsalva-Mueller 试验）。

（三）超声心动图　　超声心动图声学造影指从外周静脉注射振荡过的生理盐水或碳酸氢钠，产生小气泡，然后行超声心动图检查，正常情况下小气泡可完全被阻挡在肺毛细血管中，不会进入左心房，但存在 PAVF 时左心房内很快出现气泡，该检查对 PAVF 敏感性几乎是 100%，甚至可以发现那些没有临床意义的 PAVF，该法为无创检查，目前广泛应用,缺点是不能确定病变的部位、范围,不能测定分流分数。

（四）计算机断层成像（CT）

螺旋 CT 是诊断 PAVF 的另一手段。3D 螺旋 CT 采用表面阴影的显示可从各个角度显示血管结构,准确性高。以双肺中下叶多见,增强后可见病灶与相邻大血管同步强化,其特征性表现为"血管蒂"征、"动脉瘤"征和左心房提前显影。

（五）肺动脉造影

可明确部位、形态、累及范围及程度,目前仍是诊断 PAVF 的金标准。造影的主要表现为:①单纯型 PAVF 可见囊瘤随肺动脉充盈显影,肺静脉显影早于正常肺静脉,供血动脉及引流静脉均为一支,可见不同程度迂曲、扩张;②复杂型 PAVF 可见 2 支或多支供血动脉及引流静脉,囊瘤内可见分隔,对比剂排空延迟;③弥散型 PAVF 表现为多发"葡萄串"样小血池充盈,相应区域无毛细血管实质充盈期,或病变部位肺静脉提前显影。该方法缺点为有创检查,主要用于治疗前确诊和介入手术。

（六）诊断及鉴别诊断

有反复咯血、呼吸困难、发绀及杵状指(趾)的临床表现,血常规发现红细胞及血红蛋白增多,超声心动图排除心内或大血管水平分流,结合 X 线胸片或胸部 CT 特征性表现及必要时肺动脉造影可明确诊断。

遗传性出血性毛细血管扩张症患者及家庭为重点筛查对象,首选胸部 X 线检查作为筛查手段,最后确诊经胸部 CT 或者肺动脉造影检查。

该疾病需与引起呼吸困难、咯血和肺部阴影的疾病相鉴别。①肺内阴影:多发性 PAVF 胸部 CT 显示肺内多发占位病变,根据病史、血气分析和血管造影等资料可辨别。②肺结核:肺结核患者多有午后潮热、盗汗、消瘦等结核中毒症状,活动性肺结核患者血沉快、结核菌素纯蛋白衍生物(PPD)试验强阳性、痰检发现抗酸杆菌。影像学上肺结核多位于肺上叶尖、后段或下叶背段,而 PAVF 常位于双下肺叶及中叶近胸膜脏层。增强 CT 扫描的特征不同,抗结核治疗有效可有助鉴别。③支气管扩张:二者临床症状相似,肺部 CT 薄层增强扫描可以鉴别。PAVF X 线胸片上可见 1 个或多个圆形或卵圆形密度均匀的肿块,边界清楚,可有分叶征象;CT 肺动脉造影可见瘘的大小、部位及血管等特征。而支气管扩张患者胸部 CT 可见支气管增粗、支气管壁增厚,胸膜下可见周围小气道、气道内黏液嵌塞、马赛克灌注征和空气潴留征、树芽征及支气管动脉增粗。

六、治疗

对于所有供血动脉大于 3mm 的 PAVF 都应治疗,目前治疗手段主要是外科手术或者介入治疗。

外科手术是根治性的治疗措施,可纠正肺内分流,改善血流供应,并可防止出现栓塞等并发症,预后较好。但伴发肺动脉高压或出血性毛细血管扩张症的患者需要谨慎考

虑。弥散型或病变较广泛的患者则需要行肺移植。

经导管栓塞(TCE)可阻塞瘘管,减少血液分流,安全有效,有取代外科手术的趋势。栓塞的主要材料为弹簧球囊或聚乙烯/硅胶小球,但有 5%~10% 的 PAVF 患者可能出现瘘管再通。

药物治疗是外科手术及 TCE 治疗的辅助手段,可选药物包括雌激素、奥曲肽、去氨加压素、达那唑等。

PAVF 治疗后应定期随访,一般于治疗间隔 3~6 个月随访 1 次,一年后可间隔 12 个月 1 次,连续随访不少于 4 年。

（周宇麒）

参考文献

[1] 蔡柏蔷,李龙芸. 协和呼吸病学[M]. 北京:中国协和医科大学出版社. 2005:1076-1089.

[2] 陈灏珠. 实用内科学[M]. 12 版. 北京:人民卫生出版社. 2005:1756-1757.

[3] 钟南山,刘又宁. 呼吸病学. 2 版[M]. 北京:人民卫生出版社. 2012:839-840.

[4] VAN GENT MW, POST MC, LUERMANS JG, et al. Screening for pulmonary arteriovenous malformations using transthoracic contrast echocardiography: a prospective study[J]. Eur Respir J. 2009. 33 (1):85-91.

[5] KHURSHID I, DOWNIE GH. Pulmonary arteriovenous malformation[J]. Postgrad Med J. 2002. 78 (918):191-197.

[6] ZUKOTYNSKI K, CHAN RP, CHOW CM, et al. Contrast echocardiography grading predicts pulmonary arteriovenous malformations on CT[J]. Chest. 2007. 132 (1):18-23.

[7] 邱怀明,曾晓华,魏崇健. 等. 先天性肺动静脉瘘的 X 线、CT 及 DSA 诊断 6 例并文献复习[J]. 实用医学杂志. 2008. 24 (4):601-603.

[8] ABUSHABALL L, UTHAMAN B, ENDRYS J. Transcatheter coil closure of pulmonary arteriovenous malformations in children[J]. J Interv Cardiol. 2004. 17 (1):23-26.

[9] 刘瀚旻. 陈莉娜. 先天性肺动静脉瘘[J]. 中国实用儿科临床杂志. 2016. 31 (16):1216-1218.

第三节
复发性多软骨炎

复发性多软骨炎(relapsing polychondriti)是一种罕见、长程、有潜在生命危险的疾病,其特点是反复发作性炎症,可累及外耳、鼻、喉气管的软骨结构,并使其结构破坏,常伴有耳廓、眼、皮肤、内耳、血管等受累。

复发性多软骨炎在任何年龄均可发病,好发年龄为 40~60 岁,且男女比例相同。白种人患病率最高。据估计,美国明尼苏达州罗切斯特市的年发病率为 3.5/100 万,英国一项调查报告显示复发性多软骨炎的患病率为 9/100 万(95% CI 7.6~10.5),年发病率为 0.71/100 万(95% CI 0.55~0.91)。病初常为急性炎症,经数周至数月好转,以后呈慢性反复发作。

一、发病机制

复发性多软骨炎的发病机制仍未十分明确，但多个研究提示与遗传易感性、软骨的免疫原性和疾病调节过程的重要免疫学通路相关。多项报道复发性多软骨炎的遗传易感性和人类白细胞抗原（HLA）Ⅱ类有关，尤其是 HLA-DR4。软骨蛋白聚糖、几种类型的胶原、弹性蛋白和软骨细胞膜可表达多个引发免疫应答的表位，此类结缔组织成分分布于气管、鼻、外耳和其他具有相同抗原性的部位，基因调控的宿主致敏性促发体液和细胞介导的免疫应答，表现为原位免疫复合物形成的病理改变。另外，软骨和其他结缔组织部位也受到牵连。炎症反应会使酶的和氧代谢产物介导的结缔组织降解持续发生，释放到相应环境中的细胞因子可以诱导软骨细胞和结缔组织成纤维细胞释放蛋白酶，干扰基质修复及引发全身症状和急性期反应，从而进一步加速病理过程。

二、临床特点

复发性多软骨炎常突然发作，活动期可有发热、局部疼痛、疲乏无力、体重减轻和食欲不振等。从起病到出现多软骨炎可能经历了数月至数年。表 38-3-1 显示了主要的临床特点。

表 38-3-1 复发性多软骨炎的主要临床特点的累计频率

临床特点	频率/%
耳软骨炎	85
鼻软骨炎	65
喉、气管、支气管软骨炎	48
肋软骨炎	38
关节病变	78
眼炎	60
体温≥38℃	38
听力减退	33
皮肤表现	33
心血管表现	30
前庭功能障碍	22
肾脏受累	13

注：总计患者 500 余人。

（一）软骨炎相关的表现

1. 耳软骨炎 是最常见的表现之一。急性发作期表现为单侧或双侧耳轮、对耳轮的疼痛、触痛、肿胀、皮温增高及明显发红，有时累及耳屏，耳垂没有软骨不受影响。这种发作能自然消退或经过治疗在数天内消退，经过类固醇治疗其临床表现减轻，但会复发。反复的炎症可致永久性后遗症：耳下垂、"菜花耳"（图 38-3-1）或"扁平"外耳。

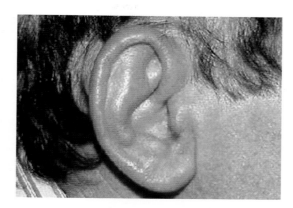

图 38-3-1 耳软骨炎，"菜花耳"

2. 鼻软骨炎 在急性发作期远比耳软骨炎少见。症状仅表现为鼻痛、触痛、轻度肿胀，偶有发红，有时伴有鼻塞、鼻硬结、鼻漏，很少出现鼻出血。长期慢性的损伤可以引起鼻软骨塌陷，表现为"鞍状鼻"（图 38-3-2），这种改变不一定可以追溯到有急性期的表现，尤其是在女性。

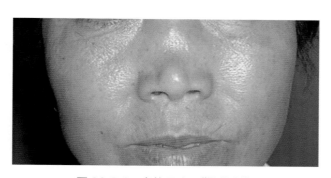

图 38-3-2 鼻软骨炎，"鞍状鼻"

3. 喉、气管或支气管软骨炎 这些软骨的病变常同时出现，也可能会相互蔓延，可以导致严重的症状，使患者预后更差。喉软骨炎会引起声嘶、失声、甲状软骨触痛、吸气性呼吸困难及喘鸣。声门下狭窄多见于女性，且可能需要紧急气管切开术。气管支气管表现（例如咳嗽、胸痛、呼气性呼吸困难、喘鸣及由于不能清除分泌物所引起的反复感染）为非特异性。如果多软骨炎只表现为单独的下呼吸道病变，该诊断可能需要数月后才能肯定。气管或支气管软骨炎可导致呼吸道塌陷和/或永久性狭窄（图 38-3-3），由其所引起的严重呼吸衰竭可能会导致死亡。

4. 肋软骨炎 会引起局限性胸壁疼痛和肋软骨肿胀，但很少引起前胸壁塌陷。

（二）其他表现
除软骨炎外，在病程的不同阶段可以出现各种症状，急性期伴有发热、乏力、体重减轻、肝大、淋巴结肿大等。

1. 关节表现 从关节痛到多关节炎，从急性发作性到游走性，或者呈现慢性、非侵蚀性、非畸形性和不伴有结节形成等特点。

2. 眼部病变 由多软骨炎本身或伴随的干燥综合征引

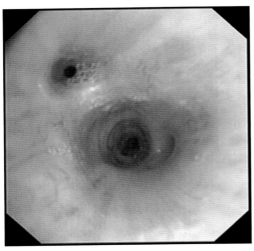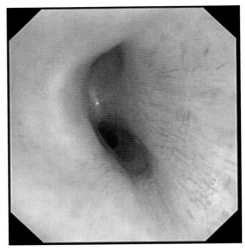

图 38-3-3　气管或支气管软骨炎,导致呼吸道塌陷和狭窄

起,复发性巩膜炎、结膜炎比角膜炎、葡萄膜炎更为常见。

3. **前庭功能异常经常出现,听觉损害**　原因可能是外耳道狭窄,咽鼓管软骨炎造成的中耳炎,或是由内耳动脉炎造成的感觉神经损害。后者会引起突发的单侧或双侧不同频度的耳聋,伴有耳鸣,迅速给予大剂量类固醇可能可以逆转这种症状。一过性眩晕可伴随发生或单独出现。

4. **其他系统的受累表现**　文献报道可以出现血管病变、心瓣膜、主动脉、心肌炎等病变。皮肤口腔病变、肾脏病变、神经系统病变等多器官受累的表现,提示预后不良。

三、辅助检查

1. **血常规及血沉**　大多数急性活动期患者有轻度正细胞正色素性贫血,以及白细胞中度增高,血沉增速。

2. **尿常规**　少数患者有蛋白尿、血尿或管型尿。有时可出现类似于肾盂肾炎的改变。急性活动期尿中酸性黏多糖排泄增加,对诊断有参考价值。

3. **血清学检查**　20%～25%的患者抗核抗体及类风湿因子阳性。少数患者梅毒血清学反应假阳性,或狼疮细胞阳性。总补体、C3、C4多正常,偶有升高。IgA、IgG 在急性期可暂时性增高。间接免疫荧光法抗软骨细胞抗体阳性及抗 Ⅱ 型胶原抗体阳性有助于复发性多软骨炎的诊断。

4. **肾功能异常及脑脊液细胞增多提示相关的血管炎。**

5. **X 线检查**　常规 X 线胸片难以发现喉和气道软骨的受累情况,当合并有肺不张、肺炎和肺纤维化时,可有相应的影像学表现。当合并有心脏受累时,可见心脏扩大等表现。胸部 CT 检查可以清晰显示喉和气管支气管的软骨受累情况,受累软骨肿胀、断裂、破坏、溶解,导致喉部结构变化,气管、支气管狭窄,病变范围多数比较广泛,可以从喉部至叶段支气管。CT 也可以量化评估气道狭窄的程度。

6. **支气管镜检查及肺功能测定**　支气管镜检查可发现气管、支气管普遍狭窄,软骨环消失、黏膜增厚、充血水肿及坏死,黏膜充血水肿或苍白萎缩。由于气道狭窄或塌陷等改变,肺功能测定显示阻塞性通气障碍,流量-容积曲线有助于判断阻塞最严重的部位(胸内型或胸外型大气道阻塞等)。

四、病理改变

复发性多软骨炎的病理学改变与活检时间十分相关。耳软骨为典型受累部位,也可能累及全身软骨及其他相关结缔组织结构。最初可在软骨-真皮交界处观察到软骨膜受多形态性细胞浸润,包括淋巴细胞和多形核细胞、单核细胞/巨噬细胞和浆细胞,同时存在由免疫球蛋白和补体组成的粗颗粒沉积物。随疾病进展,肉芽组织侵入软骨,破坏其完整性,从而隔离出由退变的软骨细胞和受累基质所形成的孤岛。软骨细胞凋亡与基质金属蛋白酶(MMP)表达增加相关,一氧化氮也参与了软骨损坏的过程。晚期改变是组织结构完全破坏和纤维化。在急性发作期进行组织活检可观察到炎症细胞浸润。非急性期的病理改变需要与软骨退变鉴别。

在眼部,表层巩膜血管可被浆细胞、淋巴细胞和肥大细胞所包绕;巩膜和结膜血管中可存在有免疫复合物沉积的血管炎。角膜和虹膜也可受累。气管和支气管黏膜可能水肿,其软骨环可能出现从轻度的炎症到被肉芽组织完全吸收的病变。主动脉受累时,血管中膜似乎出现血管化,滋养血管出现淋巴细胞袖套状浸润。随着糖胺聚糖含量的减少,胶原和弹力纤维碎裂和破坏,患者会出现单个核细胞浸润。平滑肌破坏可能导致动脉瘤形成。主动脉环可扩张,瓣叶可能增厚或破裂。关节滑膜组织活检显示慢性滑膜炎伴水肿和单个核细胞浸润。肾脏受累可出现与多种自身免疫性和结缔组织疾病及 IgA 肾病相关的改变。

五、诊断标准

复发性多软骨炎的诊断标准常用的是表 38-3-2 中所列。除了不典型病例,诊断复发性多软骨炎并不需要组织活检。

表 38-3-2　复发性多软骨炎的经验性诊断标准

主要标准	次要标准
已证实的累及耳软骨的发作性炎症	眼炎（结膜炎、角膜炎、外层巩膜炎、葡萄膜炎）
已证实的累及鼻软骨的发作性炎症	听力减退
已证实的累及喉、气管软骨的发作性炎症	前庭功能不全
	血清学检查阴性的关节炎

注：确诊需要两项主要标准或一项主要标准加两项次要标准。诊断并不需要对受累软骨进行活检。

六、鉴别诊断

当病变累及下列耳、鼻、喉、眼、气管软骨时，应与临床表现相类似的其他疾病相鉴别：

（一）耳廓病变及外耳炎　应与局部外伤、冻疮、丹毒、慢性感染、系统性红斑狼疮、痛风、霉菌性疾病、梅毒、麻风病鉴别。系统性血管炎或其他结缔组织病也可引起耳软骨炎，但双侧耳软骨炎者不多见。

（二）鼻软骨炎　需要与肉芽肿性多血管炎、淋巴样肉芽肿、致死性中线肉芽肿、先天性梅毒、麻风、淋巴瘤、结核等引起的肉芽肿和癌肿和淋巴肉瘤相鉴别。反复多次活检、病原菌的培养及血清学检查有助鉴别。

（三）眼炎　应注意与 GPA、结节性多动脉炎、Cogan 综合征、贝赫切特病（Behcet's disease，白塞病）、原发性或继发性干燥综合征等全身性疾病相鉴别。

（四）呼吸道病变　易与哮喘及慢性支气管炎混淆。气道狭窄需要与气道淀粉样变、骨化性气管支气管病、支气管肺结核和可以导致气道狭窄的肉芽肿性疾病等鉴别。

（五）主动脉炎和主动脉病变　应与梅毒、马方综合征、Ehlers-Danlos 综合征、特发性纵隔囊肿坏死、血清学阴性的脊柱关节病并发的主动脉病变相鉴别。

（六）肋软骨炎　需与良性胸廓综合征（如特发性、外伤性肋软骨炎、Tietze 综合征、肋胸软骨炎、剑突软骨综合征等）鉴别。上述这些疾病均无系统性临床表现，可与本病鉴别。

（七）肉芽肿性多血管炎（GPA）　是主要的鉴别诊断，这两种疾病都可以出现获得性鞍鼻畸形、声门下狭窄、巩膜炎、前庭受累及微量免疫性肾小球病变。而且，耳软骨炎在 GPA 中也有过描述。而在多软骨炎中亦可见突眼

及鼻中隔穿孔。主要提示 GPA 的特征包括全鼻窦炎、肺实质病变、多发性单神经炎、肾小球血管炎及 cANCA 阳性。相反地，弥漫性气管软化是多软骨炎的特征性表现。尽管这些疾病各不相同，但有时难以精确区分，而且可重叠存在。

七、治疗

（一）一般治疗　急性发作期应卧床休息，视病情给予流质或半流质饮食，以免引起会厌和喉部疼痛。注意保持呼吸道通畅，预防窒息。

（二）药物治疗

1. 非甾体抗炎药　参照类风湿关节炎用药。

2. 糖皮质激素　可抑制病变的急性发作，减少复发的频率及严重程度，用于病情较重者，开始剂量为 0.5～1mg/（kg·d），分次或晨起一次口服。对有喉、气管及支气管、眼、内耳等累及的急性重症患者，糖皮质激素的剂量可酌情增加，甚至行甲泼尼龙冲击治疗。临床症状好转后，可逐渐减量，以最小维持剂量维持 1～2 年，或更长时间。

3. 氨苯砜　氨苯砜在人体内可抑制补体的激活和淋巴细胞转化，也能抑制溶菌酶参与的软骨退行性变。剂量范围 25～200mg/d，平均剂量为 75mg/d，开始从小剂量试用，以后逐渐加量。因有蓄积作用，服药 6 日需停药 1 日，持续约 6 个月。氨苯砜主要副作用为恶心、嗜睡、溶血性贫血、药物性肝炎及白细胞下降等。

4. 其他免疫调节药物　可作为复发性多软骨炎治疗中类固醇的辅助治疗，尤其是器官功能严重受累或单用泼尼松 1～2 周内没有达到满意的临床疗效。因疗效无法预测，须权衡其潜在获益与可能的毒性。

（1）环磷酰胺：口服剂量为 1～2mg/（kg·d）、持续 2 周，如临床疗效良好，将剂量保持在这一水平，如无临床疗效，应每 2 周增加 25mg/d，直至起效或出现明显的药物毒性，最高剂量为 150mg/d。

（2）硫唑嘌呤：口服剂量 2mg/（kg·d）可能有效替代环磷酰胺。一般 3～4 周内产生明显的临床疗效，一旦疾病得到控制，应逐渐减量至 50～75mg/d 的维持剂量，治疗持续时间同环磷酰胺。

（3）环孢素：如果应用环磷酰胺或硫唑嘌呤无效，可考虑用环孢素 5mg/（kg·d）。一般在 1 个月内观察到临床疗效。如果临床和实验室参数已维持稳定 3 个月，应尝试应用更低的维持剂量以尽量减轻肾毒性，尚不确定最佳治疗持续时间。

（4）甲氨蝶呤：初始剂量应为 5～7.5mg/周，每 4～6 周增加 2.5mg，直至达到预期临床疗效或达到 25mg/周的剂量。维持治疗可能需要持续数年。

一些有潜在效果的抗炎/免疫调节化合物在个例报告和小型病例系列研究中证实有效，包括来氟米特、可溶性 TNF-α 受体（依那西普）或抗-TNF 抗体（英利昔单抗、阿达木单抗）、抗 IL-1 受体（阿那白滞素）、抗 IL-6 受体抗体（托珠单抗）和 T 细胞共刺激分子抑制剂（阿巴西普）等。

（三）气道阻塞的治疗

1. 气管软骨病变导致的气道阻塞引起重度呼吸困难，是临床处理较为困难的问题。需要严密观察，警惕窒息的可能性。根据病变的范围、程度、缓急、是否有可能经药物治疗后改善等因素综合考虑选择治疗的方法，包括气管插管、气管切开术、气道内介入治疗、外科治疗（局限性气管狭窄）。

2. **气道内介入治疗**　对于内科治疗效果不佳、气道严重塌陷或狭窄的患者，放置气道支架（常用的有金属覆膜支架和硅酮支架）是临时缓解呼吸困难的有效方法。但术后患者气道受支架刺激，易出现反复咳嗽和排痰障碍等，也有可能出现气道内支架的严重并发症，如支架移位或断裂、肉芽增生再狭窄等。并发症的发生主要在4~6周，需定期复查气管镜，初期2~4周复查无明显异常后可每3个月1次。定期对支架植入后的近、远期疗效进行评估，对支架有肉芽增生明显的可行冷冻或激光消融，部分气道狭窄病情可行球囊扩张术，定期评估气道软化的情况是否改善，是否有可能拔除支架等。总的来说，气道的病变处理可能，提示预后较差。

（四）其他治疗

1. **眼部症状**　局部用泼尼松眼膏，或用氢化可的松眼药滴眼。注意预防继发感染。当出现继发性白内障或青光眼时，给予相应治疗。

2. **复发性多软骨炎**　累及心脏、肾脏等器官时，给予相应的处理。

3. **造血干细胞移植**　对于可逆性病变危及生命或器官的复发性多软骨炎（及其他被认为是自身免疫性疾病）患者，有研究提示可采用清髓性造血干细胞移植，这种疗法在难治性复发性多软骨炎中有获得成功的报道。

八、预后

患者5年死亡率接近1/3，通常死于喉和气管软骨支持结构塌陷，或心血管病变（大动脉瘤、心脏瓣膜功能不全）或系统性血管炎。为降低死亡率，改善预后，应早期诊断和及时治疗。采用用力吸气量和用力呼气量的肺功能检查可将肺功能障碍量化并定位病变部位。肺部CT检查可以更加敏感地发现和量化气道受累的情况，有利于及时诊断和治疗。

（徐远达　李晓聪）

参考文献

[1] ZEUNER M, STRAUB RH, RAUH G, et al. Relapsing polychondritis: clinical and immunogenetic analysis of 62 patients[J]. J Rheumatol, 1997, 24 (1): 96-101.

[2] BUCKNER JH, VAN LANDEGHEN M, KWOK WW, et al. Identification of type II collagen peptide 261-273-specific T cell clones in a patient with relapsing polychondritis[J]. Arthritis Rheum, 2002, 46 (1): 238-244.

[3] OUCHI N, UZUKI M, KAMATAKI A, et al. Cartilage destruction is partly induced by the internal proteolytic enzymes and apoptotic phenomenon of chondrocytes in relapsing polychondritis[J]. J Rheumatol, 2011, 38 (4): 730-737.

[4] HARRIS ED, Jr, BUDD RC, FIRESTEIN GS, et al. 凯利风湿病学[M]. 7版. 左晓霞, 陶立坚, 肖献忠, 译. 北京: 人民卫生出版社, 2006.

[5] MATHIAN A, MIYARA M, COHEN-AUBART F, et al. Relapsing polychondritis: a 2016 update on clinical features, diagnostic tools, treatment and biological drug use[J]. Best Pract Res Clin Rheumatol, 2016, 30 (2): 316-333.

[6] 王洪武. 严格掌握气管支架适应证, 及时处理并发症[J]. 中华结核和呼吸杂志, 2014, 37 (3): 221-222.

[7] KÖTTER I, DAIKELER T, AMBERGER C, et al. Autologous stem cell transplantation of treatment-resistant systemic vasculitis-a single center experience and review of the literature[J]. Clin Nephrol, 2005, 64 (6): 485-489.

第四节
Lemierre 综合征

Lemierre综合征（Lemierre syndrome, LS），又称咽峡后脓毒症，或人坏死梭菌病，是继发于急性口咽感染的一种少见但有潜在致命危险的并发症，表现为感染性栓塞性颈内静脉炎（suppurative thrombophlebitis of the internal jugular vein, SJVT）及局部或血行播散的化脓性感染。

1936年，在前人研究基础上，法国医师André Lemierre对咽峡后脓毒症的病原菌、发病基础、临床表现、自然病程进行了系统生动描述，因为Lemierre医师的突出贡献，将咽峡后脓毒症称为Lemierre综合征（LS）。

典型LS多见于平素体健的青少年，最常继发于急性口咽感染尤其是化脓性扁桃体炎。少数继发于拔牙及颌面部急性感染、外伤。对于儿童，中耳炎、乳突炎也是重要诱因。对于老年，除上呼吸道感染外，也常继发于口咽、鼻窦的恶性肿瘤。

一、流行病学

作为少见病，LS年发病率为0.8/100万~2.3/100万，可累及各年龄组，好发年龄为10~35岁，男、女比例为2:1。抗生素问世前，LS病死率高达90%。随着抗生素的普及，尤其是覆盖厌氧菌的广谱抗生素的应用，LS病死率下降至6%~20%。

二、发病机制

LS最常见的致病菌为坏死梭菌（*Fusobacterium necrophorum*），占81.7%，其他的致病菌包括A、B组溶血性链球菌、产脓链球菌等，可独立致病（占5.5%）或与坏死梭菌混合感染（占10.1%）。12.8%LS血及其他分泌物培养为阴性。

LS是由于口咽部定植菌，在口咽急性感染等导致宿主局部免疫防御功能下降的情况下,通过受损黏膜屏障,经咽旁间隙局部蔓延或由淋巴循环、扁桃体静脉系统侵入颈内静脉,形成感染性栓塞性颈静脉炎(SJVT)。致病菌或菌栓进入血流形成脓毒败血症,通过循环系统播散形成转移性脓肿。

菌栓经上腔静脉、右心房、肺动脉,首先进入肺循环,因此,LS 最常表现为肺部脓毒性栓塞,占 79.8%,常继发肺脓肿、类肺炎性胸腔积液、脓胸。致病菌经肺毛细血管、肺静脉进入左心房,随体循环播散至全身,可引起关节炎、皮肤、软组织脓肿、化脓性骨髓炎、肝、肾脓肿、细菌性脑膜炎、脑脓肿等多部位感染。如果致病菌毒力强、菌量大,或诊断治疗不及时,LS 可发展为严重脓毒症、感染性休克、急性呼吸窘迫综合征。

此外,由于颈部、胸部解剖结构、重力、呼吸及胸腔负压等多种因素的作用,口咽腔隙、颌面部、颈部感染及深部脓肿,除侵犯邻近的颈静脉导致 SJVT 外,还可直接通过咽、颈部的结缔组织间隙,沿颈动脉鞘或颈深筋膜,经胸骨下间隙下行扩散,发生下行性坏死性纵隔炎,形成纵隔脓肿、脓胸、化脓性心包炎。

三、临床表现

LS 通常以咽痛、发热为前驱症状,上呼吸道感染发生一周内再次出现 38.5℃ 以上的持续发热等急性毒性症状,这些症状往往在原发口咽感染症状缓解后再次出现。

患者出现单侧颈部的红、肿、热、痛伴随淋巴结肿大,尤其是与胸锁乳突肌走行方向一致的、触痛阳性的条索状血管肿胀、表皮充血,是 SJVT 的典型体征,是 LS 的警示性体征。

SJVT 所释放的菌栓,首先进入肺循环,导致肺部脓毒性栓塞。患者常诉胸部刺痛、咳嗽、脓痰、痰中带血或咯血,严重时出现急性肺损伤、急性呼吸窘迫综合征,表现为呼吸困难、低氧血症、急性呼吸衰竭。

发生下行性坏死性纵隔炎的患者,除胸痛、咳嗽、气促症状外,由于口咽、咽旁间隙感染,常诉吞咽困难,感染严重时可因吞咽疼痛而无法进食。

LS 常见感染部位还包括骨、关节、肝、脾、肾、皮肤、肌肉及中枢神经系统,相应出现关节肿痛、肢体运动障碍、腹痛、黄疸、肝脾肿大、膀胱刺激征、皮肤疖肿、深部软组织脓肿或神志、意识障碍、脑膜刺激征等多种症状及体征。

辅助检查:血沉增快、C 反应蛋白增高,但无特异性。血常规表现为白细胞总数、中性粒细胞总数、比例升高,核左移,溶血性贫血、血小板减少、凝血障碍及高胆红素血症、转氨酶增高。

尽管坏死梭菌血培养阳性率仅 33%,但血培养是 LS 重要的诊断指标。通常发病 2~7 日内可见坏死梭菌生长。影像学检查:颈部血管多普勒超声、CT 增强扫描、磁共振增强扫描均可显示颈内静脉血栓形成,管腔狭窄。

尽管 19.2% 的肺脓毒性栓塞患者 X 线胸片无异常,典型的肺脓毒性栓塞表现为双肺胸膜下多个结节状高密度渗出影,病灶内可见液气平面。胸腔积液、气胸并非少见。如合并纵隔炎、纵隔脓肿,可表现为纵隔增宽、纵隔、肺门淋巴结肿大。影像学检查还能发现局灶性密度减低、局部积液、脑脓肿、肝脓肿、肾脓肿等特征性改变。

四、诊断与治疗

根据 LS 的病理生理和临床特征,目前仍沿用 1989 年 Sinave 诊断标准:①口咽原发感染;②脓毒败血症;③SJVT 的临床或影像学表现;④至少一处远处化脓灶。如临床表现典型、影像学证实颈静脉栓塞但血培养阴性的病例,也可诊断 LS。鉴别诊断主要需除外传染性单核细胞增多症和血行播散性金黄色葡萄球菌肺脓肿。

LS 主要致病菌为坏死梭菌,可能合并革兰氏阴性杆菌感染,选用抗生素首先必须覆盖厌氧菌,如青霉素等 β 内酰胺类抗生素及克林霉素或甲硝唑。推荐在对症、支持治疗基础上,选用两类抗生素早期、足量、联用。近年发现 41% 的坏死梭菌可产生 β 内酰胺酶对青霉素耐药,因此推荐使用加入酶抑制剂的 β 内酰胺类抗生素。疗程需适当延长,通常推荐静脉输注抗生素 2~3 周,症状改善后序贯口服 β 内酰胺类抗生素 4 周。坏死梭菌对喹诺酮、氨基糖苷类抗生素天然耐药,对大环内酯、四环素类敏感性差,应避免使用。

深部软组织脓肿、纵隔脓肿、脓胸,推荐手术切开引流、清除坏死组织。

低分子肝素抗凝治疗可促进菌栓溶解,有利于改善症状、缩短疗程,因其有导致严重出血促进感染播散的风险,尽管目前仍存在争议,但多数医疗机构选择抗菌治疗同时予抗凝治疗。

(蔡　闯)

参考文献

[1] OSOWICKI J, KAPUR S, PHUONG LK, et al. The long shadow of Lemierre's syndrome[J]. J Infect, 2017, 74 (Suppl 1): S47-S53.

[2] TAKIGUCHI J, SAKAMOTO H, INOUE N. Lemierre's syndrome variant with external jugular vein thrombosis[J]. Intern Med, 2017, 56 (10): 1271-1272.

[3] KAIHO T, NAKAJIMA T, YONEKURA S, et al. Descending necrotizing mediastinitis with Lemierre's syndrome[J]. Gen Thorac Cardiovasc Surg, 2017, 65 (11): 661-663.

[4] CUPIT-LINK MC, RAO AN, WARAD DM, et al. Lemierre syndrome:a retrospective study of the role of anticoagulation and thrombosis outcomes [J]. Acta Haematol, 2017, 137 (2): 59-65.

[5] JOHANNESEN KM, BODTGER U. Lemierre's syndrome: current perspectives on diagnosis and management[J]. Infect Drug Resist, 2016, 14 (9): 221-227.

[6] 何慕芝, 蔡闯, 池丽庄, 等. Lemierre 综合征 1 例及文献复习[J]. 解放军医学杂志, 2008, 33 (7): 910-911.

[7] LEMIERRE A. On certain septicaemias due to anaerobic organisms[J]. Lancet, 1936, 227 (5874): 701-703.

第五节
支气管肺淀粉样变

淀粉样变（amyloidosis）是蛋白质异常折叠形成 β 折叠片的纤维样结构，沉积于细胞外基质、细胞内造成组织器官结构和功能改变的一组异质性疾病，最先由 Virchow 于 1854 年在德国报道，该类纤维接触碘和硫酸时会出现和淀粉一样的反应，故命名为"淀粉样变性"。全身性淀粉样变可累及不同的组织器官，常见的有肾脏、心脏、肝脏、皮肤、神经系统，原发性支气管肺淀粉样变不同于全身性淀粉样变，是由 Lesser 于 1877 年首次报道，通常只累及支气管和肺部，发病率约占所有淀粉样变的 1.1%。本节主要讨论原发性支气管肺淀粉样变。

一、病因及发病机制

其病因及发病机制目前仍未明确，依据受累系统多寡，淀粉样变分为全身性和局限性，全身性累及多个系统，较少侵犯肺。局限性好发于呼吸系统，主要累及气管、支气管和肺实质。根据蛋白性质可分为免疫球蛋白轻链型（AL 型）、淀粉样蛋白 A 型（AA 型）和转甲状腺素蛋白型（ATTR 型）等多种亚型，迄今为止，已发现可引起淀粉样变的前体蛋白多达 27 种。根据病因，可分原发性和继发性，原发性气管支气管淀粉样变属于 AL 型淀粉样变，其原纤维前体蛋白绝大部分为局部生成的单克隆免疫球蛋白轻链，主要侵犯支气管黏膜下层、肌层，血管壁淀粉样变导致血管脆性增加及收缩性减弱，故出血常见，该类患者无基础疾病；除多发性骨髓瘤伴发的淀粉样变属 AL 型外，继发性气管支气管淀粉样变多为 AA 型淀粉样变，往往伴发长期慢性消耗性疾病，如慢性脓肿、肿瘤及结核等。

二、临床表现

多数患者临床进展缓慢，临床表现多样且无特征性。根据临床表现和累及部位的不同，呼吸系统性淀粉样变可分为上呼吸道型、气管支气管型、肺实质型、纵隔及肺门型与胸膜型，不同类型可合并存在。

（一）上呼吸道型 上呼吸道最常累及喉部，临床表现为声嘶、喉鸣、咽部异物感、呼吸困难，可伴有出血，累及鼻咽部可表现为鼻塞、嗅觉丧失、听力下降等，临床上往往因症状不典型而误诊。喉镜检查可见鼻咽部黏膜、声带充血肿胀、增厚，声带功能障碍，局部可形成结节或肿块突出而被误诊为肿瘤。

（二）气管支气管型 病变可侵犯气管、支气管全程，临床表现多为咳嗽、咳痰、咯血、胸闷、喘息、呼吸困难等，可反复发作肺部感染，继发肺不张、支气管扩张。气管、支气管淀粉样变的胸部 X 线片轻症者可无异常发现，多数

患者表现为肺纹理增强，影像诊断主要靠胸部薄层螺旋 CT，主要表现是黏膜下沉积的淀粉样物质导致气管壁增厚，呈结节样、斑块样或环形增厚，局限或弥漫性分布，气管膜部可受累，无腔外侵犯，少有伴发肺门及纵隔淋巴结肿大，沿气管支气管分布的沙砾状或小结节状钙化是本病的一个特点，结节或肿块一般呈轻度强化或无强化。有时弥漫性气管支气管淀粉样变影像表现轻微，在横断位轴面上难以显示，因此有学者主张在常规 CT 表现阴性时进行多平面重建（MPR）观察，可发现气道壁广泛性增厚，气管隆突上下区域长段条状及"轨道样"钙化，应高度怀疑此病。支气管镜检查可见气管、支气管黏膜弥漫性增厚，充血肿胀明显，血管增生明显、走行紊乱，黏膜质脆，触之易出血，局部可见多发结节或肿块突出管腔引起相应气道狭窄。

（三）肺实质型 可分为结节型及间质型，结节型往往无特殊症状，多表现为咳嗽、咯血等，胸部 CT 表现为肺内边界清晰的单个或多个圆形结节或肿块，多于肺野外带，直径 1~8cm 不等，个案报道最大直径可达 15cm，发展缓慢，可有轻度分叶、钙化或空洞形成，可融合实变，也可表现为双肺弥漫性粟粒状小结节影；间质型临床表现多为咳嗽、气促症状，多有进行性呼吸困难，常与全身性淀粉样变并存，胸部 CT 表现为肺内小叶间隔增厚、网状或网结状阴影、部分可融合，有时可见钙化。肺功能检查可出现限制性或阻塞性或混合型通气功能障碍，可伴有弥散功能下降。

（四）纵隔、肺门型 肺门及纵隔淋巴结肿大可单侧或双侧，可伴钙化，常与局限性肺淀粉样变相关，多由原发性干燥综合征或者淋巴瘤继发。

（五）胸膜型 胸膜型淀粉样变在临床中比较少见，第 1 例资料完整的胸膜型淀粉样变是 1977 年美国马萨诸塞总医院提供的临床病理讨论病例，北京协和医院曾报道过 15 例系统性淀粉样变患者中，伴发胸腔积液者 7 例（7/15，47%），其中 4 例经皮胸膜针刺活检刚果红染色阳性，确诊为胸膜淀粉样变。淀粉样变所致胸腔积液可为单侧或双侧，可为渗出液或漏出液。淀粉样变引起胸腔积液的原因可能是多方面的，如为漏出液，其主要原因可能是充血性心力衰竭，还可能与淀粉样变引起的肝衰竭或肾病综合征有关。渗出液的产生被认为主要是局部炎症反应所致。临床上可通过胸膜活检明确诊断。

三、诊断

病理诊断为该病的金指标，鼻咽喉镜及支气管镜检查在此类疾病的诊断中尤为重要，鼻咽喉镜检查可见鼻咽部黏膜、声带充血肿胀、增厚，声带功能障碍，局部结节或肿块突出，支气管镜检查可见气管、支气管黏膜增厚，充血肿胀，血管增生、走行紊乱，部分患者可有黏膜黄斑改变，局部多发结节或肿块、气道狭窄。经皮胸膜针刺活检或经内科胸腔镜胸膜活检对胸膜型淀粉样变具有良好的诊断价值。内

镜下活检组织病理学检查光镜下可见黏膜下淀粉样蛋白沉积，呈现均一的嗜酸性，刚果红染色后在光镜下被染成橘红色，在电镜下淀粉样物呈紊乱排列的无分支纤维丝状结构，在偏光镜下呈黄、绿二色性折射光体，临床上以此确诊淀粉样变。AL 蛋白经高锰酸钾处理后仍阳性，而 AA 蛋白经高锰酸钾处理后阴性，此法来鉴别 AA 型和 AL 型；还可应用免疫组织化学及氨基酸测序的方法进一步鉴定其类型，AL 型检测到免疫球蛋白轻链后，可行 DNA 测序分析以排除遗传性淀粉样变，但临床上应用较少。

四、鉴别诊断

（一）复发性多软骨炎　是一种伴有软骨破坏的系统性自身免疫性疾病，女性气道受累更为常见（男：女 = 1：3），支气管镜下表现为气管、支气管黏膜局部或弥漫性增厚、充血肿胀，软骨环形态不规则或消失，局部管腔软化、狭窄，气道膜部由于没有软骨成分，所以通常不受累及，全身 PET/CT 扫描可见软骨组织放射性标记物异常浓聚，可通过软骨病理活检鉴别。

（二）气管支气管骨化病　支气管镜下主要表现为气管、支气管壁多发结节状凸起，部分可融合，可伴有钙化，膜部不受累，病变严重时可伴有气道狭窄，经支气管镜取气道结节病变活检病理检查可明确诊断。

（三）支气管内膜结核　年轻人多见，临床上往往与肺结核并存，可有午后潮热、盗汗、消瘦等结核中毒症状，支气管镜下表现为支气管内膜增厚，局部可见结节、溃疡形成、干酪样病变，管腔狭窄。

五、治疗

由于肺部淀粉样病为呼吸系统罕见病，目前暂无规范治疗方案，治疗方式有：全身药物治疗、支气管镜下治疗、放射治疗和外科手术治疗。对于病变局限于远端支气管，继发肺不张、反复发生阻塞性肺炎可考虑肺叶楔形切除。体外放射能减轻气道狭窄，对部分患者有效，但长期预后及放疗并发症有待进一步研究。对于无明显临床症状的患者，也可考虑长期密切临床随访。治疗目的以控制症状、改善通气功能、延长生存期为主。

（一）上呼吸道型、气管支气管型淀粉样变　可通过支气管镜下激光、高频电刀、APC、冷冻、支架植入术等支气管镜下介入治疗能够改善气道狭窄、迅速减轻症状，但存在复发可能，有一定并发症存在，如大咯血等需临床重视，并需要反复治疗，且长期预后不详。

（二）肺实质型淀粉样变　对于系统性淀粉样变，美法仑+泼尼松（MP 方案）是经典方案，也有报道使用环磷酰胺、秋水仙碱、糖皮质激素、硼替佐米、沙利度胺等药物对

本病治疗有一定效果，但疗效不尽一致，且部分患者有严重并发症出现，远期疗效不详，另有报道自体造血干细胞移植对该类疾病也有一定效果。

（钟长镐）

参考文献

[1] LESSER A. Ein Fall von enchondroma osteoides mixtum der lunge mit partieller amyloidentartung[J]. Virchows Arch (Path Anat), 1877, 69 (3/4): 404 -409.

[2] O'REGAN A, FENLON HM, BEAMIS JF, Jr, et al. Tracheobronchial amyloidosis. The Boston University experience from 1984 to 1999[J]. Medicine (Baltimore), 2000, 79 (2): 69-79.

[3] SIPE JD, BENSON MD, BUXBAUM JN, et al. Amyloid fibril protein nomenclature: 2010 recommendations from the nomenclature committee of the International Society of Amyloidosis[J]. Amyloid, 2010, 17 (3/4): 101-104.

[4] 孟宇宏. 原发性淀粉样变性病的病理诊断[J]. 诊断病理学杂志, 2013, 20 (6): 321-325.

[5] PICKEN MM. New insights into systemic amyloidosis: the importance of diagnosis of specific type[J]. Curr Opin Nephrol Hypertens, 2007, 16 (3): 196-203.

[6] GILAD R, MILILLO P, SOM PM. Severe diffuse systemic amyloidosis with involvement of the pharynx, larynx, and trachea: CT and MR findings[J]. Am J Neuroradiol, 2007, 28 (8): 1557-1558.

[7] KHOOR A, COLBY TV. Amyloidosis of the Lung[J]. Arch Pathol Lab Med, 2017, 141 (2): 247-254.

[8] MORALES A, PARI M, López-Lisbona R, et al. Colchicine treatment for tracheobronchial amyloidosis[J]. Respiration, 2016, 91 (3): 251-255.

[9] 杨志远. 原发性气管支气管淀粉样变的 MSCT 诊断[J]. 放射学实践, 2016, 31 (7): 613-616.

[10] 牟向东, 熊焰, 陈建, 等. 呼吸系统淀粉样变性 11 例临床分析 [J]. 中华结核和呼吸杂志, 2013, 36 (2): 88-93.

[11] 孙永昌, 许文兵. 胸膜淀粉样变[J]. 中华结核和呼吸杂志, 1997, 20 (4): 212-214.

第六节
支气管结石

支气管结石（broncholithiasis）是指支气管管腔内或者管壁见到钙化或骨化的病灶，又称支气管结石症，是一种呼吸系统少见病。

一、病因及发病机制

支气管结石发生一般认为与下列因素有关：

1. 感染　组织胞浆菌病、肺霉菌病、肺结核、隐球菌、曲霉菌、球孢子菌病、放线菌、奴卡菌感染。在北美，其主要由组织胞浆菌病、肺霉菌病所致，国内最常见的病因是肺结核。

2. 硅肺、寄生虫及异物吸入。

3. 其他 如支气管软骨钙化、骨化后挤压等。

支气管结石成分85%~90%为磷酸钙，10%~15%为碳酸钙，偶有主要成分为草酸钙者，质地坚硬，外观可呈黄色、黑色、灰白色等，可单发或多发存在。文献报道支气管结石多见于中老年患者，男女比例一致。各种病因如结核、真菌感染等疾病可致纵隔、肺门淋巴结钙化，随着长期的呼吸和咳嗽等运动，钙化的淋巴结持续压迫支气管壁使管壁逐渐薄弱，进而侵蚀、穿透支气管壁，进入支气管腔，形成支气管结石，并产生相应的临床症状和影像学异常。由于右侧肺门及纵隔淋巴结较左侧多，故右侧结石多见，也有文章提出支气管结石的好发部位位于右中叶及右下叶支气管分叉部、左上叶前段及舌叶分叉部，因这些部位支气管夹角较小，钙化的淋巴结易呈嵌入状态，并且这些部位的支气管壁结构软骨成分较少，结石易于从此处穿透管壁。从解剖位置可将其区分：腔内型、透壁型、息肉型、腔外压迫型等，临床上以腔内型、透壁型多见。

二、临床表现

支气管结石的临床表现与结石对支气管的刺激、扭曲及堵塞有关，多数支气管结石病的症状与体征是非特异性的，常见症状为反复咳嗽、咳痰、咯血、呼吸困难、胸痛、发热、咳出结石等。可能出现的并发症有阻塞性肺不张、支气管狭窄、支气管食管瘘、大咯血等。如有诊断不明、同一部位反复发作的肺炎及肺脓肿，内科治疗效果欠佳时应考虑到该病可能。咳出结石是最有诊断价值的症状。

三、辅助检查

常规胸部X线片的主要表现为肺门或沿支气管分布的钙化影，结石阻塞支气管后可发生阻塞性肺炎、肺不张或局限性肺气肿，由于X线胸片无法明确支气管结石与支气管腔的关系，因此临床诊断价值有限。

胸部CT检查比胸部X线片能更清楚地显示钙化灶与支气管的关系，可从胸部CT中准确地分辨出支气管腔内外的钙化灶，支气管的变形、扭曲、狭窄、扩张及合并的肺不张、肺炎的病变，透壁型结石可表现为支气管壁内圆形高密度阴影突入管腔内，腔内型结石可表现为支气管腔内的斑点状或小棒状高密度阴影，伴有远端支气管堵塞征象，通过胸部增强CT、支气管三维重建技术或者虚拟支气管镜技术，能清楚地分辨结石周边血管、脏器分布及结石所在位置的三维空间结构，能提高支气管结石的诊断率，并为制订进一步的治疗方案提供帮助。

可弯曲支气管镜检查是诊断支气管结石最重要、最有效的手段，一般观察到支气管腔内结石即可确诊，腔内型或透壁型结石多为灰黄色、黑色或白色异物样病灶裸露或嵌顿于支气管壁，周边可有肉芽组织增生或出血，如合并阻塞性肺炎时可见大量分泌物，需局部予生理盐水灌洗后才能显露结石。有时因结石反复炎症刺激后局部被肉芽组织包裹，易误诊为肿瘤等其他疾病，可行活检排除肿瘤后再行肉芽组织清理，暴露结石，明确诊断。

四、诊断

支气管结石的诊断主要依据临床表现、胸部影像学检查、支气管镜检查。临床表现中咳出结石具有特征性。采用支气管镜联合胸部CT可明确诊断支气管结石的类型、与管壁的关系、周围血管、脏器情况、远端气道及肺组织情况，从而确定临床分型，对治疗方案的制订具有重要价值。

五、治疗

1. 无症状、外周气道的支气管结石可暂不处理，定期随访，部分患者甚至可自行咳出。

2. 对部分有症状支气管结石，未产生严重肺部并发症（如严重感染、肺不张等），或者患者一般情况不能耐受手术的可采用经支气管镜取出，既往文献报道无论可弯曲支气管镜或者硬质支气管镜在支气管结石中均有满意的疗效，成功率在43%~87%，并发症较少。对多发结石及透壁型结石患者，镜下取石能解除管腔内壁结石，管壁外部分可选择随访观察。取石时应避免损伤支气管壁，切忌在内镜下强行取石，因结石与支气管黏膜及血管的关系密切，强行取石可引起支气管动脉及管壁撕裂，导致大咯血和支气管胸膜瘘等，可采用分次取石方法，联合激光碎石的方式将结石击碎后分次取出。因此，镜下治疗的目的以解除管腔内的阻塞部分、缓解症状、保护管壁完整性、减少并发症为主。

3. 因支气管结石导致远端肺组织严重损伤、大咯血、支气管瘘、诊断不明或经支气管镜取石不成功者，选择外科手术治疗。手术治疗的原则是除去所有的钙化和不可逆转的支气管或肺实质的损害，并尽可能保护正常肺组织。手术方式取决于病灶的位置及远端肺组织的病变。早期病变，理想术式是切开支气管壁，行结石摘除或支气管节段切除，保留有功能的中间支气管及叶支气管开口病变。远端肺组织改变不可逆转时应行肺叶切除或肺叶袖式切除，尽量避免全肺切除。

（钟长镐）

参考文献

[1] RYBERG AA, GENGLER JS, ANGELILLO VA, et al. Broncholithiasis:case report and literature review[J]. Nebr Med J, 1996, 81 (1): 14-17.

[2] DIXON GF, DONNERBERG RL, SCHONFELD SA, et al. Advances in the diagnosis and treatment of broncholithiasis[J]. Am Rev Respir Dis, 1984, 129 (6): 1028-1030.

[3] 董宇超, 李强, 白冲, 等. 支气管结石症的临床识别及支气管镜下处理[J]. 中华结核和呼吸杂志, 2008, 31 (1): 18-21.

[4] 谢冬, 金宇星, 费苛, 等. 59例支气管结石病的外科治疗[J]. 中华胸心血管外科杂志, 2015, 31 (4): 217-220.

[5] 金宇星, 姜格宁, 丁嘉安, 等. 支气管结石症27例诊断及治疗评价[J]. 中华结核和呼吸杂志, 2010, 33 (12): 946-947.

第七节
肺泡微结石症

肺泡微结石症（pulmonary alveolar microlithiasis，PAM）是一种较为罕见的、以双肺弥漫性肺泡内微结石（以磷酸钙盐为主要成分）广泛沉积为特征的慢性肺部疾病，多数患者有家族史，为常染色体隐性遗传。

一、流行病学

PAM 可发生于任何年龄，年龄最小的是新生儿，年龄最大达 84 岁，但以中青年为主，多在 20~40 岁确诊；男性略高于女性；地域分布上以亚洲和欧洲为主，其中发病率最高的是土耳其，其后依次为中国、日本、印度、意大利和美国。

二、病因与发病机制

近年发现该病为 SCL34A2（solute carrier family 34 member 2）基因突变所引起的常染色体隐性遗传性疾病，有家族发病倾向，均限于同胞之间，多为近亲结婚，遇可疑者应认真追查同胞。散发病例可能和患者接触油印墨盒及含钙盐的烟草等有害物质有关。

SCL34A2 属于溶质转运蛋白家族 SLC34，SLC34A2 基因有 13 个外显子，第 1 个外显子是非编码的，其余 12 个外显子编码一种磷酸钠协同转运蛋白，主要作用是维持机体无机磷平衡。肺泡 II 型上皮细胞产生的二棕榈酰卵磷脂在降解过程中产生的磷被 SLC34 蛋白清除。当 SLC34A2 基因发生突变时，蛋白失去正常的磷转运功能，磷盐及其钙螯合物在肺泡内沉积形成微结石。目前，全世界共报道 17 种 PAM SLC34A2 变异情况，外显子 8 和外显子 12 变异较常见，而在中国外显子 8 的 c.910A>T（Lys304Ter）变异最为常见，因此，可能成为中国患者疑诊肺泡微结石症时的基因筛查和治疗靶点。环境因素在 PAM 的发病机制有待进一步研究。

三、病理

本病主要侵犯两肺，病肺变硬，重量明显增加，触之有沙砾感，切面呈"细纱纸"状纹理，主要分布于中下肺。镜下 70%~80%的肺泡内有特征性的层状、年轮状、同心圆状微结石形成（似洋葱头皮），直径 50~1 000μm，微结石沿支气管、血管特别是叶间胸膜下分布偏多，几乎都位于肺泡腔内，但也可位于肺泡壁，向肺泡腔内凸入（图 38-7-1）。微结石以钙、磷酸盐为主要成分，过碘酸希夫染色呈紫红色。肺泡灌洗液可见沙砾样物质沉积，沉渣包埋可见层状钙化小体。病变早期肺泡壁结构完整，进展期和末期伴有肺泡壁肥厚、间质纤维化等，可伴肺气肿和肺大疱。

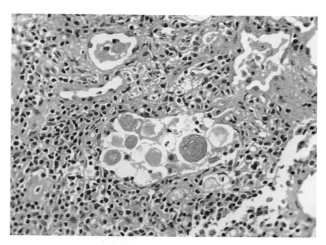

图 38-7-1　肺泡微结石症的病理表现（HE×400）
肺泡间隔明显增宽，中等量淋巴细胞及浆细胞浸润，肺泡腔内可见多个同心层状结构的微结石。

四、临床表现

PAM 进展缓慢，症状无特异性，体征少，症状轻微甚至无症状，常与影像学表现不符。30 岁前确诊的病例少有临床症状，多因体检发现。部分患者在随访中逐渐出现咳嗽、气促、咳痰、胸痛、胸闷、心悸等症状。个别患者痰中带有沙砾样物，晚期可并发肺间质纤维化、肺源性心脏病、肺气肿、自发性气胸、反复大咯血及因心肺功能衰竭而引发猝死。临床症状轻微而影像学改变明显是本病的最大特征，有助于诊断。

另外，SLC34A2 基因在乳腺、小肠、肾脏、胰腺、卵巢、肝、睾丸、胎盘和前列腺有表达，因此，PAM 有可能合并这些器官的结石。PAM 还可有乳碱综合征、心包囊肿、漏斗胸、肥厚性肺性骨关节病、类风湿关节炎、银屑病、骨质疏松症、非霍奇金淋巴瘤、骨干连续症、带状疱疹感染后红斑狼疮、淋巴细胞性间质性肺炎和抗磷脂综合征等并发症。

五、辅助检查

（一）X 线检查　X 线是发现及提示本病最基本的手段，表现为两肺弥漫性分布的、边缘锐利、大小基本一致、呈钙化密度的沙砂样微结节，肺下野多于肺上野。随着病情进展，两肺结节影密集，可出现病灶聚集融合，心膈模糊，呈"沙暴"或"雪暴"样改变即典型的"暴风沙症"。病情较重者，呈"白肺样"表现，肺组织、纵隔及肋骨完全被掩盖。在侧胸壁与肺外缘之间可见狭长透亮带，称为"黑胸膜线"。

（二）CT 检查　胸部 HRCT 主要表现包括：①双肺透亮度降低，呈磨砂玻璃样改变，见于 90%的患者；②部分呈肺间质纤维化的表现；③弥漫性分布的微小结节，密度较高，可呈特征性的钙化影；④胸膜下排列成行的直径 5~10mm 薄壁小气囊形成黑胸膜线；⑤纵隔窗显示肺野内不规则点状、条状致密影，胸膜下可融合成片形成"火焰征"和"白描征"（图 38-7-2）。

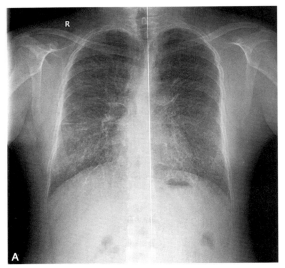

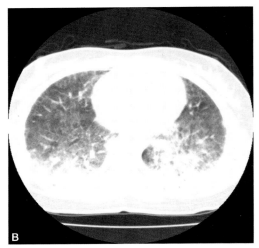
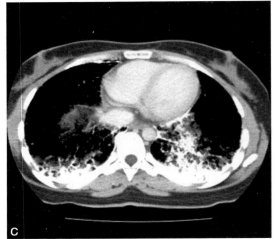

图 38-7-2　肺泡微结石症的胸部影像学表现

A. X 线片：双肺弥漫性分布的细小沙砾状结节影，中下肺野为主；B. CT：双肺透亮度降低，呈磨砂玻璃样改变，弥漫性分布的微小结节，密度较高；C. 纵隔窗显示肺野内不规则点状、条状致密影，胸膜下可融合成片形成"火焰征"和"白描征"。

影像学表现，PAM 病程可分为 4 期：

1 期（钙化前期）：早期影像学不典型。

2 期：双肺弥漫沙砾状改变，心影及膈肌边界尚清晰。

3 期：微结石数目和体积增加，间质增厚，纵隔窗可见"白描征"（胸膜下聚集呈线样高密度钙化影）和"火焰征"（背侧胸膜下融合呈片状钙化影），在中下肺野心影及膈肌的边缘欠锐利。

4 期：大部分肺野被肺石填充，出现"白肺"表现，该期可合并肺气肿、肺大疱及气胸等。

（三）肺功能　　早期多为正常，这与影像学上的明显变化相分离。多数 PAM 患者肺功能可在相当长的时间内保持正常，随着疾病的发展，微结石破坏肺泡结构及肺间质的纤维化，会逐渐出现限制性通气功能障碍，并出现残气量及弥散功能下降，部分患者可出现过度通气及小气道功能障碍。

（四）支气管镜检查　　目前病理标本的获得主要依靠经支气管镜肺活检（TBLB）或者胸腔镜肺活检。支气管镜检查既可以明确气道内情况，又可在 X 线引导下行多处肺活检，尤其适合于病变部位弥漫的肺泡微结石症；另外，气管镜下肺泡灌洗，肺泡灌洗液可见沙砾样物质沉积，沉渣包埋可见层状钙化小体。

六、诊断

肺泡微结石症的临床表现一般没有特异性，偶有患者可咳出泥沙样结石。症状与影像学相分离是本病的重要特征。诊断主要依靠影像学与病理学。由于本病较罕见，目前世界范围内还没有完全统一的诊断标准。当患者符合以下条件时，可做出临床诊断：①临床表现不明显，但肺部影像学与之不相称，且病变进展缓慢；②特征性的肺部影像学改变；③既往无相关病史及粉尘接触史；④有家族史。确诊依赖于肺活组织病理检查。

七、鉴别诊断

（一）肺结核　　常有低热、盗汗、乏力、消瘦等结核毒性症状，干湿啰音多位于上肺局部，需要注意的是 PAM 可合并粟粒性肺结核。

（二）尘肺和硅肺　　通过职业接触史和影像学表现与 PAM 不难鉴别。

（三）肺泡蛋白沉积症　　根据临床、影像学和支气管肺泡灌洗液特点与 PAM 不难鉴别。

（四）肺癌　　影像学多表现为孤立性或团块状结节，少数病例可表现为片状、斑片状实变影，可有肺门、纵隔淋巴结肿大，发生肺转移时表现为双肺多发粟粒影或结节影，钙化少见，肺活组织病理可确诊。

（五）特发性肺含铁血黄素沉着症　　多见于儿童，病情反复，发病突然，X 线下病变多为两侧，较多见于两肺的中野内带，肺尖和肋膈角区很少受累。

八、治疗

本病尚无明确有效的治疗方法，仅在出现肺气肿、肺心病、呼吸衰竭等并发症时予对症支持治疗；血清中表面活性蛋白 A 和 D 的动态监测可评估病情的进展情况。国外有应用羟乙磷酸钠治疗 PAM 取得较好疗效的个案报道，但确切疗效仍未明确。支气管肺泡灌洗术对症状、影像学和肺功能没有明显的改变。治疗的重点主要是保护措施，如避免感染、避免主动吸烟和被动吸烟等，缺氧时可给予氧疗。患者多死于呼吸衰竭，终末期肺的患者可考虑进行全肺移植手术。随着针对簇状、规律间隔的、短回文重复序列（clustered regularly interspaced short palindromic repeats，CRISPR）等基因编辑技术的发展，基因治疗在 PAM 中的应用也有待进一步探索。

（叶　枫）

参考文献

[1] HOMER RJ. Depositional diseases of the lungs[M]//FISHMAN AP, ELIAS JA, FISHMAN JA, et al. Fishman's pulmonary diseases and disorders. 4th ed. New York: The McGraw-Hill Companies, 2008: 1237-1238.

[2] TACHIBANA T, HAGIWARA K, JOHKOH T. Pulmonary alveolar microlithiasis: review and management[J]. Curr Opin Pulm Med, 2009, 15 (5): 486-490.

[3] OZCELIK U, YALCIN E, ARIYUREK M, et al. Long-term results of disodium etidronate treatment in pulmonary alveolar microlithiasis[J]. Pediatr Pulmonol, 2010, 45 (5): 514-517.

[4] SHIGEMURA N, BERMUDEZ C, HATTLER BG, et al. Lung transplantation for pulmonary alveolar microlithiasis[J]. J Thorac Cardiovasc Surg, 2010, 139 (3): e50-e52.

[5] 杨莹韵, 梁帅, 朱文佳, 等. 肺泡微石症 1 例[J]. 基础医学与临床, 2017, 37 (1): 103-106.

[6] 邵有和, 何志义, 陈昌枝, 等. 家族性肺泡微石症 2 例并文献复习[J]. 国际呼吸杂志, 2017, 37 (20): 1565-1570.

[7] GIUSEPPE C. Pulmonary alveolar microlithiasis: review of the 1022 cases reported worldwide[J]. Eur Respir Rev, 2015 (24): 607-620.

[8] YIN X, WANG H, WU D, et al. SLC34A2 Gene mutation of pulmonary alveolar microlithiasis: report of four cases and review of literatures[J]. Respir Med, 2013, 107 (2): 217-222.

[9] TAKAHASHI H, CHIBA H, SHIRATORI M, et al. Elevated serum surfactant protein A and D in pulmonary alveolar microlithiasis[J]. Respirology, 2006, 11 (3): 330-333.

第八节　α1-抗胰蛋白酶缺乏症

一、概述

α1-抗胰蛋白酶缺乏症（α1-antitrypsin deficiency，AATD）是 1963 年由 Laurell 和 Eriksson 临床首次描述的一种遗传性疾病，主要是由于编码 α1-抗胰蛋白酶（α1-AT）的 SERPINA1 基因突变引起，其特征是血清中 α1-AT 水平下降，肝脏中异常的 α1-AT 蛋白过度沉积。α1-AT 缺乏与新生儿肝炎、婴幼儿和成人的肝硬化、肝癌和肺气肿等关系密切。该病发病年龄早，肺部症状通常出现于 30~40 岁，病变以全小叶型肺气肿为特征，早期表现为活动后呼吸困难，多有咳嗽和反复呼吸道感染。

二、病因和发病机制

（一）α1-AT 的生理功能　　α1-AT 在电泳中的迁移位点位于 α1-球蛋白带，故又称为 α1-蛋白酶抑制剂，主要是由肝细胞合成分泌的一种急性时相单链糖蛋白，少量的 α1-AT 可在肺泡巨噬细胞、中性粒细胞、单核细胞、肠上皮细胞和角膜上皮细胞中产生；其体内半衰期为 4~5 天，相对分子质量为 45~56kDa（52kDa），是血清 α 球蛋白的主要组成部分。α1-AT 是人血浆中最主要的一种广谱蛋白酶抑制剂，能抑制多种丝氨酸蛋白酶（包括弹性蛋白酶、胰蛋白酶、糜蛋白酶、凝血酶及细菌蛋白酶等）的活性，其主要作用是保护机体正常细胞和器官不受蛋白酶的损伤，抑制感染和炎症，中和毒素，维持机体内环境的平衡。正常人中 α1-AT 的血浆浓度为 80~220mg/dl，在有炎症或组织损伤时，血浆中 α1-AT 浓度可增加 3~5 倍。α1-AT 具有较强的血管通透性，在肺组织中的浓度较高，其在肺部的主要生理功能在于抑制中性粒细胞弹性蛋白酶，从而保护肺泡壁的弹性蛋白及其组织的结构蛋白免受弹性蛋白酶的降解。

（二）遗传学 本病是常染色体共显性遗传病，α1-AT 编码基因位于 14 号染色体长臂（14q31-32.3），其基因座命名为 Pi，具有 2 个等位基因，从父母中均得到 1 个等位基因形成基因型。目前确定至少有 150 个 α1-AT 等位基因突变体，可分为 4 种类型：①正常型（M 型，血浆 α1-AT 浓度正常，功能也正常）；②缺陷型（通常为 Z、S 型，血浆 α1-AT 浓度减少）；③缺如型（null 型，血浆 α1-AT 检测不到）；④无功能型（血浆 α1-AT 浓度正常，但功能异常）。不同 Pi 基因型的个体合成的 α1-AT 的含量有所差异。AATD 的严重程度取决于基因型和血清 α1-AT 水平。由两个 M 型等位基因组成的纯合子 PiMM 基因型最为常见，是正常功能基因型，其血清中 α1-AT 含量和功能正常。临床上最常见的基因突变型为 S 型和 Z 型，都属于单碱基改变型。S 型较 Z 型更常见，缺如型（null）很少见，其他突变型更罕见。S 突变型合成的 α1-AT 分子中的 264 位 Glu 被 Val 代替，Z 突变型是 342 位 Glu 被 Lys 代替，无效突变个体的 α1-AT 合成细胞中，α1-AT 的 mRNA 转录物缺失，表型的血清中完全测不到 α1-AT。PiZZ 个体血清中 α1-AT 含量约为正常人的 15%，PiZZ 和无效基因型是临床上 α1-AT 缺乏最严重的基因型，其个体常常容易发生阻塞性肺气肿和幼年型肝硬化；PiSS 纯合子个体血清中 α1-AT 含量约占正常人的 60%，亦有患肺气肿的倾向；此外还有基因型如 MZ、SZ 等杂合子也有 α1-AT 缺乏，血清中 α1-AT 含量分别约占正常人的 55% 和 40%，其中也有人发生肺气肿。临床上 AAT 缺乏相关的病症 96% 发生在 ZZ 纯合子个体，剩下的 4% 发生于 SZ、MZ 杂合子、罕见的和无效的基因型个体。PiZZ 型主要见于北欧人群，患病率总体约 1/2 500。PiSZ、PiSS 等型主要见于南欧人群，而遗传性 α1-AT 缺乏在东亚人群中较为少见。在我国人群研究中，曾对中南地区 1 577 例正常人群进行 α1-AT 质量浓度检测，未检测到严重缺乏型；研究了我国 6 个民族，5 个地区，总共 12 个群体 3 393 名正常中国人和 110 名 COPD 患者的 α1-AT 的遗传类型，未发现缺失型的基因 S 和 Z，但发现在中国人群中，最常见的变种是 Etokyo，是一种非致病性的中性突变基因的表达产物，其不伴有 α1-AT 血清水平的下降，是生活在东北地区的蒙古人种群体特有的遗传标记物；有研究对我国汉族、蒙古族、朝鲜族、达斡尔族、鄂温克族、鄂伦春族等民族和 COPD、肝脏和结缔组织系统疾病 3 个疾病组共 2 614 名个体进行了 α1-AT 遗传类型的检测，发现 37 例变异类型，其中最常见的变异型基因为 *PiEtokyo*，频率为 0.003 8，没有观察到欧洲白种人群体常见的缺失型基因 *PiZ* 和 *PiS*，但在鄂伦春族群体中发现了 1 例低活力型基因 *PiS* 的杂合个体；对 132 例 COPD 患者进行了 α1-AT 基因单核苷酸多态性检测，均未检测到 S 和 Z 基因型，说明 α1-AT 基因最常见的变异型 S 和 Z 型对我国 COPD 患者血清 α1-AT 含量影响的概率非常低；我国研究测定 PiZZ 型极其罕见，仅有少数杂合子表现型，故遗传性 α1-AT 缺乏所致肺气肿在我国人群中不像欧洲人那样重要。

（三）病理生理机制 正常情况下人体内蛋白酶与抗蛋白酶呈平衡状态。基因突变型个体肝细胞合成 α1-AT 可能存在障碍，或合成的 α1-AT 分子结构异常、性质不稳定，或不能分泌入血，在肝细胞中贮积形成包涵体，导致肝细胞损害，引起血清 α1-AT 缺乏，继而使机体蛋白酶和抗蛋白酶平衡失调，弹性蛋白酶对肺泡结构的弹力纤维造成持续损伤，肺组织销蚀，肺泡间隔破坏，肺组织弹性减弱，小气道在呼气时失去支架而陷闭，气腔持久性扩大，引起肺功能的损害，临床上表现为肺气肿特征。此外，突变 Z 型基因合成的异常蛋白质，可增强对肺部中性粒细胞、巨噬细胞的趋化作用继而引起炎症；PiZZ 个体中，错误折叠的 AAT 蛋白积聚在中性粒细胞的内质网（ER），导致 ER 过度表达 TNF-α 的促凋亡信号并激活被 AAT 抑制的 TNF-α 转换酶，从而增加了中性粒细胞的凋亡及降低其杀死细菌的能力。环境因素可增强 α1-AT 缺乏的致病作用，如烟草燃烧产生的 NO_2 可刺激肺内巨噬细胞及中性粒细胞释放弹性蛋白酶，易发生肺组织损伤。吸烟可增加弹性蛋白酶溶解活性，抑制肺的成纤维细胞的浸润，造成对弹性蛋白酶的组织敏感性增加，抑制了抗弹性蛋白酶的活性；吸烟对 Z 型 AAT 聚合物的氧化可促进其在肺内沉积，进一步加重肺组织的负担。

三、临床表现

AATD 的临床表现主要与 Pi 基因表型关系密切，临床表现差异较大，轻的可以无症状，严重的可有致命的肝脏或肺部疾病。在极少数情况下，坏死性脂膜炎及血管炎可能发生。

AATD 肺部表现包括肺气肿和 COPD。高加索人群中，1%~2% 的肺气肿患者伴有 α1-AT 缺乏，80%~90% 的 PiZZ 型个体有全小叶型肺气肿。其临床特点是：发病年龄早，呼吸道症状通常出现于 30~40 岁吸烟者，不吸烟也可发生，但较吸烟者晚。早期症状为活动后呼吸困难，多有咳嗽、气喘和反复呼吸道感染，其他症状有运动能力下降、疲劳、站立时心搏加速和体重减轻，体检见患者有过度消瘦，呼吸音低；X 线胸片示横膈低平，肺过度充气，外周血管减少，尤其以肺小叶明显，肺功能提示严重肺气肿，肺总量受限，弥散量减低，血气分析检查提示：早期有轻至中度低氧血症，而无高碳酸血症；晚期患者低氧血症加重伴有高碳酸血症。心电图示右心室肥厚，可伴右束支传导阻滞。肺部 CT 可表现为全小叶型肺气肿、上叶肺气肿、支气管扩张，部分患者也可以正常。

AATD 还与新生儿肝脏综合征、婴幼儿和成人的肝硬化、肝癌和皮肤脂膜炎、血管炎关系密切。

四、实验室检查

1. 血清醋酸纤维素薄膜电泳 α1 球蛋白定量 <2g/L，可作为 AATD 的初步筛查。

2. 胰蛋白酶抑制力测定 每毫升正常人血清能抑制 1~2mg 的胰蛋白酶，小于此值即可做出初步诊断。

3. 目前最常用为比浊法测定血清 α1-AT 浓度 血清中 α1-AT 正常值为 20~60μmol/L 或 80~220mg/dl，AATD 引

起的肺部疾病血清 α1-AT 水平通常<57mg/dl（或 11μmol/L）。急性炎症时血清 α1-AT 浓度会升高，因 C 反应蛋白（CRP）敏感性较 α1-AT 高，所以可同时检测 CRP。当 CRP 结果正常，α1-AT 浓度低于正常值时，对诊断有帮助。有研究显示妊娠及口服避孕药后，血清 α1-AT 水平亦可升高。一般血清 α1-AT 水平低于 100mg/dl 时，应进一步分析蛋白表型和基因型分析。

4. 蛋白表型和基因型分析　应用等电聚焦或酸性条件下琼脂电泳或 PCR 技术鉴定 α1-AT 表型，再采用基因测序方法建立基因型诊断。

五、诊断与鉴别诊断

AATD 易被误诊。临床上以下几种人群，均需排除 AATD 的可能性：①高加索人群中未吸烟的年轻肺气肿患者，尤其是 40 岁以下的患者；②有 AATD 或肺气肿家族史的患者；③不能解释的新生儿或成人慢性肝脏疾病；④中性粒细胞性脂膜炎或血管炎。诊断本病先行蛋白电泳发现 α1-球蛋白缺乏，再检测血清 α1-AT 水平，进一步检测 Pi 表型或基因型来确诊。肺气肿患者应与其他原因的慢性阻塞性肺气肿和肺源性心脏病相鉴别。

六、治疗

所有患者均应戒烟。去除可导致呼吸道阻塞的因素，接种肺炎球菌和流感疫苗，预防支气管肺部感染，可能对肺气肿患者有益。推荐早期抗生素治疗怀疑存在呼吸道细菌感染的患者，以尽量减少肺的中性粒细胞的负担。如果已经发展成 COPD，按 COPD 治疗方法治疗。

补充治疗或增补治疗（augmentation therapy）：静脉注射纯化的高浓缩 α1-AT 制剂，使弹性蛋白酶与蛋白酶抑制剂之间达到平衡。一般静脉输入正常捐赠者血浆或血浆制品中提取的 α1-AT，或者采用细胞培养、细菌发酵等制造方法制造 α1-AT，近年来开始应用以转基因动植物技术来生产 α1-AT 制剂。一些研究显示该治疗可以减缓中度至重度气道阻塞的肺功能下降速度；通过 CT 密度测定法，静脉注射增强疗法可以显著减缓肺气肿的进展。对于 α1-AT 替代疗法的有效性的长期研究较少，故目前建议患者在出现肺气肿症状后才开始增补治疗。美国食品药品监督管理局（FDA）批准了对患 AATD 的 COPD 患者采用 Prolastin、Zemaira、Glassia 和 Aralast 四种从人体血浆中提取的 α1-AT 产品进行增强治疗。用法多采用每周静脉注射 60mg/kg，有时使用双周和每月的方案。副作用罕见，主要有头痛、头晕、恶心、呼吸困难。该治疗费用昂贵，需终身治疗。但这种方法也同时增加了 α1-AT 与血清蛋白酶复合体受体的结合，会刺激异常的 α1-AT 产物的增加，导致其在肝细胞内的蓄积，从而加重对肝脏的损害，所以这种方法不适合治疗 α1-AT 缺乏性肝病。有研究雾化吸入 α1-AT 的增补治疗，即雾化吸入提纯的人类 α1-AT 进入肺部下呼吸道，可在低剂量下达到局部肺浓度，从而节省 α1-AT 用量及成本；但吸入 α1-AT 可能无法到达肺中被弹性蛋白酶损伤的弹性纤维，进一步的研究正在进行中。

（一）基因治疗　通过基因治疗来重建正常的基因型，使细胞能合成正常的 α1-AT，是较有前途的治疗方法。

（二）手术治疗　有研究示支气管内瓣膜治疗对重度肺气肿患者的肺功能和运动能力有明显改善；在对肺减容术和 AATD 有经验的多学科团队经过风险、效益评估后，可在某些 AATD 患者中考虑肺减容手术和支气管内活瓣的放置，但仍需进一步研究来确认这种治疗的效果。

（三）移植治疗　肺移植的疗效目前并不确切。对于严重的肝损害，肝移植是唯一有效的治疗方法，肝移植后受体可获得供体的正常的表型，产生正常的 α1-AT。

此外，研制血清蛋白酶复合体受体拮抗剂，以 AAT 基因为靶点的寡核苷酸治疗药物，人工合成抗蛋白酶制剂，提高 α1-AT 内源性合成、阻断突变的 α1-AT 蛋白在细胞内聚合等治疗方法正在研究中。

（李静文　周玉民）

参考文献

[1] TAYLOR NJ, SHAWCROSS DL. Alpha1-antitrypsin deficiency[J]. N Engl J Med, 2009, 361 (21): 2102.

[2] KOEHNLEIN T, WELTE T. Alpha-1 antitrypsin deficiency: pathogenesis, clinical presentation, diagnosis, and treatment[J]. Am J Med, 2008, 121 (1): 3-9.

[3] SANDHAUS RA, TURINO G, STOCKS J, et al. alpha1-Antitrypsin augmentation therapy for PI* MZ heterozygotes: a cautionary note[J]. Chest, 2008, 134 (4): 831-834.

[4] FREGONESE L, STOLK J. Hereditary alpha-1-antitrypsin deficiency and its clinical consequences[J]. Orphanet J Rare Dis, 2008, 3: 16.

[5] DE SERRES FJ. Worldwide racial and ethnic distribution of AAT deficiency: summary of an analysis of published genetic epidemiologic surveys[J]. Chest, 2002, 122 (5): 1818-1829.

[6] 李衡, 刘蔼成, 陈秀銮, 等. 中南地区正常人血清 α1-抗胰蛋白酶检测结果分析[J]. 实用预防学, 1994 (1): 132-133.

[7] 应启龙, 梁植权, 张梅林. 中国人 α1-AT 的遗传类型和肺气肿遗传病因的研究[J]. 医学研究通讯, 1987 (7): 222-223.

[8] 于世辉, 张贵寅, 赵会全, 等. α1-抗胰蛋白酶遗传变异型的研究[J]. 遗传与疾病, 1990 (7): 65-67, 127, 131.

[9] 张彦, 贺蓓, 赵鸣武, 等. 慢性阻塞性肺疾病患者 α1-抗胰蛋白酶的研究[J]. 中华医学杂志, 2005, 85 (18): 1270-1273.

[10] MIRAVITLLES M, DIRKSEN A, FERRAROTTI I, et al. European Respiratory Society statement: diagnosis and treatment of pulmonary disease in α1-antitrypsin deficiency[J]. Eur Respir J, 2017, 50 (5): 1700610.

[11] MESEEHA M, ATTIA M. Alpha 1 antitrypsin deficiency[M]. Treasure Island (FL): StatPearls Publishing, 2020.

[12] IGNACIO B. Blanco's overview of alpha-1 antitrypsin deficiency[M]. America: Academic Press, 2017.

[13] RANES J, STOLLER JK. A review of alpha-1 antitrypsin deficiency[J].

Semin Respir Crit Care Med, 2005, 26 (2): 154-166.

[14] HURLEY K, LACEY N, O'DWYER CA, et al. Alpha-1 antitrypsin augmentation therapy corrects accelerated neutrophil apoptosis in deficient individuals[J]. J Immunol, 2014, 193 (8): 3978-3991.

[15] LOMAS DA, HURST JR, GOOPTU B. Update on alpha-1 antitrypsin deficiency: New therapies[J]. J Hepatol, 2016, 65 (2): 413-424.

第九节
囊性纤维化

囊性纤维化(cystic fibrosis, CF)是一种由位于第 7 对染色体囊性纤维化穿膜传导调节蛋白(cystic fibrosis transmembrane conductance regulator, CFTR)基因突变引起的常染色体隐性遗传病,此病对患者寿命影响较大,易造成患者早年死亡。

一、流行病学

CF 在不同人种中患病率有较大不同,在白种人中患病率较高,黑种人中较少见,黄种人中更为罕见。在有北欧血统的人群中的出生婴儿患病率为 1/3 000,其中爱尔兰出生婴儿患病率最高为 1/1 400。拉丁美洲人群患病率为 1/10 000~1/4 000,而非洲裔美国人中患病率为 1/20 000~1/15 000。黄种人中患病率较低,估计约为 1/350 000。在东欧一些小群体中患病率较高,特别是阿尔巴尼亚,患病率记录为 1/555。近年来欧洲和北美的规范化新生儿筛选和各种针对基因突变靶点的药物的研发使用,检测出 CF 的患者数与之前相比明显增多。

CF 发病一般较为年轻,病死率较高,不同类型的 CFTR 基因突变,病情程度及患者寿命长短不同。近年来大家对此病的重视及多学科积极配合治疗,已经使病死率有所降低。

传统的观念认为中国人 CF 患病率很罕见,随着认识水平的提高,国内对此类患者的个例报告逐渐增多,但真实发病率并不知道。

二、病因

CF 的遗传方式是常染色体隐性遗传。1989 年克隆了囊性纤维化基因,并命名为囊性纤维化穿膜传导调节蛋白(CFTR),其位于第 7 对染色体长臂。CFTR 为 ATP 酶通道蛋白家族基因中的一员,主要调控氯离子通道和碳酸氢根离子通道。CFTR 基因包括两个核苷酸结构域编码位点,其中一个编码蛋白结合和水解 ATP 能力,另一个编码使其形成跨膜蛋白离子通道孔调控离子进出。目前已确定有超过 2 000 个基因突变类型,在北欧人群中最常见的突变为 Phe508del(即 ΔF508、F508del),约占白种人总突变数的 70%。不同的突变类型对 CFTR 蛋白的功能和稳定性有不同影响。

中国 CF 患儿最常见的 CFTR 基因突变是 c. 2909G→A,未发现高加索人最常见的 ΔF508 突变。中国 CF 患儿 CFTR 基因突变谱与欧美国家存在较大差异。

三、发病机制

有文献报道,由于基因突变造成 CFTR 蛋白异常可能通过三个方面致病。第一方面,离子通道调控缺陷 CFTR 蛋白调控 Cl^- 和碳酸氢盐通道,同时涉及 Na^+ 和水分子的转运。在肺部,当 CFTR 蛋白出现功能缺陷时,Na^+ 重吸收增加,同时黏液纤毛清除系统由于气道表面流体水合作用下降,使黏液纤毛清除系统功能下降,而正常气道黏液与 CFTR 蛋白转运的碳酸氢盐存在高度相关性,阴离子浓度的下降可能导致黏液的积聚和水解失调,因此气道黏液的黏性变大,清除缓慢,可引起反复呼吸道感染且易出现迁延不愈。第二方面,CFTR 蛋白跨膜转运障碍时,HCO_3^- 转运出现异常,致使气道表面液体 pH 改变,一些动物实验证明气道原有的防御功能与气道表面液体 pH 有很大关联,因此 pH 的改变可能通过降低自身抗菌肽功能使气道的非特异性免疫有缺陷,致使固有防御系统功能缺陷,感染反复出现。第三方面,CF 患者肺部感染中,另外有文献报道 CFTR 可能还与炎症相关的细胞通道有关,可增强炎症应激,可能对非特异性免疫产生损害。这几个方面可互相促进,随着时间发展,可造成支气管扩张、渐进性加重的气流受限,以及最后出现呼吸衰竭。大部分 CF 患者的死因都是呼吸衰竭。

根据基因突变的不同,CFTR 可能存在不同程度的缺陷,大致可以分为 6 类(图 38-9-1)。不同类型所累及的器官可有不同,最主要累及的脏器为肺和消化道器官。消化系统中胰腺外分泌管被黏稠黏性外分泌物阻塞,可造成胰岛素和胰酶分泌减少,一些患者可有胰腺炎。肝脏内胆管被阻塞,可引起肝硬化和脾功能减退。还可累及患者生殖系统,男性可出现输精管阻塞,女性生殖功能亦出现减退。

四、病理学改变

本病早期呼吸道上皮可出现腺体肥大、杯状细胞变性,以后分泌出黏稠分泌物,黏液纤毛功能进一步受到抑制,从而导致恶性循环。长期反复的感染可导致鼻炎、鼻窦炎、支气管炎、肺炎、支气管扩张、肺脓肿等病变,之后引起肺部广泛纤维化和阻塞性肺气肿。早期出现胰管扩张,腺泡扩张并形成囊肿继而出现胰腺组织萎缩,肝脏表现为小叶性肝硬化、门静脉高压,可引起脾脏增大。黏液还可导致肠道上皮剥脱,结构破坏。

五、临床表现

本病可于婴幼儿时期发病,但更多于儿童期发病,约 3% 在成年后做出诊断。临床表现依赖于 CFTR 功能影响的程度,因此不同基因型其临床表现可轻重不一。

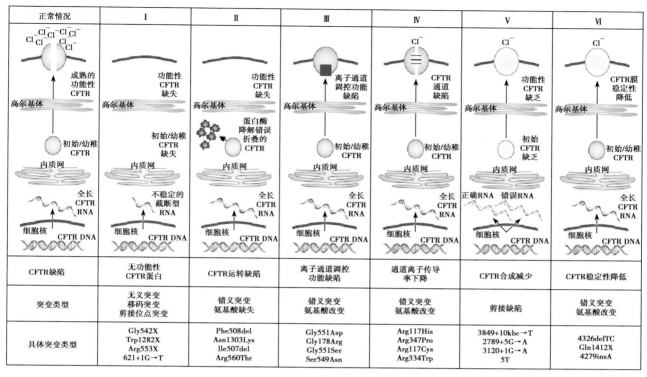

图 38-9-1　CFTR 基因突变分类

（一）呼吸系统表现　　主要表现为反复支气管感染和气道阻塞。感染的致病菌早期大多为金黄色葡萄球菌和流感嗜血杆菌，而随着疾病发展，大多为铜绿假单胞菌定植，或者其他革兰氏阴性杆菌，有部分患者容易合并变应性支气管肺曲霉病（ABPA）。新生儿出生后数日内即可出现症状。早期可有轻度咳嗽，伴发肺炎、肺不张，之后咳嗽加剧，黏痰不易咳出，呼吸急促。若咳出大量脓性痰或伴有咯血时，提示有支气管扩张和肺脓肿的可能。肺部出现广泛纤维化和肺气肿时，可有喘鸣、活动后气急，并发自发性气胸或纵隔气肿。有时还可出现非典型哮喘症状。出现缺氧和二氧化碳潴留症状时，气急加剧最后导致呼吸衰竭和肺源性心脏病。体格检查常见杵状指（趾）。双肺可闻及湿啰音及干啰音。患者还同时伴有鼻炎或者鼻窦炎。CF 患者的死因大部分为呼吸衰竭。

（二）其他系统表现　　在婴幼儿和儿童患者中可见首发症状为胎粪性肠梗阻，儿童期也可发生肠梗阻和便秘。在婴幼儿及儿童患者中大部分可有急性胰腺炎，以及腹泻、消化不良等症状；因婴幼儿及儿童患者胰腺功能不全，可引起脂溶性维生素缺乏，可表现为营养不良和生长发育迟缓，以至于患者 BMI 可能偏低。而对于成人，常见的其他系统症状有胰腺功能不全、肝胆疾病、胰腺炎、营养不良，以及男性患者可能出现不育症。胰腺功能正常的患者，病情相对较轻，很少出现营养不良，肺脏受累较少，且病死率较低，但却容易发生胰腺炎。胆道阻塞及严重肝硬化时，可出现黄疸，进而出现门静脉高压、脾功能亢进的表现。

六、辅助检查

（一）影像学检查

1. 胸部 X 线片　　X 线片可见双肺纹理增粗，随病情进展可出现肺脏过度充气及支气管扩张征象。

2. 胸部 CT　　胸部 CT（图 38-9-2）可更早发现支气管扩张，并可见到黏液栓的形成，病灶以上叶多见。急性感染时，可出现肺部浸润影。患者常同时伴有鼻窦炎，鼻窦 CT 可见鼻窦炎表现。

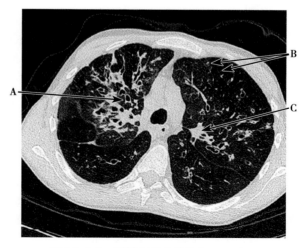

图 38-9-2　囊性纤维化的胸部 CT 表现

A. 囊性支气管扩张；B. 马赛克征，提示小气道受累；C. 支气管周围实变（在肺囊性纤维化患者中比肺叶实变更常见）。

（二）肺功能检查及血气分析　在肺功能检查中，患者的肺功能会出现下降，并随年龄增加而进一步下降，以后会发展成为气流受限，大部分患者死于呼吸衰竭。但多个研究指出，在使用针对根源性基因突变的药物和对症药物治疗后，患者 FEV_1 可出现部分改善。

随病情进展，患者血气分析可出现低氧血症及二氧化碳潴留，终末期出现呼吸衰竭。

（三）实验室检查

1. 产前筛查　在北美和欧洲白种人群中，可通过侵入性检查（绒毛膜取样和羊膜穿刺术）或非侵入性检查（抽取父母亲血液基因检测）进行产前的 CFTR 异常基因筛查来获得 CF 的诊断。但侵入性检查可能有引起流产的风险，临床应慎选。而非侵入性检查的敏感性并不高，只能作为一种排他性选项，还需在产后进一步进行新生儿筛查。

2. 新生儿筛查　进行新生儿筛查可以降低患儿的疾病严重程度，对于患儿家庭来说可以减少护理负担和护理费用。主要包括干血点免疫反应性胰蛋白酶原（immunoreactive trypsinogen，IRT）检测合并 DNA 突变分析、双 IRT 试验和胰腺炎相关蛋白（pancreatitis as-sociated protein，PAP）检测。但在这些检测后仍需进行汗液检测来进行确诊。

3. 汗液检查　用于确诊 CF。正常婴幼儿汗液氯离子含量平均为 $30 \sim 40mmol/L$。如汗液氯离子含量高于 $60mmol/L$，且能排除其他疾病，即可确诊。有时当出现的值在临界值时，可进行反复汗液检测或通过基因检测进行确诊。由于正常成年人汗液内氯离子含量超出上述范围，因此不太适宜用此方法进行确诊。

4. 基因检测　检测到 CFTR 基因突变时可确诊 CF，目前已确定有超过 2 000 个基因突变类型，白种人中最常见的突变为 *Phe508del*。有文献指出需要注意的是，我国 CF 基因突变类型与国外相比差异较大。

七、诊断

CF 在白种人中多发，因在欧美等国中，临床医师对本病认知较高，疾病易在早期得到诊断。而此病在我国较少见，临床医师相对来说普遍缺乏认知，因此少有关于此病的实验室检查开展，容易误诊和漏诊。

国外对此病关注较多，我国患者较少也未形成规范的诊断流程，因此沿用国外传统的 CF 诊断标准如下：患者兄弟姐妹中有确诊的 CF 患者或新生儿筛查试验阳性加实验室检查显示 CFTR 基因或蛋白异常，或者至少有以下一个临床症状：①胎粪性肠梗阻；②腹泻，同时生长发育迟缓；③反复呼吸道感染；④鼻窦炎；⑤直肠脱垂；⑥男性不育；⑦体内电解质紊乱；⑧氯离子通道功能障碍；⑨7 号染色体上存在基因突变的未知疾病。

鉴别诊断：

（一）与幼年反复发生呼吸道感染疾病相鉴别　此类疾病表现为反复发生的咳嗽、咳痰症状，哮喘症状。包括由其他原因引起的支气管扩张、原发性纤毛运动不良综合征、先天性免疫功能缺陷、先天性肺囊肿、哮喘、过敏性支气管肺霉病等疾病。

（二）可引起汗液氯离子增加的疾病　主要包括肾上腺皮质功能不全、糖原贮积症、甲状腺功能减退、I 型 α_1 岩藻糖苷酶缺乏症、加压素抵抗的尿崩症、外胚层发育不良、黏多糖病、垂体功能低下、家族性肝内胆汁淤积等疾病。

八、治疗

CF 需要强调早诊断、早治疗，以及多学科综合治疗。欧美国家有专门针对此疾病的 CF 中心，对首次诊断出 CF 的患者，建议转至专业 CF 中心长期治疗。

（一）呼吸道感染的预防与控制　积极预防呼吸道感染，定期接种肺炎疫苗及流感疫苗。治疗上及早根治鼻窦炎。对于 CF 患者平时主要做好排痰、黏液清除和抗感染治疗，同时可进行抗炎、抗氧化及基因治疗。对于肺功能严重减退的患者可考虑进行肺移植。

1. 排痰及黏液清除　主要可以通过口服化痰药，例如阿法链道酶和 N-乙酰半胱氨酸等；物理治疗，例如运动锻炼、呼气末正压通气、高频胸壁振荡设备等；气道表面湿化，例如高渗盐水雾化吸入、甘露醇吸入等。

2. 抗感染　抗感染药物在 CF 进展的不同阶段中发挥着重要作用。在预防上，欧洲建议从开始诊断为 CF 到此后的 3 年应使用抗葡萄球菌类青霉素来预防感染。针对该病的慢性感染，CF 慢性感染时最常见的细菌是铜绿假单胞菌，雾化吸入抗生素因其具有局部血药浓度高、不良反应小等优点使其更具合理性，可根据不同情况选择吸入妥布霉素或左氧氟沙星等。同时研究发现，连续交替使用不同抗菌药物抑制铜绿假单胞菌感染的效果明显优于单用一种抗菌药物。当该病急性加重时，应根据其病情的轻重采用口服或静脉应用抗菌药物。

3. 抗炎治疗　治疗以非甾体抗炎药及吸入性糖皮质激素为主。但两者都无明确的临床试验表明可以长期使用，有明显效益。

4. 抗氧化治疗　在 CF 患者的气道中可以检测到多种参与氧化应激的标志物，因此，抗氧化治疗应该作为治疗 CF 的一种合理方法。但目前在临床上抗氧化剂的疗效仍不明确。

5. 基因治疗　主要包括有三种类型。

（1）CFTR 增效剂：该类药物作用是增强处于正常通路的活性。最具代表的是 Ivacaftor。研究已证实，Ivacaftor 对 CFTR 基因发生 G551D 突变有效，对罕见的闸门突变基因也有效。该药可以明显改善 FEV_1，降低急性加重的发生率，同时还可以改善患者的体重及生活质量。

（2）CFTR 校正剂：纠正 F508del 所致的蛋白错叠，其中代表药物是 Lumacaftor（VX-809）。F508del 是 CF 最常见的基因突变。Lumaeaftor（VX-809）可以使突变的 CFTR 恢复约

15%的正常水平,但此药单独使用时并未使 FS08del 突变患者产生明显的效果。随后将 CFTR 增效剂与 CFTR 校正剂联合起来进行研究,最终结果表明,Iumicaftor/Ivacaftor 可以显著提高该类患者的 FEV_1,并大幅度降低急性发作的次数。

(3)诱导转录通读类药物:此类药物可以使核糖体"忽视"异常终止密码子的作用,选择性诱导核糖体转录通读从而产生完整的蛋白质,不影响正常的终止密码子。代表药物为 Ataluren(PTCl24)。最近的一项研究结果显示,在未接受吸入氨基糖苷类药物的患者中,Ataluren 产生了良好的效果。此外,该类药物在临床上已获批准还可用于假肥大型肌营养不良症的患者。

CFTR 基因的治疗自从 CFTR 基因被发现后,在 CF 的治疗方面,CFTR 基因疗法仍处于临床前试验阶段,且存在代价高及临床推广时间短、未知风险不明等缺点。相信随着精准医学的推行,对 CF 的基因疗法会越来越普及,对该病的治愈前景也会越来越明朗。

(二)其他症状治疗　　当患者存在胰腺功能障碍、脂肪泻、腹泻等症状时,可口服胰酶治疗,并可给予高脂肪餐治疗。

九、预后

预后取决于早诊断、早治疗。通过对新生儿筛选可早期发现并干预,延长生存时间。患者气道是否存在铜绿假单胞菌定植对预后影响很大。没有铜绿假单胞菌定植的患者人群中寿命较有此菌定植的患者长。这与铜绿假单胞菌对肺的不可逆损伤有关。

(程璘令　江霜霜)

参考文献

[1] 刘亭威, 康健. 中国人囊性纤维化临床特点分析[J]. 中国全科医学, 2012, 15 (24): 2807-2810.

[2] 宋亚亚, 高宝安. 囊性纤维化的治疗新进展[J]. 海南医学, 2015 (17): 2572-2575.

[3] 刘顺事, 岳红梅, 刘浩. 囊性纤维化的治疗进展[J]. 东南大学学报(医学版), 2017 (1): 123-125.

[4] Elborn JS, Bell SC, Madge SL, et al. Report of the European Respiratory Society/European Cystic Fibrosis Society task force on the care of adults with cystic fibrosis[J]. Eur Respir J, 2016, 47 (2): 420-428.

[5] STOLTZ DA, MEYERHOLZ DK, WELSH MJ. Origins of cystic fibrosis lung disease[J]. N Engl J Med, 2015, 372 (16): 1574-1575.

[6] ANTONIOU S, ELSTON C. Cystic fibrosis[J]. Medicine, 2016, 44 (5): 321-325.

[7] CANTIN AM, HARTL D, KONSTAN MW, et al. Inflammation in cystic fibrosis lung disease: Pathogenesis and therapy[J]. J Cyst Fibros, 2015, 14 (4): 419-430.

[8] SMYTH AR, BELL SC, BOJCIN S, et al. European Cystic Fibrosis Society standards of care: best practice guidelines[J]. J Cyst Fibros, 2014, 13 (1): S23-S42.

[9] NISHIDA K, SMITH Z, RANA D, et al. Cystic fibrosis: a look into the future of prenatal screening and therapy[J]. Birth Defects Res C Embryo Today, 2015, 105 (1): 73-80.

[10] ELBORN JS. Cystic fibrosis [J]. Lancet, 2016, 388 (10059): 2519-2531.

[11] RATJEN F, BELL SC, ROWE SM, et al. Cystic fibrosis[J]. Nat Rev Dis Primers, 2015, 1: 15010.

[12] LIU Y, WANG L, TIAN X, et al. Characterization of gene mutations and phenotypes of cystic fibrosis in Chinese patients[J]. Respirology, 2015, 20 (2): 312-318.

[13] 钟南山, 刘又宁. 呼吸病学[M]. 2版. 北京: 人民卫生出版社, 2012: 848-849.

第十节
特发性肺含铁血黄素沉着症

一、概述

特发性肺含铁血黄素沉着症(idiopathic pulmonary hemosiderosis, IPH)是一种少见、病因不明、好发于儿童的以弥漫性肺泡毛细血管反复出血、肺间质含铁血黄素沉着为显著特点的疾病,反复咯血、缺铁性贫血和弥散性肺浸润三联征是其特征性表现。

二、流行病学

目前国内外均无确切发病率报道,对本病预后仍缺乏大样本流行病学数据。现有流行病学资料显示 IPH 发病率低,国外文献报道为 0.24/100 万~1.23/100 万,好发于 10 岁以下儿童,患病率男女无差异,病死率高达 50%。成人发病仅占 20%,既往文献报道多在 30 岁以前发病。但近年来的一项回顾性研究以 2000—2015 年的 37 例成人 IPH 病例为基础,成人 IPH 确诊时多大于 30 岁。2011 年中华医学会儿科学分会呼吸学组发表的纳入 11 家医院 93 例儿童间质性肺疾病的研究报告显示,IPH 多达 39 例,占 41.94%,提示 IPH 系中国儿童间质性肺疾病最常见的原因。儿童和成人 IPH 的发病率存在较大差异,通常从症状出现到最终诊断的时间较长,容易导致漏诊和误诊,因此应加强对本病的认识,尽早诊断和干预。

三、病因和主要危险因素

IPH 病因及发病机制尚不明确,可能与免疫因素、肺结构异常有关,或与对牛奶、食物或化学药物过敏因素相关,环境、遗传也可能参与其中。

目前主要有四种主要的病因学假说:

(一)自身免疫性因素　　IPH 发病机制尚未明确,多数研究倾向于 IPH 患者合并免疫缺陷及其他自身免疫性疾病,抗原-抗体复合物介导肺泡自身免疫损伤,导致肺泡毛细血管通透性增加和肺小血管出血可能为其最重要发病机制。部分研究提出基于对全身皮质激素和免疫抑制因子治疗有良好反应的自身免疫理论,多项研究报道 IPH 患者合并免疫缺陷及其他自身免疫性疾病如乳糜泻、疱疹样皮炎、肾小球肾炎和类风湿关节炎等。IPH 合并乳糜泻(celiac disease,CD)称为汉密尔顿综合征(Lane-Hamilton syndrome),是一种免疫相关性疾病。建议对 IPH 患者进行乳糜泻的相关系统筛查。当贫血的严重程度与影像学表现不相符时,有必要完善 IPH 患者的胃肠内镜检查和活检。

近年来,唐氏综合征合并 IPH 的报道逐渐增加,其机制不明,可能与唐氏综合征(Down syndrome,DS)患者本身免疫学异常及持续的肺血管高压有关。同时,研究报道唐氏综合征患儿合并 IPH 时肺出血严重,易反复且病死率高。

(二)过敏因素 过敏性病因学是基于 IPH 和对牛奶过敏之间的联系,在一些患者中检测到针对牛奶的可检测血浆抗体,并由此提出了 IPH 可能与机体对牛奶中某些成分发生系统性过敏反应有关的假说,但并未进一步被证实。

(三)遗传因素 IPH 可发生在同卵双胎、异卵双胎及兄弟姐妹中,提示遗传因素可能是发病原因之一,但尚未发现其相关致病基因。

(四)环境学说 有学者对真菌暴露或潜在感染与 IPH 之间的相关性进行系列调查及动物实验,提出真菌所含的毒素(如单端孢霉烯族毒素)通过抑制蛋白合成,影响肺泡内膜下血管的生成从而导致肺泡出血。也有研究提示环境中黑葡萄穗霉菌可产生溶血素,导致毛细血管损伤破裂出血。此外接触环境中其他相关因素,如化学药物(杀虫剂、丙硫氧嘧啶、偏苯三酸酐等),也可能诱发 IPH 的发生。

四、病理

肺毛细血管破裂出血后,肺泡巨噬细胞在出血 36～72 小时内将血红蛋白中的铁转化为含铁血黄素,含铁血黄素巨噬细胞在 1～2 个月后于肺内沉积并引起反应。持续或反复发作的肺内出血导致慢性肺含铁血黄素沉着可引起肺部广泛的病理改变。与 Goodpasture 综合征、抗中性粒细胞胞质抗体(ANCA)相关性小血管炎、系统性红斑狼疮及其他结缔组织病引起的弥漫性肺泡出血(diffuse alveolar hemorrhage,DAH)不同,IPH 患者的肺内没有明显的血管炎改变,也未发现肉芽肿形成和免疫复合物沉积。

IPH 病理可分为三期:

(一)急性期 肺泡腔内有大量红细胞和渗出液,肺泡水肿,肺泡间隔增厚。

(二)慢性期 肺泡间质含大量铁血黄素沉着,肺

泡间质纤维组织增生、小叶间隔及肺泡壁增厚。部分肺泡壁断裂,弹力纤维包裹含铁血黄素,由于巨噬细胞的吞噬作用形成含铁纤维结节,部分伴有肝脾肿大、周围淋巴结内出血及肿大。

(三)后遗期 肺内形成广泛的间质纤维化,可导致慢性肺源性心脏病。

五、临床表现

IPH 的临床特征非常多变,多数病程长,发作与自动缓解交替出现。缺铁性贫血、咯血和肺内弥散性浸润影是 IPH 的典型表现,三种症状出现的比例分别达到了 81%、62%、54%。在儿童患者中,多数患儿初次发病往往缺乏典型的临床表现,确诊年龄与发病年龄存在较大差距。患儿可能仅具备某一症状,咯血也不明显,而且咳嗽症状可能很轻或不明显,多考虑因小儿不会咳痰、痰多咽下所致。缺铁性贫血可能是其唯一表现,但常因缺乏特异性而被忽略,或单纯诊断为缺铁性贫血,导致 IPH 的诊断常被延误。故对不明原因反复贫血的患儿应警惕该病可能。也有研究提出呼吸困难和咳嗽是患儿最常见的症状,并可能会影响其生长发育。

在成人患者中,IPH 的临床表现多种多样,如大咯血、慢性咳嗽、呼吸困难、反复间断少量咯血、无原因乏力,甚至仅出现无症状贫血。咯血是成人 IPH 最常见的临床症状,急性期多以反复发作的呼吸系统症状(咳嗽、咯血及呼吸困难等)、乏力、贫血为常见表现,继发感染时可出现发热、咳脓痰。患有急性暴发性 IPH 的成年患者可能会出现大量的咯血和急性缺氧性呼吸衰竭,严重者可发生心肌炎、心律失常甚至猝死。亚急性期可能伴有咳嗽、呼吸困难、疲劳、间歇性咯血和不同程度的贫血。慢性期可发展为肺纤维化、肺源性心脏病、心力衰竭。反复发作的 IPH 患者,查体部分可见杵状指(趾)、肝脾大、肺部闻及干或湿啰音或 Velcro 啰音。

六、辅助检查

(一)影像学 IPH 的影像学改变是非特异性的,依据疾病分期的不同显示不同的特征。在急性期,肺部 X 线表现为弥漫性斑点状或团片状、絮状渗出影,肺部高分辨率 CT(HRCT)可见毛玻璃样渗出,病变多位于双肺下叶。慢性期可见渗出性病变吸收,出现粟粒状、结节状、网状等间质性改变,同时可见不同程度的纤维化改变。HRCT 相对于普通 X 线胸片来说,在识别病变的范围及性质方面有更大优势,应在 IPH 的临床诊断中广泛应用。识别可能出现在影像学的异常对于指导适当的临床管理是很重要的。

(二)一般检查 由于铁沉积于肺巨噬细胞,无法合成血红蛋白,血常规提示不同程度的小细胞低色素性贫血,网织红细胞升高,而无血小板质量或数量上的缺陷,无肝肾病变、凝血异常或任何炎性综合征。骨髓象示红细胞

增生活跃和髓内储存铁降低。血清铁及血清铁饱和度下降，因大量的铁沉积在肺内，铁蛋白水平正常。在急性起病期以前，有时可见末梢血嗜酸细胞增高，但原因未明。

（三）肺功能检查　IPH可因肺部反复出血、含铁血黄素巨噬细胞沉积影响肺功能，监测肺功能可以早期发现肺功能损害。肺功能测定主要表现为不同程度的限制性通气功能障碍，少数为阻塞性通气功能障碍及混合性通气功能障碍。IPH慢性期肺一氧化碳弥散量（D_LCO）下降或正常；而急性期时因肺泡出血，红细胞血红蛋白可摄取部分CO可致D_LCO升高。

（四）病理检查　肺组织活检可能是最终排除其他疾病的必要条件，主要表现为肺泡和细支气管腔内出血、含铁血黄素沉着和炎症细胞浸润。通过支气管镜或开胸肺活检见典型的IPH病理改变（见前述），即可确诊。同时支气管肺泡灌洗（BAL）比痰液检查有更高的诊断率，对含铁血黄素巨噬细胞（噬铁细胞）有更高的检出率。

七、诊断

如患者出现与弥散性肺内出血相关的临床表现，如咳嗽、咯血、呼吸困难、贫血貌、发育迟缓，影像学发现肺弥漫性斑片影等特征性改变，血象支持继发性缺铁性贫血，痰液、病变部位BALF中找到大量的红细胞和含铁血黄素巨噬细胞，则诊断初步成立。

但若最终确诊，尚需排除其他弥漫性肺泡出血（DAH）疾病，如继发性肺含铁血黄素沉着症（左心功能不全、二尖瓣狭窄、肺静脉阻塞病等引起的慢性肺淤血）和血管炎性疾病（Goodpasture综合征、肉芽肿性血管炎、ANCA相关性小血管炎、系统性红斑狼疮及其他结缔组织病）等所致的DAH。

IPH是一种仅发生在肺部的疾病，肺外很少受累，而其他原发性的肺泡出血性疾病大多有肾脏或其他全身脏器受累的临床表现，有助于鉴别诊断。另外，通过肺活检可排除肉芽肿、毛细血管炎/血管炎或其他DAH。除苏木素-伊红染色外，肺活检标本还应行免疫荧光或免疫组化检查以排除任何免疫球蛋白或免疫复合物的沉积。对于IPH而言，血清ANA、抗双链DNA、ANCA、抗肾小球基底膜抗体（antiGBM）、抗磷脂抗体及RF多均为阴性，这与血管炎性疾病导致的DAH有所区别。虽近期文献报道有部分IPH患者在疾病的某一阶段可能会出现某些自身抗体指标阳性，随后可能转阴，可能与IPH导致的自身免疫失衡相关，故临床上应仔细辨别。

八、治疗

目前对该疾病没有统一的治疗标准，同时疾病的预后差异性大。因缺乏大样本临床研究，IPH的治疗主要基于前期小样本临床分析及个案报道经验性用药。综合国内外相关文献，发现糖皮质激素及免疫调节剂为IPH主要的治疗用药。使用皮质类固醇治疗是最常见的方法，而小样本儿科病例研究和成人试验中提出了其他的治疗方法如羟氯喹（HCQ）、咪唑硫嘌呤（AZA）和环磷酰胺（CTX）。其他罕见的治疗方案如静脉注射免疫球蛋白（IVIG）、血浆置换法、硫唑嘌呤（MTX）、N-乙酰半胱氨酸、麦考酚酯和硫嘌呤等。

糖皮质激素是治疗IPH的一线药物，在急性肺出血期，皮质类固醇已被证明可以降低死亡率，并减缓肺纤维化的进展，但具体剂量尚无统一意见。急性期可选用口服泼尼松$0.5\sim2mg/(kg\cdot d)$，$2\sim4$周后若病情稳定（无咳嗽、咯血、呼吸困难等呼吸道症状，血红蛋白上升，胸部影像学无新发出血灶）可每周逐渐减量，直到小剂量（$5\sim10mg/d$）维持治疗1年以上；国外有小样本研究曾选用每月静脉输注甲泼尼龙$300mg/(m^2\cdot d)$，连续观察3天，症状完全缓解者停药；症状明显好转则继续静脉输注甲泼尼龙（剂量如前）；症状严重者可同时加泼尼松口服$1mg/(kg\cdot d)$。对激素治疗反应欠佳或对激素有依赖性导致反复顽固性出血者，可联合或单独使用免疫抑制剂，如咪唑硫嘌呤（AZA）$1mg/(kg\cdot d)$、羟氯喹（HCQ）$4.5\sim6mg/(kg\cdot d)$、硫嘌呤（6-MP）$60mg/(m^2\cdot d)$、麦考酚酯$600mg/(m^2\cdot d)$等，其中硫唑嘌呤联合糖皮质激素是最佳治疗方案，尤其可预防IPH加重。上述治疗过程中如出现复发出血，口服泼尼松$2mg/(kg\cdot d)$，并重复上述减量法。

国外文献报道IPH合并乳糜泻者予以无麸质饮食可同时改善肺部及消化道症状，故为减少免疫调节剂、糖皮质激素用药及改善患者预后，有必要强调完善乳糜泻相关检查对IPH患者的重要性。对于牛奶过敏患者，禁食牛奶可以改善呼吸道症状。

有研究发现长期对反复复发患儿使用脂质体糖皮质激素——地塞米松棕榈酸酯（liposteroid）治疗，平均观察年限11年，没有1例患儿死亡，完全治愈或长时间缓解率大于65%，患儿肺功能良好，激素副作用少，提示地塞米松棕榈酸酯可以降低激素的副作用，提高IPH患儿的生存率，有望成为难治性IPH长期治疗的首选药物。

对于晚期IPH致严重慢性呼吸衰竭的患者，国外学者提出并尝试应用肺移植。但已报道的2例肺移植患者在移植后均出现了IPH的急性发作及反复，因此肺移植在IPH中的治疗价值不大。

九、预后

IPH患者的短期及长期预后至今仍不确切。已有的小样本回顾性研究认为IPH平均生存期为2.5年，但也有学者提出长期小剂量激素或其他免疫抑制剂治疗可改善预后，使86%的患者获得至少5年的生存期。IPH最常见的死亡原因有肺大出血导致的急性呼吸衰竭和严重肺纤维化导致的肺心病及慢性呼吸衰竭。小部分患者可以达到完全缓解，而多数患者则会出现复发性出血、进行性肺损伤和早期死亡。大约14%的患者死于急性呼吸衰竭，而且诊断和治疗的延迟也会导致高死亡率。而存活下来的患者一般都有慢性贫血和肺内出血，并最终发展致肺纤维化。既往有研究报道，白细胞数增高、肝脾肿大及确诊年龄小都可能是预后不良的因素,也有报道 IPH 预后可能与初诊咯血、体内胆红素升高、基础疾病、发病到确诊时间的长短及血清中 AN-CA 持续存在有关。总的来说,与患有 IPH 的儿童相比,成年人的存活率似乎更持久。

(张挪富)

参考文献

[1] 袁林,万成宙,张晓蕾,等. 特发性肺含铁血黄素沉着症患儿 21 例肺功能分析[J]. 中华实用儿科临床杂志, 2017, 32 (16): 1267-1270.

[2] IOACHIMESCU OC, SIEBER S, KOTCH A. Idiopathic pulmonary hemosiderosis revisited[J]. Eur Respir J, 2004, 24 (1): 162-170.

[3] LE CLAINCHE L, LE BOURGEOIS M, FAUROUX B, et al. Long-term outcome of idiopathic pulmonary hemosiderosis in children[J]. Medicine (Baltimore), 2000, 79 (5): 318-326.

[4] CHEN XY, SUN JM, HUANG XJ. Idiopathic pulmonary hemosiderosis in adults:review of cases reported in the latest 15 years[J]. Clin Respir J, 2017, 11 (6): 677-681.

[5] POPP A, TURCUT C, BALABAN DV, et al. Severe alveolar hemorrhage-what's in it for the gastroenterologist?[J]. J Gastrointest Liver Dis, 2016, 25 (4): 555-558.

[6] CHIN CI, KOHN SL, KEENS TG, et al. A physician survey reveals differences in management of idiopathic pulmonary hemosiderosis[J]. Orphanet J Rare Dis, 2015, 10: 98.

[7] SHERANI KM, UPADHYAY HN, SHERANI FK, et al. Idiopathic pulmonary hemosiderosis presenting in an adult:a case report and review of the literature[J]. Lung India, 2015, 32 (4): 395-397.

[8] DOI T, OHGA S, ISHINURA M, et al. Long-term liposteroid therapy for idiopathic pulmonary hemosiderosis[J]. Eur J pediatr, 2013, 172 (11): 1475-1481.

[9] KHORASHADI L, WU CC, BETANCOURT SL, et al. Idiopathic pulmonary hemosiderosis:spectrum of thoracic imaging findings in the adult patient[J]. Clin Radiol, 2015, 70 (5): 459-465.

[10] TAYTARD J, NATHAN N, DE BLIC J, et al. New insights into pediatric idiopathic pulmonary hemosiderosis:the French RespiRare® cohort[J]. Orphanet J Rare Dis, 2013, 8 (1): 161-167.

第十一节
巨气管支气管症

一、概述

巨气管支气管症(tracheobronchomegaly, TBM),亦称 Mounier-Kuhn 综合征(莫-昆综合征),也曾被称为气管膨出症、巨气管、气管支气管软化症。此病是一种罕见的气管-支气管发育异常的疾病,累及声门下到气管隆突的全部气管,多伴有第 1~4 级支气管扩张。1897 年由 Czyhalrz 首先报道,后由 Mounier-Kuhn 论述内镜与 X 线与临床表现的关系,主要特征为胸内气管和支气管腔明显扩张,伴外周气道管腔突然过渡至正常。气管直径达 3.0cm 以上即可病理诊断,常伴有气管憩室、支气管扩张和反复呼吸道感染。本病

以男性多见,可见于各年龄段,好发于 30~40 岁,但发病年龄可从 18 个月至 79 岁,具体发病率不详,迄今为止全球仅有数百例报道。

二、病因和主要危险因素

TBM 的具体病因尚未明确,尸检提示可能与气管和主支气管的先天性缺陷或弹性纤维和平滑肌组织的萎缩有关。多数学者认为本病是先天性发育异常,在成人可合并先天性结缔组织发育不全综合征(Ehlers-Danlos 综合征),在儿童可合并皮肤松弛症及其他结缔组织疾病,因为组织病理显示气管、支气管壁弹力纤维及肌纤维缺失,合并肌层网状组织缺失,也有研究认为此病为常染色体隐性遗传性疾病,具有家族遗传性,一般父母均为致病基因携带者,其子女的再发风险为 25%,另一种观点认为该病属于获得性疾病,有报道称 TBM 系成人肺间质纤维化、早产儿机械通气的并发症。弥漫性肺纤维化患者的肺弹性回缩压增加,使气管两侧壁长期承受过相反的牵引力,最终导致气管扩大;先天性结缔组织发育异常与长期慢性刺激,如吸烟、空气污染是加重此病的危险因素。

三、发病机制

TBM 的病理特征是大气道的弹性纤维和平滑肌组织萎缩、缺乏或发育不良,引起气管及主支气管管腔异常柔软,呈特征性球形膨胀,扩张的管壁从相邻软骨环之间向外突出,主要累及气管至第 4 级支气管,而周围支气管管径正常。由于气管壁缺乏组织支持,在相邻软组织环之间易疝样突出形成气管憩室,多见于气管后壁。

根据其组织学特点,该病分 3 个亚型。

(一)1 型   气管和主支气管呈轻度对称性地弥漫扩大。

(二)2 型   气管和主支气管呈显著不对称性偏心性扩大,局部形成憩室。

(三)3 型   憩室或扩大的囊腔延伸至远端支气管。

四、临床表现

TBM 的临床表现无特异性,早期可无症状,继发支气管扩张后出现反复咳嗽、咳痰及反复下呼吸道感染,患者多因此就诊。气管腔的显著扩大及管壁薄弱无力使黏膜纤毛清除功能受阻,而憩室形成能潴留大量分泌物,使远端支气管分泌物排出困难和气流陷闭加剧,导致肺部感染反复发作及形成支气管扩张、显著的肺气肿或肺大疱,甚至肺纤维化,疾病进展出现咯血、杵状指(趾)、呼吸衰竭甚至死亡。

根据临床症状严重程度将 Mounier-Kuhn 综合征分为轻

度、中度和重度。

（一）轻度　　患者通常无症状，不需要进一步治疗。然而，他们应该有每年的随访跟踪并定期接受常规的流感疫苗和肺炎球菌疫苗。

（二）中度　　这些患者有反复的上呼吸道和下呼吸道感染。它们通常表现为咯血、自发性气胸或呼吸衰竭，需要吸氧、积极的物理治疗和体位引流技术。对于此类患者应立即早期使用抗生素来预防控制感染。必要情况下行纤维支气管镜检查。

（三）重度　　这组患者的预后很差，通常是在尸检中发现的。这些患者通常在晚期出现呼吸衰竭或严重的缺氧和早期死亡。

五、诊断标准

在 X 线胸片上看到明显增宽的气管直径应该引起对 Mounier-Kuhn 综合征的怀疑，但其敏感性和特异性有限。其诊断的金标准是双相 CT 增强成像，可最有效地测量气管和支气管的横向和矢状直径。诊断主要依据胸部 CT、纤维支气管镜检查及肺功能检测。胸部影像学显示中心气道管径明显增大。正常成人气管横径平均为 17.5mm，矢状径平均为 19.5mm，成人胸部 X 线或支气管造影的诊断标准为：气管与右、左主支气管的直径分别超过 3.0、2.4、2.3cm。CT 诊断标准：女性气管横径、矢状径分别大于 21、23mm，以及右、左主支气管横径分别大于 19.8、17.4mm；男性气管横径、矢状径分别大于 25、27mm，以及右、左主支气管横径分别大于 21.18mm 和 18.4mm。

支气管镜检查常可见气管、支气管管腔明显扩大、黏膜水肿，并可见气管憩室，管壁有时可呈波浪状，在咳嗽或用力呼气时气道膜部明显突出，有些患者可见双气管隆突、气管三分叉、先天性的右上叶粗短异常等。肺功能检查可能表现为阻塞性通气功能障碍、残气量增加、过度充气，若肺实质受累则出现弥散功能下降。但继发于肺纤维化的患者，则可能主要表现为限制性通气功能障碍。

六、鉴别诊断

本病主要应与获得性气管巨大症鉴别，后者见于结节病晚期、弥漫性肺纤维化等引起的牵拉性支气管扩张，长期气管插管导致气管黏膜缺血坏死、感染引起气管壁软化等。获得性气管巨大症的气管扩大常随原发病的进展而加重，且无主支气管扩大，可与本病鉴别。还有一些其他疾病如马方（Marfan）综合征、Ehlers-Danlos 综合征、Kenny-Caffey 综合征、共济失调性毛细血管扩张、结缔组织疾病、Brachmann-de Lange 综合征、布鲁顿型丙种球蛋白缺乏症、强直性脊柱炎、皮肤松弛症和轻链沉淀病都可能与继发的气管支气管扩张有关。

七、治疗

本病目前缺乏特异性治疗方法。无症状患者无需特殊治疗，若患者吸烟则应建议其戒烟，应尽量减少对工业和职业刺激物及污染物的接触。对于出现临床症状的患者，目前的治疗主要是防治呼吸道的反复感染，主要治疗方法在于清除分泌物和感染加重时适当应用抗生素。由于该病的弥漫性，外科手术治疗通常无效，有个别报道对于严重患者成功实行肺移植术，但对发病率和死亡率无改善。气管支架在多气管分流和晚期的患者身上具有良好的效果。有报道采用 Y 型气管支气管支架保持气道开放、防止气管塌陷，临床症状明显改善。需要机械通气的患者建议采用无囊气管导管。

（郭叶辉　刘春丽）

参考文献

[1] MENON B, AGGARWAL B, IQBAL A. Mounier-Kuhn syndrome: report of 8 cases of tracheobronchomegaly with associated complications[J]. South Med J, 2008, 101 (1): 83-87.

[2] LAZZARINI-DE-OLIVEIRA LC, COSTA DE BARROS FRANCO CA, GOMES DE SALLES CI, et al. A 38-year-old man with tracheomegaly, tracheal diverticulosis and bronchiectasis[J]. Chest, 2001, 120: 51-52.

[3] CELIK B, BILGIN S, YUKSEL C. Mounier-Kuhn syndrome: a rare cause of bronchial dilation [J]. Tex Heart Inst J, 2011, 38 (2): 194-196.

[4] DUNNE MG, REINER B. CT features of tracheobronchomegaly[J]. J Comput Assist Tomogr, 1988, 12 (3): 388-391.

[5] NOORI F, ABDULJAWAD S, SUFFIN DM, et al. Mounier-Kuhn syndrome: a case report[J]. Lung, 2010, 188 (4): 353-354.

[6] KRUSTINS E. Mounier-Kuhn syndrome: a systematic analysis of 128 cases published within last 25 years[J]. Clin Respir J, 2016, 10 (1): 3-10.

[7] BHALLA A, GORSI U, GUPTA P, et al. Mounier-Kuhn syndrome masquerading pulmonary 10 thromboembolism in an elderly male[J]. Lung India, 2014, 31 (1): 76-78.

[8] NOORI F, ABDULJAWAD S, SUFFIN DM, et al. Mounier-Kuhn syndrome: a case report[J]. Lung, 2010, 188 (4): 353-354.

第十二节
气管支气管软化症

气管支气管软化症（tracheobronchomalacia，TBM）是由于气管、支气管缺乏应有的硬度和支撑力，造成管腔在呼吸时超过一定程度而塌陷的一种病理现象。按照病因可分原发性和继发性，按照发生部位可分为弥漫性和局限性。临床症状主要有呼吸困难、喘息、慢性咳嗽、咳痰和反复肺部感染。

随着对气管支气管软化症的认识加深，目前的观点对于描述气管支气管树过度动态塌陷定义为呼气性中央气道塌陷（expiration central airway collapse，ECAC），其中包括两类疾病：过度动态性气道塌陷（excessive dynamic airway collapse，EDAC）和气管支气管软化症（TBM）。两者区别在于

EDAC 的特征是呼气时气道膜部萎缩的肌肉纤维向内膨出,横截面气道腔变窄,而 TBM 的特征是气管支气管前壁软骨薄弱,可能伴或不伴有过度的动态膜部管壁内陷(图 38-12-1、图 38-12-2)。

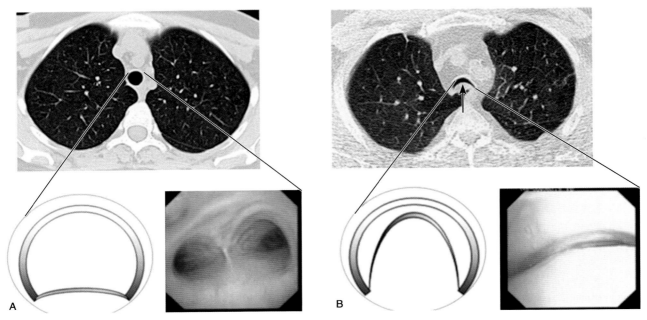

图 38-12-1　正常气管（A）和呼气性中央气道塌陷（B）的典型 CT 图像和支气管镜下图像

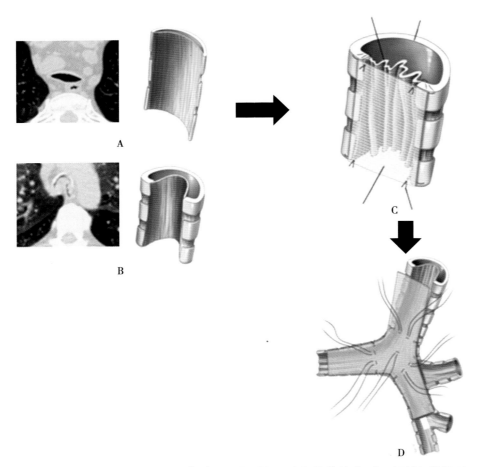

图 38-12-2　气管前壁软骨软化（A）和气管膜部肌肉纤维萎缩（B），通过气管切开成形术治疗（C、D）

一、病因及发病机制

原发性气管支气管软化症是由于气管及主要支气管的结缔组织先天性萎缩或弹力纤维缺陷,软骨缺损或发育过软,以及肌层变薄引起管腔狭窄所致。主要见于婴幼儿,其病因不明,可能与胚胎期发育不良、早产、妊娠期营养不良、缺钙有关。国外一些研究资料显示,因长期喘鸣而接受支气管镜检查的小儿中,11%~15%有气管支气管软化症。继发性气管支气管软化症,通常发病年龄较大,有较明确的病因,如气管内插管、外伤、气管切开术、胸骨下甲状腺肿、纵隔肿瘤、甲状腺肿瘤、肿大淋巴结、囊肿、心房心室扩大、肺动脉韧带、血管环、复发性多软骨炎、反复感染、气管慢性炎症、长期剧烈咳嗽、肺移植术后血供不足等。其病理机制可能由于占位长期压迫气管软骨环和/或局部供血不足或局部缺血,引起软骨环变细、变薄,弹性减弱,久则造成缺血性无菌坏死,使气管环局部吸收消失,呈膜性组织,气管壁失去正常的牵拉和支撑。呼气或屏气时,气管支气管周的压力高于外界大气压,软化的气管支气管部分塌陷内陷,造成肺泡内气体及气道分泌物的排出受阻,形成局限性肺气肿及肺部炎症。

二、临床表现

临床症状多样,与软化面积大小和程度有关,主要症状有大气道性呼吸困难、反复喘息、剧烈持续性咳嗽甚至犬吠样咳嗽、因引流不畅而反复肺部感染及肺不张等。可有夜间憋醒,醒后窒息感,侧卧入睡较少发生憋醒。查体发现大气道部位闻及高调、单音性、呼气相喘鸣,对β类激动剂无反应。呼气屏气时及活动增多时症状和体征加重,吸气时,由于膈肌及其他辅助呼吸肌的强烈收缩,肺内压力低于外界气压差,同时支气管因反射作用使部分塌陷的管腔暂时性扩张,空气进入肺泡并不受阻,症状减轻。

三、诊断及鉴别诊断

动态支气管镜检查是目前气管支气管软化症诊断的金指标:在最小量的基础麻醉或气道内局部麻醉下,分别在声门下、环状软骨、气管中段、气管隆突、主支气管开口观察,嘱患者做深吸气—屏气—用力呼气的动作,截图测量管腔狭窄率。一般认为用力呼气时中央气道管腔狭窄达50%以上方可诊断本病,根据气道管腔内狭窄程度可分为轻度至重度。但正常人及部分慢性肺部疾病的患者亦可出现呼气时管腔狭窄的情况,有学者建议提高气道塌陷界限值至70%以上甚至90%,以减少误判。动态呼吸相胸部CT及MRI检查,对比气管直径的变化,变化明显者有助于诊断。气管软化试验,是通过瓦氏试验法和米勒试验法拍片,凡管径相差3.0mm或以上者,则可提示为气管软化症。但对于

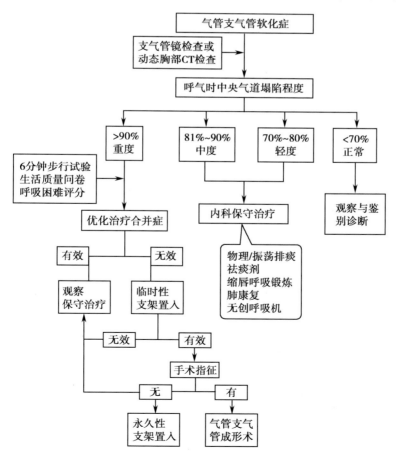

图 38-12-3　气管支气管软化症的临床评估流程

肿瘤患者,由于肿瘤压迫气管使气管内径较正常明显缩小,气管壁粘连、固定,动度减弱,气管软化试验阴性,不能排除气管软化症的可能。瓦氏试验法拍片要求患者尽力吸气后关闭声门,并强力屏气后迅速拍片。米勒试验法拍片要求患者尽力呼气后关闭声门再做吸气动作后快速拍片。肺功能检查可见呼气流量下降、流量容积曲线可见典型的呼气相(胸内型)或吸气相(胸外型)平台、动态气道压缩(慢肺活量减去 FVC)及气流振荡。

该病容易误诊为哮喘、支气管异物、肺炎及肺不张,需要鉴别。对难治性喘鸣和顽固的慢性咳嗽患者,经常规治疗后病情仍迁延不愈,应行支气管镜检查以排除气管支气管软化症。

四、治疗

气管支气管软化症的临床评估流程见图 38-12-3。对于气管支气管软化症的治疗以保持气道通畅为原则,治疗措施包括内科保守治疗(针对原发病的治疗、应用支气管扩张剂保守治疗、无创通气支持、祛痰)及手术治疗(气道成形治疗如气道支架植入、开放性外科手术切除病变部位或加强气道结构如气道壁膜性部分成形术)。

治疗方法应依据病因、病变范围、类型和严重程度进行选择。无症状者不需治疗。对重度气管支气管软化症患者,给予气管悬吊术、气管内支架术、支气管成形术等治疗。此外,对原发性患者适当予以补充钙及包括维生素 D 在内的多种维生素;对存在继发性气管支气管软化症的高危患者(如甲状腺肿瘤患者等),必须进行气管软化试验及临床评估,以防止术后可能的气管支气管软化症所导致的致命性后果。

(陈　愉)

参考文献

[1] MURGU SD, COLT HG. Tracheobronchomalacia and excessive dynamic airway collapse[J]. Respirology, 2006, 11 (4): 388-406.

[2] RIDGE CA, O'DONNELL CR, LEE EY, et al. Tracheobronchomalacia current concepts and controversies[J]. J Thorac Imaging, 2011, 26 (4): 278-289.

[3] O'DONNELL CR, LITMANOVICH D, LORING SH, et al. Age and sex dependence of forced expiratory central airway collapse in healthy volunteers[J]. Chest, 2012, 142 (1): 168-174.

[4] MAJID A, GAURAV K, SANCHEZ JM, et al. Evaluation of tracheobronchomalacia by dynamic flexible bronchoscopy, a pilot study[J]. Ann Am Thorac Soc, 2014, 11 (6): 951-955.

[5] ERNST A, ODELL DD, MICHAUD G, et al. Central airway stabilization for tracheobronchomalacia improves quality of life in patients with COPD[J]. Chest, 2011, 140 (5): 1162-1168.

[6] MAJID A, SOSA AF, ERNST A, et al. Pulmonary function and flow-volume loop patterns in patients with tracheobronchomalacia[J]. Respir Care, 2013, 58 (9): 1521-1526.

[7] MAJID A, ALAPE D, KHEIR F, et al. Short-term use of uncovered self-expanding metallic airway stents for severe expiratory central airway collapse[J]. Respiration, 2016, 92 (6): 389-396.

[8] GANGADHARAN SP, BAKHOS CT, MAJID A, et al. Technical aspects and outcomes of tracheobronchoplasty for severe tracheobronchomalacia[J]. Ann Thorac Surg, 2011, 91 (5): 1574-1580.

[9] OCHOA S, CHENG GZ, FOLCH E, et al. Use of self-expanding metallic airway stents in tracheobronchomalacia[J]. J Bronchology Interv Pulmonol, 2015, 22 (3): e9-e11.

[10] ALAPE DE, GANGADHARAN S, FOLCH E, et al. Tracheobronchoplasty for severe tracheobronchomalacia: short and long-term outcomes[J]. Am J Respr Crit Care Med, 2016, 193: A3386.

[11] MORRISON RJ, HOLLISTER SJ, NIEDNER MF, et al. Mitigation of tracheobronchomalacia with 3D-printed personalized medical devices in pediatric patients[J]. Sci Transl Med, 2015, 7 (285): 285ra64.

[12] LAZAR JF, POSNER DH, PALKA W, et al. Robotically assisted bilateral bronchoplasty for tracheobronchomalacia [J]. Innovations, 2015, 10 (6): 428.

[13] DUTAU H, MALDONADO F, BREEN DP, et al. Endoscopic successful management of tracheobronchomalacia with laser: apropos of a Mounier-Kuhn syndrome[J]. Eur J Cardiothorac Surg, 2011, 39 (6): e186-e188.

[14] BUITRAGO DH, WILSON JL, PARIKH M, et al. Current concepts in severe adult tracheobronchomalacia: evaluation and treatment[J]. J Thorac Dis, 2017, 9 (1): e57-e66.

第十三节
遗传性出血性毛细血管扩张症

一、概述

遗传性出血性毛细血管扩张症(hereditary hemorrhagic telangiectasia, HHT)也称 Osler-Rendu-Weber 病,是指脉管系统发育异常的常染色体显性遗传性疾病,根据突变基因的不同分为 5 型,分别为 HHT1、HHT2、HHT3、HHT4 和 HHT5,其中 HHT1 和 HHT2 约占 HHT 的 85%,临床上 HHT1 比 HHT2 较常见而且症状更严重。HHT 典型的病变特点为皮肤黏膜的毛细血管扩张和动静脉畸形。国外资料显示,HHT 发病率约为 1/5 000,虽然 HHT 是一种相对少见的疾病,但严重影响患者的生活,而且目前广大患者和医务工作者对本病的严重性和重要性尚缺乏足够的认识,因此医务人员熟悉并掌握 HHT,对疾病的早期诊断及治疗有着非常重要的意义。

二、流行病学

HHT 广泛分布于全球,发病率为 1/5 000,男女均可患病。我国尚无 HHT 流行病学调查方面的资料,患者多有家族遗传史,也有部分散发病例。

三、遗传学

研究发现目前已知 HHT 有 5 种基因型,其中三种与特定基因突变有关,致病性突变位于编码内皮糖蛋白的 ENG (endoglin)基因和 12 号染色体的活化素受体激酶 1(activin receptor-ike kinase,ALK-1),分别引起 HHT1 型和 HHT2 型。HHT3 型和 HHT4 型仅与特定位点有关;并无特定的基因突变。HHT 5 型则由生长分化因子 2(growth differentiation factor-2,GDF2)突变引起,此外,还有少见的 SMAD 家族成员 4(Sma and mad homologu 4,SMAD4)基因突变导致青少年息肉(juvenile polyposis,JP)-HHT 综合征(JPHT)。

（一）病理生理学　　HHT 患者由于皮肤、黏膜毛细血管壁或小动静脉壁的平滑肌与弹力纤维缺乏、内皮细胞变性等,导致毛细血管壁变薄及血管迂曲、扩张和动静脉畸形,轻微的外力或血流压力的改变即可引起血管破裂。毛细血管扩张(telangiectasis)最初是毛细血管后小静脉局灶性扩张,病变逐渐发展导致小静脉明显扩张并盘曲,小静脉直接与小动脉相连接。动静脉畸形(arteriovenous malformations,AVM)是动脉直接与静脉连接,供血动脉局部扩张形成瘤样改变。毛细血管扩张多发生在皮肤、黏膜及内脏器官等,动静脉畸形多发生在肝脏、胃肠道、肺脏及大脑等脏器。

（二）临床表现　　由于病变累及部位不同,HHT 临床表现呈现多样性,但主要表现为毛细血管扩张与动静脉畸形。HHT 由于血管发育不良易在动静脉间形成异常血管交通,如果异常交通发生在小动静脉间称为毛细血管扩张;发生于较大动静脉间称为动静脉畸形或动静脉瘘(arteriovenous fistula,AVF),症状表现与年龄有关,随着年龄的增长症状发生率和严重程度增加。

1.毛细血管扩张　　毛细血管扩张常出现在舌、唇、结膜、指尖和耳廓等处,毛细血管扩张的部位常表现为出血,但症状通常很轻微(图 38-13-1、图 38-13-2)。鼻出血常最早出现,首次发病平均年龄为 12 岁,多为自发性或轻微刺激诱发,夜间多发,高达 97% 的患者有自发复发性鼻出血。其他部位的毛细血管扩张发生率与鼻出血相似,但发病年龄通常要比鼻出血晚 5~30 年。

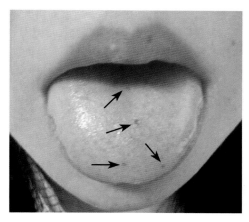

图 38-13-1　HHT 患者舌上毛细血管扩张（箭头）

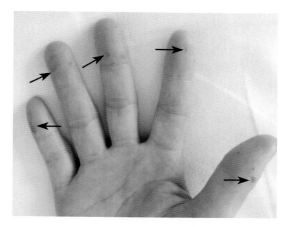

图 38-13-2　HHT 患者指尖多发毛细血管扩张（箭头）

毛细血管扩张也常出现在胃和十二指肠的上部,表现为消化道出血。一般发生在 60 岁以上的 HHT 患者中,约 25% 的 HHT 患者会出现上消化道出血。毛细血管扩张引起的上消化道出血通常比较缓慢且持续存在,其严重程度一般会随着年龄的增长而加重。

2.动静脉畸形　　50%~60% 的 HHT1 和 5%~10% 的 HHT2 患者可发生肺动静脉畸形(pulmonary arteriovenous malformations,PAVM)(图 38-13-3),PAVM 的严重并发症是脑栓塞,由于 PAVM 的存在,血栓、细菌等可通过异常通道播散,造成脑栓塞、脑脓肿。

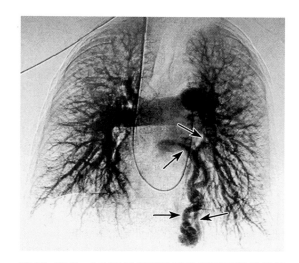

图 38-13-3　HHT 患者肺动脉造影显示肺动静脉畸形（箭头）

脑动静脉畸形(cerebral arteriovenous malformations,CAVM)通常是无症状的,脑动静脉畸形有症状时常表现为头痛、癫痫、卒中、颅内出血等,对于同时伴有肺动静脉畸形或有肺动静脉畸形家族史的患者来说,出现神经系统症状更常见。CAVM 最严重的并发症是血管破裂导致的颅内出血。HHT1 和 HHT2 的 CAVM 发生率分别为 8%~16% 和 0.5%~1.5%。

HHT2 患者中肝脏受累比 HHT1 患者常见,但是只有少数肝动静脉畸形(hepatic arteriovenous malformation,HAVM)患者出现肝大、肝功能异常等症状(图 38-13-4),长期的肝脏血管分流可导致高心排血量心力衰竭、门静脉高压、胆道疾病和肝性脑病等。

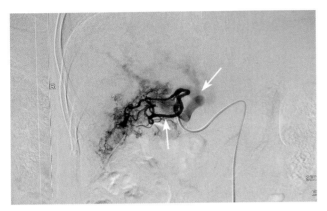

图 38-13-4　HHT 患者肝动脉和门静脉交通形成的肝动脉门静脉瘘

中间箭头为肝动脉,右侧箭头为门静脉。

3. 肺动脉高压　HHT 相关性肺动脉高压(pulmonary hypertension,PH)相对罕见,在所有 HHT 病例中所占比例少于 1%。根据病理生理分为两种不同类型 PH,一类高心排血量 PH,常与肝动静脉瘘相关。表现为心排血量增加、左心房压力升高但肺血管阻力不高;另外一类相对少见,表现为肺动脉压力升高,肺血管阻力升高,但左心房压力正常,心排血量正常或减低。主要病变在外周肺血管,两者主要差别是跨肺压差(trans-pulmonary gradient,TPG),TPG < 12mmHg 为高心排血量导致的 PH,TPG≥12mmHg 为肺血管病变导致 PAH。高心排血量 PH,常见 *ALK-1* 基因突变;少数可为 Endoglin 突变,通常合并肝动静脉瘘。40%~75% 的 HHT 患者发现肝动静脉瘘,但大部分分流量少,并不引起明显症状。仅 5%~8% 的肝动静脉瘘患者出现大量分流,导致高心排血量心力衰竭出现症状。

(三)辅助检查

1. 血常规　长期消化道出血患者可出现贫血,常为小细胞低色素性贫血,白细胞及血小板常不受累。

2. 大便常规　隐血试验有助于发现上消化道出血情况。

3. X 线胸片　出现 PAVM 的 HHT 患者在 X 线下表现为畸形血管团呈结节状或团块状阴影,边缘光整,可见血管搏动。

4. 超声

(1)心脏超声:声学造影检查是无创检查,安全性好,具有 93%~100% 的灵敏度,并且能够判断心内或心外分流。但由于敏感性过高,轻微的、无临床意义的分流也可被检测。心脏彩超可以通过三尖瓣反流估测肺动脉压力,及时发现 HHT 相关 PH。

(2)腹部彩超:有 30%~73% 的 HHT 患者肝脏受累,超声能发现肝内病灶,存在 HAVM 的 HHT 患者常表现为肝内团块的血管声像、肝内动脉扩张和静脉曲张、动-静脉瘘等。

5. 血管增强 CT　胸部及腹部血管增强 CT 均能清楚显示病灶的部位、大小及形态等,CT 肺动脉造影则能清楚显示血流情况、动静脉畸形情况。肝脏受累主要在 CT 上表现为肝实质灌注异常和门脉高压征象,CT 增强扫描动脉期可见肝动脉静脉瘘或肝动脉门静脉瘘的畸形血管团,肝内弥散毛细血管扩张型动静脉瘘造影动脉期可出现雪花样改变。门脉高压则表现为门静脉扩张、脾大及食管胃底静脉曲张。

6. MRI　头部 MRI 能提示脑动静脉畸形,在每个 HHT 患者中推荐使用头部 MRI 来检测 CAVM,腹部 MRI 则提示肝脏及胃肠道的血管畸形情况。

7. 右心导管检查术　确诊 PH 的金标准,可以鉴别高心排血量继发性 PH 和其他类型的 PH。

(四)诊断

1. 诊断标准

(1)鼻出血,反复发作的自发性鼻出血。

(2)多部位出现毛细血管扩张,如嘴唇、舌、手指、口腔和鼻腔等。

(3)内脏受累,如消化道的毛细血管扩张、肺动静脉畸形、肝动静脉畸形、脑动静脉畸形等。

(4)阳性家族史,直系亲属中至少有一位 HHT 患者。符合以上 3 条或 3 条以上条件者可确诊为 HHT,符合其中 2 条者为疑似病例,少于 2 条者暂不考虑 HHT。

2. 鉴别诊断

(1)肝硬化:多有病毒性肝炎病史,肝内纤维分隔形成假小叶,HHT 患者肝脏异常增生结节无纤维分隔形成。

(2)门静脉海绵样变性:门静脉回流不畅所致。

(3)共济失调毛细血管扩张症:一种常染色体隐性遗传病,早期发生进行性小脑共济失调和眼睛的共济失调,可伴球结膜毛细血管扩张。患者胸腺发育不良,常发生感染性疾病伴淋巴网状系统恶性肿瘤,血中甲胎蛋白升高。

(4)肺动脉高压:HHT 合并 PH 者常被误诊为特发性肺动脉高压或其他肺动脉高压疾病。通过询问患者是否有鼻出血及是否有鼻出血家族史可以高度提示 HHT,体检可以发现舌部及指尖毛细血管扩张表现,CT 血管造影可发现动静脉瘘改变。以上改变可与其他类型肺动脉高压相鉴别。

(五)治疗　有症状的 HHT 患者需要进行治疗。主要为对症和支持治疗。

1. 皮肤毛细血管扩张　可激光切除病灶。

2. 鼻出血　保守、雌激素、电烧灼、激光等治疗。对于贫血与鼻出血严重程度不成比例的患者,仅建议进行内镜评估。

3. 消化道出血　一线治疗包括口服或静脉补铁,严重者可内镜下应用双极电凝或激光,或外科手术剥除。

4. 肝脏动静脉畸形 无症状的 HAVM 患者不需要治疗,有症状的 HAVM 患者介入栓塞手术无效时可考虑肝移植。

5. 肺动静脉畸形 重点在于预防脑栓塞、脑脓肿及肺出血,肺动静脉畸形的患者需进行终身随访,对于直径 >3mm 的动静脉畸形患者应进一步治疗,栓塞疗法是一种有效的治疗方法,可减少 PAVM 相关并发症,并可使用抗生素预防感染性栓子形成等,但是因为血管再通或栓塞不完全的原因,建议术后每 6~12 个月复查胸部 CT。

6. 脑动静脉畸形 畸形血管直径大于 1cm 者需积极处理,曾有 CAVM 破裂病史的患者畸形血管再次破裂风险高达 20 倍,此类患者可选择经导管血管栓塞、手术切除、立体定向放疗和联合治疗等。

7. 肺动脉高压 高心排血量的 PH 治疗上主要应积极纠正左心衰、贫血和房颤等。利尿治疗有助于降低肺静脉压从而改善症状。纠正贫血有助于改善症状,降低心脏负荷,通常建议此类患者血红蛋白维持在 100g/L 以上;必要时可予补铁治疗。房颤患者如条件允许,建议积极复律维持窦性心律。PH 靶向药物不推荐使用在这类患者,肝动静脉瘘栓塞或肝动脉结扎术可考虑应用。如果分支众多或为广泛弥漫的动静脉瘘病变可考虑肝移植治疗。对于肺血管病变的 HHT 相关 PH 是否使用靶向药物由于病例较少尚无循证医学证据,曾有少部分病例报道使用靶向药物有助于改善症状。

(六)预防与筛查 对于确诊或疑似的 HHT 患者家族进行定期的健康体检,有研究发现无筛查和未治疗的 HHT 患者的预期寿命低于无 HHT 的患者,其早期中位死亡年龄范围为 3~7 岁。初步筛选包括病史、体格检查及必要的辅助检查,体格检查应注意特殊部位的毛细血管扩张,例如嘴唇、鼻黏膜、舌头和手指。还应注意动静脉畸形的体征和症状,如呼吸困难、杵状指(趾)、咯血和偏头痛或其他中枢神经系统症状。此外,还建议进行血常规、生化和肝功能等实验室检查。基因检测可作为初始筛查方法来诊断或排除具有已知 HHT 突变的 HHT 患者的第一亲属成员中的 HHT。如果怀疑或诊断 HHT,建议筛查 HHT 的肺部和脑部受累情况。

(洪城 李杰英)

参考文献

[1] BIDEAU A, PLAUCHU H, BRUNET G, et al. Epidemiological investigation of Rendu-Osler disease in France:its geographical distribution and prevalence[J]. Popul, 1989, 44 (1): 3-22.

[2] GUTTMACHER AE, MARCHUK D, WHITE RI. Hereditary hemorrhagic telangiectasia[J]. N Engl J Med, 1995, 333 (14): 918-924.

[3] DAKEISHI M, SHIOYA T, WADA Y, et al. Genetic epidemiology of hereditary hemorrhagic telangiectasia in a local community in the northern part of Japan[J]. Hum Mutat, 2002, 19 (2): 140-148.

[4] GOVANI FS, SHOVLIN CL. Hereditary haemorrhagic telangiectasia: a

clinical and scientific review[J]. Eur J Hum Genet, 2009, 17 (7): 860-871.

[5] KROON S, SNIJDER RJ, FAUGHNAN ME, et al. Systematic screening in hereditary hemorrhagic telangiectasia: a review[J]. Curr Opin Pulm Med, 2018, 24 (3): 260-268.

[6] 郝传玺, 金龙, 陈尘, 等. 遗传性出血性毛细血管扩张症的综合影像学分析[J]. 临床放射学杂志, 2014, 33 (3): 373-376.

[7] 谢桂岚, 李志祥, 李哲先. 遗传性出血性毛细血管扩张症的研究进展[J]. 中国现代医学杂志, 2005, 15 (14): 2153-2157, 2160.

[8] KIM H, NELSON J, KRINGS T, et al. Hemorrhage rates from brain arteriovenous malformation in patients with hereditary hemorrhagic telangiectasia[J]. Stroke, 2015, 46 (5): 1362-1364.

[9] WILLEMSE RB, MAGER JJ, WESTERMANN CJ, et al. Bleeding risk of cerebrovascular malformations in hereditary hemorrhagic telangiectasia[J]. J Neurosurg, 2000, 92 (5): 779-784.

[10] NANTHAKUMAR K, GRAHAM AT, ROBINSOn TI, et al. Contrast echocardiography for detection of pulmonary arteriovenous malformations[J]. Am Heart J, 2001, 141 (2): 243-246.

[11] COTTIN V, PLAUCHU H, BAYLE JY, et al. Pulmonary arteriovenous malformations in patients with hereditary hemorrhagic telangiectasia[J]. Am J Respir Crit Care Med, 2004, 169 (9): 994-1000.

[12] VAN GENT MWF, VELTHUIS S, POST MC, et al. Hereditary hemorrhagic telangiectasia: how accurate are the clinical criteria?[J]. Am J Med Genet A, 2013, 161A (3): 461-466.

[13] SHOVLIN CL, CHAMALI B, SANTHIRAPALA V, et al. Ischaemic strokes in patients with pulmonary arteriovenous malformations and hereditary hemorrhagic telangiectasia: associations with iron deficiency and platelets[J]. PLoS One, 2014, 9 (2): e88812.

[14] FAUGHNAN ME, PALDA VA, GARCIA-TSAO G, et al. International guidelines for the diagnosis and management of hereditary hemorrhagic telangiectasia[J]. J Med Genet, 2011, 48 (2): 73-87.

[15] SILVA BM, HOSMAN AE, DEVLIN HL, et al. Lifestyle and dietary influences on nosebleed severity in hereditary hemorrhagic telangiectasia[J]. Laryngoscope, 2013, 123 (5): 1092-1099.

[16] 王岚, 刘锦铭. 遗传性出血性毛细血管扩张症与肺动脉高压[J]. 中国实用内科杂志, 2017, 37 (5): 391-394.

第十四节
骨化性气管支气管病

骨化性气管支气管病(tracheobronchopathia osteochondroplastica, TO)是指气管、支气管黏膜下有多发性骨质或软骨组织结节状增生并凸出管腔,可引起支气管管壁僵硬、管腔狭窄甚至阻塞的良性气道病变。1985 年 Rokitansky 首先从尸检中发现此病,1957 年 Wiks 对此病作组织学的描写,1986 年 von Schroetter 经喉镜发现此病,1902 年 Killian 经支气管镜诊断骨化性气管病。骨化性气管支气管病的发病率尚未清楚,尸检的患病率为 0.3%。广州医科大学附属第一医院 1999 年 6 月至 2000 年 5 月期间进行的支气管镜检查的 1 125 例患者中发现有 4 例为骨化性气管支气管病,检出率为 0.3%。国内外近年来对该病的报道越来越多,说明本病并非十分罕见。

一、病因、发病机制

骨化性气管支气管病病因不明,可能的因素有:慢性感染、化学或物理等慢性刺激、代谢障碍、先天素质等。具体的发病机制也不太清楚,有学者认为骨化性气管支气管病是在各种原因作用下,黏膜下弹力纤维层的原始结缔组织化生并发展为软骨细胞,钙盐沉积,继之骨化形成骨组织。显微镜下,气管、支气管黏膜上皮可以正常,也可有鳞状上皮化生;黏膜下软骨、骨组织结节状增生,病变部位接近软骨环,但与软骨不相连,并可见纤维组织和脂肪组织。

二、临床表现

骨化性气管支气管病的病史长短不一,常常在数年以上。可以无明显症状,或呈隐蔽性发展。症状轻重与病变的范围和支气管腔阻塞程度有关,常见的症状为逐渐加重的咳嗽、咳痰、痰中带血或血痰、声嘶、活动后气促等,并可有反复呼吸道感染的症状。体格检查常无阳性体征,合并呼吸道感染时有相应的体征。由于这些症状和体征缺乏特异性,容易引起漏诊和误诊。

X线胸片对骨化性气管支气管病不敏感。CT扫描对气管支气管壁结节内的钙化影相当敏感,可以清楚地显示气管、支气管内沿着软骨环的多发性点状或斑点状钙化影,但与软骨不连接,不突入管腔内,黏膜层呈波浪起伏状,同时也显示管腔情况,以及有无管腔外肿物压迫。上述改变是骨化性气管支气管病的特异性改变,出现这些特征时,可做出初步诊断。CT扫描是诊断骨化性气管支气管病的重要非侵入性检查方法。

骨化性气管支气管病患者肺功能检查可以正常,部分患者可有阻塞性通气功能障碍,少数可表现为混合型通气功能障碍。脉冲震荡肺功能可显示患者中央气道阻力增高。

三、支气管镜检查

支气管镜检查对诊断、评估骨化性气管支气管病有重要价值。支气管镜下可见气管、支气管壁上方的大小不等的结节凸出管腔,无蒂,为白色或灰黄色,可散发或融合成片,质硬。病变主要累及气管下2/3及主支气管,叶、段支气管偶见结节,值得注意的是气管内病变仅见于前、侧壁,后壁(膜部)极少见到结节。黏膜可正常,也可表现为充血、灰白、小血管显露等,触之易出血。管腔可正常,也可表现为不规则、前后径>左右径、狭窄甚至阻塞等。

这些支气管镜下的表现有特异性,具有诊断意义。如病变不典型,需要进一步证实或排除其他疾病,可行结节活检。由于管壁和结节较硬,常规活检钳往往只取到黏膜组织,应采用较大的鳄齿钳,并在结节处反复多次钳取,尽量取到结节处的骨组织,对诊断才有意义。

四、诊断与鉴别诊断

骨化性气管支气管病是一种良性气道疾病,男女无差别,病程较长,就诊时多在50岁以上,也有少数青年发病的,由于其症状不典型,一般症状也不严重,易被漏诊、误诊。因此,临床上对不明原因的反复咳嗽、痰中带血或血痰、声嘶等情况需要和气管疾病进行鉴别诊断时,应注意本病的可能。CT和支气管镜检查可发现特异性改变,是主要的检查手段,诊断一般不困难,重要的是要知晓这种病的存在。如果CT和支气管镜检查不典型,可行气管支气管壁结节活检,病理检查可明确诊断。

鉴别诊断方面,重点注意鉴别的气道疾病主要是气道淀粉样变、气管支气管结核、复发性多软骨炎、气道中心性肉芽肿等。一般可根据CT、支气管镜下的特征性改变作鉴别,必要时组织活检病理检查进一步明确。

五、治疗

目前对骨化性气管支气管病尚无特效治疗方法,一般予对症处理如止咳、化痰等处理,有合并感染时抗感染治疗,气道非特异性炎症可予抗炎治疗如吸入皮质类固醇。如合并气道阻塞时可采用气道介入治疗方法如激光等处理。

骨化性气管支气管病进展缓慢,但需定期复查,出现气道阻塞时予介入处理,一般预后良好。

(李时悦)

参考文献

[1] DEVARAJA K, SAGAR P, CHIROM AS. Tracheobronchopathia osteochondroplastica: awareness is the key for diagnosis and management [J]. BMJ-Case Rep, 2017, 220567.

[2] OBUSEZ EC, JAMJOOM L, KIRSCH J, et al. Computed tomography correlation of airway disease with bronchoscopy: part I -nonneoplastic large airway diseases [J]. Curr Probl Diagn Radiol, 2014, 43 (5): 268-277.

[3] ABU-HIJLEH M, LEE D, BRAMAN SS. Tracheobronchopathia osteochondroplastica: a rare large airway disorder [J]. Lung, 2008, 186 (6): 353-359.

[4] 李时悦, 欧阳能太, 钟南山. 骨化性气管支气管病 [J]. 中华结核和呼吸杂志, 2001, 24 (7): 414-416.

第十五节
支气管中心性肉芽肿病

一、概述

支气管中心性肉芽肿病(bronchcentric granulomatosis, BG)是一种病因不明的临床少见病,病理表现是以支气管为中心的富含嗜酸性粒细胞的非干酪性肉芽肿为突出特征,主要侵犯支气管和细支气管,有时可累及肺实质。

二、病因

BG 的发病原因在伴有哮喘的患者中可能与寄生在支气管的某些曲霉菌产生免疫反应有关,无哮喘患者可能与吸入未知抗原引起的高敏反应有关。由于病因不太明确,临床症状和体征无特异性,影像学表现不典型,因此,本病早期容易引起误诊。

三、病理

早期细支气管黏膜被组织细胞代替,随后非干酪性、坏死性肉芽肿分布于细支气管内,并将其破坏。支气管可见扩张,腔内有坚韧的灰褐色分层物质,镜下可见黏液、坏死上皮、炎症细胞、嗜酸性粒细胞和 Charcot-Leyden 结晶,支气管周围可有嗜酸性粒细胞和慢性炎症细胞浸润,并伴有纤维化。少数患者有支气管黏膜下坏死性肉芽肿结节,并可破坏气管软骨(图 38-15-1)。

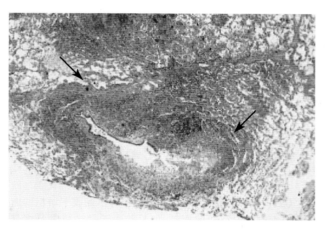

图 38-15-1　支气管中心性肉芽肿病的病理学表现
箭头示支气管内坏死上皮、炎症细胞和嗜酸性粒细胞等。

四、临床表现

本病症状较胸部其他肉芽肿性疾病轻,主要表现为咳嗽,呈阵发性刺激性咳嗽,咳少量黏液痰,发热,以低热为主,也可出现高热、胸痛及活动后气促,少数患者可出现咯血。病变早期影像学表现无异常或仅有肺纹理增粗,当病变进展到支气管出现阻塞时患者表现为胸闷、气促,痰量增多,可有黄白或灰白痰栓咳出,病变侧呼吸音明显减低,并可闻及湿啰音,影像学表现类似支气管曲霉病及支气管黏栓症,有肺叶及肺段实质性浸润及肺不张(图 38-15-2)。

五、辅助检查

1. 痰及外周血可见嗜酸性粒细胞增高。

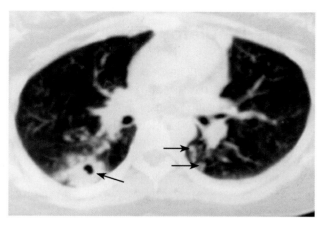

图 38-15-2　支气管中心性肉芽肿病的影像学表现
箭头示坏死性肉芽肿。

2. 急性期白细胞总数和血沉可增高。
3. 皮肤免疫学试验曲霉菌属混合提取液皮试,90% 的活动性患者在数分钟内出现阳性的风团和潮红反应。血清学检查 IgE 水平常是正常人的 2 倍以上。

六、治疗

主要采用糖皮质激素治疗。泼尼松 0.5~1mg/(kg·d),每日 1 次口服,连服 2 周后改为隔天服用,并根据病情逐渐减量,持续 3 个月到半年。随诊 2 年,每半年复查 X 线胸片 1 次。激素无效者,可采用硫唑嘌呤治疗。支气管扩张剂和化痰剂可促使痰栓或脓痰排出。休息、增加营养和有规律的锻炼有助于病情好转。如同时有真菌感染的依据,可加予抗真菌药物。由于支气管阻塞可引起继发性肺部感染,抗生素提倡早期、足量、联合,同时还应予祛痰、对症及加强全身支持治疗,这样更有利于病变的吸收及消散,达到治愈目的。

（郭文亮　李时悦）

参考文献

[1] 罗慰慈. 现代呼吸病学[M]. 北京: 人民军医出版社, 1997: 647.

[2] 陈灏珠. 实用内科学[M]. 10 版. 北京: 人民卫生出版社, 1997: 1456-1457.

[3] 胡华成. 支气管中心性肉芽肿病和结节病样肉芽肿[J]. 中国实用内科杂志, 1994, 10 (14): 583.

[4] SULAVIK SB. Bronchocentric granulomatosis and allergic bronchopulmonary aspergillosis[J]. Clin Chest Med, 1988, 9 (4): 609-621.

[5] 石正良, 卢方. 支气管中心性肉芽肿病 3 例[J]. 浙江医学, 2000, 22 (9): 569-570.

[6] 任丽香, 沈进, 赵卫, 等. 支气管中心性肉芽肿 1 例[J]. 中国医学影像技术, 2009, 25 (3): 397-397.

第十六节
支气管 Dieulafoy 病

　　Dieulafoy 病是一种以黏膜下畸形动脉破裂出血为特征的疾病,由法国医师 Dieulafoy 在 1898 年首次描述,常见于消化系统。直至 1995 年,Sweerts 等首次报道了发生于支气管的 Dieulafoy 病,即支气管黏膜下畸形动脉破裂引起大咯血。本病较为罕见,迄今为止,国内外文献仅报道 50 余例,且多为尸检和手术证实的病例。近年来,一些新的无创检查技术如气道腔内超声、窄谱成像等,结合增强 CT 三维成像及支气管-肺动脉造影,有效提高了我们对于该病的识别能力和诊断水平。

一、发病机制及流行病学

　　支气管 Dieulafoy 病的发病机制尚不清楚。多数学者认为它是先天性疾病,但是也有学者认为该病是后天获得性疾病,或者仅仅是正常血管的变异。其病因及发病机制可能与支气管动脉、肺动脉先天发育异常、气道慢性炎症或损伤有关。

　　本病的发病率极低,目前尚无确切发病率的统计报道。据文献检索统计,自 1995 年首例报道至今,国内外文献仅报道 50 余例,最小患者年龄为 15 岁,最大年龄为 72 岁,高发年龄为 40~60 岁,男女发病比约 2∶1。

二、临床表现

　　本病常见症状为反复咯血,文献报道咯血量最大可达 1 000ml,常无明显诱因。

三、辅助检查

　　胸部 CT 多有肺内出血的表现,而无特征性改变。CT 血管成像(CTA)可以清楚地显示支气管肺血管的形态及其走行,有时可发现异常迂曲扩张的支气管动脉,亦可能发现支气管腔内明显强化的结节。黏膜突起位于亚段以下支气管,常规支气管镜不能窥见。

　　支气管动脉造影检查有助于诊断,可见病变部位血供丰富,支气管动脉迂曲扩张、畸形、出血,有时与肺循环形成交通。支气管腔内超声支气管镜(endobronchial ultrasound, EBUS)检查能够帮助判断支气管腔内突起病变的性质,为本病的诊断提供线索。主要表现为黏膜下的病灶内有液性无回声区,多普勒模式可显示有血流。

四、诊断

　　对于临床表现为咯血,胸部 CT 除肺内出血表现外无明显异常改变的患者,需警惕支气管 Dieulafoy 病的可能。诊断主要依靠支气管镜下表现、支气管动脉造影及手术或尸

检病理,有学者认为支气管 Dieulafoy 病的确诊需要活检、手术或尸检标本病理检查。但目前无统一的诊断标准,对是否需要病理诊断尚存争议。国外学者大多以病理诊断为标准,国内报道的病例绝大多数主要以支气管镜下表现及支气管动脉造影表现为诊断依据。

　　新的诊断方法可以应用气道内超声扇形扫描(CP-EBUS)或应用气道内超声径向扫描(RP-EBUS)探测病灶。

　　(一)支气管镜　　出血的支气管相应部位有黏膜小隆起,直径和高度约数毫米,可见隆起顶端表面黏膜变白、无搏动感、周围黏膜可正常或稍充血。有时黏膜下异常血管可迂曲扩张呈蚯蚓样,有的呈紫色结节状。支气管镜下见疑似 Dieulafoy 病时应慎重活检,以避免难以控制的大出血。如活检后发生大出血,应紧急行支气管动脉栓塞止血。

　　(二)支气管动脉造影　　可见病变相应部位的血供丰富,支气管动脉迂曲扩张,呈串珠状,出血。

　　(三)支气管动脉 CTA 或肺动脉造影　　可见异常迂曲扩张的支气管动脉,有时可发现支气管腔内明显强化的结节,如增强后病灶的 CT 值增加大于 100,应考虑血管性病变。

　　(四)EBUS　　CP-EBUS 检查通常能够显示黏膜下的病灶内有液性无回声区,多普勒模式可显示有血流。对于上叶支气管和段支气管腔内病灶,可以借助 RP-EBUS 进行探查,判断病灶是否为无回声区,但 RP-EBUS 无多普勒模式,不能判断病灶内是否有血流。

　　(五)窄谱成像　　窄谱成像可显示黏膜下增粗的血管及毛细血管走行迂曲紊乱,但目前尚无窄带成像对支气管 Dieulafoy 病的诊断价值研究。

　　(六)病理　　此病的确诊依赖于病理检查。术后病理或尸解病理可见动脉畸形位于支气管黏膜下,迂曲、扩张、畸形的动脉形成被覆支气管黏膜的小结节,突出于支气管腔,直径和突出高度仅数毫米,有时可见致畸形血管开口于支气管腔内或是病变支气管周围有丰富的血管环绕,部分血管侵入支气管壁直达黏膜下。

五、鉴别诊断

　　需要与支气管内出血性病变相鉴别。

　　(一)支气管动静脉畸形　　也可表现为支气管内血管性病灶,EBUS、窄谱成像检查亦可发现病灶内存在异常的血管,不易区分;可进一步行支气管动脉造影帮助鉴别。

　　(二)支气管动脉瘤　　支气管动脉瘤的支气管动脉造影或支气管动脉 CTA 主要表现为支气管动脉的瘤样

扩张。

（三）毛细血管瘤　在症状上除咯血外无其他典型性表现，镜下可见腔内新生物，表面可见溃疡及出血，不易与支气管 Dieulafoy 病相鉴别，鉴别诊断主要依靠病理学检查。

（四）早期癌　如支气管镜下怀疑为 Dieulafoy 病，但又不能排除早期癌的可能性，可行窄谱成像、EBUS 等检查明确病灶内是否有增粗、迂曲的血管，必要时可行支气管动脉 CTA 检查辅助鉴别。

六、治疗及预后

已报道的治疗方法包括药物止血治疗、支气管镜下介入治疗、支气管动脉栓塞术、肺叶切除术等。目前多首选支气管动脉栓塞术，栓塞失败或栓塞后再次咯血行病变肺叶切除术。

（一）药物止血治疗　因支气管 Dieulafoy 病为支气管动脉或肺动脉破裂出血，内科止血药物治疗多效果不佳。

（二）支气管镜下治疗　Dieulafoy 病一旦破裂出血，出血速度很快，出血量很大，镜下视野不清楚，局部应用止血药物的疗效也非常有限。但支气管镜下可清理阻塞管腔的血凝块及明确出血部位，为支气管动脉造影或手术确定病变部位。另外，可经支气管镜球囊压迫出血部位的支气管，为行支气管动脉栓塞提供准备时间。

（三）支气管动脉栓塞　支气管动脉栓塞对多数患者有效，但咯血可复发。

（四）外科手术治疗　对于支气管动脉栓塞失败、栓塞后再次咯血或者不能行栓塞的患者，可行病变相应的肺叶切除术，一般切除病变肺叶后咯血不会复发。

（李强　吴晓东）

参考文献

[1] SWEERTS M, NICHOLSON AG, GOLDSTRAW P, et al. Dieulafoy′s disease of the bronchus[J]. Thorax, 1995, 50 (6): 697-698.

[2] YANG RH, LI JF, LIU J, et al. Dieulafoy disease of the bronchus: 3 cases report with literature review[J]. Zhonghua Jie He He Hu Xi Za Zhi, 2013, 36 (8): 577-580.

[3] SAVALE L, PARROT A, KHALIL A, et al. Cryptogenic hemoptysis: from a benign to a life-threatening pathologic vascular condition[J]. Am J Respir Crit Care Med, 2007, 175 (11): 1181-1185.

[4] GANGANAH O, GUO S, CHINIAH M, et al. Endobronchial ultrasound and bronchial artery embolization for Dieulafoy′s disease of the bronchus in a teenager: a case report[J]. Respir Med Case Rep, 2015, 16: 20-23.

[5] MINCHOLE E, PENIN RM, ROSELL A. The utility of linear endobronchial ultrasound for the incidental finding of dieulafoy disease of the bronchus[J]. J Bronchology Interv Pulmonol, 2018, 25 (4): e48-e50.

[6] PARROT A, ANTOINE M, KHALIL A, et al. Approach to diagnosis and pathological examination in bronchial Dieulafoy disease: a case series[J]. Respir Res, 2008, 9: 58.

第十七节
纵隔纤维化

一、概述

纵隔纤维化（mediastinal fibrosis），又作纤维素性纵隔炎（fibrosing mediastinitis），或者硬化性纵隔炎（sclerosing mediastinitis），是一种少见的疾病，其特征是过度纤维化反应而导致纵隔器官如气道、大血管、食管等受压迫，而引起相应症状的疾病。此类疾病的机制尚不明确，通常由肉芽肿性感染引起，如组织胞浆菌病和结核病，也可以继发其他真菌感染。非感染原因包括结缔组织疾病、结节病、职业肺病、IgG4 相关性疾病、纵隔放射性治疗或药物。目前的治疗尚缺乏确切有效手段。

二、病因

纵隔纤维化发生的机制不明确，病因可分为感染性和非感染性。美国以组织胞浆菌病为主，中国为结核高发国家，随着对疾病的认识，近几年结核相关纵隔纤维化的病例报道越来越多。

（一）组织胞浆菌病　肺组织胞浆菌属双相性真菌，主要分布在美国密西西比河和俄亥俄河流域。然而，发生纵隔纤维化的病例数占总的组织胞浆菌病的比例不到1%。组织胞浆菌导致纵隔纤维化的机制尚不清楚，有人推测感染可能起源于肺，在机体特异性细胞免疫发展起来消灭菌体前扩散到了纵隔淋巴结，纵隔淋巴结炎可形成干酪样肉芽肿，坏死物质扩散至纵隔引起继发性纤维化。也有人推测可能是对病菌抗原的过敏反应所致。

（二）其他病因　中国报道的纵隔纤维化病因以结核为主。其他还包括曲霉菌、毛霉菌、隐球菌、斑氏线虫、牙生菌、放线菌等感染；自身免疫疾病，如系统性红斑狼疮、类风湿关节炎、白塞病、IgG4 相关性疾病、结节病；纵隔放射治疗；特发性纵隔纤维化；药物相关（如二甲麦角新碱）。

三、发病机制

纵隔纤维化发病机制尚不清楚，推测是由于机体对真菌、结核或其他抗原的过度纤维化反应导致。

四、病理

病理特征以致密纤维组织,浆细胞和淋巴细胞聚集,通常伴有肉芽肿为特点。免疫组化通常可见 CD20 阳性 B 淋巴细胞聚集,而且提示可能和疾病进展有关。纤维组织包绕纵隔器官,如气道、食管、血管等。组织培养或特殊病原染色通常是阴性。有学者将特发性纵隔纤维化病理分为 3 个阶段:阶段 I 的特征是水肿的纤维黏液样组织,伴大量梭形细胞、嗜酸性粒细胞、肥大细胞、淋巴细胞和浆细胞聚集;阶段 II 发展成为厚的、杂乱排列的胶原;阶段 III 显示致密的去细胞胶原、偶尔伴营养不良性钙化。

五、临床表现

纵隔纤维化的临床表现和其受累的器官有关。常见的受压器官包括气道、心脏、大血管和食管,通常可有一个以上的器官受累,症状可如下表现:

(一)上腔静脉受压　20%～50% 的患者可出现上腔静脉阻塞综合征,表现为头面部、颈部及上肢水肿、呼吸困难、头痛和胸壁静脉扩张。由于梗阻是一个渐进性的过程,随着侧支循环的逐渐建立,症状往往不明显,有数十年仍生存者,静息状态下呼吸困难和胸痛症状较恶性肿瘤的患者少。

(二)气道受压　中央气道、叶水平支气管受压可表现为呼吸困难、咳嗽、喘息、咯血、阻塞性肺炎和右肺中叶综合征。肺功能表现为阻塞性通气功能障碍,容易被长期误诊为慢阻肺或哮喘。支气管镜下可表现为受累叶、段支气管黏膜肥厚、扭曲变形,伴或不伴色素沉着(图 38-17-1)。

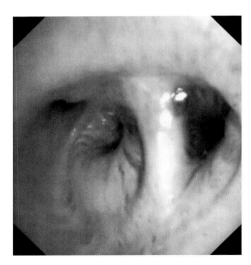

图 38-17-1　纵隔纤维化导致气道受压的支气管镜下表现

(三)肺血管受压　多以呼吸困难为主要表现,疾病进展可导致 5 型肺动脉高压,甚至右心功能衰竭的症状和体征。中心肺静脉狭窄可出现类似肺静脉闭塞病(pulmonary veno-occlusive disease,PVOD)或重度二尖瓣狭窄的表现,患者可表现为呼吸困难、咳嗽、咯血、端坐呼吸、夜间阵发性呼吸困难、漏出性胸腔积液。

(四)其他　食管中段压迫可导致吞咽困难,可出现气管食管瘘、食管纵隔瘘。反复的喉神经压迫可以引起声音嘶哑;一侧或双侧膈神经受累可表现为膈肌麻痹。胸导管受累可引起乳糜胸或乳糜性心包积液。

六、体检和常规检查项目

(一)体格检查　无特殊体征。不同的组织器官受压产生相应的体征,例如:上腔静脉受压可以出现发绀,头面部、颈部及上肢水肿等体征。

(二)常规的检查　包括血细胞计数、动脉血气分析、肺量计和弥散功能、心电图、超声心动图等。其改变与原发病和受累的器官有关,与纵隔纤维化无直接的关系。

七、辅助检查

(一)X 线胸片　X 线胸片通常无特异性,最常见的表现是纵隔增宽,通常右侧气管旁区最显著。气管或主支气管变窄、肺动静脉堵塞,或食管变窄。侵犯上腔静脉时通常表现为主动脉结突出,为左侧肋间上静脉扩张所致。支气管闭塞可出现肺不张。

(二)胸部增强 CT　可评估纵隔软组织浸润、钙化,气管支气管的狭窄程度,以及清楚显示血管受压情况。纵隔窗表现为纵隔脂肪结构模糊,纵隔浸润性肿块,不定型软组织密度影,软组织可包绕纵隔器官,如气道、心脏、大血管和食管,导致相应受压表现(图 38-17-2)。纵隔的钙化提示可能继发于感染。按照受累的程度,可分为局限型和弥漫型。既往的研究发现组织胞浆菌病所致纵隔纤维化多以

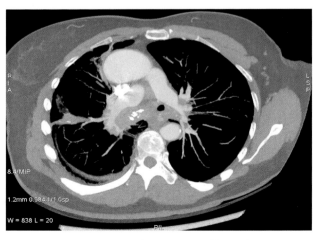

图 38-17-2　纵隔软组织浸润及纵隔器官受压

局限型为主,而结核导致的则以弥漫型为主。

肺动脉受累表现为左、右主肺动脉,或叶水平肺动脉的狭窄或闭塞,相应支配区域的肺纹理模糊、体积缩小(图38-17-3、图38-17-4);肺静脉狭窄可出现对应肺实质的小叶间隔增厚、支气管血管束增粗、肺透亮度降低等肺水肿表现。肺血管受累可继发肺动脉增宽、右心室比例增大等肺动脉高压,甚至肺心病的表现。支气管狭窄可出现阻塞性肺炎、肺膨胀不全。其他还可表现为胸腔积液和心包积液。

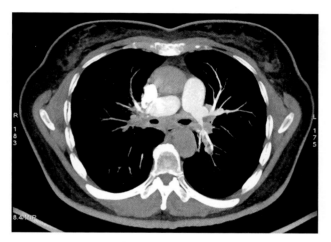

图 38-17-3　纵隔纤维化导致肺动脉狭窄的 CT 表现

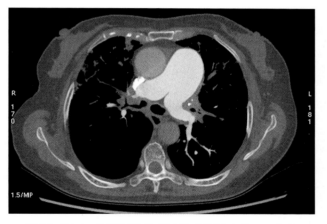

图 38-17-4　纵隔纤维化所致肺动脉狭窄的 CT 征象

(三)磁共振　磁共振表现为纵隔肿块信号强度不均匀,纤维组织在 T_2 相的信号减弱。MRI 比 CT 在评价血管受压的程度方面更具有优势,对气道病变的评估上类似于 CT,其缺点是对钙化的评价效果不佳。

(四)病因相关的检查　可以检测结核、组织胞浆菌病等感染方面相关的指标;检测自身抗体、血清 ACE、IgG 及 IgG 亚型,但通常难以判断病因。

八、诊断

本病的诊断主要依赖临床表现及影像学改变,鉴于活检难度大而出血的风险高,不推荐对典型表现,尤其伴纵隔钙化的患者行纵隔组织活检。

九、鉴别诊断

怀疑纵隔纤维化的患者常规进行胸部增强 CT 检查,纵隔肿物需要和肿瘤及肉芽肿性疾病鉴别,伴有钙化的肿块是继发肉芽肿性纵隔纤维化的特征性改变,可以避免活检。假如肿块无钙化,若临床或影像学显示疾病有进展,应该行活检。肺血管受累需要和慢性血栓栓塞性肺动脉高压、肺静脉闭塞性疾病、大动脉炎等鉴别。气道受累时可表现为阻塞性通气功能障碍,需要和慢阻肺、支气管哮喘等鉴别。

十、治疗

纵隔纤维化目前尚缺乏有效治疗有段,治疗的目的在于减轻和控制症状。对于结核或真菌感染相关的纵隔纤维化,抗结核或抗真菌、糖皮质激素、抗纤维化治疗是否有效尚无定论。对于继发于结节病、IgG4 相关性疾病和自身免疫疾病,或某些特发性纵隔纤维,个案报道糖皮质激素有效。极少个案报道结合 PET/CT 评价疾病活动性,用利妥昔单抗治疗进展性的组织胞浆菌病相关的纵隔纤维化,取得良好效果。对于纵隔纤维化病变较局限者,可外科手术去除纤维组织解除其对器官的压迫,但对于纤维化累及范围大、合并钙化和侧支循环的个体,手术的并发症和死亡风险高。

上腔静脉阻塞严重者,可手术建立人工侧支循环,长期效果良好。经皮血管成形术和支架植入术也有被采用,但预后如何还缺乏长期随访。

气道受累的患者,局灶反复感染的阻塞性肺炎可行外科切除手术。对于气道狭窄并且其对应肺脏结构完整的患者可尝试气管镜下介入治疗,如支气管球囊扩张、支架植入术,但操作出血的风险高,需要权衡利弊。

肺动脉和肺静脉狭窄的患者很难以外科手术解除压迫,有尝试经皮导管下球囊扩张术和血管支架植入术,大部分患者术后血流动力学改善,症状缓解,但是手术相关的并发症、再次狭窄和死亡风险较高,需权衡利弊。

(王广发　廖纪萍)

参考文献

[1] Müller NL. SILVA CI. Imaging of the Chest[M]. [S. l.]: Elsevier, 2008: 1464-1472.

[2] PEIKERT T, COLBY TV, MIDTHUN DE, et al. Fibrosing mediastinitis clinical presentation, therapeutic outcomes, and adaptive immune response [J]. Medicine (Baltimore), 2011, 90 (6): 412-423.

[3] MCNEELEY MF, CHUNG JH, BHALLA SA. Imaging of granulomatous fibrosing mediastinitis[J]. Am J Roentgenol, 2012, 199 (2): 319-327.

[4] 廖纪萍, 胡艳, 邱建星, 等. 纵隔纤维化患者的临床特点及预后分析[J]. 中华结核和呼吸杂志, 2017, 40 (3): 199-204.

[5] HU Y, QIU JX, LIAO JP, et al. Clinical manifestations of fibrosing medi-

astinitis in Chinese patients[J]. Chin Med J (Engl), 2016, 129 (22): 2697-2702.

[6] SHERRICK AD, BROWN LR, HARMS GF, et al. The radiographic findings of fibrosing mediastinitis[J]. Chest, 1994, 106 (2): 484-489.

[7] LIU T, GAO L, XIE S, et al. Clinical and imaging spectrum of tuberculosis-associated fibrosing mediastinitis[J]. Clin Respir J, 2018, 12 (5): 1974-1980.

[8] SEFERIAN A, STERIADE A, JAIS X, et al. Pulmonary hypertension complicating fibrosing mediastinitis [J]. Medicine (Baltimore), 2015, 94 (44): e1800.

[9] PONAMGI SP, DESIMONE CV, LENZ CJ, et al. Catheter-based intervention for pulmonary vein stenosis due to fibrosing mediastinitis: the Mayo Clinic experience[J]. Int J Cardiol Heart Vasc, 2015, 8: 103-107.

[10] WESTERLY BD, JOHNSON GB, MALDONADO FA, et al. Targeting B lymphocytes in progressive fibrosing mediastinitis[J]. Am J Respir Crit Care Med, 2014, 190 (9): 1069-1071.

[11] MATHISEN DJ AND GRILLO HC. Clinical manifestation of mediastinal fibrosis and histoplasmosis[J]. Ann Thorac Surg, 1992, 54 (6): 1053-1058.

[12] KERN R, PEIKERT T, EDELL E, et al. Bronchoscopic management of airway compression due to fibrosing mediastinitis[J]. Ann Am Thorac Soc, 2017, 14 (8): 1353-1355.

[13] MICHAEL A, JACK A, JAY A, et al. Fisherman's Pulmonary Diseases and Disorders [M]. 5th ed. New York: McGraw-Hill Education and Beijing United Publishing, 2017: 1244-1247.

[14] FLIEDER DB, SUSTER S, MORAN CA. Idiopathic fibroinflammatory (fibrosing/sclerosing) lesions of the mediastinum: a study of 30 cases with emphasis on morphologic heterogeneity[J]. Mod Pathol, 1999, 12 (3): 257-264.

第三十九章
急性呼吸窘迫综合征

第一节
概论与发病机制

急性呼吸窘迫综合征（acute respiratory distress syndrome，ARDS）是在严重感染、休克、创伤及烧伤等疾病过程中，肺毛细血管内皮细胞和肺泡上皮细胞炎症性损伤造成弥漫性肺泡损伤，导致的急性低氧性呼吸功能不全或衰竭。以肺容积减少、肺顺应性降低、严重的通气血流比例失调为病理生理特征，临床上表现为进行性低氧血症和呼吸窘迫，肺部影像学上表现为非均一性的渗出性病变。

一、ARDS 诊断的变迁

1967 年 Ashbaugh 观察 12 名患者存在顽固低氧血症、肺泡弥散功能障碍、肺顺应性下降等临床表现，由于其组织学表现为肺泡塌陷和肺泡内出血，类似于婴儿呼吸窘迫综合征，随后，Petty 和 Ashbaugh 详细描述了该临床表现，并且提出"成人呼吸窘迫综合征"。4 年以后"成人呼吸窘迫综合征"被正式推广采用。根据病因和病理特点不同，ARDS 还曾被称为休克肺、灌注肺、湿肺、白肺、成人肺透明膜病变等。

1992 年欧美危重病及呼吸疾病专家召开 ARDS 联席会议，以统一概念和认识，提出了 ARDS 的现代概念和诊断标准。①急性而非成人：ARDS 并非仅发生于成人，儿童亦可发生。成人并不能代表 ARDS 的特征，急性却能反映 ARDS 起病的过程。因此，ARDS 中的"A"由成人（adult）改为急性（acute），称为急性呼吸窘迫综合征。②急性肺损伤（acute lung injury，ALI）与 ARDS 是连续的病理生理过程：ALI 是感染、创伤后出现的以肺部炎症和通透性增加为主要表现的临床综合征，强调包括从轻到重的较宽广的连续病理生理过程，ARDS 是其最严重的极端阶段。这一认识反映了当前 ARDS 概念的转变和认识的深化，对早期认识和处理 ARDS 显然是有益的。③ARDS 是多器官功能障碍综合征（multiple organ dysfunction syndrome，MODS）的肺部表现：ARDS 是感染、创伤等诱导的全身炎症反应综合征（systemic inflammatory response syndrome，SIRS）在肺部的表现，是 SIRS 导致的 MODS 的一个组成部分，可以肺损伤为主要表现，也可继发于其他器官功能损伤而表现为 MODS。④推荐的诊断标准包括：急性发病；X 线胸片表现为双肺弥漫性渗出性改变；氧合指数（PaO_2/FiO_2）<300mmHg；肺动脉嵌顿压 ≤18mmHg，或无左心房高压的证据。达上述标准为 ALI，而 PaO_2/FiO_2<200mmHg 为 ARDS。

然而，该诊断标准没有对"急性发病"进行准确的定义，缺乏较为准确的预测指标以预测病情进展，对氧合指数<200mmHg 的患者没有进一步的分类等。所以，2012 年柏林欧洲重症年会中，Ranieri 教授代表 ARDS 定义工作组提出了新的柏林诊断标准（表 39-1-1）。

表 39-1-1　急性呼吸窘迫综合征（ARDS）柏林诊断标准

诊断点	轻度	中度	重度
时机	由于创伤、烧伤、感染等因素引起 1 周内新发或加重呼吸系统症状		
低氧血症	PEEP/CPAP≥5cmH₂O PaO₂/FiO₂：201～300mmHg	PEEP≥5cmH₂O PaO₂/FiO₂≤200mmHg	PEEP≥10cmH₂O PaO₂/FiO₂≤100mmHg
肺水肿	不能完全用心功能衰竭或容量过负荷解释呼吸衰竭的原因		
影像学表现	双肺浸润影	双肺浸润影	浸润影至少 3 个象限

ARDS 柏林诊断标准仍然存在一些缺陷。首先，柏林诊断标准仅能用于诊断，而评价临床预后的价值较小；其次，该诊断去除了一些非临床常规评价指标，比如平台压、无效腔测定等，可能会降低诊断的特异性；再次，虽然对 X 线胸片的诊断依据较前有所完善，但评价标准依然不清楚，可能会出现诊断可靠性的下降；最后，ARDS 柏林诊断标准来源于一些研究的临床数据和专家意见，能否符合临床诊断并且广泛推广，可能还需要进一步的临床研究。

二、ARDS 的流行病学

ARDS 是临床常见危重症。根据 1994 年欧美联席会议提出的 ALI/ARDS 诊断标准，ARDS 年发病率为 13/10 万～23/10 万。2014 年的研究显示，ARDS 年发病率高达 79/10 万，提示 ARDS 发病率在逐年增高，而且 ARDS 患者占 ICU 重症患者 10% 以上，如果患者在住院过程中发生了 ARDS，病死率会明显增加。因此，ARDS 的发病明显增加了社会和经济负担,这甚至可与胸部肿瘤、AIDS、哮喘或心肌梗死等相提并论。

病因不同,ARDS 患病率也明显不同。严重感染时 ARDS 患病率可高达 25%~50%,大量输血可达 40%,多发性创伤达到 11%~25%,而严重误吸时,ARDS 患病率也可达 9%~26%。同时存在两个或三个危险因素时,ARDS 患病率进一步升高。另外,危险因素持续作用时间越长,ARDS 的患病率越高,危险因素持续 24、48 及 72 小时时,ARDS 患病率分别为 76%、85% 和 93%。

ARDS 病死率较高,与 1967 年最初提出 ARDS 相比,目前 ARDS 的病死率没有显著变化,在 30%~70%。对 1967—1994 年国际正式发表的 ARDS 临床研究进行荟萃分析,3 264 例 ARDS 患者的病死率在 50% 左右。2016 年 50 个国家 459 个 ICU 参与的观察性研究发现,不同国家的 ARDS 发病率是不同的,而且轻度 ARDS 的病死率仍高达 36%,中度 ARDS 为 40%,重度 ARDS 高达 46%。目前不同研究中 ARDS 患者的基因背景、病因构成、疾病状态和治疗条件的不同可能是导致 ARDS 病死率不同的主要原因。

影响 ARDS 预后的因素主要包括年龄、病变的严重程度、病因及是否发展为 MODS。其中,感染导致的 ARDS 病死率高于其他原因引起的 ARDS。研究表明,发病早期低氧血症的程度与预后无相关性;而发病后 24~72 小时 PaO_2/FiO_2 的变化趋势可反映患者预后;另外,肺损伤评分(lung injury score,LIS)(表 39-1-2)也有助于判断预后。研究显示,LIS≥3.5 分患者生存率为 18%,2.5 分<LIS<3.5 分生存率为 30%,1.1 分≤LIS<2.4 分生存率为 59%,LIS<1.1 分生存率可达 66%。

表 39-1-2　LIS 评分

项目	评分/分				
	0	1	2	3	4
低氧血症(PaO_2/FiO_2)/mmHg	≥300	225~299	175~224	100~174	<100
X 线胸片	无肺不张	肺不张位于 1 个象限	肺不张位于 2 个象限	肺不张位于 3 个象限	肺不张位于 4 个象限
PEEP 水平/cmH₂O	≤5	6~8	9~11	12~14	≥15
呼吸系统顺应性(ml/cmH₂O)	≥80	60~79	40~59	20~39	≤19

注:上述 4 项或 3 项(除肺顺应性)评分的总和除以项目数(分别为 4 或 3),得到 LIS 结果。

三、发病机制

尽管 ARDS 病因各异,但发病机制基本相似。共同的基础是各种原因引起的肺泡-毛细血管膜急性损伤,肺泡内皮细胞/上皮细胞通透性的增加导致肺泡内液体转运与清除障碍进而引起肺泡水肿的发生。目前认为,ARDS 是感染、创伤导致机体炎症反应失控的结果。外源性损伤或毒素对炎症细胞的激活是 ARDS 的启动因素,炎症细胞在内皮细胞表面黏附及诱导内皮细胞损伤是导致 ARDS 的根本原因,炎症细胞如多形核白细胞(polymorphonuclear leucocyte,PMN)的聚集和活化、花生四烯酸(arachidonic acid,AA)代谢产物及其他炎症介质为促进 ARDS 发生发展的主要因素,各种因素彼此之间错综存在,互为影响。

(一)炎症反应　从损伤→SIRS→全身炎症反应失控→器官功能障碍→MODS 这一动态过程来看 ARDS。肺脏是这一连串的病理过程中最易损害的首位靶器官,在 MODS 发生发展过程中,ARDS 出现最早,发生率也最高。对 ARDS 的理解不能局限于肺脏本身的病变,应该认识到各种病因诱发的肺内或全身过度活化的炎症反应是 ARDS 和 MODS 的共同发病基础。

肺脏是唯一接受全部心排血量的器官,除了受到原位产生的炎症介质损伤外,还受到循环中由全身各组织产生的炎症细胞和介质的损伤。肺泡巨噬细胞不但释放一系列炎症介质,还产生大量局部趋化因子,引起中性粒细胞等在肺内聚集,造成损伤。此外,肺有丰富的毛细血管网,血管内皮细胞在局部炎症反应中起着积极作用。因此在 SIRS 中,肺脏受损的时间早、程度重、发生快。在临床上有时 ARDS 成为 MODS 中最早或唯一出现的器官功能障碍。

炎症级联可分为相互重叠的 3 个阶段,即启动、放大和损伤。在启动阶段,多种免疫与非免疫细胞产生释放各种炎症介质和细胞因子;在放大阶段,效应细胞如中性粒细胞被活化、趋化、扣押在肺等靶器官中;在损伤阶段,扣押于肺的效应细胞,释放活性氧代谢产物和蛋白酶等,引起靶细胞损害,主要表现在肺血管内皮细胞(lung vascular endothelial cell,LVEC)损伤导致的肺微血管通透性增高和/或肺泡上皮细胞(alveolar epithelial cell,APC)的损害,引起大量富含蛋白质和纤维蛋白的液体渗出至肺间质和肺泡,形成非心源性肺水肿,透明膜形成,并伴肺间质纤维化。此种炎症级联过程是系统性和全身性的。效应细胞和炎症介质两种主要因素共同参与了肺损伤,在 ARDS 的发病中起了关键性作用。

机体在出现 SIRS 的同时也释放具有抗炎作用的细胞因子,其对抗促炎性细胞因子和炎性递质而引起的损伤,称为代偿性抗炎反应综合征(compensatory anti inflammatory response syndrome,CARS),两者之间的平衡,维持着机体环境的稳定。当两者之间的平衡被打破,就导致全身炎症反应。应该引起重视的是,机体在受到严重创伤或感染因素等打击后,激发引起机体 SIRS,在此基础上如果再次受到即使很小程度的打击,也很容易导致 ARDS,即二次打击理论。目前认为,MODS 是 SIRS、CARS 或混合性抗炎反应综合征发展的结果,而 ARDS 实际上就是 MODS 在肺部的表现。在此过程中,过度炎症反应激活大量效应细胞,并释放炎症介质参与了肺损伤。一些直接致病因素可对肺泡膜产生直接的损伤,但更重要的是多种炎症细胞及其释放的炎症介质及细胞因子间接介导的肺炎症反应,可引起肺泡膜损伤,毛细血管的通透性增加,微血栓形成,肺泡表面活性物质减少,导致肺水肿和肺泡塌陷,从而引起肺的氧合功能障碍,形成顽固性低氧血症。

1. 炎症细胞和血管内皮细胞的激活与损伤　几乎所有肺内细胞都不同程度参与了 ARDS 发病过程,其中主要包括 PMN、单核巨噬细胞、肺血管内皮细胞和肺泡上皮细胞等。

(1) PMN:PMN 是介导肺局部炎症的主要炎症细胞。有很多临床和实验室证据表明 ARDS 病程早期的支气管肺泡灌洗液(bronchoalveolar lavage fluid,BALF)中有大量的中性粒细胞聚集。正常情况下肺实质内中性粒细胞较罕见,炎症反应时细菌成分[脂多糖(lipopolysaccharide,LPS)、甲酰甲硫氨酰亮氨酰苯基丙氨酸、脂膜酸]、C5a、血小板活化因子(platelet-activating factor,PAF)、肿瘤坏死因子-α(tumor necrosis facto,TNF-α)等可激活 PMN。在肺中趋化因子的作用下,活化的中性粒细胞沿趋化梯度向肺组织迁移。由于许多肺毛细血管直径小于中性粒细胞直径,且活化的中性粒细胞发生了细胞支架重排不易变形,因此很多中性粒细胞被扣押在肺毛细血管。同时,通过白细胞表面的 β₂ 整合素和内皮表面的血管内黏附分子(intercellular adhesion molecule,ICAM)相互作用及定位于血小板和血管内皮组织的表面选择素 E、P 的共同作用下,使白细胞黏附在内皮细胞。在趋化因子的作用下,中性粒细胞可以游出毛细血管,移行至肺实质。中性粒细胞在肺内被活化或破坏,释放活性氧(reactive oxide species,ROS)和蛋白酶,造成肺实质细胞的损伤,肺纤维网状支架塌陷,肺表面活性蛋白减少,引起肺不张,同时破坏肺血管内皮的屏障使肺毛细血管膜通透性增加,并激活凝血与补体系统,加重血管内凝血。另外中性粒细胞还可促进某些趋化因子、促炎因子、血栓素 A₂(thromboxane A₂,TXA₂)、白三烯和 PAF 等的释放,可加强白细胞的黏附,放大其损伤作用,加重炎症反应和肺泡毛细血管膜的损伤。

随着研究的深入,有证据表明中性粒细胞可能不是 ARDS 发展的必要条件。如严重中性粒细胞减少症的患者也能发展为 ARDS,同时重症肺炎的患者,使用集落刺激因子增加循环中中性粒细胞的数量,并不会加重肺损伤的严重程度,而动物实验证实非中性粒细胞依赖的 ARDS 的存在。因此中性粒细胞在肺损伤中的确切作用尚需进一步探讨。

(2) 肺泡巨噬细胞:肺泡巨噬细胞是肺中最丰富的非实质细胞,它们具有吞噬作用,同时表达特殊细胞表面受体,能合成和释放各种介质。在损伤、炎症等刺激存在时,肺泡巨噬细胞被活化,释放多种趋化因子和细胞因子,如 TNF-α 和 IL-1β,可促进中性粒细胞在肺的趋化和聚集,可能是 ARDS 的启动因子。它还可生成组织因子(tissue factor,TF)、纤溶酶原激活物抑制物促进凝血过程。另外,它能清除肺泡中渗出物,释放血小板衍生生长因子(platelet derived growth factor,PDGF)、转化生长因子、胰岛素生长因子等,对 ARDS 后纤维化的发生有着重要作用。

(3) 肺血管内皮细胞:肺毛细血管屏障有两层,即微血管的内皮层和肺泡上皮层。由于解剖等原因,肺脏往往是感染或创伤时最易受损的器官,而肺血管内皮细胞又是最早受损伤的细胞。目前认为血管内皮细胞有着复杂的代谢功能。ARDS 时,肺毛细血管内皮细胞不仅是损伤的靶细胞,它们可以被多种因素激活,发挥活跃的代谢与调节功能,主动参与 ARDS 的发生、发展和转归。全身性内皮激活和损伤是多器官系统衰竭的重要原因,与 ARDS 结局高度相关。激活的内皮细胞可生成、释放 IL-8、巨噬细胞炎性蛋白、TNF-α、IL-1β、PAF 等,表达黏附分子 E-选择素、ICAM-1、血管内皮黏附分子-1(vascular cell adhesion molecule,VCAM-1)、血小板内皮细胞黏附分子等,使更多的白细胞从循环游出到炎症处;可分泌前列环素、内皮素(endothelin,ET)、NO、影响血管舒缩功能;还可生成血管性血友病因子(von Willebrand factor,vWF)、TF、纤溶酶原激活物抑制剂(plasminogen activator inhibitor,PAI),引起凝血亢进而促进血栓形成。另外,受损的内皮细胞的代谢、灭活活性物质的能力下降,也导致血浆中某些物质(如 ET)水平增高。

血管内皮细胞可释放氧自由基、花生四烯酸代谢产物、前炎症因子等炎性物质;可以表达某些黏附分子;还可通过调节血管张力,影响凝血、纤溶过程来参与 ARDS 发病。ARDS 急性期肺-毛细血管屏障通透性增加,富含蛋白质的水肿液进入肺泡腔。内皮细胞损伤和血管通透性增加对肺水肿的形成具有重要意义。

(4) 肺泡上皮细胞损伤:肺泡上皮细胞对 ARDS 的发病有很重要的意义。肺泡上皮组织主要由肺泡 I 型和 II 型上皮细胞组成。I 型细胞形态扁平,虽然只占了上皮细胞的 20%,却覆盖了肺泡表面的 80%。两种细胞对于宿主的防御和免疫都有重要的作用。相对而言,I 型细胞对损伤更敏感,细胞也更容易死亡;而 II 型细胞对损伤较为耐受,且可以增殖分化为 I 型细胞,对于肺泡上皮屏障的形成和修复有重要意义。这些细胞还可以产生表面活性物质和调节出入肺泡的液体平衡。肺泡上皮细胞受损、屏障破坏、生成表面活性物质减少,以及从肺泡腔运出离子和液体的能力降低,是引起肺泡水肿、肺泡塌陷的重要因素;上皮的损伤容易继发肺纤维化和细菌性肺炎;此外,LPS 刺激或肺泡机械牵拉时上皮细胞还可产生细胞因子放大炎症反应。

(5) 其他细胞:血小板被激活也可损伤肺泡-毛细血管

膜。ARDS 时,内毒素、免疫复合物、凝血酶、TF、PAF、TXA₂、AA 及胶原暴露等,均可激活血小板,使其变形、黏附、聚集和释放 5 羟色胺、TXA₂ 和 PAF,能增加毛细血管静水压而加重肺水肿,并引起肺动脉高压和支气管痉挛。血小板还可与白细胞、单核巨噬细胞相互作用,放大损伤。血小板释放的 5 羟色胺、TXA₂ 能促进中性粒细胞黏附,12-羟花生四烯酸和血小板因子-4、PDGF 有中性粒细胞趋化作用。激活的白细胞又能释放活化血小板的物质。

T 淋巴细胞也可释放 TXA₂,还能通过释放 IL-2 参与 ARDS 发生。另外研究发现,ARDS 患者的血液和 BALF 中嗜酸性粒细胞也可增加,激活后可释放 ROS 和多种颗粒蛋白(如主要碱性蛋白),具有损伤作用;同时它可合成、释放 PAF,增加血管通透性和导致支气管收缩。成纤维细胞在 ARDS 的肺水肿液诱导下表达炎症、黏附、增殖的调节基因,起自分泌和旁分泌作用;成纤维细胞的活化、移行、增殖,生成前胶原增加及自身调节增殖的功能障碍,是 ARDS 时肺纤维化的基本机制。

2. 炎症介质和炎症反应 机体在感染和创伤等刺激下,局部炎症细胞释放 TNF-α,TNF-α 又作用于炎症细胞引起 IL-1、IL-6、IL-8、PAF 等释放,它们之间的相互作用引起广泛性的全身反应,同时反馈引起内源性抗炎介质的释放(IL-4、IL-10、IL-13 等),以达到制衡炎症反应的目的。当各种原因引起大量炎症介质释放,而内源性抗炎介质又不足以抵消其作用时,SIRS/CARS 失衡,细胞因子由保护作用变为自身破坏作用,不但损伤局部组织细胞,同时打击远隔器官,最终导致 ARDS 发生。已知在这个炎症反应过程中涉及的细胞因子和炎症介质不下几十种,疾病发展的不同阶段、时相、严重程度及体外因素都会影响到其释放水平。目前还难以确定哪个细胞因子或炎症介质在发病中起着首要作用,也没有单一的细胞因子能导致机体死亡。

(1) 细胞因子:细胞因子是由激活的炎症细胞、肺泡上皮细胞、血管内皮细胞或者成纤维细胞合成、分泌的一类具有广泛生物学活性的小分子蛋白质。作为细胞间信号转导分子,主要调节免疫应答、参与免疫细胞分化发育、介导炎症反应,参与组织修复等。根据细胞因子在炎症反应中的不同作用分为促炎性细胞因子和抗炎细胞因子。促炎性细胞因子也称前炎性因子,是指能促进炎症的发生发展的一类细胞因子,主要包括 TNF-α、IL-1、IL-6、IL-8、γ 干扰素(interferon-γ,IFN-γ)、趋化因子等,与炎症的发生发展密切相关。抗炎细胞因子主要包括 IL-4、IL-10、IL-13、IL-1Ra,有拮抗炎症介质引起的损伤、抑制炎症发展加剧的作用。两者之间的平衡,维持着机体环境的稳定。ARDS 时这种保护机制被明显削弱是发病的另一重要因素。

1) TNF-α:TNF-α 是单核/巨噬细胞在内毒素、炎症介质、IL-1 等细胞因子的作用下以自分泌方式生成的一种多肽,是引起 ARDS 最重要的细胞炎性因子之一。IFN-γ、单核细胞集落刺激因子(monocyte colony stimulating factor,M-CSF)、粒-单核细胞集落刺激因子(granulocyte macrophage colony stimulating factor,GM-CSF)对单核/巨噬细胞产生 TNF-α 有诱导作用,而前列腺素则有抑制作用。

TNF-α 可直接损伤肺血管内皮细胞,使内皮细胞通透性增加,引起肺水肿;同时 TNF-α 通过抑制肺泡 II 型上皮细胞合成和分泌肺泡表面活性物质,导致肺泡塌陷,使肺顺应性降低,增加呼吸做功。另外,TNF-α 作为重要的信号因子,能启动、放大和延续全身或局部炎症反应。ARDS 时主要来自肺泡巨噬细胞的 TNF-α,可以激活损伤的粒细胞、内皮细胞、血小板等,进一步释放氧自由基、脂质代谢产物、溶酶体等介质,诱导组织细胞损害,引起 ARDS;TNF-α 可动员、趋化、黏附、聚集、激活 PMN 并能动员骨髓白细胞进入血液循环,能促进 PMN 的吞噬能力,促进 PMN 脱颗粒和释放各种溶酶体,促进 ARDS 发生;TNF-α 能激活补体系统并与其他细胞因子相互促进或相互制约而形成纵横交错的作用网络,介导炎症反应,损伤肺组织。如 TNF-α 能诱导 IL-10 及 IL-4 的合成,而二者又可强烈抑制 TNF-α、IL-1、IL-6 等炎症介质的合成。此外,TNF-α 还可通过激活凝血系统,使凝血增强,形成微血栓。

ARDS 患者血清中 TNF-α 的水平较正常人明显升高,能够反映肺组织损伤的严重程度。肺内 TNF-α 的作用受两种可溶性 TNF-α 受体(sTNF-R I 和 sTNF-R II)的调节,它们来自巨噬细胞和其他细胞的表面。有研究表明,ARDS 患者肺泡液中 TNF-α 的含量增加,但其活性可有效地被 sTNF-R I 和 sTNF-R II 抑制;TNF-α/TNF R 的比值与疾病严重程度(肺顺应性和缺氧严重程度)间有直接的联系。

2) IL-1:与 TNF-α 相似,肺内 IL-1β 也出现在 ARDS 早期,是肺损伤中另一个具有重要作用的介质。ARDS 患者 BALF 中 IL-1 水平明显高于正常人,表明 IL-1β 在 ARDS 发病机制中亦具有重要作用。IL-1β 是由巨噬细胞产生的炎症细胞因子,称为前炎症反应细胞因子。因为 IL-1 位于细胞表面,活化的巨噬细胞可以通过直接的细胞接触而使 T 细胞增殖,所以又名淋巴细胞活化因子。

与 TNF 相似,IL-1 的生物学效应主要是因为其他致炎因子生成的增多而引起的。它可激活血管内皮细胞,增加炎症介质的释放,诱导或上调血管内皮细胞表达黏附分子,吸引 PMN 聚集;IL-1 还可以增量调节环氧化酶 2 的表达,而增强前列腺素的合成并刺激前列腺素的释放;IL-1 还可增加胶原酶的合成,以及引起多种炎性因子的产生和释放,如 IL-8、上皮细胞中性粒细胞活化因子-78(ENA-78)、单核细胞趋化蛋白-1(MCP-1)、巨噬细胞炎症蛋白-1(MIP-1)等。IL-1β 可与 TNF-α 协同作用,增加血管内皮通透性,加重肺损伤。此外,IL-1β 能激活细胞分泌特异性黏附分子,诱导多种炎症细胞因子在肺内聚集。Meduri 等通过体外实验发现,IL-1β 及 TNF-α 对细菌具有浓度依赖性的生长促进作用,后者可被特异性细胞因子单克隆抗体抑制。这可能提示在过度及持久的炎症反应中,细胞因子促进细菌增殖。

IL-1β 的作用受 IL-1 受体拮抗蛋白(IL-1Ra)和 IL-1 受体-2(IL-1R2)的调节。IL-1Ra 与 IL-1β 竞争靶细胞膜上的 IL-1 受体,能完全抑制 IL-1β 与其主要细胞表面信号受体 IL-1RI 结合。在 ARDS 的 BALF 中可以被查见。在正常志愿者的 BALF 中 IL-1β 与 IL-1RA 的比例为 1:1,而在 ARDS 患者的 BALF 中,该比例是 10:1。IL-1R2 同样也能够在

ARDS 的 BALF 中被查见,它可与 IL-1RA 结合并加强其抑制能力。尽管 IL-1β 系统的复杂性,但 IL-1β、IL-1β:sIL-1RII、IL-1β:IL-1Ra 与临床肺损伤严重程度和 ARDS 患者结局间有很强的联系,提示 IL-1β 及其对抗调节配体和受体家族可能在 ARDS 早期发病中有重要作用。

3)IL-6:又名 B 细胞刺激因子,除了能促使 B 淋巴细胞的增殖、分化,浆细胞增多外,还具有广泛生物活性和免疫、炎症调节作用。

IL-6 主要由激活的巨噬细胞、T 细胞、内皮细胞、单核细胞产生。当创伤、休克、感染、手术等刺激因素作用于机体时,IL-6 可异常增高。它能促进激活巨噬细胞的分化和浸润,还可以上调黏附分子和其他细胞因子的表达,从而加强炎症反应。IL-6 能激活补体及增强 C-反应蛋白的表达,产生细胞损害,诱导产生黏附因子,还可激活星形胶质细胞、血管内皮细胞,引起淋巴细胞活化,进一步导致炎症反应的加剧。另外,IL-6 可以激活中性粒细胞,促使 PMN 释放超氧化物及弹性蛋白酶,损伤肺组织,也是其诱发 ARDS 的原因之一。Meduri 等研究发现,ARDS 患者血浆 IL-6 持续高水平,是预后不良的独立相关因素,且 IL-6 含量变化随病程保持平行。

也有研究表示,IL-6 有抑制炎症反应的作用,它能抑制 TNF-α 与 IL-1β 的产生,削弱中性粒细胞在组织的"扣押",刺激金属蛋白酶抑制剂的产生,减少细胞内超氧化物的产生,以及抑制细胞凋亡。有报道指出,IL-6 对高氧引起的肺损伤有保护作用,可减轻气管内 LPS 所致的炎症反应;通过对 IL-6 基因敲除小鼠进行研究,也显示其还有抑制炎症反应的作用。

ARDS 患者及有相关危险因素的患者 BALF 中 IL-6 及 IL-6 受体(IL-6R)的浓度均明显升高。IL-6R 是一种激动剂,由细胞膜表面释放进入血液,当它与 IL-6 结合,并结合广泛分布在细胞膜上的 gp130 蛋白后,可促进 IL-6 的作用。Park 等的研究发现 ARDS 第 7 天 BALF 中的 IL-6 浓度及 IL-6/sIL-6R 比值与死亡率有显著的正相关性,认为 IL-6 在 ARDS 的发病过程中以抗炎作用为主。

4)IL-8:IL-8 是具有活化趋化作用的细胞因子,ARDS 时主要由肺巨噬细胞产生,中性粒细胞、淋巴细胞、上皮细胞和内皮细胞等炎症细胞也可分泌。IL-8 是中性粒细胞激活和迁移的重要调节因子,能激活并促进中性粒细胞到炎症部位聚集,而且能够促进中性粒细胞脱颗粒,释放活性氧及蛋白酶,增加表面黏附分子的表达,从而引起肺泡毛细血管膜损伤。其血浆水平被认为是严重组织损伤的标志。ARDS 患者的血浆 IL-8 含量较正常人明显升高,且反映肺组织损伤及病变的严重程度。它的主要作用是有研究表明,在 ARDS 时血清 IL-8 水平显著升高,而在发病早期的血清 IL-8 水平可以作为 ARDS 的预后指标。Donnelly 等曾研究了有 ARDS 发病危险者 BALF 中 IL-8 浓度和 ARDS 发生的关系,提出 ARDS 高危人群的 BALF 中 IL-8 水平升高有助于 ARDS 的预测。动物实验研究发现,用 IL-8 抗体预先处理动物,可明显减轻乃至完全防止酸吸入性或血管内注射脂多糖(LPS)所致肺水肿及肺组织结构破坏,并明显减少急性致

死率。

5)IFN:IFN-γ 参与固有免疫应答,除了有抑制病毒感染的作用外,还有广泛的促炎症反应效能。IFN-γ 由 Th1 细胞(CD4⁺、CD8⁺)及自然杀伤细胞生成。它能促进 CD4⁺ T 细胞分化成 Th1 细胞,通过正反馈扩增其产物。其主要作用可能是启动循环和阻止巨噬细胞,诱导自然免疫应答中其他促炎蛋白的表达,主要包括 TNF 及 IL-1。IFN-γ 激活肺泡巨噬细胞可能是介导 ARDS 产生的一个机制。另外,IFN-γ 阻止 CD4⁺ T 细胞分化为 Th2 细胞,从而阻止抗炎因子 IL-4、IL-10 的分泌。

6)巨噬细胞移动抑制因子与 ARDS:巨噬细胞移动抑制因子(MIF)最早是从皮肤迟发型变态反应的分泌物中分离出来的一种细胞因子,因具有抑制单核巨噬细胞移动作用而得名。肺内 MIF 可由激活的巨噬细胞、T 淋巴细胞及气管上皮细胞产生。MIF 能抑制巨噬细胞游走,促进巨噬细胞在炎症局部浸润、增生、激活及分泌 IL-1、IL-6、IL-8 等细胞因子,可能与 ARDS 患者肺内持续炎症反应有关。Martin 等发现 MIF 在 ARDS 高危患者的 BALF 中即开始增多,并随着 ARDS 的病程发展其浓度逐步升高。

7)血管内皮素-1(ET-1):ET-1 是一种由 21 个氨基酸组成的多肽,由肺血管内皮细胞(PEVC)释放。血管平滑肌细胞和血管内皮细胞上分别有 ET A 和 ET B 两种受体亚型。ET-1 兴奋 ET A 受体时通过激活 G 蛋白偶联的细胞信号转导途径,具有收缩血管、刺激细胞增殖、促进血管壁重塑作用。ET-1 通过 ETA 刺激环氧化酶-2(COX-2)的表达,产生前列腺素 E2(PGE2),诱导 T 淋巴细胞生成白细胞介素-8(IL-8),在促炎反应中起主要作用。通过 ET B 受体兴奋可促使内源性血管舒张因子 NO 和前列环素-2(PGI-2)的释放,从而使血管舒张。

ARDS 时,低氧、细胞因子等因素诱导 PVEC 合成释放 ET-1 增加,同时肺组织降解 ET-1 能力下降,使 ET-1 在肺内含量显著增高,发挥强烈而持久的缩血管活性,又作为炎症介质介导肺的损伤。Forni 等在猪内毒素性休克模型中发现,在 LPS 注入猪耳缘静脉 4 小时后血浆 ET-1 水平显著上升,对肺组织匀浆 mRNA 检测,ET-1mRNA 转录显著升高,伴随肺动脉压、肺及全身血管阻力增加,血管通透性增加导致肺顺应性下降。Nakano 等在临床试验中,通过血浆和肺上皮细胞衬液(ELF)中白蛋白浓度和 ET-1 定量检测,监测氧合指数(PaO_2/FiO_2),发现 ET-1 上升和白蛋白浓度上升呈线性正相关,与氧合指数下降呈线性负相关,而且肺上皮细胞衬液中 ET-1 水平显著高于血浆水平,升高的 ET-1 不仅对抗 NO 等扩血管物质的作用,使血管收缩加强,同时促进了其他炎症介质如 TNF-α、IL-1、IL-2 的释放,使炎症级联反应扩大,加重内皮细胞损伤。

8)血管内皮生长因子(VEGF):肺泡上皮细胞、肺血管内皮细胞均可表达血管内皮生长因子(VEGF),其中肺泡 II 型上皮细胞是主要表达细胞。低氧和一些细胞因子、炎症递质(包括 ET-1、TNF、活性氧、IL-6、IL-8 等)可调控 VEGF 表达。VEGF 的受体 VEGFR1(又称 Flt-1)、VEGFR2(KDR)、共受体 VEGF165 R(NRP-1),由肺泡上皮细胞、巨噬细胞、血

管内皮细胞表达,VEGFR1、VEGFR2 具有酪氨酸激酶活性,激活 PBK 途径,使内皮细胞 NOS 激活,促进精氨酸转变为瓜氨酸,同时释放 NO,发挥生物学功能。ARDS 急性期 ELF 中的 VEGF 大量释放进入血液,在 ARDS 的发生、发展中,特别是 ARDS 的早期,作为促炎性细胞因子,促使 PVEC 通透性增高,在肺水肿形成中起了重要作用。Cullen 等研究提示,VEGF 作用于 PEVC 使肌动蛋白发生排列改变,细胞间隙形成,血管内皮通透性增加,并导致肺水肿和肺泡内蛋白含量增高,同时中性粒细胞分泌 VEGF,另外,VEGF 对中性粒细胞具有趋化作用,促使更多的中性粒细胞聚集到肺内,参与介导肺部的炎症反应。

9) 血管性假血友病因子(vWF):vWF 是由血管内皮细胞和巨噬细胞合成的糖蛋白多聚体,储存在于血管内皮细胞魏伯尔-帕拉德小体(Weibel Palade body)和血小板表面 a 颗粒的糖蛋白中。当血管内皮受损分离时,大量储存在血管内皮细胞内的大分子 vWF 进入血液,作为凝血因子Ⅷ的辅助因子,参与 FⅧ复合物形成和参与集体凝血过程。临床实践中可以测定血浆中的 vWF 水平来评价内皮细胞损伤程度。Ware 等认为 vWF 高水平的患者死亡率、呼吸机辅助呼吸天数、MODS 发病率均较经治疗后低水平的 vWF 有显著差异;ALI 患者血浆 vWF 测定死亡组与生存组有显著差异,死亡组明显高于生存组,对 ARDS 病死率是独立的预测指标。

10) 趋化因子:中性粒细胞从血流中被征募到肺组织局部,需要趋化因子的存在,已经证实在 ARDS 患者的 BALF 中有许多的中性粒细胞趋化物存在。

CXC 趋化因子家族,尤其是谷氨酸-亮氨酸-精氨酸(ELR)+CXC 趋化因子亚群对于中性粒细胞迁移非常重要。ELR+CXC 趋化因子是由肺泡巨噬细胞产生的,包括 IL-8、ENA-78 和 GRO-α、GRO-β 及 GRO-γ 与粒细胞趋化肽(GCP)-2。其中 IL-8、ENA-78 和 GRO-α 在 ARDS 的 BALF 中显著增加,在进行持续性机械通气的患者浓度增加更加明显。这些 CXC 趋化因子的浓度与中性粒细胞的浓度呈正相关。尽管在 ARDS 患者的 BALF 中 GRO-α 和 ENA-78 浓度比 IL-8 高,但 IL-8 才是最主要的中性粒细胞化学趋化物。许多肺部炎症和损伤的动物模型研究为此提供了证据。如 IL-8 的单克隆抗体明显减少了内毒素吸入酸的模型中肺损伤和中性粒细胞的迁移。

人的中性粒细胞上有两种 CXC 趋化因子受体,即 CX-CR1 和 CXCR2。IL-8 和 GCP-2 对两种受体都有高的亲和力,而 ENA-78、GRO-α、GRO-β 和 GRO-γ 只对 CXCR2 有高的亲和力,而与 CXCR1 亲和力低。两种受体中,CXCR1 可以在配体作用后快速重新表达,而 CXCR2 的重新表达较慢;同时,脓毒症时 CXCR2 明显下调而只有 CXCR1 一个受体功能占优势。因而,在人体内产生的多种中性粒细胞趋化因子中,CXCR1 与 IL-8 和其同族受体是主要的受体配体对。

11) IL-10:IL-10 是人类炎症反应中最重要的抗炎因子,通过多种机制下调炎症反应。能减轻炎性因子对肺组织的损伤作用。Donnelly 等在 ARDS 初期死于 ARDS 的患者中发现 BALF 中的 IL-10 浓度极低,推测 IL-10 不足,机体

CARS 反应不良,可能是其他细胞因子生成增多及肺内炎症反应加剧的原因之一。

IL-10 在肺内主要由单核/巨噬细胞、T 淋巴细胞、B 淋巴细胞合成和分泌。它主要作用于巨噬细胞、PMN、淋巴胞,能抑制中性粒细胞凋亡,抑制 PMN 和单核巨噬细胞分泌 TNF-α、IL-1β、IL-8、IL-12、GM-CSF、G-CSF 及趋化因子;抑制 Th1 淋巴细胞产生 IL-2 和 IFN-γ 等。有实验表明,抗 IL-10 治疗可以使 IL-6mRNA 表达增强。气管吸入外源性 IL-10 能降低肺损伤小鼠模型 BALF 中的 TNF-α,同时降低细胞黏附分子的表达,下调单核细胞表达主要组织相容性复合物Ⅱ类分子,抑制缺血再灌注损伤小鼠肺 NF-κB 活性,从而抑制细胞因子转录。这种抑制作用还可能与调节蛋白激酶 C 的活性有关。IL-10 能诱导 IL-1 受体拮抗蛋白的产生,从而和 IL-1 竞争受体。

12) IL-4:IL-4 是重要的抗炎因子之一,在体液免疫及抗原呈递中起关键作用。它由 Th2 细胞生成,并通过正反馈作用促进 CD4$^+$ T 细胞分化为 Th2 细胞。另外,IL-4 对于 Th1 细胞的生成有下调作用,抑制单核巨噬细胞产生 TNF-α、IL-1β、IL-6 和 IL-8,抑制单核巨噬细胞内的 NF-κB 的转位,抑制 IL-1β 受体的表达。

13) IL-13:IL-13 和 IL-4 生物学作用相似,但并不直接作用于 T 细胞。IL-13 抑制环氧化酶 2 的活性,抑制前列腺素的生成,促进抗炎介质脂氧素 A4 的生成。IL-13 还可增加 IL-1Ra 的生成并可以减弱白细胞和内皮细胞的相互作用,从而抑制炎症反应。

(2) NF-κB 对细胞因子的调控:NF-κB 是一类能与多种基因启动子部位的 κB 位点发生特异性结合并促进转录的蛋白质的总称。目前发现,与炎症和免疫反应关系密切的许多细胞因子、黏附分子基因的启动部位都含有 κB。NF-κB 可调控影响多种细胞因子的基因转录,包括 TNF-α、TNF-β、IL-1、IL-2、IL-6、IL-8、IL-12、粒细胞集落刺激因子(G-CSF)、粒-巨噬细胞集落刺激因子(GM-CSF)、ICAM-1、VCAM-1 等。

机体受到损伤后炎症信号由细胞膜转入细胞内,通过 I-κB 激酶等途径激活 NF-κB,使细胞质中无活性的 NF-κB 活化入核,活化的 NF-κB 能特异性识别并结合靶基因上的 κB 序列,参与靶基因的转录调控,介导机体的炎症损伤。NF-κB 还调节与细胞死亡有关的基因表达,其活性增高则 PMN 凋亡减少。

而 Schwartz 等报道,ARDS 患者肺泡巨噬细胞中 NF-κB 的活性显著高于其他疾病的危重患者。还有研究表明,给小鼠注射内毒素后肺泡巨噬细胞和肺组织中可检测到高活性的 NF-κB,提示 NF-κB 的活化与 ARDS 的发病有关。抑炎因子 IL-10、IL-13、糖皮质激素和抗氧化剂可使肺泡巨噬细胞 IκB-α 表达增加,抑制 IKK 活性,防止 IκB-α 降解,从而抑制 NF-κB 活化;也可抑制肺内 NF-κB 活性,从而减少促炎介质生成和 PMN 的活化,减轻肺损伤。

(3) 血管紧张素系统与 ARDS:肾素血管紧张素系统(renin angiotensin system,RAS)在 ARDS 的发病中起重要作用。血管紧张素转换酶(angiotensin converting enzyme,ACE)

是 RAS 的关键酶,同时肺毛细血管床是合成和释放 ACE 的主要部位(占血清 ACE 的 50% 以上),因此肺是 RAS 调节的重要靶器官。ACE 能使血管紧张素(angiotensin, Ang)Ⅰ水解为 AngⅡ,并降解缓激肽。

近来研究显示 AngⅡ具有致炎作用,参与 ARDS 的发生发展。AngⅡ的作用大部分是通过与血管紧张素Ⅱ受体-1(AngiotensinⅡ receptor 1, AT1R)结合,介导调节全身血管张力、血液容量及促进细胞生长等多种效应。在低氧、内毒素血症等诱因诱导下,AngⅡ与 AT1R 结合,通过 AT1R 能刺激 IL-1、IL-6、IL-8 和黏附分子 ICAM 和 VCAM 的表达,诱导 NF-κB 的转运;AngⅡ还可以通过与 AT1R 结合激活还原型烟酰胺腺嘌呤二核苷酸磷酸氧化酶,促使 ROS 增加,加重血管损伤。相反,刺激 AT2R 则表现为抗炎作用如减少 IL-6、IL-8 和 NF-κB 并增加 IL-10 的表达。此外,ACE 不依赖于 AT2R 水平和 AT1R 的信号转导作用,对激肽释放酶 2 激肽系统的代谢起调节作用,并反馈调节 ACE 活性,参与 ARDS 的发病过程。该系统的主要效应剂——缓激肽,通过缓激肽受体 B2 发挥舒张血管、抗炎、抗氧化、抗纤维化、抗血栓等生物学效应;ACE 降解缓激肽发挥促炎作用。

血管紧张素转换酶 2(ACE2)对 ACE 存在拮抗作用。研究发现,ACE2 表达上调能降低肺血管通透性,使血浆蛋白及液体渗出减少。ACE2 将 AngⅠ和 AngⅡ,分别水解为 Ang-(1~9)和 Ang-(1~7)。Ang-(1~7)具有直接对抗 AngⅡ作用,减少 AngⅡ的产生,对 RAS 系统起负调控作用。AngⅠ向 Ang-(1~7)转化机制的阐明及通过药物控制 AngⅠ向 Ang-(1~7)而不向 AngⅡ转化,可能会给 ARDS 的治疗提供新的方法。另外 ACE2 能灭活缓激肽的降解产物,诱导缓激肽生成,间接产生扩血管作用,减轻肺水肿,从而阻止 ARDS 的发展。

(4) 一氧化氮(nitric oxide, NO)及 ROS:NO 在体内是一把双刃剑,既是前炎症因子,又是抗炎因子,参与广泛的病理生理过程。活化的中性粒细胞、巨噬细胞和其他细胞释放的 NO 是造成肺损伤的重要机制。NO 是在 NO 合酶家族(NOS)作用下由 L-精氨酸产生的。人体内的 NOS 目前发现并命名的有 3 类,即神经型 NOS(nNOS)、内皮型 NOS(eNOS)、诱导型 NOS(iNOS)。nNOS 和 eNOS 统称构成型(cNOS),是正常组织中存在的一种酶。生理情况下,cNOS 合成的 NO 具有维持神经细胞的效应传递、扩张肺毛细血管、支气管、调节免疫功能等作用,能减少中性粒细胞浸润,从而减轻肺泡水肿程度,但寿命极短(几秒到几分钟);病理状态时,cNOS 下调,iNOS 开始表达,其产生的 NO 浓度高,持续相对较长时间(几小时到几天)。ARDS 时在细菌及其代谢产物如 LPS 的刺激下,中性粒细胞、巨噬细胞、内皮细胞等被诱导表达过量 iNOS,尤其是中性粒细胞可表达高水平的 iNOS 并产生 iNOS 来源的 NO。NO 与超氧阴离子生成过氧亚硝酸和羟自由基,损伤血管内皮细胞和肺泡上皮细胞,促进了肺泡水肿液的形成,破坏表面活性物质。通过选择性 iNOS 抑制剂 N-[3-(氨甲基)-苄基]-乙脒和非选择性 iNOS 抑制剂 L-硝基精氨酸甲脂(L-NAME)预处理血管内皮细胞后,和细胞因子刺激的中性粒细胞混合培养的细胞,发现预处理的内皮细胞蛋白渗漏明显减轻,同时用过氧化物清除剂和过氧亚硝酸盐清除剂预处理血管内皮细胞混合培养后发现也有同样的结果,提示了蛋白渗漏与 iNOS 的活性有关。

目前 NO 在 ARDS 中的作用尚有争议,不同来源的 NO 对 ARDS 的病程可能有不同的影响。eNOS 在肺中大量表达,在 L-精氨酸和氧气的作用下产生了 NO。NO 能有力地舒张血管并抑制低氧性肺血管收缩和血小板聚集;同时它能够调节基因表达和蛋白合成,如调节 NF-κB 活性,增加 eNOS 来源的 NO 水平,从而改善内毒素血症、呼吸机损伤和缺氧再灌注模型时肺损伤的结局。目前有不少实验利用外源性 NO 治疗 ARDS。

ROS、氧分子衍生物是诱导 ARDS 的重要介质,有超氧阴离子($\cdot O_2^-$)、过氧化氢(H_2O_2)等;而 NO 来源的活性氮族 RNS 包括 $ONOO^-$、ONOOH 和 ON。这些因子可以与脂类、蛋白和 DNA 等多种细胞内的组分相互作用。ROS 和 RNS 可以损害肺的内皮和上皮功能,增加内皮和上皮通透性,损伤肺泡上皮钠离子转运并且抑制Ⅱ型细胞合成表面活性物质。超氧化物歧化酶等抗氧化剂系统和非酶类的抗氧化物质如维生素 C 和 E,能中和这些基团的作用。ARDS 患者表现为氧化剂产生增加和血浆抗氧化水平减少,研究表明 ARDS 患者的亚硝酸盐和硝酸盐浓度高于 ARDS 危险人群。比起心源性肺水肿的患者,ARDS 患者的肺水肿液中硝化的肺表面活性蛋白的浓度更高。

(二) 先天性免疫与 ARDS　　免疫系统可分为先天性免疫和获得性免疫。①先天性免疫是指生来就有的、遗传的、对外来侵害的免疫性,主要包括可与外来入侵物结合的可溶性蛋白和随血流到达受侵害部位的中性粒细胞、吞噬细胞等,见表 39-1-3。它是机体在长期种系发育和进化过程中不断地与入侵的微生物作斗争而逐渐建立起来并传给后代的。这种免疫力的特点是作用广泛,能对抗多种微生物,无专一性或针对性,故又称为非特异性免疫。②获得性免疫是指是出生后在生活过程中,由于自然感染了某种传染病,或人工接种疫苗后自动产生;或从母体或其他个体获得了抗体而被动产生的。这种免疫是后天获得的,其作用来得慢而范围窄,有专一性或针对性,其免疫力较强,故又称为特异性免疫。

先天性免疫在 ARDS 发生、发展中起重要作用。肺的先天性免疫是微生物侵入宿主呼吸道后的第一道保护性屏障,自然杀伤细胞、树突状细胞、细胞毒 T 细胞、肺泡巨噬细胞、原先就位于肺内的或诱发因素刺激后趋化募集至肺内的中性粒细胞,以及肺上皮细胞共同构成了肺先天性免疫系统的细胞组成成分;分泌至上皮细胞衬液中的抗微生物产物(胶原凝集素、防御素、溶菌酶、乳铁蛋白及内源性抗菌多肽类防御素)则构成了肺先天性免疫的体液组成成分。

TLRs 是一种模式识别受体(pattern recognition receptor, PRR),表达于肺泡上皮细胞、肺泡巨噬细胞、中性粒细胞等多种细胞表面,在肺部细菌、真菌、病毒等微生物感染时,

表39-1-3　先天性免疫的组成

项目	受体	效应物
体液(可溶性因子)	LPS 结合蛋白,CD14,胶原凝集素,表面活性物质,裂解素,C3b,正五聚蛋白	细胞因子,抗生素,肽类,溶菌酶,杀菌性/通透性增强蛋白,补体,乳铁蛋白,急性期反应物
细胞(中性粒细胞、吞噬细胞等)	Toll 样受体,甲酰甲硫氨酰-亮氨酰-苯丙氨酸受体,NOD1,NOD2,dectin-1	抗微生物肽,蛋白水解酶脂肪酶糖苷酶,H_2O_2,髓过氧化物酶,活性氧族,NO,过氧亚硝酸盐

TLRs 识别外来入侵物和触发免疫系统,是机体抵御外来感染的重要机制。病原微生物抗原和内源性抗原等配体被肺内中性粒细胞、内皮细胞等细胞表面的 TLR4 识别后,通过依赖髓样分化蛋白-88(myeloid differentiation protein 88, MyD88)或非依赖 MyD88 信号转导途径激活 NF-κB,进而诱导 TNF-α、IL-2β、IL-1、环氧合酶-2、细胞内黏附分子-1、胶原酶等多种细胞因子、化学因子的生成与释放,引发以中性粒细胞浸润、微血管内皮细胞损伤与蛋白液体渗漏为特征的炎症反应,导致 ARDS。肺部炎症反应产生的炎症介质释放入体循环可引发失控炎症反应,最终导致 MODS。脂多糖可明显上调 TLR4 及其 mRNA 表达,先天性免疫可保护机体清除外来物和触发炎症反应,但是通过激活 TLRs 导致的过度的炎症反应也可以造成肺损伤。

先天性免疫也参与 ARDS 的修复性炎症反应。ARDS 修复过程中透明质酸的降解依赖于 TLR4、TLR2 和 MyD88,而透明质酸片段诱导炎症介质的合成依赖于 TLR4 和 TLR2。透明质酸-TLR4 和透明质酸-TLR2 相互作用,进而激活相应的信号转导途径而启动修复性的炎症反应,以维持肺泡上皮细胞的完整,促进 ARDS 的康复。

不同患者对 ARDS 原发病因的免疫应答及所启动的炎症反应程度并不相同。这提示 ARDS 的免疫应答及炎症反应程度的差异与个体基因的易感性有关。TLRs 位点的单核苷酸多态性(SNP)与 ARDS 原发病的免疫应答及炎症反应的启动密切相关,而 TLR4 通过信号转导诱导的炎症介质是 ARDS 的直接因素。TLR4 既启动与控制 ARDS 早期破坏性炎症反应,又介导后期的修复性炎症反应,从而在 ARDS 炎症反应过程中起着双刃剑的作用。

在先天性免疫系统的各种细胞中,一直认为中性粒细胞及其释放的炎性因子在 ARDS 生理病理过程中占据主要作用。但是粒细胞缺乏症患者仍然会发生 ARDS,研究发现肺泡巨噬细胞的数目增加及活性改变与 ARDS 病理生理进程密切相关。TLRs 同样可以激活巨噬细胞表达 IL-1β、TNF-α,TLRs 通过解除 TGFβ、αvβ6 对于巨噬细胞的抑制作用,活化巨噬细胞,TGFβ、αvβ6 的抑制功能又能抑制肺泡巨噬细胞过度激活。但在病理状态下,过度激活后的巨噬细胞及其活化产物 IL-1β、IL-6、IL-8、IL10、TNF-α、IFN-γ、巨噬细胞炎性蛋白-2 及人体非胰腺磷脂酶 A_2(sPLA$_2$-II)等,破坏肺的肺泡-毛细血管屏障,导致肺损伤。

(三)细胞凋亡机制　近年来,细胞凋亡在 ARDS 发病过程中的作用日益受到重视。主要机制包括促进肺血管内皮细胞、肺泡上皮细胞的凋亡及抑制中性粒细胞凋亡。

ARDS 早期患者肺组织细胞凋亡率较对照组明显增加,且主要表现为 APC 和 LVEC 凋亡增加。LVEC 和 APC 的凋亡破坏了肺毛细血管屏障的完整性,使其通透性增加,导致肺间质和肺泡水肿,是参与 ARDS 发病的重要机制。ARDS 时 APC 和 LVEC 凋亡的机制仍不完全明了,可能是由死亡受体通路中 Fas/FasL 系统所介导。Fas 又称 CD95,是一种 I 型跨膜糖蛋白,APC 中 Fas 主要是由 II 型上皮细胞表达;FasL 为 Fas 的配体,主要在活化的淋巴细胞和自然杀伤细胞中表达,可被基质金属酶水解为可溶性的 Fas 配体(souble Fas ligand,sFasL)。当 FasL 或 sFasL 与靶细胞表面的 Fas 结合后,细胞内相关分子聚集到死亡区域形成死亡诱导信号复合物,随后使 caspase-8 前体聚集、断裂和激活,产生有活性的 caspase-8,从而激发一系列下游的 caspase 级联反应,导致细胞凋亡。实验也证明,激活 Fas/FasL 通路可以导致 APC 凋亡和 ARDS。此外,上皮凋亡也可以由 Toll 样受体信号通路和氧化应激通路引起。例如,通过 Toll/IL-1 受体区域包含结合体激活 TLR3 和 TLR4 信号,诱导 IFN-β TRIF 受体蛋白导致细胞凋亡。

在 ARDS 情况下,中性粒细胞凋亡受到抑制,中性粒细胞生存周期的延长,造成过度的炎症反应而损伤组织。这种抑制作用可能与 ARDS 时多种炎症因子激活 NF-κB 有关。研究发现 ARDS 时肺组织内炎症因子的大量释放和短暂升高的 Ca^{2+} 使游出的中性粒细胞的正常凋亡途径发生障碍,造成中性粒细胞持续处于激活状态及持续释放毒性内容物,而导致 ARDS。对 ARDS 患者 BALF 的研究发现,ARDS 患者 BALF 中凋亡的中性粒细胞比例明显降低,并且 ARDS 患者的 BALF 可在体外抑制正常中性粒细胞凋亡,提示 ARDS 患者 BALF 中存在抑制中性粒细胞凋亡的物质。中性粒细胞凋亡受抑制,意味着中性粒细胞凋亡延迟,初步认为与局部高浓度的细胞因子直接相关。

(四)ARDS 肺水肿与肺泡内液体清除障碍　ARDS 的肺水肿特征为富含蛋白的肺间质和/或肺泡液体积聚,主要属于通透性肺水肿,是由肺泡血管屏障通透性增高,而肺泡液体清除作用下降所引起,与左心衰竭导致的高静水压性肺水肿不同。

肺损伤时肺毛细血管内皮细胞和上皮细胞的损伤和死亡及内皮细胞收缩所致细胞间隙增大使肺泡血管屏障的通透性增加,而血浆蛋白和液体(富含蛋白)通过弥散机制向血管外和肺泡移动。其中肺毛细血管通透性的变化早于肺泡上皮,肺水肿最早在血管周围间隙形成(肺间质水肿),当这些间隙扩张,压力超过了肺泡压,导致肺泡水肿。

肺泡上皮细胞的肺泡液体清除作用(alveolar fluid clearance,AFC)是机体清除肺泡内多余液体的重要途径。机体可通过 AFC 作用吸收肺泡内多余液体,保持肺泡干燥、开放。上皮细胞顶部的阿米洛利-敏感钠离子通道(rENaC)和细胞底部的 Na^+-K^+-ATP 酶是 AFC 能够发挥效应的主要机制。rENaC 有 3 种亚型(α、β、γ-rENaC),其中 α-rENaC 在主动转运 Na^+ 的过程中必不可少,β、γ-rENaC 能显著增强 α-rENaC 主动转运 Na^+ 的效率。Na^+ 通过 ENaC 进入肺泡上皮细胞,再通过基底部 Na^+-K^+-ATP 酶排出肺泡,水液顺细胞内外形成的渗透压梯度,从水通道被清除。但也有人利用无水通道的小鼠证实这些水通道并非 ARDS 时肺泡液体清除的必要条件。

ARDS 时,肺泡液体清除率受到了显著影响。研究显示 ARDS 中有 56% 的患者有肺泡液体清除机制的损坏,同时患者保留肺泡液体清除越多其病死率越低,机械通气时间越短。有人认为 β 肾上腺素激动剂通过基底外侧的 ATP 酶能刺激钠的转运,从而加强肺泡液体清除。但也有研究显示内源性和外源性的儿茶酚胺类和肺泡液体清除无关,肺泡液体清除能力可能与病变严重程度有关,尚需进一步研究证实。

(五)ARDS 肺泡表面活性物质减少

肺泡表面活性物质(pulmonary surfactant,PS)是维持肺泡开放的重要物质。PS 是一种复杂的脂蛋白复合物。其中脂质占 85%～90%,包括磷脂酰胆碱、磷脂酰甘油、磷脂酰肌醇和鞘磷脂;特异性结合蛋白约占 10%,包括 SP-A、SP-B、SP-C 和 SP-D。SP-A 和 SP-D 是亲水性蛋白,主要促进磷脂的分泌和摄取,具免疫防御功能;SP-B 和 SP-C 是疏水性蛋白,主要促进磷脂吸附和分布到肺泡液-气界面,促进磷脂单分子层的形成。肺泡表面活性物质各成分保持一定比例是发挥其表面活性作用、维持正常生理功能的基础。ARDS 患者 PS 明显减少,会导致肺泡塌陷、肺顺应性下降、吸气困难。其主要原因是:肺泡 Ⅱ 型上皮细胞受损,PS 合成释放明显减少;另外,肺泡-毛细血管膜损伤,血浆蛋白进入肺泡腔,灭活 PS;LPS 及炎症因子可诱导 PLA_2 活化,也大量破坏 PS,而且磷脂水解后产生的溶血卵磷脂可造成细胞膜严重破坏。

(六)凝血系统的作用

ARDS 时血管内皮细胞脱落后胶原暴露激活的内源性凝血途径和 TF 释放激活的外源性凝血途径都可以导致血管内凝血,其中以外源性凝血途径为主。肺上皮细胞、巨噬细胞、成纤维细胞在创伤及 LPS 等的作用下释放 TF 增加,另外,肺 VEC 受损伤与炎症的诱导也表达 TF,并释放凝血因子Ⅷ,参与凝血过程。血小板激活、补体系统激活及很多炎症介质也有促凝作用,如 IL-6 可以诱导组织因子的表达,而 TNF-α 抑制抗凝和纤溶途径。同时凝血系统激活纤溶和补体系统,刺激炎症介质表达而放大炎症反应;凝血酶可刺激细胞因子表达,调节内皮细胞收缩及通透性,促使细胞增殖、趋化及炎症细胞聚集,即凝血和炎症反应的交叉活化。

肺内微血栓不仅可引起肺淤血、肺动脉高压等肺循环障碍和肺泡通气血流比例失调,而且可引起肺泡-毛细血管膜损伤和肺纤维化。凝血形成的栓子中的细胞成分释放活性物质,不仅影响肺血管及气道口径,还可增加毛细血管通透性,引起水肿、出血;活性物质可吸引更多的炎症细胞放大损伤。研究发现,在 ARDS 患者的肺泡灌洗液中,Ⅶ因子和组织因子等激活外源性凝血途径的主要成分显著增高,同时肺泡腔内可见大量纤维蛋白沉积。以上表明,ARDS 早期凝血明显增强,纤溶过程抑制,引起广泛血栓形成和纤维蛋白大量沉积,导致血管堵塞及微循环结构受损,炎症反应放大,形成恶性循环,肺损伤进一步加重。

(七)肝脏和肠道等器官在 ARDS 发生中的影响

1. 肝功能 正常人大约 90% 功能性的单核吞噬细胞存在于肝脏,主要为 Kupffer 细胞,能够充分清除从肠道进入循环的毒素和细菌。肝脏功能损害可能加重 ARDS,主要机制如下:

(1)当肝功能不全时,毒素和细菌就可能越过肝脏进入体循环,诱导或加重肺损伤。

(2)肝脏 Kupffer 细胞受内毒素刺激时,能释放大量 TNF-α、IL-1 等炎症介质,进入循环损伤肺等器官。

(3)Kupffer 细胞具有清除循环中的毒性介质的功能,肝脏也是清除细胞因子、脂质代谢产物、PAF 等的重要场所。肝功能不全时炎症介质作用时间会延长,可能使 ARDS 恶化。

(4)肝脏是纤维连接蛋白的主要来源,肝功能损害时,纤维连接蛋白释放减少,将导致肺毛细血管通透性增高。纤维连接蛋白耗竭会加重肺损伤程度。α1-抗胰蛋白酶主要也来源于肝脏,对灭活蛋白酶具有重要作用。

2. 肠道功能 急性肠道缺血缺氧可导致肠道黏膜对毒素和细菌的通透性增高,毒素和细菌移位入血可诱导或加重肺损伤。

综上所述,严重感染、创伤、休克、误吸等直接和间接损伤肺的因素均可导致 ARDS。但 ARDS 并不是细菌、毒素等直接损害的结果,而是机体炎症反应失控导致的自身破坏性反应的结果。ARDS 实际上是 SIRS 和 MODS 在器官水平的表现。

(邱海波)

第二节
病理与病理生理

一、病理改变

ARDS 特征性病理变化为肺毛细血管内皮细胞与肺泡上皮细胞屏障的通透性增高,肺泡与肺间质内积聚大量的水肿液,其中富含蛋白及中性粒细胞为主的多种炎症细胞。中性粒细胞黏附在受损的血管内皮细胞表面,进一步向间质和肺泡腔移行,释放大量促炎介质,如炎症性细胞因子、过氧化物、白三烯、蛋白酶、血小板活化因子等,参与中性粒细胞介导的肺损伤。除炎症细胞外,肺泡上皮细胞及成纤维细胞也能产生多种细胞因子,从而加剧炎症反应过程。凝血和纤溶紊乱也参与 ARDS 的病程,ARDS 早期促凝机制增强,而纤溶过程受到抑制,引起广泛血栓形成和纤维蛋白的大量沉积,导致血管堵塞及微循环结构受损。ARDS 早期在病理学上可见弥漫性肺泡损伤,透明膜形成及肺泡 Ⅰ 型上皮细胞或内皮细胞坏死、水肿,肺泡 Ⅱ 型上皮细胞增生和间质纤维化等表现。

弥漫性肺泡损伤是 ARDS 特征性的病理变化。1976 年 Katzenstein 等提出"弥漫性肺泡损伤(diffuse alveolar damage,DAD)"的概念并提出 DAD 是 ARDS 的特征性改变。2005 年,Ferguson 等明确提出 DAD 的病理判断标准,包括肺泡透明膜形成(富含蛋白的肺泡和间质水肿)伴肺泡 Ⅰ 型上皮细胞和/或肺毛细血管内皮细胞坏死、广泛炎症细胞浸润、明显的间质纤维化、Ⅱ 型上皮细胞增生(晚期)四项中的至少一项。

二、ARDS 病理分期

目前认为,ARDS 病理变化的发生发展主要与肺泡损伤病程度相关,不同病因所致的 ARDS 病理变化基本相同。

(一)ARDS 病理变化   大致可分为渗出、增生和纤维化等连续而又重叠的阶段。

1. 渗出期   见于发病后第 1 周,以毛细血管完整性丧失、肺泡上皮受损、富含蛋白质的液体积聚和肺水肿为特征。病变从肺血管通透性增加和炎症细胞浸润开始。内皮细胞肿胀,细胞间隙扩大,吞饮小泡增多,细胞坏死、脱落、基底膜裸露,导致管腔纤维蛋白微血栓形成,通透性增加和富含蛋白的液体渗出,形成肺间质水肿。病变还会累及肺泡上皮细胞,导致肺泡上皮细胞的坏死脱落,肺泡间隔液体自由进出肺泡腔,形成肺实质水肿和透明膜。透明膜是 DAD 的标志之一,系血浆成分通过损伤的毛细血管和肺泡壁进入肺泡腔,并与肺泡腔中坏死的上皮细胞碎片混合形成伊红色嗜酸性膜状物;免疫组化证实主要成分是免疫球蛋白、纤维蛋白及补体等,表面常覆盖一薄层纤连蛋白。肺泡 Ⅰ 型上皮细胞主要负责气体交换,无增殖能力,损伤后不能再生,而肺泡 Ⅱ 型上皮细胞功能受损,不能增殖分化为 Ⅰ 型细胞,无法使裸露区域修复,同时造成表面活性物质的缺乏和肺泡塌陷。

肉眼观,肺变重变硬,呈暗红或暗紫的肝样变,可见水肿、出血。肺切面可见液体渗出。光镜检查,表现为肺微血管充血、出血、中性粒细胞聚集和微血栓形成;肺间质和肺泡内有富含蛋白质的水肿液及炎症细胞浸润,肺泡间隔明显增宽;肺泡内可见呈淡伊红色、致密片状结构的透明膜形成;以及灶性或大片肺泡萎陷。电镜下,可见肺泡表面活性物质层断裂、聚集,或脱落到肺泡腔;Ⅰ 型上皮细胞变性,其薄区出现坏死,Ⅱ 型上皮细胞空泡化,板层小体减少或消失;在上皮细胞破坏明显处有透明膜形成,以呼吸性细支气管和肺泡管处尤为明显。

2. 增生期   最早在损伤后第 3 天开始出现,以第 2~3 周最明显,主要表现为肺组织中渗出液机化伴肺泡 Ⅱ 型上皮细胞增殖覆盖裸露的基底膜。镜下可见肺泡 Ⅱ 型上皮细胞、成纤维细胞增生,胶原蛋白合成释放(开始以 Ⅰ 型胶原蛋白为主)及渗出液机化等导致的肺泡间隔和肺泡膜增厚,肺泡腔内充满纤维蛋白和细胞碎片,透明膜增多,肺泡腔狭窄、塌陷。

增生期的进展取决于炎症反应强度和持续时间。如果能在短时间内控制炎症反应,这种早期的渗出和增生性反应可能有利于肺组织的修复。

3. 纤维化期   是 ARDS 的后期病理变化阶段,在损伤后 5~7 天可观察到相应组织学变化,也有报道称发病后 24 小时内即可开始出现。纤维化性肺泡炎是其主要特征。肺泡腔中间质成分及其产物逐渐增多,伴随新生血管形成。透明膜中成纤维细胞浸润,胶原纤维迅速增多,早期以 Ⅲ 型弹性胶原为主,后逐渐被 Ⅰ 型胶原所取代,细胞数量减少,进入纤维化期。即使非感染性病因引起的 ARDS,在后期也不可避免地合并肺部感染,常见有组织坏死和微小脓肿。

肉眼观肺部呈"蜂窝"样改变。光镜下可见纤维组织显著增生,导致肺泡间隔内和肺泡腔壁广泛增厚,肺泡壁后期可转变为无细胞的胶原组织,肺泡结构破坏;纤维化进程还可累及肺泡管、呼吸性细支气管及终末细支气管,造成阻塞性细支气管炎。肺血管床也出现广泛的管壁增厚,动脉变形扭曲,肺毛细血管扩张。肺纤维化的程度在不同的患者有很大的差异,与肺损伤程度相关,是决定预后的重要因素。纤维化肺泡炎的出现是病死率增加的危险因素,另外在疾病早期出现 Ⅲ 型胶原与病死率增加有关。

ARDS 过程中发生的纤维化与刺激局部成纤维细胞发生迁移、复制及产生过多结缔组织的介质有关,其纤维化过程不是简单的胶原蛋白沉积过程,而是胶原蛋白沉积与降解作用相互影响的复杂过程,并且最终沉积作用显著大于降解作用。

4. 消散期   ARDS 为级联性炎症反应导致的肺部弥漫性损伤的过程,包括肺泡渗出、炎症和纤维化,但是这种弥漫性损伤具有可逆性即可修复性。通过积极治疗,部分 ARDS 患者的病变可以完全消散,肺组织可以恢复正常。主要机制包括炎症消散、肺水肿的吸收、纤维的溶解和肺泡上皮细胞的修复,并由此使肺组织恢复正常结构和功能。

炎症反应作为集体的防御功能在起到保护作用后应及时被清除,以避免过度炎症反应使机体受到损伤,炎症消散时迁移至肺部的白细胞被机体清除,炎症细胞游出。中性粒细胞和单核细胞的凋亡在消除和控制肺部炎症反应中发挥作用,凋亡的延迟可导致肺部炎症反应加重。炎性巨噬细胞主要通过游出而非凋亡的方式进行清除,引流入淋巴系统。

肺泡液体的吸收主要依靠肺上皮细胞钠泵的主动转运机制,通过定位在肺泡 Ⅰ 型上皮细胞的水通道被动地从肺泡腔转运到肺间质中。在肺泡中还有大量的可溶性和不可溶的蛋白需要清除。可溶性的蛋白主要以弥散的方式从肺泡上皮细胞间清除;不可溶的蛋白主要通过肺泡上皮细胞的细胞内吞和胞转作用及巨噬细胞的吞噬作用得以清除。肺泡Ⅱ型上皮细胞增殖覆盖裸露的上皮组织,并转化为肺泡Ⅰ型上皮细胞,恢复肺泡的结构并增加转运液体的能力。

部分 ARDS 患者在发病第 1 周内可缓解,早期肺急性期改变可以完全消散,但多数患者在发病 5～7 天后病情仍然进展,进入亚急性期。在 ARDS 的亚急性期,病理上可见肺间质和肺泡纤维化,肺泡Ⅱ型上皮细胞增生,部分微血管破坏并出现大量新生血管。部分患者呼吸衰竭持续超过 14 天,病理上常表现为严重的肺纤维化,肺泡内充填增殖的肺实质细胞和新生血管,肺泡灌洗液中可检出前胶原-Ⅲ,肺泡结构破坏和重建。

ARDS 病理变化的发生发展主要与肺泡损伤病程度相关,不同病因所致的 ARDS 病理变化基本相同,渗出、增生和纤维化几个阶段是连续而又重叠的(图 39-2-1)。

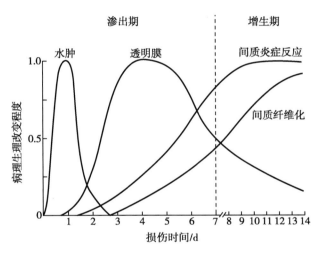

图 39-2-1　ARDS 的病理分期和演变

(二)ARDS 病理改变的不均一性　ARDS 时两肺弥漫受累,但在病变分布上呈不均一性,肺损伤区域与正常肺区域同时存在。低垂部位(如仰卧位时背部肺组织)的肺泡更容易受重力的影响和渗出液的挤压,出现广泛肺不张,而非低垂部位肺泡通气则可相对正常。按重力作用平面从上往下可将 ARDS 患者肺泡组织大致分为三种状态,即正常膨胀的肺泡、周期性塌陷的肺泡和完全塌陷的肺泡。

有人通过影像学和应用惰性气体测定气体交换,肺损伤并非过去理解的那样均一,因此提出"两室模型":一室为接近正常的肺,对于所施加于它的压力和通气并无异常;二室为病肺,其扩张和通气减少,而且接受不成比例的血流。

1. ARDS 肺组织形态学呈现"婴儿肺"和非均一性的特征　正常通气的肺组织明显减少,而通气不良、塌陷和实变肺组织主要分布在重力依赖区。肺组织病变的非均一性引起不同肺区域机械力学的差异,导致通气分布的异常,重力依赖区肺顺应性降低较非依赖区更明显,通气向非依赖区分布。根据局部肺组织通气状态的不同,ARDS 的肺形态学变化可以分为两类:弥漫型和局灶型。

(1)弥漫型:在 ARDS 患者中,大约 25% 表现为弥漫型。此类患者 X 线胸片表现为典型的弥漫性透亮度减低,即"白肺"。由于 80% 可通气肺组织都是塌陷和通气不良区域,此型的 CT 值直方图表现为单峰;肺组织的呼吸力学各部位差异不明显。

(2)局灶型:ARDS 局灶型或斑片型改变的肺组织通气减少局限于下叶,或上叶的部分区域,大部分上叶肺通气基本正常。X 线胸片的不同象限均可出现浸润影。CT 值直方图可表现为双峰或单峰,肺组织的呼吸力学从顺应性上下叶存在明显差异,病变重的区域顺应性下降更为明显。

2. 肺内外源性 ARDS 的病理变化　虽然 ARDS 的病理改变主要决定于病变的时间和阶段,但肺源性和肺外源性因素所导致的 ARDS 的病理变化仍然存在一定差异。

动物实验表明肺内源性 ARDS 动物的肺泡灌洗液中炎症细胞和炎症因子水平增加较肺外源性 ARDS 明显;而后者的血清中炎症水平增加较为明显。Hoelz 等比较两类患者的肺组织活检,发现肺泡塌陷、纤维素性渗出和肺泡壁水肿在肺源性 ARDS 中更加明显。电镜检查发现肺源性 ARDS 肺泡上皮损伤更加广泛,而毛细血管内皮细胞相对完整,且凋亡的中性粒细胞较多;而肺外源性的 ARDS 以间质水肿更明显,而肺泡Ⅰ型、Ⅱ型上皮细胞损伤较轻。细胞外基质重塑发生在 ALI 发展早期,并依赖于损伤开始的部位,因此肺损伤更为明显的肺源性 ARDS 的基质重塑较肺外源性 ARDS 更明显;就早期胶原含量而言,肺内源性肺损伤组织含量也较高。

3. 不同病程阶段的病理变化　ARDS 特征性病理变化为肺毛细血管内皮细胞与肺泡上皮细胞屏障的通透性增高,肺泡与肺间质内积聚大量的水肿液,其中富含蛋白及中性粒细胞为主的多种炎症细胞。中性粒细胞黏附在受损的血管内皮细胞表面,进一步向间质和肺泡腔移行,释放大量促炎介质,如炎症性细胞因子、过氧化物、白三烯、蛋白酶、血小板活化因子等,参与中性粒细胞介导的肺损伤。除炎症细胞外,肺泡上皮细胞及成纤维细胞也能产生多种细胞因子,从而加剧炎症反应过程。凝血和纤溶紊乱也参与 ARDS 的病程,ARDS 早期促凝机制增强,而纤溶过程受到抑制,引起广泛血栓形成和纤维蛋白的大量沉积,导致血管堵塞及微循环结构受损。ARDS 早期在病理学上可见弥漫性肺泡损伤,透明膜形成及肺泡Ⅰ型上皮细胞或内皮细胞坏死、水肿,肺泡Ⅱ型上皮细胞增生和间质纤维化等表现。

总的来说,肺实质细胞损伤是 ARDS 主要的病理特点。ARDS 早期,肺间质和肺泡腔内富含蛋白的液体积聚,肺泡内透明膜形成,肺泡塌陷,导致弥漫性微小肺不张。由于 ARDS 发病急,进展快,部分患者在一期或二期死亡;晚期 ARDS 患者表现出明显的纤维化是其最严重的后遗症,影响患者预后,增加病死率。但需要注意的是同一患者同一时间的不同肺组织可处于不同病理阶段,炎症反应和修复过程可能同时存在。

三、病理生理

ARDS 的基本病理生理改变是 DAD 和弥漫性肺毛细血管内皮细胞损伤,肺泡上皮和肺毛细血管内皮通透性增加

所致的弥漫性肺间质及肺泡水肿,肺泡表面活性物质减少导致肺泡塌陷、肺容积减少、肺顺应性降低、肺内分流明显

增加和严重的 V/Q 比例失调,导致呼吸窘迫和严重低氧血症(图 39-2-2)。

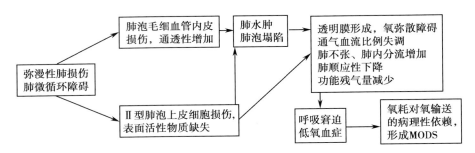

图 39-2-2　ARDS 基本病理生理改变

（一）ARDS 患者肺容积明显减少　ARDS 患者由于大量肺泡被高蛋白水肿液充填,肺泡塌陷,ARDS 早期就存在有效通气肺单位数量明显减少,可充气肺组织容积明显下降,失去正常的气体交换功能。1967 年 Ashbaugh 首先描述 ARDS 时,在病理上就注意到,广泛存在肺泡和肺间质高蛋白性水肿、肺出血、肺不张、大量炎细胞浸润。提示 ARDS 存在广泛的肺泡塌陷和水肿。ARDS 肺容积明显减少是肺大量塌陷的结果。1986 年 Gattinoni 对 ARDS 患者进行胸部 CT 扫描发现大量肺组织实变,肺泡塌陷,参与通气的肺泡容积仅占肺容积的 20%~30%,故称为小肺或"婴儿肺"。

ARDS 肺容积减少的主要原因包括:表面活性物质减少,导致肺泡表面张力增加,引起肺泡塌陷;小气道痉挛和肺间质水肿压迫导致细支气管塌陷,远端肺单位闭陷;严重的肺泡水肿填充整个肺泡,使肺泡丧失功能。大量肺泡塌陷的直接后果是不同程度肺容积降低,主要表现为肺总量、肺活量、潮气量和功能残气量(functional residual capacity,FRC)明显低于正常。表面活性物质是维持肺泡低表面张力、保持肺泡处于膨胀状态的重要物质。若表面活性物质减少,则肺泡表面张力明显增加,易发生肺泡塌陷。研究显示,完全塌陷的肺泡因Ⅱ型上皮细胞功能障碍,不能有效合成表面活性物质。对于周期性塌陷和开放的肺泡,呼气肺泡萎缩时,表面活性物质极易被挤出肺泡,而进入细支气管,再次吸气时,表面活性物质难以回到肺泡表面,导致表面活性物质的丢失,造成这部分肺泡持续性的塌陷。可见,肺泡表面活性物质丢失,促进了肺泡的周期塌陷向持续性塌陷发展。当然,ARDS 肺毛细血管高通透性导致血浆样物质渗出到肺泡腔内,血浆样物质能够直接灭活表面活性物质,也导致肺泡塌陷。

肺泡塌陷部位由于吸气和呼气导致肺泡反复开放和闭合形成周期性的肺泡塌陷与复张,肺泡周期性的塌陷和复张加重肺损伤。当塌陷的肺泡再次复张时,巨大的剪切力作用于细支气管和肺泡,从需要的气道压力来看,压力可能超过 20~60cmH₂O,从而导致细支气管和肺泡损伤,加重肺损伤。由于这种损伤与反复的肺泡开放和塌陷有关,因此,有学者将其称为去复张性肺损伤。实验研究显示,周期性的塌陷和复张可导致肺组织炎症细胞活化,核因子 NF-κB

表达明显增加,进而导致炎症介质大量释放,加重炎症性损伤最终导致肺损伤恶化。

肺泡塌陷可加重肺部感染。肺泡塌陷不仅有助于细菌等微生物在局部滋生,同时导致细支气管和肺泡引流障碍,使塌陷区域易于发生感染,而一旦发生感染,控制也较为困难。对全身麻醉手术后肺不张与肺部感染发生率的临床研究显示,肺不张发生率越高,肺部感染发生率也越高,而且肺不张的范围越大,越易发生肺部感染。

由于 ARDS 患者的肺容积明显减少,实际参与通气的肺泡减少,大潮气量机械通气易导致肺泡过度膨胀和气道平台压增高,加重肺及肺外器官的损伤。因此,为避免或减轻机械通气所致的肺损伤,目前主张对 ARDS 患者采用小潮气量(6~8ml/kg)、限制平台压的肺保护性通气机械通气。肺容积明显减少是 ARDS 肺保护性机械通气策略的病理生理基础。

（二）肺顺应性降低　肺顺应性降低是 ARDS 肺呼吸力学特征之一。肺顺应性降低主要与肺泡表面活性物质减少引起的表面张力增高、大量肺泡塌陷引起的肺不张和肺水肿导致的肺容积减少、气道阻力明显增加有关。另外,ARDS 病程中,肺组织纤维化可使肺顺应性进一步降低。ARDS 肺顺应性降低表现为肺的压力-容积曲线向右下方移位,即获得同样潮气量,需要较高气道压,呼吸功明显增加。

肺顺应性降低引起的限制性通气障碍和小气道阻塞引起的阻塞性通气障碍,造成部分肺泡通气量减少,未受累或病变较轻的肺泡代偿性通气增强,由于肺牵张反射或称为黑-伯反射使呼吸增快,排出过多的二氧化碳,故 ARDS 患者早期动脉血二氧化碳分压(PaCO₂)可降低。当肺泡-毛细血管膜损伤更严重时,总肺泡通气量将减少,二氧化碳将潴留而发生高碳酸血症,此时动脉血氧分压(arterial partial pressure of oxygen,PaO₂)将进一步下降。

肺通气障碍、PaO₂ 降低刺激血管化学感受器和肺充血、水肿对肺毛细血管旁 J 感觉器的刺激,导致患者呼吸窘迫。J 感受器位于肺泡毛细血管旁,能感受毛细血管压力,肺充血、肺水肿等刺激反射性地引起呼吸加快。

（三）肺内分流明显增加　肺内分流(QS/QT)可分为功能性分流和真性分流。大量肺泡塌陷导致肺内真性分

流明显增加,是引起 ARDS 顽固性低氧血症的主要原因。

功能性分流是指由于部分肺泡通气不足造成未经充分氧合的静脉血掺杂入动脉血中。ARDS 患者病变部位间质性肺水肿压迫小气道,表面活性物质减少,导致肺泡部分萎陷,引起相应肺单位通气不足,而血流未相应减少,甚至还可因炎性充血等使血流增多,使 V/Q 显著降低,以致流经这部分肺泡的静脉血液未经充分动脉化而掺入动脉血内称静脉血掺杂,吸氧可有效地提高 PaO_2,故又称功能性分流。生理情况下,由于肺内通气分布不均匀,正常健康成人形成的功能性分流约占肺血流量的 3%。

解剖分流指静脉血未经肺部的气体交换直接进入动脉。在生理情况下,肺内存在一部分静脉血经支气管静脉和极少的肺内动-静脉交通支直接流入肺静脉,掺入动脉血;心肌内也有少量静脉血直接流入左心。这些解剖分流的血流量约占心排血量的 2%~3%。ARDS 患者由于肺实变和肺不张,完全的肺泡塌陷和肺泡水肿引起局部肺单位只有血流而无通气,流经的血液完全未进行气体交换而掺入动脉血,类似解剖分流。这种分流与解剖分流均被称为真性分流;区别于由于肺泡通气不足但还存在部分气体交换的功能性分流。吸入纯氧对提高真性分流的 PaO_2 无明显作用,用这种方法可鉴别功能性分流与真性分流。研究显示严重 ARDS 肺内分流率可高达 30% 以上,故 ARDS 低氧血症难以用吸入高浓度氧气纠正,见图 39-2-3。

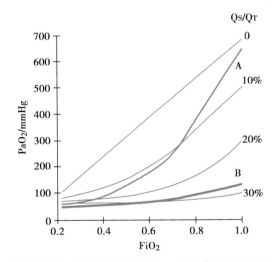

图 39-2-3 不同 QS/QT(0~30%)对不同吸入氧浓度下氧分压的影响
A. 显示没有明显分流和 V/Q 比例失调情况下氧分压随着 FiO2 增加而增加;B. 显示存在明显真性分流和严重 V/Q 比例失调情况下氧分压对 FiO2 增加没有反应。

(四)V/Q 比例失调 健康成人在静息状态下,肺泡通气量(alveolar ventilation,VA)约为 4L/min,肺泡血流灌注量(Q)约为 5L/min,两者比例(VA /Q)为 4.2/5 = 0.84。如肺的总通气量正常,但肺通气或/和血流不均匀,造成部分肺泡通气与血流比例失调,就可引起气体交换障碍,使

PaO_2 降低,$PaCO_2$ 降低、正常或增高。即使在健康人体,肺各部分 V/Q 也并非均匀分布,直立位时,由于重力作用血流量自肺尖至肺底逐步递增,而胸腔内负压上部比下部大,故肺尖部的肺泡扩张程度较大,吸气时流向上肺的气量相对较多,从而使 V/Q 比例自上而下递减。

V/Q 比例失调是 ARDS 低氧血症最常见和最重要的机制。ARDS 患者严重低氧血症主要与 V/Q 比例失调有关。主要原因包括:①广泛的肺不张和肺泡水肿引起局部肺单位只有血流而无通气,即真性分流,是导致顽固低氧血症的主要原因。此时 PaO_2 往往降低,如代偿性通气充分,可使 $PaCO_2$ 正常或降低,如代偿不足,总肺泡通气量低于正常,则 $PaCO_2$ 高于正常。由真性分流导致的呼吸衰竭的特征是 PaO_2 降低,且吸入高浓度氧不能提高 PaO_2,而功能性分流时吸入高浓度氧往往可提高 PaO_2。ARDS 机械通气时应用肺复张及一定水平呼气末正压,可使部分肺泡通气增加,减少肺内分流,进而改善氧合。②ARDS 时,肺微血管痉挛或狭窄、肺栓塞及血栓形成可使部分肺单位周围毛细血管血流量明显减少或中断,V/Q 比例升高,即导致无效腔样通气。此时,流经无效腔样通气区少量血液 PaO_2 显著升高,但其动脉血氧含量却增加很少。而通气区域的血流量明显增加而使这部分血液不能充分动脉化,其 PaO_2 和动脉血氧含量均显著降低,最终造成动脉血 PaO_2 降低。$PaCO_2$ 的变化则取决于代偿性呼吸增强的程度,可以降低、正常或升高。研究已证实,严重 ARDS 患者无效腔率可高达 60%,ARDS 无效腔增加与不良预后显著相关。③ARDS 患者的肺泡存在三种不同的异常状态,即膨胀的肺泡、周期性塌陷的肺泡和完全塌陷的肺泡。由于膨胀肺泡和周期性塌陷肺泡的时间常数不同,同时肺间质和细支气管水肿导致不同程度的小气道狭窄,在呼气后期肺泡呼气尚未完成即发生气道闭陷,可出现呼气气流受限,进一步加重肺内气体分布异常,加重 V/Q 比例失调。

(五)弥散功能障碍 肺泡与血流经肺泡-毛细血管膜进行气体交换是物理性弥散过程。单位时间内气体的弥散量取决于肺泡膜两侧的气体分压差、肺泡的面积与厚度和气体的弥散常数。弥散常数又与气体的分子量和溶解度相关。此外,气体总弥散量还决定于血液与肺泡接触的时间。

弥散障碍是肺换气功能障碍的一种形式,是指肺泡膜面积减少或肺泡膜异常增厚和弥散时间缩短引起的气体交换障碍。ARDS 弥散障碍可发生于下列情况:①ARDS 时,大量肺泡塌陷,肺泡膜面积减少;②ARDS 肺水肿、透明膜形成、细胞增生和肺纤维化都可导致弥散膜厚度增加、通透性降低或弥散距离增宽而影响气体弥散。

弥散障碍肺泡-毛细血管膜面积减少、厚度增加或通透性降低时,除因同时存在的肺泡通气血流比例失调可引起低氧血症外,严重时可因氧从肺泡弥散到血液的过程受阻而使 PaO_2 下降,肺泡氧分压和 PaO_2 的差值增大是其特征。因 CO_2 的弥散能力很强(约比大 20 倍),其排出受影响较

小,故 PaCO₂ 多正常,甚至因为代偿性通气过度而有所下降。对于这类患者吸入高浓度氧可相对缓解由于弥散障碍导致的低氧血压。

由此可见,ARDS 患者在遭受各种因素打击后,弥漫性肺泡-毛细血管膜损伤、通透性增加引起肺水肿,导致功能残气量减少,肺顺应性降低,无效腔增加,大量肺内分流和 V/Q 比例失调,从而导致严重低氧血症和呼吸窘迫。

(六)ARDS 肺毛细血管通透性明显增加　　ARDS 肺循环的主要改变是肺毛细血管通透性明显增加。通透性增高性肺水肿是 ARDS 病理生理改变的基础,高蛋白性肺泡水肿就是 ARDS 的特征。高通透性肺水肿通过弥散机制,使血浆蛋白和液体(富含蛋白)向血管外移动;而高静水压性肺水肿则通过对流机制,主要使液体(乏含蛋白)向血管外移动。血管外白蛋白的漏出量就可能成为区别这两种肺水肿的标志物。研究显示 ARDS 患者存在高通透性肺水肿,支气管肺泡灌洗液中蛋白含量明显增加,有别于高静水压性肺水肿(图 39-2-4)。

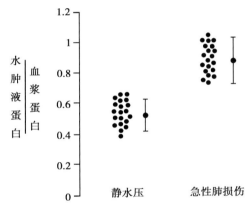

图 39-2-4　高通透性肺水肿是 ARDS 的标志
高通透性肺水肿(ARDS)水肿液和血浆蛋白比值高于 0.65,高静水压性肺水肿低于 0.65。

(七)肺动脉高压伴肺动脉嵌顿压正常　　这是 ARDS 肺循环改变的另一特点。ARDS 患者肺动脉高压病理机制包括功能性因素有炎症介素和低氧诱导的肺血管收缩,结构性因素有肺水肿和纤维化压迫血管、肺血管重建、血栓形成和肺容积下降。早期主要与肺血管收缩及肺循环阻力增加有关,晚期肺动脉高压除了功能性因素外,还与肺血管结构改建有关。

ARDS 早期肺动脉高压是可逆的,与低氧血症和缩血管介质(TXA₂、TNF-α 等)引起肺动脉痉挛、血管内皮细胞内源性 NOS 减少导致 NO 合成下降、肺毛细血管内血小板集聚、血栓栓塞、肺水肿和间质水肿导致肺循环阻力增加等因素有关。大量肺泡塌陷造成肺容积下降也是肺动脉高压的原因之一。FRC 水平直接影响肺循环阻力,正常 FRC 时肺循环阻力最低,但 ARDS 时肺泡大量塌陷导致 FRC 明显降低,导致肺循环阻力明显增加,参与肺动脉高压的发生。

ARDS 后期的肺动脉高压为不可逆的,除上述原因外,主要与肺小动脉平滑肌增生和非肌性动脉演变为肌性动脉等结构重建有关。值得注意的是,尽管肺动脉压力明显增高,但肺动脉嵌顿压一般为正常,这是与心源性肺水肿的重要区别。肺动脉高压由于血管壁张力增加,刺激管壁机械感受器,反射性引起呼吸运动增强,使肺泡通气量增加,患者感觉呼吸困难。肺动脉压力增加还可增加肺毛细血管有效滤过压,对于 ARDS 患者而言,由于肺毛细血管通透性明显增加,轻度肺动脉高压就可导致肺水肿明显加重。另外,肺动脉高压可使通常处于关闭状态的连接肺动脉和肺静脉的血管开放,形成分流;或由于肺动脉压极度增高,右心压力超过左心,有些患者右心房血经未闭卵圆孔流入左心房。

(邱海波)

第三节
临床特征、分期及辅助检查

一、症状和体征

(一)症状　　呼吸频速、呼吸窘迫是 ARDS 的主要临床表现。其特点是起病急,呼吸频速和呼吸困难进行性加重是其临床特点。通常在 ARDS 起病 1~2 日内,发生呼吸频速,呼吸频率大于 20 次/min,并逐渐进行性加快,可达 30~50 次/min。随着呼吸频率增快,呼吸困难也逐渐明显,危重者呼吸频率可达 60 次/min 以上,呈现呼吸窘迫症状。

随着呼吸频速和呼吸困难的发展,缺氧症状也日益明显,患者表现为烦躁不安、心率增快、唇及指甲发绀。缺氧症状以鼻导管或面罩吸氧的常规氧疗方法无法缓解。此外,在疾病后期,多伴有肺部感染,表现为发热、畏寒、咳嗽和咳痰等症状。

(二)体征　　疾病初期除呼吸频速外,可无明显的呼吸系统体征,随着病情进展,出现唇及指甲发绀,有的患者两肺听诊可闻及干湿啰音、哮鸣音,后期可出现肺实变体征,如呼吸音减低或湿啰音等。

二、典型的 ARDS 临床分期

(一)第一期(急性损伤期)　　损伤后数小时,原发病为主要临床表现。呼吸频率开始增快,导致过度通气。无典型的呼吸窘迫。可不出现 ARDS 症状,血气分析示低碳酸血症,动脉血氧分压尚属正常或正常低值。X 线胸片无阳性发现。

(二)第二期(相对稳定期)　　多在原发病发生 6~48 小时后,表现为呼吸增快、浅速,逐渐出现呼吸困难,肺部可听到湿啰音或少数干啰音。血气分析示低碳酸血症,动脉血氧分压下降,肺内分流增加。X 线胸片显示细网状浸润阴影,反映肺血管周围液体积聚增多,肺间质液体含量增加。

（三）第三期（急性呼吸衰竭期）　此期病情发展迅速，出现发绀，并进行性加重。呼吸困难加剧，表现为呼吸窘迫。肺部听诊湿啰音增多，心率增快。动脉血氧分压进一步下降，常规氧疗难以纠正。X线胸片因间质与肺泡水肿而出现典型的弥漫性雾状浸润阴影。

（四）第四期（终末期）　呼吸窘迫和发绀持续加重，患者严重缺氧，出现神经精神症状如嗜睡、谵妄、昏迷等。血气分析示严重低氧血症、高碳酸血症，常有混合性酸碱失衡，最终导致心力衰竭或休克。X线胸片显示融合成大片状阴影，呈"白肺"（毛玻璃状）。

不同原因引起的 ARDS，其临床表现可能会有所差别。通常内科系统疾病引起的 ARDS 起病较缓慢，临床分期不如创伤等原因引起的 ARDS 分期那样明确。但总的来说，ARDS 的病程往往呈急性过程。但也有一部分病例，病程较长。

三、辅助检查

（一）X线胸片　早期 X 线胸片常为阴性，进而出现肺纹理增加和斑片状阴影，后期为大片实变阴影，并可见支气管充气征。ARDS 的 X 线改变常较临床症状延迟 4～24 小时，而且受治疗干预的影响很大。为纠正休克而大量液体复苏时，常使肺水肿加重，X 线胸片上斑片状阴影增加，而加强利尿使肺水肿减轻，阴影减少；机械通气，特别是呼气末正压通气（PEEP）和其他提高平均气道压力的手段，也增加肺充气程度，使 X 线胸片上阴影减少，但气体交换异常并不一定缓解。

（二）CT扫描　与正位 X 线胸片相比，CT 扫描能更准确地反映病变肺区域的大小。通过病变范围可较准确判定气体交换和肺顺应性病变的程度。另外，CT 扫描可发现气压伤及小灶性的肺部感染。

（三）肺气体交换障碍的监测　监测肺气体交换对 ARDS 的诊断和治疗具有重要价值。动脉血气分析是评价肺气体交换的主要临床手段。ARDS 早期至急性呼吸衰竭期，常表现为呼吸性碱中毒和不同程度的低氧血症，肺泡-动脉氧分压差（$P_{A-a}O_2$）升高，高于 35～45mmHg。由于肺内分流增加（>10%），通过常规氧疗，低氧血症往往难以纠正。对于肺损伤恶化、低氧血症进行性加重而实施机械通气的患者，PaO_2/FiO_2 进行性下降，可反映 ARDS 低氧血症程度，与 ARDS 患者的预后直接相关，该指标也常用于肺损伤的评分系统。另外，除表现为低氧血症外，ARDS 患者的换气功能障碍还表现为无效腔通气增加，在 ARDS 后期往往表现为动脉二氧化碳分压升高。

（四）呼吸力学监测　呼吸力学监测是反映肺机械特征改变的重要手段，可通过床边呼吸功能监测仪监测，目前一些监测功能较强的呼吸机可以在呼吸治疗的同时进行床旁实时监测。呼吸力学的内容包括呼吸压力、呼吸阻力、顺应性、时间常数和呼吸功等。ARDS 患者肺力学机械特征的基本改变主要包括顺应性降低、气道阻力增加，功能残气量下降，呼吸功增加。根据患者呼吸力学参数的变化，可反映患者呼吸功能和对治疗的反应。

此外还有特殊呼吸力学监测包括压力-容积曲线（P-V曲线），内源性呼气末正压（intrinsic PEEP，PEEPi），反映呼吸中枢驱动力的吸气开始后 0.1 秒时的口腔闭合压，肺牵张指数及跨肺压等，不仅可以帮助临床医师随时了解患者呼吸功能的变化，而且可以指导机械通气，避免通气引起的肺损伤。

（五）肺功能检测　肺容量和肺活量、功能残气量和残气量均减少；呼吸无效腔增加，无效腔量/潮气量>0.5；静-动脉分流量增加。

（六）血流动力学监测　血流动力学监测对 ARDS 的诊断和治疗具有重要意义。ARDS 的血流动力学常表现为肺动脉嵌顿压正常或降低。监测肺动脉嵌顿压，有助于与心源性肺水肿的鉴别。同时，可直接指导 ARDS 的液体治疗，避免输液过多或容量不足。

（七）支气管肺泡灌洗液（BALF）　支气管肺泡灌洗及保护性支气管刷片是诊断肺部感染及细菌学调查的重要手段，ARDS 患者肺泡灌洗液的检查常可发现中性粒细胞明显增高（非特异性改变），可高达 80%（正常小于 5%）。肺泡灌洗液发现大量嗜酸性粒细胞，对诊断和治疗有指导价值。

（八）肺泡毛细血管屏障功能和血管外肺水　肺泡毛细血管屏障功能受损是 ARDS 的重要特征。测定屏障受损情况，对评价肺损伤程度具有重要意义。测定肺泡灌洗液中蛋白浓度或肺泡灌洗液蛋白浓度与血浆蛋白浓度的比值，可反映从肺泡毛细血管中漏入肺泡的蛋白量，是评价肺泡毛细血管屏障损伤的常用方法。

肺泡灌洗液中蛋白含量与血浆蛋白含量之比>0.7，应考虑 ARDS，而心源性肺水肿的比值<0.5。血管外肺水增加也是肺泡毛细血管屏障受损的表现。肺血管外含水量测定可用来判断肺水肿的程度、转归和疗效，目前用热稀释法测定。正常人血管外肺水含量不超过 500ml，ARDS 患者的血管外肺水可增加到 3 000～4 000ml。

（邱海波）

第四节
诊断与鉴别诊断

具有全身性感染、休克、重症肺部感染、大量输血、急性胰腺炎等引起 ARDS 的原发病；疾病过程中出现呼吸频速、呼吸窘迫、低氧血症和发绀，常规氧疗难以纠正缺氧；血气分析示肺换气功能进行性下降；X 线胸片示肺纹理增多，边缘模糊的斑片状或片状阴影,排除其他肺部疾病和左心功能衰竭,应考虑 ARDS。

1994 年欧美联席会议(American-European Consensus Conference,AECC),统一概念和认识,提出了 ARDS 的现代概念和诊断标准。推荐的诊断标准包括:急性发病;X 线胸片表现为双肺弥漫性渗出性改变;氧合指数(PaO_2/FiO_2)<300mmHg;肺动脉嵌顿压(pulmonary wedge pressure,PAWP)≤18mmHg,或无左心房高压的证据。达上述标准为急性肺损伤,而 PaO_2/FiO_2<200mmHg 为 ARDS。

然而,该诊断标准仍然存在一些缺陷:①没有对"急性发病"进行准确的定义;②没有较为准确的预测指标能够鉴别哪些病情有可能进展到 ARDS 的患者;③氧合指数<200mmHg 的患者没有进一步的分类;④X 线胸片的诊断标准不具有特异性;⑤忽略了机械通气和呼气末正压对 PaO_2/FiO_2 的影响;⑥在 ARDS 患者中由于机械通气和液体复苏,PAWP 一般较高;⑦AECC 的诊断标准与病理解剖比较,敏感性为 84%,特异性为 51%。

2012 年柏林欧洲重症年会中,Ranieri 教授代表 ARDS 定义工作组提出了新的柏林诊断标准,该诊断标准遵循了临床可行性、可靠性和有效性。

临床诊断标准的可行性是依据临床常用的检查指标就能对疾病进行诊断。新的诊断标准就从起病时间、氧合指数、肺水肿的来源和 X 线胸片的表现四个方面对 ARDS 进行诊断,而并未采用平台压、无效腔、肺水肿、炎症指标、CT 或 EIT 等其他非常规检查手段,所以在临床依据常规入院检查即可对患者进行诊断。

诊断标准的可靠性就是不同医师依据诊断标准对同一患者的诊断应当一致。柏林诊断标准不光从氧合指数的角度区分了轻、中、重度 ARDS,并且通过 X 线胸片区分了中重度 ARDS,比较 AECC 的诊断,柏林诊断在临床上更具可操作性和可靠性。

诊断标准的有效性意味着医师依据诊断标准能够很快做出诊断,并且诊断的敏感性和特异性都比较高。柏林诊断标准对患者的诊断符合 ARDS 患者的临床表现,并且临床医师依据诊断还可以对患者的预后进行初步的评价。

ARDS 柏林诊断标准在 AECC 标准制定的基础上,进一步完善了 ARDS 的诊断依据。①将 ARDS 依据氧合指数分为三个病程连续发展的过程,并且去除了急性肺损伤的诊断标准;②对于 ARDS 起病时机进行了规定;③加入了呼气末正压对氧合指数的影响;④剔除了 PAWP 对心功能不全的诊断,支持高静水压肺水肿并非导致呼吸衰竭的主要原因;⑤临床可以借鉴 X 线胸片,协助对 ARDS 中重度的分层;⑥诊断提出了导致 ARDS 的一些危险因素,但主要还是为了排除心源性肺水肿;⑦柏林诊断标准的有效性较 AECC 标准更高,其预计病死率的受试者工作曲线(ROC)下面积分别为 0.577(95% CI 0.561~0.593)vs 0.536(95% CI 0.520~0.553,P<0.001)。

但就目前研究制定的 ARDS 柏林诊断标准,仍然存在一些缺陷。首先,柏林诊断标准仅能用于诊断,而评价临床预后的价值较小;其次,该诊断去除了一些非临床常规评价指标,比如平台压、无效腔测定等,可能会降低诊断的特异性;再次,虽然对 X 线胸片的诊断依据较前有所完善,但评价标准依然不清楚,可能会出现诊断可靠性的下降;最后,ARDS 柏林诊断标准来源于一些研究的临床数据和专家意见,能否符合临床诊断并且广泛推广,可能还需要进一步的临床研究。

ARDS 突出的临床征象为肺水肿和呼吸困难。在诊断标准上无特异性,因此需要与其他能够引起与 ARDS 症状类似的疾病相鉴别。

1. 心源性肺水肿   见于冠心病、高血压性心脏病、风湿性心脏病和尿毒症等引起的急性左心功能不全。其主要原因是左心功能衰竭,致肺毛细血管静水压升高,液体从肺毛细血管漏出,致肺水肿和肺弥散功能障碍,水肿液中蛋白浓度不高。而 ARDS 的肺部改变主要是由于肺泡-毛细血管膜损伤,致通透性增高引起的肺间质和肺泡性水肿,水肿液中蛋白浓度增高。根据病史、病理基础和临床表现,结合 X 线胸片和血气分析等,可进行鉴别诊断(表 39-4-1)。

表 39-4-1   ARDS 与心源性肺水肿的鉴别诊断

鉴别点	ARDS	心源性肺水肿
发病机制	肺实质细胞损害、肺毛细血管通透性增加	肺毛细血管静水压升高
起病	较缓	急
病史	感染、创伤、休克等	心血管疾病
痰的性质	非泡沫状稀血样痰	粉红色泡沫痰
痰内蛋白浓度	高	低
BALF 中蛋白/血浆蛋白比值	>0.7	<0.5
体位	能平卧	端坐呼吸
胸部听诊	早期可无啰音;后期湿啰音广泛分布,不局限于下肺	湿啰音主要分布于双肺底
PAWP	≤18mmHg	>18mmHg
X 线检查		
心脏大小	正常	常增大
血流分布	正常或对称分布	逆向分布
叶间裂	少见	多见
支气管血管袖	少见	多见
胸膜渗出	少见	多见
支气管充气征	多见	少见
水肿液分布	斑片状,周边区多见	肺门周围多见
治疗		
强心利尿	无效	有效
提高吸入氧浓度	难以纠正低氧血症	低氧血症可改善

2. 其他非心源性肺水肿　ARDS 属于非心源性肺水肿的一种，但其他多种疾病也可导致非心源性肺水肿，如肝硬化和肾病综合征等。另外还可见于胸腔抽液、抽气过多、过快，或抽吸负压过大，使胸膜腔负压骤然升高形成的肺复张性肺水肿。其他少见的情况有纵隔肿瘤、肺静脉纤维化等引起的肺静脉受压或闭塞，致肺循环压力升高所致的压力性肺水肿。此类患者的共同特点为有明确的病史，肺水肿的症状、体征及 X 线征象出现较快，治疗后消失也快。低氧血症一般不重，通过吸氧易于纠正。

3. 急性肺栓塞　各种原因导致的急性肺栓塞，患者突然起病，表现为剧烈胸痛、呼吸急促、呼吸困难、烦躁不安、咯血、发绀和休克等症状。动脉血氧分压（PaO_2）和动脉血二氧化碳分压（$PaCO_2$）同时下降，与 ARDS 颇为相似。但急性肺栓塞多有长期卧床、深静脉血栓形成、手术、肿瘤或羊水栓塞等病史，查体可发现气急、心动过速、肺部湿啰音、胸膜摩擦音或胸腔积液、肺动脉第二心音亢进伴分裂、右心衰竭和肢体肿胀、疼痛、皮肤色素沉着等深静脉血栓体征。X 线胸片检查有时可见典型的三角形或圆形阴影，还可见肺动脉段突出。典型的心电图可见 Ⅰ 导联 S 波加深、导联 Q 波变深和 T 波倒置（即 S Ⅰ、Q Ⅲ、T Ⅲ 改变）、肺性 P 波、电轴右偏、一过性不完全或完全性右束支传导阻滞。D-二聚体大于 $500\mu g/L$。选择性肺动脉造影和 X 线胸片结合放射性核素扫描可确诊本病。

4. 特发性肺间质纤维化　此病病因不明，临床表现为刺激性干咳、进行性呼吸困难、发绀和持续性低氧血症，逐渐出现呼吸功能衰竭，可与 ARDS 相混淆。但本病起病隐袭，多属慢性经过，少数呈亚急性；肺部听诊可闻及高调的、爆裂性湿啰音，声音似乎非常表浅，如同在耳边发生一样，称为 Velcro 啰音，具有特征性；血气分析呈 Ⅰ 型呼吸衰竭（PaO_2 降低，$PaCO_2$ 降低或不变）；X 线胸片可见网状结节影，有时呈蜂窝样改变；血清免疫学检查示 IgG 和 IgM 常有异常；病理上以广泛间质性肺炎和肺间质纤维化为特点；肺功能检查可见限制性通气功能障碍和弥散功能降低。

5. 慢性阻塞性肺疾病并发呼吸衰竭　此类患者既往有慢性胸、肺疾病，常于感染后发病；临床表现为发热、咳嗽、气促、呼吸困难和发绀；血气分析示 PaO_2 降低，多合并有 $PaCO_2$ 升高。而 ARDS 患者既往心肺功能正常，血气分析早期以动脉低氧血症为主，$PaCO_2$ 正常或降低；常规氧疗不能改善低氧血症。可见，根据病史、体征、X 线胸片、肺功能和血气分析等检查不难与 ARDS 鉴别。

（邱海波）

第五节
治疗

ARDS 是 MODS 的一个重要组成部分，对 ARDS 的治疗是防治 MODS 的一部分。其原则为纠正缺氧，提高全身氧输送，维持组织灌注，防止组织进一步损伤，同时尽可能避免医源性并发症，主要包括液体负荷过高、氧中毒、容积伤

和院内感染。在治疗上可分为病因治疗和支持治疗。目前对于 ARDS 患者肺毛细血管通透性增加和肺泡上皮受损的病理生理改变及发病根本原因的治疗，均缺乏特异而有效的治疗手段，主要限于器官功能及全身支持治疗，特别是呼吸支持治疗，为肺损伤的缓解和恢复创造时间。治疗上要取得突破，必须探索有效的病因治疗手段，并改进支持治疗措施。

一、病因治疗

（一）控制致病因素　原发病是影响 ARDS 预后和转归的关键，及时去除或控制致病因素是 ARDS 治疗最关键的环节。主要包括充分引流感染灶、有效清创和合理应用抗菌药物。腹腔、肺部感染的迁延，急性胰腺炎的发展等都使病因治疗相当困难。

（二）调控机体炎症反应　ARDS 作为机体过度炎症反应的后果，全身炎症反应综合征（system inflammatory reaction syndrome，SIRS）是其根本原因，调控炎症反应不但是 ARDS 病因治疗的重要手段，而且也可能是控制 ARDS、降低病死率的关键。近年来，国内外学者对 SIRS 的调控治疗进行了大量研究。

1. 糖皮质激素　糖皮质激素是 ARDS 治疗中最富有争议的药物。前瞻性多中心安慰剂对照试验显示，ARDS 早期应用大剂量激素，不能降低病死率，同时可能增加感染的发生率。1998 年 Meduri 进行的临床研究显示，糖皮质激素可明显改善 ARDS 患者的肺损伤，降低住院病死率，但该研究样本量较小，需进一步扩大样本量，进行多中心的对照研究。近几年有研究显示 ARDS 晚期应用糖皮质激素有助于阻止肺纤维化的进展，可改善患者生存率；应用的同时必须监测患者病情，防止并发或加重感染。但 2006 年完成的前瞻性多中心随机对照试验显示，对于中晚期 ARDS 患者使用甲泼尼龙（负荷量 2mg/kg，0.5mg/kg，每 6 小时 1 次，维持 14 天），虽然 28 天内患者氧合功能、肺顺应性改善，机械通气时间缩短，循环趋于平稳，休克易于逆转，甚至亦未增加院内感染的发生率，但与对照组相比 60 天和 180 天病死率无明显差异，晚期 ARDS 患者（发病 14 天以上）使用甲泼尼龙治疗后病死率增加 27%（治疗组 35%，对照组 8%，$P = 0.02$）。2007 年 Meduri 进行的随机双盲对照研究显示，对早期 ARDS 患者，使用甲泼尼龙[1mg/（kg·d），维持 2 周，2 周后逐渐减量]，能够改善患者肺部 LIS 评分（治疗组 69.8%，对照组 35.7%，$P = 0.002$），能够缩短 ICU 住院时间（$P = 0.007$）、机械通气时间（$P = 0.002$）。由此可见 ARDS 患者是否可应用糖皮质激素治疗及使用的时机，还有待于进一步的大规模临床、前瞻、对照研究进行验证。

2. 环氧化酶抑制剂及前列腺素 E1　布洛芬、吲哚美辛等环氧化酶抑制剂对炎症反应有强烈抑制作用，可改善 ARDS 炎症反应，降低体温和心率。前列腺素 E1 具有扩张血管、抑制血小板聚集和调节炎症反应、降低肺动脉和体循环压力、提高心排血量、氧合指数和组织供氧量的作用。但

有关前列腺素 E1 对 ARDS 的治疗作用尚不肯定,需进一步研究明确其作用。

3. 酮康唑　酮康唑是一种抗真菌药,但可抑制白三烯和 TXA_2 合成,同时还可抑制肺泡巨噬细胞释放促炎因子,有可能用于 ARDS 治疗。但是由 ARDSnet 完成的大样本($n=234$)临床试验显示,酮康唑既不能降低 ARDS 的病死率,也不能缩短机械通气时间。在外科 ICU 患者中预防性口服酮康唑,治疗组的 ARDS 患病率明显降低,提示在高危患者中预防性应用酮康唑可能有效,但仍需要进一步临床试验证实。因此,目前仍没有证据支持酮康唑可用于 ARDS 常规治疗,同时为避免耐药,对于酮康唑的预防性应用也应慎重。

4. 己酮可可碱　己酮可可碱是一种磷酸二酯酶抑制剂。在全身性感染和 ARDS 的动物实验研究中,己酮可可碱能明显抑制白细胞趋化和激活,对 TNF 等炎症细胞因子的表达具有明显抑制效应。但己酮可可碱对 ARDS 的临床疗效尚不肯定,需进一步临床研究证实。

5. 内毒素及细胞因子单克隆抗体　内毒素单克隆抗体、细菌通透性增高蛋白可阻断内毒素对炎症细胞的激活,而 TNF、IL-1 和 IL-8 等细胞因子单克隆抗体或受体拮抗剂(IL-1Ra)可直接中和炎症介质,在动物实验中均能防止肺损伤的发生,降低动物病死率,结果令人鼓舞。但针对细胞因子的免疫治疗措施在感染及 ARDS 患者的临床试验中均未观察到肯定疗效。

6. 鱼油　鱼油富含 ω-3 脂肪酸,如二十二碳六烯酸、二十碳五烯酸(eicosapentaenoic acid,EPA)等,也具有免疫调节作用,可抑制二十烷花生酸样促炎因子释放,并促进前列腺素 E1 生成。研究显示,通过肠道给 ARDS 患者补充 EPA、γ-亚油酸和抗氧化剂,可使者肺泡灌洗液中中性粒细胞减少,IL-8 释放受到抑制,病死率降低。对机械通气的 ALI 患者的研究也显示,肠内补充 EPA 和 γ-亚油酸可以显著改善氧合和肺顺应性,明显缩短机械通气时间,但对生存率没有影响。新近的一项针对严重感染和感染性休克的临床研究显示,通过肠内营养补充 EPA、γ-亚油酸和抗氧化剂,明显改善氧合,并可缩短机械通气时间与 ICU 住院时间,减少新发的器官功能衰竭,降低 28 天病死率。此外,肠外补充 EPA 和 γ-亚油酸也可缩短严重感染患者 ICU 住院时间,并有降低病死率的趋势。因此,对于 ARDS 患者,特别是严重感染导致的 ARDS,可补充 EPA 和 γ-亚油酸,以改善氧合,缩短机械通气时间。

7. 抗氧化剂治疗　有研究表明,内毒素存在的情况下,活性氧参与介导对肺泡内皮细胞的损伤,并且抗氧化治疗在一些 ARDS 动物模型中取得成效。Quinlan 等指出死于 ARDS 的患者经受较多的活性氧的打击,提示患者对活性氧的清除功能削弱。N-乙酰半胱氨酸等药物在体内可以转化为谷胱甘肽,是体内清除活性氧的主要物质,但一些临床试验尚未观察到肯定疗效。

8. 肺泡液清除　肺泡内皮的结构和功能的维持对 ARDS 患者的治疗和预后有很重要的影响。肺泡内皮是肺泡液吸收的部位,肺泡液的清除是 ARDS 病情缓解的关键一步。肺泡液的清除主要依靠肺泡内皮上的钠转运和水的移动。许多药理学研究和动物实验静脉或雾化使用 $β_2$ 受体激动剂(如沙美特罗)激动钠通道或者钠泵可以促进肺泡液的清除,但临床研究中 $β_2$ 受体激动剂并未改善 ARDS 临床预后。

9. 肝细胞生长因子和角质细胞生长因子　这两种因子可以促进肺泡 II 型上皮细胞的有丝分裂,从而促进肺泡 II 型上皮细胞增殖,达到清除肺泡液、增加肺泡内表面活性物质和增强肺泡内皮损伤的效果。研究表明肝细胞生长因子和角质细胞生长因子可以促进小鼠肺泡 II 型上皮细胞的有丝分裂,并在动物实验中达到治疗效果。

(三)细胞和基因水平治疗　ARDS 患者的肺泡内皮修复在增生期是不完整的,所以导致后期产生肺纤维化,从而产生不可逆的肺功能的损害和氧合功能的恶化。如果能找到使肺泡上皮细胞修复的方法,可能使患者获得康复的可能。

1. 干细胞移植　肺是一个复杂的器官,拥有十分有限的增生能力,但有一些充足的证据可以证明,在一些特定环境下,肺血管内皮组织和上皮组织可以再生。过去的学者致力于研究原位细胞的增殖和转化,比如肺泡 II 型上皮细胞的增殖。干细胞生物学的一些新近研究表明先前认为不具有再生功能或者仅仅只能局部再生的机体组织,现在可以由循环/胚胎干细胞生长而替代。一些动物实验表明,通过移植循环干细胞或者骨髓造血干细胞,可以在动物肺内转化为肺泡 I 型和 II 型上皮细胞。虽然干细胞治疗在动物实验中取得了良好的效果,但目前在临床研究中,干细胞对 ARDS 的治疗未能有阳性结果,干细胞的治疗还需进一步临床研究证实。

2. 内皮祖细胞移植　存在于骨髓和外周血中,在组织损伤的情况下,可以移行至毛细血管并且转化为内皮细胞。基于内皮祖细胞的作用,非常有希望作为组织工程的工具,不仅可以重新形成肺脉管系统,而且作为基因的传输者修复损伤的肺血管内皮细胞,从而治疗 ARDS 引起的肺动脉高压并且抵御肺损伤。

3. 细胞基础上的基因治疗　是通过将目标基因转染给特定的细胞,从而产生相应的生物学效应。Campbell 等通过将一氧化氮合酶或内皮生长因子的 DNA 转染给小鼠平滑肌,发现可以非常有效地降低由于野百合碱引起的小鼠肺动脉高压。另外血管生成素 I 的细胞基础上的基因治疗已经成功地应用到人肺动脉高压症状。细胞基础上的基因治疗有可能成为 ARDS 治疗的新途径。

当然,细胞和基因水平的治疗目前仅停留在实验室和动物研究,尚未在临床应用,但目前的研究已经让我们看到了细胞和基因治疗 ARDS 的诱人远景。

二、呼吸支持治疗

呼吸支持治疗主要包括纠正低氧血症,提高全身氧输送,防止组织缺氧,并尽早进行营养支持。早期积极的呼吸支持治疗,是纠正或改善顽固性低氧血症的关键手段,使患者不至于死于早期严重的低氧血症,为治疗转机赢得时间。

早期有力的呼吸功能支持、纠正低氧血症是 ARDS 治疗的首要任务,而且早期有力的呼吸功能支持是当前 ARDS 治疗的主要手段,其根本目的是保证全身氧输送,改善组织细胞缺氧。一旦出现低氧血症,首先可采用无创氧疗的治疗;如不能奏效,应立即气管插管实施机械通气。

(一)氧疗　氧疗是纠正 ARDS 患者低氧血症的基本手段。ARDS 患者吸氧治疗的目的是改善低氧血症,使 PaO_2 达到 $60 \sim 80mmHg$。可根据低氧血症改善的程度和治疗反应调整氧疗方式,首先使用鼻导管,当需要较高的吸氧浓度时,可采用可调节吸氧浓度的文丘里面罩或带贮氧袋的非重吸式氧气面罩。ARDS 患者往往低氧血症严重,大多数患者一旦诊断明确,常规的氧疗常常难以奏效,机械通气仍然是最主要的呼吸支持手段。

(二)无创机械通气　无创机械通气(non-invasive ventilation,NIV)可以避免气管插管和气管切开引起的并发症,近年来得到了广泛的推广应用。尽管随机对照试验(randomized controlled trial,RCT)证实 NIV 治疗慢性阻塞性肺疾病和心源性肺水肿导致的急性呼吸衰竭的疗效肯定,但是 NIV 在急性低氧性呼吸衰竭中的应用却存在很多争议。迄今为止,尚无足够的资料显示 NIV 可以作为 ALI/ARDS 导致的急性低氧性呼吸衰竭的常规治疗方法。

不同研究中 NIV 对急性低氧性呼吸衰竭的治疗效果差异较大,可能与导致低氧性呼吸衰竭的病因不同有关。2004年一项荟萃分析显示,在不包括慢性阻塞性肺疾病和心源性肺水肿的急性低氧性呼吸衰竭患者中,与标准氧疗相比,NIV 可明显降低气管插管率,并有降低 ICU 住院时间及住院病死率的趋势。但分层分析显示 NIV 对 ARDS 的疗效并不明确。最近 NIV 治疗 54 例 ARDS 患者的临床研究显示,70%患者应用 NIV 治疗无效。逐步回归分析显示,休克、严重低氧血症和代谢性酸中毒是 ARDS 患者 NIV 治疗失败的预测指标。一项 RCT 研究显示,与标准氧疗比较,NIV 虽然在应用第一小时明显改善 ARDS 患者的氧合,但不能降低气管插管率,也不改善患者预后。可见,ARDS 患者应慎用 NIV。

当 ARDS 患者神志清楚、血流动力学稳定,并能够得到严密监测和随时可行气管插管时,可以尝试 NIV 治疗。Sevransky 等建议,在治疗全身性感染引起的 ALI/ARDS 时,如果预计患者的病情能够在 48~72 小时内缓解,可以考虑应用 NIV。因此,预计病情能够短期缓解的早期及轻度的 ARDS 患者可考虑应用无创机械通气。

应用 NIV 可使部分合并免疫抑制的 ARDS 患者避免有创机械通气,从而避免呼吸机相关肺炎的发生,并可能改善预后。目前两个小样本 RCT 研究和一个回顾性研究结果均提示,因免疫抑制导致的急性低氧性呼吸衰竭患者可以从 NIV 中获益。对 40 名实体器官移植的急性低氧性呼吸衰竭患者的 RCT 研究显示,与标准氧疗相比,NIV 组气管插管率、严重并发症的发生率、入住 ICU 时间和 ICU 病死率明显降低,但住院病死率无差别。而对 52 名免疫抑制合并急性低氧性呼吸衰竭患者(主要是血液系统肿瘤)的 RCT 研究也显示,与常规治疗方案比较,NIV 联合常规治疗方案可明显降低气管插管率,而且 ICU 病死率和住院病死率也明显减低。对 237 例机械通气的恶性肿瘤患者进行回顾性分析显示,NIV 可以改善预后。因此,免疫功能低下的患者发生 ARDS,早期可首先试用 NIV。

应用无创机械通气治疗 ARDS 应严密监测患者的生命体征及治疗反应。一般认为,ARDS 患者在以下情况时不适宜应用 NIV:①神志不清;②血流动力学不稳定;③气道分泌物明显增加而且气道自洁能力不足;④因脸部畸形、创伤或手术等不能佩戴鼻面罩;⑤上消化道出血、剧烈呕吐、肠梗阻和近期食管及上腹部手术;⑥危及生命的低氧血症。应用 NIV 治疗 ARDS 时应严密监测患者的生命体征及治疗反应。如 NIV 治疗 1~2 小时后,低氧血症和全身情况得到改善,可继续应用 NIV。使用 NIV 过程中还需要密切监测患者腹部体征,防止压力过高导致腹胀;防止面罩过紧而导致面部挤压伤;注意气道湿化,防止痰痂形成而阻塞气道。若低氧血症不能改善或全身情况恶化,提示 NIV 治疗失败,应及时改为有创通气。

(三)经鼻高流量氧疗　经鼻高流量氧疗(high-flow nasal cannula,HFNC)指通过无须密封的鼻塞导管直接将有一定氧浓度的空氧混合高流量气体输送给患者的一种氧疗方式。HFNC 吸入氧浓度可控,并且不随患者呼吸状态的改变而变化,另外可加温的湿化水罐及内置加热线路的呼吸管路可以提供稳定的温度及湿度的气体,可有效保护黏液纤毛转运系统的功能。由于 HFNC 较普通氧疗具有高效、舒适、无明确禁忌证等特点,在临床有较为广泛的应用。

经鼻高流量氧疗的作用机制主要包括:呼气末正压(positive end-expiratory pressure,PEEP)效应、减少鼻咽部解剖无效腔、增加呼气末肺容积、改善舒适度。其临床应用包括:改善患者氧合、纠正高碳酸血症、减少插管率并改善临床预后。Jean PF 等在 2015 年进行了一项多中心研究,研究对 $PaO_2/FiO_2 \leq 300mmHg$ 的急性低氧血症性呼吸衰竭患者按照接受 HFNC、标准氧疗和无创通气治疗随机分为三组,研究的主要终点是 28 天插管率,研究发现,虽然三种治疗方法对患者 28 天插管率没有显著影响,但 90 天生存率 HFNC 较无创通气组及标准氧疗组明显改善,亚组分析中 $PaO_2/FiO_2 \leq 200mmHg$ 的患者,HFNC 能够降低再插管率。目前 HFNC 作为急性呼吸衰竭患者早期呼吸支持治疗一种有效的替代手段,但向有创通气转换的时机仍需要临床研究进一步明确。

(四)有创机械通气
1. 机械通气的时机选择　ARDS 患者经高浓度吸氧仍不能改善低氧血症时,应气管插管进行有创机械通气。ARDS 患者呼吸功明显增加,表现为严重的呼吸困难,早期气管插管机械通气可降低呼吸功,改善呼吸困难。虽然目前缺乏 RCT 研究评估早期气管插管对 ARDS 的治疗意义，但一般认为，气管插管和有创机械通气能更有效地改善低氧血症，降低呼吸功，缓解呼吸窘迫，并能够更有效地改善全身缺氧，防止肺外器官功能损害。

2. 肺保护性通气　由于 ARDS 患者大量肺泡塌陷，肺容积明显减少，常规或大潮气量通气易导致肺泡过度膨胀和气道平台压过高，加重肺及肺外器官的损伤。目前有 5 项多中心 RCT 研究比较了常规潮气量与小潮气量通气对 ARDS 病死率的影响。其中 Amato 和 ARDSnet 的研究显示，与常规潮气量通气组比较，小潮气量通气组 ARDS 患者病死率显著降低，另外 3 项研究应用小潮气量通气并不降低病死率。进一步分析显示，阴性结果的 3 项研究中常规潮气量组和小潮气量组的潮气量差别较小，可能是导致阴性结果的主要原因之一。

气道平台压能够客观反映肺泡内压，其过度升高可导致呼吸机相关肺损伤。在上述 5 项多中心 RCT 研究中，小潮气量组的气道平台压均<30cmH$_2$O，其中结论为小潮气量降低病死率的 2 项研究中，对照组气道平台压>30cmH$_2$O，而不降低病死率的 3 项研究中，对照组的气道平台压均<30cmH$_2$O。若按气道平台压分组（<23cmH$_2$O、23~27cmH$_2$O、27~33cmH$_2$O、>33cmH$_2$O），随气道平台压升高，病死率显著升高（$P=0.002$）。而以气道平台压进行调整，不同潮气量通气组（5~6ml/kg、7~8ml/kg、9~10ml/kg、11~12ml/kg）病死率无显著性差异（$P=0.18$），并随气道平台压升高，病死率显著增加（$P<0.001$）。说明在实施肺保护性通气策略时，限制气道平台压比限制潮气量更为重要。对 ARDS 患者实施机械通气时应采用肺保护性通气策略，气道平台压不应超过 30~35cmH$_2$O（表 39-5-1、表 39-5-2）。

表 39-5-1　NIH ARDS net 机械通气模式和参数设置方法

通气模式——容量辅助/控制通气

潮气量 6ml/kg（理想体重*），并保持气道平台压<30cmH$_2$O

潮气量 6ml/kg 时气道平台压>30cmH$_2$O，减少潮气量至 4ml/kg（理想体重）

动脉血氧饱和度或经皮血氧饱和度 88%~95%

不同 FiO$_2$ 对应的预期 PEEP 水平

FiO$_2$	0.3	0.4	0.4	0.5	0.5	0.6	0.7	0.7	0.7	0.9	0.9	0.9	0.9	1.0
PEEP/cmH$_2$O	5	5	8	8	10	10	10	12	14	14	14	16	18	20~24

注：* 理想体重的计算公式
男性=50+2.3[身高（英尺）-60]或 50 +0.91[身高（cm）-152.4]。
女性=45.5 +2.3[身高（英尺）-60]或 45.5 +0.91[身高（cm）-152.4]。
（1 英尺=30.48cm）。

表 39-5-2　5 个 ARDS 小潮气量与常规潮气量机械通气的比较研究

作者	病例数	潮气量/(ml·kg^{-1})		病死率/%		P
		对照组	小潮气量	对照组	小潮气量	
Amato 等	53	11.9±0.5	6.1±0.2	71	38	<0.001
Brochard 等	116	10.4±0.2	7.2±0.2	38	47	0.38
Stewart 等	120	10.6±0.2	7.2±0.8	47	50	0.72
Brower 等	52	10.2±0.1	7.3±0.1	46	50	0.60
ARDSnet	861	11.7±0.1	6.3±0.1	40	31	0.007

由于 ARDS 肺容积明显减少，为限制气道平台压，有时不得不将潮气量降低，允许 PaCO$_2$ 高于正常，即所谓的允许性高碳酸血症。允许性高碳酸血症是肺保护性通气策略的结果，并非 ARDS 的治疗目标。急性二氧化碳升高导致酸血症可产生一系列病理生理学改变，包括脑及外周血管扩张、心率加快、血压升高和心排血量增加等。但研究证实，实施肺保护性通气策略时一定程度的高碳酸血症是安全的，但临床研究并未证实允许性高碳酸血症能够改善 ARDS 患者的临床预后。

由于 ARDS 患者的肺容积与呼吸系统顺应性（respiratory system compliance, Crs）显著相关，因此用潮气量（tidal volume, VT）/Crs 替代肺应力去指导个体化的呼吸机参数设置，我们将其定义为驱动压（DP = VT/Crs）。Chiumello 的研究发现驱动压与肺应力显著相关，是良好的肺应力的替代指标，在肺应力为 24~26cmH$_2$O 时，驱动压的临界值为 15cmH$_2$O。所以，监测驱动压可能是个理想的无创方法预测肺应力，从而指导呼吸机参数的设置，最终改善 ARDS 患者的预后。Amato 通过研究肺保护性通气策略中各个独立因素（低平台压、低潮气量、高呼气末正压、驱动压）与患者 60 天生存率的关系，发现只有当呼吸机参数的设置导致驱动压降低时,才能改善患者生存率,而 VT、PEEP 并没有与患者生存率显著相关。Villar 分析了 478 例接受肺保护性通气策略治疗的 ARDS 患者的 VT、PEEP、平台压、驱动压与患者死亡风险的关系得出了类似的结论。首先,当驱动压大于 19cmH$_2$O 时,驱动压增加伴随着高死亡风险;其次,VT、PEEP 对患者的死亡率却没有影响。为了进一步验证驱动压对患者死亡率的评价作用,Guerin C 等通过随机对照研究分析了 787 例 ARDS 患者;结果显示,在接受肺保护性通气策略治疗的 ARDS 患者中,驱动压是预测患者死亡风险的独立因素,因此肺保护通气在给予小潮气量、控制平台压的基础上还需要注意控制驱动压。

3. 肺复张 充分复张 ARDS 塌陷肺泡是纠正低氧血症和保证 PEEP 效应的重要手段。为限制气道平台压而被迫采取的小潮气量通气往往不利于 ARDS 塌陷肺泡的膨胀,而 PEEP 维持肺复张的效应依赖于吸气期肺泡的膨胀程度。目前临床常用的肺复张手法包括控制性肺膨胀、PEEP 递增法及压力控制法(PCV 法)。其中实施控制性肺膨胀采用恒压通气方式,推荐吸气压为 30~45cmH$_2$O、持续时间 30~40 秒。临床研究证实肺复张手法能有效地促进塌陷肺泡复张,改善氧合,降低肺内分流。一项 RCT 研究显示,与常规潮气量通气比较,采用肺复张手法合并小潮气量通气,可明显改善 ARDS 患者的预后。然而,ARDSnet 对肺复张手法的研究显示,肺复张手法并不能改善氧合,试验也因此而中断。

虽然前期的研究及近期的荟萃分析提示肺复张有助于改善中重度 ARDS 患者的临床预后,但 2017 年的一项大规模多中心研究发现给予中重度 ARDS 患者进行肺复张和最佳 PEEP 滴定的治疗(n=501)与对照组使用常规 PEEP 治疗(n=509)相比,提示肺复张会增加中重度 ARDS 患者的病死率及气压伤的发生率。基于这一研究可以否认肺复张对 ARDS 的治疗作用吗?当然不是。其主要原因在于:①研究纳入较多的肺部感染及肺内源性 ARDS 的患者,这一类患者往往是肺低复张,给予积极复张弊大于利;②研究中使用的肺复张压力较高,45cmH$_2$O 并且维持 2 分钟,这一压力较既往研究中使用的复张压力高,是可能导致气压伤的主要因素,气压伤的发生对于中重度 ARDS 患者往往是致命的;③研究中纳入较多感染性休克存在循环不稳定的患者,在给予肺复张时对于循环的影响可能是导致患者预后不良的因素之一;④研究中给予复张压力高,这一治疗会引起循环的波动,进而需要更多的液体复苏,因此在肺复张组较对照组使用了更多的液体[1 610ml(756~2 669ml)vs 1 309ml(580~2568ml)],P=0.06],这一措施往往使肺水肿进一步恶化;⑤ARDS 患者往往早期使用肺复张会有较好的治疗效果,而研究中肺复张的治疗持续了 7 日,ARDS 后期的复张治疗往往会增加气压伤的风险。因此,这一研究得出的结论进一步印证,在临床肺复张治疗中需要关注 ARDS 的肺可复张性、肺复张压力和循环的稳定。

4. PEEP 的选择 ARDS 广泛肺泡塌陷不但可导致顽固的低氧血症,而且部分可复张的肺泡周期性塌陷开放而产生剪切力,会导致或加重呼吸机相关肺损伤。充分复张

塌陷肺泡后应用适当水平 PEEP 防止呼气末肺泡塌陷,改善低氧血症,并避免剪切力,防治呼吸机相关肺损伤。因此,ARDS 应采用能防止肺泡塌陷的最低 PEEP。

ARDS 最佳 PEEP 的选择目前仍存在争议。通过荟萃分析比较不同 PEEP 对 ARDS 患者生存率的影响,结果表明 PEEP>12cmH$_2$O,尤其是>16cmH$_2$O 时明显改善生存率。有学者建议可参照 P-V 曲线低位转折点压力来选择 PEEP。Amato 及 Villar 的研究显示,在小潮气量通气的同时,以静态 P-V 曲线低位转折点压力+2cmH$_2$O 作为 PEEP,结果与常规通气相比 ARDS 患者的病死率明显降低,2008 年 Talmor 的研究也发现使用呼吸末跨肺压滴定 PEEP 也能降低 ARDS 患者病死率。除此之外,还有多种 PEEP 的选择方法,如氧合法、最大顺应性法、肺牵张指数法、氧输送法、CT 法、依据静态压力-容积曲线吸气支低位拐点、呼气支拐点选择 PEEP 及 EIT 选择 PEEP 等方法。目前尚无足够证据支持何种方法选择最佳 PEEP,在很大程度上依靠临床医师的经验。

5. 自主呼吸 自主呼吸过程中膈肌主动收缩可增加 ARDS 患者肺重力依赖区的通气,改善通气血流比例失调,改善氧合。一项前瞻对照研究显示,与控制通气相比,保留自主呼吸的患者镇静剂使用量、机械通气时间和 ICU 住院时间均明显减少。因此,在循环功能稳定、人机协调性较好的情况下,ARDS 患者机械通气时有必要保留自主呼吸。

对于轻度 ARDS 保留自主呼吸能够改善靠近膈肌区域肺复张,有利于改善患者的氧合,但对于中重度 ARDS 患者,过强的自主呼吸导致过大的潮气量会增加肺应变加重肺损伤。早期的研究提示,对于重度 ARDS 患者,早期肌松治疗能够改善患者的预后。对于 Lung Safe 研究的二次分析发现,中重度 ARDS 患者无创机械通气治疗失败率高,并且大潮气量是无创失败的独立危险因素。但是,近期对于中重度 ARDS 患者膈肌功能的评估发现,由于呼吸窘迫,呼气期膈肌向胸腔移动会引起胸腔内压升高,呼气末跨肺压小于零,从而导致呼气期肺泡塌陷,进而影响患者的氧合和呼吸力学的变化。因此,对于中重度 ARDS 需要密切监测患者的呼吸驱动,自主呼吸的控制有助于改善患者的临床预后。

6. 俯卧位通气 俯卧位通气是改善 ARDS 通气血流比例失调的重要措施之一,其不仅可以促进 ARDS 患者重力依赖区塌陷肺泡复张从而改善氧合,而且可以减轻肺泡过度膨胀,改善肺组织病变的不均一性,降低异常的肺组织应力/应变。PROSEVA 研究发现,针对氧合指数 ≤150mmHg 的 ARDS 患者,俯卧位通气能够降低中重度 ARDS 患者的病死率,但是针对俯卧位通气持续时间尚无定论,目前认为俯卧位通气每日至少维持 16 小时以上,并且患者在氧合、肺可复张性、肺静态顺应性、机械通气设置及其他器官功能改善后可以终止俯卧位通气,PROSEVA 研究建议当患者在俯卧位变为仰卧位 4 小时后,在 PEEP≤10cmH$_2$O 和 FiO$_2$≤60% 下,PaO$_2$/FiO$_2$≥150mmHg 可以考虑终止俯卧位通气。虽然循证医学证明俯卧位通气有助于改善氧合指数 ≤150mmHg 的 ARDS 患者,但俯卧位通气时 PEEP 的选择、俯卧位时深镇静对 ICU 相关性神经肌肉功能的影响及俯卧位治疗患者的指征选择等方面仍需要进一步临床研究的证实。

俯卧位通气的临床疗效还与 ARDS 的病因有关,肺内原因和肺外病变引起 ARDS 的病理生理变化不同。肺内原因所致的 ARDS,病理改变以肺泡上皮细胞损伤导致的肺实变为主;而肺外原因所致的 ARDS,以肺毛细血管内皮细胞损伤导致肺间质、肺泡水肿和肺泡萎陷为主,因此,两者对俯卧位通气的反应不同,而且具有时间依赖性。研究表明,俯卧位通气对肺外原因 ARDS 氧合的改善明显优于肺内原因 ARDS。

俯卧位通气可通过翻身床来实施,实施过程中需要有专人保证患者气道的通畅,避免压迫气管插管,注意各导管的位置和连接是否牢靠。没有翻身床的情况下,需在额部、双肩、下腹部和膝部垫入软垫。防止压迫性损伤和胸廓扩张受限。俯卧位通气伴随危及生命的潜在并发症,包括气管内插管及中心静脉导管的意外脱落,但如予以恰当预防,这些并发症是可以避免的。患者在处于俯卧位状态下,必须经常检查气管插管的位置、中心静脉导管的位置、胸管的位置等,并且积极给予调整。对于合并有休克、室性或室上性心律失常等的血流动力学不稳定患者,存在颜面部创伤或未处理的不稳定性骨折的患者,为俯卧位通气的相对禁忌证。

7. 液体通气 ARDS 患者由于肺泡内表面活性物质的减少或缺失导致肺泡塌陷,研究显示可以给患者肺泡内灌注碳氟化合物,促进肺泡复张。碳氟化合物溶解氧气的能力是水的 17 倍,具有很小的表面张力,而且无毒,可以很快从肺内挥发,所以成为液体通气的首选。液体通气,特别是部分液体通气明显改善 ARDS 低氧血症和肺功能,可能成为 ARDS 保护性通气策略的必要补充。

目前液体通气多以 Perflubron(潘氟隆,PFC)为氧气和二氧化碳的载体。其有效性机制包括以下几方面。①促进下垂和背部肺泡复张:PFC 的比重较高,进入肺内位于下垂部位或背部,使该区域肺内压升高,有效对抗由重力引起的附加静水压,促进肺泡复长。可见,PFC 的作用类似于 PEEP 的作用,但可避免 PEEP 引起的非下垂区域肺泡过度膨胀而导致的气压伤及心排血量下降等副作用。②改善肺组织病变:PFC 可减轻血浆向肺泡内渗出,促进肺泡复张;PFC 比重较大,作为灌洗液将肺泡内渗出物及炎症介质稀释清除。③类表面活性物质效应:PFC 的表面张力低,进入肺泡可作为表面活性物质的有效补充,促进肺泡复张,改善通气血流失调,纠正低氧血症。

研究显示,部分液体通气 72 小时后,ARDS 患者肺顺应性可以得到改善,并且改善气体交换,对循环无明显影响。但患者预后均无明显改善,病死率仍高达 50% 左右。近期对 90 例 ALI/ARDS 患者的 RCT 研究显示,与常规机械通气相比,部分液体通气既不缩短机械通气时间,也不降低病死率,进一步分析显示,对于年龄<55 岁的患者,部分液体通气有缩短机械通气时间的趋势。部分液体通气能改善 ALI/ARDS 患者气体交换,增加肺顺应性,可作为严重 ARDS 患者常规机械通气无效时的一种选择。

8. 高频通气 高频振荡通气(high-frequency oscillatory ventilation,HFOV)通过往复运动的活塞泵、扬声器隔膜或旋转球的方式产生正弦波,使气管内气体产生高频往返运动,将气体主动送入和吸出气道。ARDS 患者实施 HFOV 过程中,应用一定水平的驱动压(即气道平均压),可保持肺泡持续处于膨胀状态,避免了常规通气模式呼气时的肺泡塌陷,避免了肺泡反复塌陷复张导致的肺损伤,同时也避免了由于部分肺泡塌陷所致的肺内分流,有助于改善 ARDS 患者氧合。动物实验显示,在气道平均压相同的情况下,与传统通气模式相比,HFOV 通气时,气道抽吸物中炎症介质水平明显降低并且能够改善患者的氧合,30 天的病死率为 43%~67%。但是 2013 年 *NEJM* 发表 OSCILLATE 和 OSCAR 两个多中心随机对照临床研究显示 HFOV 不能改善 ARDS 患者预后,随后 Huang、Smailys 等相继发表的多个荟萃分析也显示 HFOV 改善 ARDS 氧合,不增加并发症,但不降低 ARDS 患者病死率。但高频通气的使用与使用时机、肺部病变状况及可复张性有关,而且在设定方面需要优化通气频率并给予滴定平均气道压,在治疗过程中需要密切监测患者对治疗的反应等,因此,高频通气的使用需要谨慎选择患者,而且高频通气的治疗仍需要进一步临床研究评价。

9. 体外膜氧合(extracorporeal membrane oxygenation,ECMO)技术 ECMO 最初是通过体外血液气体交换来治疗可逆性的呼吸衰竭,继而成为各种原因引起的心肺功能衰竭的替代措施。常用的装置有体外膜氧合器、体外膜氧合加二氧化碳去除(ECCO_2R)及血管内氧合装置(IVOX)等。ECMO 对肺的作用可以改善组织供氧、排出二氧化碳,并且可以减轻常规机械通气造成的高吸入氧浓度和机械损伤;对心脏的作用可以维持有效循环,减少心脏做功,减少血管活性药物的使用。2009 年的 CESAR 研究使 ECMO 在重症 ARDS 治疗中的作用备受关注,该研究发现,澳大利亚和新西兰的多家中心对于 H1N1 流感病毒感染的治疗中,常规机械通气治疗无法纠正的顽固性低氧血症和/或高碳酸血症的 ARDS 患者约 68 例,接受 ECMO 治疗后其病死率可下降至 21%。随后的研究针对呼吸功能障碍尤其是重症 ARDS,ECMO 在改善氧合的同时,有利于肺的休息和修复,已经成为重度 ARDS 治疗的一线选择。

然而,ECMO 仅适用于病情可逆、常规治疗措施无效的重度 ARDS 患者,其指征包括:①病情可逆,在 PEEP 15~20cmH_2O 支持下,氧合指数仍低于 80mmHg 的呼吸衰竭;②在积极调整的常规机械通气治疗下,存在失代偿的呼吸性酸中毒(pH<7.15);③在常规机械通气的积极治疗下,患者存在过高的平台压(≥35~45cmH_2O)。ECMO 团队的合作是成功实施 ECMO 治疗的保证,其包括重症医师、外科医师、灌注师、护士及相关的科研人员,还需要 ECMO 中心对于 ECMO 团队在设备和科研方面的支持及流程制定和治疗质量的控制。ECMO 治疗还会受到一些因素影响,比如,错误的 ECMO 模式选择、患者的病情不可逆、高龄、ARDS 合并多器官功能衰竭、ECMO 治疗前机械通气时间过长和缺乏 ECMO 的治疗经验。因此,ECMO 治疗虽然已经成为重度 ARDS 的治疗手段,但 ECMO 的实施仍需要结合当地医院的治疗经验、组建有效的 ECMO 团队、制定合适的流程并且选择恰当的患者,才能改善重度 ARDS 的临床预后。

10. 呼吸机撤离与自主呼吸测试 机械通气一方面纠正低氧血症，改善肺泡通气，促进肺泡复张，降低患者呼吸做功；另一方面可出现呼吸机相关肺炎、呼吸机相关肺损伤、呼吸机依赖等并发症。因此，机械通气期间应客观评估患者病情，做出相应合理的临床决策。当患者满足以下条件时，应开始脱机试验，并进行自主呼吸试验（spontaneous breathing trial，SBT），以便尽早脱机拔管，尽可能缩短机械通气时间。

SBT 的目的是评估患者是否可终止机械通气。进行 SBT 时应满足：①清醒；②血流动力学稳定（未使用升压药）；③无新的潜在严重病变；④需要低的通气条件及 PEEP；⑤面罩或鼻导管吸氧可达到所需的 PaO_2。如果 SBT 成功，则考虑拔管。SBT 可采用 $5cmH_2O$ 的 CPAP 或 T 管进行，或低水平（依据气管插管的内径采用 5～$10cmH_2O$）的 PSV。

前瞻性、随机、多中心、对照研究表明，对达到上述条件的机械通气患者每日进行 SBT，可缩短机械通气时间，提高脱机拔管成功率。另外，有研究对比了 SBT 持续 30 分钟与 120 分钟对患者的影响，结果显示两种 SBT 时间对患者成功脱机拔管和再插管率均无显著性差异，而 SBT 持续 30 分钟组 ICU 停留时间和总住院时间均显著缩短（表 39-5-3）。故 SBT 推荐持续 30 分钟。需要指出的是，该方法也适用于 ARDS 以外的机械通气患者。

表 39-5-3　SBT 持续时间对患者的影响

项目	SBT 时间/min		P
	30	120	
患者数/例	270	256	
脱机拔管率/%	87.8	84.4	0.32
SBT 失败率/%	12.2	15.6	0.32
48 小时无再插管率/%	13.5	13.4	0.91
ICU 病死率/%	13	9	0.18
住院病死率/%	19	18	0.96
ICU 停留时间/d	10	12	0.005
总住院时间/d	22	27	0.02

（五）与机械通气相关的治疗措施

1. 镇痛镇静与肌松 机械通气患者应考虑使用镇痛、镇静剂，以缓解焦虑、躁动、疼痛，减少过度氧耗。合适的镇静状态、适当的镇痛是保证患者安全和舒适的基本环节。

机械通气时应用镇静剂应先制订镇静方案，包括镇静目标和评估镇静效果的标准，根据镇静目标水平来调整镇静剂的剂量。临床研究中常用 Ramsay 评分来评估镇静深度、制订镇静计划，以 Ramsay 评分 3～4 分作为镇静目标。每天均需中断或减少镇静药物剂量直到患者清醒，以判断患者的镇静程度和意识状态。RCT 研究显示，与持续镇静相比，每天间断镇静患者的机械通气时间、ICU 住院时间和总住院时间均明显缩短，气管切开率、镇静剂的用量及医疗费用均有所下降。可见，对机械通气的 ARDS 患者应用镇静剂时应先制订镇静方案，并实施每日唤醒。

过强的自主呼吸会加重中重度 ARDS 肺损伤，2010 年对于 $PaO_2/FiO_2<120mmHg$ 中重度 ARDS 患者研究发现，早期 48 小时内使用肌松药物能够降低患者的临床预后，而且对于中重度 ARDS 患者使用肌松药物能够控制过强的自主呼吸引起呼气末跨肺压的波动，避免呼气末肺泡的塌陷，从而能够改善氧合及呼吸功能。因此，对于中重度 ARDS 患者，早期肌松治疗能够改善患者的临床预后。

2. 一氧化氮吸入 一氧化氮作为内皮来源的血管舒张因子，可以舒张血管和使平滑肌松弛。近年来一氧化氮在 ARDS 中的作用受到重视。其生理学效应主要表现为以下几方面：①调节肺内免疫和炎症反应。主要通过杀灭细菌、真菌及寄生虫等病原菌而增强非特异性免疫功能，同时可抑制中性粒细胞的趋化、黏附、聚集和释放活性物质，减少炎症细胞释放 TNF-α、IL-1、IL-6、IL-8 等炎症细胞因子，减轻肺内炎症反应。②减轻肺水肿。吸入一氧化氮可选择性扩张肺血管，降低肺动脉压力，减轻肺水肿。③减少肺内分流。一氧化氮吸入后进入通气较好的肺泡，促进肺泡周围毛细血管的扩张，促进血液由通气不良的肺泡向通气较好的肺泡转移，从而改善通气血流比例失调，降低肺内分流，改善气体交换，改善氧合。可见，吸入一氧化氮不仅对症纠正低氧，而且还具有病因治疗作用。吸入的一氧化氮很快与血红蛋白结合而失活，可避免扩张体循环血管，对动脉血压和心排血量无不良影响。一般认为，吸入低于 20ppm 的一氧化氮就能明显改善气体交换，而对平均动脉压及心排血量无明显影响。由于一氧化氮吸入可改善顽固性低氧血症，降低呼吸机条件和 FiO_2，对需高通气条件和高 FiO_2 的重度 ARDS 患者，可能减少医源性肺损伤，并赢得宝贵的治疗时间。

有 4 个 RCT 研究显示，吸入一氧化氮与吸入安慰剂和常规治疗措施比较，并不能降低病死率。研究表明，吸入一氧化氮在早期 24 小时内可以改善氧合，这种作用 48 小时后就逐渐消失。对于重度 ARDS 患者，吸入一氧化氮可以作为挽救治疗措施来实施。

3. 补充外源性肺泡表面活性物质 肺泡表面活性物质有助于降低肺泡表面张力，防止肺泡萎陷和肺容积减少，维持正常气体交换和肺顺应性，阻止肺组织间隙的液体向肺泡内转移。ARDS 时，肺泡 II 型上皮细胞损伤，表面活性物质合成减少；肺组织各种非表面活性蛋白如免疫球蛋白、血清蛋白、纤维蛋白、脂肪酸、溶血卵磷脂及 C 反应蛋白等浓度大大增加，竞争表面活性物质在气液界面的作用，稀释表面活性物质的浓度，并且抑制磷脂和表面活性物质合成与分泌；导致肺泡表面活性物质明显减少和功能异常。补充外源性肺泡表面活性物质在动物实验和小儿患者中取得了良好效果，其能够降低肺泡表面张力，防止和改善肺泡萎陷，改善通气血流比例失调、降低气道压力及防止肺部感染。

一些 RCT 研究比较了气管插管内滴注人工合成表面活性物质蛋白与标准治疗的效果,研究显示两组在氧合改善和脱机时间方面没有明显统计学差异。但亚组分析显示,随着表面活性物质剂量的增大,28 天病死率有减少的趋势(治疗组 20%~33%,对照组 38%)。另外,有研究认为补充外源性肺泡表面活性物质还具有抑制微生物生长和免疫调节的作用。

判断表面活性物质治疗 ARDS 的效果非常困难:①由于成人肺泡面积很大,所以需要的表面活性物质的剂量也较大,而且表面活性物质在接触肺泡渗液后会失去活性,所以需要通过纤维支气管镜在给予肺泡灌洗、清除肺泡内渗液后,缓慢注入表面活性物质;②表面活性物质的种类也会影响它的治疗效果,比如,人工合成的表面活性物质,由于缺少关键的脱辅蛋白从而在接触肺泡渗液后较天然的表面活性物质更易失活;③目前关于表面活性物质对成人 ARDS 治疗的时机、使用方法、使用剂量、是否需要重复使用及应用时所采取的机械通气模式和参数设置等均需进行进一步的研究和探讨。

4. 气管内吹气　气管内吹气(tracheal gas insufflation,TGI)通过放置于气管或主支气管近端(气管隆凸上 2~3cm)的导管,连续或定时向气管内吹入新鲜气体,气体流量一般为 2~10L/min。可达到以下治疗作用:①吸气期 TGI 可减少解剖无效腔通气,增加肺泡通气量,降低 $PaCO_2$,提高 PaO_2;②减少呼吸时的氧耗;③呼气期清除气道内二氧化碳,并且增强二氧化碳的清除效率;④减少呼吸机提供的吸气潮气量。但是 TGI 的缺点有增加气道压力、增加气道阻力和 PEEP、在患者吸气时增加额外的潮气量、无统一的 TGI 的设备,且导管本身和高速气流皆可能损伤气管黏膜等。

研究提示,TGI 流量为 6L/min 时,可以使 PCO_2 下降约 15%;TGI(10L/min)对血流动力学和气道平台压无明显影响;当 TGI 流量为 15L/min 时,PCO_2 明显下降,约 30%,但常伴吸气平台压的明显升高和心排血量显著下降。

目前 TGI 尚无统一设备、亦无大规模 RCT 临床研究证实其疗效,主要用于允许性高碳酸血症通气的辅助治疗。

(六)全身支持治疗措施

1. 肺外器官功能支持治疗　肺外器官的功能支持和全身营养支持是 ARDS 治疗不可忽视的重要环节。ARDS 患者以往主要死于顽固性低氧血症,近年来,早期有力的呼吸支持使患者较少死于低氧血症,而主要病死原因是 MODS。ARDS 恶化可诱发或加重其他器官发生功能障碍甚至衰竭,而肺外器官的衰竭反过来又可加重 ARDS。循环功能、肾功能、肝功能等器官功能支持在 ARDS 治疗中不可忽视。加强肺外器官功能支持,防止 MODS 的发生、发展,可能是当前改善 ARDS 患者预后的重要手段。

2. 液体管理　液体管理是 ARDS 治疗的重要环节。ARDS 的肺水肿主要与肺泡毛细血管通透性增加导致血管内液体漏出有关,其次毛细血管静水压升高可加重肺水肿的形成。故对 ARDS 应严格限制液体输入。最近 ARDSnet 完成的不同 ARDS 液体管理策略的研究显示,尽管限制性液体管理与非限制性液体管理组 60 天病死率无明显差异,但与非限制性液体管理组相比,限制性液体管理(利尿和限制补液)组患者第 1 周的液体平衡为负平衡(-136ml vs +6 992ml),氧合指数明显改善,肺损伤评分降低,而且机械通气时间和 ICU 住院时间明显缩短。特别值得注意的是,限制性液体管理组的休克和低血压的发生率并无增加。随机对照研究表明,ARDS 和低蛋白血症患者接受蛋白和呋塞米(速尿)治疗(与安慰剂治疗比较),ICU 住院时间、脱机时间均明显缩短;并且在治疗过程中,不论接受哪种治疗,体重减轻的患者较体重增加患者的病死率低。可见,在维持循环稳定、保证器官灌注的前提下,限制性的液体管理策略对 ARDS 患者是有利的。通过限制输液和利尿而保持较低肺动脉楔压的 ARDS 患者,有较好的肺功能和转归。因此,在维持足够心排血量的前提下,通过利尿和适当限制输液量,保持较低前负荷,使肺动脉楔压不超过 12mmHg 是必要的。当然,应注意避免患者出现低血容量状态,导致心排血量降低和全身组织缺氧。

肺动脉漂浮导管对 ARDS 患者液体管理的指导意义仍有争议。Wheeler 等通过多中心前瞻、对照性研究发现,ARDS 患者发病 48 小时内选择放置肺动脉导管或中心静脉导管来指导血流动力学监测,两组患者休克逆转时间、肺脏和肾脏等器官功能、低血压的发生率、机械通气的条件及血管活性药物的使用、液体出入量及 60 天病死率等均无差异。而放置肺动脉导管组出血、感染及置管困难的并发症是中心静脉导管组的 2 倍。因此,ARDS 患者是否应该放置肺动脉导管,放置导管的时机,以及医师是否能正确测量、解读数据,并加以合理正确分析后应用于临床,还有待于进一步的研究和观察。在无法判断心功能状态或液体管理有困难时,ARDS 患者可以放置肺动脉导管,监测血流动力学状态。

ARDS 时补液的种类,如输注胶体或晶体液,一直存在争议。有研究认为,ARDS 时肺毛细血管通透性增加,输注的胶体漏入肺组织间隙,不但抵消了正常情况下肺毛细血管与肺间质间存在的胶体渗透压差,使对抗液体成分进入组织间隙的压力差减小,而且组织间隙和肺泡内富含蛋白质的水肿液难以清除,加重病情。而有的学者则认为,输注晶体液提高肺毛细血管渗透压的作用小,相反却能很快进入肺组织间质与肺泡,加重肺水肿,而胶体液能迅速提高毛细血管胶体渗透压,阻止血液向肺间质和肺泡内转移。一般主张在 ARDS 早期,肺毛细血管通透性明显增加的情况下,输注晶体液;当血清蛋白浓度降低时,可输注胶体液如血浆和代血浆制品,必要时应用白蛋白。

3. 营养和代谢支持　机械通气的危重症患者基础代谢率升高,最高可达预计值的 126%,需要给予患者足够的营养支持维持患者基础代谢和组织合成的需要。但一些研究提示,过多的碳水化合物会增加患者的呼吸商和单位时间内二氧化碳的产出量,从而增加患者每分通气量,加重呼吸负担。目前对于 ARDS 患者营养支持关注的是低碳水化合物和高脂肪饮食提供的抗炎作用,特别是多不饱和脂肪酸所发挥的稳定细胞膜、改善血管内皮通透性和血小板聚集、抑制花生四烯酸的产生释放。一个大规模的 RCT 研究显示,患者接受多不饱和脂肪酸肠内营养4~7天治疗后,氧合得到了明显改善,机械通气时间缩短,ICU住院时间明显缩短。一项回顾性研究显示,ARDS患者接受多不饱和脂肪酸饮食后,肺泡灌洗液中中性粒细胞、总蛋白、白三烯B_4、IL-8较对照组明显减少。

另外,早期营养支持值得重视。危重患者应尽早开始营养不良风险评估,如果患者为营养不良高风险,应根据患者的肠道功能情况,决定营养途径给予充足的营养支持,如果患者为营养不良低风险,则可以滋养型喂养。肠道功能障碍的患者,采用肠外营养,应包括糖、脂肪、氨基酸、微量元素和维生素等营养要素,根据全身情况决定糖脂热量比和热氮比。总热量不应超过患者的基本需要,一般为25~30kcal/(kg·d)。如总热量过高,可能导致肝功能不全、容量负荷过高和高血糖等并发症。肠道功能正常或部分恢复的患者,应尽早开始肠内营养,有助于恢复肠道功能和保持肠黏膜屏障,防止毒素及细菌易位而加重ARDS。

ARDS是MODS的一个重要组成部分,对ARDS的治疗是防治MODS的一部分。在进行ARDS呼吸功能支持和治疗的同时,不容忽视对循环功能、肾功能、肝功能等器官功能的监测和支持。

（邱海波）

参考文献

[1] 邱海波, 杨毅, 管向东, 等. ICU主治医师手册[M]. 南京:江苏科学技术出版社, 2007.

[2] THOMPSON BT, CHAMBERS RC, LIU KD. Acute respiratory distress syndrome[J]. N Engl J Med, 2017, 377 (19): 562-572.

[3] GEISER T. Mechanisms of alveolar epithelial repair in acute lung injury-a translational approach[J]. Swiss Med Wkly, 2003, 133 (43/44): 586-590.

[4] YOSHIDA T, AMATO MB, GRIECO DL, et al. Esophageal manometry and regional transpulmonary pressure in lung injury[J]. Am J Respir Crit Care Med, 2018, 197 (8): 1018-1026.

[5] SAHETYA SK, MANCEBO J, BROWER RG. Fifty years of research in ARDS. Vt selection in acute respiratory distress syndrome[J]. Am J Respir Crit Care Med, 2017, 196 (12): 1519-1525.

[6] Rubenfeld GD, Herridge MS. Epidemiology and outcomes of acute lung injury[J]. Chest, 2007, 131 (2): 554-562.

[7] BELLANI G, LAFFEY JG, PHAM T, et al. Epidemiology, patterns of care, and mortality for patients with acute respiratory distress syndrome in intensive care units in 50 countries[J]. JAMA, 2016, 315 (8): 788-800.

[8] MALHOTRA A. Low-tidal-volume ventilation in the acute respiratory distress syndrome[J]. N Engl J Med, 2007, 357 (11): 1113-1120.

[9] RANIERI VM, RUBENFELD GD, THOMPSON B, et al. Acute respiratory distress syndrome the Berlin definition[J]. JAMA, 2012, 307 (23): 2526-2533.

[10] GATTINONI L, TONETTI T, CRESSONI M, et al. Ventilator-related causes of lung injury: the mechanical power[J]. Inten Care Med, 2016, 42 (10): 1567-1575.

[11] CRESSONI M, CHIUMELLO D, ALGIERI I, et al. Opening pressures and atelectrauma in acute respiratory distress syndrome[J]. Inten Care Med, 2017, 43 (5): 603-611.

[12] FRAT JP, THILLE AW, MERCAT A, et al. High-flow oxygen through nasal cannula in acute hypoxemic respiratory failure[J]. N Engl J Med, 2015, 372 (23): 2185-2196.

[13] SCHMIDT GA, GIRARD TD, KRESS JP, et al. Official Executive Summary of an American Thoracic Society/American College of Chest Physicians Clinical Practice Guideline: liberation from mechanical ventilation in critically Ill adults[J]. Am J Respir Crit Care Med, 2017, 195 (1): 115-119.

[14] FAN E, DEL SORBO L, GOLIGHER EC, et al. An Official American Thoracic Society/European Society of Intensive Care Medicine/Society of Critical Care Medicine Clinical Practice Guideline: mechanical ventilation in adult patients with acute respiratory distress syndrome[J]. Am J Respir Crit Care Med, 2017, 195 (9): 1253-1263.

[15] SLUTSKY AS, HUDSON LD. PEEP or no PEEP--lung recruitment may be the solution[J]. N Engl J Med, 2006, 354 (17): 1839-1841.

[16] AMATO MB, MEADE MO, SLUTSKY AS, et al. Driving pressure and survival in the acute respiratory distress syndrome[J]. N Engl J Med, 2015, 372 (8): 747-755.

[17] FERGUSON ND, COOK DJ, GUYATT GH, et al. High-frequency oscillation in early acute respiratory distress syndrome[J]. N Engl J Med, 2013, 368 (9): 795-805.

[18] YOUNG D, LAMB SE, SHAH S, et al. High-frequency oscillation for acute respiratory distress syndrome[J]. N Engl J Med, 2013, 368 (9): 806-813.

[19] PEEK GJ, MUGFORD M, TIRUVOIPATI R, et al. Efficacy and economic assessment of conventional ventilatory support versus extracorporeal membrane oxygenation for severe adult respiratory failure (CESAR): a multicentre randomized controlled trial[J]. Lancet, 2009, 374 (9698): 1351-1363.

[20] GUERIN C, REIGNIER J, RICHARD J, et al. Prone positioning in severe acute respiratory distress syndrome[J]. N Engl J Med, 2013, 368 (23): 2159-2168.

[21] BRODIE D, CURTIS JR, VINCENT J, et al. Treatment limitations in the era of ECMO[J]. Lancet Respir Med, 2017, 5 (10): 769-770.

[22] AMATO MB, BARBAS CS, MEDEIROS DM, et al. Effect of protective-ventilation strategy on mortality in the acute respiratory distress syndrome[J]. N Engl J Med, 1998, 338 (6): 347-354.

[23] Acute Respiratory Distress Syndrome Network, Brower RG, Matthay MA, et al. Ventilation with lower tidal volumes as compared with traditional tidal volumes for acute lung injury and the acute respiratory distress syndrome[J]. N Engl J Med, 2000, 342 (18): 1301-1308.

[24] EICHACKER PQ, GERSTENBERGER EP, BANKS SM, et al. Meta-analysis of acute lung injury and acute respiratory distress syndrome trials testing low tidal volumes[J]. Am J Respir Crit Care Med, 2002, 166 (11): 1510-1514.

[25] REILLY JP, CHRISTIE JD, MEYER NJ. Fifty years of research in ARDS. Genomic contributions and opportunities[J]. Am J Respir Crit Care Med, 2017, 196 (9): 1113-1121.

[26] BARBAS CS, DE MATOS GF, PINCELLI MP, et al. Mechanical ventilation in acute respiratory failure: recruitment and high positive end-expiratory pressure are necessary[J]. Curr Opin Crit Care, 2005, 11 (1): 18-28.

[27] BARR J, FRASER GL, PUNTILLO K, et al. Clinical practice guidelines for the management of pain, agitation, and delirium in adult patients in the intensive care unit[J]. Crit Care Med, 2013, 41 (1): 263-306.

[28] GATTINONI L, CAIRONI P, CRESSONI M, et al. Lung recruitment in

patients with the acute respiratory distress syndrome[J]. N Engl J Med, 2006, 354 (17): 1775-1786.

[29] Writing Group for the Alveolar Recruitment for Acute Respiratory Distress Syndrome Trial (ART) Investigators. Effect of lung recruitment and titrated positive end-expiratory pressure (PEEP) vs low PEEP on mortality in patients with acute respiratory distress syndrome: a randomized clinical trial[J]. JAMA, 2017, 318 (14): 1335-1345.

[30] MICHAEL JR, BARTON RG, SAFFLE JR, et al. Inhaled nitric oxide versus conventional therapy-effect onoxygenation in ARDS[J]. Am J Respir Crit Care Med, 1998, 157 (5): 1372-1380.

[31] ROCH A, HRAIECH S, DIZIER S, et al. Pharmacological interventions in acute respiratory distress syndrome[J]. Ann Inten Care, 2013, 3 (1): 20.

[32] TRONCY E, COLLET JP, SHAPIRO S, et al. Inhaled nitric oxide in acute respiratory distress syndrome-A pilot randomized controlled study[J]. Am J Respir Crit Care Med, 1998, 157 (5): 1483-1488.

[33] LUNDIN S, MANG H, SMITHIES M, et al. Inhalation of nitric oxide in acute lung injury: results of a European multicentre study[J]. Inten Care Med, 1999, 25 (9): 911-919.

[34] NAKOS G, ZAKINTHINOS S, KOTANIDOU A, et al. Tracheal gas insufflation reduces the tidal volume while PaCO$_2$ is maintained constant[J]. Inten Care Med, 1994, 20 (6): 407-413.

[35] HOFFMAN LA, MIRO AM, TASOTA FJ, et al. Tracheal gas insufflations. Limits of efficacy in adults with acute respiratory distress syndrome[J]. Am J Respir Crit Care Med, 2000, 162 (2): 387-392.

第四十章
呼吸衰竭

第一节
概论

呼吸衰竭是指各种原因引起的肺通气和/或换气功能严重障碍，以致在静息状态下不能维持足量的气体交换，导致低氧血症和/或高碳酸血症，从而引起一系列病理生理改变和临床表现的综合征。

可分为：Ⅰ型呼吸衰竭和Ⅱ型呼吸衰竭、急性呼吸衰竭和慢性呼吸衰竭、通气性呼吸衰竭和换气性呼吸衰竭。

急性呼吸衰竭（acute respiratory failure，ARF）是指由某些突发的疾病，如肺炎等严重肺疾病、创伤、休克、急性气道梗阻，使得肺通气和/或肺换气功能出现急性衰竭，从而在短期内出现呼吸衰竭。

慢性呼吸衰竭（chronic respiratory failure，CRF）多发生于原有肺部疾病，如慢性阻塞性肺疾病、支气管扩张症、肺结核等，在此基础上，因合并呼吸系统感染、气道痉挛或并发气胸等情况，病情急性加重，称为慢性呼吸衰竭急性加重。

一、病因和主要危险因素

参与肺通气或肺换气的任何一个环节的严重病变，都可导致呼吸衰竭。

（一）气道阻塞性病变　气管及支气管的炎症、异物、肿瘤、痉挛、瘢痕，如慢性阻塞性肺疾病、哮喘等引起的气道阻塞和通气不足，或伴有通气血流比例失调，导致呼吸衰竭。

（二）肺组织病变　各种累及肺泡或肺间质的病变，如肺炎、肺气肿、肺结核、肺纤维化、肺水肿、硅肺等，引起肺顺应性下降、肺泡破坏减少、肺间质病变使得有效弥散面积减少、通气血流比例失调等，导致呼吸衰竭。

（三）肺血管疾病　肺栓塞、肺血管炎等引起通气血流比例失调，或部分静脉血未经氧合直接进入肺静脉，导致呼吸衰竭。

（四）胸廓与胸膜病变　胸部外伤造成气胸或血气胸及连枷胸、脊柱畸形、大量胸腔积液、强直性脊柱炎、脊柱侧弯等胸廓畸形等，影响到胸廓活动和肺部扩张，导致呼吸衰竭。

（五）神经肌肉疾病　脑血管意外、脊髓颈段或高位损伤、重症肌无力、镇静程度过深、药物中毒、有机磷中毒等影响呼吸中枢或累及呼吸肌，造成呼吸肌无力，导致动力不足从而引起肺通气不足，导致呼吸衰竭。

二、发病机制

各种原因造成肺通气和/或肺换气功能障碍均可导致呼吸衰竭，主要包含肺通气不足、弥散障碍、通气血流比例失调、肺内动-静脉解剖分流增加及氧耗量增加等五个机制。临床上单一机制引起的呼吸衰竭比较少见，往往是多种机制并存发生作用。

（一）肺通气功能障碍　肺通气是指通过呼吸运动使肺泡与外界气体交换的过程，其功能正常与呼吸动力和阻力相关。正常成人在静息状态下有效肺泡通气量约为4L/min，以维持正常的肺泡氧分压和二氧化碳分压，当肺通气不足时可造成氧分压下降和/或二氧化碳分压升高。可分为阻塞性和限制性通气功能障碍。

1. 阻塞性通气功能障碍　由于气道狭窄和阻塞，如支气管水肿、痉挛、增生，分泌物、异物阻塞，肺泡破坏等病因都可导致阻塞性通气功能障碍。

2. 限制性通气功能障碍　主要由吸气时肺泡舒张收缩受限引起，根据病变部位可分为呼吸泵衰竭和肺实质疾病。呼吸泵衰竭的病因包括呼吸驱动不足（如镇静药过量、中枢神经系统病变等）、呼吸运动受限（如脊柱侧弯、大量胸腔积液、血气胸、胸廓畸形等）和呼吸肌疲劳、无力（如慢性阻塞性肺疾病）。肺实质疾病包括肺间质纤维化、硅肺等，其特征为肺间质病变。

（二）弥散功能障碍　是指氧气、二氧化碳通过肺泡膜进行交换的物理弥散过程出现障碍，凡能影响毛细血管膜面积、厚度及气体与血红蛋白结合的因素，均能导致弥散功能障碍。气体弥散的速度取决于肺泡膜两侧气体分压差、肺泡膜的弥散面积、厚度和通透性、气体弥散系数（二氧化碳的弥散功能是氧气的21倍），以及血液与肺泡接触时间、心排血量、血红蛋白含量、通气血流比例等因素。因此，当出现弥散功能障碍，通常以低氧血症为主。

（三）氧耗量增加　氧耗量增加可导致混合静脉血氧分压下降，从而加重动-静脉分流所引起的低氧血症。发热、寒战、抽搐、呼吸困难均可增加氧耗量。寒战氧耗量可达500ml/min，严重喘息，随着呼吸功的增加，用于呼吸的氧耗量可增加十几倍。氧耗量增加的患者,如同时伴有通气功能障碍,可出现或加重低氧血症。

(四) 通气血流比例(V/Q)失调(ventilation-perfusion mismatch)

血液流经肺泡时,当肺通气功能和肺泡膜弥散功能正常,以及肺泡通气与血流之间的比例正常,才能保证气体的足量交换,使得血液动脉化。正常成人的 V/Q 平均为 0.8,具体数值取决于肺的不同部位。V/Q 失调通常仅导致低氧血症,而无二氧化碳潴留。但严重的 V/Q 失调也可造成二氧化碳潴留。在疾病的影响下,肺内各处的 V/Q 不同,主要有以下两种形式:

1. **V/Q 过低** 因为呼吸道痉挛或阻塞,肺泡萎陷、肺炎、肺不张及肺水肿等病因,造成局部通气不足,而流经病变部位的血量无相应减少,形成血多气少,部分未经氧合或未充分氧合的静脉血通过肺泡的毛细血管或短路流入动脉血,因此又称动-静脉分流或功能性分流。

2. **V/Q 过高** 肺血管病变如肺栓塞、肺内病变部位血管受压、毛细血管床减少等疾病,可引起局部血流量减少,肺泡通气不能被充分利用,因此又称为无效通气。

(五) 肺内动-静脉解剖分流增加

是 V/Q 失调的一个特例,由于肺动脉内的静脉血未经氧合直接流入肺静脉,从而引起不同程度的动静脉血混合,即肺内分流样改变,常见于肺动-静脉瘘。肺内分流是严重的换气功能障碍,提高吸氧浓度并不能提高分流静脉血的血氧分压。若肺内分流量>30%,即使吸氧也不能明显提高 PaO_2。

三、病理生理

氧气是机体进行正常新陈代谢的必要条件,呼吸衰竭时发生的低氧血症和高碳酸血症,会引起一系列的病理生理上的反应,影响全身组织的代谢、功能、形态结构。早期先引起各系统器官的功能和代谢发生一系列代偿反应,以改善组织的供氧;当呼吸衰竭由急性期进入慢性期时,则出现代偿不全,机体的神经系统、循环系统、呼吸系统等多器官会出现不同程度的损伤,最终导致脑、心、肺等重要脏器因能量供应不足而死亡。

(一) 对中枢神经系统的影响

1. **低氧血症对中枢神经系统的影响** 脑组织耗氧量大,占全身体重 2% 的脑组织,氧耗量占全身氧耗量的 20%,同时脑组织的氧合 ATP 储备很少,因而对缺氧的耐受性差,因此中枢神经对缺氧最为敏感。通常完全停止供氧 4~5 分钟即可引起不可逆的脑损害。

缺氧直接扩张脑血管,增加脑血流量和脑毛细血管内压,组织液生成增多;缺氧导致脑内代谢产物堆积,乳酸和氧自由基与脂质过氧化物生成增加,抗氧化系统减弱,血脑屏障损伤,进而使脑血管痉挛和通透性增加,造成间质性脑水肿。急性缺氧可增加脑脊液压力,从而造成颅内高压。长期缺氧可抑制线粒体内膜腺苷酸转运体活性,使自由基

增多、膜脂质过氧化、抑制性神经递质如 γ-氨基丁酸增多等,影响细胞能量代谢;同时缺氧可导致 ATP 生成减少,细胞膜钠泵功能障碍,引起水钠潴留,造成细胞肿胀,出现脑水肿,从而增高颅内压,而高的颅内压可压迫脑血管进一步加重脑缺血缺氧。此外,有研究表明,低氧可诱导神经细胞凋亡,长期慢性缺氧能够引起脑组织结构损害和神经细胞凋亡。

2. **高碳酸血症对中枢神经系统的影响** 二氧化碳潴留使脑脊液酸化,影响脑细胞代谢,降低脑细胞兴奋性,抑制皮质活动;轻度的二氧化碳增加,增加了对皮质下层的刺激,引起皮质兴奋,引发头痛、头晕、言语不清、烦躁不安、精神错乱、扑翼样震颤、嗜睡,但二氧化碳持续升高可出现昏迷、抽搐和呼吸抑制,这种由低氧和高碳酸血症导致的精神障碍症候群称为肺性脑病。除上述神经精神症状外,患者还可出现木僵、球结膜水肿、发绀等症状。

(二) 对循环系统的影响

轻度缺氧时,机体通过神经中枢的调节引起反射性心率加快、心肌收缩力增强;同时使得交感神经兴奋,引起皮肤和腹腔器官血管收缩,增加心排血量和循环血容量,代偿性改善细胞内缺氧状况,从而提高耐受缺氧的能力,以维持正常的机体运作。长期高原低氧可增强心肌对缺血损伤的耐受性,抗心肌细胞凋亡、促进缺血-再灌注心肌损伤的恢复及抗心律失常等;同时,低氧可扩张冠状动脉,增加冠状动脉血流,并通过促进内皮生长因子等血管生长因子的形成和释放,从而增加心肌冠状动脉的侧支循环,改善心肌灌注。

但是,严重的缺氧和高碳酸血症可直接抑制神经中枢,造成心脏活动抑制及心律失常、血管扩张和血压下降等严重后果,从而影响循环动力学。低氧引起的心电图改变包括:多见 ST-T 改变、左室高电压、肺性 P 波、不完全性右束支传导阻滞、左前分支传导阻滞、左后分支传导阻滞、窦性心动过速、窦性心动过缓、室性期前收缩等。急性严重缺氧可导致心室颤动乃至心搏骤停。长期慢性缺氧可导致心肌纤维化、心肌硬化。随着呼吸衰竭的病程进展,缺氧和二氧化碳潴留导致的肺动脉高压、心肌损伤等病理生理改变引起右心室肥厚、增大,可造成肺源性心脏病。

(三) 对呼吸系统的影响

1. **低氧对呼吸系统的影响** 低 PaO_2 作用于颈动脉体和主动脉体的化学感受器,可反射性兴奋呼吸中枢,增强呼吸运动,使呼吸频率增快甚至出现呼吸窘迫。当缺氧程度缓慢加重时,这种兴奋作用将变得迟钝,则缺氧对呼吸中枢的作用改为抑制作用。当机体对低氧环境适应后,低氧反应的敏感性下降,阈值随之升高,从而造成钝化现象。长期反复低氧血症可能直接损伤呼吸中枢神经元。低氧早期可引起肺血管收缩,后期出现肺血管重塑,表现为肺动脉平滑肌细胞增生、管壁增厚、管腔狭窄,最终导致肺动脉高压。缺氧可造成肺泡上皮细胞的损伤,激活机体的炎症反应链,最终使得毛细血管通透性增加及微血栓形成;肺泡膜损伤引起的肺泡渗出增多形成肺水肿,在缺氧后期可发生肺纤

维化。

2. 高碳酸血症对呼吸系统的影响 二氧化碳潴留对呼吸的影响远较低氧血症小,二氧化碳是强有力的呼吸中枢兴奋剂,$PaCO_2$的急速升高可引起呼吸的深快;长期的二氧化碳潴留会造成中枢化学感受器对二氧化碳的刺激产生适应。当$PaCO_2>80mmHg$时,会对呼吸中枢产生抑制和麻醉效应,此时对呼吸运动的刺激主要依赖于PaO_2下降对外周化学感受器的刺激作用。因此,对$PaCO_2$明显升高的患者进行氧疗时,需注意吸入的氧浓度,当吸入过高的氧浓度时,由于降低了低氧血症对呼吸中枢的兴奋作用,会造成呼吸抑制。

(四)对肾功能的影响 肾脏缺氧的病理表现为肾小球毛细血管内皮细胞肿胀、肾小管上皮细胞肿胀及水样变性、间质内血管数目增多及扩张充血、血管壁明显增厚等。低氧使抗利尿激素、儿茶酚胺分泌增多,激活肾素-血管紧张素-醛固酮系统,形成血管紧张素Ⅱ,导致肾动脉收缩、肾血流灌注减少,进而加重肾缺血缺氧,肾小球滤过率及尿量下降,肾功能受损。慢性缺氧参与肾间质纤维化,是肾脏疾病进展的原因之一。

(五)对消化系统的影响 低氧减少胃酸分泌,pH升高,抑制了消化间期胃肠移行性复合运动及餐后胃窦和十二指肠的收缩运动,影响胃排空和小肠运动。另外,低氧可直接抑制食欲中枢,引起食欲下降,机体可出现恶心、呕吐、腹痛、腹泻等一系列症状。严重缺氧可导致胃肠黏膜上皮细胞坏死和凋亡,加剧了消化道溃疡的发生发展。

(六)对血液系统的影响 低氧血症兴奋交感神经,使循环中红细胞、血红蛋白迅速增加;慢性缺氧时,可出现代偿性红细胞增多。此外,低氧血症一方面能够引起血管内皮细胞损伤、刺激巨噬细胞和血管平滑肌细胞,激活外源性凝血途径;另一方面,低氧使凝血-纤溶系统出现异常,启动内源性凝血途径,进而加重微循环障碍,可能最终导致弥散性血管内凝血。

(邱海波 黎毅敏)

第二节
急性呼吸衰竭

一、病因

引起急性呼吸衰竭的呼吸系统疾病如呼吸系统感染、支气管哮喘、急性呼吸道阻塞性病变、急性呼吸窘迫综合征、肺水肿、肺血管疾病、胸廓外伤或手术、气胸、胸腔积液等,导致肺通气和/或换气功能障碍。神经中枢病变、重症肌无力、有机磷中毒等引起神经-肌肉系统病变,均可导致急性呼吸衰竭。

二、临床表现

(一)呼吸困难 是呼吸衰竭最早出现的症状。轻者仅感呼吸费力,重者出现呼吸窘迫,表现为频率、节律和幅度的改变。病情严重者会出现辅助呼吸肌的动用,如三凹征。

(二)发绀 是缺氧的典型体征。当动脉血氧饱和度低于90%时,可在口唇、指甲等处出现。发绀与缺氧程度不一定完全平行,其程度与还原型血红蛋白含量相关。因此贫血患者可不出现发绀,而红细胞增多的患者即使轻度缺氧也可出现发绀。此外,发绀还受末梢循环、皮肤色素及心功能的影响。

(三)精神神经症状 急性缺氧可出现精神紊乱、躁狂、昏迷、抽搐等症状。如合并有急性CO_2潴留,可出现嗜睡、淡漠、扑翼样震颤。

(四)循环系统表现 患者可出现心律失常如心动过速、室性期前收缩等,严重缺氧和CO_2潴留时,可造成周围循环衰竭、血压下降、心肌损害甚至心搏停止。

(五)其他系统表现 严重呼吸衰竭可造成肝肾功能不全及消化系统症状。临床上可出现丙氨酸氨基转移酶、胆红素等指标升高,部分患者可出现尿素氮升高,尿液见红细胞、管型和尿蛋白。由于对消化系统功能的损伤,可出现消化道溃疡及出血。

三、体检和常规检查项目

动脉血气分析:用于判断呼吸衰竭的类型和体内酸碱失衡程度。

四、辅助检查

(一)胸部影像学检查 X线胸片、胸部CT扫描、放射性核素肺通气/灌注检查、肺血管造影等有助于发现肺部病变。

(二)肺功能检查 能够诊断通气功能障碍的种类和性质,如通气功能障碍(包括阻塞性、限制性或混合型)及换气功能障碍;并对病变严重程度进行判断。

(三)纤维支气管镜检查 有助于明确气道病变和进行病原学检测,同时对于大气道异物或狭窄引起阻塞的患者,有助于维持其气道通畅。

五、诊断

呼吸衰竭的诊断主要依靠血气分析,在引起呼吸衰竭病因方面的诊断可通过肺功能、胸部影像学和纤维支气管镜等检查项目进行甄别。

pH 可反映机体的代偿情况,当 $PaCO_2$ 升高伴 pH 正常时,为代偿性呼吸性酸中毒;当 $PaCO_2$ 升高伴 pH<7.35,为失代偿性呼吸性酸中毒,但在通过血气分析酸碱失衡进行诊断时,需结合临床状况分析。

六、治疗

治疗原则:加强呼吸支持,如通畅呼吸道、氧疗改善缺氧、纠正二氧化碳潴留及减少呼吸肌疲劳;同时对引起呼吸衰竭的病因进行治疗,并加强对其他器官的支持治疗。

（一）氧疗　　氧疗是指通过增加吸入氧浓度来纠正患者的低氧状态,同时积极寻找引起呼吸衰竭的病因,进行纠正。

吸氧装置包括鼻导管、面罩及经鼻高流量氧疗。鼻导管吸氧的优点为简单、方便,患者易于接受,配合度高,不影响患者咳痰及进食、水;缺点是氧浓度不恒定,吸入氧浓度(%)=21+4×氧流量(L/min)。面罩吸氧包括普通面罩、储氧面罩和文丘里面罩,优点是吸氧浓度相对稳定,缺点是影响患者咳痰及进食,必要时应给予鼻胃管进行营养支持。

经鼻高流量氧疗(high flow nasal cannula oxygen therapy,HFNC)是近年来使用较多的氧疗方法,其特点有:①可调节的氧流量;②精准的氧浓度;③加温、加湿功能;④患者配合度较无创通气(non-invasive positive pressure ventilation,NPPV)佳,依从性较好。主要优点有:①保证稳定且恒定浓度的氧疗;②保持一定的呼气末正压;③降低无效腔通气,减少呼吸做功。HFNC 经过近年来的临床应用,已经部分取代 NPPV 治疗。但对于二氧化碳潴留的患者,应谨慎使用及实时评估。

（二）保持呼吸道通畅　　气道不通畅会增加呼吸阻力及呼吸功消耗,引起呼吸肌疲劳;当气道阻塞的病因是分泌物过多或排出困难,如不及时通畅气道,可加重肺部感染,甚至会发生窒息,导致患者死亡。

保持呼吸道通畅的方法有:①如患者无力清除气道分泌物,应进行气道吸引,必要时应予纤维支气管镜治疗;②当患者出现昏迷时,应使其保持仰卧位,头后仰并托起双侧下颌骨;③如患者神志状态无改善,必要时需及时建立人工气道。人工气道的建立方法包括简易人工气道(口/鼻咽通气管、喉罩)、经鼻/经口气管插管、气管切开。

当患者气道阻塞病因是支气管痉挛时,应使用支气管扩张药物,如 β_2 肾上腺素受体激动剂、抗胆碱药、糖皮质激素或茶碱类药物;当痉挛状态持续不能改善导致严重通气功能障碍,必要时建立人工气道后予镇静治疗。

（三）改善通气量、纠正二氧化碳潴留
1. 呼吸兴奋剂　　应在呼吸道通畅的患者使用,否则会加重呼吸做功、增加呼吸肌疲劳。主要用于因中枢抑制而出现呼吸衰竭的患者,对于由肺炎、肺水肿、弥散性肺纤维化等病变引起的呼吸衰竭不宜使用呼吸兴奋剂。

2. NPPV　　NPPV 可通过鼻罩或面罩进行,在临床上应用广泛。适合进行无创通气的患者需具备以下条件:清醒且合作度可、具有气道分泌物清除能力、无影响使用鼻/面罩的面部创伤或畸形、血流动力学相对稳定、无严重脏器功能不全、无未经引流的气胸或纵隔气肿。可应用于急性心功能不全、慢性阻塞性肺疾病、肺炎、急性呼吸窘迫综合征、胸部创伤、神经肌肉病变、睡眠呼吸暂停综合征等。

3. 机械通气　　当以上治疗措施均不可改善呼吸衰竭时,应及时建立人工气道,连接呼吸机来改善肺部通气和/或换气功能。机械通气的主要并发症包括:通气过度、人机不协调、气压伤、回心血量减少而导致血流动力学不稳定,以及呼吸机相关性肺炎。

（四）病因治疗　　在进行呼吸支持的同时,对于引起呼吸衰竭的疾病应积极诊断及治疗,这是治疗的基础。

（五）抗感染治疗　　原发性肺炎及其他疾病继发的肺部感染,应早期予以广谱抗感染治疗。

（六）其他脏器功能支持　　由于低氧血症或高碳酸血症造成的多器官功能不全者,应加强监测与支持,如心、脑、肾、消化道、血液等重要器官,对于病情危重者,应转入重症医学科进一步监护及治疗。

（邱海波　黎毅敏）

第三节
慢性呼吸衰竭

一、病因

慢性呼吸衰竭是多种慢性疾病经过较长的时间导致严重的肺功能障碍引起的呼吸衰竭。常见的病因是慢性支气管-肺疾病,如慢性阻塞性肺疾病、支气管扩张症、肺结核、肺间质纤维化、尘肺、硅肺等;此外,胸廓畸形、广泛胸膜增厚、胸部外伤或手术亦可导致慢性呼吸衰竭。

二、临床表现

（一）呼吸困难　　慢性呼吸衰竭的呼吸困难因病因不同而表现有所差异。慢性阻塞性肺疾病最初的表现为呼吸费力伴呼气延长,严重时进展为浅快呼吸;当 $PaCO_2$ 急性升高导致二氧化碳麻痹时,可转为浅慢呼吸或潮式呼吸。

（二）精神神经症状　　由于慢性肺疾病引起的呼吸衰竭,机体可以一定程度上适应而没有明显的精神神经症状。当出现急性加重,低氧血症和二氧化碳潴留发展迅速,可出现明显的神经精神症状,称为肺性脑病。

（三）循环系统表现　严重缺氧和二氧化碳潴留时，可造成心律失常、球结膜充血水肿、肺动脉高压、右心功能不全、血压下降等。

（四）消化系统表现　严重呼吸衰竭可造成食欲下降、腹胀、肝功能不全、消化道溃疡及出血。

（五）泌尿系统表现　可出现尿素氮、肌酐升高，尿液见红细胞、管型及尿蛋白增多，多见功能性肾功能不全，晚期可出现肾衰竭。

（六）内环境紊乱　呼吸衰竭时因低氧和/或二氧化碳潴留，以及患者摄入过少等原因，可并发酸碱失衡和电解质紊乱。

三、诊断

根据患者呼吸系统慢性疾病史或其他导致呼吸功能障碍的病史，有低氧和/或二氧化碳潴留的临床表现，结合动脉血气分析，可诊断慢性呼吸衰竭。动脉血气分析客观反映呼吸衰竭的性质和程度，对后期的治疗具有指导作用。

四、治疗

治疗原则与急性呼吸衰竭基本一致，包括积极治疗原发病、呼吸支持、器官功能支持等治疗。

（一）氧疗　慢性阻塞性肺疾病（COPD）是常见的引起慢性呼吸衰竭的呼吸系统疾病，患者多伴有二氧化碳潴留，氧疗时应采用"控制性氧疗"的原则，给予低流量持续性的氧疗，使 SpO_2 维持在 88%～92%，防止因低氧血症被"过度纠正"，减少对呼吸中枢的化学感受器的兴奋作用，加重通气功能不良的后果。

（二）抗感染　慢性呼吸衰竭急性加重的诱因多见于感染，在保持呼吸道通畅的同时，早期可经验性给予广谱抗生素，同时根据病原学及药敏结果进行调整，用药同时应监测药物浓度及肝肾功能。

（三）机械通气　根据病因及患者病情选用无创或有创通气治疗。具体可参见本章第二节"急性呼吸衰竭"部分内容。

（四）其他器官功能支持　慢性呼吸衰竭可出现肺动脉高压、右心功能不全、肝肾功能不全等器官损伤，应给予相应的器官功能支持。

（五）纠正酸碱失衡　慢性呼吸衰竭多出现呼吸性酸中毒，因此类酸中毒多为慢性过程，机体会增加碱储备以代偿，从而维持 pH 于相对正常的水平。当给予呼吸支持时可迅速纠正呼吸性酸中毒，原本增加的碱储备未有相应的代偿变化，结果造成 pH 升高，出现代谢性碱中毒，可出现恶心、呕吐、头痛、抽搐等症状。因此在纠正呼吸性酸中毒的同时，应注意维持内环境稳定，当出现代谢性碱中毒时，可根据病情补充氯化钾和盐酸精氨酸或临时给予碳酸酐酶抑制剂促进碳酸氢根的排出。

（六）营养支持　呼吸衰竭患者由于呼吸功的增加、发热、感染等原因导致能量消耗增多，机体处于负代谢状态，长期会使机体免疫功能降低、感染控制欠佳、呼吸肌疲劳等，如患者摄入减少，应及时给予鼻胃管或鼻肠管，予以鼻饲高蛋白、高脂肪和低碳水化合物，以及维生素和微量元素饮食。

（七）抗休克治疗　引起休克的病因包括酸碱失衡、血容量不足、重症感染、消化道出血、心功能衰竭及正压通气等，应针对病因采取相应抢救措施，如短期不能纠正，应及时予以血管活性药物升压治疗，当病情进展，必要时应转重症医学科继续抢救。

综上所述，呼吸衰竭病情危重，应早期诊断、及时治疗，加强对全身器官的功能支持。

（邱海波　黎毅敏）

参考文献

[1] 陆再英，钟南山. 内科学[M]. 7 版. 北京：人民卫生出版社，2008.

[2] HEYMAN SN, ROSEN S, ROSENBERGER C. Hypoxia-inducible factors and prevention of acute organ injury[J]. Crit Care, 2011, 15 (2): 209.

[3] SHIMODA LA, SEMENZA GL. HIF and the lung: role of hypoxia-inducible factors in pulmonary development and disease[J]. Am J Respir Crit Care Med, 2011, 183 (2): 152-156.

第四节
呼吸衰竭的诊断注意事项

呼吸衰竭是指由于各种原因引起肺通气和/或换气功能严重障碍，以致不能进行有效的气体交换，导致缺氧伴有或不伴有二氧化碳潴留，从而引起一系列生理功能和代谢功能紊乱的临床综合征。其诊断标准是在海平面一个大气压下，在静息条件下呼吸室内空气，并排除心内解剖分流和原发性心排血量降低等情况后，动脉血氧分压（PaO_2）低于 7.98kPa（60mmHg），或同时伴有动脉二氧化碳分压（$PaCO_2$）高于 6.65kPa（50mmHg），即为呼吸衰竭（简称呼衰）。

早期轻症呼吸衰竭不易被发现，中、重度呼吸衰竭诊断比较容易。临床上诊断呼吸衰竭时，首先应该明确以下几个方面的问题：患者是否有呼吸衰竭（即符合呼吸衰竭的诊断标准）、呼吸衰竭的分型、呼吸衰竭的严重程度，患者的基础疾病是什么、本次诱发呼吸衰竭的因素是什么、患者有无伴发症或并发症,患者已经进行过何种治疗和对治疗的反应如何,患者相关的肺功能、酸碱改变和氧运输等情况,以便指导治疗和评估预后。故临床医师必须详尽分析患者的病史、症状和实验室检查结果。以下几方面可作为临床诊断的参考。

一、重视患者的病史及临床表现

（一）重视导致呼吸衰竭的基础疾病和典型的临床表现 如患者有慢性咳嗽、咳痰、喘息的病史,本次受凉后出现喘息加重、呼吸困难,应考虑 COPD 急性加重引起的呼吸衰竭;如患者出现发热、咳嗽、咳痰、呼吸困难,要考虑肺部感染引起的呼吸衰竭;如患者有脑梗死的病史,近期出现饮水呛咳,伴发热、咳嗽、咳痰、呼吸困难,要注意区分本次呼吸衰竭的原因,即是脑血管意外加重引起的,还是吸入性肺炎引起的呼吸衰竭;如患者有冠心病的基础,本次出现胸痛、气促、咳粉红色泡沫痰、双下肢水肿,要考虑左心功能不全、肺水肿引起的呼吸衰竭。

（二）低氧血症的临床表现 主要为呼吸困难和发绀。呼吸困难是最早出现的临床症状,多数患者有明显的呼吸困难,可有呼吸频率、节律和幅度的改变,随呼吸功能的减轻而加重。较早表现为呼吸频率增快,随着病情的加重,逐渐出现呼吸困难,辅助呼吸肌参与时可有"三凹征",也可表现为呼吸浅快、点头样呼吸等。中枢性疾病所致的呼吸衰竭,主要表现为呼吸节律的改变,如比奥呼吸、潮式呼吸等。出现二氧化碳麻醉后,呼吸困难表现可能不明显。发绀是缺氧的典型症状。但需要注意的是,因发绀的程度与还原型血红蛋白的含量有关,所以贫血患者发绀不明显或不出现,而红细胞增多者发绀更明显。发绀还受心功能、末梢循环、皮肤色素的影响。

（三）精神神经症状 缺氧和二氧化碳潴留均可引起神经精神症状,急性缺氧可出现精神错乱、狂躁、昏迷、抽搐等症状。慢性缺氧只表现为智力、定向力障碍。二氧化碳潴留主要表现为中枢神经系统抑制,可出现嗜睡、淡漠、扑翼样震颤,甚至呼吸骤停。对于大多数患者,$PaCO_2 > 80mmHg$（10.7kPa）时,患者即出现表情呆滞、精神错乱。当 $PaCO_2 > 120mmHg$（16kPa）时,患者进入昏迷,对各种反射均无反应。"肺性脑病"为二氧化碳潴留的典型临床表现。

（四）循环系统症状 有心动过速、心排血量增加,血压上升,心律失常。严重的低氧血症、酸中毒,心肌可受累,此时心排血量减少、血压下降,可导致心搏骤停。另外,酸中毒使血管扩张,皮肤温暖、红润、多汗。

（五）消化系统和泌尿系统的表现 严重的呼吸衰竭对肝、胃肠道、肾功能都有影响。缺氧可使肝细胞变性坏死,导致血清谷丙转氨酶升高;严重缺氧和二氧化碳潴留可使胃肠道黏膜屏障受损,胃肠道黏膜充血、水肿、糜烂,甚至出现应激性溃疡,可发生呕血、便血。严重的缺氧可损害肾功能,使血浆尿素氮升高,出现尿蛋白、红细胞和管型,出现少尿、无尿,甚至急性肾衰竭。

（六）值得警惕的呼吸衰竭的早期表现
1. 多汗。
2. 肌肉不自主的抽动或震颤。
3. 睡眠规律倒转。
4. 头痛,晚上加重。
5. 自主运动失调。
6. **眼部征象** 球结膜充血、水肿,是反映 $PaCO_2$ 升高的敏感征象。

（七）急性呼吸衰竭和慢性呼吸衰竭 急性和慢性低氧性呼吸衰竭的区分,不能单单靠动脉血气的数值。慢性低氧血症的标志性临床特征(如红细胞增多症或肺心病)的存在,可以提供一个长期呼吸功能障碍的线索,而精神状态的突然变化往往表明是急性事件。急性呼吸衰竭的体征和症状反映了患者潜在疾病的进程及相关的高碳酸血症和低氧血症。反映急性低氧血症(如肺炎、肺水肿、哮喘或 COPD)的局部肺部表现多数是显而易见的。但是,当主要的症状体征是全身性的(例如,败血症引起的低血压),或者甚至可能远离胸腔时,例如急性胰腺炎腹痛或因长骨骨折引起的腿痛合并呼吸困难时(可能与急性呼吸窘迫综合征有关),我们更要警惕,及早发现该类患者的呼吸衰竭的病因,以制订准确的治疗方案。

二、重视动脉血气分析

动脉血气和酸碱指标的测定是确定呼吸衰竭、判断病情严重程度和酸碱紊乱类型及指导治疗的重要依据。诊断呼吸衰竭时,动脉血气分析能客观反映呼吸衰竭的性质及程度,通过血气分析,能对患者的通气功能、换气功能(主要是缺氧和二氧化碳潴留情况),以及机体的酸碱状态、电解质紊乱的程度有一个较全面的了解,并在氧疗及其方式的选择、机械通气方式的选择和参数的设置与调节、呼吸兴奋剂的应用、酸碱平衡和电解质紊乱的调节等方面具有重要价值,是诊断呼吸衰竭的必备检测项目,特别是在危重患者抢救中占重要地位。它有助于了解病情、鉴别诊断、观察疗效和估计预后。血气分析结果的判断,必须注意两个问题:①标本送检的时效性,标本放置的时间越久,动脉血氧分压越低;②血气分析仪需定期校正,方可提高监测的准确性。

根据动脉血气分析分为以下两种类型:

（一）Ⅰ型呼吸衰竭 静息状态下单纯动脉血氧分压降低则为Ⅰ型呼吸衰竭,缺氧无二氧化碳潴留,或伴二氧化碳降低(Ⅰ型),见于换气功能障碍(通气血流比例失调、弥散功能损害和肺动-静脉分流)的病例。氧疗有效是其指征。

（二）Ⅱ型呼吸衰竭　静息状态吸空气时 $PaO_2 <$ 8.0kPa（60mmHg）、$PaCO_2 > 6.7kPa$（50mmHg）为Ⅱ型呼吸衰竭，缺氧伴二氧化碳潴留（Ⅱ型）系肺泡通气不足所致。若单纯通气不足，缺氧和二氧化碳潴留的程度是平行的，若伴换气功能损害，则缺氧更为严重。

近年来，有学者提出了Ⅲ型和Ⅳ型呼吸衰竭的说法。

Ⅲ型或围手术期的呼吸衰竭，尽管液体超载、支气管痉挛、气道分泌物和先前存在的肺部疾病也起一定的作用，但主要是由肺不张（肺功能残气量减少和闭合容积增加）引起的。最终结果可能是缺氧性呼吸衰竭合并分流或通气不足，或两者兼而有之。

Ⅳ型呼吸衰竭可见于休克或低灌注的患者，该类呼吸衰竭可以没有相关的肺部疾病。在某种程度上，它是Ⅱ型呼吸衰竭的一种亚型，其结果是伴随着膈肌和其他呼吸肌的灌注减少，呼吸功增加。这些患者是典型的气促患者，需要气管插管，这样才能最大限度地减少呼吸肌做功，以保证氧供。

三、需注意呼吸衰竭诊断标准外的几个问题

（一）氧疗对呼吸衰竭诊断的影响　诊断呼吸衰竭前，已接受氧疗：临床上，经常会遇到这样一种情况，患者在血气分析之前，由于存在严重的缺氧和呼吸困难，已经予吸氧治疗，而又不可能为了判断患者是否符合呼吸衰竭的诊断标准而中止其吸氧，这给呼吸衰竭的诊断带来一定的困难。鉴于这种情况，有学者提出，利用下述公式，根据患者吸氧后测得的 PaO_2、$PaCO_2$，推算出吸氧前 PaO_2 的水平。

$$PaO_2 \text{吸氧前} / P_AO_2 \text{吸氧前} = PaO_2 \text{吸氧后} / P_AO_2 \text{吸氧后} \qquad 式（1）$$

$$P_AO_2 = (PB - PH_2O) \times FiO_2 - PaCO_2 / R \qquad 式（2）$$

上述公式中 P_AO_2 为肺泡气氧分压，PB 为大气压（通常为101kPa，760mmHg），PH_2O 为饱和水蒸气氧分压（通常为6.27kPa，47mmHg），FiO_2 为吸入氧分数，R 为呼吸商（通常为0.8）。

式中 PaO_2 系吸氧后实测结果（已知），P_AO_2 吸氧后可按式（2）计算得出，式中 FiO_2 为实际吸氧浓度，$PaCO_2$ 为实测。同样，按照式（2）可以推算出吸氧前 P_AO_2，这时 PB、PH_2O、R 均不变，FiO_2 为 0.21，并假设吸氧前 $PaCO_2$ = 吸氧后 $PaCO_2$，最后可推算出吸氧前 PaO_2。再根据推算出来的吸氧前 PaO_2 判断患者原来到底是否符合呼吸衰竭标准。该推算法存在一定的局限性，它的可靠性还需大规模的临床研究加以验证，而且对于重症肺炎、肺水肿、肺不张，尤其是分流量>35%时，按上述公式进行推算，结果可能不够准确。

（二）高海拔对呼吸衰竭诊断的影响　不同海拔地区，呼吸衰竭的诊断标准应有所不同。随海拔的升高，大气压、PaO_2 降低，后者刺激呼吸化学感受器使肺通气量增加，二氧化碳排出增多，$PaCO_2$ 也降低，故高原人 PaO_2 和 $PaCO_2$

均低于平原人。所以高海拔慢性肺心病缺氧严重，$PaCO_2$ 增高相对较轻。因此，在高海拔地区，既要考虑到当地健康成人 PaO_2 的正常值，还要考虑到当地人群对于缺氧耐受及二氧化碳增高的临界水平，综合制订出相应的诊断标准，而不能照搬统一的标准。

（三）患者体位对呼吸衰竭诊断的影响　诊断呼吸衰竭时必须考虑取血时，患者不同的体位对动脉血氧分压的影响。有学者曾经研究过三组不同类型肺病患者体位变化对于 PaO_2 的影响，结果显示不同类型的肺病患者体位变动（如由坐位变为仰卧位或反之），PaO_2 可呈现不同规律的变化。也就是说，病变部位、性质不同的患者体位变换时 PaO_2 变化规律不同。这就是说，在诊断患者是否存在呼吸衰竭时，如果没有明确说明患者取血时的体位，那么根据同一患者不同体位取血时所测得的 PaO_2 判断有无呼吸衰竭，可能会得到相反的结论，这显然是不合理的，因而在诊断呼吸衰竭时必须考虑到取血时患者的体位。

（四）年龄对呼吸衰竭诊断的影响　不同年龄段的患者，呼吸衰竭的诊断标准应有所不同。人随着年龄的增长，血氧分压是呈下降趋势的。其年龄预计方程式如下：PaO_2（mmHg）= $103 - $年龄（岁）$\times 0.42 \pm 3.5$mmHg。所以，对于高龄患者，呼吸衰竭的诊断应慎重。

（五）长期适应性的高碳酸血症　对于呼吸衰竭的诊断，不能单纯盯着氧分压和二氧化碳分压，还要结合病史和其他数值。对于一个明确诊断为 COPD 多年的患者，其二氧化碳分压平时就已经明显升高，患者已经在一个相对高的水平达到了"平衡"，患者能够耐受比正常人高出很多的二氧化碳分压。这个"平衡"，可以使患者的脑血管、脑细胞维持正常的血流量和渗透压，完全可以正常生活。对于这样的患者，即使他在完全正常的工作、学习生活中，做一个血气分析，也都会表现出"Ⅱ型呼吸衰竭"。遇到这样的患者，你不需要去积极地干涉他的血气，也不需要去纠正他的"呼吸衰竭"，最重要的就是观察患者的 pH。如果 pH 是正常的，那么你没有必要去管二氧化碳分压是多少，那只是患者的一个代偿能力，这时，判断患者病情危重的指标，并不是两个分压，而是 pH。

值得一提的是，即使低氧性呼吸衰竭的定义依赖于 PaO_2 的测量，动脉低氧血症的主要威胁是组织氧合不足，反映在组织氧输送。组织氧浓度由心排血量和血氧含量的乘积决定，后者则取决于血红蛋白浓度和血氧饱和度。因此，降低心排血量或血红蛋白浓度，或抑制血红蛋白在组织水平上的解离的因素，都可以促进组织缺氧，而此时的 PaO_2 不一定会低，我们必须警惕这样的情况发生。

综上所述，呼吸衰竭的诊断需要一定的技巧。诊断呼吸衰竭要根据病史、病情和已有的处置等，综合分析，才能得到正确结论。

（邱海波　黎毅敏）

参考文献

[1] WOOD LDH. The pathophysiology and differential diagnosis of acute respiratory failure[M]//HALL JB, SCHMIDT GA, WOOD LDH. Principles of Critical Care. New York: McGraw-Hill, 1998: 449-508.

[2] 何权瀛. 浅谈慢性呼吸衰竭诊断中的几个问题[J]. 中华结核和呼吸杂志, 1998 (5): 319.

[3] 何权瀛, 焦玲, 陈尔璋, 等. 坐卧位时不同类型肺病患者动脉血氧分压差异的初步观察[J]. 中华医学杂志, 1997 (1): 71-72.

第五节
呼吸衰竭的治疗

呼吸衰竭按照其病程可分为急性呼吸衰竭(呼吸功能突然或者迅速发生异常所致)、慢性呼吸衰竭(呼吸功能损害逐渐加重而发展为呼吸衰竭)。人体对急性低氧血症或者高碳酸血症的代偿能力有限,更易出现酸碱失衡、代谢紊乱及脏器功能不全,如不及时处理,器官功能会进一步恶化,甚至导致死亡。慢性呼吸衰竭虽然有低氧血症或伴有二氧化碳潴留,但通过机体的代偿反应和适应过程,代谢紊乱和生理功能障碍与急性呼吸衰竭相比均较轻。因此,治疗上亦有所区别。

一、急性呼吸衰竭的治疗

急性呼吸衰竭的病理生理改变主要是低氧血症和/或高碳酸血症,其机制主要有肺泡氧分压下降、通气血流比例失衡、静-动脉分流、肺泡通气不足、弥散功能障碍等。因此,呼吸衰竭的治疗基本原则为在保证气道通畅的前提下,尽快改善和纠正低氧血症和/或高碳酸血症及其所致的代谢功能紊乱,维持循环功能稳定,可简单总结为"ABC"(即"Airway""Breathing""Circulation")原则,为治疗引起呼吸衰竭的原发疾病争取时间和创造条件。

（一）病因治疗 引起急性呼吸衰竭的病因多种多样,针对不同病因采取适当的治疗十分重要,这也是治疗呼吸衰竭的根本。如上呼吸道阻塞、张力性气胸、大量胸腔积液、药物中毒所引起的呼吸衰竭,只要去除病因,呼吸衰竭就可以很快改善。不同病因所致的呼吸衰竭具体治疗措施请参考各章节。

（二）保持气道通畅 对任何类型的呼吸衰竭,保持呼吸道通畅是最基本、最重要的治疗措施。如果患者仅存在上呼吸道梗阻,迅速恢复和保持气道通畅是逆转呼吸衰竭的最根本方法。对于所有的呼吸困难的患者,均需要考虑是否存在原发性上呼吸道梗阻,尤其是出现下列情况:头颈部损伤、喉或气管可疑恶性肿瘤、伴有喘鸣的急性呼吸衰竭、吞咽困难、发声障碍、甲状腺或颈部淋巴结肿大、近期有气管插管或气管切开病史等。对于老人、小孩更应警惕是否存在气道异物。

保持呼吸道通畅的方法主要有:①昏迷患者应使其处于仰卧位,头后仰,托起下颌并将口打开,避免呕吐物误吸。②清除气道内分泌物及异物,促进痰液引流,如使用化痰药物、体位引流、纤维支气管镜引流等。③解除气管痉挛,及时积极使用支气管扩张药物,可选用 β_2 肾上腺素受体激动剂、抗胆碱药、糖皮质激素或茶碱类药物等。在急性呼吸衰竭时,主要经静脉给药。④如经上述方法仍不能解除气道梗阻,应紧急建立人工气道。

建立人工气道方法一般有三种,即简易人工气道、气管插管及气管切开。简易人工气道主要有口咽气道、鼻咽通气道和喉罩,是气管内导管的临时替代方式。气管内导管是重建呼吸通道最可靠的方法。

（三）氧疗 缺氧可对机体造成严重的危害,其程度远远超过二氧化碳潴留,通过增加吸入氧浓度来纠正患者缺氧状态的治疗方法即为氧疗。不管是何种方式的氧疗,目的是纠正组织缺氧状态,因此对于急性呼吸衰竭患者,均应给予氧疗。但氧疗对不同原因引起的低氧血症效果是不同的。对于肺泡通气不足引起的低氧血症,因无换气功能障碍,$P_{A-a}O_2$ 正常,而肺泡氧分压(P_AO_2)的增高与吸入氧浓度是平行的,一般只要稍提高氧浓度,就能收到满意的效果。吸氧一般对轻、中度通气血流比例失调所致缺氧效果也较好,而对重度者效果不佳,对肺内或心内血液分流所致低氧血症效果最差。对于贫血、循环功能障碍等氧输送能力下降所致缺氧,吸氧虽不能解决根本问题,但能增加溶解状态的氧,减轻心脏负荷,也有一定好处。

1. 吸氧浓度 吸氧浓度的确定原则是保证动脉血氧分压(arterial partial pressure of oxygen, PaO_2)迅速提高到60mmHg 或经皮血氧饱和度达90%以上的前提下,尽量减低吸氧浓度。

I 型呼吸衰竭的主要问题为氧合功能障碍而通气功能基本正常,较高浓度(>35%)给氧可以迅速缓解低氧血症而不会引起二氧化碳潴留。对于伴有高碳酸血症的急性呼吸衰竭,呼吸驱动主要依靠低氧对颈动脉体、主动脉体化学感受器的刺激来维持。迅速解除了低氧对外周化学感受器的刺激,可能会抑制患者的呼吸,使二氧化碳上升,严重时陷入二氧化碳麻醉状态,因而往往需要较低吸入氧浓度(<35%)。

2. 氧疗方法

(1) 鼻导管或鼻塞:主要优点为简单方便、患者耐受性好;不影响患者咳痰、进食。缺点为氧浓度不恒定,易受患者呼吸的影响;高流量时对局部黏膜有刺激,且容易造成鼻黏膜干燥,氧流量设置一般在 0.5~4L/min,不能大于 7L/min。鼻导管或鼻塞吸氧的浓度计算公式为:$FiO_2(\%)=[21\%+(VO_2\times Ti/Ttot\times79\%)/MV]$。而我们常用的简易公式:$FiO_2(\%)=21\%+4\%\times$吸氧流量(L/min),此公式并未考虑吸气与呼气时间比和每分通气量的影响因素,因而,在呼吸急促(吸气时间短、每分通气量高)的患者,用简易公式计算所得的吸氧浓度高于实际吸入氧浓度。

(2) 面罩:主要包括简单面罩、带储气囊无重复呼吸面罩和文丘里面罩,主要优点为吸氧浓度相对稳定,可按需调节,该方法对鼻黏膜刺激小,当氧流量大于 4L/min 时不会产生重复呼吸,增大氧流量最高氧浓度可达 50%~60%。缺点为在一定程度上影响患者咳痰、进食。

(3)建立人工气道机械通气:呼吸机可以通过空氧混合器提供 21%~100% 任意浓度的氧,且可以通过增加呼气末正压改善氧合。

(4)高压氧疗:患者在密闭的氧舱内,通过增加舱内的大气压,提高溶解于血液中的氧分压。对于一氧化碳中毒的患者有特殊的疗效,但一般不适用于慢性呼吸衰竭。

3. 氧疗的副作用 由于机械通气的广泛使用,长时间高浓度吸氧,氧中毒重新引起临床重视。氧对机体的危害主要有以下几个方面。①吸收性肺不张:气道阻塞时,吸入高浓度的氧,在气道远端的气体容易被吸收而发生肺泡萎陷;②氧中毒:在肺部的表现可引起急性肺损伤,类似急性呼吸窘迫综合征(ARDS)样改变,还可累及中枢神经系统、红细胞生成系统、内分泌系统及视网膜。

(四)增加有效肺泡通气量,改善高碳酸血症 高碳酸血症是由于肺泡通气不足引起,只有增加通气量,才能有效排出二氧化碳。现常用呼吸兴奋剂或机械通气以改善通气功能。

1. 呼吸兴奋剂 呼吸兴奋剂包括尼可刹米、洛贝林等,可刺激呼吸中枢或周围化学感受器,增加呼吸频率和潮气量,改善通气。与此同时,氧耗量和二氧化碳的产生也会相应增加。呼吸兴奋剂的使用原则:最重要的是必须保持气道通畅,否则会促发呼吸肌疲劳,并进而加重二氧化碳潴留;患者的呼吸肌功能应基本正常;脑缺氧、水肿未纠正而出现频繁抽搐者慎用;不可突然停药。主要适用于以中枢抑制为主、通气量不足引起的呼吸衰竭,如服用安眠药所致的呼吸抑制、睡眠呼吸暂停综合征、特发性肺泡低通气综合征,疗效较好。对以肺炎、肺水肿、弥漫性肺纤维化、ARDS等病变引起的以肺换气功能障碍为主所致的呼吸衰竭患者有弊无益,应避免使用。

2. 机械通气 当机体出现严重的通气和/或换气功能障碍时,以人工辅助通气装置(呼吸机)来改善通气和/或换气功能,即为机械通气。分为无创正压通气和有创正压通气。

(1)无创正压通气:无创正压通气(non-invasive positive pressure ventilation,NPPV)是指无须建立人工气道的正压通气,主要通过鼻面罩或口鼻面罩连接患者,可避免有创正压通气的常见并发症。临床研究证明,对于急性加重期的COPD、急性心源性肺水肿和免疫功能低下患者并发的急性呼吸衰竭,NPPV 可以减少急性呼吸衰竭的气管插管或气管切开及相应的并发症,有可能改善预后;同时在一定程度上减少慢性呼吸衰竭对呼吸机的依赖,减少患者的痛苦和医疗费用,提高生活质量。

应用 NPPV,患者必须具备以下基本条件:较好的意识状态、咳痰能力、自主呼吸能力、血流动力学稳定和良好的配合 NPPV 的能力。在没有绝对禁忌证的呼吸衰竭的患者,

应用 NPPV 治疗 1~4 小时后,如果临床状况和血气好转,则继续使用,否则应尽早改为有创通气。

NPPV 的禁忌证分为绝对禁忌证和相对禁忌证。

绝对禁忌证:①心搏或呼吸停止;②自主呼吸微弱、昏迷;③循环呼吸不稳定;④误吸危险性高,不能清除口咽部及上呼吸道分泌物,呼吸道保护能力差;⑤鼻咽腔永久性解剖学异常;⑥合并其他脏器功能衰竭(血流动力学不稳定、不稳定心律失常、消化道大出血或穿孔、严重脑部疾病等);⑦颈面部创伤、烧伤、畸形;⑧近期面部、颈部、口腔、咽腔、食管及胃部手术后;⑨上呼吸道梗阻;⑩明显不合作。

相对禁忌证:①气道分泌物多和/或排痰障碍;②严重感染;③极度紧张;④严重低氧血症(PaO$_2$<45mmHg)、严重酸中毒(pH≤7.20);⑤近期上腹部手术后(尤其是需要严格胃肠减压者);⑥严重肥胖;⑦上呼吸道机械性阻塞。

NPPV 常用的通气模式有持续气道正压和双水平正压通气,后者较常用。参数调节原则:吸气压/呼气压均从较低水平开始,患者耐受后再逐渐上调,直到达到满意的通气和氧合水平或调至患者可能耐受的水平。

(2)有创正压通气:当常规氧疗或无创正压通气不能纠正低氧血症和/或高碳酸血症时,应尽早积极进行气管插管/气管切开,连接机械装置(主要是呼吸机),使患者恢复有效通气并改善氧合。这种通过人工气道实施机械通气的方法称为有创正压通气。它不是一种病因治疗,而是一种功能替代疗法,为诊断呼吸衰竭的各种病因治疗争取时间和创造条件。合理的机械通气首先必须明确机械通气的目标,使机械通气治疗实现个体化,获得最佳疗效。机械通气的目标又分为生理目标和临床目标。

1)机械通气的生理目标。①改善或维持动脉氧合、改善低氧血症、提高氧输送是机械通气最重要的生理目标。吸入氧浓度(FiO$_2$)适当的条件下,动脉血氧饱和度>90% 或 PaO$_2$>60mmHg 是保证氧输送的前提。②支持肺泡通气:使肺泡通气量达到正常水平,将 PaO$_2$ 维持在基本正常的范围内,是机械通气的基本生理目标之一。③维持或增加肺容积:肺泡容积明显减少主要见于肺不张、ARDS、肺部感染、肺水肿等,是患者出现呼吸窘迫、低氧血症和肺顺应性明显降低的主要原因,通过机械通气可使肺泡复张,可明显增加呼气末肺泡容积,改善呼吸窘迫及低氧血症。④减少呼吸功:机械通气替代患者呼吸肌做功,降低呼吸肌氧耗,有助于改善其他重要器官或组织的氧供。正常情况下,呼吸肌氧需占全身氧需的 1%~3%,呼吸困难或呼吸窘迫时,氧需骤增,使得氧需增加到全身氧需的 20%~50%,从而造成其他脏器的缺氧。及时的机械通气治疗,改善呼吸困难,能明显减低呼吸肌氧需,防止多器官功能障碍或衰竭。

2)机械通气的临床目标:机械通气的临床目标对机械通气的治疗更直接、更具可操作性。①纠正低氧血症:通过改善肺泡通气量、增加功能残气量、降低氧耗,可纠正低氧血症和组织缺氧;②纠正急性呼吸性酸中毒,但动脉二氧化碳分压(PaCO$_2$)并非一定要降至正常水平;③缓解缺氧和二氧化碳潴留引起的呼吸窘迫;④防止或改善肺不张;⑤防止或改善呼吸肌疲劳;⑥保证镇静和肌松药物使用的安全性;⑦减

少全身和心肌氧耗;⑧降低颅内压,通过控制性的过度通气,可降低颅内压;⑨促进胸壁的稳定,在胸壁完整性受损的情况下,机械通气可促进胸壁稳定,维持通气和肺膨胀。

3)机械通气的适应证:①通气功能障碍为主的疾病:COPD、支气管哮喘、重症肌无力、吉兰-巴雷综合征、多发性肌炎、胸廓畸形、胸廓外伤或胸部手术后等所致外周呼吸泵衰竭;脑炎、外伤、肿瘤、脑血管意外和药物中毒等引起的中枢性呼吸衰竭。②换气功能障碍为主的疾病:ARDS、肺炎、间质性肺疾病、肺栓塞等。③需强化气道管理者:使用某些呼吸抑制药物时;各种外科手术常规麻醉和术后管理的需要;体弱或患有心脏疾病者需要降低全身或心肌氧耗。④需要适当过度通气降低颅内压。

4)机械通气的禁忌证:一般认为,机械通气无绝对禁忌证,但有一些特殊疾病归结为机械通气的相对禁忌证,如张力性气胸及纵隔气肿未行引流、伴肺大疱的呼吸衰竭、低血容量休克未补充容量、严重肺出血、气管食管瘘等,机械通气可能会使病情加重。但在出现致命性通气和氧合障碍时,应积极处理原发病(如尽快行胸腔闭式引流术、积极补充血容量等),同时不失时机地应用机械通气。

5)机械通气的时机。判断是否需要行机械通气可参考以下条件:①意识障碍;②呼吸频率>35~40次/min或<6~8次/min,呼吸节律异常或自主呼吸微弱或消失;③$PaO_2<50mmHg$,尤其是吸氧后仍<50mmHg;④$PaCO_2$进行性升高,pH进行性下降;⑤呼吸衰竭经常规治疗后效果不佳,有病情恶化趋势。

6)机械通气的并发症。①呼吸机相关肺损伤:呼吸机相关肺损伤是指机械通气对正常肺组织的损伤或使已损伤的肺组织进一步加重,包括气压伤、容积伤、萎陷伤和生物伤。②呼吸机相关肺炎:呼吸机相关肺炎是指机械通气48小时后发生的院内获得性肺炎。文献报道大约28%的机械通气患者发生呼吸机相关肺炎。③氧中毒:氧中毒即长时间吸入高浓度氧导致的肺损伤,目前尚无$FiO_2\leqslant50\%$引起肺损伤的证据,即$FiO_2\leqslant50\%$是安全的。④呼吸机相关的膈肌功能不全:呼吸机相关的膈肌功能不全导致撤机困难,延长机械通气和住院时间,因此机械通气患者尽可能保留自主呼吸,加强呼吸肌锻炼,加强营养支持可以增强或改善呼吸肌功能。

7)机械通气的模式及参数设置:请参考相关章节。

3. 经鼻高流量氧疗 经鼻高流量氧疗是指通过无需密封的鼻塞导管直接将一定氧浓度的空氧混合高流量气体输送给患者的一种氧疗方式。其优点是:可对气流进行湿化、加温,更接近生理呼吸,具有很好的舒适性和耐受性。由于提供持续高流量,减少了解剖无效腔,增加了肺泡通气量。还可以提供呼气末正压,降低呼吸频率,减少上呼吸道的阻力,可减少患者呼吸做功,有助于肺复张,降低患者机械通气的风险。需设置的参数如下:氧流量(2~70L/min)、氧浓度(21%~100%)、加温及加湿(37℃温度、100%相对湿度)。

4. 体外膜氧合 体外膜氧合(ECMO)是以体外循环系统为基本设备,采用体外循环技术进行操作和管理的一种辅助治疗手段,将静脉血从体内引出体外,经过膜式氧合器

后,将氧合后的血液用血泵灌回体内,目前临床上主要用于支持呼吸衰竭和循环衰竭,让肺和心脏得到充分休息,有效改善低氧血症及高碳酸血症,避免呼吸机相关肺损伤,保证全身脏器组织的氧输送,为治疗原发疾病争取时间。早在20世纪60年代,由于认识到呼吸机相关肺损伤的可能,相应开展了ECMO联合小潮气量的试验,但如同体外二氧化碳移除的研究一样,发现并没有降低死亡率,相反可产生大量炎症因子导致肺及肺外脏器的损伤,因而相关的研究一直停滞不前。近年,随着流感暴发,ECMO重新得到重视。一项多中心前瞻性研究,对比了ECMO联合辅助通气治疗与常规机械通气对急性呼吸衰竭的治疗效果,ECMO组无伤残6个月存活率为63%,常规治疗组为47%,这项研究也证明ECMO在重度ARDS救治中的有效性、安全性及成本效益。

(五)纠正酸碱平衡失调和电解质紊乱 电解质紊乱和酸碱平衡失调的存在,可以进一步加重呼吸系统乃至其他系统器官功能障碍,应及时加以纠正。对于呼吸性酸中毒的治疗,应以增加通气量为主,只有在严重失代偿性呼吸性酸中毒pH<7.15,而又暂时无有力手段增加通气量(如机械通气)时,才考虑应用碱性药物。呼吸性酸中毒时输入过多的碳酸氢钠会加重二氧化碳排出的负担。急性呼吸衰竭较慢性呼吸衰竭更易合并代谢性酸中毒,应积极纠正。对重症患者常需转入ICU,集中人力物力积极抢救,监测血压、心率,记录液体出入量等,防治多器官功能障碍综合征。

(六)抗感染治疗 呼吸道感染是呼吸衰竭最常见的诱因,机械通气和免疫功能受损的患者容易反复发生感染,且不易控制。应在充分引流呼吸道分泌物的前提下,参考痰细菌培养和药物敏感结果,选择有效的抗生素。

(七)合并症的防治 呼吸衰竭常合并有休克、消化道出血、心功能不全、肝肾脏器功能不全等,应积极防治。呼吸衰竭时出现休克,原因很多,比如酸碱平衡失调、电解质紊乱、血容量不足、严重感染或机械通气参数的设置。正压机械通气时,对静脉回流有抑制作用,在容量不足的情况下,可诱发低血压,加重休克,从而影响器官组织的灌注,因此需要密切关注。

(八)营养支持 呼吸衰竭患者大多会因为摄入热量不足、呼吸功增加、发热等原因处于负氮平衡,出现体重下降、低蛋白血症、机体免疫力下降、呼吸肌疲劳等情况,以致影响疾病的恢复。因而,呼吸衰竭时营养支持可予以高蛋白、高脂肪、低碳水化合物、富含多种维生素及微量元素的饮食,必要时可予以静脉营养加强支持治疗。

二、慢性呼吸衰竭

COPD是导致成人慢性呼吸衰竭最常见的呼吸系统疾病。其他导致慢性呼吸衰竭的疾病还包括重症肺结核、哮喘反复发作、肺间质纤维化、尘肺等。治疗原则与急性呼吸

衰竭大同小异,包括治疗原发病、保持呼吸道通畅、恰当的氧疗等。

（一）氧疗 COPD 是导致慢性呼吸衰竭的常见呼吸系统疾病,常伴有二氧化碳潴留,氧疗时需注意保持低流量吸氧,防止血氧含量过高。慢性高碳酸血症患者呼吸中枢的化学感受器对二氧化碳的敏感性下降,呼吸主要依靠低氧对颈动脉体、主动脉体化学感受器的刺激来维持。若吸入高浓度氧,使血氧分压迅速上升,解除了低氧对外周化学感受器的刺激,便会抑制患者的呼吸,造成通气量下降,二氧化碳上升,严重时陷入二氧化碳麻醉状态。

长期的氧疗对 COPD 患者有特殊意义,可以改善患者的智力、记忆力、运动协调能力,改善高血红蛋白血症,减少肺循环阻力,缓解因缺氧引起的肺动脉痉挛,降低肺动脉压,可预防和延缓肺心病的发生。如患者有以下情况时,适合长期氧疗:①肺动脉高压或有肺心病;②继发高血红蛋白血症;③运动时发生严重低氧血症,或运动受到缺氧的限制,吸氧后可得到改善。

（二）机械通气 根据病情选用无创机械通气或有创机械通气。对严重失代偿性呼吸性酸中毒患者进行气管插管机械通气时,应避免二氧化碳下降过快而出现代谢性碱中毒。设置相对较小的每分通气量,使二氧化碳缓慢排出,在机械通气后 1~2 小时复查血气分析,调节通气参数。对有严重肺气肿或肺大疱的患者要注意控制通气的平台压,避免出现气压伤。

（三）抗感染 慢性呼吸衰竭急性加重的常见诱因是感染,一些非感染因素诱发的呼吸衰竭也容易继发感染。

（四）呼吸兴奋剂 慢性呼吸衰竭患者可服用呼吸兴奋剂阿米三嗪,该药通过刺激颈动脉体和主动脉体的化学感受器兴奋呼吸中枢,增加通气量。慢性呼吸衰竭急性加重的患者可以考虑静脉使用呼吸兴奋剂,如尼可刹米和洛贝林。

（五）纠正酸碱平衡失调 慢性呼吸衰竭常有二氧化碳潴留,导致呼吸性酸中毒。呼吸性酸中毒的发生多为慢性过程,机体常常以增加碱储备来代偿,以维持 pH 于相对正常水平。当以机械通气等方法较为迅速地纠正呼吸性酸中毒时,原已增加的碱储备会使 pH 升高,造成对机体的严重危害,故在纠正呼吸性酸中毒的同时,应当注意同时纠正潜在的代谢性碱中毒,通常给予患者盐酸精氨酸和补充氯化钾。

（邱海波 黎毅敏）

参考文献

[1] TOBIN MJ. Advances in mechanical ventilation [J]. N Engl J Med, 2001, 344 (26): 1986-1996.

[2] PIERSON DJ. Indications for mechanical ventilation in adults with acute respiratory failure [J]. Respir Care, 2002, 47 (3): 249-262.

[3] DAVIDSON AC, BANHAM S, ELLIOTT M, et al. BTS/ICS guideline for the ventilatory management of acute hypercapnic respiratory failure in adults [J]. Thorax, 2016, 71 (Suppl 2): ii1-ii35.

[4] KELLY CR, HIGGINS AR, CHANDRA S. Videos in clinical medicine. Non-invasive positive-pressure ventilation [J]. N Engl J Med, 2015, 372 (23): e30.

[5] FRAT JP, THILLE AW, MERCAT A, et al. High-flow oxygen through nasal cannula in acute hypoxemic respiratory failure [J]. N Engl J Med, 2015, 372 (23): 2185-2196.

[6] PEEK GJ, MUGFORD M, TURUVOIPATI R, et al. Effecacy and economic assessment of conventional ventilatory support versus extracorporeal membrane for oxygenation for severe adult respiratory failure (CESAR): a multi-centre randomized controlled trial [J]. Lancet, 2009, 374 (9698): 1351-1363.

第四十一章
先天性呼吸系统疾病

第一节
肺不发生、肺未发育和肺发育不全

肺先天性发育不全根据其发生程度分为三类。①肺不发生（agenesis）：一侧或双侧肺缺如；②肺未发育（aplasia）：支气管原基呈一终端盲囊，未见肺血管及肺实质；③肺发育不全（hypoplasia）：可见支气管、血管和肺泡组织，但数量和/或容积减少，患者可能伴发肺血管及其他畸形病变。

一、病因

肺先天性发育不全是由于胚胎期第一主动脉弓和第二主动脉弓发育异常引起的罕见肺发育畸形。病因包括遗传性染色体疾病、母亲妊娠早期病毒感染及妊娠晚期羊水少影响胎儿骨关节、肌肉和肺的发育等。胸廓骨骼发育不全、先天性膈疝和其他胸腹腔占位性疾病使胸腔容积减小可致肺发育受阻。先天性心血管疾病尤其是肺动脉发育异常，影响肺的供血也可引起肺发育不全。

二、病理

肺不发生表现为肺实质、支气管和肺血管缺如。肺未发育表现为支气管已发生，但未发育，呈囊状结构，并有黏液潴留于囊腔内，对侧肺呈代偿性扩张，肺泡数量增加。

肺发育不全表现为不同程度的肺容积缩小，重量减轻，支气管分支和肺泡数量减少，肺动脉系统异常表现为管壁弹性组织减少，肌层增生。可伴有胸廓发育不良、脊柱侧突和膈疝。亦可伴有其他畸形如心血管和肾脏发育不全。

三、临床表现

左侧肺不发生是最常见的形式，占报告病例的70%，常伴复杂先天性心血管疾病。右侧肺不发生或未发育均可引起心脏和纵隔大的移位而导致大血管和气道的扭曲，预后差。

病情轻微者可无明显临床症状，仅于常规胸部X线检查时发现。严重病例出生后即死亡或表现为呼吸困难、青紫、呼吸衰竭及反复呼吸道感染，也有青少年或成人就诊的患者表现为进行性呼吸困难、反复呼吸道感染。体检可见患侧胸廓塌陷，活动度减弱，叩诊浊音，听诊呼吸音减低或消失。

四、辅助检查

胸部X线片可见患侧肺容积明显缩小，肺野透光度减低，胸廓塌陷，患侧膈位置上抬，纵隔向患侧移位，而健侧肺过度膨胀。肺CT三维成像可清晰显示气管支气管畸形，肺增强CT血管造影和心脏彩超可帮助观察肺血管畸形。肺功能显示限制性通气功能障碍，肺顺应性减低和气道阻力增加。血气分析显示低氧血症而二氧化碳分压正常。支气管镜检查可发现支气管异常和阻塞。

五、鉴别诊断

本病应与肺不张、胸膜肥厚粘连、右位心和肺隔离症等疾病相鉴别。一侧或中下肺野均匀致密阴影伴气管、纵隔、心脏一致性完全移至患胸和健肺代偿性气肿为本病影像特征，结合肺增强CT、心脏彩超和支气管镜检查不难与其他疾病鉴别。

六、治疗

肺切除适用于单侧肺畸形者，有报道置入组织扩张器，以保持胸廓容积，防止胸廓畸形和脊柱侧突的进一步发展，但远期疗效尚不确切。有反复呼吸道感染者应注意预防和及时治疗。

（刘秀云　申昆玲）

参考文献

[1] KAYEMBA-KAY'S S. COUVRAT-CARCAUZON V. GOUA V. et al. Unilateral pulmonary agenesis:a report of four cases. two diagnosed antenatally and literature review [J]. Pediatr Pulmonol. 2014. 49 (3): E96-E102.

[2] MARDINI MK, NYHAN WL. Agenesis of the lung. Report of four patients with unusual anomalies[J]. Chest, 1985. 87(4): 522-527.

[3] NAZIR Z. QAZI SH. AHMED N. et al. Pulmonary agenesis-vascular airway compression and gastroesophageal reflux influence outcome[J]. J Pediatr Surg, 2006. 41(6): 1165-1169.

[4] CHIANG LL. CHIU SN. HUANG SC, et al. Unilateral left lung agenesis with crossed-ectopic right lower lobe combined tricuspid atresia diagnosed by ECG gated computed tomography[J]. J Thorac Cardiovasc Surg. 2010. 139(5): e110-e111.

[5] NEWMAN B ANDGONDOR M. MR evaluation of right pulmonary agene-

sis and vascular airway compression in pediatric patients[J]. Am J Roentgenol. 1997, 168(1): 55-58.

[6] 王柱, 张小庄, 唐远平, 等. 先天性左肺不发育 1 例[J]. 中国当代儿科杂志, 2014, 16(2): 216-217.

[7] ROY PP, DATTA S, SARKAR A, et al. Unilateral pulmonary agenesis presenting in adulthood[J]. Respir Med Case Rep, 2012, 5: 81-83.

第二节
气管支气管发育不全

先天性支气管发育不全有多种类型, 常见先天性支气管闭锁(congenital bronchial atresia)、气管软化(tracheomalacia)、气管性支气管(tracheal bronchus)和气管支气管巨大症(tracheobronchomegaly)等, 多表现为不同程度的狭窄和闭塞。

气管软化表现为气管软骨局部缺如, 局灶性或弥漫性气管软骨环发育不全, 管壁呈软骨性变形, 管腔呈圆柱状或漏斗状狭窄和阻塞。气管性支气管是指上叶支气管异常起源于气管或主支气管。气管支气管巨大症表现为管壁结缔组织缺陷, 气管支气管管腔普遍扩大, 外周支气管呈囊状扩张。

一、支气管闭锁

（一）病因　病因不明, 可能是胚胎期 16 周后宫内缺血所致的先天性发育缺陷。

（二）病理　先天性支气管闭锁表现为支气管不同程度的狭窄和阻塞, 往往发生于叶段或亚段支气管的起始部位, 多见于上叶支气管, 而下叶支气管较少见。狭窄或阻塞远端的支气管仍可能保持通畅, 但有多量黏液潴留于管腔中, 并形成黏液栓, 管壁结构正常或变薄, 但无软骨发育异常, 相应肺段呈不张或气肿, 取决于狭窄或阻塞的程度。

（三）临床表现　约半数患者自婴儿期或儿童期出现反复喘鸣、呼吸困难和呼吸道感染, 大约 60% 的支气管闭塞无症状或临床症状不明显, 由胸部 X 线检查发现。

（四）辅助检查　X 线胸片可见类似肺门肿块, 或肺野外周的肿块。病变区域周围肺野 X 线透光度增加。

螺旋 CT 支气管闭锁的典型表现为支气管黏液栓及其周围肺气肿改变。黏液栓可位于肺门外侧, 紧邻肺门。闭锁发生于端支气管多有周围肺气肿改变, 发生于亚段支气管多无肺气肿。

（五）诊断　当肺野内有局限性过度通气, 伴有管状、指套样致密影, 血管细小时要考虑支气管闭锁。影像学表现的支气管黏液囊肿和周围肺气肿改变可确定先天性支气管闭锁的诊断。螺旋 CT 气道三维重建可清晰显示气管,

主、叶、段支气管及较大亚段支气管腔内情况, 对段或亚段支气管闭锁的判断和含黏液扩张支气管的显示更容易, 近年成为诊断气管支气管畸形重要的非侵袭性检查。支气管镜检查是气道疾病诊断的金标准。

（六）治疗　主要应预防和治疗呼吸道感染, 合并感染时可行手术治疗。

二、气管支气管软化

气管软化(tracheomalacia, TM)是指气管壁因软骨环异常及肌弹性张力减退而致的软化。TM 可累及部分气管乃至整个气管。若主支气管也同时受累, 则称为气管支气管软化(tracheobronchomalacia, TBM)。而支气管软化(bronchomalacia)则指不伴有主气管软化的一或两个主支气管的软化。

气管支气管软化依病因分为原发性(先天性)或继发性(获得性)两种, 其中以原发性居多。本文主要讨论原发性气管支气管软化。

（一）病因及发病机制　原发性气管支气管软化被认为是由气管软骨先天发育不成熟所致。可以是独立的疾病, 但通常会伴有其他先天异常, 包括早产、软骨先天性异常(如软骨发育不全、多发性软骨炎、艾-唐综合征)、某些先天性综合征(如黏多糖病、唐氏综合征等)、某些先天畸形(如食管闭锁、气管食管瘘及支气管肺发育不良等)。在 TBM 患儿, 气管支气管软骨顺应性异常, 无法对抗呼气相增加的胸腔内压, 使气道在前后方向发生塌陷。当用力呼气、咳嗽及接受咽鼓管充气检查时, 因胸腔内压更高而致气道塌陷程度加重。另外, 气管周围结构、前方的大动脉及后面的食管等的压迫亦可加剧气道的塌陷程度。

在气流断面, 气道阻力与气道半径的 4 次方成反比。因此, 气道口径的微小变化即可对气道阻力产生很大影响。TBM 患儿呼气相气管塌陷所致的病理生理变化主要有: 产生气流涡流, 在有气道分泌物时产生痰喘鸣, 无气道分泌物时产生低调、单音性喘鸣; 有学者认为气道软化为儿童迁延性细菌性支气管炎(protracted bacterial bronchitis, PBB)的病因, 气道的软化导致正常肺部的防御机制受损。正常情况下, 用力呼气增加了气流速度, 产生气流喷射, 有利于气道分泌物的排出; 病理情况下, 软化的气管支气管段内陷, 造成通气不畅, 其结果阻碍气道分泌物的排出, 导致气道黏液清除缺陷。因此, 儿童无法清除吸入的口腔分泌物, 导致气道的长期低度感染或反复感染。

（二）临床表现　多在出生后 2 个月时症状较明显。主要症状有呼气性喘鸣或不同程度的咳嗽、喘息和发作性呼吸困难、呼气相延长和分泌物清除障碍, 在用力呼吸时症状更严重。病程持续数月至 1~2 年, 影响小儿喂养和呼吸, 导致吸入性肺炎、营养不良或反复呼吸道感染, 如 PBB。最严重的症状为反射性呼吸暂停(reflex apnea), 常于

喂食时或在进餐 10 分钟内发生。患儿表现为青紫、呼吸暂停,常伴有全身肌肉无力。长期缺氧者可出现胸廓畸形。

胸外动态气道塌陷引起吸气症状,包括喘鸣、吸气相延长和低肺容积。

(三)影像学表现 胸部 X 线片可显示大气道管腔有无狭窄(包括呼、吸气相观察比较),能反映肺内感染、肺气肿、肺不张及纵隔情况。但研究表明,X 线片诊断 TBM 的敏感度仅约 62%。

胸部 CT 扫描快速、无创,并可将图像资料重建成二维及三维图像,包括仿真支气管镜成像,可较敏感地反映患儿大气道情况。因此,在诊断儿童气道疾病方面有其独有

的价值,可作为喘鸣患儿或怀疑 TBM 患儿的首选诊断方法。增强肺 CT 能较好显示纵隔内心脏、血管结构,了解纵隔内有无占位性病变,可用以除外外压性气管支气管软化。

(四)支气管镜检查 支气管镜检查是目前 TBM 诊断的金标准。

支气管镜检查应在局麻下进行,以保证患儿自主呼吸和必要的咳嗽反射,以便观察咳嗽或深呼气时软化的气管管壁的内陷,这一重要指征在平静呼吸时是观察不到的(图 41-2-1)。而应用全身麻醉时则抑制自主呼吸和咳嗽,不易观察到呼气相管壁的内陷。

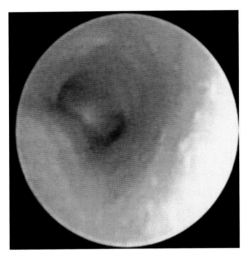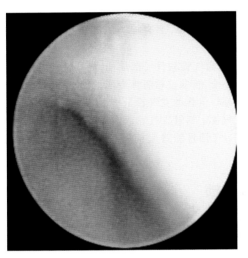

图 41-2-1 支气管镜检查观察软化的气管管壁的内陷

(五)诊断 根据患儿间歇性呼气性喘鸣和/或犬吠样咳嗽,安静或入睡后症状缓解或消失,哭闹或用力呼气时症状明显;反复呼吸道感染或运动后喘鸣,但常规平喘治疗无效提示诊断。影像学或支气管镜检查提示气管支气管壁在呼气时动力性内陷,致管腔内径明显缩小,尤其是支气管镜检查是诊断气管支气管软化的重要方法。支气管镜诊断的分度标准:呼气相气管直径内陷 ≥1/3 为轻度;至 ≥1/2 为中度;至 ≥4/5 接近闭合,看不到圆形管腔为重度。进一步需要除外继发性 TBM 而确诊。

(六)鉴别诊断 TBM 有很高的发病率,重症患儿死亡率可高达 80%。由于其临床症状、体征的非特异性,易于漏诊或误诊为哮喘等其他呼吸系统疾病,从而延误病情。因此,应注意同婴幼儿哮喘、异物吸入、继发性 TBM 及其他喉与气道先天畸形疾病鉴别。

(七)治疗 对于多数原发性 TBM 患儿,无需干预。因随着孩子长大,气管软骨亦变得坚固,轻中度患儿其症状多在 1~2 岁时消失。有反射性呼吸暂停、反复肺炎或长期不能摆脱机械通气的患儿,则需进一步的治疗干预。可选择的治疗方案主要有如下几种:

1. 气管切开术及长期机械通气 多数患儿在平均 30 个月后可进行除套管术,无需进一步干预治疗。但治疗过程中可出现反复的支气管痉挛、反复感染和继发性 TBM 等不良反应,部分患儿还会出现拔管困难。

2. 持续气道正压(continuous positive airway pressure,CPAP) 对中、重度患儿疗效较佳,可作为主要治疗手段或其他方案的辅助治疗。

3. 主动脉固定术或气管固定术 手术指征包括反复肺炎、间歇性呼吸道梗阻、反射性呼吸暂停及无法拔管等。有文献报道此治疗对急性危及生命的局限胸腔内的气管软化是安全可靠的方法。但其有创性及疗效的不确定性成为临床应用的障碍。

4. 放置支架 气道内放置支架可以有效阻止气道塌陷,且侵袭性小,手术后恢复时间缩短。在保守治疗失败时,可选择气道内放置支架。生物打印是 3D 打印技术最前沿的领域,利用干细胞作为打印材料,打印出来的组织和器官会自动形成血供和其他内部结构。3D 打印技术的应用,可以为儿童气管软化提供个性化的生物材料。

(八)预后 大多数健康甚至是早产的婴儿,原发性 TBM 随年龄增长可自愈,在 2 岁前可摆脱这种状况。而

在有相关组织病变及伴先天性综合征者,TBM常持续存在,甚至危及生命。

三、先天性气管狭窄

当气管管腔直径与残存正常气管管腔直径相比,缩小达50%以上时,即为气管狭窄。先天性气管狭窄(congenital tracheal stenosis,CTS)是指由于气管本身或邻近组织发育异常而致的气管狭窄,可累及部分或全段气管。

先天性气管狭窄极少单独存在,占10%~25%,多数合并先天性心血管畸形,可达50%。

(一)病因及发病机制　先天性气管狭窄的病因及机制尚不明确。在气道发育过程中,任何障碍和停顿均可造成气道的畸形。

气管远端的节段性狭窄可与左肺动脉异常有关,即所谓的"肺动脉吊带"(pulmonary artery sling),另外主动脉弓发育不良,如双主动脉弓形成的血管环可压迫气管或食管,致气管狭窄。

根据气管狭窄段的位置,一般将其分为三型:Ⅰ型指气管全段的发育不良伴狭窄;Ⅱ型为漏斗形狭窄,最狭窄处多位于近气管隆突的气管中下段;Ⅲ型为节段性狭窄,狭窄部分使气管呈沙漏样外观。每一型均可发生长段气管狭窄(congenital long-segment tracheal stenosis,CLSTS)(指狭窄段超过气管全长的1/2),以Ⅰ型最严重。另外,当伴气管性支气管时,桥支气管狭窄,其上的气管也有不同程度的狭窄,视为Ⅳ型。

(二)临床表现　气管狭窄程度较轻的患儿可无明显症状,或有轻微症状。随着患儿的生长,狭窄段也可相应增宽,症状可缓解或消失。但对于长段气管狭窄或伴有其他发育异常的患儿,症状则会越来越重。这些患儿可在出生时即出现呼吸困难。表现为双相性喘鸣、吸气性三凹征和反射性呼吸暂停等,常伴有生长落后。其典型临床体征为双相湿啰音,是由分泌物被气流推动通过气管远端狭窄区域时而产生,称"洗衣机"呼吸('washing machine'breathing)。

双主动脉弓形成的血管环最紧,多在出生时或出生后不久即出现持续性喉鸣,以呼气相更为明显,严重者有呼吸困难和发绀,咽下困难并不多见,肺动脉吊带患儿在出生后不久即可出现呼吸道症状,最常见表现是气促、喘鸣、三凹征及咳嗽,严重者还有呼吸困难、发绀、窒息和呼吸暂停等,可引起意识丧失、抽搐甚至死亡。呼吸道感染或喂奶引起的反流吸入可使病情恶化,如无有效治疗,病死率可达90%。

(三)影像学表现　胸部X线片及气道荧光透视可显示整个气道,有助于诊断,但易漏诊。肺动脉吊带X线片可有以下特点:①右主支气管向前,气管下段和隆突向左移位;②左肺门较正常偏低;③可见右肺过度通气,双侧肺野充气不对称表现。

螺旋CT三维重建气管、支气管树成像(CT tracheobronchography,CTB)是近年来用于气管、支气管病变诊断的新方法(图41-2-2)。CTB无创,其显示能力基本达到了支气管造影的水平,是目前诊断气管狭窄的无创性最佳手段。

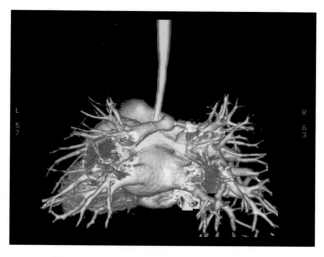

图41-2-2　肺动脉吊带螺旋CT三维重建
蓝色部分为气管成像,气管下段被异常起源的左肺动脉环绕压迫。

MRI最小密度投影也可显示气管狭窄,但由于气管与周围组织差别相对小,最小密度投影重建后图像不如CT,故气管狭窄的诊断不能依靠MRI。MRI在显示气道同相邻血管的关系方面很有价值,无须静脉注射造影剂。

另外,彩色多普勒超声心动图、心导管和造影检查可有助于检出气管狭窄合并的心血管畸形。

(四)支气管镜检查　过去,诊断及评价气管狭窄的金标准为硬支气管镜检查。现在,软式支气管镜检查作为一种微创技术,不受场地限制,可直观地做出气管狭窄的判断,提示受压或发育不良的气管和支气管的位置,并评价其严重程度;近年来已成为首选的检查手段(图41-2-3)。

但对于严重狭窄或完全梗阻的气道,支气管镜可能难以到达其远端探查。因此胸部螺旋CT气道三维重建联合支气管镜检查,可基本确定气管狭窄的内部和外部因素。

(五)诊断　先天性气管狭窄确诊并不难,因此对本病保持警惕是提高诊断率的有效方法。而对于有症状的儿童,确定其导致固定性气管狭窄的原因是至关重要的。胸部螺旋CT三维重建及支气管镜检查可确诊。需除外获得性气管狭窄,如室间隔缺损、法洛四联症和肺动脉吊带。

(六)鉴别诊断　本症主要与其他可引起喘鸣、呼吸困难的疾病鉴别。对于新生儿、婴儿的呼吸困难,应注意先天畸形、婴幼儿哮喘、异物吸入、感染及各种获得性气管狭窄等疾病。

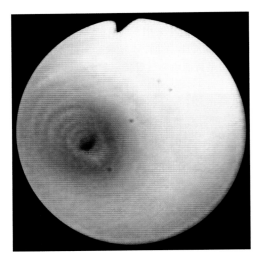

图 41-2-3　肺动脉吊带支气管镜下所见

气管下段呈漏斗样狭窄，有环-吊复合体形成，外径 2.8mm 支气管镜难以通过。

（七）治疗　　一般认为，儿科患者可耐受气管有 50% 的狭窄而无症状。狭窄超过 50% 则通常需干预。尤其对狭窄段长、漏斗样气管狭窄，一般主张外科手术治疗。

1. 一般治疗　　一般治疗包括呼吸道感染的治疗、加湿氧疗及肺部理疗等。同时应注意喂养，预防感染。对于轻症患儿，可在严密监测下行保守治疗。部分患儿可因狭窄段随生长发育而增宽，从而可免于手术干预。

2. 手术　　多数有症状的气管狭窄患儿需手术治疗。目前尚无统一的标准治疗方案。婴幼儿气管狭窄的纠治方法取决于气管狭窄的类型。Slide 气管成形术采用自体的气管组织重建气道，吻合口牢固稳定，而且保持了正常的气管内膜，保证术后气管内壁的细胞功能和良好生长，是长段气管狭窄的最佳手术方法。血管环合并气管狭窄增加血管环手术的风险。合并心脏病者，一期手术并没有增加合并症的风险。3D 打印技术能为先天性气管狭窄术前诊断和手术方案的设计、术中决策和操作提供很好的指导，提高气管狭窄手术治疗的成功率。

（刘秀云　申昆玲）

参考文献

[1] JEDERLINIC PJ, SICILIAN LS, BAIGELMAN W, et al. Congenital bronchial atresia[J]. A report of 4 cases and a review of the literature. Medicine (Baltimore), 1987, 66 (1): 73-83.

[2] 邓宇, 郑晓涛, 陈准, 等. 先天性支气管闭锁的多层螺旋 CT 诊断[J]. 影像诊断与介入放射学, 2016, 25 (1): 21-24.

[3] THACKER PG, RAO A-G, HILL JG, et al. Congenital lung anomalies in children and adults[J]. Radio Clin North Am, 2014, 52 (1): 155-181.

[4] BOOGAARD R, HUIJSMANS SH, PIJNENBURG MW, et al. Tracheomalacia and bronchomalacia in children: incidence and patient characteristics [J]. Chest, 2005, 128 (5): 3391-3397.

[5] HYSINGER EB, PANITCH HB. Paediatric tracheomalacia [J]. Paediatr Respir Rev, 2016, 17: 9-15.

[6] 江沁波, 刘玺诚, 江载芳, 等. 小儿气管支气管软化症临床表现及纤维支气管镜诊断研究[J]. 中国实用儿科杂志, 2002, 17 (5): 277-279.

[7] DAVE S, CURRIE BG. The role of aortopexy in severe tracheomalacia [J]. J Pediatr Surg, 2006, 41 (3): 533-537.

[8] ZEE DD, STRAVER M. Thoracoscopic aortopexy for tracheomalacia[J]. World J Surg, 2015, 39 (1): 158-164.

[9] MORRISON RJ, HOLLISTER SJ, NIEDNER MF, et al. Mitigation of tracheobronchomalacia with 3D-printed personalized medical devices in pediatric patients[J]. Sci Transl Med, 2015, 7 (285): 285ra64.

[10] 姚凤芝, 安永. 先天性气管狭窄的诊治[J]. 心肺血管病杂志, 2014, 33 (1): 127-129.

[11] RESHEIDAT A, KELLY T, MOSSAD E. Incidental diagnosis of congenital tracheal stenosis in children with congenital heart disease presenting for cardiac surgery [J]. J Cardiothorac Vasc Anesth, 2019, 33 (3): 781-784.

[12] 徐志伟, 王顺民, 陆兆辉, 等. Slide 方法在小儿先天性气管狭窄的应用[J]. 中华小儿外科杂志, 2011, 32 (3): 165-168.

[13] Xue B, Liang B, Wang S, et al. One-stage surgical correction of congenital tracheal stenosis complicated with congenital heart disease in infants and young children [J]. J Card Surg, 2015, 30 (1): 97-103.

[14] 王涛, 谢艳丽, 汪力, 等. 婴幼儿血管环合并先天性气管狭窄的诊断与治疗[J]. 中华实用儿科临床杂志, 2013, 28 (7): 556-558.

[15] 王浩, 张恒一, 王顺民, 等. 3D 打印技术在先天性气管狭窄诊断与手术治疗中的应用[J]. 中国胸心血管外科临床杂志, 2017 (3): 169-174.

第三节
肺动脉发育不全

肺动脉瓣以上的肺动脉系统发育障碍，称肺动脉发育不全。先天性单侧肺动脉发育不全（congenital unilateral agenesis）、单侧肺动脉缺如（unilateral absence of the pulmonary artery, UAPA）、单侧肺动脉发育不良（unilateral hypoplasia of a pulmonary artery, UHPA）是少见的先天畸形。UAPA 可以发生于左侧或右侧肺动脉，常伴有先天性心血管疾病如法洛四联或三联症、房、室间隔缺损、右位主动脉弓、肺动脉闭锁及大动脉错位等。UHPA 可以单独发生，较少见。

一、单侧肺动脉缺如

单侧肺动脉缺如（unilateral absence of pulmonary artery, UAPA）是一种非常罕见的先天性肺血管畸形，右肺动脉缺如多见。1868 年由 Frantzel 首次报道，国外报道 UAPA 的发病率约为 1/20 万，国内 1988—2009 年的文献也报道了 235 例患者。男女发病比率无明显区别。单纯性 UAPA 相对少见，大部分合并心血管畸形，最常见的畸形为法洛四联症；20% 为单发。

（一）病因　　肺动脉由胚胎发育初期第 6 对动脉弓发育而来。UAPA 可能由第 6 对动脉弓发育缺陷或过早闭塞所致。由于肺内血管由胚芽的原始血管发育形成，因此缺如侧肺动脉的远端部分和肺内血管常存在。本病可以单侧也可双侧发生,但双侧者出生后就夭折,所以临床上以单侧病例多见。

(二)病理生理

1. 患侧肺血供差 UAPA患者患侧主肺动脉缺如,患侧肺的供血动脉主要依靠支气管动脉、迷走动脉等动脉分支形成的侧支循环供血,供血较差。

2. 呼吸功能下降 通气下降,换气减少,通气血流比例失调,导致呼吸功能下降。

3. 肺动脉高压 由于呼吸功能下降,导致缺血缺氧,使血管收缩,肺血管阻力增加,易致肺动高压。

4. 心功能降低 长期肺动脉高压可导致心功能降低,严重时可导致右心室扩大和右心衰。

(三)临床表现

单纯型UAPA患者早期多无特异症状。也可以有呼吸困难、发绀、反复呼吸道感染等症状。

由于肺内供血差,低通气,UAPA患者易患肺部感染。大多数患儿因反复呼吸道感染就诊。由于UAPA患者侧支循环发育不好,咯血也是常见的症状。Ten等回顾性分析了1978—2000年文献报道的108例单纯性UAPA,37%有反复的肺部感染,40%有呼吸困难及活动受限,约20%表现为咯血,44%存在肺动脉高压。合并心血管畸形的患者也合并相应的临床表现。查体常可发现患者口唇发绀、患侧胸廓较健侧小、呼吸音降低,心脏与纵隔移向患侧,偶可在心底部闻及收缩期杂音。肺动脉高压者可出现肺动脉瓣第二心音亢进等体征。

(四)辅助检查

目前常用的影像学诊断方法有胸部X线片、肺CT、CT肺血管造影(CTA)、心脏超声及心血管造影等。

胸部X线片是最常用的筛查方法之一。UAPA的X线片、CT表现为:患侧肺纹理稀疏、肺容积减小、透光度减低、纵隔移位及患侧肺动脉段缺如,见图41-3-1。

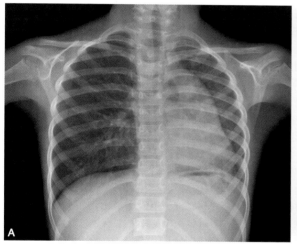
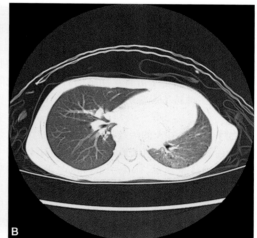
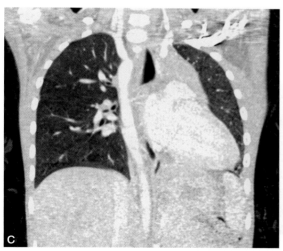
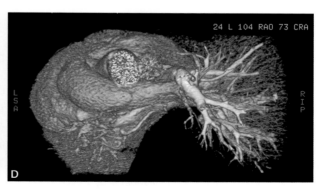

图41-3-1 UAPA患儿(女性,7岁)影像学表现

A.胸部X线片示左肺体积小,纵隔移位明显,左肺透光度降低,肺纹理纤细不清;B.CT平扫示左肺体积小,纵隔移位,肺纹理纤细、毛糙,透光度明显减低;C.冠状位图像示左肺纹理纤细,纵隔移位;D.CTA三维重建图像示左侧肺动脉主干缺如。(孙记航医师提供上述图片)

CT 肺血管造影（CTA）是目前无创观察肺动脉缺如的较好方法。典型的 CTA 三维重建表现为，缺如侧肺动脉起始部或近端呈盲端，血管壁规则，断端光滑，远端未见显影，亦未见相延续的血管影。

心血管造影是目前诊断的金标准，它可以反映侧支血管情况，而且能同时反映并存的心血管畸形。不足之处是有创、价格较高。

（五）诊断与鉴别诊断　X 线片示心影增大，肺血多，肺纹理增加，若患侧肺由多支小动脉供血则表现为患侧肺发育不良、胸廓小、肋间隙变窄、膈肌上升、纵隔移位等。心电图检查示电轴右偏，右心室肥厚。超声心动图了解肺动脉的左右分支是否存在。右心室或主肺动脉造影可见患侧肺动脉不显影。同位素检查可进一步证实两侧肺内血流分布情况。

本病需与以下疾病鉴别：

1. 肺动脉主干栓塞　肺栓塞患者常有深静脉血栓性静脉炎或风湿性心脏病史等危险因素，起病较急，常引起急剧的呼吸困难、胸痛、心动过速和低血压性休克等，造影表现：肺动脉管腔完全阻塞，呈截断状或杯口状，而本病造影表现为缺如侧肺动脉呈一边缘光滑的盲端。

2. 肺动脉起源于主动脉　是一侧肺动脉起源于主动脉的先天畸形，患侧肺动脉主干可自主动脉的升部、弓部或降部发出，可通过升主动脉造影鉴别。

（六）治疗　UAPA 的治疗主要是手术治疗。由于患侧肺动脉的远端部分和肺内血管常存在，国外对于小于 2 岁的儿童进行肺动脉重建，认为手术可以改善患儿的症状和预后。国内尚无相关手术的报告。

对于反复呼吸道感染或咯血的患儿可以通过选择性体肺侧支血管栓塞和结扎，减少患侧肺组织血供，改善症状。对于栓塞治疗无效的患儿，也可以采取全肺或肺叶切除。由于全肺或肺叶切除易造成胸廓塌陷，手术多在青少年期进行。

无法手术的患者，应该避免妊娠和高原活动这两个易诱发肺动脉高压的因素。对于合并肺动脉高压的患者，可以使用血管扩张剂和前列腺素等药物治疗。

二、肺动静脉瘘

肺动静脉瘘（pulmonary arteriovenous fistula，PAVF）是肺动脉和肺静脉之间的异常通路，形成血管瘤样的囊腔，使部分肺动脉血液不流经肺泡毛细血管床进行氧合而直接回流到左心房。PAVF 不常见，为异常扩张的血管。PAVF 临床和影像学分为简单和复杂的类型，通常与遗传性出血性毛细血管扩张症（HHT）相关。PAVF 的瘘口多位于胸膜下，突出于肺表面；少数埋在肺实质内。

（一）病因　病因不明，80% 以上 PAVF 为肺毛细血管网发育不全。有文献报道本病的发生与遗传性出血性毛细血管扩张症有关。遗传性出血性毛细血管扩张症为常染色体显性遗传，超过 20% 的遗传性出血性毛细血管扩张症患者常并发 PAVF。位于染色体 9q34.11 的 *endoglin* 基因变异相关的遗传性出血性毛细血管扩张症，并发 PAVF 的概率更高。另外，47% ~ 80% 的先天性 PAVF 同时存在遗传性出血性毛细血管扩张症。

（二）病理　据病理学表现，可将 PAVF 分为囊状型和弥漫型，囊状型 PAVF 可表现为单发或多发，单发的 PAVF 患者病变多为囊腔状或蜂窝状，多发的 PAVF 患者病变为数个大小不一的小囊腔，囊腔为扩张的血管。弥漫型可局限于一个肺叶或遍及两肺，动静脉间仅有细小瘘管相连而无瘤囊形成。囊状型又可分为单纯和复杂亚型，单纯型为 1 支供血动脉与 1 支引流肺静脉直接相连，瘤囊无分隔；复杂型为供血肺动脉与引流肺静脉均为 2 支及其以上，瘤囊常有分隔。60% ~ 80% 的 PAVF 属单纯型。约 95% 的 PAVF 由肺动脉供血，余由体循环动脉供血或两者共同供血。

（三）临床表现　50% ~ 70% 的 PAVF 为单发，25% ~ 50% 为多发；双侧者为 8% ~ 10%。囊壁很薄，不论瘘口大小，都可能自发性破裂，引起大咯血或血胸，或形成局限性含铁血黄素沉着症。

当瘘口直径 >2cm 或分流量 >20% 时，可有体循环血氧饱和度下降，出现低氧血症的表现，如患儿哭闹或活动后出现心悸、呼吸困难、发绀、杵状指（趾）和红细胞增多症。其中发绀、红细胞增多和杵状指（趾）为本病典型三联征。较年长儿童可表现为反复咯血，甚至大出血、血胸、休克；还可导致血管内膜炎、肺脓肿。

PAVF 可以合并有遗传性出血性毛细血管扩张症（也称为 Osler-Weber-Rendu 病）；在身体的其他部位可有血管痣。并发遗传性出血性毛细血管扩张症者常有反复鼻出血、血尿和咯血。

当 PAVF 有血栓形成、并发感染时，可有高热、头痛或抽搐、偏瘫。

（四）诊断和鉴别诊断

1. X 线表现　有圆形、椭圆形或串珠状影像，常呈局限性块影，密度均匀，边缘清楚。透视下可见块影搏动。

2. 肺 CT　显示供应血管和引流血管。多层螺旋肺 CT 血管成像（multislice spiral CT angiography，MSCTA）可以从不同角度显示血管三维空间结构和病变特征，对瘤囊直径、瘘口大小的判定、病情预测和治疗方案的制订有着重要的临床意义。目前 MSCTA 已成为 PAVF 主要的影像学诊断方法之一，还可用于 PAVF 栓塞治疗后的疗效评价和定期随访。双源 CT 肺动脉成像诊断肺动脉瘘准确度 95.3%，敏感度为 92.3%，特异度为 100%，阳性预测值 100%，阴性预测值 89.2%，可见弥漫型 PAVF 受累肺叶磨玻璃病灶内同时包含增粗的小肺动脉及小肺静脉两种血管。

3. 磁共振血管成像　对 10mm 以上的成像与数字减影

血管造影技术（digital subtraction angiography，DSA）接近，但对 5mm 以下的病灶不能很好显示。

4. 肺动脉造影　显示瘘的确切部位、大小、数目、供血动脉和引流静脉数量及分流量的多少，且可在检查中同步完成治疗。

（五）治疗　　PAVF 治疗的目的是改善患者缺氧症状，预防脑栓塞、咯血、胸腔内出血等严重并发症。PAVF 治疗选择的不同取决于病变的位置和严重程度。

对症及手术根治：本病传统的治疗方法是手术切除，具有治疗彻底、不易复发等特点，但手术创伤大，会使患者丧失部分肺功能。手术治疗适应证为：中央型较大病灶；供血血管>2cm 的孤立性病变；咯血和血胸的急诊患者；动脉栓塞术后发生栓塞并发症，特别是伴有脑梗死者；栓塞风险较大者；造影剂过敏者。对孤立性病变应优先考虑行电视胸腔镜手术，该术式具有合并症少、创伤小、恢复快等特点。

经导管栓塞或封堵术已广泛用于 PAVF 的治疗，具有相对高效安全、创伤小、恢复快等特点，可最大限度保留肺组织，并可多次重复操作。对于靶血管直径<5mm 的 PAVF 可试用弹簧圈栓塞；对于靶血管直径>5mm 的 PAVF 选用动脉导管未闭封堵器进行封堵。文献报道介入栓塞或封堵术治疗 PAVF 总体效果良好，其中常见并发症有：封堵器移位、脱落，致远端体循环异位栓塞或反流，造成其他肺动脉分支栓塞；误栓正常血管致肺梗死、血栓脱落或空气逆栓塞；术后反应性胸膜炎和肺纤维化。

本病自然预后不良，未治疗者多死于出血、脑梗死及脑脓肿，病死率达 11%。

（刘秀云　申昆玲）

参考文献

[1] TENHARKEL AD, BLOM NA, OTTENKAMP J. Isolated unilateral absence of a pulmonary artery: a case report and review of the literature [J]. Chest, 2002, 122 (4): 1471-1477.

[2] 陈玉林, 刘民杰. 单侧肺动脉缺如 1 例报道和中文文献分析[J]. 临床荟萃, 1994, 26 (7): 51-52.

[3] Kruzliak P, Syamasundar RP, Novak M, et al. Unilateral absence of pulmonary artery: pathophysiology, symptoms, diagnosis and current treatment [J]. Arch Cardiovasc Dis, 2013, 106 (8/9): 448-454.

[4] 孙记航, 段晓岷, 张鑫, 等. 儿童单侧肺动脉缺如 X 线平片及 CT 表现[J]. 中国介入影像与治疗学, 2014, 11 (7): 443-445.

[5] 张丽君, 黄小勇, 杜靖, 等. 先天性单侧肺动脉缺如 25 例影像学诊断[J]. 心肺血管病杂志, 2013, 32 (3): 305-308.

[6] 戴汝平. 心血管病 CT 诊断学[M]. 2 版. 北京: 人民卫生出版社, 2013: 472-474.

[7] 刘瀚旻, 陈莉娜. 先天性肺动静脉瘘[J]. 中华实用儿科临床杂志, 2016, 31 (16): 1216-1218.

[8] 曹磊, 任华, 李单青, 等. 肺动静脉瘘的诊断与治疗（附 16 例报告）[J]. 北京医学, 2011, 33 (4): 298-300.

[9] AHN S, HAN J, KIM HK, et al. Pulmonary arteriovenous fistula: clinical and histologic spectrum of four cases [J]. J Pathol Transl Med, 2016, 50 (5): 390-393.

[10] SHOVLIN CL. Pulmonary arteriovenous malformations [J]. Am J Respir Crit Care Med, 2014, 190 (11): 1217-1228.

[11] GILL SS, RODDIE ME, SHOVLIN CL, et al. Pulmonary arteriovenous malformations and their mimics [J]. Clin Radiol, 2015, 70 (1): 96-110.

[12] 管学春, 柯红红, 吕滨, 等. 双源 CT 对肺动静脉瘘的诊断研究 [J]. 放射学实践, 2017 (10): 1027-1031.

[13] 刘明, 姜格宁, 丁嘉安. 肺动静脉瘘的外科治疗[J]. 中国胸心血管外科临床杂志, 2012, 19 (2): 205-207.

[14] 谢兆丰, 张智伟, 钱明阳, 等. 经导管介入治疗肺动静脉瘘 7 例 [J]. 中国介入影像与治疗学, 2013, 10 (4): 254-255.

第四节
单侧透明肺综合征

单侧透明肺综合征（unilateral hyperlucent lung syndrome），简称单侧透明肺，也称为 Swyer-James-Macleod 综合征，是一种少见的独立疾病。临床上以胸部影像学呈某一肺叶或单侧肺有呼气相气体潴留、肺血管纹理稀少、肺体积减少为主要特征。1953 年由 Swyer 和 James 首先报告，1954 年 Macleod 再次报道了类似患者而得名。

一、发病机制

目前单侧透明肺的发病机制尚不清楚，有三种学说。

（一）感染因素　　多数学者认为患儿在幼年时期受感染及理化因素刺激，如腺病毒肺炎、麻疹、百日咳、结核，导致细支气管炎、闭塞性细支气管炎、气道闭塞，影响肺泡发育的结果。

（二）先天发育畸形　　有学者认为是在先天性肺动脉发育不全基础上，继发支气管和肺部感染，发生闭塞性细支气管炎，进而形成阻塞性肺气肿。由于肺动脉发育不全和肺气肿两种因素使肺透亮度增加。

（三）其他　　也有学者认为特发性单侧透明肺的患儿，肺动脉、支气管和肺组织三者均有发育障碍，在此基础上再继发感染后形成。

二、病理

主要是闭塞性细支气管炎的改变。气道内不同程度的慢性炎症，纤维化损害支气管树，导致远端小气道结构破坏和扩张，肺泡数量减少，肺泡气肿，气体潴留；肺泡间隔的纤维化导致肺微血管床闭塞，毛细血管减少，血管床面积减少，肺血流灌注不足，肺动脉发育受限。由于幼年发病时患肺尚未发育成熟，导致患肺全肺或局部肺泡数量减少，肺血管发育障碍，患肺体积往往较小，甚至形成毁损肺。

三、临床表现

单侧透明肺常发生于一侧，以左侧多见，男性多于女性。其临床表现多种多样，大部分自幼体质较差，表现为反复的肺部感染，常有咳嗽、咳痰、胸闷、气短，喘息或活动后呼吸困难等症状，少数有咯血，多为痰中带血丝。有一部分患者无任何临床症状，常规检查或继发感染时发现。

四、辅助检查

（一）X线检查 胸部X线片（图41-4-1）是本病的主要诊断手段。胸部X线片显示患肺或肺段透光度增加，肺野和肺门偏小，肺纹理稀疏、纤细，有不同程度的支气管扩张。重症患者纵隔向患侧移位。

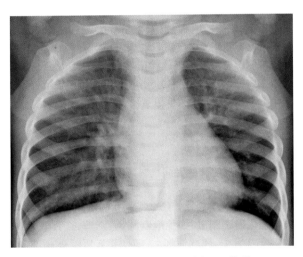

图41-4-1 单侧透明肺的胸部X线片

（二）肺部透视 呼吸时患侧肺体积不变或较健侧缩小，同时伴有纵隔摆动。呼气时患侧肺透光度明显大于健侧，肺纹理稀疏，肺野缩小不明显甚至增大，纵隔向健侧移位，提示呼气相气体潴留。

（三）CT检查 患侧胸廓狭小，表现为胸廓轻度塌陷，肋间隙略窄，纵隔气管轻度偏向患侧。患侧肺透亮度增高，中内带非血管性纹理增粗、紊乱，外带纹理稀少，界限分明。患侧肺血管纹理细小、稀少。可有支气管扩张、"马赛克"征等表现（图41-4-2）。

（四）放射性核素检查 患侧明显灌注不足，通气显像核素稀疏且排空延迟。

（五）肺动脉造影 患侧肺肺动脉主干细小，周围分支细而小。

（六）肺功能 阻塞性通气功能障碍。

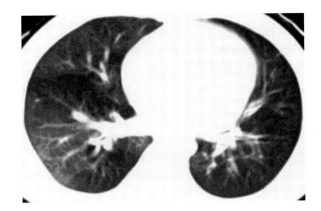

图41-4-2 单侧透明肺的CT表现

五、诊断标准

1. 幼年时有下呼吸道或肺部感染史。
2. 临床上可表现为慢性呼吸道症状。
3. 查体为单侧肺气肿体征。
4. X线胸片发现单侧肺或肺叶透光度增强，呼气相气体潴留，肺纹理稀疏减少，肺野往往偏小。
5. 胸部增强CT或HRCT示局部肺叶或单侧透明肺，呼气相气体不均匀潴留，呈"马赛克"征，肺血管纹理稀少，肺野偏小或正常，可伴有肺不张、支气管扩张。
6. 应用其他检查手段除外导致单侧透明肺的其他疾病，尤其是先天性肺发育不良等。

六、鉴别诊断

（一）肺气肿 是由于肺弹力组织破坏，肺泡壁破坏，以致终末支气管远端部分包括呼吸性细支气管、肺泡管、肺泡囊及肺泡均膨胀扩张。故影像上虽也有肺透亮度增高，肺纹理稀少，但患侧肋间距较大，肺体积增大，与单侧透明肺不同。

（二）肺囊肿 是在胚胎发育过程中一段支气管从总支气管芽分隔出，其远端支气管分泌的黏液聚集而成，如只一支气管芽阻断，即形成一孤立性囊肿，若几个支气管芽同时隔断，即形成多发性囊肿。X线表现为一孤立性液性囊肿或含气囊肿，或多发性囊肿，可与单侧透明肺相鉴别。

七、治疗

主要决定于临床表现。对一般支气管感染和少量咯血者，主张内科治疗。对感染反复加重或引起重症感染或大咯血时，如仅局限于1~2个肺叶损毁，可考虑肺叶切除术；如仅为大咯血，可行急诊支气管动脉栓塞术治疗。

八、预后

单侧透明肺可导致成人的肺心病、肺动脉高压。健侧肺动脉干增粗与健侧肺代偿性血流增加有一定关系。患侧肺支气管扩张、肺气肿、反复感染、长期慢性咳嗽导致健侧肺逐渐出现慢性支气管炎、肺气肿是肺心病、肺动脉高压的继发因素。

（刘秀云 申昆玲）

参考文献

[1] DA SILVA PS, LOPES R, NETO HM. Swyer-James-MacLeod syndrome in a surgically treated child: a case report and brief literature review[J]. J Pediatr Surg, 2012, 47 (4): e17-e22.

[2] 王勤钵，杨荫清. 特发性单侧透明肺：附 11 例分析[J]. 中华放射学杂志，1989 (1): 23-26.

[3] 刘艳，梅合利，李江红，等. 特发性单侧透明肺的病因探讨[J]. 中国医师进修杂志，2007, 30 (19): 48-49.

[4] TORTAJADA M, GRACIA M, García E, et al. Diagnostic considerations in unilateral hyperlucency of the lung (Swyer-James-MacLeod Syndrome)[J]. Allergol Immunopathol (Madr), 2004, 32 (5): 265-270.

[5] 侯印西，毕立军，姜荣兴，等. 特发性单侧透明肺的影像诊断[J]. 实用放射学杂志，2006, 22 (10): 1207-1210.

[6] DIRWEESH A, ALVAR EC, KHAN M, et al. A unilateral hyperlucent lung-Swyer-James syndrome: a case report and literature review[J]. Respir Med Case Rep, 2017, 20: 104-106.

[7] CAPELA C, GOUVEIA P, SOUSA M, et al. Adult diagnosis of Swyer-James-MacLeod syndrome: a case report[J]. J Med Case Rep, 2011, 5: 2.

第五节 肺隔离症

肺隔离症（pulmonary sequestration，PS），也称为支气管肺隔离症（bronchopulmonary sequestration，BPS），是以肺实质及肺血流供应异常为基础的胚胎发育缺陷。病变肺组织与正常的支气管树不相通，并且由体循环供血。属于先天性肺气道发育畸形的一种，占先天性肺畸形的 0.15%～6.4%。

一、病因

病因不明，Pryce 牵引学说得到多数人公认，即胚胎期在原肠及肺芽周围有许多内脏毛细血管与背主动脉相连，当肺组织发生脱离时，这些相连的血管即逐渐衰退被吸收。由于某种原因，发生血管残存，成为主动脉的异常分支动脉，牵引一部分肺组织而形成隔离肺。

二、发病机制

Smith 提出肺动脉分支发育不全学说，认为肺与体循环之间残留有交通支。出生后，由于体循环的压力高，形成肺内囊肿性改变。胚胎的前原肠额外发育出气管和支气管肺芽，形成囊性肺组织，与相邻的正常肺组织彼此借胸膜隔离。隔离肺的滋养血管来自胸、腹主动脉的异常分支，并经异常静脉系统回流至右心房。

三、病理

隔开的肺在肺叶之内、由同一脏层胸膜所包被者，称为叶内型肺隔离症（intralobar sequestration，ILS），其囊腔病变与正常的支气管相通或不相通。隔开的肺在肺叶之外，不包被在同一脏层胸膜内者，称为叶外型肺隔离症（extralobar sequestration，ELS），囊腔与正常的支气管不相通。

肺隔离症的囊性病变内含棕色液体，病变组织有肺泡、支气管等呼吸上皮结构；或腔内有软骨、弹力组织、肌肉、黏液腺等，可并发支气管扩张，伴炎症表现。

异常动脉大多为 1～3 支，多来自降主动脉，亦有来自腹主动脉。少数叶外型可来自肺动脉、肋间动脉或腹腔动脉。

四、临床和影像学表现

（一）叶内型肺隔离症

1. 临床表现 发病是叶外型的 3～5 倍，而且以左下肺叶发生多见。隔离的肺与支气管不相通时可无临床症状，一旦感染并与支气管树交通时，可出现咳嗽、咳脓痰、咯血等。自幼即有反复的呼吸道感染是叶内型肺隔离症的首要表现之一。

2. X 线表现 叶内型病变的异常肺组织以囊腔型多见，常位于下叶内后方脊柱旁，为含气有液平面的薄壁、不具张力的囊肿，囊腔完全充满液体时呈现密度不均的分叶状“肿块样”表现，囊腔较小时似“蜂窝状”。

（二）叶外型肺隔离症（也称副肺叶）

1. 临床表现 无特征性的临床表现，多因合并其他先天畸形如先天性心脏病、膈疝、肠重复畸形、先天性肺囊肿等而半数以上在 1 岁内得以诊断。

2. X 线表现 呈不含气的球形、肿块状或分叶状致密影，以肿块型多见。常合并肠源性囊肿、支气管囊肿、横膈疝弯刀综合征等其他先天畸形。

五、诊断

X 线检查是最早的诊断线索。胸部 CT 血管重建尤其是 MSCT 可清楚显示异常的体循环血管的供血，以及血管起始部位、分支和走行，是诊断 PS 的可靠手段。血管造影术曾经是诊断 PS 的金标准，但其侵入性操作限制了其在临床上广泛应用。目前常将胸部 CT 血管重建用于 PS 的诊断，可显示 1 支或多支异常供血动脉，诊断准确率达 100%，尤其是增强 MSCT 不仅可检出细小动脉，更能提供异常动脉来源与走行的详细血管路线图，可以帮助完善术前评价，结合其简便、易行、无创的特点，可作为 PS 确诊首选。磁共振血管成像（MRA）也可以显示异常血管的供血。MRI 和 MRA 对碘剂过敏者是较好的选择。

产前超声是诊断 PS 的首选方法,MRI 可直接显示胎儿隔离肺的位置和形态,并确定其供血血管,对于胎儿 PS 的诊断具有较高价值,可作为产前胎儿超声检查的重要补充。文献显示产前超声诊断的 12 例胎儿 PS,超声诊断符合率 83.3%,误诊 2 例(1 例为隔疝,1 例为肺囊腺瘤);产前 MRI 检查诊断准确率为 91.7%,误诊 1 例(隔离肺误诊为腹腔肿瘤)。16 例 BPS 患儿中,15 例患儿的产前 MRI 检查结果与出生后诊断结果一致,其中,叶内型 10 例,叶外型 5 例;1 例产前 MRI 诊断为右肺下叶 BPS,出生后手术病理检查证实为先天性肺囊腺瘤样畸形(congenital cystic adenomatiod malformation,CCAM),产前 MRI 诊断 BPS 的准确率为 15/16。

六、 鉴别诊断

叶内型要与先天性肺囊肿等鉴别;叶外型则需与肺肿瘤鉴别。

七、 治疗

(一)对症治疗 抗感染。

(二)手术 为了尽量保存肺功能,叶内型做肺段切除最为理想。叶外型的临床症状虽然较少,只要诊断明确应切除为宜。婴幼儿特别是新生儿并非手术禁忌。但术前明确诊断很重要,因为隔离肺的血管很短,而且常合并动脉硬化,术中止血困难,易引起大出血。

(三)介入治疗 行主动脉逆行造影,明确隔离肺的异常血管数目及来源后,使用动脉导管栓塞隔离肺的滋养动脉,疗效肯定。

(刘秀云 申昆玲)

参考文献

[1] VAN RAEMDONCK D, DE BOECK K, DEVLIEGER H, et al. Pulmonary sequestration: a comparison between pediatric and adult patients[J]. Eur J Cardiothorac Surg, 2001, 19 (4): 388-395.

[2] 江载芳, 申昆玲, 沈颖. 诸福棠实用儿科学[M]. 8 版. 北京: 人民卫生出版社, 2014: 1311-1312.

[3] 高杨洁, 冯雪莉, 徐保平. 以咯血为主要表现的儿童肺隔离症 1 例病例报告[J]. 中国循证儿科杂志, 2014, 9 (4): 316-319.

[4] 刘娇静, 侯燕莉, 范晓鸽. 儿童肺隔离症的影像学表现[J]. 中国实用医刊, 2018 (2): 1674-4756.

[5] 王海琴, 许攀峰, 周建英. 肺隔离症临床影像病理特征 43 例分析[J]. 中国实用内科杂志, 2015 (5): 427-430.

[6] 刘锋, 关键, 刘树学, 等. 胎儿肺隔离症的 MRI 诊断[J]. 放射学实践, 2014 (5): 560-563.

[7] 杜燕飞, 李传亭, 滕剑波. 产前超声及磁共振成像在胎儿肺隔离症诊断中的价值探讨[J]. 医学影像学杂志, 2014, 24 (9): 1580-1582.

[8] 李志, 朱铭, 董素贞, 等. 产前 MRI 检查在诊断及鉴别诊断胎儿先天性支气管肺隔离症中的临床应用价值[J]. 中华妇产科杂志, 2016
(1): 23-26.

第六节
先天性肺囊肿

先天性肺囊肿(congenital pulmonary cysts)为先天性肺气道畸形(congenital pulmonary airway malformations,CPAM)的一种,在小儿并不少见,也可见于新生儿。

一、 病因和发病机制

肺囊肿是因胚胎发育过程中一段支气管从主支气管芽分隔出,其远端支气管分泌黏液聚积而成。如仅一支气管芽隔断,即形成一孤立性囊肿;若几个支气管芽同时隔断,即形成多发性囊肿。据报道,应用全基因组的拷贝数变异检测,发现 4/12 例支气管源型肺囊肿的患者有 HDAC8 基因部分片段的异常扩增。

病理可分为:①支气管源性,多位于纵隔;②肺泡源性,多位于肺周围,部分位于肺实质内。

二、 临床表现

首发症状出现的年龄自出生后至 14 岁。以反复发作肺部感染为特点。临床表现差异较大,小的囊肿可没有任何症状,较大囊肿多于继发感染或突然胀大压迫周围组织时才出现不同症状。压迫支气管可产生喘鸣、干咳和不同程度的呼吸困难,甚至发绀;压迫食管可致吞咽困难。并发感染时可出现发热、咳嗽、咳痰甚至咯血。

三、 辅助检查

(一)X 线检查 X 线胸片上孤立性液性囊肿呈一界限清晰的圆形致密阴影。孤立性含气囊肿呈一圆形或椭圆形薄壁的透亮空洞阴影,大者可占据半个胸腔。如囊肿与支气管相通,则可见薄壁和含有气液平面的囊肿影(图 41-6-1)。如系多发性囊肿,可见多个环形空腔或蜂窝状阴影分布在一个肺叶内。

(二)CT 检查 对于判断囊肿的部位、大小、数目及鉴别诊断均具有重要意义(图 41-6-2)。

(三)磁共振检查 磁共振检查也可以用于胎儿期先天性肺囊肿和其他肺囊性疾病的诊断,以及判断是否需要急诊外科手术。

四、 诊断

临床上反复呼吸道感染病史,结合影像学上述所见,是诊断先天性肺囊肿的要点。大的先天性肺囊肿胎儿期也可通过超声检查发现。先天性肺囊肿的误诊率高,达 31.3% ~

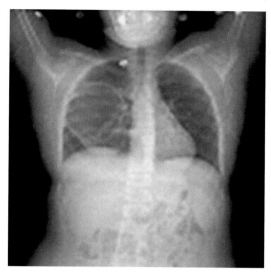

图 41-6-1　X 线胸片示右侧肺囊性大薄壁空腔

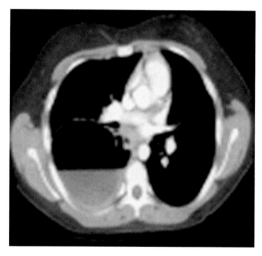

图 41-6-2　CT 示右中下肺野一大薄壁空腔内可见液平

91.2%。因此需要与以下疾病鉴别。

五、鉴别诊断

（一）肺炎后肺大疱　多见于金黄色葡萄球菌等肺炎后,其特点为空腔大小及形状短期内多变,其出现及消失均较迅速。

（二）肺脓肿　肺脓肿壁较厚,周围肺组织多有浸润和纤维性变。

（三）肺结核球、假性炎症性肿瘤、肺棘球蚴病（肺包虫病）、肺吸虫病、肺动静脉瘘等　皆可在肺部出现球形病灶,应与孤立性液性肺囊肿鉴别。

（四）大叶性肺气肿　多以急性呼吸窘迫起病,见

于新生儿期,出生 2~3 个月以后症状明显,与巨大张力性含气囊肿不易区分。

（五）先天性囊性腺瘤样畸形　与多发性肺囊肿鉴别困难,两者均需手术切除治疗。

（六）气胸　气胸时空气在胸膜腔,肺组织被推向肺门,而肺囊肿的含气是在肺实质内,肺尖、肺底和肋膈角仍可有含气或萎陷的肺组织。

（七）横膈疝　可似多发性含气肺囊肿,亦是位于一侧,症状相似,胃肠钡造影可资鉴别。

六、治疗

不论年龄大小,应在控制感染下手术治疗。因引起纵隔移位和对侧肺体积减小,出生后应尽早手术。

（刘秀云　申昆玲）

参考文献

[1] STOCKER JT. Cystic lung disease in infants and children[J]. Fetal Pediatr Pathol, 2009, 28 (4): 155-184.

[2] 郑红, 彭东红. 先天性肺囊性疾病患儿基因组拷贝数变异分析[J]. 临床儿科杂志, 2018, 36 (2): 87-90.

[3] 陈鹏, 王莹, 熊小丽, 等. 先天性肺囊肿 29 例临床及病理分析[J]. 江苏医药, 2013, 39 (3): 327-328.

[4] SHIROTA C, TAINAKA T, NAKANE T, et al. Usefulness of fetal magnetic resonance imaging for postnatal management of congenital lung cysts: prediction of probability for emergency surgery [J]. BMC Pediatr, 2018, 18 (1): 105.

[5] 江载芳, 申昆玲, 沈颖. 诸福棠实用儿科学[M]. 8 版. 北京: 人民卫生出版社, 2015: 1311-1312.

第七节　原发性纤毛运动不良综合征及卡塔格内综合征

原发性纤毛运动不良综合征（primary ciliary dyskinesia, PCD）是一种常染色体隐性遗传疾病,其主要特征为运动纤毛的结构和/或功能的异常,可严重累及呼吸系统,同时也对其他需要纤毛运动的系统有影响。首例 PCD 患者由 Siewert 于 1904 年报道,1933 年 Kartagener 报道了同时合并有鼻窦炎、支气管扩张和右位心的 4 例,后称之为“Kartagener 综合征”。直到 20 世纪 70 年代,卡塔格内（Kartagener）综合征和气道纤毛运动不良之间的相关性才被确定。PCD 的发病率为 1/300 500～1/12 500,存在有器官转位的患者可以直接确认为 PCD。在 PCD 患者中,只有 50% 的患者存在器官转位,不存在器官转位的患者不能排除有 PCD,确诊 PCD

需要使用相对专业的不太普遍的检测,因此给不存在内脏转位的 PCD 患者的确诊带来困难。

一、发病机制

PCD 属于纤毛疾病或纤毛虫病组。纤毛在发育中是高度保守的一种结构,可以在许多器官中发现。纤毛包括有两种类型,即运动纤毛和非运动纤毛。非运动纤毛可存在于视网膜、胆管或肾小管中;而运动纤毛主要包括胚胎节点纤毛和多平面旋转运动纤毛,前者在胚胎形成期间促使细胞运动,对人类器官偏侧化有重要作用;后者主要分布在纤毛细胞上,尤以呼吸道上皮中的纤毛细胞为多。正常的运动纤毛结构是由 9 对外周二联体微管(microtubule doublets, MTD)环绕 1 对中央微管(central pair,CP)组成的 9+2 结构。其中外周微管之间由微管连接蛋白-动力蛋白调节复合体(nexin dynein regulatory complexes,N-DRC)连接,外周微管向内外侧伸展的分别是内动力臂(inner dynein arms,IDA)、外动力臂(outer dynein arms,ODA),内动力臂通过轮辐(radial spokes,RS)与中央微管间相互连接固定。在动力臂的作用下一部分外周微管的活性增强诱导纤毛弯曲。结构如图 41-7-1 所示。PCD 中最常见的是外部和/或内部动力蛋白臂缺乏或缩短。中央或外周微管的数目或位置的缺陷形成与 PCD 相关的另一大类异常。呼吸道纤毛是机体的一种主要防御机制,通过黏液纤毛清除系统,保护气道不受吸入的外界物质的伤害。每根纤毛由超过 250 个围绕微管组装而成的蛋白组成,称为轴丝,从细胞质延伸到纤毛末端。在每个上皮细胞表面约有 200 根像头发一样的纤毛。每根纤毛和邻近的纤毛同步协调性摆动,形成波浪状运动;当纤毛向上摆动时会迅速使顶端上摆穿透黏液层接触到气道微粒或微生物,推动其前进后收缩回来,以利于黏液层能流动,如此协调性运动,使气道微粒或微生物排出。

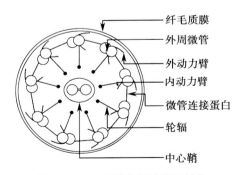

纤毛质膜
外周微管
外动力臂
内动力臂
微管连接蛋白
轮辐
中心鞘

图 41-7-1 正常的运动纤毛结构

PCD 患者及 Kartagener 综合征患者中已知的纤毛缺陷,大多数可能与纤毛发生或结构中涉及一种或多种蛋白突变有关,包括部分或全部内、外部动力蛋白臂缺失、异常,缺失轮辐,缺失中央微管和/或中央鞘管,缺失微管连接蛋白,二联体数目过多,缺失纤毛膜轴丝,纤毛完全缺失或延长等。

PCD 是常染色体隐性遗传或 X 连锁相关的双等位基因突变的遗传疾病。不同的基因突变可以导致不同的 PCD 表型,疾病的严重程度可能也会不同。*DNAI1* 是 1999 年通过候选基因方法发现的第 1 个 PCD 突变基因,至今已证实的突变基因有 30 个,文献报道其中最常见的几种分别是 *DNAH5*(15%~21%)、*DNAI1*(2%~9%)、*DNAAF1*(LRRC50)(4%~5%)、*CCDC39*(2%~10%)、*CCDC40*(2%~8%)、*DNAH11*(6%)和 *LRRC6*(3%)。*DNAI1* 和 *DNAH5* 两个基因突变可以导致外部动力蛋白臂缺失;*LRRC50*(*DNAAF1*)可通过对纤毛的组装影响,引起内外部动力蛋白臂缺失,*LRRC6* 亦可导致两臂缺失;*CCDC39* 和 *CCDC40* 突变可导致内部动力蛋白臂缺失和轴臂异常;而 *DNAH11* 突变时,纤毛结构为正常结构,但仍有 6% 的概率会引起 PCD,具体机制尚不清楚。有文献指出,约有 30% 的 PCD 患者,电镜下观察纤毛结构是正常的,所以对于这一部分患者来说基因分析则成为最终确诊的方法。目前仍有约 1/3 的 PCD 患者尚未证实其存在的基因突变类型,可能有待于进一步研究发现确定更多新的基因突变。

纤毛结构性或功能性异常,黏膜上皮纤毛清除功能障碍,诱发呼吸道反复感染。若胚胎发育过程中,运动纤毛功能缺陷导致 *NODAL* 基因随机表达在左边或者右边。*NODAL* 表达在右边时,将会导致内脏转位,是 Kartagener 综合征患者的典型表现。而 *NODAL* 表达在左边时,内脏则处于正常位置,即可见于无内脏转位的 PCD 患者中。精子尾部也是一种特殊的纤毛,所以,尽管男性患者具有正常的精液量和精子数目,但精子运动力下降,易患有不育症。PCD 的女性患者生育能力会下降,并且宫外孕(即异位妊娠)的出现概率增大。

二、临床表现

患者大多从小就可有鼻塞、呼吸窘迫、咳嗽、咳痰、反复发生的中耳炎症状。

(一)新生儿时期 在这一时期,患者可表现为呼吸窘迫、肺炎、鼻漏和出生后鼻塞,这些典型症状被称为"出生时病毒性感冒"。PCD 患儿要求大量长时间的氧气治疗。相对于其他新生儿,PCD 患儿晚期发作的呼吸窘迫、肺不张和内脏转位的频率均较高。

(二)儿童和成人

1. 呼吸系统 患者由于纤毛结构或功能异常,可反复发生下呼吸道感染,临床表现为慢性咳嗽、咳痰、呼吸困难、咯血等症状。有时临床医师可能误把这些归因于严重的支气管哮喘,但其吸入治疗效果差时,应意识到可能存在 PCD。这些症状均从患者儿童期一直持续发展至成人,并可导致支气管扩张和肺不张。

2. 耳鼻喉科 耳鼻喉科症状,通常成人较儿童期少,但是在成人中也应该被系统性寻找。儿童期,尤其在 2 岁之前,复发或持续的耳科问题占上风,如反复发作的分泌性中耳炎、耳流脓等。随着年龄的增长,耳鸣趋于减少。在成人中,表现有慢性中耳炎。耳膜在成年时常有瘢痕,鼓膜穿孔等并发症更少见。耳聋可能与传导性耳聋有关。鼻部主要的症状是鼻炎、慢性化脓性鼻涕、鼻窦息肉，以及非特异性不发育或发育不全鼻旁窦。

3. 生殖系统　男性患者易患有不育症；患 PCD 的女性生育能力会下降，并且宫外孕的出现概率增大。

4. 其他　患者还可能存在胆道闭锁、肠旋转不良、脑积水等症状。

三、辅助检查

（一）影像学（图 41-7-2）　Kartagener 综合征患者 X 线胸片可见右位心，完全或部分内脏倒置。胸部 CT 显示支气管扩张、支气管壁增厚为最常见改变，同时可见有黏液阻塞、肺实质改变和"马赛克"征。肺部病变多见于两肺下叶，这与囊性纤维化患者好发于上叶不同。

（二）肺功能　肺功能检测可显示中度至重度的阻塞性通气功能障碍，常常与气流受限有关，亦可存在混合型通气功能异常。

（三）辅助检查　目前，全世界范围内诊断 PCD 的检查方法包括：鼻呼出气一氧化氮（nasal nitric oxide，nNO）水平测定、高速数字视频成像（high-speed digital video imaging，HVMA）、透射电镜（transmission electron microscopy，TEM）和基因诊断（genetic testing）等。这些方法分别是临床对 PCD 患者进行筛查、金标准诊断、病因探讨的检测方法。

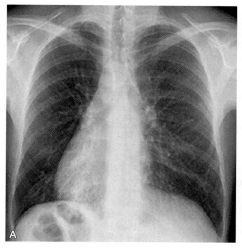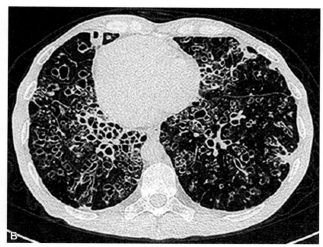

图 41-7-2　Kartagener 综合征患者 X 线胸片（A）和 CT（B）表现

1. nNO 筛查　推荐的第一线筛查试验。内源性 NO 主要由诱导型一氧化氮合酶（iNOS）在鼻窦呼吸上皮内合成，iNOS 基因表达与 PCD 患者鼻腔 NO 水平呈正相关。在健康成人上气道中，鼻腔和鼻窦是 NO 的主要来源。鼻部 NO 低浓度是 PCD 的一个特征。根据 Narang 等的研究，鼻 NO 水平<250ppb 诊断 PCD 的敏感度和特异度分别为 97% 和 90%。通常采用<77ppb 的诊断标准，其灵敏度和特异度能达到 98% 和 99%，并且该项检查为非侵入性，操作简便。除 PCD 外，也有其他报道证实，低鼻 NO 浓度也可以存在其他疾病中，如囊性纤维化和上颌窦炎；因此，存在一定的假阳性率；也有假阴性的可能。当面临强烈的临床怀疑时，应继续进行探索，确定 PCD 的诊断需要补充诊断试验。

2. 纤毛形态及功能观察　对 PCD 患者纤毛形态及功能观察是目前临床诊断 PCD 的金标准，主要的检测方法有 HVMA、TEM 和免疫荧光分析法（IF），检测对象均为呼吸道纤毛上皮细胞，一般利用鼻刷/鼻活检在下鼻甲、中鼻甲或上颌窦处取材。

HVMA 是通过对获得的呼吸道纤毛上皮细胞的纤毛摆动幅度（ciliary beat pattern，CBP）和纤毛摆动频率（ciliary beat frequency，CBF）进行测定，以判断纤毛功能的方法。健康人呼吸道表面纤毛的摆动频率为 6~12Hz，纤毛及其周围邻近纤毛同时协调工作形成波浪状运动图形，推动呼吸道黏液及附着于呼吸道表面的细菌微粒等以 4~20mm/min 的速度向咽部运动，如若纤毛与纤毛之间不协调摆动，不能形成波浪状推进黏液和微粒运动，则清除功能仍为异常。

透射电镜 TEM 是对呼吸道黏膜纤毛上皮细胞的纤毛轴进行横断观察，常常作为高度怀疑 PCD 时的诊断方法。观察纤毛各项超微结构的排列及数量是否有缺陷。虽然透射电镜是对纤毛轴横断面的观察，但其对纤毛方向（ciliary orientation，COR）的判断也有一定作用。常观察到的主要异常包括有外动力蛋白臂缺陷、外部和内部的动力蛋白臂缺陷、径向轮辐或转位缺陷、中央微管对的缺失、纤毛的定向不良和微管的排列紊乱等。而后三种缺陷又可见于感染或炎症，这种继发性改变可能掩盖了 PCD 的诊断，这是这种方法的局限性。在这种情况下，以及材料不足的情况下，需要重复活检。如果材料不足，则可以在无菌环境中体外培养原始细胞，消除潜在的次生缺陷，增加纤毛细胞的数量以供分析。细胞培养可以减少重复活检的数量。正常的超微结构不能排除 PCD 的诊断,一些 PCD 基因与超微结构无关。电子显微镜检查应考虑在临床背景下,并结合其他测试结果,包括鼻腔一氧化氮浓度和纤毛搏动频率及其模式分析。

3. 基因诊断　PCD 是常染色体隐性遗传或 X 连锁相关的双等位基因突变的遗传疾病。不同的基因突变,在 TEM、IF 等检测方法中的表现形式不同。部分 PCD 患者在纤毛结构上不存在缺陷,因此对这部分患者进行基因检测确诊也是一种必要手段。至今已证实的双等位突变基因有 30 个,但仍有约 1/3 的 PCD 患者尚未证实突变基因的位置。为明确 PCD 基因突变的位点,目前常用方法为第 3 代测序

基因测序法、全基因组测序,不仅能达到确诊的目的,也可以发现新突变基因。

四、诊断

PCD 目前尚无统一的诊断方案。但对于存在常见的鼻窦炎、下呼吸道症状、儿童或成人难治性鼻窦炎、中耳炎和反复发作的呼吸道感染等应考虑到 PCD 和 Kartagener 综合征,应积极做全面的临床评估。根据文献,建议诊断流程见图 41-7-3。

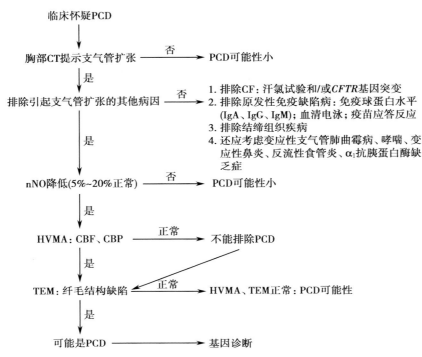

图 41-7-3　PCD 和 Kartagener 综合征建议的诊断流程

五、治疗

PCD 和 Kartagener 综合征的治疗主要为改善呼吸道卫生,防治感染和治疗并发症。严重患者亦可考虑胸部肺移植手术。

(一)改善呼吸道卫生　排痰,通过口服化痰药,例如桃金娘油和 N-乙酰半胱氨酸等;物理治疗,例如运动锻炼、呼气末正压通气、高频胸壁振荡设备等;气道表面湿化,例如高渗盐水雾化吸入、甘露醇吸入等。

(二)抗生素的使用　抗生素应用于感染急性发作情况下。初期基于经验用药,同时进行痰培养,以指导抗生素使用,建议持续使用时间是 14 天。吸入性抗生素通常应用于慢性细菌定植和频繁加重的患者。成人 PCD 中支气管分泌物中最常见的病原体是流感嗜血杆菌、金黄色葡萄球菌和铜绿假单胞菌。慢性铜绿假单胞菌定植的频率随着年

龄的增长而增加,推荐根除,它与支气管扩张症患者预后不良有关。其他痰培养阳性的还有非结核分枝杆菌。大环内酯类药物广泛应用于 PCD 患者。与囊性纤维化和非囊性纤维化支气管扩张类似,低剂量阿奇霉素(250mg/次,1 次/周)可减少频繁加重的患者呼吸恶化的发生。这种效应在 PCD 患者中的表现需要进行具体的研究。

(三)并发症治疗　慢性鼻窦炎可考虑手术治疗,由于抗生素对支气管扩张感染有效,很少推荐进行肺叶切除,晚期可考虑进行肺移植手术。

六、预后

PCD 常常被认为是很少呈进行性加重的。虽然 PCD 的预后优于囊性纤维化,但 PCD 仍然是一个潜在的危险因素,一些患者需要肺移植。各种结构纤毛异常或突变对预后的影响尚不清楚。电镜下有无超微结构异常似乎与表型无

关。与囊性纤维化类似，在一个专门的管理中心，早期适当的管理可以改善患者的预后。在所有情况下，都需要定期监测以评估进展，在肺功能变得不可逆转的下降之前检测肺功能。

（程璘令）

参考文献

[1] TAKEUCHI K, KITANO M, ISHINAGA HA, et al. Recent advances in primary ciliary dyskinesia[J]. Auris Nasus Larynx, 2016, 43 (3): 229-236.

[2] OLM MA, CALDINI EG, MAUAD T. Diagnosis of primary ciliary dyskinesia [J]. J Bras Pneumol, 2015, 41 (3): 251-263.

[3] LUCAS JS, BURGESS A, MITCHISON HM, et al. Diagnosis and management of primary ciliary dyskinesia [J]. Arch Dis Child, 2014, 99 (9): 850-856.

[4] Honoré I, BURGEL PR. Primary ciliary dyskinesia in adults[J]. Rev Mal Respir, 2016, 33 (2): 165-189.

[5] HOSIE P, FITZGERALD DA, JAFFE A, et al. Primary ciliary dyskinesia: overlooked and undertreated in children[J]. J Paediatr Child Health, 2014, 50 (12): 952-958.

[6] KURKOWIAK M, ZIĘTKIEWICZ E, WITT M. Recent advances in primary ciliary dyskinesia genetics[J]. J Med Genet, 2014, 52 (1): 1-9.

[7] 贾雄, 方燕燕, 刘晓红, 等. Kartagener 综合征的影像学诊断价值 [J]. 临床军医杂志, 2014, 42 (11): 1181-1182.

[8] LOBO J, ZARIWALA MA, NOONE PG. Primary ciliary dyskinesia [J]. QJM, 2014, 107 (9): 691-699.

[9] LOBO J, ZARIWALA MA, NOONE PG. Primary ciliary dyskinesia[J]. Semin Respir Crit Care Med, 2015, 36 (2): 169-179.

[10] KNOWLES MR, ZARIWALA M, LEIGH M. Primary ciliary dyskinesia[J]. Clin Chest Med, 2016, 37 (3): 449-461.

[11] KNOWLES RM, DANIELS LA, DAVIS SD, et al. Primary ciliary dyskinesia. Recent advances in diagnostics, genetics, and characterization of clinical disease[J]. Am J Respir Crit Care Med, 2013, 188 (8): 913-922.

[12] 刘娇, 刘恩梅, 邓昱. 原发性纤毛不动综合征诊断方法研究进展 [J]. 临床儿科杂志, 2016, 34 (5): 388-392.

[13] 钟南山, 刘又宁. 呼吸病学[M]. 2 版. 北京: 人民卫生出版社, 2012: 897-899.

[14] SHOEMARK A, DIXON M, CORRIN B, et al. Twenty-year review of quantitative transmission electron microscopy for the diagnosis of primary ciliary dyskinesia[J]. J Clin Pathol, 2012, 65 (3): 267-271.

第四十二章
全身或肺外疾病的呼吸系统表现

第一节
鼻炎、鼻窦炎与呼吸系统疾病

一、概述

　　鼻炎与鼻窦炎分为急性与慢性,其中根据病因的不同慢性鼻炎又分为过敏性鼻炎(allergic rhinitis,AR)与非过敏性鼻炎(non-allergic rhinitis,NAR)。过敏性鼻炎及慢性鼻窦炎(chronic sinusitis,CRS)与呼吸系统疾病关系极为密切,如支气管哮喘、支气管扩张症、COPD、慢性咳嗽、泛细支气管炎、阿司匹林不耐受三联征、纤毛运动不良综合征、鼻窦支气管综合征、变应性支气管肺曲霉病、囊性纤维化、肉芽肿性血管炎、EGPA 等。部分疾病与遗传因素有关,在中国的发病率尽管不及欧洲人或高加索人种高,但也非罕见。

　　同时影响上-下气道的疾病有系统性过敏相关的疾病(鼻炎、哮喘、药物、食物、特应性皮炎等),这些疾病的遗传学、免疫学、解剖学、流行病学、病理生理、临床表现、治疗思路上均有不同程度的关联。2002 年"过敏性鼻炎及其对哮喘的影响(ARIA)指南"和 2013 年由欧洲老年及健康创新联盟提出的气道疾病的整合防控路径(integrated care pathways for airway diseases,AIRWAYS-ICPs),都强调了上气道的过敏性鼻炎与下气道的哮喘属"一个气道、一种疾病",倡导共病共治的理念。国内外诸多专家共识和指南也都对上-下气道疾病应"共病共治"的理念达到了高度的认同。这为上-下气道慢性炎症性疾病做出正确诊断及合理处理,以提高疗效、避免重复用药、减少药物副作用和减轻患者的经济负担提供了有力的帮助。

二、病因和主要危险因素

(一)变应性鼻炎(allergic rhintis,AR)

1. 主要发病原因　AR 的病因诸多,剖宫产、未经母乳喂养、老朋友学说(old friend)、生活环境及用品过度消毒、滥用抗生素、遗传学与家族史、偏食厌食、被动吸烟、环境污染等均被证明与 AR 发病有关。

2. 主要危险因素

(1) 持续接触变应原是 AR 发作及持续的危险因素。

(2) 季节性 AR 户外变应原接触是主要发病风险。AR 可导致邻近器官受累如:分泌性中耳炎(即渗出性中耳炎)、鼻窦炎、腺样体肥大、嗅觉障碍等。

(3) 鼻阻塞导致 OSAS、睡眠障碍等。

(4) AR 是哮喘发病、发作、难控的风险因素,与慢性咳嗽相关,与 COPD 的进行性加重有一定关联。

(二)慢性鼻窦炎(CRS)

1. 主要的发病原因

(1) 由急性鼻窦炎转变而来。

(2) 阻塞性病变如鼻甲肥大、鼻中隔偏曲、鼻腔肿瘤、鼻腔填塞等,导致鼻窦引流不畅。

(3) 胃食管反流及咽喉反流病。

(4) 牙源性感染。

(5) 外伤和异物。

(6) 鼻窦解剖因素如开口不良、无生理开口(常见额窦和蝶窦)。

(7) 全身性因素如免疫性疾病、放化疗、肾功能不良等。

2. 主要的危险因素

(1) 鼻塞脓涕影响病患的生活质量。

(2) 反复呼吸道感染、下气道相关疾病反复难控。

(3) 慢性咳嗽。

(4) 严重并发症有眼部并发症:眶骨壁骨炎、骨膜炎,眶壁骨膜下脓肿,眶蜂窝织炎、眶内脓肿,球后视神经炎。颅内并发症:硬脑膜外脓肿、硬脑膜下脓肿、化脓性脑膜炎、脑脓肿、海绵窦血栓性静脉炎等。

(5) CRS 是下气道炎症性疾病发病和难控的危险因素,如哮喘、阿司匹林不耐受、支气管扩张、细支气管炎(DPB)、慢性阻塞性肺疾病、阿司匹林不耐受三联征等。这类疾病常伴有鼻息肉,术后易复发。20.0%~31.9% 的 CRS 患者可出现哮喘,无哮喘史的 CRS 患者的气道高反应比例亦高达 27.2%。

三、发病机制

(一)AR　　AR 是 IgE 介导的 I 型变态反应。易患个体鼻黏膜初次接触变应原产生特异性 IgE,并与肥大细胞、嗜碱性粒细胞、血小板、活化的嗜酸性粒细胞表面高亲和力受体(FcεRI)及低亲和力受体(FcεRIJ/CD23)结合;当再次接触相同的变应原时,游离 IgE 与肥大细胞和嗜碱性粒细胞表面 IgE 受体结合启动细胞的炎症反应过程,释放炎症介质(组胺和蛋白酶,糜蛋白酶和纤溶酶)及前列腺素 PGDS、半胱氨酸白细胞三烯(CysLTs)、血小板活化因子、缓激肽、白介素、肿瘤坏死因子、粒细胞巨噬细胞集落刺激因子等,导致鼻黏膜炎症反应,表现为喷嚏、鼻痒、清水样鼻涕、鼻塞等,这个过程又称速发反应。约 50% 的患者会发生延迟相反应,出现鼻黏膜明显水肿导致鼻塞。过敏过程涉

及 Th2 细胞因子（1L-3、IL-4、IL-5、IL-10 和 IL-13）、CD40、趋化因子、黏附因子、P 物质和神经肽（CGRP）等与鼻黏膜高反应性密切相关的因子。

（二）CRS　　CRS 发病涉及多因素，至今发病的机制尚不清楚。欧洲鼻窦炎和鼻息肉意见书（EOPS）2012 年版指出，CRS 伴鼻息肉与不伴鼻息肉的病因均可能与胃食管反流相关（证据评级 B），其他可能与变态反应、鼻腔结构不良、阻塞性引流不畅、牙源性感染、全身因素、遗传性或先天性黏液纤毛功能障碍（如囊性纤维化、原发或获得性纤毛运动障碍）、外伤和异物等有关（证据评级 C、D）。尽管多数临床医师仍相信细菌是 CRS 的发病原因。然而，至今尚无充分的证据证明细菌在 CRS 发生和发展中发挥直接或间接作用，尤其是儿童绝大部分 CRS 与细菌感染并无关联。因此 CRS 应慎用抗生素。

四、临床表现

（一）AR

1. 症状　　AR 的典型症状为阵发性喷嚏、清水样涕、鼻痒和鼻塞。可伴有眼痒、流泪、清嗓子等。花粉症患者常随着致敏花粉飘散季节的到来而表现出鼻、眼症状发作或加重。如果致病因素以室内变应原（尘螨、蟑螂、动物皮屑等）为主，症状多为常年发作。伴有支气管哮喘的患者，在有鼻部症状的同时，还可伴喘息、咳嗽、气急和胸闷等肺部症状。

2. 体征　　主要体征是双侧鼻黏膜苍白、肿胀，下鼻甲水肿，鼻腔有多量水样分泌物。系统过敏的患者可伴有特应性皮炎、哮喘、食物或药物过敏的典型症状和体征。

（二）CRS

主要症状和体征：①脓涕。鼻涕多为脓性或黏脓性，可倒流向咽部，单侧有鼻臭味多见于牙源性上颌窦炎或真菌感染。②鼻塞，多因鼻黏膜充血肿胀和分泌物增多所致。③嗅觉障碍，鼻塞和黏膜炎症反应。④头痛。头痛的部位依据涉及的鼻窦而异，额窦多为前额部，蝶窦多为后枕部。牙源性上颌窦炎常伴有同侧上列牙痛。⑤脓涕流入咽部和长期用口呼吸，常常伴有频繁的清嗓子、痰多、咽部异物感或咽干、慢性咳嗽（UACS）等。

五、辅助检查

（一）AR

AR 是 IgE 介导的全身系统性炎症，患者常伴有下气道炎症、特应性皮炎、食物过敏、药物过敏等，检查应注意全身炎症的评估。

1. 过敏原检测　　变应原皮肤试验（体内试验）、血清特异性 IgE 检测（体外实验）。

2. 鼻黏膜炎症评估　　临床常用的辅助检查方法：鼻分泌物涂片或灌洗细胞学检查、鼻激发试验、鼻阻力测定、鼻呼出气一氧化氮（nNO）检测、视觉模拟量表（VAS）、生活质量评分（AQIQ）等。上述检查主要用于确定 AR 的诊断、变

应原种类，以及病情评估和疗效评价。

3. 邻近器官及系统炎症评估　　鼻窦炎、中耳炎、外周血嗜酸性粒细胞比例（Eos%）、血清总 IgE 等。

4. 下气道炎症评估　　肺功能检查、FeNO、诱导痰、支气管激发试验等。

（二）CRS

1. 鼻内镜检查可见鼻黏膜水肿、中鼻道、嗅裂，后鼻孔可见脓涕或息肉。

2. 鼻窦 CT 是慢性鼻窦炎诊断的金标准，可显示炎症涉及的范围，提示可能的病因（如窦口开放不良、牙根病）、病变的性质（如真菌性、阻塞性、息肉、囊肿、肿瘤等），并为制订手术方案提供依据。

3. 单侧上颌窦炎症应考虑与牙病、肿瘤等有关，应进一步做相应的确诊性检查。

4. CRS 与下气道疾病关系密切，如：支气管扩张症、COPD、慢性咳嗽、弥漫性泛细支气管炎；阿司匹林哮喘、不动纤毛综合征、鼻窦支气管综合征、囊性纤维化等。应酌情做相应的检查。

六、诊断

（一）AR

诊断依据典型的症状、体征和变应原检测结果阳性做出。分类依据发病持续时间分为间歇性或持续性。但美国变态反应、哮喘和免疫学会发布的鼻炎诊断和治疗实践指南修订版仍主张依据接触变应原的时间，沿用季节性、常年性和一过性；依据症状严重程度，如是否出现睡眠异常，日间活动、休闲和运动、学习和工作是否受限及鼻部症状是否显著，将 AR 分为轻度和中重度。

（二）CRS

根据病因、典型症状及鼻窦 CT 检查即可做出诊断。鼻窦 CT 检查是诊断 CRS 的金标准。主要症状为鼻塞和黏脓鼻涕，次要症状为头面部胀痛、嗅觉减退或丧失。主要体征为来源于中鼻道、嗅裂的黏脓性分泌物，中鼻道黏膜充血、水肿或有鼻息肉。

七、诊断分型及病情分度

（一）AR 临床分类

1. 按变应原种类分类

（1）季节性 AR：又称花粉症，症状发作呈季节性，常见致敏原为花粉、真菌等季节性吸入性变应原。

（2）常年性 AR：症状发作呈常年性，常见致敏原为尘螨（中国约 90% 的 AR 为螨）、蟑螂、动物皮屑等室内常年性吸入物变应原。

2. 按症状发作时间分类

（1）间歇性 AR：症状发作<4d/周或连续 4 周。

（2）持续性 AR：症状发作≥4d/周，且≥连续 4 周。

3. 按疾病严重程度分类

（1）轻度 AR：症状轻微，对生活质量（包括睡眠、日常

生活、工作和学习，下同）未产生明显影响。

（2）中-重度 AR：症状较重或严重，对生活质量产生明显影响。

（二）CRS 临床分类　　根据是否伴有息肉将 CRS 分为 CRS 不伴有息肉和 CRS 伴有息肉两类。

1. 伴有息肉的 CRS 又称鼻息肉病，与下气道疾病密切相关，包括变应性真菌性鼻窦炎、嗜酸性粒细胞增多性鼻窦炎、非 IgE 依赖性真菌性鼻窦炎、阿司匹林不耐受三联征、纤毛运动不良综合征、鼻窦支气管综合征、囊性纤维化、黏滞病等。

2. 根据症状持续的时间分为急性鼻窦炎（<4 周）、亚急性鼻窦炎（4~12 周）、慢性鼻窦炎（>12 周）。

3. 鼻窦 CT 是最终确认 CRS 的手段。

八、治疗

（一）AR 治疗　　治疗目标：实现临床症状和体征总体控制，降低合并症和并发症风险。

1. 患者教育　　作为重要的治疗环节，患者教育是提高患者依从性和疗效的关键措施。医师应高度重视患者对疾病本身及治疗的知晓程度。患者教育的内容：药物治疗的目标和使用方法、AR 与哮喘相关的医学知识、发病的可能原因及影响因素、联合治疗方案、减少致敏原接触的方法、解答治疗中遇到的各种问题如长时间坚持治疗的必要性和重要性、用药的注意事项、药物的不良反应等。

2. 预防发病和发作　　应严格控制剖宫产，提倡母乳喂养，使婴儿早期接触自然环境中微生物，避免烟草烟雾环境，避免滥用抗生素，提倡食物多样化等。对于已经发病的 AR，应采用各种方法减少变应原接触。

3. 药物治疗　　常用的药物是通过降低上-下气道炎症反应和/或控制症状以提高患者的生活质量，对致敏原和致敏过程并无直接作用。

（1）鼻用糖皮质激素（INCS）：是 AR 治疗的一线用药，如糠酸莫米松鼻喷雾剂、布地奈德、丙酸氟替卡松等。作用：通过减少炎症细胞数量和炎症介质的释放，达到降低炎症程度而减轻临床症状。由于致敏原接触不可避免，药物对炎症的控制随停药而逐渐减弱或消失，INCS 持续治疗需要一定的时间长度。INCS 不影响儿童生长，无老年人白内障、股骨头坏死等副作用。用法：根据药物的不同，初用时喷鼻 1~2 次/d，持续 2~4 周或更长，之后依据症状是否完全控制逐渐调至最低维持量。

（2）抗组胺药（H$_1$ 受体拮抗剂）：第二代抗组胺药被多个指南推荐为控制症状的一线用药，可有效控制鼻眼痒和喷嚏等症状，如氯雷他定、地氯雷他定、西替利嗪等。

（3）鼻用减充血剂：鼻塞严重时可使用减充血剂<3~7 天，儿童使用需要稀释。

（4）白三烯受体拮抗剂：可减轻炎症过程中白三烯增多所引起的鼻塞、多涕等症状。

4. 温生理盐水鼻腔冲洗　　可清除鼻腔内致敏原及炎症因子，减轻黏膜水肿，促进纤毛的运动，减少局部药物等。有研究证明，单用温生理盐水鼻腔冲洗 3 个月，短期疗效不差于生理盐水冲洗联合 INCS。用法，1~2 次/d。接近体温的生理盐水可减少冷刺激，也更容易被儿童接受。嘱咐患者采用正确的冲洗方法，避免用力过度将水冲入中耳。

5. 变应原特异性免疫治疗（allergy specific immunotherapy，AIT）　　目前国内 AIT 是采用以尘螨为主的皮下免疫治疗和舌下免疫治疗。通过较长时间反复接触变应原提取物，使免疫系统对变应原的敏感性逐渐降低并产生耐受性，进而降低变应原导致的炎症反应，达到控制或减轻症状。

（1）治疗方法：皮下免疫治疗或舌下免疫治疗均需持续不少于 3 年。

（2）适应证：①常规药物治疗不能有效控制症状或未获得持续缓解；②药物治疗引起较严重的不良反应；③不愿意接受长期药物治疗；④患者恐惧使用激素治疗。对哮喘发作的高危人群（5 岁以上 AR 儿童）可较早开始 AIT。在 AIT 初期由于致敏原摄入量增加，症状可能加重，因此局部用药仍需持续。

（3）禁忌证：AIT 可诱发哮喘症状发作或加重，故不推荐用于：①大量或联合使用药物治疗哮喘仍未能控制的患者；②正在使用 β 受体拮抗剂或血管紧张素转化酶抑制剂治疗的患者（增加不良反应，影响肾上腺素急救效果）；③严重心血管疾病患者；④免疫缺陷病患者；⑤妊娠期，特别是妊娠早期，如 AIT 治疗中发现怀孕，可以继续 AIT 治疗；⑥恶性肿瘤患者；⑦心理障碍或不能完全理解 AIT 治疗风险和局限性者。

（4）不良反应类型及严重程度：皮下免疫治疗的不良反应主要为注射部位风团、瘙痒、红肿、硬结甚至坏死等，局部不良反应严重者下次注射量应减半；舌下免疫治疗的主要不良反应为舌下瘙痒、红肿等，还可因变应原疫苗吞咽后发生腹痛、腹泻等胃肠道反应，严重者应重复使用上次耐受量，持续达到耐受后再开始增加剂量。变应原免疫治疗的全身不良反应根据发生的时间、气道阻塞及心血管反应程度，一般可分为轻度、中度、严重（非致命）及过敏性休克。

6. 外科治疗　　国际指南（ARIA 2010 和 AGAR 2015）均认为 AR 是变应性炎症疾病，外科治疗并无意义。因鼻腔结构不良导致的严重鼻塞，如鼻中隔严重偏曲、下鼻甲肥大（以骨性为主）、鼻腔狭窄等，药物控制鼻部炎症后鼻塞仍无改善的患者，可在慎重评估后选择手术。对下鼻甲的处理以保留鼻黏膜为原则。手术目标：改善鼻通气功能。

7. AR 伴下气道炎症性疾病　　AR 常常伴有哮喘、慢性咳嗽、COPD 等下气道慢性炎症性疾病。流行病学研究资料显示，40% 的 AR 患者伴有哮喘。AR 的存在是哮喘发病及难以控制的重要原因。AR 与过敏性哮喘等下气道炎症性疾病有共同的危险因素和触发因素，有相同的变应原，治疗方法也相似。两者的炎症特征均以 Eos 增高为主，均可有呼出气一氧化氮（FeNO）和神经源性炎症介质等增高。有效控制 AR 可明显改善下气道炎症，使哮喘控制获益，哮喘的发作率和急诊率可明显减少。

（二）CRS 治疗

1. 患者教育　CRS 为复杂易复发疾病，患者对疾病的知晓和对治疗的理解，是提高依从性和减少复发的关键因素。CRS 常与呼吸道疾病关系密切，需提高患者的认识。

2. 药物治疗

（1）INCS：一线治疗药物，具有明显的抗炎和抗水肿作用，疗程至少 3 个月，喷鼻 1~2 次/d。

（2）口服糖皮质激素：可在术前使用 3~5 天。有助于减少局部血管生成及毛细血管通透性，进而减少手术中出血。

（3）抗生素：CRS 患者脓涕病原学检查发现金黄色葡萄球菌、铜绿假单胞菌或其他致病菌时才推荐使用（EPOS 2012 指南推荐的阿莫西林克拉维酸钾口服不少于 2 周）。大环内酯类抗生素在 CRS 的使用，目前有分歧。

（4）白三烯拮抗剂：适用于合并哮喘的 CRS 患者。

（5）鼻腔冲洗：EPOS 将鼻腔冲洗列为 CRS 不伴息肉的 A 类推荐，冲洗可以将鼻腔的变应原、分泌物清除，改善黏膜纤毛清除功能，减轻鼻涕倒流，推荐使用温生理盐水。鼻腔鼻窦术后可短期使用 3% 高渗盐水，通过脱水减轻鼻腔黏膜水肿，但其对鼻黏膜的刺激比生理盐水高，高渗可导致黏液毡电解质紊乱，不建议长期使用。

（6）黏液促排剂：因循证依据不足，请酌情使用。

3. 手术治疗　药物持续治疗 3 个月症状无改善可采用功能性鼻内镜手术，手术目标：恢复鼻腔通气、改善鼻窦引流、助力药物到达窦腔控制黏膜炎症。如患者伴有明显的结构不良应同期处理，但鼻甲黏膜应充分保留。合并哮喘、阿司匹林不耐受等疾病的难治性 CRS 患者，术后复发率较高，加强术后换药、全身及局部抗炎治疗和长期随访是减少复发的关键因素。

4. CRS 伴下气道慢性炎症性疾病的诊治流程

（1）伴下气道炎症指标异常：若 ICS 疗效不佳时，可加服孟鲁司特钠 3 个月，视下气道炎症指标好转与否调整服用时间。

（2）伴慢性咳嗽：必须明确慢性咳嗽的病因，若为上气道咳嗽综合征，可加服孟鲁司特钠及口服镇咳药物和/或采用布地奈德混悬液雾化吸入。若患者存在咳嗽变异性哮喘、胃食管反流病和/或咽喉气道反流病，应建立相应的治疗方案。

（3）CRS 伴哮喘：哮喘治疗方案须在呼吸科医师指导下制订。

（王秋萍）

参考文献

[1] WALLACE DV, DYKEWICZ MS, BERNSTEIN DI, et al. The diagnosis and management of rhinitis: an updated practice parameter [J]. J Allergy Clin Immunol, 2008, 122（Suppl 2）: S1-S84.

[2] BROZEK JL, BOUSQUET J, BAENA-CAGNANI CE, et al. Allergic rhinitis and its impact on asthma（ARIA）guidelines: 2010 revision [J]. J Allergy Clin Immunol, 2010, 126（3）: 466-476.

[3] 中华医学会耳鼻咽喉头颈外科学分会鼻科学组. 变应性鼻炎诊断和治疗指南（2015 年，天津）[J]. 中华耳鼻咽喉头颈外科杂志, 2016, 51（1）: 6-24.

[4] 吴明海，王秋萍，张恺，等. 鼻腔冲洗治疗过敏性鼻炎的疗效观察 [J]. 临床耳鼻咽喉头颈外科杂志, 2014（5）: 1001-1781.

[5] LI F, ZHOU Y, LI S, et al. Prevalence and risk factors of childhood allergic diseases in eight metropolitan cities in China: a multicenter study [J]. BMC Public Health, 2011, 11（1）: 437.

[6] ZHANG YM, ZHANG J, LIU SL, et al. Prevalence and associated risk factors of allergic rhinitis in preschool children in Beijing [J]. Laryngoscope, 2013, 123（1）: 28-35.

[7] KONG WJ, CHEN JJ, ZHENG ZY, et al. Prevalence of allergic rhinitis in 3-6-year-old children in Wuhan of China [J]. Clin Exp Allergy, 2009, 39（6）: 869-874.

[8] WHEATLEY LM, TOGIAS A. Clinical practice. Allergic rhinitis [J]. N Engl J Med, 2015, 372（5）: 456-463.

[9] JANI AL, HAMILOS DL. Current thinking on the relationship between rhinosinusitis and asthma [J]. J Asthma, 2005, 42（1）: 1-7.

[10] WANG C, LOU H, WANG X, et al. Effect of budesonide transnasal nebulization in patients with eosinophilic chronic rhinosinusitis with nasal polyps [J]. J Allergy Clin Immunol, 2014, 135（4）: 922-929.

[11] 赖克方. 上气道咳嗽综合征与慢性咽喉炎的诊断问题 [J]. 中国呼吸与危重监护杂志, 2010, 9（5）: 454-455.

[12] 中华医学会呼吸病学分会哮喘学组. 支气管哮喘防治指南（2016 年版）[J]. 中华结核和呼吸杂志, 2016, 39（9）: 675-697.

[13] YI F, CHEN R, LUO W, et al. Validity of fractional exhaled nitric oxide in diagnosis of corticosteroid-responsive cough [J]. Chest, 2016, 149（4）: 1042-1051.

[14] 中华医学会呼吸病学分会哮喘学组. 上-下气道慢性炎症性疾病联合诊疗与管理专家共识 [J]. 中华医学杂志, 2017, 97（26）: 2001-2022.

第二节
心脏疾病

心脏与肺同在胸腔，而且通过血液循环紧密地联系在一起。许多慢性肺部疾病往往可导致慢性肺源性心脏病，另外，肺是血液循环的重要环节，因此许多心脏或血管疾病都可能对肺造成病理性影响，这就是所谓心源性肺疾病的含义。

一、先天性心脏病对肺的影响

儿童时期的心脏病虽多数为先天性心脏病，但许多原因都可引起心功能不全，这时往往出现肺部的病变，常见为呼吸道感染、肺动脉高压。有先天性心脏病的儿童很容易发生呼吸系统的感染，而且往往难于治愈。室间隔缺损、动脉导管未闭、肺静脉回流障碍、三心房心脏、左心发育不全、大血管转位、二尖瓣疾病引起的心功能不全以右心为主。

肺血流量增加和肺静脉压升高是心脏病儿童容易出现呼吸系统症状的原因。肺淤血和肺动脉高压的病理生理改变可使气管支气管受淤张血管压迫而变窄，分泌物排出困难。因此先天性心脏病的幼儿合并肺炎时，治疗往往比较困难。

先天性心脏病患者通常引起呼吸困难，这时应当严格控制液体和电解质的入量，维持酸碱平衡，预防和控制呼吸道感染，减少心、肺和全身活动的氧耗量，吸氧和改善通气功能。心功能不全时应给予洋地黄、利尿剂和血管扩张剂等。

二、后天性心脏病的肺病变

后天性心脏病的肺合并症大多与心功能不全有关。

（一）肺淤血和肺水肿

肺血管系统血流淤滞使肺血量增多的状态称为肺淤血。肺水肿是指浆液性液体异常地潴留于肺血管外的状态。肺淤血和肺水肿是肺循环病变的两个不同过程。淤血和静脉压升高是引起水肿的重要机制。肺淤血多由左心衰竭引起，这时左心腔内压力和肺毛细血管压升高，阻碍肺静脉血回流，浆液性液体很容易漏出到血管外，并发展为肺水肿。从肺毛细血管漏出到肺间质的浆液由淋巴管吸收并送回到静脉，因此浆液漏出过多超出淋巴流的处理能力时就会发生肺水肿。这是心功能不全时肺水肿发生的主要病理生理基础。

心脏病时漏出到肺间质或肺泡的液体成分很不相同，可以是含蛋白很少的液体，也可以是含蛋白较多、与血液成分相似的液体。急性心肌梗死、二尖瓣狭窄、主动脉瓣病变、心肌病变、高血压等发生左心功能不全时，由于发生逆行性毛细血管性高压，因此很容易出现重度肺淤血导致肺水肿。这种变化一般分为三期，即：①血管扩张、淋巴回流增加期；②间质水肿、血管缩小和气道压迫期；③肺泡水肿期。

患者的自觉症状是：呼吸困难，有时可出现阵发性夜间呼吸困难；咳嗽，初期多为干咳；咳痰，多为白色泡沫痰，严重心功能不全时可呈血性泡沫痰；出汗；烦躁等。体格检查的主要体征是：端坐呼吸、用力呼吸、发绀、四肢发冷、胸部可闻及湿啰音。

心脏病合并肺水肿患者的主要肺功能改变是弥散功能障碍，通气/血流灌注不均所引起的肺泡动脉氧分压差（$P_{A-a}O_2$）增大和低氧血症。若肺毛细血管压升高，间质和肺泡水肿明显时，也可显示肺顺应性降低，气道阻力增加。

胸部 X 线改变：心脏病合并肺水肿时胸部 X 线表现包括心脏本身的影像改变和肺阴影的出现。前者因心脏病的性质及房室受累情况而不同，往往可作为心源性肺水肿的诊断依据。心源性肺水肿有别于非心源性肺水肿的胸部 X 线表现是：①肺的血流分布；②肺水肿的区域性分布；③肺血管干增宽。一般认为其 X 线的特征性改变是肺门两侧的蝴蝶状（也称为蝙蝠状）阴影和假瘤影。蝴蝶状阴影是肺水肿，特别是肺泡性肺水肿时常见的胸部 X 线征。阴影以肺门为中心，双侧对称，境界不清；阴影呈线状，似两把展开的扇子置于肺门双侧。假瘤影（phantom tumor）也称消遁性瘤影（vanishing tumor），多见于左心功能不全时，假瘤影实际上是局限性叶间积液影，可呈结节状、肿瘤状、卵状或楔形改变，密度均匀，边缘清晰。心功能改善后，阴影迅速消失。

治疗：急性肺水肿的治疗基本原则是降低肺毛细血管压和减少液体滤出。为了降低急性心源性肺水肿的肺毛细血管压，通常需要降低左心室充盈压，因此往往使用硝普钠（sodium nitroprusside）等血管扩张剂，急性左心衰竭肺水肿时吗啡也是常用的药剂。通常也需要使用正性肌力强心药物。呼吸困难明显时，是否进行人工呼吸疗法仍有争论，但重症肺水肿时，持续正压通气（CPPV）和呼气末正压通气（PEEP）仍应考虑使用。

（二）继发性肺含铁血黄素沉着症

肺含铁血黄素沉着症（pulmonary hemosiderosis）是指各种原因引起的含铁血黄素（hemosiderin）异常地沉积在肺内的病症，一般分为原发性和继发性两种。原发性肺含铁血黄素沉着症也称特发性肺含铁血黄素沉着症（idiopathic pulmonary hemosiderosis）。特发性肺含铁血黄素沉着症是一种罕见的铁代谢异常性疾病，属于缺铁性贫血的特殊类型，主要表现为肺毛细血管出血，肺泡中有大量含铁血黄素沉着，临床还表现为难以治愈的缺铁性贫血。继发性肺含铁血黄素沉着症是指心脏病、心功能不全、胶原血管性或紫癜性疾病引起。

（林耀广）

第三节
消化系统疾病

上消化道和气管支气管树的胚胎学起源使它们成为终身伴侣，这种毗邻关系有病理学的重要性，某些食管疾病可以影响到气管支气管树，反过来亦然。某些先天性和发育不良疾病，如气管食管瘘、喉气管食管裂异常、气管和食管发育不全等即反映了两者间的密切关系。在获得性疾病中，由于胃食管反流使胃内容物吸入到呼吸系统即可引起肺部疾病。食管肿瘤常侵袭或压迫气管支气管树，引起呼吸窘迫。此外还有证据表明食管-咽喉-气管存在局部的神经反射。肝脏、胰腺疾病累及肺部已为大家所熟悉，尚有许多较少见的消化系统疾病同样可以影响到呼吸系统。这里重点介绍胃食管反流对呼吸功能的影响和肝肺综合征。

一、胃食管反流病

胃食管反流病（gastroesophageal reflux disease，GERD）是一种由于胃内容物反流引起的不适症状和/或并发症的状态，分为食管内和食管外两类综合征。该定义不依赖内镜检查结果，而是以患者为中心，突出患者的临床表现，分为若干独立综合征。咽炎、咳嗽、哮喘和侵蚀性牙等均可能是 GERD 的症状。

胃食管反流（gastroesophageal reflux，GER）是相当常见

的消化系统病症,估计 10% 的人每天都有 GER,而 50% 的健康人间断发生 GER。GER 不但可以引起反流性食管炎,还通常与慢性咳嗽和哮喘有关,可以引起多种呼吸系统疾病,如慢性咳嗽、哮喘、夜间睡眠呼吸暂停、吸入性肺炎、肺纤维化、慢性支气管炎、支气管扩张症、慢性阻塞性肺疾病等,这些由 GER 引起的疾病,统称为胃食管反流病(GERD)。GERD 实际上是一种综合征,临床表现为烧心、食管炎、食管溃疡形成、食管狭窄,有时尚可发生巴雷特综合征(Barrett syndrome),即慢性消化性溃疡和食管炎综合征。患者在进行有效的抗反流治疗后,呼吸系统的病症随之有一定程度的改善。调查表明 42% 的哮喘患者、10% 的慢性咳嗽患者合并 GER。北京协和医院的调查还显示 50% 以上的睡眠呼吸暂停患者合并夜间 GER。

二、慢性胃食管反流所致呼吸系统疾病

慢性吸入胃内容物时常见的气道病变主要是气道的炎症和哮喘患者症状的发作和迁延。

上气道炎症及刺激症状:GER 可以引起喉炎、支气管炎和肺炎。炎症的产生与急性吸入时的情况相似。可能由于吸入量少,因此炎症分布局限于近端的气道。吸入时,患者可能自觉窒息感伴喉部烧灼样痛、喉痉挛、阵发性咳嗽、夜间咳嗽或喘鸣、起床时声嘶。有些患者自觉颈深部有持续的压迫感,这些症状均表明有夜间吸入,患者常反复清漱咽喉,但有些患者也可以完全没有症状。

(一)反流性咽喉炎　　反流性咽喉炎(laryngopharyngeal reflux,LPR)也称咽喉反流、反流性喉炎(reflux laryngitis)、胃食管喉气管综合征(gastroesophago-laryngotracheal syndrome,GELTS)或 Cherry-Donner 综合征,为与 GER 相关的慢性咽喉炎。24 小时食管 pH 监测显示 75% 的患者发生慢性声音嘶哑,其胃食管反流量超过正常范围。一组 33 例声音嘶哑的患者中,几乎 80% 证实有 GER。酸性(pH<4.5)溶液即可激发异常喉反射。胃食管反流病(GERD)还可引起慢性喉清除(chronic throat clearing)、咳嗽、咽喉痛、接触性溃疡(contact ulcer)和肉芽肿、咽部异物感(globus pharyngeus)、颈性吞咽困难(cervical dysphagia)、声门下狭窄和环杓软骨关节炎(cricoarytenoid arthritis)。

反流性咽喉炎的治疗包括行为治疗(特别重要)和药物治疗。药物治疗包括质子泵抑制剂(奥美拉唑、泮托拉唑等),胃肠动力药(莫沙必利等),H₂ 受体拮抗剂(西咪替丁、雷尼替丁、法莫替丁等)。质子泵抑制剂和胃肠动力药应于饭前半小时服用,H₂ 受体拮抗剂常在睡前应用。药物治疗时间要求 3 个月以上,一般需 2~4 周才显效。

(二)咳嗽　　胃食管反流性咳嗽(gastroesophageal reflux cough,GERC)是指因胃酸和其他胃内容物反流进入食管,导致以咳嗽为突出表现的临床综合征,属于 GERD 的一种特殊类型,GERC 是慢性咳嗽的常见原因之一。据报道 4%~21% 的慢性咳嗽继发于 GER,因此慢性持续咳嗽的患者经标准诊断分析以后仍然不能明确原因者应考虑到 GER 的可能性,而且咳嗽可以是 GER 存在的唯一征象。咳嗽主要通过气管、支气管、喉部的感觉器直接刺激,传入延髓咳嗽中枢引起咳嗽反射,胃内容物反流或微量的胃内容物误吸入气管可能是 GERC 的主要机制。当肺部影像学检查正常时,GERD 很可能是通过刺激食管-支气管反射而引起咳嗽。因为大部分患者无烧心、反酸等典型反流症状,确诊 GERC 比较困难。在排除引起慢性咳嗽的其他常见原因后,可试用质子泵抑制剂(PPI)进行诊断性治疗,可使大多数 GERC 患者症状得到缓解。

(三)哮喘　　哮喘与 GERD 的关系颇受重视,胃食管反流性哮喘(gastroesophageal reflux asthma)属于 GERD 的食管外表现之一,尤其是难治性哮喘患者。哮喘与 GER 的伴发是一种复杂的关系,但哮喘患者 GER 发生率增加已为许多报道所证实。

食管和支气管树有共同胚胎起源,而且均受自主神经支配。反流物及酸刺激食管内各种机械感受器和化学感受器后再通过迷走神经反射影响气管。胃食管的反流食物及液体(以酸为主)吸入支气管内是造成哮喘发作的重要原因。研究表明迷走神经反射可能在反流物和酸触发支气管收缩机制中发挥着重要作用。

经常发作 GER 可引起明显咽后壁炎症,酸性反流物刺激食管黏膜内因炎症而暴露的酸敏感受体,通过迷走神经反应提高气道反应性,支气管平滑肌紧张度增高,导致哮喘反复发作。因此,对久治不愈的慢性咳嗽及哮喘患者,必须考虑是否存在 GERD。

多数学者的研究显示哮喘患者的 GER 发生率比一般人群明显增高,45%~65% 的成人哮喘患者有 GER,儿童患者亦然。某些严重哮喘患者 GER 的发生率大约为 50%,而且与哮喘的严重程度直接相关,夜间 GER 可以诱发和加重支气管收缩。许多患者 GER 得到治疗以后,哮喘症状显著减轻,这表明 GER 与哮喘有一定的关系。

(四)吸入性肺炎　　GER 引起的吸入性肺炎是严重的临床问题,因其可导致 ARDS。当呼吸道吸入的胃内容物超过 50ml,pH 低于 2.5 时,发生吸入性肺炎的危险性显著提高。虽然起始的病理学特征与胃酸的损伤直接相关,但吸入性肺炎常并发细菌性肺炎。胃内容物的碱化也容易发生细菌性肺炎,病原菌在胃里形成的菌落与胃液碱性化的程度有关。胃液 pH 超过 4.0 可能是有利于病原菌菌落形成的最重要因素。

许多慢性吸入患者发生肺并发症,但不一定有症状。典型例子是隐袭的吸入诱发的肺疾病,包括轻度的肺底纤维化和斑片状肺浸润,这些患者临床上常无症状。为了润肠或其他目的而摄入油性药物则可能导致脂质性肺炎。

(五)肺间质纤维化　　Mays 发现肺间质纤维化患者中 GER 发生率较高,48 例没有免疫学改变的特发性肺间质纤维化患者中,54% 经钡餐证实有 GER。其发生率比其他

原因的肺间质纤维化或非纤维化者高。该组患者中严重呼吸困难不常见,而82%有支气管或肺炎的发作史,79%有GER症状,大部分患者为男性,其中许多患者的体重超重,肺纤维化进展缓慢。

Pearson等报道143例裂孔疝和GER的患者中4%有肺部症状和慢性肺间质纤维化的X线影像,这些患者的肺组织学检查证实为慢性弥漫性,有时是斑片的纤维化。

继发于GER的慢性肺纤维化的患者临床表现具有特征性,患者多为高龄,呼吸困难通常较轻,多数患者有反复下呼吸道感染和反流两系列症状。

三、肝脏疾病

许多肺部疾病由肝脏疾病引起或与肝脏疾病有关。15%~45%的肝硬化患者可见与呼吸系统相关的多种病症,包括:低氧血症、血红蛋白氧饱和度降低、胸腔积液、高通气综合征和平卧呼吸-直立低氧血症(platypnea-orthodeoxia),肺部的这些并发症发生机制复杂。肺血管内巨噬细胞(吞噬细胞)主要负责摄取、吞噬肺循环的颗粒,在某种疾病状态下,如胆汁性肝硬化,肺巨噬细胞可以在肺毛细血管中增殖,甚至遍及双肺,导致局部炎症和呼吸窘迫。

(一)肝肺综合征 肝肺综合征(hepatopulmonary syndrome,HPS)是指在慢性肝病和/或门脉高压的基础上出现肺内血管异常扩张、肺通气血流比例失调、气体交换障碍、动脉血氧合作用异常的临床征象,是终末期肝脏病的严重肺部并发症,临床上主要表现为呼吸困难和发绀。肺泡气-动脉血氧分压差($P_{A-a}O_2$)增大,低氧血症是HPS的重要生理基础。

各种急、慢性肝病均可伴有肺血管异常和低氧血症,其中最主要为慢性肝病导致的肝硬化患者,特别是隐源性肝硬化、酒精性肝硬化、肝炎肝硬化及原发性胆汁性肝硬化患者。30%~50%的肝硬化患者,或慢性活动性肝炎和非特异性肝炎患者均可发生HPS。

HPS所致低氧血症的最主要原因是肺通气血流比例失调,但确切发生机制仍不明确。Krowka等认为主要因为肺内血管扩张和分流的形成,加之缺氧性肺血管收缩功能受损和高动力循环的存在,从而导致动脉低氧血症的发生。

一氧化氮(NO)在HPS发病机制中的作用成为研究热点。HPS时肺内NO生成增多,NO在肝硬化的高动力循环状态中起重要作用。Cremona报告,HPS患者呼出气体中NO含量是正常人的3倍,肝移植术后3个月患者呼出气体中NO含量又恢复正常。HPS患者使用一氧化氮合酶(NOS)抑制剂亚甲蓝,患者的低氧血症可能得到迅速纠正。

肺内NOS有两种:诱导型(iNOS)和内皮型(eNOS)。Fallon等的研究表明HPS肺组织和肺血管多为eNOS活性增强,而iNOS活性无明显变化,提示肺内NO生成增多是肺内eNOS活性增强的结果。eNOS活性增强所致低氧血症、过度通气、$P_{A-a}O_2$增加、对去氧肾上腺素反应降低,这些改变都可被NOS抑制剂所逆转。HPS时肺内eNOS合成增多的原因,与血浆内的内皮素-1(ET-1)水平增加,以及肺内eNOS的合成增多有关。HPS患者体内代谢产物的蓄积也是eNOS合成增多的原因之一。

肝硬化患者的低氧血症多数是轻中度的,也可以相当严重,但不多见。

HPS患者的胸部X线征主要为:①以双下肺野为主的弥漫性小粟粒影,或网状结节状改变;②肺动脉干增宽;③肺纹理增强。HPS患者CT扫描所显示的结节可能与肺血管扩张有关。^{99m}Tc-MMA灌注显像可用于确认肺内动静脉分流。高分辨率CT在与肺间质纤维化的鉴别诊断中很有价值。对照增强心脏彩超对检测肺内血管扩张可能是最为敏感的。

HPS的药物治疗效果差。有报道,经肺动脉造影证实为大的肺动静脉分流的患者,经用栓塞疗法后,其低氧血症得到改善。

(二)弥漫性肺疾病 原发性胆汁性肝硬化患者可并发弥漫性间质性肺疾病,偶尔可发生肺肉芽肿。许多原发性胆汁性肝硬化累及肺的患者的特征是肺实质肉芽肿形成和单核细胞肺泡炎,很像结节病。有些研究资料提示原发性胆汁性肝硬化患者存在T淋巴细胞和活化肺泡巨噬细胞参与的亚临床肺泡炎,很像结节病性肺泡炎。一组47例非吸烟的原发性胆汁性肝硬化患者肝功能与肺功能的前瞻性对比研究显示原发性胆汁性肝硬化组织学分期与稳定期的肺弥散量之间有显著的相关性,Mayo危险因素评分与稳定期的肺弥散量之间也有显著的相关性。

北京协和医院免疫科于2008年曾报道原发性胆汁性肝硬化(primary billary cirrhosis,PBC)139例,其中22例(16%)合并间质性肺疾病(ILD)。与无ILD的117例PBC患者比较:合并ILD的22例PBC患者中,50%患者有胸闷、气短或咳嗽症状,50%患者肺功能检查显示异常,主要表现为弥散性通气功能障碍及限制性通气功能障碍,其病理表现多样。有ILD组红细胞沉降率明显高于无ILD组。两组其他生化指标、抗体阳性率及预后比较差异无统计学意义($P>0.05$)。logistic回归分析提示雷诺现象($DR=3.54,P=0.03$)及伴发结缔组织病($DR=2.56,P=0.05$)是PBC患者发生ILD的危险因素。有ILD组46%未伴发其他结缔组织病。上述结果显示半数PBC合并ILD患者有呼吸道异常表现。有雷诺现象或伴发其他结缔组织病的PBC患者容易发生ILD,但单纯PBC亦可合并ILD。

(三)肺动脉高压 单纯肝硬化最常发生于50岁年龄层,而伴有肺动脉高压的肝硬化患者的平均年龄35岁,女性相对多见。

肝硬化时发生肺动脉高压的机制不明,可能与多种因素有关,如门静脉至肺循环反复发生栓塞、原发性肺血管收缩、肺血管原位血栓形成、门静脉高压释放血管活性多肽引起肺血管阻力增高、食谱的改变、反复发生肺栓塞等。

(林耀广)

第四节
慢性肾脏疾病

　　呼吸系统和肾脏系统共同维持机体正常的酸碱平衡。其中之一若发生功能衰竭必定引发另一系统的代偿性反应。不管是在正常情况下还是在某种病理状态下，两者相互依存、相互调节的密切关系都必须维持。例如在肺出血-肾炎综合征时，肺泡基底膜病变所导致的变化代表一种免疫学的异常反应，从而影响肾小球基底膜。许多疾病也存在同样的关系，都可归类到肺出血-肾炎综合征（Goodpastures syndrome）的范畴。成功治疗肾衰竭的各种手段，如血液透析（hemodialysis）、腹膜透析和肾移植等也可引发某些并发症。这里将重点介绍肾脏疾病、肾移植和肺泡出血综合征（pulmonary alveolar hemorrhage syndrome）的胸膜和肺表现。

　　文献还偶有报道细菌性心内膜炎引起肺出血-肾炎综合征，表现为肺出血和急进性肾小球肾炎，胸部 X 线片显示肺广泛的网状结节状浸润。肾和肺活检分别显示弥漫性新月体肾小球肾炎和肺泡出血，血培养有草绿色链球菌生长。因此在肺出血-肾炎综合征的病因和鉴别诊断中还应当考虑到细菌性心内膜炎的可能性。

一、肾衰竭

　　尽管慢性肾衰竭的尸检病例往往可见许多肺的慢性病理改变，但临床上病情稳定的患者通气功能一般正常或只有轻度的限制性通气功能障碍。然而，这时的弥散功能仍可见降低，甚至贫血的影响纠正后，弥散量降低仍持续存在。患者似乎存在肺泡毛细血管的功能改变，因为尸检时经常可见间质纤维化和肺泡壁的钙化。慢性肾衰竭的呼吸并发症包括肺水肿（最为常见）、纤维蛋白性胸膜炎（fibrinous pleuritis）、肺钙化和易感结核。尿液胸（urinothorax）与阻塞性尿路病（uropathy）有关，很罕见。晚期肾脏疾病患者睡眠常受到干扰，60%以上的患者发生睡眠呼吸暂停。急性肾衰竭治疗过程中常并发肺水肿、液体超负荷和代谢性酸中毒，这些并发症也影响着患者的机械通气和撤机。急性肺损伤和肾衰竭患者的成功肺保护性通气可能需要血液透析以纠正重度酸血症。血液透析相关的低氧血症通常被认为是 CO_2 弥散入透析液的结果，多数人深信是白细胞淤积和补体激活的结果。低氧血症通常伴随肺泡低通气以维持正常的 $PaCO_2$。与急性肺损伤一样，肾衰竭也是严重的并发症。

　　（一）肺水肿　　急性或慢性肾衰竭均可引起肺病变，肺水肿是肾衰竭的最严重的并发症，胸部 X 线表现多种多样，最初称为尿毒症肺炎（uremic pneumonia），但其后证实尿毒症肺炎的本质是肺水肿。然而，这种状态往往合并进行性肾衰竭，因此目前临床上仍使用尿毒症肺炎的术语来描述这一临床病症。

　　慢性肾衰竭时，肺水肿的发生可以不是由尿毒症直接引起，其部分原因是钠潴留和血容量增加的结果。慢性肾衰竭时肺水肿与单纯的血流动力学因素（如充血性心力衰竭）引起的肺水肿不同，呈实性水肿（solid edema），为尿毒症肺炎的特征，沿肺泡壁可见透明膜形成，很像 ARDS。其肺泡腔充满富于嗜酸性蛋白成分的渗出液，透析可起治疗作用，对液体平衡不起负的影响。肺泡内的渗出液可以完全吸收，但呈慢性经过的病例，渗出液可以机化，也可引起闭塞性细支气管炎或肺纤维化。尿毒症时发生高渗出性肺水肿的病因尚不清楚，有人认为尿毒症时产生某些中毒因子，使得毛细血管通透性亢进，加上左心功能不全及部分纤溶系统功能降低等因素而形成。液体的超负荷、左心衰竭、毛细血管通透性的增加都可能与肺水肿的发生有关。研究显示在血液透析前和透析过程毛细血管的钠和水的通透性，肺泡的锝-99m 标志化合物的通透性均增加。

　　肾衰竭引起急性肺水肿的形态学特征包括肺泡间隔的肿胀和水肿、肺泡腔充满类蛋白液（proteinaceous fluid），某些患者还可见透明膜形成。肾衰竭引起的慢性肺水肿患者的肺泡间隔可见圆形透明蛋白（hyalin）结构，其外有紧密的包绕层，由单层的扁平内皮细胞和机化的肺泡、肺泡管、细支气管管型覆盖，许多患者还可见丰富的细胞成分。尿毒症性肺水肿的反复发作可以引起肺间质纤维化，肺泡腔内可见含铁血黄素沉积。

　　尿毒症患者发生肺水肿的程度并不一致，与氮血症的程度也不一定平行。然而，胸部 X 线阴影的消退却通常与体液总量的减少平行。肺部体征的减少也与肾衰竭引起肺水肿的胸部 X 线表现的消退同步，呼吸道症状的快速改善也与体液失衡的减轻相关。

　　胸部 X 线的典型表现是双侧对称性致密影，形成以肺门为中心的蝴蝶样或蝙蝠状双侧性特征性阴影。侧位 X 线胸片显示阴影以肺门为中心，向肺尖和周围肺野延伸，但密度逐渐变淡。异常阴影的向心性的原因不明，但其变化的严重性随氮质血症和酸中毒程度的增加而加重。急性肾衰竭患者双肺水肿可以是不对称的，其边界清楚。急性肾小球肾炎的儿童可以因肺水肿而很快死亡，但其肺水肿可能在死后尸解才能确诊。

　　肺功能检查可见限制性通气功能障碍和弥散功能降低，PaO_2、$PaCO_2$ 减少。限制性通气功能障碍的程度与肾衰竭的时间和严重程度有关。重症肾衰竭患者的肺功能检查显示一氧化碳弥散量（D_LCO）显著减少，可能由肺水肿引起。

　　（二）胸腔积液和胸膜病变　　胸腔积液是肾脏疾病的常见并发症。血液透析、腹膜透析和肾移植常伴发胸腔积液。血液透析可引起胸腔积液，但通过其治疗作用又可使胸腔积液吸收消退。

　　1. 急性肾小球肾炎　　急性肾小球肾炎的儿童中将近一半可以发生胸腔积液，其胸腔积液通常为漏出液。不少患者表现为水肿和心脏扩大。

　　2. 肾病综合征　　肾病综合征是胸腔积液最常见原因之一，20%～25%的肾病综合征患者可以发生胸腔积液和心包积液,其胸腔积液通常为双侧性,有时积液量较大,甚至引起显著的呼吸窘迫。导致胸膜渗漏的主要因素是血浆渗透压的降低,这就使蛋白含量低的漏出性液体很容易进入胸膜腔。

3. 尿毒症　尿毒症综合征(uremic syndrome)所见胸腔积液的特点是积液残留于肺底局部,其原因是尿毒症引起的胸膜炎导致壁层膈胸膜与脏层胸膜之间的局部粘连,避免了积液将肺向上推移。在胸部 X 线片上,肺底积液并不表现为肋膈角的顿挫,而可能只显示积液侧的"膈肌"抬高,常需要拍侧卧位像以证明游离液层的存在。

纤维化性胸膜炎不常见,文献报道发生于慢性血液透析患者,但为尿毒症所特有,甚至可能是尿毒症的特异表现。临床特征:反复发作胸膜炎性胸痛、呼吸困难、低热,听诊常可闻及胸膜摩擦音。许多患者的胸腔积液为渗出液,所含蛋白和乳酸脱氢酶水平较高。

4. 血液透析　反复进行血液透析的患者偶可发生胸腔积液,其胸腔积液通常为血清血性,这是透析液肝素化所致。持续血液透析使胸腔积液平衡得到纠正,而且肾功能得到改善,从而促使胸腔积液逐渐吸收、消退。个别报道出血性胸腔积液引起的纤维化性胸膜炎及其对肺通气的限制需要进行胸膜剥离治疗。

5. 输尿管阻塞　输尿管钙沉积、输尿管瓣膜、肿瘤和妊娠子宫均可引起输尿管阻塞。输尿管阻塞可以引起尿液外渗进入胸膜腔而发生尿液胸或尿性囊肿(urinoma)。偶尔,肾盂积水(hydronephrosis)引起的尿液外渗也可导致胸腔内尿性囊肿和纵隔增宽。泌尿外科治疗,如输尿管支架的安置可能引起胸腔积液。肾周脓肿时由于毗邻胸膜的炎症也可并发胸腔积液,而其胸腔积液偶尔可以发生感染。非感染性胸腔积液一般为漏出液,pH<7.3,而且肌酐浓度比血清肌酐高得多。

6. 其他　肺栓塞可能继发胸腔积液,其肺栓塞的栓子可能来自肾静脉血栓形成,而后者是肾病综合征的并发症。

溶血性尿毒症综合征(hemolytic uremic syndrome)可能累及呼吸系统,包括胸膜炎和心包炎。

乳糜腹水与肾病综合征有关,乳糜胸腔积液很少见,但确有报道。肠水肿并引起乳糜渗漏和吸收不良可能是引起乳糜腹水的原因。

(三) 肾病患者的肺钙化　慢性肾衰竭的软组织可以发生"转移性钙化(metastatic calcification)",即钙盐沉着在原来正常的组织,或者如"营养不良性钙化(dystrophic calcification)"那样,病理过程使某些解剖部位发生改变,并发生钙化。钙化可分为脏器性(常见于肺)和非脏器性(即非骨骼,非脏器组织),肺是转移性钙化的主要靶器官,肺组织变硬、增重,肺泡间隔因钙化而增宽,可合并纤维化,支气管壁和动脉壁也可发生钙化。

慢性肾衰竭者尸检肺转移性钙化发生率 10%～60%,差别很大,其主要成分是磷酸钙镁,有两种特定的类型。肺所沉着的钙化为镁、白磷钙盐的微结晶,或者是一种直接前体,镁的存在促发该前体的形成。转移性钙化的发病机制

还不明确,有些研究提示,若钙、磷离子产物超过血液的溶解常数(solubility constant),即血浆钙磷产物>75mg/dl,就可发生钙盐沉着。

一般认为慢性肾脏疾病发生的肺钙化,通常很稀疏,只有在进行肺的组织学检查时才能确认。另外,60%的反复血液透析患者可见肺钙化,肾移植失败也可见肺钙化,Breitz等(1987)还报道肾移植成功的患者发生慢性进行性肺钙化。除了慢性肾衰竭以外,慢性转移性肺钙化还可见于恶性肿瘤和原发性甲状旁腺功能亢进。

慢性肾衰竭引起肺钙化的临床表现不特异,无明显症状、体征,也可主诉气短,与肾衰竭的严重程度和病程不平行。胸部 X 线的异常表现可以是局限的,也可以是弥漫的。多数患者的肺钙化阴影与肺炎或肺水肿阴影非常相似,偶尔可以很像急进性肺水肿的改变,有时可见明确的点状钙化。一般上肺野更常受累,根据 X 线衍射分析,钙化可能沿与弹性蛋白有关的肺泡间隔沉着而无肺基本结构的变化,也可像粗的实质性沉着伴肺泡增厚和纤维化变化。胸部高分辨率 CT(HRCT)所见肺实质钙化有几种类型:①多发性钙化或弥漫性或多部位分布的非钙化结节;②弥漫性或斑片毛玻璃样阴影,或边界不清楚的斑片状浸润;③社区获得性肺炎样密度增高片状影,由小于 2mm 的结节或斑块组成,偶可见较大的结节灶;④气管支气管壁和胸壁血管钙化;⑤环状结节钙化。

除了组织学以外,^{99m}Tc 二膦酸盐肺核素显像也有早期诊断价值,特别是高度危险人群。即使严重肺钙化的患者,肺功能的生理学异常通常很轻。但呈弥漫性浸润性肺疾病的患者可显示限制性通气功能障碍,肺活量减少,弥散量和 PaO_2 降低。偶尔,转移性钙化可导致急性的致命的呼吸衰竭。

二、肺出血-肾炎综合征

肺出血-肾炎综合征一般指 Goodpasture 综合征(Goodpasture syndrome),为病因不明的过敏性疾病,血内有循环抗肾小球基底膜抗体及免疫球蛋白和补体,呈线样沉积于肾小球基底膜,造成肺出血伴严重进展性肾小球肾炎为其临床特点。免疫荧光染色显示在肾小球基底膜和一些患者的肺泡-毛细血管基底膜内有免疫球蛋白和补体沉积。

在肺和肾脏,抗肾小球基底膜抗体的主要靶位是Ⅳ型基底膜胶原 2,3 链的非胶原(NC-1)性功能区。感染、吸烟和吸入损伤被认为是通过这些抗体造成毛细血管损伤,遗传也起一定作用,HLA-DRW2 与抗肾小球基底膜疾病相关。

在许多情况下,肺出血和肾脏病变可以同时存在,尤其是全身性血管炎,临床上最常表现为肺泡出血和肾小球肾炎,如:系统性红斑狼疮(systemic lupus erythematosus,SLE)、过敏性血管炎、韦格纳肉芽肿(Wegener granulomatosis,WG)、混合性 IgG/IgM 冷球蛋白血症(cryoglobulinemia)、亨诺赫-舍恩莱因紫癜(HSP)、肾静脉血栓伴肺栓塞、充血性心力衰竭合并尿毒症、风湿性关节炎合并系统性血管炎、混合

性结缔组织病、军团病等。呼吸专业医师可能遇到三种情况：韦格纳肉芽肿（WG）、系统性红斑狼疮（SLE）和 Goodpasture 综合征。

Goodpasture 综合征是以肺出血和急进性肾小球肾炎为特征的综合征，目前已知为抗肾小球基底膜抗体疾病，是细胞毒抗体介导（Ⅱ型）反应的典型例子，肾和肺是两个受累的靶器官。确切地说，Goodpasture 综合征的定义应当包括：①肾小球肾炎，一般是急进性的或呈新月体性的变化（crescentic variety）；②肺出血；③抗肾小球基底膜（antiglomerular basement membrane）抗体形成。

据报道，在肾活检病例中，本综合征占 2%~5%。男性患者多见，男女比为 2∶1~9∶1。任何年龄层均可见，但以20~30 岁青年人尤为多见。

（一）病因和发病机制　Goodpasture 综合征明确的病因尚未证实，但多推测和感染特别是病毒感染有关。已知流行性感冒病毒，另有报告得病前曾有接触汽油、碳氢（烃）化合物史，烃化合物暴露和青霉胺都可刺激产生抗肾小球基底膜（glomerular basement membrane，GBM）抗体。青霉胺和卡比马唑（carbimazole）与 Goodpasture 综合征、循环抗 GBM 抗体和局灶性坏死性肾小球肾炎伴新月体形成有关。一组 39 例抗 GBM 抗体介导肾小球肾炎的研究提示 HLA-B7 相关基因影响肾脏病变的严重度，但不影响肺病变。故认为这些化学物质和/或病毒可能是致病因子。

目前已公认肾脏病变的发病机制为抗基底膜抗体型肾炎的免疫反应过程。某些发病因素原发性损伤肺泡间隔和肺毛细血管基底膜，后者刺激机体产生抗肺基底膜抗体，在补体等作用下引起肺泡一系列免疫反应。由于肺泡壁基底膜和肾小球基底膜间存在交叉抗原，故内源性抗肺基底膜抗体又能和肾小球基底膜起免疫反应，损伤肾小球。该病的临床表现由自身抗体引起，该抗体与肺泡和肾小球基底膜成分（即所谓 Goodpasture 抗原）结合。肾小球和肺泡基底膜的主要靶抗原，即 Goodpasture 抗原为Ⅳ型胶原的α3 链。抗 GBM 抗体对 Goodpasture 综合征是否特异的问题，目前尚有争论。临床上有些不具有 Goodpasture 综合征典型特征的患者有时也可显示抗 GBM 抗体阳性，因此有些作者把这种情况称为抗肾小球基底膜病。

（二）病理　肾活检对展现疾病的进展和后果非常有价值。早期患者可见局灶性和节段性肾小球细胞增多，常可见肾小球的节段性坏死和小的新月体。新月体形成的程度和范围有预后意义。肾小管间质水肿和白细胞浸润很明显，而且可能与抗 GBM 抗体的伴随沉积有关。偶尔可见肾血管炎。

肺的病理改变主要是广泛的肺泡内出血，肺泡间隔破坏，肺泡腔内还可见充满含铁血黄素的巨噬细胞。

肾的电镜观察实际上与抗 GBM 抗体介导的急进性新月体肾小球肾炎的特发性改变一样。免疫荧光观察可见相当典型的、清晰的 IgG 线性沉积，有时可见毛细血管襻周围 IgM 沉着，偶尔可见 IgA 线性沉着。沉着物沿肺泡毛细血管膜分布。肺洗脱物可与肾小球基底膜反应。循环抗体可与正常肺泡基底膜和鲍曼囊的上皮基底膜肾小管发生反应。

（三）临床表现　有两种基本类型：青年型（20~30岁），男性多于女性，男∶女为7∶1，发作时的平均年龄约 27岁，为典型的类型；老年型（60~70 岁），尤其常见于妇女，只见于肾小球肾炎。

发病前部分患者有呼吸道感染，以后反复咯血，大多数出现在肾脏病变之前，长者数年（最长可达 12 年），短者数月，少数则在肾炎后发生。在咯血时肺弥散功能减退，出现低氧血症，贫血常见。肾脏表现：每例均有蛋白尿、红细胞及管型，可有肉眼血尿。肾功能减退，然而进展速度不一，有的患者可在 1~2 日内呈现急性肾衰竭，大多数在数周至数月内发展至尿毒症，少数演变较慢，有稳定在原水平或缓解以后又复发者。

本综合征的主要呼吸系统症状是咯血、呼吸困难和咳嗽，而以前者较为常见且具特征性，咯血量差别很大，可以是少量痰带血，也可以大咯血，但部分患者不咯血。血尿、肾衰竭和贫血也是 Goodpasture 综合征的典型特征。胸痛、发热、皮疹很少见。患者起病时的常见临床特征包括咯血、血尿、蛋白尿和血清肌酐增高。

胸部 X 线的典型表现是双侧弥漫性对称性肺门周围浸润，而肋膈角和肺尖不受累。

（四）实验室检查　尿液检查几乎都不正常。最常见是血尿和蛋白尿，红细胞管型通常很明显。大量蛋白尿和肾病综合征不常见。本综合征发作时，90%以上的患者循环抗 GBM 抗体阳性，抗体滴度与肾或肺病变的严重性大致平行。其他自身抗体均阴性，个别病例有免疫球蛋白增高。

抗 GBM 抗体肾炎患者，HLA DR-2 的阳性率与对照组比较明显增高。B8 和 DR2 同时出现者预后更差，因为新月体形成更活跃。

（五）诊断　Goodpasture 综合征的诊断主要依据临床表现和肾活检。其主要特征是肺出血、肾小球肾炎、抗 GBM 抗体阳性。后者可通过肾和肺活检免疫荧光抗体法证实，若能见到肾小球基底膜和肺泡基底膜线性 IgG 和 C3 沉着，则有重要意义。循环抗 GBM 抗体有很高的敏感性和特异性，若血中抗 GBM 抗体阳性又能排除其他自身免疫疾病和血管炎的存在，也可考虑本综合征的诊断。肺活检可以显示特征性的沿肺泡基底膜的免疫荧光线性沉着。经支气管肺活检有一定的诊断价值，但阳性率只有30%左右。

鉴别诊断主要是 SLE、结节性多动脉炎、Wegener 肉芽肿、亨诺赫-舍恩莱因紫癜、尿毒症肺炎等。

（六）治疗和预后　本综合征的主要治疗方法是皮质激素、免疫抑制剂和血浆交换疗法（PP）联合治疗，有一定疗效。肾功能不全者可行透析疗法，有些患者因长期透析，病情稳定,血中抗 GBM 抗体消失。本综合征的预后差,即使上述三种疗法并用,死亡率仍很高。

三、肾透析对肺的影响

血液或腹膜透析均可能发生透析相关合并症(dialysis related complications),常见为肺泡气体交换障碍、胸腔积液,血透时还可能出现肺的气体栓塞。

(一)血液透析(hemodialysis)

1. 血液透析对肺泡气体交换的影响 一般来说,血液或腹膜透析对肺泡气体交换的影响不严重,但已有低氧血症的患者,气体交换所受影响可能比较严重,腹膜透析时也可引起严重的通气功能降低。据报道,85% 以上的患者在血液透析开始后 PaO_2 与透析前的基础值比较很快降低 $0.667 \sim 4.67kPa(5 \sim 35mmHg)$,或降低 $10\% \sim 20\%$,但 $PaCO_2$ 通常没有改变,表明 PaO_2 降低的原因不是由于肺泡通气的减少,而且通气控制所受到的干扰持续时间很短,一般只持续到透析结束后 60 分钟,PaO_2 也很少降至 $9.33kPa$(70mmHg)以下。这种类型的低氧血症,其发病机制与补体激活中性粒细胞有关,很像 ARDS。

2. 血液透析诱发低氧血症(hemodialysis-induced hypoxemia)的机制 有几种推测。①肺动脉微血栓栓塞(microembolization):因为透析液与透析膜的相互作用在透析开始几分钟内激活而活化补体级联,由此产生 C3a 和 C5a 而形成更迭的补体旁路。补体片段沉积到透析膜上诱发血小板和白细胞在膜上淤积,并由该部位迁移到肺循环,引起微血栓栓塞和低氧血症,但白细胞淤积诱发低氧血症(leukostasis-induced hypoxemia)在整个血液透析诱发低氧血症中只占 10% 以下。②透析诱发低通气(dialysis-induced hypoventilation):因为血液透析使呼吸交换率减少,CO_2 通过透析膜大量丢失,而且代谢产生的 CO_2 减少,机体为了维持恒定的 $PaCO_2$,从而发生代偿性低通气。③血液透析引起通气/灌注不平衡。④血液透析诱发 D_LCO 降低:可能由于血液透析使肺毛细血管容积减少所致。

慢性血液透析还可发生肺转移性钙化,增加发生睡眠呼吸暂停的风险,诱发哮喘,血液透析瘘管闭塞诱发肺栓塞,此外还可并发结核分枝杆菌、嗜肺军团菌等致病菌感染。

(二)腹膜透析

腹膜透析所引起的许多肺并发症与血液透析相似,但也有一些独特的并发症,如肺不张和胸腔积液。慢性肾衰竭使用持续非卧床腹膜透析(continuous ambulatory peritoneal dialysis,CAPD)造成医源性腹水,可能对呼吸产生不利的影响,开始数周内肺功能可有不同程度的降低,可见于治疗过程的任何时间。但实际上腹腔内滴入 $2 \sim 3L$ 透析液时患者症状和肺功能所受影响很小,肺活量和肺总量只有轻度减少。但大量透析(3L 或 3L 以上)时,即使原来肺功能正常的患者也可以出现呼吸困难和通气功能的减弱。由此可见,大容量的 CAPD 不适于通气功能显著障碍的患者。

腹膜透析对肺功能的影响也与患者的体位有关,仰卧位和立位时腹腔充以透析液后,最大吸气压和肺容积显著减少。腹膜透析过程中膈肌功能障碍很可能是透析液灌入腹腔后对膈肌产生的物理性作用的结果。

长期接受腹膜透析的患者可能发生肺外限制性通气功能障碍,CAPD 的患者 D_LCO 减少。

伴发重症 COPD 的患者,腹腔滴入大量透析液时,呼吸困难可能加重。慢性肾衰竭患者常发生膈神经病,而伴发重症 COPD 患者进行腹膜透析时,膈神经病可能加重呼吸窘迫。

有些患者腹膜透析后出现急性胸腔积液,其胸腔积液量有时较大,但多见为单侧胸腔积液,尤其是右侧胸腔积液。胸腔积液的发生机制与腹水相似,大量透析液滴入腹腔将进一步牵张膈肌,并可使透析液进入胸腔。胸腔积液可以在腹膜透析开始后数小时内快速聚积,并可引起呼吸窘迫。胸腔积液可以在再次进行腹膜透析时再发。胸腔积液成分与透析液成分很相似,似乎也表明胸腔和腹腔有交通现象。

反复进行腹膜和血液透析的患者,睡眠障碍的发生概率比正常人群高。

(林耀广)

第五节
血液系统疾病

一、概述

血液系统疾病包括白血病、淋巴瘤、多发性骨髓瘤、骨髓增殖性肿瘤、骨髓增生异常综合征、地中海贫血、造血干细胞移植后淋巴细胞增殖性疾病和肺部并发症等,除了容易合并各种肺部感染外,还会有多种非感染的呼吸系统的表现,主要表现形式有纵隔淋巴结肿大、肺实质病变、支气管病变、胸膜病变、肺血管疾病(PVD)等。其中,血液恶性肿瘤的非感染因素的肺部影像改变占 50% 以上。胸部淋巴瘤可能以肺部病变为首发表现。此外,造血干细胞移植后可以出现多种肺部并发症,对血液和呼吸领域的医务人员来说,都是必须面临的新的临床问题和挑战,需要更多的重视和研究。本节按照血液系统疾病在呼吸系统不同部位的表现,分别对纵隔淋巴结肿大、肺实质病变、气道病变、胸膜病变、肺血管疾病进行论述。同时,对造血干细胞移植后肺部病变进行单独叙述。血液病患者容易合并多种病原体肺部感染,但本节重点介绍肺部非感染性的病变。

二、纵隔淋巴结肿大

（一）病因和主要危险因素　　出现纵隔淋巴结肿大最常见的血液疾病是淋巴瘤，其中 50%～70% 的霍奇金淋巴瘤（Hodgkin lymphoma，HL）和 15%～25% 的非霍奇金淋巴瘤（non-Hodgkin lymphoma，NHL）可以表现为纵隔淋巴结肿大。原发纵隔淋巴瘤少见，占淋巴瘤的 10%。三种常见纵隔淋巴瘤病理类型包括：HL 的结节硬化型，NHL 的原发纵隔弥漫大 B 细胞淋巴瘤，淋巴母细胞性淋巴瘤/白血病。其他白血病包括急性淋巴细胞白血病（acute lymphoblastic leukemia，ALL）、慢性淋巴细胞白血病（chronic lymphocytic leukemia，CLL）、急性髓细胞性白血病（acute myelogenous leukemia，AML）可以浸润纵隔淋巴结。

1. HL-结节硬化型　　常见侵犯纵隔淋巴结。发病年龄表现为双峰型，在青少年和 50 岁以上人群发病率高。

2. 淋巴母细胞性淋巴瘤/白血病　　是高度侵袭的 NHL 的一种，常侵犯纵隔，平均发病年龄 28 岁。骨髓常见原始细胞浸润。以淋巴结肿大为主的淋巴瘤，只有不到 25% 侵犯骨髓。以 T 细胞淋巴瘤/白血病为主。

3. 原发纵隔弥漫大 B 细胞淋巴瘤　　是起源于胸腺的弥漫大 B 细胞淋巴瘤，是成人 NHL 最常见的侵犯纵隔的淋巴瘤类型。有独特的生物学和临床特点。主要影响成人，平均发病年龄 35 岁，发病年龄高峰是 30～39 岁，女性多见（男女比例约 1:3）。占 NHL 2%～3%，占弥漫大 B 细胞淋巴瘤 6%～10%，美国每年发病率约为 0.4/100 万，典型表现是前或上纵隔肿块，压迫气管。

4. CLL　　有报道 CLL 患者尸检或影像检查可以出现肺门和纵隔淋巴结浸润。尽管 CLL 是惰性疾病，有时也会进展为恶性淋巴瘤。10% 的患者转化为 Richter 综合征变为侵袭性淋巴瘤，临床表现，出现淋巴瘤 B 症状（表现为发热、盗汗、体重减轻），结外浸润，或快速淋巴结肿大，预后差，平均生存期 10 个月。

5. AML　　尸检发现 AML 也会浸润纵隔淋巴结，除非合并髓细胞肉瘤，典型的 AML 出现纵隔浸润少见。

（二）发病机制和病理　　原发纵隔弥漫大 B 细胞淋巴瘤的特点是分化一定程度的中到大的淋巴细胞弥漫增殖，多形态细胞核和细胞质多，细胞质呈明显或轻度嗜碱性。围绕肿瘤细胞出现条索状网织蛋白纤维，纤维化容易识别。

HL 和原发纵隔弥漫大 B 细胞淋巴瘤有一些相似性，包括相似的基因突变和明显的纤维化，病理表现的镜影细胞和肿瘤组化标记不同。淋巴瘤首先浸润纵隔淋巴结，然后浸润其他器官。典型的纵隔淋巴瘤主要影响前纵隔。

原发纵隔弥漫大 B 细胞淋巴瘤分子生物学特点标志是 JAK-STAT 通路下调，调节 PDL1 和 PDL2 表达。

（三）临床表现　　有些病例缺乏呼吸道症状，体检影像学检查时偶然发现。约 85% 的 HL 和 50% 的 NHL 首诊时有胸腔内淋巴结肿大。由于淋巴瘤浸润纵隔淋巴结、肺、胸膜、心包膜胸腔内组织，可以出现以下临床表现：刺激性咳嗽、上腔静脉阻塞综合征、膈神经麻痹、吞咽困难、声音嘶哑、双侧乳腺肿胀、胸痛。原发纵隔弥漫大 B 细胞淋巴瘤很少首先浸润骨髓或胸腔外器官。三种纵隔淋巴瘤（PMBCL、cHL、MGZL）的临床特点见表 42-5-1。

表 42-5-1　三种纵隔淋巴瘤（PMBCL、cHL、MGZL）临床特点

特点	PMBCL	cHL	MGZL
女:男	3:1	1:1	1:2
平均年龄/岁	35	28	35
分期 I～II	70%～80%	55%	70%～80%
纵隔浸润	100%	80%	80%
骨髓浸润	2%	3%	3%
血 LDH 升高	70%～80%	少见	70%～80%
B 症状	<20%	40%	40%
大包块	70%～80%	50%	70%～80%

注：LDH，乳酸脱氢酶；B 症状，淋巴瘤 B 症状指发热、体重减轻、盗汗；PMBCL，原发纵隔弥漫大 B 细胞淋巴瘤；cHL，结节硬化型霍奇金淋巴瘤；MGZL，纵隔灰区淋巴瘤。

（四）体检和常规检查项目

1. 体格检查　　可有皮肤瘀点瘀斑、贫血貌，浅表淋巴结肿大，肝脾大，胸骨压痛，以及肺部、胸部、心脏受累的相应体征，例如：上腔静脉阻塞综合征的体征等。

2. 血常规　　包括血细胞分类异常、异型血细胞、贫血等。

3. LDH 和肺肿瘤指标　　LDH 增高很常见，也会有其他肿瘤标志物的增高。

4. 全身浅表淋巴结彩超　　有助于发现浅表淋巴结增大。

5. 骨穿和骨髓活检　　必要时查染色体、流式细胞学做免疫分型、相关基因检测，对血液病有确诊的作用。

（五）辅助检查　　如胸部 CT 或全身 PET/CT（表 42-5-2）。

表 42-5-2　HL 和 NHL 纵隔淋巴瘤影像特点

项目	HL	NHL
纵隔病变特点	结节硬化型常见	弥漫大 B 细胞和淋巴母细胞性淋巴瘤常见
	容易进展，浸润邻近组织	很少出现可预测的疾病进展
		通常没有浸润邻近组织
	纵隔表现不对称	纵隔表现异常
	病变在一侧，单个淋巴结肿大少见	很少大包块，可以单个淋巴结肿大

续表

项目	HL	NHL
纵隔病变部位	前纵隔 后纵隔 上纵隔（气管旁）肺门、气管隆突下、心膈、胸腔内	前纵隔 后纵隔 心旁肿块
肺实质病变	常与纵隔或肺门淋巴结肿大有关	缺少纵隔病变时经常发生肺实质改变

（六）诊断和鉴别诊断　淋巴瘤诊断主要依靠病理诊断，PET/CT 有助于淋巴瘤分期。根据病理免疫组化可以确诊原发纵隔弥漫大 B 细胞淋巴瘤（PMBCL）和结节硬化型霍奇金淋巴瘤（cHL），注意与包含霍奇金淋巴瘤（HL）和 PMBCL 特点的纵隔灰区淋巴瘤（MGZL）进行鉴别。

（七）治疗　淋巴瘤治疗根据不同分期及病理类型，治疗方案不同。包括放疗、化疗、靶向治疗、造血干细胞移植、新药临床试验等。急性白血病根据类型不同，治疗方案不同，可以参考相关专业书籍。

三、肺实质病变

肺实质病变包括肺浸润性病变和肺部非浸润性病变两大类。其中肺部浸润性病变包括肺淋巴瘤、髓系肉瘤等直接累及肺部；肺部非浸润性病变为肺泡蛋白沉积症、髓外造血等。

（一）肺部浸润性病变

1. 肺淋巴瘤　肺淋巴瘤分为原发性肺淋巴瘤和继发性肺淋巴瘤/白血病。

（1）原发性肺淋巴瘤

1）定义：淋巴瘤的肺部浸润分为原发性及继发性，原发性肺淋巴瘤（primary pulmonary lymphoma，PPL）是起源于肺组织的肿瘤。大多数是支气管相关的淋巴瘤组织，表现为肺部单克隆淋巴组织增殖，伴或不伴有纵隔、肺门淋巴结肿大的淋巴瘤，病发或确诊后至少持续 3 个月内不伴有胸腔外淋巴瘤。继发性肺淋巴瘤（secondary pulmonary lymphoma，SPL）是指肺外淋巴瘤的肺内浸润，主要是从纵隔淋巴结直接浸润或远处淋巴瘤病灶血行浸润至肺部。

2）流行病学：肺部是淋巴瘤常见的累及器官，其发生率达 25%～40%，但尸检发生率可达 29%～50%，绝大部分为继发累及。PPL 约占全部淋巴瘤病例的 0.5%～1%。SPL 占全部淋巴瘤病例的 25%～40%。淋巴瘤累及肺实质在 HL 和 NHL 中分别约为 11.6% 和 3.7%，累及肺部的 HL 中，初诊时和复发时累及肺部的分别占 8% 和 12%。

据统计，肺淋巴瘤发病男女比例为 1.32∶1。中位发病年龄为 50 岁（20～91 岁）。发病年龄在 60 岁以下的占 72.22%，60 岁及以上的占 27.78%。其中男性发病年龄高峰为 50～59 岁，而女性发病年龄高峰为 30～49 岁。

3）病理生理：肺、胸膜的淋巴组织和淋巴管较为丰富，肺的淋巴管在正常的肺组织切片上一般不明显。当瘤细胞阻塞时，胸膜、肺叶间隔及动静脉和支气管外膜的淋巴细胞和淋巴管变得更为明显。此外，在支气管和细支气管壁的黏膜及黏膜下组织中有分布广泛的淋巴细胞。因此，肺淋巴瘤可起源于肺各个部位的淋巴组织，肿瘤细胞可沿淋巴管分布而浸润生长和蔓延。

4）临床表现：以咳嗽、呼吸困难、胸痛为主，可以出现全身症状（淋巴瘤 B 症状，即发热、体重减轻、盗汗）。数据显示，43.06% 肺淋巴瘤伴有 B 症状。临床分期以 Ⅲ、Ⅳ 期为主（76.00%），56.94% 患者胸部 CT 示有胸腔积液，18.92% 有骨髓侵犯。病灶仅限于肺内（无纵隔、肺门淋巴结肿大）的患者占 19.57%，明确有肺外病灶的占 80.43%，伴有肝脾大的占 26.42%。据统计，起病时最常见的 3 项症状依次为咳嗽（69.44%）、发热（29.17%）、气促（23.61%），其他症状有咳血丝痰（6.94%）、胸痛（13.89%）、盗汗（9.72%）、呼吸困难（5.56%）、体重减轻（13.89%），而起病时无症状的仅占 5.56%。

5）体检和常规检查项目：①体格检查：可有皮肤瘀点瘀斑、贫血貌，浅表淋巴结肿大，肝脾大，胸骨压痛，以及肺部、胸部、心脏检查通常无特异性体征。②血常规：常无特异性发现。③肺肿瘤指标：包括神经元烯醇化酶、CA125。④肝功能：可有肝功能的异常。⑤其他指标：可有 LDH、β2-微球蛋白、CRP 增高，可有凝血功能异常。当合并细菌感染时，PCT 可增高。⑥EB 病毒（EBV）（原位杂交阳性或血清拷贝数）：可有拷贝数的增高。⑦骨穿和骨髓活检：必要时做流式检测免疫分型、细胞遗传学检测（染色体核型分析、荧光原位杂交）、分子生物学检测基因，对确定诊断有帮助。

6）辅助检查：胸部 CT 和/或 PET/CT 对 PPL 的诊断具有较重要的意义（表 42-5-3）。其影像学特征呈多样性，影像学分型尚无统一标准，大多数学者将 CT 类型分型如下：实变型、单发肿块（结节）型、多发结节型、混合型。累及肺部的淋巴瘤最常见表现为边界不清的实变影，其内含支气管气像，少见的表现有结节影和段或叶不张，胸膜侵犯罕见。肺黏膜相关淋巴组织（MALT）淋巴瘤的影像学有如下特点：典型的肿瘤如果是中央型则在肺门形成一个实质性团块。周围型的特征是在叶间裂、脏层胸膜，沿淋巴管走行分布或沿支气管肺泡囊形成一个结节，有时为间质肺炎型的表现。

表 42-5-3　肺淋巴瘤的 4 种常见病理类型的 PET/CT SUV 值

影像学特点	HL （n=4）	MALTL （n=36）	DLBCL （n=17）	结外 NK/TL （n=7）
SUVmax	均未行 PET/CT	6.3 （2～8.4）	24.4 （11～43.1）	24 （8.7～25.8）

注：HL，霍奇金淋巴瘤；MALTL，黏膜相关淋巴组织淋巴瘤；DLBCL，弥漫大 B 细胞淋巴瘤；结外 NK/TL，结外 NK/T 细胞淋巴瘤。

PET/CT 评估肺部淋巴瘤的敏感度为 83%~100%。

根据常见的影像学表现(图 42-5-1、图 42-5-2)可分为斑片型、结节肿块型、混合型;以平均直径>5cm 来界定大包块,19.4%患者有>5cm 肿块;41.7%患者有支气管气像,伴纵隔/肺门淋巴结肿大的占 45.8%。56.9%患者有不等量胸腔积液,仅 4.2%患者有肺不张表现。从部位分,有 2/3

(66.7%)的肺淋巴瘤在初诊时为双肺累及,单侧肺部累及的在左肺(16.7%)和右肺(16.67%)的比例无明显差异,仅 2.7%为支气管累及。

7) 诊断:原发性肺淋巴瘤的临床、影像学和实验室检查结果缺乏特异性,病理活检是唯一确诊方法。可以出现以下病理类型:

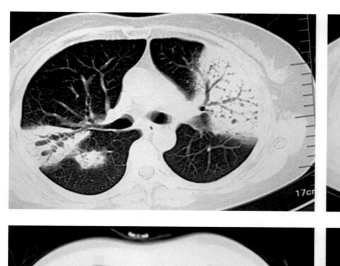
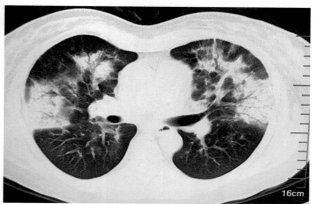
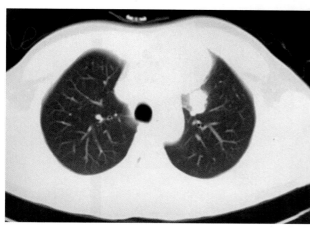
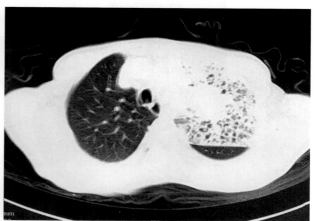

图 42-5-1　肺淋巴瘤 CT 影像改变

PPL 主要为 NHL,常见的类型是低度恶性的边缘区 B 细胞淋巴瘤或 MALT 淋巴瘤,其他类型包括弥漫大 B 细胞淋巴瘤、滤泡淋巴瘤、Burkitt 淋巴瘤、血管内大 B 细胞淋巴瘤等,T 细胞淋巴瘤包括间变大细胞淋巴瘤、外周 T 细胞淋巴瘤、结外 NK/T 细胞淋巴瘤等。HL 主要是结节硬化型。

8) PPL 分期:PPL 分期不同于其他类型淋巴瘤分期方法,目前一直沿用 Ferraro P 分期方法(表 42-5-4)。

表 42-5-4　Ferraro P 肺淋巴瘤临床分期

分期	范围
ⅠE	仅累及肺实质或支气管(可以是双侧)
Ⅱ1E	累及肺和肺门淋巴结
Ⅱ2E	累及肺和纵隔淋巴结
Ⅱ2EW	累及肺和邻近胸壁与纵隔
Ⅲ	肺实质受累,膈下淋巴结肿大
Ⅳ	广泛侵犯一个或多个结外器官或组织

9) 鉴别诊断:大多数肺淋巴瘤,由于其临床症状不特异、影像学改变多样,而导致早期难以诊断,易早期误诊为肺炎或肺结核。值得注意的是,由于累及肺部的淋巴瘤易继发肺部感染,而使用抗生素会改善症状而延误寻找疾病真正病因。因此,如何早期识别肺淋巴瘤和肺部感染是一个难题。肺淋巴瘤要与肺炎、肺结核、肺癌进行鉴别。临床资料显示(表 42-5-5):仅 23.6%的患者能在初次入院或起病 1 个月内即确诊,除 1 例疑诊为肺癌外,其他患者均被误诊为肺炎和肺结核或未能确诊,误诊的中位时间长达 4~6 个月,最长误诊时间为 5 年。

10) 治疗:PPL 的治疗尚无统一标准,跟进临床情况选用下述治疗方案。①手术:多数人认为手术切除是首选的治疗方法,但也有人认为外科手术对预后没有明显的影响,且手术时病灶必须能完全切除且清扫肺门、纵隔淋巴结,才能达到根治性目的。②化疗:有肺外浸润和侵袭的患者应选择以全身多药联合化疗为主的综合治疗。根

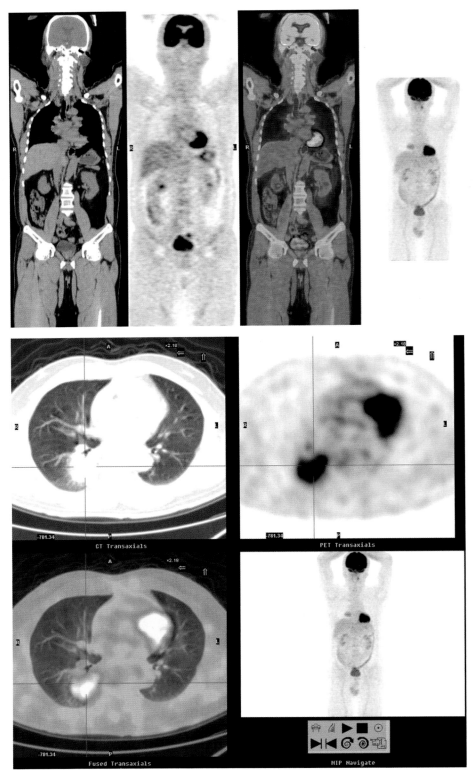

图 42-5-2　肺淋巴瘤 PET/CT 影像改变

表 42-5-5 肺淋巴瘤患者误诊漏诊情况

误诊漏诊情况	中位时间（范围）/月	比例
初次入院或 1 个月内确诊		23.61%
肺结核	4(1~36)	19.44%
肺炎	6(1~60)	29.17%
肺癌	2	1.39%
未能确诊/查因	6(1~60)	26.39%

据不同病理类型,化疗方案不同。③放疗:放射性治疗容易导致放射性肺炎、第二肿瘤等不可逆的肺损伤,其必要性仍尚不明确。

（2）继发性肺淋巴瘤/白血病肺部浸润

1）病因。①HL:HL 常见肺实质疾病,经常浸润胸部。②NHL:NHL 浸润肺部少见,60% NHL 常见浸润腹部。③CLL:有报道可以出现支气管周和血管周浸润类型,伴有间质改变,中央小叶和结节型。有报道在 110 例 CLL 患者中,9%肺部出现白血病浸润。④急性白血病:几篇早期报道尸检发现白血病肺部浸润,但并没有临床症状和/或无影像检查方面发现。伴有外周血原始细胞多的患者在尸检中偶然发现白血病肺部浸润。

2）发病机制:HL 好发在支气管和肺脉管结构的分岔点。支气管阻塞与肺不张相关,出现肺不张提示伴随支气管改变。

3）临床表现:淋巴瘤肺部浸润直接的临床和影像特点表现与淋巴解剖结构相关,临床症状多样,可以出现咳嗽、胸部不适、胸膜炎,或呼吸衰竭。

白血病患者肺部浸润很少有临床症状,感染、水肿和出血是主要临床表现。在严重血小板减少患者肺出血是最主要的肺部浸润表现,临床可以表现为弥漫性肺泡出血。呼吸困难、咳嗽和咯血伴随影像示弥漫性双侧磨玻璃影时提示应临床怀疑为白血病肺实质浸润。

4）体检、常规检查项目和辅助检查(见本节"二、纵隔淋巴结肿大"部分)。

5）胸部 CT 或 PET/CT 的常见表现见表 42-5-6。

NHL 肺浸润影像改变包括结节型、肺炎肺泡型、支气管血管淋巴管型和血行播散型。患者表现的类型可以互相重叠,也可以几种类型同时出现。肺结节型是最常见的类型。

首先,NHL 很少破坏肺泡壁,最终浸润是融合在一起的。很少形成空洞。淋巴瘤浸润可以沿血管和支气管周围分布,导致从肺门向外辐射形成粗的线状和网状浸润。病变扩大,出现斑片状影像提示存在支气管肺炎(见图 42-5-1 右下图)。

CLL 或 ALL 的影像改变与淋巴瘤类似。

6）诊断:淋巴瘤肺部浸润需要支气管镜活检确诊。免疫低下的白血病患者肺部浸润的原因以感染为最常见,支气管肺泡灌洗病原学检查是确定感染病原学的首选方法。

表 42-5-6 淋巴瘤肺实质浸润影像特点

影像类型	特点
支气管血管或淋巴管	大多数 HL 直接浸润淋巴结或支气管肺淋巴管,肺段或次肺段出现支气管气像
淋巴结	大多 NHL,浸润单个或多个淋巴结,可以是圆形、卵圆形或边界不清 淋巴结大小变化很大。可以位于胸膜下、肺部、肺门周围 胸膜下淋巴瘤可以表现为斑块状或团块状影,可以穿过肺裂,多发,双侧或单侧 常见于下叶,可以形成空洞
肺(肺泡)	肺段或肺叶,双侧或单侧 经常出现斑片状影像改变 很难跟细菌性肺炎鉴别 典型不会出现肺容积减少
粟粒状改变	由于血源性播散,大多数 NHL 可见

7）鉴别诊断:与肺部感染、肺结核、风湿性疾病肺部表现、结节病等相鉴别(如上述)。

8）治疗。①针对感染、炎症和合并局部出血的治疗:这类白血病患者经常经验性用抗生素联合纠正贫血和血小板减少治疗。②原发病治疗,见相关专业书籍。

2. 髓系肉瘤 髓系肉瘤是少见的髓外粒细胞肿瘤,也称作绿色瘤、粒细胞肉瘤、髓外白血病或成髓细胞瘤。

（1）定义:2008 年世界卫生组织(WHO)定义为,发生在骨髓以外部位的由髓系原始细胞组成伴有或不伴有成熟细胞的肿块。

1）病因和主要危险因素:急性髓细胞性白血病(AML):2%~5%的 AML 可以出现髓系肉瘤。

2）慢性粒细胞白血病:在加速或急变时可以出现髓系肉瘤。

3）骨髓增生异常综合征:少见,可以出现。

4）骨髓增殖性肿瘤:少见,可以出现。

（2）临床表现:髓系肉瘤可以在急性或慢性白血病发病前出现或伴随出现。常浸润骨头、骨膜、软组织、淋巴结和皮肤。也有浸润表现为肺部团块、胸腔内淋巴结肿大、胸膜淋巴结和气管支气管疾病。髓系肉瘤可以浸润身体任何部位,在肺部出现的非常罕见。Takasugi 等报道胸腔内髓系肉瘤,18%患者表现为肺部浸润。也可以出现肺部淋巴结、肺间质改变或气胸。

（3）分类:髓系肉瘤工作组根据形态学、免疫组化、基因学、病史将髓系肉瘤分为以下四种类型(其中孤立型约占 27%)。

1）孤立型:既往没有或伴随 AML 或其他髓系肿瘤的

髓系肉瘤。

2）并发一致型：伴有 AML 的髓系肉瘤，且核型分析或分子生物学一致。

3）并发不一致型：伴有 AML 的髓系肉瘤，且没有一致的基因学异常。

4）转变型：髓系肉瘤是骨髓增殖性肿瘤和/或骨髓增生异常综合征患者急变的一种形式。

（4）体检、常规检查项目和胸部 CT 及全身 PET/CT 检查（见本节"二、纵隔淋巴结肿大"部分）（图 42-5-3）。

（5）诊断和鉴别诊断：确诊主要依赖病理诊断。形态和组化染色组织活检有助于诊断，包括髓过氧化物酶（MPO）和其他组化分析。文献报道孤立型髓系肉瘤误诊率约 75%，既往是否有血液疾病史非常重要，注意与其他恶性肿瘤（恶性淋巴增殖性肿瘤、尤因肉瘤、肺癌或其他血液肿瘤）鉴别。单核细胞的髓系肉瘤容易误诊，因为没有足够的方法可以辅助诊断，如流式细胞学、荧光原位杂交（FISH）、分子生物学或细胞遗传学没有足够的免疫标志。

（6）髓系肉瘤表达的抗原：包括 CD43$^+$、CD68$^+$、溶菌酶$^+$、MPO$^+$、CD117$^+$、CD11c$^+$、CD13$^+$、CD33$^+$ 常见表达。CD4、CD34、CD56、CD61、CD99、TdT、糖蛋白 A 低表达。缺乏系列的抗原标记是髓系肉瘤的特点，导致诊断困难。

（7）治疗：同白血病治疗。

（8）预后：髓系肉瘤一般预后差，生存期短。文献报道儿童孤立型髓系肉瘤比合并 AML 的髓系肉瘤患者预后好，但成人是相反的报道。

（二）肺部非浸润性病变

1. 肺泡蛋白沉积症　肺泡蛋白沉积症（pulmonary alveolar proteinosis，PAP）属于罕见肺部疾病，特点是肺泡内 PAS 染色阳性蛋白和脂质丰富的物质沉积，导致肺通气和弥散功能障碍，患者主要的症状是呼吸困难和低氧血症。其发病与巨噬细胞功能障碍有关。正常情况下，肺泡巨噬细胞在粒单细胞集落刺激因子（GM-CSF）调控下，调节肺泡表面活性物质的代谢过程。当各种原因导致这一代谢过程障碍，使肺泡表面活性物质在肺泡内沉积，这是 PAP 的主要发病机制。根据此调控机制异常的原因，可以将 PAP 分成原发性、继发性和先天性。原发性 PAP 是一种自身免疫性疾病，与高浓度 GM-CSF 抗体相关。继发的 PAP 主要见于血液恶性肿瘤类疾病，与巨噬细胞数量不足或功能障碍有关。先天性 PAP 与表面活性蛋白的变异有关（详见相关的章节）。当血液病患者出现肺部的毛玻璃影或实变影，有"铺路石"或"马赛克"或"地图样"的影像学特征时，需要考虑到继发 PAP 的可能，肺活检可以明确诊断（详见相关的章节）。

2. 髓外造血　髓外造血是骨髓外血细胞造血部位，常见于血细胞造血不充分时。比较少见。典型发生在脾脏、肝脏和淋巴结，但所有器官都有报道。

（1）病因和主要危险因素：骨髓纤维化、CML、真性红细胞增多症、MDS、地中海贫血。

（2）临床表现：髓外造血部位通常与胎儿时期或幼儿时期造血部位有关，因此，脊椎骨、胸骨、肋骨、股骨和胫骨骨髓经常累及。通常，影像检查偶然发现这些改变，但是也可以出现症状性疾病，出现胸膜浸润，或胸膜肿瘤，肺动脉高压，声门下狭窄，或急性呼吸衰竭。大多数报道肺部髓外造血是恶性血液病，很少见，一些病例表现为重新造血。有文献报道一例患者表现为右下叶支气管狭窄，没有支气管内弥漫损害，外科切除后发现髓外造血，一年后发展为 CML。

常见的胸内表现为脊柱旁肿物，通常是偶然发现。典型表现为双侧，表面光滑，软组织影伴有脂肪层，没有钙盐沉积。

（3）体检、常规检查项目、骨髓检查和胸部 CT 及全身 PET/CT 如前述。

（4）诊断：诊断依赖于外科活检、细针抽吸或 ^{99m}Tc 放射扫描。有报道一例患者由于骨髓纤维化相关的肺间质髓外造血导致急性呼吸衰竭，通过支气管镜确诊。

（5）治疗：异位造血组织对低剂量辐射相当敏感，因此，放疗也是一种治疗方法。2 例髓外造血导致的肺动脉高压和肺浸润报道用放疗治疗，但是还不确定患者耐受性。

四、支气管内疾病

血液系统疾病在支气管内改变主要表现为支气管浸润性病变。

（一）病因和主要危险因素

1. 淋巴瘤　是最常见的原因。

2. 急性白血病　少见。

3. 慢性白血病　少见。

（二）临床表现　　常见症状是咳嗽、呼吸困难、哮鸣和喘鸣。

（三）影像特点　　影像改变可以看见肺不张，气管偏位或气管内肿物提示气管内疾病；病变可以表现为孤立的团块或与紧邻的纵隔或肺实质融合的病变（图 42-5-4）。

（四）病理类型　　气管内淋巴瘤报道有两种病理类型，但最常见的是霍奇金淋巴瘤。Rose 等报道分为两种淋巴瘤类型（表 42-5-7）。一种是常见的患者全身症状明显。有全身症状表现提示血液恶性肿瘤或淋巴瘤播散到气管，气道分叉处是病变常见部位。第二种没有全身症状，累及主支气管，表现为孤立性肿块。

气管内淋巴瘤肿瘤可以扩展到局部淋巴结。T 和 B 细胞淋巴瘤临床表现相似。

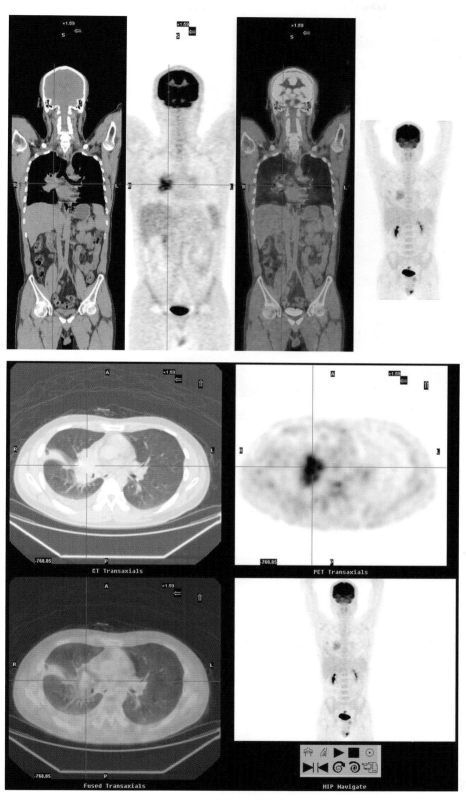

图 42-5-3　一例髓细胞肉瘤患者 CT 改变

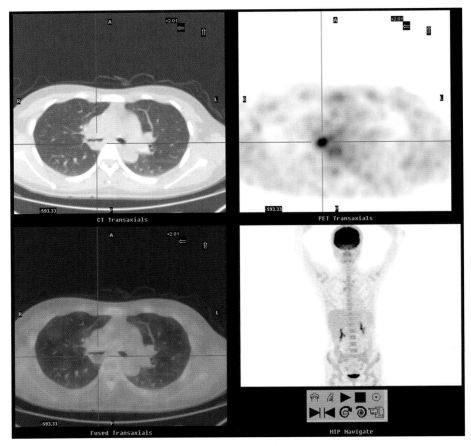

图 42-5-4   一例原发气管内淋巴瘤的 PET/CT 表现

AML 可以浸润气管支气管主干形成髓系肉瘤。

表 42-5-7   气管内淋巴瘤两种类型特点

淋巴瘤	类型 1	类型 2
症状和体征	有全身症状 常见 NHL	没有全身症状 常见 HL,初诊的气管相关淋巴瘤
	肺炎	气道阻塞、哮鸣、咳嗽
病变表现	弥漫性气管黏膜内结节	孤立肿块
影像检查	肺实质浸润,纵隔淋巴结肿大	肺不张,附近淋巴结肿大

（五）诊断   支气管镜活检有助于诊断。

（六）治疗   同原发病治疗。

五、胸膜疾病

（一）胸腔积液

1. 病因和危险因素   血液恶性肿瘤患者,有胸腔积液预示血液肿瘤诊断或提示病情复发。也会出现药物导致的胸腔积液及异基因造血干细胞移植后出现移植物抗宿主病,表现为胸腔积液。

（1）急性白血病、MDS、骨髓增殖性肿瘤:尸检和临床资料显示类肺炎性胸腔积液是急性白血病最常见的胸腔积液原因。急性白血病、MDS 或骨髓增殖性肿瘤合并胸腔积液很少见,胸腔积液可能是全身性疾病引起或少见的血液髓外造血(主要注意骨髓增殖性肿瘤)引起。ALL 出现胸腔积液较常见。

（2）CLL 患者胸腔积液相当少见,尸检发现 CLL 患者 3%~16% 有胸膜浸润。

（3）淋巴瘤:是最常见的与胸膜疾病相关的血液恶性肿瘤。HL 占 30%,NHL 接近 20%,但很少是唯一的表现。90% 的 HL 和 20%~70% 的 NHL 伴随纵隔淋巴结肿大,90% 的 NHL 伴有胸外病变。

（4）一些治疗血液病的药物:如伊马替尼、达沙替尼、粒细胞集落刺激因子、重组人白介素-11 等。

（5）移植物抗宿主病:表现为胸腔积液,可同时出现心包积液。

2. 临床表现   常见症状为咳嗽、呼吸困难、胸痛和胸膜炎。

3. 体检和常规检查项目   见本节"肺淋巴瘤"部分。

4. 诊断   询问病史,有无原发疾病及特殊用药史。

细胞学不一定提示是恶性，可以是循环的白细胞渗漏。细胞学和流式分析排除漏出液。诊断时淋巴瘤或白血病细胞数量范围大多数在 61%~75%。胸腔积液是渗出性的，不能明确诊断，胸膜活检或骨髓活检可能有帮助。淋巴瘤胸腔积液典型是浆液样渗出液。在 19% 的 NHL 和 3% 的 HL 患者中可以发现乳糜胸腔积液。胸膜炎性胸腔积液有可能发展成淋巴瘤胸膜浸润，肿瘤阻塞淋巴管回流或淋巴结肿大及肿瘤阻塞胸导管可以引起乳糜胸。

5. 鉴别诊断　其他可能引起全身疾病的原因要排除，包括血栓、肝衰竭、心肌病或肾衰竭；考虑先天的免疫功能缺陷，感染尤其要关注。

6. 治疗

（1）药物引起胸腔积液：例如达沙替尼或粒细胞集落刺激因子等，需要加用激素或停药，此外必要时需要胸腔积液引流。

（2）血液原发病引起的胸腔积液：治疗原发病。

（3）移植物抗宿主病导致的胸腔积液：治疗移植物抗宿主病。

7. 预后　淋巴瘤胸腔积液预后因素一直有争议。胸腔积液首发表现的中度恶性的淋巴瘤对预后没有影响。但回顾性分析 91 人低度恶性淋巴瘤，胸腔积液对生存有不利的影响。另一项 57 人伴有高度恶性淋巴瘤在首次治疗后生存率 50%，其中 17 人合并胸腔积液的患者预后相当差。

CLL 患者胸腔积液分析典型的有淋巴细胞，乳糜胸腔积液和血性胸腔积液也有报道。恶性胸腔积液在晚期患者有描述，跟踪 110 个住院患者 9 年，发生率 7%。有趣的是，7 例基础病为 CLL，2 例发现 Richter 综合征，1 例为腺癌。

一项大型研究，有 110 例白血病患者，10 年追踪，最常见的胸腔积液原因是感染（47%），其次是恶性肿瘤（36%）。恶性胸腔积液典型的渗出物是浆液样的或血性的，而且，量大，超过 1.5L。研究发现总体生存率与疾病的恶性程度相关，而不与合并胸腔积液相关，在诊断 6 个月内出现胸腔积液不是疾病恶性程度的指标。

在实体肿瘤，出现胸腔积液是疾病进展和预后差的标志，但在血液肿瘤，胸腔积液对预后的影响还不清楚。除外淋巴瘤，其他血液肿瘤胸腔积液的数据很少。一项回顾性研究住院患者，淋巴增殖性疾病合并胸腔积液，胸腔积液 LDH 水平升高提示恶性胸膜浸润和住院死亡率增加。

（二）原发渗出淋巴瘤

1. 定义　2001 年 WHO 分类在淋巴血液肿瘤中首次提出原发渗出淋巴瘤（primary effusion lymphoma，PEL）。确定是弥漫大 B 细胞淋巴瘤，表现为严重的渗出没有能检测到的肿块，一般与人疱疹病毒 8/Kaposi-肉瘤相关病毒（HHV-8/KSHV）相关。

2. 病因和危险因素

（1）主要常见有同性恋或双性恋的感染 HIV 的年轻到中年男性。

（2）老年人有肝硬化/慢性肝炎和移植的患者。

PEL 少见，大多数是病例报道。平均发病年龄是 41~57

岁。一篇 105 例 PEL 报道，平均生存期 4.8 个月，1、3、5 年生存率分别是 30%、18%、17%。

3. 发病机制　许多 HHV-8 编码蛋白涉及 PEL 肿瘤发生。HHV-8/KSHV 能激活 NF-κB 途径和上调抗凋亡信号通路促进肿瘤发生。KSHV 也调控和下调抗炎症蛋白（如宿主细胞脂氧素 A4）分泌，并下调促炎症因子有助于自身生存。KSHV 通过很多途径帮助自身生存、逃逸免疫监测和促进肿瘤生成。

4. 临床表现　症状和体征与恶性胸腔积液、心包积液、腹腔积液（多浆膜腔积液）相关，没有直接的肿瘤团块。症状包括咳嗽、呼吸困难、胸闷、腹胀，甚至由于心包积液出现心脏压塞的表现。PEL 也可以出现非局部症状，主要见于 HIV 感染者。

5. 体检和常规检查项目（见本节"肺淋巴瘤"部分）　特别注意要进行 HIV、HHV-8、EBV、CD4 细胞计数检查。

6. 诊断　引流液检查是基本的确诊方法。积液经常是血性和渗出性。在液体增长阶段检测出恶性细胞是唯一的方法。细胞形态、免疫组化和病毒指标有助于诊断。胸膜活检显示恶性细胞包裹纤维黏附在胸膜表面，偶尔浸润胸膜。PEL 细胞有大的、圆的或不规则核伴有突出的核仁，深嗜碱性细胞。常缺乏经典 B 细胞标记（CD19、CD20、CD79a）和 T 细胞标记（CD3、CD4、CD8）。细胞表面和细胞质经常缺乏免疫球蛋白的表达。HHV-8 感染免疫组化可以检测到潜伏的相关核抗原 LANA-1。包括从淋巴细胞用免疫组化或 PCR 检测 LANA-1。诊断要求 HHV-8 阳性，70%~80% 病例 EB 病毒阳性。EBV 检测可以用 PCR 方法或原位杂交方法。

7. 治疗　见血液病专业书籍。

8. 预后　没有治疗，PEL 生存期是确诊后 2~3 个月。在确诊 PEL 前一般状态差和缺乏抗病毒治疗与预后差相关。确诊时 CD4 低和高的 LDH 与预后差相关。女性生存期优于男性。

六、血管病变

血液系统疾病导致的血管病变包括白细胞淤滞、假性低氧血症、上腔静脉阻塞综合征、血栓性疾病、肺动脉高压。

（一）白细胞淤滞　白细胞淤滞特点：白细胞弥漫地聚集在小血管，容易发生中枢、肺、心脏和睾丸白血病。尸检发现典型的有白细胞增多的患者和肺部白细胞淤滞的患者特点是白血病细胞明显占据血管腔，伴有或不伴有纤维蛋白存在。注意到涉及小动脉、毛细血管和静脉。影像学，白细胞淤滞在 X 线片不容易被检测出来，然而，白细胞增多的患者出现肺水肿应该怀疑有白细胞淤滞。减少白细胞的治疗有助于减轻肺白细胞淤滞。

（二）假性低氧血症　动脉血气分析是判断患者血气交换是否充足的主要依据。然而，在明显白细胞升高的患者或血小板增多症的患者，可以观察到假性低氧血症，即动脉血气结果显示有低氧血症，而实际上患者并不存在低氧血症。Hess 等首先报道这一现象,外周血白细胞和血小板明显增多的患者吸空气情况下 PaO_2 下降,导致人为诊断低氧血症。体外研究显示,PaO_2 下降是由于正常和异常白细胞氧消耗,而且,白细胞耗氧量在增多的和不成熟的白细胞是明显更快的。当患者影像缺少肺部异常表现,没有肺部症状,但动脉血气检测结果显示有低氧血症,应该怀疑白细胞增多导致的假性低氧血症。动脉标本低温保存或快速检测可以提高 PaO_2。这些患者脉搏血氧测定值是正常的。

(三)上腔静脉阻塞综合征

1. 定义　上腔静脉阻塞综合征是指内部阻塞或外部压迫导致上腔静脉明显狭窄的综合征。

2. 病因和危险因素

(1) 淋巴瘤:12% 的上腔静脉阻塞综合征为淋巴瘤所致。一项大宗文献报道淋巴瘤患者,上腔静脉综合征发病率为 3.9%,主要是大细胞和淋巴母细胞 NHL。只有少量报道 HL 导致上腔静脉综合征。

(2) 髓系肉瘤:很少见,典型者有复杂的细胞遗传学且预后差。

3. 临床表现　症状的严重程度取决于上腔静脉的压迫程度。常见症状包括面部和颈部肿胀,咳嗽,呼吸困难和端坐呼吸。在患者躺下或仰卧位时加重。声嘶、喘鸣、晕厥、头痛、眩晕和面部充血亦可见。

4. 体检和常规检查项目(见本节"肺淋巴瘤"部分)　特别注意可以发现面部和眼眶周围水肿,颈静脉扩张,胸腹静脉曲张,颈部和上胸部水肿,视乳头水肿少见。

5. 诊断　依据病史、临床表现和影像检查(尤其是胸部 CT 血管造影)可以明确诊断和区分是外压型还是内部病变所致。组织学检查有利于基础病因的诊断和指导治疗。

6. 治疗　根据形成上腔静脉综合征的病因进行治疗,化疗是淋巴瘤首选的治疗方法,肿块超过 10cm 的患者在化疗完成后进行放疗有帮助。

(四)血栓性疾病

1. 流行病学　血液恶性肿瘤对比没有肿瘤的患者发生血栓的风险增加 28 倍。在确诊的头几个月静脉血栓风险明显增加,与远处转移相关。一项大型单中心 6 年的研究中,急性白血病患者在诊断 12 个月内有血栓风险,在 ALL 中有 15%,在 AML 中有 8% 出现肺栓塞。

2. 病因和危险因素　血液恶性肿瘤均有发生肺栓塞的可能。尤其是骨髓增殖性肿瘤、真性红细胞增多症、原发性血小板增多症。

导致血栓症的原因有肿瘤本身的因素及中心静脉置管,使用造血生长因子、高剂量激素、L-门冬酰胺酶和新的免疫抑制剂等。

3. 临床表现　有血液基础疾病合并肺栓塞的患者,其临床表现缺乏特异性。需要提高警惕,一旦出现不明原因的呼吸困难、低氧血症、新发右心功能不全、肺部斑片影等,需要及时进行肺栓塞的相关检查。

4. 体检和常规检查项目(见本节"纵隔淋巴结肿大"部分)　特别注意面部及口唇皮肤有无发绀,眼睛结膜有无发红、D-二聚体检查、骨穿和骨髓活检,需要做相关基因检测、染色体、流式细胞分析。肺栓塞相关检查见第二十六章第二节。

5. 诊断　肺栓塞诊断见第二十六章第二节。

6. 治疗

(1) 血栓治疗:对血小板减少患者如何治疗静脉血栓,资料还很缺乏。指南推荐低分子肝素剂量减少 50%(最少 25kU/L)。

(2) 血栓预防:由于肿瘤治疗或肿瘤本身有高危血栓风险的患者推荐血栓预防。血小板减少患者的血栓预防需要进一步研究。

(3) 骨髓增殖性肿瘤患者发现有慢性血栓栓塞性肺动脉高压,治疗可以采用血栓动脉内膜剥离术和肺血管扩张剂。

(4) 原发病治疗

1) 羟基脲:为髓细胞抑制药物,可以减少患者形成血栓的风险,但有加快患者转化为白血病的风险。

2) 干扰素。

3) 靶向治疗:根据不同原发病进行治疗。

7. 预后　骨髓增殖性肿瘤死亡的主要原因是血栓性疾病,尤其是真性红细胞增多症和血小板增多症。由于细胞数异常导致易形成血栓倾向,血栓表现包括从毛细血管栓塞到动静脉血栓。

(五)肺动脉高压

1. 病理机制　肿瘤导致肺动脉高压(PAH)的机制不清,在确诊肿瘤后或由于肿瘤相关的治疗可以导致肺动脉高压。尽管这类人群肺动脉高压的发病机制不确定,可能的与血液肿瘤相关的病理生理机制包括慢性血栓性肺动脉高压、主动脉高压、髓外血液肿瘤、化疗毒性,由于血管畸形、细胞数过高或原始细胞存在导致肺毛细血管闭塞。达沙替尼诱导 PAH 的原因不清,怀疑是通过免疫机制介导。

2. 病因和危险因素

(1) 骨髓增殖性肿瘤。

(2) CML。

(3) 化疗药物:达沙替尼,为治疗 CML 和 Ph^+ 的 ALL 的酪氨酸激酶抑制剂。达沙替尼治疗发生 PAH 的时间是 1 周到 75 个月。

3. 临床表现　缺乏特异性的表现。淋巴瘤和白血病可以影响胸腔内淋巴结、肺实质、胸膜、肺血管。患者可以出现一种或多种胸部表现。

4. 治疗　推荐治疗前评估患者心肺疾病,治疗过程中出现症状要评估。

(1) 减少恶性细胞数量。

(2) 抗血栓药物。

(3) 控制血液病。

(4) 特殊肺血管扩张剂。

(5) 与达沙替尼相关的 PAH 治疗:停用达沙替尼,同时应用针对 PAH 的药物治疗,大多数患者 PAH 可以得到缓解和改善。

七、造血干细胞移植后肺部并发症

异基因造血干细胞移植(allogeneic hematopoietic stem cell transplantation,allo-HSCT)是很多血液恶性肿瘤及严重的非恶性血液病的根治方法。20%的造血干细胞移植患者有迟发的与慢性移植物抗宿主病(chronic graft-versus-host disease,cGVHD)相关的肺部并发症。Allo-HSCT 后迟发的肺部并发症可以影响支气管肺解剖结构的各个方面,包括气道、肺实质、胸膜和血管。cGVHD 在肺部最主要的表现就是闭塞性细支气管炎。其他包括机化性肺炎、其他间质性肺疾病及胸膜和肺血管并发症,了解这些疾病,可以更好地理解和处理 allo-HSCT 后肺部并发症。

移植后迟发性肺部并发症通常很难识别,可以出现呼吸困难、咳嗽、咳痰和哮鸣或肺功能受损。由于移植后患者常见疲乏、活动量低和反复肺部感染,可能掩盖呼吸困难。移植后迟发肺疾病确诊需要综合考虑临床表现、是否存在 GVHD 的其他表现、抗排异的治疗强度、肺功能变化和胸部影像学(图 42-5-5)的改变,肺活检是最后诊断的金标准。

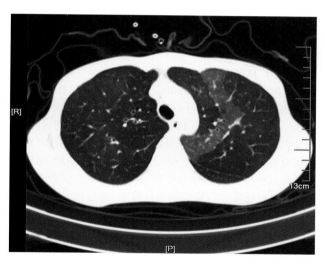

图 42-5-5 异基因造血干细胞移植后的肺部 CT 表现

(一)闭塞性细支气管炎 1984 年首先报道,4 例 allo-HSCT 后非吸烟的患者,出现严重的气道阻塞与 cGVHD 相关,肺活检显示为闭塞性细支气管炎。

1. 定义 闭塞性细支气管炎(bronchiolitis obliterans, BO),现也称为闭塞性细支气管炎综合征(bronchiolitis obliterans syndrome,BOS),其特点是细支气管周纤维化和不同程度的管腔内纤维化闭塞及终末小气道狭窄。临床表现与气流阻塞的病理生理异常相关。

2. 病理生理 BO 发生机制现在还不是很清楚,推测与小气道上皮受损有关,由于吸入或病毒感染诱导激活的供者 T 细胞释放炎症因子浸润气道上皮,导致异常的气道反应,最终形成纤维化。许多因素,包括预处理方案、供者选择、既往肺部感染对形成 BO 有一定影响,但只有肺部

cGVHD 始终与新发生的固定的气道阻塞相关。

组织学证实 allo-HSCT 和肺移植 BO 是一样的改变。进一步支持 BO 发生与同种异体免疫机制有关。

3. 流行病学 一项多中心 911 例 allo-HSCT 病例统计显示移植后 2 年 cGHVD 的发病率大概是 47%,达到 NIH 定义的 BO 发生率是 3%。HSCT 后 BO 死亡率比较高,尤其是在移植后 1 年内出现 BO 或严重 FEV₁ 下降者。

4. 临床表现 主要的症状为隐袭性或亚急性发展的劳力性呼吸困难,可有咳嗽等其他症状,对常规的抗生素、平喘、止咳治疗反应差。少数病例在早期没有症状,常规肺功能检测发现 BO。BO 经常发生在 allo-HSCT 后 2 年内,也有发生在移植后 5~6 年的,通常伴有其他器官 cGVHD 的表现。

5. 体检和常规检查项目

(1)体格检测:主要是有无 cGVHD 的全身表现,包括皮肤色素缺失、色素沉着或皮疹、口腔溃疡、巩膜黄染、外阴溃疡等。肺部的表现主要与气流受限和肺容量增加有关,表现为桶状胸、叩诊过清音、呼吸音减弱、呼气延迟等。

(2)BO 相关检查:见第二十五章第八节。

(3)肺功能:是发现和评估 BO 的重要依据,表现为阻塞性通气功能障碍而且经过系统的平喘药物治疗基本不可逆转,随着病情的加重,肺功能进一步恶化。

(4)肺部 CT:是 BO 诊断和鉴别诊断的重要依据。早期只是表现为肺的通亮度增加,后期有小气道壁增厚和扩张。呼气相的 CT 扫描可见气体陷闭的表现,对早期发现 BO 有较大的意义。

6. 诊断 2014 年,美国健康研究所(National Institutes of Health,NIH)修正了肺部 cGVHD 诊断标准。BO 的诊断标准如下:

(1)FEV₁/肺活量<0.7 和 FEV₁<75% 的正常预计值(注:肺活量取 FVC 或 SVC 两者中较大值)。

(2)高分辨率胸部 CT(吸气和呼气双相扫描)显示气体陷闭或小气道壁增厚或支气管扩张,残气量>120% 正常预计值或病理证实缩窄性细支气管炎。

(3)通过临床、胸部影像学和病原学检查排除呼吸道感染。

(4)BO-机化性肺炎不是感染引起,而是急性或慢性 GVHD 的表现。

注意:①以上(1)~(3)中 3 条标准只符合 1 条,需要患者有其他器官 cGVHD 的表现;②如果肺部 BO 是 cGVHD 唯一的表现,需要肺活检确诊。

7. 治疗 目前 BO 治疗目的是预防患者肺功能进一步下降。

(1)一线治疗:高剂量激素,1mg/(kg·d),可以改善 cGHVD 和改善 FEV₁。但会增加肺部机会感染。

(2)新的抗纤维化药物:吡非尼酮(pirfenidone),目前在临床试验。酪氨酸激酶抑制剂(nintedanib)介导多种促纤维生长因子,包括血小板衍生生长因子(platelet-derived growth factor,PDGF)、血管上皮生长因子(vascular endothelial growth factor,VEGF)、成纤维细胞生长因子,可以减慢疾病

进展和减少特发性肺纤维化恶化的危险。Nintedanib 副作用包括腹泻、恶心、肝酶学增加、出血和动脉血栓。

（3）基于哮喘治疗和吸烟相关的阻塞性肺疾病的治疗方法：如吸入性激素和支气管扩张剂（布地奈德/福莫特罗粉吸入剂等）。

（4）氟替卡松（fluticasone）、阿奇霉素（azithromycin）和孟鲁司特（montelukast）（FAM）联合治疗。激素可以局部抗炎，大环内酯类药物可以免疫调节，孟鲁司特有抗纤维化作用。治疗终点：FEV_1 要稳定 3 个月以上，再维持 6 个月。患者肺功能稳定，可以减少糖皮质激素用量。

（二）造血干细胞移植后的间质性肺疾病 在 NIH 肺部 cGVHD 定义里面不包括间质性肺疾病（interstitial lung diseases，ILD），但是移植后 ILD 通常与 cGVHD 相关。与 BO 诊断依靠肺功能相比，ILD 确诊主要是靠胸部影像检测有肺实质改变，肺功能证明有限制性通气功能障碍和弥散功能下降。大多数移植后 ILD 表现为急性呼吸道临床影像改变，与肺部感染相似，容易误诊。确诊首先要排除感染。文献报道 HSCT 后 ILD 发病率在 12% 和 60% 之间。个别文献报道 ILD 发生肺外症状表现是特殊的自身免疫病，包括白塞综合征、肌炎、血管炎、混合结缔组织病或抗-MDA5 综合征。

1. 病理特点 多种表现，包括弥漫性肺泡损害（DAD）、非特异性间质性炎症、机化性肺炎（OP）或淋巴样间质性肺炎。

2. 临床表现

（1）呼吸困难、发热和咳嗽。

（2）CT 特点：45% 患者出现磨玻璃混浊影，55% 患者表现为肺泡实变。

3. 体检和常规检查项目

（1）肺功能：限制性通气功能障碍伴弥散功能下降。

（2）支气管肺泡灌洗：淋巴细胞性肺泡炎。

4. 诊断 既往确诊依靠肺活检，现在确诊依靠临床表现（非感染性炎症）、胸部 CT 和纤维支气管镜活检。平均诊断时间是 HSCT 后 11.3 个月。70% 患者合并肺外 cGVHD。

5. 治疗 目前主要是用糖皮质激素治疗，治疗的剂量和疗程需要个体化，缺乏标准化的治疗方案。

6. 预后 平均 2 年生存率为 61%。1/3 患者死于呼吸衰竭。

（三）机化性肺炎

1. 定义 机化性肺炎（organizing pneumonia，OP）以前叫闭塞性细支气管炎机化性肺炎或 BOOP，首次在 20 世纪 90 年代早期在 allo-HSCT 后报道。OP 是组织学定义，系由纤维母细胞和肌纤维母细胞混杂疏松的连接组织组成的肺泡腔内存在肉芽组织。HSCT 后几天到几年均可以出现 OP，伴随 BO。与急性或 cGVHD 有很强的关联性。

2. 临床表现 HSCT 后 OP 典型表现是发热、呼吸困难和干咳，抗生素治疗无效。38% 患者肺功能正常，43% 患者肺功能为限制性通气功能障碍，11% 为阻塞性通气

功能障碍，8% 为混合性。此外，64% 患者一氧化碳弥散容积下降。

肺 CT 异常改变：沿支气管周围分布的磨玻璃混浊影和/或实变。

不像原因不明的机化性肺炎，肺部渗出影不会移动。

3. 治疗 主要是采用糖皮质激素治疗。

（四）胸膜实质的纤维弹性组织增生症 胸膜实质的纤维弹性组织增生症（pleuroparenchymal fibroelastosis，PPFE）是一个少见但可能是一个未被认识的疾病，2013 年美国胸科协会/欧洲呼吸学会说明此病是一种少见的特发的间质性肺炎。PPFE 特点是由于伴有极轻炎症的弹力纤维增殖导致的胸膜和胸膜下实质增厚。2011 年第一例病例报道 HSCT 后出现 PPFE。HSCT 后 PPFE 发病率约 0.28%。PPFE 可以在 HSCT 后很多年出现，与 cGVHD 相关性有些矛盾。PPFE 病因不清，是否是特殊的异体肺免疫疾病或慢性肺损伤仍不清楚。有趣的是，首例 PPFE 报道是自体 HSCT。

PPFE 的 CT 特点：上肺叶纤维化，包括胸膜和胸膜下增厚，牵拉支气管扩张和使肺容积减少，最终影响下肺叶。肺功能显示是限制性和混合型通气功能障碍伴有弥散功能下降。临床过程不断进展，预后很差。严重者只能选择肺移植治疗。

（五）其他间质性肺疾病 尸检时发现最常见的 ILD 是弥漫的肺泡损伤（diffuse alveolar damage，DAD）。已经报道急性肺纤维化和 OP（acute fibrinous and organizing pneumonia，AFOP）是 allo-HSCT 后一种新的少见的急性肺损伤的疾病。AFOP 病理特点是存在肺泡内纤维化和 OP 呈斑片状分布，可能是 DAD 和 OP 的不同表现。AFOP，肺部影像学显示小结节，磨玻璃混浊影，或斑片状实变。激素治疗敏感。已经证实非特异性间质性肺炎、淋巴细胞间质性肺炎、急性嗜酸性肺炎与 allo-HSCT 后肺部并发症相关。

（六）胸腔积液 allo-HSCT 后发生胸腔积液比较常见，1 年累积发生率为 9.9%，5 年 11.8%。HSCT 后早期出现胸腔积液与感染或水容量过多有关，HSCT 后 2 年内发生渗出性胸腔积液和 OP 与 cGVHD 相关。大多数胸腔积液是中到大量的，两侧均有。也会有心包积液和腹水。治疗方法是增加免疫抑制剂。allo-HSCT 后出现胸腔积液提示预后差。

（七）肺血管疾病 已经证实 allo-HSCT 后肺血管疾病（pulmonary vascular diseases，PVD）发病率逐渐增加。PVD 在儿童移植后是最常见的，成人也可出现。PVD 包括肺静脉闭塞疾病、血栓性微血管疾病和静脉血栓性疾病，可以伴随肺动脉高压。病因不清。

PVD 临床表现为急性呼吸窘迫综合征，伴有正常胸部影像的孤立的低氧血症，肺水肿或肺泡内出血。PVD 发生时间在 HSCT 后几天或几个月。移植后的 PVD 与其他原因

引起的 PVD 临床特点不同。例如,移植相关的血栓微血管疾病 ADAMTS-13 水平正常,而且 HSCT 后的肺静脉闭塞病通常对激素治疗有效。HSCT 后静脉血栓治疗具有挑战性,因为这类患者抗凝治疗过程中有出血风险。在不同的 HSCT 后 PVD 疾病中,只有移植后静脉血栓疾病与 GVHD 相关。

(八)移植后淋巴细胞增殖性疾病

1. 定义 移植后淋巴细胞增殖性疾病(post-transplant lymphoproliferative disorder,PTLD)是 HSCT 后最严重的并发症之一,是 HSCT 后免疫功能低下期间发生的一种恶性淋巴细胞增殖性疾病。

PTLD 表现为全身淋巴结肿大,可以出现纵隔淋巴结、肺门淋巴结或肺浸润。

2. 流行病学 EBMT 数据报道 HSCT 后总的 PTLD 发病率约为 3.2%,亲缘全相合移植发病率为 1.2%,亲缘单倍体相合移植发病率为 2.8%,无关供者全相合移植发病率为 4.0%,无关供者不全相合移植发病率为 11.2%。无关供者脐血造血干细胞移植,清髓性移植 EBV 相关的 PTLD 发生率为 2.6%~3.3%,非清髓性移植发生率为 7%~12.9%。

儿童约 90% 以上的 PTLD 是 EB 病毒(Epstein-Barr virus,EBV)阳性相关的,并且是 B 细胞来源。PTLD 是与 EBV 高度相关的免疫性疾病,通常 PTLD 平均发生时间在 HSCT 后 2~4 个月之内,只有 4% 的病例在 HSCT 后 12 个月发生,极个别病例在 HSCT 后 5 年发生,自体 HSCT 后发生 PTLD 非常少见。

3. 病理分型 WHO 将 PTLD 分为四种类型:多克隆早期病变(反应性浆细胞增生,感染性单核细胞增多症样 PTLD)、多形性 PTLD、单形性 PTLD(包括 B、T/NK 细胞淋巴瘤)、经典霍奇金淋巴瘤样 PTLD。

4. 危险因素 HSCT 前 EBV 相关的 PTLD 危险因素为:T 细胞去除(体外和体内);供者 EBV 血清学阳性/供受者不全相合;脐血移植;HLA 配型不全相合;脾切除;二次移植。

HSCT 后 EBV 相关的 PTLD 危险因素为:严重急性(尤其是激素耐药)或慢性 GVHD 需要增强免疫抑制剂治疗;EBV 病毒量高或持续增高;间充质干细胞治疗。

欧洲白血病感染会议(European Conference on Infections in Leukemia,ECIL)根据移植类型将 HSCT 患者 PTLD 分为:

(1)PTLD 低危:自体 HSCT。

(2)PTLD 中危:无其他高危因素的配型相合的亲缘供者移植、基于移植后环磷酰胺的单倍体相合移植。

(3)PTLD 高危:至少具备一个高危因素的全相合无关供者/单个位点抗原不合的无关供者移植,包括脐血移植。

5. 发病机制 90% 的健康人 B 细胞中有 EBV 潜伏,可诱导 B 细胞克隆性增殖,并于细胞表面表达特异性的抗原系列,免疫功能正常的机体通过 CD8⁺T 细胞和 CD4⁺T 细胞与表达在肿瘤细胞表面的潜伏或裂解期病毒抗原反应起清除作用。HSCT 患者由于 CD4⁺T 细胞和 CD8⁺T 细胞的数量和功能受损,EBV 驱动的 B 细胞不可控增殖导致 EBV 相关

疾病或 PTLD 的发生。

6. 预防措施 见表 42-5-8。

表 42-5-8 ECIL 指南推荐 allo-HSCT 后预防 EBV 疾病的方法

1. allo-HSCT 患者

(1)所有移植受者和供者移植前检测 EBV 抗体

(2)EBV 血清学阴性受者,推荐选用 EBV 血清学阴性供者

(3)EBV 血清学阳性受者,推荐选用 EBV 血清学阳性供者,由于存在 EBV 阳性的 CTLs

(4)移植后 EBV-PTLD 高危受者要密切监测可能发生 PTLD 的症状和体征或其他器官 EBV 疾病

(5)移植后发生高危因素后推荐前瞻性监测 EBV 的 DNA 定量

(6)HLA 全相合移植的受者,没有 T 细胞去除也没有 GVHD 的患者,不推荐常规监测 EBV 的 DNA 定量

2. 自体移植或化疗的患者

(1)自体移植的患者移植前后不推荐常规监测 EBV

(2)化疗的患者,化疗前和化疗中不推荐常规监测 EBV

7. 临床表现 最常见的症状是发热、淋巴结肿大、肝脾大、咽炎等,进展可累及几乎所有的器官系统,主要受累部位包括胃肠道、肺、皮肤、骨髓及中枢神经系统等,胃肠道是结外最常见的受累部位(22%~25%),由于病灶广泛及多器官累及而导致疾病进展迅速,淋巴细胞广泛弥漫侵犯使部分患者数天内即出现多脏器功能衰竭。

8. 体格检查和常规检查(见本节"肺淋巴瘤"部分,影像学表现见图 42-5-6) 特别注意以下方面:

(1)体格检查:发热相关检查,扁桃体炎,淋巴结肿大和器官肿大。

(2)内镜检查:如果有消化道症状行内镜检查除外胃肠道浸润。

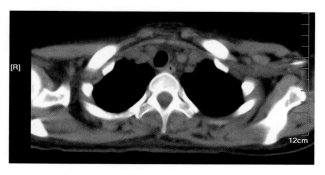

图 42-5-6 一例 PTLD 患者的影像学表现

(3)组织活检:包括 EBER-ISH(EBER 组织原位杂交)和 EBV 抗原免疫组化或流式检测。

(4)外周血、血浆、血清 PCR 法检测 EBV 定量。

9. 诊断　确诊的 EBV 病指在受累器官的组织标本中检测到 EBV 核酸或 EBV 编码的蛋白质,同时具备受累器官/体征。EBV-PTLD 的病理诊断至少具备下列组织特征中的两种:①淋巴组织增生导致细胞结构破坏;②细胞/病毒标志提示单克隆或寡克隆细胞群;③细胞具有 EBV 感染证据(DNA、RNA 或蛋白质)。(表 42-5-9,表 42-5-10)

表 42-5-9　ECIL 推荐 EBV 的 DNA 血症诊断方法

1. EBV 血症前瞻性检测:allo-HSCT 后 EBV-PTLD 高危患者推荐 PCR 方法检测 EBV
2. 监测 EBV 的 DNA 血症可以用全血、血浆、血清标本
3. 监测在 HSCT 后 4 周开始,如果有高危因素需要更早监测
4. PCR 检测 EBV 阴性的高危患者,一周检测一次;EBV 定量有升高趋势的 EBV 的 DNA 血症,应更加频繁检测
5. 高危患者移植后 4 个月可以停止监测
6. 以下 T 细胞重建不良的情况需要长期监测:严重急/慢性 GVHD 治疗的患者;单倍体相合移植的患者
7. 脐血移植患者:预处理方案有 ATG/阿伦单抗,或早期由 EBV 激活病史

表 42-5-10　推荐 EBV 相关疾病/PTLD 诊断方法

1. 诊断 EBV-PTLD 必须根据症状、体征联合浸润组织的 EBV 检测一致
2. 非有创方法:全血、血浆、血清定量 EBV 的 DNA 检测、PET/CT 对结外病变的评估优于 CT
3. 有创方法:淋巴结或怀疑 EBV 疾病部位活检
4. EBV-PTLD 确诊需要病理和 EBV 组织学检测
5. EBV 检测需要 EBER 组织原位杂交或病毒抗原检测

确诊依靠肿大的淋巴结活检。

(1)临床分型:淋巴结型、结外型,局限型(单病灶)、进展型(多病灶)。

(2)临床分期:按照淋巴瘤 Ann Arbor 分期。

10. 鉴别诊断　大部分早期发生的 HSCT 后 PTLD 患者以高热为首发表现,需与一般感染性疾病相鉴别。还需要与疾病复发,尤其是白血病髓外复发相鉴别。孤立性中枢-PTLD 需与中枢白血病复发、环孢素脑病、癫痫、脑血管病变及其他中枢感染性疾病相鉴别。

11. 治疗　见血液病专业书籍。

12. 预后　HSCT 患者移植早期一旦发生 PTLD,如果不能及早治疗,进展迅速,病死率高,死亡率约占发病的 1/3。

(王春燕)

参考文献

[1] BASHOURA L, EAPEN GA, FAIZ SA. Pulmonary manifestations of lymphoma and leukemia[J]. Clin Chest Med, 2017, 38 (2): 187-200.

[2] Piña-Oviedo S, WEISSFERDT A, KALHOR N, et al. Primary pulmonary lymphomas[J]. Adv Anat Pathol, 2015, 22 (6): 355-375.

[3] 钟明璐, 王春燕. 以肺部病变首诊的淋巴瘤的临床特点及预后分析[D]. 广州医科大学, 2017.

[4] 邓家栋, 杨崇礼, 杨天楹, 等. 邓家栋临床血液学[M]. 上海: 上海科学技术出版社, 2001.

[5] DONG Y, ZENG M, ZHANG B, et al. Significance of imaging and clinical features in the differentiation between primary and secondary pulmonary lymphoma[J]. Oncol Lett, 2017, 14 (5): 6224-6230.

[6] MARTELLIA M, FERRERIB A, DI ROCCOA A, et al. Primary mediastinal large B-cell lymphoma[J]. Crit Rev Oncol Hematol, 2017, 113: 318-327.

[7] HA D, LIAO XY, WANG HY, et al. Thoracic extramedullary hematopoiesis mimicking metastatic cancer[J]. J Bronchology Interv Pulmonol, 2016, 23 (4): 343-346.

[8] ALMOND LM, CHARALAMPAKIS M, FORD SJ, et al. Myeloid sarcoma: presentation, diagnosis and treatment[J]. Clin Lymphoma Myeloma Leuk, 2017, 17 (5): 263-267.

[9] ARORA N, GUPTA A, SADEGHI N. Primary effusion lymphoma: current concepts and management[J]. Curr Opin Pulm Med, 2017, 23 (4): 365-370.

[10] JAGASIA MH, GREINIX HT, ARORA M, et al. National institutes of health consensus development project on criteria for clinical trials in chronic graft versus-host disease: I. The 2014 diagnosis and staging working group report[J]. Biol Blood Marrow Transplant, 2015, 21 (3): 389-401.

[11] LLAURADORA G, MCLAUGHLINB L, WISTINGHAUSEN B.Management of post-transplant lymphoproliferative disorders[J]. Curr Opin Pediatr, 2017, 29 (1): 34-40.

[12] WILLIAMS KM. How I treat bronchiolitis obliterans syndrome after hematopoietic stem cell transplantation[J]. Blood, 2017, 129 (4): 448-455.

[13] BERGERON A, CHENG GS. Bronchiolitis obliterans syndrome and other late pulmonary complications after allogeneic hematopoietic stem cell transplantation[J]. Clin Chest Med, 2017, 38 (4): 607-621.

[14] DIERICKX D, TOUSSEYN T, GHEYSENS O. How I treat posttransplant lymphoproliferative disorders?[J]. Blood, 2015, 126 (20): 2274-2283.

[15] 许兰平. 我如何诊断和治疗造血干细胞移植后淋巴细胞增殖性疾病[J]. 中华血液学杂志, 2017, 38 (11): 923-929.

第六节
内分泌和代谢疾病

内分泌腺体的功能与机体的物质代谢关系非常密切,代谢的概念是指机体内物质转化的所有化学反应,大致分为合成代谢和分解代谢两类,前者是合成大分子的化学反应,后者是将大分子分解为小分子的过程。机体的器官系统,组织细胞的正常活动必须消耗能量,这种能量由物质的分解代谢产生,而分解代谢所提供的能量系由合成代谢所储备,因此这两种代谢的化学反应都是机体所需要,缺一不可。某一物质从摄入体内直到其最终产物排出到外界的反应过程,称为中间代谢。一般根据中间代谢的不同,将物质大致分为碳水化合物、脂质、蛋白质三大类。

内分泌和代谢疾病与呼吸系统疾病的关系越来越受到重视。在特定的情况下,肺能够分泌或释放各种各样的体

液物质,这些活性物质能产生特异的内分泌综合征,或影响许多脏器功能。异位内分泌综合征(ectopic endocrine syndrome)最常发生于肺恶性肿瘤,小细胞肺癌,特别是燕麦细胞亚型可以异位分泌某些激素。代谢性酸中毒或碱中毒的代偿也必须有肺的参与,因此许多慢性呼吸系统疾病也可影响内分泌和代谢功能。另外,某些内分泌和代谢异常又可导致呼吸系统的疾病,但不多见,这里主要讨论内分泌和代谢异常所致呼吸系统疾病。

一、 垂体病

肢端肥大症(acromegaly)是腺垂体腺瘤使生长激素产生和释放过多的一种疾病,因而导致全身脏器肥大,以及骨过度生长、软组织增生。临床主要特征是面部特征性改变:下颌增长、颧骨隆起、肢端肥大、增大增粗、舌肥大。呼吸系统脏器的受累表现为肺肥大(pneumomegaly),口咽气道狭窄,声带活动受限、固定,因而声音变粗等。

肺肥大是由于生长激素产生和释放过量导致成人肺附加生长所致。肢端肥大症时肺总量(TLC)显著增加。有一组35例肢端肥大症报道,34%的患者肺活量(vital capacity,VC)超过120%预计值。这些患者没有气道阻塞和气体陷闭(air trapping)证据,肺顺应性增加,但肺弹性回缩正常,肺弥散功能正常或增强。研究表明肢端肥大症患者肺的生长是由于肺泡数量的增加,而不是肺泡的增大。垂体功能低下的儿童,肺力学特性与身高相关变化一致,而与年龄相关变化关系不大。

有报道肢端肥大症患者胸腔外气道狭窄。肺容积正常的大多数患者,50%由于上气道的受累而导致气流降低。约54%的患者有显著的声门真性或假性狭窄。

肢端肥大症患者气道阻塞的原因与上气道周围骨性和软组织的变化有关,因而导致上气道狭窄和睡眠时上气道的陷闭。支气管镜可见软腭水平上气道下陷,可是舌根部只有极轻微的动力性狭窄。这些观察的临床重要性在于提示肢端肥大症患者需要进行气管插管和麻醉时应注意咽喉部的局部解剖狭窄。喉黏膜增厚可导致喘鸣和进行性呼吸困难。

肢端肥大症患者可以并发阻塞性睡眠呼吸暂停(OSAS)。气道管腔的相对狭窄使气流阻力增加。肢端肥大症患者发生中枢性睡眠呼吸暂停的概率高得多,研究提示肢端肥大症时中枢性睡眠呼吸暂停可能由于生长激素水平的升高使呼吸驱动降低所致。主要的呼吸异常是周期性呼吸,伴对称性用力增强呼吸和无力呼吸交替,而没有较大范围的躯体运动成分。心肺并发症与肢端肥大症患者死亡率显著相关。

肢端肥大症并发睡眠呼吸暂停的患者应首先治疗垂体肿瘤以减少生长激素释放才能考虑手术扩大或建立上气道旁路。奥曲肽(octreotide)为生长激素抑制素(somatostatin)的同类物,其临床应用显示肢端肥大症所致睡眠呼吸暂停严重度的指标得到改善。

二、 甲状腺疾病

（一）甲状腺肿（goiter）　　是指甲状腺体积增大,形态发生改变。各国的判断标准略有差别,我国规定甲状腺重量超过30g,视诊和触诊均能显示甲状腺者,即为甲状腺肿。胸腔外和胸腔内甲状腺肿均可引起呼吸系统症状。

胸腔内甲状腺肿可以定义为甲状腺肿大,因其在胸腔入口下方形成比较大的肿块。虽然甲状腺切除的患者只有1%~3%可见甲状腺肿向胸腔内生长,但前纵隔肿瘤中有相当数量的甲状腺肿块,某些患者还可发生甲状腺功能亢进。高达80%的胸腔内甲状腺肿发自峡部或甲状腺下极,并伸长到气管前方的前纵隔,余发自甲状腺背部并向后纵隔扩增,居于气管后方,而且几乎都在右侧。

1. 甲状腺肿对气管和呼吸的影响　　据报道,经手术治疗的甲状腺肿2 908例,22例有严重的或急性呼吸困难,其中4例需要紧急进行气管插管。36例有慢性呼吸困难,但没有发绀。

大部分胸腔内甲状腺肿患者为女性,而且许多患者既往有甲状腺手术史。50%~96%的患者有症状,最常见为呼吸困难、气喘、吞咽困难、声音嘶哑、咳嗽、喘鸣和颈部肿物。少数患者胸腔内甲状腺肿引起气喘和呼吸窘迫。据报道,在一组273例良性甲状腺肿中,33%表现为气管受压的征象,其中大部分为胶质甲状腺肿(colloid goiter)。

在分析慢性咳嗽的病因时,往往忽视了甲状腺疾病。实际上甲状腺在解剖学上毗邻喉、气管,因而有时可引起窘迫性慢性咳嗽,而在切除甲状腺以后咳嗽通常消失。甲状腺炎也可引起慢性咳嗽。

2. 甲状腺肿对胸腔血管和神经的影响　　一组3 279例良性甲状腺肿中约1%出现复发性喉神经麻痹。胸骨后甲状腺肿可以压迫胸导管和头臂血管引起乳糜胸。胸腔内甲状腺肿伴甲状腺功能亢进的患者可发生气管压迫、上腔静脉综合征和霍纳综合征(Horner syndrome)。

3. 胸腔内甲状腺肿的症状　　大部分患者没有症状,只在常规X线检查时偶然发现。少数患者有吸气和呼气时气喘、声音嘶哑等症状,偶有呼吸困难。甲状腺^{131}I核素显像阳性即可诊断,但很少见,而且都是甲状腺功能亢进的患者。流量-容积环的测定对评价甲状腺肿或肿物引起气管阻塞的程度可能优于常规的X线检查方法。动态CT和支气管镜检查提供全呼吸相中气道动力学评估。

（二）甲状腺功能亢进　　甲状腺功能亢进(hyperthyroidism,简称甲亢,也有称甲状腺毒症)或甲状腺功能减退和胸骨后甲状腺肿都可影响呼吸系统。甲状腺功能亢进和减退对呼吸系统的影响可能与多种因素有关,如:①中枢性呼吸驱动改变;②胸腔积液的直接作用;③肌无力等。

甲状腺功能亢进患者静息时常发生呼吸困难(甲状腺毒性呼吸困难,thyrotoxic dyspnea),其发生机制与肺容量的变化关系不大,而主要是近端肌病、肌无力引起。甲亢患者肺顺应性降低、无效腔通气增大、呼吸做功增加也可引起呼吸困难。这些因素使机体组织代谢加快,大大增加了所需要的氧量,运动耐受性降低,这是由于骨骼肌做功效率降低所致。

甲状腺功能亢进偶尔引起良性胸腺增生,胸腺增生有时构成前纵隔肿块,甚至引起气管外压,导致呼吸困难。甲状腺功能亢进还可并发球麻痹,引起吸入性肺炎和呼吸衰竭。

少数的报道表明甲状腺功能亢进患者可合并气道高反应性疾病、高排血量心力衰竭。

甲状腺功能减低(hypothyroidism,简称甲减)对呼吸的影响由多种因素共同构成,包括:呼吸中枢兴奋性降低,神经和神经肌肉传导紊乱(甲状腺功能减低神经肌病,hypothyroid neuromyopathy),呼吸肌无力和肺泡毛细血管膜变化。黏液性水肿合并肥胖者吸气量、呼气量、肺活量、残气量和肺总量均有中等度减少。此外,这些患者还可发生肺泡低通气和中等度氧脱饱和。肺泡低通气由呼吸肌无力和中枢通气驱动降低两种因素共同引起。部分患者发生睡眠呼吸暂停、胸腔和心包积液等。

三、甲状旁腺疾病

甲状旁腺肿瘤极少表现为前纵隔肿物,因为甲状旁腺肿瘤体积通常很小,并在上纵隔呈包裹性生长,这类肿瘤也可明显增大以使纵隔增宽,但通常为单侧性。约 10% 的甲状旁腺腺瘤可见上纵隔增宽,但不表现出纵隔肿瘤症状,而显示甲状旁腺激素分泌的症状。因为大多数甲状旁腺腺瘤有功能,因此,患者临床表现为甲状旁腺功能亢进(hyperparathyroidism)和高钙血症危象(hypercalcemic crises),可以引起肺水肿,但不常见。高钙血症状态也可产生转移性钙化(metastatic calcification)或内脏钙盐沉着(calcinosis),也称钙化防御(calciphylaxis)。在肺部,钙盐可以沉积于支气管、肺泡和静脉通道。肺转移性钙化患者的胸部 X 线表现为支气管和肺钙化。肺钙化由肺门向外扩展,形成形状不一、弥漫的、散在的细小钙化。

甲状旁腺功能减低(hypoparathyroidism)可导致低钙血症、神经肌肉应激性增加、轻度限制性通气功能障碍。有时因甲状腺手术而误切甲状旁腺时可导致甲状旁腺功能减低,引起低钙血症,导致喉痉挛、声带麻痹、声音嘶哑、呼吸困难,甚至发生窒息。

四、肾上腺疾病(adrenal diseases)

库欣综合征　　库欣综合征(Cushing syndrome)和长期皮质类固醇治疗可以引起上纵隔和心包脂肪异常聚集。纵隔脂肪聚集称为纵隔脂肪过多症(mediastinal lipomatosis),胸部 X 线表现为在上纵隔,从胸腔入口至肺门,对称性地增宽,边缘光滑。CT 扫描有诊断价值,因为 CT 值的测定有助于确认脂肪密度。

内源性皮质类固醇增多症(内源性库欣综合征)见于肾上腺肿瘤、下丘脑库欣综合征,以及由肺小细胞癌、甲状腺

癌、胰岛细胞等异位肾上腺皮质激素分泌引起。库欣综合征还可为支气管类癌肿瘤(bronchial carcinoid tumor)患者的早期表现。

长期皮质激素治疗使某些患者的免疫防御机制受到抑制,因此很容易发生非寻常性感染和机会性感染。长期接受皮质激素治疗的患者发生肺结核的概率明显增高,肺孢子菌肺炎(pneumocystis carinii pneumonia,PCP)为更严重的并发症,内源性库欣综合征患者也有报道并发隐球菌病。继发于具有释放激素活性的活动性胸腺类癌的综合征也可并发肺孢子菌感染。由此可见,内源性库欣综合征患者若肺部出现浸润性阴影,应认真除外机会性感染的可能性。

肾上腺皮质功能减退:肾上腺皮质功能减退可以是原发性,也可以是继发性。原发性肾上腺皮质功能减退包括两方面的病理生理因素,即肾上腺皮质激素分泌不足和促肾上腺皮质激素分泌过多。典型的代表是艾迪生病(Addison disease),其肾上腺皮质受到的破坏通常在 90% 以上。这些患者糖皮质激素和盐皮质激素同时缺乏。继发性肾上腺皮质功能减退的原因绝大部分是由于长期大量摄入糖皮质激素引起,多数在停用激素 48 小时内出现肾上腺皮质功能减退症状,这种情况属于慢性起病型。希恩病(Sheehan disease)则为急性起病的肾上腺皮质功能减退症。

慢性肾上腺皮质功能减退症的发病隐匿,病情逐渐加重。原发性和继发性肾上腺皮质功能减退症具有共同的临床表现,如乏力、倦怠、纳差、体重减轻、头晕和直立性低血压等。但更重要的是抗感染的能力逐渐减弱,容易发生感染。肺部是最常发生感染的脏器,而且多属于机会性感染,病原菌常见为隐球菌、曲霉、肺孢子菌和结核菌等。

五、糖尿病

糖尿病(diabetes mellitus,DM)是极常见的疾病,是最重要的代谢性疾病。糖尿病往往并发多靶器官疾病,如眼、肾、周围神经系统,肺也为靶器官之一。越来越多的临床和实验研究表明糖尿病与呼吸系统疾病的关系密切。

(一)糖尿病时肺的病理变化　　研究表明糖尿病时肺的病理组织学和超微结构的主要改变是:①肺毛细血管床减少;②肺毛细血管基底膜增厚;③Ⅱ型肺泡细胞粗面内质网和高尔基体扩张;④肺泡表面活性物质减少。糖尿病患者肺病理学改变,如肺泡上皮和肺毛细血管基底膜增厚可能继发于肺微血管病,与糖尿病引起的视网膜病、肾病和其他全身性血管病类似。

糖尿病还可引起低氧血症,其机制是多种多样的。肺泡表面活性物质减少使肺通气/血流灌注比例失常,因此糖尿病患者 PaO_2 降低的发生率高。糖尿病患者 2,3-二磷酸甘油酸(2,3-DPG)、糖化血红蛋白的增加与组织内低氧状态有关。这种组织内低氧可能与血液学的异常有关。糖尿病患者可见红细胞形态异常和聚集现象增多,血小板功能和血清蛋白异常。上述病理组织学改变也往往导致肺功能异常,主要为弥散功能障碍,重症糖尿病患者还可见肺顺应性

降低和肺总量减少。

（二）糖尿病的肺部并发症

糖尿病患者常见如下呼吸系统并发症。

1. 肺部感染　糖尿病作为下呼吸道感染的独立危险因素一直受到临床的广泛重视，糖尿病和嗜酒者咽部需氧革兰氏阴性菌带菌率高。糖尿病患者肺部感染率很高，包括细菌、结核分枝杆菌、真菌等的感染。日本今野等报道 60 岁以上肺炎患者基础疾病中，糖尿病占各种非呼吸系统基础疾病的第一位。细菌性肺炎与其他各种病原菌感染比较，发生概率明显增高，常见致病菌为大肠埃希菌、肺炎克雷伯杆菌、金黄色葡萄球菌。肺炎链球菌、嗜肺军团菌和流感病毒感染引起肺炎的发病率和死亡率与非糖尿病患者比较均增高。非细菌性（如分枝杆菌和毛霉）感染的发生概率也增高。

糖尿病是肺结核的独立危险因素之一，糖尿病患者的结核病发病率和结核病患者的糖尿病发病率均明显增高，糖尿病患者的肺结核患病率比一般人群高 2~8 倍。糖尿病患者容易合并结核的原因可能与高血糖、高游离脂肪酸情况下吞噬细胞功能降低有关。

肺结核病灶通常好发于肺上叶尖后段，而糖尿病患者的肺结核浸润可发生于任何肺叶，下叶肺结核浸润发生率可高达 10%。由于利福平、异烟肼等抗结核制剂化疗的明显进步，空腹血糖>11.26mmol/L 和<7.84mmol/L 的糖尿病患者间，3 个月痰菌阴转率已无明显差别，但抗结核制剂的疗程往往需要相对延长。

糖尿病患者也容易合并肺部真菌感染，对毛霉的易感性尤高，特别是糖尿病控制不好、有多种并发症的患者，这可能因为真菌适于在酸性和高糖的环境生长繁殖。糖尿病的其他相关疾病为白血病、淋巴瘤、慢性肾衰竭、脏器移植和某些实体肿瘤，死亡率高达 80%。最常见的死亡原因是真菌脓毒症（42%）、呼吸衰竭（27%）和咯血（13%）。

2. 急性呼吸窘迫综合征（ARDS）　据报道，糖尿病酸中毒患者急性呼吸窘迫综合征（ARDS）的发生率较高，但往往没有肺部感染的证据。妊娠糖尿病胎儿与无糖尿病产妇胎儿比较，出生后 ARDS 的发生率高 5~6 倍，死亡率可高20%左右。据称这是由于妊娠糖尿病胎儿肺泡表面活性物质缺乏所致，胰岛素不能像葡萄糖那样自由通过胎盘。在妊娠糖尿病胎儿，母体的高血糖不但使胎儿产生高血糖，而且可刺激胎儿产生胰岛素，出现高胰岛素血症。胰岛素能延缓Ⅱ型肺泡板层体的出现，从而影响肺的成熟过程。研究表明妊娠糖尿病胎儿肺泡表面活性物质形成障碍可能是出生后呼吸窘迫综合征发生的原因。

3. 肺水肿　肺水肿与糖尿病酮症酸中毒有关。这表明肺毛细血管通透性改变是液体血管外渗漏的原因。糖尿病酮症酸中毒患者通常在较长时间里静脉注射大量晶体液，这些溶液使流体静力压升高，膨胀压降低，因而促进肺水肿的发生。糖尿病性肺血管病者更容易发生肺水肿。肺水肿的发生还与严重高血糖使液体发生内源性移动有关。

4. 黑曼综合征　糖尿病酮症酸中毒患者，可能由于过度通气、强烈呕吐、用力呼气等原因，纵隔气肿发生率较高，这种病症称为黑曼综合征（Hamman syndrome），或称黑曼病（Hamman disease）。

5. 睡眠呼吸暂停　糖尿病并发自主神经病的患者睡眠相关呼吸异常的发生率明显增高。糖尿病时，通气和心率对低氧血症的反应减弱，但高碳酸血症对通气的刺激作用正常。

六、肥胖

肥胖是现代社会的普遍现象，本来是中老年人的常见病态，但青少年肥胖或体重超理想标准的群体越来越大。肥胖是多种疾病的危险因素，特别是心脑血管病、血栓栓塞性疾病、糖尿病等，这些现象已经受到普遍的关注。肥胖对呼吸系统的影响同样是明显的，尤其是阻塞性睡眠呼吸疾病，但肥胖对肺功能的影响尚未受到足够的重视，许多肥胖青少年运动耐力明显降低实际上就包含着肥胖对肺功能影响的因素。

（一）肥胖对肺功能的影响

研究已经证明，即使轻度肥胖也可明显损害肺功能。肥胖患者最常受影响的肺功能是呼气储备容积（expiratory reserve volume，ERV）和功能残气量（functional residual capacity，FRC）的减少。据 144 例男性轻度肥胖［平均体重（81.1±9.0）kg］患者和 28 名正常体重健康男性的肺功能测试报道，63%的肥胖患者 FRC、ERV 和 PaO_2 降低，潮气量（VT）、肺活量（VC）也可见减少。还有一些报道肥胖患者最大呼气中期流量（$FEF_{25\%~75\%}$）减低，最大自主通气量（maximum voluntary ventilation，MVV）显著减少。这些结果表明小气道受到累及。

（二）低通气

肥胖是阻塞性睡眠呼吸暂停/低通气综合征（OSAHS）的重要危险因素，体重超标 20%者中，2/3 患 OSAHS，而 50%~70%的 OSAHS 患者肥胖，尤其是中心型肥胖。其颈部粗短，上气道周围软组织、胸腔和腹腔脂肪储积，因而导致呼吸功能受损，呼吸机械阻抗和肺通气/灌注不匹配，呼吸功增加而效率降低，呼气中枢的功能也往往受到干扰，对二氧化碳的刺激不敏感，因而发生低通气伴低氧和高碳酸血症。

七、营养不良

长期机械通气和重度肺气肿、慢性阻塞性肺疾病常并发显著的营养不良。这种类型的营养不良和饥饿引起的营养不良都可影响呼吸系统。肺防御机制与其他脏器相似，依赖于最适的营养状态。营养不良患者呼吸道对致病微生物的清除功能减弱、肺泡巨噬细胞数量减少、低蛋白血症导致 IgA 和其他免疫球蛋白合成和分泌减少，这些因素使患者易发多种致病微生物的感染。营养衰竭对中枢神经系统和呼吸肌的影响可减弱呼吸驱动，患者的膈肌肌肉组织块也明显变小。

佝偻病(rachitis)患者胸部 X 线片可见肺叶或肺段不张,压缩性肺不张和间质性肺炎。这些改变由胸腔扭曲、胸腔变小引起,常伴发慢性、复发性感染,而且可以发生低通气衰竭。长期的慢性感染往往使患者向肺心病、慢性呼吸衰竭进展,预后欠佳。

(林耀广)

第七节
神经系统疾病

呼吸由相当大量的肌肉协调活动引起。这些肌肉主要包括:膈肌和其他吸气肌;上气道肌、腹肌和其他呼气肌。这些肌肉活动协调调节以使通气水平与代谢需求相适应。呼吸神经元支配胸壁使空气进出肺的过程包含许多复杂而重要的关系。

一、呼吸调节

人体正常活动时,代谢需求变化很大,这就要求有一个完备的反馈系统,包括检测机体化学状态的周围和中枢化学感受器,它们构成传入系统的主要成分。周围化学感受器由颈动脉和颈动脉体组成,后者尤为重要。正常安静呼吸大气时,颈动脉体与 15% 的通气驱动有关,并且占高碳酸血症通气反应的 30%,机体对低氧血症产生的通气反应也绝大部分依赖于颈动脉体。在恒定的 PCO_2 情况下,颈动脉体受体发放与 PO_2 间存在双曲线关系,而在恒定 PO_2 情况下,受体活性与 PCO_2 间呈直线关系。目前对中枢化学感受器的了解还很少,它包括 Mitchell 区和 Loeschcke 区,位于延髓腹侧,其化学敏感成分靠近延髓表面,很容易受脑脊髓液 pH 的影响。

肺迷走传入系统也属于主要传入系统,补充化学感受器所提供的信息,包括肺和呼吸肌的状态。肺迷走传入系统含四类主要感受器:牵张感受器(stretch receptors);快适应感受器(rapidly adapting receptors),也称应激感受器(irritant receptors);毛细血管旁感受器(juxtacapillary receptors)或称 J 受体(J receptors),位于肺间质;支气管 C 感受器(bronchial C receptors),存在于支气管内。

中枢神经系统和周围神经系统对呼吸系统的正常功能起着重要的作用。呼吸系统的中枢部分主要位于延髓的呼吸中枢,核间通路将这些呼吸中枢与高级脑中枢连接起来,高级脑中枢在正常呼吸机制中起重要作用,周围神经系统负责维持呼吸肌的正常功能。呼吸控制系统是等级森严的系统,神经通路必须使指令输出与通气需求相适应(驱动成分),并产生适当的振动信号到吸气肌和呼气肌(通气型控制)。这些下行的信号可以在脊髓由辅助的传入信号所调节(局部控制)。为了完成这个过程,中枢神经通路产生大量的传出信号,并接收大量传入信息。因为呼吸是节律性的,因此中枢神经通路所产生的传出信号也是节律性的。

这种节律由三相组成,即吸气相、吸气后相(呼气一相)、后呼气相(呼气二相)。这个通路的任何环节受到破坏都可出现呼吸障碍,甚至呼吸衰竭。这是脑血管病、脑肿瘤、脑炎、脑膜炎和脊髓病变经常合并呼吸衰竭和肺炎的原因。中枢神经系统或周围神经系统受损类型和范围的不同所引起的呼吸系统的异常也有很大的差异。

二、神经源性呼吸变化

颅内疾病对呼吸影响的最主要特征是呼吸类型的变化。颅内压力升高是呼吸异常的主要原因。如果损伤只限于单侧脑半球,呼吸通常是正常的,而相反,急性双侧脑半球均受损伤,一般都可表现为呼吸类型的异常。脑损伤以后,异常的呼吸类型与其预后有关。三大类疾病,包括头部损伤、颅内肿瘤、蛛网膜下腔出血均常发生异常呼吸。由于脑损伤的解剖部位和病程的不同,患者的呼吸异常可以表现为低通气、过度通气或两者兼之。

广泛的脑病变,如大量脑出血、脑栓塞或头部严重创伤时呼吸类型的异常改变的发生率很高,可达 60%。所有髓质病变患者和 60%~70% 的脑桥病变患者可发生呼吸异常。其异常呼吸类型包括:周期性呼吸、呼吸不规则、呼吸急促等。如果呼吸频率 > 25 次/min,$PaCO_2 < 30mmHg$,即预示预后不良。

三、呼吸障碍的主要类型

(一)潮式呼吸 潮式呼吸(tidal breathing)又称陈-施呼吸(Cheyne-Stokes breathing)的特征是过度通气和呼吸暂停有规律地交替,而且通常持续很长时间。约 25% 的脑栓塞和 10% 脑梗死的患者表现为潮式呼吸。乳酸性酸中毒、糖尿病酮症和尿毒症昏迷等病症也可发生呼吸节律的失常。潮式呼吸的主要原因是通气控制系统的不稳定,或者是由于呼吸神经元对二氧化碳异常敏感,因而发生过度通气,这种过度通气是前脑通气抑制损伤异常延长所致。潮式呼吸患者在呼吸深快相期间,潮气量进行性增加,其后减少,因此呼吸频率没有变化。

呼吸性碱中毒患者发生潮式呼吸时死亡率较高。

(二)共济失调呼吸 共济失调呼吸(ataxic breathing)有时也称为杂乱呼吸(chaotic breathing),包括周期性低通气(periodic hypoventilation)、慢节律呼吸(slow regular breathing)、比奥呼吸(Biot respiration)、长吸气呼吸样吸气暂停(apneusis-like inspiratory pauses)和吸气喘息(inspiratory gasps)。共济失调呼吸见于低位脑桥或延髓疾病、吗啡中毒、高碳酸血症昏迷(hypercapnic stupor)、脑干梗死、脑膜炎和中枢神经系统肿瘤。

(三)神经性高通气 神经性高通气(neurogenic hyperventilation)是一种罕见现象,其特征是呼吸急促而规律,呼吸频率一般为 24~38 次/min,甚至可达正常人的 3~6

倍。神经性过度通气可持续数小时或数天。中枢性过度通气的诊断以 PaO_2（>80mmHg）和呼吸容积正常为基础，但通气的增加超过机体的需要。中脑区和上脑桥大脑脚病变可引起中枢性神经性过度通气，如见于脑干梗死、急性脑炎、低血糖症、严重持久的缺氧、创伤、一氧化碳中毒等患者。中枢性神经性过度通气或潮式呼吸伴呼吸性碱中毒的死亡率非常高。

（四）神经性低通气　低通气（hypoventilation）的定义为：$PaCO_2$ 达到或高于 45mmHg。神经性低通气（neurogenic hypoventilation）可以是中枢性的，也可以是周围性的。过量麻醉药、脑损伤、脑血管意外和感染均可引起肺泡低通气。

（五）精神性呼吸困难　某些患者就诊时主诉明显的呼吸困难，但没有心肺器质性疾病的证据。许多患者在临床上可能表现为非常焦虑、抑郁，或者只是经过精神学详细评估确认。也有一些患者可能存在轻度的器质性疾病，如哮喘，但症状表现超过客观的肺功能异常。另一类职业人群，没有或者只有呼吸系统疾病的证据，但在暴露可能有害的职业性物质以后自觉透不过气来。这些患者通常知道所接触的职业性物质可能对呼吸有损害，许多人的补偿要求与其合法性之间始终悬而未决。这些重叠综合征有许多病名，如精神性呼吸困难、高通气综合征（hyperventilation syndrome）、不等比呼吸困难（disproportionate breathlessness）和行为性呼吸困难（behavioural breathlessness）。还有称为惊恐发作（panic attack）和神经性循环衰弱（neurocirculatory asthenia）的状态可能具有共同特征和机制。

有上述病症的人所感受的气喘与劳力无关，而且通常发生于静息时。患者常主诉吸气时有难以吸足的感觉，但深吸气后症状得以缓解，因而发生叹气样呼吸（sighing respiration），这种表现在临床上很常见，而且可以看得很清楚，肺功能检查时可以从单一的潮气量记录得到证实。伴随的症状包括：胸痛、眩晕、感觉异常，偶尔有晕厥。一般而言，这些症状可以引起过度通气，可以发生低碳酸血症和呼吸性碱中毒。

四、神经性肺水肿

在临床上神经性肺水肿（neurogenic pulmonary edema）并不常见。在一组 2 100 例头部创伤和 132 例颈髓或脊髓损伤的报道中，只有 2 例明确为神经性肺水肿。相反，对 100 例在越南战争中战死的美国士兵的尸解发现肺水肿和肺泡出血的发生率高达 89%，这些士兵多数在受伤后 1 周内死亡。不管有没有胸部受伤，经常发现有呼吸疾病。延髓型脊髓灰质炎（bulbar poliomyelitis）、脑积水、中枢神经系统肿瘤、大脑内出血、脑室内和蛛网膜下出血，以及特殊的中枢神经系统创伤的患者尸解中肺水肿很常见。

头部创伤是严重但非致命性神经性肺水肿的最常见的原因。颅内压急性持续升高可能是神经性肺水肿发病机制

中最重要的因素。任何原因引起的重度脑缺氧均可导致神经性肺水肿，但脑缺氧发作后肺水肿的总发生率低。然而，一次脑缺氧引起肺水肿发作后，可以再次发生。癫痫的电休克疗法可以引起致命性肺水肿。吉兰-巴雷综合征（Guillain-Barré syndrome）、脑膜炎和三叉神经阻滞后均可发生神经性肺水肿。

神经性肺水肿的临床特征包括显著的中枢神经系统损伤、进性行呼吸窘迫，胸部 X 线显示非对称性的肺泡浸润，多数患者肺浸润影分布广泛。

五、意识障碍对呼吸的影响

意识丧失和昏迷容易导致吸入性肺炎、医院获得性肺炎、低通气呼吸衰竭和肺血栓栓塞，还可见神经性肺水肿。呼吸类型的异常改变也很常见，特别是神志很差时。意识丧失的患者呼吸增快，但规律。呼吸频率的增加与深度昏迷密切相关，而且反映病情的终极状态，即使其他临床征象仍然没有显著改变，昏迷加深、呼吸频率加快都是不良的征兆。

闭合性头部创伤可以引起神经性肺水肿和其他并发症。肺并发症与创伤的程度、意识水平和是否有其他脏器受累等因素有关。

癫痫小发作几乎都有短时间或较长时间的呼吸暂停现象。部分性癫痫（partial epilepsy）也可发生短期呼吸暂停，特别是颞叶癫痫（temporal lobe epilepsy）。有报道，精神运动性癫痫患者发生喉痉挛；局部麻醉诱发的惊厥引起严重的低氧血症和酸中毒；布比卡因（bupivacaine）局部麻醉诱发惊厥；癫痫发作以后也可发生神经性肺水肿；癫痫持续状态的患者由于呼吸肌长时间痉挛导致呼吸困难。

六、脊髓损伤对呼吸的影响

严重脊髓功能损伤有多种原因，但 75% 的患者是由交通事故、工业或运动意外引起创伤性损伤所致。其他原因包括糖尿病、硬膜外脓肿、肿瘤（特别是转移性肿瘤）、血管意外、横切性脊髓炎、脊髓空洞症等。很明显，伤残的发作是突然的，但某些情况下可以是亚急性或慢性，不过造成的结果一样，脊髓损伤对呼吸系统的影响是间接的。

（一）高位颈脊髓损伤　颈脊髓损伤可以同时影响传入和传出脊髓神经通路，从而导致呼吸功能障碍。第 3 颈椎（C_3）水平以上损伤引起的呼吸肌麻痹几乎都是完全性的。这些患者实际上不能呼吸或说话，也不能咳嗽。破坏高位颈髓腹侧网状脊髓通路的病变可去除呼吸的自主控制，偏于侧面的病变由于破坏皮质脊髓通路，因此不可能进行随意的呼吸运动，但能保持自主控制。创伤性损伤时，这两种通路都容易受损害，因此随意的和不随意的自主呼吸功能减弱或丧失。

主要症状是窒息和呼吸困难，这些症状在坐位时加重，而且常伴咳痰咳出困难、呼吸暂停、胸锁乳突肌和斜方肌明显

的吸气性收缩。膈肌不随呼吸而移动,但患者由仰卧变为坐位时可见膈肌下降。腹肌迟缓,患者无力咳嗽。

（二）中、低位颈脊髓损伤　　$C_3 \sim C_4$ 病变患者表现为四肢瘫痪,因为支配呼气肌的神经位于 C_8 以下,而支配膈肌和斜角肌的神经居于 C_3 和 C_8 之间。$C_3 \sim C_5$ 病变的患者,呼气功能即可能完全丧失,吸气功能也可能明显受损。事实上,患者还是保留一些呼气功能,而且往往很难鉴别 $C_3 \sim C_5$ 水平病变和 $C_5 \sim C_8$ 水平病变患者的吸气功能。

这类患者通常不依赖于机械通气,唤醒时动脉 PCO_2 水平正常,但有些患者可有轻度慢性高碳酸血症。总体的肺功能损害是限制性缺损,FEV_1/FVC 正常。

四肢瘫痪（quadriplegia）的患者由于肋间肌功能的丧失,吸气时肋骨胸廓反而向内运动,使潮气量相对减少。上肋胸廓矛盾运动的范围很大程度上取决于斜角肌功能是否存在。腹肌麻痹还可引起上肋胸廓扭曲,腹部受压使其扩张程度极度受限。膈肌收缩使下肋胸廓横径增加,坐位比仰卧位尤为明显。四肢瘫痪的患者,下肋胸廓运动相对正常。四肢瘫痪的患者一般有轻度低氧血症和肺泡动脉氧差的增大。

中、低位颈脊髓损伤的显著特点之一是不能根据外周运动和感觉检查来判断吸气和呼气缺损的范围。四肢瘫痪的患者由于呼气肌麻痹,因而在静息呼气末位（即 FRC 位）以下不能进行呼气。然而,ERV 仍可中等度保留,平均约为 0.5L。呼气的机制是胸部主要肌肉的锁骨部分收缩,而腹肌没有电刺激反应。

通气功能的自发恢复一般发生于受伤后的前 12 个月。低位颈脊髓损伤的呼吸肌功能和通气功能可经训练而进一步改善。但四肢瘫痪的患者极易受到损伤而使肺功能降低。低位颈脊髓损伤的患者第一年死亡率 15%～40%,大部分死于呼吸衰竭。经支气管插管和机械通气以后,胸部 X线片虽可正常,但通气/灌注显像明显不正常,对于这类患者必须严密监护,及时治疗。

（三）胸脊髓损伤　　胸脊髓损伤引起瘫痪的患者,呼吸障碍通常比四肢瘫痪的患者轻,主要是咳嗽障碍。呼气肌无力的程度,中段胸脊髓与下段颈脊髓损伤相似,而下段胸脊髓和上段腰脊髓损伤时呼吸肌无力的程度较轻,肺容量和最大呼吸压变化范围较大,上、中段胸脊髓病变的患者肺功能改变有大量重叠。脊髓损伤部位越低,肺功能所受影响就越小。

（四）脊髓病变的临床特征及其定位　　脊髓病变的主要临床特征比较明确,但有时定位较难。

1. 高位截瘫　　脑干至 C_1 损伤,则引起高位截瘫,表现为颈、上肢、下肢、膈肌运动和感觉缺失。截瘫是由于第 1 胸椎（T_1）与第 1 骶椎（S_1）之间脊髓受累引起下肢感觉和运动的缺失。

截瘫患者常伴发轻度限制性通气功能障碍,VC 和 MVV 均相当于正常预计值的 60%～100%。有报道高位和低位胸

椎横断性损伤的患者 VC 分别减少到正常预计值的 60% 和 78%。

2. 四肢瘫痪　　患者脊髓损伤水平在 $C_4 \sim C_8$,上臂和下肢的运动和感觉均缺失。呼吸性四肢瘫痪时,脊髓病变水平在 $C_2 \sim C_3$,引起上下肢和膈肌的运动和感觉缺失。

四肢瘫痪患者 VC 为正常人的 2/3,最大呼吸量（maximal breathing capacity, MBC）相当于正常人的 1/2。强直性麻痹引起胸壁顺应性的降低和吸气及呼气储备量的减少。四肢瘫痪期间似乎不改变肺功能测定的反应,四肢瘫痪早期胸锁乳突肌代偿性增强呼吸动作的力量,使呼吸增强,但其代偿作用需要一定的时间,而且需要全身运动的配合。另一组辅助肌的作用是在用力呼气过程造成对气道的动力性加压。

四肢瘫痪患者仰卧位时呼吸力学的最显著特征是吸气过程肋胸廓矛盾地向内运动,这就引起胸壁的功能性变形,而且增加呼吸做功。其膈肌做功约为正常人的 9 倍,呼吸做功的增加伴随着呼吸困难的发生。要使呼吸做功减少,势必减少呼吸频率以达到低通气的程度,因此随之发生慢性肺泡低通气。这些患者气管切开的死亡率很高,因此通常用射频膈肌电刺激呼吸起搏治疗四肢瘫痪患者的低通气。非侵袭性通气疗法对轻度低通气患者可能有效,如持续正压通气（CPAP）。

3. 偏瘫　　偏瘫患者表现为受影响的身体一侧强直性麻痹或无力,可能累及膈肌和肋间肌。然而,即使同侧膈肌发生功能障碍,呼吸并发症与偏瘫并发症间也无直接关系。左侧偏瘫累及左侧膈肌比右侧偏瘫累及右侧膈肌更为常见。用力呼气肺活量（FVC）和第 1 秒用力呼气容积（FEV_1）可能分别减少到正常预计值的 60% 和 70%,有时可显示轻度限制性通气功能障碍,这时患者通常没有呼吸系统症状。但若 VC 减少到正常预计值的 25% 或更低,即可发生通气衰竭。

（林耀广）

参考文献

[1] 林耀广. 系统性疾病和肺[M]. 2 版. 北京: 科学出版社, 2007.

[2] 加藤え-ほか. 肝硬変症に合併し. びまん性小粒状影を呈しな 肺動静脈シャント の1例[J]. 日胸, 1987, 46: 866.

[3] BAUM GL, CRAPO JD, CELLI BE.Textbook of pulmonary diseases[M]. 6th ed. Philadelphia: Lippincott-Raveen, 1998.

[4] MURRAY JF, NADEL JE.Textbook of respiratory medicine[M]. 3rd ed. Philadelphia: WB Saunders Company, 2000.

[5] O' BRODOVICH H. Pulmonary edema in infants and children[J]. Curr Opin Pediatr, 2005, 17 (3): 381-384.

[6] BENINI L, FERRARI M, SEMBENINI C et al. Cough threshold in reflux oesophagitis: influence of acid and of laryngeal and oesophageal damage [J]. Gut, 2000, 46 (6): 762-767.

[7] CIBELLA F, CUTTITTA G.Nocturnal asthma and gastroesophageal reflux[J]. Am J Med, 2001, 111 (Suppl 8A): 31S-36S.

[8] COSTA C, SAMBATARO A, BALDI S. et al. Primary biliary cirrhosis: lung involvement[J]. Liver, 1995, 15 (4): 196-201.

[9] FERNÁNDEZ-SOLÁ J, JUNQUÉ A, ESTRUCH R, et al. High alcohol intake as a risk and prognostic factor for community-acquired pneumonia[J]. Arch Intern Med, 1995, 155 (15): 1649-1654.

[10] BOLTON WK, CHEN L, HELLMARK T, et al. Molecular mapping of the Goodpasture's epitope for glomerulonephritis[J]. Trans Am Clin Climatol Assoc, 2005, 116: 229-236.

[11] DIFRESCO V, LANDMAN M, JABER BL, et al. Dialysis disequilibrium syndrome: an unusual cause of respiratory failure in the medical intensive care unit[J]. Intensive Care Med, 2000, 26 (5): 628-630.

[12] SINICO RA, RADICE A, CORACE C, et al. Anti-glomerular basement membrane antibodies in the diagnosis of Goodpasture syndrome: a comparison of different assays [J]. Nephrol Dial Transplant, 2006, 21 (2): 397-401.

[13] PIERSON DJ. Respiratory considerations in the patient with renal failure [J]. Respir Care, 2006, 51 (4): 413-422.

[14] MCMULLIN MF.Idiopathic erythrocytosis: a disappearing entity[J]. Hematology Am Soc Hematol Educ Program, 2009: 629-635.

[15] LANDOLFI R, NICOLAZZI MA, PORFIDIA A, et al. Polycythemia vera [J]. Intern Emerg Med, 2010, 5 (5): 375-384.

[16] LI P, HUANG J, TIAN H, et al. Regulation of bone marrow hematopoietic stem cell is involved in high-altitude erythrocytosis[J]. Exp Hematol, 2011, 39 (1): 37-46.

[17] ARNAEZ SJ, ORTEGA MM, CERVERA BA, et al. Evaluation of twenty-three episodes of acute thoracic syndrome in patients with sickle cell anemia[J]. An Pediatr (Barc), 2005, 62 (3): 221-228.

[18] MACHADO RF, ANTHI A, STEINBERG MH, et al. N-terminal pro-brain natriuretic peptide levels and risk of death in sickle cell disease[J]. JAMA, 2006, 296 (3): 310-318.

[19] HARRISON NK, TWELVES C, ADDIS BJ, et al. Peripheral T-cell lymphoma presenting with angioedema and diffuse pulmonary infiltrates [J]. Am Rev Respir Dis, 1988, 138 (4): 976-980.

[20] KAHALY G, HELLERMANN J, MOHR-KAHALY S, et al. Impaired cardiopulmonary exercise capacity in patients with hyperthyroidism[J]. Chest, 1996, 109 (1): 57-61.

[21] SAHEBJAMI H, GARTSIDE PS. Pulmonary function in obese subjects with a normal FEV1/FVC ratio[J]. Chest, 1996, 110 (6): 1425-1429.

[22] CANCR B, UGUR O, BAYRAKTAR M, et al. Impaired lung epithelial permeability in diabetics detected by technetium-99m-DTPA aerosol scintigraphy[J]. J Nucl Med, 1994, 35 (2): 204-206.

[23] KIM SJ, HONG YP, LEW WJ, et al. Incidence of pulmonary tuberculosis among diabetes[J]. Tubercle Lung Dis, 1995, 76 (6): 529-533.

[24] FUSO L, COTRONCO P, BASSO S, et al. Postural variations of pulmonary diffusing capacity in insulin-dependent diabetes mellitus [J]. Chest, 1996, 110 (4): 1009-1013.

[25] HANLY PJ, ZUBERI-KHOKHAR NS. Increased mortality associated with Cheyne-Stokes respiration in patients with congestive heart failure[J]. Am J Respir Crit Care Med, 1996, 153 (1): 272-276.

[26] PEREZ A, MULOT R, VARDON G, et al. Thoracoabdominal pattern of breathing in neuromuscular disorders[J]. Chest, 1996, 110 (2): 454-461.

第四十三章
肺移植

　　器官移植是现代外科的发展方向之一。对于呼吸系统而言,目前关注最多的器官移植就是肺移植。肺移植在 20 世纪 80 年代初获得成功,经过 20 多年的发展,其经验、技术方法等日趋成熟,成为临床常用的技术。对于一些终末期肺疾病,例如特发性肺纤维化(IPF),肺移植逐渐被认可为唯一而有效的治疗方式。然而,在所有的器官移植中,肺移植是难度最大的。免疫状态的调整、抗排斥和防治感染之间的平衡等,都需要专业的队伍才能做好。

第一节
概论

　　在 20 世纪 50 年代前后,学者们就已经开始了肺移植的动物研究探索。1950 年 5 月美国纽约州 Buffalo 大学医学院 Andre A. Juvenell 等进行了犬右肺自体移植(autograft lung transplantation)手术,即切下实验犬的右肺后又再进行原位移植(reimplantation),手术获得成功。同年,法国的 Metras 也进行了动物同种异体肺移植(homograft lung transplantation)获得成功,他在血管吻合技术上进行了改进,首次采用左心房袖吻合替代肺静脉吻合。此后 10 年间,肺移植的探索基本上集中在动物实验研究,采用的移植方式或是自体肺移植,或是同种异体肺移植,这些探索对肺移植的病理生理改变、免疫抑制处理等肺移植基础问题进行了技术准备。

　　人类历史上的首次肺移植手术开展于 20 世纪 60 年代。1963 年 6 月 11 日美国密西西比大学医学中心 James D. Hardy 等完成了首例人类肺移植手术。患者肺移植术后心肺功能及一般情况良好,但 18 天后死于肾衰竭。此后许多国家的不同医学中心相继开展了临床肺移植手术。至 20 世纪 80 年代初,全世界共行肺移植 40 余例,其中 1 例生存逾半年而另 1 例生存 10 个月,其余病例或者因感染、排斥、肺水肿及支气管吻合口等并发症,或者需要再次手术切除移植肺,或者在术后数小时至数周内死亡,均未成功。这段时期的尝试虽然以失败告终,但通过这些失败的例子积累了经验,肺移植的曙光就隐藏在这些黎明前的黑暗中,为后续的成功做了深厚的铺垫。

　　1983 年,Cooper 带领的加拿大多伦多总医院肺移植团队完成了人类历史上首次成功的临床肺移植手术。他们为一名 58 岁的特发性肺纤维化男性患者施行了同种异体单肺移植手术,该患者手术后存活了 6.5 年,标志着可以在临床实践中应用的人类肺移植的开端。多伦多肺移植的成功是因为他们解决了几个困扰肺移植的技术问题。此前,肺移植手术后的抗排斥药物依靠大剂量的皮质醇激素,这种抗排斥方式会促使支气管吻合口裂开从而导致患者最终死亡。首先,多伦多移植组采用带蒂大网膜包裹支气管吻合口的手段有效降低支气管吻合口的裂开。其次,环孢素在 20 世纪 80 年代引入临床,该药具有强大的免疫抑制作用且不会影响支气管吻合口的愈合,同时可以有效降低皮质醇激素的用量。最后,多伦多移植组的成功还在于他们选择了合适的病例,特发性肺纤维化的肺通气/血流灌注比例特点非常适合进行单肺移植手术。

　　1986 年多伦多肺移植组发表了他们的研究结果,在多伦多肺移植组工作的鼓舞下,临床肺移植在全球范围内呈现出星火燎原的势头。1989 年法国的 Herve Mal 等人为 2 例肺气肿患者施行了同种异体单肺移植手术,患者术后一般情况良好,手术获得成功。此前,人们担心肺气肿患者如果接受单肺移植,将导致术后的通气/灌注严重失衡,但 Herve Ma 等的单肺移植的成功实施消除了肺气肿不适合单肺移植的疑虑,从而大大拓宽了单肺移植适应证。1990 年多伦多肺移植团队将单肺移植用于治疗 Eisenmenger 综合征,华盛顿大学肺移植组将单肺移植用于治疗原发性肺动脉高压,均获得成功。现在,单肺移植的适应证越来越广。

　　在双肺移植方面,1986 年多伦多肺移植团队实施了整块双肺移植(en-bloc double-lung transplantation)手术获得成功。整体双肺移植手术需要体外循环,手术技术相对复杂,手术后并发症特别是气道吻合口的并发症很高。1989 年,华盛顿大学肺移植组发展出了序贯式双肺移植(sequential bilateral lung transplantation)手术,这种手术方式相当于左右两侧先后进行单肺移植手术,这样先移植的一侧肺可以马上发挥功能,除了肺动脉高压和循环不稳定的患者,绝大部分患者可以不需要体外循环,简化了手术操作,术后并发症的发生率也明显下降。目前序贯式双肺移植手术已经成为双肺移植的标准手术方式。1990 年,美国洛杉矶儿科医院的 Starnes 完成了世界上首例活体供体肺叶移植。这种手术方式是尸体供体缺乏情况下的产物,它需要两位供者分别提供一个左下肺叶和右下肺叶,受者接受双侧肺叶移植。

经过 20 多年的发展,随着供体肺保存技术、移植手术技术、围手术期管理技术、免疫抑制方案、并发症的预防和处理等技术的不断提高,肺移植的手术效果也越来越好,目前在西方国家肺移植已经是治疗终末期肺疾病的有效方式,年手术量已经接近 3 000 例(图 43-1-1),困扰肺移植应用的主要问题已经转为供体不足。

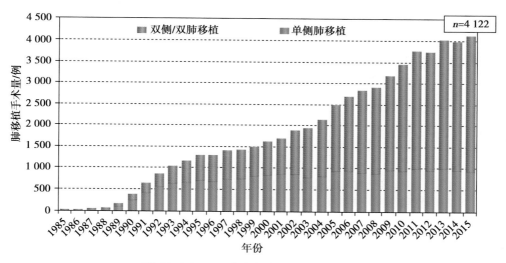

图 43-1-1　不同年份的全球肺移植手术量

我国肺移植的发展起步并不晚。1979 年北京结核病控制研究所的辛育龄就为 2 例肺结核患者行肺移植,因急性排斥及感染无法控制,分别于术后 7 天及 12 天把移植肺切除,手术未能获得成功。进入 20 世纪 90 年代后,国内有多家医疗单位先后施行过单肺移植或双肺移植。首都医科大学附属北京安贞医院(以下简称北京安贞医院)在 1995 年 2 月为一结节病肺纤维化的患者进行了左单肺移植,术后存活 5 年 11 个月,这是我国首例获得长期存活的单肺移植。该患者后因慢性排斥反应,死于肝肾衰竭。1998 年 1 月,北京安贞医院再为一原发性肺动脉高压、三尖瓣严重关闭不全伴反流的患者进行了双肺移植,也获得成功,这是我国首例获得长期存活的双肺移植,患者术后存活 4 年 3 个月,因慢性排斥反应,死于肺性脑病。在这段时期,北京安贞医院完成的肺移植例数最多,并获得了长期存活的效果,为我国的肺移植发展做出很大贡献。但在整个 20 世纪 90 年代,虽然先后有多家医院进行了大约 20 例的临床肺移植手术,再无其他患者获得长期存活,肺移植手术陷入一个低潮期(图 43-1-2)。

2002 年之后,我国再次迎来了肺移植发展的一个高潮期。除北京外,上海、广东和江苏相继开展肺移植获得成功。目前全国至少有 20 多家医院开展了临床肺移植手术,其中成功开展肺移植例数较多的医院是无锡市人民医院、广州医科大学附属第一医院、上海市肺科医院和中日友好医院。我国许多肺移植中心相继成立了包括胸外科、呼吸科、麻醉科、ICU 监护、理疗医师和护理等组成的肺移植团队,围手术期的管理更加科学,使我国肺移植的术后存活率较前有了较大提高。在肺移植受者的选择上,目前我国主要是以慢性阻塞性肺疾病、肺纤维化及支气管扩张为主。

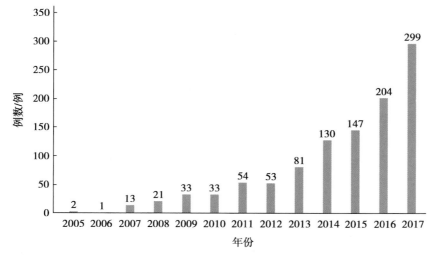

图 43-1-2　不同年份的中国肺移植手术量

值得注意的是,目前我国不少患者直到病情发展至需要呼吸机依赖甚至需要 ECMO 支持的情况下才愿意接受肺移植,这些患者手术后的并发症发生率和死亡率都要更高,临床医师应该有意识地更早让患者及家属知晓肺移植也是可能的治疗选择,避免介入太晚。2007 年,我国卫生部(现为国家卫生健康委员会)进行了临床肺移植手术准入资格的认证工作,使肺移植工作能够有序开展。

（巨春蓉　徐鑫　何建行）

第二节
适应证

随着肺移植技术的逐步成熟,接受肺移植患者的成功率、长期存活时间和生活质量不断提高,肺移植已经成为临床上治疗严重的慢性肺部疾病的重要方法。从总体角度来看,经过充分的内科治疗无效,估计在 2 年内死亡风险超过 50% 的终末期慢性肺疾病患者可考虑接受肺移植治疗。

接受肺移植手术的患者期望实现两个目标。第一个目标是要延长患者的生命,第二个目标是要提高患者的生存质量。肺移植对于受体来说,并非真正的治愈手段,而是改善患者症状的方法;从这个方面来看,如果能够提高受体手术后的生存质量,即使生存时间的改善不明显,也可以考虑进行肺移植手术。但是如果在供体整体缺乏的大环境下,单纯从改善生活质量的角度而进行肺移植手术还不现实。

文献报道中可以进行肺移植手术的终末期肺疾病种类繁多,见表 43-2-1。在这些疾病中,常见的疾病是肺气肿(包括慢性阻塞性肺疾病所致及 α1 抗胰蛋白酶缺乏症所致)、肺纤维化、肺感染性疾病及肺动脉高压(原发性或继发性)。

表 43-2-1　接受肺移植的终末期肺疾病

疾病	单肺移植例数 （$n = 18\,207$）	双肺移植例数 （$n = 36\,046$）	合计例数 （$n = 54\,235$）
慢性阻塞性肺疾病	8 063（44.3%）	11 451（31.8%）	19 514（36.0%）
特发性肺纤维化	7 527（41.3%）	8 915（24.7%）	16 442（31.0%）
支气管扩张	285（1.6%）	9 679（26.9%）	9 964（18.4%）
肺动脉高压	223（1.2%）	2 171（6.0%）	2 394（4.4%）
再次移植	922（5.1%）	1 269（3.5%）	2 191（4.0%）
肺结节病	312（1.7%）	1 026（2.8%）	1 338（2.5%）
肺淋巴管肌瘤病	146（0.8%）	381（1.1%）	527（1.0%）
闭塞性细支气管炎	73（0.4%）	395（1.1%）	468（0.9%）
结缔组织病	140（0.8%）	282（0.8%）	422（0.8%）
恶性肿瘤	7（0.0%）	27（0.1%）	34（0.1%）

肺移植的绝对禁忌证和相对禁忌证见表 43-2-2 和表 43-2-3。

对于肺移植受体的选择,除了肺癌中晚期,绝大多数肺疾病患者及肺血管疾病患者,包括系统性疾病对肺的累及导致的继发性肺疾病及肺功能损害,只要符合入选标准,均可接受肺移植手术。原则上,受体的选择均为不可逆的中晚期肺疾病患者。以下分述肺移植的具体适应证及不同疾病的入选标准。

表 43-2-2　肺移植的绝对禁忌证

1. 3 年内曾罹患恶性肿瘤(皮肤鳞状细胞癌及基底细胞癌除外)绝对禁忌证。若患者 5 年前曾罹患恶性肿瘤但已治愈,且 5 年内未曾复发,则仍允许接受肺移植
2. 无法治疗的重要脏器(如心脏、肝脏、肾脏等)的严重功能障碍
3. 严重的胸壁或脊柱畸形
4. 对治疗及随访的依从性差
5. 不能治疗的心理或精神疾病,患者无法配合治疗
6. 最近 6 个月内仍有药物依赖史,如酗酒、吸毒、香烟等

表 43-2-3　肺移植的相对禁忌证

1. 年龄,双肺移植>65 岁,单肺移植>70 岁
2. 一般状况不稳定,如休克,需要机械辅助通气或体外膜氧合支持等
3. 严重受限的功能状态,肺移植术后康复的潜力小或无法康复者
4. 血流感染尤其是循环不稳定或高耐药的细菌导致的血流感染者;未控制的或高致病性细菌、真菌或分枝杆菌感染(真菌感染或分枝杆菌感染,经规范治疗,感染控制后可以接受移植)
5. 严重肥胖,体重指数（body mass index，BMI）>30kg/m^2,或严重营养不良,BMI<16kg/m^2
6. 严重骨质疏松(经过积极治疗后仍可接受)
7. 机械辅助通气,肝功能不全,肾功能不全,左心室功能不全等
8. 其他尚未造成脏器终末期损害的疾病,如糖尿病、高血压、消化性溃疡、胃食管反流、冠心病等,应在移植前得到有效控制
9. 正在接受或近期接受大剂量免疫抑制剂治疗,糖皮质激素(泼尼松>20mg/d)或 2 周内接受环磷酰胺、1 个月内接受西罗莫司治疗

一、阻塞性肺疾病

在中国,慢性阻塞性肺疾病(简称慢阻肺)是阻塞性肺疾病的主要人群。但是,与其他的终末期肺疾病如肺纤维化、肺动脉高压等相比,慢阻肺本身进展相对较慢,因此,无论是医师还是患者及其家属,对慢阻肺患者进行肺移植的时机有所推后。尤其是自从 2015 年以来,美国采用了肺源分配评分(lung allocation score,LAS)标准来分配肺源,将有限的肺源让给了病情快速进展的肺纤维化、肺动脉高压患者,使慢阻肺患者接受肺移植的时机进一步推后,等待肺源的时间进一步延长。

针对慢阻肺患者选择单肺移植还是双肺移植,不同的研究结果有不同的意见。总体来说,如果患者合并有感染,则首选双肺移植,如果患者是单纯的肺气肿,没有合并支气管扩张等严重肺部感染,既可以考虑单肺移植,也可以考虑双肺移植。但具体选择单肺移植还是双肺移植,要结合肺源的质量,受体患者的一般情况、营养状态、耐受手术的程度及风险等,进行综合考虑。慢阻肺患者可以进行单肺、双肺或者肺叶移植。原则上,双肺移植者<60 岁;单肺移植者≤65 岁。入选标准如下:

(一)肺移植咨询评估阶段　　BODE 指数≥5 者,先进行肺移植咨询再考虑肺移植。在这个阶段,如果患者的BODE 指数≥5,可以先对患者的全身情况、重要生命脏器的功能进行评估,同时评估其禁忌证,如果没有相关禁忌证,可以将患者转诊至有肺移植资质的医院进行进一步的评估及密切随访;同时继续接受规范的治疗。如果在患者随访过程中,病情仍有进展,满足以下任何一条标准,而无相关禁忌证,或存在某些相对禁忌证,已经在转诊阶段得到纠正,则可进入肺移植等待名单,等待肺源。

(二)进入肺移植等待名单、等待肺源阶段　　凡是满足下述标准中的任何一条,均可进入肺移植等待名单,等待肺源,随时接受肺移植。

1. BODE 指数≥7 者。

2. 支气管舒张剂治疗后 FEV_1≤20%pred 或肺一氧化碳弥散量(D_LCO)≤20%pred。

3. 并发中度以上的肺动脉高压和/或失代偿性肺心病。

4. 氧疗无效的肺源性心脏病。

5. 反复出现的、难以愈合的自发性气胸。

6. 既往有过急性 Ⅱ 型呼吸衰竭或长期慢性的高碳酸血症。

7. 规范治疗后(包括康复治疗)病情仍然持续进展。

8. 病情进展迅速或过去的一年内不良事件(AE)≥3次/年。

9. 运动耐力差、生活质量低、症状或病情进行性加重者。

二、限制性肺疾病

对于接受肺移植的限制性肺疾病,主要是指间质性肺疾病,下面分述其适应证及入选标准。

(一)间质性肺疾病接受肺移植的适应证

1. 特发性间质性肺炎　包括特发性肺纤维化/普通型间质性肺炎(IPF/UIP)、非特异性间质性肺炎(NSIP)、急性间质性肺炎、隐源性机化性肺炎、脱屑性间质性肺炎、淋巴细胞性间质性肺炎、外源性过敏性肺泡炎等。

2. 环境、药物等因素相关性间质性肺炎　包括吸入无机粉尘如二氧化硅、石棉、滑石、锑、铍等;吸入有机粉尘如霉草尘、蔗尘、蘑菇肺、饲鸽者病、棉尘、合成纤维、电木放射线损伤等;药物相关性间质性肺炎主要包括长期使用博来霉素、胺碘酮、一些化疗药物等。

3. 风湿结缔组织病或胶原血管性疾病相关性间质性肺炎　包括系统性红斑狼疮、类风湿关节炎、强直性脊柱炎、多发性肌炎-皮肌炎、舍格伦综合征、肺出血-肾炎综合征、血管炎、Wegener 肉芽肿、慢性嗜酸性粒细胞性肺炎等。

4. 肉芽肿性间质性肺疾病　如结节病等。

5. 少见的肺部疾病　如肺淋巴管肌瘤病、组织细胞增生症、肺泡蛋白沉积症、结节性硬化症、特发性肺含铁血黄素沉着症等。

(二)间质性肺疾病接受肺移植的入选标准　　如果是单侧肺纤维化或以单侧纤维化为主的疾病,最适宜单肺移植术,但具体情况应根据肺部情况及供体情况进行选择。原则上,单肺移植者年龄≤65 岁,双肺移植者≤60 岁。具体入选标准如下:

1. 如果对于特发性肺纤维化(IPF)或纤维化型的NSIP,即影像学表现为典型的蜂窝肺,或组织病理表现为普通型间质性肺炎(UIP),则无论肺功能损害的程度如何,均应该将肺移植作为一种策略,向患者进行宣教,同时严密观察病情进展的速度。其中,满足以下中的任何一项,则应该进入肺移植的等待名单:

(1)半年内 FVC 下降≥10%。

(2)D_LCO 下降≥10%~15%。

(3)6 分钟步行距离(6MWD)下降≥50m。

2. 如果对于非上述类型的间质性肺疾病,主要根据以下入选标准:

(1)肺总量(TLC)<60% 或用力肺活量(FVC)<40%。

(2)弥散功能 D_LCO<40%。

(3)休息状态下的血 PO_2<55mmHg。

(4)由于肺纤维化导致的气胸、呼吸困难、反复急性加重。

(5)6MWD<250m 或运动过程中 SpO_2<88%。

(6)任何程度的肺动脉高压。

(7)需要长期吸氧者。

三、慢性感染性气道和肺疾病

慢性感染性气道和肺疾病主要包括囊性纤维化、支气管扩张并感染及慢性肺化脓症,适宜于双肺移植术。入选标准如下:

1. 支气管舒张剂治疗后的 FEV_1 < 30%pred。

2. 休息状态下 PaO_2 < 60mmHg 伴或不伴 $PaCO_2$ > 50mmHg。

3. 需要无创辅助通气呼吸支持治疗。

4. 肺功能快速下降或疾病进展迅速。

5. 频发的进行加重。

四、肺血管疾病

（一）适于肺移植的肺血管疾病

1. 动脉性肺动脉高压 如特发性肺动脉高压、遗传性肺动脉高压、药物或毒物诱导的肺动脉高压、疾病相关性肺动脉高压、结缔组织疾病、先天性心脏病肺血管疾病等。

2. 静脉性肺高压 如左心收缩功能不全、舒张功能不全、瓣膜疾病、先天性/后天获得性左心流入道/流出道梗阻、先天/获得性肺静脉狭窄等。

3. 慢性肺疾病相关性肺动脉高压 如慢阻肺、间质性肺疾病、其他混合限制性和阻塞性肺疾病、睡眠呼吸障碍、肺泡低通气综合征、长期居住于高原环境、进展性肺部疾病等。

4. 慢性血栓栓塞性肺动脉高压及其他肺动脉阻塞。

5. 不明原因或多重机制引起者 如血液系统疾病：慢性溶血性贫血、骨髓增殖性疾病、脾切除血管类肉瘤病、结节病、肺朗格汉斯细胞组织细胞增生症、肺平滑肌瘤病等。

（二）接受肺移植或心-肺联合移植的入选标准

1. 休息状态下平均右心房压 > 10~15mmHg。

2. 休息状态下平均肺动脉压 > 50mmHg。

3. 肺血管阻力 > 8Wood。

4. WHO 肺动脉高压功能Ⅲ级以上或美国纽约心脏病协会界定的心功能Ⅲ级以上。

5. 心脏指数 < 2.0~2.5L/(min·m²)，或左心室射血分数 < 32%~50%。

6. 心脏指数 < 2.2L/(min·m²)，或左心室射血分数 < 32%~50%。

7. 如果心脏 > 2.2L/(min·m²)，则左心室射血分数 < 30%~35%。

8. 右心衰竭、右心室射血分数 < 10%~25%。

9. 6MWD < 350m。

10. 并发咯血、心包积液、右心衰竭或进行性升高的 B 型钠尿肽（BNP）。

11. 快速进展的肾衰竭、胆汁淤积、顽固性腹水、内科保守治疗无效。

（巨春蓉　徐鑫　何建行）

第三节
供体

根据器官供者来源的不同，可以分为死亡供者（deceased donor）和活体供者（living donor）两大类。根据心脏是否停止跳动，死亡供者又可以分有心跳供者（heart-beating-

donor，HBD）和无心跳供者（non-heart-beating donor，NHBD）两类。前者因为仍存在血液循环，故而提供的供体器官通常没有热缺血过程，而后者提供的供体器官通常存在热缺血过程。目前国际上采用的供体肺绝大多数来自脑死亡但仍维持血液循环的供体，活体捐献者及 NHBD 均很少。下面叙述的是脑死亡后的 HBD 供体肺选择标准。

理想的供体肺（ideal donor）选择标准如表 43-3-1 所示。

表 43-3-1　理想的供体肺选择标准

年龄 < 55 岁
吸烟史 < 20 包/年
胸部 X 线检查肺野清晰，肺听诊无干湿啰音
FiO_2 = 1，PEEP = 5cmH$_2$O 时，PaO_2 > 300mmHg
无误吸或败血症
没有胸部创伤或肺挫伤
纤维支气管镜检查没有脓性分泌物
气管插管时间 < 48 小时
无心肺手术史
胸廓大小应尽量与受体相近
ABO 血型相容
甲、乙、丙型肝炎病毒、HIV 均应阴性

注：FiO_2，吸入氧浓度；PEEP，呼气末正压通气；PaO_2，动脉血氧分压。

理想的供体肺标准最初是由加拿大多伦多肺移植组根据其临床经验而总结的，二十几年来作为唯一公认的标准沿用至今。此标准是基于临床经验的总结，而非严格和科学的实验依据，它可以保证供体肺的质量，但此标准又近于苛刻，在供体肺紧缺日益矛盾的大环境下，许多学者尝试突破此标准的限制，以期扩大供体库，这些供者相对应地被称为"边缘供者"（marginal donor）或"延伸供者"（extended donor）。目前，胸部 X 线检查无持久的双肺浸润、纤维支气管镜检查没有脓性分泌物、无误吸或败血症这些标准仍必须坚持，而供者的年龄、吸烟史等则可适当放宽。

在传染病方面，存在传染性疾病并非绝对不能作为供体。表 43-3-2 列举了不同传染病情况下对供体肺的取舍。

表 43-3-2　可能存在供者转嫁风险的微生物

有下列感染的供者不用	有下列感染的供者可以慎用
革兰氏阴性杆菌或阳性球菌的菌血症	肺部以外的结核菌感染
肺部侵袭性真菌病	真菌气道定植
丙型肝炎	乙肝核心抗体阳性
乙肝表面抗原阳性	疱疹病毒感染
艾滋病	巨细胞病毒感染
西尼罗病毒感染	EB 病毒感染

脑死亡的供者通常都已经气管插管并机械辅助通气，长时间气管插管和机械通气有导致呼吸机相关肺炎和肺损

伤的风险。一般气管插管的时间要小于 2 天。不过在实际工作中,单纯把气管插管通气时间作为评判标准是不恰当的,要根据呼吸机的具体使用情况,结合 X 线胸片表现、氧合能力、纤支镜检查的情况、痰液标本的情况等综合判断,才能最后决定供体肺的取舍。

供体肺的缺血时间也是临床中影响取舍供体肺的重要因素。对于临床医师而言,其最直接的问题就是供体肺能够可靠地保存多长时间。缺血时间可以分为热缺血时间和冷缺血时间。肺本身可以贮藏一部分空气,这种结构的特殊性使得肺成为人体耐热缺血最强的器官。肺的热缺血耐受时间可以受到诸多因素的影响,如热缺血前是否肝素化、肺是否处于膨胀状态、热缺血的温度等。综合文献报道,自然存放条件下肺的热缺血耐受时间大约在 60 分钟。在临床实践中,肺的热缺血时间尽量不要超过 30 分钟。供体肺可靠的保护时间上限迄今尚不清楚,传统的观点认为肺的安全可靠的缺血时间为 6~8 小时。在动物实验中,供体肺的可靠保存时间则大大超过这个时限,比如低钾右旋糖酐液(low-potassium dextran solution,LPD)就能够可靠地保存供体肺长达 24 小时。但是在临床应用中,尽管目前的肺保护技术已经有了很大提高,临床医师还是不会刻意挑战肺保护时间的上限,所以在大部分文献报道中,供体肺的缺血时间也仍大致在 6~8 小时。但随着临床肺移植应用规模的逐渐扩大,手术中如遇到受体胸腔粘连情况增多时,特别是在进行序贯式双肺移植手术时,供体肺的缺血时间经常不得不突破传统缺血时间上限。在一些回顾性的文献中报道,采用心脏停搏供体进行的序贯式双肺移植其后移植肺缺血时间最长者达到了 12 小时,而采用脑死亡供体进行的序贯式双肺移植中,缺血时间最长者接近 14 小时。

供受体之间不必 ABO 血型完全相同,ABO 血型相容(ABO-compatible)即可,例如 O 型血的供体肺提供给其他血型的受体进行移植。与 ABO 血型相同的肺移植相比,ABO 血型相容但血型不同的肺移植其再灌注损伤、术后住院时间、排斥反应的发生情况及手术后 1 年的生存时间没有显著差别。

(徐鑫　巨春蓉　何建行)

第四节
手术及麻醉

肺移植手术总的来说分为两个环节,一是供体肺的获取与保存,二是供体肺的植入。

一、供体肺的获取与保存

供体肺通常是整体心肺大块(en bloc)取获,亦可先心后肺。取获方法主要是系统降温法(systemic cooling 或 core cooling),现在一般均采用经肺动脉灌洗冷保护液从而对供体肺实施降温冷保存,即冲灌技术(flush technique)。

(一)操作步骤
1. 供体肝素化,平卧位,胸骨正中切口开胸。
2. 切开心包前壁以后,暴露心脏各主要血管。
3. 在肺动脉主干上插管,并做荷包缝合固定。
4. 切开左心耳,开始经肺动脉灌洗供体肺(图 43-4-1)。
5. 灌洗完拔除肺动脉插管,开始切取器官。

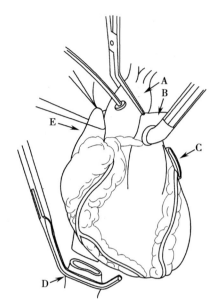

图 43-4-1　经肺动脉顺行灌注
A. 主动脉(已插灌注管,其远端阻断,获取供体心脏时采用);B. 肺动脉(已插灌注管);C. 左心耳(已剪开);D. 下腔静脉(已剪开);E. 上腔静脉(已结扎)。

(二)注意事项
1. 肺动脉插管不要过深而造成只灌洗一侧肺。
2. 理想的灌注压应保持在 $30cmH_2O$,以保证晶体灌注液在肺内均匀分布。
3. 灌洗时注意维持肺的膨胀状态,避免肺不张,有利于保存液的均匀分布,获取供体肺之后,还需要进行进一步的修剪以使供体肺适于移植手术。通常会将供体肺裁剪成左右两个单侧肺(图 43-4-2),以备序贯式双肺移植或者分别给两个受者实施单肺移植。一侧肺的肺动脉于近其第一分

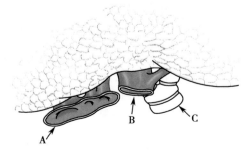

图 43-4-2　已裁剪的供体肺
A. 心房袖;B. 肺动脉;C. 主支气管。

支处断离,第一分支可作为肺动脉吻合时的定位标志。肺静脉并不逐一断离,而是连同部分左心房壁一并切除,形成心房袖(atrium sleeve)。静脉系统吻合时供体肺的心房袖与受体的左心房直接吻合,简化的吻合技术术后出现静脉血栓的机会大大减少。主支气管则在近上叶支气管2个软管环处断离。

肺保护是临床肺移植最重要的环节之一,在整个获取供体肺的过程中都需要以此为中心。供体肝素化后用冷灌注液通过肺动脉行顺行灌注(antegrade flush),同时在通气状态下将供体肺浸在低温晶体液中,是目前临床中最常使用的肺保护技术。经肺动脉行顺行灌注技术方法简便,目前临床中使用最多。但是由于肺的血液供应来源于两个系统,即肺循环的动脉系统和体循环的支气管动脉系统,所

以,只是经过肺动脉行顺行灌注不能使保护液在供体肺中充分均匀分布。于是有学者提出使用经左心房的逆行灌注(retrograde flush)方法,以期保护液可以同时涵盖动脉系统和支气管动脉系统,从而使保护液在供体肺中分布更为充分均匀。

根据钾离子浓度的不同,肺保护液通常分为细胞内液型和细胞外液型两种。细胞内液型肺保护液为高钾保护液,EC液(Euro-Collins液)与UW液(the University of Wisconsin solution)是细胞内液型肺保护液的代表,改良EC液是最常用的肺保护液之一。细胞外液型肺保护液为低钾保护液,LPD液和Celsior液是细胞外液型灌注液的代表。表43-4-1列举了LPD(Perfadex®)液,EC液、UW液及Celsior液的组成成分。

表43-4-1　常用肺保护液的配方

成分	LPD/ (mmol·L^{-1})	EC/ (mmol·L^{-1})	UW/ (mmol·L^{-1})	Celsior/ (mmol·L^{-1})
Na$^+$	138	10	20	100
K$^+$	6	113	140	15
Mg^{2+}	0.8	2	5	13
Cl$^-$	142	15	0	41.5
SO$_4^{2-}$	0.8	2	5	0
HCO$_3^-$	0	10	0	0
PO$_4^{3-}$	1.5	57.5	25	0
Ca^{2+}	0	0	0	0.26
羟乙基淀粉	0	0	50g/L	0
右旋糖酐-40	5%	0	0	0
葡萄糖	0	3.5g/L	0	0
乳糖钾盐	0	0	100	80
棉子糖	0	0	30	0
别嘌醇	0	0	1	0
谷胱甘肽	0	0	3	3
腺苷	0	0	5	0
谷氨酸	0	0	0	20
组氨酸	0	0	0	30
甘露醇	0	0	0	60

在肺移植的发展过程中,临床中首先大规模采用的是细胞内液型保护液。在临床中,这类液体可以安全保存有心跳供体肺6~8小时。细胞内液型保护液所含的高浓度钾离子可以导致血管内皮损伤及肺血管收缩灌注液分布不均匀,因而不利于肺保护。有学者在灌注同时使用前列腺素E扩张肺动脉,认为可以很好地弥补这一不足。LPD液的钾离子浓度低,对血管内皮损伤及肺血管收缩灌注液分布的影响小,与EC液相比,采用LPD液的患者其术后肺功能的

改善更明显,术后30天的死亡率也更低。目前LPD液逐渐成为全球肺移植中心选用最多的肺保护液。Celsior液也是细胞外液型灌注液,最初是用于心脏保护,但后来发现对保护供体肺也有良好的效果,部分学者甚至认为Celsior液的肺保护效果比LPD液更好。

采用冷保护液进行灌注已是公论,但低温也有不利的一面。低温可以造成ATP酶活性降低导致组织水肿,可造成肺血管外液体增多及肺血管收缩,这导致肺血气交换下

降而肺血管阻力上升,不利于肺保护。但最佳保护温度却有争议。文献报道理想的肺保存温度可能并不是4℃而是10℃左右。在10℃,供体肺保存24小时后的肺功能优于保存在4℃或15℃的供体肺。在临床的实际工作中,既难以精确地控制灌注时保护液的温度,也难以精确地控制获取供体肺后的保存温度。我们的经验是将保护液保存在盛有普通冰-水混合物的冰箱中,此时温度约为4℃,灌注前将保护液从冰箱中取出使用。在获取供体肺之后,摘取的双肺装入盛有无菌生理盐水冰-生理盐水混合液的胶袋后密封,保存于保温箱中予以运送。这些方法由于设备要求不高,简便有效,可靠性好,可能更有利于实际操作中的肺保护。

二、供体肺的植入

(一)麻醉　　准备接受肺移植手术的患者其一般情况都是差的。麻醉前评估的重点是全身状况、肺功能与氧供需状况和心功能状况,特别是要判断患者术中是否可以耐受单侧肺通气、右心功能能否耐受可能的肺动脉压升高,对移植后可能的呼吸动力学变化和移植预后进行合理预测,决策术中氧供需方案并对可能出现的问题做出相应的应对预案。

麻醉中的监测包括心电、桡动脉有创血压、SpO₂、体温、尿量、呼气末CO₂,并置入漂浮导管连续监测中心静脉压、肺动脉压、SvO₂和心排血量,监测呼吸动力学,麻醉全程根据需要随时取血样测定指标。虽然目前肺移植多不需要,但手术前必须做好常规体外循环或体外膜氧合(ECMO)的准备。

麻醉时采用双腔支气管导管气管插管,并确保导管位置正常、有效分隔双肺。若患者无法耐受单侧通气,或者阻断肺动脉后患者无法耐受,则需要采用体外循环或ECMO。循环管理也是肺移植麻醉的重要内容,循环管理的目标为血流动力学稳定、合理的循环容量与质量。一般以量出为入、略负平衡为原则补液,胶体液较晶体液好,但不宜容量过少。阻断肺动脉及恢复供体肺灌注是可能引起剧烈的循环波动的两个节点,应加强监测。当供体肺恢复灌注及通气时,注意不要使供体肺快速复张,以避免供体肺水肿。

(二)切除受体的病肺　　在供体肺植入之前,先要将受体的病肺切除,然后再将移植肺植入。健侧卧位,采用术侧外侧切口,从腋后线到近乳头线水平,第5或6肋上缘入胸。心包连接肺动静脉的周围用剪刀完全打开,解剖肺动脉应完全、游离到第1分支以下,并将此作为吻合标记,保证足够的长度,以备修剪。主支气管应游离至上叶支气管开口处,解剖时应注意,尽力保留受体主支气管周围的组织,避免损伤血液供应而影响吻合口的愈合。围绕肺静脉切开心包,用血管钳钳夹右肺上下静脉根部的左心房,在肺上下静脉之间切开左心房,形成左心房袖。一些受体的右肺静脉距房间沟较近,钳夹左心房时应特别小心勿钳夹或损伤对侧肺静脉。仔细探查供体、受体的肺动脉及左心房袖,并修整使两者匹配(图43-4-3)。

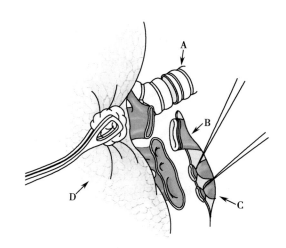

图43-4-3　受体的病肺切除后
A. 受体的主支气管;B. 受体的肺动脉;C. 受体的肺静脉;D. 供体肺。

(三)植入供体肺　　将供体肺用湿冷血垫包裹放入胸腔后胸壁部,术中持续向供体肺灌注冷盐液和冰屑,以防止其复温,必须注意冰水尽可能不要流入心包腔内,一旦流入也应迅速吸走。吻合顺序不尽相同,经典方法是支气管-肺动脉-左心房袖。主支气管采用4-0 prolene线连续吻合供-受体的膜部(图43-4-4),再用4-0单股可吸收线褥式和"8"字交锁吻合软骨环处(图43-4-5),吻合完毕后再用支气管周围组织包埋吻合口。供-受体肺动脉则用4-0 prolene线连续吻合(图43-4-6)。供-受体心房袖也用4-0 prolene针线吻合,首先在左心房袖壁上下两角处各缝一针,将心房后壁吊起对齐,然后在房内连续吻合后壁,再用同样方法吻合前壁(图43-4-7)。

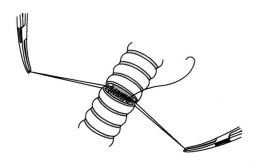

图43-4-4　用4-0 prolene线连续缝合支气管的膜部

以上是目前一侧肺移植最常用的手术方式。从手术方式而言,肺移植可以分为单肺移植(single lung transplantation,SLT)、双肺移植(double lung transplantation,DLT)、心肺联合移植(combined heart-lung transplantation)和肺叶移植(lobar lung transplantation)。单肺移植和双肺移植是目前最为常见的肺移植方式。单肺移植是现在用得较多的肺移植方式,一般都不需要使用体外循环。双肺移植可分为整块双肺移植和序贯式双肺移植。整块双肺移植是在体外循环

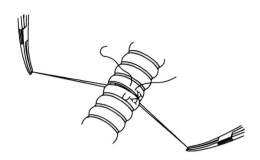

图 43-4-5　"8"字缝合法结合水平褥式缝合法间断缝合进行供-受体支气管的端端吻合

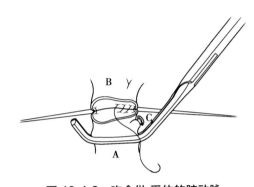

图 43-4-6　吻合供-受体的肺动脉

A. 受体的肺动脉；B. 供体的肺动脉；C. 受体肺动脉的第 1 分支。

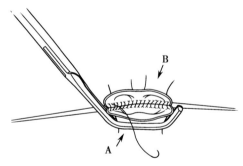

图 43-4-7　吻合供-受体的左心房袖与左心房

A. 受体的左心房；B. 供体的左心房袖。

下从气管处切下双侧肺组织，再把健康肺移植上去，现在很少应用这种方法进行双肺移植。序贯式双肺移植实际上是先后进行两侧的单肺移植，其好处是可以立即利用先移植的供体肺发挥功能，使得绝大部分病例可以不使用体外循环，简化了手术技术并避免了体外循环带来的并发症，目前的双肺移植基本上都采用这种形式。肺叶移植通常是活体供体提供肺叶给受者时进行的肺移植，或者是成人供体提供肺叶给儿童受者时进行的肺移植。

选择单肺移植还是双肺移植，需要综合受体的疾病特点和自身特点才能确定。从原则上讲，凡心功能良好，或移植后心功能可以恢复的各种晚期肺病，无论先天的还是后天的，无论肺实质病或是肺血管病，只要不合并肺部感染，均可行单肺移植。感染性疾病需要进行双肺移植，或者有些疾病虽可行单肺移植，但由于单肺移植后肺功能储备力较差，而双肺移植能最大限度地改善肺功能，避免 V/Q 失衡，如患者能够耐受双肺移植，同时又能得到合适的供体，则可行双肺移植。双肺移植后，受者围手术期的管理较单肺移植简单，其远期生存效果也更好一些，所以现在越来越多的移植中心倾向于尽量施行双肺移植。

不同疾病在移植方式的选择上也有所差异。

肺气肿的患者可以选择双肺移植，也可以施行单肺移植。选择双肺移植还是单肺移植，既要考虑长远的生存情况，也要顾及风险。双肺移植两侧肺的质地相似，术后的管理更为简单，以后也不会发生残留的肺气肿自体肺过度膨胀，从而避免压迫移植肺导致通气血流失衡的问题。双肺移植的肺功能的储备更多，如果发生排斥或者感染，患者具有更大的缓冲余地。而与双肺移植相比，单肺移植则较为简单，手术时间短，手术风险相对小，而且同一个供体的肺可以给两个受体使用，提高了供体肺的使用效率。对于那些年纪大、手术风险高的患者，或者身材矮小的患者，或者此前曾经有一侧胸腔进行过手术、预计粘连严重的患者，单肺移植更具优势。肺气肿患者接受单肺移植后，保留的自体肺始终存在过度膨胀的可能性。这些膨胀大部分是短暂性的，不需要特别的处理措施，但少部分患者会显著影响血流动力学及移植肺的通气，最终需要外科手段处理。

我国的肺移植开展例数还不多，在已经接受肺移植的患者中，罹患肺气肿者位居第一。我们总结，国内有肺移植意向的肺气肿患者多有以下特点：①年龄普遍较老；②营养状况差，全身多处于明显消瘦状态；③两侧肺气肿常常呈现不均匀改变，常伴随多发肺大疱形成，或者曾多次气胸发作；④以往多曾罹患其他肺部疾病，如肺结核、肺炎等；⑤患者多是在状态很差的时候才考虑肺移植，造成术前准备工作和术后恢复被动。

特发性肺纤维化（IPF）可选用单肺移植或双肺移植，具体需要看术者的病情状况。心肺联合移植不足前两者总和的 3%，而 IPF 的肺叶移植只是略有尝试。IPF 非常适于单肺移植。首先，IPF 不是感染性肺病；其次，IPF 患者的肺顺应性差，血管阻力适度增高，在进行肺移植手术之后，通气和血流都将更易于供给移植肺，从而易于达到通气灌注平衡。同时采用单肺移植的话，一个供体提供的肺能够使两个患者受益，供体的利用效率最高。不过 IPF 若同时合并肺动脉高压的时候采用单肺移植，移植肺负荷了更多的血流灌注，移植肺的缺血再灌注损伤会更明显。

以肺囊性纤维化为代表的肺感染性疾病接受肺移植手术，最初采用的手术方式是心肺联合移植。由这种手术还衍生出了多米诺式的心肺联合移植手术，即肺囊性纤维化患者接受心肺联合移植的时候，将自己的心脏捐献给其他患者进行心脏移植，从而提高了供体的利用率。但是心肺联合移植从技术上必然导致心脏去神经化，影响手术后心脏的功能。而且从免疫角度考虑，移植的心脏也可能发生排斥,远期其冠状动脉可能发生病变。随着肺移植技术的发展,以单纯的肺移植治疗肺囊性纤维化逐渐成为主流。序贯式双肺移植是目前肺囊性纤维化最常用的肺移植方式。序贯式双肺移植采用主支气管吻合,与采用气管吻合的方式相比,减少了气道吻合口的并发症。该手术不涉及异体心脏,不会发生心脏排斥反应。整块双肺移植易于发生气道吻合口的并发症,目前基本不采用。

关于双肺移植是否应该使用体外循环尚存在争议。体外循环会损伤血管内皮,引发身体的炎症反应,增加了手术的出血量和输血量,有可能会有肺的再灌注损伤。但在手术一开始就常规实施体外循环对于肺囊性纤维化患者也有好处:第一,更好地暴露了肺门结构,易于外科处理;第二,采用体外循环之后,可以一开始就切除两边的肺,而无须担心诸如血流动力学不稳定或呼吸不稳定等问题,可以很好地清洗近端的气管和远端的支气管而无须担心污染先移植的肺;第三,可以避免先移植的肺立即接受全身所有的血流,减轻再灌注损伤;第四,两个肺移植时间的间隔可以缩短,从而缩短后移植肺的缺血时间。不同医疗机构采用何种方式还是取决于整个团队的技术特点,娴熟精确地运用好整个团队最熟悉的技术,最容易保证效果的可靠和稳定。

对那些可能无法等到常规供体的肺囊性纤维化患者,可以考虑活体肺叶移植,即由两个活体供体各提供左右一侧下肺叶,施行双侧肺叶移植。这种手术方式是常规供体不足之时的无奈之举。当然肺叶移植也可以在常规供体中获取,欧洲的一些医疗中心即常规把供体的肺分成肺叶后给患儿进行肺移植。

(徐鑫 巨春蓉 何建行)

第五节
术后管理

根据术后时间的不同,术后管理分为术后近期(≤30天)和术后远期(>30天)管理。近期管理的重点主要包括:血流动力学、呼吸支持、免疫抑制治疗、预防感染及并发症的监测。以下着重介绍术后近期处理。

一、血流动力学的管理

肺移植手术后需要进行有创血流动力学监测,通过动态监测血流动力学的稳定性及时做出相应调整。通过右心Swan-Ganz导管监测肺楔嵌压、心排血量的变化;经桡动脉穿刺测平均动脉压及采动脉血测血气。Swan-Ganz导管法是经典的测量心排血量的方法,目前也可采用PiCCO导管法进行监测。PiCCO技术由经肺热稀释技术和动脉脉搏轮廓分析技术组成,能更有效地进行血流动力学的监测,使大多数的患者不必使用肺动脉漂浮导管。连续心电监测有助于及时发现心律失常,尤其注意术后易发生的快速心房颤动或心房扑动。术后还应注意引流量的变化,由于手术中

需要切开心包,术后要注意观察有无发生心脏压塞。

由于移植肺的缺血再灌注损伤,术后肺毛细血管通透性会增加,体液易于转移到肺间质,术后24小时内普遍发生不同程度的肺水肿,肺组织间隙中的水渗出-重吸收将存在数日。此期间只要血流动力学稳定,略负平衡量输液是非常重要的,特别是手术后48小时内应尽量保持液体的负平衡。在液体负平衡的同时,可以使用血管活性药物来维持适度的平均动脉压力,保证重要脏器和支气管吻合口的血流灌注。通常在手术后的24~48小时内需要使用血管活性药物。术后早期可以使用利尿剂来协助实现液体负平衡,但要严密监视血清肌酐及尿素氮,以免出现肾功能损害。此外环孢素和他克莫司均可造成肾功能损害,术后避免使用肾毒性抗生素,以防加重肾功能损伤。

二、呼吸支持

肺移植手术后,患者需要带着麻醉单腔气管插管返回ICU,待患者病情稳定后再按正规程序评估脱机和拔除气管插管。呼吸机使用应遵循下述两条原则:①气道最大压力应维持在最低的可能界限;②吸入氧浓度应维持在最低可能界限,以避免高浓度氧对肺的毒性作用。为了避免损伤支气管吻合口,手术后的气道峰压不宜超过35cmH$_2$O。为了控制气道峰压,手术后的通气多采用压力控制模式,给氧浓度控制在可以维持满意的血氧饱和度95%~97%即可,尽量避免高浓度给氧。对于肺气肿单肺移植患者,考虑到保留的自体肺可以发生过度膨胀,进而纵隔偏移压迫移植肺,此时设定的呼气末正压通气(PEEP)一般不要超过3cmH$_2$O。

肺移植术后患者一旦稳定,就可以评估患者状况,启动呼吸机脱机流程。在拔去气管插管前应常规进行纤维支气管镜检查,充分清除气道分泌物。

表43-5-1列出了肺移植术后患者准备尝试脱机的指标。

表43-5-1 肺移植术后患者准备尝试脱机的指标

1. 基础状况好转

2. 氧合状况尚可:氧合指数(PaO$_2$/FiO$_2$)>200mmHg,FiO$_2$<0.4~0.5,所需PEEP<5~8cmH$_2$O,pH>7.25

3. 血流动力学稳定:无急性心肌缺血,临床无显著的低血压(即不需要或低剂量升压药物治疗)

4. 能够开始吸气做功

在脱机之前进行严密观察下的自主呼吸试验(spontaneous breathing trial,SBT)能够为临床医师判断肺移植患者是否可以成功脱机提供更有用的依据。大部分不能耐受撤机的患者通常在脱机后的早期就出现症状,即无法通过SBT的"筛查期"。如果患者能够耐受30~120分钟的SBT,则应尽快考虑永久性脱机。表43-5-2是评价SBT耐受情况的一些指标。

表 43-5-2 SBT 耐受评价指标

1. 提示 SBT 耐受成功的客观指标

   血气分析可接受：$SaO_2 > 90\%$，$PaO_2 > 60mmHg$，pH >
   7.32，$PaCO_2$ 增加<10mmHg

   血流动力学稳定：心率<120 次/min，心率变化不超过
   20%；90mmHg<收缩压<180mmHg，血压变化不超过
   20%，不需要升压药

   呼吸模式稳定，如呼吸频率<35 次/min，呼吸频率变化
   不超过 50%

2. 提示 SBT 耐受失败的主观评价

   精神状态变化：嗜睡，昏迷，兴奋，焦虑

   出现不适或者不适加重

   出汗

   呼吸做功增加的征象：动用辅助呼吸肌，胸腹反常呼吸
   运动

三、免疫抑制治疗

目前肺移植手术后需要终身服用免疫抑制剂。免疫抑制剂是双刃剑，一方面免疫抑制不足会增加移植肺功能丧失的风险，另一方面免疫抑制过度则会增加术后感染的风险。术后药物调整应找寻有效的免疫抑制-适当的免疫维持平衡点。目前世界上各肺移植中心还没有统一的术后免疫抑制治疗方案，但都采用多种药物联合应用，目的在于有效控制排斥反应的情况下，尽量减少单一用药剂量，以降低免疫抑制药物的毒副作用。

免疫抑制治疗可以分为引导治疗（induction therapy）和维持治疗（maintenance treatment）两个阶段。引导治疗的理论基础是在移植后的头几周，排斥反应风险最高的时候使用最强效的免疫抑制药物，产生深度的 T 细胞清除效果，预防手术后近期排斥反应的发生。对肺移植患者是否应用引导治疗，目前还存在争议。引导治疗常用的药物有：多克隆抗淋巴细胞抗体（anti-lymphocyte/anti-thymocyte globulins，ALG/ATG），市售产品有 Thymoglobulin、Atgam、Nashville 等；单克隆抗 CD3 抗体（monoclonal anti-CD3 antibody），市售产品有 Orthoclone OKT3；单克隆抗 CD52 抗体（monoclonal anti-CD52 antibody），市售产品有 Campath-1H；抗白介素-2 受体单克隆抗体（anti-interleukin 2 receptor monoclonal antibody），市售产品有 Zenapax 和 Simulect。

维持治疗最常用的是三联药物方案。早期采用的三联免疫抑制治疗方案多为环孢素（ciclosporin）+硫唑嘌呤（aza-thioprine，AZA）+类固醇激素（corticosteroids），目前越来越多的中心采用"他克莫司（tacrolimus，Tac，FK506）+吗替麦考酚酯（mycophenolate mofetil，MMF）+类固醇激素"的三联方案。不同的医疗机构，维持治疗所使用的药物种类、剂量及治疗时间会存在一些差别，如表 43-5-3 所示。

表 43-5-3 Stanford 大学与 Washington 大学 Barnes-Jewish 医院的免疫抑制方案

1. Stanford 大学的免疫抑制方案

（1）环孢素

   肺移植后第 1 天开始口服 25mg，每天 2 次，在手术后 4~6 天达到治疗水平，然后根据治疗目标逐渐减量至 2~5mg/（kg·d），分 2 次口服；或以每天口服剂量的 1/3 连续静脉注射

   治疗目标水平（血清药物浓度）：
   - 0~3 个月：175~200ng/ml
   - 3~6 个月：150~175ng/ml
   - 6~12 个月：125~150ng/ml
   - >12 个月：125~150ng/ml，或根据肾功能、淋巴增殖性疾病、排异病史、药物相互作用等调整至更低

（2）硫唑嘌呤

   麻醉诱导后静脉注射 4mg/kg，术后第 1 天开始 2mg/（kg·d）静脉注射或口服，逐渐减量，保证白细胞计数>$4.0×10^9$/L

（3）类固醇激素

   甲泼尼龙：手术中植入移植肺后静脉注射 500mg，之后静脉注射 125mg/q8h.×3 次。第 15 天开始分 2 次口服泼尼松 0.6mg/（kg·d），4~6 周内减量至 0.2mg/（kg·d）

2. Washington 大学 Barnes-Jewish 医院的免疫抑制方案

（1）环孢素

   肺移植后第 24~48 小时内开始口服，调整剂量达到目标水平（全血 TDx 检测）：
   - 0~6 个月：250~350ng/ml
   - 6~12 个月：200~300ng/ml
   - >12 个月：200~250ng/ml

（2）硫唑嘌呤

   开始剂量为 2mg/（kg·d）静脉注射或口服，若白细胞计数<$3.5×10^9$/L 则需要调整

（3）类固醇激素

   甲泼尼龙：手术中植入移植肺后静脉注射 500mg，术后每天 2 次静脉注射 0.5mg/kg，共 3 天。继甲泼尼龙后口服泼尼松 3 个月 0.5mg/（kg·d），此后逐渐减量，至 6 个月后减量至 15mg/kg，1 年时隔天 15mg

注：q8h.，每 8 小时 1 次。

在维持治疗中，应当注意：①给药途径、剂量和血药浓度监测；②药物急慢性毒副作用的监测和处理；③药物间的相互作用。

四、预防感染

对于肺移植术后患者而言，感染始终是挥之不去的终身风险，是肺移植后常见的并发症，也是死亡的主要原因

之一。与其他实体器官移植不同,肺是与外界相通的脏器,故而移植后感染的风险最大。从病原学上看,细菌感染最为常见,其次是真菌感染、病毒感染、原虫感染及其他感染。

术后预防感染主要从两方面处理:物理治疗预防和药物治疗预防。

物理治疗预防的重点在于达到通畅有效的引流效果,包括胸管引流和排痰。有效排痰是预防肺部感染的关键之一。术后鼓励患者咳嗽咳痰,定时拍背,有效清除呼吸道分泌物。如果患者自行排痰不佳,可根据呼吸道分泌物量的多少,行纤维支气管镜吸痰1~2次/d,以后逐渐减少到每2天1次,直至患者可以自行有效排痰为止。

药物预防需要针对细菌、真菌和病毒感染。

围手术期常规应用抗生素预防细菌感染。肺移植术后早期的细菌性肺炎常见,其病原菌主要是革兰氏染色阴性菌(G⁻),如假单胞菌属、克雷伯杆菌、流感嗜血杆菌等,而革兰氏染色阳性菌(G⁺)则以金黄色葡萄球菌最为多见。术后具体使用的抗生素可根据术前受体痰培养的结果选择。手术当天,还需要取供体及受体气管内分泌物进行培养,再根据其培养结果,决定是否调整选用敏感的抗生素。本中心一般选用哌拉西林/他唑巴坦+万古霉素的二联方案。此外,术后各种有创检查尽早拔除,7~14天内拔除闭式引流管及导尿管,拔除气管插管24小时后,撤除动脉测压管及漂浮导管。术后所有静脉及动脉插管处应每天消毒1次并更换敷料。术后定期行痰、血及尿液的细菌及真菌培养。

真菌感染在术后近期亦常见,侵袭性真菌感染预后差。从病原菌学上曲霉感染最为常见,其次是念珠菌。曲霉易于定植在支气管吻合口处的坏死物或缝线等异物上,此时常常没有症状,只是在例行纤维支气管镜检查时发现。曲霉感染可发展为侵袭性肺炎,或侵蚀血管而造成致命性大出血。念珠菌通常在气道定植。真菌的预防性治疗包括吸入性抗真菌治疗和全身性抗真菌治疗。吸入性抗真菌治疗多选用两性霉素B,最常用的疗程为4周。全身性抗真菌治疗最常选用的药物为氟康唑、伊曲康唑或伏立康唑。唑类药物对免疫抑制剂的代谢会产生明显干扰,需要注意调整药物以达到预期的血药浓度。亦有学者选用卡泊芬净预防真菌感染,因其对免疫抑制剂的代谢影响小,利于维持免疫抑制剂血药浓度的稳定。

肺移植术后病毒感染以巨细胞病毒(CMV)感染最受关注。预防受体术后CMV感染,需要尽可能采用血清阴性供体和血清阴性受体配对移植。针对术后近期CMV感染尚无统一的预防方案,文献中推荐的方案见表43-5-4。

使用更昔洛韦治疗应注意患者肾功能及白细胞的变化。白细胞下降<3×10⁹/L的时候需要停药并进行升白细胞治疗。

五、并发症的监测

详见本章第六节。

表 43-5-4　CMV 感染预防方案

CMV 血清型	建议方案
供体阴性(D⁻)及受体阴性(R⁻)	不做预防,但要求不使用CMV 血清学阳性的血制品
供体阳性(D⁺)或受体阳性(R⁺)	术后予以更昔洛韦治疗,具体如下: 更昔洛韦 5mg/kg IV b.i.d.×2周+更昔洛韦 6mg/kg IV q.d.×3 周+更昔洛韦 1g PO q.d.维持到术后 3 个月

注:IV,静脉注射;b.i.d.,每天2次;q.d.,每天1次;PO,口服。

（徐鑫　巨春蓉　何建行）

第六节
术后并发症

肺移植术后并发症有多种分类方法。按照发生的时间分类,可以分为围手术期并发症(术后30天内)、近期并发症(30天至1年以内)和远期并发症(1年以后)。按照是否与手术操作相关,分为手术操作技术相关并发症和非操作技术相关并发症。按照术后常见并发症的分类,可以分为感染性并发症和非感染性并发症。临床上一般采用多种分类方法相结合,有利于临床的诊治。肺移植术后早期及围手术期,原发性移植肺功能障碍是占死亡原因首位的并发症,而术后30天至1年,肺部感染是占死亡原因首位的并发症;一年以后,慢性排斥反应,也称慢性移植肺功能丧失,是占死亡原因首位的并发症。

一、手术相关的并发症

（一）大出血　　肺移植手术,少量出血是可以接受的。然而,术后大出血,不仅可以影响围手术期伤口愈合及术后康复,而且,可以直接导致患者因出血性休克而死亡。接受肺移植的患者均为终末期肺疾病患者,长期慢性缺氧导致侧支循环较丰富,术前反复感染、胸膜疾病容易导致肺与胸壁粘连,易致术中出血增加;若术中使用体外循环,则术后出血更易发生。对于术中及术后大出血的预防,首先应该在术前检测患者的血小板、凝血功能及出凝血时间等,术中注意血管的吻合及止血,术后应注意观察胸管引流物量和性状的变化,及时使用止血药物,适当补充新鲜冰冻血浆,纠正凝血机制障碍。经积极处理后,若活动性出血无控制迹象,则需要再开胸止血。

（二）其他与手术相关的并发症　　包括吻合后的肺动脉和左心房袖的狭窄,手术中伤及喉返神经、膈神经及迷走神经等。由于喉返神经及膈神经与患者术后呼吸及咳嗽功能密切相关,术中要注意保护,以免造成患者术后排痰能力减弱而引致感染。

二、原发性移植肺功能障碍

原发性移植肺功能障碍(primary graft dysfunction,PGD)一般指肺移植后 72 小时之内,在无手术技术问题、肺部感染等明确继发因素的情况下,移植肺所表现出来的急性肺损伤(acute lung injury,ALI)和功能障碍,包括肺移植术后 72 小时内出现严重的低氧血症、肺水肿和胸部 X 线检查发现渗出性肺部浸润表现等。过去对 PGD 认识上不统一,对于 PGD 的定义也有不同的标准和描述,PGD 也被称作严重的缺血再灌注损伤(ischemia-reperfusion injury)、早期移植肺功能丧失(primary graft failure,PGF)、肺再植入反应(pulmonary re-implantation response)、再植入性水肿(re-implantation edema)等。

目前对 PGD 的准确界定还有难度。严格意义上讲,每个受者在肺移植后都会有不同程度的 PGD。对 PGD 的研究主要考虑以下几个方面:发生时间、氧合指数[动脉血氧分压(PaO_2)/吸入氧浓度(FiO_2)]、胸部 X 线表现等,但要排除感染或排斥等原因。表 43-6-1 是 PGD 严重程度的分级情况。

表 43-6-1　PGD 分级标准

分级	氧合指数/mmHg	与肺水肿一致的 X 线胸片浸润
0	>300	无
1	>300	有
2	200~300	有
3	<200	有

注:①X 线胸片无浸润改变者,即使氧合指数＜300mmHg,也为 0 级;②鼻导管吸氧或 FiO_2＜0.3 者,根据 X 线胸片分级为 0 或 1;③需要体外膜氧合支持者,或机械通气下 FiO_2＞0.5 且吸入 NO 的移植 48 小时之后者,应定位 3 级。

肺移植术后 PGD 处理与 ARDS 处理有许多相似之处,但目前仍缺乏系统性、特异性评价 PGD 治疗方案效果的临床研究,也没有绝对统一的治疗方案。PGD 治疗的原则主要包括:在保证重要脏器和支气管吻合口灌注良好的前提下,限制液体的过量输入;机械通气支持呼吸功能的改善;循环支持维护血流动力学稳定等。

(一)液体管理　发生 PGD 时,移植肺的毛细血管漏出性增高,故液体管理应严格。应注意出入液体的总量、输入液体中晶体液-胶体液的比例。可在限制液体总量的同时与小剂量升压药相结合,并可考虑联合使用肺血管扩张剂。应注意保证血红蛋白和凝血状态良好,临床实践中通常维持血细胞比容在 25%~30%,凝血障碍必要时可通过输注新鲜冰冻血浆来改善。

(二)机械通气的管理　PGD 时机械通气的管理与 ARDS 基本相同。目前多主张采取保护性机械通气策略,给予小潮气量(6~8ml/kg)限制肺的过度膨胀,结合一定的呼气末正压通气(PEEP)保证小气道的开放,同时给予较低的平台压(≤30cmH$_2$O)和较高的呼吸频率,采取容量控制模式。在此基础上又发展出压力控制模式,目前已成为治疗 PGD 的推荐通气模式。单肺移植受者发生 PGD 可能需要单独的机械通气模式,因为移植肺与自体肺对机械通气的要求明显不同,可采用双腔气管插管,双侧肺分别给予不同通气模式。

(三)药物处理　吸入一氧化氮(NO)可使肺血管扩张,维持肺毛细血管的完整性,防止白细胞的黏附及血小板的聚集,从而在维持肺循环稳定方面具有重要作用。对于严重 PGD 早期的低氧血症和肺动脉压升高情况,给予 NO 吸入,可能使病情稳定,减少使用体外膜氧合或二次移植的可能。前列地尔(PGE1)可以诱导抗炎症细胞因子的产生,促进 Th1 型细胞因子向 Th2 型细胞因子转换,并具有防止中性粒细胞黏附、血小板聚集及毛细血管渗出的作用,已被许多中心用于供体肺的保护及术后减轻缺血再灌注损伤,对 PGD 的预防和治疗具有一定的作用。

肺移植后,如果 PGD 严重且对传统治疗无反应,可以考虑进行体外膜氧合(ECMO)治疗,以最大可能挽救患者的生命。研究显示及早使用 ECMO 受者存活率可达到 50% 以上,而超过 7 天才使用者,死亡率甚至可以高达 100%。把握 ECMO 使用的指征是决定临床结果的重要环节,ECMO 也可导致多种并发症,包括出血、心脏压塞、肾衰竭、败血症、脑卒中及血管并发症等,因此,要把握指征并权衡利弊。

严重的 PGD 也可考虑再次施行肺移植,但此时手术风险高,术后的存活率低。国际心肺移植协会(International Society for Heart and Lung Transplantation,ISHLT)的资料分析显示:因 PGD 而行再次肺移植者,预后差,围手术期死亡率甚至超过 90%。

三、排斥反应

机体对移植器官的排斥反应是肺移植术后患者终身需要面对的风险。虽然免疫抑制药物已经有了很大发展,取得显著成绩,推动了移植事业向前发展,但排斥反应仍是肺移植术后的一大难关。移植术后早期,急性排斥反应的风险较高,以后逐渐降低,但以目前的医疗水平,患者终身都无法获得免疫耐受,故需要终身服用免疫抑制剂。器官排斥反应可以分为超急性排斥反应、急性排斥反应及慢性排斥反应。

(一)超急性排斥反应　超急性排斥反应常发生在术后数小时内,是由于受体血清中预先存有抗供体组织抗体,抗体与肺血管内皮组织表面抗原结合,激活补体,迅速形成血管内血栓,导致移植物失功能。这些原已存在的抗体可来源于多次输血、妊娠,或以前有过移植或病毒感染。通过 HLA 配型,检查受体血中有无抗供体白细胞、血小板等组织抗原的抗体,以及筛选供体等方法,超急性排斥反应已经非常少见。对于肺移植来说,更为重要的是急性排斥反应和慢性排斥反应。

（二）急性排斥反应 绝大多数肺移植患者术后至少经历一次急性排斥反应。急性排斥反应经治疗可逆转,很少导致死亡。急性排斥反应的诊断理论上应从临床、组织学或免疫学等方面综合考虑,但尚未发现特异性及敏感性均好的免疫学方法来监测排斥反应,所以主要还是依靠临床和组织学标准。急性排斥反应多发生在肺移植术后早期,最早可在术后 4 天出现,术后第 1 个月内发生率最高,3 个月以后发生率逐渐减少,1 年以后则发生的机会低但风险依然存在,须长期监测排斥反应。

1. 急性排斥反应临床特点 急性排斥反应临床表现为感觉不适、疲劳、发热、胸闷气急、胸痛或 X 线胸片有浸润阴影、胸腔积液等。典型的患者白细胞中等升高、动脉血氧分压(PaO_2)下降。正常肺移植后受者的肺功能迅速改善,病情稳定后肺功能变化很少,通常不超过 5%,当 FVC 和/或 FEV_1 下降超过 10% 时,需要考虑有无发生排斥反应。X 线胸片和胸部 CT 对肺移植急性排斥反应的诊断作用有限,急性排斥反应时其所见均无特异性,与肺再植反应、感染等症状均很相似;有时候,排斥反应和肺部感染两者同时存在。胸部 CT 对肺移植急性排斥反应诊断的敏感度为 35%,但影像学无特异性改变。若影像学有改变,其有时候可早于症状的出现和肺功能的改变,肺门周围常出现间质浸润阴影,可同时伴有肺磨玻璃样变及斑片状渗出性阴影,有较高的敏感度。

2. 急性排斥反应分级 根据急性排斥反应的严重程度,可分为 5 级。表 43-6-2 是国际心肺移植协会(ISHLT)对急性排斥反应的组织学分级。

表 43-6-2 ISHLT 的急性排斥反应组织学分级

分级		病理表现
A0	无排斥	没有明显异常
A1	轻度	血管周围少量单核细胞浸润,低倍镜下浸润不明显,主要围绕小静脉,2~3 个细胞的厚度
A2	中度	低倍镜下容易辨认,小静脉和小动脉周围较多单核细胞浸润
A3	重度	小静脉和小动脉周围丰富的单核细胞浸润,从血管周围间隙延伸到肺泡间隔和肺泡腔,通常可见血管内膜炎,肺泡巨噬细胞和肺泡上皮细胞增生
A4	极重度	血管周围,肺间质和肺泡腔内单核细胞浸润,肺泡细胞被破坏,伴有肺泡间坏死细胞、巨噬细胞、透明膜、出血和中性粒细胞,肺泡破坏和坏死性血管炎

3. 急性排斥反应的治疗 一旦诊断移植肺急性排斥反应,即应予以大剂量激素冲击治疗。大剂量激素是目前处理移植肺急性排斥反应用最普遍的一线治疗方案,对 90% 以上患者有效。一般用甲泼尼龙 500~1 000mg 静脉滴注,连续 2~3 天,然后改为泼尼松口服,迅速减量,10 天左右减至冲击前的维持量。过长时间、过大剂量激素治疗将导致严重并发症。一般建议大剂量激素治疗以 3 天为宜,通常不超过 5 天。若排斥仍未见明显缓解,可改用或联合使用多克隆抗体,常用的多克隆抗体主要是抗胸腺免疫球蛋白。多克隆抗体容易导致过敏反应,因此,在输注前应该给予甲泼尼龙和抗组胺药。激素或生物制剂治疗期间,环孢素剂量应适当减少,以避免肾毒性。

（三）慢性排斥反应 肺移植术后远期,慢性排斥反应的比例逐渐增加,肺部感染的比例逐渐下降。慢性排斥反应也称慢性移植物功能丧失(chronic lung allograft dysfunction,CLAD),是移植后远期最主要的并发症,也是影响肺移植患者长期生存率的首要原因。慢性排斥反应多发生在手术后的 9~15 个月,前 3 个月发生者少见,其病死率约为 25%。

1. 慢性排斥反应分类 根据肺功能损害的性质,CLAD 主要分为阻塞性 CLAD 和限制性 CLAD,前者以闭塞性细支气管炎综合征(bronchiolitis obliterans syndrome,BOS)为主要表现,后者以限制性移植物功能障碍(restrictive allograft syndrome,RAS)为主要表现。BOS 的病理特征为终末或呼吸性细支气管的慢性炎症和纤维增厚、管腔狭窄甚至闭塞(bronchiolitis obliterans,BO)。BO 典型病理表现为:直径<2mm 的小气道狭窄甚至闭塞,而周围的肺实质结构相对正常。BO 主要依靠病理诊断;但经支气管镜肺活检术(TBLB)取材有限,病理诊断较困难,需要通过肺功能等无创手段来观察。因此,1993 年,ISHLT 将移植术后该类疾病命名为 BOS。BOS 诊断主要依靠肺功能,属于临床诊断;而 BO 则需要病理诊断。而 RAS 的病理表现为:常常同时伴有终末细气管及上一级支气管的结构破坏、数量减少,肺间质腔增大,肺泡间隔增宽,肺间质中纤维结缔组织增多。

2. 慢性排斥反应的特点 BOS 主要指移植术半年后患者出现的慢性、进行性肺功能下降,对普通治疗无反应或反应差。典型的影像学表现为:空气潴留征、马赛克征及肺过度通气征。典型的病理改变为小气道(直径<2mm)腔狭窄甚至闭塞,而周围的肺实质结构相对正常。肺功能表现为不可逆的阻塞性通气功能障碍。BOS 的诊断必须排除感染因素。具体指标为:以患者基础肺功能值作为预计值,FEV_1 下降≥20%预计值。患者基础肺功能的基线值为:术后病情稳定,一般情况良好,2 次肺功能的最佳平均值(检测时间无严格规定,一般取患者术后 2 个月内,具体时间根据患者健康情况)。

3. 慢性排斥反应的分级 BOS 的分级见表 43-6-3。

表 43-6-3　列举 BOS 的不同分级情况

BOS 的分级	肺功能占预计值百分比	
0	FEV₁>80%Pred	FEV₁>80%Pred
		FEF₂₅%~₇₅%>75%Pred
0-P	未界定	FEV₁:81%~90%Pred
		FEF₂₅%~₇₅%>75%Pred
1	FEV₁:66%~80%Pred	FEV₁:81%~90%Pred
		FEF₂₅%~₇₅%:50%~75%Pred
2	FEV₁:51%~65%Pred	FEV₁:81%~90%Pred
		FEF₂₅%~₇₅%>75%Pred
3	FEV₁:<51%Pred	FEV₁:81%~90%Pred
		FEF₂₅%~₇₅%>75%Pred

多种因素可以影响 BOS,根据其程度,可以分为高危因素、危险因素和可疑因素(表 43-6-4)。

表 43-6-4　BOS 的危险因素

高危因素	危险因素	可疑危险因素
急性排斥	药物依从性不良	受体的其他合并疾病
CMV 肺炎	单纯 CMV 感染	HLA 不匹配
淋巴细胞性气管/支气管炎	细菌/真菌/呼吸道病毒感染	某些细胞因子受体的基因型
	老年供体	胃-食管反流引起的误吸
	供体缺血时间较长	
	针对供体的特异性抗体活性	

注:CMV,巨细胞病毒;HLA,人类白细胞抗原。

4. 慢性排斥反应的治疗　目前对慢性排斥反应尚无特效的处理措施。

阿奇霉素是目前为止研究最多、最成熟的治疗 BOS 的药物。阿奇霉素为半合成的十五元环大环内酯类抗生素,具有抗炎效果及免疫调节功能,阿奇霉素具有抗炎及免疫调节功能,可以用来预防及治疗 BOS。除了阿奇霉素,还要检查免疫抑制剂的强度并必要时进行切换。对于肺移植术后免疫抑制剂的维持治疗,最基本的药物属于钙磷酸酶抑制剂,主要包括环孢素和他克莫司。环孢素和他克莫司作为长期维持用药,在维护移植肺的功能和副作用方面,各有优缺点。对于服用环孢素的患者,一旦发生 CLAD,建议换为他克莫司。另外,近年来研究发现:新型抗细胞增殖药物——人类雷帕霉素靶向(mechanistic target of rapamycin, mTOR)抑制剂属于新型的免疫抑制剂,可以预防及治疗实

体器官移植术后的慢性排斥反应。对于肺移植术后的 CLAD,研究显示,mTOR 抑制剂可降低 CLAD 的发生率,稳定 CLAD 患者的肺功能,进而提高 CLAD 患者的存活率。另外,吸入糖皮质激素、体外光分离置换法(extracorporeal photopheresis,ECP)、骨髓起源的间充质干细胞(mechysemal stem cells,MSCs)、他汀类药物(statins)、吡非尼酮(pirfenidone)是对 RAS 型 CLAD 有前景的治疗药物和方法。对于上述内科治疗无效的 CLAD,如果出现严重呼吸衰竭或由于气促严重影响生活质量、达到肺移植指征者,可以考虑再次肺移植。肺移植的指征方面,BOS 患者按照阻塞性肺疾病、RAS 患者按照限制性肺疾病进行评估。

总的来说,肺移植作为终末期肺疾病唯一而有效的治疗手段,随着其技术成熟及术后管理的逐渐完善,短期存活率已明显增加,而长期存活率仍然不理想;CLAD 作为肺移植术后的远期主要并发症,是影响远期存活率的首要因素。对于 CLAD 的诊治,需要提高警惕,密切监测肺功能及临床相关指标,尽早诊断,针对高危因素及时处理,一旦明确诊断,应尽早治疗。药物的选择方面,根据 BOS 或 RAS 的亚型,优化选择相应的治疗用药,可望延缓肺功能下降速度,提高远期存活率。

四、感染并发症

肺移植术后早期(术后 30 天内),肺部感染是受者死亡的主要原因之一,肺移植术后的 30 天至 1 年内,细菌感染不仅始终是导致受者死亡的首位原因,而且,其比例显著高于其他死亡原因。实体器官移植(solid organ transplant,SOT)术后早期,细菌感染最常见,死亡率也最高,随后的第 2~3 个月,病毒感染的概率显著增加,之后,依次是真菌、分枝杆菌、寄生虫等特殊病原体感染率显著增加。

感染并发症,详见第二十四章第十二节。

五、支气管吻合口并发症

支气管的滋养血管是支气管动脉,在进行肺移植的时候,虽然实施了支气管吻合,但支气管动脉并不吻合,因此吻合口是存在缺血风险的,易于出现气道并发症。在肺移植早期,支气管吻合口裂开是肺移植手术失败的主要原因之一。此后,几个方面的技术改进克服了此难题,包括:①环孢素在移植领域的应用,取代了早期单纯依赖激素的免疫抑制方案;②吻合口以带蒂大网膜包绕,改善血供;③早期双肺移植采用整块移植方式,其吻合口在气管处,供体的支气管长而易于缺血,手术方式改为序贯式双肺移植后,吻合口在支气管处,供体的支气管长度缩短从而改善了血供。根据支气管镜下所见,支气管吻合口并发症大致分为狭窄、支气管塌陷、肉芽肿、裂开和吻合口感染。其中以吻合口裂开最为严重,但现在已经少见,目前支气管吻合口最常见的并发症是吻合口狭窄。

发生支气管吻合口狭窄时,患者的临床表现为不同程度的呼吸困难、活动后气促、胸闷、慢性咳嗽,体征上可有喘

鸣音。肺功能下降,X线胸片可见有肺部感染,或远端肺萎陷、肺不张等。支气管镜检查可以明确诊断。

支气管吻合口狭窄的治疗手段有激光烧灼、球囊导管扩张、硬质支气管镜金属探条扩张、放置支架、腔内放射治疗,乃至手术等。不同手段适用于不同情况。对于吻合口肉芽肿增生导致的狭窄,多用激光烧灼。软骨部的局限狭窄可行扩张。扩张需要反复进行,如长期扩张无效,或维持时间不长,要考虑放置支架。对于吻合口纤维素性和肉芽性狭窄常放置硅胶支架,而骨软化性狭窄则可考虑用记忆合金。腔内放射治疗可以抑制吻合口处的瘢痕增生,有报道效果良好。若这些方法效果均不好,可考虑再次手术切除狭窄段支气管。

六、其他并发症

移植术后非感染性并发症还包括组织新生性并发症,如移植后淋巴细胞增殖性疾病(post-transplant lymphoprolif-erative disorder,PTLD),以及其他恶性肿瘤(皮肤癌、肺癌等)、长期服用免疫抑制剂引发的神经系统并发症、消化系统并发症及肾功能损害等。下面针对移植后淋巴细胞增殖性疾病进行阐述。

PTLD是对肺移植术并发的淋巴系统增殖性疾病的统称。PTLD主要包括局限性淋巴结/组织的异常增殖肥大、局部淋巴细胞肿瘤性增殖及恶性淋巴瘤。PTLD在肺移植术后的发病率为2.5%~15%,其组织来源绝大多数来源于B淋巴细胞。

(一)PTLD的危险因素
1. EBV感染 肺移植术前EBV感染者其PTLD的风险升高4~7倍。

2. CMV阴性患者 肺移植术前CMV阴性受体患者PTLD的风险升高2.4倍。

3. 儿童及年轻的受体患者高发。

4. 抗淋巴细胞治疗/抗胸腺免疫球蛋白的使用。

(二)PTLD的临床表现
1. 与EBV感染相关的PTLD往往在术后早期多发,而与EBV无关的PTLD多发于术后1年或更晚。

2. 青年人临床表现常见为腮腺炎或颈部及肺门淋巴结肿大,成人患者多表现为肺部多发结节影、纵隔及肺门淋巴结肿大。

3. 快速进展型PTLD常常表现为肺部感染性疾病的表象,早期容易误诊。

(三)PTLD的诊断
PTLD的诊断主要依靠组织病理。在局部增生的淋巴结进行穿刺活检获取组织标本。常规进行EBV定量检测。EBV定量检测并不能定性诊断,但有助于提示诊断和指导是否进行抗病毒治疗。

与EBV感染相关的PTLD往往在临床症状出现之前,血清学EBV-PCR会显著升高,因此,血清学检测会对诊断具有提示意义。

(四)PTLD的治疗
1. 降低免疫抑制治疗的强度。通常情况下,对PTLD患者停止使用硫唑嘌呤或吗替麦考酚酯(骁悉)等、降低环孢素剂量,而泼尼松剂量不变。(注意:此处理原则与CMV感染后处理原则不同。)

2. 如果EBV-PCR定量检测提示体内存在病毒感染,应该进行抗病毒治疗。抗病毒药物选用更昔洛韦,治疗周期根据EBV-PCR决定,通常EBV-PCR降至正常2周后停药。

3. B细胞相关多克隆抗体如CD21、CD24可以与抗病毒药物同时使用。

4. 干扰素也可用于抗EBV感染治疗,但疗效尚未确定。

(巨春蓉 徐鑫 何建行)

第七节
术后效果

根据国际心肺移植协会(ISHLT)的数据报告,全球每年完成的肺移植例数大于4 000例,迄今为止,全球累计完成的肺移植例数>12万例。肺移植外科手术技术基本成熟,术后管理也逐渐完善,对于终末期肺疾病的治疗效果明确,很多患者在接受肺移植手术后长期生存,并拥有良好的生活质量。近10年来,欧美国家肺移植术后短期及长期生存率均得到明显改善。1年生存率由过去的70.9%上升到82.9%、5年生存率从46.9%上升到59.6%,而90天的平均死亡率为10.0%。虽然不同国家及研究中心报道的数据略有差异,但总体上,根据2015年ISHLT的统计数据,目前肺移植术后30天、90天、1年、5年、10年平均生存率分别达97%、94.6%、87.2%、55.4%和36.7%。平均来讲,患者的平均中位生存期为6.2年。一般来说,双肺移植的效果优于单肺移植,前者5年生存率为57.3%,而后者5年生存率为47.4%。多伦多实体器官移植中心的统计显示:截至2013年,该中心肺移植术后患者生存期大于20年的患者达到22人,存活期最长的患者为术后28年。

(徐鑫 巨春蓉 何建行)

参考文献

[1] 丁嘉安,姜格宁.肺移植[M].上海:上海科学技术出版社,2008.
[2] CHRISTIE JD, EDWARDS LB, KUCHERYAVAYA AY, et al. International society of heart and lung transplantation [J]. J Heart Lung Transplant, 2012, 31 (10): 1073-1086.
[3] YUSEN RD, CHRISTIE JD, EDWARDS LB, et al. The Registry of the International Society for Heart and Lung Transplantation: thirtieth adult lung and heart-lung transplant report 2013; focus theme: age [J]. J Heart Lung Transplant, 2013, 32 (10): 965-978.
[4] KASISKE BL, MCBRIDE MA, CORNELL DL, et al. Report of a consensus

conference on transplant program quality and surveillance[J]. Am J Transplant, 2012, 12 (8): 1988-1996.

[5] HE WX, YANG YL, XIA Y, et al. Outcomes of Chinese patients with end-stage pulmonary disease while awaiting lung transplantation: a single-center study[J]. Chin Med J (Engl), 2016, 129 (1): 3-7.

[6] LODHI SA, LAMB KE, MEIER-KRIESCHE HU. Solid organ allograft survival improvement in the United States: the long-term does not mirror the dramatic short-term success [J]. Am J Transplant, 2011, 11 (6): 1226-1235.

[7] LANE CR, TONELLI AR. Lung transplantation in chronic obstructive pulmonary disease: patient selection and special considerations[J]. Int J Chron Obstruct Pulmon Dis, 2015, 10: 2137-2146.

[8] ZHONG N, WANG C, YAO W, et al. Prevalence of chronic obstructive pulmonary disease in China: a large, population-based survey[J]. Am J Respir Crit Care Med, 2007, 176 (8): 753-760.

[9] SEYMOUR JM, SPRUIT MA, HOPKINSON NS, et al. The prevalence of quadriceps weakness in COPD and the relationship with disease severity[J]. Am J Respir Crit Care Med, 2009, 179 (1): 81-88.

[10] KASISKE BL, MCBRIDE MA, CORNELL DL, et al. Report of a consensus conference on transplant program quality and surveillance[J]. Am J Transplant, 2012, 12 (8): 1988-1996.

[11] YUSEN RD, EDWARDS LB, KUCHERYAVAYA AY, et al. The registry of the International Society for Heart and Lung Transplantation: thirty-first adult lung and heart-lung transplant report-2014; focus theme: retransplantation[J]. J Heart Lung Transplant, 2014, 33 (10): 1009-1024.

[12] SHAH RJ, KOTLOFF RM. Lung transplantation for obstructive lung diseases[J]. Semin Respir Crit Care Med, 2013, 34 (3): 288-296.

[13] VERLEDEN GM, RAGHU G, MEYER KC, et al. A new classification system for chronic lung allograft dysfunction[J]. J Heart Lung Transplant, 2014, 33 (2): 127-133.

[14] HURDMAN J, CONDLIFFE R, ELLIOT CA, et al. Pulmonary hypertension in COPD: results from the ASPIRE registry[J]. Eur Respir J, 2013, 41 (6): 1292-1301.

[15] LANGER D.Rehabilitation in patients before and after lung transplantation[J]. Respiration, 2015, 89 (5): 353-362.

索　引